Dictionnaire médical

6e édition

Jacques Quevauvilliers
Professeur émérite de l'Université
René-Descartes, ancien chef
de service de médecine interne
au Centre hospitalier intercommunal
Léon-Touhladjian de Poissy

Alexandre Somogyi
Praticien hospitalier dans le service
de médecine interne B du Centre hospitalier
intercommunal de Poissy-Saint-Germain-en-Laye,
Ancien chef de clinique-assistant
à l'hôpital Foch de Suresnes

Abe Fingerhut
Associate professor of the Louisiana
State University New-Orleans,
Collège des médecins des hôpitaux de Paris,
ancien chef de service de chirurgie viscérale
au Centre hospitalier intercommunal
Léon-Touhladjian de Poissy

Dictionnaire médical

6e édition

ELSEVIER
MASSON

Les illustrations des pages 1107, 1141, 1172, 1173, 1215, 1236, 1237 et 1255 ont été réalisées par Guillaume Blanchet.

Photocomposition Nord Compo – 59650 Villeneuve-d'Ascq

Elsevier Masson S.A.S. – 62, rue Camille-Desmoulins – 92442 Issy-Les-Moulineaux Cedex – Dépôt légal : septembre 2009
Imprimé en Italie par LegoPrint S.p.A

ISBN : 978-2-294-70513-7

ELSEVIER MASSON S.A.S. - 62, rue Camille Desmoulins - 92442 Issy-les-Moulineaux cedex

Avant-propos

Un des principaux buts du *Dictionnaire médical* Masson a toujours été de faciliter l'accès au vocabulaire médical et de proposer au lecteur un outil de travail utile au quotidien.

Un nouveau pas dans ce sens a été franchi dans la précédente édition, puisqu'elle propose depuis une nouvelle annexe tout à fait originale : publiées sous forme de tableaux simples et accessibles, le lecteur trouvera la plupart des clés étymologiques qui lui permettront de mieux comprendre et de décoder les termes médicaux qui lui sont inconnus et ainsi de mieux les retenir.

Par ailleurs, les termes de chirurgie ont été entièrement revus pour tenir compte des évolutions récentes dans ce domaine ; en particulier la mise à jour des termes qualifiant les interventions chirurgicales (noms propres).

Les planches d'anatomie en couleurs du Docteur Netter étant très appréciées, un grand nombre d'illustrations ont été ajoutées et l'ensemble des planches réorganisées de manière à les rendre plus aisément accessibles. Comme pour les précédentes éditions, ont été privilégiées les planches les plus directement utiles au praticien (zones d'innervation sensitive, artères coronaires, glande thyroïde, nomenclature des bronches…).

Bien entendu, toutes les définitions de ce dictionnaire ont été mises à jour, ainsi que les traductions anglaises. Les nouveaux termes apparus ces deux dernières années ont été ajoutés.

Cette 6e édition apportera ainsi à son lecteur toute l'information pertinente, nécessaire et parfaitement à jour dont il pourrait avoir besoin.

Pr Jacques Quevauvilliers

Remerciements

La 1re édition du *Dictionnaire médical Masson*, coordonnée par le Docteur Philippe Duizabo, était une adaptation française de la 13e édition du *Diccionario Terminológico de Ciencias Médicas* (Masson / Salvat). Pour les éditions suivantes, nous tenons à remercier toutes les personnes qui ont contribué :

– à la refonte « visuelle » du *Dictionnaire médical Masson* :

► MARTIN MELKONIAN et GÉRARD FINEL pour la qualité de leur travail et leur créativité dans l'élaboration de la nouvelle « image » de cet ouvrage ;

► GUILLAUME BLANCHET pour ses schémas originaux qui illustrent l'annexe intitulée « Atlas anatomique » ;

► le Docteur NETTER et ses ayants droits pour l'autorisation de reproduire une sélection de ses dessins dans cet ouvrage.

– et à la révision et la mise à jour du *Dictionnaire médical Masson* :

► le Professeur JACQUES QUEVAUVILLIERS, le Docteur ALEXANDRE SOMOGYI et le Docteur ABE FINGERHUT pour leur travail de révision et leurs précieux conseils ;

► le Docteur PHILIPPE LETONTURIER pour l'enthousiasme et la gentillesse avec lesquels il a assuré la rédaction et la mise à jour des nouvelles annexes que comporte dorénavant ce dictionnaire ;

► la linguiste EMMANUELLE WARNESSON pour son précieux travail de recherche, de synthèse et d'explication sur l'étymologie des mots médicaux.

Mode d'emploi

Pour chaque entrée sont indiqués :

► le genre grammatical : substantif masculin *(s. m.)*, substantif féminin *(s. f.)*, verbe *(v.)*, adjectif *(adj.)* ;

► la traduction anglaise : *(angl. ...)* ;

► la nouvelle nomenclature anatomique : *(NA...)*

► la ou les définitions : **1.** ... **2.** ... ;

► les déclinaisons : ⇔ ;

► les synonymes : SYN. ;

► ou un renvoi : ☞.

Pour vous aider dans votre recherche d'information, quelques indications d'organisation :

► l'indexation des entités pathologiques et des expressions communes se trouve au mot-clé, comme *cri du chat* (syndrome du), *désintégration phonétique* (syndrome de), *abord* (voie d') ;

► les définitions de biochimie sont à rechercher au nom du composé principal : *cholalique* (acide), *méthylatropine* (bromure de) ;

► les termes commençant par une lettre grecque (ß-lipoprotéines) ou un chiffre (*17-cétostéroïde*) sont indexés au mot français lui-même : *bêta-lipoprotéines, cétostéroïde* ;

► les éponymes (noms de personnes uniques ou multiples) sont à rechercher au nom propre afin d'éviter toute confusion entre des entrées générales, comme maladie et syndrome, épreuve et test, etc. ;

► les termes d'anatomie sont également répertoriés au niveau du mot-clé, comme *buccinateur* (muscle), *diaphragme* (piliers du), *pathétique* (nerf) ;

► les termes anatomiques « anciens » sont conservés et renvoient aux termes en accord avec la nouvelle nomenclature ;

► les mots composés sont classés par ordre alphabétique en ne tenant pas compte de la présence d'une césure.

Pour compléter ces définitions, des annexes en fin d'ouvrage.

Le *Dictionnaire médical Masson* comporte désormais **plusieurs annexes** offrant des informations utiles dans la pratique quotidienne de tout acteur du monde de la médecine :

► une annexe « **Étymologie** » qui présente de manière originale et très didactique l'essentiel à savoir en matière d'étymologie pour mieux comprendre les mots médicaux ; un tableau en 5 colonnes présente et explique les principaux affixes : éléments, origine, signification, exemple, emploi et note ;

► une liste des « **Abréviations médicales français-anglais** » ;

► les « **Principales constantes biologiques** » présentées par ordre alphabétique, avec les valeurs normales par site de dosage ; les facteurs de conversion unités usuelles ↔ unités internationales et les variations physiologiques et pathologiques, sources d'erreurs de dosage ;

► une aide à « **Prévention, dépistage, surveillance** » présentant les principaux examens médicaux à prescrire, en fonction de la tranche d'âge du patient, validés par les Références Médicales Opposables correspondantes et comportant un calendrier d'examens de santé (tableau récapitulatif) ;

► un guide des « **Formalités administratives et certificats médicaux** » reprenant, pour chacun d'entre eux, le type de procédure ou de démarche qui les suscite, les pièces à fournir, illustré par les modalités de rédaction du certificat et complété par la liste des maladies à déclaration obligatoire ainsi que la liste des maladies professionnelles et à caractère professionnel ;

► un « **Atlas anatomique** » conforme à la nouvelle nomenclature, comportant des tableaux de termes anatomiques présentant : les *artères*, les *articulations*, les *ligaments*, les *muscles*, les *nerfs*, les *os* et les *veines* regroupés et illustrés par des schémas globaux des différentes familles anatomiques évoquées ainsi que par une sélection de dessins en couleurs de la collection maintenant célèbre du **Docteur Netter** ;

► un « **Lexique anglais-français** » reprend les traductions des entrées principales et secondaires appelées « déclinaisons ».

Abréviations utilisées

adj.	adjectif
angl.	anglais
cm	centimètre
d	dalton
DCI	Dénomination commune internationale
Eq	équivalent
s. f.	substantif féminin
g	gramme
h	heure
L	litre
lat.	latin
m	mètre
s. m.	substantif masculin
mEq	milliéquivalent
mg	milligramme
min	minute
mL	millilitre
mol	mole
µm	micromètre
NA	Nomina Anatomica
nm	nanomètre
OMS	Organisation mondiale de la santé
s	seconde
SI	Système international
SYN.	Synonyme
U	unité
v.	verbe
☞	voir

A

A Symbole de l'ampère.

Å Symbole de l'angström.

A FRIGORE Locution latine qui, ajoutée au nom d'une maladie (pleurésie, néphrite, etc.), indique que celle-ci est due ou imputable en partie à un refroidissement.

A VACUO Locution latine signifiant provoqué par le vide. Ex. *œdème pulmonaire a vacuo, après l'évacuation trop rapide d'un épanchement.*

A-, AN- *(angl. a-).* Préfixes qui indique la privation, l'absence de, le manque de.

A. Abréviation d'artère (à faire suivre du nom de l'artère).

A ET V (SYNDROMES) *(angl. A and V syndromes).* Formes de strabisme avec déviation horizontale du regard convergeant vers le haut (forme A) ou vers le bas (forme V).

AARON (SIGNE D') *(angl. Aaron's sign).* Douleur ou sensation de gêne au niveau de l'épigastre, provoquée par la compression du point de McBurney, en cas d'appendicite.

AARSKOG (SYNDROME D') *(angl. Aarskog syndrome).* Syndrome malformatif héréditaire touchant la face, l'extrémité des membres et les organes génitaux.

AASE (SYNDROME D') *(angl. Aase's syndrome).* Affection familiale congénitale associant retard de croissance, présence de trois phalanges au pouce, retard à la fermeture des fontanelles et anémie hypoplasique. Une transmission récessive est probable.

AB- *(angl. ab-).* Préfixe d'origine latine signifiant séparation, éloignement.

AB OVO Locution latine signifiant depuis l'œuf ou depuis le début.

ABADIE (SIGNES D') *(angl. Abadie's signs).* **1.** Contraction spasmodique du muscle releveur de la paupière supérieure, observée dans la maladie de Basedow. **2.** Analgésie à la pression du tendon calcanéen dans le tabès.

ABAISSE-LANGUE *s. m. (angl. tongue depressor).* Instrument en forme de palette pour abaisser la langue et examiner l'intérieur de la bouche et la gorge.

ABANDONNIQUE *adj.* Qualifie une personne craignant l'abandon.

ABAROGNOSIE *s. f. (angl. abarognosis).* Perte de la reconnaissance des sensations de poids.

ABARTHROSE *s. f. (angl. abarthrosis).* ☞ ***DIARTHROSE.***

ABARTICULAIRE *adj. (angl. abarticular).* Qui n'affecte pas une articulation ou qui est situé loin d'elle.

ABASIE *s. f. (angl. abasia).* Perte de la faculté de marcher, par défaut de coordination des mouvements, une astasie est souvent associée.

ABATTEMENT *s. m. (angl. prostration, exhaustion).* État caractérisé par une diminution considérable des forces physiques et des fonctions psychiques.

ABAXIAL *adj. (angl. abaxial).* Qui est situé en dehors de l'axe du corps ou d'un organe.

ABBE (OPÉRATION D') *(angl. Abbe's operation).* Section intra-crânienne des branches maxillaire et mandibulaire du nerf trijumeau, dans le traitement des névralgies.

ABBE-ESTLANDER (OPÉRATION D') *(angl. Abbe-Estlander's operation).* Réparation d'une lèvre difforme d'origine traumatique ou congénitale, au moyen d'une plastie à l'indienne avec un lambeau pris sur l'autre lèvre.

ABBOTT (CORSET OU PLÂTRE D') *(angl. Abbott's plaster jacket).* Corset plâtré employé dans le traitement des scolioses.

ABBOTT-RAWSON (TUBE D') *(angl. Abbott-Rawson's tube).* Tube à double voie utilisé dans les gastro-entérostomies.

ABCÉDÉ *adj. (angl. abscessed).* Transformé en abcès.

ABCÈS *s. m. (angl. abscess).* Collection purulente contenue dans une cavité néoformée. Il reçoit des noms différents selon sa localisation (alvéolaire, cérébral, mammaire, sous-phrénique, etc.) et selon sa nature ou son étiologie (amibien, streptococcique, etc.). ◇ **ALVÉOLAIRE** *(angl. alveolar —).* Abcès localisé au niveau du bord alvéolaire de la dent par suite d'une infection du périodonte et des tissus osseux périalvéolaire et périradiculaire. ◇ **AMIBIEN** *(angl. amebian —).* Complication grave de l'amibiase consistant en une collection purulente généralement hépatique, produite par *Entamoeba histolytica.* ◇ **ANNULAIRE** *(angl. ring —).* Infiltration purulente, en forme d'anneau, de la périphérie de la cornée. ◇ **APICAL** *(angl. apical —).* Tout abcès situé à l'apex d'une racine dentaire ou d'un organe. ◇ **ARTHRIFLUENT** *(angl. arthrifluent —).* Abcès froid tuberculeux dont le point de départ est une lésion ostéo-articulaire et qui s'étend dans les tissus mous environnants. ◇ **BILOCULAIRE** *(angl. bicameral or shirt-stud —).* Tout abcès formé de deux cavités qui communiquent par un orifice étroit. Il est aussi appelé abcès en bouton de chemise ou en bissac. ◇ **CANALICULAIRE** *(angl. galactophoric —).* Abcès développé dans les canaux galactophores de la glande mammaire. SYN. ***ABCÈS GALACTOPHORIQUE.*** ◇ **CASÉEUX** *(angl. caseous —).* Abcès froid tuberculeux contenant une matière qui, par sa couleur et sa consistance, rappelle le fromage (caseum). ◇ **CHAUD** *(angl. acute —).* Abcès d'évolution rapide, se manifestant par des signes inflammatoires locaux et une réaction générale fébrile. ◇ **DE BRODIE** *(angl. Brodie's —).* Abcès centro-osseux limité par une densification osseuse s'observant dans l'osteite chronique. ◇ **DE FIXATION** *(angl. fixation —).* Abcès créé autrefois artificiellement, par exemple en injectant de l'huile de térébenthine en sous-cutané, pour attirer et fixer sur le site de l'abcès les bactéries responsables d'une infection aiguë. ◇ **EN BOUTON DE CHEMISE** *(angl. shirt-stud —).* ☞ ***ABCÈS BILOCULAIRE.*** ◇ **ENKYSTÉ** *(angl. encysted —).* Abcès situé dans une cavité séreuse. ◇ **ÉPIDURAL** *(angl. epidural —).* ☞ ***ABCÈS EXTRADURAL.*** ◇ **EXTRADURAL** *(angl. extradural —).* Abcès situé entre la dure-mère et la table interne de l'os. ◇ **FÉCAL** *(angl. fecal —).* ☞ ***ABCÈS STERCORAL.*** ◇ **FROID** *(angl. cold —).* Abcès formé au cours d'une infection chronique, habituellement d'origine tuberculeuse ou mycosique, sans signes inflammatoires aigus et sans fièvre. ◇ **GALACTOPHORIQUE** ☞ ***ABCÈS CANALICULAIRE.*** ◇ **LACRYMAL** *(angl. lacrymal —).* Abcès compliquant une infection du sac lacrymal. ◇ **MARGINAL** *(angl. marginal —).* Abcès situé au niveau de la marge anale. ◇ **MÉTASTATIQUE** *(angl. metastatic —).* Abcès secondaire, d'origine embolique dont les germes en cause proviennent d'un foyer à distance et sont véhiculés par voie hématogène. ◇ **MILIAIRE** *(angl. miliary —).* Microabcès souvent multiples, de la grosseur d'un grain de millet, disséminés dans un organe ou un viscère. ◇ **OSSIFLUENT** *(angl. ossifluent —).* Abcès des parties molles dont l'origine est un foyer infectieux osseux. ◇ **PÉRITONSILLAIRE** *(angl. peritonsillar —).* Abcès consécutif à la diffusion dans le tissu péritonsillaire de la tonsillite pultacée, suppurée ou phlegmoneuse. SYN. ***PHLEGMON PÉRI-AMYGDALIEN.*** ◇ **PHLEGMONEUX** *(angl. diffuse phlegmon).* Abcès aigu diffus du tissu conjonctif, non délimité par une paroi. ◇ **PRÉLACRYMAL** *(angl. prelacrymal —).* Abcès formé au niveau de l'os lacrymal ou unguis, se présentant comme une tuméfaction de l'angle interne de l'œil, sous le bord supérieur de l'orbite. ◇ **PRÉMAMMAIRE** *(angl. premammary —).* Petit abcès sous-cutané extraglandulaire du sein, secondaire à l'abcédation d'une lymphangite suppurée. ◇ **PRIMAIRE** *(angl. primary —).* Abcès provenant d'une lésion primitive pyogène. ◇ **RÉSIDUEL** *(angl. residual —).* Abcès formé au niveau des résidus d'un foyer inflammatoire purulent. ◇ **RÉTROCÆCAL** *(angl. retrocecal —, postcecal —).* Abcès formé en arrière du cæcum, complication de l'appendicite aiguë. ◇ **RÉTROMAMMAIRE** *(angl. retromammary —).* Abcès situé entre la paroi thoracique et la glande mammaire. ◇ **SOUS-MAMMAIRE** ☞ ***ABCÈS RÉTROMAMMAIRE.*** ◇ **SOUS-PÉRITONÉAL** *(angl. subperitoneal —).* Abcès situé entre la paroi abdominale et le péritoine pariétal. ◇ **SOUS-PHRÉNIQUE** *(angl. subphrenic —).* Abcès abdominal situé en dessous du diaphragme et localisé à l'étage ou à une partie de l'étage sus-mésocolique, compliquant généralement un processus suppuré intra-abdominal. ◇ **STERCORAL** *(angl. stercoral —).* Abcès pariéto-abdominal ou périnéal fistulisé dans le gros intestin et qui contient des matières fécales. ◇ **STÉRILE** *(angl. sterile —).* Abcès dont le contenu, après culture, ne révèle pas la présence de micro-organismes. ◇ **TONSILLAIRE** *(angl. tonsillar —).* Abcès de l'une ou des deux tonsilles, complication d'une tonsillite suppurée. ◇ **TRAUMATIQUE** *(angl. traumatic —).* Abcès secondaire à l'infection d'un hématome ou de résidus nécrotiques. ◇ **URINEUX** *(angl. urinary —).* Abcès contenant un mélange de pus et d'urine, à la suite d'une blessure de l'urètre.

ABCIXIMAB *s. m. (angl. abciximab).* Anticorps antiplaquettaire monoclonal utilisé en particulier dans la prévention des complications cardiaques ischémiques au cours des angioplasties coronaires.

ABDOMEN *s. m. (NA. abdomen). (angl. abdomen, belly).* Partie inférieure du tronc, située entre le thorax, dont elle est séparée par le diaphragme, et le bassin. La cavité de l'abdomen (cavité abdominale) contient la plus grande partie de l'appareil digestif, de l'appareil urinaire et des organes génitaux internes. ◇ **AIGU** *(angl. acute abdominal syndrome).* Syndrome abdominal aigu pouvant nécessiter une intervention chirurgicale rapide. ◇ **EN ACCORDÉON** Augmentation de volume de l'abdomen, qui apparaît et disparaît rapidement. ◇ **OBSTIPUM** *(angl. obstipum abdomen).* Malformation congénitale rare consistant en un raccourcissement d'un muscle droit de l'abdomen. ◇ **PENDULUM** ☞ ***VENTRE EN BESACE.***

ABDOMINAL *adj. (angl. abdominal).* Qui se rapporte à l'abdomen.

ABDOMINO- *(angl. abdomin(o)-).* Préfixe d'origine latine indiquant une relation avec l'abdomen.

ABDOMINO-GÉNITAL *adj. (angl. abdominogenital).* Qui se rapporte à l'abdomen et aux organes génitaux.

ABDOMINO-THORACIQUE *adj. (angl. abdominothoracic).* Qui se rapporte à l'abdomen et au thorax.

ABDOMINO-VÉSICAL *adj. (angl. abdominovesical).* Qui se rapporte à l'abdomen et à la vessie.

ABDUCENS (NERF) *(NA. n. abducens). (angl. abducens nerve).* Sixième paire des nerfs crâniens innervant le muscle droit latéral de l'œil. SYN. *NERF MOTEUR OCULAIRE EXTERNE.* ☞ *ATLAS ANATOMIQUE DES NERFS EN ANNEXE.*

ABDUCTEUR *adj. (angl. abducens, abducent).* Se dit d'un muscle qui sert à l'abduction. S'emploie aussi comme substantif.

ABDUCTION *s. f. (angl. abduction).* Mouvement par lequel un membre ou un segment de membre est écarté de l'axe médian du corps, et position qui en résulte.

ABEILLE *s. f. (angl. bee).* Insecte dont les femelles sont pourvues d'un aiguillon venimeux restant dans la peau après piqûre et provoquant une inflammation. Le risque majeur des piqûres d'abeille est d'ordre allergique, de l'urticaire géant au choc anaphylactique mortel. La désensibilisation est efficace.

ABERRANT *adj. (angl. aberrant).* Qui dévie du cours normal ou du type habituel ; se dit d'un organe ou d'un tissu situé en dehors de sa localisation normale.

ABERRATION *s. f. (angl. aberration).* **1.** Toute déviation de l'état normal. **2.** Tout défaut de l'image donnée par un instrument d'optique, un système optique (tel que l'œil). ◇ **CHROMATIQUE** *(angl. chromatic —).* Aberration optique due au fait que l'indice de réfraction d'une substance varie en fonction de la longueur d'onde de la lumière qui la traverse. ◇ **CHROMOSOMIQUE** *(angl. chromosome —).* Altération de la structure d'un chromosome par rapport au chromosome d'origine. Les principales aberrations sont la délétion, la translocation, l'inversion et la duplication. SYN. *MUTATION.* ◇ **DIOPTRIQUE** ☞ *ABERRATION SPHÉRIQUE.* ◇ **SPHÉRIQUE** *(angl. spherical —).* Défaut des surfaces optiques selon lequel les rayons lumineux réfractés au voisinage de la périphérie ne convergent pas exactement au foyer. Le foyer d'un tel système optique n'est donc pas ponctuel. SYN. *ABERRATION DIOPTRIQUE.* ◇ **VENTRICULAIRE** *(angl. aberrant intraventricular conduction).* Anomalie de l'activation ventriculaire due à une extrasystole supraventriculaire survenant au cours de la période réfractaire. SYN. *CONDUCTION ABERRANTE.*

ABÊTALIPOPROTÉINÉMIE *s. f. (angl. abetalipoproteinemia).* ☞ *BASSEN-KORNZWEIG (SYNDROME DE).*

ABH (ANTIGÈNES) *(angl. ABH antigens).* Antigènes mucopolysaccharidiques érythrocytaires des groupes sanguins A, B et AB ; voir aussi H (substance). Ce sont des agglutinogènes.

ABIOGENÈSE *s. f. (angl. abiogenesis).* Théorie ancienne et fausse selon laquelle des êtres vivants pouvaient être produits directement à partir de la matière brute. SYN. *ARCHÉBIOSE.*

ABIOSE *s. f. (angl. abiosis).* Suspension apparente de la vie. Nom donné par Gowers à certains états pathologiques entraînés par la mort individuelle d'éléments organiques simples, tels que la dégénérescence de certains faisceaux de fibres nerveuses médullaires. ☞ *ABIOTROPHIE.*

ABIOTROPHIE *s. f. (angl. abiotrophy).* Dégénérescence histologique génétiquement programmée touchant en particulier les formations nerveuses, aboutissant à la mort de l'organisme, comme dans la chorée de Huntington.

ABIURÉTIQUE *adj. (angl. abiuretic).* Qui ne répond pas à la réaction du biuret ; se dit notamment de certains produits de la dégradation des protéines.

ABLACTATION *s. f. (angl. ablactation).* Cessation, pour la mère, de l'allaitement.

ABLATION *s. f. (angl. ablation).* Action d'enlever du corps un de ses organes ou une formation pathologique. SYN. *EXÉRÈSE, EXCISION, EXTIRPATION.* ◇ **ENDOCAVITAIRE** ☞ *ABLATIVES (MÉTHODES).*

ABLATIVES (MÉTHODES) *(angl. ablation techniques).* Destruction par électrocoagulation (par radiofréquence) d'une partie localisée des voies de conduction intra-cardiaques au cours de troubles graves du rythme.

ABLÉPHARIE *s. f. (angl. ablephary).* Absence congénitale des paupières.

ABLUTIOMANIE *s. f. (angl. ablutomania).* Compulsion à se laver les mains ou à se baigner.

ABLUTION *s. f. (angl. ablution).* Lavage partiel ou complet du corps.

ABO (SYSTÈME) *(angl. ABO blood groups).* ☞ *GROUPE SANGUIN.*

ABORAL *adj. (angl. aboral).* Qui est éloigné de la bouche.

ABORD (VOIE D') ☞ *VOIE D'ABORD.*

ABORTIF *adj. (angl. abortive).* **1.** Qui provoque l'avortement (s'emploie aussi comme substantif). **2.** Qui n'aboutit pas au terme normal de son développement. EX. *fœtus abortif.*

ABOUCHEMENT *s. m. (angl. connexion).* Application de l'ouverture d'un conduit à celle d'un autre conduit afin qu'ils communiquent. EX. *abouchement de vaisseaux.*

ABOULIE *s. f. (angl. abulia).* Perte ou diminution de la volonté ; le désir ou la volonté d'agir peuvent persister alors que l'énergie pour le faire manque. S'observe surtout chez les dépressifs, les obsessionnels et au cours des démences. ◇ **CYCLIQUE** *(angl. cyclic —).* Aboulie qui survient périodiquement.

ABRACHIE *s. f. (angl. abrachia).* Absence congénitale des bras.

ABRACHIOCÉPHALE *s. m. (angl. abrachiocephalus).* Monstre fœtal qui présente une abrachiocéphalie.

ABRACHIOCÉPHALIE *s. f. (angl. abrachiocephalia).* Absence congénitale de bras et de tête.

ABRAHAM (AIGUILLE D') *(angl. Abraham's needle).* Aiguille courbe conçue pour atteindre le sinus maxillaire.

ABRAHAMS (SIGNE D') *(angl. Abrahams' sign).* En cas de lithiase vésiculaire, douleur provoquée par la pression brusque de l'index en un point à égale distance du 9e cartilage costal droit et de l'ombilic.

ABRAMS (RÉFLEXE D') *(angl. Abrams' reflex).* Contraction du myocarde consécutive à la percussion des téguments de la région précordiale, visible uniquement à la radioscopie.

ABRASHANOW (AMPUTATION D') *(angl. Abrashanow's amputation).* Amputation trans-condylienne ostéoplastique du fémur avec lambeau osseux taillé dans le tibia.

ABRASIF *adj. (angl. abrasive).* Qui est susceptible d'user ou de polir par frottement.

ABRASION *s. f. (angl. abrasion).* **1.** Action de racler ou frotter à l'aide d'un objet dur. **2.** Ablation par raclage de certaines formations cutanées ou muqueuses. <> **DENTAIRE** *(angl. dental —).* Usure physiologique ou pathologique des dents.

ABRÉACTION *s. f. (angl. abreaction).* Décharge émotionnelle par laquelle le sujet se libère de l'affect lié au souvenir d'une expérience douloureuse. Terme introduit par Freud pour désigner le processus d'évocation d'une situation traumatique au cours d'une psychothérapie. ☞ ***CATHARSIS.***

ABRIKOSSOFF (TUMEUR D') *(angl. Abrikossoff's tumor).* Tumeur bénigne rare à cellules granuleuses de la peau et des muqueuses, en particulier langue, œsophage ; récidivante après exérèse. SYN. ***RHABDOMYOME GRANULEUX.***

ABRUPTION *s. f. (angl. abruption).* Fracture osseuse transversale.

ABSENCE *s. f. (angl. absence).* Atténuation ou suspension brève de la conscience qui accompagne certaines crises épileptiques généralisées de type petit mal. La traduction électroencéphalographique est une décharge de pointes-ondes à 3 cycles/s, diffuses, synchrones et symétriques.

ABSIDIA Genre de champignons de l'ordre des Mucorales. L'espèce *Absidia corymbifera* est responsable de cas de mucormycose.

ABSINTHE OFFICINALE *s. f. (angl. wormwood).* Plante de la famille des Composées *(Artemisia absinthium).*

ABSINTHISME *s. m. (angl. absinthism).* Ensemble des troubles gastriques et nerveux dus à l'abus de liqueurs alcooliques à base d'absinthe. Ils sont semblables à ceux de l'intoxication alcoolique mais avec prédominance de convulsions épileptiformes. L'absinthe est interdite en France depuis 1915.

ABSOLU <> **(ALCOOL)** ☞ ***ALCOOL.*** <> **(ZÉRO)** *(angl. absolute zero).* Température de -273 °C à laquelle tout mouvement moléculaire cesse.

ABSORBANT *(angl. absorbent).* **1.** *adj.* Qui absorbe ; qui est capable d'absorber. **2.** *s. m.* Substance qui peut absorber un gaz, un liquide ou un rayonnement.

ABSORPTIOMÉTRIE *s. f. (angl. bone absorptiometry).* Détermination du contenu minéral osseux (en général vertébral et/ou du col fémoral) par la mesure de l'absorption des rayons X. Surtout utilisée chez la femme à la ménopause pour évaluer le degré d'ostéoporose. SYN. ***OSTÉODENSITOMÉTRIE.***

ABSORPTION *s. f. (angl. absorption).* **1.** Pénétration et rétention d'une substance venant de l'extérieur dans la structure interne d'une autre substance. **2.** Dissipation d'une partie de l'énergie d'un rayonnement électromagnétique ou corpusculaire dans un milieu matériel. **3.** Pénétration d'une substance venant de l'extérieur dans l'organisme. <> **(BANDES D')** ☞ ***BANDE.***

ABSTÈME *adj. (angl. abstemious).* Qui s'abstient de vin et, en général, de toute boisson alcoolique.

ABSTERGENT *adj. (angl. abstergent).* Se dit d'une substance ou d'une action propres à nettoyer les plaies.

ABSTINENCE *s. f. (angl. abstinence).* Renonciation partielle ou totale à certains aliments. ☞ ***JEÛNE, DIÈTE.*** <> **(SYNDROME D')** *(angl. withdrawal syndrome).* Phénomènes provoqués par la privation plus ou moins brusque d'un excitant habituel, alcool, morphine, etc.

ABSTRACTION *s. f. (angl. abstraction).* Opération intellectuelle par laquelle sont étudiés les qualités ou les attributs des objets ou des êtres, indépendamment de ceux-ci.

ABT-LETTERER-SIWE (MALADIE DE) ☞ ***LETTERER-SIWE (MALADIE DE).***

ABUS *s. m. (angl. abuse).* Usage exagéré d'une substance ou d'un médicament, qui peut devenir nocif (abus de tabac, d'alcool, etc.).

Ac **1.** Symbole chimique de l'actinium. **2.** Abréviation d'anticorps.

ACALCULIE *s. f. (angl. acalculia).* Incapacité à effectuer des calculs arithmétiques simples, observée dans certaines aphasies.

ACALÈPHES Classe de Cœlentérés, comprenant des méduses de grande taille. Ces animaux possèdent des organes urticants dont le contact avec la peau provoque un érythème et une brûlure vive.

ACAMPSIE *s. f. (angl. acampsia).* Rigidité d'une articulation. ☞ ***ANKYLOSE.***

ACANTHAMŒBA ☞ ***HARTMANNELLA.***

ACANTHIA LECTULARIA ☞ ***CIMEX.***

ACANTHION *s. m. (angl. acanthion).* Point de repère craniométrique situé à la pointe de l'épine nasale antérieure.

ACANTHOCÉPHALES *(angl. Acanthocephala).* Ordre de vers de la classe des Némathelminthes. Ce sont des vers cylindriques, non segmentés, à revêtement chitineux, possédant des sexes séparés. Parasites obligés, ils sont dépourvus de tube digestif. Ils peuvent entraîner des infestations des intestins ou des voies respiratoires supérieures.

ACANTHOCÉPHALIASE *s. f. (angl. acanthocephaliasis).* Parasitose due à des Acanthocéphales.

ACANTHOCHEILONEMA PERSTANS Ver nématode non pathogène de type filaire, autrefois appelé *Filaria perstans*, très répandu dans certains pays d'Afrique. La forme adulte vit principalement dans les cavités viscérales, et la forme larvaire dans le sang périphérique.

ACANTHOCYTE *s. m. (angl. acanthocyte).* ☞ ***ÉCHINOCYTE.***

ACANTHOCYTOSE *s. f. (angl. acanthocytosis).* Présence d'acanthocytes dans le sang circulant, par absence congénitale de lipoprotéines β. ☞ ***ABÊTALIPOPROTÉINÉMIE.***

ACANTHOÏDE *adj. (angl. acanthoid).* **1.** En forme d'épine. **2.** Épineux.

ACANTHOKÉRATODERMIE *s. f. (angl. acanthokeratodermia).* Hypertrophie de la couche cornée de la peau, notamment des mains et des pieds. ☞ ***HYPERKÉRATOSE.***

ACANTHOLYSE *s. f. (angl. acantholysis).* Altération du corps muqueux de Malpighi par diminution de l'adhérence cellulaire favorisant la formation de bulles comme dans le pemphigus.

ACANTHOME *s. m. (angl. acanthoma).* Tumeur cutanée formée aux dépens de la couche muqueuse de Malpighi, comme la verrue vulgaire.

ACANTHOPELVIS *s. m. (angl. acanthopelvis).* Anomalie rachitique du bassin caractérisée par la présence de saillies tranchantes sur la crête pectinéale.

ACANTHOSE *s. f. (angl. acanthosis).* Lésion histologique de l'épiderme, caractérisée par un épaississement de la couche de Malpighi. SYN. ***HYPERACANTHOSE.***

ACANTHOSIS NIGRICANS *(angl. acanthosis nigricans).* Pigmentation anormale de la peau localisée principalement aux aisselles, au cou et aux régions génitocrurales qui présente des végétations papillomateuses ; coexistence fréquente avec un cancer digestif en particulier de l'estomac. L'acanthosis nigricans s'observe également dans une forme de diabète avec hyperinsulinisme majeur par absence génétique de récepteurs à l'insuline. SYN. ***DYSTROPHIE PAPILLAIRE ET PIGMENTAIRE.***

ACAPNIE *s. f. (angl. acapnia).* Diminution de la quantité d'anhydride carbonique dans le sang. SYN. ***HYPOCAPNIE.***

ACARBOSE *s. m. (angl. acarbose).* Inhibiteur de l'α-glucosidase, enzyme nécessaire à la dégradation intestinale des disaccharides en monosaccharides, empêchant donc l'absorption de ces derniers. Il est utilisé dans le traitement du diabète non insulinodépendant.

ACARDIAQUE **1.** *adj. (angl. acardiac).* Dépourvu de cœur. **2.** *s. m. (angl. acardius).* Fœtus monstrueux dépourvu de cœur.

ACARDIE *s. f. (angl. acardy).* Monstruosité caractérisée par l'absence d'un cœur complet.

ACARE *s. m. (angl. acarus).* Arthropode appartenant à l'ordre des acariens. SYN. ***ACARIEN.***

ACARICIDE *adj. (angl. acaricide).* Qui détruit les acariens. S'emploie aussi comme substantif.

ACARIOSE *s. f. (angl. acariasis).* Maladie causée par les acares. ☞ ***GALE.***

ACARIENS *s. m. pl. (angl. Acaridae).* Ordre d'arthropodes appartenant à la classe des Arachnides. De nombreux acariens vivent en parasites sur l'homme et les animaux, par exemple le sarcopte de la gale, les tiques, etc.

ACAROÏDE *adj. (angl. acaroid).* Qui ressemble à un acarien.

ACAROPHOBIE *s. f. (angl. acarophobia).* **1.** Crainte morbide d'être atteint de la gale. **2.** Peur morbide des insectes, des vers ou des petits objets (aiguilles, etc.), associée ou non à la sensation que ces insectes ou objets se déplacent sous la peau.

ACAROTOXIQUE *adj. (angl. acarotoxic).* Toxique pour les acariens.

ACARYOTE *adj. (angl. acaryote).* Qui est dépourvu de noyau.

ACAT Sigle pour acyl-CoA- cholestérol acyltransférase. ☞ ***ACYL-COA-CHOLESTÉROL ACYL-TRANSFÉRASE.***

ACATALASIE *s. f. (angl. acatalasia).* ☞ ***TAKAHARA (MALADIE DE).***

ACATAPHASIE *s. f. (angl. acataphasia).* Altération de la syntaxe du langage oral, rencontrée au cours de l'aphasie. SYN. ***AGRAMMATISME.***

ACATHEXIE *s. f. (angl. acathexia).* Impossibilité de retenir les sécrétions ou excrétions normales.

ACATHISIE *s. f. (angl. acathisia).* ☞ ***AKATHISIE.***

ACAUDÉ *adj. (angl. acaudate, acaudal).* Dépourvu de queue ou de coccyx.

ACCABLEMENT *s. m. (angl. exhaustion, depression).* Diminution profonde des forces physiques ou mentales.

ACCÉLÉRATEUR *s. m. (angl. accelerator).* Appareil permettant de communiquer des vitesses très élevées à des particules chargées électriquement (ions ou électrons) afin d'étudier la structure de la matière ; utilisé en médecine pour le traitement de tumeurs malignes. ☞ ***BÊTATRON, CYCLOTRON.***

ACCÉLÉRATION *s. f. (angl. acceleration).* Augmentation de la vitesse d'un mouvement ou d'un phénomène. Le pouls et la respiration s'accélèrent lorsque, en un temps donné, le nombre de pulsations et de mouvements respiratoires est supérieur à la normale.

ACCÉLÉRINE *s. f. (angl. accelerin).* Pseudoglobuline produite par l'activation du facteur V (proaccélérine) et qui intervient dans la coagulation sanguine en accélérant la transformation de prothrombine en thrombine. Son déficit se traduit par des hémorragies. SYN. *FACTEUR VI.*

ACCEPTEUR *s. m. (angl. acceptor).* **1.** Substance qui reçoit une autre substance et se combine à elle ; plus spécifiquement, substance capable d'accepter l'hydrogène (accepteur d'hydrogène) ou l'oxygène (accepteur d'oxygène) au cours des réactions d'oxydation biologique. **2.** Point de jonction entre la fin d'un intron et le début de l'exon suivant.

ACCÈS *s. m. (angl. fit).* Phénomène morbide évoluant par poussées aiguës, plus ou moins régulières. Ex. *accès de fièvre, de goutte, de toux.*

ACCESSOIRE *adj. (angl. accessory).* Auxiliaire, qui vient s'ajouter à un autre organe généralement plus important ; se dit de certaines glandes, de certains muscles ou nerfs. ◇ **(NERF)** *(NA. n. accessorius). (angl. — nerve).* Onzième paire crânienne, moteur pour le sternocleidomastoïdien et le trapèze. SYN. *NERF SPINAL.* ☞ *ATLAS ANATOMIQUE DES NERFS EN ANNEXE.*

ACCIDENT *s. m. (angl. accident).* Se dit de tout phénomène traumatique ou morbide fortuit qui survient chez un individu sain ou au cours d'une maladie. ◇ **DU TRAVAIL** *(angl. professional —).* Événement imprévu survenu du fait ou à l'occasion du travail, qui provoque une lésion ou une perturbation fonctionnelle de l'organisme, temporaire ou permanente. ◇ **GRAVIDOCARDIAQUE** *(angl. gravidocardiac complications).* Aggravation d'une pathologie cardiaque péexistante au cours d'une grossesse. ◇ **ISCHÉMIQUE TRANSITOIRE** *(angl. transient ischemic attack).* Syndrome neurologique résolutif en moins de 24 heures en rapport avec une ischémie dans un territoire encéphalique limité, généralement par embolie artérielle. ◇ **PRIMAIRE, SECONDAIRE, TERTIAIRE** *(angl. primary, secondary, tertiary stages of syphilis).* Manifestations qui caractérisent les différentes périodes évolutives de la syphilis. ◇ **VASCULAIRE CÉRÉBRAL** *(angl. cerebral stroke).* Terme regroupant les pathologies cérébrales en rapport avec une ischémie (Ex. *embolie ou thrombose*) ou une hémorragie.

ACCLIMATATION *s. f. (angl. acclimatation).* Processus par lequel un individu ou une espèce s'adapte aux influences du milieu dans lequel il a été transplanté.

ACCOMMODATION *s. f. (angl. accommodation).* **1.** Modification généralement spontanée de l'œil lui permettant de voir distinctement des objets à des distances différentes. Elle est principalement réalisée par le muscle ciliaire et le cristallin. L'amplitude de l'accommodation se mesure en dioptries. **2.** En obstétrique, modification dans le dernier trimestre de la grossesse, de la position du fœtus : tête dans la partie la plus large de l'utérus et siège dans la partie supérieure. ◇ **ABSOLUE** *(angl. absolute —).* Pouvoir d'accommodation de chaque œil, pris séparément. ◇ **NÉGATIVE** *(angl. negative —).* Accommodation de l'œil lors de la vision des objets au loin, par relâchement du muscle ciliaire. ◇ **POSITIVE** *(angl. positive —).* Accommodation de l'œil lors de la vision des objets rapprochés, par contraction du muscle ciliaire. ◇ **RELATIVE** *(angl. relative —).* Pouvoir d'accommodation d'un œil variant du repos à l'effort maximal d'accommodation.

ACCOMMODOMÈTRE *s. m. (angl. accommodometer).* Appareil servant à mesurer le pouvoir d'accommodation de l'œil.

ACCOUCHÉE *s. f. (angl. new mother).* Se dit de la femme qui vient d'accoucher.

ACCOUCHEMENT *s. m. (angl. delivery, labor).* Ensemble des phénomènes mécaniques et physiologiques conduisant à la sortie du fœtus et de ses annexes hors des voies génitales maternelles. L'accouchement se déroule en trois temps : dilatation du col, expulsion du fœtus et délivrance. ◇ **DIRIGÉ** *(angl. induced labor).* Accouchement au cours duquel le médecin intervient par des moyens divers pour abréger le travail ou le rendre moins douloureux. ◇ **DYSTOCIQUE** *(angl. dystocia).* Accouchement pathologique dont la cause est d'origine fœtale ou maternelle. ◇ **EUKINÉTIQUE** *(angl. eucinetic labor).* Accouchement évoluant avec des contractions utérines idéalement normales. ◇ **GÉMELLAIRE** *(angl. twins delivery).* Accouchement de deux fœtus jumeaux. ◇ **HYPERKINÉTIQUE** *(angl. hypercinetic labor).* Accouchement caractérisé par des contractions plus intenses ou plus fréquentes que normalement, ayant pour effet une dilatation très rapide du col utérin. ◇ **HYPOKINÉTIQUE** *(angl. hypocinetic labor).* Accouchement caractérisé par des contractions moins intenses ou moins fréquentes que normalement, ayant pour effet une dilatation lente du col utérin. ◇ **PRÉMATURÉ** *(angl. early delivery).* Accouchement d'un fœtus viable avant le terme prévu, en général entre le 180e et le 260e jour de la grossesse. ◇ **PROVOQUÉ** *(angl. induced labor).* Accouchement s'effectuant à la suite d'un déclenchement artificiel du travail, provoqué soit par la rupture des membranes, soit par l'excitation mécanique du muscle utérin au moyen de sondes, soit par l'administration de médicaments stimulant la contraction utérine. ◇ **SANS DOULEUR** *(angl. painless child birth).* Méthode pour réaliser l'accouchement sans crainte, qui repose sur une préparation physique (exercices de gymnastique et de respiration) et une préparation psychologique de la femme. On obtient ainsi la relaxation pendant le travail.

ACCOUCHEUR *s. m. (angl. obstetrician).* En langage courant, obstétricien. ◇ **(MAIN D')** ☞ *MAIN D'ACCOUCHEUR.*

ACCOUTUMANCE *s. f. (angl. addiction, habituation).* Augmentation de la tolérance à une drogue développée à la suite de son administration répétée.

ACCRÉMENTITION *s. f. (angl. accrementition).* Développement ou croissance par addition de tissu semblable.

ACCRETIO CORDIS Adhérences fibreuses péricardiques s'étendant au diaphragme, à la plèvre et aux parois thoraciques. SYN. ***ACCRETIO PERICARDII.***

ACCRÉTION *s. f. (angl. accretion).* **1.** Croissance normale d'un tissu par apport de substances organiques. **2.** Adhérence de parties normalement séparées.

ACE Abréviation d'antigène carcino-embryonnaire.

ACELLULAIRE *adj. (angl. acellular).* **1.** Qui est dépourvu de cellules. **2.** Se dit des micro-organismes dont l'organisation interne est différente de celle d'une cellule.

ACÉNESTHÉSIE *s. f. (angl. acenesthesia).* Absence de la sensation normale d'exister et du fonctionnement des organes.

ACÉPHALE *adj. (angl. acephalous).* Qui est dépourvu de tête.

ACÉPHALIE *s. f. (angl. acephalia).* Monstruosité embryonnaire ou fœtale caractérisée par l'absence totale ou partielle de la tête.

ACÉPHALIEN *s. m. (angl. acephalus).* Monstre omphalosite caractérisé par l'absence de tête et généralement des membres supérieurs.

ACÉPHALO- *(angl. acephalo).* Préfixe d'origine grecque signifiant « sans tête » ou privé de tête.

ACÉPHALOBRACHIE *s. f. (angl. acephalobrachia).* Monstruosité caractérisée par l'absence de tête et de bras. SYN. ***ABRACHIOCÉPHALIE.***

ACÉPHALOCARDIE *s. f. (angl. acephalocardia).* Monstruosité caractérisée par l'absence de tête et de cœur.

ACÉPHALOCHIRIE *s. f. (angl. acephalochiria).* Monstruosité caractérisée par l'absence de tête et de mains.

ACÉPHALOCYSTE *s. m. (angl. acephalocyst).* Hydatide stérile, dépourvue de scolex.

ACÉPHALOGASTRIE *s. f. (angl. acephalogastria).* Monstruosité caractérisée par l'absence de tête et d'abdomen.

ACÉPHALOPODIE *s. f. (angl. acephalopodia).* Monstruosité caractérisée par l'absence de tête et de pieds.

ACÉPHALOSTOMIE *s. f. (angl. acephalostomia).* Monstruosité caractérisée par l'absence de tête et la présence d'une ouverture rappelant une bouche dans la partie supérieure du tronc.

ACEPHALUS *s. m. (angl. acephalous).* Monstre acéphale. ◇ **DIPUS** Monstre acéphale, avec deux membres inférieurs imparfaitement développés. ◇ **MONOBRACHIUS** Monstre acéphale, avec un seul membre supérieur. ◇ **PARACEPHALUS** Monstre sans cerveau et avec un crâne imparfait. ◇ **SYMPUS** Monstre acéphale avec les membres inférieurs soudés.

ACÉROPHOBIE *s. f. (angl. acidophobia).* Crainte morbide de l'aigreur ou de l'acidité.

ACERVULE *s. m. (angl. acervulus).* Petits grains calcaires des plexus choroïdes et de la glande pinéale (*acervulus cerebri*).

ACÉTABULAIRE *adj. (angl. acetabular).* Qui se rapporte ou qui appartient à l'acétabulum.

ACÉTABULOPLASTIE *s. f. (angl. acetabuloplasty).* Chirurgie restauratrice de l'acétabulum.

ACÉTABULUM *s. m. (NA. acetabulum). (angl. acetabulum).* Cavité de l'os coxal dans laquelle vient s'articuler la tête du fémur. SYN. ***CAVITÉ COTYLOÏDE, COTYLE.***

ACÉTAL *s. m. (angl. acetal).* Nom générique d'une famille de corps qui résultent de l'élimination d'une molécule d'eau lorsqu'un aldéhyde se combine avec un alcool.

ACÉTALDÉHYDE *s. m. (angl. acetaldehyde).* CH_3-CHO. Liquide incolore, très volatil, d'odeur vive, facilement soluble dans l'alcool et l'éther, produit de la déshydrogénation de l'alcool éthylique. C'est un narcotique. SYN. ***ALDÉHYDE ACÉTIQUE, ÉTHANAL.***

ACÉTALDÉHYDE-OXYDASE *s. f. (angl. acetylaldehyde oxidase).* Enzyme qui catalyse l'oxydation de l'aldéhyde acétique en acide acétique.

ACÉTALPHOSPHATIDE *s. m. (angl. acetal phosphatid).* Phospholipide comportant une fonction acétal, c'est-à-dire un aldéhyde attaché à un alcool. Les acétalphosphatides sont abondants dans le cerveau et les muscles. SYN. ***PLASMALOGÈNE.***

ACÉTAMINOPHÈNE *s. m. (angl. acetaminophen).* ☞ ***PARACÉTAMOL.***

ACÉTATE *s. m. (angl. acetate).* Sel de l'acide acétique.

ACÉTAZOLAMIDE *s. m. (angl. acetazolamide).* Sulfonamide hétérocyclique de synthèse, inhibitrice de l'anhydrase carbonique. Il est utilisé comme diurétique et dans le traitement du glaucome.

ACÉTEUX *adj. (angl. acetous).* Qui a le goût du vinaigre.

ACÉTIFICATION *s. f. (angl. acetification).* Fermentation de diverses substances organiques (alcool, etc.) en acide acétique ou en vinaigre.

ACÉTIMÈTRE *s. m. (angl. acetimeter).* Appareil servant à déterminer la quantité d'acide acétique contenue dans un liquide. SYN. ***ACÉTOMÈTRE.***

ACÉTIQUE *adj. (angl. acetic).* Qui est de la nature du vinaigre ou de l'acide acétique. ◇ **(ACIDE)** *(angl. — acid).* Liquide incolore, d'odeur fortement piquante, de formule CH_3COOH. Il est soluble dans l'eau, l'alcool et l'éther. À l'état pur, il agit comme caustique. En solution, il est utilisé comme antiseptique.

ACETOBACTER Genre de bactéries aérobies non pathogènes, dont l'espèce type est *A. Aceti*. On les trouve dans les fruits, les légumes verts, le vinaigre, les boissons alcoolisées, etc. Elles transforment l'alcool en acide acétique en formant à la surface du liquide une pellicule connue sous le nom de « mère de vinaigre ».

ACÉTOLYSE *s. f. (angl. acetolysis).* Rupture d'une molécule par l'acide acétique, avec formation de dérivés acétylés.

ACÉTOMÈTRE *s. m.* ☞ ***ACÉTIMÈTRE.***

ACÉTONE *s. f. (angl. acetone).* CH_3COCH_3, liquide incolore, d'odeur fruitée caractéristique et de saveur brûlante. L'acétone est très inflammable. On la trouve dans l'urine des diabétiques et des sujets soumis à un jeûne glucidique. Elle est utilisée comme agent de synthèse. Elle a des propriétés anesthésiques.

ACÉTONÉMIE *s. f. (angl. acetonemia).* Présence d'acétone ou d'autres corps cétoniques dans le sang. SYN. ***CÉTONÉMIE.***

ACÉTONURIE *s. f. (angl. ketonuria).* Présence d'acétone dans l'urine. SYN. ***CÉTONURIE.***

ACÉTOPHÉNAZINE *s. f.* ☞ ***PHÉNOTHIAZINE.***

ACÉTOPHÉNÉTIDINE *s. f.* ☞ ***PHÉNACÉTINE.***

ACÉTYLATION *s. f. (angl. acetylation).* Introduction d'un groupe acétyle dans une molécule organique.

ACÉTYLCHOLINE *s. f. (angl. acetylcholine).* Ester acétylé de la choline. C'est le médiateur de l'influx nerveux du système parasympathique, du système préganglionnaire sympathique, des plaques motrices musculaires et de la médullo-surrénale. Elle a des propriétés vasodilatatrices, bronchoconstrictrices et renforce le péristaltisme intestinal.

ACÉTYLCHOLINESTÉRASE *s. f. (angl. acetylcholinesterase).* Enzyme qui catalyse spécifiquement l'hydrolyse de l'acétylcholine en choline et acide acétique. Elle est inhibée par différents produits, dont certains s'utilisent comme insecticides, d'action toxique sur le système nerveux et dans le traitement de la myasthénie.

ACÉTYL-COENZYME A *(angl. acetylcoenzyme A).* Composé essentiel dans le métabolisme intermédiaire, dans le catabolisme des glucides, des lipides et des protides. L'acétyl-coenzyme A sert de précurseur à la synthèse des acides gras et des stéroïdes. SYN. ***ACÉTYL-COA.***

ACÉTYLCYSTÉINE *s. f. (angl. acetylcysteine).* Médicament utilisé comme mucolytique. Il exerce ses effets par l'intermédiaire de ses radicaux sulfhydriles qui ouvrent les liaisons disulfures des mucoprotéines et réduisent ainsi la viscosité du mucus.

ACÉTYLE *s. m. (angl. acetyl).* Radical CH_3CO-, de l'acide acétique.

ACÉTYLPHOSPHATASE *s. f. (angl. acetylphosphatase).* Enzyme qui catalyse la décomposition de l'acétylphosphate en acide acétique et acide phosphorique.

ACÉTYLSALICYLIQUE (ACIDE) *(angl. acetylsalicylic acid).* Composé inhibiteur de la cyclo-oxygénase, doté de propriétés analgésiques (pour des douleurs d'intensité légère ou modérée), antipyrétiques, anti-inflammatoires et antiagrégantes plaquettaires. SYN. (nom déposé) ***ASPIRINE.***

ACÉTYLTRANSFÉRASE *s. f. (angl. acetyltransferase).* Enzyme qui catalyse le transfert d'un groupement acétyle d'une molécule à une autre. La plus importante est l'acétyl-CoA-acétyltransférase. SYN. ***ACÉTYLASE.***

AcHA Abréviation pour anticorps anti-HA. ☞ ***HÉPATITE A (HA).***

ACHALASIE *s. f. (angl. achalasia).* Relâchement défectueux d'un sphincter par anomalie des contractions sus-jacentes. ◇ **DU CARDIA** ☞ ***CARDIOSPASME.*** ◇ **PELVI-RECTALE** *(angl. pelvi-rectal —).* Dilatation et hypertrophie du côlon d'origine congénitale. ◇ **SPHINCTÉRIENNE** *(angl. sphincteral —).* Achalasie d'un ou de plusieurs des muscles sphinctériens du gros intestin.

ACHARD-FOIX-MOUZON (SYNDROME D') *(angl. crurovesical-gluteal dystrophy).* Malformation congénitale consistant en l'absence du coccyx et des deux dernières vertèbres sacrales, une atrophie des os iliaques, une amyotrophie des fesses et des jambes, et une incontinence d'urine et des matières fécales. SYN. ***DYSTROPHIE CRURO-VÉSICO-FESSIÈRE.***

ACHARD-THIERS (SYNDROME D') *(angl. Achard-Thiers syndrome).* Association d'un diabète sucré et d'un hirsutisme chez la femme.

AcHBc Abréviation pour anticorps anti-HB. ☞ ***HÉPATITE B (HB).***

AcHBe Abréviation pour anticorps anti-HB. ☞ ***HÉPATITE B (HB).***

AcHBs Abréviation pour anticorps anti-HB. ☞ ***HÉPATITE B (HB).***

AcHC Abréviation pour anticorps anti-HC. ☞ ***HÉPATITE C (HC).***

ACHÉILIE *s. f. (angl. acheilia).* Absence congénitale d'une ou des deux lèvres.

ACHEIRIE ☞ ***ACHIRIE.***

ACHENBACH (SYNDROME D') *(angl. Achenbach's syndrome).* Hématome digital récidivant primitif.

ACHILLE (TENDON D') ☞ ***TENDON CALCANÉEN.***

ACHILLÉEN *adj. (angl. achillous).* Qui se rapporte au tendon achilléen (tendon calcanéen).

ACHILLOBURSITE *s. f. (angl. achillobursitis).* Inflammation et empâtement des bourses séreuses qui entourent le tendon calcanéen, en particulier de la bourse synoviale située en avant du tendon. SYN. ***ACHILLÉITE.***

ACHILLODYNIE *s. f. (angl. achillodynia).* Douleur localisée au tendon calcanéen en rapport avec l'inflammation d'origine traumatique de la bourse séreuse située entre le calcanéum et ce tendon.

ACHILLORRAPHIE *s. f. (angl. achillorrhaphy).* Suture et réparation du tendon calcanéen.

ACHILLOTÉNOTOMIE *s. f. (angl. achillotenotomy).* Section chirurgicale du tendon calcanéen. ◇ **PLASTIQUE** *(angl. plastic —).* Allongement du tendon calcanéen par une opération plastique.

ACHIRIE *s. f. (angl. acheiria).* Absence congénitale d'une ou des deux mains.

ACHLORHYDRIE *s. f. (angl. achlorhydria).* Absence d'acide chlorhydrique dans le suc gastrique. SYN. ***ANACHLORHYDRIE.***

ACHLOROBLEPSIE *s. f. (angl. achloroblepsia).* Impossibilité de voir la couleur verte. SYN. ***ACHLOROPSIE.***

ACHLOROPSIE *s. f. (angl. achloropsia).* ☞ ***ACHLOROBLEPSIE.***

ACHOLIE *s. f. (angl. acholia).* Diminution ou arrêt de la sécrétion biliaire.

ACHOLURIE *s. f. (angl. acholuria).* Absence de pigments biliaires dans l'urine.

ACHONDROGENÈSE *s. f. (angl. achondrogenesis).* Ostéochondrodysplasie létale caractérisée par un nanisme néonatal sévère associé à un nez camus et à une absence des os des membres ; elle est due à une absence de formation du cartilage. SYN. ***NANISME THANATOPHORE.***

ACHONDROPLASIE *s. f. (angl. achondroplasia).* Forme d'ostéochondrodysplasie héréditaire à transmission dominante ou récessive grave du nourrisson, consistant en un défaut de développement des cartilages rhizoméliques des membres, qui entraîne un nanisme dysharmonieux. SYN. ***PARROT (MALADIE DE).***

ACHOR-SMITH (SYNDROME D') *(angl. Achor-Smith syndrome).* Syndrome marqué par un trouble nutritionnel grave, avec diarrhée chronique, alcalose hypochlorémique, hypocalcémie, hypokaliémie et hypotonie musculaire extrême. L'administration de potassium entraîne la guérison.

ACHROMASIE *s. f. (angl. achromasia).* SYN. ***ACHROMATOPSIE.***

ACHROMATE *adj. (angl. achromate).* Qui est atteint d'achromatopsie. S'emploie aussi comme substantif. SYN. ***ACHROMATOPE.***

ACHROMATIQUE *adj. (angl. achromatic).* **1.** Qui ne disperse pas la lumière et ne présente pas d'aberrations chromatiques. **2.** Qui est dépourvu de couleurs. **3.** Qui se colore avec difficulté.

ACHROMATISME *s. m. (angl. achromatism).* Absence d'aberrations chromatiques dans un système optique.

ACHROMATOPHILE *adj. (angl. achromatophil).* Qui résiste à l'action des colorants.

ACHROMATOPSIE *s. f. (angl. achromatopsia).* Absence congénitale (affection autosomique récessive) ou acquise de la perception des couleurs, rendant la vision grise. SYN. ***ACHROMASIE.*** ◇ **PARTIELLE** ☞ ***DYSCHROMATOPSIE.***

ACHROMATURIE *s. f. (angl. achromaturia).* Absence de coloration de l'urine.

ACHROMIE *s. f. (angl. achromia).* Absence ou diminution de la pigmentation cutanée et, en général, absence de coloration d'un élément quelconque. ◇ **CONGÉNITALE TOTALE** ☞ ***ALBINISME.***

ACHROMOTRICHIE *s. f. (angl. achromotrichia).* Absence de pigmentation du système pileux (poils ou cheveux).

ACHYLIE *s. f. (angl. achylia).* Absence de sécrétion. ◇ **GASTRIQUE** *(angl. gastric —).* Absence dans le suc gastrique d'acide chlorhydrique et d'enzymes gastriques, due à des causes diverses : cancer de l'estomac, maladie de Biermer, gastrite chronique atrophique.

ACICLOVIR *s. m. (angl. aciclovir).* Médicament antiviral, efficace contre les infections herpétiques, le zona et la varicelle.

ACICULAIRE *adj. (angl. acicular).* En forme d'aiguille.

ACIDAMINURIE *s. f. (angl. acidaminuria).* Présence d'acides aminés dans l'urine.

ACIDE *s. m. (angl. acid).* Tout corps pouvant libérer des ions H^+. Un acide peut réagir avec une base pour former un sel et de l'eau (neutralisation). On distingue : les acides minéraux ou inorganiques d'une part, et les acides organiques d'autre part. Il existe en outre des corps qui, sans être des acides proprement dits de par leur constitution, le sont de par leurs réactions (par exemple le trinitrophénol ou acide picrique). ◇ **AMINÉ** *(angl. aminoacid).* Substance chimique contenant une fonction acide (généralement carboxylique, COOH) et une fonction amine (NH_2). Au nombre de 20, ce sont les principaux constituants des protéines. SYN. ***AMINOACIDE.*** ◇ **AMINÉ ESSENTIEL OU INDISPENSABLE** *(angl. essential aminoacid).* Acide aminé qui ne peut être synthétisé par l'organisme et qui doit donc être fourni par l'alimentation. Huit acides aminés sont indispensables pour l'homme : leucine, isoleucine, lysine, méthionine, phénylalanine, thréonine, tryptophane et valine. ◇ **BILIAIRE** *(angl. bile —).* Acide formé dans le foie à partir du cholestérol. Ce sont les acides cholique et chénodésoxycholique qui forment les sels biliaires par conjugaison avec un acide aminé et les acides lithocolique et désoxycholique formés dans l'intestin. ◇ **GRAS** *(angl. fatty —).* Acide organique dont la molécule comporte une longue chaîne carbonée ouverte et un groupement acide situé en bout de chaîne. Les acides gras constituent notamment les lipides. Ils peuvent être saturés ou non. ◇ **GRAS ESSENTIEL** *(angl. essential fatty —).* Acide gras nécessaire au bon fonctionnement des cellules, qui n'est pas synthétisé par l'organisme, et doit donc être apporté par l'alimentation. EX. *l'acide linoléique, l'acide linolénique, etc.* ◇ **GRAS POLYINSATURÉ** *(angl. polyinsaturated fatty acid).* Acide gras possédant au minimum deux doubles liaisons ; parmi eux on distingue les ω6 (acides linolénique et arachidonique) et les ω3 que l'on trouve surtout dans les huiles de poisson et qui ont des propriétés anti-inflammatoires et antiathéromateuses.

ACIDÉMIE *s. f. (angl. acidemia).* Diminution du pH sanguin par augmentation du taux d'un acide, observée dans certaines affections métaboliques héréditaires.

ACIDES NUCLÉIQUES *(angl. nucleic acids).* Ce sont les acides ribonucléiques et désoxyribonucléiques. ☞ ***RIBONUCLÉIQUE (ACIDE), ARN, DÉSOXYRIBONUCLÉIQUE (ACIDE).***

ACIDIFIABLE *adj. (angl. acidifiable).* **1.** Qui peut acquérir une réaction acide. **2.** Qui peut se combiner ou se mélanger à un acide.

ACIDIFICATION *s. f. (angl. acidification).* Passage d'un corps à l'état acide ou addition d'acide à un milieu.

ACIDIMÈTRE *s. m. (angl. acidimeter).* Appareil utilisé pour l'acidimétrie.

ACIDIMÉTRIE *s. f. (angl. acidimetry).* Détermination de l'acidité d'une solution.

ACIDITÉ *s. f. (angl. acidity).* **1.** Propriété d'un acide exprimée par la concentration en ions hydrogène. Elle se traduit par un pH inférieur à 7. **2.** Qualité d'une substance qui a une saveur aigre. ⟡ **IONIQUE** Acidité d'une solution représentée par sa concentration en ions H^+ libres. SYN. ***ACIDITÉ RÉELLE.*** ⟡ **POTENTIELLE** Acidité de réserve d'une solution acide, due à l'existence d'ions H^+ susceptibles d'être libérés. ⟡ **RÉELLE** ☞ ***ACIDITÉ IONIQUE.*** ⟡ **TITRABLE URINAIRE** *(angl. urinary titratable acidity).* Concentration d'ions H^+ libres dans l'urine.

ACIDO-ALCOOLO RÉSISTANT *adj. (angl. acid-fast).* Qualifie certains bacilles et notamment les *Mycobactéries* (BK) qui colorées par la fuschine ne peuvent être décolorées par l'alcool et l'acide nitrique.

ACIDOCÉTOSE *s. f.* ☞ ***CÉTOACIDOSE.***

ACIDOPHILIE *s. f. (angl. eosinophilia).* ☞ ***ÉOSINOPHILIE.***

ACIDORÉSISTANT *adj. (angl. acid-fast).* Se dit des bactéries qui, une fois colorées par certains colorants histologiques, résistent à la décoloration par les acides, comme le BK.

ACIDOSE *s. f. (angl. acidosis).* Trouble de l'équilibre acido-basique avec augmentation de l'acidité, résultant soit d'une formation excessive ou d'une élimination insuffisante d'acides, soit d'une perte excessive de bases. L'acidose se manifeste cliniquement par : fatigue, somnolence, vertiges, céphalées, anorexie, vomissements, diarrhée, etc. ⟡ **COMPENSÉE** *(angl. compensated —).* Acidose dans laquelle le pH sanguin reste normal, par la mise en jeu des mécanismes régulateurs de l'équilibre acido-basique. ⟡ **DÉCOMPENSÉE** *(angl. uncompensated —).* Acidose dans laquelle le pH sanguin est abaissé au-dessous de 7,35. ⟡ **LACTIQUE** *(angl. lactic —).* Acidose due à un taux plasmatique excessif en lactates. Se voit dans le diabète avec insuffisance rénale et hépatique, dans l'intoxication alcoolique et au cours du jeûne et de l'hypoxie. Son pronostic est péjoratif. ⟡ **MÉTABOLIQUE** *(angl. metabolic —).* Acidose résultant d'une production excessive d'acides organiques ou inorganiques, ou d'une perte excessive de bases. ⟡ **RÉNALE** *(angl. renal —).* Acidose due à une insuffisance rénale globale ou par atteinte tubulaire congénitale. ⟡ **RÉNALE HYPERCHLORÉMIQUE** *(angl. renal tubular —).* ☞ ***ALBRIGHT (SYNDROME D').*** ⟡ **RESPIRATOIRE** *(angl. respiratory —).* Acidose due à une rétention de CO_2 dans le sang par insuffisance ventilatoire pulmonaire. ⟡ **TUBULAIRE RÉNALE** *(angl. renal tubular —).* Acidose secondaire à un défaut de réabsorption tubulaire de bicarbonates ou par défaut de sécretion des ions H^+.

ACIDURIE *s. f. (angl. aciduria).* Excès d'acides dans l'urine. ⟡ **ARGINOSUCCINIQUE** *(angl. arginosuccinic —).* Enzymopathie empêchant le catabolisme de l'acide arginosuccinique avec élimination urinaire excessive de ce corps. Cliniquement : troubles digestifs et de la conscience. ⟡ **HYDROXYBUTYRIQUE CONGÉNITALE** *s. f. (angl. congenital hydroxybutyric aciduria).* Enzymopathie congénitale se manifestant par un retard psychomoteur, une hypotonie musculaire et une urine riche en acide hydroxybutyrique. ☞ ***SMITH ET STRANG (MALADIE DE).***

ACIDURIQUE *adj. (angl. aciduric).* Qui se rapporte à l'acidurie.

ACINÉSIE *s. f. (angl. akinesia).* Impossibilité ou difficulté d'exécuter certains mouvements. Lenteur anormale des mouvements volontaires. SYN. ***AKINÉSIE.***

ACINÉTIQUE *adj. (angl. akinetic).* Qui se rapporte à l'acinésie.

ACINETOBACTER Genre de bactéries de la famille des *Neisseriaceae.* Ce sont des coccobacilles à Gram négatif, aérobies stricts. Ils sont les agents de septicémies et de processus suppuratifs chez les immunodéprimés.

ACINEUX *adj. (angl. acinous).* Qui a la forme d'une grappe.

ACINIFORME *adj. (angl. aciniform).* En forme de grain ou de grappe de raisin.

ACINITE *s. f. (angl. acinitis).* Inflammation des acini d'une glande.

ACINOTUBULAIRE *adj. (angl. acinotubular).* Qui est composé d'acini de forme tubulaire ; se dit de certaines glandes.

ACINUS *s. m. (angl. acinus).* **1.** Petite cavité glandulaire arrondie en forme de cul-de-sac, se déversant dans un canal excréteur. **2.** Ensemble anatomique et fonctionnel constitué par la ramification d'une bronchiole terminale en canaux alvéolaires auxquels sont appendus les alvéoles pulmonaires.

ACKERMAN (SYNDROME D') *(angl. Ackerman's syndrome).* Syndrome familial comportant de multiples malformations, en particulier oculaires, dentaires et digitales.

ACKERMANN (ANGLE D') *(angl. Ackermann's angle).* Angle formé par la base du crâne par rapport au plan horizontal. Il peut faciliter le diagnostic d'encéphalocèle ou d'hydrocéphalie.

ACLADIOSE *s. f. (angl. acladiosis).* Dermatomycose due au champignon *Acladium castellani*, observée chez certains sujets de Ceylan, de Malaisie, etc., caractérisée par la formation d'ulcérations arrondies ou ovales, de surface granuleuse, dont les bords sont bien définis.

ACMÉ *s. f. (angl. acme).* Période d'intensité maximale d'une maladie.

ACNÉ *s. f. (angl. acne).* Affection dermatologique ayant comme point de départ les follicules pilosébacés. ◇ **AGGREGATA** *(angl. acnea aggregata).* Dermatose inflammatoire chronique formée de folliculites et périfolliculites, dans laquelle les lésions, constituées de pustules, sont groupées en plaques recouvertes de croûtes sèches. SYN. ***ACNÉ CONGLOBATA.*** ◇ **ATROPHIQUE** ☞ ***ACNÉ VULGAIRE.*** ◇ **BROMIQUE** ☞ ***ACNÉ HALOGÉNIQUE.*** ◇ **CACHECTICORUM** *(angl. folliclis).* Tuberculose cutanée du tronc et des jambes avec cicatrices indélébiles. ◇ **CHÉLOÏDIENNE** *(angl. keloid —).* Variété d'acné vulgaire caractérisée par des folliculites papuleuses localisées à la nuque, déterminant à la longue des bourrelets fibreux cicatriciels. ◇ **CONGLOBATA** ☞ ***ACNÉ AGGREGATA.*** ◇ **CORNÉE** *(angl. acnea cornea).* Kératose folliculaire se présentant sous forme de placards d'évolution subaiguë ou chronique. ◇ **DES ADOLESCENTS** ☞ ***ACNÉ VULGAIRE.*** ◇ **ECZÉMATIQUE** ☞ ***ACNÉ MILIAIRE RÉCIDIVANTE.*** ◇ **ÉLÉPHANTIASIQUE** ☞ ***RHINOPHYMA.*** ◇ **HALOGÉNIQUE** *(angl. halogenous —).* Acné due à l'utilisation d'halogènes. Ce terme s'applique à l'acné bromique et à l'acné iodique. ◇ **HYPERTROPHIQUE** ☞ ***RHINOPHYMA.*** ◇ **IODIQUE** *(angl. iodid —).* ☞ ***ACNÉ HALOGÉNIQUE.*** ◇ **JUVÉNILE** ☞ ***ACNÉ VULGAIRE.*** ◇ **KERATOSA** ☞ ***ACNÉ CORNÉE.*** ◇ **LUPOÏDE** ☞ ***BROCQ (SYCOSIS LUPOÏDE DE).*** ◇ **MENTAGRA** ☞ ***SYCOSIS.*** ◇ **MILIAIRE RÉCIDIVANTE** *(angl. grutum).* Variété pustuleuse d'acné rosacée. SYN. ***ACNÉ ECZÉMATIQUE.*** ◇ **MOLLUSCUM** ☞ ***MOLLUSCUM CONTAGIOSUM.*** ◇ **NÉCROTIQUE** *(angl. acnea necrotica).* Acné chronique, caractérisée par une éruption papulo-pustuleuse, située principalement sur le front. Les pustules sont groupées, chacune présentant un bouchon central de consistance dure qui, lorsqu'il disparaît, laisse une cicatrice déprimée et indélébile. SYN. ***ACNÉ RODENS, ACNÉ VARIOLIFORME.*** ◇ **PICEALIS** *(angl. tar —).* Forme d'acné observée chez les ouvriers qui manipulent du goudron ou ceux qui sont exposés aux vapeurs de cette substance. ◇ **PONCTUÉE** ☞ ***ACNÉ VULGAIRE.*** ◇ **PUSTULEUSE** *(angl. pustulous —).* Variété d'acné vulgaire caractérisée par la présence d'abcès. ◇ **RODENS** ☞ ***ACNÉ NÉCROTIQUE.*** ◇ **ROSACÉE** *(angl. acnea rosacea).* Inflammation chronique de la face et du nez caractérisée par un érythème, des télangiectasies et des papulo-pustules, apparaissant en général après la quarantaine. SYN. ***COUPEROSE.*** ◇ **SÉBACÉE CONCRÈTE** ☞ ***KÉRATOSE SÉNILE.*** ◇ **SÉBACÉE CORNÉE** ☞ ***KÉRATOSE FOLLICULAIRE ACUMINÉE.*** ◇ **VARIOLIFORME** ☞ ***ACNÉ NÉCROTIQUE.*** ◇ **VULGAIRE** *(angl. teenage —).* Éruption folliculaire favorisée par les androgènes, caractérisée par des comédons, des papulo-pustules superficielles ou profondes, localisées le plus souvent au visage, au dos et à la partie supérieure du thorax, chez des sujets jeunes. C'est une complication fréquente de la séborrhée. SYN. ***ACNÉ JUVÉNILE, ACNÉ DES ADOLESCENTS.***

ACNÉMIE *s. f. (angl. acnemia).* Atrophie des mollets.

ACNITIS *s. f. (angl. acnitis).* Inflammation suppurée de la peau, variété de folliculite, qui laisse des cicatrices analogues à celles de l'acné varioliforme. SYN. ***BARTHÉLÉMY (MALADIE DE).***

ACONIT *s. m. (angl. aconite).* Plante vivace de la famille des Renonculacées. Les racines de l'aconit napel *(Aconitum napellus)* contiennent divers alcaloïdes, dont l'aconitine qui est utilisée dans des affections respiratoires.

ACONITINE *s. f. (angl. aconitine).* Alcaloïde cristallin blanc, toxique, extrait de la racine de l'aconit napel.

ACORÉE *s. f. (angl. acorea).* Absence congénitale de la pupille par agénésie ou imperforation de l'iris.

ACORIE *s. f. (angl. acoria).* SYN. ***ACORÉE.***

ACORMIEN *s. m. (angl. acormus).* Monstre omphalosite caractérisé par l'absence de membres et un tronc rudimentaire.

ACORTICISME *s. m. (angl. global adrenal insufficiency).* Arrêt de l'ensemble des fonctions cortico-surrénaliennes.

ACOU- *(angl. acou-).* Préfixe indiquant une relation avec l'ouïe ou l'audition.

ACOULALION *s. m.* Appareil qui permet d'apprendre à parler aux sourds-muets.

ACOUMÈTRE *s. m. (angl. acoumeter).* Instrument servant à mesurer l'acuité auditive.

ACOUMÉTRIE *s. f. (angl. acoumetry).* Étude de l'acuité auditive.

ACOUPHÈNE *s. m. (angl. tinnitus).* Sensation auditive anormale n'ayant pas son origine dans un son extérieur (bourdonnement, sifflement, etc.).

ACOUSTIQUE *s. f. (angl. acoustics).* Partie de la physique qui traite des sons (production, propagation et réception).

ACQUIS *adj. (angl. acquired).* Qui n'est pas congénital, mais apparaît après la fécondation.

ACRÂNIE *s. f. (angl. acrania, acranius).* Monstruosité caractérisée par l'absence partielle ou totale du crâne.

ÂCRE *adj. (angl. acrid).* **1.** Qui a une action irritante sur les organes du goût et de l'odorat. **2.** Dans la médecine humorale, principe que l'on supposait avoir une action irritante particulière sur l'organisme.

ACRÉMONIOSE *s. f. (angl. acremoniosis).* Infection due au champignon *Acremonium kiliense*, entraînant la formation de tuméfactions cutanées d'aspect semblable à celui de la gomme, et s'accompagnant de fièvre.

ACRIDINE *s. f. (angl. acridine).* Alcaloïde dérivé du goudron de houille ; elle se présente sous la forme de cristaux incolores de saveur âcre et d'odeur irritante. Les colorants à base d'acridine sont jaunes et possèdent des propriétés antiseptiques.

ACRIFLAVINE *s. f. (angl. acriflavine).* Germicide et antiseptique puissant.

ACRINIE *s. f. (angl. acrinia).* Diminution ou absence des sécrétions.

ACRITIQUE *adj. (angl. acritical).* Qui ne présente pas de crises.

ACRO- *(angl. acro-).* Préfixe d'origine grecque indiquant une relation avec les extrémités (les membres) ou le sommet.

ACROANGIOMATOSE *s. f. (angl. acroangiomatosis).* Angiomes multiples siégeant aux extrémités.

ACROASPHYXIE *s. f. (angl. acroasphyxia).* Pâleur et refroidissement des doigts et des orteils, première phase de la maladie de Raynaud. ◇ **CHRONIQUE** ☞ ***ACROCYANOSE.***

ACROBRACHYCÉPHALIE *s. f. (angl. acrobrachycephaly).* Dysmorphie du crâne résultant de la soudure prématurée de la suture coronale et responsable du rétrécissement du diamètre antéro-postérieur du crâne.

ACROCENTRIQUE *adj. (angl. acrocentric).* Se dit d'un chromosome dont le centromère est situé près d'une extrémité et qui divise le chromosome en un bras court et un bras long. Chez l'homme, ce sont les chromosomes 13, 14, 15, 21 et 22.

ACROCÉPHALIE *s. f. (angl. acrocephalia).* Déformation du crâne qui est anormalement haut, « en pain de sucre » ou « en tour ». Elle est due à une soudure précoce des sutures. SYN. ***HYPSICÉPHALIE, OXYCÉPHALIE.***

ACROCÉPHALOPOLYSYNDACTYLIE *s. f. (angl. acrocephalopolysyndactily).* Maladie héréditaire associant orteils surnuméraires et acrocéphalosyndactylie.

ACROCÉPHALOSYNDACTYLIE *s. f. (angl. acrocephalosyndactylia).* ☞ ***APERT (SYNDROME D').***

ACROCHOLOSE *s. f.* Sensation permanente de chaleur et d'hyperthermie des extrémités.

ACROCINÉSIE *s. f. (angl. acrocinesis).* Mobilité excessive ou facilité anormale de mouvements des articulations des mains et des poignets.

ACROCONTRACTURE *s. f. (angl. acrocontracture).* Contractures musculaires des mains et des pieds.

ACROCYANOSE *s. f. (angl. acrocyanosis).* Cyanose chronique des extrémités observée surtout chez les jeunes filles en rapport avec une hypotonie veinulaire sous-cutanée.

ACRODERMATITE *s. f. (angl. acrodermatitis).* Dermatite des extrémités. ◇ **CHRONIQUE ATROPHIANTE** *(angl. — atrophicans chronica).* Maladie chronique de la peau caractérisée par l'apparition sur le dos des pieds et des mains de plaques d'érythème ayant une tendance à l'atrophie et à la sclérose. ◇ **CONTINUE DE HALLOPEAU** *(angl. Hallopeau's —).* Atrophie chronique des doigts et parfois des orteils, d'évolution lente et précédée de lésions érythémato-bulleuses ou pustuleuses. ◇ **ENTÉROPATHIQUE** *(angl. — enteropathica).* Maladie grave de l'enfance qui se caractérise par l'apparition de vésicules et de bulles autour des orifices naturels et au niveau des extrémités, se compliquant d'une diarrhée chronique et d'une alopécie partielle ou complète. Cette affection héréditaire à transmission autosomique récessive est due à une carence en zinc par défaut congénital d'absorption. SYN. ***SYNDROME DE DANBOLT ET CLOSS.***

ACRODOLICHOMÉLIE *s. f. (angl. acrodolichomelia).* Longueur excessive des mains et des pieds.

ACRODYNIE *s. f. (angl. acrodynia).* Maladie de l'enfant âgé de six mois à huit ans, caractérisée par une tuméfaction cyanotique des mains et des pieds, des troubles psychiques, neurologiques (hypotonie musculaire), digestifs et trophiques, une tachycardie. La cause exacte de cette maladie reste inconnue, mais une intoxication par le mercure est possible. SYN. ***SELTER-SWIFT-FEER (MALADIE DE), PINK DISEASE.***

ACRODYSOSTOSE *s. f. (angl. acrodysostosis).* Trouble du développement des extrémités entraînant des malformations.

ACRODYSPLASIE *s. f. (angl. acrodysplasia).* Troubles de la formation cartilagineuse des os des extrémités.

ACROÉRYTHROSE *s. f. (angl. acroerythrosis).* Rougeur des extrémités.

ACROESTHÉSIE *s. f. (angl. acroesthesia).* Sensibilité douloureuse anormale des extrémités.

ACROGÉRIE *s. f. (angl. acrogeria).* Vieillissement prématuré des téguments des mains et des pieds. ☞ ***HUTCHINSON-GILFORD (SYNDROME DE).***

ACROHYPERHIDROSE *s. f. (angl. acrohyperhidrosis).* Transpiration excessive des mains et des pieds.

ACROHYSTÉRO-SALPINGECTOMIE *s. f. (angl. acrohysterosalpingectomy).* Ablation chirurgicale du fond de l'utérus et des trompes.

ACROIODÈSE *s. f.* Acrosyndrome survenant chez la femme jeune avec douleur des membres inférieurs, dans un contexte neuroanxieux.

ACROKÉRATOSE VERRUCIFORME *(angl. acrokeratosis verruciformis).* **1.** Affection caractérisée par de nombreuses papules verruqueuses planes localisées sur la face dorsale des mains et des pieds. Cette affection est transmise selon le mode autosomique dominant et est caractérisée histologiquement par une hyperkératose, un épaississement de la couche granuleuse et une acanthose. **2.** ☞ ***BAZEX (SYNDROME DE).***

ACROKINÉSIE *s. f. (angl. acrokinesia).* ☞ ***ACROCINÉSIE.***

ACROLÉINE *s. f. (angl. acrolein).* Aldéhyde éthylénique hautement, toxique provenant de la décomposition de la glycérine et du cyclophosphamide.

ACROMACRIE *s. f. (angl. acromacria).* Malformation congénitale des quatre membres, qui sont allongés et grêles.

ACROMASTITE *s. f. (angl. acromastitis).* Inflammation du mamelon.

ACROMÉGALE *adj. (angl. acromegalic).* Qui est atteint d'acromégalie. S'utilise également comme substantif.

ACROMÉGALIE *s. f. (angl. acromegaly).* Maladie chronique caractérisée par l'augmentation du volume des os et des parties molles des mains, des pieds et du visage. Elle est due à une sécrétion exagérée d'hormone somatotrope par un adénome éosinophile du lobe antérieur de l'hypophyse. L'évolution est sévère avec insuffisance cardiaque, diabète, hypertension artérielle. La survenue de l'acromégalie au moment de la puberté va réaliser un acromégalo-gigantisme. L'hypophysectomie transphénoïdale en est le traitement habituel. SYN. ***MALADIE DE PIERRE MARIE.***

ACROMÉGALOÏDISME *s. m. (angl. acromegaloidism).* Syndrome rappelant l'acromégalie, mais sans atteinte hypophysaire.

ACROMÉLALGIE *s. f. (angl. acromelalgia).* Affection caractérisée par des accès de douleur localisés au niveau des doigts et des orteils survenant le plus souvent la nuit. ☞ ***ÉRYTHROMÉLALGIE.***

ACROMÉLIQUE *adj. (angl. acromelic).* Qui se rapporte à l'extrémité d'un membre.

ACROMIAL *adj. (angl. acromial).* Qui se rapporte à l'acromion.

ACROMICRIE *s. f. (angl. acromicria).* Petitesse des extrémités et de la tête.

ACROMIECTOMIE *s. f. (angl. acromiectomy).* Ablation chirurgicale de l'acromion.

ACROMIO- *(angl. acromi(o)-).* Préfixe indiquant une relation avec l'acromion.

ACROMIO-CLAVICULAIRE *adj. (angl. acromioclavicular).* Qui se rapporte à l'acromion et à la clavicule. EX. *articulation acromio-claviculaire.*

ACROMIO-CORACOÏDE *adj. (angl. acromiocoracoid).* Qui se rapporte à l'acromion et au processus coracoïde de la scapula.

ACROMIO-HUMÉRAL *adj. (angl. acromiohumeral).* Qui se rapporte à l'acromion et à l'humérus.

ACROMION *s. m. (NA. acromion). (angl. acromion).* Processus triangulaire de la scapula, qui s'articule avec l'extrémité externe de la clavicule.

ACROMIO-THORACIQUE *adj. (angl. acromiothoracic).* Qui se rapporte à l'acromion et au thorax.

ACRO-OSTÉOLYSE *s. f. (angl. acroosteolysis).* Destruction avec résorption du tissu osseux des extrémités. ◇ **CARPO-TARSIENNE** Affection héréditaire à transmission autosomique dominante caractérisée par une résorption des os du carpe et du tarse, associée à une néphropathie hypertensive. ◇ **PHALANGIENNE** *(angl. Cheney's syndrome).* Affection héréditaire transmise sur le mode autosomique dominant caractérisée par une résorption des phalanges distales. SYN. ***MALADIE DE CHENEY.***

ACROPACHYDERMIE *s. f. (angl. acropachiderma).* ☞ ***PACHYACRIE.***

ACROPARESTHÉSIE *s. f. (angl. acroparesthesia).* Paresthésie des extrémités à type de fourmillement, d'engourdissement des doigts et de l'avant-bras. Elle est en rapport le plus souvent avec une compression nerveuse périphérique.

ACROPATHIE *s. f. (angl. acropathy).* Terme général désignant toute affection des extrémités. ◇ **ULCÉRO-MUTILANTE** *(angl. Denny-Brown's syndrome).* Affection héréditaire à transmission autosomique dominante, due à une atteinte des nerfs périphériques et des racines postérieures avec maux perforants, déformations osseuses, ostéolyse et troubles sensitifs. Une forme sporadique, non héréditaire, a été décrite sous le nom de syndrome de Bureau et Barrière. SYN. ***THÉVENARD (MALADIE DE).***

ACROPHOBIE *s. f. (angl. acrophobia).* Crainte morbide de se trouver à une haute altitude.

ACROPOSTHITE *s. f. (angl. posthitis).* Inflammation de l'extrémité du prépuce.

ACROPUSTULOSE *s. f. (angl. pustulosis palmaris, et plantaris).* Affection cutanée s'observant au cours de certaines ostéo-arthrites. SYN. ***PUSTULOSE PALMO-PLANTAIRE.***

ACRORHIGOSE *s. f. (angl. acrorhigosis).* Refroidissement symétrique des extrémités par spasme vasculaire et ouverture réflexe des anastmomoses artérioveineuses. SYN. ***ACROPOÏKILOTHERMIE.***

ACROSCLÉRODERMIE *s. f. (angl. acroscleroderma).* Sclérodermie des extrémités. ☞ ***SCLÉRODACTYLIE.***

ACROSCLÉROSE *s. f. (angl. acrosclerosis).* Association de phénomène de Raynaud et de sclérodermie des extrémités, du visage et du cou.

ACROSOME *s. m. (angl. acrosome).* Corpuscule situé sur la partie antérieure de la tête du spermatozoïde, constitué par un appareil de Golgi modifié et très développé.

ACROSYNDACTYLIE *s. f. (angl. acrosyndactyly).* Syndactylie avec soudure osseuse de l'extrémité des doigts.

ACROSYNDROME *s. m. (angl. acrosyndrome).* Terme désignant l'ensemble des troubles vasomoteurs des extrémités.

ACROTIQUE *adj. (angl. acrotic).* Qui est caractérisé par une absence ou une faiblesse du pouls.

ACROTISME *s. m. (angl. acrotism).* Absence de pouls perceptible.

ACRYLIQUE *adj. (angl. acrylic).* Se dit des substances thermoplastiques utilisées dans différents types de prothèses en odontologie, ophtalmologie et chirurgie. S'emploie aussi comme substantif.

ACTE MANQUÉ *(angl. parapraxis).* Action motrice ou verbale d'apparence illogique qui représente un compromis entre l'intention consciente et un désir refoulé.

ACTE MÉDICAL *(angl. medical treatment).* Acte que seul un médecin est autorisé par la loi à accomplir, et qui caractérise donc sa profession.

ACTH *(angl. ACTH).* Abréviation du terme anglais *adrenocorticotrophic hormone.* ☞ ***CORTICOTROPHINE.***

ACTIF *adj. (angl. active).* Qui se caractérise par une action ; s'oppose à passif. Efficace, en parlant d'un médicament.

ACTIN-, ACTINO- *(angl. actin(o)-).* Préfixes d'origine grecque indiquant une relation avec un rayonnement.

ACTINE *s. f. (angl. actin).* Protéine du système contractile musculaire et tout particulièrement du muscle qui, combinée à la myosine A, constitue l'actomyosine, responsable de la contraction musculaire.

ACTING-OUT *s. m.* Terme psychanalytique désignant les actes où se répètent des expériences antérieures dans la réalité présente et qui tendent à l'apaisement temporaire de tensions inconscientes. ☞ ***PASSAGE À L'ACTE.***

ACTINIDE *s. m. (angl. actinide).* Chacun des éléments chimiques dont le numéro atomique est compris entre 89 et 103. Ce sont des éléments radioactifs, naturels ou artificiels.

ACTINIFORME *adj. (angl. actiniform).* En forme de rayons.

ACTINIQUE *adj. (angl. actinic).* Se dit d'un rayonnement qui exerce une action chimique (les rayons ultraviolets par exemple).

ACTINISME *s. m. (angl. actinism).* Propriété d'un rayonnement de provoquer une réaction chimique.

ACTINITE *s. f. (angl. actinic dermatitis).* Toute inflammation cutanée provoquée par les rayons solaires.

ACTINIUM *s. m. (angl. actinium).* Élément radioactif, de numéro atomique 89, et de masse atomique 227. Symbole : Ac.

ACTINOBACILLOSE *s. f. (angl. actinobacillosis).* Infection provoquée par les micro-organismes du genre *Actinobacillus.*

ACTINOBACILLUS Coccobacilles, habituellement saprophytes de la cavité buccale et pouvant être responsables d'endocardites.

ACTINOCANCER *s. m. (angl. actinocancer).* Cancer cutané secondaire à des radiations lumineuses.

ACTINOCONGESTINE *s. f. (angl. actinocongestin).* Nom donné par Richet au principe toxique de certaines étoiles de mer qui provoque, après injection, une congestion viscérale et des hémorragies chez l'animal de laboratoire.

ACTINODERMATOSE *s. f. (angl. actinodermatitis).* Érythème localisé aux parties découvertes et survenant chez les sujets sensibilisés par des expositions répétées au soleil ou à la lumière. SYN. ***LUCITE, ACTINITE.***

ACTINOLOGIE *s. f. (angl. actinology).* Science qui traite des effets chimiques et biologiques de la lumière.

ACTINOMÈTRE *s. m. (angl. actinometer).* Appareil permettant de mesurer le pouvoir de pénétration des rayonnements actiniques.

ACTINOMYCES *s. m.* Genre de bactéries anaérobies, dont l'espèce *A. israelii* provoque l'actinomycose chez l'homme. Il comprend de nombreuses espèces, dont la plupart sont pathogènes pour les animaux et pour l'homme. L'espèce *A. bovis* provoque l'actinomycose bovine. *A. madurae* est l'agent responsable de mycétomes. À partir des cultures de *A. antibioticus* on obtient l'actinomycine, et à partir de celles de *A. griseus*, la streptomycine.

ACTINOMYCETACEAE *s. f.* Famille de bactéries de l'ordre des Actinomycétales. Elle comprend deux genres : *Actinomyces* et *Nocardia.*

ACTINOMYCÉTALES *s. f. pl. (angl. Actinomycetales).* Ordre de bactéries qui comprend des familles présentant un grand intérêt en médecine : *Actinomycetaceae, Streptomycetaceae, Mycobacteriaceae.*

ACTINOMYCINE *s. f. (angl. actinomycin).* Antibiotique isolé à partir de cultures d'*Actinomyces antibioticus.* Il en existe plusieurs. Les actinomycines sont utilisées comme antimitotiques.

ACTINOMYCOSE *s. f. (angl. actinomycosis).* Maladie chronique infectieuse causée par *Actinomyces israelii*, caractérisée par la formation de lésions granulomateuses indurées, qui s'abcèdent en des points multiples. On en distingue trois formes : cervicofaciale, la plus fréquente, pulmonaire, et abdominale. SYN. ***MALADIE DE RIVALTA.***

ACTINOSCOPIE *s. f. (angl. actinoscopy).* Tout examen des tissus et des organes à l'aide de rayons, soit par transparence à la lumière (transillumination), soit par les rayons X (radioscopie).

ACTINOTHÉRAPIE *s. f. (angl. actinotherapy).* Utilisation des rayons lumineux, infrarouges et ultraviolets, produits artificiellement par des appareils ou lampes, à des fins thérapeutiques.

ACTION *s. f. (angl. action).* Toute fonction ou tout mouvement d'un organe ou de l'ensemble du corps. ◇ **CATALYTIQUE** ☞ ***CATALYSE.*** ◇ **CUMULATIVE** *(angl. cumulative —).* Ensemble des effets, parfois violents ou toxiques, provoqués par l'administration répétée d'une substance. ◇ **DYNAMIQUE SPÉCIFIQUE DES ALIMENTS** *(angl. food specific dynamic —).* Augmentation du métabolisme basal provoquée par les aliments et variable selon la nature de ceux-ci ; l'ADS est maximum avec les protides. Abréviation : ADS. ◇ **INHIBITRICE** ☞ ***INHIBITION.*** ◇ **LOCALE, GÉNÉRALE** *(angl. local, general —).* Action qui se manifeste respectivement dans une partie du corps ou dans la totalité de l'organisme. ◇ **RÉFLEXE** *(angl. reflex —).* Mouvement involontaire d'une partie du corps qui résulte d'une stimulation transmise par un nerf afférent à un centre et à partir de celui-ci, par un nerf efférent à la partie du corps concernée. ◇ **THERMOGÉNIQUE** *(angl. thermogenic —).* Pouvoir d'un aliment ou d'un médicament d'augmenter la production de chaleur.

ACTITEST ☞ ***FIBROTEST ET ACTITEST.***

ACTIVATEUR *s. m. (angl. activator).* **1.** Substance nécessaire ou favorable à l'activité d'une enzyme ou d'un système enzymatique. **2.** Substance favorisant la croissance d'une substance déterminée et participant à la différenciation cellulaire chez l'embryon. ◇ **TISSULAIRE DU PLASMINOGÈNE** *(angl. tissue plasminogen —).* Substance dont l'activité fibrinolytique puissante mais brève est utilisée par voie intraveineuse dans le traitement de la thrombose coronarienne aiguë.

ACTIVATION *s. f. (angl. activation).* **1.** Accélération ou augmentation de l'activité d'un corps sous l'influence de faibles quantités d'un autre corps ou d'irradiations. **2.** Augmentation de l'excitabilité d'une structure nerveuse sous l'influence d'un stimulus. ◇ **ÉLECTRIQUE DU CŒUR** *(angl. electric heart —).* Née dans le nœud sinusal, l'activation se propage aux atria, atteint le nœud atrioventriculaire puis le faisceau atrioventriculaire et ses branches jusqu'au myocarde ventriculaire avec pour résultat la contraction cardiaque.

ACTIVITÉ *s. f. (angl. activity).* **1.** Ensemble d'opérations et d'actions propres à une personne ou à une entité. **2.** En physique, nombre de désintégrations nucléaires spontanées d'une source radioactive par unité de temps. L'unité d'activité est le becquerel. ◇ **MUSCULAIRE CONTINUE GÉNÉRALISÉE (SYNDROME D')** *(angl. generalized continuous muscular — syndrome).* Hyperactivité musculaire périphérique entraînant des contractions musculaires involontaires, d'évolution variable en rapport avec des anomalies des canaux ioniques ou auto-immunes. ◇ **OPTIQUE** *(angl. optical —).* Propriété que possèdent certaines substances de faire tourner le plan de polarisation de la lumière qui les traverse. ◇ **RÉNINE PLASMATIQUE** *(angl. plasma renin —).* Activité enzymatique plasmatique d'origine rénale conduisant à la formation d'angiotensine I.

ACTOMYOSINE *s. f. (angl. actomyosin).* Substance contractile du muscle, constituée par la combinaison de deux protéines : la myosine A et l'actine.

ACU- *(angl. acu-).* Préfixe indiquant une relation avec les aiguilles.

ACUITÉ *s. f. (angl. acuity).* **1.** Caractère de ce qui est aigu. **2.** Finesse de perception d'un organe sensoriel (acuité visuelle, acuité auditive).

ACUMINÉ *adj. (angl. acuminate).* Qui se termine en pointe.

ACUPUNCTURE *s. f. (angl. acupuncture).* Méthode thérapeutique connue depuis l'antiquité, d'origine chinoise, consistant à obtenir un état d'analgésie, par stimulation périphérique des points d'énergie au moyen d'aiguilles. Cette stimulation tonifie ou disperse l'énergie de la zone de l'organe que l'on cherche à soigner.

ACUTISATION *s. f.* Passage d'une maladie d'un état chronique à un état aigu.

ACYANOPSIE *s. f. (angl. acyanopsia).* Variété de dyschromatopsie, consistant en une cécité pour la couleur bleue. SYN. ***ACYANOBLEPSIE.***

ACYCLIQUE *adj. (angl. acyclic).* **1.** Irrégulier, qui n'est pas soumis à un cycle déterminé. **2.** En chimie, se dit de composés à chaîne carbonée ouverte. SYN. ***ALIPHATIQUE.***

ACYL-COA *s. f. (angl. acyl-CoA).* ☞ ***ACYL-COENZYME A.***

ACYL-COA-DÉSHYDROGÉNASE *s. f. (angl. acyl-CoA-dehydrogenase).* Enzyme qui catalyse la déshydrogénation des dérivés acyl-CoA.

ACYL-COENZYME A *s. f. (angl. acylcoenzyme A).* Combinaison d'un acide avec la coenzyme A, par une liaison riche en énergie entre l'acyle et le groupement thiol de la coenzyme A. C'est la forme métaboliquement active des acides gras.

ACYL-COA-CHOLESTÉROL ACYL-TRANSFÉRASE *s. f. (angl. acyl-CoA-cholestérol-acyl-transferase).* Enzyme catalysant l'estérification du cholestérol par transfert d'un radical acyl.

ACYLE *s. m. (angl. acyl).* Radical monovalent R-CO- résultant de l'enlèvement d'un groupe hydroxyle (OH) à un acide organique.

ACYSTIE *s. f. (angl. acystia).* Absence congénitale de la vessie.

AD, AD- *(angl. ad, ad-).* Préposition latine signifiant vers, employé comme préfixe pour indiquer la proximité, le rapprochement, l'addition.

ADACTYLIE *s. f. (angl. adactylia).* Absence congénitale des doigts ou des orteils.

ADALIMUMAB *s. m. (angl. adalimumab).* Anticorps monoclonal humain utilisé dans le traitement de la polyarthrite rhumatoïde, de la spondylarthrite ankylosante et du rhumatisme psoriasique.

ADAM (POMME D') *(angl. Adam's apple).* Proéminence au niveau de la partie antérieure du cou, formée par le cartilage thyroïde. Elle est plus marquée chez l'homme que chez la femme.

ADAMANTIN *adj. (angl. adamantine).* Qui se rapporte à l'émail dentaire.

ADAMANTINOME *s. m. (angl. adamantinoma).* ☞ ***AMÉLOBLASTOME.*** ◇ **HYPOPHYSAIRE** *(angl. pituitary —).* ☞ ***CRANIOPHARYNGIOME.***

ADAMANTOBLASTE *s. m. (angl. adamantoblast).* ☞ ***AMÉLOBLASTE.***

ADAMKIEWICZ (ARTÈRE D') *(NA. arteria radicularis anterior magna). (angl. Adamkiewicz's artery).* Artère nourricière des deux tiers antérieurs de la moelle thoracolombale. Son interruption entraîne une ischémie médullaire définitive. SYN. ***ARTÈRE GRANDE RADICULAIRE.***

ADAMS (OPÉRATION D') **1.** *(angl. Adams' operation for uterine retroversion).* Raccourcissement des ligaments ronds lors de rétroversion utérine. **2.** *(angl. Adams' procedure for nasal septum).* Technique pour la correction chirurgicale d'une déviation du septum nasal. **3.** *(angl. Adams' ectropion operation).* Section d'un fragment cunéiforme de la paupière pour traiter un ectropion.

ADAMSON (FRANGE MYCÉLIENNE D') *(angl. Adamson's fringe).* Amas mycélien rappelant une frange, situé à l'extrémité d'un cheveu atteint de la teigne tondante microsporique.

ADAMS-STOKES (SYNDROME D') *(angl. Adams-Stokes syndrome).* Ensemble des troubles circulatoires (syncope, chute de la pression artérielle, pâleur) et nerveux (vertiges, crises convulsives) déterminés par un arrêt plus ou moins prolongé de la circulation cérébrale par débit cardiaque insuffisant, dû à un pouls lent permanent par bloc atrioventriculaire ou plus rarement à d'autres troubles du rythme. SYN. ***POULS LENT PERMANENT.***

ADAPTATION *s. f. (angl. adaptation).* **1.** Acquisition par un être vivant de caractères anatomiques et physiologiques lui permettant de vivre dans un nouveau milieu ou dans de nouvelles conditions biologiques. **2.** Faculté de l'œil de s'accoutumer à des variations d'intensité lumineuse. ◇ **(SYNDROME D')** ☞ ***SYNDROME DE SELYE.***

ADAPTOMÈTRE *s. m. (angl. adaptometer).* Appareil mesurant le temps que met la rétine pour s'adapter aux intensités lumineuses photopiques, mésopiques ou scotopiques.

ADDICTION *s. f. (angl. addiction).* Anglicisme employé pour désigner la dépendance psychique et parfois physique à une drogue mais également à un comportement, une situation ou une relation affective. ☞ ***DÉPENDANCE.***

ADDICTOLOGIE *s. f. (angl. addictology).* Étude des comportements addictifs. ☞ ***ADDICTION.***

ADDIS (COMPTE D') *(angl. Addis' count).* Dénombrement des éléments (hématies, leucocytes et cylindres) contenus dans l'urine émise sur une période déterminée (en général 3 heures).

ADDISON (MALADIE D') *(angl. Addison's disease).* Insuffisance surrénale chronique avec cinq manifestations majeures : anémie, asthénie, hypotension, troubles gastriques et hyperpigmentation (mélanodermie). Biologie : effondrement du cortisol plasmatique, hyponatrémie, hyperkaliémie et anémie. La rétraction corticale d'origine immunologique en est la cause la plus fréquente, loin actuellement devant la tuberculose. Nécessité d'un traitement à vie par les hormones surrénaliennes.

ADDISON (POINT D') *(angl. Addison's point).* Point épigastrique médian.

ADDISONIEN *adj. (angl. addisonian).* **1.** Qui se rapporte à la maladie d'Addison. **2.** Qui est atteint de la maladie d'Addison. Peut être également utilisé comme substantif.

ADDISONISME *s. m. (angl. addisonism).* Groupe de symptômes très proches de ceux qui caractérisent la maladie d'Addison.

ADDITIF *s. m. (angl. additive).* Toute substance qui, incorporée aux produits naturels, modifie les caractéristiques organoleptiques ou de composition des aliments. Les additifs sont ajoutés intentionnellement dans le but d'améliorer l'aspect, l'arôme, la saveur, la conservation, etc., des aliments.

ADDUCTEUR *adj. (angl. adductor).* Se dit d'un muscle qui entraîne un mouvement d'adduction. S'emploie aussi comme substantif.

ADDUCTEURS (SYNDROME DES) Inflammation tendineuse des muscles adducteurs de la cuisse, après un effort violent.

ADDUCTION *s. f. (angl. adduction).* Mouvement, actif ou passif, par lequel un membre ou un segment de membre est rapproché de l'axe médian du corps ; position qui en résulte. S'oppose à l'abduction.

ADÉLOMYCÈTES *(angl. Adelomycetes).* ☞ ***DEUTÉROMYCÈTES.***

ADELPHE *adj.* Se dit parfois d'un organe pair symétrique du premier considéré.

ADELPHIE *s. f. (angl. adelphia).* Malformation congénitale consistant en la soudure de la partie supérieure du corps de deux jumeaux.

ADEN- *(angl. aden-).* Préfixe d'origine grecque indiquant une relation avec une glande ou un nœud lymphatique.

ADEN (FIÈVRE D') ☞ ***DENGUE.***

ADÉNASE *s. f. (angl. adenase).* Enzyme qui se forme dans la rate, le pancréas et le foie, et qui transforme l'adénine en hypoxanthine.

ADENDRITIQUE *adj. (angl. adendric, adendritic).* Qui ne possède pas de dendrites.

ADÉNECTOMIE *s. f. (angl. adenectomy).* Ablation chirurgicale d'une glande ou des végétations adénoïdes.

ADÉNECTOPIE *s. f. (angl. adenectopia).* Situation anormale d'une glande ou d'un ganglion.

ADÉNIFORME *adj. (angl. adeniform).* En forme de glande.

ADÉNINE *s. f. (angl. adenine).* Base purique constitutive des acides désoxyribonucléique et ribonucléique, et de certaines coenzymes (NAD, NADP). C'est un composant essentiel des nucléotides qui jouent un rôle biologique très important (AMP, ADP, ATP). Ancienne vitamine B4.

ADÉNITE *s. f. (angl. adenitis).* Inflammation des nœuds lymphatiques, se traduisant par une tuméfaction douloureuse. Elle peut être aiguë, subaiguë ou chronique. SYN. ***LYMPHADÉNITE.*** ◇ **MÉSENTÉRIQUE AIGUË** *(angl. mesenteric lymphadenitis).* Inflammation aiguë, le plus souvent chez l'enfant, des nœuds lymphatiques mésentériques se traduisant cliniquement par des symptômes rappelant l'appendicite aiguë. Elle est due à des bacilles du genre *Yersinia*, voire à certains adénovirus. ◇ **PHLEGMONEUSE** ☞ ***ADÉNOPHLEGMON.*** ◇ **TROPICALE** ☞ ***LYMPHOGRANULOME VÉNÉRIEN.***

ADÉNO- ☞ ***ADEN-.***

ADÉNO-ACANTHOME *s. m. (angl. adenoacanthoma).* Tumeur maligne composée d'éléments glandulaires et squameux.

ADÉNOBLASTE *s. m. (angl. adenoblast).* Toute cellule embryonnaire donnant naissance à des cellules glandulaires ou ganglionnaires.

ADÉNOCANCER *s. m.* SYN. (peu usité d') ***ADÉNOCARCINOME.*** ◇ **DU FOIE SUR CIRRHOSE** *(angl. cirrhotic liver adenocarcinoma).* Association d'un cancer primitif du foie à une cirrhose hépatique.

ADÉNOCARCINOME *s. m. (angl. adenocarcinoma).* Carcinome développé aux dépens d'un épithelium glandulaire dont la structure rappelle grossièrement celle d'une glande.

ADÉNOCELLULITE *s. f. (angl. adenocellulitis).* Inflammation d'un ganglion et du tissu cellulaire qui l'entoure.

ADÉNOCHONDROSARCOME *s. m. (angl. adenochondrosarcoma).* Tumeur contenant des éléments d'adénome et de chondrosarcome.

ADÉNOCULTURE *s. f.* Mise en culture du suc d'un nœud lymphatique obtenu généralement par ponction.

ADÉNOCYTE *s. m. (angl. adenocyte).* Cellule sécrétoire adulte d'une glande.

ADÉNOFIBROME *s. m. (angl. adenofibroma).* Association d'un adénome et d'un fibrome : tumeur formée de tissu conjonctif fibreux et d'éléments glandulaires. SYN. ***FIBROADÉNOME.***

ADÉNOFIBROMYOME *s. m. (angl. adenofibromyoma).* Tumeur bénigne formée à la fois de tissu conjonctif, musculaire et glandulaire.

ADÉNOFIBROSE *s. f. (angl. adenofibrosis).* Fibrose d'une glande.

ADÉNOGÈNE *adj. (angl. adenogenous).* Qui a son origine dans le tissu glandulaire.

ADÉNOGRAMME *s. m.* Proportion relative des éléments cellulaires trouvés sur un frottis obtenu après ponction d'un nœud lymphatique.

ADÉNOHYPOPHYSE *s. f.* ☞ ***ANTÉHYPOPHYSE.***

ADÉNOÏDE *adj. (angl. adenoid).* Dont la structure rappelle celle d'une glande (EX. *épithélioma adénoïde*) ou d'un nœud lymphatique (EX. *végétations adénoïdes*).

ADÉNOÏDECTOMIE *s. f. (angl. adenoidectomy).* Ablation des végétations adénoïdes.

ADÉNOÏDIEN *adj. (angl. adenoid).* Qualifie les végétations adénoïdes.

ADÉNOÏDISME *s. m. (angl. adenoidism).* Ensemble des manifestations symptomatiques dues à la présence de végétations adénoïdes : faciès adénoïdien, catarrhe chronique, troubles respiratoires. Terme désuet.

ADÉNOÏDITE *s. f. (angl. adenoiditis).* Inflammation des végétations adénoïdes.

ADÉNOLIPOMATOSE SYMÉTRIQUE À PRÉDOMINANCE CERVICALE *(angl. Madelung's disease).* Maladie caractérisée par la présence de tuméfactions lipomateuses symétriques dans différentes parties du corps, en particulier au niveau de la région cervicale, d'origine inconnue. SYN. ***LAUNOIS-BENSAUDE (MALADIE DE), MALADIE DE MADELUNG, COU DE MADELUNG.***

ADÉNOLIPOME *s. m. (angl. adenolipoma).* Tumeur glandulaire bénigne contenant une grande quantité de tissu adipeux.

ADÉNOLYMPHECTOMIE ☞ ***LYMPHADÉNECTOMIE.***

ADÉNOLYMPHITE *s. f. (angl. lymphadenitis).* ☞ ***ADÉNITE.***

ADÉNOLYMPHOCÈLE *s. f. (angl. adenolymphocele).* Dilatation des vaisseaux lymphatiques et augmentation de volume des nœuds lymphatiques.

ADÉNOLYMPHOÏDITE AIGUË BÉNIGNE ☞ ***MONONUCLÉOSE INFECTIEUSE.***

ADÉNOLYMPHOME *s. m. (angl. cystadenolymphoma).* Adénome constitué par des formations glandulaires tubuleuses, tubulo-papillaires ou kystiques, entre lesquelles se trouvent des amas de cellules lymphoïdes. SYN. ***LYMPHADÉNOME, ADÉNOME LYMPHOMATEUX.***

ADÉNOMALACIE *s. f. (angl. adenomalacia).* Ramollissement d'une glande.

ADÉNOMATEUX *adj. (angl. adenomatous).* Qui est de la nature d'un adénome, qui se rapporte à un adénome.

ADÉNOMATOSE *s. f. (angl. adenomatosis).* Hyperplasie adénomateuse du parenchyme de plusieurs glandes. ◇ **PLURI-ENDOCRINIENNE** ☞ ***LLOYD (SYNDROME DE).***

ADÉNOME *s. m. (angl. adenoma).* Tumeur bénigne développée aux dépens d'une glande, et dont la structure rappelle plus ou moins celle de la glande dont elle provient. ◇ **ACIDOPHILE** *(angl. acidophilic —).* ☞ ***ADÉNOME ÉOSINOPHILE.*** ◇ **ALVÉOLAIRE** *(angl. alveolar —).* Adénome dont la structure rappelle celle d'une glande de type alvéolaire. ◇ **BASOPHILE** *(angl. basophilic —).* Adénome hypophysaire constitué de cellules basophiles sécrétant l'ACTH et responsable du syndrome de Cushing. ☞ ***CUSHING (SYNDROME DE).*** ◇ **CHROMOPHOBE** *(angl. chromophobe —).* Tumeur de l'hypophyse non sécrétante constituée de cellules chromophobes (résistantes aux colorants acides et basiques). ◇ **DIVERTICULAIRE** *(angl. umbilical —).* Tumeur bénigne congénitale de l'ombilic, constituée de restes épithéliaux du canal omphalo-mésentérique. ◇ **ÉOSINOPHILE** *(angl. eosinophilic —).* Adénome hypophysaire sécrétant l'hormone de croissance, responsable de l'acromégalie. ☞ ***ACROMÉGALIE.*** ◇ **FIBREUX** ☞ ***FIBROADÉNOME.*** ◇ **GÉLATINEUX** *(angl. gelatinous goiter).* Goitre colloïde. ◇ **HIDRADÉNOÏDE** ☞ ***HIDRADÉNOME.*** ◇ **LANGERHANSIEN** ☞ ***INSULINOME.*** ◇ **LYMPHOMATEUX** ☞ ***ADÉNOLYMPHOME.*** ◇ **OMBILICAL** ☞ ***ADÉNOME DIVERTICULAIRE.*** ◇ **SÉBACÉ** *(angl. — sebaceum).* Adénome se développant habituellement dans l'épaisseur du cuir chevelu ou dans les téguments de la face et dont la structure rappelle celle des glandes sébacées. ◇ **SUDORIPARE** ☞ ***HIDRADÉNOME.*** ◇ **TOXIQUE** *(angl. toxic goiter).* Tumeur thyroïdienne bénigne avec hyperthyroïdie ; hyperfixant à la scintigraphie au niveau de l'adénome ; la TSH est effondrée. ◇ **TUBULEUX** *(angl. tubular —).* Adénome dont les éléments épithéliaux se disposent régulièrement pour constituer des tubes (ou des tubules) de forme et de dimensions variables, plus ou moins réguliers ou enchevêtrés.

ADÉNOMECTOMIE *s. f. (angl. adenomectomy).* Ablation d'un adénome. Ce terme désigne habituellement l'ablation d'un adénome prostatique.

ADÉNOMÉGALIE *s. f. (angl. adenomegaly).* Hypertrophie des nœuds lymphatiques.

ADÉNOMITE *s. f. (angl. protatitis).* Inflammation d'un adénome prostatique.

ADÉNOMYOMATOSE *s. f. (angl. adenomyomatosis).* Adénomyomes multiples.

ADÉNOMYOME *s. m. (angl. adenomyoma).* Tumeur bénigne composée de tissu glandulaire et de fibres musculaires lisses. ◇ **BRANCHIOGÉNIQUE** *(angl. branchiogenic —).* Adénomyome de la région latérale du cou, provenant des restes histologiques des arcs branchiaux embryonnaires.

ADÉNOMYOSARCOME *s. m. (angl. adenomyosarcoma).* Adénosarcome contenant des fibres musculaires.

ADÉNOMYOSE *s. f. (angl. adenomyosis).* ☞ ***ENDOMÉTRIOSE.***

ADÉNOMYXOME *s. m. (angl. adenomyxoma).* Tumeur constituée de tissu glandulaire et de tissu muqueux.

ADÉNOMYXOSARCOME *s. m. (angl. adenomyxosarcoma).* Adénosarcome avec transformation myxomateuse.

ADÉNOPATHIE *s. f. (angl. adenopathy).* Augmentation de volume des nœuds lymphatiques d'origine infectieuse ou tumorale. ◇ **ANGIO-IMMUNOBLASTIQUE** *(angl. immunoblastic lymphadenopathy).* Lymphome malin non hodgkinien de mauvais pronostic fréquemment associé à des manifestations auto-immunes : hypergammaglobulinémie, cryoglobulinémie, anémie hémolytique, etc. La clinique associe fièvre, amaigrissement, hépato-splénomégalie et macro-adénopathie diffuse. Abréviation : LAI. SYN. ***LYMPHADÉNOPATHIE ANGIO-IMMUNOBLASTIQUE.*** ◇ **PRIMAIRE** *(angl. primary state —).* Atteinte nodale observée dans la syphilis primaire. ◇ **SATELLITE** *(angl. satellite lymph node).* Tuméfaction des nœuds lymphatiques qui drainent les vaisseaux lymphatiques provenant de la région où est située la lésion initiale.

ADÉNOPHARYNGITE *s. f. (angl. adenopharyngitis).* Inflammation du tissu lymphoïde du pharynx.

ADÉNOPHLEGMON *s. m. (angl. adenophlegmon).* Inflammation suppurée d'un nœud lymphatique et du tissu conjonctif adjacent. SYN. ***ADÉNITE PHLEGMONEUSE.***

ADÉNOPHTALMIE *s. f. (angl. adenophtalmia).* Inflammation des glandes de Meibomius.

ADÉNOSARCOME *s. m. (angl. adenosarcoma).* Adénome dont le tissu conjonctif a subi une transformation cancéreuse de type sarcomateux.

ADÉNOSARCORHABDOMYOME *s. m. (angl. adenosarcorhabdomyoma).* Tumeur composée d'éléments d'adénome, de sarcome et de rhabdomyome.

ADÉNOSCLÉROSE *s. f. (angl. adenosclerosis).* **1.** Sclérose d'une glande. **2.** Sclérose des nœuds lymphatiques.

ADÉNOSINASE *s. f. (angl. adenosinase).* ☞ ***ADÉNOSINE-DÉSAMINASE.***

ADÉNOSINE *s. f. (angl. adenosine).* Nucléoside formé par l'union d'une molécule d'adénine (base purique) et d'une molécule de D-ribose.

ADÉNOSINE DIPHOSPHORIQUE (ACIDE) *(angl. adenosine diphosphoric acid).* Nucléotide qui contient deux acides phosphoriques, formé par hydrolyse de l'ATP avec libération d'énergie. Abréviation : ADP.

ADÉNOSINE MONOPHOSPHORIQUE (ACIDE) *(angl. adenylic acid).* Nucléotide constitué par de l'adénine, du ribose et de l'acide phosphorique. Abréviation : AMP.

ADÉNOSINE TRIPHOSPHATASE *(angl. adenosinetrisphosphatase).* Enzyme qui catalyse l'hydrolyse de l'acide adénosine-triphosphorique en acide adénosine-diphosphorique et acide phosphorique. Joue un rôle essentiel dans la pompe à sodium. SYN. ***ATPASE NA+ K+.***

ADÉNOSINE TRIPHOSPHORIQUE (ACIDE) *(angl. adenosine triphosphoric acid).* Nucléotide résultant de l'union d'une molécule d'adénine, d'une molécule de D-ribose, et de trois molécules d'acide phosphorique. Il joue un rôle important dans le métabolisme moléculaire, et en particulier dans le cycle de Krebs. Abréviation : ATP.

ADÉNOSINE-DÉSAMINASE *s. f. (angl. adenosine deaminase).* Enzyme qui transforme l'adénosine en inosine, par désamination. SYN. ***ACIDE ADÉNYLIQUE.***

ADÉNOTOME *s. m. (angl. adenotome).* Instrument servant à pratiquer l'adénoïdectomie.

ADÉNOTOMIE *s. f. (angl. adenotomy). Strico sensu,* incision et par extension, dissection d'une glande ou d'un nœud lymphatique.

ADENOVIRIDAE Famille de virus à ADN bicaténaire, à symétrie cubique, dépourvus d'enveloppe et présentant des spicules (pentons) ; leur taille est comprise entre 30 nm et 70 nm. Cette famille comprend les *Aviadenovirus* (touchant les oiseaux) et les *Mastadenovirus* (touchant les mammifères), dont les adénovirus.

ADÉNOVIRUS *s. m. (angl. adenovirus).* ☞ ***MASTADENOVIRUS.***

ADÉNYLCYCLASE *s. f. (angl. adenylcyclase).* Système enzymatique qui, à partir de l'ATP, forme de l'AMP cyclique. Localisé au niveau de la membrane cellulaire, il constitue un système biologique important grâce auquel de nombreuses hormones peuvent exercer leur action.

ADÉNYLIQUE *adj. (angl. adenylic).* Se dit du système formé par les nucléotides acide adénosine monophosphorique (AMP), acide adénosine diphosphorique (ADP) et acide adénosine triphosphorique (ATP). ◇ **(ACIDE)** *(angl. — acid).* ☞ ***ACIDE ADÉNOSINE MONOPHOSPHORIQUE.***

ADERMINE *s. f.* ☞ ***PYRIDOXINE.***

ADERMOGENÈSE *s. f. (angl. adermogenesis).* Formation imparfaite de la peau.

ADH Abréviation pour *antidiuretic hormone,* désignant la vasopressine. ☞ ***VASOPRESSINE.***

ADHÉRENCE *s. f. (angl. adhesion).* Union entre deux surfaces ou organes voisins, normalement séparés. Elle peut être congénitale ou secondaire à un processus inflammatoire. ◇ **INTERTHALAMIQUE** *(NA. adhesio interthalamica). (angl. adhesio interthalamica).* Bande de substance grise qui relie les faces internes des deux thalamus.

ADHÉSINE *s. f. (angl. adhesin).* Récepteur membranaire favorisant l'adhérence d'une bactérie ou d'une cellule.

ADHÉSION PLAQUETTAIRE *(angl. platelet adhesion).* Accolement rapide des plaquettes à l'endothelium vasculaire, constituant le premier temps de l'hémostase primaire.

ADIADOCOCINÉSIE *s. f. (angl. adiadochokinesis).* Impossibilité d'exécuter rapidement des mouvements alternatifs (faire les marionnettes par exemple) ; elle traduit une lésion cérébelleuse.

ADIAPHORIE *s. f. (angl. adiaphoria).* Absence de réponse à un stimulus lorsque d'autres stimuli identiques ont déjà été appliqués.

ADIASTOLIE *s. f. (angl. adiastoly).* Gêne au remplissage des cavités cardiaques, principalement dans la péricardite constrictive, avec élévation des pressions télédiastoliques.

ADIE (SYNDROME D') *(angl. Adie's syndrome).* Lenteur de la décontraction pupillaire lors de la recherche du réflexe photomoteur associée à une aréflexie ostéo-tendineuse. Il est dû à une dégénérescence des fibres parasympathiques du ganglion ciliaire.

ADIP- *(angl. adip-, adipo-).* Préfixe d'origine latine indiquant une relation avec la graisse, plus particulièrement avec le tissu graisseux de l'organisme.

ADIPECTOMIE *s. f. (angl. adipectomy).* Ablation chirurgicale d'une masse de tissu adipeux, pratiquée surtout au niveau de la paroi abdominale et de la région fessière. SYN. ***LIPECTOMIE*** (terme usuel) .

ADIPEUX *adj. (angl. adipose).* Qui se rapporte à la graisse ou qui est de nature graisseuse.

ADIPO- ☞ ***ADIP-.***

ADIPOCÈLE *s. f. (angl. adipocele).* Hernie dont le sac renferme du tissu adipeux. ☞ ***LIPAROCÈLE.***

ADIPOCIRE *s. f. (angl. adipocere).* Substance lardacée formée par la saponification des graisses tissulaires, chez les cadavres humains qui ont séjourné dans l'eau ou dans des lieux humides. SYN. ***GRAS DE CADAVRE.***

ADIPOCYTE *s. m. (angl. adipocyte).* Cellule à contenu lipidique.

ADIPOGÈNE *adj. (angl. lipogenic).* Qui produit de la graisse ou du tissu adipeux.

ADIPOGENÈSE *s. f. (angl. lipogenesis).* Formation du tissu adipeux dans l'organisme. SYN. ***ADIPOGÉNIE.***

ADIPOGÉNIE *s. f.* ☞ ***ADIPOGENÈSE.***

ADIPOÏDE *adj. (angl. adipoid).* Qui possède les caractères de la graisse.

ADIPOLYSE *s. f. (angl. adipolysis).* Digestion ou hydrolyse des graisses. SYN. ***LIPOLYSE.***

ADIPOMASTIE *s. f. (angl. adipomastia).* Développement excessif du tissu adipeux des seins.

ADIPOMÈTRE *s. m. (angl. adipometer).* Instrument qui sert à mesurer l'épaisseur de la couche adipeuse de la peau.

ADIPONÉCROSE *s. f.* *(angl. adiponecrosis).* Nécrose du tissu adipeux. ◇ **SOUS-CUTANÉE DES NOURRISSONS** *(angl. pseudoscleroma).* Affection aiguë bénigne du petit enfant avec multiples nodules cutanés et micro polyadénopathie.

ADIPOPEXIE *s. f.* *(angl. lipopexia).* Fixation des graisses. SYN. ***LIPOPEXIE.***

ADIPOSALGIE *s. f.* *(angl. adiposalgia).* Sensibilité anormale du tissu adipeux sous-cutané.

ADIPOSE *s. f.* *(angl. adiposis).* Excès de graisse dans le tissu cellulaire sous-cutané, en particulier lorsqu'elle est circonscrite à certaines régions du corps. SYN. ***ADIPOSITÉ.*** ◇ **DOULOUREUSE** *(angl. Dercum's disease).* ☞ ***DERCUM (MALADIE DE).***

ADIPOSIS TUBEROSA SIMPLEX *(angl. adiposis tuberosa simplex).* Affection ressemblant à l'adipose douloureuse, caractérisée par la formation, dans le tissu adipeux sous-cutané, de petits nodules douloureux à la pression. SYN. ***MALADIE D'ANDERS.***

ADIPOSITÉ *s. f.* *(angl. adiposity).* ☞ ***ADIPOSE.***

ADIPOSO-GÉNITAL (SYNDROME) *(angl. adiposogenital dystrophy).* ☞ ***BABINSKI-FRÖHLICH (SYNDROME DE).***

ADIPSIE *s. f.* *(angl. adipsia).* Diminution ou suppression anormale de la soif.

ADITUS *s. m.* *(NA. aditus). (angl. aditus).* Mot latin signifiant entrée, accès. ◇ **AD ANTRUM** Canal faisant communiquer la cavité tympanique avec l'antre mastoïdien. SYN. ***CANAL TYMPANO-MASTOÏDIEN.*** ◇ **DE L'AQUEDUC DE SYLVIUS** *(angl. — ad aquaeductum cerebri).* Orifice par lequel l'aqueduc de Sylvius s'ouvre dans la paroi postéro-inférieure du troisième ventricule. ◇ **LARYNGÉ** *(NA. — laryngis). (angl. — of larynx).* Orifice supérieur du larynx, limité par l'épiglotte, les aryténoïdes et les replis aryténo-épiglottiques. SYN. ***MARGELLE LARYNGÉE.***

ADJUVANT *adj.* *(angl. adjuvant).* **1.** Se dit d'une substance qui, administrée avant ou en même temps qu'un antigène, modifie et généralement augmente la réponse immunologique de l'hôte. Des substances très différentes s'utilisent comme adjuvants : gels d'hydroxyde d'aluminium, suspensions bactériennes mortes (*Bordetella pertussis*), émulsions d'eau et d'huiles, seules ou additionnées de suspensions bactériennes mortes (mycobactéries), comme dans le cas de l'adjuvant de Freund. S'emploie aussi comme substantif. **2.** Se dit d'un traitement destiné à compléter le traitement principal.

ADLER (THÉORIE D') *(angl. Adler's theory).* Théorie psychiatrique qui insiste sur le rôle que joue le sentiment d'infériorité dans la détermination des mécanismes mentaux, notamment dans le développement des névroses.

ADN *(angl. DNA).* Abréviation d'acide désoxyribonucléique. ☞ ***DÉSOXYRIBONUCLÉIQUE (ACIDE).***

ADNc *abr. m.* *(angl. cDNA).* Abréviation d'acide désoxyribonucléique complémentaire, désignant une séquence d'ADN complémentaire d'un ARN messager obtenue par transcription inverse.

ADOLESCENCE *s. f.* *(angl. adolescence, teenage).* Période de la vie comprise entre l'enfance et l'âge adulte.

ADORAL *adj.* *(angl. adoral).* En biologie animale, qui se trouve à proximité de la bouche.

ADP *(angl. ADP).* ☞ ***ADÉNOSINE DIPHOSPHORIQUE (ACIDE).***

ADRAGANTE *adj.* *(angl. tragacanth).* Se dit d'une gomme s'écoulant de la tige de divers arbustes du genre *Astragalus* (tragacanthes).

ADRÉN-, ADRÉNO- *(angl. adren-, adreno-).* Préfixes d'origine latine indiquant une relation avec les surrénales.

ADRÉNALECTOMIE *s. f.* *(angl. adrenalectomy).* Ablation chirurgicale d'une glande surrénale, pouvant être totale ou partielle. SYN. ***SURRÉNALECTOMIE.***

ADRÉNALINE *s. f.* *(angl. adrenaline).* Hormone sécrétée par la médullosurrénale. Elle agit en stimulant les récepteurs adrénergiques post-synaptiques du système orthosympathique. L'adrénaline renforce la fonction cardiaque, accélère le cœur, élève la pression artérielle et contracte les artères (sauf les coronaires et les artères musculaires). Elle inhibe la motricité bronchique et digestive, élève la glycémie et est mydriatique. SYN. ***ÉPINÉPHRINE.***

ADRÉNALINÉMIE *s. f.* *(angl. adrenalinemia).* Présence d'adrénaline dans le sang.

ADRÉNALINURIE *s. f.* *(angl. adrenalinuria).* Présence d'adrénaline dans l'urine.

ADRÉNALITE *s. f.* *(angl. adrenitis, adrenalitis).* Inflammation des surrénales.

ADRÉNALOPATHIE *s. f.* *(angl. adrenalopathy).* Toute affection des surrénales. SYN. ***ADRÉNOPATHIE.***

ADRÉNALOTROPIQUE *adj.* *(angl. adrenalotropic).* ☞ ***ADRÉNOTROPIQUE.***

ADRÉNARCHE *s. f.* *(angl. adrenarche).* Déclenchement, avant la puberté, de la sécrétion androgène surrénalienne.

ADRÉNERGIQUE *adj.* *(angl. adrenergic).* Qui agit par libération d'adrénaline. EX. *récepteur, nerf adrénergique.* ☞ ***RÉCEPTEUR ADRÉNERGIQUE.***

ADRÉNOCORTICOTROPE *adj.* *(angl. adrenocorticotropic).* Qui stimule l'activité hormonale de la corticosurrénale. EX. *hormone adrénocorticotrope.*

ADRÉNOCORTICOTROPHINE HYPOPHYSAIRE ☞ ***CORTICOTROPHINE.***

ADRÉNOLEUCODYSTROPHIE *s. f.* *(angl. adrenoleucodystrophy).* Affection héréditaire à transmission récessive frappant les jeunes garçons. Elle associe une démyélinisation cérébrale à une insuffisance surrénale et testiculaire. Les cellules surrénaliennes présentent des inclusions lipidiques spécifiques. Il s'agit d'une affection peroxysomiale.

ADRÉNOLYTIQUE *adj. (angl. adrenolytic).* Qui inhibe l'action de l'adrénaline.

ADRÉNOPATHIE *s. f. (angl. adrenopathy).* ☞ ***ADRÉNALOPATHIE.***

ADRÉNOPRIVE *adj. (angl. adrenoprival).* Qui se rapporte ou qui est dû à l'insuffisance ou à l'absence de la fonction surrénalienne.

ADRÉNOSTÉRONE *s. m. (angl. adrenosterone).* Stéroïde androgène isolé du cortex des glandes surrénales.

ADRÉNOTROPHINE *s. f. (angl. adrenotrophin).* SYN. ***CORTICOTROPHINE.***

ADRÉNOTROPIQUE *adj. (angl. adrenotropic).* Qui a une action stimulante sur les glandes surrénales. S'applique notamment à l'hormone adrénocorticotrope de l'hypophyse antérieure (ACTH).

ADSON ⊂ **(MANŒUVRE D')** *(angl. Adson's test).* En cas de compression de l'artère subclavière dans le défilé costoclaviculaire, disparition du pouls radial par extension du cou, rotation de la tête du côté examiné et inspiration profonde. ⊂ **(OPÉRATION D')** *(angl. Adson's operation for hypertension).* Excision des deux ou trois premiers ganglions sympathiques lombaires suivie d'une section bilatérale des nerfs splanchniques, dans le traitement de l'hypertension artérielle.

ADSORBANT *adj. (angl. adsorbent).* Se dit d'une substance qui en adsorbe une autre. S'emploie aussi comme substantif.

ADSORPTION *s. f. (angl. adsorption).* Phénomène d'adhésion superficielle, qui se produit lorsqu'une substance solide, liquide ou gazeuse, entre en contact avec une autre substance solide ou liquide, sans qu'il y ait combinaison chimique ou dissolution.

ADULTE *adj. (angl. adult).* Qui est parvenu au terme de sa croissance ou à maturité.

ADULTÉRATION *s. f. (angl. adulteration).* Altération frauduleuse d'une substance alimentaire ou médicinale.

ADVENTICE *s. f. (NA. tunica adventitia vasorum). (angl. tunica adventitia vasorum).* ☞ ***TUNIQUE ADVENTICIELLE.***

ADVENTICIEL *adj. (angl. adventitious, adventitial).* Qui se rapporte à la tunique adventicielle.

ADVENTICECTOMIE *s. f. (angl. adventicectomia).* Sympathectomie par résection de l'adventice périartériel.

ADYNAMIE *s. f. (angl. adynamia).* Extrême faiblesse musculaire caractérisant certaines maladies. ☞ ***ASTHÉNIE.*** ⊂ **ÉPISODIQUE HÉRÉDITAIRE** *(angl. Gamstorp's disease).* Affection héréditaire à transmission autosomique dominante caractérisée par des accès de paralysie avec hyperkaliémie. Elle serait due à une atteinte des canaux sodiques de la membrane du myocyte.

AEBY (PLAN D') *(angl. Aeby's plane).* Plan perpendiculaire au plan sagittal du crâne, qui passe par le nasion et le basion.

AEDES *(angl. Aedes).* Genre de moustiques de la famille des Culicidés, dont certaines espèces transmettent des maladies infectieuses à l'homme. L'espèce *A. aegypti* (ou *A. argenteus* ou *Stegomya calopus)* est le vecteur de la fièvre jaune, de la dengue et de diverses encéphalites humaines et équines. D'autres espèces, telles que *A. cinereus, A. albopictus, A. flavescens,* transmettent certaines de ces maladies.

AÉR- *(angl. aer-, aero-).* Préfixe d'origine grecque indiquant une relation avec l'air.

AÉRATEUR TRANSTYMPANIQUE Petit dispositif en forme de diabolo introduit à travers le tympan pour faire communiquer l'oreille moyenne et l'oreille externe, le plus souvent pour drainer des otites récidivantes de l'enfant.

AÉRIFÈRE *adj. (angl. aeriferous).* Qui amène de l'air.

AÉRO- ☞ ***AÉR-.***

AÉRO-ANAÉROBIE *adj. (angl. aeroanareobic).* Se dit d'un micro-organisme à la fois aérobie et anaérobie.

AEROBACTER Ancien genre de bactéries de la famille des *Enterobacteriaceae.* Ce genre comprenait des éléments non mobiles (non flagellés), qui sont à présent classés dans le genre *Klebsiella* et des éléments mobiles (flagellés), maintenant classés dans le genre *Enterobacter.*

AÉROBIE **1.** *adj. (angl. aerobic).* Se dit d'un micro-organisme qui a besoin d'air ou d'oxygène libre pour vivre. **2.** *s. m. (angl. aerobe).* Le micro-organisme lui-même. ⊂ **FACULTATIF** *(angl. facultative aerobe).* Se dit d'un micro-organisme qui, normalement, ne se développe pas en présence d'oxygène, mais qui, dans certaines conditions, est capable de vivre dans un milieu oxygéné. ⊂ **OBLIGATOIRE** *(angl. obligate aerobe).* Se dit d'un micro-organisme qui ne peut vivre qu'en présence d'oxygène libre. SYN. ***AÉROBIE STRICT.***

AÉROBILIE *s. f. (angl. pneumobilia).* Présence d'air dans les voies biliaires.

AÉROBIOLOGIE *s. f. (angl. aerobiology).* Branche de la biologie qui étudie les micro-organismes de l'atmosphère.

AÉROBIOSCOPE *s. m. (angl. aerobioscope).* Appareil servant à analyser la composition bactérienne de l'air.

AÉROBIOSE *s. f. (angl. aerobiosis).* Vie dans un milieu contenant de l'air ou de l'oxygène libre.

AÉROCÈLE *s. f. (angl. aerocele).* Tuméfaction constituée par une infiltration d'air dans une cavité adventice, comme la laryngocèle ou la trachéocèle.

AÉROCOLIE *s. f.* Distension du côlon par accumulation d'air ou de gaz.

AÉROCOLPOS *s. m. (angl. aerocolpos).* Distension du vagin par de l'air ou un autre gaz.

AÉROCYSTOGRAPHIE *s. f. (angl. aerocystography).* Radiographie de la vessie après avoir insufflé de l'air dans celle-ci.

AÉROCYSTOSCOPIE *s. f. (angl. aerocystoscopy).* Examen endoscopique de la vessie dans laquelle on a insufflé de l'air.

AÉRODERMECTASIE *s. f. (angl. aerodermectasia).* Distension de la peau par emphysème souscutané.

AÉRODONTALGIE *s. f. (angl. aerodontalgia).* Algie dentaire due aux changements de pression atmosphérique, se manifestant pendant des vols à altitudes variées.

AÉROEMBOLISME *s. m. (angl. air embolism).* Formation de bulles de gaz (notamment d'azote) dans le sang et les tissus à la suite d'une diminution de la pression atmosphérique. Se voit surtout chez les plongeurs et les ouvriers travaillant en caissons, en cas de décompression trop rapide.

AÉROGASTRIE *s. f. (angl. aerogastria).* Présence d'air dans l'estomac, pouvant provoquer sa distension.

AÉROGEL *s. m. (angl. aerogel).* Gel dont le milieu de dispersion est un gaz (en particulier l'air).

AÉROGÈNE *adj. (angl. aerogenous).* Se dit d'une bactérie qui produit des gaz.

AÉROGRAPHIE *s. f. (angl. aerogram).* Radiographie effectuée après une insufflation d'air.

AÉROMÈTRE *s. m. (angl. aerometer).* Instrument qui sert à mesurer la densité de l'air.

AEROMONAS *(angl. Aeromonas).* Genre de bactéries de la famille des *Vibrionaceae.* Ce sont des bacilles à Gram positif, avec flagelle polaire, anaérobies facultatifs. Ils sont responsables d'infections opportunistes. Ce genre comprend les espèces *A. hydrophila*, *A. liquefaciens*, *A. punctata* et *A. salmonicida.*

AÉRONAUPATHIE *s. f. (angl. air sickness).* Cinétose due aux transports aériens. SYN. ***MAL DE L'AIR.***

AÉROPATHIE *s. f. (angl. aeropathy).* Toute affection due à des modifications de la pression atmosphérique : mal de l'air, maladie des caissons, etc.

AÉROPHAGIE *s. f. (angl. aerophagia).* Déglutition spasmodique d'air suivie d'éructations.

AÉROPHILE *adj. (angl. aerophil).* Qui a besoin d'air pour se développer ; se dit des bactéries.

AÉROPHOBIE *s. f. (angl. aerophobia).* Crainte morbide de l'air et des courants d'air.

AÉROPIÉSISME *s. m. (angl. aeropathy).* Ensemble des accidents provoqués dans l'organisme par l'action de l'air raréfié ou comprimé.

AÉROPLÉTHYSMOGRAPHE *s. m. (angl. aeroplethysmograph).* Appareil servant à enregistrer les variations de volume du thorax au cours de la respiration.

AÉROSIALOPHAGIE *s. f. (angl. aerosialophagia).* Déglutition d'air et de salive, qui s'accumulent dans l'estomac.

AÉROSOL *s. m. (angl. aerosol).* Suspension dans l'air ou dans un gaz de particules solides ou liquides dont la dimension est comprise entre 0,1 et 50 micromètres. EX. *aérosols insecticides, aérosols médicamenteux.*

AÉROSOLTHÉRAPIE *s. f. (angl. aerosol therapy).* Emploi thérapeutique de certains médicaments sous forme d'aérosols.

AÉROTAXIE *s. f. (angl. aerotaxis).* Réaction de locomotion orientée d'organismes mobiles, déclenchée par une source d'air ou d'oxygène, et s'effectuant soit dans sa direction (aérotaxie positive), soit dans la direction opposée (aérotaxie négative).

AÉROTHÉRAPIE *s. f. (angl. aerotherapy).* Traitement des maladies (notamment des affections pulmonaires) par le séjour au grand air en stations climatiques.

AÉROTHERMOTHÉRAPIE *s. f. (angl. aerothermotherapy).* Emploi thérapeutique de l'air chaud.

AÉROTONOMÈTRE *s. m. (angl. aerotonometer).* Appareil utilisé pour mesurer la tension des gaz présents dans le sang et dans les autres liquides organiques.

AÉROTROPISME *s. m. (angl. aerotropism).* Réaction d'orientation d'un organisme fixé s'effectuant soit dans la direction d'une source d'air ou d'oxygène (aérotropisme positif), soit dans la direction opposée (aérotropisme négatif).

AÉRO-URÉTROSCOPIE *s. f. (angl. aero-urethroscopy).* Examen de l'urètre dilaté au préalable avec de l'air.

AESCULUS Genre d'arbres de la famille des Hippocastanacées. La graine de l'espèce *A. hippocastanum*, ou marronnier d'Inde, est utilisée comme vasoconstricteur veineux périphérique.

AFÉBRILE *adj. (angl. afebrile).* Se dit d'un état ne s'accompagnant pas de fièvre. SYN. ***APYRÉTIQUE.***

AFFECT *s. m. (angl. affect).* État émotionnel, pénible ou agréable, qui se présente comme une décharge temporaire ou sous une forme stable et prolongée. L'affect constitue pour Freud la manifestation qualitative de l'énergie pulsionnelle et de ses modifications quantitatives.

AFFECTION *s. f. (angl. disease).* État morbide, maladie.

AFFECTIVITÉ *s. f. (angl. affectivity).* Fonction psychique très générale comprenant l'émotion, les sentiments, les inclinations et les passions. Elle est perturbée dans la névrose et la psychose.

AFFÉRENT *adj. (angl. afferent).* Qui va de la périphérie vers le centre ; qui amène à un organe.

AFFINITÉ *s. f. (angl. affinity).* **1.** Analogie ou similitude. **2.** Force de liaison entre épitope et paratope. ⊂⊃ **CHIMIQUE** *(angl. chemical —).* Force qui unit les atomes d'une molécule et les maintient groupés.

AFFLUX *s. m. (angl. afflux).* Arrivée abondante ou soudaine de sang ou d'un autre liquide dans un organe ou une partie du corps.

AFFRONTEMENT *s. m. (angl. bringing into apposition).* Rapprochement bord à bord des lèvres d'une incision ou d'une plaie, avant sa suture.

AFFUSION *s. f. (angl. affusion).* Procédé hydrothérapique consistant à répandre de l'eau, depuis une certaine hauteur, sur tout le corps ou sur l'une de ses parties.

AFIBRINOGÉNÉMIE *s. f. (angl. afibrinogenemia).* Absence congénitale ou acquise de fibrinogène sanguin par consommation excessive (coagulation intravasculaire disséminée) ou par excès de destruction (fibrinolyse). L'afibrinogénie est responsable d'un syndrome hémorragique diffus. SYN. ***AFIBRINÉMIE.***

AFIPIA FELIS *(angl. Afipia felis).* Bacille responsable de la maladie des griffes du chat.

AFLATOXINE *s. f. (angl. aflatoxin).* Toxine produite par le champignon *Aspergillus flavus* pouvant contaminer les arachides et provoquer des intoxications alimentaires du bétail et des oiseaux de basse-cour nourris avec des tourteaux d'arachides.

Ag *(angl. Ag).* **1.** Symbole chimique de l'argent. **2.** Abréviation d'antigène.

AGALACTIE *s. f. (angl. agalactia).* Absence de la sécrétion de lait après l'accouchement, un des éléments du syndrome de Sheehan. SYN. ***AGALAXIE.***

AGALAXIE *s. f.* ☞ ***AGALACTIE.***

AGAMIE *s. f. (angl. agamogenesis).* Reproduction asexuée sans gamètes. SYN. ***AGAMOGENÈSE.***

AGAMMAGLOBULINÉMIE *s. f. (angl. agammaglobulinemia).* Absence ou diminution très marquée des gammaglobulines plasmatiques. Elle peut être d'origine congénitale ou acquise. ☞ ***BRUTON (AGAMMAGLOBULINÉMIE OU MALADIE DE).*** ◇ **DE TYPE SUISSE** *(angl. Swiss type —).* Syndrome à transmission autosomique récessive, très grave, qui apparaît au cours des premiers mois de la vie et se manifeste par des infections récidivantes, une entérite intense, une hyperthermie et une lymphopénie marquée. Il est lié à une aplasie congénitale du thymus et une agénésie du tissu lymphoréticulaire. SYN. ***APLASIE THYMIQUE HÉRÉDITAIRE.***

AGAMOGENÈSE *s. f.* ☞ ***AGAMIE.***

AGAR-AGAR *s. m. (angl. agar).* Substance mucilagineuse, préparée à partir de diverses algues floridées des genres *Gelidium, Gracilaria, Gigartina,* etc. Elle est utilisée comme laxatif doux et essentiellement comme milieu de culture en bactériologie sous la forme d'une gelée. SYN. ***AGAR, GÉLOSE.***

AGASTRIE *s. f. (angl. agastria).* Absence d'estomac.

ÂGE *s. m. (angl. age).* Temps qui s'est écoulé depuis la naissance d'un individu, et dans lequel on distingue quatre périodes : enfance, adolescence, maturité et vieillesse. ◇ **ANATOMIQUE** *(angl. anatomical —).* Degré de développement d'un individu évalué sur la base de l'état de développement du système osseux (degré d'ossification des os, fermeture des fontanelles du crâne). L'âge anatomique ne correspond pas toujours à l'âge chronologique. SYN. ***ÂGE OSSEUX.*** ◇ **CHRONOLOGIQUE (OU LÉGAL)** *(angl. chronological —).* Âge mesuré en années de vie. ◇ **CRITIQUE** ☞ ***CLIMATÈRE.*** ◇ **GESTATIONEL** *(angl. gestational —).* Âge de la grossesse à partir du jour de la conception. ◇ **MENTAL** *(angl. mental —).* Âge qui correspond au développement intellectuel d'un sujet, selon les tests d'intelligence. ◇ **MÛR** ☞ ***MATURITÉ.*** ◇ **OSSEUX** *(angl. bone —).* ☞ ***ÂGE ANATOMIQUE.***

AGÉNÉSIE *s. f. (angl. agenesis).* **1.** Absence ou arrêt de développement d'un organe ou d'une partie du corps. **2.** Incapacité d'engendrer ; stérilité ou impuissance.

AGÉNITALISME *s. m. (angl. agenitalism).* Absence congénitale des testicules ou des ovaires, ou de leurs sécrétions internes.

AGÉNOSOMIE *s. f. (angl. agenosomia).* Monstruosité caractérisée par une absence d'organes génitaux et une éventration médiane ou latérale de la partie inférieure de l'abdomen.

AGENT *s. m. (angl. agent).* Substance capable d'agir sur l'organisme. ◇ **BACTÉRIOLYTIQUE** ☞ ***BACTÉRIOPHAGE.*** ◇ **DELTA** *(angl. delta —).* Virus incomplet responsable de l'hépatite D. Chez certains patients atteints d'hépatite B, l'association au virus delta est responsable d'une gravité particulière. ◇ **TENSIOACTIF** *(angl. surface active —).* Substance qui diminue la tension superficielle du liquide dans laquelle elle est dissoute.

AGGER *s. m. (angl. agger).* Mot latin signifiant proéminence. ◇ **NASI** *(NA. agger nasi).* Proéminence triangulaire à la partie antérieure de la paroi latérale des fosses nasales correspondant aux cornets moyen et inférieur.

AGGLUTINABLE *adj. (angl. agglutinable).* Qui peut être agglutiné.

AGGLUTINANT *adj. (angl. agglutinant).* Qui agglutine.

AGGLUTINATIF *adj. (angl. agglutinating).* Qui adhère à la peau. Se dit d'un emplâtre.

AGGLUTINATION *s. f. (angl. agglutination).* Groupement en petits amas de cellules ou de micro-organismes porteurs d'un antigène (agglutinogène), en suspension dans un liquide en présence de l'anticorps spécifique (agglutinine) correspondant. ◇ **DE GROUPE** *(angl. coagglutination).* Agglutination d'un groupe de micro-organismes voisins par un sérum immun correspondant à un seul d'entre eux. SYN. ***COAGGLUTINATION.*** ◇ **FLAGELLAIRE** ☞ ***AGGLUTINATION H.*** ◇ **H** *(angl. H —).* Type d'agglutination bactérienne due à l'action des anticorps anti-H sur les antigènes flagellaires H. ◇ **MACROSCOPIQUE, MICROSCOPIQUE** *(angl. macroscopic, micros-*

copic —). Respectivement, agglutination visible à l'œil nu, et agglutinationvisible seulement au microscope. ~ **O** *(angl. O —)*. Type d'agglutination bactérienne due à l'action des anticorps anti-O sur les antigènes somatiques O. ~ **PASSIVE** *(angl. passive —)*. Agglutination dans laquelle les antigènes sont fixés sur un support inerte. ~ **(RÉACTION D')** *(angl. — test)*. Réaction permettant d'identifier un antigène, globules rouges ou bactéries par exemple, en le mettant en présence de l'anticorps correspondant. Inversement mise en évidence d'un anticorps par l'antigène homologue (sérodiagnostic).

AGGLUTININE *s. f. (angl. agglutinin)*. Anticorps capable d'entraîner l'immobilisation et l'agglutination des bactéries ou des cellules auxquelles il correspond de manière spécifique. ~ **ANTI-RH** *(angl. anti Rhesus factor)*. Agglutinine correspondant à un facteur dit rhésus présent sur les globules rouges de certains sujets dits rhésus positif. Elle n'existe pas normalement dans le sang, mais elle apparaît chez une femme enceinte Rh-négative porteuse d'un fœtus Rh-positif, ou à la suite de plusieurs transfusions avec du sang Rh-positif. ~ **CHAUDE** *(angl. warm —)*. Anticorps dont l'action est optimum à une température de 37 °C. ~ **FROIDE** *(angl. cryoagglutinin)*. Agglutinine dont l'action maximale se produit à basse température, entre 0 et 4 °C ; elle apparaît au cours de certaines infections (mycoplasme, etc.), dans certaines hémopathies lymphoïdes malignes ou de façon idiopathique (maladie des agglutinines froides). ~ **IMMUNE** *(angl. immune —)*. Agglutinine spécifique qui existe dans le sang d'un sujet préalablement immunisé par l'antigène correspondant. ~ **IRRÉGULIÈRE** *(angl. irregular —)*. Anticorps présent dans le sérum dirigé contre les hématies mais indépendant du système ABO. ~ **NATURELLE** *(angl. natural —)*. Agglutinine spécifique produite spontanément sans immunisation préalable par l'antigène correspondant.

AGGLUTINOGÈNE *s. m. (angl. agglutinogen)*. Antigène présent dans les bactéries et sur certains globules rouges qui entraîne la production d'agglutinine. ~ **A ET B** *(angl. hemagglutinogen)*. Agglutinogènes des globules rouges humains avec lesquels réagissent les isoagglutinines anti-A et anti-B correspondantes pour définir les quatre principaux groupes sanguins. ~ **M ET N** *(angl. M, N —)*. Agglutinogènes des hématies humaines qui, avec les agglutinogènes Ss, forment le système sanguin MNSs. ~ **RH** ☞ *RH*. ~ **(SYSTÈME DE DIEGO)** *(angl. Diego blood group)*. Facteur érythrocytaire dont la présence ou l'absence caractérise le système de groupe sanguin dit Diego. Ce facteur est extrêmement rare en Europe et en Afrique. ☞ ***GROUPE SANGUIN.***

Ag HA Abréviation pour antigène de l'hépatite virale A.

Ag HBc Abréviation pour antigène de la nucléocapside du virus de l'hépatite virale B.

Ag HBe Abréviation pour antigène de surface du virus de l'hépatite virale B.

Ag HBs Abréviation pour antigène Australia.

Ag HC Abréviation pour antigène de l'hépatite C.

Ag HD Abréviation pour antigène delta.

AGITATION *s. f. (angl. agitation)*. Désordre psychomoteur avec exaltation psychique réalisant un état d'excitation avec agressivité. ~ **ÉPILEPTIFORME** *(angl. epileptic like —)*. Nom donné à l'excitation motrice grave due à un état d'ivresse pathologique chez des personnalités psychopathiques.

AGITOGRAPHIE *s. f. (angl. agitographia)*. Écriture précipitée avec omission inconsciente de mots ou de syllabes.

AGLOSSIE *s. f. (angl. aglossia)*. Absence congénitale de langue.

AGLOSSIE-ADACTYLIE (SYNDROME) *(angl. hypoglossia-hypodactyly syndrome)*. État malformatif, non héréditaire, associant une absence plus ou moins complète de la langue et un défaut de développement de l'extrémité des membres.

AGLOSSOSTOMIE *s. f. (angl. aglossostomia)*. Absence congénitale de la langue et de la fente buccale.

AGLYCONE *s. f. (angl. aglycon)*. Substance non glucidique libérée par l'hydrolyse d'un hétéroside.

AGMINÉ *adj. (angl. aggregated)*. Se dit, en anatomie, d'organes ou d'éléments semblables réunis en groupe ou en amas. Ex. *follicules agminés.*

AGNATHE *s. m. (angl. agnathus)*. Qui est dépourvu de mandibule. (S'emploie également comme adjectif).

AGNATHIE *s. f. (angl. agnathia)*. Absence congénitale de la mandibule.

AGNEW (OPÉRATION D') *(angl. Agnew's incision)*. Incision verticale du sac lacrymal, avec cautérisation de sa surface interne.

AGNOSIE *s. f. (angl. agnosia)*. Impossibilité de reconnaître les objets d'après leurs qualités (forme, couleur, température, etc.), bien que les fonctions sensorielles (vision, audition, etc.) soient intactes. Ce trouble est le plus souvent lié à des lésions cérébrales bilatérales. ~ **CORPORELLE** ☞ ***ASOMATOGNOSIE.*** ~ **DES PHYSIONOMIES** ☞ ***PROSOPAGNOSIE.*** ~ **SPATIALE** *(angl. spatial —)*. Impossibilité de localiser un objet dans l'espace du côté opposé à la lésion. ~ **SPATIALE UNILATÉRALE** *(angl. unilateral spatial —)*. Négligence d'un hémiespace, le plus souvent le gauche, s'accompagnant d'une hémianopsie latérale gauche. ~ **TACTILE** *(angl. tactile —)*. ☞ ***ASTÉRÉOGNOSIE.*** ~ **VISUELLE** *(angl. visual —)*. Impossibilité de représentation visuelle dans certaines lésions du lobe occipital. ☞ ***ASTÉRÉOGNOSIE.***

-AGOGUE *(angl. -agogue).* Suffixe d'origine grecque indiquant la conduction ou l'évacuation d'une substance. Ex. *emménagogue, cholagogue, etc.*

AGOMPHOSE *s. f. (angl. agomphiasis).* SYN. ***AGOMPHIASE.*** ☞ ***ANODONTIE.***

AGONIE *s. f. (angl. death struggle).* Ultime phase qui précède la mort, marquée par l'extinction progressive des fonctions vitales.

AGONISTE *adj. (angl. agonist).* Se dit d'un muscle qui est essentiel pour un mouvement. S'emploie aussi comme substantif.

AGORAPHOBIE *s. f. (angl. agoraphobia).* Crainte morbide des lieux caractérisée par la peur de se trouver seul dans un espace étendu et vide. Par extension, désigne également la peur de la foule, des endroits publics, de quitter son domicile.

AGRAFE *s. f. (angl. staple).* **1.** Crochet métallique étroit, en forme de « U », aux extrémités incurvées, employé pour fermer les plaies cutanées superficielles, pour anastomoser deux segments digestifs, pour fermer une extrémité d'un segment digestif, ou encore pour faire l'hémostase d'un organe plein. **2.** En orthopédie, pièce métallique d'ostéosynthèse dont les deux extrémités, coudées à angle droit et pointues, s'enfoncent chacune dans un des segments osseux à fixer.

AGRAMMATISME *s. m. (angl. agrammatism).* Trouble de type aphasique par défaut de l'organisation syntaxique du langage et qui s'observe au décours des aphasies motrices. Il se caractérise par un ralentissement du discours, une réduction du vocabulaire, la diminution du nombre et la simplification des structures syntaxiques, la brièveté des phrases avec des juxtapositions fréquentes, des élisions et des substitutions.

AGRANULOCYTE *s. m. (angl. agranulocyte).* Leucocyte dépourvu de granulations.

AGRANULOCYTOSE *s. f. (angl. agranulocytosis).* Diminution en dessous de $500/mm^3$ ou disparition des granulocytes circulants (leucocytes polynucléaires neutrophiles), à l'origine d'états infectieux graves avec angine ulcéronécrotique. Elle s'observe en particulier au cours de certaines intoxications médicamenteuses et après traitement par des rayons. SYN. ***SCHULTZ (SYNDROME DE).*** ◇ **INFANTILE HÉRÉDITAIRE** ☞ ***KOSTMANN (SYNDROME DE).***

AGRAPHIE *s. f. (angl. agraphia).* Incapacité d'écrire due à des lésions cérébrales affectant les systèmes spécifiquement impliqués dans cette fonction. ◇ **APHASIQUE** *(angl. aphasic agraphia).* Agraphie respectant les mouvements du graphisme et caractérisée par des paragraphies, une dyssyntaxie, un agrammatisme et une dysorthographie. ◇ **APRAXIQUE** *(angl. apraxic —).* Désorganisation des mouvements de l'écriture avec perturbation de l'agencement spatial des signes graphiques et persévération.

AGRÉGANT *adj. (angl. aggregating).* Qui est responsable de l'agrégation globulaire ou plaquettaire.

AGRÉGAT *s. m. (angl. aggregate).* Assemblage homogène ou non, mais cohérent, de diverses particules solides.

AGRÉGATION *s. f. (angl. aggregation).* Action de réunir des éléments distincts en un tout. ◇ **DES HÉMATIES** *(angl. red cells —).* Amas de globules rouges dans la microcirculation ; l'exagération de ce phénomène augmentant la viscosité sanguine et pouvant conduire à l'obstruction vasculaire. ◇ **PLAQUETTAIRE** *(angl. platelet —).* Phénomène qui se produit à la suite de l'adhésion des plaquettes au collagène et dans lequel, sous l'action de l'ADP libéré, les plaquettes se fixent les unes aux autres en formant un thrombus blanc, dernier stade de l'hémostase primaire.

AGRESSION *s. f. (angl. aggression).* En biologie, désigne tout ce qui attente à l'équilibre ou à l'intégrité organique.

AGRESSIVITÉ *s. f. (angl. aggressivity).* **1.** Tendance qui s'exprime par un comportement (réel, symbolique, ou fantasmé) d'hostilité et d'attaque envers autrui ou soi même. En psychanalyse, elle est intimement liée au développement du sujet et à la sexualité, en rapport avec le concept de pulsion de mort. **2.** Capacité d'un micro-organisme envahisseur à attaquer et à vaincre les défenses de l'organisme envahi.

AGRÉTOPE *s. m. (angl. agretope).* Portion d'un antigène qui se lie avec la molécule du complexe majeur d'histocompatibilité.

AGROMANIE *s. f. (angl. agromania).* Impulsion obsessionnelle à errer seul dans la campagne.

AGRYPNIE *s. f.* Insomnie provoquée utilisée dans le traitement de certaines formes de dépression.

AGRYPNOTIQUE *adj. (angl. agrypnotic).* Qui provoque l'éveil.

AGUEUSIE *s. f. (angl. ageusia).* Absence totale ou partielle du goût.

AGYRIE *s. f. (angl. agyria).* Anomalie cérébrale congénitale, caractérisée par l'absence de gyrus. SYN. ***LISSENCÉPHALIE.***

AHLFELD (SIGNE D') *(angl. Ahlfeld's sign).* Signe caractéristique du décollement du placenta : le cordon ombilical sort spontanément et graduellement du vagin du fait de la descente du placenta.

AHYLOGNOSIE *s. f. (angl. ahylognosia).* Incapacité de reconnaître par le tact les qualités matérielles d'un objet.

AHUMADA-DEL CASTILLO (SYNDROME D') *(angl. Ahumada-del Castillo syndrome).* ☞ ***ARGONZ-DEL CASTILLO (SYNDROME D').***

AICARDI (SYNDROME D') *(angl. Aicardi's syndrome).* Variété de maladie des spasmes en flexion par agénésie du corps calleux.

AÏ CRÉPITANT *(angl. tenosynovitis crepitans).* Nom donné à une forme d'inflammation aiguë des gaines synoviales tendineuses.

AIGREUR D'ESTOMAC *(angl. heartburn).* Brûlure épigastrique associée à une hyperchlorhydrie.

AIGU *adj. (angl. acute).* Se dit d'une affection qui présente une évolution rapide.

AIGUILLE *s. f. (angl. needle).* Instrument métallique long et pointu, utilisé pour les sutures, les ponctions et les injections. ◇ **À CATARACTE** *(angl. cataract —).* Aiguille très pointue utilisée lors de l'extraction du cristallin dans l'opération de la cataracte. ◇ **À LIGATURE** *(angl. ligation —).* Aiguille fine en acier, pourvue d'un chas à son extrémité courbe pour passer une ligature sous l'artère. ◇ **À PARACENTÈSE** *(angl. paracentesis —).* Aiguille longue, fine et à section cylindrique, utilisée pour inciser le tympan. ◇ **HYPODERMIQUE** *(angl. hypodermic —).* Aiguille creuse et cylindrique, utilisée pour l'injection de substances dans le derme, l'hypoderme ou le tissu cellulaire sous-cutané. Elle possède un biseau long. ◇ **INTRAMUSCULAIRE** *(angl. intramuscular —).* Aiguille creuse et cylindrique, plus longue que l'aiguille hypodermique, utilisée pour introduire des substances et médicaments dans les muscles, en particulier dans la région fessière. ◇ **INTRAVEINEUSE** *(angl. intravenous —).* Aiguille creuse et cylindrique, à biseau court, utilisée pour introduire des substances ou des médicaments dans une veine, par ex. au pli du coude. Elle est généralement plus courte que les aiguilles hypodermiques et intramusculaires. ◇ **LANCÉOLÉE** *(angl. knife —).* Aiguille droite possédant une pointe à section triangulaire, utilisée habituellement pour la dissection.

AILE *s. f. (angl. wing).* Chacune des deux parties latérales d'un organe ou d'une pièce osseuse, disposées de façon symétrique par rapport à la ligne médiane. ◇ **BLANCHE, EXTERNE ET INTERNE** *(NA. area vestibularis). (angl. area vestibularis, external, internal white —).* ☞ ***AIRE VESTIBULAIRE.*** ◇ **CÉRÉBELLEUSE** *(NA. ala cerebelli). (angl. ala cerebelli).* Prolongement latéral du lobule central du cervelet. ◇ **DU LOBULE CENTRAL DU CERVELET** ☞ ***AILE CÉRÉBELLEUSE.*** ◇ **DU NEZ** *(angl. — of nose).* Chacune des parties latérales inférieures, mobiles, du nez, bordant les narines. ◇ **DU SPHÉNOÏDE** *(NA. ala sphenoidalis). (angl. — of sphenoid bone).* Nom donné à deux masses latérales de l'os sphénoïde : les grandes ailes sont situées en arrière entre le rocher et l'écaille du temporal et en avant entre le pariétal, le zygomatique et le frontal ; les petites ailes s'articulent avec le frontal et recouvrent la partie postérieure de la fosse orbitaire. ◇ **DU VOMER** *(NA. ala vomeris). (angl. — of vomer).* Chacun des bords du canal sur la face supérieure du vomer. ◇ **GRISE** *(NA. fovea inferio).* ☞ ***FOVEA INFERIOR.*** ◇ **ILIAQUE** *(angl. ala ilii). (angl. ala of ilium).* ☞ ***ILIUM.*** ◇ **ORBITAIRE** *(NA. ala minor ossis sphenoidalis). (angl. minor — of sphenoid).* ☞ ***AILE DU SPHÉNOÏDE.*** ◇ **TEMPORALE DU SPHÉNOÏDE** *(NA. ala temporalis ossis sphenoidalis). (angl. major — of sphenoid).* ☞ ***AILE DU SPHÉNOÏDE.***

AILERON *s. m. (angl. wing).* ◇ **ANATOMIQUE DE LA ROTULE** *(angl. anatomic — of patella).* Chacune des deux bandelettes conjonctivo-tendineuses situées de chaque côté de la patella. ◇ **DU LIGAMENT LARGE** *(angl. lateral — of the broad ligament).* ☞ ***PLI DU LIGAMENT LARGE, L. LARGE DE L'UTÉRUS (ATLAS ANATOMIQUE DES LIGAMENTS EN ANNEXE).*** ◇ **DU SACRUM** *(angl. lateral — of sacrum).* Partie latérale et supérieure du sacrum, s'articulant avec l'os iliaque.

AILUROPHILIE *s. f. (angl. ailurophilia).* Affection excessive pour les chats.

AINE *s. f. (NA. inguen). (angl. groin).* ☞ ***RÉGION INGUINALE.***

AÏNHUM *s. m. (angl. ainhum).* Maladie observée principalement chez certaines populations de couleur d'Afrique et d'Amérique du Sud, au cours de laquelle le petit orteil (ou parfois d'autres orteils) subit une amputation spontanée sous l'effet d'une bride annulaire qui s'accentue progressivement. L'évolution de la maladie est lente et sa cause inconnue. Elle affecte uniquement le sexe masculin et la race noire.

AINS Abréviation d'anti-inflammatoire non stéroïdien.

AIR *s. m. (angl. air).* Mélange gazeux constituant l'atmosphère terrestre, composé d'environ une part d'oxygène pour quatre d'azote en volume, ainsi que de faibles quantités d'anhydride carbonique, d'ammoniaque, de gaz rares et de matières organiques en suspension. ◇ **COMPLÉMENTAIRE** *(angl. inspiratory reserve volume).* Quantité d'air pouvant entrer dans les poumons en plus de l'air courant lors d'une inspiration forcée (environ 1 500 mL). SYN. ***VOLUME DE RÉSERVE INSPIRATOIRE.*** ◇ **CONFINÉ** *(angl. confined —).* Par opposition à l'air libre, air plus ou moins vicié par la respiration et la combustion. ◇ **COURANT** *(angl. tidal volume).* Quantité d'air inspiré ou expiré pendant un mouvement respiratoire normal (environ 500 mL). SYN. ***VOLUME COURANT.*** ◇ **DE RÉSERVE EXPIRATOIRE** *(angl. expiratory reserve volume).* Quantité d'air rejetée en plus de l'air courant, lors d'une expiration forcée (environ 1 500 mL). SYN. ***VOLUME DE RÉSERVE EXPIRATOIRE, AIR SUPPLÉMENTAIRE.*** ◇ **RÉSIDUEL** *(angl. residual volume).* Air qui reste dans les poumons après une expiration forcée (environ 1 500 mL). ◇ **SUPPLÉMENTAIRE** ☞ ***AIR DE RÉSERVE EXPIRATOIRE.***

AIRE *s. f. (angl. area).* En anatomie, surface délimitée. ◇ **ASSOCIATIVE** *(angl. association —).* Aire du cortex cérébral dont la fonction consiste en l'établissement d'une corrélation harmonieuse entre les impressions reçues et les influx moteurs. ◇ **AUDITIVE** *(angl. acoustic —, auditory —).* Région temporale du cortex cérébral où aboutissent les voies cochléaires centrales. Sa destruction bilatérale entraîne une surdité. ◇ **CALCARINIENNE** *(angl. — striata).* Centre visuel ; portion du cortex cérébral du lobe occipital occupant les deux lèvres et le fond du sillon calcarin. SYN. ***AIRE STRIÉE.*** ◇ **CÉNESTHÉSIQUE** *(angl. cenesthetic —).* Région pariétale du cortex cérébral destinée à la perception du sens musculaire et des caractères des objets qui entrent en contact avec le corps. ◇ **COCHLÉAIRE** *(NA. area cochlea). (angl. cochlear —).* Partie du méat acoustique interne. SYN. ***TUBERCULE ACOUSTIQUE.*** ◇ **CRIBLÉE DE LA SCLÈRE** ☞ ***LAME CRIBLÉE DE LA SCLÈRE.*** ◇ **CYTOARCHITECTONIQUE DE BRODMANN** *(angl. Brodmann's —).* Zones du cortex cérébral qui possèdent la même stratification cellulaire, délimitées et numérotées par Brodmann. ◇ **DE PROJECTION** *(angl. projection —).* Terme désignant les aires du cortex cérébral en relation avec les fonctions sensorielles et motrices du cerveau, qui sont unies par des fibres de projection avec les parties sous-jacentes du système nerveux central. ◇ **INTERCONDYLAIRE DU TIBIA** *(NA. area intercondylaris anterior tibiae). (angl. anterior intercondylian —).* Surface entre les deux zones articulaires du tibia. ◇ **MOTRICE** *(angl. motor —).* Toute zone de l'écorce cérébrale située à l'origine des voies motrices pyramidales ou extrapyramidales et dont la stimulation provoque des réponses motrices. ◇ **MOTRICE PYRAMIDALE** *(angl. pyramidal [motor] —).* Zone du cortex cérébral liée à l'intégration et à la transmission efférente de l'expression motrice en réponse au stimulus sensoriel. Cette zone se situe exactement à l'avant du sillon de Rolando. SYN. ***AIRE PYRAMIDALE, AIRE PRÉCENTRALE.*** ◇ **OLFACTIVE** *(angl. olfactory —).* Aire cérébrale, qui comprend le bulbe olfactif, le tractus et le fornix, le gyrus du cingulum et l'uncus. ◇ **PARIÉTALE** ☞ ***LOBE PARIÉTAL.*** ◇ **PARIÉTALE ASCENDANTE** *(angl. ascending parietal gyrus).* Centre récepteur de la sensibilité générale, correspondant à la partie antérieure du gyrus postcentral, en arrière de la scissure de Rolando. ◇ **PLACENTAIRE** Portion de l'ectoderme de l'œuf unie à la paroi de l'utérus. ◇ **PRÉCENTRALE** *(angl. precentral —).* ☞ ***AIRE MOTRICE PYRAMIDALE.*** ◇ **ROLANDIQUE** *(angl. rolandic —).* ☞ ***AIRE MOTRICE PYRAMIDALE.*** ◇ **SEPTALE** *(angl. subcallosa —).* Aire corticale rhinencéphalique située immédiatement en avant et latéralement par rapport à la lame terminale. ◇ **SILENCIEUSE** *(angl. silent —).* Aire du cortex cérébral dont les lésions ne s'accompagnent d'aucun signe moteur ou sensoriel. ◇ **SOMESTHÉSIQUE** *(angl. somatosensory —).* Aire de réception spécifique des sensations tactiles et corporelles du gyrus postcentral. ◇ **VESTIBULAIRE** *(NA. area vestibularis). (angl. vestibular —).* Zone située sur le plancher du quatrième ventricule, sur laquelle passent les stries médullaires du quatrième ventricule. ◇ **VISUELLE** *(angl. visual —).* Gyrus angulaire du lobe occipital ; zone de réception spécifique des messages visuels.

AIT Abréviation d'accident ischémique transitoire. ☞ ***ACCIDENT ISCHÉMIQUE TRANSITOIRE.***

AISSELLE *s. f. (NA. axilla). (angl. armpit).* ☞ ***FOSSE AXILLAIRE.***

AJMALINE *s. f. (angl. ajmaline).* Alcaloïde extrait de *Rauwolfia serpentina* aux propriétés semblables à celles de la quinidine utilisé dans le traitement des arythmies ventriculaires.

AKAMUSHI Nom japonais de la larve de l'acarien *Trombicula akamushi*, similaire au *Trombicula autumnalis* d'Europe (rouget), et dont la piqûre est à l'origine de la fièvre fluviale du Japon ou tsutsugamushi.

AKARYOCYTE *s. m. (angl. akaryocyte).* Cellule dépourvue de noyau, comme l'érythrocyte.

AKATHISIE *s. f. (angl. akathisia).* Difficulté à rester assis et nécessité compulsive de se déplacer. Elle s'observe essentiellement chez les parkinsoniens et dans le syndrome des jambes sans repos. SYN. ***ACATHISIE.***

AKÉRATOSE *s. f. (angl. akeratosis).* Défaut de formation ou insuffisance de tissu corné.

AKERLUND (SIGNE D') *(angl. Akerlund's deformity).* Signe radiologique d'ulcère duodénal : position asymétrique du pylore par rétraction bulbaire.

AKINÉSIE *s. f. (angl. akinesia).* Lenteur et réduction de la motilité automatique et volontaire en l'absence de toute paralysie.

AKINÉTIQUE (CRISE) *(angl. akinetic sizure).* Forme mineure du petit mal avec chute soudaine du tonus de posture.

AKOASMA *s. m. (angl. akoasma).* Ensemble des hallucinations auditives élémentaires (sons indéfinis) et élaborées.

AKUREYRI (MALADIE D') *(angl. Akureyri's disease).* Maladie infectieuse décrite en Islande ressemblant cliniquement à la poliomyélite antérieure aiguë, d'évolution bénigne.

Al *(angl. Al).* Symbole chimique de l'aluminium.

ALACRYMIE *s. f. (angl. alacrymia).* Absence de sécrétion de larmes dont il existe une forme congénitale à transmission autosomique dominante.

ALACTASIE *s. f. (angl. lactase deficiency).* Manque de lactase dans l'intestin ayant pour conséquence une accumulation de lactose, entraînant des fermentations et des troubles dyspeptiques.

ALAGILLE (SYNDROME D') *(angl. Alagille's syndrome).* Syndrome polymalformatif comportant en particulier une atrésie des canalicules biliaires intrahépatiques. Affection à transmission autosomique dominante.

ALAISE *s. f.* ☞ ***ALÈZE.***

ALAJOUANINE (SYNDROME D') *(angl. Alajouanine's syndrome).* Association malformative avec pied bot et paralysie des VIe et VIIe nerfs crâniens.

ALALIE *s. f. (angl. alalia).* Impossibilité de s'exprimer par la parole, en raison d'un trouble organique ou fonctionnel. ☞ ***DYSLALIE, PARALALIE.*** ◇ **CONGÉNITALE** ☞ ***AUDIMUTITÉ.*** ◇ **IDIOPATHIQUE** ☞ ***AUDIMUTITÉ.***

ALAMBIC *s. m. (angl. still).* Appareil servant à la distillation.

ALANINE *s. f. (angl. alanine).* Acide amino-2 propanoïque, acide aminé non essentiel, présent dans de nombreuses protéines. Sa désamination oxydative conduit à l'acide pyruvique, produit intermédiaire du métabolisme glucidique.

ALANTINE *s. f.* ☞ ***INULINE.***

ALARME (RÉACTION D') ☞ ***SELYE (SYNDROME DE).***

ALASTRIM *s. m. (angl. alastrim, mill-pox).* Forme bénigne ou atténuée de variole, qui était observée dans de nombreux pays tropicaux. SYN. ***VARIOLE MINEURE, VARIOLE BLANCHE.***

ALAT Abréviation d'alanine-aminotransférase. ☞ ***TRANSAMINASE.***

ALBAMYCINE *s. f.* ☞ ***NOVOBIOCINE.***

ALBARRAN (GLANDES SOUS-CERVICALES D') *(angl. subcervical glands of Albarran).* Groupe de canalicules glandulaires de taille et de nombre variables, qui existent dans la prostate, en dessous du col vésical, entre la couche musculaire et la muqueuse.

ALBÉDO *s. m. (angl. albedo).* Blancheur.

ALBEE (OPÉRATIONS D') **1.** *(angl. Albee's hip operation).* Arthrodèse de la hanche réalisée en avivant la calotte articulaire de la tête fémorale et la surface concave correspondante de la cavité cotyloïde. **2.** *(angl. Albee's spinal fusion).* Traitement chirurgical du mal de Pott par inclusion d'un greffon osseux, prélevé sur le tibia, et encastré dans plusieurs processus épineux, incisés longitudinalement au préalable.

ALBERS-SCHÖNBERG (MALADIE D') *(angl. Albers-Schönberg disease).* ☞ ***OSTÉOPÉTROSE.***

ALBERT (OPÉRATION D') *(angl. Albert's operation).* Arthrodèse du genou par décortication des deux surfaces articulaires que l'on fixe par un clou transfixiant.

ALBERT (POSITION D') *(angl. Albert's position).* Position semi-couchée, adaptée à la mesure radiographique des diamètres du détroit supérieur du bassin. Position employée en radiographie obstétricale.

ALBESCENT *adj. (angl. albidus).* Qui tend vers le blanc.

ALBINI (NODOSITÉS D') *(angl. Albini's nodules).* Petits nodules observés parfois sur le bord libre des valvules atrioventriculaires, vestiges de tissus fœtaux. SYN. ***NODOSITÉS DE CRUVEILHIER.***

ALBINISME *s. m. (angl. albinism).* Absence congénitale, partielle ou totale, de pigment mélanique dans la peau, le système pileux et les yeux, se transmettant suivant le mode dominant autosomique pour l'albinisme partiel, récessif autosomique pour l'albinisme total ou lié au sexe pour l'albinisme oculaire. Il est dû à une anomalie du métabolisme de la mélanine. SYN. ***ACHROMIE CONGÉNITALE.*** ◇ **ACQUIS** ☞ ***VITILIGO.*** ◇ **PARTIEL** *(angl. partial —).* Absence congénitale de pigmentation dans des zones déterminées.

ALBINUS (MUSCLE D') *(angl. Albinus' muscle).* ☞ ***RISORIUS.***

ALBL (ANNEAU D') *(angl. Albl's ring).* Ombre annulaire sur les radiographies du crâne, produite par l'anévrysme d'une artère cérébrale.

ALBRIGHT (SYNDROME D') *(angl. Albright's syndrome).* Affection héréditaire à transmission autosomique par incapacité tubulaire d'excrétion des ions H^+. SYN. ***ACIDOSE RÉNALE HYPERCHLORÉMIQUE.***

ALBRIGHT-MCCUNE-STERNBERG (SYNDROME D') *(angl. Albright-McCune-Sternberg syndrome).* Syndrome caractérisé essentiellement par l'association d'une dysplasie fibreuse des os et de troubles pigmentaires et endocriniens (puberté précoce).

ALBUGINÉE *s. f. (NA. tunica albuginea). (angl. albuginea).* ☞ ***TUNIQUE ALBUGINÉE.***

ALBUGINÉOTOMIE *s. f. (angl. albugineotomy).* Incision de l'albuginée testiculaire.

ALBUGINEUX *adj. (angl. albugineous).* Blanchâtre.

ALBUGINITE *s. f. (angl. albuginitis).* Inflammation d'une tunique albuginée, en particulier celle du testicule (terme peu usité).

ALBUGO *s. m. (angl. albugo).* **1.** Opacité blanche de la cornée due au dépôt de petites granulations graisseuses. L'albugo est plus opaque que le néphélion et moins opaque que le leucome. **2.** Trouble trophique des ongles caractérisés par la formation de petites tâches blanches transversales.

ALBUMEN *s. m. (angl. albumen).* **1.** Blanc de l'œuf. **2.** Tissu riche en matières nutritives dans les graines végétales. **3.** Nom utilisé autrefois pour désigner l'albumine.

ALBUMINE *s. f. (angl. albumin).* Protéine de poids moléculaire élevé, se trouvant dans de nombreux tissus animaux (sérum sanguin, œuf, lait, muscle), ainsi que dans certains végétaux. Elle est soluble dans l'eau et coagulable par la chaleur.

ALBUMINÉMIE *s. f. (angl. serum albumin level).* Présence d'albumine dans le sang (normalement de 36 à 56 g/L).

ALBUMINEUX *adj. (angl. albuminous).* Qui contient de l'albumine ou qui s'y rapporte.

ALBUMINIMÈTRE (OU ALBUMINOMÈTRE) *s. m. (angl. albuminimeter).* Appareil permettant de mesurer la quantité d'albumine présente dans un liquide, notamment dans l'urine.

ALBUMINIMÉTRIE s. f. *(angl. albuminimetry).* Détermination du taux d'albumine contenu dans un liquide. SYN. ***ALBUMINOMÉTRIE.***

ALBUMINOÏDE *adj. (angl. albuminoid).* Qui présente les caractères des albumines.

ALBUMINOMÉTRIE s. f. ☞ ***ALBUMINIMÉTRIE.***

ALBUMINORACHIE s. f. *(angl. albumin level of cerebrospinal fluid).* Présence d'albumine dans le liquide céphalorachidien ; ce terme n'est pas synonyme de protéinorachie.

ALBUMINORÉACTION s. f. *(angl. albuminoreaction).* Procédé pour déceler la présence d'albumine dans l'expectoration.

ALBUMINURIE s. f. *(angl. albuminuria).* Présence d'albumine dans les urines. (Ce terme doit être remplacé par celui de protéinurie). ◇ **ALIMENTAIRE** *(angl. digestive —).* Albuminurie consécutive à un repas riche en protéines. ◇ **CICATRICIELLE** ☞ ***ALBUMINURIE RÉSIDUELLE.*** ◇ **CLINOSTATIQUE** ☞ ***ALBUMINURIE HYPOSTATIQUE.*** ◇ **CYCLIQUE** *(angl. cyclic —).* Apparition, à certains moments de la journée, d'une petite quantité d'albumine dans les urines ; ce type d'albuminurie est observé principalement chez les sujets jeunes. ◇ **DE L'ADOLESCENCE** ☞ ***ALBUMINURIE CYCLIQUE.*** ◇ **DE POSTURE** ☞ ***ALBUMINURIE ORTHOSTATIQUE.*** ◇ **ESSENTIELLE** *(angl. essential —).* Albuminurie fonctionnelle indépendante de toute néphropathie ; elle comprend les formes cycliques et posturales. ◇ **FONCTIONNELLE** *(angl. functional —).* Toute albuminurie passagère qui n'est pas vraiment pathologique, telle que celle de la grossesse ou de l'adolescence. ◇ **GRAVIDIQUE** *(angl. gravid —).* Albuminurie bénigne observée parfois lors d'une grossesse normale, principalement au cours du troisième trimestre. ◇ **HYPOSTATIQUE** *(angl. postural —).* Forme d'albuminurie posturale qui apparaît lorsque le sujet reste couché sur le dos. ◇ **INTERMITTENTE** ☞ ***ALBUMINURIE CYCLIQUE.*** ◇ **LORDOTIQUE** *(angl. lordotic —).* Albuminurie orthostatique, observée dans des états d'hyperlordose vertébrale. ◇ **ORTHOSTATIQUE** *(angl. orthostatic —).* Variété d'albuminurie bénigne qui apparaît lorsque le sujet est debout, mais qui disparaît lorsqu'il se couche. ◇ **PHYSIOLOGIQUE** *(angl. physiologic —).* Albuminurie transitoire observée après un effort, pendant la grossesse, etc. ◇ **POST-RÉNALE** *(angl. postrenal —).* Albuminurie dont l'origine se trouve en un point de l'appareil urinaire autre que les tubes rénaux. ◇ **RÉSIDUELLE** *(angl. residual —).* Albuminurie qui persiste après une néphrite aiguë.

ALBUMOSE s. f. *(angl. albumose).* Polypeptide produit par la digestion pepsique des protéines, non coagulable par la chaleur. Les albumoses se transforment, par digestion plus avancée, en peptones.

ALBUMOSÉMIE s. f. *(angl. albumosemia).* Présence d'albumose dans le sang.

ALBUMOSURIE s. f. *(angl. albumosuria).* Présence d'albumose dans les urines ; elle est observée dans le myélome multiple (maladie de Kahler) : protéine de Bence Jones.

ALCALESCENCE s. f. *(angl. alcalescence).* Légère alcalinité ou alcalinité naissante.

ALCALI s. m. *(angl. alkali).* Composé basique (hydroxyde) provenant de l'un des six métaux dits alcalins : lithium, sodium, potassium, rubidium, césium, francium. ◇ **MINÉRAL** SYN. ***CARBONATE ORDINAIRE DE SODIUM.*** ◇ **VOLATIL** SYN. ***AMMONIAC.***

ALCALIFIANT *adj. (angl. alkaligenous).* Qui a la propriété de rendre alcalin.

ALCALIGENES Cocco-bacilles Gram négatifs, aérobies stricts, alcalinisant les milieux de culture, de la famille des Achromobacteriacées. Ils peuvent être responsables d'infections opportunistes.

ALCALIMÈTRE s. m. *(angl. alkalimeter).* Appareil servant à mesurer la proportion d'alcali contenue dans un liquide organique.

ALCALIMÉTRIE s. f. *(angl. alkalimetry).* Procédé de dosage volumétrique des bases solubles dans un milieu organique.

ALCALIN *adj. (angl. alkaline).* Qui a les propriétés d'un alcali, notamment un pH supérieur à 7 ; qui contient un alcali.

ALCALINOTHÉRAPIE s. f. *(angl. alkalitherapy).* Emploi thérapeutique des substances alcalines, par exemple dans les cas d'hyperchlorhydrie ou d'ulcère gastrique.

ALCALOÏDE s. m. *(angl. alkaloid).* Nom générique donné à des substances organiques azotées de caractère basique, d'origine végétale et de structure chimique variée et complexe, qui possèdent à faibles doses des effets physiologiques marqués chez l'homme et l'animal (les principaux sont la morphine, la caféine, la strychnine, l'atropine, la colchicine...).

ALCALOÏDIQUE *adj. (angl. alkaloid).* Qui se rapporte aux alcaloïdes.

ALCALOÏMÉTRIE s. f. *(angl. alkalometry).* Méthode de dosage des alcaloïdes.

ALCALOSE s. f. *(angl. alkalosis).* Alcalinité excessive des liquides de l'organisme, due à un apport exagéré de bases ou à leur excrétion insuffisante, ou à une perte exagérée d'acides avec pH du sang artériel supérieur à 7,40. ◇ **COMPENSÉE** *(angl. compensated —).* État dans lequel les taux d'acide carbonique et de bicarbonates varient dans le même sens. ◇ **DÉCOMPENSÉE** *(angl. uncompensated —).* État dans lequel le pH sanguin artériel s'élève. ◇ **MÉTABOLIQUE** *(angl. metabolic —).* Alcalose par excès de bases ou perte excessive d'acides. ◇ **RESPIRATOIRE OU GAZEUSE** *(angl. gaseous —).* Alcalose due à une perte non compensée d'anhydride carbonique par hyperventilation.

ALCANE *s. m. (angl. alkane).* Hydrocarbure aliphatique saturé, de formule générale C_nH_{2n+2}. SYN. (désuet) ***PARAFFINE.***

ALCANNA *s. f. (angl. alkanet).* Poudre rouge sombre, extraite de *Alcanna tinctoria*, et qui est utilisée pour préparer le papier réactif indicateur de pH. SYN. ***ORCANETTE, ANCHUSINE.***

ALCAPTONE *s. f. (angl. alcaptone).* Produit de dégradation incomplète d'acides aminés aromatiques. SYN. ***ACIDE HOMOGENTISIQUE.***

ALCAPTONURIE *s. f. (angl. alcaptonuria).* Présence d'alcaptone dans l'urine, mise en évidence par l'apparition d'une coloration rouge sombre de l'urine exposée à l'air. Résultat d'une dégradation incomplète de deux acides aminés, la phénylalanine et la tyrosine, l'alcaptonurie peut ne s'accompagner d'aucun signe clinique. Il s'agit d'une anomalie enzymatique héréditaire à transmission récessive (absence d'oxydase homogentisique).

ALCOCK (CANAL D') *(angl. Alcock's canal).* ☞ ***CANAL PUDENDAL.***

ALCOOL *s. m. (angl. alcohol).* **1.** Nom d'ensemble des composés organiques qui résultent de la substitution d'un ou plusieurs atomes d'hydrogène des hydrocarbures aliphatiques, ou des chaînes latérales des hydrocarbures cycliques, par un ou plusieurs groupements hydroxyles (OH). On les divise en mono–, di–, tri–, tétra–, penta–, hexavalents, selon qu'un, deux, trois, quatre, cinq ou six atomes d'hydrogène ont été remplacés par l'hydroxyle dans l'hydrocarbure. **2.** Nom courant de l'alcool éthylique. ◇ **ABSOLU** *(angl. pure —).* Alcool éthylique qui ne contient pas plus de 1 % de son poids d'eau. ◇ **AMYLIQUE** *(angl. amyl —).* $C_5H_{12}O$. Il a été utilisé comme hypnotique. ◇ **BENZYLIQUE** *(angl. benzyl —).* Composé de formule C_7H_8O, tiré du benzaldéhyde. Il est utilisé comme anesthésique local. ◇ **BUTYLIQUE** *(angl. butyl —).* $C_4H_{10}O$. Liquide incolore, tiré du sucre de betterave. Il existe sous trois formes isomériques. Il est utilisé en histologie et en microscopie. ◇ **CAMPHOLIQUE** ☞ ***BORNÉOL.*** ◇ **CAMPHRÉ** *(angl. camphorated —).* Solution alcoolique de camphre dans la proportion de 10 parties de camphre pour 70 d'alcool et 20 d'eau. Il est stimulant et rubéfiant. ◇ **ÉTHYLIQUE** *(angl. ethanol).* Composé de formule C_2H_5OH. C'est un liquide incolore, volatil, d'odeur agréable, obtenu par la fermentation alcoolique des sucres. Il est employé comme antiseptique et entre dans la composition de diverses préparations pharmaceutiques. À fortes doses, l'alcool est un poison narcotique, qui provoque une intoxication avec troubles de la coordination musculaire, délire et coma. SYN. ***ÉTHANOL.*** ◇ **ISOAMYLIQUE** *(angl. isoamyl —).* Méthyl-4 butanol, alcool amylique de fermentation. Il est toxique. ◇ **MÉTHYLIQUE** *(angl. methanol).* Alcool de formule CH_3-OH, préparé par distillation du bois et obtenu également par synthèse. Il est très toxique. SYN. ***MÉTHANOL.*** ◇ **PRIMAIRE, SECONDAIRE, TERTIAIRE** *(angl. primary, secondary, tertiary —).* Alcools qui, de par la place occupée par le groupement hydroxyle dans la molécule, possèdent respectivement les fonctions $-CH_2OH$, -CHOH- et =COH-. ◇ **PROPYLIQUE** *(angl. n-propyl —).* Liquide incolore, à odeur de fruits. C'est un dissolvant.

ALCOOLAT *s. m. (angl. alcoholate).* Préparation obtenue par distillation de l'alcool en présence d'une ou de plusieurs substances aromatiques ou médicamenteuses.

ALCOOLATURE *s. f. (angl. alcoholature).* Préparation médicamenteuse obtenue par macération à parties égales de plantes fraîches dans l'alcool.

ALCOOLÉ *s. m. (angl. alcoholic tincture).* Préparation médicamenteuse obtenue par dissolution ou macération à parties égales de plantes médicinales dans l'alcool. On l'appelle aussi teinture alcoolique.

ALCOOLÉMIE *s. f. (angl. alcoholemia).* Présence d'alcool dans le sang.

ALCOOLISATION *s. f. (angl. alcoholization).* Traitement par injection d'alcool, en particulier dans les névralgies.

ALCOOLISME *s. m. (angl. alcoholism).* Intoxication par l'alcool. ◇ **AIGU** *(angl. acute —).* Ébriété, trouble momentané causé par l'abus de boissons alcoolisées. ◇ **CHRONIQUE** *(angl. chronic —).* Ensemble des troubles liés à l'ingestion répétée et prolongée de doses excessives d'alcool.

ALCOOLOGIE *s. f. (angl. alcohology).* Étude des effets cliniques de l'éthylisme.

ALCOOLOMANIE *s. f. (angl. alcoholomania).* Appétence morbide pour les boissons alcoolisées.

ALCOOLOMÈTRE *s. m. (angl. alcoholometer).* Instrument servant à mesurer la quantité d'alcool contenue dans un liquide.

ALCOOLURIE *s. f. (angl. alcoholuria).* Présence d'alcool dans l'urine.

ALCOYLANT *s. m.* ☞ ***ALKYLANT.***

ALCOYLATION *s. f. (angl. alkylation).* ☞ ***ALKYLATION.***

ALDÉHYDE *s. m. (angl. aldehyde).* Composé organique obtenu à partir d'un alcool primaire par oxydation (ou déshydrogénation). Les aldéhydes contiennent le groupement -CHO. ◇ **ACÉTIQUE** ☞ ***ACÉTALDÉHYDE.*** ◇ **ÉTHYLIQUE** ☞ ***ACÉTALDÉHYDE.*** ◇ **FORMIQUE** ☞ ***FORMALDÉHYDE.***

ALDER (ANOMALIE D') *(angl. Alder's anomaly).* Maladie héréditaire à transmission autosomique dominante, caractérisée par la présence de granulations azurophiles dans les neutrophiles et les éosinophiles.

ALDOHEXOSE *s. m. (angl. aldohexose).* Hexose contenant six atomes de carbone et un groupement aldéhyde. Il existe huit aldohexoses différents : allose, altrose, galactose, glucose, gulose, idose, mannose et talose.

ALDOLASE *s. f. (angl. aldolase).* Complexe enzymatique qui catalyse la scission du fructose 1,6-diphosphate en phosphate de dihydroxyacétone et glycéraldéhyde-3-phosphate. Présente chez le fœtus, elle réapparaît chez l'adulte dans l'hépatite aiguë, le cancer du foie et à la phase de début de l'infarctus du myocarde.

ALDOLASÉMIE *s. f. (angl. aldolasemia).* Taux d'aldolase dans le sérum sanguin.

ALDOPENTOSE *s. m. (angl. aldopentose).* Sucre contenant cinq atomes de carbone et un aldéhyde, comme l'arabinose.

ALDOSE *s. m. (angl. aldose).* Ose contenant un groupe aldéhyde.

ALDOSTÉRONE *s. f. (angl. aldosterone).* Hormone minéralocorticoïde sécrétée par la zone glomérulée de la corticosurrénale et qui se distingue par la présence d'un groupement aldéhyde en C_{18}. L'aldostérone joue un rôle fondamental dans la régulation du bilan sodium/potassium. L'excès d'aldostérone entraîne une hypokaliémie par hyperkaliurie et une alcalose métabolique. La sécrétion normale d'aldostérone est inversement corrélée à la natrémie et à la volémie.

ALDOSTÉRONISME *s. m. (angl. aldosteronism).* Production excessive d'aldostérone.

ALDOSTÉRONURIE *s. f. (angl. aldosteronuria).* Présence et taux d'aldostérone dans les urines.

ALDRICH (SYNDROME D') ☞ ***WISKOTT-ALDRICH (SYNDROME DE).***

ALÉCITHE *adj. (angl. alecithal).* Se dit d'un œuf dont les réserves nutritives sont inexistantes ou réduites, comme celui des mammifères.

ALEMTUZUMAB *s. m. (angl. alemtuzumab).* Anticorps monoclonal obtenu par génie génétique. Il est indiqué dans le traitement de la leucémie lymphoïde chronique.

ALENDRONATE *s. m. (angl. alendronate).* Médicament utilisé pour une action anti-ostéoclastique dans certaines ostéolyses et dans la maladie de Paget. ☞ ***BIPHOSPHONATE.***

ALEP (BOUTON D') *(angl. Oriental sore).* ☞ ***LEISHMANIOSE CUTANÉE.***

ALEUCÉMIE *s. f. (angl. aleukemia).* Affection apparentée à la leucémie, mais sans la leucocytose caractéristique de cette dernière.

ALEUCIE *s. f. (angl. aleukia).* Agranulocytose, leucopénie. **~ HÉMORRAGIQUE** *(angl. panmyelophtisis).* Anémie aplasique grave, avec leucopénie, thrombopénie et diathèse hémorragique. SYN. ***PANMYÉLOPHTISIE.***

ALEURONE *s. f. (angl. aleurone).* Substance protéique que l'on trouve dans les organes de réserve des végétaux, et en particulier dans les graines. Elle sert à la confection de pain pour les diabétiques.

ALEXANDER ~ (INCISION D') *(angl. Alexander's incision).* Incision de la fosse iliaque parallèle à l'arcade crurale. **~ (MALADIE D')** *(angl. Alexander's disease).* Maladie semblable aux leucodystrophies, qui commence au cours de l'enfance, avec un retard du développement psychomoteur, des convulsions, une macrocéphalie progressive et une destruction marquée de la substance blanche.

ALEXANDER-ADAMS (OPÉRATION D') *(angl. Alexander-Adams uterine suspension).* Raccourcissement extrapéritonéal des ligaments ronds de l'utérus par section et suture, afin de traiter et prévenir les déplacements (prolapsus et rétroversion) de cet organe. Dans certains pays, appelée opération d'Alquier-Adams.

ALEXANDRISME *s. m. (angl. alexandrism).* Folie de la conquête. Tendance pathologique à se considérer comme un grand conquérant.

ALEXIE *s. f. (angl. alexia, word-blindness).* Trouble acquis de la compréhension du langage écrit. SYN. ***CÉCITÉ VERBALE.***

ALEXITHYMIE *s. f. (angl. alexithymia).* Trouble mental comportant un ensemble de symptômes : difficulté à verbaliser ses sentiments, diminution de la vie imaginative, recours à l'action face aux conflits et grand luxe dans le détail des troubles physiques ressentis. L'alexithymie s'observe surtout chez les malades atteints d'affections chroniques non invalidantes.

ALÈZE *s. f. (angl. draw sheet).* Pièce de toile imperméabilisée utilisée pour protéger des souillures le lit du malade ou la table d'opération. (On écrit aussi alèse ou alaise).

ALEZZANDRINI (SYNDROME D') *(angl. Alezzandrini's syndrome).* Syndrome rare caractérisé par une rétinite dégénérative unilatérale suivie en quelques mois de l'apparition d'un vitiligo de la face, homolatéral à l'atteinte oculaire. On peut observer également une surdité associée.

ALGÉDONIQUE *adj. (angl. algedonic).* Qui se rapporte à la fois au plaisir et à la douleur.

ALGÉSIMÈTRE *s. m. (angl. algesimeter).* Instrument servant à mesurer le degré de sensibilité à la douleur. SYN. ***ALGOMÈTRE.***

ALGÉSIOGÈNE *adj. (angl. algesiogenic).* Qui provoque la douleur. SYN. ***ALGOGÈNE.***

ALGESTHÉSIE *s. f. (angl. algesthesia).* Sensibilité douloureuse.

ALGICIDE *adj. (angl. algicide).* Qui détruit les algues.

ALGIDE *adj. (angl. algid).* Qui est caractérisé ou accompagné par une sensation de froid intense. EX. *collapsus algide, fièvre algide.*

ALGIDITÉ *s. f. (angl. algidity).* État caractérisé par le refroidissement des extrémités, une sensation de froid intense et une tendance au collapsus, sans qu'il y ait nécessairement abaissement de la température centrale.

-ALGIE *(angl. alg-).* Suffixe indiquant l'existence d'une douleur dans la partie du corps ou l'organe désigné par le préfixe : gastralgie, cardialgie, etc.

ALGIE *s. f. (angl. pain).* Douleur, généralement en l'absence d'une lésion visible. ⇔ **SYMPATHIQUE** ☞ ***SYMPATHALGIE.*** ⇔ **VASCULAIRE DE LA FACE** ☞ ***NÉVRALGIE FACIALE.***

ALGIES PSYCHOGÈNES *(angl. psychalgia).* Douleurs permanentes, s'accompagnant de manifestations névrotiques anxiodépressives.

ALGINE *s. f. (angl. algin).* Polysaccharide dérivé d'algues marines du type *Fucus.* SYN. ***ACIDE ALGINIQUE.***

ALGO- *(angl. algo-).* Préfixe d'origine grecque signifiant douleur.

ALGODYSTROPHIE SYMPATHIQUE *s. f. (angl. sympathetic algodystrophy).* Syndrome caractérisé par des douleurs, des troubles vasomoteurs, un enraidissement articulaire, des troubles trophiques, une ostéoporose et lié à une perturbation de l'innervation sympathique.

ALGOGÈNE *adj. (angl. painful).* ☞ ***ALGÉSIOGÈNE.***

ALGOGENÈSE *s. f. (angl. algogenesia).* Production d'une douleur.

ALGOLAGNIE *s. f. (angl. algolagnia).* Perversion sexuelle dans laquelle la satisfaction sexuelle ne peut être obtenue qu'en provoquant ou en subissant une douleur. ☞ ***MASOCHISME, SADISME.***

ALGOLOGIE *s. f. (angl. algology).* Science qui étudie les algues. SYN. ***PHYCOLOGIE.***

ALGOMÉNORRHÉE *s. f. (angl. algomenorrhea).* Menstruation douloureuse.

ALGOMÈTRE *s. m.* ☞ ***ALGÉSIMÈTRE.***

ALGOPARESTHÉSIES *s. f. pl. (angl. painful paraesthesia).* Paresthésies douloureuses souvent à prédominance distale, survenant au cours des atteintes des racines sensitives de la moelle ou des fibres sensitives des troncs nerveux périphériques.

ALGOPAREUNIE *s. f. (angl. painful coitus).* Coït douloureux.

ALGOPHILIE *s. f. (angl. algophila).* Appétence pour la douleur physique.

ALGOPHOBIE *s. f. (angl. algophobia).* Crainte morbide de la douleur.

ALGOR *s. m. (angl. algor).* Sensation de froid (terme peu usité).

ALIBOUR (EAU D') Solution composée de sulfate de zinc (70 g), de sulfate de cuivre (20 g), de camphre (10 g), de safran (4 g) et d'eau (1000 g), utilisée comme antiseptique dans certaines dermatoses, notamment l'impétigo.

ALICAMENT *s. m. (angl. functional food).* Néologisme créé par contraction d'aliment et de médicament. Substance nutritive présentant également un intérêt thérapeutique essentiellement de prévention (ex. phytostérol du soja) ou aliment artificiellement enrichi en substances (vitamines, oligoéléments).

« ALICE AU PAYS DES MERVEILLES » (SYNDROME D') *(angl. « Alice in wonderland » syndrome).* Sentiment d'étrangeté avec impression de petitesse ou de gigantisme, observée dans certaines psychoses, certaines intoxications et dans une variété rare de migraine ophtalmique dont Lewis Carroll aurait été atteint.

ALIÉNATION MENTALE *(angl. insanity).* **1.** Autrefois, tout état de privation de la raison : folie, idiotie, etc. **2.** Actuellement, terme légal désignant un trouble mental qui rend le sujet gênant ou dangereux pour la société et qui motive son internement dans une institution pour malades mentaux.

ALIÉNÉ *adj. (angl. insane).* Sujet qu'une maladie mentale prive de l'usage normal de son intelligence et de sa volonté.

ALIÉNISTE *s. m. (angl. alienist).* Autrefois, médecin spécialisé dans l'étude et le traitement de l'aliénation mentale. Ce terme est remplacé par celui de psychiatre.

ALIFORME *adj. (angl. aliform).* En forme d'aile. ☞ ***PTÉRYGOÏDE.***

ALIMENT *s. m. (angl. food).* Substance dont la consommation sert à la nutrition des tissus ou à la production d'énergie. ⇔ **D'ÉPARGNE** Substance qui, comme le café ou le kola, aurait la propriété de stimuler le fonctionnement de l'organisme sans épuiser ses réserves nutritives. Ces substances, qui diminuent les sensations de fatigue et de faim, ne sont pas des aliments au sens exact du terme.

ALIMENTATION *s. f.* **1.** *(angl. feeding).* Action de nourrir ou de se nourrir. **2.** *s. f. (angl. diet).* Le régime alimentaire. ⇔ **ARTIFICIELLE** *(angl. artificial diet).* Introduction de substances nutritives dans l'organisme de sujets qui ne sont pas en état de s'alimenter par eux-mêmes. ⇔ **FORCÉE** *(angl. forced alimentation).* **1.** Alimentation d'un sujet pratiquée contre sa volonté. **2.** Administration d'aliments en quantité excédant l'appétit du sujet. ⇔ **RECTALE** *(angl. rectal alimentation).* Administration de substances nutritives par voie rectale.

ALIPHATIQUE *adj. (angl. aliphatic).* Se dit des composés organiques à chaîne carbonée linéaire ou ramifiée ouverte. SYN. ***ACYCLIQUE.***

ALISPHÉNOÏDE *s. m. (angl. alisphenoid).* Cartilage du fœtus situé de chaque côté du sphénoïde embryonnaire, et qui se développe par la suite pour former la majeure partie de la grande aile du sphénoïde.

ALITEMENT *s. m. (angl. confinement).* Séjour forcé d'un malade au lit.

ALKYLANT *s. m. (angl. alkylating agent).* Substance chimique qui produit une alcoylation. Beaucoup de ces substances sont utilisées en chimiothérapie antitumorale, en particulier les moutardes à l'azote. SYN. ***ALKOYLANT.***

ALKYLATION *s. f.* Réaction chimique consistant à substituer un radical alcoyle à un atome d'hydrogène d'une fonction acide, amine, alcool, etc.

ALKYLE *s. m. (angl. alkyl).* Radical univalent obtenu par l'enlèvement d'un atome d'hydrogène à un hydrocarbure aliphatique. Son nom est formé avec le nom de l'hydrocarbure et le suffixe -yle (méthyle, éthyle, etc.). SYN. *ALCOYLE.*

ALLACHESTHÉSIE *s. f. (angl. allachaesthesia).* Perception en un point éloigné de la région stimulée. On la rencontre dans les atteintes spinothalamiques.

ALLAITEMENT *s. m. (angl. lactation).* Alimentation du nourrisson avec du lait. ◇ **ARTIFICIEL** *(angl. bottle feeding).* Allaitement au biberon. ◇ **MATERNEL** *(angl. breast feeding).* Allaitement au sein par la mère. ◇ **MIXTE** *(angl. combined feeding).* Allaitement au sein et au biberon.

ALLANTO-CHORION *s. m. (angl. allantochorion).* Véritable chorion, différent du chorion primaire. Il est formé par la fusion de la paroi antérieure de l'allantoïde avec le chorion primaire.

ALLANTOGENÈSE *s. f. (angl. allantogenesis).* Formation et développement de l'allantoïde.

ALLANTOÏDE *s. f. (angl. allantois).* Membrane embryonnaire qui naît à l'extrémité postérieure de l'intestin de l'embryon. Elle forme le cordon ombilical et le placenta.

ALLANTOÏDIEN *adj. (angl. allantoic).* **1.** Qui se rapporte à l'allantoïde. **2.** Se dit d'un animal (mammifère, oiseau, reptile) dont l'embryon est pourvu d'une allantoïde.

ALLANTOÏNE *s. f. (angl. allantoin).* Substance cristallisable, diuréide de l'acide glyoxylique, présente dans le liquide allantoïdien, l'urine des nouveau-nés et les sécrétions de certaines larves de mouches, *Lucilia sericata, Phormia regina,* etc. Elle a été utilisée pour stimuler la formation épithéliale dans les plaies et les ulcères.

ALLARTON (OPÉRATION D') *(angl. Allarton's operation).* Technique de lithotomie médiane du périnée.

ALLÈLE *s. m. (angl. allele).* Chacun des deux gènes occupant un même locus sur les chromosomes homologues, de même fonction, mais exercée de façon différente. Il s'agit d'une des versions d'un même gène par ses séquences nucléotidiques. SYN. *GÈNE ALLÉLOMORPHE.* ◇ **DOMINANT** *(angl. dominant —).* Allèle qui nécessite un seul locus pour s'exprimer. ◇ **RÉCESSIF** *(angl. recessive —).* Allèle qui nécessite deux loci pour s'exprimer.

ALLÉLISME *s. m. (angl. allelism).* ☞ *ALLÉLOMORPHISME.*

ALLÉLOMORPHE (GÈNE) *(angl. allele).* ☞ *ALLÈLE.*

ALLÉLOMORPHISME *s. m. (angl. allelomorphism).* Ensemble des phénomènes relatifs aux gènes allélomorphes. SYN. *ALLÉLISME.*

ALLEMANN (SYNDROME D') *(angl. Allemann's syndrome).* Syndrome malformatif associant rein double bilatéral et hippocratisme digital.

ALLEN ET MASTERS (SYNDROME DE) ☞ *MASTERS ET ALLEN (SYNDROME DE).*

ALLERGÈNE *s. m. (angl. allergen).* Antigène d'origine animale ou végétale capable de provoquer une réaction allergique.

ALLERGIDE *s. f. (angl. allergid).* Nom donné aux manifestations cutanées de l'allergie.

ALLERGIE *s. f. (angl. allergy).* État de sensibilité spécifique, pathologiquement exagérée, à une substance antigénique, se manifestant après au moins deux contacts avec ledit antigène. SYN. *HYPERSENSIBILITÉ DE TYPE 1.* ☞ *ANAPHYLAXIE, ATOPIE.* ◇ **LATENTE** *(angl. latent —).* Allergie ne se manifestant que lors de tests, sans manifestation clinique.

ALLERGIQUE *adj. (angl. allergic).* Qui est provoquée par une sensibilisation à un allergène. EX. *rhinite allergique.* Qui se rapporte à l'allergie.

ALLERGISATION *s. f. (angl. allergization).* Introduction dans l'organisme de substances allergènes.

ALLERGOLOGIE *s. f. (angl. allergology).* Étude de l'allergie et de ses manifestations morbides.

ALLERGOLOGUE *s. m. (angl. allergologist).* Médecin spécialiste en allergologie.

ALLERGOMÉTRIE *s. f. (angl. allergometry).* Mesure de l'intensité des réactions allergiques cutanées provoquées par divers allergènes.

ALLESTHÉSIE *s. f.* ☞ *ALLOESTHÉSIE.*

ALLIACÉ *adj. (angl. alliaceous).* Qui est caractéristique de l'ail. EX. *odeur alliacée.*

ALLIAGE *s. m. (angl. alloy).* Mélange de deux ou plusieurs métaux par fusion.

ALLINGHAM (OPÉRATION D') *(angl. Allingham's rectal excision).* Résection du rectum après incision de la fosse ischio-rectale s'étendant en arrière jusqu'au coccyx.

ALLO- *(angl. allo-).* Préfixe d'origine grecque signifiant autre, et exprimant l'idée d'un état différent, inhabituel ou anormal.

ALLOANTICORPS *s. m.* ☞ *ISOANTICORPS.*

ALLO-ANTIGÈNE *s. m. (angl. alloantigen).* ☞ *ISOANTIGÈNE.*

ALLOBIOSE *s. f. (angl. allobiosis).* Modification du comportement d'un organisme à la suite d'un changement des conditions biologiques ou physiologiques.

ALLOCENTRIQUE *adj. (angl. allocentric).* Qui porte son attention davantage sur les autres que sur soi-même ; s'oppose à égocentrique.

ALLOCHIRIE *s. f.* ☞ *ALLOESTHÉSIE.*

ALLOCHROÏQUE *adj. (angl. allochroic).* Qui change de couleur.

ALLOCHROMASIE *s. f. (angl. allochromasia).* Modification de la couleur des cheveux ou de la peau.

ALLOCINÉSIE *s. f. (angl. allokinesia).* Trouble de la motilité dans lequel un mouvement demandé à un membre est effectué par le membre opposé.

ALLOCORTEX *s. m. (angl. allocortex).* Partie du cortex cérébral non disposée en couches et correspondant aux régions les plus primitives.

ALLODIPLOÏDE *adj. (angl. allodiploid).* Se dit de la cellule hybride résultant du croisement de deux espèces, et qui possède par conséquent deux formations haploïdes de chromosomes différents.

ALLODYNIE *s. f. (angl. allodynia).* Sensation douloureuse causée par une stimulation non nociceptive.

ALLOÉROTISME *s. m. (angl. alloerotism).* Sexualité normale ; s'oppose à l'auto-érotisme.

ALLOESTHÉSIE *s. f. (angl. allochiria, alloesthesia).* Troubles de la localisation des sensations tactiles. Le sujet ressent la sensation en un point plus ou moins symétrique, du côté opposé à celui de la stimulation. SYN. ***ALLOCHIRIE.***

ALLOGAMIE *s. f. (angl. allogamy).* Fécondation croisée.

ALLOGÉNIQUE *adj. (angl. allogenic).* Qualifie les variations génétiques entre individus d'une même espèce mais de lignée différente. SYN. ***HOMOLOGUE.***

ALLOGREFFE *s. f. (angl. allograft).* Greffe où donneur et receveur appartiennent à la même espèce et diffèrent par un ou plusieurs antigènes d'histocompatibilité. SYN. ***GREFFE HOMOLOGUE.***

ALLO-IMMUNISATION *s. f. (angl. alloimmunization).* Immunisation d'un individu par un antigène provenant d'un autre individu de la même espèce.

ALLONOME *adj. (angl. allonomous).* Qui est régi par des stimuli provenant de l'extérieur.

ALLOPATHE *s. m. (angl. allopath).* Médecin qui pratique la médecine allopathique.

ALLOPATHIE *s. f. (angl. allopathy).* Méthode thérapeutique fondée sur le principe hippocratique *contraria contrariis curantur,* et qui vise à provoquer dans l'organisme des effets contraires à ceux que produit la maladie ; il s'agit du traitement médical classique, opposé à l'homéopathie. ☞ ***HOMÉOPATHIE.***

ALLOPOLYPLOÏDE *adj. (angl. allopolyploid).* **1.** Se dit de la cellule dont le nombre de chromosomes est un multiple de celui de l'allodiploïde. **2.** Se dit de l'organisme dont les cellules sont allopolyploïdes. (S'utilise aussi comme substantif.)

ALLOPURINOL *s. m. (angl. allopurinol).* Inhibiteur de la xanthine-oxydase, qui empêche ou réduit la formation de l'acide urique. Il est utilisé dans le traitement de la goutte, ainsi que dans le traitement et la prévention de la lithiase rénale uratique.

ALLORYTHMIE *s. f. (angl. allorhythmia).* Trouble du rythme cardiaque se répétant à intervalles réguliers, comme les extrasystoles bigéminées.

ALLOTRANSPLANTATION *s. f. (angl. allotransplantation).* Transplantation de tissu d'un individu à un autre de la même espèce.

ALLOTRIODONTIE *s. f. (angl. allotriodontia).* Implantation anormale des dents.

ALLOTRIOPHAGIE *s. f. (angl. allotriophagy).* Perversion de l'appétit, qui amène à manger des substances non comestibles. ☞ ***PICA.***

ALLOTRIOSMIE *s. f. (angl. allotriosmia).* Perception olfactive anormale, par illusion ou hallucination de l'odorat.

ALLOTROPHIQUE *adj. (angl. allotrophic).* Qui a perdu ses propriétés nutritives.

ALLOTROPIE *s. f. (angl. allotropy).* Propriété de certains corps d'exister sous plusieurs formes distinctes (formes allotropiques) possédant des propriétés physiques différentes. Le carbone, sous ses formes de charbon, graphite et diamant, le soufre et le phosphore en sont des exemples. SYN. ***ALLOTROPISME.***

ALLOTROPIQUE *adj. (angl. allotropic).* Qui se rapporte à l'allotropie.

ALLOTYPE *s. m. (angl. allotype).* Produit protéique (par exemple l'immunoglobuline) d'un allèle dont les caractères antigéniques diffèrent entre les individus d'une même espèce.

ALLOTYPIE *s. f. (angl. allotypy).* Propriété d'origine génétique que possèdent un certain nombre d'antigènes de ne pas avoir exactement la même structure chez tous les individus d'une même espèce.

ALLOXANE *s. m. (angl. alloxan).* Forme oxydée de l'acide urique. Substance diabétogène qui détruit les cellules β du pancréas, en altérant la perméabilité de la membrane cellulaire.

ALLYLE *s. m. (angl. allyl).* Radical monovalent CH_2=CH-CH_2-. ◇ **(ISOTHIOCYANATE D')** *(angl. — isothiocyanate).* CH_2=CH-CH_2-NCS. Principal constituant de l'essence de moutarde. Il est utilisé comme antiseptique et révulsif.

ALMEIDA (MALADIE D') *(angl. Almeida's disease).* Blastomycose sud-américaine.

ALOÈS *s. m. (angl. aloe).* Plante liliacée du genre *Aloe.* Ses feuilles grasses et charnues donnent une résine amère, utilisée en thérapeutique comme purgatif.

ALOPÉCIE *s. f. (angl. alopecia).* Chute partielle ou générale, des poils ou des cheveux. ◇ **CONGÉNITALE** *(angl. congenital —).* Forme rare d'alopécie diffuse ou régionale, souvent familiale. ◇ **EN AIRES** *(angl. — aerata).* SYN. ***PELADE.***

ALPERS (MALADIE D') *(angl. Alpers' disease).* Polydystrophie infantile progressive. Il existe une forme familiale transmise sur le mode autosomique récessif et qui se manifeste par des convulsions, des myoclonies, une ataxie, une spasticité, une cécité, une microcéphalie et parfois une décortication. Elle se caractérise anatomiquement par une atrophie corticale hémisphérique et cérébelleuse avec dégénérescence de la substance grise cérébrale et cérébelleuse.

ALPHA Première lettre de l'alphabet grec. La lettre α est utilisée dans les noms des composés chimiques pour désigner le premier d'une série de corps isomères.

ALPHA (RAYONS) ☞ *RAYONNEMENT ALPHA.*

ALPHA-1-ANTITRYPSINE *s. f. (angl. alpha-1-antitrypsin).* Glycoprotéine produite par l'hépatocyte et présente dans le sérum sanguin. Elle est responsable du pouvoir inhibiteur du sérum à l'égard de nombreuses enzymes et notamment de la trypsine. Son taux sérique est diminué dans certaines affections pulmonaires chroniques et dans certaines affections hépatiques.

ALPHA-ADRÉNERGIQUE *adj. (angl. alpha adrenergic).* ☞ *ALPHA-STIMULANT.*

ALPHA-BLOQUANT 1. *adj. (angl. alpha-blocker).* Qui bloque les récepteurs alpha-adrénergiques. 2. *s. m. (angl. alpha-blocking agent).* Médicament capable de bloquer les récepteurs alpha-adrénergiques.

ALPHACHYMOTRYPSINE *s. f. (angl. alphachymotrypsin).* Enzyme produite dans le duodénum par l'activation du chymotrypsinogène par la trypsine. Son action est semblable à celle de la trypsine.

ALPHA-FŒTOPROTÉINE *s. f. (angl. alpha-fetoprotein).* Glycoprotéine normalement produite par les hépatocytes fœtaux et disparaissant à la naissance. Elle est sécrétée dans un certain nombre d'affections du foie (cancer primitif, hépatites aiguës, cirrhose) et par certaines tumeurs embryonnaires.

ALPHA-GLOBULINES (A GLOBULINES) *s. f. pl. (angl. alphaglobulins).* Ensemble des globulines plasmatiques ayant, en électrophorèse à pH 8,6, la plus grande mobilité. Le taux des alphaglobulines augmente au cours des maladies inflammatoires et néoplasiques.

ALPHAHERPESVIRIDAE *(angl. alphaherpesviridae).* Sous-famille des Herpesviridae comportant les simplexvirus et les varicellovirus.

ALPHA-LIPOPROTÉINES (A-LIPOPROTÉINES) *s. f. (angl. alphalipoproteins).* Lipoprotéines de haute densité comportant une forte proportion d'apoprotéine A et peu de cholestérol. Le HDL (abusivement appelé « bon cholestérol ») a un rôle protecteur contre l'athérome. SYN. *HDL.*

ALPHA-MIMÉTIQUE *adj. (angl. alphamimetic).* Qui imite l'action des récepteurs alpha-adrénergiques.

ALPHA-STIMULANT *adj. ou s. m. (angl. alpha-adrenergic stimulating agent).* 1. Qui stimule les récepteurs alpha-adrénergiques. 2. Médicament capable de stimuler les récepteurs alpha-adrénergiques.

ALPHATHÉRAPIE *s. f. (angl. alpharadiotherapy).* Forme de radiothérapie qui utilise les rayons alpha.

ALPHAVIRUS Genre de virus pathogènes pour les vertébrés, de la famille des *Togaviridae.* Ce sont des virus à ARN monocaténaire, à symétrie icosaédrique et qui possèdent une enveloppe. Ce genre comprend les virus qui étaient autrefois classés dans le groupe A des arbovirus, agents des encéphalites équines.

ALPORT (SYNDROME D') *(angl. Alport's syndrome).* Néphropathie glomérulaire chronique héréditaire hématurique, associée à une surdité de perception et parfois à des anomalies oculaires. Elle est héréditaire à transmission le plus souvent dominante liée à l'X.

ALQUIÉ-ALEXANDER (OPÉRATION D') *(angl. Alexander's operation).* Technique opératoire de ligamentopexie extra-abdominale par voie inguinale des ligaments ronds de l'utérus pour prolapsus génital.

ALSTRÖM (SYNDROME D') *(angl. Alström-Hollgren syndrome).* Variété du syndrome de Laurence-Moon-Biedl. ☞ *LAURENCE-MOON-BARDET-BIEDL (SYNDROME DE).*

ALSTRÖM-OLSEN (MALADIE D') *(angl. Alstrom-Olsen disease).* Rétinopathie héréditaire à transmission autosomique récessive par absence de cônes rétiniens.

ALTÉRITÉ *s. f. (angl. otherness).* 1. Reconnaissance de l'existence propre d'autrui. 2. Relations avec autrui.

ALTERNANCE *s. f. (angl. alternation).* 1. Succession répetée, plus ou moins régulière, de phénomènes différents ou contraires. 2. Demi-période d'un phénoméne alternatif. ⇔ **DES GÉNÉRATIONS** *(angl. metagenesis).* Mode de reproduction dans lequel se succèdent des générations dont la reproduction est alternativement sexuée et asexuée. ⇔ **ÉLECTRIQUE DU CŒUR** *(angl. electrical alternance).* À l'électrocardiogramme, succession de complexes ventriculaires, d'amplitudes différentes.

ALTERNARIOSE *s. f.* Mycose due à un champignon du genre *Alternaria* affectant les végétaux et isolée dans des infections pulmonaires et cutanées chez l'homme en cas d'immunodépression.

ALTHAEA Plante de la famille des Malvacées. La racine de *Althaea officinalis* est utilisée comme émollient. Nom vernaculaire : guimauve.

ALTHÉINE *s. f.* Principe actif de la guimauve (*Althaea officinalis*), qui a été identifié à l'asparagine.

ALTITUDE (MAL D') ☞ *MAL DES MONTAGNES.*

ALTMANN (LIQUIDE D') *(angl. Altmann's fluid).* Liquide fixateur, composé à parts égales d'une solution à 2 % d'acide osmique et d'une solution à 5 % de bichromate de potassium.

ALTRUISME *s. m. (angl. altruism).* Ensemble d'inclinaisons ou de sentiments qui sont à l'origine de l'être social, moral, éthique. Dans un sens pathologique, intérêt ou générosité exagérée envers les autres.

ALUMINE *s. f.* *(angl. alumina).* Oxyde d'aluminium, de formule Al_2O_3, présent dans l'argile et dans de nombreux autres minéraux.

ALUMINIUM *s. m.* *(angl. aluminium).* Corps simple métallique, blanc, brillant, léger, ductile et malléable, de numéro atomique 13, de masse atomique 26,98 et de poids spécifique 2,7. Certains de ses sels sont employés comme astringents, désinfectants et protecteurs de la muqueuse digestive en particulier l'hydroxyde, le phosphate et le silicate. Symbole : Al.

ALUMINOSE PULMONAIRE *(angl. aluminosis).* Variété de pneumoconiose due à l'inhalation de poussières de sels d'aluminium.

ALUN *s. m.* *(angl. alum).* **1.** Nom générique des sulfates doubles d'un métal trivalent et d'un métal monovalent, cristallisés avec 12 molécules d'eau. **2.** Sulfate double d'aluminium et de potassium, $AlK\ (SO_4)_2 + 12\ H_2O$, substance incolore cristalline aux propriétés astringentes.

ALVÉOLAIRE *adj.* *(angl. alveolar).* Qui se rapporte aux alvéoles, en particulier dentaires ou pulmonaires ; qui est formé d'alvéoles.

ALVÉOLE *s. m.* *(angl. alveolus).* En anatomie, petite cavité. ◇ **DENTAIRE** *(angl. dental —).* Cavité creusée dans le maxillaire et la mandibule, dans laquelle s'implante la racine de la dent. ◇ **PULMONAIRE** *(angl. pulmonary —).* Cul-de-sac terminal des bronchioles pulmonaires.

ALVÉOLECTOMIE *s. f.* *(angl. alveolectomy).* Résection totale de la paroi alvéolaire d'une dent.

ALVÉOLITE *s. f.* *(angl. alveolitis).* **1.** Inflammation d'un alvéole dentaire. **2.** Inflammation des alvéoles pulmonaires.

ALVÉOLO-BRONCHIOLITE *s. f.* *(angl. alveolobronchiolitis).* **1.** Inflammation des alvéoles pulmonaires et des bronchioles. **2.** SYN. (peu usité de) ***BRONCHOPNEUMONIE.***

ALVÉOLOCLASIE *s. f.* *(angl. alveoloclasia).* SYN. ***ALVÉOLYSE.***

ALVÉOLO-LABIAL *adj.* *(angl. alveololabial).* Qui se rapporte au bord alvéolaire du maxillaire et à la lèvre.

ALVÉOLO-NASAL *adj.* *(angl. alveolonasal).* En craniométrie, qui se rapporte au point alvéolaire et au nasion.

ALVÉOLOTOMIE *s. f.* *(angl. alveolotomy).* Incision d'un alvéole dentaire.

ALVÉOLYSE *s. f.* *(angl. alveolysis).* Destruction ou disparition de la paroi de l'alvéole dentaire, qui entraîne la désimplantation de la dent.

ALVIN *adj.* *(angl. alvine).* Qui se rapporte au bas-ventre ou qui provient de la partie terminale du tube digestif.

ALVINOLITHE *s. m.* *(angl. alvinolith).* Concrétion intestinale.

ALYMPHOCYTOSE CONGÉNITALE *(angl. congenital alymphocytosis).* ☞ ***AGAMMAGLOBULINÉMIE DE TYPE SUISSE.***

ALZHEIMER (LÉSION INTRACELLULAIRE D') *(angl. Alzheimer's neurofibrillary change).* Lésion histologique observée dans certaines formes de démences, notamment dans la maladie d'Alzheimer. Elle est caractérisée par une hypertrophie du réseau neurofibrillaire des neurones dans le cerveau.

ALZHEIMER (MALADIE D') *(angl. Alzheimer's disease).* Forme de démence présénile, mais touchant également le sujet âgé, caractérisée par une déchéance mentale rapide, avec désorientation, troubles mnésiques puis démence complète, s'accompagnant de troubles du langage et d'apraxie. Elle est habituellement associée à une hypertonie musculaire et parfois à des crises épileptiques. Elle évolue en quelques années vers la cachexie et la mort. Anatomiquement, il existe une atrophie de l'écorce cérébrale, surtout des régions pariéto-temporo-occipitales, des lésions de l'hippocampe et une dilatation des ventricules cérébraux. Histologiquement, plaques contenant des dépôts de peptide amyloïde et une dégénérescence neurofibrillaire. L'étiologie n'est pas clairement établie : probable déficit en neurotransmetteurs surtout de type cholinergique. Le traitement fait appel aux anticholinestérasiques.

AMALGAME *s. m.* *(angl. amalgam).* Tout alliage renfermant du mercure, servant à obturer une carie dentaire. On distingue des amalgames binaires, ternaires ou quaternaires, selon qu'ils contiennent deux, trois ou quatre métaux.

AMALRIC (SYNDROME D') Association d'une dégénérescence tapéto-rétinienne et d'une surdi-mutité.

AMANDE *s. f.* *(angl. almond).* Graine de l'amandier (*Amygdalus communis*). Il existe deux variétés d'amandes : douces et amères. Les amandes douces contiennent une huile, du sucre, des substances protéiques et de l'émulsine. Les amandes amères contiennent en outre un glucoside, l'amygdaline, qui se décompose en acide cyanhydrique et benzaldéhyde, le premier étant responsable de leur toxicité.

AMANDES AMÈRES (HUILE D') *(angl. bitter almond oil).* Huile volatile distillée de l'amandier. Elle libère du benzaldéhyde et de l'acide cyanhydrique.

AMANDES DOUCES (HUILE D') *(angl. sweet almond oil).* Huile très fluide et de saveur agréable, utilisée comme émollient et laxatif, et comme base pour de nombreuses préparations pharmaceutiques.

AMANITA *(angl. amanita).* Genre de champignons basidiomycètes qui comprend des espèces vénéneuses, telles que *A. muscaria*, ou mortelles, comme *A. phalloides, A. virosa.* D'autres espèces sont comestibles. Nom vernaculaire : amanite.

AMANITAHÉMOLYSINE *s. f. (angl. amanitohemolysin).* Composé de nature glucosidique, hautement hémolytique, contenu dans certains champignons du genre *Amanita.*

AMANITINE *s. f. (angl. amanitine).* Peptide cyclique toxique présent dans l'amanite phalloïde.

AMANTADINE *s. f. (angl. amantadine).* Amino-adamentane. Il est utilisé dans la chimioprophylaxie des infections grippales provoquées par le virus A, ainsi que dans le traitement de la maladie de Parkinson.

AMARIL *adj. (angl. amaril).* Qui se rapporte à la fièvre jaune.

AMARILLOSE *s. f. (angl. yellow fever).* ☞ ***FIÈVRE JAUNE.***

AMARINE *s. f. (angl. amarine).* Substance amère et toxique, $C_{21}H_{18}N_2$, contenue dans l'huile d'amandes amères.

AMASTIE *s. f. (angl. amastia).* Absence congénitale des mamelles. SYN. ***AMAZIE.***

AMASTIGOTE *adj. (angl. amastigote).* ☞ ***LEISHMANIA.***

AMATOPHOBIE *s. f. (angl. amatophobia).* Crainte phobique de la poussière.

AMAUROSE *s. f. (angl. amaurosis).* Cécité sans lésion visible de l'œil, pouvant être due à une affection du nerf optique, de la rétine, du système nerveux central ou d'origine vasculaire. ⇔ **CENTRALE** *(angl. central —).* Amaurose secondaire à une maladie ou à une lésion du système nerveux central. ⇔ **CONGÉNITALE** *(angl. congenital —).* Privation congénitale de la vue, le plus souvent due à une dégénérescence tapéto-rétinienne. ⇔ **DIABÉTIQUE, HYSTÉRIQUE, URÉMIQUE** *(angl. diabetic, hysterical, uremic —).* Amaurose secondaire à l'une de ces étiologies. ⇔ **FUGACE PARTIELLE** *(angl. — fugax).* Amaurose partielle et transitoire se traduisant par des scotomes, des scintillements, des vertiges, des nausées et des céphalées. ⇔ **RÉFLEXE** *(angl. reflex —).* Amaurose due à une réaction réflexe, secondaire à un traumatisme à distance de l'œil. ⇔ **SYMPATHIQUE** *(angl. sympathetic —).* Amaurose fonctionnelle d'un œil, par transmission réflexe, après traumatisme de l'œil controlatéral. ⇔ **TOXIQUE** *(angl. toxic —).* Amaurose produite par un agent toxique, en particulier l'alcool et/ou le tabac.

AMAXOPHOBIE *s. f. (angl. amaxophobia).* Crainte morbide des véhicules.

AMBARD (CONSTANTE D') *(angl. Ambard's formula).* Expression désuète de la valeur fonctionnelle des reins donnée par une relation faisant intervenir les concentrations de l'urée dans le sang et dans l'urine. SYN. ***CONSTANTE URÉOSÉCRÉTOIRE.*** ☞ ***CLAIRANCE.***

AMBARD (LOIS D') *(angl. Ambard's equations).* Lois qui expriment le mode d'excrétion rénale de l'urée en fonction de sa concentration sanguine. Ces lois n'ont plus qu'un intérêt historique.

AMBÉNONIUM (CHLORURE D') *(angl. ambenonium).* Inhibiteur de l'acétylcholinestérase, utilisé dans le traitement de la myasthénie.

AMBI- *(angl. ambi-).* Préfixe d'origine grecque signifiant l'un et l'autre, des deux côtés.

AMBIDEXTRE *adj. (angl. ambidextrous).* Qui est capable de se servir également des deux mains.

AMBIOPIE *s. f. (angl. ambiopia).* ☞ ***DIPLOPIE.***

AMBIVALENCE *s. f. (angl. ambivalence).* Terme de Bleuler qui exprime l'existence simultanée chez un individu de sentiments, d'idées, d'attitudes ou d'impulsions opposés. En psychanalyse, il désigne la simultanéité des sentiments d'amour et de haine dirigés sur un même objet.

AMBIVERSION *s. f. (angl. ambiversion).* Tendance comportant à un degré égal l'introversion et l'extraversion.

AMBLY- *(angl. ambly-).* Préfixe d'origine grecque signifiant obtus, émoussé, et indiquant une insuffisance, une imperfection.

AMBLYCHROMASIE *s. f. (angl. amblychromasia).* État d'une cellule qui ne se colore que légèrement parce que pourvue de peu de chromatine.

AMBLYOMMA Genre de tiques de la famille des Ixodidés, dont certaines espèces, telles que *A. hebraeum*, sont responsables de la transmission d'infections aux ruminants et à l'homme.

AMBLYOPIE *s. f. (angl. amblyopia).* Baisse de l'acuité visuelle sans lésion organique de l'œil et non améliorable par une correction de l'œil. ⇔ **ALCOOLIQUE** *(angl. alcoholic —).* Diminution progressive de l'acuité visuelle consécutive à l'intoxication alcoolique. ⇔ **CHROMATIQUE** *(angl. color —).* Trouble de la vision des couleurs. ⇔ **PAR DÉFAUT D'USAGE** *(angl. strabismic —).* Amblyopie unilatérale chez certains strabiques. SYN. ***AMBLYOPIA EX ANOPSIA.*** ⇔ **RÉFLEXE** *(angl. reflex —).* Baisse de la vision résultant d'une irritation périphérique. ⇔ **TOXIQUE** *(angl. toxic —).* Baisse de la vision résultant d'une intoxication, le plus souvent tabagique ou alcoolique.

AMBLYOSCOPE *s. m. (angl. amblyoscope).* Appareil servant à apprécier le degré d'amblyopie et à rééduquer les mouvements d'adaptation de l'œil. SYN. ***SYNOPTOPHORE.***

AMBOCEPTEUR *s. m. (angl. amboceptor).* Terme proposé par Ehrlich pour désigner une substance servant d'intermédiaire entre le complément et l'antigène et les réunissant grâce aux deux récepteurs qu'elle possède.

AMBOINE (BOUTON D') *(angl. verruga peruviana).* ☞ ***VERRUGA DU PÉROU.***

AMBRE *s. m. (angl. amber).* Mutation créant un codon non-sens UAG (uracile-adénine-guanine) dans une séquence codante d'un gène. ⇔ **GRIS** *s. m. (angl. ambergris).* Substance grise, dure, concrétion intestinale du cachalot. Il a été employé comme stimulant dans les états fébriles, le rhume chronique, dans l'hystérie et d'autres maladies nerveuses. Il est utilisé en parfumerie. ◇ **JAUNE** *s. m. (angl. amber).* Résine fossile de couleur jaune. Son essence était considérée comme rubéfiante, antispasmodique et stimulante. L'ambre jaune sert à préparer l'acide succinique et certains produits pharmaceutiques. SYN. ***SUCCIN.***

AMBULANCE *s. f. (angl. ambulance).* **1.** Voiture équipée pour le transport des blessés ou des malades. **2.** Hôpital temporaire destiné à assurer les premiers secours aux soldats blessés ou malades.

AMBULATOIRE *adj. (angl. ambulatory).* **1.** Qui s'accompagne de déambulation. **2.** Se dit d'un traitement qui laisse au malade la possibilité de se déplacer et de vaquer à ses occupations. **3.** Capable de se déplacer et de vaquer à ses occupations. EX. *malade ambulatoire.* **4.** Chirurgie ambulatoire : l'opéré reste hospitalisé moins de 24 heures et habituellement retourne à son domicile le jour même de l'intervention.

AMÉIOSE *s. f. (angl. ameiosis).* Méiose atypique, dans laquelle il persiste un nombre diploïde de chromosomes, comme dans la parthénogenèse.

AMÈLE *s. m. (angl. amelus).* Monstre totalement dépourvu de membres.

AMÉLIE *s. f. (angl. amelia).* Monstruosité caractérisée par l'absence des quatre membres.

AMÉLOBLASTE *s. m. (angl. ameloblast).* Cellule génératrice de l'émail dentaire. SYN. ***ADAMANTOBLASTE.***

AMÉLOBLASTOME *s. m. (angl. ameloblastoma).* Tumeur épithéliale généralement bénigne, mais récidivante, se développant dans les maxillaires à partir des cellules génératrices de l'émail. Une évolution maligne est possible. SYN. ***ADAMANTINOME, ADAMANTOME.*** ◇ **PITUITAIRE** ☞ ***CRANIOPHARYNGIOME.***

AMÉLOGENÈSE *s. f. (angl. amelogenesis).* Histogenèse de l'émail dentaire à partir des améloblastes. ◇ **IMPARFAITE** *(angl. — imperfecta).* Dysplasie héréditaire de l'émail dentaire.

AMÉNORRHÉE *s. f. (angl. amenorrhoea).* Absence de menstruation. Elle peut être primitive ou primaire, ou secondaire selon que les règles ne sont pas apparues à partir de l'âge de la puberté ou qu'elles ont cessé chez une femme réglée.

AMÉNORRHÉE-GALACTORRHÉE (SYNDROME) *(angl. lactation-amenorrhoea syndrome).* Association chez une jeune femme d'une aménorrhée et d'un écoulement lacté, en rapport avec une hypersécrétion de prolactine, généralement d'origine tumorale hypophysaire.

AMER *s. m. (angl. bitter).* Substances végétales qui ont la réputation de stimuler l'appétit et de favoriser la digestion. On les divise en amers purs qui contiennent uniquement le principe amer (la centaurée, la gentiane, le simaruba, etc.), en amers aromatiques qui contiennent en plus une essence (la camomille, l'absinthe et la majorité des labiées), en amers mucilagineux contenant un mucilage et en amers salins qui contiennent des sels alcalins (la saponaire, la chicorée, la véronique, etc.).

AMÉRICIUM *s. m. (angl. americium).* Élément artificiel radioactif, de numéro atomique 95 et de masse atomique 243. Symbole : Am.

AMÉRISTIQUE *adj. (angl. ameristic).* Se dit d'un tissu qui ne peut être le siège d'aucune division cellulaire.

AMÉTRIE *s. f. (angl. ametria).* Absence congénitale de l'utérus.

AMÉTROMÈTRE *s. m. (angl. ametrometer).* Appareil servant à mesurer le degré d'amétropie.

AMÉTROPIE *s. f. (angl. ametropia).* Anomalie de la réfraction oculaire, dans laquelle les images ne se forment pas au niveau de la rétine, provoquant une hypermétropie, une myopie ou un astigmatisme. ◇ **AXILE OU AXIALE** *(angl. axial —).* Amétropie due au fait que le diamètre antéro-postérieur du globe oculaire est trop long ou trop court.

AMIANTE *s. m. (angl. asbestos).* Silicate de magnésium et de calcium, fibreux, incombustible, utilisé comme isolant. L'inhalation de fibres microscopiques d'amiante peut entraîner des tumeurs malignes, en particulier de la plèvre (mésothéliome malin). SYN. ***ASBESTE.***

AMIANTHINOPSIE *s. f.* ☞ ***ANIANTHINOPSIE.***

AMIANTOSE *s. f. (angl. amianthosis).* Forme de pneumoconiose due à l'inhalation de poussières d'amiante. L'amiante peut être responsable de cancers de la plèvre et du poumon. SYN. ***ASBESTOSE.***

AMIBE *s. f. (angl. ameba).* Organisme animal protozoaire unicellulaire appartenant à l'ordre des Amibiens ; c'est une simple masse protoplasmique nucléée, dont la forme change avec la formation et la rétraction continues de prolongements protoplasmiques appelés pseudopodes, au moyen desquels l'amibe se déplace. Certaines espèces sont parasites de l'homme. ☞ ***ENTAMOEBA.***

AMIBIASE *s. f. (angl. amebiasis).* Maladie parasitaire due à une amibe *(Entamoeba histolytica)*, qui peut être aiguë (dysenterie amibienne) ou chronique. ◇ **INTESTINALE** *(angl. intestinal —).* Infection de l'intestin par *Entamoeba histolytica* (entamibe).

AMIBOCYTE *s. m. (angl. amoebocyte).* Cellule amiboïde végétale ou animale.

AMIBOÏDE *adj. (angl. amoeboid).* Dont la forme et les mouvements rappellent ceux d'une amibe.

AMIBOÏSME *s. m. (angl. amoeboidism).* Propriété de certains éléments cellulaires de l'organisme (leucocytes) de se déplacer comme des amibes à partir de pseudopodes.

AMIBULE *s. f. (angl. amebula).* Spore qui se déplace à l'aide de pseudopodes.

AMICROBIEN *adj. (angl. amicrobic).* **1.** Qui ne contient pas de germes. **2.** Qui n'est pas dû aux microbes.

AMIDASE *s. f. (angl. amidase).* Enzyme qui catalyse l'hydrolyse de la liaison amide.

AMIDE *s. m. (angl. amide).* Nom générique des composés organiques dérivant de l'ammoniac par substitution de radicaux acyle à l'hydrogène. Formule générale : $R\text{-}CONH_2$.

AMIDOGÈNE *s. m. (angl. amidogen).* Radical monovalent $-NH_2$, qui caractérise les amides et les amines primaires.

AMIDON *s. m. (angl. starch).* Polyoside d'origine végétale formé par l'union de nombreuses molécules de glucose. La salive et le suc pancréatique transforment l'amidon en maltose. Hormis son rôle alimentaire, l'amidon s'emploie comme émollient en poudre ou en pommade. ◇ **ANIMAL** ☞ ***GLYCOGÈNE.***

AMIDOPYRINE *s. f. (angl. amidopyrine, aminopyrine).* Antipyrétique et antalgique administré par voie buccale. $C_{13}H_{17}N_3O$. SYN. ***AMINOPHÉNAZONE.***

AMILORIDE *s. m. (angl. amilorid).* Médicament diurétique qui agit en inhibant la sécrétion du potassium au niveau du tube contourné distal et qui provoque secondairement une augmentation de l'excrétion du sodium, du chlore et de l'eau.

AMIMIE *s. f. (angl. amimia).* Perte de l'expression faciale se rencontrant fréquemment dans les syndromes parkinsoniens ou psychiatriques. ◇ **MOTRICE** *(angl. motor —).* Trouble de l'exécution de la mimique. ◇ **RÉCEPTIVE** *(angl. amnesic —).* Trouble de la compréhension des gestes.

AMINE *s. f. (angl. amine).* Nom générique des composés organiques dérivés de l'ammonium par substitution d'un ou plusieurs atomes d'hydrogène par des radicaux alkyle (CH_3) ou aryle (C_6H_5). Elles sont appelées amines primaires, secondaires ou tertiaires, selon qu'un, deux ou trois atomes d'hydrogène ont été remplacés. Elles entrent dans la composition des acides aminés.

AMINE-OXYDASE *s. f. (angl. aminooxidase).* ☞ ***MONOAMINE-OXYDASE.***

AMINO- *(angl. amino).* Préfixe indiquant la présence d'un groupement amine dans une molécule.

AMINO-6 PURINE *s. f.* ☞ ***ADÉNINE.***

AMINOACIDE *s. m.* ☞ ***ACIDE AMINÉ.***

AMINOACIDÉMIE *s. f. (angl. aminoacidemia).* Teneur du sang en acides aminés libres.

AMINOACIDE-OXYDASE *s. f. (angl. amino-acidoxidase).* Toute enzyme flavinodépendante qui catalyse la désamination oxydative des acides aminés. Ce type d'enzymes joue un rôle relativement secondaire dans le métabolisme des acides aminés.

AMINOACIDURIE *s. f. (angl. aminoaciduria).* Teneur de l'urine en acides aminés libres.

AMINOBENZÈNE *s. m.* ☞ ***ANILINE.***

AMINOBENZYLPÉNICILLINE *s. f.* ☞ ***AMPICILLINE.***

AMINOCAPROÏQUE (ACIDE) *(angl. aminocaproic acid).* Acide amino 6-hexanoïque. Il est utilisé dans les hémorragies dues à l'activité du système fibrinolytique.

AMINOPEPTIDASE *s. f. (angl. aminopeptidase).* Toute enzyme catalysant l'hydrolyse d'une liaison peptidique d'un aminoacide dont la fonction alpha-aminée est libre.

AMINOPHÉNAZONE *s. f.* ☞ ***AMIDOPYRINE.***

AMINOPHÉRASE *s. f.* ☞ ***TRANSAMINASE.***

AMINOPHYLLINE *s. f. (angl. aminophylline).* Sel double de théophylline et d'éthylènediamine ; diurétique, antiasthmatique et tonicardiaque.

AMINOPTÉRINE *s. f. (angl. aminopterin).* Antagoniste de l'acide folique (acide 4-amino-4-désoxyfolique), employé dans le traitement des leucémies.

AMINOPURINE *s. f. (angl. aminopurine).* Purine qui contient une ou plusieurs fonctions amine, comme l'adénine, la guanine, la 2-aminopurine (AP), etc. Ce sont des constituants des acides nucléiques et des nucléotides (ATP, GTP, etc.).

AMINOSIDES *s. m. pl. (angl. aminoglycosides).* Membres d'un groupe important d'antibiotiques qui se caractérisent par la présence de sucres aminés avec des liaisons glucosidiques. Ils possèdent de nombreuses propriétés communes : ils sont généralement obtenus à partir de *Streptomyces*, sont mal résorbés après administration entérale et franchissent mal la barrière hémato-encéphalique. Ils sont particulièrement actifs contre les germes à Gram négatif (et pour certains contre *M. tuberculosis*). Ils agissent en bloquant la synthèse protéique des micro-organismes sensibles et présentent une toxicité pour la huitième paire crânienne et pour le rein. Ce groupe comporte la streptomycine, la kanamycine, la néomycine, la gentamycine, la tobramycine, l'amikacine, etc.

AMINOTRANSFÉRASE *s. f. (angl. aminotransferase).* ☞ ***TRANSAMINASE.***

AMINURIE *s. f. (angl. aminuria).* Présence d'amines dans l'urine. SYN. ***AMINOSURIE.***

AMIODARONE *s. m. (angl. amiodarone).* Antiarythmique majeur utilisé dans la prévention et le traitement des tachycardies ventriculaires, des fibrillations atriales et du flutter. Contient une proportion élevée d'iode, parfois à l'origine de dysthyroïdies.

AMITOSE *s. f. (angl. amitosis).* Division du noyau cellulaire par simple clivage (amibes, leucocytes), sans caryocinèse, donc sans appariement et sans distribution des chromosomes.

AMITRIPTYLINE *s. f. (angl. amitriptyline).* Antidépresseur tricyclique. ☞ ***ANTIDÉPRESSEUR.***

AMMON ⊂ **(CORNE D')** *(angl. Ammon's horn).* SYN. ***HIPPOCAMPE.*** ⊂ **(OPÉRATION D')** **1.** *(angl. Ammon's operation).* Technique chirurgicale visant à supprimer un épicanthus par excision du pli cutané vertical de la paupière du côté nasal. **2.** *(angl. Ammon canthoplasty).* Technique chirurgicale de canthoplastie ou de réparation palpébrale, consistant à sectionner la commissure afin d'élargir la fente palpébrale ou de réparer le canthus déformé. **3.** *(angl. Ammon blepharoplasty).* Blépharoplastie au moyen d'une greffe prélevée au niveau de la joue. **4.** *(angl. Ammon dacryocystomy).* Technique de dacryocystostomie.

AMMONIAC *s. m. (angl. ammonia).* Gaz incolore, de formule NH_3, d'odeur piquante. (Ce terme provient de Ammon, dieu égyptien. Cette substance était préparée près de son temple, en Libye.) SYN. ***ALCALI VOLATIL.***

AMMONIAQUE *s. f. (angl. ammonia).* Solution de gaz ammoniac dans l'eau. C'est une base faible, d'odeur très piquante, toxique. Ses différentes préparations ont été utilisées comme stimulants de la respiration et comme sudorifiques. On l'emploie comme réactif et comme détersif.

AMMONIÉMIE *s. f. (angl. ammonemia).* Teneur du sang en ammoniaque. Elle est de l'ordre de 0,2 mg par litre dans le sang artériel et plus élevée dans le sang veineux, surtout au niveau du rein, où elle atteint 2 mg et même davantage. L'hyperammoniémie a pour conséquences des troubles nerveux et digestifs sévères. Elle s'observe en cas de défaillance hépatique grave.

AMMONIOGENÈSE *s. f. (angl. ammoniogenesis).* Synthèse de l'ammoniaque dans le tube rénal qui est ensuite excrété dans l'urine sous forme d'ions NH_4, cette excrétion contribuant à l'équilibre acido-basique.

AMMONIUM *s. m. (angl. ammonium ion).* Radical monovalent -NH_4 ; son comportement chimique est analogue à celui des métaux alcalins. Parmi ses sels, seul est utilisé le chlorure comme acidifiant urinaire.

AMMONIURIE *s. f. (angl. ammoniuria).* Teneur de l'urine en ammoniaque.

AMNÉSIE *s. f. (angl. amnesia).* Perte partielle ou totale de la mémoire. ⊂ **ANTÉROGRADE** *(angl. anterograde —).* Amnésie des faits récents depuis l'épisode pathologique avec oubli à mesure et préservation de la capacité de mémoire immédiate. ⊂ **D'IDENTITÉ** *(angl. psychogenic —).* Amnésie circonscrite à l'identité, au passé et à la personnalité du sujet. Elle relève, une fois la simulation éliminée, d'une étiologie névrotique ou hystérique. ⊂ **DE FIXATION** *(angl. amnesia).* Impossibilité de fixer le souvenir à partir d'un moment donné avec désorientation temporospatiale. ⊂ **ÉLECTIVE** *(angl. circumscribed —).* Amnésie circonscrite à des événements déterminés ; il s'agit fréquemment d'un symptôme névrotique. ⊂ **HIPPOCAMPIQUE** *(angl. antero and retrograde —).* Amnésie antérograde et rétrograde par lésion du système limbique, rencontrée dans le syndrome de Korsakoff. ⊂ **LACUNAIRE** *(angl. lacunar —).* Séquelle d'une amnésie antérograde ou rétrograde, réalisant un « trou de mémoire ». ⊂ **LOGOPHONIQUE** *(angl. verbal —).* Surdité verbale. ⊂ **MAMILLO-THALAMIQUE** Amnésie mêlant des troubles de l'apprentissage et du rappel souvent accompagnée de troubles du comportement. ⊂ **RÉTRO-ANTÉROGRADE** *(angl. retroanterograde —).* Amnésie qui porte à la fois sur les faits qui précèdent et qui suivent immédiatement certains événements soudains. ⊂ **RÉTROGRADE** *(angl. retrograde —).* Incapacité à évoquer les faits du passé précédant et englobant parfois l'épisode pathologique. ⊂ **SECTORIELLE** *(angl. sectorial —).* Amnésie par déficit spécifique des fonctions supérieures. ⊂ **TRAUMATIQUE** *(angl. traumatic —).* Troubles de mémoire divers survenant au décours d'un traumatisme crânien.

AMNÉSIQUE *adj. (angl. amnesic).* Qui est atteint d'amnésie.

AMNIOCENTÈSE *s. f. (angl. amniocentesis).* Ponction de la cavité amniotique et prélèvement de liquide amniotique en vue d'une analyse. Son indication principale est la recherche d'anomalies chromosomiques ou enzymatiques graves.

AMNIOCYTE *s. m. (angl. amniocyte).* Cellule d'origine fœtale présente dans le liquide amniotique.

AMNIOGENÈSE *s. f. (angl. amniogenesis).* Formation et développement de l'amnios.

AMNIORRHÉE *s. f. (angl. amniorrhea).* Écoulement du liquide amniotique.

AMNIOS *s. m. (angl. amnion).* Membrane mince tapissant tout l'intérieur de la cavité où se trouve le fœtus (cavité amniotique). Elle engaine le cordon ombilical jusqu'à l'ombilic du fœtus.

AMNIOSCOPE *s. m. (angl. amnioscope).* Endoscope lumineux qui permet la visualisation instantanée du fœtus et du liquide amniotique.

AMNIOSCOPIE *s. f. (angl. amnioscopy).* Observation directe du fœtus, de la couleur et de la qualité du liquide amniotique grâce à un endoscope introduit dans le canal cervical, au contact du pôle inférieur de l'œuf.

AMNIOTE *s. m. (angl. amniote).* Tout animal dont l'embryon se développe dans un amnios. Les mammifères, les oiseaux et les reptiles sont des amniotes.

AMNIOTIQUE *adj. (angl. amniotic).* Qui se rapporte à l'amnios.

AMNIOTITE *s. f. (angl. amniotitis).* Inflammation de l'amnios.

AMNIOTOME *s. m. (angl. amniotome).* Instrument servant à couper les enveloppes fœtales.

AMOBARBITAL *s. m. (angl. amobarbital).* ☞ ***BARBITURIQUES.***

AMODIAQUINE *s. f. (angl. amodiaquine).* Antipaludéen dérivé de la 4-aminoquinoléine. Elle s'emploie dans le traitement des accès de paludisme et en traitement de fond.

AMOEBICIDE *adj. (angl. amebicid).* Qui détruit les amibes.

AMOEBOME *s. m. (angl. ameboma).* Fausse tumeur inflammatoire due aux amibes.

AMOK *s. m. (angl. amok).* Trouble psychique observé en Malaisie, caractérisé par un délire de fureur à tendance homicide.

AMORAL *adj. (angl. amoral).* Se dit d'une personne dépourvue de sens moral.

AMORCE *s. f. (angl. primer).* Courte séquence d'ADN ou d'ARN complémentaire du début d'une matrice servant de point de départ à son copiage par une polymérase.

AMORPHE *adj. (angl. amorphous).* Qui n'a pas une forme ou une structure bien définie. Se dit aussi des corps non cristallisés.

AMORPHISME *s. m. (angl. amorphism).* État d'une substance n'ayant pas de structure cristalline.

AMORPHOGNOSIE *s. f. (angl. tactile agnosia).* Agnosie tactile dans laquelle la différenciation des formes et la reconnaissance spatiale sont impossibles.

AMORPHOSE *s. f. (angl. amorphosis).* État pathologique ou dégénératif qui modifie profondément la morphologie spécifique.

AMORPHUS *s. m. (angl. amorphus).* Monstre de forme mal définie, dépourvu de cœur et de membres.

AMOSS (SIGNE D') *(angl. Amoss' sign).* Dans la flexion douloureuse du rachis, le patient, pour s'asseoir sur son lit à partir d'une position de décubitus dorsal, doit s'aider de ses mains posées à plat sur le lit.

AMOUR GÉNITAL *(angl. genital love).* Terme psychanalytique par lequel on désigne l'amour auquel accède le sujet, une fois accompli son développement psychosexuel avec résolution adaptée de son complexe d'Œdipe.

AMOXICILLINE *s. f. (angl. amoxicillin).* Pénicilline de spectre étendu, active en particulier dans les pneumopathies aiguës, les infections urinaires, digestives, biliaires et gynécologiques. ☞ ***PÉNICILLINE.***

AMP *(angl. AMP).* **1.** Abréviation d'acide adénosine monophosphorique. **2.** Abréviation d'adénosine monophosphate.

AMPc *(angl. cyclic AMP).* Abréviation d'acide adénosine monophosphate cyclique.

AMPÉLOTHÉRAPIE *s. f. (angl. ampelotherapy).* Cure de raisins.

AMPHÉTAMINE *s. f. (angl. amphetamine).* Phényl-1-amino-2-propane. Amine sympathicomimétique, stimulant le système nerveux central. Elle diminue la sensation de fatigue, le besoin de sommeil et l'appétit, améliore le rendement psychomoteur. À long terme, elle détermine des effets psychotoxiques. Elle s'emploie dans le traitement de la narcolepsie.

AMPHÉTAMINOMANIE *s. f. (angl. amphetamine addiction).* Toxicomanie aux amphétamines dont le tableau clinique est proche de celui de la cocaïnomanie : vasoconstriction, hypertension artérielle, mydriase et tachycardie, entraînant angoisse, insomnie, anorexie et parfois hallucinations.

AMPHI- *(angl. amphi-, ampho-).* Préfixe d'origine grecque signifiant autour de, des deux côtés, l'un et l'autre, etc.

AMPHIARTHROSE *s. f. (angl. amphiarthrosis).* ☞ ***SYMPHYSE.***

AMPHIASTER *s. m. (angl. amphiaster).* Figure formée par les fibres de chromatine dans la caryocinèse, et qui a l'apparence de deux étoiles unies par un fuseau. SYN. ***DIASTER.***

AMPHIBIE *adj. (angl. amphibious).* Qui peut vivre dans l'air et dans l'eau.

AMPHIBLASTULE *s. f. (angl. amphiblastula).* Blastula dont les segments sont inégaux.

AMPHIBOLE (STADE) *(angl. amphibole stage).* Au cours de la fièvre typhoïde, période à la fin de la phase d'état, caractérisée par des températures élevées le soir et normales le matin.

AMPHICARCINOGÉNIQUE *adj. (angl. amphicarcinogenic).* Qui tend, suivant les conditions, à augmenter ou à diminuer l'activité cancérogène. Peu usité.

AMPHICARYON *s. m. (angl. amphikaryon).* Noyau double ou diploïde.

AMPHIGASTRULA *s. f. (angl. amphigastrula).* Ovule à une étape avancée de gastrulation.

AMPHIGONIE *s. f. (angl. amphigony).* Reproduction sexuée.

AMPHIMIXIE *s. f. (angl. amphimixis).* Union des noyaux porteurs des cellules reproductrices lors de la fécondation.

AMPHINUCLÉUS *s. m. (angl. amphinucleus).* Noyau constitué d'une masse unique de fibres réunies en fuseau et d'un centrosome, autour duquel s'accumule la chromatine. C'est la forme type des noyaux chez les protozoaires. SYN. ***CENTRONUCLÉUS.***

AMPHISTOMA *(angl. Amphistomum).* Genre de Trématodes parasites de certains mammifères. ◇ ***HOMINIS*** ☞ ***GASTRODISCOIDES HOMINIS.***

AMPHISTOMIASE *s. f. (angl. amphistomiasis).* Infection due à des trématodes appartenant au genre *Amphistoma.*

AMPHITRICHE *adj. (angl. amphitrichous).* Se dit d'un micro-organisme pourvu de cils vibratiles à chacune de ses extrémités.

AMPHO- *(angl. ampho-).* ☞ ***AMPHI-.***

AMPHOCYTE *s. m. (angl. amphocyte).* Cellule amphophile, qui se colore aussi bien par les colorants acides que basiques.

AMPHOGÈNE *adj. (angl. amphogenic).* Se dit d'une espèce productrice d'individus appartenant aux deux sexes.

AMPHOLYTE *s. m. (angl. ampholyte).* Électrolyte amphotère. ☞ ***ÉLECTROLYTE.***

AMPHOPHILE *adj. (angl. amphophilic).* Qui peut se colorer à la fois avec des colorants acides et basiques.

AMPHORILOQUIE *s. f. (angl. amphorophony).* Émission de sons amphoriques lors de l'expression parlée.

AMPHORIQUE *adj. (angl. amphoric).* Qui rappelle le bruit que l'on obtient en soufflant dans le goulot d'une bouteille. Se dit d'une résonance, d'une respiration ou d'un souffle.

AMPHORO-MÉTALLIQUE (SYNDROME) *(angl. amphoro-metallic syndrome).* Au cours du pneumothorax, association d'un souffle amphorique et d'un retentissement métallique de la voix et de la toux.

AMPHOTÈRE *adj. (angl. amphoteric).* Se dit d'un corps capable de se comporter alternativement comme une base et comme un acide. S'utilise aussi comme substantif.

AMPHOTÉRICINE *s. f. (angl. amphotericin).* Antibiotique antifongique obtenu à partir de *Streptomyces nodosus.* Il en existe deux types : A et B. On utilise essentiellement l'amphotéricine B, qui est administrée par voie intraveineuse dans le traitement des mycoses généralisées (histoplasmose, cryptococcose, coccidioïdomycose).

AMPHOTONIE *s. f. (angl. amphotony).* Coexistence d'une sympathicotonie et d'une vagotonie.

AMPHOTRICHE *adj.* ☞ ***AMPHITRICHE.***

AMPICILLINE *s. f. (angl. ampicillin).* Pénicilline semi-synthétique indiquée en particulier dans les infections respiratoires, ORL et stomatologiques. ☞ ***PÉNICILLINE.***

AMPLIATION *s. f. (angl. ampliation).* Augmentation du volume thoracique à l'inspiration ou du volume abdominal au cours des ascites et pendant la grossesse.

AMPLIFICATEUR DE LUMINANCE *(angl. intensifying screen).* Tube à vide permettant, par amplification électronique d'une image radioscopique, d'accroître de plus de 10 000 fois sa luminance. L'avantage de l'amplificateur de luminance est l'obtention d'images de grande qualité avec une irradiation moindre du malade. SYN. ***AMPLIFICATEUR DE BRILLANCE.***

AMPLIFICATION GÉNIQUE *(angl. polymerase chain reaction [PCR]).* Technique de biologie moléculaire permettant de détecter de très petites quantités d'ADN, par multiplication sélective d'un fragment d'ADN par une ADN-polymérase. En dehors de son intérêt diagnostique, l'amplification génique permet de quantifier la charge virale : intérêt en particulier dans le traitement des infections par les virus VIH, VHB, VHC, etc. Cette technique permet également la mise en évidence de modifications géniques.

AMPLIMÈRE *s. m. (angl. amplimer).* Produit de l'amplification génique.

AMPLITUDE *s. f. (angl. amplitude).* Écart maximal d'une grandeur variant périodiquement. ⇔ **D'ACCOMMODATION** *(angl. — of accommodation).* Possibilité maximale d'accommodation de l'œil ; changement maximal de réfraction qu'effectue l'œil passant de la vision lointaine à la vision de près. ⇔ **DE CONVERGENCE** *(angl. — of convergence).* Parcours de convergence pour l'œil entre le punctum remotum et le punctum proximum.

AMPOULE *s. f.* **1.** *(angl. ampulla).* En anatomie, dilatation de forme arrondie située le long d'un conduit, d'un canal ou au niveau d'une cavité. **2.** *(angl. phial).* Petit récipient en verre de forme allongée, effilé à l'une de ses extrémités et hermétiquement fermé afin que son contenu reste stérile ; il s'utilise essentiellement pour conserver les solutions destinées aux injections hypodermiques. **3.** *(angl. blister).* Tuméfaction sous épidermique remplie de sérosité produit par un frottement prolongé. ⇔ **DE LA TROMPE UTÉRINE** *(NA. ampulla tubae uterinae). (angl. ampulla of uterine tube).* Portion élargie de la trompe près de son extrémité ovarienne. ⇔ **DE VATER** *(NA. ampulla hepatopancreatica). (angl. ampulla of Vater, ampulla of bile duct).* ☞ ***AMPOULE HÉPATOPANCRÉATIQUE.*** ⇔ **DU CONDUIT DÉFÉRENT** *(NA. ampulla ductus deferentis). (angl. ampulla of ductus deferens).* Segment rétro-vésical du canal déférent. ⇔ **DU CONDUIT LACRYMAL** *(NA. ampulla ductus lacrimalis). (angl. ampulla of lacrimal duct).* Dilatation du conduit lacrymal en arrière du point lacrymal. ⇔ **ÉPIPHRÉNIQUE** *(angl. phrenic ampulla).* Dilatation fusiforme supradiaphragmatique visible à l'exploration radiologique de l'œsophage au niveau de sa portion distale après ingestion d'un produit de contraste. Sa présence ne se traduit pas cliniquement. ⇔ **GALACTOPHORE** *(NA. ampulla lactiferae). (angl. ampulla lactiferae).* Portion dilatée d'un canal galactophore avant qu'il ne pénètre dans le mamelon. ⇔ **HÉPATOPANCRÉATIQUE** *(NA. ampulla hepatopancreatica). (angl. hepatopancreatic ampulla).* Dilatation inconstante constituée par l'abouchement commun du conduit cholédoque et du conduit pancréatique au niveau de la papille duodénale majeure. ⇔ **RECTALE** *(NA. ampulla recti). (angl. rectal ampulla).* Partie élargie du rectum, située immédiatement au-dessus du sphincter anal.

AMPULLAIRE *adj. (angl. ampullar).* Qui ressemble à une ampoule.

AMPULLITE *s. f. (angl. ampullitis).* Inflammation d'une ampoule de l'organisme, notamment celle du canal déférent.

AMPUTATION *s. f. (angl. amputation).* **1.** Ablation chirurgicale d'un membre ou d'un segment de membre, par section de ses parties osseuses. Lorsque le plan de section du membre passe par une cavité articulaire, on parle de désarticulation. **2.** Par extension, ablation chirurgicale d'un organe, d'un viscère ou d'un tissu. ~ **À DOUBLE LAMBEAU** *(angl. double-flap —).* Amputation où l'on réalise deux lambeaux ; appelée amputation en gueule de requin. ~ **À LAMBEAUX** *(angl. flap —).* Amputation dans laquelle les lambeaux sont confectionnés dans les parties molles, selon un plan de section oblique. ~ **AMNIOTIQUE** *(angl. amniotic —).* ☞ ***AMPUTATION CONGÉNITALE.*** ~ **CINÉPLASTIQUE OU CINÉPROTHÉTIQUE** *(angl. cinematic or cineplastic —).* ☞ ***CINÉPLASTIE.*** ~ **CIRCULAIRE** *(angl. circular —).* Amputation simple, transversale à l'axe du membre, en deux plans. Après avoir sectionné les parties molles, on ferme transversalement les axes osseux à quelques centimètres au-dessus du premier plan de section. ~ **CONGÉNITALE** *(angl. absence of limb).* Amputation intra-utérine d'un membre du fœtus par une bride amniotique constrictive. SYN. ***AMPUTATION AMNIOTIQUE.*** ~ **ELLIPTIQUE** *(angl. elliptic —).* Amputation dans laquelle l'incision se fait selon un plan oblique par rapport à l'axe du membre. SYN. ***AMPUTATION OBLIQUE.*** ~ **EN RAQUETTE** *(angl. racket —).* Amputation caractérisée par une incision longitudinale bifurquant ensuite en deux incisions courbes qui se rejoignent sur la face opposée du membre. ~ **« EN SAUCISSON »** ☞ ***AMPUTATION EN SECTION PLANE.*** ~ **EN SECTION PLANE** *(angl. guillotine —, chop —).* Amputation rapide, par section circulaire transversale en un seul plan, pratiquée exceptionnellement dans les cas d'extrême urgence. SYN. (terme anglais) ***GUILLOTINE AMPUTATION.*** ~ **MÉDIOTARSIENNE** *(angl. mediotarsal —, Chopart's —).* SYN. ***AMPUTATION TRANSTARSIENNE.*** ☞ ***CHOPART (DÉSARTICULATION DE).*** ~ **MINEURE** *(angl. minor —).* Amputation relativement peu importante, comme celle d'un doigt ou d'un orteil. ~ **OBLIQUE** *(angl. oblique —).* ☞ ***AMPUTATION ELLIPTIQUE.*** ~ **ORTHOPÉDIQUE** *(angl. orthopedic —).* ☞ ***CINÉPLASTIE.*** ~ **OSTÉOPLASTIQUE** *(angl. osteoplastic —).* Amputation dans laquelle on met en contact deux surfaces osseuses préalablement sectionnées. SYN. ***ARTHROPLASTIE.*** ~ **PARTIELLE** *(angl. partial —).* Amputation limitée à une partie d'un membre. ~ **PATHOLOGIQUE** *(angl. pathological —).* Amputation spontanée secondaire à un processus pathologique (gangrène, nécrose). ~ **PRIMITIVE** *(angl. primary —).* Amputation réalisée immédiatement après un traumatisme. SYN. ***AMPUTATION PRIMAIRE.*** ~ **SECONDAIRE** *(angl. secondary —).* Amputation réalisée un certain temps après le traumatisme. ~ **SOUS-PÉRIOSTÉE** *(angl. subperiosteal —).* Amputation dans laquelle on conserve le périoste décollé au niveau de la section osseuse (chez l'enfant). ~ **SPONTANÉE** *(angl. spontaneous —).* Perte d'un membre ou d'une partie d'un membre qui n'est pas causée par un traumatisme ou une intervention chirurgicale. ~ **SUS-CONDYLIENNE DU FÉMUR** *(angl. supracondylar —).* Amputation de la cuisse au-dessus des condyles fémoraux. ~ **TERTIAIRE** *(angl. tertiary —).* Amputation pratiquée tardivement, après la disparition de la réaction infectieuse ou inflammatoire aiguë post-taumatique. ~ **TRAUMATIQUE** *(angl. traumatic —).* Séparation accidentelle d'un segment de membre ou d'une partie du corps à la suite d'un traumatisme.

AMSLER (CARTONS D') *(angl. Amsler charts).* Carré quadrillé à fond blanc utilisé pour l'exploration rapide du champ visuel. SYN. ***GRILLE D'AMSLER.***

AMSLER ET HUBER (TEST D') *(angl. fluorescein test).* Mesure du temps d'apparition de la fluorescéine dans l'humeur aqueuse de l'œil après injection intraveineuse de ce produit.

AMSTELODAMENSIS (TYPES) ☞ ***LANGE (MALADIES DE CORNELIA DE).***

AMUSIE *s. f. (angl. amusia).* Incapacité à reconnaître les sons musicaux, relevant d'une lésion du lobe temporal droit.

AMUSSAT ~ **(MANŒUVRE D')** *(angl. Amussat's maneuver).* Manœuvre utilisée pour provoquer l'expulsion d'un corps étranger situé dans l'urètre. On demande au patient d'uriner en oblitérant le méat, pour le libérer ensuite brusquement. ~ **(SIGNE D')** *(angl. Amussat's sign).* Déchirure de l'intima de l'artère carotide primitive au-dessous de sa bifurcation, observée au cours de l'autopsie de sujets morts par pendaison. ~ **(VALVULE D')** *(NA. valvula spiralis). (angl. valvula spiralis).* ☞ ***VALVULE SPIRALE.***

AMYDRICAÏNE (CHLORHYDRATE D') Chlorhydrate de benzoyl-éthyl-diméthylamino-propanol. Composé cristallin, moins toxique que la cocaïne, et qui s'emploie comme cette dernière pour l'anesthésie locale, principalement en ophtalmologie, et également lors d'affections de la bouche, de la gorge et du nez. SYN. ***DIMÉTHYLAMINOSTOVAÏNE.***

AMYÈLE *s. m. (angl. amyelus).* Fœtus monstrueux sans moelle épinière.

AMYÉLENCÉPHALIE *s. f. (angl. amyelencephalia).* Monstruosité caractérisée par l'absence congénitale de cerveau et de moelle épinière. SYN. ***ANENCÉPHALOMYÉLIE.***

AMYÉLIE *s. f. (angl. amyelia).* Monstruosité caractérisée par l'absence congénitale de la moelle épinière.

AMYÉLINIQUE *adj. (angl. amyelinic).* Qui est dépourvu de myéline.

AMYÉLOTROPHIE *s. f. (angl. amyelotrophy).* Atrophie de la moelle épinière.

AMYGDALE *s. f.* ☞ ***TONSILLE.***

AMYGDALIEN *adj.* ☞ ***TONSILLAIRE.***

AMYGDALINE *s. f. (angl. amygdalin).* Glucoside contenu dans les amandes amères. Il se décompose en glucose, benzaldéhyde et acide cyanhydrique.

AMYGDALIQUE (ACIDE) *(angl. amygdalic acid).* ☞ ***MANDÉLIQUE (ACIDE).***

AMYGDALITE *s. f.* ☞ ***TONSILLITE.***

AMYGDALOGLOSSE (MUSCLE) *(NA. musculus amygdologlossus). (angl. amygdaloglosseal muscle).* Muscle lingual. ☞ ***ATLAS ANATOMIQUE DES MUSCLES EN ANNEXE.***

AMYGDALOÏDE *adj.* ☞ ***TONSILLOÏDE.***

AMYGDALOTOME *s. m.* ☞ ***TONSILLOTOME.***

AMYGDALOTOMIE *s. f.* ☞ ***TONSILLOTOMIE.***

AMYLACÉ *adj. (angl. amylaceous).* Qui contient de l'amidon, qui est de la nature de l'amidon, qui lui ressemble.

AMYLASE *s. f. (angl. amylase).* Enzyme qui hydrolyse les liaisons α-glucosidiques (1 - 4) présentes dans les polysaccharides comme l'amidon ou le glycogène. L'amylase catalyse l'hydrolyse de l'amidon en maltose et en dextrine. On trouve une amylase dans la salive (ptyaline) et une dans le suc pancréatique. ◇ **PANCRÉATIQUE** *(angl. pancreatic —).* Amylase produite par le pancréas. ◇ **SALIVAIRE** *(angl. ptyalin).* Enzyme soluble de la salive qui hydrolyse rapidement l'amidon cuit, lentement l'amidon cru, et le glycogène en dextrine et maltose. SYN. ***PTYALINE.***

AMYLASÉMIE *s. f. (angl. amylasemia).* Taux d'amylase dans le sang. Il est très augmenté au cours des pancréatites aiguës et, à un moindre degré, lors de l'inflammation des glandes parotides telle que celle existant dans les oreillons.

AMYLASURIE *s. f. (angl. amylasuria).* Présence et taux d'amylase dans l'urine.

AMYLE *s. m. (angl. amyl).* Radical monovalent C_5H_{11}-. ◇ **(ACÉTATE D')** *(angl. — acetate).* Ester acétique de l'alcool amylique. Liquide incolore, limpide, à odeur et saveur de poire. ◇ **(CHLORURE D')** *(angl. — chloride).* Liquide incolore, anesthésique lent, mais profond. ◇ **(IODURE D')** *(angl. — iodide).* Liquide incolore, volatil, autrefois largement utilisé en inhalations dans la dyspnée cardiaque. ◇ **(NITRITE D')** *(angl. — nitrite).* Liquide d'odeur pénétrante, volatil, jaunâtre, de formule $C_5H_{11}NO_2$, vasodilatateur et stimulant cardiaque, utilisé dans l'angine de poitrine. ◇ **(SALICYLATE D')** *(angl. — solicylate).* Composé utilisé en applications externes comme succédané du salicylate de méthyle en tant qu'analgésique local.

AMYLÈNE (HYDRATE D') *(angl. amylene hydrate).* Liquide incolore, utilisé comme hypnotique et comme solvant dans l'industrie pharmaceutique. SYN. ***ALCOOL AMYLIQUE TERTIAIRE, TRIMÉTHYLÉTHYLÈNE.***

AMYLIQUE *adj. (angl. amylic).* Se dit d'une substance qui renferme le groupement amyle.

AMYLISME *s. m. (angl. amylism).* Intoxication ou empoisonnement par l'alcool amylique.

AMYLODEXTRINE *s. f. (angl. amylodextrin).* Composé colorable en violet par l'iode, qui se forme lors de la transformation de l'amidon en sucre.

AMYLODYSPEPSIE *s. f. (angl. amylodyspepsia).* Mauvaise digestion des aliments contenant de l'amidon.

AMYLOGÈNE *adj. (angl. amylogenic).* **1.** Qui provoque l'amylose. **2.** Qui produit de l'amidon.

AMYLOGENÈSE *s. f. (angl. amylogenesis).* Production d'amidon.

AMYLOHYDROLYSE *s. f. (angl. amylohydrolysis).* ☞ ***AMYLOLYSE.***

AMYLOÏDE *adj. (angl. amyloid).* Qui ressemble à l'amidon. ◇ **(DÉGÉNÉRESCENCE)** *(angl. — degeneration).* ☞ ***AMYLOSE.*** ◇ **(PROTÉINE)** *(angl. — protein).* Protéine fibrillaire bêtaplissée dans sa constitution de substance amyloïde. Il en existe plusieurs variétés, chacune correspondant à une variété d'amylose. La protéine AL (pour *Amyloid Light chain*) est constituée d'une partie du segment VL ou de l'intégralité d'une chaîne légère d'immunoglobuline. La protéine AH (pour *Amyloid Heavy chain*) est constituée de fragments de chaînes lourdes d'immunoglobulines. La protéine AA (pour *Amyloid Associated protein*) dérive de la SAA (substance amyloïde A). La protéine Aβ2M est formée de β2microglobuline. La protéine ATTR est formée de transthyrétine. ◇ **(SUBSTANCE)** *(angl. — matter).* Assemblage de protéines fibrillaires bêtaplissées (protéine amyloïde), d'une glycoprotéine (composant P), de glycoaminoglycanes et d'apoprotéine E. Elle est amorphe mais biréfringente dichroïque verte-jaune en lumière polarisée après coloration au rouge Congo. Son aspect voisin de celui de l'amidon lui a valu son nom. Il en existe plusieurs variétés chimiques en fonction de la nature de la protéine fibrillaire (dite protéine amyloïde) qui entre dans sa constitution.

AMYLOÏDOSE *s. f. (angl. amyloidosis).* ☞ ***AMYLOSE.***

AMYLOLYSE *s. f. (angl. amylolysis).* Dépolymérisation de l'amidon en sucre. SYN. ***AMYLOHYDROLYSE.***

AMYLOPECTINE *s. f. (angl. amylopectin).* Constituant, avec l'amylose, de l'amidon.

AMYLOPHAGIE *s. f. (angl. starch feeding).* Alimentation à base d'amidon.

AMYLORRHÉE *s. f. (angl. amylorrhea).* Excès d'amidon dans les selles.

AMYLOSE *s. f. (angl. amyloidosis).* Maladie liée à l'infiltration des tissus par une substance amyloïde. Ces dépôts peuvent concerner la plupart des organes et se manifester notamment par : un syndrome néphrotique, une insuffisance rénale, une insuffisance cardiaque, des troubles du rythme ou de la conduction, des troubles digestifs divers, une hépatosplénomégalie ou une polyneuropathie. L'évolution et le pronostic sont fonction du type de substance amyloïde et de sa localisation. Les localisations cardiaques et neurologiques périphériques sont de mauvais pronostic. SYN. ***DÉGÉNÉRESCENCE AMYLOÏDE.***

AMYLOSYNTHÈSE *s. f.* *(angl. amylosynthesis).* Synthèse de l'amidon à partir du glucose.

AMYLURIE *s. f.* *(angl. amyluria).* Présence d'amidon dans l'urine.

AMYOPLASIE *s. f.* *(angl. amyoplasia).* Insuffisance de développement musculaire. ◇ **MULTIPLE CONGÉNITALE DE SHELDON** *(angl. — congenita).* Absence généralisée congénitale de développement musculaire associée à des raideurs articulaires multiples. SYN. ***ARTHROGRYPOSE MULTIPLE CONGÉNITALE.*** ◇ **CONGÉNITALE DE KRABBE** *(angl. congenital muscular hypoplasia).* Affection congénitale transmise selon le mode dominant, caractérisée par une atrophie musculaire généralisée sans contractures. SYN. ***HYPOPLASIE MUSCULAIRE GÉNÉRALISÉE.***

AMYOTONIE *s. f.* *(angl. amyotonia).* Déficience ou absence du tonus musculaire. SYN. ***MYATONIE.***

AMYOTROPHIE *s. f.* *(angl. amyotrophia).* Atrophie musculaire touchant les muscles striés. SYN. ***ATROPHIE MUSCULAIRE.***

AMYOTROPHIES SPINALES PROGRESSIVES *(angl. progressive spinal muscular atrophies).* Groupe d'affections dégénératives, héréditaires ou non, caractérisées par l'atteinte de la corne antérieure de la moelle et parfois du tronc cérébral.

AMYOTROPHIQUE *adj.* *(angl. amyotrophic).* Qui se rapporte à l'amyotrophie.

AMYXIE *s. f.* *(angl. amyxia).* Absence de mucus.

AMYXORRHÉE *s. f.* *(angl. amyxorrhea).* Absence ou insuffisance de sécrétion de mucus. ◇ **GASTRIQUE** *(angl. gastric —).* Insuffisance de sécrétion de mucus par l'estomac.

ANA Terme employé dans les prescriptions médicales et en pharmacie, et indiquant, lorsqu'il figure après le nom de deux ou plusieurs substances, que la quantité est égale pour chacune d'elles. Il vient de l'expression latine *ana partes aequales.* Il est souvent remplacé par le symbole $\Sigma\Sigma$.

ANA- *(angl. ana-).* Préfixe d'origine grecque, à significations diverses : en haut, avec, contre, en excès, de nouveau.

ANABIOSE *s. f.* *(angl. anabiosis).* Retour d'un organisme à la vie après une période de mort apparente ; en particulier, reviviscence de certaines cellules ou de certains organismes après une période d'immobilité due à la dessication. ☞ ***REVIVISCENCE.***

ANABIOTIQUE *adj.* *(angl. anabiotic).* Qui peut être ranimé.

ANABOLISANT 1. *adj.* *(angl. anabolic).* Qui favorise l'anabolisme. S'utilise également comme substantif. 2. *s. m.* *(angl. anabolic steroid).* Composé appartenant à un groupe de stéroïdes apparentés à la testostérone, favorisant la production des protéines. Ces produits sont utilisés dans des affections diverses : amaigrissement, ostéoporose, etc. et également comme substances dopantes.

ANABOLISME *s. m.* *(angl. anabolism).* Assimilation des matières nutritives et transformation de celles-ci en tissus vivants ; c'est la première phase du métabolisme.

ANACATADYME *s. m.* *(angl. anacatadidymus).* Monstre double chez lequel la soudure a lieu à la partie moyenne du corps, les parties inférieures et supérieures étant doubles.

ANACHLORHYDRIE *s. f.* ☞ ***ACHLORHYDRIE.***

ANACIDITÉ *s. f.* *(angl. anacidity).* Diminution du taux normal d'acidité, notamment du suc gastrique. SYN. ***ANACHLORHYDRIE.***

ANACLASE *s. f.* *(angl. anaclasis).* Réfraction ou réflection de la lumière.

ANACLITISME *s. m.* *(angl. anaclisis).* En psychiatrie, inclinaison affective envers l'être dont on dépend ou qui domine ; en particulier, première relation objectale qu'établit l'enfant, caractérisée par sa dépendance complète à sa mère.

ANACOUSIE *s. f.* *(angl. anacousia, anakusis).* Surdité totale. SYN. ***COPHOSE.***

ANACROTISME *s. m.* *(angl. anacrotism).* Existence d'un ressaut situé dans la partie ascendante d'un tracé sphygmographique, qui s'observe en particulier dans le rétrécissement aortique.

ANACYCLUS PYRETHRUM ☞ ***PYRÈTHRE.***

ANADÉNIE *s. f.* *(angl. anadenia).* 1. Absence de glandes. 2. Insuffisance fonctionnelle d'une glande. Peu usité.

ANADIDYME *s. m.* *(angl. anadidymus).* Monstre double chez lequel la soudure a lieu aux parties moyenne et supérieure du corps, la partie inférieure restant double.

ANADIPSIE *s. f.* *(angl. anadipsia).* Soif intense.

ANAÉROBIE 1. *adj.* *(angl. anaerobic).* Se dit d'un micro-organisme qui ne peut se développer que dans un milieu dépourvu d'air ou d'oxygène libre. 2. *s. m.* *(angl. anaerobe).* Le micro-organisme lui-même. ◇ **FACULTATIF** *(angl. facultative anaerobe).* Micro-organisme qui vit habituellement dans l'air, mais qui peut vivre dans un milieu qui en est dépourvu. ◇ **STRICT** *(angl. obligate anaerobe).* Micro-organisme qui ne peut vivre et se développer que dans un milieu dépourvu d'air ou d'oxygène libre. SYN. ***ANAÉROBIE OBLIGATOIRE.***

ANAÉROBIOSE *s. f.* *(angl. anaerobiosis).* Vie en milieu dépourvu d'air ou d'oxygène libre.

ANAGÈNE *adj.* *(angl. anagen).* Se dit de la phase de croissance du cheveu dans le cycle pilaire.

ANAGENÈSE *s. f. (angl. anagenesis).* Régénération des parties détruites d'un tissu.

ANAGNOSTAKIS (OPÉRATION D') *(angl. Anagnostakis' operation).* Correction d'un entropion par une incision parallèle au tarse palpébral, suivie d'une résection des fibres de l'orbiculaire et d'une suture.

ANAKHRÉ *s. m. (angl. anakhre).* ☞ ***GOUNDOU.***

ANAL *adj. (angl. anal).* Qui se rapporte à l'anus.

ANALBUMINÉMIE *s. f. (angl. analbuminemia).* Affection héréditaire exceptionnelle caractérisée par une absence ou une très forte diminution de l'albumine plasmatique.

ANALEPTIQUE *adj. (angl. analeptic (drug)).* Qui stimule le système nerveux central au niveau des centres cardiovasculaires et respiratoires. S'emploie aussi comme substantif.

ANALGÉSIE *s. f. (angl. analgesia).* Perte de la sensibilité à la douleur. ◇ **CONGÉNITALE** *(angl. congenital —).* Absence de toute sensation douloureuse depuis la naissance avec fractures et brûlures importantes. Elle serait due à une hypersécrétion d'endomorphiniques.

ANALGÉSIQUE *adj. (angl. analgesic).* Qui supprime ou atténue la douleur. S'emploie aussi comme substantif.

ANALGOGNOSIE *s. f.* Impossibilité de localiser une douleur ressentie.

ANALOGIE *s. f. (angl. analogy).* Ressemblance fonctionnelle entre des organes d'origine différente.

ANALOGUE *adj. (angl. analogue).* **1.** Se dit d'un organe qui a la même fonction qu'un autre, mais dont la structure est distincte. **2.** En chimie, se dit d'un composé faisant partie d'un groupe dont les constituants ont des propriétés semblables ou certaines caractéristiques communes ou similaires.

ANALYSE *s. f. (angl. analysis).* **1.** Séparation d'un composé chimique en ses éléments. **2.** Détermination des éléments constitutifs d'un phénomène ou d'une structure. **3.** Cure psychanalytique. ◇ **BRADYCINÉTIQUE** *(angl. bradykinetic —).* Étude d'une activité motrice à l'aide d'un enregistrement cinématographique pris au ralenti. ◇ **CHROMOSOMIQUE** *(angl. chromosomic —).* Détermination du nombre et des types de chromosomes dans une cellule. ◇ **COLORIMÉTRIQUE** *(angl. colorimetric —).* Détermination de la concentration d'une solution par comparaison de sa couleur avec des solutions colorées de concentration connue. ◇ **DENSIMÉTRIQUE** *(angl. densimetric —).* Détermination de la concentration d'une solution par la mesure de sa densité. ◇ **ÉLÉMENTAIRE** *(angl. elemental —).* Détermination de la nature des éléments chimiques ou corps simples qui constituent un composé. ◇ **FACTORIELLE** *(angl. factor —).* Méthode statistique utilisée pour quantifier l'importance de chacun des facteurs agissant dans un phénomène. ◇ **GAZOMÉTRIQUE** *(angl. gazometric —).* Détermination des différents constituants d'un mélange gazeux. ◇ **GRAVIMÉTRIQUE** *(angl. gravimetric —).* Analyse quantitative fondée sur la détermination du poids de combinaisons définies contenant la substance à doser. ◇ **MICROCHIMIQUE** *(angl. microchemical —).* Analyse chimique effectuée sur de très petites quantités de substances. ◇ **MINÉRALE** *(angl. mineral —).* Analyse chimique des substances minérales. ◇ **ORGANIQUE** *(angl. organic —).* Analyse chimique des substances organiques. ◇ **QUALITATIVE** *(angl. qualitative —).* Détermination de la nature des substances contenues dans un mélange. ◇ **QUANTITATIVE** *(angl. quantitative —).* Détermination des quantités relatives des substances contenues dans un mélange. ◇ **SPECTROSCOPIQUE** *(angl. spectroscopic —).* Analyse de la nature chimique d'un corps au moyen d'un spectroscope. ◇ **VOLUMÉTRIQUE** *(angl. volumetric —).* Analyse d'une substance en solution par titrage à l'aide d'un réactif liquide étalonné.

ANALYSEUR *s. m. (angl. analyzer).* Dans un polarimètre, dispositif permettant de déterminer le plan de polarisation de la lumière. ◇ **CORTICAL** Partie du cortex cérébral dont le rôle consiste à décomposer l'information reçue du monde extérieur et intérieur, en ses éléments constitutifs. Les hémisphères cérébraux se composent d'un ensemble d'analyseurs.

ANALYSTE *s. m. (angl. analyst).* ☞ ***PSYCHANALYSTE.***

ANAMNÈSE *s. f.* **1.** *(angl. anamnesis).* Réminiscence des idées ou des objets oubliés. **2.** *(angl. case history).* Ensemble des renseignements recueillis sur l'histoire et les détails d'une maladie, auprès du malade lui-même ou de ses proches.

ANAMNESTIQUE *adj. (angl. anamnestic).* Qui se rapporte à l'anamnèse.

ANAMORPHOSE *s. f. (angl. anamorphosis).* Modification progressive ou régressive de forme dans l'évolution d'un organisme animal ou végétal.

ANANCASTIE *s. f. (angl. anancastia).* Terme utilisé pour désigner le type de personnalité obsessif-compulsif.

ANANDRIE *s. f. (angl. anandria).* **1.** Anaphrodisie. **2.** Absence ou perte des caractères masculins.

ANANGIOPLASIE *s. f. (angl. anangioplasia).* **1.** Vascularisation insuffisante d'une région par suite d'une absence de vaisseaux sanguins. **2.** Diminution congénitale du calibre des vaisseaux.

ANAPEIRATIQUE *adj. (angl. anapeiratic).* Qui est dû à un usage excessif, ou à la répétition fréquente d'un mouvement.

ANAPHASE *s. f. (angl. anaphase).* Phase de la mitose consécutive à la métaphase, au cours de laquelle les chromosomes subissent un dédoublement longitudinal : les deux séries de chromosomes filles se séparent l'une de l'autre et se dirigent vers les extrémités opposées de la cellule pour former le diaster. ☞ ***MITOSE.***

ANAPHORÈSE *s. f. (angl. anaphoresis).* Mouvement des particules vers l'anode, dans l'électrophorèse. ☞ ***ÉLECTROPHORÈSE.***

ANAPHORIE *s. f. (angl. anaphoria).* Hétérophorie consistant en une déviation des axes visuels des deux yeux vers le haut.

ANAPHRODISIAQUE *adj. (angl. anaphrodisiac).* Qui atténue ou supprime le désir sexuel.

ANAPHRODISIE *s. f. (angl. anaphrodisia).* Absence ou diminution du désir sexuel.

ANAPHYLACTIQUE *adj. (angl. anaphylactic).* Qui est en rapport avec l'anaphylaxie.

ANAPHYLACTOGÈNE *s. m. (angl. anaphylactogen).* Substance capable de provoquer une anaphylaxie.

ANAPHYLACTOÏDE *adj. (angl. anaphylactoid).* Qui ressemble à l'anaphylaxie. ☞ ***PSEUDO-ANAPHYLAXIE.***

ANAPHYLATOXINE *s. f. (angl. anaphylatoxin).* Substance toxique qui provoque des effets analogues à ceux du choc anaphylactique. Elle est produite dans le sérum lors de l'activation du complément, par des toxines ou par des complexes immuns.

ANAPHYLAXIE *s. f. (angl. anaphylaxis).* Hypersensibilité immédiate, dite de type 1, spécifique d'un antigène auquel l'organisme a été préalablement exposé au moins deux semaines plus tôt, pouvant aboutir à une vasodilatation et à une bronchoconstriction parfois létales. Ce terme est parfois utilisé pour désigner toute augmentation de sensibilité de l'organisme à un antigène. SYN. ***HYPERSENSIBILITÉ DE TYPE IMMÉDIAT.*** ☞ ***ALLERGIE, HYPERSENSIBILITÉ DE TYPE 1, CHOC ANAPHYLACTIQUE.*** ◇ **ACTIVE** *(angl. active —).* Anaphylaxie provoquée par l'administration d'une protéine étrangère. ◇ **HÉTÉROLOGUE** *(angl. heterologus —).* Anaphylaxie passive provoquée par l'injection du sérum d'un animal d'une espèce différente. ◇ **PASSIVE** *(angl. passive —).* Anaphylaxie résultant de l'injection du sérum d'un animal ou d'une personne préalablement sensibilisée.

ANAPLASIE *s. f. (angl. anaplasia).* Régression des cellules (habituellement tumorales) à une forme très primitive et indifférenciée.

ANARAXIE *s. f. (angl. anaraxia).* Absence d'affrontement des dents antagonistes.

ANARCHIE VENTRICULAIRE *(angl. complex ventricular arrhythmia).* À l'électrocardiogramme apparition de complexes ventriculaires irréguliers et atypiques préludant à la fibrillation ventriculaire.

ANARRHEXIS *s. f. (angl. anarrhexis).* Fracture chirurgicale d'un cal vicieux résultant d'une fracture précédente. Terme peu usité.

ANARTHRIE *s. f. (angl. anarthria).* Trouble acquis du langage avec difficulté majeure de l'expression parlée avec conservation de la compréhension verbale et écrite. Elle est en rapport avec une lésion de la région de l'opercule médian gauche ou une lésion sous-corticale. SYN. ***APHASIE MOTRICE.***

ANASARQUE *s. f. (angl. anasarca).* Œdème qui affecte tout l'organisme. Œdème généralisé. ◇ **FŒTO-PLACENTAIRE** *(angl. hydrops fetalis).* Variété de maladie hémolytique du nouveau-né, toujours mortelle avec anasarque volumineuse et érythroblastose.

ANASPADIAS *s. m. (angl. anaspadias).* Malformation uréthrale dont le méat s'ouvre à la face dorsale de la verge.

ANASTIGMATE *adj. (angl. anastigmatic).* Se dit d'un système optique dépourvu d'astigmatisme.

ANASTOMOSE *s. f. (angl. anastomosis).* **1.** Communication naturelle entre deux ou plusieurs conduits. **2.** Communication préexistante ou créée chirurgicalement entre deux conduits creux (vaisseaux sanguins, portions du tube digestif, voies bilaires et urinaires) ou pleins (nerfs). ◇ **ANISOPÉRISTALTIQUE** *(angl. anisoperistaltic —).* Anastomose intestinale dans laquelle les deux segments intestinaux sont réunis de telle sorte que leurs ondes péristaltiques respectives vont en sens opposés. ◇ **ANTIPÉRISTALTIQUE** ☞ ***ANASTOMOSE ANISOPÉRISTALTIQUE.*** ◇ **AORTO-PULMONAIRE** *(angl. aortopulmonary —).* ☞ ***BLALOCK-TAUSSIG (OPÉRATION DE).*** ◇ **ARTÉRIO-VEINEUSE** *(angl. arteriovenous —).* Communication naturelle ou créée chirurgicalement entre une artère et une veine. Appelée parfois « shunt ». ◇ **BILIODIGESTIVE** ☞ ***CHOLANGIO-ENTÉROSTOMIE.*** ◇ **CÆCOCOLIQUE** ☞ ***CÆCOCOLOSTOMIE.*** ◇ **CÆCO-SIGMOÏDIENNE** ☞ ***CÆCOSIGMOÏDOSTOMIE.*** ◇ **CHOLÉCYSTOCOLIQUE** ☞ ***CHOLÉCYSTOCOLOSTOMIE.*** ◇ **CHOLÉCYSTODIGESTIVE** ☞ ***CHOLÉCYSTO-ENTÉROSTOMIE.*** ◇ **CHOLÉCYSTODUODÉNALE** ☞ ***DUODÉNOCHOLÉCYSTOSTOMIE.*** ◇ **CHOLÉCYSTOGASTRIQUE** ☞ ***CHOLÉCYSTOGASTROSTOMIE.*** ◇ **CHOLÉCYSTO-ILÉALE** ☞ ***CHOLÉCYSTO-ILÉOSTOMIE.*** ◇ **CHOLÉCYSTOJÉJUNALE** ☞ ***CHOLÉCYSTOJÉJUNOSTOMIE.*** ◇ **CHOLÉDOCODUODÉNALE** ☞ ***CHOLÉDOCODUODÉNOSTOMIE.*** ◇ **CHOLÉDOCO-ENTÉRALE** ☞ ***CHOLÉDOCO-ENTÉROSTOMIE.*** ◇ **CHOLÉDOCO-HÉPATIQUE** ☞ ***CHOLÉDOCO-HÉPATOSTOMIE.*** ◇ **COLOCOLIQUE** ☞ ***COLOCOLOSTOMIE.*** ◇ **COLORECTALE** ☞ ***COLORECTOSTOMIE.*** ◇ **COLOSIGMOÏDIENNE** ☞ ***COLOSIGMOÏDOSTOMIE.*** ◇ **CYSTOCOLIQUE** ☞ ***CYSTOCOLOSTOMIE.*** ◇ **CYSTORECTALE** ☞ ***CYSTORECTOSTOMIE.*** ◇ **DUODÉNO-DIGESTIVE** ☞ ***DUODÉNO-ENTÉROSTOMIE.*** ◇ **DUODÉNO-ILÉALE** ☞ ***DUODÉNO-ILÉOSTOMIE.*** ◇ **DUODÉNOJÉJUNALE** ☞ ***DUODÉNOJÉJUNOSTOMIE.*** ◇ **DÉFÉRENTODÉFÉRENTIELLE** ☞ ***VASOVASOSTOMIE.*** ◇ **DÉFÉRENTO-ÉPIDIDYMIQUE** ☞ ***VASO-ÉPIDIDYMOSTOMIE.*** ◇ **DÉFÉRENTO-TESTICULAIRE** ☞ ***VASO-ORCHIDOSTOMIE.*** ◇ **ENTÉROCOLIQUE** ☞ ***ENTÉROCOLOSTOMIE.*** ◇ **ENTÉRO-ENTÉRIQUE** ☞ ***ENTÉRO-***

ENTÉROSTOMIE. ◇ **ENTÉROLATÉRALE** ☞ *ENTÉRORRAPHIE LATÉROLATÉRALE.* ◇ **ENTÉRORECTALE** ☞ *ENTÉRORECTOSTOMIE.* ◇ **ÉPIDIDYMODÉFÉRENTIELLE** ☞ *ÉPIDIDYMOVASOSTOMIE.* ◇ **GASTROCOLIQUE** ☞ *GASTROCOLOSTOMIE.* ◇ **GASTRODUODÉNALE** ☞ *GASTRODUODÉNOSTOMIE.* ◇ **GASTRO-ENTÉRIQUE** ☞ *GASTRO-ENTÉROANASTOMOSE, GASTRO-ENTÉROSTOMIE.* ◇ **GASTRO-GASTRIQUE** ☞ *GASTROGASTROSTOMIE.* ◇ **GASTROJÉJUNALE** ☞ *GASTROJÉJUNOSTOMIE.* ◇ **GASTRO-ŒSOPHAGIENNE** ☞ *GASTRO-ŒSOPHAGOSTOMIE.* ◇ **GASTRO-ŒSOPHAGOGASTRIQUE** ☞ *GASTRO-ŒSOPHAGOSTOMIE.* ◇ **HÉPATICOCYSTODUODÉNALE** ☞ *HÉPATOCHOLANGIO-CYSTODUODÉNOSTOMIE.* ◇ **HÉPATICODUODÉNALE** ☞ *HÉPATICODUODÉNOSTOMIE.* ◇ **HÉPATO-ENTÉRIQUE** ☞ *HÉPATICODUODÉNOSTOMIE.* ◇ **HÉPATICOGASTRIQUE** ☞ *HÉPATICOGASTROSTOMIE.* ◇ **HYSTÉROSALPINGIENNE** ☞ *HYSTÉROSALPINGOSTOMIE.* ◇ **ILÉOCÆCALE** ☞ *ILÉOCÆCOSTOMIE.* ◇ **ILÉOCOLIQUE** ☞ *ILÉOCOLOSTOMIE.* ◇ **ILÉO-ILÉALE** ☞ *ILÉO-ILÉOSTOMIE.* ◇ **ILÉOSIGMOÏDIENNE** ☞ *ILÉOSIGMOÏDOSTOMIE.* ◇ **ILÉOTANSVERSE** ☞ *ILÉOTRANSVERSOSTOMIE.* ◇ **ISOPÉRISTALTIQUE** *(angl. isoperistaltic —).* Anastomose intestinale dans laquelle les deux segments intestinaux sont réunis de telle sorte que leurs ondes péristaltiques vont dans le même sens. ◇ **JÉJUNOCÆCALE** ☞ *JÉJUNOCÆCOSTOMIE.* ◇ **JÉJUNO-ILÉALE** ☞ *JÉJUNO-ILÉOSTOMIE.* ◇ **LATÉRO-LATÉRALE** *(angl. side-to-side —).* Anastomose de deux organes creux, comportant une ouverture et une suture latérales de chacun d'eux. ◇ **LATÉRO-TERMINALE** *(angl. side-to-end —).* Anastomose entre deux conduits reliant le côté latéral (non terminal) du conduit proximal (ou d'amont) (la tranche de section terminale étant fermée de façon indépendente) au côté latéral (non terminal) du conduit distal (ou d'aval). ◇ **ŒSOPHAGODUODÉNALE** ☞ *ŒSOPHAGODUODÉNOSTOMIE.* ◇ **ŒSOPHAGOENTÉRIQUE** ☞ *ŒSOPHAGOENTÉROSTOMIE.* ◇ **ŒSOPHAGASTRIQUE PAR ANSE INTERPOSÉE** ☞ *ŒSOPHAGOGASTROSTOMIE.* ◇ **PANCRÉATICODUODÉNALE** ☞ *PANCRÉATICODUODÉNOSTOMIE.* ◇ **PANCRÉATICOENTÉRIQUE** ☞ *PANCRÉATICOENTÉROSTOMIE.* ◇ **PANCRÉATICOJÉJUNALE** ☞ *PANCRÉATICOJÉJUNOSTOMIE.* ◇ **PAR CONVERGENCE** *(angl. — by convergence).* Union de deux artères qui convergent pour constituer un seul tronc. ◇ **PORTO-CAVE** *(angl. portocaval —).* Elle peut être spontanée en compensation d'une hypertension portale, ou chirurgicale pour réduire l'hypertension dans le système porte, en anastomosant la veine porte ou une de ses branches à la veine cave. ◇ **PRÉCAPILLAIRE** *(angl. precapillary —).* Anastomose entre artérioles, juste avant que celles-ci ne se transforment en capillaires. ◇ **TERMINO-LATÉRALE** *(angl. end-to-side —).* Anastomose entre deux conduits reliant le bout terminal de la tranche de section du conduit proximal (ou d'amont) au côté latéral (non terminal) du conduit distal (ou d'aval), la tranche de section de ce dernier étant fermée de façon indépendante. ◇ **TERMINO-TERMINALE** *(angl. end-to-end —).* Anastomose obtenue par la suture bout à bout de deux tranches de section de conduits. ◇ **URÉTÉROCÆCALE** ☞ *URÉTÉROCÆCOSTOMIE.* ◇ **URÉTÉROCOLIQUE** ☞ *URÉTÉROCOLOSTOMIE.* ◇ **URÉTÉRO-ENTÉRIQUE** ☞ *URÉTÉRO-ENTÉROSTOMIE.* ◇ **URÉTÉRORECTALE** ☞ *URÉTÉRORECTOSTOMIE.* ◇ **URÉTÉROSIGMOÏDIENNE** ☞ *URÉTÉROSIGMOÏDOSTOMIE.* ◇ **URÉTÉROTRIGONOSIGMOÏDIENNE** ☞ *URÉTÉROTRIGONOSIGMOÏDOSTOMIE.* ◇ **URÉTÉRO-URÉTÉRALE** ☞ *URÉTÉRO-URÉTÉROSTOMIE.* ◇ **URÉTÉROVÉSICALE** ☞ *URÉTÉROCYSTONÉOSTOMIE.* ◇ **VASO-ÉPIDIDYMIQUE** ☞ *VASO-ÉPIDIDYMOSTOMIE.* ◇ **VASO-TESTICULAIRE** ☞ *VASO-ORCHIDOSTOMIE.* ◇ **VEINOVEINEUSE** ☞ *VEINOVEINOSTOMIE.* ◇ **VENTRICULO-ATRIALE** ☞ *VENTRICULO-ATRIOSTOMIE.* ◇ **WIRSUNGOJÉJUNALE** ☞ *WIRSUNGOJÉJUNOSTOMIE.*

ANASTOMOSER *v. (angl. anastomose).* Réunir par anastomose.

ANATOMIE *s. f. (angl. anatomy).* **1.** Science qui étudie la structure et la morphologie de l'homme ou des animaux. **2.** À l'origine, dissection d'un corps organisé. ◇ **APPLIQUÉE** *(angl. applied —).* Étude anatomique appliquée au diagnostic et au traitement des affections. ◇ **ARTISTIQUE** *(angl. artistic —).* Étude de l'anatomie en relation avec les arts plastiques. SYN. *ANATOMIE PLASTIQUE.* ◇ **COMPARÉE** *(angl. comparative —).* Étude comparative des structures animales ou végétales. ◇ **DESCRIPTIVE** *(angl. descriptive —).* Branche de l'anatomie qui étudie la morphologie et la constitution des différents organes du corps. ◇ **FONCTIONNELLE** *(angl. functional —).* Branche de l'anatomie qui étudie les relations existant entre la structure des organes ou parties du corps et leurs fonctions. ◇ **GÉNÉRALE** *(angl. general —).* Branche de l'anatomie qui étudie la structure fondamentale des organes et de leurs éléments, ainsi que leur appartenance à des appareils et systèmes déterminés. ◇ **MACROSCOPIQUE** *(angl. gross —).* Partie de l'anatomie qui étudie les structures des tissus et organes visibles à l'œil nu. ◇ **MICROSCOPIQUE** *(angl. microscopic —).* ☞ *HISTOLOGIE.* ◇ **PATHOLOGIQUE** ☞ *ANATOMOPATHOLOGIE.* ◇ **RADIOLOGIQUE** Étude des organes et tissus par diverses techniques d'examen radiologique. ◇ **RÉGIONALE** *(angl. regional —).* Étude anatomique d'une région particulière de l'organisme. ◇ **TOPOGRAPHIQUE** *(angl. topograhic —).* Partie de l'anatomie qui étudie plus particulièrement les rapports des différents organes du corps entre eux.

ANATOMISTE *s. m. (angl. anatomist).* Spécialiste en anatomie.

ANATOMOPATHOLOGIE *s. f. (angl. pathological anatomy).* Science qui traite des altérations organiques provoquées par la maladie. SYN. *ANATOMIE PATHOLOGIQUE.*

ANATOMOPATHOLOGISTE *s. m. (angl. pathologist).* Médecin qui pratique l'examen, macroscopique ou microscopique, des tissus ou des organes excisés chirurgicalement ou prélevés après la mort.

ANATOXINE *s. f. (angl. anatoxin).* Toxine inactivée par l'action combinée du formol et de la chaleur, qui a perdu ses propriétés toxiques, mais qui conserve ses propriétés immunisantes. ☞ ***TOXOÏDE.***

ANATOXIQUE *adj. (angl. anatoxic).* Qui se rapporte à une anatoxine.

ANATOXIRÉACTION *s. f. (angl. anatoxireaction).* Réaction à une injection intradermique d'anatoxine, visant à établir si le sujet est immunisé ou non contre une toxine déterminée.

ANATOXITHÉRAPIE *s. f. (angl. anatoxine therapy).* Traitement par anatoxines.

ANCA Abréviation de *Antineutrophil Cytoplasmic Antibody.* Anticorps anticytoplasme des polynucléaires neutrophiles. Détectés par immunofluorescence, ils ont une cible à localisation cytoplasmique (cANCA) ou périnucléaire (pANCA). Ils sont principalement dirigés respectivement contre la protéinase 3 (PR3) et la myéloperoxydase (MPO). Leur spécificité antigénique peut orienter vers certaines maladies. Ils s'observent dans certaines vascularites dites « à ANCA » : maladie de Wegener (anti-PR3), syndrome de Churg et Strauss, polyangéite microscopique (anti-MPO).

ANCIPITAL *adj. (angl. ancipital).* Qui a deux têtes (terme peu usité). ☞ ***BICÉPHALE.***

ANCISTROÏDE *adj.* ☞ ***ANCYROÏDE.***

ANCONÉ (MUSCLE) *(NA. musculus anconeus). (angl. anconeus muscle).* Muscle extenseur de l'avant-bras. ☞ ***ATLAS ANATOMIQUE DES MUSCLES EN ANNEXE.***

ANCONITE *s. f. (angl. anconitis).* Inflammation du coude.

ANCRAGE *s. m. (angl. anchorage).* **1.** En odontologie, point de fixation des couronnes artificielles ou des bridges. **2.** Fixation chirurgicale d'un viscère déplacé, prolabé, ou pour fixer une partie d'un organe lors d'une plastie.

ANCYLOSTOMA Genre de vers nématodes, parasites de l'intestin grêle de l'homme et de certains animaux. L'espèce *A. duodenale,* la plus commune, est un ver de 10 à 12 mm de long, qui se fixe à l'intestin grêle (en particulier au duodénum) et provoque une maladie appelée ankylostomiase. Des espèces voisines, *A. americanus* ou *Necator americanus* et *A. brasiliense,* parasitent également l'homme.

ANCYROÏDE *adj. (angl. ancistroid).* En forme d'ancre ou de crochet. SYN. ***ANCISTROÏDE.***

ANDERSCH (GANGLION D') *(angl. Andersch's ganglion).* ☞ ***GANGLION INFÉRIEUR DU NERF GLOSSOPHARYNGIEN.***

ANDERSEN ◇ **(MALADIE D')** *(angl. Andersen's disease).* Glycogénose type IV. ☞ ***GLYCOGÉNOSE.*** ◇ **(SYNDROME D')** *(angl. Andersen's syndrome).* Association de bronchectasie, fibrose kystique du pancréas et avitaminose A. ☞ ***MUCOVISCIDOSE.***

ANDERSON ◇ **(MALADIE D')** *(angl. Anderson's disease).* Affection héréditaire très rare, à transmission autosomique récessive, caractérisée par un trouble de l'absorption intestinale des lipides, due à une anomalie de la sécrétion des chylomicrons par les entérocytes. Elle débute dans l'enfance, où elle se manifeste par une diarrhée chronique avec retard pondéral et des troubles neurologiques ou oculaires, conséquences des carences en vitamines liposolubles. Il existe une stéatorrhée, sans atrophie villositaire intestinale, mais avec vacuolisation entérocytaire. Il existe une hypo-β-lipoprotéinémie et une hypocholestestérolémie, avec absence de chylomicrons sériques. ◇ **(SYNDROME D')** *(angl. Anderson's syndrome).* Tumeur corticosurrénale maligne avec hypercorticisme et hypoglycémie d'étiologie imprécise.

ANDES (MALADIE DES) *(angl. Andes' disease).* Ensemble de troubles, essentiellement dyspnéiques, dus à une mauvaise adaptation aux hautes altitudes. Les manifestations immédiates constituent le mal des montagnes. Lorsque le séjour est prolongé, apparaissent une polyglobulie importante consécutive à l'anoxie et des modifications cutanéo-muqueuses. L'anoxie persistante entraîne des troubles sensoriels, encéphaliques (troubles mentaux et caractériels), une fatigue généralisée, une anorexie, un amaigrissement et une baisse de la capacité physique et génésique. SYN. ***MONGE (MALADIE DE).***

ANDRAL (DÉCUBITUS D') *(angl. Andral's decubitus).* Position de décubitus latéral sur le côté sain, que prend spontanément un malade au début d'une pleurésie.

ANDREWS ◇ **(MALADIE D')** *(angl. Andrews' disease).* Maladie cutanée des plantes des pieds et des paumes des mains liée à l'existence de foyers infectieux à distance, dont elle serait la manifestation allergique. ◇ **(OPÉRATION D')** *(angl. Andrews' operation, bottle operation).* Réduction chirurgicale d'une hydrocèle par éversion totale de la tunique vaginale (variante de la technique de Jaboulay).

ANDRO- *(angl. andro-).* Préfixe d'origine grecque indiquant une relation avec l'homme en tant qu'individu mâle, ou avec le sexe masculin.

ANDROBLASTOME *s. m. (angl. androblastoma).* Tumeur testiculaire bénigne développée aux dépens des cellules de Sertoli.

ANDROGÈNE **1.** *adj. (angl. androgenic).* Qui provoque l'apparition des caractères sexuels masculins. **2.** *s. m. (angl. androgen).* Hormone stéroïde qui favorise le développement des organes génitaux externes chez l'homme, la formation du sperme et l'apparition des caractères sexuels secondaires masculins. Les androgènes stimulent également l'anabolisme protidique. Selon leur origine, on distingue deux variétés d'androgènes ; les uns proviennent des testicules, essentiellement la testostérone, les autres, produits dans les deux sexes, proviennent des surrénales.

ANDROGENÈSE *s. f. (angl. androgenesis).* **1.** Formation des androgènes. **2.** Développement d'un œuf à partir du seul noyau mâle. **3.** Développement du gamète mâle sans fécondation. Il ne peut se produire que chez certains organismes inférieurs (algues) dans lesquels la différence entre les deux gamètes est petite et le gamète mâle possède une substance de réserve.

ANDROGÉNIQUE *adj. (angl. androgenic).* Qui concerne les hormones mâles.

ANDROGÉNOTHÉRAPIE *s. f. (angl. androgenous therapy).* Utilisation des androgènes en thérapeutique.

ANDROGYNE *adj. (angl. androgynous).* **1.** ☞ ***PSEUDO-HERMAPHRODITE.*** **2.** En anthropologie, individu qui possède certains caractères sexuels du sexe opposé.

ANDROGYNIE *s. f. (angl. androgyny, androgynism).* État d'un individu androgyne. ☞ ***PSEUDO-HERMAPHRODISME.***

ANDROGYNOÏDE *s. m. (angl. androgynoid).* SYN. ***PSEUDOHERMAPHRODITE.***

ANDROÏDE *adj. (angl. android).* Qui ressemble à l'homme ; qui présente des caractères masculins.

ANDROLOGIE *s. f. (angl. andrology).* Étude de l'homme (en tant que sexe masculin) et des maladies qui lui sont propres, en particulier des affections de l'appareil génital.

ANDROMÉROGONIE *s. f. (angl. andromerogony).* Développement d'un œuf fécondé, mais qui contient seulement le pronucléus masculin.

ANDROMIMÉTIQUE *adj. (angl. andromimetic).* Qui provoque l'apparition de caractères masculins.

ANDROMORPHE *adj. (angl. andromorphous).* Qui présente un aspect physique masculin.

ANDROPATHIE *s. f. (angl. andropathy).* Maladie propre à l'homme, en tant qu'individu mâle.

ANDROPAUSE *s. f. (angl. male climateric).* Arrêt ou ralentissement de l'activité sexuelle chez l'homme, dû au vieillissement, et accompagné de certains troubles d'ordre général (terme sans signification physiologique précise).

ANDROPHOBIE *s. f. (angl. androphobia).* Aversion morbide pour le sexe masculin.

ANDROPHOBOMANIE *s. f. (angl. androphonomania).* Folie homicide. ☞ ***AMOK.***

ANDROSTANE *s. m. (angl. androstane).* Hydrocarbure dont dérivent tous les androgènes.

ANDROSTANEDIOL *s. m. (angl. androstanediol).* Stéroïde androgène. 5-androstane-3 β, 17 β-diol.

ANDROSTANEDIONE *s. f. (angl. androstanedione).* Stéroïde androgène produit dans les testicules. 5-androstane-3, 17-dione.

ANDROSTÈNE *s. m. (angl. androstene).* $C_{19}H_{30}$. Hydrocarbure cyclique non saturé à double liaison ; stéroïde se présentant sous deux formes isomères, constituant le noyau de la testostérone et de certains autres androgènes.

ANDROSTÈNEDIOL *s. m. (angl. androstenediol).* Stéroïde à faible activité androgène cristallisé, $C_{19}H_{30}O_2$. 5-androstène-3 β, 17 β-diol. Il est utilisé comme anabolisant et dans le traitement de troubles ovariens.

ANDROSTÈNEDIONE *s. f. (angl. androstenedione).* 4-androstène-3,17-dione ($C_{19}H_{26}O_2$). 17-cétostéroïde d'origine surrénalienne et testiculaire, dont l'activité androgénique représente 80 % de celle de la testostérone.

ANDROSTÉRONE *s. f. (angl. androsterone).* Hormone sexuelle masculine isolée de l'urine, constituant l'une des formes sous lesquelles la testostérone est éliminée. Son activité androgénique est faible.

ANÉCHOGÈNE *adj. (angl. anechogenic).* Se dit d'une structure sans écho en échographie.

ANEL ◇ **(OPÉRATION D')** *(angl. Anel's lacrymal dilatation).* Dilatation du canal lacrymal au moyen d'une sonde et injection d'une solution astringente. ◇ **(SERINGUE D')** *(angl. Anel's syringe).* Petite seringue utilisée pour l'injection dans les canaux lacrymaux. ◇ **(SONDE D')** *(angl. Anel's probe).* Stylet fin en argent, utilisé pour le cathétérisme des canaux lacrymaux.

ANÉLECTROTONUS *s. m. (angl. anelectrotonus).* Diminution de l'irritabilité d'un nerf dans la région de l'anode lors du passage d'un courant électrique.

ANÉMIE *s. f. (angl. anemia).* Étymologiquement, manque de sang ; cliniquement, diminution au-dessous des valeurs normales de la concentration en hémoglobine (au dessous de 13 g/ 100 mL chez l'homme et 12 g chez la femme) dans le sang circulant, par déperdition ou destruction des érythrocytes ou perturbations de leur formation. ◇ **À HEMATIES FALCIFORMES** *(angl. stickle-cell —).* ☞ ***DRÉPANOCYTOSE.*** ◇ **À SPHÉROCYTES** *(angl. hereditary spherocytosis).* ☞ ***MINKOWSKI-CHAUFFARD (MALADIE DE).*** ◇ **ACHLORHYDRIQUE** *(angl. achlorhydric —).* Forme d'anémie hypochrome associée à une absence d'acide chlorhydrique dans le suc gastrique. ◇ **ACHRESTIQUE** *(angl. achrestic —).* Anémie mégaloblastique qui ressemble à l'anémie pernicieuse, et qui serait due à l'absence d'utilisation de la vitamine B12. ◇ **ACHYLIQUE** ☞ ***ANÉMIE ACHLORHYDRIQUE.*** ◇ **AGASTRIQUE** *(angl. agastric —).* Anémie consécutive à la gastrectomie. ◇ **AIGUË** *(angl. acute —).* Terme peu spécifique désignant une anémie d'apparition subite ou de courte durée, par exemple l'anémie hémorragique. ◇ **AIGUË CURABLE DU NOUVEAU-NÉ** *(angl. acute benign — of new-born).* Anémie aiguë apparaissant de la première à la troisième semaine de la vie, de cause inconnue et guérissant spontanément. ◇ **ALIMENTAIRE**

(angl. nutritional —). Anémie provoquée par une carence alimentaire, en quantité ou en qualité. SYN. *ANÉMIE NUTRITIONNELLE.* ☞ *ANÉMIE PAR CARENCE (OU CARENTIELLE).* ◇ **APLASIQUE** *(angl. aplastic —).* Anémie provoquée par l'absence des précurseurs médullaires de la lignée sanguine, d'origine primitive ou secondaire (agents toxiques, infections, néoplasies, leucémies, etc.). SYN. *ANÉMIE ARÉGÉNÉRATIVE.* ◇ **APLASTIQUE** ☞ *ANÉMIE APLASIQUE.* ◇ **ARÉGÉNÉRATIVE** *(angl. aregenerative —).* ☞ *ANÉMIE APLASIQUE.* ◇ **DE BIERMER** ☞ *BIERMER (ANÉMIE OU MALADIE DE).* ◇ **DE BLACKFAN-DIAMOND** *(angl. Blackfan-Diamond —).* ☞ *BLACKFAN-DIAMOND (ANÉMIE DE).* ◇ **DES BRIQUETIERS** ☞ *ANKYLOSTOMIASE.* ◇ **DES MINEURS** ☞ *ANKYLOSTOMIASE.* ◇ **DES TUNNELS** ☞ *ANKYLOSTOMIASE.* ◇ **DRÉPANOCYTAIRE** *(angl. sickle-cell —).* Anomalie sanguine héréditaire transmise sur le mode autosomique récessif caractérisée par la présence d'une hémoglobine anormale (hémoglobine S) et par des hématies en forme de faucille ou falciformes, touchant les sujets de race noire. Elle se transmet sur le mode dominant et évolue avec des crises hémolytiques, des ulcérations aux jambes, une hépatosplénomégalie et une hématurie. Elle est de pronostic grave chez les homozygotes. SYN. *DRÉPANOCYTOSE, ANÉMIE À HÉMATIES FALCIFORMES.* ◇ **ÉGYPTIENNE** ☞ *ANKYLOSTOMIASE.* ◇ **ELLIPTOCYTAIRE** *(angl. ovalocytosis —).* Anémie d'origine génétique caractérisée par la présence d'érythrocytes elliptiques et transmise sur le mode autosomique dominant. SYN. *ELLIPTOCYTOSE, OVALOCYTOSE.* ◇ **ESSENTIELLE** ☞ *ANÉMIE IDIOPATHIQUE.* ◇ **FERRIPRIVE** *(angl. iron deficiency —).* Anémie hypochrome hyposidérémique avec microcytose et augmentation de la transferrine. Le plus souvent due à une perte excessive de fer par hémorragie, cette anémie peut avoir des étiologies diverses (augmentation de la consommation en fer, troubles de son absorption, faibles apports en fer, etc.). SYN. *ANÉMIE SIDÉROPÉNIQUE.* ◇ **HÉMOLYTIQUE** *(angl. hemolytic —).* Anémie due à une destruction excessive d'érythrocytes dans le sang, soit par fragilité anormale (acquise ou congénitale, telle que l'anémie drépanocytaire), soit par une action nocive sur les érythrocytes (substances toxiques d'origine externe ou produites dans l'organisme [auto-anticorps], hyperactivité destructrice d'un organe ou d'un tissu, absence d'un enzyme nécessaire à l'hématopoïèse). ◇ **HÉMOLYTIQUE AUTO-IMMUNE** *(angl. autoimmune hemolytic —).* Anémie acquise, due à des autoanticorps incomplets. Elle peut être due au froid, à divers virus, être provoquée par certains médicaments, ou s'observer au cours de néoplasies diverses et d'affections systémiques. La maladie des agglutinines froides apparaît idiopathique. ◇ **HÉMOLYTIQUE IMMUNOLOGIQUE** *(angl. immunohemolytic —).* Hémolyse provoquée par des auto ou des hétéroanticorps ou immunoallergique provoquée par de nombreux médicaments. ◇ **HÉMOLYTIQUE MICROANGIOPATHIQUE** *(angl. microangiopathic hemolytic —).* Anémie hémolytique par homolyse intravasculaire et lésions de la microcirculation. Elle peut s'observer au cours de nombreuses affections dont la toxémie gravidique, certaines néoplasies, des maladies systémiques, etc. ◇ **HÉMOLYTIQUE PAR ENZYMOPATHIE** *(angl. enzymopenic hemolytic —).* Affection héréditaire à transmission dominante, due à l'absence congénitale d'une enzyme du globule rouge dont la glucose-6-phosphate déshydrogénase (G-6-PD) responsable du favisme. ☞ *FAVISME.* ◇ **HYPOCHROME** *(angl. hypochromic —).* Anémie caractérisée par une diminution de la teneur des érythrocytes en hémoglobine. La concentration corpusculaire moyenne en hémoglobine est inférieure à la normale (29 %). Elle peut être due à une carence en fer, à des hémorragies répétées, à des troubles nutritionnels. ◇ **HYPOSIDÉRÉMIQUE** ☞ *ANÉMIE FERRIPRIVE.* ◇ **IDIOPATHIQUE** ☞ *ANÉMIE PERNICIEUSE.* SYN. *ANÉMIE ESSENTIELLE, ANÉMIE PRIMAIRE.* ◇ **INFANTILE PSEUDO-LEUCÉMIQUE** *(angl. von Jaksch's —).* Forme infantile d'anémie, resemblant à la leucémie et caractérisée par une splénomégalie, une leucocytose, des altérations des cellules sanguines et des adénopathies. Appelée aussi anémie de Jaksch ou anémie splénique infantile, elle est attribuée à des causes diverses, en particulier toxi-infectieuses. ◇ **INFLAMMATOIRE** *(angl. inflammatory —).* Anémie hyposidérémique des infections et affections inflammatoires chroniques. ◇ **INTER-TROPICALE** ☞ *ANKYLOSTOMIASE.* ◇ **LEUCO-ÉRYTHROBLASTIQUE** ☞ *SPLÉNOMÉGALIE MYÉLOÏDE.* ◇ **LOCALE** ☞ *ISCHÉMIE.* ◇ **MACROCYTAIRE, MICROCYTAIRE** *(angl. macrocytic, microcytic —).* Anémie caractérisée respectivement par l'augmentation ou la diminution du volume des érythrocytes. L'anémie macrocytaire peut s'observer dans l'anémie pernicieuse, la sprue et au cours de la grossesse ainsi que dans la myélodysplasie. ◇ **MÉDITERRANÉENNE** *(angl. thalassemia).* ☞ *COOLEY (MALADIE DE).* ◇ **MÉGALOBLASTIQUE** *(angl. megaloblastic —).* Anémie caractérisée par la présence dans la moelle osseuse de mégaloblastes et comprenant différents types d'anémies carentielles dans lesquelles la formation d'érythrocytes se trouve altérée par manque d'un ou plusieurs facteurs de l'érythropoïèse (vitamine B_{12}, acide folique). ◇ **NORMOCHROME** ☞ *ANÉMIE NORMOCYTAIRE.* ◇ **NORMOCYTAIRE** *(angl. normocytic —).* Anémie caractérisée par une diminution du nombre des érythrocytes, le volume globulaire moyen étant normal. ◇ **NUTRITIONNELLE** ☞ *ANÉMIE ALIMENTAIRE.* ◇ **PAR CARENCE (OU CARENTIELLE)** *(angl. nutritional —).* Toute anémie due à une carence alimentaire (anémie alimentaire) ou à un trouble de l'absorption du fer, des vitamines et des facteurs antianémiques. ◇ **PERNICIEUSE** *(angl. pernicious —).* Terme désuet de l'anémie mégaloblastique. ◇ **PRIMAIRE** ☞ *ANÉMIE IDIOPATHIQUE.* ◇ **RÉFRACTAIRE** *(angl. refractory —).* Insuffisance qualitative

de l'érythropoïèse ; se voit surtout chez le sujet âgé et évolue vers une leucémie. SYN. ***DYSPLASIE MÉDULLAIRE.*** ⊂⊃ **RÉGÉNÉRATIVE** *(angl. regenerative —).* Anémie due à une hémorragie ou à la destruction (hémolyse) des érythrocytes, avec augmentation du nombre des réticulocytes (érythrocytes jeunes) dans le sang, témoignant d'une activité érythropoïétique accrue de la moelle osseuse. ⊂⊃ **SECONDAIRE** *(angl. secondary —).* Toute anémie liée à une affection qui n'intéresse pas d'emblée les organes hématopoïétiques. SYN. ***ANÉMIE SYMPTOMATIQUE.*** ⊂⊃ **SIDÉROBLASTIQUE OU SIDÉRO-ACHRESTIQUE** *(angl. sideroblastic —).* Anémie hypochrome hypersidérémique, dont la caractéristique principale est la présence dans la moelle osseuse d'un grand nombre de sidéroblastes présentant des granulations ferrugineuses disposées en couronne autour du noyau (sidéroblastes en anneau). Elle est héréditaire, à transmission récessive liée au sexe. ⊂⊃ **SIDÉROPÉNIQUE** ☞ ***ANÉMIE FERRIPRIVE.*** ⊂⊃ **SPLÉNIQUE INFANTILE** ☞ ***ANÉMIE INFANTILE PSEUDO-LEUCÉMIQUE.*** ⊂⊃ **SYMPTOMATIQUE** ☞ ***ANÉMIE SECONDAIRE.*** ⊂⊃ **TROPICALE** *(angl. Wills' —).* Toute anémie survenant dans les régions tropicales : anémies de l'ankylostomiase, du paludisme, de la sprue.

ANÉMIQUE *adj. (angl. anemic).* **1.** Qui se rapporte à l'anémie. **2.** Qui est atteint d'anémie.

ANÉMOPHOBIE *s. f. (angl. anemophobia).* Crainte morbide du vent ou des courants d'air.

ANÉMOTROPISME *s. m. (angl. anemotropism).* Réaction d'orientation d'un végétal ou d'un animal fixé s'effectuant soit dans la direction du vent, soit dans la direction opposée.

ANENCÉPHALIE *s. f. (angl. anencephaly).* Absence congénitale de l'encéphale.

ANENCÉPHALOMYÉLIE *s. f. (angl. anencephalomyelia).* ☞ ***AMYÉLENCÉPHALIE.***

ANENTÉRÉMIE *s. f. (angl. anenterous).* Absence d'intestin.

ANÉPHRIQUE *adj.* Dépourvu de rein.

ANÉPIPLOÏQUE *adj. (angl. anepiploic).* Dépourvu d'épiploon.

ANÉPITHYMIE *s. f. (angl. anepithymia).* Perte des désirs et des appétits naturels.

ANERGIE *s. f. (angl. anergy).* **1.** Disparition temporaire de l'allergie. En fait, ce terme s'emploie pour désigner soit une négativation de réactions d'hypersensibilité retardée, soit une incapacité à développer ce type de réaction. **2.** Incapacité de l'organisme à se défendre contre les agressions.

ANERGIQUE *adj. (angl. anergic).* **1.** Qui se rapporte à l'anergie. **2.** Léthargique.

ANERGISANT *adj. (angl. anergic).* Qui est responsable d'anergie.

ANÉROTISME *s. m. (angl. orgasmic impotence).* Absence de plaisir au cours de l'acte sexuel, lequel se déroule normalement.

ANÉRYTHROPLASIE *s. f. (angl. anerythroplasia).* Absence de formation d'érythrocytes.

ANÉRYTHROPOÏÈSE *s. f. (angl. anerythropoiesis).* Production insuffisante d'érythrocytes par la moelle osseuse.

ANERYTHROPSIE *s. f. (angl. anerythropsia).* Daltonisme pour la couleur rouge.

ANESTHÉSIE *s. f. (angl. anesthesia).* **1.** Perte d'une ou de plusieurs formes de sensibilité. **2.** Suppression réversible de la sensibilité soit en rapport avec un état morbide, soit provoquée au moyen d'anesthésiques, le plus souvent en vue d'une intervention chirurgicale. ⊂⊃ **CROISÉE** *(angl. crossed —).* Anesthésie touchant un hémicorps et liée à une lésion nerveuse controlatérale. ⊂⊃ **DE BASE** *(angl. basal —).* Anesthésie produite par l'administration d'analgésiques narcotiques avant l'anesthésie générale et ayant pour but de réduire la quantité d'anesthésique nécessaire pour celle-ci. Aussi appelée « prémédication ». ⊂⊃ **DE CONDUCTION** *(angl. regional —).* Toute anesthésie réalisant l'interruption de la transmission nerveuse entre la périphérie et l'axe cérébro-spinal. SYN. ***ANESTHÉSIE LOCO-RÉGIONALE.*** ⊂⊃ **DE CONTACT** *(angl. surface —).* Anesthésie locale par application directe de l'agent anesthésiant sur une muqueuse ou sur la peau. ⊂⊃ **DISSOCIÉE** *(angl. dissociated —, dissociation —).* Anesthésie thermique et nociceptive avec persistance de la sensibilité tactile. ⊂⊃ **DOULOUREUSE** *(angl. — dolorosa).* Hyperalgésie combinée à une anesthésie tactile dans le même territoire. Elle s'observe dans les polyneuropathies et dans l'hyperpathie thalamique. ⊂⊃ **EN CIRCUIT FERMÉ** *(angl. closed —).* Anesthésie générale par inhalation obtenue avec un appareil réalisant une enceinte respiratoire close. ⊂⊃ **EN SELLE** *(angl. saddle bloc —).* ☞ ***QUEUE DE CHEVAL (SYNDROME DE LA).*** ⊂⊃ **ENDONEURALE** *(angl. endoneural —).* Anesthésie régionale obtenue par injection d'un anesthésique dans la gaine du tronc nerveux qui innerve la région. ⊂⊃ **ÉPIDURALE** *(angl. epidural —).* ☞ ***ANESTHÉSIE PÉRIDURALE.*** ⊂⊃ **GÉNÉRALE** *(angl. general —).* Anesthésie visant à obtenir une narcose, l'agent anesthésique étant introduit par voie intraveineuse, par inhalation ou par voie rectale. ⊂⊃ **INTRAVEINEUSE** *(angl. intravenous —).* Anesthésie générale réalisée par injection intraveineuse d'un produit anesthésique. ⊂⊃ **LOCALE** *(angl. local —).* Anesthésie d'une région limitée du corps, obtenue par infiltration d'anesthésiques locaux, ou par réfrigération, soit avec de la glace, soit en vaporisant un liquide très volatil. ⊂⊃ **PAR INHALATION** *(angl. inhalation —).* Anesthésie générale réalisée par inhalation d'un gaz (protoxyde d'azote, etc.) ou de vapeurs de diverses substances anesthésiques (chloroforme, éther, etc.). ⊂⊃ **PAR INSUFFLATION** *(angl. insufflation —, Meltzer's —).* ☞ ***MELTZER (ANESTHÉSIE DE).*** ⊂⊃ **PAR RÉFRIGÉRATION** *(angl. refrigeration —).* Anesthésie produite par refroidissement d'une partie du corps par application d'éther, de chlorure d'éthyle, de mélanges frigorifiques, etc. ◇ **PARASACRÉE, PARAVERTÉBRALE** *(angl. parasacral, paraverteral —).* Anesthésie obtenue par injection d'anesthésiques autour des nerfs sacrés ou rachidiens près de leur point d'émergence. ◇ **PÉRIDURALE** *(angl. epidural block).* Anesthésie régionale obtenue en injectant l'anesthésique à travers le ligament jaune compris entre deux lames vertébrales, sur la ligne des processus épineux et au niveau désiré, de la septième vertèbre cervicale à la cinquième vertèbre lombale. Cette méthode d'anesthésie est fréquemment utilisée lors de l'accouchement. ◇ **POTENTIALISÉE (DE LABORIT)** *(angl. potentiated —).* Anesthésie obtenue au moyen d'agents pharmacodynamiques exerçant une action de déconnexion sur le système nerveux central à différents niveaux, et d'un anesthésique général dont une faible quantité est alors suffisante pour assurer le sommeil anesthésique. ◇ **PSYCHIQUE** *(angl. mental —).* Perte de l'affectivité ou insensibilité à la joie ou à la peine. ◇ **RACHIDIENNE** *(angl. spinal —).* ☞ ***RACHIANESTHÉSIE.*** ◇ **RECTALE** *(angl. rectal —).* Anesthésie générale produite par l'introduction de l'agent anesthésique dans le rectum. ◇ **RÉGIONALE** *(angl. regional —).* Anesthésie d'une partie du corps obtenue par infiltration d'un tronc ou d'un plexus nerveux, par injection intrarachidienne ou par injection directe de l'anesthésique dans les tissus où l'on doit opérer. ◇ **SOUS-MUQUEUSE** *(angl. submucosal —).* Anesthésie obtenue par injection de l'anesthésique sous une membrane muqueuse. ◇ **SPLANCHNIQUE** *(angl. splanchnic —).* Anesthésie régionale d'un viscère obtenue par injection d'un anesthésique au niveau d'un ganglion (par exemple le ganglion semilunaire) ou d'un nerf splanchnique. ◇ **TACTILE** *(angl. tactile —).* Perte ou altération du tact. ◇ **THERMIQUE** *(angl. thermal —).* Perte de la sensibilité à la chaleur ou au froid. ◇ **TRONCULAIRE** Anesthésie obtenue par infiltration d'un tronc nerveux.

ANESTHÉSIOLOGIE *s. f. (angl. anesthesiology).* Branche de la médecine qui traite de l'anesthésie et de la réanimation.

ANESTHÉSIOLOGISTE *s. m. (angl. anesthesiologist).* **1.** Anesthésiste. **2.** Médecin spécialiste en anesthésiologie.

ANESTHÉSIQUE *(angl. anesthetic).* **1.** *adj.* Qui provoque une insensibilité locale ou générale. **2.** *s. m.* Agent ou substance produisant une anesthésie.

ANESTHÉSISTE *s. m. (angl. anesthesist). anesthesiologist).* Médecin qui pratique l'anesthésie, médecin spécialisé en anesthésiologie.

ANÉTHOL *s. m. (angl. anethole).* Composé cristallisé, blanc, d'odeur agréable, qui possède des propriétés stimulantes et est utilisé comme aromatisant.

ANÉTODERMIE *s. f. (angl. anetoderma).* Atrophie maculeuse de la peau. SYN. ***DERMATITE ATROPHIANTE MACULEUSE.***

ANEUPLOÏDE *adj. (angl. aneuploid).* Se dit d'une cellule dont le nombre de chromosomes n'est pas le nombre haploïde.

ANEUPLOÏDIE *s. f. (angl. aneuploidy).* État d'une cellule ou d'un individu aneuploïde.

ANEURINE *s. f. (angl. aneurin).* Vitamine B1 ou thiamine.

ANÉVRISME *s. m.* ☞ ***ANÉVRYSME.***

ANÉVRYSMAL *adj. (angl. aneurysmal).* Qui se rapporte à un anévrysme ; qui ressemble à un anévrysme.

ANÉVRYSME *s. m. (angl. aneurysm).* Cavité formée par la dilatation des parois d'une artère et contenant du sang. On trouve également l'orthographe « anévrisme ». ◇ **ABDOMINAL** *(angl. abdominal —).* Anévrysme de l'aorte abdominale. ◇ **AMPULLAIRE** *(angl. ampullary —).* Petit anévrysme sacciforme qui se constitue le plus souvent au niveau d'une artère cérébrale. ◇ **AORTIQUE** *(angl. aortic —).* Anévrysme siégeant sur l'aorte, le plus souvent dans sa partie thoracique. Le risque majeur est la fissuration et la rupture qui seront prévenues par résection chirurgicale suivie d'une greffe ou par un traitement endoluminal. ◇ **ARTÉRIO-VEINEUX** *(angl. arteriovenous —).* Communication permanente et anormale entre une artère et une veine d'origine le plus souvent traumatique, parfois chirurgicale ou congénitale. ◇ **AXIAL** *(angl. axial —).* Dilatation anévrysmale intéressant toute la circonférence du vaisseau. ◇ **CARDIAQUE** *(angl. cardiac —).* Cavité se développant après un infarctus, limitée par la paroi myocardique et communiquant avec l'intérieur du cœur. ◇ **CIRCONSCRIT** *(angl. circumscribed —).* ☞ ***ANÉVRYSME VRAI.*** ◇ **CIRSOÏDE** *(angl. cirsoid —).* Tumeur molle pulsatile formée d'artérioles terminales dilatées reliées aux veines correspondantes par des communications artério-veineuses. Elle siège surtout à la main, à la face et au cuir chevelu. SYN. ***TUMEUR CIRSOÏDE, ANÉVRYSME ANASTOMOTIQUE.*** ◇ **CYLINDRIQUE** *(angl. cylindroid —).* Dilatation uniforme d'un segment d'artère qui prend l'aspect d'un tube cylindrique. SYN. ***ANÉVRYSME TUBULAIRE.*** ◇ **DISSÉQUANT** *(angl. dissecting —).* Anévrysme se développant dans l'épaisseur de la paroi artérielle, aux dépens de la média, entre les tuniques externe et interne décollées par une hémorragie consécutive à une déchirure de cette tunique interne. ◇ **EMBOLIQUE** *(angl. embolic —).* Anévrysme développé au point d'arrêt d'un embole septique. ◇ **EXOGÈNE** *(angl. exogeneous —).* Anévrysme secondaire à une lésion vasculaire traumatique. ◇ **(FAUX)** *(angl. false —).* Masse sanguine constituée par le sang épanché à la suite d'une plaie vasculaire. La masse sanguine est retenue par les tissus qui entourent le vaisseau. ◇ **FUSIFORME** *(angl.*

fusiform —). Anévrysme artériel en forme de fuseau. ◇ **HERNIAIRE** *(angl. hernial —).* Anévrysme dont le sac est constitué par la paroi interne du vaisseau, qui passe à travers les autres tuniques externes rompues. ◇ **LATÉRAL** *(angl. lateral —).* Anévrysme situé sur un seul côté d'une artère. ◇ **MILIAIRE** *(angl. miliary —).* Petit anévrysme siégeant sur les artérioles, en particulier du cerveau. ◇ **MYCOTIQUE** *(angl. mycotic —).* Anévrysme artériel dû à une greffe infectieuse sur les parois du vaisseau au cours d'une endocardite bactérienne subaiguë. ◇ **OSTÉOÏDE** *(angl. osteoid —).* Tumeur osseuse pulsatile. ◇ **PAR ANASTOMOSE OU ANASTOMOTIQUE** *(angl. anastomatic —).* ☞ ***ANÉVRYSME CIRSOÏDE.*** ◇ **PAR TRACTION** *(angl. traction —).* Anévrysme provoqué par la traction sur l'aorte du canal de Botal, atrophié de façon incomplète. ◇ **SACCIFORME** *(angl. saccular —).* Dilatation artérielle sacciforme, dont la poche communique avec l'artère par un canal étroit, le collet. ◇ **TUBULAIRE** *(angl. tubular —).* ☞ ***ANÉVRYSME CYLINDRIQUE.*** ◇ **VARIQUEUX** *(angl. varicose —).* Anévrysme dans lequel existe une communication permanente entre l'artère et une veine contiguë à travers le sac anévrysmal. ◇ **VENTRICULAIRE** *(angl. ventricular —).* ☞ ***ANÉVRYSME CARDIAQUE.*** ◇ **VRAI** *(angl. true —).* Anévrysme développé dans la paroi artérielle, dont au moins une des tuniques reste intacte. SYN. ***ANÉVRYSME CIRCONSCRIT.***

ANÉVRYSMECTOMIE *s. f. (angl. aneurysmectomy).* Résection d'un anévrysme.

ANÉVRYSMOPLASTIE *s. f. (angl. aneurysmoplasty).* Restauration plastique de la paroi artérielle anévrysmale.

ANÉVRYSMORRAPHIE *s. f. (angl. aneurysmorrhaphy).* Cure chirurgicale d'un anévrysme artériel, qui consiste à ouvrir la poche anévrysmale, puis à suturer par l'intérieur les orifices artériels qui s'y trouvent. SYN. ***ENDOANÉVRYSMORRAPHIE.***

ANFRACTUOSITÉ *s. f. (angl. anfractuosity).* Cavité irrégulière, enfoncement sinueux.

ANGÉIOLOGIE *s. f.* ☞ ***ANGIOLOGIE.***

ANGÉITE *s. f. (angl. angeitis).* Inflammation d'un vaisseau sanguin ou lymphatique. Les angéites sont classées suivant la nature et la taille du vaisseau atteint. SYN. ***VASCULARITE.*** ◇ **ALLERGIQUE** *(angl. diffuse —).* Affection caractérisée par la nécrose fibrinoïde des parois des petits vaisseaux en rapport avec le dépôt endothélial de complexes immuns. Ces lésions se retrouvent dans un grand nombre d'affections systémiques dont la périartérite noueuse, la maladie de Horton, la maladie de Wegener etc. ◇ **D'HYPERSENSIBILITÉ DE ZEEK** *(angl. Zeek's hypersensitivity angeitis).* Vascularite des petits vaisseaux principalement cutanés et pulmonaires, liée à des complexes immuns, survenant après une administration médicamenteuse, sérique ou l'exposition à un germe. Elle se manifeste constamment par un purpura, fréquemment par des arthralgies et éventuellement par une atteinte viscérale (nerfs, glomérules, cœur, tube digestif). ◇ **GRANULOMATEUSE** *(angl. granulomatous arteritis).* ☞ ***CHURG ET STRAUSS (ANGÉITE OU SYNDROME DE).*** ◇ **NÉCROSANTE** *(angl. necrotizing —).* Inflammation nécrotique des parois des artères de moyen calibre par un processus immuno-allergique. Elle est observée en particulier dans la maladie de Horton, la périartérite noueuse, le syndrome de Wegener et l'angéite de Churg et Strauss. ◇ **VISCÉRALE** *(angl. visceral —).* Toute affection caractérisée par des lésions disséminées des petites artères, comme le lupus érythémateux disséminé, la périartérite noueuse.

ANGELUCCI (SYNDROME D') *(angl. Angelucci's syndrome).* Syndrome caractérisé par l'association d'une conjonctivite printanière, d'une tachycardie et de troubles vasomoteurs.

ANGHELESCU (SIGNE D') *(angl. Anghelescu's sign).* Incapacité de mobiliser la colonne vertébrale en décubitus dorsal, observée dans la tuberculose vertébrale.

ANGIALGIE *s. f. (angl. angialgia).* Douleur siégeant sur le trajet d'un vaisseau.

ANGIECTASIE *s. f. (angl. angiectasia).* Dilatation régulière d'un vaisseau sanguin.

ANGIECTOPIE *s. f. (angl. angiectopia).* Situation ou trajet anormal d'un vaisseau sanguin.

ANGIITE *s. f. (angl. angiitis).* ☞ ***ANGÉITE.***

ANGINE *s. f. (angl. sorethroat, pharyngitis, angina).* Inflammation aiguë et diffuse de la muqueuse oropharyngée. Dans l'usage courant, on désigne souvent par ce terme l'amygdalite aiguë (tonsillite). ◇ **À MONOCYTES** ☞ ***MONONUCLÉOSE INFECTIEUSE.*** ◇ **AGRANULOCYTAIRE** ☞ ***AGRANULOCYTOSE.*** ◇ **DE POITRINE** *(angl. angina pectoris).* Syndrome caractérisé par des crises douloureuses paroxystiques constrictives siégeant dans la région précordiale, irradiant parfois dans le bras gauche, et s'accompagnant d'une angoisse, d'une sensation de mort imminente. Elles sont presque toujours dues à l'athérosclérose coronarienne, qui induit une ischémie myocardique. SYN. ***ANGOR PECTORIS, STÉNOCARDIE.*** ◇ **DIPHTÉRIQUE** *(angl. diphterial tonsillitis).* Angine pseudo-membraneuse due à *Corynebacterium diphteriae*, qui s'observe dans la diphtérie. SYN. ***ANGINE DE BRETONNEAU.*** ◇ **FOLLICULAIRE** *(angl. follicular tonsillitis).* Angine s'accompagnant d'une infection purulente des cryptes tonsillaires. ◇ **FUSO-SPIRILLAIRE** ☞ ***VINCENT (ANGINE DE).*** ◇ **GANGRENEUSE** *(angl. gangrenous angina).* Angine grave avec manifestations nécrotiques. ◇ **HERPÉTIQUE** *(angl. herpetic angina).* Présence de vésicules d'herpès sur les tonsilles. ◇ **LYMPHO-MONOCYTAIRE** SYN. ***MONONUCLÉOSE INFECTIEUSE.*** ◇ **MONOCYTAIRE** SYN. ***MONONUCLÉOSE INFECTIEUSE.*** ◇ **PHLEGMONEUSE** *(angl. phlegmonous angina).* Tonsillite parenchymateuse accompagnée de suppuration. ⟡ **PSEUDO-MEMBRANEUSE** *(angl. pseudomembranous angina).* Angine s'accompagnant de fausses membranes adhérentes, comme l'angine diphtérique. ⟡ **PULTACÉE** *(angl. pultaceous angina).* Tonsillite dans laquelle les tonsilles sont recouvertes d'un exsudat blanchâtre. ⟡ **ROUGE** *(angl. sorethroat).* ☞ ***TONSILLITE AIGUË CATARRHALE.*** ⟡ **ULCÉRO-NÉCROTIQUE** *(angl. angina necrotica).* Angine grave observée au cours de la scarlatine.

ANGINEUX *adj. (angl. anginal).* **1.** Qui se rapporte à l'angine. **2.** Qui est atteint d'angine.

ANGINOPHOBIE *s. f. (angl. anginophobia).* Crainte morbide d'étouffer.

ANGIO- *(angl. angio-).* Préfixe d'origine grecque indiquant une relation avec un vaisseau, le plus souvent sanguin.

ANGIOBLASTE *s. m. (angl. angioblast).* Cellule contribuant à donner naissance à un vaisseau sanguin.

ANGIOBLASTOME *s. m. (angl. angioblastoma).* Tumeur du système nerveux central formée aux dépens de vaisseaux sanguins. Il peut siéger dans le cervelet (angioblastome cérébelleux), où il peut être kystique et associé à la maladie de Von Hippel-Lindau. Il peut aussi se former à partir des méninges du cerveau et de la moelle épinière (méningiome angioblastique). SYN. ***HÉMANGIOBLASTOME.***

ANGIOCARDIOCINÉTIQUE *adj. (angl. angiocardiokinetic).* Qui exerce une action sur la motricité du cœur et des vaisseaux.

ANGIOCARDIOGRAPHIE *s. f. (angl. angiocardiography).* Méthode de choix pour l'exploration des anomalies du septum cordis et des courts-circuits entre la grande et la petite circulation, et qui consiste à injecter un produit de contraste dans les veines du cou ou du bras et à suivre son cheminement dans les vaisseaux et les compartiments cardiaques en effectuant des radiographies en série.

ANGIO-CARDIOPATHIE *s. f. (angl. angiocardiopathy).* Toute maladie du cœur et des vaisseaux sanguins.

ANGIOCARDIOPNEUMOGRAPHIE *s. f. (angl. angiocardioneumography).* Radiographie des cavités du cœur, des gros vaisseaux, et des branches de l'artère pulmonaire après injection d'un produit de contraste.

ANGIO-CARDITE *s. f. (angl. angiocarditis).* Inflammation du cœur et des gros vaisseaux sanguins.

ANGIOCAVERNEUX *adj. (angl. angiocavernous).* Qui a les caractéristiques d'un angiome caverneux.

ANGIOCHÉILOSCOPE *s. m. (angl. angiocheiloscope).* Appareil servant à l'examen de la circulation sanguine dans les capillaires de la muqueuse labiale.

ANGIOCHOLÉCYSTITE *s. f. (angl. angiocholecystitis).* Inflammation de la vésicule et des voies biliaires.

ANGIOCHOLÉCYSTOGRAPHIE *s. f. (angl. angiocholangiography).* Radiographie des voies biliaires et de la vésicule biliaire après injection ou ingestion d'un produit de contraste radio-opaque.

ANGIOCHOLÉGRAPHIE *s. f.* ☞ ***CHOLANGIOGRAPHIE.***

ANGIOCHOLITE *s. f. (angl. choledochitis).* Inflammation des voies biliaires intra- et extrahépatiques. SYN. ***CHOLANGITE.***

ANGIOCHONDROMATOSE *s. f.* ☞ ***MAFFUCCI (SYNDROME DE).***

ANGIOCRINOSE *s. f. (angl. angiocrinosis).* Troubles vasomoteurs d'origine endocrinienne.

ANGIODERMITE *s. f. (angl. angiodermatitis).* Inflammation des vaisseaux de la peau. ⟡ **NÉCROTIQUE** *(angl. hypertensive ulcer).* Ulcère cutané hyperalgique des membres inférieurs survenant chez l'hypertendu par oblitération artérielle. SYN. ***ULCÈRE DE MARTORELL.*** ⟡ **PIGMENTÉE ET PURPURIQUE** ☞ ***DERMITE OCRE.***

ANGIODIASCOPIE *s. f. (angl. angiodiascopy).* Examen visuel, par transillumination, des vaisseaux sanguins des extrémités.

ANGIODYSPLASIE *s. f. (angl. vascular dysplasia).* Anomalie du développement des vaisseaux. ⟡ **OSTÉODYSTROPHIQUE** ☞ ***KLIPPEL-TRENAUNAY (SYNDROME DE).***

ANGIODYSTROPHIE *s. f. (angl. angiodystrophy).* Trouble trophique des vaisseaux sanguins.

ANGIOENDOTHÉLIOME *s. m. (angl. angioendothelioma).* Variété rare d'angiome malin. SYN. ***PÉRITHÉLIOME.***

ANGIOFIBROMA CONTAGIOSUM TROPICUM *(angl. angiofibroma contagiosum tropicum).* Affection cutanée d'origine virale, observée au Brésil et caractérisée par l'éruption de papules rouges qui font place ensuite à des nodules bleutés.

ANGIOFIBROME *s. m. (angl. angiofibroma).* Angiome contenant du tissu fibreux.

ANGIOFLUOROGRAPHIE RÉTINIENNE *(angl. fluorescein angiography of eye).* Procédé de coloration du fond d'œil au moyen duquel on obtient, après injection intraveineuse de fluorescéine, des images permettant d'apprécier les vaisseaux rétiniens et leur dynamique circulatoire, ainsi que les structures de la chambre antérieure ou du fond d'œil.

ANGIOFLUOROSCOPIE *s. f. (angl. fluorescein angiography).* Étude de la circulation artérielle d'un membre au moyen d'une injection de fluorescéine (n'est plus pratiquée).

ANGIOGENÈSE *s. f. (angl. angiogenesis).* Formation des vaisseaux.

ANGIOGÉNINE *s. f. (angl. angiogenin).* Peptide stimulant la dédifférenciation des cellules endothéliales retrouvé dans certaines tumeurs malignes.

ANGIOGLIOME *s. m. (angl. angioglioma).* Gliome bénin ou malin pourvu d'un grand nombre de vaisseaux sanguins.

ANGIOGLIOSE *s. f. (angl. angiogliosis).* État caractérisé par la formation d'angiogliomes.

ANGIOGRAPHIE *s. f. (angl. angiography).* Radiographie des vaisseaux sanguins après injection d'un produit de contraste radio-opaque. ◇ **NUMÉRIQUE** ☞ ***ANGIOGRAPHIE NUMÉRISÉE OU NUMÉRIQUE.*** ◇ **NUMÉRISÉE OU NUMÉRIQUE** *(angl. computerized —).* Méthode d'amplification et de traitement d'une image radiographique vasculaire. L'image analogique obtenue sur l'écran d'un amplificateur de luminance est transformée en image numérique. Elle est traitée sous cette forme, puis est reconstituée sous sa forme conventionnelle avec de nombreuses améliorations : augmentation du contraste, soustraction, agrandissement, etc. SYN. ***ANGIOGRAPHIE DIGITALE.***

ANGIOHYALINOSE *s. f. (angl. angiohyalinosis).* Dégénérescence hyaline de la tunique musculaire des vaisseaux sanguins.

ANGIOÏDE *adj. (angl. angioid).* Qui ressemble à un vaisseau sanguin.

ANGIOKÉRATOME *s. m. (angl. angiokeratoma).* Petit angiome cutané à surface rugueuse, hyperkératosique, localisé principalement aux mains, à la face et au scrotum. ◇ **DE MIBELLI** *(angl. telangiectatic warts).* Lymphangiectasies punctiformes siégeant au dos des pieds et des mains. Affection héréditaire, autosomique dominante à pénétrance variable.

ANGIOKÉRATOSE *s. f. (angl. angiokeratosis).* Présence d'angiokératomes multiples. ◇ **DE FABRY** ☞ ***FABRY (MALADIE DE).***

ANGIOLIPOME *s. m. (angl. angiolipoma).* Angiome contenant du tissu adipeux.

ANGIOLITHE *s. m. (angl. angiolith).* Concrétion calcaire dans la paroi d'un vaisseau sanguin en particulier dans les angiomes caverneux.

ANGIOLOGIE *s. f. (angl. angiology).* Partie de l'anatomie qui traite des vaisseaux sanguins et lymphatiques. SYN. ***ANGÉIOLOGIE.***

ANGIOLUPOÏDE (DE BROCQ ET PAUTRIER) *(angl. angiolupoid).* Forme cutanée de sarcoïdose, se localisant préférentiellement sur le nez et les mains et dans laquelle l'élément angiomateux est prédominant.

ANGIOLYMPHOME *s. m. (angl. angiolymphoma).* ☞ ***LYMPHANGIOME.***

ANGIOLYSE *s. f. (angl. angiolysis).* Disparition, régression ou oblitération des vaisseaux lors du développement embryonnaire.

ANGIOMALACIE *s. f. (angl. angiomalacia).* Ramollissement des parois d'un vaisseau.

ANGIOMATEUX *adj. (angl. angiomatous).* Qui se rapporte à un angiome.

ANGIOMATOSE *s. f. (angl. angiomatosis).* Toute affection (souvent congénitale ou héréditaire) caractérisée par la présence d'angiomes multiples. ◇ **BACILLAIRE** *(angl. bacillary —).* Affection due à Rochalimaea quintana ou *henselae*, observée surtout chez des immunodéprimés. ◇ **CÉRÉBRALE** *(angl. cerebral —).* Affection due à la présence d'angiomes calcifiés à la face interne du crâne, associée à une comitialité avec arriération mentale. ◇ **DE LEBER** ☞ ***LEBER (ANGIOMATOSE MILIAIRE DE).*** ◇ **ENCÉPHALOTRIGÉMINÉE** ☞ ***STURGE-WEBER-KRABBE (MALADIE DE).*** ◇ **HÉMORRAGIQUE HÉRÉDITAIRE** ☞ ***RENDU-OSLER (MALADIE DE).*** ◇ **RÉTINIENNE** *(angl. Lindaun's disease).* Maladie caractérisée par une petite tumeur pédiculée constituée par des vaisseaux et de la névroglie. SYN. ***MALADIE DE VON HIPPEL.***

ANGIOME *s. m. (angl. angioma).* Tumeur caractérisée par la prolifération de tissu vasculaire sanguin (hémangiome) ou lymphatique (lymphangiome). Il s'agit d'une dysplasie vasculaire et non pas d'une tumeur au sens propre. ◇ **CAVERNEUX** *(angl. cavernous hemangioma).* Angiome formé par des espaces pleins de sang, séparés par des travées de tissu conjonctif et revêtus d'un endothélium. L'ensemble ressemble aux corps caverneux. Ces angiomes siègent le plus souvent au niveau du foie, des muscles, de la langue, de la peau et résultent d'une dysplasie veineuse. ◇ **CUTANÉ** ☞ ***ANGIOME PLAN.*** ◇ **DE CYRANO** *(angl. — at nose's end).* Angiome siégeant au bout du nez. SYN. ***ANGIOME DE PINOCCHIO.*** ◇ **FISSURAIRE** *(angl. fissural —).* Angiome cutané localisé dans une région correspondant à une fissure ou une fente pendant la vie embryonnaire, ultérieurement soudée (lèvres par exemple). ◇ **PLAN** *(angl. naevus flammeus, birthmark).* Espèce de nævus formé par une maille de vaisseaux dilatés et se présentant sous la forme d'une tache rouge ou violacée pâlissant à la pression. SYN. ***NÆVUS VASCULAIRE PLAN, TACHE DE VIN.*** ◇ **SÉNILE** *(angl. senile hemangioma).* ☞ ***TACHE RUBIS.*** ◇ **SERPIGINEUX** *(angl. — serpiginosum).* Maladie de la peau caractérisée par la présence dans le derme de petits points vasculaires disposés en anneaux, disséminés sur tout le corps, sauf sur les paumes des mains et les plantes des pieds. ◇ **SIMPLE** *(angl. simple —).* Angiome de la peau ou des muqueuses formé d'une maille de petits vaisseaux ou de capillaires dilatés semblables aux vaisseaux normaux, reliés par du tissu conjonctif. SYN. ***ANGIOME CAPILLAIRE.*** ◇ **STELLAIRE** *(angl. spider —).* Malformation vasculaire cutanée constituée d'un point rouge central et saillant d'où partent des arborisations télangiectasiques. ☞ ***NÆVUS.*** ◇ **TUBÉREUX** *(angl. tuberous angioma, strawberry mark).* Angiome siégeant dans le tissu sous-cutané, à surface irrégulière, mamelonnée, plus ou moins saillant avec une tendance à l'accroissement en surface et en profondeur. SYN. ***FRAISE.***

ANGIOMES MULTIPLES PROGRESSIFS DE DARIER *(angl. multiple progressive angiomas).* Variété d'angiome cutané du visage et des membres évoluant vers la régression en 6 mois à 2 ans.

ANGIOMÉGALIE *s. f. (angl. angiomegaly).* Augmentation des dimensions d'un vaisseau sanguin.

ANGIOMYOME *s. m. (angl. angiomyoma).* Myome contenant de nombreux vaisseaux sanguins.

ANGIOMYOSARCOME *s. m. (angl. angiomyosarcoma).* Tumeur formée d'éléments angiomateux, musculaires et sarcomateux.

ANGIONÉCROSE *s. f. (angl. angionecrosis).* Nécrose de la paroi d'un vaisseau sanguin.

ANGIONEUROMYOME *s. m. (angl. angioneuromyoma).* ☞ **TUMEUR GLOMIQUE.**

ANGIONEUROSE *s. f. (angl. angioneurosis).* Toute affection caractérisée par des troubles vasculaires résultant d'une atteinte du système vasomoteur, comme l'angiospasme. ◇ **CUTANÉE** *(angl. Quincke's œdema).* ☞ **QUINCKE (MALADIE OU ŒDÈME DE).**

ANGIONÉVRECTOMIE *s. f. (angl. angioneurectomy).* Résection des vaisseaux et des nerfs d'un organe.

ANGIONÉVROSE DOULOUREUSE DU SEIN *(angl. angioneuralgia of the breast).* Spasme douloureux affectant l'ensemble des muscles des seins, et qui se manifeste principalement au pourtour du mamelon.

ANGIOPARALYSIE *s. f. (angl. angioparalysis).* Paralysie vasomotrice des vaisseaux sanguins.

ANGIOPARÉSIE *s. f. (angl. angioparesis, vasoparesis).* Paralysie partielle des vaisseaux sanguins.

ANGIOPATHIE *s. f. (angl. angiopathy).* Nom générique désignant les affections des vaisseaux sanguins. ◇ **AMYLOÏDE CÉRÉBRALE** *(angl. cerebral amyloid —).* Démence sénile avec dépôt de substance amyloïde dans les vaisseaux méningés et corticaux. Cet aspect s'observe en particulier dans la maladie d'Alzheimer.

ANGIOPHACOMATOSE *s. f. (angl. angiophakomatosis).* ☞ **ANGIOMATOSE RÉTINIENNE.**

ANGIOPLASTIE *s. f. (angl. angioplasty).* Procédé destiné à réparer ou à remodeler un vaisseau sanguin, notamment quand il est obstrué ou sténosé par des lésions athéromateuses. L'angioplastie transluminale percutanée consiste à dilater une artère rétrécie par une plaque d'athérome ou une malformation grâce à un cathéter inséré dans le vaisseau à distance de la lésion.

ANGIOPNEUMOGRAPHIE *s. f. (angl. pulmonary angiography).* Radiographie des vaisseaux pulmonaires après injection d'une substance radio-opaque.

ANGIOPOÏÈSE *s. f. (angl. angiopoiesis).* Développement des vaisseaux sanguins.

ANGIORÉTICULOME *s. m. (angl. angioreticuloma).* Tumeur vasculaire bénigne siégeant le plus souvent dans la fosse cérébrale postérieure, développée aux dépens des vaisseaux et comprenant du tissu nerveux entre les pelotons vasculaires.

ANGIORRHÉE *s. f. (angl. angiorrhea).* Suintement de sang hors des vaisseaux.

ANGIORRHEXIE *s. f. (angl. angiorrhexis).* Rupture d'un vaisseau.

ANGIOSARCOME *s. m. (angl. angiosarcoma).* Tumeur maligne résultant de la prolifération des cellules réticulaires et endothéliales des vaisseaux sanguins, localisée le plus souvent au foie, à la rate ou aux membres ; fréquente au cours du sida.

ANGIOSCANNER *s. m. (angl. angioscan).* Examen tomodensitométrique avec opacification vasculaire.

ANGIOSCLÉROSE *s. f. (angl. angiosclerosis).* Sclérose des parois des vaisseaux sanguins.

ANGIOSCOPIE *s. f. (angl. angioscopy).* Examen des vaisseaux au moyen d'un angioscope (angioscopie des capillaires cutanés), d'un ophtalmoscope (angioscopie rétinienne) ou après injection de fluorescéine (angiofluoroscopie).

ANGIOSCOTOME *s. m. (angl. angioscotoma).* Scotome en ligne, dû à l'ombre d'un vaisseau rétinien.

ANGIOSCOTOMÉTRIE *s. f. (angl. angioscotometry).* Technique d'examen mettant en évidence les angioscotomes.

ANGIOSPASME *s. m. (angl. angiospasm).* Contraction spasmodique des artères provoquant une ischémie en aval, comme dans le syndrome de Raynaud.

ANGIOSPASTIQUE *adj. (angl. angiospastic).* Qui s'accompagne de spasme vasculaire.

ANGIOSTATINE *s. f. (angl. angiostatin).* Substance inhibant l'angiogenèse et expérimentée *in vitro* dans le développement des tumeurs qu'elle serait susceptible de freiner en diminuant leur néovascularisation.

ANGIOSTÉNOSE *s. f. (angl. angiostenosis).* Diminution localisée du calibre d'un vaisseau.

ANGIOSTRONGYLUS Genre de vers nématodes. L'espèce *A. cantonensis* est un parasite des poumons des rats. Les larves se développent chez certains mollusques, qui, lorsqu'ils sont ingérés crus par l'homme, peuvent être à l'origine de la méningite à éosinophiles, par migration larvaire.

ANGIOSTROPHIE *s. f. (angl. angiostrophe).* Torsion de l'extrémité sectionnée d'un vaisseau, afin d'assurer l'hémostase.

ANGIOTÉLECTASIE *s. f. (angl. angiotelectasis).* ☞ **TÉLANGIECTASIE.**

ANGIOTENSINASE *s. f. (angl. angiotensinase).* Enzyme détruisant l'angiotensine.

ANGIOTENSINE *s. f. (angl. angiotensin).* Polypeptide libéré à partir de l'angiotensinogène par action de la rénine. Il existe deux angiotensines, I et II. L'angiotensine I, inactive est transformée par l'enzyme de conversion d'origine hépatique en angiotensine II, qui provoque une vasoconstriction des artérioles périphériques et une hypertension artérielle. L'angiotensine II stimule également la production d'aldostérone. SYN. ***ANGIOTONINE, HYPERTENSINE.***

ANGIOTENSINOGÈNE *s. m. (angl. angiotensinogen).* α_2-globuline d'origine hépatique que la rénine transforme en angiotensine I.

ANGIOTOMIE *s. f. (angl. angiotomy).* Incision d'un vaisseau sanguin ou lymphatique.

ANGIOTONIE *s. f. (angl. angiotonus).* Tonus ou tension vasculaire. SYN. ***VASOTONIE.***

ANGIOTONINE *s. f. (angl. angiotonin).* ☞ ***ANGIOTENSINE.***

ANGIOTRIBE *s. m. (angl. angiotribe).* Instrument servant à écraser les vaisseaux pour obtenir l'hémostase. Il s'agit d'une forte pince, la pression étant exercée par l'intermédiaire d'une vis ou d'un système de leviers. SYN. ***VASOTRIBE.***

ANGIOTRIPSIE *s. f. (angl. angiotripsy).* Procédé chirurgical désuet consistant à écraser les vaisseaux afin d'obtenir l'hémostase. SYN. ***VASOTRIPSIE.***

ANGIOTROPHIQUE *adj. (angl. angiotrophic).* Qui se rapporte à la nutrition vasculaire.

ANGLE *s. m. (angl. angle).* Figure formée par deux demi-droites ou deux demi-plans qui se coupent. ◇ **ALPHA** *(angl. alpha —).* Angle formé par l'intersection de l'axe visuel avec l'axe optique géométrique. ◇ **BIORBITAIRE** *(angl. biorbital —).* Angle formé par l'intersection des axes antéro-postérieurs des orbites. ◇ **CARDIO-HÉPATIQUE** *(angl. cardiohepatic —).* Angle formé par le bord droit du cœur et la surface supérieure du lobe droit du foie. ◇ **CÉPHALO-AURICULAIRE** Angle formé par le pavillon de l'oreille avec la surface latérale de la tête. ◇ **COSTAL** *(angl. costal —).* Angle postérieur de l'axe de la côte, entre la tête et le corps de la côte. ◇ **CRANIO-FACIAL** *(angl. metafacial —, Serres' —).* Angle entre les axes basifacial et basicrânien au niveau de la partie moyenne de la suture sphéno-ethmoïdale. ◇ **CRANIOMÉTRIQUE** Tout angle servant de mesure anthropométrique. ◇ **D'ABERRATION** *(angl. — of aberration).* ☞ ***ANGLE DE DÉVIATION.*** ◇ **D'ÉLÉVATION** *(angl. elevation —).* Angle que forment dans un plan vertical, l'axe de l'œil regardant vers le haut ou vers le bas, et l'axe de l'œil en position normale. ◇ **D'INCIDENCE** *(angl. — of incidence).* Angle formé par un rayon qui pénètre dans un milieu réfringent avec une ligne perpendiculaire à la surface de ce milieu. ◇ **DE CONVERGENCE** *(angl. — of convergence).* Angle que forment l'axe de fixation de l'objet considéré et l'axe de l'œil regardant à l'infini. ◇ **DE DÉCLINAISON DU COL DU FÉMUR** *(angl. — of declination, — of femoral torsion).* Angle formé par deux plans, l'un qui passe par le grand axe de l'épiphyse du fémur et l'autre par le grand axe de la diaphyse. ◇ **DE DÉVIATION** *(angl. — of deviation).* Angle formé par le rayon réfracté et le prolongement du rayon incident. SYN. ***ANGLE D'ABERRATION.*** ◇ **DE FILTRATION** ☞ ***ANGLE IRIDOCORNÉEN.*** ◇ **DE RÉFLEXION, DE RÉFRACTION** *(angl. — of reflexion, — of refraction).* Angle formé par une ligne perpendiculaire à la surface du milieu et le rayon qui respectivement se reflète ou se réfracte sur ce milieu. ◇ **DROIT DU CÔLON** *(angl. hepatic flexure of colon).* Courbe du côlon à l'union de ses portions ascendante et transverse. ◇ **DUODÉNO-JÉJUNAL** *(angl. duodenal flexure).* Courbure au point d'union du duodénum avec le jéjunum. ◇ **EXTERNE DE L'ŒIL** *(angl. lateral — of eye).* Angle formé par les paupières au niveau du canthus externe de l'œil. ◇ **FACIAL** *(angl. facial —).* Chacun des différents angles proposés pour la mesure du prognathisme. ◇ **GAMMA** *(angl. gamma —).* Angle formé par l'axe de fixation et l'axe géométrique de l'œil. ◇ **GAUCHE DU CÔLON** *(angl. splenic flexure of colon).* Courbe du côlon à l'union de ses portions transverse et descendante. ◇ **GONIAQUE** *(angl. gonial —).* ☞ ***ANGLE MANDIBULAIRE.*** ◇ **ILÉOCÆCAL** *(angl. ileocecal —).* Angle formé par l'iléon et le cæcum. ◇ **IRIDOCORNÉEN** *(angl. iridal —).* Angle formé à la périphérie de la chambre antérieure de l'œil par la cornée et l'iris. SYN. ***ANGLE SCLÉROCORNÉEN, ANGLE DE LA CHAMBRE ANTÉRIEURE, ANGLE DE FILTRATION.*** ◇ **LATÉRAL DU CERVELET** *(angl. cerebello-pontile —).* Saillie angulaire arrondie sur le bord latéral de l'hémisphère cérébelleux. ◇ **MANDIBULAIRE** *(angl. — of mandibule, — of jaw).* Angle formé par les bords inférieur et postérieur de la mandibule. SYN. ***ANGLE GONIAQUE.*** ◇ **MÉSIAL** *(angl. mesial —).* Angle formé par le bord incisif et la face mésiale d'une incisive ou d'une canine. ◇ **MÉTAFACIAL** *(angl. metafacial —, Serres' —).* Angle entre la base du crâne et le processus ptérygoïde. ◇ **NASOMALAIRE** Angle obtus dont le sommet se trouve sur la racine du nez (point naso-spinal), et qui est formé par les plans correspondant aux orifices antérieurs des orbites. ◇ **OCCIPITAL** *(angl. occipital —).* ☞ ***DAUBENTON (ANGLE DE).*** ◇ **OPHRYOSPINAL** *(angl. ophyrospinal —).* Angle situé sur l'arête nasale antérieure entre les lignes qui partent du point auriculaire et de l'ophryon. ◇ **OPTIQUE** ☞ ***ANGLE VISUEL.*** ◇ **PONTOCÉRÉBELLEUX** *(angl. pontocerebellar —).* Angle formé par le pont et le bord inférieur du pédoncule cérébelleux moyen. ◇ **PONTOCÉRÉBELLEUX (SYNDROME DE L')** *(angl. pontocerebellar — syndrome).* Syndrome dû aux tumeurs de l'angle (neurinome de l'acoustique), avec troubles auditifs, hypoesthésie de la face et syndrome cérébelleux. ◇ **SACRO-VERTÉBRAL ANTÉRIEUR** *(angl. sacrovertebral —).* Angle formé par le sacrum et la cinquième vertèbre lombale.

◇ **SOMATO-SPLANCHNIQUE** *(angl. somatosplanchnic —).* Angle formé par l'union des feuillets somatique et splanchnique du mésoblaste chez l'embryon. ◇ **SOUS-PUBIEN** *(angl. subpubic —).* Angle de l'arcade pubienne. ◇ **SPHÉNOÏDAL** *(angl. sphenoidal —).* Angle défini par une ligne point sphénoïdal-basion et par une ligne point sphénoïdal-nasion. Il donne le degré d'inflexion sagittale de la base du crâne. ◇ **STERNAL** *(angl. sternal —).* Angle formé par le manubrium et le corps du sternum. SYN. ***ANGLE DE LOUIS.*** ◇ **VEINEUX** *(angl. venous —).* Angle formé entre les veines sub-clavière et jugulaire interne. ◇ **VISUEL** *(angl. visual —, optic —).* Angle sous lequel est vu un objet quelconque. Il est formé par les rayons qui, partant des extrémités de l'objet, se croisent au point nodal de l'œil pour aboutir à la rétine. SYN. ***ANGLE OPTIQUE.*** ◇ **XIPHOÏDIEN** *(angl. xyphoid —).* Angle formé par les bords de l'échancrure xiphoïdienne.

ANGLE (CLASSIFICATION D') *(angl. Angle's classification).* Classification des anomalies de l'occlusion dentaire selon la position mésio-distale adoptée par les molaires permanentes. Elle comprend trois classes ; classe I : les mâchoires ont une relation mésiodistale normale ; classe II : la mandibule est distale par rapport au maxillaire (occlusion distale unilatérale ou bilatérale avec protrusion des incisives supérieures ou bien occlusion distale unilatérale ou bilatérale avec rétropulsion des incisives supérieures) ; classe III : mandibule située en position mésiale par rapport au maxillaire (occlusion mésiale unilatérale ou bilatérale).

ANGOISSE *s. f. (angl. anxiety, anguish).* État affectif de caractère déplaisant à type de peur intense qui s'accompagne en règle générale de symptômes neurovégétatifs, spasmes, dyspnée, tachycardie... et qui se produit en réponse à un sentiment de menace imminente. ◇ **DE CASTRATION** *(angl. castration anxiety).* En psychanalyse, angoisse survenant au cours du complexe d'Œdipe chez l'enfant qui craint la punition paternelle pour ses désirs incestueux envers sa mère. ◇ **FLOTTANTE** *(angl. free-floating anxiety).* En psychanalyse, produit de la libido sexuelle non satisfaite. SYN. ***NÉVROSE D'ANGOISSE.*** ◇ **SIGNAL** *(angl. signal anxiety).* En psychanalyse, angoisse expérimentée par le moi devant une situation qui menace d'être traumatique et qui lui sert à déclencher ses moyens de défense.

ANGOR *s. m. (angl. angina).* Douleur angoissante d'origine cardiovasculaire, généralement précordiale. ☞ ***ANGINE DE POITRINE.*** ◇ **ABDOMINAL** *(angl. abdominal —).* Douleur abdominale paroxystique et angoissante observée dans l'insuffisance artérielle des vaisseaux du tube digestif. ◇ **D'EFFORT** *(angl. effort —).* Angor provoqué par un effort, en général la marche. ◇ **DE DÉCUBITUS** *(angl. decubitus —).* Angine de poitrine survenant au repos et particulièrement la nuit, précédant un infarctus. ◇ **INTESTINAL** *(angl. intestinal —).* SYN. ***ANGOR ABDOMINAL.*** ◇ **PECTORIS** ☞ ***ANGINE DE POITRINE.*** ◇ **TYPE PRINZMETAL** *(angl. Prinzmetal's —).* Variante d'angine de poitrine avec crises intenses et prolongées et, à l'ECG, un aspect caractéristique du segment ST (sus-dénivellation).

ANGSTRÖM *s. m. (angl. Angström unit).* Unité de mesure de longueur. 1 angström = 10^{-10} m. Symbole : Å. Il est aujourd'hui conseillé de le remplacer par le nanomètre.

ANGUILLULA *(angl. strongylid thread worm).* Genre de parasites nématodes. ◇ ***INTESTINALIS* OU *STERCORALIS*** ☞ ***STRONGYLOÏDÉS.***

ANGUILLULOSE *s. f. (angl. strongyliasis).* ☞ ***STRONGYLOÏDOSE.***

ANHÉDONIE *s. f. (angl. anhedonia).* Perte de la sensation de plaisir dans les actes qui normalement la produisent, en particulier la sexualité. S'observe en particulier dans les dépressions majeures et dans la schizophrénie.

ANHÉLATION *s. f. (angl. shortness of breath).* Respiration rapide et courte.

ANHIDROSE *s. f. (angl. anhidrosis).* Absence ou diminution de la sécrétion sudorale.

ANHIDROTIQUE *s. m. (angl. anhidrotic).* Médicament réduisant la sécrétion de sueur.

ANHISTE *adj. (angl. having no cellular structure).* Qui ne possède pas de structure déterminée.

ANHYDRASE *s. f. (angl. anhydrase).* Enzyme qui catalyse l'élimination d'eau d'un composé. ◇ **CARBONIQUE** *(angl. carbonic —).* Enzyme qui catalyse la déshydratation réversible de l'acide carbonique (H_2CO_3) en anhydride carbonique (CO_2) et eau (H_2O).

ANHYDRE *adj. (angl. anhydrous).* Dépourvu d'eau.

ANHYDRÉMIE *s. f. (angl. anhydremia).* Insuffisance d'eau dans le sang.

ANHYDRIDE *s. m. (angl. anhydride).* Composé chimique provenant de la déshydratation totale d'un acide. ◇ **ARSÉNIEUX** *(angl. arsenic trioxide).* Trioxyde d'arsenic ; poudre blanche extrêmement toxique. C'est un raticide (mort-aux-rats). SYN. ***ARSENIC BLANC, OXYDE BLANC D'ARSENIC.*** ◇ **CARBONIQUE** *(angl. carbon dioxide).* Dioxyde de carbone CO_2. Gaz incolore, inodore, plus dense que l'air et soluble dans l'eau. Par inhalation, il stimule les centres respiratoires et vasomoteurs. Lorsque le sang artériel se transforme en sang veineux lors de son passage dans les tissus, il absorbe entre 5 et 10 volumes de CO_2 sans altération du pH sanguin. SYN. ***GAZ CARBONIQUE.***

ANIANTHINOPSIE *s. f. (angl. anianthinopsy).* Impossibilité de distinguer la couleur violette.

ANICTÉRIQUE *adj. (angl. anicteric).* Qui n'est pas accompagné d'ictère.

ANIDE *s. m. (angl. anideus).* Monstre unitaire omphalosite le plus rudimentaire, constitué par une masse ovoïde de divers tissus, sans aucun organe différencié, recouverte de peau et à une extrémité de laquelle s'insère le cordon ombilical.

ANILINE *s. f. (angl. aniline).* Liquide huileux, incolore, de formule $C_6H_5NH_2$ obtenu par réduction du nitrobenzène. Elle est toxique. C'est l'une des matières premières utilisées pour la fabrication des colorants. Elle sert également à préparer de nombreux médicaments. SYN. ***AMINOBENZÈNE.***

ANILINOPHILE *adj. (angl. anilinophile).* Qui se colore facilement par les colorants dérivés de l'aniline.

ANILISME *s. m. (angl. anilism).* Intoxication aiguë ou chronique par l'aniline. L'anilisme aigu entraîne rapidement la mort avec cyanose, paralysie et coma.

ANIMA *s. f. (angl. anima).* Image de la femme idéale existant dans l'inconscient masculin, selon Jung.

ANIMAL *s. m. (angl. animal).* Être vivant, organisé, doué de sensibilité et de mobilité, et qui se nourrit de substances organiques. ◇ **DE LABORATOIRE** *(angl. laboratory —).* Animal sur lequel est pratiquée une expérimentation. ◇ **DÉCÉRÉBRÉ** *(angl. decerebrated —).* Animal auquel on a retiré les hémisphères cérébraux. ◇ **SPINAL** *(angl. spinal —).* Animal sur lequel on a pratiqué une section de la moelle épinière. ◇ **THALAMIQUE** *(angl. thalamic —).* Animal chez lequel on a sectionné le névraxe immédiatement au-dessus du thalamus.

ANIMALITÉ *s. f. (angl. animality).* Ensemble des caractères propres à l'animal, par opposition à ceux de l'homme.

ANIMISME *s. m. (angl. animism).* **1.** Ancienne doctrine de la force vitale de Stahl, selon laquelle l'âme serait à l'origine de tous les phénomènes naturels et pathologiques. **2.** Attribution d'une vie propre aux objets inanimés, caractéristique de la pensée du petit enfant.

ANIMUS *s. m. (angl. animus).* Image de l'homme idéal telle qu'elle existe dans l'inconscient de la femme (Jung).

ANION *s. m. (angl. anion).* Ion chargé négativement. Dans l'électrolyse, l'anion se dirige vers l'anode. ☞ ***ION.***

ANIRIDIE *s. f. (angl. aniridia).* Absence congénitale de l'iris.

ANISAKIASE *s. f. (angl. anisakiasis).* Infection intestinale par des larves d'*Anisakis*, s'accompagnant de la formation d'un granulome intestinal éosinophile. Elle affecte les poissons des mers froides (harengs, sardines) et est transmise à l'homme par la consommation de poissons insuffisamment cuits. SYN. ***ANISAKIDOSE.***

ANISAKIS *(angl. Anisakidae).* Genre de vers nématodes de la famille des *Ascaridés*, parasites des mammifères marins.

ANISÉICONIE *s. f.* Inégalité de grandeur des images formées sur chacune des deux rétines pour un même objet.

ANISO- *(angl. aniso-).* Préfixe d'origine grecque signifiant inégal et indiquant une inégalité, un manque de concordance ou de symétrie.

ANISOCHROMASIE *s. f. (angl. anisochromasia).* Inégalité de répartition de l'hémoglobine dans les érythrocytes, celle-ci occupant la zone périphérique. On l'observe dans certaines formes d'anémie. SYN. ***ANOCHROMASIE.***

ANISOCHROMIE *s. f. (angl. anisochromia).* Inégalité de coloration des érythrocytes, qui sont plus ou moins chargés d'hémoglobine.

ANISOCORIE *s. f. (angl. anisocoria).* Inégalité de diamètre entre les deux pupilles.

ANISOCYTOSE *s. f. (angl. anisocytosis).* Inégalité de taille des éléments d'une population cellulaire, en particulier des érythrocytes.

ANISODONTE *adj. (angl. anisodon).* Qui est pourvu de dents de longueur inégale et disposées irrégulièrement.

ANISOGAMIE *s. f. (angl. anisogamy).* Mode de reproduction sexuelle par fusion de gamètes dissemblables.

ANISOGNATHE *adj. (angl. anisognathic).* Qui possède deux mâchoires de largeur différente.

ANISOLEUCOCYTOSE *s. f. (angl. anisoleukocytosis).* Répartition anormale des différents types de leucocytes dans le sang, alors que leur nombre total est normal.

ANISOMASTIE *s. f. (angl. anisomastia).* Inégalité de la taille des seins.

ANISOMÉLIE *s. f. (angl. anisomelia).* Inégalité de longueur entre les deux bras ou les deux jambes.

ANISOMÉTRIE *s. f. (angl. anisometry).* Inégalité de dimensions, en particulier des globules rouges.

ANISOMÉTROPIE *s. f. (angl. anisometropia).* Inégalité du pouvoir de réfraction entre les deux yeux. ◇ **MIXTE** *(angl. antimetropia).* Anisométropie dans laquelle un œil est hypermétrope et l'autre myope.

ANISOPÉRISTALTIQUE *adj. (angl. anisoperistaltic).* Qui va dans le sens contraire de l'onde péristaltique.

ANISOPHORIE *s. f. (angl. anisophoria).* Déviation latente des axes visuels, sur un plan horizontal, d'un œil par rapport à l'autre. ☞ ***HÉTÉROPHORIE.***

ANISOPIE *s. f. (angl. anisopia).* Différence d'acuité visuelle entre les deux yeux.

ANISOSPHYGMIE *s. f. (angl. anisosphygmia).* Inégalité de l'amplitude des pulsations artérielles, qui restent également espacées.

ANISOSTHÉNIE *s. f. (angl. anisoasthenia).* Inégalité anormale du tonus de groupes musculaires synergiques.

ANISOTONIE *s. f. (angl. anisotonia).* Pression osmotique inégale : hypertonie ou hypotonie.

ANISOTROPE *adj. (angl. anisotropic).* Se dit d'un corps ou d'un milieu dont les propriétés diffèrent selon la direction de l'espace considérée.

ANISOTROPIE *s. f. (angl. anisotropy).* **1.** Caractère d'une substance ou d'un corps dont les propriétés (mécaniques, optiques, etc.) varient suivant les trois directions de l'espace. **2.** État d'un corps doué de biréfringence. **3.** Variation dans l'excitabilité de différents organes ou parties du corps.

ANITE *s. f. (angl. proctitis).* Inflammation de l'anus.

ANKYLO- *(angl. ankylo-).* Préfixe d'origine grecque signifiant resserré et indiquant une adhérence, une soudure, une gêne, etc.

ANKYLOBLÉPHARON *s. m. (angl. ankyloblepharon).* Soudure congénitale, totale ou partielle, des bords libres des paupières. ☞ ***SYMBLÉPHARON.***

ANKYLOCHÉILIE *s. f. (angl. ankylocheilia).* Soudure accidentelle des lèvres entre elles.

ANKYLOCOLPE *s. m. (angl. ankylocolpos).* Atrésie ou imperforation du vagin.

ANKYLODACTYLIE *s. f. (angl. ankylodactyly, syndactyly).* Fusion entre deux ou plusieurs doigts ou orteils.

ANKYLODONTIE *s. f. (angl. ankylodonty).* Soudure de la racine des dents avec les alvéoles des maxillaires.

ANKYLOGLOSSE *s. m. (angl. ankyloglossia).* **1.** Brièveté anormale du frein de la langue, qui empêche les mouvements de celle-ci. **2.** Adhérence de la langue à la face postérieure des gencives ou au plancher buccal.

ANKYLOPOÏÉTIQUE *adj. (angl. ankylopoietic).* Qui produit une ankylose.

ANKYLOSE *s. f. (angl. ankylosis).* Abolition ou limitation des mouvements d'une articulation normalement mobile. ◇ **ARTIFICIELLE** *(angl. artificial —).* Ankylose provoquée intentionnellement par une intervention chirurgicale. ◇ **EXTRACAPSULAIRE** *(angl. extracapsular —).* Ankylose due à la rigidité des formations périarticulaires. SYN. ***ANKYLOSE EXTRA-ARTICULAIRE, FAUSSE ANKYLOSE.*** ◇ **FIBREUSE** *(angl. fibrous —).* Ankylose due à la formation de brides fibreuses à l'intérieur de l'articulation. ◇ **INTRACAPSULAIRE** *(angl. intracapsular —).* Ankylose due à la rigidité des tissus à l'intérieur même de l'articulation. SYN. ***ANKYLOSE INTRA-ARTICULAIRE.*** ◇ **OSSEUSE** *(angl. bony —).* Ankylose due à la soudure partielle ou totale des os d'une articulation.

ANKYLOSTOME *s. m. (angl. ancylostome).* Ver nématode parasite de l'intestin grêle de l'homme.

ANKYLOSTOMIASE *s. f. (angl. ancylostomiasis).* Maladie parasitaire provoquée par des ankylostomes *(Ancylostoma duodenale* et *Necator americanus).* Cette affection s'accompagne d'une anémie importante due à de petites et continuelles hémorragies provoquées par la présence de ces vers parasites sur la muqueuse duodénale et jéjunale. L'anémie est associée à des troubles digestifs, de la fièvre et un état dépressif. L'infestation se fait par pénétration directe des larves dans la bouche ou par pénétration à travers la peau. Par cette dernière voie, les larves provoquent une éruption papulo-vésiculeuse (ankylostomiase cutanée ou gourme des mineurs) ; elles pénètrent dans le torrent circulatoire qui les transporte aux poumons ; à partir de ces derniers elles passent dans la trachée, sont dégluties et se fixent dans l'intestin. Cette maladie est également appelée ankylostomose, uncinariose, anémie des briquetiers, anémie des mineurs, anémie des tunnels, cachexie aqueuse, chlorose d'Égypte...

ANKYLOTOME *s. m. (angl. ankylotome).* Couteau courbe utilisé pour sectionner le frein de la langue.

ANNANDALE (OPÉRATION D') **1.** *(angl. Annandale's operation).* Fixation des ménisques déplacés lors d'une luxation du genou, au moyen de points de suture. **2.** Résection des condyles du fémur pour corriger le *genu valgum* (ostéotomie de varisation).

ANNEAU *s. m. (NA. anulus ou annulus). (angl. ring).* Organe, zone ou structure anatomique de forme annulaire. ◇ **CONJONCTIVAL** *(NA. anulus conjunctivae). (angl. conjunctival —).* Zone circulaire correspondant à la terminaison de la conjonctive sur le bord de la cornée. SYN. ***LIMBE CONJONCTIVAL.*** ◇ **CRURAL** *(angl. crural —).* ☞ ***ANNEAU FÉMORAL.*** ◇ **DE CONTRACTION** *(angl. constriction —).* Spasme annulaire circonscrit de l'utérus, pouvant se produire au cours de l'accouchement. ◇ **DE RÉTRACTION** *(angl. retraction —).* ☞ ***BANDL (ANNEAU DE).*** ◇ **DU TROISIÈME ADDUCTEUR** ☞ ***HIATUS TENDINEUX.*** ◇ **FÉMORAL** *(NA. anulus femoralis). (angl. femoral —).* Orifice supérieur du canal fémoral. Il livre passage aux vaisseaux fémoraux. ◇ **FIBREUX ATRIOVENTRICULAIRE** ☞ ***ANNEAU FIBREUX DU CŒUR.*** ◇ **FIBREUX DU CŒUR** *(NA. anulus fibrosus cordis). (angl. fibrous ring of the heart).* Chacun des anneaux fibreux situés autour des orifices atrioventriculaires droit et gauche et des orifices artériels de la base du cœur. SYN. ***CERCLES TENDINEUX DE LOWER.*** ◇ **INGUINAL PROFOND** *(NA. anulus inguinalis profondis). (angl. deep inguinal —).* Orifice du fascia transversalis livrant passage au cordon spermatique chez l'homme ou au ligament rond chez la femme. ◇ **INGUINAL SUPERFICIEL** *(NA. anulus inguinalis superficialis). (angl. superficial inguinal —).* Orifice situé dans l'aponévrose du muscle oblique externe et livrant passage au cordon spermatique ou au ligament rond. ◇ **OMBILICAL** *(NA. anulus umbilicalis). (angl. umbilical —).* Orifice situé dans la paroi abdominale, par lequel le cordon ombilical communique avec le fœtus. ◇ **TENDINEUX COMMUN** *(NA. tendineus communis). (angl. common tendinous ring).* Tendon d'insertion des muscles droits de l'œil. Il répond à la portion interne de la fissure orbitale supérieure qui livre passage aux nerfs lacrymal, frontal, naso-ciliaire, oculomoteur et abducens, et à la racine sympathique du ganglion ophtalmique. ◇ **TYMPANIQUE** *(NA. anulus tympanicus). (angl. tympanic —).* Portion tympanique de l'os temporal chez le nouveau-né. SYN. ***SULCUS TYMPANIQUE.***

ANNEXECTOMIE *s. f. (angl. adnexectomy).* Ablation des annexes de l'utérus (ovaire et trompe utérine) pouvant être uni ou bilatérale. SYN. ***OOPHORO-SALPINGECTOMIE.***

ANNEXES *s. f. pl. (angl. adnexa).* Appendices ou formations adjointes à un organe. ◇ **DE L'UTÉRUS** *(angl. — uteri).* Ensemble constitué par les ovaires, les trompes utérines et les ligaments larges. ◇ **FŒTALES** *(angl. fetal —).* Ensemble des formations éliminées à la naissance : cordon ombilical, amnios, placenta et caduque.

ANNEXIEL *adj. (angl. adnexal).* Qui se rapporte aux annexes de l'utérus.

ANNEXITE *s. f. (angl. adnexitis).* Inflammation des annexes de l'utérus. SYN. ***SALPINGO-OVARITE.***

ANNULAIRE 1. *adj. (angl. annular).* En forme d'anneau. 2. *s. m. (angl. ring finger).* Le quatrième doigt de la main.

ANNULATION RÉTROACTIVE *(angl. undoing).* Mécanisme de défense inconscient par lequel une action est réalisée, parfois de façon imaginaire, pour annuler une autre qui la précède. Elle a un caractère compulsif magique et est caractéristique de la névrose obsessionnelle.

ANNULOCYTE *s. m. (angl. annular erythrocyte).* Érythrocyte aminci, observé dans les anémies hypochromes sévères, caractérisé par une répartition de l'hémoglobine en forme d'anneau, vers la périphérie. SYN. ***LEPTOCYTE.***

ANNULOPLASTIE *s. f. (angl. annuloplasty).* Intervention destinée à corriger l'insuffisance d'une valve cardiaque, le plus souvent liée à sa dilatation.

ANOBLEPSIE *s. f.* Symptôme caractérisé par la fixation du regard vers le haut observé dans certaines encéphalites.

ANOCHROMASIE *s. f. (angl. anochromasia).* ☞ ***ANISOCHROMASIE.***

ANOCITHÉSIE *s. f. (angl. anociassociation).* Méthode de Crile qui, pour diminuer l'effet du choc chirurgical, associe une anesthésie locale au niveau d'un tronc nerveux à l'anesthésie générale. SYN. ***ANOCIE-ASSOCIATION.***

ANODIN *adj. (angl. harmless).* Se dit d'un médicament inoffensif, qui n'a que peu ou pas d'effets.

ANODIQUE *adj. (angl. anodal).* Qui se rapporte à l'anode et aux phénomènes qui se produisent à son voisinage.

ANODONTIE *s. f. (angl. anodontia).* Absence congénitale des dents.

ANOESTRUS *(angl. anoestrus).* Absence complète de cycle oestral.

ANOMALIE *s. f. (angl. anomaly, abnormality).* **1.** Variation ou déviation d'un caractère par rapport à la normalité. **2.** Particularité organique d'un individu comparé à la majorité des individus de son espèce.

ANOMALONOMIE *s. f.* ☞ ***TÉRATOLOGIE.***

ANOMALOPIE *s. f. (angl. anomalopia).* Cécité partielle pour les couleurs.

ANOMALOSCOPE *s. m. (angl. anomaloscope).* Appareil servant à étudier les troubles de la perception des couleurs.

ANOMIE *s. f. (angl. anomia).* Variété d'aphasie dans laquelle le sujet est incapable de nommer les objets ou de reconnaître leur nom.

ANOMOCÉPHALE *s. m.* Tout monstre qui présente une malformation de la tête.

ANOMPHALE *s. m.* Monstre caractérisé par l'absence d'ombilic.

ANONYCHIE *s. f. (angl. anonychia).* Absence congénitale d'un ou de plusieurs ongles.

ANONYME *adj. (angl. anonymous).* **1.** Qui n'a pas de nom. **2.** Autrefois, structure ou partie du corps à laquelle aucun nom n'avait encore été attribué. SYN. ***INNOMINÉ.*** **3.** Qualifie une séquence unique provenant d'un clone d'ADN génomique et ne renfermant pas de région codante.

ANOPHÈLE *s. m. (angl. anophele).* Moustique appartenant au genre *Anopheles.*

ANOPHELES Genre de moustiques de la famille des Culicidés (sous-famille des Anophélinés) caractérisés par leurs palpes longs et minces et par le fait que leur corps forme un angle avec la surface sur laquelle ils s'appuient. Ils sont porteurs du parasite du paludisme, qu'ils transmettent par piqûre. Il existe de très nombreuses espèces responsables de la transmission du paludisme : *A. albimanus, A. albitarsis,* d'Amérique centrale et du Sud ; *A. gambiae,* d'Afrique ; *A. quadrimaculatus,* des États-Unis ; *A. culicifacies,* d'Inde, d'Afghanistan et du Pakistan ; *A. maculipennis,* d'Europe ; *A. sinensis,* de Chine et d'Extrême-Orient, etc.

ANOPHÉLICIDE *adj. (angl. anophelicide).* Qui détruit les anophèles.

ANOPHÉLISME *s. m. (angl. anophelism).* Infestation d'une région par des anophèles.

ANOPHORIE *s. f. (angl. anophoria).* ☞ ***ANAPHORIE.***

ANOPHTALME *adj. (angl. anophthalmus).* Qui est atteint d'anophtalmie. S'emploie aussi comme substantif.

ANOPHTALMIE *s. f. (angl. anophthalmia).* Absence congénitale du globe oculaire.

ANOPIE *s. f. (angl. anopia).* ☞ ***ANOPSIE.***

ANOPLASTIE *s. f. (angl. anoplasty).* Intervention plastique ou réparatrice sur l'anus.

ANOPLOURES Ordre d'insectes aptères (dépourvus d'ailes) dont l'appareil buccal est disposé pour piquer. Les poux appartiennent à cet ordre.

ANOPSIE *s. f. (angl. anopsia).* **1.** Perte de la vue avec intégrité des organes de réception (rétine, nerf optique). **2.** Strabisme dirigé vers le haut.

ANORCHIDE *s. m. (angl. anorchia).* Qui n'a pas de testicules. (S'emploie également comme adjectif.)

ANORCHIDIE *s. f. (angl. anorchism).* Absence congénitale des testicules. SYN. ***ANORCHIE.*** ☞ ***CRYPTORCHIDIE.***

ANORCHIE *s. f. (angl. anorchia).* ☞ ***ANORCHIDIE.***

ANO-RECTAL *adj. (angl. anorectal).* Qui se rapporte à l'anus et au rectum.

ANOREXIE *s. f. (angl. anorexia).* Diminution marquée ou perte de l'appétit. ◇ **MENTALE** *(angl. — nervosa).* Syndrome psychiatrique, observé en particulier chez les adolescentes, caractérisé par une aménorrhée et un refus de toute nourriture, menant à une cachexie rapide. Perturbation spécifique de l'image corporelle avec peur obsédante de grossir.

ANOREXIGÈNE *(angl. anorexiant).* **1.** *adj.* Qui produit l'anorexie. **2.** *s. m.* Médicament induisant une diminution de la sensation de faim.

ANOREXIQUE *adj. (angl. anorectic).* Qui se rapporte à l'anorexie ou qui en est affecté.

ANORGANIQUE *adj. (angl. inorganic).* Se dit d'un phénomène dont l'origine n'est pas une lésion organique, comme certains souffles cardiaques.

ANORGASMIE *s. f. (angl. anorgasmy).* Absence de plaisir au cours de l'acte sexuel.

ANORTHOGRAPHIE *s. f. (angl. anorthography).* Agraphie motrice avec perte de la faculté d'écrire correctement.

ANORTHOPIE *s. f. (angl. anorthopia).* Distorsion de la vision dans laquelle les lignes droites apparaissent courbes.

ANORTHOSCOPE *s. m. (angl. anorthoscope).* Instrument optique permettant de reconstituer une image complète à partir de fragments d'images.

ANOSMIE *s. f. (angl. anosmia).* Perte du sens de l'odorat.

ANOSODIAPHORIE *s. f. (angl. anosodiaphoria).* Indifférence d'un patient à l'égard de la maladie dont il est atteint.

ANOSOGNOSIE *s. f. (angl. anosognosia).* Ignorance et négation par le patient de son affection par ailleurs évidente en particulier un déficit moteur. On peut l'observer dans les lésions du lobe pariétal de l'hémisphère mineur.

ANOSTÉOPLASIE *s. f. (angl. anosteoplasia).* ☞ ***ANOSTOSE.***

ANOSTOSE *s. f. (angl. anostosia).* **1.** Développement défectueux des os. **2.** Atrophie sénile ou morbide des os.

ANOTE *adj. (angl. anotus).* Fœtus dépourvu d'oreilles.

ANOTIE *s. f. (angl. anotia).* Absence congénitale d'oreille. SYN. ***APLASIE D'OREILLE.***

ANOTROPIE *s. f. (angl. anotropia).* Strabisme se caractérisant par une déviation des axes visuels des deux yeux vers le haut.

ANOVARIE *s. f. (angl. anovarism).* Absence ou aplasie des deux ovaires (terme peu usité).

ANOVULATION *s. f. (angl. anovulation).* Suspension ou arrêt définitif de l'ovulation.

ANOVULATOIRE *adj. (angl. anovulatory, anovular).* Qui n'est pas accompagné d'ovulation. EX. *cycle menstruel anovulatoire.*

ANOXÉMIE *s. f. (angl. anoxemia).* Diminution de la quantité d'oxygène transportée par le sang artériel, se traduisant par une diminution de l'apport d'oxygène aux tissus et aux viscères.

ANOXIE *s. f. (angl. anoxia).* Diminution de l'apport d'oxygène aux tissus, conséquence de l'anoxémie. ☞ ***MAL DES MONTAGNES.***

ANOXIQUE *adj. (angl. anoxic).* **1.** Qui est caractérisé par l'anoxie ou qui s'y rapporte. **2.** Qui est affecté d'anoxie.

ANSE *s. f. (angl. ansa, loop).* Nom donné par comparaison à un organe ou à une structure anatomique incurvée en forme d'anse. ◇ **CERVICALE** *(NA. ansa cervicalis). (angl. loop of hypoglossal nerve).* Anastomose de la branche descendante de l'hypoglosse avec la branche descendante interne du plexus cervical. SYN. ***ANSE DE L'HYPOGLOSSE.*** ◇ **DE L'HYPOGLOSSE** *(angl. ansa hypoglossi).* ☞ ***ANSE CERVICALE.*** ◇ **DU NÉPHRON** *(NA. ansa nephroni). (angl. loop of Henle).* Partie du tubule rénal en forme de U située dans la médullaire, s'étendant de la fin du tube contourné proximal au début du tube contourné distal. ◇ **INTESTINALE** *(angl. intestinal loop).* Chacune des portions de l'intestin grêle en forme d'anse. ◇ **LENTICULAIRE** *(NA. ansa lenticularis). (angl. ansa lenticularis).* Faisceau de fibres issues du globus pallidus, se dirigeant vers les noyaux gris thalamique et sous-thalamique. ◇ **MÉMORABLE** ☞ ***WRISBERG (ANSE MÉMORABLE DE).*** ◇ **PÉDONCULAIRE** *(NA. ansa peduncularis). (angl. ansa peduncularis).* Segment de l'anse lenticulaire situé entre la région sous-thalamique et le pédoncule cérébral. Il est essentiellement formé par les fibres postérieures de l'anse lenticulaire destinées au noyau rouge et aux noyaux réticulés. ◇ **SUBCLAVIÈRE** *(NA. ansa subclavia). (angl. subclaviar ansa).* Petit nerf qui s'étend entre les ganglions cervicaux moyen et inférieur et entoure, en formant une anse, l'artère subclavière. SYN. ***ANSE DE VIEUSSENS.***

ANSÉRINE (PEAU) *(angl. goose-flesh).* ☞ ***CHAIR DE POULE.***

ANSIFORME *adj. (angl. ansiform).* En forme d'anse.

ANT- *(angl. anti-).* Préfixe d'origine grecque indiquant une idée d'opposition, de lutte ou de protection.

ANTAGONISME *s. m. (angl. antagonism).* Action contraire de deux muscles, deux médicaments, deux poisons, deux forces, etc., tendant à annuler réciproquement leurs effets.

ANTAGONISTE *adj. (angl. antagonist).* **1.** Se dit d'un muscle dont l'action s'oppose à celle d'un autre muscle. **2.** Se dit d'un médicament qui inhibe l'action d'un autre médicament. **3.** Se dit de la dent de la mâchoire opposée qui vient au contact de la dent homologue. S'emploie aussi comme substantif. ◇ **MÉTABOLIQUE** ☞ ***ANTIMÉTABOLITE.***

ANTAGONISTES *(angl. antagonists).* ◇ **ASSOCIÉS** *(angl. associated —).* Muscles responsables de mouvements en directions différentes, mais non opposées, de sorte que, lorsqu'ils se contractent simultanément, la direction du mouvement est intermédiaire entre celles qu'entraînent les contractions des deux muscles considérés isolément. ◇ **DIRECTS** *(angl. direct —).* Muscles responsables de mouvements en directions exactement opposées.

ANTALGIQUE *adj. (angl. analgesic).* Qui calme la douleur. S'emploie aussi comme substantif.

ANTÉ- *(angl. ante-).* Préfixe d'origine latine indiquant une position ou un déplacement en avant.

ANTE MORTEM Locution latine signifiant « avant la mort ».

ANTE PARTUM Locution latine signifiant « avant l'accouchement ».

ANTÉBRACHIAL *adj. (angl. antecubital).* Qui se rapporte à l'antébrachium.

ANTÉBRACHIUM *s. m. (angl. forearm).* Partie du membre supérieur située entre le poignet et le coude. SYN. ***AVANT-BRAS.***

ANTÉCÉDENTS *s. m. pl. (angl. case history).* Tous faits ou circonstances antérieurs à une maladie et qui concernent l'état de santé du sujet examiné, de sa famille ou de ses ascendants.

ANTÉDÉVIATION *s. f.* Tout déplacement d'un organe en avant.

ANTÉFLEXION *s. f. (angl. anteflexion).* Inclinaison en avant de la partie supérieure d'un organe, avec formation d'un angle de flexion.

ANTÉHYPOPHYSAIRE *adj. (angl. adenohypophyseal).* Qui se rapporte au lobe antérieur de l'hypophyse.

ANTÉHYPOPHYSE *s. f. (angl. adenohypophysis).* Lobe antérieur de l'hypophyse. SYN. ***ADÉNOHYPOPHYSE.***

ANTÉNATAL *adj. (angl. antenatal).* Qui existe ou qui se produit avant la naissance.

ANTÉPOSITION *s. f. (angl. anteposition).* Déplacement global d'un organe en avant.

ANTÉPRANDIAL *adj. (angl. anteprandium).* Qui se produit avant le repas. SYN. ***PRÉPRANDIAL.***

ANTÉRO- *(angl. antero-).* Préfixe d'origine latine signifiant en avant, à la partie antérieure.

ANTÉROGRADE *adj. (angl. anterograde).* **1.** Qui se déplace en avant. **2.** Qui se rapporte à des faits survenus à partir d'un moment donné. EX. *amnésie antérograde.*

ANTÉVERSION *s. f. (angl. anteversion).* Inclinaison en avant de l'axe vertical d'un organe, sans flexion. EX. *antéversion de l'utérus.*

ANTHÉLIX *s. m. (NA. antihelix). (angl. antihelix).* Saillie de la face externe du pavillon de l'oreille, concentrique à l'hélix, dont elle est séparée par la gouttière de l'hélix.

ANTHELMINTHIQUE *adj. (angl. anthelminthic).* ☞ ***ANTIHELMINTHIQUE.***

ANTHOCYANINE *s. f. (angl. anthocyanin).* Chacun des pigments glucosides bleu, rouge et violet des fleurs. SYN. ***ANTHOCYANE.***

ANTHOMYIA CANICULARIS *(angl. anthomyia canicularis).* Petite mouche noire, dont la larve infeste parfois l'intestin de l'homme.

ANTHRACÉMIE *s. f. (angl. anthracemia).* Présence dans le sang de *Bacillus anthracis.*

ANTHRACÈNE *s. m. (angl. anthracene).* Hydrocarbure cristallin, incolore, tiré du goudron de houille ; il est utilisé dans l'industrie des colorants.

ANTHRACOÏDE *adj. (angl. anthracoid).* Qui ressemble à un anthrax ; qui a l'apparence ou la couleur du charbon.

ANTHRACONÉCROSE *s. f. (angl. anthraconecrosis).* Transformation nécrotique d'un tissu en une masse noire et sèche.

ANTHRACOSE *s. f. (angl. anthracosis).* Variété de pneumoconiose due à l'inhalation de poussières de charbon.

ANTHRACOSILICOSE *s. f. (angl. anthracosilicosis).* Pneumoconiose mixte associant une anthracose et une silicose.

ANTHRACOSIS LINGUAE *(angl. anthracosis linguae).* Langue noire villeuse.

ANTHRACOTHÉRAPIE *s. f. (angl. anthracotherapy).* Emploi thérapeutique du charbon.

ANTHRACYCLINES *s. f. (angl. anthracyclines).* Groupe de médicaments anticancéreux mais cardiotoxiques, isolés de souches de *Streptomyces* et comprenant la daunorubicine et la doxorubicine ou adriamycine.

ANTHRAQUINONE *s. f. (angl. anthraquinone).* Produit d'oxydation de l'anthracène, qui à son tour donne naissance aux purgatifs dits anthraquinoniques (rhubarbe, séné, cascara, aloès).

ANTHRAX *s. m. (angl. carbuncle).* Inflammation de nature infectieuse, circonscrite, dure et douloureuse, du tissu sous-cutané par suite de l'agglomération de plusieurs furoncles. L'évolution se fait vers la suppuration et la nécrose. Elle est due au staphylocoque doré.

ANTHROPO- *(angl. anthropo-).* Préfixe d'origine grecque indiquant une relation avec l'homme en tant qu'espèce biologique.

ANTHROPOBIOLOGIE *s. f. (angl. anthropobiology).* Étude de l'homme et des singes anthropoïdes.

ANTHROPOCENTRIQUE *adj. (angl. anthropocentric).* Qui se rapporte à la théorie de l'anthropocentrisme, selon laquelle l'homme est le centre de l'univers.

ANTHROPOGENÈSE *s. f. (angl. anthropogeny).* Développement et évolution de l'homme en tant qu'individu et en tant qu'espèce animale. SYN. ***ANTHROPOGÉNIE.***

ANTHROPOGÉOGRAPHIE *s. f. (angl. anthropogeography).* Branche de la géographie qui étudie l'homme et ses relations avec le milieu physique. SYN. ***GÉOGRAPHIE HUMAINE.***

ANTHROPOGRAPHIE *s. f. (angl. anthropography).* Branche de l'anthropologie qui a pour objet l'étude descriptive des divers groupes humains, de leurs caractères physiques, leurs institutions, leurs coutumes, etc. ☞ ***ETHNOLOGIE.***

ANTHROPOÏDE *(angl. anthropoid).* **1.** *adj.* Qui ressemble à l'homme. **2.** *s. m.* Singe appartenant à la famille des Pongidés (chimpanzé, gorille, orang-outang) ou à celle des Hylobatidés (gibbon). Ces singes sont caractérisés notamment par l'absence de queue.

ANTHROPOLOGIE *s. f. (angl. anthropology).* Étude de l'homme sous tous ses aspects (morphologiques, physiologiques, culturels, etc.).

ANTHROPOMÉTRIE *s. f. (angl. anthropometry).* Ensemble des techniques de mensuration du corps humain.

ANTHROPOMORPHE *adj. (angl. anthropomorphic).* Qui ressemble à l'homme par son aspect ou par certains de ses caractères.

ANTHROPOMORPHISME *s. m. (angl. anthropomorphism).* Attribution de caractères et de sentiments humains aux animaux et aux objets.

ANTHROPOMORPHOLOGIE *s. f. (angl. anthropomorphology).* Partie de l'anthropologie qui étudie la forme du corps humain et de ses différentes parties. SYN. ***ANTHROPOLOGIE MORPHOLOGIQUE.***

ANTHROPONOMIE *s. f. (angl. anthroponomy).* Partie de l'anthropologie qui traite des lois du développement de l'homme en relation avec le milieu et avec d'autres organismes.

ANTHROPOPATHIE *s. f. (angl. anthropopathy).* Attribution de passions et de sentiments humains aux animaux et aux plantes.

ANTHROPOPHAGIE *s. f. (angl. anthropophagy).* Fait de manger de la chair humaine.

ANTHROPOPHILIE *s. f. (angl. anthropophilia).* Tendance de certains insectes à s'alimenter de préférence sur l'homme.

ANTHROPOSCOPIE *s. f. (angl. anthroposcopy).* Ensemble des techniques concernant l'étude des caractères descriptifs non mesurables de l'homme.

ANTHROPOZOONOSE *s. f. (angl. anthropozoonosis).* Maladie infectieuse commune aux animaux vertébrés et à l'homme.

ANTI- ☞ ***ANT-.***

ANTI-ACIDE *adj. (angl. antacid).* Qui neutralise ou réduit l'acidité, notamment celle du suc gastrique. Également employé comme substantif.

ANTI-AGGLUTININE *s. f. (angl. antiagglutinin).* Substance qui s'oppose à l'action d'une agglutinine.

ANTIAGRÉGANT **1.** *adj. (angl. antisludge).* Qui s'oppose à la formation en amas des éléments figurés du sang. **2.** *s. m.* Désigne essentiellement les antiagrégants plaquettaires dont l'aspirine est le type.

ANTIALCALIN *adj. (angl. antialkaline).* Qui neutralise l'alcalinité.

ANTIALDOSTÉRONE *adj. (angl. aldosterone inhibitor).* Qui s'oppose aux effets de l'aldostérone. Employé également comme substantif.

ANTIALLERGIQUE *adj. (angl. antiallergic).* Qui possède des propriétés s'opposant à l'allergie. S'emploie aussi comme substantif.

ANTIAMARIL *adj. (angl. antiamarilic).* Qui agit contre la fièvre jaune.

ANTIANAPHYLAXIE *s. f. (angl. antianaphylaxis).* État opposé à l'anaphylaxie ; état d'insensibilité aux antigènes.

ANTIANDROGÈNE *adj. (angl. antiandrogen).* Qui s'oppose aux effets des androgènes. S'emploie aussi comme substantif.

ANTIANÉMIQUE *adj. (angl. antianemic).* Qui combat ou prévient l'anémie.

ANTIANGINEUX *adj. (angl. antianginal).* Se dit d'un médicament efficace contre l'insuffisance coronaire. S'emploie également comme substantif.

ANTI-ANTICORPS *s. m. (angl. antiantibody).* Anticorps dirigé contre un autre anticorps. EX. *facteur rhumatoïde.*

ANTI-ANTITOXINE *s. f. (angl. antiantitoxin).* Anticorps formé dans l'organisme au cours d'un processus d'immunisation par injection d'une antitoxine, et qui s'oppose aux effets de celle-ci.

ANTIARYTHMIQUE *adj. (angl. antiarrhythmic).* Qui combat l'arythmie. Comme substantif désigne tout médicament empêchant ou traitant les troubles du rythme cardiaque. Les antiarythmiques sont divisés en quatre groupes (classification de Vaughan-Williams) comportant les stabilisateurs de membrane, les β-bloquants adrénergiques, les produits bloquant la sortie cellulaire du potassium, et les inhibiteurs calciques.

ANTIASTHMATIQUE *adj. (angl. antiasthmatic).* Qui prévient ou soulage les crises d'asthme. S'emploie également comme substantif.

ANTIBACTÉRIEN *adj. (angl. antibacterial).* Qui inhibe le développement des bactéries ou les détruit. S'emploie également comme substantif.

ANTIBACTÉRIOLYTIQUE *adj. (angl. antibacteriolytic).* Qui inhibe la bactériolyse.

ANTIBIOGRAMME *s. m. (angl. antibiogram).* Résultat de l'étude *in vitro* de la sensibilité d'un germe à différents antibiotiques. Il permet de guider le traitement de l'infection déterminée par ce germe.

ANTIBIOSE *s. f. (angl. antibiosis).* Relations biologiques entre deux ou plusieurs organismes, qui s'effectuent au détriment de l'un d'eux ; s'oppose à symbiose.

ANTIBIOTHÉRAPIE *s. f. (angl. antibiotherapy).* Emploi thérapeutique des antibiotiques.

ANTIBIOTIQUE *s. m. (angl. antibiotic).* Toute substance, naturelle ou synthétique, capable d'inhiber *in vivo* le développement des bactéries. Selon qu'ils sont actifs contre beaucoup ou peu de germes, on les divise en antibiotiques à large spectre ou à spectre étroit. On peut également les classer en antibiotiques bactériostatiques ou bactéricides selon qu'ils enrayent la multiplication des germes ou qu'ils en assurent la destruction. Les antibiotiques sont divisés en familles dont les principales sont : les bêtalactamines, les aminosides, les phénicolés, les cyclines, les macrolides, les rifamycines, les glycopeptides, les imidazoles... Voir ces termes. (S'emploie aussi comme adjectif.)

ANTIBROMIQUE *adj. (angl. antibromic).* Désodorisant.

ANTICANCÉREUX *s. m. (angl. antineoplastic).* Toute substance utilisée dans le but de détruire les cellules cancéreuses ou d'empêcher leur prolifération. (S'emploie aussi comme adjectif.) SYN. ***ANTINÉOPLASIQUE.***

ANTICARDIOLIPINE *s. m. (angl. anticardiolipin).* Anticorps dirigé contre la cardiolipine. Critère biologique participant à la définition du syndrome des antiphospholipides.

ANTICARIEUX *adj. (angl. anticarious).* Qui prévient ou combat la carie dentaire.

ANTICATARRHAL *adj. (angl. anticatarrhal).* Qui prévient ou guérit le catarrhe.

ANTICATHEXIS *s. m.* ☞ ***CONTRE-INVESTISSEMENT.***

ANTICATHODE *s. f. (angl. anticathode).* Plaque métallique (généralement en tungstène ou en platine) qui, dans un tube électronique, reçoit les rayons cathodiques et émet des rayons X.

ANTICAUSTIQUE *adj. (angl. anticaustic).* Qui neutralise les effets des agents caustiques.

ANTICÉPHALALGIQUE *adj. (angl. anticephalalgic).* Qui traite la céphalée.

ANTICÉTOGÈNE *adj. (angl. antiketogenic).* Se dit d'une substance qui empêche ou diminue la formation de corps cétoniques dans l'organisme et, par conséquent, prévient l'acidocétose.

ANTICHOLÉRIQUE *adj. (angl. anticholeroid).* Qui s'oppose au choléra.

ANTICHOLINERGIQUE *adj. (angl. anticholinergic).* Qui s'oppose à l'action de l'acétylcholine au niveau des nerfs parasympathiques en paralysant les éléments glandulaires et musculaires de ces nerfs.

ANTICHOLINESTÉRASIQUE *s. f. (angl. anticholinesterase).* Substance qui inhibe la cholinestérase et les estérases qui scindent l'acétylcholine en ses constituants inactifs.

ANTICIPATION *s. f. (angl. anticipation).* En génétique, tendance de certaines maladies héréditaires à apparaître de plus en plus tôt et à augmenter en gravité au cours des générations successives. Ce phénomène n'a pas été prouvé de façon certaine.

ANTICOAGULANT *s. m. (angl. anticoagulant).* Substance qui empêche ou retarde la coagulation du sang. Selon leur mode d'action, on distingue : l'héparine, anticoagulant complet, et les antivitamines K qui inhibent la synthèse du complexe prothrombique. S'emploie aussi comme adjectif. <> **CIRCULANT** *(angl. circulating —).* Substance empêchant la formation normale du caillot. Ce sont habituellement des anticorps dirigés contre un facteur de la coagulation et se manifestant par un déficit apparent en leur facteur-cible. D'autres de ces anticorps ont une activité antiprothrombinase (anticorps antiphospholipide) et se manifestent *in vitro* par un allongement du temps de céphaline et éventuellement *in vivo* par des thromboses ou des complications obstétricales. ☞ ***ANTIPHOSPHOLIPIDE.***

ANTICODON *s. m. (angl. anticodon).* Groupe trinucléosidique (triplet) terminal de l'ARN de transfert s'hybridant avec le codon homologue de l'ARN messager.

ANTICOMPLÉMENTAIRE *adj. (angl. anticomplementary).* Se dit d'un sérum ou d'un antigène qui, en fixant directement le complément en l'absence d'anticorps correspondant, empêche l'action de ce complément et rend ainsi impossible la réalisation d'une réaction de fixation (ou de déviation) du complément.

ANTICONCEPTIONNEL *adj. (angl. contraceptive).* Qui empêche la fécondation de l'ovule par le spermatozoïde et, par conséquent, la grossesse. S'emploie aussi comme substantif. ☞ ***CONTRACEPTIF.***

ANTICONVULSIVANT *adj. (angl. anticonvulsant).* Qui supprime ou prévient les convulsions. S'emploie aussi comme substantif.

ANTICORPS *s. m. (angl. antibody).* Complexe glycopeptidique, se liant spécifiquement à une substance appelée antigène, produit par les cellules lymphoïdes B (surtout les plasmocytes), généralement après contact avec ledit antigène. Chaque anticorps est constitué de quatre chaînes polypeptidiques associées par des liaisons covalentes ou non : deux chaînes légères identiques (de type κ ou λ) et deux chaînes lourdes identiques (de type γ, α, μ, δ ou ∊). Chaque chaîne comprend des domaines constants et des domaines variables. Il existe 5 classes d'anticorps selon la nature de leurs chaînes lourdes : G, A, M, D et E. Les anticorps sont le support de l'immunité humorale. Suivant la nature des antigènes (molécule, enzyme, toxine, bactérie, virus...), les anticorps peuvent avoir des actions différentes : immobilisation, précipitation (précipitines), agglutination (agglutinines), neutralisation (antitoxines...), destruction (lysines, hémolysines, cytotoxines), etc. Certains anticorps peuvent activer le complément. Abréviation : Ac. SYN. *IMMUNOGLOBULINE.* ☞ *PRÉCIPITINE, AGGLUTININE, ANTITOXINE, LYSINE, HÉMOLYSINE, CYTOTOXINE.* ~ **ANTI-BÊTA2-GLYCOPROTÉINE 1** Anticorps dirigé contre la bêta2-glycoprotéine 1. Sa présence est un critère diagnostique biologique du syndrome des antiphospholipides. ~ **ANTI-CD20** Anticorps dirigé contre l'antigène membranaire CD20 des lymphocytes B. Il est utilisé en thérapeutique essentiellement contre les lymphomes B et la polyarthrite rhumatoïde. ~ **ANTIHÉPATITE** *(angl. antihepatitis —).* Ce sont les anticorps anti-VHA pour le virus de l'hépatite A ; anti-HBc, anti-HBe, anti-HBs pour le virus B ; anti-VHC pour le virus C ; anti-VHD pour l'agent delta. ~ **ANTILEUCOCYTAIRE** *(angl. leucocyte —).* Anticorps pouvant détruire les leucocytes. ~ **ANTIMITOCHONDRIES** *(angl. antimitochondria —).* Auto-anticorps associés à la cirrhose biliaire primitive. ~ **ANTINUCLÉAIRE** *(angl. antinuclear —).* Auto-anticorps dirigé contre un constituant du noyau cellulaire. Symbole : AAN. SYN. *ANTICORPS ANTINOYAU.* ~ **ANTIPEPTIDE CYCLIQUE CITRULLINÉ** *(angl. anticyclic citrullinated peptide —).* Auto-anticorps dirigé contre des peptides comprenant une molécule de citrulline. Ces Ac sont souvent détectables précocement dans la polyarthrite rhumatoïde et en sont presque spécifiques. La recherche de ces anticorps a supplanté celle des anti-filagrine, anti-kératine et anti-périnucléaire, qui ont en fait des cibles analogues, mais sont moins sensibles et moins spécifiques de la polyarthrite rhumatoïde. ~ **ANTITISSUS** *(angl. antitissue —).* Anticorps dirigés contre des antigènes de certains tissus et responsables d'un grand nombre d'affections : thyroïdite de Hashimoto (Ac. anti-thyroglobuline ou anti-thyropéroxydase), cirrhose biliaire primitive (Ac. antimitochondries), etc. ~ **BLOQUANT** *(angl. blocking —).* Anticorps inhibant d'autres anticorps, des récepteurs ou des lymphocytes. ~ **CHAUD** *(angl. warm —).* Anticorps agissant à 37°C. ~ **CIRCULANT** *(angl. circulating —).* Anticorps présent dans le plasma, agent de l'immunité humorale. ~ **FROID** *(angl. cold agglutinin).* Anticorps actif à basse température. ~ **IMMUN** *(angl. immune —).* Anticorps n'existant pas normalement et apparaissant dans le sérum à la suite d'une transfusion ou d'une grossesse. ~ **INCOMPLET** *(angl. incomplete —).* Anticorps qui se fixe sur son antigène sans l'agglutiner. ~ **MONOCLONAL** *(angl. monoclonal —).* Anticorps sécrété par une seule lignée de plasmocytes et ne fixant qu'un seul antigène. Utilisé pour le diagnostic et en thérapeutique. ~ **NATUREL** *(angl. natural —).* Anticorps existant dans le sérum sans contact préalable avec l'antigène correspondant. ~ **NEUTRALISANT** *(angl. neutralizing —).* Anticorps inactivant virus, toxines ou enzymes. ~ **PRÉCIPITANT** *(angl. precipitin).* Anticorps se combinant à l'antigène correspondant pour l'inactiver par précipitation.

ANTI-COX 2 *s. m. (angl. anti Cox 2).* Classe d'anti-inflammatoires non stéroïdiens, inhibiteurs spécifiques de la cyclo-oxygénase 2. Son efficacité est comparable aux AINS classiques avec un risque moindre de complications gastroduodénales et d'hémorragies sous anticoagulants mais avec un risque cardiaque non négligeable.

ANTIDÉPRESSEUR *adj. (angl. antidepressant).* Qui combat les états dépressifs. S'emploie aussi comme substantif. Les antidépresseurs appartiennent à plusieurs familles : dérivés imipraminiques, inhibiteurs de la recapture de la sérotonine et/ou de l'adrénaline, IMAO (inhibiteurs de la mono-amino-oxydase). SYN. *THYMO-ANALEPTIQUES.*

ANTIDIABÉTIQUE ORAL *(angl. oral antidiabetic).* Médicament hypoglycémiant, essentiellement de type sulfamide ou biguanide ou de la classe des glitazones et des glinides, administré par voie orale pour le traitement du diabète non insulinodépendant.

ANTIDIARRHÉIQUE *adj. (angl. antidiarrheal).* Qui est actif contre la diarrhée.

ANTIDIFFUSEUR *s. m.* Dispositif employé en radiologie pour éliminer les rayonnements secondaires.

ANTIDINIQUE *adj. (angl. antivertiginous).* Qui prévient ou combat le vertige.

ANTIDIURÉTIQUE *adj. (angl. antidiuretic).* Qui diminue la sécrétion urinaire. S'emploie aussi comme substantif. ~ **HORMONE** *(angl. — hormone).* ☞ *VASOPRESSINE.* ~ **(SYNDROME DE SÉCRÉTION INAPPROPRIÉE D'HORMONE)** *(angl. inappropriate ADH syndrome).* ☞ *SCHWARTZ-BARTTER (SYNDROME DE).*

ANTIDOPAMINERGIQUE *adj. (angl. antidopaminergic).* Qui s'oppose à l'action de la dopamine.

ANTIDOTE *s. m. (angl. antidote).* Substance qui neutralise les effets produits par un toxique. SYN. *CONTRE-POISON.* ~ **CHIMIQUE** *(angl. chemical —).* Antidote qui modifie la structure chimique du poison. ~ **MÉCANIQUE** *(angl. mecanic —).* Antidote qui empêche l'absorption du poison dans les tissus. ~ **PHYSIOLOGIQUE** *(angl. physiological —).* Substance qui neutralise un poison en provoquant des effets contraires à ceux du poison.

ANTIDROMIQUE *adj. (angl. antidromic).* Qui conduit les influx dans une direction opposée à la direction normale. Se dit de certaines fibres nerveuses.

ANTIÉMÉTIQUE *adj. (angl. antiemetic).* Qui arrête ou prévient les vomissements. SYN. ***ANTIVOMITIF OU ANTIÉMÉTISANT.***

ANTIENZYME *s. f. (angl. antienzyme).* Anticorps qui neutralise une enzyme.

ANTIÉPILEPTIQUE *adj. (angl. anticonvulsivant).* Qui exerce une action symptomatique sur l'épilepsie, soit en prévenant les crises, soit en en diminuant la fréquence ou la gravité. S'emploie aussi comme substantif.

ANTIFIBRILLANT *(angl. antifibrillatory).* Qui empêche la fibrillation myocardique. S'emploie aussi comme substantif.

ANTIFIBRINOLYTIQUE 1. *adj. (angl. antifibrinolytic).* Qui empêche la fibrinolyse. **2.** *s. m.* Se dit d'une substance qui inhibe l'activité du plasminogène.

ANTIFOLIQUE *adj. (angl. antifolate).* Qui s'oppose à l'action de l'acide folique. S'emploie aussi comme substantif ; substance antimétabolique se comportant comme une antivitamine.

ANTIFONGIQUE *adj. (angl. antifungal).* Qui détruit les champignons ou inhibe leur développement. S'emploie aussi comme substantif. SYN. ***ANTIFUNGIQUE.***

ANTIGALACTIQUE *adj. (angl. antigalactic).* Qui supprime ou diminue la sécrétion lactée. S'emploie aussi comme substantif.

ANTIGÈNE *s. m. (angl. antigen).* Substance qui, introduite dans un organisme, provoque la formation d'un anticorps spécifique. Les protéines et les polysaccharides de poids moléculaire élevé sont des antigènes forts. Un antigène peut être figuré (par exemple, une cellule bactérienne) ou soluble (par exemple, une toxine bactérienne). ◇ **ACE** ☞ ***ANTIGÈNE CARCINOEMBRYONNAIRE.*** ◇ **AUSTRALIE** *(angl. Australia —).* Antigène de surface du virus de l'hépatite B, ainsi appelé parce qu'il a été découvert chez un aborigène australien. Ce terme est tombé en désuétude et est remplacé par HBsAg. ☞ ***ANTIGÈNE DE SURFACE DU VIRUS DE L'HÉPATITE B.*** ◇ **CA** *(angl. carbohydrate —).* Terme correspondant à différents antigènes utilisés comme marqueurs tumoraux. Les principaux sont les antigènes : CA 15.3 dans le cancer du sein, CA 125 dans les cancers ovariens, CA 19.9 dans les cancers digestifs et en particulier pancréatiques. ◇ **CARCINOEMBRYONNAIRE** *(angl. carcinoembryogenic —).* Glycoprotéine sérique utilisée comme marqueur tumoral peu spécifique des adénocarcinomes, notamment coliques. Abréviation : ACE. ◇ **DE SURFACE DU VIRUS DE L'HÉPATITE B** *(angl. HBsAg).* Antigène présent dans le sérum des malades atteints d'hépatite B. Il correspond à la partie extérieure (lipoprotéinique) de la particule de Dane. On l'appelait autrefois antigène Australia ou Australie. Abréviation : HBsAg. ◇ **DES HÉPATITES VIRALES** *(angl. viral hepatitis —).* HA pour l'hépatite A ; pour l'hépatite B il existe 3 antigènes : HBc qui siège au centre de la particule de Dane et n'est pas détectable en routine, HBe et HBs, antigène de surface. HC pour l'hépatite C, antigène de surface. ◇ **ÉRYTHROCYTAIRE** *(angl. blood-group —).* Les deux plus importants sont les antigènes A et B qui définissent les groupes sanguins O, A, B et AB. ◇ **FLAGELLAIRE** *(angl. flagellar —).* ☞ ***ANTIGÈNE H.*** ◇ **H** *(angl. H —).* Antigène provenant des flagelles des bactéries mobiles. ◇ **HÉTÉROGÉNÉTIQUE (OU HÉTÉROPHILE)** *(angl. heterophil —).* Antigène commun à plusieurs espèces animales. ◇ **HLA (HUMAN LEUCOCYTES ANTIGEN)** *(angl. HLA —).* Groupes d'antigènes d'histocompatibilité, présents à la surface de toutes les cellules nucléées de l'organisme. Ces antigènes correspondent à un locus complexe comportant de nombreux allèles. En fonction du locus sur lequel l'allèle apparaît, on les désigne par : HLA-A, HLA-B, HLA-C et HLA-D. Ils jouent un rôle important dans le phénomène de rejet des greffes et dans certaines maladies chroniques. ◇ **O** *(angl. O —).* Antigène somatique porté par le corps bactérien ; il s'agit d'un polysaccharide spécifique de la paroi des bactéries à Gram négatif. ◇ **P24** *(angl. P24 —).* Antigène produit lors de la réplication du VIH dans les lymphocytes : marqueur de l'évolutivité du sida. ◇ **PROSTATIQUE SPÉCIFIQUE** *(angl. prostate specific — (PSA)).* Marqueur spécifique du cancer de la prostate. ◇ **SOMATIQUE** ☞ ***ANTIGÈNE O.*** ◇ **TISSULAIRE** *(angl. tissue —).* ☞ ***ANTIGÈNE HLA (HUMAN LEUCOCYTES ANTIGEN).*** ◇ **VI** *(angl. Vi —).* Antigène présent dans la capsule de certaines bactéries, telles que *Salmonella typhi*, qui possédent une grande virulence.

ANTIGÉNICITÉ *s. f. (angl. antigenicity).* Propriété des antigènes de provoquer la formation d'anticorps.

ANTIGÉNIQUE *adj. (angl. antigenic).* Qui se rapporte à un antigène, qui possède les propriétés d'un antigène.

ANTIGÉNOTHÉRAPIE *s. f. (angl. antigenotherapy).* Traitement des maladies par des antigènes, qui stimulent l'immunité ; l'antigénothérapie comprend la vaccinothérapie, la bactériothérapie, la protéinothérapie, etc.

ANTIGLOBULINE *s. f. (angl. antiglobulin).* Anticorps dirigé contre d'autres globulines, notamment des immunoglobulines.

ANTIGONADOTROPE *adj. (angl. antigonadotrophic).* Qui inhibe la sécrétion et/ou l'action des gonadotrophes. S'emploie aussi comme substantif.

ANTIGOUTTEUX *adj. (angl. antipodagric).* Qui s'oppose à la goutte et à ses manifestations. Employé également comme substantif.

ANTIHELMINTHIQUE *adj. (angl. anthelmintic).* Se dit d'une substance qui détruit ou élimine les vers intestinaux. On écrit aussi « anthelminthique ».

ANTIHÉMOLYTIQUE *adj. (angl. antihemolytic).* Qui prévient ou qui empêche l'hémolyse.

ANTIHÉMORRAGIQUE *adj. (angl. antihemorrhagic).* Qui arrête ou prévient les hémorragies.

ANTIHISTAMINIQUE *adj. (angl. antihistaminic).* Qui s'oppose aux effets de l'histamine. S'emploie aussi comme substantif. Les antihistaminiques sont utilisés dans le traitement des allergies.

ANTIHORMONE *s. f. (angl. antihormone).* Substance qui neutralise ou inhibe l'action d'une hormone.

ANTIHYPERTENSEUR *adj. (angl. antihypertensive).* Qui fait baisser ou prévient l'hypertension artérielle. S'emploie aussi comme substantif. Très nombreux, les antihypertenseurs sont classés en plusieurs groupes : centraux (comme la clonidine) ; diurétiques ; β-bloquants ; sympatholytiques ; inhibiteurs calciques et de l'enzyme de conversion, etc.

ANTIHYPNOTIQUE *adj. (angl. antihypnotic).* Qui combat le sommeil.

ANTI-INFECTIEUX *adj. (angl. anti-infectious).* Qui combat l'infection.

ANTI-INFLAMMATOIRE *adj. (angl. anti-inflammatory).* Qui combat l'inflammation. Les médicaments anti-inflammatoires comprennent les stéroïdiens (cortisone et ses dérivés) et les non stéroïdiens (AINS).

ANTILÉPREUX *adj. (angl. antileprotic).* Qui s'oppose à la lèpre.

ANTILEUCOTRIÈNE *s. m. (angl. antileukotriene).* Nouvelle classe de médicaments antiasthmatiques qui luttent contre l'œdème et la bronchoconstriction en inhibant les leucotriènes responsables de ces manifestations.

ANTILYMPHOCYTAIRE *adj. (angl. antilymphocytic).* Qui s'oppose aux lymphocytes.

ANTIMALARIQUE *adj.* ☞ ***ANTIPALUDIQUE.***

ANTIMÉNINGOCOCCIQUE *adj. (angl. antimeningococcic).* Qui s'oppose à l'infection par le méningocoque.

ANTIMÉTABOLITE *s. m. (angl. antimetabolite).* Composé de constitution voisine de celle d'un métabolite, susceptible de se substituer à celuici et d'entraver ainsi le processus métabolique normal. Par exemple, les sulfamides sont des antimétabolites de l'acide para-aminobenzoïque. Certains antimétabolites sont utilisés comme anticancéreux.

ANTIMESSAGER *s. m. (angl. antimessenger).* ARN complémentaire d'un ARN messager avec lequel il peut s'hybrider pour former un double brin stable et non traductible.

ANTIMICROBIEN *adj. (angl. antimicrobial).* Qui empêche le développement des microbes. S'emploie aussi comme substantif. ☞ ***ANTIBACTÉRIEN.***

ANTIMIGRAINEUX *adj. (angl. antimigrainous).* Qui combat ou prévient la migraine. S'emploie aussi comme substantif.

ANTIMITOTIQUE *adj. (angl. antimitotic).* Qui s'oppose à la mitose cellulaire (s'utilise aussi comme substantif). Les antimitotiques sont utilisés dans la chimiothérapie du cancer.

ANTIMOINE *s. m. (angl. antimony).* Élément d'aspect métallique, blanc d'argent, de numéro atomique 51, de masse atomique 121,75. Certains de ses sels ont été utilisés en médecine. Symbole : Sb. ◇ **(CHLORURE D')** *(angl. — chloride).* $SbCl_3$. Substance cristalline déliquescente. C'est un caustique pour les verrues et les blessures. Il est aussi dénommé beurre d'antimoine.

ANTIMYCOSIQUE *adj. (angl. antifungal).* Qui détruit les champignons microscopiques ou empêche leur croissance. SYN. ***ANTIMYCOTIQUE, ANTIFUNGIQUE.***

ANTIMYDRIATIQUE *adj. (angl. antimidriatic).* Qui s'oppose à l'action des dilatateurs de la pupille. S'emploie aussi comme substantif.

ANTINARCOTIQUE *adj. (angl. antinarcotic).* Qui combat l'action des narcotiques.

ANTINAUPATHIQUE *adj.* Qualifie un médicament destiné à combattre le mal des transports.

ANTINÉOPLASIQUE *adj. (angl. antineoplastic).* ☞ ***ANTICANCÉREUX.***

ANTINION *s. m. (angl. glabella).* Point craniométrique correspondant au point le plus saillant de la glabelle. SYN. ***POINT GLABELLAIRE.***

ANTIODONTALGIQUE *adj. (angl. antiodontalgic).* Qui calme les maux de dents.

ANTIOPSONINE *s. f. (angl. antiopsonin).* Anticorps qui inhibe l'action des opsonines.

ANTIONCOGÈNE *s. m. (angl. antioncogene).* Gène suppresseur de cancer s'exprimant normalement de manière dominante.

ANTIOXYDANT *adj. (angl. antioxidant).* Qui retarde ou qui prévient l'oxydation. Utilisé comme substantif, désigne les médicaments comme la vitamine E et C qui s'opposent à l'action des radicaux libres.

ANTIPALUDÉEN *adj.* ☞ ***ANTIPALUDIQUE.***

ANTIPALUDIQUE *adj. (angl. antimalarial).* Qui prévient ou combat le paludisme. S'emploie aussi comme substantif. SYN. ***ANTIPALUDÉEN.***

ANTIPARALLÈLE *adj. (angl. antiparallel).* Qualifie l'orientation inverse des brins complémentaires de l'ADN.

ANTIPARASITAIRE *adj. (angl. antiparasitic).* Qui s'attaque aux parasites. Utilisé également comme substantif.

ANTIPARKINSONIEN *adj. (angl. antiparkinsonian).* Qui agit sur les symptômes rigidité et tremblements de la maladie de Parkinson. S'utilise aussi comme substantif.

ANTIPÉDICULAIRE *adj. (angl. antipedicular).* Qui détruit les poux. SYN. ***ANTIPÉDICULEUX, ANTIPHTIRIAQUE.***

ANTIPELLAGREUSE (VITAMINE) *(angl. antipellagra (vitamin)).* ☞ ***VITAMINE PP.***

ANTIPÉRIODIQUE *adj. (angl. antiperiodic).* Qui empêche le retour périodique d'une maladie, notamment du paludisme.

ANTIPÉRISTALTISME *s. m. (angl. antiperistalsis).* Péristaltisme inversé.

ANTIPESTEUX *adj. (angl. antiplague).* Qui prévient ou guérit la peste.

ANTIPHAGOCYTAIRE *adj. (angl. antiphagocytic).* Qui s'oppose à la phagocytose.

ANTIPHLOGISTIQUE *adj. (angl. antiphlogistic).* Terme désuet. SYN. ***ANTI-INFLAMMATOIRE.***

ANTIPHOSPHOLIPIDE *s. m. (angl. antiphospholipid).* Anticorps dirigé contre les phospholipides. Il s'agit principalement de l'anticoagulant lupique (antiprothrombinase) et de l'anticardiolipine. Ceux-ci peuvent s'observer isolément : on peut parler de «portage d'antiphospholipides». S'ils s'associent à au moins une thrombose artérielle, veineuse ou capillaire ou bien à des complications obstétricales (trois fausses couches spontanées ou une tardive), il s'agit d'un syndrome des antiphospholipides. Si le syndrome des antiphospholipides est associé à une maladie systémique (notamment au lupus), il est dit secondaire. Sinon, il est dit primitif. Employé aussi comme adjectif. Abréviation : APL.

ANTIPHTIRIAQUE *adj. (angl. antiphtiriac).* ☞ ***ANTIPÉDICULAIRE.***

ANTIPLAQUETTAIRE *adj. (angl. antiplatelet).* Qui s'oppose à l'action, et notamment à l'agrégation, des plaquettes sanguines. Comme substantif désigne un agent s'opposant à l'agrégation plaquettaire comme l'aspirine.

ANTIPLASMINE *s. f. (angl. plasmin inhibitor).* Inhibiteur enzymatique naturel de la fibrinolysine (plasmine), s'opposant à la dissolution du caillot.

ANTIPRÉCIPITINE *s. f. (angl. antiprecipitin).* Anticorps dirigé contre une précipitine.

ANTIPROGESTATIF *adj. (angl. antiprogesterone).* Qualifie une substance s'opposant à la gestation.

ANTIPROTÉASE *s. f. (angl. antiprotease).* Médicament antirétroviral s'opposant aux protéases et utilisé dans le traitement des infections par le VIH.

ANTIPROTHROMBINASE *s. f. (angl. antiprothrombinase).* Anticorps inhibant l'action de la thrombinase.

ANTIPROTHROMBINE *s. f. (angl. antiprothrombin).* Substance qui, comme certains anticoagulants, inhibe la formation de prothrombine ou empêche sa transformation en thrombine.

ANTIPRURIGINEUX *adj. (angl. antipruritic).* Qui supprime ou calme le prurit.

ANTIPSYCHOTIQUE *s. m. (angl. antipsychotic).* ☞ ***NEUROLEPTIQUE.***

ANTIPURIQUE *s. f.* Médicament anticancéreux s'opposant à la synthèse des bases puriques.

ANTIPYOGÉNIQUE *adj. (angl. antipyogenic).* Qui prévient ou empêche la suppuration.

ANTIPYRÈSE *s. f. (angl. antipyresis).* Emploi de substances qui possèdent une action antipyrétique.

ANTIPYRÉTIQUE *adj. (angl. antipyretic).* Qui prévient ou combat la fièvre. S'utilise également comme substantif. SYN. ***FÉBRIFUGE.***

ANTIPYRIMIDIQUE *s. m.* Médicament anticancéreux de synthèse qui agit en s'opposant à la synthèse des bases pyrimidiques dans l'organisme.

ANTIPYRINE *s. f. (angl. antipyrine).* ☞ ***PHÉNAZONE.*** ◇ **(ACÉTYLSALICYLATE D')** *(angl. — acetylsalicylate).* SYN. ***ACÉTOPYRINE.*** ◇ **(SALICYLATE D')** *(angl. — salicylate).* Médicament antipyrétique et antalgique.

ANTIRABIQUE *adj. (angl. antirabic).* Qui agit contre la rage. S'emploie également comme substantif.

ANTIRACHITIQUE *adj. (angl. antirachitic).* Qui prévient ou combat le rachitisme.

ANTIRADICALAIRE *adj. (angl. antioxydant).* Qualifie une substance s'opposant à l'action des radicaux libres (vitamine E, sélénium, etc.). SYN. ***ANTIOXYDANT.***

ANTIRÉTROVIRAL *s. m. (angl. antiretroviral).* Médicament inhibant la transcriptase inverse ou les protéases et utilisé dans le traitement des infections par le VIH.

ANTIRHUMATISMAL *adj. (angl. antirheumatic).* Qui exerce une action anti-inflammatoire dans certaines affections rhumatismales.

ANTISCABIEUX *adj. (angl. scabicide).* Qui est actif dans le traitement de la gale.

ANTISCORBUTIQUE *adj. (angl. antiscorbutic).* Qui prévient ou guérit le scorbut. ◇ **(VITAMINE)** ☞ ***VITAMINE C.***

ANTISÉCRÉTOIRE *adj. (angl. antisecretory).* Qui inhibe partiellement ou totalement l'activité sécrétoire d'une glande, en particulier la sécrétion d'ions H^+ par la muqueuse gastrique. S'utilise aussi comme substantif.

ANTISENS *s. m. (angl. antisense).* Nucléotide bloquant la synthèse protéique en empêchant l'action d'un ARN messager. SYN. ***NON-SENS.***

ANTISEPSIE *s. f. (angl. antisepsis).* Ensemble des procédés physiques ou chimiques destinés à empêcher le développement des germes pathogènes ou à accélérer leur destruction. ☞ ***DÉSINFECTION.*** ◇ **PHYSIOLOGIQUE** ☞ ***AUTO-ANTISEPSIE.***

ANTISEPTIQUE *adj. (angl. antiseptic).* **1.** Qui se rapporte à l'antisepsie. S'utilise aussi comme substantif. **2.** Qui détruit les germes pathogènes, notamment par application externe (s'emploie aussi comme substantif).

ANTISÉRUM *s. m. (angl. antiserum).* Terme général pour désigner un sérum contenant des anticorps à la suite de l'injection d'antigènes étrangers.

ANTISIALIQUE *adj. (angl. antisialic).* Qui empêche ou diminue la sécrétion salivaire.

ANTISOCIAL *adj. (angl. antisocial).* Se dit du psychopathe ou du comportement caractérisé par des tendances contraires à l'ordre social.

ANTISPASMODIQUE *adj. (angl. antispasmodic).* Qui prévient ou qui combat les spasmes et les convulsions. SYN. ***SPASMOLYTIQUE.***

ANTISTREPTODORNASE *s. f. (antistreptodornase en anglais).* Anticorps produit à la suite d'infection par le streptocoque hémolytique du groupe A.

ANTISTREPTOKINASE *s. f. (angl. antistreptokinase).* Anticorps produit à la suite d'infection par le streptocoque hémolytique ou encore après injection de streptokinase dans un but thérapeutique.

ANTISTREPTOLYSINE O *s. f. (angl. antistreptolysin O).* Anticorps qui neutralise la streptolysine (toxine produite par le streptocoque) apparaissant dans le sang au cours des affections dues aux streptocoques hémolytiques A. Sa détermination en laboratoire est utilisée comme témoin d'une infection streptococcique. Abréviation : ASLO.

ANTISUDORAL *adj. (angl. antiperspirant).* Qui diminue la sécrétion sudorale. SYN. ***ANHIDROTIQUE.***

ANTISULFAMIDE *s. m.* Substance qui s'oppose à l'action bactériostatique des sulfamides, comme l'acide para-aminobenzoïque, facteur essentiel du métabolisme microbien.

ANTISYPHILITIQUE *adj. (angl. antisyphilitic).* Qui agit contre la syphilis. S'utilise également comme substantif.

ANTITÉTANIQUE *adj. (angl. antitetanic).* Qui prévient ou traite le tétanos.

ANTITHERMIQUE *adj. (angl. antithermic).* Antipyrétique.

ANTITHROMBINE *s. f. (angl. antithrombin).* Substance inhibitrice de la thrombine. On connaît les antithrombines I, II et III, la dernière présentant le plus grand intérêt du point de vue physiologique, agissant comme cofacteur de l'héparine.

ANTITHROMBOPLASTINOGÈNE *s. m. (angl. antithromboplastinogen).* Anticorps à action anticoagulante, détecté parfois chez les hémophiles ayant eu de multiples transfusions. Il inhibe le thromboplastinogène du sang transfusé.

ANTITHROMBOTIQUE *adj. (angl. antithrombotic).* Qui s'oppose à la thrombose. S'emploie aussi comme substantif.

ANTITHYROÏDIEN *adj. (angl. antithyroid).* Qui inhibe la sécrétion des hormones thyroïdiennes ; qui est actif dans le traitement de l'hyperthyroïdie. S'emploie aussi comme substantif.

ANTI-TNFα *s. m. (angl. anti-TNFα).* Médicament immunosuppresseur inhibant l'action du TNFα (*Tumor Necrosis Factor*), utilisé essentiellement dans la polyarthrite rhumatoïde, les spondylarthropathies et la maladie de Crohn. Il existe à ce jour deux catégories de ces médicaments : les anticorps anti-TNF et les récepteurs solubles. ☞ ***TNF.***

ANTITONIQUE *adj. (angl. antitonic).* Qui réduit le tonus musculaire ou vasculaire.

ANTITOXINE *s. f. (angl. antitoxin).* Anticorps spécifique que l'organisme produit sous l'action d'une toxine, comme la toxine tétanique ou diphtérique, ou d'un venin (araignées, serpents), pour en combattre les effets.

ANTITOXIQUE *adj. (angl. antitoxic).* Qui neutralise ou combat les actions d'un poison ou d'une toxine.

ANTITRAGUS *s. m. (NA. antitragus). (angl. antitragus).* Éminence du pavillon de l'oreille située en face du tragus.

ANTITRYPSINE *s. f. (angl. antitrypsin).* Substance inhibant la trypsine, protéase capable de scinder les protéines. L'α-l-antithrypsine est une glycoprotéine dont le taux s'élève dans les syndromes inflammatoires.

ANTITRYPTIQUE *adj. (angl. antitrypsic).* Qui s'oppose à l'action de la trypsine. SYN. ***ANTITRYPSIQUE.***

ANTITUBERCULEUX *adj. (angl. antituberculous).* Qui détruit les bacilles tuberculeux ; qui est actif dans le traitement de la tuberculose. (S'utilise également comme substantif pour désigner les différents médicaments actifs contre le bacille tuberculeux.)

ANTITUMORAL *adj. (angl. antimitotic).* SYN. ***ANTIMITOTIQUE.***

ANTITUSSIF *(angl. antitussive).* **1.** *adj.* Qui calme ou prévient la toux. **2.** *s. m.* Médicament de la toux.

ANTITYPHOÏDIQUE *adj. (angl. antityphoid).* Qui prévient ou combat la fièvre typhoïde.

ANTIULCÉREUX *adj. (angl. antiulcerous).* Qui s'oppose aux ulcères gastro-duodénaux. S'emploie aussi comme substantif.

ANTIURATIQUE *adj. (angl. antiuratic).* Qui prévient ou empêche les dépôts de cristaux d'urate.

ANTIVÉNÉRIEN *adj. (angl. antivenereal).* Efficace dans la prophylaxie ou le traitement des maladies vénériennes.

ANTIVENIMEUX *adj. (angl. antivenom).* Qui combat l'action des venins (de serpents, d'insectes, etc.).

ANTIVERMINEUX *adj. (angl. antiverminous).* ☞ ***ANTIHELMINTHIQUE.***

ANTIVIRAL 1. *adj.* *(angl. antiviral).* Qui s'oppose au développement des virus ; qui détruit les virus. 2. *s. m.* *(angl. antiviral agent).* Désigne les agents virustatiques et virulicides.

ANTIVITAMINE *s. f.* *(angl. antivitamin).* Substance qui inhibe l'action d'une vitamine. ◇ **K** *(angl. oral anticoagulant).* Substance anticoagulante, active par voie orale, et s'opposant à la synthèse, déterminée par la vitamine K, des enzymes hépatiques nécessaires à la coagulation sanguine.

ANTIVIVISECTIONISTE *s. f. ou m.* *(angl. antivivisectionist).* Qui est opposé à la vivisection.

ANTIVOMITIF *adj.* ☞ ***ANTIÉMÉTIQUE.***

ANTI-XA *s. m.* *(angl. anti Xa factor).* Substance antithrombique, s'opposant au facteur Xa (facteur Stuart) de la coagulation. En pratique désigne les héparines de bas poids moléculaire prescrites en unités internationales anti-Xa. S'emploie aussi comme adjectif. ◇ **(DOSAGE DE L'ACTIVITÉ)** *(angl. anti Xa activity (measure)).* Test biologique évaluant l'effet inhibiteur sur le facteur Stuart (facteur Xa) d'une héparine habituellement de bas poids moléculaire. Pour un traitement curatif, cette activité est habituellement comprise entre 0,5 et 1 UI/mL pour une héparine de bas poids moléculaire et entre 0,3 et 0,7 UI/mL pour une héparine non fractionnée.

ANTIXÉNIQUE *adj.* *(angl. antixenic).* Qui se rapporte à la réaction du tissu vivant à l'égard d'une substance étrangère.

ANTIXÉROPHTALMIQUE *adj.* *(angl. antixerophtalmic).* Efficace contre la xérophtalmie. Se dit de la vitamine A.

ANTLEY-BIXLER (SYNDROME D') *(angl. Antley-Bixler syndrome).* Syndrome malformatif à transmission autosomique récessive intéressant surtout le massif cranio-facial et les membres.

ANTON-BABINSKI (SYNDROME D') *(angl. Anton's syndrome).* Syndrome caractérisé par la présence d'une hémiplégie gauche et d'une anosognosie du même côté, par atteinte du lobe pariétal droit.

ANTRAL *adj.* *(angl. antral).* Qui se rapporte à un antre.

ANTRE *s. m.* *(NA. antrum).* *(angl. antrum).* Cavité naturelle, osseuse ou viscérale. ◇ **DU CARDIA** *(NA. — cardiacum).* *(angl. cardiac —).* Dilatation de l'œsophage précédant son abouchement dans l'estomac. ◇ **MASTOÏDIEN** *(NA. — mastoideum).* *(angl. mastoid —, tympanic —).* Espace situé dans le processus mastoïde du temporal et qui communique avec la cavité tympanique. SYN. ***ANTRE TYMPANIQUE.*** ◇ **PYLORIQUE** *(NA. — pyloricum).* *(angl. pyloric —).* Portion basse, presque horizontale, de l'estomac, qui communique avec le duodénum par le pylore. SYN. ***PETITE TUBÉROSITÉ GASTRIQUE.*** ◇ **TYMPANIQUE** ☞ ***ANTRE MASTOÏDIEN.***

ANTRECTOMIE *s. f.* *(angl. antrectomy).* Résection de l'antre gastrique du pylore. SYN. ***ANTRO-PYLORECTOMIE.***

ANTRITE *s. f.* *(angl. antritis).* 1. Inflammation de l'antre mastoïdien chez le nourrisson. ☞ ***MASTOÏDITE.*** 2. Inflammation de l'antre pylorique.

ANTRO- Préfixe d'origine grecque désignant une cavité.

ANTRO-ATTICOTOMIE *s. f.* *(angl. antroatticotomy).* Opération qui consiste à ouvrir l'antre mastoïdien et l'attique.

ANTROCÈLE *s. f.* *(angl. antrocele).* Accumulation de liquide dans un antre, notamment dans l'antre maxillaire.

ANTRODUODÉNOSTOMIE *s. f.* *(angl. antroduodenostomy).* Établissement d'une communication chirurgicale entre l'antre et le 2e duodénum.

ANTRODYNIE *s. f.* *(angl. antrodynia).* Douleur ressentie dans la région d'un antre.

ANTROMASTOÏDITE *s. f.* *(angl. antromastoiditis).* Inflammation de l'antre et de la mastoïde.

ANTRO-PYLORECTOMIE ☞ ***ANTRECTOMIE.***

ANTROPYLORITE *s. f.* *(angl. antropyloritis).* Inflammation de l'antre pylorique.

ANTROTOMIE *s. f.* *(angl. antrostomy).* Ouverture chirurgicale de l'antre mastoïdien chez le nourrisson.

ANTRO-TYMPANITE *s. f.* *(angl. antrotympanitis).* Inflammation purulente chronique de l'antre mastoïdien et de l'oreille moyenne.

ANUCLÉÉ *adj.* *(angl. anuclear).* Se dit des éléments ou des cellules dépourvus de noyau.

ANURIE *s. f.* *(angl. anuria).* Suppression ou forte diminution de la sécrétion de l'urine ; elle peut être excrétoire ou sécrétoire. ◇ **CALCULEUSE** ☞ ***ANURIE EXCRÉTOIRE.*** ◇ **EXCRÉTOIRE** *(angl. urinary retention).* Anurie causée par une obstruction des uretères. ◇ **SÉCRÉTOIRE** *(angl. — of renal origin).* Anurie due à un arrêt de la fonction rénale.

ANUS *s. m.* *(NA. anus).* *(angl. anus).* Orifice terminal du tube digestif. ◇ **ARTIFICIEL** *(angl. artificial colostomy, stoma).* Ouverture chirurgicale de l'intestin avec mise à la peau le plus souvent de l'abdomen.

ANUSCOPE *s. m.* *(angl. proctoscope).* Spéculum destiné à l'examen de l'anus et de la partie inférieure du rectum.

ANXIÉTÉ *s. f.* *(angl. anxiety).* Émotion pénible d'attente, de peur d'un danger imprécis. ☞ ***ANGOISSE.*** ◇ **GÉNÉRALISÉE** *(angl. generalized —).* État d'anxiété chronique, non en rapport avec une situation précise, accompagnée de troubles neurovégétatifs. ◇ **PERSÉCUTIVE ET DÉPRESSIVE** *(angl. persecutive and depressive —).* Types particuliers d'anxiété décrits par l'école psychanalytique kleinienne, respectivement caractéristiques des positions dites schizoparanoïde et dépressive.

ANXIOGÈNE *adj. (angl. anxiogenic).* Qui cause l'anxiété.

ANXIOLYTIQUE *adj. (angl. tranquilizer).* Qui réduit l'anxiété pathologique. S'emploie aussi comme substantif pour les médicaments possédant cette propriété (en particulier les benzodiazépines). ☞ ***TRANQUILLISANT.***

AORTALGIE *s. f. (angl. aortalgia).* Douleur rétrosternale irradiant dans le dos et dans le cou, due à une lésion aortique en particulier à une dissection.

AORTE *s. f. (NA. aorta). (angl. aorta).* Artère principale du corps, partant du ventricule gauche, donnant naissance à toutes les artères et se terminant au niveau de la quatrième vertèbre lombale par bifurcation en deux artères iliaques primitives. ☞ ***ATLAS ANATOMIQUE DES ARTÈRES EN ANNEXE.*** ◇ **À CHEVAL** *(angl. overriding —).* Malformation congénitale dans laquelle l'aorte naît des deux ventricules et s'accompagne d'une communication interventriculaire. ◇ **À DROITE** *(angl. right aortic arch, dextropositionned —).* Anomalie de position de la crosse de l'aorte qui, formée à partir du quatrième arc aortique droit, se trouve du côté droit du médiastin. SYN. ***DEXTROPOSITION DE L'AORTE.*** ◇ **ABDOMINALE** *(NA. — abdominalis). (angl. abdomidal —).* ☞ ***ATLAS ANATOMIQUE DES ARTÈRES EN ANNEXE.*** ◇ **(ARC DE L')** *(NA. arcus aortae). (angl. arch of —, aortic arch).* ☞ ***ATLAS ANATOMIQUE DES ARTÈRES EN ANNEXE.*** ◇ **ASCENDANTE** *(NA. pars — ascendeus). (angl. ascending —).* ☞ ***ATLAS ANATOMIQUE DES ARTÈRES EN ANNEXE.*** ◇ **CAUDALE** *(NA. arteria sacralis mediana).* ☞ ***A. SACRALE MÉDIANE (ATLAS ANATOMIQUE DES ARTÈRES EN ANNEXE).*** ◇ **(CROSSE DE L')** *(NA. arcus aortae). (angl. arch of —).* ☞ ***ATLAS ANATOMIQUE DES ARTÈRES EN ANNEXE.*** ◇ **DORSALE** *(angl. dorsal —).* Vaisseau embryonnaire formé par l'union des aortes primitives. ◇ **(GRAND SINUS DE L')** *(NA. sinus aortae).* ☞ ***SINUS AORTIQUE.*** ◇ **PLICATURÉE** *(angl. pseudocoarctation of —, kinked —).* ☞ ***PSEUDOCOARCTATION DE L'AORTE.*** ◇ **PRIMITIVE** *(angl. primitive —).* Chacun des deux troncs vasculaires principaux de l'embryon. ◇ **THORACIQUE** *(NA. — thoracica). (angl. thoracic —).* ☞ ***ATLAS ANATOMIQUE DES ARTÈRES EN ANNEXE.*** ◇ **THORACIQUE DESCENDANTE** *(NA. — descendens). (angl. descending —, thoracic —).* ☞ ***ATLAS ANATOMIQUE DES ARTÈRES EN ANNEXE.***

AORTECTASIE *s. f. (angl. aortectasia).* Anévrysme de l'aorte.

AORTECTOMIE *s. f. (angl. aortectomy).* Résection d'un segment de l'aorte.

AORTIQUE *adj. (angl. aortic).* Qui concerne l'aorte et les valvules du même nom.

AORTITE *s. f. (angl. aortitis).* Inflammation de l'aorte.

AORTOCLASIE *s. f. (angl. rupture of aorta).* Rupture de l'aorte. SYN. ***AORTORRHEXIE.***

AORTOGRAPHIE *s. f. (angl. aortography).* Radiographie de l'aorte après injection d'un produit de contraste opaque aux rayons X.

AORTOLITHE *s. m. (angl. aortic calcification).* Concrétion calcaire située dans la paroi aortique.

AORTOPATHIE *s. f. (angl. aortopathy).* Nom générique donné aux affections de l'aorte.

AORTOPLASTIE *s. f. (angl. aortoplasty).* Angioplastie de l'aorte.

AORTORAPHIE *s. f. (angl. aortorrhaphy).* Suture de l'aorte.

AORTORRHEXIE *s. f.* ☞ ***AORTOCLASIE.***

AORTOSCLÉROSE *s. f. (angl. aortosclerosis).* Sclérose de la paroi aortique.

AORTOTOMIE *s. f. (angl. aortotomy).* Incision de la paroi aortique.

AOUTÂT *s. m. (angl. harvest tick, chigger).* Larve de *Trombicula autumnalis*, responsable d'une dermatose prurigineuse. SYN. ***ROUGET.***

APALLESTHÉSIE *s. f. (angl. apallesthesia).* Perte de la sensibilité vibratoire. SYN. ***PALLANESTHÉSIE.***

APANCRÉATIQUE *adj. (angl. apancreatic).* Consécutif à l'absence de pancréas.

APANTHROPIE *s. f. (angl. misanthropia).* Misanthropie.

APARATHYROÏDIE *s. f. (angl. aparathyreosis).* Absence ou insuffisance de fonctionnement des glandes parathyroïdes.

APAREUNIE *s. f.* Incapacité ou impossibilité d'accomplir le coït.

APARTHROSE *s. f. (angl. aparthrosis).* SYN. ***DIARTHROSE.*** ☞ ***JOINTURE SYNOVIALE.***

APATHIE *s. f. (angl. apathy).* Manque de sentiment ou d'émotion ; impassibilité ou indifférence affective.

APEPSIE *s. f. (angl. apepsia).* Ralentissement de la digestion, dû le plus souvent à une insuffisance de sécrétion des enzymes digestives. ◇ **ACHLORHYDRIQUE** *(angl. anachlorhydric —).* Trouble digestif dû à l'absence de sécrétion gastrique d'acide chlorhydrique.

APEPTIQUE *adj. (angl. apeptic).* Qui se rapporte à l'apepsie ; qui est atteint d'apepsie.

APERCEPTION *s. f. (angl. apperception).* Perception consciente et attentive ; faculté de recevoir, d'apprécier et d'interpréter les impressions sensorielles.

APÉRISTALTISME *s. m. (angl. aperistalsis).* Absence de mouvements péristaltiques.

APERT (CRÂNE À REBORD D') *(angl. membranous skull).* Déformation du crâne due à une ostéogenèse imparfaite. La fragilité des os de la boîte crânienne provoque un affaissement de la base du crâne en formant un rebord latéral.

APERT (SYNDROME D') *(angl. Apert's syndrome).* Association d'une acrocéphalie et d'une syndactylie. SYN. ***ACROCÉPHALOSYNDACTYLIE.***

APERT-GALLAIS (SYNDROME D') Syndrome dû à une hypersécrétion d'hormones cortico-surrénaliennes, caractérisé chez la fille par une précocité sexuelle, une adiposité, un hirsutisme et un virilisme, et chez le garçon par une pseudo-puberté précoce. SYN. ***SYNDROME GÉNITO-SURRÉNAL.***

APEX *s. m. (NA. apex). (angl. apex).* Sommet, extrémité, pointe d'un organe. ⟡ **DE LA FIBULA** *(NA. apex capitis fibulae). (angl. head of fibula).* Processus styloïde de la fibula. ⟡ **DU CŒUR** *(angl. apex of the heart).* Pointe du cœur. ⟡ **ORBITAIRE (SYNDROME DE L')** *(angl. orbital — syndrome).* ☞ ***ROLLET (SYNDROME DE).***

APEXIEN *adj. (angl. apical).* Qui concerne le sommet d'un organe, et plus particulièrement la pointe du cœur.

APEXITE *s. f. (angl. petrositis).* Inflammation de la pointe du rocher.

APGAR (INDICE D') *(angl. Apgar score).* Méthode d'évaluation globale de l'état d'un enfant à la naissance, fondée sur la recherche des signes cliniques les plus caractéristiques et faciles à déceler, afin d'établir un bilan général. Ces signes, cotés selon le degré de gravité par 0, 1 ou 2 (0 étant la gravité maximale), comprennent : A = aspect (coloration), P = pouls (fréquence cardiaque), G = grimace (réponse réflexe à la stimulation de la plante du pied), A = activité (mobilité), R = respiration. Un total de 10 points est considéré comme le meilleur possible. (Le nom APGAR a été proposé comme acronyme mnémotechnique des signes étudiés ; il correspond au nom du pédiatre qui a mis au point ce test, Virginia Apgar).

APHAGIE *s. f. (angl. aphagia).* Impossibilité de déglutir ; dysphagie extrême.

APHAKIE *s. f. (angl. aphakia).* Absence de cristallin.

APHALANGIE *s. f. (angl. aphalangia).* Absence congénitale ou acquise de doigts ou d'orteils, ou de certaines de leurs phalanges (comme dans la lèpre et l'aïnhum).

APHAQUE **1.** *adj. (angl. aphakic).* Se dit d'un œil dépourvu de cristallin. **2.** *s. m.* Personne dont un œil ou les deux yeux sont dépourvus de cristallin.

APHASIE *s. f. (angl. aphasia).* Trouble acquis du langage consécutif à une lésion cérébrale le plus souvent de l'hémisphère gauche qui perturbe l'utilisation des règles nécessaires pour la production et/ou la compréhension d'un message verbal. ⟡ **AGRAMMATIQUE** *(angl. agrammatism).* Aphasie non fluente qui se caractérise par un langage agrammatique correspondant à un stade évolutif d'une aphasie de Broca. ☞ ***AGRAMMATISME.*** ⟡ **AMNÉSIQUE** *(angl. amnesic —).* Forme d'aphasie dans laquelle l'élément sémiologique fondamental est un manque du mot provoquant des arrêts du discours et des périphrases, sans trouble de la compréhension ni paraphrasies. ⟡ **COMPLÈTE** *(angl. total —).* Aphasie caractérisée par une suspension du langage et une incompréhension totale. ⟡ **CROISÉE** *(angl. crossed —).* Désigne l'aphasie des droitiers avec lésion droite. Elle débute par un mutisme qui évolue en quelques jours ou quelques mois vers l'agrammatisme avec de possibles paraphasies phonémiques et de rares défauts anomiques. ⟡ **DE BROCA** ☞ ***BROCA (APHASIE DE).*** ⟡ **DE CONDUCTION** *(angl. conduction —).* Aphasie caractérisée par un langage fluent, généralement contaminé par des paraphasies littérales, une bonne compréhension et une répétition défectueuse. ⟡ **DE WERNICKE** *(angl. Wernicke's —).* ☞ ***WERNICKE (APHASIE DE).*** ⟡ **MOTRICE** *(angl. motor —).* Aphasie qui correspond classiquement à l'aphasie de Broca. ⟡ **PAROXYSTIQUE** *(angl. paroxystic —).* Crise épileptique aphasique. ⟡ **SENSORIELLE** *(angl. sensory —).* Non compréhension des sons, des signes écrits et des gestes. ⟡ **SOUS-CORTICALE** *(angl. subcortical —).* Aphasie provoquée par des lésions qui affectent les fibres connectant les centres du langage entre eux ou avec leurs efférences ou leurs afférences. ⟡ **TOTALE** *(angl. total —).* Aphasie dont la sémiologie associe les caractéristiques de l'aphasie de Broca et d'importants troubles de la compréhension. ⟡ **TRANSCORTICALE** *(angl. transcortical —).* Aphasie dont la caractéristique sémiologique fondamentale réside dans la préservation de la répétition.

APHASIQUE **1.** *adj. (angl. aphasic).* Qui se rapporte à l'aphasie. **2.** *s. m.* Personne atteinte d'aphasie.

APHÉMIE *s. f. (angl. motor aphasia).* ☞ ***APHASIE MOTRICE.***

APHÉPHOBIE *s. f. (angl. aphephobia).* Crainte morbide de toucher des objets ou d'être touché par d'autres personnes.

APHONIE *s. f. (angl. aphonia).* Perte ou affaiblissement de la voix dus à une cause locale. ⟡ **HYSTÉRIQUE** *(angl. apsithyria).* Aphonie majeure où le patient, en général hystérique, perd jusqu'à la faculté de chuchoter. SYN. ***APSITHYRIE.*** ⟡ **PARANOÏAQUE** *(angl. paranoic —).* Mutisme obstiné, observé parfois chez certains malades mentaux. ⟡ **SPASTIQUE** *(angl. spastic —).* Spasme des muscles laryngés provoqué, notamment chez les orateurs, par les efforts faits en parlant.

APHONOGÉLIE *s. f. (angl. aphonogelia).* Impossibilité de rire à haute voix.

APHORISME *s. m. (angl. aphorism).* Phrase brève et doctrinale, qui résume un point essentiel de science, de morale.

APHOSPHATASIE *s. f. (angl. aphosphatasia).* Absence de phosphatases alcalines d'origine congénitale responsable d'une ostéomalacie vitaminorésistante d'évolution mortelle.

APHRODISIAQUE *adj. (angl. aphrodisiac).* Qui éveille ou stimule le désir sexuel. S'emploie aussi comme substantif.

APHRODISIE *s. f. (angl. aphrodisia).* Exagération pathologique du désir sexuel. ☞ ***NYMPHOMANIE, SATYRIASIS.***

APHTE *s. m. (angl. aphtha).* Petite ulcération jaunâtre, ronde ou ovalaire, entourée d'un liseré rouge, succédant à une vésicule, et siégeant sur la muqueuse buccale ou pharyngée ou sur la muqueuse génitale. Elle s'accompagne d'une sensation de brûlure. ☞ ***BEHÇET (MALADIE OU SYNDROME DE).***

APHTEUX *adj. (angl. aphthous).* Qui se rapporte aux aphtes. ☞ ***FIÈVRE APHTEUSE.***

APHTOÏDE *adj. (angl. aphtoid).* Qui ressemble à des aphtes.

APHTONGIE *s. f. (angl. aphthongia).* Trouble spasmodique du langage dû à un spasme fonctionnel des muscles phonatoires au moment de parler.

APHTOSE *s. f. (angl. aphthosis).* Affection caractérisée par l'apparition d'aphtes sur les muqueuses buccales et génitales. ☞ ***BEHÇET (MALADIE OU SYNDROME DE).***

APHYLAXIE *s. f. (angl. aphylaxis).* Absence de défense de l'organisme contre les agents infectieux.

APICAL *adj. (angl. apical).* Qui appartient ou qui se rapporte au sommet d'un organe. EX. *segment apical d'un lobe pulmonaire.*

APICECTOMIE *s. f. (angl. apicectomy).* Résection du sommet d'une racine dentaire ou de la pointe du rocher.

APICOLYSE *s. f. (angl. apicolysis).* Intervention qui consiste à décoller le feuillet pariétal de la plèvre qui entoure l'apex du poumon, habituellement pratiquée pour provoquer un affaissement du parenchyme correspondant et des cavernes tuberculeuses qui y sont incluses. Peu pratiquée aujourd'hui.

APICOSTOMIE *s. f. (angl. apicostomy).* Intervention consistant à pratiquer une ouverture à travers la gencive et l'os alvéolaire afin d'atteindre l'apex de la racine d'une dent.

APICOTOMIE *s. f. (angl. apicoectomy).* SYN. (impropre d') ***APICECTOMIE.***

APITHÉRAPIE *s. f. (angl. apitherapy).* Emploi thérapeutique du venin d'abeille.

APITOXINE *s. f. (angl. apitoxin).* Fraction active du venin d'abeille. Elle contient de l'histamine, des toxines, de l'hyaluronidase et d'autres protéines actives.

APLACENTAIRE *adj. (angl. aplacental).* Se dit de mammifères qui ne possèdent pas de placenta, comme certains marsupiaux.

APLANÉTIQUE *adj. (angl. aplanatic).* Sans aberration de sphéricité.

APLANÉTISME *s. m. (angl. aplanatism).* Qualité de ce qui est aplanétique.

APLASIE *s. f. (angl. aplasia).* Insuffisance ou arrêt de développement d'un tissu ou d'un organe. ☞ ***ATROPHIE, AGÉNÉSIE, HYPOPLASIE.*** ◇ **MÉDULLAIRE** *(angl. aplastic anemia, —).* Insuffisance de production par la moelle des lignées myéloïdes normales (érythroblasique, granulocytaire et mégacaryocytaire), d'origine toxique, virale ou par irradiation. Certaines aplasies médullaires sont idiopathiques. ◇ **MONILIFORME** *(angl. monilethrix).* Dystrophie congénitale du système pileux, caractérisée par la présence dans les poils et les cheveux d'étranglements et de renflements. SYN. ***MONILETHRIX.***

APLASMIQUE *adj. (angl. aplasmic).* Qui ne contient pas de protoplasme.

APNÉE *s. f. (angl. apnea).* Interruption temporaire de la respiration.

APNÉES DU SOMMEIL (SYNDROME D') *(angl. sleep apnea syndrome).* Apnée obstructive liée au collapsus inspiratoire du pharynx ; elle se traduit par un ronflement majeur avec brèves périodes d'apnée et entraîne hypoxie, hypercapnie, hypertension artérielle pulmonaire et polyglobulie. L'obésité joue un rôle majeur. La mort subite est possible.

APNEUMATIQUE *adj. (angl. apneumatoic).* **1.** Qui est dépourvu d'air. **2.** Qui se pratique à l'abri de l'air : processus, opération apneumatique.

APNEUMATOSE *s. f. (angl. apneumatosis).* Collapsus des alvéoles pulmonaires. ☞ ***ATÉLECTASIE.***

APNEUMIE *s. f. (angl. apneumia).* Monstruosité caractérisée par l'absence congénitale des poumons.

APNEUSIS *s. m. (angl. apneusis).* État consécutif à l'excision de la portion supérieure du pont (centre pneumotaxique), dans lequel l'inspiration devient longue et spasmodique.

APO- *(angl. ap-, apo-).* Préfixe d'origine grecque indiquant la séparation, l'éloignement, la dérivation.

APOCHROMATIQUE *adj. (angl. apochromatic).* Se dit d'un système optique qui ne présente pas d'aberration chromatique ni d'aberration de sphéricité.

APOCRINE *adj. (angl. apocrine).* Se dit du type de sécrétion dans laquelle les produits sécrétés se concentrent à une extrémité de la cellule et sont expulsés en même temps qu'une partie du protoplasme cellulaire.

APODACTYLIQUE *adj. (angl. apodactylic).* Qui est privé de l'usage des doigts.

APODE *adj. (angl. footless).* Qui est dépourvu de pieds.

APODIE *s. f. (angl. apodia).* Absence congénitale des pieds.

APOENZYME *s. f. (angl. apoenzyme).* Partie protéinique spécifique d'une enzyme, qui avec la coenzyme constitue une enzyme complète.

APOFERRITINE *s. f. (angl. apoferritin).* Protéine formée dans la muqueuse intestinale ; elle capte le fer contenu dans les aliments, ionisé et transformé en sel ferreux dans l'estomac et assure son passage à travers la muqueuse sous forme de ferritine.

APOGAMIE *s. f. (angl. apogamy).* Reproduction asexuée. ☞ ***PARTHÉNOGENÈSE.***

APOGÉE *s. m. (angl. apogee).* Moment où les signes d'une maladie atteignent leur maximum d'intensité.

APOLAIRE *adj. (angl. apolar).* Sans pôles ni prolongements ; se dit de certaines cellules nerveuses.

APOLLO (CONJONCTIVITE) *(angl. accute hemorrhagic conjunctivitis).* Kératoconjonctivite aiguë virale.

APOMIXIE *s. f.* ☞ ***PARTHÉNOGENÈSE.***

APOMORPHINE *s. f. (angl. apomorphine).* Alcaloïde dérivé de la morphine par soustraction d'une molécule d'eau. Fortement émétique par voie parentérale, elle s'employait dans les cures de désintoxication alcoolique.

APONÉVRECTOMIE *s. f. (angl. aponeurectomy).* Excision de l'aponévrose d'un muscle. SYN. ***FASCIECTOMIE.***

APONÉVROLOGIE *s. f. (angl. aponeurology).* Partie de l'anatomie qui traite des aponévroses.

APONÉVRORRAPHIE *s. f. (angl. aponeurorrhaphy).* Suture d'une aponévrose.

APONÉVROSE *s. f. (NA. aponeurosis). (angl. aponeurosis).* Enveloppe conjonctive liée à la structure musculaire alors que le fascia désigne une enveloppe fibreuse. ⟡ **DU SUPRAÉPINEUX** *(angl. supraspinatus —).* Couche membraneuse épaisse qui enveloppe partiellement le muscle subépineux. ⟡ **DU SUBSCAPULAIRE** *(angl. subscapular —).* Membrane insérée sur la circonférence de la fosse subscapulaire. ⟡ **ÉPICRÂNIENNE** *(NA. galea aponeurotica). (angl. epicranial —).* ☞ ***GALÉA APONÉVROTIQUE.*** ⟡ **PALMAIRE, PLANTAIRE** *(angl. palmar —, plantar —).* Respectivement, systèmes aponévrotiques de la paume de la main et de la plante du pied. ⟡ **PÉRINÉALE** *(angl. perineal membrane).* Ensemble des trois systèmes aponévrotiques annexés aux plans musculaires du périnée. Ce sont l'aponévrose pelvienne ou aponévrose périnéale profonde, l'aponévrose périnéale moyenne et l'aponévrose périnéale superficielle. ⟡ **PHARYGOBASILAIRE** *(angl. pharyngeal —).* Formations aponévrotiques annexées aux muscles du pharynx.

APONÉVROSITE *s. f. (angl. aponeurositis).* Inflammation d'une aponévrose.

APONÉVROTIQUE *adj. (angl. aponeurotic).* Qui se rapporte à une aponévrose.

APONÉVROTOMIE *s. f. (angl. aponeurotomy).* Incision d'une aponévrose.

APOPHYSE *s. f. (angl. apophysis).* ☞ ***PROCESSUS.***

APOPHYSITE *s. f. (angl. apophysitis).* Inflammation d'une apophyse (processus). ⟡ **CALCANÉENNE** *(angl. Sever's disease).* ☞ ***SEVER (MALADIE DE).*** ⟡ **TIBIALE DES ADOLESCENTS** ☞ ***OSGOOD-SCHLATTER (MALADIE D').***

APOPLECTIFORME *adj. (angl. apoplectiform).* Qui ressemble à l'apoplexie. SYN. ***APOPLECTOÏDE.***

APOPLECTOÏDE *adj. (angl. apoplectoid).* ☞ ***APOPLECTIFORME.***

APOPLEXIE *s. f. (angl. apoplexy, stroke).* **1.** Suspension brusque et plus ou moins complète de toutes les fonctions cérébrales (mouvement, sensibilité, conscience), causée le plus souvent par une hémorragie cérébrale ou une embolie. SYN. ***ICTUS, ATTAQUE.*** **2.** Par analogie, toute hémorragie au sein d'un organe. ⟡ **UTÉROPLACENTAIRE** *(angl. abruptio placentae).* Syndrome paroxystique gravissime des derniers mois de la grossesse caractérisé par un état hémorragique. Il y a toujours un décollement prématuré du placenta normalement implanté, dû à un hématome situé entre le placenta et la paroi utérine (hématome rétroplacentaire).

APOPROTÉINE *s. f. (angl. apoprotein).* Peptide d'origine hépatique qui constitue la partie protéique des lipoprotéines. L'apoprotéine est reconnue par un récepteur spécifique permettant le passage intracellulaire des lipoprotéines. Il existe cinq groupes d'apoprotéines majeures, A, B, C, D, E. SYN. ***APOLIPOPROTÉINE.***

APOPTOSE *s. f. (angl. apoptosis).* Mort cellulaire génétiquement programmée (suicide cellulaire). Ce mécanisme de mort cellulaire intervient dans la formation de l'embryon par élimination de certains tissus (pour façonner le cerveau, ou encore les doigts). Le dérèglement des programmes de suicide cellulaire pourrait jouer un rôle essentiel dans de nombreuses maladies, telles que les cancers, les maladies neurodégénératives (maladie d'Alzheimer, de Creutzfeldt-Jakob), le sida.

APOSTHIE *s. f. (angl. aposthia).* Absence congénitale du prépuce.

APOTHICAIRE *s. m. (angl. apothecary).* ☞ ***PHARMACIEN.***

APPAREIL *s. m.* **1.** *(angl. apparatus).* En anatomie, ensemble des organes qui concourent à la même fonction. **2.** *(angl. device).* Pansement, bandage ou dispositif appliqué sur le corps afin de soigner une lésion ou corriger une difformité. ⟡ **HYOÏDIEN** *(angl. hyoid apparatus).* Ensemble constitué par l'os hyoïde et les pièces qui le rattachent à la base du crâne (ligament stylo-hyoïdien, processus styloïde). ⟡ **JUXTAGLOMÉRULAIRE** *(angl. juxtaglomemular apparatus).* Formation cellulaire sécrétant la rénine située entre les artères afférentes et efférentes du glomérule rénal. ⟡ **LACRYMAL** *(NA. apparatus lacrimalis). (angl. lacrymal apparatus).* Ensemble constitué par la glande lacrymale et les voies lacrymales. ⟡ **PSYCHIQUE** *(angl. psychical apparatus).* Concept de Freud utilisé comme modèle théorique pour expliquer la structuration du psychisme humain en systèmes (conscient, préconscient, inconscient), instances (moi, surmoi, ça) et formes de circulation et de régulation des énergies psychiques.

APPENDICE *s. m. (angl. appendix).* **1.** Partie accessoire ou dépendante d'une structure principale. **2.** En langage courant, l'appendice vermiculaire. ◇ **CAUDAL** *(angl. human tail).* Vestige de la queue embryonnaire au niveau de la région coccygienne. ◇ **DU TESTICULE** *(NA. appendix testis). (angl. testicular appendage).* Vestige du canal de Müller en forme de kyste, inséré à la partie supérieure du testicule. SYN. *APPENDICE SESSILE.* ◇ **DU VENTRICULE LARYNGÉ** *(angl. — of ventricule of larynx).* Prolongement ascendant du ventricule laryngé. ◇ **ILÉOCÆCAL** ☞ *APPENDICE VERMICULAIRE.* ◇ **OMENTAL** *(angl. epiploic —).* Chacun des appendices graisseux recouverts d'omentum inséré sur le côlon. ◇ **VERMICULAIRE** *(angl. vermiform —).* Prolongement du cæcum, de forme tubulaire et plus ou moins flexueux, de longueur variable, qui s'ouvre dans le cæcum par un orifice. SYN. *APPENDICE VERMIFORME, APPENDICE ILÉOCÆCAL.* ◇ **VERMIFORME** ☞ *APPENDICE VERMICULAIRE.*

APPENDICECTOMIE *s. f. (angl. appendicectomy). appendectomy).* Ablation chirurgicale de l'appendice vermiculaire.

APPENDICES *(angl. appendices).* ◇ **ÉPIPLOÏQUES** *(NA. appendices epiploicae). (angl. epiploic —).* Petites formations péritonéales unies au gros intestin et contenant de la graisse. ◇ **VÉSICULEUX DE L'ÉPOOPHORE** *(angl. vesicular appendices).* Extrémités renflées des canaux efférents de l'époophore.

APPENDICITE *s. f. (angl. appendicitis).* Inflammation aiguë ou chronique de l'appendice vermiculaire, qui s'accompagne d'une réaction péritonéale plus ou moins importante. ◇ **FULMINANTE** *(angl. fulminating —).* Appendicite très grave compliquée rapidement de péritonite, souvent mortelle. ◇ **GAUCHE** *(angl. left-sided —).* Forme clinique d'appendicite où les signes d'appel sont plus importants du côté gauche de l'abdomen, due à un appendice de longueur excessive, qui se dispose transversalement. ◇ **LARVÉE** *(angl. insidious —).* Appendicite latente, qui peut évoluer à tout moment. ◇ **OBLITÉRANTE** *(angl. obstructive —).* Appendicite subaiguë avec sclérose et épaississement progressif de la sous-muqueuse appendiculaire qui provoquent l'oblitération de la lumière appendiculaire. ◇ **PELVIENNE** *(angl. pelvic —).* Appendicite à symptomatologie pelvienne, en raison d'un appendice anormalement bas ou plongeant dans le petit bassin. ◇ **PERFORANTE** *(angl. perforated —).* Appendicite aiguë compliquée d'une perforation de l'organe, entraînant une péritonite généralisée ou localisée. ◇ **STERCORALE** *(angl. stercoral —, fecal —).* Appendicite due à des concrétions fécales obstruant la lumière de l'organe. ◇ **TOXIQUE DE DIEULAFOY** *(angl. toxic —).* Toxémie d'origine appendiculaire dans laquelle les signes locaux restent très discrets.

APPENDICOCÈLE *s. f. (angl. appendicocele).* Hernie inguinale ou crurale dont le sac contient l'appendice.

APPENDICOLITHIASE *s. f. (angl. appendicolithiasis).* Présence de calculs dans l'appendice.

APPENDICULAIRE *adj. (angl. appendicular).* Qui se rapporte à un appendice, le plus souvent à l'appendice vermiculaire.

APPÉTENCE *s. f. (angl. appetency).* En psychologie, attirance vers un objet déclenchée par une pulsion.

APPÉTIT *s. m. (angl. appetite).* Désir normal plus ou moins intense de satisfaire une nécessité organique, notamment de s'alimenter. Ce désir de manger est de caractère sélectif, et non pas impérieux comme la faim.

APPOSITION *s. f. (angl. apposition).* **1.** Mode de croissance dans lequel les parties nouvelles se développent sur et contre les parties déjà formées. **2.** Mise en contact de tissus ou d'organes adjacents.

APPRÉHENSION *s. f. (angl. apprehension).* **1.** Processus par lequel un objet relativement simple acquiert un contenu mental. **2.** Capacité de rétention immédiate, par exemple d'une série de chiffres lus ou entendus. **3.** Crainte légère, mal définie.

APRACTOGNOSIE *s. f. (angl. apractognosia).* Association d'apraxie et d'agnosie.

APRACTOPHAGIE *s. f. (angl. apractophagia).* Apraxie de la déglutition.

APRAGMATISME *s. m. (angl. apragmatism).* Inaptitude à entreprendre une action dirigée vers un but précis.

APRAXIE *s. f. (angl. apraxia).* Désorganisation gestuelle ne répondant ni à un trouble moteur, ni à un trouble sensitif, ni à un trouble de la compréhension, le plus souvent par lésion pariétale cérébrale gauche. ◇ **BUCCOLINGUO-FACIALE** *(angl. orofacial —).* Apraxie qui affecte les gestes oraux et phonatoires normaux du langage, survenant au cours de l'aphasie de Broca. ◇ **CONSTRUCTIVE** *(angl. constructive —).* Incapacité à réaliser les gestes nécessaires à la réalisation sur ordre ou à la copie de dessins, ou à l'assemblage des pièces d'un puzzle ou d'une construction. ◇ **DE L'HABILLAGE** *(angl. dressing —).* Désorganisation des gestes mis en jeu dans l'habillage, par lésion pariétale de l'hémisphère mineur, qui, dans ses formes pures, survient en dehors de toute apraxie idéatoire ou idéomotrice. ◇ **DE LA MARCHE** *(angl. gait —).* Impossibilité d'effectuer les mouvements impliqués dans la marche, en dehors de toute paralysie. Elle est observée dans les lésions frontales bilatérales ◇ **IDÉATOIRE** *(angl. ideational —).* Altération, au cours des actes complexes, de la succession logique et harmonique des gestes, qui restent exécutés correctement lorsqu'ils sont réalisés de façon isolée. ◇ **IDÉOMOTRICE** *(angl. ideomotor —).* Perturbation des gestes simples, atteignant plus souvent les gestes sur ordre que les gestes imités. ◇ **MÉLOKINÉTIQUE** *(angl. kinetic —).* Apraxie unilatérale se manifestant par des difficultés d'exécution de mouvements nécessitant une activité musculaire complexe. S'observe surtout dans les lésions préfrontales. ◇ **OCULOMOTRICE** *(angl. Cogan's syndrome).* Absence congénitale des mouvements latéraux du regard, avec conservation des mouvements verticaux. Le trouble est compensé par une rotation violente de la tête dans le sens désiré, pour compenser le déplacement dans le sens opposé des globes oculaires. SYN. ***APRAXIE DU REGARD.*** ◇ **RÉPULSIVE** *(angl. repellent —).* Forme d'apraxie caractérisée par la survenue de mouvements de retrait déclenchés par le contact.

APROCTIE *s. f. (angl. aproctia).* Absence congénitale de l'anus.

APROSEXIE *s. f. (angl. aprosexia).* Difficulté ou impossibilité à fixer l'attention et paresse intellectuelle dues à un handicap mental, une névrose ou une psychose.

APROSODIE *s. f. (angl. aprosody).* Monotonie de la parole marquée par la disparition des variations de l'intensité, des changements de rythme et de l'accentuation tonique des syllabes, observée chez le parkinsonien.

APROSOPIE *s. f. (angl. aprosopia).* Monstruosité caractérisée par l'absence partielle ou totale de la face.

APS *(angl. PSA [prostatic specific antigen]).* ☞ ***ANTIGÈNE PROSTATIQUE SPÉCIFIQUE.***

APTYALISME *s. m. (angl. aptyalia).* ☞ ***XÉROSTOMIE.***

APUD *(angl. APUD).* ☞ ***SYSTÈME APUD.***

APUDOME *s. m. (angl. apudoma).* Tumeur des cellules du système APUD *(Amine Precursor Uptake and Decarboxylation)* ayant une origine embryologique commune : la crête neurale. Ces tumeurs sécrètent en général des hormones. Les plus fréquentes siègent dans l'hypophyse (tumeurs à stimulines), les parathyroïdes, la médullo-surrénale (phéochromocytome), le pancréas (insulinome, glucagonome, somatostatinome) et le grêle (carcinoïdes). Les apudomes peuvent se présenter sous la forme de néoplasies endocriniennes multiples (NEM).

APYCNOMORPHE *adj. (angl. apyknomorphous).* Se dit d'une cellule nerveuse qui ne possède pas d'éléments chromatophiles groupés de façon compacte.

APYOGÉNIQUE *adj. (angl. apyogenous).* Qui n'est pas en rapport avec le pus.

APYRÉTIQUE *s. f. (angl. apyretic).* ☞ ***AFÉBRILE.***

APYREXIE *s. f. (angl. apyrexia).* Absence de fièvre.

APYROGÈNE *adj. (angl. apyrogenic).* Qui ne produit pas de fièvre.

AQUAPUNCTURE *s. f. (angl. aquapuncture).* Procédé thérapeutique consistant à projeter soudainement un violent jet d'eau sur une zone douloureuse afin d'y provoquer une révulsion.

AQUARIUMS (MALADIE DES) *(angl. fish-tank granuloma).* Affection des mains due à *Mycobacterium marinum* chez les sujets s'occupant de poissons exotiques.

AQUEDUC *s. m. (angl. aqueduct).* En anatomie, nom donné à certains canaux fins, creusés dans un os (par exemple l'aqueduc du limaçon) ou reliant des cavités organiques. ◇ **COCHLÉAIRE** *(NA. aqueductus cochleae). (angl. — of cochlea).* Canalicule situé dans l'os temporal et livrant passage à une veine et à des espaces périlymphatiques. ◇ **DU LIMAÇON** ☞ ***AQUEDUC COCHLÉAIRE.*** ◇ **MÉSENCÉPHALIQUE** *(NA. aqueductus mesencephali). (angl. — of mesencephalon).* Canal faisant communiquer les 3ᵉ et 4ᵉ ventricules cérébraux. SYN. ***AQUEDUC DE SYLVIUS.*** ◇ **DU VESTIBULE** *(NA. aqueductus vestibuli). (angl. — of the vestibule).* Fin canal osseux qui s'ouvre sur la face postérieure du rocher et qui livre passage à une veine et au canal endolymphatique. SYN. ***AQUEDUC DE COTUNNIUS.***

AQUIPARE *adj. (angl. aquiparous).* Qui produit ou contient de l'eau ou une sécrétion aqueuse.

Ar *(angl. Ar).* Symbole chimique de l'argon.

ARABINOSE *s. m. (angl. arabinose).* Aldopentose très répandu dans le règne végétal. Il s'obtient par hydrolyse de gommes végétales comme la gomme arabique.

ARABINOSURIE *s. f. (angl. arabinosuria).* Présence d'arabinose dans l'urine.

ARACHIDONIQUE (ACIDE) *(angl. arachidonic acid).* Acide gras essentiel non saturé. La cyclo-oxygénase le transforme en prostaglandine, prostacycline et thromboxane A_2 et la lipo-oxygénase en leucotriène. Les anti-inflammatoires inhibent la formation de ces dérivés.

ARACHNÉPHOBIE *s. f. (angl. arachnophobia).* Crainte morbide des araignées.

ARACHNIDES *(angl. Arachnidia).* Classe d'arthropodes, qui comprend les araignées, les scorpions et les acariens.

ARACHNIDISME *s. m. (angl. arachnidism).* ☞ ***ARANÉISME.***

ARACHNODACTYLIE *s. f. (angl. arachnodactyly).* Longueur exagérée des doigts de la main et du pied, avec amincissement des phalanges et atrophie musculaire. Cette malformation peut s'associer à d'autres atteintes, en particulier cardiaques. SYN. ***DOLICHOSTÉNOMÉLIE.*** ☞ ***MARFAN (MALADIE DE).***

ARACHNOÏDE *s. f. (NA. arachnoidea). (angl. arachnoid).* Fine membrane méningée de l'encéphale et la moelle, comprise entre la pie-mère et la dure-mère. Elle est séparée de la pie-mère par l'espace sous-arachnoïdien, rempli du liquide céphalorachidien. SYN. ***MÉNINGE ARACHNOÏDIENNE.***

ARACHNOÏDITE *s. f. (angl. arachnoiditis).* Inflammation fibreuse de l'arachnoïde pouvant compliquer les méningites purulentes ou tuberculeuses, les hémorragies méningées, ou survenir de manière primitive. L'arachnoïdite entraîne la formation de kystes.

ARACHNOLYSINE *s. f. (angl. arachnolysine).* Principe actif hémolytique du venin d'araignée.

ARAIGNÉE *s. f. (angl. spider).* Arthropode de la classe des Arachnides. Il en existe de nombreuses espèces, qui possèdent toutes des chélicères crochus contenant des glandes venimeuses. La morsure de certaines espèces est dangereuse pour l'homme.

ARAN (CANCER VERT D') ☞ ***CHLOROME.***

ARAN (LOI D') *(angl. Aran's law).* Les fractures de la base du crâne consécutives à des traumatismes de la voûte irradient de la voûte vers la base en suivant le trajet le plus court.

ARAN-DUCHENNE ⌔ **(AMYOTROPHIE D')** *(angl. Aran-Duchenne disease).* Atrophie musculaire progressive, par dégénérescence des neurones moteurs, débutant aux membres supérieurs. Il s'agit en fait d'un syndrome observé dans la sclérose latérale amyotrophique, la syringomyélie, etc. ⌔ **(SYNDROME D')** *(angl. lower brachial plexus paralysis).* Syndrome dû à une atteinte des 8e racine cervicale et 1re racine thoracique, donnant une paralysie flasque avec amyotrophie des muscles des éminences thénar, hypothénar, fléchisseurs des doigts, fléchisseur ulnaire du carpe et interosseux, une abolition du réflexe ulno-pronateur et un hypoesthésie du bord interne du membre supérieur.

ARANÉISME *s. m. (angl. arachnidism).* Empoisonnement par le venin d'araignées. SYN. ***ARACHNIDISME.***

ARANTIUS ⌔ **(CANAL D')** ☞ ***DUCTUS VENOSUS.*** ⌔ **(VENTRICULE D')** *(angl. Arantius' ventricle).* ☞ ***FOSSE RHOMBOÏDE.***

ARBORISATION *s. f. (angl. arborization).* Ramification terminale de certaines expansions des cellules nerveuses.

ARBOVIROSE *s. f. (angl. arbovirosis).* Affection due à un arbovirus. ☞ ***ARBOVIRUS.***

ARBOVIRUS *s. m. (angl. arbovirus).* Grand groupe de virus très divers, dont la plupart sont pathogènes pour les vertébrés, et qui sont étudiés conjointement car ils ont en commun le fait d'être transmis par des arthropodes. Taxonomiquement, ce regroupement n'était pas viable et ses membres (plus de 350) sont étudiés à présent dans les familles correspondantes (*Togaviridae, Bunyaviridae, Rhabdoviridae, Flaviviridae* et *Reoviridae*). Les Arbovirus sont responsables des arboviroses, affections essentiellement tropicales dont les plus fréquentes sont la dengue, la fièvre jaune, et certaines encéphalites.

ARBRE *s. m. (angl. tree).* En médecine, toute disposition qui rappelle la ramification végétale. ⌔ **BRONCHIOLAIRE** *(NA. arbor bronchialitis). (angl. bronchial —).* Portion terminale alvéolaire d'une bronchiole ; acinus pulmonaire. ⌔ **DE VIE DE LA CAVITÉ DU COL DE L'UTÉRUS** *(NA. arbor vitae uteri). (angl. plicae palmatae cervicis).* Éminence verticale des parois antérieure et postérieure de cette cavité, de laquelle partent un certain nombre de colonnes ou rugosités. ⌔ **DE VIE DU CERVELET** *(NA. arbor vitae cerebelli). (angl. arbor vitae cerebelli).* Disposition que présentent les prolongements de la substance médullaire du cervelet, qui, lorsqu'ils font l'objet d'une section verticale d'un des lobules, offrent une forte ressemblance avec des ramifications végétales.

ARC *(angl. arch).* **1.** *s. m.* Portion d'une courbe et en particulier d'un cercle. **2.** Organe ou partie d'organe ayant cette forme. ⌔ **ANTÉRIEUR ET POSTÉRIEUR DE L'ATLAS** *(NA. arcus anterior et posterior atlantis). (angl. anterior and posterior — of atlas).* Deux lames arciformes qui forment, avec les masses latérales, l'atlas. ⌔ **AORTIQUE OU ARTÉRIEL** *(NA. arcus aortae). (angl. aortic —).* Vaisseau de l'embryon unissant les aortes ventrale et dorsale. Il en existe cinq paires chez l'homme. C'est à partir de ces anastomoses transitoires que se constituent la crosse aortique et ses grosses branches ainsi que l'artère pulmonaire. ⌔ **AORTIQUE DOUBLE** *(angl. double aortic —).* Malformation congénitale avec persistance du 4e arc aortique droit, qui avec l'aorte issue du 4e arc gauche peut entraîner une compression trachéo-œsophagienne, nécessitant un traitement chirurgical. ⌔ **BIAURICULAIRE** *(angl. auricular —).* Arc de la voûte crânienne compris entre les orifices des méats acoustiques externes. ⌔ **BRANCHIAUX** *(angl. branchial —).* Quatre paires d'arcs cartilagineux de l'embryon dans la région du cou. Ils sont parcourus par les arcs aortiques. ⌔ **BREGMATICO-LAMBDOÏDE** *(angl. parietal —).* Arc qui s'étend tout le long de la suture sagittale. SYN. ***ARC PARIÉTAL.*** ⌔ **COSTAL** *(NA. arcus costalis). (angl. costal —).* Courbure formée par une côte et son cartilage. ⌔ **DE L'AORTE** *(angl. aortic —).* ☞ ***AORTE (ARC DE L').*** ⌔ **HÉMAL** *(angl. hemal —).* Arc constitué par la partie antérieure du corps vertébral et par les côtes. ⌔ **HYOÏDIEN** *(angl. hyoid —).* Deuxième arc branchial qui donne naissance à l'étrier, au processus styloïde, au ligament stylo-hyoïdien et à la petite corne de l'os hyoïde. ⌔ **ILIOPECTINÉ** *(angl. fascia iliopectinea).* Épaississement de la partie interne du fascia iliaca, s'étendant entre l'arcade fémorale et l'éminence iliopectinée. ⌔ **MANDIBULAIRE** *(angl. mandibular —).* Deuxième arc branchial qui donne naissance au malleus, au stapes et au cartilage de Meckel. ⌔ **NASO-BREGMATIQUE** *(angl. frontal —).* Arc allant de la racine du nez jusqu'au bregma. SYN. ***ARC FRONTAL.*** ⌔ **NEURAL** ☞ ***ARC VERTÉBRAL.*** ⌔ **PULMONAIRE** *(angl. pulmonary —).* Le cinquième arc aortique du côté gauche ; il est à l'origine de l'artère pulmonaire. ⌔ **RÉFLEXE** *(angl. reflex —).* Voie nerveuse suivie par un acte réflexe, constituée par le nerf afférent qui conduit l'impulsion, le centre nerveux, et le nerf efférent qui amène l'impulsion vers un organe périphérique. ◇ **SÉNILE** *(angl. arcus senilis).* ☞ ***GÉRONTOXON.*** ◇ **VERTÉBRAL** *(NA. arcus vertebrae). (angl. vertebral —).* Arc postérieur de la vertèbre, formé par les pédicules et les processus épineux. Il délimite, avec la face postérieure de la vertèbre, le foramen vertébral.

ARCADE *s. f. (angl. arcade, arch).* Structure anatomique de forme arquée. Terme général utilisé pour désigner des éléments de nature osseuse, fibreuse ou vasculaire. ◇ **ALVÉOLAIRE** *(NA. arcus alveolaris mandibulae et maxillae). (angl. alveolar arch of mandible and maxilla).* Arc formé par l'ensemble des alvéoles dentaires du bord libre des maxillaires supérieur et inférieur. ◇ **CRURALE** *(angl. inguinal ligament).* Corde fibreuse tendue de l'épine iliaque antéro-supérieure à l'épine du pubis, constituée par des fibres qui lui sont propres (ligament inguinal externe de Henle) et par des fibres de l'aponévrose du muscle grand oblique de l'abdomen. SYN. ***LIGAMENT DE POUPART, ARCADE OU LIGAMENT DE FALLOPE, ARCADE FÉMORALE.*** ◇ **DENTAIRE** *(NA. arcus dentalis). (angl. dental arch).* Arc formé par l'ensemble des dents d'une mâchoire, supérieure ou inférieure. ◇ **DORSALE DU CARPE** *(angl. dorsal carpal arch).* Petites artères antérieures et postérieures, qui traversent transversalement le poignet et s'anastomosent aux artères radiale et ulnaire. ◇ **FÉMORALE** ☞ ***ARCADE CRURALE.*** ◇ **ORBITAIRE** *(NA. margo supraorbitalis ossis frontalis). (angl. orbital arch of frontal bone).* Rebord saillant de la paroi supérieure de l'orbite, qui forme une partie de l'os frontal et se termine de chaque côté par les processus orbitaires. ◇ **PALMAIRE PROFONDE** *(NA. arcus palmaris profundus). (angl. deep palmar arch).* Arc artériel de la paume de la main, formé par l'artère radiale et la branche profonde de l'artère ulnaire. ◇ **PALMAIRE SUPERFICIELLE** *(NA. arcus palmaris superficialis). (angl. superficial palmar arch).* Arc artériel palmaire, constitué par la terminaison de l'artère ulnaire et par une branche de l'artère radiale. ◇ **PLANTAIRE** *(NA. arcus plantaris). (angl. plantar arterial arch).* Arc formé par l'artère plantaire latérale et l'artère dorsale du pied. ◇ **PUBIENNE** *(NA. arcus pubicus). (angl. pubic arch).* Arcade osseuse formée par les branches ischio-pubiennes droite et gauche. ◇ **SOURCILIÈRE** *(NA. margo supraorbitalis). (angl. supercilary arch).* ☞ ***BORD SUPRA-ORBITAIRE.*** ◇ **ZYGOMATIQUE** *(angl. zygomatic arch).* Arcade formée par le processus temporal de l'os zygomatique et le processus zygomatique du temporal.

ARCHENCÉPHALE *s. m. (angl. archencephalon).* Cerveau primitif.

ARCHENTÉRON *s. m. (angl. archenteron).* Cavité embryonnaire formée par l'invagination de la vésicule blastodermique au cours de la gastrulation et qui s'ouvre par le blastopore. SYN. ***CŒLANTÉRON, CAVITÉ GASTRULÉENNE, ARCHIGASTRE.***

ARCHÉOCÉRÉBELLUM *s. m. (NA. archeocerebellum). (angl. archaeocerebellum).* Partie du cervelet la plus ancienne phylogénétiquement. Elle comprend, chez l'homme, le nodulus, le flocculus et les noyaux du toit. SYN. ***LOBE FLOCCULO-NODULAIRE, ARCHÉOCERVELET.***

ARCHÉOCORTEX *s. m. (angl. archicortex).* ☞ ***ARCHICORTEX, PALÉOCORTEX.***

ARCHÉTYPE *s. m. (angl. archetype).* Type ou modèle idéal, original ou principal.

ARCHICORTEX *s. m. (angl. archicortex).* Partie olfactive du rhinencéphale, dont le développement est antérieur à celui du néocortex. SYN. ***ARCHIPALLIUM, ARCHÉOCORTEX.*** ☞ ***PALÉOCORTEX.***

ARCHIGASTRULA *s. f. (angl. archigastrula).* Gastrula sous sa forme primitive de développement.

ARCHIGENÈSE *s. f. (angl. archigenesis).* ☞ ***ABIOGENÈSE.***

ARCHIMORULA *s. f. (angl. archimorula).* Masse de cellules issues de la division de l'archicyte, et précédant l'archiblastula et l'archigastrula.

ARCHINÉPHRON *s. m. (angl. archinephron).* SYN. ***MÉSONÉPHROS.***

ARCHIPALLIUM *s. m. (angl. archipallium).* ☞ ***PALÉOCORTEX.***

ARCIFORME *adj. (angl. arciform).* En forme d'arc, arqué ; se dit en particulier de certaines fibres nerveuses du bulbe.

ARCTATION *s. m. (angl. arctation).* Contraction ou rétrécissement d'un canal ou d'un orifice.

ARCUATION *s. f. (angl. arcuation).* Courbure anormale des os, en particulier chez les rachitiques.

ARÉFLEXIE *s. f. (angl. areflexia).* Absence de réflexes.

ARENAVIRIDAE Famille de virus regroupant des virus responsables de fièvres hémorragiques : fièvre de Lassa, fièvre hémorragique d'Argentine (virus Junin), fièvre hémorragique de Bolivie (virus Machupo) et de la chorioméningite lymphocytaire.

ARÉNAVIRUS *s. m. (angl. arenavirus).* Virus de la famille des *Arenaviridae*.

ARÉOLAIRE *adj. (angl. areolar).* **1.** Qui présente des aréoles. EX. *tissu aréolaire.* **2.** Qui se rapporte à l'aréole du sein.

ARÉOLE *s. f. (angl. areola).* **1.** Petit espace ou interstice dans un tissu. **2.** Zone rougeâtre annulaire autour d'un point inflammatoire. ◇ **MAMMAIRE** *(NA. areola mammae). (angl. — of mammary gland).* Surface annulaire pigmentée qui entoure le mamelon. ◇ **OMBILICALE** *(angl. umbilical —).* Zone pigmentée qui entoure parfois l'ombilic.

ARÉOLITE *s. f. (angl. areolitis).* Inflammation de l'aréole du sein.

ARÉOMÉTRIE *s. f. (angl. areometry).* ☞ ***HYDROMÉTRIE.***

ARGAMBLYOPIE *s. f. (angl. argamblyopia).* Amblyopie secondaire au défaut d'usage de l'œil (terme peu usité).

ARGAS Genre d'acariens de la famille des Ixodidés. ◇ ***MINIATUS*** Espèce d'acarien, dite punaise de Miana, punaise bleue ou tampan, commune en Algérie, au Soudan, au Brésil, en Australie et en Inde. C'est un parasite commun des oiseaux de basse-cour, agent de transmission de la borréliose. SYN. ***ARGAS PERSICUS.*** ◇ ***PERSICUS*** ☞ ***ARGAS MINIATUS.*** ◇ ***REFLEXUS*** Acarien parasite des pigeons dont la piqûre entraîne une inflammation locale chez l'homme.

ARGENT *s. m. (angl. silver).* Élément métallique, blanc, malléable et bon conducteur, de numéro atomique 47 et de masse atomique 107,87. Certains de ses sels sont utilisés pour leurs propriétés astringentes et antiseptiques. Symbole : Ag. ◇ **COLLOÏDAL** *(angl. colloidal —).* Préparation à base d'argent dans laquelle le métal a été suffisamment divisé pour former une suspension permanente dans l'eau. Elle est utilisée en gouttes nasales et en collyre. ◇ **(NITRATE D')** *(angl. — nitrate).* Sel cristallisé en lamelles transparentes, $AgNO_3$. On l'utilise comme antiseptique oculaire sous forme de collyre et comme caustique sous forme de crayons. Il est également utilisé comme réactif.

ARGENTAFFINE *adj. (angl. argentaffin).* Qui se colore ou s'imprègne facilement par les sels d'argent. SYN. ***ARGYROPHILE.***

ARGENTATION *s. f. (angl. silver stain).* Imprégnation par un sel d'argent.

ARGENTINE (FIÈVRE HÉMORRAGIQUE D') *(angl. Argentinian hemorrhagic fever).* Fièvre hémorragique due à un arénavirus, le virus de Junin.

ARGENTIQUE *adj. (angl. silver derivatives).* Se dit des composés dans lesquels l'argent constitue l'élément le plus important.

ARGILE *s. f. (angl. clay).* Terre essentiellement composée de silicate d'aluminium hydraté. Très utilisée dans l'antiquité *(bolus alba)*, elle était recommandée dans le traitement des blessures. ◇ **BLANCHE** ☞ ***KAOLIN.*** ◇ **COLLOÏDALE** *(angl. colloidal —).* Silicate d'aluminium hydraté colloïdal, utilisé dans certaines préparations pharmaceutiques.

ARGINASE *s. f. (angl. arginase).* Enzyme hépatique catalysant l'hydrolyse de l'arginine en urée et ornithine.

ARGININE *s. f. (angl. arginine).* Acide amino-guanidino-valérianique constituant des protéines, particulièrement abondant dans les protamines ; il joue un rôle important dans le cycle de l'urée.

ARGININURIE *s. f. (angl. argininuria).* **1.** Présence ou taux d'arginine dans l'urine. **2.** Aminoacidopathie congénitale caractérisée par une élimination accrue d'arginine par l'urine. Elle entraîne des convulsions ; il existe une hépatomégalie et les cheveux sont secs et fragiles.

ARGINOSUCCINURIE *s. f. (angl. arginosuccinicacinuria).* Présence d'acide arginosuccinique dans l'urine, caractéristique d'une erreur métabolique innée ; elle s'accompagne d'un retard mental.

ARGON *s. m. (angl. argon).* Élément chimique gazeux de numéro atomique 18 et de masse atomique 39,948. C'est un gaz inerte. Symbole : Ar.

ARGONZ-DEL CASTILLO (SYNDROME D') *(angl. Argonz-Del Castillo syndrome).* Association d'aménorrhée et de galactorrhée due à une lésion de l'hypothalamus ou à un adénome chromophobe de l'hypophyse. SYN. ***FORBES-ALBRIGHT (SYNDROME DE).***

ARGYLL-ROBERTSON (SIGNE D') *(angl. Argyll-Robertson pupil sign).* Perte du réflexe photomoteur associée à la conservation du réflexe pupillaire à l'accommodation et à la convergence. Il s'accompagne souvent de myosis. C'est un signe caractéristique de syphilis nerveuse.

ARGYRÉMIE *s. f. (angl. argyremia).* Présence de sels d'argent dans le sang.

ARGYRIE *s. f. (angl. argyria).* Coloration grisâtre de la peau et des muqueuses, secondaire à la manipulation de sels d'argent ou à leur administration thérapeutique prolongée.

ARGYRISME *s. m. (angl. silver poisoning).* Intoxication provoquée par des sels d'argent.

ARGYROPHILE *adj. (angl. argyrophile).* ☞ ***ARGENTAFFINE.***

ARHINENCÉPHALIE *s. f. (angl. arhinencephaly).* Absence congénitale du rhinencéphale, souvent associée à une cyclopie et à une aplasie de la lame criblée.

ARHINIE *s. f. (angl. arrhinia).* Absence congénitale du nez.

ARIAS-STELLA (PHÉNOMÈNE D') *(angl. Arias-Stella cells).* Modifications observées dans l'épithélium endométrial, caractérisées par un grossissement et une hyperpigmentation nucléaires et une vacuolisation cytoplasmique, liées à la présence, à l'intérieur ou à l'extérieur de l'utérus, de tissu chorionique.

ARIBOFLAVINOSE *s. f. (angl. ariboflavinosis).* Affection en rapport avec un état de carence alimentaire en riboflavine (vitamine B2), caractérisé par des lésions des téguments et des muqueuses et par des lésions oculaires (vascularisation anormale de la cornée).

ARITHMOMANIE *s. f. (angl. arithmomania).* Habitude morbide et irrésistible de compter les objets, les mots d'un écrit, les maisons d'une rue, etc. ; obsession ou angoisse produite par certains nombres.

ARLT ◇ **(OPÉRATION D')** *(angl. Arlt's operation).* **1.** Tarsorraphie palpébrale. **2.** Correction d'un entropion par excision d'un lambeau cutané en forme d'ellipse, suivie d'une suture des berges. ◇ **(SINUS D')** *(angl. Arlt's recess).* Petite fosse observée dans la partie inférieure du sac lacrymal. ~ **(TRACHOME D')** *(angl. Arlt's trachoma).* SYN. ***TRACHOME FOLLICULAIRE.***

ARMANNI-EBSTEIN (CELLULE D') *(angl. Armanni-Ebstein cell).* Cellule épithéliale de la partie terminale des tubes contournés du rein, contenant des dépôts de glycogène en cas de diabète.

ARMANNI-EBSTEIN (LÉSION D') *(angl. Armanni-Ebstein lesion).* Lésion dégénérative de l'épithélium des tubes urinaires observée dans le diabète sucré.

ARMANNI-EHRLICH (DÉGÉNÉRESCENCE D') *(angl. Armanni-Ehrlich degeneration).* Dégénérescence hyaline des cellules épithéliales des anses de Henle du rein, observée dans le diabète.

ARMIGERES Genre de moustiques dont l'espèce *A. obturbans* est responsable de la transmission de la dengue au Japon.

ARMOISE *s. f.* ☞ ***ARTEMISIA.***

ARMSTRONG (MALADIE D') *(angl. lymphocytic choriomeningitis).* Chorio-méningite lymphocytaire due à un *Arenavirus*.

ARN *(angl. RNA).* Abréviation d'acide ribonucléique. ☞ ***RIBONUCLÉIQUE (ACIDE), ARN.***

ARNAUD (SONDE D') *(angl. Arnaud's probe).* Sonde qui permet d'enregistrer successivement la ventilation de chacun des deux poumons.

ARNDT-SCHULZ (LOI D') *(angl. Arndt's law, Arndt-Schulz law).* Les stimuli faibles augmentent l'activité physiologique et les stimuli intenses l'inhibent ou la suppriment.

ARNETH (COURBE D') *(angl. Arneth index).* Représentation graphique, sous forme d'une courbe, de la formule d'Arneth.

ARNETH (FORMULE D') *(angl. Arneth's formula).* Répartition des granulocytes des divers types suivant le nombre de lobes de leur noyau.

ARNICA *s. f. (angl. arnica).* Plante de la famille des Composées. Les fleurs et les racines de *Arnica montana* étaient utilisées comme cardiotonique, et sont toujours employées en homéopathie. La teinture d'arnica reste utilisée contre les contusions, les entorses.

ARNm *(angl. mRNA).* Abréviation pour ARN messager.

ARNOLD ~ **(NERF D')** *(angl. greater occipital nerve).* Rameau dorsal du 2e nerf cervical pour le muscle oblique de la tête et la peau de la partie supérieure du crâne. SYN. ***NERF GRAND OCCIPITAL.*** ☞ ***ARNOLD (NÉVRALGIE D').*** ~ **(NERF RÉCURRENT D')** *(angl. Arnold's nerve).* Rameau du nerf ophtalmique pour la tente du cervelet. ~ **(NÉVRALGIE D')** Névralgie due à l'inflammation du nerf d'Arnold, branche du 2e nerf cervical innervant les téguments de la partie postérieure du crâne. ~ **(TROU INNOMINÉ OU CANAL INNOMINÉ D')** *(angl. Arnold's innominate canal).* Orifice inconstant creusé dans la grande aile du sphénoïde et livrant passage au nerf petit pétreux superficiel et au nerf petit pétreux profond.

ARNOLD-CHIARI (MALFORMATION D') *(angl. Arnold-Chiari malformation).* Malformation congénitale complexe intéressant les os de la région occipito-atloïdienne et le cervelet, dont les tonsilles se trouvent engagées dans la portion supérieure du canal rachidien. Il en résulte une compression bulbaire et cérébelleuse. Une hydrocéphalie et un spina-bifida sont associés.

ARNOTT (DILATATEUR D') *(angl. Arnott's dilator).* Cylindre extensible en soie utilisé pour dilater l'urètre en cas de rétrécissement.

ARNt Abréviation pour ARN de transfert.

AROMATHÉRAPIE *s. f. (angl. aromatherapy).* Méthode thérapeutique utilisant des huiles végétales essentielles.

AROMATIQUE *adj. (angl. aromatic).* **1.** Qui possède une odeur, en général agréable et pénétrante. **2.** En chimie, se dit des corps possédant un ou plusieurs noyaux benzéniques, anthracéniques, etc.

ARQUÉ *adj. (angl. arcuate).* En forme d'arc.

ARRÊT CARDIAQUE *(angl. cardiac arrest).* Arrêt brutal des battements du cœur, entraînant la disparition du pouls et des bruits cardiaques, l'effondrement de la pression artérielle, l'arrêt de la circulation sanguine. Il nécessite la mise en œuvre immédiate d'un massage cardiaque et d'une assistance respiratoire, les cellules nerveuses ne pouvant survivre plus de trois à cinq minutes à l'arrêt circulatoire.

ARRHÉNOBLASTOME *s. m. (angl. arrhenoblastoma).* Tumeur bénigne de l'ovaire avec des cellules semblables à celles du testicule, entraînant l'apparition de caractères sexuels secondaires masculins.

ARRIÉRATION MENTALE *(angl. mental retardation).* ☞ ***RETARD MENTAL.***

ARRIÈRE-CAVITÉ *s. f.* ~ **DES ÉPIPLOONS** K ***BOURSE OMENTALE.*** ~ **DES FOSSES NASALES** (NA. *pars nasalis pharyngis). (angl. pharyngeal portion of nasal cavity).* ☞ ***RHINOPHARYNX.***

ARRIÈRE-GORGE *s. f.* SYN. ***OROPHARYNX.***

ARRILLAGA-AYERZA (MALADIE D') ☞ ***AYERZA (SYNDROME D').***

ARROW-ROOT *s. m. (angl. arrow root).* Fécule tirée du rhizome de *Maranta arundinacea* et utilisée comme aliment pour enfants ; il est non irritant et antidiarrhéique.

ARROYO (SIGNE D') *(angl. Arroyo's sign).* ☞ ***ASTHÉNOCORIE.***

ARSENIC *s. m. (angl. arsenic).* Élément de numéro atomique 33, de masse atomique 74,9 et de poids spécifique 5,72. C'est une poudre grise d'aspect métallique, d'odeur alliacée, très toxique. Les sels d'arsenic s'utilisaient autrefois en médecine dans le paludisme chronique, l'anémie, l'asthme, et l'eczéma chronique. Ses composés organiques s'employaient largement dans le traitement de la syphilis. Symbole : As.

◇ **(TRIOXYDE D')** *(angl. — trioxide).* Sel d'arsenic utilisé avec succès dans le traitement de la leucémie aiguë promyélocytaire.

ARSÉNICAL *adj. (angl. arsenical).* Qui se rapporte à l'arsenic ; qui contient de l'arsenic.

ARSÉNICISME *s. m. (angl. arsenic poisoning).* Intoxication chronique par l'arsenic ou ses dérivés. Il s'agit d'une maladie professionnelle.

ARSÉNIÉ *adj. (angl. arsenical).* Qui contient de l'arsenic ; qui est combiné avec de l'arsenic.

ARSÉNIEUX *adj. (angl. arsenious).* Se dit de dérivés de l'arsenic trivalent.

ARTÉFACT *s. m. (angl. artefact).* **1.** Toute modification ou altération qui n'est pas naturelle, mais produite par une manipulation. En histologie et en microscopie, on utilise ce terme pour désigner une altération artificielle d'un tissu lors de sa préparation pour l'examen microscopique. **2.** Phénomène parasite faussant le tracé d'un appareil enregistreur, dû à la technique utilisée, à l'appareil lui-même, etc.

ARTEMISIA *(angl. artemisia).* Genre de plantes de la famille des Composées, dont plusieurs espèces sont médicinales. L'espèce *Artemisia annua* produit l'artémisine aux propriétés antipaludéennes expérimentée en Chine. ◇ ***ABSINTHIUM*** ☞ ***ABSINTHE OFFICINALE.***

ARTÈRE *s. f. (angl. artery).* Chacun des vaisseaux qui conduisent le sang lancé par les ventricules du cœur, vers toutes les parties de l'organisme. (Les anciens leur donnèrent ce nom parce qu'ils pensaient que ces vaisseaux contenaient de l'air.) Une artère possède trois tuniques : une tunique externe (l'adventice), composée de tissu conjonctif et de fibres élastiques, une tunique moyenne, formée de fibres élastiques transversales et de fibres musculaires, et une tunique interne, formée de cellules endothéliales entourées de fibres élastiques longitudinales et de tissu conjonctif. On distingue les artères de gros calibre ou de type élastique, les artères de moyen calibre ou de type musculaire, et les artérioles qui précèdent immédiatement les capillaires. ☞ ***ATLAS ANATOMIQUE DES ARTÈRES EN ANNEXE.*** ◇ **HÉLICINE** *(angl. helicine —).* Artère à disposition hélicoïdale que l'on observe dans les organes érectiles. ◇ **NOURRICIÈRE** *(angl. nutrient —).* Se dit des artères qui apportent le sang dans les os et passent par les trous nourriciers. ◇ **TERMINALE** *(angl. terminal —).* Artère qui ne se divise pas en branches ou qui se termine directement par des capillaires.

ARTERIA LUSORIA *(angl. arteria lusoria).* Anomalie fréquente de l'artère sous-clavière droite qui naît à gauche, et passe derrière l'œsophage pour gagner le côté auquel elle est destinée. Elle peut être à l'origine d'une difficulté à la déglutition.

ARTÉRIALISATION *s. f. (angl. arterialization).* Transformation du sang veineux en sang artériel dans les poumons.

ARTÉRIECTASIE *s. f. (angl. arteriectasis).* Dilatation d'une artère.

ARTÉRIECTOMIE *s. f. (angl. arteriectomy).* Résection d'une artère, ou d'un segment d'artère.

ARTÉRIECTOPIE *s. f. (angl. arteriectopia).* Situation anormale d'une artère.

ARTÉRIEL *adj. (angl. arterial).* Qui se rapporte à une artère.

ARTÉRIOFIBROSE *s. f. (angl. arteriofibrosis).* Fibrose inflammatoire des parois des petites artères, entraînant leur sténose.

ARTÉRIOGENÈSE *s. f. (angl. arteriogenesis).* Formation des artères.

ARTÉRIOGRAMME *s. m. (angl. arteriogram).* **1.** Image radiographique obtenue par artériographie. **2.** ☞ ***SPHYGMOGRAMME.***

ARTÉRIOGRAPHIE *s. f. (angl. arteriography).* Radiographie des artères après injection d'un milieu de contraste radio-opaque. ◇ **CÉRÉBRALE** *(angl. cerebral —).* Radiographie des artères du cerveau après injection, par voie transcutanée ou par cathétérisme, d'un produit opacifiant. SYN. ***ANGIOGRAPHIE CÉRÉBRALE.*** ◇ **SÉLECTIVE** *(angl. selective —).* Radiographie d'une artère déterminée par injection d'un milieu de contraste radio-opaque directement dans celle-ci ou dans la région à explorer.

ARTÉRIOLE *s. f. (angl. arteriole).* Fine branche terminale d'une artère, qui relie cette dernière aux capillaires.

ARTÉRIOLITHE *s. m. (angl. arteriolith).* Concrétion calcaire dans une artère athéromateuse.

ARTÉRIOLOGIE *s. f. (angl. arteriology).* Partie de l'anatomie qui traite des artères.

ARTÉRIOMYOMATOSE *s. f. (angl. arteriomyomatosis).* Prolifération irrégulière des fibres musculaires de la paroi artérielle, produisant un épaississement de celle-ci.

ARTÉRIONÉCROSE *s. f. (angl. arterionecrosis).* Nécrose des parois d'une ou de plusieurs artères.

ARTÉRIOPATHIE *s. f. (angl. arteriopathy).* Nom générique donné aux affections des artères.

ARTÉRIOPLANIE *s. f.* Allongement anormal du trajet d'une artère.

ARTÉRIORRAPHIE *s. f. (angl. arteriorrhaphy).* Suture d'une paroi artérielle.

ARTÉRIORRHEXIS *s. f. (angl. arteriorrhexis).* Rupture d'une artère.

ARTÉRIOSCLÉREUX *adj. (angl. arteriosclerotic).* **1.** Qui se rapporte à l'artériosclérose. **2.** Qui est atteint d'artériosclérose.

ARTÉRIOSCLÉROSE *s. f. (angl. arteriosclerosis).* Induration et épaississement pathologiques des parois artérielles, en particulier de l'intima, par formation de plaques d'athérome, avec tendance à l'oblitération. ◇ **CÉRÉBRALE** *(angl. cerebral —).* Sclérose des artères cérébrales. ◇ **DIFFUSE** *(angl. diffuse —).* Sclérose artérielle prédominant sur les fibres musculaires de la tunique moyenne et s'étendant également à la tunique interne. ◇ **OBLITÉRANTE** *(angl. obstructive —).* Ensemble des troubles circulatoires des membres résultant de l'oblitération chronique progressive artérioscléreuse des artères qui les vascularisent.

ARTÉRIOSPASME *s. m. (angl. arteriospasm).* Spasme des parois d'une artère.

ARTÉRIOTOMIE *s. f. (angl. arteriotomy).* Incision généralement longitudinale d'une artère, pratiquée pour soustraire du sang à l'organisme, pour introduire un cathéter ou pour atteindre et supprimer un obstacle à la circulation.

ARTÉRIOTREPSIE *s. f. (angl. arteriotrepsis).* Torsion de l'extrémité d'une artère sectionnée, pratiquée pour arrêter l'hémorragie.

ARTÉRIO-VEINEUX *adj. (angl. arteriovenous).* Qui se rapporte aux artères et aux veines.

ARTÉRITE *s. f. (angl. arteritis).* Nom générique donné à toutes les atteintes artérielles d'origine inflammatoire ou dégénérative. La localisation aux membres inférieurs, particulièrement fréquente chez les sujets athéromateux, et plus particulièrement diabétiques et fumeurs, évolue en 4 stades : 1, de latence clinique ; 2, de claudication intermittente ; 3, avec des douleurs de décubitus ; 4, de gangrène. ◇ **OBLITÉRANTE** *(angl. obstructive —).* Endartérite chronique caractérisée par l'obstruction partielle ou totale de la lumière du vaisseau. ◇ **TEMPORALE** *(angl. temporal —).* ☞ ***HORTON (MALADIE DE).***

ARTHR-, ARTHRO- *(angl. arthr-, arthro-).* Préfixes d'origine grecque indiquant une relation avec les articulations.

ARTHRALGIE *s. f. (angl. arthralgia).* Douleur articulaire.

ARTHRECTOMIE *s. f. (angl. arthrectomy).* Résection d'une articulation, en particulier de la membrane synoviale et des fongosités, en respectant les surfaces articulaires. SYN. ***SYNOVECTOMIE.***

ARTHRIFLUENT *adj.* Qualifie une collection purulente d'origine articulaire. ☞ ***ABCÈS ARTHRIFLUENT.***

ARTHRITE *s. f. (angl. arthritis).* Inflammation d'une articulation, d'origine infectieuse (bactérienne, virale, mycosique), immunologique (par dépôt de complexes antigène-anticorps ou autoimmuns) ou métabolique. ◇ **AIGUË** *(angl. acute —).* Arthrite d'évolution aiguë, caractérisée par l'association de douleur, chaleur, rougeur et tuméfaction. ◇ **ALLERGIQUE** *(angl. allergic —).* Arthrite d'origine allergique, observée notamment dans la maladie du sérum. ◇ **BLENNORRAGIQUE** *(angl. gonococceal —).* Arthrite aiguë due au gonocoque. SYN. ***ARTHRITE GONOCOCCIQUE.*** ◇ **CHRONIQUE DÉGÉNÉRATIVE** ☞ ***ARTHROSE.*** ◇ **CHRONIQUE JUVÉNILE** ☞ ***STILL (MALADIE DE).*** ◇ **EXSUDATIVE** *(angl. exudative —).* Arthrite s'accompagnant d'un exsudat intra ou périarticulaire. ◇ **FONGUEUSE** *(angl. tuberculous —).* Arthrite tuberculeuse. ◇ **GONOCOCCIQUE** ☞ ***ARTHRITE BLENNORRAGIQUE.*** ◇ **GOUTTEUSE** *(angl. gouty —).* Arthrite due à la goutte. ◇ **NEUROPATHIQUE** ☞ ***ARTHROPATHIE NEUROGÈNE.*** ◇ **RÉACTIONNELLE** *(angl. reactive —).* Arthrite autoimmune qui apparaît au cours d'infections localisées, en particulier intestinales ou de l'appareil urinaire. ◇ **RHUMATOÏDE** ☞ ***POLYARTHRITE RHUMATOÏDE.*** ◇ **SÈCHE** *(angl. — deformans).* Arthrite chronique sans exsudat liquide. ◇ **SUPPURÉE** *(angl. suppurative —).* Arthrite caractérisée par la présence de pus intra-articulaire, due à des micro-organismes pyogènes. ◇ **SYPHILITIQUE** Arthrite due à la syphilis. ◇ **TUBERCULEUSE** *(angl. tuberculous —).* Arthrite survenant en général comme complication d'un foyer tuberculeux primitif (le plus souvent pulmonaire). SYN. ***ARTHRITE FONGUEUSE.*** ◇ **URATIQUE** ☞ ***ARTHRITE GOUTTEUSE.***

ARTHRITIQUE *adj. (angl. arthritic).* **1.** Qui se rapporte à l'arthrite. **2.** Qui est atteint d'arthrite ou d'arthritisme (s'utilise aussi comme substantif).

ARTHRITISME *s. m. (angl. arthritism).* Terme générique qui désignait autrefois un groupe de maladies considérées comme apparentées et caractérisées essentiellement par des algies diverses : goutte, obésité, asthme, lithiase biliaire, arthrite chronique, eczéma, etc. SYN. ***DIATHÈSE ARTHRITIQUE.***

ARTHROCÈLE *s. f. (angl. arthrocele).* Tuméfaction ou tumeur d'une articulation.

ARTHROCENTÈSE *s. f. (angl. arthrocentesis).* Ponction d'une articulation.

ARTHROCHONDRITE *s. f. (angl. arthrochondritis).* Inflammation des cartilages d'une articulation.

ARTHROCLÉISIS *s. f. (angl. arthroclisis).* **1.** Ankylose d'une articulation. **2.** ☞ ***ARTHRODÈSE.***

ARTHROCLYSE *s. f. (angl. arthroclisis).* Lavage chirurgical d'une cavité articulaire.

ARTHRODÈSE *s. f. (angl. arthrodesis).* Fixation chirurgicale d'une articulation ; ankylose artificielle.

ARTHRODIE *s. f. (angl. arthrodia).* ☞ ***ARTICULATION PLANE.***

ARTHRODYNIE *s. f. (angl. arthrodynia).* Douleur articulaire.

ARTHROGÈNE *adj. (angl. arthrogenous).* Qui a son origine dans une articulation.

ARTHROGRAPHIE *s. f. (angl. arthrography).* Radiographie d'une articulation dans laquelle on a introduit un gaz (arthrographie gazeuse) ou une substance opaque aux rayons X (arthrographie opaque).

ARTHROGRYPOSE *s. f. (angl. arthrogryposis).* Contracture avec ankylose permanente d'une articulation en flexion. ◇ **CONGÉNITALE MULTIPLE** *(angl. — multiplex congenita).* Ankylose fibreuse généralisée congénitale des articulations des membres supérieurs et inférieurs souvent associée à des déformations osseuses. SYN. ***AMYOPLASIE CONGÉNITALE.***

ARTHROLITHE *s. m. (angl. arthrolith).* Dépôt calcaire ou calcul d'origine goutteuse dans une articulation.

ARTHROLITHIASE *s. f. (angl. arthrolithiasis).* Autrefois, la goutte.

ARTHROLOGIE *s. f. (angl. arthrology).* Partie de l'anatomie qui traite des articulations.

ARTHROLYSE *s. f. (angl. arthrolysis).* Opération qui consiste à sectionner la capsule et les ligaments d'une articulation ankylosée dans le but de rétablir sa mobilité.

ARTHROMALACIE *s. f. (angl. arthromalacia).* Variété de dysplasie spondylo-épiphysaire d'origine héréditaire. ☞ ***DYSPLASIE SPONDYLO-ÉPIPHYSAIRE.***

ARTHRO-OPHTALMOPATHIE HÉRÉDITAIRE PROGRESSIVE ☞ ***STICKLER (SYNDROME DE).***

ARTHROMÈTRE *s. m. (angl. arthrometer).* Instrument qui sert à mesurer l'amplitude des mouvements articulaires, normale et pathologique.

ARTHROPATHIE *s. f. (angl. arthropathy).* Toute affection articulaire. ◇ **NEUROGÈNE** *(angl. neurogenic —).* Arthropathie secondaire à des lésions médullaires ou du système nerveux périphérique. SYN. ***ARTHROPATHIE NERVEUSE.*** ◇ **STATIQUE** *(angl. static —).* Affection articulaire d'un membre due à un déséquilibre statique. ◇ **TABÉTIQUE** *(angl. Charcot' joint).* Arthropathie observée chez les patients atteints de tabès dorsal. SYN. ***ARTHROPATHIE DE CHARCOT.***

ARTHROPHYTE *s. m. (angl. arthrophyte).* Corps étranger articulaire ; excroissance pathologique dans une articulation. SYN. ***SOURIS ARTICULAIRE.***

ARTHROPLASTIE *s. f. (angl. arthroplasty).* Chirurgie plastique des articulations ; création de néoarticulations pour remédier à une ankylose.

ARTHROPNEUMOGRAPHIE *s. f. (angl. arthropneumography).* Radiographie d'une articulation après injection d'un gaz. SYN. ***PNEUMOARTHROGRAPHIE, ARTHROGRAPHIE GAZEUSE.***

ARTHROPODES *(angl. Arthropodes).* Embranchement qui comprend les animaux invertébrés possédant un squelette externe chitineux et des organes de locomotion articulés, comme les insectes, les arachnides, les myriapodes, les crustacés, etc.

ARTHRORISE *s. f. (angl. arthrorisis).* Limitation chirurgicale des mouvements d'une articulation anormalement mobile.

ARTHRORRAGIE *s. f. (angl. articular hemorrhage).* Hémorragie dans une articulation.

ARTHROSCANNER *s. m.* Examen d'une articulation par tomodensitométrie.

ARTHROSCLÉROSE *s. f. (angl. arthrosclerosis).* Raideur articulaire.

ARTHROSCOPE *s. m. (angl. arthroscope).* Endoscope pour examiner les cavités articulaires.

ARTHROSCOPIE *s. f. (angl. arthroscopy).* Examen direct de l'intérieur d'une articulation grâce à un endoscope spécial, l'arthroscope ; permet les biopsies ou certains traitements locaux.

ARTHROSE *s. f. (angl. arthrosis).* Altération destructrice des cartilages ou des fibrocartilages articulaires, de nature dégénérative, non inflammatoire avec production d'ostéophytes et de chondrophytes. Ses principales localisations sont la hanche (coxarthrose), le genou (gonarthrose), la colonne vertébrale à ses différents niveaux (cervicarthrose, dorsarthrose, lombarthrose), les mains, les pieds.

ARTHROSIQUE *adj. (angl. arthrosic).* **1.** Qui se rapporte à l'arthrose. **2.** Qui est atteint d'arthrose.

ARTHROSTÉITE *s. f. (angl. arthrosteitis).* Inflammation des structures osseuses d'une articulation.

ARTHROSYNOVITE *s. f. (angl. arthrosynovitis).* Inflammation de la membrane synoviale d'une articulation.

ARTHROTOMIE *s. f. (angl. arthrotomy).* Incision chirurgicale d'une articulation.

ARTHROTROPIQUE *adj. (angl. arthrotropic).* Qui a tendance à se fixer dans les articulations.

ARTHROTYPHUS *s. m. (angl. arthrotyphoid).* Variété de fièvre typhoïde débutant par des symptômes qui simulent un rhumatisme articulaire aigu.

ARTHROXÉSIS *s. m. (angl. arthroxesis).* Curetage ou débridement d'une surface articulaire.

ARTHUS (PHÉNOMÈNE D') *(angl. Arthus reaction).* Lésion nécrotique locale résultant d'un conflit antigène-anticorps produite par l'injection de l'antigène chez un animal préalablement immunisé. Il s'agit d'une manifestation d'hypersensibilité liée à des complexes immuns entraînant des altérations vasculaires.

ARTICLE *s. m. (angl. article).* **1.** Partie d'un membre, d'un appendice, qui s'articule avec un autre, chez les arthropodes. **2.** Segment d'un filament mycélien compris entre deux septums. **3.** SYN. ***ARTICULATION.***

ARTICULAIRE *adj. (angl. articular).* Qui se rapporte à une articulation ; qui affecte les articulations.

ARTICULATEUR *s. m. (angl. articulator).* En orthodontie, appareil comprenant deux articulations mécaniques schématisant les deux articulations temporo-mandibulaires et qui permet de placer les modèles du maxillaire et de la mandibule dans les différentes positions relatives des deux maxillaires.

ARTICULATION *s. f. (angl. articulation, joint).* Ensemble des éléments par lesquels les os s'unissent les uns aux autres. ◇ **ALVÉOLO-DENTAIRE** *(angl. dentoalveolar articulation).* Articulation par implantation de la racine dentaire dans l'alvéole correspondant du bord dentaire de la mandibule ou du maxillaire. La racine et l'alvéole sont unis par le ligament alvéolo-dentaire. Il s'agit d'une gomphose. ☞ ***GOMPHOSE.***

◇ **ARTHRODIALE** *(angl. arthrodial articulation).* ☞ ***ARTICULATION PLANE.*** ◇ **COMPOSÉE** *(angl. compound articulation).* Articulation qui unit entre eux plus de deux os. ◇ **CONDYLIENNE** *(angl. condylar articulation).* Ancienne dénomination. ☞ ***ARTICULATION ELLIPSOÏDE.*** ◇ **DIARTHRODIALE** *(angl. diarthrodial articulation).* ☞ ***DIARTHROSE.*** ◇ **ELLIPSOÏDE** *(angl. ellipsoidal —).* Articulation dans laquelle la partie articulaire concave s'articule avec la partie convexe en forme d'ellipse. ◇ **EN SELLE** *(NA. articulatio sellaris). (angl. sellar articulation).* Articulation diarthrodiale dont les surfaces sont en forme de selle. L'une est concave dans un sens et convexe dans l'autre. La surface opposée est inversement conformée. ◇ **IMMOBILE** *(angl. articulatio fibrosa).* ☞ ***SYNARTHROSE.*** ◇ **MOBILE** ☞ ***DIARTHROSE.*** ◇ **PAR EMBOÎTEMENT RÉCIPROQUE** ☞ ***ARTICULATION EN SELLE.*** ◇ **PLANE** *(NA. articulatio plana). (angl. plane —).* Articulation de surfaces articulaires planes ou presque planes, qui permet des mouvements de glissement des surfaces articulaires, comme celle des processus articulaires des vertèbres entre elles. ◇ **SEMIMOBILE** ☞ ***SYMPHYSE.*** ◇ **SIMPLE** *(NA. articulatio simplex). (angl. simple —).* Articulation qui unit entre eux deux os seulement. ◇ **SPHÉNOÏDE** *(NA. articulation sphenoidea). (angl. sphenoid articulation).* Diarthrose formée par une tête qui s'emboîte dans une cavité et se meut dans toutes les directions. EX. *l'articulation coxofémorale.* ◇ **SYNARTHRODIALE** *(angl. synarthroidal articulation).* ☞ ***SYNARTHROSE.*** ◇ **TALOCRURALE** *(angl. ankle joint).* Partie inférieure de la jambe, comprenant deux saillies, la malléole interne du tibia en dedans, et la malléole externe de la fibula en dehors. SYN. ***CHEVILLE.*** ◇ **TRANSVERSE DU TARSE** *(angl. transverse tarsal joint).* Union du calcanéus et du talus avec les autres os du tarse. SYN. ***ARTICULATION DE CHOPART.*** ◇ **TROCHOÏDE** *(angl. trochoidal articulation).* ☞ ***TROCHOÏDE.***

ARTICULÉ *adj. (angl. articulated).* Qui possède une ou plusieurs articulations. ◇ **DENTAIRE** *(angl. dental articulation).* Rapport entre les arcades dentaires ou entre une dent et ses antagonistes pendant l'occlusion. ☞ ***OCCLUSION.***

ARTICULO MORTIS À l'article de la mort (latin).

ARYLSULFATASE *s. f. (angl. arylsulfatase).* Enzyme catalysant l'hydrolyse des esters sulfuriques des phénols.

ARYTÉNOÏDE *s. m. (angl. arytenoid).* Cartilage aryténoïde. ☞ ***CARTILAGE.***

ARYTÉNOÏDECTOMIE *s. f. (angl. arytenoidectomy).* Ablation chirurgicale d'un ou des deux cartilages aryténoïdes.

ARYTÉNOÏDITE *s. f. (angl. arytenoiditis).* Inflammation de la région aryténoïdienne.

ARYTÉNOÏDOPEXIE *s. f. (angl. arytenoidopexy).* Fixation chirurgicale d'un cartilage aryténoïde.

ARYTHMIE *s. f. (angl. arrhythmia).* Irrégularité d'un rythme ; ce terme désigne essentiellement une anomalie du rythme cardiaque caractérisée par des battements ventriculaires irréguliers. ◇ **ALLORYTHMIQUE** *(angl. allorhythmic —).* Arythmie périodique ou rythmée. ◇ **COMPLÈTE** *(angl. continuous —).* Trouble du rythme cardiaque caractérisé par des contractions ventriculaires survenant à intervalles irréguliers et due en général à une fibrillation atriale. ◇ **EXTRASYSTOLIQUE** *(angl. extrasystolic —).* Irrégularité du rythme cardiaque en rapport avec des extrasystoles. ◇ **NODALE** *(angl. junctional —).* Arythmie par rythme nodal. ☞ ***RYTHME NODAL.*** ◇ **RESPIRATOIRE** *(angl. respiratory sinus —).* Irrégularité du rythme cardiaque qui coïncide avec les mouvements respiratoires d'inspiration et d'expiration. Il s'agit d'une variété d'arythmie sinusale. ◇ **SINUSALE** *(angl. sinus —).* Irrégularité non pathologique du rythme cardiaque due à une perturbation de la cadence des excitations au niveau du nœud sinusal et donnant lieu à des alternances d'accélération et de ralentissement de la cadence cardiaque. ◇ **VAGALE** *(angl. sinus —).* Arythmie sinusale due aux variations du tonus vagal sous l'influence notamment du cycle respiratoire.

ARYTHMOGÈNE *adj. (angl. arrythmogenic).* Qui est responsable de troubles du rythme cardiaque.

As Symbole chimique de l'arsenic.

ASA *(angl. ASA).* Indice de l'*American Society of Anesthesiologists* utilisé pour stratifier les risques d'une anesthésie ; il s'étend de 1 (patient en bonne santé) à 5 avec l'ajout récent d'une catégorie 6 (patient en état de mort cérébrale mais dont les organes peuvent être prélevés pour une transplantation).

ASACRIE *s. f. (angl. asacria).* Absence congénitale du sacrum.

ASAT *(angl. ASAT).* Abréviation d'aspartate amino-transférase. ☞ ***TRANSAMINASE.***

ASBESTE *s. f. (angl. asbestos).* ☞ ***AMIANTE.***

ASBESTOSE *s. f. (angl. asbestosis).* ☞ ***AMIANTOSE.***

ASCARICIDE *adj. (angl. ascaricide).* Qui détruit les ascarides.

ASCARIDE *s. m. (angl. ascarid).* Ver appartenant au genre *Ascaris.*

ASCARIDIASE *s. f. (angl. ascaridiosis).* Infection par des ascarides et troubles qui en résultent : troubles gastro-intestinaux, broncho-pulmonaires, etc. SYN. ***ASCARIDIOSE.***

ASCARIDIOSE *s. f.* ☞ ***ASCARIDIASE.***

ASCARIS *(angl. ascaris).* Genre de vers nématodes de la famille des Ascarididés, parasites de l'intestin des animaux vertébrés. L'espèce qui parasite habituellement l'homme est *A. lumbricoides.* ◇ ***ALATA CANIS*** ☞ ***TOXOCARA.*** ◇ ***LUMBRICOIDES*** *(angl. eelworm, roundworm).* Espèce très répandue d'ascaride, de couleur blanc rosé, d'une longueur de 10 à 25 cm. Il parasite l'intestin grêle de l'homme, et il est souvent à l'origine de divers troubles locaux ou généraux (inflammation et obstruction intestinales, troubles nerveux, etc.). L'infestation se fait par ingestion directe des œufs qui contiennent les embryons. ◇ **VERMICULARIS** ☞ ***ENTEROBIUS***.

ASCHÉMATIE *s. f. (angl. stomatoagnosia).* Forme d'asomatognosie dans laquelle il existe un trouble du schéma corporel avec négligence de certaines parties du corps.

ASCHER (SYNDROME D') *(angl. Ascher's syndrome).* Association d'un blépharochalasis, d'une hypertrophie de la muqueuse des lèvres et d'un adénome thyroïdien.

ASCHHEIM-ZONDEK (RÉACTION D') *(angl. Ascheim-Zondek test).* Première en date des réactions biologiques de grossesse. Elle n'est plus employée.

ASCHNER (RÉFLEXE OU PHÉNOMÈNE D') *(angl. Aschner's reflex).* Ralentissement du rythme cardiaque à la suite d'une compression exercée sur les globes oculaires. SYN. ***RÉFLEXE OCULO-CARDIAQUE***.

ASCHOFF ◇ **(CELLULE D')** *(angl. Aschoff's cell).* Cellule géante présente dans le nodule d'Aschoff. ◇ **(NODULE D')** *(angl. Aschoff's nodule).* Lésion spécifique de la myocardite rhumatismale, qui consiste en de petites zones de nécrose périvasculaire dans le myocarde. SYN. ***GRANULOME RHUMATISMAL***.

ASCHOFF-TAWARA (NŒUD D') ☞ ***NŒUD ATRIO-VENTRICULAIRE***.

ASCITE *s. f. (angl. ascites).* Accumulation de liquide dans la cavité péritonéale par exsudation ou transsudation. ◇ **CHYLEUSE** *(angl. chylous ascites).* Présence de chyle dans la cavité péritonéale, observée dans certaines atteintes du système lymphatique. SYN. ***CHYLOPÉRITOINE***. ◇ **ESSENTIELLE DES JEUNES FILLES** *(angl. tuberculous peritonitis).* Nom donné autrefois à la péritonite tuberculeuse ascitique. ◇ **HÉMORRAGIQUE** *(angl. hemorrhagic —).* Ascite constituée d'un liquide qui contient du sang. ◇ **PSEUDO-CHYLEUSE** *(angl. pseudochylous —).* Ascite dont le liquide a un aspect laiteux ressemblant au chyle ; cet aspect n'est pas dû à la présence de graisses, mais à la mucine et à des glycoprotéides.

ASCITIQUE *adj. (angl. ascitic).* Qui se rapporte à l'ascite ou qui est atteint d'ascite.

ASCITOGÈNE *adj. (angl. ascitogenous).* Qui engendre l'ascite.

ASCOMYCÈTES *(angl. Ascomycetes).* Classe de champignons caractérisés par la formation d'ascospores dans leur cycle de reproduction sexuée. Cette classe comprend des genres présentant un grand intérêt en pathologie, comme *Aspergillus* et les dermatophytes. On y trouve aussi les levures et *Penicillium*.

ASCORBINÉMIE *s. f. (angl. ascorbemia).* Présence ou taux d'acide ascorbique dans le sang.

ASCORBIQUE (ACIDE) *(angl. ascorbic acid).* Composé cristallin, $C_6H_8O_6$. Il est très répandu dans les végétaux, les aliments d'origine animale, les organes du corps. C'est la dénomination chimique de la vitamine C. Sa carence cause le scorbut. ☞ ***VITAMINE C***.

ASCORBURIE *s. f. (angl. ascorburia).* Présence d'acide ascorbique dans l'urine.

-ASE *(angl. -ase).* Suffixe correspondant à la désinence des enzymes (amylase, lipase, etc.).

ASÉMIE *s. f. (angl. asemia).* Perte du langage mimique, constatée chez des patients atteints de troubles psychopathologiques. ☞ ***ASYMBOLIE***.

ASEPSIE *s. f. (angl. asepsis).* **1.** Absence de micro-organismes dans un milieu déterminé. **2.** Ensemble des moyens visant à empêcher la contamination d'objets, de substances, d'organismes, ou de locaux préalablement désinfectés.

ASEPTIQUE *adj. (angl. aseptic).* **1.** Qui se rapporte à l'aseptie. **2.** Qui ne contient pas de germes.

ASEXUÉ *adj. (angl. asexual).* Qui n'a pas de sexe. Se dit aussi de la phase de développement d'un organisme pendant laquelle il se reproduit de manière asexuelle (sans union de gamètes mâle et femelle).

ASHERMAN (SYNDROME D') *(angl. Asherman's syndrome).* Aménorrhée en rapport avec des synéchies utérines.

ASIALIE *s. f. (angl. asialia).* Absence ou diminution de la sécrétion salivaire. SYN. ***APTYALISME***.

ASIDÉROSE *s. f. (angl. asiderosis).* Diminution anormale des réserves de fer dans l'organisme.

ASILE *s. m. (angl. asylum).* Autrefois, établissement psychiatrique.

ASLO ☞ ***ANTISTREPTOLYSINE O***.

ASOMA *s. m. (angl. asoma).* Monstre dont la tête est peu développée et le tronc rudimentaire.

ASOMATOGNOSIE *(angl. asomatognosia).* Absence de conscience d'une partie plus ou moins importante du corps ; elle témoigne d'une lésion du lobe pariétal, le plus souvent droit.

ASPARAGINASE *s. f. (angl. asparaginase).* Enzyme qui catalyse l'hydrolyse de l'asparagine en acide aspartique et en ammoniac. Alors que les cellules normales synthétisent leur propre asparagine, certaines cellules cancéreuses doivent se la procurer dans le milieu, ce qui explique l'utilisation de l'asparaginase dans certains types de cancers.

ASPARAGINE *s. f. (angl. asparagine).* Acide aminé non essentiel, amide de l'acide aspartique, que l'on trouve dans de nombreux végétaux (en général dans les parties des végétaux qui se sont développées dans l'obscurité). L'asparagine est un élément constitutif de la plupart des protéines.

ASPARTAME *s. m. (angl. aspartame).* Édulcorant de synthèse.

ASPARTIQUE (ACIDE) *(angl. aspartic acid).* Acide aminé impliqué dans la métabolisme de l'urée.

ASPÉCIFIQUE *adj. (angl. aspecific).* Qui n'est pas spécifique. Se dit d'une infection qui n'est pas provoquée par un micro-organisme particulier.

ASPERGER (SYNDROME D') *(angl. Asperger's syndrome).* Variété d'autisme associée à un surdéveloppement de certaines facultés (idiot savant).

ASPERGILLOME *s. m. (angl. aspergilloma).* Masse pseudo-tumorale (mycétome) se développant dans une cavité résiduelle (en général caverne tuberculeuse) et due à une variété d'*Aspergillus.* SYN. ***MYCÉTOME.***

ASPERGILLOSE *s. f. (angl. aspergillosis).* Infection provoquée par la présence de champignons filamenteux du genre *Aspergillus* dans l'organisme. ◇ **PULMONAIRE** *(angl. pulmonary —).* Infection des poumons due à des champignons du genre *Aspergillus* ; les gaveurs de pigeons y sont prédisposés.

ASPERGILLUS Genre de champignons ascomycètes, qui se développent sur les matières organiques en décomposition. ◇ ***AURICULARIS*** Aspergillus pathogène, isolé dans le cérumen. ◇ ***FUMIGATUS*** Vit à l'état saprophyte sur le foin, la paille, les céréales et autres produits végétaux. Chez l'homme, elle est responsable d'infections cutanées et pulmonaires et elle provoque aussi des maladies chez les animaux qui consomment des céréales infectées. ◇ ***NIDULANS*** Espèce responsable du mycétome blanc. ◇ ***NIGER*** ☞ ***ASPERGILLUS AURICULARIS.***

ASPERMATISME *s. m. (angl. aspermatism).* Défaut d'émission du sperme dû soit à l'absence de sécrétion, soit à l'impossibilité de l'éjaculation.

ASPERMIE *s. f. (angl. aspermia).* Absence de sperme.

ASPHYGMIE *s. f. (angl. asphygmia).* Absence de pouls palpable.

ASPHYXIE *s. f. (angl. asphyxia).* Arrêt de la respiration provoqué par tout phénomène qui s'oppose à l'échange gazeux entre le sang et l'atmosphère au niveau des poumons. ☞ ***APNÉE, SUFFOCATION.*** ◇ **BLANCHE** *(angl. white —, — pallida).* Asphyxie s'accompagnant de pâleur. ◇ **BLEUE** *(angl. blue —, — livida).* Asphyxie caractérisée par la couleur bleu-violacé des téguments. ◇ **DES NOUVEAU-NÉS** *(angl. — neonatorum).* Cause fréquente de mort apparente du nouveau né par défaut d'oxygène dans le sang fœtal. ◇ **LOCALE** *(angl. local —).* ☞ ***ACROASPHYXIE.*** ◇ **MÉCANIQUE** *(angl. mechanical —).* Asphyxie due à un obstacle mécanique à la ventilation pulmonaire, qui peut se situer à l'intérieur comme à l'extérieur des voies respiratoires. Dans le premier cas, on inclut les asphyxies par corps étrangers ou par immersion, et dans le second cas, la pendaison, l'étouffement facial, l'écrasement ou l'ensevelissement. ◇ **TRAUMATIQUE** *(angl. traumatic —).* Cyanose de la tête et du cou, qui résulte de la compression soudaine et grave du thorax ou de l'abdomen. ☞ ***MASQUE ECCHYMOTIQUE.***

ASPIRATEUR *s. m. (angl. aspirator).* Appareil permettant d'extraire par aspiration un gaz ou un liquide d'une cavité.

ASPIRATION *s. f. (angl. aspiration).* **1.** Fait d'aspirer de l'air. **2.** Extraction de liquide ou de gaz par le biais d'un aspirateur.

ASPIRINE *s. f. (angl. aspirin).* ☞ ***ACÉTYLSALICYLIQUE (ACIDE).***

ASPLÉNIE *s. f. (angl. asplenia).* Absence de rate.

ASSEZAT (TRIANGLE D') *(angl. Assezat's triangle).* Triangle délimité par les lignes unissant le nasion, le basion et le prosthion. Il est utilisé pour évaluer le degré du prognathisme.

ASSIMILABLE *adj. (angl. assimilable).* Qui peut être assimilé.

ASSIMILATION *s. f. (angl. assimilation).* Incorporation des substances nutritives par l'organisme. ◇ **MENTALE** *(angl. mental —).* Réception et appréciation correcte des impressions sensorielles. ◇ **SOCIALE** *(angl. social —).* Incorporation à une vie culturelle commune de personnes différentes en un même lieu ; fusion d'un groupe d'immigrants minoritaires à une société préexistante.

ASSISTANCE CIRCULATOIRE *(angl. circulatory assistance).* Ensemble des moyens utilisés pour remédier temporairement à une défaillance cardiaque aiguë. SYN. ***ASSISTANCE CARDIO-CIRCULATOIRE.***

ASSISTANT SANITAIRE En France, personne chargée de la santé des enfants d'un âge inférieur à celui qui limite l'obligation scolaire, dans une colonie ou un camp de vacances. Les infirmières diplômées d'État ou autorisées, les étudiants en médecine, les assistantes sociales diplômées d'État, sont seuls autorisés à remplir les fonctions d'assistant sanitaire.

ASSISTANTE SOCIALE *(angl. social worker).* Personne titulaire d'un diplôme d'État, dont la tâche est de dépister les facteurs qui compromettent l'équilibre physique, mental et social d'un individu, d'une famille ou d'un groupe, de rechercher et de mener à bien toute action susceptible d'y remédier. Elle peut exercer ses fonctions dans le cadre d'un organisme public ou privé.

ASSMANN (INFILTRAT D') *(angl. Assmann's infiltrate).* Petite lésion tuberculeuse circonscrite, isolée, torpide, généralement sous-claviculaire, observée à un stade précoce de la maladie.

ASSOCIATION *s. f.* ◇ **D'IDÉES** *(angl. connected ideas).* Processus volontaire ou automatique par lequel une impression mentale réveille d'autres impressions plus ou moins liées à la première. ◇ **LIBRE** *(angl. free ideas).* Méthode fondamentale de la technique psychanalytique qui consiste à ce que le patient exprime, sans aucune sélection, des idées ou des sentiments qui surgissent spontanément ou à partir de rêves, de souvenirs, de paroles, de sensations, etc. ◇ **MICROBIENNE** *(angl. mixed infection).* Réunion de deux ou plusieurs types de bactéries, qui provoque généralement une augmentation de la virulence.

ASSOCIÉ *adj. (angl. associated).* Se dit d'un mouvement qui, inconsciemment ou volontairement, accompagne un autre mouvement.

ASSUÉTUDE *s. f. (angl. addiction).* D'une façon générale, tolérance que manifeste l'organisme pour tout ce qui peut le perturber en agissant sur lui. Désigne plus particulièrement l'accoutumance, la dépendance lors des toxicomanies. SYN. ***ADDICTION.***

ASTACOÏDE *adj. (angl. florid).* D'une couleur rouge vif, qui rappelle celle d'une langouste cuite. Se dit d'une éruption.

ASTASIE *s. f. (angl. astasia).* Trouble de la coordination motrice rendant impossible la station debout immobile, en l'absence de paralysie.

ASTASIE-ABASIE *s. f. (angl. astasia-abasia).* Impossibilité de marcher et de maintenir la station debout en l'absence de troubles moteurs ou sensitifs des membres inférieurs.

ASTATE *s. m. (angl. astatine).* Élément chimique du groupe des halogènes, de numéro atomique 85 et de masse atomique de l'isotope le plus stable 210. C'est un élément radioactif, qui s'obtient par bombardement du bismuth avec des particules alpha. Symbole : At.

ASTÉATOSE *s. f. (angl. asteatosis).* État particulier de la peau caractérisé par l'absence ou l'insuffisance de la sécrétion sébacée.

ASTER *s. m. (angl. aster).* Structure en forme d'étoile qui entoure la sphère attractive au cours de la mitose.

ASTÉRÉOGNOSIE *s. f. (angl. astereognosis).* Perte de la faculté de reconnaissance des objets par le tact, consécutive à une lésion du lobe pariétal.

ASTÉRION *s. m. (angl. asterion).* Point craniométrique situé à la convergence du pariétal, de l'occipital et de la portion mastoïdienne du temporal.

ASTÉRIXIS *s. m. (angl. asterixis).* Mouvements saccadés et brusques de flexion-extension de la main et de latéralité des doigts. Ils s'observent dans les encéphalopathies métaboliques, en particulier hépatiques et respiratoires. SYN. ***FLAPPING TREMOR.***

ASTERNIE *s. f. (angl. asternia).* Absence congénitale du sternum.

ASTHÉNIE *s. f. (angl. asthenia).* Diminution des forces, affaiblissement de l'état général, fatigabilité. ◇ **MUSCULAIRE** *(angl. muscular weakness).* ☞ ***MYASTHÉNIE.***

ASTHÉNIQUE *adj. (angl. asthenic).* Qui concerne l'asthénie.

ASTHÉNOBIOSE *s. f. (angl. asthenobiosis).* Phase d'activité biologique réduite, analogue à l'hibernation, mais indépendante de la température et de l'humidité de l'atmosphère.

ASTHÉNOCORIE *s. f. (angl. asthenocoria).* Anomalie du réflexe pupillaire photomoteur se caractérisant par un myosis normal suivi d'une décontraction lente et d'une mydriase, malgré la persistance de la lumière. SYN. ***ARROYO (SIGNE D').***

ASTHÉNOPE *adj. (angl. asthenope).* Qui est affecté d'asthénopie.

ASTHÉNOPIE *s. f. (angl. asthenopia).* Faiblesse ou fatigabilité de la vue, s'accompagnant de douleur oculaire, de céphalées, d'une baisse de l'acuité visuelle, etc. ◇ **ACCOMMODATIVE** *(angl. accommodative —).* Asthénopie due à la fatigue du muscle ciliaire. ◇ **MUSCULAIRE** *(angl. muscular —).* Asthénopie due à la faiblesse ou à l'incoordination des muscles du globe oculaire. ◇ **NERVEUSE** *(angl. hysterical —).* Variété d'asthénopie liée à des troubles névrotiques, en l'absence de toute atteinte de l'organe visuel.

ASTHÉNOSPERMIE *s. f. (angl. asthenospermia).* Perte de motilité ou de vitalité des spermatozoïdes.

ASTHMATIQUE *adj. (angl. asthmatic).* Qui se rapporte à l'asthme ou qui est atteint d'asthme.

ASTHME *s. m. (angl. asthma).* Affection caractérisée par une dyspnée paroxystique à prédominance expiratoire. Elle est due à une sténose bronchiolaire par spasme de la musculature lisse des bronchioles ainsi que par œdème et hypersécrétion de la muqueuse bronchique. Elle est la conséquence d'une hyperréactivité bronchique à des stimuli divers. ◇ **CARDIAQUE** *(angl. cardiac —).* Crise dyspnéique nocturne survenant chez un malade atteint d'insuffisance cardiaque gauche. ◇ **SYMPTOMATIQUE** *(angl. pseudoasthma).* Asthme bronchique déclenché par une tumeur ou un corps étranger dans les voies respiratoires. SYN. ***PSEUDO-ASTHME.***

ASTIGMATE *adj. (angl. astigmatic).* Se dit d'un système optique, d'un œil ou d'un sujet qui présente un astigmatisme.

ASTIGMATISME *s. m. (angl. astigmatism).* Défaut de courbure des milieux de réfraction de l'œil empêchant les rayons lumineux de converger tous en un seul foyer ponctuel. ◇ **ACQUIS** *(angl. acquired —).* Astigmatisme secondaire à une pathologie ou à un traumatisme de l'œil. ◇ **COMPOSÉ** *(angl. compound —).* Astigmatisme s'associant soit à une hypermétropie soit à une myopie. ◇ **CONFORME À LA RÈGLE** *(angl. — with the rule).* Astigmatisme dans lequel le méridien de la plus grande réfraction est vertical. ◇ **CONGÉNITAL** *(angl. congenital —).* Astigmatisme existant depuis la naissance. ◇ **CONTRAIRE À LA RÈGLE** *(angl. — against the rule)*. Astigmatisme dans lequel le méridien de la plus grande réfraction est horizontal. ◇ **CORNÉEN** *(angl. corneal —)*. Astigmatisme secondaire à un défaut de courbure ou du pouvoir de réfraction de la cornée. ◇ **CRISTALLINIEN** *(angl. lenticular —)*. Astigmatisme secondaire à une imperfection de la surface du cristallin. ◇ **HYPERMÉTROPIQUE** *(angl. hypermetropic —)*. Astigmatisme dans lequel un des méridiens principaux de l'œil est hypermétrope alors que l'autre est emmétrope (c'est-à-dire normal). Dans l'astigmatisme hypermétropique composé, les deux méridiens principaux sont hypermétropes ; de même, dans l'astigmatisme myopique composé, les deux méridiens principaux sont myopes. ◇ **IRRÉGULIER** *(angl. irregular —)*. Astigmatisme caractérisé par le fait qu'au niveau d'un même méridien les rayons lumineux ne convergent pas sur un foyer identique. ◇ **MIXTE** *(angl. mixed —)*. Astigmatisme dans lequel un méridien principal est myope alors que l'autre est hypermétrope. ◇ **MYOPIQUE** *(angl. myopic —)*. Astigmatisme dans lequel un des méridiens principaux est myope alors que l'autre est emmétrope. ◇ **RÉGULIER** *(angl. regular —)*. Astigmatisme dans lequel le pouvoir de réfraction de l'œil est constant au niveau de chaque méridien et augmente ou diminue uniformément d'un méridien à l'autre.

ASTIGMATOMÈTRE *s. m. (angl. astigmatometer)*. ☞ ***ASTIGMATOSCOPE.***

ASTIGMATOSCOPE *s. m. (angl. astigmatoscope)*. Appareil servant au diagnostic et à la mesure de l'astigmatisme. SYN. ***ASTIGMATOMÈTRE.***

ASTLEY-COOPER (HERNIE ENKYSTÉE D') *(angl. bisacculated femoral hernia)*. Variété de hernie inguinale dans laquelle le sac herniaire fait proéminence dans la vaginale distendue par une hydrocèle ou, chez la femme, dans un vestige kystique du canal de Nuck.

ASTOMIE *s. f. (angl. astomia)*. Absence congénitale de la bouche.

ASTRAGALE *s. m.* ☞ ***TALUS.***

ASTRAGALECTOMIE *s. f. (angl. astragalectomy)*. Résection de l'astragale (talus).

ASTRAGALOCALCANÉEN *adj. (angl. talocalcanean)*. Qui se rapporte à l'astragale et au calcanéus. SYN. ***TALOCALCANÉEN.***

ASTRAGALOFIBULAIRE *adj. (angl. talofibular)*. Qui se rapporte à l'astragale et à la fibule. SYN. ***TALOFIBULAIRE.***

ASTRAGALONAVICULAIRE *adj. (angl. talonavicular)*. Qui se rapporte à l'astragale et à l'os naviculaire. SYN. ***TALONAVICULAIRE.***

ASTRAGALOTIBIAL *adj. (angl. talotibial)*. Qui se rapporte à l'astragale et au tibia. SYN. ***TALOTIBIAL.***

ASTRAGALUS Genre de plantes de la famille des Légumineuses, dont certaines espèces, comme *A. gummifer*, fournissent la gomme adragante.

ASTRINGENCE *s. f. (angl. astringency)*. Qualité de ce qui est astringent.

ASTRINGENT *adj. (angl. astringent)*. Qui réduit la perméabilité membranaire.

ASTRO- *(angl. astro-)*. Préfixe d'origine grecque indiquant une relation avec les étoiles ou les astres ou en forme d'étoile.

ASTROBLASTE *s. m. (angl. astroblast)*. Cellule qui donne naissance à l'astrocyte.

ASTROBLASTOME *s. m. (angl. astroblastoma)*. Tumeur cérébrale maligne constituée de cellules présentant les mêmes caractères que les astroblastes. Il s'agit d'un gliome.

ASTROCINÉTIQUE *adj. (angl. astrokinetic)*. Qui concerne les mouvements du centrosome lors de la caryocinèse.

ASTROCYTE *s. m. (angl. astrocyte)*. Cellule gliale hérissée de prolongements cytoplasmiques plus ou moins ramifiés, lui donnant une forme d'étoile. Les astrocytes sont un constituant essentiel de la macroglie. SYN. ***DEITERS (CELLULE DE).***

ASTROCYTOME *s. m. (angl. astrocytoma)*. Tumeur la plus fréquente du système nerveux central, formée d'astrocytes. Selon son degré de malignité, on distingue les grades I, II, III et IV, le pronostic étant d'autant plus défavorable que le grade est élevé. SYN. ***ASTROBLASTOME, GLIOBLASTOME MULTIFORME.***

ASTROGLIE *s. f. (angl. astroglia)*. Tissu de névroglie de la substance grise, composé d'astrocytes.

ASTROSPHÈRE *s. f. (angl. astrosphere)*. Structure cellulaire constituée par la sphère attractive et l'aster.

ASTROSTATIQUE *adj. (angl. astrostatic)*. Qui se rapporte au stade de repos du centrosome.

ASYLLABIE *s. f. (angl. asyllabia)*. Variété de cécité verbale dans laquelle le patient reconnaît les lettres mais reste incapable de les épeler ou de les assembler en syllabes.

ASYMBOLIE *s. f. (angl. asymbolia)*. Perte de la capacité de reconnaître les symboles ou les signes qui correspondent aux idées. L'asymbolie à la douleur se caractérise par l'absence de réaction à la douleur alors que les sensibilités sont intactes. L'asymbolie tactile désigne l'incapacité à reconnaître, sans le secours des yeux, la nature d'un objet placé dans la main, malgré l'intégrité des sensibilités superficielle et proprioceptive.

ASYMÉTROPIE *s. f.* ☞ ***ANISOMÉTROPIE.***

ASYMPTOMATIQUE *adj. (angl. asymptomatic)*. Qui ne présente pas de symptômes cliniques.

ASYNCHRONISME *s. m. (angl. asynchronism)*. Apparition à des moments différents de phénomènes normalement synchrones.

ASYNCLITIQUE *adj. (angl. asynclitic).* Qui n'est pas synclitique. ☞ ***SYNCLITISME.***

ASYNCLITISME *s. m. (angl. asynclitism).* Présentation oblique de la tête fœtale lors de l'accouchement. ◇ **PARIÉTAL ANTÉRIEUR** *(angl. anterior —).* Asynclitisme dans lequel la bosse pariétale se trouvant en avant (du côté ventral de la parturiente) descend la première au-dessous du plan du détroit supérieur. SYN. ***OBLIQUITÉ DE NAEGELE.*** ◇ **PARIÉTAL POSTÉRIEUR** *(angl. posterior —).* Asynclitisme dans lequel la bosse pariétale se trouvant en arrière (du côté dorsal de la parturiente) descend la première au-dessous du plan du détroit supérieur. SYN. ***OBLIQUITÉ DE LITZMANN.***

ASYNERGIE *s. f. (angl. asynergia).* Absence de coordination entre les mouvements musculaires s'observant dans certains syndromes cérébelleux. ☞ ***ATAXIE.***

ASYSTOLIE *s. f. (angl. asystole).* Arrêt des contractions ventriculaires cardiaques.

At *(angl. At).* Symbole chimique de l'astate.

ATARAXIE *s. f. (angl. ataraxia).* Tranquillité morale.

ATARAXIQUE *adj. (angl. ataractic, ataraxic).* Qui concerne ou est capable de produire l'ataxie.

ATAVISME *s. m. (angl. atavism).* «Réapparition, chez un descendant, d'un caractère quelconque des ascendants demeuré latent pendant une ou plusieurs générations intermédiaires» : Legendre. SYN. ***HÉRÉDITÉ ANCESTRALE, RÉVERSION.***

ATAXIE *s. f. (angl. ataxia).* Troubles de la coordination des mouvements, au niveau des membres et du tronc, avec conservation de la force musculaire. L'ataxie peut se manifester dans la station debout (ataxie statique), dans la marche (ataxie locomotrice) ou lors de l'exécution d'un mouvement (ataxie cinétique). Elle touche la direction et l'amplitude du mouvement ainsi que le maintien postural. ◇ **CÉRÉBELLEUSE** *(angl. cerebellar —).* Ataxie par lésion cérébelleuse, soit statique par atteinte vermienne, soit cinétique par atteinte des hémisphères cérébelleux. ◇ **FRONTALE** *(angl. frontal —).* Troubles ataxiques, comportant surtout un déséquilibre de la marche et de la station debout, observés dans les tumeurs frontales. ◇ **HÉMISPHÉRIQUE** *(angl. hemispheric —).* Ataxie avec élargissement du polygone de sustentation et rétropulsion par lésions sus-tentorielles. ◇ **HÉRÉDITAIRE** ☞ ***FRIEDREICH (MALADIE DE).*** ◇ **LOCOMOTRICE PROGRESSIVE** ☞ ***TABÈS.*** ◇ **OPTIQUE** *(angl. optical —).* Incapacité de diriger le mouvement d'un membre vers un stimulus visuel. C'est l'un des éléments du syndrome de Balint. ◇ **PSYCHOMOTRICE** ☞ ***PARALYSIE GÉNÉRALE PROGRESSIVE.*** ◇ **SPINALE** *(angl. spinal —).* Ataxie par lésion médullaire. ◇ **SPINOCÉRÉBELLEUSE** *(angl. hereditary cerebellar —).* Ataxie cérébelleuse héréditaire, caractérisée par la dégénérescence des voies spinocérébelleuses. ◇ **VESTIBULAIRE** *(angl. labyrinthic —).* Ataxie caractérisée par une latéropulsion, associée à des vertiges, par atteinte vestibulaire.

ATAXIE-TÉLANGIECTASIE (DE LOUIS-BAR) *(angl. Louis-Bar's syndrome).* Affection neurocutanée de transmission autosomique récessive, associant un syndrome cérébelleux stato-kinétique, des télangiectasies cutanées et muqueuses, des troubles du développement sexuel et des infections respiratoires graves et récidivantes. La survenue d'une tumeur maligne du tissu lymphoïde est fréquente. SYN. ***LOUIS-BAR (SYNDROME DE).***

ATAXIQUE *adj. (angl. ataxic).* Qui a rapport avec l'ataxie.

ATAXO-ADYNAMIE *s. f. (angl. ataxoadynamia).* Ataxie associée à une adynamie ; ataxie avec déficit musculaire.

ATAXOPHOBIE *s. f. (angl. ataxophobia).* Répulsion morbide à l'égard du désordre.

ATEL-, ATÉLO- *(angl. atel-, atelo-).* Préfixes d'origine grecque signifiant incomplet et indiquant l'insuffisance de développement d'un organe ou d'une partie du corps à la naissance.

ATÉLECTASIE *s. f. (angl. atelectasis).* Affaissement des alvéoles pulmonaires qui se vident d'air et se rétractent, en général par suite d'une sténose ou d'une obstruction bronchique.

ATÉLÉIOSE *s. f. (angl. ateliosis).* Trouble du développement général se traduisant chez le sujet par un visage et une voix d'enfant, et par des membres graciles. Les facultés intellectuelles sont normales. Les organes génitaux sont soit rudimentaires (infantilisme primaire), soit normaux.

ATÉLENCÉPHALIE *s. f. (angl. ateloencephalia).* Développement incomplet de l'encéphale.

ATÉLIE *s. f. (angl. atelia).* Développement incomplet d'un ou de plusieurs organes ou parties du corps.

ATÉLIOSE *s. f.* ☞ ***ATÉLÉIOSE.***

ATÉLOCARDIE *s. f. (angl. atelocardia).* Développement incomplet du cœur.

ATÉLOCÉPHALE *adj. (angl. atelocephalous).* Qui possède une tête incomplètement formée.

ATÉLOCHÉILIE *s. f. (angl. atelocheilia).* Développement incomplet de la lèvre.

ATÉLOCHÉIRIE *s. f. (angl. atelocheiria).* Développement incomplet d'une ou des deux mains.

ATÉLOGLOSSIE *s. f. (angl. ateloglossia).* Développement incomplet de la langue.

ATÉLOMYÉLIE *s. f. (angl. atelomyelia).* Développement incomplet de la moelle épinière.

ATÉLOPODIE *s. f. (angl. atelopodia).* Développement incomplet des pieds.

ATÉLOPROSOPIE *s. f. (angl. ateloprosopia).* Développement incomplet de la face.

ATÉLORACHIDIE *s. f. (angl. atelorachidia).* Développement incomplet de la colonne vertébrale.

ATÉLOSTOMIE *s. f. (angl. atelostomia).* Développement incomplet de la bouche.

ATHÉLIE *s. f. (angl. athelia).* Absence congénitale du mamelon.

ATHÉROGÈNE *adj. (angl. atherogenic).* Qualifie les processus de formation de l'athérome (athérogenèse).

ATHÉROMATEUX *adj. (angl. atheromatous).* Qui est de la nature de l'athérome.

ATHÉROMATOSE *s. f. (angl. atheromatosis).* État caractérisé par des athéromes étendus, multiples.

ATHÉROME *s. m. (angl. atheroma).* Dépôt lipidique, jaunâtre, grumeleux, qui se forme sur la paroi interne des artères et qui peut se calcifier ou s'ulcérer. C'est la manifestation initiale de l'athérosclérose.

ATHÉROSCLÉROSE *s. f. (angl. atherosclerosis).* Sclérose artérielle par dépôt de lipides dans l'intima associé à une prolifération des fibres élastiques et à une calcification de la media conduisant à l'oblitération artérielle. Elle touche les grosses et moyennes artères.

ATHÉTOÏDE *adj. (angl. athetoid).* Qui rappelle l'athétose. EX. *mouvements athétoïdes.*

ATHÉTOSE *s. f. (angl. athetosis).* Troubles moteurs caractérisés par des mouvements involontaires, incoordonnés, lents, de faible amplitude, prédominant aux extrémités, liés au dysfonctionnement des systèmes inhibant l'activité des motoneurones. Elle traduit une atteinte du système extra-pyramidal de mécanisme mal connu.

ATHÉTOSIQUE *adj. (angl. athetosic).* Qui concerne l'athétose.

ATHLÈTE *s. m.* ◇ **CŒUR D'** *(angl. athletic heart).* Hypertrophie et dilatation modérée du cœur avec bradycardie, observé chez certains athlètes (sports d'endurance). ◇ **PIED D'** *(angl. athlete's foot).* ☞ ***ÉPIDERMOPHYTOSE.***

ATHREPSIE *s. f. (angl. athrepsia).* Disparition complète du tissu adipeux se produisant au cours des premiers mois de la vie chez des nourrissons atteints de dénutrition extrême. SYN. ***ALGIDITÉ PROGRESSIVE DES NOUVEAU-NÉS.***

ATHROCYTOSE *s. f. (angl. athrocytosis).* Absorption de substances colloïdales par la surface apicale des cellules des tubes proximaux du rein ou par les cellules phagocytaires.

ATHYMIE *s. f. (angl. athymia).* **1.** Absence ou perte de l'affectivité, observée notamment chez les déments. **2.** Absence de thymus.

ATHYRÉOSE *s. f. (angl. athyrosis).* État consécutif à l'ablation de la glande thyroïde ou à une absence de son activité endocrinienne.

ATHYROÏDÉMIE *s. f. (angl. athyroidemia).* Absence ou diminution du taux des produits de sécrétion de la thyroïde dans le sang.

ATHYROÏDIE *s. f. (angl. athyria).* Absence congénitale de la glande thyroïde.

ATLANTODIDYME *s. m.* ☞ ***ATLODYME.***

ATLANTO-OCCIPITAL *adj. (angl. atloido-occipital).* Qui se rapporte à l'atlas et à l'occipital.

ATLAS *s. m. (angl. atlas).* ☞ ***ATLAS ANATOMIQUE DES OS EN ANNEXE.***

ATLODYME *s. m. (angl. atlodidymus, atlantodidymus).* Fœtus monstrueux qui possède deux têtes distinctes sur un seul cou. SYN. ***ATLANTODIDYME, ATLODIDYME.***

ATLOÏDIEN *adj. (angl. atloid, atlantal).* Qui se rapporte à l'atlas.

ATMOLYSE *s. f. (angl. atmolysis).* **1.** Séparation des constituants d'un mélange gazeux par leur passage à travers une paroi poreuse. **2.** Désintégration d'un tissu organique par les vapeurs de liquides volatils tels que benzine, éther, alcool, etc.

ATMOMÈTRE *s. m. (angl. atmometer).* Instrument servant à mesurer la quantité d'eau évaporée dans l'air en un temps donné ; on l'utilise pour apprécier l'humidité de l'atmosphère.

ATMOTHÉRAPIE *s. f. (angl. atmotherapy).* Traitement de certaines affections par des vapeurs médicamenteuses.

ATOMISATION *s. f. (angl. atomization).* Réduction d'un liquide en particules extrêmement fines.

ATOMISEUR *s. m. (angl. atomizer).* Pulvérisateur de liquides.

ATONE *adj. (angl. atonic).* Dépourvu de tonicité ; dû à un manque de tonicité.

ATONIE *s. f. (angl. atony).* Relâchement, faiblesse ou diminution de la tonicité normale d'un tissu ou d'un organe, en particulier du tonus musculaire.

ATONIQUE *adj. (angl. atonic).* Qui a perdu son tonus normal.

ATOPIE *s. f. (angl. atopy).* Prédisposition familiale à certaines affections, telles que le rhume des foins, l'asthme, l'eczéma infantile. Ces affections sont déclenchées par des allergènes habituellement non pathogènes et sont en rapport avec une production exagérée d'IgE.

ATOPOGNOSIE *s. f. (angl. atopognosia).* Impossibilité de localiser correctement une sensation perçue à la surface du corps.

ATORVASTATINE *s. f. (angl. atorvastatin).* Inhibiteur de la HMG-CoA-réductase utilisé dans le traitement des hypercholestérolémies.

ATOXIQUE *adj. (angl. atoxic).* Qui n'est pas toxique.

ATP *(angl. ATP).* ☞ ***ADÉNOSINE TRIPHOSPHORIQUE (ACIDE).***

ATRABILE *s. f. (angl. black bile).* Substance hypothétique épaisse, noire, que l'on croyait être sécrétée par les glandes surrénales et à l'origine de la mélancolie et de l'hypochondrie.

ATRANSFERRINÉMIE *s. f. (angl. atransferrinemia).* Absence congénitale de transferrine dans le plasma sanguin, affection transmise sur le mode autosomique récessif. Elle induit une anémie hypochrome intense.

ATRÉSIE *s. f. (angl. atresia).* Absence congénitale ou occlusion complète ou non d'un orifice, d'un conduit naturels. ◇ **TRICUSPIDIENNE** *(angl. tricuspoid valve —).* Malformation congénitale cyanogène par atrésie complète ou partielle de la valve tricuspide associée à une malformation septale.

ATRET-, ATRÉTO- *(angl. atret(o)-).* Préfixes d'origine grecque indiquant l'imperforation d'un organe ou d'un conduit naturel.

ATRÉTOCÉPHALE *s. m. (angl. atretocephalus).* Monstre sans fosses nasales ni bouche.

ATRÉTOCORME *s. m. (angl. atretocormus).* Monstre ne présentant aucun orifice ou conduit naturel.

ATRÉTOCYSTIE *s. f. (angl. atretocystia).* Imperforation de la vessie.

ATRÉTOGASTRIE *s. f. (angl. atretogastria).* Imperforation d'un ou des deux orifices de l'estomac (cardia et pylore).

ATRÉTOLÉMIE *s. f. (angl. atretolemia).* Imperforation du larynx ou de l'œsophage.

ATRÉTOMÉTRIE *s. f. (angl. atretometria).* Imperforation de l'utérus.

ATRÉTORRHINIE *s. f. (angl. atretorrhinia).* Imperforation des narines.

ATRÉTOSTOMIE *s. f. (angl. atretostomia).* Imperforation de la bouche.

ATRÉTURÉTRIE *s. f. (angl. atreturethria).* Imperforation de l'urètre.

ATRIAL *adj. (angl. atrial).* En rapport avec l'atrium.

ATRICHIE *s. f. (angl. atrichia).* Absence congénitale de poils ou de cheveux. SYN. ***ATRICHIASIS, ATRICHOSE.***

ATRICHOSE *s. f. (angl. atrichoxis).* ☞ ***ATRICHIE.***

ATRIOGRAMME *s. m.* Partie de l'électrocardiogramme correspondant à l'activité de l'atrium. SYN. ***AURICULOGRAMME.***

ATRIOMÉGALIE *s. f. (angl. atriomegaly).* Dilatation de l'atrium.

ATRIONECTEUR *s. m. (angl. sinoatrial node).* Nœud sinu-atrial.

ATRIOPEPTIDE *s. f.* ☞ ***PEPTIDE ATRIAL NATRIURÉTIQUE.***

ATRIOSEPTOPEXIE *s. f. (angl. atrioseptopexy).* Intervention chirurgicale consistant à corriger l'abouchement anormal des veines pulmonaires dans l'atrium cardiaque droit et à corriger la communication anormale entre les deux atria.

ATRIOTOME *s. m. (angl. atriotome).* Instrument de chirurgie cardiaque destiné à l'incision des valves mitrales en cas de sténose.

ATRIOTOMIE *s. f. (angl. atriotomy).* Incision de l'atrium. SYN. ***AURICULOTOMIE.***

ATRIOVENTRICULAIRE *adj. (angl. atrioventricular).* Qui se rapporte à l'atrium et au ventricule.

ATRIPLICISME *s. m. (angl. atriplicism).* Intoxication produite par l'ingestion d'une espèce de plante ressemblant à l'épinard *(Atriplex littoralis)*, et caractérisée par des œdèmes de la face et des membres supérieurs.

ATRIUM *s. m. (NA. atrium). (angl. atrium).* Cavités cardiaques au nombre de deux, droite et gauche, à parois minces, séparées par la cloison interatriale et communiquant avec les ventricules. L'atrium droit reçoit le sang veineux des veines caves supérieure et inférieure. L'atrium gauche reçoit le sang oxygéné venant des poumons par les veines pulmonaires. SYN. ***OREILLETTE.***

ATROPA Genre de plantes de la famille des Solanacées. ☞ ***BELLADONE.***

ATROPHIE *s. f. (angl. atrophy).* Réduction du volume d'une cellule, d'un tissu ou d'un organe au cours de phénomènes physiologiques, ou de processus pathologiques. ◇ **ARTHRITIQUE** *(angl. arthritic —).* Atrophie des muscles voisins d'une articulation dont la mobilité est supprimée ou limitée du fait de lésions diverses. ◇ **BLANCHE DE MILLIAN** *(angl. Millian's white —).* Atrophie cutanée, dépigmentée avec fibrose et téléangiectasies siégeant au niveau des membres inférieurs, porteurs de varices anciennes. ◇ **BRUNE** *(angl. brown —).* Atrophie caractérisée par le dépôt dans le cytoplasme cellulaire d'un pigment jaune à grains fins et réguliers, la lipofuschine. Elle atteint généralement le cœur, les muscles et le foie du sujet âgé. ◇ **CÉRÉBELLEUSE TARDIVE À PRÉDOMINANCE CORTICALE** *(angl. delayed cortical cerebellar —).* Atrophie tardive du cortex cérébelleux, caractérisée par un syndrome cérébelleux statique et dynamique. Outre cette forme principale, il existe d'autres types d'atrophie cérébelleuse, secondaires à l'alcoolisme et à la dénutrition, et au cours de syndromes paranéoplasiques qui peuvent apparaître plus précocement. Il existe également des formes héréditaires (atrophie cérébello-olivaire familiale de Holmes) et d'autres dans le cadre de syndromes périphériques. ◇ **CÉRÉBRALE** *(angl. cerebral —).* Ensemble des affections dégénératives du cortex cérébral. Les ventricules sont souvent dilatés. En font partie : la maladie d'Alzheimer, la maladie de Pick, la démence sénile, la maladie de Creuzfeldt-Jakob, etc. ◇ **CONCENTRIQUE** *(angl. concentric —).* Forme d'atrophie qui progresse de la périphérie vers l'intérieur, comme l'atrophie osseuse qui débute au niveau du périoste. ◇ **EXCENTRIQUE** *(angl. eccentric —).* Atrophie qui progresse de l'intérieur vers la périphérie, comme l'atrophie osseuse qui débute au niveau de la moelle osseuse. ◇ **GRISE** *(angl. gray —).* Dégénérescence de la papille optique, qui prend une coloration grise. ◇ **JAUNE AIGUË DU FOIE** *(angl. acute yellow —).* Ictère grave secondaire à une hépatite virale aiguë et à certaines intoxications (phosphore, amanite phalloïde...), avec atrophie et coloration jaune du foie, généralement d'issue fatale. ◇ **JAUNE SUBAIGUË DU FOIE** *(angl. subacute — of liver).* ☞ ***CIRRHOSE POST-HÉPATITIQUE.*** ◇ **MULTISYSTÉMATISÉE** *s. f. (angl. multiple system atrophy).* Affection dégénérative sporadique combinant de façon variable un syndrome parkinsonien, des signes cérébelleux ou pyramidaux à une dysautonomie. Ce terme regroupe des maladies autrefois distinguées entre elles : syndrome de Shy et Drager, dégénérescence striatonigrique et atrophie olivopontocérébelleuse. ☞ ***SHY-DRAGER (SYNDROME DE).*** ◇ **MUSCULAIRE** *(angl. muscular —).* Diminution prolongée du volume des muscles due à l'immobilisation prolongée en cas de fracture, luxation, etc. ◇ **MUSCULAIRE PROGRESSIVE** *(angl. progressive muscular —).* Maladie chronique caractérisée par la diminution progressive de la masse musculaire ; il en existe trois types : l'atrophie musculaire progressive spinale qui se caractérise par une lésion des centres médullaires, comme la poliomyélite antérieure chronique ; l'atrophie musculaire progressive myopathique ou dystrophie musculaire progressive sans altération du système nerveux qui s'observe dans la paralysie musculaire pseudo hypertrophique ou maladie de Duchenne ; la névrite hypertrophique progressive familiale de Déjerine-Sottas, avec dégénérescence des racines spinales, des cornes antérieures et des cordons postérieurs de la moelle, ainsi que des nerfs périphériques. ◇ **OLIVO-PONTO-CÉRÉBELLEUSE** *(angl. olivopontocerebellar —).* Hérédodégénérescence spino-ponto-cérébelleuse transmise sur le mode autosomique dominant, avec ataxie, asynergie et marche vacillante, atteignant généralement les sujets âgés et évoluant vers un état démentiel. ◇ **PIGMENTAIRE** *(angl. pigmentary —).* Atrophie caractérisée par l'accumulation de pigments dans les cellules atrophiées. ◇ **SYMPATHIQUE** *(angl. sympathetic —).* Atrophie d'un organe, secondaire à celle de son homologue controlatéral. ◇ **TOXIQUE** *(angl. toxic —).* Atrophie d'un organe due à l'action de substances toxiques, notamment au cours d'un processus infectieux.

ATROPHODERMATOSE *s. f. (angl. atrophodermatosis).* Groupe d'affections cutanées dont le symptôme prédominant est l'atrophie de certains éléments de la peau.

ATROPHODERMIE *s. f. (angl. atrophoderma).* Atrophie de la peau, complète ou partielle. ◇ **VERMICULÉE** *(angl. — vermicularis).* Kératose folliculaire avec atrophie cutanée des joues chez l'enfant.

ATROPINE *s. f. (angl. atropine).* Alcaloïde de la belladone. Antagoniste compétitif de l'acétylcholine au niveau des récepteurs muscariniques du système parasympathique. Elle provoque une relaxation des muscles lisses intestinaux, du sphincter de l'iris (mydriase) et une paralysie de l'accommodation (cycloplégie), une diminution des sécrétions externes (salive, sueur), une tachycardie, etc. À fortes doses, elle stimule la respiration et induit des manifestations centrales (excitation, délire, syndrome confusionnel). Elle est également employée dans le traitement des intoxications par *Amanita muscaria* ou par les inhibiteurs irréversibles de la cholinestérase.

ATROPINISATION *s. f. (angl. atropinization).* **1.** Administration d'atropine à des fins thérapeutiques. **2.** Atropinisme.

ATROPINISME *s. m. (angl. atropinism).* Intoxication par l'atropine ou la belladone.

ATS Abréviation pour antithyroïdiens de synthèse.

ATTAQUE *s. f. (angl. attack, stroke).* Survenue plus ou moins brutale d'une maladie ou d'une affection sujette à récidives ; par exemple : attaque de goutte, attaque d'apoplexie. ◇ **CÉRÉBRALE** *(angl. apoplectic stroke).* ☞ ***APOPLEXIE.***

ATTELLE *s. f. (angl. splint).* Planchette ou lame en bois, métal, carton, plastique, plâtre, etc., plus ou moins rigide, appliquée sur le corps pour maintenir en place des parties mobiles ou déplacées, en particulier des os fracturés ou des luxations ou entorses graves.

ATTENTION *s. f. (angl. attention).* Concentration du psychisme sur un objet ou un point précis. ◇ **FLOTTANTE** *(angl. suspended —, poised —).* Terme psychanalytique qui désigne le type particulier d'attention que doit prêter le psychanalyste au discours de l'analysant, qui favorise l'activité inconsciente du psychanalyste lui-même et facilite sa mise en relation avec le monde interne du patient.

ATTÉNUATEUR *s. m. (angl. attenuator).* Site d'interruption de transcription au début de la région codante des gènes soumis au phénomène d'atténuation.

ATTÉNUATION *s. f. (angl. attenuation).* **1.** Action ou processus d'affaiblissement, plus particulièrement de la toxicité d'un virus ou d'un micro-organisme. **2.** Régulation de l'expression d'un gène par interruption de sa transcription sous le contrôle de la transduction.

ATTICITE *s. f. (angl. atticitis).* Inflammation de l'attique du tympan (récessus épitympanique).

ATTICO-ANTROTOMIE *s. f. (angl. atticoantrotomy).* ☞ ***ANTRO-ATTICOTOMIE.***

ATTICOTOMIE *s. f. (angl. atticotomy).* Ouverture chirurgicale de l'attique (récessus épitympanique).

ATTIQUE *s. m.* ☞ ***RÉCESSUS ÉPITYMPANIQUE.***

ATTITUDE *s. f. (angl. attitude, posture).* Position du corps, maintenue par l'activité posturale des muscles. ◇ **ANTALGIQUE** *(angl. analgesic posture).* Position que le malade adopte spontanément pour atténuer une douleur. ◇ **CÉRÉ-**

BELLEUSE *(angl. cerebellar attitude)*. Contracture tonique généralisée, avec flexion des membres supérieurs, extension des membres inférieurs, rigidité de la nuque et opisthotonos, observée dans les lésions du cervelet, notamment du vermis. ◇ **PASSIONNELLE** *(angl. hysterical attitude)*. Geste dramatique ou théâtral que l'on observe fréquemment chez les patients hystériques. ◇ **STÉRÉOTYPÉE** *(angl. stereotype attitude)*. Attitude prise pendant des périodes prolongées par certains malades mentaux.

ATTO- Préfixe servant à former le nom d'unités de mesure égales à un trillionième (10^{-18}) de l'unité de base.

ATTRITION *s. f. (angl. attrition)*. Excoriation superficielle, abrasion.

ATYPIE *s. f. (angl. atypia)*. État ou condition de non-conformité à un type ou au type courant.

ATYPIQUE *adj. (angl. atypical)*. Non conforme au type courant.

Au *(angl. Au)*. Symbole chimique de l'or *(aurum* en latin).

AUBÉPINE *s. f. (angl. hawthorn)*. Petit arbre épineux de la famille des rosacées. Utilisé dans le traitement des palpitations et comme sédatif mineur.

AUBERT (PHÉNOMÈNE D') *(angl. Aubert's phenomenon)*. Lors de la rotation de la tête dans le noir, illusion optique d'une ligne verticale brillante s'inclinant dans le sens opposé.

AUCHMEROMYIA LUTEOLA Espèce de mouche d'Afrique Occidentale et du Congo, dont la larve se nourrit de sang humain.

AUDIBILITÉ *s. f. (angl. audibility)*. **1.** Intensité physiologique d'un son, située entre les limites de l'à peine perceptible et de la sensation douloureuse. **2.** Qualité de ce qui est audible.

AUDIMUTITÉ *s. f. (angl. audimutitas)*. Mutité congénitale totale ou partielle, sans surdité ni retard mental, qui a des causes diverses et guérit généralement soit spontanément, soit à la suite d'un traitement de rééducation.

AUDIOGRAMME *s. m. (angl. audiogram)*. Enregistrement de l'acuité auditive d'un individu.

AUDIOLOGIE *s. f. (angl. audiology)*. Science qui étudie les phénomènes et les troubles de l'audition.

AUDIOMÈTRE *s. m. (angl. audiometer)*. Appareil destiné à la mesure de l'audition.

AUDIOMÉTRIE *s. f. (angl. audiometry)*. Ensemble des techniques permettant de mesurer l'audition. ◇ **OBJECTIVE** *(angl. objective —)*. Ensemble des techniques qui n'exigent pas une réponse volontaire et consciente. Les plus utilisées sont : l'audiométrie par potentiels évoqués corticaux, l'électrocochléographie, les réponses évoquées du tronc cérébral. ◇ **TONALE** *(angl. pure tone —)*. Méthode d'audiométrie utilisant des sons purs d'intensité variable. ◇ **VOCALE** *(angl. speech —)*. Méthode d'audiométrie utilisant la voix étalonnée (série de mots ou de phrases d'intensité variable).

AUDIOPHONE *s. m. (angl. audiphone)*. Appareil acoustique qui facilite l'audition chez les personnes atteintes de surdité. On dit aussi audiphone.

AUDIOPROTHÉSISTE *s. m. (angl. hearing prosthetist)*. Spécialiste procédant à l'appareillage des déficiences de l'ouïe.

AUDITIF *adj. (angl. auditory)*. Qui se rapporte à l'ouïe.

AUDITION *s. f. (angl. audition)*. Perception des sons, action d'entendre ou d'écouter. ◇ **COLORÉE** *(angl. chromatic —)*. Sensation visuelle colorée produite par l'audition de certains sons. SYN. ***AUDITION CHROMATIQUE.*** ◇ **GUSTATIVE** *(angl. gustatory —)*. Sensation gustative provoquée par l'audition de certains sons.

AUENBRUGGER (SIGNE D') *(angl. Auenbrugger's sign)*. Voussure de la région épigastrique indiquant un épanchement péricardique abondant.

AUER (CORPS D') *(angl. Auer bodies)*. Corpuscules de forme allongée que l'on peut observer dans le cytoplasme des cellules des lignées granuleuse et monocytaire (notamment dans les myéloblastes leucémiques).

AUERBACH ◇ **(GANGLION D')** *(angl. Auerbach's ganglion)*. Chacun des ganglions du plexus d'Auerbach. ◇ **(PLEXUS D')** *(NA. plexus myentericus). (angl. Auerbach's plexus)*. ☞ ***PLEXUS MYENTÉRIQUE.***

AUFRECHT (SIGNE D') *(angl. Aufrecht's sign)*. Augmentation des bruits respiratoires perçu au niveau du creux jugulaire, en cas de sténose trachéale.

AUGNATHE *s. m. (angl. augnathus)*. Fœtus présentant une mâchoire surnuméraire s'insérant sur la mandibule.

AUJESZKY (MALADIE D') *(angl. Aujeszky's disease)*. Encéphaloméningite virale due à un herpès virus touchant la plupart des animaux. SYN. ***PSEUDORAGE.***

AURA *s. f. (angl. aura)*. Sensation ou phénomène particulier qui précède le paroxysme d'une maladie, notamment d'une crise d'épilepsie. L'aura peut être constituée de symptômes moteurs, sensitifs, sensoriels, vasomoteurs, sécrétoires ou psychiques. SYN. ***SIGNAL SYMPTÔME.*** ◇ **ASTHMATIQUE** *(angl. — asthmatica)*. Sensation d'oppression thoracique qui précède une crise d'asthme bronchique. ◇ **AUDITIVE** *(angl. auditory —)*. Sensation auditive qui précède parfois une crise d'épilepsie. ◇ **CINESTHÉSIQUE** *(angl. kinesthetic —)*. Sensation de mouvement au niveau d'une partie quelconque du corps, avec ou sans mouvement réel de ce territoire. ◇ **CURSATIVA** *(angl. — cursativa)*. Tendance à courir qui précède immédiatement une crise d'épilepsie. ◇ **ÉPIGASTRIQUE** *(angl. epigastric —)*. Ensemble des symptômes moteurs, sensitivo-sensoriels, végétatifs ou psychiques marquant le début d'une crise d'épilepsie. ◇ **HYSTÉRIQUE** *(angl. — hysterica)*. Aura semblable à celle qui précède une crise épileptique, ressentie par des patients hystériques. ◇ **VERTIGINEUSE** *(angl. vertiginous —)*. Attaque subite de vertige qui survient dans certaines névroses.

AURAL *adj. (angl. aural).* Qui se rapporte à l'oreille ou à l'aura.

AURICULE *s. f. (NA. auricula). (angl. pinna).* Lame fibrocartilagineuse recouverte de peau, située sur la partie latérale de la tête, et qui, avec le méat acoustique externe, forme l'oreille externe. SYN. ***PAVILLON DE L'OREILLE.*** ◇ **ATRIALE** *(NA. — atrii). (angl. atrial auricula).* Diverticule des cavités atriales cardiaques. ◇ **CERVICALE** *(angl. cervical auricula).* Petit appendice cartilagineux recouvert de peau observé parfois sur le côté du cou, à l'endroit de l'ouverture sur l'extérieur d'une fente branchiale persistante.

AURICULAIRE **1.** *adj. (angl. auricular).* Qui se rapporte à un atrium ou à l'oreille. **2.** *s. m. (angl. little finger).* Cinquième doigt ou petit doigt de la main.

AURICULOGRAMME *s. m.* ☞ ***ATRIOGRAMME.***

AURICULOPALPÉBRAL *adj. (angl. auriculopalpebral).* Qui se rapporte aux oreilles et aux paupières. ☞ ***RÉFLEXE AURICULOPALPÉBRAL.***

AURICULOTEMPORAL *adj. (angl. auriculotemporal).* Qui se rapporte à l'oreille et à la région temporale. ◇ **(SYNDROME DE L')** *(angl. — syndrome).* Sudation accompagnée de rougeur et de chaleur de la région parotidienne parfois observée au décours d'une paralysie faciale. SYN. ***SYNDROME DES LARMES DE CROCODILE.***

AURICULOTHÉRAPIE *s. f. (angl. auriculotherapy).* Stimulation de certains points de l'oreille par des aiguilles ou la pose d'un fil proposé dans les désintoxications tabagiques.

AURICULOTOMIE *s. f.* ☞ ***ATRIOTOMIE.***

AURICULO-VENTRICULAIRE *adj.* Ancienne dénomination. ☞ ***ATRIOVENTRICULAIRE.***

AURIDE *s. f. (angl. aurid).* Lésions cutanées provoquées par la chrysothérapie (traitement par les sels d'or).

AURIFORME *adj. (angl. auriform).* En forme d'oreille.

AURIPHONE *s. m. (angl. auriphone).* Cornet acoustique muni d'un amplificateur.

AURIQUE *adj. (angl. auric).* Qui se rapporte à l'or, qui en contient.

AUROCHROMODERMIE *s. f. (angl. aurochromoderma).* Coloration cutanée bleuâtre ou verdâtre consécutive au traitement prolongé par injection de sels d'or.

AUROTHÉRAPIE *s. f. (angl. gold therapy).* ☞ ***CHRYSOTHÉRAPIE.***

AUSCULTATION *s. f. (angl. auscultation).* Méthode d'exploration clinique consistant à écouter les bruits qui se produisent à l'intérieur du corps. ◇ **IMMÉDIATE** *(angl. direct —).* Auscultation pratiquée directement sans interposition du stéthoscope. ◇ **MÉDIATE** *(angl. mediate —).* Auscultation pratiquée au moyen du stéthoscope. ◇ **OBSTÉTRICALE** *(angl. obstetric —).* Auscultation pratiquée durant la grossesse et destinée à apprécier les battements du cœur du fœtus. ◇ **PLESSIMÉTRIQUE** *(angl. plessesthesia).* Association de l'auscultation et de la percussion.

AUSCULTATOIRE *adj. (angl. auscultatory).* Qui se rapporte à l'auscultation.

AUTISME *s. m. (angl. autism).* Phénomène psychopathologique caractérisé par la tendance à se désintéresser du monde extérieur, avec repli sur soi-même. S'observe dans la schizophrénie et chez l'enfant (autisme infantile) apparaissant dans les premières années de la vie. ◇ **INFANTILE PRÉCOCE** *(angl. early infantile —).* Psychose apparaissant dans les premières années de la vie, touchant 3 garçons pour 1 fille, caractérisée par un isolement, un défaut de relation avec les autres, des stéréotypies et des désordres graves du développement du langage. SYN. ***SYNDROME DE KANNER.***

AUTISTE *adj. (angl. autistic).* **1.** Qui se rapporte à l'autisme. **2.** Qui est atteint d'autisme (s'emploie également comme substantif).

AUTO- *(angl. auto-).* Préfixe d'origine grecque signifiant soi-même, lui-même.

AUTOACCUSATION *s. f. (angl. self-accusation).* Variété de délire, observée presque toujours chez des mélancoliques ou des alcooliques, où le sujet s'accuse de méfaits imaginaires ou exagérés par rapport à la réalité.

AUTO-AGGLUTINATION *s. f. (angl. autoagglutination).* Agglutination spontanée des hématies d'un sujet par son propre sérum, due à la présence d'une agglutinine adsorbable dans le sérum et de l'antigène correspondant sur les globules.

AUTO-AGGLUTININE *s. f. (angl. autoagglutinin).* Agglutinine sérique capable d'agglutiner les érythrocytes du propre sang du sujet.

AUTO-ALLERGIE *s. f. (angl. autoallergy).* Sensibilisation d'un organisme à ses propres constituants, par la constitution d'autoantigènes. SYN. ***AUTOSENSIBILISATION.***

AUTO-ANALYSE *s. f. (angl. autoanalysis).* Analyse et interprétation, de la part de l'individu lui-même, de l'état mental sous-jacent à son trouble, employé comme moyen de traitement.

AUTO-ANTICORPS *s. m. (angl. autoantibody).* Anticorps dirigé contre un antigène provenant de l'organisme même du sujet (autoantigène). SYN. ***ANTICORPS AUTOLOGUE.***

AUTO-ANTIGÈNE *s. m. (angl. autoantigen).* Substance antigénique élaborée par l'organisme lui-même et réagissant contre lui. Ce phénomène peut apparaître en cas d'affection touchant le tissu porteur de l'antigène par diminution ou disparition de la tolérance immunitaire ou par mise en circulation d'antigènes normalement isolés comme ceux de la thyroïde, de l'uvée, du cristallin, de la myéline etc. SYN. ***ANTIGÈNE AUTOLOGUE.***

AUTO-ANTISEPSIE s. f. *(angl. autoantisepsis).* Ensemble des moyens de défense de l'organisme contre l'infection. SYN. ***ANTISEPSIE PHYSIOLOGIQUE.***

AUTOCATALYSE s. f. *(angl. autocatalysis).* Production par les enzymes de substances qui augmentent leur propre activité.

AUTOCINÉTISME s. m. *(angl. autocinesis, autokinesis).* Mouvement acquis fixé par une longue habitude.

AUTOCLASIE s. f. *(angl. autoclasis, autoclasia).* Destruction d'un tissu ou d'un organe à la suite d'une réaction immunologique qui se produit à l'intérieur de l'organe lui-même.

AUTOCLAVE s. m. *(angl. autoclave).* Appareil servant à la stérilisation par vapeur sous pression à des températures supérieures à 100°C.

AUTOCRINE adj. *(angl. autocrine).* Se dit d'une cellule qui synthétise des substances agissant sur ses propres récepteurs.

AUTOCYSTOPLASTIE s. f. *(angl. autocystoplasty).* Chirurgie plastique de la vessie utilisant des greffons issus du corps du patient.

AUTOCYTOTOXINE s. f. *(angl. autocytotoxin).* Cytotoxine dirigée contre les cellules de l'organisme dans lequel elle s'est formée.

AUTODIGESTION s. f. *(angl. autodigestion).* Digestion de la muqueuse de l'estomac ou de ses annexes, en particulier du pancréas par ses propres sécrétions, observable dans certaines maladies ou après la mort.

AUTODRAINAGE s. m. *(angl. autodrainage).* Écoulement du liquide contenu ou produit dans une cavité, par un passage qui se crée dans les tissus du patient.

AUTOÉCHOLALIE s. f. *(angl. autoecholalia).* Tendance d'un individu à répéter plusieurs fois les mots qu'il a prononcés.

AUTO-ÉROTISME s. m. *(angl. autoeroticism).* **1.** Excitation sexuelle sans participation d'une autre personne. **2.** En psychanalyse, comportement sexuel des premières étapes du développement libidinal, lié à l'excitation et à la satisfaction en relation avec certaines zones érogènes du corps propre. Il ne requiert pas l'objet externe et est l'expression de pulsions partielles.

AUTO-ÉRYTHROPHAGOCYTOSE s. f. *(angl. autoerythrophagocytosis).* Phagocytose des érythrocytes par les leucocytes du même organisme.

AUTOFÉCONDATION s. f. ☞ ***AUTOGAMIE.***

AUTOGAMIE s. f. *(angl. autogamy).* Fécondation dans la même cellule par l'union de deux masses de chromatine, dérivées du même noyau primitif. SYN. ***AUTOFÉCONDATION.***

AUTOGÈNE adj. *(angl. autogenous).* Qui se forme dans l'organisme même.

AUTOGENÈSE s. f. *(angl. autogenesis).* Phénomènes se produisant sous la propre impulsion de l'organisme, sans influences extérieures.

AUTOGRAPHISME s. m. ☞ ***DERMOGRAPHISME.***

AUTOGREFFE s. f. *(angl. autograft).* Greffe dans laquelle le greffon est prélevé sur le sujet lui-même. SYN. ***GREFFE AUTOPLASTIQUE, GREFFE AUTOLOGUE.***

AUTOHÉMAGGLUTINATION s. f. *(angl. autohemagglutination).* SYN. ***AUTOAGGLUTINATION.***

AUTOHÉMOLYSE s. f. *(angl. autohemolysis).* Hémolyse produite par des agents hémolytiques contenus dans le propre sérum du sujet.

AUTOHÉMOTHÉRAPIE s. f. *(angl. autohemotherapy).* Injection par voie intramusculaire à un malade de son propre sang ou des composants de celui-ci. N'est plus utilisé.

AUTOHISTORADIOGRAPHIE s. f. *(angl. histoautoradiography).* Autoradiographie pratiquée sur une préparation histologique sur lame, afin de préciser la répartition de la substance radioactive dans les éléments tissulaires.

AUTOHYPNOSE s. f. *(angl. autohypnosis).* Hypnose provoquée par autosuggestion.

AUTO-IMMUNISATION s. f. *(angl. autoimmunization).* Apparition, chez un individu, d'autoanticorps ou d'une réaction d'hypersensibilité retardée, sous l'influence d'autoantigènes.

AUTO-IMMUNITÉ s. f. *(angl. autoimmunity).* Condition caractérisée par une réponse immunitaire dirigée contre les propres constituants d'un organisme. Ce phénomène est à l'origine de maladies auto-immunes parmi lesquelles certaines anémies hémolytiques, la thyroïdite d'Hashimoto, le lupus érythémateux systémique, etc.

AUTO-INFECTION s. f. *(angl. autoinfection).* Infection provoquée par des germes déjà présents dans l'organisme.

AUTO-INOCULATION s. f. *(angl. autoinoculation).* Inoculation à un organisme d'un agent infectieux provenant de ce même organisme.

AUTO-INTOXICATION s. f. *(angl. self-intoxication).* Intoxication par des toxines produites dans l'organisme et non éliminées.

AUTOLEUCOCYTOTHÉRAPIE s. f. *(angl. autoleukocytotherapy).* Traitement d'un patient par la perfusion de ses propres leucocytes.

AUTOLOGUE adj. *(angl. autologous).* Qui appartient au sujet lui-même.

AUTOLYSAT s. m. *(angl. autolysate).* Substance produite par autolyse.

AUTOLYSE s. f. *(angl. autolysis).* **1.** Suicide. **2.** Dégradation d'un tissu par des enzymes sécrétées par ses propres cellules. SYN. ***AUTODIGESTION, AUTOPROTÉOLYSE.***

AUTOLYSINE s. f. *(angl. autolysin).* Hémolysine détruisant les érythrocytes de l'organisme qui la produit.

AUTOMATISME *s. m. (angl. automatism).* Accomplissement de mouvements, d'actes involontaires, pouvant s'observer au cours d'une épilepsie, du somnanbulisme, d'une psychose hallucinatoire. ◇ **AMBULATOIRE** *(angl. ambulatory —).* État dans lequel un individu déambule et exécute des actes mécaniquement, sans avoir conscience de ce qu'il fait. ◇ **CARDIAQUE** *(angl. cardiac —).* Contraction autonome du cœur. ◇ **MÉDULLAIRE (RÉFLEXE D')** *(angl. mass reflex).* Activité réflexe sous-lésionnelle en cas d'interruption complète de la moelle épinière. ◇ **MENTAL** *(angl. command mental —).* Impression chez un malade atteint de psychose hallucinatoire chronique que ses pensées et ses actes sont commandés de l'extérieur. SYN. ***SYNDROME DE CLÉRAMBAULT.***

AUTOMÉDICATION *s. f. (angl. self-medication).* Traitement institué par un malade de sa propre initiative.

AUTOMIXIE *s. f. (angl. automixis).* ☞ ***AUTOGAMIE.***

AUTOMUTILATION *s. f. (angl. automutilation).* Mutilation volontaire produite sur soi-même, fréquente chez certains malades mentaux. Elle est parfois pratiquée par des sujets souhaitant échapper à une obligation, ou dans l'intention de toucher des indemnités.

AUTONOME *adj. (angl. autonomic, autonomous).* Qui possède une indépendance fonctionnelle. ☞ ***SYSTÈME NERVEUX AUTONOME.***

AUTONOMIE *s. f. (angl. autonomy).* Indépendance fonctionnelle.

AUTONOMOTROPE *adj. (angl. autonomotropic).* Qui a de l'affinité pour le système nerveux autonome.

AUTO-OXYDATION *s. f. (angl. autoxidation).* Oxydation spontanée.

AUTOPHAGIE *s. f. (angl. autophagia).* **1.** Processus physiologique observé dans les états d'inanition, par lequel l'organisme utilise ses propres tissus pour sa nutrition. **2.** Action, chez certains malades mentaux, de manger leur propre chair.

AUTOPHOBIE *s. f. (angl. autophobia).* Crainte morbide de la solitude, de soi-même.

AUTOPHONIE *s. f. (angl. autophony).* Résonance exagérée, dans son oreille, de la propre voix du patient. SYN. ***TYMPANOPHONIE.***

AUTOPIQUEUR *s. m.* Appareil utilisé par le diabétique pour obtenir une goutte de sang capillaire aux fins d'analyse.

AUTOPLASMATHÉRAPIE *s. f. (angl. autoplasmatherapy).* Traitement par injection à un sujet de son propre plasma sanguin.

AUTOPLASTIE *s. f. (angl. autoplasty).* Procédé chirurgical de restauration de parties manquantes ou lésées par greffe de tissus prélevés sur le sujet lui-même. SYN. ***AUTOTRANSPLANTATION.*** ◇ **PÉRITONÉALE** ☞ ***PÉRITONISATION.***

AUTOPROTÉOLYSE *s. f. (angl. autoproteolysis).* ☞ ***AUTOLYSE.***

AUTOPSIE *s. f. (angl. autopsy).* Examen d'un cadavre et dissection de ses différents organes afin d'établir les causes de la mort. SYN. ***NÉCROPSIE.***

AUTOPUNITION *s. f. (angl. self-punishment).* Conduite de certains sujets atteints de névrose ou de psychose qui s'infligent des punitions plus ou moins sévères pour des fautes réelles ou imaginaires.

AUTORADIOGRAPHIE *s. f. (angl. autoradiography).* Radiographie d'un objet radioactif obtenue grâce aux radiations qu'il émet lui-même. L'image obtenue dépend de la distribution et de la concentration des substances radioactives qu'il contient. S'il s'agit d'un tissu, on peut en étudier la structure. ☞ ***AUTOHISTORADIOGRAPHIE.***

AUTOSCOPIE *s. f. (angl. autoscopy).* Phénomène hallucinatoire par lequel un malade se voit lui-même.

AUTOSENSIBILISATION *s. f. (angl. autosensitization).* SYN. ***AUTO-IMMUNITÉ.***

AUTOSITE *s. m. (angl. autosite).* **1.** Monstre unitaire dont le développement est assez complet pour lui permettre d'avoir une vie autonome. **2.** Celui des deux éléments d'un monstre double parasitaire qui est le plus développé et qui est capable d'avoir une existence autonome.

AUTOSOME *s. m. (angl. autosome).* Chromosome non sexuel.

AUTOSOMIQUE *adj. (angl. autosomal).* Qui se rapporte aux autosomes.

AUTOSUGGESTION *s. f. (angl. autosuggestion).* Modification de son propre état, croyance ou comportement en réponse à des stimuli provenant du sujet lui-même. Elle apparaît d'habitude chez des patients névrotiques ou dans des états d'angoisse.

AUTOTHÉRAPIE *s. f. (angl. autotherapy).* **1.** Procédé thérapeutique consistant à injecter au malade certains produits (sang, sérum) provenant de son propre organisme. **2.** Guérison spontanée d'une maladie. **3.** Traitement dirigé par le patient lui-même.

AUTOTOPO-AGNOSIE *s. f. (angl. autotopagnosia).* Impossibilité de désigner les différentes parties de son propre corps. S'observe dans les syndromes pariétaux.

AUTOTOXÉMIE *s. f. (angl. autotoxemia).* ☞ ***AUTO-INTOXICATION.***

AUTOTOXINE *s. f. (angl. autotoxin).* Toxine produite dans l'organisme et capable d'entraver son fonctionnement et son développement.

AUTOTRANSFUSION *s. f. (angl. autotransfusion).* Transfusion à un sujet de son propre sang.

AUTOTRANSPLANT *s. m. (angl. autotransplant, autograft).* Fragment de tissu utilisé dans l'autoplastie.

AUTOVACCIN *s. m. (angl. autovaccine).* Vaccin préparé à partir de cultures de germes provenant du malade lui-même. SYN. ***VACCIN AUTOGÈNE.***

AUTOVACCINATION *s. f. (angl. autovaccination).* Vaccination par utilisation d'autovaccins.

AUXANOGRAMME *s. m. (angl. auxanogram).* Plaque de culture utilisée dans l'auxanographie.

AUXANOGRAPHIE *s. f. (angl. auxanography).* Méthode permettant de déterminer les milieux les plus propices à la croissance de micro-organismes. Elle consiste à déposer quelques gouttes de différentes solutions de milieux nutritifs sur une plaque de culture faiblement nutritive. La croissance microbienne est la plus forte sur les points contenant les milieux de culture les plus favorables.

AUXANOLOGIE *s. f. (angl. auxanology).* Partie de la biologie consacrée à l'étude de la croissance des organismes.

AUXINE *s. f. (angl. auxin).* Substance de type hormonal trouvée chez les végétaux, qui favorise la croissance végétale par allongement et multiplication cellulaire. Il existe deux types d'auxines : l'auxine A ou acide auxènetriolique, et l'auxine B ou acide auxénolique.

AUXO- *(angl. auxo-).* Préfixe d'origine grecque signifiant augmentation, croissance.

AUXOCYTE *s. m. (angl. auxocyte).* Spermatocyte de premier ordre.

AUXOLOGIE *s. f. (angl. auxology).* Science qui étudie la croissance.

AUXOMÈTRE *s. m. (angl. auxometer).* Appareil servant à mesurer la puissance de grossissement d'un appareil optique.

AUXOTROPHE *adj. (angl. auxotrophic).* Se dit d'un micro-organisme incapable de synthétiser certains facteurs de croissance ; c'est en général la conséquence d'une mutation du prototrophe correspondant.

AV *(angl. AV).* Abréviation d'atrioventriculaire.

AVALVULAIRE *adj. (angl. avalvular).* Qui est dépourvu de valvules.

AVALVULATION *s. f. (angl. avalvulation).* Absence congénitale ou acquise de valvules veineuses.

AVANCEMENT *s. m. (angl. advancement).* Détachement ou désinsertion d'un muscle ou d'un tendon, suivi de sa réinsertion à un point plus avancé ; désigne en particulier une opération pour corriger le strabisme.

AVANT-BRAS *s. m. (NA. antebrachium). (angl. forearm).* Partie du membre supérieur située entre le poignet et le coude.

AVANT-MUR *s. m.* ☞ ***CLAUSTRUM.***

AVANT-PIED *s. m.* ☞ ***MÉTATARSE.***

AVANT-PONT *s. m. (angl. ponticulus).* ☞ ***SILLON BULBOPONTIN.***

AVASCULAIRE *adj. (angl. avascular).* Qui est dépourvu de vaisseaux sanguins ou lymphatiques.

AVELLIS (SYNDROME D') *(angl. Avellis' paralysis).* Paralysie homolatérale du voile du palais, du pharynx et de la corde vocale, observée dans les lésions bulbaires.

AVERY (MILIEU D') *(angl. Avery's culture medium).* Milieu de culture pour l'isolement d'*Haemophilus influenzae.*

AVEUGLE *adj. (angl. blind).* Qui est privé de la vue. S'emploie aussi comme substantif.

aVF En électrocardiographie, symbole de la dérivation unipolaire augmentée dans laquelle l'électrode exploratrice est fixée sur la jambe gauche (F pour *foot*, pied en anglais).

AVIAIRE *adj. (angl. avian).* Qui se rapporte aux oiseaux.

AVIDINE *s. f. (angl. avidin).* Protéine du blanc d'œuf se liant spécifiquement et avec une extrême affinité à la biotine pour l'inactiver, utilisée notamment dans les systèmes de sondes froides.

AVIPOXVIRUS Genre de virus de la famille des *Poxviridae*, qui affecte différentes espèces d'oiseaux (pigeons, canaris, etc.).

AVIRAGNET (SIGNE D') *(angl. Aviragnet's sign).* Anneau blanchâtre qui entoure les taches éruptives de la roséole.

AVIRULENT *adj. (angl. avirulent).* Qui est dépourvu de virulence.

AVITAMINOSE *s. f. (angl. avitaminosis).* Terme générique désignant tout ensemble de troubles dû à un manque d'une ou de plusieurs vitamines. L'avitaminose est généralement liée à une carence alimentaire, mais peut aussi être due à un défaut d'absorption digestive ou d'utilisation.

AVIVEMENT *s. m. (angl. avivement).* Intervention chirurgicale qui consiste à exciser les bords d'une plaie ou d'une lésion, pour favoriser la cicatrisation.

AVK Abréviation d'antivitamine K.

aVL En électrocardiographie, symbole de la dérivation unipolaire augmentée dans laquelle l'électrode exploratrice est fixée sur le bras gauche (L pour *left*, gauche en anglais).

AVORTEMENT *s. m. (angl. abortion).* Expulsion, spontanée ou provoquée, d'un fœtus avant qu'il soit viable, c'est-à-dire en principe avant 180 jours de vie intra-utérine. ◇ **ACCIDENTEL** *(angl. accidental —).* Avortement qui survient à la suite d'un traumatisme ou de toute autre cause fortuite. ◇ **CHROMOSOMIQUE** *(angl. — by chromosome aberration).* Aberration chromosomique grave entraînant la mort de l'œuf dans les premières semaines suivant la fécondation. ◇ **HABITUEL** *(angl. habitual —).* Avortement spontané se répétant lors de grossesses successives. SYN. ***AVORTEMENT À RÉPÉTITION.*** ◇ **INTENTIONNEL** ☞ ***AVORTEMENT PROVOQUÉ.*** ◇ **PROVOQUÉ** *(angl. induced —).* Avortement survenant à la suite d'interventions locales ou générales (manœuvres instrumentales ou actions médicamenteuses). En France, l'avortement pratiqué légalement, sous certaines conditions, est désigné sous le nom d'interruption volontaire de grossesse (IVG). ◇ **SPONTANÉ** *(angl. sponta-*

neous —). Avortement qui survient en dehors de toute intervention volontaire, locale ou générale. SYN. ***FAUSSE COUCHE.*** ◇ **THÉRAPEUTIQUE** *(angl. therapeutic —).* Avortement provoqué pour soustraire la mère aux dangers que la grossesse peut entraîner pour sa vie ou sa santé, ou pour empêcher la naissance d'un enfant porteur de tares héréditaires ou congénitales. ◇ **TUBO-ABDOMINAL** *(angl. tubal —).* Expulsion dans la cavité abdominale de l'embryon implanté dans la portion ampullaire ou infundibulaire de la trompe. ☞ ***GROSSESSE EXTRA-UTÉRINE.***

aVR En électrocardiographie, symbole de la dérivation unipolaire augmentée dans laquelle l'électrode exploratrice est fixée sur le bras droit (R pour *right*, droit en anglais).

AVULSION *s. f. (angl. avulsion).* Action d'arracher, notamment une dent.

AXE *s. m. (angl. axis).* En mécanique, ligne droite, réelle ou fictive, autour de laquelle s'effectue ou peut s'effectuer la rotation d'un corps. ◇ **ANATOMIQUE DE L'ŒIL** *(angl. visual —).* Ligne fictive partant de l'entrée du nerf optique dans le globe oculaire et allant jusqu'au centre de la cornée. ◇ **BASI-BREGMATIQUE** *(angl. basibregmatic —).* Ligne verticale allant du basion au bregma, hauteur maximale du crâne. ◇ **BASI-CRÂNIEN** *(angl. basicranial —).* Ligne allant du basion au gonion. ◇ **BASIFACIAL** *(angl. basifacial —).* Ligne allant du basion au point sous-nasal. ◇ **BIAURICULAIRE** *(angl. biauricular —).* Ligne qui unit les centres des deux orifices des conduits auditifs. ◇ **CÉRÉBRO-SPINAL** *(angl. neuraxis).* Système nerveux central, névraxe. ◇ **ÉLECTRIQUE DU CŒUR** *(angl. electrical — of heart).* Résultante des forces électromotrices du cœur à chaque instant. ◇ **ENCÉPHALO-MÉDULLAIRE** ☞ ***AXE CÉRÉBRO-SPINAL.*** ◇ **OPTIQUE** *(angl. optic —).* Diamètre antéro-postérieur de l'œil, allant du centre de la cornée jusqu'à la tache jaune (fovéa) de la rétine. SYN. ***AXE VISUEL.*** ◇ **PELVIEN** *(angl. — pelvis).* Ligne courbe qui passe par le centre de tous les diamètres antéro-postérieurs du bassin. ◇ **PUPILLAIRE** *(angl. pupillary —).* Ligne perpendiculaire à la cornée passant par le centre pupillaire. ◇ **VISUEL** *(angl. vusal —).* ☞ ***AXE OPTIQUE.***

AXENFELD (ANOMALIE D') *(angl. Axenfeld's anomaly).* Anomalie comportant un embryotoxon postérieur et des adhérences entre l'iris et l'anneau de Schwalbe.

AXENFELD-SCHÜRENBERG (SYNDROME D') *(angl. Axenfeld's syndrome).* Paralysie cyclique du nerf moteur oculaire commun. Les muscles innervés par ce nerf sont atteints de périodes de paralysie qui alternent avec des phases de contracture spasmodique.

AXÉNIQUE *adj. (angl. germ-free).* Se dit des animaux nés et élevés dans des conditions expérimentales telles qu'ils n'ont été parasités par aucun micro-organisme.

AXÉROPHTOL *s. m.* ☞ ***VITAMINE A.***

AXIAL *adj. (angl. axial).* Qui se rapporte à l'axe d'un corps. ☞ ***AXILE.***

AXILE *adj. (angl. axial).* Qui se rapporte à un axe. Qui forme un axe.

AXILEMME *s. m.* ☞ ***AXOLEMME.***

AXILLA *s. f.* ☞ ***FOSSE AXILLAIRE.***

AXILLAIRE *adj. (angl. axillary).* Qui se rapporte à l'aisselle.

AXIO- *(angl. axi-, axio-).* Préfixe tiré du latin et indiquant une relation avec un axe.

AXIPÈTE *adj. (angl. axipetal).* SYN. (peu usité) de ***CENTRIPÈTE.***

AXIS *s. m. (NA. axis). (angl. axis).* Deuxième vertèbre cervicale. ☞ ***ATLAS ANATOMIQUE DES OS EN ANNEXE.***

AXODENDRITE *s. m. (angl. axodendrite).* Chacune des fibrilles latérales non médullaires de l'axone d'une cellule nerveuse. Ce terme s'utilise par opposition à celui de cytodendrite.

AXOÏDIEN *adj. (angl. axoid).* Qui se rapporte à l'axis.

AXOLEMME *s. m. (angl. axilemma).* Gaine d'un axone. SYN. ***AXILEMME.***

AXOLYSE *s. f. (angl. axolysis).* Dégénérescence de l'axone d'une cellule nerveuse.

AXOMÈTRE *s. m. (angl. axometer).* Appareil servant à mesurer un axe, particulièrement pour ajuster la monture des lunettes à l'axe optique des verres correcteurs.

AXONAL *adj. (angl. axonal).* Qui se rapporte à l'axone.

AXONE *s. m. (angl. axone).* Prolongement cytoplasmique unique de la cellule nerveuse, de longueur très variable, qui représente la partie essentielle de la fibre nerveuse. SYN. ***CYLINDRAXE.***

AXONÈME *s. m. (angl. axoneme).* Filament axial d'un cil ou d'un flagelle.

AXONEURONE *s. m. (angl. axoneuron).* Cellule nerveuse du système nerveux central pourvue d'un axone.

AXONOMÈTRE *s. m. (angl. axonometer).* ☞ ***AXOMÈTRE.***

AXONOTMÉSIS *s. m. (angl. axonotmesis).* Lésion des axones sans section complète du nerf, ce qui le différencie du neurotmesis.

AXOPLASME *s. m. (angl. axoplasm).* Cytoplasme qui entoure les fibrilles de l'axone. SYN. ***NEUROPLASME.***

AXOSTYLE *s. m. (angl. axostyle).* Filament axial constitué par un faisceau de fines fibrilles, saillant à l'extrémité postérieure de certains flagellés, notamment de *Trichomonas.*

AYERZA (SYNDROME D') *(angl. Ayerza's disease).* Syndrome associant une cyanose et une dyspnée intenses, évoluant rapidement vers l'insuffisance ventriculaire droite irréductible. Il s'agit d'une variété très grave de cœur pulmonaire chronique. SYN. ***SYNDROME DES CARDIAQUES NOIRS.***

AZALIDE *s. m. (angl. azalide).* Classe d'antibiotiques dérivée de celle des macrolides par adjonction d'un atome d'azote dans leur cycle lactone.

AZATHIOPRINE *s. f. (angl. azathioprine).* Antipurique employé comme immunodépresseur, par exemple dans la prévention du rejet des greffons et dans les formes sévères de maladies auto-immunes.

AZIDOTHYMIDINE *s. f. (angl. azidothymidine).* Médicament de l'infection par le VIH bloquant la transcriptase reverse. Abréviation : AZT.

AZOOSPERMIE *s. f. (angl. azoospermia).* Absence de spermatozoïdes dans le sperme. SYN. ***AZOOSPERMATISME.***

AZOTATE *s. m.* ☞ ***NITRATE.***

AZOTE *s. m. (angl. nitrogen).* Élément gazeux diatomique, incolore et inodore, de numéro atomique 7, de masse atomique 14,0067, et de densité 0,97. On le trouve à l'état libre dans l'air atmosphérique, dont il constitue environ les quatre-cinquièmes. Il forme des composés très importants : ammoniac, acide nitrique, cyanure, etc. C'est un constituant de base des acides aminés et des protéines. Symbole : N. ◇ **NON PROTÉIQUE** *(angl. non-protein —).* Azote de l'ensemble des constituants azotés du sang à l'exclusion des protéines, c'est-à-dire azote de l'urée, de l'acide urique, de la créatinine, de la créatine, etc. ◇ **(MONOXYDE D')** *(angl. — oxide).* Substance de formule NO, puissant vasodilatateur. ◇ **RÉSIDUEL** *(angl. rest —).* Différence entre l'azote total non protéique et l'azote uréique. ◇ **URÉIQUE** *(angl. urea —).* Azote qui se trouve dans l'urine ou le sang comme constituant de l'urée.

AZOTÉ *adj. (angl. nitrogenous).* Qui contient de l'azote.

AZOTÉMIE *s. f. (angl. azotemia).* Taux d'azote non protéique dans le sang. Ce terme est souvent confondu avec celui d'urémie, les taux de l'azote non protéique et de l'urée variant généralement de façon parallèle. ◇ **EXTRARÉNALE** *(angl. extrarenal —).* Excès d'azote non protéique dans le sang en l'absence d'affection rénale.

AZOTÉMIQUE *adj. (angl. azotemic, uremic).* Qui concerne l'azotémie. ◇ **(SYNDROME)** *(angl. uremic syndrome).* Ensemble des perturbations en rapport avec l'augmentation de l'azotémie et d'une façon plus générale avec l'insuffisance rénale.

AZOTOMÈTRE *s. m. (angl. azotometer).* Appareil permettant de faire le dosage de l'azote et de ses composés.

AZOTURIE *s. f. (angl. azoturia).* Excès d'urée et d'autres composés azotés dans l'urine.

AZT *(angl. AZT).* Abréviation d'azidothymidine.

AZTÈQUE (OREILLE D') *(angl. Aztec ear).* Oreille sans lobule, inclinée en dehors et en bas.

AZUROPHILE *adj. (angl. azurophilic).* Qui se colore facilement par le bleu d'aniline.

AZYGOS *adj. (angl. azygos).* Impair : veine azygos. ☞ ***ATLAS ANATOMIQUE DES VEINES EN ANNEXE.*** ◇ **(GRANDE VEINE)** *(angl. — vein).* Affluent de la veine cave supérieure. ◇ **(LOBE)** *(angl. — lobe).* Partie interne du lobe supérieur du poumon.

AZYME *adj. (angl. azymic).* Qui ne contient ni levure ni ferment, comme le pain azyme.

AZYMIE *s. f. (angl. azymia).* Absence d'enzymes.

B

B Symbole chimique du bore.

B Abréviation de degré Baumé (degrés d'un aréomètre).

B_1 *(angl. S_1).* Premier bruit du cœur marquant le début de la systole ventriculaire et provoqué par la fermeture des valves atrioventriculaires.

B_2 *(angl. S_2).* Deuxième bruit du cœur marquant la fin de la systole ventriculaire et provoqué par la fermeture des valves aortiques et pulmonaires.

B_3 *(angl. S_3).* Troisième bruit du cœur dû au remplissage rapide ventriculaire, n'est pas audible à l'état normal.

B_4 *(angl. S_4).* Quatrième bruit du cœur dû à la contraction atriale, n'est pas audible à l'état normal.

Ba Symbole chimique du baryum.

BAADER (SYNDROME DE) *(angl. Stevens-Johnson syndrome).* Ectodermose érosive pluriorificielle multiple. SYN. ***DERMATOSTOMATITE.*** ☞ ***STEVENS-JOHNSON (SYNDROME DE).***

BAASTRUP (MALADIE DE) *(angl. Baastrup's disease, kissing spine).* Arthrose vertébrale interépineuse touchant le plus souvent les 4e et 5e vertèbres lombales.

BABBITT (ALLIAGE DE) *(angl. Babbitt metal).* Alliage composé d'étain, de cuivre et d'antimoine, utilisé par les dentistes.

BABCOCK (OPÉRATION DE) *(angl. Babcock's operation).* Technique d'excision d'une veine saphène interne variqueuse, par arrachement à l'aide d'une tringle métallique introduite dans sa lumière.

BABCOCK-BACON (OPÉRATION DE) *(angl. Babcock-Bacon operation).* Résection du rectum par voie abdomino-transanale en cas de cancer de celui-ci.

BABÈS (TUBERCULE DE) *(angl. Babès tubercle).* Formations cellulaires dans le bulbe et dans les ganglions spinaux, observées primitivement dans la rage. SYN. ***TUBERCULE RABIQUE.***

BABÈS-ERNST (CORPUSCULES OU GRANULATIONS DE) *(angl. Babès-Ernst bodies).* Corpuscules qui se colorent intensément avec les colorants d'aniline, observés dans le protoplasme de certaines bactéries.

BABESIA Genre de protozoaires parasites des hématies de certains mammifères. Les espèces principales sont : *B. bigemina*, responsable de la fièvre du bétail au Texas ; *B. bovis*, qui parasite les bovins en Europe ; *B. caballi*, responsable de la fièvre hémoglobinurique chez les chevaux, et *B. canis*, agent d'un ictère chez les chiens, et quelques cas humains ont été rapportés. Ces germes sont transmis par diverses tiques.

BABÉSIOSE *s. f. (angl. babesiosis).* Infection par des protozoaires du genre *Babesia* touchant l'homme de façon exceptionnelle (splénectomisés).

BABINSKI (SIGNE DE) *(angl. Babinski's sign).* Extension lente du gros orteil, parfois associée à l'extension des quatre autres orteils (signe de l'éventail), provoquée par la stimulation de la partie externe de la plante du pied. Normalement, cette stimulation provoque la flexion des orteils. Ce signe traduit une lésion de la voie pyramidale. Il est à rapprocher des réflexes de défense dont il n'est que l'expression la plus précoce. SYN. ***PHÉNOMÈNE DES ORTEILS.***

BABINSKI-FRÖHLICH (SYNDROME DE) *(angl. Babinski-Fröhlich syndrome).* Dystrophie adiposogénitale, caractérisée par une obésité du tronc et de la racine des membres et par un hypogénitalisme. Ce syndrome est en rapport avec une atteinte de l'hypophyse ou de la région infundibulo-tubérienne (adénome chromophobe, craniopharyngiome). SYN. ***SYNDROME ADIPOSOGÉNITAL.***

BABINSKI-NAGEOTTE (SYNDROME DE) *(angl. Babinski-Nageotte syndrome).* Syndrome hémibulbaire qui associe une hémiplégie controlatérale avec hémianesthésie spino-thalamique et du côté de la lésion des troubles cérébelleux, une atteinte du X et un syndrome de Claude Bernard-Horner.

BABINSKI-VAQUEZ (SYNDROME DE) *(angl. Babinski-Vaquez syndrome).* Association d'un tabès à une aortite syphilitique.

BABINSKI-WEIL (ÉPREUVE DE LA MARCHE DE) *(angl. Babinski-Weil test).* Épreuve consistant à demander au patient de faire quelques pas vers l'avant puis vers l'arrière tout en maintenant les yeux fermés. En cas de lésion labyrinthique, on observe une déviation du côté lésé et le trajet effectué par le malade décrit une étoile. SYN. ***ÉPREUVE DE LA MARCHE EN ÉTOILE.***

BACCELLI (SIGNE DE) *(angl. Baccelli's sign).* ☞ ***PECTORILOQUIE APHONE.***

BACHMANN (FAISCEAU DE) *(angl. Bachmann's burdle).* Faisceau reliant le nœud sinuatrial au nœud atrioventriculaire.

BACILLACEAE Famille de bactéries de forme bacillaire, à Gram positif, productrices d'endospores. Cette famille comprend les genres *Bacillus* et *Clostridium.*

BACILLAIRE *adj. (angl. bacillary).* **1.** Qui se rapporte aux bacilles. **2.** Se dit d'un malade atteint de tuberculose qui élimine des bacilles tuberculeux dans son expectoration (s'emploie aussi comme substantif).

BACILLE *s. m. (angl. bacillus).* Toute bactérie en forme de bâtonnet. ◇ **TUBERCULEUX** ☞ ***MYCOBACTERIUM TUBERCULOSIS.*** ◇ **TYPHIQUE** ☞ ***SALMONELLA TYPHI.*** ◇ **VIRGULE** *(angl. — comma).* Vibrion responsable du choléra.

BACILLÉMIE *s. f. (angl. bacillemia).* Présence de bacilles dans le sang, en particulier de bacilles tuberculeux.

BACILLIFORME *adj. (angl. bacilliform).* En forme de bâtonnet ou de bacille.

BACILLOGÈNE *adj. (angl. bacillogenic).* **1.** Qui est dû à des bacilles. **2.** Qui produit des bacilles.

BACILLOPHOBIE *s. f. (angl. bacillophobia).* Crainte morbide des microbes.

BACILLOSCOPIE *s. f. (angl. bacilloscopy).* Recherche des bacilles dans les organes ou les excrétions.

BACILLOSE *s. f. (angl. bacilliary infection).* Nom donné quelquefois improprement à la tuberculose pulmonaire.

BACILLURIE *s. f. (angl. bacilluria).* Présence de bacilles, notamment tuberculeux, dans l'urine. ☞ ***BACTÉRIURIE.***

BACILLUS Genre de bactéries de la famille des *Bacillaceae,* qui comprend de nombreuses espèces. Certaines sont pathogènes pour l'homme et les animaux *(B. anthracis, B. cereus).* Un grand nombre de bactéries autrefois appelées *Bacillus* sont classées aujourd'hui dans d'autres genres. ◇ ***ABORTUS*** ☞ ***BRUCELLA ABORTUS.*** ◇ ***ANTHRACIS*** Agent responsable du charbon chez les animaux et chez l'homme. ◇ ***BOTULINUS*** ☞ ***CLOSTRIDIUM BOTULINUM.*** ◇ ***COLI*** SYN. ***ESCHERICHIA COLI.*** ◇ ***DYSENTERIAE*** SYN. ***SHIGELLA DYSENTERIAE.*** ◇ ***ENTERITIDIS*** SYN. ***SALMONELLA ENTERITIDIS.*** ◇ ***FAECALIS ALCALIGENES*** SYN. ***ALCALIGENES FAECALIS.*** ◇ ***LEPRAE*** ☞ ***MYCOBACTERIUM LEPRAE.*** ◇ ***MALLEI*** ☞ ***PSEUDOMONAS MALLEI.*** ◇ ***PNEUMONIAE*** ☞ ***KLEBSIELLA PNEUMONIAE.*** ◇ ***PSEUDOMALLEI*** ☞ ***PSEUDOMONAS PSEUDOMALLEI.*** ◇ ***PYOCYANEUS*** ☞ ***PSEUDOMONAS AERUGINOSA.*** ◇ ***TETANI*** ☞ ***CLOSTRIDIUM TETANI.*** ◇ ***TYPHI, TYPHOSUS*** SYN. ***SALMONELLA TYPHI.*** ◇ ***WELCHII*** ☞ ***CLOSTRIDIUM PERFRINGENS.***

BACITRACINE *s. f. (angl. bacitracin).* Antibiotique obtenu à partir de *Bacillus subtilis.* Elle est constituée par un mélange de polypeptides (bacitracines A, B et C). Son activité est analogue à celle de la pénicilline mais, en raison de sa néphrotoxicité, elle est réservée à l'usage local.

BACKHAUS (PINCE DE) *(angl. Backhaus pliers).* Pince à deux griffes pour fixer les compresses qui protègent et délimitent le champ opératoire.

BACTÉRICIDE *adj. (angl. bactericidal).* Qui détruit les bactéries.

BACTÉRIDE *s. f. (angl. bacterid).* Éruption cutanée due à une allergie provoquée par des bactéries.

BACTÉRIE *s. f. (angl. bacterium).* Micro-organisme unicellulaire appartenant au règne (ni végétal, ni animal) des Protistes procaryotes. Les bactéries présentent les caractéristiques propres aux cellules procaryotes : absence de membrane nucléaire, chromosome unique, ADN non associé à des histones, cytoplasme très pauvre, ribosomes 70S et absence d'organites. Elles se multiplient généralement par division binaire (scission) et peuvent former des regroupements caractéristiques. Certaines bactéries sont mobiles grâce à des flagelles ou d'autres moyens de déplacement (glissement). Certaines forment des endospores, d'autres des arthrospores ou des exospores. À de rares exceptions près, elles possèdent une paroi rigide, presque toujours glucopeptidique. Certaines sont pathogènes pour l'homme et différentes espèces animales (staphylocoques, salmonelles, etc.) et d'autres interviennent dans divers cycles biologiques (par exemple, dans le cycle de l'azote).

BACTÉRIÉMIE *s. f. (angl. bacteremia).* Présence de bactéries dans le sang.

BACTÉRIEN *adj. (angl. bacterial).* Qui se rapporte ou qui appartient à une bactérie.

BACTÉRIFORME *adj. (angl. bacteriform).* En forme de bactérie.

BACTÉRIO-AGGLUTININE *s. f. (angl. bacterioagglutinin).* Substance qui provoque l'agglutination des bactéries.

BACTÉRIOCINE *s. f. (angl. bacteriocin).* Substance protéique et antigénique sécrétée par certaines bactéries et létale pour d'autres. La capacité de synthétiser une de ces substances est génétiquement conditionnée par la présence d'un plasmide. On connaît différentes bactériocines selon l'espèce productrice : colicines *(Escherichia coli),* pyocines *(Pseudomonas aeruginosa),* vibriocines, etc.

BACTÉRIOLOGIE *s. f. (angl. bacteriology).* Science consacrée à l'étude des bactéries. ◇ **HYGIÉNIQUE, SANITAIRE** *(angl. public health —).* Branche de la bactériologie consacrée principalement à la prévention des infections, basée sur l'étude des micro-organismes responsables et de leur mode de destruction. ◇ **MÉDICALE, PATHOLOGIQUE** *(angl. medical —, pathological —).* Branche de la bactériologie qui s'intéresse surtout aux effets produits par les bactéries et leurs toxines sur l'organisme animal. ◇ **SYSTÉMATIQUE** *(angl. systematic —).* Branche de la bactériologie qui étudie la classification et l'écologie des bactéries.

BACTÉRIOLOGISTE *s. m. (angl. bacteriologist).* Spécialiste en bactériologie.

BACTÉRIOLYSE *s. f. (angl. bacteriolysis).* Dissolution ou décomposition des bactéries à l'intérieur ou à l'extérieur de l'organisme vivant.

BACTÉRIOLYSINE *s. f. (angl. bacteriolysin).* Anticorps capable de détruire des bactéries.

BACTÉRIOLYTIQUE *adj. (angl. bacteriolytic).* **1.** Qui se rapporte à la bactériolyse. **2.** Qui peut détruire une bactérie par dissolution.

BACTÉRIOPEXIE *s. f. (angl. bacteriopexy).* Fixation des bactéries par certaines cellules de l'organisme, telles que les histiocytes, les leucocytes polynucléaires, etc.

BACTÉRIOPHAGE *s. m. (angl. bacteriophage).* Virus infectant des bactéries. Souvent désignés par l'abréviation phages, les bactériophages présentent une grande spécificité de groupe, permettant le classement de l'espèce bactérienne. Ils jouent un rôle important dans la transmission des informations génétiques d'une bactérie à une autre, et peuvent être responsables de la diffusion des facteurs de résistance aux antibiotiques (transduction), comme c'est le cas pour les staphylocoques.

BACTÉRIOPHAGIE *s. f. (angl. bacteriophagia).* Destruction des bactéries par les bactériophages.

BACTÉRIOPHOBIE *s. f. (angl. bacteriophobia).* ☞ ***BACILLOPHOBIE.***

BACTÉRIOSTASE *s. f. (angl. bacteriostasis).* Arrêt du développement des bactéries.

BACTÉRIOSTATIQUE *adj. (angl. bacteriostatic).* Qui empêche la multiplication des bactéries sans les détruire. S'emploie aussi comme substantif.

BACTÉRIOTOXÉMIE *s. f. (angl. bacteriotoxemia).* Présence de toxines bactériennes dans le sang.

BACTÉRIOTOXINE *s. f. (angl. bacteriotoxin).* Toxine bactérienne.

BACTÉRIOTROPE *adj. (angl. bacteriotropic).* Qui a une affinité élective pour les bactéries.

BACTÉRIOTROPINE *s. f. (angl. bacteriotropin).* Substance qui stimule la phagocytose des bactéries par les cellules de l'hôte. SYN. ***OPSONINE SPÉCIFIQUE.***

BACTERIUM Genre de bactéries qui n'est plus reconnu, parce qu'il groupait des espèces très disparates. Celles-ci sont classées dans d'autres genres. ◇ ***AERUGINOSUM*** ☞ ***PSEUDOMONAS AERUGINOSA.*** ◇ ***CHOLERAE SUIS*** SYN. ***SALMONELLA CHOLERAE SUIS.*** ◇ ***COLI*** SYN. ***ESCHERICHIA COLI.*** ◇ ***DYSENTERIAE*** SYN. ***SHIGELLA DYSENTERIAE.*** ◇ ***PESTIS*** ☞ ***YERSINIA PESTIS.*** ◇ ***SONNEI*** SYN. ***SHIGELLA SONNEI.*** ◇ ***TULARENSIS*** SYN. ***FRANCISELLA TULARENSIS.*** ◇ ***TYPHOSUM*** SYN. ***SALMONELLA TYPHI.***

BACTÉRIURIE *s. f. (angl. bacteriuria).* Présence de bactéries dans l'urine.

BACTEROIDACEAE Famille de bactéries constituée de bacilles à Gram négatif, anaérobies stricts, non mobiles ou mobiles avec flagelles péritriches, non sporulés. On les trouve à l'état de saprophytes dans l'appareil digestif des animaux. Certaines espèces peuvent être pathogènes.

BACTÉROÏDE *adj. (angl. bacteroid).* Qui ressemble à une bactérie.

BACTEROIDES Genre de bactéries de la famille des *Bacteroidaceae.* Ce sont des bacilles à Gram négatif, anaérobies stricts, non sporulés ; ils sont saprophytes de l'appareil digestif et font partie de la flore habituelle trouvée dans les fèces. Hors de leur habitat, ils peuvent être responsables d'infections graves. L'espèce type est *B. fragilis.*

BADAL (OPÉRATION DE) *(angl. Badal's operation).* Dilacération du nerf sous-nasal externe, pour calmer les douleurs dues à un glaucome.

BADIGEONNAGE *s. m. (angl. painting).* Action d'enduire la peau ou certaines muqueuses d'une substance médicamenteuse, notamment antiseptique.

BAELZ (MALADIE DE) *(angl. Baelz's disease).* Papules indolentes de la muqueuse des lèvres.

BAER (PLAN DE) *(angl. Baer's plane).* Plan transversal qui passe par le bord supérieur des arcades zygomatiques.

BAERMANN (TECHNIQUE DE) *(angl. Baermann's method).* Méthode d'examen des selles pour la mise en évidence d'anguillules.

BAGASSOSE *s. f. (angl. bagassosis).* Pneumoconiose provoquée par l'inhalation de poussière de bagasse de canne à sucre. Il s'agit d'un processus immunologique.

BAGUE *s. f. (angl. band).* En chirurgie dentaire, anneau en métal scellé sur les dents et servant de moyen d'ancrage aux appareils fixes d'orthodontie.

BAILLARGER ◇ **(SIGNE DE)** *(angl. Baillarger's sign).* Anisocorie observée dans la paralysie générale. ◇ **(STRIE EXTERNE ET INTERNE DE)** *(NA. stria laminae granularis externae et internae). (angl. Baillarger bands).* ☞ ***LAME STRIÉE GRANULAIRE EXTERNE DU CORTEX CÉRÉBRAL.*** ◇ **(STRIE INTERNE DE)** *(angl. Baillarger's line).* ☞ ***LAME STRIÉE GRANULAIRE INTERNE DU CORTEX CÉRÉBRAL.***

BAIN *s. m. (angl. bath).* **1.** Immersion du corps ou d'une partie de celui-ci dans un milieu solide, liquide ou gazeux, dans un but hygiénique ou thérapeutique. **2.** Milieu tel que l'eau, le sable, l'huile ou toute autre substance, interposé entre la flamme et le corps chauffé dans les manipulations chimiques. ◇ **ACIDE** *(angl. acid —).* Bain d'eau additionnée d'un acide minéral, utilisé contre la transpiration excessive. ◇ **ALCALIN** *(angl. alkaline —)*. Bain dans une solution diluée de carbonate alcalin, prescrit dans certaines maladies de peau. ◇ **ANTIPYRÉTIQUE** *(angl. antipyretic —)*. Bain froid que l'on administre pour faire baisser la fièvre. ◇ **AROMATIQUE** *(angl. aromatic —)*. Bain médicamenteux, dont l'eau a été parfumée par une décoction de plantes ou d'essences aromatiques. ◇ **ASTRINGENT** *(angl. astringent —)*. Bain dans une eau contenant de l'acide tanique, de l'alun ou un autre astringent. ◇ **CHAUD** *(angl. hot —)*. Bain d'eau dont la température est de 37 °C à 40 °C. ◇ **COLLOÏDAL** *(angl. colloid —)*. Bain contenant de la gélatine, de l'amidon ou du son, employé dans certaines affections cutanées. ◇ **D'AIR** *(angl. air —)*. Exposition du corps dénudé à l'air, ce dernier étant en général réchauffé ou additionné de vapeur, dans un but thérapeutique. ◇ **D'AMIDON** *(angl. starch —)*. Bain chaud additionné d'amidon, employé dans le prurit et l'eczéma. ◇ **D'ANHYDRIDE CARBONIQUE** *(angl. carbon dioxide —)*. Bain dont l'eau est imprégnée d'anhydride carbonique. ◇ **D'ÉTUVE SÈCHE** *(angl. hot air —)*. Bain d'air chaud à 50 °C, destiné à stimuler la circulation et la transpiration. ◇ **DE BOUE** *(angl. mud —)*. Application thérapeutique de boue chaude. ◇ **DE CRÉOSOTE** *(angl. creosote —)*. Bain contenant de la créosote et de la glycérine, que l'on emploie dans certaines affections cutanées. ◇ **DE GLYCÉRINE** *(angl. glycerin —)*. Bain dont l'eau est additionnée de glycérine. ◇ **DE LUMIÈRE** *(angl. light —)*. Exposition totale ou partielle du corps aux rayons solaires ou à des rayons lumineux provenant d'une autre source. ◇ **DE MOUSSE** *(angl. foam —)*. Bain d'eau rendue mousseuse par l'addition d'une substance telle que la saponine et par le passage de bulles d'oxygène ou d'air. ◇ **DE MOUTARDE** *(angl. mustard —)*. Bain d'eau additionnée d'une quantité variable de moutarde en poudre. SYN. ***BAIN SINAPISÉ***. ◇ **DE SABLE** *(angl. sand —)*. **1.** Immersion du corps dans du sable humide, au bord de la mer. **2.** Immersion du corps dans du sable sec et chaud. ◇ **DE SAUNA** *(angl. sauna —)*. Bain de chaleur sèche, que l'on prend nu dans une pièce appelée sauna, et qui est suivi de tapotements vifs et répétés sur l'ensemble du corps et d'une douche froide. ◇ **DE SOLEIL** *(angl. light —, sun —)*. Exposition du corps dénudé aux rayons du soleil. ◇ **DE SON** *(angl. bran —)*. Bain contenant une décoction de son, prescrit dans certaines affections cutanées. Il est calmant et émollient. ◇ **DE TERRE** *(angl. earth —)*. Immersion du corps dans une masse de terre ou de sable chaud. ◇ **DE VAPEUR** *(angl. vapor —)*. Exposition du corps à une atmosphère chargée de vapeur d'eau, utilisée dans les affections rhumatismales chroniques et les maladies de la peau, ainsi que comme stimulant général. SYN. ***BAIN D'ÉTUVE HUMIDE***. ◇ **EFFERVESCENT** *(angl. bubble —)*. Bain d'anhydride carbonique. ◇ **ÉMOLLIENT** *(angl. emollient —)*. Bain d'eau contenant une substance émolliente, comme une décoction de son. ◇ **FARADIQUE** *(angl. hydro-galvanic —)*. Bain d'eau dans laquelle on fait passer un courant faradique pour traiter le patient. ◇ **FERRUGINEUX** *(angl. ferruginous —)*. Bain qui contient du sulfate de fer. ◇ **FROID** *(angl. cold —)*. Bain tonifiant dont la température est de 12 °C à 18 °C. ◇ **INDIEN** *(angl. variety of turkish —)*. Variété de bain turc associé à un massage. ◇ **IODÉ** *(angl. iodide —)*. Bain dont l'eau est additionnée d'iode et d'iodure de potassium. ◇ **ROMAIN** *(angl. roman —)*. Méthode de thermothérapie qui consistait à faire passer le sujet dans trois chambres *(tepidarium, calidarium, frigidarium)* à températures différentes, respectivement 60 °C, 80 °C et température ambiante. ◇ **RUSSE** *(angl. russian —)*. Bain de vapeur chaude suivi de friction et d'immersion dans l'eau froide. ◇ **SINAPISÉ** ☞ ***BAIN DE MOUTARDE***. ◇ **SULFUREUX** *(angl. sulfurous —)*. Bain d'eau additionnée de trisulfure de potassium ou de sodium, prescrit dans certaines affections cutanées. ◇ **TEMPÉRÉ** *(angl. tepid —)*. Bain d'eau à une température de 25 °C à 30 °C. ◇ **TURC** *(angl. turkish —)*. Bain dans lequel l'individu passe dans des chambres à température progressivement croissante et est ensuite soumis à des frictions et à une douche chaude puis froide.

BAINBRIDGE (RÉFLEXE DE) *(angl. Bainbridge's reflex)*. L'augmentation de la pression sanguine dans l'atrium droit du cœur et dans les veines caves provoque l'accélération des battements cardiaques et l'élévation de la tension artérielle.

BAKER (KYSTE DE) *(angl. Baker's cyst)*. ☞ ***KYSTE POPLITÉ***.

BAKWIN-EIGER (SYNDROME DE) *(angl. Bakwin-Eiger syndrome)*. Ostéopathie familiale rare, autosomique récessive, avec hyperphosphatasémie.

BAL Abréviation de *British Anti Lewisite*, désignant le dimercaprol. Substance qui neutralise les effets toxiques de l'arsenic, du mercure et de l'or. Il est utilisé en injections intramusculaires. (La lewisite était un gaz de combat arsénical.)

BALANCEMENT RESPIRATOIRE DU MÉDIASTIN *(angl. mediastinal swing)*. Déplacement inspiratoire du médiastin vers le côté sain au cours de l'atélectasie.

BALAN-, BALANO- *(angl. balan-, balano-)*. Préfixes d'origine grecque indiquant une relation avec le gland de la verge.

BALANIQUE *adj. (angl. balanic)*. Qui se rapporte au gland de la verge. EX. *urètre balanique*.

BALANITE *s. f. (angl. balanitis)*. Inflammation de la muqueuse du gland de la verge. ◇ **CIRCINÉE** *(angl. — circinata)*. Balanite due à des spirochètes. ◇ **DE ZOON** *(angl. Zoon's erythroplasia, plasma cell —)*. ☞ ***ZOON (BALANITE DE)***. ◇ **GANGRENEUSE** *(angl. gangrenous —)*. Forme commune de balanite phagédénique. Ulcérations destructrices douloureuses qui débutent au niveau du prépuce ou du gland et s'étendent au pénis, pouvant atteindre le scrotum et le pubis.

BALANITIS XEROTICA OBLITERANS *(angl. balanitis xerotica obliterans).* Lichen scléreux atrophique localisé au niveau du gland. État apparenté au kraurosis penis, dans lequel se surajoute une sténose du méat.

BALANOCÈLE *s. f. (angl. balanocele).* Protrusion du gland à travers une déchirure du prépuce.

BALANOPLASTIE *s. f. (angl. balanoplasty).* Toute intervention de chirurgie plastique sur le gland du pénis.

BALANOPOSTHITE *s. f. (angl. balanoposthitis).* Inflammation de la muqueuse du gland et du prépuce. ◇ **ÉROSIVE CIRCINÉE** *(angl. erosive —).* Inflammation de la muqueuse du gland et du prépuce, qui se caractérise par des ulcérations superficielles polycycliques bordées d'un liseré blanc.

BALANOPRÉPUTIAL *adj. (angl. balanopreputial).* Qui se rapporte au gland et au prépuce. EX. *sillon balano-préputial.*

BALANORRHÉE *s. f. (angl. balanorrhagia).* Écoulement purulent provenant du gland au cours d'une balanite.

BALANTIDIASE *s. f. (angl. balantidiasis).* Infection due à des parasites du genre *Balantidium.* SYN. ***DYSENTERIE BALANTIDIENNE.***

BALANTIDIUM Genre de protozoaires de la classe des Infusoires. ◇ ***COLI*** Protozoaire cilié parasite de l'intestin de l'homme et de différents mammifères (porcs, singes). Il provoque un syndrome comparable à la dysenterie amibienne.

BALBIANI (CORPS DE) *(angl. Balbiani's body).* Corps sombre, de structure rayonnée, présent dans le vitellus de l'ovocyte en développement.

BALBISME *s. m. (angl. idiopathic stammering).* Bégaiement idiopathique.

BALBUTIEMENT *s. m. (angl. stammering).* Articulation imparfaite des mots comme au début du langage chez le petit enfant.

BALDWIN (OPÉRATION DE) *(angl. Baldwin's operation).* Création d'un vagin artificiel par transplantation d'un segment d'intestin grêle avec son mésentère.

BALDY (OPÉRATION DE) ☞ ***BALDY-DARTIGUES (OPÉRATION DE).***

BALDY-DARTIGUES (OPÉRATION DE) *(angl. Baldy's operation).* Technique d'hystéropexie pour la cure d'une rétroversion utérine. SYN. ***OPÉRATION DE BALDY, OPÉRATION DE BALDY-WEBSTER, OPÉRATION DE WEBSTER.***

BALEINE (BLANC DE) *(angl. spermaceti).* Corps gras, solide, composé essentiellement de palmitate de cétyle. Il est obtenu à partir de la tête du cachalot, *Physeter macrocephalus.* Il entre dans la composition de divers savons et pommades. SYN. ***SPERMACETI.***

BALINT (SYNDROME DE) *(angl. Balint's syndrome).* Syndrome dû à une lésion pariéto-occipitale bilatérale, caractérisé par une paralysie de la fixation du regard (parfois appelée aussi paralysie psychique du regard), une agnosie spatiale et une ataxie optique (le sujet ne réussit pas à prendre les objets qu'il voit dans l'espace).

BALISTOCARDIOGRAPHIE *s. f. (angl. ballistocardiography).* Exploration graphique mécanique qui objective sur un tracé, appelé balistocardiogramme, les mouvements du corps produits par les impacts de la colonne de sang circulant dans le cœur et les grands vaisseaux. Cette méthode est actuellement désuète.

BALL (OPÉRATION DE) *(angl. Ball's colostomy).* Création d'un anus artificiel par abouchement du côlon au niveau de la ligne semi-lunaire gauche.

BALLET (SIGNE DE) *(angl. Ballet's sign).* Abolition des mouvements volontaires des yeux mais conservation des réactions pupillaires et des mouvements involontaires, observée dans le goitre exophtalmique et dans l'hystérie.

BALLISME *s. m. (angl. ballismus).* Mouvement involontaire, ample, stéréotypé, brusque, prédominant au membre supérieur, en particulier à sa racine, épargnant la face, lié le plus souvent à une lésion du noyau sous-thalamique.

BALLONISATION *s. f. (angl. Unna's cell).* Processus cutané dans lequel les cellules malpighiennes se gonflent, leurs noyaux se multiplient et se fragmentent, et les cellules éclatent. Ce processus s'observe essentiellement au cours de certaines infections à virus comme le zona et la varicelle. ◇ **DE LA VALVE MITRALE** *(angl. mitral valve prolapse syndrome).* ☞ ***BARLOW (SYNDROME DE).***

BALLONNEMENT *s. m. (angl. ballooning).* Sensation de gonflement au niveau de l'estomac ou de l'abdomen, généralement liée à une accumulation de gaz dans l'estomac et l'intestin.

BALLOTTEMENT *s. m. (angl. ballottement).* Mouvement de va-et-vient ou choc en retour perçu à la palpation, avec une main, d'un organe (le rein, par exemple) ou du fœtus dans l'utérus, lorsque l'autre main exerce des pressions à distance.

BALNÉATION *s. f. (angl. balneotherapy).* Administration de bains thérapeutiques.

BALNÉOLOGIE *s. f. (angl. balneology).* Science qui traite des bains.

BALNÉOTHÉRAPIE *s. f. (angl. balneotherapy).* Emploi thérapeutique des bains (d'eau, de boue, de soleil, etc.).

BALÓ (ENCÉPHALITE CONCENTRIQUE DE) *(angl. Baló's concentric encephalitis).* Leuco-encéphalopathie marquée par des foyers de sclérose concentriques. Cliniquement, elle se manifeste par un syndrome pseudo-bulbaire et une démence. Il s'agirait d'une forme particulière de sclérose en plaques.

BALSAMIQUE *adj. (angl. balsamic).* Qui contient un baume, qui en a les propriétés.

BALZER (ADÉNOMES SÉBACÉS DE) *(angl. adenoma sebaceum, Balzer's disease).* Variété d'adénomes sébacés symétriques de la face.

BAMBERGER ⇔ **(POULS BULBAIRE DE)** *(angl. Bamberger's venous pulse).* Pulsation du bulbe de la veine jugulaire, synchrone avec la systole, perçue dans l'insuffisance tricuspidienne. ⇔ **(SIGNE DE)** *(angl. Bamberger's sign).* **1.** Matité perçue à la percussion de l'angle de la scapula gauche, disparaissant lorsque le malade se penche en avant ; signe d'épanchement péricardique. **2.** SYN. ***ALLOCHIRIE.***

BAMBERGER-MARIE (MALADIE DE) *(angl. Bamberger-Marie disease).* ☞ ***OSTÉOARTHROPATHIE HYPERTROPHIANTE PNEUMIQUE DE PIERRE MARIE.***

BANCAL *adj. (angl. bow-legged).* Qui a les jambes torses (forme de *genu valgum*).

BANCROFT (FILAIRE DE) *(angl. Bancroft's filarea).* ☞ ***WUCHERERIA BANCROFTI.***

BANDAGE *s. m. (angl. bandage).* **1.** Pièce ou bande de textile destinée à être appliquée sur une partie du corps pour maintenir un pansement, exercer une compression ou immobiliser cette partie dans une position voulue. **2.** Par extension, tout dispositif ou appareil utilisé en chirurgie comme moyen de contention, de compression, etc. ⇔ **COMPRESSIF** *(angl. compression —).* Bandage exerçant une pression continue sur la région où il est appliqué. ⇔ **HERNIAIRE** *(angl. truss).* Bandage servant à maintenir une réduction herniaire. ⇔ **PLÂTRÉ** *(angl. plaster —).* Bandage effectué à l'aide d'une bande de tissu imprégnée de plâtre. La bande est humidifiée au moment où elle est posée et le plâtre durcit après avoir séché.

BANDE *s. f. (angl. band).* En anatomie, structure mince, étroite et allongée. ⇔ **A** *(angl. A —).* Chacune des bandes anisotropes de la myofibrille du muscle strié, apparaissant de couleur foncée au microscope polarisé et alternant avec des bandes claires. ⇔ **D'ABSORPTION** *(angl. absorption —).* Bande sombre du spectre, due à l'absorption de certaines radiations par le milieu traversé par la lumière. ⇔ **H** *(angl. H —).* Partie centrale de la bande A d'une myofibrille, apparaissant pâle au microscope électronique. ⇔ **I** *(angl. I —).* Chacune des bandes claires de la myofibrille du muscle strié, alternant avec les bandes A. ⇔ **M** *(angl. M —).* Partie médiane, étroite et foncée, de la bande H de la fibre musculaire striée. ⇔ **Z** *(angl. Z —).* Fine membrane qui sépare en deux parties la bande I de la fibre musculaire striée.

BANDELETTE *s. f. (angl. band).* Terme désignant certaines structures anatomiques fines et allongées. ⇔ **ILIOPECTINÉE** *(angl. fascia iliopectinea).* Ancienne dénomination. ☞ ***ARC ILIOPECTINÉ.***

BANDL (ANNEAU DE) *(angl. Bandl's ring).* Bourrelet de l'utérus en forme d'anneau, visible au moment de l'accouchement, situé au-dessus de l'orifice cervical interne, et qui indique la limite inférieure de la partie contractile de l'organe.

BANDL-FROMMEL (SIGNE DE) *(angl. Bandl-Frommel sign).* Signe prémonitoire de la rupture utérine spontanée. Lorsque l'utérus est vidé de son liquide amniotique, un anneau de rétraction apparaît, le plus souvent à la limite du segment inférieur et du corps utérin. L'élongation du segment inférieur et l'ascension de l'anneau de rétraction constituent le signe de Bandl-Frommel.

BANG ⇔ **(BACILLE DE)** *(angl. Bang's bacillus).* ☞ ***BRUCELLA ABORTUS.*** ⇔ **(MALADIE DE)** *(angl. brucellosis).* ☞ ***BRUCELLOSE.***

BANKART ⇔ **(LÉSION DE)** *(angl. Bankart's lesion).* Désinsertion traumatique du labrum sur le rebord antérieur de la glène humérale. ⇔ **(OPÉRATION DE)** *(angl. Bankart's operation).* Réinsertion du bourrelet glénoïdien dans la luxation récidivante de l'épaule.

BANNISTER (MALADIE DE) *(angl. Bannister's disease).* Œdème angioneurotique. ☞ ***QUINCKE (MALADIE OU ŒDÈME DE).***

BANNWARTH (SYNDROME DE) *(angl. Bannwarth's syndrome).* Dans la maladie de Lyme association d'arthrite à une méningite et à une polynévrite.

BANQUE *(angl. bank).* En génétique, collection de clones cellulaires où chaque cellule renferme un exemplaire différent d'ADN recombiné à un vecteur. ⇔ **(DU SANG, DES YEUX, DU SPERME, ETC.)** *(angl. blood, eye, sperm... —).* Établissements créés dans le but de recueillir et de conserver des organes ou des produits humains pouvant être utilisés ultérieurement par d'autres individus.

BANTI (MALADIE DE) *(angl. Banti's disease).* Affection caractérisée par une splénomégalie congestive, une pancytopénie, une hypertension portale avec cirrhose et ascite.

BAR (INCISION DE) *(angl. Bar's incision).* Césarienne par voie médiane sus-ombilicale.

BARAKAT (SYNDROME DE) *(angl. Barakat's syndrome).* Affection héréditaire très rare, probablement autosomique dominante, associant hypoparathyroïdie, surdité et syndrome néphrotique évoluant vers la mort.

BARANESTHÉSIE *s. f. (angl. baranesthesia).* Abolition de la sensibilité profonde à la pression.

BÁRÁNY (SIGNE DE) *(angl. Bárány's sign).* Si l'on irrigue une oreille normale avec de l'eau chaude (40 à 50 °C), il apparaît un nystagmus rotatoire dirigé du côté irrigué ; si l'irrigation est faite avec de l'eau froide, il sera dirigé de l'autre côté. Ce nystagmus n'existe pas s'il y a une lésion du labyrinthe. SYN. ***ÉPREUVE OCULAIRE DE BÁRÁNY.***

BARBALOÏNE *s. f. (angl. barbaloin).* Hétéroside extrait de plusieurs espèces d'aloès et de cassia, doué de propriétés purgatives.

BARBEIRO *s. m. (angl. barbeiro).* Nom brésilien de la punaise *Tricatoma megista* ou *Panstrongylus magistus*, hôte porteur de *Trypanosoma cruzi*, l'agent responsable de la maladie de Chagas.

BARBERIO (RÉACTION DE) *(angl. Barbeiro's test).* En médecine légale, procédé d'identification des taches de sperme au moyen de l'acide picrique, qui forme des cristaux jaunes avec la spermine.

BARBES DU CALAMUS *(angl. acoustic striae).* SYN. ***STRIES ACOUSTIQUES.*** ☞ ***CALAMUS SCRIPTORIUS.***

BARBITAL *s. m. (angl. barbital).* Acide diéthylbarbiturique. Hypnotique. ⇔ **SODIQUE** *(angl. sodium —).* Sel monosodique du barbital. Hypnotique.

BARBITURIQUE (ACIDE) *s. m. (angl. barbituric acid).* Substance cristalline de laquelle dérivent les barbituriques. SYN. ***MALONYLURÉE.***

BARBITURIQUES *s. m. pl. (angl. barbiturates).* Médicaments dérivés de l'acide barbiturique ou malonylurée. Tous ces produits possèdent des propriétés hypnotiques, anesthésiques et anticonvulsivantes. On les sépare en fonction de la durée de leur effet en : a) barbituriques à durée d'action prolongée, comme le phénobarbital, utilisés comme sédatifs et anticonvulsivants, b) barbituriques à durée d'action courte ou intermédiaire, ne sont plus utilisés, c) barbituriques à durée d'action ultracourte, comme le thiopental ou l'hexobarbital, utilisés en tant qu'anesthésiques généraux par voie intraveineuse.

BARBITURISME *s. m. (angl. barbiturism).* Intoxication aiguë ou chronique par les barbituriques.

BARBULA HIRCI *(angl. barbula hirci).* Poils situés à l'entrée du méat acoustique externe.

BARCOO (MALADIE DE) *(angl. Barcoo's disease).* Maladie de l'Australie et de l'Afrique du Sud, donnant lieu à une éruption qui évolue parfois vers un sphacèle du tissu sous-cutané.

BARCROFT (APPAREIL DE) *(angl. Barcroft's apparatus).* Manomètre différentiel pour l'analyse volumétrique d'une petite quantité de sang d'un fragment tissulaire.

BARD (SIGNE DE) *(angl. Bard's sign).* Dans le nystagmus acquis, les oscillations augmentent lorsqu'on demande au sujet de suivre les mouvements d'un doigt d'un côté à l'autre, alors qu'elles s'atténuent dans le nystagmus congénital.

BARDENHEUER (INCISION DE) *(angl. Bardenheuer's incision).* Incision arciforme sus-pubienne transversale, s'étendant d'une épine iliaque antéro-supérieure à l'autre, passant au milieu à 5-6 cm au-dessus de la symphyse pubienne et sectionnant les muscles droits.

BARDET-BIEDL (SYNDROME DE) *(angl. Bardet-Biedl syndrome).* ☞ ***LAURENCE-MOON-BARDET-BIEDL (SYNDROME DE).***

BARD ET PIC (SYNDROME DE) *(angl. Bard-Pic syndrome).* Ictère chronique, dilatation des voies biliaires et amaigrissement progressif caractéristiques du cancer du pancréas. SYN. ***TRIADE DE BARD-PIC.***

BARÉGINE *s. f. (angl. glairin).* Substance gélatineuse azotée d'origine bactérienne, que l'on trouve notamment dans les eaux de Barèges (station thermale). SYN. ***GLAIRINE.***

BARESTHÉSIE *s. f. (angl. baresthesia).* Sensibilité à la pression des tissus profonds.

BARESTHÉSIOMÈTRE *s. m. (angl. baresthesiometer).* Instrument permettant de déterminer la sensibilité tactile au poids ou à la pression.

BARKAN (OPÉRATION DE) *(angl. Barkan's operation).* Ouverture du canal de Schlemm dans le traitement du glaucome à angle ouvert avec chambre antérieure de profondeur normale.

BARKER (OPÉRATION DE) *(angl. Barker's operation).* Fixation du sac péritonéal à la face profonde de la paroi musculaire de l'abdomen lors de la cure chirurgicale de hernie inguinale.

BARLOW ⇔ (MALADIE DE) *(angl. Barlow's disease).* Affection causée chez l'enfant par un déficit en vitamine C et caractérisée par des symptômes osseux (douleur, hématomes sous-périostés), des hémorragies multiples, une anémie. SYN. ***SCORBUT INFANTILE.*** ⇔ **(SYNDROME DE)** *(angl. Barlow's syndrome).* Prolapsus, au cours de la systole, d'une ou des deux valves mitrales refoulées dans l'atrium gauche. Anomalie fréquente chez la jeune femme, avec tachycardie, claquement caractéristique (clic) à l'auscultation et aspect caractéristique à l'écho cardiaque. SYN. ***BALLONISATION DE LA VALVE MITRALE.***

BARO- *(angl. baro-).* Préfixe d'origine grecque indiquant une relation avec la pesanteur.

BAROGNOSIE *s. f. (angl. barognosis).* Capacité d'appréciation du poids et de la consistance des objets.

BARORÉCEPTEUR *s. m. (angl. baroreceptor).* Récepteur nerveux sensible aux variations de la pression artérielle. Les plus importants sont situés sur la paroi de la crosse aortique et au niveau du sinus carotidien. SYN. ***PRESSORÉCEPTEUR.***

BAROTAXIE *s. f. (angl. barotaxis).* Réaction de locomotion orientée d'organismes mobiles, déclenchée et entretenue par une différence de pression.

BAROTHÉRAPIE *s. f. (angl. pressure-therapy).* Traitement de certaines insuffisances artérielles et des lymphœdèmes par compressions rythmées ou contention élastique.

BAROTRAUMATISME *s. m. (angl. barotrauma).* Lésion provoquée par des changements brusques et répétés de la pression atmosphérique ; désigne en particulier les lésions du tympan chez les aviateurs et les plongeurs sous-marins.

BAROTROPISME *s. m. (angl. barotropism).* Réaction d'orientation d'un organisme (végétal ou animal) fixé provoquée par une différence de pression.

BARR (CORPUSCULE DE) *(angl. Barr's body).* Petite masse de chromatine condensée, présente dans les noyaux des cellules somatiques des mammifères femelles et dans le syndrome de Klinefelter chez l'homme. Il s'agit d'une structure plane et concave, adossée à la face interne de la membrane nucléaire ; sa recherche permet la détermination du sexe nucléaire ; recherche faite sur frottis de cellules jugales. SYN. ***CHROMATINE SEXUELLE.***

BARRAGE *s. m. (angl. thought blocking).* En psychiatrie, interruption involontaire brusque d'un mouvement, d'une activité ou d'un discours. Symptôme observé chez les schizophrènes.

BARRAQUER ◇ **(MÉTHODE DE)** *(angl. Barraquer's method).* ☞ ***ZONULOLYSE.*** ◇ **(OPÉRATION DE)** *(angl. Barraquer's operation).* Extraction totale du cristallin dans l'opération de la cataracte, en exerçant une dépression grâce à un appareil appelé érisiphaque.

BARRAQUER-SIMONS (MALADIE DE) *(angl. Barraquer-Simons disease).* Maladie frappant surtout le sexe féminin, caractérisée par la disparition progressive du tissu adipeux sous-cutané dans les régions du corps situées au-dessus du bassin, avec émaciation de la face, et une accumulation de graisses au niveau des fesses et des cuisses. SYN. ***LIPODYSTROPHIE PARADOXALE PROGRESSIVE.***

BARRE *s. f. (angl. pain).* Sensation douloureuse affectant généralement une zone allongée et horizontale. Ex. *barre épigastrique.*

BARRÉ (ÉPREUVES DE) *(angl. Barre's signs).* **1.** Épreuve réalisée chez un patient couché en décubitus ventral, jambes fléchies à la verticale. En cas de déficit moteur, on observe une incapacité à maintenir la position imposée. **2.** Le sujet, bras tendu en avant, les yeux fermés, doit maintenir cette position. En cas d'hémiparésie fruste, le bras atteint s'abaisse progressivement avec ébauche de flexion de l'avant-bras, de la main et des doigts.

BARRÉ ET LIÉOU (SYNDROME DE) Syndrome du à une irritation des filets sympathiques entourant l'artère vertébrale. Il associe céphalées postérieures, vertiges et troubles visuels. SYN. ***SYNDROME SYMPATHIQUE CERVICAL POSTÉRIEUR.***

BARRETT (SYNDROME DE) *(angl. Barrett's syndrome).* Ulcère peptique du bas œsophage au cours d'un endobrachyœsophage pouvant dégénérer en adénocarcinome.

BARRIÈRE *s. f. (angl. barrier).* Obstacle, empêchement. ◇ **ALVÉOLO-CAPILLAIRE** *(angl. alveolo-capillary —).* Barrière constituée par l'ensemble paroi alvéolaire, paroi capillaire et tissu interstitiel séparant l'air alvéolaire des hématies. ◇ **HÉMATO-ENCÉPHALIQUE** *(angl. blood-brain —).* Barrière membraneuse entre les vaisseaux sanguins et le liquide céphalorachidien, qui empêche le passage des bactéries et des toxines, constituée de l'endothélium des vaisseaux des plexus choroïdes et de la piemère, l'épendyme des ventricules et l'endothélium des capillaires.

BART (HÉMOGLOBINE) *(angl. Bart's hemoglobin).* Hémoglobine anormale formée de quatre chaînes gamma, ayant une grande affinité pour l'oxygène.

BARTENWERFER (SYNDROME DE) *(angl. Bartenwerfer's syndrome).* Syndrome de nanisme associé à de multiples anomalies.

BARTH (HERNIE DE) *(angl. Barth's hernia).* Hernie intestinale localisée entre la paroi abdominale et le canal vitellin persistant.

BARTHOLIN (GLANDE DE) *(angl. Bartholin's gland).* Ancienne dénomination. ☞ ***GLANDE VESTIBULAIRE MAJEURE.***

BARTHOLINITE *s. f. (angl. bartholinitis).* Inflammation des glandes de Bartholin (glandes vestibulaires majeures).

BARTON (FRACTURE DE) *(angl. Barton's facture).* Fracture de l'extrémité inférieure du radius, accompagnée d'une luxation de la partie postérieure du carpe ayant l'aspect d'une fracture.

BARTONELLA Genre de bactéries à Gram négatif de la famille des *Bartonellaceae.* Ce sont des micro-organismes polymorphes flagellés. ◇ ***BACILLIFORMIS*** Parasite isolé des érythrocytes et d'autres cellules de l'homme ; c'est l'agent responsable de la maladie de Carrión. Elle est transmise à l'homme par une mouche, *Phlebotomus verrucarum.*

BARTONELLACEAE Famille de bactéries de l'ordre des Rickettsiales. Elle comprend deux genres : *Bartonella* et *Grahamella.*

BARTONELLOSE *s. f. (angl. bartonellosis).* Maladie infectieuse due à *Bartonella bacciliformis* ; elle évolue en deux phases : la fièvre de Oroya et la *verruga peruviana.* SYN. ***CARRION (MALADIE DE).***

BARTTER (SYNDROME DE) *(angl. Bartter's syndrome).* Syndrome héréditaire rare à transmission autosomique récessive et d'évolution défavorable due à une hyperplasie de l'appareil juxtaglomérulaire des reins entraînant une sécrétion exagérée d'angiotensine avec pour conséquence un hyperaldostéronisme secondaire, une hypernatrémie avec hypokaliémie et alcalose. La tension artérielle est normale. Il existe un retard de croissance.

BARYLALIE *s. f. (angl. barylalia).* Langage inarticulé. SYN. ***BARYGLOSSIE.***

BARYPHONIE *s. f. (angl. baryphonia).* Voix de tonalité basse, sourde.

BARYTE *s. f.* **1.** *(angl. barium hydroxide).* Hydroxyde de baryum. Produit très toxique utilisé comme réactif de laboratoire. **2.** *(angl. baryum sulphate).* En langage clinique, sulfate de baryum, utilisé comme produit de contraste en radiologie digestive.

BARYTINE *s. f. (angl. barium sulfate).* Sulfate de baryum naturel.

BARYTOSE *s. f. (angl. barytosis).* Pneumoconiose causée par l'inhalation de baryum ou de baryte.

BARYUM *s. m. (angl. barium).* Métal alcalino-terreux, de couleur jaune pâle, dont les sels solubles sont toxiques. Numéro atomique : 56 ; masse atomique : 137,34. Symbole : Ba. ⟡ **(PEROXYDE DE)** *(angl. — hydroxide).* $BaO_2 + 8\ H_2O$; il permet d'obtenir de l'eau oxygénée. ⟡ **(SULFATE DE)** *(angl. — sulfate).* Sel insoluble, de formule $BaSO_4$, utilisé sous forme de suspension comme produit de contraste pour la radiographie du tube digestif.

BAS DÉBIT (SYNDROME DE) *(angl. low-output syndrome).* Baisse du débit cardiaque avec élévation de la pression veineuse centrale en rapport avec une défaillance myocardique aiguë.

BASAL *adj. (angl. basal).* **1.** Qui se situe ou se rapporte à la base d'un organe ou d'une structure anatomique. **2.** Fondamental, essentiel.

BASE *s. f. (angl. base).* **1.** Partie inférieure d'un organe ou point d'attache d'un organe. **2.** Tout corps pouvant libérer des ions OH^-. Les bases réagissent avec les acides pour former des sels. On distingue les bases minérales (soude, potasse, etc.) et les bases organiques (amines, par exemple). **3.** Principe actif d'un médicament. ⟡ **DE SUSTENTATION** *(angl. base).* Surface délimitée par les plantes des pieds en position debout. ⟡ **DU CERVEAU** ☞ ***FACE INFÉRIEURE DU CERVEAU.*** ⟡ **DU CŒUR** *(NA. basis cordis). (angl. — of heart).* Secteur de la surface extérieure du cœur, orienté vers le haut et l'arrière, et constitué par la face postérieure des atria. ⟡ **DU CRÂNE** *(NA. basis cranii). (angl. — of cranium).* Partie inférieure du crâne, divisée en fosses et pourvue du foramen magnum et d'autres orifices livrant passage aux nerfs crâniens et à des vaisseaux. ⟡ **PURIQUE** *(angl. purine —).* Toute substance à caractère basique dérivée de la purine. Les principales bases puriques qui constituent les acides nucléiques sont l'adénine et la guanine. ⟡ **PYRIMIDIQUE** *(angl. pyrimidine —).* Toute substance à caractère basique dérivée de la pyrimidine. Les bases pyrimidiques qui constituent les acides nucléiques sont la cytosine, la thymine et l'uracile. L'espacement des plans des paires de bases puriques et pyrimidiques reliant deux chaînes d'ADN est égal à 0,34 nm. Le kilobase (1 000 paires de bases) est l'unité de longueur pour l'ADN.

BASEDOW (MALADIE DE) *(angl. Graves' disease).* Hyperthyroïdie auto-immune, touchant plus volontiers la femme. Cliniquement : elle associe goître vasculaire, exopthalmie vraie, tachycardie, tremblements, amaigrissement, nervosité et hypersudation. Biologiquement : hypersécrétion de T_3 et de T_4, TSH effondrée, présence d'anticorps antirécepteurs TSH. Le traitement habituel utilise les antithyroïdiens de synthèse. SYN. ***GOITRE EXOPHTALMIQUE.***

BASEDOWIEN **1.** *adj. (angl. basedowian).* Qui se rapporte au goitre exophtalmique. **2.** *s. m.* Sujet atteint de goitre exophtalmique.

BASEDOWISME AIGU *(angl. thyroid crisis).* Poussée aiguë d'hyperthyroïdie survenant au cours de la maladie de Basedow après une thyroïdectomie mal préparée.

BASI-, BASIO- *(angl. basi-, basio-, baso-).* Préfixes d'origine grecque, indiquant une relation avec la base d'un corps ou d'un organe.

BASICHROMATINE *s. f. (angl. basichromatin).* Partie basophile de la chromatine d'une cellule.

BASICITÉ *s. f. (angl. basicity).* **1.** Propriété d'un corps basique. **2.** Caractère d'un milieu dont le pH est supérieur à 7.

BASICRÂNIEN *adj. (angl. basicranial).* Qui se rapporte à la base du crâne.

BASIDIGITAL *adj. (angl. basidigital).* Qui se rapporte à la racine des doigts.

BASIDIOMYCÈTES *(angl. Basidiomycetes).* Classe de champignons supérieurs caractérisés par l'existence d'une cellule spécialisée dans la formation de spores exogènes : la baside. Cette classe très nombreuse regroupe, entre autres, les champignons à chapeau et certains parasites des végétaux.

BASIFACIAL *adj. (angl. basifacial).* Qui se rapporte à la partie inférieure de la face.

BASIHYAL *s. m. (angl. basihyal).* Ancienne dénomination. ☞ ***CORPS DE L'OS HYOÏDE.***

BASILAIRE *adj. (NA. basilaris). (angl. basilar).* Qui sert de base à un organe, qui se trouve à la base d'un organe.

BASILEMME *s. m. (angl. basilemma).* Membrane basale.

BASILIQUE (VEINE) *(angl. basilic vein).* Veine superficielle du bras. ☞ ***ATLAS ANATOMIQUE DES VEINES EN ANNEXE.***

BASINASAL *adj. (angl. basinasal).* Qui se rapporte à la base du nez.

BASIO-ALVÉOLAIRE *adj. (angl. basialveolar).* Qui se rapporte au basion et au point alvéolaire.

BASIOCCIPITAL *adj. (angl. basioccipital).* Qui se rapporte ou qui appartient à la partie basale de l'os occipital.

BASION *s. m. (angl. basion).* Point de repère craniométrique situé au centre du bord antérieur du trou occipital.

BASIOTIQUE *s. m. (angl. basiotic bone).* Petit os surnuméraire du fœtus, représentant la partie antérieure du processus basilaire de l'occipital.

BASIOTRIBE *s. m. (angl. basiotribe).* Instrument servant à effectuer la basiotripsie.

BASIOTRIPSIE *s. f. (angl. basiotripsy).* Écrasement chirurgical de la base du crâne du fœtus mort *in utero*, afin de réduire son diamètre et de faciliter son extraction. Opération actuellement abandonnée.

BASIQUE *adj. (angl. basic).* Qui se rapporte à une base (chimique) ou qui en a les propriétés.

BASITEMPORAL *adj. (angl. basitemporal).* Qui se rapporte à la partie inférieure de l'os temporal.

BASOCELLULAIRE *adj. (angl. basicellular).* Qui se rapporte à la couche de cellules la plus profonde (basale) de l'épiderme. Se dit notamment de cancers de la peau provenant de ces cellules. ☞ ***ÉPITHÉLIOMA BASOCELLULAIRE.***

BASOCYTE *s. m. (angl. basocyte).* Granulocyte basophile.

BASOPHILE *s. m.* **1.** *(angl. basophilic).* Élément qui se colore facilement par les colorants basiques. **2.** *(angl. basophil).* Leucocyte qui possède un noyau plurilobé et dont le cytoplasme contient des granulations qui se colorent par les colorants basiques. SYN. ***GRANULOCYTE BASOPHILE, POLYNUCLÉAIRE BASOPHILE.***

BASOPHILIE *s. f. (angl. basophilia).* **1.** Affinité d'une cellule ou d'un tissu pour les colorants basiques. **2.** Augmentation anormale du nombre des granulocytes basophiles dans le sang.

BASS (SYNDROME DE) *(angl. Bass' syndrome).* Ensemble malformatif comportant en particulier une aplasie phalangienne avec hypoplasie unguéale.

BASSEN-KORNZWEIG (SYNDROME DE) *(angl. Bassen-Kornzweig syndrome).* Maladie héréditaire autosomique récessive due à l'absence de l'apoprotéine B, constituant principal des β lipoprotéines, des pré-β lipoprotéines et des chylomicrons. Elle est caractérisée par une hypolipidémie, une ataxie neuromusculaire progressive, une rétinite pigmentaire, une acanthocytose et une stéatorrhée. SYN. ***ABÊTALIPOPROTÉINÉMIE.***

BASSET (OPÉRATION DE) *(angl. Basset's operation).* Traitement radical du cancer de la vulve par résection de celle-ci et lymphadénectomie superficielle et profonde.

BASSIN *s. m. (angl. pelvis).* Ancienne dénomination. ☞ ***PELVIS.***

BASSINET DU REIN *(angl. renal pelvis).* Ancienne dénomination. ☞ ***PELVIS DU REIN.***

BASSINI (OPÉRATION DE) *(angl. Bassini's herniorrhaphy).* Reconstitution du plan musculo-aponévrotique profond derrière le cordon inguinal, avec suture de l'aponévrose du grand oblique devant lui, après cure radicale d'une hernie inguinale.

BASTIAN (SYNDROME DE) *(angl. Bastian's syndrome).* Paraplégie flasque avec abolition des réflexes ostéo-tendineux et troubles sphinctériens observée dans les sections médullaires totales.

BASTIAN-BRUNS (SIGNE DE) *(angl. Bastian-Bruns law).* Lors d'une lésion transverse de la moelle au niveau de son renflement lombaire, les réflexes tendineux des membres inférieurs sont abolis et la paralysie est flasque.

BÂTARD *adj. (angl. bastard).* SYN. ***HYBRIDE.***

BATEMAN (PURPURA SÉNILE DE) *(angl. purpura senilis).* Éruption de taches purpuriques sur les faces dorsales des avant-bras et des jambes chez les sujets âgés.

BATES (OPÉRATION DE) *(angl. Bates operation for urethral stricture).* Incision des sténoses urétrales au moyen d'un urétrotome.

BATHMOTROPE *adj. (angl. bathmotropic).* Qui se rapporte à l'excitabilité musculaire.

BATHMOTROPISME *s. m. (angl. bathmotropism).* Influence exercée sur l'excitabilité du tissu musculaire, notamment sur celle du myocarde.

BATHYESTHÉSIE *s. f. (angl. bathyesthesia).* Sensibilité profonde.

BÂTONNETS *s. m. (angl. retinal rods).* Éléments réceptifs particuliers de la rétine, auxquels on attribue le rôle principal dans la transmission des impressions visuelles, une fois l'œil adapté à l'obscurité.

BATRACOPHOBIE *s. f. (angl. batrachophobia).* Crainte morbide des grenouilles.

BATTEMENT *s. m. (angl. beat).* Pulsation du cœur ou des artères. ◇ **ECTOPIQUE** *(angl. ectopic —).* Contraction cardiaque prenant son origine dans un foyer autre que le nœud sino-atrial. ◇ **PRÉMATURÉ** ☞ ***EXTRASYSTOLE.***

BATTEN, OU BATTEN-MAYOU (MALADIE DE) *(angl. Batten or Batten-Mayou disease).* Idiotie amaurotique familiale.

BATTLE-JALAGUIER-KAMMERER (INCISION DE) *(angl. Battle-Jalaguier-Kammerer incision, Deaver incision).* Incision pour appendicectomie verticale le long du bord externe du muscle droit abdominal. Elle comporte la section verticale de l'aponévrose du droit, tandis que les fibres musculaires sont réclinées vers la ligne médiane, puis la section verticale du feuillet postérieur de la gaine. SYN. ***INCISION DE JALAGUIER.***

BAUDELOCQUE (DIAMÈTRE DE) *(angl. Baudelocque's diameter).* Diamètre externe du bassin, mesuré entre le processus épineux de la cinquième vertèbre lombale et le sommet de la symphyse pubienne.

BAUHIN (VALVULE DE) ☞ ***VALVE ILÉOCÆCALE.***

BAUHINITE *s. f. (angl. ileocaecal valve inflammation).* Inflammation de la valve iléocæcale (valvule de Bauhin).

BAUME *s. m. (angl. balsam).* **1.** Produit naturel aromatique, d'origine végétale, formé de résine riche en acide benzoïque et en acide cinnamique. **2.** Médicament aromatique, de consistance molle, employé pour des frictions et des onctions ou pour faire des préparations liquides à base d'alcool ou d'huile. ◇ **DU CANADA** *(angl. Canada —).* Oléorésine fournie par *Abies balsamea*, conifère d'Amérique du Nord, et utilisée pour le montage des coupes histologiques. ◇ **DU PÉROU** *(angl. Peruvian —).* Produit aromatique extrait du *Myroxylon* utilisé comme antiseptique de la peau et des voies aériennes supérieures.

◇ **TRANQUILLE** Huile préparée avec diverses plantes narcotiques et aromatiques (jusquiame, pavot, lavande, romarin, etc.), et utilisée comme calmant, en frictions.

BAV *(angl. AVB).* Abréviation de bloc atrioventriculaire.

BAYARD (ECCHYMOSES DE) *(angl. Bayard's ecchymosis).* Hémorragies capillaires que l'on observe au niveau de la plèvre et du péricarde des nouveau-nés qui ont respiré à l'intérieur de l'utérus.

BAYFORD-AUTENRIETH (SYNDROME DE) *(angl. Bayford-Autenrieth syndrome).* Dysphagie due à la compression de l'œsophage par l'artère sous-clavière droite qui est mal positionnée.

BAYLE ◇ **(GRANULATION DE)** *(angl. Bayle's granulations).* Granulation miliaire tuberculeuse pulmonaire, d'aspect grisâtre, ayant subi une dégénérescence fibreuse. ◇ **(MALADIE DE)** *(angl. Bayle's disease).* Paralysie générale.

BAZEX (SYNDROME DE) *(angl. paraneoplastic acrokeratosis).* Lésions eczémateuses et psoriasiformes des extrémités chez les patients atteints de cancer des voies aérodigestives supérieures. SYN. ***ACROKÉRATOSE PARANÉOPLASIQUE.***

BAZIN (HERPÉTIDE MALIGNE EXFOLIATIVE DE) *(angl. Bazin's disease).* ☞ ***WILSON-BROCQ (DERMATITE EXFOLIATIVE DE).***

BAZY (MALADIE DE) *(angl. Bazy's syndrome).* Hydronéphrose congénitale intermittente.

BBD *(angl. RBBB).* Abréviation de bloc de branche droit.

BBG *(angl. LBBB).* Abréviation de bloc de branche gauche.

BBS Abréviation de Besnier-Boeck-Schaumann (maladie de).

BCG *(angl. BCG).* Abréviation de bacille bilié de Calmette-Guérin. ☞ ***VACCIN BCG.***

Be Symbole chimique du béryllium.

BEALS (SYNDROME DE) *(angl. Beals' syndrome).* Arachnodactylie congénitale avec contractures musculaires, à transmission autosomique dominante.

BÉANCE DU COL UTÉRIN *(angl. incompetent cervix).* Insuffisance de fermeture de l'orifice interne du col de l'utérus. Congénitale ou consécutive à un traumatisme obstétrical, elle peut être à l'origine d'avortements spontanés répétés. SYN. ***BÉANCE ISTHMIQUE.***

BEAU (SILLON UNGUÉAL DE) *(angl. Beau's lines).* Sillons transversaux qui apparaissent sur la lunule et progressent vers l'extrémité de l'ongle à mesure que celui-ci grandit. Ils résultent d'un trouble de la croissance unguéale en rapport avec une maladie aiguë ou un traumatisme.

BEC ACROMÉGALIQUE *(angl. acromegalic lipping).* Saillie anormale du tubercule de la selle turcique visible à la radiographie du crâne de profil chez les acromégales.

BEC *s. m.* ◇ **DU CORPS CALLEUX** ☞ ***ROSTRUM DU CORPS CALLEUX.*** ◇ **DU SPHÉNOÏDE** ☞ ***ROSTRUM DU SPHÉNOÏDE.***

BEC-DE-LIÈVRE *s. m. (angl. hare lip).* Malformation congénitale de la face par défaut de soudure des bourgeons faciaux, consistant en une fente de la lèvre supérieure, souvent associée à une fente de la mâchoire supérieure et de la voûte du palais.

BEC-DE-PERROQUET *s. m. (angl. beaked osteophyte).* Excroissance osseuse en forme de crochet qui apparaît sur le corps des vertèbres dans certains types de rhumatisme chronique. Elle est visible sur la radiographie de la colonne vertébrale.

BÉCÉGITE *s. f.* Complication exceptionnelle du vaccin BCG : nécrose locale avec adénopathies, voire localisations viscérales.

BÉCHIQUE *adj. (angl. bechic).* Qui calme la toux.

BECHTEREW ◇ **(MALADIE DE)** *(angl. Bekhterev's disease).* ☞ ***SPONDYLARTHRITE ANKYLOSANTE.*** ◇ **(NOYAU DE)** *(angl. nucleus of vestibular nerve).* Ancienne dénomination. ☞ ***NOYAU VESTIBULAIRE SUPÉRIEUR.*** ◇ **(STRIE DE)** *(angl. Bekhterev's layer).* Lame de fibres tangentielles à la surface de la couche des cellules pyramidales du cortex cérébral. SYN. ***STRIE DE KAES-BECHTEREW.***

BECHTEREW-MENDEL (RÉFLEXE DE) *(angl. Mendel-Bekhterev's reflex).* La percussion de la face dorsale du pied au-dessus du cuboïde provoque la flexion des quatre derniers orteils. Ce réflexe indique la présence d'une lésion pyramidale. SYN. ***RÉFLEXE TARSOPHALANGIEN.***

BECK ◇ **(OPÉRATION DE)** *(angl. Beck's operation).* Implantation sur le myocarde d'un lambeau pédiculé du grand pectoral, visant à améliorer la vascularisation du muscle cardiaque. N'est plus pratiquée. ◇ **(TRIADE DE)** *(angl. Beck's triad).* Les trois symptômes caractéristiques de la compression cardiaque aiguë : hypertension veineuse, hypotension artérielle, petit cœur peu mobile.

BECK-DOLÉRIS (OPÉRATION DE) *(angl. Doléris' operation).* Technique d'hystéropexie indirecte par raccourcissement des ligaments ronds et fixation de chacun d'eux dans une boutonnière faite dans le muscle droit abdominal correspondant.

BECKER ◇ **(NÆVUS DE)** *(angl. Becker's naevus).* Taches brunes apparaissant chez l'homme après exposition solaire et sur lesquelles se développent des touffes de poils. SYN. ***NÆVUS ÉPIDERMIQUE PIGMENTAIRE PILEUX.*** ◇ **(MYOTONIE DE)** *(angl. Becker's myotonia).* ☞ ***MYOTONIE DE BECKER.***

BECKWITH-WIEDEMANN (SYNDROME DE) *(angl. Beckwith-Wiedemann syndrome).* Syndrome malformatif avec gigantisme et hypoglycémie.

BÉCLARD ◇ **(AMPUTATION DE)** *(angl. Béclard's amputation).* Amputation de l'articulation de la hanche, à lambeau antérieur taillé par transfixion. ⌔ **(HERNIE DE)** *(angl. Béclard's hernia).* Hernie crurale qui s'engage à travers l'orifice de la veine saphène interne. ⌔ **(NOYAU DE)** *(angl. Béclard's nucleus).* Noyau d'ossification qui s'observe dans le cartilage de l'épiphyse inférieure du fémur au cours du huitième mois de la vie fœtale.

BECQUEREL *s. m. (angl. becquerel).* Unité SI (système international) d'activité radioactive, équivalant à une désintégration par seconde. Cette unité a remplacé le curie. Symbole : Bq.

BEDNAR (APHTES DE) *(angl. Bednar's aphthae).* Petites taches blanches ulcérées sur la voûte palatine de chaque côté du raphé médian chez les nourrissons, dues probablement à la pression de la langue au cours de la succion.

BEDSONIA ☞ ***CHLAMYDIA.***

BEER ⌔ **(BISTOURI DE)** *(angl. Beer's knife).* Bistouri à lame triangulaire, utilisé dans les opérations de la cataracte et pour l'excision du staphylome de la cornée. ⌔ **(OPÉRATION DE)** *(angl. Beer's operation).* Technique d'opération de la cataracte.

BÉGAIEMENT *s. m. (angl. stuttering).* Défaut d'élocution caractérisé par une difficulté à prononcer ou à enchaîner certaines syllabes, sans qu'il y ait atteinte des organes de la phonation.

BÉHAVIORISME *s. m. (angl. behaviorism).* École de psychologie basée sur l'étude scientifico-expérimentale du comportement (*behaviour*), et fondée par Watson (1913) à partir des concepts réflexologiques de Pavlov. Elle met au second plan l'hérédité, les instincts et la constitution du sujet, et est centrée en priorité sur l'importance de l'apprentissage. SYN. ***COMPORTEMENTALISME.***

BEHÇET (MALADIE OU SYNDROME DE) *(angl. Behçet's syndrome).* Maladie parfois familiale qui se manifeste par des aphtes buccaux et/ou génitaux douloureux récurrents, des lésions oculaires, des arthrites et des lésions à type de vascularite de la peau et du système nerveux central, des thromboses vasculaires récidivantes. Cette affection évolue par poussées et son pronostic est sévère tant sur le plan fonctionnel que vital.

BEHR ⌔ **(MALADIE DE)** *(angl. Behr's disease).* Dégénérescence maculaire centrale atteignant l'adulte et le sujet âgé. ⌔ **(SYNDROME DE)** *(angl. Behr's syndrome).* Atrophie optique infantile avec ataxie spinocérébelleuse. Affection congénitale familiale et héréditaire à transmission autosomique récessive.

BEIGEL (MALADIE DE) *(angl. Beigel's disease).* SYN. ***PIEDRA BLANCHE.***

BÉJEL *s. m. (angl. bejel).* Tréponématose endémique non vénérienne des pays du Proche-Orient.

BEL *s. m. (angl. bel).* ☞ ***DÉCIBEL.***

BELASCARIS MYSTAX Ascaride fréquent chez le chien, et qui a parfois été rencontré dans l'intestin des enfants. SYN. ***TOXOCARA FELIS.***

BELL ⌔ **(MUSCLE DE)** *(angl. Bell's muscle).* Fibres lisses circulaires de l'uretère. ⌔ **(PARALYSIE DE CHARLES)** *(angl. Bell's palsy).* Paralysie faciale complète, périphérique. ⌔ **(SIGNE DE)** *(angl. Bell's phenomenon).* Rotation vers l'extérieur et le haut de l'œil en cas de paralysie faciale périphérique lorsque le patient essaie de fermer la paupière paralysée. ⌔ **(SYNDROME DE CHARLES)** *(angl. Bell's phenomenon).* Paralysie de l'orbiculaire ne permettant pas l'occlusion des paupières, avec déviation synergique du globe oculaire en haut et en dehors.

BELLADONE *s. f. (angl. deadly nightshade, belladonna).* Plante solanacée d'Europe et d'Asie (*Atropa belladonna*). Les feuilles, dont les principes actifs sont l'atropine et l'hyoscyamine, sont utilisées comme mydriatique, antispasmodique et antisudoral.

BELLADONINE *s. f. (angl. belladonnine).* Alcaloïde de la belladone.

BELLINI (TUBE DE) *(angl. renal tubule).* Ancienne dénomination. ☞ ***TUBULE RÉNAL.***

BELL-MAGENDIE (LOI DE) *(angl. Bell-Magendie law).* Les racines antérieures des nerfs rachidiens sont motrices et les racines postérieures sont sensitives.

BELLOCQ (SONDE OU CANULE DE) *(angl. Bellocq's canula).* Canule creuse recourbée employée pour le tamponnement de l'arrière-nez en cas d'épistaxis.

BÉLONÉPHOBIE *s. f. (angl. belonephobia).* Crainte morbide des aiguilles.

BÉLONOÏDE *adj. (angl. belonoid).* En forme d'aiguille.

BENCE-JONES ⌔ **(ALBUMOSE OU PROTÉINE DE)** *(angl. Bence-Jones protein).* Dénomination obsolète, mais restant usitée, de chaînes légères d'immunoglobulines monoclonales, qui apparaissent dans les urines et dans le sang au cours du myélome et de la maladie de Waldenström. ⌔ **(ALBUMOSURIE OU PROTÉINURIE DE)** *(angl. Bence-Jones proteinuria).* Présence de la protéine de Bence-Jones dans les urines. C'est un symptôme du myélome multiple. ⌔ **(RÉACTION DE)** *(angl. Bence-Jones reaction).* Procédé permettant d'identifier l'albumose de Bence-Jones dans les urines : cette substance précipite à une température de 60 °C pour se dissoudre à nouveau à des températures plus élevées.

BENDER (TEST DE) *(angl. Bender's visual motor test).* Test psychologique qui consiste à reproduire le mieux possible une série de dessins. Il est utilisé pour évaluer le niveau de maturité visuomotrice et pour détecter des lésions organiques.

BENEDIKT (SYNDROME DE) *(angl. Benedikt's syndrome).* Paralysie unilatérale du nerf moteur oculaire avec parésie et tremblements de l'hémicorps controlatéral due à une lésion du pont au niveau du noyau rouge.

BÉNÉFICE PRIMAIRE DE LA MALADIE *(angl. primary gain from illness).* Recherche dans la maladie d'une satisfaction des besoins instinctuels et d'un soulagement de la tension psychique.

BÉNÉFICE SECONDAIRE DE LA MALADIE *(angl. secondary gain from illness).* Utilisation du symptôme qui tente de favoriser le moi, en lui offrant des gratifications diverses. Génère une adhésion à la maladie et des résistances au traitement.

BÉNIGNITÉ *s. f. (angl. benignity).* Caractère d'une maladie dont la guérison s'obtient facilement.

BÉNIN *adj. (angl. benign).* Qui n'est pas malin ; qui est dépourvu de gravité. S'applique en particulier aux tumeurs et aux infections.

BÉNIQUÉ (BOUGIE DE) *(angl. Béniqué's sound).* Bougie métallique, utilisée pour la dilatation de l'urètre.

BENJOIN COLLOÏDAL (RÉACTION DU) *(angl. Guillain's reaction).* Réaction de floculation d'une suspension colloïdale de benjoin par le liquide céphalorachidien, qui a été utilisée pour le diagnostic de la syphilis et des méningites. (N'est plus utilisée.)

BENNETT ◇ (MALADIE DE) *(angl. Bennett's disease).* Affection du nourrisson, caractérisée par une anémie avec érythroblastose, splénomégalie, ostéoporose et stéatorrhée. **◇ (OPÉRATION DE)** *(angl. Bennett's operation).* Résection partielle du plexus pampiniforme dans le traitement chirurgical d'une varicocèle.

BENSON (MALADIE DE) *(angl. Benson's disease).* Hyalite astéroïde caractérisée par la présence dans le vitré de corps flottants brillants.

BENZALKONIUM *s. m. (angl. benzalkonium).* Le chlorure de benzalkonium, «alkyl-benzyl-diméthylammonium», est utilisé comme antiseptique et désinfectant. Il a également une action destructrice vis-à-vis des spermatozoïdes.

BENZÈNE *s. m. (angl. benzene).* Liquide incolore, volatil, très inflammable, obtenu à partir du goudron de houille, de formule C_6H_6. Il est employé comme solvant et pour la synthèse de nombreux composés organiques (colorants, médicaments, etc.). C'est le premier terme de la série des hydrocarbures cycliques ou aromatiques. C'est un carcinogène. **◇ (HEXACHLORURE DE)** *(angl. — hexachloride).* Insecticide puissant, utilisé en particulier dans la gale.

BENZIDINE *s. f. (angl. benzidine).* Para-diamino-diphényle ; composé cristallin incolore utilisé comme réactif pour la recherche des taches de sang humain.

BENZINE *s. f. (angl. benzine).* Mélange d'hydrocarbures (benzol rectifié) vendu dans le commerce, employé notamment comme solvant et détachant.

BENZOATE *s. m. (angl. benzoate).* Sel ou ester de l'acide benzoïque.

BENZOCAÏNE *s. f. (angl. benzocaine).* Éthylamino-benzoate. Substance cristalline blanche, anesthésique local en particulier dans les préparations antihémorroïdaires. SYN. ***ÉTHOFORME.***

BENZODIAZÉPINE *s. f. (angl. benzodiazepine).* Nom générique d'un grand nombre de substances utilisées en thérapeutique pour leurs propriétés sédatives, anxiolytiques, myorelaxantes et anticonvulsivantes.

BENZOÏQUE (ACIDE) *(angl. benzoic acid).* Acide cristallisé, blanc, tiré du benjoin de formule C_6H_5-COOH. Utilisé comme mycostatique.

BENZOLISME *s. m. (angl. benzolism).* Intoxication professionnelle par le benzol (mélange de benzène avec ses homologues).

BÉPHÉNIUM *s. m. (angl. bephenium).* Vermifuge utilisé dans le traitement des infestations par *Ancylostoma duodenale*, *Necator americanus*, *Ascaris lumbricoides* et *Trichostrongylus orientalis*.

BÉQUILLARDS (SYNDROME DES) *(angl. crutch palsy).* Troubles neuro-circulatoires observés chez les infirmes utilisant des béquilles. Ils sont dus à la compression du paquet vasculo-nerveux dans le creux axillaire.

BÉQUILLE *s. f. (angl. crutch).* Longue canne, prenant point d'appui sous l'aisselle, utilisée en cas de lésion ou de paralysie d'un ou des deux membres inférieurs.

BÉRARD (ANÉVRYSME DE) *(angl. Bérard's aneurysm).* Anévrysme artério-veineux siégeant au niveau d'une lésion traumatique veineuse.

BERARDINELLI (SYNDROME DE) *(angl. Berardinelli's syndrome).* Maladie caractérisée par un gigantisme infantile acromégaloïde, un hypergénitalisme, une hypertrophie musculaire, des malformations veineuses, une hépatomégalie par surcharge lipidique, une atrophie généralisée du tissu adipeux et un diabète sucré. Son étiologie n'est pas évidente. SYN. ***SYNDROME DE LAWRENCE.***

BÉRAUD (VALVULE DE) *(angl. Béraud's valve).* Repli muqueux situé à l'union du sac lacrymal et du canal lacrymo-nasal. SYN. ***VALVULE DE KRAUSE.***

BERBERIS *(angl. Berberis).* Genre d'arbustes de la famille des Berbéridacées. L'espèce *B. vulgaris*, appelée populairement épine-vinette, est astringente et tonique.

BERGER ◇ (AMPUTATION DE) *(angl. Berger's amputation).* ☞ ***DÉSARTICULATION INTERSCAPULO-THORACIQUE.*** **◇ (MALADIE DE)** *(angl. Berger's disease).* Glomérulonéphrite par dépôt d'IgA dans le mésangium. C'est la plus fréquente des glomérulonéphrites chroniques d'évolution prolongée, éventuellement vers l'insuffisance rénale avec hypertension artérielle. **◇ (OPÉRATION DE)** *(angl. Berger's operation).* Correction chirurgicale de la rétraction de l'aponévrose palmaire, consistant en la résection complète des tissus fibreux et la pose d'une greffe cutanée. ◇ **(SIGNE DE)** *(angl. Berger's sign).* Pupille de forme elliptique ou irrégulière, observée parfois au début du tabès, de la paralysie générale et dans d'autres états paralytiques.

BERGERON (MALADIE DE) *(angl. Bergeron's chorea).* Chorée infantile touchant les muscles du cou et des épaules et dont l'étiologie est inconnue.

BERGMANN ◇ **(CELLULES DE)** *(angl. Bergmann's cells).* Cellules névrogliques de la couche superficielle du cortex cérébelleux et dont les dendrites se ramifient au-delà de cette couche. ◇ **(INCISION DE)** *(angl. Bergmann's incision).* Lombotomie pour l'abord du rein, l'incision partant du bord externe de la masse sacrolombaire au niveau de la douzième côte, pour rejoindre l'arcade crurale au point réunissant le tiers moyen et le tiers externe. ◇ **(OPÉRATION DE VON)** *(angl. Bergmann's operation).* Résection de la couche pariétale de la tunique vaginale testiculaire, pour le traitement de l'hydrocèle.

BERGONIÉ-TRIBONDEAU (LOI DE) *(angl. Bergonié-Tribondeau law).* Les rayons X agissent sur les cellules avec d'autant plus d'intensité que l'activité reproductrice des cellules est grande. Ce sont donc les cellules les plus jeunes qui se montrent les plus sensibles aux rayons X.

BÉRIBÉRI *s. m. (angl. beriberi).* Affection due à une carence d'apport en vitamine B1 (riz décortiqué), caractérisée par une polynévrite avec manifestations d'insuffisance cardiaque. SYN. ***AVITAMINOSE B1.*** ◇ **ATROPHIQUE, PARALYTIQUE, SEC** *(angl. atrophic, paralytic, dry —).* Forme de béribéri caractérisée par une paralysie prédominant aux membres inférieurs. ◇ **HUMIDE, HYDROPIQUE** *(angl. wet —).* Forme clinique du béribéri caractérisée par une insuffisance cardiaque à débit élevé s'accompagnant d'une vasodilatation périphérique avec œdèmes. ◇ **INFANTILE** *(angl. infantile —).* Forme souvent grave de béribéri chez les enfants nourris par des mères souffrant elles-mêmes de béribéri.

BERKÉLIUM *s. m. (angl. berkelium).* Élément radioactif artificiel, de numéro atomique 97 et de masse atomique 247. Symbole : Bk.

BERLIN ◇ **(BLEU DE)** ☞ ***BLEU DE PRUSSE.*** ◇ **(ŒDÈME DE)** *(angl. Berlin's edema).* Œdème traumatique de la rétine. ◇ **(SYNDROME DE)** *(angl. Berlin's syndrome).* Syndrome héréditaire polymalformatif associé à un retard staturopondéral et mental avec hypotrichose.

BERNARD ET SOULIER (MALADIE DE) *(angl. Bernard-Soulier syndrome).* Thrombopathie congénitale et familiale avec atteinte plasmatique, dystrophie thrombocytaire hémorragique, fragilité capillaire et diminution de la consommation de la prothrombine. SYN. ***DYSTROPHIE THROMBOCYTAIRE HÉMORRAGIPARE.***

BERNARD (PONCTION DE CLAUDE) *(angl. Bernard's puncture).* Ponction pratiquée chez un animal de laboratoire, au niveau d'un point précis du plancher du quatrième ventricule cérébral, qui provoque un syndrome d'hyperglycémie. SYN. ***PIQÛRE DIABÉTIQUE.***

BERNHEIM (SYNDROME DE) *(angl. Bernheim's syndrome).* Phénomènes provoqués par la compression et le refoulement du ventricule droit par le ventricule gauche hypertrophié.

BERTILLON (SYSTÈME DE) *(angl. Bertillon system).* ☞ ***BERTILLONNAGE.***

BERTILLONNAGE *s. m. (angl. anthropometric identification).* Méthode anthropométrique d'identification et de classification des individus, particulièrement des criminels.

BERTIN ◇ **(COLONNES DE)** *(angl. columns of Bertin).* ☞ ***COLONNES RÉNALES.*** ◇ **(CORNET OU OSSELET DE)** *s. m. (angl. Bertin's ossicles).* ☞ ***CORNET SPHÉNOÏDAL.*** ◇ **(LIGAMENT DE)** *(angl. Bertin's ligament).* ☞ ***L. ILIO-FÉMORAL (ATLAS ANATOMIQUE DES LIGAMENTS EN ANNEXE).***

BERTRAMI (MÉLANODONTIE INFANTILE DE) *(angl. amelogenis imperfecta).* Affection atteignant les dents temporaires, dont l'émail est progressivement détruit, laissant à découvert une dentine pigmentée en brun ou en noir.

BÉRYLLIOSE *s. f. (angl. berylliosis).* Pneumoconiose causée par le béryllium, dont la lésion anatomique la plus caractéristique est un granulome.

BÉRYLLIUM *s. m. (angl. beryllium).* Élément métallique, blanc et malléable. Numéro atomique : 4 ; masse atomique : 9,0122. Le béryllium est largement utilisé dans l'industrie (industrie aérospatiale, fabrication des tubes fluorescents, des tubes à rayons X, etc.). Symbole : Be.

BESNIER ◇ **(ÉRYTHÈME MARGINÉ DISCOÏDE DE)** *(angl. erythema annulare rheumaticum).* Érythème annulaire localisé principalement au niveau du tronc et qui s'observe au cours de certaines poussées de rhumatisme aigu grave. C'est une variante de l'érythème polymorphe. ☞ ***ÉRYTHÈME ANNULAIRE RHUMATISMAL.*** ◇ **(PRURIGO DE)** *(angl. Besnier's prurigo).* Eczéma constitutionnel.

BESNIER-BOECK-SCHAUMANN (MALADIE DE) *(angl. sarcoidosis).* Maladie systémique chronique d'étiologie inconnue, caractérisée histologiquement par une réaction inflammatoire granulomateuse formée de cellules épithélioïdes et géantes non nécrosantes. Les différentes localisations (peau, ganglions, poumon, os, etc.) déterminent les diverses formes cliniques connues. L'évolution est généralement favorable sous corticoïdes. SYN. ***SARCOÏDOSE.***

BESOIN *s. m. (angl. need).* Sensation interne correspondant à un défaut d'exercice d'une fonction indispensable (alimentation, miction, défécation, relations sexuelles, etc.), ou à la privation de substances indispensables à l'équilibre de l'organisme.

BESREDKA (MÉTHODE DE) *(angl. tachyphylaxis).* Méthode visant à assurer une protection contre les accidents anaphylactiques de la sérothérapie en injectant une très petite quantité de sérum (0,1 à 0,01 mL), deux heures avant l'injection à visée curative. SYN. ***VACCINATION ANTIANAPHYLACTIQUE.***

BESSEL-HAGEN (DÉFORMATION DE) Malformation osseuse observée dans la maladie à exostoses multiples caractérisée par un raccourcissement de l'ulna et une luxation du radius.

BEST ⊂⊃ **(INDICE DE)** Score évaluant l'activité d'une maladie de Crohn en fonction d'un score fondé sur des paramètres cliniques (digestifs et extradigestifs) et biologiques (hématocrite). ⊂⊃ **(MALADIE DE)** *(angl. Best's disease).* Forme congénitale ou infantile précoce à transmission autosomique dominante de dégénérescence de la macula.

BESTIALITÉ *s. f. (angl. bestiality).* Relation sexuelle avec un animal.

BÊTA *(angl. beta).* Deuxième lettre de l'alphabet grec (β) ; elle est utilisée dans certains termes chimiques pour distinguer l'un de deux ou plusieurs isomères ou indiquer la position des atomes de substitution dans certains composés.

BÊTA (RAYONS) ☞ ***RAYONNEMENT BÊTA.***

BÊTA-2-GLYCOPROTÉINE I *s. f. (angl. beta-2-glycoprotein I).* Apoprotéine cofacteur de certains antiphospholipides (anticoagulants dits lupiques et certains anticorps anticartiolipine). Abréviation : β2gpI. SYN. ***APOPROTÉINE H.***

BÊTA-2-MICROGLOBULINE *s. f. (angl. β2-microglobulin).* Holoprotéine de faible poids moléculaire, de structure analogue à celle des immunoglobulines G, présente sur la membrane de presque toutes les cellules mais surtout exprimée sur les cellules lymphoïdes avec les antigènes HLA de classe I. Dans le sérum, son taux peut être élevé au cours des hémopathies lymphoïdes, de l'infection par le VIH et de l'insuffisance rénale chronique. Elle est le précurseur de la substance amyloïde des insuffisants rénaux chroniques.

BÊTABLOQUANT *s. m. (angl. β-blocking agent).* Substance inhibant de façon compétitive la stimulation des récepteurs bêta-adrénergiques. Les récepteurs adrénergiques au niveau des viscères sont spécifiques : bêta 1 pour le cœur, bêta 2 pour les bronches, les fibres musculaires striées et le muscle utérin. En thérapeutique pratique, le but recherché est le blocage des récepteurs bêta 1 du cœur. Les bêtabloquants sont utilisés dans l'insuffisance coronarienne chronique, l'hypertension artérielle, certains troubles du rythme. S'emploie aussi comme adjectif.

BÊTAGLOBULINES *s. f. pl. (angl. betaglobulins).* Globulines plasmatiques ayant une mobilité électrophorétique intermédiaire entre celles des alphaglobulines et des gammaglobulines.

BETAHERPESVIRIDAE Sous famille des *Herpesviridae* comprenant les germes Cytomégalovirus et Roséolovirus.

BÊTAHYDROXYBUTYRIQUE (ACIDE) *(angl. β-hydroxybutyric acid).* Acide résultant de l'oxydation incomplète des acides gras dans l'organisme. Avec l'acétone et l'acide acétoacétique, il forme ce que l'on appelle les « corps cétoniques ».

BÉTAÏNE *s. f. (angl. betaine).* **1.** N-Triméthylglycocolle ; substance possédant une fonction acide et une fonction ammonium quaternaire, qui agit comme donneur de méthyle pour la biosynthèse de la méthionine et d'autres composés méthylés. **2.** Par extension, toute substance possédant une fonction acide et une fonction ammonium quaternaire méthylée (carnitine, ergothionéine par exemple).

BÊTALACTAMASE *s. f. (angl. β-lactamase).* Enzyme dont les différents types sont des produits ou des constituants de la majorité des bactéries à Gram positif et à Gram négatif. Ces enzymes ont la propriété d'hydrolyser le noyau bêtalactame des pénicillines et des céphalosporines et donc de les inactiver.

BÊTALACTAMINES *s. f. (angl. β-lactamines).* Groupe d'antibiotiques bactéricides possédant, dans leur formule, un noyau bêtalactame. Ce groupe comprend les pénicillines et les céphalosporines.

BÊTALIPOPROTÉINES *s. f. pl. (angl. betalipoproteins).* Lipoprotéines du sérum sanguin de basse densité (1,019-1,063). Leur composition est la suivante : protéines 20 %, phospholipides 20 %, cholestérol 30 %, triglycérides 11 %. Les bêta-lipoprotéines sont très riches en cholestérol et en apolipoprotéines B et E. Leur absence congénitale (abêtalipoprotéinémie) se traduit par des troubles graves. Leur taux est élevé chez les sujets atteints d'hypercholestérolémie. Abréviation : LDL. ☞ ***LIPOPROTÉINE.***

BÊTALIPOTROPE (HORMONE) *(angl. β-lipotropin).* Polypeptide sécrété par l'antéhypophyse ayant une discrète action lipolytique et mélanotrope.

BÊTALYSINE *s. f. (angl. betalysine).* Protéine basique sérique, d'action faiblement bactéricide contre les bactéries à Gram positif.

BÊTAMÉTHASONE *s. f. (angl. betamethasone).* Stéroïde de synthèse à activité glucocorticoïde et anti-inflammatoire puissante, et pratiquement dépourvu d'activité minéralocorticoïde.

BÊTAMIMÉTIQUE *adj. (angl. betamimetic).* Se dit des médicaments doués de propriétés stimulantes des récepteurs bêta-adrénergiques. Ces produits s'emploient comme bronchodilatateurs dans le traitement de la crise d'asthme, et en périnatalogie comme tocolytiques en cas de menace d'accouchement prématuré. SYN. ***BÊTASTIMULANT.***

BÊTATHÉRAPIE *s. f. (angl. betatherapy).* Traitement par les rayons bêta émis par des substances radioactives ; par extension, traitement utilisant les électrons produits par des bêtatrons.

BÊTATRON *s. m. (angl. betatron).* Accélérateur de particules, producteur d'électrons de haute énergie (jusqu'à 300 MeV) pouvant être utilisés directement en thérapie ou, après bombardement d'un matériau, fournir des rayons X très pénétrants utilisés en radiothérapie.

BÉTEL *s. m. (angl. betel).* **1.** Poivrier grimpant *(Piper betle)*, répandu en Inde et en Malaisie, dont les feuilles desséchées contiennent des principes astringents, toniques et stimulants. **2.** Masticatoire composé de feuilles de bétel et de noix d'arec pouvant être responsable de cancers buccaux.

BETH-VINCENT (ÉPREUVE DE) *(angl. Vincent's test, ABO blood typing).* Épreuve pour la détermination des groupes sanguins ABO. Elle consiste à rechercher l'antigène (agglutinogène) globulaire au moyen de sérums-tests anti-A, anti-B et anti-A + B. On mélange le sang à grouper avec les trois sérums-tests sur une lame de verre. Cette épreuve doit être complétée par l'épreuve de Simonin. ☞ ***SIMONIN (ÉPREUVE DE).***

BETTENDORFF (RÉACTION DE) *(angl. Bettendorf's test).* Réaction permettant de rechercher la présence d'arsenic et consistant à mélanger le liquide suspect à de l'acide chlorhydrique ; on ajoute ensuite une solution de chlorure d'étain récemment préparée et on place dans le liquide un morceau de feuille d'étain. La recherche est positive s'il se forme un précipité de couleur brune.

BETZ (CELLULE DE) *(angl. Betz's cell).* Cellule pyramidale géante qui contribue à former une des couches de l'aire motrice de la substance grise du cerveau. SYN. ***CELLULE GIGANTOPYRAMIDALE.***

BEURMANN-GOUGEROT (MALADIE DE) ☞ ***SPOROTRICHOSE.***

BEURRE DE CACAO *(angl. cacao butter).* Substance grasse blanc-jaune, de saveur agréable, fondante, obtenue à partir des amandes de cacao privées de leur épiderme. Le beurre de cacao entre dans la composition de pilules, de pommades et de suppositoires.

BEVAN <> **(INCISION DE)** *(angl. Bevan's incision).* Incision verticale le long du bord externe du grand droit de l'abdomen du côté droit, utilisée pour aborder la vésicule biliaire. <> **(OPÉRATION DE)** *(angl. Bevan's operation).* Traitement d'une ectopie testiculaire en effectuant une descente manuelle du testicule et en le fixant à la peau crurale.

BÉZOARD *s. m. (angl. bezoar).* Concrétions se formant dans l'estomac ou l'intestin de certains animaux (ruminants) et occasionnellement chez l'homme (psychopathes). Ces concrétions sont généralement constituées de poils ou de cheveux (trichobézoard), de débris végétaux (phytobézoard) ou d'un mélange de ces corps (trichophytobézoard).

BEZOLD <> **(MASTOÏDITE DE)** *(angl. Bezold's mastoiditis).* Inflammation suppurative du processus mastoïde, caractérisée par le fait que le pus se fraie une voie à l'extérieur au niveau de l'apex mastoïdien et fuse à l'intérieur du muscle sterno-cléido-mastoïdien. Elle se manifeste par un torticolis, avec parfois un trismus. La tuméfaction est douloureuse à la pression. <> **(TRIADE DE)** *(angl. Bezold's triad).* Les trois signes caractéristiques de la surdité de transmission : conduction osseuse retardée, diminution de la perception aérienne des sons de tonalité basse, signe de Rinne négatif.

Bi *(angl. Bi).* Symbole chimique du bismuth.

BI- *(angl. bi-).* Préfixe d'origine latine signifiant deux ou deux fois.

BIAIS *s. m. (angl. bias).* Erreur systématique dans une évaluation statistique ou épidémiologique.

BIARTICULAIRE *adj. (angl. biarticular).* Qui se rapporte à deux articulations.

BIASTIGMATISME *s. m.* Variété d'astigmatisme se caractérisant par l'existence dans un même œil de deux astigmatismes, l'un cornéen et l'autre cristallinien ou rétinien, dont les méridiens principaux sont orientés obliquement les uns par rapport aux autres.

BIAURICULAIRE *adj. (angl. biauricular).* Qui se rapporte aux deux oreilles, notamment aux liaisons et aux relations existant entre les deux oreilles.

BIBER-HAAB-DIMMER (DÉGÉNÉRESCENCE DE) *(angl. Biber-Haab-Dimmer dystrophy).* Dégénérescence réticulaire de la cornée par amylose, à transmission autosomique dominante. SYN. ***DYSTROPHIE CORNÉENNE FAMILIALE GRILLAGÉE.***

BIBLOC *s. m. (angl. biblock).* Perturbation de la conduction dans les branches du faisceau de His, touchant simultanément les branches droite et gauche de ce faisceau.

BICAMÉRAL *adj. (angl. bicameral).* Qui possède deux compartiments ; se dit de certains abcès.

BICAPSULAIRE *adj. (angl. bicapsular).* Qui possède deux capsules.

BICARBONATE *s. m. (angl. bicarbonate).* Sel de l'acide carbonique dans lequel un seul atome d'hydrogène a été remplacé par un métal. L'anion bicarbonate HCO_3 est l'un des principaux anions du milieu intérieur ; il constitue l'essentiel de la réserve alcaline. <> **STANDARD** *(angl. standard —).* Concentration sanguine de l'ion bicarbonate à l'état normal.

BICATÉNAIRE *adj. (angl. double-stranded).* Qui possède deux chaînes, comme l'acide désoxyribonucléique.

BICAUDÉ *adj. (angl. bicaudal).* Qui possède deux queues ou deux appendices caudaux.

BICELLULAIRE *adj. (angl. bicellular).* Qui est formé de deux cellules ou qui contient deux cellules.

BICÉPHALE *adj. (angl. bicephalus).* Qui a deux têtes ; en tératologie, on emploie l'adjectif dicéphale.

BICEPS *s. m. (angl. biceps).* Muscle à deux chefs. ☞ ***ATLAS ANATOMIQUE DES MUSCLES EN ANNEXE.***

BICHAT ◇ **(BOULE GRAISSEUSE DE)** *(angl. buccal fat pad).* Masse lobulée adipeuse qui occupe l'espace compris entre le masseter et le muscle buccinateur ; elle est plus développée chez les enfants. ◇ **(FENTE CÉRÉBRALE DE)** *(angl. Bichat's fissure).* ☞ ***FISSURE CÉRÉBRALE TRANSVERSE.*** ◇ **(MEMBRANE DE)** *(angl. Bichat's membrane).* Couche sous-endothéliale fibroélastique fenêtrée, localisée dans l'intima des artères. SYN. ***INTIMA.***

BICIPITAL *adj. (angl. bicipital).* **1.** Qui se rapporte au muscle biceps. Ex. *réflexe bicipital.* **2.** Qui possède deux chefs ou têtes. Se dit surtout d'un muscle.

BICKERS-ADAMS (SYNDROME DE) *(angl. Bickers-Adams syndrome).* Syndrome polymalformatif lié au chromosome X, à transmission récessive, associant troubles neurologiques et débilité mentale.

BICORNE *adj. (angl. bicornuate).* Qui possède deux pointes ou cornes. Ex. *utérus bicorne.* ☞ ***UTÉRUS BICORNE.***

BICUSPIDE *adj. (angl. bicuspid).* Qui présente deux cuspides ou saillies pointues. Ex. *dent bicuspide (prémolaire), valvule bicuspide du cœur.*

BICUSPIDIE *s. f. (angl. bicuspidy).* Anomalie d'une valve aortique ou pulmonaire qui ne comporte que deux cupsides au lieu de trois.

BICYCLETTE ERGOMÉTRIQUE *(angl. ergometric bicycle).* Bicyclette dont l'effort de pédalage peut être préréglé et utilisé dans les épreuves d'effort et la rééducation des cardiaques.

bid *(angl. bid).* Abréviation latine (de *bis in die*) signifiant deux fois par jour.

BIDENTÉ *adj. (angl. bidentate).* Qui possède deux dents ; qui présente deux saillies en forme de dents.

BIELSCHOWSKY-LUTZ-COGAN (PARALYSIE DE) *(angl. Cogan's syndrome).* Ophtalmoplégie internucléaire antérieure due à une lésion du faisceau longitudinal médial et caractérisée par une paralysie du muscle droit interne d'un côté et par des secousses nystagmiques de l'autre œil lors des mouvements de latéralité.

BIEMOND (SYNDROME DE) *(angl. Biemond's syndrome).* Affection héréditaire à transmission autosomique dominante associant gigantisme, insuffisance génitale, colobome, etc.

BIER ◇ **(AMPUTATION DE)** *(angl. Bier's amputation).* Amputation ostéoplastique de la jambe, avec fragment osseux taillé dans le tibia et la fibula au-dessus du moignon. ◇ **(ANESTHÉSIE DE)** *(angl. Bier's anesthesia).* Anesthésie locale produite par injection d'une solution de novocaïne dans les veines d'un membre qui a été rendu exsangue par élévation et double constriction avec un garrot élastique. SYN. ***PHLÉBOANESTHÉSIE.***

BIÈRE *s. f. (angl. beer).* Boisson alcoolique fermentée obtenue à partir d'orge germé et de houblon. ◇ **(LEVURE DE)** *(angl. brewer's yeast).* ☞ ***LEVURE.*** ◇ **(SYNDROME DES BUVEURS DE)** *(angl. — drinkers' syndrome).* Hyponatémie de dilution avec hyper-hydratation cellulaire due à l'absorption de grandes quantités de bière.

BIERMER (ANÉMIE OU MALADIE DE) *(angl. pernicious anemia).* Anémie due à une carence en vitamine B12, consécutive à un défaut de sécrétion du facteur intrinsèque indispensable à son absorption et liée à une gastrite atrophique auto-immune. Cliniquement : anémie extrême avec glossite atrophique de Hunter et syndrome neuro-anémique. Biologiquement : anémie normochrome macrocytaire avec mégaloblastose médullaire. Autrefois mortelle (anémie pernicieuse) elle est curable pour la vitamine B12 injectable.

BIERMÉRIEN *adj. (angl. biermerian).* Qui se rapporte à l'anémie de Biermer. S'emploie aussi comme substantif.

BIETT (COLLERETTE DE) *(angl. Biett's collar).* Anneau blanchâtre dû à la desquamation de la peau à la périphérie d'une papule syphilitique.

BIETTI (DYSTROPHIE CORNÉENNE DE) *(angl. Bietti's corneal dystrophy).* Dystrophie cornéenne avec opacités scintillantes.

BIFIDE *adj. (angl. bifid).* Fendu en deux parties. Se dit des malformations avec fissure médiane.

BIFIDOBACTERIUM Genre de bactéries bacillaires, à Gram positif, de la famille des *Actinomycetaceae*, saprophytes de l'appareil digestif de l'homme et des animaux. L'espèce *B. bifidum* (autrefois *Lactobacillus bifidus*) fait partie de la flore intestinale normale des nourrissons nourris au sein. Ces bactéries fermentent le glucose, avec production d'acide acétique et d'acide lactique.

BIFLAGELLÉ *adj. (angl. biflagellate).* Qui possède deux flagelles.

BIFOCAL *adj. (angl. bifocal).* Qui possède deux foyers. Se dit d'un verre optique.

BIFORIS *adj. (angl. biforate).* Qui présente deux orifices.

BIFURCATION *s. f. (angl. bifurcation).* Division en deux branches.

BIGELOW (OPÉRATION DE) *(angl. Bigelow's operation).* Intervention cardiaque pour le traitement de la cardiomyopathie obstructive du ventricule gauche.

BIGÉMINÉ *adj. (angl. bigeminal).* Double, redoublé ; qui survient par paire. ☞ ***POULS BIGÉMINÉ.***

BIGÉMINISME *s. m. (angl. bigeminism).* Trouble du rythme cardiaque dû à une extrasystole régulièrement couplée à chaque systole normale.

BIGGS ET DOUGLAS (TEST DE) *(angl. Biggs and Douglas thromboplastino formation test).* Méthode d'exploration directe de la thromboplastinoformation. Examen qui différencie les différents types d'hémophilies.

BIGUANIDE *s. m. (angl. biguanide).* Antidiabétique oral, utilisé dans le diabète de type II ; agit en augmentant la sensibilité périphérique à l'insuline.

BILAN *s. m. (angl. balance).* Résultat de la comparaison entre les apports et les pertes d'une substance ou d'un élément déterminés. ~ **DE SANTÉ** *(angl. check-up).* Examen médical périodique complet. ~ **ÉNERGÉTIQUE** *(angl. energy —).* Balance des apports et des dépenses d'énergie dans l'organisme. ~ **MUSCULAIRE** *(angl. muscular evaluation).* Évaluation de la force d'un muscle par une cotation comprenant cinq degrés. 0 : aucune contraction ; 1 : contraction visible mais sans déplacement; 2 : mouvement partiel contre la pesanteur ; 3 : mouvement complet contre la pesanteur ; 4 : mouvement pouvant vaincre une résistance moyenne ; 5 : mouvement normal pouvant vaincre une forte résistance.

BILATÉRAL *adj. (angl. bilateral).* Qui se rapporte à deux côtés opposés ou symétriques. Qui affecte les deux côtés du corps ou d'un organe.

BILE *s. f. (angl. bile).* Substance liquide, visqueuse, jaune-verdâtre, de saveur amère, à réaction alcaline et de densité variable (de 1,026 à 1,302). Elle contient de l'eau, du cholestérol, des pigments biliaires provenant de l'hémolyse et des sels biliaires contribuant à l'émulsification et à la digestion des graisses. Elle est sécrétée par le foie, mise en réserve dans la vésicule biliaire et excrétée dans le duodénum par le conduit cholédoque. ~ **A, B, C** *(angl. A, B, C —).* Bile provenant respectivement du cholédoque, de la vésicule biliaire et du conduit hépatique. ~ **BLANCHE** *(angl. white —).* Liquide incolore parfois présent dans les voies biliaires en cas d'obstacle total sur la voie biliaire principale.

BILHARZIA Genre de Trématodes, dont les espèces sont aujourd'hui classées dans le genre *Schistosoma.* ☞ ***SCHISTOSOMA.***

BILHARZIE *(angl. bilharziasis).* Parasite du genre *Schistosoma.*

BILHARZIEN *adj. (angl. bilharzial).* Qui se rapporte aux bilharzies ou qui est provoqué par elles.

BILHARZIOSE *s. f. (angl. bilharziasis).* ☞ ***SCHISTOSOMIASE.***

BILI- *(angl. bili-).* Préfixe d'origine latine indiquant une relation avec la bile.

BILIAIRE *adj. (angl. biliary).* Qui se rapporte à la bile.

BILIAIRES (ACIDES) *(angl. biliary acids).* Composés dérivés du cholestérol qui possèdent un groupement carboxyle sur leur chaîne latérale ; celui-ci est conjugué, par l'intermédiaire d'une liaison amide, avec la glycine ou la taurine. Les acides biliaires les plus importants sont les acides cholique, désoxycholique, chénodésoxycholique et lithocholique. Ils contribuent à la digestion des graisses.

BILICYANINE *s. f. (angl. bilicyanin).* Pigment biliaire bleu dérivé de la biliverdine. SYN. ***CHOLÉCYANINE.***

BILIEUX *adj. (angl. bilious).* Qui est dû à une hypersécrétion de bile.

BILIFUSCINE *s. f. (angl. bilifuscin).* Pigment biliaire dérivé de la bilirubine par hydratation.

BILIGENÈSE *s. f. (angl. biligensis).* Formation ou sécrétion de la bile.

BILIGRAPHIE *s. f. (angl. cholangiography).* SYN. ***CHOLANGIOGRAPHIE.***

BILIRUBINE *s. f. (angl. bilirubin).* Pigment biliaire rouge présent sous forme de bilirubinate sodique dans la bile et sous forme de bilirubinate calcique dans la vésicule biliaire. On peut le trouver dans l'urine et dans les tissus en cas d'ictère. Il se forme par dégradation de l'hémoglobine des globules rouges dans les cellules réticulo-endothéliales. La bilirubine est transportée dans le sang sous forme insoluble dans l'eau, liée à l'albumine : c'est la bilirubine libre, ou indirecte. Dans le foie, elle est conjuguée à l'acide glycuronique : c'est la bilirubine conjuguée, ou directe, pouvant être excrétée par la bile.

BILIRUBINÉMIE *s. f. (angl. bilirubinemia).* **1.** Présence physiologique de bilirubine dans le sang. La bilirubine s'y trouve sous forme libre et sous forme conjuguée. La bilirubinémie totale varie de 4 à 8 mg/L. **2.** Par extension, présence de bilirubine en excès, qu'elle se manifeste ou non par un ictère cliniquement décelable.

BILIRUBINIQUE *adj. (angl. bilirubinic).* Qui se rapporte à la bilirubine.

BILIRUBINURIE *s. f. (angl. bilirubinuria).* Présence pathologique de bilirubine dans l'urine, sous forme conjuguée. On l'observe au cours des hépatites et des ictères par obstruction.

BILIURIE *s. f. (angl. biliuria).* Présence de bile ou de sels biliaires dans l'urine.

BILIVERDINE *s. f. (angl. biliverdin).* Pigment biliaire vert, formé dans le tissu réticulo-endothélial à partir de l'hémoglobine. Sa réduction conduit à la bilirubine. Elle est présente dans les calculs biliaires et dans l'urine des malades ictériques.

BILLROTH ~ **(CORDONS DE)** *(angl. splenic trabeculae).* ☞ ***TRABÉCULES SPLÉNIQUES.*** ~ **(OPÉRATIONS DE)** *(angl. Billroth I gastrectomy, Billroth II gastrectomy).* Gastrectomie partielle dont le rétablissement de continuité se fait par deux techniques différentes. 1) Opération de Billroth I : gastrectomie partielle suivie d'une anastomose gastro-duodénale termino-terminale. 2) Opération de Billroth II : gastrectomie partielle avec anastomose gastro-jéjunale latéro-latérale et fermeture de l'extrémité proximale du duodénum.

BILOBÉ *adj. (angl. bilobate).* Qui est divisé en deux lobes.

BILOBULÉ *adj. (angl. bilobular).* Qui est divisé en deux lobules.

BILOCULAIRE *adj. (angl. bilocular).* Qui est divisé en deux cavités ou compartiments.

BILOGIE *s. f. (angl. bilogy).* Malformation cardiaque congénitale associant communication interventriculaire et rétrécissement valvulaire pulmonaire.

BIMALLÉOLAIRE *adj. (angl. bimalleolar).* Qui se rapporte aux deux malléoles, externe et interne, de la jambe. EX. *fracture bimalléolaire.*

BIMANUEL *adj. (angl. bimanual).* Qui se fait avec les deux mains.

BIMASTOÏDIEN *adj. (angl. bimastoid).* Qui se rapporte aux deux processus mastoïdiens.

BINAIRE *adj. (angl. binary).* Qui est composé de deux éléments.

BINAURICULAIRE *adj. (angl. binauricular).* SYN. ***BIAURICULAIRE.***

BINET-SIMON (TEST DE) *(angl. Binet-Simon test).* Épreuve servant à apprécier l'âge mental des enfants au moyen de questions adaptées au niveau normal des différents âges.

BINOCULAIRE *adj. (angl. binocular).* **1.** Qui se rapporte aux deux yeux ou qui s'effectue avec les deux yeux. **2.** Qui comporte deux oculaires. EX. *microscope binoculaire.*

BINOPHTALMOSCOPE *s. m. (angl. binophthalmoscope).* Ophtalmoscope permettant l'examen des deux fonds d'œil en même temps.

BINSWANGER (ENCÉPHALOPATHIE SOUS-CORTICALE DE) *(angl. Binswanger's dementia).* Démence par présence de lacunes dans la substance blanche, les noyaux gris centraux et le tronc cérébral, d'origine ischémique.

BINUCLÉAIRE *adj.* ☞ ***BINUCLÉÉ.***

BINUCLÉÉ *adj. (angl. binuclear, binucleate).* Qui possède deux noyaux. SYN. ***BINUCLÉAIRE.***

BINUCLÉOLÉ *adj. (angl. binucleolate).* Qui possède deux nucléoles.

BIO- *(angl. bio-).* Préfixe d'origine grecque indiquant une relation avec la vie.

BIOCATALYSEUR *s. m. (angl. biocatalyst).* Groupe de substances organiques d'importance capitale, indispensables à la vie de l'organisme. Leur rôle est comparable à celui des catalyseurs de la chimie inorganique.

BIOCHIMIE *s. f. (angl. biochemistry).* Science qui traite de la constitution chimique des êtres vivants et des réactions chimiques dont ils sont le siège. SYN. ***CHIMIE BIOLOGIQUE.***

BIOCHIMIQUE *adj. (angl. biochemical).* Qui se rapporte à la biochimie.

BIOCINÉTIQUE *s. f. (angl. biokinetics).* Science qui étudie les mouvements qui interviennent au cours du développement des organismes vivants.

BIOCLIMATOLOGIE *s. f. (angl. bioclimatology).* Étude de l'influence du climat sur les êtres vivants.

BIOCOLLOÏDE *s. m. (angl. biocolloid).* Colloïde d'origine végétale ou animale.

BIODÉGRADABLE *adj. (angl. biodegradable).* Se dit des substances susceptibles d'être décomposées par des organismes vivants, en particulier par des micro-organismes.

BIODISPONIBILITÉ *s. f. (angl. bioavailability).* Vitesse et taux d'absorption d'un principe actif à partir d'une préparation pharmaceutique donnée, déterminés au moyen de la courbe temps/concentration dans la circulation générale, ou par la mesure de l'excrétion urinaire.

BIODYNAMIQUE *s. f. (angl. biodynamics).* Partie de la biologie qui traite de la nature et des facteurs déterminants du comportement des êtres vivants.

BIOÉLÉMENT *s. m. (angl. bioelement).* Tout élément chimique entrant dans la constitution des êtres vivants.

BIOÉNERGÉTIQUE *s. f. (angl. bioenergetics).* Branche de la biochimie qui traite des transformations de l'énergie dans les tissus vivants.

BIOÉNERGIE *s. f. (angl. bioenergy).* Énergie vitale.

BIOÉTHIQUE *s. f. (angl. bioethics).* Étude des problèmes moraux que posent certains aspects de la thérapeutique médicale (transplantations, procréation assistée, etc.).

BIOGÈNE *adj. (angl. biogenous, biogenetic).* Qui engendre la vie ou favorise son développement. SYN. ***BIOGÉNIQUE, BIOGÉNÉTIQUE.***

BIOGENÈSE *s. f. (angl. biogenesis).* **1.** Origine de la vie ou des organismes vivants. **2.** Théorie selon laquelle un être vivant ne peut provenir que d'un autre être vivant.

BIOGÉNIE *s. f. (angl. biogenesis).* Évolution des organismes vivants (individus ou groupes).

BIOLOGIE *s. f. (angl. biology).* Science de la vie ou étude des êtres vivants, animaux et végétaux, et de tous les phénomènes qui régissent leur vie. On distingue la biologie générale, la biologie animale et la biologie végétale. La biologie moléculaire est l'étude des êtres vivants à l'échelle des molécules.

BIOLOGIQUE *adj. (angl. biological).* Qui se rapporte à la biologie.

BIOLOGISTE *s. m. (angl. biologist).* Spécialiste en biologie.

BIOLUMINESCENCE *s. f. (angl. bioluminescence).* Émission de lumière par des êtres vivants.

BIOLYSE *s. f. (angl. biolysis).* Décomposition chimique de la matière organique sous l'action d'organismes vivants, notamment de micro-organismes.

BIOMASSE *s. f. (angl. biomass).* Masse de matière vivante, animale ou végétale, subsistant en équilibre sur une surface donnée du sol ou dans un volume donné d'eau.

BIOMATÉRIAU *s. m. (angl. biomaterial).* Substances anorganiques servant à fabriquer des organes artificiels, ou des matériels utilisés en médecine (hémodyalise, etc.).

BIOMATHÉMATIQUE *s. f. (angl. biomathematics).* Application des mathématiques à la biologie.

BIOMÉCANIQUE *s. f. (angl. biomechanics).* Application des lois mécaniques aux structures et aux appareils des êtres vivants, en particulier à l'appareil locomoteur.

BIOMÈTRE *s. m. (angl. biometry unit).* Échographie pour le calcul de la puissance d'implant dans l'opération de la cataracte.

BIOMÉTRIE *s. f. (angl. biometrics).* Application des méthodes statistiques aux phénomènes biologiques.

BIOMICROSCOPE *s. m. (angl. biomicroscope).* Appareil servant à examiner l'œil, constitué d'un microscope binoculaire et d'un dispositif d'éclairage appelé lampe à fente. ☞ ***LAMPE À FENTE.***

BIOMICROSCOPIE *s. f. (angl. biomicroscopy).* **1.** Examen microscopique des tissus vivants. **2.** Examen de l'œil au moyen de la lampe à fente associée à un microscope binoculaire.

BIOMUTATION *s. f. (angl. biomutation).* **1.** Mutation spontanée ou induite qui conduit à des modifications génétiques chez un individu uni- ou pluricellulaire. **2.** Ensemble des modifications subies par un micro-organisme lorsqu'il est injecté dans le corps d'un animal.

BIONÉCROSE *s. f. (angl. bionecrosis).* ☞ ***NÉCROBIOSE.***

BIONIQUE *s. f. (angl. bionics).* Science qui étudie les fonctions et les phénomènes caractéristiques du monde vivant et les applications de ces connaissances à la mécanique.

BIONOMIE *s. f. (angl. bionomics).* **1.** Étude des lois générales de la vie organique. **2.** SYN. ***ÉCOLOGIE.***

BIOPHAGIE *s. f. (angl. biophagy).* Ingestion ou absorption de matière vivante.

BIOPHOTOMÈTRE *s. m. (angl. biophotometer).* Appareil permettant de mesurer l'adaptation de l'œil à l'obscurité, pour mettre en évidence une carence en vitamine A.

BIOPHYLAXIE *s. f. (angl. biophylaxy).* Ensemble des mécanismes défensifs non spécifiques mis en œuvre par l'organisme pour lutter contre l'invasion d'agents pathogènes.

BIOPHYSIQUE *s. f. (angl. biophysics).* Étude des phénomènes biologiques au moyen des méthodes de la physique.

BIOPLASME *s. m. (angl. bioplasm).* Toute matière vivante, notamment le protoplasme. ☞ ***PROTOPLASME.***

BIOPLASTIQUE *adj. (angl. bioplastic).* Qui permet ou facilite la formation de matière vivante, notamment après une perte de substance par un organisme.

BIOPROTHÈSE *s. f. (angl. bioprothesis).* Valvule artificielle destinée au remplacement des valves mitrales et aortiques ; d'origine humaine, porcine ou bovine. SYN. ***HÉTÉROGREFFE VALVULAIRE.***

BIOPSIE *s. f. (angl. biopsy).* Prélèvement sur le corps vivant d'un fragment de tissu ou d'organe en vue d'un examen microscopique ou d'une analyse biochimique. ◇ **DE DANIELS** ☞ ***DANIELS (BIOPSIE SELON).*** ◇ **DE L'ENDOMÈTRE** *(angl. dilation and curetage (D & C)).* ☞ ***CURETAGE (OU CURETTAGE).*** ◇ **ENDOSCOPIQUE** *(angl. endoscopic —).* Biopsie réalisée au cours d'une endoscopie, avec prélèvement d'un échantillon pour examen histologique. ◇ **PAR ASPIRATION** *(angl. aspiration —).* Prélèvement par aspiration, à l'aide d'une aiguille, d'un liquide organique ou d'un fragment tissulaire dans l'organisme. ◇ **STERNALE** *(angl. sternal —).* Examen microscopique de la moelle osseuse du sternum obtenue par aspiration après ponction.

BIOPSIE-EXÉRÈSE *s. f. (angl. excisional biopsy).* Ablation d'une tumeur et examen microscopique immédiat de celle-ci.

BIOPSYCHOLOGIE *s. f. (angl. biopsychology).* ☞ ***PSYCHOBIOLOGIE.***

BIORBITAIRE *adj. (angl. biorbital).* Qui se rapporte aux deux orbites.

BIORYTHME *s. m. (angl. biorhythm).* ☞ ***CHRONOBIOLOGIE.***

BIOS *s. m. (angl. bios).* Membre d'un groupe de facteurs de croissance nécessaire à la croissance des levures et isolé du suc de certaines plantes. ◇ **I** *(angl. — I).* Méso-inositol. ◇ **II** *(angl. — II).* Biotine.

BIOSMOSE *s. f. (angl. biosmosis).* Osmose qui s'effectue à travers des membranes vivantes.

BIOSPECTROSCOPIE *s. f. (angl. biospectroscopy).* Spectroscopie des tissus vivants.

BIOSPHÈRE *s. f. (angl. biosphere).* **1.** Ensemble des êtres vivant à la surface du globe terrestre et dans les océans. **2.** Partie du globe terrestre occupée par les êtres vivants.

BIOSTATIQUE *s. f. (angl. biostatics).* Étude de la structure des organismes en relation avec leurs fonctions. SYN. ***BIOLOGIE STATIQUE.***

BIOSYNTHÈSE *s. f. (angl. biosynthesis).* Formation d'une substance chimique au cours du métabolisme, dans un organisme vivant.

BIOT ET SAVARD (RESPIRATION DE) *(angl. Biot's breathing).* Respiration entrecoupée de pauses prolongées et irrégulières, observée dans les cas avancés d'hypertension intracrânienne ainsi que dans certaines méningites.

BIOTA *s. m. (angl. biota).* Ensemble des êtres vivants (faune et flore) d'une région ou d'une période géologique.

BIOTAXIE *s. f. (angl. biotaxis).* Science de la classification des êtres vivants. SYN. ***TAXINOMIE.***

BIOTHÉRAPIE *s. f. (angl. biotherapy).* Emploi thérapeutique de cultures d'organismes vivants (bactériothérapie) ou de produits organiques (bile, suc gastrique, etc.).

BIOTINE *s. f. (angl. biotin).* Également appelée vitamine H ou vitamine B8, membre le plus répandu du complexe vitaminique B. C'est un facteur de croissance et une coenzyme des carboxylases, ligand spécifique de l'avidine, utilisée comme marqueur dans certains systèmes de sondes froides en raison de sa très grande affinité pour cette molécule. SYN. ***VITAMINE H.***

BIOTIQUE *adj.* Qui se rapporte à la vie ou à la matière vivante.

BIOTOPE *s. m. (angl. biotope).* Aire géographique de dimensions variables, qui possède des caractéristiques physiques, chimiques et météorologiques relativement stables et qui héberge une population animale et végétale déterminée (biocénose).

BIOTROPISME *s. m. (angl. biotropism).* **1.** Réaction d'orientation d'une cellule ou d'un groupe de cellules en direction du stimulus. **2.** Propriété des virus dont le développement nécessitent qu'ils parasitent une cellule vivante.

BIOTYPE *s. m. (angl. biotype).* Groupe d'individus possédant le même génotype ou le même patrimoine héréditaire homozygote.

BIOTYPOLOGIE *s. f. (angl. biotypology).* Étude des types anthropologiques et de leurs différences constitutionnelles et héréditaires.

BIOVULAIRE *adj. (angl. biovular).* Qui provient de deux ovules ; qui se rapporte à deux ovules.

BIPARE *adj. (angl. biparous).* Se dit d'une femme qui a accouché deux fois.

BIPARIÉTAL *adj. (angl. biparietal).* Qui se rapporte aux deux pariétaux.

BIPARTITE *adj. (angl. bipartite).* Qui est divisé en deux parties.

BIPÈDE *adj. (angl. biped).* Qui a deux pieds. S'emploie aussi comme substantif.

BIPÉRIDÈNE *s. m. (angl. biperiden).* Anticholinergique de synthèse employé dans le traitement de la maladie de Parkinson.

BIPHOSPHONATE *s. m. (angl. biphosphonate).* Famille de composés chimiques utilisés dans la prévention des fractures de l'ostéoporose, dans la maladie de Paget et dans certaines hypercalcémies.

BIPOLAIRE *adj. (angl. bipolar).* **1.** Qui possède deux pôles. **2.** Se dit de la cellule nerveuse pourvue de deux prolongements. **3.** Qui se rapporte aux deux pôles d'un circuit électrique ou d'une cellule. **4.** *(angl. bipolar disease).* Qualifie des troubles de l'humeur où alternent dépression et manie.

BIRCHER (OPÉRATION DE) *(angl. Bircher's operation).* Traitement chirurgical des sténoses cicatricielles indilatables de l'œsophage, consistant à réunir l'estomac à l'œsophage par un long tube cutané.

BIRÉFRINGENCE *s. f. (angl. birefringence).* Propriété que possèdent certains corps anisotropes (comme le spath d'Islande) de dédoubler un rayon lumineux qui les traverse (double réfraction).

BIRÉFRINGENT *adj. (angl. birefringent).* Qui possède la propriété de biréfringence.

BIRKETT (HERNIE DE) *(angl. Birkett's hernia).* Hernie synoviale.

BIS- *(angl. bis-).* Préfixe latin signifiant deux ou deux fois. En chimie organique, il indique la présence de deux groupements substitués semblables dans une molécule.

BISACODYL *s. m. (angl. bisacodyl).* Dérivé du diphénylméthane, utilisé comme purgatif.

BISALBUMINÉMIE *s. f. (angl. bisalbuminemia).* Présence de deux sortes d'albumine dans le plasma, mise en évidence par électrophorèse. Généralement sans signification pathologique, cet état peut être d'origine génétique ou bien survenir lors d'une pancréatite aiguë ou après administration de fortes doses de bêtalactamines.

BISCHOFF (OPÉRATIONS DE) *(angl. Bischoff's operations).* **1.** Technique de traitement chirurgical du reflux vésicorénal. **2.** Exérèse d'un utérus gravide par voie abdominale.

BISEXUALITÉ *s. f. (angl. bisexuality).* **1.** Présence de caractères des deux sexes chez un même individu. **2.** Goût sexuel pour les deux sexes.

BISEXUÉ *adj. (angl. bisexual).* Qui possède les deux sexes. SYN. ***HERMAPHRODITE.***

BISEXUEL *adj. (angl. bisexual).* Qui se sent sexuellement attiré par les deux sexes.

BISKRA (BOUTON OU CLOU DE) *(angl. oriental sore).* ☞ ***LEISHMANIOSE CUTANÉE.***

BISMARCK (BRUN DE) *(angl. Bismarck brown).* Colorant basique d'aniline, employé en histologie. SYN. ***BRUN DE MANCHESTER.***

BISMUTH *s. m. (angl. bismuth).* Métal de couleur blanc argenté, de numéro atomique 83, de masse atomique 208,98. Ses sels étaient autrefois largement utilisés en médecine, en particulier dans le traitement de la syphilis et dans les affections inflammatoires de l'estomac et des intestins. Le bismuth en raison de sa toxicité neurologique n'est plus utilisé que sous forme de sous-gallate et de sous-succinate, essentiellement en traitement local dans la pathologie hémorroïdaire. Symbole : Bi.

BISMUTHÉ *adj. (angl. bismuth containing).* Qui contient du bismuth.

BISMUTHISME *s. m. (angl. bismuthism).* Intoxication par le bismuth.

BISSECTION *s. f. (angl. bisection).* Division en deux parties égales.

BISSEL (OPÉRATION DE) *(angl. Bissel's operation).* Excision et anastomose bout à bout d'une partie du ligament rond, pour corriger une rétroversion utérine.

BISTOURI *s. m. (angl. scalpel).* Instrument chirurgical comportant un manche et une lame tranchante. ⊂ **À ULTRASONS** *(angl. ultrasonic dissector).* Instrument qui utilise des ultrasons pour fragmenter, disséquer et aspirer les tissus biologiques ; peut également avoir un effet hémostatique. ⊂ **ÉLECTRIQUE** *(angl. electric knife, electrocautery).* Aiguille ou pointe métallique constituant une des électrodes dans un circuit électrique à haute fréquence, utilisée pour sectionner des tissus ou pour arrêter par coagulation un saignement.

BISTOURNAGE *s. m. (angl. castration by twisting of cord).* Castration des animaux par torsion des cordons spermatiques sans ouverture des bourses.

BITEMPORAL *adj. (angl. bitemporal).* Qui se rapporte aux deux os temporaux ou aux deux tempes.

BITHÉRAPIE *s. f. (angl. bitherapy).* Utilisation conjointe de deux médicaments (ce terme s'utilise surtout dans le traitement de l'infection par le VIH).

BITONAL *adj. (angl. two-toned).* Qui a deux tons.

BITOT ⊂ **(SYNDROME DE)** *(angl. Bitot's disease).* Xérophtalmie avec héméralopie, due à une avitaminose A. ⊂ **(TACHES DE)** *(angl. Bitot's spots).* Taches grises ou jaunes, situées sur la conjonctive, constituées par l'accumulation dans l'épithélium, de micro-organismes, etc., et associées le plus souvent à un déficit en vitamine A.

BITROCHANTÉRIEN *adj. (angl. bitrochanteric).* Qui se rapporte aux deux grands trochanters.

BITUMINOSE *s. f. (angl. bituminosis).* Pneumoconiose due à l'inhalation de poussières de bitume.

BIURET (RÉACTION DU) *(angl. biuret reaction).* Réaction pour le dosage des protéines. L'adjonction de quelques gouttes d'une solution de sulfate de cuivre à une solution de protéines alcalinisée par la soude, provoque une coloration violette. La même coloration est obtenue avec un produit de condensation de l'urée appelé biuret, d'où le nom de la réaction.

BIVALVE *adj. (angl. bivalve).* Qui possède deux valves ou deux pièces réunies par une charnière (spéculum par exemple).

BIVITELLIN *adj. (angl. bivitelline).* ☞ ***JUMEAU.***

BIXINE *s. f. (angl. bixin).* Colorant rouge tiré du rocouyer *(Bixa orellana)*, arbuste d'Amérique du Sud, utilisé en histologie.

BJ Initiales de Bravais-Jackson. ⊂ **(ÉPILEPSIE)** *(angl. jacksonnian epilepsy).* Épilepsie localisée, dite bravais-jacksonnienne.

BJERRUM ⊂ **(CAMPIMÈTRE DE)** *(angl. Bjerrum screen).* Instrument servant à l'exploration du champ visuel par campimétrie plane et comportant un écran de drap noir sur lequel on projette un objet-test. ⊂ **(SCOTOME DE)** *(angl. Bjerrum's scotoma).* Scotome en forme de croissant prolongeant la tache aveugle, observé dans le glaucome.

BJÖRK (SYNDROME DE) *(angl. carcinoid flush syndrome).* Syndrome dû à l'hypersécrétion de sérotonine et de bradykinine par les cellules des tumeurs carcinoïdes (argentaffines) de l'appareil digestif, et dont les symptômes sont : accès brusques de rougeur du visage, du thorax et des mains, diarrhée et crises asthmatiformes.

BJÖRNSTAD (SYNDROME DE) *(angl. Björnstad's syndrome).* Surdité congénitale de type cochléaire associée à un pili torti intéressant les cheveux, les sourcils et les cils. Elle peut s'accompagner d'un retard mental et d'anomalies dentaires.

BK Abréviation de bacille de Koch (bacille tuberculeux).

Bk *(angl. Bk).* Symbole chimique du berkélium.

BLACKFAN-DIAMOND (ANÉMIE DE) *(angl. Blackfan-Diamond syndrome).* Anémie due à une érythrogenèse imparfaite survenant chez le nourrisson.

BLAIR-BROWN (GREFFON DE) *(angl. Blair-Brown graft).* Type de greffon cutané d'épaisseur moyenne.

BLAIR-DONATI (POINT DE) *(angl. far and near suture).* Point de suture créant un affrontement latéral utilisé pour fermer une plaie dans une région où la peau est particulièrement épaisse.

BLAKEMORE (SONDE DE) *(angl. Blakemore's tube).* Sonde à ballonet gonflable pour traiter les hémorragies dues à la rupture de varices œsophagiennes.

BLALOCK-HANLON (OPÉRATION DE) *(angl. Blalock-Hanlon operation).* Opération palliative consistant à créer ou à agrandir une communication inter-atriale chez les nourissons présentant une transposition complète des gros vaisseaux.

BLALOCK-TAUSSIG (OPÉRATION DE) *(angl. Blalock-Taussig operation).* Anastomose chirurgicale d'une branche de l'aorte (sub-clavière, tronc brachiocéphalique) et d'une branche de l'artère pulmonaire, dans le traitement de la tétralogie de Fallot et d'autres cardiopathies congénitales.

BLANC *adj. (angl. white).* **1.** Dont la couleur résulte de la somme des radiations du spectre solaire. S'emploie aussi comme substantif. **2.** Qui n'a pas donné de résultat. Ex. *ponction blanche..* ⊂ **D'ARGENT, DE PLOMB** *(angl. silver, lea — carbonate).* Carbonate basique d'argent, de plomb. ⊂ **D'ESPAGNE** *(angl. calcium carbonate).* Carbonate de calcium. ⊂ **DE L'ŒIL** ☞ ***SCLÉROTIQUE.***

BLAND-WHITE-GARLAND (SYNDROME DE) *(angl. Bland-White-Garland syndrome).* Anomalie congénitale rare caractérisée par la naissance de l'artère coronaire gauche au niveau de l'artère pulmonaire.

BLASKOVICZ (OPÉRATIONS DE) *(angl. Blaskovics' operations).* **1.** Traitement chirurgical d'un épicanthus par excision d'un lambeau cutané semi-lunaire entre le canthus interne et l'arête nasale, puis suture des berges. **2.** Correction d'un ptosis par résection d'une partie du muscle élévateur de la paupière et du tarse palpébral, suivie d'une suture.

BLASTE *(angl. blast).* Suffixe désignant une cellule jeune, qui n'est pas arrivée à maturité. EX. *érythroblaste, lymphoblaste, myéloblaste, etc.*

BLASTÈME *s. m. (angl. blastema).* Tissu ou groupement cellulaire qui donnera naissance à un organe ou à une partie du corps.

BLASTO- *(angl. blasto-).* Préfixe d'origine grecque signifiant germe et exprimant l'idée de la formation par bourgeonnement des cellules et tissus embryonnaires.

BLASTOCÈLE *s. m. (angl. blastocele).* Cavité de la blastula.

BLASTOCYSTE *s. m. (angl. blastocyst).* Forme vésiculaire de l'embryon des mammifères, consécutive à la segmentation de l'œuf. Chez l'embryon humain, le blastocyste est constitué assez précocement (6e jour), au moment de son implantation dans la cavité utérine.

BLASTOCYSTIS Genre de champignons dont la classification est incertaine, non pathogène. ◇ ***HOMINIS*** Espèce qui présente un aspect globuleux ou kystique, que l'on rencontre souvent dans les selles des individus ayant vécu dans les pays tropicaux.

BLASTOCYTE *s. m. (angl. blastocyte).* Cellule embryonnaire non encore différenciée.

BLASTOCYTOME *s. m. (angl. biastocytoma).* Tumeur composée de cellules embryonnaires non différenciées.

BLASTODERME *s. m. (angl. blastoderm).* Portion de l'œuf des mammifères qui donne naissance à l'embryon ; elle est constituée de deux feuillets, l'ectoderme et l'endoderme. ◇ **BILAMINAIRE, TRILAMINAIRE** *(angl. bilaminar, trilaminar —).* Périodes de développement au cours desquelles l'embryon est représenté par les deux ou trois feuillets primitifs, respectivement. ◇ **EMBRYONNAIRE, EXTRA-EMBRYONNAIRE** *(angl. embryonic, extra-embryonic —).* Respectivement, parties du blastoderme donnant naissance à l'embryon proprement dit et aux annexes embryonnaires.

BLASTODISQUE *s. m. (angl. blastodisk).* SYN. ***BLASTODERME.***

BLASTOGENÈSE *s. f. (angl. blastogenesis).* **1.** Reproduction par bourgeonnement. **2.** Premiers stades du développement de l'embryon, donnant naissance au blastoderme.

BLASTOGÉNIE *s. f.* ☞ ***BLASTOGENÈSE.***

BLASTOMATEUX *adj. (angl. blastomatous).* **1.** Qui est de la nature d'un blastome ou qui en a les caractères. **2.** Qui se rapporte ou qui appartient au blastome.

BLASTOMATOSE *s. f. (angl. blastomatosis).* État caractérisé par l'existence de blastomes multiples.

BLASTOME *s. m. (angl. blastoma).* Tumeur maligne développée à partir d'un type cellulaire embryonnaire. EX. *l'adénosarcome embryonnaire du rein, appelé néphroblastome.*

BLASTOMÈRE *s. m. (angl. blastomere).* Chacune des cellules formées par segmentation de l'œuf fécondé.

BLASTOMYCES Genre de champignons dimorphiques (se présentant sous deux aspects morphologiques différents, levure ou filaments mycéliens, selon les conditions de croissance) dont certaines espèces sont pathogènes pour l'homme. ◇ ***BRASILIENSIS*** ☞ ***PARACOCCIDIOIDES BRASILIENSIS.*** ◇ ***DERMATITIDIS*** Agent causal de la blastomycose nord-américaine ou maladie de Gilchrist.

BLASTOMYCÈTES *(angl. Blastomycetes).* Classe de champignons microscopiques levuriformes. Elle comprend des genres présentant un grand intérêt en pathologie (*Candida* par exemple).

BLASTOMYCOSE *s. f. (angl. blastomycosis).* Maladie due à des champignons appartenant au genre *Blastomyces.* ◇ **EUROPÉENNE** *(angl. European —).* ☞ ***CRYPTOCOCCOSE.*** ◇ **NORD-AMÉRICAINE** *(angl. North American —).* Maladie causée par *Blastomyces dermatiditis*, rencontrée presque exclusivement aux États-Unis et au Canada. Elle est caractérisée par des lésions cutanées granulomateuses et ulcérées et des lésions viscérales et osseuses multiples. SYN. ***GILCHRIST (MALADIE DE).*** ◇ **SUD-AMÉRICAINE** *(angl. South American —).* ☞ ***PARACOCCIDIOÏDOMYCOSE.***

BLASTONEUROPORE *s. m. (angl. blastoneuropore).* Chez certains embryons, orifice transitoire formé par la coalescence du blastopore et du neuropore.

BLASTOPORE *s. m. (angl. blastopore).* Orifice résultant de l'immigration ou de l'invagination des cellules qui vont constituer les feuillets profonds de la gastrula. SYN. ***ANUS DE RUSCONI.***

BLASTOSPORE *s. f. (angl. blastospore).* Spore formée par bourgeonnement apical d'un filament mycélien ou d'une cellule, comme chez les levures.

BLASTULA *s. f. (angl. blastula).* Stade du développement de l'œuf qui fait suite à la morula et qui se caractérise par la formation d'une cavité liquidienne, appelée blastocèle, entre les blastomères.

BLATTA Genre d'insectes (cafards), qui séchés et pulvérisés étaient utilisés dans certains pays comme diurétiques.

BLEB *s. m.* (angl. *bleb*). Terme anglais désignant un kyste gazeux intrapleural dont la rupture potentielle provoquerait un pneumothorax.

BLENN-, BLENNO- (angl. *blenn-, blenno-*). Préfixes d'origine grecque indiquant une relation avec le mucus.

BLENNOÏDE *adj.* (angl. *blennoid*). Qui ressemble au mucus.

BLENNOPHTALMIE *s. f.* (angl. *blennorrheal conjonctivitis*). Conjonctivite gonococcique purulente.

BLENNORRAGIE *s. f.* (angl. *gonorrhea*). Maladie contagieuse transmise principalement par contact sexuel et due à un micro-organisme spécifique, le gonocoque (*Neisseria gonorrhoeae*). Elle est caractérisée par une inflammation des voies génito-urinaires, avec écoulement muco-purulent et douleurs à la miction. SYN. ***GONORRHÉE.***

BLENNORRHÉE *s. f.* (angl. *blennorrhea*). Tout écoulement chronique muco-purulent.

BLÉOMYCINE *s. f.* (angl. *bleomycin*). Antibiotique obtenu à partir de produits de fermentation de *Streptomyces verticillus* et utilisé comme cytostatique dans le traitement de certains cancers.

BLÉPHAR-, BLÉPHARO- (angl. *blephar-, blepharo-*). Préfixes d'origine grecque indiquant une relation avec la paupière.

BLÉPHARADÉNITE *s. f.* (angl. *blepharadenitis*). Inflammation des glandes de Meibomius. SYN. ***ORGELET INTERNE.***

BLÉPHARISME *s. m.* (angl. *blepharism*). ☞ ***BLÉPHAROSPASME.***

BLÉPHARITE *s. f.* (angl. *blepharitis*). Inflammation du bord libre de la paupière. ⟡ **ANGULAIRE** (angl. *— angularis*). Blépharite ulcéreuse qui intéresse le canthus interne et bloque le point lacrymal. ⟡ **CILIAIRE** (angl. *— ciliaris*). Blépharite subaiguë ou chronique, localisée au bord ciliaire. ⟡ **CROÛTEUSE** (angl. *crusted —*). Blépharite caractérisée par une sécrétion jaunâtre formant des croûtes et agglutinant les cils. ⟡ **MARGINALE** Blépharite ciliaire. ⟡ **SQUAMEUSE** (angl. *— squamosa*). Blépharite ciliaire dans laquelle des squames se forment sur le bord libre des paupières. ⟡ **ULCÉREUSE** (angl. *— ulcerosa*). Forme ulcéreuse de la blépharite ciliaire.

BLÉPHAROCHALASIS *s. f.* (angl. *blepharochalasis*). Relâchement du tissu sous-cutané de la paupière supérieure, dont la peau devient mince, flasque et ridée. Il se forme un repli cutané qui tombe en tablier jusqu'au rebord ciliaire.

BLÉPHAROCLÉISIS *s. m.* (angl. *blepharostenosis*). Fermeture anormale des paupières.

BLÉPHAROCLONUS *s. m.* (angl. *blepharoclonus*). Spasme clonique du muscle orbiculaire des paupières.

BLÉPHAROCONJONCTIVITE *s. f.* (angl. *blepharoconjunctivitis*). Inflammation simultanée des paupières et de la conjonctive.

BLÉPHARODIASTASIS *s. m.* (angl. *blepharodiastasis*). Distance anormalement grande entre les paupières.

BLÉPHAROPHIMOSIS *s. m.* (angl. *blepharophimosis*). Rétrécissement de la fente palpébrale, cicatriciel ou en rapport avec le vieillissement.

BLÉPHAROPLASTE *s. m.* (angl. *blepharoplast*). Corpuscule basal d'une cellule ciliée sur lequel s'attache le flagelle. SYN. ***KINÉTOSOME.***

BLÉPHAROPLASTIE *s. f.* (angl. *blepharoplasty*). Chirurgie plastique des paupières.

BLÉPHAROPLÉGIE *s. f.* (angl. *blepharoplegia*). Paralysie des paupières, le plus souvent de la paupière supérieure.

BLÉPHAROPTOSE *s. f.* (angl. *blepharoptosis*). Chute de la paupière supérieure par paralysie. ☞ ***PTOSIS.***

BLÉPHARORRAPHIE *s. f.* (angl. *blepharorrhaphy*). Suture partielle ou totale du bord libre des paupières. SYN. ***TARSORRAPHIE.***

BLÉPHAROSPASME *s. m.* (angl. *blepharospasm*). Contraction spasmodique du muscle orbiculaire des paupières. Le blépharospasme peut être isolé ou faire partie d'un syndrome plus étendu.

BLÉPHAROSPHINCTÉRECTOMIE *s. f.* (angl. *blepharosphincterectomy*). Intervention consistant à exciser quelques fibres du muscle orbiculaire des paupières et la peau sus-jacente, afin de diminuer la pression de la paupière sur la cornée, pratiquée dans le blépharospasme.

BLÉPHAROSTAT *s. m.* (angl. *blepharostat*). Instrument servant à maintenir les deux paupières écartées pendant les interventions sur l'œil.

BLÉPHAROSYNÉCHIE *s. f.* (angl. *blepharosynechia*). Adhérence des paupières entre elles.

BLÉPHAROTIC *s. m.* (angl. *blepharon tic*). Tic localisé aux paupières (tic de clignotement, tic de clignement, tic d'écarquillement).

BLÉPHAROTOMIE *s. f.* (angl. *blepharotomy*). Incision chirurgicale de la paupière. SYN. ***TARSOTOMIE.***

BLESSIG (KYSTES DE) (angl. *Blessig's cysts*). Dégénérescence cystoïde périphérique de la rétine.

BLEU *s. m.* (angl. *blue*). **1.** La cinquième des sept couleurs du spectre solaire. **2.** SYN. (langage courant) ***ECCHYMOSE.*** ⟡ **BORRELL** (angl. *Borell's —*). Colorant obtenu en ajoutant de l'oxyde d'argent à une solution de bleu de méthylène. Il est utilisé pour colorer les spirochètes. ⟡ **DE MÉTHYLÈNE** (angl. *methylene —*). Chlorure de méthylthioninium. Substance colorante bleue tirée du goudron de houille, utilisée en histologie et en bactériologie, et en thérapeutique comme antiseptique local (badigeonnage de la gorge) et antiseptique urinaire. Le bleu de méthylène est également employé dans e traitement des méthémoglobinémies. ⟡ **DE PRUSSE** (angl. *Prussian —*). Ferrocyanure ferrique. Poudre bleu foncé, utilisée comme colorant. SYN. ***BLEU DE BERLIN.***

◇ **DE TOLUIDINE** *(angl. toluidine —).* Colorant basique utilisé en histologie et en bactériologie. Il neutralise l'action de l'héparine. ◇ **TRYPAN** *(angl. trypan —).* Colorant dérivé de la benzidine, utilisé dans le traitement des trypanosomiases et des piroplasmoses.

BLEUE (MALADIE) *(angl. congenital cyanosis).* Affection congénitale cyanosante due au passage du sang veineux dans le sang artériel (shunt veino-artériel) au cours de différentes malformations cardiaques.

BLOC *s. m. (angl. block).* **1.** Obstacle à la transmission d'une excitation. **2.** Trouble de la diffusion. **3.** Lien. **4.** Fusion. ◇ **ALVÉOLOCAPILLAIRE** *(angl. alveolocapillary —).* Trouble de la diffusion de l'oxygène de l'air à travers la paroi des alvéoles pulmonaires et des capillaires. Il est dû à un épaississement des parois alvéolaires et s'observe en particulier au cours des fibroses pulmonaires. ◇ **ATRIOVENTRICULAIRE** *(angl. atrioventricular —).* Trouble du rythme cardiaque caractérisé par le ralentissement ou l'interruption de la conduction entre les atria et les ventricules, au niveau du nœud atrioventriculaire ou du faisceau de His. Il existe trois degrés de bloc. Dans le bloc du premier degré toutes les contractions atriales sont transmises aux ventricules, mais avec un ralentissement qui se traduit par l'allongement de l'espace PR au-delà de 0,20 s. Dans le bloc du deuxième degré certaines contractions atriales n'atteignent pas les ventricules ; on en distingue deux types : type Luciani-Wenckebach ou Mobitz I, caractérisé par l'allongement progressif de l'espace PR jusqu'à la survenue d'une onde P bloquée, non suivie d'un complexe QRS, et type Mobitz II, où les espaces PR restent constants, et les blocages des ondes P sont occasionnels. Dans le bloc de troisième degré ou complet, la conduction atrioventriculaire est complètement interrompue, et les rythmes atrial et ventriculaire sont indépendants, la fréquence des complexes ventriculaires étant comprise entre 25 et 50 par minute. ***BLOC AURICULOVENTRICULAIRE, BLOC COMPLET.*** ☞ ***ADAMS-STOKES (SYNDROME D').*** ◇ **CARDIAQUE** *(angl. heart —).* Trouble du rythme en rapport avec une perturbation dans le système de conduction intracardiaque. Selon le siège du bloc, on distingue : les blocs sino-atriaux, intra-atriaux, atrioventriculaires ou de branche. ◇ **DE BRANCHE** *(angl. bundle branch —).* Trouble de la conduction intracardiaque qui siège dans une des deux branches, droite ou gauche, du faisceau de His. Il est caractérisé par l'élargissement et le crochetage de l'onde QRS, au-delà de 0,12 s dans sa forme complète, et entre 0,10 et 0,12 s dans sa forme incomplète, ainsi que par le retard de la déflexion intrinsèque dans les dérivations précordiales en face du ventricule dont la branche est bloquée (V1, V2 pour la branche droite, V5, V6 pour la branche gauche). ◇ **FASCICULAIRE** *(angl. fascicular —).* Trouble de conduction au niveau d'une branche de faisceau de His. ◇ **FOCAL** *(angl. focal —).* Activation retardée d'une partie restreinte de la paroi ventriculaire gauche, liée à l'atteinte de rameaux distaux du faisceau atrioventriculaire. ◇ **NEUROMUSCULAIRE** *(angl. neuromuscular —).* Absence ou insuffisance de la réponse musculaire à l'influx nerveux, au niveau de la plaque motrice. ◇ **OPÉRATOIRE** *(angl. operating theater). operating room).* Ensemble des locaux et du matériel nécessaires aux interventions chirurgicales. ◇ **PARAVERTÉBRAL** *(angl. paravertebral —).* ☞ ***ANESTHÉSIE PARASACRÉE, PARAVERTÉBRALE.*** ◇ **SINO-ATRIAL** *(angl. sinoatrial —).* Absence de formation ou de transmission de l'impulsion sinusale, accompagnée d'une absence de l'onde P à l'ECG. ◇ **VERTÉBRAL** *(angl. intervertebral synostosis).* Fusion, congénitale ou acquise, de deux ou plusieurs vertèbres ; elle peut être partielle ou totale.

BLOCAGE *s. m. (angl. block).* **1.** Arrêt brusque de la fonction de certains organes. **2.** Terme de Freud désignant l'interruption subite d'une association, qui se produit lorsqu'on aborde un complexe. ◇ **ARTICULAIRE** *(angl. articular blocking).* Diminution de l'amplitude des mouvements d'une articulation. ◇ **DE LA PENSÉE** *(angl. thought blocking).* Arrêt subit dans le cours des idées ou au milieu d'une phrase, sans défaut intellectuel ni trouble sensoriel. ◇ **MÉNINGÉ** *(angl. spinal —, subarachnoidal —).* Arrêt de la circulation du liquide céphalorachidien dans les espaces sous-arachnoïdiens, épendymaires et ventriculaires. Il peut être dû à des adhérences inflammatoires (méningite) ou à une compression (tumeur). ◇ **PUPILLAIRE** *(angl. pupillary —).* Contact entre le cristallin et le rebord pupillaire entravant la circulation de l'humeur aqueuse et entraînant une hypertonie oculaire. ◇ **VENTRICULAIRE** *(angl. ventricular obstruction).* Obstruction inflammatoire des ouvertures médianes et latérales du quatrième ventricule, qui empêche la communication des ventricules cérébraux avec les espaces sous-arachnoïdiens. Elle a pour conséquence une hypertension intracrânienne.

BLOCH-SULZBERGER (SYNDROME OU MÉLANOBLASTOSE DE) *(angl. Bloch-Sulzberger syndrome).* ☞ ***INCONTINENTIA PIGMENTI.***

BLOCPNÉE *s. f. (angl. blockpnea).* Équivalent non douloureux de l'angine de poitrine. Sensation de blocage respiratoire, de manque d'air, survenant à l'effort et disparaissant à l'arrêt de celui-ci.

BLOOM (SYNDROME DE) *(angl. Bloom's syndrome).* Érythème télangiectasique en aile de papillon du visage, associé à une photosensibilité, des lésions bulleuses et un nanisme congénital. Le syndrome de Bloom est lié à plusieurs anomalies chromosomiques, dépendant d'un gène autosomique récessif.

BLOTTING *s. m. (angl. blotting).* Terme anglais désignant le transfert de macromolécules d'un gel vers une membrane où elles se fixent. SYN. ***BUVARDAGE, EMPREINTE.***

BLOUNT (MALADIE DE) *(angl. Blount's disease).* *Genu varum* et jambes arquées non rachitiques chez les enfants.

BLUMBERG (SIGNE DE) *(angl. Blumberg's sign).* Douleur exacerbée lors de la décompression de la fosse iliaque droite, en cas de péritonite appendiculaire.

BLUMENTHAL (MALADIE DE) *(angl. Blumenthal's disease).* Affection ressemblant cliniquement à une leucémie myéloïde, dont elle se distingue par la présence d'une importante prolifération primitive du système érythropoïétique, en plus de celle du tissu myéloïde.

BOARI (OPÉRATION DE) *(angl. Boari's operation).* Réfection de la partie terminale de l'uretère au moyen d'un lambeau issu de la paroi vésicale antérieure.

BOBB (OPÉRATION DE) *(angl. Bobb's operation).* Cholécystostomie pour l'extraction de calculs de la vésicule biliaire.

BOBROFF (OPÉRATION DE) *(angl. Bobroff's operation).* Ostéoplastie effectuée pour la correction d'un *spina bifida*.

BOCHDALEK <> **(FORAMEN DE)** *(angl. hiatus pluroperitonealis).* ☞ ***HIATUS PLEUROPÉRITONÉAL.*** <> **(TUBE DE)** *(angl. Bochdalek's duct).* Ancienne dénomination. ☞ ***CANAL THYRÉOGLOSSE.*** <> **(VALVULE DE)** *(angl. Bochdalek's valve).* Repli muqueux annulaire situé autour du point lacrymal.

BOCKHART (IMPÉTIGO DE) *(angl. Bockhart's impetigo).* Impétigo staphylococcique caractérisé par la formation de pustules souvent centrées par un poil.

BODANSKY (UNITÉ) *(angl. Bodansky unit).* Unité de dosage des phosphatases sériques. C'est la quantité de phosphatase nécessaire pour libérer 1 mg de phosphore, sous forme d'ion phosphate, d'un substrat de glycérophosphate de sodium après une heure d'incubation à 37 °C et à un pH de 8,6.

BOECK (MALADIE DE) *(angl. Boeck's disease).* ☞ ***SARCOÏDOSE.***

BOETTCHER (CELLULE DE) *(angl. Böttcher's cell).* Cellule de la cochlée. Les cellules de Boettcher sont disposées en petits groupes entre la membrane basilaire et les cellules de Claudius.

BOGOMOLETZ (SÉRUM DE) *(angl. Bogomoletz's serum).* Sérum présumé avoir une action stimulante sur les fonctions du système réticulo-endothélial. On l'obtient par l'injection au cheval d'extraits de tissu réticulo-endothélial d'une autre espèce. L'auteur le recommandait contre différentes infections, contre le cancer, et pour prolonger la vie. SYN. ***SÉRUM ANTIRÉTICULAIRE CYTOTOXIQUE.***

BOGUE (OPÉRATION DE) *(angl. Bogue's operation).* Ligatures multiples des veines spermatiques pour le traitement d'une varicocèle.

BOITERIE *s. f. (angl. limping).* ☞ ***CLAUDICATION.***

BOL *s. m. (angl. bolus).* En pharmacie, grosse pilule de consistance molle, surtout utilisée en médecine vétérinaire. <> **ALIMENTAIRE** *(angl. alimentary —).* Masse alimentaire mastiquée et imprégnée de salive, prête à être déglutie.

BOLDINE *s. f. (angl. boldine).* Alcaloïde tiré du boldo, possédant des propriétés diurétiques.

BOLDO *s. m. (angl. boldo).* Arbuste de la famille des Monimiacées, originaire du Chili, *Peumus boldus* ou *Boldoa fragrans*. Ses feuilles sont utilisées comme cholérétique.

BOLDOGLUCINE *s. f. (angl. boldoglycine).* Glucoside tiré du boldo. C'est un stimulant de la sécrétion biliaire et un tonique général.

BOLETUS Genre de champignons de la classe des Basidiomycètes, dont certaines espèces sont comestibles et d'autres vénéneuses. Nom vernaculaire : bolet.

BOLL (CELLULE DE) *(angl. Boll's cell).* Cellule aplatie pourvue de prolongements protoplasmiques anastomosés formant un large réseau qui entoure les cellules glandulaires de la parotide.

BOLLINGER (GRANULATIONS DE) *(angl. Bollinger's granules).* Corpuscules blanc-jaunâtre, contenant des microcoques, observés dans le tissu de granulation de la botryomycose.

BOLUS *s. m. (angl. bolus).* Quantité de médicament ou de produit de contraste injectés rapidement et en une fois par voie intraveineuse dans un but thérapeutique ou diagnostique.

BOMBE AU CÉSIUM *(angl. cesium bomb).* ☞ ***CÉSIUM (BOMBE AU).***

BOMBE AU COBALT *(angl. cobalt bomb).* ☞ ***COBALT (BOMBE AU).***

BOMBÉSINE *s. f. (angl. bombesin).* Polypeptide présent dans l'hypothalamus et le tube digestif. Elle stimule les sécrétions digestives.

BONAIN (LIQUIDE DE) *(angl. Bonain's solution).* Liquide anesthésique contenant du phénol, du menthol et de la cocaïne.

BONGAROTOXINE *s. f. (angl. bungarotoxin).* Polypeptide obtenu à partir du venin de cobra (genre *Bungarus*), qui se combine de façon spécifique et irréversible avec les récepteurs de l'acétylcholine dans la plaque motrice et dans les ganglions végétatifs.

BONGIOVANNI (SYNDROME DE) Forme rare d'hyperplasie surrénale congénitale par déficit en 3ß-hydroxystéroïde-déshydrogénase.

BONNET <> **(LOI DE)** *(angl. Bonnet's law).* En cas d'hydarthrose, le patient place l'articulation atteinte dans la position qui donne le maximum de capacité articulaire. <> **(SIGNE DE)** *(angl. Bonnet's sign).* Douleur déclenchée par l'adduction de la cuisse dans la sciatique.

BONNET-DECHAUME-BLANC (SYNDROME DE) *(angl. Bonnet-Dechaume-Blanc syndrome).* Association d'un anévrysme cirsoïde de l'encéphale et d'un anévrysme cirsoïde de la rétine. Ce syndrome s'apparente aux phacomatoses.

BONNEVIE-ULLRICH (SYNDROME DE) *(angl. Bonnevie-Ulrich syndrome).* Syndrome congénital transmis sur le mode récessif associant diverses dystrophies osseuses, un pterygium colli, un œdème des extrémités, un nanisme, une atteinte des nerfs crâniens et un retard mental. Ce syndrome est généralement associé à une dysgénésie gonadique et se rattache au groupe de malformations du syndrome de Turner.

BONNIER (SYNDROME DE) *(angl. Bonnier's syndrome).* Syndrome caractérisé par des vertiges, des troubles oculomoteurs, une surdité et une névralgie du trijumeau, dû à des lésions du noyau vestibulaire latéral. SYN. ***SYNDROME DU NOYAU VESTIBULAIRE LATÉRAL.***

BONWILL (TRIANGLE DE) *(angl. Bonwill's triangle).* Triangle formé par les deux lignes reliant le centre du bord alvéolaire de la mandibule aux deux condyles maxillaires et une ligne reliant les deux condyles entre eux.

BONZEL (OPÉRATION DE) *(angl. Bonzel's iridodialysis).* Iridodialyse pratiquée au moyen d'un crochet introduit à travers une incision de la cornée.

BOOPHILUS Genre d'acariens parasites des bovins. ⇔ ***ANNULATUS*** Acarien responsable de la transmission de *Babesia bigemina*, agent de la fièvre du Texas.

BORATE *s. m. (angl. borate).* Sel de l'acide borique.

BORAX *s. m. (angl. borax).* Tétraborate de sodium, substance cristalline transparente, de saveur douceâtre. Il est soluble dans l'eau, la glycérine et l'alcool. C'est un sel réfrigérant et un antiseptique. SYN. ***PYROBORATE DE SODIUM.***

BORBORYGME *s. m. (angl. borborygmus).* Bruit intestinal produit par la présence de gaz ou de liquides dans le tractus intestinal.

BORCHARD (SYNDROME DE) *(angl. Borchard's syndrome).* Triade pathognomonique du volvulus gastrique, associant une occlusion, un météorisme abdominal et l'impossibilité d'effectuer un sondage gastrique.

BORD *(angl. margin, border).* ⇔ **GINGIVAL** *(NA. margo gingivalis).* ☞ ***MARGE GINGIVALE.*** ⇔ **PUPILLAIRE** *(NA. margo pupillaris iridis).* ☞ ***MARGE PUPILLAIRE DE L'IRIS.*** ⇔ **SUPRA-ORBITAIRE** *(angl. supraorbital arch).* Saillie de la face antérieure du frontal au-dessus de l'arcade orbitaire.

BORDET ET GENGOU (MILIEU DE) *(angl. Bordet-Gengou culture medium).* Milieu de culture pour *Bordetella Pertussis*, bacille de la coqueluche, à base de pommes de terre glycérinées.

BORDETELLA Genre de bactéries comportant deux espèces pathogènes : *B. pertussis* et *B. parapertussis* constitué de coccobacilles à Gram négatif, aérobies stricts, non mobiles, qui pour se développer *in vitro* exigent dans le milieu la présence de facteurs de croissance (acide nicotinique, cystéine et méthionine) ; ils sont parasites des mammifères et pathogènes des voies respiratoires supérieures. ⇔ ***PARAPERTUSSIS*** Agent d'affections voisines de la coqueluche. ⇔ ***PERTUSSIS*** Agent responsable de la coqueluche. SYN. ***BACILLE DE BORDET-GENGOU.***

BORDET-GENGOU ⇔ **(BACILLE DE)** *(angl. Bordet-Gengou bacillus).* ☞ ***BORDETELLA PERTUSSIS.*** ⇔ **(RÉACTION DE)** *(angl. Bordet-Gengou reaction).* ☞ ***FIXATION DU COMPLÉMENT.***

BORDET-WASSERMANN (RÉACTION DE) *(angl. Wassermann's reaction).* Application de la réaction de Bordet-Gengou (fixation du complément) au sérodiagnostic de la syphilis.

BORE *s. m. (angl. boron).* Élément non métallique trivalent qui se présente sous forme cristallisée ou sous forme amorphe, base de l'acide borique et du borax. Numéro atomique : 5 ; masse atomique : 10,811 ; densité : 2,54. Symbole : B.

BORGNE *adj. (angl. one-eyed).* **1.** Qui n'a qu'un œil ou qui ne voit que d'un œil. S'emploie aussi comme substantif. ☞ ***MONOPHTALME.*** **2.** Se dit également d'un conduit ou d'une cavité se terminant en cul-de-sac.

BORIQUE (ACIDE) *(angl. boric acid).* Poudre blanche cristalline ou cristaux blancs de formule H_3BO_3. C'est un antiseptique. Il est utilisé essentiellement en lotion (eau boriquée) et en pommade (vaseline boriquée).

BORISME *s. m. (angl. borism).* Intoxication par les composés du bore.

BÖRJESON-FORSSMAN-LEHMANN (SYNDROME DE) *(angl. Börjeson-Forssman-Lehmann syndrome).* Syndrome héréditaire, transmis selon le mode récessif, qui associe une obésité tronculaire, un faciès lunaire, un retard mental grave avec crises épileptiques, un infantilisme génital avec hypogonadisme, et un myxœdème. Le syndrome complet ne s'observe que dans le sexe masculin.

BORNA (MALADIE DE) *(angl. Borna's disease).* Encéphalite des chevaux provoquée par un virus.

BORNÉOL *s. m. (angl. borneol).* Alcool terpénique, de formule $C_{10}H_{18}O$, dérivé du camphre. Certains de ses esters sont utilisés en thérapeutique.

BORNHOLM (MALADIE DE) *(angl. Bornholm's disease).* Maladie épidémique due au virus Coxsackie B, observée pour la première fois dans l'île danoise de Bornholm. Elle est caractérisée par des douleurs musculaires violentes à la base du thorax, accompagnées de fièvre, de céphalées et parfois de manifestations pleuropulmonaires et de signes d'encéphalite. Elle évolue rapidement vers la guérison. SYN. ***MYALGIE ÉPIDÉMIQUE.***

BORRELIA Genre de bactéries de l'ordre des Spirochétales de forme hélicoïdale, comptant 3 à 10 spires. Elles sont parasites des animaux et de l'homme. Certaines espèces sont pathogènes. La transmission se fait généralement par piqûre de poux ou de tiques. ⇔ ***ANSERINA***

Espèce responsable de spirochétose chez les canards et les poules. ◇ **BERBERA** Espèce qui provoque une forme de fièvre récurrente chez l'homme transmise par les poux. ◇ **BURGHDORFERI** ☞ *LYME (MALADIE DE)*. ◇ **CARTERI** ☞ *BORRELIA BERBERA*. ◇ **DUTTONII** Agent causal de la fièvre à tiques africaine. ◇ **KOCHII** ☞ *BORRELIA DUTTONII*. ◇ **PARKERI** Agent responsable d'une forme de fièvre récurrente observée aux États-Unis. ◇ **RECURRENTIS** ☞ *BORRELIA BERBERA*.

BORRÉLIOSE *s. f. (angl. borreliosis).* Toute affection provoquée par des spirochètes du genre *Borrelia* (fièvres récurrentes à tiques ou à poux).

BORSIERI (SIGNE DE) *(angl. Borsieri's sign).* Au début de la scarlatine, une ligne tracée avec l'ongle sur la peau laisse une raie blanche qui devient rapidement rouge.

BORTHEN (OPÉRATION DE) *(angl. Borthen's operation).* ☞ *IRIDENCLÉISIS*.

BOSE (OPÉRATION DE) *(angl. Bose's tracheotomy).* Trachéotomie médiane du cartilage thyroïde avec section horizontale de la membrane crico-thyroïdienne.

BOSSE FRONTALE MOYENNE *(NA. glabella).* Ancienne dénomination. ☞ *GLABELLE*.

BOSSELURES COLIQUES *(angl. colic relief).* Reliefs de la paroi externe du côlon situés dans l'intervalle des bandelettes longitudinales et séparés par des sillons transversaux.

BOSSI (DILATATEUR DE) *(angl. Bossi's dilatator).* Instrument destiné à provoquer une dilatation rapide du col utérin.

BOSTON (EXANTHÈME DE) *(angl. Boston exanthema).* Maladie éruptive bénigne de l'enfance due à l'echovirus 16.

BOSWORTH (OPÉRATION DE) *(angl. Bosworth's operation).* Arthrodèse vertébrale par mise en place d'un greffon osseux en H, prélevé sur la crête iliaque et encastré entre deux vertèbres ou entre la Ve vertèbre lombaire et le sacrum.

BOT *adj.* Déformé. ☞ *PIED BOT*.

BOTAL ◇ **(CANAL DE)** *(angl. arterial canal).* Ancienne dénomination. ☞ *CANAL ARTÉRIEL*. ◇ **(TROU DE)** *(angl. Botallo's foramen).* Ancienne dénomination. ☞ *FORAMEN OVALE DU CŒUR*.

BOTHRIDIE *s. f. (angl. bothridium).* Chacune des deux ventouses en forme de fossette ou de sillon présentes sur la tête de certains ténias (les bothriocéphales) et qui les caractérise. Elle constitue l'organe de fixation du ver à la paroi intestinale de l'hôte.

BOTHRIOCÉPHALE *s. m. (angl. bothriocephalus).* ☞ *DIPHYLLOBOTHRIUM*.

BOTHRIOCÉPHALOSE *s. f. (angl. bothriocephaliasis).* Infection causée par *Diphyllobotrium latum*.

BOTHROPS ATROX ☞ *TRIGONOCÉPHALE*.

BOTRYOÏDE *adj. (angl. botryoid).* En forme de grappe ; mamelonné comme un choux-fleur. Ex. *tumeur botryoïde*.

BOTRYOMYCOME *s. m. (angl. botryomycoma).* Petite tumeur inflammatoire bénigne, presque toujours pédiculée, d'aspect framboisé, due à une infection chronique à pyogènes ; elle siège surtout aux doigts ou à la plante des pieds. SYN. *GRANULOME PYOGÉNIQUE*.

BOTRYOMYCOSE *s. f. (angl. botryomycosis).* Maladie des chevaux et des chameaux, causée par un staphylocoque. Elle avait été considérée à tort comme une mycose.

BOTTE *s. f. (angl. boot).* Orthèse enveloppant le pied et une partie de la jambe.

BOTULIFORME *adj. (angl. botuliform).* En forme de saucisse.

BOTULISME *s. m. (angl. botulism).* Intoxication grave, due à la toxine de *Clostridium botulinum*, produite par l'ingestion de charcuteries et de conserves avariées. Elle se caractérise par des troubles gastro-intestinaux, des symptômes nerveux d'origine centrale, une ophtalmoplégie double, une sécheresse de la bouche et du larynx, et des paralysies progressives d'évolution souvent mortelles.

BOUBA *s. f. (angl. bouba).* ☞ *PIAN*.

BOUCHARD ◇ **(INDICE DE)** *(angl. Bouchard's coefficient).* Indice exprimant le rapport du poids, en grammes, à la taille, en centimètres, d'un sujet. ◇ **(LIGNE DE)** *(angl. Bouchard's sign).* Ligne allant de l'ombilic au point le plus proche du rebord des côtes flottantes gauches. Un gargouillement gastrique perçu au-dessous de cette ligne indique une dilatation de l'estomac. ◇ **(NODOSITÉS DE)** *(angl. Bouchard's nodes).* Nodosités des articulations interphalangiennes proximales, caractéristiques de l'arthrose. Elles sont équivalentes aux nodosités d'Heberden qui siègent au niveau des articulations interphalangiennes distales.

BOUCHE *s. f. (NA. os). (angl. mouth).* Cavité de la partie inférieure de la face, première partie du tube digestif, délimitée par la voûte palatine, la langue, les lèvres, les joues, le voile du palais et le pharynx. La partie périphérique de la cavité buccale (vestibule de la bouche) est séparée du reste de la bouche par les gencives et les arcades dentaires.

BOUCHE-À-BOUCHE *s. m. (angl. mouth-to-mouth resuscitation).* Technique de ventilation artificielle dans laquelle l'opérateur insuffle l'air de sa bouche dans la bouche du patient.

BOUCHE-À-NEZ *s. m. (angl. mouth-to-nose resuscitation).* Méthode de ventilation artificielle, utilisée en cas d'obstruction de la bouche, dans laquelle l'opérateur insuffle avec sa bouche de l'air dans les narines du patient.

BOUCHET (MALADIE DE) *(angl. Bouchet's disease).* Affection des porchers caractérisée par un état fébrile s'accompagnant de symptômes intestinaux, suivi de symptômes méningés. Elle est due à *Leptospira pomona*. SYN. ***LEPTOSPIROSE DES JEUNES PORCHERS.***

BOUCHON *s. m. (angl. plug).* Amas de sécrétions ou d'autres matières accumulées dans un conduit ou dans un espace anatomique. ◇ **DE CÉRUMEN** *(angl. cerumen —).* ☞ ***CÉRUMEN.*** ◇ **MUQUEUX** *(angl. mucous —).* Masse semi-solide, transparente, homogène, sécrétée par les glandes hypertrophiées de la muqueuse cervicale, et qui obstrue le col de l'utérus durant la grossesse.

BOUCHUT ◇ **(TUBE DE)** *(angl. Bouchut's tube).* Tube cylindrique court utilisé pour l'intubation du larynx. ◇ **(TUBERCULE DE)** Localisation rétino-choroïdienne au cours de la méningite tuberculeuse, visible au fond d'œil sous forme de petites taches floues.

BOUCLE *s. f. (angl. loop).* Type de tracé des empreintes digitales, constitué par des crêtes épidermiques dont les origines et les terminaisons se situent sur le même bord d'une phalange. On observe sur l'autre bord de la phalange une étoile triangulaire (triradius).

BOUE *s. f. (angl. mud).* Vase, limon, etc., qui s'utilise en bains ou en applications locales, principalement dans le traitement d'affections rhumatismales et arthritiques.

BOUFFÉE DE CHALEUR *(angl. flush).* Sensation soudaine et passagère de chaleur au visage, généralement accompagnée de rougeur. Elle apparaît surtout chez les femmes lors de la ménopause.

BOUFFÉE DÉLIRANTE *(angl. transient delusional disorder).* Accès délirant, souvent bref, apparaissant et disparaissant brutalement.

BOUFFISSURE *s. f. (angl. puffiness).* Empâtement des téguments ne s'accompagnant pas de signe d'inflammation et dû à l'infiltration diffuse de sérosités dans le tissu sous-cutané. ☞ ***ŒDÈME.***

BOUGAINVILLE (RHUMATISME DE) Polyarthrite aiguë fébrile, bénigne, d'étiologie inconnue, sévissant aux Îles Salomon.

BOUGIE *s. f. (angl. bougie).* **1.** Sonde pleine, cylindrique, rigide ou flexible, utilisée pour l'exploration, le calibrage ou la dilatation d'un canal : œsophage, rectum, col de l'utérus, urètre, etc. **2.** *(angl. medicated —).* Bâtonnet médicamenteux analogue à un suppositoire et que l'on introduit dans l'urètre. ◇ **CAUSTIQUE** *(angl. caustic —).* Bougie portant un fragment de nitrate d'argent ou d'un autre agent caustique. ◇ **FILIFORME** *(angl. filiform —).* Bougie de calibre très fin. ◇ **OLIVAIRE** *(angl. olive-tipped —).* Bougie possédant à son extrémité un renflement en forme d'olive et utilisée en particulier pour la dilatation de l'urètre.

BOUGIRAGE *s. m. (angl. bougienage).* Méthode de dilatation d'un canal au moyen de bougies.

BOUILLAUD ◇ **(LOI DE)** *(angl. Bouillaud's law).* Dans le rhumatisme articulaire aigu, généralisé et grave, la coïncidence d'une péricardite ou d'une endocardite est la règle ; dans les formes légères de rhumatisme articulaire aigu, l'atteinte cardiaque est exceptionnelle. ◇ **(MALADIE DE)** *(angl. acute rheumatic fever).* Complication auto-immune d'une maladie infectieuse causée par des streptocoques du groupe A (pharyngo-tonsillite et érysipèle), caractérisée par la tuméfaction douloureuse, simultanée ou successive, de diverses articulations, par de la fièvre, une anémie et des complications viscérales, surtout cardiaques, parfois chez l'adulte et presque toujours chez l'enfant. Abréviation : RAA. SYN. ***RHUMATISME ARTICULAIRE AIGU.***

BOUILLON DE CULTURE *s. m. (angl. broth).* Liquide obtenu par décoction dans l'eau de viande ou d'organes d'animaux (foie, rate, etc.), utilisé comme milieu de culture en microbiologie.

BOUIN (LIQUIDE DE) *(angl. Bouin's fluid).* Liquide fixateur composé d'acide picrique, d'acide acétique et de formol. SYN. ***PICROFORMOL.***

BOULE HYSTÉRIQUE *(angl. globus hystericus).* Sensation d'oppression au niveau du cou remontant depuis l'épigastre, et ressentie par les hystériques. Elle est dénommée également globe hystérique.

BOULIMIE *s. f. (angl. bulimia).* Faim insatiable, poussant à la consommation d'une grande quantité d'aliments, observée surtout dans certains états de névrose ou de psychose. SYN. ***HYPEROXIE, HYPERPHAGIE, POLYOREXIE, CYNOREXIE.***

BOURBILLON *s. m. (angl. core of boil).* Point central d'un furoncle, formé par un amas de pus et de tissu dermique nécrosé, qui s'élimine lors de l'ouverture du furoncle.

BOURDAINE *s. f. (angl. buckthorn).* Plante de la famille des Rhamnacées *(Rhamnus frangula)*, dont l'écorce est laxative et les baies purgatives.

BOURDONNEMENT D'OREILLE *(angl. tinnitus).* Bruits d'intensité variable, perçus de façon continue ou intermittente, et qui ne sont pas dus à des sons venant de l'extérieur, mais à des causes internes (par exemple l'hypertension artérielle).

BOURDONNET *s. m. (angl. pledget).* **1.** Rouleau de compresses stériles, maintenu par les fils de suture sur les bords d'une plaie, assurant, par compression, l'hémostase et le modelage de la cicatrice. **2.** Rouleau ou plaque en matière résorbable ou non résorbable placé sous les fils de sutures pour éviter que ces dernières ne coupent les tissus dans lesquels elles passent.

BOURGEON *s. m. (angl. bud).* **1.** Toute formation qui se développe à partir d'une formation plus importante. **2.** Excroissance de tissu embryonnaire ou première ébauche d'un organe. ◇ **DU GOÛT** *(NA. gemma gustatoria). (angl. taste —).* SYN. ***CORPUSCULE DU GOÛT, CALICULE DU GOÛT.*** ☞ ***GEMMA GUSTOTORIA.***

BOURGUIGNON (LOI DE) *(angl. Bourguignon's law).* Tous les muscles synergiques d'un mouvement déterminé possèdent la même chronaxie.

BOURNEVILLE (SCLÉROSE TUBÉREUSE DE) *(angl. Bourneville's tuberous sclerosis).* Phacomatose neurocutanée héréditaire, transmise selon le mode autosomique dominant. Elle associe idiotie, épilepsie, et autres troubles nerveux en rapport avec la présence d'hamartomes intracérébraux, des troubes cutanés à type d'adénomes sébacés et de taches café-au-lait et des localisations viscérales multiples. SYN. ***MALADIE DE BOURNEVILLE.***

BOURRELET *s. m. (angl. pad, roll).* Renflement en certains endroits du corps. ⊂⊃ **ARTICULAIRE** *(angl. articular labrum).* Ancienne dénomination. ☞ ***BOURRELET MARGINAL.*** ⊂⊃ **COTYLOÏDIEN** ☞ ***LABRUM ACÉTABULAIRE.*** ⊂⊃ **DU CORPS CALLEUX** ☞ ***SPLÉNIUM DU CORPS CALLEUX.*** ⊂⊃ **GLÉNOÏDIEN** *(angl. labrum glenoidale).* ☞ ***LABRUM GLÉNOÏDAL.*** ⊂⊃ **INTERURÉTÉRAL** *(angl. interureteric fold).* Ancienne dénomination. ☞ ***PLI INTERURÉTÉRIQUE.*** ⊂⊃ **MARGINAL** *(angl. labrum).* Anneau fibrocartilagineux disposé sur la périphérie de certaines cavités articulaires, dont il augmente les dimensions. SYN. ***BOURRELET ARTICULAIRE.***

BOURSE *s. f. (angl. bursa).* Nom donné à différentes structures anatomiques. ⊂⊃ **OMENTALE** *(NA. bursa omentalis). (angl. omental —).* Diverticule de la cavité péritonéale située derrière l'estomac et le petit omentum et devant le pancréas et le rein gauche. Elle est limitée en haut par la coupole diaphragmatique, en bas par le mésocôlon transverse, à gauche par la rate, et à droite ne dépasse pas la première portion du duodénum. Elle communique avec la cavité péritonéale par le foramen omental. SYN. ***ARRIÈRE-CAVITÉ DES ÉPIPLOONS.*** ⊂⊃ **PHARYNGIENNE** *(NA. bursa pharyngea). (angl. pharyngeal —).* Diverticule tubuleux en arrière de la tonsille pharyngienne. ⊂⊃ **SYNOVIALE** *(NA. bursa synovialis). (angl. synovial —).* Membrane conjonctive limitant une cavité close et dont le rôle est de faciliter le glissement des organes auxquels elle est annexée. Il existe des bourses séreuses souscutanées et des bourses séreuses annexées aux tendons et aux muscles. Elles se rencontrent plus particulièrement au voisinage immédiat des articulations.

BOURSES *s. f.* ☞ ***SCROTUM.***

BOUT-DE-SEIN *s. m. (angl. tetrelle).* Appareil de forme et de nature variables, qui s'applique sur le mamelon pour provoquer sa désinvagination ou pour le protéger lors de l'allaitement de l'enfant.

BOUTON *s. m. (angl. pimple, button).* **1.** Terme général désignant une petite papule, pustule ou vésicule sur la peau. **2.** Structure en forme de protubérance. **3.** Appareil circulaire ou en forme de disque placé dans la lumière digestive pour la confection d'anastomoses. ⊂⊃ **À ANASTOMOSE** *(angl. Jaboulay-Murphy button).* Instrument métallique composé de deux pièces, mâle et femelle, qui s'emboîtent mutuellement, employé en chirurgie pour réaliser des anastomoses digestives (intestinales ou gastroentérales). ⊂⊃ **AORTIQUE** *(angl. aortic knob).* Nom donné à l'arc supérieur gauche de la silhouette cardiovasculaire vue radiologiquement de face, et correspondant à la partie supérieure horizontale de la crosse de l'aorte. ⊂⊃ **D'ALEP, DE BISKRA** *(angl. oriental sore).* ☞ ***LEISHMANIOSE CUTANÉE.*** ⊂⊃ **D'ÉPISCLÉRITE** *(angl. episcleral node).* Nodule douloureux, dur, violacé, situé dans la région ciliaire à 2-3 cm du limbe, en général du côté temporal. Il n'a pas tendance à s'ulcérer, mais il peut laisser des taches grises sur lesquelles adhère la conjonctive. ⊂⊃ **D'ORIENT** ☞ ***LEISHMANIOSE CUTANÉE.***

BOUTONNIÈRE *s. f. (angl. button hole incision).* Petite incision pratiquée dans la paroi d'une cavité naturelle ou pathologique, ou au niveau de la peau. ⊂⊃ **(DOIGT EN)** *(angl. button hole finger).* Déformation du doigt, typique de la rupture de la bandelette médiane du tendon extenseur au niveau de la phalange proximale avec luxation palmaire des bandelettes latérales. SYN. ***SYNDROME DE LA BOUTONNIÈRE.***

BOUVERET ⊂⊃ **(MALADIE DE)** *(angl. Bouveret's syndrome).* Affection caractérisée par la survenue répétée d'accès de tachycardie (180 à 220 pulsations par minute) régulière à début et fin brusques, durant de quelques minutes à plusieurs heures. Il s'agit essentiellement de tachycardie paroxystique supraventriculaire, survenant sur un cœur apparemment normal. SYN. ***TACHYCARDIE PAROXYSTIQUE ESSENTIELLE.*** ⊂⊃ **(SIGNE DE)** *(angl. Bouveret's sign).* Distension du cæcum et contractions péristaltiques au niveau de la fosse iliaque droite, observées en cas d'obstruction du côlon. ⊂⊃ **(SPÉCULUM DE)** *(angl. Bouveret's speculum).* Spéculum vaginal à deux valves inégales.

BOUVERET-DUGUET (ULCÉRATION DE) *(angl. Bouveret-Duguet ulcer).* Ulcération apparaissant le plus souvent sur les piliers antérieurs du voile du palais au début de la fièvre typhoïde. SYN. ***SIGNE DE DUGUET.***

BOVARYSME *s. m.* Comportement caractérisé par une tendance à fuir dans le rêve l'insatisfaction éprouvée dans la vie (vient du nom de l'héroïne du roman de Flaubert « Madame Bovary »).

BOWEN (MALADIE DE) *(angl. Bowen's disease).* Dyskératose cutanée évoluant lentement vers la transformation cancéreuse siégeant sur le tronc et les membres. SYN. ***DERMATOSE PRÉCANCÉREUSE DE BOWEN.***

BOWMAN ⊂⊃ **(CAPSULE DE)** *(angl. Bowman's capsule).* ☞ ***CAPSULE GLOMÉRULAIRE.*** ⊂⊃ **(SONDE DE)** *(angl. Bowman's tube).* Sonde, simple ou double, utilisée pour le cathétérisme des voies lacrymales.

BOXEURS (FRACTURE DES) *(angl. Bennett's fracture).* Fracture de la base du premier métacarpien. SYN. ***FRACTURE DE BENNETT.***

BOYDEN (REPAS DE) *(angl. Boyden's meal).* Repas d'épreuve destiné à provoquer l'évacuation de la vésicule biliaire, donné avant l'examen radiologique de celle-ci. Il se compose de jaunes d'œufs additionnés de crème fraîche. N'est plus pratiqué.

BOYER ◇ **(BOURSE SÉREUSE DE)** *(angl. Boyer's bursa).* Bourse séreuse située en dessous de l'os hyoïde. ◇ **(KYSTE DE)** *(angl. Boyer's cyst).* Dilatation progressive et indolore de la bourse séreuse située entre l'os hyoïde et la membrane thyro-hyoïdienne.

BOZEMAN ◇ **(SONDE, CATHÉTER OU CANULE DE)** *(angl. Bozeman's catheter).* Variété de canule à double voie, utilisée pour le lavage de la cavité utérine. ◇ **(SPÉCULUM DE)** *(angl. Bozeman's speculum).* Spéculum vaginal à deux valves qui restent parallèles lorsque l'instrument est ouvert.

BOZZOLO (SIGNE DE) *(angl. Bozzolo's sign).* Pulsations artérielles visibles au niveau des narines dans certains anévrysmes de l'aorte thoracique.

Br *(angl. Br).* Symbole chimique du brome.

BRACHET (PLI DE) *(angl. Brachet's mesolateral fold).* Pli mésolatéral du mésentère primitif, qui va au lobe droit du foie.

BRACHI-, BRACHIO- *(angl. brachi-, brachio-).* Préfixes d'origine grecque indiquant une relation avec le bras.

BRACHIAL *adj. (angl. brachial).* Qui se rapporte au bras.

BRACHIALGIE *s. f. (angl. brachialgia).* Névralgie du plexus brachial, ou douleur dans le bras.

BRACHIOCÉPHALIQUE *adj. (angl. brachiocephalic).* Qui se rapporte au bras et à la tête. ◇ **(TRONC)** *(NA. truncus brachiocephalicus). (angl. — trunk).* ☞ ***ATLAS ANATOMIQUE DES ARTÈRES EN ANNEXE.***

BRACHIOTOMIE *s. f. (angl. brachiotomy).* Amputation d'un bras au cours de l'embryotomie.

BRACHT-WÄCHTER (NODULE DE) *(angl. Bracht-Wächter bodies).* Amas de lymphocytes formé dans les piliers myocardiques, en cas d'endocardite aiguë.

BRACHY- *(angl. brachy-).* Préfixe d'origine grecque signifiant court et indiquant un raccourcissement anormal.

BRACHYBASIE *s. f. (angl. brachybasia).* Marche lente à petits pas.

BRACHYCÉPHALE *adj. (angl. brachicephalous).* Qui a la tête large et courte, aplatie à sa partie postérieure. S'emploie aussi comme substantif.

BRACHYDACTYLIE *s. f. (angl. brachydactyly).* Brièveté anormale des doigts ou des orteils due à une malformation congénitale ou à un arrêt de leur croissance.

BRACHYFACIAL *adj. (angl. brachyfacial).* Qui présente une face large et courte.

BRACHYGLOSSE *adj. (angl. brachyglossal).* Qui possède une langue anormalement courte.

BRACHYGNATHIE *s. f. (angl. brachygnathia).* Brièveté anormale de la mandibule.

BRACHYMÉLIE *s. f. (angl. micromelia).* Brièveté anormale des membres par rapport au tronc.

BRACHYMORPHE *adj.* Se dit d'un corps trapu, dont les dimensions transversales sont relativement très développées par rapport aux dimensions longitudinales.

BRACHYMORPHIE AVEC SPHÉROPHAKIE (SYNDROME DE) *(angl. Weill-Marchesoni syndrome).* Affection héréditaire du tissu conjonctif avec nanisme, brachycéphalie et anomalies du cristallin.

BRACHYMYOMIE *s. f.* Syndrome caractérisé par une raideur musculaire avec limitation des mouvements liée à une brièveté des muscles.

BRACHYŒSOPHAGE *s. m. (angl. brachyesophagus).* Brièveté anormale de l'œsophage.

BRACHYPHALANGIE *s. f. (angl. brachyphalangia).* Présence d'une ou de plusieurs phalanges anormalement courtes à un doigt ou à un orteil.

BRACHYPNÉE *s. f. (angl. brachypnoea).* Respiration courte et lente.

BRACHYSKÈLE *adj. (angl. brachyskelous).* Qui a les jambes courtes par rapport au buste.

BRACHYSTAPHYLIN *adj. (angl. brachystaphyline).* Qui a le palais large et court.

BRACHYTYPIQUE *adj. (angl. brachytypical).* ☞ ***BRACHYMORPHE.***

BRADBURY ET EGGLESTON (SYNDROME DE) *s. m. (angl. Bradbury and Eggleston's syndrome).* Dysautonomie primitive liée à une dégénérescence du système nerveux périphérique autonome et se manifestant par une hypotension orthostatique.

BRADY- *(angl. brady-).* Préfixe d'origine grecque exprimant une idée de lenteur.

BRADYACUSIE *s. f. (angl. bradyacusia).* Déficience de l'acuité auditive (terme peu usité).

BRADYARTHRIE *s. f.* ☞ ***BRADYLALIE.***

BRADYARYTHMIE *s. f. (angl. bradyarrhythmia).* Bradycardie irrégulière traduisant une arythmie lente.

BRADYCARDIE *s. f. (angl. bradycardia).* Ralentissement de la fréquence cardiaque à un rythme inférieur à 60 par minute. La bradycardie peut être physiologique ou pathologique, sinusale, nodale ou due à un bloc atrioventriculaire. ◇ **CENTRALE** *(angl. central —).* Bradycardie dépendant d'une affection du système nerveux central. ◇ **ESSENTIELLE** *(angl. essential —).* Bradycardie physiologique, sans cause organique apparente. ◇ **NODALE** *(angl. nodal —).* Bradycardie caractérisée par l'absence de systole atriale ; la contraction cardiaque prenant naissance dans le nœud atrioventriculaire. ◇ **SINUSALE** *(angl. sinus —).* Bradycardie de rythme sinusal, provoquée par la diminution de la fréquence de dépolarisation du nœud sinusal. ◇ **VAGALE** *(angl. vagal —)*. Bradycardie due à l'augmentation du tonus parasympathique.

BRADYCINÉSIE *s. f.* ☞ ***BRADYKINÉSIE.***

BRADYDIASTOLIE *s. f. (angl. bradydiastoly).* Allongement du temps diastolique de la contraction cardiaque.

BRADYESTHÉSIE *s. f. (angl. bradyesthesia).* Lenteur dans la perception des sensations.

BRADYKINÉSIE *s. f. (angl. bradykinesia).* Lenteur anormale des mouvements automatiques et volontaires, observée notamment dans les syndromes parkinsoniens.

BRADYKININE *s. f. (angl. bradykinin).* Polypeptide endogène formé dans le plasma et composé de neuf acides aminés. Il est formé à partir du bradykininogène sous l'influence de la kallikréine. Il provoque la contraction des muscles lisses, une augmentation de la perméabilité capillaire et une baisse de la pression artérielle.

BRADYLALIE *s. f. (angl. bradylalia).* Lenteur anormale de la parole, qui est scandée et monotone.

BRADYLEXIE *s. f. (angl. bradylexia).* Lenteur anormale de la lecture.

BRADYLOGIE *s. f. (angl. bradylogia).* Langage entrecoupé de temps d'arrêt.

BRADYPEPSIE *s. f. (angl. bradypepsia).* Digestion lente.

BRADYPHAGIE *s. f. (angl. bradyphagia).* Fait ou habitude de manger très lentement.

BRADYPHASIE *s. f. (angl. bradyphasia).* Trouble de la parole consistant en une prononciation extrêmement lente.

BRADYPHÉMIE *s. f. (angl. bradyphemia).* Ralentissement du rythme d'émission des mots.

BRADYPHRÉNIE *s. f. (angl. bradyphrenia).* ☞ ***BRADYPSYCHIE.***

BRADYPNÉE *s. f. (angl. bradypnea).* Respiration anormalement lente.

BRADYPRAXIE *s. f. (angl. bradypragia).* Lenteur anormale dans l'exécution d'un acte. SYN. ***BRADYPRAGIE.***

BRADYPSYCHIE *s. f. (angl. bradypsychia).* Lenteur dans les réactions psychiques ou mentales. SYN. ***BRADYPHRÉNIE.***

BRADYRYTHMIE *s. f. (angl. bradyrhythmia).* **1.** ☞ ***BRADYCARDIE.*** **2.** En électroencéphalographie, ralentissement de la fréquence des ondes cérébrales.

BRADYSPHYGMIE *s. f. (angl. bradisphygmia).* Ralentissement du pouls, dû soit à une bradycardie, soit à des extrasystoles non perceptibles à la palpation de l'artère radiale.

BRADYTOCIE *s. f. (angl. bradytocia).* Accouchement anormalement long.

BRADYTROPHIE *s. f. (angl. bradytrophia).* Ralentissement des processus de la nutrition.

BRADYURIE *s. f. (angl. bradyuria).* Miction anormalement lente.

BRAIDISME *s. m. (angl. braidism).* Ancienne appellation de l'hypnotisme, du nom du médecin anglais James Braid (1795-1860).

BRAILSFORD-MORQUIO (MALADIE DE) *(angl. Morquio's syndrome).* Ostéochondrite dystrophique héréditaire.

BRAIN (RÉFLEXE DE) *(angl. Brain's reflex).* Extension du bras hémiplégique fléchi, lorsque le patient se met à quatre pattes.

BRANCARD *s. m. (angl. stretcher).* Civière à bras utilisée pour le transport des malades ou des blessés. Il en existe différents modèles.

BRANCHIE *s. f. (angl. branchial arch).* Organe respiratoire de nombreux animaux aquatiques (poissons, crustacés, mollusques, etc.). Chez l'embryon humain, les branchies sont représentées par les fentes et les arcs branchiaux.

BRANCHIOGÈNE *adj. (angl. branchiogenous).* Qui prend naissance dans un arc branchial ou dans une fente branchiale.

BRANCHIOME *s. m. (angl. branchioma).* Terme qui désignait autrefois des tumeurs du cou que l'on supposait développées aux dépens des restes embryonnaires inclus au moment de la régression des arcs branchiaux. Les tumeurs décrites sous le nom de branchiomes sont, en réalité, soit d'origine salivaire, soit des tumeurs malignes ganglionnaires du cou.

BRANCHIOMÈRE *s. m. (angl. branchiomere).* Segment de l'embryon, à partir duquel se développent les arcs branchiaux.

BRAND (RÉACTION DE) *(angl. Brand's test).* Réaction utilisée pour le diagnostic de l'homocystinurie.

BRANHAM (SIGNE DE) *(angl. Branham's sign).* Ralentissement du pouls avec augmentation de la pression diastolique, provoqués par l'occlusion digitale d'une fistule artério-veineuse.

BRANHAMELLA Genre de bactéries de la famille des *Neisseriaceae.* Ce sont des cocci à Gram positif, aérobies. Ce genre comprend une seule espèce, *B. catarrhalis* appelée aussi *Moraxella catarrhalis.* Ces bactéries se trouvent à l'état saprophyte dans les muqueuses de l'homme et des animaux supérieurs et sont considérées comme des agents occasionnels d'otites, de sinusites, de septicémies, de méningites et d'urétrites.

BRAS *s. m. (NA. brachium). (angl. arm).* Partie du membre supérieur comprise entre l'épaule et le coude. ◇ **DU COLLICULUS INFÉRIEUR** *(NA. — colliculi inferioris). (angl. brachium of inferior colliculus).* Bras d'union entre le colliculus inférieur et le corps géniculé interne. SYN. ***BRAS CONJONCTIVAL POSTÉRIEUR.*** ◇ **DU COLLICULUS SUPÉRIEUR** *(NA. — colliculi superioris). (angl. brachium of superior colliculus).* Bras d'union entre le colliculus supérieur et le corps géniculé externe. SYN. ***BRAS CONJONCTIVAL ANTÉRIEUR.***

BRASSARD *s. m. (angl. cuff).* Pièce généralement ajustable au bras, telle que celle dont sont pourvus les instruments de mesure de la pression sanguine.

BRAUER (OPÉRATION DE) *(angl. Brauer's operation).* Technique de thoracectomie antérieure précordiale utilisée pour le traitement d'une symphyse péricardiaque.

BRAUN ~ (ANASTOMOSE DE) *(angl. Braun's anastomosis).* Création d'une anastomose entre deux anses, afférente et efférente, dans la gastroentérostomie. **~ (OPÉRATION DE)** *(angl. Braun's operation).* Anastomose jéjunojéjunale « au pied de l'anse » après gastroentérostomie.

BRAVAIS-JACKSONIENNE (CRISE) *(angl. Jacksonian epilepsy).* Épilepsie partielle à sémiologie somatomotrice élémentaire.

BRAXTON-HICKS ~ (MANŒUVRE DE) *(angl. Braxton-Hicks version).* Version podalique par manœuvres mixtes en cas de placenta praevia. **~ (SIGNE DE)** *(angl. Braxton-Hicks contractions).* Contractions intermittentes de l'utérus après le troisième mois de la grossesse.

BREDOUILLEMENT *s. m. (angl. mumbling).* Vice de prononciation qui consiste à précipiter les mots les uns à la suite des autres sans les espacer.

BREGMA *s. m. (NA. bregma). (angl. bregma).* Point situé sur la surface du crâne, à l'union des sutures sagittale et frontale, correspondant à la fontanelle antérieure du nouveau-né.

BREGMATODYMIE *s. f. (angl. bregmatodymia).* Monstruosité caractérisée par des jumeaux unis au niveau du bregma.

BREISKY (MALADIE DE) *(angl. Breisky's disease).* SYN. ***KRAUROSIS VULVAE.***

BRENNEMAN (SYNDROME DE) *(angl. Brenneman's syndrome).* Lymphadénite mésentérique et rétropéritonéale, consécutive à une infection pharyngée.

BRENNER (TUMEUR DE) *(angl. Brenner's tumor).* Tumeur bénigne de l'ovaire, dont la structure est constituée de groupes de cellules épithéliales, entourées d'un stroma fibreux. Lorsqu'elle est de petite taille, elle peut être solide et ressembler à un fibrome ; de grande taille, elle ressemble à un cystadénome, avec des masses nodulaires tumorales dans la paroi kystique. SYN. ***OOPHOROME FOLLICULAIRE.***

BRÉPHOPLASTIE *s. f. (angl. brephoplasty).* Transplantation de tissu embryonnaire ou provenant d'un nouveau-né sur un organisme adulte.

BRÉPHOTROPHIQUE *adj. (angl. brephotrophic).* Qui se rapporte à la nutrition des nourrissons.

BRESCHET ~ (SINUS DE) ☞ ***SINUS SPHÉNOPARIÉTAL.*** **~ (VEINES DE)** *(angl. diploic veins).* ☞ ***VEINE DU DIPLOÉ.***

BRESLOW (INDICE DE) ☞ ***INDICE DE BRESLOW.***

BRETONNEAU (ANGINE DE) *(angl. Bretonneau's angina).* SYN. ***ANGINE DIPHTÉRIQUE.***

BRÉTYLIUM (TOSYLATE DE) *(angl. bretylium).* Composé qui inhibe les réponses à la stimulation nerveuse adrénergique, sans empêcher les réponses aux catécholamines exogènes ou à la stimulation des nerfs cholinergiques. Utilisé comme antiarythmique.

BREUS (MÔLE DE) *(angl. Breus' mole).* Malformation de l'œuf en voie de développement intra-utérin, caractérisée par un hématome tubéreux sous-chorionique de la déciduale. ☞ ***HÉMATOME-MÔLE.***

BREVIBACTERIUM Genre de bactéries de la famille des Brevibacteriacées,non pathogènes, isolées du sol, des eaux, du lait et des produits laitiers. Ce sont des bacilles typiques, courts et à Gram positif.

BRÉVILIGNE *adj. (angl. brachymorphic).* Se dit d'un individu de petite taille et d'aspect trapu.

BREWER ~ (INFARCTUS DE) *(angl. Brewer's infarct).* Zone cunéiforme de couleur rouge foncé, ressemblant à une zone infarcie, trouvée parfois à l'autopsie sur la surface de section d'un rein atteint de pyélonéphrite. **~ (POINT DE)** *(angl. Brewer's point).* Zone de sensibilité située au niveau des angles costo-vertébraux et observée dans certaines affections rénales.

BRIDE *s. f. (angl. band, fibrous adhesion).* **1.** Membrane ou cordon de tissu conjonctif qui relie deux surfaces séreuses après un processus inflammatoire (péritoine, plèvre). **2.** ☞ ***FREIN.***

BRIDES AMNIOTIQUES *(angl. amniotic bands).* Brides reliant deux points de l'amnios ou l'amnios à l'embryon et qui parfois entraînent des sillons et des strictions chez le fœtus.

BRIDGE *s. m.* Terme anglais signifiant pont surtout employé en dentisterie et désignant une prothèse.

BRIGHT (MAL DE) *(angl. Bright's disease).* Autrefois, néphrite chronique, en particulier glomérulaire (terme désuet). SYN. ***MALADIE DE BRIGHT, BRIGHTISME.***

BRIGHTISME *s. m. (angl. brightism).* ☞ ***BRIGHT (MAL DE).***

BRILL-SYMMERS (MALADIE DE) *(angl. Brill-Symmers disease).* Lymphome gigantofolliculaire, caractérisé par des adénopathies avec splénomégalie ; il s'agit d'une forme de lymphosarcome actuellement classée dans les lymphomes non hodgkiniens.

BRILL-ZINSSER (MALADIE DE) *(angl. Brill-Zinsser disease).* Récidive tardive endogène après un épisode de typhus épidémique.

BRINKERHOFF (SPÉCULUM DE) *(angl. Brinkerhoff's speculum).* Spéculum rectal de forme conique, fermé à l'une de ses extrémités, mais possédant une tige latérale qui permet son ouverture.

BRINTON (MALADIE DE) *(angl. Brinton's disease).* Linite plastique (épithélioma squirreux de l'estomac).

BRIQUET (SYNDROME DE) *(angl. Briquet's syndrome).* Dyspnée et aphonie dues à une paralysie du diaphragme d'origine hystérique.

BRISSAUD ET SICARD (SYNDROME DE) *(angl. Brissaud-Sicard syndrome).* Syndrome pontique associant un hémispasme facial à une hémiparésie du côté opposé.

BRISSAUD ◇ (INFANTILISME DE) *(angl. Brissaud's infantilism).* Infantilisme hypothyroïdien. **◇ (MALADIE DE)** *(angl. Brissaud's disease).* ☞ ***GILLES DE LA TOURETTE (MALADIE DE).*** **◇ (RÉFLEXE DE)** *(angl. Brissaud's reflex).* Contraction du muscle tenseur du fascia lata provoquée par la percussion de la plante des pieds.

BROADBENT ◇ (SIGNE DE) *(angl. Broadbent's sign).* Rétraction systolique d'un ou plusieurs espaces intercostaux postérieurs en cas de symphyse péricardique avec médiastinite. **◇ (SYNDROME OU APOPLEXIE DE)** *(angl. Broadbent's syndrome).* Ensemble de symptômes cliniques qui traduisent une attaque d'apoplexie cérébrale grave : troubles cérébraux fonctionnels, coma, troubles respiratoires, etc.

BROCA ◇ (ANGLE AURICULAIRE DE) *(angl. Broca's angle).* Angles formés entre le point auriculaire et d'autres points : alvéolaire, nasal, bregmatique, lambdoïdien, etc. SYN. ***ANGLE AURICULOCRÂNIEN.*** **◇ (ANGLE BASILAIRE DE)** Angle entre la ligne nasion-basion et la ligne opisthion-basion (plan du foramen magnum). **◇ (APHASIE DE)** *(angl. Broca's aphasia).* Aphasie motrice avec des lésions qui dépassent habituellement l'aire cérébrale du même nom. Elle se caractérise par un trouble de l'expression motrice du langage, généralement transitoire, la présence de stéréotypies et une réduction du langage qui évolue vers l'agrammatisme. **◇ (CENTRE MOTEUR DE)** *(angl. Broca's motor speech area).* Centre du langage parlé, que Broca a localisé dans la partie postérieure du gyrus frontal inférieur. On considère maintenant cette localisation comme trop limitative. **◇ (CIRCONVOLUTION DE)** *(angl. Broca's convolution).* ☞ ***GYRUS FRONTAL INFÉRIEUR.*** **◇ (POINT DE)** *(angl. Broca's point).* ☞ ***POINT AURICULAIRE.*** **◇ (RÉGION DE)** *(angl. Broca's region).* SYN. ***CENTRE MOTEUR DE BROCA.***

BROCHE *s. f. (angl. pin).* Tige en acier, généralement pointue à une extrémité, utilisée en chirurgie osseuse pour opérer une traction sur un membre ou comme moyen d'ostéosynthèse.

BROCK ◇ (BOUGIE DILATATRICE DE) *(angl. Brock's dilator).* Bougie employée pour dilater les valvules pulmonaires, après leur section dans l'opération de Brock. **◇ (OPÉRATION DE)** *(angl. Brock's operation).* Élargissement chirurgical de l'artère pulmonaire sténosée au niveau de ses segments valvulaire ou infundibulaire, par section de la sténose à l'aide d'un valvulotome introduit dans le ventricule droit. **◇ (SYNDROME DE)** *(angl. middle lobe syndrome).* Ensemble de troubles pulmonaires et généraux en rapport avec la sténose de la bronche lobaire moyenne (surtout par compression due à une adénopathie tuberculeuse). Cette adénopathie est visible sur les radiographies qui révèlent également un obscurcissement de la plage pulmonaire correspondant au lobe moyen droit. SYN. ***SYNDROME DU LOBE MOYEN.***

BROCQ (SYCOSIS LUPOÏDE DE) *(angl. lupoid sycosis).* Affection caractérisée par des pustules folliculaires acuminées, localisées à la barbe et ayant tendance à s'étendre et à former des plaques alopéciques, cicatricielles au centre. SYN. ***ACNÉ LUPOÏDE.***

BROCQ-PAUTRIER (SYNDROME DE) *(angl. Brocq-Pautrier syndrome).* ☞ ***GLOSSITE LOSANGIQUE MÉDIANE.***

BRODIE ◇ (ABCÈS DE) *(angl. Brodie's abscess).* Foyer circonscrit d'ostéomyélite chronique, de localisation métaphysaire, généralement au niveau du tibia. **◇ (SIGNE DE)** *(angl. Brodie's sign).* Tache située sur le gland, indiquant une suffusion sanguine dans le corps caverneux.

BROMATE *s. m. (angl. bromate).* Sel de l'acide bromique.

BROMATOLOGIE *s. f. (angl. dietetics).* Science qui traite des aliments et de la diététique.

BROME *s. m. (angl. bromine).* Élément liquide, rouge brunâtre, à vapeurs suffocantes. Numéro atomique : 35 ; masse atomique : 79,909 ; poids spécifique : 3,12. Il est répandu dans la nature sous forme de bromures et de composés organiques. Ses différents sels entrent dans la composition de nombreux médicaments. Symbole : Br.

BROMÉ *adj. (angl. brominated).* Qui contient du brome.

BROMESULFONEPHTALÉINE *s. f. (angl. bromsulfophtalein).* Substance colorante autrefois utilisée dans les tests fonctionnels hépatiques. Abréviation : BSP. SYN. ***BROMSULFALÉINE SODIQUE.***

BROMHIDROSE *s. f. (angl. bromhidrosis).* Excrétion de sueur abondante et fétide, souvent localisée aux aisselles et à la plante des pieds. On écrit aussi bromidrose. SYN. ***OSMHIDROSE.***

BROMIDE *s. f. (angl. bromoderma).* Lésion cutanée consécutive à l'absorption prolongée de bromures ou d'autres composés du brome.

BROMIQUE *adj. (angl. bromic).* Qui se rapporte ou qui est dû au brome. **◇ (ACIDE)** *(angl. — acid).* Composé instable, de formule $HBrO_3$ qui forme des sels appelés bromates.

BROMISME *s. m. (angl. bromism).* Intoxication provoquée par le brome et ses composés (notamment les bromures). Elle est caractérisée par une éruption d'acné sur le visage et sur le corps, des céphalées, un refroidissement des extrémités, une haleine fétide, une asthénie, une anaphrodisie, etc.

BROMOCRIPTINE *s. f. (angl. bromocriptine).* Agoniste dopaminergique dérivée de l'ergot de seigle. Elle freine la sécrétion hypothalamique de prolactine et est utilisée pour inhiber la sécrétion lactée du post-partum et dans le traitement des hyperprolactinémies et de la maladie de Parkinson.

BROMODERMIE *s. f. (angl. bromoderma).* Ensemble des manifestations cutanées dues à l'intoxication par le brome ou ses composés.

BROMOFORME *s. m. (angl. bromoform).* Tribromométhane, $CHBr_3$, liquide incolore, anesthésique et sédatif de la toux.

BROMOMANIE *s. f. (angl. bromomania).* Abus des composés du brome, entraînant divers troubles mentaux.

BROMOMÉNORRHÉE *s. f. (angl. bromomenorrhea).* Règles d'odeur fétide.

BROMOPNÉE *s. f. (angl. bromopnea).* Fétidité de l'haleine. SYN. ***HALITOSE.***

BROMURE *s. m. (angl. bromide).* Tout composé du brome avec un autre corps simple ou composé. Certains bromures sont utilisés comme sédatifs (pour la toux, l'insomnie, la nervosité, etc.).

BRONCHE *s. f. (NA. bronchus). (angl. bronchus).* Conduit aérien qui fait suite à la trachée, par lequel l'air arrive aux alvéoles pulmonaires. La trachée se divise en deux bronches souches (droite et gauche), qui pénètrent dans les poumons où leurs ramifications forment l'arbre bronchique.

BRONCHECTASIANT *adj. (angl. bronchiectasic).* Qui détermine la dilatation des bronches.

BRONCHECTASIE *s. f. (angl. bronchiectasis).* Dilatation segmentaire d'une ou de plusieurs bronches, congénitale ou acquise par inflammation chronique de la bronche. Elle se traduit par des accès de toux ramenant une abondante expectoration muco-purulente. SYN. ***DILATATION DES BRONCHES.*** ◇ **AMPULLAIRE** *(angl. sacculated —).* Bronchectasie dans laquelle la dilatation n'affecte que l'extrémité des tubes bronchiques. SYN. ***BRONCHECTASIE SACCIFORME.*** ◇ **CYLINDRIQUE** *(angl. cylindric —).* Bronchectasie dans laquelle les tubes bronchiques sont dilatés régulièrement sur toute leur longueur.

BRONCHECTASIQUE *adj. (angl. bronchiectatic).* **1.** Qui se rapporte à la bronchectasie. **2.** Qui est atteint de bronchectasie.

BRONCHIECTASIE *s. f.* ☞ ***BRONCHECTASIE.***

BRONCHIECTASIQUE *adj.* ☞ ***BRONCHECTASIQUE.***

BRONCHIO-ALVÉOLITE *s. f. (angl. bronchioalveolitis).* Inflammation simultanée des bronchioles et des alvéoles.

BRONCHIOLE *s. f. (angl. bronchiole).* Chacune des ramifications terminales d'une bronche à l'intérieur d'un lobule pulmonaire. ◇ **RESPIRATOIRE, TERMINALE** *(angl. respiratory, terminal —).* Ultime branche de division de la bronche intralobulaire, qui débouche dans le canal alvéolaire.

BRONCHIOLECTASIE *s. f. (angl. bronchiolectasis).* Dilatation des bronchioles. SYN. ***BRONCHECTASIE CAPILLAIRE.***

BRONCHIOLITE *s. f. (angl. bronchiolitis).* Inflammation des bronchioles pulmonaires. Elle peut être aiguë, due à une infection virale, souvent très grave chez le nourrisson. Elle peut aussi être consécutive à une pneumonie grave ou compliquer l'asthme bronchique. ◇ **EXSUDATIVE** *(angl. — exudativa).* Bronchiolite s'accompagnant d'une exsudation fibrineuse. On l'observe au cours de l'asthme bronchique. ◇ **FIBREUSE OBLITÉRANTE** *(angl. — fibrosa obliteraus).* Inflammation aiguë ou subaiguë des bronchioles, aboutissant à leur obstruction.

BRONCHIOLYSE *s. f. (angl. broncholysis).* Altération et destruction des parois des bronches à la suite de suppurations prolongées.

BRONCHIQUE *adj. (angl. bronchial).* Qui se rapporte aux bronches.

BRONCHITE *s. f. (angl. bronchitis).* Inflammation, aiguë ou chronique, de la muqueuse des bronches. ◇ **AIGUË** *(angl. acute —).* Inflammation bronchique d'évolution brève, plus ou moins grave, favorisée par le froid et due à une infection, à l'inhalation de substances irritantes ou à des maladies générales. Elle se caractérise par de la fièvre, de la dyspnée, une hypersécrétion de mucus, de la toux et une douleur thoracique accentuée par cette toux. ◇ **ASTHMATIFORME, SPASMODIQUE** *(angl. asthmatiform —).* Bronchite avec dyspnée expiratoire, de symptomatologie similaire à celle de l'asthme, que l'on observe surtout au cours de la première enfance. ◇ **CAPILLAIRE** *(angl. capillary —).* Inflammation aiguë des bronchioles. SYN. ***CATARRHE SUFFOCANT.*** ◇ **CATARRHALE** *(angl. catarrhal —).* Bronchite aiguë avec expectoration muco-purulente très abondante. ◇ **CHRONIQUE OBSTRUCTIVE** *(angl. chronic —).* Forme de bronchite au long cours, donnant lieu de façon plus ou moins marquée à des poussées aiguës, due à une irritation bronchique chronique caractéristique du tabagisme chronique. Elle est caractérisée par une toux et par une expectoration, rare ou abondante, à prédominance matinale, durant plus de trois mois par an et au moins deux années consécutives. L'évolution peut se faire vers l'insuffisance respiratoire chronique. ◇ **FÉTIDE** *(angl. putrid —).* Forme de bronchite caractérisée par une expectoration à odeur putride. ◇ **HÉMORRAGIQUE** *(angl. hemorrhagic —).* ☞ ***BRONCHOSPIROCHÉTOSE.*** ◇ **OBLITÉRANTE** Forme de bronchite dans laquelle les petites bronches se remplissent d'exsudats fibrineux. ◇ **PRODUCTIVE** *(angl. productive —).* Bronchite accompagnée d'une expectoration abondante. ◇ **SECONDAIRE** *(angl. secondary —).* Bronchite aiguë symptomatique d'une maladie infectieuse.

BRONCHITIQUE *adj. (angl. bronchitic).* **1.** Qui se rapporte à la bronchite. **2.** Qui est atteint de bronchite chronique.

BRONCHOADÉNITE *s. f. (angl. bronchoadenitis).* Inflammation des nœuds lymphatiques bronchiques.

BRONCHOASPERGILLOSE *s. f. (angl. bronchoaspergillosis).* Infection bronchique due à *Aspergillus*.

BRONCHOASPIRATION *s. f. (angl. bronchoscopic aspiration).* Aspiration, à l'aide du bronchoscope, de liquide ou de mucosités à l'intérieur des bronches.

BRONCHOCÈLE *s. f. (angl. bronchocele).* Dilatation localisée d'une bronche.

BRONCHOCONSTRICTION *s. f. (angl. bronchoconstriction).* Rétrécissement du calibre des bronches.

BRONCHODILATATEUR *adj. (angl. bronchodilator).* Qui provoque la dilatation bronchique, comme les traitements de l'asthme. S'emploie aussi comme substantif.

BRONCHODILATATION *s. f. (angl. bronchodilatation).* Dilatation des bronches, provoquée par un agent médicamenteux (bronchodilatateur) ou obtenue au moyen du bronchoscope.

BRONCHOÉGOPHONIE *s. f. (angl. egophony).* Signe auscultatoire présentant simultanément les caractéristiques de la bronchophonie et de l'égophonie.

BRONCHOFIBROSCOPIE *s. f. (angl. fiberoptic bronchoscopy).* Endoscopie bronchique pratiquée en utilisant un fibroscope souple. SYN. ***FIBROSCOPIE BRONCHIQUE.***

BRONCHOGÉNIQUE *adj. (angl. bronchogenic).* Qui est d'origine bronchique.

BRONCHOGRAMME *s. m. (angl. bronchogram).* Radiogramme des bronches.

BRONCHOGRAPHIE *s. f. (angl. bronchography).* Radiographie des bronches après injection à l'intérieur de celles-ci d'un produit opacifiant.

BRONCHOLITHE *s. m. (angl. broncholith).* Calcul ou concrétion bronchique.

BRONCHOLITHIASE *s. f. (angl. broncholithiasis).* Présence de calculs dans les bronches.

BRONCHOMYCOSE *s. f. (angl. bronchomycosis).* Affection bronchique due à des champignons, en particulier infection pulmonaire provoquée par *Candida albicans*. SYN. ***BRONCHITE MYCOSIQUE.***

BRONCHOPATHIE *s. f. (angl. bronchopathy).* Terme générique désignant toute affection des bronches.

BRONCHOPHONIE *s. f. (angl. bronchophony).* Résonance exagérée de la voix à l'auscultation, signe de condensation pulmonaire. ☞ ***SOUFFLE TUBAIRE.***

BRONCHOPLASTIE *s. f. (angl. bronchoplasty).* Chirurgie plastique pratiquée sur la paroi d'une bronche ; fermeture chirurgicale d'une fistule située au niveau de la trachée ou d'une bronche.

BRONCHOPLÉGIE *s. f. (angl. bronchoplegia).* Paralysie des bronches.

BRONCHOPLEUROPNEUMONIE *s. f. (angl. bronchopleuropneumonia).* Coexistence d'une bronchite, d'une pleurésie et d'une pneumonie.

BRONCHOPNEUMONIE *s. f. (angl. bronchopneumonia).* Maladie infectieuse aiguë des poumons, qui débute généralement au niveau des bronches et s'étend ensuite aux poumons dans lesquels elle forme des zones de condensation disséminées. Elle se caractérise par de la fièvre, de la toux, de la dyspnée et des signes, à la percussion et à l'auscultation, traduisant les phases d'hépatisation, d'atélectasie et d'emphysème qui se déroulent dans les poumons. Elle est due à des germes très divers.

BRONCHOPNEUMOPATHIE *s. f. (angl. bronchopneumopathy).* Terme générique désignant toute affection atteignant simultanément les bronches et le parenchyme pulmonaire.

BRONCHOPULMONAIRE *adj. (angl. bronchopulmonary).* Qui atteint à la fois les bronches et le parenchyme pulmonaire, ou qui s'y rapporte.

BRONCHORRAGIE *s. f. (angl. bronchorrhagia).* Hémorragie d'origine bronchique.

BRONCHORRAPHIE *s. f. (angl. bronchorrhaphy).* Suture d'une bronche lésée ou incisée.

BRONCHORRHÉE *s. f. (angl. bronchorrhea).* Hypersécrétion de mucus par les bronches.

BRONCHOSCOPE *s. m. (angl. bronchoscope).* Instrument servant à examiner l'intérieur des bronches et que l'on introduit, sous anesthésie locale, par voie buccale, nasale ou par une ouverture trachéale après trachéotomie.

BRONCHOSCOPIE *s. f. (angl. bronchoscopy).* Endoscopie des conduits bronchiques, au moyen du bronchoscope, aux fins de diagnostic, pour déceler et extraire un corps étranger, effectuer un prélèvement ou un drainage, ou traiter certaines affections bronchiques et pulmonaires.

BRONCHOSPASME *s. m. (angl. bronchospasm).* Spasme des muscles bronchiques, qui provoque une bronchoconstriction.

BRONCHOSPIROCHÉTOSE *s. f. (angl. bronchospirochetosis).* Forme de bronchite due à *Spirochoeta bronchialis* et caractérisée par des expectorations striées de sang. SYN. ***BRONCHITE HÉMORRAGIQUE, BRONCHITE DE CASTELLANI.***

BRONCHOSPIROMÉTRIE *s. f. (angl. bronchospirometry).* Détermination de la capacité fonctionnelle de chacun des deux poumons, à l'aide d'un bronchoscope double et de deux spiromètres.

BRONCHOSTÉNOSE *s. f. (angl. bronchial stenosis).* Diminution permanente du calibre des bronches.

BRONCHOSTOMIE *s. f. (angl. bronchostomy).* Ouverture chirurgicale d'une bronche à travers la paroi thoracique.

BRONCHOTOME *s. f. (angl. bronchotome).* Instrument tranchant employé dans la bronchotomie.

BRONCHOTOMIE *s. f. (angl. bronchotomy).* Ouverture chirurgicale d'une bronche.

BRONTOPHOBIE *s. f. (angl. brontophobia).* Crainte morbide du tonnerre et des tempêtes.

BROOKE (TUMEUR DE) *(angl. Brooke's tumor).* Épithélioma adénoïde cystique.

BROWN (SYNDROME DE) *(angl. Brown's syndrome).* Rétraction congénitale de la gaine du muscle grand oblique de l'œil.

BROWNIEN (MOUVEMENT) *(angl. brownian movement).* ☞ ***MOUVEMENT.***

BROWN-SÉQUARD (SYNDROME DE) *(angl. Brown-Séquard syndrome).* Lésion unilatérale de la moelle épinière qui donne du côté de la lésion un syndrome pyramidal et des troubles sensitifs profonds, et du côté opposé à la lésion une anesthésie thermoalgésique et tactile. SYN. ***SYNDROME D'HÉMISECTION DE LA MOELLE.***

BRUCELLA Genre de bactéries de classification incertaine. Ce sont des coccobacilles de petite taille, à Gram négatif, immobiles, aérobies, pathogènes pour l'homme et les animaux. ∼ ***ABORTUS*** Bacille qui provoque l'avortement chez la vache et la brucellose chez l'homme. ∼ ***MELITENSIS*** Agent responsable, avec *Brucella abortus*, de la brucellose humaine. ∼ ***SUIS*** Agent responsable de l'avortement infectieux chez la truie et pouvant provoquer la brucellose humaine.

BRUCELLOSE *s. f. (angl. brucellosis).* Maladie infectieuse, touchant les animaux (vaches, chèvres, moutons, porcs) et l'homme, due aux micro-organismes du genre *Brucella* et caractérisée par une fièvre irrégulière, avec sueurs nocturnes abondantes, des algies diverses, une asthénie importante, une hépatosplénomégalie, des arthrites chroniques, en particulier sacro-iliaques. C'est une maladie à déclaration obligatoire. SYN. ***FIÈVRE DE MALTE, FIÈVRE SUDOROALGIQUE, FIÈVRE ONDULANTE, MÉLITOCOCCIE, BANG (MALADIE DE).***

BRUCH (MEMBRANE DE) *(angl. Bruch's membrane).* ☞ ***LAME BASALE DE LA CHOROÏDE.***

BRUCINE *s. f. (angl. brucine).* Alcaloïde toxique très amer, blanc, tiré de la noix vomique et d'autres espèces du genre *Strychnos.* Elle a les mêmes propriétés que la strychnine, mais est moins toxique.

BRÜCKE (MUSCLE DE) *(angl. Brücke's muscle).* Portion longitudinale du muscle ciliaire.

BRUDZINSKI (SIGNES DE) *(angl. Brudzinski's signs).* **1.** Au cours des méningites, la flexion passive de la nuque provoque la flexion involontaire des cuisses et des jambes. **2.** Au cours des méningites, la flexion passive de la jambe et de la cuisse d'un côté provoque un mouvement similaire du membre controlatéral.

BRUGIA MALAYI Ver nématode de la famille des Filariidés, responsable de la filariose de Malaisie ou filariose lymphatique orientale. Il se rencontre dans les pays du Sud-Est asiatique. Ses larves sont transportées par des moustiques appartenant au genre *Mansonia.* Il avait été classé dans le genre *Wuchereria(W. malayi).*

BRUGSCH (INDICE DE) *(angl. Brugsch index).* Rapport entre le périmètre thoracique multiplié par 100 et la taille.

BRUIT *s. m. (angl. sound).* Son produit par la superposition de vibrations diverses et discordantes. ∼ **DE CARILLON** Bruit perçu à l'auscultation d'un pneumopéricarde, lorsque le gaz prédomine. ∼ **DE CUIR NEUF** *(angl. pericardial rub).* Bruit perçu à l'auscultation cardiaque dû au frottement l'une sur l'autre des séreuses péricardiques enflammées. SYN. ***FROTTEMENT PÉRICARDIQUE.*** ∼ **DE DRAPEAU** *(angl. flopping rustle —).* Bruit perçu à l'auscultation pulmonaire, semblable à celui produit par un drapeau flottant dans l'air, et dû à la présence de membranes à l'intérieur de la trachée ou d'une grosse bronche. ∼ **DE GALOP** *(angl. gallop rhythm).* Bruit sourd, diastolique, de faible intensité, surajouté aux deux bruits cardiaques normaux, réalisant alors un rythme à trois temps, de signification toujours pathologique. ∼ **DE GRELOT** *(angl. rattling —).* Bruit rappelant celui d'un grelot, dû à la présence d'un corps étranger mobile dans la trachée. ∼ **DE POT FÊLÉ** *(angl. cracked-pot resonance).* Bruit analogue à celui produit lorsque l'on frappe sur un pot fêlé, obtenu par une percussion sèche et rapide du creux sous-claviculaire, en cas de caverne pulmonaire communiquant avec une bronche. ∼ **DE SUCCUSSION** *(angl. succussion —).* Bruit produit par l'agitation subite du liquide contenu dans une cavité dilatée, comme dans la dilatation gastrique. ∼ **DE TEMPÊTE** Bruit perçu à l'auscultation du thorax dans la bronchite capillaire, produit par une association de râles humides et de râles sous-crépitants fins. ∼ **HYDRO-AÉRIQUE** Bruit métallique produit à la percussion d'une cavité contenant un mélange de gaz et de liquide. ∼ **RESPIRATOIRE** *(angl. vesicular breath).* ☞ ***MURMURE RESPIRATOIRE.*** ∼ **SKODIQUE** *(angl. skodiac resonnance).* ☞ ***SKODISME.*** ∼ **VÉSICULAIRE** ☞ ***MURMURE RESPIRATOIRE.***

BRUITS DU CŒUR *(angl. heart sounds).* Ensemble des bruits produits au cours de la révolution cardiaque. On distingue : le premier bruit (B1), correspondant à la fermeture des valvules atrioventriculaires ; le deuxième bruit (B2), correspondant à la fermeture des valves sigmoïdes aortiques et pulmonaires ; le troisième bruit (B3), correspondant au remplissage rapide du ventricule gauche qui survient au début de la diastole et est parfois perçu chez le sujet jeune tachycardiaque ; le quatrième bruit (B4), correspondant à la contraction des atria, non perçu à l'oreille, mais enregistrable au phonocardiogramme.

BRULÛRE *s. f. (angl. burn).* Lésions produites par la chaleur sous ses différentes formes. Selon l'intensité des lésions, on distingue trois degrés : 1) brûlure au premier degré, avec érythème douloureux ; 2) brûlure au deuxième degré, avec phlyctènes ; 3) brûlure au troisième degré, dans laquelle les bulles se compliquent de nécrose du derme, et parfois des tissus sous-jacents.

BRUNET ET LÉZINE (ÉCHELLE DE) *(angl. Brunet-Lézine scale).* Échelle pour évaluer le développement infantile de quatre mois à deux ans.

BRUNNER (GLANDES DE) *(angl. duodenal glands).* Ancienne dénomination. ☞ ***GLANDE DUODÉNALE.***

BRUNSCHWIG (OPÉRATION DE) *(angl. Brunschwig's operation).* Technique de duodéno-pancréatectomie dans le cancer de la tête du pancréas, réalisée en deux temps.

BRUSHFIELD (TACHES DE) *(angl. Brushfield's spots).* Taches blanches ou jaunâtres de l'iris observées chez l'enfant trisomique.

BRUTON (AGAMMAGLOBULINÉMIE OU MALADIE DE) *(angl. Bruton's agammaglobulinemia).* Agammaglobulinémie congénitale liée au sexe, qui atteint les garçons et qui provoque une forte sensibilité aux infections répétées (bronchites, otites, dermatites, etc.). Il existe une très forte diminution ou une absence des immunoglobulines.

BRUXISME *s. m. (angl. bruxism).* Manie de grincer des dents. SYN. ***BRUXOMANIE, BRYCOMANIE.***

BRUXOMANIE *s. f.* ☞ ***BRUXISME.***

BRYANT ◇ (OPÉRATION DE) *(angl. Bryant's operation).* Colotomie pratiquée après incision oblique allant de la douzième côte à la crête iliaque. **◇ (TRIANGLE DE)** *(angl. iliofemoral triangle).* Triangle iliofémoral formé par une ligne unissant le grand trochanter à l'épine iliaque antéro-supérieure, par une ligne verticale allant de l'épine iliaque antéro-supérieure vers le plan du lit, le sujet étant en décubitus dorsal, et par une ligne horizontale passant par le sommet du grand trochanter. Ces repères sont modifiés en cas de luxation ou de fracture de la hanche. Peu usité.

BRYCOMANIE *s. f. (angl. brychomania).* ☞ ***BRUXISME.***

BSP *(angl. BSP).* Abréviation de bromesulfonephtaléine.

BUBON *s. m. (angl. bubo).* Tuméfaction inflammatoire d'un nœud lymphatique, en particulier au niveau de l'aine, d'origine infectieuse. **◇ CHANCRELLEUX** *(angl. chancroidal —).* Adénite inguinale unilatérale, suppurée et douloureuse, consécutive à un chancre mou. **◇ CLIMATIQUE** *(angl. climatic —).* Lymphogranulome vénérien, maladie de Nicolas-Favre. **◇ D'EMBLÉE** *(angl. primary —).* Bubon dû à une maladie vénérienne, non précédé d'une lésion d'inoculation visible. **◇ SATELLITE** *(angl. syphilitic —).* Adénopathie inguinale accompagnant le chancre syphilitique. Les nœuds lymphatiques sont indolores et durs. SYN. ***BUBON SYPHILITIQUE.*** **◇ SYPHILITIQUE** ☞ ***BUBON SATELLITE.***

BUBONIQUE *adj. (angl. bubonic).* Qui se rapporte au bubon, qui est caractérisé par la présence de bubons. EX. *peste bubonique.*

BUBONOCÈLE *s. f. (angl. bubonocele).* Tuméfaction formée par la saillie d'une hernie oblique externe au niveau de l'orifice inguinal externe et simulant un bubon.

BUBONULE *s. m. (angl. bubonulus).* Petit nodule inflammatoire situé sur le trajet des vaisseaux lymphatiques dorsaux de la verge ; souvent multiples, ces nodules peuvent suppurer et constituer des chancres de Nisbet (chancre mou).

BUCARDIE *s. f. (angl. bucardia).* Hypertrophie idiopathique du cœur. SYN. ***CŒUR DE BŒUF.***

BUCCAL *adj. (angl. buccal).* **1.** Qui se rapporte à la bouche. **2.** S'applique parfois, à tort, à la face vestibulaire d'une dent.

BUCCINATEUR (MUSCLE) *(NA. m. buccinator). (angl. buccinator muscle).* Muscle de la joue. ☞ ***ATLAS ANATOMIQUE DES MUSCLES EN ANNEXE.***

BUCCODENTAIRE *adj. (angl. buccodental).* Qui se rapporte à la bouche et aux dents.

BUCCOGINGIVAL *adj. (angl. buccogingival).* Qui se rapporte à la paroi interne des joues et aux gencives.

BUCCOLABIAL *adj. (angl. buccolabial).* Qui se rapporte aux joues et aux lèvres.

BUCCOLINGUAL *adj. (angl. buccolingual).* Qui se rapporte aux joues et à la langue.

BUCCONASAL *adj. (angl. bucconasal).* Qui se rapporte à la bouche et au nez, notamment à la cavité buccale et aux fosses nasales.

BUCCOPHARYNGIEN *adj. (angl. buccopharyngeal).* Qui se rapporte à la bouche et au pharynx.

BUCK ◇ (EXTENSION DE) *(angl. Buck's extension).* Extension du membre inférieur après une fracture, à l'aide de poids qui exercent une traction sur le pied, en vue de maintenir les os fracturés en position appropriée pour leur soudure. SYN. ***TRACTION CONTINUE.*** **◇ (OPÉRATION DE)** *(angl. Buck's operation).* Ostéotomie cunéiforme de la patella et des extrémités proximales du tibia et de la fibula, pour corriger une ankylose du genou.

BUCKY (RAYONS DE) *(angl. Bucky's rays).* Rayons X de faible énergie. Ils sont utilisés pour le traitement de lésions cutanées superficielles.

BUCKYTHÉRAPIE *s. f. (angl. buckytherapy).* Utilisation thérapeutique de rayons X de faible énergie, d'une longueur d'onde de 1 à 2 angströms (0,1 à 0,2 nm) (rayons de Bucky), notamment en dermatologie pour le traitement de lésions superficielles.

BUDD-CHIARI (SYNDROME DE) *(angl. Budd-Chiari syndrome).* Hypertension portale provoquée par une obstruction des veines sus-hépatiques, en rapport avec une tumeur maligne le plus souvent rénale ou hépatique ou au cours d'une maladie de Vaquez. Cette thrombose provoque une hépato-splénomégalie avec ascite et circulation veineuse collatérale abdomino-thoracique.

BUDIN ~ **(RÈGLE DE)** *(angl. Budin's rule).* Un nourrisson élevé au biberon ne doit pas ingérer plus du dixième de son poids en lait par jour. ~ **(SIGNE DE)** *(angl. Budin's sign).* En cas de mastite, on obtient par compression du sein un mélange de pus et de lait ; on peut mettre le pus en évidence en recueillant ce mélange sur un tampon d'ouate, qui absorbe le lait et retient le pus à sa surface.

BUERGER (MALADIE DE) *(angl. Buerger's disease).* Maladie affectant les structures vasculaires distales des membres. Elle frappe en général des hommes jeunes tabagiques de race sémitique d'Europe centrale, et évolue par poussées récidivantes. Les lésions consistent en une artérite distale des jambes avec douleurs, thromboses veineuses et ulcérations évoluant vers la mort en quelques années, parfois moins. SYN. ***THROMBOANGÉITE OBLITÉRANTE.***

BUFOTÉNINE *s. f. (angl. bufotenin).* Hydroxy-indol-éthyl-diméthylamine ; substance hallucinogène, extraite des glandes cutanées du crapaud *Bufo bufo* ou des graines de *Piptademia peregrina.*

BULBAIRE *adj. (angl. bulbar).* Qui se rapporte à un bulbe, notamment au bulbe rachidien. ~ **(SYNDROME)** *(angl. — syndrome).* Ensemble de troubles résultant de lésions du bulbe rachidien. Association d'un syndrome pyramidal, de troubles sensitifs controlatéraux et de paralysies homolatérales des nerfs crâniens.

BULBE *s. m. (NA. bulbus). (angl. bulb).* **1.** Structure ou organe arrondis. **2.** Le bulbe rachidien. ~ **AORTIQUE** *(NA. — aortae). (angl. — of aorta).* Segment initial de la portion ascendante de la crosse de l'aorte. ~ **ARTÉRIEL** *(angl. — arteriosus).* Extrémité supérieure dilatée du tube cardiaque primitif de l'embryon. ~ **DU PÉNIS** *(NA. — penis). (angl. — of penis).* Extrémité postérieure renflée du corps spongieux de la verge. ~ **DU VAGIN** ☞ ***BULBE VESTIBULAIRE.*** ~ **DUODÉNAL** *(NA. pars superior duodeni). (angl. duodenal cap).* Partie initiale dilatée de la première portion du duodénum. ~ **GUSTATIF** *(angl. taste —).* Plaque ou organe terminal du nerf gustatif sur les papilles de la langue. ~ **OLFACTIF** *(NA. — olfactorius). (angl. olfactory —).* Extrémité antérieure renflée du nerf olfactif sur la face inférieure de chaque lobe frontal du cerveau. ~ **PILEUX** *(NA. pars pili). (angl. — of hair).* Portion courbe, renflée et profonde du follicule pileux. ~ **RACHIDIEN** *(NA. medulla oblongata). (angl. spinal —).* Partie inférieure du tronc cérébral ; il fait suite à la moelle épinière au niveau de l'arc de l'atlas, traverse le foramen magnum et se continue par le pont. SYN. ***MOELLE ALLONGÉE.*** ~ **SPONGIEUX** ☞ ***BULBE DU PÉNIS.*** ~ **TERMINAL** *(NA. corpusculum bulboideum). (angl. end —).* Chacun des corps sphériques ou ovoïdes terminaux présents dans les parties les plus sensitives des membranes muqueuses aux extrémités des branches des nerfs sensoriels. ~ **VESTIBULAIRE** *(NA. bulbus vestibuli viginae). (angl. vestibulovaginal —).* Chacun des deux organes cylindriques érectiles, qui sont situés au-dessous de la membrane muqueuse, de part et d'autre du vestibule du vagin. SYN. ***BULBE DU VAGIN.***

BULBEUX *adj. (angl. bulbous).* **1.** Qui est en forme de bulbe. **2.** Qui est de la nature d'un bulbe.

BULBIFORME *adj. (angl. bulbiform).* En forme de bulbe. SYN. ***BULBOÏDE.***

BULBITE *s. f. (angl. bulbitis).* Inflammation de la muqueuse urétrale du cul-de-sac bulbaire.

BULBOCAVERNEUX (MUSCLE) ☞ ***BULBOSPONGIEUX (MUSCLE).***

BULBOÏDE *adj. (angl. bulboid).* SYN. ***BULBIFORME.***

BULBONUCLÉAIRE *adj. (angl. bulbonuclear).* Qui se rapporte aux noyaux du bulbe.

BULBOPONTIQUE *adj. (angl. bulbopontine).* Qui se rapporte au bulbe et au pont.

BULBOSPONGIEUX (MUSCLE) *(angl. bulbospongious muscle).* Muscle intervenant dans l'émission d'urine et l'érection. ☞ ***ATLAS ANATOMIQUE DES MUSCLES EN ANNEXE.*** SYN. ***MUSCLE BULBOCAVERNEUX.***

BULBO-URÉTRAL *adj. (angl. bulbourethral).* Qui se rapporte au bulbe du pénis et à l'urètre. EX. *glande bulbo-urétrale.*

BULINUS Genre de mollusques gastéropodes. L'espèce *B. contortus* est un petit mollusque hôte intermédiaire de *Schistosoma haematobium.*

BULLE *s. f. (angl. bulla).* Soulèvement bien circonscrit de l'épiderme, renfermant un liquide généralement séreux, parfois sanguinolent. SYN. ***PHLYCTÈNE, AMPOULE.*** ~ **ETHMOÏDALE** *(NA. bulla ethmoidalis). (angl. ethmoid —).* Saillie arrondie sur le méat moyen du nez, due à une cellule ethmoïdale. ~ **PULMONAIRE** *(angl. emphysematous —, pulmonary —).* Cavité à paroi très mince contenant de l'air, d'un diamètre supérieur à 1 cm, localisée au sein du parenchyme pulmonaire, qui peut être normal ou pathologique.

BULLEUX *adj. (angl. bullous).* Formé de bulles. ☞ ***RÂLE BULLEUX.***

BULLIS (FIÈVRE DE) *(angl. Bullis fever).* Rickettsiose transmise par la piqûre des tiques de l'espèce *Amblyomma americanum*, observée au Texas chez des soldats, et qui se manifeste par une hyperthermie, des céphalées, une lymphadénite et une neutropénie.

BUMKE (SIGNE DE) *(angl. Bumke's pupil).* Dilatation pupillaire observée au cours de certaines affections psychiatriques ou de certains états anxieux.

BÜNGNER (BANDE DE) *(angl. Büngner's bands).* Gaine de Schwann de la fibre nerveuse, vidée de son contenu lors de la dégénérescence walérienne.

BUNNELL (OPÉRATION DE) *(angl. Bunnell's operation).* Technique d'amarrage osseux d'une extrémité tendineuse déchirée ou sectionnée, comportant la fixation par suture amovible sur bouton. SYN. ***TÉNODÈSE.***

BUNYAVIRIDAE Famille de virus détachée de l'ancien groupe des Arbovirus. Ce sont des virus à ARN monocaténaire, à symétrie hélicoïdale, d'une taille de 90-100 nm. Ils sont transmis par des moustiques. Certains membres de cette famille (sous-groupe *Bunyamwera* et *California*) sont des agents pathogènes pour l'homme et les animaux. Les syndromes qu'ils entraînent vont des états fébriles indifférenciés accompagnés de céphalalgies jusqu'à la méningo-encéphalite.

BUPHÉNINE *s. f.* Vasodilatateur périphérique.

BUPHTALMIE *s. f. (angl. buphthalmia).* Distension du globe oculaire due à l'augmentation de la pression intraoculaire. SYN. ***HYDROPHTALMIE.***

BURCKHARDT (OPÉRATION DE) *(angl. Buckhardt's operation).* Évacuation d'un abcès rétropharyngé par incision au niveau du cou.

BURDACH ~ **(FAISCEAU DE)** *(angl. Burdach's tract).* Ancienne dénomination. ☞ ***FAISCEAU CUNÉIFORME.*** ~ **(NOYAU DE)** *(angl. nucleus cuneatus).* Ancienne dénomination. ☞ ***NOYAU CUNÉIFORME.***

BUREAU-BARRIÈRE (MALADIE DE) *(angl. Bureau-Barrière disease).* Forme sporadique non familiale de l'acropathie ulcéro-mutilante observée chez les alcooliques.

BURGER (SIGNE DE) *(angl. Burger's sign).* ☞ ***GAREL-BURGER (SIGNE DE).***

BÜRGER-GRÜTZ (SYNDROME DE) *(angl. Bürger-Grütz syndrome).* Type d'hyperlipoprotéinémie, avec augmentation des chylomicrons et des triglycérides dans le plasma, caractérisée par l'apparition sur le corps de xanthomes éruptifs qui ont l'aspect de papules jaune-rougeâtre. La maladie s'accompagne de douleurs abdominales, d'une hépato-splénomégalie et d'une lipémie rétinienne. Affection héréditaire transmise selon le mode autosomique récessif. SYN. ***HYPERLIPÉMIE ESSENTIELLE, HYPERLIPIDÉMIE TYPE I DE FREDERICKSON.***

BURKITT (LYMPHOME OU TUMEUR DE) *(angl. Burkitt's lymphoma).* Lymphome malin localisé au maxillaire et à la mandibule, aux orbites et dans certains viscères, décrit chez les enfants des régions tropicales de l'Afrique. Il est causé par le virus d'Epstein-Barr (EBV).

BURNETT (SYNDROME DE) *(angl. milk alkali syndrome).* Affection apparaissant chez les malades atteints d'ulcère gastro-duodénal, buveurs de lait et absorbant de grandes quantités de poudres alcalines et calciques. Elle se caractérise par une hypercalcémie et une insuffisance rénale chronique avec douleurs abdominales aiguës ou coliques néphrétiques. SYN. ***SYNDROME DES BUVEURS DE LAIT, SYNDROME DU LAIT ET DES ALCALINS.***

BUROW (VEINE DE) *(angl. Burow's vein).* Veine fœtale provenant de la réunion des veines épigastriques et aboutissant à la veine ombilicale.

BURRI (COLORATION DE) *(angl. Burri's coloration).* Coloration, notamment des spirochètes, à l'encre de Chine. Les spirochètes se détachent en blanc sur fond noir. SYN. ***MÉTHODE À L'ENCRE DE CHINE.***

BURSECTOMIE *s. f. (angl. bursectomy).* Excision chirurgicale d'une bourse séreuse.

BURSITE *s. f. (angl. bursitis).* Inflammation aiguë ou chronique d'une bourse séreuse. SYN. ***HYGROMA.***

BURSOGRAPHIE *s. f. (angl. bursography).* Radiographie avec préparation d'une bourse séreuse.

BURSOTOMIE *s. f. (angl. bursotomy).* Incision chirurgicale d'une bourse séreuse.

BURTON (LISERÉ DE) *(angl. lead line).* Liseré de coloration bleutée ou ardoisée, localisé sur le bord libre des gencives et dû au dépôt dans les tissus de sulfure de plomb lors d'une intoxication chronique par le plomb. SYN. ***LISERÉ PLOMBIQUE.***

BUSCHKE (MALADIE DE) *(angl. Buschke's disease).* 1. ☞ ***CRYPTOCOCCOSE.*** 2. SYN. ***LIPOMATOSE CERVICALE SYMÉTRIQUE.***

BUSCHKE-LÖWENSTEIN (TUMEUR DE) *(angl. Buschke-Löwenstein tumor).* Condylome acuminé géant du pénis ; il peut subir une transformation maligne.

BUSCHKE-OLLENDORF (SYNDROME DE) *(angl. Buschke-Ollendorf syndrome).* Dermatofibrose lenticulaire disséminée.

BUSPIRONE *s. f. (angl. buspirone).* Médicament anxiolytique qui ne provoque pas de dépendance physique et semble avoir moins d'effets indésirables que les benzodiazépines.

BUSQUET (MALADIE DE) *(angl. Busquet's disease).* Exostose de la région dorsale du pied, due à une ostéo-périostite des métatarsiens.

BUSSE-BUSCHKE (MALADIE DE) ☞ ***CRYPTOCOCCOSE.***

BUTÉE *s. f. (angl. joint stop).* Obstacle placé sur une articulation pour en limiter les mouvements excessifs et prévenir les luxations. La butée osseuse est constituée d'une greffe osseuse. En orthopédie dento-faciale, la butée est un dispositif limitant l'amplitude des mouvements de la mâchoire.

BUTOFORME *s. m. (angl. butyl-paraaminobenzoate).* Dénomination commune française du para-aminobenzoate de butyle. Anesthésique local, utilisé pour les anesthésies de surface. SYN. ***BUTYLCAÏNE.***

BUTYRACÉ *adj. (angl. butyraceous).* Qui a la consistance du beurre.

BUTYREUX *adj. (angl. butyrous).* Qui a l'apparence du beurre.

BUTYRINE *s. f. (angl. butyrin).* Glycéride qui existe dans le beurre ; liquide gras de saveur âcre et amère.

BUTYRIQUE *adj. (angl. butyric).* Qui se rapporte au beurre. ⊂⊃ **(ACIDE)** *(angl. — acid).* Composé de formule CH_3-CH_2-CH_2-COOH, produit de la putréfaction des protéines. On le trouve dans le beurre rance, la sueur, les fèces et l'urine.

BUTYROMÈTRE *s. m. (angl. butyrometer).* Appareil permettant de mesurer la quantité de matières grasses contenue dans le lait.

BUTYROPHÉNONE *s. f. (angl. butyrophenone).* Neuroleptique qui, bien que chimiquement différent des phénothiazines, possède les mêmes propriétés pharmacologiques. Le chef de file en est l'halopéridol ; les butyrophénones s'utilisent dans le traitement des psychoses.

BUVARDAGE *s. m. (angl. blotting).* Transfert de macromolécules d'un gel vers une membrane où elles se fixent. SYN. ***EMPREINTE, BLOTTING.*** ⊂⊃ **EN TACHES** *(angl. dot-blot).* Méthode d'hybridation moléculaire entre un acide nucléique directement adsorbé sous forme de tache sur un filtre et une sonde.

BUZZARD (RÉFLEXE DE) *(angl. Buzzard's reflex).* Réflexe calcanéen obtenu lorsque le patient est assis avec la pointe du pied appuyant sur le sol.

BW Abréviation de Bordet-Wassermann (réaction de).

BYLER (MALADIE DE) *(angl. Byler's disease).* Affection familiale héréditaire se traduisant par un rétrécissement des voies biliaires intrahépatiques.

BYPASS *s. m.* ☞ ***PONTAGE.***

BYRD (MÉTHODE DE) *(angl. Byrd-Dew method).* Méthode de respiration artificielle dans l'asphyxie du nouveau-né, consistant à placer celui-ci sur le dos, la tête basse, et à fléchir en cadence les membres inférieurs autour des articulations des hanches.

BYSSINOSE *s. f. (angl. byssinosis).* Pneumoconiose due à l'inhalation de fibres ou de poussières de coton.

BYTHINIA Mollusque aquatique, hôte intermédiaire d'*Opistorchis felineus* (la douve du chat) et de *Clonorchis sinensis* (la douve de Chine).

BYWATERS (SYNDROME DE) *(angl. Bywaters' syndrome).* ☞ ***ÉCRASEMENT (SYNDROME D').***

C

C *(angl. C).* **1.** Symbole chimique du carbone. **2.** Symbole du degré Celsius (°C). **3.** Symbole du coulomb. **4.** Lettre latine qui signifie 100.

C **1.** Abréviation de vertèbre cervicale, à faire suivre du chiffre approprié. EX. *C4, C5.* **2.** Abréviation de clairance.

C13 *(angl. carbon 13).* Isotope naturel du carbone, de masse atomique 13, utilisé dans les réactions chimiques des tissus vivants.

C14 *(angl. carbon 14).* Isotope radioactif du carbone, utilisé dans la recherche sur le métabolisme. Le carbone 14 permet aussi la datation des fossiles animaux et végétaux.

Ca *(angl. Ca).* Symbole chimique du calcium.

ÇA *s. m. (angl. id).* Une des trois instances psychiques décrites par Freud. Elle fait partie du système inconscient, est le réservoir de l'énergie pulsionnelle et est régie par le principe de plaisir.

CA 125, 15-3, ETC. ☞ ***ANTIGÈNE CA.***

CABOT (CORPS ANNULAIRES DE) *(angl. Cabot's ring bodies).* Corps inclus dans les hématies, disposés en forme d'anneau. Ils sont observés dans les anémies hémolytiques et sont les restes des membranes nucléaires.

CACAO *s. m. (angl. cacao).* Graine de *Theobroma cacao*, arbre de la famille des Sterculiacées. Elle sert à fabriquer le chocolat. En dehors des matières grasses, des protéines et du sucre, elle contient de la caféine et de la théobromine. Le beurre de cacao entre dans la composition des suppositoires.

CACCHI ET RICCI (MALADIE DE) *(angl. medullary sponge kidney).* Dilatation kystique congénitale des tubes collecteurs rénaux au niveau des pyramides rénales pouvant se compliquer de lithiase rénale. SYN. ***REIN EN ÉPONGE.***

CACHECTINE *s. f. (angl. cachectin).* Cytokine sécrétée par les macrophages qui diminue la concentration enzymatique au niveau des adipocytes et s'oppose donc à l'accumulation de lipides. SYN. ***FACTEUR NÉCROSANT DES CELLULES MALIGNES (TNFA).***

CACHECTIQUE *adj. (angl. cachectic).* Qui se rapporte à la cachexie ou qui en est atteint.

CACHET *s. m. (angl. cachet).* Ancienne forme pharmaceutique constituée de deux cupules en pain azyme, contenant un médicament solide pulvérulent.

CACHEXIE *s. f. (angl. cachexia).* État pathologique caractérisé par une maigreur extrême et une atteinte grave de l'état général. Il peut être dû à la sous-alimentation ou à la maladie. ◇ **CANCÉREUSE** *(angl. cancerous —).* État d'émaciation observé dans les cas de tumeur maligne. ◇ **EXOPHTALMIQUE** *(angl. — exopthalmica).* Cachexie du goitre exophtalmique. ◇ **HYPOPHYSAIRE** *(angl. — hypophysiopriva).* ☞ ***SIMMONDS (MALADIE DE).*** ◇ **PALUDÉENNE** *(angl. malarial —).* Altération de l'état général secondaire à un paludisme chronique non traité. ◇ **PSYCHOGÈNE** *(angl. anorexia nervosa).* État de dénutrition résultant souvent de l'anorexie mentale.

CACHOU *s. m. (angl. black catechu).* **1.** Substance astringente extraite de la noix d'Arec, fruit d'*Areca catechu.* **2.** Substance extraite du bois d'*Acacia catechu*, utilisée en tannerie et pour ses propriétés astringentes et antidiarrhéiques.

CACO- *(angl. caco-).* Préfixe d'origine grecque signifiant mauvais.

$CACO_2$ *(angl. $CaCo_2$).* Concentration en gaz carbonique du sang artériel.

CACODÉMONOMANIE *s. f. (angl. cacodemonomania).* Délire au cours duquel le sujet se croit possédé par des démons.

CACOGENÈSE *s. f. (angl. cacogenesis).* **1.** Dégénérescence d'une race ; la consanguinité en est une cause prouvée chez l'homme. **2.** Anomalie du développement de l'organisme, monstruosité.

CACOGUEUSIE *s. f. (angl. cacogeusia).* Mauvais goût dans la bouche.

CACOMÉLIE *s. f. (angl. cacomelia).* Toute malformation congénitale d'un membre.

CACOSMIE *s. f. (angl. cacosmia).* Perception d'une odeur fétide. Elle peut être soit subjective, c'est-à-dire perçue uniquement par le sujet et liée à une perturbation du sens olfactif ou à une hallucination olfactive, soit objective, lorsque l'odeur est réellement fétide et peut être perçue comme telle par l'entourage.

CACOSTOMIE *s. f. (angl. cacostomia).* Mauvaise odeur de la bouche.

CADASIL Acronyme anglais pour *Cerebral Autosomal Dominant Arteriopathy with Subcortical Infarcts and Leukocephalopathy*, une affection héréditaire à transmission autosomique dominante de l'adulte jeune (dépourvu de facteurs de risque vasculaire) donnant des accidents cérébraux récidivants et aboutissant à un état démentiel.

CADAVÉRINE *s. f. (angl. cadaverine).* Pentaméthylène-diamine. Liquide sirupeux d'odeur fétide, qui se forme lors de la décomposition putride des corps organiques.

CADAVRE *s. m. (angl. cadaver).* Corps après la mort, surtout en parlant de l'homme et des gros animaux.

CADE (HUILE DE) *(angl. Juniper tar).* Liquide de consistance huileuse tiré des baies de genévrier *(Juniperus oxycedrus)* et employé dans certaines maladies de la peau.

CADHÉRINE *s. f. (angl. cadherin).* Glycoprotéine calcium-dépendante participant à l'adhérence cellulaire.

CADMIUM *s. m. (angl. cadmium).* Métal blanc bleuâtre, servant à la préparation de divers alliages. Numéro atomique : 48 ; masse atomique : 112,4. Le cadmium et ses sels sont toxiques. Le salicylate et le sulfate de cadmium ont été utilisés comme antiseptiques. Symbole : Cd.

CADRE DE LECTURE *(angl. reading frame).* Une des trois phases possibles de lecture de l'enchaînement des triplets sur un brin d'ADN.

CADUC *adj. (angl. caducous).* Se dit d'un organe destiné à tomber ou à disparaître.

CADUCÉE *s. m. (angl. caduceus).* Emblème des médecins. Il est formé d'un faisceau de baguettes surmonté du miroir de la Prudence et autour duquel s'enroule le serpent d'Epidaure.

CADUQUE *s. f. (NA. membrana decidua). (angl. decidua).* ☞ ***MEMBRANE DÉCIDUALE.*** ◇ **BASALE** *(angl. placental —).* Partie de la caduque située en regard du placenta. SYN. ***CADUQUE PLACENTAIRE, CADUQUE UTÉRO-PLACENTAIRE.*** ◇ **CAPSULAIRE OU OVULAIRE** ☞ ***CADUQUE RÉFLÉCHIE.*** ◇ **PARIÉTALE** *(angl. parietal —).* Partie de la caduque qui tapisse la cavité utérine en face de l'embryon. ◇ **RÉFLÉCHIE** *(angl. capsular —).* Partie de la caduque qui entoure l'œuf hors de la zone placentaire et le sépare de la caduque pariétale. SYN. ***CADUQUE OVULAIRE.***

CÆCAL *adj. (angl. cecal).* Qui se rapporte au cæcum. Ex. *muqueuse cæcale.*

CÆCOCOLOSTOMIE *s. f. (angl. cecocolostomy).* Anastomose entre le cæcum et le côlon. SYN. ***ANASTOMOSE CÆCOCOLIQUE.***

CÆCOFIXATION *s. f. (angl. cecofixation).* ☞ ***CÆCOPEXIE.***

CÆCO-ILÉOSTOMIE *s. f.* ☞ ***ILÉOCÆCOSTOMIE.***

CÆCOPEXIE *s. f. (angl. cecopexy).* Fixation chirurgicale du cæcum à la paroi de la fosse iliaque droite. SYN. ***TYPHLOPEXIE, CÆCOFIXATION.***

CÆCOPLICATURE *s. f. (angl. cecoplication).* Réduction de la cavité cæcale dilatée par suture d'un pli longitudinal sur sa paroi.

CÆCOPTOSE *s. f. (angl. cecoptosis).* Ptose du cæcum.

CÆCORRAPHIE *s. f.* Suture du cæcum. SYN. ***TYPHLORRAPHIE, CÆCOPLICATURE.***

CÆCOSIGMOÏDOSTOMIE *s. f. (angl. cecosigmoidostomy).* Anastomose chirurgicale entre le cæcum et l'anse sigmoïde. SYN. ***ANASTOMOSE CÆCO-SIGMOÏDIENNE.***

CÆCOSTOMIE *s. f. (angl. cecostomy).* Abouchement chirurgical du cæcum à la peau de la paroi abdominale. SYN. ***TYPHLOSTOMIE.***

CÆCOTOMIE *s. f. (angl. cecotomy).* Incision du cæcum. SYN. ***TYPHLOTOMIE.***

CÆCUM *s. m. (NA. caecum). (angl. caecum).* Première partie du gros intestin située dans la fosse iliaque droite. La limite supérieure du cæcum correspond à l'abouchement de l'iléon dans le côlon ascendant. Sur sa face interne s'ouvre l'appendice vermiforme. ◇ **CUPULAIRE DU CONDUIT COCHLÉAIRE** *(angl. cupular — of cochlear duct).* Extrémité supérieure du limaçon membraneux fermée en cul-de-sac. ◇ **VESTIBULAIRE DU CONDUIT COCHLÉAIRE** *(angl. vestibular — of vestibular duct).* Extrémité du limaçon correspondant au vestibule.

CAERULOPLASMINE *s. f. (angl. caeruloplasmine).* ☞ ***CÉRULOPLASMINE.***

CAFÉ *s. m. (angl. coffee).* Graine du caféier, *Coffea arabica*, arbre de la famille des Rubiacées que l'on pense originaire d'Afrique, mais qui existe aujourd'hui dans presque toutes les régions tropicales. L'infusion de café est tonique et stimulante.

CAFÉINE *s. f. (angl. caffeine).* Triméthylxanthine, $C_8H_{10}N_4O_2$; alcaloïde tiré du café, du thé et du maté. C'est un stimulant nerveux et cardiaque et un diurétique.

CAFÉISME *s. m. (angl. caffeinism).* Intoxication chronique par le café ou par d'autres produits contenant de la caféine. SYN. ***CAFÉINISME.***

CAFFEY-SILVERMANN (SYNDROME DE) *(angl. Caffey-Silvermann syndrome).* ☞ ***CAFFEY-SMYTH (SYNDROME DE).***

CAFFEY-SMYTH (SYNDROME DE) *(angl. infantile cortical hyperostosis).* Hyperostose corticale du nourrisson avec atteinte de secteurs plus ou moins étendus du squelette, tuméfactions perceptibles à la palpation et œdèmes (en particulier de la face). L'évolution se fait spontanément vers la guérison en quelques mois. SYN. ***HYPEROSTOSE CORTICALE INFANTILE.***

CAGE THORACIQUE *(NA. compages thoracis). (angl. thoracic cavity).* Ensemble formé par la colonne vertébrale en arrière, le sternum en avant, les arcs costaux latéralement.

CAGNEUX *adj. (angl. knock kneed).* Se dit d'un individu affecté de *genu valgum.*

CAILLOT *s. m. (angl. clot).* Masse molle, semi-solide, formée par la coagulation d'un liquide, tel que le sang, la lymphe, le lait, etc. Ce terme s'applique plus particulièrement au sang. SYN. ***COAGULUM.***

CAÏN (COMPLEXE DE) *(angl. Cain's syndrome).* Sentiment de rivalité et d'hostilité envers ses frères et sœurs.

CAISSE DU TYMPAN *(angl. tympanic cavity).* Ancienne dénomination. ☞ ***CAVITÉ TYMPANIQUE.*** ◇ **(PYRAMIDE DE LA)** *(angl. pyramid of tympanum).* Ancienne dénomination. ☞ ***ÉMINENCE PYRAMIDALE.***

CAISSON HYPERBARE *(angl. hyperbaric chamber).* Enceinte dans laquelle la pression d'oxygène est supérieure à la pression atmosphérique. On l'utilise dans la gangrène gazeuse et autres infections anaérobies et dans l'intoxication à l'oxyde de carbone.

CAISSONS (MALADIE DES) *(angl. decompression sickness).* Ensemble des troubles observés chez les scaphandriers, les plongeurs et les ouvriers travaillant dans des caissons à air comprimé, après passage brusque d'une pression élevée à la pression atmosphérique. Ils sont dus à la formation de bulles d'azote dans le sang et dans les tissus.

CAJAL ◇ **(CELLULE DE)** *(angl. Cajal's cell).* Cellule située dans la couche la plus superficielle du cortex cérébral. ◇ **(NOYAU INTERSTITIEL DE)** *(angl. interstitial nucleus of Cajal).* Petit noyau gris situé dans le tegmentum du mésencéphale, entre le noyau rouge en avant et le faisceau longitudinal médial en arrière.

CAL *s. m.* **1.** Symbole de la calorie. **2.** *(angl. callus).* Tissu de régénération osseuse qui soude les deux fragments d'un os fracturé. ◇ **EXUBÉRANT** *(angl. hypertrophic —).* Cal anormalement volumineux, dépassant largement les limites de l'os normal. SYN. ***CAL HYPERTROPHIQUE.*** ◇ **PRIMAIRE** *(angl. central —).* Cal constitué de cellules cartilagineuses et de tissu conjonctif riche en cellules indifférenciées, limité par une membrane externe, qui se forme entre les extrémités fracturées de l'os et qui subira progressivement une ossification. ◇ **VICIEUX** *(angl. malunion of fracture).* Cal fixant les fragments d'un os fracturé dans une position fonctionnellement défavorable.

CALABAR (ŒDÈME DE) *(angl. Calabar edema).* Tuméfaction œdémateuse de la peau, produite par la filaire *Loa.*

CALAMUS SCRIPTORIUS *s. m. (NA. calamus scriptorius). (angl. calamus scriptorius).* Sillon vertical médian du plancher du quatrième ventricule. SYN. ***STRIES ACOUSTIQUES.***

CALBINDINE *s. f. (angl. calbindin).* Protéine dont la synthèse dépend de la vitamine D et qui fixe le calcium de l'émail dentaire.

CALCAFFINE *adj.* Qui a de l'affinité pour les sels de calcium.

CALCANÉEN *adj. (angl. calcaneal).* Qui se rapporte au calcanéus.

CALCANÉITE *s. f. (angl. calcaneitis).* Inflammation du calcanéus.

CALCANÉO-APOPHYSITE *s. f. (angl. calcaneoapophysitis).* Douleur et inflammation au point d'insertion du tendon calcanéen sur le calcanéus.

CALCANÉO-ASTRAGALIEN *adj. (angl. calcaneoastragaloid).* Ancienne dénomination. ☞ ***TALOCALCANÉEN.***

CALCANÉODYNIE *s. f. (angl. calcaneodynia).* Douleur dans la région du calcanéus. ☞ ***TALALGIE.***

CALCANÉONAVICULAIRE *adj. (angl. calcaneonavicular).* Qui se rapporte au calcanéus et à l'os naviculaire.

CALCANÉUM *s. m. (angl. calcaneus).* Ancienne dénomination. ☞ ***CALCANÉUS.***

CALCANÉUS *s. m. (NA. calcaneus). (angl. calcaneus).* ☞ ***ATLAS ANATOMIQUE DES OS EN ANNEXE.***

CALCAR AVIS *(NA. calcar avis). (angl. calcar avis).* Saillie blanche dans la corne occipitale du ventricule latéral du cerveau ; ergot de Morand.

CALCARINE (SCISSURE) *s. f.* ☞ ***SILLON CALCARIN.***

CALCÉMIE *s. f. (angl. calcemia).* Taux de calcium dans le sang ; normalement il est de 100 mg/L (5 mEq/L).

CALCIBILIE *s. f. (angl. calcibilia).* Présence de calcium dans la bile.

CALCIFÉROL *s. m. (angl. calciferol).* ☞ ***VITAMINE D.***

CALCIFICATION *s. f. (angl. calcification).* **1.** Processus physiologique qui intervient dans la formation des os. **2.** Dépôt de sels de calcium dans les tissus et les organes qui n'en contiennent pas normalement. ◇ **DYSTROPHIQUE** *(angl. dystrophic —).* Dépôt de calcium dans des tissus nécrosés ou en dégénérescence, sans modification du calcium sanguin. ◇ **MÉTASTATIQUE** *(angl. metastatic —).* Précipitation de sels de calcium dans des tissus qui en sont normalement dépourvus. Elle est la conséquence d'un excès de sels de calcium dans le sang.

CALCIMÈTRE *s. m. (angl. calcimeter).* Appareil servant à déterminer le taux de calcium contenu dans un liquide.

CALCINOSE *s. f. (angl. calcinosis).* Dépôt de sels de calcium dans un tissu ou dans le parenchyme d'un organe, notamment dans le rein. ◇ **CIRCONSCRITE** *(angl. — circumscripta).* Dépôt de sels de calcium dans le tissu sous-cutané. ◇ **GÉNÉRALISÉE** *(angl. — universalis).* Production de nombreux et abondants dépôts de sels de calcium dans la peau, les muscles et le tissu cellulaire sous-cutané. ◇ **TUMORALE** *(angl. tumoral —).* Formations calcaires et lipomateuses périarticulaires, symétriques, observées chez les noirs, évoluant par poussées inflammatoires et douloureuses, d'étiologie inconnue.

CALCIPÉNIE *s. f. (angl. calcipenia).* Carence en calcium, affectant les tissus et les liquides organiques.

CALCIPEXIE *s. f. (angl. calcipexy).* Fixation de sels de calcium par les tissus.

CALCIPHILIE *s. f. (angl. calciphilia).* Affinité pour le calcium. Ce terme s'applique notamment à certains tissus.

CALCIPHYLAXIE *s. f. (angl. calciphylaxis).* Calcifications artériolaires et tissulairess dans le cadre d'un syndrome d'hypersensibilité. Risque de nécrose tissulaire.

CALCIPRIVE *adj.* Qui se rapporte ou qui est dû à une déficience ou à une absence de calcium.

CALCIQUE *adj. (angl. calcic).* Qui se rapporte au calcium ou à la chaux ou qui en contient.

CALCIRACHIE *s. f. (angl. calciorrhachia).* Présence des sels de calcium dans le liquide céphalorachidien : 51,5 mg/L.

CALCITHÉRAPIE *s. f. (angl. calcium therapy).* Emploi thérapeutique des sels de calcium.

CALCITONINE *s. f. (angl. calcitonin).* Hormone polypeptidique sécrétée par les cellules C parafolliculaires de la thyroïde, et qui possède une action hypocalcémiante. Le taux de calcitonine plasmatique est un marqueur spécifique du cancer médullaire de la thyroïde. En thérapeutique la calcitonine est prescrite dans les hypercalcémies, la maladie de Paget et dans les algodystrophies. SYN. ***THYROCALCITONINE (TCT).***

CALCITRIOL *s. m. (angl. calcitriol).* Dérivé hydroxylé en 1 et 25 du calciférol, forme active de la vitamine D_3.

CALCIUM *s. m. (angl. calcium).* Métal jaunâtre, du groupe des alcalino-terreux. Numéro atomique : 20 ; masse atomique : 40,08. On le trouve dans presque tous les tissus organiques. Le calcium joue un rôle important dans la formation des os et des dents, dans la coagulation du sang, dans la régulation de l'équilibre acido-basique, dans la conduction nerveuse et la contraction musculaire. Ses composés organiques et minéraux sont largement utilisés en médecine. Symbole : Ca. ◇ **(ALGINATE DE)** *(angl. — aliginate).* Hémostatique de contact. ◇ **(ASCORBATE DE)** *(angl. — ascorbate).* Forme d'administration de la vitamine C. ◇ **(BROMURE DE)** *(angl. — bromide).* $CaBr_2$, sédatif. ◇ **(CARBONATE DE)** *(angl. — carbonate).* $CaCO_3$. Il se trouve dans les os, les coquilles d'œuf et comme minéral dans la nature ; astringent, absorbant et antiacide utilisé dans la dyspepsie, la diarrhée et dans la correction de carences calciques. ◇ **(CHLORURE DE)** *(angl. — chloride).* $CaCl_2$; composé existant sous forme cristallisée ou anhydre. Acidifiant et diurétique. Calcithérapie d'urgence. ◇ **(FLUORURE DE)** *(angl. — fluoride).* Protecteur dentaire. ◇ **(GLUCONATE DE)** *(angl. — gluconate).* Sel calcique de l'acide gluconique, employé comme apport calcique. ◇ **(GLYCÉROPHOSPHATE DE)** *(angl. — glubionate).* Poudre cristalline blanche, soluble dans l'eau. Tonique et reconstituant général. ◇ **(HÉPARINATE DE)** *(angl. heparin —).* Anticoagulant d'action immédiate. ◇ **(LACTATE DE)** *(angl. — lactate).* Utilisé dans l'hypocalcémie et comme antiallergique. ◇ **(MANDÉLATE DE)** *(angl. — mandelic).* Sel calcique de l'acide mandélique, antiseptique urinaire. ◇ **(OXALATE DE)** *(angl. — oxalate).* CaC_2O_4, poudre cristalline ; on le trouve dans l'urine et dans certains calculs urinaires. ◇ **(OXYDE DE)** *(angl. — oxide).* Chaux vive, CaO, caustique. ◇ **(PANTOTHÉNATE DE)** *(angl. — pantothenate).* Forme d'administration de l'acide panthothénique. ◇ **(PHOSPHATES DE)** *(angl. — phosphates).* Les phosphates de calcium les plus importants sont : l'orthophosphate de calcium $Ca_3(PO_4)_2$, phosphate des os et des dents, présent dans presque tous les liquides et excrétions de l'organisme, et qui est utilisé comme médicament antiacide gastrique et reconstituant du tissu osseux ; le phosphate bibasique de calcium $CaHPO_4 + 2\,H_2O$, utilisé aussi comme reconstituant ; le phosphate monobasique de calcium ou phosphate monocalcique $Ca(H_2PO_4)_2 + 2\,H_2O$, utilisé comme recalcifiant. ◇ **(SULFITE DE)** *(angl. — sulfite).* $CaSO_3$, agent antioxydant et antimicrobien. ◇ **(SULFURE DE)** *(angl. — sulfide).* CaS, utilisé en dermatologie et comme dépilatoire.

CALCIURIE *s. f. (angl. calciuria).* Taux de calcium dans l'urine, normalement entre 50 et 300 mg/24 h.

CALCOSPHÉRITE *s. f. (angl. calcospherite).* Concrétion calcaire sphérique qui se forme dans le stroma de certaines tumeurs.

CALCUL *s. m. (angl. calculus).* Concrétion solide constituée par l'accumulation de sels minéraux ou de substances organiques à l'intérieur d'un viscère creux, d'un canal excréteur ou d'une glande. ◇ **ARTHRITIQUE** *(angl. articular —).* Dépôt d'urates dans une articulation ou dans son voisinage ; il s'agit généralement d'urate de sodium et parfois d'urate de calcium. SYN. ***CALCUL ARTICULAIRE.*** ◇ **BILIAIRE** *(angl. gallstone).* Concrétion formée dans la vésicule biliaire ou dans les voies biliaires ; elle est constituée de cholestérol, de pigments et de sels biliaires. ◇ **CORALLIFORME** *(angl. staghorn —).* Calcul volumineux et ramifié dont la forme rappelle celle du corail, et qui se forme dans le pelvis du rein. ◇ **DENDRITIQUE** SYN. ***CALCUL CORALLIFORME.*** ◇ **ENKYSTÉ** *(angl. encysted —).* Calcul urinaire inclus dans un diverticule qui s'est développé à partir de la paroi vésicale. ◇ **FÉCALOÏDE** *(angl. coprolith).* Concrétion formée dans l'intestin par des matières fécales durcies. SYN. ***COPROLITHE.*** ◇ **GASTRIQUE** *(angl. gastric —).* Concrétion formée à l'intérieur de l'estomac, en général à partir d'un bézoard. SYN. ***GASTROLITHE.*** ◇ **HÉMATIQUE** *(angl. hemic —).* Calcul développé à partir d'un caillot sanguin. ◇ **HÉPATIQUE** *(angl. hepatic —).* Concrétion formée dans les voies biliaires intrahépatiques. ◇ **LACRYMAL** ☞ ***DACRYOLITHE.*** ◇ **MÛRIFORME** *(angl. mulberry —).* Calcul dont la forme rappelle celle d'une mûre, avec des aspérités et des saillies. ◇ **NASAL** ☞ ***RHINOLITHE.***

⊂⊃ **NÉPHRITIQUE** *(angl. renal —)*. Calcul urinaire formé dans le rein. SYN. ***CALCUL RÉNAL, NÉPHROLITHE.*** ⊂⊃ **ORGANIQUE** *(angl. organic —)*. Calcul dont le noyau est formé d'une agglomération de cellules épithéliales ou de sang coagulé. ⊂⊃ **OVARIEN** *(angl. ovarian —)*. Calcul formé par la calcification d'un corps jaune ovarien. ⊂⊃ **PANCRÉATIQUE** *(angl. pancreatic —)*. Concrétion constituée essentiellement de carbonate de calcium et formée dans le conduit pancréatique ou dans l'une de ses branches. ⊂⊃ **PHOSPHATIQUE** *(angl. phosphatic —)*. Calcul rénal formé d'un mélange de phosphates. ⊂⊃ **PIGMENTAIRE** *(angl. biliary —)*. Calcul biliaire constitué de pigments biliaires et d'une petite quantité de phosphate de calcium et de cholestérol. ⊂⊃ **PRÉPUTIAL** *(angl. postholithic —)*. ☞ ***POSTHOLITHE.*** ⊂⊃ **PROSTATIQUE** *(angl. prostatic —)*. Concrétion formée dans la prostate et composée principalement de carbonate et de phosphate de calcium. ⊂⊃ **SALIVAIRE** *(angl. salivary —)*. Concrétion formée dans un canal salivaire et composée principalement de sels de calcium. ⊂⊃ **SECONDAIRE** *(angl. secondary —)*. Calcul dont le noyau est formé d'une substance organique d'origine inflammatoire. SYN. ***CALCUL INFLAMMATOIRE.*** ⊂⊃ **SPERMATIQUE** *(angl. spermatic —)*. Concrétion formée dans la vésicule séminale, le canal efférent ou l'épididyme. SYN. ***SPERMOLITHE.*** ⊂⊃ **TONSILLAIRE** *(angl. tonsillar —)*. Concrétion calcaire formée dans une crypte tonsillaire. ⊂⊃ **URINAIRE** *(angl. urinary —)*. Tout calcul se formant dans le rein ou dans les voies urinaires. ⊂⊃ **UTÉRIN** *s. m. (angl. womb stone —)*. Masse calcifiée intra-utérine constituée par la dégénérescence calcaire d'un fibro-myome. SYN. ***HYSTÉROLITHE.***

CALCULEUX *adj. (angl. calculous)*. Qui se rapporte aux calculs, qui en contient.

CALCULOCANCER *s. m.* Cancer développé sur une vésicule lithiasique.

CALCULOSE *s. f. (angl. calculosis)*. ☞ ***LITHIASE.***

CALDWELL-LUC (OPÉRATION DE) *(angl. Caldwell-Luc operation)*. Traitement de la sinusite maxillaire par curetage après trépanation de la fosse canine, en face de la seconde molaire.

CALDWELL-MOLOY (CLASSIFICATION DE) *(angl. Caldwell-Moloy classification)*. Classification anatomique des bassins féminins en types gynécoïde, androïde, anthropoïde, et platypelloïde.

CALICE *s. m. (NA. calix). (angl. calyx, calix)*. Structure anatomique dont la forme rappelle celle d'une coupe circulaire de faible profondeur. Les petits calices constituent les segments initiaux des voies excrétrices du rein ; ils sont insérés par leur extrémité élargie au pourtour d'une papille rénale qui fait saillie dans leur lumière et ils s'ouvrent par l'autre extrémité dans un grand calice. Les grands calices, habituellement au nombre de trois (supérieur, moyen et inférieur) sont formés par la réunion de deux à quatre petits calices et se réunissent pour former le pelvis rénal.

CALICECTASIE *s. f. (angl. calicectasis)*. Dilatation d'un calice rénal.

CALICIFORME *adj. (angl. calicine)*. En forme de coupe.

CALICIVIRUS *s. m. (angl. calicivirus)*. Virus de la famille des Caliciviridae, à ARN monocaténaire, responsables d'affections humaines et animales, en particulier de gastroentérites.

CALIFORNIUM *s. m. (angl. californium)*. Élément radioactif artificiel, de numéro atomique 98 et de masse atomique 249. Symbole : Cf.

CALLANDER (AMPUTATION DE) *(angl. Callander's amputation)*. Amputation de la cuisse au-dessus des condyles fémoraux. L'incision forme deux grands lambeaux, antérieur et postérieur, en gueule de requin, abondamment vascularisés pour permettre la formation d'un moignon plastique.

CALLEUX *adj. (angl. callous)*. **1.** Qui présente des callosités. **2.** Qui concerne ou appartient au corps calleux. ⊂⊃ **(SYNDROME)** *(angl. callosal syndrome)*. ☞ ***SYNDROME DU CORPS CALLEUX.***

CALL-EXNER (CORPS DE) *(angl. Call-Exner bodies)*. Petites masses arrondies présentes dans l'épithélium des follicules ovariens en développement, autour desquelles les cellules folliculaires se disposent en couronne. On les observe aussi dans les tumeurs des cellules de la granulosa.

CALLIPHORA Genre de mouches qui déposent leurs œufs sur la matière en putréfaction, les plaies ou les orifices du corps. L'espèce *C. vomitoria*, ou mouche bleue commune, dépose ses larves dans les fosses nasales et peut provoquer des myiases intestinales.

CALLICULUS GUSTATORIUS Bourgeon du goût.

CALLISEN (OPÉRATION DE) *(angl. Callisen's operation)*. Colostomie lombaire après une incision verticale.

CALLOSITÉ *s. f. (angl. callosity, callus)*. Épaississement et durcissement de l'épiderme, dû à des frottements, à des pressions répétées, et se produisant le plus souvent aux mains et aux pieds.

CALMANT *adj. (angl. sedative)*. Qui atténue ou fait disparaître la douleur (s'emploie aussi comme substantif). SYN. ***SÉDATIF.***

CALMETTE ET GUÉRIN (BACILLE DE) *(angl. Calmette-Guérin bacillus)*. ☞ ***BCG.***

CALMODULINE *s. f. (angl. calmodulin)*. Protéine ubiquitaire ; liée au calcium elle joue un rôle fondamental dans de nombreux processus physiologiques.

CALORIE *s. f. (angl. calorie)*. Unité de quantité de chaleur, qui équivaut à 4,185 joules ; c'est la quantité de chaleur nécessaire pour élever de 1 °C la température de 1 g d'eau de 14 à 15 °C sous pression atmosphérique normale. La kilocalorie (égale à 1 000 calories) est parfois appelée grande calorie. Symbole : cal.

CALORIMÈTRE *s. m. (angl. calorimeter).* Appareil permettant de mesurer les quantités de chaleur absorbées ou dégagées.

CALORIMÉTRIE *s. f. (angl. calorimetry).* Ensemble des procédés permettant de mesurer les quantités de chaleur absorbées ou dégagées. ◇ **DIRECTE** *(angl. direct —).* Mesure directe de la chaleur produite dans un espace clos, d'après l'augmentation de température d'une masse d'eau donnée. ◇ **INDIRECTE** *(angl. indirect —).* Calorimétrie animale fondée sur une mesure autre que celle de la hausse de la température : quantité d'anhydride carbonique dégagée, quantité d'oxygène consommée, etc.

CALORIPUNCTURE *s. f. (angl. caloripuncture).* ☞ ***IGNIPUNCTURE.***

CALORISCOPE *s. m. (angl. caloriscope).* Instrument permettant de mesurer le contenu en calories des préparations alimentaires pour jeunes enfants.

CALOT (TRIANGLE DE) *(angl. Calot's triangle).* Triangle limité par l'artère cystique, le conduit cystique et le conduit hépatique.

CALOTTE ◇ **CRÂNIENNE** *(angl. skull cap).* ☞ ***CALVARIA.*** ◇ **PÉDONCULAIRE** *(angl. tegmentum mesencephalicum).* Ancienne dénomination. ☞ ***TEGMENTUM MESENCEPHALICUM.*** ◇ **PROTUBÉRANTIELLE** ☞ ***TEGMENTUM PONTIS.***

CALSÉQUESTRINE *s. f. (angl. calsequestrin).* Glycoprotéine du réticulum endoplasmique servant à fixer les ions calciques.

CALVARIA *s. f. (NA. calvaria). (angl. calvaria).* Partie supérieure arrondie du crâne. SYN. ***CALOTTE CRÂNIENNE.***

CALVÉ (MALADIE DE) *(angl. Calvé's disease).* Maladie rare affectant les jeunes enfants, caractérisée par une nécrose aseptique spontanée d'un corps vertébral. On observe un fort aplatissement du corps vertébral, sans lésions des disques intervertébraux. SYN. ***VERTEBRA PLANA, OSTÉOCHONDRITE VERTÉBRALE INFANTILE.***

CALVITIE *s. f. (angl. baldness).* Perte définitive, totale ou partielle, des cheveux. ☞ ***ALOPÉCIE.***

CALX *s. m. (angl. calx).* ☞ ***TALON.***

CALYMMATOBACTERIUM Genre de bacilles à Gram négatif, responsable de la donovanose. ◇ ***GRANULOMATIS*** Espèce responsable du granulome inguinal chez l'homme. SYN. ***DONOVANIA GRANULOMATIS.***

CAMARGUE (FIÈVRE DE LA) *(angl. Camargue fever).* Forme de leptospirose observée chez des riziculteurs, due à des leptospires du groupe *Ballum.*

CAMERER (LOI DE) *(angl. Camerer's law).* C'est le poids des enfants, et non leur âge, qui détermine leurs besoins nutritifs.

CAMÉRULAIRE *adj.* Qui est en rapport avec la chambre antérieure de l'œil.

CAMISOLE DE FORCE *(angl. strait jacket).* Veste aux manches très longues, qui sert à immobiliser les malades agités en fixant les manches dans le dos du patient.

CAMOMILLE *s. f. (angl. camomile).* Nom vernaculaire de diverses espèces de plantes du genre *Anthemis,* de la famille des Composées. La camomille commune ou romaine *(A. nobilis)* est utilisée en infusion pour ses propriétés digestives et antispasmodiques.

CAMPER ◇ **(CHIASMA TENDINEUX DE)** ☞ ***CHIASMA TENDINUM DIGITORUM.*** ◇ **(FASCIA DE)** *(angl. Camper's fascia).* Feuillet superficiel du fascia superficialis de la paroi abdominale.

CAMPHORIQUE (ACIDE) *(angl. camphoric acid).* Substance cristallisée, incolore, tirée du camphre. Il est utilisé comme antisudorifique.

CAMPHRE *s. m. (angl. camphor).* Terpène extrait du bois de *Cinnamomum camphora* (camphrier). Il se présente en masses blanches cristallisées, fortement aromatiques, de saveur fine et pénétrante, inflammables et sublimables. Il stimule les centres respiratoires et vasomoteurs et possède des propriétés révulsives. Les principales préparations officinales sont l'eau camphrée, l'alcool camphré, l'huile camphrée et la pommade camphrée. ◇ **ARTIFICIEL** *(angl. synthetic —).* Composé obtenu par l'action de l'acide chlorhydrique sur l'essence de térébenthine, et possédant l'aspect et l'odeur du camphre. ◇ **DE TÉRÉBENTHINE** ☞ ***CAMPHRE ARTIFICIEL.***

CAMPHRÉ *adj. (angl. camphorated).* Qui renferme du camphre ou qui en possède les propriétés.

CAMPIMÈTRE *s. m. (angl. campimeter).* Appareil servant à mesurer l'étendue du champ visuel.

CAMPIMÉTRIE *s. f. (angl. campimetry).* Exploration et détermination des zones moyenne et centrale du champ visuel au moyen du campimètre.

CAMPTOCORMIE *s. f. (angl. camptocormia).* Déformation consistant en une flexion statique du tronc en avant.

CAMPTODACTYLIE *s. f. (angl. camptodactyly).* Flexion permanente d'un ou de plusieurs doigts, en particulier de l'auriculaire, localisée au niveau de l'articulation interphalangienne proximale.

CAMPTOMÉLIE *s. f. (angl. camptomelia).* Incurvation des os des membres.

CAMPTORACHIS *s. m. (angl. camptocorma).* ☞ ***CAMPTOCORMIE.***

CAMPTOSPASME *s. m. (angl. camptospasm).* ☞ ***CAMPTOCORMIE.***

CAMPYLOBACTER Genre de bactéries de la famille des *Spirillaceae,* à Gram négatif, de forme incurvée, dotées d'un flagelle polaire unique. On peut les renconter à l'état saprophyte au niveau des organes génitaux, dans l'intestin et la cavité buccale de l'homme et des animaux supérieurs. Certaines espèces peuvent être pathogènes pour l'homme (agents de septicémies, d'endocardites, de gastro-entérites).

CANAL *s. m.* *(NA. canalis). (angl. duct).* Structure anatomique tubulaire, plus ou moins étroite et allongée, qui livre passage à des matières organiques (aliments, sang, sécrétions), à l'air, ou à des vaisseaux sanguins, des nerfs, etc. ◇ **ANAL** *(NA. — analis). (angl. anal canal).* Portion anale du rectum. ◇ **ARTÉRIEL** *(NA. ductus arteriosus). (angl. ductus arteriosis).* Canal unissant chez le fœtus l'aorte à la branche gauche de l'artère pulmonaire. Il s'oblitère à la naissance. SYN. ***CANAL DE BOTAL.*** ◇ **ATRIOVENTRICULAIRE** *(angl. atrioventicular canal).* Segment du tube cardiaque primitif faisant communiquer le ventricule primitif et l'atrium primitif. Sa persistance constitue une malformation congénitale dont il existe deux types : une forme partielle curable chirurgicalement et une forme complète de pronostic plus aléatoire. ◇ **AURICULAIRE** *(angl. external acoustic meatus).* Ancienne dénomination. ☞ ***MÉAT ACOUSTIQUE EXTERNE.*** ◇ **CALCIQUE** *(angl. calcium channel).* Pore de la membrane cellulaire permettant le passage intracellulaire du calcium. ◇ **CAROTICOTYMPANIQUE** *(angl. caroticotympanic canaliculus).* Ancienne dénomination. ☞ ***CANALICULE CAROTICOTYMPANIQUE.*** ◇ **CAROTIDIEN** *(NA. — caroticus). (angl. carotid canal).* Passage dans le rocher pour la carotide interne et le plexus carotidien. ◇ **CARPIEN** *(NA. — carpi). (angl. carpal tunnel).* Canal ostéofibreux constitué par la gouttière antérieure du carpe, fermé en avant par le ligament annulaire antérieur du carpe. Il livre passage aux tendons fléchisseurs des doigts, au muscle grand palmaire et au nerf médian. Toutes les affections réduisant le diamètre du canal carpien peuvent être en cause. ◇ **CARPIEN (SYNDROME DU)** *(angl. carpal tunnel syndrome).* Compression du nerf médian au niveau du ligament annulaire du carpe, se traduisant par des dysesthésies et des troubles moteurs et vasomoteurs atteignant surtout les IIe et IIIe doigts. ◇ **CHOLÉDOQUE** *(angl. bile canal).* Ancienne dénomination. ☞ ***CONDUIT CHOLÉDOQUE.*** ◇ **COCHLÉAIRE** *(angl. cochlear —).* Ancienne dénomination. ☞ ***CONDUIT COCHLÉAIRE.*** ◇ **CONDYLAIRE** *(NA. — condylaris). (angl. condylar —).* Passage creusé dans la portion condylienne de l'os occipital, livrant passage à une veine émissaire. ◇ **CYSTIQUE** *(angl. cystic duct).* Ancienne dénomination. ☞ ***CONDUIT CYSTIQUE.*** ◇ **DE LA MOELLE SPINALE** *(NA. — centralis medullae spinalis). (angl. central canal of spinal cord).* Canal longitudinal s'étendant sur toute la longueur de la moelle épinière, du quatrième ventricule jusqu'au ventricule terminal de la moelle. ◇ **DE L'ÉPIDIDYME** Ancienne dénomination. ☞ ***CONDUIT ÉPIDIDYMAIRE.*** ◇ **DE L'HYPOGLOSSE** *(NA. — hypoglossalis). (angl. hypoglossal —).* Canal osseux latéral et antérieur au trou occipital, au travers duquel passe le nerf hypoglosse. ◇ **DÉFÉRENT** Ancienne dénomination. ☞ ***CONDUIT DÉFÉRENT.*** ◇ **DENTAIRE INFÉRIEUR** *(NA. — mandibulae). (angl. mandibular canal).* Ancienne dénomination. ☞ ***CANAL MANDIBULAIRE.*** ◇ **DES ADDUCTEURS** *(NA. — adductorius). (angl. adductor's —).* Segment inférieur du canal fémoral. ◇ **DU FACIAL** *(NA. — facialis). (angl. facial canal).* Canal livrant passage au nerf facial dans le rocher. ◇ **ÉJACULATEUR** *(angl. ejaculatory —).* Ancienne dénomination. ☞ ***CONDUIT ÉJACULATEUR.*** ◇ **ENDOLYMPHATIQUE** *(angl. endolymphatic —).* Ancienne dénomination. ☞ ***CONDUIT ENDOLYMPHATIQUE.*** ◇ **ETHMOÏDAL ANTÉRIEUR** *(angl. anterior ethmoidal canal).* Ancienne dénomination. ☞ ***FORAMEN ETHMOÏDAL ANTÉRIEUR.*** ◇ **ETHMOÏDAL POSTÉRIEUR** *(angl. posterior ethmoidal canal).* Ancienne dénomination. ☞ ***FORAMEN ETHMOÏDAL POSTÉRIEUR.*** ◇ **FÉMORAL** *(NA. — femoralis). (angl. femoral canal).* Gaine aponévrotique qui contient les vaisseaux fémoraux. Le canal fémoral comporte trois segments : supérieur (canal crural), moyen et inférieur (canal de Hunter). ◇ **GALACTOPHORE** *(angl. lactiferous canal).* Ancienne dénomination. ☞ ***CONDUIT LACTIFÈRE.*** ◇ **GÉNITAL** *(angl. birth canal).* Suite de passages que doit franchir le fœtus au cours de son expulsion : détroit supérieur, col utérin, vagin et vulve. SYN. ***FILIÈRE PELVIGÉNITALE.*** ◇ **HÉPATIQUE** *(angl. common hepatic canal).* Ancienne dénomination. ☞ ***CONDUIT HÉPATIQUE COMMUN.*** ◇ **HYALOÏDIEN** *(NA. — hyaloideus). (angl. hyaloid canal).* Canal qui va de la papille optique au cristallin ; chez le fœtus, il permet le passage de l'artère hyaloïdienne. ◇ **HYPOGLOSSE** *(NA. — hypoglossis). (angl. hypoglossal canal).* Orifice d'entrée du canal de l'hypoglosse dans la partie latérale de l'os occipital. ◇ **INCISIF** *(NA. — incisivus). (angl. incisive canal).* Canal situé dans le maxillaire et allant du trou incisif aux fosses nasales. Il livre passage aux nerfs et aux vaisseaux nasopalatins. ◇ **INFRA-ORBITAIRE** *(NA. — infraorbitalis). (angl. infraorbital canal).* Canal qui prolonge la gouttière sous-orbitaire sur la face supérieure du maxillaire, et qui livre passage aux nerfs et aux vaisseaux sous-orbitaires. ◇ **INGUINAL** *(NA. — inguinalis). (angl. inguinal canal).* Canal musculofascial livrant passage au cordon spermatique chez l'homme et au ligament rond chez la femme, situé entre les anneaux inguinaux superficiel et profond. ◇ **IONIQUE** *(angl. ionic channel).* Pore de la membrane cellulaire permettant le passage de différents ions. ◇ **LACRYMONASAL** *(NA. — nasolacrimalis). (angl. nasolacrimal canal).* Canal qui conduit les larmes du sac lacrymal au méat du cornet inférieur du nez, comprenant un tube membraneux contenu dans un canal osseux limité par la gouttière lacrymale de l'os maxillaire et la fossette lacrymale de l'unguis. ◇ **LOMBAIRE ÉTROIT** *(angl. narrow lumbar canal).* Syndrome consécutif à un rétrécissement du canal lombaire par ostéophytes ou protrusions discales avec signes de compression des nerfs moteurs et sentitifs qui s'y trouvent. ◇ **MALAIRE** *(angl. zygomaticotemporal foramen).* Ancienne dénomination. ☞ ***FORAMEN ZYGOMATICOTEMPORAL.*** ◇ **MANDI-**

BULAIRE *(NA. — mandibulae). (angl. mandibular canal).* Long canal qui parcourt la mandibule et se termine en bifurquant par une branche incisive et une branche mentonnière qui s'ouvre par le foramen mentonnier. ⟨⟩ **MASTOÏDIEN** *(angl. mastoid canaliculus).* Ancienne dénomination. ☞ ***CANALICULE MASTOÏDIEN.*** ⟨⟩ **MÉDULLAIRE** *(angl. medullar cavity).* Ancienne dénomination. ☞ ***CAVITÉ MÉDULLAIRE.*** ⟨⟩ **MUSCULOTUBAIRE** *(NA. — musculotubarius). (angl. musculotubal canal).* Prolongement antérieur de la cavité tympanique, formé de deux canaux parallèles superposés. Le canal supérieur est le canal du muscle du malléus, le canal inférieur est le canal osseux de la trompe auditive. ⟨⟩ **NEURAL** *(angl. neural canal).* Cavité centrale du tube neural de l'embryon. ⟨⟩ **NEURENTÉRIQUE** *(angl. neurenteric canal).* Chez l'embryon, canal qui va de la partie postérieure du tube neural à l'extrémité caudale de l'intestin. ⟨⟩ **NOURRICIER DE L'OS** *(NA. — nutriens ossis). (angl. nutrient canal of bone).* Canal par lequel une artère nourricière pénètre dans un os. ⟨⟩ **OBTURATEUR** *(NA. — obturatorius). (angl. obturator canal).* Canal situé dans le foramen obturé et parcouru par le nerf obturateur et des vaisseaux sanguins. ⟨⟩ **OMBILICAL** *(angl. umbilical —).* ☞ ***CANAL OMPHALOMÉSENTÉRIQUE.*** ⟨⟩ **OMPHALOMÉSENTÉRIQUE** *(angl. omphalomesenteric canal).* Canal reliant l'intestin et la vésicule ombilicale de l'embryon. ⟨⟩ **OPTIQUE** *(NA. — opticus). (angl. optic canal).* Dépression située sur la face supérieure du sphénoïde, qui contient le nerf optique et l'artère ophtalmique. ⟨⟩ **PALATIN ANTÉRIEUR** Ancienne dénomination. ☞ ***CANAL INCISIF.*** ⟨⟩ **PALATOMAXILLAIRE** *(angl. palatomaxillary canal).* Ancienne dénomination. ☞ ***FORAMEN PALATIN (GRAND).*** ⟨⟩ **PANCRÉATIQUE** *(angl. pancreatic —).* Ancienne dénomination. ☞ ***CONDUIT PANCRÉATIQUE.*** ⟨⟩ **PANCRÉATIQUE ACCESSOIRE** *(angl. accessory pancreatic canal).* Ancienne dénomination. ☞ ***CONDUIT PANCRÉATIQUE ACCESSOIRE.*** ⟨⟩ **PARAMÉSONÉPHROTIQUE** *(NA. ductus paramesonephricus). (angl. paramesonephrotic —).* Organe embryonnaire formé par l'union des canaux de Wolff et de Müller. ⟨⟩ **PAROTIDIEN** *(angl. parotid —).* Ancienne dénomination. ☞ ***CONDUIT PAROTIDIEN.*** ⟨⟩ **PELVIGÉNITAL** *(angl. genital —).* ☞ ***CANAL GÉNITAL.*** ⟨⟩ **PLEUROPÉRITONÉAL** ☞ ***HIATUS PLEUROPÉRITONÉAL.*** ⟨⟩ **POTASSIQUE** *(angl. potassium channel).* Canal ionique permettant le transfert membranaire du potassium. ⟨⟩ **PRIMITIF** *(angl. pronephric —).* Chez l'embryon, canal qui fait communiquer le pronéphros et le cloaque. ⟨⟩ **PTÉRYGOÏDIEN** *(NA. — pterygoideus). (angl. pterygoid canal).* Canal osseux creusé entre les racines interne et externe du processus ptérygoïde. Il est parcouru par les vaisseaux et le nerf vidiens. ⟨⟩ **PUDENDAL** *(NA. — pudendalis). (angl. pudendal canal).* Canal fascial qui contient les vaisseaux pudendaux internes. ⟨⟩ **RACHIDIEN** Ancienne dénomination. ☞ ***CANAL VERTÉBRAL.*** ⟨⟩ **RADICULAIRE** *(NA. — radicis dentis). (angl. root canal).* Partie de la chambre pulpaire qui traverse la racine de la dent. ⟨⟩ **SACRAL** *(NA. — sacralis). (angl. sacral canal).* Segment inférieur du canal vertébral, dans le sacrum. ⟨⟩ **SEMICIRCULAIRE** *(NA. — semicircularis). (angl. semicircular canal).* Chacun des trois grands canaux osseux du labyrinthe, le canal antérieur, le canal postérieur et le canal latéral, qui s'ouvrent dans le vestibule et qui contiennent les canaux semicirculaires membraneux. ⟨⟩ **SODIQUE** *(angl. sodium channel).* Canal ionique permettant le transfert transmembranaire du sodium. ⟨⟩ **SPIRAL DU MODIOLUS** *(NA. — spiralis modioli). (angl. spiral canalis of modiolus).* Canal cochléaire contenant le ganglion spiral. ⟨⟩ **SUBLINGUAL PRINCIPAL** *(angl. submandibular —).* Ancienne dénomination. ☞ ***CONDUIT SUBMANDIBULAIRE.*** ⟨⟩ **TARSIEN** *(angl. tarsal sinus).* Ancienne dénomination. ☞ ***SINUS DU TARSE.*** ⟨⟩ **TARSIEN (SYNDROME DU)** *(angl. tarsal tunnel syndrome).* Compression du nerf tibial postérieur dans la région rétromalléolaire interne entraînant douleur, paresthésies et troubles vasomoteurs. ⟨⟩ **THORACIQUE** *(angl. thoracic canal).* Ancienne dénomination. ☞ ***CONDUIT THORACIQUE.*** ⟨⟩ **THYRÉOGLOSSE** *(NA. ductus thyroglossalis). (angl. thyroglossal —).* Canal embryonnaire qui s'étend entre le cartilage thyroïde et la partie postérieure de la langue. Son ouverture est représentée, chez l'adulte, par le trou borgne de la langue. ☞ ***CONDUIT THYRÉOGLOSSE.*** ⟨⟩ **TUBOTYMPANIQUE** *(angl. tubotympanic canal).* Division interne de la première fente branchiale de l'embryon, d'où dérivent la trompe auditive et la cavité tympanique. ⟨⟩ **TYMPANIQUE** *(angl. tympanic canal of cochlea).* Ancienne dénomination. ☞ ***RAMPE TYMPANIQUE.*** ⟨⟩ **TYMPANOMASTOÏDIEN** *(angl. aditus ad antrum tympanicum mastoideum).* ☞ ***ADITUS AD ANTRUM.*** ⟨⟩ **VERTÉBRAL** *(NA. — vertebralis). (angl. vertebral canal).* Canal osseux formé par l'empilement des vertèbres, dans lequel la moelle épinière est contenue. SYN. ***CANAL RACHIDIEN.*** ⟨⟩ **VESTIBULAIRE** Chez l'embryon femelle, partie du sinus urogénital qui donnera naissance au vestibule. ⟨⟩ **VIDIEN** Ancienne dénomination. ☞ ***CANAL PTÉRYGOÏDIEN.*** ⟨⟩ **VITELLIN** *(angl. vitellive duct).* ☞ ***CANAL OMPHALOMÉSENTÉRIQUE.*** ⟨⟩ **VULVAIRE** ☞ ***VESTIBULE DU VAGIN.***

CANALAIRE (SYNDROME) *(angl. entrapement neuropathy).* ☞ ***SYNDROME CANALAIRE.***

CANALICULAIRE *adj. (angl. canalicular).* **1.** Qui se rapporte à un canalicule. **2.** Qui ressemble à un petit conduit.

CANALICULE *s. m. (angl. canaliculus).* Petit canal, petit conduit. ⟨⟩ **BILIAIRE** *(angl. bile —).* Chacun des canaux capillaires qui forment un réseau au sein des cellules des lobules hépatiques en communication avec les conduits biliaires interlobulaires. ⟨⟩ **CAROTICOTYMPANIQUE** *(NA. canaliculus caroticotympanici). (angl.*

caroticotympanic —). Chacun des fins canaux allant du canal carotidien jusqu'à la cavité tympanique et qui livrent passage au nerf et à l'artère caroticotympanique. ◇ **DENTAIRE** *(NA. canaliculus dentale). (angl. dentinal —).* Chacun des canalicules de la dentine, irradiant depuis la pulpe dentaire. ◇ **LACRYMAL** *(NA. canaliculus lacrymalis). (angl. lacrimal duct).* Canalicule creusé dans le bord libre de chacune des deux paupières, à l'angle interne de l'œil. Les canalicules lacrymaux partent des points lacrymaux, se réunissent pour former le canal d'union qui débouche dans le sac lacrymal. ◇ **MASTOÏDIEN** *(NA. canaliculus mastoideus). (angl. mastoid canaliculus).* Petit canal creusé entre la partie latérale de la fosse jugulaire et l'os temporal. Livre passage à la branche tympanique du nerf vague. ◇ **OSSEUX** *(angl. bone —).* Canalicule flexueux, long et ramifié, présent dans l'épaisseur du tissu osseux. Les canalicules osseux apparaissent comme des prolongements des ostéoplastes.

CANALICULÉ *adj. (angl. canaliculate).* Qui est creusé de petits canaux.

CANALICULES SÉMINIFÈRES *(angl. seminiferous tubules).* Ancienne dénomination. ☞ ***TUBULE SÉMINIFÈRE.***

CANALICULITE *s. f. (angl. canaliculitis).* Inflammation d'un canalicule. ◇ **TARSIENNE** *(angl. tarsadenitis).* Inflammation des canalicules excréteurs des glandes de Meibomius.

CANALIS REUNIENS ☞ ***DUCTUS REUNIENS.***

CANALISATION *s. f. (angl. chanelling).* **1.** Formation d'un canal, naturel ou pathologique. **2.** Création chirurgicale d'un canal pour le drainage. **3.** Perméabilisation d'un vaisseau sanguin obstrué par un thrombus.

CANAUX ◇ **BILIAIRES** *(angl. bile ducts).* Ancienne dénomination. ☞ ***CONDUITS BILIAIRES.*** ◇ **EFFÉRENTS** *(angl. efferent ducts).* Ancienne dénomination. ☞ ***CONDUITS EFFÉRENTS.*** ◇ **VEINEUX DU DIPLOÉ** *(NA. canales diploici). (angl. diploic canals).* ☞ ***VEINE DU DIPLOÉ.*** ◇ **PALATINS ACCESSOIRES** *(NA. canales palatini minores). (angl. accessory palatine canals).* Canaux situés dans l'os palatin et livrant passage aux branches des nerfs palatins et de l'artère palatine. ◇ **PALATINS DESCENDANTS** ☞ ***CANAUX PALATINS ACCESSOIRES.*** ◇ **PALATINS POSTÉRIEURS** ☞ ***CANAUX PALATINS ACCESSOIRES.***

CANAVAN (MALADIE DE) *(angl. Canavan's disease).* Sclérose spongieuse cérébrale, de transmission autosomique récessive, proche de l'idiotie amaurotique familiale infantile, marquée par une régression psychomotrice, une perte de la vision avec atrophie papillaire, une hypotonie suivie d'une spasticité et une macrocéphalie ; elle est due à un déficit en asparto-acylase et évolue vers la mort vers 18 mois.

CANCER *s. m. (angl. cancer).* Tumeur maligne. Le cancer résulte d'un déséquilibre dans les mécanismes de croissance et de multiplication cellulaire. La cellule cancéreuse se caractérise par des anomalies nucléaires avec mitoses fréquentes et anarchiques. De nombreux facteurs peuvent intervenir dans la cancérogénèse : substances chimiques, radiations, virus, hérédité. Le tissu cancéreux envahit les organes environnants et se dissémine par voie lymphatique et sanguine donnant des métastases. La prolifération cellulaire dans les tumeurs malignes n'est pas totalement autonome ; outre la dépendance de la tumeur vis-à-vis de l'hôte du fait de sa vascularisation, sa croissance est affectée par les hormones, les médicaments et les mécanismes immunitaires du malade. Les cancers se répartissent en deux grandes catégories, les carcinomes (ou épithéliomas) et les sarcomes. *(Pour tous les autres cancers non listés ci-après voir soit directement à l'organe, soit aux entrées suivantes : carcinome, sarcome ou tumeur.)* ◇ **ALVÉOLAIRE** *(angl. alveolar cell carcinoma).* Variété de cancer pulmonaire développé aux dépens des parois alvéolaires. ◇ **BRONCHOPULMONAIRE** *(angl. bronchogenic carcinoma).* On désigne sous ce nom les cancers primitifs : tumeurs développées à partir de l'épithélium de l'arbre bronchique et les métastases d'autres cancers (tube digestif, sein, foie etc.) ; les cancers primitifs comprennent l'adénocarcinome pulmonaire, les cancers anaplasiques à grandes et petites cellules et les cancers épidermoïdes. Pour ces deux derniers, le rôle du tabac est capital. ◇ **COLORECTAL** *(angl. colorectal —).* Le plus fréquent des cancers, développé à partir de polypes : ce qui fait tout l'intérêt des coloscopies de dépistage et de prévention par polypectomie. ◇ **CUTANÉ** *(angl. skin —).* ☞ ***ÉPITHÉLIOMA BASOCELLULAIRE, SPINOCELLULAIRE, MÉLANOME.*** ◇ **DES RAMONEURS** *(angl. chimney-sweeps).* Épithélioma cutané essentiellement localisé au niveau du scrotum, qui était fréquemment observé chez les ramoneurs. ◇ **GASTRIQUE** *(angl. gastric adenocarcinoma).* Tumeur développée essentiellement à partir de cellules glandulaires. Intérêt du diagnostic précoce par la fibroscopie permettant parfois un traitement chirurgical radical. ◇ **HÉPATOCELLULAIRE** *(angl. hepatocellular carcinoma).* Tumeur maligne développée aux dépens des hépatocytes (hépato-carcinome ou hépatone) ou des voies biliaires (cholangiocarcinome), de très mauvais pronostic. Les hépatites B et C chroniques ainsi que les cirrhoses d'autres origines, notamment alcooliques, constituent un terrain de prédilection pour le développement de ces tumeurs. ◇ **MAMMAIRE** *(angl. breast —).* Le plus fréquent des cancers de la femme. Intérêt des mammographies régulières et des ponctions biopsies des lésions suspectes. ◇ **ŒSOPHAGIEN** *(angl. esophageal —).* Cancer épidermoïde qui se voit essentiellement chez les alcooliques tabagiques ; de très mauvais pronostic. ◇ **OVARIEN** *(angl. ovarian —).* Cancer fréquent avec dissémination péritonéale précoce et d'évolution défavorable. ◇ **PAN-**

CRÉATIQUE *(angl. pancreatic —).* Adénocarcinome de très mauvais pronostic développé le plus souvent aux dépens des cellules exocrines. Plus rarement tumeurs endocriniennes nées aux dépens des îlots de Langerhans. ◇ **PROSTATIQUE** *(angl. prostatic —).* Cancer le plus fréquent chez l'homme ; intérêt du dosage du PSA pour le diagnostic et la surveillance. ☞ ***PSA.*** ◇ **RÉNAL** *(angl. renal cell carcinoma).* ☞ ***NÉPHROCARCINOME, HYPERNÉPHROME.*** ◇ **TESTICULAIRE** *(angl. testicular —).* ☞ ***SÉMINOME.*** ◇ **THYROÏDIEN** *(angl. thyroid —).* Tumeurs comprenant les cancers différenciés sécrétant la thyroglobuline (papillaires, de relatif bon pronostic, vésiculaires et folliculaires), les cancers médullaires sécrétant la calcitonine et les cancers indifférenciés. ◇ **UTÉRIN** *(angl. — of the uterus).* Le cancer épidermoïde du col est fréquent, souvent en rapport avec une infection à *Papovavirus*. Les frottis vaginaux systématiques en permettent le dépistage précoce. L'adénocancer du corps utérin est fréquent chez la femme âgée. Un vaccin contre le cancer du col est actuellement disponible. ◇ **VÉSICAL** *(angl. — of the bladder).* Tumeur d'évolution lente révélée essentiellement par une hématurie. Rôle du tabac.

CANCÉREUX *adj. (angl. cancerous).* **1.** Qui se rapporte ou qui est dû au cancer. **2.** Qui est atteint de cancer.

CANCÉRICIDE *adj. (angl. cancericidal).* Qui peut détruire les cellules cancéreuses.

CANCÉRIFORME *adj. (angl. canceriform).* Qui ressemble à un cancer.

CANCÉRIGÈNE *adj.* ☞ ***CANCÉROGÈNE.***

CANCÉRISATION *s. f.* Transformation d'un tissu sain ou pathologique non cancéreux en tissu cancéreux.

CANCÉROGÈNE *adj. (angl. cancerogenic).* Qui peut provoquer un cancer (le terme cancérogène est préférable à cancérigène). SYN. ***CARCINOGÈNE, CANCÉRIGÈNE.***

CANCÉROLOGIE *s. f. (angl. cancerology).* Branche de la médecine consacrée à l'étude et au traitement des cancers. SYN. ***ONCOLOGIE, CARCINOLOGIE.***

CANCÉROLOGUE *s. m. (angl. cancerologist).* Spécialiste en cancérologie. SYN. ***ONCOLOGUE.***

CANCÉROPHOBIE *s. f. (angl. cancerophobia).* Crainte morbide d'être atteint d'un cancer.

CANDELA *s. f. (angl. candela).* Unité de mesure d'intensité lumineuse, dans le système international d'unités. Symbole : cd.

CANDIDA Genre de champignons microscopiques lévuriformes. L'espèce *C. albicans*, saprophyte du tube digestif, peut, dans certaines conditions particulières, proliférer et être responsable de candidoses cutanéo-muqueuses, ou encore d'atteintes digestives ou systémiques chez les sujets immunodéprimés (sida).

CANDIDINE *s. f. (angl. candidin).* Antigène de *Candida albicans* utilisé dans les tests cutanés d'hypersensibilité retardée.

CANDIDOSE *s. f. (angl. candidiasis).* Affection, subaiguë ou chronique, causée par des champignons appartenant au genre *Candida* (surtout *Candida albicans*). L'infection atteint principalement la peau et les muqueuses, et se présente sous la forme d'une éruption de petites pustules blanchâtres. Une septicémie est également possible. SYN. ***CANDIDIASE, MONILIASE.***

CANDIRU *s. m. (angl. candiru).* Très petit poisson du fleuve Amazone, qui peut s'introduire par voie urétrale dans la vessie des baigneurs.

CANIN (MUSCLE) *adj.* Ancienne dénomination. ☞ ***M. RELEVEUR DE L'ANGLE DE LA BOUCHE (ATLAS ANATOMIQUE DES MUSCLES EN ANNEXE).***

CANINE (DENT) *s. f. (angl. canine tooth).* Dent située entre l'incisive latérale et la première prémolaire. Les canines sont au nombre de deux par mâchoire.

CANITIE *s. f. (angl. canities).* Décoloration des cheveux ou des poils par un processus physiologique de blanchiment ou consécutive à certaines maladies.

CANNABINE *s. f. (angl. cannabinol).* Résine extraite du chanvre indien *Cannabis indica*.

CANNABINOL *s. m. (angl. cannabinol).* Huile dérivée de *Cannabis indica*. C'est le principe actif du chanvre indien.

CANNABIS Genre de plantes herbacées de la famille des Cannabinacées. ☞ ***CHANVRE.***

CANNABISME *s. m. (angl. cannabism).* Intoxication aiguë ou chronique par le cannabis. L'intoxication aiguë rappelle l'ivresse ; l'intoxication chronique peut donner des tableaux de psychose.

CANNELLE *s. f. (angl. cinnamon).* Écorce de diverses espèces de *Cinnamomum* et de *Canela*, de la famille des Lauracées. Elle possède des propriétés aromatiques, stimulantes, carminatives et astringentes.

CANNIBALISME *s. m. (angl. cannibalism).* ☞ ***ANTHROPOPHAGIE.***

CANNISIERS (MALADIE DES) *(angl. cane dermatitis).* Manifestations allergiques observées chez les personnes manipulant les cannes de Provence, utilisées dans la fabrication du papier. Elle est probablement due à un champignon.

CANNON (ANNEAU DE) *(angl. Cannon's ring).* Contractions toniques parfois perceptibles sur la moitié droite du côlon transverse.

CANTHARIASE *s. f. (angl. canthariasis).* Affection due à la présence dans l'organisme de larves d'insectes du genre *Cantharis*.

CANTHARIDE *s. f. (angl. cantharides).* Insecte coléoptère (*Cantharis vesicatoria*). Le corps de ces insectes, desséché et réduit en poudre, était utilisé autrefois comme aphrodisiaque et dans la préparation d'emplâtres vésicatoires. SYN. ***MOUCHE D'ESPAGNE.***

CANTHARIDINE *s. f. (angl. cantharidin).* Principe actif des cantharides. C'est un poison qui provoque une vésication de la peau. Il agit sur l'appareil génito-urinaire et était employé autrefois comme aphrodisiaque.

CANTHARIDISME *s. m. (angl. cantharidism).* Intoxication provoquée par les cantharides ou la cantharidine autrefois employés comme aphrodisiaques.

CANTHECTOMIE *s. f. (angl. canthectomy).* Excision chirurgicale du canthus externe ou du canthus interne.

CANTHITE *s. f. (angl. canthitis).* Inflammation de la commissure (interne ou externe) des paupières.

CANTHOPLASTIE *s. f. (angl. canthoplasty).* Chirurgie plastique de la fente palpébrale ; en particulier section du canthus externe afin d'allonger la fente palpébrale.

CANTHORRAPHIE *s. f. (angl. canthorraphy).* Suture de la fente palpébrale au niveau des deux canthus.

CANTHOTOMIE *s. f. (angl. canthotomy).* Incision chirurgicale du canthus externe des paupières pour allonger la fente palpébrale.

CANTHUS *s. m. (angl. canthus).* Angles formés par l'union des paupières, à chaque extrémité de la fente palpébrale : le canthus interne ou nasal et le canthus externe ou temporal.

CANTOR (SONDE DE) *(angl. Cantor tube).* Sonde d'aspiration endodigestive à l'extrémité lestée de mercure, ce qui permet de la diriger jusqu'au siège d'une occlusion mécanique de l'intestin grêle.

CANULATION *s. f.* Introduction d'une canule dans un vaisseau sanguin.

CANULE *s. f. (angl. cannula).* Tube creux, de divers calibres, formes et matières, ouvert aux deux extrémités, utilisé pour introduire un liquide ou un gaz dans une cavité de l'organisme ou pour faciliter leur évacuation.

CAPACITÉ *s. f. (angl. capacity).* **1.** Aptitude mentale à comprendre. **2.** Faculté de retenir, emmagasiner ou contenir ; aptitude à absorber. **3.** Volume. ◇ **CRÂNIENNE** *(angl. cranial —).* Capacité de la cavité crânienne, correspondant au volume de l'encéphale. ◇ **INSPIRATOIRE** *(angl. inspiratory — of lung).* Somme du volume courant et du volume de réserve inspiratoire. ◇ **MAXIMALE D'EXCRÉTION TUBULAIRE** *(angl. maximal tubular excretion —).* Quantité maximale d'une substance pouvant être excrétée par les tubules rénaux en une minute. SYN. ***TM D'EXCRÉTION.*** ◇ **MAXIMALE DE RÉABSORPTION TUBULAIRE** *(angl. maximal tubular resorption —).* Quantité maximale d'une substance pouvant être réabsorbée par les tubules rénaux en une minute. SYN. ***TM DE RÉABSORPTION.*** ◇ **PULMONAIRE TOTALE** *(angl. total lung —).* Capacité vitale (4 litres) augmentée de l'air résiduel (1,2 litre). ◇ **RÉSIDUELLE FONCTIONNELLE** *(angl. functional residual — of lung).* Quantité d'air contenue dans les voies aériennes à la fin d'une expiration normale. ◇ **RESPIRATOIRE MAXIMALE** *(angl. maximal breathing —).* Quantité maximale d'air qu'un sujet peut inspirer en une minute. ◇ **VITALE** *(angl. vital — of lung).* Volume maximal d'air expiré après une inspiration forcée ou volume maximal d'air inspiré après une expiration forcée. SYN. ***CAPACITÉ PULMONAIRE VITALE.***

CAPDEPONT (MALADIE DE) *(angl. dentinogenesis imperfecta).* Dysplasie dentaire héréditaire avec abrasion des dents jusqu'à la racine. SYN. ***DENTINE OPALESCENTE HÉRÉDITAIRE.***

CAPELINE *s. f. (angl. capeline).* Bandage en forme de bonnet, pour recouvrir la tête ou un moignon d'amputation ; peu utilisée en France.

CAPILLAIRE *adj. (angl. capillary).* **1.** Qui a la finesse d'un cheveu. **2.** Qui se rapporte aux cheveux. **3.** Qui se rapporte à la capillarité. **4.** *s. m. (NA. vas capillare). (angl. capillary vessel).* Chacun des fins vaisseaux faisant communiquer les artérioles avec les veinules, et formant un réseau dans presque toutes les parties du corps. Les parois des capillaires sont formées d'une couche simple de cellules endothéliales. À travers ces parois s'effectuent les échanges entre le sang et les tissus. ◇ **LYMPHATIQUE** *(NA. vas lymphocapillare). (angl. lymphatic —).* ☞ ***VAISSEAU LYMPHOCAPILLAIRE.***

CAPILLARECTASIE *s. f. (angl. capillarectasia).* Dilatation des capillaires.

CAPILLARIOSE *s. f. (angl. capillariosis).* Infestation par des Nématodes du genre *Capillaria*, parasite de certains poissons provoquant, aux Philippines, des gastroentérites aïgues.

CAPILLARITE *s. f. (angl. capillaritis).* Inflammation des capillaires aiguë ou chronique touchant les vaisseaux cutanes.

CAPILLAROSCOPIE *s. f. (angl. capillaroscopy).* Examen microscopique direct des capillaires du derme ou des conjonctives. Il est fondamental dans l'exploration des syndromes de Raynaud car il permet notamment la découverte de mégacapillaires orientant vers certaines connectivites : sclérodermies systémiques, connectivite mixte ou dermatopolymyosites.

CAPILLICULTURE *s. f. (angl. hair care).* Traitement de la calvitie ou soins des cheveux.

CAPILLIFORME *adj. (angl. capilliform).* En forme de cheveu.

CAPITATUM *(angl. os capitatum).* Os du carpe. SYN. ***GRAND OS.*** ☞ ***ATLAS ANATOMIQUE DES OS EN ANNEXE.***

CAPITONNAGE *s. m. (angl. capitonnage).* Procédé chirurgical permettant de fermer une cavité par une suture rapprochant les parois opposées.

CAPITULUM DE L'HUMÉRUS *(NA. capitalum humeri). (angl. capitulum of humerus).* Éminence articulaire arrondie de l'extrémité inférieure de l'humérus, située en dehors de la trochlée, et qui s'articule avec la cupule de la tête du radius.

CAPLAN-COLINET (SYNDROME DE) *(angl. Caplan's syndrome).* Maladie professionnelle des mineurs, caractérisée par l'association d'une polyarthrite rhumatoïde et d'une silicose avec des images pulmonaires particulières.

CAPNIE *s. f. (angl. carbonemia).* Taux du CO_2 dans le plasma.

CAPNIGRAMME *s. m. (angl. capnogram).* Enregistrement de la pCO_2 dans un gaz en fonction du temps.

CAPNOCYTOPHAGA Bactérie anaérobie à Gram négatif de la cavité buccale pouvant être responsable chez les immunodéprimés d'infections systémiques.

CAPNOPHILE *adj. (angl. capnophilic).* Se dit des bactéries dont la croissance est favorisée par la présence d'anhydride carbonique.

CAPRÉOLAIRE *adj. (angl. capreolate).* En forme de vrille, sinueux, comme les vaisseaux spermatiques.

CAPRICANT *adj.* Se dit d'un pouls irrégulier, caractérisé par un arrêt suivi d'un rythme précipité.

CAPRILOQUIE *s. f. (angl. capriloquism).* ☞ ***ÉGOPHONIE.***

CAPRINE *s. f. (angl. caprin).* Chacun des esters de la glycérine avec l'acide caprique, et en particulier la tricaprine du beurre ordinaire.

CAPRIQUE (ACIDE) *(angl. capric acid).* Acide gras saturé existant dans les huiles naturelles et dans de nombreuses matières grasses. Il est utilisé pour la fabrication d'arômes artificiels de fruits.

CAPROÏQUE (ACIDE) *(angl. caproic acid).* Acide gras saturé présent dans le lait et dans l'huile de noix de coco. Il est utilisé en chimie analytique, dans l'industrie alimentaire et pour la fabrication de produits pharmaceutiques.

CAPSICINE *s. f. (angl. capsicin).* Principe actif âcre du piment de Cayenne.

CAPSICUM Genre de plantes de la famille des Solanacées, qui comprend différentes espèces, dont *C. annuum* ou piment rouge, et *C. fastigiatum*, dont le fruit desséché est un rubéfiant et un stimulant local.

CAPSIDE *s. f. (angl. capsid).* Enveloppe protéinique des virus, qui entoure et protège l'acide nucléique ; elle est antigénique. Il en existe deux types : à symétrie hélicoïdale et à symétrie icosaédrique.

CAPSOMÈRE *s. m. (angl. capsomer).* Chacune des unités protéiniques qui constituent la capside. Leur nombre et leur disposition sont spécifiques de chaque espèce de virus.

CAPSULATION *s. f. (angl. capsulation).* Introduction d'un médicament dans une capsule.

CAPSULE *s. f. (NA. capsula). (angl. capsule).* **1.** Formation anatomique disposée en enveloppe. **2.** Préparation médicamenteuse soluble dans les sucs digestifs et contenant un médicament. ◇ **ADIPEUSE DU REIN** *(NA. — adiposa renis). (angl. adipose — of kidney).* Enveloppe cellulograisseuse qui entoure et soutient le rein. ◇ **AMYLACÉE, GÉLATINEUSE, KÉRATINISÉE** *(angl. amylaceous, gelatinous, keratinous —).* Capsule médicamenteuse dont la paroi est constituée respectivement de gluten, de gélatine ou de kératine. ◇ **ARTICULAIRE** *(NA. — articularis). (angl. articular —).* Manchon fibreux, tapissé d'une membrane synoviale, qui maintient en contact les surfaces articulaires. ◇ **AUDITIVE** *(angl. auditory —).* Capsule cartilagineuse de l'embryon, qui donnera naissance au labyrinthe osseux. ◇ **BACTÉRIENNE** *(angl. bacterial —).* Enveloppe colloïdo-muqueuse qui entoure la paroi de certaines bactéries. ◇ **DE BOWMAN** ☞ ***CAPSULE GLOMÉRULAIRE.*** ◇ **DU CRISTALLIN** *(angl. crystalline —, lens —).* ☞ ***CRISTALLOÏDE.*** ◇ **EXTERNE** *(NA. — externa). (angl. external —).* Couche de substance blanche située en dehors du noyau lenticulaire du claustrum. ◇ **FIBREUSE DE LA RATE** *(NA. tunica fibrosa lienis). (angl. fibroelastic coat of the spleen).* Enveloppe fibreuse de la rate, qui pénètre par le hile pour engainer les vaisseaux. ◇ **FIBREUSE PÉRIVASCULAIRE** *(NA. — fibrosa perivascularis). (angl. fibrous perivascular —).* Tunique de tissu conjonctif enveloppant le foie et entourant les éléments du pédicule hépatique. SYN. ***CAPSULE DE GLISSON.*** ◇ **GLOMÉRULAIRE** *(NA. — glomeruli). (angl. glomerular —).* Portion amincie du tube urinaire qui coiffe le peloton vasculaire du glomérule rénal. SYN. ***CAPSULE DE BOWMAN.*** ◇ **INTERNE** *(NA. — interna). (angl. internal —).* Lame de substance blanche entre le noyau lenticulaire, le noyau caudé et le thalamus, qui forme deux bras, antérieur et postérieur. ◇ **MÉDICAMENTEUSE** *(angl. capsule).* Globule creux, de forme ovoïde, sphérique ou cylindrique, dont la paroi est susceptible de se dissoudre dans le tube digestif, et qui est rempli d'une substance médicamenteuse. ◇ **SURRÉNALE** *(angl. adrenal —).* ☞ ***GLANDE SUPRARÉNALE.***

CAPSULECTOMIE *s. f. (angl. capsulectomy).* Ablation de la capsule entourant un organe ou une formation (capsule du cristallin, capsule articulaire).

CAPSULITE *s. f. (angl. capsulitis).* Inflammation de la capsule d'un organe, en particulier de la gaine du bulbe de l'œil. ◇ **DU LABYRINTHE** ☞ ***OTOSPONGIOSE.*** ◇ **HÉPATIQUE** ☞ ***PÉRIHÉPATITE.*** ◇ **RÉTRACTILE** *(angl. frozen shoulder).* Rétraction et épaississement de la capsule articulaire de l'épaule, caractéristique de l'épaule bloquée.

CAPSULOLENTICULAIRE *adj. (angl. capsulolenticular).* Qui se rapporte au cristallin et à sa capsule. ☞ ***CATARACTE.***

CAPSULOPLASTIE *s. f. (angl. capsuloplasty).* Réfection d'une capsule articulaire.

CAPSULORRAPHIE *s. f. (angl. capsulorrhaphy).* Suture des parois d'une capsule articulaire.

CAPSULOTOME *s. m. (angl. capsulotome).* Instrument servant à inciser la capsule du cristallin.

CAPSULOTOMIE *s. f. (angl. capsulotomy).* Incision d'une capsule, en particulier celle du cristallin dans l'opération de la cataracte.

CAPTATION *s. f. (angl. captation).* Fascination, premier stade de l'hypnose ; attraction.

CAPTOPRIL *s. m. (angl. captopril).* Médicament inhibiteur de l'enzyme de conversion de l'angiotensine. Il est utilisé dans le traitement de l'hypertension artérielle et de l'insuffisance cardiaque.

CAPTURE *s. f. (angl. capture).* Dépolarisation atriale ou ventriculaire en réponse à une stimulation ectopique ou induite par un pacemaker. ◇ **VENTRICULAIRE** *(angl. ventricular —).* Au cours de la dissociation atrioventriculaire, survenue anticipée d'une contraction ventriculaire.

CAPUCHON DU CLITORIS *(angl. prepuce of clitoris).* Ancienne dénomination. ☞ ***PRÉPUCE CLITORIDIEN.***

CAPUT ◇ **OBSTIPUM (OU DISTORTUM)** ☞ ***TORTICOLIS.*** ◇ **PLANUM** ☞ ***COXA PLANA.***

CARABELLI (TUBERCULE DE) *(angl. Carabelli's tubercle).* Petit tubercule qui s'observe parfois sur la face linguale d'une molaire.

CARACTÈRE *s. m. (angl. character).* **1.** Ensemble des propriétés morphologiques et physiologiques qui différencient un organisme par rapport à d'autres. **2.** En psychologie et en psychiatrie, traits psychologiques et modalités du comportement relativement constants et propres à un individu. Freud formula le concept de structure dynamique du caractère en relation avec l'organisation de l'énergie libidinale et la prédominance de ses zones de fixation. Dans la caractérologie psychanalytique on décrit, par exemple, le caractère oral, anal, phallique, etc. ◇ **ACQUIS** *(angl. acquired —).* Modification non transmissible produite dans un organisme et résultant de sa propre activité ou du milieu ambiant. ◇ **DOMINANT** *(angl. dominant —).* Caractère déterminé par un gène dominant. Selon la loi de Mendel, il apparaît dans la première génération filiale et dans les trois quarts de la seconde. ◇ **LIÉ AU SEXE** *(angl. sex linked —).* Caractère héréditaire transmis par les chromosomes sexuels. ◇ **RÉCESSIF** *(angl. recessive —).* Caractère déterminé par un gène récessif et qui, par conséquent, ne se manifeste pas quand ce gène se trouve en présence de son allélomorphe dominant. Souvent, il n'apparaît pas dans la première génération filiale, mais dans une partie de la deuxième. ◇ **SEXUEL PRIMAIRE, SEXUEL SECONDAIRE** *(angl. primary, secondary sex —).* Caractère respectivement en relation directe (primaire) ou indirecte (secondaire) avec la reproduction sexuelle. L'existence des testicules ou des ovaires est un caractère sexuel primaire, l'existence des poils de la barbe est un caractère sexuel secondaire.

CARACTÉRIEL *adj.* **1.** Qui se rapporte au caractère. **2.** *s. m.* Se dit d'un individu pourvu d'une intelligence normale, mais qui présente des troubles du caractère (irritabilité, instabilité, agressivité) qui rendent difficile son adaptation au milieu familial, scolaire, social, et qui empêchent un développement psychologique harmonieux.

CARACTÉROLOGIE *s. f. (angl. characterology).* Étude du caractère considéré de façon isolée et de la formation de la personnalité. SYN. ***CARACTÉRIOLOGIE.***

CARAMEL *s. m. (angl. caramel).* Substance de couleur brunâtre, d'odeur et de saveur caractéristique, obtenue en chauffant du sucre. Il est utilisé en pharmacie comme agent colorant et aromatique.

CARATÉ *s. m.* ☞ ***PINTA.***

CARBAMATE *s. m. (angl. carbamate).* Sel de l'acide carbamique.

CARBAMAZÉPINE *s. f. (angl. carbamazepine).* Médicament employé dans le traitement de certaines épilepsies, comme les épilepsies temporales, et de certaines névralgies, comme les névralgies du trijumeau ou du glossopharyngien et dans certaines formes de psychoses maniaco-dépressives.

CARBAMIDE *s. m. (angl. carbamide).* ☞ ***URÉE.***

CARBAMIQUE (ACIDE) *(angl. carbamoyl acid).* Acide aminoformique, de formule NH_2COOH.

CARBIDOPA *s. f. (angl. carbidopa).* Inhibiteur de la décarboxylase qui ne franchit pas la barrière hématoencéphalique et, par conséquent, n'agit qu'à la périphérie. Elle est utilisée conjointement à la lévodopa dans le traitement de la maladie de Parkinson.

CARBIMAZOLE *s. m. (angl. carbimazole).* Dérivé du thioamide, qui inhibe la synthèse des hormones thyroïdiennes. Il est utilisé dans le traitement de l'hyperthyroïdie.

CARBOGÉNOTHÉRAPIE *s. f. (angl. carbondioxide therapy).* Emploi thérapeutique du carbogène (mélange d'oxygène et de gaz carbonique) dans les asphyxies ou les intoxications par des gaz toxiques.

CARBOHÉMIE *s. f. (angl. carbohemia).* Présence d'anhydride carbonique dans le sang. SYN. ***CARBONÉMIE.***

CARBOHYDRATE *s. m. (angl. carbohydrate).* Hydrate de carbone.

CARBOMÈTRE *s. m. (angl. carbonometer).* Appareil utilisé pour mesurer la quantité d'anhydride carbonique contenue dans l'air ou dans le sang. SYN. ***CARBONOMÈTRE.***

CARBONATE *s. m. (angl. carbonate).* Sel de l'acide carbonique.

CARBONATÉ *adj. (angl. carbonated).* **1.** Qui contient de l'anhydride carbonique. **2.** Qui a été transformé en carbonate.

CARBONE *s. m. (angl. carbon).* Élément non métallique tétravalent, qui existe sous plusieurs formes allotropiques : charbon, diamant, graphite. Numéro atomique : 6 ; masse atomique : 12,01. Il constitue l'élément fondamental des composés organiques. Il possède la caractéristique de former quatre liaisons covalentes, et se combine facilement avec lui-même et avec d'autres éléments non métalliques pour constituer des hydrocarbures, des hydrates de carbone, des alcools, des acides aminés, etc. Symbole : C. ◇ **(DIOXYDE DE)** *(angl. — dioxide).* Anhydride carbonique. ◇ **(HYDRATES DE)** *(angl. carbohydrates).* ☞ ***GLUCIDE.*** ◇ **(MONOXYDE OU OXYDE DE)** *(angl. — monoxide).* Gaz incolore, inodore et très toxique, de formule CO, qui se forme lorsque le charbon brûle en présence d'une faible quantité d'oxygène. Sa toxicité vient de son affinité pour l'hémoglobine, beaucoup plus grande que celle de l'oxygène, donnant lieu à la formation de carboxyhémoglobine, composé plus stable que l'oxyhémoglobine et qui diminue le transport d'oxygène dans le sang. ◇ **(TÉTRACHLORURE DE)** *(angl. — tetrachloride).* Liquide volatil, CCl_4, qui s'utilisait autrefois comme anesthésique et anthelminthique. On l'emploie comme solvant. Son inhalation est responsable d'atteintes rénales et hépatiques sévères. ◇ **(TRICHLORURE DE)** *(angl. — trichloride).* Substance solide blanche, C_2Cl_6, anesthésique local.

CARBONÉ *adj. (angl. carbonated).* Qui contient du carbone ; se dit en particulier de la chaîne d'une molécule organique, formée par des atomes de carbone.

CARBONIQUE (ACIDE) *(angl. carbonic acid).* **1.** Corps instable, H_2CO_3, qui résulte de la dissolution du dioxyde de carbone ou anhydride carbonique dans l'eau ; il forme des carbonates. **2.** Désignation impropre de l'anhydride carbonique.

CARBONOMÉTRIE (OU CARBOMÉTRIE) *s. f. (angl. carbonometry).* Mesure de la quantité d'anhydride carbonique contenue dans l'air expiré.

CARBOXYHÉMOGLOBINE *s. f. (angl. carboxyhemoglobin).* Combinaison d'oxyde de carbone et d'hémoglobine, rencontrée dans le sang après une intoxication par ce gaz. Cette combinaison empêche la fixation de l'oxygène sur l'hémoglobine et, par conséquent, s'oppose à la fonction d'oxygénation des hématies.

CARBOXYLASE *s. f. (angl. carboxylase).* Enzyme qui catalyse la fixation d'une molécule de dioxyde de carbone sur un composé organique.

CARBOXYLE *s. m. (angl. carboxyl).* Radical monovalent -COOH, présent dans presque tous les acides organiques.

CARBOXYPOLYPEPTIDASE *s. f. (angl. carboxypeptidase).* Enzyme protéolytique présente dans le suc pancréatique ; elle catalyse l'hydrolyse des protéines et des polypeptides.

CARBURE *s. m. (angl. carbide).* Combinaison du carbone avec un autre élément chimique. ◇ **D'HYDROGÈNE** ☞ ***HYDROCARBURE.***

CARBUTAMIDE *s. m. (angl. carbutamide).* 1-butyl-3-aminobenzène-sulfonylurée. Sulfamide hypoglycémiant.

CARCINOGÈNE *adj. (angl. carcinogen).* ☞ ***CANCÉROGÈNE.***

CARCINOGENÈSE *s. f. (angl. carcinogenesis).* Formation d'un cancer.

CARCINOÏDE *s. m. (angl. carcinoid tumor).* Tumeur rare, se développant le plus souvent dans la muqueuse de l'intestin grêle, notamment dans le segment terminal de l'iléon, aux dépens de cellules argentaffines, ainsi qu'à l'extrémité de l'appendice. C'est une tumeur d'évolution lente, avec un faible pouvoir invasif mais avec un pouvoir métastatique à distance précoce et important, en particulier vers le foie et le péritoine. C'est surtout en cas de métastases hépatiques que survient le syndrome carcinoïde qui comprend des altérations vasomotrices périodiques avec rubéfaction marquée et hypotension, hypermotilité intestinale accompagnée de douleurs abdominales et diarrhée, obstruction bronchique avec syndrome asthmatique et lésions endocardiques ; ce syndrome est secondaire à la libération par la tumeur de substances vasoactives, comme la sérotonine et la kallicréine. SYN. ***TUMEUR ARGENTAFFINE.***

CARCINOLOGIE *s. f. (angl. carcinology).* ☞ ***CANCÉROLOGIE.***

CARCINOLYSE *s. f. (angl. carcinolysis).* Destruction de cellules cancéreuses.

CARCINOMATEUX *adj. (angl. carcinomatous).* Qui est de la nature du carcinome.

CARCINOMATOSE *s. f. (angl. carcinomatosis).* État résultant de la dissémination d'un carcinome dans l'ensemble de l'organisme. SYN. ***CARCINOSE.***

CARCINOME *s. m. (angl. carcinoma).* Tumeur maligne formée de cellules épithéliales néoformées, et ayant la capacité de provoquer des métastases à distance, à un moment quelconque de son évolution. Elle peut apparaître en un endroit quelconque de l'organisme contenant de l'épithélium. Quand elle dérive d'un épithélium de revêtement, elle peut avoir une différenciation squameuse (carcinome épidermoïde) ou dériver de cellules basales (carcinome basocellulaire). Quand elle dérive d'un épithélium glandulaire, il existe une tendance à la formation de glandes normales. On parle alors d'adénocarcinome. Quand elle dérive d'un épithélium de transition, comme sur les voies urinaires, elle se nomme carcinome transitionnel (de la vessie, de l'uretère, du pelvis rénal). SYN. *ÉPITHÉLIOMA*. ◇ **ACINEUX** *(angl. acinar —)*. Épithélioma différencié en particulier pancréatique et salivaire comportant des structures analogues à des acini glandulaires. ◇ **ADÉNOÏDE CYSTIQUE** *(angl. adenoid cytic —)*. Carcinome caractérisé par des travées ou des cylindres de stroma hyalinisé ou mucineux, séparés ou entourés de cordons de cellules épithéliales. Quand les cylindres sont à l'intérieur des amas de cellules épithéliales, ils peuvent donner au tissu une apparence cribriforme. Ces tumeurs surviennent dans les glandes mammaires, dans les glandes muqueuses du tractus respiratoire supérieur et inférieur, et dans les glandes salivaires. Elles sont malignes, mais de croissance lente. ◇ **ALVÉOLAIRE** *(angl. alveolar —)*. Épithélioma dans lequel les cellules cancéreuses sont disposées en groupes arrondis ou ovalaires. ◇ **BASOCELLULAIRE** *(angl. basal cell —)*. ☞ *ÉPITHÉLIOMA BASOCELLULAIRE*. ◇ **BRANCHIOGÈNE** *(angl. branchial —)*. Tumeur maligne à structure épithéliale située dans la région du cou et caractérisée par la présence de reliquats de kystes branchiaux. SYN. *ÉPITHÉLIOMA BRANCHIAL*. ◇ **DES CELLULES DE LA GRANULOSA** *(angl. granulosa cell —)*. Transformation maligne des cellules de la granulosa (cellules entourant l'œuf et la cavité du follicule ovarien). ◇ **EMBRYONNAIRE** *(angl. embryonal —)*. Carcinome de forte malignité constitué de tissus peu différenciés de type embryonnaire. ◇ **ENDO-ÉPIDERMIQUE** *(angl. endoepidermic —)*. Carcinome limité à l'épiderme, les cellules basales de l'épiderme n'étant pas envahies par les cellules néoplasiques. SYN. *ÉPITHÉLIOMA INTRA ÉPIDERMIQUE*. ◇ **ÉPIDERMOÏDE** *(angl. squamous —)*. Carcinome constitué par un tissu pavimenteux rappelant l'épiderme, mais non localisé dans la peau. SYN. *ÉPITHÉLIOMA ÉPIDERMOÏDE*. ◇ **MUCO-CELLULAIRE** *(angl. mucocellular —)*. ☞ *KRUKENBERG (TUMEUR DE)*. ◇ **MUCO-ÉPIDERMOÏDE** *(angl. muco-epidermoid —)*. Tumeur épithéliale maligne d'un tissu glandulaire, en particulier des glandes salivaires, caractérisée par des acini avec cellules productrices de mucus et par la présence d'éléments squameux malins. SYN. *ÉPITHÉLIOMA MUCO-ÉPIDERMOÏDE*. ◇ **MUQUEUX** *(angl. mucinous —)*. Adénocarcinome qui sécrète du mucus en grandes quantités. SYN. *ADÉNOCARCINOME COLLOÏDE, ÉPITHÉLIOMA COLLOÏDE*. ◇ **PAPILLAIRE** *(angl. papillary —)*. Carcinome constitué, de façon prédominante ou exclusive, de structures papillaires, c'est-à-dire de formations conjonctivovasculaires bordées par des cellules épithéliales, en particulier dans la thyroïde. ◇ **SQUIRRHEUX** *(angl. scirrhous —)*. Carcinome riche en tissu conjonctif et pauvre en éléments néoplasiques, de consistance dure et de croissance généralement lente. ◇ **VILLEUX** *(angl. villous —)*. Carcinome dont les cellules sont ordonnées sous une forme villeuse (agglomération de nombreuses formations filiformes tassées donnant à sa surface un aspect « velu »).

CARCINOPHILIE *s. f. (angl. carcinophilia)*. État d'un milieu favorable au développement des cellules cancéreuses ou affinité à leur égard.

CARCINOPHOBIE *s. f. (angl. carcinophobia)*. ☞ *CANCÉROPHOBIE*.

CARCINOSARCOME *s. m. (angl. carcinosarcoma)*. Variété rare de tumeur maligne constituée d'éléments carcinomateux et sarcomateux. SYN. *ÉPITHÉLIOSARCOME*.

CARCINOSE *s. f. (angl. carcinosis)*. ☞ *CARCINOMATOSE*. ◇ **MILIAIRE** *(angl. miliary —)*. Forme de carcinose caractérisée par le développement de nombreux nodules rappelant la tuberculose miliaire.

CARDARELLI ◇ **(MALADIE DE)** *(angl. Riga-Fede disease)*. Ulcération du frein de la langue par frottement sur les incisures inférieures, en particulier lors de toux importante (coqueluche). ◇ **(SIGNE DE)** *(angl. Cardarelli's sign)*. Battements latéraux de la trachée en cas d'anévrysme de la crosse de l'aorte.

CARDEN (AMPUTATION OU OPÉRATION DE) *(angl. Carden's amputation)*. Amputation sus-condylienne du fémur avec création d'un seul lambeau antérieur contenant la patella.

CARDI-, CARDIO- *(angl. cardi-, cardio-)*. Préfixes d'origine grecque indiquant une relation avec le cœur ou le cardia.

CARDIA *s. m. (NA. cardia). (angl. cardia)*. Orifice œsophagien de l'estomac. (Le cardia est ainsi nommé en raison de sa situation proche du cœur.) SYN. *OSTIUM CARDIAQUE*.

CARDIAL *adj. (angl. cardial)*. Qui se rapporte au cardia.

CARDIALGIE *s. f. (angl. precordial pain)*. **1.** Sensation douloureuse localisée à la région épigastrique, correspondant au cardia. **2.** Douleur cardiaque.

CARDIAQUE *(angl. cardiac)*. **1.** *adj.* Qui se rapporte au cœur. **2.** *s. f. m.* Qui souffre d'une maladie du cœur. ◇ **NOIR** *(angl. Ayerza's disease)*. Cardiaque très cyanosé. ☞ *AYERZA (SYNDROME D')*.

CARDIATÉLIE *s. f.* ☞ *ATÉLOCARDIE*.

-CARDIE *(angl. -cardia)*. Suffixe d'origine grecque indiquant une relation avec le cœur.

CARDIECTASIE *s. f. (angl. cardiectasis)*. Dilatation cardiaque.

CARDIECTOMIE *s. f. (angl. cardiectomy)*. Excision du cœur (chez l'animal de laboratoire).

CARDINAL *adj. (angl. cardinal)*. De première importance, prééminent. ☞ *VEINE CARDINALE*.

CARDIOACCÉLÉRATEUR *adj. (angl. cardioaccelerator)*. Qui accélère le rythme cardiaque.

CARDIOANGIOGRAPHIE *s. f. (angl. cardioangiography).* ☞ ***ANGIOCARDIOGRAPHIE.***

CARDIOBACTERIUM Genre de bactéries à Gram négatif dont l'espèce *C. hominis* saprophyte naso-pharyngé peut être responsable d'endocardites.

CARDIOCENTÈSE *s. f. (angl. cardiocentesis).* Ponction ou incision du cœur.

CARDIOCINÉTIQUE *adj. (angl. cardiokinetic).* Qui stimule l'activité du cœur.

CARDIOCLASIE *s. f. (angl. cardioclasis).* Rupture du cœur.

CARDIOCYTE *s. m. (angl. cardiocyte).* Cellule musculaire cardiaque.

CARDIODILATATEUR *s. m. (angl. cardiodilator).* Instrument employé pour dilater le cardia œsogastrique en cas de sténose ou de cardiospasme.

CARDIODYNAMIQUE *s. f. (angl. cardiodynamics).* Étude de l'activité cardiaque.

CARDIODYNIE *s. f. (angl. cardiodynia).* Douleur dans la région du cœur.

CARDIOGÈNE *adj. (angl. cardiogenic).* Qui provient du cœur.

CARDIOGENÈSE *s. f. (angl. cardiogenesis).* Formation et développement du cœur chez l'embryon.

CARDIOGÉNIQUE *adj. (angl. cardiogenic).* D'origine cardiaque.

CARDIOGRAMME *s. m. (angl. cardiogram).* Tracé obtenu à l'aide du cardiographe.

CARDIOGRAPHE *s. m. (angl. cardiograph).* Instrument qui enregistre graphiquement l'intensité et les caractères des mouvements cardiaques.

CARDIOGRAPHIE *s. f. (angl. cardiography).* Ensemble des techniques graphiques servant à enregistrer les battements du cœur.

CARDIO-HÉPATOMÉGALIE *s. f. (angl. cardiohepatomegaly).* Augmentation de volume du cœur et du foie, signe de l'insuffisance ventriculaire droite.

CARDIO-INHIBITEUR *adj. (angl. cardioinhibitory).* Qui inhibe l'activité cardiaque.

CARDIOKINÉTIQUE *adj.* ☞ ***CARDIOCINÉTIQUE.***

CARDIOLIPIDE *s. m. (angl. cardiolipid).* Synonyme de « cardiolipine », anglicisme actuellement plus usité.

CARDIOLIPINE *s. f.* Phospholipide anionique mitochondrial, présent notamment dans le myocarde et dans les parois bactériennes, utilisé dans les réactions sérologiques de la syphilis.

CARDIOLOGIE *s. f. (angl. cardiology).* Branche de la médecine qui étudie l'appareil cardiovasculaire du point de vue morphologique, fonctionnel et pathologique. ◇ **INTERVENTIONNELLE** *(angl. operative —).* On regroupe sous ce terme les méthodes d'angioplasties artérielles (en particulier coronaires et d'intervention mécanique transcutanée sur le cœur sans ouverture thoracique).

CARDIOLOGUE *adj. (angl. cardiologist).* Médecin spécialiste des maladies du cœur.

CARDIOLYSE *s. f. (angl. cardiolysis).* Intervention permettant de libérer les adhérences entre le péricarde et le périoste sternal dans la médiastino-péricardite adhésive. On résèque le sternum et les côtes en regard du péricarde adhérent.

CARDIOMÉGALIE *s. f. (angl. cardiomegaly).* Augmentation du volume du cœur. ◇ **FAMILIALE** *(angl. hypertrophic cardiomyopathy).* Affection de cause inconnue, survenant chez des sujets jeunes et caractérisée par une hypertrophie cardiaque globale, prédominant sur les cavités gauches, d'évolution défavorable. SYN. ***CARDIOMYOPATHIE FAMILIALE.*** ◇ **GLYCOGÉNIQUE** *(angl. Pompe's disease).* Hypertrophie cardiaque due à l'accumulation de glycogène dans le myocarde. SYN. ***SYNDROME DE POMPE.***

CARDIOMYOPATHIE *s. f. (angl. cardiomyopathy).* ☞ ***MYOCARDIOPATHIE.***

CARDIOMYOPEXIE *s. f. (angl. cardiomyopexy).* Intervention qui consiste, après avoir excisé le péricarde, à fixer un lambeau du muscle pectoral sur le myocarde, afin d'améliorer la vascularisation cardiaque en cas d'insuffisance coronarienne.

CARDIOMYOPLASTIE *s. f. (angl. cardiomyoplasty).* Intervention par transplantation du muscle grand dorsal pour reconstituer le myocarde ventriculaire, ce fragment musculaire étant stimulé de façon synchrone au cœur. N'est plus pratiquée.

CARDIONÉCROSE *s. f. (angl. cardionecrosis).* Nécrose myocardique.

CARDIONECTEUR (SYSTÈME) *(angl. cardionector system).* Système nerveux autonome responsable de l'excitation et de la contraction myocardique.

CARDIOPATHIE *s. f. (angl. cardiopathy, heart disease).* Terme générique désignant toute affection du cœur. Il comprend les affections inflammatoires, toxiques et dégénératives, ainsi que celles dues à des malformations congénitales. ◇ **CARCINOÏDE** *(angl. carcinoid cardiopathy).* Atteinte de l'endocarde et des valvules du cœur droit par un épaississement fibroblastique au cours de l'évolution de tumeurs carcinoïdes du grêle. ◇ **CONGÉNITALE** *(angl. congenital heart disease).* Lésion cardiaque existant dès la naissance, conséquence d'anomalies du développement cardiaque embryonnaire. ◇ **CYANOGÈNE** *(angl. cyanotic heart disease).* Cardiopathie congénitale ou acquise avec insuffisance d'oxygénation du sang. ◇ **ISCHÉMIQUE** *(angl. ischemic cardiopathy).* Affection en rapport avec la diminution ou l'arrêt de la circulation dans un territoire coronaire.

CARDIOPHOBIE *s. f. (angl. cardiophobia).* Crainte morbide d'être atteint d'une maladie cardiaque.

CARDIOPHONE *s. m. (angl. cardiophone).* Appareil qui permet d'enregistrer les sons produits au cours de la révolution cardiaque.

CARDIOPLASTIE *s. f. (angl. cardioplasty).* Intervention plastique sur le cardia pour remédier à un rétrécissement ou à un cardiospasme. SYN. ***CARDIOMYOTOMIE.***

CARDIOPLÉGIE *s. f. (angl. cardioplegia).* Arrêt des contractions cardiaques induit par le froid ou chimiquement au cours de la chirurgie cardiaque.

CARDIOPNEUMATIQUE *adj. (angl. cardiopneumatic).* Qui se rapporte au cœur et à la respiration.

CARDIOPULMONAIRE *adj. (angl. cardiopulmonary).* Qui se rapporte au cœur et aux poumons.

CARDIOPYLORIQUE *adj. (angl. cardiopyloric).* Qui se rapporte au cardia et au pylore.

CARDIORÉNAL *adj. (angl. cardiorenal).* Qui se rapporte au cœur et au rein.

CARDIORESPIRATOIRE *adj. (angl. cardiorespiratory).* Qui se rapporte au cœur et au système respiratoire.

CARDIORRAPHIE *s. f. (angl. cardiorrhaphy).* Suture d'une plaie du muscle cardiaque.

CARDIORRHEXIE *s. f. (angl. cardiorrhexy).* Rupture du cœur.

CARDIOSCHISIS *s. m.* ☞ ***CARDIOLYSE.***

CARDIOSCOPE *s. m. (angl. cardioscope).* Instrument permettant l'exploration visuelle des cavités cardiaques.

CARDIOSÉLECTIF *adj. (angl. cardioselective).* Qui agit principalement sur le cœur. Se dit surtout de certains ß-bloquants.

CARDIOSPASME *s. m. (angl. cardiospasm).* Spasme du cardia.

CARDIOSPHYGMOGRAPHE *s. m. (angl. cardiosphygmograph).* Combinaison du cardiographe et du sphygmographe, permettant l'enregistrement simultané des pulsations cardiaques et du pouls radial.

CARDIOTHYRÉOSE *s. f. (angl. cardiothyreotoxicosis).* Hyperthyroïdie dont le tableau clinique est dominé par les troubles cardiaques. SYN. ***CARDIOTHYRÉOTOXICOSE.***

CARDIOTOCOGRAPHIE *s. f. (angl. cardiotocography).* Enregistrement continu et simultané du rythme cardiaque fœtal et du travail utérin lors de l'accouchement, afin de dépister précocement une souffrance fœtale.

CARDIOTOMIE *s. f. (angl. cardiotomy).* **1.** Incision du cœur. **2.** Incision du cardia.

CARDIOTONIQUE *adj. (angl. cardiotonic).* Qui augmente la tonicité du muscle cardiaque. S'emploie aussi comme substantif.

CARDIOTOXIQUE *adj. (angl. cardiotoxic).* Qui est toxique pour le cœur.

CARDIOVALVULITE *s. f. (angl. cardiovalvulitis).* Inflammation de l'endocarde qui recouvre les valvules cardiaques. SYN. ***ENDOCARDITE VALVULAIRE.***

CARDIOVASCULAIRE *adj. (angl. cardiovascular).* Qui se rapporte au cœur et aux vaisseaux sanguins.

CARDIOVERSION *s. f. (angl. cardioversion).* Rétablissement du rythme cardiaque normal au moyen d'un choc électrique externe.

CARDIOVIRUS Genre de virus de la famille des *Picornaviridae*, agent responsable de l'encéphalomyocardite chez les rats.

CARDITE *s. f. (angl. carditis).* Inflammation du cœur. Il s'agit essentiellement de cardite rhumatismale (localisation cardiaque du rhumatisme articulaire aigu).

CARENCE *s. f. (angl. deficiency).* Insuffisance ou absence dans l'organisme de certains éléments indispensables à son métabolisme. Elle peut être due à un apport insuffisant (carence alimentaire) ou à un défaut d'absorption (carence digestive). ◇ **AFFECTIVE** *s. f. (angl. affective —).* Trouble déterminé par une séparation ou une rupture du milieu familial, entraînant un manque de gratifications affectives dans la relation mère-enfant. ◇ **IMMUNITAIRE** ☞ ***DÉFICIT IMMUNITAIRE.***

CARÉNÉ *adj. (angl. carinate).* En forme de quille.

CARÈNE *s. f. (angl. carina of trachea).* ☞ ***ÉPERON TRACHÉAL.***

CARENTIEL *adj. (angl. deficient).* Qui se rapporte à une carence.

CARICINE *s. f. (angl. carica).* ☞ ***PAPAÏNE.***

CARIE *s. f. (angl. caries).* Dégradation du tissu osseux, aboutissant à son ramollissement et à sa destruction. ◇ **DENTAIRE** *(angl. dental —).* Destruction localisée et progressive des dents. Elle atteint d'abord l'émail (carie du premier degré), puis la dentine (carie du deuxième degré). Les caries de troisième degré se traduisent par une atteinte pulpaire et les caries du quatrième degré par la nécrose de la pulpe dentaire. ◇ **FONGUEUSE** *(angl. — fungosa).* Forme de tuberculose osseuse dans laquelle l'épiphyse présente des fongosités exubérantes vascularisées. ◇ **VERTÉBRALE** *(angl. spinal —).* ☞ ***POTT (MAL DE).***

CARLETON (TACHES DE) *(angl. Carleton's spots).* Petites zones de sclérose osseuse observées dans l'ostéo-arthrite gonococcique.

CARMAN (SIGNE DE) *(angl. Carman's sign).* ☞ ***MÉNISQUE DE CARMAN.***

CARMIN *s. m. (angl. carmine).* Matière colorante rouge tirée de la cochenille ; elle est utilisée comme colorant histologique. ◇ **D'INDIGO** *(angl. indigo —).* Indigosulfonate de sodium. Colorant pour les produits alimentaires, les cosmétiques, etc.

CARMINATIF *adj. (angl. carminative).* Qui favorise l'expulsion des gaz intestinaux.

CARMINIQUE (ACIDE) *(angl. carminic acid).* Substance de couleur rouge foncé. Il est utilisé comme colorant bactériologique et indicateur de pH. SYN. ***CARMINE.***

CARMINOPHILE *adj. (angl. carminophil).* Qui se colore facilement par le carmin.

CARNAUBA *s. m. (angl. carnauba wax).* Nom vernaculaire d'un palmier d'Amérique du Sud, *Copernicia cerifera*, qui possède une racine médicinale et dont les feuilles laissent exsuder la cire de carnauba, utilisée pour la fabrication de vernis.

CARNETT (SIGNE DE) *(angl. Carnett's sign).* La douleur à la pression de la paroi abdominale, les muscles abdominaux étant relâchés, peut être d'origine pariétale ou viscérale. Si le patient maintient volontairement contractés les muscles de l'abdomen, les doigts qui palpent ne peuvent entrer en contact avec les viscères sous-jacents et de ce fait toute sensibilité produite par la palpation sera d'origine pariétale. Une pression douloureuse lorsque les muscles sont relâchés est d'origine sous-pariétale.

CARNEY ◇ **(COMPLEXE DE)** *(angl. Carney's complex).* Affection à transmission autosomique dominante associant myxomes, schwannomes et tumeurs surrénaliennes, hypophysaires et cutanées. ◇ **(TRIADE DE)** *(angl. Carney's syndrome).* Association chez la femme jeune de léiomyoblastome gastrique, paragangliome et chondrose pulmonaire.

CARNIFICATION *s. f. (angl. carnification).* Modification des tissus de certains organes qui prennent un aspect de chair musculaire.

CARNIFORME *adj. (angl. fleshy appearance).* Qui a l'apparence de la chair.

CARNISATION *s. f. (angl. carnification).* SYN. ***CARNIFICATION.***

CARNITINE *s. f. (angl. carnitine).* Bétaïne triméthylique de l'acide β-hydroxy-β-aminobutyrique. Elle joue un rôle dans le métabolisme des acides gras. Un déficit en carnitine, affection autosomique récessive, a été décrite dans les maladies mitochondriales.

CARNOSINE *s. f. (angl. carnosine).* Dipeptide composé d'histidine et d'alanine, trouvé dans les muscles striés des vertébrés et dans le cerveau. Elle pourrait jouer un rôle de neuromédiateur.

CAROLI (MALADIE DE) *(angl. Caroli's disease).* Dilatation congénitale des canaux biliaires intrahépatiques segmentaires, se traduisant cliniquement par des douleurs abdominales aiguës à type de colique hépatique avec parfois ictère transitoire et fièvre en rapport avec des calculs intrahépatiques.

CARONCULE *s. f. (NA. caruncula). (angl. caruncle).* En anatomie, petite excroissance ou éminence charnue. ◇ **(GRANDE ET PETITE)** Ancienne dénomination. ☞ ***PAPILLE DUODÉNALE.*** ◇ **HYMÉNÉALE** *(angl. hymeneal —).* Chacune des petites saillies situées au pourtour de l'orifice vaginal, vestiges de l'hymen déchiré. ◇ **LACRYMALE** *(NA. — lacrimalis). (angl. lacrimal caruncula).* Petite saillie rouge située à l'angle médial de l'œil. ◇ **MYRTIFORME** *(angl. myrtiform —).* ☞ ***CARONCULE HYMÉNÉALE.*** ◇ **SUBLINGUALE** *(NA. — sublingualis). (angl. sublingual —).* Petite saillie située de chaque côté du frein de la langue, et au sommet de laquelle s'ouvrent le conduit submandibulaire et le conduit sulingual.

CAROTÈNE *s. m. (angl. carotene).* Pigment orangé présent dans les carottes, les pommes de terre, les tomates, les graisses et le jaune d'œuf, etc. ; hydrocarbure lipochrome existant sous différentes formes. Il peut être transformé en vitamine A par les organismes animaux.

CAROTÉNÉMIE *s. f. (angl. carotenemia).* Présence de carotène dans le sang ; en excès, elle entraîne parfois une pigmentation de la peau semblable à celle de l'ictère. SYN. ***CAROTINÉMIE.***

CAROTÉNODERMIE *s. f. (angl. carotenodermia).* Coloration jaune des téguments due à l'excès de carotène dans le sang. SYN. ***CAROTÉNOSE.***

CAROTÉNOÏDE *adj. (angl. carotenoid).* Pigment jaune synthétisé par les végétaux supérieurs et concentré dans la graisse animale après avoir été mangé par ceux ci. Le ß-carotène fait partie des caroténoïdes. SYN. ***CAROTINOÏDE.***

CAROTICOTYMPANIQUE *adj. (angl. caroticotympanic).* Qui se rapporte au canal carotidien et au tympan.

CAROTIDE *s. f. (angl. carotid).* ☞ ***ATLAS ANATOMIQUE DES ARTÈRES EN ANNEXE.***

CAROTIDIEN *adj. (angl. carotid).* Qui se rapporte à l'artère carotide.

CARPE *s. m. (NA. carpus). (angl. carpus).* Ensemble des huit os courts, disposés en deux rangées, qui forment le squelette du poignet : scaphoïde, lunatum, triquetrum, pisiforme, trapèze, trapézoïde, capitatum et hamatum. SYN. ***MASSIF CARPIEN.***

CARPECTOMIE *s. f. (angl. carpectomy).* Ablation d'une ou de deux rangées du carpe.

CARPENTER (SYNDROME DE) *(angl. Carpenter's syndrome).* Syndrome caractérisé par une acrocéphalie, un faciès particulier, une brachysyndactylie des doigts ou une syndactylie des orteils, un hypogénitalisme, une obésité et un retard du développement mental.

CARPENTIER (ANNEAU DE) *(angl. Carpentier's ring).* Prothèse utilisée dans l'annuloplastie mitrale et tricuspidienne.

CARPHOLOGIE *s. f. (angl. floccilation).* Mouvements désordonnés involontaires des mains qui semblent chercher à saisir des objets dans l'air ou dans les draps du lit. Ils sont observés au cours de certaines maladies fébriles ou des états délirants.

CARPIEN *adj. (angl. carpal).* Qui se rapporte au carpe.

CARPOCARPIEN *adj. (angl. carpocarpal).* Qui se rapporte à deux éléments distincts du carpe.

CARPOCYPHOSE *s. f. (angl. Madelung's deformity).* Déformation en baïonnette du profil interne des deux poignets par croissance asynchrone. Affection héréditaire à transmission autosomique dominante.

CARPOMÉTACARPIEN *adj. (angl. carpometacarpal).* Qui se rapporte au carpe et au métacarpe.

CARRAGHEEN *s. m. (angl. carragheenan).* Nom vernaculaire de *Chondrus crispus.* ☞ ***CHONDRUS.***

CARRÉ ◇ **DES LOMBES (MUSCLE)** *(NA. m. quadratus lumborum). (angl. quadrate muscle).* ☞ ***ATLAS ANATOMIQUE DES MUSCLES EN ANNEXE.*** ◇ **PLANTAIRE (MUSCLE)** *(angl. quadratus muscle of sole).* ☞ ***ATLAS ANATOMIQUE DES MUSCLES EN ANNEXE.***

CARRÉ (MALADIE DE) *(angl. canine distemper).* Maladie virale du chien, transmissible à l'homme, due à un *Morbilivirus.*

CARREFOUR ◇ **AORTIQUE** *(angl. aortic bifurcation).* Bifurcation terminale de l'aorte en deux artères iliaques primitives, siège de prédilection de l'athérome aortique. ◇ **PÉTRO-SPHÉNOÏDAL (SYNDROME DU)** *(angl. Jacod's syndrome).* Dû à une compression des IIe, IIIe, IVe, V^e^ et VIe nerfs crâniens par une tumeur de la trompe auditive, de l'hypophyse ou de l'orbite.

CARRINGTON (MALADIE DE) *(angl. Carrington's disease).* Pneumopathie chronique à éosinophiles comportant un asthme fébrile et un amaigrissement.

CARRION (MALADIE DE) *(angl. Carrion's disease).* ☞ ***BARTONELLOSE.***

CARTE DE RESTRICTION *(angl. restriction map).* Représentation graphique des sites de restrictions présents sur un segment déterminé d'ADN.

CARTER (OPÉRATIONS DE) *(angl. Carter's operations).* **1.** Technique pour la création d'une pupille artificielle par incision de la cornée associée à une iridotomie. **2.** Technique de rhinoplastie à l'aide d'un greffon ostéo-cartilagineux taillé au niveau d'une côte.

CARTILAGE *s. m. (NA. cartilago). (angl. cartilage).* Variété de tissu conjonctif caractérisé par une substance fondamentale compacte, transparente, élastique et résistante. Les cellules cartilagineuses sont contenues dans de petites cavités (chondroplastes). Le cartilage ne contient normalement ni vaisseaux, ni nerfs. Il en existe plusieurs variétés, selon la nature des fibres contenues dans la substance fondamentale (cartilage hyalin, élastique, fibreux). ◇ **ACCESSOIRE** *(angl. accessory —).* Chacun des petits cartilages situés dans les intervalles qui séparent les cartilages des narines des cartilages latéraux. SYN. ***CARTILAGE SÉSAMOÏDE, CARTILAGE ALAIRE ACCESSOIRE.*** ◇ **ARTICULAIRE** *(NA. — articularis). (angl. articular —).* Couche de cartilage hyalin lisse qui recouvre les surfaces articulaires des os. Elle a un double rôle de surface de frottement et d'organe élastique de transmission des pressions. SYN. ***CARTILAGE DE REVÊTEMENT.*** ◇ **ARYTÉNOÏDE** *(NA. — arytenoidea). (angl. arytenoid —).* Chacun des deux cartilages, droit et gauche, surmontant le cartilage cricoïde avec lequel ils s'articulent, et donnant insertion aux cordes vocales inférieures. ◇ **AURICULAIRE** *(NA. — auriculae). (angl. auricular —).* Fibrocartilage du pavillon de l'oreille. ◇ **CORNICULÉ** *(NA. — corniculata). (angl. corniculate —).* Petit cartilage en forme de crochet au sommet du cartilage aryténoïde. ◇ **COSTAL** *(NA. — costalis). (angl. costal —).* Prolongement antérieur cartilagineux de chaque côte. ◇ **CRICOÏDE** *(NA. — cricoidea). (angl. cricoid —).* Cartilage en forme d'anneau qui constitue la partie inférieure du larynx. ◇ **CUNÉIFORME** *(NA. — cuneiformis). (angl. cuneiform —).* Petit cartilage situé de chaque côté du repli aryténo-épiglottique. ◇ **DE CONJUGAISON** *(NA. — epiphysialis). (angl. epiphysial —).* Bande transversale de tissu cartilagineux réunissant la diaphyse et l'épiphyse d'un os long, et au niveau de laquelle s'effectue la croissance en longueur de l'os. SYN. ***CARTILAGE CONJUGAL, CARTILAGE DE CROISSANCE, CARTILAGE DIAPHYSO-ÉPIPHYSAIRE.*** ◇ **DE CROISSANCE** *(angl. growth —).* ☞ ***CARTILAGE DE CONJUGAISON.*** ◇ **DE LA CLOISON** ☞ ***CARTILAGE DU SEPTUM NASAL.*** ◇ **DE LA TRACHÉE** *(angl. tracheal —).* Anneaux cartilagineux, au nombre de 16 à 20, qui constituent le squelette de la trachée. ◇ **DE REVÊTEMENT** *(angl. articular —).* ☞ ***CARTILAGE ARTICULAIRE.*** ◇ **DIAPHYSO-ÉPIPHYSAIRE** *(angl. growth —).* ☞ ***CARTILAGE DE CONJUGAISON.*** ◇ **DU SEPTUM NASAL** *(NA. — septi nasi). (angl. septal — of nose).* Lame cartilagineuse verticale et médiane, située en avant du vomer et de la lame perpendiculaire de l'ethmoïde. Elle participe à la formation de la cloison des fosses nasales. ◇ **ÉLASTIQUE** *(angl. elastic (yellow) —).* Cartilage dans lequel la substance fondamentale est riche en fibres élastiques. On le trouve dans le méat acoustique externe, la trompe auditive, l'épiglotte, les cartilages aryténoïdes, cunéiformes et corniculés. ◇ **EN Y** *(angl. Y-cartilage).* Cartilage à trois branches qui, à la naissance, marque la séparation entre les trois points d'ossification principaux de l'os iliaque : l'ilion, l'ischion et le pubis. ◇ **ÉPIGLOTTIQUE** *(NA. — epiglottica). (angl. epiglottic —).* Cartilage impair du larynx, situé à la partie antéro-supérieure de celui-ci, en arrière du cartilage thyroïde. ◇ **FIBREUX** ☞ ***FIBROCARTILAGE.*** ◇ **HYALIN** *(angl. hyaline —).* Type de cartilage dont la substance fondamentale, d'apparence amorphe, translucide, est très résistante et élastique. Le cartilage hyalin est le plus répandu des tissus cartilagineux. Il constitue les anneaux de la trachée et des bronches, les parties cartilagineuses du nez, des côtes ; il recouvre les surfaces osseuses au niveau des articulations. ◇ **INFÉRIEUR DE L'AILE DU NEZ** *(NA. — alaris major). (angl. inferior — of nose).* Mince lamelle cartilagineuse située en dehors du cartilage de la cloison et au-dessous du cartilage latéral. SYN. *CARTILAGE DE LA NARINE.* ~ **LATÉRAL DU NEZ** *(NA. — nasi laterales). (angl. lateral — of nose).* Chacune des deux lamelles cartilagineuses triangulaires, situées de part et d'autre de la ligne médiane, sur les faces latérales du nez, au-dessous des os propres et au-dessus des ailes du nez. ~ **MIXTE** Cartilage dont la substance fondamentale est traversée par des faisceaux conjonctifs et par des fibres élastiques. ~ **NASAL** *(NA. — nasi). (angl. nasal —).* Les cartilages nasaux sont au nombre de cinq : les cartilages latéraux, les cartilages des ailes du nez et le cartilage de la cloison, auxquels s'ajoutent les petits cartilages alaires et les cartilages accessoires. ~ **PARACORDAL** *(angl. parachordal —).* Chacun des cartilages pairs situés sur les côtés de la partie occipitale de la notocorde de l'embryon. ~ **SÉSAMOÏDE** *(angl. sesamoid —, accessory —).* ☞ *CARTILAGE ACCESSOIRE.* ~ **TARSE** *(angl. tarsal —).* ☞ *TARSE PALPÉBRAL.* ~ **THYROÏDE** *(NA. — thyroidea). (angl. thyroid —).* Cartilage impair et médian, situé à la partie antéro-supérieure du larynx, au-dessus du cartilage cricoïde. Il est formé de deux lames latérales, quadrilatères, unies par leur bord antérieur faisant saillie vers l'avant. Cette saillie est beaucoup plus marquée chez l'homme que chez la femme, formant la pomme d'Adam. ~ **TRITICÉ** *(NA. — triticea). (angl. triticeal —).* Nodule cartilagineux rencontré parfois sur les deux ligaments thyro-hyoïdiens latéraux. ~ **VOMÉRONASAL** *(NA. — vomeronasalis). (angl. vomeronasal —).* Chacune des lamelles cartilagineuses situées de part et d'autre du bord postéro-inférieur du cartilage de la cloison nasale, au-dessus de l'extrémité antérieure du vomer et de l'épine nasale antérieure.

CARTILAGINEUX *adj. (angl. cartilaginous).* Qui est constitué par du cartilage.

CARTILAGINOÏDE *adj. (angl. cartilaginoid).* Qui ressemble au cartilage. SYN. *CARTILAGINIFORME.*

CARTOGRAPHIE *s. f. (angl. cartography, mapping).* ☞ *SCINTIGRAPHIE.*

CARUS *s. m. (angl. deep coma).* Degré extrême du coma (coma carus).

CARVALLO (SIGNE DE) *(angl. Carvallo's sign).* Dans l'insuffisance tricuspide, augmentation inspiratoire et diminution expiratoire du souffle systolique.

CARVÉDILOL *s. m. (angl. carvedilol).* Substance possédant une action à la fois α et β-bloquante, utilisée efficacement dans le traitement de l'insuffisance cardiaque chronique.

CARYO- *(angl. karyo-).* Préfixe d'origine grecque indiquant une relation avec le noyau cellulaire.

CARYOCINÈSE *s. f. (angl. karyokinesis).* Division du noyau cellulaire au cours de la mitose.

CARYOCLASIQUE *adj. (angl. karioklastic).* Se dit d'une substance qui peut léser le noyau cellulaire et interrompre la mitose.

CARYOCYTE *s. m. (angl. karyocyte).* Cellule nucléée.

CARYOGAMIE *s. f. (angl. karyogamy).* Fusion, lors de la fécondation, des noyaux des gamètes mâle et femelle pour former le noyau du zygote.

CARYOGENÈSE *s. f. (angl. karyogenesis).* Formation du noyau d'une cellule.

CARYOLYMPHE *s. f. (angl. karyolymph).* ☞ *NUCLÉOPLASME.*

CARYOLYSE *s. f. (angl. karyolysis).* Forme de nécrobiose dans laquelle le noyau cellulaire perd progressivement sa chromatine. SYN. *CHROMATOLYSE.*

CARYOLYTIQUE *adj. (angl. karyolytic).* Qui provoque la mort du noyau.

CARYOMÈRE *s. m. (angl. karyomere).* Vésicule contenant une petite quantité de substance nucléaire ou un chromosome, généralement à la suite d'une mitose anormale.

CARYOMICROSOME *s. m. (angl. karyomicrosome).* **1.** Segment du filament de chromatine. **2.** Particule du caryoplasme.

CARYOPHAGE *s. m. (angl. karyophage).* Parasite cellulaire qui phagocyte le noyau.

CARYOPLASME *s. m. (angl. karyoplasm).* Substance semi-liquide qui baigne le réseau de chromatine nucléaire.

CARYOPLASTE *s. m. (angl. karyoplast).* Noyau cellulaire.

CARYORRHEXIS *s. f. (angl. karyorrhexis).* Fragmentation du noyau cellulaire.

CARYOSOME *s. m. (angl. karyosome).* Masse sphérique de chromatine du noyau cellulaire.

CARYOSTASE *s. f. (angl. karyostasis).* Période de repos du noyau cellulaire, qu'on oppose à la caryocinèse.

CARYOTYPE *s. m. (angl. karyotype).* Représentation chromosomique complète d'un individu. Elle présente les chromosomes par paires, classés par ordre de taille décroissante, et en fonction de la position du centromère. Elle s'obtient par microphotographie d'une cellule somatique en état de mitose. Le caryotype masculin normal est 46 XY, le caryotype féminin normal est 46 XX. L'examen du caryotype permet de découvrir des anomalies chromosomiques.

CARYOZOAIRE *adj. (angl. karyozoic).* Parasite qui existe ou vit dans le noyau des cellules.

CAS *s. m. (angl. case).* **1.** Situation pathologique individuelle. **2.** Lorsqu'il s'agit d'épidémie, chacune des atteintes prises individuellement.

CASCARA *s. f. (angl. cascara bark).* Nom de différentes écorces utilisées en médecine comme laxatif. ~ **AMARGA** Écorce de *Sweetia panamensis*, arbre d'Amérique tropicale ; tonique. ~ **SAGRADA** Écorce de *Rhamnus purshiana*, arbuste de Californie, de la famille des Rhamnacées ; stimulante, laxative et cathartique.

CASÉEUX *adj. (angl. caseous).* Qui a la consistance du fromage.

CASÉIFICATION *s. f. (angl. caseation).* Processus de nécrose aboutissant à la formation de caséum. SYN. *DÉGÉNÉRESCENCE CASÉEUSE.* ☞ *CASÉUM.*

CASÉINE *s. f. (angl. casein).* Phosphoprotéine qui constitue la protéine principale du lait. Elle est précipitée sous forme d'un produit blanc, amorphe, par les acides dilués et est redissoute par les acides non dilués et les alcalis. Ses sels, les caséinates, sont utilisés en médecine. ◇ **VÉGÉTALE** *(angl. vegetal —).* Protéine extraite des tourteaux.

CASÉINOGÈNE *s. m. (angl. caseinogen).* Forme native de la caséine dans le lait.

CASÉUM *s. m. (angl. caseum).* Substance pâteuse, blanchâtre ou jaunâtre, résultant d'un processus de nécrose particulier aux lésions tuberculeuses.

CASONI (ÉPREUVE DE) *(angl. Casoni's test).* Injection intradermique de liquide hydatique pour le diagnostic de l'échinococcose. N'est plus utilisée.

CASSELBERRY (POSITION DE) *(angl. Casselberry's position).* Décubitus ventral après intubation, pour éviter une fausse route.

CASSERIUS (MUSCLE PERFORÉ DE) *s. m. (angl. coracobrachial muscle).* Muscle coracobrachial. ☞ *ATLAS ANATOMIQUE DES MUSCLES EN ANNEXE.*

CASSIA Genre d'arbustes de la famille des Légumineuses. Les feuilles et les gousses des espèces les plus importantes, *C. acutifolia, C. angustifolia, C. obovata*, fournissent le séné et la casse, utilisés comme laxatifs et purgatifs.

CASSIER *s. m.* Nom vernaculaire des arbres du genre *Cassia*.

CASTELLANI (BRONCHITE OU MALADIE DE) *(angl. bronchospirochetosis).* Bronchite hémorragique spirochétosique.

CASTELMAN (MALADIE OU TUMEUR DE) *(angl. Castelman's lymphoma).* Lymphome bénin unique, localisé au médiastin et au cou, curable chirurgicalement. Des tumeurs lymphoïdes multiples peuvent compliquer l'infection par le virus HIV. SYN. *HYPERPLASIE ANGIOFOLLICULAIRE.*

CASTILLO, TROBUCCO ET DE LA BOLZE (SYNDROME DE DEL) *(angl. germinal aplasia).* Variété de syndrome de Klinefelter avec azoospermie primitive.

CASTLE (FACTEUR DE) *(angl. Castle's factor).* ☞ *FACTEUR INTRINSÈQUE.*

CASTRATION *s. f. (angl. castration).* Ablation des glandes génitales, c'est-à-dire des testicules chez l'homme ou des ovaires chez la femme. En psychanalyse, on utilise ce terme pour désigner le complexe provoqué par la peur de la perte du pénis. ☞ *COMPLEXE DE CASTRATION.*

CASTROVIEJO (OPÉRATION DE) *(angl. Castroviejo's operation).* Transplantation cornéenne lors des opacités de la cornée.

CASUISTIQUE *s. f. (angl. casuistics).* Registre et étude des cas d'une maladie.

CAT *(angl. CAT).* **1.** Abréviation de *Children Aperception Test*, test psychologique projectif pour enfants qui se compose de 10 planches de figures animales (il existe une autre version avec des figures humaines) à partir desquelles l'enfant est invité à donner un bref compte rendu ou une histoire. **2.** Abréviation de *Computerized Axial Tomography*, pour tomographie axiale computérisée. ☞ *TOMODENSITOMÉTRIE.*

CATA- *(angl. cata-).* Préfixe d'origine grecque signifiant en bas et exprimant l'idée de dégradation, de recul.

CATABIOSE *s. f. (angl. catabiosis).* Déclin naturel des phénomènes vitaux dans une cellule, dû au vieillissement.

CATABOLIQUE *adj. (angl. catabolic).* Qui se rapporte au catabolisme ou qui lui est dû.

CATABOLISME *s. m. (angl. catabolism).* Ensemble des réactions de dégradation des composés organiques qui ont lieu chez les êtres vivants au cours du métabolisme. S'oppose à l'anabolisme.

CATABOLITE *s. m. (angl. catabolite).* Produit résultant du catabolisme.

CATACROTISME *s. m. (angl. catacrotism).* Irrégularité du pouls qui se traduit par de petits crochets dans la partie descendante du tracé sphygmographique.

CATADICROTISME *s. m. (angl. catadicrotism).* Catacrotisme caractérisé par une double expansion de l'artère après le choc principal.

CATADIDYME *s. m. (angl. catadidymus).* Monstre double chez lequel la soudure a lieu aux parties moyenne et inférieure du corps, la partie supérieure (thorax, tête) restant double.

CATADIOPTRIQUE *adj. (angl. catadioptric).* Qui se rapporte à un rayon lumineux à la fois réfléchi et réfracté.

CATAGÈNE *adj. (angl. catagen).* Terme désignant la phase d'involution du cheveu au cours du cycle pilaire.

CATAGENÈSE *s. f. (angl. involution).* Évolution régressive, involution.

CATAIRE *adj. (angl. purring).* Qui rappelle le ronronnement du chat. ☞ *FRÉMISSEMENT CATAIRE.*

CATALASE *s. f. (angl. catalase).* Enzyme catalysant la décomposition de l'eau oxygénée en oxygène et en eau. Elle existe dans pratiquement toutes les cellules, sauf chez certaines bactéries anaérobies.

CATALEPSIE *s. f. (angl. catalepsy).* État caractérisé par la perte de la motricité volontaire et de la sensibilité, avec une hypertonie s'opposant à toute tentative de mobilisation ; il s'associe à un maintien des attitudes imposées. La catalepsie est observée dans les états hypnotiques, la catatonie, l'hystérie, la schizophrénie et dans les syndromes parkinsoniens postencéphalitiques.

CATALEPTIQUE *adj. (angl. cataleptic).* Qui concerne la catalepsie.

CATALYSE *s. f. (angl. catalysis).* Augmentation de la vitesse d'une réaction chimique produite par la présence d'une substance qui n'entre pas dans la réaction. Les processus de catalyse de l'organisme sont régis par les enzymes.

CATALYSEUR *s. m. (angl. catalyzer).* Substance qui produit une catalyse.

CATALYTIQUE *adj. (angl. catalytic).* Qui se rapporte à la catalyse ou qui la provoque.

CATAMÉNIAL *adj. (angl. catamenial).* Qui se rapporte aux règles.

CATAMÉNOGÈNE *adj. (angl. catamenogenic).* Qui favorise l'apparition des règles.

CATAMNÈSE *s. f. (angl. catamnesis).* Histoire clinique d'une maladie, qui permet d'en suivre l'évolution et d'en établir le pronostic.

CATAPHASIE *s. f. (angl. verbigeration).* Trouble de la parole dans lequel le patient répète constamment le même mot ou la même phrase en réponse à une question posée.

CATAPHORÈSE *s. f. (angl. cataphoresis).* Mouvement des particules vers la cathode, dans l'électrophorèse.

CATAPHORIE *s. f. (angl. cataphoria).* Déviation des deux axes visuels vers le bas.

CATAPHYLAXIE *s. f. (angl. cataphylaxis).* Déplacement des leucocytes et des anticorps vers le siège d'une infection.

CATAPLASIE *s. f. (angl. cataplasia).* Atrophie dégénérative dans laquelle les tissus perdent une partie de leurs caractères propres, sans retourner à l'état de tissus embryonnaires. ☞ ***ANAPLASIE.***

CATAPLASME *s. m. (angl. cataplasm).* Topique de consistance pâteuse, préparé à partir d'une farine et d'une substance émolliente, et souvent additionné de produits médicamenteux. Il est appliqué sur la peau comme décongestif local ou comme révulsif. ◇ **SINAPISÉ** *(angl. poultice).* Cataplasme saupoudré avec de la farine de moutarde.

CATAPLEXIE *s. f. (angl. cataplexy).* Diminution ou perte du tonus musculaire sans perte de connaissance, apparaissant spontanément ou provoquée par des émotions. Elle est fréquemment associée à une narcolepsie et à des hallucinations hypnagogiques, composant le syndrome de Gélineau.

CATARACTE *s. f. (angl. cataract).* Opacité partielle ou totale du cristallin. ◇ **ADHÉRENTE** *(angl. adhesive —).* Cataracte associée à des adhérences entre l'iris et le cristallin. ◇ **BLEUE CONGÉNITALE** *(angl. congenital blue —).* Cataracte caractérisée par des ponctuations bleutées. SYN. ***CATARACTE CÉRULÉENNE CONGÉNITALE.*** ◇ **CALCAIRE** *(angl. calcareous —).* Cataracte due à des dépôts de sels de calcium. ◇ **CAPSULAIRE** *(angl. capsular —).* Cataracte située au niveau de la capsule antérieure ou postérieure du cristallin d'origine congénitale. ◇ **CAPSULO-LENTICULAIRE** *(angl. capsulolenticular —).* Cataracte située à la fois dans la capsule et dans le cristallin. ◇ **CENTRALE** ☞ ***CATARACTE NUCLÉAIRE.*** ◇ **COMPLÈTE** ☞ ***CATARACTE TOTALE.*** ◇ **COMPLIQUÉE** *(angl. complicated —).* **1.** Cataracte secondaire à une autre pathologie oculaire. **2.** Cataracte en rapport avec une affection générale. ◇ **CONGÉNITALE** *(angl. congenital —).* Cataracte existant dès la naissance ; d'origine soit génétique à transmission autosomique variable, soit toxique, infectieuse, etc. ◇ **CORALLIFORME, CORONAIRE** *(angl. coralliform, coronary —).* Cataracte respectivement en forme de corail ou de couronne. ◇ **CORTICALE** *(angl. cortical —).* Cataracte dans laquelle l'opacité siège au niveau des couches corticales du cristallin. ◇ **DÉBUTANTE** *(angl. immature —).* Cataracte en début d'évolution, qui présente des zones d'opacités alternant avec des zones transparentes. ◇ **DES SUTURES** *(angl. sutural —).* Cataracte congénitale qui atteint les sutures en Y du noyau embryonnaire du cristallin. ◇ **DIABÉTIQUE** *(angl. diabetic —).* Cataracte secondaire à un diabète. En général elle est molle, volumineuse, blanche et bilatérale. ◇ **DURE** *(angl. calcareous —).* Cataracte dont le noyau est dur, constitué en général par un dépôt de carbonate de calcium. ◇ **ÉLECTRIQUE** *(angl. electric —).* Cataracte provoquée par la lumière très intense produite lors d'un soudure à l'arc électrique. SYN. ***CATARACTE DES SOUDEURS À L'ARC.*** ◇ **GLAUCOMATEUSE** *(angl. glaucomatous —).* Cataracte associée à un glaucome. ◇ **GRISE** *(angl. senile nuclear sclerotic —).* Cataracte corticale sénile. ◇ **HYPERMÛRE** *(angl. hypermature —).* Cataracte dont le cristallin s'est solidifié et atrophié ou, à l'inverse, s'est liquéfié. ◇ **INFANTILE** *(angl. juvenile —).* Cataracte zonulaire de la première enfance, non congénitale. ◇ **INTUMESCENTE** *(angl. intumescent —).* Cataracte dans laquelle le cristallin est augmenté de volume. ◇ **LAITEUSE** *(angl. hyperripe —).* Cataracte hypermûre dans laquelle le cristallin s'est transformé en un liquide laiteux. ◇ **LAMELLAIRE** ☞ ***CATARACTE ZONULAIRE.*** ◇ **MEMBRANEUSE** *(angl. membranous —).* Cataracte avec destruction ou résortion totale du cristallin et persistance de la seule capsule. ◇ **MOLLE** *(angl. immature —).* Cataracte ne possédant pas de noyau dur. ◇ **MÛRE** *(angl. mature —).* Cataracte dans laquelle le cristallin est totalement opaque et peut être extrait de sa capsule. ◇ **NOIRE** *(angl. black —).* Opacité très foncée du noyau cristallinien, la pupille paraissant noire. ◇ **NUCLÉAIRE** *(angl. nuclear —).* Cataracte sénile où l'opacité est localisée au noyau du cristallin. SYN. ***CATARACTE CENTRALE.*** ◇ **PÉRINUCLÉAIRE** *(angl. perinuclear —).* Opacité discoïde entourant le noyau central du cristallin. ◇ **POLAIRE, ANTÉRIEURE ET POS-**

TÉRIEURE *(angl. polar —).* Cataractes capsulaires situées respectivement aux pôles antérieur et postérieur du cristallin. ◇ **PROGRESSIVE** *(angl. progressive —).* Cataracte non opérée et passant par les trois phases : débutante, mûre et hypermûre. ◇ **PUNCTIFORME** *(angl. punctuate —).* Cataracte caractérisée par une série d'opacités punctiformes. ◇ **PYRAMIDALE** *(angl. pyramidal —).* Cataracte polaire antérieure de forme plus ou moins pyramidale, à sommet antéreur. ◇ **SECONDAIRE** *(angl. secondary —).* Cataracte apparaissant après extraction du cristallin, due à l'opacification de masses cristalliniennes résiduelles. ◇ **SÉNILE** *(angl. senile —).* Opacification du cristallin observée chez les personnes âgées, et pouvant prendre diverses formes. ◇ **SOUS-CAPSULAIRE** *(angl. subcapsular —).* Cataracte située immédiatement au-dessous de la capsule antérieure ou postérieure du cristallin. ◇ **TOTALE** *(angl. total —).* Cataracte affectant la totalité du cristallin. SYN. ***CATARACTE COMPLÈTE.*** ◇ **TOXIQUE** *(angl. toxic —).* Cataracte due à des substances toxiques (antimitotiques, corticoïdes, etc.). ◇ **TRAUMATIQUE** *(angl. traumatic —).* Cataracte consécutive à un traumatisme du globe oculaire. ◇ **TREMBLOTANTE** Cataracte associée à un iridodonésis (tremblotement de l'iris). ◇ **ZONULAIRE** *(angl. zonular —).* Opacité n'affectant que certaines couches cristalliniennes entre le cortex et le noyau. SYN. ***CATARACTE LAMELLAIRE.***

CATARRHAL *adj. (angl. catarrhal).* Qui s'accompagne de sécrétions abondantes séromuqueuses. Ex. *inflammation catarrhale.*

CATARRHE *s. m. (angl. catarrh).* Terme ancien désignant toute inflammation aiguë ou chronique des muqueuses, s'accompagnant d'une hypersécrétion. Il est actuellement réservé uniquement aux inflammations des voies respiratoires accompagnées de sécrétions abondantes. ◇ **BRONCHIQUE** *(angl. bronchial —).* ☞ ***BRONCHITE.*** ◇ **DES GOURMES** Bronchite catarrhale due aux passage de larves d'ankylostomes dans les voies aériennes supérieures. ◇ **ESTIVAL** *(angl. hay fever).* Désignation ancienne du rhume des foins. ◇ **SUFFOCANT** *(angl. suffocative —).* ☞ ***BRONCHITE CAPILLAIRE.***

CATASTALTIQUE *adj. (angl. catastaltic).* Qui se rapporte au catastaltisme.

CATASTALTISME *s. m. (angl. catastaltism).* Vague de contraction descendante dans l'intestin, semblable à celle du péristaltisme mais non précédée d'une zone d'inhibition de la contraction.

CATATONIE *s. f. (angl. catatonia).* Ensemble de trouble psychomoteurs caractérisé par l'inertie et le négativisme avec absence totale de réaction aux stimulations. Elle peut être associée à des contractions de certains groupes musculaires entraînant des attitudes figées, paradoxales. Elle s'observe essentiellement au cours de la schizophrénie.

CATATRICROTISME *s. m. (angl. catatricrotism).* Irrégularité du tracé sphygmographique caractérisée par la présence de trois petites élévations sur la ligne descendante.

CATÉCHOL *s. m. (angl. catechol).* ☞ ***PYROCATÉCHOL.***

CATÉCHOLAMINE *s. f. (angl. catecholamine).* Nom générique des amines vasopressives sympathicomimétiques. Il s'agit de l'adrénaline et de la noradrénaline, de leur précurseur, la dopamine, et de leurs métabolites dérivés, les métanéphrines, l'acide vanylmandélique. Elles proviennent de la médullosurrénale ainsi que des autres éléments du système chromaffine.

CATÉLECTROTONUS *s. m. (angl. catelectrotonus).* Augmentation de l'irritabilité d'un nerf ou d'un muscle lorsqu'il est à proximité de la cathode.

CATÉNAIRE *adj. (angl. catenary).* **1.** Qui se rapporte à la chaîne des ganglions sympathiques ou à une chaîne moléculaire. **2.** *(angl. chain reaction).* Se dit des réactions en chaîne.

CATÉNOÏDE *adj. (angl. catenoid).* Qui ressemble à une chaîne.

CATGUT *s. m. (angl. catgut).* Fil résorbable employé dans certains pays pour les ligatures et les sutures chirurgicales. Il est préparé à partir de collagène de mammifère, notamment de l'intestin grêle du mouton. ◇ **ARGENTÉ** *(angl. silverized —).* Catgut imprégné d'argent afin de le rendre plus solide. ◇ **CHROMÉ** *(angl. chromic —).* Catgut imprégné de trioxyde de chrome afin de ralentir sa résorption. ◇ **IODÉ** *(angl. iodine —).* Catgut imprégné d'une solution iodo-iodurée.

CATHARSIS *s. f. (angl. catharsis).* Effet libérateur produit par la décharge des affects refoulés liés à des conflits inconscients ou à des événements traumatiques. ☞ ***ABRÉACTION.***

CATHARTIQUE *adj. (angl. cathartic).* Qui exerce une action purgative ; qui se rapporte à la purgation.

CATHELIN (MÉTHODE DE) *(angl. Cathelin's method).* Injection d'une substance médicamenteuse dans l'espace épidural sacral.

CATHEPSINE *s. f. (angl. cathepsin).* Protéinase présente dans les lysosomes de nombreux tissus. Elle intervient dans leur autolyse et leur autodigestion.

CATHÉTER *s. m. (angl. catheter).* Instrument chirurgical tubulaire rigide ou flexible servant à évacuer le liquide d'une cavité ou à y injecter un produit, et à dilater un orifice ou un conduit naturel (cathéter à ballonnet).

CATHÉTÉRISME *s. m. (angl. catheterization).* Introduction d'un cathéter dans un conduit ou une cavité naturels de l'organisme à des fins diagnostiques ou thérapeutiques. ◇ **CARDIAQUE** *(angl. heart —).* Introduction par voie veineuse (généralement à partir de la veine humérale) ou artérielle d'une sonde dans les cavités du cœur dans un but diagnostique ou thérapeutique.

CATHISOPHOBIE *s. f. (angl. cathisophobia).* Crainte morbide de s'asseoir ou de rester assis.

CATIVI *s. m. (angl. cativi).* ☞ ***PINTA.***

CATOPTROSCOPE *s. m. (angl. catoptroscope).* Instrument permettant d'examiner les objets à l'aide de la lumière réfléchie.

CATTERALL (CLASSIFICATION DE) *(angl. Catterall's classification).* Classification à visée pronostique fondée sur les signes radiologiques de l'ostéochondrite primitive de la hanche.

CAUDAL *adj. (angl. caudal).* Qui se rapporte à la queue ou à un appendice terminal.

CAUDÉ *adj. (angl. caudate).* Qui est pourvu d'une queue. ☞ ***NOYAU CAUDÉ.***

CAUMESTHÉSIE *s. f. (angl. caumesthesia).* Sensation de chaleur brûlante ressentie alors que la température ambiante et celle du sujet ne sont pas particulièrement élevées.

CAUSALGIE *s. f. (angl. causalgia).* Sensation de brûlure lancinante avec hyperesthésie cutanée et troubles vasomoteurs ; elle est habituellement due à une lésion traumatique du nerf périphérique du territoire cutané atteint.

CAUSTIQUE *adj. (angl. caustic).* Qui détruit les tissus organiques ; se dit d'une substance qui exerce une action corrosive sur les tissus (s'emploie aussi comme substantif). ◇ **LUNAIRE** *(angl. lunar —).* Nitrate d'argent. ◇ **MITIGÉ** *(angl. mitigated —).* Mélange de nitrate d'argent et de nitrate de potassium.

CAUTÈRE *s. m. (angl. cautery).* Tige métallique dont l'extrémité est chauffée au rouge pour brûler superficiellement la peau ou les tissus. ◇ **ACTUEL** *(angl. actual —).* Cautère dont l'application entraîne immédiatement une brûlure des tissus. ◇ **POTENTIEL** *(angl. potential —).* Cautère qui exerce son action par la chaleur.

CAUTÉRISATION *s. f. (angl. cauterization).* Application d'un cautère ou d'une substance caustique pour détruire des tissus. ◇ **LENTE** *(angl. moxa cautery).* Cautérisation pratiquée à l'aide d'un moxa.

CAVERNE *s. f. (angl. cavitation).* Excavation formée au sein d'un parenchyme, notamment pulmonaire, après évacuation du tissu nécrosé. Le plus souvent, elle est d'origine tuberculeuse.

CAVERNEUX *adj. (angl. cavernous).* **1.** Qui présente des cavernes ; qui s'y rapporte. **2.** Dont la structure est caractérisée par la présence de lacunes communicantes. EX. *angiome caverneux.* ☞ ***CORPS CAVERNEUX DU CLITORIS, CORPS CAVERNEUX DU PÉNIS.***

CAVERNILOQUIE *s. f. (angl. caverniloquy).* Pectoriloquie de basse tonalité indiquant l'existence d'une caverne dans le poumon.

CAVERNITE *s. f. (angl. cavernitis).* Inflammation des corps caverneux de la verge.

CAVERNOME *s. m.* ☞ ***ANGIOME CAVERNEUX.***

CAVERNOSTOMIE *s. f. (angl. cavernostomy).* Incision et drainage d'une caverne ou d'un abcès pulmonaire à travers la paroi thoracique.

CAVITAIRE *adj. (angl. cavitary).* Qui est caractérisé par la présence d'une ou de plusieurs cavités, ou qui se rapporte à une cavité.

CAVITATION *s. f. (angl. cavitation).* Formation de cavités ou de bulles dans un liquide, avec dégagement de gaz dissous, sous l'effet d'une vibration mécanique de fréquence élevée (notamment d'ultra-sons).

CAVITÉ *s. f. (NA. cavitas). (angl. cavity).* **1.** Espace creux, partiellement ou entièrement fermé, délimité par une structure anatomique ou par un ensemble de structures. Il peut être vide ou, le plus souvent, occupé par d'autres structures ou organes. **2.** Excavation dans un organe due à un processus pathologique. ◇ **ABDOMINALE** *(NA. — abdominalis). (angl. abdominal —).* ☞ ***ABDOMEN.*** ◇ **AMNIOTIQUE** *(angl. amniotic —).* Cavité limitée par l'amnios, et remplie de liquide amniotique, dans lequel baigne l'embryon. ◇ **ANCYROÏDE** *(angl. occipital horn of lateral ventricle).* Ancienne dénomination. ☞ ***CORNE OCCIPITALE DU VENTRICULE LATÉRAL.*** ◇ **ARTICULAIRE** *(NA. — articularis). (angl. articular —).* Espace compris entre les extrémités osseuses et la paroi de la capsule articulaire. ◇ **BUCCALE** *(NA. — oris). (angl. buccal —).* ☞ ***CAVUM ORIS.*** ◇ **CŒLOMIQUE** ☞ ***CŒLOME.*** ◇ **COTYLOÏDE** *(angl. acetabulum).* Ancienne dénomination. ☞ ***ACÉTABULUM.*** ◇ **DE SEGMENTATION** *(angl. segmentation —).* SYN. ***BLASTOCÈLE.*** ◇ **ÉPIDURALE** *(angl. epidural —).* ☞ ***ESPACE ÉPIDURAL.*** ◇ **GLÉNOÏDE** *(NA. — glenoidalis). (angl. glenoid —).* Cavité située à l'angle externe de la scapula, qui s'articule avec la tête de l'humérus. ◇ **MÉDULLAIRE** *(NA. — medullaris). (angl. medullar —).* Cavité située dans un os long et qui contient la moelle osseuse. SYN. ***CANAL MÉDULLAIRE.*** ◇ **NASALE** ☞ ***CAVUM NASI.*** ◇ **ORALE** *(angl. oral —).* ☞ ***BOUCHE.*** ◇ **ORBITAIRE** *(angl. orbital —).* ☞ ***ORBITE.*** ◇ **PELVIENNE** *(NA. — pelvis). (angl. pelvic —).* Cavité circonscrite par le vrai pelvis et ses parties molles. ◇ **PÉRICARDIQUE** *(NA. — pericardiaca). (angl. pericardial —).* Cavité virtuelle comprise entre les deux feuillets du péricarde. ◇ **PÉRITONÉALE** *(NA. — peritonealis). (angl. peritoneal —).* Cavité virtuelle comprise entre les deux feuillets, pariétal et viscéral, du péritoine, qui peut devenir réelle en cas d'épanchement. ◇ **PLEURALE** *(NA. — pleuralis). (angl. pleural —).* Cavité virtuelle comprise entre les deux feuillets de la plèvre, qui peut devenir réelle en cas d'épanchement. ◇ **PULPAIRE** *(angl. pulp —).* ☞ ***CAVUM DENTIS.*** ◇ **SEPTALE** *(angl. — of septum lucidum).* ☞ ***CAVUM SEPTI PELLUCIDI.*** ◇ **SÉREUSE** *(angl. serous —).* Cavité de l'organisme tapissée de mésothélium. EX. *cavités du péritoine, de la plèvre, du péricarde.* ◇ **SIGMOÏDE DU CUBITUS** *(angl. incisure of ulna).* Ancienne dénomination. ☞ ***INCISURE DE L'ULNA.***

⊂⊃ **SIGMOÏDE DU RADIUS** *(angl. sigmoid — of radius).* Ancienne dénomination. ☞ ***INCISURE ULNAIRE DU RADIUS.*** ⊂⊃ **SOUS-GERMINALE** *(angl. subgerminal —).* Dans l'œuf, cavité située entre la face profonde du blastoderme et le vitellus. ⊂⊃ **SPLANCHNIQUE** *(angl. splanchnic —).* Cavité du corps occupée par des viscères. EX. *cavité abdominale.* ⊂⊃ **THORACIQUE** *(NA. — thoracis). (angl. thoracic —).* Cavité splanchnique située audessus du diaphragme. ⊂⊃ **TRIGÉMINALE** *(NA. — trigeminalis). (angl. trigeminal —).* Espace creux situé dans la dure-mère au niveau de la face antérieure du rocher, et qui contient le ganglion trigéminal. ⊂⊃ **TYMPANIQUE** *(NA. — tympani). (angl. tympanic —).* Cavité de l'oreille moyenne traversée par la chaîne des osselets. SYN. ***CAISSE DU TYMPAN.***

CAVITÉS ⊂⊃ **MASTOÏDIENNES** *(angl. mastoid antrum).* Ancienne dénomination. ☞ ***ANTRE MASTOÏDIEN.*** ⊂⊃ **NASALES** *(NA. cavitas nasi). (angl. nasal cavity).* Sinus des fosses nasales.

CAVOGRAPHIE *s. f. (angl. cavography).* Radiographie d'une veine cave après injection d'un produit opaque aux rayons X.

CAVUM *s. m. (NA. cavum). (angl. cavity).* **1.** En anatomie, nom donné à certaines cavités. **2.** SYN. ***RHINOPHARYNX.*** ⊂⊃ **DENTIS** *(angl. dental —).* Cavité centrale de la dent, contenant la pulpe dentaire, les nerfs et les vaisseaux. ⊂⊃ **NASI** *(angl. nasal —).* Fosses nasales. ⊂⊃ **ORIS** *(angl. mouth).* Bouche. ⊂⊃ **SEPTI PELLUCIDI** Cavité virtuelle limitée par les deux lamelles nerveuses qui forment le septum lucidum.

CAYOR (VER DU) *(angl. Tombu fly maggot).* Larve de *Cordylobia anthropophaga*, mouche africaine (mouche toumbou). Elle s'introduit dans la peau de l'homme et des animaux, entraînant la formation de lésions furonculeuses très douloureuses. SYN. ***VER DU NATAL.***

CCK *s. f. (angl. CCK).* Abréviation de cholécystokinine.

CCMH *(angl. MCCH).* Abréviation de concentration corpusculaire moyenne en hémoglobine. ☞ ***HÉMOGLOBINE.***

Cd *(angl. Cd).* Symbole chimique du cadmium.

CDDA *(angl. ADDC).* Abréviation de cytotoxicité dépendante des anticorps. Réaction cytotoxique au cours de laquelle les cellules tueuses porteuses de récepteurs au fragment Fc des immunoglobulines reconnaissent les cellules cibles sur lesquelles des anticorps spécifiques sont fixés.

CDNA ☞ ***ADNC.***

Ce *(angl. Ce).* Symbole chimique du cérium.

CÉBOCÉPHALIE *s. f. (angl. cebocephalia).* Malformation de la tête et de la face caractérisée par une étroitesse des fosses nasales avec rapprochement considérable des deux orbites, et un nez rudimentaire, souvent réduit à une seule narine.

CÉCITÉ *s. f. (angl. blindness).* État d'une personne privée de la vue. ⊂⊃ **CORTICALE** *(angl. cortical —).* Cécité résultant d'une lésion du cortex visuel. ⊂⊃ **CRÉPUSCULAIRE** *(angl. night —).* ☞ ***HÉMÉRALOPIE.*** ⊂⊃ **DES RIVIÈRES** *(angl. river —).* Cécité secondaire aux lésions de choriorétinite causée par les microfilaires d'*Onchocerca volvulus.* ☞ ***ONCHOCERCA.*** ⊂⊃ **DIURNE** *(angl. day —).* Acuité visuelle diminuée sous un éclairage intense. ⊂⊃ **LITTÉRALE** *(angl. word —).* Cécité verbale caractérisée par une impossibilité de lire les lettres de l'alphabet. ⊂⊃ **MONOCULAIRE TRANSITOIRE** *(angl. transient monocular —).* Perte transitoire de la vue d'un œil en rapport avec un accident vasculaire transitoire dans le territoire de la carotide interne. ⊂⊃ **MUSICALE** *(angl. music —).* Incapacité de comprendre la notation musicale. ⊂⊃ **NOCTURNE** *(angl. night —).* ☞ ***HÉMÉRALOPIE.*** ⊂⊃ **PSYCHIQUE** *(angl. psychic —).* Trouble psychique consistant en l'incapacité de reconnaître et de nommer les objets, observé dans l'aphasie sensorielle. ⊂⊃ **VERBALE** *(angl. word —).* Impossibilité de reconnaître le caractère symbolique des mots écrits.

CÈDRE *s. m. (angl. cedar).* Nom de plusieurs arbres, principalement conifères, des genres *Cedrus, Juniperus* et *Cupressus.* L'essence de cèdre, extraite de *Juniperus virginiana*, est utilisée pour l'immersion des objectifs microscopiques.

CEELEN-GELLERSTEDT (SYNDROME DE) *(angl. idiopathic pulmonary hemosiderosis).* Hémosidérose pulmonaire idiopathique.

CEINTURE *(angl. girdle).* Partie fixe d'un membre attachée au tronc. Elle comprend des os, des articulations et des muscles. ⊂⊃ **PELVIENNE** *(NA. cingulum membri inferioris / pelvicum). (angl. pelvic —).* Ensemble osseux formé par les deux os iliaques, qui relie les membres inférieurs au tronc par l'intermédiaire du sacrum. ⊂⊃ **SCAPULAIRE** *(NA. cingulum membri superioris / pectorale). (angl. scapular —).* Ensemble osseux formé par les deux clavicules et les deux scapulas, qui relie les membres supérieurs au tronc par l'intermédiaire du sternum.

-CÈLE *(angl. -cele).* Suffixe d'origine grecque qui désigne une dilatation localisée, souvent due à une accumulation de liquide (hydrocèle, mucocèle, etc.), ou un prolapsus ou une hernie (colpocèle, rectocèle, etc.).

CELLICOLE *adj. (angl. cellicolous).* Qui vit dans les cellules.

CELLOPHANE *s. m. (angl. cellophane).* Produit cellulosique utilisé en médecine pour la fabrication de filtres, bandages et compresses.

CELLULAIRE *adj. (angl. cellular).* **1.** Qui se rapporte ou qui appartient à la cellule. **2.** Qui est constitué par des cellules.

CELLULE *s. f. (angl. cell).* Unité morphologique et fonctionnelle des tissus vivants. Douée d'une vie propre, elle est composée d'une masse de protoplasme limitée par une membrane et contenant un noyau. Un être vivant peut être constitué d'une seule cellule (il est dit unicellulaire) ou d'un nombre plus ou moins considérable de cellules (il est dit pluricellulaire). ◇ **À CORBEILLES** *(angl. basket —).* Cellules situées dans les deux tiers internes de la couche moléculaire ou plexiforme du cortex cérébelleux, dont sont issus de longs axones qui émettent des collatérales formant, autour des cellules de Purkinje, une espèce de réseau fibrillaire en forme de corbeille. ◇ **À FERMENT** *(angl. serous —).* SYN. *CELLULE SÉREUSE.* ◇ **ACIDOPHILE** *(angl. acidophilic —).* Toute cellule ayant une affinité pour les colorants acides. ◇ **ADIPEUSE** *(angl. adipocyte).* Cellule conjonctive remplie de gouttelettes de graisses, à cytoplasme réduit à une mince couche périphérique et à noyau périphérique. SYN. *ADIPOCYTE.* ◇ **ALPHA** *(angl. alpha —).* Cellules que l'on rencontre à la périphérie des îlots de Langerhans du pancréas et qui sécrètent somatostatine et glucagon. ◇ **ALVÉOLAIRE** *(angl. alveolar —).* Cellule appartenant à l'épithélium qui tapisse la cavité des alvéoles pulmonaires. ◇ **AMACRINE** *(angl. amacrine —).* Cellule nerveuse dépourvue d'axone, telle que certaines cellules rétiniennes. SYN. *SPONGIOBLASTE.* ◇ **AMIBOÏDE** *(angl. amoeboid —).* Cellule qui peut se mouvoir au moyen de pseudopodes. ◇ **APOLAIRE** *(angl. apolar —).* Cellule nerveuse embryonnaire dépourvue de prolongements. ◇ **APUD** *(angl. APUD —).* ☞ *SYSTÈME APUD.* ◇ **ARGENTAFFINE** *(angl. argentaffin —).* Cellule possédant une affinité pour les sels d'argent ou contenant des granulations qui se colorent par les sels d'argent. SYN. *CELLULE ARGYROPHILE.* ◇ **ARKYOCHROME** *(angl. arkyochrome —).* Cellule nerveuse dans laquelle la substance chromatique se dispose en forme de réseau. ◇ **AUDITIVE** *(angl. auditory —).* Cellule de l'oreille interne, qui contient les filaments auditifs. ◇ **BASALE** *(angl. basal —).* Cellule appartenant à la couche la plus profonde d'un épithélium. ◇ **BASOPHILE** *(angl. basophilic —).* Toute cellule ayant une affinité pour les colorants basiques. ◇ **BÊTA** *(angl. beta —).* Cellule constitutive des îlots de Langerhans du pancréas, et qui sécrète l'insuline. ◇ **BIPOLAIRE** *(angl. bipolar —).* Cellule nerveuse présentant deux pôles, l'un donnant naissance à l'axone, l'autre représentant le point de pénétration d'un unique dendrite. ◇ **BORDANTE** *(angl. parietal —).* Cellule gastrique sécrètant l'acide chlorydrique. ◇ **CALICIFORME** *(angl. goblet —).* Variété de cellule épithéliale en forme de calice, sécrétant du mucus. ◇ **CARTILAGINEUSE** *(angl. cartilage —).* Cellule incluse dans les lacunes des cartilages. SYN. *CHONDROCYTE.* ◇ **CARYOCHROME** *(angl. karyochrome —).* Cellule nerveuse dont le noyau contient une grande quantité de chromatine et le cytoplasme une faible quantité. ◇ **CENTROACINEUSE** *(angl. centroascinar —).* Cellules à noyau clair réunies en groupes de deux à cinq sur la bordure de l'acinus, à côté des cellules glandulaires pancréatiques. ◇ **CHROMAFFINE** *(angl. chromaffin —).* Cellules qui ont une affinité particulière pour les colorants constitués de sels de chrome. Elles se retrouvent dans les tumeurs de la médullosurrénale. SYN. *CELLULE PHÉOCHROME.* ◇ **CHROMATOPHORE** *(angl. chromatophore —).* Toute cellule à pigment. ◇ **CHROMOPHOBE** *(angl. chromophobe —).* Cellule du lobe antérieur de l'hypophyse, qui ne se colore pas, aussi bien par les colorants acides que par les colorants basiques. ◇ **CHROMOPHORE** *(angl. chromophobe —).* ☞ *CHROMATOPHORE.* ◇ **CIBLE** *(angl. target —).* ☞ *ANNULOCYTE.* ◇ **CILIÉE** *(angl. ciliated —).* Cellule épithéliale pourvue de cils vibratiles. ◇ **CLAIRE** *(angl. clear —).* Cellule dont le cytoplasme, qui ne se colorant pas ou peu avec la technique histologique usuelle à l'hématéine-éosine, a un aspect particulièrement clair. ◇ **COCHLÉAIRE** *(angl. cochlear —).* Cellule de revêtement de la lame spirale de la cochlée. ◇ **CONJONCTIVE** *(angl. connective tissue —).* Toute cellule appartenant à un tissu conjonctif. Les cellules conjonctives s'anastomosent les unes avec les autres pour former un véritable réseau. ◇ **CORDONALE** *(angl. funicular —).* Cellule nerveuse de la substance grise de la moelle épinière, dont l'axone s'articule sur les cordons situés du même côté ou du côté opposé. ◇ **CORNÉE** *(angl. corneal —).* Cellule kératinisée de la couche la plus superficielle de l'épiderme. ◇ **CUBIQUE** *(angl. cuboid —).* Cellule épithéliale de forme cubique. ◇ **CYLINDRIQUE** *(angl. columnar —).* Cellule épithéliale en forme de cylindre. ◇ **DE STERNBERG** *(angl. Sternberg's giant —).* Cellule géante, multinucléée des nœuds lymphatiques dans la maladie de Hodgkin. ◇ **DÉCIDUALE** *(angl. decidual —).* Cellule de grande taille, nucléée, à contenu granulaire, qui provient du tissu conjonctif de la muqueuse utérine. ◇ **ENDOTHÉLIALE** *(angl. endothelial —).* Cellule très aplatie qui tapisse tous les vaisseaux sanguins et lymphatiques. ◇ **ÉPENDYMAIRE** *(angl. ependymal —).* Cellule qui tapisse les ventricules cérébraux et l'épendyme. ◇ **ÉPITHÉLIOÏDE** *(angl. epithelioid —).* Cellules de nature conjonctive qui, par compression mutuelle, apparaissent aplaties ; on les observe dans des lésions inflammatoires chroniques et dans le follicule tuberculeux. ◇ **ETHMOÏDALE** *(NA. cellula ethmoidale). (angl. ethmoidal —).* Nom donné aux cavités pneumatiques annexées aux fosses nasales, creusées dans les masses latérales de l'ethmoïde. ◇ **FALCIFORME** *(angl. sickle —).* Érythrocyte en forme de faucille, caractéristique d'une forme d'anémie. SYN. *DRÉPANOCYTE.* ◇ **FILLE** *(angl. daughter —).* Toute cellule formée par la division d'une cellule mère. ◇ **FUNICULAIRE** ☞ *CELLULE CORDONALE.* ◇ **FUSIFORME** *(angl. fusiform —).* Toute cellule ayant la forme d'un fuseau. EX. *certaines cellules nerveuses du cortex cérébral.* ◇ **GANGLIONNAIRE** *(angl. ganglion —).* **1.** Cellule nerveuse appartenant au ganglion rachidien ou au ganglion sympathique. **2.** Cellule nerveuse de grande taille, rencontrée dans la couche interne de la rétine.

◇ **GÉANTE** *(angl. giant —).* Cellule de très grande taille, contenant un ou plusieurs noyaux, elle se rencontre dans la tuberculose, la lèpre, la sarcoïdose, etc. ◇ **GERMINALE** *(angl. germinal —).* Cellule destinée à la reproduction de l'organisme (les gamètes et les spores). SYN. ***CELLULE REPRODUCTRICE.*** ◇ **GLANDULAIRE** *(angl. glandular —).* Cellule qui élabore un produit de sécrétion. ◇ **GLIALE** *(angl. glial —).* Cellule de la névroglie. ◇ **GUSTATIVE** *(angl. taste —).* Cellule sensorielle du bourgeon du goût. ◇ **HÉPATIQUE** *(angl. hepatic —).* Cellule épithéliale polygonale du parenchyme hépatique. SYN. ***HÉPATOCYTE.*** ◇ **HYPERCHROMATIQUE** *(angl. hyperchromatic —).* Cellule qui se colore fortement par les colorants basiques, du fait de la richesse de son noyau en ADN. ◇ **IMMUNOCOMPÉTENTE** *(angl. immunocompetent —).* Ce sont les lymphocytes B, les plasmocytes, les lymphocytes T qui jouent un rôle capital dans les phénomènes immunitaires. ◇ **INDIFFÉRENCIÉE** ☞ ***CELLULE SOUCHE.*** ◇ **INTERSTITIELLE DU TESTICULE** *(angl. interstitial — of testis).* Cellule formant des amas au voisinage de vaisseaux sanguins du testicule, et qui élabore la testostérone. SYN. ***LEYDIG (CELLULE DE).*** ◇ **LE** *(angl. LE —).* Polynucléaire contenant une grosse inclusion basophile, évocateur de lupus érythémateux systémique. Recherche obsolète. SYN. ***HARGRAVES (CELLULE DE).*** ◇ **LÉPREUSE** *(angl. lepra —).* Cellule présente dans un nodule lépreux, qui a pris la forme d'une poche contenant du protoplasme dégénéré et des bacilles de Hansen. ◇ **LYMPHOÏDE** *(angl. lymphoid —).* Toute cellule constitutive du tissu lymphoïde. ◇ **MASTOÏDIENNE** *(NA. cellula mastoidea). (angl. mastoid air —).* Nom donné aux cavités pneumatiques de l'antre mastoïdien. ◇ **MÉDULLAIRE** *(angl. marrow —).* Cellule de la moelle osseuse. ◇ **MIGRATRICE** *(angl. migratory —).* Nom donné parfois au leucocyte, en raison de sa capacité de passer par diapédèse des vaisseaux sanguins dans différents tissus. ◇ **MITRALE** *(angl. mitral —).* Cellule nerveuse pyramidale qui forme une des couches du bulbe olfactif. ◇ **MOTRICE** *(angl. motor —).* Cellule de la moelle épinière dont l'axone se prolonge par une fibre nerveuse motrice. ◇ **MULTIPOLAIRE** *(angl. multipolar —).* Cellule nerveuse de forme étoilée présentant de multiples prolongements. ◇ **MUQUEUSE** *(angl. mucous —).* Cellule glandulaire qui sécréte du mucus. ◇ **MUSCULAIRE LISSE** *(angl. smooth muscle —).* Cellule nucléée, allongée et contractile, qui constitue une fibre musculaire lisse. ◇ **MYÉLOÏDE** *(angl. myeloid —).* Toute cellule d'une des lignées érythrocytaire, granulocytaire et mégacaryocyto-plaquettaire. ◇ **MYO-ÉPITHÉLIALE** *(angl. myoepithelial —).* Cellule musculaire annexe des glandes exocrines. ◇ **NERVEUSE** *(angl. neuron).* Toute cellule du système nerveux. La cellule nerveuse est une masse de protoplasme polygonal, ovoïde ou en forme de poire, qui contient un noyau sphérique et de laquelle sont issus un axone et différents prolongements protoplasmiques (dendrites). SYN. ***NEURONE.*** ◇ **NEUROMUSCULAIRE** *(angl. neuromuscular —).* Forme de cellule observée principalement chez les animaux invertébrés inférieurs, dont la partie externe reçoit les stimuli et dont la partie interne est contractile. ◇ **NUCLÉÉE** *(angl. nucleated —).* Cellule pourvue d'un noyau. ◇ **OLFACTIVE** *(angl. olfactory —).* Cellule spécialisée et fusiforme de la membrane muqueuse du nez, qui se trouve parmi les cellules épithéliales. ◇ **OSSEUSE** *(angl. bone —).* Cellule constitutive du tissu osseux. SYN. ***OSTÉOCYTE.*** ◇ **OXYPHILE** *(angl. oxyphil —).* Cellule acidophile des glandes parathyroïdes. ◇ **PALATINE** *(angl. palatine —).* Cavité pneumatique creusée dans l'épaisseur du processus orbitaire du palatin. ◇ **PARIÉTALE GASTRIQUE** *(angl. border —).* Cellule gastrique sécrétant le pepsinogène. ◇ **PAVIMENTEUSE** *(angl. pavement —).* Cellule aplatie appartenant à l'épithélium qui tapisse une cavité séreuse. ◇ **PÉRITHÉLIALE** *(angl. adventicial —).* ☞ ***HISTIOCYTE.*** ◇ **PHÉOCHROME** *(angl. pheochrome —).* ☞ ***CELLULE CHROMAFFINE.*** ◇ **PLASMOCYTAIRE** *(angl. plasma —).* Cellule qui existe normalement dans différentes muqueuses, généralement dans le tissu lymphoïde, et qui s'observe fréquemment dans les processus pathologiques. Elle se colore intensément par les colorants basiques. Le cytoplasme n'est pas granulaire et est plus dense à la périphérie qu'au centre. Le noyau renferme une forte proportion de chromatine. SYN. ***PLASMOCYTE.*** ◇ **POLYCHROMATOPHILE** *(angl. polychromatic —).* Nom donné parfois à l'érythrocyte immature qui se colore avec les colorants basiques et les colorants acides. ◇ **PRÉSENTANT L'ANTIGÈNE** *(angl. antigen-presenting —).* Cellules du système monocyte macrophage pouvant exprimer un antigène à leur surface sous une forme reconnaissable par les lymphocytes : associé à une molécule du système HLA de classe I ou II chez l'homme. ◇ **PRIMORDIALE** *(angl. primordial germ —).* ☞ ***CELLULE SOUCHE.*** ◇ **PYRAMIDALE** *(angl. pyramidal —).* Cellule nerveuse multipolaire, de forme pyramidale, du cortex cérébral. ◇ **RADICULAIRE** *(angl. spinal radicular —).* Cellule nerveuse de la substance grise de la moelle épinière, dont l'axone se dirige vers les racines des nerfs spinaux. ◇ **RÉTICULAIRE** *(angl. reticular —).* Cellule qui constitue le tissu des nœuds lymphatiques, de la rate et de la moelle osseuse. ◇ **SENSITIVE** *(angl. sensitive —).* Cellule corticale qui reçoit les stimuli périphériques par conduction directe, et qui est le siège de la sensation. ◇ **SENSORIELLE** *(angl. sensory —).* Cellule nerveuse centrale des organes périphériques des sens. ◇ **SÉREUSE** *(angl. serous —).* Cellule glandulaire sécrétrice d'un liquide albumineux, cellule essentielle d'une glande séreuse ou albumineuse. ◇ **SEXUELLE** *(angl. sexual —).* Gamète mâle ou femelle. ◇ **SOMA-**

TIQUE *(angl. somatic —).* Cellule chargée des fonctions de relation et de nutrition de l'organisme, par opposition aux cellules germinales. SYN. ***CELLULE VÉGÉTATIVE.*** ◇ **SOUCHE** *(angl. stem —).* Cellule pluripotente, qui donne naissance à toutes les cellules sanguines. SYN. ***CELLULE INDIFFÉRENCIÉE, CELLULE EMBRYONNAIRE, CELLULE PRIMORDIALE.*** ◇ **SPHÉNOÏDALE** *(NA. cellula sphenoidalis). (angl. sphenoid —).* ☞ ***SINUS SPHÉNOÏDAL.*** ◇ **SPUMEUSE** *(angl. foam —).* Cellule dont le cytoplasme contient de nombreuses vacuoles lipidiques. SYN. ***CELLULE XANTHOMATEUSE.*** ◇ **T** *(angl. T —).* ☞ ***LYMPHOCYTE T.*** ◇ **TAUTOMÈRE** *(angl. tautomeral —).* Cellule nerveuse de la substance grise de la moelle épinière, dont l'axone rejoint la substance blanche située du même côté de la moelle. SYN. ***CELLULE CORDONALE HOMOLATÉRALE.*** ◇ **TOTIPOTENTE** *(angl. totipotential —).* Cellule susceptible de donner naissance à n'importe quel type de cellule. ◇ **UNIPOLAIRE** *(angl. unipolar —).* Cellule nerveuse pourvue d'un seul prolongement protoplasmatique. ◇ **VISUELLE** *(angl. visual —).* Cellule nerveuse photoréceptrice de la rétine. Il en existe deux types : les cellules à bâtonnets et les cellules à cônes.

CELLULICIDE *adj. (angl. cellulicidal).* Qui détruit les cellules.

CELLULIFUGE *adj. (angl. cellulifugal).* Qui s'éloigne du corps cellulaire.

CELLULIPÈTE *adj. (angl. celulipetal).* Qui se dirige vers la cellule.

CELLULITE *s. f. (angl. cellulitis).* Inflammation diffuse des tissus de soutien de l'organisme (tissu cellulaire), se rapportant généralement au tissu cellulaire sous-cutané. ◇ **ORBITAIRE** *(angl. orbital —).* Inflammation du tissu cellulaire de l'orbite. ◇ **PELVIENNE** *(angl. pelvic —).* Inflammation du tissu cellulaire péri-utérin.

CELLULOCUTANÉ *adj. (angl. cellulocutaneous).* Qui se rapporte au tissu cellulaire et à la peau ou qui se compose de ces deux éléments.

CELLULOFIBREUX *adj. (angl. cellulofibrous).* Qui est constitué par des cellules et du tissu fibreux.

CELLULOSE *s. f. (angl. cellulose).* Polysaccharide qui forme les membranes des cellules végétales. On la trouve dans le bois, les écorces ; elle constitue la plus grande partie du coton. Non digestible chez l'homme, la cellulose joue un rôle important dans la constitution du bol alimentaire.

CELLULOTOXIQUE *adj. (angl. cellulitoxic).* Qui exerce une action toxique sur les cellules.

CÉLOSOME *s. m. (angl. celosomus).* Monstre caractérisé par une éventration thoracique et abdominale, avec atrophie ou absence du sternum et protrusion d'organes thoraciques ou abdominaux.

CELSE *(angl. Celsus).* ◇ **(KÉRION DE)** *(angl. kerion).* Inflammation suppurée des follicules pileux localisée au cuir chevelu et à la barbe, due à une teigne trichophytique. SYN. ***TEIGNE SUPPURATIVE.*** ◇ **(QUADRILATÈRE DE)** *(angl. quadrilateral of —).* Les quatre symptômes cardinaux de l'inflammation : chaleur, tuméfaction, rougeur et douleur.

CELSIUS *(angl. Celsius).* ◇ **(DEGRÉ)** *(angl. — degree).* Unité de mesure de la température dans le système international (SI). Symbole : °C. SYN. ***DEGRÉ CENTIGRADE.*** ◇ **(ÉCHELLE)** *(angl. — scale).* Échelle thermométrique dans laquelle les points fixes déterminants, le point de fusion de la glace et le point d'ébullition de l'eau, sont marqués par les degrés 0 et 100, respectivement. Pour convertir les degrés Celsius en degrés Fahrenheit, on utilise la formule F = 32 + 9/5 C. SYN. ***ÉCHELLE CENTIGRADE.***

CÉMENT *s. m. (angl. cement).* Enveloppe de tissu osseux qui couvre la racine d'une dent. Il diffère dans sa structure de l'os ordinaire par le fait qu'il contient un plus grand nombre de fibres de Sharpey. ◇ **INTERCELLULAIRE** *(angl. intercellular —).* Matière qui relie les cellules, en particulier les cellules épithéliales.

CÉMENTICULE *s. m. (angl. cementicle).* Néoformation de tissu osseux dans le cément dentaire, conséquence d'un processus de parodontite. SYN. ***CÉMENTO-EXOSTOSE.***

CÉMENTOBLASTE *s. m. (angl. cementoblast).* Cellule mésodermique différenciée à partir de laquelle se développe le cément dentaire.

CÉMENTOCLASIE *s. f. (angl. cementoclasia).* Destruction ou résorption du cément d'une racine dentaire.

CÉMENTOME *s. m. (angl. cementoma).* Forme d'odontome composé d'un cément analogue à celui des dents.

CÉMENTOPÉRIOSTITE *s. f. (angl. cemento-periostitis).* SYN. ***PARODONTOLYSE.***

CENDRILLON (SYNDROME DES FIBRES DE) ☞ ***TRAPÉZALGIE.***

CÉNESTHÉSIE *s. f. (angl. cenesthesis).* Impression générale d'aise ou de malaise, résultant d'un ensemble de sensations internes.

CÉNESTOPATHIE *s. f. (angl. cenesthopathy).* Hallucination sensitive produisant une sensation corporelle anormale plus gênante que douloureuse.

CÉNOGENÈSE *s. f. (angl. cenogenesis).* Processus ontogénique qui s'éloigne de la loi biogénétique fondamentale ; s'oppose à palingenèse.

CENSURE *s. f. (angl. censor).* Dans le modèle psychanalytique de l'appareil psychique, fonction qui maintient le refoulement, empêchant l'accès des désirs inconscients au système conscient-préconscient.

-CENTÈSE *(angl. -centesis).* Suffixe d'origine grecque signifiant ponction, piqûre.

CENTIMORGAN *s. m. (angl. centimorgan).* Unité de distance génétique équivalant à une probabilité de recombinaison de 1 % par méiose et correspondant très approximativement à une distance physique de 10^6 paires de bases.

CENTRE *s. m. (angl. center).* **1.** Point médian d'une structure ou d'un organe. **2.** Région du système nerveux central exerçant une fonction particulière. ◇ **ABDOMINAL** *(angl. epigastric reflex —).* Centre nerveux responsable du réflexe cutané abdominal, vraisemblablement situé à un niveau compris entre la 6e et la 11e vertèbre thoracique. SYN. *CENTRE ÉPIGASTRIQUE.* ◇ **ANOSPINAL** *(angl. anospinal —).* Centre nerveux commandant la contraction et le relâchement du sphincter anal, situé dans la moelle lombosacrale. ◇ **AUDITIF** *(angl. auditory area).* Chacun des centres de l'axe cérébrospinal échelonnés sur le trajet des voies auditives : noyaux cochléaires du bulbe et du pont, corps géniculés internes, centres auditifs réflexes des colliculi postérieurs, et aire corticale auditive du gyrus temporal transverse. ◇ **AUTOMATIQUE** *(angl. automatical motor area).* Tout centre nerveux responsable de mouvements indépendants de la volonté. ◇ **CARDIOACCÉLÉRATEUR** *(angl. cardioaccelerating —).* Ensemble de cellules nerveuses du système nerveux central agissant sur le rythme cardiaque en l'accélérant. ◇ **CARDIO-INHIBITEUR** *(angl. cardioinhibitory —).* Ensemble de cellules nerveuses du système nerveux central agissant sur le rythme cardiaque en le ralentissant. ◇ **CARDIONECTEUR** *(NA. systema conducens cordis). (angl. cardionector system).* Chacun des deux centres qui commandent la contraction cardiaque : le nœud sinusal de Keith et Flack pour les atria, et le nœud atrioventriculaire de Tawara pour les ventricules. ◇ **CILIOSPINAL** *(angl. ciliospinal —).* Centre situé dans les parties cervicale inférieure et thoracique supérieure de la moelle, et qui commande la dilatation de l'iris. SYN. *CENTRE DILATATEUR DE LA PUPILLE.* ◇ **CORTICAL** *(angl. cerebral cortex —).* Chacune des zones du cortex cérébral exerçant une fonction particulière et constituant un centre nerveux. SYN. *CENTRE NERVEUX SUPÉRIEUR.* ◇ **CRÉMASTÉRIEN** *(angl. cremasteric reflex —).* Centre nerveux situé dans la moelle au niveau de la deuxième vertèbre lombaire et qui intervient dans le réflexe crémastérien. ◇ **D'OSSIFICATION** *(NA. centrum ossificationis). (angl. ossification —).* Point à partir duquel l'ossification d'un os commence. SYN. *POINT D'OSSIFICATION.* ◇ **DE COORDINATION** *(angl. coordination —).* Tout centre nerveux assurant la coordination d'une activité motrice complexe. ◇ **DE L'ÉJACULATION** *(angl. ejaculation —).* Centre nerveux intervenant lors de l'éjaculation et localisé vraisemblablement dans le segment lombaire de la moelle. ◇ **DE L'ÉRECTION** *(angl. erection —).* Centre réflexe situé dans la moelle sacrale commandant l'érection. ☞ *CENTRE GÉNITAL OU GÉNITOSPINAL.* ◇ **DE LA DÉFÉCATION** *(angl. defecation —).* Centre nerveux médullaire intervenant dans l'acte de la défécation. Il est vraisemblablement situé dans les 2e, 3e et 4e segments sacrés. SYN. *CENTRE ANOSPINAL.* ◇ **DE LA DÉGLUTITION** *(angl. deglutition —).* Centre situé dans le bulbe et qui régit la fonction de déglutition. ◇ **DE LA MASTICATION** *(angl. mastication —).* Aire corticale motrice localisée à la partie inférieure du cortex précentral, au-dessus du centre de la déglutition. ◇ **DE LA MICTION** *(angl. micturition —).* Centre nerveux qui agit sur la contraction de la vessie et le relâchement du sphincter vésical ; il est situé dans la moelle lombo-sacrale. ◇ **DE LA TOUX** *(angl. coughing —).* Centre situé dans le bulbe, au-dessus du centre respiratoire, qui coordonne les actes moteurs caractéristiques de la toux. ◇ **DILATATEUR DE LA PUPILLE** *(angl. ciliospinal reflex —).* ☞ *CENTRE CILIOSPINAL.* ◇ **DU LANGAGE** *(angl. Broca's —).* ☞ *BROCA (CENTRE MOTEUR DE).* ◇ **DU VOMISSEMENT** *(angl. vomiting —).* Centre situé dans le bulbe et dont la stimulation provoque le vomissement. ◇ **ÉPIGASTRIQUE** ☞ *CENTRE ABDOMINAL.* ◇ **EUPRAXIQUE** *(angl. eupraxic —).* Tout centre nerveux cérébral contribuant à transformer l'activité musculaire en mouvements volontaires. ◇ **GÉNITAL OU GÉNITOSPINAL** *(angl. genital —).* Chacun des centres nerveux situés dans la moelle lombale et sacrale, et qui commandent les réflexes génitaux (chez l'homme : érection et éjaculation). ◇ **GERMINATIF** *(angl. germinal —).* Zone située dans le tissu lymphoïde, dans laquelle se forme la majorité des lymphocytes. ◇ **GLOSSOKINESTHÉSIQUE** *(angl. glossokinesthetic —).* Centre situé dans la partie postérieure du deuxième gyrus frontal de l'hémisphère dominant, et qui contrôle les mouvements de la langue permettant le langage articulé. ◇ **GLYCOGÉNIQUE** *(angl. glycogenic —).* Centre situé dans la partie postérieure du plancher du quatrième ventricule, et dont la piqûre provoque une glycosurie. ◇ **GUSTATOIRE** *(angl. gustatory area).* Zone du cortex cérébral à laquelle arriveraient les impressions du goût, supposé être localisé dans la portion intermédiaire du gyrus de l'hippocampe. ◇ **IDÉOMOTEUR** *(angl. ideomotor —).* Chacun des centres corticaux en relation avec l'activité idéomotrice. ◇ **INHIBITEUR** *(angl. inhibitory —).* Tout centre nerveux dont la stimulation détermine une action inhibitrice. ◇ **KINÉTIQUE** *(angl. kinetic —).* Centrosphère d'un ovule fécondé. ◇ **MOTEUR** *(angl. motor area).* Tout centre nerveux qui produit, maintient ou inhibe une activité motrice. ◇ **NERVEUX SUPÉRIEUR** *(angl. nerve —).* ☞ *CENTRE CORTICAL.* ◇ **OPTIQUE** *(angl. optic —).* Point remarquable d'un système optique, situé sur son axe optique et tel qu'un rayon lumineux incident qui y passe n'est pas dévié lors de la taversée du système. ◇ **PHRÉNIQUE** *(NA. centrum tendineum). (angl. central tendon of diaphragm).* Lame tendineuse très résistante, allongée transversalement occupant la partie centrale du diaphragme. ◇ **PNEUMOTAXIQUE** *(angl. pneumotaxic —).* Centre situé dans la partie supérieure du pont, qui stimulerait l'expiration et inhiberait l'inspiration. SYN. *CENTRE DE LUMSDEN.* ◇ **PSYCHOMOTEUR** *(angl. primary somato-*

motor area). Zone du cortex cérébral, voisine de la zone motrice, intervenant dans les fonctions de coordination. ◇ **RECTOVÉSICAL** *(angl. rectovesical —).* Ensemble constitué par le centre de la défécation et le centre de la miction, considérés comme une unité fonctionnelle. ◇ **RÉFLEXE** *(angl. reflex —).* Tout centre nerveux de l'encéphale ou de la moelle où une impression sensorielle est automatiquement suivie d'une activité motrice. ◇ **RESPIRATOIRE** *(angl. respiratory —).* Centre nerveux qui coordonne les mouvements respiratoires, situé dans le bulbe. ◇ **SALIVAIRE** *(angl. salivary —).* Centre situé sur le plancher du quatrième ventricule et qui régit la régulation de la sécrétion salivaire. ◇ **SCAPULAIRE** *(angl. scapular —).* Centre médullaire localisé au niveau des 5ᵉ et 6ᵉ vertèbres cervicales, qui intervient dans le réflexe interscapulaire. ◇ **SEMI-OVALE** *(angl. semioval — (greater)).* Chacun des deux centres semi-ovales des hémisphères cérébraux, réunis par la masse blanche du corps calleux. ◇ **SUDORAL** *(angl. sudorific —).* Chacun des centres nerveux localisés dans la moelle, avec un centre dominant dans le bulbe, intervenant dans la régulation de la sudation. ◇ **THERMORÉGULATEUR** Centre intervenant dans la régulation de la température corporelle, localisé dans l'hypothalamus. ◇ **TROPHIQUE** *(angl. trophic —).* Tout centre nerveux qui intervient comme régulateur de la nutrition d'une partie de l'organisme. ◇ **VASOMOTEUR** *(angl. vasomotor —).* Centre situé dans le bulbe et la moelle, qui régule le calibre des vaisseaux sanguins. ◇ **VÉSICOSPINAL** *(angl. vesical —).* Centre médullaire, dont dépend en majeure partie l'activité motrice de la vessie. ◇ **VISUEL** *(angl. visual area).* Centre cortical de la fonction visuelle, situé sur la face interne du lobe occipital et notamment au niveau du sillon calcarin.

CENTRIFUGATION *s. f. (angl. centrifugation).* Application de la force centrifuge produite par une rotation rapide afin de séparer les particules solides en suspension dans un liquide. Elle s'utilise généralement pour précipiter les éléments cellulaires contenus dans un liquide normal ou pathologique.

CENTRIFUGE *adj. (angl. centrifugal).* **1.** Qui tend à éloigner ou à s'éloigner du centre. **2.** Qui va du centre vers la périphérie ; efférent. Se dit d'un influx nerveux moteur transmis d'un centre nerveux vers un organe périphérique.

CENTRIFUGEUSE *s. f. (angl. centrifuge).* Appareil de laboratoire servant à la centrifugation. Il se compose essentiellement de deux tubes de verre ou de métal, dans lesquels on place le liquide à examiner, et qu'on soumet à un mouvement de rotation extrêmement rapide.

CENTRIOLE *s. m. (angl. centriole).* Organite cellulaire punctiforme, généralement double, situé dans le centrosome.

CENTRIPÈTE *adj. (angl. centripetal).* **1.** Qui tend à rapprocher ou à se rapprocher du centre. **2.** Qui va de la périphérie vers le centre ; afférent. Se dit d'un influx nerveux sensitif transmis de la périphérie vers un centre nerveux.

CENTRODESMOSE *s. f. (angl. centrodesmose).* Structure fibreuse qui réunit les centrosomes d'une cellule et forme le commencement du fuseau achromatique.

CENTROMÈRE *s. m. (angl. centromere).* Constriction des chromosomes en métaphase séparant le bras court du bras long et correspondant au point d'attache sur le fuseau achromatique.

CENTRONUCLÉUS *s. m.* ☞ ***AMPHINUCLÉUS.***

CENTROPHOSE *s. f. (angl. centrophose).* Sensation visuelle subjective d'origine centrale.

CENTROSCLÉROSE *s. f. (angl. centrosclerosis).* Ostéosclérose des cavités médullaires des os.

CENTROSOME *s. m. (angl. centrosome).* Corpuscule cytoplasmique, dans lequel on distingue un ou deux centrioles, situé près du noyau cellulaire, et qui joue un rôle très important au cours de la division cellulaire. SYN. ***CENTROSPHÈRE.***

CENTROSPHÈRE *s. f. (angl. centrosphere).* ☞ ***CENTROSOME.***

CÉNURE *s. m. (angl. cenurus).* Forme larvaire (*Coenurus cerebralis*) de certains vers Cestodes *(Taenia multiceps)*, agent responsable de la cénurose. On écrit aussi cœnure.

CÉNUROSE *s. f. (angl. cenurosis).* Infestation par les cénures. Chez l'homme, c'est une parasitose très rare. *Coenurus cerebralis* peut se fixer dans la substance cérébrale.

CÉPHAÉLINE *s. f. (angl. cephaelin).* Alcaloïde extrait de la racine de l'ipéca, *Cephaelis ipecacuanha*, aux propriétés identiques à celles de l'émétine (vomitif).

CÉPHAL-, CÉPHALO- *(angl. cephal-, cephalo-).* Préfixes d'origine grecque indiquant une relation avec la tête.

CÉPHALALGIE *s. f. (angl. headache).* Toute douleur de la tête, quelle qu'en soit l'étiologie.

CÉPHALÉE *s. f. (angl. cephalalgia, headache).* Mal de tête diffus ou localisé, pouvant s'exacerber sous l'effet d'influences extérieures ou de causes internes. ◇ **DE TENSION** *(angl. tension headache).* Céphalée en général occipitale engendrée par la contraction exagérée des muscles de la région cervicale d'origine psychogène. ◇ **EN CASQUE** *(angl. helmet headache).* Céphalée diffuse mais prédominant parfois au niveau de la nuque et de l'occiput, que les malades comparent à un casque trop serré. ◇ **VASCULAIRE DE HORTON** *(angl. Horton's headache).* Hemicéphalée paroxystique associée à des troubles vasomoteurs de l'hémiface.

CÉPHALHÉMATOME *s. m. (angl. cephalhematoma).* Épanchement sanguin sous-périosté qui communique avec un ou plusieurs sinus de la dure-mère à travers les os du crâne, chez le nouveau-né.

CÉPHALHYDROCÈLE *s. f. (angl. cephalhydrocele).* Accumulation de liquide céphalorachidien sous le cuir chevelu, à la suite d'un traumatisme crânien.

CÉPHALINE *s. f. (angl. cephalin).* Glycéride phosphaté que l'on trouve dans le cerveau et le foie. ~ **(TEMPS DE)** *(angl. partial thromboplastin time).* Test global de la coagulation, dont il explore les facteurs plasmatiques. Il est utilisé dans la surveillance du traitement anticoagulant. Le temps de céphaline-kaolin explore les mêmes facteurs mais est plus fiable.

CÉPHALIQUE *adj. (angl. cephalic).* Qui se rapporte à la tête, ou à la tête d'un os. EX. *version céphalique du fœtus, prothèse céphalique du fémur.*

CÉPHALISATION *s. f. (angl. cephalization).* Développement progressif des structures et des fonctions cérébrales.

CÉPHALOCÈLE *s. f. (angl. cephalocele).* Toute hernie des tissus intracrâniens (méninges, substance cérébrale).

CÉPHALOCORDE *s. f. (angl. cephalochord).* Partie céphalique de la corde dorsale embryonnaire.

CÉPHALODYNIE *s. f.* SYN. ***CÉPHALÉE.***

CÉPHALOGASTER *s. m. (angl. cephalogaster).* Partie antérieure de l'intestin primitif de l'embryon.

CÉPHALOGENÈSE *s. f. (angl. cephalogenesis).* Formation de la tête dans l'embryon.

CÉPHALOGRAPHIE *s. f. (angl. cephalography).* Radiographie de la tête.

CÉPHALOGYRE *adj. (angl. cephalogyric).* Qui détermine la rotation de la tête. S'applique aux nerfs et aux muscles rotateurs de la tête.

CÉPHALOÏDE *adj. (angl. cephaloid).* En forme de tête.

CÉPHALOLOGIE *s. f. (angl. study of cranial topography).* Étude de la topographie crânienne.

CÉPHALOMÈLE *s. m. (angl. cephalomelus).* Fœtus monstrueux caractérisé par la présence d'un membre surnuméraire s'insérant sur le crâne.

CÉPHALOMÉTRIE *s. f. (angl. cephalometry).* Ensemble des procédés de mensuration de la tête sur l'homme vivant. ☞ ***CRANIOMÉTRIE.***

CÉPHALOPAGE *s. m. (angl. cephalopagus).* ☞ ***CRANIOPAGE.***

CÉPHALOPELVIEN *adj. (angl. cephalopelvic).* Qui se rapporte à la tête du fœtus et au pelvis de la mère.

CÉPHALORACHIDIEN *adj. (angl. cephalorachidian).* Qui se rapporte à la tête et à la colonne vertébrale.

CÉPHALOSPORINES *s. f. (angl. cephalosporins).* Groupe d'antibiotiques de la famille des bêtalactamines, dont les premiers furent obtenus à partir de *Cephalosporium acremonium*, d'action bactéricide et de spectre étendu. De nombreux dérivés semi-synthétiques ont été obtenus à partir d'un noyau chimique commun, l'acide 7-aminocéphalosporanique. Les différences entre les diverses céphalosporines proviennent de leur voie d'administration et de leur pharmacocinétique. Certaines, comme la céfalexine, sont administrées par voie orale, mais la majorité requiert une voie parentérale. Les céphalosporines sont classées en 3 groupes ou générations et résistent mieux que les pénicillines aux pénicillinases.

CÉPHALOSPORIOSE *s. f. (angl. cephalosporiosis).* Toute affection causée par des champignons du genre *Cephalosporium.*

CEPHALOSPORIUM Genre de champignons imparfaits *(Adélomycètes).* Certaines espèces sont les agents de mycétomes fungiques.

CÉPHALOSTAT *s. m. (angl. cephalostat).* Appareil permettant de fixer la tête dans une position déterminée.

CÉPHALOTHORACOPAGE *s. m. (angl. cephalothoracopagus).* Monstre double qui possède deux têtes et deux troncs fusionnés, quatre bras et quatre jambes. ☞ ***JANICEPS, SYNCÉPHALIEN.***

CÉPHALOTOMIE *s. f. (angl. cephalotomy).* Intervention dont le but est de couper ou écraser la tête du fœtus mort afin de faciliter son extraction. SYN. ***CRANIOTOMIE.***

CÉRAMIDE *s. m. (angl. ceramide).* Composé lipidique constitué de sphingosine et d'un acide gras à longue chaîne, saturé ou contenant une double liaison, unis par une liaison amide. Le composé ainsi formé est le constituant de base de tous les sphingolipides.

CÉRAMIQUE DENTAIRE *(angl. dental ceramics).* Partie de la dentisterie qui comprend les obturations et prothèses réalisées au moyen de porcelaine ou de matériaux similaires.

CÉRASINE *s. f. (angl. cerasin).* **1.** Glycolipide constitué de galactose, de sphingosine et d'acide lignocérique. C'est un cérébroside présent à l'etat normal dans le cerveau et qui, dans certains cas pathologiques, s'accumule dans différents organes. **2.** Substance présente dans la gomme du cerisier et dans celle d'autres arbres.

CÉRAT *s. m. (angl. cerate).* Préparation médicinale à usage externe dont l'excipient est un mélange de cire et d'huile, ce qui le distingue des pommades, composées d'un excipient gras et des onguents qui contiennent des résines. Le cérat est plus mou que les emplâtres.

CÉRATOGLOSSE (MUSCLE) *(angl. ceratoglossus muscle).* Faisceau du muscle hyoglosse.

CÉRATOPHARYNGIEN (MUSCLE) *(angl. ceratopharyngeus muscle).* Faisceau du muscle constricteur moyen du pharynx, qui s'insère sur la grande corne de l'os hyoïde.

CERATOPHYLLUS Genre de puces, dont certaines espèces sont responsables de la transmission d'agents infectieux.

CÉRATOPOGONIDÉS *(angl. Ceratopogonidae).* Famille d'insectes diptères nématocères ressemblant aux moustiques. De nombreuses espèces piquent l'homme et peuvent transmettre des parasites.

CERCAIRE *s. f. (angl. cercaria).* Forme larvaire des vers trématodes.

CERCEAU *s. m. (angl. bed cradle).* Demi-cercle de métal que l'on place sous les couvertures du lit d'un malade pour le préserver du contact et du poids de celles-ci.

CERCLAGE *s. m. (angl. wiring, cerclage).* **1.** Procédé de réparation des fractures osseuses, en particulier de la patella, consistant à entourer l'os avec un fil métallique pour maintenir unis les fragments osseux. **2.** Procédé de traitement de certains prolapsus anorectaux, par confection de points de suture sur tout le pourtour de la muqueuse afin de la redresser. **3.** Procédé utilisé pour rétrécir l'orifice du col utérin, quand il est trop large et qu'il y a menace d'accouchement prématuré, au moyen d'un fil qui l'entoure et le resserre.

CERCLE *s. m. (angl. circle).* Disposition en circonférence de certaines artères ou veines. ~ **ARTÉRIEL DE L'IRIS** *(NA. circulus arteriosus iridis). (angl. arterial — of iris).* Deux cercles artériels, le grand cercle situé à la périphérie de l'iris, et le petit cercle situé à la périphérie de la pupille. ~ **ARTÉRIEL DU CERVEAU** *(NA. circulus arteriosus cerebri). (angl. arterial — of Willis).* Anastomose circulaire à la base du cerveau, formée par la carotide interne, les artères cérébrales antérieure et postérieure, et les artères communicantes postérieure et antérieure. ~ **ARTÉRIEL DU NERF OPTIQUE** *(NA. circulus vasculosus nervi optici). (angl. — of Haller).* Anneau constitué de petites artères, situé dans la sclérotique et entourant l'orifice du nerf optique. SYN. ***CERCLE DE HALLER, CERCLE ARTÉRIEL DE ZINN.*** ~ **ARTÉRIEL PÉRIBUCCAL** *(angl. labial arteriole —).* Anneau formé autour de l'orifice buccal par les deux artères orbiculaires supérieures et inférieures. ~ **DE KAYSER-FLEISCHER** *(angl. Kayser-Fleischer ring).* Pigmentation du limbe sclérocornéen, due à des dépots de cuivre s'observant dans la maladie de Wilson.

CÉRÉBELLEUX *adj. (angl. cerebellar).* Qui se rapporte au cervelet. ~ **(SYNDROME)** *(angl. — syndrome).* Ensemble de troubles causés par des lésions du cervelet. Il associe une hypotonie, une incoordination des mouvements, des troubles de l'équilibre et de la parole et un nystagmus.

CÉRÉBELLIFUGE *adj. (angl. cerebellifugal).* Qui s'éloigne du cervelet.

CÉRÉBELLIPÈTE *adj. (angl. cerebellipetal).* Qui se dirige vers le cervelet.

CÉRÉBELLITE *s. f. (angl. cerebellitis).* Inflammation du cervelet.

CÉRÉBELLORUBRIQUE *adj. (angl. rubrocerebellar).* Qui se rapporte au cervelet et au noyau rouge. Se dit notamment du faisceau nerveux qui relie ces deux structures.

CÉRÉBELLOSPASMODIQUE (DÉMARCHE) *(angl. spastic-ataxic gait).* Démarche particulière rencontrée dans la sclérose en plaques associant ataxie et contracture pyramiale.

CÉRÉBRAL *adj. (angl. cerebral).* Qui se rapporte au cerveau.

CÉRÉBRATION *s. f. (angl. cerebration).* Ensemble des fonctions du cerveau.

CÉRÉBRIFORME *adj. (angl. cerebroid).* Qui ressemble au cerveau. SYN. ***CÉRÉBROÏDE.***

CÉRÉBRIFUGE *adj. (angl. cerebrifugal).* Qui s'éloigne du cerveau.

CÉRÉBRIPÈTE *adj. (angl. cerebripetal).* Qui conduit les impulsions vers le cerveau.

CÉRÉBROGALACTOSIDE *s. m. (angl. cerebrogalactoside).* Cérébroside dont l'ose constitutif est le galactose.

CÉRÉBROGLUCOSIDE *s. m. (angl. cerebroglucoside).* Cérébroside dont l'ose constitutif est le glucose.

CÉRÉBROÏDE *adj. (angl. cerebroid).* SYN. ***CÉRÉBRIFORME.***

CÉRÉBROMALACIE *s. f. (angl. cerebromalacia).* Ramollissement de la substance cérébrale.

CÉRÉBROPATHIE *s. f. (angl. cerebropathy).* Terme générique désignant toute maladie affectant le cerveau.

CÉRÉBROSCLÉROSE *s. f. (angl. cerebrosclerosis).* Artériosclérose cérébrale.

CÉRÉBROSIDE *s. m. (angl. cerebroside).* Groupe de composés glycolipidiques présents dans le tissu cérébral et nerveux. Par hydrolyse, ils donnent un acide gras, de la sphingosine, et un sucre, généralement le galactose.

CÉRÉBROSIDOSE *s. f. (angl. cerebrosidosis).* Lipoïdose caractérisée par une accumulation de cérébrosides dans les tissus, comme dans la maladie de Gaucher.

CÉRÉBROSPINAL *adj. (angl. cerebrospinal).* Qui se rapporte au cerveau et à la moelle épinière.

CÉRÉBROSTOMIE *s. f. (angl. cerebrostomy).* Création d'une ouverture chirurgicale au niveau du cerveau.

CÉRIUM *s. m. (angl. cerium).* Élément métallique, de numéro atomique 58, de masse atomique 140,12. Symbole : Ce.

CÉRIVASTINE *s. f. (angl. cerivastin).* Inhibiteur de la HMG-CoA réductase utilisé dans le traitement des hypercholestérolémies.

CÉROPLASTIQUE *s. f. (angl. ceroplasty).* Confection de pièces anatomiques en cire.

CÉRULÉEN *adj. (angl. coeruleus).* De couleur bleuâtre. ☞ ***LOCUS CŒRULEUS.***

CÉRULOPLASMINE *s. f. (angl. ceruloplasmin).* Glycoprotéine transporteuse du cuivre dans le plasma sanguin. Son taux est habituellement bas dans la maladie de Wilson et très bas dans la maladie de Menkes.

CÉRUMEN *s. m. (angl. cerumen).* Matière visqueuse, jaunâtre, sécrétée par les glandes sébacées du méat acoustique externe, qui parfois s'épaissit et forme un bouchon.

CÉRUSE *s. f. (angl. ceruse).* Carbonate basique de plomb ; toxique.

CERVEAU *s. m. (NA. cerebrum). (angl. cerebrum).* Partie principale de l'encéphale, comprenant une partie médiane (cerveau intermédiaire ou diencéphale) et les deux hémisphères cérébraux (télencéphale). ◇ **ANTÉRIEUR** ☞ ***PROSENCÉPHALE.*** ◇ **HÉMISPHÉRIQUE** ☞ ***TÉLENCÉPHALE.*** ◇ **INTERMÉDIAIRE** ☞ ***DIENCÉPHALE.*** ◇ **MOYEN** ☞ ***MÉSENCÉPHALE.*** ◇ **POSTÉRIEUR** ☞ ***RHOMBENCÉPHALE.*** ◇ **VISCÉRAL (OU VÉGÉTATIF)** ☞ ***HYPOTHALAMUS.***

CERVELET *s. m. (NA. cerebellum). (angl. cerebellum).* Partie de l'encéphale qui occupe la zone postérieure et inférieure du crâne, située entre le cerveau au-dessus et le pont et le bulbe en dessous. Le cervelet est constitué de trois portions : une médiane, le vermis, et deux latérales, les hémisphères cérébelleux. Il est relié au bulbe, au pont et aux pédoncules cérébraux par les pédoncules cérébelleux. Il contrôle l'équilibre, le tonus de posture et les mouvements automatiques. ◇ **(TENTE DU)** *(NA. tentorium cerebelli). (angl. tentorium cerebelli).* Pli horizontal de la dure-mère entre les lobes postérieurs du cerveau et la face supérieure du cervelet, et dans l'épaisseur duquel se logent les sinus latéraux, pétreux supérieurs, droit, caverneux et le confluent des sinus.

CERVICAL *adj. (angl. cervical).* Qui se rapporte au cou, au col d'un organe (en particulier au col de l'utérus) ou au collet d'une dent.

CERVICALGIE *s. f. (angl. cervicalgia).* Douleur du rachis cervical.

CERVICARTHROSE *s. f. (angl. cervical arthrosis).* Arthrose de la colonne cervicale à l'origine de névralgies cervico-brachiales.

CERVICECTOMIE *s. f. (angl. cervicectomy).* Excision du col utérin.

CERVICITE *s. f. (angl. cervicitis).* Inflammation du col utérin. SYN. ***TRACHLÉITE.***

CERVICOAXILLAIRE *adj. (angl. cervicoaxillary).* Qui se rapporte au cou et à l'aisselle.

CERVICOBRACHIAL *adj. (angl. cervicobrachial).* Qui se rapporte au cou et au bras.

CERVICOCAPITAL *adj. (angl. cervicocapital).* Qui se rapporte au col et à la tête d'un os.

CERVICODIAPHYSAIRE *adj. (angl. cervicodiaphysal).* Qui se rapporte au col et à la diaphyse d'un os long.

CERVICODORSAL *adj. (angl. cervicodorsal).* Qui se rapporte au cou (ou à la nuque) et au dos.

CERVICODYNIE *s. f. (angl. cervicodynia).* Douleur musculaire localisée à la nuque.

CERVICOFACIAL *adj. (angl. cervicofacial).* Qui se rapporte au cou et à la face.

CERVICOLABIAL *adj. (angl. cervicolabial).* Qui se rapporte à la face labiale du collet d'une canine ou d'une incisive.

CERVICOLINGUAL *adj. (angl. cervicolingual).* Qui se rapporte à la face linguale du collet d'une dent.

CERVICO-OCCIPITAL *adj. (angl. cervico-occipital).* Qui se rapporte à la nuque et à l'occiput.

CERVICOPEXIE *s. f. (angl. cervicopexy).* Fixation chirurgicale du col utérin. SYN. ***TRACHÉLOPEXIE.***

CERVICOSCAPULAIRE *adj. (angl. cervicoscapular).* Qui se rapporte au cou et à la scapula.

CERVICOTHORACIQUE *adj. (angl. cervicothoracic).* Qui se rapporte au cou et au thorax.

CERVICOTOMIE *s. f. (angl. cervicotomy).* **1.** Incision pratiquée au niveau du cou. **2.** Incision du col utérin.

CERVICOVAGINAL *adj. (angl. cervicovaginal).* Qui se rapporte au col de l'utérus et au vagin.

CERVICOVAGINITE *s. f. (angl. cervicovaginitis).* Inflammation du col utérin et de la muqueuse vaginale.

CERVICOVÉSICAL *adj. (angl. cervicovesical).* Qui se rapporte au col de l'utérus et à la vessie.

CERVICOVESTIBULAIRE *adj. (angl. cervicovestibular).* Qui se rapporte à la face vestibulaire du collet d'une molaire ou d'une prémolaire.

CERVIX *s. m. (angl. cervix).* **1.** Col. **2.** Partie inférieure de la face antérieure du cou.

CÉSARIENNE *s. f. (angl. cesarean section).* Opération consistant à inciser l'utérus gravide, par voie abdominale, pour extraire artificiellement le fœtus et le placenta (la voie vaginale n'est plus utilisée). SYN. ***OPÉRATION CÉSARIENNE.*** ◇ **BASSE** ☞ ***CÉSARIENNE SEGMENTAIRE.*** ◇ **CORPORÉALE** *(angl. corporeal section).* Césarienne dans laquelle l'incision porte sur le corps de l'utérus. SYN. ***CÉSARIENNE HAUTE.*** ◇ **HAUTE** ☞ ***CÉSARIENNE CORPORÉALE.*** ◇ **SEGMENTAIRE** *(angl. low vertical section).* Césarienne dans laquelle l'incision porte sur le segment inférieur de l'utérus. Cette modalité est de loin la plus fréquente. SYN. ***CÉSARIENNE BASSE.*** ◇ **VAGINALE** *(angl. vaginal section).* Césarienne dans laquelle le col utérin et le segment inférieur de l'utérus sont incisés par voie vaginale. Elle n'est plus pratiquée.

CÉSIUM *s. m. (angl. cesium).* Élément métallique, alcalin, de numéro atomique 55 et de masse atomique 132,9. Symbole : Cs. ◇ **(BOMBE AU)** *(angl. — bomb).* Appareil de gammathérapie qui utilise le césium radioactif. ◇ **137** *s. m. (angl. cesium 137).* Isotope radioactif du césium employé en radiothérapie du cancer.

CESTODES *(angl. Cestoda).* Sous-classe d'helminthes de la classe des *Plathelminthes.* Ce sont des vers plats, de forme rubanée, segmentés, hermaphrodites, parasites, dépourvus de tube digestif et munis de divers organes de fixation (crochets, ventouses ou les deux). Ils ont besoin de deux hôtes différents pour accomplir leur cycle de développement. À l'état larvaire, ils se fixent dans les viscères ; à l'état adulte, ils sont parasites de l'intestin. Le Taenia et le Botriocéphale sont des Cestodes.

CESTOÏDE *adj. (angl. cestoid).* Qui ressemble à un ruban ou à un ténia.

CÉTINE *s. f. (angl. spermaceti).* SYN. ***BLANC DE BALEINE.*** ☞ ***BALEINE (BLANC DE).***

CÉTOACIDOSE *s. f. (angl. ketoacidosis).* Acidose produite par l'accumulation dans l'organisme de grandes quantités de corps cétoniques, notamment d'acide acétoacétique, d'acide bêta-hydroxybutyrique et d'acétone ; il s'agit d'une conséquence de la glyconéogenèse à partir de la réserve graisseuse de l'organisme ; elle survient en cas de diabète insulinodépendant non traité. SYN. ***ACIDOCÉTOSE.***

CÉTOGÈNE *adj. (angl. ketogenic).* Se dit de toute substance qui entraîne la formation de corps cétoniques, en particulier chez l'homme diabétique en acidose. Certains acides aminés et les acides gras sont cétogènes.

CÉTOGENÈSE *s. f. (angl. ketogenesis).* Production de corps cétoniques par oxydation des graisses et de certains acides aminés.

CÉTOLYSE *s. f. (angl. ketolysis).* Dissolution ou destruction des corps cétoniques dans l'organisme.

CÉTOLYTIQUE *adj. (angl. ketolytic).* Qui détruit les corps cétoniques.

CÉTONE *s. f. (angl. ketone).* Tout composé organique de formule générale R-CO-R' (R et R' étant deux radicaux organiques quelconques). L'acétone, ou diméthylcétone, est la plus simple des cétones.

CÉTONÉMIE *s. f. (angl. ketonemia).* Taux dans le sang des corps cétoniques (acide acétylacétique, acide bêta-hydroxybutyrique et acétone). SYN. ***ACÉTONÉMIE.***

CÉTONIQUE *adj. (angl. ketonic).* Qui se rapporte à la fonction cétone, qui contient une cétone ou en possède les propriétés. SYN. ***ACÉTONIQUE.***

CÉTONIQUES (CORPS) *(angl. ketone bodies).* ☞ ***CORPS CÉTONIQUE.***

CÉTONURIE *s. f. (angl. ketonuria).* Élimination des corps cétoniques dans l'urine. SYN. ***ACÉTONURIE.***

CÉTOSE **1.** *s. f. (angl. ketosis).* Accumulation dans l'organisme des corps cétoniques. **2.** *s. m. (angl. ketose).* Tout sucre qui porte une fonction réductrice sur le carbone 2.

CÉTOSTÉROÏDE *s. m. (angl. ketosteroid).* Tout stéroïde possédant une fonction cétonique (groupement fonctionnel CO). Les 17-cétostéroïdes possèdent la fonction cétonique sur le carbone 17 et ont une action androgène. Ils sont sécrétés par la glande suprarénale et le testicule. On les trouve dans l'urine chez la femme et l'homme normaux et en quantité excessive dans certaines tumeurs de l'ovaire ou des glandes suprarénales. Abréviation : 17-CS.

CÉTOSURIE *s. f. (angl. ketosuria).* Présence de cétose dans l'urine.

CF *(angl. CF lead).* Dérivation unipolaire précordiale utilisée en électrocardiographie, pour laquelle l'électrode indifférente est placée sur la jambe gauche (correspond à l'anglais *chest foot*).

Cf *(angl. Cf).* Symbole chimique du californium.

CGMH *(angl. MCHC).* Abréviation de concentration globulaire moyenne en hémoglobine.

CH Abréviation pour centésimale hahnemanienne, utilisée dans les prescriptions homéopathiques.

CH_{50} Complément hémolytique total. ☞ ***COMPLÉMENT.***

CHADDOCK (SIGNE OU RÉFLEXE DE) *(angl. Chaddock's reflex).* La percussion de la région sous-malléolaire externe provoque l'extension de l'hallux dans les lésions du cordon pyramidal.

CHAGAS (MALADIE DE) *(angl. Chagas' disease).* Maladie parasitaire due à *Trypanosoma cruzi*, transmise par les déjections de certains insectes de la famille des Réduvidés. Elle se manifeste dans sa forme aiguë par un état fébrile avec adénopathies, œdèmes de la face, conjonctivite, hépato-splénomégalie et myocardite ; dans sa forme chronique, plus rare, elle se manifeste par une encéphalopathie qui aboutit souvent à la mort. Elle est endémique en Amérique centrale et dans certaines régions de l'Amérique du sud. SYN. ***TRYPANOSOMIASE AMÉRICAINE.***

CHAGOME *s. m. (angl. chagoma).* Nodule érythémateux au point d'inonuclation de *Tryponosoma cruzi* par un insecte du genre *Triatoma*, vecteur de la maladie de Chagas.

CHAÎNE *s. f. (angl. chain).* Série d'éléments ou succession d'événements liés les uns aux autres. En chimie, série d'atomes de carbone liés entre eux dans la molécule des composés organiques ; en bactériologie, série de plusieurs bactéries unies par leurs extrémités (par exemple les streptocoques). ~ **FERMÉE** *(angl. closed —).* Chaîne d'atomes de carbone formant un anneau, caractéristique des composés de la série cyclique (ou aromatique). ~ **LÉGÈRE** *(angl. light —).* Chaîne polypeptidique entrant dans la constitution des immunoglobulines, d'un poids moléculaire de 22 500 daltons. Chaque molécule d'immunoglobuline est constituée de 2 chaînes légères identiques (soit de type kappa, soit de type lambda) associées à 2 chaînes lourdes également identiques. Certains myélomes peuvent s'accompagner de dépôts de chaînes légères surtout dans le rein, constituant la maladie des chaînes légères. ~ **LOURDE** *(angl. heavy —).* Chaîne polypeptidique entrant dans la constitution des immunoglobulines, d'un poids moléculaire de 40 000 à 70 000 daltons. Chaque molécule d'immunoglobuline est constituée de 2 chaînes lourdes identiques, définissant la classe d'immunoglobulines, associées à 2 chaînes légères également identiques. ☞ ***IMMUNOGLOBULINE.*** ⊂ **OUVERTE** *(angl. open —).* Chaîne d'atomes de carbone telle que -C-C-C-, caractéristique des composés de la série acyclique (ou aliphatique). Une chaîne ouverte est dite ramifiée lorsque d'autres atomes de carbone ou d'autres chaînes secondaires y sont rattachés latéralement ; elle est dite droite ou linéaire si ce n'est pas le cas.

CHAÎNES LOURDES ⊂ **α (MALADIE DES)** *(angl. α heavy chain disease).* Dysglobulinémie monoclonale avec prolifération plasmocytaire maligne dans l'intestin grêle et le mésentère. Cliniquement : syndrome de malabsorption intestinale sévère et présence dans l'urine de fragments de chaînes lourdes d'immunoglobuline A. Affection en rapport étroit avec le lymphome méditerranéen. ⊂ **γ (MALADIE DES)** *(angl. γ heavy chain disease).* Affection proche du myélome multiple avec présence dans le sang d'un fragment de chaîne lourde d'immunoglobuline G. ⊂ **μ (MALADIE DES)** *(angl. μ heavy chain disease).* Variété exceptionnelle de dysglobulinémie, cliniquement proche de la leucémie lymphoïde chronique avec présence d'un fragment de chaîne lourde d'immunoglobuline M.

CHAIR *s. f. (angl. flesh).* Tissus mous (musculaire et conjonctif) du corps humain et animal. ⊂ **CARRÉE DE SYLVIUS** *(angl. quadrate muscle of sole).* Ancienne dénomination du muscle carré plantaire. ☞ ***ATLAS ANATOMIQUE DES MUSCLES (EN ANNEXE).*** ⊂ **DE POULE** *(angl. goose flesh).* État particulier de la peau à la suite de l'érection passagère des follicules pileux due à la contraction de leurs fibres musculaires lisses sous l'effet d'un état émotif ou du froid. SYN. ***CUTIS ANSERINA, RÉACTION ANSÉRINE.***

CHALARA Genre de champignons pouvant provoquer une mycose, la chalarose.

CHALAROSE *s. f. (angl. chalarosis).* Mycose due à *Chalara pyogenes*, caractérisée par des abcès sous-cutanés multiples d'aspect sporotrichosique, localisés aux membres inférieurs.

CHALASTODERMIE *s. f. (angl. dermatochalasis).* ☞ ***DERMATOLYSIE.***

CHALAZION *s. m. (angl. palpebral cyst).* Petite tumeur du bord libre de la paupière, surtout de la paupière supérieure, formée par la distension et l'inflammation d'une glande de Meibomius.

CHALAZODERMIE *s. f. (angl. chalazodermia).* ☞ ***DERMATOLYSIE.***

CHALCOSE *s. f. (angl. chalcosis).* Dépôts de cuivre dans les tissus, en particulier les tissus oculaires.

CHALICOSE *s. f. (angl. chalicosis).* Pneumoconiose due à l'inhalation de poussières minérales. Ce terme, impropre, devrait être remplacé par celui de silicose.

CHALODERMIE *s. f.* ☞ ***DERMATOLYSIE.***

CHALONE *s. f. (angl. chalone).* Produit endocrinien à action déprimante ou inhibitrice sur un organe.

CHAMAERHINIEN *adj.* ☞ ***PLATYRRHINIEN.***

CHAMBERLAND (FILTRE DE) *(angl. Chamberland filter).* Appareil utilisé pour filtrer l'eau, composé essentiellement d'une bougie de porcelaine, fermée à une extrémité, à travers laquelle on filtre le liquide sous pression.

CHAMBERLEN (FORCEPS DE) *(angl. Chamberlen's forceps).* Premier forceps, inventé par Chamberlen, ayant une seule courbure sur les branches pour la tête du fœtus (courbure céphalique).

CHAMBRE *s. f. (angl. chamber).* En anatomie, espace fermé ou cavité. ⊂ **ANTÉRIEURE DE L'ŒIL** *(NA. camera bulbi anterior). (angl. anterior — of eye).* Espace compris entre l'iris et la cornée, et rempli par l'humeur aqueuse. ⊂ **D'ATTRITION** *(angl. attrition —).* Zone d'une blessure des parties molles particulièrement propre à s'infecter, du fait de l'écrasement des tissus musculaires et de la présence de corps étrangers (projectiles, débris de vêtements, etc.). ⊂ **DE CHASSE DU VENTRICULE** *(angl. outflow tract (right or left)).* Partie du volume intraventriculaire situé sous la valvule aortique ou pulmonaire. ⊂ **INTERVILLEUSE** *(angl. intervillous lacuna).* Espaces sanguins du placenta dans lesquels flottent les villosités choriales. SYN. ***LAC SANGUIN MATERNEL.*** ⊂ **PERFUSION (DE)** *(angl. implantable drug delivery system).* Dispositif implanté sous la paroi thoracique et relié à une veine, destiné aux transfusions et aux perfusions en particulier au cours de la chimiothérapie. ⊂ **POSTÉRIEURE DE L'ŒIL** *(NA. camera bulbi posterior). (angl. posterior — of eye).* Petit espace entourant le cristallin, limité par l'iris et par le corps ciliaire, et rempli par l'humeur aqueuse. ⊂ **PULPAIRE** *(NA. cavitas coronalis). (angl. pulp —).* ☞ ***CAVUM DENTIS.*** ⊂ **VITRÉE** *(NA. camera vitrea bulbi). (angl. vitreous —).* Espace de l'œil contenant le corps vitré.

CHAMP *s. m. (angl. area, field).* Zone, aire ou espace ouvert. En physique, région de l'espace sensible à une action déterminée. ⊂ **AUDITIF** *(angl. auditory field).* Capacité de l'oreille humaine de percevoir les sons de fréquence comprise entre 16 et 20 000 Hertz. ⊂ **DE FIXATION** *(angl. field of fixation).* Espace compris dans les limites de la vision centrale, par balayage de l'œil dans toute les directions, en gardant la tête immobile. SYN. ***CHAMP DU REGARD.*** ⊂ **OPÉRATOIRE** *(angl. operative field).* **1.** Zone du corps visible où l'on pratique une intervention chirurgicale. **2.** (au pluriel) Linges stériles qui délimitent cette zone. ⊂ **VISUEL** *(angl. visual field).* Étendue de l'espace qu'embrasse le regard, l'œil restant immobile.

CHAMPIGNON *s. m. (angl. fungus).* Organisme eucaryote, unicellulaire ou pluricellulaire ; ses cellules présentent une paroi rigide et ne contiennent pas de chlorophylle. Les champignons appartiennent au règne végétal. Ils sont chimiohétérotrophes, aérobies ou anaérobies facultatifs. Ils se composent d'une structure végétative de soutien (mycélium) et d'une structure reproductrice (spores). Très répandus dans la nature, ils interviennent dans les processus de dégradation de la matière organique, dans divers processus fermentatifs présentant un grand intérêt pour l'alimentation (pain, vin, bière, fromage) et dans l'obtention des antibiotiques (pénicillines, céphalosporines). Certains sont responsables d'infections chez l'homme et les animaux, d'autres provoquent des intoxications, et d'autres sont comestibles.

CHAMPIGNONNISTES (MALADIE DES) *(angl. mushroom-workers lung).* Pneumopathie immunologique due à l'inhalation d'actinomycètes présents dans les champignons.

CHAMPIGNONS IMPARFAITS ☞ ***DEUTÉROMYCÈTES.***

CHANCRE *s. m. (angl. chancre).* Ulcération cutanée ou muqueuse qui constitue la porte d'entrée de certains agents infectieux, en particulier les ulcérations d'origine vénérienne (ex. : chancre syphilitique) ou l'ulcération tuberculeuse de la primo-infection (chancre tuberculeux). ◇ **INDURÉ** *(angl. hard —).* SYN. ***CHANCRE SYPHILITIQUE.*** ◇ **MIXTE** *(angl. mixed —).* Ulcération due à une double infection, syphilitique et chancrelleuse. ◇ **MOU** *(angl. chancroid).* Ulcération vénérienne, le plus souvent douloureuse, due au bacille de Ducrey. Elle débute au niveau des organes génitaux externes, puis croît rapidement et s'ulcère, avec production de pus. SYN. ***CHANCRELLE, CHANCROÏDE.*** ◇ **PHAGÉDÉNIQUE** *(angl. phagedenic —).* Chancre syphilitique contenant des bactéries pyogènes et qui a tendance à s'ulcérer profondément. ◇ **PORADÉNIQUE** *(angl. poradenitis venerea).* Ulcération de la lymphogranulomatose vénérienne. ◇ **REDUX** *(angl. redux —).* Chancre qui réapparaît spontanément après sa guérison apparente. ◇ **SPOROTRICHOSIQUE** *(angl. sporotrichois —).* Ulcération primitivement développée au point d'inoculation de l'infection sporotrichosique. ◇ **SYPHILITIQUE** *(angl. syphilitic —).* Lésion primaire de la syphilis, se présentant sous forme d'une érosion indolore, indurée à la base, et s'accompagnant au bout de 6 à 10 jours d'une adénopathie régionale. Elle siège habituellement sur les muqueuses génitales, plus rarement sur la muqueuse buccale. ◇ **TUBERCULEUX** *(angl. tuberculous —).* Lésion d'inoculation du bacille tuberculeux. ◇ **VRAI** *(angl. true —).* SYN. ***CHANCRE SYPHILITIQUE.***

CHANCRELLE *s. f. (angl. chancroid).* ☞ ***CHANCRE MOU.***

CHANCRELLEUX *adj. (angl. chancroidal).* Qui se rapporte au chancre mou ou qui lui est dû.

CHANCREUX *adj. (angl. chancrous).* De la nature du chancre ; qui est atteint d'un chancre.

CHANCRIFORME *adj. (angl. chancriform).* Qui ressemble à un chancre.

CHANCROÏDE *s. m. (angl. chancroid).* SYN. ***CHANCRE MOU.***

CHANVRE *s. m. (angl. hemp).* Plante herbacée de la famille des Cannabacées, du genre *Cannabis*, dont l'espèce *C. sativa* possède, dans ses inflorescences femelles, une résine, la cannabine, qui agit sur le système nerveux central, produisant une augmentation de la sensation de bien-être, une euphorie, une somnolence, une relaxation et, parfois, des rires spontanés. À très fortes doses, elle entraîne un état d'hallucinations et de paranoïa. On connaît aussi le chanvre sous les noms de haschich, cannabis ou marijuana. ◇ **INDIEN** *(angl. Indian —).* Nom vernaculaire de *Cannabis sativa.*

CHAOUL (TUBE DE) *(angl. Chaoul's tube).* Type de tube employé pour la radiothérapie à courte distance et sous faible tension.

CHAPELET RACHITIQUE *s. m. (angl. rachitic rosary).* Nodosités placées en double rangée le long du sternum au niveau de l'union des côtes avec les cartilages costaux, chez les enfants rachitiques. SYN. ***CHAPELET COSTAL.***

CHAPERON *(angl. molecular chaperone).* Protéine jouant un rôle dans le repliement d'autres protéines.

CHAPERONINE *s. f. (angl. chaperonin).* Une des protéines chaperon.

CHAPETONADA *s. m.* Dermatite érythémato-papulo-vésiculeuse observée chez certains habitants des régions élevées et froides de la Cordillère des Andes quand ils descendent dans la plaine.

CHAPPA *s. f. (angl. chappa).* Tréponématose d'Afrique Occidentale, ressemblant au pian, caractérisée par la formation de nodules qui peuvent s'ulcérer.

CHARBON *s. m.* **1.** *(angl. anthrax).* Maladie infectieuse contagieuse commune à l'homme et au bétail, due à *Bacillus anthracis.* La porte d'entrée la plus fréquente chez l'homme est la peau, donnant naissance au charbon cutané, caractérisé par la formation d'une pustule maligne. Il existe une forme pulmonaire (charbon pulmonaire), par inhalation des spores de *B. anthracis*, qui évolue comme une pneumopathie grave. Il existe également une forme intestinale (charbon intestinal), due à la consommation de viande infectée, qui évolue comme une gastro-entérite grave. Le charbon est devenu une maladie très rare. **2.** *(angl. charcoal).* Matière combustible solide, de couleur noire, d'origine végétale, renfermant une proportion élevée de carbone. ◇ **ACTIVÉ** *(angl. activated charcoal).* Charbon végétal chauffé afin d'augmenter ses propriétés absorbantes et désinfectantes. ◇ **OFFICINAL** *(angl. officinal charcoal).* Préparation pharmaceutique de charbon. ~ **VÉGÉTAL** *(angl. charcoal)*. Charbon de bois ; il est utilisé comme désodorisant et adsorbant dans la dyspepsie et dans diverses affections intestinales.

CHARCOT *(angl. Charcot)*. ~ **(MALADIES DE)** *(angl. —'s diseases)*. ☞ ***SCLÉROSE LATÉRALE AMYOTROPHIQUE, ARTHROPATHIE TABÉTIQUE, POLYARTHRITE RHUMATOÏDE.*** ~ **(PIED DE)** *(angl. —'s foot)*. Pied déformé par une arthropathie tabétique. ~ **(SIGNE DE)** *(angl. —'s sign)*. Élévation du sourcil dans la paralysie faciale périphérique. ~ **(TRIADE DE)** *(angl. —'s triad)*. Association d'un nystagmus, d'un tremblement intentionnel et d'une dysarthrie, observée dans la sclérose en plaques. ~ **(ZONE DE)** *(angl. —'s zone)*. Région du corps dont la compression peut provoquer une crise d'hystérie. SYN. ***ZONE SPASMOGÈNE.***

CHARCOT-LEYDEN (CRISTAUX DE) *(angl. Charcot-Leyden crystals)*. Petits cristaux octaédriques de phosphates, retrouvés dans l'expectoration des asthmatiques et des bronchitiques.

CHARCOT-MARIE ~ **(MALADIE DE OU AMYOTROPHIE PÉRONIÈRE DE)** *(angl. Charcot-Marie atrophy)*. ☞ ***CHARCOT-MARIE-TOOTH (MALADIE DE OU AMYOTROPHIE PÉRONIÈRE DE).*** ~ **(SIGNE DE)** *(angl. Marie's sign)*. Tremblement fin et rapide généralisé, constituant l'un des signes caractéristiques du goitre exophtalmique.

CHARCOT-MARIE-TOOTH (MALADIE DE OU AMYOTROPHIE PÉRONIÈRE DE) *(angl. Charcot-Marie-Tooth atrophy)*. Affection familiale à transmission autosomique dominante, débutant à l'adolescence, caractérisée par une paralysie avec amyotrophie affectant essentiellement les muscles de la région antéro-externe de la jambe et secondairement ceux de la main. L'évolution est très lentement progressive. Cette maladie est due à la dégénérescence des cordons postérieurs et des cellules des cornes antérieures de la moelle.

CHARCOT-WEISS-BAKER (SYNDROME DE) *(angl. carotid sinus syndrome)*. Syndrome du sinus carotidien, pouvant se manifester par des vertiges ou des syncopes de courte durée, parfois avec arrêt cardiaque ou respiratoire, déclenchés par la pression de la zone sinucarotidienne.

CHARGE VIRALE *(angl. viral load)*. Représentation quantitative de la concentration virale plasmatique, obtenue par des techniques d'amplification génique. Est surtout utilisée dans les infections par le VIH et l'hépatite B.

CHARLIN (SYNDROME DE) *(angl. Charlin's syndrome)*. Syndrome associant une douleur, une iritis, une kératite, une rhinorrhée et des points cutanés hypersensibles au niveau de l'émergence du nerf nasal.

CHARMOT (MALADIE DE) *(angl. Charmot's disease)*. Macroglobulinémie observée en Afrique tropicale, peut-être liée au paludisme.

CHARNIÈRE *s. f. (angl. hinge)*. Partie de la chaîne lourde d'immunoglobuline, située entre le Fc et le Fab. Elle favorise la flexibilité de l'immunoglobuline et permet aux deux sites de liaison d'agir indépendamment.

CHARNU *adj. (angl. fleshy)*. Qui est composé de chair.

CHARPENTE *s. f. (angl. framework)*. Partie d'une région variable d'immunoglobuline, placée entre les segments hypervariables.

CHARRIÈRE (FILIÈRE DE) *(angl. Charriere's scale)*. Échelle de graduation pour le calibrage des sondes et bougies urétrales.

CHASSIE *s. f. (angl. rheum)*. Sécrétion séborrhéique jaunâtre des glandes de Meibomius (terme populaire).

CHAUFFARD (POINT DE) *(angl. Chauffard's point)*. Point douloureux à la pression, situé sous la clavicule droite, chez des sujets atteints d'affections de la vésicule biliaire.

CHAUFFARD-STILL (SYNDROME DE) *(angl. Chauffard's syndrome)*. Forme généralisée d'arthrite rhumatoïde de type aigu chez l'enfant, avec polyarthrite, atrophie musculaire, anémie, des accès fébriles, une hépatosplénomégalie, des nodules sous-cutanés et une péricardite fréquente. SYN. ***STILL (MALADIE DE).***

CHAULMOOGRA *s. m. (angl. chaulmoogra)*. Arbre de la famille des Buxacées, du sud de l'Asie *(Gynocardia odorata)*, dont les graines fournissent une huile utilisée dans le traitement de la lèpre, en injections, ainsi que dans d'autres affections cutanées.

CHAUSSIER (ARÉOLE VÉSICULAIRE DE) *(angl. Chaussier's areola)*. Aréole d'induration d'une pustule maligne (anthrax). SYN. ***CHAUSSIER (SIGNE DE).***

CHAUX *s. f. (angl. lime)*. Oxyde de calcium, CaO (chaux vive), que l'on obtient en calcinant les carbonates calciques naturels. Par action de l'eau sur la chaux vive, on obtient l'hydroxyde de calcium, $Ca(OH)_2$ (chaux éteinte). ☞ ***CALCIUM.*** ~ **(CHLORURE DE)** *(angl. calcium chloride)*. Substance pulvérulente, blanche, obtenue par l'action du chlore sur la chaux éteinte. Elle s'utilise comme désinfectant et antiseptique. SYN. ***HYPOCHLORITE DE CALCIUM.*** ~ **(SULFURE DE)** *(angl. calcium sulfite)*. Mélange de 60 % de sulfure de calcium et de carbone. Il est utilisé en dermatologie, et comme dépilatoire.

CHEADLE (MALADIE DE) *(angl. Cheadle's disease)*. Scorbut infantile.

CHEATLE (MALADIE DE) *(angl. Cheatle's disease)*. Maladie kystique du sein.

CHEDIAK-HIGASHI (SYNDROME DE) *(angl. Chediak-Higashi anomaly)*. Affection héréditaire rare de caractère autosomique récessif, dans laquelle on observe des altérations morphologiques des polynucléaires neutrophiles, des monocytes et des lymphocytes, qui contiennent des granulations cytoplasmiques géantes (inclusions azurophiles). Elle s'accompagne d'albinisme, d'une prédisposition aux infections, d'une neutropénie et d'une thrombocytopénie. L'évolution est habituellement létale. SYN. ***MALADIE DE CHEDIAK, MALADIE DE CHEDIAK-STEINBRINCK-HIGASHI.***

CHEF (D'UN MUSCLE) *(angl. head of a muscle).* Chacun des corps musculaires qui peuvent constituer un muscle. Indépendants sur une grande partie de leur trajet, ils se réunissent et se fixent sur un tendon commun à leur insertion distale.

CHÉIL-, CHÉILO- *(angl. cheil-, cheilo-).* Préfixes d'origine grecque indiquant une relation avec les lèvres.

CHÉILECTROPION *s. f. (angl. cheilectropion).* Éversion des lèvres.

CHÉILITE *s. f. (angl. cheilitis).* Inflammation des lèvres. ⇔ **ACTINIQUE** *(angl. actinic —).* Chéilite consécutive à une exposition prolongée aux rayons ultraviolets. ⇔ **APOSTÉMATEUSE** *(angl. apostematous —).* Inflammation des lèvres avec tuméfaction douloureuse et croûtes noirâtres. ⇔ **COMMISSURALE** *(angl. commissural —).* Chéilite des commissures des lèvres. ⇔ **EXFOLIATRICE** *(angl. exfoliative —).* Dermatite séborrhéique qui affecte le bord cutanéomuqueux des lèvres. ⇔ **GLANDULAIRE** *(angl. glandular —).* Tuméfaction et induration chronique des lèvres, due à l'inflammation de leurs glandes muqueuses.

CHÉILOANGIOSCOPIE *s. f. (angl. cheiloangioscopy).* Examen de la circulation sanguine des lèvres.

CHÉILOGNATHE *s. m. (angl. cheiloalveoloschisis).* Sujet atteint de fissure labiale et alvéolaire (terme peu usité).

CHÉILOGNATHO-PALATOSCHISIS *s. m. (angl. cheilognathopalatoschisis).* Malformation qui associe une fissure de la lèvre, du maxillaire et du palais. SYN. ***BEC-DE-LIÈVRE TOTAL.***

CHÉILOGNATHOSCHISIS *s. m. (angl. cheilognathoschisis).* Bec-de-lièvre dont la fissure s'étend au maxillaire. SYN. ***BEC-DE-LIÈVRE INCOMPLET.***

CHÉILOGNATHO-URANOSCHISIS *s. m. (angl. cheilognathouranoschisis).* ☞ ***CHÉILOGNATHO-PALATOSCHISIS.***

CHÉILOPALATOGNATHE *s. m. (angl. cheilognathopalatoschisis).* Sujet atteint d'un bec-de-lièvre total (fente labiale, associée à une fente du maxillaire et de la voûte du palais).

CHEILOPHAGIE *s. f. (angl. cheilophagia).* Tic qui consiste à se mordre constamment les lèvres.

CHÉILOPLASTIE *s. f. (angl. cheiloplasty).* Chirurgie plastique des lèvres.

CHÉILORRAPHIE *s. f. (angl. cheilorrhaphy).* Suture de la lèvre.

CHÉILOSCHISIS *s. m. (angl. cheiloschisis).* ☞ ***BEC-DE-LIÈVRE.***

CHÉILOSTOMATOPLASTIE *s. f. (angl. cheilostomatoplasty).* Chirurgie plastique des lèvres et de la bouche.

CHÉILOTOMIE *s. f. (angl. cheilotomy).* Incision de la lèvre ou excision d'une partie de la lèvre.

CHÉIROMÉGALIE *s. f. (angl. cheiromegaly).* Hypertrophie des mains. On écrit aussi chiromégalie.

CHEIROPLASTIE *s. f. (angl. cheiroplasty).* Chirurgie plastique de la main.

CHÉIROSCOPE *s. m. (angl. cheiroscope).* Appareil servant pour des exercices d'orthoptique, avec lequel un objet-test est réfléchi par un miroir de sorte qu'il soit vu par l'œil normal et, projeté sur une table à dessin, est retracé avec un crayon guidé par l'œil malade.

CHÉIROSPASME *s. m. (angl. cheirospasm).* Crampe de la main.

CHÉLATEUR *s. m. (angl. chelating agent).* Substance chimique capable de fixer ou d'emprisonner à l'intérieur de sa molécule des ions métalliques, formant ainsi des complexes stables appelés chélates. On utilise certaines de ces substances dans le traitement des intoxications par les métaux.

CHÉLATION *s. f. (angl. chelation).* Fixation d'un ion métallique par un chélateur.

CHÉLOÏDE *s. f. (angl. keloid).* Néoformation tumorale bénigne fibreuse de la peau, qui a généralement l'aspect d'un bourrelet induré. Elle peut être primitive ou secondaire. ⇔ **CICATRICIELLE** *(angl. keloid scar).* Chéloïde apparaissant au niveau d'une cicatrice, d'une brûlure, ou d'un traumatisme léger, chez les sujets qui y sont prédisposés.

CHÉLOÏDOSE *s. f. (angl. keloidosis).* Formation de chéloïdes multiples.

CHÉMODECTOME *s. m. (angl. chemodectoma).* Tumeur bénigne des chémorécepteurs vasculaires, localisée le plus fréquemment sur le glomus jugulaire, mais aussi sur le glomus carotidien ou d'autres glomus. L'évolution maligne est très rare. Cette tumeur ne produit pas de métastases, mais elle récidive facilement. SYN. ***PARANGANGLIOME NON CHROMAFFINE.***

CHÉMORÉCEPTEUR *s. m. (angl. chemoreceptor).* Organe sensible aux excitants chimiques, comme les cellules olfactives et gustatives, le glomus carotidien et la crosse aortique. SYN. ***CHIMIORÉCEPTEUR.***

CHÉMORÉFLEXE *s. m. (angl. chemoreflex).* Réflexe résultant de l'action d'une substance chimique.

CHÉMOSIS *s. m. (angl. chemosis).* Infiltration œdémateuse de la conjonctive oculaire, formant un bourrelet autour de la cornée.

CHÉNODÉSOXYCHOLIQUE (ACIDE) *(angl. chenodeoxycholic acid).* Acide biliaire utilisé dans la prophylaxie et le traitement de la lithiase biliaire.

CHÉRUBINISME *s. m. (angl. cherubism).* Affection héréditaire caractérisée par un gonflement progressif de la mandibule donnant un aspect de chérubin.

CHESTER-ERDHEIM (SYNDROME DE) *(angl. Chester-Erdheim syndrome).* Forme d'histiocytose non langerhansienne acquise. Elle est caractérisée par des lésions osseuses, souvent associées à des xanthomes cutanés. Les atteintes osseuses touchent les os longs de façon bilatérale et symétrique, en débutant typiquement autour des genoux. Elles sont douloureuses dans la moité des cas, ostéocondensantes, à prédominance corticale. L'évolution est habituellement lente mais peut se compliquer d'atteintes hypophysaires, pulmonaires, cardiaques ou à type de fibrose périaortique.

CHÉTIF *adj. (angl. weak).* Se dit d'une personne de faible constitution, particulièrement d'un enfant malingre.

CHÉTIVISME *s. m. (angl. weakliness).* Type d'infantilisme comportant un retard de croissance global.

CHEVASSU (OPÉRATION DE) *(angl. aortoiliac lymphadenomectomy).* Dans le cancer du testicule, ablation du testicule et de la chaîne adénolymphatique dépendante.

CHEVAUCHEMENT *s. m. (angl. overriding).* Déplacement et superposition des fragments d'un os fracturé. ⌔ **(DE L'AORTE)** ☞ ***DEXTROPOSITION DE L'AORTE.***

CHEVEU *s. m. (NA. capillus). (angl. hair).* Poil de la tête de l'homme. ☞ ***POIL.***

CHEVEUX ⌔ **EN BAMBOU** *(angl. bamboo hair).* Affection des cheveux avec apparition de nodules le long du poil, d'étiologie indéterminée. SYN. ***TRICHORREXIE NOUEUSE.*** ⌔ **INCOIFFABLES (SYNDROME DES)** *(angl. Dupré-Bonafé syndrome).* Anomalie du cheveu, triangulaire à la coupe, creusé de cannelures et tordu ; affection héréditaire transmise sur le mode autosomique dominant.

CHEVILLE *s. f. (NA. articulatio talocruralis). (angl. ankle).* ☞ ***ART. TIBIO-TARSIENNE OU DU COU-DE-PIED (ATLAS ANATOMIQUE DES ARTICULATIONS EN ANNEXE).***

CHEVROTEMENT *s. m. (angl. quavering).* Voix tremblée rappelant le cri de la chèvre.

CHEYNE-STOKES (DYSPNÉE OU RESPIRATION DE) *(angl. Cheyne-Stokes respiration).* Type de respiration caractérisée par une augmentation progressive de la fréquence et de l'amplitude des mouvements respiratoires, suivie d'une décroissance progressive jusqu'à des épisodes d'apnée de 20 à 30 secondes ; s'observe surtout dans l'insuffisance rénale terminale.

CHIARI-FROMMEL (SYNDROME DE) *(angl. Chiari-Frommel syndrome).* Syndrome endocrinien du post-partum, consistant en une aménorrhée associée à une galactorrhée, une atrophie utérine, des lombalgies et des troubles psychiques. Il est en rapport avec une hyperprolactinémie.

CHIASMA *s. m. (angl. chiasma).* **1.** Structure anatomique formée par l'entrecroisement d'éléments axoniques ou fibreux. **2.** Structure en X des chromatides homologues visible au microscope optique, correspondant au point d'échange de matériel génétique lors de recombinaisons méiotiques. ⌔ **OPTIQUE** *(NA. chiasma opticum). (angl. optic —).* Zone de substance blanche du cerveau où les deux tractus optiques s'accolent et paraissent se souder pour se séparer à nouveau, en s'entrecroisant partiellement pour former les nerfs optiques. ⌔ **TENDINUM DIGITORUM** *(NA. chiasma tendinum digitorum). (angl. flexor tendon decussation).* Décussation des tendons du fléchisseur profond des doigts avec les tendons du fléchisseur superficiel.

CHIASMATIQUE (SYNDROME) *(angl. chiasmal syndrome).* Rétrécissement bitemporal du champ visuel évoluant vers l'atrophie optique, liée à une compression du chiasma par une tumeur hypophysaire.

CHIASMATYPIE *s. f. (angl. chiasmatypy).* Échange de facteurs ou de gènes entre chromosomes.

CHIASTOMÈTRE *s. m. (angl. chiastometer).* Appareil servant à mesurer la déviation des axes optiques par rapport au parallélisme normal.

CHICAGO (MALADIE DE) *(angl. Chicago disease).* Blastomycose nord-américaine.

CHIEN DE FUSIL (ATTITUDE EN) *(angl. coiled position, curling up pose).* Attitude typique de la méningite et de l'hémorragie méningée avec flexion des jambes sur les cuisses et des cuisses sur le bassin.

CHIKUNGUNYA *s. m. (angl. chikungunya).* Affection proche de la dengue, due à un arbovirus (alpha virus de la famille de *Togaviridae*), transmise par des moustiques du genre Aedes. Le tableau clinique associe un important syndrome infectieux, des arthralgies intenses et une éruption cutanée, d'évolution habituellement favorable.

CHILAÏDITI (SYNDROME DE) *(angl. Chilaïditi's syndrome).* Syndrome d'interposition sous-phrénique. Interposition du côlon droit, et plus rarement de l'intestin grêle, entre le foie et le diaphragme.

CHILD (CLASSIFICATION DE) *(angl. Child's score).* Classification des cirrhoses en fonction de la gravité croissante, de A à C.

CHILODON Genre d'infusoires, dont certaines espèces, *Ch. dentatus* et *Ch. uncinatus*, ont été isolées chez l'homme dans des cas de dysenterie.

CHILOMASTIX MESNILI Protozoaire ressemblant à *Trichomonas intestinalis*, parasite fréquent de l'intestin de l'homme, isolé des selles diarrhéiques dans les pays chauds.

CHIMÈRE *s. f. (angl. chimera).* Organisme dont les cellules sont issues de deux ou plusieurs lignées de zygotes distinctes.

CHIMÉRISME *s. m. (angl. chimerism).* Présence dans un organisme de cellules provenant de plusieurs zygotes. ⌔ **MOLÉCULAIRE** *(angl. molecular —).* Fusion de deux gènes, par recombinaison inégale ou par translocation, aboutissant à une protéine chimère ayant perdu sa fonction ou ayant acquis des fonctions anormales.

CHIMIE *s. f.* *(angl. chemistry).* **1.** Science qui traite de la composition et de la structure intimes de la matière en molécules, atomes et particules, ainsi que des réactions qui se produisent entre éléments ou molécules. **2.** Ensemble des propriétés chimiques d'un corps simple ou d'un composé. EX. *chimie du chlore, chimie du sang.* ⟡ **ANALYTIQUE** *(angl. analytical —).* Partie de la chimie qui traite de l'analyse des corps composés. ⟡ **BIOLOGIQUE** *(angl. biological —).* SYN. ***BIOCHIMIE.*** ⟡ **COLLOÏDALE** *(angl. colloid —).* Étude chimique des substances à l'état colloïdal. ⟡ **INORGANIQUE** *(angl. inorganic —).* Branche de la chimie qui traite des corps simples et de leurs dérivés, à l'exception de ceux du carbone. SYN. ***CHIMIE MINÉRALE.*** ⟡ **MÉDICALE** *(angl. medical —).* Chimie envisagée dans ses relations avec la médecine, en particulier à des fins diagnostiques et thérapeutiques. ⟡ **MÉDICOLÉGALE** *(angl. forensic —).* Application des connaissances chimiques à la résolution de problèmes légaux, notamment criminels. ⟡ **MINÉRALE** *(angl. mineral —).* ☞ ***CHIMIE INORGANIQUE.*** ⟡ **ORGANIQUE** *(angl. organic —).* Branche de la chimie qui traite des composés du carbone. ⟡ **PHARMACEUTIQUE** *(angl. pharmaceutical —).* Partie de la chimie qui étudie la composition et la préparation des médicaments. ⟡ **PHYSIOLOGIQUE** *(angl. physiological —).* Étude des composés biochimiques au point de vue de leur influence sur le mécanisme des grandes fonctions de l'organisme : respiration, digestion, sécrétion, reproduction, etc. ⟡ **PHYSIQUE** *(angl. physical —).* Application des notions de physique à l'étude des processus chimiques. EX. *l'atomistique, la thermochimie.*

CHIMIO- *(angl. chemo-).* Préfixe d'origine grecque indiquant une relation avec la chimie ou avec des substances chimiques.

CHIMIOEMBOLISATION *s. f.* *(angl. chemoembolization).* Traitement consistant à introduire par voie artérielle des microcapsules de produits anticancéreux en obstruant en même temps le pédicule artériel irriguant la tumeur.

CHIMIOLUMINESCENCE *s. f.* *(angl. chemical luminescence).* Émission de lumière se produisant au cours d'une réaction chimique à basse température.

CHIMIOLYSE *s. f.* *(angl. chemolysis).* Décomposition d'une matière organique par action chimique.

CHIMIONUCLÉOLYSE *s. f.* *(angl. chimionucleolysis).* ☞ ***NUCLÉOLYSE.***

CHIMIOPROPHYLAXIE *s. f.* *(angl. chemoprophylaxis).* Prophylaxie d'une maladie infectieuse ou parasitaire par l'emploi de substances chimiques.

CHIMIORÉCEPTEUR *s. m.* ☞ ***CHÉMORÉCEPTEUR.***

CHIMIORÉSISTANCE *s. f.* *(angl. chemoresistance).* Résistance spécifique acquise par des micro-organismes à l'égard de certaines substances chimiques.

CHIMIOSENSIBILITÉ *s. f.* *(angl. chemosensitivity).* Aptitude d'un micro-organisme ou de cellules tumorales à subir des modifications sous l'effet d'agents chimiques.

CHIMIOSYNTHÈSE *s. f.* *(angl. chemosynthesis).* Synthèse de composés chimiques organiques grâce à l'énergie tirée de réactions chimiques.

CHIMIOTACTISME *s. m.* ☞ ***CHIMIOTAXIE.***

CHIMIOTAXIE *s. f.* *(angl. chemotaxis).* Tendance des cellules ou des organismes mobiles à se déplacer dans une direction déterminée sous l'influence de stimuli chimiques ; elle est positive ou négative, selon que la substance qui exerce cette influence attire ou repousse les cellules. SYN. ***CHIMIOTACTISME.***

CHIMIOTHÉRAPIE *s. f.* *(angl. chemotherapy).* À l'origine, thérapeutique basée sur l'affinité particulière que possèdent certains composés chimiques pour certains micro-organismes, sans léser les tissus organiques. Actuellement, administration d'un produit chimique afin de guérir une maladie ou d'enrayer sa progression. EX. *chimiothérapie du cancer.* ⟡ **ADJUVANTE** *(angl. adjuvant —).* Chimiothérapie complémentaire après chirurgie ou radiothéraphie préalable. ⟡ **COMBINÉE** *(angl. combination —).* Utilisation simultanée de plusieurs anticancéreux. SYN. ***POLYCHIMIOTHÉRAPHIE.*** ⟡ **HYPERTHERMIQUE INTRAPÉRITONÉALE** Traitement préventif ou curatif de carcinose péritonéale par instillation de produits chimiotoxiques dilués dans un support liquidien dont l'action de destruction cellulaire est potentialisée par l'hyperthermie. Abréviation : CHIP. ⟡ **NÉOADJUVANTE** *(angl. néoadjuvant —).* Traitement préalable préchirurgical par chimiothérapie d'une tumeur.

CHIMIOTROPISME *s. m.* *(angl. chemotropism).* Réaction d'orientation d'un végétal ou d'un animal fixé s'effectuant soit dans la direction d'une substance chimique (chimiotropisme positif), soit dans la direction opposée (chimiotropisme négatif).

CHIMISME *s. m.* *(angl. chemistry).* **1.** Activité ou propriété chimique. **2.** Ensemble des phénomènes régis par des lois chimiques.

CHIONOPHOBIE *s. f.* *(angl. chionophobia).* Crainte morbide de la neige.

CHIQUE *s. f.* ☞ ***PIQUE.***

CHIR-, CHIRO- *(angl. cheiro-).* Préfixes d'origine grecque indiquant une relation avec la main. SYN. ***CHÉIRO-.***

CHIRALGIE *s. f.* *(angl. chiralgia).* Sensibilité douloureuse à la pression au niveau de la main.

CHIRAY-FOIX-NICOLESCO (SYNDROME CONTRO-LATÉRAL DE) *(angl. Foix's syndrome).* Syndrome supérieur du noyau rouge, caractérisé par la présence de signes cérébelleux et d'un tremblement intentionnel du côté opposé à la lésion du tronc cérébral par ischémie du territoire de l'artère cérébrale postérieure.

CHIROMÉGALIE *s. f.* ☞ ***CHÉIROMÉGALIE.***

CHIROPRACTEUR *s. m. (angl. chiropractor).* Personne qui exerce la chiropraxie.

CHIROPRACTIE (OU CHIROPRAXIE) *(angl. chiropractic).* Méthode thérapeutique fondée sur la théorie selon laquelle de nombreuses affections ont pour cause une compression des nerfs et se corrigent par la manipulation des organes, en particulier de la colonne vertébrale.

CHIRURGICAL *adj. (angl. surgical).* Qui se rapporte à la chirurgie.

CHIRURGIE *s. f. (angl. surgery).* Partie de la thérapeutique qui comporte une intervention manuelle sous forme d'interventions sanglantes ou de manœuvres externes. ⊂ **À CŒUR OUVERT** *(angl. open heart —).* Ensemble des techniques chirurgicales qui permettent des interventions chirurgicales directes sur le cœur, les cavités cardiaques et les gros vaisseaux de la base du cou. Un cœur-poumon artificiel assure à la fois l'oxygénation et la circulation du sang à destination des organes et des tissus pendant l'opération. ⊂ **AMBULATOIRE** *(angl. ambulatory —).* Acte chirurgical avec retour à domicile le jour même de l'intervention. ☞ ***AMBULATOIRE.*** ⊂ **ANTISEPTIQUE** *(angl. antiseptic —).* ☞ ***CHIRURGIE ASEPTIQUE.*** ⊂ **ASEPTIQUE** *(angl. aseptic —).* Intervention chirurgicale pratiquée dans des conditions de parfaite asepsie. ⊂ **BARIATRIQUE** Chirurgie de l'obésité. ⊂ **CŒLIOSCOPIQUE** *(angl. laparoscopic —).* Chirurgie effectuée sous cœlioscopie. SYN. ***CŒLIOCHIRURGIE, CHIRURGIE VIDÉO-ASSISTÉE.*** ⊂ **CONSERVATRICE** *(angl. conservative —).* Intervention chirurgicale qui cherche à conserver au maximum les tissus ou organes lésés. ⊂ **D'URGENCE** *(angl. emergency —).* Ensemble des procédés chirurgicaux auxquels on recourt en raison des risques que présente une affection pour la vie du malade, la vitalité d'un organe ou sa fonction. ⊂ **DENTAIRE** *(angl. dental —).* Partie de la dentisterie qui concerne les interventions directes sur les dents et les tissus environnants. ⊂ **ESTHÉTIQUE** *(angl. plastic —).* Partie de la chirurgie comprenant les opérations destinées à améliorer l'aspect extérieur d'une partie du corps (notamment le visage). ⊂ **ORTHOPÉDIQUE** *(angl. orthopedic —).* Partie de la chirurgie qui a pour objet la correction des lésions, des difformités et des traumatismes, en particulier des os, des articulations, des tendons et des muscles. ⊂ **PLASTIQUE** *(angl. plastic —).* Partie de la chirurgie qui a pour objet de corriger les lésions ou anomalies congénitales ou acquises, à combler une perte de substance, le plus souvent au moyen d'une greffe ou d'un lambeau, de façon à rétablir une forme et une fonction proches de la normale. SYN. ***CHIRURGIE RÉPARATRICE.*** ⊂ **RÉPARATRICE** *(angl. reconstructive —).* ☞ ***CHIRURGIE PLASTIQUE.*** ⊂ **VIDÉO-ASSISTÉE** ☞ ***CHIRURGIE CŒLIOSCOPIQUE.***

CHIRURGIEN *s. m. (angl. surgeon).* Spécialiste qui pratique la chirurgie.

CHITRAL (FIÈVRE DU) *(angl. Chitral fever).* ☞ ***FIÈVRE À PAPPATACI.***

CHLAMYDIA Genre de bactéries de la famille des *Chlamydiaceae* (ordre des *Rickettsiales*). Ce sont des micro-organismes associant des caractères bactériens et viraux, coccoïdes, de 0,2-1,5 µm de diamètre, à Gram négatif, parasites intracellulaires obligatoires et qui sont saprophytes de l'homme et des animaux supérieurs. Elles sont responsables d'infections génito-urinaires et oculaires chez l'homme. Elles étaient autrefois classées dans les genres *Bedsonia* et *Miyagawanella.* ⊂ ***PSITTACI*** Espèce responsable de pneumopathies, de la psittacose et de l'ornithose. ⊂ ***TRACHOMATIS*** Espèce responsable du trachome, de la conjonctivite à inclusions, du lymphogranulome vénérien ou maladie de Nicolas-Favre, de salpingites et d'urétrites.

CHLAMYDIASE (OU CHLAMYDIOSE) *(angl. chlamydiosis).* Toute infection par des micro-organismes du genre *Chlamydia.*

CHLAMYDOPHRYS Genre de protozoaires. L'espèce *Ch. stercorea* a été isolée des selles de l'homme et de divers animaux.

CHLAMYDOSPORE *s. f. (angl. chlamydospore).* Spore à paroi épaisse et résistante. C'est le type de spore le plus répandu chez les champignons.

CHLOASMA *s. m. (angl. chloasma).* Taches pigmentaires à contours irréguliers, de couleur jaune-brun, qui apparaissent sur le visage principalement au cours de la grossesse (masque de grossesse), ainsi qu'au cours de certaines maladies.

CHLORAL *s. m. (angl. chloral).* Liquide huileux, incolore, CCl_3-CHO, préparé par action du chlore sur l'alcool et qui peut se combiner à une molécule d'eau pour former l'hydrate de chloral, $CCl_3CH(OH)_2$, substance cristallisée, déliquescente, d'odeur aromatique et pénétrante et de saveur amère. L'hydrate de chloral est sédatif, hypnotique et antispasmodique, administré par voie orale ou rectale.

CHLORALISME *s. m. (angl. chloralism).* Intoxication consécutive à l'abus du chloral.

CHLORAMBUCIL *s. m. (angl. chlorambucil).* Moutarde azotée ; antinéoplasique cytostatique alcoylant et immunodépresseur.

CHLORAMINE T *s. f. (angl. chloramine T).* Poudre blanche cristalline, paratoluène-sulfonylchloramide de sodium, antiseptique puissant. Il est utilisé localement comme désinfectant de la peau.

CHLORAMPHÉNICOL *s. m. (angl. chloramphenicol).* Antibiotique isolé à partir de *Streptomyces venezuelae,* aujourd'hui obtenu par synthèse chimique. Il est actif contre les bacilles à Gram négatif et à Gram positif, les salmonelles, les rickettsies et les mycobactéries. Il peut être toxique pour la moelle osseuse.

CHLORATION *s. f. (angl. chlorination).* Procédé de purification de l'eau destinée à la consommation, par introduction de chlore à l'état libre.

CHLORBUTANOL *s. m. (angl. chlorbutol).* Anesthésique local, antiseptique et hypnotique, administré *per os* et employé pour l'usage externe (pommade).

CHLORDIAZÉPOXIDE *s. m. (angl. chlordiazepoxide).* Benzodiazépine, utilisée dans les états d'anxiété et de tension nerveuse.

CHLORE *s. m. (angl. chlorine).* Élément gazeux, halogène, de couleur vert jaunâtre, d'odeur suffocante. Numéro atomique : 17 ; masse atomique : 35,453. Il est fortement oxydant et possède des propriétés décolorantes, désinfectantes et antiseptiques. Symbole : Cl.

CHLORÉ *adj. (angl. chlorinated).* Qui contient du chlore.

CHLORÉMIE *s. f. (angl. chloremia).* Teneur du sang en chlore, sous forme d'ions. Le taux sérique normal est de 3,6 g/L, le taux globulaire normal de 1,8 g/L. ☞ ***CHLORURÉMIE.***

CHLORHYDRIE *s. f. (angl. chlorhydria).* Dans l'analyse chimique du suc gastrique, somme de l'acide chlorhydrique libre provenant de la muqueuse de l'estomac et du chlore incorporé aux aliments (repas d'épreuve).

CHLORHYDRIQUE (ACIDE) *(angl. hydrochloric acid).* Gaz incolore de formule HCl, soluble dans l'eau et l'alcool. Le produit commercial est une solution fumant à l'air, d'odeur forte et piquante, très caustique. Il est utilisé comme réactif chimique et pour la préparation de divers médicaments. C'est un constituant du suc gastrique. SYN. ***ACIDE HYDROCHLORIQUE, ACIDE MURIATIQUE (DÉSUETS).***

CHLORIQUE *adj. (angl. chloric).* Qui se rapporte au chlore.

CHLORO-ANÉMIE *s. f. (angl. chlorotic anemia).* ☞ ***CHLOROSE.***

CHLOROFORME *s. m. (angl. chloroform).* Trichlorométhane, $CHCl_3$. Liquide volatil, incolore, d'odeur éthérée forte et de saveur douceâtre. C'est un anesthésique général puissant. Il est administré par inhalation. Tombé en désuétude.

CHLOROFORMISATION *s. f. (angl. chloroformization).* Administration par voie respiratoire de chloroforme afin de provoquer une anesthésie générale. ⟶ **À LA REINE** Administration de chloroforme à doses très faibles et répétées au moment des douleurs maximales de l'accouchement, suffisante pour provoquer l'analgésie, mais non l'anesthésie générale. Une des premières applications de cette méthode fut réalisée par James Simpson pour accoucher la reine Victoria.

CHLOROFORMISME *s. m. (angl. chloroformism).* Toxicomanie caractérisée par l'inhalation répétée de chloroforme.

CHLOROLEUCÉMIE *s. f. (angl. chloroleukemia).* Leucémie aiguë accompagnée de chloromes.

CHLOROME *s. m. (angl. chloroma).* Adénomégalies malignes verdâtres apparaissant dans le tissu myéloïde, associée à une leucémie aiguë myéloblastique ; elle se localise fréquemment à l'orbite, mais peut se rencontrer dans divers endroits du corps. SYN. ***CANCER VERT D'ARAN.***

CHLOROPÉNIE *s. f. (angl. chloropenia).* Diminution de la quantité des chlorures contenus dans les liquides de l'organisme, en particulier dans le sang (hypochlorémie).

CHLOROPERCHA *s. f. (angl. chloropercha).* Solution de gutta-percha dans du chloroforme ; elle est employée en odontologie.

CHLOROPEXIE *s. f. (angl. chloropexia).* Fixation des chlorures dans les tissus de l'organisme.

CHLOROPHÉNOL *s. m. (angl. chlorophenol).* Substance obtenue par action du chlore sur le phénol. Antiseptique en applications locales.

CHLOROPHYLLE *s. f. (angl. chlorophyll).* Pigment vert caractéristique des végétaux. C'est un des principaux agents de la photosynthèse. Certains de ses dérivés sont utilisés comme désodorisants.

CHLOROPIE *s. f. (angl. chloropia).* ☞ ***CHLOROPSIE.***

CHLOROPRIVE *adj. (angl. chloroprivic).* Qui se rapporte ou qui est dû à l'absence ou à la perte de chlorures.

CHLOROPSIE *s. f. (angl. chloropsia).* Trouble de la vision dans lequel les objets apparaissent colorés en vert. SYN. ***CHLOROPIE.***

CHLOROQUINE *s. f. (angl. chloroquine).* Dérivé de la 4-aminoquinoléine, utilisé dans le traitement du paludisme à *Plasmodium vivax.* Il est également employé dans l'amibiase intestinale.

CHLOROSARCOME *s. m. (angl. chloromatous sarcoma).* ☞ ***CHLOROME.***

CHLOROSE *s. f. (angl. chlorosis).* Anémie sidéropénique atteignant principalement les jeunes filles, maladie rare de nos jours. Elle est aisément et définitivement curable par le traitement martial. SYN. ***CHLORO-ANÉMIE.***

CHLOROTHIAZIDE *s. f. (angl. chlorothiazide).* ☞ ***THIAZIDIQUE (DIURÉTIQUE).***

CHLORPROCAÏNE *s. f. (angl. chloroprocaine).* 2-diéthylaminoéthyl-4-amino-2-chlorobenzoate. Dérivé halogéné de la procaïne, de plus forte action analgésique que celle-ci.

CHLORPROMAZINE *s. f. (angl. chlorpromazine).* ☞ ***PHÉNOTHIAZINE.***

CHLORPROPAMIDE *s. m. (angl. chlorpropamide).* Sulfamide hypoglycémiant administré par voie orale dans le traitement du diabète non insulinodépendant.

CHLORTÉTRACYCLINE *s. f. (angl. chlortetracycline).* ☞ ***TÉTRACYCLINE.***

CHLORURATION *s. f. (angl. chlorination).* Administration par voie orale de chlorure de sodium pour combattre l'hypochlorurémie.

CHLORURE *s. m. (angl. chloride).* Nom générique des combinaisons du chlore avec les corps simples, des sels de l'acide chlorhydrique, des dérivés chlorés de certains acides organiques et de différents composés d'addition et de substitution organiques.

CHLORURÉ *adj. (angl. chlorinated).* Qui contient un chlorure (notamment le chlorure de sodium).

CHLORURÉMIE *s. f. (angl. chloruremia).* Présence et taux de chlorures dans le sang.

CHLORURIE *s. f. (angl. chloruria).* Présence et taux de chlorures dans l'urine.

CHOANES *s. m. (NA. choana). (angl. choanae).* Orifices postérieurs des fosses nasales, qui s'ouvrent dans le rhinopharynx.

CHOC *s. m. (angl. shock).* État circulatoire caractérisé par une diminution du volume du sang circulant par rapport au lit vasculaire entraînant une insuffisance d'irrigation des organes vitaux. Cliniquement, il se caractérise par : hypotension artérielle, hypothermie cutanée, hyperesthésie, tachycardie, hyperpnée, pâleur, sudation visqueuse et éosinopénie. ☞ ***COLLAPSUS.*** ◇ **ANAPHYLACTIQUE** *(angl. anaphylactic —).* Choc dramatique marqué par une contraction des muscles lisses, une augmentation de la perméabilité capillaire avec hémorragie et œdème. Il s'observe toujours dans les mêmes conditions : d'abord sensibilisation par un antigène avec fabrication d'anticorps, puis choc proprement dit à la suite d'un nouveau contact (dit déclenchant) avec l'antigène. ◇ **APEXIEN** *(angl. heart apical beat).* ☞ ***CHOC DE POINTE.*** ◇ **BACTÉRIÉMIQUE** ☞ ***CHOC SEPTIQUE.*** ◇ **CARDIOGÉNIQUE** *(angl. cardiogenic —).* Choc en rapport avec une brusque défaillance myocardique avec baisse brutale du débit sanguin. Se voit dans l'infarctus du myocarde, l'embolie pulmonaire, etc. ◇ **DE POINTE** *(angl. systolic —).* Secousse rythmée perçue à la palpation de la région précordiale lors de la contraction de la pointe du cœur. SYN. ***CHOC SYSTOLIQUE.*** ◇ **ÉLECTRIQUE** *(angl. electric —).* Méthode utilisée pour le traitement de certains troubles du rythme cardiaque (flutter atrial, tachycardie ventriculaire, fibrillation ventriculaire, etc.). Elle consiste en l'application sur le cœur d'une décharge électrique de courte durée mais de haute énergie (courant continu ou alternatif). ◇ **HISTAMINIQUE** *(angl. histamine —).* État de choc produit par l'injection ou l'ingestion d'histamine. ◇ **HYPOVOLÉMIQUE** *(angl. hypovolemic —).* Choc en rapport avec une brutale diminition de masse sanguine comme dans une hémorragie massive. ◇ **INFECTIEUX** ☞ ***CHOC SEPTIQUE.*** ◇ **INSULINIQUE** *(angl. insulin —).* Coma hypoglycémique provoqué, à des fins thérapeupiques, par une injection d'insuline. ◇ **OPÉRATOIRE** *(angl. surgical —).* État de choc avec hypotension, hypothermie et diminution de l'activité cardiaque et respiratoire, consécutif à une intervention chirurgicale. ◇ **ROTULIEN** *(angl. patella impact).* Sensation tactile, et parfois auditive, que l'on ressent en refoulant brusquement la patella contre les condyles fémoraux, lorsqu'il existe un épanchement synovial. SYN. ***CHOC PATELLAIRE.*** ◇ **SEPTIQUE** *(angl. septic —).* État de choc dû à l'action de toxines bactériennes et lié à un état infectieux (le plus souvent à germes à Gram négatif producteurs d'endotoxines). SYN. ***CHOC INFECTIEUX, CHOC BACTÉRIÉMIQUE.*** ◇ **SYSTOLIQUE** ☞ ***CHOC DE POINTE.*** ◇ **TOXIQUE** *(angl. toxinic —).* Choc provoqué par une toxine staphylococcique avec éruption scarlatiniforme, fièvre élevée, défaillance pluri viscérale, lors d'utilisation de certains tampons périodiques. ◇ **TRAUMATIQUE** *(angl. traumatic —).* État de choc consécutif à un traumatisme grave.

CHOIX D'OBJET *(angl. object choice).* En psychanalyse, se réfère à l'acte de choisir une personne comme objet d'amour. Selon Freud, il y a deux catégories de base de choix d'objet : le choix anaclitique ou d'étayage, selon le modèle de la mère nourricière ou du père protecteur, c'est-à-dire selon le prototype de la relation établie avec les objets parentaux qui ont donné les soins et les satisfactions durant l'enfance, et le choix narcissique fait selon le modèle de la personne elle-même, où prédomine la relation du sujet à lui-même.

CHOL-, CHOLÉ-, CHOLO- *(angl. chol-, chole-, cholo-).* Préfixes d'origine grecque indiquant une relation avec la bile.

CHOLAGOGUE *adj. (angl. cholagogue).* Se dit des substances qui facilitent l'évacuation de la bile (s'emploie aussi comme substantif).

CHOLALÉMIE *s. f. (angl. cholemia).* Présence et taux de sels biliaires dans le sang.

CHOLALIQUE (ACIDE) ☞ ***CHOLIQUE (ACIDE).***

CHOLALURIE *s. f. (angl. choluria).* Présence de sels biliaires dans l'urine.

CHOLANGIECTASIE *s. f. (angl. cholangiectasis).* Dilatation des conduits biliaires.

CHOLANGIOCARCINOME *s. m. (angl. cholongiocarcinoma).* Adénocarcinome des voies biliaires intrahépatiques.

CHOLANGIO-ENTÉROSTOMIE *s. f. (angl. cholangioenterostomy).* Anastomose chirurgicale entre un conduit biliaire et l'intestin. SYN. ***ANASTOMOSE BILIODIGESTIVE.***

CHOLANGIOGRAPHIE *s. f. (angl. cholangiography).* Radiographie des voies biliaires préalablement opacifiées par un produit de contraste iodé hydrosoluble administré par voie veineuse (cholangiographie veineuse), par voie buccale ou par injection à l'aide d'une sonde ou d'un drain directement dans les voies biliaires au cours d'une opération (cholangiographie transpariétale, transcutanée, transhépatique) ou au cours d'une duodenoscopie (cholangiographie retrograde). SYN. ***ANGIOCHOLÉGRAPHIE, BILIGRAPHIE, CHOLÉGRAPHIE.***

CHOLANGIOLE *s. m. (angl. cholangiole).* ☞ ***CONDUIT BILIAIRE.***

CHOLANGIOLITE *s. f. (angl. cholangiolitis).* Inflammation des canalicules biliaires.

CHOLANGIOME *s. m. (angl. cholangioma).* Tumeur des voies biliaires intrahépatiques.

CHOLANGIOPATHIE *s. f. (angl. cholangiopathy).* Toute affection des voies biliaires.

CHOLANGIOSTOMIE *s. f. (angl. cholangiostomy).* Ouverture des des voies biliaires, suivie de leur abouchement à la paroi abdominale.

CHOLANGIOTOMIE *s. f. (angl. cholangiotomy).* Incision d'un conduit biliaire.

CHOLANGITE *s. f. (angl. cholangitis).* Inflammation des voies biliaires.

CHOLANGITE DIFFUSE *(angl. diffuse cholangitis).* ☞ ***HANOT-RÖSSLE (MALADIE DE).*** ~ **SCLÉROSANTE PRIMITIVE** *(angl. primary sclerosing cholangitis).* Variété de fibrose hépatique inflammatoire chronique, touchant le plus souvent l'homme jeune et d'étiologie inconnue. Elle est souvent associée à une colite ulcéreuse.

CHOLANIQUE (ACIDE) *(angl. cholanic acid).* Stéroïde tiré des acides biliaires et dernier degré de réduction de ceux-ci par perte de tous les hydroxyles alcooliques.

CHOLANOPOÏÈSE *s. f. (angl. cholanopoiesis).* Synthèse des acides biliaires par le foie.

CHOLATE *s. m. (angl. cholate).* Sel de l'acide cholique.

CHOLÉCALCIFÉROL *s. m. (angl. cholecalciferol).* ☞ ***VITAMINE D.***

CHOLÉCYANINE *s. f.* ☞ ***BILICYANINE.***

CHOLÉCYSTALGIE *s. f. (angl. biliary colic).* Douleur au niveau de la vésicule biliaire ; colique biliaire.

CHOLÉCYSTATONIE *s. f. (angl. cholecystatony).* Atonie de la vésicule biliaire.

CHOLÉCYSTECTASIE *s. f. (angl. cholecystectasia).* Distension de la vésicule biliaire.

CHOLÉCYSTECTOMIE *s. f. (angl. cholecystectomy).* Ablation de la vésicule biliaire.

CHOLÉCYSTITE *s. f. (angl. cholecystitis).* Inflammation de la vésicule biliaire. ~ **AIGUË** *(angl. acute —).* Inflammation aiguë, d'origine infectieuse, de la vésicule biliaire. ~ **CHRONIQUE** *(angl. chronic —).* Réaction fibreuse de la paroi de la vésicule biliaire après plusieurs épisodes de cholécystite aiguë, symptomatiques ou non, généralement en présence de calculs biliaires. ~ **GANGRENEUSE** *(angl. gangrenous —).* Cholécystite aiguë provoquée par des germes anaérobies avec formation d'ulcérations et destruction de la paroi de la vésicule biliaire.

CHOLÉCYSTOCINÉTIQUE *adj. (angl. cholecystokinetic).* Se dit des substances qui favorisent la contraction de la vésicule biliaire et, par conséquent, l'excrétion de la bile. S'utilise également comme substantif.

CHOLÉCYSTOCOLOSTOMIE *s. f. (angl. cholecystocolostomy).* Anastomose chirurgicale entre la vésicule biliaire et le côlon. SYN. ***ANASTOMOSE CHOLÉCYSTOCOLIQUE.***

CHOLÉCYSTODUODÉNOSTOMIE *s. f. (angl. cholecystoduodenostomy).* Anastomose chirurgicale entre la vésicule biliaire et le duodénum. SYN. ***ANASTOMOSE CHOLÉCYSTODUODÉNALE.***

CHOLÉCYSTO-ENTÉROSTOMIE *s. f. (angl. cholecystoenterostomy).* Création d'une communication directe entre la vésicule biliaire et l'intestin grêle. SYN. ***ANASTOMOSE CHOLÉCYSTODIGESTIVE.***

CHOLÉCYSTOGASTROSTOMIE *s. f. (angl. cholecystogastrostomy).* Création d'une anastomose entre la vésicule biliaire et l'estomac. SYN. ***ANASTOMOSE CHOLÉCYSTOGASTRIQUE.***

CHOLÉCYSTOGRAPHIE *s. f. (angl. cholecystography).* Radiographie de la vésicule biliaire après administration d'un produit de contraste, habituellement par la bouche (cholécystographie orale), parfois par injection intraveineuse (cholécystographie intraveineuse).

CHOLÉCYSTO-ILÉOSTOMIE *s. f. (angl. cholecystoileostomy).* Création d'une anastomose entre la vésicule biliaire et l'iléon. SYN. ***ANASTOMOSE CHOLÉCYSTO-ILÉALE.***

CHOLÉCYSTOJÉJUNOSTOMIE *s. f. (angl. cholecystojejunostomy).* Création d'une anastomose entre la vésicule biliaire et le jéjunum. SYN. ***ANASTOMOSE CHOLÉCYSTOJÉJUNALE.***

CHOLÉCYSTOKININE *s. f. (angl. cholecystokinin).* Hormone sécrétée par la muqueuse duodénale, sous l'influence du passage de graisses dans le duodénum. Elle provoque la contraction de la vésicule biliaire.

CHOLÉCYSTOLITHOTRIPSIE *s. f. (angl. cholecystolithotripsy).* Opération consistant à détruire mécaniquement les calculs à l'intérieur de la vésicule biliaire.

CHOLÉCYSTOPATHIE *s. f. (angl. cholecystopathy).* Toute affection de la vésicule biliaire.

CHOLÉCYSTOPEXIE *s. f. (angl. cholecystopexy).* Fixation de la vésicule biliaire à la paroi abdominale.

CHOLÉCYSTORRAPHIE *s. f. (angl. cholecystorrhaphy).* Suture de la paroi de la vésicule biliaire.

CHOLÉCYSTOSTOMIE *s. f. (angl. cholecystostomy).* Ouverture de la vésicule biliaire, suivie de son abouchement à la paroi abdominale.

CHOLÉCYSTOTOMIE *s. f. (angl. cholecystotomy).* Incision de la vésicule biliaire.

CHOLÉDOCIEN *adj. (angl. choledochal).* Qui se rapporte au conduit cholédoque.

CHOLÉDOCITE *s. f. (angl. choledochitis).* Inflammation du conduit cholédoque.

CHOLÉDOCO-, CHOLÉDOCHO- *(angl. choledoco-, choledocho-).* Préfixes d'origine grecque indiquant une relation avec le conduit cholédoque.

CHOLÉDOCODUODÉNOSTOMIE *s. f. (angl. choledochoduodenostomy).* Création d'une anastomose entre le conduit cholédoque et le duodénum. SYN. ***ANASTOMOSE CHOLÉDOCODUODÉNALE.***

CHOLÉDOCO-ENTÉROSTOMIE *s. f. (angl. choledochoenterostomy).* Création d'une anastomose entre le conduit cholédoque et l'intestin. SYN. ***ANASTOMOSE CHOLÉDOCO-ENTÉRALE.***

CHOLÉDOCOGRAPHIE *s. f. (angl. choledochography).* Radiographie du conduit cholédoque après opacification par un produit de contraste.

CHOLÉDOCO-HÉPATOSTOMIE *s. f. (angl. choledochohepatostomy).* Anastomose chirurgicale entre le conduit cholédoque et le conduit hépatique commun. SYN. ***ANASTOMOSE CHOLÉDOCO-HÉPATIQUE.***

CHOLÉDOCOLITHIASE *s. f. (angl. choledocholithiasis).* Présence de calculs dans le conduit cholédoque.

CHOLÉDOCOLITHOTOMIE *s. f. (angl. choledocholithotomy).* Intervention consistant à inciser le conduit cholédoque pour en retirer un ou des calcul(s).

CHOLÉDOCOLITHOTRIPSIE *s. f. (angl. choledocholithotripsy).* Opération consistant à détruire mécaniquement les calculs contenus dans le conduit cholédoque.

CHOLÉDOCOPLASTIE *s. f. (angl. choledochoplasty).* Chirurgie plastique ayant pour objet de reconstituer le conduit cholédoque après un rétrécissement.

CHOLÉDOCORRAPHIE *s. f. (angl. choledochorrhaphy).* Suture chirurgicale du conduit cholédoque.

CHOLÉDOCOSTOMIE *s. f. (angl. choledochostomy).* Incision du conduit cholédoque suivie d'une anastomose.

CHOLÉDOCOTOMIE *s. f. (angl. choledochotomy).* Incision du conduit cholédoque.

CHOLÉDOQUE *s. m. (angl. common bile duct).* ☞ ***CONDUIT CHOLÉDOQUE.***

CHOLÉLITHE *s. m. (angl. cholelith).* Calcul biliaire.

CHOLÉLITHIASE *s. f. (angl. cholelithiasis).* Présence de calculs biliaires.

CHOLÉLITHOTOMIE *s. f. (angl. cholelithotomy).* Extraction d'un calcul biliaire grâce à une incision des voies biliaires ou de la vésicule biliaire.

CHOLÉLITHOTRIPSIE *s. f. (angl. cholelithotripsy).* Destruction mécanique des calculs biliaires.

CHOLÉMÈSE *s. f. (angl. cholemesis).* Vomissement de bile.

CHOLÉMIE *s. f. (angl. cholemia).* Présence de bile ou de ses constituants dans le sang. ⊂ **FAMILIALE** *(angl. Gilbert's disease).* ☞ ***GILBERT (MALADIE DE).***

CHOLÉMIMÉTRIE *s. f. (angl. cholemimetry).* Dosage des pigments biliaires contenus dans le sérum sanguin.

CHOLÉPATHIE *s. f. (angl. cholepathia).* Toute affection des voies biliaires.

CHOLÉPÉRITOINE *s. f. (angl. choleperitoneum).* Épanchement de bile dans la cavité péritonéale.

CHOLÉPOÏÈSE *s. f. (angl. cholepoiesis).* Formation de la bile dans le foie.

CHOLÉRA *s. m. (angl. cholera).* Maladie infectieuse et épidémique, caractérisée par des vomissements, des diarrhées aqueuses profuses, des crampes, une prostration et une déshydratation avec oligurie. La cause de la maladie est un vibrion, *Vibrio cholerae,* découvert par Koch en 1883, contenu dans les selles, et qui se transmet par l'eau de boisson et les aliments crus contaminés, ou par contact avec des personnes infectées. Cette maladie est responsable d'une grande mortalité, la mort survenant par épuisement, déshydratation et collapsus. La prophylaxie se fait par la vaccination. SYN. ***CHOLÉRA ASIATIQUE, CHOLÉRA ALGIDE, CHOLÉRA MALIN, CHOLÉRA ÉPIDÉMIQUE.*** ⊂ **DES DOIGTS** *(angl. tanner's disease).* Ecchymoses avec ulcérations douloureuses chez les tanneurs. ☞ ***ROSSIGNOL DES TANNEURS.*** ⊂ **MORBUS** ☞ ***CHOLÉRA NOSTRAS.*** ⊂ **NOSTRAS** *(angl. — nostras).* Gastro-entérite aiguë, avec diarrhées, crampes abdominales et vomissements, que l'on observe en été ou en automne. Ses symptômes rappellent ceux du choléra. Elle est due à une salmonelle. ⊂ **SPORADIQUE** ☞ ***CHOLÉRA NOSTRAS.***

CHOLÉRÈSE *s. f. (angl. choleresis).* Sécrétion et excrétion de la bile par le foie et les voies biliaires.

CHOLÉRÉTIQUE *adj. (angl. choleretic).* Qui stimule la sécrétion de la bile par les cellules hépatiques (s'emploie aussi comme substantif).

CHOLÉRIFORME *adj. (angl. choleriform).* Qui ressemble au choléra. SYN. ***CHOLÉROÏDE.***

CHOLÉRIQUE *adj. (angl. choleraic).* **1.** Qui se rapporte au choléra. **2.** Qui est atteint du choléra.

CHOLÉROÏDE *adj. (angl. choleroid).* ☞ ***CHOLÉRIFORME.***

CHOLERRAGIE *s. f. (angl. cholerrhagia).* Écoulement abondant de bile par une solution de continuité des voies biliaires.

CHOLESTANOL *s. m. (angl. cholestanol).* Stérol présent dans les fèces humaines, résultat de l'action réductrice des bactéries sur le cholestérol. SYN. ***COPROSTANOL.***

CHOLESTASE *s. f.* ☞ ***CHOLOSTASE.***

CHOLESTATIQUE *adj. (angl. cholestatic).* Qui est en rapport avec la stase biliaire.

CHOLESTÉATOME *s. m. (angl. cholesteatoma).* Tumeur épithéliale bénigne, encapsulée contenant des petits grains brillants à la coupe. SYN. ***CHOLÉSTÉATOME PERLÉ.*** ⊂ **DE L'OREILLE**

MOYENNE *s. m. (angl. — tympani).* Tumeur bénigne formée par la desquamation de cellules épithéliales infiltrées de cholestérol qui se développe dans l'oreille moyenne, en général secondaire à une otite chronique.

CHOLESTÉATOSE *s. f. (angl. cholesteatosis).* Dégénérescence graisseuse liée à l'accumulation d'esters de cholestérol dans les tissus ou dans un organe.

CHOLESTÉRINE *s. f.* ☞ ***CHOLESTÉROL.***

CHOLESTÉRINOSE *s. f. (angl. cholesterinosis).* ☞ ***CHOLESTÉROSE.***

CHOLESTÉROL *s. m. (angl. cholesterol).* Stérol animal le plus important à noyau polycyclique. Son origine est double : apport alimentaire et synthèse hépatique. Il se trouve dans la plupart des tissus et humeurs de l'organisme humain, notamment dans le plasma sanguin au taux d'environ 2 g/L, desquels les 2/3 sont estérifiés par des acides gras. Il est inclu dans les lipoprotéines. Il intervient dans la synthèse des hormones stéroïdes et des acides biliaires. Les dépôts artériels de cholestérol forment les plaques d'athérome. ◇ **HDL** Cette fraction du cholestérol (HDL pour *high density lipoproteins)* est considérée comme protectrice à l'égard de l'athérome. Un taux sérique inférieur à 0,35 g/L chez l'homme, à 0,42 g/L chez la femme est un facteur de risque vasculaire. ◇ **LDL** Fraction du cholestérol (LDL pour *low density lipoproteins)* dont l'augmentation est liée à un risque d'athérome. Il s'agit d'un facteur de risque vasculaire quand le rapport cholestérol LDL / cholestérol HDL est supérieur à 5.

CHOLESTÉROLÉMIE *s. f. (angl. cholesterolemia).* Taux du cholestérol dans le sang. Sa valeur normale oscille autour de 2 g/L de sérum. Mais il y a de nombreuses variations, en particulier liées à l'âge et aux habitudes alimentaires.

CHOLESTÉROLOSE *s. f. (angl. cholesterolosis).* ☞ ***CHOLESTÉROSE.***

CHOLESTÉROPEXIE *s. f. (angl. cholesterol deposition).* Précipitation et fixation de cholestérol dans les tissus (xanthome, athérome), ou dans le foie sous forme de calculs (lithiase biliaire).

CHOLESTÉROSE *s. f. (angl. cholesterosis).* Dépôts de cholestérol dans divers tissus et état pathologique qui en résulte. ◇ **EXTRACELLULAIRE** *(angl. extracellular —).* Forme de xanthomatose cutanée. ◇ **VÉSICULAIRE** *(angl. strawberry gallbladder).* Dépôts lipidiques au niveau de la muqueuse vésiculaire formant de petits grains. SYN. ***VÉSICULE FRAISE.***

CHOLÉTHÉRAPIE *s. f. (angl. choletherapy).* Traitement de certaines maladies par l'administration de sels biliaires.

CHOLÉTHORAX *s. m. (angl. cholothorax).* Épanchement pleural qui contient de la bile.

CHOLINE *s. f. (angl. choline).* Hydroxyde de ß-hydroxyéthyltriméthylammonium. Composé hydrosoluble, la choline est un facteur lipotrope nécessaire à l'utilisation des lipides par le foie ; son absence entraîne une stéatose. Elle peut être apportée par l'alimentation ou synthétisée dans l'organisme à partir de donneurs de méthyle comme la méthionine.

CHOLINE-ACÉTYLASE *s. f. (angl. choline acetyltransferase).* Enzyme qui catalyse la biosynthèse de l'acétylcholine.

CHOLINERGIE *s. f. (angl. cholinergy).* Terme général désignant la libération d'acétylcholine, médiateur chimique du système parasympathique, du système préganglionnaire sympathique, des plaques motrices musculaires et de la médullosurrénale.

CHOLINERGIQUE *adj. (angl. cholinergic).* Se dit des fibres nerveuses qui, sous l'effet de l'excitation, libèrent au niveau de leurs boutons synaptiques de l'acétylcholine, médiateur chimique assurant la transmission de l'influx nerveux à l'organe effecteur.

CHOLINESTÉRASE *s. f. (angl. cholinesterase).* Membre d'un groupe d'enzymes qui, par hydrolyse, inactivent les esters de la choline. L'acétylcholinestérase, surtout abondante dans le tissu nerveux et les érythrocytes, revêt une importance particulière ; elle est responsable de l'inactivation physiologique de l'acétylcholine.

CHOLIQUE (ACIDE) *(angl. cholic acid).* Le principal acide biliaire chez l'homme ; il est présent dans la bile comme sel sodique des acides taurocholique et glycocholique.

CHOLORRHÉE *s. f. (angl. cholerrhagia).* Sécrétion profuse de bile.

CHOLOSTASE *s. f. (angl. cholestasis).* Arrêt ou diminution de l'écoulement de la bile. SYN. ***CHOLESTASE.***

CHOLOSTATIQUE ☞ ***CHOLESTATIQUE.***

CHOLURIE *s. f. (angl. bilirubinuria).* Présence de pigments biliaires dans l'urine ; elle accompagne généralement un ictère.

CHONDR-, CHONDRO- *(angl. chondro-).* Préfixes d'origine grecque indiquant une relation avec un cartilage ou avec un tissu cartilagineux.

CHONDRAL *adj. (angl. chondral).* Qui se rapporte au cartilage.

CHONDRALGIE *s. f. (angl. chondralgia).* Douleur ressentie dans un cartilage.

CHONDRECTOMIE *s. f. (angl. chondrectomy).* Résection chirurgicale d'un cartilage.

CHONDRIFICATION *s. f. (angl. chondrification).* Formation de cartilage ; transformation d'un tissu en cartilage.

CHONDRIOCONTE *s. m. (angl. mitochondrion).* Mitochondries en forme de bâtonnet.

CHONDRIOME *s. m. (angl. chondriome).* Terme désignant l'ensemble des organites intracytoplasmiques, comme les mitochondries, les chondriomites et les chondriocontes.

CHONDRIOMITE *s. m. (angl. mitochondrion).* Mitochondries en chapelet.

CHONDRIOSOME *s. m. (angl. mitochondrion).* Mitochondrie.

CHONDRITE *s. f. (angl. chondritis).* Inflammation d'un cartilage.

CHONDROANGIOME *s. m. (angl. chondroangioma).* Angiome contenant des éléments cartilagineux.

CHONDROBLASTE *s. m. (angl. chondroblast).* Cellule embryonnaire qui donne naissance au cartilage.

CHONDROBLASTOME BÉNIN *(angl. chondroblastoma).* Tumeur osseuse bénigne, localisée à la région épiphysaire des os longs chez les sujets jeunes.

CHONDROCALCINOSE ARTICULAIRE DIFFUSE *(angl. diffuse articular chondrocalcinosis).* Affection caractérisée par des accès douloureux simulant la goutte, au niveau du genou, de la hanche, du carpe, de la symphyse pubienne, de l'épaule, des os du carpe. À l'examen radiologique, elle se traduit par des opacités linéaires plus ou moins régulières, correspondant à des incrustations de calcium au niveau des cartilages articulaires. Le liquide de ponction articulaire met en évidence des cristaux de pyrophosphate de calcium.

CHONDROCARCINOME *s. m. (angl. chondrocarcinoma).* Carcinome contenant des éléments cartilagineux.

CHONDROCOSTAL *adj. (angl. chondrocostal).* Qui se rapporte aux cartilages costaux et aux côtes.

CHONDROCRÂNE *s. m. (angl. chondrocranium).* Crâne cartilagineux ou embryonnaire.

CHONDROCYTE *s. m. (angl. chondrocyte).* Cellule cartilagineuse.

CHONDRODYNIE *s. f. (angl. chondrodynia).* ☞ ***CHONDRALGIE.***

CHONDRODYSPLASIE *s. f. (angl. chondrodysplasia).* Terme imprécis désignant les troubles de l'ossification enchondrale et les modifications qui en résultent. ☞ ***CHONDRODYSTROPHIE.*** ⟡ **LÉTALE AVEC BRIÉVETÉ DES CÔTES** *(angl. short rib polydactyly syndrome).* Affection létale chez le fœtus et le nouveau-né comportant de nombreuses malformations viscérales et osseuses. ⟡ **MÉTAPHYSAIRE** *(angl. metaphyseal —).* Affection héréditaire à transmission autosomique caractérisée par des anomalies de développement des métaphyses des os longs pouvant entraîner un nanisme. ⟡ **PONCTUÉE** *(angl. stippled epiphysis disease).* Affection héréditaire transmise selon le mode autosomique récessif caractérisée par une brièveté des segments proximaux des os des membres associée à une cataracte, et radiologiquement à un aspect ponctué des processus.

CHONDRODYSTROPHIE *s. f. (angl. chondrodystrophy).* Trouble de la formation, de la croissance et de l'ossification enchondrale. La plupart des chondrodystrophies sont héréditaires à transmission dominante ou récessive. Les plus fréquentes sont : la *chondrodysplasie métaphysaire* avec nanisme ; la *chondrodysplasie ponctuée* associant nanisme et de multiples malformations ; la *maladie des exostoses multiples*, l'*achondroplasie.*

CHONDROÉPIPHYSAIRE *adj. (angl. chondroepiphyseal).* Qui se rapporte au cartilage épiphysaire.

CHONDROÉPIPHYSITE *s. f. (angl. chondroepiphysitis).* Inflammation de l'épiphyse et du cartilage épiphysaire d'un os long.

CHONDROFIBROME *s. m. (angl. chondrofibroma).* Fibrome contenant des éléments cartilagineux. SYN. ***FIBROCHONDROME.***

CHONDROGENÈSE *s. f. (angl. chondrogenesis).* Formation du tissu cartilagineux.

CHONDROGLOSSE (MUSCLE) *(angl. chondroglossus muscle).* Muscle inconstant de la langue, inséré sur la face inférieure de la petite corne de l'hyoïde.

CHONDROÏDE *adj. (angl. chondroid).* Qui ressemble au cartilage.

CHONDROÏTINE SULFATE *(angl. chondroitin sulfate).* Mucopolysaccharide présent dans le tissu conjonctif, en particulier dans le cartilage et l'os.

CHONDROLOGIE *s. f. (angl. chondrology).* Partie de l'anatomie qui traite des cartilages.

CHONDROLYSE *s. f. (angl. chondrolysis).* Dégénérescence des cellules cartilagineuses. ⟡ **DE HANCHE** *(angl. — of hip).* Douleur et pincement de l'articulation coxo-fémorale touchant l'adolescent. SYN. ***COXITE LAMINAIRE.***

CHONDROMALACIE *s. f. (angl. chondromalacia).* Ramollissement anormal des cartilages. ⟡ **FŒTALE** *(angl. — fetalis).* Chondrodystrophie fœtale intra-utérine, qui rend les membres du fœtus anormalement mous et flexibles.

CHONDROMATOSE *s. f. (angl. chondromatosis).* Formation d'enchondromes multiples dans les épiphyses, notamment celles des phalanges.

CHONDROME *s. m. (angl. chondroma).* Tumeur bénigne constituée de tissu cartilagineux, localisée surtout aux phalanges des doigts. Elle siège rarement sur un os long, et se développe parfois dans une côte, dans le sternum, dans l'os iliaque ou dans une vertèbre. Située tout d'abord dans la région centrale de l'os, elle augmente progressivement de volume et refoule les parties molles. À l'exception de ceux de la main, les chondromes peuvent dégénérer en chondrosarcomes. Le traitement habituel est chirurgical. SYN. ***ENCHONDROME.*** ⟡ **EXTERNE** *(angl. periosteal —).* ☞ ***PÉRICHONDROME.***

CHONDROMUCINE *s. f. (angl. chondromucoprotein).* Substance homogène, dense, intercellulaire, présente dans le cartilage, qui se compose d'une protéine et d'acide chondroïtine-sulfurique. SYN. ***CHONDROMUCOÏDE.***

CHONDROMUCOÏDE *s. m.* ☞ ***CHONDROMUCINE.***

CHONDROMYXOME *s. m. (angl. chondromyxoma).* Chondrome dans lequel la substance fondamentale du tissu cartilagineux est mucoïde ou franchement muqueuse. SYN. ***MYXOCHONDROME.***

CHONDROMYXOSARCOME *s. m. (angl. chondromyxosarcoma).* Sarcome peu différencié, contenant des éléments cartilagineux et muqueux.

CHONDROPATHIE *s. f. (angl. chondropathy).* Toute maladie affectant les cartilages.

CHONDROPHARYNGIEN (MUSCLE) *(angl. chondropharyngeal muscle).* Partie du muscle constricteur moyen du pharynx.

CHONDROPHYTE *s. m. (angl. chondrophyte).* Excroissance cartilagineuse située au niveau de l'extrémité articulaire d'un os.

CHONDROPLASTE *s. m. (angl. chondrocyte).* Chacune des logettes ovalaires disséminées dans la substance fondamentale des cartilages et qui renferment les chondrocytes.

CHONDROPOROSE *s. f. (angl. chondroporosis).* Présence de lacunes dans le tissu cartilagineux, lui donnant un aspect poreux ; la chondroporose peut être physiologique, au cours du processus d'ossification, ou pathologique, dans certaines affections des cartilages.

CHONDROPROTÉINE *s. f. (angl. chondroprotein).* Protéine entrant dans la composition du cartilage.

CHONDROSARCOMATOSE *s. f. (angl. chondrosarcomatosis).* Production de chondrosarcomes multiples.

CHONDROSARCOME *s. m. (angl. chondrosarcoma).* Sarcome constitué par un tissu cartilagineux néoplasique, dont les cellules arrondies ou fusiformes prolifèrent dans une substance fondamentale d'aspect variable, et par des éléments embryonnaires. Le chondrosarcome se développe sur la métaphyse des os longs ou sur un os plat, refoule et envahit les tissus mous avoisinants, et se généralise finalement en donnant des métastases pulmonaires, cardiaques ou osseuses. SYN. ***SARCOME CHONDROBLASTIQUE, ENCHONDROSARCOME.***

CHONDROSTERNAL *adj. (angl. chondrosternal).* Qui se rapporte aux cartilages costaux et au sternum.

CHONDROTOME *s. m. (angl. chondrotome).* Instrument employé pour sectionner un cartilage.

CHONDROTOMIE *s. f. (angl. chondrotomy).* Section ou incision d'un cartilage.

CHONDRUS Genre d'algues, dont l'espèce *Ch. crispus* est le carragheen ou mousse d'Irlande.

CHOPART *(angl. Chopart).* ◇ **(ARTICULATION DE)** *(angl. —'s joint).* Ancienne dénomination. ☞ ***ARTICULATION TRANSVERSE DU TARSE.*** ◇ **(DÉSARTICULATION DE)** *(angl. —'s amputation).* Désarticulation médiotarsienne du pied, dans laquelle on conserve le calcanéums et le talus. SYN. ***DÉSARTICULATION MÉDIOTARSIENNE.***

CHORDE *s. f.* ☞ ***NOTOCHORDE.***

CHORDOME *s. m. (angl. chordoma).* Tumeur maligne invasive d'aspect cartilagineux, située à la base du cerveau ou dans la région sacrococcygienne, et se développant aux dépens des vestiges de la notochorde. Elle est formée de cellules vacuolaires globuleuses, dites physaliphores, qui s'agencent en amas alvéolaires et sécrètent une substance mucoïde.

CHORDOTOMIE *s. f.* ☞ ***MYÉLOTOMIE.***

CHORÉE *s. f. (angl. chorea, Saint Vitus dance).* Mouvements brusques, brefs, rapides, irréguliers et désordonnés, qui affectent un ou plusieurs segments du corps, sans rythme précis. Habituellement localisée au visage, à la langue et à la partie distale des membres, la chorée s'accompagne souvent d'une hypotonie. ◇ **DE HUNTINGTON** *(angl. Huntington's —).* ☞ ***HUNTINGTON (CHORÉE DE).*** ◇ **DE SYDENHAM** ☞ ***SYDENHAM (CHORÉE DE).*** ◇ **FIBRILLAIRE** *(angl. fibrillary —).* ☞ ***MORVAN (CHORÉE DE).*** ◇ **HYSTÉRIQUE** *(angl. hysterical —).* Manifestation hystérique avec reproduction de gestes professionnels. ◇ **MALLÉATOIRE** *(angl. malleatory —).* Chorée hystérique, pendant laquelle le patient semble frapper comme un forgeron avec un marteau. ◇ **MOLLE** *(angl. paralytic —).* Chorée associée à une paralysie. SYN. ***CHORÉE PARALYTIQUE.*** ◇ **PARALYTIQUE** ☞ ***CHORÉE MOLLE.*** ◇ **RHUMATISMALE** *(angl. Sydenham's —).* ☞ ***SYDENHAM (CHORÉE DE).*** ◇ **ROTATOIRE** Chorée hystérique caractérisée par des mouvements rythmiques de rotation de la tête et du corps. ◇ **SALTATOIRE** *(angl. saltatory —).* ☞ ***CHORÉE HYSTÉRIQUE.***

CHORÉIFORME *adj. (angl. choreiform).* Qui ressemble à la chorée.

CHORÉO-ATHÉTOSE *s. f. (angl. choreoathetosis).* Trouble moteur caractérisé par l'association de mouvements choréiques et athétosiques. ◇ **FAMILIALE PAROXYSTIQUE** *(angl. familial paroxysmal —).* Affection héréditaire à transmission autosomique dominante associant une choréo-athétose à un anneau vert cornéen. ◇ **PAROXYSTIQUE KINÉSIGÉNIQUE** *(angl. paroxysmal kinesigenic —).* Affection au cours de laquelle les mouvements anormaux sont déclenchés par les mouvements volontaires.

CHORIOADÉNOME *s. m. (angl. chorioadenoma destruens).* Tumeur maligne envahissant profondément la paroi de l'utérus et formée de villosités placentaires analogues à celles de la môle hydatiforme. SYN. ***CHORIO-ADENOMA DESTRUENS, MÔLE MALIGNE, MÔLE ENVAHISSANTE.***

CHORIOCARCINOME *s. m. (angl. choriocarcinoma).* ☞ ***CHORIO-ÉPITHÉLIOME.***

CHORIO-ÉPITHÉLIOME *s. m. (angl. choriocarcinoma).* Tumeur maligne constituée par la prolifération de l'épithélium des villosités choriales survenant le plus souvent par dégénérescence d'une môle hydatiforme. SYN. ***CHORIOCARCINOME, CHORIOME MALIN.***

CHORIOME *s. m. (angl. chorioma).* Tumeur constituée par la prolifération des éléments épithéliaux du placenta.

CHORIOMÉNINGITE *s. f. (angl. choriomeningitis).* Méningite cérébrale avec infiltration lymphocytaire des plexus choroïdes. ◇ **LYMPHOCYTAIRE** *(angl. lymphocytic —).* Maladie virale caractérisée par une méningite aiguë lymphocytaire. Elle est du à un *Arénavirus.* SYN. ***ARMSTRONG (MALADIE D').***

CHORION *s. m. (angl. chorion).* **1.** Membrane extérieure de l'œuf des mammifères, qui lui sert d'enveloppe protectrice et nutritive. Il est constitué de deux couches : une couche externe ou trophoblaste, et une couche interne mésodermique. **2.** Couche conjonctive profonde d'une membrane muqueuse ou séreuse, sous-jacente à l'épithélium.

CHORIONIQUE *adj. (angl. chorionic).* Qui se rapporte au chorion.

CHORIOPLACENTAIRE *adj. (angl. chorioplacental).* Qui se rapporte au chorion et au placenta.

CHORIOPTES Genre d'acariens parasites qui infestent la peau et les poils des animaux domestiques et provoquent une espèce de gale.

CHORIORÉTINITE *s. f. (angl. chorioretinitis).* Inflammation simultanée de la choroïde et de la rétine. ◇ **VITILIGINEUSE** *(angl. bird shot retinochoroidopathy).* Uvéite postérieure liée au groupe HLA A29 avec de multiples zones de dépigmentation.

CHORISTA *s. m. (angl. chorista).* Malformation consistant en une localisation aberrante de tissus, à la suite de troubles au cours de l'embryogenèse.

CHOROÏDE *s. f. (NA. choroidea). (angl. choroid).* Membrane du globe oculaire, richement vascularisée, située entre la sclérotique et la rétine, et dont la fonction est de nourrir la rétine.

CHOROÏDÉRÉMIE *s. f. (angl. hereditary degeneration of choroid).* Maladie héréditaire, observée essentiellement chez le garçon, caractérisée par une dégénérescence de la choroïde et de l'épithélium pigmentaire de la rétine provoquant une cécité nocturne et un rétrécissement du champ visuel, et pouvant conduire à la cécité.

CHOROÏDIEN *adj. (angl. choroidal).* Qui se rapporte à la choroïde.

CHOROÏDITE *s. f. (angl. choroiditis).* Inflammation de la choroïde, le plus souvent associée à une atteinte de la rétine (choriorétinite). ◇ **ANTÉRIEURE** *(angl. anterior —).* Inflammation de la choroïde limitée à la région périphérique du fond d'œil. ◇ **ARÉOLAIRE CENTRALE** *(angl. areolar central —).* Variété de choroïdite centrale, dans laquelle les tâches sont foncées au début et deviennent blanchâtres lors de leur extension. ◇ **CENTRALE** *(angl. central —).* Choroïdite dans laquelle l'exsudation est localisée au niveau de la macula. SYN. ***CHOROÏDITE MACULAIRE.*** ◇ **DIFFUSE** *(angl. diffuse —).* Forme grave d'inflammation exsudative disséminée de la choroïde, caractérisée par la présence de taches éparses au niveau du fond de l'œil. ◇ **EXSUDATIVE** *(angl. exudative —).* Choroïdite caractérisée par des exsudats séreux formant des tâches blanchâtres, jaunâtres ou rougeâtres. ◇ **MÉTASTATIQUE** *(angl. metastatic —).* Choroïdite due à la migration d'embols infectieux. ◇ **MYOPIQUE** *(angl. myopic —).* Choroïdite qui peut compliquer la myopie plus ou moins avancée.

CHOROIDITIS GUTTATA SENILIS ☞ ***TAY (CHOROÏDITE DE).***

CHOROÏDOCYCLITE *s. f. (angl. choroidocyclitis).* Inflammation de la choroïde et du corps ciliaire.

CHOROÏDO-IRITIS *s. f. (angl. choroidoiritis).* ☞ ***UVÉITE.***

CHOTZEN (SYNDROME DE) *(angl. Chotzen's syndrome).* Malformation à transmission autosomique dominante associant microcéphalie et syndactylie.

CHRISTIAN (SYNDROME DE) *(angl. Christian's syndrome).* ☞ ***HAND-SCHÜLLER-CHRISTIAN (MALADIE DE).***

CHRISTMAS (MALADIE DE) *(angl. Christmas's disease).* Hémophilie de type B par déficit d'un facteur sérique (facteur Christmas, facteur IX ou facteur anti-hémophilique B).

CHROM-, CHROMAT- *(angl. chromo-).* Préfixes d'origine grecque indiquant une relation avec la couleur.

CHROMAFFINE *adj. (angl. chromaffin).* Intensément colorable par les sels de chrome ; se dit de certaines cellules présentes dans la médullosurrénale, dans les ganglions coccygiens et carotidiens, le long des nerfs sympathiques et dans différents organes contenant des catécholamines. Le tissu composé de ces cellules est appelé tissu chromaffine. L'ensemble des structures formées de cellules chromaffines est appelé système chromaffine. SYN. ***PHÉOCHROME.***

CHROMAFFINOME *s. m. (angl. chromaffinoma).* Tumeur développée aux dépens des cellules chromaffines de la médullosurrénale et des chaînes sympathiques ganglionnaires. SYN. ***PARANGANGLIOME CHROMAFFINE, PHÉOCHROMOCYTOME.***

CHROMATIDE *s. f. (angl. chromatid).* Chacune des deux parties résultant de la division longitudinale d'un chromosome lors de la mitose ou de la méiose.

CHROMATINE *s. f. (angl. chromatin).* Substance basophile présente dans le noyau cellulaire, où elle apparaît sous forme de granules. La chromatine est essentiellement constituée d'ADN et de protéines basiques. ◇ **SEXUELLE** *(angl. sex —).* ☞ ***BARR (CORPUSCULE DE).***

CHROMATINOLYSE *s. f. (angl. chromatinolysis).* ☞ ***CHROMATOLYSE.***

CHROMATIQUE *adj. (angl. chromatic).* **1.** Qui se rapporte à la couleur. **2.** Qui se rapporte à la chromatine ; chromatinien.

CHROMATISME *s. m. (angl. chromatism).* Phénomène consistant en une inégalité de convergence des rayons des différentes couleurs qui composent la lumière blanche. Dans un instrument d'optique qui possède ce défaut, chaque couleur fournit une image distincte. L'image totale est irisée et floue (aberration chromatique).

CHROMATOCYTE *s. m. (angl. chromatocyte).* Cellule qui élabore un pigment.

CHROMATODERMATOSE *s. f. (angl. chromatodermatosis).* SYN. ***DERMATOSE PIGMENTAIRE.***

CHROMATODYSOPSIE *s. f. (angl. chromatodysopia).* ☞ ***DYSCHROMATOPSIE.***

CHROMATOGRAPHIE *s. f. (angl. chromatography).* Procédé de séparation qui, par des moyens physiques, permet de porter au niveau macroscopique les différences qui existent au niveau moléculaire entre les constituants d'une solution. La séparation chromatographique se base sur la répartition des différentes substances entre deux phases, l'une mobile et l'autre fixe ; de ce fait, les différentes espèces moléculaires sont retenues plus ou moins longtemps par la phase fixe et, par conséquent, se déplacent à une vitesse différente tout au long du système. Selon la nature des phases du système et le mécanisme de séparation, on distingue la chromatographie d'adsorption, de partage, par échange d'ions, d'affinité. Selon la forme ou la géométrie du système chromatographique, on distingue : la chromatographie en phase gazeuse, dans laquelle la phase mobile est constituée par un gaz ; la chromatographie sur colonne, où la phase mobile est constituée par un liquide ; la chromatographie sur papier, dans laquelle la phase fixe repose sur des fibres de cellulose, et la chromatographie en couche mince, dans laquelle la phase fixe est étalée sur une plaque de verre ou de plastique sous forme d'une couche de 200 à 400 μm d'épaisseur.

CHROMATOLOGIE *s. f. (angl. chromatology).* Partie de l'optique qui étudie les couleurs.

CHROMATOLYSE *s. f. (angl. chromatolysis).* Dégénérescence, dissolution de la chromatine nucléaire. SYN. ***CARYOLYSE, CHROMATINOLYSE.***

CHROMATOMÈTRE *s. m. (angl. chromatometer).* **1.** SYN. ***COLORIMÈTRE.*** **2.** SYN. ***CHROMOPTOMÈTRE.***

CHROMATOMÉTRIE *s. f.* ☞ ***COLORIMÉTRIE.***

CHROMATOPATHIE *s. f. (angl. chromatopathy).* SYN. ***DERMATOSE PIGMENTAIRE.***

CHROMATOPHORE *s. m. (angl. chromatophore).* Cellule qui porte un pigment, sans l'avoir élaboré. SYN. ***MÉLANOCYTE.***

CHROMATOPSEUDOPSIE *s. f. (angl. chromatopseudopsis).* ☞ ***DYSCHROMATOPSIE.***

CHROMATOPSIE *s. f. (angl. chromatopsia).* Vision perturbée des couleurs sous l'influence de facteurs toxiques et dans certaines formes d'épilepsie ; érythropsie, xanthopsie, etc.

CHROMATOSCOPIE *s. f. (angl. chromatoscopy).* Détermination de la capacité de perception des couleurs.

CHROMATOSKIAMÈTRE *s. m. (angl. chromatoskiameter).* Appareil destiné à déterminer l'aptitude à reconnaître les couleurs.

CHROMATURIE *s. f. (angl. chromaturia).* Émission d'urine fortement colorée.

CHROME *s. m. (angl. chromium).* Métal blanchâtre, très dur. Numéro atomique : 24 ; masse atomique : 51,996. On l'utilise pour la fabrication de divers alliages et de pigments. Tous ses sels sont toxiques. Certains de ses dérivés sont employés en thérapeutique. Le chrome radioactif ^{51}Cr est utilisé pour le marquage des hématies. Symbole : Cr.

CHROMÉ *adj. (angl. chromic).* Qui contient du chrome.

CHROMHIDROSE *s. f. (angl. chromhidrosis).* Sécrétion de sueur colorée.

CHROMIDROSE *s. f.* ☞ ***CHROMHIDROSE.***

CHROMISME *s. m. (angl. chromium intoxication).* Intoxication chronique par les sels de chrome.

CHROMOBACTERIUM Genre de bactéries, rarement pathogènes, de la famille des *Rhizobiaceae.* Ce sont des bacilles à Gram négatif, mobiles, qui vivent dans le sol et les eaux ; ils élaborent un pigment violet.

CHROMOBLASTOMYCOSE *s. f. (angl. chromoblastomycosis).* Affection chronique caractérisée par la formation de plaques verruqueuses cutanées et de tuméfactions sous-cutanées de consistance molle, siégeant le plus souvent aux membres inférieurs, d'évolution lente, causée par des champignons des genres *Cladosporium* et *Phialophora.* SYN. ***CHROMOMYCOSE.***

CHROMOCRINIE *s. f. (angl. chromocrinia).* ☞ ***CHROMHIDROSE.***

CHROMOCYTOMÈTRE *s. m. (angl. hemoglobinometer).* Instrument permettant de déterminer le nombre et le contenu en hémoglobine des globules rouges. SYN. ***HÉMOGLOBINOMÈTRE.***

CHROMOCYTOMÉTRIE *s. f. (angl. hemoglobinometry).* Détermination de la quantité d'hémoglobine dans le sang. SYN. ***HÉMOGLOBINOMÉTRIE.***

CHROMODERMATOSE *s. f. (angl. pigmentary dermatosis).* SYN. ***DERMATOSE PIGMENTAIRE.***

CHROMODIAGNOSTIC *s. m. (angl. chromodiagnosis).* Diagnostic établi sur la base d'un changement de couleur, notamment au cours d'une réaction chimique.

CHROMOGÈNE *adj. (angl. chromogenic).* Qui produit de la couleur ou qui donne naissance à des pigments ; se dit en particulier des bactéries qui sécrètent une matière colorante, mais qui restent eux-mêmes incolores.

CHROMOGENÈSE *s. f. (angl. chromogenesis).* Formation de pigments ou de matières colorées, comme l'élaboration de pigments par certaines bactéries.

CHROMOGRANINE *s. f. (angl. chromogranin).* Protéine isolée des granulations des cellules chromaffines surrénaliennes, de l'antéhypophyse et des îlots de Langerhans pancréatiques.

CHROMOLIPOÏDE *s. m.* ☞ ***LIPOCHROME.***

CHROMOLYSE *s. f. (angl. chromolysis).* Décoloration de la rétine.

CHROMOMÈRE *s. m. (angl. chromomere).* Disque colorable du chromosome, contenant un plus ou moins grand nombre de gènes, et alternant avec des zones non colorables.

CHROMOMÈTRE *s. m. (angl. chromometer).* ☞ ***COLORIMÈTRE.***

CHROMOMÉTRIE *s. f. (angl. chromometry).* ☞ ***COLORIMÉTRIE.***

CHROMOMYCOSE *s. f.* ☞ ***CHROMOBLASTOMYCOSE.***

CHROMONÉMA *s. m. (angl. chromonema).* Sous-unité de la chromatide.

CHROMOPEXIE *s. f. (angl. chromopexy).* Fixation et accumulation d'un pigment dans certains tissus ou organes, notamment dans les tissus du système réticulo-endothélial.

CHROMOPHAGE *adj. (angl. pigmentophage).* Se dit d'une cellule capable de détruire les pigments.

CHROMOPHILE *adj. (angl. chromophilic).* Qui se colore facilement par les colorants. Se dit en particulier de certains leucocytes et d'autres éléments histologiques. SYN. ***CHROMATOPHILE.***

CHROMOPHILLYSE *s. f. (angl. chromatolysis).* Altération de la substance chromophile des corps de Nissl de la cellule nerveuse. SYN. ***TIGROLYSE.***

CHROMOPHOBE *adj. (angl. chromophobe).* Qui ne se colore que peu ou pas du tout par les colorants, comme certaines cellules du lobe antérieur de l'hypophyse.

CHROMOPHORE *(angl. chromophore).* **1.** *s. m.* Groupement chimique dont la présence confère une couleur déterminée à un composé organique. **2.** *adj.* Se dit de certains micro-organismes qui produisent et véhiculent une matière colorée ou un pigment.

CHROMOPHYTOSE *s. f.* Décoloration de la peau due à un parasite végétal, comme dans le pytiriasis versicolor. SYN. ***PITYRIASIS VERSICOLOR.***

CHROMOPROTÉINE *s. f. (angl. chromoprotein).* Nom d'ensemble des hétéroprotéines qui possèdent un groupement prosthétique coloré. L'hémoglobine, la chlorophylle sont des chromoprotéines. SYN. ***CHROMOPROTÉIDE.***

CHROMOPTOMÈTRE *s. m. (angl. chromatoptometer).* Appareil servant à étudier et à mesurer la perception visuelle des couleurs.

CHROMOPTOMÉTRIE *s. f. (angl. chromatoptometry).* Évaluation de la perception visuelle des couleurs au moyen du chromoptomètre.

CHROMORADIOMÈTRE *s. m. (angl. chromoradiometer).* Appareil permettant de déterminer la qualité et la dose de rayonnements administrés, basé sur les variations de couleur que produisent ces rayonnements dans une substance sensible.

CHROMORÉTINOGRAPHIE *s. f. (angl. chromoretinography).* Photographie en couleurs de la rétine.

CHROMOSCOPE *s. m. (angl. chromoscope).* Appareil servant à apprécier l'intensité de la couleur d'un liquide organique (urine, suc gastrique, etc.) ou à observer ses modifications à la suite de l'addition d'un réactif.

CHROMOSCOPIE *s. f. (angl. chromoscopy).* SYN. ***CHROMATOSCOPIE.*** ◇ **GASTRIQUE** *(angl. gastric —).* Étude de la fonction gastrique basée sur l'apparition dans les sécrétions gastriques d'une substance colorante injectée par voie intramusculaire ou intraveineuse.

CHROMOSOME *s. m. (angl. chromosome).* Chacun des éléments essentiels du noyau cellulaire visibles lors de la mitose sous forme de bâtonnets. La capacité de coloration des chromosomes est due à la chromatine dont ils sont formés. Chaque chromosome se divise de façon longitudinale, donnant naissance à deux filaments jumeaux parfaitement égaux. Le nombre des chromosomes est constant pour une espèce déterminée (chez l'homme, 46, dont 44 sont autosomes et 2 gonosomes). Ils sont constitués essentiellement d'une double chaîne d'acide désoxyribonucléique (ADN) et sont les supports des gènes, facteurs déterminants de l'hérédité. En état de mitose les chromosomes apparaissent en forme d'X avec 2 bras courts et 2 bras longs. Chaque bras est divisé en régions, subdivisées en bandes ou en sous-bandes. La lettre p désigne un bras court et q un bras long. ◇ **AUTOSOMIQUE** *(angl. autosomic —).* Chromosome qui n'intervient pas dans la détermination du sexe. SYN. ***AUTOSOME.*** ◇ **BIVALENT** *(angl. bivalent —).* Paire de chromosomes, unis au stade de la méiose. ◇ **EN ANNEAU** *(angl. ring —).* Délétion de la portion finale des chromosomes accompagnée d'une réunion des parties distales nouvelles pour former un anneau. ◇ **PHILADELPHIE** *(angl. Philadelphia —).* Chromosome 22 ayant échangé son bras long contre celui du chromosome 9, quasi-pathognomonique de la leucémie myéloïde chronique. ◇ **SEXUEL** *(angl. sex —).* Chromosome qui détermine le sexe. On connaît deux types de chromosomes sexuels : X et Y. La combinaison XX est celle du sexe féminin et la combinaison XY détermine le sexe masculin. SYN. ***GONOSOME.*** ◇ **X FRAGILE (SYNDROME DU)** *(angl. fragile — syndrome).* Association de débilité mentale et de malformations en rapport avec une altération du chromosome X.

CHROMOSOMIQUE *adj. (angl. chromosomal).* Qui se rapporte à un chromosome.

CHROMOTAXIE *s. f. (angl. chromotaxis).* Réaction de locomotion orientée d'organismes mobiles, déclenchée par une lumière d'une couleur déterminée et s'effectuant soit dans sa direction (chromotaxie positive), soit dans la direction opposée (chromotaxie négative).

CHROMOTHÉRAPIE *s. f. (angl. chromotherapy).* Utilisation des propriétés sédatives ou excitantes des couleurs dans un but thérapeutique.

CHROMOTROPISME *s. m. (angl. chromotropism).* Réaction d'orientation d'un végétal ou d'un animal fixé s'effectuant dans la direction d'une lumière d'une couleur déterminée (chromotropisme positif) ou dans la direction opposée (chromotropisme négatif).

CHRONAXIE *s. f. (angl. chronaxy).* Terme proposé par Lapicque pour désigner la durée minimale pendant laquelle un courant doit passer pour provoquer l'excitation d'un muscle ou d'un nerf, l'intensité du courant étant égale au double de celle de la rhéobase.

CHRONAXIMÈTRE *s. m. (angl. chronaximeter).* Instrument servant à mesurer la chronaxie.

CHRONIQUE *adj. (angl. chronic).* **1.** Qui est d'évolution lente, de longue durée. **2.** Opposé à aigu.

CHRONOBIOLOGIE *s. f. (angl. chronobiology).* Science qui étudie la variation de différents phénomènes vitaux dans le temps : ce sont les rythmes biologiques de l'animal et de l'homme (en particulier le rythme circadien).

CHRONOGNOSIE *s. f. (angl. chronognosis).* Appréciation subjective de l'écoulement du temps.

CHRONOGRAPHE *s. m. (angl. chronograph).* Instrument servant à mesurer et à enregistrer de petits intervalles de temps.

CHRONOLOGIE *s. f. (angl. chronology).* Succession des événements dans le temps.

CHRONOMÉTRIE *s. f. (angl. chronometry).* Mesure du temps par fractions d'une durée donnée.

CHRONOPHARMACOLOGIE *s. f. (angl. chronopharmacology).* Étude de l'effet des médicaments en fonction des heures de la journée où ce produit est appliqué. La chronotoxicologie est l'étude de la toxicité d'une substance en fonction du moment du cycle biologique.

CHRONOPHOBIE *s. f. (angl. chronophobia).* Crainte morbide du temps.

CHRONOTROPISME *s. m. (angl. chronotropism).* Modification de la fréquence d'un phénomène périodique, en particulier la fréquence des contractions cardiaques.

CHRYSO- *(angl. chryso-).* Préfixe d'origine grecque indiquant une relation avec l'or.

CHRYSOCYANOSE *s. f. (angl. chrysoderma).* Pigmentation cutanée due à un dépôt d'or dans les téguments à la suite d'un traitement prolongé par les sels d'or.

CHRYSOMYIA Genre de mouches, dont certaines espèces, telles que *Ch. dux* et *Ch. macellaria* (également appelée *Cochliomyia macellaria*), sont responsables de myiases chez l'homme et les animaux.

CHRYSOPEXIE *s. f. (angl. chrysiasis).* Fixation d'or dans les tissus, notamment dans les cellules phagocytaires, à la suite d'un traitement prolongé par les sels d'or.

CHRYSOPHANIQUE (ACIDE) *(angl. chrysophanic acid).* Dihydroxy-méthyl-anthraquinone ; poudre jaune d'or, insoluble dans l'eau, soluble dans les alcalis, utilisée en dermatologie sous forme de pommade contre le psoriasis.

CHRYSOPS Genre d'insectes tabanidés tropicaux. L'espèce *Ch. caecutens* pique autour des yeux, *Ch. discalis* est un transmetteur probable de la tularémie, et *Ch. silacea* est l'hôte intermédiaire de la filaire *Loa loa*.

CHRYSOTHÉRAPIE *s. f. (angl. chrysotherapy).* Traitement par les sels d'or. SYN. ***AUROTHÉRAPIE.***

CHUINTEMENT *s. m. (angl. hissing).* Défaut de prononciation qui consiste à substituer le son *ch* au son *s*.

CHURG ET STRAUSS (ANGÉITE OU SYNDROME DE) *(angl. Churg-Strauss syndrome).* Angéite granulomateuse nécrosante caractérisée par un asthme sévère corticodépendant, une importante éosinophilie et des ANCA anti-MPO. Elle est proche de la périartérite noueuse. Les atteintes les plus fréquentes sont pulmonaires, nerveuses, digestives et cardiaques. L'évolution spontanée se fait par poussées vers la mort en quelques années. Le pronostic a été très amélioré par les corticoïdes et les immunodépresseurs. SYN. ***ANGÉITE GRANULOMATEUSE ALLERGIQUE.***

CHVOSTEK (SIGNE DE) *(angl. Chvostek's sign).* Contraction des muscles orbiculaires des lèvres et du buccinateur à la percussion légère des joues, signe d'hyperexcitatibilité neuromusculaire (tétanie).

CHYLANGIOME *s. m. (angl. chylangioma).* Tumeur formée par des vaisseaux lymphatiques intestinaux distendus par du chyle.

CHYLE *s. m. (NA. chylus). (angl. chyle).* Liquide laiteux alcalin que les vaisseaux chylifères prennent en charge à la sortie de l'intestin après la digestion ; il se compose de lymphe et de graisse émulsionnée. Ce liquide passe dans le conduit thoracique puis dans les veines sous-clavière et jugulaire et se mélange avec le sang.
◇ **(CITERNE DU)** *(NA. cisterna chyli). (angl. cisterna chyli).* Renflement de l'origine du conduit thoracique, dans lequel débouchent le tronc intestinal lymphatique, les deux troncs lombaires lymphatiques et les troncs lymphatiques de voisinage.

CHYLÉMIE *s. f. (angl. chylemia).* Présence de chyle dans le sang.

CHYLEUX *adj. (angl. chylous).* Qui concerne le chyle, qui en contient ou qui en a l'apparence.

CHYLIFÈRE **1.** *adj. (angl. chyliferous).* Qui transporte le chyle. **2.** *s. m. (angl. chylous channel).* Vaisseau transportant le chyle.

CHYLIFICATION *s. f. (angl. chylifaction).* Passage de chyle dans les lymphatiques chylifères.

CHYLIFORME *adj. (angl. chyliform).* Qui ressemble au chyle. SYN. ***CHYLOÏDE.***

CHYLOCÈLE *s. f. (angl. chylocele).* Hydrocèle de contenu chyleux, généralement d'origine filarienne. SYN. ***ÉLÉPHANTIASIS SCROTAL.***

CHYLOMÉDIASTIN *s. m. (angl. chylomediastinum).* Présence de chyle dans le médiastin.

CHYLOMICRON *s. m. (angl. chylomicron).* Particule lipoprotéinique très riche en triglycérides, de 1 µm de diamètre environ, qui apparaît dans le sang au cours de la digestion des graisses.

CHYLOPÉRICARDE *s. m. (angl. chylopericardium).* Épanchement de chyle dans la cavité péricardique.

CHYLOPÉRITOINE *s. m. (angl. chylous ascites).* Épanchement de chyle dans la cavité péritonéale.

CHYLOPOÏÈSE *s. f. (angl. chylopoiesis).* Formation du chyle.

CHYLORRHÉE *s. f. (angl. chylorrhea).* Écoulement de chyle par rupture du conduit thoracique.

CHYLOTHORAX *s. m. (angl. chylothorax).* Épanchement de chyle dans la cavité pleurale.

CHYLURIE *s. f. (angl. chyluria).* Présence de chyle dans l'urine, ce qui lui donne un aspect laiteux. SYN. ***GALACTURIE.***

CHYME *s. m. (angl. chyme).* Masse liquide, épaisse, provenant de la digestion gastrique des aliments.

CHYMIFICATION *s. f. (angl. chymification).* Transformation des aliments en chyme dans l'estomac.

CHYMOTRYPSINE *s. f. (angl. chymotrypsin).* Enzyme protéolytique de l'intestin, formée à partir du chymotrypsinogène du pancréas sous l'action de la trypsine et qui, avec celle-ci, dégrade les protéines en polypeptides et en acides aminés. Elle est employée pour ses propriétés anti-inflammatoires.

CHYMOTRYPSINOGÈNE *s. m. (angl. chymotrypsinogen).* Enzyme du suc pancréatique, précurseur de la chymotrypsine.

Ci *(angl. Ci).* Symbole du curie.

CIA *s. f. (angl. IAC).* Abréviation de communication interatriale.

CIBLAGE GÉNÉTIQUE *(angl. gene targeting).* Transfert de gène par recombinaison homologue avec l'ADN génomique d'une cellule.

CICATRICE *s. f. (angl. scar).* Tissu de réparation organisé (fibreux) et stable, qui remplace une perte de substance ou réunit des parties divisées par une blessure ou une plaie opératoire. ◇ **VICIEUSE** *(angl. vicious —).* Cicatrice dans laquelle le tissu néoformé n'a pas pris l'aspect naturel du tissu qu'il remplace.

CICATRICIEL *adj. (angl. cicatricial).* Qui se rapporte ou qui est dû à une cicatrice.

CICATRISANT *adj. (angl. cicatrizant).* Se dit d'un agent qui favorise la cicatrisation des plaies (s'emploie aussi comme substantif).

CICATRISATION *s. f. (angl. healing with scarring).* Phénomène complexe de régénération grâce auquel sont réparées les lésions des tissus et des organes. La cicatrisation peut se faire par première intention lorsque le processus est rapide et que l'asepsie et la coaptation des berges de la plaie sont bonnes, ou par deuxième intention lorsqu'il existe une infection ou une perte de substance.

CICLOSPORINE *s. f. (angl. cyclosporin).* Médicament immunosuppresseur produit par le champignon *Tolypocladium inflatum* et obtenu aussi par synthèse. Il est utilisé dans la prévention du rejet de greffe. On écrit aussi cyclosporine.

CIGUATERA *s. f. (angl. ciguatera).* Intoxication observée dans les Antilles et le Pacifique Sud et provoquée par l'ingestion de poissons dont la chair contient une toxine produite par un micro-organisme, le *Gambierdicus toxicus.*Elle se traduit par des paresthésies associées à des troubles digestifs aigus.

CIL *s. m. (NA. cilium). (angl. eyelash).* **1.** Poil du bord libre des paupières (cil palpébral). **2.** *(angl. cilium).* Chacun des filaments extrêmement fins, animés de mouvements rapides, qui permettent aux organismes unicellulaires de se déplacer dans un milieu liquide. **3.** *(angl. cilium).* Prolongement cytoplasmique de certaines cellules épithéliales (muqueuse bronchique, muqueuse intestinale). Ces cils assurent, par leur battement, le déplacement de substances liquides le long de la surface muqueuse (cils vibratiles).

CILIAIRE *adj. (angl. ciliary).* Qui se rapporte aux cils. ☞ ***CORPS CILIAIRE.***

CILIARISCOPE *s. m. (angl. ciliaroscope).* Appareil servant à examiner la région ciliaire de l'œil.

CILIÉ *adj. (angl. ciliated).* Pourvu de cils ou de flagelles.

CILIECTOMIE *s. f. (angl. ciliectomy).* Excision d'une partie du bord ciliaire d'une paupière, incluant la racine des cils. Excision d'une partie du corps ciliaire.

CILIÉS *(angl. Ciliatae).* Classe de protozoaires caractérisés par la présence de cils. Certaines espèces, telles que *Balantidium coli*, sont parasites de l'homme.

CILIOTOMIE *s. f. (angl. ciliotomy).* Section chirurgicale des nerfs ciliaires.

CILLOSE *s. f. (angl. cillosis).* Contraction spasmodique de la paupière.

CILS IMMOBILES (SYNDROME DES) *(angl. immotile cilia syndrome).* Affection héréditaire autosomique récessive avec immobilité des cils respiratoires et des spermatozoïdes par atteinte du cytosquelette.

CIMÉTIDINE *s. f. (angl. cimetidine).* Composé antagoniste des récepteurs H2 de l'histamine. La cimétidine inhibe l'action de l'histamine sur la sécrétion gastrique. Elle est utilisée dans le traitement de l'ulcère gastroduodénal et du syndrome de Zollinger-Ellison.

CIMEX Genre d'insectes hétéroptères, auquel appartient la punaise commune ou punaise de lit *(C. lectularius)* vecteur de diverses rickettsioses. ⟡ ***ROTUNDATUS*** Espèce de punaise des régions tropicales. SYN. ***CIMEX HEMIPTERUS.***

CIMICIFUGA Genre de plantes de la famille des Renonculacées. La racine de *C. racemosa* est tonique et antispasmodique. Noms vernaculaires : cimicaire, chasse-punaises.

CIMIER DE CASQUE (IMAGE EN) *(angl. helmet crest image).* Aspect radiologique correspondant à la dilatation et au déroulement de l'aorte, audessus de l'opacité cardiaque.

CINCA (syndrome) *s. m. (angl. CINCA syndrome).* Acronyme de l'anglais *Chronic Inflammation, Neurological Cutaneous and Articular syndrome.* Affection rare liée à une mutation du gène CIAS1 codant pour la cryopyrine et se manifestant dès la petite enfance par des poussées comprenant de la fièvre, des éruptions cutanées maculopapuleuses, des arthrites, une méningite aseptique et parfois des crises convulsives.

CINCHOCAÏNE *s. f. (angl. cinchocaine).* Anesthésique local puissant employé pour les anesthésies de surface, d'infiltration et rachidienne.

CINCHONA Genre d'arbres de la famille des Rubiacées, originaires d'Amérique du Sud, dont les espèces sont très nombreuses *(C. calisaya, C. lancifolia, C. micrantha, C. officinalis, C. purpurea,* etc.), et dont l'écorce donne le quinquina. ☞ ***QUINQUINA.***

CINCHONIDINE *s. f. (angl. cinchonidine).* Alcaloïde extrait de certaines espèces de quinquina ; isomère de la cinchonine. Elle a des propriétés comparables à celles de la quinine.

CINCHONINE *s. f. (angl. cinchonine).* Alcaloïde cristallin blanc, de saveur amère, extrait du quinquina. La cinchonine a les mêmes utilisations que la quinine.

CINÉ- *(angl. cine).* Préfixe d'origine grecque indiquant une relation avec le mouvement. SYN. ***KINÉ-.***

CINÉANGIOGRAPHIE *s. f. (angl. cineangiography).* Enregistrement cinématographique de l'image d'un vaisseau après injection d'un produit de contraste.

CINÉCARDIOANGIOGRAPHIE *s. f. (angl. cinecardioangiography).* Enregistrement cinématographique de l'image des cavités cardiaques et des gros vaisseaux après injection d'un produit opacifiant.

CINÉMATIQUE *s. f. (angl. kinematics).* Partie de la mécanique qui étudie les mouvements des corps indépendamment des forces qui les produisent.

CINÉMATISATION *s. f.* ☞ ***CINÉPLASTIE.***

CINÉMATOGRAPHIE AUX RAYONS X *(angl. cinematoradiography).* ☞ ***RADIOCINÉMATOGRAPHIE.***

CINÉOL *s. m. (angl. cineole).* ☞ ***EUCALYPTOL.***

CINÉPATHIE *s. f. (angl. motion sickness).* SYN. ***MAL DES TRANSPORTS.***

CINÉPLASTIE *s. f. (angl. cineplastic amputation procedure).* Opération plastique, dans laquelle un moignon d'amputation est modelé de façon à pouvoir être utilisé comme force motrice, en vue de la mise en place d'un appareil de prothèse articulé. SYN. ***CINÉMATISATION.***

CINÈSE *s. f. (angl. movement).* En physiologie, tout mouvement simple ou complexe, actif ou passif.

CINÉSIE *s. f. (angl. kinesia).* Synonyme de mouvement. ⟡ **PARADOXALE** *(angl. paradoxical —).* Dans la maladie de Parkinson, rapidité paradoxale de certains mouvements chez des sujets figés.

CINÉSIOLOGIE *s. f. (angl. kinesiology).* Étude des mouvements du corps humain, en particulier d'un point de vue physiologique et thérapeutique.

CINÉSITHÉRAPIE *s. f. (angl. kinesiotherapy).* ☞ ***KINÉSITHÉRAPIE.***

CINÉTIQUE *(angl. kinetics).* **1.** *s. f.* Partie de la mécanique qui étudie les mouvements. **2.** *s. f.* Étude de la vitesse des réactions chimiques. **3.** *adj. (angl. kinetic).* Qui se rapporte ou qui est dû au mouvement.

CINÉTOCHORE *s. m. (angl. kinetochore).* ☞ ***CENTROMÈRE.***

CINÉTOSE *s. f. (angl. motion sickness).* SYN. ***MAL DES TRANSPORTS.***

CINGULECTOMIE *s. f. (angl. cingulectomy).* Destruction par électrodes introduits par stéréotaxie, du gyrus du cingulum dans le traitement de douleurs intolérables et de certaines affections psychiatriques.

CINGULUM (GYRUS DU) *s. m. (NA. gyrus cinguli). (angl. gyrus cinguli).* Faisceau de fibres associatives, à la face interne des hémisphères cérébraux, qui réunissent le lobe frontal au lobe temporal, en entourant le corps calleux.

CINQUIÈME MALADIE *(angl. fifth disease).* Affection contagieuse de l'enfant due au *Parvovirus* B9 transmis par voie aérienne avec éruption maculeuse de la face et des membres évoluant sans séquelles. SYN. ***MÉGALÉRYTHÈME ÉPIDÉMIQUE, ÉRYTHÈME INFECTIEUX.***

CINQUIÈME PAIRE CRÂNIENNE *(NA. n. trigeminus). (angl. fifth cranial nerve).* Nerf sensitivomoteur de la face et de la mandibule. ☞ ***N. TRIJUMEAU (V^E PAIRE) (ATLAS ANATOMIQUE DES NERFS EN ANNEXE).***

CIRCADIEN *adj. (angl. circadian).* Qui est caractérisé par une alternance d'environ 24 heures. Un rythme circadien est un rythme dont la période est d'environ 24 heures.

CIRCINÉ *adj. (angl. circinate).* En forme de cercle ou d'anneau. Se dit de lésions cutanées.

CIRCON-, CIRCUM- *(angl. circum-).* Préfixes d'origine latine signifiant autour.

CIRCONCISION *s. f. (angl. circumcision).* ☞ ***POSTHECTOMIE.*** SYN. ***PÉRITOMIE, POSTHÉOTOMIE.***

CIRCONFLEXE *adj. (angl. circumflex).* Se dit de certaines artères et de certains nerfs qui contournent un os.

CIRCONSTANCIALITÉ *s. f. (angl. circumstantiality).* Affection mentale au cours de laquelle s'introduisent dans la conversation des détails ou des paroles sans aucune relation avec le thème principal du discours.

CIRCONVOLUTION *s. f. (angl. gyrus).* Ancienne dénomination. ☞ ***GYRUS.***

CIRCULAIRES DU CORDON *(angl. coiling of umbilical cord).* Boucles formées par le cordon ombilical lorsqu'il s'enroule autour du cou du fœtus pendant l'accouchement.

CIRCULATION *s. f. (angl. circulation).* **1.** Mouvement régulier et continu, ou qui s'effectue suivant un circuit déterminé. **2.** La circulation sanguine. ⌔ **ALLANTOÏDIENNE** *(angl. allantoic —).* Circulation du sang entre le fœtus et la mère à travers les vaisseaux ombilicaux et entre les villosités du placenta et l'utérus de la mère. SYN. ***CIRCULATION OMBILICALE, CIRCULATION PLACENTAIRE.*** ⌔ **CAPILLAIRE** *(angl. capillary —).* Passage du sang par les capillaires entre les artères et les veines. ⌔ **COLLATÉRALE** *(angl. collateral —).* Circulation compensatrice qui s'effectue par des vaisseaux secondaires à la suite de l'obstruction d'un vaisseau principal. ⌔ **CORONARIENNE** *(angl. coronary —).* Circulation propre aux tissus musculaires du cœur et qui s'effectue dans les vaisseaux coronaires. ⌔ **CROISÉE** *(angl. crossed —).* En physiologie expérimentale, circulation dans une partie du corps d'un animal de sang fourni par un autre animal. ⌔ **EXTRACORPORELLE** *(angl. cardiopulmonary by-pass).* Technique employée notamment en chirurgie cardiaque et consistant à dériver en dehors du corps humain une partie ou la totalité de la circulation sanguine. ⌔ **FŒTALE** *(angl. fetal —).* Circulation qui s'effectue dans le corps du fœtus : le sang artériel du placenta passe par la veine ombilicale et arrive à la veine cave inférieure par le conduit veineux d'Arantius. Les deux atria du cœur fœtal communiquent entre elles et le sang qui a circulé à l'intérieur du fœtus retourne au placenta par l'artère ombilicale. ⌔ **GÉNÉRALE** *(angl. systemic —).* Passage du sang par tout l'organisme à l'exception des poumons. SYN. ***GRANDE CIRCULATION.*** ⌔ **LYMPHATIQUE** *(angl. lymph —).* Passage de la lymphe par les vaisseaux et les nœuds lymphatiques. ⌔ **(PETITE)** *(angl. pulmonary —).* Circulation pulmonaire. ⌔ **PLACENTAIRE** *(angl. placental —).* ☞ ***CIRCULATION ALLANTOÏDIENNE.*** ⌔ **PORTE** *(angl. portal —).* ☞ ***SYSTÈME PORTE.*** ⌔ **PULMONAIRE** *(angl. pulmonary —).* Passage du sang par les poumons, où il se charge d'oxygène. ⌔ **SYSTÉMIQUE** ☞ ***CIRCULATION GÉNÉRALE.***

CIRCUMDUCTION *s. f. (angl. circumduction).* Mouvement circulaire, actif ou passif, autour d'un point ou d'un axe fixes, tels que ceux des yeux ou d'un membre.

CIRE *s. f. (angl. wax).* Substance lipidique fabriquée par certains insectes (cire animale) ou obtenue à partir de végétaux (cire végétale). La cire employée en pharmacie est en général la cire d'abeille, le matériau des alvéoles contenant le miel, composé essentiellement de cérine et de myricine. Elle est utilisée pour la fabrication d'onguents et de cérats.

CIREUX *adj. (angl. waxy).* Qui a l'aspect ou la consistance de la cire.

CIRRHOSE *s. f. (angl. cirrhosis).* Processus inflammatoire hépatique chronique, caractérisé par le remplacement de plages de parenchyme hépatique nécrosées par un tissu conjonctivo-vasculaire fibreux qui forme des zones de prolifération hépatocytaire non fonctionnelles appelées nodules de régénération. Les conséquences en sont l'hypertension portale et le cancer primitif du foie. ⌔ **ALCOOLIQUE** *(angl. alcoholic —).* Variété la plus fréquente de cirrhose due à l'intoxication alcoolique chronique qui entraîne d'abord une hépatite alcoolique avec stéatose. ⌔ **ANNULAIRE PÉRIPORTALE** *(angl. periportal —).* Type topographique de cirrhose hépatique dans lequel la prolifération du tissu conjonctif forme des anneaux disposés au niveau et autour des espaces portes. ⌔ **ATROPHIQUE** *(angl. atrophic —).* Forme de cirrhose, généralement alcoolique, caractérisée par la diminution de la taille du foie, qui est scléreux et dur. SYN. ***CIRRHOSE DE LAENNEC.*** ⌔ **BILIAIRE** *(angl. biliary —).* Variété de cirrhose hypertrophique ou atrophique dans laquelle la prolifération du tissu conjonctif est due à une atteinte des voies biliaires, mécanique (stase par obstruction) ou infectieuse (inflammation des canaux biliaires intrahépatiques). ⌔ **BILIAIRE PRIMITIVE** *(angl. primary biliary —).* ☞ ***HANOT (MALADIE DE).*** ⌔ **BRONZÉE** *(angl. hemochromatosis).* Localisation hépatique de l'hémochromatose primitive. ☞ ***HÉMOCHROMATOSE PRIMITIVE.*** ⌔ **CARDIAQUE** *(angl. cardiac —).* Cirrhose par congestion chronique du foie, secondaire à une insuffisance cardiaque. ⌔ **CHOLESTATIQUE** *(angl. cholestatic —).* ☞ ***CIRRHOSE BILIAIRE.*** ⌔ **DE LAENNEC** *(angl. Laennec's —).* ☞ ***CIRRHOSE ATROPHIQUE.*** ⌔ **HYPERTROPHIQUE ALCOOLIQUE** *(angl. alcoholic hypertrophic —).* Augmentation pathologique du volume du foie secondaire au développement du tissu conjonctif. L'évolution de la cirrhose hypertrophique alcoolique est relativement moins sévère que celle des cirrhoses atrophiques. ⌔ **MIXTE** *(angl. atrophohypertrophic —).* Cirrhose caractérisée par la présence simultanée de zones atrophiques et de zones hypertrophiques. ◇ **PALUDÉENNE** *(angl. malarial —).* Cirrhose associée au paludisme chronique, en général de type atrophique. ◇ **PIGMENTAIRE** *(angl. hemochromatosis).* Pigmentation du foie observée au cours de l'hémochromatose, de l'intoxication éthylique chronique et du paludisme. ◇ **POST-HÉPATITIQUE** *(angl. post hepatitic —).* Cirrhose survenant dans les suites d'une hépatite virale par évolution d'une hépatite chronique active. L'évolution en est très sévère vers l'insuffisance hépatique terminale, justiciable d'un traitement par interféron α ou greffe du foie. SYN. ***CIRRHOSE POST-NÉCROTIQUE, CIRRHOSE MÉTA-ICTÉRIQUE, CIRRHOSE DE MOSSÉ-MARCHAND-MALLORY.*** ◇ **TOXIQUE** *(angl. toxic —).* Forme de cirrhose hépatique consécutive à une intoxication chronique.

CIRSOCÈLE *s. f. (angl. varicocele).* Dilatation variqueuse des veines du scrotum.

CIRSOÏDE *adj. (angl. cirsoid).* Qui ressemble à une varice. ☞ ***ANÉVRYSME CIRSOÏDE.***

CIRSOMPHALE *s. m. (angl. caput medusae).* Varices de la région de l'ombilic.

CIRSOTOMIE *s. f. (angl. cirsotomy).* Extirpation de varices.

CISTERNOGRAPHIE *s. f. (angl. cisternography).* Examen radiologique des citernes cérébrales de la base du crâne après injection d'un produit de contraste (air ou liquide opaque aux rayons X).

CISTERNOTOMIE *s. f. (angl. cisternotomy).* Ouverture des citernes de la base du crâne.

CISTRON *s. m. (angl. cistron).* La plus petite unité génétique, capable de déterminer la séquence des acides aminés d'un polypeptide.

CITELLUS Genre de rongeurs voisins de l'écureuil. L'espèce *C. beechyi*, de Californie, est un réservoir naturel de *Pasteurella tularensis.*

CITERNE *s. f. (NA. cisterna). (angl. cistern).* Terme désignant les parties les plus étendues et les plus profondes de l'espace sous-arachnoïdien. SYN. ***CONFLUENT.*** ◇ **AMBIANTE** *(NA. — ambiens). (angl. ambient —).* Espace sous-arachnoïdien limité par le tronc du corps calleux en avant, l'union de la faux du cerveau et de la tente du cervelet en arrière et le colliculus ventralement. Il est traversé par la grande veine cérébrale de Galien. ◇ **CÉRÉBELLOMÉDULLAIRE** *(NA. — cerebellomedullaris). (angl. cerebellomedullary —).* Espace sous-arachnoïdien compris entre la face postérieure du bulbe ventralement, le vermis et les tonsilles cérébelleuses dorsalement et latéralement. SYN. ***GRANDE CITERNE.*** ◇ **CHIASMATIQUE** *(NA. — chiasmatica). (angl. chiasmatic —).* Espace sous-arachnoïdien de la région suprasellaire, dans lequel cheminent les nerfs optiques. ◇ **DU CHYLE** ☞ ***CHYLE (CITERNE DU).*** ◇ **(GRANDE)** *(angl. — magna).* ☞ ***CITERNE CÉRÉBELLOMÉDULLAIRE.*** ◇ **PONTIQUE** *(NA. — pontis). (angl. pontive —).* Espace sous-arachnoïdien situé au-devant du pont.

CITRATE *s. m. (angl. citrate).* Sel de l'acide citrique.

CITRATÉ *adj. (angl. citrated).* Qui contient de l'acide citrique ou un citrate.

CITRATÉMIE *s. f. (angl. serum or plasma level of citrates).* Présence et taux d'acide citrique (sous forme de citrates) dans le sang.

CITRATURIE *s. f. (angl. citrates level in urine).* Taux des citrates dans l'urine.

CITRIN *adj. (angl. citrin).* Qui a la couleur jaune du citron.

CITRINE *s. f. (angl. citrin).* Mélange de flavones extraites du citron et ayant une action vitaminique P.

CITRIQUE (ACIDE) *(angl. citric acid).* Acide cristallin rencontré en abondance dans le citron. Il forme des citrates ; il est antiscorbutique et antirhumatismal. Son rôle biologique essentiel est sa participation au cycle tricarboxylique de Krebs.

CITROBACTER Genre de bactéries de la famille des *Enterobacteriaceae.* Ce sont des bacilles à Gram négatif, mobiles, qui utilisent le lactose. On les trouve dans les eaux terrestres. Ce sont des agents pathogènes occasionnels (opportunistes) de gastro-entérites, d'infections urinaires et de septicémies. Ce genre comprend trois espèces qui étaient auparavant rangées dans le genre *Escherichia* : *C. amalonaticus, C. diversus* et *C. freundii.*

CITRON *s. m. (angl. lemon).* Fruit du citronnier, *Citrus limon*, arbre de la famille des Rutacées. L'écorce de citron fournit une essence aromatique et stimulante. Le citron contient de l'acide citrique et de la vitamine C. Il est utilisé comme antiscorbutique et antirhumatismal.

CITRONNELLE *s. f. (angl. citronella).* Nom vernaculaire de *Melissa officinalis.* ◇ **(ESSENCE DE)** *(angl. — oil).* Essence odorante tirée de *Andropogon nardus* ; elle est utilisée en parfumerie et sert également à chasser les moustiques.

CITRULLINE *s. f. (angl. citrulline).* Acide aminé qui participe à la biogenèse de l'urée.

CITRULLINURIE *s. f. (angl. citrullinuria).* Présence de citrulline dans l'urine, avec augmentation de cette substance dans le plasma et dans le liquide céphalorachidien par défaut enzymatique entraînant troubles digestifs et neurologiques.

CIVATTE (MALADIE DE) *(angl. Civatte's poikiloderma).* Poïkilodermie réticulée pigmentaire, localisée surtout au visage et au cou, atteignant principalement les femmes à la ménopause.

CIVD *(angl. DIVC).* Abréviation de coagulation intravasculaire disséminée. ☞ ***COAGULOPATHIE DE CONSOMMATION.***

CIVIALE (OPÉRATIONS DE) *(angl. Civiale's operations).* **1.** Technique de cystostomie médio-bilatérale. **2.** Technique de lithotritie.

CIVIÈRE *s. f. (angl. stretcher).* Dispositif pour le transport des malades et des blessés en position couchée, comportant deux pans de bois reliés par une toile, dont les extrémités servent de bras pour être saisis par les transporteurs.

Cl *(angl. Cl).* Symbole chimique du chlore.

CLADO (POINT DE) *(angl. Clado's point).* Point douloureux spécifique de l'appendicite, situé à la jonction du bord externe du muscle grand droit de l'abdomen et d'une ligne passant par les deux épines iliaques antéro-supérieures.

CLADOSPORIOSE *s. f. (angl. cladosporiosis).* Infection due aux champignons du genre *Cladosporium.*

CLADOSPORIUM Genre de champignons imparfaits dont certaines espèces sont pathogènes. *C. werneckii* est responsable de la cladiosporose cutanée (tinea nigra), *C. trichoides* est l'agent de la cladiosporose cérébrale (abcès cérébraux) et *C. carrionii* est l'agent fréquent de la chromoblastomycose.

CLAIRANCE *s. f. (angl. clearance).* **1.** Quantité de sang (exprimée en millilitres) que le rein est capable de débarrasser complètement d'une substance en une minute. **2.** Par extension, volume virtuel de plasma sanguin qui peut être complètement débarrassé, par voie extrarénale (hépatique, intestinale, etc.) aussi bien que rénale, de la substance considérée en une minute. ◇ **DE L'ACIDE PARA-AMINO-HIPPURIQUE** *(angl. p-aminohippurate —).* Technique qui permet de mesurer le flux plasmatique rénal. ◇ **DE LA CRÉATININE** *(angl. creatinine —).* Technique qui permet de mesurer l'épuration glomérulaire avec suffisamment de précision dans la pratique clinique.

CLAMP *s. m. (angl. clamp).* Pinces employées soit pour comprimer les parois d'un conduit ou d'une cavité, afin d'empêcher le contenu de s'en échapper, soit pour empêcher une hémorragie ou pour maintenir temporairement un organe dans la position désirée. ◇ **À PÉDICULE** *(angl. pedicle —).* Clamp utilisé pour la préhension ou la fixation d'un pédicule lors de l'excision d'un organe ou d'une tumeur. Terme peu utilisé. ◇ **HÉMORROÏDAIRE** *(angl. Buie —).* Clamp utilisé dans le traitement chirurgical des hémorroïdes. Les modèles les plus connus sont ceux de Buie et de Gant. ◇ **VASCULAIRE** *(angl. vascular —).* Clamp utilisé en chirurgie cardiovasculaire. Parmi les modèles les plus employés, on trouve le clamp de Blalock pour la compression des gros vaisseaux, le clamp bouledogue pour l'hémostase des petits vaisseaux et le clamp de Potts pour la coarctation de l'aorte.

CLAMPAGE *s. m. (angl. clamping).* Mise en place de clamps au cours d'une opération.

CLAMPER *v. (angl. clamp (to)).* Appliquer un clamp sur un vaisseau ou un organe.

CLANGOR *s. m. (angl. clang tint).* Augmentation pathologique de l'intensité du deuxième bruit du cœur, qui est perçu, surtout au foyer aortique, avec une résonance métallique.

CLANGOREUX *adj.* Se dit de la voix aiguë, fine et sibilante, qui est perçue dans certaines sténoses laryngées, et du son métallique du deuxième bruit cardiaque dans l'aortite chronique.

CLAPOTAGE GASTRIQUE Bruit que l'on obtient en imprimant du bout des doigts des secousses brusques à la paroi abdominale, et dû à la présence de liquide et de gaz dans l'estomac. SYN. ***CLAPOTEMENT.***

CLAPOTEMENT *s. m.* ☞ ***CLAPOTAGE GASTRIQUE.***

CLAQUAGE *s. m. (angl. strain).* Étirement sans ou le plus souvent avec rupture de fibres musculaires lors d'un effort violent.

CLAQUEMENT *s. m. (angl. click).* Bruit sec et éclatant perçu à l'auscultation cardiaque ; en général d'origine valvulaire, dont il traduit l'induration.

CLAR (MIROIR DE) *(angl. Clar's frontal mirror).* ☞ ***MIROIR FRONTAL.***

CLARK (OPÉRATIONS DE) *(angl. Clark's operations).* **1.** Traitement des paralysies hautes du plexus brachial par transplantation du faisceau inférieur du muscle grand pectoral sur le bras. **2.** Fermeture chirurgicale d'une fistule de l'urètre.

CLARKE ◇ **(CELLULE DE)** *(angl. Clarke's cell).* Cellule nerveuse de la colonne thoracique. ◇ **(COLONNE DE)** *(angl. Clarke's column of spinal cord).* ☞ ***COLONNE THORACIQUE.*** ◇ **(LANGUE DE)** *(angl. Clarke's tongue).* Langue atteinte d'une inflammation sclérosante syphilitique.

CLARKE-HADFIELD (SYNDROME DE) *(angl. Clarke-Hadfield syndrome).* Affection pancréatique congénitale avec infantilisme, hépatomégalie et selles graisseuses. Il s'agit d'une forme de mucoviscidose.

CLASMATOSE *s. f. (angl. clasmatosis).* Fragmentation du cytoplasme du plasmocyte.

CLASSE *s. f. (angl. class).* Groupe taxinomique de rang inférieur à l'embranchement et supérieur à l'ordre.

CLASSIFICATION *s. f. (angl. classification).* **1.** Rangement, disposition ou division par classes. **2.** Action de classer. ◇ **BACTÉRIOLOGIQUE** Il existe plusieurs classifications des bactéries. La classification acceptée presque universellement est celle du manuel de Bergey *(Bergey's Manual of Determinative Bacteriology).* ◇ **DES TUMEURS** *(angl. TNM —).* ☞ ***TNM (CLASSIFICATION).***

CLASTIQUE *adj. (angl. clastic).* Séparable en parties. Se dit notamment de pièces anatomiques.

CLASTOTRIX *s. m. (angl. clastotrix).* ☞ ***TRICHORRHEXIS NODOSA.***

CLATHRINE *s. f. (angl. clathrin).* Protéine faisant partie de certains récepteurs membranaires et jouant un rôle dans l'endocytose.

CLAUDE (SYNDROME DE) *(angl. Claude's syndrome).* Syndrome inférieur du noyau rouge. Il se caractérise par la paralysie de la IIIe paire crânienne du côté de la lésion et par un syndrome cérébelleux controlatéral.

CLAUDE BERNARD-HORNER (SYNDROME DE) *(angl. Horner's oculopupillary syndrome).* Syndrome paralytique de la voie oculopupillaire du sympathique cervical associant du côté de la lésion : myosis, énopthalmie et rétrécissement de la fente palpébrale. Il peut être idiopathique.

CLAUDICATION *s. f. (angl. claudication).* Asymétrie de la démarche due au raccourcissement d'un membre inférieur, à une ankylose unilatérale ou à une lésion douloureuse unilatérale. SYN. ***BOITERIE.*** ⊂ **INTERMITTENTE ISCHÉMIQUE** *(angl. intermittent —).* Engourdissement, faiblesse et raideur douloureuse d'un membre inférieur entraînant la claudication, survenant au bout d'un certain temps de marche et disparaissant avec le repos. Ces phénomènes sont dus à la diminution du calibre des artères des membres inférieurs provoquée par l'athérosclérose. ⊂ **INTERMITTENTE MÉDULLAIRE** *(angl. transient spinal —).* Manifestation d'une paraplégie spasmodique fruste ou débutante avec impression de poids et de raideur non douloureuse du membre inférieur, survenant au début de la marche avec dérobement intermittent et disparaissant au repos.

CLAUDIUS (CELLULE DE) *(angl. Claudius' cell).* Cellule nucléée de grande taille située dans l'épithélium de la rampe externe du conduit cochléaire.

CLAUSTROPHILIE *s. f. (angl. claustrophilia).* Penchant morbide à rester enfermé ou à tout fermer, portes, fenêtres, etc.

CLAUSTROPHOBIE *s. f. (angl. claustrophobia).* Crainte morbide de rester dans des espaces fermés.

CLAUSTRUM *s. m. (NA. claustrum). (angl. claustrum).* Mince couche de substance grise, séparée du putamen par la capsule externe et du cortex insulaire par la capsule interne.

CLAVA *s. f. (angl. clava).* Renflement fusiforme de la face postérieure du bulbe, dû au noyau gracile sous-jacent.

CLAVICEPS Genre de champignons parasites qui infectent les graines de différentes plantes. Le mycélium de *C. purpurea* est l'ergot de seigle.

CLAVICEPSINE *s. f. (angl. clavicepsine).* Glucoside extrait de l'ergot de seigle.

CLAVICULAIRE *adj. (angl. clavicular).* Qui se rapporte à la clavicule.

CLAVICULE *s. f. (angl. clavicle).* ☞ ***ATLAS ANATOMIQUE DES OS EN ANNEXE.***

CLAVULANIQUE (ACIDE) *(angl. clavulanic acid).* Médicament inhibiteur des bêtalactamases bactériennes. Associé à une bêtalactamine sensible aux bêtalactamases, il permet le maintien de l'activité antibactérienne.

CLEARANCE *s. f.* Clairance est le terme recommandé officiellement en France pour remplacer *clearance.* ☞ ***CLAIRANCE.***

CLÉID-, CLÉIDO- *(angl. cleido-).* Préfixes d'origine grecque indiquant une relation avec la clavicule.

CLÉIDECTOMIE *s. f. (angl. cleidectomy).* Résection totale ou partielle de la clavicule.

CLÉIDOCRÂNIEN *adj. (angl. cleidocranial).* Qui se rapporte à la clavicule et au crâne. ☞ ***DYSOSTOSE CLÉIDOCRÂNIENNE.***

CLÉIDOTOMIE *s. f. (angl. cleidotomy).* Section de la clavicule. En obstétrique, la section de la clavicule du fœtus est parfois pratiquée pour faciliter l'extraction du fœtus lorsque le bassin est anormalement étroit.

CLEPTOLAGNIE *s. f. (angl. kleptolagny).* Satisfaction sexuelle produite par le vol.

CLEPTOMANIE *s. f. (angl. kleptomania).* Tendance pathologique caractérisée par un désir obsédant de voler. On écrit aussi kleptomanie.

CLEPTOPHOBIE *s. f. (angl. kleptophobia).* Crainte morbide de devenir un voleur ou d'être la victime d'un vol.

CLIC *s. m. (angl. click).* Bruit bref, aigu, de timbre métallique, protosystolique au foyer aortique ou pulmonaire, perçu lorsqu'il existe une induration valvulaire ou en cas d'éréthisme cardiaque.

CLIGNEMENT *s. m. (angl. winking).* Mouvement de fermeture rapide des paupières, volontaire ou involontaire, dû à un spasme du muscle orbiculaire des paupières.

CLIMATÈRE *s. m. (angl. climacteric).* Période de la vie correspondant à la ménopause. ☞ ***MÉNOPAUSE.***

CLIMATISATION *s. f. (angl. air conditioning).* Régulation des facteurs climatiques d'un milieu déterminé (salle d'hôpital, salle d'opération, etc.) afin de l'adapter à une utilisation précise.

CLIMATOLOGIE *s. f. (angl. climatology).* Ensemble des connaissances relatives aux climats et à leur influence sur l'organisme.

CLIMATOPATHOLOGIE *s. f. (angl. climatopathology).* Partie de la climatologie qui traite de l'action pathogène des différents climats sur l'organisme.

CLIMATOTHÉRAPIE *s. f. (angl. climatotherapy).* Traitement des maladies par l'action de certains climats.

CLIMAX *s. m. (angl. climax).* **1.** Orgasme sexuel. **2.** Acmé ou stade de la plus grande intensité d'un processus ou d'une maladie.

CLINDAMYCINE *s. f. (angl. clindamycin).* Antibiotique dérivé de la lincomycine, actif contre les germes à Gram positif.

CLINICIEN *s. m. (angl. clinician).* Médecin traitant qui établit ses diagnostics par l'examen direct des malades, que ce soit à l'hôpital ou dans un cabinet privé.

CLINIQUE 1. *adj. (angl. clinical).* Qui concerne le malade au lit ; qui est effectué, constaté ou enseigné par le médecin au chevet des malades. 2. *s. f. (angl. clinical medicine, clinics).* Partie de la médecine qui comprend l'ensemble des connaissances acquises par l'observation directe des malades. 3. *s. f. (angl. clinic).* Service hospitalier où l'on enseigne la médecine au chevet des malades. Par extension, tout établissement, public ou privé, où l'on traite des malades, alités ou en soins ambulatoires.

CLINOCÉPHALIE *s. f. (angl. clinocephalism).* Déformation du crâne avec aplatissement ou incurvation de la voûte crânienne, comparable à la forme d'une selle.

CLINODACTYLIE *s. f. (angl. clinodactyly).* Flexion, hyperextension ou déplacement latéral permanent d'un ou de plusieurs doigts ou orteils.

CLINOÏDE *adj. (angl. clinoid).* En forme de lit. ☞ ***PROCESSUS CLINOÏDE ANTÉRIEUR, PROCESSUS CLINOÏDE MOYEN, PROCESSUS CLINOÏDE POSTÉRIEUR.***

CLINOÏDIEN *adj. (angl. clinoid).* Qui se rapporte au processus clinoïde.

CLINOMANIE *s. f. (angl. clinomania).* Tendance morbide à rester au lit ou à garder la position couchée.

CLINOPHILIE *s. f. (angl. clinophilia).* Tendance morbide à rester au lit.

CLINOSTATIQUE *adj. (angl. clinostatic).* Qui se rapporte à la position couchée, ou qui en résulte.

CLINOSTATISME *s. m. (angl. clinostatism).* Position couchée et phénomènes qui en résultent.

CLINOTHÉRAPIE *s. f. (angl. clinotherapy).* Traitement des maladies par le repos au lit ; cure de repos.

CLIP *s. m. (angl. clip).* Agraphe chirurgicale pour oblitérer un vaisseau.

CLITORIDECTOMIE *s. f. (angl. clitoridectomy).* Excision du clitoris.

CLITORIDIEN *adj. (angl. clitoral, clitoridean).* Qui se rapporte au clitoris.

CLITORIS *s. m. (NA. clitoris). (angl. clitoris).* Petit organe érectile médian, situé à la partie antérieure de la vulve, constitué de deux corps caverneux qui s'unissent sur la ligne médiane pour former le corps du clitoris ; celui-ci se termine par un léger renflement, le gland du clitoris. ⟡ **(PRÉPUCE DU)** *(angl. preputium clitoridis).* Repli muqueux formé par les petites lèvres, qui recouvre le clitoris. SYN. ***CAPUCHON DU CLITORIS.***

CLITORISME *s. m. (angl. clitorism).* 1. Érection prolongée et douloureuse du clitoris. 2. Hypertrophie du clitoris.

CLIVAGE *s. m. (angl. cleavage).* Séparation de deux tissus ou de deux organes selon un plan naturel. ⟡ **DE L'OBJET** Mécanisme de défense contre l'angoisse, décrit par Mélanie Klein, dans lequel l'objet vers lequel tendent les pulsions est divisé en « bon » objet et en « mauvais » objet. ⟡ **DE LA PERSONNALITÉ** *(angl. split personality).* Destruction de l'unité de la personnalité, comme on peut l'observer dans la schizophrénie ou dans les personnalités multiples. ⟡ **DU MOI** Mécanisme psychique, décrit par Freud, survenant particulièrement dans la psychose, le fétichisme et dans certaines névroses, dans lequel coexistent deux attitudes psychiques indépendantes, l'une tenant compte de la réalité externe, et l'autre la repoussant, afin de satisfaire les exigences pulsionnelles et le désir.

CLIVUS *s. m. (NA. clivus). (angl. clivus).* Surface inclinée, formée par la jonction de la gouttière basilaire de l'occipital et de la face postérieure de la lame quadrilatère du sphénoïde, et sur laquelle reposent le bulbe et le pont.

CLOAQUE *s. m. (angl. cloaca).* 1. Orifice commun des voies digestives et des voies génitales chez un certain nombre de vertébrés inférieurs. 2. Dans la vie embryonnaire, orifice commun à l'intestin et à l'allantoïde.

CLOISON *s. f. (angl. septum).* Ancienne dénomination. ☞ ***SEPTUM.***

CLOMIFÈNE *s. m. (angl. clomiphene).* Composé synthétique anti-estrogénique et inducteur de l'ovulation. Il est utilisé dans le traitement de la stérilité féminine. Le test au clomifène a pour but d'étudier la capacité des centres hypothalamiques à déclencher la sécrétion des gonadostimulines hypophysaires.

CLONAGE *s. m. (angl. cloning).* Manipulation génétique consistant à produire un clone en greffant un noyau dans un œuf après sa fécondation et après avoir enlevé le noyau originel de cette cellule. ⟡ **CELLULAIRE** *(angl. cellular —).* Isolement d'une cellule et de sa descendance pour former une lignée cellulaire provenant d'un seul ancêtre. ⟡ **MOLÉCULAIRE** *(angl. molecular —).* Recombinaison *in vitro* d'un gène ou d'un fragment d'ADN avec un vecteur se répliquant de manière autonome à l'intérieur d'une cellule hôte. La culture de cette cellule permet l'isolement de l'ADN inséré à l'état pur et en quantités illimitées.

CLONE *s. m. (angl. clone).* Ensemble des individus nés par réplication asexuée d'un seul organisme ou d'une seule cellule. Les membres d'un clone sont génétiquement identiques.

CLONIE *s. f. (angl. clonus).* Convulsion brève, entraînant un rapide déplacement d'une partie ou de tout le corps. SYN. ***CONVULSION CLONIQUE.*** ☞ ***MYOCLONIE.***

CLONIQUE *adj. (angl. clonic).* Se dit de convulsions saccadées dues soit à une brève contraction musculaire se répétant à intervalles rapprochés, soit à une contraction musculaire durable s'interrompant de manière intermittente, comme lors de la phase clonique d'une crise convulsive.

CLONISME *s. f. (angl. clonism).* Succession de spasmes ou de convulsions cloniques.

CLONORCHIASE *s. f. (angl. clonorchiasis).* Infection due à *Clonorchis sinensis.*

CLONORCHIS Genre de vers trématodes. L'espèce *C. sinensis* ou *C. endemicus* (douve de Chine) est un parasite fréquent du foie de l'homme en Asie, notamment en Chine et au Japon. Il est responsable de la distomatose hépatique d'Extrême-Orient.

CLONUS *s. m. (angl. clonus).* Série de contractions rythmiques involontaires, réflexes, touchant un muscle ou un groupe de muscles, déclenchée par l'extension brusque de leurs tendons. Il représente une hyperexcitabilité réflexe par suppression de l'action freinatrice normalement exercée par la voie pyramidale. Le clonus est un signe d'atteinte pyramidale. ◇ **DE LA MAIN** *(angl. wrist —).* Contraction spasmodique des muscles de la main, produite par l'extension de la main sur l'avant-bras. ◇ **DE LA PATELLA** *(angl. patellar —).* Contractions rythmiques du quadriceps déclenchées par le déplacement forcé et répété de la patella vers le bas ; s'observe en cas de lésion de la voie pyramidale. ◇ **DU PIED** *(angl. ankle —).* Secousses rythmiques du pied produites par la flexion forcée du pied sur la jambe ; s'observe en cas d'atteinte de la voie pyramidale.

CLOQUET ◇ **(CANAL DE)** *(angl. Cloquet's canal).* Ancienne dénomination. ☞ ***CANAL HYALOÏDIEN.*** ◇ **(FASCIA DE)** Ancienne dénomination. ☞ ***SEPTUM FÉMORAL.*** ◇ **(HERNIE DE)** *(angl. Cloquet's hernia).* Hernie crurale dont le sac, passant à travers l'aponévrose pectinéale, se loge entre celle-ci et le muscle pectiné. SYN. ***HERNIE PECTINÉALE.***

CLOSTRIDIUM Genre de bacilles sporulés, de grande taille, à Gram positif, endosporulés, anaérobies stricts dans leur grande majorité. On les trouve dans le sol, les sédiments aquatiques et dans l'intestin de l'homme et de certains animaux. Leurs spores sont très résistantes à la chaleur, aux radiations et aux agents chimiques. Certaines de ces bactéries produisent des exotoxines très puissantes, et de nombreuses espèces sont pathogènes pour l'homme et les animaux. ◇ ***BOTULINUM*** Agent causal du botulisme. ◇ ***DIFFICILE*** Espèce responsable des colites pseudo-membraneuses provoquées par les antibiotiques. ◇ ***PERFRINGENS*** Un des agents les plus fréquents de la gangrène gazeuse ; il est en outre très souvent responsable d'infections anaérobies endogènes (post-opératoires, post-avortement, etc.). SYN. ***CLOSTRIDIUM WELCHII, BACILLE DE VEILLON-ZUBER.*** ◇ ***TETANI*** Agent causal du tétanos.

CLOU *s. m. (angl. nail).* **1.** Tige d'acier, pointue à une extrémité, utilisée en chirurgie osseuse ou orthopédique pour maintenir réunis des fragments osseux dans certaines fractures. **2.** SYN. ***POPULAIRE DE FURONCLE.*** ◇ **DE GIROFLE** *(angl. clove).* Bouton floral desséché du giroflier *(Eugenia caryophyllata)*, de la famille des Myrtacées, utilisé comme condiment, digestif aromatique, stimulant, antiseptique, ainsi que dans les douleurs dentaires. ◇ **HÉMOSTATIQUE** *(angl. white plug).* SYN. ***THROMBUS BLANC.*** ◇ **HYSTÉRIQUE** Douleur vive que les hystériques ressentent et qu'ils comparent à celle que provoquerait l'enfoncement d'un clou dans les muscles. ◇ **PLAQUETTAIRE** *(angl. white plug).* SYN. ***THROMBUS BLANC.***

CLOUGH-RICHTER (SYNDROME DE) *(angl. Clough-Richter syndrome).* Variété d'anémie familiale avec auto-agglutination importante des hématies.

CLOUSTON (SYNDROME DE) *(angl. Clouston's syndrome).* Affection héréditaire, autosomique dominante associant kératose palmoplantaire, hypoplasie unguéale, cataracte et débilité mentale.

CLOWNISME *s. m. (angl. clownism).* Mouvements grotesques et désordonnés durant les crises hystériques.

CLOXACILLINE *s. f. (angl. cloxacillin).* Pénicilline indiquée dans le traitement des affections staphylococciques. ☞ ***PÉNICILLINE.***

CLYSTÈRE *s. m. (angl. clyster).* Terme désuet désignant une injection intrarectale et l'objet utilisé pour faire ce type de lavement.

Cm *(angl. Cm).* Symbole chimique du curium.

cm *(angl. cm).* Symbole du centimètre.

cm² *(angl. cm²).* Symbole du centimètre carré.

cm³ *(angl. cm³).* Symbole du centimètre cube.

CMH *(angl. MHC).* Abréviation de complexe majeur d'histocompatibilité. ☞ ***HLA.***

CMV *(angl. CMV).* Abréviation de cytomégalovirus.

Co *(angl. Co).* Symbole chimique du cobalt.

CO *(angl. CO).* Monoxyde de carbone.

CoA *(angl. CoA).* Abréviation de coenzyme A.

COACERVAT *s. m. (angl. coacervate).* Produit du mélange de deux colloïdes hydrophiles de signe opposé, qui forme une particule stable capable de donner naissance à une phase séparée.

COAGGLUTINATION *s. f. (angl. coagglutination).* Agglutination, par un sérum, non seulement du germe spécifique, mais d'autres germes avec lesquels il présente une affinité. SYN. ***AGGLUTINATION DE GROUPE.***

COAGGLUTININE *s. f. (angl. group agglutinin).* Anticorps agglutinant non seulement le germe spécifique, mais aussi des germes voisins. SYN. ***AGGLUTININE DE GROUPE.***

COAGULABILITÉ *s. f. (angl. coagulability).* Propriétés de certaines substances à coaguler.

COAGULABLE *adj. (angl. coagulable).* Susceptible de coaguler.

COAGULANT *s. m. (angl. coagulant).* **1.** Produit chimique utilisé pour provoquer l'agglomération (par floculation ou coagulation) des fines particules en suspension dans un liquide. **2.** Médicament utilisé pour augmenter la coagulabilité du sang.

COAGULASE *s. f. (angl. coagulase).* Enzyme bactérienne provoquant la coagulation.

COAGULATION *s. f. (angl. coagulation).* Transformation d'un liquide organique en une masse solide (coagulum). La coagulation du sang aboutit à la formation d'un caillot. C'est un phénomène complexe faisant intervenir, outre les plaquettes et la fibrine, au moins une douzaine d'enzymes ainsi que certains éléments minéraux comme le calcium. ◇ **ÉLECTRIQUE** *(angl. electric —).* Nécrose des tissus par application d'un courant électrique à l'aide d'aiguilles métalliques. Peut être monopolaire ou bipolaire. ◇ **(FACTEURS DE LA)** *(angl. — factors).* ☞ ***FACTEUR.*** ◇ **INTRAVASCULAIRE DISSÉMINÉE** *(angl. disseminated intravascular —).* ☞ ***COAGULOPATHIE DE CONSOMMATION.*** ◇ **SANGUINE** *(angl. blood —).* Transformation du fibrinogène soluble du sang en une protéine insoluble, la fibrine, grâce à l'action de la thrombine et des facteurs plasmatiques. On distingue trois phases : la première phase au cours de laquelle la prothrombinase est formée par deux voies différentes intrinsèque et extrinsèque ; la deuxième phase est la formation de la thrombine à partir de la prothrombine sous l'effet de la prothrombinase ; la troisième phase est la fibrinoformation par action de la thrombine sur le fibrinogène. ◇ **(TEMPS DE)** ☞ ***TEMPS DE COAGULATION.***

COAGULOPATHIE *s. f. (angl. coagulopathy).* Maladie due à un trouble de la coagulation sanguine. Elle peut être congénitale (hémophilies, maladie de Willebrand) ou acquise (hypoprothrombinémies d'origine hépatique, iatrogènes, etc.). ◇ **DE CONSOMMATION** *(angl. consumption —).* Trouble acquis d'étiologie multiple, accouchement, intervention chirurgicale, septicémies, cancer, etc., caractérisé par une coagulation intravasculaire disséminée (petites thromboses dans les capillaires périphériques et dans certains organes) s'accompagnant de dépôts de fibrine sur les parois des vaisseaux avec oblitération de ces derniers, une hypofibrinogénémie importante, un déficit de certains facteurs de la coagulation (V et VIII), une thrombopénie et des hémorragies, le sang devenant totalement incoagulable. Le traitement est dans un premier temps l'héparinothérapie puis éventuellement les inhibiteurs de la fibrinolyse. SYN. ***SYNDROME DE COAGULATION INTRAVASCULAIRE DISSÉMINÉE (CIVD).***

COAGULUM *s. m. (angl. coagulum).* SYN. ***CAILLOT.***

COALESCENCE *s. f. (angl. coalescence).* Adhérence qui se forme entre des surfaces tissulaires en contact.

COALTAR *s. m. (angl. coal tar).* Goudron produit par la distillation de la houille. C'est un antiseptique, utilisé en dermatologie et en stomatologie.

COAPTION *s. f. (angl. coaption).* Procédé chirurgical qui consiste à ajuster des parties anormalement séparées, comme les bords d'une plaie, les segments d'un os fracturé surtout au niveau de la hanche, etc.

COARCTATION *s. f. (angl. coarctation).* Rétrécissement d'un conduit naturel. EX. *coarctation de l'aorte.* ◇ **DE L'AORTE** *(angl. — of aorta).* Sténose congénitale de l'isthme de l'aorte, entraînant une hypertension artérielle aux membres supérieurs. Elle est curable chirurgicalement. L'évolution spontanée peut se faire vers la rupture de l'aorte ou la greffe oslérienne. SYN. ***STÉNOSE ISTHMIQUE DE L'AORTE.***

COATS (RÉTINITE DE) *(angl. Coats' retinitis).* Rétinite exsudative d'étiologie inconnue débutant dans l'adolescence conduisant à la cécité.

COBALAMINE *s. f. (angl. cobalamin).* Composé complexe de cobalt, commun aux membres du groupe vitaminique B_{12}.

COBALT *s. m. (angl. cobalt).* Élément métallique de numéro atomique 27, de masse atomique 58,933. Il est utilisé dans la fabrication d'alliages et de colorants. C'est un constituant de la vitamine B12. Symbole : Co. ◇ **60** *(angl. — 60).* Isotope radioactif du cobalt, émetteur de rayonnements bêta et gamma. Il est utilisé notamment en radiochimie et en téléradiothérapie. Symbole : ^{60}Co. ◇ **(BOMBE AU)** *(angl. — bomb).* Appareil de télégammathérapie qui utilise le cobalt radioactif (cobalt 60).

COBALTOTHÉRAPIE *s. f. (angl. cobaltotherapy).* Utilisation thérapeutique du cobalt 60 dans le traitement des tumeurs malignes, au moyen de la bombe au cobalt.

COBRA *s. m. (angl. cobra).* Serpent venimeux du genre Naja. Un cobra de l'Inde *(Naja tripudians)* est aussi appelé serpent à lunettes.

COBRAÏSME *s. m. (angl. cobraism).* Intoxication par le venin de cobra.

COCA *s. m. (angl. coca).* Feuilles de *Erythroxylon coca*, arbuste de la famille des Érythroxylacées, originaire d'Amérique du Sud, mais qui est cultivé en Inde, à Java, et dans d'autres pays. Outre du tanin, il contient une substance aromatique volatile et de nombreux alcaloïdes, le principal étant la cocaïne.

COCAÏNE *s. f. (angl. cocaine).* Benzoylméthylecgonine ; alcaloïde tiré des feuilles de coca. C'est un anesthésique local, un narcotique et un mydriatique. On utilise principalement le chlorhydrate de cocaïne en médecine comme anesthésique local de surface. La cocaïne est un stupéfiant.

COCAÏNISATION *s. f. (angl. cocainization).* Application ou administration locale de cocaïne à des fins thérapeutiques ou anesthésiques ; n'est plus guère utilisée.

COCAÏNISME *s. m. (angl. cocaine habit).* Ensemble des troubles physiques et psychiques provoqués par la cocaïnomanie.

COCAÏNOMANE *s. m. (angl. cocaine addict).* Sujet atteint de cocaïnomanie.

COCAÏNOMANIE *s. f. (angl. cocaine addiction).* Toxicomanie à la cocaïne avec dépendance psycologique et risque d'endocardites du cœur droit.

COCARBOXYLASE *s. f. (angl. cocarboxylase).* Pyrophosphate de thiamine (vitamine B1), coenzyme de la décarboxylase.

COCCACEAE Famille d'Eubactériales qui comprend les bactéries de forme sphérique ou arrondie : streptocoques, staphylocoques, diplocoques, micrococoques, etc.

COCCI *(angl. cocci).* Pluriel de *coccus.* ☞ ***COCCUS.***

COCCIDIE *s. f. (angl. coccidium).* Tout sporozoaire appartenant à l'ordre des *Coccidiés.*

COCCIDIÉS *(angl. Coccidia).* Ordre de sporozoaires. Ils parasitent de préférence les vertébrés ; les trophozoïtes adultes sont intracellulaires. Le genre *Isospora* est pathogène pour l'homme.

COCCIDIOIDÉS *(angl. Coccidioides).* Genre de champignons parasites. L'espèce *C. immitis* est responsable de la coccidioïdomycose.

COCCIDIOÏDOMYCOSE *s. f. (angl. coccidioidomycosis).* Maladie infectieuse due à *Coccidioides immitis*, qui sévit dans les régions désertiques de l'Amérique du nord. Le champignon pénètre dans l'organisme par voie pulmonaire. Les symptômes initiaux ressemblent à ceux de la tuberculose pulmonaire, avec érythème noueux primaire. La maladie peut évoluer vers une forme généralisée, avec des granulomes cutanés, viscéraux et osseux, et peut conduire à la mort. SYN. ***FIÈVRE (OU MALADIE) DE SAN JOAQUIN, FIÈVRE DU DÉSERT.***

COCCIDIOSE *s. f. (angl. coccidiosis).* Toute infection provoquée par des parasites des genres *Isospora* et *Eimeria*, touchant préférentiellement l'intestin. Fréquente chez le lapin, elle s'observe rarement chez l'homme.

COCCOBACILLE *s. m. (angl. coccobacillus).* Bactérie de forme intermédiaire entre celle du bacille et celle du coccus. SYN. ***COCCOBACTÉRIE.***

COCCOÏDE *adj. (angl. coccoid).* De forme arrondie, ressemblant à un coccus.

COCCOTHRIX *(angl. cocothrix).* Bactérie filiforme qui présente des renflements ou des dépressions sur toute sa longueur ou sur une partie de celle-ci.

COCCULINE *s. f. (angl. cocculin).* ☞ ***PICROTOXINE.***

COCCULUS Genre de plantes de la famille des Ménispermacées, dont de nombreuses espèces contiennent des principes toxiques. ◇ ***INDICUS*** Fruit d'*Anamirta cocculus*, dont on extrait la picrotoxine. SYN. ***COQUE DU LEVANT.***

COCCUS *s. m. (angl. coccus).* Bactérie de forme arrondie (on dit aussi coque). Les cocci peuvent être sphériques (staphylocoques), ovoïdes (streptocoques) ou réniformes (méningocoques, gonocoques). Ils peuvent être isolés, groupés par deux (diplocoques), en grappes (staphylocoques) ou en chaînettes (streptocoques).

COCCYGECTOMIE *s. f. (angl. coccygectomy).* Excision chirurgicale du coccyx.

COCCYGIEN *adj. (angl. coccygeal).* Qui se rapporte ou qui appartient au coccyx.

COCCYGODYNIE *s. f. (angl. coccygodynia).* Douleur dans la région du coccyx. SYN. ***COCCYDYNIE.***

COCCYGOTOMIE *s. f. (angl. coccigotomy).* Section du coccyx.

COCCYX *s. m. (angl. coccyx).* ☞ ***ATLAS ANATOMIQUE DES OS EN ANNEXE.***

COCHENILLE *s. f. (angl. cochineal).* **1.** Nom vernaculaire de divers insectes de la famille des Coccidés. **2.** Nom d'une matière colorante rouge obtenue à partir du corps desséché de la cochenille du nopal (une espèce mexicaine) utilisé pour colorer gélules, comprimés, etc.

COCHLÉAIRE *adj. (angl. cochlear).* Qui se rapporte à la cochlée, à son nerf qui fait partie du nerf cochléovestibulaire, aux voies nerveuses et aux centres nerveux correspondants.

COCHLÉE *s. f. (NA. cochlea). (angl. cochlea).* Partie de l'oreille interne constituée par un long canal enroulé sur lui-même comme une coquille d'escargot, qui contient les organes essentiels de l'audition. Elle comporte le conduit osseux et la lame spirale membraneuse (conduit cochléaire).

COCHLÉITE *s. f. (angl. cochleitis).* Inflammation de la cochlée.

COCHLÉOVESTIBULAIRE *adj. (angl. cochleovestibular).* Qui se rapporte à la coclée et au vestibule de l'oreille interne et, par extension, à l'audition et à l'équilibration.

COCHLIOMYIA Genre de mouches de la famille des *Calliphoridae.* L'espèce américaine *C. hominivorax*, également appelée *C. americana* ou *Chrysomya macellaria*, dépose ses œufs dans les plaies ou les cavités (oreilles, fosses nasales) du corps.

COCK (OPÉRATION DE) *(angl. Cock's urethrotomy).* Urétrotomie par incision longitudinale du raphé médian du périnée.

COCKAYNE (SYNDROME DE) *(angl. Cockayne's syndrome).* Syndrome malformatif familial et héréditaire caractérisé par un nanisme avec microcéphalie, thorax en tonneau avec cyphose dorsale, atrophie de la rétine, retard mental et érythème télangiectasique de la face. Il se transmet de façon autosomique récessive.

COCKETT (SYNDROME DE) *(angl. Cockett's syndrome).* Compression par l'artère iliaque primitive droite de la veine iliaque primitive gauche pouvant entraîner douleur, œdèmes et thromboses veineuses du membre inférieur gauche.

COCKTAIL LYTIQUE *(angl. lytic cocktail).* Combinaison médicamenteuse qui bloque les fonctions du système nerveux autonome.

CODE *s. m. (angl. code).* Système de signes et de règles qui permet de formuler et de comprendre un message ou de transmettre une information. ⌐ **GÉNÉTIQUE** *(angl. genetic —).* Règle associant un codon à un acide aminé.

CODÉHYDROGÉNASE *s. f. (angl. codehydrogenase).* Coenzyme de déshydrogénases. ⌐ **I** ☞ ***NICOTINAMIDE-ADÉNINE-DINUCLÉOTIDE.*** ⌐ **II** ☞ ***NICOTINAMIDE-ADÉNINE-DINUCLÉOTIDEPHOSPHATE.***

CODÉINE *s. f. (angl. codeine).* Méthylmorphine, alcaloïde extrait de l'opium et préparé par méthylation de la morphine. C'est un sédatif de la toux, administré par voie orale. ⌐ **(PHOSPHATE DE)** *(angl. — phosphate).* Sel blanc, cristallisé, analgésique et antitussif.

CODEX *s. m. (angl. codex).* Recueil officiel de médicaments autorisés *(Codex medicamentarium).* ☞ ***PHARMACOPÉE.***

CODIVILLA (EXTENSION DE) *(angl. Codivilla's extension).* Extension continue d'un membre fracturé, réalisée en exerçant une traction sur une broche qui traverse l'extrémité inférieure de l'os. SYN. ***TRACTION SUR BROCHE.***

CODMAN (SIGNE DE) *(angl. Codman's sign).* En cas de rupture du tendon du supra-épineux, le bras peut être levé passivement en abduction sans douleur, tandis que l'abduction active est difficile et douloureuse.

CODOMINANCE *s. f. (angl. codominance).* Propriété des caractères héréditaires dont les différentes versions sont simultanément détectables chez un hétérozygote.

CODON *s. m. (angl. codon).* Triplet nucléotidique d'ADN ou d'ARN messager correspondant à un acide aminé donné (codon signifiant) ou à un signal de fin de traduction (codon non-sens ou stop).

COEFFICIENT *s. m. (angl. coefficient).* **1.** Facteur numérique qui multiplie une fonction ou une expression algébrique. **2.** Symbole ou chiffre exprimant une propriété physique particulière. ⌐ **D'ÉPURATION RÉNALE** *(angl. renal clearance —).* ☞ ***CLAIRANCE.***

CŒLENTÉRON *s. m. (angl. coelenteron).* SYN. ***ARCHENTÉRON.***

CŒLI-, CŒLIO- *(angl. celio-).* Préfixes d'origine grecque indiquant une relation avec la cavité abdominale.

CŒLIADELPHE *s. m. (angl. celiadelphus).* Monstre double, dont les deux corps sont unis par l'abdomen.

CŒLIALGIE *s. f. (angl. celialgia).* Douleur abdominale de type névralgique siégeant au niveau du plexus solaire.

CŒLIAQUE *adj. (angl. celiac).* Qui se rapporte à la cavité abdominale. EX. *région cœliaque.* ⌐ **MALADIE** *(angl. coeliac disease).* ☞ ***GEE (MALADIE DE).***

CŒLIOCHIRURGIE *s. f. (angl. laparosurgery).* Chirurgie effectuée sous cœlioscopie. SYN. ***CHIRURGIE CŒLIOSCOPIQUE, CHIRURGIE VIDÉO-ASSISTÉE.***

CŒLIODYNIE *s. f. (angl. cœliodyna).* ☞ ***CŒLIALGIE.***

CŒLIOHYSTÉROTOMIE *s. f. (angl. celiohysterotomy).* Ouverture chirurgicale de l'utérus par voie abdominale. ☞ ***CÉSARIENNE.***

CŒLIOMYOSITE *s. f. (angl. celiomyositis).* Inflammation des muscles abdominaux.

CŒLIOSCHISIS *s. m. (angl. celioschisis).* Malformation congénitale caractérisée par l'existence d'une fissure de la paroi de l'abdomen.

CŒLIOSCOPE *s. m. (angl. celioscope, laparoscope).* Instrument utilisé pour l'examen endoscopique de la cavité péritonéale.

CŒLIOSCOPIE *s. f. (angl. laparoscopy, celioscopy).* Examen visuel de la cavité abdominale par introduction d'un cœlioscope dans la cavité distendue par injection d'air ou de gaz stériles, soit à travers la paroi abdominale (cœlioscopie transpariétale), soit par voie vaginale à travers l'espace rétro-utérin (cœlioscopie transvaginale ou culdoscopie). SYN. ***LAPAROSCOPIE.***

CŒLIOTOMIE *s. f. (angl. celiotomy).* ☞ ***LAPAROTOMIE.***

CŒLOME *s. m. (angl. coelom).* Cavité du corps de l'embryon comprise entre la somatopleure et la splanchnopleure ; elle donne naissance aux cavités pleurale, péricardique et péritonéale. ⌐ **EXTRA-EMBRYONNAIRE** *(angl. extraembryonic —).* Cavité creusée dans le mésoderme situé en dehors de l'embryon. Le cœlome extra-embryonnaire s'efface au fur et à mesure de l'accroissement de l'amnios.

CŒLONYCHIE *s. f. (angl. koilonychia).* Altération des ongles caractérisée par un soulèvement de leurs bords latéraux et une dépression en leur centre. SYN. ***KOÏLONYCHIE.***

COENURUS CEREBRALIS Larve de *Taenia multiceps*, qui se loge dans le système nerveux central des moutons et d'autres animaux, provoquant la cénurose.

COENZYME *s. f. (angl. coenzyme).* Petite molécule organique ou minérale associée à une protéine enzymatique (apoenzyme) et nécessaire à son activité. Elle participe à la réaction catalysée par cette enzyme et se retrouve identique à la fin de cette réaction. SYN. ***COFERMENT, COFACTEUR ENZYMATIQUE.***

CŒUR *s. m. (NA. cor). (angl. heart).* Viscère musculaire creux, situé dans le thorax, agent central de la circulation du sang. Il est divisé en quatre cavités, deux atria et deux ventricules, et se compose de quatre anneaux fibrocartilagineux, correspondant aux quatre orifices de la base des ventricules, et de fibres musculaires striées involontaires, fortement imbriquées entre elles et ayant une disposition spiralée depuis l'apex jusqu'à la base. Des replis membraneux appelés valves sont destinés à s'opposer au retour du courant sanguin vers leur point d'origine. Les valves sont au nombre de quatre : la valvule mitrale entre l'atrium et le ventricule gauches ; la valvule tricuspide entre l'atrium et le ventricule droits ; les valves aortiques et pulmonaires, à l'entrée de l'aorte et de l'artère pulmonaire respectivement, dans les ventricules gauche et droit, formées chacune de trois pièces, et appelées aussi cuspides semi-lunaires à cause de leur forme ; et la valvule d'Eustache, entre le bord antérieur de la veine cave inférieure et l'orifice atrioventriculaire droit. Les colonnes charnues sont des faisceaux de tissu musculaires situés sur la face interne des ventricules. ⟡ **ARTIFICIEL** *(angl. artificial —).* Appareil implantable qui remplace temporairement le cœur. ⟡ **BASEDOWIEN** *(angl. cardiothyreosis).* Ensemble des complications cardiaques de l'hyperthyroïde. ⟡ **BILOCULAIRE** *(angl. cor biloculare).* Cœur présentant deux cavités, c'est-à-dire une seule cavité atriale et une seule cavité ventriculaire, par défaut de formation des septa atrioventriculaires. ⟡ **D'ATHLÈTE** *(angl. athletic —).* Hypertrophie cardiaque sans affection valvulaire, observée parfois chez les athlètes pratiquant des efforts physiques intenses et prolongés. ⟡ **DROIT** *(angl. right —).* Les cavités droites (atrium et ventricule) du cœur, qui assurent la circulation pulmonaire. ⟡ **« EN GOUTTE »** *(angl. drop —).* Image radiologique d'un cœur de petite taille, allongé, qui pend comme une goutte, observé chez les sujets minces, longilignes. ⟡ **EN SABOT** *(angl. wooden shoe —).* Image radiologique du cœur caractéristique de l'hypertrophie ventriculaire droite : la pointe relevée et rejetée en dehors rappelle l'extrémité d'un sabot. ⟡ **FORCÉ** *(angl. strained —).* Accident cardiaque survenant à la suite d'un effort violent. ⟡ **GAUCHE** *(angl. left —).* Les cavités gauches (atrium et ventricule) du cœur, qui assurent la circulation générale. ⟡ **IRRITABLE** *(angl. cardiac neurosis).* Trouble cardiaque caractérisé par l'apparition de palpitations, de polypnée et de douleur cardiaque au décours d'un effort léger ou d'un état d'excitation. SYN. ***ASTHÉNIE NEURO-CIRCULATOIRE, NÉVROSE CARDIAQUE.*** ⟡ **(PILIERS DU)** Muscles papillaires du cœur ou colonnes charnues de premier ordre. ⟡ **PULMONAIRE AIGU** *(angl. acute cor pulmonale).* Insuffisance ventriculaire droite aiguë qui se traduit par une dilatation brusque des cavités cardiaques droites ; celle-ci est due à une hypertension artérielle pulmonaire brutale, provoquée le plus souvent par une embolie pulmonaire ou par une insuffisance respiratoire aiguë. Abréviation : CPA. ⟡ **PULMONAIRE CHRONIQUE** *(angl. chronic cor pulmonale).* Hypertrophie des cavités cardiaques droites, avec ou sans défaillance cardiaque, provoquée par des maladies broncho-pulmonaires chroniques. Abréviation : CPC. ⟡ **TRILOCULAIRE** *(angl. cor triloculare).* Cœur présentant trois cavités, soit deux atria et un seul ventricule, soit deux ventricules et un seul atrium.

COFERMENT *s. m. (angl. coferment).* ☞ ***COENZYME.***

COFFEA ARABICA *(angl. Coffea arabica).* Espèce d'arbuste de la famille des Rubiacées dont les graines séchées constituent le café. ☞ ***CAFÉ.***

COFFEY (OPÉRATION DE) *(angl. ureterosigmoidostomy).* Implantation de l'uretère dans le côlon sigmoïde.

COFFIN (RESSORT DE) *(angl. Coffin's spring).* En orthodontie, pièce métallique qui, après avoir été pliée en deux, à tendance à reprendre sa forme antérieure.

COFFIN ET SIRIS (SYNDROME DE) *(angl. Coffin-Siris syndrome).* Maladie héréditaire liée au sexe associant un retard mental, des malformations faciales et viscérales diverses et un nanisme.

COGAN (SYNDROME DE) *(angl. Cogan's syndrome).* Vascularite rare touchant habituellement l'adulte jeune, caractérisée par des atteintes oculaire et cochléovestibulaire. La kératite interstitielle est l'atteinte oculaire la plus typique, mais d'autres sont possibles : conjonctivite, choroïdite, uvéite, sclérite, épisclérite, etc. L'atteinte cochléovestibulaire se manifeste par des vertiges ou une surdité de perception. De la fièvre et des arthrites ou arthralgies sont assez fréquentes. Des manifestations viscérales existent dans deux tiers des cas : cardiaques, neurologiques, digestives, pleurales ou rénales.

COGNITION *s. f. (angl. cognition).* **1.** Connaissance, compréhension, raisonnement. **2.** Ensemble des processus psychiques participant à la réalisation d'une action à partir de son intention.

COGNITIVISME *s. m. (angl. cognitivism).* Théorie proposant une explication des troubles du comportement individuel. Ces troubles seraient dus aux interprétations des informations que le sujet reçoit de son environnement. Cette théorie est à la base des théories cognitives.

COHNHEIM (CHAMPS DE) *(angl. Cohnheim's fields).* Aires polygonales observées sur les coupes transversales de certaines fibres musculaires striées.

COHORTE *s. f. (angl. cohort).* Ensemble d'individus ayant en commun une particularité se prêtant à une étude statistique.

COIFFE *s. f.* **1.** *(angl. crown).* En prothèse dentaire, pièce métallique coulée recouvrant une dent taillée de manière appropriée. **2.** *(angl. caul).* En obstétrique, partie des membranes de l'œuf recouvrant la tête du fœtus. ⟡ **DES ROTATEURS** *(angl. rotator cuff).* Renforcement de la capsule articulaire de l'épaule par ses quatre muscles rotateurs qui y adhèrent intimement.

COÏT *s. m. (angl. coitus).* Union charnelle entre l'homme et la femme ; copulation. ⟡ **INTERROMPU** *(angl. — interruptus).* Coït dans lequel la verge est retirée du vagin avant l'éjaculation.

COÏTOPHOBIE *s. f. (angl. coitophobia).* Aversion morbide pour l'acte sexuel.

COITUS Coït. ⇔ **A TERGO** Coït qui s'effectue par derrière, la femme étant en position genu-pectorale. ⇔ **PER ANUM** Sodomie. ⇔ **PER OS** Fellation. ⇔ **RESERVATUS** Coït où l'éjaculation est évitée ou retardée volontairement. SYN. ***KAREZZA.***

COL *s. m. (angl. neck, cervix).* **1.** Partie rétrécie d'un organe qui relie deux segments plus volumineux. EX. *col du fémur.* **2.** Portion d'un organe creux qui circonscrit l'orifice d'entrée de la cavité. EX. *col de l'utérus.* ⇔ **ANATOMIQUE DE L'HUMÉRUS** *(NA. collum anatomicum humeri). (angl. anatomical neck of humerus).* Rétrécissement de l'humérus juste au-dessous de la surface articulaire. ⇔ **CHIRURGICAL DE L'HUMÉRUS** *(angl. surgical neck of humerus).* Partie rétrécie de l'humérus qui unit la diaphyse à l'extrémité supérieure. ⇔ **DE LA SCAPULA** *(NA. collum scapulae). (angl. neck of scapula).* Segment de l'angle externe de la scapula qui unit la cavité glénoïde au corps de l'os. ⇔ **DE L'UTÉRUS (OU UTÉRIN)** *(NA. cervix uteris). (angl. uterine neck).* Partie inférieure et étroite de l'utérus, comprise entre l'orifice et le corps de l'utérus. ⇔ **DE LA CÔTE** *(angl. neck of rib).* Segment de l'extrémité postérieure de chaque côte, qui unit la tête et la tubérosité. ⇔ **DE LA VESSIE** *(NA. cervix vesicae). (angl. neck of urinary bladder).* Prolongement de la région antéro-inférieure de la vessie en forme de cône tronqué, qui se poursuit par l'urètre. ⇔ **DU TALUS** *(NA. collum tali). (angl. neck of talus).* Segment rétréci qui unit la tête et le corps du talus.

COL VÉSICAL (MALADIE DU) *(angl. vesical prostatism).* Dysurie puis rétention d'urines et pollakiurie, en rapport : chez l'enfant, avec une hyperplasie du col et chez l'adulte avec une fibrose prostatosphinctérienne.

COLA Genre d'arbres de la famille des Sterculiacées. On extrait des graines de certaines espèces, telles que *C. nitida* et *C. acuminata*, d'Afrique occidentale, des produits pharmaceutiques (noix de cola) riches en caféine. La noix de cola s'utilise aussi pour la fabrication de boissons rafraîchissantes.

COLATURE *s. f. (angl. colature).* En pharmacie, liquide obtenu au cours d'une préparation galénique, quel qu'en soit le mode de préparation (infusion, décoction, etc.).

COLCHICINE *s. f. (angl. colchicine).* Un des principes actifs de la colchique, *Colchicum autumnale*, glucoside cristallisé toxique, utilisé dans le traitement de l'accès de goutte et de la maladie périodique.

COLCHIQUE *s. f. (angl. meadow saffron).* Plante liliacée répandue en Europe et en Asie. Le bulbe et les graines de *Colchicum autumnale* sont cathartiques, émétiques, et toxiques à doses élevées. La colchique s'utilise comme anti-inflammatoire dans la goutte et les affections rhumatismales.

COLD-CREAM *s. m. (angl. cold cream).* Mélange de cire blanche et de blanc de baleine utilisé comme excipient en dermatologie.

COLE (SIGNE DE) *(angl. Cole's sign).* Déformation du contour duodénal révélée lors d'un examen radiologique gastro-duodénal ; signe d'ulcère duodénal.

COLECTASIE *s. f. (angl. toxic megacolon).* Dilatation du côlon.

COLECTOMIE *s. f. (angl. colectomy).* Ablation totale ou partielle du côlon. ⇔ **TRANSVERSE** Résection du côlon transverse.

COLESTYRAMINE *s. f. (angl. colestyramine).* Résine susceptible de lier dans l'intestin les acides biliaires, préconisée pour combattre le prurit dû à l'ictère rétentionel et dans l'hypercholestérolémie essentielle.

COLIBACILLAIRE *adj. (angl. colibacillary).* Qui se rapporte au colibacille.

COLIBACILLE *s. m. (angl. Escherichia coli).* Nom vernaculaire de *Escherichia coli.*

COLIBACILLÉMIE *s. f. (angl. colibacillemia).* Présence de colibacilles dans le sang.

COLIBACILLOSE *s. f. (angl. colibacillosis).* Toute infection provoquée par *Escherichia coli.*

COLIBACILLURIE *s. f. (angl. colibacilluria).* Présence de colibacilles dans l'urine.

COLICINE *s. f. (angl. colicin).* Substance antibiotique produite par certaines bactéries intestinales et qui contrôle la prolifération d'autres germes du tractus digestif.

COLIFORME *adj. (angl. coliform).* Qui ressemble à *Escherichia coli.*

COLIMÉTRIE *s. f. (angl. colimetry).* Détermination de la qualité bactériologique de l'eau destinée à l'alimentation par la numération des bactéries coliformes qu'elle contient.

COLIQUE *(angl. colic).* **1.** *adj.* Qui se rapporte au côlon. **2.** *s. f.* Primitivement, douleur due à de violentes contractions du côlon. **3.** *s. f.* Par extension, douleur survenant sous forme d'accès paroxystique, ayant son origine dans un organe abdominal. ⇔ **APPENDICULAIRE** *(angl. appendiceal —).* Crise douloureuse de l'appendicite aiguë. ⇔ **BILIAIRE** *(angl. biliary —).* Douleur localisée à l'hypochondre droit, irradiant vers l'épigastre et l'épaule droite, accompagnée de nausées et de vomissements. Elle est provoquée par la mise en tension des voies biliaires, généralement par des calculs biliaires. SYN. ***COLIQUE HÉPATIQUE.*** ⇔ **DE CUIVRE** *(angl. copper —).* Colique observée chez les travailleurs du cuivre. ⇔ **DE MISERERE** Coliques survenant par vagues paroxystiques insupportables, dues à une occlusion intestinale aiguë. ⇔ **DE PLOMB** *(angl. lead —).* Colique intestinale due à l'intoxication chronique par le plomb, caractérisée par une douleur aiguë, une constipation, un ventre rétracté et des vomissements tenaces. SYN. *COLIQUE SATURNINE, COLIQUE DU POITOU.* ◇ **FLATULENTE** *(angl. flatulent —).* Douleur abdominale due à la distension de l'intestin par des gaz. ◇ **GASTRIQUE** *(angl. gastric —).* Gastralgie survenant sous forme paroxystique. ◇ **HÉPATIQUE** *(angl. biliary —).* ☞ *COLIQUE BILIAIRE.* ◇ **INTESTINALE** *(angl. intestinal —).* Douleur abdominale provoquée par des spasmes de l'intestin. ◇ **MENSTRUELLE** *(angl. menstrual —).* Douleur abdominale intense survenant avant ou pendant les règles. ◇ **NÉPHRÉTIQUE** *(angl. renal —).* Douleur paroxystique provoquée par un spasme pyélique ou urétéral, habituellement dû à la migration d'un calcul rénal ou d'un caillot de sang. SYN. *COLIQUE RÉNALE.* ◇ **PANCRÉATIQUE** *(angl. pancreatic —).* Douleur abdominale, localisée à l'épigastre, provoquée par l'obstruction du canal excréteur du pancréas. ◇ **RÉNALE** *(angl. renal —).* ☞ *COLIQUE NÉPHRÉTIQUE.* ◇ **SALIVAIRE** *(angl. salivary —).* Douleur située dans la région des glandes salivaires et due à la présence d'un calcul. ◇ **SALPINGIENNE** *(angl. tubal —).* Douleur localisée à la région ovarienne, compliquant parfois les salpingo-ovarites chroniques. ◇ **SATURNINE** ☞ *COLIQUE DE PLOMB.* ◇ **SÈCHE** Colique avec constipation, qui est le plus souvent la manifestation d'une intoxication par le plomb. ◇ **SPERMATIQUE** *(angl. spermatic —).* Crampe douloureuse survenant après le coït, chez certains malades atteints d'une inflammation des vésicules séminales. ◇ **TESTICULAIRE** *(angl. testicular —).* Crise douloureuse ressentie par un adolescent au niveau d'un testicule ectopique. ◇ **TUBAIRE** *(angl. tubal —).* Contraction spasmodique douloureuse de la trompe utérine, notamment en cas de grossesse tubaire. ◇ **UTÉRINE** *(angl. uterine —).* Douleur abdominale intense provoquée par des contractions utérines anormales, se produisant en particulier au moment des règles.

COLISTINE *s. f. (angl. colistin).* Antibiotique polypeptidique extrait de cultures de *Bacillus colistinus*, actif sur les bacilles à Gram négatif.

COLITE *s. f. (angl. colitis).* Inflammation du côlon. ◇ **AMIBIENNE** *(angl. amœbic —).* Colite due à *Entamoeba histolytica.* ◇ **ISCHÉMIQUE** *(angl. ischemic —).* Colite en rapport avec une diminution du flux sanguin splanchnique d'origine athéromateuse caractérisée par : douleurs abdominales, diarrhée glaireuse puis sanglante et fièvre. Le diagnostic est confirmé par la coloscopie. ◇ **MUCOMEMBRANEUSE** *(angl. mucous —).* ☞ *ENTÉROCOLITE MUCOMEMBRANEUSE.* ◇ **PSEUDOMEMBRANEUSE** *(angl. pseudomembranous —).* Colite aiguë post-antibiothérapique due au bacille *Clostridium difficile.* ◇ **ULCÉREUSE** *(angl. ulcerative —).* Affection inflammatoire et ulcérative du rectum et du côlon, d'étiologie inconnue, caractérisée par une inflammation chronique du côlon, évoluant par poussées successives de diarrhée hémorragique et purulente, qui s'accompagnent de signes généraux : fièvre, asthénie, anorexie, amaigrissement. SYN. *RECTOCOLITE HÉMORRAGIQUE.*

COLLABÉ *adj. (angl. collapsed).* Se dit d'une cavité ou d'un conduit dont les parois sont affaissées par un processus pathologique (ex. : vaisseau collabé) ou à la suite d'une intervention (en parlant du poumon lors d'un pneumothorax).

COLLAGÉNASE *s. f. (angl. collagenase).* Enzyme qui catalyse l'hydrolyse du collagène.

COLLAGÈNE **1.** *s. m. (angl. collagen).* Scléroprotéine complexe, constituant essentiel des fibrilles et fibres du tissu conjonctif ainsi que des os et du cartilage ; le collagène se transforme en gélatine sous l'action de la chaleur. **2.** *adj. (angl. collagenous).* Qui se rapporte au collagène. EX. *fibres collagènes.* ◇ **(MALADIE DU)** *(angl. collagen disease).* Terme discutable mais consacré par l'usage regroupant un certain nombre d'affections apparemment dissemblables, mais qui présentent toutes une caractéristique commune : la dégénérescence fibrinoïde du tissu conjonctif. Entrent dans ce groupe le lupus érythémateux aigu disséminé, la sclérodermie systémique, la dermatomyosite, la périartérite noueuse, la polyarthrite rhumatoïde, etc. SYN. *COLLAGÉNOSE, CONNECTIVITE.*

COLLAGÉNOSE *s. f. (angl. collagen disease).* ☞ *COLLAGÈNE (MALADIE DU).*

COLLAPSOTHÉRAPIE *s. f. (angl. collapse therapy).* Méthode thérapeutique actuellement abandonnée, consistant à provoquer le collapsus d'un poumon siège de lésions tuberculeuses, par création d'un pneumothorax artificiel.

COLLAPSUS *s. m. (angl. collapse).* **1.** Affaissement d'un organe creux ou d'un conduit dû à un processus pathologique ou provoqué intentionnellement. **2.** En langage clinique, collapsus cardiovasculaire (effondrement de la pression artérielle) se traduisant par un état de choc. ☞ *CHOC.* ◇ **PULMONAIRE** *(angl. — of lung).* Affaissement du parenchyme pulmonaire à la suite de la compression exercée par un épanchement pleural, une tumeur voisine, ou un pneumothorax. ◇ **VENTRICULAIRE** *(angl. ventricular —).* Aplatissement des ventricules cérébraux en rapport avec une hypotension du liquide céphalorachidien.

COLLATÉRAL *adj. (angl. collateral).* **1.** Accessoire, secondaire. Se dit de certains vaisseaux ou nerfs qui se détachent d'un tronc principal. **2.** Qui est placé parallèlement de chaque côté d'une structure anatomique. EX. *sillon collatéral du cerveau.*

COLLE DE POISSON *(angl. isinglass).* ☞ *ICHTYOCOLLE.*

COLLECTION *s. f. (angl. collection).* Accumulation d'une substance, physiologique ou pathologique, dans une cavité naturelle ou pathologique. EX. *collection de pus.*

COLLECTIONNISME *s. m. (angl. collecting behavior).* Tendance psychopathologique à réunir et à conserver des objets généralement sans valeur.

COLLES ◇ **(FASCIA DE)** *(angl. perineal membrane).* ☞ ***MEMBRANE PÉRINÉALE.*** ◇ **(FRACTURE DE)** ☞ ***FRACTURE DE POUTEAU-COLLES.***

COLLET DE LA DENT *(NA. cervix dentis). (angl. neck of tooth).* Partie la plus étroite de la dent, entre la couronne et la racine.

COLLET-SICARD (SYNDROME DE) *(angl. Collet-Sicard syndrome).* Syndrome du carrefour condylo-déchiré postérieur avec atteinte des quatre dernières paires crâniennes en général par un processus malin.

COLLICULUS *(angl. colliculus).* Terme latin signifiant monticule. ◇ **FACIAL** *(NA. colliculus facialis). (angl. facial —).* Éminence médiale du plancher du quatrième ventricule correspondant au genou interne du nerf facial. ◇ **INFÉRIEUR** *(angl. inferior —).* Chacune des deux éminences de la partie inférieure du toît du mésencéphale. ◇ **SÉMINAL** *(NA. colliculus seminalis). (angl. seminal —).* Partie saillante de la crête urétrale avec les orifices de l'utricule prostatique et des conduits éjaculateurs. ◇ **SUPÉRIEUR** *(NA. colliculus superior). (angl. superior —).* Chacune des deux éminences de la partie supérieure du toît du mésencéphale.

COLLICULI *(NA. colliculi). (angl. colliculi).* Éminences arrondies, au nombre de quatre, qui occupent la partie postérieure du mésencéphale. Les colliculi supérieurs, reliés aux corps géniculés latéraux, sont des centres réflexes des voies optiques ; les colliculi inférieurs, reliés aux corps géniculés médiaux, sont des centres réflexes des voies auditives. SYN. ***TUBERCULES QUADRIJUMEAUX.***

COLLIER DE VÉNUS *(angl. necklace of Venus).* Manifestation de la syphilis secondaire dessinant un collier pigmenté autour du cou.

COLLIMATEUR *s. m. (angl. collimator).* Dispositif servant à délimiter la forme et les dimensions d'un faisceau de rayonnements.

COLLIMATION *s. f. (angl. collimation).* **1.** Procédé permettant de diriger des rayons lumineux ou autres en un faisceau parallèle. **2.** En radiologie, élimination de la portion périphérique du faisceau de rayons X, ceux-ci étant dirigés dans une direction donnée.

COLLIN (SPÉCULUM DE) *(angl. Collin's speculum).* Spéculum vaginal bivalve, métallique.

COLLIP (UNITÉ) *(angl. Collip unit).* Unité d'activité de l'hormone parathyroïdienne, correspondant à un centième de la quantité d'hormone parathyroïdienne nécessaire pour augmenter de 5 mg la quantité de calcium contenue dans 100 mL de sang d'un chien de 20 kg en l'espace de 15 heures.

COLLIQUATION *s. f. (angl. colliquation).* Dégénérescence cellulaire dans laquelle le protoplasme s'imbibe d'eau, formant des vacuoles. SYN. ***DÉGÉNÉRESCENCE VACUOLAIRE.***

COLLODION *s. m. (angl. collodion).* Suspension colloïdale de nitrocellulose dans un mélange d'alcool et d'éther, qui laisse, après évaporation du solvant, une mince pellicule étanche et adhérente servant à recouvrir et à protéger les plaies. ◇ **RICINÉ** *(angl. flexible —).* Collodion auquel on a ajouté 3 % d'huile de ricin. SYN. ***COLLODION ÉLASTIQUE.*** ◇ **SALICYLÉ** *(angl. salicylic acid —).* Collodion contenant 10 % d'acide salicylique, utilisé dans le traitement des verrues vulgaires.

COLLOÏDAL *adj. (angl. colloidal).* Qui est de la nature d'un colloïde ou en possède les caractères. EX. *suspension colloïdale.*

COLLOÏDE *s. m. (angl. colloid).* **1.** Substance insoluble dans un certain milieu (eau, alcool, etc.) et qui s'y trouve dispersée en particules très fines (suspension colloïdale), qui peuvent traverser les filtres usuels. La plupart des milieux organiques sont des suspensions colloïdales. Sous l'effet de la chaleur ou de divers électrolytes, les particules peuvent prendre en masse (floculation) et donnent des gels. Ce processus peut être réversible, le gel redevenant alors un sol. **2.** *adj.* Qui ressemble à la colle ; gélatineux. EX. *substance colloïde incluse dans les vésicules thyroïdiennes.* ◇ **HYDROPHILE** *(angl. hydrophilic —).* Corps dont les micelles en phase dispersée ont une certaine affinité pour le milieu aqueux qui les baigne. Il donne des solutions colloïdales stables. ◇ **HYDROPHOBE** *(angl. hydrophobic —).* Corps dont les micelles en phase dispersée n'ont pas d'affinité pour le milieu aqueux qui les baigne. Il donne des solutions colloïdales en général instables. ◇ **IRRÉVERSIBLE** *(angl. irreversible —).* Colloïde qui, après avoir été séparé de la phase liquide, ne peut plus reprendre l'état colloïdal s'il est remis en présence du milieu dispersant. C'est le cas de la plupart des colloïdes métalliques. ◇ **LYOPHOBE** *(angl. lyophobic —).* Solution colloïdale dont la phase dispersée est un solide (un métal par exemple) et que l'adjonction d'une faible quantité d'électrolyte fait précipiter. SYN. ***SUSPENSOÏDE.*** ◇ **RÉVERSIBLE** *(angl. reversible —).* Colloïde qui, lorsqu'il est séparé de son milieu de dispersion, peut retrouver l'état colloïdal par addition de ce milieu. C'est le cas de la gélatine ou de la gomme arabique.

COLLOÏDOCLASIE *s. f. (angl. colloidoclasia).* Rupture brusque de l'équilibre physique des colloïdes organiques, qui entraîne une crise anaphylactoïde, un choc colloïdoclasique ou une crise hémoclasique.

COLLOÏDOME MILIAIRE *(angl. colloid milium).* Affection rare de la peau, caractérisée par la dégénérescence colloïde de la couche superficielle du derme et par la formation de petites élévations brillantes, semblables à des vésicules. SYN. ***COLLOÏD MILIUM.***

COLLOÏDOPEXIE *s. f. (angl. colloidopexy).* Fixation de colloïdes par les tissus organiques, fonction attribuée au système réticulo-endothélial et en particulier au foie.

COLLUTOIRE *s. m. (angl. collutory).* Médicament de consistance semi-liquide, destiné à être appliqué sur les gencives ou sur les parois internes de la cavité buccale.

COLLYRE *s. m. (angl. eye drops).* Médicament composé d'une ou de plusieurs substances dissoutes dans un milieu aqueux, utilisé comme topique dans les affections oculaires.

COLOBOME *s. m. (angl. coloboma).* Toute anomalie congénitale (en particulier fissure) que peuvent présenter l'œil et les paupières. ◇ **DE L'IRIS** *(angl. — of iris).* Fissure de l'iris, en général à la partie inférieure. ◇ **DE LA CHOROÏDE** *(angl. — of choroid).* Fissure de la choroïde, entraînant un scotome localisé sur la rétine. ◇ **DE LA RÉTINE** *(angl. — of retina).* Fissure rétinienne secondaire à une fermeture incomplète de la cupule optique. ◇ **PALPÉBRAL** *(angl. — palpebrale).* Colobome localisé le plus souvent à la partie interne de la paupière supérieure, et se manifestant par une fente verticale. SYN. ***BLÉPHAROCOLOBOME.***

COLOCOLIQUE *adj. (angl. colocolic).* Qui se rapporte à deux segments du côlon. Ex. *invagination colocolique.*

COLOCOLOSTOMIE *s. f. (angl. colocolostomy).* Création d'une anastomose entre deux segments du côlon. SYN. ***ANASTOMOSE COLOCOLIQUE.***

COLOLYSE *s. f. (angl. cololysis).* Libération chirurgicale des adhérences du côlon. Peu utilisée.

CÔLON *s. m. (NA. colon). (angl. colon).* Partie du gros intestin qui s'étend du cæcum au rectum. ◇ **ASCENDANT** *(NA. — ascendens). (angl. ascending —).* Portion initiale du côlon, située du côté droit, et qui remonte depuis le cæcum. SYN. ***CÔLON DROIT.*** ◇ **DESCENDANT** *(NA. — descendens). (angl. descending —).* Troisième portion du côlon, située du côté gauche, entre le côlon transverse et le côlon ilio-pelvien. SYN. ***CÔLON GAUCHE.*** ◇ **ILIAQUE** *(angl. iliac —).* Première partie, fixe, du côlon ilio-pelvien, située dans la fosse iliaque gauche. ◇ **ILIOPELVIEN** *(angl. pelvic —).* Quatrième segment du côlon, s'étendant de la crête iliaque gauche, où il fait suite au côlon descendant, à la troisième vertèbre sacrale, où il se continue par le rectum. ◇ **IRRITABLE** *(angl. irritable —).* Syndrome fonctionnel très fréquent du gros intestin, sans lésions anatomiques spécifiques. ◇ **PELVIEN** *(NA. colon sigmoideum). (angl. pelvic —).* ☞ ***CÔLON SIGMOÏDE.*** ◇ **SIGMOÏDE** *(NA. — sigmoideum). (angl. sigmoid —).* Deuxième partie, mobile, du côlon iliopelvien, située dans le pelvis. ◇ **TRANSVERSE** *(NA. — transversum). (angl. transverse —).* Deuxième portion, horizontale, du côlon, qui traverse la partie supérieure de l'abdomen de droite à gauche. SYN. ***CÔLON MOYEN.***

COLONALGIE *s. f. (angl. colonalgia).* Douleur au niveau du côlon.

COLONIE *s. f. (angl. colony).* Population autonome de micro-organismes d'une même espèce, entretenue en laboratoire pendant plus d'une génération. ◇ **BACTÉRIENNE** *(angl. bacterial —).* Amas de bactéries résultant de leur multiplication, à partir d'une bactérie souche, sur un milieu de culture, et reconnaissable par son aspect, sa consistance et sa couleur. ◇ **R** *(angl. R —).* Colonie microbienne, à bords irréguliers, dont la surface est rugueuse et terne. R vient de l'anglais *rough*, qui signifie rugueux. ◇ **S** *(angl. S —).* Colonie microbienne à bords bien délimités, dont la surface est lisse et brillante. Chez certaines espèces, cette propriété est en relation avec l'existence d'une capsule. S vient de l'anglais *smooth*, qui signifie lisse.

COLONNA (OPÉRATION DE) *(angl. Colonna's operation).* Arthroplastie reconstructive de l'articulation coxo-fémorale en cas de fracture cervicale intracapsulaire du fémur ou luxation congénitale de la hanche.

COLONNE *s. f. (angl. column).* Structure anatomique cylindrique, en forme de pilier. ◇ **ADIPEUSE** Chacune des colonnes de tissu adipeux qui s'étendent entre le tissu conjonctif cutané et les follicules pileux et les glandes sudoripares. ◇ **BAMBOU** *(angl. bamboo backbone).* Aspect radiologique du rachis dans la spondylarthrite ankylosante due à la prolifération des syndesmophytes et à l'ossification des parties fibreuses. ◇ **CHARNUE** *(angl. papillary muscle).* Excroissances musculaires de la paroi interne des ventricules cardiaques dont certains se terminent par un ligament sur les valves atrioventriculaires. SYN. ***MUSCLE PAPILLAIRE.*** ◇ **DU VAGIN** *(NA. columna rugarum vagina). (angl. — of vagina).* Saillies longitudinales s'étendant tout le long des parois du vagin sur leur face interne. ◇ **INTERMÉDIOLATÉRALE** *(NA. columna intermediolateralis). (angl. intermediolateral —).* Corne latérale de la moelle. ◇ **RACHIDIENNE** *(angl. spinal —).* ☞ ***COLONNE VERTÉBRALE.*** ◇ **THORACIQUE** Ensemble de noyaux gris situé à la base de la corne postérieure de la moelle épinière, à l'origine des fibres spinocérébelleuses. ◇ **VERTÉBRALE** *(NA. columna vertebralis). (angl. vertebral —).* Ensemble osseux formé par les vertèbres cervicales, thoraciques, lombales, sacrales et coccygiennes. SYN. ***RACHIS, COLONNE RACHIDIENNE.***

COLONNES *s. f. pl.* ◇ **ANALES** *(NA. columnae anales). (angl. anal columns).* Replis de la muqueuse à l'extrémité anale du rectum. ◇ **RÉNALES** *(NA. columnae renales). (angl. renal columns).* Prolongements de la substance corticale du rein qui séparent deux pyramides de Malpighi contiguës.

COLONOSCOPIE *s. f.* ☞ ***COLOSCOPIE.***

COLOPATHIE *s. f. (angl. colonopathy).* Terme générique désignant toute affection du côlon.

COLOPEXIE *s. f. (angl. colopexy).* Fixation du côlon, soit au plan postérieur rétropéritonéal, soit aux parois latérales ou antérieure de l'abdomen.

COLOPTOSE *s. f. (angl. coloptosis).* Descente du côlon transverse.

COLORANT *s. m. (angl. dye, stain).* Substance naturelle ou synthétique utilisée pour imprégner des tissus ou des micro-organismes en vue de leur examen microscopique ou de leur analyse histologique et biochimique. ⇔ **ACIDE** *(angl. acid stain).* Colorant de caractère acide, comme l'éosine, qui a une affinité particulière pour le cytoplasme cellulaire. ⇔ **BASIQUE** *(angl. basic stain).* Colorant de caractère basique, comme le bleu de méthylène, qui a une affinité particulière pour le noyau des cellules.

COLORATION *s. f. (angl. staining).* **1.** Procédé consistant à imprégner des tissus ou des micro-organismes au moyen d'un colorant, afin de faciliter leur examen microscopique. **2.** État de ce qui est coloré (coloration des téguments, coloration de l'urine, etc.). ⇔ **BIPOLAIRE** *(angl. bipolar —).* Coloration qui se manifeste seulement aux pôles ou extrémités, ou coloration distincte à chacune des extrémités. ⇔ **DIFFÉRENTIELLE** *(angl. differential —).* Coloration effectuée à l'aide de deux colorants, le premier résistant à la décoloration par un acide ou un alcool lorsqu'il est fixé sur certains éléments, le second colorant les éléments décolorés par cette opération. ⇔ **DOUBLE** *(angl. double —).* Application de deux colorants qui teintent des structures différentes d'un tissu.

COLORECTOSTOMIE *s. f. (angl. colorectostomy).* Intervention consistant à aboucher une anse du côlon dans l'ampoule rectale. SYN. ***ANASTOMOSE COLORECTALE.***

COLORIMÈTRE *s. m. (angl. colorimeter).* Tout appareil servant à doser une substance, colorée ou non, mais présentant un spectre d'absorption dans la lumière visible ou dans l'ultraviolet. SYN. ***CHROMOMÈTRE.***

COLORIMÉTRIE *s. f. (angl. colorimetry).* **1.** Procédé d'identification de certains liquides organiques par l'étude de leur couleur ou de leurs réactions colorées. **2.** Procédé d'évaluation des concentrations des solutions colorées par l'étude de leur couleur. SYN. ***CHROMOMÉTRIE.***

COLORRAPHIE *s. f. (angl. colorrhaphy).* Suture du côlon.

COLOSCOPIE *s. f. (angl. colonoscopy).* Examen de l'intérieur du côlon à l'aide d'un tube flexible muni d'un appareillage optique et appelé coloscope, introduit par l'anus. SYN. ***COLONOSCOPIE, COLO-FIBROSCOPIE.***

COLOSIGMOÏDOSTOMIE *s. f. (angl. colosigmoidostomy).* Création d'une anastomose entre le côlon ascendant ou transverse et l'anse sigmoïde. SYN. ***ANASTOMOSE COLOSIGMOÏDIENNE.***

COLOSTOMIE *s. f. (angl. colostomy).* Abouchement du côlon à la peau. ☞ ***ANUS ARTIFICIEL.***

COLOSTOMISÉ *adj. (angl. colostomised). colostomized).* Qui a subi une colostomie.

COLOSTRORRHÉE *s. f. (angl. colostrorrhea).* Sécrétion abondante et spontanée de colostrum.

COLOSTRUM *s. m. (angl. colostrum).* Produit de sécrétion de la glande mammaire qui apparaît après l'accouchement, du premier au douzième jour environ. C'est un liquide jaunâtre, fortement alcalin, riche en anticorps maternels. Sa teneur en graisse est plus faible que celle du lait, mais sa teneur en albumine est très forte. Il est progressivement remplacé par le lait.

COLOTOMIE *s. f. (angl. colotomy).* Incision du côlon. Selon la région où elle se pratique, on distingue les colotomies abdominale, inguinale et lombaire.

COLOTYPHLITE *s. f. (angl. cecocolitis).* Inflammation du cæcum et du côlon ascendant.

COLP-, COLPO- *(angl. colp-, colpo-).* Préfixes d'origine grecque indiquant une relation avec le vagin.

COLPECTASIE *s. f. (angl. colpectasia).* Distension du vagin.

COLPECTOMIE *s. f. (angl. colpectomy).* Résection des parois vaginales, partielle ou totale, pratiquée en cas de cancer ou de prolapsus génital chez la femme âgée. SYN. ***VAGINECTOMIE.***

COLPEURYNTER *s. m. (angl. colpeurynter).* Ballon extensible utilisé pour provoquer la dilatation utérine lors d'un accouchement ou pour réduire un utérus inversé.

COLPOCÈLE *s. f. (angl. colpocele).* Descente du vagin qui fait saillie dans la vulve. Elle peut être due à une cystocèle (colpocèle antérieure) ou à une rectocèle (colpocèle postérieure). SYN. ***PROLAPSUS VAGINAL.*** ☞ ***CYSTOCÈLE, RECTOCÈLE.***

COLPOCLÉISIS *s. m. (angl. colpocleisis).* Fermeture chirurgicale du vagin par avivement et suture de ses parois, pratiquée dans certains cas exceptionnels de fistule vésico-vaginale incurable pour supprimer l'écoulement continu de l'urine par le vagin.

COLPOCŒLIOTOMIE *s. f. (angl. colpoceliotomy).* Ouverture chirurgicale de la cavité péritonéale par voie vaginale.

COLPOCYSTITE *s. f. (angl. colpocystitis).* Inflammation du vagin et de la vessie.

COLPOCYSTOCÈLE *s. f. (angl. colpocystocele).* Hernie de la vessie dans le vagin, avec prolapsus de la paroi antérieure du vagin.

COLPOCYSTOPEXIE *s. f. (angl. colpocystopexy).* Fixation chirurgicale du vagin à la paroi abdominale antérieure pour traiter l'incontinence urinaire.

COLPOCYSTOPLASTIE *s. f. (angl. colpocystoplasty).* Chirurgie plastique portant sur le vagin et la vessie.

COLPOCYSTOTOMIE *s. f. (angl. colpocystotomy).* Incision chirurgicale de la vessie à travers la paroi vaginale.

COLPOCYTOLOGIE *s. f. (angl. colpocytology).* Examen histologique des cellules provenant du vagin et du col utérin, recueillies par frottis.

COLPODYNIE *s. f. (angl. colpodynia).* ☞ ***VAGINISME.***

COLPOHYSTÉRECTOMIE *s. f. (angl. colpohysterectomy).* Hystérectomie vaginale associée à une résection vaginale. SYN. ***HYSTÉROCOLPECTOMIE.***

COLPOHYSTÉROPEXIE *s. f. (angl. colpohysteropexy).* ☞ ***HYSTÉROPEXIE VAGINALE.***

COLPOHYSTÉRORRAPHIE *s. f. (angl. colpohysterorrhaphy).* ☞ ***HYSTÉROPEXIE VAGINALE.***

COLPOHYSTÉROTOMIE *s. f. (angl. colpohysterotomy).* Incision du corps de l'utérus à travers le vagin, pratiquée généralement pour réduire une inversion utérine.

COLPOPÉRINÉOPLASTIE *s. f. (angl. colpoperineoplasty).* Chirurgie plastique du vagin et du périnée, généralement pratiquée pour rétrécir le vagin et augmenter la résistance du périnée en cas de prolapsus vaginal.

COLPOPÉRINÉORRAPHIE *s. f. (angl. colpoperineorrhaphy).* Suture des parois vaginales et du périnée après déchirure, ou pour remédier au prolapsus utéro-vaginal.

COLPOPÉRINÉOTOMIE *s. f.* Incision du vagin et du périnée afin d'élargir le canal vaginal. SYN. ***VAGINOPÉRINÉOTOMIE.***

COLPOPEXIE *s. f. (angl. colpopexy).* Fixation du vagin relâché à la paroi abdominale.

COLPOPLASTIE *s. f. (angl. colpoplasty).* Création d'un vagin artificiel en cas d'aplasie vaginale ou d'absence congénitale du vagin. SYN. ***VAGINOPLASTIE.***

COLPOPROCTECTOMIE *s. f. (angl. colporectectomy).* Ablation de la totalité ou d'une partie du rectum après incision de la paroi postérieure du vagin.

COLPOPTOSE *s. f. (angl. colpoptosis).* Prolapsus du vagin.

COLPORRAGIE *s. f. (angl. colporrhagia).* Hémorragie vaginale.

COLPORRAPHIE *s. f. (angl. colporrhaphy).* Suture des parois du vagin.

COLPORRHEXIS *s. f. (angl. colporrhexis).* Déchirure des parois vaginales.

COLPOSCOPIE *s. f. (angl. colposcopy).* Examen visuel du vagin et du col de l'utérus au moyen d'un instrument appelé colposcope.

COLPOSPASME *s. m. (angl. colpospasm).* ☞ ***VAGINISME.***

COLPOSTAT *s. m. (angl. colpostat).* Instrument destiné à introduire et à maintenir un corps étranger dans le vagin, comme un tube à irradiation, par exemple.

COLPOSTÉNOSE *s. f. (angl. colpostenosis).* Rétrécissement du vagin, par suite de cicatrices, d'adhérences ou de lésions inflammatoires.

COLPOSTÉNOTOMIE *s. f. (angl. colpostenotomy).* Opération consistant à corriger un rétrécissement du vagin.

COLPOSTRICTURE *s. f. (angl. surgical colpostenosis).* Terme désuet désignant le rétrécissement chirurgical du vagin par sutures circulaires.

COLPOTOMIE *s. f. (angl. colpotomy).* Incision chirurgicale du vagin.

COLUMELLE COCHLÉAIRE *s. f. (angl. modiolus).* Axe osseux de la cochlée. SYN. ***MODIOLUS.***

COLUMNISATION DU VAGIN *(angl. vaginal columnization).* Tamponnement complet du vagin au moyen de gazes aseptiques, servant en général à contenir un prolapsus utérin.

COMA *s. m. (angl. coma).* Perturbation de la vigilance, non réversible par des stimulations et entraînant un amoindrissement ou une abolition des réponses observables, verbales et motrices, d'un sujet aux sollicitations du monde extérieur. ◇ **ALCOOLIQUE** *(angl. alcoholic —).* Coma provoqué par une intoxication éthylique aiguë. ◇ **APOPLECTIQUE** *(angl. apoplectic —).* Coma accompagnant une apoplexie. ◇ **CARUS** *(angl. complete —).* Coma très profond avec aréflexie totale, troubles respiratoires et circulatoires graves. ◇ **DÉPASSÉ** *(angl. irreversible —).* État marqué par une disparition totale et irréversible de l'activité électrique cérébrale ; mort cérébrale. ◇ **DIABÉTIQUE** *(angl. diabetic —).* Coma compliquant le diabète sucré décompensé, avec acidose. ◇ **ÉPILEPTIQUE** *(angl. epileptic —).* État de stupeur consécutif à une crise d'épilepsie. ◇ **HÉPATIQUE** *(angl. hepatic —).* Coma compliquant une insuffisance hépatique grave. ◇ **HYPEROSMOLAIRE** *(angl. hyperosmolar nonketotic —).* Coma provoqué par l'hyperosmolarité plasmatique. Il apparaît dans les états de déshydratation sévère et dans le diabète. ◇ **HYPOGLYCÉMIQUE** *(angl. hypoglycemic —).* Coma accompagnant une chute brutale de la glycémie. ◇ **HYSTÉRIQUE** *(angl. hysteric —).* État de faux coma chez les hystériques. ◇ **IRRÉVERSIBLE** *(angl. irreversible —).* Coma marqué par la persistance d'un « état végétatif » et l'absence de toute réactivité, avec persistance de fragments d'activité cérébrale électrique. ◇ **URÉMIQUE** *(angl. uremic —).* Coma de l'insuffisance rénale terminale. SYN. ***COMA AZOTÉMIQUE.*** ◇ **VIGIL** *(angl. light —).* Coma dont on peut tirer le malade par une stimulation vive, mais dans lequel il retombe sitôt après.

COMBY (SIGNE DE) *(angl. Comby's sign).* Stomatite érythémateuse et taches blanchâtres au niveau des muqueuses buccale et gingivale, constituant un signe précoce de la rougeole. SYN. ***SIGNE DE KOPLIK.***

COMÉDOCARCINOME *s. m. (angl. comedocarcinoma).* Variété de cancer du sein développé dans les canaux galactophores donnant à la coupe un aspect rappelant celui des comédons.

COMÉDON *s. m. (angl. comedo).* Petite saillie blanchâtre centrée par un point noir, formée de substance graisseuse accumulée dans une glande sébacée. Les comédons sont localisés principalement sur le nez, les joues et le front, et constituent l'une des manifestations de l'acné. Nom populaire : point noir.

COMITIAL *adj. (angl. epileptic).* Qui se rapporte à l'épilepsie. EX. *mal comitial.* Ce terme vient de ce qu'à Rome on interrompait les comices lorsqu'un participant présentait une crise d'épilepsie. ☞ *ÉPILEPSIE.*

COMITIALITÉ *s. f. (angl. epilepsy).* ☞ *ÉPILEPSIE.*

COMMENSAL *s. m. (angl. commensal).* Tout organisme qui vit sur un hôte en état de commensalisme.

COMMENSALISME *s. m. (angl. commensalism).* Association entre animaux ou végétaux d'espèces différentes, bénéfique exclusivement pour l'un des associés, mais sans préjudice pour l'autre. ☞ *SYMBIOSE.*

COMMINUTIF *adj. (angl. comminuted).* Se dit d'une fracture dans laquelle l'os ou les os sont brisés en plusieurs petits fragments (fracture comminutive).

COMMINUTION *s. f. (angl. comminution).* Réduction en nombreux petits fragments.

COMMIPHORA Genre d'arbres de la famille des Burséracées. L'espèce *C. abyssinica* produit la myrrhe à action carminative.

COMMISSURE *s. f. (NA. commissura). (angl. commissure).* **1.** Point de réunion des bords d'une ouverture, ou de deux formations anatomiques (commissure des lèvres, commissure des paupières). **2.** Point d'entrecroisement ou de passage, sur la ligne médiane, de faisceaux nerveux unissant des formations droites et gauches du système nerveux central. ◇ **BLANCHE DE LA MOELLE SPINALE** *(angl. white — of spinal cord).* Bande de substance blanche passant d'un côté à l'autre de la moelle de part et d'autre du canal épendymaire. ◇ **CÉRÉBRALE ANTÉRIEURE** *(NA. — anterior cerebri). (angl. anterior — of cerebrum).* Faisceau de substance blanche étendu entre les deux hémisphères, au niveau de la paroi antérieure du troisième ventricule. ◇ **CÉRÉBRALE POSTÉRIEURE** *(NA. — posterior cerebri). (angl. posterior — of cerebrum).* Mince bande transversale de substance blanche située dans l'épaisseur de la paroi postérieure du troisième ventricule, au-dessous de l'épiphyse. ◇ **DE LA VULVE** *(NA. — labiorium). (angl. — of vulva).* Ensemble des commissures antérieure et postérieure des grandes lèvres et de la commissure postérieure des petites lèvres. ◇ **DE LA SUBSTANCE GRISE** *(NA. — grisea medullae spinalis). (angl. grey — of spinal cord).* Nom de deux formations : la commissure grise antérieure, portion de substance grise située en avant du canal central de la moelle épinière ; la commissure grise postérieure, située en arrière de ce même canal. ◇ **DU FORNIX** *(NA. — fornicis). (angl. — of fornix).* Fibres transversales du fornix qui relient les deux hippocampes. ◇ **LABIALE** *(NA. — labiorium). (angl. — of labia).* Zone d'union des lèvres supérieure et inférieure à chacune de leurs extrémités. ◇ **PALPÉBRALE** ☞ *CANTHUS.* ◇ **POSTÉRIEURE DES LÈVRES** *(NA. — laborium posterior). (angl. posterior — of the labia).* Commissure postérieure de la vulve. ◇ **SUPRA-OPTIQUE** *(NA. — supraoptica). (angl. supraoptic —).* Fibres qui croisent la ligne médiane le long du bord postérieur du chiasma optique.

COMMISSURES INTERHÉMISPHÉRIQUES *(angl. commissura of cerebral hemispheres).* Ensemble des formations qui unissent les hémisphères cérébraux l'un à l'autre. Ce sont le corps calleux, l'habenula et la commissure blanche antérieure.

COMMISSUROPLASTIE *s. f. (angl. commissurorrhaphy).* Réparation chirurgicale de la commissure d'un orifice valvulaire cardiaque.

COMMISSUROTOMIE *s. f. (angl. commissurotomy).* Section d'une commissure. EX. *commissure des deux valves mitrales.*

COMMOTION *s. f. (angl. concussion).* Ébranlement violent de l'organisme, ou d'une partie de l'organisme, provoqué par un choc direct ou indirect engendrant un trouble fonctionnel, sans lésion organique manifeste. ◇ **CÉRÉBRALE** *(angl. cerebral —).* État produit par un traumatisme crânien par choc direct ou indirect, engendrant des troubles fonctionnels (perte de conscience, vertiges, etc.). ◇ **DE LA RÉTINE** *(angl. retineal —).* Trouble de la vision dû à un traumatisme oculaire direct ou indirect. SYN. *CONTUSION DE LA RÉTINE.* ◇ **LABYRINTHIQUE** *(angl. — of labyrinth).* Ébranlement du contenu des cavités de l'oreille interne. Il peut être dû à un traumatisme crânien ou à une variation brutale de la pression (traumatisme sonore), et se manifeste par des signes cochléo-vestibulaires (acouphènes, vertiges). ◇ **MÉDULLAIRE** *(NA. commotio spinalis). (angl. spinal —).* État produit par un ébranlement de la moelle épinière, par choc mécanique, et qui associe une faiblesse musculaire, des douleurs dans les membres et les épaules, et des troubles neurologiques (troubles de la sensibilité, modification des réflexes tendineux, etc.).

COMMOTIONNÉ *adj. (angl. concussed).* Qui souffre des suites d'une commotion.

COMMUNICATION *(angl. defect).* ◇ **CORONAROVENTRICULAIRE** *(angl. coronary artery fistula).* Communication anormale entre une artère coronaire et le ventricule. ◇ **INTERATRIALE** *(angl. atrial septal —).* Communication anormale entre les deux atria par absence de fermeture de la cloison interatriale réalisant un shunt gauche-droit évoluant spontanément vers l'insuffisance cardiaque. Abréviation : CIA. ◇ **INTERVENTRICULAIRE** *(angl. ventricular septal —)*. La plus fréquente des malformations cardiaques réalisant une communication anormale entre les deux ventricules par défaut de développement du septum interventriculaire réalisant un shunt gauche-droit, souvent associé à d'autres anomalies cardiovasculaires. Abréviation : CIV.

COMMUTATION ISOTYPIQUE *(angl. isotypical commutation)*. Processus permettant aux cellules lymphoïdes B d'associer de nouveaux gènes de chaînes lourdes d'immunoglobulines à leur gène V recombiné afin de produire une immunoglobuline de même spécificité mais de classe différente.

COMPARTIMENT *s. m. (angl. compartment)*. Division d'un objet ou d'une surface. ◇ **LIQUIDIEN** *(angl. liquid —)*. Répartition des liquides organiques ; on distingue les compartiments intra et extracellulaires.

COMPAS *s. m. (angl. calipers)*. Instrument servant à mesurer les parties externes et internes du bassin, les diamètres de la tête, etc.

COMPATIBILITÉ *s. f. (angl. compatibility)*. Qualité de ce qui est compatible. ◇ **TISSULAIRE** ☞ ***HISTOCOMPATIBILITÉ***.

COMPATIBLE *adj. (angl. compatible, suitable)*. Se dit de médicaments qui peuvent être administrés en même temps, ou d'un sang appartenant à un groupe sanguin tel que sa transfusion à un individu donné ne provoque pas d'accident.

COMPENSATION *s. f. (angl. compensation)*. **1.** Atténuation ou suppression des effets pathologiques d'une maladie par des réactions de l'organisme qui tendent à rétablir un état d'équilibre physiologique. **2.** En psychopathologie, processus psychique par lequel des sentiments de culpabilité ou d'infériorité entraînent une recherche de satisfactions gratifiantes.

COMPLÉMENT *s. m. (angl. complement)*. Système complexe de protéines présentes sous forme inactive dans le sérum normal et représentant le principal support de l'immunité humorale non spécifique. Il existe en dehors de toute immunisation. Il complète en quelque sorte l'action des anticorps, d'où son nom. Le complément total (CH50) comprend neuf composants principaux, numérotés de C1 à C9, appelés aussi « fractions ». Ces fractions sont activées en cascade, notamment en présence de complexes antigène-anticorps (voie d'activation dite « classique »), ou de polysaccharides bactériens (voie dite « alterne »). Ses principales fonctions sont la bactériolyse et l'hémolyse. Il joue aussi un rôle important dans d'autres réactions biologiques : phagocytose, opsonisation, chimiotaxie, cytolyse immune, etc. Le déficit héréditaire de l'un de ses composants peut causer des maladies (œdème angioneurotique héréditaire, lupus, infections, etc.). Il a aussi un rôle dans le rejet de greffe, certains troubles de la coagulation, des maladies à complexes immuns, etc. ☞ ***VOIE ALTERNE, VOIE CLASSIQUE***. ◇ **(FIXATION DU)** ☞ ***FIXATION DU COMPLÉMENT***.

COMPLÉMENTAIRE *adj. (angl. complementary)*. Qui supplée à une déficience ; qui complète ; accessoire ; qui se rapporte au complément.

COMPLÉMENTARITÉ DES BASES NUCLÉOTIDIQUES *(angl. nucleic bases complementarity)*. En génétique, règle universelle d'appariement des bases nucléiques : l'adénine s'associe à la thymine ou à l'uracile et la guanine s'associe à la cytosine.

COMPLEXE *s. m. (angl. complex)*. **1.** Association ou combinaison de plusieurs phénomènes ou substances constituant une entité bien définie. **2.** En psychiatrie et en psychanalyse, ensemble de représentations et d'images à forte charge affective, partiellement ou totalement inconscientes. Les complexes se structurent à partir des liens relationnels de l'histoire infantile et ont une influence sur les attitudes ou les conduites du sujet. ◇ **ANTIGÈNE-ANTICORPS** *(angl. antigen-antibody —)*. ☞ ***COMPLEXE IMMUN***. ◇ **ATRIAL** *(angl. atrial —)*. Onde P de l'électrocardiogramme. ◇ **D'ATTAQUE MEMBRANAIRE** *(angl. membrane attack mechanism)*. Assemblage des composants terminaux du complément (C5b-C9). ◇ **DE CASTRATION** *(angl. castration —)*. Complexe en relation avec le fantasme de castration (perte du pénis), en une étroite relation avec le complexe d'Œdipe. Il est vécu et se structure de différentes façons chez le garçon (comme une menace de castration qui génère une angoisse) et chez la fille (comme un tort accompli qu'il s'agit de compenser ou de nier). ◇ **DE FUSION** *(angl. fusion —)*. Aspect que revêtent les ondes P et QRS lorsque atria ou ventricules sont stimulés quasi simultanément. ◇ **IMMUN** *(angl. immune —)*. Complexe macromoléculaire formé par un antigène et un anticorps unis entre eux de façon spécifique. La présence de complexes immuns circulants représente un facteur important dans la pathogénie de nombreuses maladies : certaines glomérulonéphrites, la maladie sérique, le lupus érythémateux systémique, etc. SYN. ***COMPLEXE ANTIGÈNE-ANTICORPS***. ◇ **MAJEUR D'HISTOCOMPATIBILITÉ** *(angl. major histocompatibility —)*. ☞ ***HLA***. ◇ **QRST** *(angl. QRST electric —)*. Partie de l'électrocardiogramme correspondant à la contraction des ventricules, formée d'une onde rapide QRS de forte amplitude suivie d'une onde T lente et moins élevée. SYN. ***COMPLEXE VENTRICULAIRE***. ◇ **VENTRICULAIRE** ☞ ***COMPLEXE QRST***.

COMPLEXION *s. f. (angl. complexion)*. Constitution physique ou tempérament.

COMPLIANCE *s. f. (angl. compliance)*. Mesure de la capacité de distension d'une structure déterminée (par exemple, d'organes creux tels que les poumons, la vessie, la vésicule biliaire, etc.).

Elle est exprimée par le rapport de la variation du volume à la variation de la pression correspondante. ◇ **VENTRICULAIRE** *(angl. ventricular —)*. Rapport volume/pression télédiastolique mesurant la capacité de distention ventriculaire.

COMPLICATIONS *s. f. (angl. complications)*. Phénomènes pathologiques qui surviennent au cours d'une maladie, sans lui être spécifiques, et qui l'aggravent généralement.

COMPORTEMENT *s. m. (angl. behavior)*. Manière d'être ou de réagir d'une personne pendant une période brève ou prolongée de sa vie, ou lorsqu'elle est confrontée à des circonstances particulières.

COMPORTEMENTAL *adj. (angl. behavioral)*. Appartenant ou relatif au comportement. ☞ ***THÉRAPIE COMPORTEMENTALE.***

COMPORTEMENTALISME *s. m.* ☞ ***BÉHAVIORISME.***

COMPOSANT SÉCRÉTOIRE *s. m. (angl. secretory component)*. Peptide associé aux dimères d'immunoglobulines A sécrétoires. D'origine épithéliale et non lymphocytaire, il permet le transport des dimères à travers la barrière intestinale et améliore leur résistance aux attaques protéolytiques. SYN. ***PIÈCE SÉCRÉTOIRE, PIÈCE S.***

COMPOSÉ *s. m. (angl. compound)*. Substance chimique, de caractère organique ou inorganique, constituée par deux ou plusieurs éléments.

COMPRESSE *s. f. (angl. gauze, pad, swab, compress)*. Morceau de gaze ou de tissu, de taille variable, utilisé comme pansement, ou au cours de divers actes chirurgicaux.

COMPRESSEUR *s. m. (angl. compressor)*. **1.** Dispositif servant à arrêter le cours du sang en cas d'hémorragie. **2.** En radiologie, dispositif permettant de provoquer une compression, généralement abdominale, nécessaire à l'examen.

COMPRESSIF *adj. (angl. compressive)*. Qui sert à comprimer. EX. *bandage compressif.*

COMPRESSION *s. f. (angl. compression)*. Pression exercée sur un corps quelconque (ou sur un organe ou une région de l'organisme) par une force extérieure, qui tend à réduire son volume. ☞ ***HEIMLICH (MANŒUVRE DE), VALSALVA (ÉPREUVE OU MANŒUVRE DE).*** ◇ **DIGITALE** *(angl. digital —)*. Compression d'un vaisseau sanguin avec les doigts, afin d'arrêter une hémorragie. ◇ **INSTRUMENTALE** *(angl. instrumental —)*. Compression d'un vaisseau sanguin à l'aide d'instruments, pour obtenir l'hémostase. ◇ **MÉDULLAIRE** *(angl. spinal cord —)*. Symptômes en rapport avec la compression de la moelle par une tumeur, une fracture, etc. Elle associe des signes radiculaires et des signes sous-lésionels. La compression peut être d'origine extradurale (épidurite, hernie discale, etc.), intradurale (tumeurs nerveuses) ou intramédullaire (exceptionnelle).

COMPRIMÉ *s. m. (angl. tablet)*. Préparation pharmaceutique en forme de pastille, dans laquelle la substance médicamenteuse en poudre est comprimée. ◇ **SÉCABLE** *(angl. scored —)*. Comprimé présentant une rainure facilitant sa partition.

COMPTAGE *s. m. (angl. counting)*. ☞ ***NUMÉRATION.***

COMPTE-GOUTTES *s. m. (angl. dropper)*. Dispositif permettant de laisser s'écouler un liquide goutte à goutte.

COMPTEUR *s. m. (angl. counter)*. Appareil permettant de mesurer des grandeurs physiques ou de compter des particules ionisantes. ◇ **À SCINTILLATION** *(angl. scintillation —)*. Instrument permettant de déceler la présence de particules ionisantes au moyen d'un cristal qui les absorbe et les transforme en un scintillement lumineux visible sur un écran. Il est utilisé en médecine pour déterminer la concentration des isotopes radioactifs introduits dans l'organisme. SYN. ***COMPTEUR DE PARTICULES, COMPTEUR DE GEIGER-MULLER.***

COMPULSION *s. f. (angl. compulsion)*. Impulsion irrésistible et désagréable à exécuter un acte contraire au jugement ou à la volonté de celui qui le réalise, visant à pallier l'angoisse. ◇ **DE RÉPÉTITION** *(angl. repetition —)*. En psychanalyse, processus d'origine inconsciente par lequel l'individu tend à se placer dans des situations pénibles ou à répéter des conduites semblables à d'autres déjà vécues, comme expression dans le présent de conflits anciens refoulés.

CONATION *s. f. (angl. conation)*. Processus psychiques aboutissant à l'action.

Conc A *s. f. (angl. Conc A)*. Abréviation de concanavaline A. ☞ ***CONCANAVALINE A.***

CONCANAVALINE A *s. f. (angl. Concanavaline A)*. Substance d'origine végétale, mitogène des lymphocytes T. Abréviation : Conc A.

CONCENTRATION *s. f. (angl. concentration)*. **1.** Augmentation de la proportion d'une substance dans une solution, par évaporation du solvant (l'eau en général). **2.** Proportion d'une substance dissoute dans une solution. On peut l'exprimer de différentes manières (molarité, molalité). **3.** Fixation de l'attention sur un sujet déterminé. ◇ **CORPUSCULAIRE MOYENNE EN HÉMOGLOBINE** *(angl. mean corpuscular hemoglobin [MCH])*. Rapport entre le poids de l'hémoglobine et le volume globulaire contenu dans un même volume de sang. Abréviation : CCMH. ◇ **DE L'HÉMOGLOBINE** *(angl. haemoglobin —)*. Taux pondéral de l'hémoglobine dans le sang, exprimé soit en grammes par litre ou par 100 mL, soit en pourcentage de la normale, soit par rapport au nombre de globules rouges (taux moyen d'hémoglobine par cellule), soit par rapport à l'hématocrite (concentration hémoglobinique moyenne). ◇ **MOLAIRE** *(angl. molar —)*. ☞ ***MOLARITÉ.***

CONCENTRÉ 1. *adj.* *(angl. concentrated).* Se dit d'une substance en solution dont on a éliminé une partie du solvant (s'emploie aussi comme substantif). 2. *s. m.* *(angl. concentrate).* Préparation contenant une forte proportion de produit actif.

CONCEPT *s. m.* *(angl. concept).* Représentation mentale d'une réalité concrète ou abstraite.

CONCEPTION *s. f.* *(angl. conception).* 1. Fécondation de l'ovule. 2. En psychologie, opération de l'entendement et de la formation des concepts.

CONCHININE *s. f.* *(angl. quinidine).* ☞ ***QUINIDINE.***

CONCHOTOMIE *s. f.* *(angl. conchotomy).* 1. Incision chirurgicale d'un cornet nasal. 2. Turbinectomie partielle.

CONCLINAISON *s. f.* *(angl. conclination).* Mouvement de rotation interne involontaire des deux yeux, réalisé lors de l'abaissement du regard, entraînant la convergence vers le haut des méridiens verticaux. S'oppose à la disclinaison.

CONCOMITANT *adj.* *(angl. concomitant).* Qui accompagne un autre fait ; qui coïncide avec lui. Se dit d'un type de strabisme non modifié par le changement dans la direction du regard.

CONCRÉTION *s. f.* *(angl. concretion).* Production solide se développant dans un organe ou un tissu au cours d'une affection, le plus souvent de nature inflammatoire. ~ **CALCAIRE** *(angl. calcic —).* Dépôts de carbonate de calcium et de phosphate de calcium qui se constituent dans certains organes. ~ **TOPHACÉE** *(angl. tophic —).* ☞ ***TOPHUS.***

CONDENSANT *adj.* *(angl. condensating).* Qui condense ; se dit d'une forme d'ostéite.

CONDENSATION *s. f.* *(angl. condensation).* 1. Processus par lequel une matière devient plus dense. 2. Passage d'un corps de l'état gazeux à l'état liquide. 3. Mécanisme mental par lequel une représentation psychique exprime les significations latentes de deux ou plusieurs chaînes associatives convergentes. Il s'agit d'une des modalités principales du fonctionnement inconscient, en particulier dans les rêves et dans la formation des symptômes (Freud).

CONDITIONNEMENT *s. m.* 1. *(angl. packaging).* Forme particulière sous laquelle est présenté un médicament dans le commerce. 2. *(angl. conditioning).* En psychologie, toute technique répétitive qui permet l'organisation d'un nouveau comportement par l'acquisition de réflexes conditionnés. ~ **CLASSIQUE OU PAVLOVIEN** *(angl. classical or pavlovian conditioning).* Conditionnement qui associe deux stimuli, l'un conditionnel et l'autre non conditionnel, et au cours duquel la même réponse s'obtient finalement en appliquant seulement le stimulus non conditionnel. ~ **OPÉRANT** *(angl. operant conditioning).* Conditionnement dans lequel une attitude souhaitée est renforcée en donnant au sujet une récompense chaque fois qu'il effectue une action. L'attitude devient finalement automatique sans nécessité de récompense.

CONDOM *s. m.* *(angl. condom).* ☞ ***PRÉSERVATIF.***

CONDUCTEUR *(angl. conductor).* 1. *adj.* Qui est capable de transmettre la chaleur, l'électricité ou le son. 2. *s. m.* Porteur sain d'une maladie héréditaire ; par exemple, la fille d'un hémophile. 3. Sonde cannelée utilisée en chirurgie.

CONDUCTIBILITÉ *s. f.* *(angl. conductance).* 1. Propriété que possèdent certains corps de conduire la chaleur ou l'électricité. 2. Propriété que possèdent certaines structures de propager une excitation. ~ **INDIFFÉRENTE** *(angl. indifferent —).* Capacité des nerfs sensitifs à conduire les influx dans les deux sens (centripète et centrifuge).

CONDUCTION *s. f.* *(angl. conduction).* Transmission des ondes sonores, de la chaleur, de l'électricité, etc., à travers un milieu solide, liquide ou gazeux. ~ **ABERRANTE** ☞ ***ABERRATION VENTRICULAIRE.*** ~ **AÉRIENNE** *(angl. aerial —).* Transmission des sons à la cochlée par les vibrations qui se propagent dans l'air. ~ **AÉROTYMPANIQUE** *(angl. aerotympanal —).* ☞ ***CONDUCTION AÉRIENNE.*** ~ **ANTÉROGRADE** *(angl. anterograde —).* En cardiologie, conduction normale d'un influx, des atria vers la jonction atrioventriculaire puis vers les ventricules. ~ **ANTIDROMIQUE** *(angl. antidromic —).* Conduction nerveuse dans un sens contraire au sens normal. ~ **OSSEUSE** *(angl. bone —).* Mode de transmission des sons à la cochlée par l'intermédiaire des os du crâne. SYN. ***CONDUCTION CRÂNIENNE, CONDUCTION OSTÉO-TYMPANIQUE.*** ~ **RÉTROGRADE** *(angl. retrograde —).* En cardiologie, conduction de l'onde d'excitation cardiaque en direction inverse de la normale, c'est-à-dire des ventricules vers les atria. ~ **SYNAPTIQUE** *(angl. synaptic —).* Conduction de l'excitation nerveuse au niveau des synapses ganglionnaires. ~ **(TROUBLES DE LA)** *(angl. — disturbances).* Perturbation de l'onde d'excitation intracardiaque à type de ralentissement ou d'arrêt entraînant généralement des troubles de rythme.

CONDUIT *s. m.* *(NA. ductus).* *(angl. duct, meatus).* ~ **ARTÉRIEL** *(NA. — arteriosus).* *(angl. ductus arteriosus).* Canal qui, chez le fœtus, va de la branche gauche de l'artère pulmonaire à l'aorte. Il s'oblitère normalement à la naissance. SYN. ***CANAL DE BOTAL.*** ~ **AUDITIF EXTERNE** Ancienne dénomination. ☞ ***MÉAT ACOUSTIQUE EXTERNE.*** ~ **AUDITIF INTERNE** Ancienne dénomination. ☞ ***MÉAT ACOUSTIQUE INTERNE.*** ~ **AUDITIF INTERNE (SYNDROME DU)** *(angl. internal auditory meatus syndrome).* Surdité, acouphènes, nystagmus, vertiges et paralysie faciale périphérique par compression des VIIe et VIIIe paires crâniennes par un neurinome du VIII ou une infection. ~ **BILIAIRE** *(angl. interlobular bile duct).* Ensemble des canaux intra et extra-hépatiques où circule la bile. SYN. ***CANAL BILIAIRE.*** ~ **CHOLÉDOQUE** *(NA. — choledocus).* *(angl. choledocus duct).* Segment de la voie biliaire principale, formé par la réunion du conduit hépatique commun et du conduit cystique et qui conduit la bile au duodénum. SYN. *CHOLÉDOQUE, CANAL CHOLÉDOQUE.* ◇ **COCHLÉAIRE** *(NA. — cochlearis). (angl. cochlear canal).* Tube membraneux spiralé contenu dans la cochlée osseuse. SYN. *CANAL COCHLÉAIRE.* ◇ **CYSTIQUE** *(NA. — cysticus). (angl. cystic duct).* Canal excréteur de la vésicule biliaire qui, après sa réunion avec le conduit biliaire commun, se continue par le conduit cholédoque. SYN. *CANAL CYSTIQUE.* ◇ **DÉFÉRENT** *(NA. — deferens). (angl. deferent duct).* Canal excréteur du testicule, qui part de la queue de l'épididyme, forme une partie du cordon spermatique et, après avoir reçu le conduit excréteur de la vésicule séminale, devient le conduit éjaculateur. SYN. *CANAL DÉFÉRENT.* ◇ **ÉJACULATEUR** *(NA. — ejaculatorius). (angl. ejaculatory duct).* Canal continuant le conduit déférent depuis son union avec la vésicule séminale. Il s'ouvre dans la portion prostatique de l'urètre. SYN. *CANAL ÉJACULATEUR.* ◇ **ENDOLYMPHATIQUE** *(NA. — endolymphaticus). (angl. endolymphatic duct).* Prolongement tubulaire du labyrinthe membraneux de l'oreille, qui va de l'aqueduc du vestibule jusqu'à la cavité crânienne, où il se termine sous la dure-mère en un cul-de-sac, le cul-de-sac endolymphatique. ◇ **ÉPIDIDYMAIRE** *(NA. — epididymidis). (angl. duct of epididymidis).* Long tube tortueux qui forme l'épididyme ; il se continue par le conduit déférent. SYN. *CANAL ÉPIDIDYMAIRE.* ◇ **HÉPATIQUE COMMUN** *(NA. — hepaticus communis). (angl. common hepatic duct).* Conduit biliaire, qui s'unit avec le conduit cystique pour former le conduit cholédoque. SYN. *CANAL HÉPATIQUE.* ◇ **LACTIFÈRE** *(NA. — lactiferi). (angl. lactiferous duct).* Chacun des canaux excréteurs de la glande mammaire ; ils sont au nombre de 15 à 20. SYN. *CANAL GALACTOPHORE.* ◇ **LACRYMAL** *(NA. — lacrymalis). (angl. lacrymal duct).* ☞ *CANALICULE LACRYMAL.* ◇ **PANCRÉATIQUE** *(NA. — pancreaticus). (angl. pancreatic duct).* Canal excréteur principal du pancréas qui s'ouvre dans le duodénum. SYN. *CANAL PANCRÉATIQUE.* ◇ **PANCRÉATIQUE ACCESSOIRE** *(NA. — pancreaticus accessorius). (angl. ductus pancreaticus accessorius).* Conduit excréteur accessoire du pancréas, qui traverse la partie supérieure de la tête du pancréas jusqu'au sommet de la papille duodénale mineure. Il fonctionne normalement comme un affluent du conduit pancréatique principal. SYN. *CANAL PANCRÉATIQUE ACCESSOIRE.* ◇ **PARAMÉSONÉPHRIQUE** *(NA. — paramesonephricus). (angl. paramesonephric duct).* Nom des deux canaux embryonnaires qui débouchent dans le sinus urogénital et formeront l'utérus, les trompes et une partie du vagin. Chez l'homme, ces canaux s'atrophieront. ◇ **PAROTIDIEN** *(NA. — parotideus). (angl. parotid duct).* Canal excréteur de la glande parotide. Il s'ouvre dans la bouche par un orifice situé en regard de la première ou de la deuxième molaire supérieure. SYN. *CANAL PAROTIDIEN, CANAL DE STÉNON.* ◇ **SUBMANDIBULAIRE** *(NA. — submandibularis). (angl. submandibular duct).* Le plus volumineux des canaux excréteurs de la glande submandibulaire. SYN. *CANAL SUBMANDIBULAIRE, CANAL DE WHARTON.* ◇ **THORACIQUE** *(NA. — thoracicus). (angl. thoracic duct).* Le plus volumineux des troncs lymphatiques du corps, qui draine tous les lymphatiques sous-diaphragmatiques, à l'exception d'une partie des lymphatiques du foie et des lymphatiques de la partie sus-ombilicale de la paroi abdominale. Il naît à l'intérieur de l'abdomen, en arrière de l'aorte, de l'union des deux troncs lymphatiques lombaires. La dilatation inconstante qu'il présente à l'origine est la citerne du chyle. SYN. *CANAL THORACIQUE.* ◇ **THYRÉOGLOSSE** *(angl. thyroglossal duct).* Canal embryonnaire qui s'étend entre le cartilage thyroïde et la partie postérieure de la langue. Son ouverture est représentée, chez l'adulte, par le trou borgne de la langue.

CONDUITE *s. f. (angl. conduct, behaviour).* Ensemble des actions par lesquelles un individu cherche à répondre à une situation. Au sens large, elle comprend les actes plus complexes dépendant de la fonction psychique. ☞ *COMPORTEMENT.*

CONDUITS *(angl. ducts).* ◇ **BILIAIRES** *(NA. ductuli biliferi interlobulares). (angl. bile —).* Ensemble des canaux intrahépatiques et extrahépatiques dans lesquels circule la bile. SYN. *CANAUX BILIAIRES.* ◇ **EFFÉRENTS** *(NA. ductuli efferentes testis). (angl. efferent ducts).* Fins canaux qui unissent le rete testis à l'épididyme. ◇ **SUBLINGUAUX ACCESSOIRES** *(NA. ductus sublinguales minores). (angl. minor sublingual duct).* Conduits secondaires drainant la glande sublinguale.

CONDUPLICATIO CORPORIS *(angl. conduplicato corporis).* Plicature en « V » du corps du fœtus lors de l'expulsion spontanée d'une présentation par l'épaule.

CONDYLARTHROSE *s. f. (angl. condylarthrosis).* Articulation s'effectuant au moyen d'un condyle et d'une cavité glénoïde. SYN. *ARTICULATION ELLIPSOÏDE.*

CONDYLE *s. m. (NA. condylus). (angl. condyle).* Éminence arrondie à l'extrémité articulaire d'un os, comme par exemple les condyles du fémur, interne et externe, ceux de l'occipital, de chaque côté du trou occipital, qui s'articulent avec l'atlas, et ceux de la mandibule, qui s'articulent avec les maxillaires. ◇ **DE L'HUMÉRUS** Ancienne dénomination. ☞ *CAPITULUM DE L'HUMÉRUS.* ◇ **LATÉRAL DU TIBIA** *(NA. — lateralis tibiae). (angl. lateral — condyle of tibia).* Partie externe de l'extrémité supérieure du tibia. Elle s'articule en arrière et en dehors avec la fibula. ◇ **MÉDIAL DU TIBIA** *(NA. — medialis tibiae). (angl. medial — condyle of tibia).* Partie interne de l'extrémité supérieure du tibia. Elle donne insertion au muscle semi-membraneux.

CONDYLECTOMIE *s. f. (angl. condylectomy).* Résection d'un condyle.

CONDYLOÏDE *adj. (angl. condyloid).* Qui ressemble à un condyle.

CONDYLOMATOSE *s. f. (angl. condylomatosis).* Présence de condylomes multiples.

CONDYLOME *s. m. (angl. condyloma).* Tumeur rosée ressemblant à une verrue, siégant sur les muqueuses génitale ou anale. ◇ **ACUMINÉ** *(angl. — acuminata).* Néoformation d'origine virale, auto- et hétéro-inoculable, localisée au niveau des muqueuses génitales et ayant souvent un aspect en chou-fleur. Les condylomes acuminés sont également appelés crêtes de coq ou végétations vénériennes. Elles sont dues à un papillomavirus. ◇ **PLAT** *(angl. flat —).* Syphilide papulo-hypertrophique de la période secondaire de la syphilis, localisée sur les muqueuses génitale ou anale.

CONDYLOTOMIE *s. f. (angl. condylotomy).* Incision chirurgicale d'un condyle.

CÔNE *s. m. (angl. cone).* Toute structure anatomique, pleine ou creuse, ayant à peu près une forme conique (base circulaire opposée à un sommet pointu). ◇ **ARTÉRIEL** *(NA. conus arteriosus). (angl. arterial —).* Angle antérieur et supérieur du ventricule droit du cœur. ◇ **D'ATTRACTION** *(angl. attraction —).* Éminence conoïde qui se forme à la surface de l'ovule au point de pénétration du spermatozoïde. ◇ **ÉLASTIQUE DU LARYNX** *(NA. conus elasticus). (angl. elastic —).* Partie sous-glottique du larynx. ◇ **KÉRATOSIQUE** *(angl. keratotic —).* Nom donné aux élevures hyperkératosiques des mains et des pieds dans la kératose blennorragique. ◇ **MÉDULLAIRE** *(NA. conus medullaris). (angl. medullary —).* Extrémité inférieure de la moelle épinière. SYN. ***CÔNE TERMINAL.*** ◇ **MÉDULLAIRE (SYNDROME DU)** *(angl. terminal — syndrome).* Lésion sensitivomotrice des racines sacrales de L5-S5, caractérisée par une paralysie bilatérale des membres inférieurs, des douleurs pluriradiculaires, une anesthésie cutanéomuqueuse de la région périnéorectale et des troubles génitosphinctériens. SYN. ***SYNDROME DU CÔNE TERMINAL.*** ◇ **OCULAIRE (OU VISUEL)** *(angl. ocular —, visual —).* Faisceau de rayons lumineux possédant une forme conique, dont la base correspond à la pupille, et le sommet à l'image formée sur la rétine. ◇ **RÉTINIEN (OU DE LA RÉTINE)** *(angl. retinal — cell).* Cellules de la rétine, photoréceptrices, situées surtout dans la région de la macula. Ils assurent la vision diurne, fine et colorée. ◇ **TERMINAL** *(angl. terminal —).* ☞ ***CÔNE MÉDULLAIRE.***

CONFABULATION *s. f. (angl. confabulation).* Symptôme de certains états de déficit mnésique, consistant en un récit imaginaire, suppléant aux troubles de la mémoire et rapidement oublié par celui-là même qui l'a conçu.

CONFIGURATION *s. f. (angl. configuration).* **1.** Forme générale d'un corps. **2.** Arrangement dans l'espace des atomes d'une molécule.

CONFLIT *s. m. (angl. conflict).* Antagonisme, lutte, opposition. ◇ **PSYCHIQUE** *(angl. psychical —).* Existence chez l'individu de deux tendances internes contraires (entre deux sentiments antagonistes ou deux tendances pulsionnelles ou entre les différentes instances psychiques). Le conflit peut être latent, se présenter sous forme manifeste, ou s'exprimer par des symptômes.

CONFLUENT *s. m. (angl. cistern, confluence).* Ancienne dénomination. ☞ ***CITERNE.*** ◇ **DES SINUS** *(NA. confluens sinuum). (angl. confluence of sinuses).* Confluence des sinus de la dure-mère au niveau de la protubérance occipitale interne.

CONFRONTATION ANATOMOCLINIQUE *(angl. anatomoclinical confrontation).* Séance au cours de laquelle le cas d'un malade est exposé et discuté devant les médecins et les étudiants.

CONFUSION *s. f. (angl. confusion).* **1.** Désordre, agitation. **2.** État de ce qui n'est pas bien défini mentalement. ◇ **MENTALE** *(angl. mental —).* Syndrome psychiatrique, de survenue aiguë en général, qui se caractérise par une obnubilation de la conscience, une désorientation temporo-spatiale, une perplexité anxieuse et des troubles de la mémoire. Elle peut être primitive ou secondaire à un processus infectieux ou toxique.

CONGÉNIQUE *adj.* Qui possède le même ensemble de gènes.

CONGÉNITAL *adj. (angl. congenital).* Qui existe à la naissance et dont l'origine remonte à la vie intra-utérine.

CONGESTIF *adj. (angl. congestive).* Qui se rapporte, qui est associé ou qui est dû à la congestion.

CONGESTINE *s. f. (angl. congestin).* Venin des actinies ou anémones de mer, isolé par Richet et Portier, appelé ainsi parce qu'il provoque une congestion intense de la peau.

CONGESTION *s. f. (angl. congestion).* Accumulation excessive de sang dans les vaisseaux d'un organe ou d'un tissu. SYN. ***HYPERÉMIE, HYPERHÉMIE.*** ◇ **ACTIVE** *(angl. active —).* Congestion par afflux exagéré de sang artériel, en rapport avec une dilatation des vaisseaux du système artériel. ◇ **CÉRÉBRALE** *(angl. cerebrovascular stroke).* SYN. ***ACCIDENT VASCULAIRE CÉRÉBRAL.*** ◇ **FONCTIONNELLE** *(angl. functional —).* Augmentation de l'irrigation sanguine d'un organe durant son activité. SYN. ***CONGESTION PHYSIOLOGIQUE.*** ◇ **HYPOSTATIQUE** *(angl. hypostatic —).* Congestion de la partie inférieure d'un organe sous l'effet de la gravité lorsque la circulation est perturbée. ◇ **NEUROPARALYTIQUE** *(angl. neuroparalytic —).* Congestion produite par la paralysie des fibres constrictrices des nerfs vasomoteurs. ◇ **NEUROTONIQUE** *(angl. neuro-*

tonic —). Congestion due à l'irritation des nerfs vasodilatateurs. ◇ **PASSIVE** *(angl. passive —)*. Congestion due à une gêne à l'écoulement du sang veineux. SYN. ***CONGESTION VEINEUSE, STASE.*** ◇ **PHYSIOLOGIQUE** *(angl. physiologic —)*. ☞ ***CONGESTION FONCTIONNELLE.*** ◇ **VEINEUSE** *(angl. venous —)*. ☞ ***CONGESTION PASSIVE.***

CONGLUTINATION *s. f. (angl. conglutination)*. Formation d'agglomérats de globules rouges sensibilisés par un anticorps et ayant fixé le complément sous l'influence de la conglutinine (protéine se liant à un complexe immun).

CONGLUTININE *s. f. (angl. conglutinin)*. Protéine propre au sérum des bovidés, qui se lie spontanément au complexe immun (se fixant sur la fraction C3 du complément) et qui peut ainsi agglutiner des éléments figurés ou des substances fixant le complément (par exemple, hématies, anticorps spécifiques). ☞ ***CONGLUTINATION.***

CONGO (ROUGE) *(angl. Congo red)*. Sel sodique de l'acide diphényldiazobisnaphtionique ; colorant rouge qui devient bleu sous l'action de l'acide chlorhydrique. Il est utilisé comme colorant cytoplasmique et dans l'étude de la sécrétion du suc gastrique.

CONGRÉS *s. m. (angl. congress)*. Désignait une épreuve légale (abolie en France au 17e siècle) consistant à vérifier, en présence de chirurgiens et de sage-femmes, l'impuissance de l'époux lorsque la femme se fondait sur cette raison pour demander la nullité du mariage (terme désuet).

CONGRUENCE *s. f. (angl. congruence)*. Bonne concordance de deux structures, par exemple de deux extrémités articulaires après la réduction d'une luxation, ou bien de deux phénomènes.

CONIDIE (OU CONIDIOSPORE) *(angl. conidium)*. Spore asexuée située à l'extrémité d'un filament de mycélium.

CONIDIOPHORE *s. m. (angl. conidiophore)*. Hyphe, ramifiée ou non, du mycélium aérien, porteuse de conidiospores.

CONIOMÈTRE *s. m. (angl. coniometer)*. Appareil permettant de mesurer le taux des poussières en suspension dans l'air.

CONIOSE *s. f. (angl. coniosis)*. Toute affection provoquée par l'inhalation de poussières.

CONIOSPORIOSE *s. f. (angl. coniosporosis)*. Pneumopathie immuno-allergique chez les forestiers qui écorcent les érables, due à une moisissure : le *Conosporium corticale*.

CONISATION *s. f. (angl. conization)*. Prélèvement d'un fragment de tissu de forme conique, par exemple sur la muqueuse cervicale de l'utérus (conisation du col utérin).

CONJONCTIF *adj. (angl. connective)*. Qui unit. Qualifie en particulier le tissu de soutien formé de fibres élastiques et de cellules. ☞ ***TISSU CONJONCTIF.***

CONJONCTIVE *s. f. (NA. tunica conjunctiva). (angl. conjunctiva)*. Fine membrane muqueuse transparente, qui tapisse la face interne des paupières (conjonctive palpébrale) et la face antérieure du globe oculaire (conjonctive bulbaire ou oculaire) ; elle unit le fond des paupières au globe oculaire, permettant leur glissement l'un sur l'autre. SYN. ***TUNIQUE CONJONCTIVE.***

CONJONCTIVITE *s. f. (angl. conjunctivitis)*. Toute inflammation de la conjonctive. ◇ **À INCLUSIONS** *(angl. inclusion —)*. Conjonctivite due à *Chlamydia trachomatis* dans laquelle les cellules épithéliales contiennent des inclusions intracytoplasmiques. Elle survient chez le nouveau-né par contamination lors de l'accouchement ou à l'occasion de bains en pisicine. SYN. ***CONJONCTIVITE DES PISCINES.*** ◇ **ACTINIQUE** *(angl. actinic —)*. ☞ ***OPHTALMIE DES NEIGES.*** ◇ **ALLERGIQUE** *(angl. allergic —)*. Conjonctivite liée à des facteurs allergiques, comme celle que l'on observe dans le rhume des foins. ◇ **ANGULAIRE** *(angl. angular —)*. Conjonctivite localisée au niveau des canthus interne et externe des yeux et due au diplobacille de Morax-Axenfeld. ◇ **CATARRHALE** *(angl. catarrhal —)*. Forme légère de conjonctivite avec exsudat muqueux, accompagnant souvent le coryza, la grippe, etc. ◇ **DIPHTÉRIQUE** *(angl. diphteritic —)*. Forme de conjonctivite pseudo-membraneuse, due au bacille de Klebs-Löffler. ◇ **ÉGYPTIENNE** *(angl. Egyptian —)*. ☞ ***TRACHOME.*** ◇ **ÉPIDÉMIQUE** *(angl. epidemic —)*. Conjonctivite due au bacille de Weeks, caractérisée par une hyperémie qui donne à la conjonctive un aspect rosé anormal. ◇ **FOLLICULAIRE** *(angl. follicular —)*. Conjonctivite caractérisée par la présence de petits follicules roses, localisés au niveau de la conjonctive palpébrale, d'origine virale. ◇ **GONOCOCCIQUE** *(angl. gonoccocal —)*. Conjonctivite due à une infection par le gonocoque. ☞ ***CONJONCTIVITE PURULENTE.*** ◇ **GRANULEUSE** *(angl. granular —)*. ☞ ***TRACHOME.*** ◇ **MEMBRANEUSE** *(angl. membranous —)*. Conjonctivite caractérisée par la formation de membranes. Elle est d'origine bactérienne. ◇ **MUCOPURULENTE** *(angl. mucopurulent —)*. Conjonctivite s'accompagnant d'une sécrétion mucopurulente. ◇ **PÉTRIFIANTE** *(angl. petrifying —)*. Conjonctivite caractérisée par la formation de dépôts calcaires sur la conjonctive palpébrale. ◇ **PHLYCTÉNULAIRE** *(angl. phlyctenular —)*. Conjonctivite caractérisée par la présence de petites vésicules (phlyctènes), chacune d'elles étant entourée d'une zone rougeâtre. ◇ **PRINTANIÈRE** *(angl. vernal —)*. Conjonctivite de cause inconnue caractérisée par des végétations en forme de « pavage » sur la conjonctive, à recrudescence printanière. Se voit chez le garçon et disparaît à la puberté. ◇ **PURULENTE** **1.** *(angl. purulent —)*. Conjonctivite caractérisée par un écoulement purulent plus ou moins abondant. **2.** *(angl. ophtalmia neonatorum)*. Conjonctivite gonococcique du nouveau-né. SYN. ***OPHTALMIE PURULENTE.***

CONJONCTIVOME *s. m. (angl. conjunctivoma).* Tumeur conjonctivale congénitale bénigne d'origine branchiale.

CONJONCTIVOPLASTIE *s. f. (angl. conjunctivoplasty).* Intervention de chirurgie plastique sur la conjonctive.

CONJONCTIVO-URÉTHRO-SYNOVIAL (SYNDROME) *(angl. Reiter's disease).* ☞ ***FIESSINGER-LEROY-REITER (SYNDROME DE).***

CONJUGAISON *s. f. (angl. conjugation).* **1.** En chimie, union de deux composés pour en donner un troisième. **2.** Union de deux micro-organismes au cours de laquelle ils échangent leur substance nucléaire. ◇ **BACTÉRIENNE** *(angl. bacterial —).* Processus de recombinaison génétique propre aux bactéries à Gram négatif, par lequel une bactérie (donneuse ou mâle) porteuse du facteur F ou R transfère du matériel génétique à une autre bactérie (réceptrice ou femelle). Il implique un contact cellulaire, réalisé grâce aux pili sexuels. Des caractères très divers, tels que la résistance à certains antibiotiques, sont susceptibles de faire l'objet d'un transfert. ◇ **(TROU DE)** *(angl. conjugate foramen).* ☞ ***FORAMEN INTERVERTÉBRAL.***

CONJUGATA *s. f. (angl. conjugate diameter).* Diamètre promonto-rétropubien.

CONJUGUÉ *adj. (angl. conjugate).* **1.** Qui est disposé par paires. **2.** Se dit de structures anatomiques concourant à la même fonction, comme les nerfs conjugués, ou de mouvements s'effectuant en même temps et de façon parallèle, comme les mouvements conjugués des yeux. **3.** Se dit d'un composé organique uni à un autre. Ex. *bilirubine conjuguée.*

CONN (SYNDROME DE) *(angl. Conn's syndrome).* Hyperaldostéronisme primaire, caractérisé par une hypertension artérielle permanente, une polydypsie avec polyurie, une faiblesse musculaire avec accès de tétanie, une hypokaliémie, une alcalose et une augmentation du taux d'aldostérone et de tétrahydroaldostérone urinaire. Ces troubles sont provoqués par un adénome de la zone glomérulée de la glande suprarénale ou, plus rarement, par une hyperplasie surrénalienne bilatérale, avec hyperproduction d'aldostérone.

CONNECTIF *adj. (angl. connective).* SYN. (peu usité de) ***CONJONCTIF.***

CONNECTIVITE *s. f. (angl. connective tissue disease).* Terme discutable mais consacré par l'usage regroupant un certain nombre d'affections apparemment dissemblables, mais qui présentent toutes une caractéristique commune : la dégénérescence fibrinoïde du tissu conjonctif. Entrent dans ce groupe la polyarthrite rhumatoïde, le syndrome de Gougerot-Sjögren, le lupus érythémateux systémique, les sclérodermies systémiques, les dermatopolymyosites, la polychondrite atrophiante et le syndrome de Sharp. ☞ ***COLLAGÈNE (MALADIE DU).*** ◇ **MIXTE** *(angl. mixed —).* ☞ ***SHARP (SYNDROME DE).***

CONNEXION INTERLARYNGÉE *(NA. ramus communicans nervi laryngei superioris cum nervo laryngeo superiore). (angl. communicating branch recurrent of superior laryngeal nerve with internal laryngeal nerve).* Filet anastomotique entre le nerf laryngé supérieur et le nerf récurrent, au niveau du larynx. SYN. ***ANSE DE GALIEN.***

CONNELL (SUTURE DE) *(angl. Connell's suture).* Suture intestinale invaginante, par des points en U qui intéressent la totalité des tuniques intestinales et qui se nouent dans la lumière de l'intestin.

CONNIVENT *adj.* Qui ferme ; qui tend à se rapprocher. ☞ ***VALVULE CONNIVENTE.***

CONOR ET BRUCH (MALADIE DE) *(angl. Conor and Bruch disease).* ☞ ***FIÈVRE BOUTONNEUSE MÉDITERRANÉENNE.***

CONQUE *s. f. (NA. concha auriculae). (angl. concha).* Cavité de la face externe de l'auricule, où s'ouvre le méat acoustique externe.

CONQUININE *s. f. (angl. conquinine).* ☞ ***QUINIDINE.***

CONRADI-HÜNERMANN (MALADIE DE) *(angl. Conradi-Hünermann syndrome).* Maladie congénitale familiale consistant en une chondrodystrophie avec calcifications épiphysaires ponctuées au niveau des cartilages des os longs et, moins souvent, des os courts et plats. Elle est fréquemment associée à une cataracte et à des manifestations cutanées (ichtyose, hyperkératose). SYN. ***MALADIE CONGÉNITALE DES ÉPIPHYSES POINTILLÉES OU CHONDRODYSPLASIE PONCTUÉE.***

CONSANGUINITÉ *s. f. (angl. consanguinity).* Parenté sanguine entre des individus ayant le même père ou un ascendant commun.

CONSCIENCE *s. f. (angl. consciousness).* Connaissance intuitive ou réflexive que l'individu a de lui-même ou de ses changements, du milieu qui l'entoure et de ses modifications. En accord avec la théorie métapsychologique de Freud, la conscience est la fonction du système perception-conscience. ◇ **DOUBLE** *(angl. double —, coconsciousness).* État transitoire ou permanent de division de la conscience dans lequel l'individu présente, de manière simultanée ou successive, des modalités de comportement séparées et souvent antithétiques. Elle peut s'observer dans les états crépusculaires hystériques et épileptiques. ◇ **MORALE** *(angl. moral sense).* Faculté permettant de discerner le bien du mal. ◇ **NOÉTIQUE** *(angl. noetic —).* Prise de conscience par laquelle un individu parvient à se connaître soi-même.

CONSCIENT **1.** *adj. (angl. conscious).* Qui comprend et pense avec connaissance ou conscience. **2.** *s. m. (angl. consciousness.).* En psychanalyse, un des sytèmes constitutifs de l'appareil psychique qui reçoit les informations de l'intérieur et du monde externe. Le terme conscient fait aussi allusion à l'ensemble des représentations (idées, sentiments, etc.) accessibles au moi et présents dans le champ actuel de la conscience.

CONSEIL GÉNÉTIQUE ☞ *GÉNÉTIQUE (CONSEIL).*

CONSENSUEL *adj. (angl. consensual).* Qui se produit de façon réflexe, après une stimulation indirecte ; s'utilise en particulier pour désigner la contraction des deux pupilles lorsqu'une seule est éclairée.

CONSENSUS *s. m. (angl. consensus).* **1.** Accord, en particulier sur les méthodes diagnostiques et thérapeutiques. **2.** En génétique, courte séquence d'ADN ou d'ARN impliquée dans un mécanisme commun de signalisation, par exemple pour l'épissage ou la régulation de la transcription.

CONSERVE *s. f.* **1.** *(angl. conserve).* Autrefois, préparation pharmaceutique de consistance molle, formée par le mélange de sucre et de substances végétales. **2.** *(angl. canned food).* Préparation alimentaire en vase clos, généralement stérilisée par la chaleur.

CONSOLIDATION *s. f. (angl. consolidation).* Soudure des fragments d'un os fracturé.

CONSOMPTION *s. f. (angl. consumption).* Amaigrissement et dépérissement progressifs, en particulier dans la tuberculose pulmonaire.

CONSONANT *adj. (angl. consonating rale).* Râle sec ou caverneux de condensation pulmonaire.

CONSTANTE *s. f. (angl. constant).* Donnée, principe ou fait non sujet à des modifications. ⟡ **URÉO-SÉCRÉTOIRE** ☞ *AMBARD (CONSTANTE D').*

CONSTIPATION *s. f. (angl. constipation).* Difficulté ou impossibilité d'évacuer les matières fécales. Elle peut être fonctionnelle ou secondaire à une lésion organique. ⟡ **SPASMODIQUE** *(angl. spastic —).* Constipation consécutive à une constriction spasmodique du côlon.

CONSTIPÉ *adj. (angl. constipated).* Qui souffre de constipation.

CONSTITUTIF *adj. (angl. constitutive).* État d'un gène qui est en permanence soit actif soit inactif, selon le mode de régulation en cause.

CONSTITUTION *s. f. (angl. constitution, personality).* **1.** Ensemble des caractéristiques anatomiques, physiologiques et psychiques propres à un individu. **2.** Dans un sens restrictif, structure morphologique d'un individu. ⟡ **NÉVROPATHIQUE** *(angl. neuropathic constitution).* État qui prédispose aux maladies psychiques. ⟡ **OBSESSIONNELLE** *(angl. obsessional personnality).* Constitution psychique particulière caractérisée par la tendance au doute tourmenté et à l'introspection exagérée. ⟡ **PSYCHOPATHIQUE** *(angl. psychopathic personnality).* Disposition innée qui prédispose aux psychoses.

CONSTRICTEUR *adj. (angl. constrictor).* Se dit d'un muscle dont la contraction comprime un organe, ou resserre un canal, un orifice. S'emploie aussi comme substantif.

CONSTRICTIF *adj. (angl. constrictive).* Qui se rapporte à la constriction, qui produit une constriction.

CONSTRICTION *s. f. (angl. constriction).* **1.** Compression circulaire ; resserrement ou sténose. **2.** Sensation subjective d'oppression ou de compression.

CONSULTANT *s. m. (angl. consultant).* Médecin spécialiste appelé pour donner son avis sur le cas difficile d'un malade.

CONSULTATION *s. f. (angl. consultation).* **1.** Examen d'un malade effectué par le médecin dans son cabinet et suivi d'avis et de prescriptions relatives au traitement. **2.** Recours, par un médecin traitant, à un ou plusieurs confrères en vue d'étudier un cas difficile. **3.** Service, rattaché à un hôpital, dans lequel les malades extérieurs viennent se faire examiner, traiter ou conseiller.

CONTACT *s. m. (angl. contact).* **1.** Situation de deux corps qui se touchent. **2.** Individu qui a été en contact avec un sujet contagieux et qui est susceptible de contracter et de transmettre l'infection (sujet contact). **3.** En psychologie et en psychiatrie, type de relation qu'établit le patient avec son milieu. ⟡ **DIRECT (OU IMMÉDIAT)** *(angl. direct or immediate —).* Contact établi entre un individu qui souffre d'une maladie contagieuse et un individu sain. ⟡ **INDIRECT (OU MÉDIAT)** *(angl. indirect or mediate —).* Transmission d'une maladie infectieuse par l'intermédiaire de l'air ou d'objets utilisés par un malade. ⟡ **LOMBAIRE** Perception par la main appliquée sous la région lombaire d'un rein augmenté de volume ou ptosé.

CONTACTOLOGIE *s. f. (angl. contactology).* Branche de l'ophtalmologie qui traite des lentilles de contact cornéennes, de leur indication, de leur adaptation sur la surface de l'œil et de leur tolérance par l'organisme.

CONTACTOLOGISTE *s. m.* Médecin spécialiste en contactologie.

CONTAGE *s. m.* Agent matériel qui transmet une infection, qu'il s'agisse du micro-organisme lui-même ou de substances qui le contiennent (expectorations, salive, etc.).

CONTAGION *s. f. (angl. contagion).* Transmission d'une maladie d'une personne à une autre par contact direct ou indirect. ⟡ **DIRECTE** *(angl. direct or immediate —).* Transmission d'une maladie d'une personne à une autre par contact direct. SYN. *CONTAGION IMMÉDIATE.* ⟡ **INDIRECTE** *(angl. indirect or mediate —).* Transmission d'une maladie contagieuse par le biais de l'air, de l'eau, des aliments, d'animaux contaminés, etc. SYN. *CONTAGION MÉDIATE.* ⟡ **MENTALE** *(angl. mental —).* Transmission d'un trouble psychique par influence mentale, par imitation ; par exemple : folie induite, épidémie psychique. SYN. *CONTAGION PSYCHIQUE.*

CONTAGIOSITÉ *s. f. (angl. contagiosity).* Caractère de ce qui est contagieux.

CONTAMINATEUR *adj. (angl. contaminant).* Qui transmet une maladie, vénérienne en particulier. S'emploie aussi comme substantif.

CONTAMINATION *s. f. (angl. contamination).* Envahissement d'un organisme vivant, d'une substance ou d'un objet par des micro-organismes. Si l'organisme vivant se prête à la multiplication et au développement des micro-organismes, la contamination est suivie d'une infection (ne pas confondre ces deux termes, qui ne sont pas synonymes).

CONTENTION *s. f. (angl. setting).* Maintien en bonne position d'un organe hernié, de fragments d'os fracturés ou d'une extrémité articulaire luxée, au moyen de bandages, attelles, plâtres, etc.

CONTENU LATENT, MANIFESTE *(angl. latent, manifest content).* Respectivement, partie cachée ou symbolique d'un rêve, et forme ou aspect extérieur de celui-ci dont le sujet se souvient. Par extension, s'applique à toute expression comportementale ou production verbale qui s'interprète par la psychanalyse.

CONTIGUÏTÉ *s. f. (angl. contiguity).* État de deux parties, corps ou éléments qui se touchent.

CONTINENCE *s. f. (angl. continence).* Abstention de rapports sexuels.

CONTINENT *adj. (angl. continent).* **1.** Qui s'abstient de rapports sexuels. **2.** Se dit d'un sphincter (anal, vésical) qui fonctionne normalement.

CONTINUITÉ *s. f. (angl. continuity).* État de tissus ne présentant pas de séparation entre eux. ◇ **(SOLUTION DE)** *(angl. loosening).* Division anormale d'une structure (organe, tissu, etc.) dont les éléments constitutifs sont normalement continus.

CONTONDANT *adj. (angl. contusive, blunt).* Se dit d'un objet ou d'un acte qui produit une contusion.

CONTRACEPTIF *(angl. contraceptive).* **1.** *adj.* Qui se rapporte à la contraception. EX. *méthode contraceptive.* **2.** *s. m.* Produit qui permet d'éviter une grossesse. Les contraceptifs peuvent être locaux : préservatifs (condoms et diaphragmes), stérilet, et oraux (pilule).

CONTRACEPTION *s. f. (angl. contraception).* Emploi de moyens en vue d'éviter une grossesse.

CONTRACTILE *adj. (angl. contractile).* Qui peut se contracter.

CONTRACTILITÉ *s. f. (angl. contractility).* Capacité de certains tissus, en particulier les fibres musculaires, de se contracter. ◇ **IDIOMUSCULAIRE** *(angl. idiomuscular —).* Contractilité propre aux muscles sans l'intervention du système nerveux. ◇ **NEUROMUSCULAIRE** *(angl. neuromuscular —).* Contractilité physiologique d'un muscle sous l'effet d'un stimulus nerveux.

CONTRACTION *s. f. (angl. contraction).* **1.** Diminution de volume ou de longueur d'un corps. **2.** Manifestation de la contractilité ; raccourcissement normal d'un muscle en réponse à un stimulus nerveux. ◇ **CLONIQUE** *(angl. clonic —).* Type de contraction musculaire caractéristique du clonus. ◇ **FIBRILLAIRE** *(angl. fibrillary —).* Contraction isolée de fibrilles musculaires sans effet locomoteur. ◇ **GALVANIQUE** *(angl. galvanic —).* Contraction musculaire produite par un courant électrique continu. ◇ **IDIOMUSCULAIRE** *(angl. idiomuscular —).* Contraction visible de faisceaux musculaires produite par la stimulation directe du muscle. ◇ **ISOMÉTRIQUE** *(angl. isometric —).* Augmentation de la tension d'un muscle sans modification de sa longueur. SYN. *CONTRACTION STATIQUE.* ◇ **ISOTONIQUE** *(angl. isotonic —).* Raccourcissement d'un muscle sans modification notable de sa tension. SYN. *CONTRACTION DYNAMIQUE.* ◇ **MYOTATIQUE** *(angl. myotatic —).* Contraction d'un muscle consécutive à sa brusque élongation, passive ou obtenue par percussion de son tendon. ◇ **TÉTANIQUE** *(angl. tetanic —).* État de tension continue d'un muscle strié, sous l'influence de stimulus nerveux se répétant à une fréquence élevée.

CONTRACTURE *s. f. (angl. contracture).* Contraction involontaire, prolongée, douloureuse, d'un ou de plusieurs muscles en général au cours d'un exercice musculaire. ◇ **FONCTIONNELLE OU HYSTÉRIQUE** *(angl. hysteric —).* Contracture qui constitue une manifestation somatique de l'hystérie et disparaît dans les états d'inconscience. ◇ **ISCHÉMIQUE DE VOLKMANN** *(angl. ischemic —).* ☞ *VOLKMANN (SYNDROME DE).* ◇ **PYRAMIDALE** *(angl. pyramidal rigidity).* Hypertonie par lésion du faisceau pyramidal.

CONTRAGESTION *s. f. (angl. barrier contraception).* Type de contraception comme le stérilet et les antiprogestérones empêchant la nidation de l'ovule fécondé.

CONTRARIA CONTRARIIS CURANTUR Phrase latine signifiant « les contraires se guérissent par les contraires », principe de la médecine classique qui soigne avec des remèdes contraires aux symptômes, par opposition à l'homéopathie.

CONTRASTE *s. m. (angl. contrast).* Rapport entre les brillances des parties claires et des parties sombres d'une image. ◇ **(PRODUIT DE, SUBSTANCE DE, MILIEU DE)** *(angl. — medium).* Substance de haut poids moléculaire qui sert à rendre visibles, en radiologie, diverses structures du corps en produisant un contraste artificiel. Ce contraste peut être opacifiant, radio-opaque (par exemple une solution de sulfate de baryum), éclaircissant (gaz) ou mixte (double contraste).

CONTRASUPPRESSION *s. f. (angl. contrasuppression).* Action de lymphocytes T qui rend les T auxillaires résistants à l'action des T suppresseurs.

CONTRE- *(angl. contra-).* Préfixe d'origine latine indiquant une opposition.

CONTRE-COUP *s. m. (angl. contrecoup).* Répercussion d'un traumatisme sur une partie de l'organisme autre que celle qui a été touchée directement.

CONTRE-EXTENSION *s. f. (angl. counterextension).* Traction exercée en direction centripète (vers la racine d'un membre), lors de la réduction d'une fracture.

CONTRE-INCISION *s. f. (angl. counterincision).* Deuxième incision réalisée en un point plus ou moins éloigné de l'incision principale, soit pour mieux assurer l'écoulement des liquides (drainage), soit pour soulager la tension des tissus, soit encore pour permettre de réaliser une plastie par glissement.

CONTRE-INDICATION *s. f. (angl. contraindication).* Toute circonstance qui s'oppose à la mise en œuvre d'un traitement.

CONTRE-INVESTISSEMENT *s. m. (angl. anticathexis).* Concept de Freud qui se réfère à la charge d'énergie utilisée par le moi et qui agit sur les représentations du système conscient-préconscient, pour faire obstacle au passage à la conscience des pulsions ou des désirs inconscients refoulés.

CONTRE-OUVERTURE *s. f. (angl. counteropening).* SYN. ***CONTRE-INCISION.***

CONTREPOISON *s. m. (angl. counterpoison).* ☞ ***ANTIDOTE.***

CONTRE-SUGGESTION *s. f. (angl. counter suggestion).* En psychiatrie, procédé dans lequel on suggère au patient l'opposé de ce que l'on essaie d'obtenir.

CONTRETRACTION *s. f. (angl. countertraction).* Méthode de réduction de certaines fractures par l'application de deux tractions en directions opposées.

CONTRETRANSFERT *s. m. (angl. countertransference).* Ensemble de réactions négatives qui surgissent chez le médecin à l'égard de son patient, résultant de l'influence de ce dernier sur les sentiments inconscients du médecin.

CONTROLATÉRAL *adj. (angl. contralateral).* Situé du côté opposé ; qui intéresse le côté opposé. Se dit par exemple de certains réflexes.

CONTUS *adj. (angl. contused).* Qui est dû à une contusion.

CONTUSION *s. f. (angl. contusion).* Lésion traumatique produite par le choc violent d'un corps contondant, provoquant une compression des tissus sans solution de continuité de la peau. La contusion peut être légère (ecchymoses simples), ou grave, avec lésions musculaires, vasculaires, nerveuses ou viscérales.

CONVALESCENCE *s. f. (angl. convalescence).* Période intermédiaire entre la maladie et l'état de santé, durant laquelle l'organisme répare les dommages subis au cours de la maladie et les fonctions qui avaient été altérées se rétablissent progressivement.

CONVERGENCE *s. f. (angl. convergence).* **1.** Action de tendre vers un même point et résultat de cette action. **2.** En physiologie, mouvement coordonné des deux yeux par lequel les axes optiques se réunissent sur un objet fixé proche et qui permet d'obtenir la formation d'une image. ◇ **NÉGATIVE, POSITIVE** *(angl. negative, positive —).* Respectivement, déviation en dehors ou en dedans des axes visuels.

CONVERGENT *adj. (angl. convergent).* Qui se dirige vers un même point ; se dit notamment de lignes, d'axes, etc.

CONVERSION *s. f. (angl. conversion).* **1.** Terme de Freud pour désigner le processus transformant les émotions en manifestations physiques. **2.** Mécanisme mental inconscient qui se présente surtout dans l'hystérie, par lequel un conflit psychique s'exprime symboliquement par un symptôme somatique, qui implique en même temps une tentative de résolution du conflit. ☞ ***HYSTÉRIE DE CONVERSION, MÉCANISME DE DÉFENSE.*** ◇ **GÉNIQUE** *(angl. genetic conversion).* En génétique, correction d'un brin d'ADN par son partenaire au sein d'un hétéroduplex non parfaitement complémentaire.

CONVERTINE *s. f. (angl. convertin).* Substance permettant la transformation de la prothrombine en thrombine lors de la coagulation. Provient de la proconvertine inactive (facteur VII).

CONVEXE *adj. (angl. convex).* Qui a une surface bombée, arrondie en dehors.

CONVEXOBASIE *s. f. (angl. convexobasia).* Convexité proéminente de la base du crâne observée dans la maladie de Paget.

CONVEXOCONCAVE *adj. (angl. convexoconcave).* Qui est convexe d'un côté et concave de l'autre.

CONVOLUTÉ *adj. (angl. convolute, convoluted).* Enroulé sur soi-même.

CONVULSIF *adj. (angl. convulsive).* Qui se rapporte aux convulsions ; qui est caractérisé ou marqué par des convulsions.

CONVULSION *s. f. (angl. convulsion).* Contraction violente et involontaire, tonique ou clonique, de la musculature striée en particulier au cours d'une crise d'épilepsie. Les convulsions peuvent être localisées ou généralisées. Elles ont des causes diverses : atteinte cérébrale anoxique, toxique, etc.

CONVULSIVANT *adj. (angl. convulsivant).* Qui provoque des convulsions.

CONVULSIVOTHÉRAPIE *s. f. (angl. sismotherapy).* Traitement de certaines psychoses par des crises convulsives provoquées par l'électrochoc. SYN. ***SISMOTHÉRAPIE.***

COOKE (SPÉCULUM DE) *(angl. Cooke's speculum).* Modèle de spéculum rectal à trois valves.

COOLEY (MALADIE DE) *(angl. Cooley's disease, thalassemia).* Anémie érythroblastique familiale. Forme majeure de ß-thalassémie observée uniquement chez les sujets homozygotes. Elle est caractérisée par une pâleur, des poussées de fièvre, une splénomégalie, un faciès mongoloïde et des altérations osseuses atteignant en particulier la face (crâne en brosse) et les mains. Biologiquement, il existe une anémie sévère avec déformation des globules rouges. Le diagnostic est confirmé par l'électrophorèse de l'hémoglobine qui met en évidence la présence d'une hémoglobine F (fœtale). Le pronostic est sévère. SYN. ***ANÉMIE MÉDITERRANÉENNE, β-THALASSÉMIE HOMOZYGOTE.***

COOLIDGE (TUBE DE) *(angl. Coolidge tube).* Tube à rayons X dont la cathode est constituée d'une spirale de tungstène recouverte d'un tube de molybdène. L'intensité des rayons X varie selon la température de la cathode chauffée électriquement. SYN. ***TUBE À CATHODE INCANDESCENTE.***

COOMBS (ÉPREUVE OU TEST DE) *(angl. Coombs' test).* Épreuve destinée à mettre en évidence l'existence dans le sérum de certains anticorps incomplets grâce à un sérum antiglobuline provenant de lapins immunisés à ces anticorps. L'épreuve de Coombs directe cherche à révéler la présence d'anticorps déjà fixés sur les globules rouges ; l'épreuve de Coombs indirecte cherche à révéler des anticorps circulants dans le sérum. SYN. ***ÉPREUVE À L'ANTIGLOBULINE.***

COOPER ◇ **(HERNIE DE)** ☞ ***ASTLEY-COOPER (HERNIE ENKYSTÉE D').*** ◇ **(TESTICULE IRRITABLE DE)** *(angl. Cooper's irritable testis).* Névralgie du nerf génitocrural qui irradie dans le testicule.

COOPERNAIL (SIGNE DE) *(angl. Coopernail's sign).* Ecchymoses du périné et du scrotum ou des grandes lèvres en cas de fracture du pelvis.

COORDINATION *s. f. (angl. coordination).* Activité harmonieuse entre plusieurs parties du corps qui coopèrent pour réaliser une fonction, comme la coopération de groupes musculaires, sous la direction des centres nerveux, pour exécuter un mouvement déterminé.

COPE'S (SIGNE DE) *(angl. Cope's sign).* Douleur de la région appendiculaire provoquée par l'élongation du muscle psoas, lors de l'extension du membre inférieur.

COPHOCHIRURGIE *s. f. (angl. surgery for deafness).* Chirurgie de la surdité en cas d'otospongiose.

COPHOSE *s. f. (angl. cophosis).* SYN. ***ANACOUSIE.***

COPR-, COPRO- *(angl. copr-).* Préfixes d'origine grecque indiquant une relation avec les matières fécales.

COPRAGOGUE *s. m. (angl. copragogue).* Purgatif.

COPRINIEN (SYNDROME) *(angl. coprine syndrome).* Association de céphalées, rougeurs du visage et vomissements en cas d'ingestion simultanée d'un champignon (*Coprinus atramentarius*) et d'alcool rappelant l'effet antabuse du disulfirame.

COPROCULTURE *s. f. (angl. stool culture).* Culture de germes à partir de matières fécales.

COPROLAGNIE *s. f. (angl. coprolagnia).* Aberration sexuelle dans laquelle le plaisir est provoqué par la vision ou le fait d'imaginer l'acte de déféquer ou la manipulation des excréments.

COPROLALIE *s. f. (angl. coprolalia).* Onomatomanie réitérative de mots et de phrases relatifs aux excréments, à la saleté et à des obscénités.

COPROLITHE *s. m. (angl. fecalith).* Concrétion de matières fécales durcies.

COPROLOGIE *s. f. (angl. coprology).* Étude physique, chimique et bactériologique des matières fécales.

COPROME *s. m. (angl. stercoroma).* SYN. ***FÉCALOME.***

COPROPHAGIE *s. f. (angl. coprophagy).* Ingestion d'excréments.

COPROPHILIE *s. f. (angl. coprophilia).* **1.** Affinité psychopathologique pour la saleté en général, et en particulier pour les excréments. **2.** Affinité de certains micro-organismes pour les excréments.

COPROPORPHYRE *s. f. (angl. coproporphyrin).* Tétraméthyl-tétrapropionyl-porphyrine. Elle est ainsi dénommée parce qu'elle a été isolée pour la première fois dans les matières fécales.

COPROPORPHYRIE *(angl. coproporphyria).* Porphyrine présente dans l'urine de toutes les formes de porphyries. ☞ ***PORPHYRIE.***

COPROSTANOL *s. m.* ☞ ***COPROSTÉROL.***

COPROSTASE *s. f.* Accumulation de matières fécales dans le gros intestin.

COPROSTÉROL *s. m. (angl. coprostanol).* Stérol saturé présent dans les fèces, formé par la réduction du cholestérol, dans l'intestin, par l'action de la flore bactérienne.

COPULATION *s. f. (angl. copulation).* Accouplement d'un mâle et d'une femelle. Chez l'homme, on l'appelle plus communément coït.

COQUE *s. f. (angl. coccus).* **1.** Enveloppe de forme arrondie ; capsule. **2.** Toute bactérie de forme arrondie. ☞ ***COCCUS.***

COQUE DU LEVANT *(angl. Anamirta cocculus seed).* Fruit d'*Anamirta cocculus*, dont les graines toxiques servent à la préparation de la picrotoxine et d'insecticides. SYN. ***COCCULUS INDICUS.***

COQUELUCHE *s. f. (angl. whooping cough).* Maladie infectieuse aiguë, contagieuse et épidémique, due au bacille de Bordet-Gengou *(Bordetella pertussis)*. Elle se caractérise, à la période d'état, par des quintes de toux entrecoupées de reprises inspiratoires bruyantes comparées au chant du coq, s'accompagnant d'expectorations visqueuses, avec vomissements chez le nourrisson. La vaccination en a réduit la fréquence.

COQUELUCHOÏDE *adj. (angl. whooping-cough like).* Se dit d'une toux qui ressemble à celle de la coqueluche.

COR *s. m. (angl. corn).* Épaississement important, dur et douloureux, de la couche cornée de l'épiderme, siégeant en général à la face dorsale des orteils. Le cor diffère du durillon par l'épaisseur plus grande de sa couche cornée.

COR PENDULUM *(angl. cor pendulum).* Cœur anormalement mobile, qui semble suspendu à son pédicule vasculaire sur les images radiologiques.

COR VILLOSUM *(angl. cor villosum).* Aspect particulier du péricarde observé au cours des péricardites fibrineuses, et caractérisé par le dépôt à la surface de la séreuse de fibrine formant une couche irrégulière, grisâtre, hérissée de fines saillies.

CORACOBRACHIAL *adj. (angl. coracobrachial).* Qui se rapporte au processus coracoïde et au bras. ◇ **(MUSCLE)** *s. m. (angl. — muscle).* Muscle fléchisseur de la région antérieure du bras. SYN. ***MUSCLE PERFORÉ DE CASSERIUS.*** ☞ ***ATLAS ANATOMIQUE DES MUSCLES EN ANNEXE.***

CORACOCLAVICULAIRE *adj. (angl. coracoclavicular).* Qui se rapporte au processus coracoïde de la scapula et à la clavicule.

CORACOÏDE *adj. (angl. coracoid).* ☞ ***PROCESSUS CORACOÏDE.***

CORACOÏDIEN *adj. (angl. coracoid).* Qui se rapporte au processus coracoïde.

CORACOÏDITE *s. f. (angl. coracoiditis).* Inflammation du processus coracoïde.

CORALLIFORME *adj. (angl. coralliform, staghorn).* Qui rappelle le corail par une disposition arborescente. Se dit de certains calculs pyélocaliciels.

CORDE ◇ **COLIQUE** *(angl. colic cord).* Côlon contracté et dur perçu à la palpation de l'abdomen chez les patients présentant une colopathie spasmodique. ◇ **DORSALE** *(angl. notochord).* ☞ ***NOTOCHORDE.*** ◇ **DU TYMPAN** *(angl. chorda tympani).* Branche du nerf facial sécrétoire pour les glandes submaxillaires et sublinguales et sensitive de la partie antérieure de la langue. ☞ ***ATLAS ANATOMIQUE DES NERFS EN ANNEXE.*** ◇ **SPINALE** *(angl. medulla spinalis).* SYN. ***MOELLE ÉPINIÈRE.***

CORDECTOMIE *s. f. (angl. cordectomy).* Excision d'une corde vocale.

CORDES VOCALES *(NA. chorda vocalis). (angl. vocal cords).* Replis muqueux du larynx. Elles se divisent en cordes vocales inférieures ou cordes vocales vraies, qui s'étendent depuis les ailes du cartilage thyroïde jusqu'au cartilage aryténoïde, de part et d'autre de la glotte, et qui constituent l'organe essentiel de la phonation, et en cordes vocales supérieures ou fausses cordes vocales (appelées plus correctement bandes ventriculaires), qui ne jouent aucun rôle dans la phonation.

CORDIAL *adj. (angl. cordial).* Liqueur alcoolique et aromatique préconisée comme stimulant général.

CORDIFORME *adj. (angl. heart shaped).* Qui est en forme de cœur.

CORDITE *s. f. (angl. chorditis).* Inflammation des cordes vocales. ◇ **FIBRINEUSE** *(angl. — fibrinosa).* Laryngite aiguë avec dépôt de fibrine et formation d'érosions sur les cordes vocales. ◇ **NODULAIRE** *(angl. — tuberosa).* Forme d'inflammation laryngée caractérisée par la formation de nodules blanchâtres à la surface des cordes vocales. SYN. ***CORDITE TUBÉREUSE, CORDITE GRANULEUSE.***

CORDON *s. m. (NA. chorda ou funiculus). (angl. cord).* Nom donné à certaines structures anatomiques en raison de leur forme pleine et cylindrique. ◇ **ANTÉRIEUR DE LA MOELLE SPINALE** *(NA. funiculus anterior (medullae spinalis)). (angl. anterior funiculus of spinal —).* Cordon de substance blanche situé dans chaque moitié de la moelle épinière entre la corne ventrale de substance grise et la fissure médiane ventrale. ◇ **ANTÉROLATÉRAL DE LA MOELLE SPINALE** *(angl. antero lateral funiculus of spinal —).* Cordon de substance blanche situé entre la fissure médiane ventrale de la moelle et la corne dorsale de substance grise. Ensemble formé par les cordons antérieur et latéral de la moelle. ◇ **LATÉRAL DE LA MOELLE SPINALE** *(NA. funiculus lateralis (medullae spinalis)). (angl. lateral funiculus of spinal —).* Colonne de substance blanche située dans chaque moitié de la moelle épinière, entre les sillons collatéraux antérieur et postérieur. ◇ **OMBILICAL** *(NA. funiculus umbilicalis ou chorda umbilicalis). (angl. umbilical —).* Organe long et souple qui contient la veine et les artères ombilicales entourées par la gelée de Wharton et qui s'étend du placenta à l'ombilic du fœtus. ◇ **POSTÉRIEUR DE LA MOELLE SPINALE** *(NA. funiculus posterior (medullae spinalis)). (angl. posterior funiculus of spinal —).* Colonne de substance blanche située entre le sillon collatéral postérieur et le sillon médian postérieur de la moelle. ◇ **SANITAIRE** *(angl. sanitary cordon).* Ensemble des mesures sanitaires prises pour empêcher le passage d'individus ou le transport d'objets susceptibles de transmettre une maladie quarantenaire. ◇ **SPERMATIQUE** *(NA. funiculus spermaticus). (angl. spermatic —).* Ensemble d'organes réunis par du tissu cellulaire lâche, qui s'étendent depuis le canal inguinal jusqu'au testicule. Ces organes sont le conduit déférent, les artères spermatique, crémastériennes et déférentielles, les veines spermatiques, les vaisseaux lymphatiques et les nerfs du testicule. ◇ **UROGÉNITAL** ☞ ***CANAL PARAMÉSONÉPHROTIQUE.***

CORDONAL *adj. (angl. funicular).* Qui se rapporte aux cordons de la moelle épinière.

CORDONAL POSTÉRIEUR (SYNDROME) Syndrome médullaire caractérisé par des troubles de la sensibilité profonde, des paresthésies, un signe de Lhermitte, une ataxie, une abolition des réflexes tendineux, des douleurs fulgurantes, par atteinte des fibres lemniscales des cordons postérieurs de la moelle.

CORDONS DE LA MOELLE ÉPINIÈRE *(angl. funiculi of the spinal cord).* Bandes longitudinales de substance blanche par lesquelles se fait la conduction de l'influx nerveux tout au long de la moelle épinière. La moelle présente de chaque côté trois cordons : antérieur, latéral et postérieur, chacun constitué par plusieurs faisceaux nerveux.

CORDOPEXIE *s. f. (angl. cordopexy).* Nouvelle implantation d'une corde vocale, par suture chirurgicale, dans le but de corriger une sténose laryngée par paralysie.

CORDOTOMIE *s. f. (angl. chordotomy).* **1.** Section d'une ou des deux cordes vocales. **2.** Section du cordon antérolatéral de la moelle, visant à supprimer des douleurs intolérables ou résistant à tout traitement antalgique.

CORDYLOBIA ANTHROPOPHAGA Mouche d'Afrique tropicale, dont la larve, le ver du Cayor, vit sous la peau de l'homme et des animaux.

CORE- *(angl. core-).* Prefixe d'origine grecque indiquant une relation avec la pupille.

CORÉCLISIS *s. f. (angl. coreclisis).* ☞ ***IRIDENCLÉISIS.***

CORECTOMIE *s. f. (angl. corectomy).* ☞ ***IRIDECTOMIE.***

CORECTOPIE *s. f. (angl. corectopia).* Situation anormale de la pupille, qui se trouve déplacée par rapport au centre de l'iris. SYN. ***ECTOPIE PUPILLAIRE.***

CORÉDIALYSE *s. f. (angl. coredialysis).* ☞ ***IRIDODIALYSE.***

CORÉDIASTASE *s. f. (angl. corediastasis).* ☞ ***IRIDODIASTASE.***

CORÉLYSIS *s. m. (angl. corelysis).* Intervention consistant à rompre les adhérences entre l'iris et la capsule du cristallin.

CORÉMORPHOSE *s. f. (angl. coremorphosis).* ☞ ***CORÉPRAXIE.***

CORÉOMÈTRE *s. m. (angl. coreometer).* Instrument pour la mesure des dimensions de la pupille.

CORÉOPLASTIE *s. f. (angl. coreoplasty).* Toute intervention plastique pratiquée sur l'iris.

CORÉPRAXIE *s. f. (angl. coreopraxy).* Opération pour la création d'une pupille artificielle ou son recentrage après intervention pour cataracte.

CORESCOPIE *s. f.* ☞ ***SKIASCOPIE.***

CORESTENOMA CONGENITUM *s. m. (angl. corestenoma congenitum).* Anomalie congénitale de l'œil caractérisée par la persistance de vestiges de la membrane pupillaire.

CORÉTOMIE *s. f. (angl. coretomy).* ☞ ***IRIDOTOMIE.***

CORI (CYCLE DE) *(angl. Cori cycle).* Cycle du métabolisme des glucides, dans lequel le glycogène musculaire se transforme en acide lactique qui passe dans le sang puis dans le foie, où il est transformé en glycogène puis en glucose, lequel est transformé à nouveau en glycogène dans les muscles.

CORI (MALADIE DE) *(angl. Cori's disease).* Glycogénose type III. ☞ ***GLYCOGÉNOSE.***

CORNAGE *s. m. (angl. crowing).* Bruit inspiratoire, audible à distance, que produit le passage de l'air en cas de rétrécissement de la glotte.

CORNE *s. f. (angl. horn, cornu).* Partie plus ou moins saillante d'un corps ou de la surface de certains organes ou de certaines structures anatomiques. ◇ **ANTÉRIEURE DE LA MOELLE ÉPINIÈRE** *(NA. cornu anterius medullae spinalis). (angl. anterior horn of spinal cord).* Chacune des deux formations grises de la moelle épinière, s'étendant en avant du canal épendymaire, sous forme d'un renflement de part et d'autre de la fissure médiane antérieure. Ces formations sont appelées cornes de par l'aspect qu'elles ont sur une coupe transversale de la moelle, mais elles forment en réalité deux cordons nerveux, constitués essentiellement de fibres motrices. SYN. ***CORNE MOTRICE.*** ◇ **ANTÉRIEURE (SYNDROME DE LA)** *(angl. anterior horn syndrome).* Syndrome lié à une atteinte des neurones de la corne antérieure de la moelle, qui se manifeste par une paralysie motrice flasque, pure, avec aréflexie, amyotrophie, fasciculations musculaires et anomalies de l'électromyographie. ◇ **CUTANÉE** *(angl. cutaneous horn).* Excroissance cornée de la peau, localisée surtout au cuir chevelu, à la face, au gland et au prépuce. SYN. ***PAPILLOME CORNÉ.*** ◇ **D'ABONDANCE** Partie la plus latérale de la lingula, qui s'enroule autour du plexus choroïde latéral. ◇ **DE L'OS HYOÏDE** *(NA. cornu ossis hyoidei). (angl. horn of hyoid bone).* Grandes et petites cornes de l'os hyoïde ; les premières sont des prolongements postérolatéraux du corps de l'os ; les secondes, deux petites éminences ovoïdes au-dessus des premières. ◇ **DU CARTILAGE THYROÏDE** *(NA. cornu cartilaginis thyroidae). (angl. horn of thyroid cartilage).* Extrémités supérieure et inférieure du bord postérieur du cartilage thyroïde. ◇ **DU COCCYX** *(NA. cornu coccygeum). (angl. coccygeal horn).* Chacune des deux processus articulaires de la première vertèbre coccygienne, qui correspondent aux cornes du sacrum. ◇ **DU SACRUM** *(NA. cornu sacrale). (angl. sacral horn).* Chacun des deux processus en forme de crochet qui s'étendent vers le bas de l'os, et qui correspondent aux cornes du coccyx. ◇ **DU VENTRICULE LATÉRAL** *(NA. cornu ventriculi lateralis). (angl. horn of lateral ventricule).* Chacun des prolongements frontal, temporal et occipital du ventricule latéral. ◇ **LATÉRALE DE LA MOELLE ÉPINIÈRE** *(NA. cornu laterale medullae spinalis). (angl. lateral horn of spinal cord).* Saillie de la face externe de la région latérale intermédiaire de l'axe gris médullaire. ◇ **OCCIPITALE DU VENTRICULE LATÉRAL** *(NA. cornu occipitale ventriculi lateralis). (angl. occipital horn of lateral ventricle).* Cavité diverticulaire occipitale du ventricule latéral. ◇ **POSTÉRIEURE DE LA MOELLE ÉPINIÈRE** *(NA. cornu posterius* *medullae spinalis). (angl. posterior horn of spinal cord).* Chacune des deux formations grises de la moelle épinière, situées de chaque côté et en arrière du canal épendymaire. Elles forment deux cordons nerveux, constitués essentiellement de fibres sensitives. SYN. ***CORNE SENSITIVE.*** ◇ **UTÉRINE** *(NA. cornu uteri). (angl. uterine horn).* Chacun des deux angles latéraux de la cavité utérine, où s'implantent les trompes utérines.

CORNÉ *adj. (angl. horny).* Qui ressemble à de la corne.

CORNEA FARINATA *(angl. cornea farinata).* Dégénérescence cornéenne sénile avec aspect poussiéreux (farineux) de la cornée.

CORNEA GUTTATA *(angl. cornea guttata).* Dystrophie cornéenne par dégénérescence des cellules endothéliales.

CORNEA PLANA *s. f.* Déformation congénitale de la cornée, caractérisée par un aplatissement de celle-ci. Affection à transmission autosomique.

CORNÉE *s. f. (NA. cornea.). (angl. cornea).* Disque transparent enchassé dans la sclère, qui forme la partie antérieure de la face externe du globe oculaire. Elle est composée de cinq couches : la couche épithéliale, la membrane élastique antérieure (membrane de Bowman ou de Reichert), la couche de substance propre, la lame limitante postérieure (membrane de Descemet ou de Demours) et la couche endothéliale. ◇ **CONIQUE** *(angl. conical —).* ☞ ***KÉRATOCÔNE.*** ◇ **GLOBULEUSE** *(angl. megalocornea).* ☞ ***KÉRATOGLOBE.***

CORNELIA DE LANGE (MALADIES DE) ☞ ***LANGE (MALADIES DE CORNELIA DE).***

CORNET *s. m. (NA. concha). (angl. nasal concha).* Lamelles osseuses enroulées sur elles-mêmes et situées sur la paroi latérale des fosses nasales. ◇ **NASAL INFÉRIEUR** *(NA. — nasalis inferior). (angl. inferior —).* Os complètement indépendant, plus grand que les autres cornets ; il possède un bord libre et un bord articulé avec le maxillaire, l'os lacrymal et le palatin. Il sépare les méats moyen et inférieur. ◇ **NASAL MOYEN** *(NA. — nasalis media). (angl. middle —).* Cornet situé dans la lame perpendiculaire de l'ethmoïde, à laquelle il adhère par son bord supérieur, son bord inférieur étant libre. ◇ **NASAL SUPÉRIEUR** *(NA. — nasalis superior). (angl. superior —).* Cornet situé au-dessus du cornet moyen. Il limite le méat supérieur des fosses nasales. ◇ **SPHÉNOÏDAL** *(NA. — sphenoidalis). (angl. sphenoidal concha).* Chacun des deux petits os fins et courbes qui, chez l'adulte, forment la paroi inférieure des sinus sphénoïdaux. SYN. ***BERTIN (CORNET OU OSSELET DE).***

CORNET (PINCE DE) *(angl. Cornet's forceps).* Pince fine utilisée pour manipuler les lames de verre en histologie.

CORNICULÉ *adj. (angl. corniculate).* En forme de corne.

CORNING (ANESTHÉSIE DE) *(angl. Corning's anesthesia).* **1.** Anesthésie locale par infiltration d'un nerf avec une solution de cocaïne. **2.** Méthode ancienne de rachianesthésie au moyen d'une solution de cocaïne. SYN. ***RACHICOCAÏNISATION.***

CORNUE *s. f. (angl. retort).* Récipient de verre, en forme de poire, à col étroit et recourbé vers le bas, utilisé en chimie pour la distillation.

CORONA ◇ **CILIARIS** *(NA. corona ciliaris). (angl. ciliary crown).* Couronne rayonnée, formée par la réunion des procès ciliaires. ◇ **RADIATA** *(angl. corona radiata).* Cellules les plus internes de la membrane granuleuse du follicule ovarien, disposées en forme de couronne.

CORONAIRE *adj.* **1.** *(angl. coronary).* Disposé en couronne (se dit surtout de vaisseaux). **2.** *(angl. coronal).* Qui se rapporte à la couronne d'une dent. ◇ **(ARTÈRE)** *(angl. coronary artery).* ☞ ***ATLAS ANATOMIQUE DES ARTÈRES EN ANNEXE.***

CORONARIEN *adj. (angl. coronary).* Qui se rapporte aux vaisseaux coronaires.

CORONARITE *s. f. (angl. coronary arteritis).* Artérite coronarienne.

CORONAROGRAPHIE *s. f. (angl. coronarography).* Angiographie des artères coronaires par injection d'un produit de contraste. Elle est dite globale ou sélective selon que l'ensemble ou un seul territoire coronarien est visualisé.

CORONAROPATHIE *s. f.* Toute affection des artères coronaires.

CORONAVIRIDAE Famille de virus à ARN, possédant une enveloppe et mesurant entre 80 et 130 nm de diamètre. Elle comprend un seul genre : *Coronavirus.*

CORONAVIRUS Genre de virus de la famille des *Coronaviridae.* Il comprend différentes espèces : *Coronavirus* humain (responsable d'infections des voies respiratoires supérieures et de gastro-entérite chez l'homme), virus de la bronchite infectieuse aviaire, virus de l'hépatite murine, virus de la gastro-entérite porcine, etc. Ce virus est à l'origine d'une épidémie en 2003 de syndrome respiratoire aigu sévère (SRAS) ayant touché essentiellement la Chine et le Sud-Est asiatique.

CORONION *s. m. (angl. coronion).* Point craniométrique situé au sommet du processus coronoïde de la mandibule.

CORONOÏDE *adj. (angl. coronoid).* ☞ ***PROCESSUS CORONOÏDE DE LA MANDIBULE, PROCESSUS CORONOÏDE DE L'ULNA.***

CORONOÏDIEN *adj. (angl. coronoid).* Qui se rapporte à un processus coronoïde.

CORONORADICULAIRE *adj. (angl. coronoradicular).* Qui se rapporte à la couronne et à la racine d'une dent.

CORPORÉAL *adj. (angl. corporic).* Qui se rapporte au corps d'un organe.

CORPOREL *adj. (angl. corporeal).* Qui se rapporte au corps de l'homme ou d'un animal.

CORPS *s. m. (NA. corpus). (angl. corpus, body).* **1.** Partie la plus importante d'un organe ou d'une autre structure anatomique. **2.** Inclusions ou petites masses matérielles existant dans un milieu donné. ⊂ **ADIPEUX BUCCAL** *(NA. — adiposum buccae). (angl. adipose body of cheek).* Masse lobulée de graisse qui occupe l'espace entre le masséter et le muscle buccinateur ; elle est plus développée chez l'enfant. SYN. ***BOULE DE BICHAT.*** ⊂ **ADIPEUX DE L'ORBITE** *(NA. — adiposum orbitae). (angl. adipous body of orbit).* Masse de tissu conjonctivo-adipeux qui remplit les espaces de l'orbite situés entre le globe oculaire, les muscles, les glandes lacrymales et les aponévroses, et qui soutient les vaisseaux et les nerfs oculaires. ⊂ **AMYGDALOÏDE** *(NA. — amygdaloideum). (angl. amygdaloid body).* Petite masse située dans la substance blanche du genou de l'hippocampe et de la partie antérieure de l'uncus faisant partie du système limbique. ⊂ **CALLEUX** *(NA. — callosum). (angl. corpus callosum).* Grande commissure du cerveau, masse arquée de substance blanche, située au fond de la scissure longitudinale et formée par les fibres transversales qui relient les deux hémisphères. Il comprend d'avant en arrière le genou, le rostrum, le tronc et le splénium. ⊂ **CAVERNEUX DU CLITORIS** *(NA. — cavernosum clitoridis). (angl. cavernous body of clitoris).* Chacun des deux organes érectiles du clitoris. ⊂ **CAVERNEUX DU PÉNIS** *(NA. — cavernosum penis). (angl. cavernous body of penis).* Chacun des deux organes érectiles situées sur le dos du pénis. ⊂ **CÉTONIQUE** *(angl. ketone body).* Terme générique désignant l'acétone, l'acide acétylacétique et l'acide β-hydroxybutyrique. ⊂ **CILIAIRE** *(NA. — ciliare). (angl. ciliary body).* Partie de la membrane musculovasculaire de l'œil, comprenant le muscle ciliaire qui donne insertion au cristallin et les procès ciliaires qui sécrètent l'humeur aqueuse de l'œil. ⊂ **D'INCLUSION** *(angl. viral body inclusion).* Masses de petite taille, arrondies, ovales ou irrégulières, qui apparaissent dans le protoplasme et le noyau cellulaires sous l'effet de l'infection virale. ⊂ **DE L'OS HYOÏDE** *(NA. — ossis hyoidei). (angl. body of hyoid bone).* Partie principale de l'os hyoïde. ⊂ **DU STERNUM** *(NA. — sterni). (angl. body of sternum).* Partie du sternum comprise entre le manubrium et le processus xiphoïde. ⊂ **ÉTRANGER** *(angl. foreign body).* Corps se trouvant de façon anormale dans un tissu, un conduit ou une cavité de l'organisme et pouvant soit provenir de l'extérieur, soit s'être formé sur place. ⊂ **FLOTTANTS** *(angl. vitrous floaters).* ☞ ***MOUCHES VOLANTES.*** ⊂ **GÉNICULÉ** *(NA. — geniculatum). (angl. geniculate body).* Deux petites éminences situées sous l'extrémité postérieure du thalamus, le corps géniculé médial (relais des voies auditives) et le corps géniculé latéral (relais des voies visuelles). ⊂ **GENOUILLÉ** Ancienne dénomination. ☞ ***CORPS GÉNICULÉ.*** ⊂ **GRANULEUX** SYN. ***CORPS GRANULOGRAISSEUX.*** ⊂ **GRANULOGRAISSEUX** *(angl. gitter cell).* Cellule microglique, dont le cytoplasme contient des produits de désintégration, en particulier des corps gras. ⊂ **INNOMINÉ** ☞ ***PARADIDYME.*** ⊂ **JAUNE** *(NA. — luteum). (angl. corpus luteum).* Corps qui se forme dans l'ovaire, chez les mammifères, à la place du follicule ovarien après sa rupture et la libération de l'ovule. Le corps jaune est une glande endocrine, produisant de la progestérone. Si l'ovule a été fécondé, le corps jaune se développe et persiste plusieurs mois (corps jaune gravidique) ; si la fécondation ne s'est pas produite, le corps jaune dégénère (corps jaune menstruel). ⊂ **MAMMILLAIRE** *(angl. mamillary body).* Chacun des deux tubercules arrondis situés sur le plancher de l'hypothalamus, unis au thalamus et au mésencéphale. ⊂ **MUQUEUX** *(angl. stratum malpighii).* Ensemble de plusieurs couches de cellules polyédriques reposant sur la couche profonde, basale, de l'épiderme. SYN. ***COUCHE DE MALPIGHI.*** ⊂ **PARA-AORTIQUE** *(NA. — paraaortica). (angl. paraaortic bodies).* Petite glande parasympathique composée de deux masses situées sur les flancs de l'aorte abdominale, de part et d'autre de l'artère mésentérique inférieure. ⊂ **PINÉAL** *(NA. — pineal). (angl. pineal body).* Glande située à la jonction des faces postérieure et supérieure du troisième ventricule. Son rôle est encore mal connu. SYN. ***ÉPIPHYSE CÉRÉBRALE, GLANDE PINÉALE.*** ⊂ **RESTIFORME** *(angl. inferior cerebellar peduncle).* Ancienne dénomination. ☞ ***PÉDONCULE CÉRÉBELLEUX.*** ⊂ **SPONGIEUX DU PÉNIS** *(NA. — spongiosum penis). (angl. corpus spongiosum penis).* Chez l'homme, organe érectile, médian et impair, qui engaine l'urètre antérieur sur toute sa longueur. ⊂ **STRIÉ** *(NA. — striatum). (angl. corpus striatum).* Chacun des deux noyaux centraux des hémisphères cérébraux, devant le thalamus, composé de deux masses de substance grise, le noyau caudé et le noyau lenticulaire, séparées par la capsule interne. ⊂ **THYROÏDE** *(angl. thyroid gland).* ☞ ***THYROÏDE.*** ⊂ **TIGROÏDES** *(angl. tigroid body).* ☞ ***NISSL (CORPS DE).*** ⊂ **TRAPÉZOÏDE** *(NA. — trapezoideum). (angl. trapezoid body).* Faisceau de fibres transversales faisant partie des voies auditives supranucléaires, traversant la partie centrale de la région bulbopontique. ⊂ **VERTÉBRAL** *(NA. — vertebrae). (angl. vertebral body).* Partie antérieure, renflée et cylindrique, d'une vertèbre. ⊂ **VITRÉ** *(NA. — vitreum). (angl. vitreous body).* Substance transparente visqueuse qui remplit la majeure partie du globe oculaire, entre le cristallin et la rétine ; elle est contenue dans une enveloppe transparente, la hyaloïde.

CORPUS ALBICANS *(NA. corpus albicans). (angl. corpus albicans).* Masse de tissu fibreux cicatriciel à la surface de l'ovaire, qui reste après l'involution du corps jaune.

CORPUSCULE *s. m. (angl. corpuscle).* Élément anatomique arrondi, de très petite taille. ⊂ **BASAL** *(angl. basal —).* Corpuscule situé à la base de la tige d'un cil vibratile, à l'endroit où elle s'insère sur la cellule. ⊂ **CAROTIDIEN**

(angl. glomus caroticum). ☞ ***GLOMUS CAROTIDIEN.*** ◇ **CHROMOPHILE** *(angl. Nissl body).* ☞ ***NISSL (CORPS DE).*** ◇ **DU COLOSTRUM** *(angl. colostrum —).* Grande cellule granuleuse et graisseuse, présente en grand nombre dans le colostrum. ◇ **DU GOÛT** *(angl. taste —).* Bourgeon du goût. ◇ **GÉNITAL** *(angl. genital —).* Terminaison nerveuse présente dans les organes génitaux externes, constituée de ramifications nerveuses très touffues. ◇ **RÉNAL** *(NA. corpuscula renis). (angl. renal —).* Peloton de capillaires artériels à l'extrémité dilatée de chaque tube urinifère. ◇ **TACTILE** *(NA. corpusculum tactis). (angl. tactile —).* Papille dermique, qui contient les corpuscules du tact.

CORRADI (ÉPREUVE DE) Si l'on enlève un diapason appliqué sur le processus mastoïde au moment où les vibrations ne sont plus perçues par le sujet et si on l'applique à nouveau, on obtient une nouvelle perception appelée perception secondaire ; l'absence de cette perception indique une affection du labyrinthe.

CORRECTIF *adj. (angl. corrective).* Se dit d'une substance que l'on ajoute à un médicament pour en améliorer le goût ou en supprimer certains effets indésirables.

CORRÉLATION *s. f. (angl. correlation).* En statistique, dépendance linéaire entre plusieurs variables.

CORRIGAN ◇ **(MALADIE DE)** *(angl. aortic insufficiency).* Insuffisance valvulaire aortique. ◇ **(POULS DE)** *(angl. Corrigan's pulse).* Pouls ample, bondissant, dépressible et régulier, observé en cas d'insuffisance aortique. ◇ **(SIGNE DE)** *(angl. Corrigan's sign).* Liseré rouge gingival à la racine des dents, observé dans l'intoxication chronique par le cuivre.

CORRUGATION *s. f. (angl. corrugation).* Plissement de la peau entraîné par la contraction du muscle sous-cutané sous-jacent (muscle corrugateur).

CORSET *s. m. (angl. corset).* Appareil orthopédique plus ou moins rigide, destiné à maintenir le thorax, l'abdomen ou le tronc en position adéquate et utilisé pour certaines fractures ou anomalies de courbure du rachis.

CORTEX *s. m. (NA. cortex). (angl. cortex).* Partie externe d'un organe, distincte de la capsule, située autour de la partie centrale de cet organe. ◇ **CÉRÉBELLEUX** *(NA. — cerebelli). (angl. cerebellar —).* Substance grise corticale du cervelet. ◇ **CÉRÉBRAL** *(NA. — cerebri). (angl. cerebral —).* Couche de substance grise qui occupe toute la surface des hémisphères cérébraux. SYN. ***ÉCORCE CÉRÉBRALE, PALLIUM, MANTEAU DES HÉMISPHÈRES.*** ☞ ***ARCHICORTEX, NÉOCORTEX, PALÉOCORTEX.*** ◇ **DE LA GLANDE SUPRARÉNALE** *(angl. adrenal —).* Partie superficielle de la glande suprarénale.

CORTI ◇ **(CELLULE DE)** *(angl. Corti's cell).* Cellule filamenteuse présente sur la surface externe de l'organe spiral. ◇ **(ORGANE DE)** *(angl. organ of Corti).* Ancienne dénomination. ☞ ***ORGANE SPIRAL.*** ◇ **(PILIERS DE)** *(angl. pillars of Corti).* Cellules élargies de l'organe de Corti, qui forment le tunnel de Corti. ◇ **(TUNNEL DE)** *(angl. Corti's tunnel).* Espace situé entre les piliers internes et externes de Corti.

CORTICAL *adj. (angl. cortical).* Qui se rapporte à un cortex, en particuler au cortex cérébral ou de la glande suprarénale.

CORTICODÉPENDANT *adj. (angl. corticodependent).* Malade ou maladie ne pouvant plus se passer de corticoïdes après un traitement par ceux-ci.

CORTICOÏDE *s. m.* ☞ ***CORTICOSTÉROÏDE.***

CORTICOLIBÉRINE *s. f.* ☞ ***CORTICOSTIMULINE (SUBSTANCE LIBÉRATRICE DE LA).***

CORTICOPLEURITE *s. f. (angl. corticopleuritis).* Inflammation concomitante de la plèvre et de la couche corticale du parenchyme pulmonaire sous-jacent.

CORTICOPRIVE *adj. (angl. corticosteroid deficient).* Qui se rapporte ou qui est dû à une insuffisance du cortex de la glande suprarénale.

CORTICORÉSISTANCE *s. f. (angl. resistent to steroid therapy).* Innefficacité des hormones du cortex de la glande suprarénale observée chez certains malades.

CORTICOSPINAL *adj. (angl. corticospinal).* Qui se rapporte à la fois au cortex et à la moelle épinière.

CORTICOSTÉROÏDE *s. m. (angl. corticosteroid).* Chacune des hormones sécrétées par le cortex de la glande suprarénale, et chacun de leurs dérivés synthétiques. On distingue les hormones actives sur le métabolisme glucidique (cortisol, cortisone, corticostérone), les hormones actives sur le métabolisme minéral (aldostérone), et les hormones à activité androgénique (androstènedione, déhydroépiandrostérone, 11-β-hydroxyandrostènedione).

CORTICOSTÉRONE *s. f. (angl. corticosterone).* Hormone minéralocorticoïde extraite du cortex de la glande suprarénale.

CORTICOSTIMULINE *s. f. (angl. corticotrophin (CRF)).* ☞ ***CORTICOTROPHINE.*** ◇ **(SUBSTANCE LIBÉRATRICE DE LA)** *(angl. — releasing factor).* Hormone polypeptidique sécrétée par l'hypothalamus et stimulant la secrétion de la corticotrophine par l'hypophyse. Abréviation : CRF ou CRH.

CORTICOSURRÉNAL *adj. (angl. adrenocortical).* Qui se rapporte au cortex de la glande suprarénale.

CORTICOSURRÉNALE *s. f. (angl. adrenal cortex).* ☞ ***CORTEX DE LA GLANDE SUPRARÉNALE.***

CORTICOSURRÉNALOME *s. m. (angl. adrenal cortical tumor).* Tumeur bénigne ou maligne développée aux dépens du cortex de la glande suprarénale sécrétante ou non sécrétante. Elle provoque, chez la femme, obésité, développement du système pileux et masculinisation.

CORTICOTHÉRAPIE *s. f. (angl. corticotherapy).* Traitement par des hormones du cortex des glandes surrénales, la cortisone notamment ou par la corticotrophine.

CORTICOTROPE *adj. (angl. corticotrophic).* Qui agit sur le cortex de la glande surrénale, qui a des affinités pour celle-ci.

CORTICOTROPHINE *s. f. (angl. corticotropin).* Hormone sécrétée par les cellules alpha du lobe antérieur de l'hypophyse, qui stimule la synthèse et la sécrétion des hormones du cortex de la glande surrénale. Par ailleurs, elle stimule la mélanogenèse. La corticotrophine est utilisée dans l'exploration de la capacité fonctionnelle des glandes surrénales et, en thérapeutique, pour ses propriétés anti-inflammatoires. Elle est également appelée adrénocorticotrophine, corticostimuline, hormone corticotrope, hormone adrénocorticotrope, ACTH (pour *adrenocorticotrophic hormone*). Sa sécrétion est sous la dépendance du CRF.

CORTICOTROPINE *s. f. (angl. corticotrophine).* ☞ ***CORTICOTROPHINE.***

CORTINE NATURELLE *(angl. natural cortin).* Extrait corticosurrénal total contenant toutes les hormones de la glande.

CORTISOL *s. m. (angl. cortisol).* ☞ ***HYDROCORTISONE.***

CORTISOLÉMIE *s. f. (angl. plasma cortisol rate).* Présence et taux du cortisol plasmatique.

CORTISOLURIE *s. f. (angl. urinary free cortisol rate).* Taux du cortisol urinaire.

CORTISONE *s. f. (angl. cortisone).* Glucocorticostéroïde sécrété par le cortex de la glande surrénale. On utilise la cortisone pour ses propriétés anti-inflammatoires et antiallergiques.

CORYNEBACTERIUM Genre de bactéries constitué de bacilles à Gram positif pléomorphes (0,3-0,8 µm sur 0,8-8 µm). Ils se caractérisent par un renflement à l'une des extrémités leur donnant un aspect de massue et, dans les préparations colorées, par un groupement en « lettres chinoises » (disposition en palissade). Il existe des espèces parasites de l'homme et des animaux et d'autres parasites des végétaux. ◇ ***ACNES*** ☞ ***PROPIONIBACTERIUM.*** ◇ ***DIPHTHERIAE*** Les souches de cette espèce constituent l'agent étiologique de la diphtérie. Cette espèce est également connue sous les noms de bacille de Klebs-Löffler et de bacille diphtérique. ◇ ***EQUI*** Agent étiologique de la pneumonie chez les chevaux. Possibilité d'infections opportunistes chez l'homme. ◇ ***MURISEPTICUM*** Espèce responsable d'affections septicémiques chez la souris. ◇ ***PARVUM*** Espèce isolée des cavités naturelles de l'homme, pathogène (responsable de septicémies). ◇ ***PSEUDODIPHTHERICUM*** Germe non pathogène, non toxigène, impossible à différencier du point de vue morphologique de celui de la diphtérie. SYN. ***BACILLE DE HOFFMANN.*** ◇ ***PSEUDOTUBERCULOSIS*** Germe exceptionnellement pathogène pour l'homme mais pathogène pour les animaux domestiques, chez lesquels il est responsable de lymphadénite et de lymphangite ulcéreuse. ◇ ***PYOGENES*** Germe rarement pathogène pour l'homme, qui provoque des abcès suppuratifs chez les animaux domestiques. ◇ ***RENALE*** Germe responsable de la pyélonéphrite des bovidés.

CORYZA *s. m. (angl. coryza).* Inflammation aiguë ou chronique de la muqueuse des fosses nasales, accompagnée d'un écoulement muqueux ou mucopurulent par le nez, due à un virus. SYN. ***RHINITE.*** ◇ **ALLERGIQUE** *(angl. allergic —).* Rhume des foins. ◇ **SPASMODIQUE SAISONNIER** *(angl. hay fever).* Rhume des foins.

COSMÉTIQUE *adj. (angl. cosmetic).* Se dit d'un produit utilisé pour entretenir l'hygiène ou la beauté du corps (savons, shampooings, désodorisants, crèmes et lotions faciales, fards, etc.). S'emploie également comme substantif.

COSMÉTOLOGIE *s. f. (angl. cosmetology).* Étude de tout ce qui se rapporte aux produits cosmétiques (composition, fabrication, effets sur l'organisme).

COSMOPATHOLOGIE *s. f. (angl. cosmopathology).* Étude de l'influence nocive des éléments cosmiques (soleil, rayons cosmiques, etc.) sur l'organisme.

COSTAL *adj. (angl. costal).* Qui se rapporte aux côtes.

COSTALGIE *s. f. (angl. costalgia).* Douleur costale ou névralgie intercostale.

COSTECTOMIE *s. f. (angl. costectomy).* Résection d'une côte.

COSTEN (SYNDROME DE) *(angl. Costen's syndrome).* Dysfonctionnement mécanique de l'articulation temporomaxillaire se manifestant par une douleur de la région temporale, des craquements articulaires et une limitation douloureuse à l'ouverture de la bouche.

COSTIFORME *adj. (angl. costiform).* Qui ressemble à une côte ; se dit des processus transverses des vertèbres lombales.

COSTO- *(angl. costo-).* Préfixe d'origine latine indiquant une relation avec les côtes.

COSTOCLAVICULAIRE *adj. (angl. costoclavicular).* Qui se rapporte aux côtes et à la clavicule.

COSTODIAPHRAGMATIQUE *adj. (angl. costodiaphragmatic).* Qui se rapporte aux côtes et au diaphragme.

COSTOPLEURAL *adj. (angl. costopleural).* Qui se rapporte aux côtes et à la plèvre.

COSTOSTERNAL *adj. (angl. costosternal).* Qui se rapporte aux côtes et au sternum.

COSTOTOME *s. m. (angl. costotome).* Ciseaux en acier utilisés pour sectionner les côtes.

COSTOTOMIE *s. f. (angl. costotomy).* Section chirurgicale d'une ou de plusieurs côtes.

COSTOTRANSVERSAIRE *adj. (angl. costotranverse).* Qui se rapporte aux côtes et aux processus transverses des vertèbres.

COSTOTRANSVERSECTOMIE *s. f. (angl. costotransversectomy).* Résection de l'extrémité postérieure d'une côte et du processus transverse correspondant.

COSTOVERTÉBRAL *adj. (angl. costovertebral).* Qui se rapporte aux côtes et aux vertèbres. ◇ **(POINT)** *(angl. — point).* Point douloureux observé dans la lithiase rénale et les pyélonéphrites, situé dans l'angle formé par la 12ᵉ côte et le rachis.

COTARD (SYNDROME DE) *(angl. Cotard's syndrome).* État délirant, le plus souvent lié à la mélancolie, comportant des idées de migration d'organes, de damnation et d'immortalité.

CÔTE *s. f. (NA. costa). (angl. rib).* ☞ ***ATLAS ANATOMIQUE DES OS EN ANNEXE.*** ◇ **ASTERNALE** *(NA. — spuriae). (angl. false —).* Chacune des côtes de la huitième à la douzième paires, qui ne s'articulent pas directement avec le sternum. ◇ **CERVICALE** *(NA. — cervicalis). (angl. cervical —).* Anomalie de développement au cours de laquelle le processus transverse d'une vertèbre cervicale, en particulier la septième, s'allonge en forme de côte. ◇ **(FAUSSE)** *(angl. false —).* Chacune des côtes des huitième, neuvième et dixième paires, appelées ainsi parce qu'elles ne sont pas reliées directement au sternum (chacune s'articulant avec la côte sus-jacente). SYN. ***CÔTE ASTERNALE.*** ◇ **FLOTTANTE** *(NA. — fluctans). (angl. floating —).* Chacune des côtes des onzième et douzième paires, dont l'extrémité antérieure est libre. ◇ **STERNALE** *(angl. sternal —).* ☞ ***CÔTE VRAIE.*** ◇ **STERNÉBRALE** *(angl. sternebral —).* ☞ ***CARTILAGE COSTAL.*** ◇ **VRAIE** *(NA. — vera). (angl. true —).* Chacune des côtes des sept premières paires, qui sont unies directement au sternum. SYN. ***CÔTE STERNALE.***

COTON *s. m. (angl. cotton).* Fibre textile constituée par les poils recouvrant le tégument des graines de différentes espèces du genre *Gossypium.* Les racines du cotonnier commun *(Gossypium herbaceum)* sont diurétiques et emménagogues. ◇ **ABSORBANT** *(angl. absorbent —).* ☞ ***COTON HYDROPHILE.*** ◇ **HYDROPHILE** *(angl. absorbent —).* Poils de la graine de *Gossipium*, privés de matières grasses et résineuses et présentés en nappe homogène, qui ont un grand pouvoir absorbant. ◇ **STYPTIQUE** *(angl. stypic —).* Coton hydrophile imprégné d'un agent hémostatique.

COTRANSFECTION *s. f. (angl. cotransfection).* Transfection simultanée d'une séquence d'ADN et d'un gène marqueur.

COTTE (OPÉRATION DE) *(angl. Cotte's neurectomy).* Technique d'énervation vésicale par section du nerf présacré.

COTTING (OPÉRATION DE) *(angl. Cotting's operation).* Résection latérale du lit unguéal, lors du traitement chirurgical d'un ongle incarné.

COTUNNIUS (AQUEDUC DE) *(angl. aqueduct of Cotunnius).* Ancienne dénomination. ☞ ***AQUEDUC DU VESTIBULE.***

COTYLE *s. m. (angl. acetabulum).* Ancienne dénomination. ☞ ***ACÉTABULUM.***

COTYLÉDON *s. m. (angl. cotyledon).* Une des divisions de la face utérine d'un placenta discoïde. ◇ **ACCESSOIRE** *(angl. accessory —).* Cotylédon placentaire séparé du corps du placenta. SYN. ***COTYLÉDON ABERRANT.*** ◇ **PLACENTAIRE** *(angl. placental —).* **1.** Surface polygonale de la face utérine du placenta, séparée des cotylédons voisins par des cloisons fibreuses dites cloisons intercotylédonaires. **2.** Villosité vasculaire dilatée du chorion qui s'introduit dans les dépressions de la caduque.

COTYLOÏDE *adj. (angl. cotyloid).* En forme de cupule. EX. *cavité cotyloïde (acétabulum).*

COTYLOÏDIEN *adj. (angl. cotyloid).* Qui se rapporte à la cavité cotyloïde (acétabulum).

COU *s. m. (angl. neck).* Partie du corps située entre la tête et le thorax. ◇ **PROCONSULAIRE** *(angl. bull —).* Importante tuméfaction du cou observée dans certains cas de diphtérie maligne, de mononucléose infectieuse ou d'affections ganglionnaires diverses, et due à une adénopathie diffuse avec infiltration périganglionnaire (par analogie avec l'aspect du buste du proconsul romain Vitellius).

COUCHE *s. f. (angl. layer).* Disposition d'éléments superposés. EX. *les différentes couches de la rétine.* SYN. ***STRATE, FEUILLET, MEMBRANE.*** ◇ **CHORIOCAPILLAIRE** ☞ ***LAME CHOROÏDOCAPILLAIRE.*** ◇ **CORNÉE DE L'ÉPIDERME** ☞ ***STRATUM CORNÉ DE L'ÉPIDERME.*** ◇ **DES CELLULES GANGLIONNAIRES OU DES CELLULES MULTIPOLAIRES** ☞ ***STRATUM GANGLIONNAIRE RÉTINIEN.*** ◇ **DES CÔNES ET DES BÂTONNETS** *(angl. rod and cone layer).* ☞ ***STRATUM NEUROÉPITHÉLIAL RÉTINIEN.*** ◇ **DES FIBRES DU NERF OPTIQUE** *(angl. nerve fiber —).* La plus interne des couches de la rétine après la limitante interne. ◇ **DES GRAINS (DU CERVELET)** ☞ ***STRATUM GRANULOSUM CEREBELLI.*** ◇ **GERMINATIVE** *(angl. stratum germinativum).* Couche indifférenciée de la base d'un épithélium. ◇ **GRANULAIRE EXTERNE** ☞ ***LAME GRANULAIRE EXTERNE DU CORTEX CÉRÉBRAL.*** ◇ **GRANULEUSE** ☞ ***STRATUM GRANULOSUM.*** ◇ **GRANULEUSE EXTERNE** *(angl. outer nuclear —).* Couche de la rétine, formée par les corps des cellules visuelles à cônes et à bâtonnets. ◇ **GRANULEUSE INTERNE** *(angl. inner nuclear —).* Couche de la rétine contenant des cellules intermédiaires bipolaires. ◇ **MOLÉCULAIRE** ☞ ***STRATUM MOLECULARE CEREBELLI.*** ◇ **OPTIQUE** ☞ ***THALAMUS.*** ◇ **PIGMENTAIRE** *(NA. pars pigmentosa retinae). (angl. outer pigmented — of retina).* La plus externe des dix couches de la rétine, appliquée sur la membrane de Bruch de la choroïde. SYN. ***ÉPITHÉLIUM PIGMENTAIRE.*** ◇ **PLEXIFORME EXTERNE** *(angl. outer plexiform —).* Couche de la rétine au niveau de laquelle s'effectue l'articulation des cellules visuelles avec les cellules bipolaires. ◇ **PLEXIFORME INTERNE** *(angl. inner plexiform —).* Couche de la rétine au niveau de laquelle s'effectue l'articulation des cellules bipolaires et des cellules amacrines avec les cellules multipolaires. ◇ **RÉTICULAIRE** ☞ ***STRATUM RETICULARE DERMIDIS.***

COUDE *s. m. (NA. regio cubiti). (angl. elbow).* Partie du membre supérieur qui correspond à l'articulation entre le bras et l'avant-bras, formée par l'extrémité inférieure de l'humérus et les extrémités supérieures du radius et de l'ulna. Elle comprend deux régions : en avant, la région du pli du coude, en arrière, la région olécrânienne. ◇ **DU JOUEUR DE TENNIS** *(angl. tennis elbow).* Épicondylite ou épicondylalgie des joueurs de tennis ; bursite radio-humérale. SYN. ***TENNIS ELBOW.***

COULEUR *s. f. (angl. color).* Sensation que produisent sur l'organe de la vue les radiations de la lumière, telles qu'elles sont réfléchies ou absorbées par les corps. La sensation de couleur dépend de la longueur d'onde de la radiation lumineuse. ◇ **COMPLÉMENTAIRE** *(angl. complementary —).* Se dit de chacune des deux couleurs qui, mélangées, donnent la couleur blanche. ◇ **PRIMAIRE OU FONDAMENTALE** *(angl. primary —).* Chacune des trois couleurs à l'aide desquelles on peut reconstituer toutes les autres : rouge, jaune et bleu.

COULISSE *s. f. pl. (angl. groove).* Sillon sur la surface d'un os, servant au glissement d'un tendon, comme la coulisse bicipitale de l'humérus.

COUMARINIQUES *s. m. pl. (angl. coumarine anticoagulants).* Groupe de composés dérivés de la 4-hydroxycoumarine, qui se caractérisent par leur capacité à provoquer l'inhibition de la synthèse du complexe prothrombinique (facteurs II, VII, IX et X), ce qui entraîne un état d'hypocoagulabilité. Ils sont utilisés comme anticoagulants. SYN. ***DÉRIVÉS DE LA COUMARINE.***

COUNCILMAN (CORPS DE) *(angl. Councilman's hyaline bodies).* Corps hyalins éosinophiles correspondant à des reliquats cytoplasmiques altérés, témoins de la souffrance cellulaire, et qui sont observés dans les hépatites parenchymateuses, notamment de la fièvre jaune.

COUP ◇ **DE CHALEUR** *(angl. heat stroke).* État provoqué par une exposition du corps à une irradiation solaire intense ou à une température excessive, et caractérisé par divers troubles : céphalées, vertiges, déshydratation, nausées et crampes musculaires. ◇ **DE HACHE SOUS-MAMMAIRE** *(angl. Harrison's groove).* Dépression anormale observée au niveau des fausses côtes chez le rachitique. ◇ **DE POIGNARD ABDOMINAL** *(angl. abdominal stab).* Douleur brutale en rapport avec la perforation d'un organe creux responsable d'une péritonite. ◇ **DE SOLEIL** *(angl. sunburn).* Érythème survenant après exposition prolongée au soleil. SYN. ***ÉRYTHÈME SOLAIRE.*** ◇ **DU LAPIN** *(angl. whiplash injury).* Flexion brutale du rachis cervical à la suite d'un choc indirect (accident de voiture) avec risque de lésions vertébro-médullaires.

COUPE *s. f. (angl. section).* Section d'un corps ou d'un organe. ◇ **FRONTALE** *(angl. frontal —).* Section longitudinale du corps, ou d'une partie de celui-ci, transversalement de gauche à droite, perpendiculaire à la coupe sagittale, et qui divise le corps en une portion ventrale et une portion dorsale. ◇ **LONGITUDINALE** *(angl. medial —).* Section du corps, ou d'une partie de celui-ci, qui suit le grand axe. ◇ **SAGITTALE** *(angl. sagittal —).* Section longitudinale du corps, ou d'une partie de celui-ci, de direction antéropostérieure. ◇ **TRANSVERSALE** *(angl. transverse —).* Section perpendiculaire à l'axe du corps ou d'un organe.

COUPEROSE *s. f.* ☞ ***ACNÉ ROSACÉE.***

COUPLÉ *adj. (angl. coupling).* Se dit du pouls lorsque chaque pulsation normale est suivie de près par une extrasystole.

COURANT *s. m. (angl. current).* **1.** Permet de désigner tout ce qui coule. **2.** Déplacement de charges électriques dans un conducteur. ◇ **AXIAL** *(angl. axial —).* Portion colorée centrale du courant sanguin. ◇ **D'ACTION** *(angl. action —).* Courant électrique faible qui apparaît lors de la contraction musculaire. ◇ **DE DÉMARCATION** *(angl. demarcation —).* Courant électrique qui s'établit entre une zone lésée et la zone indemne d'un muscle. ◇ **DE LÉSION** *(angl. electrical wave).* Courant produit au repos par un muscle lésé. À la phase aigue de l'infarctus du myocarde, le courant de lésion se traduit sur l'électrocardiogramme par un décalage supérieur du segment ST. ◇ **ÉLECTROTONIQUE** *(angl. electrotonic —).* Courant induit dans la gaine d'un nerf par un courant qui passe à travers la partie conductrice de ce même nerf.

COURBATURE *s. f. (angl. stiffeness).* Douleur musculaire, en particulier dans les membres, et état de fatigue dus à un effort prolongé ou à un état fébrile.

COURBE *s. f.* **1.** *(angl. curve).* Ligne décrivant un segment de cercle. **2.** *(angl. chart, graph).* Représentation graphique des phases successives d'un phénomène au moyen d'une ligne dont les points indiquent des valeurs variables. ◇ **THERMIQUE** *(angl. temperature curve).* **1.** Graphique illustrant les variations de la température d'un malade durant le cours de sa maladie. **2.** En gynécologie, courbe de la température matinale d'une femme, du premier au dernier jour du cycle menstruel.

COURBURE DE L'ESTOMAC *(angl. gastric curvature).* ◇ **(GRANDE)** *(NA. curvatura gastri major). (angl. greater —).* Bord gauche de l'estomac, s'étendant du cardia au pylore. ◇ **(PETITE)** *(NA. curvatura gastri minor). (angl. lesser —).* Bord droit de l'estomac, qui sépare les faces antérieure et postérieure de l'estomac.

COURNAND (TECHNIQUE DE) *(angl. Cournand's method).* Technique permettant d'enregistrer les pressions dans l'atrium et le ventricule droits chez l'homme.

COURONNE *s. f. (angl. crown, corona).* **1.** Couronne de la dent. **2.** Structure anatomique de disposition circulaire. ⇔ **ARTIFICIELLE** *(angl. artificial crown).* Couronne en métal, en porcelaine ou en résine synthétique qui s'ajuste sur la racine d'une dent naturelle. ⇔ **DE LA DENT** *(NA. corona dentis). (angl. dental crown).* Partie visible de la dent, qui fait saillie hors du bord alvéolaire, et qui est recouverte d'émail. ⇔ **DU GLAND** *(NA. corona glandis). (angl. corona of glans penis).* Rebord presque circulaire à la base du gland, interrompu au niveau de l'insertion du frein. ⇔ **ÉQUATORIALE** *(angl. equatorial plate).* Figure formée par les chromosomes qui se disposent en couronne à l'équateur de la cellule lors de la métaphase. SYN. ***PLAQUE ÉQUATORIALE.*** ⇔ **RAYONNANTE** ☞ ***CORONA RADIATA.***

COURT-CIRCUIT *s. m. (angl. bypass).* **1.** En électricité, établissement d'un courant anormalement intense lorsque deux points de potentiels différents se trouvent réunis par une résistance négligeable. **2.** En chirurgie, création d'une communication entre deux organes pour exclure un segment du tube digestif soit parce qu'il contient une lésion non extirpable, soit parce que l'on souhaite raccourcir le transit des aliments induisant une malabsorption (pratiqué en chirurgie de l'obésité morbide).

COURVOISIER ET TERRIER (LOI DE) *(angl. Courvoisier's law).* La dilatation de la vésicule biliaire par obstruction calculeuse du cholédoque est rare, mais elle est fréquente lors des obstructions d'une autre nature (tumeur de la tête du pancréas, etc.).

COURVOISIER-TERRIER (SYNDROME DE) *(angl. Courvoisier-Terrier syndrome).* Dilatation de la vésicule biliaire sans douleur, ictère progressif et amaigrissement rapide, observés dans le cancer de la tête du pancréas.

COUSSINET ADIPEUX DE L'ORBITE ☞ ***CORPS ADIPEUX DE L'ORBITE.***

COUTARD (RADIOTHÉRAPIE À LA) *(angl. Coutard's method).* Méthode de traitement des tumeurs malignes par irradiation à doses élevées de rayons X et fractionnement de la dose totale en dix ou quinze administrations journalières.

COUTURIER *s. m. (angl. sartorius muscle).* Ancienne dénomination. ☞ ***M. SARTORIUS (ATLAS ANATOMIQUE DES MUSCLES EN ANNEXE).***

COUVADE *s. f. (angl. couvade).* Coutume ancestrale de certains peuples primitifs qui consistait, à la suite des couches d'une femme, à ce que son mari s'alite et prenne soin de l'enfant. En psychiatrie : troubles anxieux et dépressifs touchant l'homme lors de la grossesse ou après l'accouchement de sa femme.

COUVEUSE *s. f. (angl. incubator).* Enceinte close à parois transparentes dans laquelle on maintient les enfants prématurés à une température et une humidité constante, dans un milieu aseptique. SYN. ***INCUBATEUR.***

COUVRE-OBJET *s. m. (angl. coverslip).* Mince plaque de verre, circulaire ou rectangulaire, qui couvre les préparations microscopiques déposées sur le porte-objet.

COWDEN (MALADIE DE) *(angl. Cowden's disease).* Affection héréditaire transmise sur le mode autosomique dominant associant des hamartomes multiples péri-orificiels et viscéraux.

COWPER (GLANDES DE) *(angl. bulbourethral glands).* Ancienne dénomination. ☞ ***GLANDE BULBO-URÉTRALE.***

COWPÉRITE *s. f. (angl. Cowper's gland abscess).* Inflammation des glandes bulbo-urétrales (glandes de Cowper).

COWPOX *s. m. (angl. cowpox).* Maladie pustuleuse des bovidés, due à un virus proche du virus de la vaccine et pouvant se transmettre aux trayeurs et à leur entourage.

Cox Abréviation de cyclo-oxygénase.

COXA *s. f. (angl. coxa).* ☞ ***HANCHE.*** ⇔ **ADDUCTA, FLECTA** ☞ ***COXA VARA.*** ⇔ **PLANA** *(angl. — plana).* Déformation de la hanche due à une nécrose de la tête du fémur, qui atteint l'enfant de 4 à 10 ans (surtout les garçons). Elle se traduit par des douleurs, une boiterie et une limitation des mouvements. Après guérison, la tête fémorale reste souvent aplatie et il persiste une légère subluxation externe qui favorise le développement de la coxarthrose. Elle est aussi appelée ostéochondrite déformante infantile de l'épiphyse fémorale supérieure. SYN. ***PERTHES (MALADIE DE).*** ⇔ **VALGA** *(angl. — valga).* Déviation du membre inférieur en abduction et rotation externe, avec limitation de l'adduction et de la rotation interne, due à une déformation du col du fémur dont l'angle cervico-diaphysaire est plus important que normalement. ⇔ **VARA** *(angl. — vara).* Déviation du membre inférieur en adduction et rotation interne, due à une dystrophie du col du fémur et caractérisée par une diminution de l'angle d'inclinaison du col fémoral avec la diaphyse. SYN. ***COXA ADDUCTA, COXA FLECTA, HANCHE BOTE.***

COXAL *adj. (angl. coxal).* Qui se rapporte à la hanche. ⇔ **(OS)** *(angl. hip bone).* Nouvelle dénomination de l'os iliaque. ☞ ***ATLAS ANATOMIQUE DES OS EN ANNEXE.***

COXALGIE *s. f. (angl. coxalgia).* **1.** Douleur localisée à la hanche. **2.** Tuberculose coxofémorale.

COXARTHRIE *s. f. (angl. coxarthritis).* ☞ ***COXARTHROSE.***

COXARTHROSE *s. f. (angl. osteoarthritis of the hip).* Arthrose de la hanche, primitive ou secondaire survenant en général après 50 ans. SYN. ***COXARTHRIE.***

COXIB *(angl. coxib).* ☞ ***ANTI-COX 2.***

COXIELLA Genre de bactéries de l'ordre des Rickettsiales. Ce sont des micro-organismes parasites obligatoires, très résistants aux agents extérieurs. ◇ **BURNETII** Également connue sous les noms de *Rickettsia burnetii*, *Rickettsia diaporica*, c'est l'agent étiologique de la fièvre Q. L'infection chez l'homme se fait généralement par voie aérienne. ☞ ***FIÈVRE Q.***

COXITE *s. f. (angl. coxitis).* Arthrite coxofémorale. ◇ **SÉNILE** *(angl. senile —).* Arthrite dégénérative localisée à l'articulation de la hanche, survenant chez le vieillard. ◇ **TRANSITOIRE** *(angl. — fugax).* Affection aiguë de l'enfance avec douleur, fièvre et impotence de la hanche guérissant en quelques jours. Son étiologie est inconnue. SYN. ***ÉPIPHYSITE AIGUË DE HANCHE, « RHUME DE HANCHE ».***

COXODYNIE *s. f. (angl. hip pain).* Douleur localisée à la hanche.

COXOFÉMORAL *adj. (angl. coxofemoral).* Qui se rapporte à la hanche et au fémur.

COXOMÉTRIE *s. f. (angl. coxometry).* Tracé des différents repères anatomiques et des différents angles de l'articulation coxo-fémorale, afin de dépister une malformation de la hanche.

COXOTOMIE *s. f. (angl. coxotomy).* Ouverture chirurgicale de l'articulation de la hanche.

COXSACKIE *(angl. Coxsackie virus).* Nom d'un groupe de virus de la famille des *Picornaviridae*, genre *Enterovirus*, agents responsables de diverses affections chez l'homme : méningites, maladie de Bornholm, herpangine, myocardite, péricardite, myalgies. Certains de ces virus se cultivent uniquement chez les souris nouveau-nées. Le premier virus de ce groupe a été isolé à Coxsackie (États-Unis) en 1947.

CPA *(angl. ACP).* Abréviation de cœur pulmonaire aigu.

CPC *(angl. CCP).* Abréviation de cœur pulmonaire chronique.

C-PEPTIDE *(angl. C peptide).* ☞ ***INSULINE.***

CPK *(angl. CPK).* Abréviation de créatine-phosphokinase.

CR *(angl. CR lead).* En électrocardiographie, symbole d'une dérivation précordiale dans laquelle l'électrode indifférente est placée sur le bras droit (CR vient de l'anglais *Chest-Right)*.

Cr *(angl. Cr).* Symbole chimique du chrome.

CRACHAT *s. m. (angl. sputum).* Salive ou mucosités provenant des muqueuses des voies respiratoires et rejetées par la bouche. ◇ **FERRUGINEUX** *(angl. rusty —).* Crachat mélangé de sang, qui lui donne une teinte analogue à celle de la rouille. ◇ **JUS DE PRUNEAU** *(angl. prune juice —).* Crachat foncé de couleur brunâtre observé dans certaines formes graves de pneumonie. ◇ **NUMMULAIRE** *(angl. nummular —).* Crachat de disques ronds rappelant des pièces de monnaie, fréquent dans la tuberculose pulmonaire. ◇ **PERLÉ** *(angl. Laennec's pearl).* Crachat terminant la crise d'asthme et contenant de petites formations opalescentes. ◇ **ROUILLÉ** *(angl. rusty —).* Crachat de couleur rouille, caractéristique du début de la pneumonie lobaire aiguë. ◇ **SANGLANT** *(angl. hemoptoic —).* Crachat constitué par des produits d'expectoration et du sang.

CRACK *s. m. (angl. crack).* Forme de cocaïne cristallisée que l'on fume et avec laquelle on obtient très rapidement un fort degré d'imprégnation par la drogue, ce qui explique l'importance du phénomène d'accoutumance et la très grande toxicité de ce produit.

CRAMER (ATTELLE DE) *(angl. Cramer's splint).* Attelle flexible composée de deux tiges métalliques parallèles réunies transversalement par une série de fils de fer formant un maillage.

CRAMPE *s. f. (angl. cramp).* Contraction involontaire, douloureuse, spasmodique et transitoire d'un ou de plusieurs muscles. La crampe peut s'observer dans les polyneuropathies, la sclérose latérale amyotrophique, les myopathies métaboliques, mais reste souvent primitive.Par extension, toute douleur de type spasmodique (crampe d'estomac par exemple). ◇ **DE DÉSHYDRATATION** *(angl. dehydration —).* Crampe résultant d'une déshydratation aiguë après vomissements ou diarrhée abondante. ◇ **DES ÉCRIVAINS** *(angl. writers' —).* Trouble moteur psychosomatique perturbant l'écriture ; forme focale de dystonie de fonction observée également chez les musiciens, les maîtres d'armes, etc.. SYN. ***CRAMPE DE L'INSTRUMENTISME.*** ◇ **FONCTIONNELLE** ☞ ***CRAMPE PROFESSIONNELLE.*** ◇ **PROFESSIONNELLE** *(angl. professional —).* Trouble tonique occasionné par un acte musculaire bien déterminé et toujours identique, et observé fréquemment dans les professions où se produit une répétition des mêmes gestes. Il porte des noms différents suivant la profession, et ainsi il existe la crampe des compositeurs, des couturières, des écrivains, des musiciens, des horlogers, etc. SYN. ***CRAMPE FONCTIONNELLE.***

CRÂNE *s. m. (NA. cranium). (angl. skull).* Ensemble des os qui forment le squelette de la tête. D'un point de vue embryologique, on différencie un neurocrâne ou crâne cérébral, qui donne naissance aux os qui entourent l'encéphale (composé du frontal, des deux pariétaux, des deux temporaux, de l'occipital, du sphénoide et de l'ethmoïde) et un splanchnocrâne ou crâne facial, dont le développement donne naissance à l'ensemble osseux qui forme le massif facial (composé du vomer, des maxillaires, des unguis ou os lacrymaux, des zygomatiques, des palatins, des cornets inférieurs, des os propres du nez et de la mandibule). Ces os s'articulent entre eux par des sutures, excepté la mandibule, qui est le seul élément mobile de l'ensemble. ◇ **BIFIDE** Crâne présentant une fissure congénitale. ◇ **EN BESACE** ☞ ***CYMBOCÉPHALIE.*** ◇ **EN BROSSE** Dans la maladie de Cooley, aspect radiologique de la table externe du crâne traversé de spicules parallèles. ◇ **EN PAIN DE SUCRE** ☞ ***ACROCÉPHALIE.*** ◇ **EN TOUR**

☞ ***ACROCÉPHALIE.*** ◇ **NATIFORME** *(angl. natiform —).* ☞ ***NATIFORME.*** ◇ **OLYMPIEN** ☞ ***FRONT OLYMPIEN.***

CRANIECTOMIE *s. f. (angl. craniectomy).* Excision d'un fragment du crâne.

CRÂNIEN *adj. (angl. cranial).* Qui se rapporte au crâne.

CRANIOCÈLE *s. f. (angl. craniocele).* SYN. (impropre d') ***ENCÉPHALOCÈLE.***

CRANIOCLASIE *s. f. (angl. cranioclasis).* Écrasement chirurgical de la voûte du crâne du fœtus mort afin de faciliter son extraction. Cette opération est actuellement abandonnée.

CRANIOCLASTE *s. m. (angl. cranioclast).* Instrument utilisé pour la cranioclasie.

CRANIOCLÉIDODYSOSTOSE *s. f. (angl. cleidocraniodysostosis).* Dystostose cléidocrânienne héréditaire. ☞ ***DYSOSTOSE.***

CRANIODIDYME *s. m. (angl. craniodidymus).* ☞ ***CRANIOPAGE.***

CRANIOGNOMIE *s. f. (angl. craniognomy).* Étude des caractéristiques psychiques basée sur la forme du crâne.

CRANIOGRAPHE *s. m. (angl. craniograph).* **1.** Appareil spécialement conçu pour la prise des radiographies du crâne. **2.** Instrument utilisé en anthropométrie pour la reproduction graphique de la forme du crâne.

CRANIOGRAPHIE *s. f. (angl. craniography).* **1.** Radiographie du crâne. **2.** Ensemble des procédés de représentation graphique ou photographique du crâne.

CRANIOHYDRORRHÉE ☞ ***RHINOLIQUORRHÉE.***

CRANIOLOGIE *s. f. (angl. craniology).* Étude de la morphologie, de la structure et du développement du crâne humain.

CRANIOMALACIE *s. f. (angl. craniomalacia).* Ramollissement anormal du crâne. ☞ ***CRANIOTABÈS.***

CRANIOMÈTRE *s. m. (angl. craniometer).* Sorte de compas employé en craniométrie.

CRANIOMÉTRIE *s. f. (angl. craniometry).* Ensemble des procédés de mensuration du crâne humain.

CRANIOPAGE *s. m. (angl. craniopagus).* Monstre double soudé par la tête. SYN. ***CÉPHALOPAGE.***

CRANIOPATHIE MÉTABOLIQUE *(angl. Morgagni's syndrome).* Affection caractérisée par l'apparition de lésions au niveau des os du crâne à type d'hyperostose frontale interne, associée à des troubles métaboliques, des céphalées, des troubles visuels et une obésité. Survient chez la femme ménopausée. SYN. ***MORGAGNI-MOREL (SYNDROME DE).***

CRANIOPHARYNGIOME *s. m. (angl. craniopharyngioma).* Tumeur bénigne congénitale souvent calcifiée développée au dessus de la selle turcique aux dépens du tractus craniopharyngé. Elle provoque une hypertension intracrânienne avec hémianopsie bitemporale et insuffisance hypophysaire. SYN. ***TUMEUR DE LA POCHE DE RATHKE.***

CRANIOPHORE *s. m. (angl. craniophore).* Instrument utilisé pour maintenir le crâne dans une position fixe durant son examen et sa mesure.

CRANIOPLASTIE *s. f. (angl. cranioplasty).* Chirurgie plastique du crâne ; correction chirurgicale des déformations du crâne.

CRANIORACHISCHISIS *s. m. (angl. craniorachischisis).* Fissure ou fente congénitale du crâne et de la colonne vertébrale.

CRANIOSCHISIS *s. m. (angl. cranioschisis).* Malformation caractérisée par une fissure congénitale du crâne.

CRANIOSPONGIOSE *s. f. (angl. cranial spongiosis).* Affection douloureuse du crâne caractérisée par la formation d'excavations dans le diploé.

CRANIOSTAT *s. m.* ☞ ***CRANIOPHORE.***

CRANIOSTÉNOSE *s. f. (angl. craniostenosis).* Malformation due à l'ossification précoce des sutures crâniennes, se traduisant par une dysmorphie cranio-faciale avec hypertension intracrânienne pouvant entraîner des lésions cérébrales et oculaires et des troubles psychiques. SYN. ***CRANIOSYNOSTOSE.***

CRANIOSYNOSTOSE *s. f. (angl. craniosynostosis).* SYN. ***CRANIOSTÉNOSE.***

CRANIOTABÈS *s. m. (angl. craniotabes).* Zones de ramollissement du crâne chez l'enfant, perceptibles à la palpation, qui apparaissent vers le troisième ou quatrième mois de la vie, et sont liées notamment au rachitisme. SYN. ***CRANIOMALACIE.***

CRANIOTOME *s. m. (angl. craniotome).* Instrument utilisé pour pratiquer la craniotomie.

CRANIOTOMIE *s. f. (angl. craniotomy).* Toute intervention comportant l'ouverture du crâne.

CRANIOTOPOGRAPHIE *s. f. (angl. craniotopography).* Étude des relations topographiques existant entre la surface du crâne et les différentes aires du cortex cérébral.

CRASE *s. f. (angl. crasis).* Constitution. Autrefois, ce terme exprimait le juste équilibre entre les quatre humeurs (sang, bile, atrabile et pituite). ◇ **SANGUINE** *(angl. blood coagulation).* Expression utilisée pour désigner les propriétés du sang concernant la coagulation.

CRATÆGINE *s. f. (angl. crataegin).* Composé tiré du fruit de *Crataegus oxyacantha* ; hypotenseur et sédatif.

CRATAEGUS Genre d'arbustes de la famille des Rosacées. L'espèce *C. oxyacantha* est l'aubépine, dont le fruit donne des principes actifs utilisés comme sédatif cardiovasculaire et hypotenseur.

CRATÉRIFORME *adj. (angl. crateriform).* Déprimé en forme de coupe ou de cratère.

CRAW-CRAW *s. m. (angl. craw-craw).* Forme tenace d'eczéma prurigineux papulopustuleux observé en Afrique occidentale, attribué aux microfilaires, qui affecte principalement les muscles et les organes génitaux externes. SYN. *GALE FILARIENNE.*

CRAYON MÉDICAMENTEUX *s. m. (angl. medical pencil).* Préparation médicinale, en forme de cylindre, obtenue par fusion d'un sel médicamenteux ou par incorporation des substances actives à une pâte molle qui sera ensuite durcie par dessication.

CRÉATINE *s. f. (angl. creatine).* Composé azoté cristallisable présent dans l'organisme essentiellement dans le muscle. Son phosphate constitue un important dépôt d'énergie. Dans le sang, la créatine se trouve essentiellement dans les globules rouges au taux de 30 mg/L. Elle se trouve dans les urines du nourrisson, mais disparaît chez l'adulte. ⟨⟩ **KINASE (OU PHOSPHOKINASE)** *s. f. (angl. — kinase, – phosphokinase).* Enzyme musculaire permettant la transformation de la créatine en créatine-phosphate (forme de stockage de l'énergie dans les muscles). Son taux sanguin s'élève notamment dans l'infarctus du myocarde et certaines myopathies. Une isoenzyme, la créatine-kinase MB, est spécifique du myocarde. Abréviation : CPK.

CRÉATINÉMIE *s. f. (angl. level of creatine in blood).* Teneur du sang en créatine (taux normal : 30 à 50 mg/L de sang total).

CRÉATININE *s. f. (angl. creatinine).* Substance basique, formée essentiellement dans les muscles aux dépens de la créatine et du créatine-phosphate, par perte irréversible d'une molécule d'eau. Son taux normal dans le sang est de 12 à 15 mg/L. Son excrétion urinaire par 24 heures est constante chez un individu donné.

CRÉATININÉMIE *s. f. (angl. level of creatine in blood).* Teneur du sang en créatinine ; le taux normal est de 6 à 12 mg/L de sérum.

CRÉATININURIE *s. f. (angl. creatininuria).* Présence de créatinine dans l'urine, provenant de la créatine musculaire. Constante chez un individu donné, elle est d'environ 2 g par 24 heures. Elle ne varie qu'en cas de lésions rénales.

CRÉATINURIE *s. f. (angl. creatinuria).* Présence de créatine dans l'urine. Elle est très importante chez le nourrisson et l'enfant ; elle disparaît chez l'adulte et réapparaît chez le vieillard. Elle augmente de façon pathologique dans les dystrophies musculaires et lors des traitements par corticoïdes.

CRÉATORRHÉE *s. f. (angl. creatorrhea).* Élimination d'une quantité anormale de protides dans les selles.

CRÈCHE *s. f. (angl. day nursery).* Établissement dans lequel les jeunes enfants sont gardés durant la journée.

CRÉDÉ (MÉTHODE DE) *(angl. Crédé's method).* Instillation d'une goutte d'une solution de nitrate d'argent à 2 % dans les yeux dans le but de prévenir la conjonctivite gonococcique du nouveau-né.

CRÉMASTER *s. m. (NA. musculus cremaster). (angl. cremaster muscle).* ☞ ***ATLAS ANATOMIQUE DES MUSCLES EN ANNEXE.***

CRÉMATION *s. f. (angl. cremation).* Destruction des cadavres par combustion. SYN. ***INCINÉRATION.***

CRÈME *s. f. (angl. cream).* Préparation cosmétique ou thérapeutique, de consistance molle, moins épaisse et moins grasse que la pommade.

CRÉNOCYTE *s. m. (angl. crenocyte).* ☞ ***ÉRYTHROCYTE CRÉNELÉ.***

CRÉNOCYTOSE *s. f. (angl. crenocytosis).* Présence d'érythrocytes crénelés dans le sang.

CRÉNOLOGIE *s. f. (angl. crenology).* Étude des propriétés thérapeutiques des eaux minérales.

CRÉNOTHÉRAPIE *s. f. (angl. crenotherapy).* Emploi thérapeutique des eaux minérales.

CRÉOPHAGIE *s. f. (angl. creophagism).* Consommation habituelle de viande comme aliment.

CRÉOSOTE *s. f. (angl. creosote).* Liquide de consistance huileuse, incolore et d'odeur forte, obtenu par distillation sèche du bois de hêtre *(Fagus sylvatica)* ; il contient principalement du gaïacol et du crésol. C'est un anesthésique local et un antiseptique. On utilise plus volontiers le carbonate de créosote.

CRÉPITANT *adj. (angl. crepitant).* Qui produit une crépitation.

CRÉPITATION *s. f. (angl. crepitus).* Bruit fin et sec, rappelant celui des cheveux frottés entre les doigts ou celui du sel jeté sur le feu, audible pendant l'inspiration et traduisant un processus d'alvéolite. SYN. ***RÂLE CRÉPITANT.*** ⟨⟩ **ARTICULAIRE** *(angl. articular —).* Crépitation perçue à la palpation lors de la mobilisation d'une articulation en cas d'arthrite sèche. ⟨⟩ **DE RETOUR** *(angl. — redux).* Bruit de crépitation audible au commencement de la période de régression d'une pneumonie. ⟨⟩ **NEIGEUSE** Sensation, semblable à celle que l'on obtient en comprimant de la neige, perçue à la palpation d'un emphysème sous-cutané. ⟨⟩ **OSSEUSE** *(angl. bony —).* Bruit résultant du frottement l'une contre l'autre des deux extrémités d'un os fracturé.

CRÉPUSCULAIRE *adj. (angl. crepuscular).* Qui n'est pas parfaitement lucide ; s'applique à certains états mentaux : état crépusculaire (anglais : *twilight state*).

CRÉSOL *s. m. (angl. cresol).* Méthylphénol, dont il existe trois isomères : l'orthocrésol, le métacrésol et le paracrésol ; tous sont antiseptiques et toxiques, d'utilisations analogues à celles du phénol.

CREST (syndrome) *(angl. CREST syndrome).* Acronyme désignant une forme de sclérodermie associant : calcinose sous-cutanée (C), syndrome de Raynaud (R), atteinte œsophagienne

(E), sclérodactylie (S) et télangiectasies (T). Elle est souvent associée à des anticorps anticentromère et son évolution est lente. Ses complications viscérales sont rares (essentiellement une hypertension artérielle pulmonaire). ☞ ***SCLÉRODERMIE.***

CRÊTE *s. f. (NA. crista). (angl. crest, crista).* En anatomie, relief allongé soulevant une surface ou la bordant. Ex. *crête ilaque, crête ulnaire.* ~ **ACOUSTIQUE** ☞ ***CRÊTE AMPULLAIRE.*** ~ **AMPULLAIRE** *(NA. — ampullaris). (angl. acoustic crest).* Épaississement localisé de la membrane qui tapisse l'ampoule des canaux semi-circulaires ; il est recouvert par le neuro-épithélium qui contient les cellules acoustiques. ~ **DENTAIRE** *(angl. dental crest).* Rebord développé au dépens de la muqueuse gingivale du fœtus, le long des bords alvéolaires des os maxillaires fœtaux. ~ **DU GRAND FESSIER** ☞ ***TUBÉROSITÉ GLUTÉALE.*** ~ **DU TIBIA** *(NA. margo anterior tibae). (angl. anterior margin of tibia).* Les trois quarts supérieurs du bord antérieur du tibia, aisément palpables sous la peau. ~ **DU VESTIBULE** *(NA. — vestibuli). (angl. crest of vestibule).* Crête osseuse sur le plancher du vestibule, entre l'aqueduc du vestibule et la fossette hémisphérique. ~ **ÉPINEUSE** *(angl. spinal process).* Ancienne dénomination. ☞ ***PROCESSUS SPINAL.*** ~ **ETHMOÏDALE** *(NA. — ethomoidalis). (angl. ethmoid crest).* Crête située sur la face interne du palatin ; elle s'articule avec le cornet moyen de l'ethmoïde. ~ **FRONTALE** *(NA. — frontalis). (angl. frontal crest).* Crête osseuse sur la ligne médiane de la face interne du frontal, sur laquelle s'insère la faux du cerveau. ~ **ILIAQUE** *(NA. — iliaca). (angl. iliac crest).* Bord supérieur de l'os iliaque. ~ **INFRATEMPORALE** *(angl. infratemporal crest).* Crête qui divise la face externe de la grande aile du sphénoïde en deux parties, une face supérieure temporale et une face inférieure zygomatique. ~ **INTEROSSEUSE DE LA FIBULA** *(NA. margo interossea (fibula)). (angl. interosseous ridge of fibula).* Rebord qui longe toute la face interne de la fibula. ~ **INTERTROCHANTÉRIENNE** *(angl. intertrochanteric line).* Ancienne dénomination. ☞ ***LIGNE INTERTROCHANTÉRIQUE.*** ~ **LACRYMALE POSTÉRIEURE** *(NA. — lacrymalis posterior). (angl. posterior lacrimal crest).* Crête située sur la face orbitaire de l'os lacrymal, qui se termine en dessous par une espèce de crochet, l'hamulus lacrymalis. ~ **LATÉRALE DU FRONTAL** *(angl. external frontal crest).* ☞ ***LIGNE TEMPORALE.*** ~ **NASALE** *(NA. — nasalis). (angl. nasal crest).* Crête osseuse sur la ligne interne du processus palatin du maxillaire et de la lame horizontale du palatin, sur laquelle se fixe le septum nasal. ~ **NEURALE** *(angl. neural crest).* Élévation dorsale du tube neural de l'embryon, qui est à l'origine des ganglions rachidiens. ~ **OCCIPITALE** *(NA. — occipitalis). (angl. occipital crest).* Chacune des éminences osseuses situées sur les faces postérieure et antérieure de l'os occipital. ~ **OCCIPITALE EXTERNE** *(NA. — occipitalis externa). (angl. external occipital crest).* Crête qui va de la protubérance occipitale jusqu'au foramen occipital. ~ **OCCIPITALE INTERNE** *(NA. — occipitalis interna). (angl. internal occipital crest).* Crête qui sépare les deux fosses cérébelleuses et donne insertion à la faux du cervelet. ~ **ORBITAIRE** *(NA. margo supraorbitalis). (angl. orbital crest).* Bord antéro-inférieur de l'os frontal. ~ **SACRALE** *(NA. — sacralis mediana). (angl. crista sacralis mediana).* Crête osseuse médiane de la face postérieure du sacrum, résultant de la fusion des processus épineux du sacrum. ~ **SPHÉNOÏDALE** *(NA. — sphenoidalis). (angl. sphenoidal crest).* Crête osseuse médiane située sur la face antérieure du sphénoïde, et formant une partie du septum nasal. ~ **SUPRAMASTOÏDIENNE** *(angl. supramastoid crest).* Élévation de l'os temporal au-dessus du méat acoustique. ~ **SUPRAVENTRICULAIRE** *(NA. — supraventricularis). (angl. supraventricular crest).* Crête infundibuloventriculaire, qui marque sur la paroi interne du ventricule droit la séparation entre l'orifice pulmonaire et l'orifice atrioventriculaire. ~ **TEMPORALE** *(angl. temporal line).* Ancienne dénomination. ☞ ***LIGNE TEMPORALE.*** ~ **TRANSVERSE** *(NA. — transversa, fundus meatus acusticus internus). (angl. crista transversa).* Crête transversale du méat acoustique interne. ~ **URÉTRALE** *(NA. — urethralis). (angl. urethral crest).* Repli de la muqueuse dorsale de l'urètre. ~ **ZYGOMATIQUE DE LA GRANDE AILE DU SPHÉNOÏDE** *(angl. zygomatic crest of greater wing of sphenoidal bone).* Bord antérieur de la grande aile du sphénoïde.

CRÊTES ~ **DE COQ** *(angl. condyloma acuminatum).* ☞ ***CONDYLOME ACUMINÉ.*** ~ **PAPILLAIRES** *(NA. cristae cutis). (angl. dermal ridges).* Saillies sur la peau au niveau de la paume des mains et de la plante des pieds. Elles sont dues aux papilles dermiques.

CRÉTINISME *s. m. (angl. cretinism).* Affection congénitale due au dysfonctionnement ou à l'absence de la thyroïde, caractérisée par un arrêt du développement physique et mental, s'accompagnant de dystrophies multiples.

CRÉTINOÏDE *adj. (angl. cretinoid).* Qui ressemble au crétinisme ; ce terme s'applique à un état voisin du crétinisme, mais moins accentué, que l'on observe chez les goitreux dans les pays où le goitre est endémique.

CREUSET *s. m. (angl. crucible).* Récipient en terre réfractaire, porcelaine, métal, etc., généralement plus étroit vers le fond, servant à faire fondre ou à calciner certaines substances.

CREUTZFELDT-JAKOB (MALADIE DE) *(angl. Creutzfeldt-Jakob disease).* Spongiose cérébrale, associée à des lésions du thalamus et des corps striés. Elle est due à un prion (particule infectante protéinacée). Son expression clinique variable comporte toujours une démence, le plus souvent associée à une atteinte pyramidale et extrapyramidale ; elle évolue en quelques mois vers la mort. Il en existe quatre variétés qui sont les formes sporadiques, familiales, les atteintes liées à l'utilisation d'extraits humains contaminés, et l'encéphalopathie spongiforme bovine. ☞ *ENCÉPHALOPATHIE SPONGIFORME SUBAIGUË.*

CREUX *s. m. (NA. fossa). (angl. cavity).* En anatomie, nom de diverses régions plus ou moins déprimées. ☞ *FOSSE.* ◇ **AXILLAIRE** *(angl. armpit).* ☞ *FOSSE AXILLAIRE.* ◇ **POPLITÉ** ☞ *FOSSE POPLITÉE.*

CREVASSE *s. f. (angl. chap).* ☞ *RHAGADE.*

CRF *s. m. (angl. CRF).* **1.** Abréviation de *corticotropin releasing factor.* **2.** Abréviation de capacité résiduelle fonctionnelle.

CRH *(angl. CRH).* Abréviation de *corticotropin releasing hormone.*

CRI DU CHAT (SYNDROME DU) *(angl. cri du chat syndrome).* Syndrome dû à la délétion du bras court d'un des chromosomes de la 5e paire. Il se caractérise par une microcéphalie, un hypertélorisme avec épicanthus, un nez épaté, un micrognathisme, des dermatoglyphes anormaux et une arriération mentale. Il prédomine dans le sexe féminin, et les nouveau-nés émettent un cri faible semblable à un miaulement, ce qui explique son nom.

CRIBRIFORME *adj. (angl. cribriform).* Qui est perforé de nombreuses petites ouvertures, comme un tamis.

CRICO-ARYTÉNOÏDIEN *adj. (angl. cricoarytenoid).* Qui se rapporte au cartilage cricoïde et au cartilage aryténoïde. ◇ **(MUSCLE)** *(angl. — muscle).* Muscle de la région postérieure du larynx. ☞ *ATLAS ANATOMIQUE DES MUSCLES EN ANNEXE.*

CRICOÏDE *adj. (angl. cricoid).* En forme d'anneau.

CRICOÏDECTOMIE *s. f. (angl. cricoidectomy).* Excision du cartilage cricoïde.

CRICOÏDIEN *adj. (angl. cricoid).* Qui se rapporte au cartilage cricoïde.

CRICOPHARYNGIEN *adj. (angl. cricopharyngeal).* Qui se rapporte au cartilage cricoïde et au pharynx.

CRICOTHYRÉOTOMIE *s. f. (angl. cricothyreotomy).* Incision chirurgicale des cartilages thyroïde et cricoïde.

CRICOTHYROÏDIEN *adj. (angl. cricothyroid).* Qui se rapporte au cartilage cricoïde et au cartilage thyroïde.

CRICOTOMIE *s. f. (angl. cricotomy).* Incision chirurgicale du cartilage cricoïde.

CRIGLER-NAJJAR (MALADIE DE) *(angl. Crigler-Najjar disease).* Ictère familial congénital transmis selon le mode autosomique récessif, dû à un déficit total en glycuronyltransférase, avec bilirubinémie très élevée, qui peut entraîner un tableau d'ictère nucléaire. SYN. *ICTÈRE FAMILIAL CONGÉNITAL DE CRIGLER ET NAJJAR.*

CRILE (CLAMP DE) *(angl. Crile clamp).* Clamp pour réaliser l'hémostase temporaire des vaisseaux.

CRILE-MATAS (OPÉRATION DE) *(angl. Crile-Matas operation).* Anesthésie régionale par infiltration intraneurale.

CRIMINOLOGIE *s. f. (angl. criminology).* Étude scientifique du crime et des criminels.

CRISE *s. f. (angl. crisis).* **1.** Changement subit au cours de l'évolution d'une maladie, dans un sens favorable ou non. **2.** Accident atteignant une personne en bonne santé apparente ou aggravation brusque d'un état chronique (crise d'appendicite, crise d'asthme, etc.) ◇ **ANAPHYLACTOÏDE** *(angl. anaphylactoid —).* Ensemble de symptômes ressemblant à ceux de l'anaphylaxie. SYN. *PSEUDO-ANAPHYLAXIE.* ◇ **COLLOÏDOCLASIQUE** *(angl. anaphylaxis —).* Choc anaphylactique. ◇ **ÉPILEPTIQUE** *(angl. epileptic seizure).* ☞ *ÉPILEPSIE.* ◇ **HÉMOLYTIQUE** *(angl. hemolytic —).* Crise aiguë d'hémolyse intravasculaire. SYN. *CRISE HÉMOCLASIQUE.* ◇ **MYÉLOCYTAIRE** *(angl. myelocytic —).* Apparition soudaine de myélocytes dans le sang. ◇ **OCULOGYRE** *(angl. oculogyric —).* Contraction spasmodique des muscles oculogyres dans certains cas d'encéphalite épidémique ou associée à une rotation de la tête dans la crise épileptique oculocéphalogyre. ◇ **PHARYNGÉE** *(angl. pharyngeal —).* Crise viscérale tabétique caractérisée par l'apparition subite de troubles sensitifs au niveau du pharynx, avec mouvements involontaires de déglutition. ◇ **RÉTICULOCYTAIRE** *(angl. reticulocytosis —).* Élévation brutale du taux des réticulocytes circulants, après une hémorragie ou le traitement d'une anémie pernicieuse. ◇ **TABÉTIQUE** *(angl. tabetic —).* Douleur paroxystique ressentie par le tabétique dans une région du corps ou un organe particulier. ◇ **THYRÉOTOXIQUE** *(angl. thyrotoxic —).* Accident grave qui survient parfois au cours de l'évolution d'une maladie de Basedow en particulier en postopératoire, se caractérisant par une grande agitation, une hyperpyrexie, une tachycardie avec palpitations et arythmie, une rubéfaction de la peau avec transpiration profuse, de la diarrhée, des douleurs abdominales et des céphalées. ◇ **TONICOCLONIQUE** *(angl. grand mal seizure).* Crise épileptique généralisée de type grand mal. ◇ **VAGALE** *(angl. vagal —).* Trouble paroxystique d'origine vagale.

CRISPATION *s. f.* Contraction involontaire, à peine perceptible, de certains muscles, notamment sous l'effet d'une émotion.

CRISTA GALLI *(NA. crista galli). (angl. crista galli).* Portion supérieure de la lame verticale de l'ethmoïde.

CRISTALLIN *s. m. (NA. lens). (angl. crystalline lens).* Organe lenticulaire biconvexe transparent, situé dans le globe oculaire entre l'humeur aqueuse et le vitré. C'est l'organe de l'accommodation.

CRISTALLINIEN *adj. (angl. lenticular).* Qui se rapporte au cristallin.

CRISTALLISATION *s. f. (angl. crystallization).* Passage d'un solide amorphe, d'un liquide, d'un gaz, à l'état solide cristallisé. Par extension, dépôt, sous forme de cristaux, de solides dissous dans une solution saturée.

CRISTALLOÏDE *(angl. crystalloid).* **1.** *adj.* Qui ressemble à un cristal. **2.** *s. m.* Substance qui diffuse facilement dans un liquide, qui traverse rapidement les membranes animales, et qui est susceptible de cristalliser. **3.** *s. f. (NA. capsula lentis). (angl. lens capsule).* Capsule du cristallin, formée de deux moitiés, une antérieure et une postérieure.

CRISTALLURIE *s. f.* Présence de cristaux dans l'urine. Elle résulte parfois de l'administration de sulfamides qui peuvent former des cristaux à l'intérieur des tubules rénaux et les obstruer.

CRITCHETT (OPÉRATION DE) *(angl. Critchett's operation).* Ablation du segment antérieur du globe oculaire dans le traitement du staphylome antérieur.

CRITHIDIA *s. f. (angl. crithidia).* ☞ ***ÉPIMASTIGOTE.***

CRITIQUE *adj. (angl. critical).* Qui se rapporte à une crise ou qui est de la nature d'une crise.

CROCHET *s. m. (angl. hook).* Instrument chirurgical formé par une tige incurvée à son extrémité, qui permet d'attirer ou de dégager un tissu, un muscle, un organe, etc. Instrument utilisé pour la coagulation monopolaire en chirurgie cœlioscopique.

CROCHU *adj. (angl. uncinate).* En forme de crochet. ⇔ **(OS)** *(angl. uncinate bone).* Ancienne dénomination. ☞ ***OS HAMATUM (ATLAS ANATOMIQUE DES OS EN ANNEXE).***

CROCQ-CASSIRER (SYNDROME DE) *(angl. chronic acroasphyxia).* Acroasphyxie chronique.

CROCUS Genre de plantes de la famille des Iridacées. Les stigmates séchés de l'espèce *C. sativus* ou safran étaient autrefois utilisés comme emménagogue.

CROHN (MALADIE DE) *(angl. Crohn's disease).* Inflammation subaiguë et nécrosante d'un segment de l'intestin grêle, le plus souvent l'iléon terminal, pouvant s'associer à une colite du même type. Il existe une hyperplasie importante des follicules et des nœuds lymphoïdes. L'étiologie en est inconnue et l'évolution se fait souvent vers des fistules et des rétrécissements du grêle. SYN. ***ILÉITE RÉGIONALE.***

CROISEMENT *s. m. (angl. crossing).* Produit de la conception dont les géniteurs n'appartiennent pas à la même espèce. ☞ ***HYBRIDE.*** ⇔ **(SIGNE DU)** *(angl. Gunn's — sign).* Signe d'artériosclérose rétinienne visible au fond d'œil : les artères rigides semblent écraser les veines qu'elles croisent.

CROISSANCE *s. f. (angl. growth).* **1.** Développement progressif du corps, notamment de la taille, dans les premières années de la vie. **2.** Augmentation de volume d'une cellule, d'un élément anatomique, etc. ⇔ **(HORMONE DE)** *(angl. — hormone).* ☞ ***SOMATOTROPHINE.***

CRONKHITE-CANADA (SYNDROME DE) *(angl. Cronkhite-Canada syndrome).* Syndrome rare caractérisé par l'association d'une polypose gastro-intestinale et d'altérations des structures ectodermiques (atrophie des ongles, alopécie, hyperpigmentation cutanée, etc.).

CROSSE DE L'AORTE *(angl. arch of aorta).* ☞ ***ATLAS ANATOMIQUE DES ARTÈRES EN ANNEXE.***

CROSSECTOMIE *s. f. (angl. saphenous crossectomy).* Résection de la crosse de la veine saphène interne, pour traiter les varices des membres inférieurs.

CROSSING-OVER *s. m.* Terme anglais désignant l'échange réciproque de matériel génétique entre chromosomes homologues lors de la méiose. ☞ ***ENJAMBEMENT DES CHROMOSOMES.***

CROSS-MCKUSICK-BREEN (SYNDROME DE) *(angl. Cross-McKusick-Breen-syndrome).* Affection héréditaire associant albinisme, retard mental et malformations oculaires, à transmission autosomique récessive.

CROTAPHION *s. m. (angl. crotaphion).* Point craniométrique situé au sommet de la grande aile du sphénoïde.

CROTON Genre de plantes euphorbiacées, dont plusieurs espèces sont toxiques et médicinales. L'écorce de *C. eleuterium* fournit la cascarille, et la graine de *C. tiglium* fournit l'huile de croton, purgative et vésicante.

CROTONISME *s. m. (angl. crotonism).* Intoxication causée par l'huile de croton.

CROTONOL *s. m. (angl. croton oil).* Substance vésicante et purgative contenue dans l'huile de croton.

CROUP *s. m. (angl. croup).* Laryngite diphtérique compliquée de dyspnée et d'asphyxie du fait des fausses membranes et de l'œdème de la muqueuse du larynx empêchant la pénétration de l'air dans la trachée. Cette affection est devenue rare depuis l'emploi de la vaccination antidiphtérique. ⇔ **SPASMODIQUE** *(angl. spasmodic —).* SYN. ***LARYNGITE STRIDULEUSE.***

CROUPAL *adj. (angl. croupous).* Qui se rapporte au croup ; qui rappelle le croup.

CROÛTE *s. f. (angl. crust).* Petite formation solide constituée à la surface de la peau ou d'une muqueuse par des sérosités, du sang ou du pus desséchés. ⇔ **DE LAIT** *(angl. impetigo neonatorum).* Dermatite séborrhéique du nourisson.

CROÛTEUX *adj. (angl. crusted).* Qui est caractérisé par la présence de croûtes.

CROUZON (MALADIE DE) *(angl. Crouzon's disease).* Dysostose cranio-faciale avec troubles visuels, auditifs, olfactifs et intellectuels. Affection héréditaire à transmission autosomique dominante.

CROWE (SIGNE DE) *(angl. Crowe's sign).* En cas de thrombose d'un sinus latéral, la compression de la veine jugulaire interne du côté sain provoque l'engorgement bilatéral des vaisseaux rétiniens, semblable à celui obtenu normalement par la compression bilatérale des veines jugulaires.

CROW-FUKASE (SYNDROME DE) *(angl. Poems syndrome).* ☞ ***POEMS (SYNDROME).***

CRP *(angl. CRP).* Abréviation de protéine C-réactive (vient de l'anglais *C-reactive protein).*

CRST (syndrome) *(angl. CRST syndrome).* ☞ ***CREST (SYNDROME).***

CRUCIFORME *adj. (angl. cruciform).* En forme de croix. S'applique à certaines incisions.

CRUENTÉ *adj. (angl. bleeding).* Saignant. Terme employé pour désigner une surface dépourvue de revêtement cutané et qui laisse s'écouler du sang.

CRUOR *s. m. (angl. cruor).* **1.** Partie solide du sang constituée par les érythrocytes, les leucocytes et la fibrine. Terme désuet. **2.** SYN. ***CAILLOT SANGUIN.***

CRUORIQUE *adj. (angl. cruoric).* Qui est constitué de sang ; qui a la couleur ou l'aspect du sang.

CRURAL *adj. (angl. crural).* Qui se rapporte à la cuisse.

CRURALGIE *s. f. (angl. cruralgia).* Douleur située au niveau de la cuisse.

CRUROPÉDIEUX *adj. (angl. cruropedal).* Qui se rapporte au membre inférieur, de la cuisse jusqu'au pied. EX. *plâtre cruropédieux.*

CRUROPELVIMÈTRE *s. m. (angl. cruropelvimeter).* Instrument utilisé pour déterminer les rapports entre le bassin et les membres inférieurs.

CRUSH SYNDROME Terme anglais désignant le syndrome d'écrasement. ☞ ***ÉCRASEMENT (SYNDROME D').*** SYN. ***CRUSH INJURY.***

CRUVEILHIER ⌔ **(MALADIES DE)** **1.** *(angl. Cruveilhier's atrophy).* Atrophie musculaire progressive. ☞ ***ATROPHIE MUSCULAIRE PROGRESSIVE.*** **2.** *(angl. Cruveilhier's ulcer).* Ulcère simple de l'estomac. ⌔ **(PLEXUS DE)** *(angl. Cruveilhier's plexus).* **1.** Forme d'angiome constitué de veines variqueuses. **2.** Plexus nerveux de la nuque, formé par le grand nerf occipital et les branches postérieures des nerfs cervicaux II et III. SYN. ***PLEXUS CERVICAL POSTÉRIEUR.***

CRUVEILHIER-BAUMGARTEN ⌔ **(CIRRHOSE DE)** *(angl. Cruveilhier-Baumgarten cirrhosis).* Cirrhose du foie dans laquelle se rencontre une anomalie du réseau veineux porto-ombilical, caractérisée par la persistance de la veine ombilicale et une hypoplasie du système porte entrainant une énorme dilatation du réseau veineux ombilical avec souffle et frémissement. ⌔ **(SYNDROME DE)** *(angl. Cruveilhier-Baumgarten syndrome).* Syndrome dû à la reperméabilisation des veines paraombilicales, secondaire à une hypertension portale essentielle.

CRUZ-CHAGAS (MALADIE DE) *(angl. Chagas-Cruz disease).* ☞ ***TRYPANOSOMIASE.***

CRYALGÉSIE *s. f. (angl. cryalgesia).* Douleur provoquée par le froid.

CRYANESTHÉSIE *s. f. (angl. cryanesthesia).* **1.** Absence de perception du froid. **2.** Anesthésie locale de la peau par une substance réfrigérante.

CRYESTHÉSIE *s. f. (angl. cryesthesia).* Sensibilité particulière au froid.

CRYMOPHILIE *s. f.* ☞ ***CRYOPHILIE.***

CRYOAGGLUTININE *s. f. (angl. cold agglutinin).* Agglutinine active seulement à basse température (entre 0 et 20 °C). SYN. ***AGGLUTININE FROIDE.***

CRYOBIOLOGIE *s. f. (angl. cryobiology).* Étude des effets des basses températures sur la matière vivante.

CRYOCAUTÈRE *s. m.* Instrument utilisant la neige carbonique pour le traitement par le froid de certaines affections cutanées.

CRYOCHIRURGIE *s. f. (angl. cryosurgery).* Destruction d'un tissu par application de froid extrême, utilisé en neurochirurgie, dermatologie et pour l'ablation de tumeurs notamment hépatiques.

CRYOGÈNE *s. m. (angl. cryogen).* **1.** Substance qui entraîne une baisse de la température. **2.** Mélange de substances réfrigérantes.

CRYOGLOBULINE *s. f. (angl. cryoglobulin).* Immunoglobuline anormale ayant pour propriété essentielle de former un précipité à froid, avec redissolution possible à 37 °C. On en distingue trois types : type I (Ig monoclonale), type II (Ig monoclonale associée à des Ig polyclonales) et type III (une ou plusieurs classes d'Ig polyclonales).

CRYOGLOBULINÉMIE *s. f. (angl. cryoglobulinemia).* Présence de cryoglobulines dans le sérum. Leur précipitation provoque une obstruction ou une lésion pariétale vasculaire qui peut se manifester par un purpura vasculaire, un syndrome de Raynaud, des arthrites, une glomérulonéphrite ou une neuropathie périphérique. ⌔ **MIXTE ESSENTIELLE** *(angl. polyclonal essential —).* Maladie d'étiologie inconnue caractérisée par la production d'une cryoglobuline mixte (IgG et IgM), laquelle entraîne, par précipitation, des phénomènes de vascularite, en particulier rénale.

CRYOMÈTRE *s. m. (angl. cryometer).* Thermomètre servant à mesurer les très basses températures.

CRYOPATHIE *s. f. (angl. cryopathy).* Toute affection causée par le froid.

CRYOPEXIE *s. f. (angl. cryopexy).* Cryocoagulation de la rétine pour créer une adhérence entre l'épithélium pigmentaire et le neuro-épithélium.

CRYOPHILIE *s. f. (angl. cryophilia).* Qualité des micro-organismes cryophiles.

CRYOPHYLE *adj. (angl. cryophilic).* Qui vit à une température relativement basse ; s'applique aux micro-organismes qui se développent le mieux au voisinage de 0 °C.

CRYOPRÉCIPITÉ *s. m. (angl. cryoprecipitate).* Mélange insoluble de protéines sous l'effet du froid.

CRYOSCOPE *s. m. (angl. cryoscope).* Appareil servant à déterminer le point de congélation des solutions ; un des plus utilisés est le cryoscope de Beckmann.

CRYOSCOPIE *s. f. (angl. cryoscopy).* **1.** Détermination du point de congélation d'une solution. **2.** Détermination du poids moléculaire d'une substance dissoute par la mesure de l'abaissement du point de congélation du solvant.

CRYOSTAT *s. m. (angl. cryostat).* Appareil qui permet d'obtenir une température basse et constante.

CRYOTHALAMOTOMIE *s. f. (angl. cryothalamotomy).* Section stéréotaxique de fibres du thalamus à l'aide d'une sonde amenée à basse température.

CRYOTHÉRAPIE *s. f. (angl. cryotherapy).* Emploi thérapeutique des basses températures (douches ou bains froids, applications de glace, de neige carbonique, de chlorure d'éthyle).

CRYPT-, CRYPTO- *(angl. crypt-, crypto-).* Préfixes d'origine grecque signifiant caché.

CRYPTE *s. f. (angl. crypt).* Cavité anfractueuse à la surface d'un organe.

CRYPTES ◇ **SYNOVIALES** *(angl. synovial crypts).* Culs-de-sacs situés sur la membrane synoviale d'une articulation. SYN. ***FOLLICULES SYNOVIAUX.*** ◇ **TONSILLAIRES** *(NA. cryptae tonsillares). (angl. tonsillar crypts).* Dépressions anfractueuses ou petites fosses à la surface de la tonsille qui pénètrent parfois jusqu'à la capsule, et qui contiennent des cellules, des bactéries, du pus, etc.

CRYPTIQUE *adj. (angl. cryptic).* Qui se rapporte à une ou plusieurs cryptes.

CRYPTITE *s. f. (angl. anal cryptitis).* Inflammation des sillons entre les colonnes anales.

CRYPTOCÉPHALE *s. m. (angl. cryptocephalus).* Monstre fœtal à tête rudimentaire, très peu apparente.

CRYPTOCOCCOSE *s. f. (angl. cryptococcosis).* Mycose provoquée par des organismes appartenant au genre *Cryptococcus.* Elle affecte la peau, les poumons et d'autres viscères avec une prédilection particulière pour le cerveau et les méninges. La forme cutanée provoque des lésions acnéiformes. On la connaît aussi sous les noms de blastomycose européenne, torulose et maladie de Busse-Buschke. Le facteur favorisant le plus important de cette affection est l'infection par le virus VIH.

CRYPTOCOCCUS Genre de champignons levuriformes. ◇ ***CAPSULATUS*** ☞ ***HISTOPLASMA CAPSULATUM.*** ◇ ***GILCHRISTI*** ☞ ***BLASTOMYCES DERMATITIDIS.*** ◇ ***HISTOLYTICUS*** ☞ ***CRYPTOCOCCUS NEOFORMANS.*** ◇ ***MENINGITIDIS*** ☞ ***CRYPTOCOCCUS NEOFORMANS.*** ◇ ***NEOFORMANS*** Espèce responsable de la cryptococcose chez l'homme et les mammifères ; fréquente au cours du sida.

CRYPTODIDYME *s. m. (angl. cryptodidymus).* Monstre double parasitaire chez lequel le parasite est inclus dans le corps de l'autosite. SYN. ***ENDOCYMIEN.***

CRYPTOGAME *adj. (angl. cryptogam).* Se dit des végétaux qui n'ont pas de fleur, comme les champignons.

CRYPTOGÉNIQUE *adj. (angl. cryptogenic).* D'origine ou de cause obscure, inconnue, indéterminée ; se dit en particulier des processus infectieux dont la porte d'entrée ou le siège sont inconnus. SYN. ***CRYPTOGÉNÉTIQUE.***

CRYPTOLITHE *s. m. (angl. cryptolith).* Calcul ou concrétion formé dans une cavité cryptique.

CRYPTOMÉNORRHÉE *s. f. (angl. cryptomenorrhea).* Règles sans hémorragie externe, du fait d'un obstacle mécanique à l'écoulement menstruel (atrésie d'une partie quelconque du canal génital).

CRYPTOMNÉSIE *s. f. (angl. cryptomnesia).* Trouble mental dans lequel certains souvenirs disparaissent pour réapparaître comme concepts ou idées nouvelles.

CRYPTOPHTALMIE *s. f. (angl. cryptophthalmia).* Malformation congénitale caractérisée par l'adhérence complète des paupières, le globe oculaire étant réduit à l'état d'un petit moignon, avec une cornée complètement atrophiée.

CRYPTOPODIE *s. f. (angl. cryptopodia).* Affection caractérisée par une tuméfaction de la partie inférieure de la jambe et du dos du pied, qui cache le reste de ce dernier.

CRYPTORADIOMÈTRE *s. m. (angl. cryptoradiometer).* Appareil servant à mesurer le pouvoir de pénétration des rayons X.

CRYPTORCHIDE *adj. (angl. cryptorchid).* Qui est atteint de cryptorchidie. S'emploie également comme substantif.

CRYPTORCHIDIE *s. f. (angl. cryptorchidism).* Malformation caractérisée par l'absence d'un ou des deux testicules dans le scrotum, par suite de leur rétention dans la cavité abdominale ou dans le canal inguinal.

CRYPTORCHIDISME *s. m. (angl. cryptorchidism).* SYN. ***CRYPTORCHIDIE.***

CRYPTORCHIDOPEXIE *s. f.* ☞ ***ORCHIDOPEXIE.***

CRYPTOSPORIDIOSE *s. f. (angl. cryptosporidiose).* Affection due à un protozoaire, le *Cryptosporidium,* responsable d'infections intestinales graves au cours du sida.

CRYPTOTOXIQUE *adj. (angl. cryptotoxic).* Qui est doué de propriétés toxiques cachées. Se dit d'une substance ou d'une solution normalement non toxique, mais qui peut le devenir quand son équilibre colloïdal est rompu.

CRYPTOZOÏTE *s. m. (angl. cryptozoite).* Forme du parasite du paludisme succédant directement au sporozoïte après pénétration de celui-ci dans les tissus de l'hôte vertébré, avant la pénétration dans les érythrocytes.

CRYPTOZYGE *adj. (angl. cryptozygous).* Dont les arcades zygomatiques sont invisibles, le crâne étant plus large que la face.

Cs *(angl. Cs).* Symbole chimique du césium.

CTENOCEPHALUS Genre de puces dont certaines espèces *(C. canis* et *C. felis)* sont parasites du chien et du chat.

Cu *(angl. Cu).* Symbole chimique du cuivre.

CUBITAL *adj. (angl. ulnar).* Ancienne dénomination. ☞ ***ULNAIRE.***

CUBITORADIAL *adj. (angl. ulnoradial).* Ancienne dénomination. ☞ ***ULNORADIAL.***

CUBITUS *s. m. (angl. ulna).* ☞ ***ULNA.*** ◇ **VALGUS** *(angl. cubitus valgus).* Déviation de l'avant-bras en dehors. ◇ **VARUS** *(angl. cubitus varus).* Déformation d'origine congénitale ou secondaire à une fracture du coude, dans laquelle l'avant-bras forme avec le bras un angle ouvert en dedans lors de l'extension.

CUBOÏDE *s. m. (angl. cuboid).* Os le plus externe de la région antérieure du tarse. ☞ ***ATLAS ANATOMIQUE DES OS EN ANNEXE.***

CUCULLAIRE (MUSCLE) *(angl. musculus cucullaris).* Ancienne dénomination. ☞ ***M. TRAPÈZE (ATLAS ANATOMIQUE DES MUSCLES EN ANNEXE).***

CUCURBITAIN *s. m. (angl. proglottid).* Chacun des anneaux de *Taenia solium* expulsés séparément, que l'on appelle ainsi du fait de leur ressemblance avec les graines de courge.

CUILLÈRE (OU CUILLER) *(angl. spoon).* Instrument de chirurgie ou d'obstétrique dont la forme rappelle celle d'une cuillère.

CUILLERÉE *s. f. (angl. spoonfull).* Quantité de substance que peut contenir une cuillère et avec laquelle on mesure approximativement les doses de médicaments liquides. Elle équivaut à 15 mL pour une cuillère à soupe, 10 mL pour une cuillère à dessert et 5 mL pour une cuillère à café.

CUIR CHEVELU *(angl. scalp).* Peau épaisse qui recouvre le crâne de l'homme.

CUISSE *s. f. (angl. thigh).* Partie supérieure du membre inférieur comprise entre la hanche et le genou.

CUIVRE *s. m. (angl. copper).* Métal malléable rougeâtre, de numéro atomique 29, de masse atomique 63,54, dont les sels sont toxiques. Certains de ces sels, comme l'acétate et le sulfate, étaient utilisés autrefois pour leurs propriétés astringentes. Symbole : Cu.

CUL-DE-SAC *s. m. (angl. cul-de-sac).* Fond d'une cavité ou repli d'une séreuse en forme de sac. ◇ **OCULOCONJONCTIVAL** *(angl. conjunctival fornix).* Ancienne dénomination. ☞ ***FORNIX CONJONCTIVAL.*** ◇ **PLEURAL** *(angl. pleural recess).* Ancienne dénomination. ☞ ***RÉCESSUS PLEURAL.*** ◇ **RECTO-UTÉRIN** *(angl. pouch of Douglas).* Ancienne dénomination. ☞ ***EXCAVATION RECTO-UTÉRINE.***

CULDOSCOPIE *s. f. (angl. culdoscopy).* Endoscopie de la cavité pelvienne à l'aide d'un instrument optique, le culdoscope, introduit à travers le vagin dans l'excavation recto-utérine.

CULDOTOMIE *s. f. (angl. culdotomy).* Incision de l'excavation recto-utérine (cul-de-sac de Douglas).

CULEX Genre de moustiques de la famille des Culicidés caractérisés par des palpes courts. Certaines espèces sont responsables de la transmission de diverses maladies parasitaires : arboviroses (fièvre jaune), filarioses, etc. Les plus connues sont *C. annulirostris, C. fatigans, C. molestus, C. pipiens, C. tarsalis* et *C. tritaeniorhynchus.*

CULICIDÉS *(angl. Culicidae).* Famille d'insectes diptères, nématocères, à corps recouvert d'écailles, comprenant trois sous-familles : les anophelinés, les culicinés et les aedinés dont les femelles sont hématophages et piquent l'homme. Ils jouent un rôle important en pathologie, car ils sont les vecteurs d'un grand nombre de maladies : paludisme, fièvre jaune, filarioses, etc.

CULLEN (SIGNE DE) *(angl. Cullen's sign).* Apparition autour de l'ombilic d'une coloration bleuâtre ou jaune, observée dans l'hémorragie péritonéale ou la rupture d'une grossesse extra-utérine.

CULMEN *s. m. (angl. culmen).* ◇ **CEREBELLI** *(NA. culmen cerebelli). (angl. — of cerebellum).* Portion la plus élevée du vermis supérieur du cervelet. ◇ **PULMONIS SINISTRI** *(NA. culmen pulmonaris). (angl. — of left lung).* Partie supérieure du lobe supérieur du poumon gauche.

CULOT *(angl. sediment).* ◇ **GLOBULAIRE** *(angl. globular —).* Amas de globules rouges déposés au fond du récipient de conservation, après centrifugation du plasma sanguin. ◇ **URINAIRE** *(angl. urinary —).* Amas de cellules déposés au fond d'un tube après sédimentation ou centrifugation de l'urine.

CULOTTE DE CHEVAL *(angl. Jodhpur thighs).* ☞ ***STÉATOMÉRIE.***

CULPABILITÉ (SENTIMENT DE) *s. f. (angl. sense of guilt).* Sentiment personnel de sa propre responsabilité dans une faute réelle ou imaginaire.

CULTURE *s. f. (angl. culture).* En bactériologie, procédé consistant à placer dans un milieu artificiel approprié une petite quantité de micro-organismes en vue d'obtenir leur multiplication. Ce terme désigne l'ensemble des micro-organismes ainsi obtenu. ◇ **(MILIEU DE)** *(angl. — medium).* Produit nutritif artificiel, solide ou liquide, stérilisé, disposé dans des tubes de verre, des flacons ou des boîtes, servant à ensemencer des micro-organismes afin d'obtenir une culture.

CUNÉIFORME *adj. (angl. cuneate, cuneiform).* En forme de coin. ◇ **(OS)** *s. m. (NA. os cuneiform). (angl. cuneiform bone).* Chacun des trois os de la rangée antérieure du tarse.

CUNEUS *s. m. (angl. cuneus).* Gyrus en forme de coin située à la face interne du gyrus occipital du cerveau, dans l'angle formé par la séparation du sillon calcarin et du sillon pariéto-occipital.

CUNNILINCTUS *s. m.* ☞ ***CUNNILINGUS.***

CUNNILINGUS *s. m. (angl. cunnilingus).* Excitation des organes génitaux féminins au moyen de la bouche ou de la langue.

CUPRÉMIE *s. f. (angl. cupremia).* Teneur du sang en cuivre (normalement voisine de 1 mg/L).

CUPROPROTÉINE *s. m. (angl. cuproprotein).* Protéine contenant du cuivre.

CUPRORACHIE *s. f. (angl. cuprorachia).* Taux de cuivre du LCR (normalement 0,10 mg/L à 0,15 mg/L).

CUPROTHÉRAPIE *s. f. (angl. cuprotherapy).* Traitement de certaines maladies par le cuivre ou ses sels.

CUPRURIE *s. f. (angl. cupruria).* Taux de cuivre urinaire (normalement 0 à 1 mg/jour).

CUPSIDES SEMI-LUNAIRES (DES VALVES AORTIQUES ET DU TRONC PULMONAIRE) *(angl. sigmoid valves).* Minces replis, au nombre de trois, annexés à chacun des orifices artériels du cœur. En forme de « nid de pigeon », ces cupsides ferment les orifices de l'aorte (ventricule gauche) et de l'artère pulmonaire (ventricule droit) pendant la systole, empêchant ainsi le reflux du sang dans les ventricules. SYN. ***VALVULES SIGMOÏDES.***

CUPULE *s. f. (angl. cupula).* Structure en forme de coupe ou de dôme. ⊂⊃ **DE LA CRÊTE AMPULLAIRE** *(NA. cupula cristae ampullaris). (angl. — of ampullary crest).* Masse gélatineuse englobant les cellules sensorielles des crêtes ampullaires de l'oreille interne. ⊂⊃ **DIGITALIQUE** Déformation en cupule du segment ST de l'électrocardiogramme dans l'imprégnation digitalique. ⊂⊃ **DU RADIUS** *(angl. fovea of radius).* Ancienne dénomination. ☞ ***FOVEA DE LA TÊTE RADIALE.*** ⊂⊃ **PLEURALE** *(NA. cupula pleurae). (angl. pleural —).* Partie la plus élevée de la plèvre, au-dessus du sommet du poumon.

CURABLE *adj. (angl. curable).* Se dit d'une maladie susceptible d'être guérie.

CURAGE *s. m. (angl. excision, curettage).* **1.** Évacuation, à l'aide des doigts, du contenu d'une cavité naturelle ou pathologique (par exemple, évacuation des débris placentaires de la cavité utérine après un avortement). **2.** Extirpation instrumentale, radicale et sanglante, des éléments d'une région (curage ganglionnaire, axillaire, inguinal).

CURARE *s. m. (angl. curare).* Substance toxique extraite de diverses espèces des genres *Strychnos* et *Chondodentron* et utilisée depuis longtemps comme poison pour flèches par les indiens d'Amérique du Sud. La D-tubocurarine employée en médecine est obtenue à partir de *Chondodentron tomentosum.* Elle s'utilise pour ses propriétés paralysantes des muscles squelettiques dans le traitement du tétanos et pour réduire les spasmes musculaires induits par l'électrochoc, ainsi que pour permettre une meilleure résolution du tonus musculaire lors de l'anesthésie. ⊂⊃ **DE SYNTHÈSE** *(angl. artificial —).* Produit de synthèse aux propriétés identiques à celle du curare et de la tubocurarine. Ils peuvent agir de façon compétitive avec l'acétylcholine, comme la gallamine ou le pancuronium, ou de façon non compétitive comme le décaméthonium, la succinylcholine et le benzoquinonium.

CURARINE *s. f. (angl. curarine).* Alcaloïde cristallin, extrêmement toxique, tiré du curare.

CURARISANT *adj. (angl. curar form).* Se dit de tout médicament qui produit, comme le curare, la paralysie des muscles, par interruption de l'influx nerveux au niveau de la jonction neuromusculaire. S'utilise aussi comme substantif.

CURARISATION *s. f. (angl. curarization).* **1.** Emploi thérapeutique des extraits de curare ou de médicaments ayant une action pharmacologique semblable à celle du curare. **2.** Intoxication par le curare ou les agents curarisants.

CURATELLE *s. f. (angl. partial tutelage).* Régime de protection d'un malade mental dont l'altération durable des facultés nécessite une assistance dans les actes de la vie civile, sans le mettre dans l'incapacité d'agir lui-même.

CURCUMA LONGA *s. m. (angl. curcuma longa).* Plante zingibéracée d'Asie. Son rhizome contient de la curcumine, un principe colorant, avec laquelle on prépare une teinture et un papier utilisés comme réactifs. Il prend une coloration brune en présence d'alcalis. Il est aromatique et stimulant.

CURE *s. f. (angl. cure).* **1.** Période de traitement d'une maladie ou d'une lésion en vue de sa guérison. **2.** Méthode particulière de traitement. **3.** Séjour dans une station thermale ou climatique. ⊂⊃ **RADICALE** *(angl. radical —).* Traitement qui fait complètement disparaître une affection médicale ou chirurgicale, comme la cure radicale d'une hernie ou d'une hydrocèle. ⊂⊃ **THERMALE** ☞ ***CRÉNOTHÉRAPIE.***

CURETAGE (OU CURETTAGE) *s. m. (angl. curettage).* Opération consistant à débarrasser de son contenu une cavité naturelle (utérus, etc.) ou pathologique, ou une plaie, à l'aide d'une curette. ⊂⊃ **PAR ASPIRATION** *(angl. vacuum —).* Évacuation des débris placentaires de la cavité utérine à l'aide d'une canule aspirante.

CURETTE *s. f. (angl. curette).* Cuillère à bords tranchants utilisée pour nettoyer (cureter) l'intérieur d'une cavité de l'organisme ou pour creuser un tissu osseux ou cartilagineux.

CURIE *s. m. (angl. curie).* Unité de radioactivité équivalant à la quantité d'un radioélément dans lequel le nombre de désintégrations par seconde est de $3{,}7\times10^{10}$. 1 curie = $3{,}7\times10^{10}$ becquerels. Symbole : Ci.

CURIEPUNCTURE *s. f. (angl. interstitial irradiation).* Traitement de certaines tumeurs au moyen de l'insertion d'aiguilles radioactives.

CURIETHÉRAPIE *s. f. (angl. curietherapy).* Traitement par des isotopes radioactifs (radium, cobalt 60, phosphore 32, etc.).

CURIUM *s. m. (angl. curium).* Élément radioactif, de numéro atomique 96 et de masse atomique 247. Symbole : Cm.

CURLING (ULCÈRE DE) *(angl. Curling's ulcer).* Ulcération duodénale survenant au cours d'une brûlure étendue de la peau.

CURRARINO ⬭ (SYNDROME DE) *(angl. Currarino's syndrome).* Ostéoarthropathie familiale observée chez l'enfant d'évolution favorable. ⬭ **(TRIADE DE)** *(angl. Currarino's triad).* Association d'anomalies anales (sténose), sacrées et présacrées (méningocèle) à caractère familial.

CURSCHMANN (SPIRALES DE) *(angl. Curschmann's spirals).* Fibrilles de mucine enroulées, que l'on observe dans les expectorations des asthmatiques.

CUSCO (SPÉCULUM DE) *(angl. Cusco's speculum).* Spéculum vaginal bivalve, réglable au moyen d'une vis.

CUSHING ⬭ (MALADIE DE) *(angl. Cushing's disease).* Hyperplasie bilatérale des glandes suprarénales avec hypercorticisme chronique due à un adénome basophile de l'hypophyse. ⬭ **(SYNDROME DE)** *(angl. Cushing's syndrome).* Syndrome dû à l'hyperproduction de glucocorticoïdes par le cortex de la glande suprarénale, d'étiologie variée : tumeur surrénalienne bénigne ou maligne, hyperplasie du cortex de la glande suprarénale à la suite d'une hypersécrétion d'hormone corticotrope par l'hypophyse ou d'origine extrahypophysaire. Ce syndrome, lorsqu'il est complet, comporte : ostéoporose, hyperglycémie, faiblesse musculaire avec amyotrophie, obésité de la face, du cou et du tronc, hirsutisme, vergetures cutanées pourpres, aménorrhée ou impuissance, hypertension artérielle, arrêt de la croissance chez l'enfant, augmentation des corticoïdes plasmatiques et de l'excrétion urinaire des 17-hydroxycorticoïdes.

CUSHINGOÏDE *adj. (angl. cushingoid).* Qui rappelle le syndrome de Cushing.

CUSPIDE *s. f. (NA. cuspis). (angl. cusp).* Petite saillie à la surface occlusale d'une dent.

CUSPIDÉ *adj. (angl. cuspidate).* Qui se termine en pointe.

CUTANÉ *adj. (angl. cutaneous).* Qui se rapporte à la peau.

CUTEREBRA NOXIALIS *(angl. cuterebra noxialis).* ☞ ***DERMATOBIA CYANIVENTRIS.***

CUTICOLE *adj. (angl. cuticular).* Qui vit sous la peau. Se dit de certaines larves parasitaires.

CUTICULE *s. f. (angl. cuticle).* Fine membrane. EX. *cuticule d'un insecte, cuticule de l'émail dentaire.* ⬭ **DENTAIRE** *(NA. cuticula dentis). (angl. dental —).* Pellicule très fine recouvrant l'émail des dents. SYN. ***CUTICULE DE L'ÉMAIL, MEMBRANE DE NASMYTH.*** ⬭ **DU POIL** *(angl. — of root sheath).* Couche la plus superficielle du poil.

CUTIRÉACTION *s. f. (angl. Von Pirquet's test).* **1.** Réaction cutanée locale consécutive à l'introduction dans l'organisme, par scarification de la peau, de substances diverses, auxquelles le sujet peut être sensibilisé. **2.** Cutiréaction à la tuberculine. SYN. ***DERMO-RÉACTION.***

CUTIS *(angl. skin).* En latin, peau. ⬭ **ANSERINA** *(angl. goose flesh).* Chair de poule, érection des papilles cutanées liée à la réaction au froid ou à une émotion. ⬭ **HYPERELASTICA** *(angl. cutis hyperelastica).* ☞ ***EHLERS-DANLOS (SYNDROME D').*** ⬭ **LAXA** *(angl. cutis laxa).* Malformation des téguments, qui sont par place tellement lâches et extensibles qu'ils tombent en plis. ⬭ **MARMORATA VASCULARIS** *(angl. cutis marmorata vascularis).* Affection cutanée caractérisée par un aspect marbré transitoire de la peau, dû au froid ou à la chaleur. ☞ ***LIVEDO.*** ⬭ **PENDULA** *(angl. cutis pendula).* Hypertrophies cutanées multiples, qui pendent sous forme de tumeurs molluscoïdes. ⬭ **UNCTUOSA** *(angl. cutis unctuosa).* Peau luisante et grasse, telle qu'on l'observe dans la séborrhée généralisée. ⬭ **VERTICIS GYRATA** *(angl. cutis verticis gyrata).* Affection du cuir chevelu au niveau de la partie supérieure et postérieure de la tête, caractérisée par un épaississement de la peau, qui se plisse sur toute son épaisseur et est parcourue de sillons enchevêtrés.

CUTISATION *s. f. (angl. squamous metaplasia).* Ressemblance d'une membrane muqueuse avec le tissu cutané.

CUVIER (CANAL DE) *(NA. ductus cuvieri). (angl. canal of Cuvier).* Nom donné à deux troncs veineux courts qui, chez l'embryon, s'ouvrent dans l'atrium.

CV *s. f. (angl. VC).* Abréviation de capacité vitale.

CYANHÉMOGLOBINE *s. f. (angl. cyanhemoglobin).* Substance qui se forme dans le sang par action de l'acide cyanhydrique sur l'hémoglobine ; elle donne au sang une couleur rouge pâle.

CYANHYDRIQUE (ACIDE) *(angl. hydrogen cyanide).* Liquide incolore, HCN, extrêmement toxique, à odeur d'amandes amères. SYN. ***ACIDE PRUSSIQUE.***

CYANOCOBALAMINE *s. f. (angl. vitamin B12).* Substance qui possède une activité hémopoïétique, identique à celle du facteur antianémique du foie, normalement présent dans le foie et le rein. SYN. ***VITAMINE B12.***

CYANODERMIE *s. f. (angl. cyanoderma).* ☞ ***CYANOSE.***

CYANOGÈNE *s. m.* Qui est responsable de cyanose.

CYANOPATHIE *s. f.* ☞ ***CYANOSE.***

CYANOPHILE *adj. (angl. cyanophil).* Qui a une affinité pour les colorants bleus.

CYANOPSIE *s. f. (angl. cyanopsia).* Anomalie de la vision dans laquelle les objets apparaissent colorés en bleu.

CYANOSE *s. f. (angl. cyanosis).* Coloration bleue de la peau et des muqueuses en rapport avec une augmentation de l'hémoglobine réduite supérieure à 5 g/%, due à un trouble circulatoire ou à une oxygénation insuffisante du sang. SYN. *CYANODERMIE.* ~ **MÉTHÉMOGLOBINÉMIQUE HÉRÉDITAIRE** *(angl. congenital methemoglobinemia).* Maladie congénitale, observée principalement chez les hommes, caractérisée par l'apparition de méthémoglobine dans le sang, ne s'accompagnant pas d'hippocratisme digital.

CYANOSÉ *adj. (angl. cyanosed).* **1.** Qui a la couleur bleu violacé caractéristique de la cyanose. **2.** Qui est atteint de cyanose.

CYANOTIQUE *adj. (angl. cyanotic).* Qui se rapporte à la cyanose ; qui est caractérisé par la cyanose.

CYANURE *s. m. (angl. cyanide).* Sel ou ester de l'acide cyanhydrique extrêmement toxique.

CYANURIE *s. f. (angl. cyanuria).* Émission d'urines colorées en bleu.

CYATHIFORME *adj. (angl. cyathiform).* En forme de calice ou de gobelet.

CYBERNÉTIQUE *s. f. (angl. cybernetics).* Science qui étudie les systèmes de commande, de contrôle et de communication chez les êtres vivants et dans les machines automatiques.

CYBERNINE *s. f. (angl. cybernin).* Substance produite par une glande endocrine et capable d'inhiber l'activité fonctionnelle de ce même tissu.

CYCLAMATE *s. m. (angl. cyclamate).* Sel ou ester de l'acide cyclohexane-sulfamique (ou cyclamique). Il est utilisé comme édulcorant artificiel.

CYCLE *s. m. (angl. cycle).* **1.** Suite de changements affectant un organisme, ou suite de stades différents d'un phénomène, avec retour au point de départ et répétition. **2.** Période déterminée de la vie d'un protozoaire. **3.** En chimie organique, molécule ou groupement d'atomes se présentant sous forme d'une chaîne fermée. ~ **ASEXUÉ, SEXUÉ** *(angl. asexual, sexual —).* Période de reproduction respectivement asexuée ou sexuée dans la vie d'un protozoaire ou d'un autre organisme. ~ **BIOLOGIQUE** *(angl. biocycle).* Répétition cyclique de certains phénomènes, observée chez les organismes vivants. ~ **CARDIAQUE** *(angl. cardiac —).* Révolution cardiaque. ~ **CELLULAIRE** *(angl. mitotic —).* Succession de phases évolutives de la cellule d'une division à la suivante : G1, S, G2 et M. ☞ ***PHASE G1, PHASE S, PHASE G2, PHASE M.*** ~ **CITRIQUE** *(angl. Krebs' —).* ☞ ***KREBS (CYCLE DE).*** ~ **ENDOGÈNE** *(angl. endogenous —).* Période de la vie d'un protozoaire parasite passée à l'intérieur du corps d'un hôte vertébré. ~ **ENTÉRO-HÉPATIQUE** *(angl. enterohepatic circulation).* Trajet accompli par certaines substances (cholestérol, sels biliaires, etc.) qui, de l'intestin, traversent la muqueuse intestinale pour gagner la veine porte et le foie, d'où elles passent dans la bile pour rejoindre l'intestin. ~ **EXOGÈNE** *(angl. exogenous —).* Période de la vie d'un parasite protozoaire passée dans le corps de l'hôte invertébré. ~ **MENSTRUEL** *(angl. menstrual —).* Série de modifications qui se reproduisent périodiquement dans l'ovaire, l'utérus et les organes sexuels secondaires chez la femme, et qui sont associées à la menstruation et aux périodes intermenstruelles. ~ **OVARIEN** *(angl. ovarian —).* Ensemble des modifications périodiques de l'ovaire chez la femme adulte, comprises entre le développement du follicule ovarien et la régression du corps jaune. ~ **SCHIZOGONIQUE** *(angl. schizogenic —).* Cycle asexué des parasites appartenant au genre *Plasmodium*, qui aboutit à la formation des schizontes. ~ **SPOROGONIQUE** *(angl. sporogenic —).* Cycle sexué des parasites appartenant au genre *Plasmodium*, qui aboutit à la formation des sporozoïtes dans l'organisme du moustique. ~ **VITAL** *(angl. vital —).* Vie complète d'un parasite du sang, qui comprend les cycles endogène et exogène.

CYCLECTOMIE *s. f. (angl. cyclectomy).* Excision partielle du corps ciliaire.

CYCLENCÉPHALIE *s. f. (angl. cyclencephaly).* ☞ ***CYCLOCÉPHALIE.***

CYCLIQUE *adj. (angl. cyclic).* Qui se rapporte ou qui appartient à un cycle ; qui se produit par cycles, périodique. En chimie organique, se dit des composés de la série aromatique.

CYCLITE *s. f. (angl. cyclitis).* Inflammation du corps ciliaire, habituellement accompagnée d'une inflammation de l'iris (irido-cyclite). ~ **PLASTIQUE** *(angl. plastic —).* Cyclite avec exsudation fibrineuse dans la chambre antérieure de l'œil. ~ **PURE** *(angl. pure —).* Inflammation du corps ciliaire seul, sans atteinte de l'iris. ~ **PURULENTE** *(angl. purulent —).* Suppuration du corps ciliaire. ~ **SÉREUSE** *(angl. serous —).* Cyclite s'accompagnant d'un exsudat au niveau de la face postérieure de la cornée et d'une opacification de l'humeur aqueuse.

CYCLO- *(angl. cyclo-).* Préfixe d'origine grecque indiquant une idée de cercle ou de cycle (indiquant en particulier qu'un hydrocarbure est à chaîne fermée).

CYCLOCÉPHALIE *s. f. (angl. cyclocephalus).* Monstruosité caractérisée par une atrophie de l'appareil nasal qui entraîne le rapprochement, la soudure ou la fusion (cyclopie) des deux globes oculaires.

CYCLOCHOROÏDITE *s. f. (angl. cyclochoroiditis).* Inflammation du corps ciliaire et de la choroïde.

CYCLODIALYSE *s. f. (angl. cyclodialysis).* Intervention chirurgicale effectuée en cas de glaucome, consistant à établir une communication entre la chambre antérieure de l'œil et l'espace supra-choroïdien, en décollant le corps ciliaire de la sclérotique afin de diminuer la pression intra-oculaire.

CYCLODIATHERMIE *s. f. (angl. cyclodiathermy).* Destruction d'une partie du corps ciliaire par diathermie (échauffement par passage de courants alternatifs à haute fréquence) dans le traitement du glaucome.

CYCLODUCTION *s. f. (angl. cycloduction).* Mouvement circulaire du globe oculaire.

CYCLOGRAMME *s. m. (angl. cyclogram).* Graphique du champ visuel obtenu avec un cycloscope.

CYCLOÏDIE *s. f. (angl. cycloid personality).* Forme légère de cyclothymie.

CYCLOKÉRATITE *s. f. (angl. cyclokeratitis).* Inflammation du corps ciliaire et de la cornée.

CYCLOMASTOPATHIE *s. f. (angl. cyclomastopathy).* Affection du sein caractérisée par le développement excessif du tissu conjonctif ou par une prolifération épithéliale.

CYCLO-OXYGÉNASE *s. f. (angl. cyclooxygenase).* Enzyme catalysant la transformation de l'acide arachidonique en prostaglandines ; son action est inhibée par les anti-inflammatoires non stéroïdiens.

CYCLOPE *s. m. (angl. cyclops).* Monstre caractérisé par la cyclopie.

CYCLOPHORIE *s. f. (angl. cyclophoria).* Tendance à la rotation du globe oculaire en dedans ou en dehors par faiblesse des muscles obliques, de sorte que les méridiens, habituellement verticaux, divergent au niveau des pôles supérieur et inférieur. ◇ **D'ACCOMMODATION** *(angl. accomodative —).* Cyclophorie due à un astigmatisme oblique non corrigé.

CYCLOPHOROMÈTRE *s. m. (angl. cyclophorometer).* Appareil servant à mesurer la cyclophorie.

CYCLOPHOSPHAMIDE *s. m. (angl. cyclophosphamide).* Antinéoplasique du groupe des moutardes azotées.

CYCLOPHRÉNIE *s. f. (angl. cyclophrenia).* ☞ ***CYCLOTHYMIE.***

CYCLOPIE *s. f. (angl. cyclopia).* Monstruosité consistant en la fusion des deux orbites en une orbite médiane contenant un seul œil plus ou moins dédoublé.

CYCLOPLÉGIE *s. f. (angl. cycloplegia).* Paralysie médicamenteuse de l'accomodation.

CYCLOPS Genre de crustacés d'eau douce. L'espèce *C. coronatus* est l'hôte intermédiaire des larves de *Dracunculus medinensis* ou ver de Guinée.

CYCLORADIOTHÉRAPIE *s. f. (angl. kinetic radiotherapy).* SYN. ***RADIOTHÉRAPIE CINÉTIQUE.***

CYCLOSCOPE *s. m. (angl. cycloscope).* Appareil pour la mesure du champ visuel.

CYCLOSÉRINE *s. f. (angl. cycloserine).* Antibiotique obtenu à partir de *Streptomyces orchidaceus*, indiqué dans certaines infections génito-urinaires résistantes et dans la tuberculose.

CYCLOSPASME *s. m. (angl. cyclospasm).* Contraction permanente du muscle ciliaire provoquant un spasme de l'accommodation.

CYCLOSPORINE *s. f.* ☞ ***CICLOSPORINE.***

CYCLOSTAT *s. m. (angl. cyclostat).* Cylindre de verre dans lequel on fait tourner un animal de laboratoire.

CYCLOTHIAZIDE *s. m. (angl. cyclothiazide).* ☞ ***THIAZIDIQUE (DIURÉTIQUE).***

CYCLOTHYMIE *s. f. (angl. cyclothymia).* Trouble bipolaire avec périodes d'humeur instable, de la dépression légère à l'hypomanie.

CYCLOTIE *s. f. (angl. cyclotia).* Monstruosité consistant en l'association de la cyclopie, de la synotie et de l'agnathie.

CYCLOTOME *s. m. (angl. cyclotome).* Variété de bistouri utilisé pour les cyclotomies et pour d'autres interventions de chirurgie oculaire.

CYCLOTOMIE *s. f. (angl. cyclotomy).* Section du corps ciliaire.

CYCLOTRON *s. m. (angl. cyclotron).* Accélérateur circulaire de particules lourdes utilisant un champ magnétique fixe et un champ électrique de fréquence constante. Il permet de produire des radioéléments utilisables en médecine nucléaire.

CYCLOTROPIE *s. f. (angl. cyclotropia).* Type de strabisme caractérisé par la déviation d'un œil consécutive à sa rotation selon l'axe antéro-postérieur. SYN. ***STRABISME ROTATOIRE.***

CYLINDRAXE *s. m. (angl. axon).* ☞ ***AXONE.***

CYLINDRES URINAIRES *(angl. urinary casts).* Moulages protéiques cylindriques des tubules rénaux résultant de la précipitation des protéines filtrées au niveau des glomérules par suite de la réabsorption de l'eau et des cristalloïdes, et contenant souvent divers éléments cellulaires. Éliminés par l'urine, ils peuvent avoir une signification pathologique différente selon leur composition (cylindres hyalins, hématiques, leucocytaires, épithéliaux, granuleux, cireux).

CYLINDROCÉPHALIE *s. f.* Déformation allongée et cylindroïde du crâne provoquée par l'usage de certaines coiffes.

CYLINDROME *s. m. (angl. cylindroma).* Tumeur formée de cellules épithéliales qui s'organisent en cylindres dans un stroma conjonctif hyalin ou mucoïde. L'isolement d'axes conjonctivo-vasculaires hyalinisés (corps oviformes), ou en dégénérescence mucoïde sous forme d'îlots à l'intérieur des massifs épithéliaux donne au tissu néoplasique son aspect particulier. Ces tumeurs sont généralement localisées à la face. SYN. ***ÉPITHÉLIOME À CORPS OVIFORMES.***

CYLINDRURIE *s. f. (angl. cylindruria).* Présence de cylindres dans l'urine.

CYLLOSOME *s. m. (angl. cyllosomus, cyllosoma).* Monstre caractérisé par une éventration latérale de la région inférieure de l'abdomen et par le développement imparfait du membre inférieur du côté de l'éventration.

CYMBA DE LA CONQUE DE L'OREILLE EXTERNE *s. f. (NA. cymba conchae auriculae). (angl. cymba conchae auriculae).* Partie supérieure de la conque auriculaire.

CYMBIFORME *adj. (angl. cymbiform).* En forme de bateau ; naviculaire.

CYMBOCÉPHALIE *s. f. (angl. cymbocephalia).* Forme bilobée du crâne, qui présente une profonde dépression dans la région du bregma.

CYNANTHROPIE *s. f. (angl. cynanthropy).* Délire dans lequel le malade se croit transformé en chien.

CYNIQUE (SPASME) *(angl. cynic).* ☞ ***RIRE SARDONIQUE.***

CYNOCÉPHALE *s. m. (angl. cynocephalus).* Monstre fœtal dont la tête ressemble à celle d'un chien.

CYNOPHOBIE *s. f.* Crainte morbide des chiens.

CYPHOSCOLIOSE *s. f. (angl. kyphoscoliosis).* Association d'une cyphose et d'une scoliose ; double déviation de la colonne vertébrale avec courbure à la fois dans le sens latéral et dans le sens antéropostérieur.

CYPHOSE *s. f. (angl. kyphosis).* Courbure anormale de la colonne vertébrale avec convexité postérieure. ◇ **ANGULAIRE** *(angl. angular —).* Cyphose dans laquelle un ou plusieurs processus épineux forment avec le reste de la colonne vertébrale un angle de faible rayon de courbure. Elle est caractéristique du mal de Pott.

CYPHOTIQUE *adj. (angl. kyphotic).* Qui se rapporte à la cyphose ou qui présente une cyphose.

CYPROHEPTADINE *s. f. (angl. cyproheptadine).* Médicament antihistaminique et antisérotonine. Il est utilisé dans certaines affections allergiques, dans le syndrome carcinoïde et comme stimulant de l'appétit.

CYPROTÉRONE (ACÉTATE DE) *(angl. cyproterone).* Dérivé de la progestérone aux propriétés anti-androgéniques.

CYRIAX (SYNDROME DE) *(angl. slipping rib syndrome).* Syndrome caractérisé par une mobilité anormale des cartilages costaux antérieurs (huitième, neuvième ou dixième). Il se manifeste cliniquement par une douleur thoracique très vive, d'apparition brutale, survenant en général à l'occasion d'un traumatisme indirect (toux, éternuement etc.).

CYST-, CYSTO- *(angl. cysto-).* Préfixes d'origine grecque indiquant une relation avec la vessie.

CYSTADÉNOLYMPHOME *s. m. (angl. adenolymphoma).* ☞ ***WARTHIN (TUMEUR DE).***

CYSTADÉNOME *s. m. (angl. cystadenoma).* Adénome dans lequel la rétention de la sécrétion glandulaire détermine la formation de kystes. ◇ **MUCINEUX DE L'OVAIRE** *(angl. mucinous —).* Tumeur multiloculaire bénigne produite par des cellules épithéliales de l'ovaire qui présentent des cavités remplies de mucine. ◇ **PSEUDOMUCINEUX DE L'OVAIRE** *(angl. pseudomiscinous —).* Entérokystome de l'ovaire dont le contenu n'est pas mucineux mais pseudomucineux.

CYSTALGIE *s. f. (angl. cystalgia).* Douleur vésicale.

CYSTATHIONINURIE *s. f. (angl. cystathioninuria).* Affection héréditaire transmise sur le mode autosomique associant débilité mentale et excrétion urinaire de cystathionine.

CYSTECTASIE *s. f. (angl. cystectasia).* Dilatation de la vessie.

CYSTECTOMIE *s. f. (angl. cystectomy).* Résection partielle ou totale de la vessie.

CYSTÉINE *s. f. (angl. cysteine).* Acide aminé soufré, constituant des protéines. Il se transforme facilement en cystine.

CYSTICERCOÏDE *s. m. (angl. cysticercoid).* Forme larvaire de certains vers cestodes, comparable au cysticerque, comportant une vésicule caudale rudimentaire.

CYSTICERCOSE *s. f. (angl. cysticercosis).* Infection survenant après ingestion de cysticerques, notamment de *Cysticercus cellulosae*, larve de *Taenia solium*, présente dans la viande de porc. La cysticercose touche l'œil, le système nerveux central, les muscles et la peau.

CYSTICERCUS *s. m.* Forme larvaire du ténia. ◇ ***BOVIS*** Larve de *Taenia saginata*, qui se développe dans les muscles du bœuf. ◇ ***CELLULOSAE*** Larve de *Taenia solium* qui se développe dans les muscles du porc et qui est à l'origine de la cysticercose. ◇ ***TENUICOLLIS*** Larve de *Taenia hydatigena*, rencontrée chez le chien, mais aussi parfois dans la chair du porc et du mouton.

CYSTICERQUE *s. f. (angl. cysticercus).* Forme larvaire du ténia, se présentant sous l'aspect d'une vésicule remplie de liquide à l'intérieur de laquelle se trouve un scolex.

CYSTICOTOMIE *s. f. (angl. cysticotomy).* Incision du conduit cystique.

CYSTINE *s. f. (angl. cystine).* Acide aminé soufré, constituant de nombreuses protéines, rencontré parfois dans l'urine et à l'origine de calculs particuliers. Il est constitué de deux molécules de cystéine reliées par un pont disulfure. La cystine joue un rôle important comme récepteur d'hydrogène.

CYSTINÉMIE *s. f. (angl. cystinemia).* Présence de cystine dans le sang.

CYSTINOSE *s. f. (angl. cystinosis).* Trouble métabolique congénital transmis sur le mode autosomique récessif caractérisé par des dépôts de cystine dans les tissus, avec cystinémie et aminoacidurie. L'atteinte tubulaire rénale, dont dépend la gravité du trouble, est au premier plan des manifestations cliniques. L'évolution est fatale par insuffisance rénale terminale. SYN. ***MALADIE DE LIGNAC-FANCONI.***

CYSTINURIE *s. f. (angl. cystinuria).* Présence d'une quantité abondante de cystine dans l'urine pouvant se compliquer de lithiase vésicale. ◇ **-LYSINURIE FAMILIALE** *(angl. amino diabetes).* Maladie héréditaire, transmise sur le mode autosomique récessif, associant une tubulopathie avec excrétion rénale exagérée de cystéine, d'arginine, d'ornithine et de lysine.

CYSTIQUE *adj. (angl. cystic).* **1.** Qui se rapporte à la vessie. SYN. ***VÉSICAL.*** **2.** Qui se rapporte à la vésicule biliaire. EX. *conduit cystique.*

CYSTIRRAGIE *s. f.* ☞ ***CYSTORRAGIE.***

CYSTITE *s. f. (angl. cystitis).* Inflammation aiguë ou chronique de la vessie. ◇ **CATARRHALE AIGUË** *(angl. acute catarrhal —).* Forme habituelle de la cystite aiguë, qui se caractérise par une sensation de brûlure vésicale, une douleur urétrale et une miction douloureuse et impérieuse. ◇ **CROUPALE** *(angl. croupous —).* Cystite caractérisée par la présence de fausses membranes sur la muqueuse vésicale. SYN. ***CYSTITE PSEUDO-MEMBRANEUSE.*** ◇ **EXFOLIATRICE** *(angl. exfoliative —).* Cystite caractérisée par le détachement de fragments de muqueuse de la paroi de la vessie. ◇ **KYSTIQUE, VÉGÉTANTE** *(angl. cystic —, — papillomatosa).* Cystite chronique accompagnée respectivement de la formation de kystes ou de végétations au niveau de la muqueuse vésicale. ◇ **PAPILLOMATEUSE** *(angl. — palliomatosa).* Cystite caractérisée par la présence de villosités au niveau de la muqueuse enflammée.

CYSTOCÈLE *s. f. (angl. cystocele).* Hernie de la vessie dans le vagin. SYN. ***COLPOCÈLE ANTÉRIEURE.***

CYSTOCOLOSTOMIE *s. f. (angl. cystocolostomy).* Opération consistant à créer une communication permanente entre la vessie et le côlon, par implantation dans le gros intestin du trigone vésical. SYN. ***ANASTOMOSE CYSTOCOLIQUE.***

CYSTODYNIE *s. f. (angl. cystalgia).* ☞ ***CYSTALGIE.***

CYSTO-ÉLYTROPLASTIE *s. f. (angl. cystoelytroplasty).* Chirurgie réparatrice des traumatismes et lésions vésico-vaginales.

CYSTO-ENTÉROCÈLE *s. f. (angl. cystoenterocele).* Hernie formée d'une partie de la vessie et d'un segment d'anse intestinale.

CYSTOGRAMME *s. m. (angl. cystogram).* Image obtenue par la radiographie de la vessie.

CYSTOGRAPHIE *s. f. (angl. cystography).* Radiographie de la vessie après injection d'une substance de contraste par l'urètre ou par voie intraveineuse, ou d'un gaz par une sonde urétrale. ◇ **MICTIONNELLE** *(angl. voiding —).* Étude radiologique de la vessie au cours de la miction.

CYSTO-HYSTÉROPEXIE *s. f. (angl. hystero-cystopexy).* Fixation chirurgicale de la vessie à la face antérieure de l'utérus, puis de l'utérus à la paroi abdominale. Cette opération est destinée à remédier à la cystocèle.

CYSTOÏDE *adj. (angl. cystoid).* Qui ressemble à un kyste.

CYSTOLITHE *s. m. (angl. bladder stone).* Calcul vésical.

CYSTOLITHIASE *s. f. (angl. cystolithiasis).* Présence de calculs dans la vessie. SYN. ***LITHIASE VÉSICALE.***

CYSTOLITHOTOMIE *s. f. (angl. cystolithotomy).* Extraction d'un calcul vésical après incision de la vessie.

CYSTOMANOMÉTRIE *s. f. (angl. cystometrography).* Mesure de la pression intravésicale au moyen d'un cystomanomètre.

CYSTOME DE L'OVAIRE *(angl. colloid ovarian cystoma).* Entérokystome de l'ovaire. SYN. ***CYSTO-ÉPITHÉLIOME.***

CYSTOMÈTRE *s. m. (angl. cystometer).* Appareil permettant de mesurer la capacité et la force neuromusculaire de la vessie.

CYSTOMÉTRIE *s. f. (angl. cystometry).* Détermination, à l'aide du cystomètre, de la capacité vésicale et de la pression intravésicale.

CYSTOPEXIE *s. f. (angl. cystopexy).* Fixation de la vessie, en général à la paroi abdominale.

CYSTOPHOTOGRAPHIE *s. f. (angl. cystophotography).* Photographie de l'intérieur de la vessie.

CYSTOPLASTIE *s. f. (angl. cystoplasty).* Chirurgie plastique de la vessie.

CYSTOPLÉGIE *s. f. (angl. cystoplegia).* Paralysie de la vessie.

CYSTOPTOSE *s. f. (angl. cystoptosis).* Prolapsus d'une partie de la muqueuse de la vessie dans l'urètre.

CYSTOPYÉLOGRAPHIE *s. f. (angl. cystopyelography).* Radiographie de la vessie, des uretères et des pelvis rénaux après injection d'un produit de contraste.

CYSTORADIOGRAPHIE *s. f.* ☞ ***CYSTOGRAPHIE.***

CYSTORECTOSTOMIE *s. f. (angl. cystorectostomy).* Création d'une communication entre le rectum et la vessie. SYN. ***ANASTOMOSE CYSTORECTALE.***

CYSTORRAGIE *s. f. (angl. cystorrhagia).* Hémorragie d'origine vésicale.

CYSTORRAPHIE *s. f. (angl. cystorrhaphy).* Suture des tuniques de la vessie.

CYSTOSARCOME *s. m. (angl. cystosarcoma).* Sarcome renfermant des cavités kystiques.

CYSTOSCHISIS *s. m. (angl. cystoschisis).* Fissure de la vessie.

CYSTOSCOPE *s. m. (angl. cystoscope).* Instrument muni d'un système optique et d'un dispositif d'éclairage, utilisé pour l'examen de l'intérieur de la vessie, le cathétérisme des uretères et certaines interventions intravésicales.

CYSTOSCOPIE *s. f. (angl. cystoscopy).* Examen de l'intérieur de la vessie avec un cystoscope.

CYSTOSPASME *s. m. (angl. cystospasm).* Spasme de la vessie.

CYSTOSTOMIE *s. f. (angl. cystostomy).* Abouchement de la vessie à la paroi abdominale sus-pubienne.

CYSTOTOME *s. m. (angl. cystotome).* Instrument servant à effectuer la cystotomie.

CYSTOTOMIE *s. f. (angl. cystotomy).* Incision de la vessie. SYN. ***TAILLE.***

CYSTOTRACHÉLOTOMIE *s. f. (angl. cystotrachelotomy).* Incision chirurgicale du col de la vessie.

CYSTO-URÉTÉRITE *s. f. (angl. cystoureteritis).* Inflammation de la vessie et des uretères.

CYSTO-URÉTÉROPYÉLONÉPHRITE *s. f. (angl. cystoureteropyelitis).* Inflammation de la vessie, des uretères et des pelvis rénaux.

CYSTO-URÉTRITE *s. f. (angl. cystourethritis).* Inflammation de la vessie et de l'urètre.

CYSTO-URÉTROGRAPHIE *s. f. (angl. cystourethrography).* Radiographie de la vessie et de l'urètre après injection dans leur lumière d'un produit opacifiant.

CYSTO-URÉTROSCOPE *s. m. (angl. cystourethroscope).* Appareil permettant l'exploration de la vessie et de l'urètre postérieur.

CYTAPHÉRÈSE *s. f. (angl. cytapheresis).* Procédé de séparation d'un ou plusieurs éléments figurés du sang.

CYTARABINE *s. f. (angl. cytarabine).* Analogue de la 2'-désoxycytidine, employé comme antinéoplasique et antiviral. SYN. ***CYTOSINE ARABINOSIDE.***

CYTHÉMOLYSE *s. f. (angl. cythemolysis).* ☞ ***HÉMOCYTOLYSE.***

CYTHÉROMANIE *s. f. (angl. cytheromania).* ☞ ***NYMPHOMANIE.***

CYTIDINE *s. f. (angl. cytidin).* Nucléoside qui, par hydrolyse, produit du ribose et une base pyrimidique, la cytosine.

CYTIDYLIQUE (ACIDE) *(angl. citidylic acid).* Nucléotide constitué de cytosine, de ribose et d'acide phosphorique.

CYTISINE *s. f. (angl. cytisine).* Alcaloïde extrait de *Cytisus laburnum* et d'autres plantes du genre *Cytisus* (cytise), doué de propriétés voisines de celles de la nicotine ; analeptique.

CYTISISME *s. m. (angl. cytisism).* Intoxication due à l'ingestion de graines de cytise.

CYTOARCHITECTONIE *s. f. (angl. cytoarchitectonics).* Répartition topographique des diverses variétés de neurones dans l'écorce cérébrale.

CYTOBIOLOGIE *s. f. (angl. cytobiology).* Biologie cellulaire.

CYTOBIOTAXIE *s. f. (angl. cytobiotaxis).* **1.** Influence exercée par certaines cellules sur d'autres cellules. **2.** Disposition ou arrangement des cellules vivantes.

CYTOCHIMIE *s. f. (angl. cytochemistry).* Étude de la composition chimique ou de l'activité chimique de la cellule.

CYTOCHROME *s. m. (angl. cytochrome).* Ferro-porphyrino-protéine liée aux mécanismes biologiques de l'oxydation. Elle représente le dernier maillon dans la chaîne d'enzymes respiratoires chargées du transfert d'électrons, issus de la déshydrogénation des substrats, à l'oxygène. On connaît trois cytochromes : a, b et c.

CYTOCHROME-OXYDASE *s. f. (angl. cytochrome oxidase).* Enzyme respiratoire localisée dans les mitochondries, responsable des oxydations cellulaires chez les êtres aérobies. Elle joue un rôle fondamental en permettant l'oxydation du cytochrome c ferreux en ferrique avec formation d'une liaison riche en énergie.

CYTOCINÈSE *s. f. (angl. cytokinesis).* Ensemble des modifications que subit le cytoplasme au cours de la division cellulaire.

CYTOCLÈSE *s. f. (angl. cytoclesis).* ☞ ***CYTOBIOTAXIE.***

CYTODENDRITE *s. m. (angl. cytodendrite).* ☞ ***DENDRITE.***

CYTODESME *s. m. (angl. cytodesma).* Tissu intercellulaire qui sert de dispositif d'union entre deux cellules.

CYTODIAGNOSTIC *s. m. (angl. cytodiagnosis).* Diagnostic fondé sur l'examen et la numération des éléments cellulaires présents dans les liquides organiques ou sur des frottis de tissus médullaire, glandulaire, etc.

CYTOFLUOROMÈTRE *s. m.* Appareil dans lequel un rayon laser provoque la fluorescence sélective des cellules qui défilent devant son objectif.

CYTOFLUOROMÉTRIE *s. f.* Technique de triage des cellules sanguines, en particulier des leucocytes par le cytofluoromètre, utilisée en génétique et en cancérologie.

CYTOGÉNÉTIQUE *s. f. (angl. cytogenetics).* Branche de la génétique qui étudie les rapports entre l'hérédité et la morphologie des cellules, des chromosomes et des gènes.

CYTOÏDE *adj. (angl. cytoid).* Qui ressemble à une cellule.

CYTOKINE *s. f. (angl. cytokine).* Glycoprotéine médiateur des interactions à courte distance entre les cellules.

CYTOKINÈSE *s. f.* ☞ ***CYTOCINÈSE.***

CYTOLOGIE *s. f. (angl. cytology).* Science qui traite des cellules normales et pathologiques, de leur structure et de leurs fonctions. ◇ **EXFOLIATIVE** *(angl. exfoliative —).* Étude cytologique des cellules éliminées avec les sécrétions d'un organe ou facilement accessibles par prélèvement direct (vagin, bronches, estomac).

CYTOLYSE *s. f. (angl. cytolysis).* Dissolution ou destruction cellulaire.

CYTOLYSINE *s. f. (angl. cytolysin).* Anticorps qui provoque la destruction de cellules, par exemple des globules rouges (hémolysine) ou des bactéries.

CYTOLYSOME *s. m. (angl. cytolysosome).* Vacuole intracellulaire limitée par une membrane et qui contient des résidus de la cellule même.

CYTOMÉGALOVIRUS *s. m. (angl. cytomegalovirus).* Virus appartenant à la famille des *Herpesviridae*, responsable d'une infection grave du nouveau-né (la maladie des inclusions cytomégaliques) et de diverses affections chez l'adulte, notamment chez les immunodéprimés (transplantés, patients atteints du sida).

CYTOMÈTRE *s. m. (angl. cytometer).* Appareil servant à compter et à mesurer des cellules.

CYTOMÉTRIE *s. f. (angl. cytometry).* Mensuration ou numération des cellules sanguines. ◇ **DE FLUX** *(angl. flow —).* Technique informatisée permettant à la fois le comptage et l'identification des cellules.

CYTOMORPHOSE *s. f. (angl. cytomorphosis).* Variation de la morphologie des cellules bactériennes au cours des phases de croissance et de multiplication.

CYTOMYCOSE RÉTICULO-ENDOTHÉLIALE *(angl. cytomycosis).* ☞ ***HISTOPLASMOSE.***

CYTOPATHOGÈNE *adj. (angl. cytopathogenic).* Qui détermine un état cellulaire pathologique.

CYTOPATHOLOGIE *s. f. (angl. cytopathology).* Pathologie cellulaire.

CYTOPÉNIE *s. f. (angl. cytopenia).* Diminution du nombre des cellules présentes dans le sang ou dans un tissu.

CYTOPHAGIE *s. f. (angl. cytophagy).* ☞ ***CYTOPHAGOCYTOSE.***

CYTOPHAGOCYTOSE *s. f. (angl. cytophagocytosis).* Destruction de cellules par phagocytose.

CYTOPHILE *adj. (angl. cytophil).* Qui a une affinité pour les cellules.

CYTOPHYLAXIE *s. f. (angl. cytophylaxis).* **1.** Protection des cellules contre les infections et agressions. **2.** Augmentation de l'activité anti-infectieuse des leucocytes.

CYTOPLASME *s. m. (angl. cytoplasm).* Protoplasme de la cellule à l'exclusion du noyau.

CYTOPLASMIQUE *adj. (angl. cytoplasmic).* **1.** Qui se rapporte au cytoplasme. **2.** Qui est contenu dans le cytoplasme.

CYTOPOÏÈSE *s. f. (angl. cytopoiesis).* Formation et développement des cellules.

CYTOPONCTION *s. f. (angl. needle aspiration biopsy).* Prélèvement effectué avec une aiguille au niveau d'un tissu ou d'un organe ; ce prélèvement est ensuite coloré et examiné au microscope.

CYTOSINE *s. f. (angl. cytosine).* Base pyrimidique entrant dans la composition des acides nucléiques et représentant un produit de dégradation des nucléoprotéines.

CYTOSINE ARABINOSIDE *s. m. (angl. cytosine arabinoside).* ☞ ***CYTARABINE.***

CYTOSOME *s. m. (angl. cytosome).* Corps de la cellule à l'exclusion du noyau.

CYTOSQUELETTE *s. m. (angl. cytoskeleton).* Microfilaments d'actine intracellulaire, assurant l'armature de la cellule.

CYTOSTATIQUE *adj. (angl. cytostatic).* Se dit des médicaments qui peuvent bloquer la division cellulaire. Ils sont utilisés en thérapeutique anticancéreuse. S'emploie aussi comme substantif.

CYTOSTÉATONÉCROSE *s. f. (angl. fat necrosis).* ☞ ***STÉATONÉCROSE.***

CYTOTAXIE *s. f. (angl. cytotaxis).* Propriété des polynucléaires d'être repoussés ou attirés par une stimulation.

CYTOTHÉRAPIE *s. f. (angl. cytotherapy).* Utilisation thérapeutique de préparations de cellules.

CYTOTOXICITÉ *s. f. (angl. cytotoxicity).* Faculté destructrice de certaines cellules en particulier de certains lymphocytes vis-à-vis d'autres cellules. ◇ **DÉPENDANTE DES ANTICORPS** *(angl. antibody dependant cell-mediated —).* ☞ ***CDDA.***

CYTOTOXINE *s. f. (angl. cytotoxin).* Toxine ou anticorps qui apparaît dans le sérum sanguin après l'injection de cellules, et qui a une action toxique spécifique sur ces mêmes cellules. Les cytotoxines prennent un nom différent selon la variété particulière de cellules auxquelles elles s'attaquent.

CYTOTOXIQUE *adj. (angl. cytotoxic).* **1.** Qui se rapporte à une cytotoxine. **2.** Se dit d'une substance qui, comme une cytotoxine, peut détruire une cellule.

CYTOTROPE *adj. (angl. cytotropic).* Propriété de certains virus ou germes qui ne peuvent vivre et se reproduire qu'à l'intérieur de cellules vivantes.

CYTOTROPHOBLASTE *s. m. (angl. cytotrophoblast).* ☞ ***LANGHANS (COUCHE DE).***

CYTOTROPISME *s. m. (angl. cytotropism).* Tendance des virus, des bactéries ou des médicaments à exercer leur effet sur des cellules déterminées de l'organisme.

CYTOZOAIRE *s. m. (angl. cytozoon).* Tout parasite animal vivant à l'intérieur des cellules.

CYTOZOÏQUE *adj. (angl. cytozoic).* Qui vit à l'intérieur d'une cellule ou qui lui est attaché ; se dit de certains parasites.

CYTOZYME *s. m. (angl. cytozyme).* Facteur thromboplastique produit par les thrombocytes. ☞ ***THROMBOPLASTINE.***

CZERMAK (ESPACES INTERGLOBULAIRES DE) *(angl. globular spaces of Czermak).* Espaces creux irréguliers situés dans la substance interglobulaire de la dentine.

CZERNY ◇ **(ANÉMIE DE)** *(angl. Czerny's anemia).* Anémie des nourrissons sous-alimentés ou mal alimentés, par carence en fer, en produits lactés et aliments de premier âge. ◇ **(MALADIE DE)** *(angl. Czerny's disease).* Hydarthrose intermittente du genou. ◇ **(OPÉRATION DE)** *(angl. Czerny's operation).* Cure radicale d'une hernie inguinale par ligature et excision du sac herniaire.

D

D *(angl. D).* **1.** Ancienne dénomination de vertèbre dorsale. ☞ *T.* **2.** Symbole chimique du deutérium. **3.** Symbole de capacité de diffusion. **4.** Préfixe servant à désigner un composé chimique dextrogyre, c'est-à-dire déviant le plan de polarisation de la lumière vers la droite.

d *(angl. d).* Symbole du dalton.

DI, DII, DIII *(angl. lead I, II and III).* Trois dérivations standard en électrocardiographie. DI = bras gauche-bras droit ; DII = jambe gauche-bras droit ; DIII = jambe gauche-bras gauche.

D'AMATO (SIGNE DE) *(angl. D'Amato's sign).* Déplacement de la matité due à un épanchement pleural, de la région paravertébrale en position assise vers la région cardiaque lorsque le malade se couche sur le côté opposé à celui de l'épanchement.

DA COSTA (SYNDROME DE) *(angl. Da Costa's syndrome).* Troubles cardiovasculaires et nerveux liés à une dystonie neurovégétative et observés chez les sujets anxieux : palpitations, tachycardie, douleurs précordiales, vertiges, dyspnée, céphalées, insomnie et asthénie. SYN. *CŒUR IRRITABLE.*

DACLIZUMAB *s. m. (angl. daclizumab).* Anticorps recombinant utilisé dans la prophylaxie du rejet après transplantation rénale.

DACRY-, DACRYO- *(angl dacry-, dacryo-).* Préfixes d'origine grecque indiquant une relation avec les larmes ou l'appareil lacrymal.

DACRYAGOGUE *adj. (angl. dacryagogic).* **1.** Qui sert au passage des larmes. **2.** Se dit d'une substance qui facilite l'écoulement des larmes.

DACRYOADÉNITE *s. f. (angl. dacryoadenitis).* Inflammation d'une ou des glandes lacrymales. SYN. *DACRYADÉNITE.*

DACRYOCÈLE *s. f.* ☞ *DACRYOCYSTOCÈLE.*

DACRYOCYSTECTASIE *s. f. (angl. dacryocystectasia).* Dilatation du sac lacrymal.

DACRYOCYSTECTOMIE *s. f. (angl. dacryocystectomy).* Ablation chirurgicale partielle ou totale du sac lacrymal.

DACRYOCYSTITE *s. f. (angl. dacryocystitis).* Inflammation aiguë ou chronique du sac lacrymal, avec tuméfaction douloureuse et écoulement de pus.

DACRYOCYSTOBLENNORRHÉE *s. f. (angl. dacryocystoblennorrhea).* Inflammation du sac lacrymal avec sécrétion mucopurulente entraînant une sténose du canal lacrymal.

DACRYOCYSTOCÈLE *s. f. (angl. dacryocele).* Distension et hernie du sac lacrymal. SYN. *DACRYOCÈLE.*

DACRYOCYSTOGRAPHIE ISOTOPIQUE *(angl. isotopic dacryocystography).* Méthode utilisant des substances isotopiques pour évaluer la fonction évacuatrice des voies lacrymales.

DACRYOCYSTOPTOSE *s. f. (angl. dacryocystoptosis).* Relâchement du sac lacrymal, avec ectopie plus ou moins accentuée.

DACRYOCYSTO-RHINOSTOMIE *s. f. (angl. dacryocystorhinostomy).* Opération plastique consistant à établir une communication entre le sac lacrymal et le méat moyen des fosses nasales dans les cas d'obstruction du canal lacrymonasal.

DACRYOCYSTORHINOTOMIE *s. f. (angl. dacryocystorhinotomy).* Incision du canal lacrymonasal.

DACRYOCYSTOSTÉNOSE *s. f. (angl. dacryostenosis).* ☞ *DACRYOSTÉNOSE.*

DACRYOCYSTOTOMIE *s. f. (angl. dacryocystotomy).* Incision du sac lacrymal.

DACRYOGÈNE *adj. (angl. dacryogenic).* Qui provoque l'écoulement des larmes ou qui favorise leur sécrétion. SYN. *LACRYMOGÈNE.*

DACRYOHÉMORRAGIE *s. f. (angl. dacryohemorrhea).* **1.** Hémorragie s'extériorisant par les voies lacrymales. **2.** Écoulement de larmes plus ou moins teintées de sang.

DACRYOÏDE *adj. (angl. dacryoid).* Qui ressemble à une larme.

DACRYOLITHE *s. m. (angl. dacryolith).* Calcul ou concrétion dans un conduit excréteur de la glande lacrymale, ou dans la lumière des canalicules lacrymaux.

DACRYOME *s. m. (angl. dacryoma).* **1.** Tuméfaction de la glande lacrymale résultant de l'occlusion de ses canaux. **2.** Tumeur de la glande lacrymale.

DACRYON *s. m. (angl. dacryon).* Point craniométrique situé à l'union des os lacrymal, frontal et maxillaire.

DACRYOPS *s. m. (angl. dacryops).* Kyste par rétention, se développant dans l'un des conduits d'excrétion des voies lacrymales et situé dans l'angle externe de la paupière supérieure.

DACRYOPYORRHÉE *s. f. (angl. dacryopyorrhea).* Écoulement de larmes mêlées de pus.

DACRYOPYOSE *s. f. (angl. dacryopyosis).* Toute suppuration localisée au niveau de l'appareil lacrymal.

DACRYORRHÉE *s. f. (angl. dacryorrhea).* Écoulement anormalement abondant de larmes.

DACRYOSINUSITE *s. f. (angl. dacryosinusitis).* Inflammation des voies lacrymales et des sinus ethmoïdaux.

DACRYOSOLÉNITE *s. f. (angl. dacryosolenitis).* Inflammation des voies lacrymales.

DACRYOSTÉNOSE *s. f. (angl. dacryostenosis).* Toute sténose des voies lacrymales.

DACTINOMYCINE *s. f. (angl. dactinomycin).* Antibiotique isolé à partir de certaines espèces du genre *Streptomyces.* Par son action antimitotique, il est indiqué dans le traitement de certaines néoplasies. SYN. ***ACTINOMYCINE D.***

DACTYLÉ *adj. (angl. dactylate).* Qui présente des prolongements en forme de doigts.

DACTYLITE *s. f. (angl. dactylitis).* Inflammation d'un doigt ; panaris. ◇ **TUBERCULEUSE** ☞ ***SPINA VENTOSA.***

DACTYLO- *(angl. dactylo-).* Préfixe d'origine grecque indiquant une relation avec les doigts.

DACTYLOGRAMME *s. m. (angl. dactylogram).* Empreinte digitale.

DACTYLOGRYPOSE *s. f. (angl. dactylogryposis).* Flexion permanente des doigts.

DACTYLOLALIE *s. f.* ☞ ***DACTYLOPHASIE.***

DACTYLOLOGIE *s. f. (angl. dactylology).* Emploi des doigts pour communiquer avec autrui, notamment chez les sourds-muets.

DACTYLOLYSE SPONTANÉE *(angl. dactylolysis).* Chute spontanée de doigts ou d'orteils, telle qu'elle s'observe dans la lèpre.

DACTYLOMÉGALIE *s. f. (angl. dactylomegaly).* Hypertrophie des doigts ou des orteils.

DACTYLOPHASIE *s. f. (angl. dactylophasia).* Procédé employé par les sourds-muets pour communiquer entre eux et consistant à faire avec les doigts des signes et des mouvements conventionnels. SYN. ***DACTYLOLALIE.***

DACTYLOSCOPIE *s. f. (angl. dactiloscopy).* Examen des empreintes ou impressions digitales pour l'identification des personnes.

DAHLINE *s. f. (angl. dahlin).* ☞ ***INULINE.***

DAKIN (SOLUTION DE) Solution aqueuse d'hypochlorite de sodium. Elle est utilisée comme antiseptique local.

DALIBOUR (EAU DE) *(angl. Dalibour's water).* Solution antiseptique à base de sulfates de zinc et de cuivre utilisée en particulier dans l'impétigo.

DALLDORF-SICKLES (VIRUS) ☞ ***COXSACKIE.***

DALRYMPLE (SIGNE DE) *(angl. Dalrymple's sign).* Rétraction spasmodique de la paupière supérieure observée chez les basedowiens.

DALTON *s. m. (angl. dalton).* Unité de masse atomique, équivalant à 1/16 de la masse de l'atome d'oxygène, soit $1{,}66 \times 10^{-24}$ gramme. Abréviation : d.

DALTONIEN *adj. (angl. color-blind).* Qui est atteint de daltonisme.

DALTONISME *s. m. (angl. colorblindness).* (De John Dalton, qui souffrait de ce trouble et le décrivit en 1798). Classiquement, variété de dyschromatopsie héréditaire, récessive, liée au sexe, se caractérisant par l'abolition de la perception de certaines couleurs, le plus souvent le rouge et le vert. Actuellement, toute anomalie de la perception visuelle colorée.

DAMMANN-MULLER (OPÉRATION DE) *(angl. Dammann-Muller operation).* Cerclage de l'artère pulmonaire dans les shunts gauche droit du nourisson avec hyperdébit pulmonaire.

DAMMAR *s. m. (angl. dammar).* Résine transparente, de couleur ambrée, tirée de *Dammara orientalis, Hopea micrantha,* etc., de la famille des conifères. Elle s'utilise en emplâtres, ainsi que pour l'inclusion de préparations microscopiques.

DAMOISEAU (COURBE DE) *(angl. Damoiseau's curve).* Courbe parabolique à convexité supérieure et à sommet axillaire marquant la limite supérieure de la zone de matité due à un épanchement pleural. SYN. ***LIGNE DE DAMOISEAU, LIGNE D'ELLIS.***

DANA (OPÉRATION DE) *(angl. Dana's rhizotomy).* Section des racines postérieures des nerfs spinaux proposée comme traitement d'une névralgie, d'une athétose ou d'une paralysie spastique. SYN. ***RHIZOTOMIE POSTÉRIEURE.***

DANBOLT-CLOSS (MALADIE DE) ☞ ***ACRODERMATITE ENTÉROPATHIQUE.***

DANDY FEVER ☞ ***DENGUE.***

DANDY (OPÉRATION DE) *(angl. Dandy's rhizotomy).* Section de la racine préganglionnaire du nerf trijumeau dans la névralgie faciale.

DANDY-WALKER (SYNDROME DE) *(angl. Dandy-Walker syndrome).* Imperforation de l'ouverture médiane du quatrième ventricule, responsable d'une hypertension intracrânienne avec dilatation kystique du 4e ventricule.

DANE (PARTICULE DE) *(angl. Dane's particle).* Particule virale sphérique, de 42 nm de diamètre, constituée d'un noyau, « core » (nucléocapside contenant un ADN bicaténaire associé à une ADN polymérase) et d'une enveloppe. Les particules de Dane représentent le virus complet de l'hépatite B (HBV). Ce dernier est classé dans une nouvelle famille virale, les *Hepadnaviridae* (contraction de *Hepatitis DNA viridae).*

DANIELS (BIOPSIE SELON) *(angl. scalene biopsy).* Biopsie rétroclaviculaire, pratiquée sous anesthésie locale, pour prélever un peu du tissu cellulo-ganglionnaire existant entre le sterno-cléïdo-mastoïdien et le scalène antérieur. Elle est utilisée pour le diagnostic des lésions pulmonaires et médiastino-pulmonaires, en particulier celui de la sarcoïdose.

DANLOS (SYNDROME DE) ☞ ***EHLERS-DANLOS (SYNDROME D').***

DANSE *s. f. (angl. dance).* ◇ **DE SAINT-GUY** *(angl. Saint Vitus' —).* ☞ ***SYDENHAM (CHORÉE DE).*** ◇ **DES ARTÈRES** Battements visibles des artères superficielles dans l'insuffisance aortique. ◇ **HILAIRE** *(angl. hilus —).* Image radioscopique caractérisée par la présence de hiles larges animés de battements ; observée dans les cardiopathies congénitales par shunt gauche-droit, essentiellement la communication interatriale.

DANTROLÈNE *s. m. (angl. dantrolene).* Médicament qui provoque le relâchement musculaire en agissant, directement au niveau du muscle. Il est utilisé dans le traitement des formes évoluées de spasticité d'origine pyramidale et dans l'hyperthermie maligne (syndrome malin des neuroleptiques).

DAPSONE *s. f. (angl. dapsone).* Diaminodiphénylsulfone. Sulfone utilisée dans le traitement de la lèpre. SYN. ***DIAPHÉNYLSULFONE.***

DARIER (MALADIE DE) *(angl. Darier's disease).* Dermatose héréditaire, à transmission selon le mode dominant, caractérisée par des papules recouvertes d'une masse cornée, localisées à la face, au cuir chevelu, dans la région présternale et interscapulaire, la ceinture et les plis articulaires. SYN. ***DYSKÉRATOSE FOLLICULAIRE.***

DARIER-FERRAND (FIBROME DE) *(angl. desmoid tumor).* Fibrosarcome de la peau d'évolution lente.

DARIER-ROUSSY (SARCOÏDES HYPODERMIQUES DE) *(angl. Darier-Roussy sarcoid).* ☞ ***SARCOÏDOSE.***

DARIER-WHITE (MALADIE DE) *(angl. Darier-White disease).* ☞ ***DARIER (MALADIE DE).***

DARKSHEVICH (NOYAU DE) *(angl. commissural nucleus).* Noyau situé dans la calotte pédonculaire au point d'origine de la bandelette longitudinale postérieure. SYN. ***NOYAU DE LA COMMISSURE POSTÉRIEURE.***

DARLING (MALADIE DE) *(angl. Darling's disease).* Mycose endémo-épidémique aux États-Unis (histoplasmose américaine) et dans les régions tropicales observée chez les enfants : hyperplasie du système réticulo-endothélial due à *Histoplasma capsulatum*, avec grave altération de l'état général, lésions pulmonaires, troubles digestifs, lésions cutanéo-muqueuses et anémie.

DARMOUS *s. m. (angl. darmous).* Mot marocain désignant dans ce pays l'intoxication fluorée. ☞ ***FLUOROSE.***

DARRACH (OPÉRATION DE) *(angl. Darrach's operation).* Résection de l'extrémité distale de l'ulna.

DARROW-ELIEL (SYNDROME DE) *(angl. Darrow's syndrome).* Syndrome d'insuffisance rénale aiguë due à une perte excessive d'eau et d'électrolytes (diarrhée, vomissements), avec alcalose hypochlorémique et hypokaliémique, accompagnée de troubles psychiques et neuromusculaires (parésie, myoclonies).

DARTOÏDE *adj. (angl. dartoid).* Qui ressemble au dartos.

DARTOÏQUE *adj. (angl. dartoic).* Qui se rapporte au dartos.

DARTOS (MUSCLE) *s. m. (NA. musculus dartos). (angl. dartos muscle).* Tissu contractile rougeâtre, composé de fibres musculaires lisses, qui forme la tunique du testicule en dessous de la peau du scrotum à laquelle il adhère fortement ; il se prolonge au niveau du pénis, du périnée et de l'abdomen où il se développe particulièrement, étant à l'origine du ligament suspenseur du pénis ; il constitue aussi la cloison des bourses.

DARTRE *s. f. (angl. dartre).* Terme générique désignant de nombreuses maladies cutanées, notamment l'eczéma, l'herpès et le psoriasis.

DARWIN ◇ **(OREILLE DE)** *(angl. Darwin's tubercule).* Oreille caractérisée par la présence d'un tubercule de l'hélix exagérément développé. ◇ **(THÉORIE DE)** ☞ ***DARWINISME.*** ◇ **(TUBERCULE DE)** *(angl. darwinian tubercle).* ☞ ***DARWIN (OREILLE DE).***

DARWINISME *s. m. (angl. darwinism).* Théorie de l'évolution (transformisme) émise par Charles Darwin, selon laquelle les organismes les plus élevés sont issus d'organismes inférieurs, par la sélection naturelle, effet de la lutte pour la vie.

DATURA Genre de plantes de la famille des Solanacées. ☞ ***STRAMOINE.***

DATURINE *s. f. (angl. daturine).* Alcaloïde toxique tiré des feuilles et des graines de la stramoine, identique à l'hyoscyamine.

DAUBENTON ◇ **(ANGLE DE)** *(angl. Daubenton's angle).* Angle formé par les lignes opisthion-basion et opisthion-nasion. ◇ **(PLAN DE)** *(angl. Daubenton's plane).* Plan transversal qui passe par le bord inférieur des orbites.

DAUNORUBICINE *s. f. (angl. daunorubicin).* Antimitotique obtenu à partir des produits de fermentation de *Streptomyces pencetius* et indiqué dans le traitement de certaines néoplasies.

DAVENPORT (DIAGRAMME DE) *(angl. Davenport's diagram).* Graphique représentant les zones d'acidose et d'alcalose respiratoire et métabolique en fonction de pH, du taux plasmatique des bicarbonates et de la pression partielle de gaz carbonique.

DAVIDSOHN (SIGNE DE) *(angl. Davidsohn's sign).* Diminution de l'illumination de la pupille lors d'une transillumination s'il existe une tumeur ou un exsudat dans l'antre maxillaire.

DAVIDSON (SERINGUE DE) *(angl. Davidson's syringe).* Seringue dont la compression ou la décompression sont provoquées au moyen d'une poire en caoutchouc.

DAVIEL (OPÉRATION DE) *(angl. Daviel's operation for cataract extraction).* Technique primitive de traitement de la cataracte, consistant en une incision cornéenne suivie de l'extraction du cristallin, sans toucher à l'iris.

DAVIER *s. m. (angl. dental forceps).* Instrument en forme de pince, servant à l'extraction des dents.

DAVIS (GREFFE DE) *(angl. Davis graft).* Greffe de peau pratiquée à l'aide de plusieurs petits greffons en pastille d'environ 0,5 cm de diamètre, avec un centre constitué de peau totale et une périphérie biseautée de derme et d'épiderme.

DAWBARN (SIGNE DE) *(angl. Dawbarn's sign).* En cas de bursite sous-acromiale aiguë, la palpation de la bourse acromiale, lorsque le bras pend le long du corps, provoque une douleur qui disparaît quand le bras est en abduction.

DCI *(angl. INN).* Abréviation de dénomination commune internationale (pour un médicament).

DDB Abréviation de dilatation des bronches.

DDD *(angl. DDD).* Code international d'un stimulateur cardiaque double chambre automatique.

D-DIMÈRE *s. m. (angl. D-dimer).* Produit de dégradation de la fibrine ; l'augmentation de son taux sanguin est un élément diagnostique important dans les thromboses.

DDDR *(angl. DDDR).* Code international d'un stimulateur cardiaque double chambre automatique, à fréquence asservie.

DDT *(angl. DDT).* Abréviation de dichloro-diphényl-trichloréthane, puissant insecticide cristallin, incolore, inodore, insoluble dans l'eau. Il s'utilise sous forme de poudre ou en suspension liquide contre les poux, les mouches, les moustiques et également contre les insectes nuisibles à l'agriculture. Actuellement beaucoup moins utilisé en raison de sa rémanence.

DE GRAAF (FOLLICULE DE) *(angl. Graafian follicle).* ☞ ***FOLLICULE OVARIEN.***

DE MARTEL (CLAMP DE) *(angl. De Martel's clamp).* Clamp à trois éléments pour fermer par écrasement un segment du tube digestif, de façon à pouvoir le sectionner ultérieurement. Il existe un modèle pour le côlon ou l'intestin grêle, et un autre, plus grand, pour l'estomac.

DE MORGAN (TACHE DE) *(angl. De Morgan's spot).* Hémangiome cutané rougeâtre, localisé sur le tronc, observé parfois chez les sujets âgés, et dont l'apparition était autrefois considérée comme liée à celle d'un cancer.

DE MUSSY (SIGNE DE) *(angl. De Mussy's sign).* Douleur intense à la palpation d'une zone circonscrite de l'hypocondre gauche dans la pleurésie diaphragmatique.

DE QUERVAIN ◇ **(FRACTURE DE)** *(angl. De Quervain's fracture).* Fracture du scaphoïde associée à une luxation du lunatum vers l'avant. SYN. ***LUXATION TRANSSCAPHOÏDIENNE DU CARPE.*** ◇ **(MALADIES DE)** *(angl. De Quervain's diseases).* **1.** Ténosynovite chronique sténosante du long abducteur et du court extenseur du pouce. **2.** Thyroïdite subaiguë, dite aussi de Crile, associant un syndrome inflammatoire important, une tuméfaction douloureuse du corps thyroïde, des signes discrets d'hyperthyroïdie et évoluant vers la guérison.

DE SANCTIS-CACCHIONE (SYNDROME DE) *(angl. De Sanctis-Cacchione syndrome).* Association de xeroderma pigmentosum, d'oligophrénie, d'hypoplasie génitale et de troubles neurologiques. SYN. ***IDIOTIE XÉRODERMIQUE.***

DE SÈZE (SYNDROME DE) *(angl. De Seze's syndrome).* Discopathie calcifiante du noyau gélatineux.

DE TONI-DEBRÉ-FANCONI (SYNDROME DE) *(angl. De Toni-Fanconi syndrome).* Maladie héréditaire transmise sur le mode récessif autosomique entraînant, au niveau du tube proximal du néphron, un trouble de la réabsorption des phosphates, des acides aminés et du glucose qui sont éliminés par l'urine. On observe un rachitisme ou une ostéoporose et un nanisme rénal. SYN. ***FANCONI (SYNDROME DE).***

DEAVER (INCISION DE) *(angl. Deaver's incision).* ☞ ***BATTLE-JALAGUIER-KAMMERER (INCISION DE).***

DÉBILITANT *adj. (angl. debilitating).* Qui entraîne une diminution de force. Ce terme qualifiait autrefois certaines thérapeutiques dites « médications débilitantes », telles que purgations, saignées, diètes, etc.

DÉBILITÉ *s. f. (angl. feebleness).* Faiblesse ou manque de force. ◇ **INTELLECTUELLE** *(angl. intellectual deficiency).* Forme de déficience mentale dans laquelle le niveau intellectuel correspond à celui d'un enfant de 7 à 9 ans et à un quotient intellectuel compris entre 50 et 70. ◇ **MENTALE** *(angl. mental deficiency).* Déficience mentale avec inadaptation au milieu social.

DÉBIT *s. m. (angl. output).* Quantité de liquide ou de gaz qui s'écoule dans l'unité de temps. ◇ **CARDIAQUE** *(angl. cardiac —).* Quantité de sang expulsée par chaque ventricule en une minute. Sa valeur moyenne varie entre 5,5 et 6,5 L. ◇ **SYSTOLIQUE** *(angl. stroke —).* Quantité de sang expulsée par chaque ventricule à chaque systole. Sa valeur varie entre 80 et 90 mL. ◇ **URINAIRE** *(angl. urinary —).* Quantité d'urine éliminée par les reins en un temps donné. ◇ **VENTILATOIRE** *(angl. ventilatory —).* Volume d'air ventilé par unité de temps.

DÉBITMÈTRE *s. m. (angl. flowmeter).* Appareil servant à mesurer le débit d'un fluide. ◇ **DE POINTE** *(angl. peak —).* Appareil pour la mesure du débit expiratoire de pointe, surtout utilisé dans l'asthme.

DÉBOÎTEMENT *s. m. (angl. dislocation).* ☞ ***LUXATION.***

DEBOVE (TUBE DE) *(angl. Debove's tube).* Sonde pour lavage gastrique.

DEBRAY-MILKMAN-LOOSER (SYNDROME DE) *(angl. Looser-Milkman syndrome).* Ostéopathie caractérisée par la présence de zones linéaires symétriques de raréfaction osseuse dans différentes parties du squelette (côtes, scapula, fémur, tibia), accompagnée de douleurs rhumatismales et de fractures spontanées. Ce syndrome s'observe essentiellement dans l'ostéomalacie. SYN. ***LOOSER-MILKMAN (SYNDROME DE), MILKMAN (SYNDROME DE).***

DEBRÉ-FIBIGER (SYNDROME DE) *(angl. Debré-Fibiger syndrome).* Variété d'hyperplasie surrénale congénitale par déficit en α-hydroxylase, nécessaire à la synthèse du cortisol. L'absence de cette hormone est responsable d'une hyperproduction d'ACTH avec hyperandrogénie se manifestant par un pseudo-hermaphrodisme chez la petite fille et une macrogénitosomie précoce chez le garçon, ainsi que par des troubles digestifs et des collapsus répétés par déficit associé de la production d'aldostérone.

DEBRÉ-MOLLARET (SYNDROME DE) *(angl. cat scratch disease).* Lymphoréticulose bénigne d'inoculation (maladie des griffes du chat produite par un bacille gram négatif [*Afipia felis*]).

DEBRÉ-SÉMÉLAIGNE (SYNDROME DE) *(angl. Debré-Sémélaigne syndrome).* Crétinisme associé à un syndrome myxœdémateux congénital, à des troubles des muscles squelettiques (augmentation de volume, rigidité, lenteur de la contraction et de la relaxation) et à une hypertrophie de la musculature du diaphragme, de l'estomac et du myocarde.

DÉBRIDEMENT *s. m. (angl. debridement).* **1.** Section des brides constrictives. Ex. *débridement du collet dans les hernies étranglées.* **2.** Dilatation sanglante d'une plaie ou d'un orifice naturel, pour permettre l'évacuation d'un corps étranger ou d'un épanchement, ou pour enlever les parties nécrosées.

DÉCAILLOTAGE *s. m. (angl. clot removal).* Ablation de caillots de sang (vessie, plèvre).

DÉCALCIFIANT *adj. (angl. decalcifying).* Qui produit une décalcification.

DÉCALCIFICATION *s. f. (angl. decalcification).* **1.** Diminution de la teneur en calcium d'un os ou d'une dent par augmentation de l'ostéolyse ou diminution de l'ostéogenèse. **2.** Processus par lequel on extrait, au moyen d'un acide, les sels minéraux contenus dans un os ou dans une autre matière calcifiée.

DÉCALVANT *adj. (angl. decalvant).* Qui provoque la calvitie.

DÉCAMÉTHONIUM *s. m. (angl. decamethonium).* Décaméthylène-bis-triméthylammonium. Agent dépolarisant de la plaque motrice du muscle squelettique, utilisé comme décontractant musculaire en chirurgie.

DÉCANOÏQUE (ACIDE) *(angl. decanoic acid).* Acide caprique : acide gras saturé à dix atomes de carbone, CH_3-$(CH_2)_8$-COOH. On le trouve dans l'huile de coco.

DÉCANULATION *s. f. (angl. decannulation).* Ablation d'une canule.

DÉCAPITATION *s. f. (angl. decapitation).* ☞ ***DÉCOLLATION.***

DÉCAPSULATION *s. f. (angl. decapsulation).* Résection (ou déchirement) de la capsule d'un organe, volontaire ou traumatique.

DÉCARBOXYLATION *s. f. (angl. decarboxylation).* Décomposition d'un acide organique, libérant une molécule de dioxyde de carbone, sous l'effet d'enzymes appelées décarboxylases.

DÉCARBOXYPROTHROMBINE *s. f. (angl. decarboxyprothrombin).* Précurseur de la prothrombine ; l'élévation de son taux plasmatique est un marqueur du cancer primitif du foie.

DÉCENTRÉ *adj. (angl. decentered).* Se dit d'un objet, en particulier d'une lentille, éloigné de la position qu'il devrait occuper.

DÉCÉRÉBRATION *s. f. (angl. decerebration).* **1.** Ablation du cerveau et, plus particulièrement, section de la tige de l'encéphale à l'arrière des tubercules quadrijumeaux supérieurs, ce qui provoque chez les animaux un état de rigidité accompagné d'une exagération du tonus des muscles extenseurs. **2.** Tableau neurologique traduisant une lésion du tronc cérébral supérieur et du pont, caractérisé par une rigidité en extension-pronation des membres supérieurs et en extension des membres inférieurs.

DÉCÈS *s. m. (angl. death).* Mort naturelle d'une personne.

DÉCHAUSSEMENT DENTAIRE *(angl. receding gums).* ☞ ***PARODONTOLYSE.***

DÉCHLORURATION *s. f. (angl. dechloruration).* **1.** Diminution de la quantité de chlore de l'organisme. Elle accompagne de nombreux types de déshydratation. **2.** Restriction ou suppression complète du sel dans le régime alimentaire, visant à diminuer la quantité des chlorures dans l'organisme.

DÉCHLORURÉ *adj. (angl. sodium deprived).* Dépourvu de chlorure de sodium. Ex. *régime déchloruré.*

DÉCIBEL *s. m. (angl. decibel).* Unité sans dimension utilisée pour exprimer le rapport de deux puissances sonores. Cette unité sert à exprimer le niveau d'intensité d'un son (par rapport à une puissance de référence). Dixième partie du bel. Symbole : dB.

DECIDUA *s. f. (angl. decidua).* ☞ ***MEMBRANE DÉCIDUALE.***

DÉCIDUAL *adj. (angl. decidual).* Qui se rapporte à la caduque.

DÉCIDUOME *s. m. (angl. deciduoma).* Tumeur intra-utérine formée de cellules déciduales, dérivée des fragments de membrane caduque laissés dans la cavité utérine à la suite d'un avortement. ⇐ **MALIN** ☞ ***CHORIOCARCINOME.***

DÉCLARATION D'UNE MALADIE *(angl. infectious disease notification).* Notification obligatoire de certaines maladies infectieuses nécessitant des mesures exceptionnelles au plan national ou international ou relevant de mesures locales.

DÉCLIN *s. m. (angl. decline).* Période de régression des maladies.

DÉCLIVE **1.** *adj. (angl. declivous).* Qui marque le point le plus bas d'une cavité, d'une plaie, d'une lésion ou d'une partie du corps. **2.** *s. m. (NA. declivis). (angl. declive).* L'un des lobules du vermis.

DÉCOCTION *s. f. (angl. decoction).* **1.** Opération consistant à faire bouillir dans un liquide des substances végétales médicamenteuses afin d'extraire les principes actifs qu'elles contiennent. **2.** Le liquide obtenu par cette opération.

DÉCOLLATION *s. f. (angl. decollation).* Section du cou d'un fœtus mort, pratiquée *in utero* pour faciliter son extraction ; intervention actuellement abandonnée.

DÉCOLLEMENT *s. m. (angl. detachement).* Séparation d'un tissu ou d'un organe, des régions anatomiques auxquelles ils sont naturellement attachés. ◇ **DE LA RÉTINE** *(angl. retinal —).* Clivage de la rétine entre l'épithélium pigmentaire et la rétine neuro-sensorielle, le plus souvent à partir d'une déchirure rétinienne ; plus rarement dû à une tumeur choroïdienne. Il s'agit d'une urgence extrême car risque de cécité définitive si atteinte de la macula. Il existe des formes congénitales dont certaines à transmission autosomique récessive. ◇ **GASTRO-ÉPIPLOÏQUE** ☞ ***OMENTOTOMIE.*** ◇ **ÉPIPHYSAIRE** *(angl. epiphyseal separation).* Chez l'enfant, séparation de l'épiphyse de la métaphyse d'origine traumatique ou infectieuse. ◇ **PRÉMATURÉ DU PLACENTA** *(angl. uteroplacental apoplexy).* ☞ ***APOPLEXIE UTÉROPLACENTAIRE.***

DÉCOLORANT *adj. (angl. bleaching).* Se dit de tout corps ou agent servant à faire disparaître la coloration de certains produits ou préparations. Peut s'utiliser aussi comme substantif.

DÉCOLORATION *s. f. (angl. decoloration).* **1.** Action de décolorer ; son résultat. **2.** Atténuation ou disparition de la coloration normale des téguments. **3.** En microbiologie, opération consistant à déteindre les préparations microscopiques qui sont teintées par des colorants spécifiques.

DÉCOMPENSATION *s. f. (angl. decompensation).* Faillite ou incapacité d'un organe, en particulier le myocarde, à continuer d'assurer les mécanismes compensateurs d'un défaut fonctionnel ou anatomique préexistant.

DÉCOMPOSITION *s. f. (angl. decomposition).* **1.** Séparation des éléments qui constituent un corps. **2.** Putréfaction, dégradation, d'une substance organique.

DÉCOMPRESSION *s. f. (angl. decompression).* Diminution ou suppression de la pression exercée sur un corps par l'air, un gaz ou un liquide. En médecine, toute technique visant à réduire la pression exercée au niveau de divers organes. ◇ **CÉRÉBRALE** *(angl. cerebral —).* Excision d'un fragment du crâne et incision de la dure-mère pour diminuer la pression intracrânienne.

DÉCONGESTIF *adj. (angl. decongestive).* Qui réduit ou supprime la congestion.

DÉCONTAMINATION *s. f. (angl. decontamination).* Réduction ou enlèvement de toute substance contaminante existant sur une personne ou sur un objet, par exemple les substances radioactives.

DÉCONTRACTION *s. f. (angl. relaxation).* Relâchement d'un muscle après sa contraction. Plus généralement, détente du corps.

DÉCONTRACTURANT *adj. (angl. relaxant).* Peut être utilisé comme substantif. SYN. ***MYORELAXANT.***

DÉCORTICATION *s. f. (angl. decortication).* **1.** Séparation chirurgicale de l'enveloppe normale ou pathologique d'un organe. **2.** Ablation de la substance corticale d'un organe (cortex cérébral, surrénal, rénal, pulmonaire, pleural par exemple). ◇ **PULMONAIRE** *(angl. — of lung).* Résection de la plèvre ou d'une coque pathologique autour du poumon dans le but de favoriser son extension. SYN. ***DELORME (OPÉRATION DE), FOWLER (OPÉRATION DE).*** ◇ **RÉNALE** *(angl. renal —).* Résection de la capsule rénale. SYN. ***DÉCAPSULATION TOTALE DU REIN.***

DÉCOURS *s. m. (angl. decrement).* Phase pendant laquelle les symptômes d'une maladie diminuent d'intensité.

DÉCRÉPITUDE *s. f. (angl. decrepitude).* Stade ultime de la sénilité.

DÉCUBITUS *s. m. (angl. decubitus).* Attitude du corps en position couchée sur un plan horizontal. ◇ **DORSAL, LATÉRAL OU VENTRAL** *(angl. dorsal, lateral, ventral —).* Les différents types de décubitus selon la région du corps qui est en contact avec le plan horizontal.

DÉCUSSATION *s. f. (angl. decussation).* Entrecroisement en croix ou en X ; chiasma, surtout de fibres ou faisceaux nerveux, et plus particulièrement des pyramides bulbaires. ◇ **DES PÉDONCULES CÉRÉBELLEUX** *(NA. decussatio cerebellarium superiorum). (angl. — of superior cerebellar peduncles).* Décussation des fibres nerveuses des pédoncules cérébelleux supérieurs dans le cortex cérébelleux. ◇ **DES PYRAMIDES** *(NA. decussatio pyramidum). (angl. pyramidal —).* ☞ ***ENTRECROISEMENT MOTEUR.*** ◇ **SENSITIVE** *(angl. sensoria decussatio).* Entrecroisement de fibres nerveuses à caractère sensitif, qui se situe dans la zone dorsale des pyramides du bulbe.

DÉCUSSÉ *adj. (angl. decussated).* Disposé en croix.

DÉDIFFÉRENCIATION *s. f. (angl. dedifferation).* Retour à l'état embryonnaire des cellules en culture.

DÉDOLER *v.* Disséquer en grossissant.

DÉDOUBLEMENT DE LA PERSONNALITÉ *(angl. split personnality, multiple personality disorder).* Phénomène psychopathologique dans lequel s'opère une dissociation de la personnalité avec coexistence de deux états conscients indépendants qui peuvent alterner. Il s'observe en particulier chez les patients hystériques. SYN. ***PERSONNALITÉ MULTIPLE, TROUBLE DISSOCIATIF DE L'IDENTITÉ.***

DÉFAILLANCE s. f. *(angl. failure).* **1.** État de malaise avec ou sans perte de connaissance. **2.** Insuffisance fonctionnelle (surtout en parlant du cœur). ⌔ **MULTIVISCÉRALE** *(angl. multiple organ — syndrome).* ☞ ***CHOC SEPTIQUE.***

DÉFÉCATION s. f. *(angl. defecation).* **1.** Élimination par l'anus des matières fécales contenues dans l'intestin. **2.** En chimie, élimination des impuretés d'une solution.

DÉFÉCOGRAPHIE s. f. *(angl. defecography).* Étude radiologique et dynamique de la défécation. Procédé utilisé dans l'étude de l'incontinence anale.

DÉFENSE s. f. *(angl. defense).* Ensemble des moyens par lesquels l'organisme résiste à l'action des divers agents physiques, chimiques ou vivants qui tendent à le détruire. ⌔ **MUSCULAIRE** *(angl. muscular —).* Contraction réflexe des muscles de l'abdomen perçue au cours de la palpation abdominale, signant l'inflammation aiguë ou subaiguë du péritoine sous-jacent.

DÉFÉRENT adj. *(angl. vas deferens).* Qui conduit vers l'extérieur. ☞ ***CONDUIT DÉFÉRENT.***

DÉFÉRENTECTOMIE s. f. *(angl. deferentectomy).* ☞ ***VASECTOMIE.***

DÉFÉRENTIEL adj. *(angl. deferential).* Qui se rapporte au conduit déférent.

DÉFÉRENTITE s. f. *(angl. deferentitis).* Inflammation du conduit déférent.

DÉFÉRENTOGRAPHIE s. f. *(angl. deferentography).* Radiographie d'un conduit déférent après injection d'un produit de contraste dans sa lumière.

DÉFÉROXAMINE s. f. *(angl. deferoxamine).* Produit isolé, sous forme de chélate de fer, de *Streptomyces pilosus*, traité chimiquement pour obtenir le ligand libre du métal. Il est utilisé dans l'intoxication par le fer et dans les maladies par accumulation de fer.

DÉFERVESCENCE s. f. *(angl. defervescence).* Dans les maladies fébriles, période durant laquelle la température décroît.

DÉFIBRILLATEUR s. m. *(angl. defibrillator).* Appareil utilisé pour réduire une fibrillation atriale ou ventriculaire au moyen d'un choc électrique appliqué sur le thorax (choc externe) ou directement sur le myocarde au cours de la chirurgie cardiaque. SYN. ***CARDIOVERTEUR.*** ⌔ **IMPLANTABLE** *(angl. automatic implantable heart —).* Défibrillateur implanté détectant et réduisant automatiquement certaines arythmies particulièrement graves.

DÉFIBRILLATION s. f. *(angl. defibrillation).* Arrêt de la fibrillation atriale ou ventriculaire avec retour à un rythme cardiaque normal obtenu en général par un choc électrique.

DÉFIBRINATION s. f. *(angl. defibrination).* Séparation ou élimination du fibrinogène contenu dans le sang. ⌔ **(SYNDROME DE)** ☞ ***COAGULOPATHIE DE CONSOMMATION.***

DÉFICIENCE s. f. *(angl. deficiency).* **1.** Insuffisance du développement ou du fonctionnement d'un organe ou de l'organisme. **2.** En génétique, absence d'un segment chromosomique. ⌔ **MENTALE** *(angl. mental deficiency).* Défaut du développement intellectuel.

DÉFICIT s. m. *(angl. deficit, deficiency).* Déficience, carence. ⌔ **IMMUNITAIRE** *(angl. immunodeficiency).* Insuffisance des moyens de défense de l'organisme, pouvant concerner l'immunité humorale ou cellulaire. Elle entraîne une sensibilité anormale aux infections et parfois un risque néoplasique majoré. Elle peut être primitive, congénitale comme dans l'agammaglobulinémie, ou secondaire à certaines hémopathies, à l'infection par le VIH ou à un traitement immunosuppresseur.

DÉFILÉS CERVICO-AXILLAIRES (SYNDROME DES) *(angl. cervical rib syndrome).* Compression du plexus brachial et des vaisseaux sous-claviers par productions osseuses congénitales ou acquises, étroitesse des défilés comprimant le paquet vasculo-nerveux lors de l'abduction du bras. SYN. ***DÉFILÉ DES SCALÈNES (SYNDROME DU).***

DÉFLEXION s. f. **1.** *(angl. deflection).* Déviation. **2.** *(angl. deflection).* En électrocardiographie, déviation du tracé au-dessus ou en dessous de la ligne isoélectrique. **3.** *(angl. extension).* En obstétrique, action de remettre en position normale la tête du fœtus qui se trouve en flexion sur la colonne vertébrale, dans certaines présentations de la face. ⌔ **EXTRINSÈQUE** *(angl. extrinsic deflection).* Activation des parties du cœur éloignées de l'électrode précordiale. ⌔ **INTRINSÉCOÏDE** *(angl. intrinsicoid deflection)* Partie descendante RS de l'onde ventriculaire de l'électrocardiogramme en dérivation précordiale. ⌔ **INTRINSÈQUE** *(angl. intrinsic deflection).* Déflexion recueillie sur l'épicarde ventriculaire.

DÉFLORATION s. f. *(angl. defloration).* Rupture de l'hymen, normalement lors du premier rapport sexuel.

DÉFLORESCENCE s. f. *(angl. deflorescence).* Disparition des lésions cutanées au cours d'une maladie éruptive.

DEFLUVIUM CAPILLORUM Chute brutale des cheveux.

DÉFLUXION s. f. *(angl. defluxion).* Écoulement abondant d'un liquide.

DÉFORMABILITÉ s. f. *(angl. deformability).* Possibilité, pour les globules rouges, de modifier leur forme afin de permettre leur passage dans des vaisseaux capillaires très fins.

DÉFORMATION s. f. *(angl. deformity).* Irrégularité acquise (non congénitale) de la forme d'un organe ou d'une partie du corps, due à des lésions trophiques, des traumatismes ou des troubles fonctionnels. ◇ **EN BAÏONNETTE** En extension, angle que l'avant-bras forme avec le bras par suite d'une fracture du coude. ◇ **EN DOS DE FOURCHETTE** *(angl. silverfork —)*. Déformation caractéristique de la fracture de l'extrémité inférieure du radius et de l'ulna. ◇ **TOULOUSAINE** *(angl. acrocephalia)*. ☞ ***CYLINDROCÉPHALIE.***

DÉFOULEMENT *s. m. (angl. recollection)*. Libération et extériorisation conscientes de tendances et sentiments jusqu'alors enfouis dans l'inconscient, lors de séances de psychanalyse.

DÉFRÉNATION *s. f.* Interruption des influx nerveux véhiculés par les nerfs dépresseurs de Cyon et de Hering ainsi que par les zones barosensibles aortiques qui ont pour action de ralentir le rythme cardiaque et de réduire la pression artérielle.

DÉGAGEMENT *s. m. (angl. disengagement)*. Quatrième temps de l'expulsion du fœtus, au cours duquel celui-ci passe par le détroit inférieur du bassin et l'orifice de la vulve.

DÉGANTAGE *s. m. (angl. ring injury)*. Séparation de la peau des structures sous-jacentes par arrachement brutal d'une bague.

DÉGÉNÉRATION *s. f. (angl. degeneration)*. Aboutissement d'un processus de dégénérescence.

DÉGÉNÉRÉ *s. m. (angl. degenerated)*. Se dit d'un sujet atteint congénitalement d'anomalies marquées, physiques ou mentales. Ce terme n'est pratiquement plus utilisé.

DÉGÉNÉRESCENCE *s. f. (angl. degeneration)*. **1.** Transformation d'une structure biologique organisée (cellule, tissu, organe) en une structure ayant perdu ses caractères distinctifs et sa fonction habituelle. **2.** Détérioration mentale ou morale. ◇ **ADIPEUSE** *(angl. adipose —)*. ☞ ***DÉGÉNÉRESCENCE GRAISSEUSE.*** ◇ **ALBUMINOÏDE (OU ALBUMINEUSE)** *(angl. albuminous —)*. Type le plus courant de dégénérescence cellulaire, dans lequel la cellule prend un aspect trouble et se tuméfie. ◇ **AMYLOÏDE** *(angl. amyloid —)*. ☞ ***AMYLOÏDOSE.*** ◇ **ASCENDANTE** *(angl. ascending —)*. Dégénérescence wallérienne qui affecte la partie montante, médullaire ou cérébrale, d'une fibre nerveuse centripète. ◇ **AXONALE** *(angl. axon —)*. Dans les neuropathies périphériques, dégénérescence de l'axone par atteinte du corps neuronal. ◇ **CALCAIRE** *(angl. calcareous —)*. Dégénérescence s'accompagnant de dépôts de sels de calcium. ◇ **CANCÉREUSE** *(angl. cancerous —)*. Multiplication de manière atypique des cellules d'un organe ; transformation en tissu cancéreux. ◇ **CASÉEUSE** *(angl. caseous —)*. ☞ ***CASÉIFICATION.*** ◇ **COLLOÏDE** *(angl. colloid —)*. Transformation du protoplasme cellulaire en tissu colloïde d'aspect gélatineux. ◇ **FIBREUSE** *(angl. fibrous —)*. Remplacement du tissu normal d'un organe par du tissu fibreux, à la suite d'une inflammation chronique. ◇ **FIBRINOÏDE** *(angl. fibroid —)*. Type de dégénérescence de la fibre conjonctive caractérisée par une nécrose des éléments cellulaires avec dépôts de fibrine. ◇ **GÉLATINIFORME** *(angl. gelatiniform —)*. ☞ ***DÉGÉNÉRESCENCE COLLOÏDE.*** ◇ **GLYCOGÉNIQUE** *(angl. glycogenic —)*. Dégénérescence cellulaire liée à l'accumulation de glycogène dans le protoplasme. ◇ **GRAISSEUSE** *(angl. fatty —)*. Type de dégénérescence cellulaire caractérisé par une accumulation de gouttelettes de graisses dans le protoplasme, la cellule présentant des signes d'altération. ◇ **GRISE** *(angl. gray —)*. Dégénérescence de la substance blanche de la moelle qui a perdu sa couche de myéline et qui apparaît grisâtre. ◇ **HÉPATOLENTICULAIRE** *(angl. hepatolenticular —)*. ☞ ***WILSON (MALADIE DE).*** ◇ **HYALINE** *(angl. hyaline —)*. Type de dégénérescence caractérisé par la transformation de la substance fondamentale en une substance d'aspect cireux, translucide et homogène. ◇ **KYSTIQUE** *(angl. cystic —)*. Dégénérescence dans laquelle on observe la formation de kystes. ◇ **LIPOÏDIQUE** *(angl. lipoidal —)*. Dégénérescence caractérisée par une accumulation intracellulaire de lipoïdes. ◇ **MACULAIRE** *(angl. macular —)*. Cause fréquente de cécité du sujet âgé par lésion dégénérative de la rétine, en particulier de la macula, entraînant une perte de la vision centrale (dégénérescence maculaire liée à l'âge). Il existe des formes juvéniles, à transmission autosomique dominante. ◇ **MUCOÏDE** *(angl. mucoid —)*. Type de dégénérescence du tissu conjonctif caractérisé par l'infiltration de ce dernier par des substances mucoïdes. ◇ **MYXOMATEUSE** *(angl. myxomatous —)*. Type de dégénérescence du tissu conjonctif caractérisé par une accumulation interstitielle de mucopolysaccharides. ◇ **NEUROFIBRILLAIRE** *(angl. Alzheimer's neurofibrillary —)*. Présence de fibres protéiques argyrophiles intraneuronales ayant les caractères de l'amylose, rencontrée dans la maladie d'Alzheimer. ◇ **PARENCHYMATEUSE** *(angl. parenchymatous —)*. Dégénérescence affectant les cellules parenchymateuses d'un organe. ◇ **PIGMENTAIRE** *(angl. pigmental —)*. Infiltration de pigment dans les cellules. ◇ **(RÉACTION DE)** *(angl. reaction of —)*. Réaction à la stimulation électrique des muscles dont les nerfs ont subi une dégénérescence. Elle se traduit par une perte de l'excitabilité faradique des muscles, avec augmentation transitoire de l'excitabilité galvanique et inversion de la formule des réactions musculaires. ◇ **RÉTICULAIRE DE LA CORNÉE** *(angl. lattice dystrophy of cornea)*. Dégénérescence de l'épithélium cornéen qui prend l'apparence d'un filet. SYN. ***DYSTROPHIE CORNÉENNE FAMILIALE GRILLAGÉE.*** ◇ **ROUGE** *(angl. red —)*. Dégénérescence d'un fibromyome utérin au cours de la grossesse, caractérisée par la formation de zones molles et rouges. ◇ **SECONDAIRE** *(angl. secondary —)*. SYN. ***DÉGÉNÉRESCENCE WALLÉRIENNE.*** ◇ **SÉNILE** *(angl. senile —)*. Transformations dégénératives, principalement fibroïdes et athéromateuses, qui se produisent au cours de la vieillesse. ◇ **TAPÉTORÉTINIENNE** *(angl. tapetoretinal —).* Dégénérescence héréditaire de la couche pigmentaire de la rétine et de la choroïde. ◇ **VACUOLAIRE** *(angl. vacuolar —).* Formation de vacuoles dans les cellules d'un tissu. ◇ **VITREUSE** Dégénérescence des myofibrilles du muscle strié, qui subissent un phénomène de coagulation et se transforment en une masse homogène d'aspect cireux. SYN. ***DÉGÉNÉRESCENCE CIREUSE DE ZENKER.*** ◇ **WALLÉRIENNE** *(angl. wallerian —).* Désintégration de l'axone et de la gaine de myéline de la partie distale d'une fibre nerveuse après sa section.

DÉGLOBULISATION *s. f.* Diminution du nombre de globules rouges dans le sang.

DÉGLUTITION *s. f. (angl. swallowing, deglutition).* Action et effet de déglutir ou d'avaler ; passage de substances solides, liquides ou gazeuses de la bouche à l'estomac.

DEGOS (MALADIES DE) *(angl. Degos' diseases).* **1.** Génodermatose en cocardes des genoux : hyperkératose régionale, proche du syndrome de Gougerot-Grupper. **2.** Papulose atrophiante maligne.

DÉGRADATION *s. f. (angl. degradation).* **1.** Détérioration morale, intellectuelle ou physique, dans le sens d'une modification d'intensité et non de genre. **2.** Réduction d'un composé chimique en un autre composé moins complexe.

DÉGRANULATION *s. f. (angl. degranulation).* Disparition des granulations intracytoplasmiques des leucocytes granuleux. ◇ **DES BASOPHILES** *(angl. basophil —).* Libération par les polynucléaires et les mastocytes de leurs granulations à histamine, en présence d'un antigène spécifique. Ce phénomène est responsable des accidents d'hypersensibilité immédiate.

DÉHISCENCE *s. f. (angl. dehiscence).* **1.** Séparation naturelle. **2.** Ouverture naturelle ou spontanée d'un organe clos. ◇ **DE L'OVULE** *(angl. ovulation).* Séparation d'un ovule de l'ovaire. ◇ **RÉTINIENNE** *(angl. retinal break).* Déchirure rétinienne, surtout chez le myope fort, à l'origine d'un décollement de la rétine.

DÉHYDROANDROSTÉRONE *s. f. (angl. dehydroandrosterone).* Forme d'élimination urinaire des androgènes.

DÉHYDROCHOLIQUE (ACIDE) *(angl. dehydrocholic acid).* Acide formé par oxydation de l'acide cholique ; cholagogue.

DÉHYDROCORTICOSTÉRONE *s. f. (angl. dehydrocorticosterone).* Hormone corticostéroïde dont l'action est comparable à celle de la corticostérone.

DÉHYDROÉPIANDROSTÉRONE *s. f. (angl. dehydroepiandrosterone).* (DHA). Androgène d'origine surrénalienne.

DÉHYDROGÉNASE *s. f.* ☞ ***DÉSHYDROGÉNASE.***

DEITERS ◇ **(CELLULE DE)** *(angl. Deiters' cell).* Astrocyte ; cellule de la névroglie. ◇ **(NOYAU DE)** *(angl. lateral vestibular nucleus).* Ancienne dénomination. ☞ ***NOYAU VESTIBULAIRE LATÉRAL.*** ◇ **(PHALANGES DE)** *(angl. Deiters' phalanges).* Plaques disposées en files et qui constituent la membrane réticulée de l'organe spiral. ◇ **(PROLONGEMENT DE)** *(angl. Deiters' process).* ☞ ***AXONE.***

DÉJÀ-VU *s. m. (angl. déjà-vu).* Mémoire de faits non survenus. Se rencontre dans la schizophrénie et les épilepsies temporales.

DEJEAN (SYNDROME DE) *(angl. orbital floor syndrome).* Syndrome caractérisé par des lésions du plancher orbitaire associées à une exophtalmie, à une diplopie, et accompagnées de douleurs du maxillaire et d'une hypoesthésie dans le territoire des branches du trijumeau. SYN. ***SYNDROME DU PLANCHER DE L'ORBITE.***

DÉJECTION *s. f. (angl. excrement).* **1.** Évacuation des excréments. **2.** Au pluriel, les excréments.

DÉJERINE ◇ **(PSEUDO-TABÈS PÉRIPHÉRIQUE DE)** *(angl. Déjerine's neuropathy).* Ataxie par souffrance tronculaire et radiculaire postérieure au cours de certaines polyneuropathies. ◇ **(SYNDROME DE)** *(angl. Déjerine's anterior bulbar syndrome).* Syndrome bulbaire d'origine vasculaire qui se manifeste par une hémiplégie croisée respectant la face et une paralysie homolatérale de l'hémilangue.

DÉJERINE-KLUMPKE (SYNDROME DE) *(angl. Déjerine-Klumpke syndrome).* Association d'une paralysie radiculaire inférieure du plexus brachial avec troubles oculaires et myosis, provoquée par lésion de la première racine dorsale.

DÉJERINE-LICHTHEIM (PHÉNOMÈNE DE) *(angl. Déjerine-Lichtheim phenomenon).* Dans l'aphasie motrice sous-corticale, le patient ne peut plus parler mais peut indiquer avec les doigts le nombre de syllabes d'un mot. SYN. ***SIGNE DE LICHTHEIM.***

DÉJERINE-ROUSSY (SYNDROME DE) *(angl. Déjerine-Roussy syndrome).* Syndrome thalamique dû à une lésion vasculaire du noyau postéro-ventral. Il se caractérise par la présence d'une hémianesthésie profonde controlatérale, des algies très vives, une hyperpathie (sensation douloureuse retardée et durable après stimulation tactile), une hémiparésie légère et une main ataxo-dystonique du côté opposé à la lésion.

DÉJERINE-SOTTAS (MALADIE DE) *(angl. Déjerine-Sottas's disease).* Polyneuropathie hypertrophique progressive à prédominance distale, symétrique, sensitivo-motrice, limitée aux fibres myélinisées, qui s'accompagne de symptômes cordonaux postérieurs, de troubles pupillaires et parfois de tremblement et de déformation des pieds. Affection familiale transmise de façon récessive. Histologiquement, les nerfs périphériques présentent des lésions en « bulbe d'oignons » par prolifération des gaines de Schwann. Cette maladie est également appelée névrite hypertrophique familiale, névrite interstitielle hypertrophique progressive, atrophie de Déjerine-Sottas, syndrome de Déjerine-Sottas.

DÉJÉRINE-THOMAS (SYNDROME DE) *(angl. Déjérine-Thomas syndrome).* Atrophie olivo-frontocérébelleuse.

DEL CASTILLO (SYNDROME DE) *(angl. Del Castillo syndrome).* Atrophie testiculaire avec absence de cellules germinatives, azoospermie et augmentation des gonadotrophines urinaires. Elle ressemble au syndrome de Klinefelter, mais sans les anomalies chromosomiques.

DEL TORO (OPÉRATION DE) *(angl. Del Toro operation).* Destruction de l'apex cornéen dans le kératocône, au moyen du thermocautère.

DÉLÉTÈRE *adj. (angl. deleterious).* Toxique. Se dit surtout des gaz.

DÉLÉTION *s. f. (angl. deletion).* En génétique, perte d'une ou plusieurs paires de bases consécutives sans rupture de la molécule d'ADN.

DÉLIRANT *adj. (angl. delirious).* **1.** Qui a les caractères du délire. **2.** Qui est en proie au délire.

DÉLIRE *s. m. (angl. delusion).* Distorsion importante de la relation de l'individu avec le monde extérieur liée à la présence d'idées ou de croyances délirantes auxquelles il adhère avec conviction, s'opposant aux faits montrés par la réalité et le sens commun. ◇ **À DEUX** *(angl. délire à deux, shared —).* Délire partagé par deux individus avec induction réciproque. ◇ **AIGU** *(angl. acute delirium).* Forme grave de confusion mentale avec agitation extrême et troubles importants de l'état général de nature toxi-infectieuse ou compliquant des états psychotiques aigus. ◇ **ALCOOLIQUE** *(angl. alcoholic delirium).* ☞ ***ALCOOLISME, DELIRIUM TREMENS.*** ◇ **CHRONIQUE** *(angl. chronic delusional state).* Toute forme de délire à évolution chronique, avec altération permanente du moi et du monde extérieur. ◇ **D'AUTO-ACCUSATION** *(angl. delusion of culpability).* Délire dans lequel le sujet s'accuse de fautes réelles dont l'importance est amplifiée ou de méfaits imaginaires. ◇ **D'INFLUENCE** *(angl. influence — ideas).* Système délirant fondé sur l'impression du malade que ses actes et pensées sont dirigés par une force étrangère. ◇ **D'INTERPRÉTATION** *(angl. interpretative —).* Psychose systématisée chronique reposant sur des interprétations délirantes qui se développent préférentiellement dans la paranoïa. ◇ **DE FILIATION** *(angl. — of filiation).* Variété de mégalomanie dans laquelle le patient s'attribue des ascendants imaginaires. ◇ **DE GRANDEUR** *(angl. grandiose —).* Mégalomanie, délire avec illusions portant sur l'opulence, la grandeur et le pouvoir ; il est souvent observé dans la paralysie générale. ◇ **DE NÉGATION** *(angl. Cotard's syndrome).* Délire au cours duquel un patient nie sa propre existence ou celle de certains de ses organes ou de leur fonction, associé à des idées d'immortalité, de suicide ou d'automutilation. SYN. ***COTARD (SYNDROME DE).*** ◇ **DE PERSÉCUTION** *(angl. — of persecution).* Délire dans lequel le patient se croit l'objet de persécutions et de mauvais traitements de la part d'ennemis secrets. ◇ **DE RELATION DES SENSITIFS** *(angl. sensitive — of reference).* Délire dans lequel le sujet a tendance à rapporter à sa propre présence tous les faits qu'il constate. ◇ **DE REVENDICATION** *(angl. litigious paranoia).* Délire systématisé de type quérulent au cours des psychoses paranoïaques. SYN. ***PSYCHOSE QUÉRULENTE.*** ◇ **DE TRANSFORMATION** *(angl. metabolic delirium).* Délire dans lequel le malade se croit transformé en une autre personne, en un animal ou en un objet inanimé. ◇ **DU TOUCHER** *(angl. — of touch).* Peur morbide du contact avec certaines personnes ou certains objets. ◇ **ÉGOCENTRIQUE** *(angl. referential —).* Délire dans lequel le patient se croit le centre d'une attention universelle, presque toujours hostile. ◇ **FÉBRILE** *(angl. febrile delirium).* Délire observé au cours des maladies fébriles. ◇ **MÉGALOMANIAQUE** *(angl. megalomania).* ☞ ***DÉLIRE DE GRANDEUR.*** ◇ **MYSTIQUE** *(angl. mystic —).* Délire s'accompagnant d'expériences mystiques. ◇ **ONIRIQUE** *(angl. oneirism).* État délirant incohérent et fantastique bâti sur le mode idéatoire du rêve, s'observant principalement dans les états fébriles infectieux ; onirisme. ◇ **PALINGNOSTIQUE** *(angl. palingnostic delirium).* Délire dans lequel le malade croit reconnaître des objets, des personnes ou des situations qu'il voit pour la première fois. ◇ **PARANOÏAQUE** *(angl. paranoic —).* ☞ ***PARANOÏA.*** ◇ **PARANOÏDE** *(angl. paranoid —).* Délire mal systématisé, incohérent, avec hallucinations, qui s'observe chez certains schizophrènes. ◇ **PARAPHRÉNIQUE** *(angl. paraphrenic —).* ☞ ***PARAPHRÉNIE.*** ◇ **PASSIONNEL** *(angl. passional —).* Délire systématisé comprenant le délire de jalousie (délire d'infidélité) et l'érotomanie (illusion délirante d'être aimé). ◇ **POLYMORPHE** *(angl. polymorphous —).* Association d'idées délirantes de nature diverse. ◇ **RÉSIDUEL** *(angl. residual —).* Conviction délirante formant le reste irréductible d'un système délirant précédent. ◇ **SÉNILE** *(angl. senile delirium).* Délire propre à la vieillesse. ◇ **SYSTÉMATISÉ** *(angl. systematized —).* Délire dans lequel le malade ordonne logiquement ses idées ou ses conceptions. ◇ **TOXIQUE** *(angl. toxic delirium).* Délire produit par une intoxication. ◇ **TRAUMATIQUE** *(angl. traumatic delirium).* Délire consécutif à un traumatisme.

DELIRIUM TREMENS *(angl. delirium tremens).* Délire avec tremblement et excitation intense acompagnée d'anxiété, de troubles mentaux, d'hallucinations terrorisantes (constituées principalement d'animaux), de sueurs avec fièvre et déshydratation, qui s'observe à l'occasion d'une maladie aiguë, d'un traumatisme ou d'un arrêt brutal de l'intoxication alcoolique chez les alcooliques chroniques.

DÉLITESCENCE *s. f. (angl. delitescence).* Disparition soudaine d'un signe morbide, sans qu'il réapparaisse ailleurs.

DÉLIVRANCE *s. f. (angl. delivery).* Expulsion du placenta et des membranes de l'œuf après la sortie du fœtus. ⌔ **ARTIFICIELLE** *(angl. artificial —).* Extraction manuelle des annexes du fœtus (placenta et membranes de l'œuf) après expulsion ou extraction du fœtus.

DÉLIVRE *s. m. (angl. secundines).* Le placenta et les membranes expulsés. SYN. ***ARRIÈRE-FAIX.***

DELORME (OPÉRATIONS DE) *(angl. Delorme's operations).* **1.** Décortication ample du péricarde dans le traitement de la péricardite adhérente. **2.** Décortication du poumon dans l'empyème chronique.

DELORME ET FOWLER (OPÉRATION DE) ☞ ***DÉCORTICATION PULMONAIRE.***

DELTA *(angl. delta).* Quatrième lettre de l'alphabet grec, δ (minuscule) ou Δ (majuscule). ⌔ **CRYOSCOPIQUE** *(angl. freezing point depression).* Abaissement de la température de congélation du plasma ; il est en rapport avec les substances dissoutes. ⌔ **MÉSOSCAPULAIRE** *(angl. — mesoscapulae).* Zone triangulaire au niveau de la racine du processus épineux de la scapula. ⌔ **(ONDE)** *(angl. — wave).* **1.** En cardiologie, ☞ ***WOLFF-PARKINSON-WHITE (SYNDROME DE).*** **2.** En électroencéphalographie, onde observée dans certains états pathologiques et au cours du sommeil profond. ⌔ **(VIRUS)** *(angl. — agent).* Virus de l'hépatite D.

DELTACISME *s. m. (angl. deltacism).* Vice de prononciation consistant en l'articulation défectueuse des *d* et des *t*.

DELTACORTISONE *s. f. (angl. deltacortisone).* ☞ ***PREDNISONE.***

DELTAHYDROCORTISONE *s. f.* ☞ ***PREDNISOLONE.***

DELTOÏDE **1.** *adj. (angl. deltoid).* En forme de delta majuscule. **2.** *s. m. (angl. deltoid muscle).* Muscle donnant l'arrondi de l'épaule, abducteur du bras. ☞ ***ATLAS ANATOMIQUE DES MUSCLES EN ANNEXE.***

DELTOÏDIEN *adj. (angl. deltoid).* Qui se rapporte au muscle deltoïde.

DEMANDE *s. f. (angl. request).* En psychanalyse, requête qui s'effectue vis-à-vis d'un objet externe différent de soi-même et qui tend à la satisfaction du besoin ou du désir.

DÉMARCATION *s. f. (angl. demarcation).* Indication d'une limite ou d'une frontière. S'applique en particulier à la ligne qui marque la limite entre les tissus nécrosés et les tissus sains.

DÉMARCHE *s. f. (angl. gait).* Allure, manière de marcher. ⌔ **À PETITS PAS** *(angl. paretic —).* Dans les syndromes pseudobulbaires par lésions lacunaires, survenue d'une perte de l'automatisme de la marche avec en particulier un raccourcissement de la longueur du pas. S'observe également dans la maladie de Parkinson non traitée. ⌔ **ANTALGIQUE** *(angl. antalgic —).* Marche caractéristique des malades souffrant de douleurs de la hanche, qui évitent de porter le poids du corps sur l'articulation affectée. ⌔ **ATAXIQUE** *(angl. ataxic —).* Démarche observée dans l'ataxie locomotrice, où le patient relève très haut le pied puis le laisse retomber rapidement ; celui-ci heurte le sol avec la totalité de la plante. ⌔ **CÉRÉBELLEUSE** *(angl. cerebellar —).* Marche vacillante symptomatique des affections du cervelet. ⌔ **DE CANARD** *(angl. duck —).* Démarche des myopathes due à l'atteinte des muscles de la racine des membres inférieurs, caractérisée par un balancement latéral des hanches et une augmentation de la cambrure lombaire. ⌔ **EN FAUCHANT** *(angl. helicopod —).* Dans l'hémiplégie d'origine pyramidale, le bras perd son balancement normal et a tendance à rester en semi-flexion devant le tronc ; l'extrémité inférieure contracturée en extension décrit une courbe à concavité interne pour se porter en avant, le pied étant en varus équin. ⌔ **EN STEPPANT** *(angl. steppage —).* Démarche avec flexion prononcée de la cuisse sur le bassin pour ne pas heurter le sol avec la pointe du pied, qui est constamment abaissée du fait de la paralysie des extenseurs des orteils et des péroniers empêchant la flexion dorsale du pied. ⌔ **PARKINSONIENNE** *(angl. parkinsonian —).* Chez les patients parkinsoniens, un des symptômes initiaux consiste en la perte du balancement des bras durant la marche. Dans les états plus avancés de la maladie, le parkinsonien adopte en général, durant la marche, une attitude en flexion avec inclinaison de la tête et du tronc, sans balancer les bras, ce qui parfois détermine un déplacement du centre de gravité vers l'avant, obligeant le patient à courir de façon à éviter la chute. ⌔ **PENDULAIRE** *(angl. swing —).* S'observe au cours des paraplégies spasmodiques. Le patient s'aide de deux béquilles entre lesquelles il semble se balancer. ⌔ **SPASTIQUE** *(angl. spastic —).* Démarche pathologique liée à une raideur des membres inférieurs, les cuisses et les genoux rapprochés et les pieds en équin.

DÉMENCE *s. f. (angl. dementia).* Détérioration intellectuelle par déficit global des fonctions supérieures. La démence est sous-tendue par une lésion cérébrale dégénérative vasculaire, infectieuse, inflammatoire. ⌔ **À CORPS DE LEWY** *(angl. Lewy's body —).* Démence du troisième âge d'évolution rapide et sévère avec présence de corps de Lewy (inclusions situées en particulier dans les noyaux gris centraux et dans le cortex). ⌔ **D'ALZHEIMER** ☞ ***ALZHEIMER (MALADIE D').*** ⌔ **DE PICK** ☞ ***PICK (MALADIE DE).*** ⌔ **PRÉCOCE** *(angl. — praecox).* ☞ ***SCHIZOPHRÉNIE.*** ⌔ **PRÉSÉNILE** *(angl. presenile —).* Démence survenant de façon progressive après 65 ans, d'origine dégénérative (maladie d'Alzheimer) ou de Pick. ⌔ **SÉNILE** *(angl. senile —).* Altération des capacités intellectuelles, survenant après 65 à 70 ans, dont l'étiologie est dégénérative, vasculaire ou mixte. ◇ **TRAUMATIQUE** *(angl. — due to head trauma).* Démence secondaire à un traumatisme crânien unique ou répété (démence pugilistique). ◇ **VASCULAIRE** *(angl. vascular —).* Démence d'évolution progressive, consécutive à des lésions ischémiques cérébrales de taille et de siège variables.

DÉMENT *adj. (angl. demented).* Atteint de démence.

DEMI-ÉPINEUX (MUSCLE) Ancienne dénomination. ☞ ***SEMI-ÉPINEUX (MUSCLE).***

DEMI-MEMBRANEUX (MUSCLE) Ancienne dénomination. ☞ ***SEMI-MEMBRANEUX (MUSCLE).***

DÉMINÉRALISATION *s. f. (angl. demineralization).* Élimination excessive des sels minéraux soit dans un tissu déterminé comme les os, soit dans l'organisme en général.

DEMI-VIE *s. f. (angl. half-life).* Temps nécessaire à la disparition de la moitié d'une population de cellules données ou à la réduction de moitié de l'activité d'une substance radioactive (période radioactive).

DEMODEX Genre d'acariens. Certains provoquent une espèce de gale chez les animaux domestiques. ◇ ***EQUI*** Espèce responsable de la gale chez les chevaux. ◇ ***FOLLICULORUM*** Espèce parasite de l'homme, qui se loge dans les follicules pileux et dans les sécrétions sébacées de la face et du nez.

DÉMOGRAPHIE *s. f. (angl. demography).* Science ayant pour objet l'étude des populations humaines, de leur évolution et de leurs caractères généraux, envisagés principalement d'un point de vue quantitatif. ◇ **DYNAMIQUE** *(angl. dynamic —).* Étude de l'évolution et du fonctionnement d'une communauté durant une période déterminée, fondée sur les statistiques des naissances, des mariages, des décès, des professions, etc. ◇ **STATIQUE** *(angl. static —).* Étude de la structure d'une communauté (effectif total, sexe, âge, professions, etc.).

DÉMONOLÂTRIE *s. f. (angl. cacodemonomania).* Délire mystique dans lequel le malade adore le démon.

DÉMONOMANIE *s. f. (angl. demonomania).* Monomanie dans laquelle le patient se croit possédé par le démon.

DÉMONOPHOBIE *s. f. (angl. demonophobia).* Crainte morbide des démons.

DEMONS-MEIGS (SYNDROME DE) *(angl. Meigs' syndrome).* Fibrome ovarien bénin avec ascite et hydrothorax guérissant par ablation de la tumeur. SYN. ***MEIGS (SYNDROME DE).***

DEMOURS (MEMBRANE DE) *(angl. Demours' membrane).* ☞ ***DESCEMET (MEMBRANE DE).***

DÉMYÉLINISATION *s. f. (angl. demyelination).* Disparition de la myéline du tissu nerveux.

DÉNATURATION *s. f. (angl. denaturation).* **1.** Altération d'une substance par des procédés physiques ou chimiques. **2.** Rupture de liaisons faibles entraînant le changement de la configuration spatiale d'une protéine ou le passage d'un acide nucléique de la forme double-brin à la forme simple-brin. ◇ **DES PROTÉINES** *(angl. protein —).* Modification de la structure des protéines, aboutissant à la perte de leur activité biologique et à des modifications de leurs propriétés physiques, sous l'action d'agents dits dénaturants.

DENDRITE *s. m. (angl. dendrite).* Prolongement cytoplasmique arborisé de la cellule nerveuse.

DENDRITIQUE *adj. (angl. dendritic).* **1.** Qui est ramifié à la manière d'un arbre. **2.** Qui se rapporte aux dendrites.

DENDROÏDE *adj. (angl. dendroid).* ☞ ***DENDRITIQUE.***

DENDRONE *s. m. (angl. dendron).* ☞ ***DENDRITE.***

DENDROPHAGIE *s. f. (angl. dendrophagocytosis).* Phagocytose par les cellules de la microglie de fragments d'astrocytes dégénérés.

DÉNÉGATION *s. f. (angl. negation).* En psychanalyse, mécanisme psychique par lequel le sujet n'accepte pas comme lui étant propres les sentiments, idées ou désirs qui lui sont exposés de façon manifeste et qui avaient été complètement refoulés.

DÉNERVATION *s. f. (angl. denervation).* ☞ ***ÉNERVATION.***

DENGUE *s. f. (angl. dengue).* Maladie aiguë fébrile, infectieuse, éruptive, qui apparaît subitement après une incubation de trois à six jours et dont les symptômes sont : des céphalées, des douleurs intenses au niveau des yeux, des muscles et des articulations, des phénomènes catarrhaux, avec température irrégulière aux environs de 38 °C. Vers le 6e jour après une rémission passagère, recrudescence thermique accompagnée d'une éruption morbilliforme. La guérison survient habituellement mais avec une asthénie persistante. La maladie apparaît de façon sporadique et épidémique en Inde, Égypte, Sud-Est asiatique, etc., et est due à un virus du genre *Flavivirus* (ancien arbovirus du groupe B) transmis par les moustiques *Aedes aegypti* et *Aedes albopictus.* SYN. ***FIÈVRE ROUGE, DANDY FEVER, FIÈVRE D'ADEN.*** ◇ **HÉMORRAGIQUE** *(angl. hemorrhagic —).* Variété de dengue de l'enfant dans le Sud-Est asiatique avec thrombopénie marquée et évolution parfois mortelle dans un tableau de choc.

DÉNI *s. m. (angl. denial).* En psychanalyse, opération psychique par laquelle un contenu conscient déplaisant ou inacceptable est exclu ou inhibé. ◇ **DE LA RÉALITÉ** Mécanisme de défense par lequel le sujet repousse la réalité d'une perception traumatique, essentiellement l'absence de pénis chez la femme. Ce mécanisme est primordial dans la compréhension du fétichisme et des psychoses.

DENNY-BROWN (NEUROPATHIE SENSITIVE DE) *(angl. Denny-Brown neuropathy).* Neuropathie sensitive distale qui affecte les quatre extrémités, associée parfois à des douleurs radiculaires et à des troubles trophiques des pieds. La neuropathie peut précéder de plusieurs mois la découverte d'un cancer, le plus souvent un épithélioma bronchique anaplasique à petites cellules : il s'agit d'une neuropathie paranéoplasique.

DÉNOMINATION COMMUNE INTERNATIONALE *(angl. international nonproprietary name (INN)).* Nom donné à une préparation pharmaceutique par l'Organisation Mondiale de la Santé, afin d'éviter l'emploi, dans les textes médicaux et scientifiques, de noms commerciaux souvent multiples pour une même molécule. Abréviation : DCI. SYN. ***NOM GÉNÉRIQUE.***

DENONVILLIERS (OPÉRATION DE) *(angl. Denonvilliers' operation).* Correction plastique de l'aile du nez avec un lambeau cutané triangulaire taillé sur la face latérale du nez.

DENSIGRAPHIE *s. f. (angl. densigraphy).* Détermination du degré d'opacité des diverses parties d'un film radiologique, au moyen d'une cellule photo-électrique (densitomètre).

DENSIMÈTRE *s. m. (angl. densitometer).* Instrument permettant de mesurer la densité d'un liquide.

DENSITOMÉTRIE OSSEUSE *(angl. bone densitometry).* ☞ ***OSTÉODENSITOMÉTRIE.***

DENT *s. f. (NA. dens). (angl. tooth).* Chacun des organes durs, blancs et lisses, implantés dans les alvéoles du maxillaire et de la mandibule et qui servent à la mastication des aliments. Il y en a trente-deux chez l'homme adulte, seize sur chaque mâchoire. Selon leur forme on les divise en : incisives, situées sur la partie antérieure, quatre sur chaque mâchoire ; canines, angulaires, situées à l'extérieur des précédentes, au nombre de deux par maxillaire ; prémolaires, ou dents bicuspides, qui suivent les précédentes, deux de chaque côté, huit en tout ; et enfin molaires, multicuspides, qui suivent les précédentes, trois de chaque côté, douze en tout. La dernière de ces molaires est la dent de sagesse (dens serotinus). ◇ **ARTIFICIELLE** *(angl. artificial —).* Dent en porcelaine, or ou autre matière, destinée à remplacer une dent naturelle. ◇ **DÉCIDUALE** *(NA. — decidua). (angl. deciduous —).* Chacune des dents formant la première dentition de l'enfant et qui sont remplacées par les dents permanentes. Elles sont au nombre de 20 et apparaissent dans l'ordre suivant : les incisives centrales entre 6 et 8 mois, les incisives latérales entre 8 et 10 mois, les premières molaires entre 12 et 16 mois, les canines entre 16 et 20 mois, et les deuxièmes molaires entre 20 et 30 mois. SYN. ***DENTS DE LAIT, DENTS TEMPORAIRES.*** ◇ **DE LAIT** ☞ ***DENT DÉCIDUALE.*** ◇ **INCLUSE** *(angl. unerupted —).* Dent non visible, totalement enfouie dans l'os maxillaire. ◇ **LABIALE** *(angl. labial —).* Dents antérieures, incisives et canines. ◇ **PERMANENTE** *(angl. permanent —).* Chacune des dents formant la deuxième dentition, au nombre de 32 (8 incisives, 4 canines, 8 prémolaires et 12 molaires). Elles font leur éruption dans l'ordre suivant : premières molaires entre 6 et 7 ans, incisives (centrales puis latérales) entre 7 et 9 ans, premières prémolaires vers 9-10 ans, canines entre 9 et 12 ans, secondes prémolaires entre 10 et 12 ans, deuxièmes molaires entre 11 et 13 ans et enfin troisièmes molaires (dents de sagesse) après 17 ans. ◇ **TEMPORAIRE** ☞ ***DENT DÉCIDUALE.***

DENTAIRE *adj. (angl. dental).* Qui se rapporte aux dents. ◇ **(FORMULE)** Numérotation des dents en 4 quadrants comportant chacun 2 incisives, 1 canine, 2 prémolaires et 3 molaires. À chaque dent est attribué un numéro.

DENTALE *s. f. (angl. dental).* Appliqué généralement aux consonnes, telles que *d* et *t*, qui se prononcent en appliquant la langue contre les dents.

DENTALGIE *s. f. (angl. toothache).* Douleur dentaire.

DENTÉ *adj. (angl. dentate).* Qui est pourvu de dents, ou qui possède des saillies en forme de dents.

DENTELÉ *adj. (angl. serrated).* ☞ ***DENTÉ.***

DENTI-, DENTO- *(angl. denti-).* Préfixes d'origine latine indiquant une relation avec les dents.

DENTICULE *s. m. (angl. denticle).* Dent naine surnuméraire.

DENTICULÉ *adj. (angl. denticulate).* Qui est pourvu de denticules.

DENTIER *s. m. (angl. set of false teeth).* En langage courant, prothèse partielle amovible utilisée en dentisterie pour remplacer des dents absentes.

DENTIFORME *adj. (angl. dentiform).* ☞ ***ODONTOÏDE.***

DENTIGÈRE *adj. (angl. dentigerous).* Qui contient ou qui supporte des dents.

DENTIMÈTRE *s. m. (angl. dentimeter).* Instrument servant à mesurer les dimensions des dents.

DENTINAIRE *adj. (angl. dentinal).* Qui se rapporte à la dentine.

DENTINE *s. f. (NA. dentinum). (angl. dentin).* Substance principale des dents, qui entoure la pulpe dentaire et est recouverte par l'émail dans la couronne et par le cément à la racine. La dentine ressemble à l'os, mais elle est plus dure et plus dense. Elle se compose d'une substance fondamentale homogène criblée de nombreux canalicules qui s'étendent de la cavité de la pulpe jusqu'à la surface de la dentine, et qui contiennent les prolongements des cellules conjonctives tapissant cette cavité. SYN. ***IVOIRE.*** ◇ **OPALESCENTE** *(angl. opalescent —).* Dentine dans laquelle les canalicules sont partiellement sclérosés ou calcifiés, ce qui lui confère un aspect translucide. ◇ **PRIMAIRE** *(angl. primary —).* Dentine qui se forme avant l'éruption des dents. ◇ **SECONDAIRE** *(angl. secondary —).* Dépôts de dentine dans la cavité de la pulpe dentaire, sécrétée pour la défense contre la carie. SYN. ***DENTINE ADVENTIVE.***

DENTINIFICATION *s. f. (angl. dentinification).* Formation de la dentine. SYN. ***DENTINOGENÈSE.***

DENTINOGENÈSE *s. f.* ☞ ***DENTINIFICATION.***

DENTINOGENESIS IMPERFECTA *(angl. dentinogenesis imperfecta).* Affection héréditaire, à transmission dominante autosomique, caractérisée par une dentine opalescente.

DENTINOÏDE *adj. (angl. dentinoid).* Qui ressemble à la dentine.

DENTINOME *s. m. (angl. dentinoma).* Tumeur d'origine dentaire avec une denture dysplasique.

DENTIPARE *adj. (angl. dentiparous).* Qui se rapporte à la production de dents.

DENTISTE *s. m. (angl. dentist).* Praticien diplômé d'une école dentaire, possédant une qualification légale pour exercer la dentisterie. En France, ce terme est généralement précédé du mot « chirurgien ». SYN. ***ODONTOLOGISTE.***

DENTISTERIE *s. f. (angl. dentistry).* Étude et pratique médicochirurgicale de tout ce qui se rapporte aux dents et, par extension, à la bouche et aux mâchoires. SYN. ***MÉDECINE DENTAIRE, ODONTO-STOMATOLOGIE.***

DENTITION *s. f. (angl. teething).* Formation et éruption des dents sur les arcades dentaires ; on distingue la dentition temporaire (première dentition ou dentition de lait) et la dentition permanente (ou définitive).

DENTO-ALVÉOLAIRE *adj. (angl. dentoalveolar).* Qui se rapporte aux alvéoles dentaires.

DENTOLINGUAL *adj. (angl. dentolingual).* Qui se rapporte aux dents et à la langue.

DENTOME *s. m. (angl. dentinoma).* ☞ ***ODONTOME.***

DENTURE *s. f. (angl. dentition).* Ensemble des dents naturelles d'un sujet. ◇ **ARTIFICIELLE** *(angl. artificial denture).* Prothèse dentaire fixée dans la bouche pour remplacer la denture naturelle absente.

DÉNUDATION *s. f. (angl. denudation).* Action de mettre à nu un organe ou un tissu. ◇ **VEINEUSE** *(angl. venous cut-down).* Exposition d'une veine pour un cathétérisme.

DÉNUTRITION *s. f. (angl. undernutrition).* Trouble de la nutrition par insuffisance d'assimilation ou excès de désassimilation.

DENVER (CLASSIFICATION DE) *(angl. Denver nomenclature).* Classification des chromosomes humains suivant leur taille et la place du centromère ; les chromosomes somatiques sont numérotés de 1 à 22 et les chromosomes sexuels dénommés X et Y.

DÉONTOLOGIE *s. f. (angl. code of ethics).* Code des devoirs et éthique de la profession médicale.

DÉORSODUCTION *s. f. (angl. deorsumduction).* Rotation vers le bas des globes oculaires. SYN. ***DÉORSOVERSION.***

DÉORSOVERSION *s. f. (angl. deorsumversion).* ☞ ***DÉORSODUCTION.***

DEORSUM VERGENS *(angl. deorsum vergence).* Qui est dirigé vers le bas.

DÉPENDANCE *s. f. (angl. dependence, drug addiction).* État résultant de l'absorption prolongée de stupéfiants, obligeant le sujet à continuer à les consommer pour éviter le syndrome de manque. Par extension, la dépendance concerne aussi certains médicaments, les barbituriques par exemple, l'alcool et le tabac. ◇ **PHYSIQUE** *(angl. physical —).* État d'adaptation donnant lieu à des troubles physiques intenses quand l'administration d'une substance donnée (médicament, drogue, alcool, etc.) est suspendue. ◇ **PSYCHIQUE** *(angl. psychological —).* État caractérisé par un sentiment de satisfaction et une pulsion psychique nécessitant l'administration répétée d'une substance donnée (médicament, drogue, alcool, etc.) pour éviter un malaise. SYN. ***PHARMACO-DÉPENDANCE, ADDICTION.***

DÉPÉRIOSTER *v.* Enlever ou écarter le périoste pour effectuer une ostéotomie.

DÉPERSONNALISATION *s. f. (angl. depersonalization).* Processus de perte d'identité du moi, donnant lieu à une sensation d'étrangeté. Fréquente dans la schizophrénie, elle peut aussi s'observer dans l'hystérie, les états d'angoisse, l'épilepsie focale, la prise de drogues psycholeptiques et certains états dépressifs.

DÉPIGMENTATION *s. f. (angl. depigmentation).* Disparition du pigment d'un tissu, notamment de la peau.

DÉPILATION *s. f. (angl. depilation).* Chute des poils.

DÉPILATOIRE *adj. (angl. depilatory).* ☞ ***ÉPILATOIRE.***

DÉPISTAGE *s. m. (angl. screening).* Recherche des signes d'une affection inapparente grâce à des examens effectués systématiquement dans une population.

DÉPLACEMENT *s. m. (angl. displacement).* **1.** Réaction chimique dans laquelle un corps se substitue à un autre dans une combinaison. **2.** En psychanalyse, mécanisme inconscient par lequel l'affect d'une représentation se reporte sur une autre qui possède une charge émotionnelle moins intense et à laquelle elle est liée par une chaîne associative. S'observe dans les rêves et dans la formation des symptômes. Il s'agit, en général, d'une des caractéristiques du processus primaire qui dirige le fonctionnement de l'inconscient. **3.** *(angl. fracture displacement).* Perte de parallélisme des bords osseux lors d'une fracture.

DÉPLÉTIF *adj. (angl. depletive).* **1.** Qui provoque une déplétion. **2.** Qui diminue la quantité de liquide de l'organisme.

DÉPLÉTION *s. f. (angl. depletion).* **1.** Diminution ou disparition d'un liquide accumulé dans une cavité ou un organe. **2.** État qui résulte de la perte excessive d'un liquide organique, en particulier le sang. ◇ **SODIQUE (SYNDROME DE)**

(angl. salt loosing syndrome). Ensemble des troubles provoqués par une perte excessive de sodium, telle qu'elle peut se produire après emploi exagéré de diurétiques, lors de déshydratation d'origine digestive, d'hyperplasie congénitale des glandes surrénales, de néphrites dites avec perte de sel.

DÉPOLARISATION *s. f. (angl. depolarisation).* Diminution ou perte de la polarisation entre les deux faces d'une membrane cellulaire ou entre deux points d'un tissu vivant. ◇ **CARDIAQUE** *(angl. heart —).* Perte de la charge électrique des fibres myocardiques lors de l'excitation normale ; elle se traduit par l'onde QRS.

DÉPOSITION *s. f. (angl. deposition).* En médecine légale, exposé verbal d'un médecin expert.

DÉPÔT *s. m. (angl. deposit).* Accumulation de substances organiques ou inorganiques, d'un produit de sécrétion normal ou pathologique dans un tissu, un organe ou une cavité.

DÉPRAVATION *s. f. (angl. depravation).* État dans lequel un sens ou un instinct est dénaturé ou perverti. EX. *dépravation du goût, dépravation sexuelle.*

DÉPRESSEUR *adj. (angl. depressor, depressive).* Qui provoque la dépression. SYN. ***DÉPRESSIF.***

DÉPRESSION *s. f. (angl. depression).* **1.** Surface ou zone en creux par rapport à la surface environnante. **2.** Condition émotionnelle caractérisée par une altération de l'humeur, retentissement psychomoteur avec tristesse, diminution de l'estime de soi, inhibition, fatigabilité, insomnie du matin, inappétence, etc. ◇ **ANACLITIQUE** *(angl. anaclitic —).* Terme de R. Spitz qui s'applique au refus de contact avec perte de poids et arrêt de développement chez les enfants qui, après une bonne relation avec leur mère durant les premiers six mois, sont séparés d'elle pour une période prolongée (plus de trois mois). ◇ **ATYPIQUE** *(angl. atypical —).* Dépression symptomatique au cours d'une schizophrénie. ◇ **ENDOGÈNE** *(angl. endogenous —).* ☞ ***MÉLANCOLIE.*** ◇ **INVOLUTIVE** *(angl. involutional —).* Mélancolie d'involution (Kraepelin). Tableau mélancolique qui s'observe à partir de 50 ans chez des individus sans antécédents mélancoliques. ☞ ***MÉLANCOLIE.*** ◇ **MASQUÉE** *(angl. masked —).* Forme fréquente de dépression caractérisée par la prédominance de plaintes somatiques (digestives, cardiovasculaires, etc.), alors que tristesse et troubles de l'humeur ne sont pas reconnus par le malade. ◇ **NÉVROTIQUE OU RÉACTIONNELLE** *(angl. reactive —).* Syndrome dépressif qui apparaît en relation avec un traumatisme psychologique (deuil, frustrations, etc.) qui s'installe chez un sujet de structure de personnalité névrotique. SYN. ***NÉVROSE DÉPRESSIVE.*** ◇ **SECONDAIRE** *(angl. neurotic —).* Syndrome dépressif qui apparaît au cours d'un processus névrotique prolongé, du post-partum, des cures de désintoxication de patients alcooliques ou toxicomanes ou consécutives à différents traitements physiques ou médicamenteux. ◇ **SYMPTOMATIQUE** Dépression que l'on observe au cours d'une psychose ou d'une affection organique (tumeur cérébrale, artériosclérose, trouble métabolique, infection, etc.). ◇ **SYSTOLIQUE** *(angl. systolic —).* Rétraction de la région précordiale observée durant la systole cardiaque.

DÉPRIMÉ *adj. (angl. depressed).* **1.** Affaissé, effondré ; au-dessous du niveau normal. **2.** Qui est en état de dépression.

DÉPURATIF *adj. (angl. depurative).* Qui favorise l'élimination des toxines et des déchets de l'organisme. S'emploie aussi comme substantif.

DÉPURATION *s. f. (angl. depuration).* Action de débarrasser l'organisme des substances nocives ou inutiles.

DÉRADELPHE *s. m. (angl. deradelphus).* Monstre double monocéphalien avec deux troncs fusionnés au-dessus de l'ombilic et séparés au-dessous.

DÉRATISATION *s. f. (angl. rat extermination, deratization).* Destruction systématique des rats dans les hôpitaux, les lieux publics, etc., à titre prophylactique, afin d'empêcher la propagation des maladies transmises par ceux-ci.

DERCUM (MALADIE DE) *(angl. Dercum's disease).* Adipose douloureuse du tronc et des membres en général chez une femme, obèse, ménopausée, associée à des troubles sensitifs.

DÉRÈGLEMENT *s. m. (angl. derangement).* Trouble, perturbation.

DÉRÉISME *s. m. (angl. dereism).* État mental dominé par la perte du contact ambiant ; les pensées sont sans rapport avec la logique et l'expérience des faits réels.

DÉRENCÉPHALE *s. m. (angl. derencephalus).* Monstre caractérisé par l'absence d'encéphale et de la partie supérieure de la moelle épinière.

DÉRENCÉPHALOCÈLE *s. f. (angl. derencephalocele).* Monstruosité caractérisée par la protrusion de la substance cérébrale à travers une ou plusieurs fissures situées au niveau de la colonne vertébrale.

DÉRIVATION *s. f.* **1.** *(angl. shunt).* Procédé permettant de dévier artificiellement le sang ou des liquides organiques hors de leur circuit normal. **2.** *(angl. lead).* En électrocardiographie, enregistrement qui représente la variation de potentiel électrique entre deux électrodes placées sur la peau. On utilise couramment trois dérivations bipolaires standards : I, bras droit et bras gauche (le courant provient de la base du cœur) ; II, bras droit et jambe gauche (correspond à l'axe principal du cœur) ; III, bras gauche et jambe gauche (représente le côté cardiaque gauche). Les dérivations unipolaires des membres sont enregistrées avec une électrode indifférente reliée à la borne centrale et une électrode exploratrice sur le bras droit

(VR), le bras gauche (VL), la jambe gauche (VF). Pour les dérivations précordiales, l'électrode exploratrice est placée en différents points précis de la région précordiale numérotés de 1 à 6. Dans les dérivations œsophagiennes, l'électrode exploratrice est placée dans l'œsophage en regard des atria. ◇ **ENDOCAVITAIRE** *(angl. intracardiac lead).* Enregistrement par une électrode des potentiels endocardiaques lors d'un cathétérisme. ◇ **VENTRICULOCISTERNALE ET VENTRICULOATRIALE** *(angl. ventriculocisternostomy and ventriculoatriostomy).* Au cours de l'hydrocéphalie, évacuation du liquide céphalorachidien ventriculaire vers les espaces sous-arachnoïdiens ou vers le cœur.

DERM-, DERMO-, DERMAT-, DERMATO- *(angl. dermato-).* Préfixes d'origine grecque indiquant une relation avec la peau.

DERMABRASION *s. f. (angl. dermobrasion).* Abrasion de la peau par un moyen mécanique.

DERMACENTOR Genre de tiques (famille des *Ixodidés*). ◇ ***ANDERSONI*** Espèce responsable de la transmission chez l'homme de la fièvre pourprée des Montagnes Rocheuses et de la tularémie, par l'intermédiaire de certains rongeurs, tels les écureuils, et de certains animaux domestiques. ◇ ***RETICULATUS*** Espèce qui parasite le bétail (ovins et bovins) en Europe, Asie et Amérique, et qui, chez l'homme, est responsable de la transmission de la fièvre pourprée des Montagnes Rocheuses. ◇ ***VENUSTUS*** ☞ ***DERMACENTOR ANDERSONI.***

DERMALGIE *s. f. (angl. dermalgia).* Douleur cutanée sans lésion visible, symptomatique de certaines affections neurologiques. SYN. ***DERMATALGIE.***

DERMAPHYTE *adj. (angl. dermatophyte).* Se dit d'un parasite végétal de la peau. S'emploie aussi comme substantif. SYN. ***DERMOPHYTE.***

DERMATALGIE *s. f. (angl. dermatalgia).* ☞ ***DERMALGIE.***

DERMATITE *s. f. (angl. dermatitis).* Inflammation de la peau ; dermatose inflammatoire. SYN. ***DERMITE.*** ◇ **ACTINIQUE** *(angl. actinic —).* SYN. ***COUP DE SOLEIL.*** ◇ **ATOPIQUE INFANTILE** *(angl. infantile eczema).* SYN. ***ECZÉMA INFANTILE.*** ◇ **ATROPHIANTE LIPOÏDIQUE** ☞ ***OPPENHEIM-URBACH (MALADIE D').*** ◇ **BLASTOMYCOSIQUE** *(angl. american blastomycosis).* ☞ ***BLASTOMYCOSE NORD-AMÉRICAINE.*** ◇ **COCCIDIOÏDIENNE** *(angl. coccidiomycosis).* ☞ ***COCCIDIOÏDOMYCOSE.*** ◇ **CONTUSIFORME** *(angl. erythema nodosum).* ☞ ***ÉRYTHÈME NOUEUX.*** ◇ **DE CONTACT** *(angl. contact —).* SYN. ***ECZÉMA.*** ◇ **DE STASE** *(angl. stasis —).* Pigmentation et taches sanguines dues à un ralentissement de la circulation sanguine ou lymphatique. ◇ **DES PRÉS** *(angl. meadow —).* ☞ ***OPPENHEIM (MALADIE D').*** ◇ **EXFOLIATIVE DES NOUVEAU-NÉS** *(angl. — exfoliativa neonatorum).* Éruption érythémateuse compliquée de bulles d'érosions, d'abcès et de desquamation massive, qui affecte les nouveau-nés. Elle est liée à une infection par le staphylocoque doré. SYN. ***RITTER VON RITTERSHAIN (MALADIE DE).*** ◇ **FACTICE** *(angl. factitial —).* Dermatite provoquée intentionnellement par le patient lui-même (par grattage, par utilisation d'agents irritants). SYN. ***ARTÉFACTS CUTANÉS.*** ◇ **HERPÉTIFORME** *(angl. — herpetiformis).* ☞ ***DUHRING-BROCQ (MALADIE DE).*** ◇ **MÉDICAMENTEUSE** *(angl. drug eruption).* Dermatite allergique due à l'absorption d'un médicament. ◇ **PAPILLAIRE DU CUIR CHEVELU** *(angl. — papillaria capillitii).* Folliculite sclérotique de la nuque, caractérisée par des élévations avec pustules aboutissant à des formations ressemblant à des chéloïdes. SYN. ***ACNÉ CHÉLOÏDIENNE.*** ◇ **PAPILLAIRE MALIGNE** *(angl. Paget's skin disease).* ☞ ***PAGET (MALADIE CUTANÉE DE).*** ◇ **POLYMORPHE** ☞ ***DUHRING-BROCQ (MALADIE DE).*** ◇ **POLYMORPHE DOULOUREUSE** *(angl. During-Brocq disease).* ☞ ***DUHRING-BROCQ (MALADIE DE).*** ◇ **PRIMULAIRE** *(angl. primrose —).* Dermatite provoquée par le contact de la peau avec des primevères. ◇ **PROFESSIONNELLE** *(angl. occupational —).* Dermatite à formes cliniques très diverses, provoquée par des substances avec lesquelles un sujet entre en contact au cours de son travail. ◇ **SÉBORRHÉIQUE** *(angl. seborrheic —).* ☞ ***ECZÉMA SÉBORRHÉIQUE.*** ◇ **VÉGÉTANTE** *(angl. — vegetans).* Affection cutanée caractérisée par une éruption eczémateuse sur laquelle se développent des formations végétantes (pemphigus végétant par exemple). ◇ **VERRUQUEUSE** ☞ ***CHROMOBLASTOMYCOSE.***

DERMATITIS ◇ **DYSMENORRHEICA** Dermatose rare se manifestant pendant la période menstruelle par des plaques érythémateuses ou vésiculeuses. ◇ **REPENS** *(angl. acral pustulosis).* Forme localisée chronique d'une dermatite infectieuse eczématoïde, consécutive à une petite blessure. SYN. ***DERMATITE SERPIGINEUSE.***

DERMATO- ☞ ***DERM-, DERMO-, DERMAT-, DERMATO-.***

DERMATOBIA Genre de mouches d'Amérique tropicale, de la famille des Œstridés. Leurs larves sont parasites des animaux et peuvent occasionner des myiases cutanées chez l'homme. ◇ ***CYANIVENTRIS*** *s. f.* Espèce de mouche dont la larve, appelée ver macaque, provoque chez l'homme une myiase furonculeuse. SYN. ***CUTEREBRA NOXIALIS.***

DERMATOCÈLE *s. f. (angl. dermatocele).* ☞ ***DERMATOLYSIE.***

DERMATOCHALASIS *s. f. (angl. dermatochalasis).* ☞ ***CUTIS LAXA.***

DERMATOCONIOSE *s. f.* Affection cutanée provoquée par la poussière.

DERMATODYNIE *s. f. (angl. dermatodynia).* Douleur localisée au niveau de la peau.

DERMATOFIBROME *s. m. (angl. dermatofibroma).* Fibrome cutané.

DERMATOFIBROSE *s. f. (angl. dermatofibrosis).* Épaississement fibreux de la peau. ◇ **LENTICULAIRE DISSEMINÉE** *(angl. — lenticularis disseminata).* Affection héréditaire autosomique comportant des naevi élastiques. SYN. ***SYNDROME DE BUSCHKE-OLLENDORFF.***

DERMATOGLYPHE *s. m. (angl. dermatoglyphics).* Ensemble des dessins formés sur la paume des mains, la plante des pieds, la pulpe des doigts, par les plis cutanés, les crêtes et sillons dermiques, et dont l'étude est importante dans certaines maladies par aberration chromosomique.

DERMATOGLYPHIQUE **1.** *adj. (angl. dermatoglyphic).* Qui se rapporte aux dermatoglyphes. **2.** *s. f. (angl. dermatoglyphics).* Partie de l'anthroposcopie qui traite des dermatoglyphes.

DERMATOGRAPHE *s. m. (angl. dermatograph).* Instrument permettant de faire des marques sur la peau pour en délimiter certaines zones. SYN. ***DERMOGRAPHE.***

DERMATOGRAPHIE *s. f. (angl. dermatography).* Description de la peau.

DERMATOHÉTÉROPLASTIE *s. f. (angl. dermatoheteroplasty).* Greffe cutanée qui s'effectue par prélèvement d'un greffon sur un autre sujet.

DERMATOLOGIE *s. f. (angl. dermatology).* Partie de la médecine qui traite des maladies de la peau.

DERMATOLOGISTE *s. m. (angl. dermatologist).* Médecin spécialisé en dermatologie.

DERMATOLOGUE *s. m.* ☞ ***DERMATOLOGISTE.***

DERMATOLYSIE *s. f. (angl. cutis laxa).* Affection rare, congénitale, caractérisée par une hypertrophie avec relâchement de la peau et des tissus sous-cutanés ; la peau, épaissie, tombe en plis flasques. SYN. ***DERMATOCÈLE, CHALODERMIE.***

DERMATOMALACIE *s. f. (angl. dermatomalacia).* Relâchement pathologique de la peau.

DERMATOME *s. m. (angl. dermatome).* **1.** Territoire cutané innervé par le nerf rachidien sensitif correspondant. **2.** Instrument servant à prélever des fragments de peau pour greffes cutanées. **3.** SYN. (désuet de) ***TUMEUR CUTANÉE.***

DERMATOMYCOSE *s. f. (angl. dermatomycosis).* Toute affection cutanée provoquée par des champignons parasites (dermatophytes). SYN. ***DERMATOPHYTIE, DERMATOPHYTOSE.***

DERMATOMYOME *s. m. (angl. leiomymoma cutis).* Myome cutané qui se développe à partir des fibres musculaires lisses.

DERMATOMYOSITE *s. f. (angl. dermatomyositis).* Maladie associant une polymyosite à des lésions cutanées à type d'érythème et d'œdème. L'évolution se fait par poussées qui peuvent soit s'atténuer en laissant une atrophie musculaire avec sclérose et des taches de pigmentation cutanée, soit s'aggraver et aboutir à la mort.

DERMATOPHILUS Genre de bactéries de la famille des *Polyseptaceae*, classe des Actinomycètes. Certaines espèces sont pathogènes pour l'animal. ◇ ***PENETRANS*** ☞ ***PIQUE.***

DERMATOPHYTE *s. m. (angl. dermatophyte).* Tout champignon parasite de la peau et des phanères. Les dermatophytes appartiennent aux genres *Trichophyton*, *Microsporum* et *Epidermophyton.*

DERMATOPHYTIDE *s. f. (angl. dermatophytid).* Éruption allergique en rapport avec une dermatomycose.

DERMATOPHYTIE *s. f. (angl. dermatophytosis).* ☞ ***DERMATOMYCOSE.***

DERMATOPHYTOSE *s. f. (angl. dermatophytosis).* ☞ ***DERMATOMYCOSE.***

DERMATOPLASTIE *s. f. (angl. dermatoplasty).* Chirurgie plastique de la peau.

DERMATORRAGIE *s. f. (angl. dermatorrhagia).* Hémorragie cutanée.

DERMATORRHEXIE *s. f. (angl. dermatorrhexis).* Rupture des capillaires cutanés.

DERMATOSCLÉROSE *s. f. (angl. dermatosclerosis).* Toute sclérose de la peau, secondaire à divers processus pathologiques.

DERMATOSCOPIE *s. f. (angl. dermatoscopy).* SYN. ***CAPILLAROSCOPIE.***

DERMATOSE *s. f. (angl. dermatosis).* Terme générique désignant toute affection de la peau. ◇ **PIGMENTAIRE PROGRESSIVE** *(angl. progressive pigmentary —).* ☞ ***SCHAMBERG (MALADIE DE).*** ◇ **PIGMENTAIRE RÉTICULÉE** *(angl. reticular pigmented —).* Affection héréditaire touchant l'enfant avec kératose palmo-plantaire pigmentée disposée en réseau. ◇ **PROFESSIONNELLE** *(angl. occupational —).* Affection cutanée contractée au contact de produits chimiques utilisés dans le cadre de la profession. ◇ **PUSTULEUSE SOUS-CORNÉE** *(angl. subcorneal pustular —).* Dermatose vésiculopustuleuse récidivante qui affecte les régions présentant un intertrigo et les plis de flexion. SYN. ***SYNDROME DE SNEDDON-WILKINSON.*** ◇ **STÉRÉOGRAPHIQUE** ☞ ***DERMOGRAPHISME.***

DERMATOSPASME *s. m. (angl. flesh creeps).* SYN. ***CHAIR DE POULE.***

DERMATOSYPHILIGRAPHIE *s. f. (angl. dermatosyphiligraphy).* Branche de la médecine qui traite des maladies cutanées et vénériennes.

DERMATOTHÉRAPIE *s. f. (angl. dermatotherapy).* Traitement des maladies de la peau.

DERMATOTOMIE *s. f. (angl. dermatotomy).* Dissection de la peau.

DERMATOZOAIRE *s. m. (angl. dermatozoon).* Tout parasite animal (notamment les acariens et les larves) qui provoque des lésions cutanées en pénétrant dans la peau. SYN. ***ECTOPARASITE.***

DERMATOZOONOSE *s. f. (angl. dermatozoonosis).* Affection cutanée provoquée par un animal parasite.

DERMATROPHIE *s. f. (angl. dermatotrophy).* Atrophie de la peau.

DERME *s. m. (NA. dermis). (angl. dermis).* Couche conjonctive, vascularisée, qui supporte et nourrit l'épiderme. Elle est située entre l'épiderme en surface et l'hypoderme en profondeur.

DERMECTASIE *s. f.* ☞ ***DERMATOLYSIE.***

-DERMIE *(angl. -dermia).* Suffixe d'origine grecque indiquant une relation avec la peau.

DERMIQUE *adj. (angl. dermic).* Qui se rapporte au derme.

DERMITE *s. f. (angl. dermatitis).* Inflammation du derme. Ce terme est aussi utilisé comme synonyme de dermatite. ◇ **OCRE** *(angl. pigmented purpuric —).* Forme de capillarite précédant les ulcères de jambe et se présentant sous la forme d'une plaque brune évoluant vers une ulcération douloureuse. SYN. ***ANGIODERMITE PIGMENTÉE ET PURPURIQUE.*** ◇ **VÉNÉNEUSE** *(angl. — venenata).* Dermite aiguë par contact direct avec des substances vénéneuses d'origine animale ou végétale. SYN. ***DERMATITIS VENENATA.***

DERMOCORTICOÏDE *s. m. (angl. topical corticosteroid).* Médicament contenant des corticoïdes à usage local.

DERMOCYME *s. m. (angl. dermocymus).* Monstre double endocymien avec localisation du parasite dans le derme de l'autosite. Certaines de ces monstruosités sont considérées actuellement comme des kystes dermoïdes.

DERMOGRAPHE *s. m.* ☞ ***DERMATOGRAPHE.***

DERMOGRAPHIE *s. f. (angl. dermographism).* ☞ ***DERMOGRAPHISME.***

DERMOGRAPHISME *s. m. (angl. dermographism).* Réaction particulière de la peau, qui se tuméfie et prend un aspect urticarien lorsqu'on la frotte légèrement avec une pointe émoussée. SYN. ***AUTOGRAPHISME, DERMOGRAPHIE.***

DERMOÏDE *adj. (angl. dermoid).* **1.** Qui a l'aspect de la peau. **2.** Dont la structure rappelle celle de la peau. ☞ ***KYSTE DERMOÏDE.***

DERMOLYSE *s. f. (angl. dermolysis).* Dissolution ou destruction de la peau.

DERMOMYCOSE *s. f. (angl. dermomycosis).* Toute affection cutanée provoquée par des champignons.

DERMOPATHIE *s. f. (angl. dermatopathy).* SYN. ***DERMATOSE.***

DERMOPHYTE *s. m.* ☞ ***DERMAPHYTE.***

DERMOPLASTIE *s. f. (angl. dermoplasty).* Toute opération plastique de la peau.

DERMORÉACTION *s. f. (angl. dermoreaction).* ☞ ***CUTIRÉACTION.***

DERMOSQUELETTE *s. m. (angl. dermoskeleton).* ☞ ***EXOSQUELETTE.***

DERMOSYPHILOPATHIE *s. f. (angl. dermosyphilopathy).* Toute manifestation cutanée de la syphilis.

DERMOTACTILE *adj. (angl. dermotactile).* Qui se rapporte à la sensibilité tactile de la peau.

DERMOTROPE *adj. (angl. dermotropic).* Qui a une affinité pour la peau ou qui se fixe électivement sur la peau ; se dit principalement d'une substance chimique, d'un micro-organisme, d'un virus.

DERMOTROPISME *s. m. (angl. dermotropism).* Qualité des micro-organismes dermotropes.

DÉROBEMENT *s. m. (angl. giving away).* Sensation brusque d'instabilité du genou par lésion ligamenteuse, faiblesse du quadriceps ou lésion méniscale.

DÉRODYME *s. m. (angl. dicephalus).* Monstre fœtal qui possède un tronc et deux têtes.

DÉROMÈLE *s. m. (angl. deromelus).* Monstre caractérisé par la présence d'un ou de deux membres surnuméraires s'insérant sur les vertèbres cervicales.

DÉROTATION *s. f. (angl. detorsion).* Correction de l'attitude vicieuse d'un membre ou du rachis en rotation interne.

DÉROULEMENT AORTIQUE *(angl. aortic uncoiling).* Aspect radiologique anormal de la crosse aortique, dont la courbure est redressée et élargie ; il correspond à une athéro-sclérose aortique.

DERRICK-BURNETT (MALADIE DE) ☞ ***FIÈVRE Q.***

DÉS-, DÉ- Préfixes d'origine latine pouvant avoir des significations diverses, généralement privative ou négative.

DES (SYNDROME) *(angl. DES syndrome).* Adénose et adénocarcinome vaginal chez les filles dont les mères ont été traitées par le diéthylstilbestrol (DES).

DÉSACCOUTUMANCE *s. f. (angl. withdrawal from drugs).* Fait de supprimer ou de perdre une accoutumance, aux drogues par exemple.

DÉSACTIVATION *s. f. (angl. deactivation).* Réduction de l'activité d'une substance radioactive, corrosive, etc.

DÉSAFFÉRENTATION (DOULEURS DE) *(angl. deafferentation pain).* Douleurs de divers types (brûlures, décharges fulgurantes, etc.) pouvant survenir après une amputation ou une lésion du système nerveux périphérique.

DÉSAGRÉGATION *s. f. (angl. disintegration).* Décomposition, dissociation, morcellement. ◇ **PSYCHIQUE** *(angl. personality —).* Perte de la conscience de sa propre personnalité ; dépersonnalisation.

DÉSALCOOLISATION *s. f. (angl. dealcoholization).* Enlèvement de l'alcool contenu dans un liquide ou dans une préparation histologique.

DÉSALLERGISATION *s. f. (angl. desensitization).* Désensibilisation d'un organisme allergique.

DÉSAMINASE *s. f. (angl. desaminase).* Enzyme qui catalyse une réaction de désamination.

DÉSAMINATION *s. f. (angl. deamination).* Élimination du groupement amine NH_2 d'une molécule par un processus désaturant, hydrolytique ou oxydatif. Il s'agit d'une réaction biochimique importante dans le métabolisme des acides aminés. Elle est le plus souvent oxydative.

DÉSARTICULATION *s. f. (angl. disarticulation).* Amputation d'un membre ou d'un segment de membre au niveau d'une articulation. ◇ **INTERILIO-ABDOMINALE** *(angl. ilioabdominal —).* Amputation du membre inférieur et de la moitié du bassin. ◇ **INTERSCAPULOTHORACIQUE** *(angl. scapulothoracic —).* Amputation du membre supérieur avec la scapula et tout ou partie de la clavicule. ◇ **MÉDIOTARSIENNE** ☞ ***CHOPART (DÉSARTICULATION DE).*** ◇ **SOUS-TALAIRE** *(angl. subtalar —).* ☞ ***MALGAIGNE (OPÉRATION DE).***

DÉSASSIMILATION *s. f. (angl. dissimilation).* Processus opposé à l'assimilation, par lequel une substance qui faisait partie intégrante de l'organisme est séparée de celui-ci puis est éliminée.

DÉSATURATION *s. f. (angl. desaturation).* Transformation chimique d'une substance saturée en une substance non saturée.

DESCEMET (MEMBRANE DE) *(NA. lamina limitans posterior cornae). (angl. Descemet's membrane).* Membrane limitante postérieure de la cornée. SYN. ***LAME LIMITANTE POSTÉRIEURE DE LA CORNÉE.***

DESCÉMÉTITE *s. f. (angl. descemetitis).* Inflammation de la membrane de Descemet. SYN. ***IRIDOCYCLITE.***

DESCÉMÉTOCÈLE *s. f. (angl. descemetocele).* Hernie de la membrane de Descemet.

DESCHAMPS (AIGUILLE DE) *(angl. Deschamps' needle).* Aiguille mousse à manche, utilisée pour la ligature des artères profondes.

DÉSENSIBILISATION *s. f. (angl. desensitization).* Diminution, naturelle ou provoquée, de la sensibilité ou de l'intolérance de l'organisme à l'égard de certaines substances ou de certaines infections. La désensibilisation spécifique, qui consiste à injecter des quantités minimes progressivement croissantes d'un allergène, a pour but de supprimer la sensibilisation à l'égard de cet allergène.

DÉSÉQUILIBRÉ *s. m. (angl. mentally unbalanced person).* Qui est dépourvu d'équilibre psychique.

DÉSÉQUILIBRE DE LIAISON *(angl. linkage desequilibrium).* Situation dans laquelle, dans une population, deux gènes sont trouvés ensemble avec une fréquence supérieure à celle prévisible par le produit de leurs propres fréquences.

DÉSÉTOPE *s. m. (angl. desetope).* Partie de la molécule du complexe majeur d'histocompatibilité associée à l'antigène.

DESFERRIOXAMINE *s. f.* ☞ ***DÉFÉROXAMINE.***

DÉSHYDRASE *s. f.* ☞ ***DÉSHYDROGÉNASE.***

DÉSHYDRATATION *s. f. (angl. dehydration).* **1.** Élimination de l'eau contenue dans un corps. **2.** Diminution excessive de l'eau dans les tissus organiques, qui se manifeste sous forme de sécheresse de la peau et des muqueuses, de soif intense, d'oligurie et, dans les cas graves, de dysfonctionnement cérébral et de collapsus circulatoire. ◇ **EXTRACELLULAIRE** *(angl. extracellular —).* Perte proportionnelle d'eau et de sodium dans le compartiment extracellulaire. ◇ **GLOBALE** *(angl. total —).* Association d'une déshydratation extra- et intracellulaire. ◇ **INTRACELLULAIRE** *(angl. cellular —).* Perte des électrolytes intracellulaires, accompagnée d'une altération de la membrane cellulaire. L'hyperosmolarité extracellulaire entraîne une compensation par de l'eau issue de l'espace cellulaire (déshydratation hypertonique).

DÉSHYDROGÉNASE *s. f. (angl. dehydrogenase).* Enzyme catalysant une réaction d'oxydation indirecte par transfert d'hydrogène à un accepteur de la chaîne respiratoire, ou à d'autres accepteurs. Certaines déshydrogénases requièrent comme coenzyme des nucléotides pyridiniques (NAD ou NADP) et d'autres la flavine ou des nucléotides flaviniques. SYN. ***DÉSHYDRASE.***

DÉSHYDROGÉNATION *s. f. (angl. dehydrogenation).* Enlèvement de l'hydrogène d'un composé. Les déshydrogénations représentent le mode habituel des oxydations biologiques.

DÉSINFECTANT *adj. (angl. disinfectant).* Qui détruit ou neutralise les micro-organismes pathogènes. S'emploie aussi comme substantif. ◇ **COMPLET** *(angl. total —).* Désinfectant qui détruit ou neutralise non seulement les micro-organismes, mais aussi leurs formes végétatives ou spores.

DÉSINFECTION *s. f. (angl. disinfection).* Destruction des micro-organismes pathogènes hors de l'organisme par différents moyens physiques ou chimiques.

DÉSINFESTATION *s. f. (angl. disinfestation).* Destruction des parasites (en particulier les arthropodes) sur le corps, les vêtements, etc.

DÉSINHIBITION *s. f. (angl. disinhibition).* Abolition d'une inhibition. Celle-ci peut être liée à un traitement en particulier antidépresseur, ou spontanée au cours de certaines psychoses.

DÉSINSECTISATION *s. f. (angl. disinsectization).* Destruction des insectes parasites.

DÉSINSERTION *s. f. (angl. disinsertion).* Détachement ou rupture du point d'attache d'une aponévrose, d'un muscle, d'un ligament ou d'un tendon.

DÉSINTÉGRATION *s. f. (angl. disintegration).* **1.** Transformation d'un noyau atomique ou d'une particule en un autre noyau ou en d'autres particules. **2.** Lorsque ce terme se réfère à la personnalité, synonyme de clivage et de désorganisation caractéristiques des psychoses schizophréniques. ◇ **PHONÉTIQUE (SYNDROME DE)** Perturbation de l'expression orale avec difficultés de réalisation des phonèmes, entraînant des déformations complexes des mots.

DÉSINTOXICATION *s. f. (angl. detoxification).* **1.** Élimination des substances toxiques ; processus naturel ou thérapeutique rendant les substances toxiques inoffensives ou empêchant leur production dans l'organisme. **2.** Traitement visant à libérer un sujet de sa dépendance à l'égard d'une substance donnée (alcool, drogue, etc.).

DÉSINVAGINATION *s. f. (angl. evagination).* Réduction d'une invagination.

DÉSIPRAMINE *s. f. (angl. desipramine).* Desméthylimipramine, médicament antidépresseur. ☞ ***ANTIDÉPRESSEUR.***

DÉSIR (RÉALISATION DU) *(angl. fulfillment of wish).* En psychanalyse, mécanisme psychique par lequel le désir se présente comme satisfait en imagination. Certaines productions inconscientes (rêves, symptômes, fantaisies) sont des réalisations d'un désir.

DESJARDINS (PINCE DE) *(angl. Desjardins' pliers).* Pince courbe utilisée pour l'extraction de calculs de la vésicule biliaire.

DESM-, DESMO- *(angl. desmo-).* Préfixes d'origine grecque signifiant lien et indiquant, en général, une relation avec les ligaments.

DESMALGIE *s. f. (angl. desmalgia).* ☞ ***DESMODYNIE.***

DESMECTASIE *s. f. (angl. desmectasis).* Distension d'un ligament.

DESMÉPITHÉLIUM *s. m. (angl. desmepithelium).* Endothélium des vaisseaux sanguins et lymphatiques ainsi que des cavités séreuses de l'organisme.

DESMINE *s. f. (angl. desmin).* Protéine du cytosquelette des fibres musculaires.

DESMINOPATHIE *s. f. (angl. desminopathy).* Affection neuromusculaire autosomique à transmission variable avec accumulation anormale de desmine (protéine du cytosquelette musculaire) caractérisée par une amyotrophie distale et une atteinte cardiaque et respiratoire.

DESMIOGNATHE *s. m. (angl. desmiognathus).* Monstre caractérisé par la présence d'une tête surnuméraire et rudimentaire, unie à la mandibule par un pédicule.

DESMODONTE *s. m. (NA. desmodontium). (angl. periodontal ligament).* Ensemble des tissus de soutien fixant la dent dans son alvéole. SYN. ***LIGAMENT ALVÉOLODENTAIRE, PÉRIODONTE.***

DESMODONTITE *s. f. (angl. periodontitis).* Inflammation du desmodonte.

DESMODYNIE *s. f. (angl. desmodynia).* Douleur dans un ligament ou des ligaments.

DESMOGÈNE *adj. (angl. desmogenous).* Qui est d'origine ligamentaire.

DESMOGLÉINES *s. f. (angl. desmogleins).* Protéines transmembranaires localisées dans les desmosomes des kératinocytes. Les desmogléines 1 et 3 sont les protéines cibles d'auto-anticorps respectivement dans le pemphigus superficiel et vulgaire.

DESMOGRAPHIE *s. f. (angl. desmography).* Étude et description des ligaments.

DESMOÏDE *adj. (angl. desmoid).* Dur et fibreux. ◇ **(TUMEUR)** *(angl. — tumor).* Tumeur fibreuse cutanée ou musculaire de la paroi abdominale à malignité atténuée.

DESMOLASE *s. f. (angl. desmolase).* Enzyme catalysant une réaction de rupture d'une chaîne carbonée.

DESMOLOGIE *s. f. (angl. desmology).* Étude des ligaments.

DESMOPATHIE *s. f. (angl. desmopathy).* Toute affection des ligaments.

DESMOPLASIE *s. f. (angl. desmoplasia).* Formation et développement d'un tissu fibreux.

DESMOPLASTIQUE *adj. (angl. desmoplastic).* Qui stimule le développement du tissu conjonctif ou des adhérences fibreuses.

DESMOPRESSINE *s. f. (angl. desmopressin).* Dérivé synthétique de la vasopressine utilisé par voie endonasale dans le traitement du diabète insipide et de l'énurésie.

DESMORRHEXIE *s. f. (angl. desmorrhexis).* Rupture ligamentaire. (Terme peu utilisé.)

DESMOSE *s. f. (angl. desmosis).* ☞ ***DESMOPATHIE.***

DESMOSOME *s. m. (angl. desmosome).* Épaississement localisé de la membrane cellulaire, formant une zone d'attache à la surface de contact entre deux cellules épithéliales. Il est particulièrement bien visible entre les cellules hépatiques et entre les cellules épidermiques.

DESMOTOMIE *s. f. (angl. desmotomy).* Section ou dissection des ligaments.

DÉSOBLITÉRATION *s. f.* ☞ ***DÉSOBSTRUCTION.***

DÉSOBSTRUANT *adj. (angl. clearing of an obstruction).* Qui tend à supprimer une obstruction. SYN. ***DÉSOBSTRUCTIF.***

DÉSOBSTRUCTION *s. f. (angl. vascular thrombectomy).* Intervention consistant à débarrasser un conduit de corps étrangers qui bouchent sa lumière (notamment l'enlèvement des caillots sanguins dans un vaisseau).

DÉSODÉ *adj. (angl. sodium deprived).* Se dit d'un régime très pauvre en sodium.

DÉSODORISANT *s. m. (angl. deodorant).* Qui supprime une odeur. Se dit principalement de certains cosmétiques qui masquent les odeurs de transpiration ou diminuent la sécrétion sudorale. S'emploie aussi comme substantif.

DÉSORGANISATION *s. f. (angl. disorganization).* Altération profonde de la structure d'un tissu ou d'un organe, qui peut entraîner la perte de leurs fonctions.

DÉSORIENTATION *s. f. (angl. disorientation).* En psychiatrie, altération de la conscience de soi-même dans sa relation au monde extérieur. Elle affecte en général les notions du temps et de l'espace (désorientation temporo-spatiale). Elle s'observe dans les états confusionnels et dans les démences.

DÉSOXYCHOLIQUE (ACIDE) *(angl. deoxycholic acid).* Acide présent dans la bile de l'homme et de différents animaux. Chez l'homme, c'est, après l'acide cholique, le plus abondant des acides biliaires.

DÉSOXYCORTICOSTÉRONE *s. f. (angl. desoxycorticosterone).* Minéralocorticoïde synthétique utilisé sous forme d'acétate ou de propionate dans le traitement de la maladie d'Addison. SYN. ***DÉSOXYCORTONE, DOCA.***

DÉSOXYGÉNATION *s. f. (angl. deoxygenation).* Élimination totale ou partielle de l'oxygène contenu dans une substance.

DÉSOXYRIBONUCLÉASE *s. f. (angl. deoxyribonuclease).* DNAse. Enzyme catalysant l'hydrolyse de l'acide désoxyribonucléique (ADN). Certaines bactéries produisent une DNAse comme exoenzyme : des staphylocoques (*S. aureus*), les streptocoques hémolytiques β du groupe A, et certaines *Enterobacteriaceae* (*Serratia*).

DÉSOXYRIBONUCLÉIQUE (ACIDE) *(angl. deoxyribonucleic acid).* Polymère de poids moléculaire élevé, constitué d'une double chaîne spiralée où alternent des groupements de désoxyribose et des phosphates, les deux chaînes étant antiparallèles et réunies par des bases puriques et pyrimidiques. Le nucléotide, unité primaire de l'ADN, est formé par trois constituants : désoxyribose, phosphate, base purique. L'ADN sert à stocker les informations déterminées par la séquence des nucléotides dans la chaîne polynucléotidique. Chez les organismes eucaryotes, l'ADN est associé à des protéines basiques (histones) et à des protéines acides, constituant ainsi les chromosomes qui sont contenus dans le noyau. L'ADN constitue la base de la transmission génétique et de l'hérédité biologique. Abréviation : ADN ou DNA.

DÉSOXYRIBOSE *s. m. (angl. deoxyribose).* Pentose dérivant du ribose par réduction d'une fonction alcool.

DESQUAMATION *s. f. (angl. desquamation, peeling).* Trouble de la kératinisation caractérisé par l'élimination des couches superficielles de l'épiderme sous la forme de squames. ◇ **COLLODIONNÉE** *(angl. collodion baby).* Hyperkératose ichtyosiforme du nouveau-né.

DESSICCATIF *adj. (angl. dessiccative).* Se dit d'une substance qui provoque ou favorise la dessiccation, ou qui, appliquée sur une plaie, en absorbe le pus et exerce une action astringente sur les tissus.

DESSICCATION *s. f. (angl. dessiccation).* Évaporation ou élimination de l'eau d'un corps minéral ou organique. ☞ ***DÉSHYDRATATION.***

DÉTARTRAGE *s. m. (angl. scaling).* Ablation du tartre (plaque dentaire) déposé sur les dents.

DÉTERGENT *adj. (angl. detergent).* Qui nettoie, qui purifie ; se dit en particulier d'un agent qui sert à nettoyer une plaie et qui favorise sa cicatrisation (s'emploie aussi comme substantif). SYN. ***DÉTERSIF.***

DÉTERMINANT *s. m. (angl. determinant).* En biologie, gène ou groupe de gènes qui possèdent la fonction de développer chez le descendant une caractéristique particulière de l'ascendant. ◇ **ANTIGÉNIQUE** *(angl. antigenic —).* ☞ ***SITE ANTIGÉNIQUE.***

DÉTERMINATION *s. f. (angl. determination).* **1.** Fixation précise des caractéristiques propres à une espèce, un élément, un tissu, etc. **2.** Tendance à se développer dans une certaine direction.

DÉTERMINISME *s. m. (angl. determinism).* Théorie selon laquelle tout fait ou phénomène physique ou psychique est rigoureusement déterminé par des causes connues ou inconnues. ◇ **PSYCHIQUE** *(angl. psychic —).* Concept psychanalytique selon lequel les processus psychiques ne sont pas constitués de façon isolée ou indépendante, mais sont déterminés par des facteurs inconscients.

DÉTERSIF *s. m.* ☞ ***DÉTERGENT.***

DÉTERSION *s. f. (angl. cleaning).* Action de nettoyer la surface d'une plaie au moyen d'agents détersifs.

DÉTOXICATION *s. f. (angl. detoxication).* Transformation dans l'organisme d'un produit toxique en une substance inoffensive.

DÉTOXIFICATION *s. f.* ☞ ***DÉTOXICATION.***

DÉTRESSE *s. f. (angl. distress).* Situation pathologique caractérisée par la défaillance grave d'une ou de plusieurs fonctions (respiratoire, cardiovasculaire) et menaçant la vie du patient rapidement en l'absence de traitement.

DÉTRITUS *s. m. (angl. detritus).* Déchet provenant de la désintégration d'un tissu à la suite d'un traumatisme ou d'une suppuration chronique.

DÉTROIT *s. m. (NA. apertura pelvis). (angl. strait).* Chacune des deux ouvertures, supérieure et inférieure, du pelvis, la première marquant la limite entre le faux et le vrai pelvis.

DÉTRUSOR *s. m. (NA. detrusor). (angl. detrusor muscle).* Ensemble des fibres musculaires longitudinales de la vessie, qui agissent comme un muscle unique lorsqu'elles se contractent, expulsant l'urine vers l'urètre.

DÉTUMESCENCE *s. f. (angl. detumescence).* **1.** Disparition graduelle d'une tuméfaction. **2.** Diminution de volume d'un organe érectile.

DEUIL *s. m. (angl. mourning, bereavement).* **1.** Douleur, affliction, tristesse causées par la mort de quelqu'un. **2.** En psychanalyse, situation d'élaboration psychique par laquelle un sujet dépasse ou élabore les affects résultant de la perte d'un objet auquel il était lié par une énergie libidinale (par exemple, la perte d'un être cher). ◇ **NORMAL** *(angl. normal bereavement).* En psychanalyse, conjonction de phénomènes psychologiques complexes accompagnés de tristesse et de douleur d'intensité et de durée variables selon la qualité ou l'importance de l'objet perdu et qui aboutit au dépassement de la perte concernée. ◇ **PATHOLOGIQUE** *(angl. pathological bereavement).* Modalités évolutives du deuil caractérisées par la perturbation du travail de deuil avec en particulier une durée supérieure à quatre mois, en général liées à la personnalité du sujet et à l'intensité de la relation ambivalente (amour-haine) à l'objet perdu. ◇ **(TRAVAIL DE)** *(angl. work of —).* En psychanalyse, processus intrapsychique par lequel se réalise le détachement de l'énergie libidinale liée à un objet perdu et qui permet de la destiner à l'investissement d'autres objets.

DEUTÉR-, DEUTÉRO- *(angl. deutero-).* **1.** Préfixes d'origine grecque signifiant deuxième. **2.** Préfixes indiquant la présence de deutérium (hydrogène lourd) dans une molécule.

DEUTERANOMALIE *s. f. (angl. deuteranomaly).* Affection congénitale liée au chromosome X et consistant en une diminution de la sensibilité de la vision du vert. Forme mineure de deuteranopie.

DEUTÉRANOPIE *s. f. (angl. deuteranopia).* Terme utilisé par Von Kries pour désigner une dichromasie avec cécité pour le vert, la deuxième des trois couleurs fondamentales (rouge, vert et bleu). ☞ ***PROTANOPIE, TRITANOPIE.***

DEUTÉRIUM *s. m. (angl. deuterium).* Isotope de l'hydrogène, de nombre de masse 2. C'est un gaz inodore, incolore et inflammable. Symbole : D ou ^{2}H. SYN. ***HYDROGÈNE LOURD.***

DEUTÉROMYCÈTES *(angl. deuteromycetes).* Groupe de champignons appartenant à l'ensemble des Eumycètes. Il s'agit d'un groupement artificiel, non phylogénétique, dans lequel on trouve des champignons filamenteux et lévuriformes ne présentant pas de reproduction sexuée connue. Ce groupe comprend des genres présentant un grand intérêt en pathologie, tels que *Candida* et *Cryptococcus.* SYN. ***ADÉLOMYCÈTES, CHAMPIGNONS IMPARFAITS.***

DEUTÉRON *s. m. (angl. deuteron).* ☞ ***DEUTON.***

DEUTÉROPLASME *s. m. (angl. deuteroplasm).* ☞ ***DEUTOPLASME.***

DEUTÉROSCOPIE *s. f. (angl. autoscopic hallucination).* Hallucination dans laquelle le sujet (généralement un névropathe ou un psychopathe) voit devant lui sa propre image. SYN. ***AUTOSCOPIE EXTERNE.***

DEUTON *s. m. (angl. deuton).* Noyau de l'atome de deutérium, formé d'un proton et d'un neutron. SYN. ***DEUTÉRON.***

DEUTONEURONE *s. m. (angl. deutoneuron).* Deuxième neurone de la chaîne nerveuse qui constitue l'arc réflexe.

DEUTOPLASME *s. m. (angl. deutoplasm).* Matériel nutritif de réserve dans l'ovule.

DEUXIÈME PAIRE CRÂNIENNE *(angl. second cranial nerve).* Nerf de la vision. ☞ ***N. OPTIQUE (ATLAS ANATOMIQUE DES NERFS EN ANNEXE).***

DÉVELOPPEMENT *s. m. (angl. development).* Propriété fondamentale que possèdent les organes ou les êtres vivants de croître (en poids, en volume) et de se modifier jusqu'à ce qu'ils atteignent leur forme parfaite. ◇ **EMBRYONNAIRE** *(angl. embryo formation).* ☞ ***EMBRYOGENÈSE.*** ◇ **PSYCHIQUE** *(angl. psychosocial —).* Développement de la personnalité au travers des étapes infantiles et de l'adolescence.

DEVERGIE (MALADIE DE) *(angl. Devergie's disease).* ☞ ***PITYRIASIS RUBRA PILAIRE.***

DÉVIATION *s. f. (angl. deviation).* **1.** Variation ou écart par rapport à la normale. **2.** Direction anormale prise par une structure anatomique ou un organe. ◇ **À DROITE, À GAUCHE** *(angl. — to the right, to the left).* Respectivement, prépondérance de granulocytes neutrophiles adultes ou jeunes dans la formule leucocytaire. ☞ ***ARNETH (FORMULE D').*** ◇ **AXIALE DU CŒUR** *(angl. heart axial —).* Anomalie de position de l'axe majeur de QRS à l'électrocardiogramme. ◇ **CONJUGUÉE DES YEUX** *(angl. conjugate — of the eyes).* Déviation simultanée dans la même direction des deux yeux, traduisant des lésions vasculaires étendues : hémorragie cérébrale, cérébelleuse ou pontine. Elle peut être accompagnée d'une déviation de la tête dans le même sens. ◇ **DU COMPLÉMENT** ☞ ***FIXATION DU COMPLÉMENT.*** ◇ **OCULAIRE** *(angl. strabismic —).* Déviation de l'œil malade dans le strabisme. ◇ **OCULAIRE PRIMAIRE** *(angl. primary —).* Déviation de l'œil strabique quand l'œil sain fixe un objet. ◇ **OCULAIRE SECONDAIRE** *(angl. secondary —).* Déviation de l'œil sain dans le strabisme quand l'œil malade fixe un objet.

DEVIC (NEUROMYÉLITE OPTIQUE AIGUË DE) *s. f. (angl. Devic's disease, neuromyelitis optica).* Névrite optique bilatérale associée à une myélite transverse avec troubles moteurs, sensitifs et sphinctériens. SYN. ***MALADIE DE DEVIC.***

DEVIC-BUSSY (SYNDROME DE) ☞ ***GARDNER (SYNDROME DE).***

DÉVIOMÈTRE *s. m. (angl. deviometer).* Instrument pour la mesure du degré de déviation oculaire dans le strabisme.

DÉVIRILISATION *s. f. (angl. demasculinization).* Atténuation ou disparition des caractères sexuels secondaires masculins chez l'homme. SYN. ***DÉMASCULINISATION.***

DÉVITALISATION *s. f. (angl. devitalization).* Perte, naturelle ou provoquée, de la vitalité d'un organe ou d'un tissu. Se dit notamment de l'enlèvement de la pulpe dentaire, élément vital de la dent.

DEXAMÉTHASONE *s. f. (angl. dexamethasone).* Stéroïde de synthèse ayant une puissante activité glucorticoïde et anti-inflammatoire, et une très faible activité minéralocorticoïde. ◇ **(TEST À LA)** *(angl. — suppression test).* Épreuve de freinage de l'ACTH hypophysaire par l'administration de dexaméthasone ; elle aide à différencier les divers types d'hypercorticisme.

DEXIOCARDIE *s. f. (angl. dexiocardia).* ☞ ***DEXTROCARDIE.***

DEXTRALITÉ *s. f. (angl. dextrality).* Tendance innée à utiliser de préférence un membre situé du côté droit du corps dans tous les mouvements volontaires ou spontanés. SYN. ***DROITERIE.***

DEXTRAN *s. m. (angl. dextran).* Polysaccharide de poids moléculaire élevé qui, par hydrolyse, se transforme en dextrose. Il a été utilisé comme substitut du plasma sanguin.

DEXTRINE *s. f. (angl. dextrin).* Oligosaccharide, produit de l'hydrolyse partielle de l'amidon et du glycogène par des amylases, qui se décompose à son tour en amylodextrine, qui se colore en violet en présence d'iode, érythrodextrine, qui se colore en rouge, et achromodextrine, sans réaction de coloration. C'est une poudre blanche-jaunâtre qui, en solution aqueuse, forme du mucilage. Utilisée dans la fabrication de capsules, gélules, etc. SYN. ***FÉCULE SOLUBLE.***

DEXTRINOSE *s. f. (angl. dextrinosis).* Glycogénose type III (de Cori). Forme de glycogénose par déficit en amylo-1-6-glucosidase, enzyme glycogénolytique, caractérisée par l'accumulation dans les tissus d'un glycogène anormal rappelant la dextrine. SYN. ***FORBES (MALADIE DE).***

DEXTRINURIE *s. f. (angl. dextrinuria).* Présence de dextrine dans l'urine.

DEXTRO- *(angl. dextr-, dextro-).* Préfixe d'origine latine signifiant droit, à droite ; en stéréochimie, préfixe désignant l'énantiomorphe qui dévie le plan de polarisation de la lumière polarisée vers la droite.

DEXTROCARDIE *s. f. (angl. dextrocardia).* Anomalie congénitale de position du cœur, dont la pointe se trouve tournée vers la droite ; la dextrocardie peut s'accompagner d'inversions isolées des cavités cardiaques ou de l'ensemble des viscères réalisant le situs inversus.

DEXTROCARDIOGRAMME *s. m. (angl. dextrocardiogram).* Partie de l'électrocardiogramme qui traduit l'activité du ventricule droit.

DEXTRODUCTION *s. f. (angl. dextroduction).* Mouvement de déviation des axes visuels vers la droite.

DEXTROGYRE *adj. (angl. dextrogyral).* Qui fait tourner le plan de polarisation de la lumière vers la droite. SYN. ***DEXTROROTATOIRE.***

DEXTROMÉTHORPHANE *s. m. (angl. dextromethorphan).* Isomère dextrogyre du lévorphanol, utilisé comme antitussif. Il ne possède pas d'action analgésique.

DEXTROMORAMIDE *s. m. (angl. dextromoramide).* Antalgique morphinique actif par voie orale ou parentérale, proche de la méthadone. SYN. ***PYRROLAMIDOL.***

DEXTROPOSITION DE L'AORTE *(angl. overriding aorta).* Malformation congénitale consistant en un déplacement vers la droite de l'orifice aortique, qui se trouve à cheval sur le septum, au niveau d'une communication interventriculaire. L'aorte reçoit ainsi le sang des deux ventricules.

DEXTROROTATOIRE *adj. (angl. dextrorotatory).* ☞ ***DEXTROGYRE.***

DEXTROSE *s. m. (angl. dextrose).* Glucose dextrogyre. ☞ ***GLUCOSE.***

DEXTROSURIE *s. f. (angl. dextrosuria).* Présence de dextrose dans l'urine.

DEXTROVERSION *s. f. (angl. dextroversion).* Déplacement vers le côté droit.

dg *(angl. dg).* Symbole du décigramme.

DHA *(angl. DHA).* ☞ ***DÉHYDROÉPIANDROSTÉRONE.***

DHE *(angl. DHE).* ☞ ***DIHYDROERGOTAMINE.***

DHEA *(angl. DHEA).* Abréviation de déhydroépiandrostérone.

DHFR *(angl. DHFR).* Abréviation de dihydrofolate réductase, enzyme permettant la réduction du dihydrofolate en tétrahydrofolate, coenzyme indispensable à la synthèse des bases puriques et de la thymine.

DI- *(angl. di-).* Préfixe d'origine grecque signifiant deux fois et indiquant la duplication.

DI GEORGE (SYNDROME DE) *(angl. Di George's syndrome).* Agénésie thymique congénitale responsable d'un déficit de l'immunité cellulaire, par absence de lymphocytes T, associée à une absence des glandes parathyroïdes. Associée à des malformations diverses, en particulier faciales et cardiovasculaires.

DI GUGLIELMO (MALADIE DE) *(angl. Di Guglielmo's disease).* Syndrome myéloprolifératif dans lequel existe une hyperplasie maligne des secteurs érythropoïétiques et myélopoïétiques de la moelle osseuse. Il se caractérise par une anémie macrocytaire, la présence d'érythroblastes et de myéloblastes dans le sang périphérique, et une hépatosplénomégalie. Il peut avoir une évolution clinique aiguë ou chronique. SYN. ***ÉRYTHROMYÉLOSE AIGUË.***

DIA- *(angl. dia-).* Préfixe d'origine grecque signifiant à travers.

DIABÈTE *s. m. (angl. diabetes).* Terme générique désignant un groupe d'affections caractérisées par une polyurie avec polydipsie. On l'utilise généralement dans le sens de diabète sucré. ◇ **ALLOXANIQUE** *(angl. alloxan —).* Diabète sucré expérimental provoqué chez l'animal par une ingestion d'alloxane. ◇ **ARTIFICIEL** *(angl. artificial —).* Glycosurie provoquée artificiellement, comme celle consécutive à la ponction du plancher du quatrième ventricule. ◇ **ASYMPTOMATIQUE** *(angl. subclinical —).* Diabète sucré sans manifestations cliniques, révélé uniquement par une anomalie de l'épreuve d'hyperglycémie provoquée. SYN. ***DIABÈTE INFRACLINIQUE, DIABÈTE CHIMIQUE.*** ◇ **BRONZÉ** *(angl. hemochromatosis —).* Diabète de l'hémochromatose primitive idiopathique. ☞ ***HÉMOCHROMATOSE PRIMITIVE.*** ◇ **CLINIQUE** *(angl.*

clinical —). Diabète sucré caractérisé par la présence franche des symptômes cliniques de la maladie. SYN. ***DIABÈTE SYMPTOMATIQUE, DIABÈTE PATENT.*** ◇ **DE L'ADULTE** *(angl. adult onset —).* Forme de diabète sucré qui débute après l'âge de 30 ans et qui comporte d'emblée une résistance périphérique à l'action de l'insuline. On l'appelle encore diabète de type 2, diabète non insulinodépendant ou non insulinonécessitant, ou diabète gras. ◇ **GRAS** ☞ ***DIABÈTE DE L'ADULTE.*** ◇ **INSIPIDE** *(angl. — insipidus).* Affection caractérisée par une polyurie sans albuminurie ni glycosurie, accompagnée de polydipsie et de signes de déshydratation due à l'incapacité rénale de concentrer l'urine en l'absence de sécrétion d'hormone antidiurétique ou par résistance à son action. Le plus souvent idiopathique, elle peut être due à une tumeur de l'hypothalamus ou à un traumatisme crânien touchant la région diencéphalo-hypophysaire. ◇ **INSULINODÉPENDANT** *(angl. insulin dependent —).* Diabète sucré dans lequel seule l'insulinothérapie est efficace. ◇ **JUVÉNILE** *(angl. juvenile onset —).* Diabète sucré grave, insulinodépendant, qui débute avant l'âge de 30 ans, caractérisé par sa grande labilité et entraînant, en plus des complications habituelles, un retard du développement somatique et pubertaire. SYN. ***DIABÈTE DE TYPE 1, DIABÈTE MAIGRE.*** ◇ **LATENT** *(angl. latent —).* Forme asymptomatique de diabète sucré, caractérisée par une anomalie de l'épreuve d'hyperglycémie provoquée sensibilisée par la cortisone, chez un sujet qui a présenté quelques épisodes de diabète à l'occasion d'une grossesse, d'une maladie infectieuse, d'un traumatisme, et qui est plus exposé à présenter un diabète vrai. SYN. ***DIABÈTE FRUSTE.*** ◇ **LIPOATROPHIQUE** *(angl. lipoatrophic —).* Syndrome rare caractérisé par l'absence de graisse sous-cutanée, un diabète sucré insulinodépendant, une hyperlipémie et une hépatomégalie. SYN. ***LAWRENCE (SYNDROME DE).*** ◇ **MAIGRE** ☞ ***DIABÈTE JUVÉNILE.*** ◇ **NÉPHROGÉNIQUE** *(angl. nephrogenic — insipidus).* Forme de diabète insipide due à l'insensibilité héréditaire des tubules rénaux à l'action de l'hormone antidiurétique. ◇ **NON INSULINODÉPENDANT** *(angl. non insulin-dependent —).* Diabète de type II. ◇ **PANCRÉATIQUE** *(angl. pancreatic —).* Diabète sucré secondaire à une pancréatopathie chronique. ◇ **POTENTIEL** *(angl. potential —).* Prédisposition génétique au diabète (parent diabétique, jumeau monozygote diabétique), sans trouble décelable du métabolisme glucidique. ◇ **RÉNAL** *(angl. renal glycosuria).* Glycosurie sans hyperglycémie due à un défaut de réabsorption tubulaire du glucose. ◇ **SIMPLE** SYN. ***DIABÈTE GRAS.*** ◇ **STÉROÏDE** *(angl. steroid —).* Diabète sucré induit par la sécrétion ou l'administration excessive et persistante de glucocorticoïdes. ◇ **SUCRÉ** *(angl. — mellitus).* Maladie chronique liée à un trouble de la glycorégulation, conséquence d'une sécrétion insuffisante (diabète insulinoprive, de type I) ou d'une mauvaise utilisation (diabète non insulinoprive, de type II) de l'insuline. Elle est caractérisée par une hyperglycémie, une glycosurie, une polydipsie, une polyurie et parfois une polyphagie, et peut se compliquer de dystrophies cutanées, d'infections, d'affections dégénératives (artérite, coronarite, accidents vasculaires cérébraux, rétinopathie, cataracte, lésions rénales) et surtout de coma acidosique. Le diabète de type I est une affection auto-immune apparaissant sur un terrain particulier (groupes HLA prédisposants), les îlots de Langerhans étant détruits par des autoanticorps. Diabète de type 2. ☞ ***DIABÈTE DE L'ADULTE.***

DIABETES MELLITUS Nom latin du diabète sucré.

DIABÉTIDE *s. f. (angl. diabetid).* Toute manifestation cutanée secondaire au diabète.

DIABÉTIQUE *adj. (angl. diabetic).* Qui se rapporte au diabète ; qui est atteint de diabète (s'emploie aussi comme substantif).

DIABÉTOGÈNE *adj. (angl. diabetogenic).* Qui provoque le diabète.

DIABÉTOLOGIE *s. f. (angl. diabetology).* Partie de la médecine qui étudie le diabète.

DIACÉTÉMIE *s. f. (angl. diacetemia).* Présence d'acide diacétique dans le sang.

DIACÉTIQUE (ACIDE) *(angl. diacetic acid).* Acide acétylacétique, corps cétonique trouvé dans l'urine des diabétiques, produit de l'oxydation incomplète des graisses.

DIACÉTONURIE *s. f. (angl. diacetonuria).* ☞ ***DIACÉTURIE.***

DIACÉTURIE *s. f. (angl. diaceturia).* Présence d'acide acétylacétique dans l'urine.

DIACÉTYLMORPHINE *s. f. (angl. diacetylmorphine).* ☞ ***HÉROÏNE.***

DIACINÈSE *s. f. (angl. diakinesis).* Stade terminal de la prophase de la méiose, au cours de laquelle les paires de chromosomes homologues fusionnent. On écrit aussi diakinèse.

DIACLASE *s. f. (angl. diaclasis).* Fracture provoquée intentionnellement, généralement pour corriger une difformité. Terme peu usité ; on dit plutôt ostéotomie.

DIACTINIQUE *adj. (angl. diactinic).* Qui peut transmettre les rayons actiniques.

DIADE *s. f. (angl. bivalent chromosome).* Paire de chromosomes accolés au stade de la méiose. SYN. ***CHROMOSOME BIVALENT.***

DIADERMIQUE *adj. (angl. diadermic).* Qui passe à travers la peau ; s'applique aux médicaments employés en onctions.

DIADOCOCINÉSIE *s. f. (angl. diadochokinesia).* Faculté d'exécuter volontairement et rapidement des mouvements opposés. ☞ ***ADIADOCOCINÉSIE.***

DIAGNOSTIC *s. m. (angl. diagnosis).* Identification d'une maladie d'après les renseignements donnés par le malade, l'étude de ses signes et symptômes, le résultat des examens de laboratoire, etc. ◇ **ANATOMIQUE** *(angl. anatomical —)*. Détermination de la localisation exacte d'un processus pathologique. SYN. ***DIAGNOSTIC TOPOGRAPHIQUE***. ◇ **BIOLOGIQUE** *(angl. biological —)*. Diagnostic fondé sur des résultats d'examens biologiques. ◇ **CLINIQUE** *(angl. clinical —)*. Diagnostic fondé sur les symptômes et l'examen physique du patient. ◇ **CYTOLOGIQUE OU CYTO-HISTOLOGIQUE** *(angl. cytologic or cytohistologic —)*. Diagnostic fondé sur l'étude microscopique de tissus prélevés par biopsie. ◇ **DIFFÉRENTIEL** *(angl. differential —)*. Identification d'une maladie par comparaison de ses symptômes avec ceux de plusieurs affections voisines et par une déduction fondée sur un processus d'élimination. ◇ **ÉTIOLOGIQUE** *(angl. etiologic —)*. Détermination de la cause d'une maladie. ◇ **SÉROLOGIQUE** *(angl. serum —)*. Diagnostic fondé sur la présence d'anticorps spécifiques dans le sérum sanguin. SYN. ***SÉRODIAGNOSTIC***. ◇ **TOPOGRAPHIQUE** SYN. ***DIAGNOSTIC ANATOMIQUE***.

DIAGNOSTIQUE *adj. (angl. diagnostic)*. Qui se rapporte au diagnostic ou qui sert au diagnostic.

DIAGRAPHE *s. m. (angl. diagraph)*. Instrument servant à tracer les contours ou les profils d'une structure anatomique, employé en craniométrie, etc.

DIAKINÈSE *s. f.* ☞ ***DIACINÈSE***.

DIALECTIQUE *s. f. (angl. dialectic)*. **1.** Méthode philosophique qui tente d'étudier et de résoudre les contradictions de la pensée et de la réalité. **2.** En psychologie, procédé logique de raisonnement par mises en relation ou comparaisons.

DIALYSABLE *adj. (angl. dialyzable)*. Qui peut traverser une membrane naturelle ou artificielle.

DIALYSAT *s. m. (angl. dialysate)*. Substance qui a traversé une membrane par dialyse.

DIALYSE *s. f. (angl. dialysis)*. Séparation de différentes substances en solution fondée sur la vitesse avec laquelle elles traversent une membrane semi-perméable. ◇ **PÉRITONÉALE** *(angl. peritoneal —)*. Technique permettant l'épuration extrarénale du sang à travers le péritoine, et qui consiste à introduire dans la cavité péritonéale un liquide de dialyse qui sera ensuite évacué. Ce procédé est répété plusieurs fois. ☞ ***ÉPURATION EXTRARÉNALE***.

DIALYSÉ *adj. (angl. dialysed)*. Soumis à une dialyse.

DIALYSEUR *s. m. (angl. dialyzer)*. Appareil permettant d'effectuer la dialyse.

DIAMÈTRE *s. m. (angl. diameter)*. Ligne droite réunissant deux points opposés d'un cercle ou d'une structure circulaire. ◇ **CONJUGUÉ** *(NA. diameter conjugata pelvis). (angl. conjugate —)*. Diamètre promonto-rétropubien ; diamètre antéro-postérieur du détroit supérieur entre le promontoire et la face postérieure de la symphyse pubienne. ◇ **DE LA TÊTE** *(angl. cranial —)*. Chacune des lignes unissant deux points craniométriques : diamètre bipariétal (qui unit les deux boses pariétales) ; diamètre bitemporal (qui unit les extrémités de la suture coronale) ; longitudinal inférieur (entre le trou borgne et la protubérance occipitale interne) ; diamètre mentopariétal (du menton jusqu'au sommet de la tête) ; diamètre occipitofrontal (de la racine du nez à la protubérance occipitale externe) ; diamètre occipitomentonnier (entre la protubérance occipitale externe et le menton) ; diamètre sagittal (de la glabelle à la protubérance occipitale externe) ; diamètre sagittal supérieur (entre la moitié de la crête frontale interne et la crête supérieure interne de l'occipital) ; diamètre trachélobregmatique (entre le centre de la fontanelle antérieure et l'union du cou avec le plancher de la bouche) ; diamètre vertical (entre le foramen magnum et le sommet de la tête). ◇ **DU PELVIS** *(angl. pelvic —)*. Chacune des lignes unissant deux points opposés du pelvis. Pour le faux pelvis, le diamètre bicrête (entre les deux points les plus saillants des crêtes iliaques), et le diamètre interépineux (entre les épines iliaques antérieure et supérieure). Pour le vrai pelvis, on distingue les diamètres du détroit supérieur : l'antéropostérieur, les sacropubiens, le transverse et les deux obliques, et les diamètres du détroit inférieur, au nombre de quatre, l'antéro-postérieur ou coccypubien, le transverse ou bi-ischiatique, et les deux obliques, parallèles à ceux du détroit supérieur. ◇ **UTILE** Diamètre conjugué.

DIAMIDINE *s. f.* Composé de formule générale NH=CR-CR=NH. Certains de ces composés sont employés dans le traitement de la trypanosomiase et de la leishmaniose.

DIAMINE *s. f. (angl. diamine)*. Composé contenant deux fonctions amines.

DIAMINOPIMÉLIQUE (ACIDE) *(angl. diaminopimelic acid)*. Acide intervenant dans la biosynthèse de la lysine, selon la voie DAP (ou diaminopimélique). Cette voie est celle que suivent les cellules procaryotes, certains champignons et de nombreuses algues. L'acide diaminopimélique entre aussi dans la composition du peptidoglycane, en particulier dans la membrane des bactéries à Gram négatif.

DIAMOND (SYNDROME DE) Association d'un myxœdème prétibial, d'une exophtalmie et d'un hippocratisme digital.

DIAMOND-BLACKFAN (MALADIE DE) *(angl. Diamond-Blackfan syndrome)*. Anémie de la première enfance, lentement progressive, due à un défaut d'érythrogenèse.

DIAMORPHINE *s. f. (angl. heroin)*. Diacétylmorphine ou héroïne.

DIANOÉTIQUE *adj. (angl. dianoetic).* Qui se rapporte aux fonctions intellectuelles, principalement au raisonnement.

DIAPASON *s. m. (angl. tuning fork).* Instrument métallique en forme de U utilisé pour le diagnostic des troubles de l'audition et pour l'examen de la sensibilité profonde.

DIAPÉDÈSE *s. f. (angl. diapedesis).* Passage des éléments figurés du sang, notamment des leucocytes, dans les tissus, à travers les parois intactes des capillaires.

DIAPHANE *adj. (angl. diaphanous).* Qui laisse passer la lumière sans être transparent.

DIAPHANOMÉTRIE *s. f. (angl. diaphanometry).* Mesure de la transparence d'un liquide ou d'un gaz.

DIAPHANOSCOPE *s. m. (angl. diaphanoscope).* Appareil utilisé en diaphanoscopie.

DIAPHANOSCOPIE *s. f. (angl. transillumination).* Examen de certaines parties du corps (sinus de la face, testicules, etc.) grâce à un éclairage qui les traverse et qui permet d'en préciser le degré de transparence. SYN. ***TRANSILLUMINATION.***

DIAPHORÈSE *s. f. (angl. diaphoresis).* Transpiration abondante.

DIAPHRAGMALGIE *s. f. (angl. diaphragmalgia).* Douleur au niveau du diaphragme.

DIAPHRAGMATIQUE *adj. (angl. diaphragmatic).* Qui se rapporte au diaphragme. SYN. ***PHRÉNIQUE.***

DIAPHRAGMATITE *s. f. (angl. diaphragmatitis).* Inflammation du diaphragme.

DIAPHRAGME *s. m.* **1.** *(NA. diaphragma). (angl. diaphragm).* Cloison musculomembraneuse séparant le thorax de l'abdomen, constituée d'un muscle impair et aplati presque circulaire, charnu dans sa périphérie et aponévrotique au centre. ☞ ***ATLAS ANATOMIQUE DES MUSCLES EN ANNEXE.*** **2.** *(angl. contraceptive device).* Type de préservatif féminin en caoutchouc ou matière plastique, qui se place dans le vagin, devant le col utérin. **3.** *(angl. grid).* Dispositif à ouverture fixe ou réglable destiné à limiter la section d'un faisceau de rayonnement. ⟡ **DE LA SELLE** *(NA. diaphragma sellae). (angl. diaphragm of sella turcica).* Pli de la dure-mère qui recouvre l'hypophyse. ⟡ **PELVIEN** *(NA. diaphragma pelvis). (angl. pelvic diaphragm).* Plan musculaire profond du périnée, qui ferme en bas l'excavation pelvienne. Il est constitué par les deux muscles releveurs de l'anus et les deux muscles ischiococcygiens. ⟡ **UROGÉNITAL** *(angl. urogenital diaphragm).* Cloison de caractère musculo-aponévrotique située au fond du pelvis, entre les branches inférieures des deux pubis. ⟡ **(PILIERS DU)** *(NA. crura diaphragmatis). (angl. diaphragm crura).* Insertions musculotendineuses du diaphragme au niveau du corps des trois ou quatre premières vertèbres lombales.

DIAPHRAGMODYNIE *s. f. (angl. diaphragmodynia).* ☞ ***DIAPHRAGMALGIE.***

DIAPHYLACTIQUE *adj. (angl. prophylactic).* SYN. ***PROPHYLACTIQUE.***

DIAPHYSE *s. f. (NA. diaphysis). (angl. diaphysis).* Partie moyenne, allongée, d'un os long, comprise entre les deux extrémités ou épiphyses.

DIAPHYSECTOMIE *s. f. (angl. diaphysectomy).* Résection d'une partie ou, rarement, de la totalité de la diaphyse d'un os.

DIAPHYSITE *s. f. (angl. diaphysitis).* Inflammation d'une diaphyse.

DIAPLACENTAIRE *adj. (angl. diaplacental).* Qui traverse le placenta.

DIAPNEUSIE *s. f.* Nodule du bord de la langue en face d'une dent manquante.

DIAPOPHYSE *s. f. (angl. diapophysis).* Partie articulaire du processus transverse d'une vertèbre.

DIARRHÉE *s. f. (angl. diarrhea).* Évacuation fréquente de selles liquides. ⟡ **BLANCHE** *(angl. white —).* Diarrhée infantile des pays chauds. ⟡ **CHOLÉRIFORME** *(angl. choleraic —).* Diarrhée aiguë avec déjections séreuses, accompagnée de vomissements et de collapsus. ⟡ **DES VOYAGEURS** *(angl. turista).* Diarrhée infectieuse, due généralement à des souches entérotoxinogènes d'*Escherichia coli*, pouvant être contractée dans divers pays. SYN. ***TURISTA.*** ⟡ **DYSENTÉRIQUE** *(angl. dysenteric —).* Diarrhée avec selles mucopurulentes et sanglantes. ⟡ **INFANTILE** *(angl. infantile —).* Nom générique des affections des nourrissons dans lesquelles la diarrhée est le principal symptôme. ⟡ **IRRITATIVE** *(angl. irritative —).* Diarrhée liée à l'irritation de l'intestin par certaines substances : produits toxiques, purgatifs, etc. ⟡ **LIENTÉRIQUE** *(angl. lienteric —).* Diarrhée caractérisée par la présence dans les selles d'aliments non digérés. ⟡ **MEMBRANEUSE** *(angl. membranous —).* Diarrhée de l'entérocolite mucomembraneuse. ⟡ **MUQUEUSE** *(angl. mucous —).* Diarrhée caractérisée par la présence de mucus. ⟡ **PANCRÉATIQUE** *(angl. pancreatogenous fatty —).* Émission d'une grande quantité de selles pâteuses riches en graisse, observée dans l'insuffisance pancréatique. ⟡ **PARADOXALE** *(angl. paradoxical —).* Fausse diarrhée, manifestation de la constipation chronique. ⟡ **VERMINEUSE** *(angl. verminous —).* Diarrhée provoquée par la présence de vers intestinaux.

DIARRHÉIQUE *adj. (angl. diarrheic, diarrheal).* Qui se rapporte à la diarrhée, qui est atteint de diarrhée.

DIARTHROSE *s. f. (angl. diarthrosis).* ☞ ***JOINTURE SYNOVIALE.***

DIASCHISIS *s. m. (angl. diaschisis).* Interruption de la continuité fonctionnelle entre neurones et centres nerveux.

DIASCOPE *s. m. (angl. diascope).* Appareil comportant une plaque de verre que l'on applique sur la peau pour en observer les particularités superficielles.

DIASCOPIE *s. f. (angl. diascopy).* Examen réalisé au moyen du diascope. SYN. ***DIAPHANOSCOPIE.***

DIASTASE *s. f. (angl. diastase).* **1.** Terme tombé en désuétude qui désignait les enzymes. **2.** Ferment solide, soluble, présent dans l'orge germée, qui transforme l'amidon en dextrine et glucose. La diastase de l'orge fut la première enzyme connue.

DIASTASIQUE *adj. (angl. diastasic).* Qui concerne les diastases.

DIASTASIS *s. m. (angl. diastasis).* **1.** Écartement anormal de deux structures parallèles (articulaires, musculaires), généralement post-traumatique. **2.** Période de remplissage ventriculaire cardiaque précédant la systole atriale.

DIASTÉMATOMYÉLIE *s. f. (angl. diastematomyelia).* Dédoublement congénital de la moelle épinière, en rapport avec une anomalie vertébrale, coexistant en général avec un spina bifida.

DIASTÈME *s. m. (NA. diastema). (angl. diastema).* En odontologie, espace entre deux dents voisines.

DIASTER *s. m. (angl. amphiaster).* Figure de double étoile formée lors de la caryocinèse par le dédoublement de la couronne équatoriale. SYN. ***AMPHIASTER.***

DIASTOLE *s. f. (angl. diastole).* Période de la révolution cardiaque pendant laquelle une cavité du cœur se remplit de sang et se dilate.

DIASTOLIQUE *adj. (angl. diastolic).* **1.** Qui se rapporte à la diastole. **2.** Qui survient pendant la diastole.

DIATHERMIE *s. f. (angl. diathermy).* Méthode d'échauffement local des tissus par passage à travers ceux-ci d'un courant alternatif de haute fréquence. ◇ **CHIRURGICALE** *(angl. surgical —).* Destruction de tissus par électrocoagulation ; diathermocoagulation. ◇ **MÉDICALE** *(angl. medical —).* Production de chaleur dans les tissus sans entraîner de destruction.

DIATHÈSE *s. f. (angl. diathesis).* Prédisposition constitutionnelle ou héréditaire à contracter certaines maladies. Terme tombé en désuétude. ◇ **GOUTTEUSE** *(angl. gouty —).* ☞ ***DIATHÈSE URIQUE.*** ◇ **HÉMORRAGIQUE** *(angl. hemorragic —).* Nom générique par lequel on désigne les différentes maladies hémorragiques (vasculaires, thrombocytaires, par coagulopathies, etc.). ◇ **URIQUE** Prédisposition à la goutte et à la formation de calculs urinaires uriques. SYN. ***DIATHÈSE GOUTTEUSE.***

DIAZÉPAM *s. m. (angl. diazepam).* Dérivé chlorométhylphénylique de la benzodiazépine, utilisé comme anxiolytique, myorelaxant, sédatif et antiépileptique. ☞ ***BENZODIAZÉPINE.***

DIAZO- *(angl. diazo-).* Préfixe indiquant la présence du radical -N=N- dans une molécule.

DIAZORÉACTION *s. f. (angl. diazoreaction).* Méthode pour la recherche de la bilirubine dans le sang, qui distingue la bilirubine conjuguée à l'acide glucuronique (bilirubine directe) de la bilirubine non conjuguée (bilirubine indirecte).

DIAZOXIDE *s. m. (angl. diazoxide).* Composé chimiquement proche des diurétiques thiazidiques, qui est utilisé par voie intraveineuse dans le traitement des crises hypoglycémiques d'origine pancréatique ou tumorale.

DIBLASTULA *s. f. (angl. diblastula).* Blastula dans laquelle on distingue un endoderme et un ectoderme.

DIBOTHRIOCEPHALUS ☞ ***DIPHYLLOBOTHRIUM.***

DIBUCAÏNE *s. f. (angl. dibucaine).* ☞ ***CINCHOCAÏNE.***

DICÉPHALE *s. m. (angl. dicephalus).* Monstre fœtal à deux têtes.

DICÉPHALIE *s. f. (angl. dicephaly).* Monstruosité caractérisée par l'existence de deux têtes. SYN. ***DIPLOCÉPHALIE.***

DICEPHALUS DIAUCHENOS Dicéphale à deux cous séparés.

DICEPHALUS MONAUCHENOS Dicéphale à un seul cou.

DICHLORO-DIPHÉNYL-TRICHLORÉTHANE *s. m. (angl. dichlorodiphenyltrichlorethane).* ☞ ***DDT.***

DICHOGENÈSE *s. f. (angl. dichogeny).* Développement des tissus de deux façons différentes, suivant les modifications des conditions qui les affectent.

DICHOTOMIE *s. f. (angl. dichotomy).* **1.** Processus de division en deux parties. **2.** Pratique proscrite par la déontologie médicale, qui consiste à partager des honoraires entre médecins ou entre médecins et personnel paramédical.

DICHROÏQUE *adj. (angl. dichroic).* Qui présente un dichroïsme.

DICHROÏSME *s. m. (angl. dichroism).* Propriété de certaines substances ou solutions de présenter une couleur différente selon qu'on les observe par réflexion ou par réfraction.

DICHROMASIE *s. f. (angl. dichromasy).* ☞ ***DICHROMATISME.***

DICHROMATISME *s. m. (angl. dichromatism).* Anomalie de la vision dans laquelle l'œil ne perçoit que deux des trois couleurs fondamentales (rouge, vert, bleu). SYN. ***DICHROMASIE, DICHROMATOPSIE.***

DICHROMATOPSIE *s. f. (angl. dichromatopsia).* ☞ ***DICHROMATISME.***

DICHROMOPHILE *adj. (angl. dichromophil).* Se dit d'un tissu ou d'une cellule dont certaines parties peuvent être colorées par un colorant acide, et d'autres par un colorant basique.

DICHROMOPHILIE *s. f. (angl. dichromophilism).* Caractère de ce qui est dichromophile.

DICK ◇ **(RÉACTION DE)** *(angl. Dick's test).* Réaction érythémateuse à l'injection intradermique d'un filtrat de culture de streptocoques hémolytiques produisant la toxine érythrogène. Elle traduit une réceptivité de l'individu à la scarlatine. ◇ **(TOXINE DE)** *(angl. Dick's toxin).* ☞ ***TOXINE ÉRYTHROGÈNE.***

DICLOFÉNAC *s. m. (angl. diclofenac).* Médicament appartenant au groupe des anti-inflammatoires non stéroïdiens, utilisé dans les affections rhumatismales.

DICLONIE *s. f. (angl. diclony).* Myoclonie ne portant que sur les deux membres supérieurs ou inférieurs.

DICOUMARINE *s. f.* ☞ ***DICOUMAROL.***

DICOUMARINIQUE *s. m. (angl. dicumarol agent).* Membre d'un groupe de médicaments anticoagulants qui inhibent la formation de la prothrombine et d'autres facteurs de la coagulation (facteurs V, VII et X).

DICOUMAROL *s. m. (angl. dicumarol).* Méthylène-3,3' bis-(hydroxy-4 coumarine). Composé blanc, cristallin, obtenu par synthèse. Anticoagulant du groupe des antivitamines K, qui inhibe la synthèse de la prothrombine par le foie. Il est administré par voie orale dans la prophylaxie et le traitement des thromboembolies. SYN. ***BISHYDROXYCOUMARINE, DICOUMARINE.***

DICROCŒLIOSE *s. f. (angl. dicrocoeliasis).* Infection due aux parasites du genre *Dicrocoelium.*

DICROCOELIUM Genre de vers distomiens. L'espèce *D. lanceolatum* ou *D. dendriticum* (la petite douve) infeste le foie des ovins en Europe et en Afrique du Nord. Elle peut occasionnellement infester le foie de l'homme.

DICROTE *adj. (angl. dicrotic).* Qui est caractérisé par le dichrotisme. EX. *pouls dicrote.*

DICROTISME *s. m. (angl. dicrotism).* Battement double du pouls au niveau de l'artère radiale, pour une seule révolution cardiaque. Ce pouls dicrote est aisément perceptible dans certains états morbides accompagnés de pression artérielle basse.

DICTYOME *s. m. (angl. dictyoma).* Tumeur du corps ciliaire. SYN. ***DIKTYOME.***

DICTYOPSIE *s. f.* Trouble de la perception visuelle dans lequel le sujet voit des ombres ramifiées, semblables à une toile d'araignée.

DICTYOSOME *s. m. (angl. dictyosome).* Partie de l'appareil de Golgi constituée par des sacs membranaires aplatis.

DID *(angl. IDDM : Insulin-Dependent Diabetes Mellitus).* Abréviation de diabète insulinodépendant.

DIDANOSINE *s. f. (angl. didaoxyinosin).* Médicament de synthèse utilisé dans le traitement du sida.

DIDE-BOTCAZO (SYNDROME DE) *(angl. Dide-Botcazo syndrome).* Syndrome dû à des lésions bilatérales dans le territoire des artères cérébrales postérieures, qui se manifeste par des troubles visuels centraux (cécité corticale), des troubles mnésiques et d'orientation spatiale. S'observe dans les démences vasculaires.

DIDELPHE *adj. (angl. didelphic).* Se dit d'un utérus double.

DIDUCTION *s. f. (angl. diduction).* Mouvement de latéralité de la mandibule.

DIDYMALGIE *s. f. (angl. didymalgia).* SYN. ***ORCHIALGIE.***

-DIDYME *adj. (angl. -pagus).* Suffixe employé en tératologie pour désigner les diverses formes de monstres doubles.

DIDYMITE *s. f. (angl. didymitis).* SYN. ***ORCHITE.***

DIEFFENBACH (OPÉRATION DE) *(angl. Dieffenbach's operation).* Amputation de la cuisse par méthode circulaire, avec pose temporaire d'une ligature élastique.

DIEGO (SYSTÈME DE) *(angl. Diego blood group).* Groupe sanguin indépendant du groupe ABO. Du nom d'une famille vénézuélienne.

DIÉLECTRIQUE *adj. (angl. dielectric).* Se dit d'une substance qui ne conduit pratiquement pas le courant électrique.

DIÉLECTROLYSE *s. f. (angl. dielectrolysis).* Ensemble des phénomènes électrolytiques consécutifs au passage d'un courant galvanique à travers certains tissus.

DIENCÉPHALE *s. m. (NA. diencephalon). (angl. diencephalon).* Partie de l'encéphale située en profondeur entre les hémisphères cérébraux, et comprenant le thalamus, l'épithalamus et l'hypothalamus. SYN. ***CERVEAU INTERMÉDIAIRE.***

DIENCÉPHALO-HYPOPHYSAIRE *adj. (angl. diencephalohypophyseal).* Qui se rapporte au diencéphale et à l'hypophyse.

DIENTAMOEBA *(angl. Dientamoeba).* Genre d'amibes possédant deux noyaux sans chromatine périphérique. ◇ ***FRAGILIS*** Espèce d'amibe parasite du gros intestin chez l'homme et certains singes. Elle pourrait être à l'origine de troubles diarrhéiques.

DIÉRÈSE *s. f. (angl. dieresis).* Division ou séparation de parties normalement unies, sans perte de substance.

DIÈTE *s. f. (angl. diet).* **1.** Abstention momentanée et plus ou moins complète d'aliments, observée pour des raisons médicales ou hygiéniques. **2.** Régime alimentaire particulier, excluant, incluant ou limitant certains aliments. ◇ **HYDRIQUE** *(angl. liquid —).* Méthode thérapeutique pratiquée dans le traitement des troubles gastro-intestinaux des nourrissons, et qui consiste en l'administration exclusive et temporaire d'eau bouillie. ◇ **LACTÉE** *(angl. milk —).* Régime alimentaire à base de lait. ◇ **PROTÉIQUE** *(angl. protein-sparing —).* Régime consistant uniquement en apports protidiques associés aux minéraux et vitamines indispensables.

DIÉTÉTICIEN *s. m. (angl. dietitian).* **1.** Médecin nutritionniste spécialisé en diététique. **2.** Personne qui, dans un établissement hospitalier, établit les régimes alimentaires pour les malades. SYN. ***DIÉTÉTISTE.***

DIÉTÉTIQUE **1.** *s. f. (angl. dietetics).* Règles de l'alimentation normale contribuant au maintien de la santé. Dans un sens plus strict, principes et réalisation des régimes destinés aux malades. **2.** *adj. (angl. dietary).* Qui se rapporte au régime alimentaire.

DIÉTÉTISTE *s. m.* ☞ ***DIÉTÉTICIEN.***

DIÉTHYLAMINE *s. f. (angl. diethylamine).* Liquide incolore, d'odeur ammoniacale, soluble dans l'eau, très inflammable. C'est le point de départ de différents médicaments.

DIÉTHYLCARBAMAZINE *s. f. (angl. diethylcarbamazine).* Anthelminthique utilisé dans le traitement des infestations par *Wuchereria bancrofti, W. malayii, Loa loa* et *Onchocerca volvulus.* SYN. ***CARBAMAZINE.***

DIÉTHYLÈNEDIAMINE *s. f.* ☞ ***PIPÉRAZINE.***

DIÉTHYLSTILBESTROL *s. m. (angl. diethylstilbestrol).* Estrogène de synthèse possédant les mêmes propriétés que les estrogènes naturels. Son utilisation chez les femmes enceintes s'est accompagnée d'adénome ou d'adénocarcinome vaginal chez les filles de ces dernières.

DIÉTOTHÉRAPIE *s. f. (angl. diet therapy).* Traitement d'une maladie par des procédés diététiques.

DIÉTOTOXIQUE *adj. (angl. dietotoxic).* Se dit de certaines substances alimentaires qui peuvent se révéler toxiques en cas de troubles métaboliques.

DIEULAFOY (TRIADE DE) *(angl. Dieulafoy's triad).* Les trois signes caractéristiques de l'appendicite : hypersensibilité cutanée, défense musculaire et signe de Mac Burney.

DIFFÉRENCIATION *s. f. (angl. differentiation).* Processus d'acquisition de caractéristiques individuelles spécifiques. EX. *différenciation cellulaire, différenciation sexuelle.* ~ **(CLASSES D'ANTIGÈNES DE) CD** *(angl. clusters of differentiation [CD]).* Nomenclature des antigènes de différenciation (ou marqueur de surface) des leucocytes CD1 à CD8 pour les lymphocytes T ; CD19 à CD24 pour les lymphocytes B ; CD11 à CD14 pour les monocytes et les polynucléaires.

DIFFICULTÉ *s. f. (angl. difficulty).* Gêne, obstacle à l'accomplissement d'une fonction : difficulté circulatoire, respiratoire, par exemple.

DIFFLUENT *adj. (angl. diffluent).* Qui a tendance à se liquéfier. Se dit des tissus qui se ramollissent jusqu'à devenir liquides, dans certaines maladies.

DIFFRACTION *s. f. (angl. diffraction).* Phénomène suivant lequel la trajectoire des ondes (lumineuses, acoustiques, etc.) est déviée lorsque celles-ci rencontrent un obstacle.

DIFFUS *adj. (angl. diffuse).* Qui a tendance à s'étendre aux régions voisines ; par opposition à délimité, localisé ou circonscrit.

DIFFUSION *s. f. (angl. diffusion).* Propriété de certains corps de se disséminer dans le milieu qui les contient ; dissémination d'une substance dans l'organisme. ~ **ALVÉOLOCAPILLAIRE** *(angl. alveolar capillary —).* Passage des gaz dans les alvéoles vers les capillaires pulmonaires.

DIGASTRIQUE *adj. (angl. digastric).* Qui possède deux ventres. ~ **(MUSCLE)** *(angl. — muscle).* Muscle avec un tendon intermédiaire. Muscle de la région sus-hyoïdienne. ☞ ***ATLAS ANATOMIQUE DES MUSCLES EN ANNEXE.***

DIGENÈSE *s. f. (angl. digenesis).* **1.** Alternance des générations ; reproduction alternante. **2.** Existence de plus d'un mode de reproduction pour une espèce.

DIGESTIBILITÉ *s. f. (angl. digestibility).* Propriété d'un aliment d'être facilement digéré.

DIGESTIBLE *adj. (angl. digestible).* Facile à digérer.

DIGESTIF **1.** *adj. (angl. digestive).* Qui se rapporte à la digestion. **2.** *s. m. (angl. digestant).* Substance qui stimule la digestion.

DIGESTION *s. f. (angl. digestion).* Ensemble de processus par lesquels les aliments ingérés se transforment en substances assimilables. ~ **PEPTIQUE** *(angl. gastric —).* Digestion produite par la pepsine, qui s'effectue normalement dans l'estomac. ~ **SALIVAIRE** *(angl. salivary —).* Transformation de l'amidon en maltose, sous l'action de la salive.

DIGITAL *adj. (angl. digital).* Qui se rapporte aux doigts.

DIGITALE *s. f. (angl. digitalis, foxglove).* Plante de la famille des Scrofulariacées (*Digitalis purpurea*). Elle a été introduite en thérapeutique par Withering en 1785. La feuille contient des saponines et plusieurs glucosides (digitonine, digitaline, digitoxine). Elle est utilisée essentiellement comme cardiotonique.

DIGITALINE *s. f. (angl. digitalin).* Alcaloïde de la digitale, $C_{36}H_{56}O_{14}$. Elle est utilisée comme cardiotonique et diurétique.

DIGITALIQUE *adj. (angl. digitalic).* Qui se rapporte à la digitale. EX. *glucoside digitalique.*

DIGITALIS ~ **LANATA** Digitale à tige laineuse, originaire des Balkans, qui fournit les lanatosides. ~ **PURPUREA** *(angl. foxglove).* Digitale pourprée. ☞ ***DIGITALE.***

DIGITALISATION *s. f. (angl. digitalization).* Administration de glucosides digitaliques, généralement répétée jusqu'à l'obtention de l'effet cardiotonique recherché.

DIGITATION *s. f. (angl. digitation).* **1.** Prolongement ressemblant à un doigt ; se dit de faisceaux d'insertion situés sur le bord de certains muscles, le muscle dentelé antérieur par exemple. **2.** Amputation dans laquelle on crée un moignon en deux parties pour former une extrémité en forme de pince, apte à saisir un objet.

DIGITÉ *adj. (angl. digitate).* Qui possède des prolongements en forme de doigts.

DIGITIFORME *adj. (angl. digitiform).* En forme de doigt.

DIGITIFORMES (IMPRESSIONS) *(angl. central markings).* Variations de l'épaisseur de la voûte crânienne où l'on observe, radiologiquement, les empreintes des gyri cérébraux.

DIGITONINE *s. f. (angl. digitonin).* Glucoside cristallin, blanc, de la digitale. SYN. ***DIGITONOSIDE.***

DIGITOXINE *s. f. (angl. digitoxin).* Glucoside de la digitale, son composant le plus actif (cardiotonique puissant). C'est un composé blanc cristallin, de formule $C_{41}H_{64}O_{13}$. SYN. ***DIGITOXOSIDE, DIGITALINE CRISTALLISÉE.***

DIGLYCÉRIDE *s. m. (angl. diglycerid).* Glycérol estérifié avec deux molécules d'acide gras. Les diglycérides se comportent comme de bons émulsifiants.

DIGNATHE *s. m. (angl. dignathus).* Monstre fœtal possédant deux maxillaires inférieurs.

DIGOXINE *s. f. (angl. digoxin).* Substance cristalline extraite de *Digitalis lanata*, cardiotonique par voie orale.

DIHOLOSIDE *s. m. (angl. disaccharide).* Oside formé de deux molécules d'oses. Ce groupe comprend le maltose, le lactose, etc. SYN. ***DISACCHARIDE.***

DIHYBRIDE *adj. (angl. dihybrid).* Hybride provenant du croisement de deux parents qui diffèrent par deux caractères.

DIHYDROERGOTAMINE *s. f. (angl. dihydroergotamine).* Substance dérivée de l'ergot de seigle et possédant une action sur les récepteurs alpha-adrénergiques et sérotoninergiques ; utilisé dans la migraine. Abréviation : DHE.

DIHYDROFOLATE RÉDUCTASE *(angl. dihydrofolate reductase).* ☞ ***DHFR.***

DIHYDROTACHYSTÉROL *s. m. (angl. dihydrotachysterol).* Stéroïde synthétique dérivé de l'ergostérol, qui possède les propriétés de la vitamine D et de l'hormone parathyroïdienne.

DIHYDROXYPHÉNYLALANINE *s. f. (angl. dihydroxyphenylalanine).* Dérivé d'un acide aminé, la tyrosine, qui possède deux groupements hydroxyle. C'est un composé intermédiaire dans la synthèse des catécholamines et le précurseur de la dopamine. Abréviation : DOPA.

DIIODOTHYRONINE *s. f. (angl. diiodothyronine).* Composé intermédiaire dans l'hormonogenèse thyroïdienne.

DIIODOTYROSINE *s. f. (angl. diiodotyrosine).* Dérivé iodé de la tyrosine, précuseur des hormones thyroïdiennes.

DILACÉRATION *s. f. (angl. dilaceration).* Déchirement violent des tissus.

DILATATEUR *(angl. dilator).* **1.** *adj.* Se dit d'un muscle qui produit une dilatation. **2.** *s. m.* Instrument destiné à maintenir ouvert ou à agrandir l'orifice d'un conduit naturel ou artificiel. ~ **À TROIS BRANCHES** *(angl. tracheal —).* Pince à trois branches utilisée dans la trachéotomie pour dilater l'incision trachéale et faciliter l'introduction de la canule. ~ **DE LA PUPILLE (MUSCLE)** *(NA. m. dilatator pupillae). (angl. dilator muscle of pupil).* Fibres élastiques radiaires de l'iris.

DILATATION *s. f. (angl. dilatation, dilation).* **1.** Augmentation normale ou pathologique, continue ou intermittente, d'un orifice, d'une cavité ou d'un organe creux. **2.** Augmentation de volume d'un corps, en particulier sous l'influence de la chaleur. **3.** Intervention manuelle ou instrumentale qui a pour but d'augmenter ou de rétablir le calibre d'un orifice ou d'un canal normal ou pathologique. ~ **AIGUË DE L'ESTOMAC** *(angl. acute gastric dilatation).* Complication postopératoire des laparotomies, associant une dilatation de l'estomac à des phénomènes d'occlusion intestinale. ~ **CARDIAQUE** *(angl. dilatation of the heart).* Augmentation partielle ou totale des dimensions cardiaques, avec ou sans hypertrophie des parois, et avec diminution de la force de contraction. ~ **DE L'ESTOMAC** *(angl. gastric dilatation).* Distension de la cavité gastrique consécutive au relâchement de ses parois musculaires ou à une sténose pylorique. SYN. ***GASTRECTASIE.*** ~ **DE L'ŒSOPHAGE** *(angl. oesophagus dilatation).* Augmentation uniforme ou sacciforme de l'œsophage, congénitale ou acquise. ~ **DES BRONCHES** ☞ ***BRONCHECTASIE.*** ~ **DIGITALE** *(angl. digital dilation).* Dilatation d'une cavité ou d'un orifice par l'introduction d'un ou de plusieurs doigts. ~ **NASALE** *(angl. nasal dilatation).* Dilatation du vestibule nasal par action des muscles élévateurs de l'aile du nez au cours de la dyspnée.

DILUANT *s. m. (angl. diluent).* Liquide servant à diluer un autre liquide.

DILUTION *s. f. (angl. dilution).* Diminution de la concentration d'une solution par addition de liquide. ~ **(COURBE DE)** *(angl. indicator — curve).* Technique de mesure du débit cardiaque par les variations de concentration en un point donné d'un produit injecté en un autre point du système circulatoire.

DIMERCAPROL *s. m. (angl. dimercaprol).* Produit utilisé en injections intramusculaires comme antidote dans les intoxications par l'arsenic, le mercure et l'or. Abréviation : BAL (de l'anglais *British antilewisite*).

DIMÈRE *adj. (angl. dimerous, dimer).* Qui est composé de deux parties. Employé aussi comme substantif. ~ **(D-)** ☞ ***D-DIMÈRE.***

DIMÉTHYLXANTHINE *s. f.* ☞ ***THÉOBROMINE.***

DIMIDIÉ *adj. (angl. homolateral).* Qui se rapporte à une moitié du corps ; hémilatéral.

DIMMER (KÉRATITE NUMMULAIRE DE) *(angl. Dimmer's keratitis).* Kératite superficielle virale évoluant favorablement.

DIMORPHISME *s. m. (angl. dimorphism).* Propriété de certaines substances chimiques de se présenter sous deux formes cristallines distinctes. ~ **SEXUEL** *(angl. sexual —).* Existence de caractères morphologiques différents chez des individus d'une même espèce selon qu'il s'agisse de mâles ou de femelles.

DIMORPHOBIOTIQUE *adj. (angl. dimorphobiotic).* Se dit d'un organisme à reproduction alternante présentant une phase parasitaire et une phase non parasitaire au cours de sa vie.

DINITROFLUOROBENZÈNE *s. m. (angl. dinitrofluorobenzene).* 1-Fluoro-2,4-dinitrobenzène. Composé qui réagit avec les fonctions amines libres des acides aminés, entraînant la formation de dérivés dinitrophénylés de couleur jaune et résistants à l'hydrolyse acide. Il est responsable d'eczéma de contact.

DINITROPHÉNOL *s. m. (angl. dinitrophenol).* Substance très toxique augmentant les oxydations cellulaires et élevant le métabolisme. Il existe six composés isomères utilisés dans la préparation de teintures.

DINOFLAGELLÉS *(angl. Dinoflagellate).* Micro-organismes composants du plancton. Certaines espèces sécrètent une neurotoxine pouvant causer des intoxications sévères chez les consommateurs de coquillages.

DINUCLÉOTIDE *s. m. (angl. dinucleotide).* Produit de la désintégration d'un tétranucléotide (acide nucléique). Les dinucléotides peuvent à leur tour se dédoubler en deux mononucléotides.

DIOCTOPHYME *(angl. Dioctophyma).* Genre de vers nématodes. L'espèce *D. renale* se développe chez les chiens, les chats, les chevaux et, exceptionnellement, chez l'homme, dans le pelvis du rein ou dans la cavité péritonéale. Le ver adulte peut atteindre un mètre. Nom vernaculaire : strongle géant.

DIŒSTRUS *s. m. (angl. diestrus).* Intervalle de temps survenant entre deux périodes de rut chez les animaux.

DIOPTOSCOPIE *s. f. (angl. dioptometry).* Mesure du pouvoir de réfraction de l'œil à l'aide d'un ophtalmoscope.

DIOPTRIE *s. f. (angl. diopter).* Unité de puissance des systèmes optiques ; c'est la vergence d'un système optique dont la distance focale est de 1 mètre dans un milieu dont l'indice de réfraction est 1. ~ **PRISMATIQUE** *(angl. prism —).* Unité angulaire de déviation prismatique ; elle correspond à une déflexion de 1 cm d'un rayon lumineux sur un plan tangent situé à 1 m de distance (soit approximativement un angle de 0,5°). Elle est utilisée dans la mesure des déviations strabiques.

DIOPTRIQUE *s. f. (angl. dioptrics).* Partie de la physique qui traite de la réfraction de la lumière. ~ **DE L'ŒIL** *(angl. eye —).* Étude de la déviation des rayons lumineux par les milieux réfringents de l'œil.

DIOSMINE *s. f. (angl. diosmin).* Glucoside amer extrait des feuilles de *Diosma crenata* ou buchu ; veinotonique.

DIOTIQUE *adj. (angl. biauricular).* Qui est perçu également par les deux oreilles.

DIOXYDE *s. m. (angl. dioxide).* Oxyde contenant deux atomes d'oxygène par molécule. ~ **DE CARBONE** *(angl. carbon dioxide).* Oxyde de carbone (gaz carbonique) de formule CO_2, formé lors de l'oxydation des matières organiques. La concentration dans le sang est de 60 à 70 vol % pour le sang veineux, et de 50 à 55 vol % dans le sang artériel. Il est presque en totalité sous forme de bicarbonates formant la réserve alcaline.

DIP-PLATEAU *s. m. (angl. dip-plateau).* Dépression protodiastolique brève et profonde inscrite sur la courbe de pression atriale et ventriculaire droite obtenue par cathétérisme cardiaque ; elle est suivie d'une remontée brusque de la courbe, puis d'un plateau télédiastolique. Cet aspect est observé en particulier dans la péricardite constrictive.

DIPEPTIDASE *s. f. (angl. dipeptidase).* Enzyme sécrétée par la muqueuse intestinale qui catalyse l'hydrolyse des dipeptides.

DIPEPTIDE *s. m. (angl. dipeptide).* Protéine qui résulte de l'union de deux acides aminés, unis par une liaison peptidique.

DIPHALLIE *s. f. (angl. diphallia).* Malformation consistant en un dédoublement de la verge ou du clitoris.

DIPHASIQUE *adj. (angl. diphasic).* Qui survient en deux phases ou étapes.

DIPHENHYDRAMINE *s. f. (angl. diphenhydramine).* Antagoniste des récepteurs H1 de l'histamine (antihistaminique) aux propriétés sédatives, antinaupathiques et antiémétiques, également doté de propriétés anticholinergiques et antidopaminergiques à l'origine d'effets indésirables. Il est utilisé sous forme de chlorhydrate.

DIPHÉNYLAMINE *s. f. (angl. diphenylamine).* Composé utilisé comme réactif de l'acide nitrique et pour préparer de nombreuses matières colorantes.

DIPHÉNYLAMINECHLORARSINE *s. f. (angl. diphenylchlorarsine).* Gaz toxique utilisé au cours de la Première Guerre mondiale, qui provoque éternuements, toux, salivation et vomissements.

DIPHÉNYLHYDANTOÏNE *s. f. (angl. diphenylhydantoin).* ☞ ***PHÉNYTOÏNE.***

DIPHONIE *s. f. (angl. diphonia).* Voix caractérisée par l'émission simultanée de deux tons différents. SYN. ***VOIX BITONALE.***

DIPHOSPHONATE *s. m.* ☞ ***BIPHOSPHONATE.***

DIPHTÉRIE *s. f. (angl. diphtheria).* Maladie infectieuse aiguë, contagieuse, épidémique, due à *Corynebacterium diphteriae* (bacille de Klebs-Löffler), caractérisée par l'apparition de fausses membranes, fortement adhérentes, et d'exsudats fibrineux qui se forment principalement sur les muqueuses des voies respiratoires et digestives supérieures où elles produisent des symptômes locaux : tuméfaction, dysphagie, dyspnée, etc. Il existe également une tuméfaction des ganglions correspondant à la région atteinte. L'intoxication de l'organisme par la toxine diphtérique entraîne des symptômes généraux : fièvre, myocardite, néphrite, forte prostration et paralysies. Une immunité peut être obtenue par la vaccination qui est obligatoire. ◇ **LARYNGÉE** *(angl. laryngeal —).* ☞ ***CROUP.*** ◇ **MALIGNE** *(angl. malignant —).* Forme particulièrement grave de diphtérie avec des lésions hémorragiques et des signes toxi-infectieux sévères. ◇ **NASALE** *(angl. nasal —).* Atteinte diphtérique au niveau de la partie antérieure de la muqueuse des fosses nasales.

DIPHTÉRIQUE *adj. (angl. diphteritic).* Qui est en rapport avec la diphtérie.

DIPHTÉROÏDE *adj. (angl. diphteroid).* Qui rappelle la diphtérie ; ce terme s'applique aux affections qui ressemblent à la diphtérie par leurs caractères anatomiques ou cliniques, ou aux bacilles ressemblant de très près à celui de la diphtérie par leur forme mais non producteurs de toxine.

DIPHYLLOBOTHRIUM Genre de vers cestodes, caractérisés par la présence de deux ventouses allongées (bothridies) sur la tête et dont les ouvertures anale et utérine se situent sur une même face du segment. Ce genre est identique aux genres *Bothriocephalus* et *Dibothriocephalus*. Les principales espèces sont : *D. cordatum*, à tête en forme de cœur, espèce de petite taille rencontrée au Groënland, chez l'homme et chez les chiens, et *D. latum*, ténia inerme (dépourvu de crochets), rencontré dans l'intestin humain, mesurant 2 cm de large et 5 m de long. Ces vers passent une première étape de leur vie chez un crustacé, une deuxième chez un poisson, et se transmettent ensuite à l'homme par ingestion de poisson mal cuit. Parmi les autres espèces, on trouve *D. mansoni*, chez les chiens et les carnivores, et *D. parvum*, en Tasmanie, au Japon, aux États-Unis. SYN. ***BOTRIOCÉPHALE.***

DIPHYODONTE *adj. (angl. diphyodont).* Se dit d'un animal qui a deux dentitions au cours de sa vie.

DIPLACOUSIE *s. f. (angl. diplacusis).* Audition simultanée par les deux oreilles de deux sons différents, provenant d'un stimulus unique. ◇ **ÉCHOTIQUE** *(angl. echo —).* Perception d'un son par une oreille puis par l'autre, mais avec une intensité moindre.

DIPLÉGIE *s. f. (angl. diplegia).* Paralysie bilatérale et symétrique touchant des parties plus ou moins étendues du corps. ◇ **CÉRÉBRALE INFANTILE** *(angl. spastic —).* ☞ ***LITTLE (MALADIE DE).*** ◇ **FACIALE** *(angl. facial —).* Paralysie faciale bilatérale.

DIPLÉGIQUE *adj. (angl. diplegic).* Qui est atteint de diplégie (s'emploie aussi comme substantif).

DIPLO- *(angl. diplo-).* Préfixe d'origine grecque signifiant double et indiquant la dualité, la gémellité.

DIPLOBACILLE *s. m. (angl. diplobacillus).* Bacille se présentant sous la forme de deux éléments accolés.

DIPLOCARDIE *s. f. (angl. diplocardia).* Anomalie cardiaque congénitale marquée par un sillon entre les cœurs droit et gauche.

DIPLOCÉPHALE *s. m. (angl. diplocephalus).* Monstre à deux têtes. SYN. ***DICÉPHALE.***

DIPLOCOCCÉMIE *s. f. (angl. diplococcemia).* Présence de diplocoques dans le sang.

DIPLOCOCCOÏDE *adj. (angl. diplococcoid).* Qui ressemble à un diplocoque.

DIPLOCOCCUS Nom sous lequel on désignait un genre bactérien regroupant des bactéries coccoïdes ayant tendance à se disposer en paires. ☞ ***NEISSERIA, MORAXELLA, STREPTOCOCCUS PNEUMONIAE.***

DIPLOCOQUE *s. m. (angl. diplococcus).* Bactérie constituée par l'association de deux éléments.

DIPLOCORIE *s. f. (angl. diplocoria).* Présence de deux pupilles dans un œil.

DIPLOÉ *s. m. (NA. diploe). (angl. diploe).* Couche d'os spongieux située entre les tables externe et interne des os de la voûte du crâne.

DIPLOGENÈSE *s. f. (angl. diplogenesis).* Terme générique pour désigner toutes les monstruosités doubles.

DIPLOÏDE *adj. (angl. diploid).* Se dit d'une cellule qui possède un assortiment double de chromosomes homologues (c'est-à-dire le double du nombre haploïde).

DIPLOÏDIE *s. f. (angl. diploidy).* État d'une cellule dont le noyau contient deux jeux de chromosomes homologues.

DIPLOMYÉLIE *s. f. (angl. diplomyelia).* Fissure longitudinale de la moelle épinière qui apparaît dédoublée. SYN. ***DIASTHÉMATOMYÉLIE.***

DIPLOPAGE *s. m. (angl. diplopagus).* Monstre double formé de deux corps également développés et symétriques, qui ont un ou plusieurs organes vitaux en commun.

DIPLOPHONIE *s. f. (angl. diplophonia).* ☞ ***DIPHONIE.***

DIPLOPIE *s. f. (angl. diplopia).* Trouble de la vision dans lequel le sujet perçoit deux images d'un seul et même objet. C'est le principal symptôme initial d'une paralysie des nerfs oculomoteurs. Elle est en général binoculaire. ◇ **CROISÉE, HÉTÉRONYME** *(angl. crossed, heteronymous —).* Diplopie dans laquelle l'image déplacée est située du côté opposé à l'œil strabique. ◇ **HOMONYME** *(angl. homonymous, direct —).* Diplopie dans laquelle l'image déplacée est située du même côté que l'œil strabique. ◇ **MONOCULAIRE** *(angl. monocular —).* Diplopie qui affecte un seul œil ; elle s'observe parfois dans la cataracte débutante. ◇ **VERTICALE** *(angl. vertical —).* Diplopie dans laquelle les deux images sont situées l'une au-dessus de l'autre.

DIPLOPIOMÈTRE *s. m. (angl. diplopiometer).* Appareil servant à apprécier le degré d'une diplopie (terme peu usité).

DIPLOSCOPE *s. m. (angl. diploscope).* Appareil pour l'examen de la vision binoculaire dans lequel chaque œil regarde un champ visuel différent, ce qui permet d'obtenir des renseignements précis quant à l'intégration des fonctions visuelles.

DIPLOSOME *s. m. (angl. diplosome).* Les deux centrioles des cellules des mammifères.

DIPLOSOMIE *s. f. (angl. diplosomia).* Monstruosité caractérisée par la présence de deux corps jumeaux complets réunis par une ou plusieurs de leurs parties. SYN. ***DISOMIE.***

DIPLOTÈNE *s. m. (angl. diplotene).* Quatrième stade de la prophase de la méiose, dans lequel intervient la séparation des paires de chromosomes homologues à l'exception de ceux situés dans la région des chiasmas.

DIPLOTÉRATOLOGIE *s. f. (angl. diploteratology).* Ensemble des connaissances relatives aux monstruosités doubles.

DIPROSOPE *s. m. (angl. diprosopus).* Fœtus monstrueux présentant deux têtes fusionnées latéralement et postérieurement ou une seule tête présentant une duplication plus ou moins prononcée de la face. ⊂⊃ **TRIOPHTALMUS, TETROTUS** Respectivement, diprosope avec trois yeux ou quatre oreilles.

DIPSOGÉNIQUE *adj. (angl. dipsogenic).* Qui cause la soif.

DIPSOMANIE *s. f. (angl. dipsomania).* Besoin irrésistible et paroxystique d'absorber des boissons alcoolisées, survenant par accès périodiques et intermittents.

DIPSOPHOBIE *s. f. (angl. dipsophobia).* ☞ ***HYDROPHOBIE.***

DIPSOTHÉRAPIE *s. f. (angl. dipsotherapy).* Limitation stricte de l'absorption de liquides dans un but thérapeutique.

DIPTÈRES *(angl. Diptera).* Ordre d'insectes possédant deux ailes. Il comprend les mouches, les moustiques, etc.

DIPYGE *s. m. (angl. dipygus).* Fœtus monstrueux présentant un double pelvis. SYN. ***DIPYGUS.***

DIPYLIDIUM CANINUM Ténia parasite intestinal habituel du chien et du chat qui, à l'état de larve, vit dans les poux et les puces de ces animaux. Il a été rencontré chez l'homme.

DIPYRIDAMOLE *s. m. (angl. dipyridamole).* Dérivé pipéridinique qui est utilisé dans le traitement de l'angine de poitrine et comme antiagrégant plaquettaire.

DIROFILARIA Genre de filaires à corps très allongé et cuticule striée, parasites des animaux. Certaines espèces peuvent infester l'homme ; transmission par un moustique. L'enkystement de la filaire dans la peau ou la conjonctive provoque un œdème douloureux.

DISACCHARIDE *s. m.* ☞ ***DIHOLOSIDE.***

DISCAL *adj. (angl. discal).* Qui se rapporte à un disque, en particulier intervertébral.

DISCARTHROSE *s. f. (angl. degenerative disk disease).* Affection dégénérative d'un ou de plusieurs disques intervertébraux caractérisée par le pincement de l'interligne, la condensation des plateaux vertébraux et le développement d'ostéophytes.

DISCECTOMIE *s. f. (angl. diskectomy).* Ablation d'un disque intervertébral.

DISCISION *s. f. (angl. discission).* Incision ou division, séparation.

DISCITE *s. f. (angl. diskitis).* Inflammation d'un disque intervertébral.

DISCLINAISON *s. f. (angl. disclination).* Mouvement involontaire de rotation externe des deux yeux lors de l'élévation du regard, entraînant une convergence vers le bas des méridiens verticaux des deux cornées.

DISCOGRAPHIE *s. f. (angl. discography).* Radiographie du noyau d'un disque intervertébral après opacification par un produit de contraste.

DISCOÏDE *adj. (angl. discoid).* En forme de disque. SYN. ***DISCOÏDAL.***

DISCOMYCES *(angl. Discomycetes).* Champignon voisin des *Actinomyces* pouvant être responsable d'infections chroniques.

DISCOPATHIE *s. f. (angl. discopathy).* Toute affection d'un disque intervertébral.

DISCORADICULOGRAPHIE *s. f. (angl. diskoradiculography).* ☞ ***RADICULOGRAPHIE.***

DISCORDANCE *s. f. (angl. discordance).* **1.** Trouble de l'unité psychique, signe fondamental de la schizophrénie. **2.** En génétique, présentation d'un caractère héréditaire particulier ou d'une maladie chez un seul jumeau.

DISCRET *adj. (angl. discrete).* Dont les éléments sont séparés les uns des autres et ne tendent pas à se réunir ; se dit surtout de certaines lésions cutanées.

DISJONCTION *s. f. (angl. disjunction).* **1.** Division, séparation, décollement de deux parties d'un organe ou de deux organes accolés. **2.** En génétique, séparation des chromosomes durant la mitose ou des chromatides durant la méiose. ⊂⊃ **CRANIOFACIALE** *(angl. transverse facial fracture).* Fracture transverse de la face, le trait passe par la partie supérieure des os du nez, le maxillaire ou l'orbite. SYN. ***FRACTURE DE LEFORT III.*** ⊂⊃ **ÉPIPHYSAIRE** *(angl. epiphyseal separation).* Décollement épiphysaire.

DISLOCATION *s. f. (angl. dislocation).* **1.** Déplacement anormal d'un organe ou d'une partie du corps. **2.** Luxation.

DISOME *s. m. (angl. disome).* Appareil chromosomique formé de paires de chromosomes symétriques.

DISOMIE *s. f. (angl. disomy).* ☞ ***DIPLOSOMIE.***

DISPENSAIRE *s. m. (angl. health center).* Institution publique ou privée, sans lits d'hospitalisation, délivrant des soins curatifs et des soins préventifs médico-sociaux.

DISPERMIE *s. f. (angl. dispermy).* Pénétration de deux spermatozoïdes dans un ovule.

DISPOSITIF INTRA-UTÉRIN *(angl. intrauterine device).* ☞ ***STÉRILET.***

DISQUE *s. m. (angl. disk, band).* Organe ou structure anatomique arrondi et plat. <> **A** *(angl. A band).* Chacune des parties sombres de la myofibrille d'une fibre musculaire striée. SYN. ***DISQUE ANISOTROPE, DISQUE SOMBRE, DISQUE TRANSVERSAL.*** <> **ARTICULAIRE** *(NA. discus articularis). (angl. articular disk).* Fibrocartilage ou ménisque situé entre les surfaces osseuses articulaires. <> **GERMINATIF** *(angl. germinal disk).* Zone plane de l'œuf fécondé, dans laquelle apparaissent les premiers indices de l'embryon. <> **I** *(angl. I band).* Chacune des parties claires de la myofibrille d'une fibre musculaire striée. SYN. ***DISQUE CLAIR, DISQUE ISOTROPE.*** <> **INTERVERTÉBRAL** *(NA. discus intervertebrale). (angl. intervertebral disk).* Fibrocartilage intercalé entre les corps des vertèbres. <> **OPTIQUE** *(NA. discus nervi optici). (angl. optic disk).* Point sur la rétine par où pénètre le nerf optique. SYN. ***PAPILLE OPTIQUE.*** <> **OVIGÈRE** ☞ ***DISQUE PROLIGÈRE.*** <> **PROLIGÈRE** *(angl. proligerous disk).* Masse de cellules épithéliales qui entoure l'ovule à la phase de maturation du follicule ovarien. <> **Q** *(angl. Q band).* SYN. ***DISQUE A.***

DISSE (ESPACE DE) *(angl. Disse's space).* Espace entre les hépatocytes et les sinusoïdes du foie.

DISSECTEUR *s. m. (angl. dissector).* Instrument utilisé pour faciliter la dissection des vaisseaux, des nerfs, etc.

DISSECTION *s. f. (angl. dissection).* Division et séparation méthodique des parties et des organes du corps dans le but d'étudier leur disposition et leurs particularités anatomiques. <> **AORTIQUE** *(angl. aortic —).* ☞ ***ANÉVRYSME DISSÉQUANT.*** <> **DES ARTÈRES CERVICALES ET CÉRÉBRALES** *(angl. cervical and cerebral arterial —).* Dilacération spontanée ou traumatique des artères cervicales et cérébrales par choc ou élongation forcée du cou. De symptomatologie variable nécessitant une angiographie par IRM en urgence. Évolution souvent favorable sous traitement médical.

DISSÉMINATION *s. f. (angl. dissemination).* Diffusion ou extension d'un processus pathologique ou des germes d'une maladie.

DISSIMULATION *s. f. (angl. dissimulation).* Action par laquelle un fait réel est caché. La dissimulation d'une maladie se rencontre parfois au cours de l'examen médical pour un contrat de travail, l'obtention du permis de conduire, une expertise psychiatrique, etc.

DISSOCIATION *s. f. (angl. dissociation).* **1.** Action de séparer des éléments associés ; son résultat. **2.** Décomposition d'un composé chimique en éléments plus simples. <> **ALBUMINOCYTOLOGIQUE** *(angl. albuminocytologic —).* Hyperprotéinorachie sans augmentation des éléments cellulaires, observée dans le syndrome de Guillain-Barré. <> **ATRIOVENTRICULAIRE** *(angl. atrioventricular —).* Indépendance des contractions des atria et des ventricules cardiaques. ☞ ***BLOC ATRIOVENTRICULAIRE.*** <> **AUTOMATICOVOLONTAIRE** Réduction parfois importante du langage, coexistant avec l'émission soudaine de phrases appartenant au langage automatique, constatée chez certains aphasiques. <> **AUTOMATICOVOLONTAIRE DE MONROD-KROHN** Dans les paralysies faciales par lésion des neurones moteurs supérieurs, la mobilité de la mimique émotionnelle automatique s'avère conservée et même parfois exagérée. <> **BACTÉRIENNE OU MICROBIENNE** *(angl. bacterial —).* Apparition, au sein d'une culture pure, de formes se distinguant clairement de la souche originelle. <> **ÉLECTROLYTIQUE** *(angl. ionic —).* Processus par lequel les molécules d'un électrolyte se scindent en ions positifs et en ions négatifs. SYN. ***DISSOCIATION IONIQUE.*** <> **MENTALE** *(angl. mental —).* Destructuration de la personnalité propre à la schizophrénie, dont les effets se manifestent dans l'affectivité, l'activité et les processus intellectuels, et qui reflète un trouble fondamental des associations qui régissent le cours de la pensée. <> **SYRINGOMYÉLIQUE ET THERMO-ALGÉSIQUE** *(angl. syringomyelic —).* ☞ ***SYRINGOMYÉLIE.***

DISTAL *adj. (NA. distalis). (angl. distal).* Distant, périphérique, le plus éloigné du centre, de l'origine ; s'oppose à proximal.

DISTANCE *s. f. (angl. distance).* **1.** Sur une carte génétique, intervalle entre deux locus, calculé d'après la fréquence des recombinaisons observées. **2.** Sur un arbre phylogénique, intervalle de temps pendant lequel se sont accumulées les différences observées entre deux séquences homologues dans deux espèces différentes. <> **FOCALE** *(angl. focal —).* Distance entre le foyer principal d'un système optique et le plan principal de ce système. <> **INFINIE** *(angl. infinite —).* En ophtalmologie, toute distance supérieure à 6 m entre l'objet fixé et l'œil, car à cette distance les rayons lumineux arrivant sur l'œil sont pratiquement parallèles, comme s'ils provenaient de l'infini.

DISTENSION *s. f. (angl. distention).* État de tissus, membranes, organes, etc., qui sont soumis à une tension violente. <> **DE L'AINE** *(angl. — of the groin).* Association d'une hernie crurale et d'une hernie inguinale.

DISTICHIASIS *s. m. (angl. distichiasis).* Anomalie congénitale à transmission autosomique dominante consistant en la présence de deux rangées de cils avec déviation en arrière de la rangée postérieure.

DISTOCCLUSION *s. f. (angl. distoclusion).* Mauvaise relation entre les arcs dentaires maxillaire et mandibulaire, le second étant en position postérieure par rapport au premier.

DISTOMA Autrefois, nom donné à un genre de vers trématodes ; aujourd'hui, terme général qui comprend plusieurs genres de trématodes : *Paragonimus*, *Fasciola*, *Schistosoma*, *Opisthorchis*, etc. ◇ **HAEMATOBIUM** SYN. ***SCHISTOSOMA HAEMATOBIUM***. ◇ **HEPATICUM** SYN. ***FASCIOLA HEPATICA***.

DISTOMATOSE *s. f. (angl. distomatosis).* Toute maladie provoquée par les distomes (douves). ◇ **HÉPATIQUE** *(angl. liver —).* Clonorchiase ou fasciolase, infestation due à *Clonorchis sinensis* ou *Fasciola hepatica*. ◇ **INTESTINALE** *(angl. intestinal —).* Infestation causée par le trématode *Fasciolopsis buski*. ◇ **PULMONAIRE** *(angl. lung —).* ☞ ***PARAGONIMOSE***.

DISTOMIASE *s. f. (angl. distomiasis).* SYN. ***DISTOMATOSE***.

DISTORSION *s. f. (angl. distortion).* **1.** Forme d'aberration dans laquelle les objets apparaissent sous une forme ou une taille différente, lorsqu'ils sont vus à travers une lentille. **2.** Malformation acquise ou congénitale par torsion d'une partie du corps.

DISTRACTION *s. f. (angl. distraction).* **1.** Manque d'attention. **2.** Diversion ou changement dans le cours des pensées par des influences propres ou extérieures au sujet.

DISTRACTIVITÉ *s. f. (angl. distractibility).* Capacité de modification du cours des pensées par des influences extérieures. Elle diminue ou même disparaît dans les états de dépression ou d'inhibition.

DISTRIBUTION *s. f. (angl. distribution).* Répartition des branches d'une artère ou d'un nerf dans les territoires qu'ils irriguent ou innervent.

DISTRICHIASE *s. f. (angl. districhiasis).* Croissance de deux poils dans un même follicule.

DISULFIRAME *s. m. (angl. disulfiram).* Composé utilisé dans les cures de désintoxication alcoolique pour empêcher la transformation d'un métabolite de l'alcool, l'aldéhyde acétique, en acide acétique. L'accumulation de l'aldéhyde acétique produit des manifestations désagréables aboutissant au dégoût de l'alcool (effet antabuse).

DITTEL (OPÉRATION DE) *(angl. Dittel's operation).* Énucléation des lobes latéraux de la prostate après incision externe, dans l'hypertrophie de la prostate.

DITTRICH (BOUCHONS DE) *(angl. Dittrich's plugs).* Formations blanchâtres, grisâtres ou jaunâtres, observées dans les sécrétions mucopurulentes bronchiques des bronchectasies et dans la gangrène pulmonaire.

DIU *(angl. IUD (intrauterine device)).* Abréviation de dispositif intra-utérin.

DIURÈSE *s. f. (angl. urine output).* Sécrétion d'urine par le rein. ◇ **AQUEUSE** *(angl. water diuresis).* Polyurie provoquée par l'administration d'eau. ◇ **OSMOTIQUE** *(angl. osmotic diuresis).* Diurèse provoquée par une augmentation de l'osmolarité plasmatique et par conséquent du filtrat glomérulaire ; elle peut être obtenue par l'administration intraveineuse de mannitol, d'urée ou d'une solution saline hypertonique.

DIURÉTIQUE *adj. (angl. diuretic).* Qui favorise ou stimule l'excrétion urinaire. S'emploie aussi comme substantif. ◇ **OSMOTIQUE** *(angl. osmotic —).* Agent qui entraîne une élimination hydrique par l'urine du fait de son action osmotique qui diminue la réabsorption tubulaire de l'eau.

DIVERGENCE *s. f. (angl. divergence).* **1.** En ophtalmologie, mouvement d'abduction simultanée des deux yeux. **2.** En génétique, pourcentage de différences de séquence nucléotidique (ou protéique) entre deux ADN (ou protéines) apparentés. ◇ **VERTICALE NÉGATIVE, POSITIVE** Mouvement non coordonné de rotation des globes oculaires, dans lequel la ligne de visée d'un œil ou des deux yeux s'écarte du plan horizontal. Elle est dite négative quand la ligne de visée de l'œil gauche s'écarte vers le haut ou celle de l'œil droit vers le bas, et positive quand la ligne de visée de l'œil gauche s'écarte vers le bas ou celle de l'œil droit vers le haut.

DIVERTICULAIRE *adj. (angl. diverticular).* Qui se rapporte ou qui appartient à un diverticule.

DIVERTICULE *s. m. (angl. diverticulum).* Cavité en forme de sac, communicant avec un conduit naturel. ◇ **DE L'ŒSOPHAGE** *(angl. esophageal —).* Hernie ou dilatation localisée, anormale, de l'œsophage. SYN. ***ŒSOPHAGOCÈLE***. ◇ **DE MECKEL** ☞ ***MECKEL (DIVERTICULE DE)***. ◇ **DE PULSION** *(angl. pulsion —).* Diverticule œsophagien provoqué par la protrusion de la muqueuse à travers la couche musculaire. ◇ **DE TRACTION** *(angl. traction —).* Diverticule œsophagien consécutif à la traction extrinsèque exercée par des adhérences. ◇ **DE ZENKER** *(angl. Zenker's —).* ☞ ***ZENKER (DIVERTICULE DE)***. ◇ **DU CÔLON** *(angl. colonic —).* Hernie de la muqueuse colique sous forme de sailles arrondies donnant au lavement baryté un aspect en grappes de raisin. ◇ **ÉPIPHRÉNIQUE** *(angl. epiphrenic —).* Diverticule de la partie inférieure de l'œsophage. ◇ **HÉPATIQUE** *(angl. hepatic —).* Diverticule embryonnaire donnant naissance au foie, à la vésicule biliaire et aux conduits biliaires. ◇ **VÉSICAL** *(angl. vesical —).* Prolapsus de la muqueuse à travers la paroi de la vessie.

DIVERTICULECTOMIE *s. f. (angl. diverticulectomy).* Ablation chirurgicale d'un diverticule, notamment au niveau du tube digestif.

DIVERTICULITE *s. f. (angl. diverticulitis).* Inflammation d'un ou de plusieurs diverticules, en particulier au niveau du côlon.

DIVERTICULOSE *s. f. (angl. diverticulosis).* Présence de diverticules multiples sur la muqueuse d'un ou de plusieurs organes creux.

DIVISION *s. f. (angl. division).* Ramification d'un vaisseau ou d'un nerf en deux ou plusieurs branches.

DIVULSEUR *s. m. (angl. divulsor).* Instrument servant à effectuer une dilatation forcée de l'urètre ou du col utérin.

DIVULSION *s. f. (angl. divulsion).* **1.** Dilatation forcée d'un canal rétréci. **2.** Déchirement des tissus.

DIXIÈME PAIRE CRÂNIENNE *(NA. n. vagus). (angl. vagus nerve, tenth cranial nerve).* Nerf mixte, avec un contingent très important de rameaux parasympathiques à destinée cervico-abdomino-thoracique. ☞ ***N. VAGUE (XE PAIRE) (ATLAS ANATOMIQUE DES NERFS EN ANNEXE).***

DIZYGOTE *adj. (angl. dizygotic).* Se dit de chacun des jumeaux à placentas séparés, provenant de deux œufs différents.

DL50 *(angl. LD50).* ☞ ***DOSE LÉTALE 50.***

DLCO Abréviation de capacité de diffusion pulmonaire par le monoxyde de carbone.

DMELCOS *s. m.* Culture stérilisée de bacilles de Ducrey sur gélose. Elle est utilisée comme réactif intradermique dans le diagnostic du chancre mou.

DNA *(angl. DNA).* Abréviation de *deoxyribonucleic acid* ou acide désoxyribonucléique. ☞ ***DÉSOXYRIBONUCLÉIQUE (ACIDE).***

DNAse *(angl. DNAse).* ☞ ***DÉSOXYRIBONUCLÉASE.***

DNID *(angl. NIDDM).* Abréviation pour diabète non insulinodépendant.

DOAN ET WRIGHT (PANCYTOPÉNIE DE) *(angl. splenic pancytopenia).* Cytopénie périphérique portant sur les trois lignées sanguines, associée à une splénomégalie. SYN. ***PANCYTOPÉNIE SPLÉNIQUE.***

DOBIE (LIGNE DE) *(angl. Dobie's layer).* Ligne foncée correspondant à la bande de Krause de la fibrille musculaire du muscle strié. ☞ ***KRAUSE (MEMBRANE DE).***

DOBUTAMINE *(angl. dobutamine).* β-stimulant utilisé dans le traitement du choc et de l'insuffisance cardiaque.

DOCA *(angl. DOCA).* Abréviation de *deoxycorticosterone acetate* (acétate de désoxycorticostérone).

DOCHMIUS DUODENALIS *(angl. dochmius duodenalis).* ☞ ***ANCYLOSTOMA.***

DOCIMASIE *s. f.* Ensemble d'épreuves auxquelles on soumet les organes d'un cadavre pour déterminer les circonstances de la mort. ◇ **AURICULAIRE** ☞ ***WREDEN (SIGNE DE).*** ◇ **HÉPATIQUE** Recherche du glycogène et du glucose dans le foie d'un cadavre. La présence de ces substances signifie que le sujet est mort rapidement, leur absence qu'il est mort après une longue agonie. ◇ **PNEUMO-HÉPATIQUE** Relation entre le poids des poumons et celui du foie, qui est de 1/3 avant l'établissement de la respiration et de 1/1 après. ◇ **PULMONAIRE** Détermination de l'existence d'air dans les poumons chez un nouveau-né mort, pour dire s'il a respiré et, par conséquent, s'il a vécu hors du sein maternel. Cette détermination peut être hydrostatique et histologique.

DOCIMOLOGIE *s. f. (angl. docimology).* Étude de la notation des examens et concours.

DOCOSANOÏQUE (ACIDE) *(angl. docosanoic acid).* Acide gras saturé présent dans l'huile de cacahuète. Acide béhénique.

DODÉCANOÏQUE (ACIDE) *(angl. dodecanoic acid).* Acide gras saturé présent dans l'huile de noix de coco. Acide laurique.

DÖDERLEIN (BACILLE DE) *(angl. Döderlein's bacillus).* Bacille Gram+ habituel du vagin, qui dédouble les glucides et produit de l'acide lactique. SYN. ***LACTOBACILLUS ACIDOPHILUS.***

DOEGE ET POTTER (SYNDROME DE) *(angl. Doege-Potter syndrome).* Tumeur mésenchymateuse extrapancréatique maligne de siège rétropéritonéal ou abdominal avec manifestations hypoglycémiques.

DÖHLE (CORPS DE) *(angl. Döhle bodies).* Corps basophiles présents dans les leucocytes observés dans le syndrome de May-Hegglin. ☞ ***MAY-HEGGLIN (SYNDROME DE).***

DOIGT *s. m. (angl. finger).* Chacun des cinq prolongements qui terminent la main. Ils sont formés de trois phalanges, sauf le premier doigt ou pouce qui n'en a que deux. ◇ **À RESSORT** *(angl. trigger —).* Doigt atteint de blocage momentané dans les mouvements de flexion ou d'extension habituellement en rapport avec un rétrécissement qui entoure le tendon. Ce phénomènre anormal cède d'une manière brusque en s'accompagnant d'une sensation de ressaut. ◇ **EN BAGUETTE DE TAMBOUR** ☞ ***HIPPOCRATISME DIGITAL.*** ◇ **EN MARTEAU** *(angl. mallet —).* Doigt dont la phalange distale se trouve en flexion. ◇ **HIPPOCRATIQUE** *(angl. hippocratic —).* ☞ ***HIPPOCRATISME DIGITAL.*** ◇ **MORT** Doigt pâle, exsangue, insensible, avec sensation de fourmillements. Ce trouble vasomoteur s'observe notamment dans la maladie de Raynaud.

DOIGT-NEZ (ÉPREUVE) *(angl. finger-to-nose test).* Manœuvre destinée à mettre en évidence un trouble de la coordination et consistant à demander au sujet d'effectuer des déplacements amples et rapides du bras visant à amener l'index sur l'extrémité du nez.

DOIGTS ◇ **(PHÉNOMÈNE DES)** *(angl. Souques' phenomenon).* Extension et écartement des doigts lorsque le malade lève le bras, en cas d'hémiplégie organique. SYN. ***SOUQUES (SIGNE DE).*** ◇ **EN COUP DE VENT** Déformation de la main par déviation de tous les doigts vers le bord ulnaire ; elle est caractéristique de la polyarthrite rhumatoïde.

DOL *s. m. (angl. dol).* Unité de sensibilité à la douleur. Elle équivaut approximativement à un dixième du seuil.

DOLÉRIS (OPÉRATION DE) *(angl. Doléris operation).* ☞ ***BECK-DOLÉRIS (OPÉRATION DE).***

DOLICHO- *(angl. dolicho-).* Préfixe d'origine grecque signifiant allongé.

DOLICHOCÉPHALE *adj. (angl. dolichocephalic).* Se dit d'un individu qui présente une dolichocéphalie.

DOLICHOCÉPHALIE *s. f. (angl. dolichocephaly).* Déformation du crâne due à une fusion primaire de la suture sagittale, avec une augmentation du diamètre antéro-postérieur et un indice céphalique compris entre 65 et 75 (tête longue et étroite).

DOLICHOCÔLON *s. m. (angl. dolichocolon).* Côlon anormalement long.

DOLICHOENTÉRIE *s. f. (angl. dolichocolon).* Longueur anormalement grande de l'intestin.

DOLICHOGASTRIE *s. f. (angl. dolichogastry).* Allongement anormal de l'estomac.

DOLICHOMÉGALIE *s. f. (angl. dolicomegaly).* Allongement et dilatation anormale d'une structure anatomique, notamment d'un segment du tube digestif ou d'un vaisseau.

DOLICHOMORPHE *adj. (angl. dolichomorphic).* De forme allongée.

DOLICHOPROSOPE *adj. (angl. dolichoprosopic).* ☞ ***LEPTOPROSOPIE.***

DOLICHOSIGMOÏDE *s. m. (angl. dolichosigmoid).* Allongement anormal du côlon sigmoïde.

DOLICHOSTÉNOMÉLIE *s. f. (angl. dolichostenomelia).* Malformation congénitale des quatre membres qui ont une longueur excessive et un aspect grêle. Elle est caractéristique de la maladie de Marfan.

DOLLINGER (ANNEAU DE) *(angl. Dollinger's tendinous ring).* Anneau élastique situé autour de la périphérie de la cornée, formé par un épaississement de la membrane de Descemet.

DOMAINE *s. m. (angl. domain).* Partie d'un peptide ayant une structure ou une fonction particulière. ◇ **C** Domaine constant des anticorps et du récepteur d'antigène des lymphocytes T. ◇ **V** Domaine variable, N-terminal des chaînes lourdes et légères des anticorps et des chaînes α, β, δ et γ du site de liaison à l'antigène des lymphocytes T.

DÔME ◇ **PLEURAL** *(angl. dome of pleura).* ☞ ***CUPULE PLEURALE.*** ◇ **(ONDE EN)** *(angl. dome-like wave).* Onde monophasique englobant QRS et T, caractéristique de l'infarctus du myocarde au début.

DOMINANCE *s. f. (angl. dominance).* Prédominance d'un gène ou d'un caractère (appelé dominant) sur son allélomorphe (appelé récessif), lorsqu'ils sont tous deux présents chez un individu hétérozygote. ◇ **CÉRÉBRALE, OCULAIRE** *(angl. cerebral, ocular —).* Prédominance de la fonction d'un hémisphère cérébral ou d'un œil.

DOMINANT *adj. (angl. dominant).* Se dit d'un allèle ou d'une mutation qui, à l'état hétérozygote, conditionne le phénotype. Contraire : récessif.

DOMISME *s. m. (angl. domism).* Science qui traite de la construction et de l'aménagement de la maison.

DONATH ET LANDSTEINER (ÉPREUVE DE) *(angl. Donath-Landsteiner test).* Épreuve démontrant *in vitro* la présence, dans le sérum, d'hémolyse biphasique. On utilise cette épreuve dans l'hémoglobinurie paroxystique, en refroidissant à 0 °C un mélange de globules rouges et de sérum d'un malade et en le réchauffant ensuite à 37 °C, ce qui entraîne une hémolyse manifeste.

DONDERS (MÉTHODE SUBJECTIVE DE) *(angl. Donders' ring).* Détermination de la réfraction à l'aide de verres d'essai.

DONNAN (ÉQUILIBRE DE) *(angl. Donnan's equilibrium).* Équilibre établi entre deux solutions séparées par une membrane semi-perméable de chaque côté de laquelle il existe d'un côté des ions diffusibles et de l'autre de grosses molécules (protides) non diffusibles.

DONNEUR *s. m. (angl. donor).* Personne qui fait don de son sang pour une transfusion ou d'un de ses organes pour une transplantation. ◇ **UNIVERSEL** *(angl. universal —).* Donneur dont les hématies ne s'agglutinent pas en présence d'un sérum d'un autre groupe sanguin.

DONOVANOSE *s. f. (angl. donovanosis).* Affection due à *Donovania* (ou *Caylmmatobacterium granulomatis*). Maladie vénérienne tropicale à nodules puis ulcérations multiples des organes génitaux externes. SYN. ***GRANULOME ULCÉREUX DES PARTIES GÉNITALES.***

dopa *(angl. dopa).* Sigle de la dihydroxyphénylalanine, précurseur de la dopamine.

DOPAGE *s. m. (angl. doping).* Utilisation de substances et de tout procédé afin d'augmenter artificiellement les performances générales, physiques ou mentales, d'un sujet.

DOPAMINE *s. f. (angl. dopamine).* Catécholamine physiologique qui se forme à partir de la tyrosine et de la dopa, et qui est un précurseur de la noradrénaline et de l'adrénaline. Elle possède par elle-même d'importantes propriétés de transmetteur dans différentes régions du cerveau, en particulier dans les noyaux du système extrapyramidal, dans l'hypothalamus et dans le système limbique. Sa disparition des corps striés et du locus niger est la cause de la maladie de Parkinson. Elle est administrée par voie intraveineuse dans certains types de chocs. Elle a une action anti-prolactine.

DOPAMINERGIQUE *adj. (angl. dopaminergic).* Se dit de nerfs dont les terminaisons libèrent la dopamine. Un médicament dopaminergique reproduit l'action de la dopamine.

DOPANT *adj. (angl. dope).* Se dit d'un produit utilisé dans le dopage (s'emploie aussi comme substantif).

DOPA-OXYDASE *s. f. (angl. dopaoxidase).* Enzyme cutanée qui oxyde la dihydroxyphénylalanine, produisant la mélanine. SYN. ***DOPASE.***

DOPPLER ~ (EFFET) *(angl. Doppler effect).* Modification de la fréquence d'une vibration lorsqu'une source se déplace par rapport à un observateur. **~ (EXAMEN ULTRASONOGRAPHIE)** *(angl. Doppler velocimetry).* Technique utilisant l'effet Doppler sur des ultrasons et permettant d'étudier la vitesse de la circulation du sang dans les vaisseaux, artères et veines. SYN. ***VÉLOCIMÉTRIE PAR ÉCHOGRAPHIE DOPPLER, VÉLOCIMÉTRIE ULTRASONIQUE.*** **~ PULSÉ** *(angl. pulse Doppler method).* Technique permettant d'observer les orifices cardiaques. **~ TRANSCRÂNIEN** *(angl. transcranial Doppler ultrasonography).* Technique d'étude des courants circulatoires de certaines artères de l'encéphale.

DORENDORF (SIGNE DE) *(angl. Dorendorf's sign).* Effacement du creux sus-claviculaire dans l'anévrysme de la crosse de l'aorte.

DORMIA (SONDE DE) *(angl. Dormia's basket).* Instrument utilisé lors de la cystoscopie pour l'ablation de calculs de la portion distale de l'uretère.

DORSAL *adj. (NA. dorsalis). (angl. dorsal).* Qui se rapporte au dos ; opposé à ventral, palmaire ou plantaire.

DORSALGIE *s. f. (angl. dorsalgia).* Douleur du rachis dorsal.

DORSALISATION *s. f. (angl. dorsalization).* Anomalie de développement par transformation du processus transverse de la septième vertèbre cervicale en une côte plus ou moins développée, la côte cervicale, pouvant déterminer des compressions vasculonerveuses.

DORSARTHROSE *s. f. (angl. dorsal arthrosis).* Arthrose de la colonne dorsale.

DORSIFLEXION *s. f. (angl. dorsiflexion).* Flexion en direction du dos.

DORSOLATÉRAL *adj. (angl. dorsolateral).* Qui se rapporte au dos et aux parties latérales du thorax.

DORSOLOMBAL *adj. (angl. dorsolumbar).* Qui se rapporte aux régions dorsale et lombale.

DORSOVENTRAL *adj. (angl. dorsoventral).* Qui se rapporte au dos et à l'abdomen. SYN. ***DORSO-ABDOMINAL.***

DOS *s. m. (NA. dorsum). (angl. back).* **1.** Partie postérieure du tronc, allant des épaules jusqu'aux lombes. **2.** Partie postérieure ou supérieure et convexe d'un organe ou d'une partie du corps : dos du pied, de la main, du pénis, etc. **~ DE FOURCHETTE** *(angl. silverfork deformity).* Déformation du poignet caractéristique des fractures de l'extrémité inférieure du radius. **~ DE LA SELLE TURCIQUE** *(NA. dorsum sellae). (angl. dorsum sellae).* Lame quadrilatère du sphénoïde formant la partie postérieure de la selle.

DOSAGE *s. m. (angl. dosage).* **1.** Détermination d'une dose ; calcul de la quantité de médicament à administrer, par exemple. **2.** Détermination de la concentration d'une solution. **3.** Détermination de la quantité d'une substance dans un milieu ou un mélange.

DOSE *s. f. (angl. dose).* Quantité de médicament à administrer par prise ou par unité de temps. **~ ABSORBÉE** *(angl. absorbed —).* Quantité d'énergie absorbée par l'unité de masse d'une substance exposée à un rayonnement ionisant. L'unité de dose absorbée est le gray (symbole Gy). **~ CANCÉRICIDE** *(angl. cancericidal —).* Quantité de rayons X nécessaire pour faire disparaître une tumeur maligne. **~ CURATIVE** *(angl. curative —).* Dose d'un médicament qui produit la guérison. **~ D'ENTRETIEN** *(angl. maintenance —).* Quantité suffisante d'un médicament à administrer après une dose initiale pour maintenir les effets désirés. **~ D'ÉPILATION, D'ÉRYTHÈME** *(angl. epilating, erythema —).* Doses de rayonnement qui produisent, respectivement, une dépilation temporaire ou un érythème. **~ DE RAPPEL** *(angl. booster —).* Se dit de la dose de vaccin qu'on administre au bout d'un certain temps afin de préserver l'immunité. **~ DÉCLENCHANTE, SENSIBILISANTE** *(angl. sensitizing, reacting —).* Deuxième et première dose, respectivement, d'une substance antigénique dans l'anaphylaxie. **~ EFFICACE** *(angl. effective —).* Quantité minimale d'un médicament qui détermine un effet thérapeutique. **~ FRACTIONNÉE** *(angl. divided —).* Dose inférieure à la normale, mais administrée à des intervalles plus courts. **~ JOURNALIÈRE** *(angl. daily —).* Addition de toutes les doses administrées en 24 heures. **~ LÉTALE** *(angl. lethal —).* Dose minimale mortelle. **~ LÉTALE 50** *(angl. median lethal — [abr. LD_{50}]).* Quantité d'une substance toxique, d'une culture microbienne ou d'un rayonnement ionisant qui tue approximativement 50 % des animaux d'un groupe inclus dans un essai et soumis à des conditions prédéfinies. On l'utilise pour évaluer la toxicité ou la virulence de diverses préparations et pour contrôler la quantité d'organismes pathogènes dans les essais de vaccins. Abréviation : DL50. **~ MAXIMALE** *(angl. maximum —).* Quantité maximale d'un médicament qui peut être administrée sans provoquer d'effet nocif. **~ MAXIMALE ADMISSIBLE** *(angl. maximum permissible —).* Dose maximale de rayonnements ionisants n'entraînant pas de lésions perceptibles chez un individu (ainsi que chez sa dscendance). Abréviation : DMA. **~ MINIMALE** *(angl. minimum —).* La plus petite quantité d'un médicament capable de produire un effet. **~ OPTIMALE** *(angl. optimal).* Dose de médicament qui produit les effets recherchés, sans réactions indésirables. **~ TOXIQUE** *(angl. toxic —).* Dose qui produit des accidents toxiques.

DOSIMÈTRE *s. m. (angl. dosimeter).* Appareil de mesure des quantités de rayons X ou gamma, ou de rayonnements corpusculaires (rayons alpha, bêta).

DOSIMÉTRIE *s. f. (angl. dosimetry).* **1.** Détermination exacte et systématique des doses de médicaments. **2.** Détermination de la quantité de radiations ionisantes reçues par unité de temps.

DOT-BLOT *s. m.* Mot anglais désignant une méthode d'hybridation moléculaire entre un acide nucléique directement adsorbé sous forme de tache sur un filtre (sans électrophorèse préalable) et une sonde. ☞ ***BUVARDAGE EN TACHES.***

DOTHIÉNENTÉRIE *s. f.* Dénomination de Bretonneau pour la fièvre typhoïde ; terme désuet. SYN. ***DOTHIÉNENTÉRITE.***

DOUBLE *adj. (angl. double).* Qui est constitué de deux éléments identiques (phénomènes, objets). ◇ **AVEUGLE** *(angl. double-blind test).* Technique utilisée dans les essais cliniques consistant à donner soit le médicament, soit un placebo afin d'éliminer tout élément subjectif. SYN. ***DOUBLE INSU.*** ◇ **CONTOUR** *(angl. — contour sign).* Ligne anormale limitant ou dédoublant la silhouette d'un organe radiographié. ◇ **RÉFRACTION** *(angl. — refrigency).* ☞ ***BIRÉFRINGENCE.*** ◇ **TON DE TRAUBE** ☞ ***TRAUBE (DOUBLE TON DE).***

DOUBLET (SIGNE DU) *s. m. (angl. doublet sign).* Ondes doubles observées à l'électromyogramme dans la tétanie.

DOUGLAS ◇ **(CRI OU SIGNE DU)** *(angl. Douglas' cry).* Douleur violente à la compression digitale de l'excavation recto-utérine (cul-de-sac de Douglas) lors du toucher vaginal. On l'observe dans la grossesse extra-utérine lorsqu'il existe du sang dans le cul-de-sac. ◇ **(CUL-DE-SAC DE)** *(angl. rectouterine excavation).* Ancienne dénomination. ☞ ***EXCAVATION RECTO-UTÉRINE, EXCAVATION VÉSICORECTALE.*** ◇ **(HERNIE DU)** *(angl. Douglascele, posterior vaginal hernia).* ☞ ***ÉLYTROCÈLE.*** ◇ **(REPLI DE)** *(angl. rectouterine fold).* Ancienne dénomination. ☞ ***PLI RECTO-UTÉRIN.***

DOUGLASSITE *s. f.* Inflammation du cul-de-sac de Douglas (excavation recto-utérine).

DOULEUR *s. f. (angl. pain).* Sensation anormale et pénible résultant de la stimulation des terminaisons nerveuses dans les organes ou régions sensibles. ◇ **CENTRALE** *(angl. central —).* Douleur due à une lésion du système nerveux central. ◇ **DE CHARCOT** *(angl. Charcot's —).* Ovarialgie hystérique. ◇ **EN CEINTURE** *(angl. girdle —).* Sensation douloureuse dont la topographie rappelle une ceinture. ◇ **ERRATIQUE** *(angl. wandering —).* Douleur qui change fréquemment de place. ◇ **EXQUISE** *(angl. sharp —).* Douleur vive, localisée en un point précis. ◇ **FANTÔME** *(angl. phantom —, phantom limb —).* Douleur ressentie dans une partie du corps qui a été amputée. ◇ **FULGURANTE** *(angl. lightning —).* Douleur très vive touchant particulièrement les membres inférieurs, d'origine radiculaire postérieure et dont la durée très courte a été comparée à celle de l'éclair. Elle s'observe, par exemple, à la période initiale du tabès. ◇ **GRAVATIVE** *(angl. heavy —).* Douleur accompagnée d'une sensation de pesanteur, ressentie notamment en cas d'épanchement. ◇ **IRRADIÉE** *(angl. radiate —).* Douleur ressentie à distance de l'endroit où elle prend son origine. ◇ **OSTÉOCOPE** *(angl. osteocopic —).* Douleur, spécialement nocturne, siégeant au niveau des surfaces osseuses recouvertes seulement par la peau (crâne, tibia), caractéristique de la période secondaire de la syphilis. ◇ **PONGITIVE** *(angl. durting —).* Douleur comparable à celle qui serait provoquée par un coup de poignard. ◇ **PROJETÉE** *(angl. referred —).* Douleur ayant son origine dans un organe profond et perçue dans une zone cutanée ayant la même innervation sensitive. SYN. ***DOULEUR RÉFÉRÉE.*** ◇ **PULSATILE** *(angl. throbbing —).* Douleur produite par une inflammation, et rythmée par les battements artériels. ◇ **RÉFÉRÉE** ☞ ***DOULEUR PROJETÉE.*** ◇ **SOURDE** *(angl. dull —).* Douleur légère, mais continue. ◇ **TENSIVE** Douleur accompagnée d'une sensation de distension, causée par une inflammation. ◇ **TÉRÉBRANTE** *(angl. boring —).* Douleur intense, profonde, que le patient perçoit comme si elle était produite par un corps pointu introduit dans la partie malade.

DOULEURS *s. f. (angl. labor pains).* En obstétrique, douleurs qui accompagnent les contractions utérines lors de l'accouchement. ◇ **EXPULSIVES** *(angl. bearing down pains).* Douleurs qui accompagnent les contractions utérines au début de l'expulsion. ◇ **PRÉPARANTES** *(angl. dilating pains).* Douleurs survenant au début de l'accouchement, accompagnant la dilatation du col utérin.

DOUVE *s. f. (angl. fluke).* Nom vernaculaire des vers parasites distomiens. SYN. ***DISTOME.***

DOUZIÈME PAIRE CRÂNIENNE *(NA. n. hypoglossus). (angl. hypoglossal nerve, twelth cranial nerve).* Nerf moteur de la langue. ☞ ***N. HYPOGLOSSE (XIIe PAIRE) (ATLAS ANATOMIQUE DES NERFS EN ANNEXE).***

DOWELL (OPÉRATION DE) *(angl. Dowell's hernia repair).* Cure radicale d'une hernie par invagination et suture du fond du sac herniaire au niveau de son collet.

DOWN (SYNDROME DE) *(angl. Down's syndrome).* Débilité mentale congénitale due à une aberration chromosomique. SYN. ***MONGOLISME, TRISOMIE 21.***

DOXÉPINE *s. f. (angl. doxepin).* Antidépresseur tricyclique. ☞ ***ANTIDÉPRESSEUR.***

DOXYCYCLINE *s. f. (angl. doxycycline).* ☞ ***TÉTRACYCLINE.***

DOYEN ◇ **(AIGUILLE DE)** *(angl. Doyen's needle).* Aiguille à suture, à manche, dont la pointe aplatie possède un bord tranchant et un chas.

⊂⊃ **(CLAMP DE)** *(angl. Doyen's clamp).* Clamp droit ou courbe pour la compression des tissus lors de la chirurgie de l'estomac. ⊂⊃ **(OPÉRATIONS DE)** *(angl. Doyen's operations).* **1.** Hystérectomie totale par voie abdominale. **2.** Traitement chirurgical d'une hydrocèle, par éversion de la tunique vaginale.

DOYNE (CHOROÏDITE DE) *(angl. Doyne's familial honeycombed choroiditis).* Choroïdite dégénérative héréditaire caractérisée par la formation de foyers blanchâtres à proximité de la macula.

D-PÉNICILLAMINE *s. f. (angl. penicillamine).* β,β-diméthylcystéine. Produit de dégradation de la pénicilline ; agent chélateur du cuivre, du mercure, du zinc et du plomb, qui favorise leur élimination par l'urine. Elle est utilisée dans l'intoxication par le mercure et dans la maladie de Wilson.

DPN *(angl. DPN).* Abréviation de diphosphopyridine-nucléotide.

DRACONTIASE *s. f. (angl. draconculosis).* Infestation provoquée par *Dracunculus medinensis.* SYN. ***DRACUNCULOSE.***

DRACUNCULOSE *s. f.* ☞ ***DRACONTIASE.***

DRACUNCULUS Genre de vers nématodes du sous-ordre des Filarioïdés. L'espèce principale est *Dracunculus medinensis* (filaire de Médine, ver de Guinée ou dragonneau), également appelé *Filaria medinensis, Dracunculus persarum,* etc. C'est un ver filiforme de 50 à 70 cm de long, qui vit à l'état adulte dans le tissu sous-cutané de l'homme et de divers animaux domestiques, en Inde, en Afrique et en Arabie. Il expulse ses embryons par une ouverture de la peau en contact avec l'eau, où ces embryons envahissent le corps de petits crustacés du genre *Cyclops,* dans lesquels ils passent leur vie larvaire.

DRAGÉE *s. f. (angl. sugar-coated pill, dragee).* Préparation médicamenteuse ovoïde, enrobée d'une couche de sucre.

DRAGONNEAU *s. m. (angl. dragon worm).* Nom vernaculaire de *Dracunculus medinensis.*

DRAGSTED (OPÉRATION DE) *(angl. Dragsted's operation).* Vagotomie tronculaire bilatérale au niveau de l'extrémité inférieure de l'œsophage dans le traitement de l'ulcère duodénal.

DRAIN *s. m. (angl. drain).* Tube ou lame souple ou rigide permettant l'évacuation des liquides accumulés d'une plaie ou d'une cavité.

DRAINAGE *s. m. (angl. drainage).* Procédé permettant l'écoulement des liquides contenus dans une plaie, un organe creux ou une cavité. ⊂⊃ **BASAL** *(angl. basal —).* Drainage du liquide céphalorachidien dans l'espace sous-arachnoïdien de la base du cerveau, dans le but de diminuer la pression intra-crânienne. ⊂⊃ **CAPILLAIRE** *(angl. capillary —).* Drainage par capillarité au moyen de mèches de gaze ou de fils de soie, de catgut ou d'autres matériaux. ⊂⊃ **POSTURAL** *(angl. postural —).* Traitement des bronchiectasies et des abcès pulmonaires consistant à placer le malade dans le lit avec la tête plus basse que le reste du corps, dans le but de favoriser l'écoulement des sécrétions.

DRAMATISATION *s. f. (angl. dramatism).* Attitude théâtrale avec exagération de l'expressivité, se rencontrant au cours de l'hystérie.

DRASTIQUE *adj. (angl. drastic).* Dont l'action est particulièrement énergique. Se dit en particulier de certains purgatifs. S'emploie aussi comme substantif.

DRÉPANOCYTAIRE *adj. (angl. drepanocytic).* Qui se rapporte au drépanocyte.

DRÉPANOCYTE *s. m. (angl. sickle cell).* Globule rouge falciforme, caractéristique de la drépanocytose.

DRÉPANOCYTÉMIE *s. f. (angl. sick cell anemia).* ☞ ***DRÉPANOCYTOSE.***

DRÉPANOCYTOSE *s. f. (angl. sickle cell anemia).* Anomalie sanguine caractérisée par une falciformation des hématies sous l'influence de la baisse de la pression partielle de l'oxygène. On distingue une forme grave (état homozygote) provoquant une anémie souvent mortelle, avec remplacement total de l'hémoglobine A par de l'hémoglobine S dans les hématies, et une forme cliniquement inapparente (état hétérozygote), dans laquelle le remplacement de l'hémoglobine A par de l'hémoglobine S est seulement partiel. SYN. ***ANÉMIE DRÉPANOCYTAIRE, ANÉMIE À HÉMATIES FALCIFORMES, HÉMOGLOBINOSE S.***

DRESBACH (SYNDROME DE) *(angl. Dresbach's syndrome).* SYN. ***DRÉPANOCYTOSE.***

DRESSLER (SYNDROME DE) *(angl. Dressler's syndrome).* Syndrome consécutif à un infarctus du myocarde, qu'il peut suivre de quelques jours ou de quelques semaines, et comportant de la fièvre, des douleurs thoraciques, une péricardite, un épanchement pleural modéré et parfois une congestion pulmonaire.

DROGUE *s. f. (angl. drug).* **1.** Matière première des médicaments officinaux ou magistraux. **2.** Toute substance médicamenteuse. **3.** Terme désignant les substances (médicamenteuses ou non) qui déterminent une accoutumance et une dépendance physique et/ou psychique.

DROGUÉ *adj. (angl. drug addict).* ☞ ***TOXICOMANE.***

DROITIER **1.** *adj. (angl. right-handed).* Qui utilise de préférence la main droite ; s'oppose à gaucher. **2.** *s. m. (angl. right-handed person).* Personne qui utilise de préférence sa main droite.

DROMOGRAPHE *s. m. (angl. dromograph).* Appareil servant à enregistrer la vitesse du sang circulant.

DROMOMANIE *s. f. (angl. dromomania).* Impulsion irrésistible à marcher ou à courir.

DROMOSIDÉROPHOBIE *s. f.* Crainte morbide des voyages en chemin de fer.

DROMOTHÉRAPIE *s. f. (angl. dromotherapy).* Emploi thérapeutique de la marche.

DROMOTROPE *adj. (angl. dromotropic).* Qui se rapporte à la conductibilité d'une fibre musculaire ou nerveuse. Se dit notamment de la transmission de l'excitation à travers les fibres du myocarde.

DROMOTROPISME *s. m. (angl. dromotropism).* Modification de la conductibilité d'une fibre musculaire ou nerveuse (et notamment du myocarde). Le dromotropisme peut être négatif ou positif, selon que la conductibilité diminue ou augmente.

DROP-ATTACK *(angl. drop attack).* Chute brutale par dérobement des jambes en rapport avec un accident ischémique cérébral et sans perte de connaissance.

DROPÉRIDOL *s. m. (angl. droperidol).* Neuroleptique du groupe des butyrophénones. Il est employé en anesthésiologie-réanimation pour la réalisation de la neuroleptanalgésie.

DROSOPHILA Genre de mouches largement utilisées pour les études expérimentales en génétique. Noms vernaculaires : drosophile, mouche des fruits, mouche du vinaigre.

DRUSE *s. f.* ☞ ***DRUSEN.***

DRUSEN *s. f. (angl. drusen).* Petite saillie blanchâtre au niveau de la rétine traduisant la dégénérescence maculaire sénile.

DSM Abréviation de *Diagnostic and Statistical Manual of Mental Disorders*, manuel statistique des maladies mentales de l'Association américaine de psychiatrie.

DT *(angl. DT).* ☞ ***DELIRIUM TREMENS.***

DUALISME *s. m. (angl. dualism).* Terme général utilisé pour désigner les théories ou les doctrines qui admettent la coexistence, l'antagonisme ou l'indépendance de deux principes, origines ou phénomènes ; par exemple, la doctrine philosophique selon laquelle l'être humain est composé d'un corps et d'une âme, la théorie selon laquelle les phénomènes physiques et psychiques sont fondamentalement indépendants et de nature diverse, etc. En médecine, il existe plusieurs théories dualistes : celle d'Ehrlich sur l'origine différente des leucocytes pourvus de granulations et de ceux qui en sont dépourvus, celle de l'origine différente des cellules lymphoïdes et des cellules myéloïdes, etc.

DUANE (SYNDROME DE) *(angl. Duane's syndrome).* ☞ ***STILLING-TÜRK-DUANE (SYNDROME DE).***

DUBINI (CHORÉE DE) *(angl. Dubini's chorea).* Affection grave et d'évolution progressive caractérisée par des convulsions cloniques similaires à celles produites par le courant électrique, de la fièvre, une atrophie et une faiblesse musculaire, aboutissant à la mort à brève échéance. Il s'agit probablement d'une forme exceptionnelle d'encéphalite épidémique.

DUBIN-JOHNSON (MALADIE DE) *(angl. Dubin-Johnson disease).* Ictère chronique familial à transmission autosomique récessive, permanent, non hémolytique, qui débute au cours de l'enfance (avec hyperbilirubinémie conjugée) et qui est dû à un défaut d'excrétion de bilirubine par la cellule hépatique en rapport avec l'absence d'un enzyme hépatique.

DUBOVITZ (SYNDROME DE) *(angl. Dubovitz's syndrome).* Type de nanisme congénital, à transmission autosomique récessive, associé à un faciès particulier, un eczéma infantile chronique et une débilité mentale légère.

DUBREUIL-CHAMBARDEL (SYNDROME DE) *(angl. Dubreuil-Chambardel syndrome).* Caries multiples des incisives supérieures, qui apparaissent au cours de l'adolescence et augmentent progressivement pendant quelques années.

DUCHENNE ⌔ (MALADIES DE) *(angl. Duchenne's diseases).* **1.** Dystrophie musculaire progressive de transmission récessive liée au sexe (chromosome X), avec pseudo-hypertrophie des mollets, d'évolution mortelle par défaillance cardiorespiratoire. **2.** Paralysie bulbaire progressive, proche de la forme bulbaire de la sclérose latérale amyotrophique. **⌔ (SIGNE DE)** *(angl. Duchenne's sign).* Dépression de la région épigastrique pendant l'inspiration, observée dans la paralysie du diaphragme ou dans certaines formes d'hydropéricarde. **⌔ (TROCART DE)** *(angl. Duchenne's trocar).* Emporte-pièce utilisé pour faire des biopsies dans les tissus profonds.

DUCHENNE-ERB (SYNDROME DE) *(angl. Erb-Duchenne syndrome).* Paralysie des muscles deltoïde, biceps brachial, brachial et long extenseur radial du carpe, par lésion du tronc primaire supérieur du plexus brachial (racines C5 et C6).

DUCREY (BACILLE DE) *(angl. Ducrey's bacillus).* ☞ ***HAEMOPHILUS DUCREYI.***

DUCTANCE *s. f. (angl. fractional uptake coefficient).* Terme désignant l'efficacité d'un échange gazeux pulmonaire.

DUCTION *s. f. (angl. duction).* Tout mouvement oculaire rotatoire à partir de la position primaire d'un seul œil.

DUCTULES ABERRANTS *(NA. ductuli aberrantes). (angl. aberrant ductules).* Petits canalicules borgnes se détachant de la partie moyenne du rete testis.

DUCTUS ⌔ VENOSUS *(NA. ductus venosus). (angl. ductus venosus).* Canal veineux qui, chez le fœtus, fait communiquer la veine ombilicale avec la veine cave inférieure. **⌔ REUNIENS** *(NA. ductus reuniens). (angl. ductus reuniens).* Canal étroit qui relie le saccule à la partie vestibulaire du conduit cochléaire.

DUDLEY-KLINGENSTEIN (SYNDROME DE) *(angl. Dudley-Klingenstein syndrome).* Syndrome caractérisé par la présence de tumeurs vasculaires bénignes, multiples, de l'intestin grêle.

DUFFY (SYSTÈME) *(angl. Duffy blood group).* ☞ ***GROUPE SANGUIN.***

DUGBE (VIRUS) *(angl. Dugbe virus).* ☞ ***NAIROVIRUS.***

DUGAS (SIGNE DE) *(angl. Dugas' sign).* Procédé permettant de détecter l'existence d'une luxation de l'épaule et qui consiste à essayer de placer la main du côté atteint sur l'épaule opposée et d'amener le coude de ce même côté atteint au contact du thorax. L'impossibilité de réaliser cette manœuvre permet d'affirmer l'existence d'une luxation.

DUGUET (SIGNE DE) *(angl. Bouveret's ulcer).* Ulcération des piliers antérieurs du voile du palais dans la fièvre typhoïde. SYN. ***ANGINE DE DUGUET.***

DUHRING-BROCQ (MALADIE DE) *(angl. Duhring-Brocq disease).* Affection cutanée caractérisée par des lésions polymorphes, érythémato-papulobulleuses, douloureuses ou prurigineuses, qui évoluent par poussées récidivantes. Elle est parfois associée à une intolérance au gluten. SYN. ***DERMATITE HERPÉTIFORME.***

DÜHRSEN (INCISION DE) *(angl. Dührsen's incision).* Incision du col utérin pour faciliter le passage du fœtus lors de l'accouchement.

DUJARIER (BANDAGE DE) *(angl. Dujarier's bandage).* Bandage servant à immobiliser le bras et le coude dans les lésions de l'épaule.

DUKE (ÉPREUVE DE) *(angl. Duke's bleeding time).* Mesure du temps de saignement après incision légère du lobe de l'oreille et absorption du sang avec un papier filtre jusqu'à l'arrêt du saignement. On note le temps qui s'est écoulé et le nombre de gouttes de sang recueillies. Normalement, le temps de saignement est de 3 à 4 minutes. Il est allongé en cas d'atteinte plaquettaire. SYN. ***ÉPREUVE DU TEMPS DE SAIGNEMENT.***

DUKES (CLASSIFICATION DE) *(angl. Duke's classification).* Classification du stade évolutif du cancer colo-rectal (A : cancer de la muqueuse ; B : atteinte de la musculeuse ; C : atteinte ganglionnaire ; D : métastases.)

DUKES-FILATOV (MALADIE DE) *(angl. Dukes' disease).* Rubéole scarlatiniforme ou quatrième maladie.

DULCINE *s. f.* ☞ ***SUCROL.***

DUM-DUM (FIÈVRE) *(angl. dumdum fever).* ☞ ***KALA-AZAR.***

DUMPING SYNDROME Remplissement soudain du grêle lié à une évacuation prématurée du contenu du moignon gastrique après gastrectomie. Il apparaît après le repas et se manifeste par une sensation de pesanteur et de tension épigastrique, des nausées et un ballonnement, associés à des signes neuro-végétatifs à type de faiblesse musculaire, vertiges, sueurs profuses, tendance à l'hypotension, pâleur et baillements. Ce tableau s'atténue en décubitus et s'accentue en cas de repas riches en glucides. SYN. ***SYNDROME DE CHASSE.***

DUODÉNAL *adj. (angl. duodenal).* Qui se rapporte au duodénum.

DUODÉNECTOMIE *s. f. (angl. duodenectomy).* Résection totale ou partielle du duodénum.

DUODÉNITE *s. f. (angl. duodenitis).* Inflammation du duodénum.

DUODÉNOCHOLÉCYSTOSTOMIE *s. f. (angl. duodenocholecystostomy).* Création d'une communication entre la vésicule biliaire et le duodénum. SYN. ***ANASTOMOSE CHOLÉCYSTODUODÉNALE.***

DUODÉNO-ENTÉROSTOMIE *s. f. (angl. duodenoenterostomy).* Création d'une anastomose entre le duodénum et l'intestin grêle. SYN. ***ANASTOMOSE DUODÉNO-DIGESTIVE.***

DUODÉNOGASTRECTOMIE *s. f. (angl. duodenogastrectomy).* ☞ ***GASTRODUODÉNECTOMIE.***

DUODÉNOGRAPHIE HYPOTONIQUE *(angl. hypotonic duodenography).* Étude du duodénum à l'aide d'un produit de contraste baryté, après avoir rendu le duodénum hypotonique.

DUODÉNO-ILÉOSTOMIE *s. f. (angl. duodenoileostomy).* Anastomose chirurgicale entre le duodénum et l'iléon. SYN. ***ANASTOMOSE DUODÉNO-ILÉALE.***

DUODÉNOJÉJUNOSTOMIE *s. f. (angl. duodenojejunostomy).* Anastomose chirurgicale entre le duodénum et le jéjunum. SYN. ***ANASTOMOSE DUODÉNOJÉJUNALE.***

DUODÉNOPANCRÉATECTOMIE *s. f. (angl. pancreatoduodenectomy, pancreaticoduodenectomy).* Ablation de la tête du pancréas et de l'anse duodénale qui l'entoure.

DUODÉNOPYLORECTOMIE *s. f. (angl. duodenopylorectomy).* Résection partielle ou totale du duodénum et du pylore.

DUODÉNOSCOPIE *s. f. (angl. duodenoscopy).* Examen endoscopique du duodénum avec un fibroscope.

DUODÉNOSTOMIE *s. f. (angl. duodenostomy).* Création d'une ouverture du duodénum à la paroi abdominale.

DUODÉNOTOMIE *s. f. (angl. duodenotomy).* Incision du duodénum.

DUODÉNUM *s. m. (NA. duodenum). (angl. duodenum).* Partie initiale de l'intestin grêle (appelée ainsi parce que sa longueur est approximativement de douze travers de doigt), en forme de U, de G, ou semi-lunaire, qui entoure la tête du pancréas et reçoit le conduit cholédoque et les conduits pancréatiques.

DUPLAY (OPÉRATIONS DE) *(angl. Duplay's operations).* **1.** Traitement de l'épispadias masculin par suture de lambeaux cutanés du voisinage. **2.** Technique de cure de l'hypospadias par réfection du plancher urétral à l'aide de lambeaux prélevés sur la peau du voisinage.

DUPLICATION *s. f. (angl. duplication).* Malformation d'un organe qui est présent en double ou qui est divisé en deux parties. ◇ **CHROMOSOMIQUE** *(angl. chromosomic —).* Aberration chromosomique consistant en la présence, en plus des deux chromosomes complets d'une paire, d'un segment de chromosome supplémentaire.

DUPLICITÉ *s. f. (angl. duplication).* État de ce qui est double. ◇ **URÉTÉRALE** *(angl. ureteric —).* Présence d'un double uretère pour un même rein, avec abouchement dans la vessie par deux orifices distincts.

DUPUY-DUTEMPS (OPÉRATION DE) *(angl. Dupuy-Dutemps blepharoplasty).* Technique de blépharoplastie de la paupière inférieure avec un lambeau cutané prélevé sur la paupière supérieure.

DUPUYTREN ◇ **(FRACTURES DE)** *(angl. Dupuytren's fractures).* **1.** Fracture sus-malléolaire de la fibula avec arrachement malléolaire interne. **2.** Variété de fracture de l'extrémité inférieure du radius. ◇ **(HYDROCÈLE DE)** *(angl. Dupuytren's hydrocele).* Hydrocèle biloculaire de la tunique vaginale. ◇ **(MALADIE DE)** *(angl. Dupuytren's contracture).* Maladie d'étiologie inconnue, caractérisée par une rétraction de l'aponévrose palmaire, qui fixe les doigts en flexion. ◇ **(OPÉRATION DE)** *(angl. Dupuytren operation).* Ténotomie du muscle sterno-cléido-mastoïdien. ◇ **(SIGNE DE)** *(angl. Dupuytren's sign).* Mouvements ascendants et descendants de la tête du fémur dans la luxation congénitale de la hanche.

DUR *adj. (angl. hard).* Se dit des rayons X de forte énergie et donc très pénétrants.

DURAL *adj. (angl. dural).* Qui se rapporte à la dure-mère.

DURAN-RAYNALS (FACTEUR DE) *(angl. Duran-Raynals' factor).* Enzyme capable d'accroître la diffusion des germes, des toxines, des colorants dans les tissus, comme, par exemple, la hyaluronidase. SYN. ***FACTEUR DE DIFFUSION.***

DURANTE (MALADIE DE) *(angl. Durante's disease).* Fragilité osseuse congénitale. SYN. ***OSTÉOGENÈSE IMPARFAITE.***

DURE-MÈRE CRÂNIENNE, SPINALE *s. f. (NA. dura mater cranialis, spinalis). (angl. dura mater).* Membrane épaisse et fibreuse, la plus externe des trois méninges qui entourent l'encéphale et la moelle épinière. ◇ **(SINUS DE LA)** *(angl. — sinus).* Chacun des canaux veineux situés dans l'épaisseur de la dure-mère. Ces canaux sont au nombre de dix : sept pairs et trois impairs. Les sinus pairs sont le transverse, le caverneux, le pétreux supérieur, le pétreux inférieur, l'occipital, le sigmoïde et le sphéno-pariétal, et les sinus impairs sont le sagittal supérieur, le sagittal inférieur et le droit. SYN. ***SINUS CRÂNIENS.***

DURETÉ *s. f. (angl. hardness).* **1.** Propriété conférée à l'eau par la présence de certains bicarbonates, chlorures et sulfates, et en général par les sels de calcium et de magnésium, de ne pas mousser abondamment en présence de savon (déf. OMS). **2.** Pouvoir de pénétration des rayons X, qui dépend de leur longueur d'onde : plus la longueur d'onde est petite, plus le pouvoir de pénétration est grand.

DURHAM (TUBE DE) *(angl. Durham's tube).* Tube de trachéotomie constitué de parties articulées.

DURILLON *s. m. (angl. callus, corn).* Épaississement de forme arrondie, légèrement bombé, indolore, de la couche cornée de l'épiderme, se développant sur la peau des mains ou des pieds aux endroits soumis à des pressions fortes et répétées. ☞ ***COR.***

DUROZIEZ ◇ **(MALADIE DE)** *(angl. Duroziez's disease).* Rétrécissement mitral pur. ◇ **(ONOMATOPÉE DE)** *(angl. Duroziez's murmur).* « Ffoutt-tata-rrou » représentant successivement le souffle présystolique (Ffoutt), le dédoublement du 2e bruit (tata) et le roulement diastolique (rrou). ◇ **(SIGNE DE)** *(angl. Duroziez's sign).* Souffle vasculaire double perçu sur le trajet de l'artère fémorale dans l'insuffisance valvulaire aortique.

DYE TEST *(angl. dye-test).* Procédé de diagnostic sérologique de la toxoplasmose.

DYNAMO- *(angl. dynamo-).* Préfixe d'origine grecque indiquant une relation avec la force.

DYNAMOGRAPHE *s. m. (angl. dynamograph).* Instrument servant à enregistrer la force musculaire.

DYNAMOMÈTRE *s. m. (angl. dynamometer).* Appareil servant à mesurer la force de la contraction musculaire.

DYNORPHINE *s. f. (angl. dynorphin).* Classe de morphine endogène du système nerveux central.

DYS- *(angl. dys-).* Préfixe d'origine grecque signifiant « mal » et exprimant une idée de difficulté, d'imperfection, de perturbation.

DYSACOUSIE *s. f. (angl. dysacousia).* Audition difficile.

DYSACROMÉLIE *s. f.* Terme regroupant l'hippocratisme digital, l'ostéoarthropathie pneumique et la pachydermopériostose.

DYSALLÉLOGNATHIE *s. f. (angl. dysallilognathia).* Absence de concordance entre la mandibule et le maxillaire.

DYSARTHRIE *s. f. (angl. dysarthria).* Difficulté de la parole due à des troubles moteurs des organes de la phonation, par atteinte bulbaire, cérébelleuse ou extra-pyramidale.

DYSARTHROSE *s. f. (angl. dysarthrosis).* Difformité ou malformation d'une articulation.

DYSAUTONOMIE *s. f. (angl. dysautonomia).* Perturbation diffuse du système nerveux végétatif dominée par l'hypotension orthostatique ; s'observe surtout dans le diabète et les amyloses primitives. ◇ **FAMILIALE** *(angl. familial —).* ☞ ***RILEY-DAY (SYNDROME DE).***

DYSBASIE *s. f. (angl. dysbasia).* Difficulté de la marche, qui peut être précipitée (tachybasie) ou à petits pas (brachybasie). ◇ **LORDOTIQUE PROGRESSIVE** *(angl. — lordotica progressiva).* Dystonie musculaire déformante. SYN. ***SPASME DE TORSION, ZIEHEN-OPPENHEIM (MALADIE DE).***

DYSCÉPHALIE *s. f. (angl. dyscephaly).* Malformation craniofaciale.

DYSCHÉSIE *s. f. (angl. dyschesia).* Défécation difficile ou douloureuse.

DYSCHONDROPLASIE *s. f. (angl. dyschondroplasia).* SYN. ***ENCHONDROMATOSE.*** ☞ ***OLLIER (MALADIE D').***

DYSCHONDROSTÉOSE *s. f. (angl. dyschondrosteosis).* Forme de chondrodysplasie avec micromélie accentuée transmise sur le mode autosomique dominant.

DYSCHROMATOPSIE *s. f. (angl. dyschromatopsia).* Anomalie de la perception des couleurs, acquise ou congénitale.

DYSCHROMIE *s. f. (angl. dyschromia).* Toute anomalie de la pigmentation de la peau.

DYSCHRONOMÉTRIE *s. f. (angl. dyschronometria).* Existence d'un retard dans le déclenchement et l'arrêt des mouvements. Elle est observée au cours du syndrome cérébelleux.

DYSCINÉSIE *s. f. (angl. dyscinesia).* ☞ ***DYSKINÉSIE.***

DYSCONNEXION CALLEUSE (SYNDROME DE) *(angl. callosal syndrome).* Syndrome dû à une interruption des fibres calleuses empêchant le transfert d'informations entre les deux hémisphères cérébraux.

DYSCORIE *s. f. (angl. dyscoria).* Déformation pupillaire en fente.

DYSCRASIE *s. f. (angl. dyscrasia).* Anciennement, terme indiquant une altération de la composition des « humeurs ». Actuellement, toute perturbation de la crase sanguine.

DYSDIPSIE *s. f. (angl. dysdipsia).* Difficulté dans la déglutition des liquides.

DYSECTASIE *s. f.* Difficulté d'ouverture d'un conduit ou d'un orifice, notamment du col de la vessie.

DYSEMBRYOME *s. m. (angl. teratoma).* Tumeur constituée de vestiges embryonnaires pouvant être bénigne ou maligne.

DYSEMBRYOPLASIE *s. f. (angl. dysembryoplasia).* Malformation dont l'origine remonte au stade embryonnaire.

DYSENCÉPHALIE SPLANCHNOKYSTIQUE *(angl. dysencephalia splanchnocystica).* Association de plusieurs malformations résultant de défauts de soudure du tube neural, avec encéphalocèle et formation de kystes dans les reins, le foie et le pancréas. SYN. ***GRUBER (SYNDROME DE).***

DYSENDOCRINIE *s. f. (angl. dysendocrinia).* Perturbation fonctionnelle des glandes endocrines. SYN. ***DYSENDOCRINOSE.***

DYSENDOCRINOSE *s. f. (angl. dysendocrinosis).* ☞ ***DYSENDOCRINIE.***

DYSENTERIE *s. f. (angl. dysentery).* Maladie infectieuse aiguë épidémique, très fréquente dans les régions tropicales, caractérisée anatomiquement par des lésions inflammatoires, ulcéreuses et gangreneuses, du gros intestin et de la portion inférieure de l'iléon, et symptomatiquement par de fréquentes évacuations de matières muqueuses et sanguinolentes, des douleurs, du ténesme et une grave altération de l'état général. ⇔ **À FLAGELLÉS** *(angl. flagellate —).* Troubles intestinaux dus à des micro-organismes flagellés (*Giardia intestinalis, Trichomonas intestinalis,* etc.). ⇔ **AMIBIENNE** *(angl. amoebic —).* Dysenterie due à une amibe parasite intestinal, *Entamoeba histolytica.* Elle expose à deux risques : les récidives avec passage à la chronicité, et les abcès hépatiques. ⇔ **BACILLAIRE** *(angl. bacillary —).* Infection intestinale aiguë, contagieuse et épidémique, provoquée par *Shigella dysenteriae.* ⇔ **BALANTIDIENNE** *(angl. balantidial —).* Entérocolite chronique ulcéreuse due à *Balantidium coli.* SYN. ***BALANTIDIASE.***

DYSENTÉRIFORME *adj. (angl. dysenteriform).* Qui ressemble à la dysenterie.

DYSERGIE *s. f. (angl. dysergia).* Incoordination des mouvements due à une perturbation dans la transmission des impulsions nerveuses efférentes.

DYSÉRYTHROPOÏÈSE *s. f. (angl. dyserythropoiesis).* Anomalie de production, congénitale ou acquise, des globules rouges.

DYSESTHÉSIE *s. f. (angl. dysesthesia).* Tout trouble de la sensibilité, notamment de la sensibilité tactile.

DYSFIBRINOGÉNÉMIE *s. f. (angl. dysfibrinogenemia).* Anomalie qualitative du fibrinogène. Elle peut être congénitale, transmise selon le mode autosomique dominant, souvent asymptomatique ou responsable d'hémorragies ou de thromboses. Elle peut être acquise, s'observant au cours d'affections hépatiques sévères (hépatites graves, cirrhoses, hépatomes).

DYSFONCTION *s. f. (angl. dysfunction).* Toute anomalie ou perturbation dans le fonctionnement d'un organe. SYN. ***DYSFONCTIONNEMENT.*** ⇔ **CÉRÉBRALE MINEURE (SYNDROME DE)** *(angl. minimal cerebral —).* Syndrome caractérisé par des difficultés des acquisitions scolaires, des troubles du comportement centrés sur une instabilité psychomotrice avec hyperactivité et des signes neurologiques discrets, et considéré par certains comme une forme fruste d'encéphalopathie périnatale.

DYSFONCTIONNEMENT *s. m.* ☞ ***DYSFONCTION.***

DYSGAMMAGLOBULINÉMIE *s. f. (angl. dysgammaglobulinemia).* Anomalie dans les immunoglobulines sanguines, notamment disproportion entre les différents types d'immunoglobulines (immunoglobuline monoclonale, déficit dissocié en immunoglobulines).

DYSGÉNÉSIE *s. f. (angl. dysgenesis).* Développement défectueux d'un organe ou d'une partie du corps pendant la gestation, entraînant une malformation. ⇔ **ÉPIPHYSAIRE** *(angl. epiphyseal —).* Fragmentation des noyaux d'ossification épiphysaire observée dans le myxœdème congénital. ⇔ **GONADIQUE** *(angl. gonadal —).* Anomalie du développement des ovaires ou des testicules.

DYSGÉNÉSIQUE *adj. (angl. dysgenic).* Qui entraîne des difficultés de reproduction.

DYSGERMINOME *s. m. (angl. dysgerminoma).* Tumeur solide, ovarienne ou testiculaire, résultant de la prolifération de cellules germinales.

DYSGLANDULAIRE *adj. (angl. dysglandular).* Qui se rapporte ou qui est dû à une altération du fonctionnement glandulaire, en particulier des glandes endocrines.

DYSGLOBULINÉMIE *s. f. (angl. dysglobulinemia).* Anomalie quantitative ou qualitative des globulines du plasma sanguin. Terme abusivement employé à la place de dysgammaglobulinémie.

DYSGNOSIE *s. f. (angl. dysgnosia).* Trouble des fonctions intellectuelles.

DYSGRAPHIE *s. f. (angl. dysgraphia).* Trouble de l'apprentissage de l'écriture parfois associé à des troubles du langage parlé.

DYSGRAVIDIE *s. f.* Grossesse anormale. Ce terme désigne surtout la toxémie gravidique.

DYSGUEUSIE *s. f. (angl. dysgeusia).* Perturbation du goût.

DYSHÉMATOPOÏÈSE *s. f. (angl. dyshematopoiesis).* Trouble dans la formation des cellules sanguines.

DYSHÉMATOSE *s. f. (angl. dyshematosis).* Trouble de la fixation de l'oxygène par les érythrocytes.

DYSHIDROSE *s. f. (angl. dyshidrosis).* Affection cutanée caractérisée par l'éruption de vésicules sur les faces latérales des doigts et des orteils, associée à un prurit localisé. Il s'agit d'une variété d'eczéma. (On écrit aussi dysidrose). SYN. ***POMPHOLIX.***

DYSHORMONAL *adj. (angl. dyshormonal).* Qui se rapporte ou qui est dû à un trouble de la sécrétion hormonale.

DYSIDROSE *s. f.* ☞ ***DYSHIDROSE.***

DYSIMMUNITAIRE *adj. (angl. dysimmunitary).* En rapport avec une anomalie du système immunitaire.

DYSKALIÉMIE *s. f. (angl. dyskaliemia).* Anomalie du taux de potassium plasmatique.

DYSKÉRATOSE *s. f. (angl. dyskeratosis).* Altération de la kératinisation des cellules épidermiques des téguments et des muqueuses pouvant évoluer vers un cancer. ◇ **FOLLICULAIRE** SYN. ***DARIER (MALADIE DE).***

DYSKINÉSIE *s. f. (angl. dyskinesia).* Toute perturbation des mouvements volontaires ou de la motilité d'un organe, quelle qu'en soit la cause : incoordination, spasme, parésie. ◇ **BILIAIRE** *(angl. biliary —).* Trouble fonctionnel des voies biliaires en dehors de tout processus lithiasique, inflammatoire ou cancéreux. ◇ **ODDIENNE** *(angl. Oddi's —).* Perturbation du fonctionnement du sphincter d'Oddi (sphincter de l'ampoule hépatopancréatique). ◇ **PROFESSIONNELLE** *(angl. occupation neurosis).* ☞ ***SPASME PROFESSIONNEL.*** ◇ **TARDIVE** *(angl. tardive —).* Complication des traitements prolongés par neuroleptiques consistant en des mouvements choréo-athétosiques des muscles de la face et de la langue. ◇ **VOLITIONNELLE D'ATTITUDE** *(angl. volitional tremor).* Tremblement intentionnel de grande amplitude associant un tremblement cinétique cérébelleux et un tremblement d'attitude, s'observant dans les lésions du noyau rouge et dans la sclérose en plaques.

DYSKINÉSIES OROFACIALES *(angl. orofacial dyskinesias).* Mouvements anarchiques de l'extrémité céphalique survenant au cours des traitements neuroleptiques prolongés. SYN. ***DYSKINÉSIES TARDIVES.***

DYSLALIE *s. f. (angl. dyslalia).* Difficulté de la prononciation des mots, due à une atteinte organique ou à un trouble fonctionnel des organes de la phonation.

DYSLEXIE *s. f. (angl. dyslexia).* Difficulté d'apprentissage du langage écrit, survenant en l'absence de tout handicap sensoriel ou mental.

DYSLEXIQUE *adj. (angl. dyslexic).* Qui se rapporte à la dyslexie. Qui est atteint de dyslexie (s'emploie aussi comme substantif).

DYSLIPÉMIE *s. f. (angl. dyslipemia).* Nom générique des maladies du métabolisme des lipides. Elles se caractérisent par des taux de lipides circulants anormaux. On en distingue plusieurs types en fonction de la fraction lipidique altérée et de l'existence ou de l'absence de caractère héréditaire.

DYSLIPIDÉMIE *s. f.* ☞ ***DYSLIPÉMIE.***

DYSLIPOÏDOSE *s. f. (angl. dyslipidosis).* Groupe nosologique de maladies congénitales qui ont la caractéristique commune de comporter une accumulation excessive (polycorie) de lipides ou de lipoïdes (substances apparentées aux lipides) dans le système réticulo-endothélial de certains organes. À ce groupe appartiennent les maladies de Gaucher, de Niemann-Pick, de Tay-Sachs, etc. SYN. ***DYSLIPIDOSE, LIPOÏDOSE.*** ◇ **À CÉRÉBROSIDES** ☞ ***GAUCHER (MALADIE DE).*** ◇ **À PHOSPHOLIPIDES** ☞ ***NIEMANN-PICK (MALADIE DE).***

DYSLOGIE *s. f. (angl. dyslogia).* Trouble du langage lié à un déficit psychopathique.

DYSMATURE *adj.* Non parvenu à maturité.

DYSMÉGACARYOPOÏÈSE *s. f. (angl. dysmegacaryopoiesis).* Trouble de la production des mégacaryocytes.

DYSMÉGALOPSIE *s. f. (angl. dysmegalopsia).* ☞ ***DYSMÉTROPSIE.***

DYSMÉLIE *s. f. (angl. dysmelia).* Anomalie congénitale du développement des membres.

DYSMÉNORRHÉE *s. f. (angl. dysmenorrhea).* Trouble de la menstruation, en particulier menstruation pénible et douloureuse. ◇ **CONGESTIVE** *(angl. congestive —).* Dysménorrhée avec congestion de l'utérus et écoulement sanguin très abondant. ◇ **FONCTIONNELLE**

(angl. primary —). Dysménorrhée n'ayant aucune explication anatomique ou pathologique. ◇ **INFLAMMATOIRE** *(angl. inflammatory —).* Dysménorrhée due à une inflammation de l'utérus ou des annexes. ◇ **MÉCANIQUE** *(angl. mechanical —).* Dysménorrhée due à un obstacle mécanique s'opposant à l'écoulement du flux menstruel. ◇ **MEMBRANEUSE** *(angl. membranous —).* Dysménorrhée caractérisée par l'expulsion de lambeaux provenant de la muqueuse caduque pathologique de l'utérus. ◇ **NERVEUSE** *(angl. nervous —).* Dysménorrhée due à des troubles neurovégétatifs, s'accompagnant généralement de douleurs très vives. ◇ **OBSTRUCTIVE** *(angl. obstructive —).* ☞ ***DYSMÉNORRHÉE MÉCANIQUE.*** ◇ **SPASMODIQUE** *(angl. spasmodic —).* Dysménorrhée accompagnée de contractions spasmodiques de l'utérus.

DYSMÉTABOLIE *s. f. (angl. dysmetabolism).* Affection en rapport avec une perturbation du métabolisme.

DYSMÉTRIE *s. f. (angl. dysmetria).* Trouble de l'amplitude des mouvements, visible surtout lors des actes commandés exécutés rapidement (épreuve doigt-nez par exemple). Ce trouble se rencontre dans les lésions cérébelleuses.

DYSMÉTROPSIE *s. f. (angl. dysmegalopsia).* Trouble visuel dans lequel le sujet ne peut apprécier la taille des objets vus. SYN. ***DYSMÉGALOPSIE.***

DYSMIMIE *s. f. (angl. dysmimia).* Trouble de la faculté d'expression par les gestes ou la mimique.

DYSMNÉSIE *s. f. (angl. dysmnesia).* Altération de la mémoire.

DYSMORPHIE *s. f. (angl. dysmorphia).* **1.** Anomalie morphologique. **2.** SYN. (peu usité de) ***DIFFORMITÉ.***

DYSMORPHOPHOBIE *s. f. (angl. dysmorphophobia).* Crainte morbide et obsédante de devenir difforme.

DYSMORPHOSE *s. f. (angl. dysmorphosis).* Malformation ou difformité d'une partie du corps.

DYSMYÉLOPOÏÈSE *s. f. (angl. dysmyelopoiesis).* Anomalie de formation des éléments sanguins dans la moelle osseuse.

DYSNOMIE *s. f. (angl. dysnomia).* Forme partielle d'aphasie nominale.

DYSODONTIASE *s. f. (angl. dysodontiasis).* Trouble de l'éruption des dents, qui peut être défectueuse, difficile ou retardée.

DYSONTOGENÈSE *s. f. (angl. dysontogenesis).* Perturbation du développement d'un organisme.

DYSOPIE *s. f. (angl. dysopia).* Vision défectueuse des objets (dans leurs formes et leurs détails).

DYSOREXIE *s. f. (angl. dysorexia).* Altération, perversion de l'appétit.

DYSORGANOPLASIE *s. f. (angl. dysorganoplasia).* Trouble du développement d'un organe.

DYSORIQUE (NODULE) *adj. (angl. dysoric nodule).* Tache blanchâtre observée au fond d'œil en rapport avec l'occlusion d'une artère rétinienne.

DYSOSMIE *s. f. (angl. dysosmia).* Tout trouble de l'olfaction.

DYSOSTÉOGENÈSE *s. f. (angl. dysosteogenesis).* ☞ ***DYSOSTOSE.***

DYSOSTOSE *s. f. (angl. dysostosis).* Tout trouble du développement osseux. ◇ **CLÉIDOCRÂNIENNE** *(angl. cleidocranial dysplasia).* Affection congénitale rare transmise sur le mode dominant autosomique dans laquelle il existe une ossification défectueuse des os du crâne avec persistance des fontanelles, un prognathisme et une absence partielle ou complète des clavicules, de sorte que les épaules peuvent se rapprocher en avant. SYN. ***SYNDROME (OU MALADIE) DE P. MARIE-SAINTON.*** ◇ **CRANIO-FACIALE HÉRÉDITAIRE** *(angl. craniofacial —).* ☞ ***CROUZON (MALADIE DE).*** ◇ **CRANIO-HYPOPHYSAIRE** ☞ ***HAND-SCHÜLLER-CHRISTIAN (MALADIE DE).*** ◇ **MANDIBULOFACIALE** *(angl. mandibulofacial —).* ☞ ***FRANCESCHETTI (SYNDROME DE).***

DYSPARATHYROÏDISME *s. m. (angl. dysparathyroidism).* Trouble de la fonction parathyroïdienne.

DYSPAREUNIE *s. f. (angl. dyspareunia).* Coït difficile ou douloureux chez la femme.

DYSPEPSIE *s. f. (angl. dyspepsia).* Digestion difficile et douloureuse ; troubles digestifs sans support organique. ◇ **ACIDE** *(angl. acid —).* Variété de dyspepsie associée à une acidité excessive du suc gastrique et à des régurgitations acides. ◇ **ATONIQUE** *(angl. atonic —).* Dyspepsie due à une atonie gastro-intestinale. ◇ **DE FERMENTATION** *(angl. fermentation —).* Dyspepsie caractérisée par la fermentation gazeuse des aliments ingérés. ◇ **FLATULENTE** *(angl. flatulent —).* Dyspepsie avec production rapide et abondante de gaz. ◇ **INTESTINALE** *(angl. intestinal —).* Dyspepsie secondaire à une infection intestinale. ◇ **RÉFLEXE** *(angl. reflex —).* Dyspepsie due à une affection extradigestive, agissant sur la digestion par voie réflexe.

DYSPÉRISTALTISME *s. m. (angl. dysperistalsis).* Anomalie du péristaltisme intestinal qui se traduit par des douleurs.

DYSPERMATISME *s. m. (angl. dysspermia).* Difficulté de l'éjaculation. SYN. ***DYSPERMIE, DYSPERMASIE.***

DYSPHAGIA LUSORIA *(angl. dysphagia lusoria).* Dysphagie due à une compression de l'œsophage par l'aorte ou une de ses branches.

DYSPHAGIE *s. f. (angl. dysphagia).* Difficulté à la déglutition. ◇ **HYSTÉRIQUE** *(angl. hysterical —).* Dysphagie observée dans l'hystérie et due à un trouble du fonctionnement de certains muscles volontaires. ◇ **SIDÉROPÉNIQUE** *(angl. sideropenic —).* ☞ ***PLUMMER-VINSON (SYNDROME DE).***

DYSPHASIE *s. f. (angl. dysphasia).* Difficulté d'acquisition de l'expression verbale, associée à des difficultés de la compréhension du langage.

DYSPHONIE *s. f. (angl. dysphonia).* Terme générique désignant tout trouble de la phonation, d'origine centrale ou périphérique. ◇ **SPASTIQUE** *(angl. spastic —).* Dysphonie fonctionnelle due à un spasme des muscles de la phonation, observée parfois chez les orateurs.

DYSPHORIE *s. f. (angl. dysphoria).* Inquiétude, mal-être ; agitation maladive.

DYSPHRÉNIE *s. f. (angl. dysphrenia).* Difficulté respiratoire par altération fonctionnelle du diaphragme.

DYSPLASIE *s. f. (angl. dysplasia).* Toute anomalie de développement d'un tissu ou d'un organe d'origine congénitale ou perturbation du développement d'un tissu pouvant aboutir à un état précancéreux. ◇ **BRONCHOPULMONAIRE** *(angl. bronchopulmonary —).* Trouble grave du développement broncho-pulmonaire chez les prématurés traités par oxygénothérapie intensive. ◇ **CRANIODIAPHYSAIRE** *(angl. craniodiaphyseal —).* Affection héréditaire avec hyperostose craniofaciale et dysplasie épiphysaire. ◇ **DU VENTRICULE DROIT** *(angl. right ventricular —).* Dégénérescence fibrograisseuse de la paroi ventriculaire droite évoluant vers l'insuffisance droite ; l'association de troubles du rythme constitue la dysplasie arythmogène du ventricule droit. SYN. ***DYSPLASIE ARYTHMOGÈNE DU VENTRICULE DROIT, MALADIE DE UHL.*** ◇ **ECTODERMIQUE ANIDROTIQUE** *(angl. anhidrotic ectodermal —).* Affection héréditaire rare, caractérisée par des anomalies dans les formations ectodermiques : peau luisante, absence de glandes sudoripares, aspect clairsemé de la chevelure, absence partielle ou totale des dents, etc., associés parfois à un déficit mental. SYN. ***MALADIE DE CHRIST-SIEMENS-TOURAINE.*** ◇ **ÉPIPHYSAIRE HÉMIMÉLIQUE** *(angl. — epiphysealis hemimelica).* Affection osseuse caractérisée par une hyperplasie de la moitié interne ou externe d'une épiphyse. Elle est généralement localisée au membre inférieur (épiphyses inférieures du fémur ou du tibia, tarse). SYN. ***TARSOMÉGALIE.*** ◇ **FIBREUSE DES OS** *(angl. fibrous — of bone).* Maladie congénitale caractérisée par l'envahissement d'un ou de plusieurs os (notamment des os longs) par du tissu fibreux (fibrose médullaire). Elle se manifeste par des fractures spontanées. SYN. ***DYSPLASIE FIBREUSE POLYOSTÉIQUE, JAFFE-LICHTENSTEIN (MALADIE DE).*** ◇ **FIBROMUSCULAIRE ARTÉRIELLE** *(angl. arterial fibromuscular —).* ☞ ***FIBRODYSPLASIE ARTÉRIELLE.*** ◇ **OLFACTOGÉNITALE** *(angl. olfactory genital —).* Association d'un infantilisme primaire par insuffisance de sécrétion des gonado-stimulines et d'une anosmie, d'origine génétique et frappant presque uniquement les filles. SYN. ***SYNDROME DE DE MORSIER-KALLMANN.*** ◇ **PÉRIOSTALE** *(angl. osteogenis imperfecta).* ☞ ***OSTEOGENESIS IMPERFECTA.*** ◇ **POLYÉPIPHYSAIRE** *(angl. Fairbank's disease).* Ostéodysplasie caractérisée par des anomalies des épiphyses des os longs, qui sont de forme et de structure irrégulières, fragmentées. Elle provoque un retard statural et une limitation des mouvements articulaires. Les arthroses sont précoces. SYN. ***MALADIE DE FAIRBANK.*** ◇ **SPONDYLO-ÉPIPHYSAIRE** *(angl. spondyloepiphyseal —).* Affection héréditaire associant un nanisme et des malformations épiphysaires et du rachis.

DYSPNÉE *s. f. (angl. dyspnea).* Difficulté de respirer se traduisant par une augmentation de la fréquence ou de l'amplitude des mouvements respiratoires, accompagnée d'une sensation d'oppression ou de gêne. ◇ **CARDIAQUE** *(angl. cardiac —).* Dyspnée due à une cardiopathie. ◇ **D'EFFORT** *(angl. exertional —).* Dyspnée qui apparaît lors de l'activité physique. ◇ **DE CHEYNE-STOKES** ☞ ***CHEYNE-STOKES (DYSPNÉE OU RESPIRATION DE).*** ◇ **DE DÉCUBITUS** *(angl. orthopnea).* Dyspnée qui apparaît au coucher et disparaît quelques minutes après ; elle est caractéristique des états d'insuffisance cardiaque gauche. SYN. ***ORTHOPNÉE.*** ◇ **DE KUSSMAUL** ☞ ***KUSSMAUL (RESPIRATION DE).*** ◇ **DE REPOS** *(angl. rest —).* Dyspnée qui apparaît sans activité physique. ◇ **EXPIRATOIRE, INSPIRATOIRE** *(angl. expiratory, inspiratory —).* Difficulté dans l'expiration ou l'inspiration de l'air.

DYSPNÉIQUE *adj. (angl. dyspneic).* **1.** Qui se rapporte à la dyspnée. **2.** Qui souffre de dyspnée (s'emploie aussi comme substantif).

DYSPRAXIE *s. f. (angl. dyspraxia).* Difficulté d'exécuter des mouvements volontaires coordonnés, sans atteinte parétique ou ataxique.

DYSPROSIUM *s. m. (angl. dysprosium).* Élément métallique du groupe des terres rares, de numéro atomique 66, de masse atomique 162,50. Symbole : Dy.

DYSPROSODIE *s. f. (angl. dysprosodia).* Trouble du rythme, de la tonalité et de l'intensité de la parole, survenant au cours de certaines aphasies.

DYSPROTÉINÉMIE *s. f. (angl. dysproteinemia).* Anomalie quantitative ou qualitative des protéines plasmatiques. SYN. ***DYSPROTIDÉMIE, DYSPROTÉINOSE.***

DYSRAPHIE *s. f. (angl. dysrhaphia).* Anomalie de la fermeture du canal neural et rachidien, telle que : spina bifida, syringomyélie, ou d'un raphé, telle que : bec-de-lièvre, hernie ombilicale. ☞ ***STATUS DYSRAPHICUS.***

DYSRYTHMIE *s. f. (angl. dysrhythmia).* Altération d'un rythme, notamment à l'électrocardiogramme ou l'électroencéphalogramme. ◇ **CÉRÉBRALE** *(angl. cerebral —).* Anomalie du rythme des ondes cérébrales enregistrées par l'électroencéphalogramme. ◇ **MAJEURE** *(angl. hypsarrythmia, major —).* Terme désignant le tracé électroencéphalographique caractérisé par des complexes diffus de pointes-ondes lentes, de grande amplitude, qui se répètent à intervalles brefs sur un fond d'activité thêta et delta de grande amplitude. SYN. ***HYPSARYTHMIE.*** ☞ ***SPASME EN FLEXION (SYNDROME DU).***

DYSSOMNIE *s. f. (angl. dyssomnia).* Tout trouble du sommeil.

DYSSPERMATISME *s. m.* ☞ ***DYSPERMATISME.***

DYSSYNERGIE *s. f. (angl. dyssynergia).* Anomalie de l'association des mouvements élémentaires. ☞ ***ASYNERGIE.*** <> **CÉRÉBELLEUSE MYOCLONIQUE OU PROGRESSIVE** *(angl. — cerebellaris myoclonica).* Syndrome cérébelleux s'associant à des myoclonies d'intention et d'action, et à des crises comitiales généralisées, par atrophie dento-rubrique. SYN. ***MALADIE DE HUNT.***

DYSTASIE *s. f. (angl. dystasia).* Difficulté à maintenir la station debout. <> **ARÉFLEXIQUE HÉRÉDITAIRE** *(angl. hereditary areflexic —).* Maladie familiale à transmission autosomique dominante caractérisée par des troubles de la marche et de la station debout, avec pieds creux, aréflexie tendineuse, troubles sensitifs distaux, ataxie et tremblement d'attitude. SYN. ***ROUSSY-LÉVY (MALADIE DE).***

DYSTHÉSIE *s. f.* ☞ ***DYSPHORIE.***

DYSTHYMIE *s. f. (angl. dysthymia).* Tout trouble pathologique de l'humeur.

DYSTHYROÏDISME *s. m. (angl. dysthyroidism).* Trouble de la fonction thyroïdienne. SYN. ***DYSTHYROÏDIE.***

DYSTOCIE *s. f. (angl. dystocia).* Accouchement difficile, quelle qu'en soit la cause. <> **FŒTALE** *(angl. fetal —).* Dystocie due à la forme, à la taille ou à la position du fœtus. <> **MATERNELLE** *(angl. maternal —).* Dystocie dont la cause se trouve chez la mère.

DYSTOCIQUE *adj. (angl. dystocial).* Qui se rapporte à la dystocie.

DYSTONIE *s. f. (angl. dystonia).* **1.** Trouble du tonus ou de la tonicité d'un tissu ou d'un organe. **2.** Contractions musculaires involontaires, incoercibles et soutenues déclenchant des postures stéréotypées, mises en jeu par le mouvement ou le maintien d'une attitude. On distingue les dystonies focales (torticolis spasmodiques, crampe des écrivains) des dystonies généralisées (dystonie de torsion). <> **MUSCULAIRE DÉFORMANTE** *(angl. — musculorum deformans).* Maladie autosomique récessive débutant chez l'enfant, caractérisée par une dystonie musculaire d'extension progressive et des déformations de la colonne vertébrale. Elle est également appelée dystonie (ou dysbasie) lordotique progressive, maladie de Ziehen-Oppenheim, spasme de torsion. <> **NEUROVÉGÉTATIVE** *(angl. neurovegetative —).* Trouble de l'excitabilité des nerfs vague et sympathique, pouvant revêtir diverses modalités selon la prédominance de l'hypotonie ou de l'hypertonie de chacun des deux systèmes.

DYSTOPIE *s. f. (angl. dystopia).* Situation anormale congénitale d'un organe.

DYSTROPHIE *s. f. (angl. dystrophia).* **1.** Trouble de la nutrition d'un organe et état qui en résulte. **2.** Dégénérescence ou développement défectueux d'un organe ou d'une partie du corps. <> **ADIPOSOGÉNITALE** *(angl. adiposogenital —).* ☞ ***BABINSKI-FRÖHLICH (SYNDROME DE).*** <> **MUSCULAIRE PROGRESSIVE** *(angl. progressive muscular —).* ☞ ***MYOPATHIE.*** <> **MYOTONIQUE** *(angl. myotonic —).* ☞ ***MYOTONIE ATROPHIQUE.*** <> **PAPILLAIRE ET PIGMENTAIRE** *(angl. acanthosis nigricans).* Acanthosis nigricans. <> **THROMBOCYTAIRE HÉMORRAGIQUE** ☞ ***BERNARD ET SOULIER (MALADIE DE).***

DYSTROPHINE *s. f. (angl. dystrophin).* Protéine du cytosquelette musculaire.

DYSURIE *s. f. (angl. dysuria).* Miction douloureuse ou difficile. <> **SPASTIQUE** *(angl. spastic —).* Dysurie due à un spasme du col de la vessie.

DYSZOOSPERMIE *s. f. (angl. dyszoospermia).* Trouble de la formation des spermatozoïdes dans le liquide séminal.

E

EAGLE (SYNDROME D') *(angl. Eagle's syndrome).* Irritation des filets sympathiques péricarotidiens par un processus styloïde anormalement long. SYN. ***SYNDROME STYLOCAROTIDIEN.***

EALES (SYNDROME D') *(angl. Eales' disease).* Hémorragies répétées de la rétine et du corps vitré.

EATON (AGENT ET MALADIE DE) *(angl. Eaton's agent and Eaton's pneumonia).* ☞ ***MYCOPLASMA.***

EAU *s. f. (angl. water).* Liquide incolore, inodore, composé d'hydrogène et d'oxygène (H_2O). C'est un élément essentiel de tous les tissus et liquides organiques. L'eau se solidifie à 0 °C et bout à 100 °C. ◇ **ALBUMINEUSE** *(angl. albuminous —).* Solution aqueuse d'ovalbumine, utilisée comme contrepoison dans les intoxications par les métaux lourds. ◇ **BLANCHE** *(angl. Goulard's —).* Solution aqueuse d'acétate basique de plomb, à laquelle on ajoute 5 % d'alcool camphré. Elle est utilisée en applications sur les contusions. SYN. ***EAU DE GOULARD.*** ◇ **BORIQUÉE** *(angl. boric acid solution).* Solution aqueuse d'acide borique. Antiseptique. ◇ **CHLOROFORMÉE** *(angl. chloroform solution).* Solution aqueuse de chloroforme. Analgésique. ◇ **DE CHAUX** *(angl. lime —).* Solution aqueuse d'hydroxyde de calcium. Absorbante et antiacide. ◇ **DE CHLORE** *(angl. chlorine —).* Solution de chlore dans l'eau. Antiseptique et désinfectante. ◇ **DE COMBUSTION** *(angl. metabolic —).* Eau formée dans l'organisme lors de la combustion des substances ingérées. SYN. ***EAU MÉTABOLIQUE.*** ◇ **DE FLEUR D'ORANGER** *(angl. orange flower —).* Solution obtenue par distillation de fleurs fraîches de bigaradier dans de l'eau. Tranquillisant. ◇ **DE JAVEL** *(angl. chlorinated —).* Solution aqueuse d'hypochlorite et de chlorure de sodium. Elle est utilisée comme détersif, décolorant et antiseptique. ◇ **DE LAURIER-CERISE** *(angl. cherry-laurel —).* Solution aromatique obtenue par distillation des feuilles du laurier-cerise ; elle contient 1 % d'acide cyanhydrique. Antitussif et antispasmodique. ◇ **DÉMINÉRALISÉE** *(angl. demineralized —).* Eau pure, mais non stérile. ◇ **DOUCE** *(angl. soft —).* Eau contenant une faible quantité de sels minéraux. ◇ **DURE** *(angl. hard —).* Eau contenant une proportion notable de sels de calcium et de magnésium. ◇ **FERRUGINEUSE** *(angl. ferruginous —).* Eau minérale riche en fer, dissous sous forme de bicarbonate. ◇ **GAZEUSE** *(angl. sparkling —).* Eau contenant en solution du gaz carbonique. ◇ **IODÉE** *(angl. iodine solution).* Solution aqueuse d'iode. Désinfectant et antiseptique. ◇ **LIBRE** *(angl. free —).* Partie de l'eau totale de l'organisme non liée aux substances hydrophiles. ◇ **LIÉE** *(angl. bound —).* Eau retenue par des particules hydrophiles. ◇ **MINÉRALE** *(angl. mineral —).* Eau naturelle contenant en solution des sels minéraux, dont elle s'est chargée par filtration à travers les sols. Les eaux minérales sont utilisées comme eaux de table ou comme eaux médicamenteuses. ◇ **OXYGÉNÉE** *(angl. hydrogen peroxide).* H_2O_2. Liquide incolore et inodore. Oxydant, décolorant et antiseptique énergique. L'eau oxygénée est utilisée, diluée en solution aqueuse, comme désinfectant. SYN. ***PEROXYDE D'HYDROGÈNE.*** ◇ **PHÉNIQUÉE** *(angl. phenol solution).* Solution aqueuse de phénol à 2 %. Antiseptique. ◇ **POTABLE** *(angl. drinking —).* Eau destinée à l'alimentation humaine, ne portant pas préjudice à la santé. ◇ **THERMALE** *(angl. thermal —).* Eau minérale naturelle dont la température à la source est comprise entre 35 °C et 50 °C.

EAU-DE-VIE ALLEMANDE *s. f.* Teinture de jalap avec du turbith et de la scamonée d'Alep, purgatif puissant.

EAUX *s. f. (angl. amniotic fluid).* Nom communément donné au liquide amniotique.

EBERTH (BACILLE D') *(angl. Salmonella typhi).* Bacille responsable de la fièvre typhoïde. SYN. ***SALMONELLA TYPHI.***

ÉBERTHIEN *adj. (angl. eberthian).* Qui se rapporte au bacille d'Eberth (*Salmonella typhi*).

ÉBLOUISSEMENT *s. m. (angl. glare).* Aveuglement provoqué par une source lumineuse trop intense, en particulier lorsque les yeux se sont habitués à l'obscurité.

EBOLA (MALADIE À VIRUS) *(angl. Ebola virus disease).* Fièvre hémorragique, mortelle dans au moins 50 % des cas, due au virus Ebola et survenant essentiellement en Afrique. Sa contagiosité est extrême.

ÉBRIÉTÉ *s. f. (angl. drunkenness).* État d'ivresse, en particulier dû à l'alcool.

EBSTEIN ◇ **(ANGLE D')** *(angl. Ebstein's angle).* ☞ ***ANGLE CARDIO-HÉPATIQUE.*** ◇ **(MALADIE D')** *(angl. Ebstein's anomaly).* Malformation cardiaque exceptionnelle de très mauvais pronostic caractérisée par une anomalie des valves tricuspides qui restent accolées aux parois du ventricule droit sur les deux tiers de leur longueur. L'orifice tricuspide forme ainsi un barrage d'où hypertrophie de l'atrium droit et hypoplasie du ventricule droit. ◇ **(SIGNE D')** *(angl. Ebstein's angle).* Élargissement de l'angle cardio-hépatique à l'examen radiologique en cas d'épanchement péricardique important.

ÉBURNATION *s. f. (angl. eburnation).* Augmentation de la densité et de la dureté du tissu osseux (ou cartilagineux), qui devient aussi compact que l'ivoire.

EBV *(angl. EBV).* Abréviation de Epstein-Barr virus.

ÉCAILLE *s. f. (NA. squama). (angl. squama).* Partie d'un os en forme d'écaille. ◇ **DE L'OCCIPITAL** *(NA. — occipitalis). (angl. occipital —).* Portion de l'occipital située en arrière et au-dessus du foramen magnum. ◇ **DU TEMPORAL** *(NA. pars squamosa ossis temporalis). (angl. temporal —).* Partie de l'os temporal située au-dessus et en dehors du rocher. La partie postérieure de l'écaille du temporal entre dans la constitution de la mastoïde.

ÉCARTEUR *s. m. (angl. retractor).* Instrument servant à maintenir écartées les lèvres d'une plaie, les parois d'une cavité naturelle, les muscles au cours d'une amputation, les viscères lors d'une laparotomie ou d'une cœlioscopie, etc.

ECBOLIQUE *adj. (angl. ecbolic).* Qui accélère ou provoque les contractions utérines déterminant l'expulsion du fœtus. SYN. ***OCYTOCIQUE.***

ECBU *(angl. urine culture).* Abréviation pour examen cytobactériologique urinaire.

ECCENTROCHONDRODYSPLASIE *s. f. (angl. eccentrochondrodysplasia).* Dystrophie osseuse familiale de Morquio.

ECCHONDROME *s. m. (angl. ecchondroma).* Tumeur cartilagineuse bénigne à la surface d'un os ou au niveau d'une articulation. ☞ ***OSTÉOCHONDROME.***

ECCHYMOSE *s. f. (angl. ecchymosis).* Coloration noirâtre ou bleutée de la peau produite par une infiltration de sang dans le tissu cellulaire sous-cutané ou par la rupture des vaisseaux capillaires sous-cutanés.

ECCHYMOSES CADAVÉRIQUES *(angl. cadaveric ecchymosis).* Taches qui apparaissent sur le cadavre quelque temps après la mort dans les zones déclives.

ECCRINE *adj. (angl. eccrine).* Qualifie une glande exocrine dont le canal excréteur débouche à la peau. EX. *les glandes sudoripares.*

ECDÉMIQUE *adj. (angl. ecdemic).* Se dit des maladies infectieuses qui sont dues à une cause extérieure à la région où elles surviennent et qui ne frappent pas beaucoup de personnes à la fois.

ECG *(angl. ECG).* Abréviation d'électrocardiogramme.

ECGONINE *s. f. (angl. ecgonine).* Alcaloïde cristallisable dérivé de la cocaïne.

ÉCHANCRURE *s. f.* ☞ ***INCISURE.***

ÉCHANGEUR D'IONS *(angl. ion exchange resin).* ☞ ***RÉSINE.***

ÉCHANTILLON *s. m. (angl. sample).* **1.** Fraction d'un produit quelconque, servant à étudier sa nature, sa composition, sa structure, etc. **2.** Fraction d'une population étudiée par sondage.

ÉCHANTILLONNAGE *s. m. (angl. sampling).* Ensemble des opérations ayant trait à la détermination de l'échantillon.

ÉCHAPPEMENT *s. m. (angl. escape).* ◇ **NODAL** *(angl. nodal —).* Contraction ventriculaire déclenchée par le nœud atrioventriculaire. ◇ **THÉRAPEUTIQUE** *s. m. (angl. therapeutical —).* Diminution avec le temps de l'effet d'un traitement chez un malade considéré. ◇ **VENTRICULAIRE** *(angl. ventricular —).* Contraction née dans une des branches du faisceau de His ou dans la paroi ventriculaire en cas de défaillance momentanée du nœud sinusal.

ÉCHARPE *s. f. (angl. sling).* Bandage large prenant appui sur le cou et servant à soutenir la main ou le bras blessés.

ÉCHELLE *s. f. (angl. scale).* **1.** Série de valeurs fixées par convention permettant d'évaluer l'intensité d'un phénomène. **2.** Série de divisions gravées sur un instrument.

ÉCHINOCOCCOSE *s. f. (angl. echinococcosis).* Affection due au développement d'échinocoques dans l'organisme.

ECHINOCOCCUS Genre de vers cestodes. L'espèce *E. granulosus* (ou *Taenia echinococcus)* est un ténia de petite taille, parasite du chien, dont la larve, l'hydatide, se développe chez tous les mammifères, déterminant le kyste hydatique. *L'Echinoccus multiloculanis* parasite le renard. La localisation hépatique de la larve est responsable de l'échinococcose alvéolaire fréquente en Franche Comté. ☞ ***ÉCHINOCOQUE.***

ÉCHINOCOQUE *s. m. (angl. Echinococcus).* Forme larvaire des ténias du genre *Echinococcus.* L'œuf, lorsqu'il est ingéré par l'homme ou d'autres animaux, donne naissance dans l'estomac à l'embryon hexacanthe ou larve qui, émigrant vers d'autres organes (foie, rein, cerveau, etc.), donne à son tour naissance au kyste hydatique.

ÉCHINOCYTE *s. m. (angl. crenated erythrocyte).* Hématie déformée, d'aspect régulièrement épineux observée en particulier au cours de l'insuffisance rénale. SYN. ***ACANTHOCYTE.***

ECHINOSTOMA Genre de vers trématodes parasites. Aux Philippines, on a isolé les espèces *E. echinatum* et *E. ilocanum* des intestins des canards et de l'homme.

ÉCHO *s. m. (angl. echo).* Phénomène acoustique dû à la réflexion des ondes sonores par un obstacle, et consistant en la perception d'un deuxième son analogue au premier, mais plus faible que lui. ◇ **DE LA PENSÉE** *(angl. thought echoing).* Hallucination auditive qui répète sous forme verbale les propres pensées du patient.

ÉCHOACOUSIE *s. f. (angl. echoacousia).* Perception subjective qu'un son unique est perçu deux fois, comme deux sons successifs, par l'une ou les deux oreilles.

ÉCHOCARDIOGRAPHIE *s. m. (angl. echocardiography).* Exploration du cœur par des ultrasons. Elle permet l'étude des différentes structures de l'organe, de leurs dimensions, de leurs mouvements, ainsi que celle de l'hémodynamique cardiaque. Elle révèle les malformations, tumeurs, végétations et caillots intracavitaires ou encore les épanchements péricardiques. L'échocardiographie en mode TM et l'échocardiographie bidimensionnelle sont les plus pratiquées. L'échocardiographie transœsophagique au moyen d'une sonde positionnée dans l'œsophage explore atria et valves. L'échocardiographie Doppler permet l'étude du flux sanguin en un point précis repéré par écho.

ÉCHOENCÉPHALOGRAPHIE *s. f. (angl. echoencephalography).* Technique d'exploration cérébrale permettant l'étude des structures intracrâniennes par un faisceau d'ultrasons afin de détecter un déplacement de l'écho des structures médianes par un processus expansif.

ÉCHOGRAPHIE *s. f.* **1.** *(angl. echographia).* Forme d'aphasie dans laquelle le sujet peut copier un texte sans en comprendre le sens, mais est incapable d'écrire spontanément. **2.** *(angl. ultrasonoechography).* Technique d'imagerie médicale fondée sur l'enregistrement des échos produits par les ultrasons lors de leur passage à travers divers milieux et structures de l'organisme. ~ **BIDIMENSIONNELLE** *(angl. two dimensional echography).* Technique donnant une image en coupe de l'organe exploré. SYN. ***ÉCHOTOMOGRAPHIE, ÉCHO 2D.*** ~ **DE MODE A** *(angl. A-mode echography).* Les échos sont disposés comme des traits en fonction des distances séparant les structures. (A = amplitude.) ~ **DE MODE B** *(angl. B-mode echography).* Les échos sont plus ou moins brillants en fonction de la densité des tissus. (B = brillance.) ~ **DE MODE M OU TM (TEMPS-MOUVEMENT)** *(angl. M-mode echography).* Technique permettant d'étudier les mouvements des structures mobiles. ~ **ENDOCAVITAIRE** *(angl. cavity echography).* La sonde est placée dans une cavité naturelle.

ÉCHOLALIE *s. f. (angl. echolalia).* Répétition involontaire et automatique de certains mots. SYN. ***ÉCHOPHRASIE.***

ÉCHOMATISME *s. m. (angl. echomatism).* ☞ ***ÉCHOPRAXIE.***

ÉCHOMIMIE *s. f. (angl. echomimia).* ☞ ***ÉCHOLALIE.***

ÉCHOPLANAR *s. m. (angl. echo planar imaging).* Paramétrage d'IRM à séquences d'impulsions courtes utilisé pour l'exploration cardiaque.

ÉCHOPRAXIE *s. f. (angl. echopraxis).* Imitation automatique des actes exécutés par d'autres personnes.

ECHOVIRUS *(angl. Echovirus).* Abréviation de *Enteric Cytopathogenic Human Orphan Virus.* Virus de la famille des *Picornaviridae*, genre des *Enterovirus.* Lorsqu'on l'a découvert, on pensait qu'il n'était responsable d'aucun processus pathologique particulier (d'où orphan = orphelin). Parmi les 31 sérotypes que l'on connaît aujourd'hui, certains peuvent être responsables de diverses affections : méningite lymphocytaire, processus fébriles, infections respiratoires hautes, etc.

ECK (FISTULE D') *(angl. Eck's fistula).* Communication artificielle entre le système porte et le système cave inférieur.

ECKLIN (MALADIE D') *(angl. Ecklin's disease).* Anémie érythroblastique grave du nouveau-né. Maladie hémolytique due à une incompatibilité fœto-maternelle de type rhésus.

ÉCLAMPSIE *s. f. (angl. eclampsia).* Accident aigu paroxystique de la toxémie gravidique, consistant en accès répétés de convulsions suivis d'un état comateux. ☞ ***TOXÉMIE GRAVIDIQUE.***

ÉCLAMPSISME *s. m. (angl. eclampsism).* État précurseur de l'éclampsie, marqué par une protéinurie, une hypertension artérielle, des œdèmes, une oligurie, des vertiges, des céphalées tenaces, des vomissements, une somnolence.

ÉCLAMPTIQUE *adj. (angl. eclamptic).* En rapport avec ou touchée par une éclampsie.

ÉCLIPSE *s. f. (angl. brief episode).* Défaillance soudaine et transitoire d'une fonction cérébrale. ~ **CÉRÉBRALE** *(angl. brain eclipse).* Au cours de l'hypertension artérielle sévère, paralysie brutale et régressive. ~ **VISUELLE** *(angl. amaurosis fugax).* Cécité temporaire due généralement à un accident ischémique temporaire cérébral.

ECMNÉSIE *s. f. (angl. ecmnesia).* **1.** Terme qui désigne un phénomène de réversion mentale observé chez les hystériques et les sujets sous hypnose, lesquels paraissent perdre la notion de leur personnalité présente et reprendre celle qu'ils avaient au moment précis où s'arrête leur mémoire. **2.** *(angl. anterograde amnesia).* Trouble de la mémoire marqué par la difficulté à évoquer les faits récents avec conservation du rappel des événements lointains. SYN. ***AMNÉSIE ANTÉROGRADE.***

ÉCONOMIE *s. f. (angl. economy).* Ensemble de règles visant à favoriser un développement, une organisation et un fonctionnement harmonieux d'un élément quelconque.

ÉCORCE CÉRÉBRALE ☞ ***CORTEX CÉRÉBRAL.***

ÉCOSYSTÈME *s. m. (angl. ecosystem).* Communauté des êtres vivants dont les processus vitaux sont liés entre eux et qui se développent en fonction des facteurs physiques d'un même environnement.

ÉCOUVILLON *s. m. (angl. swab).* Brosse cylindrique montée à l'extrémité d'une tige souple permettant des prélèvements ou le nettoyage d'une canule ou d'une sonde.

ÉCRAN *(angl. screen).* ◇ **FLUORESCENT** *(angl. fluorescent —).* Écran recouvert d'une couche de matière fluorescente aux rayons X, telle que le tungstate de calcium ou le platinocyanure de baryum, utilisé en radioscopie. ◇ **RENFORÇATEUR** *(angl. intensifying —).* Écran recouvert d'une mince couche de matière fluorescente aux rayons X, et qui, placé au contact de l'émulsion photographique dans les radiographies, augmente l'effet photographique des rayons X.

ÉCRASEMENT (SYNDROME D') *(angl. crush syndrome).* Ensemble de manifestations graves causées par un choc traumatique violent (écrasement d'un membre ou d'une partie du corps). Elles se traduisent par une nécrose musculaire ischémique avec œdème traumatique, se compliquant vers le septième jour d'une insuffisance rénale, souvent mortelle par hémoglobinurie massive. SYN. ***SYNDROME DE BYWATERS, SYNDROME D'ENSEVELISSEMENT, RHABDOMYOLYSE TRAUMATIQUE.***

ÉCRITURE *(angl. writing).* ◇ **AUTOMATIQUE** *(angl. automatic —).* Écriture produite dans des états seconds. ◇ **EN MIROIR** *(angl. mirror —).* Écriture renversée dans laquelle les lettres, écrites de la droite vers la gauche, sont tracées comme si elles étaient vues dans un miroir. SYN. ***ÉCRITURE SPÉCULAIRE.***

ÉCROUELLES *s. f. (angl. scrofula, king's evil).* Adénopathies cervicales tuberculeuses que les rois de France et d'Angleterre pouvaient guérir par le toucher le jour de leur sacre.

ECSTASY *s. f. (angl. ecstasy).* Méthylènedioxyméthamphétamine. Amphétamine proche de la mescaline, ayant une forte affinité pour les récepteurs sérotoninergiques, moindre pour les récepteurs dopaminergiques et adrénergiques, ayant été utilisée comme antiasthmatique et comme antidépresseur mais détournée comme drogue excitante et hallucinogène.

ECTASIE *s. f. (angl. ectasia).* Dilatation d'un vaisseau ou d'un organe creux. ◇ **VASCULAIRE ANTRALE** *(angl. antral vascular —).* Affection de la femme âgée associant anémie par saignement, dilatation et thromboses capillaires sous-muqueuses et hyperplasie muqueuse de l'estomac. SYN. ***ESTOMAC PASTÈQUE.***

ECTHYMA *s. m. (angl. ecthyma).* Pyodermite streptococcique et/ou staphylococcique caractérisée par l'éruption de larges pustules, arrondies, dont la base est dure et entourée d'une zone inflammatoire, auxquelles succèdent des croûtes plus ou moins épaisses qui laissent des taches cicatricielles pigmentées. ◇ **GANGRENEUX OU TÉRÉBRANT** *(angl. — gangrenosum).* Forme de gangrène circonscrite cutanée apparaissant chez les enfants cachectiques. SYN. ***DERMATITE GANGRENEUSE DES ENFANTS.***

ECTHYMOGÈNE *adj. (angl. ecthymiform).* Qui produit des pustules ressemblant à des lésions d'ecthyma.

ECTO- *(angl. ecto-).* Préfixe d'origine grecque signifiant en dehors de, hors de.

ECTOBLASTE *s. m. (angl. ectoblast).* ☞ ***ECTODERME.***

ECTOCARDIE *s. f. (angl. ectocardia).* Anomalie de situation du cœur, qui peut faire hernie à travers le diaphragme ou dans la région pré-thoracique.

ECTODERME *s. m. (angl. ectoderm).* Feuillet externe de l'embryon, destiné à former l'épiderme et les phanères, les organes des sens et le système nerveux. SYN. ***ECTOBLASTE.***

ECTODERMOSE ÉROSIVE PLURI-ORIFICIELLE *(angl. Stevens-Johnson syndrome).* Variété d'érythème polymorphe d'origine inconnue, avec des lésions érosives des muqueuses externes (buccale, anale, etc.), douloureuses et s'accompagnant de signes généraux et de lésions cutanées à type d'érythème polymorphe. SYN. ***STEVENS-JOHNSON (SYNDROME DE).***

ECTOENZYME *s. m. (angl. ectoenzyme).* Enzyme sécrétée par la cellule dans le milieu environnant. SYN. ***EXOENZYME.***

ECTOGLIE *s. f. (angl. ectoglia).* Couche marginale externe du tube neural à un stade très précoce du développement embryonnaire.

ECTOLYSE *s. f. (angl. ectolysis).* Lyse de l'ectoplasme.

ECTOMÈRE *s. m. (angl. ectomere).* Blastomère qui contribue à la formation de l'ectoderme.

-ECTOMIE *(angl. -ectomy).* Suffixe d'origine grecque indiquant une excision, une ablation.

ECTOPAGE *s. m. (angl. ectopagus).* Monstre fœtal double uni latéralement par le thorax.

ECTOPARASITE *s. m. (angl. ectoparasite).* Parasite qui vit sur la surface extérieure du corps de son hôte. SYN. ***PARASITE ÉPIZOÏQUE.***

ECTOPHYTE *s. m. (angl. ectophyte).* Parasite végétal qui vit à l'extérieur de son hôte. SYN. ***ECTOPHYTOPARASITE.***

ECTOPIE *s. f. (angl. ectopia).* Anomalie de situation ou de position d'un organe, en général de nature congénitale. ◇ **CARDIAQUE** *(angl. — cordis).* Anomalie congénitale rare caractérisée par le déplacement du cœur en dehors de la cavité thoracique. ◇ **PUPILLAIRE** ☞ ***CORECTOPIE.*** ◇ **TESTICULAIRE** *(angl. testicular —).* Position anormale du testicule, qui siège soit dans l'abdomen s'il n'est pas descendu, soit dans la cuisse ou dans le périnée. ◇ **VÉSICALE** *(angl. bladder —).* SYN. ***EXSTROPHIE VÉSICALE.*** ☞ ***EXSTROPHIE.***

ECTOPLACENTA *s. m. (angl. ectoplacenta).* Zone épaissie du trophoblaste de l'œuf, qui se fixe à la muqueuse utérine et participe avec elle à la formation du placenta.

ECTOPLASME *s. m. (angl. ectoplasm).* Partie superficielle du cytoplasme, plus compacte et hyaline, notamment chez les organismes unicellulaires.

ECTOPLASMIQUE *adj. (angl. ectoplasmic).* Qui se rapporte à l'ectoplasme.

ECTOSQUELETTE *s. m. (angl. ectoskeleton).* ☞ ***EXOSQUELETTE.***

ECTOTHRIX *s. m. (angl. ectothrix).* Champignon dermatophyte dont les spores se localisent sur la gaine externe des poils et des cheveux.

ECTOTOXINE *s. f. (angl. ectotoxin).* ☞ ***EXOTOXINE.***

ECTOZOAIRE *s. m. (angl. ectozoon).* Ectoparasite animal. SYN. ***ÉPIZOAIRE.***

ECTROCHEIRIE *s. f. (angl. acheiria).* Absence congénitale de la main par arrêt du développement.

ECTRODACTYLIE *s. f. (angl. adactylia).* Absence congénitale d'un ou de plusieurs doigts ou orteils.

ECTRODACTYLIE *s. f. (angl. ectrodactylia).* Absence congénitale d'un ou de plusieurs doigts ou orteils.

ECTROGÉNIE *s. f. (angl. ectrogeny).* Malformation liée à l'absence d'un organe ou d'une partie du corps.

ECTROMÈLE *s. m. (angl. ectromelus).* Monstre caractérisé par l'absence ou le développement imparfait d'un ou de plusieurs membres.

ECTROMÉLIE *s. f. (angl. ectromelia).* Monstruosité caractérisée par l'absence ou le développement imparfait d'un ou de plusieurs membres.

ECTROPIE *s. f.* ☞ ***EXSTROPHIE.***

ECTROPION *s. m. (angl. ectropion).* **1.** Éversion du bord libre de la paupière, le plus souvent inférieure, exposant la conjonctive bulbaire. **2.** En gynécologie, terme employé pour désigner une éversion de la muqueuse du col utérin. ◇ **CICATRICIEL** *(angl. cicatricial —).* Éversion de la paupière inférieure consécutive à des cicatrices rétractiles (cicatrices de brûlures ou de plaies). ◇ **DE L'UVÉE** *(angl. — uveae).* Extension de la couche pigmentaire de l'iris sur sa face antérieure. Elle peut être congénitale ou acquise. ◇ **PARALYTIQUE** *(angl. paralytic —).* Éversion de la paupière inférieure secondaire à une paralysie faciale. ◇ **SÉNILE** *(angl. senile —).* Ectropion secondaire au relâchement des tissus palpébraux, conséquence de la sénescence.

ECTROSYNDACTYLIE *s. f. (angl. ectrosyndactyly).* Absence congénitale d'un ou de plusieurs doigts, associée à une syndactylie des doigts restants.

ECZÉMA *s. m. (angl. eczema).* Affection cutanée inflammatoire aiguë ou chronique, qui présente une grande diversité de causes et de types lésionnels, parmi lesquels les plus constants sont : l'érythème, la formation de vésicules, l'exsudation, la formation de croûtes ou la lichénification et les squames. Les lésions sont prurigineuses. ◇ **AIGU ÉRYTHÉMATEUX** *(angl. allergic —).* Forme d'eczéma caractérisée par des lésions vésiculeuses et érythémateuses, accompagnées de prurit, et provoquée par une substance allergénique. ◇ **ATOPIQUE** *(angl. atopic dermatitis).* ☞ ***ECZÉMA INFANTILE.*** ◇ **CONSTITUTIONNEL** *(angl. atopic dermatitis).* ☞ ***ECZÉMA INFANTILE.*** ◇ **CRAQUELÉ** *(angl. xerotic —).* Variété d'eczéma sec de cause externe. ◇ **CROÛTEUX** *(angl. — crusta).* Variété d'eczéma où l'on observe des croûtes minces de couleur jaunâtre. ◇ **INFANTILE** *(angl. infantile —).* Eczéma du nourrisson, prurigineux, suintant, avec formation de croûtes et desquamation. L'eczéma est localisé essentiellement au visage et aux plis cutanés. Il débute pendant l'enfance chez des individus présentant une prédisposition héréditaire avec anomalies de l'immunité humorale et cellulaire. SYN. ***DERMATITE ATOPIQUE INFANTILE.*** ◇ **INTERTRIGO** *(angl. — intertrigo).* Eczéma des grands plis, avec irritation et suintement accentués. ◇ **MARGINÉ (DE HÉBRA)** *(angl. tinea cruris).* Mycose cutanée due à *Epidermophyton inguinale* caractérisée par des taches rouges aux bords eczémateux, localisées à la face interne et à la racine des cuisses. ◇ **NUMMULAIRE** *(angl. nummular —).* Lésions papulo-vésiculeuses prurigineuses, groupées en petits placards arrondis ayant parfois un aspect herpétoïde ou tricophytoïde. ◇ **PAPULEUX** *(angl. papulous —).* Forme d'eczéma dans laquelle prédominent de petites papules dures et rouges, très prurigineuses. ◇ **SÉBORRHÉIQUE** *(angl. pityriasis steatoides).* ☞ ***ECZÉMATIDE.*** ◇ **VARIQUEUX** *(angl. varicose —).* Eczéma associé à une angiodermite purpurique et pigmentaire. ◇ **VERRUQUEUX** Eczéma caractérisé par la présence de lésions d'aspect verruqueux. ◇ **VÉSICULEUX** *(angl. vesiculous —).* Variété très fréquente d'eczéma, caractérisée par la prédominance de petites vésicules.

ECZÉMATEUX *adj. (angl. eczematous).* Qui se rapporte à l'eczéma.

ECZÉMATIDE *s. f. (angl. eczematid).* Éruption cutanée proche de l'eczéma mais ne comportant pas de vésicules, elle siège sur le tronc et les membres. SYN. ***ECZÉMA SÉBORRHÉIQUE.***

ECZÉMATISATION *s. f. (angl. eczematization).* Transformation eczémateuse de lésions cutanées correspondant à d'autres dermatoses, se produisant à la suite de traumatismes, de grattage continu ou d'un traitement inadéquat.

ECZÉMATOGÈNE *adj. (angl. eczemeatogenic).* Qui produit des lésions eczémateuses.

ECZÉMATOÏDE *adj. (angl. eczematoid).* Qui ressemble à l'eczéma. SYN. ***ECZÉMATIFORME.***

EDDOWES (SYNDROME D') *(angl. Eddowes' syndrome).* Syndrome familial caractérisé par une fragilité osseuse et une coloration bleue des sclérotiques. SYN. ***OSTÉOPSATHYROSE.***

EDEBOHLS ◇ **(OPÉRATION D')** *(angl. Edebohls' operation).* Décapsulation rénale suivie de néphropexie. ◇ **(POSITION D')** *(angl. Edebohls' position).* Position en décubitus dorsal, avec les jambes et les cuisses en flexion et écartées. SYN. ***POSITION DORSO-SACRÉE.***

ÉDENTÉ *adj. (angl. toothless).* Qui n'a pas de dents ou qui a perdu ses dents.

ÉDÉTIQUE (ACIDE) *(angl. edetic acid).* ☞ ***EDTA.***

EDINGER-WESTPHALL (NOYAU D') *(angl. Edinger-Westphall nucleus).* Noyau appartenant au système nucléaire du nerf moteur oculaire. C'est le noyau moteur de la musculature intrinsèque de l'œil. SYN. ***NOYAU OCULOMOTEUR ACCESSOIRE.***

ÉDOCÉPHALE *s. m. (angl. edeocephalus).* Monstre fœtal sans bouche, avec une seule cavité orbitaire et un nez ressemblant à un pénis.

ÉDROPHONIUM (CHLORURE D') *(angl. edrophonium chloride).* Inhibiteur réversible de l'acétylcholinestérase, utilisé dans le diagnostic de la myasthénie.

EDTA *(angl. EDTA).* Abréviation désignant l'acide éthylène-diamino-tétraacétique (acide édétique). Agent chélateur de métaux divalents et trivalents, il est utilisé sous forme de sel calcique (EDTA calcique) dans le traitement de l'intoxication par le plomb. Le sel sodique (EDTA sodique) est utilisé pour son action hypocalcémiante, dans le diagnostic et le traitement de certaines anomalies du métabolisme du calcium.

ÉDULCORANT *adj. (angl. sweetener).* Qui donne une saveur douce (s'emploie aussi comme substantif). Le sucre, le sirop sont des édulcorants naturels ; la saccharine est un édulcorant de synthèse.

EDWARDS (SYNDROME D') *(angl. Edwards' syndrome).* Aberration chromosomique avec présence d'un 3e chromosome sur la 18e paire donnant un grave syndrome polymalformatif, létal. SYN. ***TRISOMIE 18.***

EEG *(angl. EEG).* Abréviation d'électroencéphalogramme ou d'électroencéphalographie.

ÉFALIZUMAB *s. m. (angl. efalizumab).* Anticorps monoclonal recombinant utilisé dans le traitement de certaines formes de psoriasis.

EFFECTEUR *s. m. (angl. effector).* **1.** Tout organe qui répond à un stimulus. **2.** Terminaison nerveuse qui transmet un influx nerveux provoquant une contraction musculaire ou une sécrétion glandulaire.

EFFÉRENT *adj. (angl. efferent).* Qui conduit ou transporte du sang, une substance quelconque ou des impulsions, hors d'un organe, ou du centre vers la périphérie. Se dit d'un vaisseau, d'un nerf, d'un canal. S'oppose à afférent.

EFFERVESCENCE *s. f. (angl. effervescence).* Dégagement rapide de petites bulles gazeuses à l'intérieur d'un liquide.

EFFET *s. m. (angl. effect).* Résultat d'une action. ◇ **DOPPLER** *(angl. Doppler —).* ☞ ***DOPPLER (EFFET).*** ◇ **PHOTOÉLECTRIQUE** *(angl. photoelectric —).* Émission d'électrons par certains métaux sous l'effet de radiations lumineuses dont la fréquence est supérieure à un seuil (seuil photoélectrique) caractéristique du métal. ◇ **PLACEBO** *(angl. placebo —).* Effet psycho-physiologique obtenu par l'administration d'un placebo. ☞ ***PLACEBO.*** ◇ **SECONDAIRE** *(angl. side —).* Propriété annexe d'un médicament, qui peut être à l'origine de réactions indésirables ou bénéfiques selon les cas.

EFFLEURAGE *s. m. (angl. effleurage).* Forme de massage qui consiste à passer légèrement la paume de la main sur la surface d'un membre dans le sens du courant veineux, pour favoriser la circulation de retour et éviter la stase.

EFFLORESCENCE *s. f. (angl. efflorescence).* Éruption cutanée profuse et apparente.

EFFLUVIUM *s. m. (angl. effluvium).* Perte excessive de cheveux.

EFFORT (ÉPREUVE D') *(angl. exercise test).* ☞ ***ÉPREUVE D'EFFORT.***

EFFRACTIF *adj. (angl. invasive).* Se dit d'un acte médical comportant l'effraction du revêtement cutané ou muqueux.

EFFUSION *s. f. (angl. effusion).* ☞ ***ÉPANCHEMENT.***

EFR *(angl. RFT).* Abréviation d'épreuve fonctionnelle respiratoire.

EGESTA *s. m. (angl. egesta).* Matière excrétée. S'oppose à ingesta.

EGO *s. m.* ☞ ***MOI.***

ÉGOCENTRISME *s. m. (angl. egocentricity).* Tendance à concentrer sur soi son activité et sa pensée.

ÉGOPHONIE *s. f. (angl. egophony).* Signe perçu à l'auscultation de la voix haute, qui devient chevrotante dans les épanchements de la plèvre. SYN. ***TRAGOPHONIE, VOIX DE POLICHINELLE.***

ÉGYPTE (HÉMATURIE D') *(angl. urinary schistosomiasis).* Schistosomiase urinaire.

EHLERS-DANLOS (SYNDROME D') *(angl. Ehlers-Danlos syndrome).* Dystrophie héréditaire transmise selon des modes variables, autosomiques. Elle se caractérise par une hyperlaxité articulaire, une hyperélasticité et une fragilité cutanées qui entraînent l'apparition de multiples cicatrices atrophiques, d'hématomes et d'ecchymoses. Différents viscères, en particulier le cœur et les artères, peuvent être touchés. SYN. ***DANLOS (SYNDROME DE).***

EHRLICH ◇ **(DIAZORÉACTION D')** *(angl. Ehrlich's diazo reaction).* Mise en évidence de certaines substances aromatiques dans l'urine par le réactif d'Ehrlich au cours de différentes affections dont l'hépatite virale, la fièvre typhoïde, etc. ◇ **(RÉACTIF D')** *(angl. Ehrlich's reagent).* Solution qui contient 10 g de paradiméthylaminobenzaldéhyde, 75 mL d'acide chlorhydrique et 75 mL d'eau, utilisée pour mettre en évidence l'urobilinogène de l'urine.

EHRLICH-HEINZ (CORPS D') *(angl. Ehrlich-Heinz granules).* Petits corpuscules arrondis acidophiles, visibles dans les hématies au cours d'une hémolyse grave secondaire à une intoxication par l'aniline, le nitrate et le chlorate de sodium, l'hydroxylamine, la naphtaline. On les observe également dans les hémoglobinopathies.

EHRLICHIA *s. f. (angl. Ehrlichia).* Bactérie à Gram négatif de la famille des *Rickettsiae*, parasite intracellulaire strict des cellules du sang. Atteint surtout le bétail mais transmissible à l'homme par morsure de tiques.

EHRLICHIOSE *s. f. (angl. Ehrlichiosis).* Maladie infectieuse due à *Ehrlichia* (de la famille des Rickettsies) transmise par des tiques.

EICHHORST (MYOPATHIE D') *(angl. Eichhorst's atrophy).* Myopathie primitive débutant par les membres inférieurs puis se généralisant.

EICHSTEDT (MALADIE D') *(angl. Eichstedt's disease).* ☞ ***PITYRIASIS VERSICOLOR.***

EICONOMÈTRE *s. m. (angl. eikonometer).* Appareil utilisé dans l'exploration d'une aniséiconie. SYN. ***ANISÉICOMÈTRE.***

EICOSANOÏQUE (ACIDE) *(angl. eicosanoic acid).* Acide gras saturé à vingt atomes de carbone. Acide arachidique.

EICOSATÉTRAÈNEOÏQUE (ACIDE) *(angl. eicosatetraeneoic acid).* Acide gras insaturé à vingt atomes de carbone, présent dans les lécithines (phosphatidylcholine). Acide arachidonique.

EIDÉTISME *s. m. (angl. eidetic imagery).* Capacité surtout chez l'enfant d'évoquer l'image visuelle d'un objet, non seulement comme une représentation, mais aussi comme une perception.

EIDOPTOMÉTRIE *s. f. (angl. eidoptometry).* Évaluation de l'aptitude à percevoir les formes.

EIMERIA Genre de sporozoaires dont certaines espèces sont parasites d'animaux vertébrés et invertébrés.

EINSTEINIUM *s. m. (angl. einstenium).* Élément radioactif de la série des actinides. Numéro atomique : 99. Masse atomique de l'isotope le plus stable : 254. Symbole : Es.

EINTHOVEN (TRIANGLE D') *(angl. Einthoven's triangle).* En électrocardiographie, triangle équilatéral situé dans le plan frontal et dont les sommets représentent la position des électrodes dans les dérivations périphériques DI, DII, DIII.

EISENMENGER ⌓ **(COMPLEXE D')** *(angl. Eisenmenger's complex).* Malformation cardiaque congénitale rare, caractérisée par un déplacement de l'aorte à droite, une communication interventriculaire, une hypertrophie du ventricule droit et une augmentation de taille de l'infundibulum et de l'artère pulmonaire. L'évolution est grave, marquée par l'hypertension pulmonaire. ⌓ **(SYNDROME D')** *(angl. Eisenmenger's syndrome).* Stade évolutif terminal de certaines cardiopathies congénitales marqué par une hypertension pulmonaire considérable et irréversible.

ÉJACULATEUR *adj. (angl. ejaculatory).* Qui sert à l'éjaculation. EX. *canal éjaculateur.*

ÉJACULATION *s. f. (angl. ejaculation).* Acte physiologique réflexe par lequel le sperme, parvenu dans l'urètre, est expulsé hors du pénis.

EKIRI *s. m. (angl. ekiri).* Espèce de dysenterie endémique au Japon, très aiguë et de caractère infectieux, qui atteint les enfants et qui semble due à un micro-organisme voisin du colibacille.

ÉLABORATION *s. f. (angl. elaboration).* Formation d'un produit de sécrétion par une glande ou d'un produit d'excrétion. ⌓ **PSYCHIQUE** *(angl. psychical working out).* Terme utilisé par Freud pour désigner le travail effectué par l'appareil psychique visant à neutraliser les excitations qu'il reçoit et qui pourraient arriver à être nocives. Il s'utilise aussi pour se référer au processus par lequel un sujet, de façon spontanée ou pendant une psychothérapie, réussit à dépasser les souffrances provoquées par l'angoisse générée par des situations traumatiques ou conflictuelles.

ÉLAÏDIQUE (ACIDE) *(angl. elaidic acid).* Acide gras non saturé, isomère *trans* de l'acide oléique.

ÉLAÏOCONIOSE *s. f. (angl. eleoconiosis).* Dermatose professionnelle à type de folliculite acnéiforme chez les ouvriers métallurgistes causée par le contact avec l'huile. SYN. ***BOUTON D'HUILE.***

ÉLANCEMENT *s. m. (angl. shooting pain).* Douleur vive aiguë.

ELAPIDÉS *(angl. Elapidae).* Famille de serpents venimeux. Ses principaux représentants sont les genres *Naja* (cobras), *Dendroaspis* (mambas) et *Micrurus* (élaps).

ÉLASTANCE *s. f. (angl. elastance).* Variation de la pression intrapulmonaire, induite par la variation correspondante du volume pulmonaire. C'est l'inverse de la compliance.

ÉLASTASE *s. f. (angl. elastase).* Enzyme catalysant l'hydrolyse de l'élastine.

ÉLASTÉIDOSE CUTANÉE NODULAIRE *(angl. nodular cutaneous elastidosis).* ☞ ***FAVRE ET RACOUCHOT (MALADIE DE).***

ÉLASTINE *s. f. (angl. elastin).* Scléroprotéine présente dans le tissu élastique, insoluble dans l'eau, et pouvant être digérée par la pepsine et la trypsine.

ÉLASTOME *s. m. (angl. elastoma).* Tumeur cutanée formée par une hyperplasie du tissu élastique. ⌓ **JUVÉNILE** *(angl. juvenile —).* Naevus du tissu conjonctif. ⌓ **PERFORANT VERRUCIFORME** *(angl. perforating elastosis).* Présence d'élastomes dans le derme et de bouchons cornés qui perforent le derme.

ÉLASTOMÈTRE *s. m. (angl. elastometer).* Appareil permettant de mesurer l'élasticité des tissus.

ÉLASTOMUCINE *s. f. (angl. elastomucin).* Composant du tissu élastique, riche en mucopolysaccharides.

ÉLASTOPATHIE *s. f. (angl. elastopathy).* Déficience congénitale ou acquise du tissu élastique.

ÉLASTORRHEXIE *s. f. (angl. elastorrhexis).* Dégénérescence du réseau élastique des couches profondes du chorion, dont les fibres se gonflent et se fragmentent. ◇ **SYSTÉMATISÉE** *(angl. pseudoxanthoma elasticum).* Affection héréditaire du tissu élastique touchant particulièrement la peau, la paroi artérielle et le vitré.

ÉLASTOSE *s. f. (angl. elastosis).* Transformation élastique du tissu collagène ou métaplasie élastique des fibres conjonctives.

ÉLECTIVITÉ *s. f. (angl. affinity).* Qualité que possèdent certaines substances de se fixer sur un type déterminé de cellules ou de tissus.

ÉLECTRE (COMPLEXE D') *(angl. Electra's complex).* Expression introduite par Jung, et synonyme de complexe d'Œdipe féminin.

ÉLECTRICITÉ *s. f. (angl. electricity).* L'une des formes fondamentales d'énergie, se présentant soit comme électricité négative, soit comme électricité positive, selon qu'il existe un surplus ou un déficit en électrons. ◇ **ANIMALE** *(angl. muscular —).* Électricité produite lors de certaines activités physiologiques. ◇ **DYNAMIQUE** *(angl. electric current).* Électricité qui se propage le long d'un circuit électrique et qui constitue le courant électrique. ◇ **FARADIQUE** *(angl. induced current).* Électricité produite par induction. SYN. ***ÉLECTRICITÉ INDUITE.*** ◇ **GALVANIQUE** *(angl. galvanic current).* Électricité dynamique produite par des piles. SYN. ***ÉLECTRICITÉ VOLTAÏQUE.***

ÉLECTRO- *(angl. electro-).* Préfixe d'origine grecque signifiant ambre, et, par extension, électricité.

ÉLECTROANALGÉSIE *s. f. (angl. electric anesthesia).* Anesthésie locale produite par l'application de courants électriques.

ÉLECTROBIOLOGIE *s. f. (angl. electrobiology).* Étude des phénomènes électriques qui se produisent dans les tissus vivants.

ÉLECTROCARDIOGRAMME *s. m. (angl. electrocardiogram).* Tracé représentant l'enregistrement des courants électriques produits par l'activité du muscle cardiaque, en fonction du temps. Il est constitué par une courbe, présentant des mouvements ascendants et descendants, correspondant aux activités atriale et ventriculaire. L'onde P (complexe atrial) est due à l'activation de l'atrium, les autres variations sont dues à l'activité des ventricules : complexe QRS (ou complexe ventriculaire) lié à leur activation, onde T liée à leur repolarisation. Abréviation : ECG. ◇ **HISSIEN** *(angl. His bundle —).* Électrocardiogramme endocavitaire enregistré au niveau de la partie basse de l'atrium droit. Utilisé dans la caractérisation de certains troubles de conduction. ◇ **ŒSOPHAGIEN** *(angl. esophageal —).* Enregistrement par une électrode œsophagienne pour étudier plus particulièrement l'onde P et certaines arythmies.

ÉLECTROCARDIOGRAPHE *s. m. (angl. electrocardiograph).* Appareil permettant l'enregistrement des courants d'action engendrés par l'activité cardiaque.

ÉLECTROCARDIOGRAPHIE *s. f. (angl. electrocardiography).* Enregistrement graphique des courants électriques produits par l'activité cardiaque, utilisé comme méthode d'exploration de la fonction cardiaque.

ÉLECTROCARDIOSCOPIE *s. f. (angl. electrocardioscopy).* Projection de l'électrocardiogramme sur un écran fluorescent, au moyen d'un oscillographe cathodique.

ÉLECTROCARDIOVECTOGRAMME *s. m. (angl. electrocardiovectogram).* Graphique enregistré sur un film se déroulant sur un écran et résumant les variations de direction et d'intensité de la force électromotrice apparente du cœur pendant la contraction cardiaque.

ÉLECTROCAUTÈRE *s. m. (angl. electrocautery).* Instrument pour la cautérisation des tissus à l'aide d'un conducteur porté à température élevée par un courant électrique.

ÉLECTROCHIRURGIE *s. f. (angl. electrosurgery).* Emploi des courants électriques dans les traitements chirurgicaux (diathermie, électrocoagulation, etc.).

ÉLECTROCHOC *s. m. (angl. electroshock).* Application au niveau du crâne d'un courant électrique producteur de convulsions dans le traitement de certaines psychoses, en particulier la mélancolie. SYN. ***ÉLECTROCONVULSIVOTHÉRAPIE, SISMOTHÉRAPIE.***

ÉLECTROCOAGULATION *s. f. (angl. electrocoagulation).* Coagulation d'un tissu par le passage d'un courant de haute fréquence.

ÉLECTROCOCHLÉOGRAPHIE *s. f. (angl. electrocochleography).* Technique audiométrique destinée à enregistrer les potentiels d'origine cochléaire qui apparaissent après une stimulation acoustique au moyen de sons répétitifs de très courte durée.

ÉLECTROCONTRACTILITÉ *s. f. (angl. electrocontractility).* Aptitude du tissu musculaire à se contracter en réponse à un stimulus électrique.

ÉLECTROCORTICOGRAPHIE *s. f. (angl. electrocorticography).* Enregistrement graphique de l'activité électrique cérébrale à l'aide d'électrodes placées au contact direct du cortex cérébral.

ÉLECTROCUTION *s. f. (angl. electrocution).* Effet du passage dans l'organisme d'un courant électrique. L'électrocution peut entraîner la mort instantanée, une perte de connaissance plus ou moins prolongée, ou des brûlures au point de contact.

ÉLECTRODE *s. f. (angl. electrode).* **1.** Pièce conductrice en contact avec un électrolyte. **2.** En physique médicale, pièce métallique de forme très variable appliquée sur une partie du corps pour recueillir le courant qui y est produit ou pour un traitement électrique. ◇ **ACTIVE** *(angl. active —).* Électrode de section relativement faible, dans laquelle la densité de courant est élevée ; elle est appliquée sur un tissu pour le stimuler. SYN. ***ÉLECTRODE EXPLORA-***

TRICE. <> **DE RÉFÉRENCE** *(angl. reference —).* Électrode de section relativement grande, dans laquelle les effets du courant sont nuls ou très faibles ; elle complète le circuit avec l'électrode active. SYN. *ÉLECTRODE INDIFFÉRENTE.*

ÉLECTRODERMOGRAMME *s. m. (angl. electrodermogram).* Enregistrement des variations de la résistance électrique de la peau lors du passage d'un courant continu.

ÉLECTRODESSICCATION *s. f. (angl. electrodesiccation).* Électrocoagulation superficielle d'un tissu par un courant à haute fréquence.

ÉLECTRODIAGNOSTIC *s. m. (angl. electrodiagnosis).* Méthode de diagnostic comportant l'utilisation de divers courants électriques ou l'étude des phénomènes électriques tissulaires, en particulier la réponse musculaire à l'excitation électrique.

ÉLECTROENCÉPHALOGRAMME *s. m. (angl. electroencephalogram).* Tracé graphique des rythmes électriques cérébraux, consistant en des oscillations de potentiel, de rythme uniforme et constant, se modifiant au cours de nombreuses affections cérébrales. L'électroencéphalogramme est l'investigation fondamentale dans l'épilepsie. On distingue selon leur fréquence les ondes $\delta < 3{,}5$ Hz, θ de 4 à 7 Hz, α de 8 à 13 Hz, $\beta > 13$ Hz. Abréviation : EEG.

ÉLECTROENCÉPHALOGRAPHIE *s. f. (angl. electroencephalography).* Technique d'enregistrement graphique de l'activité électrique du cerveau.

ÉLECTROGENÈSE *s. f. (angl. electrogenesis).* Production d'électricité dans un corps ou dans un tissu vivant.

ÉLECTROGRAMME *s. m. (angl. electrogram).* Tout enregistrement des variations du potentiel électrique produit par une cellule ou un organe.

ÉLECTROGUSTOMÉTRIE *s. f. (angl. electrogustometry).* Technique d'exploration quantitative du goût, au moyen d'un courant électrique de faible intensité appliqué sur la langue.

ÉLECTROHÉMOSTASE *s. f. (angl. electrohemostasis).* Hémostase réalisée à l'aide d'un courant électrique.

ÉLECTROHYSTÉROGRAPHIE *s. f. (angl. electrohysterography).* Enregistrement graphique des potentiels d'action produits par les contractions utérines.

ÉLECTROLOGIE *s. f. (angl. electrology).* Partie de la physique qui traite de l'électricité. L'électrologie médicale traite des applications médicales de l'électricité.

ÉLECTROLYSE *s. f. (angl. electrolysis).* Décomposition chimique de certaines substances en solution, produite par le passage d'un courant électrique.

ÉLECTROLYTE *s. m. (angl. electrolyte).* Substance qui, en solution, se dissocie plus ou moins en ions (anions et cations).

ÉLECTROMYOGRAMME *s. m. (angl. electromyogram).* Tracé enregistrant les variations des courants qui se produisent au niveau des muscles au repos ou lors de la contraction musculaire. Abréviation : EMG.

ÉLECTROMYOGRAPHIE *s. f. (angl. electromyography).* Enregistrement graphique de l'activité électrique musculaire au repos, au cours de contractions volontaires ou par stimulation électrique. L'électromyogramme est particulièrement indiqué dans le diagnostic des lésions nerveuses périphériques.

ÉLECTRON *s. m. (angl. electron).* Particule fondamentale ayant la plus petite charge d'électricité négative ($1{,}602 \times 10^{-19}$ coulomb), et dont la masse est égale à 1/1 835 de celle du noyau de l'atome d'hydrogène, soit $9{,}1091 \times 10^{-31}$ kg. Les électrons gravitent autour du noyau de l'atome sur diverses orbites. Le nombre des électrons d'un atome neutre est égal à celui des protons du noyau et représente le numéro atomique de l'élément. Symbole : e.

ÉLECTRONARCOSE *s. f. (angl. electronarcosis).* Insensibilité transitoire produite par l'application de courants électriques sur les tempes.

ÉLECTRONIQUE *s. f. (angl. electronics).* Science qui étudie les phénomènes de conduction des électrons dans le vide, dans les gaz ou dans les semi-conducteurs, et les techniques utilisant les dispositifs fondés sur ces phénomènes (tubes électroniques, transistors).

ÉLECTRONVOLT *s. m. (angl. electronvolt).* Unité d'énergie utilisée en physique atomique et nucléaire. C'est l'énergie acquise par un électron accéléré sous l'effet d'une différence de potentiel de 1 volt. Elle est égale à $1{,}602 \times 10^{-19}$ joules. Symbole : eV.

ÉLECTRONYSTAGMOGRAPHIE *s. f. (angl. electronystagmography).* Enregistrement graphique des mouvements oculaires lors du nystagmus.

ÉLECTRO-OCULOGRAPHIE *s. f. (angl. electro-oculography).* Enregistrement graphique de la réponse électrique produite au cours des mouvements oculaires volontaires ou réflexes.

ÉLECTROPATHOLOGIE *s. f. (angl. electropathology).* Étude des effets pathologiques de l'électricité.

ÉLECTROPHORÈSE *s. f. (angl. electrophoresis).* Méthode permettant de séparer les différents constituants d'une solution en les soumettant à l'action d'un champ électrique. Les particules se déplacent sous l'effet du courant à des vitesses différentes, en fonction de leur taille et de leur charge électrique. Elle est surtout employée pour séparer les différentes fractions protéiques du sérum sanguin.

ÉLECTROPHYSIOLOGIE *s. f. (angl. electrophysiology).* Étude des phénomènes électriques chez des êtres vivants.

ÉLECTROPUNCTURE *s. f. (angl. electropuncture).* Acupuncture réalisée avec une aiguille qui fonctionne comme une électrode. SYN. ***GALVANOPUNCTURE.***

ÉLECTRORADIOLOGIE *s. f. (angl. electroradiology).* Partie de la radiologie traitant des applications de l'électricité et des rayons X au diagnostic et à la thérapeutique. SYN. ***RADIOLOGIE.***

ÉLECTRORÉTINOGRAMME *s. m. (angl. electroretinogram).* Tracé obtenu par électrorétinographie.

ÉLECTRORÉTINOGRAPHIE *s. f. (angl. electroretinography).* Enregistrement graphique des variations du potentiel électrique cornéo-rétinien à la suite d'une stimulation lumineuse. Examen surtout utilisé en pathologie rétinienne (dégénerescence, etc.).

ÉLECTROSYNÉRÈSE *s. f. (angl. electrosyneresis).* Technique d'immunoélectrophorèse avec migration inverse de l'antigène et de l'anticorps.

ÉLECTROSYSTOLIE *s. f. (angl. cardiac pacing).* Déclenchement des contractions cardiaques au moyen d'impulsions électriques produites par un stimulateur, utilisé dans le cas de bloc atrioventriculaire.

ÉLECTROTHÉRAPEUTE *s. m. (angl. electrotherapeutist).* Médecin spécialiste en électrothérapie.

ÉLECTROTHÉRAPIE *s. f. (angl. electrotherapy).* Emploi de courants continus ou de courants alternatifs à des fins thérapeutiques.

ÉLECTROTHERMIE *s. f. (angl. electrothermia).* Étude des transformations de l'énergie électrique en chaleur.

ÉLECTROTONUS *s. m. (angl. electrotonus).* État particulier d'un nerf moteur soumis à un courant constant, qui se traduit par une modification de l'action électromotrice du nerf (électrotonus physique) et une altération de l'excitabilité et de la conductibilité de ce nerf (électrotonus physiologique). L'excitabilité est diminuée à l'anode (anélectrotonus) et augmentée à la cathode (catélectrotonus).

ÉLECTROTROPISME *s. m. (angl. electrotropism).* Réaction d'orientation d'un végétal ou d'un animal fixé, s'effectuant soit dans la direction d'un courant électrique continu, soit dans la direction opposée.

ÉLECTUAIRE *s. m. (angl. electuary).* Préparation pharmaceutique de consistance molle composée de poudres médicamenteuses mêlées à du sirop, du miel, etc.

ÉLÉDOÏSINE *s. f. (angl. eledoisin).* Substance tirée des glandes salivaires du poulpe, dotée d'une puissante et persistante activité hypotensive.

ÉLÉIDINE *s. f. (angl. eleidin).* Substance huileuse semblable à la kératine, que l'on trouve dans les cellules du stratum lucidum de l'épiderme.

ÉLÉIDOME *s. m. (angl. oleoma).* Tumeur réactionnelle consécutive à l'injection sous-cutanée d'hydrocarbures (paraffinomes, vaselinomes) ou d'huile végétale non résorbée.

ÉLÉMENT *s. m. (angl. element).* **1.** Partie constitutive d'une chose. **2.** Principe chimique constituant les corps simples. **3.** Pour les anciens, la terre, l'eau, l'air et le feu, considérés comme principes constitutifs de tous les corps. **◇ ANATOMIQUE** *(angl. anatomic —).* Chacune des structures élémentaires (cellules, noyaux, fibres, etc.) dont sont composés les tissus et organes. **◇ D'INSERTION** ☞ ***TRANSPOSON.*** **◇ FIGURÉ** *(angl. blood cell).* Toute cellule présente normalement dans le sang.

ÉLÉOPTÈNE *s. m. (angl. eleopten).* Partie liquide et volatile d'une essence végétale, par opposition à sa partie solide ou stéaroptène.

ÉLÉPHANTIASIS *s. m. (angl. elephantiasis).* Hypertrophie cutanée régionale due à une obstruction lymphatique. Elle peut être secondaire à une infection parasitaire (filariose), à un cancer, ou être idiopathique. Les régions touchées peuvent parfois atteindre des proportions énormes. Par ordre de fréquence, cette maladie affecte les membres inférieurs, le scrotum, les bras, les seins, la face, etc. On l'observe plus communément dans les régions tropicales. **◇ CONGÉNITAL** *(angl. congenital —).* ☞ ***MILROY (MALADIE DE).*** **◇ NOSTRAS** *(angl. — nostras).* Éléphantiasis dû à une obstruction lymphatique secondaire à des infections streptococciques répétées, une adénopathie, une cure ganglionnaire chirurgicale.

ÉLÉVATEUR *s. m. (angl. elevator).* **1.** Instrument utilisé en chirurgie dentaire pour provoquer la luxation d'une dent en vue de son extraction. **2.** Nom de divers muscles dont l'action est d'élever les structures sur lesquelles ils s'insèrent.

ÉLÉVATION *s. f. (angl. elevation).* **1.** Action d'élever ou de s'élever ; son résultat. **2.** Protubérance, éminence. **◇ CONGÉNITALE DE LA SCAPULA** *(angl. congenital — of the scapula).* Déformation de Sprengel, scapula elevata : déplacement en haut et en dedans d'une ou des deux scapulas.

ÉLEVEURS D'OISEAUX (MALADIE DES) *(angl. bird-breeders' disease).* Pneumopathie observée chez les éleveurs d'oiseaux, d'origine immunologique, en rapport avec l'inhalation d'un antigène contenu dans les déjections.

ELISA (méthode) *(angl. ELISA assay).* Méthode immuno-enzymatique (*Enzyme Linked Immunosorbent Assay*). On fait réagir le sérum étudié avec des antigènes spécifiques adsorbés dans un support. S'il existait dans le sérum des anticorps spécifiques pour l'antigène, il se forme des complexes antigène-anticorps. Dans une deuxième étape, ces complexes sont mis en contact avec une combinaison d'anti-immunoglobuline unie à une enzyme. L'anti-immunoglobuline réagira avec l'immunoglobuline des complexes antigène-anticorps formés lors de la première étape. L'anti-immunoglobuline non fixée est lavée. Enfin, on fait agir l'enzyme de la combinaison sur un substrat adéquat, qu'on évalue qualitativement et quantitativement. Si dans la première étape, aucune formation de complexes antigène-anticorps ne s'est produite, la réaction est négative. SYN. ***MÉTHODE IMMUNO-ENZYMATIQUE OU IMMUNO-ENZYMOLOGIQUE.***

ÉLIXIR *s. m. (angl. elixir).* Liqueur composée de différentes substances médicinales dissoutes dans de l'alcool, de l'éther, du vin, etc. ; teinture composée, édulcorée et légèrement aromatisée. ◇ **DE LONGUE VIE** Macération d'agaric blanc, de rhubarbe, de gentiane, de safran, de thériaque et d'aloès dans l'alcool, qui était utilisée comme stomachique et purgatif doux. ◇ **PARÉGORIQUE** *(angl. paregoric —).* Médicament antidiarrhéique composé d'opium (0,05 g pour 10 g), d'acide benzoïque, d'anis étoilé et de camphre.

ELLIOT ◇ **(OPÉRATION D')** *(angl. Elliot's operation).* Incision de la cornée et de la sclérotique dans le but d'abaisser la pression intra-oculaire, lors du glaucome et de l'hydrophtalmie. ◇ **(POSITION D')** *(angl. Elliot's position).* Décubitus dorsal avec appui placé sous les dernières côtes, préconisé dans les interventions portant sur la vésicule biliaire.

ELLIPTOCYTE *s. m. (angl. elliptocyte).* Érythrocyte de forme elliptique ou ovalaire. SYN. ***OVALOCYTE.***

ELLIPTOCYTOSE *s. f. (angl. elliptocytosis).* Anémie hémolytique héréditaire caractérisée par la présence d'elliptocytes dans le sang. SYN. ***OVALOCYTOSE.***

ELLIS (SIGNE D') *(angl. Ellis' sign).* ☞ ***DAMOISEAU (COURBE DE).***

ELLIS-VAN CREVELD (MALADIE D') *(angl. Ellis-Van Creveld syndrome).* Dysplasie héréditaire, transmise sur le mode autosomique récessif, consistant en un nanisme rhizomélique accompagné de dystrophies osseuses diverses et d'anomalies cardiovasculaires. Elle est due à une anomalie des mucopolysaccharides. ***DYSPLASIE CHONDRO-ECTODERMIQUE.***

ÉLONGATION *s. f. (angl. elongation).* Traction excessive à laquelle est soumis un organe : muscle, tendon, nerf, etc.

ELPÉNOR (SYNDROME D') Syndrome confusionnel apparaissant au réveil après intoxication alcoolique ou par hypnotiques (Elpénor, marin d'Ulysse tombé d'un toit au réveil d'une ivresse).

ÉLUAT *s. m. (angl. eluate).* Produit obtenu par élution.

ÉLUTION *s. f. (angl. elution).* Extraction ou libération d'une substance, d'une enzyme généralement, du milieu solide qui l'a adsorbée.

ELY ◇ **(OPÉRATION D')** *(angl. Ely's operation).* Greffe cutanée pour corriger une destruction de l'oreille moyenne lors d'une otite moyenne suppurée chronique. ◇ **(SIGNE D')** *(angl. Ely's sign).* Chez un patient en décubitus ventral, la flexion de la jambe sur la cuisse provoque un soulèvement du bassin en cas de contracture de l'aponévrose latérale de la cuisse ou d'affection sacro-iliaque.

ÉLYTRO- *(angl. elytro-).* Préfixe d'origine grecque indiquant une relation avec le vagin.

ÉLYTROCÈLE *s. f. (angl. elytrocele).* Hernie d'une portion de l'intestin descendue dans l'excavation recto-utérine (cul-de-sac de Douglas) et faisant saillie dans la cavité du vagin, puis à la vulve, en étant revêtue de la paroi postérieure du vagin. SYN. ***COLPOCÈLE.***

ÉLYTROPLASTIE *s. f.* ☞ ***COLPOPLASTIE.***

ÉLYTRORRAPHIE *s. f.* ☞ ***COLPORRAPHIE.***

ÉLYTROSTÉNOSE *s. f.* ☞ ***COLPOSTÉNOSE.***

ÉLYTROTOMIE *s. f.* ☞ ***COLPOTOMIE.***

ÉMACIATION *s. f. (angl. emaciation).* Amaigrissement extrême dû à une cause morbide.

ÉMAIL *s. m. (NA. enamelum). (angl. enamel).* Substance blanche, dure, compacte, qui recouvre la couronne des dents, formée par une série de colonnes prismatiques et qui se développe à partir de l'organe embryonnaire de l'émail.

ÉMANATION *s. f. (angl. emanation).* Produit gazeux de désintégration qui se dégage des substances radioactives : actinium, radium, thorium, etc.

ÉMANOTHÉRAPIE *s. f. (angl. emanotherapy).* Emploi thérapeutique des émanations de corps radioactifs.

ÉMASCULATION *s. f. (angl. emasculation).* Castration chez l'homme.

EMBARRAS *s. m. (angl. difficulty, trouble).* Difficulté, obstacle, gêne.

EMBARRURE *s. f. (angl. dish-pan fracture).* Fracture complète de la voûte crânienne par enfoncement d'un fragment totalement séparé et déplacé.

EMBAUMEMENT *s. m. (angl. embalming).* Conservation des cadavres ; prévention de la décomposition naturelle des cadavres réalisée autrefois grâce à des baumes et des résines et actuellement par l'injection intra-artérielle de substances hautement antiseptiques. SYN. ***THANATOPRAXIE.***

EMBDEN-MEYERHOF (VOIE D') *(angl. Embden-Meyerhof pathway).* Ensemble des réactions transformant dans la cellule le glucose en acide pyruvique.

EMBOLE *s. m. (angl. embolus).* Corps étranger (caillot sanguin, particules de graisse, bulles d'air, amas de bactéries, etc.) dont le déplacement et l'arrêt dans un vaisseau provoquent l'embolie.

EMBOLECTOMIE *s. f. (angl. embolectomy).* Extraction chirurgicale d'un embole qui provoque une obstruction vasculaire.

EMBOLIE *s. f. (angl. embolism).* Oblitération brusque d'un vaisseau, généralement une artère, par suite de la migration d'un corps étranger ou embole. ◇ **AMNIOTIQUE** *(angl. amniotic fluid —).* Passage dans la circulation maternelle de liquide amniotique survenant au cours d'accouchements dystociques et pouvant entraîner un collapsus mortel. ◇ **BACTÉRIENNE (OU MICROBIENNE)** *(angl. infective —).* Embolie dans laquelle l'embole est constitué par des amas de bactéries. ◇ **CAPILLAIRE** *(angl. capillary —).* Obstruction des vaisseaux capillaires par des particules graisseuses ou des micro-organismes, spécialement des bactéries, qui ont pu arriver à ce niveau en raison de leur petit volume. ◇ **CÉRÉBRALE** *(angl. cerebral —).* Embolie survenant dans une artère cérébrale, responsable du ramollissement du territoire desservi par l'artère. ◇ **CROISÉE** ☞ ***EMBOLIE PARADOXALE.*** ◇ **DE CHOLESTÉROL** *(angl. cholesterol —).* Embolie d'un fragment de plaque athéromateuse détachée de l'aorte ou de la carotide primitive. L'embolie intéresse en particulier le territoire cérébral, le rein et la peau. ◇ **DIRECTE** *(angl. direct —).* Embolie qui se produit dans le sens du courant sanguin normal. ◇ **GAZEUSE** *(angl. air —).* Embolie provoquée par la migration de bulles d'air ou de gaz. ◇ **GRAISSEUSE** *(angl. fat —).* Obstruction brutale d'un vaisseau par des particules graisseuses observée en cas de fractures, en particulier du fémur. ◇ **LYMPHATIQUE** *(angl. lymph —).* Embolie dans un vaisseau lymphatique. ◇ **PARADOXALE** *(angl. paradoxical —).* Embolie artérielle à point de départ veineux périphérique par passage de l'embole à travers une communication interatriale. SYN. ***EMBOLIE CROISÉE.*** ◇ **PULMONAIRE** *(angl. pulmonary —).* Obstruction brutale et soudaine de l'artère pulmonaire ou d'une de ses branches par un corps étranger circulant, le plus souvent un caillot sanguin provenant d'une phlébite du territoire cave inférieur. Elle provoque souvent un cœur pulmonaire aigu et se complique fréquemment d'infarctus pulmonaire. Le traitement doit être entrepris d'extrême urgence. ◇ **RÉTINIENNE** *(angl. retinal —).* Embolie de l'artère centrale de la rétine provoquant une perte brutale de vision du côté concerné. ◇ **SEPTIQUE** *(angl. infective —).* Embolie déterminée par un caillot de sang chargé de bactéries pyogènes. ◇ **SPINALE** *(angl. spinal —).* Embolie d'une artère spinale.

EMBOLISATION *s. f. (angl. embolization).* Thrombose thérapeutique d'un vaisseau. ◇ **ARTÉRIELLE** *(angl. arterial —).* Création, à la suite d'une injection de particules solides, d'une thrombose dans l'artère ou les artères vascularisant un organe siège d'une tumeur cancéreuse, d'une malformation vasculaire ou d'une hémorragie, ce qui permet d'en réduire l'apport sanguin.

EMBOLOLALIE *s. f. (angl. embolalia).* ☞ ***EMBOLOPHASIE.***

EMBOLOPHASIE *s. f. (angl. embolophrasia).* Interpolation dans le langage de mots ou de sons sans signification ou inutiles car n'apportant rien au sens de la phrase.

EMBOLUS *s. m.* ☞ ***EMBOLE.***

EMBONPOINT *s. m. (angl. stoutness).* Augmentation du pannicule adipeux sous-cutané, qui indique souvent une tendance à l'obésité.

EMBROCATION *s. f. (angl. embrocation).* Préparation huileuse appliquée directement sur la peau.

EMBROCHAGE *s. m. (angl. pinning).* Technique d'ostéosynthèse d'une fracture à l'aide de broches, par exemple de Kirschner.

EMBRYECTOMIE *s. f. (angl. embryectomy).* Ablation chirurgicale de l'embryon en cas de grossesse extra-utérine.

EMBRYOCARDIE *s. f. (angl. embryocardia).* Modification du rythme cardiaque caractérisée par une accélération et une égalisation des deux silences et des deux bruits, rappelant le rythme fœtal.

EMBRYOGENÈSE *s. f. (angl. embryogenesis).* Développement des tissus et organes embryonnaires. SYN. ***EMBRYOGÉNIE.***

EMBRYOGÉNIE *s. f. (angl. embryogeny).* ☞ ***EMBRYOGENÈSE.***

EMBRYOÏDE *adj. (angl. embryoid).* Qui rappelle l'embryon par sa structure ou son mode de développement.

EMBRYOLOGIE *s. f. (angl. embryology).* Partie de la biologie qui étudie le développement de l'organisme à partir de la cellule primitive ou ovule, de la fécondation jusqu'à la naissance. ◇ **EXPÉRIMENTALE** *(angl. causal —).* Étude du développement des œufs et des embryons dans des conditions artificielles.

EMBRYOLOGISTE *s. m. (angl. embryologist).* Spécialiste en embryologie. SYN. ***EMBRYOLOGUE.***

EMBRYOME *s. m. (angl. embryoma).* SYN. ***TÉRATOME.***

EMBRYOMORPHE *adj. (angl. embryomorphous).* Qui ressemble à un embryon. Se dit en particulier de certains éléments anormaux des tissus, que l'on suppose être d'origine embryonnaire.

EMBRYON *s. m. (angl. embryo).* Produit de la conception depuis les premières modifications de l'œuf fécondé jusqu'à la fin du troisième mois de la grossesse où il est appelé fœtus.

EMBRYONIFORME *adj. (angl. embryoniform).* Qui ressemble à un embryon. SYN. ***EMBRYONOÏDE.***

EMBRYONNAIRE *adj. (angl. embryonal).* Qui se rapporte à l'embryon ; qui ressemble aux structures de l'embryon.

EMBRYONNÉ *adj. (angl. embryonate).* Qui contient des embryons ; se dit en général des œufs incubés.

EMBRYOPATHIE *s. f. (angl. embryopathy).* Malformations survenant pendant les trois premiers mois de la vie intra-utérine en rapport avec une agression physique, chimique ou infectieuse. ~ **RUBÉOLIQUE (OU RUBÉOLEUSE)** *(angl. rubella —)*. Malformations cardiaques congénitales, cataracte bilatérale, microcéphalie, oligophrénie, et surdi-mutité observées chez les enfants dont les mères ont été atteintes de rubéole au cours des premiers mois de la grossesse.

EMBRYOPATHOLOGIE *s. f. (angl. embryopathology)*. Étude des embryons anormaux ou du développement embryonnaire anormal.

EMBRYOPHORE *s. m.* Œuf de taenia.

EMBRYOPLASTIQUE *adj. (angl. embryoplastic)*. **1.** Qui se rapporte ou contribue à la formation de l'embryon. **2.** Tumeur de type embryonnaire.

EMBRYOSCOPIE *s. f. (angl. embryoscopy)*. Examen de l'embryon au moyen d'un embryoscope introduit par le col utérin afin de déceler certaines malformations avant le 3e mois de gestation.

EMBRYOTOXON *(angl. embryotoxon)*. ~ **ANTÉRIEUR** *(angl. arcus juvenilis)*. Opacité congénitale du bord de la cornée, appelée aussi arc juvénile. Elle ressemble au gérotoxon ou arc sénile. Anomalie héréditaire à transmission autosomique dominante. ~ **POSTÉRIEUR** *(angl. posterior —)*. Opacité congénitale de la périphérie cornéenne, saillant à la face postérieure et associée à diverses malformations. Affection à transmission autosomique dominante.

EMBRYOTROPHIE *s. f. (angl. embryotrophy)*. Nutrition de l'embryon.

ÉMERGENCE *s. f. (angl. emergency)*. Point par où sort un nerf des centres nerveux ou d'un tronc principal.

ÉMÉRINE *s. f. (angl. emerin)*. Protéine du noyau cellulaire, dont le gène est porté par le chromosome X, et dont la modification est impliquée dans certaines myopathies.

EMERY-DREIFUSS (MALADIE D') *(angl. Emery-Dreifuss muscular dystrophy)*. Dystrophie musculaire héréditaire liée au sexe. ☞ ***ÉMÉRINE.***

ÉMÉTINE *s. f. (angl. emetine)*. Alcaloïde de la racine d'ipéca, émétique puissant. Elle était utilisée comme expectorant et pour son action spécifique antiamibienne dans la dysenterie et les abcès amibiens du foie.

ÉMÉTIQUE *(angl. emetic)*. **1.** *adj.* Se dit d'une substance, d'un médicament, qui provoque le vomissement. **2.** *s. m.* SYN. ***TARTRE STIBIÉ.*** ☞ ***VOMITIF.***

ÉMÉTISANT *adj. (angl. emetic)*. Qui provoque le vomissement. Se dit d'un état pathologique, mais non d'un médicament. EX. *toux émétisante.* ☞ ***ÉMÉTIQUE.***

ÉMÉTISME *s. m. (angl. emetine intoxication)*. Intoxication due à l'ingestion excessive d'ipéca ou d'émétine.

ÉMÉTOCATHARTIQUE *adj. (angl. emetocathartic)*. Qui produit en même temps le vomissement et la purgation.

ÉMÉTOMORPHINE *s. f.* ☞ ***APOMORPHINE.***

EMG *(angl. EMG)*. Abréviation d'électromyogramme.

ÉMINENCE *s. f. (NA. eminentia). (angl. eminence)*. Élévation ou protubérance sur une surface. ~ **ARQUÉE** *(NA. — arcuata). (angl. arcuate —)*. Saillie osseuse arquée située sur la face antérieure du rocher, au-dessus du canal semi-circulaire supérieur. ~ **COLLATÉRALE DU DIVENTRICULE LATÉRAL** *(NA. — collateralis ventriculi lateralis). (angl. collateral —)*. Saillie située dans la corne temporale du ventricule latéral. ~ **CRUCIFORME** *(NA. — cruciformis). (angl. — cruciformis)*. Éminence osseuse qui rayonne en forme de croix depuis la protubérance occipitale interne. ~ **DE LA FOSSE TRIANGULAIRE DE L'OREILLE** *(NA. — fossae triangularis). (angl. — fossae triangularis)*. Protubérance sur la face postérieure du pavillon de l'oreille, correspondant à la fossette triangulaire (fossette de l'anthélix). ~ **HYPOTHÉNAR** *(NA. — hypothenaris). (angl. hypothenar —)*. Éminence de la partie interne de la paume de la main. ~ **ILIOPUBIQUE** *(NA. — iliopubia). (angl. iliopubic —)*. Élévation sur la branche supérieure du pubis. ~ **INTERCONDYLIENNE** *(NA. — intercondylares). (angl. intercondylar —)*. Massif osseux situé entre les deux condyles du tibia. ~ **PYRAMIDALE** *(NA. — pyramidalis). (angl. pyramid of tympanum)*. Petite saillie conique de la paroi postérieure (ou mastoïdienne) de la caisse du tympan. ~ **MÉDIALE DU QUATRIÈME VENTRICULE** *(NA. — medialis fossae rhomboidae). (angl. eminentia teres)*. Élévation sur le plancher du quatrième ventricule, de chaque côté du sillon médian. Elle répond au coude du nerf facial et au noyau du nerf abducens. ~ **PYRAMIDALE** *(NA. — pyramidalis). (angl. pyramidal —)*. Pyramide de la caisse du tympan. ~ **THÉNAR** *(NA. — thenaris). (angl. thenar —)*. Éminence de la partie externe de la paume de la main (à la base du pouce).

ÉMISSION *s. f. (angl. emission)*. **1.** Expulsion d'un liquide ou d'un gaz, généralement sous pression. **2.** Libération d'énergie rayonnante par la matière.

EMMÉNAGOGUE *adj. (angl. emmenagogue)*. Qui stimule ou favorise la menstruation. S'emploie aussi comme substantif.

EMMET ~ **(AIGUILLE D')** *(angl. Emmet's needle)*. Forte aiguille à manche courbe, dont la pointe est pourvue d'un chas, utilisée surtout pour la suture du périnée. ~ **(OPÉRATION D')** *(angl. Emmet's operation)*. Procédé de réparation des déchirures du col utérin.

EMMÉTROPE *adj. (angl. emmetrope)*. Se dit de l'œil normal (ni myope, ni hypermétrope, ni presbyte, etc.).

EMMÉTROPIE *s. f. (angl. emmetropia)*. État normal du pouvoir de réfraction de l'œil, dans lequel les rayons provenant d'un objet situé à l'infini convergent exactement sur la rétine. L'état pathologique s'appelle l'amétropie.

ÉMOLLIENT *adj. (angl. emollient).* Qui adoucit ou amollit les tissus, notamment la peau. S'emploie aussi comme substantif.

ÉMONCTOIRE *s. m. (angl. emunctory).* Organe qui élimine les déchets de l'organisme (principalement les reins et les poumons).

ÉMOTION *s. f. (angl. emotion).* Réaction psychique intense, agréable ou douloureuse, de durée variable, qui influe puissamment sur de nombreux organes.

ÉMOTIVITÉ *s. f. (angl. emotivity).* **1.** Capacité de réagir affectivement aux impressions perçues. **2.** Faculté d'exprimer l'émotion ou les sentiments.

EMPAN *s. f. (angl. span).* Longueur comprise entre l'extrémité du pouce et celle de l'auriculaire sur la main ouverte.

EMPÂTEMENT *s. m. (angl. pastiness).* Infiltration diffuse, non inflammatoire, du tissu souscutané.

EMPATHIE *s. f. (angl. empathy).* Degré de syntonie affective avec l'entourage.

EMPÉRIPOLÈSE *s. f. (angl. emperipolesis).* Pénétration, sans destruction, d'éléments cellulaires, surtout de lymphocytes, dans le cytoplasme de cellules, notamment épithéliales.

EMPHYSÈME *s. m. (angl. emphysema).* **1.** Infiltration diffuse d'air ou de gaz dans un tissu. **2.** Spécifiquement, emphysème pulmonaire. ◇ **ALVÉOLAIRE** *(angl. alveolar —).* ☞ ***EMPHYSÈME PULMONAIRE.*** ◇ **CENTRO-LOBULAIRE** *(angl. centrolobular —).* Emphysème dont les lésions siègent au centre de l'acinus. SYN. ***EMPHYSÈME CENTRO-ACINAIRE.*** ◇ **COMPENSATEUR OU COMPLÉMENTAIRE** *(angl. compensating —).* Distension des alvéoles pulmonaires à proximité de zones de rétraction ou après résection pulmonaire. ◇ **INTERLOBULAIRE** *(angl. interlobular —).* SYN. ***EMPHYSÈME PULMONAIRE INTERSTITIEL.*** ◇ **MÉDIASTINAL** *(angl. mediastinal —).* Présence d'air dans le médiastin, soit accidentelle, soit provoquée artificiellement à des fins diagnostiques. SYN. ***PNEUMOMÉDIASTIN.*** ◇ **PULMONAIRE** *(angl. pulmonary —).* Dilatation excessive et permanente des alvéoles pulmonaires, avec atrophie et rupture de leurs parois et destruction des bronchioles. ◇ **PULMONAIRE INTERSTITIEL** *(angl. pulmonary interstitial —).* Présence d'air dans le tissu interstitiel du poumon à la suite de la rupture d'alvéoles due à une augmentation brusque de la pression intra-alvéolaire. SYN. ***EMPHYSÈME INTERLOBULAIRE.*** ◇ **SOUS-CUTANÉ** *(angl. subcutaneous —).* Emphysème traumatique lié à une infiltration d'air dans le tissu cellulaire sous-cutané. ◇ **VICARIANT** SYN. ***EMPHYSÈME COMPENSATEUR.***

EMPLÂTRE *s. m. (angl. plaster).* Préparation médicinale à usage externe, solide mais qui se ramollit sous l'effet de la chaleur, et qui adhère à la région du corps sur laquelle elle est appliquée. ◇ **SIMPLE** Emplâtre à base d'oxyde de plomb additionné d'huile d'olive. ◇ **VÉSICATOIRE** *(angl. vesicatory —).* Emplâtre composé d'huile d'olive, de cire jaune, de térébenthine de pin, de colophane et de poudre de cantharide. N'est plus utilisé.

EMPOISONNEMENT *s. m. (angl. poisoning).* État morbide, aigu ou chronique, accidentel ou criminel, produit par un poison.

EMPORIATRIE *s. f. (angl. emporiatrics).* Science traitant les problèmes de santé des voyageurs internationaux.

EMPORTE-PIÈCE *s. m. (angl. punch).* Instrument en acier permettant de morceler un tissu, un os, etc.

EMPREINTE *s. f.* **1.** En biologie, processus d'apprentissage qui se produit pendant une courte période de réceptivité chez les animaux jeunes, aboutissant à une forme stéréotypée de réaction face à un modèle, qui peut être un autre être vivant ou un jouet mécanique. **2.** *(angl. impression).* Impression laissée par les dents ou les gencives sur une matière plastique, et qui est utilisée pour la confection de prothèses dentaires. **3.** *(NA. impression). (angl. impression).* Dépression ou rugosité sur la surface d'un os. ◇ **DELTOÏDIENNE** ☞ ***TUBÉROSITÉ DELTOÏDIENNE.*** ◇ **DIGITALE** *(angl. fingerprint).* Traces laissées par les doigts sur un objet. Elles sont caractéristiques de chaque individu et sont employées en criminalistique comme moyen d'identification. ◇ **GÉNÉTIQUE** *s. f. (angl. DNA fingerprinting).* Assortiment d'allèles mis en évidence dans l'ADN génomique grâce à des sondes explorant simultanément plusieurs locus très polymorphes, caractérisant le génotype de chaque individu ou cellule. SYN. ***CARTE D'IDENTITÉ GÉNÉTIQUE.*** ◇ **PARENTALE** *s. f. (angl. genomic imprinting).* Non-équivalence d'expression de certains gènes selon qu'ils sont situés sur un chromosome d'origine maternelle ou paternelle.

EMPROSTHOTONOS *s. m. (angl. emprosthotonos).* Variété de contractures généralisées prédominant sur les muscles fléchisseurs, qui entraîne la tête et les pieds vers l'avant, rappelant la position du fœtus dans l'utérus. SYN. ***TÉTANOS EN BOULE.***

EMPYÈME *s. m. (angl. empyesis).* Formation ou épanchement de pus dans une cavité naturelle, en particulier la plèvre. ◇ **DE NÉCESSITÉ** *(angl. — necessitatis).* Ouverture spontanée d'une pleurésie purulente à la paroi thoracique. ◇ **MÉTAPNEUMONIQUE** *(angl. metapneumonic —).* Empyème compliquant une pneumonie juxtapleurale.

EMPYÈSE *s. f. (angl. empyesis).* Accumulation de pus dans la chambre postérieure de l'œil.

EMPYOCÈLE *s. f. (angl. empyocele).* Collection de pus à l'ombilic.

EMPYREUME *s. m. (angl. empyreuma).* Odeur particulière qui se dégage lors de la distillation des matières organiques.

ÉMULSIFIANT *adj. (angl. emulgent).* Qui peut provoquer la formation d'une émulsion ou la rendre stable. S'emploie aussi comme substantif.

ÉMULSION *s. f. (angl. emulsion).* Dispersion d'un liquide dans un autre liquide avec lequel il n'est pas miscible. Le liquide qui est en proportion moindre (phase dispersée) se présente sous forme de particules en suspension dans l'autre liquide (phase continue).

ÉNADELPHIE *s. f. (angl. enadelphia).* Monstruosité double parasitaire dans laquelle le parasite, plus ou moins complet mais dont le développement a été inhibé très précocement, est incorporé partiellement ou totalement dans le sujet normal (autosite) au cours des phénomènes morphogénétiques ultérieurs.

ÉNALAPRIL *s. m. (angl. enalapril).* Médicament inhibiteur de l'enzyme de conversion de l'angiotensine, employé comme hypotenseur. Il diminue la pression artérielle en provoquant une réduction des résistances périphériques.

ÉNANTHÈME *s. m. (angl. enanthema).* Éruption plus ou moins étendue apparaissant sur une muqueuse (notamment la muqueuse buccale et la muqueuse pharyngée) au cours de diverses maladies, et s'accompagnant en général d'un exanthème cutané.

ÉNANTIOBIOSE *s. f. (angl. enantiobiosis).* Commensalisme dans lequel les organismes associés exercent des actions antagonistes les uns par rapport aux autres.

ÉNANTIOMÈRE *s. m. (angl. enantiomer).* Chacune des deux formes (dextrogyre ou lévogyre) d'un isomère optique.

ÉNANTIOMORPHE *adj. (angl. enantiomorph).* Formé des mêmes parties disposées en ordre inverse (comme un objet et son image dans un miroir). EX. *la main gauche et la main droite sont énantiomorphes.*

ÉNARTHRITE *s. f. (angl. enarthritis).* Inflammation d'une énarthrose.

ÉNARTHROSE *s. f. (angl. enarthrosis).* ☞ ***ARTICULATION SPHÉNOÏDE.***

ENCANTHIS *s. f. (angl. encanthis).* Petite excroissance rouge de la caroncule lacrymale et du repli semi-lunaire.

ENCAPSULÉ *adj. (angl. encapsulated).* Qui est enfermé dans une capsule, dans une enveloppe fibreuse.

ENCEINTE *adj. (angl. pregnant).* Se dit de la femme dont l'utérus est gravide.

ENCÉPHALALGIE *s. f. (angl. encephalalgia).* Douleur intense, profonde, de la tête.

ENCÉPHALE *s. m. (NA. encephalon). (angl. encephalon, brain).* Partie du système nerveux central logée dans la boîte crânienne, qui comprend le cerveau (hémisphères cérébraux et diencéphale), le cervelet et le tronc cérébral (pédoncules cérébraux, pont et bulbe).

ENCÉPHALINE *s. f.* ☞ ***ENKÉPHALINES.***

ENCÉPHALISATION *s. f. (angl. encephalization).* Formation du cerveau de l'embryon.

ENCÉPHALITE *s. f. (angl. encephalitis).* Inflammation sans suppuration de l'encéphale. Elle peut être d'origine virale, bactérienne ou parasitaire. ⊂⊃ **À TIQUES** *(angl. tick borne —).* Varité d'encéphalite épidémique due à des *Flavivirus* transmis par une tique *(Ixodes persulcatus)* ; elle comprend les encéphalites russes, de la taïga, de l'Europe Centrale et l'écossaise.) ⊂⊃ **AIGUË POST-INFECTIEUSE INFANTILE** *(angl. acute postinfectious —).* Encéphalite compliquant l'évolution de la plupart des maladies infectieuses de l'enfance et en particulier de la rougeole, se présentant sous la forme soit d'une encéphalite aiguë régressive, soit d'une leucoencéphalite sclérosante subaiguë. ⊂⊃ **AMÉRICAINE DE SAINT-LOUIS** *(angl. Saint-Louis —).* Encéphalite observée au États-Unis due à un *Flavivirus.* Elle est transmise par un moustique ; peut être fatale ou guérir sans séquelles. ⊂⊃ **CENTRO-EUROPÉENNE** *(angl. central european —).* Forme relativement bénigne des encéphalites transmise par tiques et due à un *Flavivirus.* ⊂⊃ **DE CALIFORNIE** *(angl. California —).* Due à un *Bunyavirus*, transmise par un moustique *(Aedes melanimon)*, de bon pronostic. ⊂⊃ **ÉPIDÉMIQUE** *(angl. epidemic —).* ☞ ***ENCÉPHALITE LÉTHARGIQUE.*** ⊂⊃ **ÉQUINE AMERICAINE** *(angl. equine —).* Encéphalite due à un *Alphavirus* frappant les chevaux et occasionnellement transmis à l'homme. ⊂⊃ **HÉMORRAGIQUE** *(angl. hemorrhagic —).* ☞ ***STRÜMPELL-LEICHTENSTERN (ENCÉPHALITE DE).*** ⊂⊃ **HERPÉTIQUE** *(angl. herpes —).* La plus fréquente des encéphalites virales, avec nécrose hémorragique des lobes frontaux et temporaux, particulièrement grave chez le nouveu-né infecté au moment de l'accouchement. ⊂⊃ **JAPONAISE** *(angl. Japanese —).* Due à un *Flavivirus*, affectant l'Asie du Sud-Est et transmis par un moustique *(Culex triataeniorrhyncus).* ⊂⊃ **LÉTHARGIQUE** *(angl. lethargic —).* Encéphalite épisodique historique dont les survivants présentent des signes extrapyramidaux divers. SYN. ***VON ECONOMO (MALADIE DE).*** ⊂⊃ **PÉRIAXIALE DIFFUSE** *(angl. — periaxialis diffusa).* Inflammation, propre à l'enfant, qui se caractérise par une démyélinisation du centre ovale, épargnant le cortex et les fibres en U. ⊂⊃ **PURULENTE** *(angl. purulent —).* Infection du tissu cérébral. ⊂⊃ **VIRALE** *(angl. viral —).* Encéphalite primitive ou secondaire due à de nombreux virus : herpès, grippe, oreillons, zona, varicelle, rougeole, rubéole, rage, des *Arbovirus*, etc.

ENCÉPHALO- *(angl. encephalo-).* Préfixe indiquant une relation avec le cerveau.

ENCÉPHALOCÈLE *s. f. (angl. encephalocele).* Hernie de l'encéphale à travers un orifice du crâne, d'origine congénitale ou traumatique.

ENCÉPHALOCYSTOCÈLE *s. f. (angl. encephalocystocele).* Hernie formée par une collection de liquide encéphalique qui communique avec un ventricule cérébral.

ENCÉPHALOGRAPHIE *s. f. (angl. encephalography).* Examen radiologique des espaces subarachnoïdiens et des ventricules cérébraux, après injection d'un produit de contraste gazeux (encéphalographie gazeuse ou pneumoencéphalographie) ou opaque, par voie lombaire ou sous-occipitale. Le développement de la tomodensitométrie et de l'exploration par résonance magnétique a quasiment fait disparaître les indications de cet examen traumatisant.

ENCÉPHALOÏDE *adj. (angl. encephaloid).* Se dit d'une tumeur qui a l'aspect et la consistance de l'encéphale.

ENCÉPHALOLITHE *s. m. (angl. encephalolith).* Concrétion cérébrale.

ENCÉPHALOMALACIE *s. f. (angl. encephalomalacia).* Ramollissement cérébral.

ENCÉPHALOME *s. m. (angl. encephaloma).* Encéphalocèle formée par du tissu nerveux compact.

ENCÉPHALOMÉNINGOCÈLE *s. f. (angl. encephalomeningocele).* Malformation constituée par une protrusion herniaire de substance cérébrale et des méninges à travers une fissure du crâne.

ENCÉPHALOMÈRE *s. m. (angl. encephalomere).* Segment embryonnaire à partir duquel se développe le cerveau.

ENCÉPHALOMÈTRE *s. m. (angl. encephalometer).* Instrument servant à mesurer le crâne ; il s'emploie pour localiser certaines régions de l'encéphale.

ENCÉPHALOMYÉLITE *s. f. (angl. encephalomyelitis).* Association d'une encéphalite et d'une myélite survenant de façon simultanée. ◇ **AIGUË DISSÉMINÉE** *(angl. acute disseminated —).* Leucoencéphalomyélite grave caractérisée par la présence de lésions focales disséminées de démyélinisation. Affection liée à un conflit immunologique avec agression de la myéline par les lymphocytes T, déclenché par une infection virale, une vaccination, une maladie allergique ou une intoxication médicamenteuse. ◇ **SUBAIGUË PARANÉOPLASIQUE** *(angl. subacute paraneoplasic —).* Encéphalomyélite coexistant avec un cancer bronchique, ou plus rarement avec un cancer de la sphère génitale ou mammaire.

ENCÉPHALOMYÉLOPATHIE *s. f. (angl. encephalomyelopathy).* Toute affection touchant à la fois l'encéphale et la moelle épinière.

ENCÉPHALOMYÉLORADICULITE *s. f. (angl. encephalomyeloradiculitis).* Inflammation de l'encéphale, de la moelle épinière et des racines médullaires.

ENCÉPHALOMYOCARDITE *s. f. (angl. encéphalomyocarditis).* Association d'une encéphalomyélite à une défaillance cardiaque d'origine virale observée en Asie du sud-est.

ENCÉPHALOPATHIE *s. f. (angl. encephalopathy).* Toute affection encéphalique, en général d'origine toxique, infectieuse, métabolique ou dégénérative. ◇ **ALCOOLIQUE** *(angl. alcoholic —).* Atteinte cérébrale au cours de l'intoxication alcoolique chronique par carence en vitamines B (encéphalopathie de Gayet-Wernicke) ; par encéphalopathie portocave ou au cours des grandes hyponatrémies. ◇ **DÉMYÉLINISANTE** *(angl. demyelinating —).* Toute affection congénitale ou acquise liée à la dégénérescence de la substance blanche. ◇ **DES DYALISÉS** *(angl. dialysis —).* Démence progressive en rapport avec une intoxication à l'aluminium contenu dans l'eau du dialysat. ◇ **HÉPATIQUE** *(angl. hepatic —).* Encéphalopathie métabolique caractéristique de l'insuffisance hépatique grave, quelle qu'en soit l'origine, le plus souvent par cirrhose alcoolique. ◇ **HYPERTENSIVE** *(angl. hypertensive —).* Complication rare de l'hypertension maligne, liée à la présence d'un œdème cérébral. ◇ **INFANTILE** *(angl. infantile —).* Terme regroupant les affections neurologiques chroniques séquellaires, quelles qu'en soient les étiologies, survenant pendant la vie intra-utérine et la période périnatale. ◇ **RESPIRATOIRE** *(angl. respiratory —).* Troubles neuropsychiques en rapport avec l'hypoxie de l'insuffisance respiratoire. ◇ **SPONGIFORME BOVINE** ☞ *ENCÉPHALOPATHIE SPONGIFORME SUBAIGUË.* ◇ **SPONGIFORME SUBAIGUË** *(angl. subacute spongiform —).* Dénomination correspondant à des affections du système nerveux central caractérisées par une atteinte prédominante et dégénérative de la substance grise. La vacuolisation du cytoplasme des neurones et des cellules de la névroglie est à l'origine d'une raréfaction des neurones avec gliose (prolifération de la névroglie) et spongiose (aspect en éponge). Dans ces affections, on trouve la tremblante du mouton ou scrapie, l'encéphalopathie spongiforme bovine (la maladie de la vache folle) et, chez l'homme, la maladie de Creutzfeldt-Jakob. Cette affection est imputable à un agent transmissible non conventionnel ou prion (protéine anormale autoréplicable). La transmission interespèce est possible.

ENCÉPHALOSCOPIE *s. f. (angl. encephaloscopy).* Examen visuel d'une cavité cérébrale à l'aide d'un encéphaloscope.

ENCÉPHALOTOMIE *s. f. (angl. encephalotomy).* **1.** SYN. *CRANIOTOMIE.* **2.** Dissection du cerveau.

ENCHIFRÈNEMENT *s. m. (angl. blocked nose).* Inflammation de la muqueuse nasale provoquant une sensation d'obstruction des narines et une gêne respiratoire. C'est le stade initial de la rhinite.

ENCHONDROMATOSE *s. f. (angl. enchondromatosis).* Maladie osseuse génétique caractérisée par la présence de chondromes multiples. Quand elle est unilatérale, elle est appelée maladie d'Ollier ; quand elle est associée à des malformations vasculaires (hémangiomes), c'est le syndrome de Maffucci.

ENCHONDROME *s. m. (angl. enchondroma).* Tumeur formée de tissu cartilagineux, qui se développe à l'intérieur d'un os. SYN. ***CHONDROME INTERNE.***

ENCHONDROSARCOME *s. m. (angl. enchondrosarcoma).* SYN. ***CHONDROSARCOME.***

ENCLAVE *s. f. (angl. enclave).* ☞ ***INCLUSION.***

ENCLAVEMENT *s. m. (angl. enclavement).* **1.** Rétention d'un corps étranger dans un tissu ou un organe. **2.** En embryologie, partie détachée de sa position normale et incluse au sein d'un tissu voisin où elle provoque un kyste ou une tumeur. ◇ **DE LA TÊTE FŒTALE** Immobilisation de la tête fœtale dans le petit bassin au cours du travail, de telle manière qu'elle ne peut ni descendre, ni tourner, ni se fléchir, ni se défléchir. ◇ **DE L'UTÉRUS** *(angl. incarceration of uterus).* Blocage dans le petit bassin de l'utérus gravide rétroversé.

ENCLOUAGE INTRAMÉDULLAIRE *s. m. (angl. radding, pinning).* Traitement chirurgical des fractures au moyen de clous insérés dans le canal médullaire.

ENCLUME *s. f.* ☞ ***INCUS.***

ENCOPRÉSIE *s. f. (angl. encopresis).* Incontinence fonctionnelle des matières fécales, en général au cours du sommeil.

ENDARTÈRE *s. f. (angl. endarterium).* Tunique interne d'une artère constituée d'un endothélium et d'une couche conjonctive sous-endothéliale. SYN. ***INTIMA.***

ENDARTÉRIECTOMIE *s. f. (angl. endarterectomy).* Intervention consistant à enlever l'intima d'une artère, habituellement lorsque celle-ci est épaissie ou athéromateuse.

ENDARTÉRITE *s. f. (angl. endarteritis).* Inflammation de la tunique interne des artères, coexistant généralement avec l'inflammation des autres tuniques. La prolifération (endartérite proliférante) du tissu fibreux de l'intima conduit à l'occlusion des petits vaisseaux (endartérite oblitérante).

ENDÉMICITÉ *s. f. (angl. endemicity).* Caractère endémique d'une maladie.

ENDÉMIE *s. f. (angl. endemia).* Présence habituelle d'une maladie dans une région géographique donnée, et qui s'y manifeste d'une façon constante ou à des époques déterminées.

ENDÉMIQUE *adj. (angl. endemic).* Qui se rapporte à une endémie ou qui en a le caractère.

ENDÉMO-ÉPIDÉMIQUE *adj. (angl. endemo-epidemic).* Se dit d'une maladie endémique et, à l'occasion, épidémique.

ENDO- *(angl. endo-).* Préfixe d'origine grecque signifiant en dedans.

ENDOANATOXINE *s. f. (angl. endotoxoid).* Anatoxine préparée à partir d'une endotoxine.

ENDOANÉVRYSMORRAPHIE *s. f. (angl. endoanevrysmorrhaphy).* Intervention pour le traitement des anévrysmes artériels, consistant à inciser le sac, puis à suturer, par l'intérieur du sac, tous les orifices artériels. SYN. ***OPÉRATION DE MATAS.***

ENDOAPPENDICITE *s. f. (angl. endoappendicitis).* Inflammation de la muqueuse appendiculaire sans réaction péritonéale.

ENDOBACILLAIRE *adj. (angl. endobacillary).* Qui est contenu à l'intérieur d'un bacille.

ENDOBIOSE *s. f. (angl. endobiosis).* Vie parasitaire à l'intérieur d'un organisme.

ENDOBIOTIQUE *adj. (angl. endobiotic).* Se dit d'un parasite qui vit à l'intérieur du corps de l'hôte.

ENDOBLASTE *s. m. (angl. endoblast).* Feuillet interne de l'embryon, donnant naissance à l'intestin primitif et à la vésicule ombilicale. SYN. ***ENDODERME.***

ENDOBLASTIQUE *adj. (angl. endoblastic).* Qui se rapporte à l'endoblaste.

ENDOBRACHYŒSOPHAGE *s. m. (angl. Barrett's oesophagus).* Métaplasie de la muqueuse du bas œsophage, l'épithélium malpighien étant remplacé par un épithélium glandulaire, susceptible de dégénérer.

ENDOCARDE *s. m. (NA. endocardium). (angl. endocardium).* Tunique endothéliale qui tapisse l'intérieur des cavités cardiaques (endocarde veineux et artériel) et les valvules (endocarde valvulaire).

ENDOCARDITE *s. f. (angl. endocarditis).* Inflammation aiguë ou chronique de l'endocarde. Elle peut être localisée au niveau des différentes valvules du cœur (endocardite valvulaire) ou étendue aux parois (endocardite pariétale). ◇ **BACTÉRIENNE, MYCOSIQUE OU INFECTIEUSE** *(angl. bacterial, mycotic or infectious —).* Lésions ulcéreuses et/ou végétantes de l'endocarde, secondaires à la localisation, à ce niveau, de germes d'origine sanguine. ◇ **MALIGNE LENTE** *(angl. subacute infectious —).* ☞ ***OSLER (MALADIE D').*** ◇ **PARIÉTALE** *(angl. parietal —).* Forme d'endocardite localisée à l'endocarde pariétal et, de ce fait, sans modifications des bruits cardiaques. SYN. ***ENDOCARDITE DE LÖFFLER.*** ◇ **ULCÉROVÉGÉTANTE** *(angl. ulcerative vegetative —).* Endocardite rapidement mortelle, caractérisée par la formation, en particulier au niveau des valvules, de lésions ulcéreuses et de végétations, amas de fibrine responsables d'embolies. SYN. ***ENDOCARDITE MARASTIQUE.*** ◇ **VALVULAIRE** *(angl. valvular —).* Endocardite localisée surtout au niveau des valvules. ◇ **VÉGÉTANTE** *(angl. vegetative —).* Endocardite caractérisée par la formation, au niveau de l'endocarde valvulaire, de végétations mamelonnées, verruqueuses, très adhérentes au tissu sous-jacent. ◇ **VERRUQUEUSE** *(angl. verrucous —)*. ☞ ***ENDOCARDITE VÉGÉTANTE.***

ENDOCAVITAIRE *adj. (angl. intracavitary).* Situé ou placé dans une cavité. EX. *sonde endocavitaire.*

ENDOCELLULAIRE *adj. (angl. endocellular).* Qui est situé ou qui se produit à l'intérieur d'une cellule ; intracellulaire.

ENDOCERVICAL *adj. (angl. endocervical).* Qui est situé ou qui se produit à l'intérieur du col de l'utérus.

ENDOCERVICITE *s. f. (angl. endocervicitis).* Inflammation de la muqueuse interne du col utérin. SYN. ***ENDOTRACHÉLITE.***

ENDOCHONDRAL *adj. (angl. endochondral).* Qui se trouve, se forme ou se produit à l'intérieur d'un cartilage. SYN. ***ENCHONDRAL.***

ENDOCHORION *s. m. (angl. endochorion).* Couche interne du chorion.

ENDOCŒLIAQUE *adj. (angl. endoceliac).* Qui est situé à l'intérieur d'une cavité du corps.

ENDOCOLITE *s. f. (angl. endocolitis).* Inflammation de la muqueuse du côlon.

ENDOCORPUSCULAIRE *adj. (angl. endocorpuscular).* Qui est situé à l'intérieur d'un corpuscule.

ENDOCRÂNE *s. m. (angl. endocranium).* **1.** Surface intérieure du crâne. **2.** Dure-mère cérébrale.

ENDOCRINE *adj. (angl. endocrine).* Se dit d'une glande dont le produit de sécrétion se déverse directement dans le sang.

ENDOCRINIE *s. f. (angl. endocrinium).* Sécrétion d'hormones qui se déverse dans le sang (hémocrinie), d'où elles peuvent diffuser dans le système nerveux.

ENDOCRINOLOGIE *s. f. (angl. endocrinology).* Étude des glandes à sécrétion interne, en particulier des points de vue physiologique et pathologique.

ENDOCRINOLOGISTE *s. m. (angl. endocrinologist).* Spécialiste en endocrinologie.

ENDOCRINOPATHIE *s. f. (angl. endocrinopathy).* Toute affection des glandes endocrines.

ENDOCRINOTHÉRAPIE *s. f. (angl. endocrinotherapy).* Traitement des maladies par l'administration d'extraits de glandes endocrines.

ENDOCYME *s. m. (angl. endocyma).* Monstre double parasitaire chez lequel le parasite est inclus dans le corps de l'autosite.

ENDOCYSTITE *s. f. (angl. endocystitis).* Inflammation de la muqueuse de la vessie.

ENDOCYTE *s. m. (angl. endocyte).* Inclusion cellulaire.

ENDOCYTOSE *s. f. (angl. endocytosis).* Transport de molécules de grande taille et de particules étrangères à travers les membranes vers l'intérieur des cellules (terme peu usité).

ENDODERME *s. m. (angl. endoderm).* ☞ ***ENDOBLASTE.***

ENDODERMOPHYTON *(angl. Trichophyton).* Genre de champignons parasites qui est aujourd'hui classé dans le genre *Trichophyton.*

ENDODIASCOPIE *s. f. (angl. endodiascopy).* Examen d'une cavité de l'organisme par un tube à rayons X placé à l'intérieur de cette cavité.

ENDODONTIE *s. f. (angl. endodontics).* Traitement des canaux radiculaires d'une dent, afin de prolonger son maintien dans la cavité buccale à l'état dévitalisé.

ENDO-ECTOTHRIX *s. m. (angl. endoectothrix).* Champignon parasite qui produit des spores à l'intérieur et à la surface des cheveux et des poils.

ENDOENZYME *s. f. (angl. endoenzyme).* Enzyme intracellulaire.

ENDOGAMIE *s. f. (angl. endogamy).* **1.** Fécondation par union de cellules qui proviennent soit du même individu, soit d'individus plus ou moins apparentés. **2.** Mariage entre deux personnes appartenant à une même communauté.

ENDOGASTRIQUE *adj. (angl. endogastric).* Qui est situé ou qui se produit à l'intérieur de l'estomac.

ENDOGASTRITE *s. f. (angl. endogastritis).* Inflammation de la muqueuse gastrique.

ENDOGÈNE *adj. (angl. endogenic, endogenous).* Qui a son origine ou qui se développe à l'intérieur de l'organisme, indépendamment des facteurs externes ; s'oppose à exogène. SYN. ***ENTOGÈNE.***

ENDOGENÈSE *s. f. (angl. endogeny).* Multiplication cellulaire à l'intérieur d'une cellule mère qui, par divisions successives du noyau et du cytoplasme, donne naissance à différentes cellules filles.

ENDOGNATHIE *s. f. (angl. endognathon).* Malformation de la mâchoire due à un trouble de développement transversal de l'arcade dentaire.

ENDO-INTOXICATION *s. f. (angl. endointoxication).* Intoxication endogène.

ENDOLABYRINTHITE *s. f. (angl. endolabyrinthitis).* Inflammation du labyrinthe membraneux.

ENDOLARYNGÉ *adj. (angl. endolaryngeal).* Qui est situé ou qui se produit à l'intérieur du larynx.

ENDOLIMAX Genre d'amibes non pathogènes. L'espèce *E. nana* est un commensal habituel de l'intestin de l'homme.

ENDOLORI *adj. (angl. painful).* Qui souffre ou ressent une douleur. Se dit en particulier des régions ou parties du corps douloureuses.

ENDOLORISSEMENT *s. m. (angl. pain).* État de ce qui est endolori.

ENDOLUMINAL *adj. (angl. intraluminal).* Qui se trouve à l'intérieur d'un vaisseau ou d'un conduit.

ENDOLYMPHE *s. f. (NA. endolympha). (angl. endolymph).* Liquide clair contenu dans les cavités du labyrinthe membraneux de l'oreille interne.

ENDOLYSINE *s. f. (angl. endolysin).* Substance bactéricide qui existe dans les cellules et qui agit directement sur les bactéries.

ENDOMÈTRE *s. m. (NA. endometrium). (angl. endometrium).* Muqueuse de la cavité utérine.

ENDOMÉTRIOÏDE *adj. (angl. endometrioid).* Qui ressemble à l'endomètre.

ENDOMÉTRIOME *s. m. (angl. endometrioma).* Tumeur bénigne constituée d'éléments qui reproduisent la structure de la muqueuse utérine et qui se trouve en divers sites de la cavité abdominale.

ENDOMÉTRIOSE *s. f. (angl. endometriosis).* Hétérotopie de tissu endométrial, se développant en dehors de la muqueuse utérine. L'endométriose peut être interne lorsque ce tissu se trouve au niveau du corps utérin, ou externe s'il siège en dehors de l'utérus : ovaire, vessie, péritoine, etc. Le tissu endométrial hétérotopique peut être fonctionnel, et il se produit fréquemment à son niveau des hémorragies qui peuvent aboutir à la formation de kystes.

ENDOMÉTRITE *s. f. (angl. endometritis).* Inflammation de la muqueuse utérine. ◇ **CERVICALE** *(angl. endocervical —).* Inflammation de la muqueuse du canal cervical et du museau de tanche. ◇ **DÉCIDUIFORME** *(angl. decidual like —).* Altération de l'endomètre due à une sécrétion excessive de lutéine, se traduisant cliniquement par des ménorragies et des métrorragies.

ENDOMITOSE *s. f. (angl. endomitosis).* Formation de cellules plurinucléées.

ENDOMORPHINE *s. f. (angl. endogenous opioid).* Substance morphinomimétique peptidique produite dans le cerveau et comportant les encéphalines et les endorphines.

ENDOMYCES Terme sous lequel on désignait autrefois un genre de champignons ascomycètes à mycélium segmenté.

ENDOMYOCARDITE *s. f. (angl. endomyocarditis).* Inflammation de l'endocarde et du myocarde généralement au cours de la maladie de Bouillaud.

ENDOMYOPÉRICARDITE *s. f. (angl. pancarditis).* Inflammation de l'endocarde, du péricarde et du myocarde. SYN. ***PANCARDITE.***

ENDOMYSIUM *s. m. (angl. endomysium).* Tissu conjonctif fibrillaire entourant les fibres musculaires à l'intérieur d'un faisceau musculaire.

ENDONASAL *adj. (angl. endonasal).* Qui est situé ou qui se produit à l'intérieur du nez.

ENDONEURAL *adj. (angl. endoneural).* Qui se trouve ou se produit à l'intérieur d'un nerf.

ENDONÈVRE *s. m. (angl. endoneurium).* Tissu conjonctif engainant chacune des fibres d'un faisceau nerveux.

ENDONUCLÉASE *s. f. (angl. endonuclease).* Enzyme clivant la liaison phosphodiester à l'intérieur d'un acide nucléique.

ENDOPARASITE *s. m. (angl. endoparasite).* Parasite qui vit à l'intérieur de son hôte. SYN. ***ENTOPARASITE.***

ENDOPELVIEN *adj. (angl. endopelvic).* Qui est situé ou qui s'effectue à l'intérieur du pelvis.

ENDOPÉRICARDITE *(angl. endopericarditis).* Inflammation de l'endocarde ou du péricarde.

ENDOPHLÉBITE *s. f. (angl. endophlebitis).* Inflammation de la tunique interne des veines.

ENDOPHORIE *s. f.* ☞ ***ÉSOPHORIE.***

ENDOPHTALMIE *s. f. (angl. endophthalmitis).* Inflammation suppurative de tous les tissus de l'œil. Elle nécessite le plus souvent l'énucléation. SYN. ***PANOPHTALMIE.*** ◇ **PHAKO-ANAPHYLACTIQUE** *(angl. phacoanaphylatic —).* Endophtalmie secondaire à la persistance de fragments de cristallin après extraction incomplète de celui-ci.

ENDOPHYTE *s. m. (angl. endophyte).* Parasite végétal qui se développe à l'intérieur d'un animal ou d'une plante. SYN. ***ENTOPHYTE.***

ENDOPLASME *s. m. (angl. endoplasm).* Portion centrale périnucléaire du protoplasme cellulaire.

ENDOPROTHÈSE *s. f. (angl. vascular endoprosthesis, stent).* Dispositif placé à l'intérieur d'un organe pour remplacer une structure défaillante ou pour maintenir un calibre suffisant dans un conduit.

ENDORADIOTHÉRAPIE *s. f. (angl. endoradiotherapy).* Radiothérapie des organes internes par introduction d'une source radioactive dans un canal situé dans leur voisinage (rectum, vagin, œsophage, etc.).

ENDORMISSEMENT *s. m. (angl. falling asleep).* Brève période entre l'état de veille et le sommeil. ☞ ***SOMMEIL.***

ENDORPHINE *s. f. (angl. endorphin).* Polypeptide endogène, dont l'activité est comparable à celle de la morphine. Il en existe trois types (α, β, γ) qu'on appelle aussi opiacés endogènes. Ils se fixent sur des récepteurs thalamiques spécifiques entraînant une analgésie de longue durée. SYN. ***ENKÉPHALINE.***

ENDOSALPINGIOSE *s. f. (angl. endosalpingosis).* Malformation acquise ou congénitale de la trompe utérine, prédisposant à la grossesse extra-utérine.

ENDOSCOPE *s. m. (angl. endoscope).* Appareil muni d'une source lumineuse, utilisé pour l'examen direct d'une cavité naturelle, d'un viscère creux ou d'un conduit, approprié aux différents organes : bronchoscope, cytoscope, gastroscope, etc.

ENDOSCOPIE *s. f. (angl. endoscopy).* Exploration visuelle d'une cavité, d'un conduit naturel ou de l'intérieur d'un organe du corps au moyen d'un endoscope. ◇ **PLEURALE** *(angl. pleural —).* ☞ ***THORACOSCOPIE.***

ENDOSÉCRÉTOIRE *adj. (angl. endosecretory).* Qui se rapporte aux sécrétions internes.

ENDOSMOSE *s. f. (angl. endosmosis).* Courant osmotique qui va de l'extérieur vers l'intérieur, d'une cellule par exemple à travers la paroi (membrane semi-perméable).

ENDOSPERME *s. m. (angl. endosperm).* Partie de la graine qui contient le tissu nutritif de la plante ; partie centrale de la graine des céréales.

ENDOSPORE *s. f. (angl. endospore).* Spore formée à l'intérieur des cellules végétatives de certaines bactéries.

ENDOSQUELETTE *s. m. (angl. endoskeleton).* Squelette osseux des vertébrés supérieurs.

ENDOSTÉITE *s. f. (angl. endosteitis).* Inflammation du tissu conjonctif qui tapisse la cavité médullaire d'un os long.

ENDOSTOSE *s. f. (angl. endostitis).* Formation osseuse développée dans le canal médullaire. SYN. ***ÉNOSTOSE.***

ENDOTHÉLIAL *adj. (angl. endothelial).* Qui se rapporte à un endothélium.

ENDOTHÉLINE *s. f. (angl. endothelin).* Puissant vaso et bronchoconstricteur peptidique produit par les cellules endothéliales, pouvant jouer un rôle dans la régulation de la pression artérielle.

ENDOTHÉLIOBLASTOME *s. m. (angl. endothelioblastoma).* Tumeur d'origine mésenchymateuse, comprenant les angiomes, les endothéliomes et les lymphangiomes.

ENDOTHÉLIOÏDE *adj. (angl. endothelioid).* Qui ressemble à l'endothélium.

ENDOTHÉLIOLYSINE *s. f. (angl. endotheliolysin).* Cytotoxine capable de produire la désintégration du tissu endothélial ; hémorragine.

ENDOTHÉLIOME *s. m. (angl. endothelioma).* Tumeur très rare formée par la prolifération et l'agrégation de cellules endothéliales, en particulier des capillaires sanguins. Elles se trouvent communément dans les séreuses, en particulier dans l'arachnoïde. ◇ **OSSEUX** *(angl. Ewing's sarcoma).* Sarcome d'Ewing de la diaphyse des os avec tendance aux métastases.

ENDOTHÉLIOSE CAPILLAIRE *s. f. (angl. capillary endotheliosis).* Hyperplasie ou prolifération de l'endothélium vasculaire.

ENDOTHÉLIUM *s. m. (angl. endothelium).* Mince membrane se composant d'une seule strate de cellules planes, polygonales, qui constitue la surface libre des membranes séreuses et synoviales et la tunique interne des vaisseaux et du cœur. L'endothélium sécrète différents facteurs de constriction et de dilatation vasculaire dont le monoxyde d'azote, l'endothéline, la prostacycline.

ENDOTHERMIE *s. f. (angl. endothermy).* Terme peu employé. ☞ ***DIATHERMIE.***

ENDOTHERMIQUE *adj. (angl. endothermal).* Qui s'effectue ou qui se forme avec absorption de chaleur.

ENDOTHRIX *(angl. endothrix).* Champignon dermatophyte vivant à l'intérieur des poils et des cheveux.

ENDOTOXICOSE *s. f. (angl. endotoxicosis).* Intoxication produite par des endotoxines.

ENDOTOXINE *s. f. (angl. endotoxin).* Toxine étroitement liée au corps bactérien, libérée par autolyse à la mort des bactéries à Gram négatif.

ENDOVEINEUX *adj. (angl. intravenous).* SYN. ***INTRAVEINEUX.***

ENDOVEINITE *(angl. endovenitis).* ☞ ***ENDOPHLÉBITE.***

ENDUIT SÉBACÉ *(angl. sebaceous coat).* Matière sécrétée par les glandes sébacées.

ÉNERGÉTIQUE *s. f. (angl. energetics).* Science qui traite de l'énergie sous toutes ses formes, et des lois et conditions qui régissent ses manifestations.

ÉNERGIDE *s. f. (angl. energid).* Nom donné à l'ensemble formé par le noyau cellulaire et le cytoplasme qui est soumis à son influence. Un être unicellulaire est polynergique lorsqu'il renferme plusieurs noyaux.

ÉNERGIE *s. f. (angl. energy).* Faculté que possède un système de produire un travail mécanique, ou une quantité équivalente de chaleur. ◇ **ANABOLIQUE** *(angl. anabolic —).* Énergie dépensée en anabolisme ou en processus anaboliques. ◇ **ATOMIQUE** *(angl. atomic —).* ☞ ***ÉNERGIE NUCLÉAIRE.*** ◇ **(CONSERVATION DE L')** Principe selon lequel, lors de la transformation d'un type d'énergie en un autre, il n'y a ni perte, ni création d'énergie. ◇ **NUCLÉAIRE** *(angl. nuclear —).* Énergie libérée par des transformations dans le noyau de l'atome.

ÉNERVATION *s. f. (angl. enervation).* Ablation ou section d'un ou de plusieurs nerfs.

ENFANCE *s. f. (angl. childhood).* Période de la vie s'étendant de la naissance jusqu'au début de l'adolescence, c'est-à-dire jusqu'à la quatorzième année environ. On a l'habitude de la diviser en première et seconde enfance, la limite divisant les deux étant la seconde dentition (vers 6 ans).

ENFANTS ◇ **BATTUS (SYNDROME DES)** *(angl. battered child syndrome).* ☞ ***SILVERMAN (SYNDROME DE).*** ◇ **ÉBOUILLANTÉS (SYNDROME DES)** *(angl. scalded skin syndrome).* Dermatite érythémateuse et exfolliante due au staphylocoque doré. ◇ **SECOUÉS (SYNDROME DES)** *(angl. shaken baby syndrome).* Lésions cérébrales et oculaires dues à des mauvais traitements avant l'âge de 2 ans, pouvant entraîner la mort ou de graves séquelles.

ENFONCEMENT CRÂNIEN *(angl. cranial hollow).* Fracture incomplète d'un os du crâne.

ENG Abréviation de électronystagmogramme.

ENGAGEMENT *s. m. (angl. engagement).* En obstétrique, franchissement du plan du détroit supérieur par les grands diamètres de la présentation fœtale. ◇ **CÉRÉBELLEUX** *(angl. cerebellar herniation).* Hernie cérébelleuse par descente des amygdales dans le trou occipital provoquée par une tumeur infratentorielle. ◇ **CÉRÉBRAL** *(angl. cerebral herniation).* Complication redoutable de l'hypertension intracrânienne, consistant en une hernie de l'encéphale à travers un orifice dure-mérien.

ENGELMANN ◇ **(ATTELLE DE)** *(angl. Engelmann's splint).* Attelle de Thomas modifiée. ◇ **(MALADIE DE)** *(angl. Engelmann's disease).* Dystrophie osseuse congénitale à transmission autosomique dominante des os longs et du crâne. Ostéopathie condensante.

ENGEL-RECKLINGHAUSEN (MALADIE DE) *(angl. Engel-Recklinghausen disease).* Ostéite fibrokystique.

ENGELURES *s. f. pl. (angl. chilblains).* Rougeurs violacées et douloureuses, parfois phlycténulaires et ulcérées, qui apparaissent en hiver sur le nez, les oreilles et les extrémités, surtout chez les enfants et les adolescents.

ENGORGEMENT *s. m. (angl. engorgement).* Augmentation du volume d'un organe en rapport avec une accumulation liquidienne.

ENGOUEMENT *s. m. (angl. obstruction).* Arrêt des matières et des gaz dans une hernie avant l'étranglement.

ENGOURDISSEMENT *s. m. (angl. numbness).* Gêne des mouvements, avec sensation de pesanteur ou de gonflement d'une partie du corps, produite par une compression nerveuse périphérique ou un trouble vasculaire.

ENGRAMME *s. m. (angl. engram).* Marque, provoquée dans les centres nerveux par un stimulus déterminé, et qui serait à la base des manifestations de la mémoire, de l'hérédité, etc.

ENGRÈNEMENT *s. m. (angl. impaction).* Impaction ou interpénétration des fragments d'un os fracturé.

ENJAMBEMENT DES CHROMOSOMES *(angl. crossing-over).* Phénomène par lequel les chromosomes homologues échangent des segments lors de la méiose. SYN. ***CROSSING-OVER.***

ENKÉPHALINES *s. f. pl. (angl. enkephalins).* Pentapeptides endogènes dotés d'une activité analogue à celle de la morphine. Les enképhalines les plus importantes sont la met-enképhaline et la leu-enképhaline, nommées ainsi en fonction de l'acide aminé terminal carboxylique, méthionine et leucine. On les appelle aussi opiacés endogènes. SYN. ***ENDORPHINES.***

ENKYSTEMENT *s. m. (angl. encystment).* Isolement d'un corps étranger ou d'une production pathologique dans un tissu par la constitution d'une couche de tissu conjonctif plus ou moins dure autour de ce corps. ◇ **DU PLACENTA** *(angl. placenta encystement).* Rétention de tout ou partie du placenta décollé par suite de la contraction spasmodique d'une zone de l'utérus, dans une corne utérine. SYN. ***ENCHÂTONNEMENT DU PLACENTA.***

ÉNOLASE *s. f. (angl. enolase).* Enzyme du groupe des hydratases, qui intervient dans la transformation de l'acide 2-phosphoglycérique en acide phosphoénolpyruvique, étape importante dans la formation de l'acide pyruvique. L'énolase neuro-spécifique (*Neuron-Specific Enolase*, NSE) est un marqueur tumoral spécifique du cancer bronchique à petites cellules.

ÉNOPHTALMIE *s. f. (angl. enophtalmos).* Situation anormale du globe oculaire, qui est enfoncé dans l'orbite ; s'oppose à exophtalmie. Elle peut être congénitale ou acquise en particulier après un traumatisme.

ÉNOSTOSE *s. f. (angl. enostosis).* ☞ ***ENDOSTOSE.***

ENROUEMENT *s. m. (angl. hoarseness).* Altération du timbre de la voix qui devient voilée, sourde ou rauque. Elle est due à une inflammation du larynx.

ENROULÉ *adj.* ☞ ***CONVOLUTÉ.***

ENSELLURE LOMBAIRE *(angl. saddle back).* Exagération de la concavité lombaire de la colonne vertébrale, que l'on observe spécialement dans les cas de coxalgie, lorsque le malade est couché sur un plan horizontal membre atteint en extension, dans les tumeurs abdominales, durant la grossesse, etc.

ENSEMENCEMENT *s. m. (angl. seeding).* Introduction (inoculation) d'un micro-organisme dans un milieu de culture.

ENSEVELISSEMENT (SYNDROME D') ☞ ***ÉCRASEMENT (SYNDROME D').***

ENSIFORME *adj. (angl. ensiform).* Qui a la forme d'une épée. ☞ ***XIPHOÏDE.***

ENSOMPHALE *(angl. ensomphalus).* Monstre double issu de deux corps unis ayant deux ombilics distincts et deux cordons ombilicaux.

ENTAMOEBA Genre d'amibes de l'ordre des Amibiens, dont la plupart des espèces sont parasites. Elles sont, dans leur majorité, capables de produire des formes kystiques qui constituent des éléments de résistance. Certaines sont pathogènes pour l'homme. ◇ ***COLI*** Espèce non pathogène, qui peut se développer dans l'intestin de l'homme. ◇ ***GINGIVALIS*** Espèce non pathogène, qui peut se développer dans la cavité buccale de l'homme. ◇ ***HARTMANNI*** Espèce pouvant être isolée de l'intestin de l'homme, non pathogène. ◇ ***HISTOLYTICA*** Agent responsable de la dysenterie amibienne et d'abcès hépatiques. SYN. ***ENTAMOEBA DYSENTERIAE.***

ENTÉR-, ENTÉRO- *(angl. entero-).* Préfixes d'origine grecque indiquant une relation avec l'intestin.

ENTÉRALGIE *s. f. (angl. enteralgia).* Douleur intestinale. SYN. ***ENTÉRODYNIE.***

ENTÉRECTASIE *s. f. (angl. enterectasis).* Distension ou dilatation de l'intestin.

ENTÉRECTOMIE *s. f. (angl. enterectomy).* Résection d'une partie de l'intestin.

ENTÉRIQUE *adj. (angl. enteric).* Qui se rapporte à l'intestin grêle.

ENTÉRITE *s. f. (angl. enteritis).* Inflammation de la muqueuse de l'intestin grêle. ⇔ **AIGUË NÉCROSANTE** *(angl. — necroticans).* ☞ ***HAMBOURG (MALADIE DE).*** ⇔ **ALLERGIQUE** *(angl. allergic —).* Inflammation hémorragique des intestins, consécutive à l'ingestion d'un allergène. ⇔ **CHOLÉRIFORME** *(angl. choleriform —).* Maladie infantile, caractérisée par des vomissements associés à une diarrhée séreuse. ⇔ **CHRONIQUE** *(angl. chronic —).* Lésions intestinales durables, subsistant entre les poussées d'entérite aiguë, notamment de l'entérite amibienne. ⇔ **FOLLICULAIRE** *(angl. — cystica chronica).* Entérite aiguë de l'enfant dans laquelle le processus inflammatoire siège essentiellement au niveau des follicules clos, qui sont infiltrés et font saillie à la surface de la muqueuse. ⇔ **PHLEGMONEUSE** *(angl. phlegmonous —).* Forme grave d'entérite aiguë compliquant une hernie étranglée ou une obstruction intestinale et caractérisée par une infiltration œdémateuse et purulente de la paroi intestinale. ⇔ **RÉGIONALE** *(angl. terminal —).* ☞ ***ILÉITE TERMINALE, RÉGIONALE.***

ENTÉRITIQUE *adj. (angl. entericoid).* Relatif à l'entérite.

ENTÉRO-ANASTOMOSE *s. f. (angl. enteroanastomosis).* Création d'une anastomose entre deux anses intestinales ; intervention de Maisonneuve.

ENTEROBACTER Genre de bactéries de la famille des *Enterobacteriaceae.* Ce sont des bacilles à Gram négatif, mobiles avec cils péritriches, qui attaquent le lactose et peuvent utiliser le citrate comme source unique de carbone. Elles sont classées dans le groupe des *Klebsiella* et des *Serratia.* Saprophytes de l'intestin de l'homme, elles ont été isolées dans les fèces, les eaux d'égout, les sols et l'eau douce. Pathogènes occasionnels, ils sont les agents étiologiques de septicémies et d'infections urinaires. ⇔ ***AEROGENES*** Espèce qui correspond aux formes mobiles (Flagellées) autrefois classées dans le genre *Aerobacter aerogenes.* ⇔ ***CLOACAE*** Espèce qui correspond à l'ancien genre *Aerobacter cloacae.*

ENTEROBACTERIACEAE Famille de bacilles à Gram négatif aérobies et anaérobies facultatifs, qui réduisent les nitrates en nitrites, avec ou sans cils péritriches, et qui utilisent les hydrates de carbone par voie fermentative catalase-positive et oxydase-négative. Ils sont saprophytes de l'intestin de l'homme, du sol et de l'eau. Cette famille comprend des éléments pathogènes humains intrinsèques *(Salmonella, Shigella, Yersinia),* des saprophytes possibles pathogènes *(Escherichia coli)* et des saprophytes possibles pathogènes occasionnels (opportunistes) *(Serratia).* Les deux derniers groupes sont, numériquement, les représentants les plus importants des infections hospitalières. On les classe en cinq tribus : *Escherichieae, Klebsielleae, Proteae, Yersinieae,* et *Erwinieae,* qui comprennent chacune plusieurs genres.

ENTEROBIUS Genre de vers nématodes intestinaux de la famille des Oxyuridés. L'espèce *E. vermicularis* ou *Oxyuris vermicularis* (oxyure) est le petit ver blanc, de 3 à 5 mm de long pour le mâle et 9 à 12 mm pour la femelle, qui vit dans la partie supérieure du gros intestin, très fréquent dans le rectum des enfants, responsable de prurit.

ENTÉROCÈLE *s. f. (angl. enterocele).* Hernie contenant une ou des anses intestinales.

ENTÉROCENTÈSE *s. f. (angl. enterocentesis).* Ponction chirurgicale de l'intestin.

ENTÉROCLYSE *s. f. (angl. enteroclysis).* Injection d'un liquide dans l'intestin par voie rectale ; lavement intestinal.

ENTEROCOCCUS Groupe de streptocoques qui se développent dans l'intestin de l'homme et de certains animaux, et dont l'espèce type est *Streptococcus faecalis.* Nom vernaculaire : entérocoque.

ENTÉROCOLITE *s. f. (angl. enterocolitis).* Inflammation de la muqueuse de l'intestin grêle et du côlon. ⇔ **MUCOMEMBRANEUSE** *(angl. mucomembranous —).* Syndrome intestinal comportant l'association d'une constipation tenace avec fausse diarrhée, d'une élimination de fausses membranes mêlées à des selles dures et peu abondantes, de douleurs et de lourdeurs abdominales. L'entérocolite compliquant certains traitements antibiotiques est due à une infection par *Clostridium difficile.* ⇔ **NÉCROSANTE DU NOUVEAU-NÉ** *(angl. acute necrotizing —).* Affection gravissime, peut être d'origine virale (*Coronarovirus*), atteignant surtout les prématurés, entraînant fièvre élevée, vomissements et hémorragies digestives.

ENTÉROCOLOSTOMIE *s. f. (angl. enterocolostomy).* Anastomose chirurgicale entre l'intestin grêle et le côlon. SYN. ***ANASTOMOSE ENTÉROCOLIQUE.***

ENTÉROCOQUE *(angl. enterococcus).* Bactérie saprophyte intestinale pouvant être à l'origine d'infections urinaires et d'endocardites. A été classé parmi les streptocoques D, mais est actuellement dans le genre entérocoque.

ENTÉROCYSTOCÈLE *s. f. (angl. enterocystocele).* Hernie à contenu vésical et intestinal.

ENTÉROCYTE *s. m. (angl. enterocyte).* Cellule de l'épithélium de la muqueuse intestinale.

ENTÉRO-ENTÉROSTOMIE *s. f. (angl. enteroenterostomy).* Anastomose chirurgicale entre deux anses intestinales. SYN. ***ANASTOMOSE ENTÉRO-ENTÉRIQUE.***

ENTÉRO-ÉPIPLOCÈLE *s. f. (angl. enteroepiplocele).* Hernie à contenu intestinal et omental.

ENTÉROGASTROCÈLE *s. f. (angl. enterogastrocele).* Hernie abdominale contenant une partie de l'estomac et un segment de l'intestin.

ENTÉROGASTRONE *s. m. (angl. enterogastrone).* Hormone sécrétée par la muqueuse intestinale proximale, qui inhiberait la sécrétion et la motilité gastriques.

ENTÉROGÈNE *adj. (angl. enterogenous).* Qui a son origine au niveau de l'intestin.

ENTÉROGLUCAGON *s. m. (angl. enteroglucagon).* Substance polypeptidique sécrétée par la muqueuse jéjunale lors de l'ingestion de glucose ayant une action semblable à celle du glucagon.

ENTÉROHÉPATITE *s. f. (angl. enterohepatitis).* Inflammation simultanée de l'intestin et du foie.

ENTÉROHÉPATOCÈLE *s. f. (angl. enterohepatocele).* Hernie ombilicale congénitale contenant une partie du foie et de l'intestin.

ENTÉROHYDROCÈLE *s. f. (angl. enterohydrocele).* Hernie intestinale compliquée d'un hydrocèle.

ENTÉROKINASE *s. f. (angl. enterokinase).* Enzyme du suc intestinal dont la présence est nécessaire pour activer la trypsine du suc pancréatique.

ENTÉROKINÉSIE *s. f. (angl. enterokinesis).* Péristaltisme intestinal.

ENTÉROKYSTOME *s. m. (angl. enteric cyst).* Kyste congénital issu du canal omphalomésentérique, qui se développe au niveau de la paroi même de l'intestin ou à son voisinage immédiat, et susceptible de provoquer des occlusions. SYN. ***KYSTE ENTÉROÏDE.***

ENTÉROLITHE *s. m. (angl. enterolith).* Calcul intestinal.

ENTÉROLITHIASE *s. f. (angl. enterolithiasis).* Formation de calculs ou concrétions intestinaux.

ENTÉROLOGIE *s. f. (angl. enterology).* Ensemble des connaissances sur l'intestin et ses maladies.

ENTÉROMÉGALIE *s. f. (angl. enteromegaly).* Augmentation totale ou partielle du volume de l'intestin ; mégacôlon.

ENTÉROMÈRE *s. m. (angl. enteromere).* Segment ou métamère du tube digestif embryonnaire.

ENTÉROMÉROCÈLE *(angl. enteromerocele).* Hernie crurale dont le sac contient une anse intestinale.

ENTEROMONAS Genre de flagellés de la famille des Monadidés ; l'espèce *E. hominis* est un parasite de l'intestin de l'homme.

ENTÉROMYCOSE *s. f. (angl. enteromycosis).* Maladie intestinale due à des champignons pathogènes.

ENTÉRO-MYXORRHÉE *s. f. (angl. myxorrhea intestinalis).* Hypersécrétion de mucus intestinal observée chez les névropathes.

ENTÉROPATHIE *s. f. (angl. enteropathy).* Terme général pour désigner toute affection de l'intestin. ◇ **EXSUDATIVE** *(angl. protein-losing —).* ☞ ***WALDMAN (MALADIE DE).***

ENTEROPATHOGÈNE *adj. (angl. enteropathogenic).* Qui cause une affection intestinale.

ENTÉROPEXIE *s. f. (angl. enteropexy).* Fixation chirurgicale de l'intestin à la paroi abdominale.

ENTÉROPLASTIE *s. f. (angl. enteroplasty).* Chirurgie plastique de l'intestin visant à agrandir une sténose intestinale ou à réparer une perforation de l'intestin.

ENTÉROPTOSE *s. f. (angl. enteroptosis).* Prolapsus de l'intestin.

ENTÉRORECTOSTOMIE *s. f. (angl. enterorectostomy).* Anastomose chirurgicale entre le gros intestin et le rectum. SYN. ***ANASTOMOSE ENTÉRORECTALE.***

ENTÉRORRAGIE *s. f. (angl. enterorrhagia).* Évacuation par l'anus de sang rouge provenant de l'intestin.

ENTÉRORRAPHIE *s. f. (angl. enterorrhaphy).* Suture d'une plaie de l'intestin. ◇ **CIRCULAIRE** *(angl. circular anastomosis).* Suture entre deux extrémités d'anses intestinales préalablement sectionnées. SYN. ***ANASTOMOSE TERMINOTERMINALE.*** ◇ **LATÉROLATÉRALE** *(angl. side-to-side anastomosis).* Anastomose de deux anses intestinales sectionnées de façon longitudinale. SYN. ***ANASTOMOSE ENTÉROLATÉRALE.*** ◇ **TERMINOLATÉRALE** *(angl. end-to-side anastomosis).* Anastomose d'une anse sectionnée à son extrémité, à la paroi latérale d'une autre anse. SYN. ***ANASTOMOSE TERMINOTERMINALE.*** ◇ **TERMINOTERMINALE** ☞ ***ENTÉRORRAPHIE CIRCULAIRE.***

ENTÉRORRHEXIE *s. f. (angl. enterorrhexis).* Rupture de l'intestin.

ENTÉROSCOPIE *s. f. (angl. enteroscopy).* Endoscopie de l'intestin.

ENTÉROSPASME *s. m. (angl. enterospasm).* Spasme intestinal.

ENTÉROSTASE *s. f. (angl. enterostasis).* Stase intestinale.

ENTÉROSTÉNOSE *s. f. (angl. enterostenosis).* Sténose intestinale.

ENTÉROSTOMIE *s. f. (angl. enterostomy).* Abouchement temporaire ou permanent de l'intestin à la paroi abdominale.

ENTÉROTOME *s. m. (angl. enterotome).* Instrument pour la section de l'intestin lors de l'autopsie.

ENTÉROTOMIE *s. f. (angl. enterotomy).* Incision d'une anse intestinale.

ENTÉROTOXINE *s. f. (angl. enterotoxin).* **1.** Toxine ayant une action spécifique au niveau de l'intestin. EX. *toxine produite par Staphylococcus aureus.* **2.** Toxine produite au niveau de l'intestin.

ENTÉROTRIBE *s. m. (angl. enterotome).* Pince écrasante. SYN. ***ENTÉROTOME.***

ENTÉROTROPE *adj. (angl. enterotropic).* Qui possède une affinité pour l'intestin.

ENTÉROVACCIN *s. m. (angl. enterovaccine).* Tout vaccin administré par voie digestive.

ENTÉROVAGINAL *adj. (angl. enterovaginal).* Qui se rapporte à l'intestin et au vagin.

ENTEROVIRUS Genre de virus de la famille des *Picornaviridae*. Le virion contient de l'ARN, présente une symétrie cubique, est nu et de très petite taille, 20-30 nm. Ces virus peuvent être isolés de l'appareil digestif des vertébrés. Ils entraînent très fréquemment des infections asymptomatiques, mais ils peuvent être responsables d'infections de l'appareil digestif, respiratoire et du système nerveux central. Les entérovirus humains se divisent en trois sous-groupes : *Poliovirus*, *Coxsackievirus*, echovirus et le virus de l'hépatite A.

ENTÉRURIE *s. f. (angl. enteruria).* Présence de matières fécales dans l'urine.

ENTHÈSE *s. f. (angl. enthesis).* Lien d'insertion sur l'os d'un tendon.

ENTHÉSITE *s. f. (angl. enthesitis).* Inflammation d'une enthèse. SYN. ***ENTHÉSOPATHIE.***

ENTHÉSOPATHIE *s. f. (angl. enthesopathy).* ☞ ***ENTHÉSITE.***

ENTITÉ MORBIDE *(angl. morbid entity).* Ensemble de manifestations pathologiques caractérisées par leur constance et leur groupement, qui en font un tout individualisé. ☞ ***MALADIE, SYNDROME.***

ENTOBLASTE *s. m. (angl. entoblast).* ☞ ***ENDOBLASTE.***

ENTOCHONDROSTOSE *s. f. (angl. entochondrostosis).* Développement de tissu osseux à l'intérieur d'un cartilage.

ENTOCHOROÏDE *s. f. (NA. lamina choriodocapillaris). (angl. entochoroidea).* Couche interne de la membrane choroïde de l'œil.

ENTOCORNÉE *s. f. (NA. lamina limitans posterior cornea). (angl. entocornea).* Membrane liminaire postérieure anhiste de la cornée, friable et très réfringente. SYN. ***LAME LIMITANTE POSTÉRIEURE DE LA CORNÉE.***

ENTOGÈNE *adj.* ☞ ***ENDOGÈNE.***

ENTOMOLOGIE *s. f. (angl. entomology).* Partie de la zoologie qui traite des insectes. ◇ **THANATOLOGIQUE** *(angl. thanatologic —).* Étude des insectes rencontrés sur les cadavres, dont la nature varie selon le temps qui s'est écoulé depuis la mort, le lieu de séjour de ces cadavres, l'époque de l'année et un certain nombre d'autres circonstances.

ENTONNOIR *s. m. (angl. funnel).* ☞ ***INFUNDIBULUM.*** ◇ **MEMBRANEUX DE SCARPA** *(angl. infundibulum of Scarpa).* Canal formé par le péritoine entre l'orifice de l'intestin et l'orifice de la paroi abdominale lors de la formation d'un anus artificiel. ◇ **MUSCULAIRE** *(angl. muscular funnel).* Celui que forment apparemment les quatre muscles droits de l'œil.

ENTOPARASITE *s. m.* ☞ ***ENDOPARASITE.***

ENTOPHTALMIE *s. f. (angl. entophtalmia).* ☞ ***ENDOPHTALMIE.***

ENTOPIQUE *adj. (angl. entopic).* Qui se trouve ou se produit à son emplacement normal ; s'oppose à ectopique.

ENTOPLASME *s. m.* ☞ ***ENDOPLASME.***

ENTOPTIQUE *adj. (angl. entoptic).* Qui se trouve ou qui se produit à l'intérieur du globe oculaire. S'applique essentiellement aux phénomènes visuels et lumineux subjectifs tels que phosphènes, mouches volantes, etc.

ENTOPTOSCOPIE *s. f. (angl. entoptoscopy).* Examen des milieux intérieurs de l'œil.

ENTORSE *s. f. (angl. sprain).* Torsion ou élongation violente d'une articulation, sans luxation, qui peut entraîner la rupture d'un ligament ou de fibres musculaires voisines. Elle se caractérise par une douleur, une tuméfaction rapide et une incapacité aux mouvements. ◇ **BÉNIGNE** Entorse sans rupture ligamentaire. ◇ **GRAVE** Entorse avec rupture ligamentaire. ◇ **JUXTA-ÉPIPHYSAIRE D'OLLIER** Variété d'entorse qui survient chez les enfants, avec décollement du périoste et hématome sous-périosté.

ENTOSCOPIE *s. f. (angl. entoscopy).* Observation subjective des phénomènes qui se passent dans l'œil de l'observateur lui-même.

ENTOTIQUE *adj. (angl. entotic).* Qualifie un bruit qui se trouve ou qui se produit à l'intérieur de l'oreille.

ENTOZOAIRE *s. m. (angl. entozoon).* Parasite animal qui vit à l'intérieur du corps de l'homme ou d'autres animaux.

ENTRECOUPÉ *adj. (angl. interrupted).* Se dit d'un acte normal ou pathologique dont la régularité est interrompue.

ENTRECROISEMENT *s. m. (angl. intersection).* ☞ ***DÉCUSSATION.*** ◇ **MOTEUR** *(angl. motor decussation).* Entrecroisement des fibres nerveuses motrices dans les pyramides bulbaires.

ENTROPION *s. m. (angl. entropion).* Rétroversion du bord libre de la paupière vers le globe oculaire, par contraction musculaire (entropion spastique) ou par rétraction cicatricielle (à la suite de traumatismes ou de brûlures).

ÉNUCLÉATION *s. f. (angl. enucleation).* **1.** Extirpation totale du globe oculaire. **2.** Libération d'un corps, d'un organe ou d'une tumeur de ses adhérences avec son enveloppe (organe) sans section propre pour réaliser secondairement son ablation.

ÉNURÉSIE *s. f. (angl. enuresis).* Miction involontaire, sans cause organique, le plus souvent pendant le sommeil, se produisant à un âge où le contrôle sphinctérien devrait fonctionner normalement. ◇ **NOCTURNE** *(angl. nocturnal —).* Incontinence d'urine qui survient la nuit au cours du sommeil, chez l'enfant et l'adolescent.

env *(angl. env).* ☞ ***GÈNE ENV.***

ENVELOPPEMENT *s. m. (angl. pack).* Application sur une région malade d'un tissu ou d'un onguent médicamenteux afin d'éviter l'évaporation et de réaliser un véritable bain local.

ENVENIMATION *s. f. (angl. envenomization).* Pénétration d'un venin dans l'organisme.

ENVIE *s. f. (angl. birthmark).* Angiome cutané présent à la naissance et que l'on croyait être la marque d'une envie de la mère. SYN. ***ANGIOME PLAN.***

ENVIRONNEMENT *s. m. (angl. environment).* **1.** En psychologie, l'ensemble des conditions sociales, familiales et ambiantes dans lequel vit un sujet. **2.** Groupe de facteurs externes pouvant exercer une influence sur un organisme.

ENZOOTIE *s. f. (angl. enzooty).* Endémie animale.

ENZYME *s. f. ou m. (angl. enzyme).* Substance capable d'accélérer ou de provoquer certains processus chimiques en ne faisant l'objet d'aucune modification. Ce sont des complexes organiques qui catalysent les réactions biochimiques et qui se composent d'un groupement prosthétique ou coenzyme, possédant une spécificité fonctionnelle, et d'un groupe protéique ou apoenzyme, ayant une spécificité de substrat. L'ensemble forme l'holoenzyme. Aujourd'hui, on connaît 1 000 enzymes environ, qui sont rangées dans différentes classes : oxydoréductases, transférases, hydrolases, lyases, isomérases et ligases. SYN. ***FERMENT, DIASTASE.*** ◇ **DE CONVERSION** *(angl. converting —).* Enzyme d'origine hépatique qui transforme dans les poumons l'angiotensine I en angiotensine II et qui inactive la bradykinine. Les inhibiteurs de cette enzyme sont utilisés dans le traitement de l'hypertension artérielle et dans celui de l'insuffisance cardiaque. ◇ **DE RESTRICTION** *(angl. restriction —).* Endonucléase clivant spécifiquement les deux brins de l'ADN au niveau d'une séquence, habituellement palindromique, parfaitement définie. ◇ **GLUCOLYTIQUE** *(angl. glycolytic —).* Enzyme qui dégrade les monosaccharides. ◇ **LIPOLYTIQUE** *(angl. fat-splitting —).* Enzyme qui hydrolyse les lipides, en particulier les triglycérides. ◇ **MUCOLYTIQUE** *(angl. mucolytic —).* Enzyme qui catalyse la dépolymérisation des mucopolysaccharides. ◇ **PROTÉOLYTIQUE** *(angl. proteolytic —).* Enzyme qui transforme une protéine en peptone, comme la pepsine. ◇ **RÉDUCTRICE** *(angl. redox —).* ☞ ***RÉDUCTASE.***

ENZYMOLOGIE *s. f. (angl. enzymology).* Traité ou étude des enzymes.

ENZYMOLYSE *s. f. (angl. enzymolysis).* Action lytique d'une enzyme.

ENZYMOPATHIE *s. f. (angl. enzymopathy).* Terme générique désignant une maladie héréditaire, secondaire à l'altération qualitative ou quantitative d'une ou de plusieurs enzymes.

ENZYMURIE *s. f. (angl. enzymuria).* Présence (ou taux) d'enzymes dans l'urine.

ÉONISME *s. m. (angl. eonism).* Port épisodique ou régulier de vêtements féminins par un homme. Du nom du chevalier d'Éon (diplomate français, 1728-1810), qui se travestissait souvent en femme. SYN. ***TRANSVESTISME, TRAVESTISME.***

ÉOSINE *s. f. (angl. eosin).* Colorant acide, dérivé tétrabromé de la fluorescéine. Il donne une coloration rose, notamment aux hématies et aux fibres musculaires. Utilisé comme désinfectant en dermatologie.

ÉOSINOCYTE *s. m. (angl. eosinocyte).* ☞ ***ÉOSINOPHILE.***

ÉOSINOPÉNIE *s. f. (angl. eosinopenia).* Diminution du nombre normal des granulocytes éosinophiles dans le sang.

ÉOSINOPHILE *(angl. eosinophil).* **1.** *s. m.* Variété de leucocyte, cellule de Ehrlich, contenant dans son protoplasme des granulations éosinophiles. Elle est présente normalement dans le sang, dans les proportions de 1 à 4 % des leucocytes. **2.** *adj.* Qui se colore facilement par l'éosine.

ÉOSINOPHILIE *s. f. (angl. eosinophilia).* **1.** Présence de granulocytes éosinophiles dans le sang, pathologique à partir de 500 cellules par millimètre cube de sang (hyperéosinophilie), qui se rencontre dans des conditions très diverses : manifestations parasitaires, états allergiques, affections cutanées, certaines affections malignes, certaines maladies du collagène, après radiothérapie ou usage de certains médicaments. **2.** Affinité d'une cellule pour les colorants à base d'éosine. ◇ **TROPICALE** *(angl. tropical —).* Syndrome associant fièvre, altération de l'état général, toux et dyspnée, hyperéosinophilie considérable et à la radiographie une infiltration réticulonodulaire pulmonaire. Il est dû le plus souvent à une filariose à *Wucheria bancrofti.*

ÉPACTAL (OS) *(angl. epactal).* ☞ ***OS INTERPARIÉTAL.***

ÉPANCHEMENT *s. m. (angl. effusion).* Accumulation de liquide ou de gaz organique ou pathologique, soit dans une cavité réelle ou virtuelle, soit à l'intérieur des tissus. ◇ **SÉREUX** *(angl. serous —).* Accumulation de sérosité d'origine traumatique.

ÉPAULE *s. f. (angl. shoulder).* Région du corps comprise entre le cou et l'articulation scapulohumérale incluse. ◇ **GELÉE** *(angl. frozen —).* Blocage complet de l'articulation scapulohumérale au cours de l'évolution d'une périarthrite scapulo-humérale.

ÉPAULE-MAIN (SYNDROME) *(angl. hand-shoulder syndrome).* Douleur, tuméfaction et œdème de l'épaule et de la main homolatérales, suivis d'un enraidissement musculaire et de troubles vasomoteurs et trophiques avec importante décalcification osseuse. Ce syndrome est lié à des perturbations sympathiques. Il est notamment observé chez les sujets souffrant d'affections coronariennes, après traumatisme du membre supérieur ou thoracique ou avec certains médicaments. SYN. ***RHUMATISME NEUROTROPHIQUE DU MEMBRE SUPÉRIEUR.***

ÉPENDYME *s. m. (NA. ependyma). (angl. ependyma).* Membrane qui tapisse les ventricules cérébraux (épendyme ventriculaire) et le canal central de la moelle épinière (épendyme spinal).

ÉPENDYMITE *s. f. (angl. ependymitis).* Inflammation de l'épendyme.

ÉPENDYMOBLASTE *s. m. (angl. ependymoblast).* Cellule épendymaire embryonnaire.

ÉPENDYMOCYTE *s. m. (angl. ependymocyte).* Cellule épendymaire.

ÉPENDYMOME *s. m. (angl. ependymoma).* Tumeur le plus souvent bénigne développée aux dépens des cellules épendymaires adultes. Tumeur histologiquement bénigne mais récidivante.

ÉPERON *s. m. (angl. spur).* Structure anatomique en saillie dans une cavité qu'elle tend à diviser. ⊂⊃ **TRACHÉAL** *(angl. carina).* Crête séparant au niveau de la bifurcation trachéale les orifices des bronches souches. SYN. ***CARÈNE.***

EPHEDRA Genre de plantes Gnétacées. Les espèces *E. equisetina* et *E. vulgaris* fournissent une drogue chinoise (ma huang) de laquelle est extraite l'éphédrine.

ÉPHÉDRINE *s. f. (angl. ephedrine).* Phénylméthylaminopropanol, alcaloïde de diverses espèces du genre *Ephedra*, possèdant des propriétés similaires à celles de l'adrénaline. Elle est utilisée comme vasoconstricteur nasal.

ÉPHÉLIDE *s. f. (angl. ephelis, freckle).* Tache cutanée lenticulaire, plane, lisse, non squameuse, de teinte jaune pâle ou brunâtre, apparaissant dans l'enfance ou l'adolescence. SYN. ***TACHES DE ROUSSEUR.***

ÉPHIDROSE *s. f. (angl. hyperhidrosis).* Transpiration excessive, hyperhidrose localisée à une partie du corps.

ÉPI- *(angl. epi-).* Préfixe d'origine grecque signifiant sur, au-dessus de, à la suite de.

ÉPIBLASTE *s. m. (angl. epiblast).* Enveloppe externe du blastoderme, de l'ectoderme, qui donne naissance à l'épiderme, au système nerveux et aux organes des sens.

ÉPIBLÉPHARON *s. m. (angl. epiblepharon).* Repli cutané le long du bord de la paupière supérieure ou inférieure, qui peut repousser les cils vers le globe oculaire.

ÉPIBULBAIRE *adj. (angl. epibulbar).* Qui est situé sur un bulbe, le globe oculaire en particulier.

ÉPICANTHUS *s. m. (angl. epicanthus).* Anomalie congénitale constituant un repli cutané recouvrant l'angle interne de l'œil et la caroncule lacrymale. Il est caractéristique de la race jaune, et dans les autres races se retrouve fréquemment associé à des anomalies de développement des os du nez (en particulier dans la trisomie 21).

ÉPICARDE *s. m. (NA. epicardium). (angl. epicardium).* Feuillet ou lame viscérale du péricarde en contact avec le cœur.

ÉPICARDIA *s. m. (angl. epicardia).* Partie de l'œsophage qui s'étend depuis le cardia jusqu'au hiatus œsophagien.

ÉPICARDIECTOMIE *(angl. epicardectomy).* Exérèse chirurgicale de l'épicarde, ce qui permet d'améliorer le remplissage diastolique dans les suites d'une péricardite constrictive.

ÉPICARDITE *s. f. (angl. epicarditis).* Inflammation de l'épicarde.

ÉPICÉPHALE *s. m. (angl. epicomus).* SYN. ***ÉPICOME.***

ÉPICHORION *s. m. (angl. epichorion).* ☞ ***CADUQUE.***

ÉPICOME *s. m. (angl. epicomus).* Monstre fœtal parasitaire caractérisé par la présence d'une tête accessoire s'insérant par son sommet sur le sommet de la tête de l'autosite.

ÉPICONDYLAIRE *adj. (angl. epicondylar).* Qui se rapporte à l'épicondyle.

ÉPICONDYLALGIE *s. f. (angl. epicondylalgia).* Douleur localisée au niveau des insertions musculaires sur l'épicondyle.

ÉPICONDYLE *s. m. (NA. epicondylus). (angl. epicondyle).* Saillie osseuse au dessus d'un condyle, en particulier celles existant aux extrémités inférieures de l'humérus et du fémur. ⊂⊃ **LATÉRAL DU FÉMUR** *(NA. — lateralis femoris). (angl. lateral — of femur).* Saillie de la face externe du condyle externe du fémur, sur laquelle s'insèrent le muscle jumeau externe et le ligament latéral externe du genou. ⊂⊃ **MÉDIAL DE L'HUMÉRUS** *(NA. — medialis humeri). (angl. medial — of humerus).* Éminence située sur la partie inférieure et interne de l'humérus au-dessus de la trochlée, sur laquelle se fixe le tendon commun des muscles fléchisseurs radiaux du carpe. SYN. ***ÉPITROCHLÉE.*** ⊂⊃ **MÉDIAL DU FÉMUR** *(NA. — medialis ossis femoris). (angl. medial — of femur).* Saillie de la face interne du condyle interne du fémur, sur laquelle s'insère le ligament latéral interne du genou.

ÉPICONDYLITE *s. f. (angl. epicondylitis, tennis elbow).* Périostite épicondylienne.

ÉPICRISE *s. f. (angl. epicrisis).* **1.** Crise secondaire ou supplémentaire ; phénomène important qui survient après la crise et la complète. **2.** Analyse critique et scientifique d'une maladie, faite *a posteriori*.

ÉPICRITIQUE *adj. (angl. epicritic).* Qui est apte à percevoir les stimulations sensitives tactiles ou thermiques les plus subtiles. ☞ ***SENSIBILITÉ ÉPICRITIQUE.***

ÉPICUTANÉ *adj. (angl. epicutaneous).* Qui se trouve ou qui se fait sur la peau.

ÉPIDÉMICITÉ *s. f. (angl. epidemicity).* Caractère épidémique d'une affection.

ÉPIDÉMIE *s. f. (angl. epidemic).* Maladie accidentelle transitoire, généralement infectieuse, qui frappe en même temps un grand nombre de personnes dans le même pays ou la même région.

ÉPIDÉMIOLOGIE *s. f. (angl. epidemiology).* **1.** Étude des maladies épidémiques. **2.** Études des facteurs intrinsèques et extrinsèques déterminant les maladies et leur évolution.

ÉPIDÉMIOLOGISTE *s. m. (angl. epidemiologist).* Spécialiste en épidémiologie.

ÉPIDERME *s. m. (NA. epidermis). (angl. epiderm).* Couche extérieure de la peau, non vasculaire, située sur le derme et formée par cinq couches en allant de l'intérieur vers l'extérieur : 1. la couche basale, située immédiatement au-dessus du derme, qui se compose d'une rangée unique de cellules prismatiques ; 2. le corps épineux, corps muqueux de Malpighi, ou stratum mucosum, composé de cellules arrondies ou polygonales pigmentées ; 3. la couche granuleuse ou stratum granulosum d'Unna, formée de cellules aplaties dont le protoplasme contient des granulations d'éléidine ; 4. la couche claire ou stratum lucidum, composée de différentes couches de cellules transparentes à noyau atrophié ; 5. la couche cornée, ou stratum corneum, formée de cellules aplaties dures. Toutes ces variétés de cellules correspondent à l'évolution d'une seule classe de cellules, les cellules prismatiques de la couche basale.

ÉPIDERMICULE *s. f. (angl. epidermicula).* Couche la plus superficielle du poil, composée de plaques cornées minces et transparentes.

ÉPIDERMIQUE *adj. (angl. epidermal).* Qui se rapporte à l'épiderme, qui provient de l'épiderme.

ÉPIDERMISATION *s. f. (angl. epidermization).* Processus de réparation de l'épiderme.

ÉPIDERMODYSPLASIE *s. f. (angl. epidermodysplasia).* Développement défectueux de l'épiderme. ◇ **VERRUCIFORME** *(angl. — verruciformis).* Affection cutanée caractérisée par une éruption plus ou moins généralisée de lésions verruqueuses planes rouges ou violacées, localisées à la face et aux mains, ayant tendance à dégénérer en cancer. SYN. ***MALADIE DE LEWANDOWSKY-LUTZ.***

ÉPIDERMOÏDE *adj. (angl. epidermoid).* Qui a l'aspect ou les caractères histologiques de l'épiderme.

ÉPIDERMOLYSE *s. f. (angl. epidermolysis).* Décollement de l'épiderme, généralement avec formation de bulles. ◇ **BULLEUSE HÉRÉDITAIRE** *(angl. — bullosa hereditaria).* Dermatose congénitale à transmission variable caractérisée par une fragilité anormale de l'épiderme qui se décolle pour former des bulles. SYN. ***PEMPHIGUS CONGÉNITAL.***

ÉPIDERMOMYCOSE *s. f. (angl. epidermomycosis).* Dermatomycose dans laquelle les parasites restent dans l'épiderme.

ÉPIDERMOPHYTIE *s. f. (angl. epidermophytosis).* Éruption cutanée vésiculeuse ou érythémato-squameuse, due à *Epidermophyton* siégeant volontiers entre les orteils (pied d'athlète).

EPIDERMOPHYTON Genre de champignons comparable au *Trichophyton*, qui attaque exclusivement l'épiderme ; l'espèce *E. floccosum* ou *inguinale* est l'agent responsable de l'eczéma marginé de Hebra et l'espèce *E. interdigitale* est l'agent du pied d'athlète.

ÉPIDERMOPHYTOSE *s. f. (angl. epidermophytosis).* Dermatomycose due à des champignons du genre *Epidermophyton*. Lorsqu'elle siège entre les orteils, il s'agit du pied d'athlète. SYN. ***ÉPIDERMOPHYTIE.***

ÉPIDERMOSE *s. f. (angl. epidermosis).* Affection cutanée intéressant l'épiderme.

ÉPIDERMOTROPE *adj. (angl. epidermotropic).* Qui a une affinité particulière pour le tissu épidermique.

ÉPIDIDYMAIRE *adj. (angl. epididymal).* Qui se rapporte à l'épididyme.

ÉPIDIDYME *s. m. (NA. epididymis). (angl. epididymis).* Petit corps oblong, grisâtre, par où passent les spermatozoïdes, situé et fixé sur la partie supérieure du testicule, formé par la réunion et le pelotonnement des vaisseaux séminifères. Il est composé d'une tête, d'un corps et d'une queue. La queue se poursuit par le conduit déférent.

ÉPIDIDYMECTOMIE *s. f. (angl. epididymectomy).* Ablation chirurgicale de l'épididyme.

ÉPIDIDYMITE *s. f. (angl. epididymitis).* Inflammation de l'épididyme.

ÉPIDIDYMODÉFÉRENTECTOMIE *s. f. (angl. epididymovasectomy).* Ablation chirurgicale de l'épididyme et du conduit déférent.

ÉPIDIDYMO-ORCHITE *s. f. (angl. epididymo-orchitis).* Inflammation de l'épididyme et du testicule.

ÉPIDIDYMOTOMIE *s. f. (angl. epididymotomy)* Incision de l'épididyme.

ÉPIDIDYMOVASECTOMIE *s. f. (angl. epididymovasectomy).* ☞ ***ÉPIDIDYMODÉFÉRENTECTOMIE.***

ÉPIDIDYMOVASOSTOMIE *s. f. (angl. epididymovasostomy).* Opération consistant à sectionner le conduit déférent et à suturer l'extrémité périphérique sur l'épididyme. Elle s'effectue dans les cas de stérilité dus à une obstruction de ce canal. SYN. ***ANASTOMOSE ÉPIDIDYMODÉFÉRENTIELLE.***

ÉPIDURAL *adj. (angl. epidural).* Qui se situe ou s'effectue à l'extérieur de la dure-mère ; extradural. S'applique à la méthode d'anesthésie de Cathelin et Sicard.

ÉPIDURITE *s. f. (angl. external pachymeningitis).* Inflammation des tissus en contact direct avec la face externe de la dure-mère, en avant du canal rachidien.

ÉPIDUROGRAPHIE *s. f. (angl. epidurography).* Radiographie après injection d'un milieu de contraste liquide ou gazeux dans l'espace épidural.

ÉPIGASTRALGIE *s. f. (angl. epigastralgia).* Douleur localisée à l'épigastre.

ÉPIGASTRE *s. m. (NA. epigastrium). (angl. epigastrium).* Région supérieure et moyenne de l'abdomen, située entre les deux hypocondres et qui va du processus xiphoïde jusqu'à deux doigts au dessus de l'ombilic. SYN. *RÉGION ÉPIGASTRIQUE.*

ÉPIGASTRIUS *s. m. (angl. epigastrius).* Monstre double dans lequel le parasite est de petite taille et forme une tumeur dans l'épigastre de l'autosite.

ÉPIGASTROCÈLE *s. f. (angl. epigastrocele).* Hernie épigastrique située au niveau de la ligne blanche.

ÉPIGASTRORRAPHIE *s. f. (angl. epigastrorrhaphy).* Terme peu utilisé désignant la suture d'une hernie épigastrique.

ÉPIGENÈSE *s. f. (angl. epigenesis).* Théorie selon laquelle les premiers blastomères produits par l'œuf fécondé ont tous les mêmes possibilités de développement entraînant progressivement la formation des différents organes.

ÉPIGLOTTE *s. f. (NA. epiglottis). (angl. epiglottis).* Lame fibrocartilagineuse, mince, souple, située au-dessus de l'orifice supérieur du larynx, et qui le ferme au moment de la déglutition.

ÉPIGLOTTECTOMIE *s. f. (angl. epiglotidectomy).* Ablation de l'épiglotte.

ÉPIGLOTTITE *s. f. (angl. epiglotititis).* Inflammation de l'épiglotte et des tissus voisins.

ÉPIGNATHE *s. m. (angl. epignathus).* Monstre double dans lequel le fœtus parasite ou une partie de celui-ci est inséré dans la mandibule de l'autosite.

ÉPIHYOÏDIEN *adj. (angl. epihyoid).* Qui est situé au-dessus de l'os hyoïde.

ÉPIKÉRATOPLASTIE *s. f.* Technique de chirurgie réfractaire cornéenne utilisée dans les troubles de la réfraction.

ÉPILARYNGIEN *adj. (angl. supralaryngeal).* Qui est situé ou qui se produit au-dessus du larynx.

ÉPILATION *s. f. (angl. depilation).* Arrachement des poils à la pince, ou enlèvement des poils à l'aide d'une substance chimique, par électrocoagulation, par radiothérapie ou par électrolyse négative.

ÉPILATOIRE *adj. (angl. depilatory).* Qui peut enlever ou détruire les poils.

ÉPILEPSIE *s. f. (angl. epilepsy).* Affection chronique, aux causes multiples, caractérisée par des crises récurrentes dues à des décharges excessives des neurones cérébraux associée éventuellement à diverses manifestations cliniques ou paracliniques. Une crise épileptique isolée ou celles qui surviennent durant une maladie aiguë ne constituent pas une épilepsie. À l'électroencéphalogramme, «pointes-ondes» à début et fin brusques de répartition variables. ◇ **AKINÉTIQUE** *(angl. akinetic —).* ☞ *ÉPILEPSIE ATONIQUE.* ◇ **ALCOOLIQUE** *(angl. alcoholic —).* Crises, habituellement généralisées et de type tonicoclonique, survenant chez certains alcooliques chroniques lors de l'ingestion excessive d'alcool. ◇ **ATONIQUE** *(angl. atonic —).* Crise d'épilepsie généralisée avec atonie brutale provoquant la chute. ◇ **BRAVAIS-JACKSONIENNE** *(angl. Bravais-Jacksonian —).* ☞ *ÉPILEPSIE JACKSONIENNE.* ◇ **CATAMÉNIALE** *(angl. menstrual —).* Type d'épilepsie dont les crises surviennent principalement ou exclusivement pendant la menstruation ou au cours des jours qui la précèdent. ◇ **CENTRENCÉPHALIQUE** *(angl. centerencephalic —).* Crise de niveau supérieur. Type d'épilepsie généralisée débutant dans la partie supérieure du tronc cérébral. ◇ **CORTICALE** *(angl. cortical —).* Épilepsie partielle dont les crises résultent de la décharge d'un foyer situé dans l'écorce cérébrale. ◇ **ESSENTIELLE** *(angl. essential —).* Épilepsie de cause inconnue, faisant partie des épilepsies généralisées primaires. ◇ **FAMILIALE OU HÉRÉDITAIRE** *(angl. familial —).* Épilepsie qui s'observe chez différents membres d'une même famille et qui résulte d'une prédisposition constitutionnelle et génétique. ◇ **FÉBRILE** *(angl. fever related —).* Épilepsie de l'enfant, dont les crises sont régulièrement provoquées par des épisodes fébriles. ◇ **FOCALE** *(angl. localized —).* Crises épileptiques partielles avec symptomatologie élémentaire ou complexe, éventuellement suivies d'une crise généralisée. Les signes neurologiques intercritiques sont relativement fréquents faisant rechercher une étiologie lésionnelle, bien qu'un certain nombre n'ait pas d'étiologie précise. ◇ **GÉNÉRALISÉE** *(angl. generalized —).* Forme d'épilepsie caractérisée par une crise généralisée d'emblée, quelle que soit sa symptomatologie ou son étiologie. ◇ **GÉNÉRALISÉE PRIMAIRE** *(angl. idiopathic generalized —).* Crises généralisées d'emblée (crises tonicocloniques, absences typiques ou myoclonies massives bilatérales) sans signes neurologiques ou psychiques de lésion cérébrale entre les crises. Apparaît fréquemment chez l'enfant ou l'adolescent sans étiologie précise. ◇ **GÉNÉRALISÉE SECONDAIRE** *(angl. acquired generalized —).* Forme caractérisée par des crises d'emblée généralisées à type de crises toniques ou atoniques, d'absences typiques et parfois tonicocloniques ou myocloniques massives bilatérales secondaires à des lésions cérébrales. ◇ **GIRATOIRE** ☞ *ÉPILEPSIE VERSIVE.* ◇ **INFANTILE** *(angl. infantile —).* Épilepsie dont les crises se produisent chez le nouveau-né ou le nourrisson jusqu'à l'âge de 3 ans environ. Elle est fréquente du fait de la prédisposition épileptique naturelle, qui est maximale jusqu'à cet âge et qui s'atténue ensuite rapidement. ◇ **JACKSONIENNE** *(angl. jacksonian —).* Épilepsie caractérisée par des crises somatomotrices, c'est-à-dire des crises convulsives toniques ou cloniques débutant au niveau d'une région du corps et qui se propagent à une zone contiguë en suivant l'ordre de leur représentation sur le cortex cérébral. La généralisation avec perte de connaissance secondaire peut survenir. ◇ **MÉTABOLIQUE** *(angl. metabolic —)*. Épilepsie secondaire à un trouble métabolique (hypocalcémie, hypoglycémie, hypernatrémie, etc.). ◇ **MORPHÉIQUE** *(angl. nocturnal —)*. Forme d'épilepsie dont les crises surviennent exclusivement durant le sommeil. ◇ **MYOCLONIQUE FAMILIALE PROGRESSIVE** *(angl. progressive familial myoclonic —)*. ☞ ***UNVERRICHT-LUNDBORG (MALADIE DE).*** ◇ **ORGANIQUE** *(angl. organic —)*. Épilepsie symptomatique dont les crises résultent d'une lésion cérébrale. ◇ **PARTIELLE** ☞ ***ÉPILEPSIE FOCALE.*** ◇ **PARTIELLE CONTINUE** *(angl. epileptia partialis continua)*. ☞ ***KOJEWNIKOW (ÉPILEPSIE PARTIELLE DE).*** ◇ **POST-TRAUMATIQUE** *(angl. post traumatic —)*. Épilepsie organique secondaire aux lésions cérébrales causées par un traumatisme crânien. ◇ **RÉFLEXE** *(angl. reflex —)*. Forme d'épilepsie où les crises sont provoquées par des stimulations sensorielles. ◇ **SYMPTOMATIQUE** *(angl. symptomatic —)*. Épilepsie dont les crises représentent les symptômes résultant d'une affection identifiée. ◇ **TEMPORALE** *(angl. temporal lobe —)*. Type d'épilepsie dans laquelle le foyer épileptogène se localise en partie ou en totalité au niveau du lobe temporal. ◇ **VERSIVE** *(angl. rotatory —)*. Forme d'épilepsie partielle avec déplacement des yeux, de la tête et éventuellement du tronc.

ÉPILEPTIFORME *adj. (angl. epileptiform)*. Qui ressemble à l'épilepsie.

ÉPILEPTIQUE *(angl. epileptic)*. **1.** *adj.* Qui se rapporte à l'épilepsie. **2.** *s. m. ou f.* Personne atteinte d'épilepsie.

ÉPILEPTOGÈNE *adj. (angl. epileptogenous)*. Qui provoque une épilepsie. Se dit des foyers d'irritation à l'origine des crises.

ÉPILEPTOÏDE *adj. (angl. epileptoid)*. Qui rappelle l'épilepsie.

ÉPILOÏA *s. f. (angl. tuberous sclerosis)*. Neurodermatose congénitale transmise sur le mode autosomique dominant caractérisée par une débilité mentale et des crises épileptiques liées à une sclérose tubéreuse corticale (nodosités dont la structure fibrillaire rappelle celle des gliomes), et par des tumeurs d'autres organes. SYN. ***SCLÉROSE TUBÉREUSE DU CERVEAU.***

ÉPILYMPHE *s. f.* ☞ ***PÉRILYMPHE.***

ÉPIMASTIGOTE *s. m. (angl. epimastigote)*. Forme ou phase évolutive de certains trypanosomes, qui se caractérise par un corps allongé, pourvu d'un flagelle latéral, et dans certains cas d'une membrane ondulante. Le noyau, le corpuscule parabasal et le cinétoplaste sont réunis.

ÉPIMÈRE *s. m. (angl. epimere)*. Composé qui se différencie d'un autre, son isomère, par la configuration d'un seul centre d'asymétrie. ☞ ***ÉPIMÉRISATION.***

ÉPIMÉRISATION *s. f. (angl. epimerization)*. Changement de configuration d'un centre d'asymétrie en son image spéculaire ou configuration énantiomérique, sans transformations dans le reste des centres d'asymétrie de la molécule. La transformation du D-glucose en D-galactose est un cas d'épimérisation dans lequel la configuration spatiale du carbone 4 du glucose change en adoptant la disposition spatiale caractéristique de la molécule de galactose.

ÉPIMORPHOSE *s. f. (angl. epimorphosis)*. Régénération d'une partie de l'organisme par prolifération à la surface de section.

ÉPIMYSIUM *s. m. (NA. epimysium). (angl. epimysium)*. Gaine fibreuse d'un muscle ; périmysium externe.

ÉPINE *s. f. (NA. spina). (angl. spine)*. Partie ou organe en forme d'épine, en particulier processus osseux plus ou moins long et fin. ◇ **CALCANÉENNE** *(angl. heel spur)*. Ostéophyte de la partie postérieure de la face plantaire du calcanéus. ◇ **DE CAJAL** Pointes des prolongements protoplasmiques des cellules nerveuses, qui auraient pour effet d'établir des contacts plus ou moins étendus entre ces prolongements et les arborisations terminales des axones qu'elles entourent. ◇ **DE HENLÉ** *(angl. Henle's —)*. ☞ ***ÉPINE SUPRA-MÉATIQUE.*** ◇ **DE L'HÉLIX** *(NA. — helices). (angl. — of helix)*. Prolongement de l'hélix de l'oreille. ◇ **DE L'OMOPLATE** ☞ ***ÉPINE SCAPULAIRE.*** ◇ **DORSALE** ☞ ***COLONNE VERTÉBRALE.*** ◇ **DU SPHÉNOÏDE** *(NA. — ossis sphenoidalis). (angl. — of sphenoid bone)*. Processus épineux du sphénoïde. ◇ **DU TIBIA** *(NA. — tibiae). (angl. tibial —)*. Tubercule intercondylien de la tête du tibia. ◇ **ILIAQUE** *(angl. iliac —)*. Chacune des extrémités des crêtes iliaques (épines iliaques supérieures, antérieure et postérieure), ainsi que deux autres saillies semblables, séparées chacune des autres par une échancrure (épines iliaques inférieures, antérieure et postérieure). ◇ **ISCHIATIQUE** *(NA. — ischiadica). (angl. — of ischium)*. Épine située entre les deux échancrures ischiatiques (la grande et la petite). ◇ **JUGULAIRE DU TEMPORAL** *(NA. processus jugularis ossis temporalis). (angl. intrajugular process of temporal bone)*. Processus intrajugulaire situé sur le bord du rocher, qui divise le trou jugulaire. ◇ **MENTONNIÈRE** *(NA. — mentalis). (angl. mental spine)*. Chacune des quatre petites saillies osseuses visibles sur la partie médiane de la face postérieure du corps de la mandibule. ◇ **NASALE** *(NA. — nasalis). (angl. nasal —)*. Chacun des processus supérieur, inférieur antérieur et inférieur postérieur, situés autour des fosses nasales. ◇ **NEURALE** *(NA. processus spinosus vertebrarum). (angl. neural —)*. Processus épineux des vertèbres. ◇ **PALATINE** *(NA. — palatine). (angl. palatine —)*. Un des bords de la face inférieure du processus palatin du maxillaire. ◇ **SCAPULAIRE** *(NA. — scapulae). (angl. — of scapula)*. Saillie triangulaire horizontale de la face postérieure de la scapula qui sépare et forme les fosses supra et infra-épineuses. ◇ **SUPRA-MÉATIQUE** *(NA. — suprameatica). (angl. suprameatal —)*. Processus pointu du temporal, au-dessus et en arrière du méat acoustique. ◇ **TROCHLÉAIRE** *(NA. — trochlearis). (angl. trochlear —).* Saillie sur la face orbitaire de l'os frontal, permettant l'insertion de la trochlée du muscle oblique supérieur.

ÉPINÉPHRINE *s. f. (angl. epinephrine).* ☞ ***ADRÉNALINE.***

ÉPINÈVRE *s. m. (NA. epineurium). (angl. epineurium).* Gaine ou revêtement d'un tronc nerveux. SYN. ***PÉRINÈVRE.***

ÉPIPHARYNX *s. m. (angl. epipharynx).* Partie nasale du pharynx, rhinopharynx.

ÉPIPHÉNOMÈNE *s. m. (angl. epiphenomenon).* Symptôme accessoire ou accidentel dans l'évolution d'une maladie.

ÉPIPHORA *s. m. (angl. epiphora).* Écoulement anormalement abondant de larmes par excès de sécrétion ou par obstruction partielle des voies d'excrétion. SYN. ***LARMOIEMENT.***

ÉPIPHYSAIRE *adj.* **1.** *(angl. epiphysial).* Qui se rapporte à une épiphyse osseuse. **2.** *(angl. pineal).* Qui se rapporte à la glande pinéale.

ÉPIPHYSE *s. f. (NA. epiphysis). (angl. epiphysis).* Extrémité d'un os long. ◇ **CÉRÉBRALE** ☞ ***CORPS PINÉAL.***

ÉPIPHYSIODÈSE *s. f. (angl. epiphysiodesis).* Fusion à la diaphyse d'une épiphyse aboutissant à l'arrêt de la croissance de l'os. Elle peut être secondaire à un traumatisme, ou effectuée par un acte chirurgical.

ÉPIPHYSIOLYSE *s. f. (angl. epiphysiolysis).* Lyse d'une épiphyse.

ÉPIPHYSITE *s. f. (angl. epiphysitis).* Inflammation d'une épiphyse ou du cartilage qui la sépare de l'os principal. ◇ **VERTÉBRALE DOULOUREUSE DE L'ADOLESCENCE** *(angl. Scheuermann's disease).* ☞ ***SCHEUERMANN (MALADIE DE).***

ÉPIPLOCÈLE *s. f. (angl. epiplocele).* Hernie de l'omentum.

ÉPIPLO-ENTÉROCÈLE *s. f. (angl. epiploenterocele).* Hernie qui contient de l'omentum et du grêle.

ÉPIPLOÏTE *s. f. (angl. epiploitis).* Inflammation de l'omentum.

ÉPIPLOMÉROCÈLE *s. f. (angl. epiplomerocele).* Hernie crurale contenant de l'omentum.

ÉPIPLOMPHALOCÈLE *s. f. (angl. epiplomphalocele).* Hernie ombilicale contenant une portion de l'omentum.

ÉPIPLOON *s. m. (angl. omentum).* ☞ ***OMENTUM.*** ◇ **ACCESSOIRE** *(angl. appendices epiploicae).* Chacun des appendices graisseux recouverts d'omentum inséré sur le côlon. ☞ ***APPENDICE OMENTAL.*** ◇ **GASTROCOLIQUE** *(angl. greater —).* ☞ ***OMENTUM (GRAND).*** ◇ **GASTROHÉPATIQUE** *(angl. gastrohepatic omentum).* ☞ ***OMENTUM (PETIT).*** ◇ **GASTROSPLÉNIQUE** *(angl. gastrosplenic ligament).* ☞ ***L. GASTROSPLÉNIQUE (ATLAS ANATOMIQUE DES LIGAMENTS EN ANNEXE).*** ◇ **(GRAND)** *(angl. greater —).* ☞ ***OMENTUM (GRAND).*** ◇ **HÉPATOCOLIQUE** *(angl. hepatocolic ligament).* ☞ ***L. HÉPATOCOLIQUE (ATLAS ANATOMIQUE DES LIGAMENTS EN ANNEXE).*** ◇ **PANCRÉATICOSPLÉNIQUE** ☞ ***OMENTUM PANCRÉATICOSPLÉNIQUE.*** ◇ **(PETIT)** *(angl. lesser —).* ☞ ***OMENTUM (PETIT).***

ÉPIPLOOPEXIE *s. f.* ☞ ***OMENTOPEXIE.***

ÉPIPLOOPLASTIE *s. f.* ☞ ***OMENTOPLASTIE.***

ÉPIPLORRAPHIE *s. f. (angl. epiplorraphy).* ☞ ***OMENTORRAPHIE.***

ÉPIPLOSCHÉOCÈLE *s. f.* ☞ ***OMENTOSCHÉOCÈLE.***

ÉPIPYGE *s. m. (angl. epipygus).* ☞ ***PYGOMÈLE.***

ÉPISCLÉRITE *s. f. (angl. episclerotitis).* Inflammation du tissu conjonctif situé entre la sclérotique et la conjonctive ; elle s'observe dans de nombreuses maladies systémiques (polyarthrite rhumatoïde).

ÉPISCLÉROTIQUE *s. f. (angl. episclera).* Tissu conjonctif situé entre la sclérotique et la conjonctive.

ÉPISIO- *(angl. episio-).* Préfixe d'origine grecque indiquant une relation avec la vulve.

ÉPISIO-ÉLYTRORRAPHIE *s. f. (angl. episioelytrorrhaphy).* Opération consistant à rétrécir la vulve et le vagin pour soutenir un utérus prolabé.

ÉPISIOPÉRINÉORRAPHIE *s. f. (angl. episioperineorrhaphy).* **1.** Suture de la vulve et du périnée pour soutenir un utérus prolabé. **2.** Réparation chirurgicale du vagin et du périnée après déchirure au cours de l'accouchement.

ÉPISIOPLASTIE *s. f. (angl. episioplasty).* Chirurgie plastique de la vulve ou du périnée.

ÉPISIORRAPHIE *s. f. (angl. episiorrhaphy).* Réparation chirurgicale du périnée après épisiotomie (terme peu usité).

ÉPISIOSTÉNOSE *s. f. (angl. episiostenosis).* Rétrécissement de l'orifice vulvaire.

ÉPISIOTOMIE *s. f. (angl. episiotomy).* Incision chirurgicale du périnée, le plus souvent oblique, en partant de la commissure postérieure de la vulve afin d'éviter une déchirure grave du périnée au cours de l'accouchement et de faciliter la sortie du fœtus.

ÉPISOME *s. m. (angl. episome).* Plasmide qui peut s'intégrer réversiblement au génome d'une espèce déterminée de bactéries (le facteur F, par exemple). À ce stade, si une conjugaison débute, l'épisome entraîne le chromosome de la cellule donatrice, qui peut être transmis totalement ou partiellement. Les bactéries pourvues d'un plasmide intégré à leur génome présentent une fréquence très élevée de recombinaisons.

ÉPISPADIAS *s. m. (angl. epispadias).* Anomalie congénitale de l'urètre qui s'ouvre sur la face dorsale du pénis. Le méat urétral peut s'ouvrir sur la face dorsale du gland (épispadias balanique) ou du corps de la verge (épispadias pénien). ◇ **FÉMININ** *(angl. clitoric —).* Fissure congénitale de la paroi supérieure de l'urètre chez la femme.

ÉPISPLÉNITE *s. f. (angl. episplenitis).* Inflammation de la capsule splénique.

ÉPISSAGE *s. m. (angl. splicing).* En génétique, mécanisme d'excision des introns et de rabotage des exons au cours de la maturation des transcrits. ◇ **DIFFÉRENTIEL** *(angl. differential —).* Existence de plusieurs schémas d'épissage d'un transcrit primaire aboutissant à la formation de différents ARN messagers, et pouvant aboutir à la synthèse de plusieurs protéines différentes.

ÉPISTASE *s. f. (angl. epistasis).* **1.** Écume ou pellicule qui se forme à la surface de l'urine. **2.** Arrêt d'un flux ou d'un écoulement.

ÉPISTASIE *s. f. (angl. epistasis).* Dominance d'un gène sur d'autres gènes non allèles.

ÉPISTAXIS *s. f. (angl. epistaxis).* Hémorragie en provenance des fosses nasales.

ÉPISTÉMOLOGIE *s. f. (angl. epistemology).* Étude critique du fondement, des méthodes et des résultats des sciences.

ÉPISTOME *s. m.* Tumeur développée aux dépens des glandes bronchiques à malignité variable.

ÉPISTROPHÉE *s. f. (angl. epistropheus).* ☞ ***AXIS.***

ÉPITARSE *s. m. (angl. epitarsus).* Anomalie de l'œil qui consiste en un repli de la conjonctive allant du fond du sac conjonctival supérieur au bord palpébral. SYN. ***PSEUDO-PTÉRYGION DE LA CONJONCTIVE TARSIENNE, CONJONCTIVE EN TABLIER.***

ÉPITENDON *s. m. (angl. epitendon).* Gaine fibreuse d'un tendon.

ÉPITHALAMUS *s. m. (NA. epithalamus). (angl. epithalamus).* Partie du thalamencéphale qui comprend la commissure postérieure et le corps pinéal ou glande pinéale et son pédicule.

ÉPITHALAXIE *(angl. epithalaxia).* Desquamation massive de l'épithélium des muqueuses, spécialement intestinale, dans le choléra expérimental.

ÉPITHÉLIITE *s. f. (angl. epitheliitis).* Atteinte inflammatoire de l'épithélium.

ÉPITHÉLIOÏDE *adj. (angl. epithelioid).* Qui ressemble à un épithélium ou qui en a les structures anatomiques.

ÉPITHÉLIOLYSE *s. f. (angl. epitheliolysis).* Destruction des cellules épithéliales.

ÉPITHÉLIOLYSINE *s. f. (angl. epitheliolysin).* Cytolysine qui se forme dans le sérum d'un animal lorsqu'on lui inocule des cellules épithéliales d'un animal d'espèce différente.

ÉPITHÉLIOMA *s. m. (angl. epithelial tumor).* Tumeur ou néoplasie maligne constituée de cellules épithéliales néoformées, ayant une capacité d'anaplasie de grade plus ou moins élevé, un pouvoir d'envahissement des tissus voisins et pouvant donner des métastases à n'importe quel moment de son évolution. SYN. ***CARCINOME, CANCER ÉPITHÉLIAL.*** ◇ **À CELLULES EN BAGUE À CHÂTON** *(angl. signet-ring carcinoma).* Épithélioma constitué par une prolifération de cellules glandulaires dont le noyau est refoulé à la périphérie du cytoplasme par une volumineuse vacuole de mucus. Ce sont presque toujours des épithéliomas gastriques, du côlon ou de l'ovaire. ◇ **BASOCELLULAIRE** *(angl. basal cell carcinoma).* Variété d'épithélioma cutané dérivée des cellules basales de l'épithélium ou des muqueuses d'évolution lente avec invasion locale. Les métastases sont exceptionnelles ; de ce fait, la malignité est atténuée. ◇ **COLLOÏDE** *(angl. colloid adenocarcinoma).* Épithélioma dont la substance, en dégénérant, a pris l'aspect de gélatine ou de colle. SYN. ***CARCINOME GÉLATINIFORME, CANCER COLLOÏDE.*** ◇ **DENDRITIQUE** *(angl. dendritic —).* Tumeur bénigne, intragalactophorique du sein. ◇ **PAGÉTOÏDE** *(angl. pagetoid carcinoma).* Variété d'épithélioma basocellulaire. ◇ **SPINOCELLULAIRE** *(angl. squamous cell carcinoma).* Variété d'épithélioma dérivée des cellules de la couche intermédiaire de l'épiderme avec tendance à la formation de squames et de globes cornés et de comportement hautement malin. ◇ **SUDORIPARE** *(angl. sweat gland carcinoma).* Épithélioma né aux dépens des annexes sudoripares de la peau et conservant une différenciation morphologique plus ou moins proche de la glande normale. SYN. ***SPIRADÉNOME.***

ÉPITHÉLIOMATOSE *s. f. (angl. epitheliomatosis).* État engendré par le développement d'épithéliomas multiples, particulièrement à partir de kératoses séniles.

ÉPITHÉLIOSE DESQUAMANTE DE LA CONJONCTIVE *(angl. epitheliosis desquamativa conjunctivae).* Conjonctive chronique proche du trachome, que l'on observe aux îles Samoa.

ÉPITHÉLISATION *s. f. (angl. epithelialization).* Transformation en épithélium ou recouvrement d'une zone dénudée par un épithélium.

ÉPITHÉLITE RÉTINIENNE *(angl. retinal epithelitis).* Lésions multiples de l'épithélium pigmentaire de la rétine, disparaissant spontanément.

ÉPITHÉLIUM *s. m. (angl. epithelium).* Tissu de revêtement de toutes les surfaces externes et internes du corps, constitué de cellules de forme et de disposition variables, sans substance intercellulaire ni vaisseaux. ◇ **CILIÉ** *(angl. ciliated —).* Épithélium dont les cellules possèdent des cils vibratiles à leurs extrémités libres. ◇ **CUBIQUE** *(angl. cuboidal —).* Épithélium dont les cellules ont une forme cubique. ◇ **CYLINDRIQUE** *(angl. cylindrical —).* Épithélium d'une muqueuse formé par des cellules cylindriques, disposées en une assise unique. ◇ **GERMINATIF** *(angl. germinal —).* Portion de l'épithélium de la cavité cœlomique sur la face interne du corps de Wolff, qui donne naissance au testicule et à l'ovaire. ◇ **GLANDULAIRE** *(angl. glandular —).* Épithélium qui recouvre les acini des glandes, formé par des cellules sécrétrices. ◇ **LAMINAIRE** *(angl. laminated —).* ☞ ***ÉPITHÉLIUM PAVIMENTEUX STRATIFIÉ.*** ◇ **MÉSENCHYMATEUX** *(angl. mesenchymal —).* Couche simple de cellules squameuses qui tapisse les espaces subdural, subarachnoïdien et périlymphatique et les chambres de l'œil. ◇ **PAVIMENTEUX SIMPLE** *(angl. pavement —).* Épithélium formé d'une couche simple de cellules aplaties ; endothélium. SYN. *ÉPITHÉLIUM LAMINAIRE.* ◇ **PAVIMENTEUX STRATIFIÉ** *(angl. squamous —).* Épithélium composé de différentes couches de cellules, dont les plus superficielles sont aplaties et les plus profondes globuleuses, comme l'épiderme. ◇ **PYRAMIDAL** *(angl. pyramidal —).* ☞ *ÉPITHÉLIUM CYLINDRIQUE.* ◇ **SOUS-CAPSULAIRE** *(angl. subcapsular —).* Épithélium simple de la face postérieure de la capsule antérieure du cristallin. ◇ **SQUAMEUX** *(angl. squamous —).* ☞ *ÉPITHÉLIUM PAVIMENTEUX STRATIFIÉ.*

ÉPITHÈME *s. m. (angl. epithem).* Nom donné aux topiques à l'exclusion des onguents et des emplâtres (cataplasmes, poudres, etc.).

ÉPITOPE *s. m. (angl. epitope).* ☞ *SITE ANTIGÉNIQUE.*

ÉPITRICHIUM *s. m. (angl. epitrichium).* Couche superficielle de l'épiderme, qui recouvre transitoirement l'épiderme du fœtus et qui disparait généralement avant la naissance.

ÉPITROCHLÉE *s. f.* ☞ *ÉPICONDYLE MÉDIAL DE L'HUMÉRUS.*

ÉPITYMPANIQUE *adj. (angl. epitympanic).* Qui est situé au-dessus du tympan.

ÉPIVERTÉBRAL *adj. (angl. epivertebral).* Qui est situé au-dessus d'une vertèbre.

ÉPIZOAIRE *s. m.* ☞ *ECTOZOAIRE.*

ÉPIZOÏCIDE *(angl. epizoicide).* **1.** *adj.* Qui détruit les parasites épizoaires. **2.** *s. m.* Agent ou substance qui possède cette action.

ÉPIZOOTIE *s. f.* Maladie contagieuse qui affecte un grand nombre d'animaux à la fois.

EPO *s. f. (angl. EPO).* Abréviation de érythropoïétine.

ÉPONGE *s. f. (angl. sponge).* Squelette flexible, fibreux et élastique de *Spongia officinalis* ou *usitatissima*, spongiaire marin, qui s'utilise principalement pour ses qualités d'absorbant.

ÉPONYCHIUM *s. m. (NA. eponychium). (angl. eponychium).* Couche cornée qui recouvre le limbe unguéal.

ÉPONYME *s. m. (angl. eponym).* Terme comportant le nom d'une personne. EX. *maladie de Basedow, anémie de Biermer.*

ÉPOOPHORE *s. m. (NA. epoophoron). (angl. epoophoron).* Vestige embryonnaire para-ovarien.

ÉPOOPHORECTOMIE *s. f. (angl. epoophorectomy).* Ablation chirurgicale de l'époophore.

ÉPOUILLAGE *s. m. (angl. delousing).* Destruction des poux sur le corps ou les vêtements, à titre prophylactique.

ÉPREINTES *s. f. (angl. tenesmus).* Douleurs abdominales accompagnées d'une envie d'aller à la selle.

ÉPREUVE *s. f. (angl. test, assay).* Tout moyen (manipulation, manœuvre, réaction, analyse de laboratoire, etc.) destiné à rechercher, mettre en évidence ou évaluer une propriété, un caractère, une fonction normale ou anormale d'un organisme ou d'une de ses parties. De nombreuses épreuves sont souvent désignées sous les noms de : méthode, procédé, réaction, test. ◇ **BRAS-POUMON OU BRAS-LANGUE** *(angl. arm-lung or arm-tongue test).* Mesure du délai entre l'injection dans une veine d'une solution éthérée ou glucosée, et sa perception dans l'haleine ou par la langue. ◇ **CALORIQUE** *(angl. caloric test).* Provocation du nystagmus vestibulaire par l'injection d'eau ou d'air chaud dans le méat acoustique externe. ◇ **D'ACOUMÉTRIE RÉCIPROQUE** Test permettant de mettre en évidence une surdité unilatérale simulée, fondé sur le fait que, si l'on place devant les deux oreilles d'une personne entendant normalement deux diapasons donnant un son de même hauteur, mais d'intensité différente, le son est perçu uniquement du côté du diapason le plus intense. ◇ **D'ALDRICH-MAC-CLURE** *(angl. Aldrich-Mac-Clure test).* Test destiné à mesurer le degré d'hydrophilie tissulaire qui consiste en l'injection intradermique de 0,2 mL de sérum physiologique et à noter le temps de résorption du bouton d'œdème qui est de 1 heure chez le sujet normal. ◇ **D'EFFORT** *(angl. exercise test).* Test utilisé en cas de suspicion d'insuffisance coronaire. Un effort mesurable (sur tapis roulant ou bicyclette ergométrique) peut faire apparaître à l'électrocardiogramme une ischémie passagère. ◇ **DE JEÛNE** *(angl. fast test).* Épreuve de sensibilisation par le jeûne d'une hypersécrétion insulinique. ◇ **DE L'INDOLE** *(angl. indole test).* Épreuve biochimique utilisée dans l'identification différentielle des entérobactériacées. Elle étudie la production d'indole à partir de tryptophane. ◇ **DE SCHWARTZ** *(angl. Schwartz's test).* Elle consiste chez un sujet en décubitus dorsal à donner une chiquenaude sur la partie supérieure de la veine saphène. Si celle-ci est variqueuse, les oscillations sont transmises jusqu'à l'extrémité du membre, où elles peuvent être perçues par l'autre main de l'examinateur. ◇ **DOIGT-NEZ** *(angl. finger to nose test).* Épreuve clinique étudiant la coordination motrice. On demande au patient, tout en maintenant les yeux fermés, de placer rapidement son index à la pointe du nez. ◇ **FONCTIONNELLE HÉPATIQUE** *(angl. liver function test).* Ensemble de dosages explorant le fonctionnement hépatique. ◇ **FONCTIONNELLE RESPIRATOIRE** *(angl. lung function test).* ☞ *SPIROMÉTRIE.* ◇ **TALON-GENOU** *(angl. heel-knee test).* Épreuve clinique utilisée pour mettre en évidence une ataxie des membres inférieurs. Elle se réalise en demandant au patient en décubitus dorsal, avec les yeux fermés, de toucher avec le talon le genou controlatéral. ◇ **THÉRAPEUTIQUE** *(angl. diagnosis ex juvantibus).* Administration d'un traitement spécifique en cas de suspicion de maladie curable par ce moyen.

ÉPROUVETTE *s. f. (angl. test tube).* Tube de verre fermé à une extrémité, avec ou sans graduation, d'utilisation courante dans les laboratoires.

EPSOM (SEL D') *(angl. Epsom's salt).* Sulfate de magnésium hydraté naturel. Il sert à faire des eaux minérales artificielles, des lotions cosmétiques et des solutions purgatives. SYN. ***EPSOMITE, SEL DE SEIDLITZ.***

EPSTEIN ⟳ **(MALADIE D')** *(angl. Epstein's nephrosis).* ☞ ***NÉPHROSE LIPOÏDIQUE.*** ⟳ **(PERLES D')** *(angl. Epstein's pearls).* Petits kystes de la muqueuse buccale observés parfois chez l'enfant. Ils sont dépourvus de signification pathologique.

EPSTEIN-BARR (VIRUS D') *(angl. Epstein-Barr virus).* Virus de la famille des *Herpesviridae*, responsable de la mononucléose infectieuse. Il est également associé au lymphome de Burkitt africain et au carcinome du nasopharynx.

ÉPUISEMENT *s. m. (angl. exhaustion).* Affaiblissement progressif d'une ou de plusieurs fonctions, sans lésions proprement dites, à la suite d'un exercice excessif qui ne permet pas la réparation convenable des appareils correspondants. ⟳ **NERVEUX** *(angl. nervous breakdown).* ☞ ***NEURASTHÉNIE.***

ÉPULIS *s. m. (angl. epulis).* Tumeur de la gencive, notamment tumeur fibromateuse du périoste maxillaire. SYN. ***GINGIVOME.***

ÉPULOÏDE *adj. (angl. epuloid).* Qui ressemble à un épulis.

ÉPURATION *s. f. (angl. purification).* Purification par entraînement des impuretés. ⟳ **EXTRA-RÉNALE** *(angl. hemodyalisis).* ☞ ***HÉMODIALYSE.***

ÉQUATEUR *s. m. (angl. equator).* Ligne ou plan qui divise un organe en deux parties égales. ⟳ **DU CRISTALLIN** *(NA. equator lentis). (angl. — of crystalline lens).* Périphérie du cristallin entre les deux couches de la zonule ciliaire. ⟳ **DU GLOBE OCULAIRE** *(NA. equator bulbi oculi). (angl. — of eyeball).* Plan qui divise le globe oculaire en deux moitiés approximativement égales, une antérieure et une postérieure.

ÉQUATION *s. f. (angl. equation).* ⟳ **PERSONNELLE** *(angl. personal —).* Différence plus ou moins constante entre les résultats de l'observation, liée aux qualités personnelles des observateurs.

ÉQUILÉNINE *s. f. (angl. equilin).* Stéroïde estrogène extrait de l'urine de juments gravides.

ÉQUILIBRATION *s. f. (angl. equilibration).* Conservation ou rétablissement d'un état d'équilibre normal dans une attitude déterminée ou dans la locomotion générale.

ÉQUILIBRE *s. m. (angl. equilibrium).* État d'un corps qui, soumis à l'action de diverses forces, reste au repos. ⟳ **ACIDOBASIQUE** *(angl. acid-base —).* Proportion normale entre les éléments acides et basiques des liquides organiques ; concentration ionique constante dans le plasma, dans des conditions normales (pH 7,4). ⟳ **BIOLOGIQUE** *(angl. biological —).* État dans lequel le niveau de population de différentes espèces ne subit que de faibles fluctuations d'amplitude du fait de l'interdépendance de ces espèces et des actions réciproques qu'elles exercent les unes sur les autres. ⟳ **DE MEMBRANE** *(angl. Donnan's —).* ☞ ***DONNAN (ÉQUILIBRE DE).*** ⟳ **DYNAMIQUE** *(angl. dynamic —).* Équilibre apparent, dans lequel les constituants évoluent, mais où ces évolutions se compensent. Un équilibre chimique est un équilibre dynamique. ⟳ **RADIOACTIF** *(angl. radioactive —).* Relation entre une substance radioactive et le corps dont elle est issue, telle qu'à tout moment la proportion de sa désintégration est identique à la proportion au moment de sa formation.

ÉQUILINE *s. f. (angl. equilin).* Stéroïde estrogène cristallisé de l'urine de juments gravides.

ÉQUIMOLÉCULARITÉ *s. f. (angl. equimolar).* État des solutions qui, à volume égal, possèdent le même nombre de molécules.

ÉQUIN *adj. (angl. equine).* Qui appartient ou qui ressemble au cheval. ☞ ***PIED ÉQUIN.***

ÉQUINISME *s. m. (angl. equinus).* Pied équin, c'est-à-dire en hyperextension maximale rappelant la position du sabot d'un cheval.

ÉQUIVALENT *adj. (angl. equivalent).* Qui a la même valeur. ⟳ **CHIMIQUE** *(angl. gram-equivalent, chemical —).* ☞ ***ÉQUIVALENT-GRAMME.*** ⟳ **ÉPILEPTIQUE** *(angl. psychic —).* Trouble psychique ou physique paroxystique différent d'une crise épileptique, mais ayant la même signification. ⟳ **TOXIQUE** *(angl. toxic —).* Quantité minimale de venin capable de tuer, par injection intraveineuse, un animal de 1 kg.

ÉQUIVALENT-GRAMME *s. m. (angl. gram-equivalent).* Unité chimique de masse égale au nombre de grammes que représente le poids moléculaire d'une substance divisé par sa valence. Abréviation : Eq.

Er *(angl. Er).* Symbole chimique de l'erbium.

ÉRABLE (MALADIE DU SIROP D') ☞ ***LEUCINOSE.***

ÉRADICATION *s. f. (angl. eradication).* Suppression d'une maladie endémique ou d'une espèce animale vecteur d'une maladie.

ERB ⟳ **(ATROPHIE D')** *(angl. Erb's atrophy).* ☞ ***MYOPATHIE PRIMITIVE PROGRESSIVE.*** ⟳ **(MYOPATHIE D')** *(angl. Erb's myopathy).* Dystrophie musculaire progressive affectant les ceintures scapulaires et pelviennes, qui apparaît à l'adolescence et qui évolue lentement. ⟳ **(SIGNE D')** *(angl. Erb's sign).* Hyperexcitabilité électrique neuro-musculaire observée dans la tétanie.

ERBEN (RÉFLEXE D') *(angl. Erben's reflex).* Ralentissement du pouls lorsque la tête et le tronc sont fortement penchés en avant. Il est dû à l'excitation du nerf vague.

ERB-GOLDFLAM (MALADIE D') *(angl. Erb-Goldflam disease).* ☞ ***MYASTHÉNIE.***

ERBIUM *s. m. (angl. erbium).* Élément métallique appartenant à la série des terres rares. Numéro atomique : 68 ; masse atomique : 167,26. Symbole : Er.

ERDHEIM (SYNDROME D') *(angl. Erdheim's syndrome).* Hypertrophie osseuse et cartilagineuse de la clavicule et des corps et disques vertébraux.

ÉRECTEUR *adj. (angl. erector).* Nom de muscles, centres ou nerfs qui provoquent l'érection ou la maintiennent.

ÉRECTILE *adj. (angl. erectile).* Qui a la propriété de se mettre en érection.

ÉRECTION *s. f. (angl. erection).* Augmentation de volume, turgescence et rigidité du pénis ou du clitoris résultant de l'afflux de sang vers les corps caverneux de ces organes.

ÉRÉMOPHOBIE *s. f. (angl. eremophobia).* Crainte morbide de la solitude.

ÉREPSINE *s. f. (angl. erepsin).* Peptidase de la muqueuse intestinale responsable de l'hydrolyse des polypeptides et des oligopeptides en acides aminés.

ÉRÉTHISME *s. m. (angl. erethism).* État d'excitabilité anormale d'un organe ; se dit surtout de l'appareil cardiovasculaire.

ÉREUTOPHOBIE *s. f. (angl. ereutophobia).* Peur morbide de rougir, accompagnée d'une rougeur réelle.

ERG-, ERGO- *(angl. ergo-).* Préfixes d'origine grecque indiquant une relation avec le travail.

ERGASTOPLASME *s. m. (angl. ergatoplasm).* Réticulum endoplasmique granuleux.

ERGOCALCIFÉROL *s. m. (angl. calciferol).* ☞ ***VITAMINE D.***

ERGOCRISTINE *s. f. (angl. ergocristine).* Principe actif de l'ergot de seigle.

ERGOGRAMME *s. m. (angl. ergogram).* Tracé produit par un ergomètre.

ERGOGRAPHE *s. m. (angl. ergograph).* Appareil enregistrant le travail effectué lors de l'exercice musculaire.

ERGOMÈTRE *s. m. (angl. ergometer).* Appareil pour la mesure du travail musculaire.

ERGOMÉTRINE *s. f. (angl. ergometrine).* ☞ ***ERGONOVINE.***

ERGONE *s. f.* Terme générique pour désigner les substances oligodynamiques : vitamines, hormones, enzymes.

ERGONOMIE *s. f. (angl. ergonometry).* Science qui étudie l'économie du rendement humain.

ERGONOVINE *s. f. (angl. ergonovine).* Alcaloïde de l'ergot de seigle, qui combine les propriétés des autres alcaloïdes de l'ergot à une action rapide et à l'absence d'effets toxiques et nécrosants. SYN. ***ERGOBASINE, ERGOSTÉTRINE, ERGOTOCINE.***

ERGOSTÉROL *s. m. (angl. ergosterol).* Stérol $C_{28}H_{43}OH$, isolé à l'origine par Tanret de l'ergot de seigle, d'où son nom, mais qui existe aussi dans divers tissus animaux et végétaux. Cette substance, exposée aux rayons ultraviolets, appelée ergostérol irradié, se transforme successivement en une série d'isomères, dont l'un est la vitamine D_2 ou facteur antirachitique.

ERGOSTÉTRINE *s. f. (angl. ergostetrine).* ☞ ***ERGONOVINE.***

ERGOT DE SEIGLE *(angl. ergot, spured rye).* Champignon parasite *(Claviceps purpurea)* qui se développe sur les épis de seigle. Contient de nombreux alcaloïdes aux propriétés stimulantes du muscle lisse et de l'utérus. L'extrait brut d'ergot de seigle s'appelle ergotine.

ERGOTAMINE *s. f. (angl. ergotamine).* Alcaloïde de l'ergot de seigle, doté de propriétés antimigraineuses.

ERGOTHÉRAPIE *s. f. (angl. ergotherapy, occupational therapy).* Méthode thérapeutique employée dans diverses affections somatiques et psychiques et utilisant le travail physique ou manuel à des fins de rééducation et de réadaptation.

ERGOTISME *s. m. (angl. ergotism).* Intoxication, aiguë ou chronique, par l'ergot de seigle ou les médicaments qui en dérivent. ◇ **CHRONIQUE** *(angl. chronic —).* Intoxication produite par l'usage habituel de pain de seigle contaminé par l'ergot de seigle, dont on distingue deux formes : convulsive, (feu de Saint-Antoine), caractérisée principalement par des manifestations nerveuses (vertiges, fourmillements et convulsions tétaniformes), et gangreneuse, dans laquelle les signes précédents sont suivis d'une gangrène sèche et symétrique des extrémités.

ERGOTOCINE *s. f. (angl. ergotocine).* ☞ ***ERGONOVINE.***

ERGOTOXINE *s. f. (angl. ergotoxine).* Alcaloïde de l'ergot de seigle à la puissante activité vasoconstrictrice, ocytocique et antagoniste des récepteurs adrénergiques alpha. Il s'agit en fait d'un mélange de 3 alcaloïdes : ergocristine, ergocryptine et ergocornine.

ERICHSEN (SIGNE D') *(angl. Erichsen's sign).* Douleur déclenchée par la compression forte et simultanée des deux épines iliaques l'une vers l'autre. Elle indique une sacro-coxalgie.

ÉRIGNE *s. f. (angl. dissection hook).* Instrument métallique en forme de crochet, utilisé au cours des dissections ou des interventions chirurgicales pour tenir, soulever ou écarter diverses structures. SYN. ***ÉRIGNE DE DOYEN.***

ÉRISIPHAQUE *s. m. (angl. erisiphake).* Appareil imaginé par Barraquer comportant une ventouse, utilisé pour extraire le cristallin par succion (n'est plus utilisé).

ERLENMEYER (BALLON D') *(angl. Erlenmeyer flask).* Ballon en verre de forme conique, à base large et à goulot étroit, utilisé dans les travaux de laboratoire en chimie.

ÉROGÈNE *adj. (angl. erogenous).* Qui produit des sensations érotiques. S'applique à certaines zones cutanées ou muqueuses dont la stimulation produit ces sensations.

EROSIO INTERDIGITALIS BLASTOMYCETICA *(angl. erosio interdigitalis blastomycetica).* Lésions cutanées dues à *Candida albicans* qui se forment au niveau des plis interdigitaux.

ÉROSION *s. f. (angl. erosion).* Destruction ou ulcération lente et progressive d'un tissu secondaire à une friction, une compression ou à l'action d'une substance corrosive. ◇ **CERVICALE** *(angl. cervical erosion).* Endocervicite au cours de laquelle le col utérin est de couleur rouge et est recouvert d'un épithélium cylindrique et non pavimenteux. ◇ **DENTAIRE** *(angl. dental abrasion).* Usure progressive de l'épithélium dentaire, due non à la mastication, mais à un processus chimique. ◇ **HÉMORRAGIQUE (DE L'ESTOMAC)** *(angl. gastric hemorragic erosion).* Perte de substance superficielle, le plus souvent multiple, de la muqueuse gastrique, avec des saignements minimes.

ÉROSTRATISME *s. m. (angl. pyromania).* Tendance à commettre des délits par désir ardent de notoriété. (Erostrate, habitant d'Ephèse, voulut se rendre immortel en incendiant le temple d'Artémis.)

ÉROTISME *s. m. (angl. erotism).* **1.** Exaltation de l'instinct et des désirs sexuels. **2.** Amour sensuel. ◇ **ANAL** *(angl. anal —).* Satisfactions érotiques liées à la défécation ou au coït anal. ◇ **ORAL** *(angl. oral —).* Satisfactions libidinales associées à l'absorption de nourriture ou à d'autres activités buccales.

ÉROTOMANE *adj. (angl. erotomaniac).* Qui est atteint d'érotomanie.

ÉROTOMANIE *s. f. (angl. erotomania).* Terme de Clérambault qui désigne un délire interprétatif dans lequel le sujet croit être aimé et qui évolue par les différents stades d'illusion, d'espoir, de désillusion et de rancœur.

ÉROTOPHOBIE *s. f. (angl. erotophobia).* Aversion morbide pour l'acte sexuel.

ERRATIQUE *adj. (angl. erratic).* Qui se déplace. Qui est irrégulier. Se dit d'une maladie ou d'un symptôme de siège inconstant ou d'évolution irrégulière.

ÉRUBESCENCE *s. f. (angl. erubescence).* Rougeur de la peau.

ÉRUCIQUE (ACIDE) *(angl. erucic acid).* ☞ ***DOCOSANOÏQUE (ACIDE).***

ÉRUCTATION *s. f. (angl. belching).* Émission bruyante, par la bouche, de gaz provenant de l'estomac.

ÉRUCTER *v. (angl. belch (to)).* Émettre bruyamment par la bouche des gaz provenant de l'estomac.

ÉRUPTIF *adj. (angl. eruptive).* Qui est caractérisé ou qui est accompagné par une éruption cutanée.

ÉRUPTION *s. f. (angl. eruption).* Apparition d'une lésion cutanée : macule, papule, pustule, etc. ◇ **DENTAIRE** *(angl. teething).* Phénomène au cours duquel les dents affleurent la gencive.

ERWINIA Genre de bactéries de la famille des *Enterobacteriaceae.* Il comprend différentes espèces saprophytes et pathogènes des plantes. Certaines espèces, telles que *E. carotovora,* attaquent la pectine et liquéfient les tissus de certains végétaux. Elles peuvent exceptionnellement être pathogènes pour l'homme et les animaux supérieurs.

ÉRYSIPÈLE *s. m. (angl. erysipelas).* Maladie infectieuse aiguë streptococcique de la peau, fébrile et éruptive, caractérisée par des symptômes généraux et l'existence d'une ou de plusieurs plaques rouges, douloureuses, avec œdème ou infiltration des tissus sous-jacents, limitées par un rebord bien visible à la vue et au toucher. ◇ **AMBULANT** *(angl. spreading —).* Érysipèle qui gagne les téguments voisins et envahit de proche en proche diverses régions. ◇ **BRONZÉ** *(angl. gangrenous —).* Variété de gangrène gazeuse, ainsi nommée à cause de la coloration livide que prennent les téguments. ◇ **CATAMÉNIAL** *(angl. menstrual —).* Forme bénigne d'érysipèle que l'on observe chez certaines femmes lors de chaque période menstruelle et qui se developpe plus généralement sur le visage. ◇ **CHIRURGICAL OU TRAUMATIQUE** *(angl. surgical or traumatic —).* Érysipèle consécutif à un traumatisme ou à une opération chirurgicale avec une porte d'entrée évidente. ◇ **DE LA CÔTE** *(angl. coast —).* Affection observée au Guatemala et caractérisée par la formation de petits nodules fibreux sur la face et le cuir chevelu causés par la filaire *Onchocerca caecutiens.* ◇ **ERRATIQUE** *(angl. erratic —).* Érysipèle où les plaques se developpent en divers points des téguments sans relation de contiguïté. ◇ **GANGRENEUX** *(angl. gangrenous —).* Forme grave d'érysipèle localisée aux organes génitaux, sous forme d'œdème et de plaques gangreneuses. ◇ **RÉCURRENT** *(angl. recurrent —).* Érysipèle ayant tendance à récidiver. ◇ **SERPIGINEUX** *(angl. serpiginous —).* Placard érysipélateux à bords déchiquetés. ◇ **VERRUQUEUX** *(angl. warty —).* Érysipèle à lésions surélevées, d'aspect verruqueux. ◇ **VÉSICULEUX** *(angl. vesiculous —).* Érysipèle compliqué de lésions vésiculeuses et bulleuses.

ÉRYSIPÉLOÏDE *s. f. (angl. erysipeloid).* Dermatite infectieuse (causée par *Erysipelothrix rhusiopathiae*) qui ressemble à l'érysipèle, mais sans fièvre. Elle débute toujours par une lésion cutanée des doigts ou de la face dorsale de la main et on l'observe presque toujours chez les personnes qui ont manipulé de la viande infectée. SYN. ***ROSENBACH (MALADIE DE), ROUGET DU PORC.***

ERYSIPELOTHRIX Genre de bactéries dont l'espèce *E. rhusiopathiae* est responsable du rouget du porc et, chez l'homme, de l'érysipéloïde de Rosenbach.

ÉRYTHÉMATEUX *adj. (angl. erythematous).* Qui présente les caractères d'un érythème.

ÉRYTHÈME *s. m. (angl. erythema).* Rougeur congestive en taches ou diffuse de la peau qui disparaît à la pression du doigt. ◇ **ALLERGIQUE DES NOUVEAU-NÉS** *(angl. — toxicum neonatorum).* Affection bénigne avec rougeur diffuse qui atteint les enfants âgés de 3 à 4 jours et qui disparaît après le dixième jour. SYN. ***ÉRYTHÈME PAPULEUX DES NOUVEAU-NÉS.*** ◇ **ANNULAIRE CENTRIFUGE** *(angl. — annulare centrifugum).* Maladie rare récidivante, qui se caractérise par l'apparition de lésions polycycliques érythémateuses qui progressent excentriquement. ◇ **ANNULAIRE RHUMATISMAL** *(angl. — annulare rheumaticum).* ☞ ***BESNIER (ÉRYTHÈME MARGINÉ DISCOÏDE DE).*** ◇ **AUTOMNAL** *(angl. chigger dermatitis).* Érythème prurigineux dû à l'aoûtat. ◇ **CHRONIQUE MIGRATEUR** *(angl. — chronicum migrans).* ☞ ***LYME (MALADIE DE).*** ◇ **INDURÉ DE BAZIN** *(angl. — induratum).* Placard violacé des jambes chez la jeune fille évoluant vers l'ulcération. ◇ **INFECTIEUX AIGU (CINQUIÈME MALADIE)** *(angl. — infectiosum [fifth disease]).* Exanthème bénin, qui apparaît de façon épidémique au printemps et en été, peu symptomatique, qui serait dû à un entérovirus. SYN. ***MÉGALÉRYTHÈME ÉPIDÉMIQUE.*** ◇ **INTERTRIGO** ☞ ***INTERTRIGO.*** ◇ **MORBILLIFORME** *(angl. morbilliform —).* Macules de couleur rouge, par endroits confluentes, peu squameuses, à localisation régionale ou généralisée, ressemblant à celles de la rougeole dont les causes sont diverses en particulier médicamenteuses. ◇ **NOUEUX** *(angl. — nodosum).* Nodules dermo-épidermiques, érythémateux et douloureux localisés aux jambes, qui représentent une réponse d'hypersensibilité à différents facteurs. Les causes les plus fréquentes sont les infections streptococciques ou tuberculeuses, les réactions médicamenteuses, les maladies inflammatoires intestinales, etc. ◇ **PALMOPALMAIRE SYMÉTRIQUE HÉRÉDITAIRE** *(angl. — palmaris hereditarum).* Anomalie congénitale des capillaires cutanés qui donne aux téguments une couleur rouge intense. ◇ **PERNIO** *(angl. — pernio, chilblain).* SYN. ***ENGELURES.*** ◇ **PIGMENTÉ FIXE** *(angl. drug eruption).* Lésion cutanée ou muqueuse, circonscrite, unique ou multiple, violacée, maculeuse puis papuleuse puis bulleuse, laissant place à une pigmentation prolongée. Cette lésion est spécifiquement toxidermique et récidive au même endroit à chaque prise du médicament responsable. ◇ **POLYMORPHE** *(angl. — multiforme).* Syndrome caractérisé par une éruption polymorphe érythémato-papuleuse ou vésiculeuse dont le centre peut devenir bulleux (lésions en cocarde), associée à des phénomènes généraux. Les causes peuvent être très diverses ; il s'agirait le plus souvent d'un syndrome infectieux ou allergique. ◇ **SCARLATINIFORME** *(angl. — punctatum).* Éruption rappelant celle de la scarlatine qui s'accompagne de prurit et de desquamation. Elle se différencie de la scarlatine par l'absence de lésions buccales et de symptômes généraux. ◇ **SOLAIRE** *(angl. solar —).* Rougeur occasionnée par la chaleur du soleil (coup de soleil).

ÉRYTHÉMOGÈNE *adj. (angl. erythemogenic).* Qui produit un érythème ; rubéfiant.

ÉRYTHÉMOÏDE *adj. (angl. erythremoid).* Ressemblant à un érythème.

ÉRYTHRALGIE *(angl. erythralgia).* ☞ ***ÉRYTHROMÉLALGIE.***

ÉRYTHRASMA *s. m. (angl. erythrasma).* Dermatose localisée au niveau des plis cutanés (aisselle, plis inguino-scrotaux, sous-mammaires) provoquée par une bactérie (*Corynebacterium minutissimum*).

ÉRYTHRÉMIE *s. f. (angl. erythremia).* ☞ ***POLYGLOBULIE.***

ERYTHRINA Genre d'arbustes légumineux des pays chauds. L'espèce *E. corallodendron*, arbre à corail, fournit un extrait hypnotique et sédatif.

ÉRYTHRISME *s. m. (angl. erythrism).* Coloration rouge de la barbe et des cheveux.

ÉRYTHRO- *(angl. erythro-).* Préfixe d'origine grecque signifiant rouge.

ÉRYTHROBLASTE *s. m. (angl. erythroblast).* Cellule nucléée médullaire précurseur de la lignée érythrocytaire. Elle présente une basophilie cytoplasmique qui diminue avec son degré de différenciation ; la classification distingue l'érythroblaste basophile, polychromatophile et acidophile ou orthochromatique. Normalement rencontré dans la moelle osseuse, sa présence dans le sang est rare et indique une hyperproduction médullaire ou l'existence de foyers hématopoïétiques extramédullaires actifs (érythroblastose fœtale, hémolyse brutale, leucose). SYN. ***ÉRYTHROCYTE NUCLÉÉ, HÉMATIE NUCLÉÉE, KARYOCYTE, PROÉRYTHROCYTE, PRONORMOBLASTE.***

ÉRYTHROBLASTÉMIE *s. f. (angl. erythroblastaemia).* Présence d'érythroblastes dans le sang.

ÉRYTHROBLASTIQUE *adj. (angl. erythroblastic).* En rapport avec la formation des érythrocytes.

ÉRYTHROBLASTOME *s. m. (angl. erythroblastoma).* Variété rare de sarcome médullaire constituée par des érythroblastes tumoraux.

ÉRYTHROBLASTOPÉNIE *s. f. (angl. erythroblastopenia).* Absence ou rareté des érythroblastes dans la moelle osseuse, dont la conséquence est une anémie.

ÉRYTHROBLASTOSE *s. f. (angl. erythroblastosis).* Production excessive d'érythroblastes ou présence d'érythroblastes dans le sang. Ce phénomène est observé dans différentes pathologies comme l'anasarque fœtoplacentaire, l'ictère grave des nouveau-nés ou l'anémie de Cooley. ◇ **FŒTALE** *(angl. — fetalis).* Syndrome hémolytique congénital des nouveau-nés qui se produit lorsque la mère est Rh négatif et fabrique des anticorps contre son fœtus Rh positif. La maladie se présente sous trois formes : **1.** l'hydrops congénital de Schridde, **2.** l'ictère grave familial de Pfannensteil, **3.** l'anémie familiale grave d'Ecklin. Une de ses complications majeures est l'ictère nucléaire. ☞ ***ICTÈRE NUCLÉAIRE DU NOUVEAU-NÉ.***

ÉRYTHROCHROMIE *s. f. (angl. erythrochromia).* Coloration rouge anormale du liquide céphalorachidien post-hémorragique.

ÉRYTHROCLASIE *s. f. (angl. erythroclasis).* Fragmentation des érythrocytes.

ÉRYTHROCYANOSE *s. f. (angl. erythrocyanosis).* Cyanose cutanée avec des taches rouges et bleues. ◇ **SUSMALLÉOLAIRE** *(angl. —).* Cyanose symétrique du bas des jambes apparaissant chez certaines jeunes femmes, après la puberté, avec infiltration pseudo-œdémateuse des tissus accompagnée d'une kératose rouge-violacée des follicules pileux et aggravée par le froid. SYN. ***ADIPOCYANOSE SUSMALLÉOLAIRE.***

ÉRYTHROCYTAIRE *adj. (angl. erythrocytic).* Qui concerne les érythrocytes.

ÉRYTHROCYTE *s. m. (angl. erythrocyte, red blood cell).* Cellule anucléée du sang, de couleur rose-rouge, en forme de disque biconcave, qui contient de l'hémoglobine et transporte l'oxygène nécessaire à l'organisme. Elle se colore en rose vif par le Giemsa, le centre de la cellule restant moins coloré. 1 mm³ de sang en contient environ 5 millions. SYN. ***HÉMATIE, GLOBULE ROUGE.*** ◇ **CRÉNELÉ** *(angl. crenated erythrocyte).* Érythrocyte dont les bords apparaissent crénelés, par suite d'une déshydratation. ◇ **DÉPIGMENTÉ** *(angl. achromic erythrocyte).* Érythrocyte privé de son hémoglobine, mais non altéré dans sa structure. ◇ **FALCIFORME** ☞ ***DRÉPANOCYTE.*** ◇ **NUCLÉÉ** *(angl. nucleated erythrocyte).* SYN. ***ÉRYTHROBLASTE.*** ◇ **POLYCHROMATOPHILE** *(angl. polychromatic erythrocyte).* Érythrocyte qui ne se colore pas uniformément, certaines régions ayant une affinité pour les colorants acides et d'autres pour les colorants basiques.

ÉRYTHROCYTÉMIE *s. f. (angl. erythrocythemia).* ☞ ***POLYGLOBULIE.***

ÉRYTHROCYTOBLASTE *s. m. (angl. erythrocytoblast).* SYN. ***ÉRYTHROBLASTE.***

ÉRYTHROCYTOLYSE *s. f. (angl. erythrocytolysis).* Destruction des globules rouges avec libération de l'hémoglobine. SYN. ***ÉRYTHROLYSE.***

ÉRYTHROCYTOLYSINE *s. f. (angl. erythrocytolysin).* ☞ ***HÉMOLYSINE.***

ÉRYTHROCYTOMÈTRE *s. m. (angl. erythrocytometer).* Appareil servant à la numération des globules rouges. SYN. ***ÉRYTHROMÈTRE.***

ÉRYTHROCYTOPÉNIE *s. f. (angl. erythrocytopenia).* ☞ ***ÉRYTHROPÉNIE.***

ÉRYTHROCYTOPOÏÈSE *s. f. (angl. erythrocytopoiesis).* SYN. ***ÉRYTHROPOÏÈSE.***

ÉRYTHROCYTORRHEXIS *s. f. (angl. erythrocytorrhexis).* Fragmentation des globules rouges du sang, destruction naturelle. SYN. ***ÉRYTHROCLASIE, ÉRYTHRORRHEXIS, PLASMORRHEXIS.***

ÉRYTHROCYTOSE *s. f. (angl. erythrocytosis).* **1.** Augmentation du nombre de globules rouges dans le sang circulant. **2.** Augmentation du nombre des érythrocytes et du taux de l'hémoglobine, notamment chez le fœtus et le nouveau-né. ◇ **MÉGALOSPLÉNIQUE** *(angl. primary polycythemia —).* ☞ ***POLYGLOBULIE ESSENTIELLE.*** ◇ **PRIMITIVE** ☞ ***POLYGLOBULIE ESSENTIELLE.***

ÉRYTHRODERMIE *s. f. (angl. erythroderma).* Dermatose généralisée caractérisée par un érythème marqué, aigu ou chronique, en général suivi de desquamation. L'érythrodermie peut compliquer une dermatose préexistante (en particulier un eczéma ou un psoriasis) ou être la conséquence d'une intoxication médicamenteuse, d'une infection ou d'une hémopathie. ◇ **BULLEUSE AVEC ÉPIDERMOLYSE** *(angl. toxic epidermal necrolysis).* ☞ ***LYELL (SYNDROME DE).*** ◇ **DESQUAMATIVE DES NOURRISSONS** *(angl. Leiner's disease).* SYN. ***LEINER-MOUSSOUS (MALADIE DE).*** ◇ **ICHTYOSIFORME CONGÉNITALE** *(angl. congenital ichtyosiform —).* Hyperkératose congénitale ressemblant à l'ichtyose caractérisée par une rougeur des téguments qui sont rétractés et couverts de squames larges et épaisses, brunâtres. ◇ **PRÉMYCOSIQUE** *(angl. Sézary's erythroderma).* Signe de début du mycosis fongoïde avec prurit et adénopathies.

ÉRYTHRODEXTRINE *s. f. (angl. erythrodextrin).* Dextrine qui se colore en rouge en présence d'iode et se transforme en maltose sous l'action de divers ferments digestifs.

ÉRYTHRODONTIE *s. f. (angl. erythrodontia).* Coloration rouge-brunâtre des dents parfois observée au cours de la porphyrie.

ÉRYTHRŒDÈME *s. m.* ☞ ***ACRODYNIE.***

ÉRYTHROGÈNE *adj. (angl. erythrogenous).* **1.** Qui favorise la production des érythrocytes. **2.** Qui fait rougir la peau.

ÉRYTHROGENÈSE *s. f. (angl. erythrogenesis).* Production d'érythrocytes.

ÉRYTHROGLUCINE *s. f.* ☞ ***ÉRYTHROL.***

ÉRYTHROÏDE *adj. (angl. reddish).* Rougeâtre.

ÉRYTHROÏDINE *s. f.* Alcaloïde des graines d'*Erythrine coralloides*, aux propriétés analogues à celles des curares et qui a été utilisé dans le traitement des spasmes musculaires.

ÉRYTHROKÉRATODERMIE VARIABLE *s. f. (angl. erythrokeratoderma variabilis).* Affection familiale de transmission autosomique dominante, caractérisée par des plaques hyperkératosiques de distribution anarchique et par des zones d'érythrodermie qui changent de taille et de localisation d'un jour à l'autre. SYN. ***MENDES DA COSTA (SYNDROME DE).***

ÉRYTHROL *s. m.* Composé cristallin, utilisé pour la préparation du tétranitrate d'érythrityle. Il s'utilise comme vasodilatateur dans l'asthme, l'angine de poitrine, les affections cardiaques, etc.

ÉRYTHROLEUCÉMIE *s. f. (angl. erythroleukemia).* SYN. ***ÉRYTHRO-LEUCOBLASTOSE.***

ÉRYTHROLEUCOBLASTOSE *s. f. (angl. erythroleukoblastosis).* **1.** Affection sanguine caractérisée par l'apparition dans le sang périphérique d'érythroblastes et de myéloblastes atypiques. Ses caractères cytologiques sont à la fois ceux d'une leucose aiguë et ceux d'une érythroblastose maligne. L'aspect clinique et l'évolution sont ceux d'une leucose aiguë. SYN. ***ÉRYTHRO-LEUCOBLASTOSE MALIGNE.*** **2.** Ictère hémolytique néonatal par incompatibilité fœto-maternelle.

ÉRYTHROLYSE *s. f. (angl. erythrolysis).* Destruction des érythrocytes. SYN. ***ÉRYTHROCYTOLYSE.***

ÉRYTHROLYSINE *s. f. (angl. erythrolysin).* Substance capable de provoquer une érythrocytolyse ; hémolysine.

ÉRYTHROMÉLALGIE *s. f. (angl. erythromelalgia).* Affection de nature inconnue, caractérisée par des crises douloureuses avec rougeur des extrémités, généralement inférieures. La douleur, qui donne habituellement une sensation de brûlure, augmente avec le mouvement et la position basse du membre. La maladie est tenace et d'évolution lente et elle a été attribuée à une neuropathie vasomotrice. SYN. ***ACROMÉLALGIE, WEIR-MITCHELL (MALADIE DE).***

ÉRYTHROMÈTRE *s. m. (angl. erythrometer).* Appareil pour apprécier la sensibilité cutanée à l'insolation.

ÉRYTHROMYCINE *s. f. (angl. erythromycin).* Antibiotique bactériostatique de la famille des macrolides obtenu à partir de cultures de *Streptomyces erythreus.* S'emploie contre les infections à cocci à Gram positif (staphylocoques, entérocoques et streptocoques). S'utilise préférentiellement par voie orale.

ÉRYTHRON *s. m. (angl. erythron).* Désigne les érythrocytes circulants, les cellules précurseurs et les éléments tissulaires qui interviennent dans leur production. SYN. ***ORGANE ÉRYTHROCYTAIRE.***

ÉRYTHROPÉNIE *s. f. (angl. erythropenia).* Diminution pathologique du nombre d'érythrocytes.

ÉRYTHROPHAGIE *s. f. (angl. erythrophagia).* Phagocytose des hématies.

ÉRYTHROPHILE *(angl. erythrophil).* **1.** *adj.* Qui se colore facilement par les colorants rouges. **2.** *s. m.* Cellule ou élément qui a de l'affinité pour la couleur rouge, qui se colore facilement par un colorant rouge.

ÉRYTHROPHOBIE *s. f. (angl. erythrophobia).* **1.** Aversion morbide pour la couleur rouge. **2.** Manifestation névrotique de certains sujets qui rougissent à la plus légère émotion. ☞ ***ÉREUTOPHOBIE.***

ÉRYTHROPHORE *s. m. (angl. erythrophore).* Chromatophore pourvu de granulations de pigment brun ou rouge ; allophore.

ÉRYTHROPHOSE *s. f. (angl. erythropsia).* Sensation visuelle subjective de couleur rouge.

ÉRYTHROPLASIE *s. f. (angl. erythroplasia).* Affection localisée sur les muqueuses génitale et buccale, caractérisée par la formation de plaques rouges indolores, bien circonscrites avec une tendance à dégénérer en un épithélioma spinocellulaire envahissant. SYN. ***MALADIE DE BOWEN.***

ÉRYTHROPOÏÈSE *s. f. (angl. erythropoiesis).* Production de globules rouges dans les organes hémopoïétiques.

ÉRYTHROPOÏÉTINE *s. f. (angl. erythropoietin).* Glycoprotéine secrétée essentiellement par le rein et qui stimule puissamment l'érythropoïèse. Son déficit explique l'anémie de l'insuffisance rénale chronique. Obtenue par synthèse, l'érythropoïétine est utilisée dans le traitement de l'anémie des dyalisés. Les polyglobulies secondaires de certaines tumeurs (rein) et de l'hypoxie chronique sont dues à une hypersécrétion d'érythropoïétine. Abréviation : EPO. SYN. ***HÉMOPOÏÉTINE.***

ÉRYTHROPROSOPALGIE *s. f. (angl. erythroprosopalgia).* Rougeur douloureuse du visage ; trouble nerveux ressemblant à l'érythromélalgie.

ÉRYTHROPSIE *s. f. (angl. erythropsia).* Trouble de la vision dans lequel les objets paraissent colorés en rouge.

ÉRYTHROPSINE *s. f. (angl. erythropsin).* Chromoprotéine constituant le pigment rouge des cellules à bâtonnets de la rétine. Elle joue un rôle dans la vision crépusculaire. SYN. ***RHODOPSINE.***

ÉRYTHROSE **1.** *s. m. (angl. erythrose).* Aldotétrose dont dérivent *in vitro*, par synthèse cyanhydrique, le ribose et l'arabinose. **2.** *s. f. (angl. erythromania).* Propension anormale à rougir. **3.** *s. f.* Hyperplasie du tissu érythropoïétique. **4.** *s. f. (angl. erythrosis).* Coloration rouge de la peau et des muqueuses observée dans la polyglobulie.
⟜ **PIGMENTÉE PÉRIBUCCALE** *(angl. pigmental peribuccal erythrosis of Brocq).* Nom donné par Brocq à un type d'érythrémie avec pigmentation péribuccale qui se développe chez les filles pubères, et qui apparaît et disparaît selon le rythme menstruel.

ÉRYTHROSINE *s. f. (angl. erythrosin).* Sel sodique de la tétraiodo-fluorescéine, utilisé comme colorant histologique.

ÉRYTHROTOXINE *s. f. (angl. erythrotoxin).* Toxine qui agit sur les globules rouges ; érythrolysine.

ÉRYTHROXYLINE *s. f.* ☞ ***COCAÏNE.***

ERYTHROXYLON Genre de plantes linacées, arbustes et arbres, dont une espèce, *E. coca*, fournit les feuilles de coca. ☞ ***COCA.***

ÉRYTHRURIE *s. f. (angl. erythruria).* Émission d'urine colorée en rouge.

ESCAMILLA-LISSER (SYNDROME D') *(angl. Escamilla-Lisser syndrome).* Forme atypique d'hypothyroïdie de l'adulte se traduisant par une cardiomégalie avec épanchement péricardique, une atonie intestinale et vésicale, une ascite, une anémie, sans myxœdème cutané.

ESCARRE *s. f. (angl. cutaneous gangrene).* Toute nécrose cutanée d'origine ischémique, notamment celle qui se forme aux points de pression et d'irritation du corps chez les malades débilités, alités depuis longtemps, ou chez les individus atteints d'une affection du système nerveux.

ESCARRIFICATION *s. f. (angl. escharrification).* Formation d'escarres.

ESCARROTIQUE *(angl. escharotic).* **1.** *adj.* Qui produit une corrosion ou une escarre. **2.** *s. m.* Substance qui détruit la peau et crée une escarre.

ESCAT (SYNDROME DE E. ET M.) Surdité due à une laxité anormale du stapes, qui entraîne une dysfonction de l'appareil d'accomodation. SYN. ***SURDITÉ PAR RELAXATION STAPÉDOVESTIBULAIRE.***

ESCHERICH (SIGNE D') *(angl. Escherich's sign).* Théodore Escherich, pédiatre allemand, 1857–1911. Dans la tétanie, contraction de la bouche en museau de carpe à la percussion de la commissure labiale.

ESCHERICHIA Genre de bactéries de la famille des *Enterobacteriaceae* Gram négatif, qui ne comprend qu'une seule espèce : *E. coli.* C'est l'entérobactérie saprophyte la plus fréquente dans l'intestin de l'homme ; sa présence dans les eaux est considérée comme un indice de contamination fécale. Elle est classée dans différents types en fonction de ses antigènes somatiques (O), flagellaires (H) et capsulaires (K). C'est, numériquement, l'agent étiologique le plus fréquemment responsable d'infections urinaires et de divers processus pathologiques causés par les entérobactériacées : septicémies, complications respiratoires chez les patients ayant subi une trachéotomie ou une intubation, infections postopératoires, méningites chez le nouveau-né, etc. Lorsqu'une souche de *E. coli* est porteuse d'un plasmide déterminé, elle peut provoquer des affections diarrhéiques cholériformes, telles que la gastro-entérite épidémique du nourrisson.

ESCUDERO (MALADIE D') Polyglobulie essentielle.

ESCULINE *s. f. (angl. esculin).* Glucoside tiré de l'écorce du marronnier d'Inde, *Aesculus hippocastanum*, veino-tonique.

ÉSÉRIDINE *s. f.* Alcaloïde tiré de la fève de Calabar, en cristaux incolores, d'action analogue à celle de l'ésérine. Parasympathicomimétique, elle est utilisée dans le traitement des troubles dyspeptiques.

ÉSÉRINE *s. f. (angl. calabarine).* Alcaloïde de la fève de Calabar (calabarine), inhibitrice de l'acétylcholinestérase. Vagomimétique stimulant de la motricité digestive et urinaire ; également utilisé en collyre pour son action myotique.

ESMARCH ◇ **(BANDE D')** *(angl. Esmarch's tourniquet).* Bande en caoutchouc que l'on enroule autour d'un membre à partir de son extrémité pour en chasser le sang avant de poser un garrot. ◇ **(OPÉRATION D')** *(angl. Esmarch's operation).* Traitement de l'ankylose temporomandibulaire par la résection d'une partie de la branche ascendante de la mandibule. ◇ **(TUBE D')** *(angl. Esmarch's tube).* Tube utilisé pour les cultures microbiennes, dans lequel le milieu de culture adhère aux parois.

ÉSOPHORIE *s. f. (angl. esophoria).* Strabisme latent convergent ; tendance des axes visuels à converger.

ÉSOTROPIE *s. f. (angl. esotropia).* SYN. ***STRABISME CONVERGENT.***

ESPACE *s. m. (angl. space).* Aire, zone ou cavité du corps. ◇ **ARACHNOÏDIEN** *(angl. arachnoid —).* ☞ ***ESPACE SUBARACHNOÏDIEN.*** ◇ **DE BOGROS** *(angl. Bogros' —).* Espace dans lequel on peut trouver la partie inférieure de l'artère iliaque externe sans couper le péritoine, qui est situé en dessous de celui-ci et au dessus du fascia transversalis. SYN. ***ESPACE RÉTRO-INGUINAL.*** A **DE DISSE** *(angl. perisinusoidal —, Disse's —).* Chacun des espaces situés dans le foie entre les capillaires et les cellules hépatiques. ◇ **DE FONTANA** ☞ ***ESPACE DE L'ANGLE IRIDOCORNÉEN.*** A **DE HAVERS** ☞ ***CANAL NOURRICIER DE L'OS.*** A **DE HIS** *(angl. perivascular —).* Espace entourant les vaisseaux sanguins à leur entrée dans le système nerveux central. ◇ **DE KIERNAN** *(angl. portal canal).* Chacun des espaces vasculaires interlobulaires du foie. ◇ **DE L'ANGLE IRIDOCORNÉEN** *(NA. spatia anguli iridocornealis). (angl. — of iridocorneal angle).* Nom des espaces situés entre les prolongements du ligament pectiné de l'iris. ◇ **DE NUEL** *(angl. Nuel's —).* Chacun des espaces qui séparent les extrémités des cellules auditives de la membrane basale au niveau de l'organe de Corti. ◇ **DE PRUSSAK** K ***RÉCESSUS SUPÉRIEUR DE LA MEMBRANE TYMPANIQUE.*** ◇ **DE ROBIN** *(angl. Robin's —).* Chacun des minuscules espaces dans la tunique externe des artères, en connexion avec les vaisseaux lymphatiques. ◇ **DE TENON** ☞ ***ESPACE ÉPISCLÉRAL.*** A **ÉPIDURAL** *(NA. spatium epidurale). (angl. epidural —).* Espace entre la dure-mère médullaire et le périoste qui tapisse le canal vertébral. A **ÉPISCLÉRAL** *(NA. spatium episclerale). (angl. episcleral —).* Espace lymphatique entre la sclère et la capsule de Tenon. ◇ **ÉPISPINAL** *(angl. epispinal —).* Espaces entre la pie-mère spinale et la moelle. ◇ **INTERCOSTAL** *(NA. spatium intercostale). (angl. intercostal —).* Espace entre deux côtes adjacentes, occupé par les muscles intercostaux. ◇ **INTERLAMELLAIRE** *(angl. interlamellar —).* Lacune entre les lamelles de la cornée. A **INTEROSSEUX** *(angl. interosseous —).* Espace entre deux os parallèles. ◇ **INTERPÉDONCULAIRE** *(angl. interpeduncular fossa).* ☞ ***FOSSE INTERPÉDONCULAIRE.*** ◇ **LYMPHATIQUE** *(angl. lymph —).* Espace ouvert en rapport avec le système lymphatique. Au sens le plus large, ce terme comprend les cavités séreuses et lymphatiques. ◇ **MORT ANATOMIQUE** *(angl. anatomical dead —).* Partie des voies aériennes entre le nez et les bronchioles où il n'existe pas d'échanges entre l'air et le sang. ◇ **PALMAIRE** *(angl. palmar —).* Espace aponévrotique de la paume de la main, divisé par une cloison fibreuse en un espace palmaire moyen et un espace thénarien. ◇ **PARASINOÏDAL** *(angl. lateral lacunae).* ☞ ***LACUNE VEINEUSE.*** ◇ **PELVIRECTAL** *(angl. pelvic —).* Partie du bassin comprise entre le rectum et les parois du bassin. ◇ **PELVIRECTAL INFÉRIEUR** ☞ ***FOSSE ISCHIORECTALE.*** ◇ **PERFORÉ ANTÉRIEUR** ☞ ***SUBSTANCE PERFORÉE ANTÉRIEURE.*** ◇ **PERFORÉ POSTÉRIEUR** ☞ ***SUBSTANCE PERFORÉE POSTÉRIEURE.*** ◇ **PLANTAIRE** *(angl. plantar —).* Espace aponévrotique de la plante du pied, subdivisé par des cloisons fibreuses. ◇ **POPLITÉ** ☞ ***FOSSE POPLITÉE.*** A **PRÉVÉSICAL** ☞ ***ESPACE RÉTROPUBIEN.*** ◇ **RÉTROCARDIAQUE** *(angl. retrocardiac —).* Zone claire située en arrière du cœur et en avant du rachis, observée à l'examen radiologique du thorax dans l'incidence oblique et dans l'incidence latérale. ◇ **RÉTRO-INGUINAL** *(NA. spatium retroinguinale). (angl. retroinguinal —, Bogros' —).* ☞ ***ESPACE DE BOGROS.*** ◇ **RÉTROPÉRITONÉAL** *(NA. spatium retroperitoneale). (angl. retroperitoneal —).* Espace compris entre le péritoine, le rachis et les muscles lombaires. ◇ **RÉTROPHARYNGIEN** *(angl. retropharyngeal —).* Espace situé en arrière du pharynx, qui contient du tissu aréolaire. ◇ **RÉTROPUBIEN** *(NA. spatium retropubicum). (angl. retropubic —).* Espace entre le pubis et la face antérieure de la vessie. SYN. ***CAVITÉ DE RETZIUS.*** ◇ **SEMI-LUNAIRE DE TRAUBE** *(angl. semilunar —, Traube's semilunar —).* Aire située sur la partie inférieure gauche du thorax, dans laquelle l'air contenu dans l'estomac produit un son tympanique à la percussion. ◇ **SUBARACHNOÏDIEN** *(NA. spatium subarachnoideum). (angl. subarachnoid —).* Espace entre l'arachnoïde et la pie-mère, qui contient le liquide céphalorachidien. ◇ **SUBDURAL** (NA. *spatium subdurale). (angl. subdural —).* Espace entre la dure-mère et l'arachnoïde. ◇ **SUS-PUBIEN** *(angl. suprapubic —).* Espace compris entre le muscle droit de l'abdomen et le fascia transversalis, à l'endroit au-dessus du pubis où ils s'éloignent l'un de l'autre.

ESPACES ZONULAIRES *(NA. spatia zonularia).* (angl. *zonular spaces).* Espaces qui entourent la périphérie du cristallin.

ESPÈCE *s. f. (angl. species).* Sous-division de base des nomenclatures zoologique, botanique et bactériologique. Les espèces sont groupées en genres et les genres en familles.

ESPÉRANCE DE VIE *(angl. life expectancy).* Nombre d'années que toute personne d'un âge déterminé peut raisonnablement espérer vivre.

ESPILDORA-LUQUE (SYNDROME D') *(angl. Espildora-Luque syndrome).* Syndrome ophtalmo-sylvien. Il associe une amaurose unilatérale et une hémiplégie controlatérale. Il serait dû à une embolie dans l'artère ophtalmique avec spasme réflexe de l'artère sylvienne.

ESPUNDIA *s. f. (angl. espundia).* Leishmaniose cutanéomuqueuse observée en Amérique du Sud.

ESQUILLE *s. f. (angl. splinter).* Petit fragment ou éclat détaché, partiellement ou totalement, d'un os fracturé ou nécrosé.

ESSAI *s. m. (angl. assay, test).* Examen, épreuve, évaluation. ◇ **BIOLOGIQUE** *(angl. bioassay).* Épreuve de laboratoire qui consiste à déterminer les effets physiologiques d'une substance en l'administrant à un organisme vivant. ◇ **EN DOUBLE INSU** *(angl. double blind trial).* Essai clinique au cours duquel ni le patient ni le médecin ne connaissent la nature du produit administré (placebo ou principe actif). ◇ **EN SIMPLE INSU** *(angl. single blind trial).* Essai clinique dans lequel seul le patient ignore si le produit qu'il reçoit est un médicament actif ou un placebo.

ESSENCE *s. f. (angl. essence).* Nom de divers liquides volatils et odorants, abondants dans le règne végétal et appelés aussi huiles essentielles ou volatiles ; les plantes leur doivent leur parfum. Certaines se solidifient déjà à des températures supérieures à 0 °C ; d'autres, par refroidissement, donnent une partie solide (stéaroptène) et une partie liquide (éléoptène). ◇ **D'AMANDES AMÈRES** *(angl. — of bitter almond).* Essence qui se compose principalement d'aldéhyde benzoïque. ◇ **D'ANIS** *(angl. — of anise).* Liquide incolore extrait par distillation de l'anis vert, qui se solidifie avec le froid. Il s'utilise comme carminatif et expectorant. À forte dose, l'essence d'anis est toxique.

ESSENCISME *s. m.* Terme générique pour désigner les intoxications par les boissons contenant des essences naturelles toxiques.

ESSENTIEL *adj. (angl. essential).* **1.** Qui existe par soi-même ; indépendant de toute cause extérieure. SYN. ***IDIOPATHIQUE.*** **2.** Se dit aussi des maladies dont l'origine est inconnue.

ESTER *s. m. (angl. ester).* Tout corps résultant de la combinaison d'un acide et d'un alcool, avec élimination d'eau.

ESTÉRASE *s. f. (angl. esterase).* Enzyme qui catalyse l'hydrolyse d'un ester en alcool et acide. ☞ ***HYDROLASE.***

ESTÉRIFICATION *s. f. (angl. esterification).* Réaction par laquelle un acide réagit avec un alcool pour former un ester.

ESTES (OPÉRATION D') *(angl. Estes' operation).* Implantation d'un ovaire dans une corne utérine, pour traiter la stérilité.

ESTHÉSIE *s. f. (angl. esthesia).* **1.** Sensation, sensibilité. **2.** Hallucination à tonalité sensorielle.

ESTHÉSIOGÈNE *adj. (angl. esthesiogenic).* Qui exagère la sensibilité.

ESTHÉSIOLOGIE *s. f. (angl. esthesiology).* Étude des sensations.

ESTHÉSIOMÈTRE *s. m. (angl. esthesiometer).* Instrument en forme de compas servant à mesurer la sensibilité tactile.

ESTHIOMÈNE *s. m.* Ulcère de la vulve, accompagné de sclérose et d'hypertrophie éléphantiasique d'étiologie variée : tuberculeuse, cancéreuse, syphilitique, lymphogranulomateuse, etc.

ESTHIONEUROBLASTOME *s. m. (angl. aesthesioneuroblastoma).* Tumeur maligne développée au niveau de la muqueuse nasale. Évolution par envahissement de l'orbite et de la base du crâne.

ESTIVATION *s. f. (angl. estivation).* Mécanisme d'adaptation organique à la chaleur et à la sécheresse caractéristiques de l'été.

ESTIVO-AUTOMNAL *adj. (angl. estivoautomnal).* Terme qui s'applique à une forme de paludisme.

ESTLANDER (OPÉRATION D') *(angl. Estlander's operation).* Thoracoplastie avec résection sous-périostée de plusieurs côtes, pour obtenir un collapsus de la paroi thoracique, dans le traitement de l'empyème chronique.

ESTOMAC *s. m. (NA. gaster). (angl. stomach).* Organe creux de structure musculomembraneuse, qui continue d'un côté l'œsophage et se poursuit de l'autre par le duodénum ; il est situé en dessous du diaphragme, dans l'épigastre et une partie de l'hypochondre gauche. Il possède deux faces, une antéro-supérieure et une postéro-inférieure ; deux orifices : le cardia qui communique avec l'œsophage, et le pylore qui communique avec le duodénum ; deux bords : le supérieur concave ou petite courbure et l'inférieur convexe ou grande courbure ; et deux extrémités : le fundus et l'antre pylorique. Il est formé de quatre couches : l'externe, ou séreuse péritonéale ; la tunique musculaire, avec des fibres longitudinales, circulaires et obliques ; la sous-muqueuse, avec la muscularis mucosae, et la muqueuse qui constitue la tunique interne. C'est un organe digestif dans lequel est sécrété le suc gastrique. ◇ **BILOCULAIRE** *(angl. hourglass —).* Déformation permanente, congénitale ou acquise, due à l'existence d'une sténose qui occupe la partie centrale de l'estomac et le divise en deux chambres. SYN. ***ESTOMAC EN SABLIER.*** ◇ **EN CASCADE** *(angl. cascade —).* Type d'estomac biloculaire, congénital ou acquis, dans lequel les deux cavités occupent des plans distincts, la partie supérieure se vidant en cascade dans l'inférieure. ◇ **EN CORNE DE TAUREAU** *(angl. horn-shaped —).* Image radiographique, relativement rare, de l'estomac normal. Celui-ci est situé diagonalement, le pylore étant à l'extrémité inférieure de la diagonale et recourbé vers le haut. SYN. ***ESTOMAC EN CORNE DE BŒUF.*** ◇ **EN ESCARGOT** Image radiologique de l'estomac en cas d'ulcère calleux de la petite courbure. Rapprochement du cardia et du pylore qui sont presque côte à côte, en rapport avec la rétraction de la petite courbure. ◇ **EN SACOCHE** *(angl. leather bottle —).* Type de dilatation dans laquelle on ne peut pas distinguer l'antre du fundus. ◇ **TRIFIDE** *(angl. trifid —).* Estomac avec deux étranglements ou sténoses qui entraînent la formation de trois bourses.

ESTRADIOL *s. m. (angl. estradiol).* Stéroïde estrogène, dihydroxyestratriène, préparé semi-synthétiquement par hydrogénation de l'estrone. Il est considéré comme la véritable hormone femelle. On utilise principalement le benzoate, le dipropionate et l'éthinylestradiol. SYN. ***ŒSTRADIOL.***

ESTRAL (CYCLE) *(angl. estrous cycle).* Modification périodique du système reproducteur déclenché par les gonadostimulines et préparant à la fécondation, la nidation et la gestation.

ESTRANE *s. m. (angl. estrane).* Noyau des estrogènes naturels.

ESTRIOL *s. m. (angl. estriol).* Hydro-estrone, substance tirée de l'hydratation de l'estrone, que l'on trouve dans l'urine des femmes enceintes.

ESTROGÈNE *(angl. estrogen).* **1.** *adj.* Qui produit l'œstrus. **2.** *s. m.* Hormone extraite des follicules ovariens et de l'urine pour les œstrogènes naturels. De nombreuses substances ayant les mêmes propriétés ont été synthétisées : œstrogènes de synthèse. SYN. ***ŒSTROGÈNE.***

ESTROGÉNOTHÉRAPIE *s. f. (angl. estrogen therapy).* Emploi des œstrogènes naturels ou artificiels. SYN. ***ŒSTROGÉNOTHÉRAPIE.***

ESTRONE *s. f. (angl. estrone).* Stéroïde estrogène cristallisé, isolé de l'urine des femelles gravides. Il se forme dans l'organisme par oxydation de l'estradiol. SYN. ***FOLLICULINE, ŒSTRONE.***

ESTROPROGESTATIF *adj. (angl. estroprogestative).* Se dit d'un médicament contenant à la fois un estrogène et un progestatif, généralement utilisé comme contraceptif oral.

ÉTACRYNIQUE (ACIDE) *(angl. etacrynic acid).* Diurétique d'action rapide et puissante. Il agit en inhibant la réabsorption de chlore et de sodium au niveau de la portion ascendante de l'anse de Henlé.

ÉTAIN *s. m. (angl. tin).* Élément métallique blanc, de numéro atomique 50, de masse atomique 118,69. Certains de ces sels sont utilisés comme réactifs, d'autres comme colorants et d'autres, tels que l'oxyde stannique, ont été employés en médecine dans le traitement des infections staphylococciques. Symbole : Sn.

ÉTAT *s. m. (angl. state, condition).* **1.** Chacun des degrés ou modes d'agrégation des molécules d'un corps. La matière se présente sous trois états : solide, liquide et gazeux. **2.** *(angl. state).* Condition, disposition, situation. ◇ **ADYNA-**

MIQUE ☞ ***ADYNAMIE.*** ◇ **ALGIDE** *(angl. algid state).* État de collapsus et de refroidissement de la peau, avec faiblesse du pouls et symptômes nerveux. ◇ **ANXIEUX** *(angl. anxious state).* Peur et crainte sans motif externe. ◇ **DE MAL ANGINEUX** *(angl. status anginosus).* Urgence cardiologique faisant craindre un infarctus imminent devant l'aggravation de crises d'angine, de plus en plus longues, fréquentes et résistant aux vasodilatateurs coronariens. ◇ **DE MAL ASTHMATIQUE** *(angl. status asthmaticus).* Insuffisance respiratoire aiguë au cours d'une crise d'asthme prolongée, ne cédant pas aux traitements habituels. ◇ **DE MAL ÉPILEPTIQUE** *(angl. status epilepticus).* État caractérisé par une crise épileptique qui persiste suffisamment longtemps (crise prolongée) ou qui se répète avec des intervalles suffisamment brefs (crise subintrante) pour créer une condition épileptique fixe et durable. Les états de mal épileptique peuvent revêtir autant d'aspects séméiologiques qu'il existe de variétés de crises épileptiques. SYN. ***STATUS EPILEPTICUS.*** ◇ **DE MANQUE** *(angl. withdrawal status).* Ensemble de troubles sévères chez le toxicomane privé de sa drogue. SYN. ***SYNDROME DE SEVRAGE.*** ◇ **FÉBRILE** *(angl. febrile state).* État caractérisé par la présence de fièvre. ◇ **FŒTAL DU POUMON** *(angl. congenital atelectasis).* SYN. ***ATÉLECTASIE CONGÉNITALE.*** ◇ **HYPNOTIQUE** *(angl. hypnoid state).* ☞ ***HYPNOTISME.*** ◇ **LYMPHATIQUE** *(angl. status lymphaticus).* ☞ ***LYMPHATISME.*** ◇ **MARBRÉ** *(angl. status marmoratus).* Affection congénitale avec myélinisation excessive des fibres nerveuses du corps strié ; il existe une spasticité, une hypercinésie et des mouvements choréiques. Cette affection est également appelée maladie (ou syndrome) de Vogt. ◇ **(PÉRIODE D')** *(angl. acme).* Période d'une maladie au cours de laquelle les symptômes ont le maximum d'intensité. ◇ **PUERPÉRAL** *(angl. puerperal period).* ☞ ***PUERPÉRALITÉ.***

ÉTERNUEMENT *s. m. (angl. sneeze).* Expiration réflexe violente, spasmodique et sonore, à travers les fosses nasales et la bouche, s'accompagnant ou non d'un rejet de mucosités.

ÉTHANOL *s. m.* ☞ ***ALCOOL ÉTHYLIQUE.*** ◇ **(TEST À)** *(angl. alcohol test).* Épreuve mettant en évidence des complexes solubles au cours des coagulopathies de consommation.

ÉTHER *s. m. (angl. ether).* **1.** Tout corps constitué par la condensation de deux molécules d'alcool avec perte d'une molécule d'eau. **2.** En langage courant, éther éthylique. ◇ **ACÉTIQUE** *(angl. ethyl acetate).* Acétate d'éthyle. ◇ **AMYLNITREUX** *(angl. amyl nitrite).* Nitrite d'amyle, vasodilatateur. ◇ **ANESTHÉSIQUE** *(angl. anesthesic —).* Éther éthylique purifié. Il est utilisé pour l'anesthésie générale. ◇ **CHLORHYDRIQUE** *(angl. ethyl chloride).* Chlorure d'éthyle. ◇ **ÉTHYLIQUE** *(angl. ethyl —).* Liquide incolore, mobile, très volatil, inflammable, d'odeur caractéristique, peu soluble dans l'eau, miscible en toutes proportions à l'alcool. On l'utilise principalement en inhalation comme anesthésique général et également en pulvérisations pour l'anesthésie locale. Il sert aussi au lavage des plaies. SYN. ***OXYDE D'ÉTHYLE, ÉTHER SULFURIQUE, ÉTHER ORDINAIRE.*** ◇ **ORDINAIRE** ☞ ***ÉTHER ÉTHYLIQUE.*** ◇ **SULFURIQUE** ☞ ***ÉTHER ÉTHYLIQUE.***

ÉTHÉRÉ *adj. (angl. ethereal).* Qui possède les propriétés de l'éther éthylique.

ÉTHÉRIFICATION *s. f. (angl. etherification).* Transformation d'un alcool en éther.

ÉTHÉRISATION *s. f. (angl. etherization).* Administration d'éther par inhalation pour obtenir l'anesthésie générale.

ÉTHÉRISME *s. m. (angl. etherism).* Ensemble de phénomènes produits par l'inhalation d'éther ; éthéromanie.

ÉTHÉROLAT *s. m.* Produit de la distillation de l'éther sur des substances aromatiques.

ÉTHÉROLATURE *s. f.* Solution de suc de plantes dans l'éther.

ÉTHÉROLÉ *s. m. (angl. ethereal).* Médicament qui résulte de la dissolution de principes actifs dans l'éther ; teinture éthérée.

ÉTHÉROLIQUE *s. m.* Médicament dont l'excipient est l'éther.

ÉTHÉROMANE *adj. (angl. ether addict).* Qui souffre d'éthéromanie.

ÉTHÉROMANIE *s. f. (angl. etheromania).* Habitude morbide de consommer de l'éther comme stimulant.

ÉTHINYLESTRADIOL *s. m. (angl. ethynylestradiol).* Dérivé de l'estradiol utilisé par voie orale.

ÉTHIQUE *s. f. (angl. ethics).* Science de la morale et des obligations de l'être humain ; système de principes et de règles qui régissent la conduite. ◇ **MÉDICALE** *(angl. medical —).* Ensemble de règles ou de principes qui régissent la conduite professionnelle des médecins.

ETHMOCÉPHALE *s. m. (angl. ethmocephalus).* Monstre à la tête imparfaite, présentant un rapprochement des globes oculaires et un nez rudimentaire, en forme de trompe.

ETHMOÏDAL *adj. (angl. ethmoidal).* Qui se rapporte ou qui appartient à l'ethmoïde.

ETHMOÏDE (OS) *s. m. (angl. ethmoid bone).* Os impair et symétrique entrant dans la constitution de l'étage antérieur de la base du crâne où il s'articule avec le frontal. ☞ ***ATLAS ANATOMIQUE DES OS EN ANNEXE.***

ETHMOÏDECTOMIE *s. f. (angl. ethmoidectomy).* Ouverture et curetage de l'ethmoïde.

ETHMOÏDITE *s. f. (angl. ethmoiditis).* Inflammation de la muqueuse ethmoïdale.

ETHMOÏDOFRONTAL *adj. (angl. ethmoidofrontal).* Qui se rapporte à l'ethmoïde et au frontal.

ETHMOTURBINAL *adj. (angl. ethmoturbinal).* Qui se rapporte aux cornets supérieur et moyen.

ETHNIQUE *adj. (angl. ethnic).* Qui se rapporte à l'ethnie.

ETHNOGRAPHIE *s. f. (angl. ethnography).* Description des races humaines.

ETHNOLOGIE *s. f. (angl. ethnology).* Étude culturelle des divers groupes humains (ethnies).

ÉTHOLOGIE *s. f. (angl. ethology).* Étude du comportement des animaux dans leur milieu naturel.

ÉTHOSUXIMIDE *s. m. (angl. ethosuximide).* Dérivé du succinimide, utilisé dans les absences du petit mal épileptique.

ÉTHYLE *s. m. (angl. ethyl).* Radical monovalent organique, C_2H_5-. ◇ **(ACÉTATE D')** *(angl. — acetate).* Ester de l'acide acétique et de l'alcool éthylique. Liquide d'odeur fruitée, doté de propriétés stimulantes et antispasmodiques. C'est un agent de synthèse. SYN. ***ÉTHER ACÉTIQUE.*** ◇ **(AMINOBENZOATE D')** *(angl. — aminobenzoate).* Poudre cristalline, anesthésique local de la peau et des muqueuses. SYN. ***BENZOCAÏNE.*** ◇ **(CARBAMATE D')** ☞ ***URÉTHANE.*** ◇ **(CHLORURE D')** *(angl. — chloride).* Liquide incolore, inflammable, de formule C_2H_5Cl, anesthésique général et local. SYN. ***ÉTHER CHLORHYDRIQUE.*** ◇ **(OXYDE D')** ☞ ***ÉTHER ÉTHYLIQUE.*** ◇ **(SALICYLATE D')** *(angl. — salicylate).* Liquide d'odeur agréable, dont les indications thérapeutiques sont les mêmes que celles des salicylates (analgésique et antirhumatismal). ◇ **(VALÉRIANATE D')** *(angl. — valerianate).* Liquide incolore, d'odeur suave, utilisé comme aromatisant.

ÉTHYLÈNE *s. m. (angl. ethylene).* Hydrocarbure de formule C_2H_4. Gaz incolore, d'odeur faiblement alliacée, qui donne des mélanges explosifs avec l'air. C'est un anesthésique. SYN. ***ÉTHÈNE.*** ◇ **(CHLORURE D')** *(angl. — dichloride).* Liquide huileux, anesthésique général et local. SYN. ***DICHLOROÉTHANE, LIQUEUR DES HOLLANDAIS.***

ÉTHYLÈNE-DIAMINOTÉTRAACÉTIQUE (ACIDE) *(angl. ethylenediaminetetraacetic acid).* ☞ ***EDTA.***

ÉTHYLIQUE 1. *adj. (angl. ethylic).* Se dit de tout corps contenant le groupement éthyle. 2. *s. m. ou f. (angl. alcoholic).* Se dit d'un individu alcoolique.

ÉTHYLISME *s. m. (angl. alcoholism).* ☞ ***ALCOOLISME.***

ÉTHYLMORPHINE *s. f.* ☞ ***MORPHINE.***

ÉTHYLOMÈTRE *s. m. (angl. alcohol test).* Appareil servant à mesurer la teneur d'alcool éthylique dans l'air expiré. SYN. ***ÉTHYLOTEST.***

ÉTIOLOGIE *s. f. (angl. etiology).* Étude des causes des maladies. Par abus de langage, ce terme est parfois utilisé pour désigner les causes mêmes des maladies.

ÉTIOLOGIQUE *adj. (angl. etiologic).* 1. En rapport avec l'étiologie. EX. *diagnostic étiologique.* 2. Dirigé contre la cause de la maladie ; se dit des médicaments utilisés pour combattre le facteur causal.

ÉTOILE VASCULAIRE *(angl. spider angioma).* ☞ ***ANGIOME STELLAIRE.***

ÉTOUFFEMENT *s. m. (angl. suffocation).* Oppression et gêne au niveau de la poitrine qui empêchent de respirer librement.

ÉTOURDISSEMENT *s. m. (angl. dizziness).* Perte des sens ; vertige.

ÉTRANGER *adj. (angl. foreign).* D'origine extra-organique ; intrus, anormal à l'endroit rencontré.

ÉTRANGETÉ (SENTIMENT D') *(angl. far-away feeling).* Sensation de modification de soi-même et de l'entourage que l'on peut observer dans l'épilepsie temporale et au cours de certaines psychoses.

ÉTRANGLEMENT *s. m. (angl. strangulation).* Constriction plus ou moins subite du pédicule vasculaire d'un organe (testicule, grêle, etc.) entraînant ischémie aiguë puis nécrose.

ÉTRIER *s. m.* ☞ ***STAPES.***

ÉTUVE *s. f. (angl. stove).* Appareil à l'intérieur duquel on peut élever artificiellement la température ; utilisé pour la stérilisation et les cultures microbiennes à température constante. ◇ **D'INCUBATION OU DE CULTURE** *(angl. incubator).* Appareil dans lequel la température est maintenue constante, ce qui permet le développement des colonies microbiennes ensemencées dans les milieux de culture placés à l'intérieur de l'appareil. ◇ **DE DÉSINFECTION** *(angl. sterilizer).* Étuve semblable à un autoclave, permettant de détruire les germes microbiens.

Eu *(angl. Eu).* Symbole chimique de l'europium.

EU- *(angl. eu-).* Préfixe d'origine grecque indiquant la normalité, l'harmonie.

EUBACTERIUM Genre de bactéries anaérobies, à Gram négatif et immobiles. Quelques espèces sont pathogènes.

EUCAÏNE *s. f. (angl. eucaine).* Dérivé de la pipéridine, dont certains sels (chlorhydrate) sont utilisés comme succédanés du chlorhydrate de cocaïne en tant qu'anesthésique local.

EUCALYPTOL *s. m. (angl. eucalyptol).* Liquide incolore, d'odeur similaire à celle du camphre, qui constitue la majeure partie de l'essence d'eucalyptus.

EUCALYPTUS *s. m. (angl. eucalyptus).* Arbre de la famille des Myrrthacées (*Eucalyptus globulus*), originaire d'Australie, également appelé arbre de la fièvre. Ses feuilles contiennent une essence et s'utilisent en poudre, infusion, teinture et extrait comme diaphorétique, stimulant, antiputride, anticatharral, fébrifuge et antiseptique.

EUCAPNIE *s. f. (angl. eucapnia).* Taux normal d'anhydride carbonique dans le sang.

EUCARYOTE *s. m. (angl. eukaryote).* Organisme qui possède un noyau bien différencié, un génome pourvu de plusieurs chromosomes enveloppés par une membrane unitaire, un cytoplasme à structure réticulaire pourvu d'organites (mitochondries, appareil de Golgi), enveloppés par une membrane unitaire et des ribosomes 80S. Ses membranes contiennent des stérols ; l'ADN est uni aux histones et la reproduction se fait par mitose. Cette structure est celle de toutes les cellules végétales et animales.

EUCHLORHYDRIE *s. f. (angl. euchlorhydria).* Proportion normale d'acide chlorhydrique libre dans le suc gastrique.

EUCHOLIE *s. f. (angl. eucholia).* État normal de la bile.

EUCHROMATINE *s. f. (angl. euchromatin).* **1.** Chromatine des chromosomes, riche en acide nucléique qui contient les gènes. **2.** Substance des euchromosomes, qu'on oppose à la substance des hétérochromosomes.

EUCHROMATOPSIE *s. f. (angl. euchromatopsy).* Vision normale des couleurs.

EUCHROMOSOME *s. m.* ☞ ***AUTOSOME.***

EUGÉNÉSIE *s. f. (angl. eugenesia).* Terme de Broca pour désigner une forme d'hybridité dans laquelle les générations d'hybrides sont indéfiniment fécondes, non seulement entre elles, mais aussi avec les individus des races progénitrices.

EUGÉNISME *s. m. (angl. eugenics).* Discipline ayant pour objet l'étude des conditions et milieux les plus favorables à l'amélioration physique et morale des futures générations humaines en évitant la venue au monde d'enfants malformés.

EUGÉNISTE *s. m. (angl. eugenicist).* Spécialiste en eugénisme.

EUGÉNOL *s. m. (angl. eugenol).* Acide eugénique ou caryophyllique ; liquide huileux, tiré de l'essence de clou de girofle (qui en renferme une proportion de 70 à 90 %). C'est un antiseptique et anesthésique local utilisé en odontologie.

EUGLOBULINE *s. f. (angl. euglobulin).* Globuline insoluble dans l'eau pure par opposition aux pseudoglobulines.

EULENBURG (MALADIE D') *(angl. paramyotonia congenita).* Paramyotonie congénitale (forme de myopathie héréditaire).

EUMÉNORRHÉE *s. f. (angl. eumenorrhea).* Menstruation normale.

EUMYCÈTES *(angl. Eumycetes).* Division à l'intérieur du groupe des champignons, dans laquelle on inclut les champignons dits véritables ou parfaits qui, outre une reproduction asexuée, présentent une forme de reproduction de type sexué.

EUNUCHISME *s. m. (angl. eunuchism).* État dû à une forte diminution ou à l'absence complète, dès avant la puberté, de la sécrétion interne des glandes génitales : grande taille, absence des caractères sexuels secondaires.

EUNUCHOÏDE *s. m. (angl. eunuchoid).* Qui rappelle un eunuque, qui lui ressemble ou qui en a les caractères.

EUNUCHOÏDISME *s. m. (angl. eunuchism).* Anomalie de développement due à l'insuffisance de la sécrétion interne des glandes génitales survenant avant la puberté. Variété atténuée d'eunuchisme.

EUNUQUE *s. m. (angl. eunuch).* Homme castré ; privé de testicules.

EUOSMIE *s. f. (angl. euosmia).* État normal du sens de l'odorat.

EUPAREUNIE *s. f. (angl. euparenia).* Acte sexuel satisfaisant.

EUPEPSIE *s. f. (angl. eupepsia).* Digestion normale.

EUPEPTIQUE *adj. (angl. eupeptic).* Qui facilite la digestion.

EUPHORIE *s. f. (angl. euphoria).* Sensation intense de bien-être, de satisfaction, naturelle ou provoquée par l'administration de médicaments ou de drogues, pouvant aller jusqu'à l'exaltation.

EUPLOÏDE *adj. (angl. euploid).* Qui possède un nombre équilibré de chromosomes selon le schéma haploïde de base.

EUPNÉE *s. f. (angl. eupnea).* Respiration facile et normale.

EUPNÉIQUE *adj.* Qui a une respiration facile.

EUPRAXIE *s. f. (angl. eupraxia).* Exécution normale ou facile d'une fonction ou de mouvements coordonnés.

EUROPIUM *s. m. (angl. europium).* Élément chimique appartenant à la série des lanthanides ou terres rares, de numéro atomique 63, de masse atomique 151,96. Symbole : Eu.

EURYCÉPHALIE *s. f. (angl. eurycephalus).* Large crâne, présentant un index céphalique entre 81 et 85,4. Pour certains, il est synonyme de brachycéphalie.

EURYGNATHE *s. m. (angl. eurygnathic).* Personne qui possède une mandibule large.

EURYON *s. m. (angl. euryon).* Point situé à chaque extrémité du grand diamètre transverse du crâne.

EURYOPIE *s. f. (angl. euryopia).* Anomalie d'ouverture oculaire dans lequel les yeux sont très largement ouverts (terme peu usité).

EURYTHMIE *s. f. (angl. eurhytmia).* Régularité du pouls.

EUSOMPHALIEN *s. m. (angl. eusomphalus).* Monstre issu de la réunion de deux corps presque complets possédant chacun un ombilic.

EUSTACHE ◇ **(TROMPE D')** *(angl. auditory tube).* ☞ ***TROMPE AUDITIVE.*** ◇ **(VALVULE D')** *(angl. valve of inferior vena cava).* ☞ ***VALVULE DE LA VEINE CAVE INFÉRIEURE.***

EUSTRONGYLOSE *s. f. (angl. strongylosis).* Maladie produite par les vers du genre *Strongylus.*

EUSTRONGYLUS ☞ ***DIOCTOPHYME.***

EUTHANASIE *s. f. (angl. euthanasia).* Usage des procédés qui permettent de donner à un être humain qui la souhaite, ou qu'on suppose la souhaiter, du fait de ses souffrances, une mort naturelle douce, indolore, sans agonie.

EUTHYMIE *s. f. (angl. euthymia).* État de tranquilité mentale.

EUTHYROÏDIE *s. f. (angl. euthyroidism).* État de fonctionnement normal de la glande thyroïde. SYN. ***EUTHYRÉOSE.***

EUTOCIE *s. f. (angl. eutocia).* Accouchement normal.

EUTOCIQUE *adj. (angl. eutocic).* **1.** Qui favorise ou facilite l'accouchement. **2.** Qui se rapporte à un accouchement normal.

EUTOPIQUE *adj. (angl. eutopic).* Qui occupe une situation normale.

EUTROPHIE *s. f. (angl. eutrophia).* État normal de nutrition.

ÉVACUATION *s. f. (angl. evacuation).* Expulsion naturelle ou artificielle des excréments ou de substances pathologiques par un orifice quelconque.

ÉVAGINATION *s. f. (angl. evagination).* Protrusion d'un organe ou d'une partie d'un organe en dehors de leurs limites normales.

ÉVANOUISSEMENT *s. m. (angl. fainting).* ☞ ***DÉFAILLANCE, LIPOTHYMIE, SYNCOPE.***

EVANS (SYNDROME D') *(angl. Evans' syndrome).* Association d'une anémie hémolytique auto-immune et d'un purpura thrombocytopénique.

ÉVEINAGE *s. m. (angl. venous stripping).* ☞ ***STRIPPING.***

ÉVENTAIL (SIGNE DE L') *(angl. fan sign).* Écartement des orteils en éventail, se produisant dans l'hémiplégie infantile lors des mouvements de flexion et d'extension du tronc sur le bassin. Ce signe indique une lésion pyramidale. Il est en général associé au signe de Babinski.

ÉVENTRATION *s. f. (angl. incisional hernia).* Protrusion ou hernie de viscères abdominaux hors de l'abdomen, à travers la paroi abdominale. Elle peut être spontanée, post-opératoire ou traumatique. <> **DIAPHRAGMATIQUE** *(angl. diaphragmatic —).* Hypotonicité du diaphragme qui est refoulé vers le thorax par la pression abdominale, simulant une hernie diaphragmatique.

EVERSBUSCH (OPÉRATION D') *(angl. Eversbusch's operation).* Traitement du ptosis par section et avancement du muscle élévateur de la paupière, avec suture simple du muscle.

ÉVERSION *s. f. (angl. eversion).* Saillie d'une muqueuse au niveau d'un orifice naturel, avec formation d'un bourrelet extérieur. <> **DES LÈVRES** *(angl. lip —).* Disposition anatomique suivant laquelle la muqueuse des lèvres très obliques se retrousse fortement en haut et se renverse en bas en formant un bourrelet proéminant. <> **DU POINT LACRYMAL** *(angl. punctal —).* Malposition du point lacrymal avec larmoiement. <> **PALPÉBRALE** *(angl. eye-lid —).* Éversion intentionnelle de la paupière supérieure, réalisée afin d'examiner la conjonctive et de faciliter les gestes thérapeutiques.

ÉVICTION SCOLAIRE *(angl. school exclusion).* Interdiction de la présence à l'école d'un élève atteint d'une maladie contagieuse.

ÉVIRATION *s. f. (angl. eviration).* Castration par automutilation.

ÉVISCÉRATION *s. f. (angl. evisceration).* Sortie d'un viscère ou des viscères hors de la cavité abdominale, spontanée (en période postopératoire immédiate, après traumatisme avec plaie), ou volontaire, lors d'une laparotomie. <> **AIGUË POSTOPÉRATOIRE** *(angl. acute post-surgical —).* Issue du contenu abdominal à travers une plaie ou une incision opératoire de laparotomie. <> **OCULAIRE** *(angl. eyeball —).* Évidement du contenu du globe oculaire, en conservant la sclérotique.

ÉVOCATEUR *s. m. (angl. evocator).* Substance chimique qui a la faculté d'éveiller les potentialités morphogéniques latentes d'un territoire embryonnaire.

ÉVOLUTIF *adj. (angl. progressive).* Qui est susceptible d'évoluer. Qui se modifie d'une manière continue, en général dans le sens d'une aggravation. Se dit d'une affection ou d'une lésion.

ÉVOLUTION *s. f. (angl. evolution).* **1.** Développement d'un phénomène, d'un organe, d'un individu ou d'une espèce. **2.** Succession de phases par lesquelles passe une maladie depuis son origine jusqu'à son terme. <> **ORTHOGÉNIQUE** *(angl. orthogenic —).* Évolution due à l'organisme lui même, indépendamment du milieu extérieur. <> **SPONTANÉE** *(angl. Denman's spontaneous —).* Accouchement normal lors d'une présentation de l'épaule, qui n'est possible qu'avec un fœtus très petit ou un bassin très large.

ÉVOLUTIONNISME *s. m. (angl. evolutionism).* Ensemble des théories explicatives du mécanisme de l'évolution des êtres vivants.

EWALD (LOI D') *(angl. Ewald's law).* Le nystagmus produit par des courants endolymphatiques dans un canal semi-circulaire possède une direction parallèle au plan du canal et opposée au courant.

EWART (SIGNE D') *(angl. Ewart's sign).* **1.** Souffle tubaire et matité à la percussion de l'angle inférieur de la scapula gauche, en cas d'épanchement péricardique. **2.** Proéminence anormale du bord supérieur de la première côte, observée dans certains épanchements péricardiques.

EWING <> **(SARCOME D')** *(angl. Ewing's sarcoma).* Tumeur maligne de la moelle osseuse, localisée plus fréquemment à la diaphyse des os longs. Elle provoque douleur, fièvre et hyperleucocytose et se développe presque toujours chez les sujets jeunes. SYN. ***TUMEUR D'EWING.*** ◇ **(SIGNE D')** *(angl. Ewing's sign).* Douleur au niveau de l'angle supéro-interne de l'orbite en cas d'obstruction du sinus frontal.

EX-, EXO- *(angl. ex-).* Préfixes d'origine grecque signifiant en dehors.

EX VIVO *(angl. ex vivo).* Sur des cellules vivantes en culture.

EXA- *(angl. exa-).* Préfixe, qui placé devant une unité, la multiplie par un trillion (10^{18}). Son symbole est E.

EXACERBATION *s. f. (angl. exacerbation).* Aggravation passagère d'un symptôme, d'une douleur, d'une fièvre ou d'une maladie.

EXAGÉRATION *s. f. (angl. exaggeration).* Dans le cadre d'une maladie, d'un symptôme, d'une séquelle ou d'un défaut, il s'agit de la simulation, non du fait lui-même, mais de son degré d'importance, qui est manifesté ou feint plus aigu qu'il n'est en réalité.

EXALTATION *s. f. (angl. exaltation).* Accroissement anormal de l'activité mentale.

EXAMEN *s. m. (angl. examination).* Investigation et observation, en s'aidant ou non d'instruments, d'un individu ou d'une substance. ◇ **CATOPTRIQUE** *(angl. catoptric —).* Examen pratiqué pour mettre en évidence une cataracte, en observant la lumière réfléchie par la cornée et le cristallin. ◇ **CYTOBACTÉRIOLOGIQUE DES URINES** *(angl. midstream urine specimen).* Caractérisation des cellules et des germes contenus dans les urines.

EXANIE *s. f. (angl. exania).* Prolapsus rectal.

EXANTHÈME *s. m. (angl. exanthem).* Lésion cutanée qui caractérise une fièvre éruptive. ◇ **SUBIT OU CRITIQUE** *(angl. exanthema subitum).* Variété de fièvre éruptive, qui s'observe chez de tout jeunes enfants, caractérisée par une fièvre élevée pendant deux à trois jours suivie d'une éruption morbiliforme sur le tronc et les membres. Elle est due à un herpès virus, le HVH-6. SYN. ***SIXIÈME MALADIE, ROSÉOLE INFANTILE.***

EXANTHÉMOGÈNE *adj. (angl. exanthemogenic).* Qui produit un exanthème.

EXANTHROPE *adj. (angl. exanthrope).* Qui prend naissance en dehors du corps humain ; se dit principalement des causes de maladies.

EXCAVATEUR *s. m. (angl. excavator).* **1.** Instrument chirurgical, en forme de cuillère, destiné au nettoyage chirurgical d'une cavité. **2.** En dentisterie, petit instrument à manche et à pointes fines, dont l'extrémité coupante ressemble à un disque. ◇ **DENTAIRE** *(angl. dental —).* Instrument servant à l'extraction de restes cariés dans une cavité dentaire.

EXCAVATION *s. f. (angl. excavation).* Creux, cavité. ◇ **ATROPHIQUE DU NERF OPTIQUE** *(angl. atrophic —).* Excavation de la papille optique secondaire à l'atrophie des fibres du nerf optique. ◇ **GLAUCOMATEUSE** *(angl. glaucomatous —).* Excavation de la papille optique secondaire à une hyperpression intra-oculaire. ◇ **PELVIENNE** *(angl. pelvis).* ☞ ***PELVIS.*** ◇ **PHYSIOLOGIQUE DE LA PAPILLE DU NERF OPTIQUE** *(angl. — of optic disk).* Excavation partielle de la papille optique qui existe à l'état normal. ◇ **RECTO-UTÉRINE** *(NA. excavatio rectouterina). (angl. rectouterine —).* Diverticule de la cavité péritonéale, dont il est le point le plus bas. Il est situé entre le vagin et le rectum. SYN. ***CUL-DE-SAC DE DOUGLAS.*** ◇ **VÉSICORECTALE** *(angl. vesicorectal —).* Diverticule de la cavité péritonéale, dont il est le point le plus bas. Il est situé entre la vessie et le rectum chez l'homme. SYN. ***CUL-DE-SAC DE DOUGLAS.***

EXCENTRIQUE *adj.* **1.** *(angl. eccentric).* Se dit d'une personne qui se singularise par un comportement bizarre, parfois associé à des troubles mentaux. **2.** *(angl. remote).* Qui est situé ou qui se produit en dehors du centre.

EXCÉRÉBRATION *s. f. (angl. excerebration).* Enlèvement du cerveau d'un cadavre au cours d'une dissection, ou du fœtus *in utero* au cours d'une embryotomie.

EXCIPIENT *s. m. (angl. excipient).* Substance plus ou moins inerte, qui conditionne la consistance, la forme et le volume des préparations pharmaceutiques.

EXCISION *s. f. (angl. excision).* Ablation, à l'aide d'un instrument tranchant, d'un fragment d'organe ou de tissu, normal ou pathologique. SYN. ***EXTIRPATION, EXÉRÈSE, ABLATION.***

EXCITABILITÉ *s. f. (angl. excitability).* Faculté de répondre de façon spécifique à une stimulation. Elle est particulièrement développée dans les tissus musculaire et nerveux.

EXCITATION *s. f. (angl. excitation).* **1.** État d'agitation mentale et/ou physique. **2.** Augmentation du fonctionnement normal d'une fonction quelconque.

EXCITO- Préfixe qui indique la stimulation de l'élément désigné par le suffixe : excitoglandulaire, excitomusculaire, excitovasculaire, etc.

EXCITOSÉCRÉTOIRE *adj. (angl. excitosecretory).* Qui augmente la sécrétion. Se dit des nerfs qui activent la sécrétion des éléments glandulaires.

EXCLUSION *s. f. (angl. exclusion).* Intervention qui consiste à séparer une portion d'organe, en particulier de l'intestin, du reste de celui-ci ou du circuit intestinal sans l'enlever du corps. ◇ **BILATÉRALE** Exclusion d'un segment intestinal fermé à ses deux extrémités. ◇ **OUVERTE** Exclusion d'un segment de l'intestin, qui communique à l'extérieur par un orifice artificiel.

EXCORIATION *s. f. (angl. excoriation).* Perte superficielle de substance qui touche uniquement l'épiderme, comme celle qui est produite par le grattage.

EXCRÉMENTS *s. m. pl. (angl. feces).* Matières fécales, résidus des substances soumises à la digestion.

EXCRÉMENTO-RÉCRÉMENTITIEL *adj.* Se dit d'un liquide de sécrétion qui est partiellement éliminé et partiellement résorbé, comme le lait, la salive, les larmes.

EXCRETA *s. m. pl. (angl. excreta).* Terme général pour désigner les matières éliminées par l'organisme (fèces, urine, sueur, etc.).

EXCRÉTION *s. f. (angl. excretion).* **1.** Déversement d'un produit de sécrétion. **2.** Élimination des déchets de l'organisme.

EXCROISSANCE *s. f. (angl. excrescence).* Tumeur en relief formée par la prolifération d'un tissu.

EXCYCLOPHORIE *s. f. (angl. excyclophoria).* Cyclophorie dirigée vers l'extérieur.

EXÉMIE *s. f. (angl. exemia).* Forte diminution de la quantité de sang circulant.

EXENCÉPHALE *s. m. (angl. exencephalus).* Monstre présentant une boite crânienne rudimentaire et un encéphale en dehors du crâne.

EXENTÉRATION *s. f. (angl. exenteration).* Éviscération, en particulier de l'intestin.

EXERCICE *s. m. (angl. exercise).* **1.** Pratique, accomplissement d'une profession. **2.** Activité physique. ◇ **ACTIF** *(angl. active —).* Exercice musculaire volontaire. ◇ **PASSIF** *(angl. passive —).* Exercice musculaire produit par des moyens mécaniques, sans effort volontaire de la part du patient.

EXÉRÈSE *s. f. (angl. excision).* Ablation chirurgicale d'un tissu ou organe, ou d'un corps étranger. SYN. ***EXTIRPATION, EXCISION, ABLATION.***

EXFLAGELLATION *s. f. (angl. exflagellation).* Formation et libération de microgamètes par un gamétocyte mâle.

EXFOLIATION *s. f. (angl. exfoliation).* Élimination, sous forme de squames ou de lamelles de certaines parties cutanées nécrosées. SYN. ***DESQUAMATION.***

EXHALATION *s. f. (angl. exhalation).* Élimination par la surface de la peau ou par les poumons de liquides, vapeurs ou gaz.

EXHÉMIE *s. f.* ☞ ***EXÉMIE.***

EXHIBITIONNISME *s. m. (angl. exhibitionism).* Tendance perverse, consciente ou inconsciente, surtout masculine, à montrer des parties de son corps, en particulier ses organes génitaux, avec pour objet d'obtenir du plaisir ou une gratification sexuelle. Par extension, on nomme également ainsi l'ensemble des comportements visant à attirer l'attention sur soi-même.

EXHUMATION *s. f. (angl. exhumation).* Déterrement d'un cadavre.

EXITUS *s. m. (angl. death).* Mort.

EXNER (PLEXUS TANGENTIEL D') *(angl. Exner's plexus).* Couche de fibres nerveuses proches de la surface du cortex cérébral.

EXO- *(angl. exo-).* Préfixe d'origine grecque signifiant en dehors.

EXOCARDIAQUE *adj. (angl. exocardial).* Situé en dehors du cœur ; extracardiaque.

EXOCARDIE *s. f. (angl. exocardia).* Déplacement ou position anormale du cœur. SYN. ***ECTOPIE CARDIAQUE.***

EXOCERVICAL *adj. (angl. exocervical).* Qui se rapporte à la surface du col utérin.

EXOCERVICITE *s. f. (angl. exocervitis).* Inflammation de la partie externe du col utérin.

EXOCHORION *s. m. (angl. exochorion).* Partie du chorion qui provient de l'ectoderme embryonnaire.

EXOCŒLOME *s. m. (angl. exocoelom).* Partie du cœlome qui se situe dans la région extra-embryonnaire.

EXOCOL *s. m. (angl. exocervix).* Partie intravaginale du col utérin. SYN. ***MUSEAU DE TANCHE.***

EXOCRINE *adj. (angl. exocrine).* Qui se rapporte à la sécrétion externe d'une glande ; opposé à endocrine.

EXOCYTOSE *s. f. (angl. exocytosis).* **1.** Expulsion d'une cellule de particules de taille trop importante pour diffuser. **2.** Dans les lésions épidermiques de l'eczéma, présence de leucocytes faisant partie de la réaction inflammatoire.

EXODONTIE *s. f. (angl. exodontia).* Partie de la dentisterie qui concerne les traitements externes et chirurgicaux de la bouche et des dents.

EXO-ENZYME *s. f. (angl. exoenzyme).* Enzyme qui agit à l'extérieur des cellules dans lesquelles elle prend naissance ; enzyme extracellulaire.

EXOGAMIE *s. f. (angl. exogamy).* Union entre sujets non consanguins. ☞ ***AUTOGAMIE, ENDOGAMIE.***

EXOGÈNE *adj. (angl. exogenous).* Qui prend naissance à l'extérieur du corps ; qui est dû à une cause externe.

EXOGNATHIE *s. f. (angl. distraction).* ☞ ***PROGNATHISME.***

EXOMPHALE *s. f. (angl. exomphalos).* Protrusion ou hernie de l'ombilic. SYN. ***HERNIE OMBILICALE.***

EXOMPHALOCÈLE *s. f. (angl. omphalocele).* Hernie ombilicale. SYN. ***EXOMPHALE, OMPHALOCÈLE.***

EXON *s. m. (angl. exon).* Séquence de gène dont le transcrit persiste dans l'ARN messager mûr après maturation du transcrit primaire, représentant une séquence codante et traduite continue.

EXONÉRATION *s. f. (angl. defecation).* Défécation ; décharge du contenu intestinal.

EXONUCLÉASE *s. f. (angl. exonuclease).* Enzyme détruisant les acides nucléiques à partir d'une ou des deux extrémités.

EXOPHORIE *s. f. (angl. exophoria).* Strabisme latent divergent ; tendance des axes visuels à dévier en dehors. ☞ ***HÉTÉROPHORIE.***

EXOPHTALMIE *s. f. (angl. protopsis).* Saillie ou protrusion du globe oculaire hors de l'orbite. ◇ **INTERMITTENTE** *(angl. intermittent exophthalmos).* Exophtalmie qui apparaît ou disparaît selon l'état de réplétion des veines orbitaires. SYN. ***VARICOCÈLE ORBITAIRE.*** ◇ **MALIGNE** *(angl. malignant exophthalmos).* Protrusion hyperalgique et œdémateuse du globe oculaire, complication redoutable de la maladie de Basedow. ◇ **PULSATILE** *(angl. pulsating exophthalmos).* Qui s'accompagne de pulsations et d'un souffle vasculaire, secondaire à un anévrisme déplaçant l'œil vers l'avant.

EXOPHTALMOMÈTRE *s. m. (angl. exophtalmometer).* Instrument servant à mesurer le degré d'exophtalmie.

EXOPLASME *s. m. (angl. exoplasm).* ☞ ***ECTOPLASME.***

EXORBITISME *s. f. (angl. exorbitism).* Degré très prononcé d'exophtalmie.

EXOSÉROSE *s. f. (angl. exoserosis).* Suintement cutané caractéristique de l'eczéma, dû à la formation de vésicules.

EXOSMOSE *s. f. (angl. exosmosis).* Passage d'un liquide d'un système fermé vers l'extérieur, à travers les parois des vaisseaux ou une membrane hémiperméable.

EXOSPORE *s. f. (angl. exosporium).* Conidie, spore asexuée formée par gemmation de l'extrémité des hyphes.

EXOSQUELETTE *s. m. (angl. exoskeleton).* Formation squelettique externe de certains animaux, telle l'enveloppe chitineuse des crustacés. Chez les vertébrés, ce terme s'applique aux organes produits par l'épiderme : poils, ongles, sabots, etc.

EXOSTOSE *s. f. (angl. exostosis).* Hypertrophie partielle, circonscrite de tissu osseux à la surface d'un os. ◇ **CARTILAGINEUSE** *(angl. — cartilaginea).* ☞ ***OSTÉOCHONDROME.*** ◇ **DE CROISSANCE** *(angl. growth —).* Exostose au niveau du cartilage de conjugaison des os longs, qui apparaît à l'époque de la croissance et dont l'évolution ne s'arrête que lorsque celle-ci est terminée. ◇ **OSTÉOGÉNIQUE** *(angl. osteogenic —).* ☞ ***EXOSTOSE DE CROISSANCE.***

EXOSTOSES MULTIPLES (MALADIE DES) *(angl. multiple exostoses).* Dysplasie chondrale héréditaire, à transmission autosomique dominante, avec apparition d'exostoses métaphysaires multiples.

EXOSTOSIS BURSATA (DE VOLKMANN) *(angl. exostosis bursata).* Exostose recouverte d'une bourse séreuse.

EXOTOXINE *s. f. (angl. exotoxin).* Toxine bactérienne qui exerce son action en dehors ou indépendamment de la bactérie productrice et qu'il est possible d'isoler sans détruire cette dernière.

EXOTROPIE *s. f. (angl. extropia).* SYN. ***STRABISME DIVERGENT.***

EXPANSION *s. f. (angl. process, expansion).* En anatomie, prolongement de certaines structures ou de certains organes.

EXPECTANTE *adj. (angl. expectant).* Se dit de la méthode fondée sur l'expectation.

EXPECTATION *s. f. (angl. expectation).* Observation et surveillance du déroulement d'une maladie en laissant agir les défenses naturelles de l'organisme et en n'employant que des moyens hygiéniques et diététiques, sans intervention médicale ou chirurgicale active.

EXPECTORANT *adj. (angl. expectorant).* Qui provoque ou favorise l'expectoration. S'emploie aussi comme substantif.

EXPECTORATION *s. f.* **1.** *(angl. expectoration).* Expulsion par la bouche, de sécrétions contenues dans la trachée, les bronches ou les poumons. **2.** *(angl. sputum).* Matière expulsée, crachat.

EXPÉRIENCE *s. f. (angl. experiment, test).* Opération ayant pour but de découvrir une vérité générale ou de démontrer un fait. ☞ ***EXPÉRIMENTATION.***

EXPÉRIMENTAL *adj. (angl. experimental).* Qui se fonde sur l'expérience scientifique. Qui possède le caractère d'une expérience.

EXPÉRIMENTATION *s. f. (angl. experiment).* Production ou provocation d'un fait ou d'un phénomène pour rechercher ses propriétés et ses causes.

EXPERTISE MÉDICALE *s. f. (angl. medical appraisal).* Avis donné par un médecin expert dans un cadre privé, médical ou judiciaire.

EXPIRATION *s. f. (angl. expiration).* Acte d'expulsion de l'air des poumons ; second temps de la respiration.

EXPIRATOIRE *adj. (angl. expiratory).* Se dit principalement des muscles qui contribuent à rétrécir le diamètre thoracique et par conséquent permettent l'expiration.

EXPLORATEUR *s. m. (angl. explorer).* Instrument pour explorer un conduit ou une cavité naturelle, ou leur contenu.

EXPLORATION *s. f. (angl. exploration).* Examen ou investigation, instrumentale ou non, d'un organe interne ou d'une partie non directement visible du corps.

EXPLOSION *s. f. (angl. outburst).* Apparition brutale de symptômes pathologiques ou d'une épidémie.

EXPRESSION *s. f.* **1.** *(angl. expressivity).* Extériorisation d'une pensée, d'une sensation, d'une émotion, par la voix, l'attitude ou la mimique. **2.** *(angl. expressing).* Évacuation, élimination, par compression. **3.** *(angl. penetrance).* Manifestation des effets d'un gène. ◇ **UTÉRINE** *(angl. Credé's method).* Manœuvre obstétricale servant à accélérer l'accouchement ou favoriser l'expulsion du placenta au moyen d'une pression exercée avec une ou deux mains sur le fond de l'utérus au travers de la paroi abdominale. SYN. ***MÉTHODE DE CREDÉ.***

EXPRESSIVITÉ *s. f. (angl. expressivity).* Degré selon lequel se manifestent les gènes d'un individu.

EXPULSION *s. f. (angl. expulsion).* Évacuation du contenu, normal ou pathologique, d'un organe ou d'un conduit par les propres forces contractiles et naturelles de ces derniers.

EXSANGUE *adj. (angl. anemic).* Qui a perdu beaucoup de sang.

EXSANGUINO-TRANSFUSION *s. f. (angl. exchange transfusion).* Substitution partielle ou totale du sang d'un patient par le sang d'un ou de plusieurs sujets sains. Elle consiste en une perfusion du sang d'un donneur avec extraction simultanée de quantités équivalentes de sang du patient. Les indications de l'exsanguino-transfusion sont certaines intoxications, l'insuffisance rénale aiguë, l'érythroblastose fœtale et les leucémies.

EXSTROPHIE *s. f. (angl. exstrophy).* Malformation congénitale ou acquise d'un organe membraneux, le plus souvent creux, caractérisée par l'extériorisation de sa muqueuse.

EXSUDAT *s. m. (angl. exudate).* Liquide organique de nature inflammatoire, formé par le passage du sérum à travers les parois vasculaires dans les tissus voisins.

EXSUDATION *s. f. (angl. exudation).* Suintement d'un liquide organique à travers les parois de son vaisseau ou réservoir naturel.

EXSUFFLATION *s. f. (angl. exsufflation).* Soustraction de gaz d'une cavité, pleurale le plus souvent.

ext. *(angl. ext.).* Abréviation d'extérieur, externe.

EXTASE *s. f. (angl. ecstasy).* État de contemplation fixe avec exaltation mentale figeant le sujet dans une immobilité presque complète.

EXTEMPORANÉ *adj. (angl. extemporaneous).* Qui se fait sur-le-champ, qui n'est pas préparé d'avance.

EXTEMPORANÉE (BIOPSIE) *(angl. frozen section).* Se dit d'une biopsie effectuée pendant une intervention chirurgicale et dont on attend le résultat de l'examen histologique pour décider de la suite de l'intervention.

EXTENSEUR *adj. (NA. extensor). (angl. extensor).* Se dit d'un muscle dont la contraction produit une extension. S'emploie aussi comme substantif.

EXTENSIBILITÉ *s. f. (angl. extensibility).* Propriété de certains corps de pouvoir être étendus, allongés.

EXTENSION *s. f. (angl. extension).* Mouvement par lequel deux segments d'un membre s'écartent et tendent vers une ligne droite. S'oppose à flexion. ⊂ **CONTINUE** *(angl. continuous —).* Moyen de traitement des fractures des membres, particulièrement du fémur, qui a pour but de prévenir le raccourcissement du membre fracturé. On la pratique grâce à différents appareils, fixés à une ou plusieurs parties du membre, sur lesquels des poids exercent une traction continue. SYN. ***TRACTION CONTINUE.***

EXTÉNUATION *s. f. (angl. exhaustion).* Épuisement des forces physiques.

EXTÉRIORISATION *s. f. (angl. exteriorization).* **1.** En psychologie, projection vers l'extérieur du monde interne du sujet. Action de reporter hors de soi ce qu'on ressent. **2.** Fixation chirurgicale d'un organe interne en dehors des limites naturelles du corps, en vue de pratiquer un drainage ou une ablation.

EXTERNE *adj. (NA. externus). (angl. external).* Qui est situé à l'extérieur ou qui provient de l'extérieur du corps. ⊂ **DES HÔPITAUX** Étudiant en médecine qui assistait les internes des hôpitaux. Corps supprimé en 1969.

EXTÉROCEPTEUR *s. m. (angl. exteroceptor).* Organes terminaux sensitifs (récepteurs) de la peau ou des muqueuses qui reçoivent les stimuli d'origine extérieure ; s'oppose à intérocepteur.

EXTINCTION SENSITIVE *s. f. (angl. sensitive extinction).* Non-perception d'un stimulus (normalement perçu de manière isolée) lorsque celui-ci s'accompagne d'un autre stimulus porté sur une autre partie du corps.

EXTIRPATION *s. f. (angl. extirpation).* Ablation totale d'un organe, d'un os ou d'une formation pathologique. SYN. ***EXCISION, EXÉRÈSE, ABLATION.***

EXTORSION *s. f. (angl. extorsion).* Torsion ou rotation vers l'extérieur du globe oculaire.

EXTRA- *(angl. extra-).* Préfixe d'origine latine qui signifie en dehors, à l'extérieur de, en plus de.

EXTRA-ARTICULAIRE *adj. (angl. extra-articular).* Qui est situé ou se produit en dehors d'une articulation.

EXTRABRONCHIQUE *adj. (angl. extrabronchial).* Qui est en dehors ou indépendant des bronches.

EXTRABULBAIRE *adj. (angl. extrabulbar).* Qui est situé ou se produit en dehors d'un bulbe, et en particulier du bulbe rachidien, de celui de l'urètre ou de celui du globe oculaire.

EXTRACAPSULAIRE *adj. (angl. extracapsular).* Qui est situé ou se produit en dehors d'une capsule.

EXTRACARDIAQUE *adj. (angl. extracardial).* Qui est situé ou se produit à l'extérieur du cœur ; exocardiaque.

EXTRACELLULAIRE *adj. (angl. extracellular).* Qui se situe ou se produit à l'extérieur d'une ou de plusieurs cellules.

EXTRACORPOREL *adj.* *(angl. extracorporeal).* Extérieur au corps. S'applique à la circulation du sang lorsqu'il est dérivé vers l'extérieur du corps dans les opérations à cœur ouvert.

EXTRACRÂNIEN *adj.* *(angl. extracranial).* En dehors du crâne.

EXTRACTEUR *s. m.* *(angl. extractor).* Instrument permettant d'extraire un corps étranger, un calcul ou une pièce métallique de prothèse.

EXTRACTIF *adj.* *(angl. extractive).* Se dit des substances qui existent en petites quantités dans un tissu organisé ou dans un composé et qui ne peuvent en être extraites que par une méthode particulière.

EXTRACTION *s. f.* *(angl. extraction).* **1.** Opération physique ou chimique visant à séparer une substance d'un mélange dont elle fait partie. **2.** Intervention chirurgicale, manuelle ou instrumentale, qui consiste à retirer un corps étranger, une substance pathologique ou un organe malade, par exemple extraction d'une dent ou d'une cataracte.

EXTRACYSTIQUE *adj.* *(angl. extracystic).* Qui est en dehors de la vessie.

EXTRADURAL *adj.* *(angl. extradural).* Qui est situé ou se produit en dehors de la dure-mère ; épidural.

EXTRAEMBRYONNAIRE *adj.* *(angl. extraembryonic).* Qui ne constitue pas une partie propre de l'embryon.

EXTRAHÉPATIQUE *adj.* *(angl. extrahepatic).* Qui est en dehors du foie ou qui n'a pas de relation avec cet organe.

EXTRAIT *s. m.* *(angl. extract).* Préparation pharmaceutique que l'on tire d'une substance animale ou végétale en la soumettant à l'action d'un dissolvant et en laissant évaporer le liquide résultant jusqu'à obtention d'une consistance ou d'un volume déterminés. ~ **ACÉTIQUE, AQUEUX, ALCOOLIQUE, AMMONIACAL, ÉTHÉRÉ** *(angl. acetic acid, aqueous, alcoholic, ammoniacal, ether —).* Extrait pour lequel on a employé comme dissolvant l'acide acétique, l'eau, l'alcool, l'ammoniac ou l'éther, respectivement. ~ **COMPOSÉ** *(angl. mixed —).* Extrait préparé avec plus d'un principe actif. ~ **DE FOIE** *(angl. liver —).* Extrait de glande hépatique fraîche d'animaux, utilisé autrefois dans le traitement de l'anémie pernicieuse. ~ **PLACENTAIRE** *(angl. placental —).* Extrait de placenta humain. ~ **THÉBAÏQUE** *(angl. thebaic —).* Extrait aqueux d'opium.

EXTRALOBAIRE *adj.* *(angl. extralobular).* Qui est situé ou se produit à l'extérieur d'un lobe.

EXTRAPELVIEN *adj.* *(angl. extrapelvic).* Qui est à l'extérieur du pelvis.

EXTRAPÉRITONÉAL *adj.* *(angl. extraperitoneal).* Qui est à l'extérieur du péritoine.

EXTRAPLACENTAIRE *adj.* *(angl. extraplacental).* Qui est indépendant du placenta.

EXTRAPLEURAL *adj.* *(angl. extrapleural).* Qui est situé ou se produit à l'extérieur de la plèvre.

EXTRAPULMONAIRE *adj.* *(angl. extrapulmonary).* Qui n'a pas de relations avec le poumon ; à l'extérieur de celui-ci.

EXTRAPYRAMIDAL *adj.* *(angl. extrapyramidal).* Qui se trouve en dehors des voies pyramidales. ☞ ***SYSTÈME EXTRAPYRAMIDAL.***

EXTRASOMATIQUE *adj.* *(angl. extrasomatic).* Qui se trouve en dehors du corps humain ou qui n'est pas en relation avec l'organisme.

EXTRASYSTOLE *s. f.* *(angl. extrasystole).* Contraction prématurée de l'atrium ou du ventricule, ou des deux, indépendante du rythme normal et qui se produit sous l'effet d'une excitation hétérotope intercalée dans le rythme normal ou de base. ~ **ATRIOVENTRICULAIRE OU NODALE** *(angl. atrioventricular or nodal —).* Extrasystole dont le stimulus est supposé naître dans le nœud atrioventriculaire activant les ventricules par les voies normales et les atria par voie rétrograde. ~ **INTERPOLÉE** *(angl. interpolated —).* Extrasystole intercalée entre deux contractions normales sans repos compensateur. ~ **RÉTROGRADE** *(angl. retrograde —).* Contraction ventriculaire prématurée, suivie d'une contraction atriale prématurée, due à une transmission rétrograde de l'impulsion du faisceau de His vers les atria. ~ **VENTRICULAIRE** *(angl. ventricular —).* Extrasystole dont le stimulus prend son origine dans une des branches du faisceau de His ou en un point quelconque du myocarde ventriculaire.

EXTRASYSTOLES EN SALVES *(angl. consecutive extrasystoles).* Extrasystoles qui se succèdent rapidement pendant un temps très bref.

EXTRASYSTOLIE *s. f.* *(angl. extrasystole).* Trouble du rythme cardiaque caractérisé par la présence d'extrasystoles.

EXTRATUBAIRE *adj.* *(angl. extratubal).* En dehors d'un tube ou d'une trompe, comme celles de Fallope (trompe utérine) ou d'Eustache (trompe auditive).

EXTRATYMPANIQUE *adj.* *(angl. extratympanic).* En dehors de la membrane du tympan.

EXTRA-UTÉRIN *adj.* *(angl. extrauterine).* Qui est situé ou se produit en dehors de l'utérus. Ex. *grossesse extra-utérine.*

EXTRAVAGINAL *adj.* *(angl. extravaginal).* Qui est à l'extérieur du vagin ou d'une gaine ou enveloppe.

EXTRAVASATION *s. f.* *(angl. extravasation).* Passage d'un liquide organique dans les tissus, après lésion ou rupture des vaisseaux ou de l'organe qui le contiennent.

EXTRAVASCULAIRE *adj.* *(angl. extravascular).* Qui est situé ou se produit à l'extérieur d'un vaisseau.

EXTRAVENTRICULAIRE *adj. (angl. extraventricular).* Qui est situé ou se produit à l'extérieur d'un ventricule.

EXTRAVERTI *adj. (angl. extroverted).* Tourné vers le monde extérieur, vers le dehors. On dit aussi extroverti.

EXTRINSÈQUE *adj. (angl. extrinsic).* Qui provient de l'extérieur ou d'une autre région de l'organisme.

EXTROVERSION *s. f. (angl. extroversion).* SYN. *EXSTROPHIE.*

EXTUBATION *s. f. (angl. extubation).* Ablation d'une canule d'intubation.

EXUBÉRANT *adj. (angl. exuberant).* Qui est caractérisé par une prolifération abondante ou excessive.

EXULCERATIO SIMPLEX *(angl. exulceration simplex).* Ulcération unique ou multiple superficielle de la muqueuse gastrique.

EXULCÉRATION *s. f. (angl. exulceration).* Ulcération superficielle de la peau ou d'une muqueuse.

EXUVIATION *s. f. (angl. exuviation).* Détachement de l'épiderme ou d'un élément épidermique.

F

F *(angl. F).* **1.** Symbole du fluor. **2.** Symbole du farad. **3.** Symbole du degré Fahrenheit (°F).

F_1, F_2 *(angl. F_1, F_2).* Première et seconde générations filiales.

FAB *s. m. (angl. Fab).* ☞ ***FRAGMENT FAB.***

FAB (classification) *(angl. French - American - British classification).* Classification franco-américano-britannique des leucémies aiguës.

FABELLA *s. f. (angl. fabella).* Fibrocartilage sésamoïde qui se développe parfois dans les muscles jumeaux et soléaire, visible à la radiographie.

Fab-fragment ☞ ***FRAGMENT FAB.***

FABISME *s. m. (angl. fabism).* ☞ ***FAVISME.***

FABRICIUS (BOURSE DE) *(angl. bursa of Frabicius).* Organe lymphoïde des jeunes oiseaux, situé à l'avant du cloaque et dans lequel les lymphocytes B précurseurs se développent en acquérant la capacité de produire des immunoglobulines. Son équivalent chez les mammifères n'a pas été identifié.

FABRY (MALADIE DE) *(angl. Fabry's disease).* Maladie héréditaire à transmission récessive atteignant uniquement les sujets de sexe masculin, due à un déficit enzymatique en céramide trihexosidase, qui entraîne un trouble du métabolisme lipidique. Elle se manifeste par des angiokératomes punctiformes disséminés et par des lésions viscérales graves (rénales, cardiaques, neurologiques, etc.). SYN. ***ANGIOKÉRATOSE DE FABRY.***

FABULATION *s. f. (angl. confabulation).* Récits imaginaires, fréquents et non pathologiques chez l'enfant ; se rencontre dans les accès maniaques, certains délires, dans le syndrome frontal.

FACE *s. f. (NA. facies). (angl. face).* Partie antérieure de la tête, qui va de la ligne des sourcils jusqu'à la pointe du menton. ◇ **INFÉRIEURE DU CERVEAU** *(NA. — inferior cerebri). (angl. facies inferior cerebri).* Face inférieure, irrégulièrement plane, du cerveau hémisphérique. ◇ **INTERNE DE L'OS PARIÉTAL** *(NA. — parietalis). (angl. parietal —).* Portion profonde excavée de la face interne de l'os pariétal. ◇ **ORBITAIRE DE L'OS FRONTAL** *(NA. — orbitalis ossi frontalis). (angl. orbital facies of frontal bone).* ☞ ***ORBITE.***

FACETTE *s. f. (NA. facies). (angl. facet).* Petite surface osseuse plane, souvent articulaire. ◇ **AURICULAIRE** *(NA. — auricularis). (angl. auricular —).* Surface plane en forme d'oreille située sur l'os coxal, qui s'articule avec une autre facette homonyme du sacrum. SYN. ***SURFACE AURICULAIRE.***

FACIAL *adj. (angl. facial).* Qui se rapporte à la face. ◇ **(NERF)** *(angl. — nerve).* ☞ ***ATLAS ANATOMIQUE DES NERFS EN ANNEXE.***

FACIÈS *s. m. (angl. facies).* Aspect ou expression du visage déterminés par les modifications que la maladie imprime sur celui-ci. ◇ **ABDOMINAL** *(angl. — abdominalis).* Expression du visage qui caractérise une affection abdominale aiguë : visage contracté et angoissé, avec des traits pincés et les yeux enfoncés dans les orbites. SYN. ***FACIÈS GRIPPÉ, FACIÈS PÉRITONÉAL.*** ◇ **ACROMÉGALIQUE** *(angl. acromegalic appearance).* Visage allongé avec des arcades sourcilières et des pommettes saillantes, un nez proéminent, des lèvres épaisses et un prognathisme accentué, caractéristique de l'acromégalie. ◇ **ADÉNOÏDIEN** *(angl. adenoid —).* Expression particulière (bouche entrouverte, lèvre supérieure tirée vers le haut, tendance à la platyrrhinie) du visage des enfants atteints de végétations adénoïdes. ◇ **ANTONIN** Aspect du visage dans certains cas de lèpre, caractérisé par un teint pâle, une paralysie et une atrophie des muscles faciaux, un regard fixe et une absence de sécrétions lacrymales. ◇ **AORTIQUE** *(angl. aortic —).* Aspect du visage chez certaines personnes présentant une insuffisance aortique : teint pâle, joues creuses et sclérotiques bleuâtres. ◇ **BOVIN** *(angl. bovine face).* Expression faciale caractéristique de l'hypertélorisme, caractérisé par l'écartement anormal des yeux. ◇ **CARDIAQUE** *(angl. cardiac —).* Expression d'anxiété chez les patients cardiaques, caractérisée par des yeux larmoyants et écarquillés, et une légère contraction des traits du visage. ◇ **HÉPATIQUE** *(angl. — hepatica).* Faciès tiré, ictérique, avec des yeux enfoncés et jaunâtres, caractéristique de certaines maladies chroniques du foie. SYN. ***MASQUE BILIAIRE.*** ◇ **HIPPOCRATIQUE** *(angl. — hippocratica).* Aspect livide du visage, avec la peau tirée, le nez pincé, les yeux enfoncés et les joues creusées, qui indique une fin prochaine. ◇ **LÉONIN** *(angl. leonine —).* Faciès évoquant une tête de lion dans certains cas de lèpre. ◇ **LUNAIRE** *(angl. moon —).* Visage boursouflé, arrondi, caractéristique du syndrome de Cushing ou d'un traitement corticostéroïdien prolongé.

⇔ **MITRAL** *(angl. mitral —).* Faciès observé dans le rétrécissement mitral, caractérisé par un érythème cyanique des joues, associé à une cyanose sombre des lèvres. ⇔ **MONGOLIEN** *(angl. mongolian —).* Visage caractéristique des sujets atteints de mongolisme : tête arrondie, front bas, sourcils et fentes palpébrales obliques et pommettes saillantes. ⇔ **MYXŒDÉMATEUX** *(angl. myxedematous —).* Faciès bouffi, avec teint cireux, tuméfaction des paupières, lèvres épaissies, pâles ou violacées, observé chez les individus atteints de myxœdème. ⇔ **SOUFFLETÉ DE TROUSSEAU** *(angl. scarlatinal —).* Alternance, au niveau des joues, de raies rouges et blanches, observée dans la scarlatine. SYN. ***FACIES SCARLATIN.*** ⇔ **TYPHIQUE** *(angl. typhoid —).* Aspect que présente souvent le visage des malades atteints de typhoïde : expression de méfiance et d'égarement, avec rougeur, associée à un teint plombé. ⇔ **VULTUEUX** *(angl. congested —).* Visage congestionné avec yeux gonflés et joues colorées, observé lors de la période d'invasion de certaines maladies aiguës.

FACILITATION *s. f. (angl. facilitation).* **1.** Stimulation ou accélération d'un phénomène ou d'un processus. **2.** Diminution de la résistance d'un nerf au passage d'influx successifs, de telle façon qu'un deuxième stimulus produit une réaction plus facilement que le premier. ⇔ **IMMUNITAIRE** *(angl. immunological enhancement).* Phénomène paradoxal par lequel un antigène (cellule d'un greffon par exemple) est protégé par un anticorps qui devrait normalement le détruire.

FACTEUR *s. m. (angl. factor).* Substance à effets physiologiques et/ou biochimiques bien identifiés, mais dont la composition chimique exacte n'est pas toujours connue. ⇔ **ANTIHÉMOPHILIQUE A** *(angl. antihemophilic — A).* ☞ ***FACTEUR DE COAGULATION.*** ⇔ **ANTIHÉMOPHILIQUE B** *(angl. antihemophilic — B).* ☞ ***FACTEUR DE COAGULATION.*** ⇔ **ANTINUCLÉAIRE** *(angl. antinuclear —).* Ancienne dénomination d'anticorps antinucléaire. ☞ ***ANTICORPS ANTINUCLÉAIRE.*** ⇔ **ANTISCORBUTIQUE** *(angl. antiscurvy —).* Vitamine C. ⇔ **ATRIAL NATRIURÉTIQUE** *(angl. atrial natriuretic —).* Substance polypeptidique sécrétée par les cellules des atria. Elle a une action natriurétique, diurétique et vasodilatatrice. SYN. ***FACTEUR NATRIURÉTIQUE ATRIAL.*** ⇔ **D'ACTIVATION DES LYMPHOCYTES** *(angl. lymphocyte activating —).* Ancienne dénomination de l'interleukine 1, qui agit sur les lymphocytes T en stimulant leur prolifération. ⇔ **D'ACTIVATION DES PLAQUETTES** *(angl. platelet activating —).* Phospholipide libéré par les basophiles et les mastocytes capable de faire s'agréger les plaquettes et de leur faire libérer leur contenu ; c'est un des médiateurs de l'hypersensibilité immédiate. Abréviation : PAF (de l'anglais *Platelet Activating Factor*). ⇔ **DE COAGULATION** *(angl. coagulation —).* Chacune des substances présentes dans le sang et qui sont essentielles dans le processus de la coagulation. On les désigne par des chiffres romains. Chimiquement, ce sont des protéines, à l'exception du facteur IV (Ca). On reconnaît les facteurs suivants : *Facteur I* : fibrinogène ; *Facteur II* : prothrombine ; *Facteur III* : thromboplastine tissulaire ; *Facteur IV* : calcium (requis dans différentes phases du processus de coagulation) ; *Facteur V* : proaccélérine, qui intervient dans les deux systèmes, intrinsèque et extrinsèque, de la coagulation, son déficit congénital entraîne la parahémophilie d'Owren ; *Facteur VI* : accélérine ; *Facteur VII* : proconvertine, qui participe seulement à la voie extrinsèque de la coagulation ; son déficit congénital entraîne un syndrome hémorragique de type hémophilique et son déficit acquis s'observe dans des hépatopathies graves et dans l'avitaminose K ; *Facteur VIII* : facteur antihémophilique A ou thromboplastinogène, il intervient dans la voie intrinsèque de transformation de la prothrombine en thrombine, il est associé au facteur de Willebrand ; son déficit entraîne l'hémophilie A et la maladie de Willebrand ; *Facteur IX* : facteur antihémophilique B, facteur Christmas ou *Plasma Thromboplastin Component* (PTC), il intervient seulement dans la voie intrinsèque de la coagulation ; son déficit provoque l'hémophilie B ; *Facteur X* : facteur Stuart ; il agit dans les deux voies de transformation de la prothrombine en thrombine ; son déficit congénital provoque des hémorragies modérées, et son déficit acquis s'observe dans des hépatopathies et des avitaminoses K ; *Facteur XI* : facteur de Rosenthal ou *Plasma Thromboplastin Antecedent* (PTA) ; il intervient dans la voie intrinsèque de la coagulation ; son déficit provoque un syndrome hémorragique (syndrome de Rosenthal) ; *Facteur XII* : facteur Hageman ; son activation enclenche la voie intrinsèque de la coagulation ; son déficit provoque un allongement du temps de coagulation et exceptionnellement un syndrome hémorragique ; *Facteur XIII* : facteur stabilisant de la fibrine (FSF) ; il polymérise les monomères de la fibrine, qui deviennent stables et insolubles ; son déficit provoque un syndrome hémorragique hérédo-familial de type hémophilique. ⇔ **DE CROISSANCE HÉMATOPOÏÉTIQUE** *(angl. colony stimulating —).* Cytokines régulant l'hématopoïèse et en particulier la production de granulocytes et de macrophages (GM-CSF, M-CSF et G-CSF). Abréviation : CSF (de l'anglais *Colony Stimulating Factor)*. . ⇔ **DE NÉCROSE DES TUMEURS** *(angl. tumour necrosis —).* Cytokine entraînant la nécrose cellulaire. Il en existe deux types : α (syn. cachectine) sécrété par les monocytes et β (syn. lymphotoxine) sécrété par les lymphocytes T. Abréviation : TNF (de l'anglais *Tumour Necrosis Factor).* ⇔ **DE TRANSFERT** *(angl. transfer —).* Facteur secrété par les lymphocytes T après sensibilisation par un antigène. Ce facteur permet de transférer la mémoire immunitaire des lymphocytes sensibilisés à d'autres lymphocytes. ◇ **DE TRANSFORMATION LYMPHOCYTAIRE** *(angl. lymphocyte mitogenic —).* Médiateur de l'immunité cellulaire sécrété par les lymphocytes T et pouvant provoquer la transformation blastique d'autres lymphocytes. ◇ **DÉCLENCHANT DES SÉCRÉTIONS HYPOPHYSAIRES** *(angl. releasing hormone).* ☞ ***FACTEUR HYPOTHALAMIQUE.*** ◇ **EXTRINSÈQUE** *(angl. extrinsic —).* Nom donné à la vitamine B12, du fait de sa relation initiale avec le facteur intrinsèque. ◇ **F** *(angl. F —).* Nom du premier plasmide autotransférable identifié. Les cellules dans lesquelles il pénètre par conjugaison deviennent des cellules donatrices ou fertiles ; on l'appelle aussi facteur de fertilité ou facteur sexuel. Actuellement, on désigne sous l'expression facteur F les plasmides qui ne contiennent que les gènes qui régulent leur autoduplication et ceux qui régulent la conjugaison. Ils s'intègrent facilement aux chromosomes. ◇ **HYPOTHALAMIQUE** *(angl. hypothalamic —).* Facteur hormonal contrôlant l'activité hypophysaire. Les uns sont des facteurs de libération (*Releasing Factors*) d'une hormone. C'est le cas pour l'hormone somatotrope (GH-RF), pour l'hormone mélanotrope (MSH-RF), pour l'hormone corticotrope (CRF), pour les gonadostimulines (gonadolibérine ou Gn-RF), pour la thyréostimuline (thyréolibérine ou TRF), pour la prolactine (PRF). D'autres facteurs hypothalamiques sont des facteurs inhibiteurs d'une sécrétion hormonale ; c'est le cas pour la prolactine (PIF), pour l'hormone somatotrope (somatostatine), pour l'hormone mélanotrope (MSH-IF). ◇ **INTRINSÈQUE** *(angl. intrinsic —).* Protéine sécrétée par la muqueuse gastrique, qui permet l'absorption intestinale de la vitamine B12. Elle est absente chez les sujets ayant une anémie de Biermer. SYN. ***FACTEUR DE CASTLE.*** ◇ **PLAQUETTAIRE** *(angl. platelet —).* Facteur coagulant d'origine plaquettaire. On connaît les facteurs suivants : facteur plaquettaire **1** : c'est le facteur V plasmatique absorbé par les plaquettes ; facteur plaquettaire **2** : protéine plaquettaire qui agit comme accélérateur de la réaction thrombine-fibrinogène ; facteur plaquettaire **3** : phospholipide plaquettaire qui intervient dans l'activation intrinsèque de la prothrombine ; facteur plaquettaire **4** : facteur antihéparinique, glucoprotéine plaquettaire qui inhibe l'action de l'héparine et précipite le fibrinogène. ◇ **PLASMATIQUE** ☞ ***FACTEUR DE COAGULATION.*** ◇ **PP** *(angl. PP —).* SYN. ***ACIDE NICOTINIQUE, NICOTINAMIDE.*** ☞ ***VITAMINE B3.*** ◇ **R** *(angl. R —).* ☞ ***PLASMIDE R.*** ◇ **RH** *(angl. Rh —).* ☞ ***RH.*** ◇ **RHUMATOÏDE** *(angl. rheumatoid —).* Autoanticorps appartenant le plus souvent à la catégorie des immunoglobulines M (IgM) et dirigé contre les immunoglobulines G (IgG). Un FR est souvent retrouvé au cours de la polyarthrite rhumatoïde, mais aussi au cours d'autres connectivites ou d'infections prolongées, ainsi que chez certains sujets sains. Les FR sont détectables par le test au latex, la réaction de Waaler Rose, en néphélométrie ou encore en ELISA. Abréviation : FR. ◇ **SÉCRÉTEUR** *(angl. secretor —).* Substance intervenant dans le synthèse des antigènes érythrocytaires A et B. ◇ **XA** *(angl. Xa —).* Facteur X activé.

FACULTATIF *adj. (angl. optional).* Non obligatoire.

FACULTÉ *s. f. (angl. faculty).* **1.** Corps de professeurs ou maîtres qui enseignent une ou des disciplines dans les universités et établissements où s'exerce cet enseignement supérieur. **2.** Possibilité d'exercer une fonction naturelle, physique ou mentale.

FAD *(angl. FAD).* Abréviation de flavine-adénine-dinucléotide.

FAGOPYRISME *s. m. (angl. fagopyrism).* Intoxication chronique ressemblant à la pellagre par ingestion de fleurs de sarrasin.

FAHR (MALADIE DE) *(angl. Fahr's disease).* Maladie métabolique familiale caractérisée anatomiquement par des calcifications au niveau des vaisseaux des noyaux gris centraux et du noyau dentelé, observée chez les jeunes adultes. Cette affection entraîne des troubles nerveux variables : épilepsie, syndrome parkinsonien, etc. et évolue vers la mort en quelques années. Étiologie inconnue. Dans certains cas existe une insuffisance parathyroïdienne avec hypocalcémie.

FAHRENHEIT ◇ **(DEGRÉ)** *(angl. degree Fahrenheit).* Unité anglo-américaine de mesure de la température selon l'échelle Fahrenheit. Un degré Fahrenheit est égal à 5/9 °C. Symbole : °F. ◇ **(ÉCHELLE)** *(angl. Fahrenheit scale).* Échelle thermométrique (utilisée dans les pays anglo-saxons) qui comprend 180 degrés entre le point de fusion de la glace et le point d'ébullition de l'eau, le premier étant marqué 32 degrés et le second 212 degrés. Pour convertir les degrés Fahrenheit en degrés Celsius, on applique la formule $C = (F - 32) \times 5/9$.

FAIM *s. f. (angl. hunger).* Ensemble des sensations provoquées par la privation de nourriture, qui incite l'homme ou l'animal à rechercher des aliments, et que l'ingestion de nourriture fait disparaître (définition OMS). ◇ **DOULOUREUSE** *(angl. — pain).* Douleur de l'estomac vide, caractéristique de l'ulcère gastrique ou duodénal.

FAISCEAU *s. m. (NA. fasciculus, tractus). (angl. fascicle, bundle, tract).* Ensemble de structures de forme allongée (fibres), disposées parallèlement. EX. *faisceau nerveux, faisceau musculaire.* ◇ **ATRIOVENTRICULAIRE** *(NA. fasciculus atrioventricularis). (angl. atrioventricular bundle).* Lame de tissu cardiaque reliant les atria aux ventricules. Elle prend son origine au nœud atrioventriculaire et se divise en deux branches : une branche droite, destinée au ventricule droit, et une branche gauche, destinée au ventricule gauche. Ces deux branches se ramifient dans le myocarde de chacun des ventricules pour former le réseau de Purkinje. Le faisceau atrioventriculaire permet la diffusion rapide des stimulus du nœud atrio-ventriculaire jusqu'aux parois des ventricules. SYN. ***FAISCEAU DE HIS.*** ◇ **CORTICONUCLÉAIRE** *(NA. fibrae corticonucleares). (angl. corticonuclear tract).* Faisceau moteur situé dans le genou de la capsule interne, qui part du gyrus frontal ascendant et se divise dans le pont en trois autres faisceaux, pour les noyaux du trijumeau, du facial et de l'hypoglosse. ◇ **CUNÉIFORME** *(NA. fasciculus cuneatus medullae spinalis). (angl. cuneate fascicle of spinal cord).* Partie externe du cordon postérieur de la moelle épinière. SYN. ***FAISCEAU DE BURDACH.*** ◇ **EN VIRGULE** *(NA. fasciculus interfascicularis). (angl. comma tract).* Faisceau en forme de virgule, situé le long de la moitié de la portion antérieure du cordon postéro-latéral de la moelle épinière. ◇ **FONDAMENTAL** *(angl. fasciculi proprii).* ☞ ***FAISCEAU SPINOTHALAMIQUE.*** ◇ **GÉNICULÉ** ☞ ***FAISCEAU CORTICONUCLÉAIRE.*** ◇ **GRACILE** *(NA. fasciculus gracilis). (angl. gracile fasciculus).* Portion interne du fasiceau postérieur de la moelle. ◇ **LATÉRAL PROFOND** Partie de la corne latérale de la moelle située entre les cornes de substance grise. ◇ **LONGITUDINAL INFÉRIEUR** *(NA. fasciculus longitudinalis inferior cerebri). (angl. inferior longitudinal fasciculus of cerebrum).* Faisceau de fibres d'association entre le lobe occipital et le lobe temporal. ◇ **LONGITUDINAL SUPÉRIEUR** *(NA. fasciculus longitudinalis superior cerebri). (angl. superior longitudinal fasciculus).* Groupe de fibres nerveuses qui part du lobe frontal et se termine en partie dans le lobe occipital et en partie dans le lobe temporal. SYN. ***FAISCEAU ARQUÉ.*** ◇ **MAMILLOTHALAMIQUE** *(NA. fasciculus mamillothalamicus). (angl. fasciculus mamillothalamicus).* Faisceau de fibres nerveuses qui va du corps mamillaire jusqu'au noyau antérieur du thalamus. ◇ **OLIVOSPINAL** ☞ ***TRACTUS OLIVOSPINAL.*** ◇ **PYRAMIDAL** ☞ ***TRACTUS CORTICOSPINAL.*** ◇ **RÉTRORÉFLEXE** *(NA. fasciculus retroflexus). (angl. fasciculus retroflexus).* Petit faisceau de fibres nerveuses qui va de l'habenula au noyau interpédonculaire. ◇ **SOLITAIRE** ☞ ***TRACTUS SOLITAIRE.*** ◇ **SPINOTHALAMIQUE** ☞ ***TRACTUS SPINOTHALAMIQUE.*** ◇ **TECTOSPINAL** ☞ ***TRACTUS TECTOSPINAL.*** ◇ **UNCIFORME** *(NA. fasciculus uncinatus). (angl. uncinate fasciculus).* Faisceau de fibres qui unissent le lobe frontal à la partie antérieure du lobe temporal.

FALCIFORME *adj. (angl. falciform).* En forme de faucille.

FALK-SHUKURIS (OPÉRATION DE) *(angl. Falk-Shukuris operation).* Technique d'hystérectomie avec incision transversale du fond utérin et excision des cornes utérines.

FALLOPE ◇ **(AQUEDUC DE)** ☞ ***CANAL DU FACIAL.*** ◇ **(ARCADE DE)** ☞ ***L. INGUINAL (ATLAS ANATOMIQUE DES LIGAMENTS EN ANNEXE).*** ◇ **(TROMPE DE)** ☞ ***TROMPE UTÉRINE.***

FALLOT ◇ **(PENTALOGIE DE)** *(angl. pentalogy of Fallot).* Malformation congénitale cardiaque comportant les malformations anatomiques d'une tétralogie de Fallot, auxquelles s'ajoute la communication interatriale. ◇ **(TÉTRALOGIE DE)** *(angl. tetralogy of Fallot).* Complexe constitué de quatre anomalies cardiaques congénitales : sténose pulmonaire, communication interventriculaire, dextroposition de l'aorte et hypertrophie ventriculaire droite. Elle constitue la cause la plus fréquente de cyanose ou maladie bleue dans l'enfance. Elle est opérable. ◇ **(TRILOGIE DE)** *(angl. trilogy of Fallot).* Malformation cardiaque congénitale associant sténose de l'artère pulmonaire, hypertrophie ventriculaire droite et communication interatriale. Elle est curable chirurgicalement.

FAMILLE *s. f. (angl. family).* **1.** Groupe taxinomique de rang inférieur à l'ordre et supérieur au genre. **2.** Ensemble des ascendants, descendants et autres membres apparentés appartenant à une même lignée.

FAN Abréviation de facteur antinucléaire, ancienne dénomination d'anticorps antinucléaire (Symb : AAN).

FANCONI ◇ **(ANÉMIE OU MALADIE DE)** *(angl. Fanconi's anemia).* Affection familiale, à transmission autosomique récessive, qui frappe généralement les garçons de 5 à 10 ans et qui se caractérise par une pancytopénie due à une aplasie congénitale de la moelle osseuse, des malformations diverses et une pigmentation cutanée. Décès fréquent avant 20 ans. ◇ **(SYNDROME DE)** *(angl. Fanconi's syndrome).* ☞ ***DE TONI-DEBRÉ-FANCONI (SYNDROME DE).***

FANCONI-HEGGLIN (SYNDROME DE) *(angl. Fanconi-Hegglin syndrome).* Forme d'infiltrat pulmonaire bronchopneumonique, d'origine probablement virale, associée à une réaction de Bordet-Wassermann temporairement positive.

FANCONI-SCHLESINGER (SYNDROME DE) *(angl. Fanconi-Schlesinger syndrome).* Hypercalcémie chronique avec atteinte rénale et retard du développement physique et intellectuel.

FANGO *s. m. (angl. sludge).* Boue argileuse, utilisée en applications locales dans le traitement de la goutte, des rhumatismes, etc.

FANGOTHÉRAPIE *s. f.* Application de boues à des fins thérapeutiques.

FANTASME *s. m. (angl. fantasy).* **1.** Perception illusoire, hallucination. **2.** En psychiatrie, rêverie à l'état éveillé. **3.** En psychanalyse, construction mentale imaginative se présentant de différentes manières, comme une rêverie diurne, un rêve éveillé ou comme une structure inconsciente sous-jacente à des contenus manifestes. Il représente la satisfaction d'un désir inconscient. SYN. ***PHANTASME.*** ◇ **ORIGINAIRE** *(angl. primal fantasy).* Selon Freud, structures fantasmatiques qui constituent un legs phylogénétique, en remplissant un rôle organisateur indépendamment de l'expérience personnelle, et qui correspondent aux fantasmes de scène primitive, de castration et de séduction.

FAO *(angl. FAO).* Sigle de *Food and Agriculture Organization* (Organisation pour l'alimentation et l'agriculture), agence des Nations Unies créée spécialement pour favoriser et stimuler le développement de l'agriculture, de la pêche et des industries forestières au niveau mondial. Son siège est à Rome.

FARABEUF ◇ (AMPUTATION DE) *(angl. Farabeuf's amputation).* Amputation de la jambe au tiers moyen, avec large lambeau externe. **◇ (SCIE DE)** *(angl. Farabeuf's saw).* Scie à lame épaisse et courte munie d'un long manche, utilisée pour couper les tendons et les ligaments. **◇ (TRIANGLE DE)** *(angl. Farabeuf's triangle).* Espace triangulaire dans la partie supérieure du cou, compris entre la veine jugulaire interne, la veine faciale et le nerf hypoglosse.

FARADISATION *s. f. (angl. faradization).* Application d'un courant faradique au moyen d'aiguilles pour stimuler des muscles ou des nerfs. SYN. ***FARADISME.***

FARADISME *s. m.* ☞ ***FARADISATION.***

FARBER (MALADIE DE) *(angl. Farber's disease).* Lipogranulomatose disséminée ; affection congénitale transmise sur le mode autosomique récessif et due à un déficit en céramidase acide. Elle se manifeste par des dépôts muco-poly-saccharidiques et lipidiques dans divers tissus, d'évolution généralement rapidement mortelle.

FARCIN *s. m. (angl. farcy).* Manifestation cutanée de la morve.

FASCIA *s. m. (NA. fascia). (angl. fascia).* Enveloppe fibreuse superficielle ou profonde. **◇ BUCCO-PHARYNGIEN** *(angl. buccinator —).* Membrane recouvrant la partie externe des muscles constricteurs du pharynx. **◇ CERVICAL** *(NA. — cervicalis). (angl. cervical —).* Ensemble des trois enveloppes fibreuses annexées aux trois plans musculaires de la région antérieure du cou. Ce sont les fascias cervicaux superficiel, moyen et profond. **◇ CRIBLÉ** *(NA. — cribrosa). (angl. cribiform —).* Feuillet superficiel du fascia lata, qui constitue la paroi antérieure du canal fémoral. Elle est perforée de nombreux orifices pour les vaisseaux et les nerfs. **◇ ENDOTHORACIQUE** *(NA. fascia endothoracica). (angl. endothoracic —).* Lame de tissu fibreux située sous la séreuse bordant la cavité thoracique. **◇ ILIAQUE** *(NA. — iliaca). (angl. iliac —).* Lame fibreuse qui recouvre le muscle psoas iliaque. **◇ LATA** *(NA. — lata femoris). (angl. — lata).* Aponévrose de la cuisse ; membrane épaisse et résistante qui enveloppe tous les muscles de la région crurale. **◇ LOMBODORSAL** *(NA. — lumbodorsalis). (angl. lumbodorsal —).* Sorte de tendon très large qui unit à la colonne vertébrale des faisceaux charnus des muscles grand dorsal, petit oblique, transverse de l'abdomen et grand fessier. SYN. ***FASCIA THORACOLOMBAL.*** **◇ ORBITAIRE** *(NA. — orbitalis). (angl. orbital —).* Système aponévrotique annexé aux organes contenus dans l'orbite. **◇ PÉRINÉAL** *(NA. — perinealis). (angl. perineal —).* Ensemble des trois systèmes aponévrotiques annexés aux plans musculaires du périnée. Ce sont le fascia pelvien ou fascia périnéal profond, le fascia périnéal moyen et le fascia périnéal superficiel. **◇ RÉNAL** *(NA. — renalis). (angl. renal —).* Fine membrane enveloppant le rein ainsi que la graisse périrénale. **◇ SUPERFICIEL** *(NA. — superficialis). (angl. superficial —).* Membrane fibreuse ou fibrocelluleuse qui limite en profondeur le pannicule sous-cutané. **◇ THORACOLOMBAL** *(angl. thoracolumbar —).* Lame tendineuse d'insertion du muscle grand dorsal. **◇ TRANSVERSALIS** *(NA. — transversalis). (angl. transversal —).* Lame fibrocelluleuse située entre le muscle transverse et le péritoine.

FASCIAGRAPHIE *s. f. (angl. fasciagraphy).* Radiographie d'un fascia ou d'une aponévrose après injection de gaz à l'intérieur de ceux-ci.

FASCICULAIRE *adj. (angl. fascicular).* **1.** Qui se rapporte aux faisceaux musculaires. **2.** Qui est disposé en faisceaux. SYN. ***FASCICULÉ.***

FASCICULATION *s. f. (angl. fasciculation).* **1.** Disposition en faisceaux. **2.** Contraction involontaire et simultanée de fibres musculaires d'une même unité motrice. Elle s'observe dans la sclérose latérale amyotrophique et au cours d'états de fatigue.

FASCICULE LENTICULAIRE *(NA. fasciculus lenticularis). (angl. lenticular fascicle).* Large faisceau de fibres nerveuses qui part du globus pallidus, et qui se dirige en haut, en dehors et en arrière, vers la partie antérieure du thalamus.

FASCICULÉ *adj. (angl. fasciculated).* Qui est disposé en faisceaux.

FASCIECTOMIE *s. f. (angl. fasciectomy).* Excision partielle ou totale d'une aponévrose. SYN. ***APONÉVRECTOMIE.***

FASCIITE *s. f. (angl. fasciitis).* Atteinte inflammatoire d'une ou de plusieurs aponévroses. SYN. ***FASCÉITE.*** **◇ À ÉOSINOPHILES** *(angl. eosinophilic —).* ☞ ***SHULMAN (SYNDROME DE).*** **◇ NÉCROSANTE** *(angl. necrotizing —).* Infection des fascias hypodermiques évoluant très vite vers la nécrose, due à une association bactéries anaérobies et streptocoques de pronostic sévère.

FASCIODÈSE *s. f. (angl. fasciodesis).* Terme peu usité désignant l'opération consistant à suturer un tendon à un fascia ou à une aponévrose.

FASCIOLA *(angl. fasciola).* Genre de vers de l'ordre des Trématodes caractérisés par la présence d'un tube digestif ramifié. L'espèce *F. hepatica* est trouvée fréquemment dans les voies biliaires du mouton. Elle a parfois été isolée du foie de l'homme, chez qui elle provoque obstruction biliaire, hépatomégalie et dégénérescence kystique. Elle est également désignée sous le nom de *Distoma hepaticum* (nom vernaculaire : grande douve du foie).

FASCIOLA CINEREA *(NA. gyrus fasciolaris). (angl. fasciola cinerea).* Formation qui, au-dessous du bourrelet du corps calleux, unit l'hippocampe dorsal à l'hippocampe ventral. Elle a l'aspect d'un petit ruban cendré.

FASCIOLASE *s. f. (angl. fascioliasis).* Distomatose hépatique causée par *Fasciola hepatica.*

FASCIOLIDÉS *(angl. Fascioloides).* Famille de Distomiens, parasites des canaux biliaires et de l'intestin de nombreux mammifères. Les genres *Fasciola* et *Faciolopsis* comprennent des espèces parasites de l'homme.

FASCIOLOPSIASE *s. f. (angl. fasciolopsiasis).* Distomatose intestinale causée par *Fasciolopsis buski.*

FASCIOLOPSIS BUSKI Ver ressemblant à *Fasciola hepatica,* parasite fréquent de l'homme en Asie. Il vit à l'état adulte dans l'intestin grêle et dans l'estomac, et provoque des diarrhées et de l'anémie.

FASCIORRAPHIE *s. f. (angl. fasciorrhaphy).* Terme peu usité désignant la suture d'un fascia ou d'une aponévrose.

FASCIOTOMIE *s. f. (angl. fasciotomy).* Incision chirurgicale d'un fascia ou d'une aponévrose. SYN. ***APONÉVROTOMIE.***

FATIGUE *s. f. (angl. fatigue).* État ou sensation ressentis après une activité intense ou prolongée. ◇ **CHRONIQUE (SYNDROME DE)** *(angl. chronic — syndrome).* Affection des sujets jeunes associant une asthénie durant plus de six mois avec fébricule, douleurs articulaires et abdominales. La cause en serait virale. SYN. ***MALADIE DES YUPPIES.***

FAUCHER (TUBE DE) *(angl. Faucher's tube).* Sonde gastrique souple, de 10 à 14 mm de diamètre, utilisée pour le lavage de l'estomac.

FAUSSE ◇ **COUCHE** *(angl. miscarriage).* ☞ ***AVORTEMENT SPONTANÉ.*** ◇ **IMPUTATION** *(angl. false imputation).* Attribution d'une lésion ou d'une séquelle véritable à une cause autre que celle qui l'a produite. ◇ **RECONNAISSANCE** *(angl. false recognition).* Erreur sur l'identité de personnes ou de lieux. Elle s'observe dans le syndrome de Korsakoff ou dans certains syndromes confusionnels. ◇ **ROUTE** *(angl. false passage).* **1.** Au cours d'un cathétérisme ou d'un sondage, passage du cathéter ou de la sonde dans les tissus mous à proximité du conduit exploré. **2.** Inhalation d'aliments ou de vomissements.

FAUX *s. f. (NA. falx). (angl. falx).* En anatomie, repli membraneux dont la forme rappelle celle d'une faux. ◇ **DU CERVEAU** *(NA. — cerebri). (angl. — of cerebrum).* Repli longitudinal de la dure-mère qui s'étend du processus crista-galli jusqu'à la partie moyenne de la tente du cervelet, et qui sépare les hémisphères cérébraux. ◇ **DU CERVELET** *(NA. — cerebelli). (angl. — of cerebellum).* Repli de la dure-mère, qui sépare les hémisphères cérébelleux. ◇ **INGUINALE** *(NA. — inguinalis). (angl. inguinal —).* Tendon terminal commun des muscles transverse et oblique interne de l'abdomen, qui s'insère sur le pubis et la symphyse pubienne.

FAVIQUE *adj. (angl. favic).* Qui se rapporte au favus. SYN. ***FAVEUX.***

FAVISME *s. m. (angl. favism).* Maladie endémique en Sardaigne, qui coïncide avec la floraison d'une variété de fève, *Vicia faba.* Elle est caractérisée cliniquement par des phénomènes d'hémolyse qui revêtent parfois une extrême gravité, chez les patients atteints d'un déficit en glucose-6-phosphate déshydrogénase. SYN. ***FABISME.***

FAVRE ET RACOUCHOT (MALADIE DE) *(angl. Favre-Racouchot nodular clastosis).* Affection de l'homme de la cinquantaine associant nodules et comédons au niveau des tempes et des zones périorbitaires.

FAVRE-CHAIX (ANGIODERMITE PURPURIQUE ET PIGMENTAIRE DE) Petits infiltrats hémorragiques maculeux, purpuriques ou ecchymotiques, associés à des plaques pigmentées et à une dermatite superficielle.

FAVUS *s. m. (angl. favus).* Teigne très contagieuse due à un champignon parasite, *Trichophyton schöenleini.* Elle atteint surtout le cuir chevelu, s'attaquant aux cheveux jusqu'à leur racine. La lésion caractéristique est une petite dépression arrondie, suppurée, jaunâtre, centrée par un poil, appelée godet favique. Le favus entraîne une alopécie définitive, en laissant des cicatrices. SYN. ***TEIGNE FAVIQUE.***

FAZIO-LONDE (MALADIE DE) *(angl. Fazio-Londe disease).* Paralysie bulbaire infanto-juvénile lentement progressive, familiale à transmission autosomique récessive, ajoutant à la paralysie labio-glosso-pharyngée, un ptosis et des paralysies oculomotrices.

FC *s. m. (angl. Fc).* ☞ ***FRAGMENT FC.***

Fe *(angl. Fe).* Symbole chimique du fer.

FÉBRICITANT *adj. (angl. febrile).* Qui a de la fièvre.

FÉBRICULE *s. f. (angl. minor fever).* Fièvre modérée, transitoire ou prolongée.

FÉBRIFUGE *adj. (angl. antipyretic).* Qui fait disparaître ou qui réduit la fièvre. S'emploie aussi comme substantif. SYN. ***ANTIPYRÉTIQUE.***

FÉBRILE *adj. (angl. febrile).* **1.** Qui est caractérisé par la fièvre. **2.** Qui a de la fièvre.

FÉCAL *adj. (angl. fecal).* Qui se rapporte aux matières fécales.

FÉCALOÏDE *adj. (angl. fecaloid).* Qui ressemble aux matières fécales. Se dit notamment des vomissements consécutifs à une occlusion intestinale.

FÉCALOME *s. m. (angl. fecalith).* Masse dure de matières fécales accumulées dans le gros intestin, simulant une tumeur.

FÉCALURIE *s. f. (angl. fecaluria).* Présence de matières fécales dans l'urine en rapport avec une fistule entérovésicale, en particulier par perforation d'un diverticule sigmoïdien.

FÈCES *s. f. (angl. stools, feces).* Matières fécales.

FECHNER (LOI DE) L'intensité d'une sensation produite par un stimulus varie directement comme le logarithme de ce stimulus.

FÉCOND *adj. (angl. fertile).* Fertile, prolifique, productif.

FÉCONDANCE *s. f.* Pouvoir fécondant du sperme.

FÉCONDATION *s. f. (angl. fertilization).* Pénétration du spermatozoïde (gamète mâle) dans l'ovule (gamète femelle) et fusion de ceux-ci pour constituer l'œuf (zygote). ◇ **ARTIFICIELLE** *(angl. artificial —).* Injection de sperme dans l'utérus au moyen d'une seringue. ◇ ***IN VITRO*** *(angl. in vitro —).* Fécondation expérimentale, extracorporelle, réalisée au laboratoire. Abréviation : FIV. ◇ ***IN VITRO* ET TRANSFERT D'EMBRYONS** *(angl. in vitro — and embryo transfer, [IVFET]).* Méthode de traitement de certaines stérilités, consistant à prélever les gamètes, à en assurer la fécondation au laboratoire et à transférer l'embryon dans l'utérus. Abréviation : FIVETE.

FÉCONDITÉ *s. f. (angl. fecundity).* Aptitude à la reproduction.

FÉCULE *s. f. (angl. fecula).* Amidon extrait de la pomme de terre.

FÉCULENT *adj. (angl. starchy).* Qui contient de la fécule ou, d'une manière générale, des matières amylacées. S'emploie aussi comme substantif.

FEDE (MALADIE DE) *(angl. Fede's disease).* ☞ ***RIGA (MALADIE DE).***

FEED-BACK *s. m.* ☞ ***RÉTROCONTRÔLE.***

FEER (MALADIE DE) *(angl. Feer's disease).* ☞ ***ACRODYNIE.***

FEHLING ◇ **(LIQUEUR DE)** *(angl. Fehling's solution).* Solution de cuprotartrate de sodium, utilisée comme réactif. ◇ **(RÉACTION DE)** *(angl. Fehling's method).* Réaction utilisée pour la recherche du glucose dans l'urine, consistant à faire bouillir la liqueur de Fehling, à ajouter l'urine et à porter à nouveau à ébullition. La présence de glucose est indiquée par un précipité d'oxyde cuivreux ; cette réaction n'est plus utilisée.

FÉLIX (SÉRODIAGNOSTIC DE) *(angl. Felix reaction).* Technique de sérodiagnostic pour les salmonelloses.

FELLATION *s. f. (angl. fellatio).* Coït *per os* ; stimulation buccale des organes génitaux masculins.

FELL-O'DWYER (APPAREIL DE) *(angl. Fell-O'Dwyer apparatus).* Instrument permettant d'effectuer une respiration artificielle et de prévenir le collapsus des poumons lors des interventions sur le thorax.

FELTY (SYNDROME DE) *(angl. Felty's syndrome).* Syndrome associant une polyarthrite chronique déformante, une splénomégalie, des adénopathies généralisées, une leucopénie et une hyperpigmentation cutanée. Il s'agit de la variété adulte de la maladie de Chauffard-Still.

FEMELLE *s. f. (angl. female).* Animal sexué dont les glandes génitales produisent des ovules.

FÉMINISANT *adj. (angl. feminizing).* Qui provoque l'apparition et le développement de caractères sexuels secondaires féminins.

FÉMINISATION *s. f. (angl. feminization).* Apparition chez l'homme de caractères sexuels secondaires féminins.

FÉMINISME *s. m. (angl. feminism).* Existence chez l'homme de caractères sexuels secondaires féminins. ☞ ***FÉMINISATION.***

FÉMINITÉ *s. f. (angl. feminity).* Ensemble des caractères propres à la femme.

FÉMORAL *adj. (angl. femoral).* **1.** Qui se rapporte au fémur. **2.** Qui se rapporte à la cuisse.

FÉMORO-CUTANÉ (NÉVRALGIE DU) ☞ ***MÉRALGIE PARESTHÉSIQUE.***

FÉMORO-PATELLAIRE *adj. (angl. patellofemoral).* Qui se rapporte au fémur et à la patella.

FEMTO- *(angl. femto-).* Préfixe qui, placé devant une unité, la multiplie par 10^{-15}.

FÉMUR *s. m. (NA. femur). (angl. femur).* Os de la cuisse, le plus long du corps, qui s'articule avec l'os coxal et le tibia. ☞ ***ATLAS ANATOMIQUE DES OS EN ANNEXE.***

FENESTRATION *s. f. (angl. fenestration).* **1.** Création d'une ouverture dans la paroi d'une cavité naturelle ou pathologique (souvent un kyste). **2.** Intervention qui consiste à pratiquer une ouverture permanente au niveau du labyrinthe, destinée à remplacer la fenêtre ovale fermée en cas d'otosclérose.

FENÊTRE *s. f. (NA. fenestra). (angl. window).* Orifice dans une paroi, un organe, etc. ◇ **OVALE** *(NA. — vestibuli). (angl. oval —).* Orifice ovale de la paroi interne du tympan, qui communique avec le vestibule. SYN. ***FENÊTRE VESTIBULAIRE.*** ◇ **RONDE** *(NA. — cochleae). (angl. round —).* Orifice arrondi de la paroi interne du tympan, qui communique avec la cochlée. SYN. ***FENÊTRE COCHLÉAIRE.*** ◇ **THÉRAPEUTIQUE** Arrêt provisoire d'un traitement.

FENÊTRÉ *adj. (angl. fenestrated).* Muni d'une ou de plusieurs ouvertures. Se dit de bandages, de compresses ou d'instruments.

FENTANYL *s. m. (angl. fentanyl).* Analgésique opiacé de synthèse, utilisé dans la neuroleptanalgésie et dans d'autres techniques anesthésiques où l'analgésie joue un rôle important.

FENTE *s. f. (NA. fissura, sulcus). (angl. fissure, cleft).* En anatomie, espace allongé entre deux ou plusieurs éléments anatomiques. SYN. ***SCISSURE, FISSURE, SILLON.*** ◇ **BRANCHIALE** *(angl. branchial cleft).* Chacun des espaces situés entre les arcs branchiaux de l'embryon et qui, chez les vertébrés supérieurs, disparaissent par soudure des arcs. ◇ **LABIOPALATINE** *(angl. facial cleft).* ☞ ***BEC-DE-LIÈVRE.*** ◇ **PALPÉBRALE** *(NA. rima palpebrarum). (angl. palpebral fissure).* Ouverture entre les paupières. ◇ **SPHÉNOÏDALE** ☞ ***FISSURE ORBITALE SUPÉRIEURE.*** ◇ **SPHÉNOÏDALE (SYN-**

DROME DE LA) *(angl. sphenoidal fissure syndrome).* ☞ ***SYNDROME DE LA FENTE SPHÉNOÏDALE.*** ◇ **SPHÉNOMAXILLAIRE** ☞ ***FISSURE ORBITALE INFÉRIEURE.*** ◇ **PUDENDALE** *(NA. rima pudendi). (angl. pudendal fissure).* Espace compris entre les lèvres de la vulve.

FENUGREC *s. m. (angl. fenugreek).* Plante de la famille des Légumineuses (*Trigonella foenum graecum*), dont les graines huileuses sont utilisées en cataplasmes et dans la pratique vétérinaire.

FER *s. m. (angl. iron).* Élément métallique très répandu dans la nature, de numéro atomique 26, de masse atomique 55,847. Le fer est un constituant de l'hémoglobine, et il est utilisé en thérapeutique pour la reconstitution du sang dans les anémies de type hypochrome. Les principaux sels de fer utilisés en thérapeutique sont les sels ferreux, administrés par voie orale : fumarate, gluconate, etc. Symbole : Fe.

FERGUSON-SMITH (MALADIE DE) *(angl. Ferguson-Smith epithelioma).* Affection héréditaire à transmission autosomique dominante, associant diverses lésions cutanées évoquant un épithélioma et guérissant spontanément.

FERGUSSON ◇ **(INCISION DE)** *(angl. Fergusson's incision).* Incision effectuée pour réséquer le maxillaire. Elle suit le sillon nasogénien, contourne l'aile du nez jusque vers le milieu de la lèvre supérieure qu'elle sectionne. ◇ **(OPÉRATION DE)** *(angl. Fergusson's excision of maxilla).* Technique d'exérèse du maxillaire. ◇ **(SPÉCULUM DE)** *(angl. Fergusson's speculum).* Spéculum vaginal cylindrique.

FÉRIN(E) *adj.* Qualifie une toux sèche et rebelle.

FERMENT *s. m. (angl. ferment).* SYN. (désuet d') ***ENZYME.*** ◇ **LAB** ☞ ***LAB-FERMENT.*** ◇ **RESPIRATOIRE** *(angl. Warburg's —).* ☞ ***CYTOCHROME-OXYDASE.***

FERMENTATION *s. f. (angl. fermentation).* Transformation ou dégradation anaérobie d'un composé organique sous l'action des enzymes. ◇ **ACÉTIQUE** *(angl. acetic —).* Transformation de l'alcool éthylique en acide acétique, grâce à l'action de *Mycoderma aceti.* ◇ **ALCOOLIQUE** *(angl. alcoholic —).* Transformation des sucres en alcool éthylique, grâce à l'action de levures. ◇ **AMMONIACALE** *(angl. ammoniacal —).* Formation d'ammoniac et de dioxyde de carbone à partir de l'urée. ◇ **BUTYRIQUE** *(angl. butyric —).* Transformation du sucre et d'autres substances organiques en acide butyrique. ◇ **CASÉINIQUE** *(angl. casein —).* Transformation de la caséine en fromage avec production d'ammoniac et d'acides gras. ◇ **LACTIQUE** *(angl. lactic acid —).* Transformation du lactose ou du glucose en acide lactique sous l'action de différents micro-organismes. ◇ **PROPIONIQUE** *(angl. propinonic —).* Formation d'acide propionique par fermentation du sucre. ◇ **SACCHAROBUTYRIQUE** *(angl. intestinal butyric —).* Fermentation intestinale des glucides avec formation d'acide butyrique.

FERMIUM *s. m. (angl. fermium).* Élément radioactif, obtenu par synthèse, appartenant à la série des actinides. Numéro atomique : 100 ; masse de l'isotope le plus stable : 253. Symbole : Fm.

FERNANDEZ (RÉACTION DE) *(angl. Fernandez reaction).* Intradermoréaction précoce à la lépromine, avec formation d'un nodule induré 48 heures après l'injection.

FERRATA (CELLULE DE) *(angl. Ferrata's cell).* ☞ ***HÉMOHISTIOBLASTE.***

FERREIN (PYRAMIDE DE) *(angl. radiate part of kidney cortex).* Chacun des prolongements de substance médullaire rénale qui émanent des pyramides de Malpighi pour s'enfoncer dans la substance corticale du cortex rénal.

FERREUX *adj. (angl. ferrous).* Se dit des composés de fer dans lesquels cet élément est bivalent (Fe^{++}).

FERRIPRIVE *adj. (angl. sideropenic).* Qui est provoqué par le manque de fer. EX. *anémie ferriprive.*

FERRIQUE *adj. (angl. ferric).* Se dit des composés de fer dans lesquels cet élément est trivalent (Fe^{+++}).

FERRITINE *s. f. (angl. ferritin).* Composé ferriprotéique formé par l'union d'hydroxyde ferrique et d'apoferritine. Forme de stockage du fer dans l'organisme, présente dans la muqueuse gastro-intestinale, le foie, la rate et la moelle osseuse. ◇ **GLYCOLYSÉE** *(angl. gycosylated —).* Fraction glycolysée de la ferritine. Cette fraction est basse (< 20 %) dans la maladie de Still de l'adulte et plaide fortement en faveur de ce cadre nosologique.

FERROPEXIE *s. f. (angl. ferropexy).* Fixation du fer dans les tissus.

FERROPORPHYRINE *s. f. (angl. hematin).* Substance à noyau porphyrique qui contient du fer et qui constitue le groupe prosthétique de nombreux pigments respiratoires. ☞ ***HÉMATINE.***

FERROPROTÉINE *s. f. (angl. ferroprotein).* Hétéroprotéine qui contient du fer et qui agit comme élément catalytique dans les réactions d'oxydoréduction.

FERTILE *adj. (angl. fertile).* Fécond ; non stérile, capable d'engendrer un nouvel individu.

FESSE *s. f. (NA. nates). (angl. buttock).* Chacune des deux masses charnues situées au bas du dos et formées principalement par les muscles fessiers. SYN. ***RÉGION GLUTÉALE.***

FESTINATION *s. f. (angl. festination).* Tendance involontaire à augmenter la vitesse de la marche pour éviter une chute en avant. Elle s'observe dans la maladie de Parkinson.

FÉTICHISME *s. m. (angl. fetishism).* Perversion sexuelle dans laquelle l'apparition et la satisfaction des désirs sexuels sont conditionnées par la vue ou le contact de certains objets (bottes, chaussures, lingerie féminine) ou d'une partie du corps (cheveux, pied, etc.).

FEU DE SAINT-ANTOINE ☞ *ERGOTISME.*

FEUILLET *s. m. (angl. layer).* Dénomination de certaines structures anatomiques, minces et étendues. ⟡ **BLASTODERMIQUE** *(angl. blastodermic —).* Chacune des trois parties du blastoderme : l'ectoderme, le mésoderme et l'endoderme. ⟡ **PARIÉTAL** *(angl. parietal —).* Partie d'une membrane séreuse (péritoine, par exemple) qui entre en contact avec la paroi. ⟡ **VISCÉRAL** *(angl. visceral —).* Partie d'une membrane séreuse (péritoine, par exemple) qui entre en contact avec les viscères.

FEULGEN (RÉACTION DE) *(angl. Feulgen's stain).* Méthode histochimique pour la mise en évidence de l'ADN dans les noyaux cellulaires. Réaction qui utilise la fuchsine traitée au sulfate de soude, l'alcool méthylique et l'acide chlorhydrique normal. Les nucléoles et les fragments nucléaires prennent une couleur rouge-violet.

FÈVE *s. f. (angl. broad bean).* Plante de la famille des Légumineuses (*Faba vulgaris* ou *Vicia faba*). ⟡ **DE CALABAR** *(angl. Calabar bean).* Graine toxique de *Physostigma venenosum*, plante légumineuse d'Afrique Occidentale, dont les principes actifs sont la physostigmine (ou ésérine) et la calabarine. Elle a des propriétés myotiques, antispasmodiques et dépressives. ⟡ **DES JÉSUITES (OU DE SAINT-IGNACE)** *(angl. St Ignatus bean).* Graine de *Strychnos ignatii*, plante apocynacée des Philippines, amère, dont le principe actif est la strychnine.

FIBRATE *s. m. (angl. fibrate).* Classe de médicaments utilisés dans le traitement des hyperlipémies.

FIBRE *s. f. (NA. fibra). (angl. fiber).* Structure anatomique d'aspect filamenteux. ⟡ **ADRÉNERGIQUE** *(angl. adrenergic —).* Fibre nerveuse qui libère à sa terminaison, au passage de l'influx nerveux, une substance analogue à l'adrénaline. Les fibres adrénergiques sont en majorité des fibres post-ganglionnaires du système sympathique. ⟡ **ALIMENTAIRE** *(angl. dietary —).* Substance présente dans les aliments et qui ne peut être digérée par les sucs digestifs (celluloses, hémi-celluloses, pectines, gommes, etc.). ⟡ **AMIANTOÏDES** *(angl. asbestiform —).* Fibres observées dans les cartilages costaux ou laryngés en dégénérescence hyaline, ressemblant à des fibres d'amiante et résultant de l'ossification des fibres collagènes. ⟡ **AMYÉLINIQUE** *(angl. amyelinic —).* ☞ *REMAK (FIBRES DE).* ⟡ **ANASTOMOTIQUE** *(angl. anastomosing —).* Fibre musculaire ou nerveuse qui s'étend d'un faisceau musculaire à un autre ou entre deux troncs nerveux. ⟡ **BLANCHE** *(angl. white —).* ☞ *FIBRE COLLAGÈNE.* ⟡ **CARDIOACCÉLÉRATRICE** *(angl. cardiac accelerator —).* Chacune des fibres nerveuses qui transmettent les influx qui accélèrent le rythme cardiaque. ⟡ **CÉRÉBROSPINALE** *(NA. — corticospinalis). (angl. cerebrospinal —).* Fibres de la capsule interne, qui vont de la région motrice du cortex jusqu'aux pyramides du bulbe. ⟡ **CHOLINERGIQUE** *(angl. cholinergic —).* Fibre nerveuse motrice qui libère à sa terminaison une substance analogue à l'acétylcholine. ⟡ **COLLAGÈNE** *(angl. collagen —).* Fibre souple, constituant caractéristique de tous les types de tissu conjonctif. SYN. *FIBRE BLANCHE.* ⟡ **COMMISSURALE INTERHÉMISPHÉRIQUE** *(NA. neurofibra commisurale). (angl. commissural —).* Ensemble de formations qui relient les deux hémisphères cérébraux entre eux. ⟡ **D'ASSOCIATION** *(angl. association —).* Fibre nerveuse qui relie différentes zones du cortex cérébral. ⟡ **ÉLASTIQUE** *(angl. elastic —).* Fibre constituée essentiellement par de l'élastine, et qui traverse la substance intercellulaire du tissu conjonctif. SYN. *FIBRE JAUNE.* ⟡ **GAMMA** *(angl. gamma —).* Fibre qui conduit les sensations de toucher et de pression à une rapidité de 15 à 40 m/s. ⟡ **GRISE** *(angl. gray —).* ☞ *REMAK (FIBRES DE).* ⟡ **LISSE** *(angl. smooth muscle —).* Fibre musculaire non striée. Elles constituent les muscles des organes de la vie végétative. ⟡ **MOTRICE** *(angl. motor —).* Fibre d'un nerf mixte qui transmet uniquement les influx moteurs. ⟡ **MOUSSUE** *(angl. moss —).* Fibre nerveuse de la substance médullaire du cervelet, très ramifiée, présentant des élargissements et des expansions divergentes qui la font ressembler à de la mousse. ⟡ **MUSCULAIRE** *(angl. muscle —).* Élément anatomique constitutif du muscle. On en distingue deux sortes : la fibre musculaire striée et la fibre musculaire lisse. ☞ *MUSCLE.* ⟡ **MYÉLINIQUE** *(angl. myelinated —).* Fibre nerveuse entourée d'une gaine de myéline. ⟡ **NERVEUSE** *(angl. nerve —).* Toute fibre qui a la propriété de conduire ou de transmettre des stimuli ou des sensations. ⟡ **POST-GANGLIONNAIRE, PRÉ-GANGLIONNAIRE** *(NA. neurofibra post, preganglionicae). (angl. postganglionic, preganglionic —).* Respectivement, dans le sympathique, les fibres qui relient les ganglions aux viscères qui dépendent de ceux-ci, et les fibres qui relient les ganglions à la moelle. ⟡ **PYRAMIDALE** *(angl. cerebrospinal tract).* Fibres des mouvements volontaires. ☞ *SYSTÈME PYRAMIDAL.* ⟡ **RÉTICULÉE** *(angl. reticular —).* Fibres argyrophiles du tissu conjonctif qui forment l'armature réticulée du tissu lymphoïde et myéloïde, et que l'on rencontre aussi dans le tissu interstitiel des organes glandulaires. SYN. *FIBRE DE RÉTICULINE.* ⟡ **STRIÉE** *(angl. striated —).* Fibre musculaire des muscles volontaires et fibres constituant le myocarde. ⟡ **VASOCONSTRICTRICE** *(angl. vasomotor —).* Fibre nerveuse qui conduit des influx provenant de centres vasoconstricteurs à destination de l'effecteur vasculaire.

FIBRES LONGUES (SYNDROME DES) *(angl. pseudotabes).* Troubles pseudo-tabétiques observés dans le syndrome neuro-anémique, caractérisés par l'atteinte des cordons postérieurs de la moelle entraînant ataxie, abolition des réflexes et troubles de la sensibilité profonde. SYN. *SYNDROME DE LICHTEIM.*

FIBRIFORME *adj. (angl. fibriform).* En forme de fibre.

FIBRILLATION *s. f. (angl. fibrillation).* Contraction musculaire faible, à peine perceptible, due à une activation spontanée d'un groupe de fibres musculaires. ◇ **ATRIALE** *(angl. atrial —).* Mouvements irréguliers et anarchiques du myocarde atrial, dus à l'activité de stimuli extrêmement nombreux, de 400 à 700 par minute, agissant au niveau des atria. Il en résulte, sur l'électrocardiogramme, le remplacement des ondes P normales par de très petites ondulations inégales et irrégulières. Le rythme ventriculaire est irrégulier, un certain nombre seulement de stimuli atriaux parvenant à activer les ventricules. (Arythmie complète). ◇ **VENTRICULAIRE** *(angl. ventricular —).* Trémulation désordonnée des fibres musculaires des ventricules cardiaques ; les stimuli se propagent si rapidement que toute contraction coordonnée devient presque impossible. La mort survient rapidement par arrêt cardiaque.

FIBRILLE *s. f. (angl. fibril, fibrilla).* Petite fibre. ◇ **COLLAGÈNE** *(angl. collagen —).* Élément structural de base de la fibre collagène. ◇ **MUSCULAIRE** *(angl. myofibril).* SYN. ***MYOFIBRILLE.***

FIBRILLINE *s. f. (angl. fibrilline).* Glycoprotéine, principal composant des micro-fibrilles extracellulaires des tissus de soutien.

FIBRILLO-FLUTTER *s. m. (angl. impure flutter).* Combinaison de fibrillation et de flutter atrial.

FIBRILLOLYSE *s. f. (angl. fibrillolysis).* Destruction ou dissolution des fibrilles.

FIBRINE *s. f. (angl. fibrin).* Globuline filamenteuse insoluble, qui se forme à partir du fibrinogène sous l'action de la thrombine. Elle n'existe pas dans le sang circulant, mais se dépose après coagulation spontanée du sang, de la lymphe et de certains exsudats. ◇ **(PRODUITS DE DÉGRADATION DE LA) (PDF)** *(angl. — degradation products).* Substances libérées au cours de la redissolution du caillot sanguin, d'action anticoagulante.

FIBRINÉMIE *s. f. (angl. blood fibrin level).* Taux de fibrine dans le sang : 4 à 5 g/L de plasma à l'état normal.

FIBRINOCELLULAIRE *adj. (angl. fibrinocelullar).* Qui est formé de fibrine et d'éléments cellulaires. EX. *exsudat fibrino-cellulaire.*

FIBRINOFORMATION *s. f. (angl. fibrin formation).* Transformation du fibrinogène en fibrine sous l'effet de la thrombine ; 3e stade de la coagulation.

FIBRINOGÈNE *s. m. (angl. fibrinogen).* Globuline plasmatique de poids moléculaire élevé, environ 340 000 daltons, synthétisée dans le foie ; elle intervient dans la deuxième phase de la coagulation en se transformant en fibrine sous l'action de la thrombine. Son absence, sa diminution, sa consommation excessive ou sa destruction entraînent des syndromes hémorragiques. Taux plasmatique normal de 1,5 à 3,5 g/L. SYN. ***FACTEUR I DE COAGULATION.***

FIBRINOGÉNÉMIE *s. f. (angl. blood fibrinogen).* Présence et taux de fibrinogène dans le plasma.

FIBRINOGÉNOPÉNIE *s. f. (angl. fibrinogenopenia).* Diminution congénitale ou acquise du taux de fibrinogène dans le sang circulant. SYN. ***HYPOFIBRINOGÉNÉMIE.***

FIBRINOÏDE *s. m. (angl. fibrinoid).* Aspect pathologique de la substance fondamentale du tissu conjonctif, caractérisé par sa ressemblance avec un dépôt de fibrine.

FIBRINOLYSE *s. f. (angl. fibrinolysis).* Dissolution de la fibrine du caillot sanguin par action enzymatique. Ce phénomène survient normalement au bout de plusieurs jours. Son accélération (ou fibrinolyse aiguë) est un accident hémorragique dramatique survenant après accouchement ou après certaines interventions, dans le cadre d'un syndrome de coagulation intravasculaire disséminée.

FIBRINOLYSINE *s. f. (angl. fibrinolysin).* ☞ ***PLASMINE.***

FIBRINOLYTIQUE *adj. (angl. fibrinolytic).* Se dit d'un médicament ayant la propriété de dissoudre les caillots sanguins, utilisé surtout à la phase aiguë de l'infarctus du myocarde.

FIBRINOPLASTIQUE *adj. (angl. fibrinoplastic).* Qui a la propriété de favoriser la transformation du fibrinogène en fibrine.

FIBRINOSCOPIE *s. f. (angl. fibrinoscopy).* ☞ ***INOSCOPIE.***

FIBRINURIE *s. f. (angl. fibrinuria).* Présence de fibrine dans l'urine.

FIBRO- *(angl. fibro-).* Préfixe d'origine latine indiquant une relation avec les fibres ou avec le tissu fibreux.

FIBROADÉNOME *s. m. (angl. fibroadenoma).* Adénome contenant un abondant tissu conjonctif fibreux. SYN. ***ADÉNOFIBROME.***

FIBROANGIOME *s. m. (angl. fibroangioma).* Angiome contenant un abondant tissu fibreux.

FIBROBLASTE *s. m. (angl. fibroblast).* Cellule allongée, plane, du tissu conjonctif, qui constitue l'élément fondamental des tissus fibreux. SYN. ***FIBROCYTE.***

FIBROCARTILAGE *s. m. (NA. fibrocartilago). (angl. fibrocartilage).* Cartilage dont la substance fondamentale contient une quantité importante de tissu fibreux. SYN. ***CARTILAGE FIBREUX.*** ◇ **INTERARTICULAIRE** *(angl. interarticular —).* Ménisque ou lame de fibrocartilage entre deux surfaces articulaires opposées ; les principaux sont les fibrocartilages acromioclaviculaires, intercoccygiens, intervertébraux, pubien, radio-ulnaire, sacrococcygien, sternoclaviculaires et temporomandibulaires. ◇ **MARGINAL** *(angl. circumferential —).* Fibrocartilage qui forme un rebord autour d'une cavité articulaire. ◇ **SEMILUNAIRE** *(angl. semilunar —).* Deux lamelles semi-lunaires, externe et interne, de l'articulation tibio-fémorale (ménisques interarticulaires du genou).

FIBROCHONDRITE *s. f. (angl. fibrochondritis).* Inflammation d'un fibrocartilage.

FIBROCHONDROME *s. m. (angl. fibrochondroma).* Association d'un fibrome et d'un chondrome. SYN. ***CHONDROFIBROME.***

FIBROCYTE *s. m. (angl. fibrocyte).* ☞ ***FIBROBLASTE.***

FIBRODYSPLASIE ARTÉRIELLE *(angl. arterial fibrodysplasia).* Maladie caractérisée par des anomalies de la structure des parois artérielles intéressant les trois tuniques. D'origine inconnue, elle concerne des territoires artériels très divers et provoque une succession de sténoses et de dilatations anévrysmales. SYN. ***DYSPLASIE FIBROMUSCULAIRE.***

FIBRO-ÉLASTIQUE *adj. (angl. fibroelastic).* Qui se compose de tissu fibreux et de tissu élastique.

FIBRO-ÉLASTOSE *s. f. (angl. fibroelastosis).* Importante prolifération pathologique d'éléments fibreux et élastiques dans un tissu. ⇔ **ENDOCARDIQUE** *(angl. endocardial —).* Hypertrophie et transformation fibreuse et élastique de l'endocarde provoquant une diminution de la capacité ventriculaire ; survenant chez l'enfant jeune, elle est le plus souvent mortelle.

FIBROENCHONDROME *s. m. (angl. fibroenchondroma).* Enchondrome contenant des éléments fibreux.

FIBROGLIE *s. f. (angl. fibroglia).* Substance fibrillaire que l'on suppose produite par des cellules du tissu conjonctif (fibroblastes), dont la relation semble analogue à celle qui existe entre la névroglie et les cellules ramifiées qui lui sont propres.

FIBROGLIOME *s. m. (angl. fibroglioma).* Gliome s'accompagnant d'une prolifération de tissu fibreux.

FIBROÏDE *adj. (angl. fibroid).* Qui a la consistance ou l'aspect du tissu fibreux.

FIBROKYSTOME *s. m. (angl. fibrocystoma).* Fibrome ayant subi une dégénérescence kystique.

FIBROLIPOME *s. m. (angl. fibrolipoma).* Fibrome associé à un lipome, ou lipome contenant une grande proportion de tissu fibreux.

FIBROMATEUX *adj. (angl. fibromatous).* **1.** Qui se rapporte à un fibrome. **2.** Qui a les caractères d'un fibrome.

FIBROMATOSE *s. f. (angl. fibromatosis).* Présence de fibromes multiples. ⇔ **ABDOMINALE** *(angl. abdominal desmoid).* Formation fibroblastique pseudo-tumorale infiltrante, provenant des structures musculo-aponévrotiques du muscle droit et des muscles adjacents de la paroi abdominale. SYN. ***TUMEUR DESMOÏDE ABDOMINALE.*** ⇔ **GINGIVALE** *(angl. gingival —).* Hyperplasie diffuse de tissu fibreux au niveau des gencives et du palais.

FIBROME *s. m. (angl. fibroma).* Tumeur bénigne composée entièrement de fibres de tissu conjonctif. ⇔ **CHONDROMYXOÏDE** *(angl. chondromyxoid —).* Tumeur osseuse bénigne des os longs, présentant des caractéristiques histologiques dérivées du cartilage. ⇔ **MYXOMATEUX** *(angl. myxofibroma).* ☞ ***FIBROMYXOME.*** ⇔ **NASOPHARYNGIEN** *(angl. nasopharyngeal —).* Tumeur bénigne du nasopharynx pouvant être responsable d'hémorragies très graves. ⇔ **NON OSTÉOGÉNIQUE DE L'OS** *(angl. nonossifying —).* Lésion proliférative du tissu médullaire et cortical de l'os, apparaissant plus fréquemment près des extrémités diaphysaires des os longs, notamment aux membres inférieurs. SYN. ***FIBROME NON OSSIFIANT.*** ⇔ **ODONTOGÈNE** *(angl. odontogenic —).* Tumeur bénigne constituée de fibroblastes, localisée au voisinage de la racine dentaire. ⇔ **OSSIFIANT** *(angl. ossifying —).* Tumeur bénigne d'évolution lente ; tumeur centrale de l'os, notamment de la mandibule, composée de tissu conjonctif dans lequel se forme du tissu osseux. ⇔ **OSTÉOGÉNIQUE** ☞ ***OSTÉOBLASTOME.*** ⇔ **TÉLANGIECTASIQUE** *(angl. telangiectatic —).* Fibrome dont les vaisseaux sont dilatés et apparents. ⇔ **UTÉRIN** *(angl. fibromyoma).* ☞ ***FIBROMYOME.***

FIBROMUSCULAIRE *adj. (angl. fibromuscular).* Qui se compose de tissu fibreux et de tissu musculaire, ou qui se rapporte à ces deux tissus.

FIBROMYOME *s. m. (angl. fibromyoma).* Tumeur bénigne de l'utérus formée de l'association d'un myome et d'un fibrome. SYN. ***MYOFIBROME, FIBROME UTÉRIN.***

FIBROMYOMECTOMIE *s. f. (angl. fibromyomectomy).* Excision d'un fibromyome.

FIBROMYOSITE *s. f. (angl. fibromyositis).* Inflammation et dégénérescence fibreuse d'un muscle. ⇔ **NODULAIRE** *(angl. nodular —).* Maladie caractérisée par l'inflammation des muscles et la formation de nodules musculaires.

FIBROMYXOME *s. m. (angl. fibromyxoma).* Tumeur conjonctive le plus souvent bénigne, associant un fibrome à des zones d'aspect mucoïde. SYN. ***MYXOFIBROME.***

FIBROMYXOSARCOME *s. m. (angl. fibromyxosarcoma).* Sarcome contenant un tissu fibreux associé à une substance mucoïde.

FIBRONECTINE *s. f. (angl. fibronectin).* Glycoprotéine de poids moléculaire élevé, qui intervient notamment dans l'adhésion des cellules entre elles, dans la cicatrisation, dans la stabilisation du caillot lors de la coagulation.

FIBRO-OSTÉOME *s. m. (angl. fibroosteoma).* SYN. ***OSTÉOFIBROME.***

FIBROPAPILLOME *s. m. (angl. fibropapilloma).* Papillome contenant une proportion importante de tissu fibreux.

FIBROPLASIE *s. f. (angl. fibroplasia).* Production de tissu fibreux, comme dans la cicatrisation d'une plaie. ⇔ **RÉTROLENTALE** *(angl. retrolental —).* Formation d'un tissu fibreux rétrocristallinien, pouvant entraîner une cécité totale ou partielle ; elle est secondaire à une oxygénothérapie prolongée chez le prématuré maintenu en couveuse. SYN. ***FIBROPLASIE RÉTROCRISTALLINIENNE.***

FIBROPSAMMOME *s. m. (angl. fibropsammoma).* Psammome présentant une fibrose importante, ou fibrome présentant des éléments d'un psammome. ☞ ***PSAMMOME.***

FIBROSARCOME *s. m. (angl. fibrosarcoma).* Tumeur maligne constituée de cellules fusiformes sans autre différenciation cellulaire, avec du collagène et des fibres réticuliniques abondantes. Les cellules forment parfois des faisceaux de cellules parallèles entre elles et ordonnées le long des faisceaux de collagène. Le fibrosarcome produit des métastases le plus souvent par voie hématogène et rarement par voie lymphatique.

FIBROSCOPE *s. m. (angl. fiberoptic endoscope).* Appareil utilisé pour réaliser une endoscopie, avec transmission de l'image par une fibre de verre. ☞ ***ENDOSCOPE.***

FIBROSCOPIE *s. f. (angl. optic fiber endoscopy).* Examen endoscopique réalisé au moyen d'un fibroscope.

FIBROSE *s. f. (angl. fibrosis).* Formation pathologique de tissu fibreux. ◇ **HÉPATIQUE CONGÉNITALE** *(angl. congenital hepatic —).* Affection héréditaire transmise sur le mode autosomique dominant associant chez l'enfant une fibrose périportale avec hypertension portale et des malformations rénales. ◇ **KYSTIQUE DU PANCRÉAS** *(angl. mucoviscidosis).* ☞ ***MUCOVISCIDOSE.*** ◇ **NÉOPLASIQUE** *(angl. neoplasic —).* Fibrose dont le développement est déterminé par la croissance d'une tumeur. ◇ **NODULAIRE SOUS-ÉPIDERMIQUE** *(angl. nodular sub-epidermal —).* Formation de multiples nodules fibreux cutanés, secondaires à une inflammation exsudative. ◇ **PULMONAIRE** *(angl. pulmonary —).* Il s'agit soit de fibrose localisée séquellaire dans la tuberculose et la silicose soit généralisée primitive ou secondaire. ◇ **PULMONAIRE INTERSTITIELLE DIFFUSE** Affection d'étiologie inconnue, caractérisée par une fibrose progressive avec bloc alvéolocapillaire entraînant une anoxie chronique, évoluant vers la mort en quelques mois. ◇ **RÉTROPÉRITONÉALE** *(angl. retroperitoneal —).* Développement d'un tissu fibreux dans la graisse rétropéritonéale. Il peut englober des organes, sans les envahir, mais parfois en les comprimant : uretères, reins, aorte, veine cave inférieure, vaisseaux iliaques, etc. Elle peut être iodiopathique ou secondaire : méthysergide, néoplasies, radiothérapie, anévrisme de l'aorte abdominale, traumatisme. SYN. ***LIPOSCLÉROSE PÉRITONÉALE PROGRESSIVE.***

FIBROSÉREUX *adj. (angl. fibroserous).* Qui se compose d'une couche de tissu fibreux et d'une membrane séreuse, comme le péricarde et les capsules articulaires.

FIBROSITE *s. f. (angl. fibrositis).* Inflammation du tissu fibreux, notamment des gaines musculaires et des aponévroses, se traduisant par des douleurs et une limitation des mouvements. Elle touche surtout la femme vers la quarantaine.

FIBROTEST ET ACTITEST *(angl. fibrotest and actitest).* Combinaison de marqueurs biochimiques de dosage facile utilisée pour évaluer chez les porteurs chroniques de virus C les phénomènes de fibrose, de nécrose et d'inflammation. Ces tests représentent une alternative à la biopsie hépatique.

FIBROTHORAX *s. m. (angl. fibrothorax).* État du poumon se traduisant radiologiquement par une fibrose diffuse, c'est-à-dire une image de poumon opaque. Il est souvent consécutif à une tuberculose fibreuse stabilisée.

FIBROXANTHOME *s. m. (angl. fibroxanthoma).* ☞ ***XANTHOFIBROME.***

FIBULA *s. f. (angl. fibula).* Os long et pair qui avec le tibia forme le squelette de la jambe. SYN. ***PÉRONÉ.*** ☞ ***ATLAS ANATOMIQUE DES OS EN ANNEXE.***

FIBULAIRE *adj. (angl. fibular).* Qui se rapporte à la fibula.

FICHE ◇ **ANTHROPOMÉTRIQUE** *(angl. criminal dossier).* Carte d'identité des accusés, sur laquelle on consigne un certain nombre d'informations permettant de les reconnaître : mesures anthropométriques, portraits de profil et de face, empreintes digitales et signes particuliers. ◇ **MÉDICALE** *(angl. medical record).* Carte sur laquelle le médecin consigne les renseignements d'ordre général, l'histoire clinique, etc., de ses patients. Ces cartes sont classées et conservées méthodiquement dans les hôpitaux et les établissements similaires.

FICK (PRINCIPE DE) *(angl. Fick's principle).* Permet le calcul du débit cardiaque par la mesure de la consommation en oxygène divisée par la différence de la concentration en oxygène du sang artériel et du sang veineux mêlé.

FID Abréviation de fosse iliaque droite.

FIEDLER (MALADIE DE) *(angl. Fiedler's disease).* Myocardite d'origine inconnue, caractérisée par une infiltration lymphoplasmocytaire du myocarde avec prolifération conjonctivovasculaire, rapidement mortelle.

FIESSINGER-LEROY-REITER (SYNDROME DE) *(angl. Reiter's syndrome).* Association d'une atteinte oculaire (conjonctivite) et urétrale (urétrite amicrobienne), d'une polyarthrite récidivante et de troubles intestinaux. Ce syndrome est attribué à des micro-organismes du genre *Chlamydia* et frappe plus volontiers les sujets porteurs de l'antigène HLA B_{27}. SYN. ***SYNDROME CONJONCTIVO (OU OCULO)-URÉTRO-SYNOVIAL.***

FIÈVRE *s. f. (angl. fever).* Élévation de la température du corps au-dessus des valeurs physiologiques. Elle s'accompagne souvent d'une accélération du pouls et de la respiration, d'une sécheresse de la langue. ◇ **À PAPPATACI** *(angl. pappataci —).* Maladie infectieuse aiguë, fébrile, de courte durée (3 à 4 jours), due à un arbovirus et transmise par la piqûre de *Phlebotomus papatasii.* SYN. ***FIÈVRE À PHLÉBO-***

TOMES, FIÈVRE DE TROIS JOURS. ◇ **À PHLÉBOTOMES** *(angl. phlebotomus —).* ☞ *FIÈVRE À PAPPATACI.* ◇ **À TIQUES** *(angl. tick —).* Maladie infectieuse transmise par des tiques, quel que soit l'agent causal : une rickettsie, un piroplasma ou un spirochète. ◇ **AMARILE** ☞ *FIÈVRE JAUNE.* ◇ **APHTEUSE** *(angl. foot and mouth disease —).* Maladie fébrile aiguë des ruminants et des porcs, exceptionnellement transmissible à l'homme, caractérisée par l'éruption de vésicules sur les muqueuses et sur certaines régions de la peau. ◇ **ARTIFICIELLE** *(angl. artificial —).* Fièvre produite à des fins thérapeutiques. ◇ **ASEPTIQUE** *(angl. aseptic —).* Fièvre indépendante de toute infection microbienne décelable. ◇ **AURIQUE** *(angl. auric —).* État fébrile secondaire à l'injection d'une préparation à base de sels d'or. ◇ **AUTOMNALE** *(angl. autumn —).* Fièvre intermittente qui apparaît à l'automne ; observée au Japon et aux Indes, elle est due à *Leptospira hebdomidis.* SYN. *FIÈVRE DES SEPT JOURS.* ◇ **BARBEIRO** *(angl. barbeiro —).* ☞ *TRYPANOSOMIASE AMÉRICAINE.* ◇ **BILIEUSE HÉMOGLOBINURIQUE** *(angl. blackwater —).* Manifestation grave du paludisme à *Plasmodium falciparum*, due à une brutale hémolyse intravasculaire et se manifestant par une fièvre élevée, un ictère, une hémoglobinurie, une anémie. La mort peut survenir par anurie. ◇ **BILIOSEPTIQUE** *(angl. bilious septic —).* Fièvre intermittente, secondaire à une infection des voies biliaires. ◇ **BOUTONNEUSE MÉDITERRANÉENNE** *(angl. boutonneuse —).* Rickettsiose due à *Rickettsia conorii*, transmise par une tique ou la puce du chien, observée sur le littoral méditerranéen, à caractère saisonnier et à évolution cyclique, caractérisée par une élévation rapide de la température avec signes généraux et par un exanthème papulonodulaire disséminé, s'étendant à la muqueuse buccopharyngée. SYN. *OLMER (MALADIE D'), FIÈVRE EXANTHÉMATIQUE MÉDITERRANÉENNE.* ◇ **CACHECTIQUE** *(angl. cachectic —).* ☞ *LEISHMANIOSE VISCÉRALE.* ◇ **CHARBONNEUSE** *(angl. anthrax —).* ☞ *CHARBON.* ◇ **CONTINUE** *(angl. continuous —).* Fièvre qui ne présente que de légères variations. ◇ **DE CINQ JOURS** *(angl. five day —).* ☞ *FIÈVRE DES TRANCHÉES.* ◇ **DE FATIGUE** Accès fébrile occasionné par un exercice physique excessif. ◇ **DE LA VALLÉE DU RIFT** *(angl. Rift valley —).* Affection due à un arbovirus isolé chez les moutons de la vallée du Rift, qui peut se transmettre à l'homme par des moustiques. La maladie comporte de la fièvre, des céphalées, des algies, une photophobie et des épistaxis. Son évolution est bénigne. ◇ **DE LAIT** *(angl. milk —).* Poussée fébrile se produisant au moment de la montée de lait chez l'accouchée. ◇ **DE LAIT CONDENSÉ OU DE LAIT SEC** *(angl. condensed or dry milk —).* Fièvre observée chez les nourrissons nourris avec ce type de lait ; elle est due à une trop forte concentration en lait du biberon. ◇ **DE LASSA** *(angl. Lassa —).* ☞ *LASSA (FIÈVRE DE).* ◇ **DE SOIF** *(angl. dehydration —).* Augmentation brutale et transitoire de la température qui survient chez les nouveaunés, en particulier en été. Elle est due à une absorption insuffisante d'eau. SYN. *FIÈVRE DE DÉSHYDRATATION.* ◇ **DES BOUES** *(angl. mud —).* Leptospirose grippotyphosique. SYN. *FIÈVRE DES CHAMPS, FIÈVRE DE VASE.* ◇ **DES FOINS** *(angl. hay —).* ☞ *RHUME DES FOINS.* ◇ **DES FONDEURS** *(angl. zinc fume —).* Affection apparaissant plusieurs heures après une exposition à des vapeurs de métaux (zinc, plomb, mercure, cadmium, cuivre, magnésium ou laiton) et qui se caractérise par une toux sèche, une sensation d'oppression thoracique, une fièvre brusque accompagnée de sueurs. SYN. *FIÈVRE DES ZINGUEURS.* ◇ **DES INONDATIONS** *(angl. flood —).* ☞ *FIÈVRE DES BOUES.* ◇ **DES SEPT JOURS** *(angl. seven day —).* ☞ *FIÈVRE JAPONAISE DES SEPT JOURS.* ◇ **DES TRANCHÉES** *(angl. trench —).* Maladie infectieuse causée par *Rickettsia quintana*, dont le réservoir est le pou, et qui se manifeste par de violents accès de fièvre se répétant tous les cinq jours, par des douleurs osseuses, surtout au niveau des jambes, des éruptions érythémateuses, papuleuses ou maculeuses, et une augmentation du volume de la rate. Elle a été observée pendant la Première Guerre mondiale dans les Flandres et en Volhynie. Elle est également dénommée fièvre de Volhynie, fièvre des cinq jours, fièvre de la Meuse, fièvre d'Ukraine, fièvre tibialgique, maladie de Werner-His. ◇ **DES TROIS JOURS** *(angl. three-day —).* ☞ *FIÈVRE À PAPPATACI.* ◇ **DOUBLE-QUARTE** *(angl. double quartan —).* Fièvre due au paludisme à *Plasmodium malariae*, dans laquelle l'accès se produit pendant deux jours consécutifs et disparaît le troisième jour. ◇ **DOUBLE-TIERCE** *(angl. tertian —).* Forme de paludisme dans laquelle un double cycle de l'hématozoaire provoque des accès fébriles quotidiens par intrication de deux cycles non synchrones. ◇ **DUM-DUM** *(angl. dumdum —).* ☞ *KALA-AZAR.* ◇ **DU NIL** *(angl. West Nile —).* Arbovirose due à un Flavirus, observée en Afrique, en Inde, en Israël, aux États-Unis et en Camargue dont les symptômes rappellent la dengue. Elle est parfois compliquée d'une encéphalite. SYN. *FIÈVRE À VIRUS WEST-NILE.* ◇ **ERRATIQUE** *(angl. erratic —).* Fièvre qui apparaît à intervalles irréguliers. ◇ **ÉRUPTIVE** *(angl. eruptive —).* Toute maladie infectieuse et contagieuse fébrile, caractérisée par une éruption cutanée spécifique (scarlatine, rougeole, etc.). ◇ **EXANTHÉMATIQUE** *(angl. exanthematous —).* Terme désignant les rickettsioses, caractérisées par un syndrome infectieux avec une éruption exanthématique et un état typhique. ◇ **EXANTHÉMATIQUE MÉDITERRANÉENNE** ☞ *FIÈVRE BOUTONNEUSE MÉDITERRANÉENNE.* ◇ **FLUVIALE DU JAPON** *(angl. Japanese river —).* Maladie infectieuse grave, due à *Rickettsia orientalis* et transmise par la morsure des larves de certains acariens. Elle est caractérisée par une élévation brusque de la température, avec frissons, par une éruption cutanée, maculaire puis confluente, et par des signes généraux intenses (inflammation des muqueuses digestives avec diarrhée profuse, prostration, délire). Elle est observée au Japon, à Formose, en Corée et dans presque toutes les îles du Pacifique. SYN. ***TSUTSUGAMUSHI, SCRUB-TYPHUS.*** ◇ **GANGLIONNAIRE** *(angl. glandular —).* État infectieux fébrile avec adénopathies à prédominance cervicale et une otorhinopharyngite. Il s'agit d'un syndrome pouvant avoir plusieurs étiologies, parmi lesquelles la mononucléose infectieuse de l'enfant. ◇ **HECTIQUE** *(angl. hectic —).* Fièvre quotidienne à très grandes oscillations, accompagnée de frissons, de sueurs profuses, d'un pouls rapide et faible. Elle s'observe dans les états septicémiques chroniques et au cours de la tuberculose. ◇ **HÉMORRAGIQUE** *(angl. hemorrhagic —).* Nom donné à un ensemble d'affections d'origine virale et présentant entre autres symptômes des hémorragies. Les principales sont la fièvre d'Omsk due à un Arenavirus, la dengue, la fièvre jaune, la fièvre de Lassa, etc. ◇ **HYSTÉRIQUE** *(angl. hysterical —).* Élévation irrégulière de la température sans symptômes généraux, observée parfois dans l'hystérie. ◇ **ICTÉRO-HÉMORRAGIQUE** *(angl. leptospira icterohemorragica —).* ☞ ***LEPTOSPIROSE ICTÉRO-HÉMORRAGIQUE.*** ◇ **INTERCURRENTE** *(angl. intercurrent —).* Fièvre qui apparaît durant l'évolution d'une autre maladie non fébrile. ◇ **INTERMITTENTE** *(angl. intermittent —).* Fièvre qui apparaît par accès, avec des intervalles apyrétiques plus ou moins éloignés. ◇ **JAPONAISE DES SEPT JOURS** *(angl. seven day Japanese —).* Spirochétose du Japon, causée par *Spirochaeta hebdomadis* et transmise par le rat des champs, *Microtus montebelli.* Elle est caractérisée par une fièvre durant 6 à 8 jours. ◇ **JAUNE** *(angl. yellow —).* Maladie infectieuse épidémique, endémique en Amérique tropicale et dans certaines régions d'Afrique, caractérisée par la dégénérescence adipeuse du foie avec congestion des muqueuses de l'estomac et des intestins. Elle est due à un flavivirus (ancien arbovirus du groupe B) et elle est transmise par la piqûre du moustique *Aedes aegypti.* Après une incubation de 2 à 15 jours, la maladie commence par une phase septicémique débutant par des frissons, avec fièvre, céphalée et vomissements. La deuxième phase est marquée par un ictère. Puis l'atteinte hépatorénale s'aggrave, avec vomissements noirs, témoignant de la présence d'un syndrome hémorragique, protéinurie, voire anurie. La mort survient dans un grand nombre de cas. SYN. ***TYPHUS AMARIL, FIÈVRE AMARILE, VOMITO NEGRO.*** ◇ **MILIAIRE** *(angl. miliary —).* Affection caractérisée par une élévation brusque de la température, avec sueurs profuses, et par une éruption de petites papules rouges ressemblant au millet, d'étiologie inconnue. SYN. ***SUETTE MILIAIRE.*** ◇ **NONANE** *(angl. nonan —).* Fièvre intermittente qui revient chaque neuvième jour. ◇ **OCTANE** *(angl. octan —).* Fièvre intermittente qui revient chaque huitième jour. ◇ **ONDULANTE** *(angl. brucellosis).* Fièvre qui évolue sous forme d'ondes fébriles suivies d'intervalles de fébricule ou d'apyrexie ; on l'observe dans la brucellose. ◇ **OSCILLANTE** *(angl. oscillatory —).* Fièvre caractérisée par des oscillations de la température entre 37 °C et 40 °C au cours de la même journée. ◇ **PAR MORSURE DE RAT** *(angl. rat-bite —).* Infection consécutive à la morsure de rats, caractérisée par des accès fébriles, une éruption de taches rouges bleutées et des douleurs musculaires intenses. L'agent causal est *Borrelia muris* ou *Spirillum minus.* L'érythème arthritique épidémique causé par *Streptobacillus moniliformis* est une autre variété de cette fièvre. SYN. ***SODOKU.*** ◇ **PAR MORSURES DE TIQUES** *(angl. tick-bite —).* Ensemble d'affections transmises par des tiques, dues à une *Rickettsia*, une *Piroplasma*, une *Borrelia* ou un virus. ◇ **PARATYPHOÏDE** *(angl. paratyphoid —).* Infection due aux bacilles dits paratyphiques, le plus souvent *Salmonella paratyphi A* et *B*, et de symptomatologie proche de celle de la fièvre typhoïde. SYN. ***PARATYPHOÏDIE.*** ◇ **POURPRÉE DES MONTAGNES ROCHEUSES** *(angl. Rocky Mountain spotted —).* Maladie infectieuse de la région des Montagnes Rocheuses, caractérisée par une hyperthermie, une éruption de taches rouges qui peuvent confluer, des algies et des manifestations cérébrales. Elle est causée par *Rickettsia rickettsii*, transmise par la piqûre de différentes tiques du genre *Dermacentor.* SYN. ***FIÈVRE POURPRÉE NORD-AMÉRICAINE, FIÈVRE DU TEXAS.*** ◇ **Q** *(angl. Q —).* Maladie fébrile aiguë endémique observée au Queensland (Australie), due à *Coxiella burnetii* et caractérisée par une pneumonie associée à des nausées et à un malaise général. (La dénommination Q vient de l'adjectif anglais *query.*) SYN. ***FIÈVRE DU QUEENSLAND.*** ◇ **QUARTE** *(angl. quartan —).* Fièvre paludéenne provoquée par *Plasmodium malariae,* dont les accès fébriles sont séparés par des intervalles de trois jours. ◇ **QUINTANE** *(angl. quintan —).* Fièvre intermittente dont les accès se reproduisent chaque cinquième jour. ◇ **RÉCURRENTE** *(angl. relapsing —).* Toute maladie infectieuse causée par des espèces appartenant au genre *Borrelia*, dont les plus fréquentes sont *B. recurrentis* ou spirille d'Obermeier et *B. duttoni*, la première étant transmise par les poux et la seconde par des tiques du genre *Ornithodorus.* Ce sont des maladies qui s'étendent à l'ensemble du monde et qui se caractérisent par des frissons, une fièvre soudaine et continue, des céphalalgies et des douleurs dans le corps ; au bout de la première semaine, les symptômes disparaissent après une sudation importante pour réapparaître au bout d'un temps variable. Il peut y avoir trois ou même quatre récidives. ◇ **RÉMITTENTE** *(angl. remittent —).* Fièvre caractérisée par des exacerbations et des rémissions, mais sans période d'apyrexie totale.

◇ **RHUMATISMALE** *(angl. rheumatic —).* ☞ ***RHUMATISME ARTICULAIRE AIGU.*** ◇ **ROUGE** *(angl. red —).* ☞ ***DENGUE.*** ◇ **SEPTANE** *(angl. septan —).* Fièvre intermittente dont les accès se reproduisent chaque septième jour. ◇ **SEPTIQUE** *(angl. septic —).* Fièvre due à une septicémie. ◇ **SEXTANE** *(angl. sextan —).* Fièvre intermittente dont les accès se reproduisent chaque sixième jour. ◇ **SUDORALE** ☞ ***BRUCELLOSE.*** ◇ **TIBIALGIQUE** *(angl. breakbone —).* ☞ ***FIÈVRE DES TRANCHÉES.*** ◇ **TIERCE** *(angl. tertian —).* Forme fébrile particulière du paludisme, dans laquelle les accès fébriles surviennent chaque troisième jour. La fièvre tierce caractéristique des accès palustres à *Plasmodium vivax* et *P. ovale* est appelée fièvre tierce bénigne. ◇ **TIERCE MALIGNE** *(angl. malignant tertian —).* Forme grave de paludisme à *Plasmodium falciparum.* ◇ **TYPHOÏDE** *(angl. typhoid —).* Maladie infectieuse contagieuse, due à *Salmonella typhi* et caractérisée anatomiquement par l'inflammation et l'ulcération des plaques de Peyer, avec congestion de la rate et des ganglions mésentériques. La transmission se fait par des aliments ou de l'eau contaminés. La période d'incubation dure 10 jours environ. La fièvre est associée à des troubles digestifs graves et à un état d'adynamie, et atteint son acmé au milieu de la deuxième semaine d'évolution, période au cours de laquelle apparaît sur le thorax et l'abdomen la roséole typhique constituée par des taches ou des papules roses et discrètes. À la troisième semaine ou avant si traitée, la fièvre diminue progressivement et les autres symptômes disparaissent. Les complications les plus importantes sont les hémorragies et les perforations intestinales. Les antibiotiques et la vaccination ont considérablement amélioré le pronostic. SYN. ***TYPHOÏDE.***

FIG Abréviation de fosse iliaque gauche.

FIGLU (test au) *(angl. FIGLU test).* Dosage dans les urines de l'acide foraminoglutamique (FIGLU) après absorption d'histidine. Augmentation du FIGLU urinaire en cas de carence en folates.

FIGUERA (SYNDROME DE) *(angl. Figuera's syndrome).* Syndrome familial ostéomyodystrophique accompagné d'un infantilisme et d'un retard mental.

FIGURÉ *adj. (angl. figurative).* Se dit d'un corps ou d'un élément ayant une forme déterminée.

FILAIRE *s. f. (angl. Filaria).* Tout ver nématode, parasite des tissus, appartenant à la famille des Filariidés. Les principales filaires sont : la filaire de Médine (*Dracunculus medinensis*), la filaire de Bancroft (*Wuchereria bancrofti*), l'onchocerque (*Onchocerca volvulus*) et la filaire loa-loa (*Dracunculus loa*).

FILAMENT *s. m. (angl. filament).* Structure anatomique ayant la forme d'un fil. ◇ **AXIAL** Axone. ◇ **AXILE** *(angl. axial —).* **1.** Partie centrale, élastique, d'un flagelle. **2.** Plus spécifiquement, axe cytoplasmique de la portion intermédiaire et de la queue du spermatozoïde.

FILANCE *s. f.* Se dit de la propriété de certaines sécrétions, comme le mucus du col utérin, de « former des fils » lorsqu'elles sont étirées.

FILARIA Genre de vers nématodes de la famille des Filariidés, endoparasites de l'homme et des animaux. ◇ ***DIURNA*** ☞ ***LOA LOA.*** ◇ ***LOA*** ☞ ***LOA LOA.*** ◇ ***MEDINENSIS*** ☞ ***DRACUNCULUS.*** ◇ ***SANGUINIS HOMINIS*** ☞ ***WUCHERERIA BANCROFTI.*** ◇ ***SANGUINIS HOMINIS MINOR*** Filaire qui vit, à l'état adulte, dans le tissu conjonctif et adipeux du mésentère, et à l'état larvaire dans le sang périphérique. Elle est très répandue dans certaines régions d'Afrique. SYN. ***DIPETALONEMA PERSTANS.*** ◇ ***SANGUINIS HOMINIS NOCTURNA*** ☞ ***WUCHERERIA BANCROFTI.***

FILARICIDE *adj. (angl. filaricidal).* Qui détruit les filaires. S'emploie aussi comme substantif.

FILARIFORME *adj. (angl. filariform).* Qui ressemble aux filaires.

FILARIIDÉS *(angl. Filarioidea).* Famille de vers Nématodes qui comprend des vers à corps long et filiforme, et dont l'un des genres est *Filaria.*

FILARIOSE *s. f. (angl. filariasis).* Affection due à la présence de filaires, et en particulier de *Wuchereria bancrofti*, dans l'organisme. Elle comprend différentes manifestations, telles que l'éléphantiasis, l'hydrocèle chyleux et l'hématochylurie.

FILATOV ◇ **(OPÉRATION DE)** *(angl. Filatov's operation).* Greffe cornéenne au moyen d'un lambeau de conjonctive. ◇ **(SIGNE DE)** *(angl. Filatov's sign).* Au cours de l'exanthème scarlatin la rougeur des joues contraste avec la pâleur du nez, des lèvres et du menton. SYN. ***FACIES SCARLATIN.***

FILATOV-DUKES (MALADIE DE) *(angl. Filatov-Dukes disease).* Rubéole scarlatiniforme. SYN. ***QUATRIÈME MALADIE.***

FILDES (MILIEU DE) *(angl. Fildes enrichment).* Milieu de culture pour *Haemophilus influenzae*, composé de gélose nutritive et d'un digestat peptique de sang.

FILET *s. m. (angl. fiber).* Ramification très ténue d'un nerf.

FILIATION *s. f. (angl. filiation).* Lien de parenté unissant les enfants à leurs parents.

FILIÈRE *s. f. (angl. scale).* Plaque métallique perforée de trous de diamètres croissants et destinée à calibrer exactement les sondes urétrales. La plus connue est la filière de Charrière, qui possède 30 trous allant de un tiers de mm à 1 cm de diamètre.

FILIFORME *(angl. filiform).* **1.** *adj.* En forme de fil. Se dit du pouls lorsqu'il donne à la palpation la sensation d'un fil. **2.** *s. f.* En chirurgie, bougie très fine.

FILOPODE *s. m. (angl. filopodium).* Pseudopode mince et filamenteux.

FILTRAT *s. m. (angl. filtrate).* Liquide qui est passé au travers d'un filtre. ◇ **GLOMÉRU-**

LAIRE *(angl. glomerular —).* Liquide de même composition que le plasma sanguin mais sans les protéines provenant de l'ultrafiltration du plasma au niveau de la capsule de Bowman du glomérule rénal.

FILTRATION *s. f. (angl. filtration).* **1.** Passage d'un liquide à travers un filtre, qui arrête les particules solides en suspension. **2.** En radiothérapie, passage des rayons X à travers une feuille d'aluminium, de cuivre, de plomb, ou d'étain, pour éliminer les rayons mous et laisser passer uniquement les rayons durs ou pénétrants.

FILTRE *s. m. (angl. filter).* **1.** Ustensile de nature diverse (papier, carton, porcelaine, amiante, verre, sable, etc.) à travers lequel on fait passer un liquide en vue de le débarrasser des particules qui s'y trouvent en suspension. **2.** En radiologie, écran qui permet le passage de certains rayonnements et empêche celui des autres. ~ **INTRAVEINEUX CAVE (FILTRE PARAPLUIE)** *(angl. endovenous —, umbrella —).* Filtre placé dans la veine cave inférieure pour empêcher la migration de caillots au cours des phlébites des membres inférieurs. ~ **PERCOLATEUR** *(angl. trickling —).* Filtre utilisé pour l'épuration des eaux, constitué d'une couche de substance poreuse à travers laquelle passe le liquide.

FILUM *(NA. filum). (angl. filum).* Structure en forme de fil. ~ **CORONARIUM** *(NA. — coronarium). (angl. — coronarium).* Rebord en forme de corde, près de l'orifice atrial du cœur. ~ **TERMINAL** *(NA. — terminale). (angl. terminal filament).* Extrémité inférieure fine de la moelle épinière.

FIMBRIA DE L'HIPPOCAMPE *s. f. (NA. fimbria hippocampi). (angl. fimbria hippocampi).* Étroite bande de substance blanche sur la face ventriculaire de l'hippocampe.

FIMBRIAE *s. f. (angl. fimbriae).* Appendices filamenteux, plus petits et plus nombreux que les flagelles, présents chez certaines bactéries. SYN. ***PILI BACTÉRIENS.***

FINCKH (TEST DE) *(angl. Finckh's proverbs test).* Test psychologique d'évaluation de l'intelligence, à partir de l'interprétation par le sujet d'une série de proverbes.

FINNEY (PYLOROPLASTIE DE) *(angl. Finney's operation).* Pyloroplastie par une incision en fer à cheval de l'antre pylorique et du bulbe, suivie d'une anastomose antro-duodénale qui assure une large communication entre ces deux segments.

FINOCHIETTO ~ **(ÉCARTEUR DE)** *(angl. Finochietto rib spreader).* Écarteur à crémaillère pour les thoracotomies. ~ **(ÉTRIER DE)** *(angl. Finochietto stirrup).* Ruban d'acier en forme de U, passé par transfixion dans le calcanéus. Cet élément est fixé à une tige métallique sur laquelle s'exerce une traction continue. SYN. ***ÉTRIER DE TRACTION.***

FINSEN ~ **(APPAREIL DE)** *(angl. Finsen's apparatus).* Système de lentilles utilisé pour l'application des rayons ultraviolets en photothérapie. ~ **(LAMPE DE)** *(angl. Finsen's lamp).* Lampe à arc de carbone qui fonctionne à 50 volts et 50 ampères et qui produit des rayons ultraviolets sur une zone réduite au moyen de filtres et de lentilles. ~ **(RAYONS DE)** *(angl. Finsen's rays).* Rayonnement lumineux complexe, particulièrement riche en rayonnements violets et ultraviolets.

FINSTERER (OPÉRATION DE) *(angl. Finsterer's operation, Billroth gastroenterostomy, Billroth II).* Gastrectomie de type Billroth deuxième manière, avec anastomose trans-mésocolique entre la première anse jéjunale et la portion inférieure du moignon gastrique, proposée initialement pour le traitement des ulcères gastro-duodénaux. SYN. ***GASTRECTOMIE SELON FINSTERER.***

FISCHER (SOUFFLE DE) *(angl. Fischer's sign).* Souffle systolique perçu sur la fontanelle antérieure ou la région temporale des enfants rachitiques.

FISHER (SYNDROME DE) *(angl. Fisher's syndrome).* Association d'une ophtalmoplégie, d'une ataxie et d'une aréflexie. On l'associe à la polyradiculonévrite de Guillain-Barré. SYN. ***SYNDROME DE MILLER-FISHER.***

FISSION *s. f. (angl. fission).* Segmentation, scissiparité. ~ **NUCLÉAIRE** *(angl. nuclear —).* Rupture du noyau d'un atome lourd, avec émission de neutrons et de rayons gamma, et libération d'une grande quantité d'énergie.

FISSIPARITÉ *s. f. (angl. scissiparity).* Mode de reproduction asexuelle par segmentation, dans laquelle la cellule se divise en deux parties approximativement égales. SYN. ***SCISSIPARITÉ, FISSION.***

FISSURAIRE *adj. (angl. fissural).* Qui se rapporte à une fissure.

FISSURATION *s. f. (angl. cracking).* Formation d'une fissure cutanée, normale ou pathologi que.

FISSURE *s. f. (angl. fissure, cleft).* Fente, normale ou pathologique. ~ **ANALE** *(angl. anal cleft).* Ulcération linéaire superficielle entre les plis radiés de la marge anale, qui provoque une douleur plus ou moins intense lors du passage des selles. ~ **BUCCALE** *(angl. oral cleft).* Fissure de la bouche qui comprend les variétés suivantes : chéiloschisis, gnathoschisis, uranoschisis, staphyloschisis. ☞ ***CHÉILOSCHISIS, GNATHOSCHISIS, URANOSCHISIS, STAPHYLOSCHISIS.*** ~ **CÉRÉBRALE TRANSVERSE** *(NA. fissura transversa cerebri). (angl. transverse cerebral fissure).* Grande fente semi-circulaire transverse, de concavité antérieure, située sur la face inférieure du cerveau, entre les deux sillons latéraux, et limitée par la face inférieure du bourrelet du corps calleux et par le bord antérieur du cervelet. ~ **ORBITALE INFÉRIEURE** *(NA. fissura orbitalis inferior). (angl. inferior orbital fissure).* Fente osseuse qui fait communiquer la région ptérygomaxillaire et l'orbite. ~ **ORBITALE SUPÉRIEURE** *(NA. fissura orbitalis superior). (angl. superior orbital fissure).* Fissure entre les grandes et petites ailes du sphénoïde livrant passage aux nerfs oculomoteur, trochléaire, abducens, aux branches du nerf ophtalmique et à la veine ophtalmique. ◇ **OSSEUSE** *(angl. bone cleft).* Fracture incomplète sans séparation des fragments osseux. ◇ **PÉTROTYMPANIQUE** *(NA. fissura petrotympanica). (angl. petrotympanic fissure).* Fissure située en arrière de la surface articulaire de la fosse mandibulaire, contenant la corde du tympan. ◇ **TYMPANOMASTOÏDIENNE** *(NA. fissura tympanomastoidea). (angl. tympanomastoid fissure).* Fissure osseuse, résiduelle chez l'adulte, entre l'os tympanal et la portion antérieure d'origine squameuse de la mastoïde.

FISTULE *s. f. (angl. fistula).* Communication anormale, accidentelle ou congénitale, d'un organe avec l'extérieur à travers un orifice cutané ou muqueux, ou avec un autre organe. ◇ **ABDOMINALE** *(angl. abdominal —).* Fistule faisant communiquer un organe interne avec l'extérieur à travers la paroi abdominale. ◇ **AÉRIENNE** Fistule faisant communiquer un segment des voies aériennes (larynx ou trachée) avec la surface cutanée. ◇ **ALVÉOLAIRE** *(angl. alveolar —).* ☞ ***FISTULE DENTAIRE.*** ◇ **ANALE** *(angl. anal —).* Ouverture cutanée péri-anale, communiquant ou non avec le rectum ou les téguments de la région. ◇ **AORTOPULMONAIRE** *(angl. aortopulmonary fenestration).* Malformation congénitale avec communication entre l'aorte ascendante et le tronc de l'artère pulmonaire entraînant un shunt gauche-droit. ◇ **ARTÉRIOVEINEUSE** *(angl. arteriovenous —).* Communication anormale entre une artère et une veine, d'origine traumatique ou congénitale. SYN. ***ANÉVRYSME ARTÉRIOVEINEUX.*** ◇ **BILIAIRE** *(angl. biliary —).* Communication de tout segment des voies biliaires avec l'extérieur à travers la paroi abdominale (fistule biliaire externe) ou avec un organe creux ou un conduit interne (fistule biliaire interne). ◇ **BORGNE** *(angl. blind —).* Fistule dont une seule des extrémités est ouverte. Elle peut être externe ou interne, selon qu'elle communique avec la peau ou avec la cavité d'un organe creux. SYN. ***FISTULE INCOMPLÈTE.*** ◇ **BRANCHIALE** *(angl. branchial —).* Fistule congénitale du cou due à la persistance d'un segment de fente branchiale. ◇ **CERVICALE** *(angl. cervical —).* Toute fistule débouchant au niveau des téguments du cou. ◇ **CERVICOVAGINALE** *(angl. cervicovaginalis —).* Fistule intra-utérine faisant communiquer la cavité cervicale de l'utérus avec le vagin. ◇ **COCCYGIENNE** *(angl. coccygeal —).* Fistule congénitale située à proximité du coccyx, formée par invagination cutanée dans le mésoderme, ou acquise par infection secondaire d'un kyste congénital sacrococcygien. ◇ **COLIQUE** *(angl. colonic —).* Fistule faisant communiquer le côlon avec un viscère ou avec la paroi abdominale. ◇ **COLOVÉSICALE** *(angl. vesicocolonic —).* Fistule faisant communiquer le côlon avec la vessie. ◇ **CONGÉNITALE CERVICALE** *(angl. — colli congenita).* Fistule liée à la persistance d'un reliquat du canal thyréoglosse de His ou à l'infection secondaire d'une formation congénitale (kyste branchial ou kyste du tractus thyréoglosse). ◇ **CORNÉENNE** *(angl. — corneae).* Fistule reliant la chambre antérieure de l'œil avec l'extérieur. ◇ **DE L'OURAQUE** *(angl. urachal —).* Fistule mettant en communication le dôme vésical avec l'ombilic, secondaire à la non-oblitération de l'ouraque. ◇ **DENTAIRE** *(angl. dental —).* Fistule formée à partir d'un abcès dentaire apical qui s'est propagé à travers l'os alvéolaire pour atteindre le sinus maxillaire, le plancher buccal, la voûte palatine, la cavité vestibulaire ou la peau. SYN. ***FISTULE ALVÉOLAIRE.*** ◇ **ENTÉROCUTANÉE** *(angl. enterocutaneous —).* Fistule reliant la lumière intestinale à la paroi de l'abdomen. ◇ **ENTÉROVAGINALE** *(angl. enterovaginal —).* Fistule entre l'intestin et le vagin. ◇ **ENTÉROVÉSICALE** *(angl. enterovesical —).* Fistule entre l'intestin et la vessie. ◇ **EXTERNE** *(angl. external —).* Fistule s'ouvrant à la surface tégumentaire et provenant soit d'un organe creux, soit d'une cavité pathologique. ◇ **EXTRASPHINCTÉRIENNE** *(angl. extrasphincteral —).* Fistule anale dont le trajet se trouve à l'extérieur du sphincter. ◇ **FÉCALE** *(angl. fecal —).* ☞ ***FISTULE STERCORALE.*** ◇ **GASTRIQUE** *(angl. gastric —).* Toute fistule provenant de l'estomac. ◇ **GASTROCOLIQUE** *(angl. gastrocolonic —).* Fistule entre l'estomac et le côlon. ◇ **GASTRO-INTESTINALE** *(angl. gastrointestinal —).* Fistule faisant communiquer l'estomac et l'intestin. ◇ **GASTROJÉJUNOCOLIQUE** *(angl. gastrojejunocolonic —).* Fistulisation entre l'estomac, le jéjunum et le côlon, habituellement en rapport avec une perforation d'un ulcère peptique. ◇ **GÉNITO-URINAIRE** *(angl. genitourinary —).* Fistule qui fait communiquer un segment des voies urinaires avec une partie de l'appareil génital. SYN. ***FISTULE UROGÉNITALE.*** ◇ **ILÉOCOLIQUE** *(angl. ileocolonic —).* Fistule faisant communiquer les lumières iléale et colique. ◇ **INCOMPLÈTE** ☞ ***FISTULE BORGNE.*** ◇ **INTERNE** *(angl. internal —).* Fistule qui fait communiquer deux organes internes. ◇ **INTESTINALE** *(angl. fecal —, intestinal —).* Fistule formée entre la cavité intestinale et la peau (fistule intestinale externe) ou entre deux anses intestinales (fistule intestinale interne). ◇ **LACRYMALE** *(angl. lacrimal —).* Fistule complète et externe, ou plus rarement, fistule borgne interne du sac lacrymal, d'origine congénitale. ◇ **MAMMAIRE** *(angl. mammary —).* Fistulisation d'un canal galactophore à la peau du sein, due à une mastite puerpérale suppurée. ◇ **ŒSOPHAGOCUTANÉE** *(angl. esophagocutaneous —).* Fistule faisant communiquer l'œsophage avec la peau du cou. ◇ **OMBILICALE** *(angl. umbilical —).* Fistule s'ouvrant sur la peau de l'anneau ombilical. Il peut s'agir d'un conduit omphalo-entérique perméable, du jéjunum ou de l'ouraque. ◇ **PARIÉTALE** *(angl. parietal —).* Fistule s'ouvrant au niveau de la paroi thoracique ou abdominale. ◇ **PULMONAIRE** *(angl. pulmonary —).* Communication du parenchyme pulmonaire avec les bronches, la plèvre ou l'extérieur, secondaire au drainage d'un abcès, d'une caverne ou d'un foyer gangreneux ou néoplasique. ◇ **RECTOVAGINALE, RECTOVÉSICALE, RECTOVULVAIRE** *(angl. rectovaginal, rectovesical, rectovulvar —)*. Fistules entre le rectum, d'une part, et respectivement, le vagin, la vessie, la vulve, d'autre part. ◇ **SACROCOCCYGIENNE** *(angl. pilonidal sinus —)*. Trajet fistuleux borgne, à revêtement épidermique localisé en regard de l'axe nerveux cérébro-spinal au niveau de la région sacrococcygienne. Cette fistule représente la localisation la moins fréquente du sinus dermique. ◇ **SALIVAIRE** *(angl. salivary —)*. Fistulisation d'une glande ou d'un conduit salivaire à l'extérieur ou dans la cavité buccale. ◇ **SIGMOÏDOVÉSICALE** *(angl. sigmoidovesical —)*. Fistule faisant communiquer le côlon sigmoïde et la vessie. ◇ **SOUS-MENTONNIÈRE** *(angl. submental —)*. Fistule salivaire s'ouvrant en dessous du menton. ◇ **STERCORALE** *(angl. stercoral —)*. Fistule intestinale externe, laissant s'écouler des matières fécales et des gaz. SYN. ***FISTULE FÉCALE***. ◇ **TRACHÉO-ŒSOPHAGIENNE** *(angl. tracheoesophageal —)*. Fistule faisant communiquer l'œsophage avec la trachée. SYN. ***FISTULE ŒSOPHAGO-TRACHÉALE***. ◇ **URÉTRALE** *(angl. urethral —)*. Communication entre le conduit urétral et la peau du pénis (fistule urétropénienne) ou entre l'urètre et un organe voisin, comme le rectum, le vagin ou le scrotum. ◇ **URÉTROVAGINALE** *(angl. urethrovaginal —)*. Fistule urinaire faisant communiquer l'urètre avec le vagin. ◇ **URINAIRE** *(angl. urinary —)*. Toute fistule ayant son origine dans les voies urinaires, débouchant à la peau ou dans un organe voisin et laissant s'écouler de l'urine. ◇ **VÉSICALE** *(angl. vesical —)*. Fistule s'ouvrant dans la vessie. ◇ **VÉSICOCERVICALE** *(angl. vesicocervical —)*. Communication anormale entre la cavité vésicale et le col utérin.

FISTULECTOMIE *s. f. (angl. fistulectomy)*. Excision d'un trajet fistuleux.

FISTULISATION *s. f. (angl. fistulization)*. Formation pathologique ou chirurgicale d'une fistule.

FISTULOGRAPHIE *s. f. (angl. fistulography)*. Radiographie d'un trajet fistuleux à l'aide d'un produit de contraste radio-opaque.

FISTULOTOMIE *s. f. (angl. fistulotomy)*. Section et dilatation des parois d'une fistule.

FITZ (SYNDROME DE) *(angl. Fitz' syndrome)*. Ensemble des symptômes caractéristiques de la pancréatite aiguë : apparition brusque d'une douleur au niveau de l'épigastre, avec des vomissements et un état de collapsus, suivis dans les 24 heures d'un ballonnement épigastrique tympanique ou d'une contracture musculaire avec une légère élévation de la température.

FITZ-HUGH ET CURTIS (SYNDROME DE) *(angl. Fitz-Hugh-Curtis syndrome)*. Périhépatite liée à une annexite gonococcique ou à *Chlamydia trachomatis*.

FIV *(angl. IVF)*. Abréviation de fécondation *in vitro*.

FIVETE *(angl. IVFET)*. Abréviation de fécondation *in vitro* et transfert d'embryons.

FIXATEUR *s. m. (angl. fixator)*. Agent chimique utilisé pour assurer la fixation de spécimens histologiques. Les principaux fixateurs sont : l'alcool, l'acide osmique, le formol, etc. ◇ **EXTERNE** *(angl. external —)*. Tiges métalliques passées à travers la peau, figées dans l'os et reliées entre elles par un système externe destiné à immobiliser les fragments d'une fracture sans aborder le foyer.

FIXATION *s. f. (angl. fixation)*. **1.** Action de maintenir un corps ou un organe dans une position fixe ; son résultat. **2.** En psychanalyse, ce terme se réfère à la liaison libidinale en relation avec des expériences infantiles vis-à-vis de personnes, d'images ou de phantasmes d'un stade déterminé du développement psychosexuel. La fixation s'organise selon les caractéristiques structurelles de la phase évolutive (orale, anale ou phallique) et constitue un jalon qui prédispose le sujet à la voie de la régression. **3.** Opération de laboratoire qui a pour objectif de conserver la structure primitive de cellules, de tissus, au moyen d'un liquide conservateur (fixateur). ◇ **DU COMPLÉMENT** *(angl. complement —)*. Réaction immunologique *in vitro* reposant sur le principe suivant : quand un complexe antigène-anticorps se forme, il fixe le complément présent dans le milieu. Ainsi fixé, ce complément n'est plus disponible pour entraîner la lyse de globules rouges sensibilisés ajoutés dans un deuxième temps. À l'inverse, si aucun complexe immun n'est constitué, le complément inutilisé est dévié vers les hématies qui sont alors lysées. Cette réaction, dite encore de déviation du complément ou d'hémolyse, ou phénomène de Bordet-Gengou, a été adaptée au diagnostic de nombreuses infections, la syphilis notamment. ◇ **MATERNELLE** *(angl. maternal —)*. Penchant affectif pour la mère, qui persiste à l'âge adulte. ◇ **PATERNELLE** *(angl. paternal —)*. Penchant affectif pour le père, qui persiste à l'âge adulte.

FLACCIDITÉ *s. f. (angl. flaccidity)*. Absence totale de tonicité d'un tissu ou d'un organe (par exemple, flaccidité musculaire).

FLAGELLATION *s. f. (angl. flagellation)*. **1.** Forme de massage qui consiste à frapper avec les doigts la partie du corps intéressée. **2.** Aberration sexuelle qui provoque le plaisir sexuel par le fouet.

FLAGELLE *s. m. (angl. flagellum)*. Prolongement cellulaire filiforme et mobile, qui sert d'organe de locomotion à certains protozoaires.

FLAGELLÉ *(angl. flagellate)*. **1.** *adj.* Pourvu d'un ou de plusieurs flagelles. **2.** *s. m.* Protozoaire flagellé.

FLAGELLÉS *(angl. Flagellata).* Protozoaires pourvus d'un ou de plusieurs flagelles et, parfois, d'une membrane ondulante qui leur servent d'organes locomoteurs. Les Flagellés parasites de l'homme appartiennent à l'ordre des Protomonadinés (*Leishmanias*, trypanosomes, etc.).

FLAMBAGE *s. m. (angl. fire sterilization).* Méthode de désinfection qui n'opère que sur la surface de l'objet à désinfecter. Elle consiste à passer à plusieurs reprises une flamme sur cet objet.

FLANC *s. m. (angl. flank).* Région latérale du tronc comprise entre les côtes et l'os coxal.

FLAPPING TREMOR *s. m.* Terme anglais, d'usage courant en français, désignant un tremblement très ample des membres supérieurs (en battements d'ailes), observé dans certains états comateux. SYN. ***ASTÉRIXIS.*** ◇ **HÉPATIQUE** *(angl. hepatic flapping tremor).* Dans le pré-coma hépatique, tremblement saccadé, ample, irrégulier et bilatéral, avec flexion et extension du poignet, et parfois déviation ulnaire.

FLASH-BACK Terme anglais désignant les phénomènes ressentis par ceux qui ont eu des expériences hallucinatoires dues aux psychodysleptiques, et qui consiste dans la reproduction de ces expériences en dehors de toute nouvelle exposition à ces substances.

FLASQUE *adj. (angl. flaccid).* Hypotonique ; caractérise certaines paralysies. ☞ ***PARALYSIE FLASQUE.***

FLATAU ◇ **(LOI DE)** *(angl. Flatau's law).* Plus les fibres de la moelle épinière sont longues, plus elles sont proches de la surface de la moelle. ◇ **(SIGNE DE)** *(angl. Flatau's sign).* Dilatation de la pupille provoquée par la flexion de la tête, considérée comme un signe de méningite.

FLATULENCE *s. f. (angl. flatulence).* Distension de l'estomac ou des intestins provoquée par de l'air ou des gaz.

FLATUOSITÉ *s. f. (angl. flatus).* Air ou gaz formé au niveau de l'estomac ou des intestins.

FLAVESCENT *adj. (angl. flavescent).* Dont la couleur tire sur le jaune.

FLAVICINE *s. f. (angl. flavicin).* Substance antibiotique obtenue à partir de *Aspergillus flavus*, identique à l'aspergilline.

FLAVINE *s. f. (angl. flavin).* Pigment jaune dérivé de l'isoalloxazine, d'origine animale ou végétale.

FLAVIVIRUS Genre de virus de la famille des *Flaviviridae*. Leurs virions possèdent un ARN monocaténaire ; ils sont de symétrie cubique, enveloppés et mesurent 40 nm. Ce genre comprend les virus qui étaient autrefois classés dans le groupe B des arbovirus. Ils sont transmis par des moustiques ou des tiques et sont responsables de la fièvre jaune, de la dengue, de plusieurs types d'encéphalites et de certaines fièvres hémorragiques.

FLAVOBACTERIUM Genre de bactéries saprophytes qui produisent un pigment jaune, et dont certaines espèces, telles que *Fl. fecale*, ont été isolées de l'intestin de l'homme et peuvent être responsables d'infections nosocomiales.

FLAVONE *s. f. (angl. flavone).* Phénylchromone. Substance cristalline incolore de laquelle dérivent plusieurs colorants jaunes importants, dont certains ont une action antiscorbutique.

FLAVONOÏDES *s. f. pl. (angl. flavonoids).* Composés phénoliques que l'on trouve en particulier dans le raisin, le vin, l'écorce de citron et le paprika. SYN. ***VITAMINE P.***

FLAVOPROTÉINE *s. f. (angl. flavoprotein).* Protéines conjuguées ayant comme groupement prosthétique des dérivés de l'isoalloxazine, qui leur confèrent une couleur jaune.

FLÉCHISSEUR *adj. (NA. flexor). (angl. flexor).* Qui fléchit. Se dit d'un muscle dont la contraction fléchit un ou les segments distaux d'un membre sur un segment proximal.

FLEGEL (MALADIE DE) *(angl. Flegel's disease).* Affection héréditaire à transmission autosomique dominante consistant en une hyperkératose des membres et du tronc.

FLEISCHER (ANNEAU DE) ☞ ***KAYSER-FLEISCHER (ANNEAU DE).***

FLEISCHNER (SYNDROME DE) *(angl. Fleischner's lines).* Syndrome radiologique caractérisé par la présence de zones d'atélectasie planes, avec des images typiques en bandes étroites, au niveau des bases pulmonaires. Des affections bronchiques, pulmonaires ou sous-diaphragmatiques sont à l'origine de ce syndrome. L'atonie diaphragmatique est un facteur favorisant. SYN. ***LIGNES DE FLEISCHNER.***

FLEMMING (SOLUTION DE) *(angl. Flemming's solution).* Préparation utilisée pour durcir des pièces histologiques, composée de 4 volumes d'une solution aqueuse d'acide osmique à 2 %, de 15 volumes d'une solution aqueuse d'acide chromique à 1 % et d'un volume d'acide acétique glacial.

FLESSUM *s. m. (angl. flessum).* Attitude en flexion. SYN. ***FLEXUM.***

FLEXIBILITÉ CIREUSE *s. f. (angl. waxy flexibility).* Faculté de certains catatoniques de garder pendant longtemps les positions dans lesquelles on les met, opposant une résistance qui rappelle celle de la cire.

FLEXIMÈTRE *s. m. (angl. fleximeter).* Instrument qui sert à mesurer le degré de flexion d'une articulation.

FLEXION *s. f. (angl. flexion).* Mouvement par lequel un segment de membre forme un angle plus ou moins accusé avec le segment voisin ; s'oppose à extension.

FLEXNER ◇ **(BACILLE DE)** *(angl. Flexner's bacillus).* SYN. ***SHIGELLA FLEXNERI.*** ◇ **(DYSENTERIE DE)** *(angl. Flexner's dysentery).* Dysenterie bacillaire due à *Shigella flexneri*.

FLEXUEUX *adj. (angl. flexile).* Qui présente des courbures de différentes directions.

FLINT (ROULEMENT DE) *(angl. Flint's murmur).* Roulement présystolique entendu à la pointe du cœur dans l'insuffisance valvulaire aortique.

FLINT-GLASS *(angl. flint glass).* Verre constitué de sable, d'oxyde de plomb et de potasse, que l'on utilise pour la fabrication de lentilles.

FLOCCULUS *s. m. (NA. flocculus). (angl. flocculus).* Petit lobule situé sur la face inférieure de chaque hémisphère cérébelleux.

FLOCONNEUX *adj. (angl. fleecy).* Qui a un aspect de flocons.

FLOCULATION *s. f. (angl. flocculation).* Précipitation des particules en suspension d'une solution en flocons visibles, discrets, au lieu d'une coagulation en masse.

FLOCULATION (RÉACTION DE) *(angl. floculation reaction).* Toute épreuve dont le résultat est évalué par le précipité qui se produit dans la substance examinée ; elle est utilisée dans le diagnostic de certaines affections : salmonelloses, syphilis, etc.

FLORE *s. f. (angl. flora).* **1.** Étude des espèces végétales d'une région déterminée. **2.** Ensemble de bactéries qui vivent dans un organe ou une partie du corps. EX. *flore intestinale, flore cutanée.*

FLORENCE (RÉACTION DE) *(angl. Florence's reaction).* Réaction spécifique de la choline utilisée en médecine légale pour déceler les traces de sperme car, dans les heures qui suivent son émission, le sperme s'enrichit en choline.

FLORIDE *adj. (angl. florid).* De couleur rouge vif ; se dit de certaines éruptions cutanées.

FLOT ~ **ASCITIQUE (SIGNE DU)** *(angl. fluid thrill).* Signe indiquant l'existence d'une ascite. Le malade étant couché sur le dos, l'examinateur exerce une percussion sur un flanc en posant l'autre main bien à plat sur le flanc opposé. En cas d'ascite, cette main perçoit la transmission de l'onde de choc par le liquide. ~ **(SIGNE DU)** *(angl. Schwartz' test).* Épreuve clinique utilisée dans l'étude d'un réseau variqueux. Une chiquenaude au niveau d'une varice est transmise le long de la veine et éventuellement à contre-courant en cas d'insuffisance valvulaire. SYN. ***SIGNE DE SCHWARTZ.***

FLOWER (INDICE DE) *(angl. Flower's dental index).* ☞ ***INDICE DENTAIRE.***

FLUCTUATION *s. f. (angl. fluctuation).* Mouvement ondulatoire communiqué à un liquide accumulé dans une cavité naturelle ou accidentelle du corps, en exerçant une pression sur la paroi de la cavité ou en la percutant de la main ; le mouvement est perçu par l'autre main appliquée sur le côté opposé. ~ **(ÉPREUVE DE)** *(angl. — test).* Épreuve mise au point par Luria et Delbrück (1943). Méthode d'analyse statistique fondée sur l'apparition au hasard des mutations chez les micro-organismes et qui permet de mesurer les taux de mutation.

FLUCYTOSINE *s. f. (angl. flucytosine).* 5-fluorocytosine. Pyrimidine fluorée administrée par voie orale dans le traitement des candidoses et des cryptococcoses.

FLUDROCORTISONE *s. f. (angl. fludrocortisone).* Glucocorticoïde de synthèse, plus puissant que l'hydrocortisone.

FLUENT *adj. (angl. flowing).* Qui coule, suinte, laisse écouler un liquide, en parlant d'un organe, d'une lésion.

FLÜGGE (GOUTTELETTES DE) ☞ ***GOUTTELETTES DE FLÜGGE.***

FLUOCINOLONE *s. m. (angl. fluocinolone).* Acétonide de fluocinolone, stéroïde anti-inflammatoire qui s'utilise localement sous forme de pommade.

FLUOR *s. m. (angl. fluorine).* Élément gazeux, du groupe des halogènes, de numéro atomique 9, de masse atomique 18,998. On le trouve sous forme de sels complexes dans les os et dans l'émail dentaire. Symbole : F. Il est utilisé dans la prévention de la carie dentaire.

FLUORATION *s. f. (angl. fluorination).* Adjonction de fluor, sous forme de fluorures, à l'eau de boisson pour prévenir les caries dentaires.

FLUORÉ *adj. (angl. fluoride).* Qui contient du fluor.

FLUORESCÉINE *s. f. (angl. fluorescein).* Phtaléine de la résorcine ; matière colorante qui, en solution alcaline, présente une fluorescence verte intense, visible même dans des solutions extrêmement diluées. La fluorescéine sodique, soluble dans l'eau, est utilisée pour mettre en évidence les érosions cornéennes et dans l'angiographie rétinienne.

FLUORESCENCE *s. f. (angl. fluorescence).* Propriété de certains composés d'absorber la lumière d'une longueur d'onde déterminée et de l'émettre à une longueur d'onde supérieure.

FLUOROMÈTRE *s. m. (angl. fluorometer).* Appareil qui permet de mesurer la quantité de rayons émis par un tube cathodique.

FLUOROSCOPE *s. m. (angl. fluoroscope).* Appareil comportant un écran recouvert d'une substance fluorescente aux rayons X, utilisé en radioscopie.

FLUOROSE *s. f. (angl. fluorosis).* Intoxication chronique par le fluor. ~ **DENTAIRE** *(angl. dental —).* Affection dentaire chronique due à la consommation prolongée d'une eau trop riche en fluor et qui se manifeste par des taches blanches et brunes de l'émail. Elle s'accompagne d'une densification diffuse du squelette.

FLUORO-URACILE *s. m. (angl. fluorouracil).* Antimétabolite ; analogue pyrimidique administré par voie générale dans le traitement de certaines néoplasies, en particulier les cancers du sein et du tube digestif, ainsi qu'en application locale dans le traitement des kératoses prémalignes de la peau et dans les carcinomes basocellulaires superficiels.

FLUORURE *s. m. (angl. fluoride).* Composé binaire du fluor avec un autre élément.

FLUPHÉNAZINE *s. f. (angl. fluphenazine).* ☞ ***PHÉNOTHIAZINE.***

FLUROXÈNE *s. m. (angl. fluroxene).* Éther halogéné. Anesthésique général, administré en inhalations.

FLUSH *s. m.* Accès brusque de rougeur du visage dû à une vasodilation. Il est observé dans les carcinoïdes du grêle et après absorption de certains produits vasodilatateurs.

FLUTTER *s. m. (angl. flutter).* Trouble du rythme cardiaque caractérisé par des contractions extrêmement rapides mais régulières. ◇ **ATRIAL** *(angl. atrial —).* Contractions des atria à environ 300 par minute avec réponse ventriculaire variable : 150 par minute (flutter 2/l) ; 100 par minute (flutter 3/l), etc. ◇ **VENTRICULAIRE** *(angl. ventricular —).* Contractions ventriculaires à plus de 200 par minute de très mauvais pronostic, évoluant généralement vers la fibrillation ventriculaire mortelle.

FLUX *s. m. (angl. flux, flow).* Écoulement ou évacuation à l'extérieur d'une quantité importante d'un liquide normal ou pathologique. ◇ **CATAMÉNIAL** *(angl. menstrual flow).* ☞ ***MENSTRUATION.*** ◇ **PLASMATIQUE RÉNAL** *(angl. renal plasma flow).* Quantité de plasma égale à 600 mL, chez l'adulte normal, traversant les deux reins par minute. ◇ **SANGUIN RÉNAL** *(angl. renal blood flow).* Quantité de sang égale à 1 200 mL, chez l'adulte normal, traversant les deux reins par minute.

FLUXION *s. f. (angl. fluxion).* Congestion ou hyperémie active. ◇ **DENTAIRE** *(angl. gumboil).* En langage courant, désigne un gonflement de la joue provoqué par une infection dentaire.

FO Abréviation de fond d'œil.

FOCAL *adj. (angl. focal).* Qui se rapporte à un foyer, en particulier au foyer d'une lentille.

FOCALE (CRISE) *(angl. focal epilepsy).* Crise d'épilepsie bravais-jacksonnienne.

FOCOMÈTRE *s. m. (angl. focimeter).* Instrument servant à mesurer la distance focale d'une lentille ou d'un système optique.

FŒTAL *adj. (angl. fetal).* Qui se rapporte au fœtus.

FŒTICIDE *adj. (angl. feticide).* Qui provoque la mort du fœtus dans l'utérus.

FŒTOGRAPHIE *s. f. (angl. fetography).* Radiographie du fœtus dans l'utérus.

FŒTOMÉTRIE *s. f. (angl. fetometry).* Mesure des dimensions du fœtus, en particulier de sa tête, *in utero.*

FŒTOPATHIE *s. f.* ☞ ***EMBRYOPATHIE.***

FŒTOPLACENTAIRE *adj. (angl. fetoplacental).* Qui se rapporte au fœtus et au placenta.

FŒTOR HEPATICUS *s. m. (angl. fetor hepaticus).* Odeur désagréable de l'haleine au cours du coma hépatique.

FŒTUS *s. m. (angl. fetus).* Produit de la conception depuis la fin du troisième mois de la grossesse jusqu'à l'accouchement. ◇ **ARLEQUIN** *(angl. harlequin —).* Fœtus atteint de kératome malin diffus congénital. ◇ **IN FŒTU** *(angl. — in fetu).* Parasite inclus à l'intérieur du corps d'un autosite. ◇ **PAPYRACEUS** *(angl. — papyraceus).* Fœtus momifié, comprimé par le développement de son congénère vivant. ◇ **PARASITE** *(angl. parasitic —).* Tout fœtus, complet ou incomplet, qui se nourrit de son congénère mieux développé ou autosite. ◇ **VIABLE** *(angl. viable —).* Fœtus apte à vivre hors du sein maternel. La date de viabilité classique est de 180 jours, mais il n'existe pas de critères rigoureux fixant la limite de viabilité du fœtus.

FOGARTY (SONDE DE) *(angl. Fogarty's catheter).* Sonde à ballonnet servant à désobstruer une artère.

FOIE *s. m. (NA. hepar). (angl. liver).* Glande impaire asymétrique, la plus grosse du corps, d'un poids moyen de 1 500 g, située dans la partie supérieure de l'abdomen, dans la loge sous-diaphragmatique droite. On distingue trois faces : supérieure, postérieure et inférieure. Cette dernière est parcourue par trois sillons profonds qui délimitent quatre lobes : le droit, le gauche, le carré et le caudé ou lobe de Spiegel, avec ses deux processus, le papillaire et le caudé. Il possède cinq sortes de vaisseaux : artériels, veineux hépatiques et portes, conduits biliaires et lymphatiques. C'est un organe essentiel pour la vie, responsable de la sécrétion de la bile, intervenant dans le métabolisme des glucides (fonction glycogénique), des lipides et des protides, jouant un rôle primordial d'épuration et de détoxication, impliqué dans la synthèse du fibrinogène, de la prothrombine et de l'héparine, dans le stockage des vitamines A, B, D et K. ◇ **ACCORDÉON** Foie cardiaque subissant des variations considérables de volume du fait de la congestion passive par stase. ◇ **ALCOOLIQUE** *(angl. alcoholic —).* Ensemble des lésions provoquées au niveau du foie par l'intoxication alcoolique chronique, associant à des degrés variables : stéatose, hépatite alcoolique et cirrhose. ◇ **AMYLOÏDE** *(angl. amyloid —).* Foie présentant une dégénérescence amyloïde caractérisée par une augmentation de volume, une surface lisse, une consistance ferme et une coloration cireuse. ◇ **CIRRHOTIQUE** *(angl. cirrhotic —).* Foie généralement diminué de volume, parfois hypertrophié, dont la surface, irrégulière, comporte des nodules saillants, de diamètre variable, suivant qu'il s'agit de cirrhose micro ou macronodulaire. À la coupe, le parenchyme hépatique est induré et contient des formations nodulaires séparées par des travées de fibrose. Le foie cirrhotique est le plus souvent une conséquence de l'alcoolisme chronique, mais d'autres affections peuvent aussi être en cause, notamment l'hépatite virale, l'hémochromatose, les rétentions biliaires prolongées et, plus rarement, les insuffisances cardiaques droites prolongées. ◇ **GLACÉ** *(angl. frosted —)*. Aspect du foie dans la périhépatite adhésive, dû à un épaississement de couleur nacrée de sa capsule. ◇ **MUSCADE** *(angl. nutmeg —)*. Aspect du foie dans la congestion chronique passive, caractérisé par la présence de taches blanches de tissu conjonctif hypertrophique qui s'intercalent avec des zones sombres de stase veineuse et d'infiltration pigmentaire. ◇ **SAGOU** *(angl. sago —)*. Foie amyloïde parsemé de petits grains brillants rappelant le sagou cuit.

FOIX (SYNDROME DE) *(angl. Foix syndrome)*. Paralysie oculaire unilatérale par thrombose du sinus caverneux, par anévrysme carotidien ou tumeur hypophysaire. SYN. ***SYNDROME DU SINUS CAVERNEUX.***

FOIX-ALAJOUANINE (SYNDROME DE) *(angl. Foix-Alajouanine syndrome)*. Myélopathie nécrosante médullaire progressive mortelle due à une fistule artérioveineuse durale.

FOIX-JULIEN MARIE (SYNDROME DE) *(angl. Foix-Julien Marie syndrome)*. Sclérose cérébrale centrolobaire, variété de leucoencéphalite débutant dans l'enfance avec séquelles psychiques et neurologiques.

FOLATE *s. m. (angl. folate)*. Sel de l'acide folique.

FOLIACÉ *adj. (angl. foliaceous)*. Qui a l'aspect d'une feuille.

FOLIE *s. f. (angl. madness)*. Trouble mental, quelle qu'en soit la nature (terme désuet). ◇ **À DEUX** *(angl. « folie à deux », induced psychotic disorder)*. Délire de même type chez deux personnes vivant ensemble. ◇ **PÉRIODIQUE** *(angl. maniac-depressive psychosis)*. ☞ ***PSYCHOSE MANIACO-DÉPRESSIVE.*** ◇ **RAISONNANTE** *(angl. « folie raisonnante »)*. Forme de délire d'interprétation.

FOLINIQUE (ACIDE) *(angl. folinic acid)*. Forme active de l'acide folique, stable en solution neutre ou alcaline et instable en solution acide.

FOLIQUE (ACIDE) *(angl. folic acid)*. ☞ ***PTÉROYLGLUTAMIQUE (ACIDE).***

FOLIUM *s. m. (NA. folium vermis). (angl. folium of vermis)*. Lobule du vermis cérébelleux, situé entre le déclive en haut et le tuber en bas.

FOLLE AVOINE *(angl. wild oats)*. Nom sous lequel on désignait autrefois plusieurs plantes légumineuses des genres *Astragalus, Sophora, Oxytropis*, etc., toxiques pour les équins, les bovins et les ovins dans certaines régions, à cause de leur teneur en sélénium.

FOLLICLIS *s. m. (angl. folliclis)*. Tuberculide papulonécrotique de la face extension des membres d'évolution spontanée favorable.

FOLLICULAIRE *adj. (angl. follicular)*. **1.** Qui se rapporte à un follicule ou à des follicules. **2.** Qui est constitué de follicules.

FOLLICULE *s. m. (angl. follicle)*. Petite formation anatomique en forme de sac, située sur une muqueuse ou sur la peau, ayant en général une fonction sécrétoire. ◇ **CLOS** ☞ ***NODULE LYMPHATIQUE AGRÉGÉ DE L'ILÉUM.*** ◇ **DENTAIRE** *(angl. dental —)*. Organe en forme de sac à l'intérieur du maxillaire et de la mandibule, qui contient la dent avant son éruption. ◇ **LYMPHATIQUE** *(NA. folliculus lymphaticus). (angl. lymphatic —)*. Masse qui occupe la substance corticale des nœuds lymphatiques. ◇ **LYMPHATIQUE DE L'ESTOMAC** *(NA. folliculus lymphaticus gastrici). (angl. lymph — of stomach)*. Follicule lymphatique de la muqueuse de l'estomac. ◇ **OVARIEN** *(angl. ovarian —)*. Petite vésicule faisant saillie à la surface de l'ovaire, renfermant un ovule mûr entouré de deux enveloppes ou thèques. C'est l'aboutissement évolutif d'un seul ovocyte parvenu à maturité au cours de chaque cycle menstruel. Au stade de l'ovulation, le follicule ovarien se rompt et libère l'ovule qui gagne la trompe utérine. ◇ **PILEUX** *(NA. folliculus pili). (angl. hair —)*. Invagination de l'épiderme qui entoure le poil et est à son origine. ◇ **PRIMORDIAL** *(angl. primordial —)*. Follicule ovarien non mûr, en voie de développement. ◇ **TUBERCULEUX** *(angl. tubercle)*. Lésion élémentaire de la tuberculose, constituée par une cellule géante entourée de cellules épithélioïdes et de cellules embryonnaires.

FOLLICULINE *s. f. (angl. estrone)*. Estrone, hormone sexuelle ovarienne.

FOLLICULINURIE *s. f. (angl. folliculinaria)*. Présence de folliculine dans l'urine.

FOLLICULITE *s. f. (angl. folliculitis)*. Inflammation du follicule pilosébacé. ◇ **DÉPILANTE OU DÉCALVANTE** *(angl. — decalvans)*. Folliculite chronique avec formation de pustules qui provoquent la destruction des follicules pileux et entraînent une dépilation. ◇ **GONOCOCCIQUE** *(angl. gonorrhoeica —)*. Inflammation des glandes de Littré par *Neisseria gonorrhoeae*.

FOLLICULITIS ULERYTHEMATOSA RETICULATA. Dermatose de la face, localisée notamment aux joues, et caractérisée par de petites zones d'atrophie séparées par d'étroites éminences avec un aspect en rayons de miel. SYN. ***ATROPHODERMIE VERMICULÉE DES JOUES.***

FOLLICULOME *s. m. (angl. folliculoma)*. Tumeur de l'ovaire formée à partir de l'épithélium des follicules ovariens et contenant des corpuscules ressemblant à des follicules.

FOLLICULOSE *s. f. (angl. folliculosis)*. Lésions des follicules pilosébacés.

FÖLLING (MALADIE OU SYNDROME DE) *(angl. Fölling's disease)*. ☞ ***OLIGOPHRÉNIE PHÉNYLPYRUVIQUE.***

FOLTZ (VALVULE DE) *(angl. Foltz's valve)*. Repli de la muqueuse du conduit lacrymal.

FOMENTATION *s. f. (angl. fomentation)*. Action d'appliquer la chaleur, seule (fomentation sèche) ou associée à un liquide médicamenteux (fomentation humide), comme méthode thérapeutique.

FONCTION *s. f. (angl. function)*. Action spéciale, caractéristique, normale, d'une partie du corps, d'un organe ou d'un appareil. ◇ **VENTRICULAIRE** *(angl. ventricular —)*. Performance ventriculaire résultant de la force et de la vitesse de contraction musculaire ainsi que de la pression intracavitaire.

FONCTIONNEL *adj. (angl. functional).* **1.** Qui se rapporte à une fonction. **2.** Se dit des symptômes, troubles, etc., qui dépendent d'une altération de la fonction d'un organe, sans lésion anatomique apparente de ce dernier.

FONCTIONS HÉPATIQUES (TESTS DES) *(angl. hepatic function tests).* Ensemble de tests et de réactions de laboratoire qui permettent d'étudier le fonctionnement hépatique, tels que le dosage de la bilirubinémie, de la protidémie, de la cholestérolémie, de l'activité enzymatique, le temps de prothrombine, etc.

FOND *s. m. (NA. fundus). (angl. fundus).* Base ou partie d'un organe creux qui est opposée ou la plus éloignée de sa bouche ou de son orifice. ◇ **D'ŒIL** *(angl. ocular —).* Partie de l'œil que l'on observe directement à l'aide d'un ophtalmoscope au travers de ses milieux transparents. L'examen du fond d'œil donne des renseignements non seulement sur l'état de la rétine, mais aussi sur l'état des vaisseaux en général et sur la pression intracrânienne. Symbole : FO. ◇ **DE L'ESTOMAC** *(NA. — gastricus). (angl. gastric —).* Partie la plus haute de l'estomac, située au-dessus de l'orifice œsophagien. Elle forme un dôme qui surmonte le corps de l'estomac. C'est le siège de la poche à air gastrique. ◇ **DE LA VESSIE** *(NA. — vesicae urinariae). (angl. — of urinary bladder).* Base de la vessie. ◇ **UTÉRIN** *(NA. — uteri). (angl. uterine —).* Partie de l'utérus située au-dessus de l'implantation des trompes utérines.

FONGICIDE *adj. (angl. fungicide).* Qui détruit les champignons. S'emploie aussi comme substantif.

FONGIFORME *adj. (angl. fungiform).* En forme de champignon.

FONGIQUE *adj. (angl. fungal).* Qui se rapporte ou qui est dû aux champignons.

FONGISTATIQUE *adj. (angl. fungistatic).* Qui inhibe la croissance ou le développement des champignons. S'emploie aussi comme substantif.

FONGOÏDE *adj. (angl. fungoid).* Qui ressemble à un champignon.

FONGOSITÉ *s. f. (angl. fungosity).* Végétation charnue et molle, en général très vascularisée et friable, qui se développe à la surface d'une plaie ou d'un ulcère.

FONGUEUX *adj. (angl. fungous).* **1.** Qui a l'aspect d'un champignon ou d'une éponge. **2.** Qui présente des fongosités.

FONGUS *s. m.* Tumeur saillante en forme de champignon (terme peu usité). ◇ **DU TESTICULE** *(angl. fungus testis).* Hernie testiculaire à travers le scrotum couvert de fongosités. C'est une complication rare d'une épididymite tuberculeuse ou d'un cancer.

FONTAN (OPÉRATION DE) Traitement chirurgical palliatif de l'atrésie tricuspidienne.

FONTANA-TRIBONDEAU (COLORATION DE) *(angl. Fontana's markings).* Coloration utilisée pour la mise en évidence du tréponème de la syphilis. Les spirochètes se colorent en noir et semblent plus grands que lorsqu'ils sont colorés par d'autres procédés.

FONTANELLE *s. f. (NA. fonticulus cranii). (angl. fontanel, fontanelle).* Espace membraneux non encore ossifié du crâne chez les enfants. ◇ **ANTÉRIEURE** *(NA. — anterior). (angl. anterior fontanelle).* Fontanelle losangique, située entre le frontal et les deux pariétaux. Elle se ferme tardivement, à l'âge de deux ou trois ans. SYN. ***FONTANELLE BREGMATIQUE, GRANDE FONTANELLE.*** ◇ **BREGMATIQUE** *(NA. fonticulus anterior). (angl. bregmatic fontanelle).* ☞ ***FONTANELLE ANTÉRIEURE.*** ◇ **GLABELLAIRE OU NASOFRONTALE** *(angl. glabellar fontanelle).* Fontanelle surnuméraire de la glabelle. ◇ **(GRANDE)** ☞ ***FONTANELLE ANTÉRIEURE.*** ◇ **MASTOÏDIENNE** *(NA. — mastoideus). (angl. mastoid fontanelle).* Fontanelle située entre les bords adjacents du pariétal, de l'occipital et de la portion mastoïdienne du temporal. ◇ **MÉTOPIQUE** *(angl. sagittal fontanelle).* Fontanelle surnuméraire sur la suture métopique ou médiofrontale. ◇ **(PETITE)** ☞ ***FONTANELLE POSTÉRIEURE.*** ◇ **POSTÉRIEURE** *(NA. — posterior). (angl. posterior fontanelle).* Fontanelle triangulaire, située entre l'occipital et les deux pariétaux. SYN. ***PETITE FONTANELLE.*** ◇ **SAGITTALE** *(angl. sagittal fontanelle).* ☞ ***GERDY (FONTANELLE DE).*** ◇ **SPHÉNOÏDALE** *(NA. — sphenoidalus). (angl. sphenoidal fontanelle).* Fontanelle au point d'union du frontal, du pariétal, de la portion écailleuse du temporal et de la grande aile du sphénoïde.

FORAGE *s. m. (angl. forage).* Tout geste chirurgical utilisant un foret.

FORAMEN *s. m. (NA. foramen). (angl. foramen).* Mot latin signifiant trou. Il est employé en anatomie pour désigner certains orifices. ◇ **CÆCUM DE LA LANGUE** ☞ ***TROU BORGNE DE LA LANGUE.*** ◇ **CÆCUM DE L'OS FRONTAL** *(NA. — caecum ossis frontalis). (angl. — caecum of frontal bone).* Orifice de la face endocrânienne de l'os frontal, situé au-dessus de l'échancrure ethmoïdale, à l'extrémité inférieure de la crête frontale. ◇ **CÆCUM POSTÉRIEUR** *(NA. — caecum medullae oblongatae). (angl. — caecum medullae oblongatae).* Dépression située en dessous du bord du pont, formée par l'extrémité de la fissure médiane antérieure du bulbe. SYN. ***TROU BORGNE DE VICQ D'AZYR.*** ◇ **DE LA VEINE CAVE** *(NA. — venae cavae). (angl. venous —).* Orifice situé dans le diaphragme et livrant passage à la veine cave inférieure. ◇ **ÉPINEUX** *(NA. — spinosum). (angl. spinous —).* Orifice creusé dans la grande aile du sphénoïde, en arrière du foramen ovale, et livrant passage à l'artère et aux veines méningées moyennes. ◇ **ETHMOÏDAL** *(NA. — ethmoidale). (angl. ethmoid —).* Orifice de la lame criblée de l'ethmoïde, livrant passage aux nerfs et aux vaisseaux ethmoïdaux. ◇ **ETHMOÏDAL**

ANTÉRIEUR *(NA. foramen ethmoidale anterius). (angl. anterior ethmoidal canal).* Passage formé dans l'os frontal et dans l'ethmoïde pour la branche nasale du nerf ophtalmique et pour les vaisseaux ethmoïdaux antérieurs. ◇ **ETHMOÏDAL POSTÉRIEUR** *(NA. foramen ethmoidale posterius). (angl. posterior ethmoidal canal).* Passage dans l'os frontal et dans l'ethmoïde pour les vaisseaux ethmoïdaux postérieurs. ◇ **FRONTAL** *(NA. — frontale). (angl. frontal notch).* Orifice formé par la fermeture de l'échancrure sus-orbitaire. ◇ **INCISIF** *(NA. — incisivum). (angl. incisive —).* Orifice ovalaire situé à l'extrémité antérieure de la suture intermaxillaire, et qui livre passage aux nerfs nasopalatins. ◇ **INFRA-ORBITAIRE** *(NA. — infraorbitale). (angl. infraorbital —).* Orifice situé dans le maxillaire et livrant passage aux nerfs et aux vaisseaux infra-orbitaires. ◇ **INTERVENTRICULAIRE** *(NA. — interventriculare). (angl. interventricular —).* Orifice de communication entre le troisième ventricule et les ventricules latéraux cérébraux. ◇ **INTERVERTÉBRAL** *(NA. — intervertebrale). (angl. intervertebral —).* Chacun des orifices, à droite et à gauche, compris entre les échancrures des pédicules de deux vertèbres contiguës. Les foramen intervertébraux donnent passage aux nerfs rachidiens qui sortent du canal vertébral. ◇ **JUGULAIRE** *(NA. — jugulare). (angl. jugular —).* Orifice de la base du crâne limité en avant par le bord postérieur du rocher, et en arrière par l'occipital. Sa partie postérieure, large, répond au golfe de la veine jugulaire interne ; sa partie antérieure, plus étroite, est traversée par les nerfs glossopharyngien, vague et accessoire, et par le sinus sigmoïde. ◇ **MAGNUM** *(NA. foramen magnum). (angl. — magnum).* Large orifice ovalaire traversant la partie inférieure, médiane, de l'occipital. Il fait communiquer la cavité crânienne avec le canal vertébral et donne passage au bulbe, aux artères vertébrales, aux artères spinales antérieures et aux racines médullaires des nerfs spinaux. ◇ **MENTONNIER** *(NA. — mentale). (angl. mental —).* Trou situé sur la face antérieure de la mandibule et qui livre passage au nerf et aux vaisseaux mentonniers. ◇ **NOURRICIER** *(NA. — nutriens). (angl. nutrient —).* Orifice de la surface d'un os qui livre passage aux vaisseaux allant à la moelle osseuse. ◇ **OBTURÉ** *(NA. — obturatum). (angl. — obturatum).* Large orifice de l'os iliaque, délimité en haut par l'acétabulum, en avant par le pubis et en arrière par l'ischion. Le foramen obtruré est en majeure partie fermé par la membrane obturatrice insérée à son pourtour. ◇ **OMENTAL** *(NA. — omentale). (angl. omental —).* Orifice qui fait communiquer le vestibule avec la bourse omentale. SYN. ***FORAMEN DE WINSLOW.*** ◇ **OVALE** *(NA. — ovale). (angl. — ovale).* Orifice creusé dans la grande aile du sphénoïde, en arrière du foramen rond, et livrant passage au nerf mandibulaire et à l'artère petite méningée. ◇ **OVALE DU CŒUR** *(NA. — ovale cordis). (angl. ovale —).* Orifice situé à la partie postérosupérieure de la cloison interatriale, par lequel les deux atria du cœur du fœtus communiquent, la circulation sanguine évitant les poumons qui ne fonctionnent pas encore. Le foramen ovale du cœur s'oblitère normalement après la naissance. SYN. ***OSTIUM, TROU DE BOTAL.*** ◇ **PALATIN (GRAND)** *(NA. foramen palatinum majus). (angl. greater palatine —).* Ouverture dans l'os palatin livrant passage à un paquet vasculonerveux. ◇ **PARIÉTAL** *(NA. — parietale). (angl. parietal —).* Orifice situé près de l'extrémité postérieure du bord supérieur du pariétal, livrant passage à une veine. ◇ **ROND** *(NA. — rotundum ossis sphenoidalis). (angl. — rotundum).* Orifice creusé dans la grande aile du sphénoïde, et livrant passage au nerf maxillaire. ◇ **SACRAL ANTÉRIEUR** *(NA. — sacralis anterior). (angl. anterior sacral —).* Chacun des huit orifices situés sur la face antérieure du sacrum, livrant passage aux branches antérieures des nerfs sacraux. ◇ **SACRAL POSTÉRIEUR** *(NA. — sacralis posterior). (angl. posterior sacral —).* Chacun des huit orifices situés sur la face postérieure du sacrum, livrant passage aux branches postérieures des nerfs sacraux. ◇ **SINGULAIRE** *(NA. — singulare). (angl. — singulare).* Orifice situé à la paroi postérieure du méat acoustique, et permettant le passage du nerf vers l'ampoule et le canal semi-circulaire postérieur. ◇ **SPHÉNOPALATIN** *(NA. — sphenopalatinum). (angl. sphenopalatine —).* Orifice faisant communiquer la fosse ptérygopalatine avec la fosse nasale. Il livre passage aux vaisseaux sphénopalatins et aux nerfs nasaux. ◇ **SPINOSUM** *(angl. — spinosum).* ☞ ***TROU PETIT ROND.*** ◇ **STYLOMASTOÏDIEN** *(NA. — stylomastoideum). (angl. stylomastoid —).* Orifice de la face postérieure du rocher, situé entre les processus styloïde et mastoïde, et livrant passage au nerf facial et à l'artère stylomastoïdienne. ◇ **TRANSVERSAIRE** *(NA. — transversarium). (angl. transverse —).* Orifice situé dans chaque processus transverse des vertèbres cervicales, livrant passage à l'artère et à la veine vertébrales. ◇ **VEINEUX** *(NA. — venosum). (angl. — venosum).* Orifice situé sur la paroi interne du foramen ovale. ◇ **VERTÉBRAL** *(NA. — vertebrale). (angl. vertebral —).* Espace situé entre le corps vertébral et l'arc postérieur de chaque vertèbre, qui contribue à la formation du canal vertébral. ◇ **ZYGOMATICOFACIAL** *(NA. — zygomaticofaciale). (angl. zygomaticofacial —).* Orifice externe du foramen zygomaticotemporal dans l'os zygomatique, livrant passage au nerf zygomatofacial. ◇ **ZYGOMATICOTEMPORAL** *(NA. — zygomaticotemporale). (angl. zygomaticotemporal —).* Canal situé dans l'os zygomatique, livrant passage à la branche zygomaticotemporale du nerf maxillaire.

FORAMINA ◇ **NERVOSA** *(angl. habenulae perforatae).* Petits orifices situés sur le bord tympanique de la lame spirale, livrant passage aux nerfs cochléaires. ◇ **PETIT PALATIN** *(NA. palatina* *minora). (angl. foramina palatina minora).* Orifices inférieurs des conduits palatins accessoires.

FORBES ◇ **(AMPUTATION DE)** *(angl. Forbes' amputation).* Amputation de la partie antérieure du pied conservant le talus, le calcanéus, l'os naviculaire et une partie du cuboïde ; variante de l'amputation de Chopart. ◇ **(MALADIE DE)** *(angl. Forbes' disease).* Glycogénose de type III, due à l'absence d'amylo 1-6-glucosidase. Maladie héréditaire autosomique récessive, caractérisée par l'accumulation de glycogène dans le foie et les muscles. Elle se manifeste surtout par une faiblesse musculaire et parfois par une insuffisance cardiaque. ☞ ***GLYCOGÉNOSE.*** SYN. ***CORI (MALADIE DE).***

FORBES-ALBRIGHT (SYNDROME DE) *(angl. Forbes-Albright syndrome).* Aménorrhée et galactorrhée liées à un adénome de l'hypophyse.

FORCEPS *s. m. (angl. forceps).* Instrument obstétrical comportant deux branches articulées, avec mors en forme de cuillères fenêtrées, pour extraire le fœtus de l'utérus. ◇ **DU CORPS CALLEUX** *(NA. forceps minor et major). (angl. — of corpus callosum).* Chacune des radiations antérieures (forceps minor) ou postérieures (forceps major) du corps calleux.

FORCIPRESSURE *s. f. (angl. forcipressure).* Méthode d'hémostase provisoire consistant à appliquer sur un vaisseau lésé une pince pour le comprimer.

FORCLUSION *s. f. (angl. forclosure).* En psychanalyse, terme élaboré par J. Lacan, qui désigne un mécanisme psychique singulier qui serait à l'origine du fait psychotique par lequel le sujet repousse une représentation transcendentale non inscrite comme signifiante dans l'appareil psychique du sujet. La notion de forclusion se développe autour de la problématique de la castration et dans le cadre conceptuel de la théorie du symbolique.

FORDYCE (MALADIE DE) *(angl. Fordyce's disease).* Éruption de minuscules papules à peine saillantes, jaunâtres, au niveau des lèvres et de la muqueuse buccale due à l'hypertrophie des glandes muqueuses.

FOREL ◇ **(CHAMPS DE)** *(angl. Forel's fields).* Partie supérieure de la région sous-thalamique en relation directe avec le thalamus, constituée de fines fibres longitudinales. ◇ **(DÉCUSSATION DE)** ☞ ***DÉCUSSATION DES PÉDONCULES CÉRÉBELLEUX.***

FORESTIER-CERTONCINY (SYNDROME DE) ☞ ***PSEUDOPOLYARTHRITE RHIZOMÉLIQUE.***

FORESTIER-ROTÈS-QUEROL (SYNDROME DE) *(angl. Forestier's disease).* Hyperostose vertébrale sénile ankylosante, d'étiologie inconnue.

FORET *s. m. (angl. drill).* Instrument tranchant doté d'un mouvement de rotation lui permettant de percer des trous dans les os.

FORMALDÉHYDE *s. m. (angl. formaldehyde).* H-CHO ; gaz incolore, soluble dans l'eau et l'alcool, employé pour la désinfection des chambres de malades, etc. La solution aqueuse à 40 % est utilisée sous les noms de formol et de formaline comme antiseptique général et pour conserver les pièces anatomiques. SYN. ***ALDÉHYDE FORMIQUE.***

FORMATION *s. f. (NA. formatio). (angl. development, structure).* Tissu ou structure de forme définie ; organisation, disposition. ◇ **INTERHÉMISPHÉRIQUE** *(angl. interhemispherical structure).* Parties de l'encéphale qui relient les hémisphères cérébraux, comme le corps calleux, le chiasma optique, les tubercules mamillaires, etc. ◇ **RÉTICULÉE** *(NA. — reticularis). (angl. reticular system).* Réseau formé par les prolongements de la substance grise qui s'étendent depuis la région inférieure du bulbe jusqu'à la partie supérieure du tronc cérébral. Il joue un rôle fondamental dans l'apparition de la fatigue, dans le rythme de l'état de veille et probablement dans les automatismes.

FORME *s. f. (angl. form).* **1.** Apparence extérieure d'un corps. **2.** Ensemble de caractères qui distinguent les différents types d'une maladie ou d'un symptôme. EX. *fièvre à forme adynamique, ataxique.* ◇ **L** *(angl. L —).* Bactéries présentant une absence partielle ou totale de paroi cellulaire, qui prennent une forme sphérique ou irrégulière et qui apparaissent spontanément (*Bacillus, Proteus, Streptococcus, Vibrio)* ou à la suite de divers stimuli : choc thermique, variations osmotiques, antibiotiques agissant sur la paroi, etc. Certaines peuvent retrouver une forme bactérienne normale.

FORMIATE *s. m. (angl. formiate).* Sel ou ester de l'acide formique.

FORMICATION *s. f. (angl. formication).* Sensation particulière d'engourdissement comparable à celle que produirait le passage de fourmis sur la peau. SYN. ***FOURMILLEMENT.***

FORMIQUE (ACIDE) *(angl. formic acid).* Liquide incolore, d'odeur pénétrante, de formule H-COOH, tiré des fourmis. On l'obtient aussi à partir de l'acide oxalique et de la glycérine. Produit du métabolisme de l'alcool méthylique ou méthanol. Vésicant.

FORMOL *s. m. (angl. formaldehyde solution).* ☞ ***FORMALDÉHYDE.***

FORMOL-GÉLIFICATION *s. f. (angl. formol-gel test).* Épreuve consistant à ajouter du formol au sérum ou au plasma. Normalement, il n'y a pas de gélification avant 48 heures. Le contraire se produit en cas d'augmentation des gammaglobulines. SYN. ***FORMOL-LEUCOGEL-RÉACTION.***

FORMULE *s. f. (angl. formula).* **1.** Expression concise générale définissant avec précision soit des relations fondamentales entre différents termes, soit les règles à suivre pour un type déterminé d'opération. **2.** En chimie, combinaison de symboles permettant d'exprimer la composition qualitative et quantitative d'un corps. ◇ **LEUCOCYTAIRE** *(angl. white* *blood count).* Proportion des divers types de leucocytes dans un millimètre cube de sang. Formule normale pour 100 globules blancs : 50-75 polynucléaires neutrophiles, 1 à 3 polynucléaires éosinophiles, 0 à 0,5 polynucléaire basophile, 3 à 7 monocytes et 20-40 lymphocytes. ⊂⊃ **MOLÉCULAIRE** *(angl. molecular —).* Formule chimique indiquant globalement le nombre des divers atomes qui constituent une molécule.

FORMYLE *s. m. (angl. formyl).* Radical monovalent caractéristique des aldéhydes, -CHO.

FORNEY (SYNDROME DE) *(angl. Forney's syndrome).* Syndrome malformatif avec atteintes multiples : cardiaque, osseuse, ophtalmique.

FORNIX *s. m. (NA. fornix). (angl. fornix).* ⊂⊃ **CÉRÉBRAL** *(NA. — cerebri). (angl. — of cerebrum).* Fibres efférantes de l'hippocampe vers les corps mamillaires et le noyau de l'habenula. ⊂⊃ **CONJONCTIVAL** *(NA. — conjunctivae). (angl. conjunctival —).* Lignes de réflexion supérieures et inférieures de la conjonctive sur le globe oculaire. ⊂⊃ **DU VAGIN** *(NA. — vaginae). (angl. — of vagina).* Récessus entre le col utérin et la paroi vaginale. ⊂⊃ **(PILIERS DU)** *(NA. crus —). (angl. pillars of —).* Formations cylindriques de substance blanche, au nombre de quatre : les deux piliers antérieurs partent de l'extrémité antérieure du corps du fornix, les deux piliers postérieurs se détachent de la partie postérieure de celui-ci.

FORSSELL (SINUS DE) *(angl. Forssell's sinus).* Espace situé entre les plis de la muqueuse gastrique, au niveau de l'antre pylorique.

FORSSMAN (ANTIGÈNE DE) *(angl. Forssman's antigen).* Antigène hétérogénique présent sur les globules rouges de mouton, dans les tissus du cobaye et d'autres animaux, ainsi que dans certaines bactéries et virus. Injecté au lapin et aux autres animaux qui en sont dépourvus, il entraîne la production d'anticorps spécifiques qui déterminent la lyse des hématies de mouton.

FÖRSTER ⊂⊃ **(MALADIE DE)** *(angl. Förster's syndrome).* Affection néonatale avec crises convulsives, et atonie-astasie. SYN. ***AMYOTONIE GÉNÉRALISÉE.*** ⊂⊃ **(OPÉRATION DE)** *(angl. Förster 's operation).* Résection intradurale bilatérale des racines dorsales postérieures D7 à D10.

FÖRSTER-PENFIELD (OPÉRATION DE) *(angl. Förster-Penfield operation).* Traitement d'une épilepsie post-traumatique par excision totale du tissu cortical cicatriciel épileptogène.

FOSSE *s. f. (NA. fossa). (angl. fossa, cavity).* Cavité large et plus ou moins profonde, le plus souvent osseuse. ⊂⊃ **AXILLAIRE** *(NA. — axillaris). (angl. axillary fossa).* Creux situé entre la partie supérieure et interne du bras et la paroi latérale du thorax. SYN. ***AISSELLE.*** ⊂⊃ **CANINE** *(NA. — canina). (angl. canine fossa).* Dépression sur la face externe du maxillaire, au-dessus de l'implantation de la canine. ⊂⊃ **CÉRÉBRALE** *(NA. — cerebralis). (angl. cerebral fossa).* Chacune des excavations de la base du crâne recevant les lobes du cerveau et du cervelet, et différenciées en fosses cérébrales antérieure, moyenne et postérieure. ⊂⊃ **CONDYLAIRE DE L'OS OCCIPITAL** *(NA. — condylaris). (angl. condylar fossa).* Dépressions situées devant et derrière chaque condyle occipital. ⊂⊃ **ETHMOÏDALE** *(angl. ethmoid fossa).* Canal dans la lame criblée de l'ethmoïde, qui loge le lobe olfactif. ⊂⊃ **FRONTALE** *(angl. frontal fossa).* Concavité de la face postérieure de l'os frontal. ⊂⊃ **HYPOGASTRIQUE** *(angl. hypogastric fossa).* Dépression sur la face interne de la paroi abdominale antérieure, entre les replis hypogastriques. ⊂⊃ **HYPOPHYSAIRE** *(NA. — hypophysialis). (angl. hypophyseal fossa).* Excavation dans le corps du sphénoïde qui loge l'hypophyse. On l'appelle également fosse pituitaire ou selle turcique. ⊂⊃ **ILIAQUE** *(NA. — iliaca). (angl. iliac fossa).* Large dépression sur la partie supérieure de la face interne de l'os coxal. ⊂⊃ **ILIAQUE EXTERNE** ☞ ***SURFACE GLUTÉALE.*** ⊂⊃ **INFRATEMPORALE** *(NA. — infratemporalis). (angl. infratemporal fossa).* Espace entre le bord supérieur de l'aile externe du processus ptérygoïde et la crête qui descend de la tubérosité zygomatique au bord alvéolaire du maxillaire. ⊂⊃ **INGUINALE LATÉRALE** *(NA. — inguinalis lateralis). (angl. lateral inguinal fossa).* Fossette sur la face interne de la paroi abdominale antérieure, correspondant à la position de l'anneau inguinal superficiel. ⊂⊃ **INGUINALE MÉDIALE** *(NA. — inguinalis medialis). (angl. medial inguinal fossa).* Fossette sur la face interne de la paroi abdominale antérieure, entre l'artère ombilicale oblitérée et l'ouraque. ⊂⊃ **INTERCONDYLAIRE DU FÉMUR** *(NA. — intercondylaris femoris). (angl. intercondylar fossa of femur).* Dépression entre les deux condyles du fémur. ⊂⊃ **LACRYMALE** *(NA. — glandulae lacrimalis). (angl. fossa of lacrymal gland).* Dépression sur la partie antérieure de la paroi supérieure de l'orbite, qui loge la glande lacrymale. ⊂⊃ **MYRTIFORME OU INCISIVE** *(angl. incisive fossa of maxilla).* Fosse incisive du maxillaire. ⊂⊃ **INTERPÉDONCULAIRE** *(NA. — interpedoncularis). (angl. interpedoncular fossa).* Dépression entre les deux pédoncules cérébraux dont le plancher est constitué par l'espace perforé postérieur. ⊂⊃ **ISCHIORECTALE** *(NA. — ischioanalis). (angl. ischioanal fossa).* Espace triangulaire entre le rectum et la tubérosité ischiatique. ⊂⊃ **JUGULAIRE** *(NA. fossa jugularis ossis temporalis). (angl. jugular fossa of temporal bone).* Dépression dans le rocher derrière le canal carotidien, livrant passage à la veine jugulaire. ⊂⊃ **MANDIBULAIRE** *(NA. — mandibularis). (angl. mandibular fossa jugularis ossis temporalis).* Cavité dans l'os temporal à la base du processus zygomatique, qui forme une partie de l'articulation temporo-mandibulaire. ⊂⊃ **MASTOÏDIENNE** *(angl. mastoid fossa jugularis ossis temporalis).* Dépression sur la face interne du processus mastoïde, logeant le sinus atéral. ⊂⊃ **NAVICULAIRE** *(NA. — navicularis). (angl. navi-*

cular fold). Repli muqueux de la paroi dorsale de l'urètre de l'homme. ⟡ **OCCIPITALE** *(NA. — occipitalis). (angl. occipital fossa).* Chacune des quatre dépressions, deux supérieures et deux inférieures, sur la face antérieure ou cérébrale de l'os occipital, dans lesquelles se logent les lobes postérieurs du cerveau et du cervelet. ⟡ **OLÉCRÂNIENNE** *(NA. — olecrani). (angl. olecranon fossa).* Dépression de la portion inférieure de la face postérieure de l'humérus, qui sert à loger l'olécrâne de l'ulna. ⟡ **OVARIENNE** *(NA. — ovarica). (angl. ovarian fossa).* Espace compris entre les branches de la bifurcation de l'artère iliaque commune sur la paroi latérale de la cavité pelvienne. ⟡ **ORBITAIRE** ☞ ***FACE ORBITAIRE DE L'OS FRONTAL.*** ⟡ **OVALE DU CŒUR** *(NA. — ovali cordis). (angl. oval fossa of heart).* Dépression dans l'atrium droit à la partie inférieure du septum interatrial. Reliquat du foramen ovale fœtal. ⟡ **PARIÉTALE** *(angl. parietal fossa).* ☞ ***FACE INTERNE DE L'OS PARIÉTAL.*** ⟡ **PITUITAIRE** *(NA. fossa hypophysea). (angl. fossa hypophysialis).* ☞ ***FOSSE HYPOPHYSAIRE.*** ⟡ **POPLITÉE** *(NA. — poplitea). (angl. popliteal fossa).* Espace compris entre les deux branches de la bifurcation de la ligne âpre du fémur sur la face postérieure de l'épiphyse inférieure de cet os. ⟡ **PTÉRYGOÏDIENNE DU SPHÉNOÏDE** *(NA. — pterygoidea ossis sphenoidalis). (angl. pterygoid fossa of sphenoid bone).* Fosse située entre les lames du processus ptérygoïde. ⟡ **PTÉRYGOPALATINE** *(NA. — pterygopalatina). (angl. pterygopalatine fossa).* Petite dépression entre la tubérosité du maxillaire et la face antérieure du processus ptérygoïde. ⟡ **RÉTROMANDIBULAIRE** *(NA. — retromandibularis). (angl. retromandibular fossa).* Espace en arrière de la mandibule, sous le muscle sterno-cléido-mastoïdien, qui loge la glande parotide. ⟡ **RHOMBOÏDE** *(NA. — rhomboidea). (angl. floor of the 4e ventricle).* Petite dilatation du canal épendymaire à sa jonction avec le quatrième ventricule. ⟡ **SCAPHOÏDE DU SPHÉNOÏDE** *(NA. — scaphoidea ossis sphendoidalis). (angl. scaphoid fossa of sphenoid bone).* Dépression à la partie postérieure du processus ptérygoïdien. ⟡ **SUBSCAPULAIRE** *(NA. — subscapularis). (angl. subscapular fossa).* Face antérieure concave de la scapula. ⟡ **SUBPYRAMIDALE** *(NA. subpyramidal —). (angl. subpyramidal fossa).* Fossette sur la paroi interne de l'oreille moyenne derrière la fenêtre ronde et sous la pyramide. ⟡ **SUBLINGUALE** *(NA. — sublingualis). (angl. sublingual fossa).* Dépressions situées sur la face postérieure de la mandibule, logeant les glandes salivaires sublinguales. ⟡ **TONSILLAIRE** *(NA. — tonsillaris). (angl. tonsillar fossa).* Chacun des creux situés entre les piliers du voile du palais, qui logent les tonsilles. ⟡ **TRIANGULAIRE** *(NA. — triangularis auriculae). (angl. triangular fossa of auricle).* Fossette entre l'hélix et l'anthélix. ⟡ **TROCHLÉAIRE** *(NA. — trochlearis). (angl. trochlear fossa).* Dépression de l'orbite pour la trochlée du muscle oblique supérieur. ⟡ **VESTIBULAIRE DU VAGIN** *(NA. — vestibuli vaginae). (angl. vestibular fossa of vagina).* Partie du vestibule entre l'orifice vaginal et les petites lèvres.

FOSSES NASALES *(angl. nasal fossa).* Les deux cavités anfractueuses, contiguës à la ligne médiane de la face, qui livrent passage à l'air et servent à l'olfaction.

FOSSETTE *s. f. (NA. fossula). (angl. fossa).* Cavité de petite dimension ou légère dépression à la surface d'un os ou d'une autre structure anatomique. ⟡ **COCCYGIENNE** Dépression de la peau correspondant au dos du coccyx. ⟡ **CORONOÏDE DE L'HUMÉRUS** *(angl. coronoid — of humerus).* Cavité de l'humérus, qui reçoit le processus coronoïde de l'ulna. ⟡ **CYSTIQUE** *(NA. fossa vesicae felleae). (angl. — of gall bladder).* Dépression sur la face inférieure du lobe droit du foie, dans laquelle se loge la vésicule biliaire. ⟡ **DE LA FENÊTRE RONDE** *(NA. — fenestrae cochleae). (angl. fenestra of cochlea).* Dépression de la paroi interne de l'oreille moyenne, au fond de laquelle s'ouvre la fenêtre de la cochlée ou fenêtre ronde. ⟡ **DE L'URÈTRE** *(NA. fossa urethrae). (angl. — of male urethra).* Dilatation de l'urètre dans le gland. ⟡ **DIGASTRIQUE** *(NA. fossa digastrica). (angl. digastric —).* Dépression sur le processus mastoïde pour l'insertion du muscle digastrique. ⟡ **DIGITALE** *(angl. digital — of mastoid).* Dépression à la base de la face interne du processus mastoïde. ⟡ **DUODÉNALE INFÉRIEURE** ☞ ***RÉCESSUS DUODÉNAL INFÉRIEUR.*** ⟡ **DUODÉNALE SUPÉRIEURE** ☞ ***RÉCESSUS DUODÉNAL SUPÉRIEUR.*** ⟡ **DUODÉNOJÉJUNALE** ☞ ***RÉCESSUS DUODÉNOJÉJUNAL.*** ⟡ **HÉMISPHÉRIQUE** ☞ ***RÉCESSUS DU VESTIBULE COCHLÉAIRE.*** ⟡ **ILÉOCOLIQUE** ☞ ***RÉCESSUS ILÉOCÆCAL.*** ⟡ **INFRACLAVICULAIRE** *(NA. fossa infraclavicularis). (angl. infraclavicular —).* Dépression large en dessous de la clavicule, limitée par les muscles grand pectoral, petit pectoral et deltoïde. ⟡ **INFRADUODÉNALE** *(angl. infraduodenal recess).* ☞ ***RÉCESSUS INFRADUODÉNAL.*** ⟡ **PATELLAIRE** ☞ ***AIRE INTERCONDYLAIRE DU TIBIA.*** ⟡ **PÉTREUSE** *(NA. — petrosa). (angl. petrosal —).* Petite dépression de la face interne du rocher entre la fosse jugulaire et l'orifice inférieur du canal carotidien. ⟡ **RADIALE DE L'HUMÉRUS** *(NA. fossa radialis humeri). (angl. radial — of humerus).* Dépression sur la face antérieure de l'humérus au-dessus de la tête du radius. ⟡ **SEMI-OVOÏDE** *(angl. recessus ellipticus vestibuli).* ☞ ***RÉCESSUS ELLIPTIQUE DU VESTIBULE.***

FOSTER KENNEDY (SYNDROME DE) *(angl. Kennedy's syndrome).* Synonyme impropre de syndrome de Kennedy (Foster étant le prénom de l'auteur). ☞ ***KENNEDY (SYNDROME DE).***

FOTHERGILL ⟡ **(NÉVRALGIE DE)** *(angl. Fothergill's neuralgia).* Névralgie du trijumeau. ⟡ **(OPÉRATION DE)** *(angl. Fothergill's operation).* Opération pour le prolapsus génital, comportant une amputation supravaginale du col utérin, une résection triangulaire de la paroi antérieure du vagin et une solidarisation large des paramètres (ligaments cardinaux) au moignon cervical.

FOUGÈRE MÂLE (EXTRAIT DE) *(angl. male fern extract).* Oléorésine collectée en automne à partir de diverses fougères. Anthelminthique toxique utilisé en solution dans l'huile de ricin.

FOULURE *s. f. (angl. sprain).* Entorse bénigne.

FOURCHETTE ◇ **DE LA VULVE** ☞ ***COMMISSURE POSTÉRIEURE DES LÈVRES.*** ◇ **STERNALE** *(angl. sternal indentation).* Échancrure semi-lunaire à l'extrémité supérieure du sternum.

FOURMI *s. f. (angl. ant).* Insecte de l'ordre des Hyménoptères, qui sécrète de l'acide formique. Les Anciens avaient l'habitude d'utiliser la tête de certaines fourmis géantes, pourvues de mandibules résistantes, comme moyen de suture pour les plaies, à la manière des agrafes de Michel.

FOURMILLEMENT *s. m.* ☞ ***FORMICATION.***

FOURNIER ◇ **(MALADIE DE)** *(angl. Fournier's gangrene).* Gangrène foudroyante de la verge, observée chez le jeune. Elle se développe à partir d'une excoriation discrète et se traduit tout d'abord par un énorme œdème, accompagné de fièvre, et ensuite par une nécrose rapide du fourreau de la verge et des bourses. Elle est due à une association de germes à Gram positif et négatif et d'anaérobies. ◇ **(MANŒUVRES DE)** *(angl. Fournier's tests).* Devant une ataxie débutante, les mouvements commandés sont exécutés avec maladresse et hésitation.

FOVEA *s. f. (NA. fovea). (angl. fovea).* **1.** Fossette. **2.** En langage clinique courant, fovea centralis. ◇ **CAPITIS FEMORIS** *(NA. — capitis ossis femoris). (angl. — of head of femur).* Fossette sur la tête du fémur, point d'insertion du ligament rond. ◇ **CENTRALIS** *(NA. — centralis retinae). (angl. central — of retina).* Dépression située au centre de la tache jaune. ◇ **COSTALIS** *(NA. — costalis). (angl. costal —).* Facette sur le corps d'une vertèbre thoracique, qui permet l'articulation avec la tête d'une côte. ◇ **DE LA TÊTE RADIALE** *(angl. — of radius).* Excavation en forme de cupule de la tête du radius, fossette articulaire. ◇ **DENTIS** *(NA. — dentis atlantis). (angl. dental —).* Facette sur la face postérieure de l'arc de l'atlas, qui s'articule avec la dent de l'axis. ◇ **INFERIOR** *(NA. — inferior (ventriculi quarti)). (angl. inferior —).* Dépression triangulaire du plancher du quatrième ventricule, formée par le noyau dorsal du nerf vague.

FOVEOLA *s. f. (NA. foveola). (angl. foveola).* Minuscule fossette.

FOVILLE (SYNDROME DE) *(angl. Foville's syndrome).* Paralysie des mouvements associés de latéralité du regard. Il existe trois niveaux d'atteinte : le syndrome de Foville supérieur ou pédonculaire, caractérisé par la paralysie des mouvements latéraux du regard, de la face et des membres vers le côté opposé à celui de la lésion ; le syndrome de Foville moyen (ou protubérantiel supérieur) avec paralysie des mouvements de latéralité vers le côté de la lésion associé à une paralysie de la face et des membres du côté opposé ; le syndrome de Foville inférieur (ou protubérantiel inférieur) avec paralysie des mouvements latéraux et du facial vers le côté de la lésion et des membres du côté opposé.

FOWLER ◇ **(INCISION DE)** *(angl. Fowler's incision).* Incision angulaire pour laparotomie antérolatérale. ◇ **(LIQUEUR OU SOLUTION DE)** *(angl. Fowler's solution).* Solution aqueuse d'arsénite de potassium à 1 %. ◇ **(OPÉRATION DE)** *(angl. Fowler's operation).* Décortication pulmonaire visant à favoriser l'expansion du parenchyme pulmonaire. ◇ **(POSITION DE)** Position déclive en décubitus dorsal qui s'obtient par le relèvement des pieds du lit d'environ 50 cm. ◇ **(SEGMENT DE)** *(angl. apical segment of the inferior lobe).* Segment apical du lobe inférieur du poumon.

FOX (IMPÉTIGO DE) *(angl. streptococcal impetigo).* Impétigo streptococcique contagieux formé de petites bulles contenant un liquide séreux puis opaque. Ces bulles siègent surtout au visage et aux extrémités.

FOX-FORDYCE (MALADIE DE) *(angl. Fox-Fordyce disease).* Prurigo papuleux bénin en plaques des régions pileuses chez la femme.

FOYER *s. m. (angl. focus).* **1.** Siège principal d'une affection ou d'une lésion. **2.** Point où viennent converger des rayons lumineux initialement parallèles, après réflexion ou réfraction. ◇ **VIRTUEL** *(angl. virtual —).* Point en lequel viendraient converger les rayons divergents s'ils se prolongeaient en sens opposé.

FRACAS *s. m. (angl. comminuted fracture).* Terme utilisé quand le nombre de fragments ne permet pas une classification. ☞ ***FRACTURE COMMINUTIVE.***

FRACCARO (SYNDROME DE) *(angl. Fraccaro's syndrome).* Syndrome polymalformatif touchant les enfants de sexe masculin associant des atteintes osseuses et génitales. La formule chromosomique est 49XXXXY. SYN. ***XXXXY SYNDROME, DYSGÉNÉSIE GONADO-SOMATIQUE.***

FRACTIONNEMENT DE LA DOSE *(angl. split dose).* Mode d'administration discontinue d'une dose.

FRACTURE *s. f. (angl. fracture).* Toute solution de continuité d'un os, par suite d'un traumatisme ou d'apparition spontanée. ◇ **ARTICULAIRE** *(angl. articular —).* Fracture concernant la surface articulaire d'un os. ◇ **COMMINUTIVE** *(angl. comminuted —).* Fracture dans laquelle l'os est réduit en totalité ou en partie en fragments ou esquilles. SYN. ***FRACTURE MULTIFRAGMENTAIRE.*** ◇ **COMPLÈTE** *(angl. complete —).* Fracture qui intéresse la totalité de l'os et qui sépare plus ou moins les fragments. ◇ **COMPLIQUÉE** *(angl. complicated —).* Fracture accompagnée de lésions importantes des tissus voisins, affectant notamment une artère, un nerf et la peau.

<> **CONGÉNITALE** *(angl. congenital —).* Fracture qui se produit chez le fœtus à l'intérieur de l'utérus. SYN. *FRACTURE AMNIOTIQUE.* <> **DE FATIGUE** *(angl. fatique —, stress —).* Fracture siégeant le plus souvent sur un métatarsien à la suite d'un effort soutenu (marche forcée). <> **DE POUTEAU-COLLES** *(angl. Colles' fracture).* Fracture du tiers inférieur du radius, qui donne à la main l'aspect d'un dos de fourchette, par suite du déplacemment des fragments osseux vers l'arrière. <> **DIRECTE** *(angl. direct —).* Fracture qui s'est faite au point où a porté le traumatisme. <> **DOUBLE** *(angl. double —).* Présence de deux foyers de fracture sur un même os. <> **EN AILES DE PAPILLON** *(angl. butterfly —).* Fracture comminutive dans laquelle il existe deux fragments placés de part et d'autre d'un fragment principal. <> **EN BEC DE FLÛTE** *(angl. oblique —).* Fracture complète d'un os long à trait oblique. SYN. *FRACTURE OBLIQUE.* <> **EN BOIS VERT** *(angl. green-stick —).* Fracture sous-périostée de l'enfant sans déplacement des fragments, dans laquelle un côté de l'os est rompu et l'autre côté seulement coudé. <> **EN ÉTOILE** *(angl. stellate —).* Fracture qui comporte un foyer principal dont partent de nombreuses fissures. SYN. *FRACTURE STELLAIRE.* <> **EN V, EN T OU EN Y** *(angl. fractures in the shape of letters V, T, or Y).* Fractures dont les traits dessinent de telles lettres. <> **ENGRÉNÉE** *(angl. impacted —).* Fracture dans laquelle le foyer est immobilisé par interpénétration des fragments. <> **ÉPIPHYSAIRE** *(angl. epiphyseal —).* Fracture au niveau de la ligne d'union de l'épiphyse avec la diaphyse. <> **EXTRACAPSULAIRE** *(angl. extracapsular —).* Fracture proximale de l'humérus ou du fémur passant en dehors de la capsule articulaire. <> **FERMÉE** *(angl. closed —, simple —).* Fracture habituelle dans laquelle les parties molles, plus ou moins intactes, ne mettent pas le foyer de fracture en communication avec l'extérieur. <> **INCOMPLÈTE** *(angl. incomplete —).* Fracture qui ne détruit pas complètement la continuité de l'os (conservation d'une corticale). <> **INDIRECTE** *(angl. indirect —).* Fracture se produisant à distance du point où a porté le traumatisme. <> **INTRA-ARTICULAIRE** *(angl. intra-articular —).* Fracture localisée exclusivement à l'intérieur d'une capsule articulaire. SYN. *FRACTURE INTRACAPSULAIRE.* <> **INTRACAPSULAIRE** *(angl. intracapsular —).* ☞ *FRACTURE INTRA-ARTICULAIRE.* <> **INTRAPÉRIOSTÉE** *(angl. intraperiosteal —).* Fracture de l'os sans déchirure du périoste. <> **INTRA-UTÉRINE** *(angl. intrauterine —).* ☞ *FRACTURE CONGÉNITALE.* <> **LINÉAIRE OU LONGITUDINALE** *(angl. linear or longitudinal —).* Fracture dont le trait suit une direction longitudinale. <> **OBLIQUE** *(angl. oblique —).* Fracture dont le trait a une direction oblique par rapport à l'axe de l'os. SYN. *FRACTURE EN BEC DE FLÛTE.* <> **OUVERTE** *(angl. compound —, open —).* Fracture compliquée d'une plaie des parties molles et des téguments qui communique avec le foyer de fracture. <> **PAR ARRACHEMENT** Fracture localisée au niveau de l'insertion d'un muscle ou d'un tendon et qui est produite par une contraction musculaire ou par un mouvement brusque qui met en tension un tendon. <> **PAR CONTRE-COUP** *(angl. — by contrecoup).* Fracture du crâne, qui siège à distance du point du traumatisme. <> **PATHOLOGIQUE** *(angl. pathological —).* Fracture se produisant au niveau d'une lésion osseuse préexistante, spontanément ou à la suite d'un traumatisme minime. SYN. *FRACTURE SPONTANÉE.* <> **SPIROÏDE (OU EN SPIRALE)** *(angl. spiral —).* Fracture dans laquelle la ligne de rupture suit une direction en spirale par rapport à l'axe de l'os, ce dernier ayant subi un traumatisme par torsion. <> **SPONTANÉE** *(angl. spontaneous —).* ☞ *FRACTURE PATHOLOGIQUE.* <> **STELLAIRE** *(angl. stellate —).* Fracture d'un os plat dans laquelle les traits de fracture rappellent la forme d'une étoile. SYN. *FRACTURE EN ÉTOILE, FRACTURE ÉTOILÉE.* <> **SUPRACONDYLIENNE, TRANSCONDYLIENNE** *(angl. supracondylar —, transcondylar —).* Respectivement, fracture de l'humérus (ou du fémur) située au-dessus des condyles ou dont le trait traverse les condyles. <> **TRANSVERSE** *(angl. transverse —).* Fracture dont le trait est perpendiculaire à l'axe de l'os.

FRAGILITÉ *s. f. (angl. fragility).* Facilité à se casser. Se dit principalement des cheveux et des os. <> **CAPILLAIRE** *(angl. capillary —).* Diminution de résistance de la paroi des capillaires. <> **GLOBULAIRE** *(angl. blood —).* Capacité de destruction des érythrocytes liée à diverses conditions définies : solutions hypotoniques, incubation à l'étuve, agression mécanique. <> **OSSEUSE HÉRÉDITAIRE** ☞ *OSTEOGENESIS IMPERFECTA.*

FRAGMENT *(angl. fragment).* <> **FAB** *(angl. Fab —).* De l'anglais *fragment, antigen binding.* Fragment de l'anticorps comprenant le site de combinaison à l'antigène. Ce fragment comprend une chaîne légère et une partie d'une chaîne lourde. Il est obtenu par clivage de l'immunoglobuline par la papaïne qui donne deux Fab et un Fc. <> **FC** *(angl. Fc —).* De l'anglais *fragment, cristallisable.* Fragment de l'anticorps comprenant la moitié des deux chaînes lourdes et ne comprenant pas de site de combinaison à l'antigène. Ce fragment peut fixer le complément et se fixer à certaines cellules dépourvues d'un récepteur spécifique. Il est obtenu par clivage de l'immunoglobuline par la papaïne qui donne deux Fab et un Fc.

FRAISE *s. f. (angl. abrasor).* Instrument en acier en forme de cône qui, animé d'un mouvement de rotation, permet de faire des trous dans les os ou les dents.

FRAMBŒSIA *s. f.* ☞ *PIAN.*

FRAMBŒSIOME *s. m. (angl. yaws).* Lésion primaire de la frambœsia. SYN. *PIANOME.*

FRAMYCÉTINE *s. f. (angl. framycetin).* Antibiotique de la famille des aminoglucosides à usage externe exclusif.

FRANCESCHETTI ⌢ **(SYNDROME DE)** *(angl. Franceschetti's syndrome).* Syndrome héréditaire, transmis selon le mode dominant, et dont les symptômes principaux sont les suivants : obliquité des fentes palpébrales, hypoplasie des os de la face, macrostomie, palais ogival, malformations de l'oreille externe et de l'oreille interne, fistule auriculobuccale, développement anormal du cou avec élargissement des joues, accessoirement autres fissures faciales et déformations du squelette. SYN. ***DYSOSTOSE MANDIBULO-FACIALE.*** ⌢ **(DYSTROPHIE CORNÉENNE DE)** *(angl. Franceschetti's dystrophy of cornea).* Association d'une kératite ponctuée à des érosions cornéennes. ⌢ **(SIGNE DE)** *(angl. eye rubbing-phenomenon).* Frottement des yeux chez les jeunes enfants atteints de cécité.

FRANCIS (MALADIE DE) *(angl. Francis' disease).* ☞ ***TULARÉMIE.***

FRANCISELLA Genre de bactéries dont l'espèce *F. tularensis* ou *Pasteurella tularensis* provoque la tularémie.

FRANCIUM *s. m. (angl. francium).* Élément métallique radioactif, du groupe des alcalins. Numéro atomique : 87 ; masse atomique de l'isotope le plus stable : 223. Abréviation : Fr.

FRANCKL-HOCHWART-PELLIZZI-MARBURG (SYNDROME DE) *(angl. Pellizzi's syndrome).* Puberté précoce due à des lésions nerveuses tumorales situées dans la région hypothalamique. SYN. ***MACROGÉNITOSOMIE PRÉCOCE, SYNDROME DE PELLIZZI.***

FRANCO (OPÉRATION DE) *(angl. Franco's operation).* Cystotomie sus-pubienne.

FRANÇOIS (MALADIES ET SYNDROMES DE) **1.** *(angl. corneal dystrophy).* Groupe d'affections cornéennes dystrophiques. **2.** *(angl. François' dyscephalic syndrome).* Variétés de malformations céphaliques par syndrome du 1er arc. SYN. ***DYSCÉPHALIE À TÊTE D'OISEAU.***

FRANGE *s. f. (NA. plica). (angl. fold, fimbria).* Feston, en particulier disposition anatomique en languettes du bord du pavillon de la trompe utérine. ⌢ **DE LA TROMPE UTÉRINE** *(NA. — tubae uterinae). (angl. tubal fold of uterine tube).* La frange la plus longue du pavillon de la trompe utérine. ⌢ **SYNOVIALE** *(NA. — synovialis). (angl. synovial fold).* Replis des membranes synoviales, très vascularisés, analogues aux appendices omentaux de l'intestin.

FRANK (OPÉRATION DE) *(angl. Frank's gastrostomy).* Technique de gastrostomie avec création d'une valve à partir de la muqueuse gastrique et suture de celle-ci à la paroi thoracique.

FRÄNKEL (SIGNE DE) *(angl. Fränkel's sign).* Écoulement purulent visible au niveau du méat moyen, lors de l'examen rhinoscopique antérieur, dans la sinusite du maxillaire, lorsque le malade penche la tête en avant.

FRANKFORT (PLAN DE) *(angl. Frankfort horizontal plane).* Plan anthropométrique déterminé par les porions (bords supérieurs des trous auditifs externes) et les points orbitaires. SYN. ***PLAN ORBITO-AUDITIF.***

FRANKLIN (MALADIE DE) *(angl. Franklin's disease).* ☞ ***CHAÎNES LOURDES Γ (MALADIE DES).***

FRANKLINISATION *s. f. (angl. franklinization).* Utilisation thérapeutique de l'électricité statique.

FRASER (SYNDROME DE) *(angl. Fraser's syndrome).* Syndrome malformatif complexe comportant en particulier une cryptophtalmie et une syndactylie.

FRATRIE *s. f. (angl. sibship).* Ensemble des frères et sœurs d'une famille.

FRAZIER (AIGUILLE DE) *(angl. Frazier's needle).* Aiguille creuse pour le drainage continu des ventricules latéraux du cerveau.

FRAZIER-SPILLER (OPÉRATION DE) *(angl. Frazier-Spiller operation).* Section de la racine sensitive du trijumeau dans le traitement chirurgical de la névralgie du trijumeau.

FREDERICKSON (CLASSIFICATION DE) ☞ ***HYPERLIPIDÉMIE.***

FRÉDET-RAMMSTEDT (OPÉRATION DE) *(angl. Frédet-Rammstedt operation).* Pyloromyotomie longitudinale extramuqueuse pour le traitement chirurgical de la sténose hypertrophique du pylore chez le nourrisson.

FREEMAN-SHELDON (SYNDROME DE) *(angl. Freeman-Sheldon syndrome).* Affection héréditaire à transmission autosomique dominante comportant des malformations multiples de la face et des extrémités.

FREE-MARTIN *s. m. (angl. freemartin).* En médecine vétérinaire, nom du fœtus femelle stérile qui a subi l'influence hormonale de son jumeau mâle, avec lequel il possédait une circulation commune.

FREI ⌢ **(ANTIGÈNE DE)** *(angl. Frei's antigen).* Antigène préparé à partir du pus d'un lymphogranulome inguinal non ouvert. On l'emploie dans la réaction intradermique de Frei. L'agent responsable (une *Chlamydia)* peut se conserver par inoculation dans le sac vitellin de l'embryon de poulet ou dans le tissu cérébral des rats. ⌢ **(MALADIE DE)** *(angl. Frei's disease).* Lymphogranulomatose inguinale. ☞ ***NICOLAS-FAVRE (MALADIE DE).*** ⌢ **(RÉACTION DE)** *(angl. Frei's test).* Intradermoréaction pour le diagnostic du lymphogranulome vénérien, pratiquée avec du pus stérilisé provenant d'un ganglion non encore fistulisé ; la réponse est positive s'il se produit une papule rouge qui persite deux jours ou plus.

FREIBERG (MALADIE DE) *(angl. Freiberg's infraction).* Ostéochondrose de la tête du deuxième métatarsien.

FREIN *s. m. (NA. frenulum). (angl. frenulum, frenum).* Repli membraneux qui limite les mouvements d'un élément anatomique, comme celui de la face interne de chaque lèvre sur la ligne médiane, celui de la langue sur la face inférieure, ceux du prépuce et du clitoris. ◇ **DE LA LANGUE** *(NA. — linguae). (angl. frenulum of tongue).* Repli vertical à la partie inférieure de la langue. ◇ **DE LA LÈVRE** *(NA. — labii). (angl. frenulum of lip).* Repli muqueux de la face interne des lèvres supérieures et inférieures. ◇ **DE LA VALVULE ILÉOCÆCALE** *(NA. — valvae ileocaecalis). (angl. frenulum of ileocaecal valve).* Repli formé par les extrémités réunies de la valvule iléocæcale, qui s'étend en partie vers l'intérieur du côlon. ◇ **DU CLITORIS** *(NA. — clitoridis). (angl. frenulum of clitoris).* Repli à la face inférieure du clitoris formé par les parties médiales des petites lèvres. ◇ **DU PRÉPUCE DU PÉNIS** *(NA. — preputii penis). (angl. frenulum of prepuce of penis).* Repli s'étendant de la face inférieure du gland au prépuce.

FRÉMISSEMENT *s. m. (angl. fremitus, thrill).* **1.** Fine vibration localisée ou généralisée, perçue à la palpation. **2.** Tremblement plus ou moins généralisé, avec ou sans horripilation, qui précède ou accompagne les frissons. ◇ **ARTÉRIOVEINEUX** *(angl. aneurysmal thrill).* Tremblement systolique perçu à la palpation d'un anévrisme. ◇ **CATAIRE** *(angl. purring thrill).* Signe palpatoire fréquent du rétrécissement mitral, caractérisé par une sensation tactile comparable à celle donnée à la main par le ronronnement du chat. ◇ **HYDATIQUE** *(angl. hydatid thrill).* Sensation de vibration perçue à la palpation d'un kyste hydatique, liée à la vibration du liquide contenu dans ce kyste.

FRÉNATEUR *adj. (angl. moderator).* Qui retient ou inhibe. Se dit de certains nerfs.

FRÉNÉSIE *s. f. (angl. frenzy).* Délire provoqué par une méningite ou d'autres affections cérébrales aiguës (terme désuet).

FRENKEL ◇ **(SYNDROME DE)** *(angl. Frenkel's syndrome).* Syndrome consécutif à une contusion oculaire, comportant des lésions de la cornée, de l'iris, du cristallin, du vitré et du fond d'œil, avec altération des réflexes pupillaires et baisse de l'acuité visuelle. ◇ **(TRAITEMENT DE)** *(angl. Frenkel's treatment).* Correction du défaut de coordination chez les ataxiques au moyen d'exercices musculaires adéquats.

FRÉQUENCE *s. f. (angl. frequency).* **1.** Nombre d'oscillations effectuées pendant une seconde par un corps qui vibre. Elle s'exprime en hertz (Hz). **2.** En statistique, nombre d'arrivées d'un événement particulier ou nombre d'observations tombant dans une classe donnée. ◇ **CARDIAQUE** *(angl. heart rate).* Nombre de battements cardiaques par minute. ◇ **RESPIRATOIRE** *(angl. respiratory cycle).* Nombre de cycles respiratoires (inspiration et expiration) par minute.

FRÈRES SIAMOIS ☞ ***SIAMOIS (FRÈRES).***

FREUD (THÉORIE DE) *(angl. Freud's theory).* ☞ ***PSYCHANALYSE.***

FREUDIEN *adj. (angl. freudian).* Relatif à Freud ou à ses théories et pratiques.

FREUDISME *s. m. (angl. freudism).* Ensemble des conceptions de S. Freud et de ses disciples.

FREUND ◇ **(ADJUVANT DE)** *(angl. Freund's adjuvant).* Émulsion de bacilles de Koch tués, dans l'huile ou l'eau, utilisé pour renforcer le pouvoir antigénique. ◇ **(ANOMALIE DE)** *(angl. Freund's anomaly).* Rétrécissement de l'orifice supérieur du thorax dû au raccourcissement des premières côtes et entraînant une gêne à l'expansion normale des sommets pulmonaires. ◇ **(OPÉRATION DE)** *(angl. Freund's operation).* Chondrotomie dans le traitement du thorax en entonnoir ou pectus excavatum.

FREY (SYNDROME DE) *(angl. auriculotemporal syndrome).* ☞ ***AURICULOTEMPORAL (SYNDROME DE L').***

FREYER (OPÉRATION DE) *(angl. Freyer's operation).* Technique classique d'adénectomie prostatique, consistant en une énucléation de l'adénome par voie sus-pubienne transvésicale.

FRIABILITÉ *s. f. (angl. friability).* Propriété de ce qui est friable.

FRIABLE *adj. (angl. friably).* Qui se réduit facilement en poudre ou en miettes.

FRICKE (OPÉRATION DE) *(angl. Fricke's operation).* Technique pour la correction chirurgicale d'un ectropion cicatriciel de la paupière supérieure, à l'aide d'un lambeau cutané pédiculé, taillé du côté interne du sourcil.

FRICTION *s. f. (angl. friction).* **1.** Action de frotter le corps ou une partie de celui-ci pour effectuer un massage (friction sèche), ou comme moyen d'application de substances médicamenteuses (friction humide). **2.** Résistance entre les surfaces de deux corps en contact qui se déplacent l'un par rapport à l'autre.

FRIEDLÄNDER ◇ **(BACILLE DE)** *(angl. Friedländer's bacillus).* ☞ ***KLEBSIELLA PNEUMONIAE.*** ◇ **(MALADIE DE)** *(angl. Friedländer's disease).* Endartérite oblitérante. ☞ ***ENDARTÉRITE.*** ◇ **(PNEUMONIE DE)** *(angl. Friedländer's pneumonia).* Pneumonie lobaire causée par *Klebsiella pneumoniae*. SYN. ***PNEUMONIE DISSÉQUANTE.***

FRIEDMANN (MALADIE DE) *(angl. Friedmann's disease).* Paralysie spinale spastique infantile récidivante.

FRIEDREICH ◇ **(MALADIE DE)** *(angl. Friedreich's ataxia).* Hérédodégénérescence spinocérébelleuse à prédominance spinale associant des signes cérébelleux et radiculocordonaux postérieurs. Il existe souvent une déformation des pieds et une atteinte myocardique. Il s'agit d'une maladie familiale, à transmission autosomique récessive. ◇ **(SIGNES DE)** *(angl. Friedreich's signs).* **1.** Affaissement diastolique des veines jugulaires externes dans la symphyse péricardique. **2.** Baisse de la tonalité du son perçu à la percussion au niveau d'une caverne pulmonaire lors d'une inspiration forcée.

FRIGIDITÉ *s. f. (angl. frigidity).* Absence de désir sexuel et surtout impossibilité d'obtenir l'orgasme par coït vaginal.

FRIGOTHÉRAPIE *s. f. (angl. cryotherapy).* Traitement par le froid. SYN. ***CRYOTHÉRAPIE.***

FRIMODT-MÜLLER (SYNDROME DE) *(angl. tropical eosinophilia).* ☞ ***WEINGARTEN (SYNDROME DE).***

FRISCH (BACILLE DE) *(angl. Frisch bacillus).* Bactérie du rhinosclérome *(Klebsiella rhinoscleromatis).*

FRISSON *s. m. (angl. shiver).* Tremblement inégal et irrégulier accompagné d'une sensation de froid.

FROESCH-PRADER (SYNDROME DE) *(angl. hereditary fructose intolerance).* Syndrome hypoglycémique dû à une intolérance au fructose. SYN. ***SYNDROME D'INTOLÉRANCE AU FRUCTOSE.***

FRÖHLICH (SYNDROME DE) *(angl. Fröhlich's syndrome).* ☞ ***SYNDROME ADIPOSOGÉNITAL.***

FROIN (SYNDROME DE) *(angl. Froin's syndrome).* Anomalies du liquide céphalorachidien caractérisées par une couleur jaune clair, une hyperprotéinorachie, une floculation et une hyperlymphocytose, observées dans les compressions médullaires.

FROMENT (SIGNE DE) *(angl. Froment's paper sign).* Signe caractéristique de la paralysie des muscles innervés par le nerf ulnaire. La préhension d'une feuille de papier entre le pouce et l'index est difficile. Pour y parvenir, le sujet fléchit le pouce contre la phalange moyenne de l'index également fléchi.

FROMMEL (MALADIE DE) *(angl. Frommel-Chiari syndrome).* ☞ ***CHIARI-FROMMEL (SYNDROME DE).***

FRONDE *s. f. (angl. sling).* Bande de toile rectangulaire à quatre chefs, ayant la forme d'une fronde, destinée à fixer les pansements du nez ou du menton.

FRONT *s. m. (NA. frons). (angl. forehead, brow).* Partie supérieure de la face, comprise entre les tempes, depuis les sourcils jusqu'à la racine des cheveux. ◇ **EN CARÈNE** *(angl. carinate forehead).* Aplatissement latéral de la tête, faisant ressortir le front. ◇ **OLYMPIEN** *(angl. olympic brow).* Bombement excessif du front observé dans l'hydrocéphalie et la syphilis congénitale.

FRONTAL *(angl. frontal).* **1.** *adj.* Qui se rapporte au front. **2.** *s. m.* ☞ ***ATLAS ANATOMIQUE DES OS EN ANNEXE.*** ◇ **(SYNDROME)** *(angl. — syndrome).* Syndrome neurologique complexe observé en cas de lésions du lobe frontal associant à des degrés divers une apathie avec indifférence affective, une moria (voir ce terme), des troubles des fonctions supérieures et des signes neurologiques variés. Les causes tumorales ou vasculaires prédominent.

FRONTOFOCOMÈTRE *s. m. (angl. lensometer).* Appareil servant à mesurer la puissance des verres de correction.

FRONTONASAL *adj. (angl. frontonasal).* Qui se rapporte au front et au nez, ou aux os frontal et nasal. SYN. ***NASOFRONTAL.***

FRONTO-OCCIPITAL *adj. (angl. fronto-occipital).* Qui se rapporte au front et à l'occiput.

FRONTOPARIÉTAL *adj. (angl. frontoparietal).* Qui se rapporte au front et à la partie supérieure du crâne, ou aux os frontal et pariétal.

FRONTOTEMPORAL *adj. (angl. frontotemporal).* Qui se rapporte aux os frontal et temporal.

FROSTBERG (SIGNE DE) *(angl. Frostberg's sign).* Signe radiologique au transit baryté évocateur d'une tumeur du pancréas envahissant le duodénum : rétraction de l'ampoule de Vater et ombilication du duodénum. SYN. ***SIGNE DU TROIS INVERSÉ.***

FROTTEMENT *s. m. (angl. rubbing).* Bruit perçu à l'auscultation et provoqué par le frottement de deux surfaces séreuses altérées : plèvre, péricarde ou péritoine.

FROTTEURISME *s. m. (angl. frotteurism).* Déviation sexuelle consistant en la recherche du plaisir sexuel par frôlement d'une personne à son insu.

FROTTIS *s. m. (angl. smear).* Préparation obtenue par étalement sur une lame de verre, en couche mince, d'un produit devant être examiné au microscope (sang, culture de bactéries, etc.).

FRUCTOSE *s. m. (angl. fructose).* $C_6H_{12}O_6$; cétohexose présent dans le saccharose et dans tous les fruits sucrés. SYN. ***LÉVULOSE.***

FRUCTOSÉMIE CONGÉNITALE *(angl. congenital fructosemia).* Maladie congénitale transmise sur le mode autosomique récessif due à l'absence de la fructo-1-phosphate-aldolase, enzyme indispensable à la dégradation du fructose. Cliniquement : intolérance au fructose avec retard de croissance et accumulation dans les tissus de fructose. Le traitement consiste en la suppression totale du fructose de l'alimentation. SYN. ***INTOLÉRANCE HÉRÉDITAIRE AU FRUCTOSE.***

FRUCTOSURIE *s. f. (angl. fructosuria).* Présence de fructose dans l'urine. SYN. ***LÉVULOSURIE.*** ◇ **ESSENTIELLE** *(angl. essential —).* Affection héréditaire à transmission autosomique récessive due à un déficit en fructokinase hépatique et se traduisant essentiellement par une fructosémie avec fructosurie sans symptômes cliniques.

FRUSTRATION *s. f. (angl. frustration).* État de tension émotionnelle privant l'individu de satisfactions ou de gratifications, en général conséquence de forces externes ou internes.

FRUSTRÉ *adj. (angl. frustrated).* Individu affecté de frustration.

FSH Abréviation pour *Follicle Stimulating Hormone*, qui correspond à la gonadostimuline A ou hormone folliculo-stimulante.

FUCHS ◇ **(COLOBOME DE)** *(angl. Fuchs' coloboma).* Petite fente de la choroïde en forme de demi-lune, située au niveau de la partie inférieure de la papille. SYN. ***CROISSANT INFÉRIEUR DE LA CHOROÏDE.*** ◇ **(DYSTROPHIE ENDO-ÉPITHÉ-**

LIALE DE) *(angl. Fuchs' dystrophy).* Altération de l'épithélium cornéen se manifestant par des ulcérations. ◇ **(KÉRATITE DE)** *(angl. Fuchs' keratitis).* ☞ ***KÉRATITE MARGINALE.*** ◇ **(SYNDROMES DE)** *(angl. Fuchs' syndromes).* **1.** Syndrome mucocutanéo-oculaire caractérisé par des lésions des muqueuses labiale et buccale, des lésions cutanées de type érythème polymorphe, et une conjonctivite diphtéroïde. **2.** Hétérochromie de l'iris associée à des précipités sur la face postérieure de la cornée et à une cataracte capsulaire. **3.** Dystrophie endo-épithéliale avec dégénérescence de la cornée.

FUCHSINE *s. f. (angl. fuchsin).* Colorant dérivé de l'aniline, utilisé en bactériologie et en histologie. SYN. ***ROUGE D'ANILINE.***

FUCHSINOPHILE *adj. (angl. fuchsinophil).* Qui se colore facilement par les colorants à base de fuchsine.

FUCOSE *s. m. (angl. fucose).* Sucre cristallin tiré des algues.

FUCUS Genre d'algues.

-FUGE *(angl. -fuge).* Suffixe d'origine latine signifiant « qui éloigne, qui fait fuir ». EX. *fébrifuge, vermifuge.*

FUGOTOXINE *s. f.* Substance extrêmement toxique présente dans les poissons du genre *Diodon* et *Tetrodon*, gymnodontes des mers de Chine et du Japon.

FUGUE *s. f. (angl. fugue).* Fuite pathologique, subite et non préméditée.

FUITE DES IDÉES *(angl. flight of ideas).* Association rapide, plus ou moins incohérente, d'idées fugaces propre au syndrome maniaque.

FUKASE (SYNDROME DE) ☞ ***POEMS (SYNDROME).***

FULGURANT *adj. (angl. fulgurant).* Qui apparaît et disparaît avec la rapidité d'un éclair. Se dit de certaines douleurs, dans le tabès dorsal, notamment.

FULGURATION *s. f. (angl. fulguration).* **1.** Ensemble des effets produits par la foudre sur l'homme ou les animaux. **2.** Destruction superficielle d'un tissu par des étincelles électriques, dont l'action est réglée par une électrode mobile. SYN. ***ÉTINCELAGE.***

FULIGINOSITÉ *s. f. (angl. sordes).* Dépôt noirâtre qui recouvre les gencives, les dents et les lèvres dans certaines maladies fébriles graves (fièvre typhoïde, typhus).

FÜLLEBORN (MÉTHODE DE) *(angl. Fülleborn's method).* Méthode qui permet de rechercher les œufs de parasites dans les selles. On mélange à 10 g de selles 200 mL de solution saturée de chlorure de sodium. On laisse reposer 1 ou 2 heures, et on effectue en surface plusieurs prélevements en vue de l'examen microscopique.

FULLER (OPÉRATION DE) *(angl. Fuller's operation).* Incision des vésicules séminales.

FULLER-ALBRIGHT (MALADIE DE) *(angl. Albright's syndrome).* Association d'une dysplasie osseuse fibreuse, d'une pigmentation en plaques et d'une puberté précoce.

FULMINANT *adj. (angl. fulminant).* **1.** Qui apparaît subitement avec une gravité intense. **2.** Qui détonne sous l'effet de la chaleur ou d'un choc.

FUMARASE *s. f. (angl. fumarase).* Enzyme qui catalyse la réaction de transformation de l'acide fumarique en acide malique.

FUMARIQUE (ACIDE) *(angl. fumaric acid).* Acide organique qui s'utilise comme additif dans la panification et dans l'élaboration de boissons gazeuses, et comme antioxydant.

FUMIGATION *s. f. (angl. fumigation).* Production de fumée ou vapeur de substances désinfectantes ou médicinales qui agissent par contact ou par inhalation, etc.

FUNDIQUE *adj. (angl. fundic).* Qui se rapporte au fond d'un organe creux.

FUNDOPLICATURE *s. f.* Intervention qui consiste à confectionner une valve antireflux autour de l'œsophage, aux dépens de la grosse tubérosité ; elle peut être complète ou partielle. SYN. ***GASTROPLICATURE.***

FUNDUS ALBIPUNCTATUS ☞ ***LAUBER (MALADIE DE).***

FUNDUS FLAVIMACULATUS ☞ ***STARGARDT (MALADIE DE).***

FUNGI IMPERFECTI *(angl. imperfect fungi).* ☞ ***DEUTÉROMYCÈTES.***

FUNGUS *s. m.* ☞ ***CHAMPIGNON.***

FUNICULAGIE *s. f. (angl. funiculagia).* **1.** Douleur due à l'atteinte des cordons médullaires. À la différence des radiculalgies, cette douleur est bilatérale, s'accompagne d'une contracture des muscles paravertébraux voisins et augmente avec la mobilisation du rachis. **2.** Douleur localisée au cordon spermatique.

FUNICULAIRE *adj. (angl. funicular).* **1.** Qualifie le cordon spermatique. **2.** Qualifie les fibres des racines sensitives intrarachidiennes.

FUNICULITE *s. f. (angl. funiculitis).* **1.** Inflammation du cordon spermatique. **2.** Inflammation d'une racine nerveuse dans son trajet intrarachidien. ◇ **ENDÉMIQUE** *(angl. endemic —).* Maladie observée à Ceylan et au sud de l'Inde, caractérisée par une tuméfaction douloureuse du cordon spermatique, accompagnée de frissons, de nausées et de vomissements.

FUNICULOPEXIE *s. f. (angl. funiculopexy).* Fixation ou suture du cordon spermatique aux tissus adjacents.

FUNICULUS *s. m. (angl. funiculus).* Cordon.

FÜRBRINGER (SIGNE DE) *(angl. Fürbringer's sign).* En cas d'abcès sous-phrénique, les mouvements respiratoires se transmettent à une aiguille introduite dans la collection purulente.

FURCULA *s. f. (angl. furcula).* Éminence en forme de fer-à-cheval du larynx embryonnaire, qui limite l'orifice pharyngien à sa face antérieure et latéralement.

FUREUR *s. f. (angl. fury).* Degré extrême de l'agitation coléreuse avec mouvements et cris violents. ◇ **ÉPILEPTIQUE** *(angl. — epilepticus).* État furieux conduisant à l'exécution d'actes violents et brutaux chez l'épileptique.

FURFUR *s. m. (angl. furfur).* Écaille épidermique cutanée.

FURFURACÉ *adj. (angl. furfuraceous).* Qui a l'aspect du son.

FURFURAL *s. m. (angl. furfural).* Substance huileuse dérivée de la distillation du son, de la sciure, etc., dans l'acide sulfurique dilué. Il est utilisé dans la synthèse de matières colorantes et de divers produits pharmaceutiques.

FURONCLE *s. m. (angl. furuncle).* Inflammation d'un follicule pilosébacé due au staphylocoque doré. La réunion de différents furoncles constitue un anthrax.

FURONCULEUX *adj. (angl. furuncular).* **1.** Qui se rapporte aux furoncles. **2.** Qui est atteint de furoncles.

FURONCULOÏDE *adj. (angl. furunculoid).* Ressemblant à un furoncle.

FURONCULOSE *s. f. (angl. furunculosis).* État caractérisé par l'apparition simultanée ou successsive de plusieurs furoncles disséminés dans diverses régions cutanées.

FUROSÉMIDE *s. m. (angl. furosemide).* Diurétique d'action rapide et puissante. Il agit en inhibant la réabsorption de sodium et de chlore au niveau de la portion ascendante de l'anse de Henlé.

FUSARIUM Genre de champignons qui comprend différentes espèces phytopathogènes, agents responsables de kératites chez l'homme.

FUSCINE *s. f. (angl. fuscin).* Pigment noir de l'épithélium rétinien.

FUSEAU *s. m. (angl. spindle).* Objet arrondi, plus long que large et qui va en s'amincissant du centre vers les extrémités. ◇ **ACHROMATIQUE** *(angl. achromatic —).* Figure fusiforme des fibres de chromatine présente dans le noyau cellulaire lors de la caryocinèse. ◇ **NEUROMUSCULAIRE** *(angl. neuromuscular —).* Structure fusiforme présente entre les muscles, composée de fibres musculaires striées contenues dans une gaine de tissu conjonctif et innervées par une fibre nerveuse, constituant un appareil récepteur de sensibilité proprioceptive.

FUSIDIQUE (ACIDE) *(angl. fusidic acid).* Antibiotique stéroïdien isolé de *Fusidium coccineum.* Il est bactéricide pour les cocci à Gram positif et négatif, mais induit facilement des résistances bactériennes. S'utilise en association avec d'autres antibiotiques (pénicilline ou érythromycine).

FUSIFORME *adj. (angl. fusiform).* En forme de fuseau.

FUSIFORMIS *(angl. Fusobacterium).* Nom autrefois donné au genre *Fusobacterium.*

FUSION *s. f. (angl. fusion).* **1.** Liquéfaction d'un corps solide sous l'effet de la chaleur. **2.** Coalescence anormale de parties adjacentes, de deux moitiés d'organes ou de deux organes homologues. **3.** Aptitude du cerveau à réunir deux sensations visuelles en une perception visuelle unique. ◇ **DES IMAGES** *(angl. binocular —).* Phénomène visuel subjectif au cours duquel une image présentée en discontinu, mais à une fréquence rapide, donne l'impression d'une seule vision continue. SYN. ***FUSION BINOCULAIRE.***

FUSOBACTERIUM Genre de bactéries de la famille des *Bacteroïdaceae.* Ce sont des bacilles aux extrémités en pointe, à Gram négatif, anaérobies stricts, immobiles ou mobiles par flagelles péritriches, saprophytes des cavités buccales de l'homme et des animaux. Certaines espèces peuvent être pathogènes. ☞ ***LEPTOTRICHIA.***

FUSOCELLULAIRE *adj. (angl. fusocellular).* Qui possède des cellules fusiformes.

FUSOSPIRILLOSE *s. f. (angl. fusospirillosis).* Infection conjointe par des bacilles fusiformes et des spirochètes, comme l'angine ulcéro-membraneuse de Vincent. SYN. ***FUSOSPIROCHÉTOSE.***

FUSOSPIROCHÉTOSE *s. f. (angl. fusospirochetosis).* Infection par des bacilles fusiformes et des spirochètes ; fusospirillose.

G

G Symbole du gauss et de giga.

g *(angl. g).* **1.** Symbole de l'accélération due à la gravitation. **2.** Symbole du gramme.

Ga *(angl. Ga).* Symbole chimique du gallium.

GABA *(angl. GABA).* Abréviation d'acide gamma-aminobutyrique.

GABON (ULCÈRE DU) *(angl. tropical ulcer).* ☞ ***ULCÈRE PHAGÉDÉNIQUE DES PAYS CHAUDS.***

GADININE *s. f. (angl. gadinin).* Ptomaïne du poisson putréfié et des cultures de selles humaines.

GADOLÉIQUE (ACIDE) *(angl. gadoleic acid).* Acide gras à 20 atomes de carbone, qui possède une double liaison, présent dans certaines huiles végétales.

GADOLINIUM *s. m. (angl. gadolinium).* Élément chimique appartenant à la série des terres rares, de numéro atomique 64, de masse atomique 157,25. Symbole : Gd. Le gadolinium est employé comme produit de contraste en IRM grâce à ses propriétés paramagnétiques.

GADUINE *s. f. (angl. gaduin).* Principe gras basique, $C_{35}H_{46}O_9$, extrait de l'huile de foie de morue.

GADUS Genre de poissons, dont une espèce, *G. morrhua*, est la morue, dont on extrait du foie une huile riche en vitamines A et D.

GAINE *s. f. (NA. vagina). (angl. sheath).* Enveloppe entourant un organe. ◇ **DE MYÉLINE** *(angl. myelin —).* Enveloppe de couleur blanche, de nature lipidoprotidique, qui entoure l'axone des fibres nerveuses de la plupart des nerfs cérébro-spinaux et de la substance blanche du système nerveux central. ◇ **DU BULBE DE L'ŒIL** *(NA. — bulbi). (angl. — of eye-ball).* Gaine fibreuse qui enveloppe la partie postérieure, sclérale, du globe oculaire. ◇ **DU MUSCLE DROIT** *(NA. — musculi recti). (angl. rectus —).* Gaine fibreuse qui entoure le muscle droit de l'abdomen, formée par les aponévroses terminales antérieures des muscles larges de l'abdomen. ◇ **HYPOGASTRIQUE** *(NA. fascia pelvis). (angl. fascia pelvis).* Enveloppe aponévrotique des vaisseaux pelviens. ◇ **LAMELLEUSE** ☞ ***ÉPINÈVRE.*** ◇ **SÉREUSE PÉRITENDINEUSE** *(angl. pretendinous synovial —).* ☞ ***GAINE SYNOVIALE.*** ◇ **SUBSIDIAIRE** Couche conjonctive mince qui entoure les fascicules nerveux au niveau de leur terminaison. Elle est au contact de la gaine de Schwann, à la face profonde de la gaine de Henle. ◇ **SYNOVIALE** *(NA. — synovialis). (angl. synovial —).* Gaine séreuse enveloppant un tendon, contenue dans une gaine fibreuse ou ostéofibreuse, et dont le rôle est de faciliter le glissement de ce tendon. SYN. ***GAINE SÉREUSE PÉRITENDINEUSE.***

GAISBÖCK (MALADIE DE) *(angl. Gaisböck's disease).* Fausse polyglobulie par hémoconcentration associant obésité, hypertension, diabète et hyperlipidémie et caractérisée par la fréquence des accidents vasculaires cérébraux.

GALACT-, GALACTO- *(angl. galact-, galacto-).* Préfixes d'origine grecque indiquant une relation avec le lait.

GALACTAGOGUE *adj. (angl. galactagogue).* Médicament ou aliment galactogène. Peut aussi s'utiliser comme substantif.

GALACTASE *s. f. (angl. galactase).* Enzyme du lait, qui provoque le rancissement des fromages.

GALACTHIDROSE *s. f. (angl. milk like sweat).* Transpiration d'une sueur d'aspect laiteux.

GALACTOCÈLE *s. f. (angl. galactocele).* Tumeur kystique du sein d'origine inflammatoire, siégeant dans un canal galactophore, se développant pendant la lactation et contenant du lait plus ou moins altéré.

GALACTOGÈNE *adj. (angl. galactogenous).* Qui favorise ou détermine la production de lait.

GALACTOGRAPHIE *s. f. (angl. galactography).* Radiographie des canaux galactophores après injection d'un produit de contraste.

GALACTOÏDE *adj. (angl. milk like).* Qui ressemble au lait.

GALACTOKINASE *s. f. (angl. galactokinase).* Enzyme qui, en présence d'ATP, catalyse la phosphorylation du galactose en galactose-1-phosphate.

GALACTOMÈTRE *s. m. (angl. galactometer).* Instrument permettant de mesurer la densité du lait. SYN. ***LACTODENSIMÈTRE.***

GALACTOPHAGE *adj. (angl. galactophagous).* Qui se nourrit de lait.

GALACTOPHORE **1.** *adj. (angl. galactophorous).* Qui conduit ou transporte le lait. **2.** *s. m. (angl. milk duct).* Conduit excréteur de la glande mammaire.

GALACTOPHORITE *s. f. (angl. galactophoritis).* Inflammation des canaux galactophores qui se manifeste par l'émission de lait mêlé de pus quand on comprime le mamelon.

GALACTOPOÏÈSE *s. f. (angl. galactopoiesis).* Production ou sécrétion de lait.

GALACTORRHÉE *s. f. (angl. galactorrhea).* Sécrétion abondante ou excessive de lait, survenant éventuellement en dehors de la lactation.

GALACTOSCOPE *s. m. (angl. galactoscope).* Instrument qui permet d'apprécier la proportion de crème présente dans le lait. SYN. ***LACTOSCOPE.***

GALACTOSE *s. m. (angl. galactose).* Monosaccharide à six atomes de carbone (hexose) présent, en combinaison avec d'autres sucres, dans les légumes secs, l'agar, la pectine et la gomme arabique. Provient également de l'hydrolyse du lactose du lait. Le pouvoir édulcorant du galactose correspond à 32 % de celui du saccharose.

GALACTOSÉMIE *s. f. (angl. galactosemia).* Trouble héréditaire du métabolisme du galactose, transmis selon le mode autosomique récessif, dû au déficit de l'enzyme galactose-1-phosphate-uridyl-transférase, nécessaire à la transformation du galactose-1-phosphate en glucose-1-phosphate. Il en résulte une accumulation de galactose dans le sang et de galactose-1-phosphate dans les tissus. Le tableau clinique associe un ictère, une hépato-splénomégalie, une hypoglycémie, une cataracte, un retard mental et staturo-pondéral, une galactosurie et une amino-acidurie. Dans la majorité des cas, les symptômes commencent au début de l'alimentation lactée. Il existe un autre type de galactosémie par déficience en galactokinase. La maladie est d'évolution plus bénigne et se traduit par une galactosémie, une galactosurie et une cataracte.

GALACTOSIDASE *s. f. (angl. galactosidase).* Enzyme qui catalyse la scission des galactosides.

GALACTOSIDE *s. m. (angl. galactoside).* Glucoside qui, par hydrolyse, donne le galactose.

GALACTOSTASE *s. f. (angl. galactostasis).* Accumulation anormale de lait.

GALACTOSURIE *s. f. (angl. galactosuria).* Présence de galactose dans l'urine.

GALACTOTHÉRAPIE *s. f. (angl. galactotherapy).* **1.** Traitement d'un nourrisson par administration à la mère ou à la nourrice de médicaments qui passent ensuite dans le lait. **2.** Traitement à base d'administration de lait.

GALACTURIE *s. f. (angl. galacturia).* Émission d'urine d'aspect laiteux. Ex. *chylurie.*

GALE *s. f. (angl. scabies).* Ensemble de lésions cutanées provoquées par un acarien, *Sarcoptes homini.* ~ **BÉDOUINE** *(angl. miliaria).* ☞ ***MILIAIRE.*** ~ **DÉMODECTIQUE** *(angl. demodectic mange).* Infection des follicules pileux par *Demodex folliculorum.* ~ **DES CÉRÉALES** *(angl. grain itch).* Affection prurigineuse causée par *Pyemotes ventricosus,* parasites des céréales, observée chez les ouvriers qui manipulent les céréales. ~ **DU CIMENT** *(angl. bricklayer's itch).* Affection cutanée professionnelle frappant les cimentiers. ~ **FILARIENNE** *(angl. filarial itch).* Éruption cutanée papulopustuleuse, lichénoïde, très prurigineuse, due à la microfilaire *Onchocerca volvulus.* ~ **NORVÉGIENNE** *(angl. Norvegian scabies).* Gale très fortement croûteuse due à une variété de *Sarcoptes* observée en Norvège.

GALÉA APONÉVROTIQUE *(NA. galea aponevrotica). (angl. galea).* Lame fibreuse qui recouvre le crâne, entre les muscles frontaux en avant et les muscles occipitaux en arrière.

GALEAZZI (FRACTURE DE) *(angl. Galeazzi's fracture).* Fracture de l'extrémité inférieure du radius compliquée d'une luxation de l'articulation radio-ulnaire inférieure.

GALÉNIQUE *adj. (angl. galenic).* **1.** Qui se rapporte à la doctrine de Galien. **2.** Qualifie les préparations standard composées d'un ou de plusieurs ingrédients végétaux, à la différence des préparations chimiques.

GALÉROPIE *s. f. (angl. galeropsia).* Impression anormale de clarté donnant une acuité visuelle plus élevée.

GALIEN ~ **(ANSE DE)** ☞ ***CONNEXION INTERLARYNGÉE.*** ~ **(CÉRAT DE)** *(angl. Galen's cerate).* Mélange d'huile d'amandes, de cire blanche et d'eau de rose. ~ **(GRANDE VEINE DE)** *(angl. vena cerebri magna).* ☞ ***V. CÉRÉBRALES INTERNES (ATLAS ANATOMIQUE DES VEINES EN ANNEXE).***

GALLAIS (SYNDROME DE) *(angl. adrenogenital syndrome).* ☞ ***APERT-GALLAIS (SYNDROME D').***

GALLAMINE *s. f. (angl. gallamine).* Substance synthétique d'action semblable à celle de la tubocurarine.

GALLATE *s. m. (angl. gallate).* Sel ou ester de l'acide gallique.

GALLAVARDIN (SYNDROME DE) *(angl. Gallavardin's phenomenon).* Palpitations et dyspnée d'effort associées à une hypertension transitoire chez les émotifs.

GALLÉINE *s. f. (angl. gallein).* Dihydroxyfluorescéine. Matière colorante utilisée comme indicateur, qui devient rouge avec les bases et jaune avec les acides.

GALLICINE *s. f. (angl. gallicin).* Éther méthylique de l'acide gallique, se présentant sous la forme d'aiguilles soyeuses blanches comme la neige ou de poudre blanchâtre. Utilisé en ophtalmologie.

GALLIQUE (ACIDE) *(angl. gallic acid).* Acide trioxybenzoïque cristallisé, tiré de la noix de galle ; astringent et désinfectant.

GALLIUM *s. m. (angl. gallium).* Élément métallique de numéro atomique 31, de masse atomique 69,72. Ses propriétés sont voisines de celles de l'aluminium. Symbole : Ga.

GALOP (RYTHME OU BRUIT DE) *(angl. gallop rhythm).* Triple bruit cardiaque constitué par l'addition d'un troisième bruit intercalé entre les deux bruits normaux, signe d'insuffisance ventriculaire.

GALTON <> **(LOI DE)** *(angl. Galton's law).* La constitution génétique d'un individu dépend pour moitié de chacun de ses parents, pour un quart de chacun de ses grands-parents, et ainsi de suite en remontant les générations. <> **(SIFFLET DE)** *(angl. Galton's whistle).* Instrument métallique qui s'emploie dans l'examen de l'audition.

GALVANISATION *s. f. (angl. galvanization).* Utilisation de courants galvaniques à des fins thérapeutiques. SYN. ***GALVANISME.***

GALVANISME *s. m. (angl. galvanism).* ☞ ***GALVANISATION.***

GALVANO- *(angl. galvano-).* Préfixe indiquant une relation avec un courant électrique continu.

GALVANOCAUTÈRE *s. m. (angl. galvanocautery).* Cautère formé par un filament qui devient incandescent par le passage d'un courant électrique de basse tension et de forte intensité.

GALVANOCAUTÉRISATION *s. f. (angl. galvanocauterization).* Procédé thérapeutique de destruction des tissus au moyen du galvanocautère.

GALVANOFARADISATION *s. f. (angl. galvanofaradization).* Emploi simultané de courants continus (galvaniques) et de courants d'induction alternatifs (faradiques).

GALVANOPALPATION *s. f. (angl. galvanopalpation).* Méthode utilisée pour examiner les nerfs sensitifs et vasomoteurs de la peau grâce à l'application d'une anode sur la zone cutanée à explorer, la cathode étant appliquée sur une région quelconque du corps.

GALVANOPUNCTURE *s. f. (angl. galvanopuncture).* ☞ ***ÉLECTROPUNCTURE.***

GALVANOTHÉRAPIE *s. f. (angl. galvanotherapy).* Emploi thérapeutique des courants galvaniques.

GALVANOTONUS *s. m. (angl. galvanotonus).* Réaction tonique au galvanisme.

GAMÈTE *s. m. (angl. gamete).* **1.** Cellule sexuelle, mâle ou femelle. **2.** Dans le cycle sexuel de certains protozoaires, élément cellulaire qui s'unit à un autre pour former le zygote ; macrogamète et microgamète.

GAMÉTICIDE *adj. (angl. gametocide).* Qui détruit les gamètes.

GAMÉTOCYTE *s. m. (angl. gametocyte).* Cellule provenant des mérozoïtes du plasmodium après l'hémolyse des globules rouges infestés. Ces cellules (gamontes mâles et femelles) vont s'unir, constituant le cycle sexué du plasmodium donnant naissance au sporozoïte infectant.

GAMÉTOGENÈSE *s. f. (angl. gametogenesis).* Formation des éléments sexuels ou gamètes.

GAMÉTOGONIE *s. f. (angl. gametogony).* **1.** Reproduction sexuelle par gamètes. **2.** Phase du cycle évolutif du plasmodium chez l'homme, s'accompagnant de la formation de gamétocytes mâles et femelles.

-GAMIE Suffixe d'origine grecque signifiant mariage.

GAMMA *(angl. gamma).* **1.** Troisième lettre de l'alphabet grec. **2.** Autrefois, synonyme de microgramme. Cette dénomination, encore parfois utilisée, est à déconseiller. **3.** En chimie, indique le troisième d'une série de composés.

gamma GT Abréviation de gamma-glutamyl-transférase.

GAMMA-AMINOBUTYRIQUE (ACIDE) *(angl. gamma-aminobutyric acid).* Acide aminé monocarboxylique jouant un rôle important de neuromodulateur inhibiteur dans le système nerveux central. Souvent désigné par son Abréviation : GABA.

GAMMA-ANGIOCARDIOGRAPHIE *s. f. (angl. gamma-angiocardiography).* Étude fonctionnelle et morphologique du système cardiovasculaire après injection d'un émetteur de rayons γ ; enregistrée par une caméra à scintillations.

GAMMACARDIOGRAPHIE *s. f. (angl. gammacardiography).* Évaluation de la fonction cardiaque, du débit cardiaque et de la circulation pulmonaire au moyen de la scintigraphie, fondée sur l'étude de la dilution que subit une substance radioactive (en général une albumine sérique marquée à l'iode radioactif) émettant des rayons gamma, introduite dans la circulation. Son passage et sa concentration dans le sang sont enregistrés au moyen du scintiscanner placé sur la région précordiale. SYN. ***GAMMAGRAPHIE CARDIAQUE, RADIOCARDIOGRAPHIE.***

GAMMACISME *s. m. (angl. gammacism).* Défaut de prononciation consistant en la difficulté ou l'impossibilité de prononcer la lettre « g ».

GAMMAENCÉPHALOGRAPHIE *s. f. (angl. brain scintigraphy).* Diagnostic des lésions cérébrales au moyen de la scintigraphie. La substance radioactive est injectée dans un vaisseau et la mesure de la radioactivité se fait à la surface du crâne. Son intérêt est moindre depuis la pratique de la tomodensitographie et de l'IRM. SYN. ***GAMMAGRAPHIE CÉRÉBRALE.***

GAMMAGLOBULINE *s. f. (angl. gammaglobulin).* Partie des protéines sériques migrant le plus lentement à l'électrophorèse et contenant entre autres les immunoglobulines.

GAMMAGLUTAMYL TRANSFÉRASE (GAMMA GT) *(angl. gammaglutamyl transpeptidase).* Enzyme du métabolisme du glutathion. Le taux est augmenté dans de nombreuses affections dont l'hépatite alcoolique et les infarctus viscéraux.

GAMMAGRAPHIE *s. f. (angl. gammagraphy).* ☞ ***SCINTIGRAPHIE.***

GAMMAHYDROXYBUTYRATE DE SODIUM *s. m. (angl. gamma-OH).* Hypnotique non barbiturique. L'appelation *gamma-OH* en est la marque déposée. Abréviation : GHB.

GAMMAPATHIE *s. f. (angl. gammapathy).* Toute affection caractérisée par une anomalie des gammaglobulines. <> **MONOCLONALE BÉNI-**

GNE *(angl. benign monocloral —).* Locution désignant la présence dans le sang d'une immunoglobuline sécrétée par un clone de cellules lymphocytaires B sans argument en faveur de l'existence d'une hémopathie lymphoïde sous-jacente. Ce terme est impropre car d'authentiques myélomes ou maladies de Waldenström peuvent marquer l'évolution de cette affection. SYN. ***GAMMAPATHIE MONOCLONALE DE SIGNIFICATION INDÉTERMINÉE.***

GAMMATHÉRAPIE *s. f. (angl. gammatherapy).* Traitement radiothérapique par utilisation de rayons γ.

GAMME *s. f. (angl. range).* Série graduelle de sons ou de couleurs.

GAMNA (MALADIE DE) *(angl. Gamna's disease).* Splénogranulomatose sidérosique.

GAMO- *(angl. gamo-).* Préfixe d'origine grecque signifiant mariage.

GAMOGENÈSE *s. f. (angl. gamogenesis).* Reproduction sexuée.

GAMONTE *s. m. (angl. gamont).* ☞ ***GAMÉTOCYTE.***

GAMPSODACTYLIE *s. f. (angl. gampsodactylia).* Déformation des orteils caractérisée par l'hyperextension de la première phalange et la flexion des autres phalanges.

GAMSTORP (MALADIE DE) *(angl. Gamstorp's disease).* Adynamie épisodique héréditaire. Forme particulière de paralysie périodique familiale à transmission autosomique dominante, avec hyperkaliémie. Elle serait due à une perturbation au niveau du canal sodique de la membrane cellulaire.

GANCICLOVIR *s. m. (angl. ganciclovir).* Médicament antiviral, analogue de la guanine, efficace contre les infections par cytomégalovirus.

GANDY (MALADIE DE) *(angl. Gandy's disease).* Infantilisme tardif, post pubertaire, consécutif à une maladie infectieuse ou à un traumatisme testiculaire.

GANDY-GAMNA (NODULES DE) *(angl. Gandy-Gamna nodules).* Petits foyers de matériel nécrotique fibreux, infiltrés de sels de fer, observés dans la rate dans la splénogranulomatose sidérosique.

GANGLIECTOMIE *s. f. (angl. gangliectomy).* Ablation d'un ou de plusieurs ganglions.

GANGLIFORME *adj. (angl. ganglioform).* Dont la forme ressemble à celle d'un ganglion.

GANGLIOBLASTE *s. m. (angl. ganglioblast).* Cellule embryonnaire des ganglions nerveux.

GANGLIOCYTE *s. m. (angl. gangliocyte).* Cellule ganglionnaire.

GANGLIOCYTOME *s. m. (angl. gangliocytoma).* Tumeur formée de cellules ganglionnaires.

GANGLIOÏDE *adj. (angl. ganglioid).* Qui ressemble à un ganglion.

GANGLIOME *s. m. (angl. ganglioma).* Tumeur des ganglions sympathiques.

GANGLION *s. m. (NA. ganglion). (angl. ganglion).* Amas cellulaire constitué de cellules nerveuses formant un renflement. (Les ganglions lymphatiques sont maintenant désignés par le terme nœud lympathique.) ◇ **ACOUSTICOFACIAL** *(angl. acousticofacial —).* Ganglion de la vie embryonnaire, dont il reste une partie dans le ganglion géniculé. ◇ **AORTICORÉNAL** *(NA. — aorticorenalis). (angl. aorticorenal —).* Portion du ganglion cœliaque partiellement détachée. ◇ **BASAL** *(angl. basal —).* Nom donné à quelques noyaux nerveux situés en dessous du cortex cérébral, à savoir, le thalamus, les corps striés, les colliculi antérieurs et postérieurs, le tubercule trigéminal, et les corps genouillés. ◇ **CARDIAQUE** *(NA. — cardiale). (angl. cardiac —).* Chacun des plexus ou ganglions derrière la crosse de l'aorte, près de l'origine de celle-ci, formé par des racines du sympathique et du vague, qui émet des filets qui vont aux autres ganglions cardiaques. ◇ **CERVICAL SYMPATHIQUE** *(NA. — cervicale). (angl. cervical —).* Chacun des trois ganglions du tronc sympathique au niveau du cou : le supérieur, en dessous et en arrière de l'angle de la mandibule ; le moyen ou thyroïdien, au niveau de la cinquième vertèbre cervicale, et l'inférieur, derrière l'artère vertébrale, entre le processus transverse de la septième vertèbre cervicale et le col de la première côte. ◇ **CILIAIRE** *(NA. — ciliare). (angl. ciliary —).* Petit ganglion nerveux, rectangulaire, situé près du fond de l'orbite du côté externe du nerf optique ; les nerfs ciliaires en partent. ◇ **COCCYGIEN** *(NA. — impar). (angl. — impar).* Ganglion sympathique impair et médian, situé sur l'anse nerveuse unissant les deux cordons intermédiaires de la chaîne sympatique pelvienne. ◇ **CŒLIAQUE** *(NA. — celiaca). (angl. celiac —).* Chacun des nombreux petits ganglions situés sur le trajet des nerfs qui forment le plexus solaire. ◇ **D'ANDERSCH** ☞ ***GANGLION INFÉRIEUR DU NERF GLOSSOPHARYNGIEN.*** ◇ **DE BIDDER** *(angl. Bidder's —, ventricular —).* Groupe de cellules nerveuses à l'implantation de la valvule atrioventriculaire gauche. Appelé aussi ganglion ventriculaire. ◇ **DE BOCHDALEK** *(angl. Bochdalek's —).* ☞ ***PLEXUS DENTAIRE SUPÉRIEUR.*** ◇ **CAROTIDIEN (DE BOCK)** *(angl. carotid —).* Ganglion du plexus carotidien interne dans le sinus caverneux. ◇ **CERVICAL INFÉRIEUR ET SUPÉRIEUR** *(NA. — cervicale : medium et superius). (angl. middle and superior cervical —).* Respectivement, ganglions cervicaux moyen et supérieur. ◇ **DE FRANKENHÄUSER** *(angl. cervical ganglion of uterus).* ☞ ***GANGLION PELVIEN.*** ◇ **DE GASSER** ☞ ***GANGLION TRIGÉMINAL.*** ◇ **DE LAUMONIER** ☞ ***GANGLION CAROTIDIEN (DE BOCK).*** ◇ **DE LEE** *(angl. cervical — of uterus).* Ganglion cervical de l'utérus. ◇ **DE LOBSTEIN** ☞ ***GANGLION SPLANCHNIQUE.*** ◇ **DE LUDWIG** *(angl. Ludwig's —).* Groupe de cellules nerveuses de la cloison interatriale. ◇ **DE LUSCHKA** *(angl. glomus coccygeum).* ☞ ***GLOMUS COCCYGIEN.*** ◇ **DE MECKEL** ☞ ***GANGLION PTÉRYGOPALATIN.*** ◇ **DE MEISSNER** *(angl. Meissner's gan-*

glion). Petits nodules ganglionnaires dans le plexus de Meissner. ◇ **DE REMAK** *(angl. sinoatrial ganglion, Remak's ganglion).* Groupe de cellules nerveuses au niveau de l'embouchure de la veine cave inférieure. ◇ **DE RIBES** *(angl. Ribes' ganglion).* Ganglion inconstant situé à la terminaison du plexus carotidien interne, qui entoure l'artère communicante antérieure du cerveau. ◇ **DE SCARPA** ☞ ***GANGLION VESTIBULAIRE.*** ◇ **DE SCHMIEDEL** *(angl. inferior carotid ganglion).* ☞ ***GANGLION CAROTIDIEN (DE BOCK).*** ◇ **DE VALENTIN** *(angl. Valentin's ganglion).* Ganglion nerveux à l'union des nerfs dentaires supérieurs. ◇ **DE WRISBERG** ☞ ***GANGLION CARDIAQUE.*** ◇ **DIAPHRAGMATIQUE** ☞ ***GANGLION PHRÉNIQUE.*** ◇ **GÉNICULÉ** *(NA. — geniculi nervi facialis). (angl. trigeminal —).* Ganglion du nerf facial dans le canal du facial. ◇ **INFÉRIEUR DU NERF GLOSSOPHARYNGIEN** *(NA. — inferius nervi glossopharyngei). (angl. inferior — of glossopharyngeal nerve).* Le plus inférieur des deux ganglions du nerf glossopharyngien. ◇ **INTERSTITIEL** Cellule nerveuse isolée dans le tissu conjonctif interstitiel du pancréas, entre les acini des glandes salivaires, etc. ◇ **INTRACARDIAQUE** Ganglion nerveux du cœur. ◇ **JUGULAIRE** ☞ ***GANGLION SUPÉRIEUR DU NERF VAGUE.*** ◇ **LOMBAIRE** *(NA. — lumbalia). (angl. lumbar —).* Chacun des ganglions nerveux, au nombre de quatre ou cinq paires, situés à côté et en arrière de l'aorte abdominale. ◇ **LYMPHATIQUE** Ancienne dénomination. ☞ ***NŒUD LYMPHATIQUE.*** ◇ **NERVEUX** *(NA. —). (angl. —).* Masse de substance nerveuse grise située sur le trajet d'un nerf, dont l'élément fondamental caractéristique est représenté par les cellules nerveuses et qui sert comme centre d'influence nerveuse. ◇ **OPHTALMIQUE** ☞ ***GANGLION CILIAIRE.*** ◇ **OTIQUE** *(NA. — oticum). (angl. otic —).* Ganglion nerveux situé en dessous du foramen ovale du sphénoïde, médialement au nerf mandibulaire. ◇ **PELVIEN** *(NA. — pelvica). (angl. pelvic —).* Chacun des ganglions situés de chaque côté du col utérin en rapport avec les plexus sacré et hypogastrique. ◇ **PÉTREUX** ☞ ***GANGLION INFÉRIEUR DU NERF GLOSSOPHARYNGIEN.*** ◇ **PHRÉNIQUE** *(NA. — phrenica). (angl. phrenic —).* Ganglion situé en dessous de l'union du nerf phrénique droit et du plexus phrénique ; provient du sympathique et se distribue au diaphragme, au foie, à la veine cave, aux surrénales, etc. ◇ **PLEXIFORME** *(angl. — superius nervi vagi).* ☞ ***GANGLION SUPÉRIEUR DU NERF VAGUE.*** ◇ **PROSTATIQUE** *(angl. prostatic —).* Ganglion nerveux situé dans la prostate et en rapport avec le plexus prostatique. ◇ **PTÉRYGOPALATIN** *(NA. — pterygopalatinum). (angl. pterygopalatine —).* Ganglion nerveux parasympathique, triangulaire, de la taille d'une lentille, situé dans la fosse ptérygo-maxillaire à l'extérieur du foramen sphénopalatin. ◇ **RÉNAL** *(angl. renal —).* Ganglion sympathique du plexus rénal sur la face postérieure de l'artère rénale. ◇ **SACRÉ** *(NA. — sacrale). (angl. sacral —).* Chacun des quatre ou cinq ganglions sympathiques de la face antérieure du sacrum. ◇ **SEMILUNAIRE** ☞ ***GANGLION TRIGÉMINAL.*** ◇ **SPHÉNOPALATIN** ☞ ***GANGLION PTÉRYGOPALATIN.*** ◇ **SPINAL** *(NA. — spinale). (angl. spinal —).* Chacun des ganglions situés sur le trajet des racines postérieures de la moelle épinière. ◇ **SPIRAL** *(NA. — spirale). (angl. spiral —).* Ganglion dans le canal spiral, qui envoit des filaments à l'organe spiral (de Corti). ◇ **SPIRAL DE LA COCHLÉE** *(NA. — spirale cochleae). (angl. cochlear spiral —).* Petite masse ganglionnaire sur la branche vestibulaire du nerf cochléaire, au fond du méat acoustique interne. ◇ **SPLANCHNIQUE** *(NA. — splanchnicum). (angl. splanchnic —).* Ganglion du nerf splanchnique thoracique. ◇ **STELLAIRE** *(NA. — stellatum). (angl. stellate —).* Ganglion cervical inférieur du sympathique, uni parfois au premier ganglion thoracique. SYN. ***GANGLION CERVICOTHORACIQUE.*** ◇ **SUBMANDIBULAIRE** *(NA. — submandibulare). (angl. submandibular —).* Ganglion nerveux près des incisives, dérivé du nerf mandibulaire et qui fournit des filets nerveux aux dents. ◇ **SUPÉRIEUR DU NERF GLOSSOPHARYNGIEN** *(NA. — superius nervi glossopharyngei). (angl. superior — of glossopharyngeal nerve).* Petit ganglion nerveux du nerf glossopharyngien dans le trou déchiré postérieur. ◇ **SUPÉRIEUR DU NERF VAGUE** *(NA. — superius nervi vagi). (angl. superior — of vagus nerve).* Petit ganglion du nerf vague dans le foramen jugulaire, qui donne des branches méningées et auriculaires. ◇ **SUPRARÉNAL** *(angl. suprarenal —).* Ganglion à l'union des nerfs grands splanchniques. ◇ **THORACIQUE** *(NA. — thoracica). (angl. thoracic —).* Chacune des douze paires de ganglions nerveux situés entre les processus transverses des vertèbres et les têtes des côtes. ◇ **TRIGÉMINAL** *(NA. — trigeminale). (angl. trigeminal —).* Ganglion de la racine du trijumeau, situé dans une dépression du bord supérieur du rocher, d'où partent les nerfs ophtalmique, maxillaire et mandibulaire. SYN. ***GANGLION DU TRIJUMEAU, GANGLION DE GASSER.*** ◇ **VESTIBULAIRE** *(NA. — vestibulare). (angl. vestibular —).* Paire de ganglions nerveux situés près du méat acoustique externe, au point d'union du nerf facial et de la branche vestibulaire du nerf vestibulocochléaire.

GANGLIONEUROBLASTOME *s. m. (angl. ganglioneuroblastoma).* Variété de sympathome embryonnaire malin se localisant de préférence dans la surrénale et au niveau de la chaîne sympathique lombaire. Elle apparaît chez l'enfant surtout après 4 ans et se présente comme une tumeur encapsulée, lobulée, blanchâtre, parsemée de foyers nécrotiques et contenant parfois des calcifications. Son évolution est variable.

GANGLIONEUROME *s. m. (angl. ganglioneuroma).* Tumeur bénigne du tissu nerveux sympathique dont la structure rappelle celle d'un ganglion sympathique. SYN. ***NEUROGLIOME, SYMPATHOME ADULTE.***

GANGLIONNÉ *adj. (angl. ganglial).* Pourvu de ganglions.

GANGLIONS INTERCALAIRES *(NA. ganglia intermedia). (angl. intermediate ganglia).* Ganglions sensitifs surnuméraires situés sur le trajet des racines postérieures des nerfs spinaux.

GANGLIOPLÉGIQUE *adj. (angl. ganglioplegic).* Qui bloque la transmission nerveuse au niveau des ganglions nerveux sympathiques et parasympathiques.

GANGLIORADICULITE *s. f. (angl. ganglionitis).* Inflammation des ganglions et des racines spinales postérieures.

GANGLIOSIDE *s. m. (angl. ganglioside).* Glycolipide formé par des acides gras, de la sphingosine, des hexoses, de l'hexosamine et de l'acide sialique ou N-acétylneuraminique.

GANGLIOSIDOSE *s. f. (angl. gangliosidosis).* ☞ ***IDIOTIE AMAUROTIQUE FAMILIALE.***

GANGOSA *s. f. (angl. gangosa).* Maladie observée dans les îles Carolines, les îles Fidji, l'île d'Haïti, etc. se caractérisant par des ulcérations destructrices qui commencent sur le voile du palais et s'étendent sur le palais dur, le larynx, les fosses nasales et la face et qui engendrent toujours une mutilation. Il s'agit vraisemblablement d'une lésion tertiaire du pian. SYN. ***RHINOPHARYNGITE MUTILANTE.***

GANGRÈNE *s. f. (angl. gangrene).* Nécrose tissulaire secondaire à une interruption de la circulation sanguine locale d'origine diverse : embolie, athérosclérose, thrombose traumatique, thrombo-artérite oblitérante, etc. ⊂ **ANÉMIQUE** *(angl. dry —).* Gangrène secondaire à l'obstruction circulatoire d'une partie d'un organe. SYN. ***GANGRÈNE SÈCHE BLANCHE.*** ⊂ **ANGIOSCLÉROTIQUE** *(angl. atherosclerotic —).* Gangrène secondaire à une sclérose vasculaire. SYN. ***GANGRÈNE ARTÉRIOSCLÉREUSE.*** ⊂ **BLANCHE** *(angl. white —).* Gangrène secondaire à une ischémie locale caractérisée par une coloration blanche laiteuse des tissus atteints. ⊂ **DE STASE** *(angl. static —).* Gangrène secondaire à une stase veineuse. ⊂ **DIABÉTIQUE** *(angl. diabetic —).* Gangrène compliquant les lésions vasculaires et névritiques du diabète, et évoluant presque toujours vers une forme humide. ⊂ **ÉPIDÉMIQUE** *(angl. epidemic —).* Gangrène qui complique l'ergotisme. ⊂ **FOUDROYANTE** SYN. ***GANGRÈNE GAZEUSE.*** ⊂ **GAZEUSE** *(angl. gas —).* Gangrène diffuse et rapide du tissu cellulaire sous-cutané, avec production locale de gaz putrides et état général grave, secondaire à une infection des plaies par les microbes anaérobies (notamment par ceux du genre *Clostridium*). ⊂ **HUMIDE** *(angl. moist —).* Gangrène caractérisée par l'infiltration œdémateuse des tissus et par l'intensité des réactions inflammatoires concomitantes. ⊂ **NEUROPATHIQUE** *(angl. neuropathic —).* Gangrène secondaire à la lésion d'un nerf périphérique ou de la moelle épinière. ⊂ **NOSOCOMIALE** *(angl. necrotizing fasciitis).* SYN. ***POURRITURE D'HÔPITAL.*** ⊂ **PRIMITIVE** *(angl. primary —).* Gangrène due à l'action directe des germes sur des tissus n'ayant pas subi une nécrose préalable. ⊂ **PULMONAIRE** *(angl. pulmonary —).* Maladie caractérisée par la nécrose, circonscrite ou diffuse, du tissu pulmonaire, avec formation de cavernes. L'état général est mauvais et l'issue généralement fatale. ⊂ **SÈCHE** *(angl. dry —).* Gangrène caractérisée par le durcissement et la dessiccation des tissus, secondaire à l'occlusion d'une artère. ⊂ **SECONDAIRE** *(angl. secondary —).* Gangrène consécutive à une nécrose tissulaire. ⊂ **SÉNILE** *(angl. senile —).* Gangrène sèche des sujets âgés. SYN. ***GANGRÈNE ARTÉRIOSCLÉREUSE.*** ⊂ **SPONTANÉE** *(angl. thrombotic —).* Maladie secondaire à la thrombose et la sclérose des vaisseaux sanguins, caractérisée par une gangrène sèche des doigts du pied, pouvant s'étendre plus ou moins loin à partir de l'extrémité inférieure. ⊂ **SYMÉTRIQUE DES EXTRÉMITÉS** *(angl. symmetrical —).* SYN. ***RAYNAUD (MALADIE DE).***

GANSER (SYNDROME DE) *(angl. Ganser's syndrome).* Tableau psychopathologique caractérisé par une amnésie, des hallucinations, des réponses à côté de la question et des actes absurdes. Observé dans les états crépusculaires hystériques et dans certaines schizophrénies.

GÄNSSLEN (NEUTROPÉNIE FAMILIALE DE) *(angl. familial neutropenia).* Neutropénie constitutionnelle chronique sans symptomatologie clinique, de transmission autosomique dominante. SYN. ***MALADIE DE GÄNSSLEN.***

GANT (CLAMP DE) *(angl. Gant's clamp).* Clamp recourbé à angle droit, que l'on utilise dans le traitement chirurgical des hémorroïdes.

GARCIN (SYNDROME DE) *(angl. Garcin's syndrome).* Paralysie unilatérale pouvant frapper tous les nerfs crâniens en rapport avec un envahissement néoplasique de la base du crâne.

GARDNER (SYNDROME DE) *(angl. Gardner's syndrome).* Affection héréditaire autosomique dominante, associant des tumeurs rectocoliques et cutanées. La polypose adénomateuse rectocolique profuse dégénère toujours avant l'âge de 40 ans. Les tumeurs cutanées sont des kystes épidermoïdes, des kystes sébacés prédominant à la tête et des lipomes. Il peut exister aussi d'autres tumeurs : tumeurs desmoïdes intra-abdominales, ostéomes multiples récidivants, hypertrophie de l'épithélium pigmentaire rétinien, etc.

GARDNER ET DIAMOND (MALADIE DE) *(angl. Gardner-Diamond syndrome).* Ecchymoses spontanées douloureuses récidivantes chez les femmes par autosensibilisation érythrocytaire.

GARDNERELLA VAGINALIS *(angl. Gardnerella vaginalis).* Germe vaginal saprophyte pouvant causer des vaginites.

GAREL-BURGER (SIGNE DE) *(angl. Garel's sign).* Absence d'éclairement lors de la transillumination d'un sinus maxillaire, lorsque celui-ci est le siège d'une inflammation.

GARGARISME *s. m. (angl. gargle).* Médicament liquide, qui s'utilise en bains de bouche lors d'affections de la bouche, de la gorge et du pharynx.

GARGOÏLISME *s. m.* ☞ ***GARGOYLISME.***

GARGOUILLEMENT *s. m. (angl. gurgling).* Bruit produit par le passage d'un gaz à travers une cavité ou un conduit contenant un liquide. Terme employé pour désigner les bruits intestinaux et les râles caverneux humides.

GARGOYLISME *s. m. (angl. gargoylism).* ☞ ***HURLER (MALADIE DE).***

GARLAND (TRIANGLE PARAVERTÉBRAL DE) *(angl. Garland's triangle).* Zone triangulaire de sonorité tympanique à la percussion, à sommet dirigé vers le bas, comprise entre la colonne vertébrale et la limite supérieure d'un épanchement pleural.

GARLOCK (OPÉRATION DE) *(angl. Garlock's operation).* Exérèse trans-thoracique de la partie proximale de l'estomac et de la partie distale de l'œsophage, suivie d'une anastomose entre le moignon gastrique et le reste de l'œsophage.

GARRÉ (OSTÉOMYÉLITE DE) *(angl. Garré's disease).* Ostéite chronique fibreuse non suppurative.

GARROT *s. m. (angl. tourniquet).* Lien élastique pour exercer une compression sur un membre et qui permet d'enrayer ou de prévenir une hémorragie, plus particulièrement au cours d'une intervention.

GÄRTNER (BACILLE DE) *(angl. Gartner's bacillus).* SYN. ***SALMONELLA ENTERITIDIS.***

GARTNER (CANAL DE) *(angl. Gartner's duct).* Vestige du canal de Wolff embryonnaire ; homologue, chez la femme, du canal déférent.

GÄRTNER (PHÉNOMÈNE DE) *(angl. Gartner's phenomenon).* Le degré de remplissage des veines du bras, levé à des hauteurs différentes, permet d'évaluer le degré de pression dans l'atrium droit.

GASSER ◇ **(GANGLION DE)** *(angl. Gasser's ganglion).* ☞ ***GANGLION TRIGÉMINAL.*** ◇ **(SYNDROME DE)** *(angl. Gasser's syndrome).* Nécrose du cortex rénal en rapport avec une infection à *Escherichia coli* touchant l'enfant de moins de 4 ans avec syndrome hémolytique et urémique.

GASTR-, GASTRO- *(angl. gastr-, gastro-).* Préfixes d'origine grecque indiquant une relation avec l'estomac.

GASTRALGIE *s. f. (angl. stomach-ache).* Douleur gastrique. SYN. ***GASTRODYNIE.***

GASTRECTASIE *s. f. (angl. gastrectasia).* Dilatation de l'estomac (terme peu usité).

GASTRECTOMIE *s. f. (angl. gastrectomy).* Résection totale ou partielle de l'estomac.

GASTRICOLE *adj.* Se dit des larves qui vivent dans le tube digestif de l'homme ou des animaux.

GASTRINE *s. f. (angl. gastrin).* Hormone polypeptique sécrétée par les cellules G de la muqueuse pylorique sous l'influence de certains aliments et par la distention de l'antre. La gastrine provoque la sécrétion de pepsine et d'acide chlorhydrique et d'une façon plus atténuée la contraction de l'estomac, de l'intestin et de la vésicule biliaire ainsi que la sécrétion des hormones pancréatiques externes.

GASTRINÉMIE *s. f. (angl. gastrinemia).* Taux et présence de gastrine dans le sang.

GASTRINOME *s. m. (angl. gastrinoma).* Tumeur généralement maligne sécrétant de la gastrine et siégeant au niveau du pancréas (dans les cellules non-β des îlots de Langerhans) ou de l'antre pylorique. ☞ ***ZOLLINGER-ELLISON (SYNDROME DE).***

GASTRIQUE *adj. (angl. gastric).* Qui se rapporte à l'estomac.

GASTRITE *s. f. (angl. gastritis).* Inflammation aiguë ou chronique de la muqueuse gastrique. ◇ **ATROPHIQUE** *(angl. atrophic —).* Gastrite chronique avec atrophie de la muqueuse. Elle se voit dans l'anémie de Biermer. ◇ **CATARRHALE** *(angl. catarrhal —).* Inflammation aiguë de la muqueuse gastrique, avec hypertrophie, hypersécrétion de mucus et caractérisée anatomiquement par des lésions superficielles de congestion et d'œdème. ◇ **FIBRINEUSE** *(angl. fibrinous —).* Gastrite aiguë caractérisée par la présence d'un exsudat fibrineux dans les sécrétions gastriques. ◇ **FOLLICULAIRE** *(angl. follicular —).* Gastrite chronique où prédomine l'inflammation des glandes de la muqueuse gastrique. ◇ **HYPERPEPTIQUE** Forme de gastrite chronique caractérisée par une hypersécrétion d'acide chlorhydrique ou de suc gastrique. ◇ **HYPERTROPHIQUE** *(angl. hypertrophic —).* Gastrite chronique caractérisée par une inflammation et un épaississement de la muqueuse avec hypersécrétion gastrique. ☞ ***MÉNÉTRIER (MALADIE DE).*** ◇ **INTERSTITIELLE** *(angl. interstitial —).* Type anatomique de gastrite dans laquelle il y a un épaississement et une sclérose du chorion muqueux, puis une atrophie de la muqueuse gastrique. ◇ **PHLEGMONEUSE** *(angl. phlegmonous —).* Forme de gastrite aiguë très grave avec infiltration phlegmoneuse circonscrite ou diffuse de la sous-muqueuse. ◇ **PSEUDO-MEMBRANEUSE** *(angl. pseudomembranous —).* Gastrite aiguë caractérisée par des ulcérations de la muqueuse, recouvertes de fausses membranes. ◇ **ULCÉREUSE** *(angl. erosive —).* Gastrite subaiguë ou chronique caractérisée par la présence d'érosions ponctuées ou linéaires superficielles de la muqueuse gastrique.

GASTROCÈLE *s. f. (angl. gastrocele).* Hernie de l'estomac.

GASTROCNÉMIEN (MUSCLE) *(angl. musculus gastrocnemius).* ☞ ***ATLAS ANATOMIQUE DES MUSCLES EN ANNEXE.***

GASTROCOLITE *s. f. (angl. gastrocolitis).* Inflammation de l'estomac et du côlon.

GASTROCOLOPTOSE *s. f. (angl. gastrocoloptosis).* Ptose simultanée de l'estomac et du côlon.

GASTROCOLOSTOMIE *s. f. (angl. gastrocolostomy).* Création d'une communication entre l'estomac et le côlon. SYN. ***ANASTOMOSE GASTROCOLIQUE.***

GASTRODIDYME *s. m. (angl. gastrodidymus).* Monstre fœtal double dont les deux composants sont unis par la région épigastrique.

GASTRODISCOIDES HOMINIS Parasite trématode mesurant entre 5 et 8 mm de long, rencontré en Asie dans le cæcum et le gros intestin du porc et parfois de l'homme. SYN. ***AMPHISTOMUM HOMINIS.***

GASTRODUODÉNAL *adj. (angl. gastroduodenal).* Qui se rapporte à l'estomac et au duodénum.

GASTRODUODÉNECTOMIE *s. f. (angl. gastroduodenectomy).* Résection d'une partie de l'estomac et du duodénum.

GASTRODUODÉNITE *s. f. (angl. gastroduodenitis).* Inflammation de l'estomac et du duodénum.

GASTRODUODÉNOSCOPIE *s. f. (angl. gastroduodenoscopy).* Examen endoscopique de l'estomac et du duodénum.

GASTRODUODÉNOSTOMIE *s. f. (angl. gastroduodenostomy).* Création chirurgicale d'une communication entre l'estomac et le duodénum, habituellement après exérèse d'une portion de l'estomac. SYN. ***ANASTOMOSE GASTRODUODÉNALE.***

GASTRO-ENTÉRALGIE *s. f. (angl. gastroenteralgia).* Douleur de l'estomac et de l'intestin.

GASTRO-ENTÉRITE *s. f. (angl. gastroenteritis).* Inflammation aiguë ou chronique des muqueuses gastrique et intestinale. ◇ **INFECTIEUSE** *(angl. infectious —).* Gastro-entérite aigue causée par divers germes : staphylocoques, *Salmonella, Proteus*, colibacilles, etc.

GASTRO-ENTÉROANASTOMOSE *s. f. (angl. gastroenteroanastomosis).* Création chirurgicale d'une anastomose entre l'estomac et l'intestin grêle. SYN. ***ANASTOMOSE GASTRO-ENTÉRIQUE.***

GASTRO-ENTÉROCOLITE *s. f. (angl. gastroenterocolitis).* Inflammation de l'estomac, de l'intestin grêle et du côlon.

GASTRO-ENTÉROLOGIE *s. f. (angl. gastroenterology).* Ensemble des connaissances médicales concernant l'estomac et l'intestin et, par extension, l'ensemble de l'appareil digestif.

GASTRO-ENTÉROLOGUE *s. m. (angl. gastroenterologist).* Médecin spécialisé en gastro-entérologie.

GASTRO-ENTÉROPATHIE *s. f. (angl. gastroenteropathy).* Toute affection de l'estomac et de l'intestin.

GASTRO-ENTÉROPLASTIE *s. f. (angl. gastroenteroplasty).* Intervention de chirurgie plastique sur l'estomac et l'intestin.

GASTRO-ENTÉROPTOSE *s. f. (angl. gastroenteroptosis).* Ptose de l'estomac et de l'intestin.

GASTRO-ENTÉROSTOMIE *s. f. (angl. gastroenterostomy).* Création chirurgicale d'une communication entre l'estomac et l'intestin. SYN. ***ANASTOMOSE GASTRO-ENTÉRIQUE.***

GASTRO-ÉPIPLOÏQUE *adj.* ☞ ***GASTRO-OMENTAL.***

GASTROGASTROSTOMIE *s. f. (angl. gastroanastomosis).* Création d'une communication entre les deux portions d'un estomac en sablier. SYN. ***ANASTOMOSE GASTRO-GASTRIQUE.***

GASTROGÈNE *adj. (angl. gastrogenic).* Qui provient de l'estomac.

GASTROGRAPHE *s. m. (angl. gastrograph).* Instrument pour l'enregistrement des mouvements péristaltiques de l'estomac.

GASTRO-HÉPATIQUE *adj. (angl. gastrohepatic).* Qui se rapporte à l'estomac et au foie.

GASTRO-INTESTINAL *adj. (angl. gastrointestinal).* Qui se rapporte à l'estomac et à l'intestin.

GASTROJÉJUNO-ŒSOPHAGOSTOMIE *s. f. (angl. gastrojejunoesophagostomy).* Interposition d'une anse jéjunale entre l'œsophage et l'estomac. SYN. ***INTERPOSITION JÉJUNALE.***

GASTROJÉJUNOSTOMIE *s. f. (angl. gastrojejunostomy).* Création d'une anastomose entre l'estomac et le jéjunum. SYN. ***ANASTOMOSE GASTROJÉJUNALE.***

GASTROLITHE *s. m. (angl. gastrolith).* Calcul formé au niveau de l'estomac.

GASTROLOGIE *s. f. (angl. gastrology).* Ensemble des connaissances relatives à l'estomac.

GASTROLYSE *s. f. (angl. gastrolysis).* Intervention qui permet de libérer l'estomac de ses adhérences.

GASTROMALACIE *s. f. (angl. gastromalacia).* Ramollissement anormal de la muqueuse gastrique.

GASTROMÉGALIE *s. f. (angl. gastromegaly).* Augmentation pathologique du volume de l'estomac.

GASTROMÉLIE *s. f. (angl. gastromelus).* Monstruosité caractérisée par l'insertion de membres surnuméraires au niveau de l'abdomen.

GASTROMYOTOMIE *s. f. (angl. gastromyotomy).* ☞ ***PYLOROMYOTOMIE EXTRAMUQUEUSE.***

GASTROMYXORRHÉE *s. f. (angl. gastromyxorrhea).* Hypersécrétion muqueuse de l'estomac, continue ou paroxystique.

GASTRO-ŒSOPHAGIEN *adj. (angl. gastroesophageal).* Qui se rapporte à l'estomac et à l'œsophage.

GASTRO-ŒSOPHAGOSTOMIE *s. f. (angl. gastroesophagostomy).* Anastomose chirurgicale entre l'œsophage et l'estomac. SYN. ***ANASTOMOSE ŒSOPHAGOGASTRIQUE, ANASTOMOSE GASTRO-ŒSOPHAGIENNE.***

GASTRO-OMENTAL *adj. (angl. gastroomental).* Qui appartient ou se rapporte à l'estomac et à l'omentum.

GASTRO-PANCRÉATITE *s. f. (angl. gastropancreatitis).* Inflammation de l'estomac et du pancréas.

GASTROPARÉSIE *s. f. (angl. gastroplegia).* Atonie gastrique.

GASTROPATHIE *s. f. (angl. gastropathy).* Toute affection de l'estomac.

GASTROPEXIE *s. f. (angl. gastropexy).* Fixation de l'estomac à la paroi abdominale, par exemple lors de la correction d'une gastroptose.

GASTROPHILUS Genre de mouches dont les larves infectent l'estomac et l'intestin des chevaux et exceptionnellement de l'homme.

GASTROPHOTOGRAPHIE *s. f. (angl. gastrophotography).* Photographie de la muqueuse gastrique à l'aide d'un appareil photographique adapté au gastroscope.

GASTROPHRÉNIQUE *adj. (angl. gastrophrenic).* Qui se rapporte à l'estomac et au diaphragme.

GASTROPLASTIE *s. f. (angl. gastroplasty).* Chirurgie plastique portant sur l'estomac. Se dit d'interventions pour obésité morbide comportant une réduction de la capacité gastrique associée ou non à une anastomose entre l'estomac et le tube digestif.

GASTROPLÉGIE *s. f. (angl. gastroparesis).* Paralysie de la musculature gastrique.

GASTROPLICATURE *s. f. (angl. gastroplication).* ☞ ***FUNDOPLICATURE.***

GASTROPTOSE *s. f. (angl. gastroptosis).* Ptose de l'estomac.

GASTROPYLORECTOMIE *s. f. (angl. gastropylorectomy).* ☞ ***PYLOROGASTRECTOMIE.***

GASTRORRAGIE *s. f. (angl. gastrorrhagia).* Hémorragie gastrique.

GASTRORRAPHIE *s. f. (angl. gastrorrhaphy).* Suture de la paroi de l'estomac.

GASTRORRHÉE *s. f. (angl. gastrorrhea).* Excès de sécrétion de suc gastrique.

GASTRORRHEXIS *s. f. (angl. gastrorrhexis).* Rupture de l'estomac.

GASTROSCHISIS *s. m. (angl. gastroschisis).* Fissure ou scission médianes congénitales des parois de l'abdomen.

GASTROSCOPE *s. m. (angl. gastroscope).* Appareil utilisé pour l'examen visuel direct de l'intérieur de l'estomac. SYN. ***GASTROFIBROSCOPE.***

GASTROSCOPIE *s. f. (angl. gastroscopy).* Endoscopie gastrique. SYN. ***GASTROFIBROSCOPIE.***

GASTROSPASME *s. m. (angl. gastrospasm).* Spasme de la musculature gastrique.

GASTROSPLÉNIQUE *adj. (angl. gastrosplenic).* Qui se rapporte à l'estomac et à la rate.

GASTROSTÉNOSE *s. f. (angl. gastrostenosis).* Sténose de l'estomac.

GASTROSTOMIE *s. f. (angl. gastrostomy).* Création d'une ouverture dans la paroi de l'estomac, communiquant avec l'extérieur à travers les téguments.

GASTROSUCCORRHÉE *s. f. (angl. gastrosuccorrhea).* Sécrétion excessive et continue de suc gastrique se manifestant cliniquement par des vomissements paroxystiques d'une grande quantité de liquide clair avec crampes gastriques douloureuses. SYN. ***REICHMANN (SYNDROME DE).*** ◇ **MUQUEUSE** SYN. ***GASTROMYXORRHÉE.***

GASTROTHORACOPAGE *s. m. (angl. thoracogastropagus).* Monstre double dont les deux composants sont unis par l'abdomen et le thorax.

GASTROTOMIE *s. f. (angl. gastrotomy).* Incision de la paroi de l'estomac.

GASTROTONOMÉTRIE *s. f. (angl. gastrotonometry).* Mesure de la pression intragastrique au moyen d'un manomètre adapté à une sonde gastrique.

GASTROTROPE *adj. (angl. gastrotropic).* Qui a une affinité pour l'estomac.

GASTRULA *s. f. (angl. gastrula).* Phase de formation de l'embryon primitif qui succède à la période de blastula et dans laquelle l'embryon comporte deux feuillets, l'ectoderme et l'endoderme, et deux cavités, dont l'une possède deux feuillets et l'autre, l'archentéron, est formée par invagination à l'intérieur de l'endoderme et est pouvue d'un orifice appelé blastopore.

GASTRULATION *s. f. (angl. gastrulation).* Passage de l'embryon de la forme de blastula à celle de gastrula.

GÂTISME *s. m. (angl. gatism).* État de décrépitude physique et mentale profonde de certains malades paralysés, aliénés ou très âgés, qui présentent une incontinence sphinctérienne, souvent compliquée de lésions de décubitus.

GAUCHER **1.** *adj. (angl. left-handed).* Qui se sert plus facilement de la main gauche que de la main droite. **2.** *s. m. (angl. left-handed person).* Personne qui utilise de préférence sa main gauche.

GAUCHER ◇ (CELLULE DE) *(angl. Gaucher's cell).* Cellule de grande taille pourvue d'un ou de plusieurs noyaux et d'un cytoplasme homogène, qui apparaît dans la rate dans la maladie de Gaucher. Elle renferme un cérébroside, le céramidoglucose. ◇ **(MALADIE DE)** *(angl. Gaucher's disease).* Lipoïdose familiale de type autosomique récessif caractérisée par l'accumulation de cérébrosides dans le système réticulo-histiocytaire de la rate, du foie, des ganglions lymphatiques et de la moelle osseuse. Elle se manifeste cliniquement par une hépatosplénomégalie, une lymphadénopathie, une anémie et des troubles osseux. Il existe une forme infantile grave avec signes neurologiques et une forme adulte dont le pronostic est meilleur. Cette affection est en rapport avec un déficit en glucocérébrosidase, enzyme du métabolisme lipidique.

GAUCHERIE *s. f. (angl. left handeness).* ☞ ***SINISTRALITÉ.***

GAVAGE *s. m. (angl. gavage).* Suralimentation forcée au moyen d'une sonde œsophagienne.

GAYET-WERNICKE (ENCÉPHALOPATHIE DE) *(angl. Wernicke's disease).* Encéphalopathie due à une carence en vitamine B1 et observée chez l'alcoolique chronique dénutri. Elle associe confusion mentale, paralysies oculo-motrices et ataxie. Il s'agit d'un état aigu auquel succède un syndrome de Korsakoff (voir ce terme). Les régions périventriculaires et périépendymaires présentent des lésions hémorragiques ; non traitée, l'évolution est rapidement mortelle. SYN. ***POLIOENCÉPHALITE SUPÉRIEURE HÉMORRAGIQUE.***

GAZ *s. m. (angl. gas).* Tout corps se présentant à l'état de fluide expansible et compressible dans les conditions normales de température et depression. ◇ **AMMONIAC** *(angl. ammonia).* ☞ ***AMMONIAC.*** ◇ **ASPHYXIANT** *(angl. poison —).* Gaz de combat produisant l'asphyxie. ◇ **D'ÉCLAIRAGE** *(angl. town —).* Produit de la distillation sèche de la houille ; il contient de l'hydrogène et du méthane, de l'oxyde de carbone, de l'étylène, de l'acétylène, etc. Les émanations de ce gaz s'utilisaient autrefois dans le traitement de la coqueluche. ◇ **DE COMBAT** *(angl. war —).* Substance chimique (gazeuse ou liquide) utilisée comme arme lors de la Première Guerre mondiale. Les gaz de combats peuvent être suffocants, vésicants, irritants, toxiques. ◇ **HILARANT** *(angl. laughing —).* ☞ ***PROTOXYDE D'AZOTE.*** ◇ **LACRYMOGÈNE** *(angl. tear —).* Gaz qui produit une vive irritation des conjonctives et un larmoiement abondant. ◇ **MOUTARDE** *(angl. mustard —).* ☞ ***YPÉRITE.*** ◇ **SUFFOCANT** *(angl. suffocating —).* Gaz de combat (tel le phosgène) produisant une irritation respiratoire intense et un œdème pulmonaire. ◇ **VÉSICANT** *(angl. vesicating —).* Gaz de combat (tel le gaz moutarde) qui provoque l'apparition de vésicules cutanées.

GAZE *s. f. (angl. gauze).* Étoffe légère et transparente, en lin ou en coton, servant après stérilisation au pansement des plaies. La gaze peut être imprégnée de substances antiseptiques. (Le nom vient de Gaza, ville de Palestine.)

GAZIFÈRE *adj.* Se dit des poudres qui, mélangées avec de l'eau, produisent du gaz.

GAZOMÉTRIE *s. f. (angl. gasometry).* Mesure des volumes et des densités des gaz.

G-CSF *(angl. G-CSF).* Abréviation de l'anglais *Granulocyte Colony Stimulating Factor*, désignant un facteur de croissance des granulocytes.

Gd *(angl. Gd).* Symbole chimique du gadolinium.

Ge *(angl. Ge).* Symbole chimique du germanium.

GEE (MALADIE DE) *(angl. Gee's disease).* ☞ ***MALADIE CŒLIAQUE.***

GEGENBAUR (CELLULE DE) *(angl. Gegenbaur's cell).* ☞ ***OSTÉOBLASTE.***

GEIGEL (RÉFLEXE DE) *(angl. Geigel's reflex).* Chez la femme, contraction des fibres musculaires situées au bord supérieur du ligament inguinal, provoquée par la percussion de la face antéro-interne de la racine de la cuisse. Elle correspond au réflexe crémastérien chez l'homme.

GEIGER (COMPTEUR) *(angl. Geiger-Müller counter).* Appareil servant à déceler et à mesurer la radioactivité. Il est constitué d'un tube contenant un gaz, dans lequel se trouvent une cathode cylindrique et une anode en fil de tungstène. Les particules radioactives ionisent les molécules du gaz et libèrent des électrons qui sont accélérés par le champ électronique présent dans le tube ; le courant résultant est enregistré et amplifié.

GEL *s. m. (angl. gel).* Dispersion colloïdale dans l'eau de composés hydrophiles, comme la gélatine, l'agarose, les pectines, etc. Le gel est constitué par une maille qui résulte de l'interaction réciproque des macromolécules à chaîne longue. Le gel peut être liquéfié par la chaleur ou la surpression.

GÉLANTE *s. f.* Préparation composée de tragacanthe, gélatine, glycérine, eau de rose, thymol, etc. Utilisée comme antiseptique ou comme excipient pour des médicaments dermatologiques.

GÉLASMUS *s. m. (angl. gelasmus).* Exagération de la mimique chez l'hystérique parfois accompagnée de rire spasmodique.

GÉLATINASE *s. f. (angl. gelatinase).* Enzyme qui dissout la gélatine, mais qui n'affecte pas l'albumine d'œuf. On la trouve dans les bactéries, les champignons, les levures, etc.

GÉLATINE *s. f. (angl. gelatin).* Protéine de caractère hydrophile, obtenue à partir du collagène. C'est un composé solide, incolore ou légèrement jaunâtre, non dialysable, soluble dans l'eau bouillante, avec laquelle elle constitue un gel dur en se refroidissant. Elle s'utilise largement en pharmacie comme véhicule dans la préparation de gélules et suppositoires, et en diététique dans l'obtention d'aliments protéiques, bien que sa valeur nutritive soit faible du fait de sa teneur réduite en tryptophane. En bactériologie, la gélatine s'utilise, seule ou mélangée avec d'autres substances, comme milieu de culture ainsi que pour la conservation de préparations microscopiques. ◇ **GLYCÉRINÉE** *(angl. glycerinated —).* Préparation en parts égales de gélatine et glycérine. ◇ **MINÉRALE** *(angl. petroleum jelly).* ☞ ***VASELINE.*** ◇ **PEPTONE** *(angl. — peptone).* Produit de la digestion de la gélatine par le suc gastrique. ◇ **(SUCRE DE)** *(angl. glycine).* ☞ ***GLYCOCOLLE.***

GÉLATINEUSE DU PÉRITOINE (MALADIE) *(angl. gelatinous ascites).* Épanchement péritonéal de nature gélatineuse, compliquant en général la rupture d'un kyste mucoïde de l'ovaire.

GÉLATINIFORME *adj. (angl. gelatinous).* Qui ressemble à la gélatine.

GÉLATINISATION *s. f. (angl. gelatinization).* Coagulation en masse d'un sol en gel.

GÉLATINOÏDE *adj. (angl. gelatinoid).* Qui ressemble à la gélatine.

GÉLATINOLYTIQUE *adj. (angl. gelatinolytic).* Qui fluidifie ou hydrolyse la gélatine.

GELÉE *s. f. (angl. jelly).* Substance molle, transparente, généralement masse colloïdale semi-solide. ◇ **CONTRACEPTIVE** *(angl. contraceptive —).* Gelée non grasse qui s'introduit dans le vagin pour éviter la conception. ◇ **DE WHARTON** *(angl. Wharton's —).* Substance gélatineuse du cordon ombilical.

GÉLIFICATION *s. f. (angl. gelation).* Transformation d'une substance colloïdale en un gel.

GÉLINEAU (SYNDROME DE) *(angl. Gelineau's syndrome).* Syndrome caractérisé par des accès de narcolepsie, des attaques de cataplexie, des hallucinations hypnagogiques et des anomalies de l'électroencéphalogramme de nuit. Il peut être primitif ou s'observer au cours de diverses pathologies cérébrales. ☞SYN. ***NARCOLEPSIE.***

GELLÉ (ÉPREUVE DE) *(angl. Gellé's test).* Épreuve destinée à déceler une modification de la conduction osseuse lors de la compression pneumatique dans le méat acoustique externe. Elle consiste à appliquer un diapason sur le vertex et à exercer simultanément une pression sur le tympan à l'aide d'un spéculum de Siegle. En cas d'audition normale, le diapason est moins bien perçu, car la compression exercée par le tympan se transmet par la chaîne des osselets et enfonce le stapes dans la fenêtre ovale ; l'épreuve est positive. En cas d'ankylose du stapes, la compression reste sans action et la perception du diapason n'est pas modifiée ; l'épreuve est négative.

GÉLOSE *s. f. (angl. gelose).* Substance gélatineuse, tirée de l'agar et de la mousse du Japon, algue du genre *Gelidium.* Elle est amorphe, insoluble, et s'utilise pour préparer des milieux de culture solides, du fait de sa propriété de solidifier les liquides nutritifs ou les bouillons. SYN. ***AGAR-AGAR.***

GÉLULE *s. f. (angl. capsule).* Capsule formée de deux enveloppes gélatineuses qui s'emboîtent l'une dans l'autre, servant à contenir et à administrer des médicaments.

GELURES *s. f. pl. (angl. frost-bite).* Lésions cutanées causées par le froid intense, entraînant souvent la congélation des tissus. Elles débutent par une pâleur cadavérique, suivie de congestion intense avec prurit et cuisson intenables et aboutissent à la phlycténisation et à l'escarrification.

GÉLY (SUTURE DE) *(angl. Gély's suture).* Surjet à l'aide d'un fil doublement serti.

GÉMELLAIRE *adj. (angl. gemellary).* Qui se rapporte aux jumeaux. EX. *grossesse gémellaire.*

GÉMELLIPARE *adj. (angl. gemellipara).* Femme qui a accouché de jumeaux.

GÉMINATION *s. f. (angl. gemination).* Développement de deux dents dans une seule alvéole.

GÉMINÉ *adj. (angl. paired).* Qui est double ou disposé par paires.

GEMMA GUSTOTORIA *(angl. gustatory bud).* Organes bulbiformes situés dans les terminaisons des nerfs gustatifs (lingual et glossopharyngien). SYN. ***CORPUSCULE DU GOÛT, CALICULE DU GOÛT, BOURGEON DU GOÛT.***

GEMMATION *s. f. (angl. gemmation).* Mode de reproduction cellulaire qui consiste en la formation, dans une partie du corps de la cellule, d'un bourgeon ou bouton qui se détache pour former un nouvel individu.

GEMMIPARITÉ *s. f. (angl. gemmation).* ☞ ***GEMMATION.***

GEMMOTHÉRAPIE *s. f.* En phytothérapie, utilisation de bourgeons végétaux frais.

GÉNALCALOÏDE *s. m.* Composé aminoxyde dont l'action est identique à celle de l'alcaloïde fondamental dont il est issu, tout en étant moins toxique : génatropine, génésérine, etc.

GENCIVE *s. f. (NA. gingiva). (angl. gum).* Portion rouge, épaissie et différenciée de la muqueuse buccale, qui recouvre les arcades dentaires et adhère au collet des dents.

GENDRIN (SIGNE DE) *(angl. Gendrin's sign).* Perception du choc de la pointe du cœur au-dessus de la limite inférieure de la matité cardiaque, dans l'épanchement péricardique.

GÈNE *s. m. (angl. gene).* Ensemble des séquences d'acide désoxyribonucléique contenant l'information nécessaire à la production régulée d'un ARN particulier (transcription) ou d'un polypeptide particulier (transcription-traduction). Particule chromosomique dont dépendent la transmission et le développement d'un caractère héréditaire d'un individu. ◇ **ALLÉLOMORPHIQUE** *(angl. allelic —).* ☞ ***ALLÈLE.*** ◇ **CANDIDAT** *(angl. candidate —).* Gène soupçonné d'être impliqué dans une maladie héréditaire. ◇ **D'HISTOCOMPATIBILITÉ** *(angl. histocompatibility —).* ☞ ***HISTOCOMPATIBILITÉ.*** ◇ **DE STRUCTURE** *(angl. structural —).* Gène codant pour une protéine (ou parfois pour plusieurs). ◇ **DOMINANT** *(angl. dominant —).* Gène dont l'action se manifeste même en présence de son allélomorphe. ◇ **ENV** *(angl. env —).* Gène codant pour les protéines d'enveloppe des rétrovirus. ◇ **HOLANDRIQUE** *(angl. holandric —).* Gène situé dans la région non homologue du chromosome Y. ◇ **LÉTAL** *(angl. lethal —).* Gène dont l'activité est responsable de la mort du sujet qui le porte. ◇ **LIÉ AU SEXE** *(angl. sex-linked —).* Gène situé dans le segment non homologue du chromosome X ou du chromosome Y. ◇ **RÉCESSIF** *(angl. recessive —).*

Gène dont l'action se manifeste uniquement lorsqu'il est présent sur les deux chromosomes de la paire. ⟡ **RÉGULATEUR (OU DE RÉGULATION)** *(angl. regulator —).* Gène modifiant la fonction des gènes de structure.

-GÈNE *(angl. -gen).* Suffixe d'origine grecque signifiant « qui donne naissance, qui engendre ». Ex. *pathogène, carcinogène.* Il est également utilisé (improprement selon Littré) dans un sens inverse : « qui est engendré, produit par ». Ex. *iatrogène, neurogène.*

GÉNÉRALISATION *s. f. (angl. generalization).* Extension ou dissémination d'un foyer infectieux local à l'ensemble de l'organisme.

GÉNÉRATION *s. f. (angl. generation).* **1.** Processus de reproduction ; ensemble de fonctions destinées à engendrer un nouvel individu. **2.** Succession de descendants. **3.** Période comprise entre la naissance d'un individu et celle de ses descendants ; un tiers de siècle environ. ⟡ **ALTERNANTE** *(angl. alternate —).* Alternance de générations, sexuée et asexuée, chez une même espèce ; digenèse. ⟡ **ASEXUELLE** *(angl. asexual —).* Reproduction sans intervention d'éléments sexuels. ⟡ **ENDOGÈNE** *(angl. endogenous —).* Multiplication à l'intérieur de la membrane d'une cellule mère. ⟡ **SEXUELLE** *(angl. sexual —).* Reproduction par l'union d'éléments mâles avec des éléments femelles. ⟡ **SPONTANÉE** *(angl. spontaneous —).* Production supposée d'êtres vivants sans intervention d'individus originels préexistants. ⟡ **VIVIPARE** *(angl. viviparous —).* Mode de reproduction dans lequel l'œuf achève son développement dans le corps de la mère. SYN. ***VIVIPARITÉ.***

GENÈSE *s. f. (angl. genesis).* Mode de production, de formation ; origine ou développement.

-GENÈSE *(angl. genesis).* Suffixe d'origine grecque indiquant l'origine, le processus de formation.

GÉNÉSIQUE *adj. (angl. genesic).* Qui se rapporte à la reproduction, à la naissance ou à l'origine.

GÉNÉTICIEN *s. m. (angl. geneticist).* Spécialiste en génétique.

GÉNÉTIQUE **1.** *s. f. (angl. genetics).* Science qui traite de l'hérédité et de l'ensemble des phénomènes et des problèmes relatifs à la descendance. **2.** *adj. (angl. genetic).* Qui concerne la reproduction ou qui est déterminé par les gènes. ⟡ **(CONSEIL)** *(angl. genetic counseling).* Information donnée sur les risques d'une affection génétique au sein d'une même famille. ⟡ **(GÉNIE)** *(angl. genetic engineering).* Technique de manipulation des gènes permettant entre autres d'obtenir la synthèse de certaines substances. ⟡ **INVERSE** *(angl. reverse genetics).* Étude génétique permettant, à partir d'une fonction ou d'une maladie, d'isoler un gène inconnu, duquel est déduite la protéine correspondante. ⟡ **MOLÉCULAIRE** *(angl. molecular genetics).* Partie de la génétique qui étudie la structure et le fonctionnement des gènes au niveau moléculaire.

GÉNÉTIQUES (EMPREINTES) *(angl. DNA fingerprints).* En médecine légale, utilisation de l'ADN pour identification d'un individu.

GENÉVRIER *s. m. (angl. juniper).* Arbuste de la famille des Conifères (*Juniperus communis*), dont les fruits, appelés baies de genièvre, distillées avec de l'eau-de-vie, donnent une liqueur appelée genièvre ou gin. ⟡ **CADE** *(angl. cade —).* Arbuste semblable au précédent, appelé aussi genévrier oxycèdre (*Juniperus oxycedrus*). Ses baies s'utilisent de la même façon que celles du genévrier commun, et son bois donne, par distillation sèche, l'huile de cade utilisée en dermatologie.

GÉNICULÉ *adj. (angl. geniculate).* Replié comme un genou.

GENICULUM *s. m. (angl. geniculum).* Courbure aiguë d'un organe, en particulier d'un nerf. ⟡ **DU NERF FACIAL** *(NA. geniculum nervi facialis). (angl. — of facial nerve).* Courbure au niveau de la racine du nerf facial à la partie latérale du méat acoustique interne.

GÉNIE GÉNÉTIQUE ☞ ***GÉNÉTIQUE (GÉNIE).***

GÉNIEN *adj. (angl. genian).* Qui appartient au menton. SYN. ***MENTONNIER.***

GÉNIOGLOSSE *adj. (angl. genioglossus).* Qui se rapporte au menton et à la langue. ⟡ **(MUSCLE)** Muscle de la langue. ☞ ***ATLAS ANATOMIQUE DES MUSCLES EN ANNEXE.***

GÉNION *s. m. (angl. genion).* Point craniométrique situé sur les processus geni.

GÉNIOPLASTIE *s. f. (angl. genioplasty).* Chirurgie plastique du menton.

GÉNIQUE *adj. (angl. genic).* Qui concerne le gène.

GÉNITAL *adj. (angl. genital).* Qui se rapporte à la reproduction sexuée. Ex. *organes génitaux.*

GÉNITAUX (ORGANES) *(angl. genitalia).* Organes de la reproduction.

GÉNITOFÉMORAL *adj. (angl. genitofemoral).* Qui se rapporte aux organes génitaux et à la cuisse. ⟡ **(NERF)** *(angl. — nerve).* ☞ ***ATLAS ANATOMIQUE DES NERFS EN ANNEXE.***

GÉNITOSURRÉNAL (SYNDROME) *(angl. adrenogenital syndrome).* ☞ ***APERT-GALLAIS (SYNDROME D').***

GÉNITO-URINAIRE *adj. (angl. urogenital).* Qui se rapporte aux organes génitaux ou aux voies génitales et aux voies urinaires.

GENNARI (STRIE DE) *(angl. Gennari's line).* Bande de substance blanche qui caractérise le cortex visuel et à laquelle correspond, dans le reste du néocortex, la strie externe de Baillarger.

GÉNODERMATOSE *s. f. (angl. genodermatosis).* Affection cutanée héréditaire.

GÉNODYSPLASIE *s. f. (angl. hereditary dysplasy).* Dysplasie héréditaire génotypique.

GÉNODYSTROPHIE *s. f. (angl. hereditary dystrophy).* Dystrophie héréditaire génotypique.

GÉNOME *s. m. (angl. genome).* Ensemble des gènes contenus dans les chromosomes.

GÉNOPATHIE *s. f. (angl. hereditary disease).* Maladie héréditaire.

GÉNOPLASTIE *s. f. (angl. genoplasty).* Chirurgie plastique de la joue.

GÉNOTHÉRAPIE *s. f. (angl. genotherapy).* Application des méthodes de génie génétique au traitement des maladies. SYN. ***THÉRAPIE GÉNIQUE.***

GÉNOTYPE *s. m. (angl. genotype).* Constitution génétique d'un organisme, c'est-à-dire le contenu de son information génétique.

GENOU *s. m. (NA. genu). (angl. knee).* Région du membre inférieur, limitée artificiellement, qui comprend l'articulation du fémur avec le tibia ; en particulier la face antérieure de cette région. ⟡ **CAGNEUX** *(angl. knock —).* ☞ ***GENU VALGUM.*** ⟡ **DU CORPS CALLEUX** *(NA. genu corporis callosi). (angl. genu of corpus callosum).* Extrémité antérieure recourbée du corps calleux, qui se termine au niveau du rostre. ⟡ **DU NERF FACIAL** *(NA. genu nervi facialis). (angl. genu of facial nerve).* Courbe que décrivent les fibres d'origine du nerf facial.

GENOUILLÈRE *s. f. (angl. knee bandage).* Bande de toile, de caoutchouc, etc., que l'on ajuste sur le genou pour le protéger ou le comprimer.

GENRE *s. m. (angl. genus).* Groupe taxinomique de rang supérieur à l'espèce et inférieur à la famille.

GENTAMYCINE *s. f. (angl. gentamicin).* Antibiotique appartenant à la famille des aminosides, issu de *Microspora purpurea*. Il est actif sur les bacilles à Gram négatif, surtout entérobactéries, *Pseudomonas* et staphylocoques. Administrée par voie intramusculaire, on la retrouve très concentrée dans l'urine d'où son utilisation dans les affections urinaires. En raison de son action toxique pour la VIIIe paire crânienne et pour le rein, elle doit être administrée avec précaution.

GENTISIQUE (ACIDE) *(angl. gentisic acid).* Antirhumatismal dont le sel sodique a une action semblable à celle des salicylés, bien que mieux supporté et moins toxique.

GENU *(angl. genu).* ☞ ***GENOU.*** ⟡ **FLEXUM** *(angl. — flexum).* Flexion permanente du genou sans possibilité d'extension complète. ⟡ **RECURVATUM** *(angl. — recurvatum).* Déformation congénitale ou acquise du genou caractérisée par la présence d'un angle ouvert en avant, formé par la jambe et la cuisse lors de leur extension maximale. ⟡ **VALGUM** *(angl. — valgum, knock knee).* Jambes en X. Déformation du membre inférieur caractérisée par une déviation en dehors de la jambe, avec saillie du genou en dedans. ⟡ **VARUM** *(angl. — varum, bowleg).* Jambes en forme de O. Déformation du membre inférieur consistant en une incurvation de la cuisse et de la jambe, à concavité interne, avec saillie du genou en dehors.

GENU-CUBITALE *adj. (angl. knee-elbow).* Se dit de la position d'un sujet reposant sur ses genoux et ses coudes, ceux-ci étant situés sur un même plan horizontal.

GENU-PECTORALE *adj. (angl. knee-chest).* Se dit de la position dans laquelle le sujet se tient à genoux sur un plan horizontal, la poitrine venant au contact des genoux (position utilisée lors d'examens gynécologiques ou proctologiques).

GÉODE *s. f. (angl. punch-out lesion).* Cavité pathologique située à l'intérieur d'un tissu.

GÉOPHAGIE *s. f. (angl. geophagia).* Habitude morbide de manger de la terre.

GÉOTRICHOSE *s. f. (angl. geotrichosis).* Infection produite par des champignons du genre *Geotrichum*, responsable de lésions au niveau de la bouche, des bronches, des poumons et des intestins, etc.

GEOTRICHUM Genre de champignons appartenant à la classe des Adélomycètes, ordre des Hyphomycétales. ⟡ ***CANDIDUM*** Agent étiologique de la géotrichose chez l'homme.

GÉOTROPISME *s. m. (angl. geotropism).* Réaction d'orientation d'un végétal ou d'un animal fixé. Elle est positive ou négative selon qu'elle s'effectue en direction de la terre ou en direction opposée. SYN. ***GÉOTAXIE.***

GÉRARD-MARCHANT (FRACTURE DE) *(angl. Gérard-Marchant fracture).* Variété de fracture de l'extrémité inférieure du radius.

GERÇURE *s. f. (angl. fissure).* ☞ ***RHAGADE.***

GERDY ⟡ **(FONTANELLE DE)** *(angl. Gerdy's fontanelle).* Fontanelle inconstante de la suture sagittale. SYN. ***FONTANELLE SAGITTALE.*** ⟡ **(TUBERCULE DE)** *(angl. Gerdy's tubercule).* Saillie du tibia qui permet l'insertion du tractus iliotibial.

GERHARDT ⟡ **(MALADIE DE)** *(angl. Gerhardt's disease).* ☞ ***ÉRYTHROMÉLALGIE.*** ⟡ **(SIGNE DE)** *(angl. Gerhardt's sign).* Perception d'un souffle vasculaire au niveau de la mastoïde en cas d'anévrysme de l'artère basilaire. ⟡ **(SYNDROME DE)** *(angl. Gerhardt's syndrome).* Paralysie des cordes vocales provoquant une dyspnée inspiratoire.

GÉRIATRIE *s. f. (angl. geriatrics).* Branche de la médecine qui traite des maladies de la vieillesse.

GERLACH (VALVULE DE) *(angl. Gerlach's valve).* Repli muqueux circulaire inconstant sur l'orifice d'abouchement de l'appendice dans le cæcum.

GERLIER (MALADIE DE) *(angl. Gerlier's disease).* Vertige paralysant épidémique d'étiologie discutée ; affection nerveuse qui atteint les travailleurs des champs et des étables, caractérisée par une symptomatologie faite de douleur, parésie, vertige, ptosis et contractures musculaires. SYN. ***VERTIGE PARALYSANT.***

GERMANIUM *s. m. (angl. germanium).* Métal rare, blanc, de numéro atomique 32 et de masse atomique 72,59. Il est utilisé comme semi-conducteur. Symbole : Ge.

GERME *s. m. (angl. germ).* **1.** Œuf fécondé. **2.** Micro-organisme ou bactérie. ◇ **DENTAIRE** *(angl. tooth —).* Ébauche embryonnaire de la dent, constituée d'un sac qui comprend la papille dentaire et l'organe de l'émail.

GERMECTOMIE *s. f. (angl. dental germectomy).* Intervention orthodontique consistant en l'exérèse des germes dentaires ectopiques ou surnuméraires.

GERMEN *s. m. (angl. german).* Ensemble des cellules du tissu génital par opposition au soma.

GERMICIDE *adj. (angl. germicidal).* Qui détruit les germes.

GERMINAL *adj. (angl. germinal).* Qui concerne les cellules du germen.

GERMINONE *s. m. (angl. germinoma).* ☞ ***SÉMINOME.***

GÉRODERMIE *s. f. (angl. geroderma).* Dystrophie cutanée secondaire au vieillissement. SYN. ***GÉROMORPHISME CUTANÉ.*** ◇ **GÉNITODYSTROPHIQUE** *(angl. geroderma, osteodysplastica).* Sénilité précoce avec absence des caractères sexuels secondaires, maladie de Rummo-Ferranini. ◇ **OSTEODYSPLASIQUE HÉRÉDITAIRE** *(angl. — osteodysplastica).* Affection héréditaire liée au sexe associant nanisme, aspect de senilité précoce et déformations osseuses.

GÉROMORPHISME *s. m. (angl. geroderma).* État d'un individu, d'un tissu ou d'un organe qui prend un aspect sénile.

GÉRONTOLOGIE *s. f. (angl. gerontology).* Étude scientifique de la vieillesse et des phénomènes qui lui sont propres.

GÉRONTOPHILIE *s. f. (angl. gerontophilia).* Attraction sexuelle pour les personnes âgées.

GÉRONTOXON *s. m. (angl. gerontoxon).* Arc sénile ; opacité périphérique annulaire de la cornée en rapport avec des dépôts de substances lipidiques.

GEROTA (FASCIA DE) ☞ ***FASCIA RÉNAL.***

GERSTMANN (SYNDROME DE) *(angl. Gerstmann's syndrome).* Ensemble symptomatique caractérisé par l'association d'une agnosie digitale, d'une indistinction droite-gauche, d'une agraphie et d'une acalculie, dû à une lésion de la région pariétale postéro-inférieure de l'hémisphère gauche. Il s'associe fréquemment à une apraxie constructive et idéomotrice.

GERSUNY (OPÉRATION DE) *(angl. Gersuny's operation).* Traitement de l'incontinence anale par la dissection du rectum, suivie d'une torsion sur son grand axe de trois-quarts de tour et fixation dans cette position.

GESTALT-THÉORIE *s. f. (angl. Gestalt theory).* Système psychologique qui conçoit les phénomènes tant physiques, biologiques que psychologiques comme intégrés de façon à constituer une unité, un tout non analysable selon ses parties ni constitué par la somme des éléments séparés.

GESTALT-THÉRAPIE *s. f. (angl. Gestalt psychotherapy).* Psychothérapie fondée sur la Gestalt-théorie.

GESTATION *s. f. (angl. gestation).* Temps pendant lequel une femelle porte ses petits à l'intérieur de l'utérus. Chez la femme, on parle de grossesse.

GESTOSE *s. f. (angl. gestosis).* Terme général désignant les manifestations toxémiques de la grossesse. SYN. ***MALADIE GRAVIDIQUE TARDIVE, TOXÉMIE GRAVIDIQUE.***

GHB *(angl. SGH).* ☞ ***GAMMAHYDROXYBUTYRATE DE SODIUM.***

GHRELINE *s. f. (angl. ghreline).* Hormone stimulant la sécrétion de l'hormone de croissance et du cortisol. Elle aurait par ailleurs un rôle dans le contrôle du poids en agissant sur les centres de l'appétit et en augmentant la masse grasse.

GIANOTTI-CROSTI (SYNDROME DE) *(angl. Gianotti-Crosti syndrome).* Acrodermatite papuleuse infantile, accompagnée d'adénopathies et d'une hépatite anictérique, en rapport avec certaines infections virales (ECHO, hépatite B, etc.).

GIANUZZI (CELLULE DE) *(angl. cell of Gianuzzi).* Cellules séreuses groupées pour constituer le croissant de Gianuzzi, à l'extérieur des cellules muqueuses dans les glandes salivaires mixtes.

GIARDIA Genre de protozoaires flagellés. L'espèce *G. intestinalis,* organisme piriforme muni de quatre paires de flagelles et d'un disque de succion, a été isolée de l'intestin de l'homme. SYN. ***LAMBLIA INTESTINALIS.***

GIARDIASE *s. f. (angl. giardiasis).* Infestation par des protozoaires du genre *Giardia*, responsable de diarrhée, nausées, asthénie et anorexie. SYN. ***LAMBLIASE.***

GIBBOSITÉ *s. f. (angl. humpback).* Cyphose angulaire de la colonne vertébrale, d'origine post-traumatique, infectieuse ou congénitale. ◇ **ANTÉRIEURE** *(angl. anterior gibbosity).* Proéminence du sternum.

GIEMSA (COLORATION DE) *(angl. Giemsa's stain).* Technique de coloration de cellules ou de micro-organismes au moyen d'une solution de Giemsa, colorant liquide utilisé en hématologie et en bactériologie, composé d'un mélange d'éosine et de bleu de méthylène.

GIERKE ◇ **(CELLULE DE)** *(angl. Gierke's cell).* Petite cellule très chromophile qui constitue la partie principale de la substance gélatineuse de la moelle épinière. ◇ **(MALADIE DE VON)** Glycogénose type I. ☞ ***GLYCOGÉNOSE.***

GIFFORD ◇ **(OPÉRATION DE)** *(angl. Gifford's operation).* Technique de fermeture du sac lacrymal par induction d'une dacryocystite chimique sclérosante provoquée par l'instillation d'acide trichloracétique. ◇ **(SIGNE DE)** *(angl. Gifford's sign).* Dans le goitre exophtalmique, la réversion de la paupière est impossible ou très difficile.

GIGA- *(angl. giga-).* Préfixe utilisé pour former le nom d'unités égales à un milliard (10^9) d'unités de base. Symbole : G.

GIGANTISME *s. m. (angl. gigantism).* Développement exagéré du squelette, aussi bien en longueur qu'en largeur, par rapport au développement normal pour les individus de la même race et du même âge. ◇ **ACROMÉGALIQUE** *(angl. acromegalic —).* Gigantisme associé à des signes d'acromégalie dû à un adénome éosinophile de l'antéhypophyse et qui se manifeste principalement sur les os courts et plats. ◇ **CÉRÉBRAL** *(angl. cerebral —).* ☞ ***SOTOS (SYNDROME DE).*** ◇ **CONSTITUTIONNEL** *(angl. normal —).* Gigantisme dans lequel les proportions du corps et le développement sexuel sont normaux. ◇ **EUNUCHOÏDE** *(angl. eunuchoid —).* Gigantisme associé à un déficit fonctionnel des gonades et caractérisé par un accroissement prépondérant des membres par rapport au tronc.

GIGANTOBLASTE *s. m. (angl. gigantoblast).* Érythroblaste géant de taille supérieure à 1 µm.

GIGANTOCYTE *s. m. (angl. gigantocyte).* **1.** Cellule géante. **2.** Érythrocyte de plus de 16 µm de diamètre.

GIGLI ◇ **(OPÉRATION DE)** *(angl. Gigli's pubiotomy).* Pubiotomie pratiquée pour faciliter l'accouchement en cas de bassin étroit. ◇ **(SCIE DE)** *(angl. Gigli's wire saw).* Fil métallique comportant des dents de scie sur sa longueur, utilisé pour les interventions crâniennes.

GIL VERNET (OPÉRATION DE) *(angl. Gil Vernet's operation).* Technique d'adénomectomie prostatique par voie périnéale.

GILBERT ◇ **(MALADIE DE)** *(angl. Gilbert's syndrome).* Ictère chronique intermittent constitutionnel associé à une hyperbilirubinémie non conjuguée due à un déficit de la glycuronoconjugaison (déficit en glycuronyl-transférase) ; affection familiale à transmission autosomique dominante. SYN. ***CHOLÉMIE FAMILIALE.*** ◇ **(SYNDROME DE)** *(angl. Gilbert's syndrome).* Endocrinopathie consécutive à une tumeur testiculaire maligne hormonosécrétrice (chorioépithéliome), se manifestant par une gynécomastie et des métastases viscérales.

GILCHRIST (MALADIE DE) *(angl. Gilchrist's disease).* Blastomycose nord-américaine.

GILFORD (PROGERIA DE) *(angl. Gilford's progeria).* Infantilisme gérodystrophique caractérisé par une sénilité précoce et un nanisme. Il existe en outre une insuffisance polyglandulaire.

GILLES DE LA TOURETTE (MALADIE DE) *(angl. Gilles de la Tourette's disease).* Affection de cause inconnue, débutant dans l'enfance et comportant des tics moteurs multiples associés à de l'écholalie et de la coprolalie. SYN. ***MALADIE DES TICS.***

GILLESPIE (OPÉRATION DE) *(angl. Gillepsie's wrist excision).* Résection du poignet par une incision verticale dorsale entre l'extenseur commun des doigts et l'extenseur propre de l'index.

GILLIAM (OPÉRATION DE) *(angl. Gilliam's uterine suspension).* Traitement de la rétroversion utérine par fixation des ligaments ronds à la gaine du muscle droit abdominal.

GILMER (ATTELLE DE) *(angl. Gilmer's splint).* Attelle en fil d'argent pour immobiliser la mâchoire inférieure en cas de fracture de la mandibule.

GINGIVECTOMIE *s. f. (angl. gingivectomy).* Excision des parties gingivales infectées et décollées lors d'infections péridentaires.

GINGIVITE *s. f. (angl. gingivitis).* Inflammation de la gencive. ◇ **APHTEUSE** *(angl. aphtous —).* Gengivite associée à des aphtes. ◇ **EXPULSIVE** *(angl. parodontolysis).* ☞ ***PARODONTOLYSE.*** ◇ **FONGUEUSE** *(angl. fungous —).* Production de fongosités sur les gencives. ◇ **MARGINALE** *(angl. marginal —).* Forme de gingivite résultant d'une irritation produite par des dépôts de tartre dentaire ou de débris quelconques, en cas de mauvaise hygiène dentaire. ◇ **SCORBUTIQUE** *(angl. scorbutic —).* Gingivite entraînée par le scorbut. ◇ **ULCÉREUSE** *(angl. ulcerative —).* Maladie infectieuse due à une association fusospirillaire dite de Vincent, au cours de laquelle se forment des ulcères caractéristiques sur les gencives et d'autres parties de la bouche. SYN. ***GINGIVITE NÉCROSANTE.*** ☞ ***VINCENT (ANGINE DE).***

GINGIVOGLOSSITE *s. f. (angl. gingivoglossitis).* Inflammation des gencives et de la langue.

GINGIVOLABIAL *adj. (angl. gingivolabial).* Qui se rapporte aux gencives et aux lèvres.

GINGIVORRAGIE *s. f. (angl. gingivorrhagia).* Hémorragie au niveau de la gencive.

GINGIVOSTOMATITE *s. f. (angl. gingivostomatitis).* Inflammation des gencives et de la muqueuse buccale.

GINGLYME *s. m. (NA. ginglymus). (angl. ginglymus).* Type de diarthrose qui permet les mouvements de glissement et de rotation ainsi que la combinaison de ces deux mouvements. EX. *l'articulation huméro-ulnaire.*

GINKGO BILOBA Arbre originaire d'Extrême-Orient dont les feuilles contiennent des substances vasoprotectrices et anti-ischémiques.

GIRALDÈS (ORGANE DE) ☞ ***PARADIDYME.***

GIRATION *s. f. (angl. gyration).* Mouvement circulaire.

GIRAUD ET CAZAL (COLLIER DE) *(angl. Giraud and Cazal collar).* Éruption cutanée de la pellagre en forme d'arc, localisée autour du cou.

GIRDLESTONE (OPÉRATION DE) *(angl. Girdlestone's operation).* Correction chirurgicale d'un hallux valgus par résection d'une partie de la phalange proximale de l'hallux avec conservation de sa base, sur laquelle on insère le muscle adducteur du gros orteil.

GITALINE *s. f. (angl. gitalin).* Glucoside extrait de la digitale.

GITELMAN (SYNDROME DE) *(angl. Gitelman's syndrome).* Affection héréditaire à transmission autosomique récessive, touchant le tubule rénal avec alcalose hypokaliémique, hypomagnésémie et hypocalciurie.

GITHAGISME *s. m. (angl. githagism).* Maladie semblable au lathyrisme, que l'on attribue à l'ingestion de graines de céréales contaminées par le champignon *Lychnis githago.*

GLABELLE *s. f. (NA. glabella). (angl. glabella).* Saillie médiane, large, située sur la face externe de l'os frontal, entre les deux arcades sourcilières.

GLABRE *adj. (angl. glabrous).* Qui est dépourvu de poils.

GLACIAL *adj.* ◇ **(ACIDE ACÉTIQUE)** *(angl. glacial acetic acid).* Acide acétique très pur.

GLAÇON (SIGNE DU) La palpation brusque de l'abdomen donne un choc en retour du foie dur et mobile au cours des ascites cirrhotiques.

GLADIÉ *adj. (angl. gladiate).* En forme de glaive. SYN. ***GLADIOLÉ.***

GLAIRE *s. f. (angl. mucus).* Substance incolore, rappelant le blanc d'œuf, sécrétée par certaines muqueuses.

GLAIRINE *s. f. (angl. glairin).* Substance gélatineuse azotée d'origine bactérienne trouvée dans l'eau de certaines sources sulfureuses.

GLAND *s. m. (NA. glans). (angl. glans).* Renflement conique constituant la partie antérieure du pénis et du clitoris. Il est entouré par un repli cutané, le prépuce.

GLANDE *s. f. (NA. glandula). (angl. gland).* Organe constitué de cellules épithéliales dont la fonction est de sécréter des substances déterminées. ◇ **APOCRINE** *(angl. apocrine —).* Glande dont le produit sécrété est expulsé en même temps qu'une partie des cellules qui se trouvent vers la partie terminale de son canal excréteur. ◇ **BULBO-URÉTRALE** *(NA. — bulbourethralis). (angl. bulbourethral —).* Chacune des deux petites glandes situées à droite et à gauche, au-dessus du bulbe de l'urètre chez l'homme. Leurs canaux excréteurs s'ouvrent sur la paroi inférieure de l'urètre. SYN. ***GLANDES DE COWPER.*** ◇ **DUODÉNALE** *(NA. — duodenalis). (angl. duodenal —).* Chacune des glandes à mucus situées dans la sous-muqueuse duodénale. ◇ **ECCRINE** *(angl. eccrine —).* Glande dont le canal excréteur s'ouvre par un pore directement à la surface de la peau. C'est le type des glandes sudoripares. ◇ **ENDOCRINE** *(angl. endocrine —).* Glande dont les produits de sécrétion se déversent directement dans le sang. ◇ **EXOCRINE** *(angl. exocrine —).* Glande dont les produits de sécrétion se déversent à la surface de la peau ou d'une muqueuse. ◇ **HOLOCRINE** *(angl. holocrine —).* Glande dont le produit d'excrétion entraîne la fonte des cellules sécrétrices. EX. *les glandes sébacées.* ◇ **INTESTINALE** *(NA. — intestinalis). (angl. intestinal —).* Chacune des glandes de la muqueuse du côlon et de l'intestin grêle. ◇ **LACRYMALE** *(NA. — lacrimalis). (angl. lacrimal —).* Glande sécrétant les larmes. ◇ **MAMMAIRE** *(NA. — mammaria). (angl. mammary —).* ☞ ***SEIN.*** ◇ **MÉROCRINE** *(angl. merocrine —).* Glande dont le produit de sécrétion est excrété au dehors sans entraîner la mort des cellules. ◇ **MUQUEUSE** *(angl. mucous —).* Glande mérocrine dont les cellules sécrètent un liquide visqueux riche en mucine, le mucus. ◇ **PARATHYROÏDE** *(NA. — parathyroidea). (angl. parathyroid —).* Chacune des quatre glandes endocrines (deux supérieures et deux inférieures) situées sur la face postérieure des lobes latéraux de la glande thyroïde. Elles jouent un rôle important dans le métabolisme du calcium et du phosphore. SYN. ***PARATHYROÏDE.*** ◇ **PAROTIDE** *(NA. — parotidea). (angl. parotid —).* La plus volumineuse des glandes salivaires. Son canal excréteur est le conduit parotidien. ◇ **PINÉALE** *(NA. glandula pinealis). (angl. pineal body).* ☞ ***CORPS PINÉAL.*** ◇ **PITUITAIRE** *(angl. pituitary —).* ☞ ***HYPOPHYSE.*** ◇ **SÉBACÉE** *(NA. — sebacea). (angl. sebaceous —).* Glande holocrine généralement annexée aux poils et sécrétant le sébum. ◇ **SOUS-MAXILLAIRE** ☞ ***SUBMANDIBULAIRE (GLANDE).*** ◇ **SUDORIPARE** *(NA. — sudorifera). (angl. sudoriferous —).* Chacune des glandes en tube, situées dans les couches superficielles de l'hypoderme ou dans la profondeur du chorion dermique, qui sécrètent la sueur. ◇ **SUPRARÉNALE** *(NA. — suprarenalis). (angl. adrenal —).* Glande endocrine paire, située au-dessus et en dedans de chaque rein. Elle comprend deux parties nettement distinctes des points de vue histologique et physiologique, la médullosurrénale et la corticosurrénale. SYN. ***GLANDE SURRRÉNALE.*** ◇ **SURRÉNALE** ☞ ***GLANDE SUPRARÉNALE.*** ◇ **THYROÏDE** *(NA. — thyroidea). (angl. thyroid —).* ☞ ***THYROÏDE.*** ◇ **URÉTRALE** *(NA. — urethralae). (angl. urethral —).* Chacune des glandes sous-muqueuses réparties sur toute la longueur de l'urètre masculin. ◇ **VESTIBULAIRE MAJEURE** *(NA. — vestibularis major). (angl. major vestibular —).* Chacune des deux glandes situées de chaque côté de la moitié postérieure de l'orifice vaginal. Elle a un rôle de lubrifiant. SYN. ***GLANDE DE BARTHOLIN.***

GLANDES *(NA. glandulae). (angl. glands).* ◇ **ARÉOLAIRES** *(NA. — areolares). (angl. areolar —).* Petites glandes sébacées, situées au-dessous du muscle aréolaire du sein. Elles ne deviennent apparentes qu'au moment de la grossesse. ◇ **MAMMAIRES ACCESSOIRES** *(NA. — mammae accessoriae). (angl. accessory mammary —).* Glandes au nombre de quatre par sein, situées au-dessous du muscle aréolaire et ayant la même structure que la glande mammaire. Elles ne deviennent apparentes qu'au moment de la grossesse. ◇ **PARA-URÉTRALES** *(NA. — paraurethrales). (angl. parauretral —).* Glandes situées chez la femme au niveau du méat urinaire contribuant à la lubrification du vagin. ◇ **SÉBACÉES CONJONCTIVALES** *(NA. — sebaceae conjunctivales). (angl. sebaceous — of conjuncti-*

vae). Glandes sébacées annexées aux follicules pileux des cils des paupières. Elles sont le siège de l'orgelet. ◇ **THYROÏDIENNES ACCESSOIRES** *(NA. — thyroideae accessoriae). (angl. accessory thyroid —).* Glandes thyroïdiennes accessoires au voisinage de l'os hyoïde.

GLANDULAIRE *adj. (angl. glandular).* Qui se rapporte à une glande ou aux glandes.

GLANDULEUX *adj. (angl. glandulous).* Qui a l'aspect ou la structure d'une glande.

GLANZMANN (THROMBASTHÉNIE DE) *(angl. Glanzmann's thrombasthenia).* Syndrome hémorragique héréditaire rare à transmission autosomique récessive, caractérisé par un temps de saignement allongé, une irrétractibilité du caillot, une agrégation plaquettaire anormale en présence d'ADP avec irrétractabilité du caillot et nombre normal de plaquettes. SYN. ***THROMBASTHÉNIE HÉMORRAGIQUE HÉRÉDITAIRE, MALADIE DE GLANZMANN.***

GLASER (SCISSURE DE) ☞ ***FISSURE PÉTROTYMPANIQUE.***

GLASGOW (ÉCHELLE DE) *(angl. Glasgow coma scale).* Méthode clinique objective pour apprécier la profondeur d'un coma.

GLATZEL (MIROIR DE) *(angl. Glatzel's mirror).* Plaque métallique polie et froide qui se maintient horizontalement sous le nez pour déterminer la perméabilité des fosses nasales (indiquée par la buée qui se dépose à la surface de cette plaque).

GLAUBER (SEL DE) *(angl. Glauber's salt).* Sulfate de sodium hydraté.

GLAUCOME *s. m. (angl. glaucoma).* Affection oculaire, appelée ainsi en raison de la couleur glauque que prend la pupille, caractérisée par une forte augmentation de la pression intraoculaire par gêne à l'écoulement de l'humeur aqueuse, un durcissement du globe oculaire, une atrophie de la papille optique et une diminution marquée de l'acuité visuelle. ◇ **À ANGLE FERMÉ** *(angl. angle-closure —).* ☞ ***GLAUCOME AIGU.*** ◇ **À ANGLE OUVERT** *(angl. open-angle —).* ☞ ***GLAUCOME SIMPLE.*** ◇ **ABSOLU** *(angl. absolute —).* Stade terminal du glaucome, s'accompagnant d'une cécité complète. ◇ **AIGU** *(angl. acute —).* Glaucome à angle fermé (fermeture de l'angle iridocornéen), d'apparition brusque, caractérisé par une injection ciliaire et conjonctivale, une opacité cornéenne, une mydriase, un globe oculaire très dur, de violentes céphalées, un épiphora et une baisse importante de l'acuité visuelle. L'affection évolue par crises et amène à la cécité si on ne traite pas. ◇ **CONGÉNITAL** *(angl. congenital —).* Glaucome dû à une malformation congénitale de l'angle irido-cornéen et se manifestant dès la naissance ou dans les toutes premières années. Affection sporadique ou à transmission autosomique récessive. ◇ **MALIN** *(angl. malignant —).* Forme grave de glaucome évoluant rapidement malgré l'iridectomie. ◇ **PRIMITIF** *(angl. primary —).* Augmentation de la pression intraoculaire sans affections préexistantes connues. ◇ **SECONDAIRE** *(angl. secondary —).* Glaucome consécutif à diverses affections oculaires responsables d'une augmentation de la pression intraoculaire. Transmission de mode variable. ◇ **SIMPLE** *(angl. simple —).* Glaucome à angle ouvert ne présentant pas de symptômes inflammatoires marqués, mais avec une baisse progressive de l'acuité visuelle.

GLAUCURIE *s. f. (angl. indicanuria).* Émission d'urine bleu-verdâtre par élimination d'indican, ou après l'injection ou l'ingestion de bleu de méthylène.

GLAUQUE *adj. (angl. blue-green).* D'un vert qui rappelle l'eau de mer.

GLEASON (GRADE OU SCORE DE) *(angl. Gleason's score).* Classification du degré de malignité du cancer de la prostate.

GLÉNO-HUMÉRAL *adj. (angl. glenohumeral).* Qui se rapporte à la cavité glénoïde et à l'humérus.

GLÉNOÏDE (CAVITÉ) *(NA. cavitas glenoidalis). (angl. glenoid cavity).* Nom des cavités articulaires peu profondes, comme celles de la scapula et du radius. SYN. ***GLÈNE.***

GLIADINE *s. f. (angl. gliadin).* Protéine tirée du gluten du blé.

GLIAL *adj. (angl. glial).* Qui se rapporte à la névroglie. EX. *cellule gliale.*

GLINIDE *s. m. (angl. glinide).* Famille d'antidiabétiques oraux utilisés dans le diabète de type 2. Insulinosécrétagogue rapide par fermeture des canaux potassiques ATP-dépendants des cellules bêta pancréatiques.

GLIOBLASTOME *s. m. (angl. glioblastoma).* Tumeur maligne de très mauvais pronostic constituée par une prolifération de cellules gliales indifférenciées. Un essai de traitement par thérapie génique est en cours. ◇ **MULTIFORME** *(angl. — multiforme).* Gliome cérébral malin polymorphe par son architecture, caractérisé par la présence d'un grand nombre de constituants cellulaires.

GLIOCYTE *s. m. (angl. gliocyte).* ☞ ***NÉVROGLIE.***

GLIOMATOSE CÉRÉBRALE DIFFUSE *(angl. gliomatosis cerebri).* Prolifération tumorale maligne envahissant progressivement un ou deux hémisphères cérébraux, de type mal défini.

GLIOME *s. m. (angl. glioma).* Tumeur développée à partir de la névroglie adulte (astrocytes ou oligodendrocytes) ou de type embryonnaire. Par extension, cette terminologie inclut toutes les tumeurs primitives du cerveau et de la moelle épinière (astrocytomes, épendymomes, neurocytomes, etc.). ◇ **DE LA RÉTINE (OU RÉTINIEN)** *(angl. — retinae).* SYN. ***RÉTINOBLASTOME.*** ◇ **ENDOPHYTE** *(angl. — endophytum).* Gliome de la rétine débutant dans la couche interne et évoluant vers l'extérieur. ◇ **EXOPHYTE** *(angl. — exophytum).* Gliome de la rétine débutant dans la couche externe et évoluant vers l'extérieur. ◇ **PÉRIPHÉRIQUE** *(angl. peripheral —)*. SYN. ***NEURINOME***. ◇ **TÉLANGIECTASIQUE** *(angl. telangiectatic —)*. Gliome riche en vaisseaux sanguins dilatés.

GLIONEUROME *s. m. (angl. glioneuroma)*. Tumeur maligne mixte des centres nerveux contenant des éléments gliomateux et neuromateux.

GLIOSE *s. f. (angl. gliosis)*. Prolifération astrocytaire hypertrophique. Elle peut être primitive ou secondaire à un traumatisme, un trouble circulatoire, une infection, une intoxication.

GLIOSOME *s. m. (angl. gliosome)*. Granulation cytoplasmique des cellules de la névroglie.

GLISCHROÏDIE *s. f.* Affectivité excessive pour l'entourage manifestée par les épileptiques.

GLISSEMENT (SYNDROME DE) *(angl. slipping syndrome)*. Détérioration globale avec refus de nourriture et de toute activité survenant chez le sujet âgé.

GLISSON (CAPSULE DE) *(angl. Glisson's capsule)*. ☞ ***CAPSULE FIBREUSE PÉRIVASCULAIRE***.

GLITAZONE *s. f. (angl. glitazone)*. Famille d'antidiabétiques oraux utilisés dans le diabète de type 2, réduisant l'insulinorésistance tissulaire par action sur des récepteurs nucléaires des adipocytes.

GLOBE *s. m. (NA. globus). (angl. globe)*. Corps sphérique. ◇ **CORNÉ** *(angl. epithelial pearl)*. Zone dure et arrondie observée dans les épithéliomas cutanés spino-cellulaires. ◇ **DE SÛRETÉ** Masse sus-pubienne, dure et globuleuse constituée par l'utérus rétracté après expulsion du placenta ; elle est considérée comme un signe favorable, excluant le danger d'une hémorragie utérine. ◇ **HYSTÉRIQUE** *(angl. globus hystericus)*. Sensation subjective de boule dans le larynx et de strangulation qui s'observe souvent dans l'hystérie. ◇ **OCULAIRE** *(NA. bulbus oculi). (angl. eyeball)*. L'œil séparé des muscles et des autres tissus qui l'entourent. ◇ **VÉSICAL** *(angl. bladder distension)*. Masse hypogastrique correspondant à la vessie au cours des rétentions d'urine.

GLOBINE *s. f. (angl. globin)*. Protéine dont la liaison avec un groupement prosthétique, l'hème, constitue l'hémoglobine. Elle est formée de quatre chaînes polypeptidiques de deux types différents α et β.

GLOBULAIRE *adj. (angl. globular)*. Qui se rapporte à certains globules, en particulier aux globules rouges.

GLOBULE *s. m. (angl. globule)*. Corpuscule ou cellule de forme sphérique. ◇ **BLANC** *(angl. leucocyte)*. ☞ ***LEUCOCYTE***. ◇ **POLAIRE** *(angl. polar body)*. Corpuscule translucide qui représente le résidu de caryocinèses successives sans phase de repos du noyau de l'ovule mature avant la fécondation et qui reste au-dessous de la membrane vitelline. ◇ **ROUGE** *(angl. erythrocyte)*. ☞ ***ÉRYTHROCYTE***. ◇ **SANGUIN** *(angl. blood cell)*. Terme collectif pour les érythrocytes et les leucocytes.

GLOBULES DE MORGAGNI *(angl. Morgagni's globules)*. Petites formations sphériques que l'on observe parfois entre le cristallin et sa capsule, notamment dans la cataracte.

GLOBULINES *s. f. pl. (angl. globulins)*. Groupe de protéines qui se distinguent des albumines par leur moindre solubilité, leur poids moléculaire plus élevé, leur sédimentation plus rapide et leur plus lente mobilité électrophorétique. Elles sont coagulables par la chaleur. Les globulines se subdivisent en euglobulines, insolubles dans l'eau pure, et en pseudoglobulines, solubles dans l'eau pure. L'électrophorèse permet de séparer les globulines en plusieurs fractions : α1 (orosomucoïde, α1-antitrypsine), α2 (haptoglobine, α2-macroglobuline, céruloplasmine), β (transferrine, CRP) et γ (immunoglobulines).

GLOBULINÉMIE *s. f. (angl. globulinaemia)*. Présence ou taux de globuline sérique.

GLOBULINURIE *s. f. (angl. globulinuria)*. Présence de globulines dans l'urine.

GLOBUS *s. m.* ☞ ***GLOBE***. ◇ **PALLIDUS** *(NA. globus pallidus). (angl. globus pallidus)*. Partie décolorée interne du noyau lenticulaire.

GLOMANGIOME *s. m. (angl. glomus tumor)*. Tumeur du glomus cutané qui cliniquement se présente sous la forme de petits nodules, couleur lie-de-vin, extrêmement douloureux au toucher ou aux variations thermiques. SYN. ***TUMEUR GLOMIQUE***.

GLOMÉRULE *s. m. (NA. glomerulus). (angl. glomerulus)*. Petite structure ayant l'aspect d'un peloton plus ou moins compact et arrondi ; s'observe en particulier dans le néphron. ◇ **OLFACTIF** *(angl. olfactory —)*. Groupe de fibres nerveuses pelotonnées près de la face inférieure du bulbe olfactif. ◇ **RÉNAL** *(NA. — reni). (angl. renal —)*. ☞ ***CORPUSCULE RÉNAL***.

GLOMÉRULITE *s. f. (angl. glomerulitis)*. Inflammation des glomérules rénaux.

GLOMÉRULONÉPHRITE *s. f. (angl. glomerulonephritis)*. Nom d'ensemble des néphrites caractérisées par une inflammation aiguë, subaiguë ou chronique des glomérules rénaux. On en distingue de nombreuses variétés. Cliniquement, le patient peut présenter : des œdèmes, une hypertension artérielle, une hématurie, une protéinurie et une insuffisance rénale. SYN. ***NÉPHRITE GLOMÉRULAIRE, GLOMÉRULOPATHIE***. ◇ **AIGUË** *(angl. acute —)*. Glomérulonéphrite le plus souvent consécutive à une angine ou à l'existence d'un autre foyer infectieux à streptocoques, parfois due à un virus ou un autre micro-organisme. L'évolution est le plus souvent favorable. L'atteinte glomérulaire est due aux dépôts de complexes immuns circulants. ◇ **CHRONIQUE** *(angl. chronic —)*. Glomérulonéphrite d'évolution prolongée, pouvant évoluer vers l'insuffisance rénale terminale et dont il existe plusieurs formes histologiques et cliniques. Un mécanisme immunologique par dépôt de complexes immuns circulants est en cause. ◇ **EXTRACAPILLAIRE** *(angl. extracapillary —)*. Forme sévère de glomérulonéphrite aiguë évoluant rapidement vers l'insuffisance rénale anurique, d'origine immunoallergique observée au cours d'affections générales (lupus, endocardite d'Osler, maladie de Wegener, polyangéite microscopique, syndrome de Goodpasture, etc.) et caractérisée histologiquement par la présence d'une prolifération cellulaire en croissant autour du floculus. ◇ **EXTRAMEMBRANEUSE** *(angl. membranous —)*. Forme histologique de la glomérulonéphrite chronique au cours de laquelle on observe des dépôts fibrinoïdes (dépôts diffus d'immunoglobulines) sur le côté externe de la membrane basale des capillaires. Cliniquement : syndrome néphrotique et hématurie microscopique. ◇ **FIBRILLAIRE** *(angl. fibrillary —)*. Variété de néphropathie chronique avec dépôts au niveau de la membrane basale de collagène ou de protéine, observée en particulier dans l'amylose. ◇ **FOCALE** *(angl. focal —)*. Glomérulonéphrite au cours de laquelle les lésions se distribuent en foyers et n'affectent que certains glomérules. Elle s'observe en particulier dans le syndrome de Goodpasture et le purpura rhumatoïde. ◇ **LOBULAIRE** *(angl. lobular —)*. Glomérulonéphrite chronique caractérisée par un épaississement et une coalescence des anses glomérulaires (lobulation). Terme ancien désignant une forme de glomérulonéphrite membranoproliférative. ◇ **MALIGNE** *(angl. malignant (or subacute) —)*. Forme grave de glomérulonéphrite caractérisée par un processus diffus de prolifération glomérulaire extracapillaire et qui peut conduire à la destruction de tous les glomérules en quelques semaines ou quelques mois, aboutissant à une insuffisance rénale. ◇ **MEMBRANOPROLIFÉRATIVE** *(angl. membranoproliferative —)*. Forme de glomérulonéphrite chronique dans laquelle la prolifération s'accompagne de lésions épaississant la paroi des capillaires ou du mésangium. ◇ **MÉSANGIOPROLIFÉRATIVE** *(angl. mesangioproliferative —)*. Forme de glomérulonéphrite chronique caractérisée par la prolifération des cellules intercapillaires. ◇ **SEGMENTAIRE** ☞ ***GLOMÉRULONÉPHRITE FOCALE.***

GLOMÉRULOPATHIE *s. f. (angl. glomerulopathy)*. SYN. ***GLOMÉRULONÉPHRITE.***

GLOMÉRULOSCLÉROSE *s. f. (angl. glomerulosclerosis)*. Toute lésion scléreuse des glomérules rénaux.

GLOMIQUE *adj. (angl. glomic)*. Qui se rapporte au glomus. ◇ **(TUMEUR)** *(angl. glomus tumor)*. Angiome intradermique siégeant surtout au niveau de la pulpe digitale, pouvant être le siège de causalgies. SYN. ***ANGIOMYONEURONE ARTÉRIEL.***

GLOMUS *s. m. (NA. glomus). (angl. glomus)*. Structure anatomique ayant l'aspect d'un peloton ou d'une petite boule, composé de vaisseaux et particulièrement riche en filets nerveux. ◇ **CAROTIDIEN** *(NA. — caroticum). (angl. carotid —)*. Ganglion nerveux gris rougeâtre de petite taille situé dans la bifurcation carotidienne et contenant des chémorécepteurs. ◇ **CHOROÏDIEN** *(NA. — choroideum). (angl. choroid —)*. Épaississement fusiforme du plexus choroïdien au niveau du ventricule latéral. ◇ **COCCYGIEN** *(NA. — coccygeum). (angl. coccygeal body)*. Paraganglion accessoire situé sur la ligne médiane, en avant de l'extrémité inférieure du coccyx. ◇ **CUTANÉ** *(angl. cutaneous —)*. Formation sous-cutanée, en particulier de la partie distale des membres, constituée d'un réseau d'anastomoses artério-veineuses. ◇ **JUGULAIRE** *(NA. — jugulare). (angl. jugular —)*. Formation vasculonerveuse contenant des chémorécepteurs située dans la fosse jugulaire.

GLOSS-, GLOSSO- *(angl. gloss-, glosso-)*. Préfixes d'origine grecque indiquant une relation avec la langue.

GLOSSALGIE *s. f. (angl. glossodynia)*. Douleur de langue.

GLOSSECTOMIE *s. f. (angl. glossectomy)*. Ablation de la langue.

GLOSSETTE *s. f. (angl. glossette)*. ☞ ***TABLETTE.***

GLOSSINA Genre de mouches responsables de la transmission de la trypanosomiase. Les espèces principales sont *G. morsitans*, du sud de l'Afrique, qui transmet *Trypanosoma rhodesiense*, et *G. palpalis*, d'Afrique occidentale, qui transmet *T. gambiense*, agent de la maladie du sommeil. *G. fusca, G. brevipalpis, G. pallidipes*, etc., sont d'autres espèces vectrices. Noms vernaculaires : glossine, mouche tsé-tsé.

GLOSSITE *s. f. (angl. glossitis)*. Inflammation de la langue. ◇ **ATROPHIQUE** *(angl. atrophic —)*. Forme chronique de glossite compliquée de fissures douloureuses de la langue. ☞ ***HUNTER (GLOSSITE DE).*** ◇ **DISSÉQUANTE** *(angl. chronic —)*. Forme chronique de glossite compliquée de fissures douloureuses de la langue. ◇ **EXFOLIATRICE MARGINÉE** *(angl. geographic tongue)*. Glossite caractérisée par une desquamation en plages entourées d'un rebord blanchâtre circiné. Les lésions restent indolores. SYN. ***PYTIRIASIS LINGUAL, ECZÉMA MARGINÉ DESQUAMATIF DE LA LANGUE, LANGUE GÉOGRAPHIQUE.*** ◇ **LOSANGIQUE MÉDIANE** *(angl. median rhomboid —)*. Affection de la langue caractérisée par la présence sur la ligne médiane, en avant du V lingual, d'une surface lisse rougeâtre, mamelonnée, indolore et dépourvue de papilles gustatives. ◇ **PHLEGMONEUSE** *(angl. phlegmonous —)*. Abcès de la langue.

GLOSSODYNAMOMÈTRE *s. m. (angl. glossodynamometer).* Instrument servant à apprécier la force musculaire de la langue par la résistance qu'elle offre à une pression.

GLOSSODYNIE *s. f. (angl. glossodynia).* Douleur linguale à type de brûlures, sans cause organique retrouvée, et pouvant être symptomatique d'un état anxiodépressif.

GLOSSO-ÉPIGLOTTIQUE *adj. (angl. glossoepiglottic).* Qui se rapporte à la langue et à l'épiglotte.

GLOSSO-HYOÏDIEN *adj. (angl. hyoglossal).* Qui se rapporte à la langue et à l'os hyoïde.

GLOSSOÏDE *adj. (angl. glossoid).* En forme de langue.

GLOSSOLALIE *s. f. (angl. glossolalia).* Trouble du langage caractérisé par la production de néologismes observé chez les hystériques, les jargonaphasiques et au cours de certains états délirants.

GLOSSOMANIE *s. f. (angl. glossomania).* **1.** Conduite verbale caractérisée par la production d'un discours dont les composantes sont choisies fondamentalement pour leur affinité ou parenté phonologique. **2.** Besoin obsessionnel d'examiner sa langue.

GLOSSOPALATIN *adj. (angl. glossopalatinal).* Qui se rapporte à la langue et au palais.

GLOSSOPATHIE *s. f. (angl. glossopathy).* Terme général désignant les affections de la langue.

GLOSSOPHARYNGIEN *adj. (angl. glossopharyngeal).* Qui se rapporte à la langue et au pharynx. ◇ **(NERF)** *(angl. — nerve).* ☞ ***ATLAS ANATOMIQUE DES NERFS EN ANNEXE.***

GLOSSOPHYTIE *s. f. (angl. glossophytia, black tongue).* ☞ ***LANGUE NOIRE VILLEUSE.***

GLOSSOPLASTIE *s. f. (angl. glossoplasty).* Chirurgie plastique de la langue.

GLOSSOPLÉGIE *s. f. (angl. glossoplegia).* Paralysie de la langue.

GLOSSOPTOSE *s. f. (angl. glossoptosis).* Chute de la langue vers l'arrière de la cavité buccale.

GLOSSOPYROSIS *s. f. (angl. glossopyrosis).* Sensation de brûlure de la langue. SYN. ***LANGUE BRÛLANTE.***

GLOSSORRAPHIE *s. f. (angl. glossorrhaphy).* Suture chirurgicale de la langue.

GLOSSOSCOPIE *s. f. (angl. glossoscopy).* Examen clinique de la langue.

GLOSSOSTAPHYLIN *adj. (angl. palatoglossal).* Qui se rapporte à la langue et au voile du palais.

GLOSSOTOMIE *s. f. (angl. glossotomy).* Incision de la langue.

GLOTTE *s. f. (NA. glottis). (angl. glottis).* Espace triangulaire entre les cordes vocales inférieures ou vraies. ◇ **FAUSSE** *(NA. rima vestibuli). (angl. false —).* Espace entre les cordes vocales supérieures ou fausses cordes vocales. ◇ **INTERCARTILAGINEUSE** *(NA. pars intercartilaginea rimae glottidis). (angl. intercartilaginous —).* Tiers postérieur de la glotte, formé par les cartilages arythénoïdes. ◇ **RESPIRATOIRE** ☞ ***GLOTTE INTERCARTILAGINEUSE.*** ◇ **VRAIE** *(angl. true —).* ☞ ***GLOTTE.***

GLOTTITE *s. f. (angl. glottitis).* Inflammation des cordes vocales inférieures.

GLUC-, GLUCO- *(angl. gluc-, gluco-).* Préfixes d'origine grecque indiquant une relation avec le sucre et, plus spécialement, avec le glucose. On emploie également glyc-, glyco-.

GLUCAGON *s. m. (angl. glucagon).* Hormone polypeptidique hyperglycémiante sécrétée par les cellules alpha-2 des îlots de Langerhans du pancréas. Antagoniste de l'insuline, elle contribue à la régulation permanente de la glycémie, en particulier en activant la glycogénolyse hépatique. Par voie intramusculaire elle est utilisée pour corriger les hypoglycémies aiguës.

GLUCAGONOME *s. m. (angl. glucogonoma).* Tumeur maligne développée au niveau des cellules α_2 des îlots de Langerhans du pancréas. Cliniquement : dermatose érythémato-bulleuse migratrice des extrémités, diabète sucré et évolution fatale par métastases hépatiques.

GLUCIDE *s. m. (angl. carbohydrate).* Terme générique désignant des substances composées de carbone, d'hydrogène et d'oxygène (hydrates de carbone) et ayant la structure chimique d'un alcool-aldéhyde ou d'un alcool-cétone. Les glucides se divisent en deux classes : les oses et les osides.

GLUCOCORTICOÏDE *s. m. (angl. glucocorticoid).* Composé de la famille des stéroïdes oxygénés en C_{11} sécrétés par la zone fasciculée de la corticosurrénale. Les glucocorticoïdes interviennent dans le métabolisme des glucides en augmentant la formation de glucose et de glycogène à partir des protides et des lipides. Ils agissent également sur le catabolisme protidique induisant atrophie lymphoïde et musculaire. Enfin les glucocorticoïdes ont une puissante activité anti-allergique et anti-inflammatoire. SYN. ***GLUCOCORTICOSTÉROÏDE.***

GLUCOKINASE *s. f. (angl. glucokinase).* Enzyme catalysant la phosphorylation du D-glucose.

GLUCOKININE *s. f. (angl. glucokinin).* Nom générique des différentes substances végétales riches en glycogène et à action analogue à celle de l'insuline.

GLUCONIQUE (ACIDE) *(angl. gluconic acid).* Acide dextrogyre, obtenu par oxydation du glucose. Il forme des gluconates ; le gluconate de calcium est un sel soluble qui est mieux adapté que le chlorure pour l'administration intraveineuse.

GLUCOPHOSPHOMUTASE *s. f. (angl. phosphoglucomutase).* Enzyme qui catalyse la transformation réversible du glucose-1-phosphate en glucose-6-phosphate. Elle peut aussi catalyser, bien qu'à une vitesse cent fois inférieure, la conversion du mannose-1-phosphate en mannose-6-phosphate. SYN. ***PHOSPHOGLUCOMUTASE.***

GLUCOSE *s. m. (angl. glucose).* Aldohexose, de formule $C_6H_{12}O_6$; composé cristallin, incolore, soluble dans l'eau, qui a la propriété d'être dextrogyre. On le trouve dans un grand nombre de fruits, dans le miel, et en excès dans le sang et dans l'urine des diabétiques. Aliment énergétique essentiel, il constitue la forme principale sous laquelle les sucres peuvent être utilisés par l'organisme.

GLUCOSÉ *adj. (angl. glucosed).* Qui contient du glucose.

GLUCOSIDE *s. m. (angl. glucoside).* Dérivé d'un sucre dans lequel le OH du carbone terminal est remplacé par un radical ; selon le type de sucre, il reçoit le nom de glucoside, galactoside, rhamnoside, etc. ◇ **CARDIOTONIQUE** *(angl. cardiac —).* Membre d'un groupe de glucosides à action spécifique sur le cœur, dérivés de la digitale, du strophante, de la scille, etc.

GLUCUROCONJUGAISON *s. f. (angl. glucuroconjugation).* Processus de détoxication grâce auquel l'organisme inactive et élimine les substances qui se sont formées au cours des processus métaboliques, en les conjuguant avec l'acide glucuronique. SYN. ***GLYCUROCONJUGAISON.***

GLUCURONIDASE *s. f. (angl. glucuronidase).* Enzyme lysosomiale qui hydrolyse la liaison glucosidique dans laquelle réside la fonction réductrice de l'acide glucuronique. On la trouve dans tous les tissus animaux, principalement dans le foie et la rate ; elle intervient dans la dégradation de l'acide hyalonurique. La glucuronidase β hydrolyse sélectivement les liaisons entre les acides β-glucosiduroniques et les groupements aryle, acyle et alcool.

GLUCURONIDE *s. m. (angl. glucuronide).* Composé résultant de la conjugaison de différentes substances avec l'acide glucuronique. SYN. ***GLUCUROCONJUGUÉ.***

GLUCURONIQUE (ACIDE) *(angl. glucuronic acid).* Variante de monosaccharides acides (acides hexuroniques) dans lesquels le carbone 6 a été oxydé en acide carboxylique. C'est un composé qui se forme par oxydation du glucose et qui constitue le véhicule d'élimination de nombreuses substances toxiques pour l'organisme, comme la bilirubine indirecte, qui forment avec lui des glucuronates atoxiques qui sont excrétés par l'urine.

GLÜGE (CORPUSCULE DE) *(angl. Gluge's corpuscule).* Cellule gliale contenant des corps gras et rencontrée au niveau des foyers de ramollissement cérébral.

GLUTAMATE *s. m. (angl. glutamate).* Sel de l'acide glutamique.

GLUTAMINASE *s. f. (angl. glutaminase).* Enzyme présente dans de nombreux tissus organiques, qui, à un pH de 7,5, catalyse la transformation de la glutamine en acide glutamique.

GLUTAMINE *s. f. (angl. glutamine).* Amide de l'acide glutamique, dont la formation est catalysée par la glutaminase. Il s'agit d'un acide aminé non essentiel.

GLUTAMIQUE (ACIDE) *(angl. glutamic acid).* Acide aminé non essentiel, produit de l'hydrolyse des protéides.

GLUTAMYLE *s. m. (angl. glutamyl).* Radical monovalent de l'acide glutamique.

GLUTATHION *s. m. (angl. glutathione).* Tripeptide composé de cystéine, d'acide glutamique et de glycocolle. Il passe facilement de façon réversible de la forme oxydée à la forme réduite, sous laquelle il joue un rôle important dans le transport de l'hydrogène.

GLUTÉAL *adj. (angl. gluteal).* Qui se rapporte à la fesse.

GLUTEN *s. m. (angl. gluten).* Mélange de protéines, de farine de blé et d'autres céréales, qui se présente sous la forme d'une masse de consistance élastique et résistante.

GLUTINE *s. f.* Substance visqueuse tirée du gluten ; caséine végétale ou gluten-caséine.

GLYCÉMIE *s. f. (angl. glycemia).* Présence physiologique de glucose dans le sang. Son taux, qui est une constante biologique, varie entre 0,70 et 0,90 g/L lorsqu'il est mesuré par la glucose-oxydase ; au-delà de ces limites, il y a hypo- ou hyperglycémie.

GLYCÉRIDE *s. m. (angl. glyceride).* Terme générique pour désigner les lipides simples constitués par des esters du glycérol et un ou plusieurs acides gras. On distingue, selon le nombre d'acides gras, des mono-, des di- et des triglycérides.

GLYCÉRIDÉMIE *s. f.* Présence et taux de glycérides dans le sang.

GLYCÉRINE *s. f. (angl. glycerin).* Liquide incolore, limpide, sirupeux, obtenu par hydrolyse des huiles et des graisses ; $C_3H_5(OH)_3$, trihydroxypropane. C'est un trialcool très hygroscopique. Il s'utilise pour la conservation des tissus et comme milieu de montage des pièces histologiques. Il s'emploie en médecine en applications externes émollientes, en collutoires et gargarismes. En administration interne, il est préconisé comme laxatif. SYN. ***GLYCÉROL.***

GLYCÉRINÉ *adj. (angl. glycerinated).* Traité ou conservé par la glycérine.

GLYCÉRO-EXTRAIT *s. m. (angl. glyceroextract).* Extrait aqueux qui contient la moitié de son poids de glycérine.

GLYCÉROL *s. m. (angl. glycerol).* ☞ ***GLYCÉRINE.***

GLYCÉROLAT *s. m. (angl. glycerite).* Dénomination des préparations pharmaceutiques, solides ou liquides, à base de glycérine.

GLYCÉROPHOSPHATE *s. m. (angl. glycerol phosphate).* Sel d'un acide glycérophosphorique ; plusieurs de ses sels de sodium, calcium, etc., s'utilisent comme toniques, car on pense que leur phosphore est plus assimilable que celui d'autres composés.

GLYCÉROPHOSPHOLIPIDE *s. m. (angl. glycerophospholipid).* Lipide complexe constitué par du glycérol, dont un des groupements hydroxyle primaire est estérifié par l'acide phosphorique, alors que les deux autres le sont avec deux acides gras.

GLYCÉROPHOSPHORIQUE (ACIDE) *(angl. phosphoglyceric acid).* Liquide huileux jaune dont les sels sont des toniques nerveux.

GLYCÉRYLE *s. m. (angl. glyceryl).* Radical trivalent, C_3H_5, de la glycérine. ◇ **(TRINITRATE DE)** *(angl. — trinitrate).* ☞ ***NITROGLYCÉRINE.***

GLYCINE *s. f. (angl. glycine).* Acide aminoacétique. Acide aminé monocarboxylique non essentiel. SYN. ***GLYCOCOLLE.***

GLYCINOSE *s. f. (angl. hyperglycinemia).* Trouble métabolique héréditaire, de transmission autosomique récessive et d'évolution généralement mortelle, que l'on observe au cours de la période néonatale. Il se caractérise par un excès de glycine dans le sang, une acidose métabolique, une cétonurie, une ostéoporose, une thrombopénie et une neutropénie. SYN. ***HYPERGLYCINÉMIE.***

GLYCINURIE FAMILIALE *(angl. familial glycinuria).* Aminoacidurie très rare transmise selon le mode autosomique dominant due à un trouble de la réabsorption tubulaire de la glycine. Les manifestations cliniques sont des crises de lithiase rénale et l'élimination urinaire de glycine.

GLYCOCALYX *s. m. (angl. glycocalyx).* Glycoprotéine et glycosaccharide entourant de nombreuses cellules en particulier les bactéries et contribuant à leur adhérence.

GLYCOCHOLATE *s. m. (angl. glycocholate).* Sel de l'acide glycocholique.

GLYCOCHOLIQUE (ACIDE) *(angl. glycocholic acid).* Acide cristallisé, présent dans la bile sous forme de glycocholate de soude, résultant de l'union du glycocolle avec l'acide cholalique.

GLYCOCOLLE *s. m. (angl. glycocoll).* ☞ ***GLYCINE.***

GLYCOGÈNE *s. m. (angl. glycogen).* Polysaccharide composé de molécules de glucose constituant une forme de réserve importante du glucose de l'organisme (notamment dans les muscles et le foie).

GLYCOGENÈSE *s. f. (angl. glycogenesis).* Synthèse du glucose par la cellule vivante, en particulier dans le foie. SYN. ***GLUCOGENÈSE.***

GLYCOGÉNIQUE *adj. (angl. glycogenic).* Qui produit du glucose.

GLYCOGÉNIQUES (MALADIES) ☞ ***GLYCOGÉNOSE.***

GLYCOGÉNOGENÈSE *s. f. (angl. glycogenesis).* Biosynthèse du glycogène à partir du glucose.

GLYCOGÉNOLYSE *s. f. (angl. glycogenolysis).* Décomposition du glycogène en glucose.

GLYCOGÉNOPEXIE *s. f. (angl. glycogenopexy).* Mise en réserve du glycogène hépatique.

GLYCOGÉNOSE *s. f. (angl. glycogenosis).* Terme générique qui désigne un groupe de maladies héréditaires transmises selon le mode récessif dans lesquelles un déficit enzymatique va altérer la synthèse ou la dégradation du glycogène ; le glycogène se dépose alors en différents endroits de l'organisme. On a décrit divers types de glycogénoses. ◇ **DE TYPE I** *(angl. von Gierke's disease).* Elle est due à un déficit en glucose-6-phosphatase, héréditaire transmise sur le mode récessif et caractérisée par une hépatomégalie, un retard dans le développement, une hypoglycémie, une cétose, une hyperlipémie et une acidémie hyperlactique. SYN. ***MALADIE DE VON GIERKE, GLYCOGÉNOSE HÉPATORÉNALE.*** ◇ **DE TYPE II** *(angl. Pompe's disease).* Glycogénose généralisée dont l'origine est un manque de α-1,4-glucosidase. Elle se manifeste sous forme de cardiomégalie évoluant vers une défaillance cardiaque mortelle avant la fin de la première année. Elle peut également se caractériser par une hypotonie. Elle se manifeste aussi sous une forme neuro-musculaire avec une hypotonie semblable à celle de la maladie de Werdig-Hoffmann. SYN. ***GLYCOGÉNOSE CARDIAQUE, POMPE (MALADIE DE).*** ◇ **DE TYPE III** *(angl. Forbes' disease).* Elle est due à un manque ou à une diminution d'amylo-1,6-glucosidase (enzyme débranchante) ; elle se manifeste par une hypoglycémie et une cétose. SYN. ***FORBES (MALADIE DE), CORI (MALADIE DE).*** ◇ **DE TYPE IV** *(angl. Andersen's disease).* Elle est due à une absence d'enzyme amylo-1,4-1,6-transglucosidase (enzyme branchante) et elle se caractérise par une hépatosplénomégalie, une cirrhose et parfois un ictère. SYN. ***ANDERSEN (MALADIE D'), AMYLOPECTINOSE.*** ◇ **DE TYPE V** *(angl. Mc Ardle's disease).* Elle est due à un déficit en phosphorylase musculaire, qui se manifeste par une fatigabilité musculaire avec accumulation de glycogène dans le muscle, une douleur et une rigidité des muscles après l'exercice. SYN. ***MALADIE DE MC ARDLE, SYNDROME DE MC ARDLE-SCHMID-PEARSON.*** ◇ **DE TYPE VI** *(angl. Hers' disease).* Elle est caractérisée par une hépatomégalie par accumulation de glycogène dans le foie. Le défaut réside en une déficience de la phosphorylase hépatique. SYN. ***HERS (MALADIE DE).*** ◇ **DE TYPE VII** *(angl. Tarui's disease).* Elle est caractérisée par l'absence de phosphofructokinase et par l'accumulation de glycogène dans les muscles. SYN. ***TARUI (MALADIE DE).***

GLYCOL *s. m. (angl. glycol).* Alcool de la série aliphatique possédant deux fonctions alcool.

GLYCOLYSE *s. f. (angl. glycolysis).* Transformation du glucose dans un organisme vivant sous l'effet d'enzymes. Cette dégradation peut se faire en anaérobiose, par exemple dans le muscle avec formation d'acide lactique, ou en aérobiose, aboutissant alors à la production de CO_2 et d'H_2O.

GLYCONÉOGENÈSE *s. f. (angl. glyconeogenesis).* Formation de glucose à partir de substances non glucidiques.

GLYCOPÉNIE *s. f. (angl. glycopenia).* ☞ ***HYPOGLYCÉMIE.***

GLYCOPROTÉINE *s. f. (angl. glycoprotein).* Hétéroprotéine formée d'une protéine et d'un glucide. Parmi elles figurent les mucines, présentes dans la majorité des sécrétions des épithéliums. SYN. ***GLUCOPROTÉINE.***

GLYCORACHIE *s. f. (angl. glycorrhachia).* Taux de glucose dans le liquide céphalorachidien.

GLYCORÉGULATION *s. f. (angl. glycoregulation).* Régulation du métabolisme hydrocarboné.

GLYCOSIDE *s. m. (angl. glycoside).* ☞ ***GLUCOSIDE.***

GLYCOSURIE *s. f. (angl. glycosuria).* Présence de glucose dans l'urine. ◇ **ALIMENTAIRE OU DIGESTIVE** *(angl. digestive —).* Glycosurie consécutive à l'ingestion de grandes quantités de sucre ou d'amidon. ◇ **HYPERGLYCÉMIQUE** *(angl. hyperglycemic —).* Glycosurie associée à une hyperglycémie. ◇ **NORMOGLYCÉMIQUE** *(angl. normoglycemic —).* ☞ ***GLYCOSURIE RÉNALE.*** ◇ **RÉNALE** *(angl. renal —).* Glycosurie par défaut de réabsorption du glucose, avec un taux normal de sucre dans le sang. SYN. ***DIABÈTE RÉNAL.***

GLYCOSYLATION *s. f. (angl. glycosylation).* Fixation du glucose sur un azote protéique. SYN. ***GLYCATION.***

GLYCOSYLÉ *adj. (angl. glycosylate).* ☞ ***GLYQUÉ.***

GLYCUROCONJUGAISON *s. f.* ☞ ***GLUCUROCONJUGAISON.***

GLYCURONIDASE *s. f. (angl. glycoronidase).* ☞ ***GLUCURONIDASE.***

GLYCURONIDE *s. m. (angl. glycuronide).* ☞ ***GLUCURONIDE.***

GLYCURONIQUE (ACIDE) *(angl. glycuronic acid).* ☞ ***GLUCURONIQUE (ACIDE).***

GLYCURONURIE *s. f. (angl. glycuronuria).* Présence d'acide glycuronique dans l'urine.

GLYCYRRHIZA Genre de plantes légumineuses. L'espèce *G. glabra* est la réglisse. ☞ ***RÉGLISSE.***

GLYCYRRHIZINE *s. f. (angl. glycyrrhizin).* Principe sucré, tiré de la racine de réglisse *Glycyrrhiza glabra.*

GLYQUÉ *adj. (angl. glycosylated).* Se dit d'une substance protéique fixant de façon irréversible du glucose. EX. *hémoglobine glyquée.* SYN. ***GLYCOSYLÉE.***

GM-CSF *(angl. GM-CSF).* Abréviation de l'anglais *Granulocyte Monocyte Colony Stimulating Factor*, désignant un facteur de croissance des granulocytes et des monocytes.

GNATH-, GNATHO- *(angl. gnath-, gnatho-).* Préfixes d'origine grecque indiquant une relation avec la mâchoire.

GNATHALGIE *s. f. (angl. gnathalgia).* Douleur au niveau de la mâchoire. SYN. ***GNATHODYNIE.***

GNATHION *s. m. (NA. gnathion). (angl. gnathion).* Point inférieur sur la ligne médiane de la mandibule.

GNATHOCÉPHALE *s. m. (angl. gnathocephalus).* Monstre fœtal chez lequel manque toute la tête à l'exception de la mandibule.

GNATHODYNAMOMÈTRE *s. m. (angl. gnathodynamometer).* Instrument servant à mesurer la force constrictive des mâchoires.

GNATHODYNIE *s. f. (angl. gnathodynia).* ☞ ***GNATHALGIE.***

GNATHOLOGIE *s. f. (angl. gnathology).* Étude de l'appareil masticateur.

GNATHOPLASTIE *s. f. (angl. gnathoplasty).* Chirurgie plastique des maxillaires ou des joues.

GNATHOSCHISIS *s. m. (angl. gnathoschisis).* Fissure congénitale du maxillaire, accompagnée souvent de chéiloschisis et de palatoschisis.

GNATHOSTOMIASE *s. f. (angl. gnathostomiasis).* Infestation par des parasites du genre *Gnathostoma*, vers nématodes de l'intestin des animaux domestiques, comme par exemple l'espèce *G. hispidum* qui envahit parfois les tissus sous-cutanés de l'homme.

GNATHOSTOMOSE *s. f.* ☞ ***GNATHOSTOMIASE.***

GNOSIE **1.** *s. f. (angl. gnosia).* Faculté permettant de reconnaître un objet ou un fait par l'un des sens (toucher, vue, etc.). **2.** Suffixe -gnosie signifiant connaissance. EX. *agnosie, somatognosie.*

GNOTOBIOLOGIE *s. f. (angl. gnotobiology).* Branche de la biologie qui étudie les animaux axéniques expérimentalement infectés par des micro-organismes connus.

GNOTOXÉNIQUE *adj. (angl. gnotobiotic).* Se dit d'un animal de laboratoire né et élevé dans des conditions de stérilité et qui, pour des raisons expérimentales, a été contaminé volontairement par une ou plusieurs espèces définies de micro-organismes.

GOBIET (SIGNE DE) Distension du côlon transverse observée dans la pancréatite aiguë, qui, avec la dilatation gastrique, se traduit par un ballonnement abdominal.

GODET *s. m. (angl. pitting).* Empreinte provoquée par pression du doigt sur la peau infiltrée par de l'œdème. ◇ **FAVIQUE** *(angl. favus scutulum).* Croûte secondaire à la teigne favique, de consistance dure, constituée par les divers éléments du parasite *Trichophyton schonleïnii.*

GOEBELL-STOECKEL (OPÉRATION DE) *(angl. Goebell-Stoeckel operation).* Traitement de l'incontinence urinaire chez la femme par suspension du col vésical et renforcement du sphincter vésical par myoplastie utilisant un lambeau musculaire ou aponévrotique prélevé aux dépens du muscle droit de l'abdomen.

GOITRE *s. m. (angl. goiter).* **1.** Augmentation de volume de la glande thyroïde, provoquant une proéminence de la partie antérieure du cou. C'est une maladie endémique dans certaines régions montagneuses pauvres en iode. Elle pouvait autrefois s'accompagner d'un état d'hypothyroïdie appelé crétinisme. **2.** Par extension, on donne le nom de goitre à toutes les tuméfactions thyroïdiennes. ◇ **ABERRANT** *(angl. aberrant —).* Goitre formé par l'hyperplasie d'une glande thyroïde surnuméraire situé dans le médiastin ou à la base de la langue. ◇ **ADÉNOMATEUX** *(angl. adenomatous —).* Goitre caractérisé par un adénome de la glande thyroïde. ◇ **AIGU OU ÉPIDÉMIQUE** *(angl. acute —).* Hypertrophie congestive de la thyroïde observée surtout dans les régions où le goitre existe à l'état endémique. ◇ **BASEDOWIFIÉ** ☞ ***GOITRE TOXIQUE.*** ◇ **COLLOÏDE** *(angl. colloid —).* Goitre diffus ou nodulaire, caractérisé par sa richesse en substance colloïde. ◇ **ENDÉMIQUE** *(angl. endemic —).* Goitre à l'état endémique dans certaines régions montagneuses où l'eau est pauvre en iode, coexistant souvent avec des signes d'hypothyroïdie. ◇ **EXOPHTALMIQUE** *(angl. Graves' disease).* ☞ ***BASEDOW (MALADIE DE).*** ◇ **FIBREUX** *(angl. fibrous —).* Goitre de consistance très dure dû à la présence d'une fibrose de la capsule, du parenchyme et des structures adjacentes. ◇ **LINGUAL** *(angl. lingual —).* Présence d'éléments thyroïdiens aberrants au niveau de la base de la langue. ◇ **MULTINODULAIRE** *(angl. multinodular —).* Goitre formé de plusieurs nodules. ◇ **PARENCHYMATEUX** *(angl. parenchymatous —).* Goitre caractérisé par l'augmentation des follicules et la prolifération de l'épithélium. ◇ **PLONGEANT** *(angl. intrathoracic —).* Goitre dont l'extrémité inférieure est en situation thoracique. ◇ **RÉTROSTERNAL** *(angl. substernal —).* Goitre dont une partie au moins est située derrière le sternum. ◇ **SIMPLE** *(angl. simple —).* Hyperplasie simple de la thyroïde, sans manifestation d'hyper ou d'hypothyroïdisme. ◇ **TOXIQUE** *(angl. toxic —).* Goitre qui provoque un état de thyréotoxicose par sécrétion excessive d'hormones thyroïdiennes.

GOITREUX *adj. (angl. goitrous).* Qui se rapporte au goitre.

GOITRIGÈNE *adj. (angl. goitrogenic).* Qui provoque le goitre.

GOLDBERG-MAXWELL-MORRIS (SYNDROME DE) *(angl. testicular feminization syndrome).* Pseudo-hermaphrodisme masculin avec présence de caractères sexuels secondaires féminins, d'organes génitaux rudimentaires (vulve et vagin) ou absents (ovaires, trompes, utérus), d'une hypotrichose et de testicules ectopiques. Ce syndrome est en rapport avec une insensibilité des organes cibles aux androgènes. SYN. ***SYNDROME DU TESTICULE FÉMINISANT.***

GOLDBLATT ◇ **(CLAMP DE)** *(angl. Goldblatt's clamp).* Clamp utilisé pour la compression de l'artère rénale ; son application expérimentale produit une hypertension chronique. ◇ **(SYNDROME DE)** *(angl. Goldblatt's hypertension).* Hypertension artérielle maligne provoquée par l'occlusion d'une artère rénale d'origine généralement athéromateuse et expérimentalement par une compression de l'artère rénale. Cette hypertension est due à un hyperaldostéronisme secondaire déclenché par une hypersécrétion d'angiotensine par le rein ischémié. SYN. ***HYPERTENSION ARTÉRIELLE TYPE GOLDBLATT.***

GOLDEN (SIGNE DE) Pâleur anormale du col utérin, considérée comme un signe de grossesse tubaire.

GOLDENHAR (SYNDROME DE) *(angl. Goldenhar's syndrome).* Polymalformation congénitale associant des tumeurs dermoïdes épibulbaires, des appendices et des fistules auriculaires, une dysostose mandibulofaciale et des anomalies vertébrales. SYN. ***DYSPLASIE OCULO-AURICULO-VERTÉBRALE.***

GOLDFLAM (MALADIE DE) *(angl. Goldflam's disease).* ☞ ***MYASTHÉNIE.***

GOLDMANN (PÉRIMÈTRE DE) *(angl. Goldmann's perimeter).* Appareil destiné à l'exploitation du champ visuel.

GOLDMANN ET FAVRE (MALADIE DE) *(angl. hyaloidotapetoretinal degeneration).* Affection transmise sur le mode autosomique dominant associant une dégénérescence tapétorétinienne et une atteinte oculaire complexe.

GOLDSTEIN (SIGNE DE) *(angl. Goldstein's sign).* Écartement anormalement grand entre l'hallux et les autres orteils, observé dans le crétinisme et le syndrome de Down.

GOLGI ◇ **(APPAREIL DE)** *(angl. Golgi's apparatus).* Organite cytoplasmique constitué de vésicules, de tubules et de saccules, qui joue un rôle important dans les processus de sécrétion et d'absorption de la cellule. ◇ **(CELLULES DE)** *(angl. Golgi's neurons).* Les cellules de Golgi sont de deux types. Type I = neurones pyramidaux de la matière grise cérébrale dont les axones se terminent en périphérie. Type II = neurones étoilés de la substance grise particulièrement nombreux dans le cerveau, le cervelet et la rétine. ◇ **(CORPUSCULES DE)** *(angl. Golgi's bodies).* Petits corpuscules fusiformes présents dans les tendons à leur point de rencontre avec les fibres musculaires.

GOLGI-MAZZONI (CORPUSCULES DE) *(angl. Golgi-Mazzoni corpuscles).* Corpuscules tactiles présents dans le tissu sous-cutané de la partie charnue des doigts, semblables aux corpuscules de Pacini, mais qui diffèrent de ces derniers par la présence d'un nombre inférieur de lamelles, d'un cône relativement plus grand et d'une ramification plus importante des fibres nerveuses.

GOLL ◇ **(FAISCEAU DE)** ☞ ***FAISCEAU GRACILE.*** ◇ **(NOYAU DE)** *(angl. nucleus gracilus).* ☞ ***NOYAU GRACILE.***

GOLTZ ◇ **(SYNDROME DE)** *(angl. Goltz's syndrome).* Syndrome congénital et héréditaire associant des malformations multiples des structures d'origine ecto- et mésodermique. ◇ **(THÉORIE DE)** *(angl. Goltz's theory).* La fonction des canaux semi-circulaires du labyrinthe est de transmettre la sensation de la position et de contribuer de cette façon au sens de l'équilibre.

GOMBAULT-PHILIPPE (TRIANGLE DE) *(angl. Gombault-Philippe triangle).* Espace triangulaire dans le cône médullaire, formé par les fibres qui constituent le tractus septomarginal.

GOMÉNOL *s. m.* Liquide huileux complexe, distillé des feuilles de l'espèce *Melaleuca viridiflora*, antispasmodique, analgésique et anticatarrhal.

GOMME *s. f.* **1.** *(angl. gumma).* Production pathologique noueuse de nature infectieuse (syphilis, tuberculose, sporotrichose), formée d'un tissu ressemblant à un tissu de granulation, que l'on rencontre principalement au niveau de la peau et du tissu cellulaire sous-cutané, moins souvent dans le foie, les os, les testicules, les reins, etc. **2.** *(angl. gum).* Substance végétale, produit d'excrétion de différentes plantes, solide, non cristallisable, inodore, insipide et inaltérable, qui épaissit l'eau en la rendant mucilagineuse.

GOMPHOSE *s. f. (NA. gomphosis). (angl. gomphosis).* Articulation osseuse immobile par enclavement d'un os dans la cavité de l'autre, comme l'insertion d'une dent.

GONADE *s. f. (angl. gonad).* Glande qui produit les gamètes et les hormones mâles ou femelles ; testicule ou ovaire. ◇ **INDIFFÉRENCIÉE** *(angl. indifferent —).* Glande sexuelle embryonnaire avant qu'il ne soit possible de l'identifier comme un testicule ou un ovaire.

GONADOBLASTOME *s. m. (angl. gonadobastoma).* Tumeur rare, généralement bénigne, développé à partir d'un testicule dysgénétique.

GONADOLIBÉRINE *s. f. (angl. gonadotrophin releasing factor [Gn-RH, Gn-RF], luteinizing hormone-releasing factor [LH-RF or LH-RH]).* Polypeptide d'origine hypothalamique contrôlant la sécrétion antéhypophysaire de FSH et LH. SYN. ***GONADORÉLINE.***

GONADOSTIMULINE *s. f. (angl. gonadotropin).* SYN. ***GONADOTROPHINE.***

GONADOTHÉRAPIE *s. f. (angl. gonadotherapy).* Traitement à l'aide d'hormones ovariennes ou testiculaires.

GONADOTROPE *adj. (angl. gonadotropic).* Qui agit sur les glandes sexuelles.

GONADOTROPHINE *s. f. (angl. gonadotropin).* Toute hormone qui stimule les gonades ; gonadostimuline. ◇ **CHORIONIQUE** *(angl. chorionic —).* Hormone sécrétée par le chorion puis par les villosités placentaires au cours de la grossesse. Sa présence dans le sang et les urines est à la base des tests biologiques de grossesse. La fraction βhCG est spécifique et permet un diagnostic très précoce de la grossesse. La βhCG est aussi un marqueur de certaines tumeurs testiculaires. ◇ **HYPOPHYSAIRE** *(angl. pituitary —).* Chacune des deux gonadotrophines sécrétées par le lobe antérieur de l'hypophyse. La gonadotrophine A ou FSH induit la maturation du follicule ovarien et, associée à la LH, déclenche la sécrétion des œstrogènes ; chez l'homme la FSH active la spermatogenèse. La gonadotrophine B ou LH provoque la ponte ovulaire et la formation du corps jaune ; elle déclenche la sécrétion de la progestérone chez la femme et des androgènes chez l'homme en association avec la prolactine.

GONALGIE *s. f. (angl. gonalgia).* Douleur du genou.

GONARTHRITE *s. f. (angl. gonarthritis).* Inflammation de l'articulation du genou.

GONARTHROSE *s. f. (angl. gonarthrosis).* Arthrose du genou.

GONARTHROTOMIE *s. f. (angl. gonarthrotomy).* Arthrotomie du genou.

GONDA (RÉFLEXE DE) *(angl. Gonda's reflex).* Extension dorsale du gros orteil lorsque les deux derniers orteils sont fléchis puis relâchés brusquement et qui indique une lésion pyramidale.

GONGYLONEMA Genre de Nématodes filaires, parasites fréquents de la muqueuse œsophagienne des moutons, chèvres, vaches, etc. L'espèce *G. pulchrum* a également été isolée chez l'homme, en Amérique du Nord.

GONIE *s. f. (angl. gonia).* Terme générique pour désigner les cellules sexuelles immatures.

GONIN (OPÉRATION DE) *(angl. Gonin's operation).* Traitement d'un décollement de la rétine par thermocautérisation de la zone décollée, à travers une ouverture de la sclérotique.

GONIO- *(angl. gonio-).* Préfixe d'origine grecque signifiant angle.

GONIOCRANIOMÉTRIE *s. f. (angl. goniocraniometry).* Mesure des angles crâniens.

GONIOMÈTRE *s. m. (angl. goniometer).* Instrument servant à mesurer les angles (en particulier les angles que forment les articulations au cours des divers mouvements).

GONION *s. m. (NA. gonion). (angl. gonion).* Sommet de l'angle de la mandibule.

GONIOSCOPE *s. m. (angl. gonioscope).* Ophtalmoscope pour l'examen de l'angle iridocornéen de la chambre antérieure de l'œil.

GONIOTOME *s. m. (angl. goniotome).* Bistouri spécial utilisé pour la goniotomie.

GONIOTOMIE *s. f. (angl. goniotomy).* ☞ ***BARKAN (OPÉRATION DE).***

GONO- *(angl. gono-).* Préfixe d'origine grecque signifiant semence.

GONOBLENNORRHÉE *s. f. (angl. gonoblenorrhea).* Conjonctivite blennorragique.

GONOCÈLE *s. f.* ☞ ***SPERMATOCÈLE.***

GONOCOCCÉMIE *s. f. (angl. gonococcemia).* Présence de gonocoques dans le sang.

GONOCOCCIE *s. f. (angl. gonococcia).* Infection due au gonocoque.

GONOCOQUE *s. m. (angl. gonococcus).* Agent responsable de la blennorragie (*Neisseria gonorrhoeae*). C'est un diplocoque Gram négatif, immobile, présent dans le pus de la blennorragie à l'intérieur des polynucléaires. SYN. ***MICROCOCCUS GONORRHOEAE, DIPLOCOQUE DE NEISSER.*** ☞ ***NEISSERIA GONORRHOEAE.***

GONOCYTE *s. m. (angl. gonocyte).* Cellule reproductrice primitive.

GONORRHÉE *s. f. (angl. gonorrhea).* Blennorragie due à *Neisseria gonorrhoeae*. ☞ ***BLENNORRAGIE.***

GONOSOME *s. m. (angl. gamete).* Chromosome sexuel (X et Y).

GONOTOME *s. m. (angl. gonotome).* Partie du mésoderme qui donne naissance aux organes reproducteurs de l'embryon.

GOODELL (SIGNE DE) *(angl. Goodell's sign).* Ramollissement du col utérin considéré comme un signe de grossesse.

GOODPASTURE (SYNDROME DE) *(angl. Goodpasture's syndrome).* Syndrome associant une pneumopathie interstitielle hémorragique et une néphropathie glomérulaire avec hématurie et protéinurie évoluant vers l'insuffisance rénale chronique. Il s'agit d'une affection auto-immune avec présence d'anticorps anti-membrane basale glomérulaire dans le sang. Son pronostic a été amélioré par la corticothérapie.

GOPALAN (SYNDROME DE) *(angl. Gopalan's syndrome).* Affection décrite aux Indes en rapport avec une avitaminose complexe caractérisée par des sensations de brûlures au niveau des pieds.

GORDAN-OVERSTREET (SYNDROME DE) *(angl. Gordan-Overstreet syndrome).* Association au syndrome de Turner de signes de virilisation, avec hypertrophie du clitoris et hirsutisme.

GORDON ◇ **(RÉFLEXE DE)** *(angl. Gordon's reflex).* Extension du gros orteil obtenue par la compression des muscles du mollet en cas de lésions du faisceau pyramidal. ◇ **(SYNDROME DE)** *(angl. Gordon's syndrome).* Syndrome exceptionnel à transmission autosomique dominante associant une hyperkaliémie et une acidose métabolique, une hypertension artérielle et des malformations de la face.

GORGE *s. f. (angl. throat).* Ensemble des régions antérolatérales du cou.

GORHAM (MALADIE DE) *(angl. Gorham's disease).* Ostéolyse massive idiopathique qui affecte surtout les clavicules, les côtes, le sternum, le fémur, le maxillaire et les os iliaques, associée à des hémangiomes cutanés. Radiologiquement on observe la disparition des images osseuses dans certains territoires. SYN. ***OSTÉOLYSE MASSIVE IDIOPATHIQUE.***

GORLIN (FORMULE DE) *(angl. Gorlin's formula).* Formule permettant de calculer la surface de l'orifice mitral qui varie de 4 à 6 cm^2 chez le sujet normal.

GORLIN-GOLTZ (SYNDROME DE) *(angl. Gorlin-Goltz syndrome).* Carcinomes basocellulaires, kystes odontogènes des maxillaires, dépressions varioliformes des paumes et des plantes, anomalies osseuses des côtes, de la colonne vertébrale et du crâne. Syndrome à transmission autosomique dominante. SYN. ***NAEVOMATOSE BASOCELLULAIRE.***

GOSIER *s. m. (NA. fauces). (angl. fauces, gullet).* Passage entre la bouche et le pharynx.

GOSSELIN ◇ **(FRACTURE DE)** *(angl. Gosselin's fracture).* Fracture en V de l'extrémité inférieure du tibia, qui s'étend jusqu'à l'articulation de la cheville. ◇ **(SIGNE DE)** *(angl. Gosselin's sign).* La pulvérisation d'un agent réfrigérant sur un lipome le durcit, mais ne modifie pas la consistance d'un abcès froid.

GOSSET (ÉCARTEUR DE) *(angl. Gosset's retractor).* Écarteur muni d'une tige en fer et de deux branches perpendiculaires, l'une fixe et l'autre mobile. Employé en chirurgie de l'abdomen.

GOSSYPOL *s. m. (angl. gossypol).* Pigment jaune extrait de la graine de coton, toxique pour la fertilité masculine.

GOTTSCHALK (OPÉRATION DE) *(angl. Gottschalk's operation).* Technique de correction d'une rétroversion utérine consistant en un raccourcissement des ligaments utéro-sacrés par voie vaginale.

GOTTSTEIN (PROLONGEMENT BASAL DE) *(angl. Gottstein's basal process).* Prolongement fin de la membrane basilaire de l'organe spiral de Corti.

GOUGE *s. f. (angl. gouge).* Instrument en forme de lame allongée, creusée en gouttière, à bout tranchant, que l'on utilise pour l'ablation de fragments osseux. ☞ ***PINCE GOUGE.***

GOUGEROT (MALADIE TRISYMPTOMATIQUE DE) *(angl. Gougerot's triad).* Maladie trisymptomatique d'origine allergique, caractérisée par des poussées avec éruption d'éléments érythématopapuleux, de macules purpuriques et de nodules intradermiques. Son pronostic est bon.

GOUGEROT-BLUM (SYNDROME DE) *(angl. Gougerot-Blum syndrome).* Capillarite cutanée chronique, symétrique des membres inférieurs. SYN. ***DERMATITE LICHÉNOÏDE PURPURIQUE ET PIGMENTÉE.***

GOUGEROT-CARTEAUD (MALADIE DE) *(angl. Gougerot-Carteaud disease).* Dermatose présentant des papules cutanées en réseau. SYN. ***PAPILLOMATOSE CONFLUENTE ET RÉTICULÉE.***

GOUGEROT-SJÖGREN (SYNDROME DE) *(angl. Sjögren's syndrome).* Connectivite se manifestant par une sécheresse oculaire et/ou buccale, voire diffuse de toutes les muqueuses. Elle est liée à la destruction des glandes exocrines par un infiltrat inflammatoire mononucléé, mis en évidence par la biopsie de glandes salivaires accessoires. Les anticorps anti-SSA sont fréquents.

Autres manifestations possibles : polyarthrite, pneumopathie interstitielle, neuropathies périphériques, néphropathie, etc. Le risque de lymphome est majoré. Ce syndrome peut être primitif, ou secondaire à une autre connectivite (polyarthrite rhumatoïde, etc.). SYN. *SJÖGREN (SYNDROME DE).*

GOULARD (EAU DE) *(angl. Goulard's lotion).* ☞ *EAU BLANCHE.*

GOULEY (SONDE DE) *(angl. Gouley's catheter).* Sonde en acier courbe et cannelée au niveau de sa face inférieure, utilisée pour le cathétérisme des rétrécissements de l'urètre.

GOUNDOU *s. m. (angl. goundou).* Nom indigène désignant une ostéite hypertrophique des os du nez, observée en Afrique occidentale. Le goundou est une lésion tertiaire du pian. SYN. *ANAKHRÉ.*

GOURME *s. f. (angl. strangles).* Maladie contagieuse des équidés, caractérisée par le catarrhe des fosses nasales et la suppuration des ganglions proches ; streptococcie équine.

GOUTTE *s. f. (angl. gout).* Affection métabolique en rapport avec une perturbation du métabolisme des bases puriques, provoquant un excès d'acide urique dans le sang. Cliniquement la goutte se caractérise par des accès articulaires aigus en particulier de l'hallux, inflammatoires et douloureux, très sensibles à la colchicine, qui constitue un véritable test diagnostique. L'évolution au long cours se fait vers le rhumatisme goutteux et est surtout marquée par l'atteinte rénale. ◇ **ABARTICULAIRE** *(angl. abarticular —).* ☞ *GOUTTE VISCÉRALE.* ◇ **AIGUË** *(angl. acute —).* Goutte se présentant sous forme d'accès aigus, nocturnes en général, du gros orteil avec état subfébrile (attaques de goutte). ◇ **CHRONIQUE** ☞ *GOUTTE TOPHACÉE.* ◇ **ÉPAISSE** *(angl. thick blood smear).* Méthode destinée à la mise en évidence du protozoaire au cours du paludisme. ◇ **LARVÉE** ☞ *GOUTTE LATENTE.* ◇ **LATENTE** *(angl. latent —).* Hyperuricémie sans signes cliniques goutteux. ◇ **MÉTASTATIQUE** *(angl. retrocedent —).* Phénomènes viscéraux survenant chez un goutteux et remplaçant les crises articulaires typiques. ◇ **PRIMITIVE** *(angl. primary —).* Goutte héréditaire frappant en général l'adulte de sexe masculin. ◇ **SATURNINE** *(angl. saturnine —).* Manifestations articulaires de l'intoxication chronique par le plomb. ◇ **SECONDAIRE** *(angl. secondary —).* Hyperuricémie avec ou sans manifestations goutteuses au cours des hémopathies, de l'insuffisance rénale chronique ou secondaire à la prise de certains médicaments. ◇ **TOPHACÉE** *(angl. tophaceous —).* Goutte chronique caractérisée par l'importance des dépôts d'urate au niveau des articulations. ◇ **VISCÉRALE** *(angl. visceral —).* Affection chronique survenant chez le goutteux, en particulier manifestations digestives, cardiovasculaires ou nerveuses, dont le rapport avec l'hyperuricémie n'est pas toujours établi.

GOUTTE-À-GOUTTE *s. m. (angl. drip feeding).* Instillation continue très lente d'un liquide dans une veine, dans l'estomac ou dans le rectum.

GOUTTELETTES DE FLÜGGE *(angl. Flügge's droplets).* Particules de très petite taille expulsées en parlant, toussant ou éternuant, et qui peuvent transporter des germes infectieux d'un individu à un autre.

GOUTTIÈRE *s. f.* **1.** *(angl. splint).* Appareil pour maintenir un membre fracturé. **2.** *(angl. sulcus, groove).* Formation anatomique. ☞ *SILLON.* ◇ **DENTAIRE** Le canal dentaire inférieur au cours de son développement chez l'embryon. ◇ **UROGÉNITALE** *(angl. urethral groove).* Dépression située sur les organes génitaux embryonnaires qui est à l'origine de l'urètre.

GOWERS ◇ **(CONTRACTION DE)** *(angl. Gowers' contraction sign).* Contraction des muscles jumeaux de la jambe provoquée par la percussion de la face antérieure de la jambe. ◇ **(MYOPATHIE DE)** *(angl. Gowers' myopathy).* Variété de myopathie progressive primitive de l'adulte. ◇ **(SIGNE DE)** *(angl. Gowers' pupillar sign).* Contraction pupillaire par secousses intermittentes, sous l'effet de la lumière, observée au cours du tabès. ◇ **(SYNDROME DE)** *(angl. Gowers' vaso-vagal attack).* ☞ *VASOVAGAL (SYNDROME).*

GOYRAND ◇ **(FRACTURE DE)** *(angl. Goyrand's fracture).* Fracture de l'extrémité inférieure du radius avec déplacement en avant du fragment carpien (fracture de Pouteau-Colles inversée). SYN *FRACTURE DE GOYRAND-SMITH.* ◇ **(HERNIE DE)** *(angl. Goyrand's hernia).* Hernie inguino-interstitielle dans laquelle le sac herniaire se situe dans la profondeur du canal inguinal.

GP IIb IIIa *(angl. GP IIb IIIa).* Abréviation de glycoprotéine IIb IIIa désignant un récepteur membranaire plaquettaire au fibrinogène et au facteur von Willebrand.

GRACILE *adj. (angl. gracile).* Mince ou délicat, ténu.

GRADENIGO (SYNDROME DE) *(angl. Gradenigo's syndrome).* Paralysie unilatérale de la VIe paire crânienne, associée à une lésion homolatérale du trijumeau, causée généralement par une ostéite de la pointe du rocher ou par une thrombophlébite du sinus pétreux inférieur.

GRADIENT *s. m. (angl. gradient).* Taux de variation d'une grandeur physique en fonction d'une distance ou du temps ; ce terme désigne également la courbe qui le représente. ◇ **ATRIOVENTRICULAIRE** *(angl. atrioventricular —).* Différence de pression diastolique entre atrium et ventricule. ◇ **VENTRICULAIRE** *(angl. ventricular —).* Somme algébrique des axes électriques moyens du complexe QRS et de l'onde T.

GRADUÉ *adj. (angl. graduated).* Divisé en degrés (thermomètre gradué, éprouvette graduée, etc.).

GRAEFE ◇ **(MALADIES DE VON)** *(angl. Graefe's diseases).* **1.** Pseudo-glaucome avec décoloration papillaire, altération du champ visuel, baisse rapide de l'acuité visuelle, sans que la tension oculaire soit modifiée. **2.** Ophtalmoplégie externe nucléaire progressive. ◇ **(OPÉRATION DE VON)** *(angl. Graefe's operation).* Traitement chirurgical de la cataracte au moyen d'une incision du limbe sclérocornéen avec le bistouri de von Graefe, suivie d'une iridectomie, de l'incision de la capsule par un capsulotome et de l'extraction du cristallin. ◇ **(SIGNE DE VON)** *(angl. Graefe's sign).* Asynchronisme dans les mouvements de la paupière supérieure et du globe oculaire : lorsque celui-ci se dirige vers le bas, la paupière supérieure suit le mouvement avec difficulté et retard. Ce signe est observé dans la maladie de Basedow.

GRAHAM-STEELL (SOUFFLE DE) *(angl. Graham-Steel murmur).* Souffle diastolique d'insuffisance fonctionnelle de l'artère pulmonaire associée au rétrécissement mitral.

GRAIN *s. m. (angl. grain).* Ancienne unité de poids médicinal qui équivalait approximativement au poids d'un grain de seigle. En Angleterre et aux États-Unis d'Amérique on utilise cette unité de poids qui vaut 65 milligrammes.

GRAISSE *s. f. (angl. fat).* Corps liquide ou solide, d'origine animale ou végétale, constitué principalement par un mélange de glycérides (stéarine, palmitine, oléine, etc.). Les graisses se trouvent, chez les végétaux, principalement dans les fruits et les graines, et chez les animaux supérieurs et chez l'homme, dans presque tous les organes. Elles sont insolubles dans l'eau, solubles dans l'éther, le benzène, le chloroforme et le sulfure de carbone ; sous l'action des alcalis, elles se saponifient. ◇ **BRUNE** *(angl. brown —).* Graisse présente chez le nouveau-né et chez certains animaux hibernants.

GRAM (COLORATION DE) *(angl. Gram's stain).* Méthode de coloration double des bactéries. Elle consiste à faire agir une solution de violet de gentiane, puis une solution iodo-iodurée, et décolorer la préparation par l'alcool, puis à effectuer une seconde coloration par la fuchsine phéniquée de Ziehl diluée. Les bactéries qui gardent la première coloration violette sont dites à Gram positif, les bactéries décolorées, puis recolorées en rose par la fuchsine, sont dites à Gram négatif.

GRAMICIDINE *s. f. (angl. gramicidin).* Antibiotique isolé de cultures de *Bacillus brevis*, bactéricide pour les bacilles à Gram positif, les pneumocoques, les streptocoques, etc. En usage externe exclusivement.

GRAMME *s. m. (angl. gram).* Unité dérivée de masse du système international, valant un millième de kilogramme. Symbole : g.

GRANCHER ◇ **(MALADIE DE)** *(angl. Grancher's disease).* ☞ ***PNEUMONIE MASSIVE.*** ◇ **(SIGNE DE)** *(angl. Grancher's sign).* Affaiblissement du murmure vésiculaire au niveau des sommets pulmonaires, inspiration rude et expiration prolongée et soufflante, indiquant précocement une tuberculose pulmonaire.

GRAND MAL *(angl. grand mal epilepsy).* Autrefois, toute crise épileptique convulsive à sémiologie majeure (par opposition à petit mal). Actuellement crise d'épilepsie tonicoclonique.

GRANDE ENFANCE *(angl. childhood).* Période de la vie qui s'étend de l'âge de 6 ans environ jusqu'à l'apparition de la puberté.

GRANGER ◇ **(LIGNE DE)** *(angl. Granger's line).* Ligne courbe sur les radiographies du crâne, produite par le sillon optique de la face supérieure du corps du sphénoïde. ◇ **(SIGNE DE)** *(angl. Granger's sign).* Sur la radiographie du crâne d'un enfant de deux ans ou moins, la visibilité de la paroi antérieure du sinus latéral indique une destruction étendue du processus mastoïde.

GRANT (OPÉRATION DE) *(angl. Grant's operation).* Exérèse d'une tumeur de la lèvre par ablation d'un fragment tissulaire carré comprenant la tumeur, formation de lambeaux triangulaires par incision des angles du carré et suture de ceux-ci au centre.

GRANULATION *s. f. (angl. granulation).* **1.** Toute formation, normale ou pathologique, au sein d'une cellule ou d'un tissu, ayant l'aspect d'une petite masse arrondie. **2.** Fragmentation d'une substance en petites particules, et résultat de cette opération. ◇ **GRISE** *(angl. Bayle's —).* Réunion de follicules tuberculeux ou tubercules de petite dimension, semi-transparents, de coloration grisâtre. ◇ **IODOPHILE** *(angl. iodophil —).* Granulations qui se colorent en brun par l'iode et que l'on peut observer dans les leucocytes polynucléaires au cours de certaines infections aiguës.

GRANULATIONS ARACHNOÏDIENNES *(NA. granulationes arachnoideae). (angl. granulations of arachnoid).* Petites excroissances villeuses de la surface externe de l'arachnoïde encéphalique, situées le long du sinus sagittal supérieur. Elles joueraient un rôle dans la résorption du liquide céphalorachidien.

GRANULE *s. m. (angl. granule).* Petite pilule qui contient une quantité minime de médicament.

GRANULÉ **1.** *s. m. (angl. granule).* Préparation pharmaceutique sous forme de granules, qui contient presque toujours une grande quantité de sucre comme excipient. **2.** *adj.* Qui a l'apparence de granulations ou qui en renferme.

GRANULIE *s. f. (angl. granulitis).* ☞ ***TUBERCULOSE MILIAIRE.***

GRANULOCYTAIRE (LIGNÉE) *(angl. myeloid series).* Cellules myéloïdes jeunes dont la maturation aboutit au granulocyte.

GRANULOCYTE *s. m. (angl. granulocyte).* Cellule qui contient des granulations et, plus particulièrement, leucocyte qui contient des granulations neutrophiles, basophiles ou éosinophiles dans son protoplasme, et qui possède un noyau à plusieurs lobes. SYN. ***LEUCOCYTE POLYNUCLÉAIRE.***

GRANULOCYTOPÉNIE *s. f. (angl. granulocytopenia).* Diminution de granulocytes dans le sang. SYN. ***GRANULOPÉNIE.***

GRANULOCYTOPOÏÈSE *s. f. (angl. granulocytopoiesis).* Production normale de granulocytes dans la moelle osseuse. SYN. ***GRANULOPOÏÈSE.***

GRANULOGRAISSEUX *adj. (angl. granulofatty).* Se dit d'un tissu ou d'un organe contenant des granules de graisse.

GRANULOMATOSE *s. f. (angl. granulomatosis).* Toute affection inflammatoire chronique caractérisée par la formation de granulomes ou de masses d'aspect tumoral. Formation de granulomes multiples. ◇ **DE WEGENER** *(angl. Wegener's —).* ☞ ***WEGENER (GRANULOMATOSE DE).*** ◇ **LIPOÏDIQUE** *(angl. lipoid —).* Affection mortelle touchant les jeunes enfants dont les principaux viscères et les os sont envahis de nodules réticulo-endothéliaux et de lipides. ◇ **LYMPHOÏDE** *(angl. lymphomatoid —).* Affection mortelle avec envahissement de nombreux tissus par des nodules lymphoprolifératifs et granuleux. ◇ **MALIGNE** *(angl. malignant —).* ☞ ***HODGKIN (MALADIE DE).*** ◇ **SEPTIQUE PROGRESSIVE** *(angl. progressive septic —).* Maladie héréditaire touchant les jeunes garçons en rapport avec un déficit en NADPH oxydase, enzyme essentielle à l'activité phagocytaire entraînant des infections ou des suppurations multiples souvent mortelles.

GRANULOME *s. m. (angl. granuloma).* Tissu néoformé de nature inflammatoire comportant de nombreux vaisseaux capillaires dans un tissu conjonctif jeune, œdémateux, infiltré par des cellules polymorphes. ◇ **ANNULAIRE** *(angl. — annulare).* Affection bénigne d'origine allergique caractérisée par la formation de nodules durs, de coloration rose terne, groupés en anneaux et localisés surtout aux articulations des doigts, aux poignets et aux chevilles, moins souvent à la racine des membres. ◇ **APICAL** *(angl. apical —).* ☞ ***GRANULOME DENTAIRE.*** ◇ **BILHARZIEN** *(angl. bilharzial —).* Granulome situé dans la paroi intestinale, dû au *Schistosoma mansoni.* ◇ **COCCIDIOÏDIEN** *(angl. coccidioidal —).* Maladie infectieuse due au champignon *Coccidioides immitis (Oidium coccidioides)*, dont les symptômes sont semblables à ceux de la tuberculose, et qui atteint tous les organes. ◇ **DE HODGKIN** *(angl. Hodgkin's —).* ☞ ***HODGKIN (MALADIE DE).*** ◇ **DE L'IRIS** *(angl. iris —).* Lésion granulomateuse de l'iris, très vascularisée, de forme variée. ◇ **DENTAIRE** *(angl. periapical —).* Petite formation de tissu de granulations contenant des dépôts bactériens au niveau de la racine dentaire. SYN. ***GRANULOME APICAL.*** ◇ **DES PISCINES** *(angl. swimming-pool —).* Granulome dû à *Mycobacterium marinum*, qui est d'évolution lente et transmis par l'eau des piscines. ◇ **ÉOSINOPHILE DES OS** *(angl. eosinophilic — of bone).* Forme d'histiocytose langerhansienne affectant surtout l'enfant et l'adulte jeune. Elle touche plutôt les os plats (crâne, scapulas, os iliaque), que les longs (fémurs, etc.). La lésion est souvent unique, asymptomatique, mais peut être multiple, ou se manifester par une tuméfaction, une douleur voire une fracture. Radiologiquement, il s'agit d'une lésion lytique à l'emporte-pièce, sans condensation périphérique. Histologiquement, elle présente de multiples granulomes formés d'histiocytes et de nombreux éosinophiles, et des lésions ostéolytiques. ◇ **FACIAL ÉOSINOPHILE** *(angl. facial —).* Affection bénigne d'étiologie inconnue, caractérisée par la présence de plaques sur le visage, les extrémités ou le tronc, constituées d'un infiltrat dermique composé de leucocytes, de lymphocytes, d'histiocytes et de fibroblastes. ◇ **FUNGOÏDE** *(angl. mycosis fungoides).* ☞ ***MYCOSIS FONGOÏDE.*** ◇ **GLUTÉAL INFANTILE** *(angl. — gluteale infantum).* Dermatose fessière du nourrisson probablement par allergie aux corticoïdes fluorés. ◇ **INGUINAL** ☞ ***DONOVANOSE.*** ◇ **LIPOPHAGIQUE** *(angl. lipophagic —).* Granulome dans lequel on trouve de nombreux phagocytes contenant des particules graisseuses. ◇ **MALIN** *(angl. malignant —).* ☞ ***HODGKIN (MALADIE DE).*** ◇ **MALIN CENTROFACIAL** *(angl. midline —).* Ulcération cutanée et osseuse de l'étage antérieur de la base du crâne, histologiquement granulomateuse, pouvant avoir de multiples causes : lymphome, carcinome, Wegener, sarcoïdose, lupus, cocaïne, maladies infectieuses (tuberculose, lèpre, brucellose, histoplasmose, etc.). ◇ **PÉDICULÉ** *(angl. — telangiectaticum).* ☞ ***BOTRYOMYCOME.*** ◇ **PYOGÉNIQUE** *(angl. pyogenic —).* ☞ ***BOTRYOMYCOME.*** ◇ **TROPICAL** ☞ ***PIAN.*** ◇ **ULCÉREUX DES ORGANES GÉNITAUX** *(angl. — inguinale).* SYN. ***GRANULOME VÉNÉRIEN, GRANULOME INGUINAL.*** ☞ ***DONOVANOSE.***

GRANULOPÉNIE *(angl. granulocytopenia).* ☞ ***GRANULOCYTOPÉNIE.***

GRANULOPEXIE *s. f. (angl. granulopexy).* Fixation par un organe ou une cellule de particules solides circulantes.

GRANULOPOÏÈSE *s. f. (angl. granulopoiesis).* ☞ ***GRANULOCYTOPOÏÈSE.***

GRANULOSA *s. f. (NA. cumulus oophorus). (angl. granulosa).* Formation épithéliale constituant la partie principale du follicule ovarien évolué. On lui distingue deux parties : l'épithélium periovulaire qui entoure l'ovule et l'épithélium folliculaire qui forme le follicule dans son ensemble.

GRANULOSIS RUBRA NASI *(angl. granulosis rubra nasi).* Affection cutanée localisée surtout au nez, qui parfois s'étend aux joues, caractérisée par la présence de petites papules miliaires rouges, associées à une hyperhidrose, qui apparaît chez les enfants avant la puberté.

GRAPH-, GRAPHO- *(angl. grapho-).* Préfixes d'origine grecque indiquant une relation avec l'écriture.

GRAPHÈME *s. m. (angl. grapheme).* Terme de linguistique désignant les unités minimales de l'écriture. EX. *e, f, etc.*

GRAPHESTHÉSIE *s. f. (angl. graphesthesia).* Mode de sensibilité tactile permettant la reconnaissance et l'identification d'un motif tracé sur la peau.

-GRAPHIE *(angl. -graphy).* Suffixe d'origine grecque signifiant écrire, enregistrer.

GRAPHIQUE *s. m. (angl. chart).* **1.** Représentation de données ou de phénomènes par le dessin sous des formes multiples (schémas, diagrammes, courbes). **2.** En médecine clinique, feuille sur laquelle on enregistre tous les jours la température, la pression artérielle, etc., d'un patient.

GRAPHITOSE *s. f. (angl. graphitosis).* Pneumoconiose due à l'inhalation de particules de graphite.

GRAPHOCINÉTIQUE *adj. (angl. graphomotor).* Relatif aux mouvements de l'écriture.

GRAPHOLOGIE *s. f. (angl. graphology).* Étude de l'écriture afin de connaître la personnalité de l'individu.

GRAPHOMANIE *s. f. (angl. graphomania).* ☞ ***GRAPHORRHÉE.***

GRAPHOMOTEUR *adj. (angl. graphomotor).* Qui est relatif aux mouvements indispensables à l'écriture.

GRAPHORRHÉE *s. f. (angl. graphorrhea).* Besoin irrésistible d'écrire des textes incompréhensibles ou de longues listes de mots sans suite. S'observe au cours de l'accès de manie aiguë et de certains types de délire. SYN. ***GRAPHOMANIE, SCRIBOMANIE.***

GRAS (ACIDE) ☞ ***ACIDE GRAS.***

GRASPING-REFLEX SYN. ***RÉFLEXE D'AGRIPPEMENT.*** ☞ ***RÉFLEXE DE PRÉHENSION.***

GRASSET-GAUSSEL (PHÉNOMÈNE DE) *(angl. Grasset-Gaussel phenomenon).* Incapacité pour un malade de lever les deux jambes en même temps alors qu'il peut lever chaque jambe séparément, observé dans l'hémiplégie organique incomplète.

GRATIOLET (RADIATIONS DE) ☞ ***RADIATION OPTIQUE.***

GRAVATIVE *adj. (angl. heavy).* Se dit d'une douleur qui s'accompagne d'un sentiment de pesanteur.

GRAVELLE *s. f. (angl. gravel).* Terme désuet désignant la lithiase rénale, particulièrement lorsqu'il s'agit de très petits calculs (ressemblant à du gravier).

GRAVES (MALADIE DE) ☞ ***BASEDOW (MALADIE DE).***

GRAVIDE *adj. (angl. gravid).* Se dit d'un utérus contenant un embryon ou un fœtus, de la femelle qui le porte et, plus rarement, de la femme enceinte.

GRAVIDIQUE *adj. (angl. gravidic).* Relatif à la grossesse.

GRAVIDITÉ *s. f. (angl. gravidity).* **1.** État de l'utérus ou de la femelle gravide. **2.** Chez la femme, synonyme de grossesse.

GRAVIDOCARDIAQUE *adj. (angl. gravidocardiac).* Qui concerne les affections cardiaques survenant au cours de la grossesse.

GRAWITZ ◇ **(GRANULATION DE)** *(angl. Grawitz's granule).* Corpuscules de petite taille observés dans les hématies dans l'intoxication par le plomb. ◇ **(TUMEUR DE)** *(angl. Grawitz's tumor).* SYN. ***HYPERNÉPHROME.***

GRAY *s. m. (angl. gray).* Unité SI de dose absorbée de rayonnements ionisants. Elle est équivalente à une énergie absorbée de 1 joule par kilogramme de matière irradiée. Le gray a remplacé le rad. 1 gray = 100 rads. Symbole : Gy.

GREFFE *s. f. (angl. graft).* Opération par laquelle on transfère un tissu ou un organe de sorte qu'il continue à vivre par les connexions qu'il contracte avec une autre partie du même individu (autogreffe) ou d'un individu différent (hétérogreffe). ◇ **À L'ITALIENNE** *(angl. Italian flap).* Application d'un greffon pédiculé pris sur une région du corps éloignée de la perte de substance, et réalisée en rapprochant temporairement les deux régions. EX. *reconstruction du nez à l'aide d'un lambeau prélevé au niveau de l'avant-bras et dont le pédicule reste en place dans un premier temps.* ◇ **AUTODERMIQUE** *(angl. autodermic —).* Transplantation d'un fragment de peau d'une région à une autre chez le même patient. ◇ **AUTOLOGUE OU AUTOPLASTIQUE** *(angl. autogenous —).* Greffe dans laquelle le greffon est prélevé sur le corps du receveur. SYN. ***AUTOGREFFE.*** ◇ **BRÉPHOPLASTIQUE** *(angl. brephoplastic —).* Greffe de tissu embryonnaire ou fœtal sur un adulte de même espèce. SYN. ***BRÉPHOPLASTIE.*** ◇ **CHORIO-ALLANTOÏDIENNE** *(angl. chorioallantoic —).* Inclusion artificielle de fragments de tissus dans la chorio-allantoïde d'un œuf de poulet et au sein de laquelle le greffon peut continuer à se développer. ◇ **CORNÉENNE** *(angl. keratoplasty).* Remplacement d'une partie opaque de la cornée par un fragment cornéen transparent. SYN. ***KÉRATOPLASTIE.*** ◇ **DERMIQUE** *(angl. dermal —).* Greffe pratiquée à l'aide d'un greffon contenant essentiellement du derme. ◇ **ENCASTRÉE** *(angl. inlay —).* Ostéosynthèse à l'aide d'une greffe osseuse placée à l'intérieur de la cavité intramédullaire. ◇ **ÉPIDERMIQUE** *(angl. skin —).* Greffe très superficelle pratiquée avec un greffon formé uniquement de la couche épidermique. ◇ **HÉTÉROLOGUE OU HÉTÉROPLASTIQUE** *(angl. heterologous or heteroplastic —).* Greffe pratiquée avec un tissu ou un organe provenant d'une espèce animale différente de celle de l'organisme receveur. SYN. ***HÉTÉROGREFFE.*** ◇ **HÉTÉROTOPE** *(angl. heterotopic —).* Greffe réalisée au moyen d'un tissu provenant d'une autre région de l'organisme. ◇ **HOMOLOGUE** *(angl. homograft)*. Greffe réalisée entre un donneur et un receveur appartenant à la même espèce. SYN. *HOMOGREFFE*. ◇ **ORTHOPTIQUE** *(angl. othoptic —)*. Greffe d'un organe à la place de l'organe malade, enlevé. ◇ **OSSEUSE** *(angl. bone —)*. Transplantation d'un fragment d'os cortical ou spongieux à des fins diverses, notamment pour combler une perte de substance osseuse. ◇ **ZOOPLASTIQUE** *(angl. heterograft)*. Greffe chez l'homme d'un fragment tissulaire prélevé chez l'animal.

GREFFE *s. f.* Tissu ou organe prélevé afin de le transférer à un autre endroit du corps.

GREFFON *s. m. (angl. graft)*. Tissu ou organe transplanté lors d'une greffe. SYN. *TRANSPLANT*.

GREGG (SYNDROME DE) *(angl. Gregg's syndrome)*. Ensemble des différentes malformations apparaissant chez l'enfant dont la mère a contracté une rubéole au cours des premiers mois de la grossesse. SYN. *EMBRYOPATHIE RUBÉOLEUSE*.

GREIG (SYNDROME DE) *(angl. Greig's syndrome)*. Malformation cranio-faciale congénitale caractérisée par une augmentation excessive de la distance entre les deux orbites ou globes oculaires (hypertélorisme orbital ou oculaire) généralement associée à d'autres malformations congénitales.

GRENOUILLETTE *s. f.* ☞ *RANULA*.

GRIESINGER (SIGNE DE) *(angl. Griesinger's sign)*. Tuméfaction œdémateuse siégeant en arrière du processus mastoïde dans la thrombose du sinus latéral.

GRIFFE CUBITALE *(angl. cubital claw)*. Déformation de la main due à la paralysie du nerf ulnaire.

GRIFFES DU CHAT (MALADIE DES) *(angl. cat scratch fever)*. ☞ *LYMPHORÉTICULOSE BÉNIGNE D'INOCULATION*.

GRIPPE *s. f. (angl. influenza)*. Maladie infectieuse très contagieuse, épidémique, due à *Myxovirus influenzae*, virus dont il existe trois types (A, B, C) et de nombreux variants. Deux glycoprotéines de l'enveloppe virale caractérisent les variants : l'hémagglutinine (H) et la neuraminidase (N). Le vaccin confère une bonne immunité. Après une incubation courte de 1 à 3 jours, elle débute brutalement et se caractérise par une fièvre très élevée avec courbatures, une asthénie et une rhino-pharyngite. Elle est parfois accompagnée de complications pulmonaires ou nerveuses. L'évolution est le plus souvent favorable avec défervescence puis recascension thermique (V grippal). Les formes mortelles sont soit le fait d'une virulence particulière soit dues à une surinfection en particulier chez les personnes âgées. SYN. *INFLUENZA*. ◇ **AVIAIRE** *(angl. fowl plague)*. Maladie contagieuse due à un *Influenza virus* touchant les volailles d'élevage et les oiseaux sauvages. Elle peut être transmise à l'homme. (Virus H_5N_1.) ◇ **PORCINE** *(angl. porcine —)*. Grippe de type A (H_1N_1) touchant le porc et pouvant infester l'homme avec transmission interhumaine possible.

GRIS (SYNDROME) *(angl. gray syndrome)*. Syndrome grave observé chez les nouveau-nés (en particulier les prématurés ayant reçu du chloramphénicol), et qui se caractérise par une cyanose progressive généralisée, une coloration grisâtre de la peau, une hypotonie, une hypotension, un collapsus circulatoire et des troubles respiratoires.

GRISCELLI (SYNDROME DE) *(angl. Griscelli's syndrome)*. Affection héréditaire autosomique récessive associant déficit immunitaire et albinisme.

GRISEL (MALADIE DE) *(angl. Grisel's disease)*. Torticolis naso-pharyngien ; contracture de la musculature prévertébrale du fait d'une affection aiguë du rhinopharynx.

GRISÉOFULVINE *s. f. (angl. griseofulvin)*. Antibiotique obtenu à partir du *Penicillium griseofulvum* et de *P. patulum*, actif contre les infections mycotiques cutanées. S'administre par voie orale.

GRITTI (AMPUTATION DE) *(angl. Gritti's amputation)*. Amputation semblable à celle de Carden, avec conservation de la patella en bout de moignon pour fermer l'extrémité distale du fémur sectionné.

GROCCO-FRUGONI (SIGNE DE) *(angl. Grocco's method)*. Méthode d'étude de la résistance capillaire utilisée dans les cas de purpura. On place un garrot élastique autour de l'avant-bras et on voit apparaître des hémorragies punctiformes au pli du coude. SYN. *SIGNE DU LACET*.

GROCCO-RAUCHFUSS (TRIANGLE DE) *(angl. Grocco-Rauchfuss triangle)*. Aire triangulaire de matité paravertébrale, du côté opposé à un épanchement pleural abondant.

GROENOUW (SYNDROME DE) *(angl. Groenouw's corneal dystrophy)*. Dégénérescence nodulaire ou granuleuse de la cornée ; pathologie héréditaire et familiale, à transmission autosomique dominante. SYN. *DYSTROPHIE CORNÉENNE DE GROENOUW*.

GRÖNBLAD-STRANDBERG (SYNDROME DE) *(angl. Grönblad-Strandberg syndrome)*. Élastorrhexie systématisée. Syndrome dans lequel sont associés un pseudo-xanthome élastique, des hémorragies digestives ou d'autres organes et des lésions chorio-rétiniennes (stries angioïdes de l'œil).

GROSSESSE *s. f. (angl. pregnancy)*. État de la femme enceinte ; période comprise entre la fécondation de l'ovule et l'accouchement, pendant laquelle l'embryon, nommé ensuite fœtus, se développe. ◇ **ABDOMINALE** *(angl. abdominal —)*. Évolution de l'ovule fécondé dans la cavité abdominale. ◇ **AMPULLAIRE** *(angl. ampullar —)*. Grossesse tubaire dans laquelle l'œuf est implanté dans l'ampoule de la trompe utérine. ◇ **ANGULAIRE** *(angl. cor-*

nual —). Évolution d'un ovule dans une corne de l'utérus. ◇ **CERVICALE** *(angl. cervical —).* Développement de l'œuf dans le col utérin. ◇ **DOUBLE** *(angl. twin —).* ☞ ***GROSSESSE GÉMELLAIRE.*** ◇ **ECTOPIQUE** *(angl. ectopic —).* ☞ ***GROSSESSE EXTRA-UTÉRINE.*** ◇ **EXTRA-UTÉRINE** *(angl. extra-uterine —).* Grossesse dans laquelle l'œuf se développe hors de la cavité utérine. SYN. ***GROSSESSE ECTOPIQUE.*** ◇ **GÉMELLAIRE** *(angl. gemellary —).* Développement simultané de deux fœtus dans l'utérus. ◇ **INTERSTITIELLE** *(angl. interstitial —).* Grossesse tubaire dans laquelle l'œuf est implanté dans la portion intramurale interne de la trompe. ◇ **MOLAIRE** *(angl. molar —).* Grossesse pathologique caractérisée par la dégénérescence kystique des villosités choriales. Elle aboutit spontanément à l'avortement. ◇ **MULTIPLE** *(angl. multiple —).* Développement simultané de plus de deux fœtus dans l'utérus. ◇ **NERVEUSE** *(angl. false —).* État pseudo-gravidique (aménorrhée, nausées, tension mammaire, gonflement abdominal, perception de mouvements abdominaux) créé par certains troubles endocriniens ou par certains états psychiatriques. ◇ **OVARIENNE** *(angl. ovarian —).* Variété rare de grossesse extra-utérine dans laquelle l'œuf est implanté sur l'ovaire. ◇ **PROLONGÉE** *(angl. post-term —).* Grossesse dont la durée dépasse 42 semaines à partir de la date des dernières règles. ◇ **TUBAIRE** *(angl. tubal —).* Grossesse extra-utérine, caractérisée par l'implantation de l'œuf dans une des trompes utérines. ◇ **TUBO-ABDOMINALE** *(angl. tubo-abdominal —).* Variété de grossesse abdominale caractérisée par l'implantation de l'œuf dans l'une des trompes utérines, à la limite des franges du pavillon et de la cavité abdominale.

GROSSMANN (OPÉRATION DE) *(angl. Grossmann's operation).* Technique de traitement du décollement de rétine par aspiration de l'exsudat sous-rétinien et injection d'une solution saline chaude de sérum physiologique dans le vitré.

GROUPAGE *s. m. (angl. typing).* Détermination du groupe leucocytaire, sanguin ou tissulaire auquel appartient un sujet.

GROUPE *s. m. (angl. group).* Ensemble d'objets, d'atomes, de cellules, de micro-organismes ou d'individus qui présentent certaines analogies. ◇ **LEUCOCYTAIRE OU TISSULAIRE** *(angl. leukocyte or histocompatibility antigens).* Le système HLA (*Human Leucocyte Antigen*) est le système d'histocompatibilité ; ses antigènes se rencontrent dans les leucocytes, les plaquettes et dans de nombreuses cellules de l'organisme ; ce système est primordial pour déterminer l'histocompatibilité et est constitué par quatre loci différents, appelés : A, présentant 18 antigènes ; B, avec 24 antigènes ; C, avec 5 antigènes, et D, locus de la culture mixte lymphocytaire. L'incompatibilité des groupes tissulaires explique certains rejets dans la pratique des transplantations d'organes et de greffes. ◇ **RHÉSUS** *(angl. Rhesus system).* ☞ ***RH.*** ◇ **SANGUIN** *(angl. blood —).* Catégorie dans laquelle on range chaque individu d'après la variété d'hémagglutinogènes et d'hémagglutinines qu'il possède ou qu'il ne possède pas. Les groupes sanguins érythrocytaires sont au nombre de quatre et sont appelés O, A, B et AB (système ABO), caractérisés par les différentes combinaisons entre deux agglutinogènes existant dans les globules rouges et deux agglutinines α (anti-A) et β (anti-B) contenues dans le sérum. Le groupe O est donneur universel, et le groupe AB, receveur universel. Il existe des sous-groupes A1, A2, A3, A1B, A2B et A3B. Un substrat basique, la substance H, à partir de laquelle se constituent les antigènes A et B, est présent dans toutes les hématies, y compris dans celles du groupe O qui sont incapables de transformer ladite substance en antigènes A et B. Il existe de nombreux groupes sanguins au faible pouvoir antigénique qui ne présentent pas d'intérêt clinique mais sont utilisés en génétique, en anthropologie et en médecine légale. Le système Diego présente deux antigènes, Di^a et Di^b, déterminés par deux gènes allèles. Le système Duffy se transmet par deux gènes allèles, Fy^a et Fy^b. Le système Ii est constitué par les antigènes i et I. Le i est très important dans les derniers moments de la vie fœtale ; après la naissance l'antigène i est réprimé et l'antigène I s'exprime. Le système Kell est déterminé par deux gènes allèles K et k, qui donnent naissance à trois génotypes. Le système Kidd comprend un groupe sanguin issu de deux gènes allèles, Jk^a et Jk^b. Le système Lewis comprend un groupe sanguin constitué par les gènes Le^a et Le^b. Le système Lutheran est constitué de deux paires de gènes allèles, Lu^a et Lu^b. Le système MNSs est formé par les antigènes M et N, auxquels s'associent les antigènes S et s, situés sur le même chromosome, offrant un grand nombre de combinaisons possibles. Le système P est formé par les types P1, P2 et Pk (très rare). Il existe des groupes plaquettaires ; on a trouvé sur les plaquettes les antigènes A, B et le facteur Rh. De plus, elles auraient des antigènes spécifiques parmi lesquels on peut discerner les systèmes Zw, Ko, Pl et Duzo. Les groupes sériques quant à eux correspondent à différentes protéines qui constituent le plasma sanguin (haptoglobine, transferrine, globines gamma) ; chaque protéine représente le support d'un ou de plusieurs systèmes sériques.

GRUBER ◇ **(SPÉCULUM DE)** *(angl. Gruber's speculum).* Type de spéculum auriculaire. ◇ **(SYNDROME DE)** *(angl. Meckel's syndrome).* Dyscéphalie splanchnocystique. Association de plusieurs malformations héréditaires à transmission autosomique récessive, avec lésions polykystiques dans différents organes (foie, pancréas, rein).

GRÜNFELDER (RÉFLEXE DE) *(angl. Grünfelder's reflex).* Réflexe de la fontanelle chez les enfants de moins de 5 ans souffrant d'une affection de l'oreille moyenne ; flexion du gros orteil avec écartement en éventail des autres orteils, provoqués par la compression de la fontanelle postérieure.

GRYNFELTT ⌣ (HERNIE DE) *(angl. Grynfeltt's hernia).* Hernie lombaire congénitale qui se produit au niveau de l'espace quadrilatère de Grynfeltt. **⌣ (TRIANGLE DE)** *(angl. Grynfeltt's triangle).* Espace limité en avant par la muscle oblique externe, en arrière par le muscle latissimus dorsal et au-dessus par le muscle oblique interne.

GRYPOSE OU GRYPHOSE *s. f. (angl. gryposis).* Incurvation anormale d'une formation anatomique, notamment des ongles (onychogrypose).

GUAM (SYNDROME DE) *(angl. Guam's syndrome).* Affection neurologique observée dans l'île du même nom et associant sclérose latérale amyotrophie, signes extrapyramidaux et démence.

GUANÉTHIDINE *s. f. (angl. guanethidine).* Dérivé guanidinique qui provoque une déplétion des stocks vésiculaires de noradrénaline. Elle inhibe les réponses à la stimulation nerveuse orthosympathique sans empêcher les réponses des organes effecteurs à l'administration des amines sympathomimétiques exogènes ou les effets de la stimulation nerveuse cholinergique.

GUANIDASE *s. f. (angl. guanidase).* Enzyme qui scinde la guanidine en urée et ammoniac.

GUANIDINE *s. f. (angl. guanidine).* Base toxique formée par la décomposition des protéines. SYN. ***IMINO-URÉE.***

GUANINE *s. f. (angl. guanine).* Base purique entrant dans la constitution des acides ribonucléique et désoxyribonucléique et dont la désamination conduit à la xanthine.

GUANOSINE *s. f. (angl. guanosine).* Nucléoside composé de guanine et de ribose. C'est le produit de l'hydrolyse de l'acide guanylique. La guanosine se forme au cours de la transformation de l'acide guanylique en acide urique. Son association à l'acide phosphorique donne de nombreux composés jouant un rôle important dans le métabolisme cellulaire.

GUANYLIQUE (ACIDE) *(angl. guanylic acid).* Nucléotide purique isolé à l'état pur des tissus et trouvé dans les produits d'hydrolyse des acides ribonucléiques.

GUARNIERI (CORPUSCULES DE) *(angl. Guarnieri's corpuscules).* Corpuscules d'inclusion observés dans les cellules épithéliales prélevées sur les lésions varioliques ou vaccinales.

GUBERNACULUM *s. m. (angl. gubernaculum).* Terme latin qui signifie gouvernail, direction. **⌣ TESTIS** *(NA. gubernaculum testis). (angl. — testis).* Cordon fœtal inséré à l'extrémité inférieure de l'épididyme et au fond du scrotum, qui sert de guide lors de la descente du testicule.

GUBLER (TUMEUR DE) *(angl. Gubler's tumor).* Tuméfaction dorsale du carpe observée dans la paralysie saturnine.

GUDDEN ⌣ (COMMISSURE DE) ☞ ***COMMISSURE SUPRA-OPTIQUE.*** **⌣ (LOI DE)** *(angl. Gudden's law).* Loi selon laquelle la dégénérescence de l'extrémité centrale d'un nerf sectionné se produit dans le sens cellulipète.

GUÊPE *s. f. (angl. wasp).* Insecte de l'ordre des Hyménoptères, qui vit en société comme les abeilles. Les femelles sont pourvues d'un aiguillon venimeux rétractile dont la piqûre provoque des accidents analogues à ceux des piqûres d'abeille, mais plus violents, le risque majeur étant celui de choc anaphylactique pouvant être mortel.

GUÉRIN ⌣ (FRACTURE DE) *(angl. Guerin's fracture).* Fracture horizontale du maxillaire, qui intéresse la lame verticale du palatin. **⌣ (SINUS DE)** *(angl. Guerin's sinus).* Dépression de la paroi supérieure de l'urètre spongieux, derrière le pli de la fosse naviculaire. **⌣ (VALVULE DE)** *(angl. Guerin's valve).* ☞ ***FOSSE NAVICULAIRE.***

GUÉRISON *s. f. (angl. healing, recovery).* Rétablissement de la santé sans séquelles.

GUILLAIN-ALAJOUANINE (SYNDROME DE) *(angl. Guillain-Alajouanine syndrome).* Syndrome hypothalamique d'origine ischémique associant des troubles cérébelleux controlatéraux, une hémianopsie, une hémiparésie, une hémianesthésie proprioceptive homolatérale.

GUILLAIN-BARRÉ (SYNDROME DE) *(angl. Barré-Guillain syndrome).* Polyradiculonévrite aiguë, inflammatoire et démyélinisante, symétrique et extensive avec dissociation albumino-cytologique du LCR ; la mort peut survenir par atteinte bulbaire, sinon la guérison est définitive. L'étiologie en est variable : atteinte virale, infectieuse ou désordre immunitaire. SYN. ***POLYRADICULONÉVRITE AIGUË.***

GUINÉE (VER DE) *(angl. Guinea worm). Dracunculus medinensis* ou *Filaria medinensis.* ☞ ***FILAIRE DE MÉDINE.***

GULOSE *s. m. (angl. gulose).* Monosaccharide isomère du glucose.

GUNN ⌣ (PHÉNOMÈNE DE) *(angl. Gunn's phenomenon).* Élévation synergique de la paupière supérieure lors de l'ouverture de la bouche en cas de ptosis congénital. **⌣ (SIGNE DE)** *(angl. Gunn's sign).* À l'examen du fond d'œil, impossibilité de discerner le trajet d'une veine rétinienne à partir du point où elle est croisée par une artère, comme si elle était écrasée par cette dernière. C'est un signe inconstant d'hypertension artérielle chronique.

GÜNTHER (MALADIE DE) *(angl. Günther's disease).* ☞ ***PORPHYRIE ÉRYTHROPOÏÉTIQUE CONGÉNITALE.***

GUSSENBAUER ⌣ (CLAMP DE) *(angl. Gussenbauer's clamp).* Tige métallique permettant de rapprocher les fragments d'un os fracturé.

⇔ **(OPÉRATION DE)** *(angl. Gussenbauer's operation).* Traitement chirurgical d'une stricture œsophagienne par incision de l'œsophage en amont de la stricture.

GUSTATION *s. f. (angl. gustation).* **1.** Sens du goût. **2.** Exercice du goût.

GUSTOMÉTRIE *s. f. (angl. gustometry).* Appréciation de l'intensité des sensations gustatives et, en particulier, distinction entre diverses saveurs.

GUTHRIE (TEST DE) *(angl. Guthrie's test).* Épreuve utilisée pour le diagnostic de l'oligophrénie phénylpyruvique du nouveau-né.

GUTHRIE-EMERY (SYNDROME DE) *(angl. Guthrie-Emery syndrome).* Syndrome dû à une tumeur cortico-surrénale et caractérisé par une pseudo-puberté, une macrogénitosomie et un hirsutisme.

GUTTA-PERCHA *s. f. (angl. gutta-percha).* Suc d'un arbre sapotacé du genre *Palaquium*, originaire de Sumatra. Grâce à sa souplesse, à sa malléabilité et à sa conservation indéfinie, on l'utilise dans la fabrication de sondes et pessaires et dans la préparation de bandages orthopédiques.

GUTTURAL *adj. (angl. guttural).* **1.** Relatif au gosier. **2.** Se dit d'un son prononcé du gosier.

GUTTUROPHONIE *s. f. (angl. gutturophony).* Voix à timbre guttural.

GUYON ⇔ **(AMPUTATION DE)** *(angl. Guyon's amputation).* Amputation sus-malléolaire du pied. ⇔ **(ÉPREUVE DES TROIS VERRES DE)** *(angl. Guyon's test).* Épreuve clinique destinée à déterminer le point de départ d'une hématurie. Elle consiste à faire uriner le patient successivement dans trois verres. Si le sang colore surtout l'urine du premier verre, l'hémorragie provient de l'urètre ; si le sang colore surtout l'urine du troisième verre, il s'agit d'une hémorragie vésicale ; si le sang colore uniformément l'urine des trois verres, il s'agit d'une hémorragie d'origine rénale. L'intérêt de cette épreuve est limité par le fait qu'une hématurie abondante colore uniformément l'urine, du début à la fin de la miction. ⇔ **(SIGNE DE)** *(angl. Guyon's sign).* Ballottement du rein flottant, perçu à la palpation bimanuelle.

GYMNASTIQUE *s. f. (angl. gymnastics).* Exercice musculaire systématique, général ou partiel. ⇔ **MÉDICALE** *(angl. medical —).* Exercices musculaires actifs ou passifs appliqués à un objectif thérapeutique déterminé. ⇔ **OCULAIRE** *(angl. ocular —).* Exercices systématiques des muscles de l'œil destinés à améliorer leur fonctionnement. ⇔ **SUÉDOISE** *(angl. Swedish —).* Type de gymnastique éducative se fondant sur la périodicité des mouvements, qui sont peu intenses et continus, et accompagnés d'exercices respiratoires.

GYMNO- *(angl. gymno-).* Préfixe d'origine grecque signifiant nu.

GYMNOPLASTE *s. m. (angl. gymnoplast).* Masse de protoplasme dépourvue d'enveloppe.

GYMNOSPORE *s. f. (angl. gymnospore).* Spore dépourvue d'enveloppe protectrice.

GYN-, GYNO-, GYNÉCO- *(angl. gyn-, gyno-, gyneco).* Préfixes d'origine grecque indiquant une relation avec le sexe féminin.

GYNANDRIE *s. f. (angl. gynandria).* Pseudo-hermaphrodisme partiel chez la femme qui, tout en étant de sexe féminin par ses caractères génétiques et gonadiques, présente certains caractères sexuels secondaires masculins. SYN. ***GYNANTHROPIE.***

GYNANDROMORPHISME *s. m. (angl. gynandromorphism).* ☞ ***HERMAPHRODISME.***

GYNANTHROPIE *s. f. (angl. gynanthropia).* ☞ ***GYNANDRIE.***

GYNATRÉSIE *s. f. (angl. gynatresia).* Atrésie du canal génital féminin, en particulier du vagin ou du col de l'utérus.

GYNÉCOLOGIE *s. f. (angl. gynecology).* Branche de la médecine qui traite des maladies de l'appareil génital de la femme, y compris les seins.

GYNÉCOLOGUE *s. m. (angl. gynecologist).* Spécialiste en gynécologie.

GYNÉCOMASTIE *s. f. (angl. gynecomasty).* Hypertrophie des glandes mammaires chez l'homme.

GYNÉCOPATHIE *s. f. (angl. gynecopathy).* Terme général désignant les affections des organes génitaux de la femme.

GYNÉPHOBIE *s. f. (angl. gynephobia).* Crainte morbide de la société des femmes.

GYNOGENÈSE *s. f. (angl. gynogenesis).* Développement d'un élément sexuel qui ne contient que des chromosomes de la mère.

GYNOÏDE *adj. (angl. gynoid).* Se dit d'un individu mâle qui présente certains caractères de type féminin.

GYPSOSE *s. f.* Pneumoconiose due à l'inhalation de poussières de gypse.

GYRASE *s. f. (angl. gyrase).* Topoisomérase bactérienne catalysant le désenroulement de la double hélice de l'ADN.

GYRENCÉPHALE *adj. (angl. gyrencephalic).* Qui a le cerveau marqué de gyrus. S'oppose à lissencéphale.

GYRUS *s. m. (NA. gyrus). (angl. gyrus).* Région de la surface d'un hémisphère cérébral qui est délimitée par des sillons. SYN. ***CIRCONVOLUTION.*** ⇔ **CINGULI** ☞ ***CINGULUM (GYRUS DU).*** ⇔ **DE L'HIPPOCAMPE** ☞ ***GYRUS PARA-HIPPOCAMPAL.*** ⇔ **FORNICATUS** *(NA. — fornicatus). (angl. — fornicatus).* Partie médiale du cortex cérébral comprenant le gyrus du cingulum et le gyrus parahippocampal. ⇔ **FRONTAL INFÉRIEUR** *(NA. — frontalis inferior). (angl. inferior frontal —).* Gyrus du lobe frontal situé au-dessous du sillon frontal inférieur, en avant du sillon précentral et au-dessus du sillon latéral. ⇔ **FRONTAL MOYEN** *(NA. — frontalis medialis). (angl. medial fron-*

tal —). Gyrus du lobe frontal situé entre les sillons frontaux supérieur et inférieur, et qui se continue par la partie orbitaire du gyrus frontal inférieur. ◇ **FRONTAL SUPÉRIEUR** *(NA. — frontalis superior). (angl. superior frontal —).* Gyrus du lobe frontal situé au-dessus du sillon frontal supérieur. ◇ **LINGUAL** *(NA. — lingualis). (angl. lingual —).* Gyrus situé sur la face inférieure du lobe occipital et qui se continue en avant par le gyrus para-hippocampal. ◇ **OCCIPITO-TEMPORAL LATÉRAL** *(NA. — occipitotemporalis lateralis). (angl. lateral occipito-temporal —).* Partie latérale d'un gyrus de la face inférieure de l'hémisphère cérébral. ◇ **OCCIPITO-TEMPORAL MÉDIAL** *(NA. — occipitotemporalis medialis). (angl. medial occipito-temporal —).* Partie moyenne d'un gyrus de la face inférieure de l'hémisphère cérébral. ◇ **ORBITAIRE** *(angl. orbital —).* Chacun des segments orbitaires du lobe frontal. ◇ **PARA-HIPPOCAMPAL** *(NA. — parahippocampalis). (angl. parahippocampal —).* Le plus interne des gyrus temporaux, situé sur la face inférieure du lobe. ◇ **POSTCENTRAL** *(NA. — postcentralis). (angl. poscentral —).* Gyrus du lobe pariétal compris entre le sillon central et le sillon postcentral. ◇ **PRÉCENTRAL** *(NA. — precentralis). (angl. precentral —).* Gyrus du lobe frontal compris entre les sillons centraux et précentraux. ◇ **TEMPORAL INFÉRIEUR** *(angl. inferior temporal —).* Gyrus situé à la partie inférieure de la face externe du lobe temporal, le long du bord inférieur de l'hémisphère cérébral, et qui s'étend sur sa face inférieure. ◇ **TEMPORAL MOYEN** *(NA. — temporalis medius). (angl. middle temporal —).* Gyrus situé à la partie moyenne de la face externe du lobe temporal, entre les deux sillons temporaux. ◇ **TEMPORAL SUPÉRIEUR** *(NA. — temporalis superior). (angl. superior temporal —).* Gyrus situé à la partie supérieure de la face externe du lobe temporal. Il est limité en haut par le sillon central et en bas par le sillon temporal supérieur. ◇ **TEMPORAL TRANSVERSE** *(angl. transverse temporal —).* Partie moyenne du versant supérieur du gyrus temporal supérieur, qui regarde l'insula.

H

H *(angl. H).* **1.** Symbole chimique de l'hydrogène. **2.** Symbole du henry. ◇ **(SUBSTANCE)** ☞ ***SUBSTANCE H.***

H+ *(angl. H+).* Symbole de l'ion hydrogène.

HAAB (RÉFLEXE DE) *(angl. Haab's reflex).* Contraction pupillaire bilatérale se produisant lorsque le sujet fixe une source lumineuse très faible ou pense à la lumière.

HAAB-DIMMER (DYSTROPHIE CORNÉENNE DE) *(angl. lattice dystrophy of cornea).* Affection cornéenne héréditaire à transmission autosomique dominante présentant un aspect grillagé associé à une baisse progressive de la vision et des ulcérations cornéennes.

HABENULA *s. f. (NA. habenula). (angl. habenula).* Chacun des deux cordons de substance blanche émanant de part et d'autre du corps pinéal. ◇ **(TRIGONE DE L')** *(NA. trigonum habenulae). (angl. habenular trigonium).* Espace triangulaire du thalamus, entre l'habenula et le pulvinar.

HABITAT *s. m. (angl. habitat).* Ensemble local de conditions géophysiques dans lesquelles se développe la vie d'une espèce ou d'une communauté animale ou végétale.

HABITUATION *s. f. (angl. habituation).* Adaptation graduelle avec diminution progressive de la réponse à un stimulus.

HABITUS *s. m. (angl. habitus).* Aspect général du corps, reflétant l'état de santé d'un sujet. ◇ **PYCNIQUE** *(angl. pycnic —).* Constitution forte, à corps épais. SYN. ***TYPE PYCNIQUE.***

HABRONÉMOSE *s. f. (angl. habronemiasis).* Affection cutanée et oculaire équine due à un nématode du genre *Habronema.*

HACEK (groupe) *(angl. HACEK group).* Acronyme de *Haemophilus aphrophilus, Actinobacillus actinomycemcomitans, Cardiobacterium hominis, Eikinella corrodens* et *Kingella kingae.* Il désigne ce groupe de cinq espèces de bacilles à Gram négatif, à culture lente et qui peuvent être en cause dans des endocardites bactériennes à hémocultures négatives.

HACHISCH *s. m. (angl. hashish).* ☞ ***CHANVRE.***

HACHISCHISME *s. m. (angl. hashish addiction).* Intoxication, aiguë ou chronique, par le haschisch.

HACKER (OPÉRATION DE VON) *(angl. Hacker's operation).* Traitement des sténoses du pylore par une gastrojéjunostomie transmésocolique postérieure.

HADJU ET CHENEY (SYNDROME DE) *(angl. Hadju-Cheney syndrome).* Acro-ostéolyse des phalanges distales associée à une ostéoporose et à des déformations du crâne.

HAECKEL (LOI DE) *(angl. Haeckel's law).* Le développement d'un organisme depuis le stade de l'ovule reproduit les formes successives de l'espèce animale au cours de son évolution. SYN. ***LOI BIOGÉNÉTIQUE.***

HAEMADIPSA Genre de sangsues terrestres caractéristiques des tropiques.

HAEMAGOGUS Genre de moustiques (famille des Culicidés) dont certaines espèces sont des vecteurs de la fièvre jaune dans les régions tropicales d'Amérique Centrale et du Sud.

HAEMAPHYSALIS Genre de tiques ; l'espèce *H. leachi* est la tique commune du sud de l'Afrique, responsable de la transmission de *Babesia canis* ; l'espèce *H. leporis-palustris,* ou tique des lapins, transmet la fièvre pourprée des Montagnes Rocheuses.

HAEMATOBIA Genre de diptères de la famille des Muscidés, auquel appartient l'espèce *H. irritans,* qui pique les bovins.

HAEMATOPINUS Genre d'insectes anoploures, qui infestent certains animaux et dont les espèces les plus importantes sont : *H. asini* (parasite du cheval), *H. eurysternus* (parasite des bovins) et *H. suis* (parasite du porc).

HAEMENTERIA Genre de sangsues que l'on emploie en thérapeutique en Amérique Centrale et en Amérique du Sud.

HAEMOGREGARINA Genre de protozoaires vermiculaires vivant dans les hématies des vertébrés à sang froid.

HAEMOPHILUS Genre bactérien, appartenant à la famille des *Pasteurellaceae.* Ce sont des bacilles à Gram négatif, polymorphes, aérobies ou anaérobies facultatifs, immobiles, poussant sur des milieux au sang (d'où leur nom). ◇ ***AEGYPTIUS*** Agent responsable de conjonctivites aiguës ou subaiguës dans les pays tropicaux. SYN. ***BACILLE DE KOCH-WEEKS, HAEMOPHILUS CONJUNCTIVITIDIS.*** ◇ ***APHTROPHILUS, HAEMOLYTICUS, PARAINFLUENZAE*** Espèces qui sont considérées comme des agents occasionnels d'affections respiratoires, d'endocardites bactériennes subaiguës, d'ostéomyélites, d'abcès cérébraux, etc. ◇ ***DUCREYI*** Agent responsable du chancre mou. SYN. ***BACILLE DE DUCREY.***

⬭ ***INFLUENZAE*** Agent responsable d'affections respiratoires, de sinusites, de méningites et d'épiglottites obstructives chez les jeunes enfants. SYN. ***BACILLE DE PFEIFFER.***

HAEMOSPORIDIA ☞ ***HÉMOSPORIDIES.***

HAENEL (SIGNE DE) *(angl. Haenel's sign).* Absence de douleur à la compression des globes oculaires dans le tabès dorsal.

HAFF (MALADIE DU) *(angl. Haff disease).* Maladie épidémique répandue chez les pêcheurs du Haff (fleuve se jetant dans la Baltique), caractérisée par des douleurs des membres, de l'asthénie et une hémoglobinurie. Elle est due à une pollution arsénicale des eaux du golfe.

HAFNIA Genre de bactéries de la famille des *Enterobacteriaceae.* Ce sont des bacilles à Gram négatif, aérobies ou anaérobies facultatifs, saprophytes de l'appareil digestif de l'homme et d'autres vertébrés. Ils sont parfois responsables d'infections urinaires et de septicémies.

HAFNIUM *s. m. (angl. hafnium).* Élément métallique rare, de numéro atomique 72, de masse atomique 178,49. Symbole : Hf.

HAGEDORN (AIGUILLE DE) *(angl. Hagedorn needle).* Aiguille à suture, aplatie, à chas large et bord tranchant à son extrémité.

HAGEMAN ⬭ **(FACTEUR)** *(angl. Hageman's factor).* ☞ ***FACTEUR DE COAGULATION.*** ⬭ **(MALADIE DE)** *(angl. Hageman's disease).* Déficit en facteur Hageman (facteur XII) dans le plasma, le sérum et les tissus. Affection latente, non hémorragique, reconnue par le laboratoire et caractérisée par l'allongement du temps de coagulation.

HAGLUND (SYNDROME DE) *(angl. Haglund's disease).* Inflammation douloureuse du talon due à une exostose de la tubérosité postérieure du calcanéus. SYN. ***BURSITE RÉTROACHILLÉENNE.***

HAGNER ⬭ **(BALLON DE)** *(angl. Hagner hemostatic bag).* Ballon gonflable en caoutchouc, introduit par l'urètre pour prévenir les hémorragies consécutives à la prostatectomie. ⬭ **(OPÉRATION DE)** *(angl. Hagner's operation).* Drainage d'une épididymite aiguë par incision de l'épididyme.

HAHN ⬭ **(CANULE DE)** *(angl. Hahn's cannula).* Canule de trachéotomie, munie d'une collerette en éponge assurant son adhésion aux parois de la trachée. ⬭ **(OPÉRATION DE)** *(angl. Hahn's operation).* Incision d'une sténose du cardia ou du pylore après gastrostomie. ⬭ **(SIGNE DE)** *(angl. Hahn's sign).* Mouvements continus de rotation de la tête observés chez les enfants atteints d'affections cérébelleuses.

HAHNEMANN (SAMUEL FRIEDRICH CHRISTIAN) Médecin allemand (1755-1843), fondateur de l'homéopathie.

HAHNEMANNISME *(angl. hahnemannism).* ☞ ***HOMÉOPATHIE.***

HAILEY-HAILEY (MALADIE DE) *(angl. Hailey-Hailey disease).* ☞ ***PEMPHIGUS BÉNIN CHRONIQUE FAMILIAL.***

HAKIM (SYNDROME DE) *(angl. Hakim's syndrome).* Hydrocéphalie à pression normale avec trouble de la marche et démence. Elle peut être améliorée par dérivation du liquide céphalorachidien.

HALBAN (SYNDROME DE) *(angl. Halban's syndrome).* Persistance d'un corps jaune kystique avec aménorrhée qui simule une grossesse extra-utérine, l'utérus restant normal.

HALDANE (CHAMBRE DE) *(angl. Haldane's chamber).* Chambre hermétiquement fermée permettant d'étudier le métabolisme chez l'animal.

HALEINE *s. f. (angl. breath).* Mélange gazeux qui sort des poumons pendant l'expiration. ⬭ **ACÉTONIQUE** *(angl. acetonic halitus).* Haleine qui sent l'acétone ou les fruits, caractéristique de l'acétonémie.

HALÈTEMENT *s. m. (angl. panting).* Difficulté respiratoire, respiration précipitée et saccadée.

HALISTÉRÈSE *s. f. (angl. halisteresis).* Ostéomalacie.

HALITOSE *s. f. (angl. halitosis).* Mauvaise haleine.

HALL (SIGNE DE) *(angl. Hall's sign).* Choc diastolique trachéal parfois perçu dans l'anévrysme de l'aorte.

HALLÉ (POINT DE) *(angl. Hallé's point).* Point d'intersection entre une ligne horizontale tracée entre les deux épines iliaques antérieures et supérieures et une ligne verticale tracée depuis l'épine du pubis. Il correspond au point où l'uretère traverse le détroit supérieur du bassin.

HALLER ⬭ **(ANSE DE)** *(angl. Haller's ansa).* Filet anastomotique entre le nerf facial et le ganglion inférieur du nerf glossopharyngien. ⬭ **(CERCLE DE)** ☞ ***CERCLE ARTÉRIEL DU NERF OPTIQUE.*** ⬭ **(CERCLE VEINEUX DE)** *(angl. venous ring of Haller).* Réseau veineux superficiel au niveau de l'aréole du sein. ⬭ **(CÔNES DE)** ☞ ***LOBULE ÉPIDIDYMAIRE.*** ⬭ **(ISTHME DE)** *(NA. fretum Hallieri). (angl. Haller's isthmus).* Rétrécissement entre les atria et les ventricules du cœur de l'embryon. ⬭ **(RÉSEAU DE)** ☞ ***RÉSEAU TESTICULAIRE.*** ⬭ **(VAS ABERRANS DE)** *(angl. vas aberrans of Haller).* Le plus important et le plus constant des vasa aberrantia de l'épididyme.

HALLERMANN-STREIFF-FRANÇOIS (SYNDROME DE) *(angl. Hallermann-Streiff-François syndrome).* Dyscéphalie avec tête d'oiseau et anomalies dentaires, nanisme, hypotrichose, atrophie cutanée, microphtalmie et cataracte congénitale. SYN. ***SYNDROME DYSCÉPHALIQUE DE FRANÇOIS, NANISME À TÊTE D'OISEAU.***

HALLERVORDEN-SPATZ (MALADIE DE) *(angl. Hallervorden-Spatz disease).* Dégénérescence du globus pallidus et du locus niger, à transmission autosomique récessive, débutant dans l'enfance et associant choréo-athétose, retard mental et troubles psychiques. Cette affection est due à une surcharge en fer des noyaux lenticulaires.

HALLOMÉGALIE *(angl. hallomegaly).* Hypertrophie de l'hallux.

HALLOPEAU (MALADIE DE) *(angl. Hallopeau's acrodermatitis).* **1.** ☞ ***PYODERMITE VÉGÉTANTE.*** **2.** ☞ ***ACRODERMATITE CONTINUE DE HALLOPEAU.*** **3.** ☞ ***LICHEN ATROPHIQUE ET SCLÉREUX.***

HALLUCINATION *s. f. (angl. hallucination).* Perception sans objet ; altération sensorielle dans tous les domaines (visuel, olfactif, auditif, etc.). Les hallucinations s'observent dans les états confuso-oniriques toxiques, l'épilepsie temporale, la psychose hallucinatoire et la schizophrénie. ~ **AUDITIVE** *(angl. auditory —).* Perception imaginaire d'un son. ~ **CÉNESTHÉSIQUE** *(angl. kinesthetic —).* Perception fausse d'un mouvement musculaire. ~ **CONSCIENTE** *(angl. hallucinosis).* Perception sans objet chez un sujet ayant conscience de son caractère pathologique. ☞ ***HALLUCINOSE.*** ~ **GUSTATIVE** *(angl. gustatory —).* Perception sans objet du goût. ~ **HYPNAGOGIQUE** *(angl. hypnagogic imagery).* Hallucination dans le champ psychosensoriel au cours de l'endormissement. ~ **HYPNOPOMPIQUE** *(angl. hypnopompic imagery).* Perception erronée survenant avant le réveil complet. ~ **LILLIPUTIENNE** *(angl. lilliputian —).* Hallucination visuelle dans laquelle les choses ou les personnes apparaissent plus petites que leur taille normale. ~ **MUTISENSORIELLE** *(angl. multisensorial —).* Hallucination qui touche plusieurs sens à la fois. ~ **ONIRIQUE** *(angl. oneirism).* Hallucination qui se produit pendant le sommeil, se présentant comme un rêve, à laquelle le sujet adhère et participe. ~ **SPÉCULAIRE** *(angl. autoscopy).* Perception sans objet par le sujet de son double. ~ **TACTILE** *(angl. tactile —).* Perception tactile erronée. ~ **VISUELLE** *(angl. visual —).* Perception visuelle erronée.

HALLUCINOGÈNE *s. m. (angl. hallucinogenic drug).* Agent capable de provoquer des hallucinations. Il s'agit du LSD, de la mescaline et de la psylocibine.

HALLUCINOSE *s. f. (angl. hallucinosis).* Perception sensorielle sans objet dans le champ visuel ou auditif, reconnue par le sujet comme pathologique ou irréelle. ~ **PÉDONCULAIRE** *(angl. peduncular —).* Syndrome observé dans des lésions de la calotte pédonculaire, au cours desquelles le sujet perçoit des images colorées d'objets, d'animaux ou de personnes, avec un état d'obnubilation modérée.

HALLUX *s. m. (NA. hallux). (angl. hallux).* Le gros orteil. ~ **FLEXUS** *(angl. — flexus).* Déformation en flexion de la métatarso-phalangienne de l'hallux. ~ **MALLEUS** *(angl. hammer toe).* Hallux en forme de marteau. ~ **RIGIDUS** *(angl. — rigidus).* Limitation de la flexion-extension de l'hallux, due en général à une arthrose de l'articulation métatarso-phalangienne. ~ **VALGUS** *(angl. — valgus).* Abduction permanente de l'hallux qui croise les autres doigts de pied par au-dessus ou par en dessous. ~ **VARUS** *(angl. — varus).* Déviation de l'hallux en dedans qui se trouve ainsi écarté des autres doigts de pied.

HALO GLAUCOMATEUX *(angl. glaucomatous halo).* Anneau blanchâtre observé autour de la papille dans le glaucome.

HALOGÈNE *s. m. (angl. halogen).* Chacun des éléments chimiques du groupe constitué par le fluor, le chlore, le brome et l'iode.

HALOGÉNIDE *s. f. (angl. halodermia).* Éruption allergique cutanée provoquée par les halogènes.

HALOÏDE *adj. (angl. haloid).* Se dit des sels résultant de la combinaison d'un halogène avec un métal.

HALOPÉRIDOL *s. m. (angl. haloperidol).* ☞ ***BUTYROPHÉNONE.***

HALOPHILE *adj. (angl. halophile).* Qui a une affinité pour les halogènes et leurs sels.

HALOTHANE *s. m. (angl. halothane).* Anesthésique volatil aussi puissant que le chloroforme, mais moins toxique. L'inhalation de ses vapeurs n'est pas irritante et l'anesthésie qu'il provoque est facilement réversible.

HALPIN (OPÉRATION DE) *(angl. Halpin's operation).* Technique d'excision de la glande lacrymale en pratiquant une incision incurvée au milieu du sourcil.

HALSTED ~ **(OPÉRATIONS DE)** *(angl. Halsted's operations).* **1.** Technique de cure radicale d'une hernie inguinale, comportant la suture du cordon spermatique sous la peau. **2.** Traitement radical du cancer du sein par amputation large de la glande mammaire avec ablation des muscles pectoraux et des ganglions axillaires. ~ **(PINCE DE)** *(angl. Halsted's pliers).* Pince hémostatique fine et pointue pour les petits vaisseaux. ~ **(POINT DE)** *(angl. Halsted's suture).* Variété de suture intestinale semblable au point du matelassier.

HALZOUN *s. m. (angl. halzoun).* Nom indigène d'une maladie observée en Syrie, due à la migration de larves de *Linguatula serrata* ; elle est localisée à la muqueuse pharyngée et est caractérisée par des bourdonnements d'oreilles, une tension auriculaire, une dysphagie et une dyspnée.

HAM-DACIE (TEST DE) *(angl. Ham's test).* Recherche d'hémolyse en milieu acide, en présence de complément, permettant la mise en évidence d'anticorps incomplets provoquant l'hémolyse et la sensibilité des hématies à l'acidose. Anciennement utilisé pour le diagnostic de l'hémoglobinurie paroxystique nocturne.

HAMARTOME *s. m. (angl. hamartoma).* **1.** Tumeur constituée par un mélange anormal (de par les proportions ou la disposition) des éléments constitutifs d'un tissu. SYN. ***DYSEMBRYOPLASIE.*** **2.** Nom donné à toute tumeur nævoïde résultant de l'hyperplasie ou de l'hypoplasie des éléments normaux de la peau, sans présence de cellules næviques, ainsi qu'à d'autres tumeurs dérivées de cellules embryonnaires.

HAMATUM (OS) *(NA. hamatum). (angl. os hamatum, uncinate bone).* Os unciforme ou quatrième os de la seconde rangée du carpe. SYN. ***OS CROCHU.*** ☞ ***ATLAS ANATOMIQUE DES OS EN ANNEXE.***

HAMBOURG (MALADIE DE) *(angl. enteritis necroticans).* Entérite aiguë nécrosante due à *Clostridium perfringens*, d'évolution presque toujours mortelle.

HAMBURGER (PHÉNOMÈNES DE) *(angl. Hamburger's interchanges).* **1.** Hémolyse des érythrocytes normaux lorsque ceux-ci sont placés dans une solution hypotonique. **2.** Échange à travers la membrane érythrocytaire d'ions Cl^- et CO_3H^-.

HAMMAN (SIGNE DE) *(angl. Hamman's sign).* Crépitement précordial, rythmée par les battements cardiaques, en cas d'emphysème médiastinal.

HAMMAN-RICH (MALADIE DE) *(angl. Hamman-Rich disease).* Fibrose pulmonaire interstitielle qui apparaît vers 40 ans et qui évolue rapidement vers la mort par insuffisance respiratoire.

HAMOLSKY (TEST DE) Épreuve pour l'évaluation de la fonction thyroïdienne fondée sur l'étude de la fixation de la triiodothyronine marquée à l'iode radioactif. N'est plus utilisé.

HAMSTER *s. m. (angl. hamster).* Rongeur *(Cricetus cricetus)* de la famille des Muridés, utilisé comme animal de laboratoire.

HANCHE *s. f. (NA. coxa). (angl. hip).* Région unissant la cuisse au pelvis, dont le centre est occupé par l'articulation coxofémorale. Elle comprend les parties molles des régions inguinocrurale (en avant), fessière (en arrière) et obturatrice ou ischiopubienne (du côté interne). ~ **À RESSORT** *(angl. snapping —).* Anomalie caractérisée par un grand trochanter anormalement saillant, qui accroche le fascia lata lors de certains mouvements de la hanche, ce qui détermine un claquement sec. SYN. ***PERRIN-FERRATON (MALADIE DE), MALADIE DE MOREL-LAVALLÉE.*** ~ **(ARTICULATION DE LA)** *(NA. articulatio coxae). (angl. hip-joint).* Articulation coxofémorale (entre la fosse acétabulaire et la tête du fémur).

HANCOCK ~ **(AMPUTATION DE)** *(angl. Hancock's amputation).* Variante de l'amputation de Pirogoff, avec conservation d'une partie du talus dans le lambeau antérieur et sa mise en contact avec la surface de section calcanéenne. ~ **(VALVULE DE)** *(angl. Hancock's valvular prothesis).* Bioprothèse de valves aortiques de porc ; hétérogreffe destinée au remplacement des valves humaines.

HANDLEY ~ **(MÉTHODE DE)** *(angl. Handley's method).* Traitement de l'éléphantiasis par insertion de longs fils de soie dans les tissus souscutanés. ~ **(OPÉRATION DE)** *(angl. Handley's operation).* Opération visant à corriger la stase lymphatique du bras après mammectomie et curage axillaire pour cancer du sein.

HAND-ROWLAND (MALADIE DE) *(angl. Hand's syndrome).* SYN. ***HAND-SCHÜLLER-CHRISTIAN (MALADIE DE).***

HAND-SCHÜLLER-CHRISTIAN (MALADIE DE) *(angl. Hand-Schüller-Christian disease).* Forme généralisée de l'histiocytose X, touchant les jeunes enfants ; cette affection associe des lacunes des os du crâne, une hépato-spénomégalie, un diabète insipide avec nanisme. Il existe une surcharge en cholestérol des histiocytes. ☞ ***HISTIOCYTOSE X.***

HANNOVER (CANAL DE) *(angl. Hannover's canal).* Canal artificiel entre les fibres antérieures et postérieures de la zonule du cristallin, produit par l'injection d'une substance quelconque.

HANOT (MALADIE DE) *(angl. primary biliary cirrhosis).* Cirrhose biliaire primitive frappant surtout la femme associant ictère chronique, hépatosplénomégalie, prurit intense et augmentation importante du cholestérol et des phosphotases alcalines. Cette affection est caractérisée histologiquement par une destruction des canaux biliaires interlobulaires avec infiltrats inflammatoires évoluant vers la fibrose. Il s'agit d'une affection auto-immune avec présence d'anticorps antimitochondries. Le traitement par l'acide ursodésoxycholique semble donner de bons résultats.

HANOT-CHAUFFARD (SYNDROME DE) *(angl. Hanot-Chauffard syndrome).* Cirrhose hypertrophique avec pigmentation et diabète sucré. ☞ ***HÉMOCHROMATOSE PRIMITIVE.***

HANOT-MACMAHON-TANHAUSER (SYNDROME DE) *(angl. primary biliary cirrhosis).* Variété de cirrhose biliaire primitive par cholestase intrahépatique chronique, avec xanthomatose et hyperlipémie. SYN. ***CIRRHOSE BILIAIRE XANTHOMATEUSE.***

HANOT-RÖSSLE (MALADIE DE) *(angl. primary non obstructive biliary cirrhosis).* Cirrhose biliaire par cholestase intrahépatique, compliquant une cholangite diffuse non oblitérante.

HANSEN ~ **(BACILLE DE)** *(angl. Hansen's bacillus).* ☞ ***MYCOBACTERIUM LEPRAE.*** ~ **(MALADIE DE)** *(angl. Hansen's disease).* ☞ ***LÈPRE.***

HANTAVIRUS Virus responsables de plusieurs variétés de fièvres hémorragiques avec insuffisance rénale de la famille des *Bunyaviridae.*

HAPLOBACTÉRIE *s. f. (angl. haplobacteria).* Bactérie dépourvue de filaments.

HAPLODONTE *adj. (angl. haplodont).* Qui possède des dents dont la couronne est plate.

HAPLOÏDE *(angl. haploid).* **1.** *adj.* Qui possède un seul lot de n chromosomes, à la différence du nombre diploïde ou complet (2n) de chromosomes présent dans les cellules somatiques normales. Chez l'homme, le nombre haploïde est de 23 chromosomes. **2.** *s. m.* Individu ou cellule qui présente cette caractéristique.

HAPLONTE *s. m. (angl. haploid).* Organisme haploïde.

HAPLOPHASE *s. f. (angl. haplophase).* Phase haploïde dans le cycle évolutif des organismes.

HAPLOPIE *s. f. (angl. haplopia).* Vision normale, par opposition à diplopie.

HAPLOSCOPE *s. m. (angl. haploscope).* Instrument permettant d'étudier les différents degrés de convergence des axes visuels.

HAPLOTYPE *s. m. (angl. haplotype).* **1.** Assortiment d'allèles à des locus différents d'un même chromosome. **2.** Moitié du génotype, d'origine maternelle ou paternelle.

HAPT-, HAPTO- *(angl. hapto-).* Préfixes d'origine grecque signifiant toucher.

HAPTÈNE *s. m. (angl. hapten).* Petite molécule pouvant agir comme épitope mais non induire à elle seule la formation d'anticorps. C'est seulement combiné à une autre molécule appelée alors «porteur» que l'haptène acquiert un pouvoir antigénique.

HAPTOGLOBINE *s. f. (angl. haptoglobin).* Glycoprotéine du groupe des α_2-globulines ayant la propriété de se combiner avec l'hémoglobine. Sa concentration plasmatique est effondrée en cas d'hémolyse et élevée en cas de syndrome inflammatoire. SYN. ***SÉROMUCOÏDE A2.***

HAPTOMÈTRE *s. m. (angl. haptometer).* ☞ ***ESTHÉSIOMÈTRE.***

HARADA (MALADIE DE) ☞ ***VOGT-KOYANAGI (SYNDROME DE).***

HARARA *s. m. (angl. harara).* Réaction allergique cutanée à la piqûre d'un insecte, *Phlebotomus papatasii*, observée au Moyen-Orient.

HARE (SYNDROME DE) *(angl. Hare's syndrome).* ☞ ***PANCOAST-TOBIAS (SYNDROME DE).***

HARGRAVES (CELLULE DE) *(angl. LE cell).* ☞ ***CELLULE LE.***

HARLEY (MALADIE DE) *(angl. paroxysmal cold hemoglobinuria).* ☞ ***HÉMOGLOBINURIE PAROXYSTIQUE A FRIGORE.***

HARRIS (SYNDROME DE) *(angl. Harris' syndrome).* Syndrome hypoglycémique avec hyperinsulinisme organique, caractérisé par des manifestations nerveuses et une hypoglycémie avec rémission après injection de glucose intraveineux. Il est dû à une hyperplasie ou à un adénome (insulinome) des îlots de Langerhans.

HARTLEY-KRAUSE (OPÉRATION DE) *(angl. Hartley-Krause operation).* Résection du ganglion trigéminal et de la racine sensitive du nerf dans la névralgie du trijumeau.

HARTMANN ◇ **(INCISION DE)** *(angl. Hartmann's incision).* Incision oblique, suivant le rebord costal droit, pour l'abord des voies biliaires. ◇ **(OPÉRATION DE)** *(angl. Hartmann's procedure).* Résection d'un segment colique plus ou moins étendu du côlon gauche et rectum avec fermeture et abandon du bout rectal distal et abouchement du bout colique proximal à la peau en colostomie terminale. ◇ **(POCHE DE)** *(angl. Hartmann's pouch).* Dilatation sacciforme anormale du bassinet de la vésicule biliaire au niveau de sa jonction avec le canal cystique.

HARTMANNELLA Genre de protozoaires de la classe des Rhizopodes ; ce sont des amibes libres, exceptionnellement responsables de méningites aiguës. Ce genre est confondu par la plupart des auteurs avec le genre *Acanthamoeba.*

HARTNUP (MALADIE DE) *(angl. Hartnup's syndrome).* Dermatose aiguë de type pellagre associée à un syndrome cérébelleux, dont l'origine est un trouble congénital du métabolisme du tryptophane par déficit enzymatique.

HARZER (SIGNE DE) *(angl. Harzer' sign).* Perception, dans l'hypertrophie du ventricule droit, des battements cardiaques à l'épigastre.

HASCHISCH *s. m. (angl. hashish).* ☞ ***CHANVRE.***

HASERICK (TEST DE) *(angl. LE cell phenomenon).* Apparition de cellules de Hargraves dans des leucocytes en présence du sérum d'un malade atteint de lupus érythémateux aigu. Cette réaction témoigne de la présence dans le sérum lupique d'un anticorps antileucocytaire (facteur d'Haserick) ; elle est peu utilisée en pratique de nos jours.

HASHIMOTO (MALADIE DE) *(angl. Hashimoto's disease).* Thyroïdite chronique caractérisée anatomiquement par une infiltration lymphocytaire de la thyroïde et cliniquement par un goitre diffus ferme, avec signes discrets d'insuffisance thyroïdienne. Affection auto-immune avec taux élevé d'anticorps antithyroïdiens parfois familiale. SYN. ***THYROÏDITE DE HASHIMOTO, GOITRE LYMPHOMATEUX DE HASHIMOTO.***

HASNER (VALVULE DE) ☞ ***PLI LACRYMAL.***

HASSALL (CORPUSCULES DE) *(angl. Hassal's corpuscules).* Corpuscules situés dans le thymus, striés de façon concentrique ; restes du tissu épithélial que l'on trouve dans les premières étapes de développement de la glande.

HAUDEK (NICHE DE) *(angl. Haudek's niche).* Saillie du contour radiographique de l'estomac qui indique le cratère d'un ulcère gastrique perforé et bouché avec une bulle d'air au sommet de l'image.

HAUSTRATIONS *s. f. (angl. haustrations).* Images radiographiques des sillons transversaux qui séparent les bosselures du côlon. Leur aspect, leur nombre et leur répartition sont modifiés selon l'état physiologique du côlon.

HAVERHILL (FIÈVRE DE) *(angl. Haverhill fever).* Maladie apparue sous forme épidémique à Haverhill (Massachusetts, États-Unis) en 1926, caractérisée par de la fièvre, des troubles digestifs, une éruption érythémateuse et des manifestations articulaires. C'est une variété de typhus murin due à *Streptobacillus moniliformis.* SYN. ***ÉRYTHÈME ARTHRITIQUE ÉPIDÉMIQUE.***

HAVERS (CANAUX DE) *(NA. canalis nutricius ossis). (angl. haversian canals).* Canaux du tissu osseux compact ; ils s'anastomosent entre eux et contiennent des vaisseaux sanguins et des nerfs. Ils s'ouvrent à la surface de l'os et dans la cavité médullaire.

HAYEM (LIQUIDE DE) *(angl. Hayem's solution).* Liquide conservateur de dilutions, utilisé en hématimétrie.

HAYEM-VON JAKSCH-LUZET (MALADIE DE) *(angl. von Jaksch's anemia).* Anémie infantile pseudoleucémique.

HAYGARTH (NODOSITÉS DE) *(angl. Haygarth's nodes).* Nodules juxta-articulaires formés par des exostoses du périoste et des surfaces articulaires dans la polyarthrite rhumatoïde.

HAYNES (OPÉRATION DE) *(angl. Haynes' operation).* Traitement chirurgical de la méningo-encéphalite purulente par drainage de la grande citerne cérébelleuse.

Hb *(angl. Hb).* Abréviation d'hémoglobine.

HbA1c *(angl. HbA1c).* Abréviation désignant l'hémoglobine glyquée.

HBPM *(angl. LMWH).* Abréviation de héparine de bas poids moléculaire.

HBV Abréviation anglaise pour le virus de l'hépatite B.

hCG Abréviation du terme anglais *human chorionic gonadotrophin.* ☞ ***GONADOTROPHINE.***

HCV Virus de l'hépatite C.

HDL *(angl. HDL).* Abréviation désignant les alpha-lipoprotéines *(high density lipoproteins).*

He *(angl. He).* Symbole chimique de l'hélium.

HEAD (ZONE DE) *(angl. Head's zone).* Aire de sensibilité cutanée en relation avec une affection viscérale.

HEATH (OPÉRATION DE) *(angl. Heath's operation).* Section par voie buccale de la branche ascendante de la mandibule, en cas d'ankylose temporomandibulaire.

HÉBÉPHRÉNIE *s. f. (angl. hebephrenia).* Forme clinique de la démence précoce (schizophrénie) propre aux sujets jeunes, qui se caractérise par discordance, repli, faible activité délirante.

HEBERDEN ◇ **(MALADIE D')** *(angl. angina pectoris).* Angine de poitrine. ◇ **(NODOSITÉS D')** *(angl. Heberden's nodes).* Nodosités dures siégeant sur les articulations interphalangiennes distales, observées dans l'arthrose avec une fréquence toute particulière chez les femmes après la cinquantaine. ◇ **(RHUMATISME DE)** *(angl. arthritis deformans).* Rhumatisme chronique des articulations des doigts, caractérisé par la formation de nodosités et observé dans l'arthrose.

HÉBÉTUDE *s. f. (angl. hebetude).* État d'obnubilation intellectuelle, premier degré de la stupeur, qui s'observe au cours des commotions cérébrales, des épisodes fébriles, des accidents vasculaires cérébraux, et surtout dans les démences.

HÉBOÏDE *adj. (angl. hebephrenic).* Qui rappelle l'hébéphrénie.

HÉBOÏDOPHRÉNIE *s. f.* Forme de schizophrénie à caractère asocial. Son identité est discutée.

HEBRA ◇ **(MALADIE DE)** *(angl. Hebra's pytiriasis).* ☞ ***PITYRIASIS RUBRA PILAIRE.*** ◇ **(PRURIGO DE)** *(angl. Hebra's prurigo).* Prurigo typique qui apparaît généralement au moment de la première dentition et qui se termine fréquemment à la puberté. ◇ **(PURPURA PAPULEUX DE)** *(angl. Hebra's papulous purpura).* Dermatose chronique de l'adulte associant un purpura papuleux et une atteinte de l'état général.

HEBRA-KAPOSI (MALADIE DE) *(angl. Hebra-Kaposi disease).* Impétigo herpétiforme chez les femmes enceintes.

HECHT (RÉACTION DE) *(angl. Hecht's reaction).* Modification de la réaction de Wassermann, fondée sur le fait que le sérum normal est capable de dissoudre dix fois son volume d'une solution de sang de mouton à 2 %.

HECTICITÉ *s. f. (angl. hecticity).* État particulier d'amaigrissement et de cachexie produit par une fièvre hectique (phtisie, septicémie, etc.).

HECTIQUE *adj. (angl. hectic).* Qui est dans un état de maigreur et de faiblesse extrême.

HED Abréviation de dose d'érythème, employée en radiologie (vient de l'allemand *Haut Einheits Dosis*).

HEDBLOM (SYNDROME DE) *(angl. Hedblom's syndrome).* Inflammation du diaphragme avec douleurs à l'inspiration et diminution de la mobilité des coupoles diaphragmatiques.

HÉDONISME *s. m. (angl. hedonism).* Tendance à rechercher le plaisir ; en psychanalyse, caractère de jouissance des fixations de la libido sur les parties du corps qu'elle investit lors du stade du développement de l'enfant (hédonisme oral, anal, génital).

HÉDROCÈLE *s. f. (angl. hedrocele).* Hernie des anses intestinales entraînées par le prolapsus total du rectum.

HEERFORDT (SYNDROME DE) *(angl. Heerfordt's syndrome).* Forme clinique de la sarcoïdose associant uvéite, parotidite et paralysie faciale. SYN. ***FIÈVRE UVÉOPAROTIDIENNE.***

HEFKE-TURNER (SIGNE DE) *(angl. Hefke-Turner sign).* En radiologie, élargissement et modification des contours du foramen obturé, indiquant une atteinte de l'articulation de la hanche.

HEGAR ◇ **(BOUGIES DE)** *(angl. Hegar's dilator).* Ensemble de sondes métalliques de différentes tailles permettant de dilater le col utérin. ◇ **(OPÉRATION DE)** *(angl. Hegar's perineorrhaphy).* Colpo-périnéorraphie postérieure en cas de déchirure incomplète du périnée. ◇ **(SIGNE DE)** *(angl. Hegar's sign).* Ramollissement de l'isthme utérin au début de la grossesse.

HEIDENHAIN ◇ **(BÂTONNETS DE)** *(angl. Heidenhain's rods).* Cellules allongées des tubules rénaux proximaux, constituées par de longues mitochondries filamenteuses. **(LOI DE)** *(angl. Heidenhain's law).* La sécrétion glandulaire implique toujours un changement de structure de la glande sécrétante. **(SYNDROME DE)** *(angl. Heidenhain's syndrome).* Forme amaurotique de la maladie de Creutzfeldt-Jakob.

HEIM ET KREYSIG (SIGNE DE) *(angl. Heim-Kreysig sign).* Rétraction systolique des espaces intercostaux dans la symphyse péricardique.

HEIMLICH (MANŒUVRE DE) *(angl. Heimlich maneuver).* Manœuvre consistant, par la compression violente de la région épigastrique, à chasser brutalement l'air des poumons en cas d'obstruction laryngée accidentelle.

HEINE (OPÉRATION DE) *(angl. Heine's operation).* Ancienne technique de traitement du glaucome par cyclodialyse consistant à décoller le corps ciliaire sur la plus grande superficie possible.

HEINEKE (OPÉRATION DE) *(angl. Heineke colon resection).* Technique de résection du rectum au moyen d'une incision en T, dans le cancer rectal.

HEINEKE-MIKULICZ (OPÉRATION DE) *(angl. Heineke-Mikulicz pyloroplasty).* Pyloroplastie pour sténose pylorique avec incision longitudinale du pylore suivie de sa suture transversale.

HEINE-MEDIN (MALADIE DE) *(angl. Heine-Medin disease).* ☞ ***POLIOMYÉLITE ANTÉRIEURE AIGUË.***

HEINZ (CORPS DE) *(angl. Heinz's bodies).* Particules observées dans les globules rouges (dues à des précipités d'hémoglobine) au cours de certaines anémies hémolytiques.

HEISRATH (OPÉRATION DE) *(angl. Heisrath's operation).* Traitement du trachome par excision des replis du tarse.

HEITZ-BOYER (MALADIE DIVERTICULAIRE DE LA PROSTATE DE) *(angl. prostatic diverticulosis).* Affection caractérisée par la présence, au sein du tissu prostatique, de petites cavités infectées qui entretiennent une infection chronique de la glande, de l'urètre ou de l'épididyme. **(MALADIE NÉOFORMANTE DU COL VÉSICAL DE)** *(angl. bladder's neck polyposis).* Affection caractérisée par l'existence, au niveau du col de la vessie chez la femme, de diverses néoformations bénignes qui s'opposent à l'écoulement normal de l'urine et déterminent une pollakiurie et une dysurie.

HELBING (SIGNE DE) *(angl. Helbing's sign).* Incurvation du tendon calcanéen vers l'intérieur lorsqu'il est vu de derrière, en cas de pied plat.

HELCOLOGIE *s. f. (angl. helcology).* Étude des ulcères.

HÉLIANTHINE *s. f. (angl. helianthin).* Indicateur coloré ; se colore en rose en présence d'acides et en jaune en présence de bases. SYN. ***MÉTHYLORANGE, ORANGÉ DE MÉTHYLE, TROPÉOLINE.***

HÉLICINE *adj. (angl. helicine).* En forme d'hélice ; se dit des artères spirales du tissu érectile.

HELICOBACTER PYLORI Bactérie de la famille des *Spirilaceae*, à Gram négatif. Cette bactérie joue un rôle important dans la survenue de certaines gastrites, des ulcères gastroduodénaux et favoriserait la survenue de certaines formes de lymphome gastrique de type MALT. Un traitement médical bien codifié permet de l'éradiquer.

HÉLICOÏDAL *adj. (angl. helicoid).* En forme de spirale. EX. *symétrie hélicoïdale.*

HELICOTRÈME *s. m. (NA. helicotrema). (angl. helicotrema).* Passage qui met en relation au sommet de la cochlée les rampes tympanique et vestibulaire.

HÉLIO- *(angl. helio-).* Préfixe d'origine grecque indiquant une relation avec la lumière solaire.

HÉLIODERMITE *s. f. (angl. dermatitis solaris).* ☞ ***ACTINITE.***

HÉLIOPATHIE *s. f. (angl. heliopathy).* Tout état morbide produit par les rayons solaires.

HÉLIOPHOBIE *s. f. (angl. heliophobia).* Crainte morbide de la lumière solaire.

HÉLIOTAXIE *s. f. (angl. heliotaxis).* Réaction de locomotion orientée d'organismes mobiles, déclenchée par la lumière solaire et s'effectuant soit dans sa direction (héliotropisme positif), soit dans la direction opposée (héliotropisme négatif).

HÉLIOTHÉRAPIE *s. f. (angl. heliotherapy).* Traitement de diverses maladies par l'exposition du corps ou d'une partie de celui-ci aux rayons solaires. On l'appelle aussi cure ou bains de soleil.

HÉLIOTROPISME *s. m. (angl. heliotropism).* Réaction d'orientation d'un végétal ou d'un animal fixé, s'effectuant soit dans la direction de la lumière solaire (héliotropisme positif), soit dans la direction opposée (héliotropisme négatif).

HÉLIUM *s. m. (angl. helium).* Élément gazeux inerte, incolore, inodore, ininflammable, qui existe en très faibles quantités dans l'air atmosphérique. Numéro atomique : 2 ; masse atomique : 4. Étant très léger, il est utilisé pour gonfler les ballons et les dirigeables. Symbole : He.

HÉLIX *s. m. (NA. helix). (angl. helix).* Repli semicirculaire qui forme le rebord du pavillon de l'oreille. **(RACINE DE L')** *(angl. root of —).* Crête de l'hélix au-dessus de l'orifice du méat acoustique externe.

HELLAT (SIGNE DE) *(angl. Hellat's sign).* En cas de mastoïdite suppurée, les vibrations d'un diapason placé sur la zone atteinte sont perçues pendant moins longtemps que celles qui sont perçues lorsque le diapason est placé sur toute autre région du crâne.

HELLER (OPÉRATION DE) *(angl. Heller esophagocardiomyotomy).* Cardiomyotomie extramuqueuse par voie abdominale, dans le traitement de l'achalasie de l'œsophage. SYN. ***CARDIOMYOTOMIE DE HELLER.***

HELLER-DÖHLE (MALADIE DE) *(angl. Heller-Döhle disease).* Aortite syphilitique.

HELLP (SYNDROME) Association d'hémolyse, de cytolyse hépatique et de thrombocytopénie qui compliquent l'hypertension gravidique, en relation avec une microangiopathie thrombotique. Il s'agit d'une complication très grave de la toxémie gravidique. Acronyme angl. pour *Hemolysis, Elevated Liver enzymes, Low Platelet count.*

HELMHOLTZ ⬄ (RÉSONATEUR DE) *(angl. Helmholtz's resonator).* Sphère creuse portant deux ouvertures, l'une par laquelle pénètrent les ondes, et l'autre, à l'opposé, munie d'un tube que l'on introduit dans l'oreille, et dans laquelle l'air vibre en même temps qu'un son extérieur déterminé. ⬄ **(THÉORIE DE)** *(angl. Helmholtz's theory).* Théorie de la perception des sons, selon laquelle chaque fibre basilaire correspond à un ton déterminé et stimule les cellules pileuses de l'organe spiral (de Corti) qui reposent sur la fibre.

HELMINTHE *s. m. (angl. helminth).* Tout ver parasite de l'homme ou des animaux : plathelminthes et némathelminthes.

HELMINTHÉMÈSE *s. f. (angl. helminthemesis).* Rejet par vomissements de vers intestinaux.

HELMINTHIASE *s. f. (angl. helminthiasis).* Toute manifestation morbide causée par des vers.

HELMINTHISME *(angl. helminthism).* ☞ ***HELMINTHIASE.***

HELMINTHOÏDE *adj. (angl. helminthoid).* Qui ressemble à un ver.

HELMINTHOLOGIE *s. f. (angl. helminthology).* Partie de la parasitologie qui traite des vers parasites.

HÉLODERMIE *s. f. (angl. helosis).* Callosité de la face dorsale des doigts.

HELVELLIQUE (ACIDE) *(angl. helvellic acid).* Constituant actif du champignon *Helvella infula.* Il est toxique et provoque des symptômes similaires à ceux causés par la phalline.

HELWEG (FAISCEAU DE) ☞ ***TRACTUS OLIVOSPINAL.***

HÉM-, HÉMO- *(angl. hemo-).* Préfixes d'origine grecque indiquant une relation avec le sang.

HÉMAGGLUTINATION *s. f. (angl. hemagglutination).* Agglutination des hématies par des agglutinines spécifiques ou non et par certains extraits végétaux (phytohémagglutinines). ⬄ **PASSIVE** *(angl. passive —).* Hémagglutination en rapport avec la présence d'antigènes solubles fixés articiellement sur les hématies. Cette hémagglutination peut être empêchée lorsque l'immun sérum a été mélangé à un produit contenant l'antigène. La réaction d'inhibition de l'hémagglutination est utilisée pour le diagnostic de nombreuses affections virales et pour le dosage de certaines hormones.

HÉMAGGLUTININE *s. f. (angl. hemagglutinin).* Anticorps qui induit l'agglutination des hématies ; ce sont des auto-, iso- ou hétéroagglutinines qui entraînent, respectivement, l'agglutination des cellules provenant du même sang, ou l'agglutination de cellules animales appartenant à la même espèce ou appartenant à des espèces différentes. SYN. ***AGGLUTININE.***

HÉMAGGLUTINOGÈNE *s. m. (angl. hemagglutinogen).* Antigène présent à la surface des globules rouges et qui provoque leur agglutination en présence de l'anticorps sérique correspondant. C'est un caractère fixe et immuable, qui se transmet selon les lois mendéliennes de façon dominante. La présence de ces agglutinogènes détermine les groupes sanguins. ☞ ***GROUPE SANGUIN.***

HÉMAGOGUE *adj. (angl. hemagogue).* Qui favorise ou facilite un flux sanguin ; agent ou substance qui possède cette action.

HÉMANGIECTASIE *s. f. (angl. hemangiectasis).* Dilatation des vaisseaux sanguins.

HÉMANGIOBLASTOME *s. m. (angl. hemangioblastoma).* Tumeur vasculaire bénigne (angioblastome) rencontrée le plus souvent dans la fosse cérébrale postérieure et contenant du tissu nerveux entre les pelotons vasculaires. Cliniquement, syndrome cérébelleux et/ou hypertension intracrânienne. SYN. ***LINDAU (MALADIE DE).***

HÉMANGIOENDOTHÉLIOBLASTOME *s. m. (angl. hemangioendothelioblastoma).* Hémangioendothéliome malin constitué par une prolifération de capillaires atypiques sinueux, bordés par des cellules endothéliales turgescentes.

HÉMANGIOENDOTHÉLIOME *s. m. (angl. hemangioendothelioma).* Tumeur angiomateuse en particulier caractérisée par la prolifération de l'endothélium capillaire. Elle peut être maligne.

HÉMANGIOMATOSE *s. f. (angl. hemangiomatosis).* État caractérisé par la présence d'hémangiomes multiples. ⬄ **FAMILIALE** *(angl. Rendu-Osler-Weber disease).* Angiomatose hémorragique familiale ; maladie de Rendu-Osler. ☞ ***RENDU-OSLER (MALADIE DE).***

HÉMANGIOME *s. m. (angl. hemangioma).* Angiome vrai, constitué par des vaisseaux néoformés et dilatés. ⬄ **CAVERNEUX** *(angl. cavernous —).* ☞ ***ANGIOME CAVERNEUX.***

HÉMANGIOPÉRICYTOME *s. m. (angl. hemangiopericytoma).* Prolifération d'éléments périvasculaires, cellules d'allure glomique et cellules musculaires mixtes formant une variété rare d'angiome.

HÉMANGIOSARCOME *s. m. (angl. hemangiosarcoma).* Angiosarcome, c'est-à-dire sarcome dont la prolifération est constituée par des éléments conjonctifs des vaisseaux sanguins.

HÉMAPHÉINE *s. f. (angl. hemaphein).* Matière colorante brune, pathologique, formée dans le sang et l'urine aux dépens de l'hémoglobine détruite en excès et que le foie ne transforme pas en pigments biliaires.

HÉMAPHÉISME *s. m. (angl. hemapheism).* Présence d'hémaphéine dans l'urine.

HÉMAPHÉRÈSE *s. f. (angl. hemapheresis).* Injection d'une partie du sang prélevé au donneur lui-même.

HÉMARTHROSE *s. f. (angl. hemarthrosis).* Accumulation de sang extravasé dans une articulation ou dans sa cavité synoviale.

HÉMAT-, HÉMATO- ☞ ***HÉM-, HÉMO-.***

HÉMATÉINE *s. f. (angl. hematein).* Substance cristalline tirée de l'hématoxyline par oxydation. C'est un colorant nucléaire.

HÉMATÉMÈSE *s. f. (angl. hematemesis).* Vomissement de sang.

HÉMATHIDROSE *s. f.* ☞ ***HÉMATIDROSE.***

HÉMATIDROSE *s. f. (angl. hematidrosis).* Suintement de sang ou d'un liquide contenant de l'hémoglobine à travers les pores sudoripares.

HÉMATIE *s. f. (angl. erythrocyte, red blood cell).* Globule rouge, érythrocyte. Cellule sanguine des animaux à sang rouge, de forme variable selon l'espèce animale. Chez l'homme, elle a la forme d'un disque biconcave sans noyau, d'un diamètre de 6 à 8 µm et d'une épaisseur de 2 µm. Les hématies contiennent de l'hémoglobine, qui a pour mission de transporter l'oxygène à l'intérieur des tissus. Il en existe en général 5 000 000 par mm^3. ☞ ***ÉRYTHROCYTE.*** ◇ **FALCIFORME** *(angl. sickle-cell).* ☞ ***DRÉPANOCYTE.*** ◇ **GRANULEUSE** *(angl. reticulocyte).* ☞ ***RÉTICULOCYTE.*** ◇ **NUCLÉÉE** *(angl. nucleated erythrocyte).* ☞ ***ÉRYTHROBLASTE.***

HÉMATIMÈTRE *s. m. (angl. hemacytometer).* Petit quadrilatère en cristal, récipient dans lequel est versé le sang défibriné et plus ou moins dilué pour son examen microscopique.

HÉMATIMÉTRIE *s. f. (angl. hemacytometry).* Numération des globules sanguins contenus dans une quantité déterminée de sang ; hématométrie.

HÉMATINE *s. f. (angl. hematin).* Forme chimique particulière de l'hème, dans laquelle le fer est trivalent.

HÉMATINÉMIE *s. f. (angl. hematinemia).* Présence d'hématine libre dans le plasma.

HÉMATIQUE *adj. (angl. hematic).* En rapport avec le sang.

HÉMATOBLASTE *s. m. (angl. hematoblast).* ☞ ***HÉMOCYTOBLASTE.***

HÉMATOBULBIE *s. f. (angl. bulbar apoplexy).* Hémorragie du bulbe cérébral.

HÉMATOCÈLE *s. f. (angl. hematocele).* Toute tumeur formée par une accumulation de sang ou collection sanguine au niveau des organes génitaux. ◇ **FUNICULAIRE** *(angl. funicular —).* Hématocèle située sur le trajet du cordon spermatique. ◇ **PELVIENNE** *(angl. pelvic —).* Accumulation de sang dans l'excavation recto-utérine, généralement consécutive à une grossesse extra-utérine. SYN. ***HÉMATOCÈLE RÉTRO-UTÉRINE.***

HÉMATOCÉPHALE *s. m. (angl. hematocephalus).* Fœtus dont la tête est distendue par du sang.

HÉMATOCHYLURIE *s. f. (angl. hematochyluria).* Présence de sang et de lymphe dans l'urine, due à *Wuchereria bancrofti.*

HÉMATOCOLPOS *s. m. (angl. hematocolpos).* Accumulation de sang menstruel dans le vagin par imperforation de l'hymen ou à la suite d'une sténose sus-hyménéale.

HÉMATOCRITE *s. m. (angl. hematocrit).* Rapport du volume globulaire au volume sanguin total. Il s'obtient par la centrifugation qui permet la séparation des globules et du plasma sanguin. La valeur de l'hématocrite est habituellement de 45 % d'éléments globulaires.

HÉMATOCYSTE *s. m. (angl. hematocyst).* Kyste rempli de sang.

HÉMATOCYTURIE *s. f. (angl. hematuria).* Présence d'hématies dans l'urine.

HÉMATODERMIE *s. f. (angl. cutaneous lymphoma).* Atteinte cutanéo-muqueuse en rapport avec des maladies du sang et des organes hématopoïétiques.

HÉMATOGÈNE *adj. (angl. hematogenous).* Qui produit du sang ou qui en dérive.

HÉMATOGENÈSE *s. f. (angl. hematogenesis).* Production de sang ; hémopoïèse.

HÉMATOGONIE *s. f. (angl. hematogone).* Terme désignant certaines cellules lymphoïdes de petite taille, dont le noyau piriforme présente un sillon ou une incision ; on peut les observer dans le sang, les nœuds lymphatiques et la moelle osseuse dans certains lymphomes.

HÉMATOÏDE *adj. (angl. hematoid).* Qui ressemble au sang.

HÉMATOÏDINE *s. f. (angl. hematoidine).* Substance cristalline de couleur rouge, dépourvue de fer, présente dans les caillots sanguins et les foyers hémorragiques anciens.

HÉMATOLITHE *(angl. hematolith).* Concrétion de consistance dure présente dans la paroi d'un vaisseau sanguin. SYN. ***HÉMOLITHE.***

HÉMATOLOGIE *s. f. (angl. hematology).* Science qui regroupe les connaissances relatives au sang.

HÉMATOLOGUE *s. m. (angl. hematologist).* Spécialiste en hématologie.

HÉMATOLYMPHANGIOME *s. m. (angl. hematolymphangioma).* Tumeur mixte composée de vaisseaux sanguins et lymphatiques.

HÉMATOLYSE *s. f. (angl. hematolysis).* ☞ ***HÉMOLYSE.***

HÉMATOME *s. m. (angl. hematoma).* Collection de sang à l'intérieur d'un tissu. ◇ **DISSÉQUANT DE L'AORTE** *(angl. aortic dissecting aneurysm).* ☞ ***ANÉVRYSME DISSÉQUANT.*** ◇ **DURAL** *(angl. dural —).* Hémorragie siégeant dans l'épaisseur de la dure-mère. ◇ **EXTRADURAL** *(angl. epidural —).* Hématome localisé entre la dure-mère et la table interne de la voûte crânienne, et qui est consécutif à un traumatisme. Il s'agit d'une urgence neurochirurgicale absolue. ◇ **INTRACÉRÉBRAL** *(angl. intracerebral —).* Collection sanguine intracérébrale donnant un syndrome tumoral et pouvant évoluer vers la rupture liée à une malformation vasculaire cérébrale. Certaines sont spontanées avec de multiples facteurs favorisants (alcoolisme, antiagrégants plaquettaires, etc.). ◇ **PULSATILE** *(angl. false aneurysm).* Hématome constitué à proximité d'une artère, en communication avec elle et animé de pulsations transmises à partir de l'artère. ◇ **RÉTROPLACENTAIRE** *(angl. abrupto placentae).* ☞ ***APOPLEXIE UTÉROPLACENTAIRE.*** ◇ **SOUS-DURAL** *(angl. subdural —).* Hématome traumatique siégeant entre la duremère et l'arachnoïde constituant une urgence neurochirurgicale.

HÉMATOME-MÔLE *s. m. (angl. hematomole).* Malformation de l'œuf, qui consiste en la production d'un hématome sous-chorionique de la déciduale.

HÉMATOMÈTRE *s. m.* **1.** *(angl. hematometra).* SYN. ***HÉMATOMÉTRIE.*** **2.** *(angl. hematometer).* SYN. ***HÉMOGLOBINOMÈTRE.***

HÉMATOMÉTRIE *s. f. (angl. hematometra).* Rétention du sang menstruel dans l'utérus.

HÉMATOMPHALOCÈLE *s. f. (angl. hematomphalocele).* Omphalocèle contenant du sang.

HÉMATOMYÉLIE *s. f. (angl. hematomyelia).* Épanchement sanguin de la moelle épinière d'étiologie le plus souvent traumatique.

HÉMATOMYÉLITE *s. f. (angl. hematomyelitis).* Myélite aiguë avec suffusions hémorragiques.

HÉMATOPELVIS *s. f. (angl. pelvic hematoma).* Accumulation de sang dans le pelvis.

HÉMATOPHAGE *adj. (angl. hematophagous).* Qui se nourrit de sang.

HÉMATOPHAGIE *s. f. (angl. hematophagia).* **1.** Destruction des hématies par des phagocytes. **2.** Type d'alimentation propre aux animaux ou aux parasites hématophages.

HÉMATOPHOBIE *s. f. (angl. hematophobia).* Crainte morbide du sang.

HÉMATOPOÏÈSE *s. f. (angl. hematopoiesis).* ☞ ***HÉMOPOÏÈSE.***

HÉMATOPOÏÉTINE *s. f.* ☞ ***ÉRYTHROPOÏÉTINE.***

HÉMATOPOÏÉTIQUE *adj. (angl. hematopoietic).* ☞ ***HÉMOPOÏÉTIQUE.***

HÉMATOPORPHYRIE *s. f. (angl. porphyria).* ☞ ***PORPHYRIE.***

HÉMATOPORPHYRINE *s. f. (angl. hematoporphyrin).* Dérivé de l'hématine, dépourvu de fer ; produit de la décomposition de l'hémoglobine, que l'on peut observer dans l'urine après la destruction des globules rouges.

HÉMATOPORPHYRINURIE *s. f. (angl. hematoporphyrinuria).* ☞ ***PORPHYRINURIE.***

HÉMATORRACHIS *s. m. (angl. hematomyela).* Hémorragie extramédullaire entre les méninges et le canal rachidien.

HÉMATORRHÉE *s. f. (angl. hematorrhea).* Hémorragie abondante.

HÉMATOSALPINX *s. m. (angl. hematosalpinx).* Collection de sang enkysté dans une trompe utérine, généralement consécutive à une grossesse tubaire.

HÉMATOSARCOME *s. m. (angl. hematosarcoma).* Tumeur maligne développée aux dépens des cellules lymphoïdes ou réticulaires, bien localisée et circonscrite à son début, mais évoluant plus ou moins rapidement vers la dissémination. SYN. ***LYMPHOSARCOME.***

HÉMATOSE *s. f. (angl. hematosis).* Artérialisation du sang dans les poumons.

HÉMATOSINE *s. f. (angl. hematosin).* ☞ ***HÉMATINE.***

HÉMATOSPECTROPHOTOMÈTRE *s. m. (angl. hematospectrophotometry).* Spectrophotomètre servant à déterminer le taux d'hémoglobine du sang.

HÉMATOSPERMIE *s. f. (angl. hematospermia).* ☞ ***HÉMOSPERMIE.***

HÉMATOTHÉRAPIE *s. f. (angl. hematotherapy).* ☞ ***HÉMOTHÉRAPIE.***

HÉMATOTOXIQUE *adj. (angl. hemotoxic).* Qui exerce une action toxique sur le sang ou qui entrave les fonctions hématopoïétiques.

HÉMATOXYLINE *s. f. (angl. hematoxylin).* Substance colorante extraite du bois de campêche, et utilisée comme colorant histologique.

HÉMATOZOAIRE *s. m. (angl. hematozoon).* Tout parasite qui vit dans le sang, et plus particulièrement le protozoaire parasite responsable du paludisme (*Plasmodium*) ; appelé hématozoaire de Laveran.

HÉMATURIE *s. f. (angl. hematuria).* Émission d'urine contenant du sang. Elle peut être d'origine rénale, urétérale, vésicale ou urétrale. ◇ **MACROSCOPIQUE** *(angl. gross —).* Hématurie dans laquelle l'urine est franchement rouge. ◇ **MICROSCOPIQUE** *(angl. microscopic —).* Hématurie que l'on ne peut déceler qu'au microscope.

HÈME *s. m. (angl. heme).* Substance amorphe, insoluble, constituée par un anneau de protoporphyrine uni à un atome de fer bivalent, situé dans sa partie centrale. Elle constitue le groupement prosthétique de l'hémoglobine, de la catalase, de la peroxydase et de la cytochrome-oxydase.

HÉMÉRALOPE *adj. (angl. hemeralope).* Se dit d'une personne atteinte d'héméralopie.

HÉMÉRALOPIE *s. f. (angl. nyctalopia).* Baisse de l'acuité visuelle dès que la lumière du jour diminue, ou lorsque l'éclairage artificiel est faible. Elle peut être congénitale.

HÉMI- *(angl. hemi-).* Préfixe d'origine grecque signifiant à moitié.

HÉMIACARDIEN *s. m. (angl. hemiacardius).* Désigne un des fœtus jumeaux chez lequel une partie seulement de la circulation sanguine est assurée par son propre cœur (terme peu usité).

HÉMIACÉPHALE *s. m. (angl. hemiacephalus).* Monstre fœtal dont la tête est représentée par une masse informe. SYN. ***ANENCÉPHALE.***

HÉMIACHROMATOPSIE *s. f. (angl. hemiachromatopsia).* Perte de la vision des couleurs sur une moitié du champ visuel.

HÉMIAGÉNESIE *s. f. (angl. hemiagenesia).* Non-développement de la moitié d'un organe.

HÉMIAGNOSIE *s. f. (angl. hemiagnosia).* Agnosie d'une moitié du corps.

HÉMIAGUEUSIE *s. f. (angl. hemiageusia).* Abolition du goût sur une moitié de la langue.

HÉMIALGIE *s. f. (angl. hemialgia).* Douleur unilatérale.

HÉMIAMBLYOPIE *s. f. (angl. hemiamblyopia).* ☞ ***HÉMIANOPSIE.***

HÉMIANALGÉSIE *s. f. (angl. hemianalgesia).* Analgésie de la moitié du corps.

HÉMIANESTHÉSIE *s. f. (angl. hemianesthesia).* Anesthésie d'un hémicorps. ◇ **ALTERNE** ☞ ***HÉMIANESTHÉSIE CROISÉE.*** ◇ **CENTRALE** *(angl. cerebral —).* Hémianesthésie due à une lésion de la capsule interne. ◇ **CROISÉE** *(angl. crossed —).* Anesthésie d'une hémiface et de l'hémicorps controlatéral. ◇ **SPINALE** *(angl. spinal —).* Hémianesthésie d'origine médullaire.

HÉMIANOPSIE *s. f. (angl. hemianopia).* Affaiblissement ou perte complète de la vision concernant une moitié du champ visuel des deux yeux. SYN. ***HÉMIANOPIE.*** ◇ **ABSOLUE** *(angl. absolute —).* Hémianopsie concernant à la fois la lumière, les couleurs et les formes. ◇ **ALTITUDINALE** *(angl. altitudinal or horizontal —).* Hémianopsie intéressant la moitié inférieure ou supérieure du champ visuel. SYN. ***HÉMIANOPSIE HORIZONTALE.*** ◇ **BINASALE** *(angl. binasal —).* Perte de la vision dans la moitié nasale du champ visuel des deux yeux, par compression des deux angles temporaux du chiasma. ◇ **BITEMPORALE** *(angl. bitemporal —).* Perte de la vision dans la moitié temporale du champ visuel des deux yeux, caractéristique des atteintes du chiasma optique en particulier par les tumeurs hypophysaires. ◇ **COMPLÈTE** *(angl. complete —).* Hémianopsie affectant la moitié entière du champ visuel de chaque œil. ◇ **CROISÉE** *(angl. crossed —).* Hémianopsie qui atteint les moitiés hétéronymes des deux champs rétiniens, de telle façon que le sujet voit l'objet complet en vision binoculaire. SYN. ***HÉMANOPSIE HÉTÉRONYME.*** ◇ **HÉTÉRONYME** *(angl. heteronymous —).* ☞ ***HÉMIANOPSIE CROISÉE.*** ◇ **HOMONYME** *(angl. homonymous —).* Hémianopsie dans laquelle le sujet voit avec les deux yeux la même moitié du champ visuel. ◇ **HORIZONTALE** *(angl. horizontal —).* Hémianopsie dans laquelle le patient voit seulement la portion inférieure ou supérieure d'un objet. ◇ **MONOCULAIRE** *(angl. unilateral —).* Hémianopsie n'affectant qu'un seul œil, en rapport avec une lésion du gyrus post-central du côté opposé. SYN. ***HÉMIANOPSIE UNILATÉRALE.***

HÉMIANOSMIE *s. f. (angl. hemianosmia).* Anosmie d'une fosse nasale ou sur une moitié de la muqueuse nasale.

HÉMIARTHROSE *s. f. (angl. hemiarthrosis).* Fausse synchondrose.

HÉMIASOMATOGNOSIE *s. f. (angl. hemiasomatognosia).* Sentiment d'étrangeté, de non-appartenance d'un hémicorps.

HÉMIASYNERGIE *s. f. (angl. hemiasynergia).* Asynergie qui affecte un hémicorps par lésion unilatérale du cervelet.

HÉMIATAXIE *s. f. (angl. hemiataxia).* Ataxie ou incoordination motrice qui affecte un hémicorps.

HÉMIATHÉTOSE *s. f. (angl. hemiathetosis).* Athétose qui affecte un hémicorps.

HÉMIATROPHIE *s. f. (angl. hemiatrophy).* Atrophie d'un hémicorps ou de la moitié d'un organe.

HÉMIBALLISME *s. m. (angl. hemiballism).* Variété d'hémichorée dans laquelle une moitié du corps est affectée de mouvements involontaires, violents et désordonnés ; due à une lésion controlatérale du noyau subthalamique de Luys.

HÉMIBLOC *s. m. (angl. hemiblock).* Anomalie de la conduction intraventriculaire en rapport avec l'interruption d'un des deux faisceaux de division de la branche gauche du faisceau atrioventriculaire.

HÉMICÉPHALIE *s. f. (angl. hemicephalia).* Absence congénitale d'une moitié latérale du crâne.

HÉMICHORÉE *s. f. (angl. hemichorea).* Chorée qui affecte un hémicorps.

HÉMICHROMOSOME *s. m. (angl. hemichromosome).* Corps formé par la division longitudinale d'un chromosome.

HÉMICLONIE *s. f.* Myoclonie ne touchant qu'une moitié du corps.

HÉMICOLECTOMIE *s. f. (angl. hemicolectomy).* Colectomie enlevant le côlon gauche ou le côlon droit en entier.

HÉMICRANIE *s. f. (angl. hemicrania).* Douleur de la moitié du crâne. ☞ ***MIGRAINE.***

HÉMICRANIOSE *s. f. (angl. hemicraniosis).* Hyperostose d'une moitié du crâne ou du visage s'accompagnant de symptômes cérébraux, due à des néoformations malignes (endothéliome) de la dure-mère.

HÉMIDIAPHRAGME *s. m. (angl. hemidiaphragm).* Une des moitiés du diaphragme.

HÉMIDROSE *s. f. (angl. hemidrosis).* Hyperhidrose unilatérale.

HÉMIDYSESTHÉSIE *s. f. (angl. hemidysesthesia).* Diminution ou exagération de la sensibilité qui affecte un hémicorps.

HÉMIDYSTROPHIE *s. f. (angl. hemidystrophy).* Développement inégal des deux côtés du corps.

HÉMIENCÉPHALIE *s. f. (angl. hemiencephalus).* Absence congénitale d'un hémisphère cérébral.

HÉMIFACIAL *adj. (angl. hemifacial).* Qui atteint une moitié de la face.

HÉMIGASTRECTOMIE *s. f. (angl. hemigastrectomy).* Excision de la moitié de l'estomac ; en particulier, résection de la moitié distale de l'estomac.

HÉMIGLOSSITE *s. f. (angl. hemiglossitis).* Inflammation d'une moitié de la langue.

HÉMIHYPERESTHÉSIE *s. f. (angl. hemihyperesthesia).* Hyperesthésie d'une moitié du corps.

HÉMIHYPERTONIE *s. f. (angl. hemihypertonia).* Hypertonie musculaire d'une moitié du corps.

HÉMIHYPERTROPHIE *s. f. (angl. hemihypertrophy).* Hypertrophie d'une moitié du corps.

HÉMIHYPOESTHÉSIE *s. f. (angl. hemihypoesthesia).* Hypoesthésie d'une moitié du corps.

HÉMIHYPOTONIE *s. f. (angl. hemihypotonia).* Hypotonie d'une moitié du corps.

HÉMILAMINECTOMIE *s. f. (angl. hemilaminectomy).* Résection de la moitié d'une lame vertébrale.

HÉMILARYNGECTOMIE *s. f. (angl. hemilaryngectomy).* Excision d'une moitié du larynx.

HÉMILATÉRAL *adj. (angl. hemilateral).* Qui affecte une moitié gauche ou droite du corps.

HÉMIMÈLE *s. m. (angl. hemimelus).* Tout fœtus ou toute personne atteinte d'hémimélie.

HÉMIMÉLIE *s. f. (angl. hemimelia).* Monstruosité caractérisée par l'absence totale ou partielle de l'extrémité d'un ou de plusieurs membres ; elle est qualifiée de ulnaire, radiale, tibiale ou fibulaire, selon le segment manquant.

HÉMINE *s. f. (angl. hemin).* Chlorure d'hématine, constituant les cristaux de Teichmann, utilisés pour révéler la présence de taches de sang.

HÉMIOPIE *s. f. (angl. hemianopia).* Terme impropre employé comme synonyme d'hémianopsie. ☞ ***HÉMIANOPSIE.***

HÉMIPAGE *s. m. (angl. hemipagus).* Monstre fœtal double dont les deux composants sont unis par le thorax, le cou et la partie inférieure de la face.

HÉMIPARACOUSIE *s. f. (angl. hemiparacusia).* Paracousie unilatérale.

HÉMIPARÉSIE *s. f. (angl. hemiparesis).* Parésie d'une moitié du corps.

HÉMIPARESTHÉSIE *s. f. (angl. hemiparesthesia).* Paresthésie d'une moitié du corps.

HÉMIPARKINSON *s. m. (angl. hemiparkinsonism).* Syndrome parkinsonien unilatéral.

HÉMIPLÉGIE *s. f. (angl. hemiplegia).* Paralysie d'une moitié du corps. ◇ **ALTERNE** *(angl. alternate —).* Hémiplégie qui affecte un ou plusieurs nerfs crâniens et les membres du côté opposé. Le syndrome de Weber représente l'hémiplégie alterne supérieure ou oculomotrice ; le syndrome de Millard-Gubler l'hémiplégie alterne inférieure. ◇ **ASCENDANTE** *(angl. ascending —).* Paralysie ascendante d'une moitié du corps. ◇ **CAPSULAIRE** *(angl. capsular —).* Hémiplégie purement motrice, par hémorragie de la capsule interne. SYN. ***HÉMIPLÉGIE MOTRICE PURE.*** ◇ **CÉRÉBRALE INFANTILE** *(angl. infantile —).* Hémiplégie due à une hémorragie cérébrale ou méningée qui peut se produire durant la vie intra-utérine ou secondaire à un traumatisme au cours d'un accouchement normal ou dystocique. ◇ **CORTICALE** *(angl. cortical —).* Hémiplégie incomplète par lésion du gyrus précentral controlatéral souvent associée à des troubles sensitifs. ◇ **CROISÉE** *(angl. crossed —).* ☞ ***HÉMIPLÉGIE ALTERNE.*** ◇ **HOMOLATÉRALE** *(angl. homolateral —).* Hémiplégie du même côté que la lésion cérébrale. ◇ **PROPORTIONNELLE** *(angl. proportional —).* Hémiplégie intéressant la face et les deux membres. ◇ **SPASMODIQUE** *(angl. spastic —).* Hémiplégie, généralement infantile, associée à une spasticité et à une atrophie musculaire. SYN. ***HÉMIPLÉGIE SPASTIQUE.*** ◇ **SPASTIQUE** ☞ ***HÉMIPLÉGIE SPASMODIQUE.*** ◇ **SPINALE** *(angl. spinal —).* Hémiplégie due à une lésion hémimédullaire avec syndrome de Brown-Séquard.

HÉMIPLÉGIE-HÉMICONVULSION-ÉPILEPSIE (SYNDROME D') *(angl. hemiplegia-hemiconvulsion-epilepsy syndrome).* Syndrome survenant dans l'enfance dans les suites d'une encéphalite ou d'une phlébite cérébrale déterminant des crises hémiconvulsives jacksoniennes, l'installation d'une lésion persistante de la région temporale marquée par une hyperexcitabilité, une hémiparésie spasmodique et une épilepsie secondaire.

HÉMIPTÈRES *(angl. Hemiptera).* Ordre d'insectes aux pièces buccales piqueuses et suceuses, qui comprend les punaises, les pucerons, les cigales, etc.

HÉMISACRALISATION *s. f. (angl. hemisacralization).* Sacralisation d'une moitié de la Ve vertèbre lombale.

HÉMISECTION *s. f. (angl. hemisection).* Section en deux moitiés.

HÉMISPASME *s. m. (angl. hemispasm).* Spasme unilatéral. ◇ **FACIAL ALTERNE** *(angl. Brissaud-Sicard syndrome).* Hémispasme facial avec hémiplégie du côté opposé. SYN. ***BRISSAUD-SICARD (SYNDROME DE).***

HÉMISPHÈRE *s. m. (NA. hemispherium). (angl. hemisphere).* Chacune des moitiés latérales du cerveau ou du cervelet. ◇ **DOMINANT** *(angl. dominant —).* Le droit chez les gauchers et le gauche chez les droitiers.

HÉMISPHÉRECTOMIE *s. f. (angl. hemispherectomy).* Ablation totale d'un hémisphère cérébral ou cérébelleux.

HÉMISPOROSE *s. f. (angl. hemisporosis).* Mycose due à un champignon du genre *Hemispora*, au cours de laquelle des abcès chroniques se forment dans les os et dans d'autres tissus.

HÉMISYNDROME *s. m. (angl. hemisyndrome).* Syndrome ne concernant que la moitié du corps.

HÉMITÉRIE *s. f. (angl. hemiterata).* Toute malformation ou anomalie congénitale mineure qui ne constitue pas une véritable monstruosité.

HÉMITÉTANIE *s. f. (angl. hemitetany).* Tétanie d'une moitié du corps.

HÉMITHERMIE *s. f.* Augmentation de la température localisée à une moitié du corps après un ictus cérébral avec hémiplégie.

HÉMITHERMOANESTHÉSIE *s. f. (angl. hemithermoanesthesia).* Thermoanesthésie unilatérale.

HÉMITHORAX *s. m. (angl. hemithorax).* Moitié droite ou gauche du thorax.

HÉMITHYROÏDECTOMIE *s. f. (angl. hemithyroidectomy).* Thyroïdectomie partielle.

HÉMIVERTÈBRE *s. f. (angl. hemivertebra).* Malformation rachidienne caractérisée par l'absence de développement d'une moitié de vertèbre. SYN. ***HÉMISPONDYLIE.***

HÉMIZYGOTE *adj. (angl. hemizygous).* Se dit de chacun des gènes qui se trouvent dans l'unique chromosome X du mâle.

HÉMIZYGOTIE *adj. (angl. hemizygosity).* **1.** État d'une cellule ou d'un individu dans le génome duquel un certain gène n'est présent qu'une seule fois, le locus homologue étant absent. **2.** État de ce gène. **3.** État de tous les gènes du chromosome X dans le sexe masculin.

HEMMAGE *s. m. (angl. hemming).* Râclement, toussotement particulier, dû soit à une habitude vicieuse, soit à la présence de mucosités pharyngées ou laryngées que le sujet cherche à évacuer.

HÉMO-AGGLUTINATION *s. f. (angl. hemagglutination).* Agglutination des globules sanguins provoquée par la présence d'anticorps, de virus ou de certaines substances de haut poids moléculaire. SYN. ***HÉMAGGLUTINATION.***

HÉMOBILIE *s. f. (angl. hemobilia).* Hémorragie à l'intérieur des voies biliaires.

HÉMOCHOLÉCYSTE *s. f. (angl. hemocholecyst).* Épanchement hémorragique se produisant à l'intérieur de la vésicule biliaire.

HÉMOCHROMATOSE *s. f. (angl. hemochromatosis).* Anomalie du métabolisme du fer aboutissant à une surcharge cellulaire diffuse, dans le système réticulaire de divers tissus, en ferritine et hémosidérine, avec dégénérescence cellulaire et sclérose interstitielle d'un grand nombre d'organes. SYN. ***HÉMOSIDÉROSE.*** ◇ **PRIMITIVE** *(angl. idiopathic —).* Maladie héréditaire transmise selon le mode autosomique récessif (mutation sur le bras court du chromosome 6), due à un trouble du métabolisme du fer, avec présence de dépôts de fer dans divers tissus et organes, et caractérisée cliniquement par l'association d'un diabète grave, d'une mélanodermie et d'une cirrhose hypertrophique. Biologiquement : hypersidérémie et élévation du taux de saturation de la transferrine. SYN. ***DIABÈTE BRONZÉ, CIRRHOSE BRONZÉE.*** ◇ **SECONDAIRE** *(angl. exogenous —).* Surcharge hépatique en fer secondaire à certaines cirrhoses, à certaines carences alimentaires et aux transfusions répétées.

HÉMOCHROMOGÈNE *s. m. (angl. hemochrome).* Combinaison de l'hème avec une base azotée ou avec une protéine autre que la globine.

HÉMOCHROMOPROTÉINE *s. f. (angl. hemochromoprotein).* Chromoprotéine dont le groupement prothétique est l'hème.

HÉMOCONCENTRATION *s. f. (angl. hemoconcentration).* Diminution de la teneur en eau du sang *in vivo*, entraînant une hausse du taux des érythrocytes et des protéines, avec augmentation de l'hématocrite et de la viscosité sanguine.

HÉMOCONIE *s. f. (angl. hemoconia).* Corps lipidique de petite taille (1 µm) animé de mouvements browniens, visible à l'ultramicroscope lorsqu'on examine une goutte de sang frais prélevé pendant la période prandiale. SYN. ***HÉMATOCONIE.***

HÉMOCONIOSE *s. f. (angl. hemoconiosis).* Présence d'une quantité anormale d'hémoconies dans le sang.

HÉMOCRINIE *s. f. (angl. hemocrinia).* Passage de substances endocriniennes (hormones) dans le sang.

HÉMOCULTURE *s. f. (angl. blood culture).* Ensemencement d'un milieu de culture avec du sang prélevé chez un malade et présumé contenir des germes pathogènes en vue d'établir un diagnostic bactériologique.

HÉMOCYTOBLASTE *s. m. (angl. blast cell).* Désigne la cellule germinale indifférenciée précurseur de la lignée érythrocytaire, granulocytaire et mégacaryocytaire présente dans la moelle osseuse.

HÉMOCYTOLYSE *s. f. (angl. hemocytolysis).* Dissolution ou destruction des cellules sanguines.

HÉMOCYTOMÈTRE *s. m. (angl. hemocytometer).* ☞ ***HÉMATIMÈTRE.***

HÉMOCYTOPÉNIE *s. f. (angl. blood cytopenia).* Diminution du nombre d'une ou de plusieurs variétés d'éléments figurés du sang.

HÉMOCYTOPOÏÈSE *s. f. (angl. hemocytopoiesis).* ☞ ***HÉMATOPOÏÈSE.***

HÉMOCYTOZOAIRE *s. m. (angl. hemocytozoa).* Tout parasite des érythrocytes.

HÉMODIAGNOSTIC *s. m. (angl. hemodiagnosis).* Méthode de diagnostic biologique rapide au lit du malade.

HÉMODIALYSE *s. f. (angl. hemodialysis).* Technique d'épuration sanguine extrarénale au moyen d'hémodialyseurs qui fonctionnent sur un circuit de circulation extracorporelle. ☞ ***REIN ARTIFICIEL.***

HÉMODILUTION *s. f. (angl. hemodilution).* Augmentation du volume du plasma par rapport au volume des globules rouges.

HÉMODYNAMIQUE *s. f. (angl. hemodynamics).* Étude des mouvements sanguins et des forces qui les créent.

HÉMODYNAMOMÈTRE *s. m. (angl. hemodynamometer).* Type de manomètre servant à mesurer la pression du sang dans une artère ou dans une veine.

HÉMOENDOTHÉLIOME *s. m. (angl. hemoendothelium).* Variété d'endothéliome constituée par la prolifération de l'endothélium vasculaire. SYN. ***HÉMANGIOENDOTHÉLIOME.***

HÉMOFLAGELLÉ *adj. (angl. hemoflagellate).* Protozoaire flagellé, parasite du sang. Ce terme s'applique surtout aux trypanosomes et aux leishmanies.

HÉMOFORMATEUR *adj. (angl. hematopoiesis).* Qui forme du sang. ☞ ***HÉMOPOÏÈSE.***

HÉMOFUCHSINE *s. f. (angl. hemofuscin).* Pigment ferrugineux brun-jaune, produit de décomposition de l'hémosidérine, qui confère à l'urine une couleur rougeâtre.

HÉMOGLOBINE *s. f. (angl. hemoglobin).* Hétéroprotéine de couleur rouge présente dans les hématies, de poids moléculaire 68 000 daltons et dont la fonction principale est de transporter l'oxygène vers les tissus. Elle est formée de quatre chaînes polypeptidiques, 2 chaînes α et 2 chaînes β, à chacune desquelles se combine un hème, dont l'atome de fer est capable de se combiner de façon réversible à l'oxygène. Chez l'homme, on trouve normalement les hémoglobines : Hb A (98 %), Hb A_2 (2 %) et Hb F, dans le sang fœtal. Chez l'homme le sang contient de 13 à 18 g/100 mL d'hémoglobine, 12 à 16 g/100 mL chez la femme. ◇ **A** *(angl. — A).* Hémoglobine typique de l'adulte, formée par deux chaînes α et deux chaînes β. ◇ **A_2** *(angl. — A_2).* Hémoglobine normale présente chez l'homme en petite quantité, formée de deux chaînes α et deux chaînes δ. ◇ **C** *(angl. — C).* Hémoglobine anormale, comportant une anomalie dans la chaîne β, asymptomatique chez l'hétérozygote, et responsable de l'hémoglobinopathie C chez l'homozygote. ◇ **CORPUSCULAIRE MOYENNE** *(angl. mean corpuscular — (MCH)).* Poids moyen d'hémoglobine de chaque globule rouge, calculé en divisant le taux d'hémoglobine dans 1 000 mL de sang par le nombre de globules rouges en millions par millitre. Il varie de 27 à 32 pg. Abréviation : TCMH. ◇ **D** *(angl. — D).* Hémoglobine anormale due à des mutations dans la chaîne β. Les états homozygotes sont rares ; chez les hétérozygotes, cette anomalie est asymptomatique. ◇ **F** *(angl. — F).* Hémoglobine majeure du fœtus, formée par deux chaînes alpha et deux chaînes gamma. SYN. ***HÉMOGLOBINE FŒTALE.*** ◇ **GLYCOSYLÉE** *(angl. glycosylated —).* Fraction de l'hémoglobine A combinée à du glucose. Sa détermination permet de connaître le degré de contrôle du diabète sucré pendant les deux mois précédents. SYN. ***HÉMOGLOBINE GLYQUÉE.*** ◇ **INSTABLE** *(angl. unstable —).* Hémoglobine qui se dénature rapidement *in vivo* et *in vitro*, et qui précipite en provoquant chez les homozygotes des syndromes d'anémie hémolytique, avec des corps d'inclusion de Heinz dans les hématies et une hémoglobinurie. On en connaît aujourd'hui plusieurs : Hb Bibba, Cologne, Fribourg, Genève, Sabine, Sainte-Anne, Sydney, Zurich, etc. ◇ **LEPORE** *(angl. — Lepore).* Hémoglobine anormale qui, chez les homozygotes, est responsable d'un syndrome similaire à la thalassémie majeure, et chez les hétérozygotes, semblable à la thalassémie mineure. ◇ **OXYGÉNÉE** *(angl. oxidized —).* Oxyhémoglobine ; forme ordinaire, cristallisable. ◇ **RÉDUITE** *(angl. reduced —).* Hémoglobine du sang veineux qui a perdu son O_2 et qui se transforme en oxyhémoglobine par l'absorption de O_2. ◇ **S** *(angl. — S).* La plus fréquente des hémoglobines anormales, due à la substitution, dans la chaîne β, de l'acide glutamique par la valine. Elle est responsable de la drépanocytose chez les homozygotes. ◇ **SC** *(angl. — SC).* Association, chez le même sujet, de Hb S et C, responsable de l'hémoglobinopathie SC. ◇ **SD** *(angl. — SD).* Association de Hb S et D chez le même sujet, qui a alors une hémoglobinopathie SD.

HÉMOGLOBINÉMIE *s. f. (angl. hemoglobinemia).* Présence anormale d'hémoglobine dans le plasma sanguin, liée à la destruction des globules rouges. À partir du taux de 135 mg pour 100 mL, l'hémoglobinémie s'accompagne d'hémoglobinurie.

HÉMOGLOBINOBILIE *s. f. (angl. hemoglobinocholia).* Présence d'hémoglobine dans la bile.

HÉMOGLOBINOLYSE *s. f. (angl. hemoglobinolysis).* Destruction ou dissolution de l'hémoglobine.

HÉMOGLOBINOMÈTRE *s. m. (angl. hemoglobinometer).* Instrument servant à déterminer la teneur en hémoglobine dans le sang.

HÉMOGLOBINOPATHIE *s. f. (angl. hemoglobinopathy).* Terme générique désignant un groupe d'affections héréditaires responsables de maladies graves chez les homozygotes, et asymptomatiques le plus souvent chez les hétérozygotes, caractérisées par la présence d'hémoglobines anormales. Cette anomalie peut être qualitative (hémoglobinose) par mutation d'un acide aminé dans l'une des chaînes α ou β de la globine (drépanocytose) ou quantitative par répartition anormale des chaînes α et β (thalassémie).

HÉMOGLOBINOSE *s. f. (angl. hemoglobin disease).* Maladie due à une altération qualitative des chaînes α et β de l'hémoglobine, par remplacement d'un acide aminé par un autre : drépanocytose, hémoglobinose C, E, D, etc.

HÉMOGLOBINURIE *s. f. (angl. hemoglobinuria).* Présence d'hémoglobine dans l'urine, en l'absence d'hématies ou avec un nombre d'hématies très limité ; c'est un symptôme de différentes maladies infectieuses et intoxications donnant lieu à une destruction de globules rouges. ◇ **DE MARCHE** *(angl. march —).* Hémoglobinurie qui apparaît après un effort musculaire prolongé (marche). SYN. ***HÉMOGLOBINURIE D'EFFORT.*** ◇ **ÉPIDÉMIQUE** *(angl. Winckel's disease).* Maladie de Winckel ; ictère infectieux grave des nouveau-nés dû au streptocoque ou au collibacille. SYN. ***TUBULHÉMATIE.*** ◇ **PARALYTIQUE** *(angl. idiopathic —, paroxysmal myoglobinuria).* Hémoglobinurie qui s'accompagne de paralysies musculaires. SYN. ***MYOGLOBINURIE PAROXYSTIQUE.*** ◇ **PAROXYSTIQUE A FRIGORE** *(angl. paroxysmal cold —).* État morbide particulier caractérisé par l'apparition brusque d'accès d'hémoglobinurie, consécutifs généralement à un refroidissement. Il s'agit d'une variété d'anémie hémolytique auto-immune. SYN. ***MALADIE DE HARLEY.*** ◇ **PAROXYSTIQUE NOCTURNE** *(angl. paroxysmal nocturnal —).* Forme rare d'anémie hémolytique avec hémoglobinurie paroxystique nocturne, hémoglobinémie et hémosidérinurie permanente. Elle est due à un pourcentage anormal de globules rouges à membrane déficiente, hémolysés par la fraction 3 du complément. SYN. ***SYNDROME OU MALADIE DE MARCHIAFAVA-MICHELI.*** ◇ **TOXIQUE** *(angl. toxic —).* Hémoglobinurie consécutive à l'absorption de certains toxiques, notamment de l'acide phénique, de l'hydrogène arsenié, de l'acide pyrogallique, du chlorure potassique, etc.

HÉMOGRAMME *s. m. (angl. hemogram).* Diagramme ou formule sanguine qui analyse le nombre, la proportion et les variations des éléments figurés du sang périphérique contenus dans 1 mm^3 de sang.

HÉMOHISTIOBLASTE *s. m. (angl. hemohistioblast).* Dénomination de l'hypothétique cellule mère qui donnerait naissance à toutes les cellules sanguines.

HÉMOLITHE *s. m. (angl. hemolith).* ☞ ***HÉMATOLITHE.***

HÉMOLYMPHANGIOME *s. m. (angl. hemolymphangioma).* Angiome constitué par des vaisseaux sanguins et lymphatiques.

HÉMOLYSE *s. f. (angl. hemolysis).* Destruction d'hématies, physiologique (modérée et compensée) ou pathologique (hyperhémolyse). ◇ **EXTRAVASCULAIRE** *(angl. extravascular —).* Hémolyse secondaire à la destruction anormalement rapide des érythrocytes dans la rate ou le foie. ◇ **PHYSIOLOGIQUE** *(angl. physiological —).* Hémolyse qui se produit à la fin de la vie des érythrocytes, soit 120 jours environ, et qui a lieu essentiellement dans les cellules du système réticulo-endothélial de la rate, du foie et surtout de la moelle ; elle aboutit à la libération extravasculaire de l'hémoglobine, qui sera dégradée en bilirubine avant de repasser dans le sang.

HÉMOLYSINE *s. f. (angl. hemolysin).* Substance capable de provoquer l'hémolyse des hématies. ◇ **BACTÉRIENNE** *(angl. bacterial —).* Substance toxique produite par certaines bactéries, qui entraîne la lyse des hématies. ◇ **IMMUNE** *(angl. immune —).* Anticorps spécifique présent dans le sérum d'un animal après l'injection de globules rouges d'un autre animal. ☞ ***HÉMAGGLUTININE.***

HÉMOLYTIQUE *adj. (angl. hemolytic).* Relatif à l'hémolyse ; qui provoque l'hémolyse.

HÉMOMÉDIASTIN *s. m. (angl. mediastinal hematoma).* Présence d'un épanchement sanguin au niveau du médiastin.

HÉMOMÉTRIE *s. f. (angl. hemoglobinometry).* Dosage de l'hémoglobine dans le sang ou quantification des globules rouges.

HÉMOPATHIE *s. f. (angl. hemopathy).* Terme générique qui désigne les maladies du sang.

HÉMOPÉRICARDE *s. m. (angl. hemopericardium).* Présence de sang dans le péricarde.

HÉMOPÉRITOINE *s. m. (angl. hemoperitoneum).* Épanchement sanguin au niveau de la cavité péritonéale.

HÉMOPHAGOCYTOSE *s. f. (angl. hemophagocytosis).* Phagocytose des globules rouges.

HÉMOPHILE *adj. (angl. hemophil).* Qui est atteint d'hémophilie. S'emploie également comme substantif.

HÉMOPHILIE *s. f. (angl. hemophilia).* Altération héréditaire de l'hémostase par atteinte de la voie intrinsèque de la coagulation, transmise de façon récessive liée au chromosome X ; elle affecte habituellement l'homme et est transmise par les femmes qui sont porteurs sains. On distingue l'hémophilie A et B ; la première est due à une anomalie du facteur VIII, par déficit (A-) ou inactivation (A+). L'hémophilie B, ou maladie de Christmas, est due à des anomalies du facteur plasmatique IX, que ce soit par son déficit (B-) ou son inhibition (B+). Cliniquement, elles ne se différencient pas et se caractérisent par des hémorragies spontanées ou provoquées par de légers traumatismes, sous forme d'ecchymoses ou hématomes cutanéo-muqueux, musculaires, articulaires ou viscéraux. Biologiquement, important retard de la coagulation sanguine avec allongement isolé du temps de céphaline activée.

HÉMOPHILUS *(angl. Hemophilus).* ☞ ***HAEMOPHILUS.***

HÉMOPHOBIE *s. f. (angl. hemophobia).* ☞ ***HÉMATOPHOBIE.***

HÉMOPHTALMIE *s. f. (angl. hemophthalmia).* Épanchement sanguin dans l'œil.

HÉMOPLASTIQUE *adj. (angl. hemoplastic).* ☞ ***HÉMOPOÏÉTIQUE.***

HÉMOPNEUMOPÉRICARDE *s. m. (angl. pneumohemopericardium).* Présence d'air et de sang dans le péricarde.

HÉMOPNEUMOTHORAX *s. m. (angl. hemopneumothorax).* Hémothorax et pneumothorax combinés.

HÉMOPOÏÈSE *s. f. (angl. hemopoiesis).* Formation du sang, et plus particulièrement de ses éléments cellulaires. SYN. ***HÉMATOPOÏÈSE.***

HÉMOPOÏÉTINE *s. f. (angl. hemopoietin).* Nom sous lequel on désignait autrefois une substance stimulante de l'érythropoïèse. ☞ ***ÉRYTHROPOÏÉTINE.***

HÉMOPOÏÉTIQUE *adj. (angl. hemopoietic).* Se dit de l'agent qui provoque l'hémopoïèse.

HÉMOPORPHYRINE *s. f.* ☞ ***PORPHYRINE.***

HÉMOPROTOZOOSE *s. f. (angl. protozoan blood infection).* ☞ ***PROTOZOOSE.***

HÉMOPTOÏQUE *adj. (angl. hemoptoic).* En rapport avec l'hémoptysie.

HÉMOPTYSIE *s. f. (angl. hemoptysis).* Expectoration de sang rouge en plus ou moins grande quantité, extériorisé par des accès de toux et provenant de la portion sous-laryngée des voies respiratoires.

HÉMOPTYSIQUE *adj. (angl. hemoptysic).* Se dit d'un malade souffrant d'hémoptysie.

HÉMOPYÉLECTASIE *s. f. (angl. hemopyelectasis).* Dilatation du pelvis rénal par accumulation de sang.

HÉMORRAGIE *s. f. (angl. hemorrhage).* Écoulement d'une plus ou moins grande quantité de sang hors des vaisseaux sanguins, par suite d'une rupture accidentelle ou spontanée de ceux-ci. ~ **CAPILLAIRE** *(angl. capillary —).* Écoulement de sang en nappe à partir des vaisseaux capillaires. ~ **CÉRÉBELLEUSE** *(angl. cerebellar —).* Épanchement de sang dans le cervelet, qui relève des mêmes causes que l'hémorragie cérébrale. ~ **CÉRÉBRALE** *(angl. cerebral —).* Épanchement de sang dans une partie quelconque du cerveau. La symptomatologie diffère selon le point où se situe l'hémorragie, mais elle se caractérise habituellement par une attaque d'apoplexie d'une durée variable : hémiplégie, aphasie, troubles de la sensibilité, etc. La cause principale est l'hypertension artérielle. Le pronostic est le plus souvent très sévère. ~ **DE LA DÉLIVRANCE** *(angl. postpartum —).* Hémorragie du post-partum survenant dans les 24 heures après l'accouchement. ~ **DIGESTIVE BASSE** *(angl. lower digestive tract —).* Hémorragie dont le point d'origine se situe en dessous de l'angle duodénojéjunal. ~ **DIGESTIVE HAUTE** *(angl. upper digestive tract —).* Hémorragie dont l'origine se situe au dessus de l'angle duodénojéjunal. ~ **DU POSTPARTUM** *(angl. postpartum —).* Hémorragie qui survient après l'accouchement. ~ **EXTERNE** *(angl. external —).* Écoulement de sang à l'extérieur de l'organisme. ~ **INTERNE** *(angl. internal —).* Hémorragie dans laquelle le sang extravasé reste à l'intérieur du corps. ~ **MÉNINGÉE** *(angl. subarachnoidal —).* Saignement dans l'espace sous-arachnoïdien par rupture vasculaire spontanée (angiome, anévrysme) ou traumatique avec liquide sanglant à la ponction lombaire. L'IRM doit être exécutée en priorité. ~ **OCCULTE** *(angl. occult —).* Hémorragie minime provenant habituellement de la muqueuse gastrique ou intestinale, impossible à reconnaître macroscopiquement et que l'on met uniquement en évidence par analyse chimique. ~ **PUERPÉRALE** *(angl. intrapartum —).* Hémorragie qui survient pendant la puerpéralité.

HÉMORRAGIPARE *adj. (angl. hemorrhagiparous).* **1.** Qui provoque l'hémorragie. **2.** Qui se manifeste par des hémorragies.

HÉMORRAGIQUE *adj. (angl. hemorrhagic).* Qui concerne l'hémorragie.

HÉMORRÉOLOGIE *s. f. (angl. hemorrheology).* Étude de l'écoulement sanguin dans les vaisseaux et rapports de cet écoulement avec les parois vasculaires.

HÉMORRHÉE *s. f. (angl. hemorrhea).* ☞ ***HÉMATORRHÉE.***

HÉMORROÏDE *s. f. (angl. hemorrhoid, piles).* Dilatation variqueuse des veines de la muqueuse anale et rectale. ~ **ÉTRANGLÉE** *(angl. strangulated —).* Hémorroïde interne prolabée et comprimée par le sphincter anal. ~ **EXTERNE** *(angl. external —).* Hémorroïde située en dehors du sphincter anal.

HÉMORROÏDECTOMIE *s. f. (angl. hemorrhoidectomy).* Excision d'hémorroïdes.

HÉMOSIALÉMÈSE *s. f.* Vomissement de salive teintée de sang.

HÉMOSIDÉRINE *s. f. (angl. hemosiderin).* Pigment jaune foncé qui contient du fer ; c'est un produit de la dégradation de l'hémoglobine, présent dans les foyers hémorragiques anciens et dans certains états pathologiques (hémochromatose), qui s'infiltre dans les viscères, et en particulier dans le foie. Il représente, dans l'organisme, une forme peu mobilisable de réserve du fer, soit environ 30 % du fer total.

HÉMOSIDÉRINURIE *s. f. (angl. hemosiderinuria).* Élimination d'hémosidérine par l'urine.

HÉMOSIDÉROSE *s. f. (angl. hemosiderosis).* Surcharge de l'organisme en hémosidérine. ~ **PULMONAIRE IDIOPATHIQUE** *(angl. Ceelen-Gellerstedt syndrome).* Hémopathie interstitielle hémorragique de l'enfant avec fibrose pulmonaire.

HÉMOSPERMIE *s. f. (angl. hemospermia).* Présence de sang dans le sperme émis au moment de l'éjaculation. SYN. ***HÉMATOSPERMIE.***

HÉMOSPORIDIES *(angl. Hemosporidia).* Sous-ordre de Sporozoaires, parasites des cellules sanguines des vertébrés. Le genre *Plasmodium* (responsable du paludisme) appartient à ce sous-ordre.

HÉMOSPORIDIOSE *s. f. (angl. hemosporidiosis).* Nom générique des infections produites par des hémosporidies (hématozoaires).

HÉMOSTASE *s. f. (angl. hemostasis).* Arrêt, spontané ou artificiel, d'un flux sanguin ou d'une hémorragie. L'hémostase physiologique est un processus complexe associant vasoconstriction, agrégation plaquettaire, puis coagulation aboutissant à la formation du caillot.

HÉMOSTATIQUE *adj. (angl. hemostatic).* Qui arrête un flux sanguin ou une hémorragie. Qui se rapporte à l'hémostase. Également employé comme substantif.

HÉMOTHÉRAPIE *s. f. (angl. hemotherapy).* Utilisation thérapeutique du sang.

HÉMOTHORAX *s. m. (angl. hemothorax).* Collection de sang dans la cavité thoracique, en particulier dans la plèvre.

HÉMOTOXINE *s. f. (angl. hemotoxin).* Substance toxique pour le sang, capable de détruire les érythrocytes.

HÉMOTOXIQUE *adj. (angl. hemotoxic).* Toxique pour le sang ou secondaire à l'intoxication sanguine.

HÉMOTROPE *adj. (angl. hemotrope).* Qui a une affinité pour le sang ou les corpuscules sanguins.

HÉMOTYMPAN *s. m. (angl. hemotympanum).* Présence de sang dans la cavité tympanique ou dans l'oreille moyenne, généralement consécutive à un traumatisme.

HÉMOZOÏNE *s. f. (angl. hemozoin).* ☞ ***PIGMENT PALUDÉEN.***

HENCH-ROSENBERG (SYNDROME DE) *(angl. Hench-Rosenberg syndrome).* ☞ ***RHUMATISME PALINDROMIQUE.***

HENDERSON-HASSELBALCH (ÉQUATION DE) *(angl. Henderson-Hasselbalch equation).* Formule exprimant le rapport entre le pH sanguin et les concentrations plasmatiques de l'acide carbonique et des bicarbonates.

HENDERSON-JONES (MALADIE DE) *(angl. Henderson-Jones disease).* Ostéochondromatose articulaire.

HENKE (TRIANGLE DE) *(angl. Henke's triangle).* Espace triangulaire entre le bord externe du muscle droit abdominal et le pli inguinal.

HENKIN (SYNDROME DE) *(angl. Henkin's syndrome).* Perte du goût et de l'odorat en rapport avec une carence en zinc.

HENLE ~ **(ANSE DE)** ☞ ***ANSE DU NÉPHRON.*** ~ **(COUCHE DE)** *(angl. Henle's layer).* Enveloppe externe de la gaine épithéliale du follicule pileux. ~ **(CRÊTE DE)** *(angl. Henle's crest).* Série de crêtes parallèles à l'axe du doigt qui se trouvent à la surface du derme sous-unguéal. ~ **(FENTES DE)** *(angl. Henle's fissures).* Espaces compris entre les fibres musculaires du cœur, contenant du tissu conjonctif. ~ **(GAINE DE)** *(angl. Henle's sheath).* ☞ ***ENDONÈVRE.*** ~ **(LAME BASALE DE)** *(angl. Henle's membrane).* ☞ ***BRUCH (MEMBRANE DE).***

HENOCH ~ **(ANGINE ULCÉRONÉCROTIQUE DE)** *(angl. angina-necrotica).* Angine gangreneuse de la scarlatine survenant chez le petit enfant. ~ **(PURPURA FULMINANS DE)** *(angl. Henoch's purpura).* Purpura fébrile observé chez les enfants évoluant rapidement vers la mort et survenant le plus souvent au cours d'une septicémie à méningocoques.

HENOCH-BERGERON (CHORÉE DE) *(angl. Henoch-Bergeron chorea).* Trouble atteignant l'enfant et caractérisé par de violents spasmes rythmiques.

HENSEN ~ **(CELLULE DE)** *(angl. Hensen's cell).* Cellule épithéliale de soutien qui couvre l'organe spiral (de Corti). ~ **(NŒUD OU BOUTON DE)** *(angl. Hensen's node).* Extrémité antérieure renflée de la ligne primitive de l'ébauche de l'embryon chez les vertébrés supérieurs. SYN. ***NŒUD CÉPHALIQUE.***

HEPADNAVIRIDAE Famille de virus à ADN comportant entre autres le virus de l'hépatite B.

HÉPARINE *s. f. (angl. heparin).* Mucopolysaccharide présent dans tout l'organisme et surtout dans le foie ; c'est un anticoagulant naturel utilisé par voie intraveineuse ou sous-cutanée dans le traitement des thromboses. L'action anticoagulante de l'héparine s'oppose à l'action de la thromboplastine et inhibe d'autres facteurs de la coagulation. ~ **DE BAS POIDS MOLÉCULAIRE** *(angl. low molecular weight —).* Elle a une forte action antithrombotique en raison de son antagonisme contre le facteur Xa et est utilisée par voie sous-cutanée dans la prévention et le traitement curatif des thromboses. Elle peut être responsable de thrombopénies. SYN. ***HÉPARINE FRACTIONNÉE, HÉPARINE DE FAIBLE POIDS MOLÉCULAIRE, HBPM.***

HÉPARINÉMIE *s. f. (angl. heparinemia).* Présence et taux d'héparine dans le sang.

HÉPARINISATION *s. f. (angl. heparinization).* Utilisation de l'héparine. SYN. ***HÉPARINOTHÉRAPIE.***

HÉPAT-, HÉPATO- *(angl. hepat-).* Préfixes d'origine grecque indiquant une relation avec le foie.

HÉPATALGIE *s. f. (angl. hepatalgia).* Douleur localisée au niveau du foie.

HÉPATECTOMIE *s. f. (angl. hepatectomy).* Résection totale ou partielle droite ou gauche du foie.

HÉPATICODUODÉNOSTOMIE *s. f. (angl. hepaticoduodenostomy).* Anastomose chirurgicale entre le conduit hépatique et le duodénum. SYN. ***ANASTOMOSE HÉPATICODUODÉNALE.***

HÉPATICOGASTROSTOMIE *s. f. (angl. hepaticogastrostomy).* Abouchement chirurgical du conduit hépatique dans l'estomac. SYN. ***ANASTOMOSE HÉPATICOGASTRIQUE.***

HÉPATICOLIASE *s. f. (angl. hepaticoliasis).* Infestation par des vers nématodes du genre *Hepaticola*, que l'on observe parfois chez l'homme.

HÉPATICOSTOMIE *s. f. (angl. hepaticostomy).* Abouchement du conduit hépatique à la paroi abdominale.

HÉPATICOTOMIE *s. f. (angl. hepaticotomy).* Incision du conduit hépatique.

HÉPATIQUE *adj. (angl. hepatic).* Qui se rapporte au foie.

HÉPATISATION *s. f. (angl. hepatization).* Densification et hyperémie d'un tissu, notamment du tissu pulmonaire, qui présente un aspect ressemblant à celui du foie. ⊂ **GRISE DU POUMON** *(angl. lung gray —).* Troisième stade anatomopathologique de la pneumonie, correspondant à la phase critique de la maladie. Il se caractérise par un bloc pneumonique ferme, d'aspect granité et de couleur grisâtre, et microscopiquement par des alvéoles remplis d'un exsudat partiellement liquéfié sous l'influence de polynucléaires très abondants. ⊂ **JAUNE DU POUMON** *(angl. lung yellow —).* Infiltration purulente et ramollissement du parenchyme pulmonaire se produisant quelquefois au cours d'une pneumonie. Elle peut être généralisée ou, plus souvent, partielle, aboutissant à la formation d'abcès pulmonaires métapneumoniques. ⊂ **ROUGE DU POUMON** *(angl. lung red —).* Stade de l'évolution d'une pneumonie, au cours duquel le parenchyme pulmonaire prend la consistance et la couleur du foie.

HÉPATISME *s. f. (angl. hepatism).* État morbide provoqué par une maladie chronique du foie.

HÉPATITE *s. f. (angl. hepatitis).* Affection inflammatoire du foie. ⊂ **A (HA)** *(angl. — A).* Hépatite aiguë due au virus A (HAV), d'origine digestive, se manifestant après une incubation d'environ 20 jours par un ictère fébrile évoluant en quelques semaines vers la guérison sans séquelles. Des cas d'hépatite fulminante sont possibles mais rares. Les formes inapparentes sont fréquentes, la vaccination efficace. ⊂ **ALCOOLIQUE** *(angl. alcoholic —).* ☞ ***FOIE ALCOOLIQUE.*** ⊂ **AMIBIENNE** *(angl. amoebic —).* Invasion du parenchyme hépatique par voie porte à partir d'une amibiase colique : gros foie douloureux et fébrile pouvant se compliquer d'abcès. ⊂ **AUTO-IMMUNE** *(angl. autoimmune —).* Hépatite chronique de cause inconnue observée chez la femme associée à des modifications cliniques et biologiques habituellement rencontrées dans les maladies auto-immunes. ⊂ **B (HB)** *(angl. — B).* Hépatite aiguë due au virus B (HBV) d'origine sanguine ou sexuelle. Cliniquement elle ressemble à l'hépatite A mais les formes inapparentes sont fréquentes et la période d'incubation plus longue (40 à 180 jours). Dans certains cas, elle évolue vers une hépatite chronique persistante pouvant se compliquer de cirrhose dite méta-ictérique ou de cancer. Le diagnostic d'hépatite B repose sur la mise en évidence de l'antigène HBs associé à l'anticorps anti-Hbc de type IgM. ⊂ **C (HC)** *(angl. — C).* Hépatite due au virus C (HCV) d'origine essentiellement transfusionnelle, évoluant dans 1/5 des cas vers la cirrhose. Le diagnostic repose sur la mise en évidence de l'anticorps anti-HCV. ⊂ **CHOLESTATIQUE** *(angl. cholestatic —).* Forme d'hépatite virale, en particulier due au virus A, avec ictère prolongé par cholestase intrahépatique. ⊂ **CHRONIQUE ACTIVE** *(angl. chronic active —).* Elle est définie par la persistance de lésions inflammatoires et nécrotiques au-delà de six mois et se voit dans les hépatites B et C. Au début, lésions des espaces portes (hépatite chronique persistante), puis nécrose hépatocytaire. L'évolution peut se faire vers la cirrhose (hépatite chronique agressive) et l'hépatocarcinome. ⊂ **D (HD), DELTA** *(angl. — D).* Rare, elle est due à une infection concomitante par l'agent delta et le virus de l'hépatite B et favorise l'évolution vers la chronicité. Le diagnostic se fait par la mise en évidence de l'antigène HD. Abréviation : HD. ⊂ **E (HE)** *(angl. — E).* Hépatite épidémique à transmission orofécale observée surtout en Asie, de bon pronostic, sauf chez la femme enceinte. Abréviation : HE. ⊂ **FULMINANTE** *(angl. fulminant —).* Complication des hépatites virales, surtout de l'hépatite B, le plus souvent mortelle. SYN. ***ATROPHIE JAUNE AIGUË DU FOIE.*** ⊂ **G** *(angl. — G).* Hépatite transmise par le sang, virus de la famille des Flaviviridae. ⊂ **LUPOÏDE** *(angl. lupoid —).* ☞ ***HÉPATITE AUTO-IMMUNE.*** ⊂ **MÉDICAMENTEUSE** *(angl. drug-induced —).* Due à la formation d'un métabolite actif agissant par action toxique directe ou par un mécanisme immuno-allergique. Les médicaments en cause sont nombreux : isoniazide, macrolides, AINS, anesthésiques, inhibiteurs de l'enzyme de conversion, stéroïdes, etc. ⊂ **NON A-NON B** *(angl. nonA-nonB —).* Terme qui désignait les hépatites C et E avant leur identification. ⊂ **PERSISTANTE** *(angl. persisting —).* ☞ ***HÉPATITE CHRONIQUE ACTIVE.*** ⊂ **VIRALE** *(angl. viral —).* En dehors des hépatites A, B, C, D, E, d'autres virus peuvent être responsables d'hépatite : fièvre jaune, herpès-virus, cytomégalovirus, etc.

HÉPATOBILIAIRE *adj. (angl. hepatobiliary).* Qui se rapporte au foie et à la bile ou au système des canaux biliaires.

HÉPATOBLASTOME *s. m. (angl. hepatoblastoma).* Tumeur maligne du foie, survenant chez l'enfant, formée de cellules hépatiques embryonnaires.

HÉPATOCÈLE *s. f. (angl. hepatocele).* Hernie d'une partie du foie.

HÉPATOCELLULAIRE *adj. (angl. hepatocellular).* Qui se rapporte aux cellules hépatiques.

HÉPATOCHOLANGIO-CYSTODUODÉNOSTOMIE *s. f. (angl. hepatocholangiocystoduodenostomy).* Anastomose chirurgicale entre les voies biliaires et le duodénum par vésicule interposée. SYN. ***ANASTOMOSE HÉPATICOCYSTODUODÉNALE.***

HÉPATOCHOLANGIO-ENTÉROSTOMIE *s. f. (angl. hepatocholangioenterostomy).* Création d'une anastomose chirurgicale entre les voies biliaires et un segment intestinal. SYN. ***ANASTOMOSE HÉPATO-ENTÉRIQUE.***

HÉPATOCHOLANGIOME *s. m. (angl. hepatocholangiocarcinoma).* Cancer primitif du foie développé aux dépens des hépatocytes et des canalicules biliaires.

HÉPATOCIRRHOSE *s. f. (angl. hepatocirrhosis).* Cirrhose du foie.

HÉPATOCOLIQUE *adj. (angl. hepatocolic).* Qui se rapporte au foie et au côlon.

HÉPATOCYSTIQUE *adj. (angl. hepatocystic).* Qui se rapporte au foie et à la vésicule biliaire.

HÉPATOCYTE *s. m. (angl. hepatocyte).* Cellule parenchymateuse du foie.

HÉPATO-ENTÉRIQUE *adj. (angl. hepatoenteric).* Qui se rapporte au foie et à l'intestin.

HÉPATOFUGE *adj. (angl. hepatofugal).* Se dit du flux sanguin qui quitte le foie.

HÉPATOPÈTE *adj. (angl. hepatopetal).* Se dit du flux sanguin qui entre au foie.

HÉPATOGÈNE *adj. (angl. hepatogenous).* Qui a son origine ou qui est produit dans le foie.

HÉPATOGRAMME *s. m. (angl. hepatogram).* **1.** Étude analytique des différentes cellules présentes sur un frottis de tissu hépatique. **2.** Tracé du pouls hépatique.

HÉPATOGRAPHIE *s. f. (angl. hepatography).* Radiographie du foie après opacification du parenchyme hépatique au moyen d'un produit de contraste.

HÉPATOÏDE *adj. (angl. hepatoid).* Dont la structure ressemble à celle du foie.

HÉPATOLENTICULAIRE *adj. (angl. hepatolenticular).* Qui se rapporte au foie et au noyau lenticulaire, qualifie l'atteinte du foie et du noyau lenticulaire dans la maladie de Wilson.

HÉPATOLITHE *s. m. (angl. hepatolith).* Calcul biliaire.

HÉPATOLOGIE *s. f. (angl. hepatology).* Ensemble des connaissances concernant le foie.

HÉPATOLYSE *s. f. (angl. hepatolysis).* Destruction des cellules du foie.

HÉPATOMALACIE *s. f. (angl. hepatomalacia).* Ramollissement du parenchyme hépatique.

HÉPATOME *s. m. (angl. hepatoma).* Tumeur du foie développée aux dépens des hépatocytes, de nature bénigne (adénome) ou maligne.

HÉPATOMÉGALIE *s. f. (angl. hepatomegaly).* Augmentation de volume du foie, qui dépasse le rebord costal droit et est de ce fait palpable. ⇔ **GLYCOGÉNIQUE** *(angl. Von Gierke's disease).* ☞ ***GIERKE (MALADIE DE VON).*** ⇔ **POLYCORIQUE** *(angl. — of polycoria).* Syndrome dû à un trouble congénital du métabolisme glucidique et/ou lipidique, se manifestant cliniquement, peu de temps après la naissance, par une hépatomégalie, un retard de la croissance, des dépôts anormaux de graisses dans le tissu sous-cutané rappelant la dystrophie adiposo-génitale de Fröhlich, une hypotonie de la musculature des extrémités et des altérations du métabolisme glucido-lipidique. Parfois, il existe aussi des troubles nerveux d'origine centrale et une acidose.

HÉPATONÉPHRITE *s. f. (angl. hepatonephritis).* Lésions simultanées du foie et du rein due au même processus toxique (phosphore, arsenic, etc.) ou infectieux (spirochétose, fièvre jaune, etc.), qui se manifeste par un ictère avec albuminurie et oligurie.

HÉPATONÉPHROMÉGALIE GLYCOGÉNIQUE *(angl. glycogenic hepatonephromegaly).* ☞ ***GLYCOGÉNOSE DE TYPE I, GIERKE (MALADIE DE VON).***

HÉPATOPATHIE *s. f. (angl. hepatopathy).* Terme général pour désigner les affections du foie.

HÉPATOPEXIE *s. f. (angl. hepatopexy).* Fixation du foie par hépatorraphie.

HÉPATOPTOSE *s. f. (angl. hepatoptosis).* Descente et mobilité anormale du foie.

HÉPATORÉNAL *adj. (angl. hepatorenal).* Qui se rapporte au foie et aux reins. ⇔ **(SYNDROME)** *(angl. — syndrome).* Insuffisance rénale fonctionnelle terminale des grandes insuffisances hépatiques.

HÉPATORRAGIE *s. f. (angl. hepatorrhagia).* Hémorragie provenant du foie.

HÉPATORRAPHIE *s. f. (angl. hepatorrhaphy).* Suture des lèvres d'une plaie hépatique.

HÉPATORRHÉE *s. f. (angl. hepatorrhea).* Sécrétion anormalement abondante de bile.

HÉPATORRHEXIE *s. f. (angl. hepatorrhexis).* Rupture du foie.

HÉPATOSCOPIE *s. f. (angl. hepatoscopy).* Examen du foie par laparotomie ou cœlioscopie.

HÉPATOSPLÉNIQUE *adj. (angl. hepatosplenic).* Qui se rapporte au foie et à la rate. SYN. ***SPLÉNOPORTOGRAPHIE.***

HÉPATOSPLÉNOGRAPHIE *s. f. (angl. hepatosplenography).* Radiographie conjointe du foie et de la rate après injection, par voie intraveineuse, d'un produit de contraste opacifiant.

HÉPATOSPLÉNOMÉGALIE *s. f. (angl. hepatosplenomegaly).* Augmentation simultanée du volume du foie et de la rate.

HÉPATOSTOMIE *s. f. (angl. hepatostomy).* Abouchement à la paroi abdominale des canaux biliaires d'une partie du foie, lors des obstructions des voies biliaires.

HÉPATOTHÉRAPIE *s. f. (angl. hepatotherapy).* Administration d'extraits hépatiques dans un but thérapeutique.

HÉPATOTOMIE *s. f. (angl. hepatotomy).* Incision chirurgicale du foie. ◇ **TRANSTHORACIQUE** *(angl. transthoracic —).* Hépatotomie par thoracotomie droite avec ouverture du récessus pleural et du diaphragme à la recherche d'un abcès ou d'un calcul intrahépatique.

HÉPATOTOXICITÉ *s. f. (angl. hepatotoxicity).* Propriété de destruction envers les cellules hépatiques.

HÉPATOTOXINE *s. f. (angl. hepatotoxin).* Toxine capable de détruire les cellules hépatiques.

HÉPATOTROPE *adj. (angl. hepatotropic).* Qui présente une affinité pour le foie.

HÉPATOZOÏTE *s. m. (angl. exoerythrocytic stage).* Stade terminal du cycle exoérythrocytaire des parasites appartenant au genre *Plasmodium*.

HEPCIDINE *s. f. (angl. hepcidin).* Hormone protéique de régulation de l'absorption intestinale du fer, fabriquée par le foie ; en son absence, le fer est absorbé en excès, ceci pouvant conduire à l'hémochromatose.

HEPTA- *(angl. hepta-).* Préfixe d'origine grecque signifiant sept.

HEPTANE *s. m. (angl. heptane).* Hydrocarbure, C_7H_{16}, tiré de la résine de pin de Californie et du pétrole, solvant et anesthésique.

HEPTOSE *s. m. (angl. heptose).* Sucre dont la molécule contient sept atomes de carbone.

HEPTOSURIE *s. f. (angl. heptosuria).* Présence d'heptose dans l'urine.

HERBE-AUX-PUCES *s. f. (angl. flea weed).* Plante herbacée, de la famille des Plantaginacées, dont les graines donnent par décoction un mucilage émollient.

HERBERT (OPÉRATION DE) *(angl. Herbert's operation).* Traitement chirurgical du glaucome chronique par résection sclérale cunéiforme destinée à permettre une filtration sous-conjonctivale de l'humeur aqueuse.

HERBORISTE *s. m. (angl. herborist).* Personne qui vend des herbes et des plantes médicinales.

HERBORISTERIE *s. f. (angl. herb trade).* Commerce, boutique de l'herboriste.

HÉRÉDITAIRE *adj. (angl. hereditary).* Qui concerne l'hérédité.

HÉRÉDITÉ *s. f. (angl. heredity).* Transmission aux descendants des caractères normaux ou pathologiques des ascendants par l'intermédiaire des gènes. ◇ **AUTOSOMIQUE** *(angl. autosomal —).* Hérédité liée à un chromosome non sexuel (autosome). ◇ **COLLATÉRALE** *(angl. collateral inheritance).* Présence chez un sujet de caractères existant chez les collatéraux. ◇ **CROISÉE** *(angl. crisscross inheritance).* Présence chez un sujet de caractères hérités du parent de sexe opposé. ◇ **DIANDRIQUE, DIAGYNIQUE** *(angl. diandric, diagynic —).* Hérédité liée au sexe masculin ou féminin, respectivement. ◇ **DIRECTE** *(angl. direct inheritance).* Transmission de caractères du parent à l'enfant du même sexe. ◇ **DOMINANTE** *(angl. dominant inheritance).* Transmission héréditaire d'un gène dominant. ◇ **GONOSOMIQUE** *(angl. sex chromosome —).* Hérédité liée à un chromosome sexuel (gonosome). ◇ **GYNÉPHORE** *(angl. sex-linked —).* SYN. ***HÉRÉDITÉ LIÉE AU SEXE***. ◇ **HOLANDRIQUE, HOLOGYNIQUE** *(angl. holandric, hologynic inheritance).* Transmission héréditaire d'un caractère propre aux mâles ou aux femelles, respectivement. ◇ **LIÉE AU SEXE** *(angl. sex-linked —).* Transmission d'un gène situé sur un segment non homologue d'un chromosome sexuel. ◇ **MENDÉLIENNE** *(angl. mendelian —).* Transmission héréditaire des facteurs déterminés par les gènes, selon les lois établies par Mendel. ☞ ***MENDEL (LOIS DE)***. ◇ **MONOMÉRIQUE** *(angl. monomeric inheritance).* Transmission d'un caractère contrôlé par un seul gène dominant ou une seule paire de gènes récessifs. ◇ **PLURIFACTORIELLE** ☞ ***HÉRÉDITÉ POLYMÉRIQUE***. ◇ **POLYMÉRIQUE** *(angl. polymeric inheritance).* Transmission héréditaire d'un caractère contrôlé par plusieurs gènes. ◇ **RÉCESSIVE** *(angl. recessive inheritance).* Transmission héréditaire d'un gène récessif.

HÉRÉDO-ATAXIE *s. f. (angl. heredoataxia).* ☞ ***ATAXIE***. ◇ **CÉRÉBELLEUSE** ☞ ***MARIE (HÉRÉDO-ATAXIE CÉRÉBELLEUSE DE PIERRE)***.

HÉRÉDODÉGÉNÉRESCENCE *s. f. (angl. heredodegeneration).* Dégénérescence héréditaire. ◇ **SPINOCÉRÉBELLEUSE** *(angl. spinocerebellar heredodegenerative syndrome).* Dénomination générique qui regroupe la maladie de Friedreich, l'hérédo-ataxie cérébelleuse de Pierre-Marie et la paraplégie spasmodique familiale de Strümpell-Lorrain.

HÉRÉDOFAMILIAL *adj. (angl. heredofamilial).* Qui est héréditaire dans une famille.

HÉRÉDO-INFECTION *s. f. (angl. heredoinfection).* Infection transmise par l'ovule ou le spermatozoïde.

HÉRÉDOPATHIE *s. f. (angl. heredopathia).* Maladie héréditaire. ◇ **ATAXIQUE POLYNÉVRITIQUE** ☞ ***REFSUM (MALADIE DE)***.

HÉRELLE (PHÉNOMÈNE DE D') *(angl. Twort-d'Herelle phenomenon).* Phénomène de lyse bactérienne transmissible de culture malade à culture saine. Si, à une culture sur bouillon de bacilles dysentériques ou typhoïdiques, on ajoute une goutte d'une émulsion des selles d'un convalescent ayant souffert de dysenterie ou fièvre typhoïde, il se produit en quelques heures la lyse de la culture concernée. Cette action est attribuée à un parasite ultramicroscopique des bactéries que d'Herelle a appelé bactériophage.

HERING ◇ **(NERF DE)** *(NA. ramus sinus carotici nervi glossopharyngei). (angl. Hering's nerve).* Branche du glossopharyngien pour le sinus et le glomus carotidien. ◇ **(PHÉNOMÈNE DE)** *(angl.*

Hering's phenomenon). Faible souffle que l'on perçoit peu de temps après la mort en plaçant le stéthoscope sur l'extrémité inférieure du sternum.

HERING-BREUER (RÉFLEXE DE) *(angl. Hering-Breuer reflex).* Mécanisme nerveux normal qui semble intervenir dans la coordination des mouvements respiratoires par stimulation des terminaisons des nerfs vagues lors de la distension des poumons dans la respiration.

HERMANSKY-PUDLAK (SYNDROME DE) *(angl. Hermansky-Pudlak syndrome).* Affection congénitale transmise selon le mode autosomique récessif associant albinisme, surcharge pigmentaire du système réticulo-endothélial et thrombopathie.

HERMAPHRODISME *s. m. (angl. hermaphrodism).* Existence chez un même individu d'organes génitaux mâles et femelles ou de certains caractères de chaque sexe. Dans ce cas on parle de pseudo-hermaphrodisme.

HERMAPHRODITE *s. m. (angl. hermaphrodite).* Sujet atteint d'hermaphrodisme.

HERNIAIRE *adj. (angl. hernial).* Qui se rapporte à une hernie.

HERNIE *s. f. (angl. hernia).* Protrusion anormale d'un viscère par un orifice naturel ou accidentel. ◇ **ABDOMINALE** *(angl. abdominal —).* Protrusion d'un ou de plusieurs viscères à travers la paroi abdominale. ◇ **ACQUISE** *(angl. acquired —).* Hernie provoquée par un effort. SYN. ***HERNIE D'EFFORT.*** ◇ **CONGÉNITALE** *(angl. congenital —).* Hernie présente à la naissance, le plus souvent inguino-scrotale ou ombilicale. ◇ **CRURALE** *(angl. femoral —).* Hernie passant à travers l'anneau crural pouvant être interne ou externe en fonction de sa situation par rapport aux vaisseaux fémoraux. ◇ **D'ASTLEY-COOPER** *(angl. Astley-Cooper —).* Variété de hernie crurale. ◇ **DE CLOQUET** ☞ ***HERNIE PECTINÉALE.*** ◇ **DE LA LIGNE BLANCHE** *(angl. epigastric —).* Hernie épigastrique, juxta-ombilicale ou sous-ombilicale. ◇ **DIAPHRAGMATIQUE** *(angl. diaphragmatic —).* Protrusion d'un viscère abdominal à travers un orifice normal ou pathologique du diaphragme. ◇ **DISCALE, DU DISQUE INTERVERTÉBRAL** *(angl. intervertebral disk herniation).* Issue du nucleus pulposus d'un disque intervertébral à travers une fissure ou une rupture de son anneau fibreux. ◇ **DU CANAL DE NUCK** *(angl. — of Nuck's diverticulum).* Hernie de la femme où le sac péritonéal emprunte le canal embryonnaire de Nuck. ◇ **DUODÉNOJÉJUNALE** *(angl. duodenojejunal —).* Hernie duodénale dans laquelle le pseudo-sac est formé par le mésocôlon ascendant. SYN. ***HERNIE DE TREITZ.*** ◇ **ENGAINÉE** Hernie dont le contenu n'est pas réductible mais dont la vitalité de l'organe intéressé n'est pas menaçée. ◇ **EN W** *(angl. retrograde —).* Hernie inguinale étranglée dans laquelle le sac herniaire contient deux anses intestinales, avec un segment intermédiaire situé à l'intérieur de l'abdomen et présentant l'aspect caractéristique de l'anse étranglée. ☞ ***HERNIE RÉTROGRADE.*** ◇ **ÉPIGASTRIQUE** *(angl. epigastric —).* Hernie à travers la ligne blanche, au-dessus de l'ombilic. SYN. ***HERNIE SUS-OMBILICALE.*** ◇ **ÉTRANGLÉE** *(angl. strangulated —).* Constriction plus ou moins subite de l'anneau ou du collet d'une hernie, provoquant une gêne de la circulation sanguine dans les viscères herniés et aboutissant rapidement à leur sphacèle. ◇ **EXTRASACCULAIRE** Variété de hernie par glissement dans laquelle le viscère contenu dans la hernie et son sac ont glissé conjointement pour s'engager dans le canal inguinal. ◇ **FUNICULAIRE** *(angl. funicular —).* Hernie inguinale congénitale dans laquelle le sac herniaire descend dans les bourses mais reste séparé de la vaginale par une cloison complète ou incomplète. ◇ **HIATALE** *(angl. hiatus —).* Hernie d'une partie de l'estomac à travers le hiatus œsophagien. ◇ **INGUINALE** *(angl. inguinal —).* Hernie qui se développe à travers le canal inguinal. ◇ **INGUINALE DIRECTE** *(angl. direct inguinal —).* Hernie inguinale qui ne traverse pas tout le canal inguinal, mais qui fait irruption au niveau de sa paroi postérieure, en dedans des vaisseaux épigastriques, au niveau du triangle de Hesselbach. ◇ **INGUINOCRURALE** Hernie inguinale qui se dirige latéralement dans l'aine. SYN. ***HERNIE DE HOLTHOUSE.*** ◇ **INGUINOSUPERFICIELLE** *(angl. interstitial —).* Hernie interstitielle qui, après avoir suivi le trajet du canal inguinal, fait issue par l'orifice externe et est déviée en haut et en dehors, en avant de l'aponévrose du muscle oblique supérieur ou oblique externe. SYN. ***HERNIE DE KÜSTER.*** ◇ **INTERNE** *(angl. internal —).* Hernie située à l'intérieur de la cavité abdominale. ◇ **INTERSTITIELLE** *(angl. interstitial —).* Hernie formée et située entre les couches musculo-aponévrotiques de la paroi abdominale. ◇ **IRRÉDUCTIBLE** *(angl. irreducible —).* Hernie dont le sac ne peut être refoulé du fait de l'étroitesse de l'anneau herniaire. ◇ **ISCHIATIQUE** *(angl. ischiatic —).* Hernie intestinale à travers la grande ou la petite incisure sciatique. ◇ **ISCHIORECTALE** *(angl. ischiorectal —).* Hernie périnéale qui traverse le muscle releveur de l'anus. ◇ **MÉSENTÉRIQUE** *(angl. mesenteric —).* Passage d'une anse d'intestin grêle à travers un orifice anormal du mésentère. ◇ **MUQUEUSE** *(angl. mucosal —).* Protrusion ou invagination de la muqueuse intestinale à travers une déhiscence de la musculeuse. SYN. ***HERNIE DE ROKITANSKY.*** ◇ **MUSCULAIRE** *(angl. muscular —).* Tumeur constituée par l'issue d'une portion de muscle à travers une rupture de sa gaine aponévrotique. ◇ **OBLIQUE EXTERNE** *(angl. indirect inguinal —).* Hernie inguinale qui traverse l'anneau inguinal profond, suit le trajet du cordon spermatique et fait irruption au niveau de l'anneau inguinal superficiel. SYN. ***HERNIE INGUINALE INDIRECTE.*** ◇ **OBTURATRICE** *(angl. obturator —).* Protrusion d'un viscère à travers le canal obturateur. Hernie sous-pubienne.

◇ **OMBILICALE** *(angl. umbilical —).* Issue d'un ou d'une partie de viscère abdominal à travers l'anneau ombilical. ☞ *OMPHALOCÈLE, EXOMPHALE.* SYN. *OMPHALOCÈLE.* ◇ **OMENTALE** *(angl. omental —).* Hernie dont le sac ne contient qu'un segment de l'omentum. ◇ **PAR GLISSEMENT** *(angl. sliding —).* Hernie inguinale dont le sac et son contenu ont glissé conjointement pour s'engager dans le canal inguinal. ◇ **PARASACCULAIRE** Variété de hernie par glissement, où la séreuse de l'organe forme partie du sac lui-même. ◇ **PECTINÉALE** *(angl. pectineal —).* Hernie crurale dont le sac herniaire passe à travers l'aponévrose pectinéale et se place entre celle-ci et le muscle pectiné. ◇ **PÉRINÉALE** *(angl. perineal —).* Hernie qui traverse les aponévroses et les muscles du périné. ◇ **PROPÉRITONÉALE** *(angl. properitoneal —).* Hernie interstitielle localisée entre le péritoine pariétal et les muscles abdominaux. ◇ **RÉDUCTIBLE** *(angl. reducible —).* Hernie qui peut se réduire par une simple manipulation. ◇ **RÉTROCÆCALE** *(angl. retrocecal —).* Forme de hernie rétropéritonéale, où les viscères s'engagent dans la fossette rétrocæcale. ◇ **RÉTROGRADE** *(angl. retrograde —).* Hernie constituée par un sac et deux anses grêles qui comprennent un segment intermédiaire intra-abdominal, qui est le siège de nécrose. SYN. *HERNIE EN W.* ◇ **RÉTROPÉRITONÉALE** *(angl. retroperitoneal —).* Hernie interne s'engageant derrière le péritoine pariétal postérieur. ◇ **SCIATIQUE** *(angl. sciatic —).* Hernie qui passe à travers la grande incisure sciatique, au-dessus ou au-dessous du muscle pyramidal. ◇ **SCROTALE** *(angl. scrotal —).* Hernie inguinale dont le sac descend dans le scrotum. ◇ **SOUS-PUBIENNE** SYN. *HERNIE OBTURATRICE.* ◇ **SYNOVIALE** *(angl. synovial —).* Protrusion de la membrane synoviale à travers la capsule articulaire. Hernie de Birkett. ◇ **VAGINALE** *(angl. vaginal —).* Hernie périnéale qui proémine dans le vagin et peut descendre jusqu'à la grande lèvre (hernie vagino-labiale). ◇ **VAGINOLABIALE** *(angl. posterior labial —).* ☞ *HERNIE VAGINALE.* ◇ **VÉSICALE** *(angl. — of the bladder).* Déplacement partiel ou total de la vessie dans les zones herniaires de la paroi abdominale.

HERNIÉ *adj. (angl. herniated).* Qui fait hernie.

HERNIO-ENTÉROTOMIE *s. f. (angl. hernioenterotomy).* Herniotomie associée à une entérotomie.

HERNIOPLASTIE *s. f. (angl. hernioplasty).* Intervention plastique pour la cure radicale d'une hernie.

HERNIORRAPHIE *s. f. (angl. herniorrhaphy).* Cure radicale d'une hernie par suture.

HERNIOTOME *s. m. (angl. herniotome).* Instrument tranchant servant à la kélotomie.

HERNIOTOMIE *s. f. (angl. herniotomy).* Section du sac herniaire dans la hernie étranglée.

HÉROÏNE *s. f. (angl. heroin).* Diacétylmorphine ; poudre cristalline, amère et blanche à propriétés euphorisante et antalgique, elle est également antitussive. Elle produit une accoutumance comme la morphine.

HÉROÏNOMANIE *s. f. (angl. heroin addiction).* Toxicomanie à l'héroïne.

HÉROPHILE (PRESSOIR D') *(angl. confluence of cerebral sinuses).* Confluence des sinus de la dure-mère, sagittal supérieur, droit, occipital et transverse, au niveau de la protubérance occipitale interne.

HERPANGINE *s. f. (angl. herpangina).* Angine herpétiforme due au virus Coxsackie, frappant les jeunes enfants, avec fièvre élevée et douleurs musculaires. ☞ *COXSACKIE.*

HERPÈS *s. m. (angl. herpes).* Affection inflammatoire cutanée due à un Herpes virus, caractérisée par l'apparition de vésicules transparentes groupées, à base érythémateuse, localisées notamment autour de la bouche et du nez. ◇ **CIRCINÉ** *(angl. tinea circinata).* Atteinte de la peau glabre par un trichophyton, sous forme de lésions érythémateuses à contours annulaires. SYN. *TRICHOPHYTIE CIRCINÉE.* ◇ **CONJONCTIVAL** *(angl. herpetic keratoconjunctivitis).* Forme de conjonctivite phlycténulaire. ◇ **DE LA CORNÉE** *(angl. — corneae).* Inflammation herpétique de la cornée. ◇ **GESTATIONIS** *(angl. — gestationis).* Dermatite bulleuse polymorphe, douloureuse et récidivante apparaissant au cours de la grossesse. Il s'agit d'une variété de la maladie de Duhring-Brocq pouvant entraîner l'avortement. ◇ **MENSTRUEL** *(angl. recurrent menstrual —).* Herpès qui récidive à chaque période menstruelle. ◇ **ZOSTER** ☞ *ZONA.*

HERPES SIMPLEX VIRUS Virus de la famille des *Herpesviridae*, comportant deux types, HSV1 et HSV2. HSV1, transmis par voie orale, est responsable de l'herpès labial et de l'herpès buccal, ainsi que d'atteintes plus importantes (oculaires, neurologiques, cutanées généralisées). HSV2, transmis par voie sexuelle, est responsable d'infections cutanéo-muqueuses génitales (vulve, col utérin, pénis). Abréviation : HSV. SYN. *HERPESVIRUS HOMINIS (HVH), HERPESVIRUS SIMPLEX (HVS).*

HERPESVIRIDAE Famille de virus à ADN bicaténaire linéaire, à capside icosaédrique possédant 162 capsomères. Ils sont enveloppés et ont une taille d'environ 100 nm. Ils sont responsables d'infections chez l'homme et de nombreux invertébrés. Ces virus ont la particularité de pouvoir rester à l'état latent dans des cellules infectées ; dans certaines conditions (immunodéficience par exemple), le virus est réactivé. Les virus pathogènes pour l'homme sont l'herpès simplex virus types 1 et 2 (HSV1 et HSV2), le virus de la varicelle et du zona (VZV), le cytomégalovirus (CMV), le virus d'Epstein-Barr (EBV), un herpes virus de découverte récente, HHV6 (*Human Herpes Virus* 6), responsable de l'exanthème subit (sixième maladie), et HHV8, associé au sarcome de Kaposi, au lymphome des séreuses et à la maladie de

Castelman. Les virus EBV, HSV, CMV et HHV8 sont oncogènes.

HERPÉTIFORME *adj. (angl. herpetiform).* Ressemblant à l'herpès.

HERPÉTIQUE *adj. (angl. herpetic).* En rapport avec l'herpès.

HERRICK (MALADIE DE) *(angl. Herrick's sickle cell anemia).* Anémie drépanocytaire à hématies falciformes propre aux noirs d'Afrique et d'Amérique. Elle est due à un défaut enzymatique des hématies.

HERRING (CORPS DE) *(angl. Herring's bodies).* Masses hyalines ou colloïdes dispersées dans le lobe postérieur de l'hypophyse.

HERS (MALADIE DE) *(angl. Hers' disease).* Glycogénose type VI. ☞ ***GLYCOGÉNOSE.***

HERTER (MALADIE DE) *(angl. Herter's disease).* ☞ ***MALADIE CŒLIAQUE.***

HERTOGHE ◇ (SIGNE DE) *(angl. Hertoghe's sign).* Dédoublement de la partie externe des sourcils dans l'hypothyroïdisme. **◇ (SYNDROME DE)** *(angl. Hertoghe's syndrome).* Hypothyroïdie bénigne à symptomatologie discrète.

HERTWIG-MAGENDIE (PHÉNOMÈNE DE) *(angl. Hertwig-Magendie phenomenon).* Déviation d'un œil en bas et en dedans par rapport à l'autre, qui est dévié en haut et en dehors. Elle est caractéristique de lésions importantes de la protubérance. SYN. ***SYNDROME DE HERTWIG-MAGENDIE.***

HERTZ *s. m. (angl. hertz).* Unité de fréquence du système international, correspondant à 1 période ou 1 cycle par seconde. Symbole : Hz.

HERXHEIMER (RÉACTION DE) *(angl. Herxheimer's reaction).* Réaction inflammatoire qui se produit dans les lésions syphilitiques, au début du traitement spécifique par la pénicilline. Elle est due aux phénomènes immunologiques accompagnant la lyse bactérienne. SYN. ***RÉACTION DE JARISCH-HERXHEIMER.***

HERYNG (SIGNE DE) *(angl. Heryng's sign).* Ombre infraorbitaire produite par la présence de pus dans le sinus maxillaire et observable par transillumination de la cavité buccale.

HESCHL (CIRCONVOLUTION DE) *(angl. Heschl's gyrus).* ☞ ***GYRUS TEMPORAL TRANSVERSE.***

HESPÉRIDINE *s. f. (angl. hesperidin).* Facteur vitaminique P indiqué en cas de fragilité capillaire.

HESS (OPÉRATION DE) *(angl. Hess' operation).* Technique pour la correction chirurgicale d'un ptosis, consistant à anastomoser la paupière supérieure au muscle frontal par sutures sous-cutanées.

HESSELBACH ◇ (HERNIE DE) *(angl. Hesselbach's hernia).* Variété externe de hernie crurale dans laquelle le sac herniaire est multilobé, formant des diverticules à travers le fascia cribiforme. **◇ (TRIANGLE DE)** *(angl. Hesselbach's triangle).* Espace compris entre le bord externe du muscle droit abdominal, le ligament inguinal et l'artère épigastrique inférieure.

HÉTÉRADELPHIE *s. f. (angl. heteradelphus).* Monstruosité double dont un des fœtus est beaucoup plus développé que l'autre.

HÉTÉRALIEN *s. m. (angl. heteralius).* Monstre double chez lequel le sujet parasite est très incomplet et réduit à une tête rudimentaire, implantée sur le crâne de l'autosite.

HÉTÉRO- *(angl. hetero-).* Préfixe d'origine grecque signifiant autre et indiquant l'inégalité, l'irrégularité, la disparité.

HÉTÉROAGGLUTINATION *s. f.* Agglutination des érythrocytes par une hémagglutinine appartenant à une espèce différente.

HÉTÉROAGGLUTININE *s. f. (angl. heterohemoagglutinin).* Agglutinine présente dans le sang d'un animal après injection du sang d'un animal d'espèce différente.

HÉTÉROANTICORPS *s. m. (angl. heteroantibody).* Anticorps actif contre un antigène d'une espèce différente.

HÉTÉROANTIGÈNE *s. m. (angl. heteroantigen).* Antigène responsable de la production d'anticorps chez une espèce différente.

HÉTÉROCELLULAIRE *adj. (angl. heterocellular).* Qui se compose de cellules de différents types.

HÉTÉROCÉPHALE *s. m. (angl. heterocephalus).* Monstre ayant deux têtes inégalement développées.

HÉTÉROCHROMATINE *s. f. (angl. heterochromatin).* Régions du génome où l'ADN existe sous forme hypercondensée et non exprimée.

HÉTÉROCHROME *adj. (angl. heterochrome).* Qui est caractérisé par une diversité de couleurs.

HÉTÉROCHROMIE *s. f. (angl. heterochromia).* Coloration différente des deux iris ou de deux secteurs du même iris. Caractère héréditaire à transmission dominante.

HÉTÉROCHROMOSOME *s. m. (angl. heterochromosome).* Chromosome sexuel. SYN. ***GONOSOME.***

HÉTÉROCHRONIE *s. f. (angl. heterochronia).* Apparition d'éléments cellulaires ou tissulaires à l'intérieur d'un organisme à un stade inhabituel ou anormal.

HÉTÉROCINÉSIE *s. f. (angl. heterokinesia).* Période de la méiose au cours de laquelle les chromosomes sexuels se répartissent différemment dans les gamètes.

HÉTÉROCYCLIQUE *adj. (angl. heterocyclic).* Se dit d'un composé organique cyclique dont la chaîne, au lieu d'être formée uniquement par des atomes de carbone, renferme aussi des atomes d'autres éléments (soufre, azote, etc.).

HÉTÉROCYTOLYSINE *s. f. (angl. heterocytolysin).* ☞ ***HÉTÉROLYSINE.***

HETERODERA Genre de nématodes. L'espèce *H. radicicola* est un parasite des racines de certains végétaux : radis, carottes, etc., et ses œufs peuvent apparaître dans les fèces de l'homme et être confondus avec ceux des oxyures.

HÉTÉRODIMERE *s. m. (angl. heterodimer).* Dimère possédant deux sous-unités différentes.

HÉTÉRODONTE *adj. (angl. heterodont).* Qui possèdede des dents de plusieurs types, incisives, molaires, etc.

HÉTÉRODYME *s. m. (angl. heterodymus).* Monstre double chez lequel le parasite est représenté par une tête, un cou et un thorax qui s'insère dans la partie antérieure de l'autosite.

HÉTÉROGAMÉTIQUE *adj. (angl. heterogametic).* Se dit d'un individu produisant des gamètes porteurs de chromosomes sexuels différents ; le sexe masculin, constitué par les chromosomes XY, est hétérogamétique.

HÉTÉROGAMIE *s. f. (angl. heterogamy).* Conjugaison de gamètes de structure et de taille différentes.

HÉTÉROGÈNE *adj. (angl. heterogenous).* Qui n'est pas de la même nature ou origine ; qui se compose d'éléments de nature différente.

HÉTÉROGÉNÉITÉ *s. f. (angl. heterogenicity).* Absence d'homogénéité.

HÉTÉROGONIE *s. f. (angl. heterogony).* Génération hétéromorphe, caractérisée par une alternance de la reproduction sexuelle et de la reproduction parthénogénique ou hermaphrodite. SYN. ***HÉTÉROGENÈSE.***

HÉTÉROGREFFE *s. f. (angl. xenograft).* Greffe pratiquée avec un tissu ou un organe provenant d'une espèce animale différente de celle de l'organisme receveur. SYN. ***XÉNOGREFFE.***

HÉTÉROGUEUSIE *s. f. (angl. heterogeusia).* Anomalie du sens gustatif.

HÉTÉROHÉMAGGLUTININE *s. f. (angl. heterohemoagglutin).* Hémagglutinine qui agglutine des érythrocytes d'organismes d'autres espèces.

HÉTÉRO-IMMUN *adj. (angl. heteroimmune).* Qui est immunisé contre les cellules d'un animal d'une autre espèce que celui qui fournit le sérum immunisant.

HÉTÉROLATÉRAL *adj. (angl. contralateral).* Qui se rapporte ou qui appartient au côté opposé du corps.

HÉTÉROLOGUE *adj. (angl. heterologous).* **1.** Dont la structure diffère de celle de l'ensemble auquel il appartient. EX. *tissu hétérologue.* **2.** Qui provient d'une espèce différente. EX. *greffe hétérologue.* **3.** Qui présente des formes très différentes dans la même espèce. EX. *souche hétérologue d'un micro-organisme.*

HÉTÉROLYSE *s. f. (angl. heterolysis).* Lyse provoquée par les hétérolysines.

HÉTÉROLYSINE *s. f. (angl. heterolysin).* Hémolysine qui détruit les hématies des animaux d'espèce différente ou lysine formée par l'introduction d'un antigène d'un animal d'espèce différente.

HÉTÉROMÈRE *adj. (angl. heteromeric).* Se dit des cellules nerveuses dont les prolongements rejoignent la substance blanche située du côté opposé de la moelle épinière.

HÉTÉROMÉTAPLASIE *s. f. (angl. heterometaplasia).* Développement d'un tissu qui est étranger à ceux de la région où il se trouve.

HÉTÉROMÉTROPIE *s. f. (angl. heterometropia).* Différence de réfraction entre les deux yeux.

HÉTÉROMORPHOSE *s. f. (angl. heteromorphosis).* Déviation de la forme, de la position ou de la constitution de types ; forme ou structure anormale.

HÉTÉRONOME *adj. (angl. heteronomous).* En biologie, sujet à différentes lois de développement.

HÉTÉRONOMIE *s. f. (angl. heteronomia).* Déviation par rapport aux lois normales ou sujétion à des lois différentes.

HÉTÉRONYME *adj. (angl. heteronymous).* S'oppose à homonyme ; se dit des lésions ou des troubles qui se trouvent en relation d'opposition.

HÉTÉROPAGE *s. m. (angl. heteropagus).* Monstre double hétérotypien chez lequel le parasite est inséré dans la partie antérieure de l'autosite. SYN. ***THORACOPAGE PARASITAIRE.***

HÉTÉROPHORIE *s. f. (angl. heterophoria).* Déviation latente des axes visuels qui n'apparaît que lorsqu'on supprime le réflexe de fusion binoculaire. On distingue deux formes principales d'hétérophorie : l'ésophorie et l'exophorie. ☞ ***ÉSOPHORIE, EXOPHORIE.***

HÉTÉROPHTALMIE *s. f. (angl. heterophthalmia).* Toute différence entre les deux yeux, que ce soit par la couleur (hétérochromie) ou par la direction des axes visuels (hétérophorie).

HETEROPHYES Genre de vers trématodes parasites de l'intestin de l'homme, du chien et du chat en Égypte et en Extrême-Orient. Les espèces les plus fréquentes chez l'homme sont *H. heterophyes* et *Metagonimus yokogawai*, qui peuvent être transmises au muscle cardiaque de l'homme par voie lymphatique.

HÉTÉROPLASIE *s. f. (angl. heteroplasia).* Transformation d'un tissu normal en un tissu anormal.

HÉTÉROPLASTIE *s. f. (angl. heteroplasty).* Greffe de tissus entre des individus de différentes espèces.

HÉTÉROPLOÏDE *adj. (angl. heteroploid).* Qui possède un nombre de chromosomes qui n'est pas un multiple exact du nombre haploïde caractéristique de l'espèce. S'utilise aussi comme substantif.

HÉTÉROPLOÏDIE *s. f. (angl. heteroploidy).* Caractère des organismes hétéroploïdes.

HÉTÉROPROSOPE *s. m.* ☞ ***JANICEPS.***

HÉTÉROPROTÉIDE *s. m. (angl. conjugated protein).* Association d'une protéine et d'un groupement prosthétique non protidique qui sert à la classification de ces composés en phospho-, lipo-, glyco-, chromo- et nucléoprotéines. SYN. ***HÉTÉROPROTÉINE.***

HÉTÉROPSIE *s. f. (angl. heteropsia).* Inégalité de vision entre les deux yeux.

HÉTÉROSCOPE *s. m. (angl. heteroscope).* Appareil permettant de mesurer le degré d'une hétérophorie.

HÉTÉROSCOPIE *s. f. (angl. heteroscopy).* Inégalité du champ visuel des deux yeux (terme peu usité).

HÉTÉROSEXUALITÉ *s. f. (angl. heterosexuality).* Attirance sexuelle pour le sexe opposé ; hétéro-érotisme.

HÉTÉROSEXUEL *adj. (angl. heterosexual).* Qui appartient au sexe opposé.

HÉTÉROSIDE *s. m.* ☞ ***GLUCOSIDE.***

HÉTÉROSIS *s. f. (angl. heterosis).* État dans lequel la première génération d'un hybride est plus vigoureuse que chacune des souches génitrices.

HÉTÉROSMIE *s. f. (angl. heterosmia).* Trouble de l'identification des odeurs.

HÉTÉROSPÉCIFIQUE *adj. (angl. heterospecific).* Qui possède les caractères d'une autre espèce.

HÉTÉROSUGGESTION *s. f. (angl. heterosuggestion).* Suggestion reçue des autres.

HÉTÉROTAXIE *s. f. (angl. heterotaxy).* Anomalie congénitale caractérisée par une inversion des viscères.

HÉTÉROTHÉRAPIE *s. f. (angl. heterotherapy).* Traitement des maladies par des médications antagonistes de leurs principaux symptômes ; thérapeutique non spécifique.

HÉTÉROTHERME *adj. (angl. heterotherm).* SYN. ***POÏKILOTHERME.***

HÉTÉROTOPE *adj. (angl. ectopic).* Qui prend origine dans un endroit anormal.

HÉTÉROTOPIE *s. f. (angl. ectopia).* Ectopie ou emplacement anormal d'un organe ou d'un tissu.

HÉTÉROTRANSPLANTATION *s. f. (angl. xerogenic transplantation).* SYN. ***HÉTÉROGREFFE, XÉNOGREFFE.***

HÉTÉROTRICHIE *s. f. (angl. heterotrichosis).* Diversité de la couleur des poils ou des cheveux.

HÉTÉROTROPHE *adj. (angl. heterotroph).* Se dit des organismes incapables d'élaborer leur propre matière organique à partir de substances inorganiques.

HÉTÉROTROPHIE *s. f. (angl. heterotrophia).* Altération, modification ou déficience de la nutrition.

HÉTÉROTROPIE *s. f. (angl. heterotropia).* Strabisme.

HÉTÉROTYPE *s. m. (angl. heterotype).* Type qui s'écarte du type habituel représentatif d'une population donnée.

HÉTÉROVACCIN *s. m. (angl. heterovaccine).* Vaccin non spécifique, constitué à partir de bactéries différentes de celles dont il doit combattre les effets.

HÉTÉROXÈNE *adj. (angl. heteroxenous).* Se dit d'un parasite dont le cycle s'effectue chez plusieurs hôtes successifs.

HÉTÉROZYGOSE *s. f. (angl. heterozygosis).* Formation d'hybrides par l'union de gamètes différents.

HÉTÉROZYGOTE *adj. (angl. heterozygote).* Se dit de l'individu pourvu d'allèles distincts, présents sur un locus déterminé de la même paire de chromosomes. S'utilise aussi comme substantif.

HÉTÉROZYGOTIE *s. f. (angl. heterozygoty).* Situation génotypique où deux locus homologues d'une même paire chromosomique portent chacun un allèle différent. ☞ ***HÉTÉROZYGOTISME.***

HÉTÉROZYGOTISME *s. m. (angl. heterozygosity).* Fait d'être hétérozygote.

HEUBNER-HERTER (SYNDROME DE) *(angl. Herter-Heubner disease).* ☞ ***MALADIE CŒLIAQUE.***

HEURTEAUX (PHLEGMON DE) *(angl. Heurteaux's phlegmon).* Phlegmon sous-ombilical qui se développe dans le tissu cellulaire sous-péritonéal.

HEXA- *(angl. hexa-).* Préfixe d'origine grecque signifiant six.

HEXACANTHE *adj. (angl. hexacanth).* Qui est pourvu de six crochets ; se dit de l'embryon des cestodes.

HEXACHLOROPHÈNE *s. m. (angl. hexachlorophene).* Dérivé phénolé, antiseptique antibactérien, incorporé dans des savons, crèmes, huiles, etc.

HEXADACTYLIE *s. f. (angl. hexadactylia).* Anomalie congénitale qui consiste en l'existence de six doigts ou six orteils. SYN. ***SEXDIGITISME.***

HEXADÉCANOÏQUE (ACIDE) *(angl. hexadecanoic acid).* Acide gras saturé à seize atomes de carbone, présent dans les graisses et les huiles naturelles. SYN. ***ACIDE PALMITIQUE.***

HEXADÉCÉNOÏQUE (ACIDE) *(angl. hexadecenoic acid).* Acide gras à seize atomes de carbone qui contient une double liaison ; présent dans plusieurs types de lipides. SYN. ***ACIDE PALMITOLÉIQUE.***

HEXAGONE DE WILLIS *(angl. circle of Willis).* ☞ ***CERCLE ARTÉRIEL DU CERVEAU.***

HEXAMÉTHONIUM *s. m. (angl. hexamethonium).* Poudre cristalline soluble dans l'eau et l'alcool. Produit un blocage ganglionnaire.

HEXAMÉTHYLÈNAMINE *s. f. (angl. hexamethylenamine).* Antiseptique urinaire.

HEXOESTROL *s. m. (angl. hexestrol).* Estrogène synthétique dérivé du dihydro-diéthyl-stilbœstrol, plus actif que le stilbœstrol.

HEXOSAMINE *s. f. (angl. hexosamine).* Dérivé d'un sucre à six atomes de carbone auquel s'est fixé un radical amine (NH_2).

HEXOSE *s. m. (angl. hexose).* Nom générique des oses de formule $C_6H_{12}O_6$, appelés aussi monosaccharides. Les principaux hexoses naturels sont le glucose, le galactose, le mannose et le fructose.

HEXOSE-PHOSPHATE *s. m. (angl. hexose-phosphate).* Monophosphate d'hexose. Lors de la contraction musculaire, les hexoses-phosphates se dédoublent en acide lactique et acide phosphorique.

HEXURONIQUE (ACIDE) *(angl. hexuronic acid).* ☞ ***ASCORBIQUE (ACIDE).***

HEXYLCAÏNE *s. f. (angl. hexylcaine).* Anesthésique local deux fois plus puissant que la procaïne (DCI).

HEY (AMPUTATION DE) *(angl. Hey's amputation).* Désarticulation tarso-métatarsienne avec séparation d'une partie du premier cunéiforme.

HFE (gène) Principal gène connu de l'hémochromatose génétique. Il est situé sur le bras court du chromosome 6. Il code pour la protéine transmembranaire HFE qui interagit avec le récepteur de la transferrine pour réguler l'absorption digestive du fer. Origine du terme : « H » pour *high* et « FE » pour fer.

Hg *(angl. Hg).* Symbole chimique du mercure *(Hydrargyrum).*

HHE Syndrome d'hémiconvulsion-hémiplégie-épilepsie. ☞ ***HÉMIPLÉGIE-HÉMICONVULSION-ÉPILEPSIE (SYNDROME D').***

HHV8 *(angl. HHV8).* Abréviation de l'anglais *Herpes Hominis Virus 8.* Herpervirus lié au sarcome de Kaposi et au lymphome des séreuses.

HIATAL *adj. (angl. hiatal).* En rapport avec un hiatus.

HIATUS *s. m. (angl. hiatus, cleft).* Nom de certains anneaux, orifices ou fissures. ⟡ **AORTIQUE** *(NA. hiatus aorticus). (angl. aortic —).* Orifice entièrement fibreux par lequel l'aorte traverse le diaphragme. ⟡ **ŒSOPHAGIEN** *(NA. hiatus oesophagus). (angl. esophageal hiatus).* Orifice entièrement musculaire par lequel l'œsophage traverse le diaphragme. Il est traversé en outre par les deux nerfs vagues. ⟡ **PLEUROPÉRITONÉAL** *(angl. pleuroperitoneal hiatus).* Orifice du diaphragme fœtal. Sa persistance anormale peut être à l'origine de hernies congénitales des coupoles diaphragmatiques. ⟡ **TENDINEUX** *(NA. hiatus tendineus).* Hiatus tendineux du troisième adducteur.

HIBBS (OPÉRATION DE) *(angl. Hibbs' operation, spinal arthrodesis).* Traitement du mal de Pott consistant à réaliser une arthrodèse de la colonne vertébrale en fracturant plusieurs processus épineux à leur base et en repoussant le sommet de chacune de ces épineuses pour l'amener à occuper l'espace laissé vacant par l'épineuse immédiatement sous-jacente.

HIBERNATION ARTIFICIELLE *(angl. deep hypothermia).* Diminution des processus métaboliques cellulaires grâce à l'emploi d'antihistaminiques, d'adréno-vagolytiques et d'une réfrigération de l'organisme par des moyens physiques. Dans un tel état, il est possible d'obtenir des anesthésies générales en utilisant des drogues à des doses pharmacologiques inférieures aux doses habituelles.

HIBERNOME *s. m. (angl. hibernoma).* Tumeur adipeuse bénigne peu fréquente rappelant par son aspect la graisse brune des animaux hibernants. Bien délimitée et unique, siégeant dans l'espace interscapulaire, l'aisselle ou le cou, elle a l'aspect macroscopique d'un lipome, mais s'en distingue histologiquement par la présence de grandes cellules vacuolaires riches en glycogène et en phospholipides.

HICAN *s. m.* Maladie très rare, observée au Japon, due à une carence en vitamine A.

HICKS (SIGNE DE) ☞ ***BRAXTON-HICKS (SIGNE DE).***

HIDR-, HIDRO- *(angl. hidro-).* Préfixes d'origine grecque indiquant une relation avec la sueur (à ne pas confondre avec hydro-, eau).

HIDRADÉNITE *s. f. (angl. hidradenitis).* Inflammation d'une glande sudoripare. Maladie cutanée caractérisée par la formation de nodules secondaires à l'inflammation des glandes sudoripares, qui se remplissent de pus, augmentent progressivement de taille et finissent par suppurer. SYN. ***HYDROADÉNITE.***

HIDRADÉNOME *s. m. (angl. hidradenoma).* Tumeur bénigne développée aux dépens des tubes sudoripares. SYN. ***SYRINGOME.*** ⟡ **ÉRUPTIF DE DARIER ET JACQUET** *(angl. — eruptivum).* Lymphangiome tubéreux multiple.

HIDROCYSTOME *s. m. (angl. hidrocystoma).* Hidradénome kystique.

HIDROÏDE *adj. (angl. hidroid).* Qui ressemble à la sueur.

HIDRORRHÉE *s. f. (angl. hidrorrhea).* Sudation abondante.

HIDROSADÉNITE *s. f. (angl. hidrosadenitis).* Infection des glandes sudoripares à localisation axillaire ou périanale. SYN. ***ABCÈS TUBÉREUX DE L'AISSELLE DE VELPEAU.***

HIDROSE *s. f. (angl. hidrosis).* Trouble fonctionnel de la sécrétion sudorale.

HIÉMAL *adj. (angl. hiemal, hibernal).* Qui se rapporte à l'hiver ou qui se produit en hiver.

HIÉROLISTHÉSIS *s. m.* Déplacement du sacrum ; sacrum basculé. SYN. ***SACROLISTHÉSIS.***

HIGHMORE ⟡ **(ANTRE DE)** ☞ ***SINUS MAXILLAIRE.*** ⟡ **(CORPS DE)** ☞ ***MEDIASTINUM TESTIS.***

HILAIRE *adj. (angl. hilar).* Qui concerne le hile, en particulier le hile pulmonaire.

HILE *s. m. (NA. hilus). (angl. hilus, hilum).* Fissure ou dépression sur un viscère parenchymateux, la rate, le poumon, le rein, et l'ovaire en particulier, par laquelle entrent et sortent les éléments vasculaires, nerveux et lymphatiques.

HILL ET FLACK (SIGNE DE) *(angl. Hill's sign).* Hypertension artérielle disproportionnée au niveau des membres inférieurs observée dans l'insuffisance aortique.

HILTON (LOI DE) *(angl. Hilton's law).* Le tronc nerveux qui innerve les muscles d'une articulation innerve aussi la peau qui recouvre les insertions de ces muscles.

HINES ET BROWN (ÉPREUVE DE) *(angl. Hines-Brown test).* L'immersion de la main dans l'eau glacée durant 1 min provoque une élévation de la pression sanguine. Les individus chez lesquels cette élévation est excessive, ou tarde beaucoup à se normaliser, sont considérés comme hyperréactifs et futurs hypertendus.

HIPPANTHROPIE *s. f. (angl. hippanthropia).* Délire dans lequel le sujet se croit transformé en cheval.

HIPPEL (MALADIE DE VON) *(angl. Hippel's disease).* Angiomatose rétinienne familiale.

HIPPEL-LINDAU (MALADIE DE VON) *(angl. von Hippel-Lindau disease).* Angiomatose cérébelleuse et rétinienne d'origine congénitale associée à des malformations ou à des tumeurs du pancréas ou des reins. Il s'agit d'une phacomatose héréditaire.

HIPPOBOSCA Genre type de la famille des Hippoboscidés, insectes diptères, parasites des chevaux et des bœufs.

HIPPOCAMPE *s. m. (NA. hippocampus). (angl. hippocampus).* Saillie allongée qui occupe la paroi inférieure de la corne temporale du diverticule sphénoïdal de chaque ventricule latéral du cerveau. ⇔ **(PETIT)** *(angl. Morand's spur).* ☞ ***CALCAR AVIS.***

HIPPOCRATE ⇔ **(BANC D')** *(angl. Hippocratic maneuver).* Ancienne machine utilisée pour la réduction des luxations et des fractures, où l'on effectuait une extension et une contre-extension grâce à des cordes enroulées sur des cylindres rotatifs. ⇔ **(SERMENT D')** *(angl. Hippocratic oath).* Serment prêté par les étudiants en médecine au moment de la réception du doctorat et par lequel ils s'engagent à respecter la déontologie médicale.

HIPPOCRATISME *s. m. (angl. hippocratism).* Système hippocratique de traitement, fondé sur l'observation et sur l'utilisation des processus de la nature. ⇔ **DIGITAL** *(angl. clubbing finger).* Doigt en baguette de tambour par élargissement de la dernière phalange et incurvation de l'ongle observé dans l'insuffisance respiratoire chronique et les cardiopathies cyanogènes.

HIPPURICASE *s. f. (angl. hippuricase).* Enzyme présente dans différents organes : reins, pancréas, foie, etc., qui catalyse l'hydrolyse de l'acide hippurique en acide benzoïque et glycine.

HIPPURICURIE *s. f.* ☞ ***HIPPURIE.***

HIPPURIE *s. f. (angl. hippuria).* Présence ou excès d'acide hippurique dans l'urine.

HIPPURIQUE (ACIDE) *(angl. hippuric acid).* Acide benzoylaminoacétique ou benzoylglycocolle, découvert à l'origine dans l'urine des animaux herbivores. (Du grec *hippos*, cheval.)

HIPPUS *s. m. (angl. hippus).* Spasme clonique. ⇔ **PUPILLAIRE** *(angl. pupillary athetosis, springing pupil).* Spasme clonique de l'iris entraînant des variations rapides du diamètre de la pupille. SYN. ***ATHÉTOSE PUPILLAIRE.*** ⇔ **RESPIRATOIRE** *(angl. pupillary athetosis).* Hippus pupillaire caractérisé par une dilatation de la pupille lors de l'inspiration et une contraction de la pupille lors de l'expiration.

HIRCISME *s. m. (angl. hircismus).* Forte odeur de sueur axillaire.

HIRSCHFELD (CANAUX DE) *(angl. Hirschfeld's canals).* Canalicules interdentaires situés dans le processus alvéolaire de la mandibule, entre les racines des incisives latérales et médianes, et livrant passage à des vaisseaux anastomotiques.

HIRSCHSPRUNG (MALADIE DE) *(angl. Hirschsprung's disease).* ☞ ***MÉGACÔLON CONGÉNITAL.***

HIRST (RÉACTIONS DE) *(angl. Hirst's tests).* **1.** Le sérum de sujets atteints ou guéris de la grippe inhibe l'agglutination qui s'exerce sur une émulsion de globules rouges de poulet en présence de dilutions de virus grippal. **2.** Une réaction fondée sur le même principe permet le diagnostic des oreillons.

HIRSUTISME *s. m. (angl. hirsutism).* Existence chez la femme d'une pilosité à des endroits où elle n'existe pas habituellement.

HIRTZ (INDICE DE) Différence (en cm) entre le périmètre thoracique durant l'inspiration maximale et l'expiration forcée, de 7 cm en moyenne chez l'adulte.

HIRUDINATION *s. f. (angl. hirudinization).* Application de sangsues sur une partie du corps dans un but thérapeutique ou préventif ; n'est plus usitée.

HIRUDINE *s. f. (angl. hirudin).* Substance anticoagulante extraite des glandes buccales des sangsues.

HIRUDINIASE *s. f. (angl. hirudiniasis).* Infestation de la bouche, des fosses nasales, du pharynx, etc., par les sangsues.

HIRUDO Genre de sangsues, dont certaines espèces s'introduisent dans le corps par l'intermédiaire de l'eau de boisson. L'espèce *H. medicinalis* ou *H. officinalis*, fréquente dans les étangs en Europe et en Afrique du Nord, était très utilisée autrefois en thérapeutique, pour des saignées locales dans différents processus inflammatoires.

HIS ⇔ **(CANAL DE)** ☞ ***CANAL THYRÉOGLOSSE.*** ⇔ **(FAISCEAU DE)** ☞ ***FAISCEAU ATRIOVENTRICULAIRE.*** ⇔ **(TUBERCULE DE)** ☞ ***TUBERCULE DE L'AURICULE.***

HISSIEN *adj. (angl. hisian).* Qui concerne le faisceau atrioventriculaire.

HISTAMINASE *s. f. (angl. histaminase).* Enzyme qui agit sur l'histamine.

HISTAMINE *s. f. (angl. histamine).* Substance dérivée de l'imidazole existant sous forme inactive dans presque tous les tissus animaux. Elle provoque la sécrétion du suc gastrique, la contraction des fibres lisses et des artérioles, la dilatation des capillaires, l'augmentation de la perméabilité vasculaire. Elle intervient en outre comme médiateur chimique dans les réactions d'hypersensibilité immédiate (choc anaphylactique, manifestations allergiques) au cours desquelles elle est libérée à partir des granulations situées dans le cytoplasme des mastocytes et des polynucléaires basophiles.

HISTAMINÉMIE s. f. *(angl. histaminemia).* Présence et taux d'histamine dans le sang.

HISTAMINERGIQUE adj. *(angl. histaminergy).* Qui concerne la libération d'histamine par certaines terminaisons nerveuses.

HISTIDASE s. f. *(angl. histidiase).* Enzyme appartenant au groupe de l'amidase, qui provoque l'ouverture de l'anneau imidazolique de l'histidine, libérant de l'ammoniac et formant de la formylglutamine.

HISTIDINE s. f. *(angl. histidine).* Acide aminé précurseur de l'histamine.

HISTIDINÉMIE s. f. *(angl. histidinaemia).* Affection héréditaire transmise selon le mode autosomique récessif, liée à l'absence d'histidase. Elle associe une accumulation sanguine et urinaire d'histidine et des signes mineurs de dysfonctionnement du système nerveux central.

HISTIO-, HISTO- *(angl. histio-, histo-).* Préfixes d'origine grecque indiquant une relation avec les tissus de l'organisme.

HISTIOBLASTE s. m. *(angl. histioblast).* Cellule du système réticulo-endothélial, qui est en contact étroit avec les liquides sanguin et lymphatique.

HISTIOCYTE s. m. *(angl. histiocyte).* Cellule de grande taille, phagocytaire, du système réticulo-endothélial.

HISTIOCYTES BLEU DE MER (SYNDROME DES) *(angl. sea-blue histiocyte syndrome).* Lipoïdose héréditaire avec présence dans la moelle osseuse de grandes cellules réticulo-endothéliales remplies de granulations lipidiques colorées en bleu-vert, bleu de mer. Cliniquement : hépatosplénomégalie, thrombopénie, surcharge de la rate en sphingolipides.

HISTIOCYTOME s. m. *(angl. histiocytoma).* Tumeur maligne du système réticulo-endothélial, dont une variété sarcomateuse pulmonaire est particulièrement grave.

HISTIOCYTOSE s. f. *(angl. histiocytosis).* Prolifération des histiocytes, des cellules réticulaires, des cellules endothéliales et des fibroblastes du système réticulo-endothélial, pouvant être localisée ou généralisée. Il existe des histiocytoses primitives le plus souvent malignes et des histiocytoses secondaires lors de certaines infections virales, microbiennes ou parasitaires. SYN. ***RÉTICULO-ENDOTHÉLIOSE.*** ⌔ **LIPOCHROMIQUE FAMILIALE** *(angl. familial lipochrome —).* Affection voisine de la granulomatose septique due à une altération de l'activité bactéricide des leucocytes. ☞ ***GRANULOMATOSE SEPTIQUE PROGRESSIVE.*** ⌔ **LIPOÏDIQUE ESSENTIELLE** ☞ ***NIEMANN-PICK (MALADIE DE).*** ⌔ **MALIGNE** *(angl. malignant —).* Affection touchant l'homme jeune avec altération marquée de l'état général, hépatosplénomégalie et adénomégalie diffuse. Les organes sont envahis par une prolifération d'histiocytes malins et l'évolution est rapidement fatale. Maladie proche de la leucémie aiguë à monocytes. SYN. ***LEUCÉMIE HISTIOCYTAIRE, RÉTICULOSE AIGUË MALIGNE.*** ⌔ **X** *(angl. — X).* Terme général pour désigner le granulome éosinophile, la maladie de Letterer-Siwe et la maladie de Hand-Schüller-Christian dont le dénominateur commun est la prolifération de grands histiocytes associés à une infiltration éosinophilique des os.

HISTOCHIMIE s. f. *(angl. histochemistry).* Partie de la chimie biologique qui étudie au microscope les réactions chimiques s'effectuant dans les tissus.

HISTOCOMPATIBILITÉ s. f. *(angl. histocompatibility).* Similitude entre les antigènes des tissus d'un donneur et ceux d'un receveur nécessaire au succès de la greffe. Certains antigènes d'histocompatibilité conditionnent une incompatibilité majeure : ce sont ceux du système érythrocytaire ABO et ceux du système HLA. L'histocompatibilité joue un rôle dans la défense de l'organisme contre des cellules ayant muté et dotées d'antigènes différents de ceux du reste de l'organisme. ⌔ **(COMPLEXE MAJEUR D')** Région génétique dont les produits sont des molécules antigéniques qui ont des fonctions de signaux entre lymphocytes et cellules présentatrices d'antigènes. On connaît trois classes de ces molécules. Celles de classe I sont formées d'un polypeptide asscocié à la β_2-microglobuline. Celles de classe II sont formées de deux polypeptides liés de façon non covalente. Celles de classe III sont des composants du complément. Ces molécules sont impliquées dans le rejet rapide des allogreffes. Abréviation : CMH. ☞ ***HLA.***

HISTODIAGNOSTIC s. m. *(angl. histodiagnosis).* Diagnostic réalisé au moyen de l'examen microscopique de fragments de tissu.

HISTOGENÈSE s. f. *(angl. histogenesis).* Formation et développement des tissus.

HISTOGRAPHIE s. f. *(angl. histography).* Description des tissus organiques.

HISTO-INCOMPATIBILITÉ s. f. *(angl. histoincompatibility).* Différence entre les caractères antigéniques de deux sujets, de degré suffisant pour provoquer le rejet d'un tissu ou organe transplanté de l'un à l'autre. ☞ ***HISTOCOMPATIBILITÉ (COMPLEXE MAJEUR D').***

HISTOLOGIE s. f. *(angl. histology).* Étude de la composition et de la structure microscopique des tissus organiques et des cellules. SYN. ***ANATOMIE MICROSCOPIQUE.***

HISTOLOGISTE s. m. *(angl. histologist).* Spécialiste de l'histologie.

HISTOLYSE s. f. *(angl. histolysis).* Désintégration ou décomposition des tissus.

HISTOMORPHOLOGIE *s. f. (angl. histomorphology).* Morphologie des tissus.

HISTONE *s. f. (angl. histone).* Terme générique désignant une protéine basique, simple, qui existe dans le noyau des cellules où elle est liée à l'ADN avec lequel elle contribue à former les nucléosomes.

HISTONURIE *s. f. (angl. histonuria).* Élimination d'histone par l'urine.

HISTOPATHOLOGIE *s. f. (angl. histopathology).* Étude de la composition et de la structure microscopique des tissus pathologiques.

HISTOPHYSIOLOGIE *s. f. (angl. histophysiology).* Physiologie des tissus organiques.

HISTOPLASMA Genre de champignons microscopiques appartenant à la classe des Adélomycètes. ◇ ***CAPSULATUM*** Agent responsable de l'histoplasmose américaine. ◇ ***DUBOISII*** Agent responsable de l'histoplasmose africaine.

HISTOPLASMOSE *s. f. (angl. histoplasmosis).* Maladie endémique d'Amérique du Nord, due au champignon parasite *Histoplasma capsulatum* ; elle ressemble au kala-azar ou à la tuberculose et est caractérisée par une splénomégalie, une émaciation, de la fièvre et une leucopénie ; l'histoplasmose africaine due à *Histoplasma duboisii* affecte surtout la peau et les articulations.

HISTOPOÏÈSE *s. f. (angl. histopoiesis).* Ensemble de phénomènes chimicobiologiques qui influent sur le développement des tissus et permettent leur différenciation.

HISTORADIOGRAPHIE *s. f. (angl. historadiography).* Méthodes d'examen radiographique de coupes de tissu vivant, en utilisant des rayons d'une longueur d'ondes inférieure à 5 Å afin d'obtenir des contrastes suffisants.

HISTOTHÉRAPIE *s. f. (angl. histotherapy).* Méthode de traitement de différentes affections. Elle est fondée sur l'injection d'extraits de tissus, en particulier de placenta.

HISTOTOME *s. m.* ☞ ***MICROTOME.***

HISTOTOMIE *s. f. (angl. histotomy).* SYN. ***MICROTOMISATION.***

HISTOTROPE *adj. (angl. histotropic).* Qui a une affinité particulière pour les cellules des tissus.

HISTOTROPHIQUE *adj. (angl. histotrophic).* Qui se rapporte à la formation et à la nutrition des tissus, ou qui les stimule.

HISTRIONISME *s. m. (angl. histrionism).* Tendance à incarner un personnage imaginaire en adoptant un comportement excessif aux attitudes théâtrales, observé dans l'hystérie.

HIV ☞ ***VIH.***

HLA ☞ ***ANTIGÈNE HLA (HUMAN LEUCOCYTES ANTIGEN).***

HLM Abréviation de hématies/leucocytes/minute.

hMG Abréviation de *human menopausal gonadotrophin* ; hormone gonadrope humaine ménopausique.

HMG-CoA réductase ☞ ***HYDROXY-3-MÉTHYLGLUTARYL-COENZYME A RÉDUCTASE.***

Ho *(angl. Ho).* Symbole chimique de l'holmium.

HOCHENEGG (OPÉRATION DE VON) *(angl. Hochenegg's operation).* Traitement des néoplasies du haut rectum et du mégacôlon par la résection du segment atteint et suture anastomose colorectale.

HODARA (MALADIE DE) *(angl. Hodara's disease).* Trichorhexis nodosa observée chez les femmes turques.

HODGE (PLANS DE) *(angl. Hodge's planes).* Série de plans pelviens parallèles entre eux : le premier passe par le bord supérieur du pubis et la deuxième vertèbre sacrale ; le second par le bord inférieur du pubis ; le troisième par les épines ischiatiques, et le quatrième par la pointe du coccyx.

HODGKIN ◇ **(CELLULE DE)** *(angl. Sternberg cell).* ☞ ***STERNBERG (CELLULE DE).*** ◇ **(MALADIE DE)** *(angl. Hodgkin's disease).* Lymphogranulomatose maligne. Néoplasie primitive du tissu lymphoïde qui se caractérise cliniquement par des adénopathies superficielles et profondes, une splénomégalie, de la fièvre, des lésions cutanées prurigènes, une éosinophilie sanguine. Elle est spontanément mortelle en quelques années. Histologiquement, elle est marquée par la présence de cellules de Reed-Sternberg dans les ganglions et les tissus atteints. Il existe 4 variantes (prédominance lymphocytaire, sclérose nodulaire, cellularité mixte et déplétion lymphocytaire) qui diffèrent sur le plan de l'évolution clinique et du pronostic. Le traitement (radiothérapie et chimiothérapie) entraîne la guérison dans plus de 50 % des cas.

HODGSON (MALADIE DE) *(angl. Hodgson's disease).* Insuffisance aortique d'origine artérielle associée à une dilatation de la portion ascendante de la crosse aortique.

HODONEUROMÈRE *s. m. (angl. hodoneuromere).* Segment du tronc embryonnaire avec ses nerfs et leurs prolongements.

HOEHNE (SIGNE DE) *(angl. Hoehne's sign).* Absence de contractions utérines au cours de l'accouchement en dépit d'injections répétées d'extraits hypophysaires ; signe de rupture utérine.

HOET-ABAZA (SYNDROME DE) *(angl. Young's syndrome).* Diabète sucré associé à l'obésité survenant après une grossesse. SYN. ***YOUNG (SYNDROME DE).***

HOFBAUER (CELLULE DE) *(angl. Hofbauer's cell).* Variété d'histiocyte de grande taille, chromophile, présente dans les villosités choriales.

HOFFA (MALADIE DE) *(angl. Hoffa's disease).* Lipome de la synoviale du genou.

HOFFBRAND (ANÉMIE PERNICIEUSE JUVÉNILE DE) *(angl. Hoffbrand's pernicious anaemia).* Anémie mégaloblastique de l'enfant par absence congénitale de facteur intrinsèque ou due à l'existence d'anticorps antifacteur intrinsèque.

HOFFMANN ◇ **(ATROPHIE DE)** *(angl. Hoffmann's atrophy).* Variété d'amyotrophie progressive de l'enfant transmise sur le mode récessif qui atteint les jambes, les avant-bras et les mains par poliomyélite antérieure chronique. ☞ ***WERDNIG-HOFFMANN (MALADIE DE).*** ◇ **(SIGNE DE)** *(angl. Hoffmann's sign).* Flexion brève et adduction du pouce provoquées par la flexion brève et soudaine de la dernière phalange de l'index, traduisant une lésion pyramidale. ◇ **(SYNDROME DE)** *(angl. Hoffmann's syndrome).* ☞ ***DEBRÉ-SÉMÉLAIGNE (SYNDROME DE).***

HOFFMANN ET HABERMANN (MELANODERMATITE TOXIQUE LICHÉNOÏDE ET BULLEUSE DE) *(angl. Hoffman-Habermann disease).* Dermite professionnelle due au contact avec le goudron, caractérisée par une pigmentation cutanée et l'éruption de plaques lichénoïdes. SYN. ***MALADIE DE HOFFMANN ET HABERMANN.***

HOG-CHOLÉRA *s. m.* Peste porcive due à un pestivirus.

HOG-FLU *s. m.* Synonyme de grippe porcine, responsable de la pandémie de 1918.

HOLANDRIQUE *adj. (angl. holandric).* Qui se rapporte aux gènes contenus dans le chromosome Y ou aux caractères héréditaires transmis de père à fils.

HOLGER NIELSEN (MÉTHODE DE) *(angl. Holger Nielsen method).* Technique de respiration artificielle : la victime est placée en décubitus ventral, le sauveteur alternativement tend les bras de la victime pour aider l'inspiration et appuie sur les scapulas pour aider l'expiration.

HOLMES (MALADIE DE) *(angl. Holmes' degeneration).* Atrophie cérébello-olivaire familiale, transmise sur un mode autosomique dominant, se traduisant par une évolution très progressive de troubles de l'équilibre et vers une démence.

HOLMES-ADIE (SYNDROME DE) *(angl. Holmes-Adie syndrome).* ☞ ***ADIE (SYNDROME D').***

HOLMGREN (ÉCHEVEAUX DE) *(angl. Holmgren's skeins).* Variété de tests explorant les troubles de la vision des couleurs au moyen d'écheveaux de laine, de couleurs et de tons différents.

HOLMIUM *s. m. (angl. holmium).* Élément chimique du groupe des terres rares, de numéro atomique 67, de masse atomique 164,93. Symbole : Ho.

HOLO- *(angl. holo-).* Préfixe d'origine grecque signifiant entier.

HOLOACARDIUS *s. m. (angl. holocardius).* Monstre fœtal double présentant deux cœurs dont un seul est fonctionnel. ◇ **ACEPHALUS** Holoacardius sans tête. ◇ **ACORMUS** Holoacardius auquel manque la partie caudale du corps. ◇ **AMORPHUS** Holoacardius sans forme définissable.

HOLOCÉPHALE *adj. (angl. holocephalic).* Se dit d'un monstre fœtal dont la tête est complète.

HOLOCRINE *adj. (angl. holocrine).* S'applique aux glandes dont les cellules sécrétrices se désintègrent et font partie de la sécrétion ; les glandes sébacées, par exemple. S'oppose à mérocrine.

HOLODIASTOLIQUE *adj. (angl. holodiastolic).* Qui se rapporte à ou qui s'étend sur l'ensemble de la diastole.

HOLOGAMIE *s. f. (angl. hologamy).* Union de gamètes dont la taille et la structure sont égales à celles des cellules somatiques.

HOLOGYNIQUE *adj. (angl. hologynic).* Qui se rapporte aux caractères portés et transmis par le sexe femelle, c'est-à-dire exclusivement de mère à fille à travers les générations.

HOLOPROTÉINE *s. f. (angl. simple protein).* Protéine composée exclusivement d'acides aminés.

HOLOSIDE *s. m. (angl. holoside).* Oside composée exclusivement d'oses. S'oppose à hétéroside.

HOLOSYSTOLIQUE *adj. (angl. holosystolic).* Qui se rapporte à ou qui s'étend sur une systole complète ; se dit d'un souffle qui dure pendant toute la systole.

HOLOTHYRUS Genre d'acariens ; l'espèce *H. coccinella*, de l'île Maurice, parasite des canards, provoque chez l'homme des tuméfactions douloureuses de la bouche, de la langue et de la gorge.

HOLOTOPIE *s. f. (angl. holotopy).* Position d'une partie ou d'un organe par rapport à tout le corps.

HOLOTRICHE *adj. (angl. holotrichous).* Se dit d'un organisme qui est entièrement recouvert de cils.

HOLTER (MÉTHODE DE) *(angl. Holter's recording).* Enregistrement de l'électrocardiogramme en continu sur 24 heures pour dépister des troubles du rythme.

HOLTERMÜLLER-WIEDEMANN (SYNDROME DE) *(angl. Holtermüller-Wiedmann syndrome).* Syndrome malformatif congénital rare, caractérisé par une hydrocéphalie importante avec déformation du crâne en feuille de trèfle et par des malformations du massif facial.

HOLTH (OPÉRATION DE) *(angl. Holth's operation).* Traitement chirurgical du glaucome comportant la création d'une fistule par sclérectomie avec la pince emporte-pièce.

HOLTHOUSE (HERNIE DE) *(angl. Holthouse's hernia).* Hernie mixte, inguinocrurale.

HOLT-ORAM (SYNDROME DE) *(angl. Holt-Oram syndrome).* Syndrome caractérisé par l'association de malformations squelettiques et d'une communication interatriale transmis sur le mode autosomique dominant. SYN. ***DYSPLASIE ATRIO-DIGITALE.***

HOLZKNECHT (ESPACE DE) *(angl. Holzknecht space).* Espace clair rétrocardiaque.

HOMALOCÉPHALE *adj. (angl. homalocephalus).* Qui a un crâne plat.

HOMALOGRAPHIE *s. f. (angl. homalography).* Étude de l'anatomie au moyen de coupes, par plans, des différentes régions du corps.

HOMANS (SIGNE DE) *(angl. Homans' sign).* Douleur dans le mollet lors de la flexion dorsale du pied ; il s'agit d'un signe précoce de phlébite des troncs veineux de la jambe.

HOMATROPINE *s. f. (angl. homatropine).* Alcaloïde mydriatique, phénylglycotropine, aux effets et à l'emploi identiques à ceux de l'atropine. On utilise le bromhydrate en solution à 1 %.

HOMÉO- *(angl. homeo-).* Préfixe d'origine grecque signifiant semblable et ayant à peu près le même sens que homo-. ☞ ***HOMO-***.

HOMÉOBOÎTE *s. f. (angl. homeobox).* Séquence nucléotidique codant pour un homéodomaine.

HOMEOBOX ☞ ***HOMÉOBOÎTE***.

HOMÉODOMAINE *(angl. homeodomain).* Domaine de 61 acides aminés conférant aux homéoprotéines la capacité de se lier spécifiquement à certaines séquences d'ADN.

HOMÉOMORPHE *adj. (angl. homeomorphous).* **1.** De forme et de structure identiques. **2.** Se dit des parties du corps ou des organes qui se correspondent d'une espèce à une autre.

HOMÉOPATHE *s. m. (angl. homeopath).* Médecin qui exerce l'homéopathie.

HOMÉOPATHIE *s. f. (angl. homeopathy).* Système thérapeutique d'origine allemande imaginé par Samuel Christian Friedrich Hahnemann (1755-1843) qui est fondé sur les principes suivants : 1° loi des similitudes, *similia similibus curantur* : les maladies se soignent par des substances qui reproduisent des effets similaires aux symptômes de l'affection ; 2° dynamisme des doses infinitésimales : les médicaments produisent d'autant plus d'effets qu'ils sont dilués ; 3° individualisation du malade et de son traitement.

HOMÉOPLASTIE *s. f. (angl. homeoplasia).* Formation d'un tissu nouveau semblable au tissu adjacent.

HOMÉOPROTÉINE *s. f. (angl. homeogene).* Protéine qui détermine la forme des organes au cours du développement embryonnaire.

HOMÉOSTASE *s. f.* ☞ ***HOMÉOSTASIE***.

HOMÉOSTASIE *s. f. (angl. homeostasis).* Tendance de l'organisme à maintenir constantes les conditions physiologiques, notamment en ce qui concerne le milieu intérieur.

HOMÉOTHERME *adj. (angl. homeothermal).* Qualité d'un organisme qui maintient constante sa température centrale indépendamment de celle du milieu ambiant ; s'oppose à poïkilotherme.

HOMICIDE *s. m. (angl. homicide).* Mort d'une personne causée par une autre, sans les circonstances aggravantes de l'assassinat ou du parricide et sans celles qui caractérisent l'infanticide.

HOMME *s. m. (angl. man).* Individu appartenant à l'espèce humaine *Homo sapiens*. ⇔ **RAIDE (SYNDROME DE L')** *(angl. stiff — syndrome).* Affection d'étiologie inconnue caractérisée par une raideur douloureuse des muscles évoluant vers la mort. Des anticorps anti-GAD (acide glutamique-décarboxylase) sont souvent présents. Une étiologie auto-immune ou paranéoplasique est souvent en cause.

HOMO- *(angl. homo-).* Préfixe d'origine grecque signifiant « le même » et indiquant l'égalité, la similitude, la régularité, l'uniformité.

HOMOCENTRIQUE *adj. (angl. homocentric).* Qui a le même centre ou foyer ; concentrique.

HOMOCHROMIE *s. f. (angl. adaptive coloration).* Faculté que possèdent certains organismes d'imiter la couleur ambiante.

HOMOCHRONE *adj. (angl. homochronous).* Qui apparaît au même âge ou à la même période pendant plusieurs générations successives.

HOMOCINCHONIDINE *s. f. (angl. homocinchonidine).* Alcaloïde isomère de la cinchonidine tiré de certains quinquinas.

HOMOCYSTINURIE *s. f. (angl. homocystinuria).* Maladie due à une anomalie enzymatique (absence de cystathionine synthétase) transmise sur le mode autosomique récessif. Elle est caractérisée cliniquement par un syndrome polymalformatif et biologiquement par l'excrétion urinaire d'homocystine.

HOMODONTE *adj. (angl. homodont).* Qui possède des dents toutes identiques.

HOMOGAMÉTIQUE *adj. (angl. homogametic).* Se dit du sexe dont les gamètes possèdent des gonosomes identiques ; le sexe féminin, de constitution XX, est homogamétique.

HOMOGÉNÉISATION *s. f. (angl. homogeneization).* Action de rendre homogène un liquide organique, une matière ou un tissu biologique.

HOMOGENÈSE *s. f. (angl. homogenesis).* Réapparition des mêmes caractères dans des générations successives.

HOMOGÉNIE *s. f.* ☞ ***HOMOGENÈSE***.

HOMOGENTISINURIE *(angl. homogentisuria).* ☞ ***ALCAPTONURIE***.

HOMOGENTISIQUE (ACIDE) *(angl. homogentisic acid).* Produit intermédiaire dans l'oxydation de la tyrosine et de la phénylalanine. On le trouve parfois dans l'urine des patients alcaptonuriques.

HOMOGREFFE *s. f. (angl. homograft).* Greffe pratiquée avec un greffon prélevé sur un sujet de même espèce.

HOMOLATÉRAL *adj. (angl. homolateral).* Qui se situe ou se produit du même côté du corps.

HOMOLOGIE *s. f. (angl. homology).* Qualité de ce qui est homologue ; identité morphologique de parties correspondantes. ◇ **DES MEMBRES** *(angl. limbs —).* Correspondance entre les divers segments des membres supérieurs et inférieurs, très ressemblants au cours des premiers stades du développement et profondément différenciés après le développement complet.

HOMOLOGUE *adj. (angl. homologous).* **1.** Se dit de parties du corps qui se correspondent d'une espèce à l'autre ou qui possèdent une origine embryologique semblable. **2.** Se dit de deux chromosomes qui forment une paire. **3.** Qualifie un individu de la même espèce qu'un individu considéré.

HOMONOME *adj. (angl. homonomous).* Se dit d'une structure ou d'un organe semblable à un autre, en ce qui concerne son développement, sa nature, sa fonction ou sa disposition.

HOMONYME *adj. (angl. homonymous).* Se dit en pathologie de troubles ou lésions localisés symétriquement par rapport à la ligne médiane du corps.

HOMOPLASTIE *s. f. (angl. homoplasty).* SYN. ***HOMOGREFFE.***

HOMOSEXUALITÉ *s. f. (angl. homosexuality).* Attraction sexuelle pour les individus du même sexe.

HOMOSEXUEL *s. m. (angl. homosexual).* Individu dont l'appétence sexuelle se dirige vers les personnes du même sexe.

HOMOSTIMULANT *adj. (angl. homostimulant).* Qui stimule le même organe que celui dont il provient ; se dit de certains extraits.

HOMOTHERMAL *adj. (angl. homothermic).* De température uniforme ; se dit des animaux à sang chaud qui gardent la même température dans des environnements différents.

HOMOTRANSPLANTION *s. f. (angl. allotransplantation).* SYN. ***HOMOGREFFE.***

HOMOTYPIE *s. f. (angl. homotype).* Ressemblance dans la constitution, bien que la forme ne soit pas identique : le fémur et l'humérus sont homotypiques.

HOMOZYGOSE *s. f. (angl. homozygosis).* Formation d'un zygote par l'union de gamètes génétiquement identiques.

HOMOZYGOTE *adj. (angl. homozygous).* Se dit de l'individu qui possède des allèles identiques sur un locus déterminé de la même paire de chromosomes. S'utilise aussi comme substantif.

HOMOZYGOTIE *s. f. (angl. homozygoty).* Situation génotypique où deux locus homologues d'une même paire chromosomique portent le même allèle. ☞ ***HOMOZYGOTISME.***

HOMOZYGOTISME *s. m. (angl. homozygosity).* Fait d'être homozygote.

HOMUNCULE *s. m. (angl. homunculus).* Projection des parties du corps humain sur le cortex des gyrus précentral et postcentral.

HONTEUX *adj.* ☞ ***PUDENDAL.***

HOOFT (SYNDROME DE) *(angl. Hooft's syndrome).* Hypolipidémie familiale avec hyperphosphatémie et amino-acidurie. Cliniquement : nanisme et malformations diverses.

HOOK (OPÉRATION DE VAN) Anastomose termino-latérale entre les deux uretères.

HOOVER (SIGNE DE) *(angl. Hoover's sign).* Dans la paralysie organique, si l'on demande au malade couché sur le dos d'appuyer sa jambe saine sur le lit, on observe un mouvement involontaire d'élévation de l'autre jambe ; ce mouvement ne se produit pas en cas de paralysie d'origine hystérique ou de simulation.

HOPE (SIGNE DE) *(angl. Hope's sign).* Sensation d'un double battement cardiaque en cas d'anévrysme de la partie postérieure de la crosse de l'aorte.

HÔPITAL *s. m. (angl. hospital).* Établissement public ou privé, où sont effectués tous les soins médicaux et chirurgicaux ainsi que les accouchements. ◇ **DE JOUR** *(angl. day —).* Établissement hospitalier dans lequel les patients reçoivent leur traitement au cours de la journée et regagnent leur foyer chaque soir. ◇ **DE NUIT** *(angl. night —).* Type d'établissement hospitalier dans lequel les patients poursuivent leurs activités habituelles pendant la journée, et sont hébergés la nuit afin de recevoir leur traitement.

HOPMANN (PAPILLOME DE) *(angl. Hopmann's polyp).* Hypertrophie papillaire de la membrane muqueuse nasale.

HOQUET *s. m. (angl. hiccup).* Contraction spasmodique involontaire du diaphragme qui provoque une secousse brusque de l'abdomen et du thorax et qui s'accompagne d'un bruit rauque caractéristique dû à la constriction de la glotte. ◇ **ÉPIDÉMIQUE** *(angl. epidemic —).* Contraction spasmodique forte et répétée du diaphragme accompagnée d'un spasme glottique, pouvant durer des jours, observée dans certaines encéphalites.

HORDÉIFORME *adj. (angl. riziform).* Qui ressemble à un grain d'orge.

HORMION *s. m. (angl. hormion).* Point médian antérieur de la partie basilaire de l'os sphéno-occipital.

HORMODENDRUM Genre de champignons saprophytes. Les espèces *H. compactum* et *H. pedrosoi*, pathogènes, sont des agents de la chromoblastomycose.

HORMONE *s. f. (angl. hormone).* Substance chimique produite dans un organe ou dans certaines cellules constituant une glande endocrine, et qui, transportée par la circulation du sang, produit des effets spécifiques d'activation ou de régulation dans d'autres organes. ◇ **ADRÉNOCORTICOTROPE** *(angl. adrenocorticotropic —).* ☞ ***CORTICOTROPHINE.*** ◇ **ANTÉHYPOPHYSAIRE** *(angl. adenohypophysal —).* Chacune des hormones produites par le lobe antérieur de l'hypophyse : hormone somatotrope (STH) ou hormone stimulante de la croissance (GH), thyréostimuline ou hormone stimulante de la thyroïde (TSH), gonadotrophines ou hormones stimulantes des gonades (FSH et LH), corticotropine ou hormone stimulante du cortex suprarénal (ACTH), prolactine ou lutéotropine (LTH), mélanotropine ou hormone mélanotrope (MSH). ◇ **ANTIDIURÉTIQUE** *(angl. antidiuretic —).* Hormone d'origine hypothalamique, qui est stockée dans le lobe postérieur de l'hypophyse (neurohypophyse). Son action principale s'exerce au niveau du tube distal du rein, provoquant une augmentation de la résorption de l'eau, une diminution du volume urinaire et une concentration des urines. Elle provoque en outre une contraction capillaire et artériolaire. Son absence est responsable du diabète insipide. ☞ ***VASOPRESSINE.*** ◇ **CHORIONIQUE** ☞ ***GONADOTROPHINE.*** ◇ **CHROMAFFINE** *(angl. chromaffin —).* ☞ **ADRÉNALINE.** ◇ **CORTICOSURRÉNALE** *(angl. adrenocortical —).* Chacun des stéroïdes biologiquement actifs, sécrétés par le cortex des glandes surrénales. Ils se divisent en 3 groupes : les minéralocorticoïdes, les glucocorticoïdes et les androgènes. ◇ **DE CROISSANCE** *(angl. growth —).* ☞ ***HORMONE SOMATOTROPE.*** ◇ **DU CORPS JAUNE** *(angl. corpus luteum).* ☞ ***PROGESTÉRONE.*** ◇ **FOLLICULAIRE** *(angl. estrogenic —).* Hormone synthétisée et sécrétée dans le follicule ovarien et par le placenta au cours de la grossesse. SYN. ***ESTRONE.*** ◇ **FOLLICULOSTIMULANTE** *(angl. follicle stimulating —).* FSH, hormone gonadotrope de l'antéhypophyse qui stimule la croissance et le développement des follicules ovariens et la spermatogenèse. ◇ **GONADOTROPE** *(angl. gonadotropic —).* Hormone d'origine hypophysaire qui stimule la croissance, le développement, la synthèse et la sécrétion hormonale des gonades. ☞ ***GONADOTROPHINE.*** ◇ **HYPOTHALAMIQUE** *(angl. hypophysiotropic —).* Chacune des hormones synthétisées par des noyaux hypothalamiques et qui, par l'intermédiaire des axones, est déversée dans le système porte pour être envoyée au lobe antérieur de l'hypophyse et réguler la sécrétion de ses hormones. Il s'agit de : hormone libératrice d'hormone de croissance (GH-RH), hormones libératrices de gonadotrophines (FSH-RH et LH-RH), hormone libératrice de mélanotropine (MRH), hormone inhibitrice de mélanotropine, somatostatine ou hormone inhibitrice de l'hormone de croissance (SRIF), facteur de libération de l'hormone corticotrope (CRF) hormone de libération de l'hormone thyréotrope (TRH) et des facteurs libérant (PRF) ou inhibant la prolactine (PIF). ◇ **INTESTINALE** *(angl. intestinal —).* Hormone produite dans la muqueuse de l'intestin ; sécrétine, cholécystokinine, peptide intestinal vaso-actif (VIP), polypeptide inhibiteur gastrique (GIP), entéroglucagon. ◇ **LACTOGÈNE** *(angl. lactogenic —).* ☞ ***PROLACTINE.*** ◇ **LUTÉINISANTE LH** *(angl. luteinizing —).* Hormone gonadotrope de l'antéhypophyse qui stimule la synthèse et la sécrétion d'hormones ovariennes et testiculaires, agissant parallèlement à l'hormone folliculostimulante. ◇ **MAMMOTROPE** ☞ ***PROLACTINE.*** ◇ **MÉLANOSTIMULANTE** *(angl. melanocyte-stimulating —).* ☞ ***MÉLANOTROPINE.*** ◇ **OVARIENNE** Cette appellation comprend deux types d'hormones : hormone folliculaire ou estrogène, estradiol, estrone, et hormone lutéinique, ou progestérone, produite par le corps jaune. ◇ **PANCRÉATIQUE** *(angl. pancreatic —).* ☞ ***INSULINE, GLUCAGON.*** ◇ **PARATHYROÏDIENNE** *(angl. parathyroid —).* ☞ ***PARATHORMONE.*** ◇ **PLACENTAIRE** *(angl. placental —).* Chacune des hormones qui sont synthétisées et sécrétées dans le placenta : estrogènes, progestérone, gonadotrophine chorionique, hormone lactogène placentaire. ◇ **SOMATOTROPE** *(angl. growth —).* Hormone sécrétée par les cellules éosinophiles antéhypophysaires. Elle stimule la croissance ainsi que les métabolismes protique, glucidique, lipidique et phosphocalique. Son absence entraîne un nanisme et son hypersécrétion acromégalie ou acromégalie-gigantisme. SYN. ***SOMATOTROPHINE.*** ◇ **STIMULANTE DES CELLULES INTERSTITIELLES** *(angl. interstitial cell-stimulating —).* Abréviation : ICSH. ☞ ***HORMONE LUTÉINISANTE LH.*** ◇ **STIMULANTE DES MÉLANOCYTES** *(angl. melanocytic stimulating —).* ☞ ***MÉLANOTROPINE.*** ◇ **TESTICULAIRE** *(angl. testicular —).* ☞ ***TESTOSTÉRONE.*** ◇ **THYRÉOTROPE** *(angl. thyroid stimulating —).* Hormone antéhypophysaire qui stimule la thyroïde. Abréviation : TSH. ☞ ***THYROTROPHINE.*** ◇ **THYROÏDIENNE** *(angl. thyroid —).* On distingue , d'une part, la triiodothyronine et la thyroxine formées au sein de la thyroglobuline par condensation d'iodotyroxine et qui agissent sur la plupart des métabolismes et, d'autre part, la thyrocalcitonine à action hypocalcémiante.

HORMONOGENÈSE *s. f. (angl. hormogenesis).* Production d'hormones. SYN. ***HORMONOPOÏESE.***

HORMONOLOGIE *s. f. (angl. hormonology).* Science qui étudie les hormones.

HORMONOPOÏÈSE *s. f. (angl. hormonopoiesis).* ☞ ***HORMONOGENÈSE.***

HORMONOTHÉRAPIE *s. f. (angl. hormonotherapy).* Emploi thérapeutique des hormones.

HORN (DÉGÉNÉRESCENCE DE) *(angl. Horn's degeneration).* Dégénérescence des muscles striés avec prolifération des noyaux cellulaires.

HORNER ◇ **(DENTS DE)** *(angl. Horner's teeth).* Incisives présentant un sillon horizontal du fait d'une absence d'émail. ◇ **(MUSCLE DE)** *(NA. pars lacrimalis musculi orbicularis oculi). (angl. Horner's muscle).* Petit muscle quadrilatère situé en arrière du sac lacrymal et inséré sur la crête de l'unguis ; il s'agit d'une partie du muscle orbiculaire de l'œil. ◇ **(SYNDROME DE)** *(angl. Horner's syndrome).* ☞ ***CLAUDE BERNARD-HORNER (SYNDROME DE).***

HORNER-TRANTAS (TACHES DE) *(angl. Trantas dots).* Petites concrétions calcaires observées sur la conjonctive limbique, dans la conjonctivite printanière. SYN. ***POINTS DE TRANTAS.***

HOROPTÈRE *s. m. (angl. horopter).* Ensemble des points de l'espace dont les images se forment sur des points correspondants de la rétine dans la vision binoculaire.

HORRIPILATION *s. f. (angl. horripilation).* Frissonnement généralisé accompagné d'une érection des poils et des téguments.

HORSLEY ◇ **(CIRE DE)** *(angl. Horsley's bone wax).* Mélange de cire, d'huile et d'acide phénique utilisé pour obstruer de petites cavités osseuses et contenir leurs hémorragies. ◇ **(OPÉRATION DE)** *(angl. Horsley's operation).* Traitement chirurgical des mouvements athétosiques et convulsifs d'un membre supérieur par excision de la zone correspondante du cortex cérébral.

HORTEGA (CELLULES DE) *(angl. Hortega cells).* Cellules de la microglie disséminées dans tout le système nerveux central ; variété de cellules névrogliques à noyau de petite taille, qui se colore intensément et qui est entouré d'un cytoplasme peu abondant. Ces cellules sont pourvues d'un nombre réduit de prolongements tortueux et ramifiés.

HORTON (MALADIE DE) *(angl. Horton's syndrome).* Affection de la deuxième moitié de la vie associant un grand syndrome inflammatoire à une importante altération de l'état général et à des céphalées temporales violentes. Les artères temporales sont enflammées, épaissies et très douloureuses au toucher. La corticothérapie est très active. La cécité représente la principale complication. Histologiquement, la paroi artérielle est envahie de cellules géantes. SYN. ***ARTÉRITE TEMPORALE..***

HOSPITALISATION *s. f. (angl. hospitalization).* Placement et séjour d'un malade dans un hôpital.

HOSPITALISME *s. m. (angl. hospitalism).* Troubles de croissance et de développement psychomoteur chez de jeunes enfants lors d'hospitalisations prolongées.

HOTCHKISS (OPÉRATION DE) *(angl. Hotchkiss' operation).* Traitement de l'épithélioma spinocellulaire de la joue par résection partielle du maxillaire et de la mandibule avec réparation plastique.

HÔTE *s. m. (angl. host).* Homme ou animal vivant qui, dans des conditions naturelles, entretient ou héberge un agent infectieux (bactéries, virus, parasites). ◇ **DÉFINITIF, PRIMAIRE** *(angl. definitive, primary —).* Hôte qui héberge la forme adulte d'un parasite. ◇ **INTERMÉDIAIRE, SECONDAIRE** *(angl. intermediale, secondary —).* Hôte qui héberge la forme larvaire d'un parasite et chez lequel ce parasite doit séjourner un certain temps avant d'être transmis, d'une façon active ou passive, à l'hôte définitif.

HOUSSAY ◇ **(ANIMAL DE)** *(angl. Houssay's animal).* Animal de laboratoire, auquel on a enlevé l'hypophyse et le pancréas. ◇ **(PHÉNOMÈNE DE)** *(angl. Houssay's phenomenon).* L'ablation du lobe antérieur de l'hypophyse améliore le diabète chez les animaux pancréatectomisés.

HOUSTON ◇ **(MUSCLE DE)** *(angl. Houston's muscle).* Faisceau du muscle bulbocaverneux qui, au niveau du dos du pénis, s'unit avec son homologue du côté opposé. Il comprime la veine dorsale du pénis. SYN. ***MUSCLE DE KOBELT.*** ◇ **(VALVULE DE)** ☞ ***PLI TRANSVERSE DU RECTUM.***

HOVIUS (PLEXUS DE) *(angl. Hovius' plexus).* Plexus veineux de la région ciliaire, en rapport avec le sinus veineux scléral.

HOWELL (TEMPS DE) *(angl. Howell's test).* Temps de coagulation d'un plasma oxalaté, puis recalcifié. Entre 2 et 3 minutes, il mesure les formations successives de la thromboplastine, de la thrombine et de la fibrine.

HOWELL-EVANS (SYNDROME DE) *(angl. Howell-Evans syndrome).* Affection héréditaire à transmission autosomique dominante associant une kératodermie palmo-plantaire à la survenue fréquente d'un cancer de l'œsophage.

HOWELL-JOLLY (CORPS DE) *(angl. Howell-Jolly bodies).* Débris nucléaires colorés en pourpre par la coloration de May-Grünwald-Giemsa, qui sont visibles dans les érythrocytes au cours des anémies graves ou après splénectomie.

HPV *(angl. HPV).* Abréviation anglaise de *Human Papillomavirus.* Certaines variétés sont cancérigènes, en particulier les types 16 et 18.

HSV *(angl. HSV).* Abréviation de *Herpes simplex virus.*

Ht Abréviation d'hématocrite.

HTA Abréviation d'hypertension artérielle.

HTAP Abréviation d'hypertension artérielle pulmonaire.

HTLV 1 et 2 Abréviation anglaise de *Human T-cell Lymphoma Virus.* Virus du lymphome humain à cellules T ; rétrovirus dont le type 3 ou HTLV-3 est le virus du sida (HIV). Le type 1 est responsable de la paraplégie spasmodique tropicale et le type 2 de certaines leucémies humaines.

HUCHARD (SIGNE DE) *(angl. Huchard's sign).* Exagération de la sonorité à la percussion thoracique dans l'œdème pulmonaire.

HUETER (MANŒUVRE DE) *(angl. Hueter's maneuver).* Manœuvre pratiquée lors du sondage gastrique qui consiste en une pression sur la langue, en bas et en avant.

HUFNAGEL (OPÉRATION DE) *(angl. Hufnagel's operation).* Traitement de l'insuffisance aortique par valvuloplastie aortique.

HUGUIER (SINUS DE) *(angl. Huguier's sinus).* Dépression sur la cavité tympanique entre les fenêtres ronde et ovale.

HUHNER (TEST DE) *(angl. Huhner's test).* Recherche de spermatozoïdes dans la glaire cervicale, 24 heures après un rapport sexuel, au cours de certaines stérilités.

HUILE *s. f. (angl. oil).* Corps gras liquide à la température ordinaire et non miscible avec l'eau. Les huiles médicinales sont, en règle générale, des solutions médicamenteuses dissoutes dans des acides gras. ◇ **CAMPHRÉE** *(angl. camphorated —).* Huile médicinale utilisée en frictions comme sédatif. ◇ **D'OLIVE** *(angl. olive —).* Huile extraite du fruit de l'olivier *(Olea europaea)*. Elle est comestible et sert à faire des savons et des émulsions. ◇ **DE CÈDRE** *(angl. cedar —).* Huile volatile utilisée en microscopie. ◇ **DE COLZA** *(angl. canola —).* Huile provenant des graines de *Brassica campestris*. ◇ **DE COPRAH** *(angl. coconut —).* Huile extraite de la pulpe de la noix de coco, sert à la préparation de liniments. ◇ **DE CROTON** *(angl. croton —).* Huile épaisse extraite des graines de *Croton tiglium*. Cathartique et fortement irritante, elle s'employait autrefois par voie générale contre la constipation par atonie intestinale. ◇ **DE FOIE DE MORUE** *(angl. codliver —).* Huile extraite du foie de *Gadus morrhua*. Elle contient essentiellement de l'oléine et de la palmitine, des glycérides d'acides gras de bas poids moléculaire, de petites quantités de phosphore, brome, iode, soufre, fer, acide morrhuique, différentes bases organiques ainsi que des vitamines, en particulier A et D. Elle est utilisée pour améliorer l'état général et pour lutter contre le rachitisme. ◇ **DE FOUGÈRE MÂLE** *(angl. — of male fern).* Huile extraite des racines des fougères, obtenue par l'action dissolvante de l'éther et utilisée comme ténifuge ; elle est plus connue sous le nom d'extrait de fougère mâle. ◇ **DE PAVOT** *(angl. poppy —).* Huile obtenue par expression des graines de *Papaver somniferum L.* ◇ **DE VITRIOL** *(angl. sulfuric acid).* Ancien nom de l'acide sulfurique. ◇ **ESSENTIELLE** *(angl. essential —).* ☞ ***HUILE VOLATILE.*** ◇ **IODÉE** Huile végétale contenant 40 à 50 % d'iode qui s'emploie pour les explorations radiologiques. ◇ **MÉDICINALE** *(angl. medicinal —).* Dissolution de substances médicamenteuses dans une huile, surtout l'huile d'olive. ◇ **VOLATILE** *(angl. volatile —).* Huile obtenue par distillation de substances aromatiques d'origine végétale. Les huiles volatiles sont à la base de l'industrie des parfums et des cosmétiques. SYN. ***HUILE ESSENTIELLE.***

HUILOME *s. m.* ☞ ***OLÉOME.***

HUITIÈME PAIRE CRÂNIENNE ☞ ***N. VESTIBULOCOCHLÉAIRE (VIIIE PAIRE) (ATLAS ANATOMIQUE DES NERFS EN ANNEXE).***

HUMAGE *s. m. (angl. inhaling).* Aspiration de vapeurs.

HUMÉRORADIAL *adj. (angl. humeroradial).* Qui se rapporte à l'humérus et au radius.

HUMÉROSCAPULAIRE *adj. (angl. humeroscapular).* Qui se rapporte à l'humérus et à la scapula.

HUMÉRO-ULNAIRE *adj. (angl. humeroulnar).* Qui se rapporte à l'humérus et à l'ulna.

HUMEUR *s. f. (angl. humor).* **1.** Disposition affective fondamentale qui fournit une tonalité agréable ou désagréable. **2.** Terme général désuet désignant tout liquide de l'organisme. ◇ **AQUEUSE** *(NA. humor aquosus). (angl. aqueous —).* Liquide clair qui occupe l'espace entre la cornée et le cristallin (chambre antérieure de l'œil). Elle est sécrétée par le corps ciliaire. ◇ **CARDINALE** Chacune des quatres principales humeurs de la médecine humorale : le sang, la pituite, la bile et l'atrabile. ◇ **VITRÉE** *(angl. — vitreus).* ☞ ***CORPS VITRÉ.***

HUMORAL *adj.* Relatif aux fluides extracellulaires tels que la lymphe et le sérum.

HUNNER (ULCÈRE DE) *(angl. Hunner's ulcer).* Ulcération du toit vésical, avec myosite et infiltration cellulaire. SYN. ***CYSTITE INTERSTITIELLE.***

HUNT (ATROPHIE DE) *(angl. Hunt's atrophy).* Atrophie neuropathique des muscles de la main, sans troubles sensitifs.

HUNTER ◇ **(CANAL DE)** ☞ ***CANAL DES ADDUCTEURS.*** ◇ **(CHANCRE DE)** *(angl. hunterian chancre).* Chancre syphilitique. ◇ **(GLOSSITE DE)** *(angl. Hunter's glossitis).* Atrophie lisse de la langue, observée au cours de l'anémie de Biermer. ◇ **(OPÉRATION DE)** *(angl. Hunter's operation).* Traitement d'un anévrisme périphérique par ligature de l'artère en amont et à une certaine distance de celui-ci. ◇ **(SYNDROME DE)** *(angl. Hunter's syndrome).* Mucopolysaccharidose, proche de la maladie de Hurler. Il s'en différencie par une évolution plus bénigne, l'absence de cyphose et d'opacités cornéennes. Il est héréditaire et transmis de façon récessive liée au chromosome X. SYN. ***MUCOPOLYSACCHARIDOSE II.***

HUNTINGTON (CHORÉE DE) *(angl. Huntington's chorea).* Affection héréditaire transmise sur le mode autosomique dominant, caractérisée par des mouvements choréiques, des troubles psychiques évoluant vers une démence cachexique terminale en 20 à 30 ans. Le gène responsable situé sur le chromone 4 peut être mis en évidence en dépistage prénatal ou chez un sujet prédisposé ; sa présence ne signe pas obligatoirement la maladie.

HURLER (MALADIE DE) *(angl. Hurler syndrome).* Mucopolysaccharidose héréditaire autosomique récessive par déficit en α-L-iduronidase. Elle est caractérisée par des altérations nerveuses semblables à celles de l'idiotie amaurotique familiale, un faciès caractéristique (aspect de gargouille), des défauts achondroplasiques, une déficience mentale et une vision défectueuse par suite de dépôts cornéens. SYN. ***GARGOYLISME.***

HÜRTHLE (CELLULES DE) *(angl. Hürthle cells).* Dénomination des oncocytes au niveau de la glande thyroïde.

HUSCHKE ◇ **(CARTILAGES ÉPACTILES DE)** *(angl. vomerium cartilage of Huschke).* Cartilages accessoires situés entre le cartilage latéral du nez et le cartilage des narines. ◇ **(VALVULE DE)** ☞ ***PLI LACRYMAL.***

HUTCHINSON ◇ **(DENT DE)** *(angl. Hutchinson's tooth).* Malformation des incisives ayant des encoches sur leur bord libre, et que l'on considérait comme étant un signe de syphilis congénitale, mais qui ne possède pas toujours cette signification. ◇ **(FACIÈS DE)** *(angl. Hutchinson's mask).* Aspect particulier du visage dans l'ophtalmoplégie nucléaire, caractérisé par l'élévation des sourcils, la chute des paupières et l'immobilité des globes oculaires. ◇ **(MALADIES DE)** *(angl. Hutchinson's diseases).* **1.** Angiome serpigineux. SYN. ***ANGIOME INFECTIEUX.*** **2.** Prurigo estival. SYN. ***HUTCHINSON (PRURIGO ESTIVAL DE).*** ◇ **(PRURIGO ESTIVAL DE)** *(angl. Hutchinson's summer prurigo).* Prurigo qui récidive chaque été sous forme grave. ◇ **(PUPILLE DE)** *(angl. Hutchinson's pupil sign).* Pupille fortement dilatée, ne réagissant pas aux divers stimuli ; elle indique une lésion du système nerveux central. ◇ **(SPIROMÈTRE DE)** *(angl. Hutchinson's spirometer).* Cloche gazométrique mise en communication avec la bouche du sujet par un tube dans lequel le sujet souffle afin de mesurer sa capacité pulmonaire. ◇ **(TRIADE DE)** *(angl. Hutchinson's triad).* Kératite interstitielle diffuse, surdité labyrinthique et dents de Hutchinson, manifestations caractéristiques de la syphilis congénitale.

HUTCHINSON-GILFORD (SYNDROME DE) *(angl. Hutchinson-Gilford syndrome).* Affection rare de l'enfant caractérisée par un vieillissement prématuré avec insuffisance génitale, un nanisme accentué, une dysmorphie faciale en « tête d'oiseau », une calvitie et une absence de sourcils. La peau devient ridée, hyperpigmentée et atrophique. La plupart des patients n'ont pas de graisse sous-cutanée. L'artériosclérose, les crises d'angine de poitrine et l'hémiplégie provoquent la mort à un jeune âge. SYN. ***PROGERIA DE GILFORD.***

HUTCHINSON-TAY (CHOROÏDITE DE) *(angl. choroiditis guttata).* Dégénérescence sénile de la région papillomaculaire. Affection à transmission autosomique dominante. SYN. ***CHOROÏDITE DE TAY.***

HUTINEL-PICK (MALADIE DE) *(angl. Pick's pseudocirrhosis).* Symphyse péricardique tuberculeuse avec hépatomégalie et ascite.

HVD Abréviation d'hypertrophie ventriculaire droite.

HVG Abréviation d'hypertrophie ventriculaire gauche.

HYAL-, HYALO- *(angl. hyalo-).* Préfixes d'origine grecque indiquant une relation avec le verre ou exprimant l'idée de transparence.

HYALIN *adj. (angl. hyaline).* Translucide ou presque transparent.

HYALINE *s. f. (angl. hyalin).* Substance formée d'éléments mucopolysaccharidiques, d'aspect vitreux et homogène, qui existe normalement dans le cartilage, le corps vitré, la colloïde de la thyroïde. C'est le constituant principal des membranes des kystes hydatiques.

HYALINOSE *s. f. (angl. hyalinosis).* Dégénérescence hyaline. ◇ **CUTANÉOMUQUEUSE** ☞ ***URBACH-WIETHE (MALADIE D').***

HYALITE *s. f. (angl. hyalitis).* Inflammation du corps vitré. ◇ **ASTÉROÏDE** *(angl. asteroid —).* Hyalite caractérisée par la présence dans le corps vitré de petites masses sphériques ou étoilées. SYN. ***BENSON (MALADIE DE).*** ◇ **PONCTUÉE** *(angl. punctuate —).* Hyalite caractérisée par la formation de petites opacités dans le corps vitré. ◇ **PURULENTE** *(angl. suppurative —).* Hyalite avec formation de pus.

HYALOÏDE *s. f. (angl. hyaloid).* Membrane qui enveloppe le corps vitré.

HYALOME *s. m. (angl. hyaloma).* Dégénérescence colloïde du derme. SYN. ***MILIUM COLLOÏDE.***

HYALOMÈRE *s. m. (angl. hyalomere).* Partie presque incolore et homogène de la périphérie de la plaquette.

HYALOMMA Genre d'acariens ixodidés (tiques). L'espèce *H. anatolicum* parasite le bétail en Afrique, en Inde et en Europe méridionale et peut transmettre à l'homme encéphalomyélites et fièvres hémorragiques.

HYALOMUCOÏDE *s. m. (angl. hyalumucoid).* Mucoïde du corps vitré.

HYALONYXIS *s. m. (angl. hyalonyxis).* Ponction chirurgicale du corps vitré.

HYALOPLASME *s. m. (angl. hyaloplasm).* Substance fondamentale du cytoplasme dans laquelle les organites et les inclusions sont en suspension.

HYALOSÉROSITÉ *s. f. (angl. hyaloserositis).* Sérosité caractérisée par la formation d'un revêtement fibrohyalin.

HYALURONIDASE *s. f. (angl. hyaluronidase).* Enzyme ; polysaccharidase rencontrée dans le sperme, la rate, les corps ciliaires, les venins animaux et dans certaines bactéries pathogènes (streptocoques, *Clostridium welchii*, etc.) qui lyse l'acide hyaluronique des barrières polysaccharidiques protectrices et qui permet la diffusion rapide de l'agent infectieux. Celle qui existe dans le sperme détruit l'acide hyaluronique qui entoure l'ovule et facilite la pénétration du spermatozoïde. La hyalorudinase est utilisée en thérapeutique pour faciliter la diffusion de certains produits.

HYALURONIQUE (ACIDE) *(angl. hyaluronic acid).* Polysaccharide visqueux présent dans la synovie, l'humeur vitrée, le tissu conjonctif collagène, les capsules bactériennes, la masse gélatineuse qui enveloppe l'ovule après la déhiscence du follicule. Sa viscosité entrave la diffusion des germes.

HYBRIDATION *s. f. (angl. hybridization).* Production d'hybrides. ◇ **IN SITU** *(angl. in situ —).* Hybridation directe d'une sonde avec l'ADN ou l'ARN de coupes cytologiques, ou avec des chromosomes métaphasiques. ◇ **MOLÉCULAIRE** *(angl. molecular —).* Appariement par complémentarité des bases de deux séquences nucléotidiques complémentaires.

HYBRIDE *adj. (angl. hybrid).* Se dit de l'animal ou de la plante issus du croisement de deux espèces différentes ou de deux variétés d'une même espèce ; bâtard, hétérozygote. S'utilise aussi comme substantif.

HYBRIDISME *s. m. (angl. hybridism).* Qualité d'hybride.

HYBRIDOME *s. m. (angl. hybridoma).* Ensemble vivant créé *in vitro* par la fusion de cellules génétiquement différentes avec formation de noyaux possédant les caractères génétiques des deux origines.EX. *Fusion de lymphocytes B et T avec des cellules du myélome de la souris, produisant l'anticorps lymphoplasmocytaire.*

HYDANTOÏNE *s. f. (angl. hydantoin).* Base cristalline, glycolylurée, dérivée de l'allantoïne.

HYDARTHROSE *s. f. (angl. hydarthrosis).* Accumulation de liquide séreux dans la cavité d'une articulation.

HYDATIDE *s. f. (angl. hydatid).* Stade larvaire du taenia *Echinococcus granulosus*, ayant la forme d'une vésicule plus ou moins volumineuse, de forme sphérique, remplie de liquide incolore et renfermant le scolex (la tête du ver). ◇ **SESSILE DE MORGAGNI** *(angl. testicular appendage).* Vestige du canal de Müller en forme de kyste, inséré sur la tête de l'épididyme ou sur un oviducte ; appendix testis. SYN. ***APPENDICE DU TESTICULE.***

HYDATIDES-FILLES *(angl. daughter hydatid cysts).* Vésicules issues de l'hydatide, identiques à cette dernière, et qui se reproduisent à leur tour.

HYDATIDOCÈLE *s. f. (angl. hydatidocele).* Tumeur contenant des hydatides.

HYDATIDOGÈNE *adj. (angl. hydatidogenous).* Qui engendre des hydatides.

HYDATIDOSE *s. f. (angl. hydatidosis).* État morbide provoqué par des hydatides ; infestation échinococcique.

HYDATIFORME *adj. (angl. hydatiform).* Qui ressemble à une poche d'eau, à une hydatide.

HYDATIQUE *adj. (angl. hydatic).* Qui est en rapport avec des hydatides. ◇ **(KYSTE)** *(angl. — cyst).* ☞ ***KYSTE HYDATIQUE.***

HYDATISME *s. m. (angl. hydatism).* Présence d'un liquide dans une cavité de l'organisme.

HYDATOÏDE *adj. (angl. hydatoid).* **1.** Qui a l'apparence ou la transparence de l'eau. **2.** Qui se rapporte à l'humeur aqueuse.

HYDATURIE *(angl. hydatiduria).* Expulsion de débris de kystes hydatiques par l'urine.

HYDE (MALADIE DE) *(angl. Hyde's syndrome).* ☞ ***PRURIGO NODULAIRE (DE HYDE).***

HYDR-, HYDRO- *(angl. hydro-).* **1.** Préfixes d'origine grecque indiquant une relation avec l'eau. **2.** En chimie, préfixes indiquant la fixation d'hydrogène ou d'eau sur un corps.

HYDRACIDE *s. m. (angl. hydracid).* Tout acide ne renfermant pas d'oxygène.

HYDRAGOGUE *adj. (angl. hydragogue).* Se dit d'un cathartique qui produit une purgation aqueuse.

HYDRALAZINE *s. f. (angl. hydralazine).* Substance à action adrénolytique et vasodilatatrice.

HYDRAMINE *s. f. (angl. hydramine).* Tout corps chimique possédant à la fois les fonctions amine et alcool. SYN. ***AMINO-ALCOOL.***

HYDRAMNIOS *s. m. (angl. hydramnios).* Excès de liquide amniotique (plus de 1 L).

HYDRANCÉPHALIE *s. f. (angl. hydranencephaly).* Absence totale ou quasi totale des hémisphères cérébraux, remplacés par du liquide céphalorachidien.

HYDRARGYRE *s. m. (angl. hydrargyrum).* SYN. (désuet de) ***MERCURE.***

HYDRARGYRISME *s. m. (angl. hydragyrism).* Intoxication par le mercure ou ses composés.

HYDRATATION *s. f. (angl. hydration).* **1.** Introduction d'eau dans l'organisme. **2.** Fixation d'eau sur un corps quelconque.

HYDRATE *s. m. (angl. hydrate).* Tout corps chimique renfermant de l'eau, soit combinée dans des rapports fixes, soit retenue par insertion ou par adsorption. ◇ **DE CARBONE** ☞ ***GLUCIDE.***

HYDRAZINE *s. f. (angl. hydrazine).* Diamine H_2N-NH_2. Elle joue un rôle important en chimie organique comme produit de base pour la préparation de nombreux composés.

HYDRAZONE *s. f. (angl. hydrazone).* Tout composé formé par l'action d'une hydrazine sur un aldéhyde ou une cétone. Parmi ces composés figurent les osazones. ☞ ***OSAZONE.***

HYDRÉMIE *s. f. (angl. hydremia).* Excès d'eau dans le sang ; proportion excessive de sérum sanguin par rapport aux globules sans augmentation de la masse sanguine totale.

HYDRENCÉPHALIE *s. f. (angl. hydrencephalus).* ☞ ***HYDROCÉPHALIE.***

HYDRENCÉPHALOCÈLE *s. f. (angl. hydrencephalocele).* Variété d'encéphalocèle congénital dans laquelle la partie herniaire contient une partie du ventricule distendu par un liquide. SYN. ***ENCÉPHALOCYSTOCÈLE.***

HYDRIQUE *adj. (angl. hydric).* Qui se rapporte à l'eau.

HYDROA *s. m. (angl. hydroa).* Maladie cutanée caractérisée par l'éruption de vésicules ou de phlyctènes sur des taches de couleur rouge et irrégulières. ◇ **PUERORUM D'UNNA** Maladie survenant chez de jeunes enfants, caractérisée par le développement de vésicules ou de bulles.

C'est la forme infantile de la maladie de Duhring-Brocq, qui évolue par poussées récidivantes. ◇ **VÉSICULEUX DE BAZIN** *(angl. Hebra's disease).* Variété d'érythème polymorphe.

HYDRO-AÉRIQUE (IMAGE) *s. f. (angl. hydroaeric image).* Image radiologique formée par la superposition d'une opacité liquidienne et d'un épanchement gazeux.

HYDROBLÉPHARON *s. m. (angl. hydroblepharon).* Œdème des paupières.

HYDROCARBURE *s. m. (angl. hydrocarbon).* Composé binaire de carbone et d'hydrogène. Les hydrocarbures sont très nombreux ; ils peuvent être gazeux, liquides ou solides ; ils se divisent en séries homologues dans lesquelles chaque terme diffère du précédent par une fonction CH_2 ; ces séries existent sous forme de chaîne ouverte ou de chaîne fermée, de composés saturés ou de composés non saturés. On trouve des hydrocarbures dans le pétrole, dans le gaz naturel, etc. L'étude des hydrocarbures et de leurs dérivés constitue la base de la chimie organique. ◇ **ALIPHATIQUE** *(angl. aliphatic —).* Hydrocarbure dans lequel les atomes de carbone sont arrangés en chaînes ouvertes. SYN. ***HYDROCARBURE ACYCLIQUE.*** ◇ **AROMATIQUE** *(angl. aromatic —).* Hydrocarbure cyclique comportant au moins un cycle benzénique. Ex. *benzène, toluène, naphtalène, etc.* ◇ **CYCLIQUE** *(angl. cyclic —).* Hydrocarbure dans lequel les atomes de carbone sont disposés en un ou plusieurs anneaux. ◇ **NON SATURÉ** *(angl. unsaturated —).* Hydrocarbure qui renferme une ou plusieurs doubles ou triples liaisons entre les atomes de carbone. SYN. ***HYDROCARBURE INSATURÉ.*** ◇ **SATURÉ** *(angl. saturated —).* Hydrocarbure dans lequel les quatre valences de chaque atome de carbone sont occupées et qui ne renferme donc aucune double ou triple liaison.

HYDROCARBURISME *s. m. (angl. hydrocarbonism).* Intoxication par inhalation des gaz hydrocarburés.

HYDROCÈLE *s. f. (angl. hydrocele).* Accumulation de liquide séreux, en particulier dans la tunique vaginale des testicules ou dans les enveloppes du cordon spermatique. ◇ **CHYLEUSE** *(angl. chylous —).* Hydrocèle qui contient un liquide laiteux. ◇ **CONGÉNITALE** *(angl. congenital —).* Hydrocèle dans le canal péritonéovaginal et dans la tunique vaginale des testicules. ◇ **DIFFUSE** *(angl. diffused —).* Infiltration liquidienne du conjonctif du cordon spermatique. ◇ **ENKYSTÉE** *(angl. encysted —).* **1.** Chez l'homme, hydrocèle congénitale due à la présence d'un kyste dans la partie moyenne du canal péritonéo-vaginal. **2.** Chez la femme, kyste de la partie supérieure de la grande lèvre, qui résulterait, selon certains auteurs, d'une persistance du canal de Nück. SYN. ***HYDROCÈLE DE NÜCK.*** ◇ **ENKYSTÉE FUNICULAIRE** *(angl. funicular —).* Hydrocèle de la tunique vaginale du cordon spermatique, qui est partiellement enkystée et communique avec la cavité péritonéale. ◇ **VAGINALE** *(angl. vaginal —).* Forme commune d'hydrocèle dans laquelle l'épanchement liquidien est enclos dans la cavité de la tunique vaginale des testicules.

HYDROCÉPHALIE *s. f. (angl. hydrocephalus).* Dilatation anormale des cavités ventriculaires cérébrales, conséquence d'un trouble de la dynamique du liquide céphalorachidien. ◇ **À PRESSION NORMALE** *(angl. normal pressure —).* Démence curable par dérivation du liquide céphalorachidien survenant chez le sujet âgé. Elle est due à un défaut de résorption du liquide céphalorachidien entraînant une dilatation importante des ventricules cérébraux. ◇ **COMMUNIQUANTE** *(angl. communicating —).* Hydrocéphalie due à un trouble de la résorption du liquide céphalorachidien, sans qu'existe d'obstacle à sa circulation. ◇ **CONGÉNITALE** *(angl. congenital hydrocephalia).* Dilatation ventriculaire chez l'enfant avec augmentation du volume de la boîte crânienne. Elle peut être communicante ou non. Le traitement comporte une dérivation du LCR. ◇ **OBSTRUCTIVE** *(angl. obstructive —).* Hydrocéphalie due à un obstacle à la circulation du liquide céphalorachidien. SYN. ***HYDROCÉPHALIE OCCLUSIVE.***

HYDROCÉPHALOCÈLE *s. f. (angl. hydrocephalocele).* SYN. ***ENCÉPHALOCYSTOCÈLE.***

HYDROCÉPHALOÏDE *adj. (angl. hydrocephaloid).* Qui ressemble à l'hydrocéphale.

HYDROCHLOROTHIAZIDE *s. m. (angl. hydrochlorothiazide).* ☞ ***THIAZIDIQUE (DIURÉTIQUE).***

HYDROCHOLÉCYSTE *s. m. (angl. hydrocholecystis).* Dilatation importante de la vésicule biliaire due à l'obstruction, habituellement par un calcul, du canal cystique.

HYDROCOLLOÏDE *s. m. (angl. hydrocolloid).* Composé organique hydrosoluble qui entraîne la formation de dispersions colloïdales ou de gels, de viscosité élevée. On distingue les hydrocolloïdes réversibles des irréversibles, selon qu'ils peuvent ou non passer de l'état de gel à l'état de solide.

HYDROCOLPOS *s. m. (angl. hydrocolpos).* Kyste de rétention liquidienne dans la paroi vaginale.

HYDROCORTISONE *s. f. (angl. hydrocortisone).* 17-hydroxycorticostérone. Hormone glucocorticostéroïde isolée du cortex suprarénal. Elle est synthétisée sous l'action de l'hormone corticotrope hypophysaire (ACTH) dans les zones réticulées et fasciculées. On l'obtient aujourd'hui synthétiquement. On utilise principalement l'acétate. SYN. ***CORTISOL.***

HYDROCUTION *s. f. (angl. immersion syncope).* Syncope primitive réflexe, qui provoque la mort lors de l'immersion dans un liquide froid, avant que celui-ci soit inhalé.

HYDROCYSTE *s. m. (angl. hydrocyst).* Kyste qui contient un liquide aqueux ou séreux.

HYDROERGOTININE *s. f. (angl. hydroergotinine).* ☞ **ERGOTOXINE.**

HYDROGEL *s. m. (angl. hydrogel).* Gel dont l'eau est le milieu de dispersion.

HYDROGÉNASE *s. f. (angl. hydrogenase).* Enzyme du groupe des déshydrases qui catalyse la réduction du substrat par l'hydrogène moléculaire.

HYDROGÉNATION *s. f. (angl. hydrogenation).* Fixation d'atomes d'hydrogène sur un composé chimique.

HYDROGÈNE *s. m. (angl. hydrogen).* Élément gazeux, plus léger que l'air, inflammable, incolore, inodore et insipide. Numéro atomique : 1 ; masse atomique : 1,00797 ; densité : 0,07. L'atome d'hydrogène est constitué d'un proton et d'un électron. L'ion hydrogène est l'élément actif de tous les acides. L'hydrogène est un élément constitutif essentiel des êtres vivants (sous forme d'eau et de substances organiques). Il existe sous trois formes isotopiques : l'hydrogène ordinaire, l'hydrogène lourd ou deutérium et le tritium. Symbole : H. ◇ **(ACCEPTEUR D')** *(angl. — acceptor).* Substance qui, par réduction, reçoit des atomes d'hydrogène d'une autre substance appelée donneur d'hydrogène. ◇ **(PEROXYDE D')** *(angl. — peroxyde).* Eau oxygénée, H_2O_2. ◇ **SULFURÉ** *(angl. — sulfide).* ☞ **ACIDE SULFHYDRIQUE.**

HYDROHÉMATOCÈLE *s. f. (angl. hydrohematocele).* Hydrocèle qui contient du sang.

HYDROLABILE *adj. (angl. hydrolabile).* Dont le poids en eau fluctue.

HYDROLASE *s. f. (angl. hydrolase).* Membre d'un goupe d'enzymes qui catalysent la scission des liaisons entre le carbone et un autre type d'atome, par addition d'eau. On inclut parmi les hydrolases les enzymes qui attaquent ou scindent les liaisons de type ester : estérases (comme les phosphatases, les lipases, etc.), celles de type peptidique : peptidases (comme la pepsine, la trypsine, etc.), celles de type glucosidique : glucosidases (comme l'amylase, la maltase, etc.), etc.

HYDROLAT *s. m.* Médicament obtenu en distillant avec de l'eau une substance contenant un principe actif.

HYDROLÉ *s. m. (angl. hydrolysate).* Médicament liquide obtenu par la mise en solution d'un principe actif dans l'eau.

HYDROLOGIE *s. f. (angl. hydrology).* Science qui traite de l'eau (de sa composition, ses propriétés, etc.). ◇ **MÉDICALE** *(angl. medical —).* Étude des eaux minérales d'un point de vue thérapeutique.

HYDROLYSE *s. f. (angl. hydrolysis).* Réaction chimique qui consiste en l'addition d'eau à une substance complexe, et sa décomposition consécutive en d'autres substances plus simples.

HYDROLYTE *s. m. (angl. hydrolyte).* Substance qui fait l'objet d'une hydrolyse.

HYDROMEL *s. m. (angl. mead).* Mélange d'eau et de miel. Émollient et laxatif.

HYDROMELLÉ *s. m.* Préparation médicamenteuse composée d'hydromel et de matières extractives.

HYDROMÉNINGOCÈLE *s. f. (angl. hydromeningocele).* Protrusion d'une partie des méninges, formant un sac qui contient du liquide céphalorachidien, à travers le crâne ou la colonne vertébrale.

HYDROMÉTRIE *s. f. (angl. hydrometra).* Collection de liquide séreux dans l'utérus. SYN. ***HYDROMETRA.***

HYDROMINÉRAL *adj. (angl. hydromineral).* Qui se rapporte aux eaux minérales.

HYDROMPHALE *s. m. (angl. hydromphalus).* Tumeur ombilicale remplie de liquide chez les ascitiques.

HYDROMYÉLIE *s. f. (angl. hydromyelia).* Terme qui autrefois désignait toute affection s'accompagnant d'une excavation intramédullaire (y compris la syringomyélie) ; actuellement il s'applique à la dilatation simple du canal de l'épendyme.

HYDROMYÉLOCÈLE *s. f. (angl. hydromyelocele).* Spina bifida avec dilatation partielle du canal de l'épendyme par un sac séreux ; myélocystocèle.

HYDROMYOME *s. m. (angl. hydromyoma).* Myome contenant des kystes à liquide séreux, localisé dans l'utérus.

HYDRONÉPHROSE *s. f. (angl. hydronephrosis).* Dilatation du pelvis rénal et des calices rénaux avec compression du parenchyme rénal par accumulation d'urine dans ces organes du fait de l'obstruction des voies urinaires, entraînant la formation d'une tuméfaction fluctuante plus ou moins volumineuse. ◇ **INTERMITTENTE** *(angl. intermittent —).* Hydronéphrose provoquée par l'obstruction intermittente, progressive et incomplète des uretères.

HYDRONIUM *s. m. (angl. oxonium).* Ion H_3O^+, présent dans les solutions aqueuses des acides.

HYDROPÉNIE *s. f. (angl. hydropenia).* Diminution de la teneur en eau du corps.

HYDROPÉRICARDE *s. m. (angl. hydropericardium).* Présence de liquide séreux dans le péricarde, en cas notamment d'insuffisance cardiaque ou de myxœdème.

HYDROPÉRICARDITE *s. f. (angl. hydropericarditis).* Péricardite avec épanchement séreux.

HYDROPEXIE *s. f. (angl. hydropexia).* Fixation ou rétention d'eau.

HYDROPHILE *adj. (angl. hydrophil).* Qui a de l'affinité pour l'eau.

HYDROPHOBE *adj. (angl. hydrophobic).* Qui a une crainte morbide de l'eau.

HYDROPHOBIE *s. f. (angl. hydrophobia).* Crainte morbide de l'eau et des liquides en général.

HYDROPHTALMIE *s. f. (angl. hydrophtalmos).* Affection oculaire caractérisée par une distension du globe oculaire due à l'augmentation de la pression oculaire, observée dans le glaucome congénital. SYN. ***BUPHTALMIE.***

HYDROPIGÈNE *adj. (angl. hydropigenous).* Qui produit une hydropisie.

HYDROPIQUE *adj. (angl. hydropic).* Relatif à l'hydropisie ou qui en est affecté.

HYDROPISIE *s. f. (angl. hydrops).* Accumulation d'un liquide séreux dans une cavité ou dans le tissu cellulaire.

HYDROPNEUMATOCÈLE *s. f. (angl. hydropneumatocele).* Hernie qui contient du gaz et du liquide.

HYDROPNEUMATOSE *s. f. (angl. hydropneumatosis).* Collection de liquide et de gaz dans les tissus.

HYDROPNEUMOPÉRICARDE *s. m. (angl. hydropneumopericardium).* Présence de liquide et d'air dans le péricarde.

HYDROPNEUMOPÉRITOINE *s. m. (angl. hydropneumoperitoneum).* Présence de liquides et de gaz dans la cavité péritonéale.

HYDROPNEUMOTHORAX *s. m. (angl. hydropneumothorax).* Collection de liquide séreux ou séropurulent et d'air dans la cavité pleurale.

HYDROPS *s. m.* ☞ ***HYDROPISIE.***

HYDROPYONÉPHROSE *s. f. (angl. hydropyonephritis).* Accumulation d'urine et de pus dans le pelvis du rein et les calices rénaux dilatés, par suite d'un obstacle dans les voies urinaires inférieures.

HYDROQUINIDINE *s. f. (angl. hydroquinidine).* Alcaloïde du quinquina. Antiarythmique majeur utilisé dans le traitement des tachycardies ventriculaires et supraventriculaires.

HYDRORACHIS *s. m. (angl. hydrorachis).* Collection de liquide dans le canal vertébral, avec ou sans spina bifida. ◇ **EXTERNE** *(angl. external —).* ☞ ***MYÉLOMÉNINGOCÈLE.*** ◇ **INTERNE** *(angl. internal —).* ☞ ***MYÉLOCYSTOCÈLE.***

HYDRORRHÉE *s. f. (angl. hydrorrhea).* Écoulement abondant de liquide clair, séreux, par un conduit naturel, dû à une muqueuse enflammée. ◇ **AMNIOTIQUE** *(angl. — gravidarum).* Écoulement de liquide amniotique par le vagin dû à une perforation de l'amnios. ◇ **DÉCIDUALE** *(angl. decidual —).* Écoulement de liquide chez les femmes enceintes, consécutif à une endométrite. ◇ **NASALE** *(angl. nasal —).* Écoulement de liquide aqueux par le nez. SYN. ***RHINOHYDRORRHÉE.***

HYDROSALPINX *s. m. (angl. hydrosalpinx).* Enkystement de liquide séreux dans une trompe utérine, généralement dans sa portion infundibulaire.

HYDROSOL *s. m. (angl. hydrosol).* Solution colloïdale dans laquelle le milieu de dispersion est l'eau.

HYDROSPHYGMOGRAPHE *s. m. (angl. hydrosphygmograph).* Type de sphygmographe dans lequel une colonne d'eau transmet les pulsations au système enregistreur.

HYDROTHÉRAPIE *s. f. (angl. hydrotherapy).* Emploi de l'eau dans le traitement des maladies, spécialement sous formes d'ablutions, de bains et de douches.

HYDROTHERMOTHÉRAPIE *s. f. (angl. hydrothermotherapy).* Emploi de l'eau chaude à des fins thérapeutiques.

HYDROTHORAX *s. m. (angl. hydrothorax).* Épanchement pleural d'origine mécanique constitué par une sérosité non inflammatoire.

HYDROTIMÉTRIE *s. f. (angl. hydrotimetry).* Détermination de la proportion de sels terreux contenus dans les eaux. Les résultats de l'analyse hydrotimétrique s'expriment en degrés de dureté ; plus l'eau est dure, plus elle contient de calcium et de magnésium.

HYDROTYMPAN *s. m. (angl. hydrotympanum).* Épanchement de liquide séreux dans l'oreille moyenne.

HYDRO-URETÈRE *s. m. (angl. hydroureter).* Distension anormale de l'uretère consécutive à un obstacle à l'écoulement de l'urine.

HYDROXOCOBALAMINE *s. f. (angl. hydroxocobalamin).* Variété de vitamine B12.

HYDROXY-3-MÉTHYL-GLUTARYL-COENZYME A RÉDUCTASE *(angl. hydroxy-3-glutaryl-coenzyme A reductase).* Enzyme dont le rôle est déterminant dans la synthèse du cholestérol. On utilise ses inhibiteurs dans le traitement des hypercholestérolémies. Abréviation : HMG-CoA réductase.

HYDROXYAPATITE *s. f. (angl. hydroxyapatite).* Phosphate de calcium entrant dans la composition des os et des dents.

HYDROXYBENZÈNE *s. m. (angl. hydroxybenzene).* ☞ ***ACIDE PHÉNIQUE.***

HYDROXYDE *s. m. (angl. hydroxyl).* Tout composé renfermant le groupement hydroxyle, -OH.

HYDROXYLASE *s. f. (angl. hydroxylase).* Enzyme fixant le radical OH sur les noyaux aromatiques.

HYDROXYLE *s. m. (angl. hydroxyl).* Radical monovalent, -OH. Il joue un rôle important dans la constitution chimique des hydroxydes métalliques, des oxacides, des acides organiques, des alcools, des phénols, etc. SYN. ***OXHYDRYLE.***

HYDROXYPROLINE *s. f. (angl. hydroxyproline).* Acide aminé principal du collagène. Son élimination urinaire est augmentée dans la maladie de Paget et les ostéolyses.

HYDROXYZINE *s. f. (angl. hydroxyzine).* Dérivé du diphénylméthane, employé comme sédatif et antiprurigineux.

HYDRURIE *s. f. (angl. hydruria).* Élimination abondante d'urine aqueuse, peu concentrée. SYN. ***POLYURIE, DIABÈTE INSIPIDE.***

HYÉNANCHINE *s. f. (angl. hyenanchin).* Principe amer, toxique, analogue à la strychnine, extrait de la *Hyaenanche globosa*, plante de la famille des euphorbiacées d'Afrique du Sud.

HYGIÈNE *s. f. (angl. hygiene).* Science qui traite de la santé et de sa conservation. ⊂ **MENTALE** *(angl. mental —).* Hygiène qui a pour but le développement et la conservation de la santé mentale. ⊂ **PUBLIQUE** *(angl. public —).* Hygiène dont l'application se fait selon des règles dictées par l'autorité publique. ⊂ **SEXUELLE** *(angl. sex —).* Hygiène qui traite du sexe, de la conduite et de l'éducation sexuelle. ⊂ **SOCIALE** *(angl. social —).* Hygiène générale qui comprend la prévention des maladies contagieuses ou non contagieuses (mais non épidémiques) qui ont, du fait de leur durée et de leur importance, un retentissement social important.

HYGIÉNIQUE *adj. (angl. hygienic).* Qui se rapporte à l'hygiène.

HYGIÉNISTE *s. m. (angl. hygienist).* Personne experte ou spécialiste en matière d'hygiène.

HYGRO- *(angl. hygro-).* Préfixe d'origine grecque indiquant une relation avec l'humidité.

HYGROMA *s. m. (angl. hygroma).* Inflammation, aiguë ou chronique, d'une bourse séreuse distendue par un exsudat.

HYGROPHILE *adj. (angl. hydrophilous).* ☞ ***HYDROPHILE.***

HYMEN *s. m. (NA. hymen). (angl. hymen).* Repli membraneux de la muqueuse du vagin qui ferme partiellement l'entrée de celui-ci chez la femme vierge.

HYMÉN-, HYMÉNO- *(angl. hymen(o)-).* Préfixes d'origine grecque indiquant une relation avec une membrane.

HYMÉNITE *s. f. (angl. hymenitis).* Inflammation de l'hymen.

HYMÉNOLÉPIASE *s. f. (angl. hymenolepiasis).* Infestation par des vers du genre *Hymenolepis.*

HYMENOLEPIS Genre de vers cestodes. L'espèce *H. nana* ou *H. murina* est un ténia nain, probablement transmis par le rat, qu'on rencontre dans sa forme adulte dans l'intestin de l'homme.

HYMÉNORRAPHIE *s. f. (angl. hymenorraphy).* Opération consistant à suturer l'hymen.

HYMÉNOTOMIE *s. f. (angl. hymenotomy).* Incision de l'hymen.

HYO-ÉPIGLOTTIQUE *adj. (angl. hyoepiglottic).* Qui se rapporte à l'os hyoïde et à l'épiglotte.

HYOGLOSSE *adj. (angl. hyoglossal).* Qui se rapporte à l'hyoïde et à la langue. ⊂ **(MUSCLE)** *(angl. musculus hyoglossus).* Muscle de la langue. ☞ ***ATLAS ANATOMIQUE DES MUSCLES EN ANNEXE.***

HYOÏDE (OS) *(angl. hyoid bone).* ☞ ***ATLAS ANATOMIQUE DES OS EN ANNEXE.***

HYOÏDIEN *adj. (angl. hyoidian).* Qui se rapporte à l'os hyoïde.

HYOPHARYNGIEN *adj. (angl. hyopharyngeal).* Qui se rapporte à l'hyoïde et au pharynx.

HYOTHYROÏDIEN *adj. (angl. hyothyroid).* Relatif à l'os hyoïde et au cartilage thyroïde.

HYPER- *(angl. hyper-).* Préfixe d'origine grecque signifiant au-dessus et indiquant un excès, une augmentation ou une position supérieure.

HYPERACANTHOSE *s. f. (angl. hypercanthosis).* Hypertrophie de la couche de Malpighi de l'épiderme.

HYPERACIDITÉ *s. f. (angl. hyperacidity).* Degré excessif d'acidité en particulier hyperchlorydrie gastrique.

HYPERACIDOAMINURIE *s. f. (angl. hyperacidoaminuria).* Excès d'acides aminés dans l'urine.

HYPERACOUSIE *s. f. (angl. hyperacusis).* Exaltation de la sensibilité auditive avec audition douloureuse pour certains sons de tonalité élevée.

HYPERACTIVITÉ *s. f. (angl. hyperactivity).* Activité intense ou exagérée. ⊂ **AVEC DÉFICIT DE L'ATTENTION** *(angl. attention deficit — disorder).* Handicap touchant généralement les garçons de moins de cinq ans, associant une hyperactivité anormale et une inattention avec des conséquences parfois sévères sur la vie familiale et la scolarisation.

HYPERADRÉNOCORTICISME *s. m. (angl. hyperadrenocorticism).* SYN. (inusité d') ***HYPERCORTICISME.***

HYPERALBUMINOSE *s. f. (angl. hyperalbuminosis).* Excès d'albumine dans le sang ou d'autres liquides organiques.

HYPERALCALINITÉ *s. f. (angl. hyperalkalinity).* Alcalinité excessive.

HYPERALDOSTÉRONISME *s. m. (angl. hyperaldosteronism).* État pathologique dû à l'augmentation d'aldostérone sécrétée par la corticosurrénale entraînant une rétention sodée avec hyperkaliurie et une alcalose métabolique. ⊂ **PRIMITIF** *(angl. primary —).* ☞ ***CONN (SYNDROME DE).*** ⊂ **SECONDAIRE** *(angl. secondary —).* Hyperproduction d'aldostérone consécutive à une hypersécrétion d'angiotensine et de rénine. Elle se voit dans diverses affections, notamment des affections rénales (en particulier l'ischémie rénale et les lésions artériolaires rénales diffuses), l'insuffisance cardiaque congestive, la cirrhose du foie avec ascite et certains cas d'hypertension.

HYPERALDOSTÉRONURIE *s. f. (angl. hyperaldosteronuria).* Taux exagéré d'aldostérone urinaire.

HYPERALGÉSIE *s. f. (angl. hyperalgesia).* Sensibilité excessive à la douleur ; hyperesthésie douloureuse.

HYPERALGIE *s. f.* ☞ ***HYPERALGÉSIE.***

HYPERALPHAGLOBULINÉMIE *s. f. (angl. hyperalfagblobulinemia).* Augmentation des α-globulines plasmatiques.

HYPERAMINOACIDÉMIE *s. f. (angl. hyperaminoacidemia).* Excès d'aminoacides dans le sang.

HYPERAMMONIÉMIE *s. f. (angl. hyperammonemia).* Augmentation du taux d'ammoniac sanguin. Se voit surtout dans le coma hépatique.

HYPERAMYLASÉMIE *s. f. (angl. hyperamylasemia).* Augmentation du taux d'amylase sanguine, observée essentiellement dans les pancréatites aiguës.

HYPERANDROGÉNIE *s. f. (angl. hyperandrogenism).* Excès d'hormones mâles ; cet excès est responsable chez la femme de virilisme et chez le fœtus femelle d'un pseudo-hermaphrodisme.

HYPERAPHRODISIE *s. f. (angl. hyperaphrodisia).* Exacerbation pathologique des désirs sexuels.

HYPERAZOTÉMIE *s. f. (angl. hyperazotemia).* Augmentation de l'urée sanguine.

HYPERAZOTURIE *s. f. (angl. hyperazoturia).* Augmentation de l'urée urinaire.

HYPERBARE *adj. (angl. hyperbaric).* Qui présente une pression élevée. EX. *caisson hyperbare.*

HYPERBÊTAGLOBULINÉMIE *s. f. (angl. hyperbetaglobulinemia).* Augmentation de taux des β-globulines plasmatiques.

HYPERBILIRUBINÉMIE *s. f. (angl. hyperbilirubinemia).* Augmentation du taux de bilirubine dans le sang.

HYPERBRACHYCÉPHALIE *s. f. (angl. hyperbrachycephalic).* Brachycéphalie excessive.

HYPERCALCÉMIANT *adj. (angl. hypercalcic).* Qui augmente le taux du calcium sanguin.

HYPERCALCÉMIE *s. f. (angl. hypercalcemia).* Calcémie augmentée de façon anormale ; se voit essentiellement dans l'hyperparathyroïdie, les ostéolyses (sauf la maladie de Paget) et l'hypervitaminose D. ~ **CHRONIQUE IDIOPATHIQUE AVEC OSTÉOSCLÉROSE** *(angl. idiopathic —).* Syndrome polymalformatif associé à une hypercalcémie, une ostéosclérose et une atteinte rénale sévère. ~ **FAMILIALE BÉNIGNE** *(angl. familial benign —).* Affection congénitale à transmission autosomique dominante avec taux normal de parathormone. ~ **PROVOQUÉE** *(angl. calcium infusion test).* Épreuve d'étude des variations de la calcémie après injection IV de gluconate de calcium, explorant essentiellement les réactions de l'organisme à l'hypercalcémie.

HYPERCALCITONINÉMIE *s. f. (angl. hypercalcitoninemia).* Augmentation du taux de calcitonine dans le sang. ☞ ***HYPERTHYROCALCITONINÉMIE.***

HYPERCALCIURIE *s. f. (angl. hypercalciuria).* Excès de calcium dans l'urine. Les causes sont globalement les mêmes que pour l'hypercalcémie. ~ **IDIOPATHIQUE** *(angl. essential —).* Hypercalciurie élevée avec calcémie normale, hyperphosphaturie et hypophosphatémie en rapport avec un trouble enzymatique empêchant la réabsorption tubulaire du calcium. La lithiase rénale y est fréquente. SYN. ***DIABÈTE CALCIQUE.***

HYPERCAPNIE *s. f. (angl. hypercapnia).* Quantité excessive d'acide carbonique dans le sang due à une hypoventilation pulmonaire.

HYPERCAROTÉNÉMIE *s. f. (angl. hypercarotenemia).* Caroténémie supérieure à la normale, généralement en rapport avec une consommation abusive de carottes.

HYPERCÉMENTOSE *s. f. (angl. hypercementosis).* Épaississement du cément dentaire. Déterminée par des irritations chroniques apicales d'origine toxi-infectieuse ou occlusale, elle semble en outre conditionnée par le terrain individuel.

HYPERCHLORÉMIE *s. f. (angl. hyperchloremia).* Excès de chlorures dans le sang accompagnant généralement une perturbation de l'équilibre acidobasique.

HYPERCHLORHYDRIE *s. f. (angl. hyperchlorhydria).* Sécrétion excessive d'acide chlorhydrique par les glandes gastriques.

HYPERCHLORURATION *s. f. (angl. hyperchloruration).* Administration ou ingestion excessive de chlorure de sodium ; excès de chlorures dans le corps.

HYPERCHLORURIE *s. f. (angl. hyperchloruria).* Augmentation des chlorures dans l'urine.

HYPERCHOLÉMIE *s. f. (angl. hypercholemia).* Augmentation des pigments biliaires sanguins.

HYPERCHOLESTÉROLÉMIE *s. f. (angl. hypercholesteremia).* Excès de cholestérol dans le sang, qui prédispose à de multiples complications ischémiques par développement de l'artériosclérose (cérébrale, myocardiaque, rénale). ☞ ***HYPERLIPIDÉMIE.***

HYPERCHOLIE *s. f. (angl. hypercholia).* Sécrétion excessive de bile.

HYPERCHONDROPLASIE *s. f. (angl. hyperchondroplasia).* Allongement excessif des os par hyperplasie des cartilages de conjugaison.

HYPERCHROMÉMIE *s. f. (angl. hyperchromemia).* Élévation de l'index colorimétrique du sang. SYN. ***HYPERCHROMIE SANGUINE.***

HYPERCHROMIE *s. f. (angl. hyperchromia).* **1.** Augmentation du contenu en hémoglobine des globules rouges. Élévation de l'index colorimétrique du sang au-delà des valeurs normales. **2.** Augmentation de la pigmentation normale de la peau.

HYPERCHYLOMICRONÉMIE *s. f. (angl. hyperchylomicronemia).* ☞ ***HYPERLIPIDÉMIE.***

HYPERCINÉSIE *s. f. (angl. hyperkinesia).* **1.** Mouvements excessifs. **2.** Mouvements involontaires dans certaines affections du système nerveux central. SYN. ***HYPERKINÉSIE.*** ~ **CARDIAQUE** *(angl. cardiac —).* Tachycardie, palpitations.

HYPERCOAGULABILITÉ *s. f. (angl. hypercoagulability).* Augmentation de la vitesse de coagulation du sang.

HYPERCOAGULATION (SYNDROME D') *s. f. (angl. disseminated intravascular coagulation syndrome).* ☞ ***COAGULOPATHIE DE CONSOMMATION.***

HYPERCOMPLÉMENTÉMIE *s. f. (angl. hypercomplementemia).* Élévation du taux sanguin du complément.

HYPERCORTICISME *s. m. (angl. hypercorticism).* Ensemble des troubles provoqués par la sécrétion excessive d'hormones cortico-surrénaliennes ou par l'administration prolongée de ces hormones. Selon le type d'hormone sécrétée en excès, on distingue : l'hypercorticisme métabolique ou glucocorticoïde ; androgénique ; minéralocorticoïde.

HYPERCORTISOLISME *s. m. (angl. hypercortisolism).* Hypercorticisme métabolique par excès de sécrétion de cortisol.

HYPERCRÉATINÉMIE *s. f. (angl. hypercreatinemia).* Augmentation de la créatinine sanguine témoignant d'une anomalie du métabolisme de la fibre musculaire.

HYPERCRINIE *s. f. (angl. hypersecretion).* Augmentation d'une sécrétion endocrine et ensemble des troubles qu'elle entraîne.

HYPERCUPRÉMIE *s. f. (angl. hypercupremia).* Augmentation du taux de cuivre sérique.

HYPERCUPRURIE *s. f. (angl. hypercupruria).* Augmentation de l'élimination urinaire du cuivre.

HYPERCYTÉMIE *s. f. (angl. hypercythemia).* Augmentation du nombre des cellules, notamment des érythrocytes, dans le sang.

HYPERCYTOSE *s. f. (angl. hypercytosis).* Présence d'un nombre élevé de cellules (généralement de leucocytes) dans un liquide organique.

HYPERDACTYLIE *s. f. (angl. hyperdactylia).* Présence de doigts ou d'orteils surnuméraires ; polydactylie.

HYPERÉMÈSE *s. f. (angl. hyperemesis).* Vomissements abondants et prolongés.

HYPERÉMIE *s. f. (angl. congestion).* Accumulation de sang dans une partie du corps ou un organe. Congestion, fluxion, pléthore. SYN. ***HYPERHÉMIE.*** ⌔ **ACTIVE** *(angl. active —).* Afflux important de sang dans les artères. SYN. ***CONGESTION ACTIVE.*** ⌔ **PASSIVE** *(angl. passive —).* Accumulation de sang dans les veines. SYN. ***CONGESTION PASSIVE, HYPERÉMIE VEINEUSE.***

HYPERÉMOTIVITÉ *s. f. (angl. hyperemotivity).* Émotivité extrême.

HYPERENCÉPHALE *s. m. (angl. hyperencephalus).* Monstre exencéphalien sans voûte crânienne et sans fissure spinale.

HYPERÉOSINOPHILIE *s. f. (angl. hypereosinophilia).* Augmentation du taux des éosinophiles sanguins supérieurs à 1 500/mm^3.

HYPERÉOSINOPHILIQUE *adj. (angl. hypereosinophilic).* Qui définit un excès d'éosinophiles. ⌔ **(SYNDROME)** *(angl. — syndrome).* Affection primitive avec hyperéosinophilie parfois considérable, fibrose endocardique, atteintes nerveuses et digestives.

HYPERÉPIDERMATROPHIE GÉNÉRALISÉE *(angl. congenital ichthyosiform erythroderma).* Dermatose rare congénitale à transmission autosomique récessive caractérisée par une hyperkératose, une augmentation de la sécrétion sébacée et une hypertrichose. SYN. ***ÉRYTHRODERMIE ICHTYOSIFORME CONGÉNITALE, HYPERKÉRATOSE ICHTYOSIFORME.***

HYPERERGIE *s. f. (angl. hyperergia).* Forme d'allergie, caractérisée par une plus grande intensité des réactions ; hypersensibilité aux substances allergéniques.

HYPERÉSOPHORIE *s. f. (angl. hyperesophoria).* Forme d'hyperphorie dans laquelle l'œil a tendance à dévier vers le haut et en dedans.

HYPERESTHÉSIE *s. f. (angl. hyperesthesia).* Augmentation ou exagération des divers modes de sensibilité. Elle s'observe dans certains syndromes neurologiques (atteinte du thalamus, polynévrite) et dans l'hystérie.

HYPERESTROGÉNIE *s. f. (angl. hyperestrogenism).* Excès d'œstrogènes par hypersécrétion ou surcharge médicamenteuse. On écrit aussi hyperœstrogénie.

HYPEREXOPHORIE *s. f. (angl. hyperexophoria).* Forme d'hyperphorie dans laquelle l'œil à tendance à dévier vers le haut et en dehors.

HYPEREXTENSION *s. f. (angl. hyperextension).* Extension extrême ou excessive.

HYPERFIBRINOGÉNÉMIE *s. f. (angl. hyperfibrinogenemia).* Augmentation de la concentration sérique du fibrinogène, phénomène primaire ou secondaire lié à certains processus chroniques (processus inflammatoires, infectieux, néoplasiques, etc.) et qui peut aboutir à un état d'hypercoagulabilité sanguine.

HYPERFLEXION *s. f. (angl. hyperflexion).* Flexion extrême ou forcée.

HYPERFOLLICULINIE *s. f. (angl. hyperfolliculinism).* ☞ ***HYPERESTROGÉNIE.***

HYPERFONCTIONNEMENT *s. f. (angl. hyperfunctionning).* Augmentation de l'activité ou de la fonction normale d'un organe.

HYPERGALACTIE *s. f. (angl. hypergalactia).* Sécrétion excessive de lait pendant la période de l'allaitement.

HYPERGAMMAGLOBULINÉMIE *s. f. (angl. hypergammaglobulinemia).* Excès de gammaglobulines dans le sang. Elle est dite polyclonale si de nombreux clones plasmocytaires la produisent et monoclonale si un seul en est responsable. ☞ ***GAMMAPATHIE.***

HYPERGENÈSE *s. f. (angl. hypergenesis).* Augmentation de la multiplication cellulaire.

HYPERGÉNITALISME *s. m. (angl. hypergenitalism).* Ensemble des manifestations secondaires à l'hypersécrétion des hormones sexuelles se traduisant par une puberté précoce, une hypertrophie des organes génitaux, etc.

HYPERGIGANTOSOMIE *s. f. (angl. hypergigantosomia).* ☞ ***GIGANTISME.***

HYPERGLOBULIE *s. f. (angl. polyglobulia).* ☞ ***POLYGLOBULIE.***

HYPERGLOBULINÉMIE *s. f. (angl. hyperglobulinemia).* Augmentation des globulines sériques. Elle est polyclonale si toutes les globulines sont concernées ou monoclonale si une seule lignée cellulaire la produit.

HYPERGLYCÉMIANT *adj. (angl. hyperglycemic).* Qui augmente la glycémie.

HYPERGLYCÉMIE *s. f. (angl. hyperglycemia).* Augmentation anormale de la quantité de glucose dans le sang : taux supérieur à 1,26 g/L. Perturbation typique du diabète sucré. ◇ **PROVOQUÉE** *(angl. glucose tolerance test).* Étude des variations de la glycémie après ingestion ou injection intraveineuse de glucose. En cas de diabète, l'élévation de la glycémie est plus importante et dure plus logntemps.

HYPERGLYCÉMIQUE (SYNDROME) *adj. (angl. hyperglycemic syndrome).* Symptômes en rapport avec l'élévation de la glycémie : polyurie, polydypsie, polyphagie, asthénie, amaigrissement, glycosurie.

HYPERGLYCINÉMIE *s. f. (angl. hyperglycinemia).* Augmentation de la concentration plasmatique de la glycine. Signe essentiel de la glycinose. ☞ ***GLYCINOSE.***

HYPERGLYCINURIE *s. f. (angl. hyperglycinuria).* Augmentation de l'excrétion urinaire de la glycine par absence de dégradation normale de cet acide aminé dans le sang. ☞ ***GLYCINOSE.***

HYPERGLYCISTIE *s. f. (angl. hyperglycistia).* Excès de glucose dans les tissus des diabétiques.

HYPERGLYCORACHIE *s. f.* Augmentation de la teneur en glucose du liquide céphalorachidien.

HYPERGLYCOSURIE *s. f. (angl. hyperglycosuria).* Glycosurie exagérée.

HYPERGUEUSIE *s. f. (angl. hypergeusia).* Exagération de la sensibilité gustative.

HYPERHÉMIE *s. f. (angl. hyperemia).* ☞ ***HYPERÉMIE.***

HYPERHÉMOGLOBINÉMIE *s. f. (angl. hyperhemoglobinemia).* Présence d'une quantité anormalement élevée d'hémoglobine dans le sang.

HYPERHÉMOLYSE *s. f. (angl. hyperhemolysis).* Augmentation anormale de l'hémolyse.

HYPERHIDROSE *s. f. (angl. hyperhidrosis).* Transpiration excessive généralisée ou localisée.

HYPERHYDRATATION CELLULAIRE (SYNDROME D') *(angl. cellular hyperhydration syndrome).* État pathologique en rapport avec une hypotonie plasmatique par diminution de la natriurie et surcharge en eau. Cliniquement, il s'agit du syndrome d'intoxication par l'eau.

HYPERHYDRATATION EXTRACELLULAIRE (SYNDROME D') *(angl. extracellular hyperhydratation syndrome).* État pathologique en rapport avec une augmentation du volume des liquides extracellulaires par rétention sodée. Cliniquement : syndrome œdémateux. Si la rétention hydrique est proportionnellement moindre que la rétention sodée, il s'agit d'un syndrome d'hyperhydratation extracellulaire avec déshydratation cellulaire.

HYPERHYDRATATION GLOBALE (SYNDROME D') *(angl. total hyperhydratation syndrome).* État pathologique en rapport avec une surcharge en sodium et en eau, mais cette dernière est proportionnellement plus importante. Cliniquement : œdèmes, hydrophobie, vomissements, hypertension artérielle et éventuel coma.

HYPERHYDROPEXIE *s. f. (angl. hyperhydropexis).* Fixation d'une quantité excessive d'eau dans les tissus.

HYPERIDROSE *s. f. (angl. hyperhydrosis).* ☞ ***HYPERHIDROSE.***

HYPERIMMUNISATION *s. f. (angl. hyperimmunization).* Introduction répétée de substances immunisantes chez un animal, dans le but d'obtenir un sérum contenant de grandes quantités d'anticorps.

HYPERIMMUNITÉ *s. f. (angl. hyperimmunity).* Degré d'immunité très élevé, obtenu en général artificiellement pour la préparation de sérums thérapeutiques.

HYPERINSULINIE *s. m. (angl. hyperinsulinism).* Exagération de la sécrétion pancréatique d'insuline.

HYPERINSULINISME *s. m. (angl. hyperinsulinism).* Sécrétion excessive d'insuline et ensemble des symptômes qui en résultent. ◇ **THÉRAPEUTIQUE** *(angl. therapeutic —).* Hyperinsulinisme résultant de l'administration d'insuline.

HYPERINVOLUTION *s. f. (angl. hyperinvolution).* Involution excessive d'un organe, comme par exemple, l'involution utérine après un accouchement.

HYPERKALICYSTIE *s. f. (angl. high intracellular potassium).* Augmentation du taux du potassium intracellulaire.

HYPERKALIÉMIE *s. f. (angl. hyperkaliemia).* Excès de potassium dans le sang. Au-delà d'un certain taux, apparition d'anomalies à l'électrocardiogramme (ondes T amples, pointues et symétriques) pouvant préluder à un arrêt cardiaque par troubles du rythme.

HYPERKÉRATOSE *s. f. (angl. hyperkeratosis).* Hyperplasie de la couche cornée de l'épiderme. ◇ **ICHTYOSIFORME GÉNÉRALISÉE** *(angl. congenital ichthyosiform erythroderma).* Forme bénigne d'hyperkératose diffuse congénitale caractérisée par une rougeur diffuse des téguments qui sont recouverts de grosses squames. Affection héréditaire à transmission autosomique dominante ou récessive. ◇ **LINGUALE** *(angl. black tongue).* ☞ ***LANGUE NOIRE VILLEUSE.***

HYPERKINÉSIE *s. f.* ☞ ***HYPERCINÉSIE.***

HYPERLACTACIDÉMIE *s. f. (angl. hyperlactacidemia).* Excès d'acide lactique dans le sang.

HYPERLACTATÉMIE *s. f. (angl. hyperlactatemia).* Excès de lactates plasmatiques, observé dans les états de choc et produisant une acidose lactique.

HYPERLEUCINÉMIE *s. f. (angl. hyperleucinemia).* ☞ ***LEUCINOSE.***

HYPERLEUCOCYTOSE *s. f. (angl. hyperleukocytosis).* Excès de leucocytes dans le sang ou circulants.

HYPERLIPÉMIE *s. f. (angl. hyperlipemia).* SYN. ***HYPERLIPIDÉMIE, HYPERLIPOPROTÉINÉMIE.***

HYPERLIPIDÉMIE *s. f. (angl. hyperlipidemia).* Augmentation de l'une ou de plusieurs lipoprotéines plasmatiques (chylomicrons, VLDL ou pré-β lipoprotéines, IDL, LDL ou β-lipoprotéines et HDL ou α-lipoprotéines). Les lipoprotéines sont constituées essentiellement de cholestérol (1,5 à 2 g/L), de triglycérides (0,7 à 1,5 g/L) et d'apoprotéines dont les deux plus importantes sont l'ApoA_1 (1,75 à 2,25 g/L) et l'Apo B (< 1,65 g/L). En fonction de la lipoprotéine présente en excès, les hyperlipidémies sont classées en cinq catégories : Type I (hyperlipidémie essentielle ou primitive, maladie de Bürger et Grütz), affection transmise selon le mode autosomique récessif et liée à un déficit en lipoprotéine lipase, marquée par une hyperchylomicronémie ; Type II : augmentation en LDL soit pure (IIa) ou hypercholestérolémie essentielle, soit mixte (IIb) avec association d'une hypertriglycéridémie modérée ; ce type II est hautement athérogène ; Type III : forme mixte, athérogène, avec présence d'IDL ; Type IV ou hypertriglycéridémie endogène avec augmentation des VLDL, dont les glucides et l'alcool en excès sont les facteurs déclenchants ; Type V : association des types I et IV, rare. ☞ ***LIPOPROTÉINE.***

HYPERLIPOPROTÉINÉMIE *s. f. (angl. hyperlipoproteinemia).* Augmentation du taux des lipoprotéines dans le sang. SYN. ***HYPERLIPÉMIE.***

HYPERLORDOSE LOMBAIRE *(angl. hyperlordosis).* Courbure lombaire accentuée, de concavité antérieure.

HYPERLUTÉINIE *s. f. (angl. hyperluteinization).* Excès de sécrétion d'hormones du corps jaune dans le sang.

HYPERLYSINÉMIE *s. f. (angl. hyperlysinemia).* Augmentation de l'excrétion urinaire de la lysine, caractérisant une affection héréditaire, par anomalie du métabolisme de la lysine.

HYPERMACROSKÈLE *s. f.* Macroskélie excessive par rapport à la taille.

HYPERMAGNÉSÉMIE *s. f. (angl. hypermagnesemia).* Augmentation du taux du magnésium sanguin observée surtout dans l'insuffisance rénale.

HYPERMASTIE *s. f. (angl. hypermastia).* Hypertrophie des glandes mammaires.

HYPERMATURE *adj. (angl. hypermature).* Qui a dépassé le stade de maturité.

HYPERMÉNORRHÉE *s. f. (angl. hypermenorrhea).* Menstruation extrêmement profuse.

HYPERMÉTHIONINÉMIE *s. f. (angl. hypermethioninemia).* Augmentation du taux sanguin de la méthionine caractérisant une affection héréditaire du métabolisme de cet acide aminé ; rapidement mortelle chez le nourrisson.

HYPERMÉTRIE *s. f. (angl. hypermetria).* Trouble de la coordination des mouvements, qui sont exagérés et dépassent toujours leur but. C'est un signe du syndrome cérébelleux.

HYPERMÉTROPE *adj. (angl. hypermetrope).* Qui est atteint d'hypermétropie. S'emploie également comme substantif.

HYPERMÉTROPIE *s. f. (angl. hypermetropia).* Anomalie de réfraction dans laquelle le foyer de rayons lumineux parallèles se trouve en arrière de la rétine ; elle se caractérise par la difficulté à bien voir les objets de près. ◇ **AXILE** *(angl. axial —).* Hypermétropie due à une brièveté anormale de l'axe antéropostérieur de l'œil. ◇ **LATENTE** *(angl. latent —).* Hypermétropie compensée par des efforts d'accommodation. ◇ **MANIFESTE** *(angl. manifest —).* Hypermétropie ne pouvant plus être compensée par l'accommodation, et nécessitant le port de verres correcteurs convexes.

HYPERMIMIE *s. f. (angl. hypermimia).* Exagération de la mimique émotive.

HYPERMNÉSIE *s. f. (angl. hypermnesia).* Exagération des capacités mnésiques totales ou partielles, permanente ou brève. L'hypermnésie est observée lors de certaines intoxications (amphétamines), dans l'hypnose, chez les sur doués, etc.

HYPERMOTILITÉ *s. f. (angl. hypermotility).* Mobilité exagérée ou excessive, en particulier du tube digestif.

HYPERNATRÉMIE *s. f. (angl. hypernatremia).* Quantité excessive de sodium dans le sang.

HYPERNÉPHROME *s. m. (angl. hypernephroma).* Tumeur rénale qui se développe aux dépens de l'épithélium tubulaire. On pensait autrefois que ce cancer était d'origine surrénalienne, d'où son nom. SYN. ***GRAWITZ (TUMEUR DE).***

HYPERŒSTROGÉNIE *s. f. (angl. hyperoestrogenia).* ☞ ***HYPERESTROGÉNIE.***

HYPERONYCHOSE *s. f. (angl. hyperonychia).* Hypertrophie des ongles. SYN. ***HYPERONYCHIE.***

HYPERORCHIDIE *s. f. (angl. hyperorchidism).* Activité exagérée de la sécrétion interne testiculaire.

HYPEROREXIE *s. f. (angl. hyperorexia).* ☞ ***BOULIMIE.***

HYPEROSMIE *s. f. (angl. hyperosmia).* Sensibilité anormalement exagérée du sens de l'odorat.

HYPEROSMOLALITÉ *s. f. (angl. hyperosmolality).* Augmentation de l'osmolalité.

HYPEROSMOLARITÉ *s. f. (angl. hyperosmolarity).* Augmentation de l'osmolarité.

HYPEROSTÉOLYSE *s. f. (angl. hyperosteolysis).* Ostéolyse exagérée ; se voit essentiellement dans l'hyperparathyroïdie et les ostéolyses néoplasiques.

HYPEROSTOSE *s. f. (angl. hyperostosis).* Néoformation ou hypertrophie diffuse ou localisée d'un os entraînant une modification de sa forme habituelle. ◇ **CORTICALE DÉFORMANTE JUVENILE** *(angl. — corticalis deformans juvenilis).* Affection à transmission autosomale récessive avec déformation et fractures osseuses et taux élevé de phosphatase alcaline sérique. SYN. ***SYNDROME DE BACKWIN-EIGER.*** ◇ **CORTICALE GÉNÉRALISÉE** *(angl. — corticalis generalisata).* Affection à transmission autosomique récessive avec condensation de l'ensemble des os et augmentation de la phosphatase alcaline sérique. SYN. ***HYPEROSTOSE ENDOSTALE.*** ◇ **FRONTALE INTERNE** *(angl. — frontalis interna).* Épaississement diffus ou en plaques de la table interne de l'os frontal, parfois visible par radiographie ; asymptomatique. SYN. ***MALADIE DE MORGAGNI-MOREL.***

HYPEROVARIE *s. f. (angl. hyperovaria).* Sécrétion exagérée d'hormones par l'ovaire.

HYPEROXALÉMIE *s. f. (angl. hyperoxalemia).* Augmentation de l'acide oxalique sanguin.

HYPEROXALURIE *s. f. (angl. hyperoxalaria).* Augmentation de l'excrétion urinaire de l'acide oxalique.

HYPEROXÉMIE *s. f. (angl. hyperoxemia).* Accroissement du taux de l'oxygène dans le sang.

HYPEROXYGÉNATION *s. f. (angl. hyperoxia).* Oxygénation excessive ; excès d'oxygène.

HYPERPARASITE *s. m. (angl. hyperparasite).* Parasite présent sur un autre parasite ; parasite de parasite. ◇ **AU SECOND DEGRÉ** *(angl. second degree —).* Parasite d'un hyperparasite.

HYPERPARASITISME *s. m. (angl. hyperparasitism).* Infection d'un parasite par un autre parasite.

HYPERPARATHYROÏDIE *s. m. (angl. hyperparathyroidism).* Hyperfonctionnement de la glande parathyroïde. ◇ **PRIMAIRE** *(angl. primary —).* Généralement due à un adénome parathyroïdien, elle entraîne une ostéoporose diffuse avec parfois kystes osseux multiples et fractures spontanés et une lithiase rénale. Biologiquement : hypercalcémie avec hypercalciurie, hypophosphorémie, augmentation du taux plasmatique de la parathormone. ◇ **SECONDAIRE** *(angl. secondary —).* Réactionnelle à une carence calcique.

HYPERPAROTIDIE *s. f. (angl. hyperparotidism).* Augmentation du volume et de la sécrétion salivaire des glandes parotides.

HYPERPATHIE *s. f. (angl. hyperpathia).* Sensation désagréable par effleurage de la peau. Se rencontre dans les hémiplégies capsulo-thalamiques.

HYPERPEPSIE *s. f. (angl. hyperpepsia).* Exagération des phénomènes physiologiques et chimiques de la digestion gastrique, entraînant une hyperchlorhydrie.

HYPERPÉRISTALTISME *s. m. (angl. hyperperistaltism).* Augmentation des contractions péristaltiques de l'estomac ou des intestins.

HYPERPEXIE *s. f. (angl. hyperpexia).* Fixation par un tissu d'une quantité excessive de certaines substances.

HYPERPHAGIE *s. f. (angl. hyperphagia).* Ingestion d'une quantité excessive d'aliments.

HYPERPHALANGIE *s. f. (angl. hyperphalangia).* Présence de phalanges surnuméraires. SYN. ***HYPERPHALANGIE.***

HYPERPHONIE *s. f. (angl. hyperphonia).* Phonation excessivement élevée ou énergique, comme celle observée chez les bègues.

HYPERPHORIE *s. f. (angl. hyperphoria).* Tendance à la déviation d'un axe visuel vers le haut.

HYPERPHOSPHATASÉMIE *s. f. (angl. hyperphosphatasemia).* Taux élevés des phosphatases alcalines sanguines.

HYPERPHOSPHATÉMIE *s. f. (angl. hyperphosphataemia).* Augmentation de la quantité de phosphates dans le sang.

HYPERPHOSPHATURIE *s. f. (angl. hyperphosphaturia).* Élimination d'une quantité excessive de phosphates par l'urine.

HYPERPHRÉNIE *s. f. (angl. hyperphrenia).* Suractivité mentale, naturelle ou pathologique.

HYPERPIGMENTATION *s. f. (angl. hyperpigmentation).* Pigmentation excessive.

HYPERPILOSITÉ *s. f. (angl. hyperpilosity).* Développement excessif de la pilosité corporelle mais sans sécrétion excessive d'androgènes.

HYPERPIPÉCOLATÉMIE *s. f. (angl. hyperpipecolatemia).* Trouble métabolique dans lequel l'acide pipécolique augmente dans le sérum. Il existe une dysmorphie faciale, une hypotonie musculaire, une hépatomégalie et une arriération mentale. Cette affection fait partie des maladies par atteinte des fonctions peroxysomiales.

HYPERPITUITARISME *s. m. (angl. hyperpituitarism).* Syndrome lié à un hyperfonctionnement d'une certaine catégorie de cellules hypophysaires et état pathologique qui en résulte. ◇ **BASOPHILE** *(angl. basophilic —).* Hyperpituitarisme provenant d'un adénome à cellules basophiles qui engendre la maladie de Cushing. ◇ **ÉOSINOPHILE** *(angl. eosinophilic —).* Hyperpituitarisme secondaire à une hypersécrétion des cellules éosinophiles et qui provoque l'apparition d'un gigantisme hypophysaire et d'une acromégalie.

HYPERPLAQUETTOSE *s. f. (angl. thrombocytosis).* Augmentation du nombre des plaquettes. SYN. ***THROMBOCYTOSE.***

HYPERPLASIE *s. f. (angl. hyperplasia).* Prolifération de cellules normales dans une structure organique ou un tissu. Elle peut être secondaire à une irritation ou entrer dans le cadre d'un processus compensatoire. ⊂⊃ **SURRÉNALE CONGÉNITALE** *(angl. congenital adrenal —).* Affection héréditaire à transmission autosomique récessive, par absence d'une des enzymes indispensables à la synthèse du cortisol ; cet hypocortisolisme entraîne une hyperproduction d'ACTH avec pour conséquences une hyperplasie surrénalienne et une hyperandrogénie. Il existe plusieurs formes de cette affection en fonction du type d'anomalie enzymatique. La forme la plus fréquente est due au déficit en 21-hydroxylase. ☞ ***DEBRÉ-FIBIGER (SYNDROME DE).***

HYPERPLATYMÉRIE *s. f.* Aplatissement exagéré du fémur dans le sens antéropostérieur (indice platymérique inférieur ou égal à 74,9).

HYPERPLATYRHINIE *s. f.* Platyrhinie excessive : nez très large, en forme de selle.

HYPERPLOÏDIE *s. f. (angl. hyperploidy).* Caractéristique des noyaux cellulaires qui possèdent un nombre de chromosomes supérieur au nombre considéré comme normal, 2n.

HYPERPNÉE *s. f. (angl. hyperpnea).* Accroissement exagéré de l'amplitude et du rythme des mouvements respiratoires.

HYPERPRESBYOPIE *s. f. (angl. hyperpresbyopia).* Association d'une hypermétropie et d'une presbytie.

HYPERPROLACTINÉMIE *s. f. (angl. hyperprolactinemia).* Augmentation du taux de prolactine plasmatique ; elle est physiologique pendant la grossesse et au cours de l'allaitement. ⊂⊃ **PRIMAIRE** *(angl. primary —).* Due à un adénome hypophysaire avec aménorrhée-galactorrhée chez la femme, gynécomastie et impuissance chez l'homme. En cas d'adénome de volume important : destruction de la selle turcique et compression du chiasma optique. ⊂⊃ **SECONDAIRE** *(angl. secondary —).* Se voit au cours de diverses affections : hypothyroïdie, insuffisance rénale et surtout lors de la prise de neuroleptiques.

HYPERPROLINÉMIE *s. f. (angl. hyperprolinemia).* Augmentation du taux de la proline plasmatique par trouble enzymatique héréditaire du métabolisme de cet acide aminé. Cliniquement, le tableau est celui d'un important retard psychomoteur.

HYPERPROSEXIE *s. f. (angl. hyperprosexia).* État dans lequel l'attention se porte sur une seule idée, qui obsède le sujet.

HYPERPROTÉINORACHIE *s. f.* Augmentation du taux des protides dans le liquide céphalorachidien.

HYPERPROTIDÉMIE *s. f. (angl. hyperprotidemia).* Augmentation du taux des protides plasmatiques.

HYPERPYREXIE *s. f. (angl. hyperpyrexia).* ☞ ***HYPERTHERMIE.***

HYPERRÉFLECTIVITÉ *s. f. (angl. hyperreflexia).* Exagération des réflexes.

HYPERRÉTICULOCYTOSE *s. f. (angl. hyperreticulocytis).* Augmentation du taux des réticulocytes sanguins au cours de la régénération médullaire de certaines anémies.

HYPERSARCOSINÉMIE *s. f. (angl. hypersarcosinaemia).* Affection du jeune enfant due à un défaut métabolique : absence de sarcosine déshydrogénase. Elle associe un retard staturopubertaire et une augmentation des taux de sarcosine plasmatique et urinaire.

HYPERSÉCRÉTION *s. f. (angl. hypersecretion).* Sécrétion abondante ou excessive, hypercrinie.

HYPERSÉMIE *s. f.* Emploi exagéré de gestes dans le langage, chez les malades mentaux.

HYPERSENSIBILISATION *s. f. (angl. hypersensibilization).* Production d'une hypersensibilité ou état d'hypersensibilité ; allergie ou anaphylaxie.

HYPERSENSIBILITÉ *s. f. (angl. hypersensitivity).* Sensibilité exagérée à un facteur extérieur ou à une substance étrangère ; état anaphylactique ou allergique. Il existe 4 variétés d'hypersensibilité : *Type 1, anaphylactique ou immédiate* due à des anticorps circulants ; *Type 2, cytotoxique* avec destructions des cellules contenant l'antigène ; *Type 3, semi-tardive* comportant les maladies à complexes immuns ; *Type 4, à médiation cellulaire ou retardée* due à la réaction entre l'antigène et les lymphocytes. ⊂⊃ **DIFFÉRÉE OU RETARDÉE** *(angl. delayed —).* Elle survient entre 24 et 36 heures après le contact antigène-anticorps. Elle est due aux lymphokines sécrétées par les lymphocytes T chez des sujets non sensibilisés. Les exemples en sont nombreux : réactions cutanées à la tuberculine, aux piqûres d'insectes, à des produits chimiques ; réaction de rejet, etc. ⊂⊃ **IMMÉDIATE** *(angl. immediate —).* Elle survient très rapidement, parfois en quelques secondes à l'occasion d'un nouveau contact entre l'antigène et l'anticorps dont la formation avait été suscitée par un premier contact. Les médiateurs de cette hypersensibilité sont entre autres l'histamine et la sérotonine. Cliniquement : accidents anaphylactiques, asthme, urticaire.

HYPERSÉROTONINÉMIE *s. f. (angl. hyperserotoninemia).* Excès de sérotonine plasmatique. Celle-ci est sécrétée en abondance par les métastases de tumeurs carcinoïdes du grêle.

HYPERSIALIE *s. f. (angl. ptyalism).* Augmentation anormale de la sécrétion salivaire, ptyalisme.

HYPERSIDÉRÉMIE *s. f. (angl. hyperhemosideronemia).* Augmentation de la sidérémie (taux de fer sérique) traduisant en général une hémolyse ou une hémochromatose.

HYPERSOMIE *s. f. (angl. hypersomia).* ☞ ***GIGANTISME.***

HYPERSOMNIE *s. f. (angl. hypersomnia).* Besoin exagéré de sommeil. Elle est fréquemment observée dans les états dépressifs et dans certains syndromes névrotiques. ◇ **IDIOPATHIQUE** *(angl. idiopathic —).* Affection d'origine génétique avec perturbation du métabolisme noradrénergique entraînant un sommeil de plus de dix heures avec réveil très difficile.

HYPERSPLÉNIE *s. f. (angl. hypersplenia).* ☞ ***HYPERSPLÉNISME.***

HYPERSPLÉNISME *s. m. (angl. hypersplenism).* Exagération des fonctions physiologiques de la rate, qui se caractérise par une pancytopénie, une splénomégalie, une cellularité normale au niveau de la moelle osseuse ; elle est améliorée ou guérie par la splénectomie.

HYPERSTHÉNIE *s. f. (angl. hypersthenia).* Augmentation des forces de l'organisme.

HYPERSTHÉNURIE *s. f. (angl. hypersthenuria).* Sécrétion d'urine dont le poids spécifique est extrêmement élevé.

HYPERSURRÉNALISME *s. m.* ☞ ***HYPERCORTICISME.***

HYPERSYMPATHICOTONIE *s. f. (angl. hypersympathicotonus).* Sympathicotonie exagérée.

HYPERTÉLORISME *s. m. (angl. hypertelorism).* Écartement exagéré entre deux parties d'organes ou entre deux organes. ◇ **OCULAIRE** *(angl. ocular —).* Écartement exagéré des yeux secondaire à une déformation du crâne, observée en particulier dans les dysostoses craniofaciales.

HYPERTENSINASE *s. f. (angl. angiotensinase).* Enzyme présente dans le sang et les tissus, qui détruit l'hypertensine.

HYPERTENSINE *s. f. (angl. angiotensin).* Polypeptide présent dans le sang et qui provoque une hypertension par vasoconstriction artériolaire et hypersécrétion d'aldostérone ; il est formé par l'action de la rénine sur l'hypertensinogène. SYN. ***ANGIOTENSINE.***

HYPERTENSINOGÈNE *s. m. (angl. angiotensinogen).* Globuline du plasma sanguin qui, sous l'action de la rénine, donne naissance à l'hypertensine. SYN. ***ANGIOTENSINOGÈNE.***

HYPERTENSION *s. f. (angl. hypertension).* **1.** Augmentation du tonus ou de la tension en général. **2.** En particulier, hypertension artérielle. ◇ **ARTÉRIELLE** *(angl. high blood pressure, hypertension).* Élévation de la pression artérielle audessus de 160/100 mm de mercure. Elle peut être essentielle, secondaire à une affection rénale ou malformative, ou en rapport avec une intoxication aux sympathomimétiques. Abréviation : HTA. ◇ **ARTÉRIELLE LABILE** *(angl. labile —).* État dans lequel l'augmentation de la pression est modérée et épisodique. ◇ **ARTÉRIELLE MALIGNE** *(angl. malignant —).* Forme évolutive de l'hypertension artérielle pouvant correspondre au stade terminal de l'hypertension artérielle commune ou constituer une forme d'emblée maligne observée alors le plus souvent chez les sujets jeunes. Elle évolue progressivement vers l'insuffisance cardiorénale et l'encéphalopathie hypertensive. ◇ **BÉNIGNE** *(angl. benign —).* Hypertension essentielle qui n'entraîne aucun trouble pendant de nombreuses années. ◇ **ESSENTIELLE** *(angl. essential —).* Hypertension artérielle à l'origine de laquelle on ne trouve aucune cause. ◇ **INTRACRÂNIENNE** *(angl. intracranial —).* Hypertension du liquide céphalorachidien supérieure de façon durable à 15 mmHg provoquée par une tumeur cérébrale, un œdème ou un obstacle à l'écoulement de ce liquide. Elle entraîne céphalées, vomissements et paralysies oculaires. Au fond d'œil, stase papillaire. L'évolution se fait vers le coma avec risques d'engagement mortel. ◇ **PORTALE** *(angl. portal —).* Hypertension dans la veine porte, observée habituellement dans les hépatopathies, cirrhose du foie notamment avec ascite, splénomégalie, circulation collatérale et hémorragies digestives. ◇ **PULMONAIRE** *(angl. pulmonary —).* Augmentation de la pression sanguine dans les artères pulmonaires au-delà de 35 mm de mercure. Elle est due à certaines cardiopathies congénitales, aux bronhopneumopathies chroniques et évolue vers l'insuffisance ventriculaire droite. SYN. ***HYPERTENSION ARTÉRIELLE PULMONAIRE.*** ◇ **RÉNALE** *(angl. renal —).* Hypertension secondaire à une affection rénale. ◇ **VEINEUSE** *(angl. systemic venous —).* Hypertension dans les territoires veineux, habituellement due à une difficulté concernant le retour sanguin vers le cœur.

HYPERTHÉLIE *s. f. (angl. hyperthelia).* Présence de mamelons surnuméraires.

HYPERTHERMIE *s. f. (angl. hyperthermia).* Élévation de la température du corps au-dessus de la normale. ◇ **MALIGNE** *(angl. malignant —).* Hyperthermie apparaissant brutalement à la suite d'un effort musculaire intense en atmosphère chaude et humide (soldats à l'entraînement) ou au cours d'une anesthésie générale. Le pronostic en est réservé.

HYPERTHERMIQUE *adj. (angl. hyperthermic).* Dont la température est supérieure à la normale.

HYPERTHROMBOCYTÉMIE *s. f. (angl. hyperthrombocytemia).* Augmentation excessive du nombre des thrombocytes dans le sang.

HYPERTHYMIE *s. f. (angl. hyperthymia).* Exagération de l'humeur affective.

HYPERTHYRÉOSE *s. f.* ☞ ***HYPERTHYROÏDIE.***

HYPERTHYROCALCITONINÉMIE *s. f. (angl. thyrocalcitonin excess syndrome).* Excès de thyrocalcitonine plasmatique observé dans le cancer médullaire de la thyroïde et parfois dans les tumeurs carcinoïdes et certains phéochromocytomes.

HYPERTHYROÏDIE *s. f. (angl. hyperthyroidism).* Ensemble de symptômes dus à l'accroissement anormal des sécrétions de la glande thyroïde. SYN. ***HYPERTHYROÏDISME.***

HYPERTHYROXINÉMIE *s. f. (angl. hyperthyroxinemia).* Excès de thyroxine dans le sang.

HYPERTONIE *s. f.* **1.** *(angl. hypertonicity).* Augmentation de la pression osmotique d'une solution. **2.** *(angl. hypertonia).* Augmentation anormale du tonus musculaire ou du tonus d'un organe. Parmi les diverses formes d'hypertonie musculaire, deux sont particulièrement importantes : la spasticité due aux lésions pyramidales et la rigidité liée à des lésions du système extrapyramidal. ◇ **MUSCULAIRE** *(angl. muscular hypertonia).* Augmentation anormale du tonus musculaire ressentie lors de la mobilisation passive d'un segment de membre. Elle s'observe dans la maladie de Parkinson et dans le syndrome pyramidal. ◇ **OSMOTIQUE PLASMATIQUE (SYNDROME D')** *(angl. excessive osmotic pressure syndrome).* Déshydratation cellulaire grave par hypertomie plasmatique généralement consécutive à une importante déperdition hydrique pouvant aboutir au coma hyperosmolaire.

HYPERTRICHOSE *s. f. (angl. hypertrichosis).* Développement exagéré des poils ou des cheveux ; hirsutisme. SYN. ***POLYTRICHIE.*** ◇ **FŒTALE** *(angl. — lanuginosa).* Persistance des poils fœtaux, ce phénomène coexistant généralement avec d'autres altérations (spina bifida). ◇ **GÉNÉRALISÉE** *(angl. generalized —).* Présence de poils sur tout le corps.

HYPERTRIGLYCÉRIDÉMIE *s. f. (angl. hypertriglyceridemia).* Augmentation du taux des triglycérides plasmatiques. ☞ ***HYPERLIPIDÉMIE.***

HYPERTROPHIE *s. f. (angl. hypertrophy).* Développement exagéré des éléments anatomiques d'une partie d'un organe ou d'un organe entier sans altération de sa structure ; l'organe est alors augmenté en volume et en poids. ◇ **COMPENSATRICE** *(angl. adaptative —).* Augmentation totale ou partielle de la taille d'un organe ou d'une structure anatomique destinée à suppléer un déficit physique. ◇ **COMPLÉMENTAIRE** *(angl. compensatory —).* Augmentation de la taille d'une partie d'un organe à la suite d'une destruction partielle de ses tissus. ◇ **CONCENTRIQUE** *(angl. concentric —).* Épaississement des parois d'un organe creux, notamment du cœur, avec diminution de la cavité de l'organe. ◇ **EXCENTRIQUE** *(angl. eccentric —).* Hypertrophie des parois d'un organe creux avec dilatation de sa cavité. ◇ **MUSCULAIRE** *(angl. muscular —).* Augmentation anormale du volume musculaire. ◇ **VENTRICULAIRE** *(angl. ventricular —).* Augmentation de la masse ventriculaire qui peut affecter un ou les deux ventricules, en général réactionnelle à une gêne à l'éjection ventriculaire. À l'électrocardiogramme, déviation de l'axe électrique avec augmentation d'amplitude du complexe QRS et retard de la déflexion intrinsécoïde.

HYPERTROPIE *s. f. (angl. hyperphoria).* Déviation d'un des yeux vers le haut. ☞ ***HYPERPHORIE.***

HYPERURICÉMIE *s. f. (angl. hyperuricemia).* Excès d'acide urique dans le sang. ◇ **CONGÉNITALE** ☞ ***LESCH-NYHAN (SYNDROME DE).***

HYPERURICURIE *s. f. (angl. hyperuricaciduria).* Élimination exagérée d'acide urique par l'urine. SYN. ***HYPERURICOSURIE.***

HYPERVASCULARISÉ *adj. (angl. hypervascular).* Dont l'irrigation sanguine est exagérément développée.

HYPERVENTILATION *s. f. (angl. hyperventilation).* Respiration exagérément profonde et prolongée ; elle peut provoquer une crise de tétanie ou d'épilepsie chez les personnes prédisposées par l'alcalose ventilatoire qu'elle entraîne.

HYPERVITAMINOSE *s. f. (angl. hypervitaminosis).* État produit par l'administration excessive de vitamines, principalement à craindre pour les vitamines liposolubles.

HYPERVOLÉMIE *s. f. (angl. hypervolemia).* Augmentation du volume sanguin total.

HYPHE *s. m. (angl. hypha).* Chacun des filaments très ramifiés constituant l'appareil végétatif des champignons.

HYPHÉMA *s. m. pl. (angl. hyphema).* Épanchement sanguin plus ou moins abondant dans la chambre antérieure de l'œil. SYN. ***HYPOHÉMA.***

HYPHOMYCÈTES *s. m. (angl. Hyphomycetes).* SYN. ***CHAMPIGNONS IMPARFAITS.***

HYPNAGOGIQUE *adj. (angl. hypnagogic).* Qui précède le sommeil, qui conduit au sommeil ; qui se produit dans l'état de demi-sommeil précédant l'endormissement.

HYPNALGIE *s. f. (angl. hypnalgia).* Douleur ressentie uniquement durant le sommeil et qui disparaît lors du réveil. ☞ ***NYCTALGIE.***

HYPNO- *(angl. hypno-).* Préfixe d'origine grecque indiquant une relation avec le sommeil.

HYPNOANALYSE *s. f. (angl. hypnoanalysis).* Méthode psychothérapique qui utilise l'hypnose associée à la psychanalyse.

HYPNODRASIE *s. f. (angl. night terrors).* Terme désignant le somnambulisme et les terreurs nocturnes.

HYPNOGÈNE *adj. (angl. hypnogenic).* ☞ ***HYPNOTIQUE.***

HYPNOGRAMME *s. m. (angl. hypnogram).* Graphiques enregistrant l'électroencéphalogramme, l'électro-oculogramme et l'activité musculaire dans l'étude du sommeil.

HYPNOLOGIE *s. f. (angl. hypnology).* Science qui traite du sommeil.

HYPNONARCOSE *s. f. (angl. hypnonarcosis).* Narcose provoquée par l'hypnose.

HYPNOPOMPIQUE *adj. (angl. hypnopompic).* Qui se produit au moment du réveil.

HYPNOSE *s. f. (angl. hypnosis).* État semblable au sommeil, induit artificiellement par la suggestion, et pendant lequel le sujet peut obéir à des ordres. Elle s'utilise dans le traitement de certaines maladies psychiques ou pour obtenir une anesthésie légère en petite chirurgie, odontologie, etc.

HYPNOTHÉRAPIE *s. f. (angl. hypnotherapy).* Traitement des maladies par l'hypnose.

HYPNOTIQUE *(angl. hypnotic).* **1.** *s. m.* ☞ ***SOMNIFÈRE.*** **2.** *adj.* Qui provoque le sommeil. **3.** *adj.* Qui se rapporte à l'hypnose.

HYPNOTISME *s. m. (angl. hypnotism).* Ensemble des techniques capables de provoquer l'hypnose.

HYPO- *(angl. hypo-).* Préfixe d'origine grecque signifiant au-dessous de et indiquant une insuffisance, une diminution ou une position inférieure.

HYPOACIDITÉ *s. f. (angl. hypoacidity).* Acidité déficiente ; défaut de l'acidité normale.

HYPOACOUSIE *s. f. (angl. hypoacusis).* Diminution de l'acuité auditive.

HYPOALBUMINÉMIE *s. f. (angl. hypoalbuminemia).* Diminution du taux d'albumine dans le sang.

HYPOALGÉSIE *s. f. (angl. hypoalgesia).* Diminution de la sensibilité à la douleur.

HYPOALLERGÉNIQUE *adj. (angl. hypoallergenic).* Dont le risque allergique est diminué.

HYPOANDRIE *s. f. (angl. male infantilism).* État infantile des caractères sexuels masculins.

HYPOANDROGÉNIE *s. f. (angl. hypoandrogenism).* Diminution de la sécrétion des androgènes chez l'homme.

HYPOAZOTURIE *s. f. (angl. hypoazoturia).* Quantité anormalement basse de substances azotées dans l'urine.

HYPOBAROPATHIE *s. f. (angl. hypobaropathy).* Ensemble des troubles dus à la simple diminution de la pression atmosphérique ; entrent dans ce cadre, le mal des montagnes, le mal des aviateurs, etc.

HYPOCALCÉMIANT *adj. (angl. hypocalcemic).* Qui abaisse le taux de calcium circulant.

HYPOCALCÉMIE *s. f. (angl. hypocalcemia).* Diminution du taux de calcium dans le sang.

HYPOCALCIPEXIE *s. f. (angl. hypocalcipexy).* Défaut de fixation du calcium dans les tissus.

HYPOCALCISTIE *s. f.* Diminution du taux de calcium dans l'organisme.

HYPOCALCIURIE *s. f. (angl. hypocalciuria).* Diminution du contenu urinaire en calcium.

HYPOCAPNIE *s. f. (angl. hypocapnia).* Taux anormalement bas d'anhydride carbonique dans le sang ; elle est due à une hyperventilation pulmonaire et peut se compliquer d'alcalose gazeuse.

HYPOCHLORÉMIE *s. f. (angl. hypochloremia).* Diminution anormale du taux des chlorures dans le sang, en général par fuite digestive.

HYPOCHLOREUX (ACIDE) *(angl. hypochlorous acid).* Composé de formule HClO, très instable, agent désinfectant et de blanchiment. Ses sels (les hypochlorites) s'utilisent comme agents médicinaux.

HYPOCHLORHYDRIE *s. f. (angl. hypochlorhydria).* Diminution du taux d'acide chlorhydrique dans le suc gastrique.

HYPOCHLORURIE *s. f. (angl. hypochloruria).* Diminution de la quantité de chlorures dans l'urine.

HYPOCHOLÉMIE *s. f. (angl. hypocholemia).* Diminution du taux de pigments biliaires dans le sang.

HYPOCHOLESTÉROLÉMIANT *adj. (angl. hypocholesterolemic).* Se dit d'un médicament qui abaisse le taux de cholestérol sanguin. S'utilise également comme substantif.

HYPOCHOLESTÉROLÉMIE *s. f. (angl. hypocholesterolemia).* Diminution du taux de cholestérol dans le sang en dessous de 1,5 g/L chez l'adulte.

HYPOCHOLIE *s. f. (angl. hypocholia).* Diminution de la sécrétion biliaire.

HYPOCHOLURIE *s. f. (angl. hypocholuria).* Diminution anormale de la quantité des éléments de la bile dans l'urine.

HYPOCHONDROPLASIE *s. f. (angl. hypochondroplasia).* Chondrodysplasie héréditaire avec brièveté du tronc et des membres.

HYPOCHROMASIE *s. f. (angl. hypochromasia).* Propriété de divers tissus ou cellules d'absorber les colorants avec une vitesse et une intensité inférieures à la normale.

HYPOCHROMATIQUE *adj. (angl. hypochromatic).* **1.** Se dit d'un noyau contenant peu de chromatine. **2.** Qui possède moins de pigment que normalement.

HYPOCHROME *adj. (angl. hypochromic).* ☞ ***ANÉMIE HYPOCHROME.***

HYPOCHROMÉMIE *s. f. (angl. hypochromia).* État du sang dont l'index colorimétrique est abaissé.

HYPOCHROMIE *s. f. (angl. hypochromia).* **1.** Diminution de la coloration normale d'un tissu ou d'un organe. **2.** Diminution de la teneur en hémoglobine des érythrocytes.

HYPOCOAGULABILITÉ *s. f. (angl. hypocoagulability).* Diminution de la vitesse de coagulation normale du sang.

HYPOCOMPLÉMENTÉMIE *s. f. (angl. hypocomplementemia).* Abaissement du taux sanguin du complément. Elle est principalement rencontrée en cas de : lupus, certaines vascularites, cryoglobulinémie, rhumatisme articulaire aigu, endocardite, méningococcémie, œdème angioneurotique héréditaire, etc.

HYPOCONDRE *s. m. (NA. hypochondrium). (angl. hypochondrium).* Région supérieure et latérale de l'abdomen de chaque côté de l'épigastre.

HYPOCONDRIE *s. f. (angl. hypochondriasis).* Préoccupation exagérée et obsédante manifestée par un individu au sujet de l'état de sa santé, avec exagération de souffrances réelles ou imaginaires.

HYPOCONVERTINÉMIE *s. f. (angl. factor VII deficiency).* Abaissement du taux de convertine plasmatique pouvant être cause d'hémorragies.

HYPOCORTICISME *s. m. (angl. hypocorticism).* ☞ ***INSUFFISANCE SURRÉNALE.***

HYPOCRINIE *s. f. (angl. hypocrinia).* État provoqué par la diminution de la sécrétion endocrine d'une ou de plusieurs glandes.

HYPOCUPRÉMIE *s. f. (angl. hypocupremia).* Diminution du taux de cuivre plasmatique.

HYPODACTYLIE *s. f. (angl. hypodactylia).* Absence d'un ou de plusieurs doigts ou orteils.

HYPODERMA Genre d'insectes diptères, de la famille des Œstridés, dont les larves sont des parasites des ruminants. Les espèces *H. bovis* et *H. diana* peuvent aussi infester l'homme.

HYPODERME *s. m. (NA. tela subcutanea). (angl. hypodermis).* Couche de tissu située au-dessous du derme profond et consistant en un tissu graisseux cloisonné. SYN. ***TISSU CELLULAIRE SOUS-CUTANÉ.***

HYPODERMIQUE *adj. (angl. hypodermic).* Situé en dessous du derme.

HYPODERMITE *s. f. (angl. panniculitis).* Inflammation de l'hypoderme.

HYPODERMOCLYSE *s. f. (angl. hypodermoclysis).* Injection sous-cutanée d'une grande quantité de solutés, en particulier de sérum physiologique.

HYPODIPLOÏDIE *s. f. (angl. hypodiploidy).* État d'une cellule possédant un nombre de chromosomes inférieur à la normale.

HYPODIPSIE *s. f. (angl. hypodipsia).* Ingestion insuffisante de liquides.

HYPODONTIE *s. f. (angl. hypodontia).* Absence d'un nombre variable de dents.

HYPOÉLECTROLYTÉMIE *s. f. (angl. hypoelectrolytemia).* Taux anormalement bas des électrolytes plasmatiques.

HYPOERGIE *s. f. (angl. hypoergy).* Sensibilité ou réactivité moindre aux allergènes.

HYPOÉSOPHORIE *s. f. (angl. hypoesophoria).* Association d'une hypophorie et d'une ésophorie.

HYPOESTHÉSIE *s. f. (angl. hypoesthesia).* Diminution des divers modes de la sensibilité.

HYPOESTROGÉNIE *s. f. (angl. hypooestrogenism).* ☞ ***HYPOFOLLICULINIE.***

HYPOEXOPHORIE *s. f. (angl. hypoexophoria).* Association d'une hypophorie et d'une exophorie.

HYPOFIBRINOGÉNÉMIE *s. f. (angl. hypofibrinogenemia).* Diminution de la concentration sérique en fibrinogène, primaire ou secondaire (états carentiels, hépatopathies, coagulopathie par consommation), qui peut provoquer des troubles hémorragiques secondaires à un retard de coagulation sanguine. SYN. ***FIBRINOGÉNOPÉNIE, FIBRINOPÉNIE.***

HYPOFOLLICULINIE *s. f. (angl. hypofolliculinemia).* Insuffisance de la sécrétion interne d'hormones œstrogènes, se traduisant par une aménorrhée ou par l'irrégularité des règles. SYN. ***HYPOESTROGÉNIE.***

HYPOGALACTIE *s. f. (angl. hypogalactia).* Sécrétion lactée insuffisante.

HYPOGAMMAGLOBULINÉMIE *s. f. (angl. hypogammaglobulinemia).* Déficit ou diminution des gammaglobulines plasmatiques. ☞ ***AGAMMAGLOBULINÉMIE.***

HYPOGASTRE *s. m. (NA. hypogastrium). (angl. hypogastrium).* Région médiane antérieure et inférieure de l'abdomen entre les deux fosses iliaques ; région infra-ombilicale.

HYPOGASTRODIDYME *s. m.* ☞ ***HYPOGASTROPAGE.***

HYPOGASTROPAGE *s. m. (angl. hypogastropagus).* Monstre double dont les deux composants sont unis par l'hypogastre. SYN. ***HYPOGASTRODIDYME.***

HYPOGENÈSE *s. f. (angl. hypogenesis).* Croissance ou développement insuffisant d'un organe ou d'un individu ; anomalie par défaut de développement.

HYPOGÉNÉSIE *s. f.* ☞ ***HYPOGENÈSE.***

HYPOGÉNITALISME *s. m. (angl. hypogenitalism).* Syndrome dû à l'insuffisance de sécrétion interne des glandes génitales ; hypogonadisme.

HYPOGLOBULIE *s. f. (angl. low red cell count).* Diminution du nombre des globules rouges dans le sang.

HYPOGLOBULINÉMIE *s. f. (angl. hypoglobulinemia).* Diminution du taux des globulines plasmatiques.

HYPOGLOSSE (NERF) *(angl. hypoglossal nerve).* XIIe paire des nerfs crâniens, innervant les muscles de la langue. ☞ ***ATLAS ANATOMIQUE DES NERFS EN ANNEXE.***

HYPOGLOSSITE *s. f. (angl. hypoglossitis).* Inflammation de la partie inférieure de la langue.

HYPOGLYCÉMIANT *adj. (angl. hypoglycemic).* Se dit de tout ce qui peut abaisser le taux de glucose dans le sang.

HYPOGLYCÉMIE *s. f. (angl. hypoglycemia).* Diminution de la quantité de glucose dans le sang, au-dessous de sa valeur normale de 0,80 g/L. Cliniquement, l'hypoglycémie se caractérise par: sensation de faim, tremblements, pâleur, sudation profuse, céphalées, diplopie, troubles psychiques et convulsions, qui peuvent entraîner un coma et la mort si le traitement n'est pas rapide.

HYPOGLYCORACHIE *s. f.* Diminution de la quantité de glucose dans le liquide céphalorachidien.

HYPOGNATHE *s. m. (angl. hypognanthus).* Monstre fœtal présentant une tête rudimentaire, insérée au niveau de la mandibule de l'autosite.

HYPOGONADISME *s. m. (angl. hypogonadism).* ☞ ***HYPOGÉNITALISME.***

HYPOGRANULOCYTOSE *s. f. (angl. granulocytopenia).* Diminution du nombre des granulocytes dans le sang.

HYPOGUEUSIE *s. f. (angl. hypogeusia).* Diminution du goût.

HYPOGYNISME *s. m. (angl. female infantilism).* État infantile des caractères sexuels féminins.

HYPOHIDROSE *s. f. (angl. hypohidrosis).* Diminution de la sécrétion sudorale.

HYPO-INSULINISME *s. m. (angl. hypoinsulinemia).* Sécrétion insuffisante d'insuline par le pancréas.

HYPOKALICISTIE *s. f.* Diminution du potassium intracellulaire.

HYPOKALIÉMIE *s. f. (angl. hypokaliemia).* Taux de potassium sanguin anormalement bas.

HYPOKINÉSIE *s. f. (angl. hypokinesia).* Diminution de l'amplitude des mouvements ou de l'activité fonctionnelle d'un organe.

HYPOLEUCOCYTOSE *s. f. (angl. hypoleukocytosis).* Diminution du nombre des leucocytes dans le sang. ☞ ***LEUCOPÉNIE.***

HYPOLEYDIGISME *s. m. (angl. hypoleydigism).* Diminution des hormones mâles testiculaires résultat normal de l'activité des cellules interstitielles de Leydig.

HYPOLIPÉMIE *s. f. (angl. hypolipemia).* **1.** ☞ ***HYPOLIPIDÉMIE.*** **2.** Diminution du taux des triglycérides plasmatiques.

HYPOLIPIDÉMIANT *s. m. (angl. hypolipidemic).* Médicament qui abaisse le taux des lipides plasmatiques.

HYPOLIPIDÉMIE *s. f. (angl. hypolipidemia).* Diminution du taux des lipides contenus dans le sang.

HYPOLIPOPROTÉINÉMIE *s. f. (angl. hypolipoproteinemia).* ☞ ***HYPOLIPIDÉMIE.***

HYPOLUTÉINÉMIE *s. f. (angl. hypoluteinemia).* Insuffisance de lutéine dans le sang.

HYPOLYMPHÉMIE *s. f. (angl. lymphocytopenia).* Diminution du nombre des lymphocytes dans le sang. ☞ ***LYMPHOCYTOPÉNIE.***

HYPOMAGNÉSIE *s. f. (angl. hypomagnesemia).* Diminution du taux du magnésium plasmatique.

HYPOMAGNÉSURIE *s. f. (angl. hypomagnesuria).* Diminution de l'excrétion urinaire du magnésium.

HYPOMANIE *s. f. (angl. hypomania).* État d'excitation passager ou habituel rappelant, de façon atténuée, les grands traits de l'excitation maniaque.

HYPOMASTIE *s. f. (angl. hypomastia).* Développement insuffisant des glandes mammaires.

HYPOMÉNORRHÉE *s. f. (angl. hypomenorrhea).* Écoulement menstruel peu abondant.

HYPOMIMIE *s. f. (angl. hypomimia).* Diminution de la mimique émotive.

HYPOMYXIE *s. f. (angl. hypomyxia).* Sécrétion insuffisante de mucus.

HYPONATRÉMIE *s. f. (angl. hyponatremia).* Diminution du taux de sodium dans le sang, déplétion saline.

HYPONATRIURIE *s. f. (angl. hyponatruria).* Diminution de l'excrétion urinaire du sodium. SYN. ***HYPONATRURIE.***

HYPONOÏA *s. f. (angl. hyponoia).* SYN. ***HYPOPHRÉNIE.***

HYPONYCHIUM *s. m. (NA. hyponychium). (angl. hyponychium).* Couche épidermique sur laquelle repose le corps de l'ongle.

HYPONYCHON *s. m. (angl. hyponychon).* Ecchymose sous-unguéale.

HYPO-ŒSTROGÉNIE *s. f. (angl. hypoestrogenemia).* ☞ ***HYPOESTROGÉNIE.***

HYPO-ORCHIDIE *s. f. (angl. hypoorchidia).* Diminution de la sécrétion testiculaire des androgènes.

HYPO-OSMOLARITÉ *s. f. (angl. hypo-osmolarity).* Diminution de la pression osmotique du plasma.

HYPO-OVARIE *s. f. (angl. hypo-ovarianism).* Activité endocrinienne insuffisante de l'ovaire.

HYPOPARATHYROÏDIE *s. f.* ☞ ***HYPOPARATHYROÏDISME.***

HYPOPARATHYROÏDISME *s. m. (angl. hypoparathyroidism).* Insuffisance de la sécrétion des glandes parathyroïdes entraînant hypocalcémie, hypocalciurie et tétanie ; syndrome parathyréoprive. ◇ **PRIMAIRE** *(angl. primary —).* Hypoparathyroïdie idiopathique de nature autoimmune.

HYPOPEPSIE *s. f. (angl. hypopepsia).* Trouble de la digestion lié à la diminution de la sécrétion d'acide chlorhydrique dans l'estomac.

HYPOPÉRISTALTISME *s. m. (angl. hypoperistalsis).* Diminution du péristaltisme du tube digestif.

HYPOPHALANGIE *s. f. (angl. hypophalangism).* Absence congénitale d'une ou de plusieurs phalanges d'un doigt ou d'un orteil.

HYPOPHARYNGOSCOPIE *s. f. (angl. hypopharyngoscopy).* Examen de la partie inférieure du pharynx.

HYPOPHARYNX *s. m. (angl. hypopharynx).* Partie inférieure du pharynx.

HYPOPHOBIE *s. f. (angl. hypophobia).* Diminution anormale de la crainte, même devant les grands dangers.

HYPOPHONIE *s. f. (angl. hypophonia).* Faiblesse ou altération du timbre ou du ton de la voix.

HYPOPHORIE *s. f. (angl. hypophoria).* Tendance à la déviation d'un axe visuel vers le bas.

HYPOPHOSPHATASIE *s. f. (angl. hypophosphatasia).* Affection héréditaire à transmission autosomique récessive entraînant une anomalie de développement qui se caractérise par une ostéomalacie, une diminution du niveau sérique de la phosphatase alcaline et une excrétion accrue de phospho-éthanolamine par l'urine. Il existe des déformations osseuses, un retard de la croissance et des troubles oculaires (cataracte, œdème de la papille, atrophie optique). Cette atteinte débute au cours de la première enfance et est fréquemment mortelle. SYN. ***SYNDROME DE RATHBUN.***

HYPOPHOSPHATE *s. m. (angl. hypophosphite).* Sel de l'acide hypophosphorique.

HYPOPHOSPHATÉMIE *s. f. (angl. hypophosphatemia).* Concentration anormalement basse des phosphates contenus dans le sang.

HYPOPHOSPHATURIE *s. f. (angl. hypophaturia).* Diminution de la quantité de phosphates dans l'urine.

HYPOPHOSPHITE *s. m. (angl. hypophosphite).* Sel de l'acide hypophosphoreux.

HYPOPHRÉNIE *s. f. (angl. hypophrenia).* Ralentissement de l'activité mentale.

HYPOPHYSAIRE *adj. (angl. hypophyseal).* Qui se rapporte à l'hypophyse.

HYPOPHYSE *s. f. (NA. hypophysis). (angl. hypophysis, pituitary gland).* Organe glandulaire, petit, rougeâtre, situé dans la selle turcique et suspendu au cerveau par un pédicule ou tige pituitaire. Elle possède deux lobes : le lobe antérieur ou antéhypophyse, adénohypophyse, de texture glandulaire ; le lobe postérieur ou neurohypophyse, de texture nerveuse ; entre les deux, le lobe intermédiaire, de texture épithéliale. C'est une glande endocrine qui produit de nombreuses hormones ; celles de l'antéhypophyse régulent la croissance de tous les tissus organiques, dirigent le développement et la fonction de la thyroïde, du cortex surrénal, des gonades et induisent la lactation. Celles du lobe postérieur jouent sur la pression sanguine, la contractilité des muscles lisses et la fonction rénale. SYN. ***GLANDE PITUITAIRE, CORPS PITUITAIRE.*** ◇ **CÉRÉBRALE** *(angl. hypophysis cerebri).* Hypophyse proprement dite. ◇ **PHARYNGÉE** *(angl. pharyngeal hypophysis).* Hypophyse accessoire constante située sur la muqueuse de la voûte pharyngée. ◇ **(TENTE DE L')** ☞ ***DIAPHRAGME DE LA SELLE.***

HYPOPHYSECTOMIE *s. f. (angl. hypophysectomy).* Ablation chirurgicale de l'hypophyse.

HYPOPHYSITE *s. f. (angl. hypophysitis).* Inflammation de l'hypophyse.

HYPOPHYSOPRIVE *adj. (angl. hypophysioprivic).* Qui se rapporte à une insuffisance de la sécrétion hypophysaire, que ce soit par hypofonction ou ablation de la glande.

HYPOPINÉALISME *s. m. (angl. hypopinealism).* Insuffisance de fonctionnement du corps pinéal.

HYPOPION *s. m. (angl. hypopyon).* Accumulation de pus dans la chambre antérieure de l'œil.

HYPOPITUITARISME *s. m. (angl. hypopituitarism).* Insuffisance des sécrétions hypophysaires. L'insuffisance antéhypophysaire ou pan-hypopituitarisme associe des signes d'insuffisance thyroïdienne, surrénalienne et gonadique, une hypotension, une hypoglycémie et une anémie. Ce syndrome résulte d'une lésion de l'antéhypophyse par nécrose (do post-partum) ou par une tumeur. SYN. ***INSUFFISANCE ANTÉHYPOPHYSAIRE, PANHYPOPITUITARISME.***

HYPOPLAQUETTOSE *s. f.* ☞ ***THROMBOCYTOPÉNIE.***

HYPOPLASIE *s. f. (angl. hypoplasia).* Diminution de volume d'un organe, par suite d'une insuffisance numérique des cellules qui le constituent. ◇ **DES CARTILAGES ET DES CHEVEUX** *(angl. cartilage-hairs —).* Chondrodysplasie transmise sur le mode autosomique récessif associant nanisme, raréfaction des cheveux et neutropénie, observée chez les Amish d'Amérique du Nord. ◇ **DU CŒUR GAUCHE** *(angl. left heart —).* Malformation congénitale avec quasi-absence du ventricule gauche et imperforation mitrale ou aortique. ◇ **DERMIQUE EN AIRES** *(angl. focal dermal —).* ☞ ***GOLTZ (SYNDROME DE).*** ◇ **RÉNALE OLIGOMACRONÉPHRONIQUE** *(angl. oligomeganephronic renal —).* Affection congénitale évoluant vers l'insuffisance rénale mortelle associant de petits reins à un nombre réduit de néphrons. ◇ **RÉNALE SEGMENTAIRE** *(angl. segmental renal —)* Néphropathie congénitale associant petits reins et raréfaction glomérulaire.

HYPOPLASTIE *s. f. (angl. hypoplasty).* ☞ ***HYPOPLASIE.***

HYPOPROTHROMBINÉMIE *s. f. (angl. hypoprothrombinemia).* Diminution du taux plasmatique de prothrombine, entraînant des hémorragies par diminution de la formation de thrombine lors de la coagulation sanguine.

HYPOPROTIDÉMIE *s. f. (angl. hypoproteinemia).* Diminution des protéines sanguines. SYN. ***HYPOPROTÉINÉMIE.***

HYPORÉFLECTIVITÉ *s. f. (angl. hyporeflexia).* Diminution de la vivacité des réflexes.

HYPOSÉMIE *s. f.* Diminution du langage mimique.

HYPOSIDÉRÉMIE *s. f. (angl. sideropenia).* Diminution du taux du fer sérique. SYN. ***SIDÉROPÉNIE.***

HYPOSMIE *s. f. (angl. hyposmia).* Diminution de l'odorat.

HYPOSODÉ *adj. (angl. low-sodium).* Dont le taux de sodium est diminué.

HYPOSOMNIE *s. f. (angl. hyposomnia).* Insuffisance du sommeil.

HYPOSPADIAS *s. m. (angl. hypospadias).* Ouverture congénitale anormale de l'urètre à la face inférieure de la verge.

HYPOSTASE *s. f. (angl. hypostasis).* Accumulation de sang dans un territoire déclive par suite de l'affaiblissement de la circulation sanguine. ◇ **CADAVÉRIQUE** *(angl. cadaveric —).* Taches rouge-bleuâtre qui apparaissent après la mort au niveau des parties du corps les plus déclives. ◇ **PULMONAIRE** *(angl. pulmonary —).* Congestion des parties déclives des poumons chez les sujets obligés de rester en décubitus.

HYPOSTÉATOLYSE *s. f. (angl. hyposteatolysis).* Défaut de la digestion des graisses par insuffisance de la lipase pancréatique.

HYPOSTHÉNIE *s. f. (angl. hypostenia).* Asthénie modérée.

HYPOSTHÉNURIE *s. f. (angl. hyposthenuria).* Diminution du pouvoir de concentration du rein avec émission d'urine de densité inférieure à la normale.

HYPOSULFITE *s. m. (angl. hyposulfite).* Sel de l'acide hyposulfureux. SYN. ***THIOSULFATE.***

HYPOSURRÉNALISME *s. m. (angl. hypoadrenalism).* Insuffisance du fonctionnement des glandes suprarénales. EX. *maladie d'Addison.*

HYPOSYSTOLIE *s. f. (angl. hyposystoly).* Diminution ou faiblesse anormale de la systole ; mot plus approprié que celui d'asystolie.

HYPOTÉLORISME *s. m. (angl. hypotelorism).* Malformation cranio-faciale avec rapprochement excessif des yeux.

HYPOTENSEUR **1.** *adj. (angl. hypotensive).* Qui réduit la tension ou la pression, spécialement sanguine. **2.** *s. m. (angl. hypotensor).* Médicament abaissant la pression artérielle.

HYPOTENSION *s. f. (angl. hypotension).* Tension inférieure à la normale. ◇ **ARTÉRIELLE** *(angl. arterial —).* Baisse de la pression artérielle systolique au-dessous de 100 mm de mercure. ◇ **ARTÉRIELLE PERMANENTE IDIOPATHIQUE** *(angl. permanent idiopathic —).* Syndrome qui associe : hypotension, tendance à la syncope, cyanose, fatigabilité et refroidissement des extrémités ; angiohypotonie constitutionnelle. ◇ **CONTRÔLÉE** *(angl. induced —).* Durant certaines opérations chirurgicales, hypotension provoquée, maintenue et régulée de façon pharmacologique, dans un but de réduire le saignement. ◇ **INTRACRÂNIENNE** *(angl. intracranial —).* Elle associe des troubles psychiques à des vomissements, des céphalées, des dérèglements vaso-moteurs et peut aboutir au coma et à la mort. ◇ **ORTHOSTATIQUE** *(angl. orthostatic —).* Diminution de la pression artérielle, associée ou non à des vertiges et une lipothymie, au passage en position debout après une période de décubitus. Elle peut s'observer dans les dysautonomies.

HYPOTHALAMUS *s. m. (NA. hypothalamus). (angl. hypothalamus).* Partie du diencéphale qui forme le plancher et une partie de la paroi latérale du troisième ventricule. Les noyaux hypothalamiques font partie des circuits cortico-diencéphaliques régulant l'activité du système neurovégétatif, la neurosécrétion, le fonctionnement hypophysaire et des fonctions générales comme la température, l'appétit, la soif et le développement des caractères sexuels secondaires. ☞ ***SYNDROME HYPOTHALAMIQUE.***

HYPOTHÉNAR *s. m. (NA. hypothenar). (angl. hypothenar).* Éminence sur le bord interne ou ulnaire de la paume de la main.

HYPOTHERMIE *s. f. (angl. hypothermia).* Diminution ou abaissement de la température du corps au-dessous des limites homéostasiques. ◇ **PROVOQUÉE** *(angl. induced —).* Abaissement de la température centrale pour diminuer les besoins en oxygène au cours de certaines interventions chirurgicales.

HYPOTHREPSIE *s. f. (angl. hypothrepsia).* État de dénutrition du jeune nourrisson.

HYPOTHYMIE *s. f. (angl. hypothymia).* Diminution anormale du tonus affectif.

HYPOTHYRÉOSE *s. f. (angl. hypothyreosis).* ☞ ***HYPOTHYROÏDIE.***

HYPOTHYROÏDIE *s. f. (angl. hypothyroidism).* Syndrome dû à l'insuffisance de la glande thyroïde. SYN. ***HYPOTHYROÏDISME, HYPOTHYRÉOSE.*** ◇ **PRIMITIVE** *(angl. primary —).* Insuffisance primaire de sécrétion de la glande thyroïde, acquise (thyroïdite auto-immune, traitements iodés, lithium) ou congénitales. ◇ **SECONDAIRE** *(angl. secondary —).* Hypothyroïdie secondaire à une diminution de sécrétion d'hormone thyréotrope par l'hypophyse.

HYPOTHYROXINÉMIE *s. f. (angl. hypothyroxinemia).* Diminution du taux de thyroxine plasmatique.

HYPOTONIE *s. f.* **1.** *(angl. hypotonia).* Diminution du tonus musculaire ressentie lors de la mobilisation passive d'un segment de membre, ou de la tonicité d'un organe. **2.** *(angl. hypotonicity).* État d'une solution dont la pression osmotique est plus basse que celle du milieu environnant.

HYPOTONIQUE *adj. (angl. hypotonic).* Qui est atteint d'hypotonie.

HYPOTOXICITÉ *s. f. (angl. hypotoxicity).* Pouvoir toxique réduit ou peu marqué.

HYPOTRICHOSE *s. f. (angl. hypotrichosis).* Développement réduit du système pileux, localisé ou généralisé.

HYPOTROPHIE *s. f. (angl. hypotrophy).* Nutrition insuffisante ; abiotrophie.

HYPOTROPIE *s. f. (angl. hypotropia).* Déviation d'un des yeux vers le bas. ☞ ***HYPOPHORIE.***

HYPOVASCULARISÉ *adj. (angl. hypovascular).* Diminution de la vascularisation.

HYPOVENTILATION *s. f. (angl. hypoventilation).* Diminution de volume d'air alvéolaire entraînant hypoxémie, hypercapnie et acidose respiratoire.

HYPOVITAMINOSE *s. f. (angl. hypovitaminosis).* Carence relative d'une ou de plusieurs vitamines et état qui en découle.

HYPOVOLÉMIE *s. f. (angl. hypovolemia).* Diminution du volume du sang circulant.

HYPOXÉMIE *s. f. (angl. hypoxemia).* Diminution de la teneur en oxygène dans le sang.

HYPOXIE *s. f. (angl. hypoxia).* SYN. ***HYPOXÉMIE.***

HYPSARYTHMIE *s. f. (angl. hypsarrythmia major).* ☞ ***DYSRYTHMIE MAJEURE.***

HYPSI-, HYPSO- *(angl. hypsi-).* Préfixes d'origine grecque indiquant une relation avec la hauteur.

HYPSICÉPHALIE *s. f. (angl. hypsicephaly).* Crâne dont l'indice est supérieur à 75. SYN. ***ACROCÉPHALIE.***

HYPSILOÏDE *adj. (angl. hypsiloid).* En forme de U.

HYPSOTHÉRAPIE *s. f. (angl. hypsotherapy).* Cure d'altitude.

HYRTL (SPHINCTER DE) *(angl. Hyrtl's spincter).* Bande incomplète de fibres musculaires circulaires du rectum.

HYSTÉR-, HYSTÉRO- *(angl. hyster-, hystero-).* Préfixes d'origine grecque indiquant une relation avec l'utérus.

HYSTÉRALGIE *s. f. (angl. hysteralgia).* Douleur localisée à l'utérus. SYN. ***HYSTÉRODYNIE, MÉTRALGIE, MÉTRODYNIE, ATÉRALGIE, UTÉRODYNIE.***

HYSTÉRATRÉSIE *s. f. (angl. hysteratresia).* Atrésie utérine.

HYSTÉRECTOMIE *s. f (angl hysterectomy).* Ablation de l'utérus par voie abdominale (hystérectomie abdominale ou par voie haute) ou par voie vaginale (hystérectomie réalisée par les voies naturelles ou par voie basse), pouvant comporter également l'ablation de ses annexes. ~ **FUNDIQUE** *(angl. fundic ~).* Hystérectomie qui enlève le fond utérin et les trompes. ~ **SUBTOTALE OU SUPRAVAGINALE** *(angl. subtotal, supravaginal ~).* Hystérectomie qui laisse en place une partie ou la totalité du col de l'utérus. ~ **TOTALE** *(angl. total ~).* Ablation complète de l'utérus (corps et col).

HYSTÉRIE *s. f. (angl. hysteria).* Névrose caractérisée par l'hyperexcitabilité somatique des idées, des images et des affects inconscients. On distingue : l'hystérie de conversion et l'hystérie d'angoisse, toutes deux liées à une même structure et une même organisation du psychisme mettant en évidence l'hégémonie du conflit œdipien et dont le principal mécanisme de défense est le refoulement. ~ **D'ANGOISSE** *(angl. anxiety ~).* Névrose dont l'axe symptomatique est la phobie, expression du déplacement de l'angoisse vers différents objets externes. ~ **DE CONVERSION** *(angl. conversion ~).* Conversion de l'angoisse et des problèmes psychopathologiques en manifestations somatiques transitoires ou durables.

HYSTÉRIFORME *adj. (angl. hysteriform).* Qui ressemble à l'hystérie.

HYSTÉRIQUE *(angl. hysteric).* **1.** *s. f.* Personne atteinte d'hystérie. **2.** *adj.* Qui se rapporte à l'hystérie.

HYSTÉROCATALEPSIE *s. f. (angl. hysterocatalepsia).* Hystérie avec symptômes cataleptiques.

HYSTÉROCÈLE *s. f. (angl. hysterocele).* Hernie utérine.

HYSTÉROCERVICOTOMIE *s. f. (angl. hysterocervicotomy).* Incision de la partie la plus basse du col utérin pratiquée lors d'accouchement difficile.

HYSTÉROCLÉISIS *s. m. (angl. hysterocleisis).* Suture des lèvres du col utérin, pratiquée en cas de fistule vésico-utérine.

HYSTÉROCOLPECTOMIE *s. f. (angl. hysterocolpectomy).* Hystéréctomie avec ablation partielle du vagin.

HYSTÉROCYSTOCÈLE *s. f. (angl. hysterocystocele).* Hernie de l'utérus et de la vessie dans le vagin.

HYSTÉROCYSTOPEXIE *s. f. (angl. hysterocystopexy).* Fixation chirurgicale de l'utérus et de la vessie à la paroi abdominale, pratiquée dans certains cas de prolapsus.

HYSTÉRODYNAMOMÈTRE *s. m. (angl. hysterodynamometer).* Instrument permettant de mesurer la fréquence et la force des contractions de l'utérus.

HYSTÉRODYNIE *s. f. (angl. hysterodynia).* ☞ ***HYSTÉRALGIE.***

HYSTÉROÉPILEPSIE *s. f. (angl. hysteroepilepsy).* Terme de Charcot qui fait référence aux formes d'hystérie dans lesquelles prédominent les symptômes moteurs (crises convulsives, tremblements) avec perte incomplète de la conscience.

HYSTÉROGÈNE *adj. (angl. hysterogenic).* Qui produit ou provoque des crises d'hystérie.

HYSTÉROGRAPHIE *s. f. (angl. hysterography).* Radiographie de l'utérus, après injection d'un produit de contraste dans la cavité utérine.

HYSTÉROÏDE *adj. (angl. hysteroid).* Se dit d'un type caractériel présentant, à un moindre degré, les traits les plus typiques de l'hystérie.

HYSTÉROLABE *s. m.* Instrument qui permet d'écarter et fixer l'utérus lors d'une hystérectomie.

HYSTÉROLAPAROTOMIE *s. f. (angl. hysterolaparotomy).* Hystérotomie à travers la paroi abdominale ; laparohystérotomie. SYN. ***HYSTÉROTOMIE PAR VOIE HAUTE.***

HYSTÉROLITHE *s. m. (angl. hysterolith).* Calcification (en général d'un fibrome) dans l'utérus.

HYSTÉROLYMPHANGITE *s. f. (angl. hysterolymphangitis).* Inflammation des vaisseaux lymphatiques de l'utérus.

HYSTÉROMALACIE *s. f. (angl. hysteromalacia).* Ramollissement utérin.

HYSTÉROMÈTRE *s. m. (angl. hysterometer).* Tige métallique graduée en centimètres servant à effectuer une hystérométrie.

HYSTÉROMÉTRIE *s. f. (angl. hysterometry).* Mesure de la longueur de la cavité utérine au moyen d'un instrument appelé hystéromètre.

HYSTÉROMYOME *s. m. (angl. hysteromyoma).* SYN. ***MYOME UTÉRIN.***

HYSTÉRO-OVARIECTOMIE *s. f. (angl. hysterovariectomy).* Ablation chirurgicale de l'utérus et des ovaires. SYN. ***HYSTÉRO-OOPHORECTOMIE.***

HYSTÉROPATHIE *s. f. (angl. hysteropathy).* Toute affection de l'utérus. SYN. ***MÉTROPATHIE.***

HYSTÉROPEXIE *s. f. (angl. hysteropexy).* Fixation chirurgicale d'un utérus dévié. <> **ABDOMINALE** *(angl. abdominal —).* Fixation de l'utérus à la paroi abdominale. SYN. ***VENTROFIXATION DE L'UTÉRUS.*** <> **VAGINALE** *(angl. vaginal —).* Fixation de l'utérus à la paroi postérieure du vagin. SYN. ***COLPOHYSTÉROPEXIE, COLPOHYSTÉRORRAPHIE, VAGINOFIXATION DE L'UTÉRUS.***

HYSTÉROPHORE *s. m. (angl. pessary).* Pessaire servant à soutenir l'utérus.

HYSTÉROPTOSE *s. f. (angl. hysteroptosis).* Prolapsus de l'utérus dans le vagin.

HYSTÉRORRAGIE *s. f. (angl. hysterorrhagia).* Hémorragie provenant de l'utérus.

HYSTÉRORRAPHIE *s. f. (angl. hysterorrhaphy).* Suture chirurgicale de l'utérus après lésion.

HYSTÉROSALPINGOGRAPHIE *s. f. (angl. hysterosalpingography).* Radiographie de l'utérus et des trompes utérines après injection d'un produit de contraste par le canal cervical. SYN. ***MÉTROSALPINGOGRAPHIE.***

HYSTÉROSALPINGOSTOMIE *s. f. (angl. hysterosalpingostomy).* Anastomose chirurgicale entre l'utérus et une partie de la trompe utérine, après excision de la portion obstruée de cette dernière. SYN. ***ANASTOMOSE HYSTÉROSALPINGIENNE.***

HYSTÉROSCOPE *s. m. (angl. hysteroscope).* Endoscope permettant l'examen de la cavité utérine.

HYSTÉROSCOPIE *s. f. (angl. hysteroscopy).* Examen endoscopique de la cavité utérine.

HYSTÉROTOMIE *s. f. (angl. hysterotomy).* **1.** Incision de la paroi utérine. SYN. ***MÉTROTOMIE, UTÉROTOMIE.*** **2.** SYN. ***OPÉRATION CÉSARIENNE.*** <> **ABDOMINALE** *(angl. abdominal —).* Hystérotomie effectuée par voie abdominale. <> **PAR VOIE BASSE** ☞ ***HYSTÉROTOMIE VAGINALE.*** <> **PAR VOIE HAUTE** ☞ ***HYSTÉROLAPAROTOMIE.*** <> **VAGINALE** *(angl. vaginale —).* Hystérotomie réalisée par les voies naturelles (par le vagin). SYN. ***HYSTÉROTOMIE PAR VOIE BASSE.***

HYSTÉROTRACHÉLECTOMIE *s. f. (angl. hysterotrachelectomy).* Amputation du col utérin.

HYSTÉROTRACHÉLORRAPHIE *s. f. (angl. hysterotrachelorrhaphy).* Suture chirurgicale du col utérin après lésion.

HYSTÉROTRACHÉLOTOMIE *s. f. (angl. hysterotrachelotomy).* Incision du col utérin.

HYSTÉROVAGINO-ENTÉROCÈLE *s. f. (angl. hysterovaginoenterocele).* Hernie multiple contenant des portions de l'utérus, du vagin et de l'intestin.

Hz Symbole du hertz.

I

I Symbole chimique de l'iode.

IA Abréviation pour insuffisance aortique.

IATR-, IATRO- *(angl. iatr-, iatro-).* Préfixes d'origine grecque indiquant une relation avec le médecin ou avec la médecine.

IATRALEPTIQUE *adj.* ☞ ***IATRALIPTIQUE.***

IATRALIPTIQUE *s. f. (angl. iatraliptic).* Méthode thérapeutique désuète qui consistait à traiter les maladies par des onctions et des frictions.

IATROGÈNE *adj. (angl. iatrogenic).* Se dit d'un trouble ou d'une maladie qui est provoqué par le médecin (le plus souvent à la suite des traitements prescrits).

IATROGÉNIQUE *adj.* ☞ ***IATROGÈNE.***

IBRITUMOMAB TIUXÉTAN *s. m. (angl. ibritumomab tiuxetan).* Anticorps marqué à l'yttrium 90 utilisé dans le traitement des lymphomes non hodgkiniens.

IBUPROFÈNE *s. m. (angl. ibuprofen).* Dérivé de l'acide arylalcaloïque de la famille des anti-inflammatoires non stéroïdiens.

ICAM *(angl. ICAM).* Abréviation de l'anglais *Intercellular Adhesion Molecule.* Molécule membranaire cellulaire ayant un rôle dans la circulation cellulaire.

ICHTAMMOL *s. m. (angl. ichthammol).* ☞ ***ICHTYOL.***

ICHTYOCOLLE *s. f. (angl. ichthyocolla).* **1.** Colle de poisson. **2.** Substance gélatineuse préparée surtout à partir des vessies natatoires de certains poissons cartilagineux, en particulier de l'esturgeon (*Acipenser sturio*). Elle se présente sous forme de lamelles blanches et s'emploie comme clarifiant et dans la préparation de divers emplâtres adhésifs et protecteurs. ◇ **VÉGÉTALE** *(angl. agar).* Agar-agar.

ICHTYOFORME *s. m. (angl. ichthyoform).* Combinaison d'ichtammol et de formaldéhyde. Antiseptique.

ICHTYOÏDE *adj. (angl. ichthyoid).* Qui ressemble à un poisson ou qui en a la forme.

ICHTYOL *s. m. (angl. ichthammol).* Substance liquide épaisse, noirâtre, sulfo-ichtyolate d'ammonium, obtenue par sulfonation du produit de la distillation sèche d'une roche bitumineuse très riche en poissons fossiles. Utilisé comme antiseptique local et comme émollient.

ICHTYOLAMMONIUM *s. m. (angl. ichthyolammonium).* ☞ ***ICHTYOL.***

ICHTYOSARCOTOXISME *s. m. (angl. ichthyosarcotoxism).* Intoxication par la chair de poissons vénéneux.

ICHTYOSE *s. f. (angl. ichthyosis).* Maladie de la peau caractérisée par un état de sécheresse et la formation de squames plus ou moins adhérentes, qui donnent à la peau l'aspect de celle d'un poisson. Elle apparaît en général dans l'enfance ; affection héréditaire transmise selon un mode variable. On écrit aussi ichthyose. ◇ **BUCCALE** *(angl. leucoplasia).* ☞ ***LEUCOPLASIE.*** ◇ **CONGÉNITALE** *(angl. congenital —).* SYN. ***HYPERKÉRATOSE DIFFUSE CONGÉNITALE.*** ◇ **INTRA-UTÉRINE** *(angl. harlequin fetus).* ☞ ***KÉRATOME MALIN DIFFUS CONGÉNITAL.*** ◇ **SCUTULAIRE** *(angl. scutular —).* Ichtyose dont la desquamation se fait en longues plaques polygonales.

ICHTYOSISME *s. m. (angl. ichthyism).* Intoxication par ingestion de poissons vénéneux ou en voie de putréfaction.

ICHTYOTOXINE *s. f. (angl. ichthyotoxin).* Terme général pour désigner les substances toxiques tirant leur origine des poissons.

ICOSANOÏDE *s. m. (angl. icosanoid).* Famille de dérivés de l'acide arachidonique (à 20 atomes de carbone) comprenant les leucotriènes et les prostaglandines. ☞ ***LEUCOTRIÈNE, PROSTAGLANDINE.***

ICSH Abréviation de *Interstitial Cell Stimuling Hormone*, désignant la gonadotrophine β ou LH.

ICTÈRE *s. m. (angl. icterus, jaundice).* Coloration jaune de la peau et des muqueuses, due à la présence de pigments biliaires dans le sang. Un ictère franc correspond à un taux plasmatique égal ou supérieur à 30 mg/l. ◇ **À BILIRUBINE CONJUGUÉE** *(angl. regurgitation jaundice).* Ictère dû à l'accumulation de bilirubine conjuguée dans le sang, l'urine contenant des pigments biliaires. Se voit au cours des ictères cholestatiques et dans la maladie de Dubin-Johnson. ◇ **ACHOLURIQUE** *(angl. acholuric jaundice).* Ictère dans lequel existe une urobilinurie sans présence de pigments biliaires dans l'urine. Se voit au cours des ictères hémolytiques et cas de déficit de glycuroconjugaison (maladie de Gilbert). SYN. ***ICTÈRE À BILIRUBINE LIBRE, NON CONJUGUÉE.*** ◇ **CATARRHAL** *(angl. catarrhal jaundice).* ☞ ***HÉPATITE A (HA).*** ◇ **CHOLESTATIQUE** *(angl. cholestatic jaundice).* ☞ ***ICTÈRE À BILIRUBINE CONJUGUÉE.*** ◇ **CHRONIQUE IDIOPATHIQUE** *(angl.*

chronic idiopathic jaundice). Ictère dû à l'absence d'une enzyme intervenant dans le métabolisme de la bilirubine comme dans les maladies de Gilbert et de Dubin-Johnson. ◇ **D'INOCULATION** ☞ ***HÉPATITE B (HB).*** ◇ **DES NOUVEAU-NÉS** *(angl. jaundice of the newborn).* ☞ ***ICTÈRE PHYSIOLOGIQUE.*** ◇ **DISSOCIÉ** *(angl. dissociated jaundice).* Ictère avec présence dans les urines soit de sels, soit de pigments biliaires. ◇ **FAMILIAL CONGÉNITAL** *(angl. Crigler-Najjar jaundice).* ☞ ***CRIGLER-NAJJAR (MALADIE DE).*** ◇ **GRAVE** *(angl. malignant jaundice).* ☞ ***HÉPATITE FULMINANTE.*** ◇ **GRAVE FAMILIAL DU NOUVEAU-NÉ** *(angl. Pfannenstiel's syndrome).* Forme mortelle de la maladie hémolytique du nouveau-né. SYN. ***PFANNELSTIEL (MALADIE DE).*** ◇ **HÉMOLYTIQUE** *(angl. hemolytic jaundice).* Ictère provoqué par une destruction importante des érythrocytes avec formation de grandes quantités de bilirubine. Il est dû soit à une anomalie primitive du globule rouge, soit à la présence dans le plasma d'une hémolysine d'origine toxique, infectieuse ou immunologique. ◇ **LATENT** *(angl. latent jaundice).* Élévation du taux de la bilirubine dans le sang, sans ictère. ◇ **NUCLÉAIRE DU NOUVEAU-NÉ** *(angl. nuclear jaundice of the newborn).* Forme grave d'ictère néonatal caractérisée par l'imprégnation par la bilirubine des noyaux gris du cerveau et de la moelle, entraînant des complications neurologiques tardives. ◇ **OBSTRUCTIF** *(angl. obstructive jaundice).* Ictère lié à un obstacle mécanique ou inflammatoire de la voie biliaire principale. ◇ **PHYSIOLOGIQUE** *(angl. physiologic jaundice).* Ictère bénin du nouveau-né. ◇ **PLÉIOCHROMIQUE** Ictère s'accompagnant d'une coloration foncée des matières fécales.

ICTÉRIGÈNE *adj. (angl. icterogenic).* Qui produit un ictère.

ICTÉRIQUE *adj. (angl. icteric).* Qui se rapporte à l'ictère ou qui en est atteint.

ICTÉRO-ASCITIQUE (SYNDROME) *(angl. icteroascitic syndrome).* Poussée d'insuffisance cellulaire hépatique grave chez un cirrhotique avec apparition d'un ictère, puis d'un syndrome œdémato-ascitique avec altération sévère de l'état général.

ICTÉRO-HÉMATURIQUE *adj. (angl. icterohematuric).* Caractérisé par l'association d'un ictère et d'une hématurie.

ICTÉRO-HÉMOGLOBINURIQUE *adj. (angl. icterohemoglobinuric).* Caractérisé par l'association d'ictère et d'hémoglobinurie.

ICTÉROÏDE *adj. (angl. icteroid).* Qui ressemble à l'ictère.

ICTERUS INDEX *(angl. icterus index).* Chiffre indiquant approximativement la quantité de pigments biliaires contenus dans le sang et obtenu en comparant la teinte du sérum à celle d'une solution étalon de bichromate de potassium. Chez les sujets normaux, sa valeur est comprise entre 4 et 6.

ICTUS *s. m. (angl. ictus, stroke, seizure).* Terme latin qui signifie : qui frappe soudainement ; attaque subite. ◇ **AMNÉSIQUE** *(angl. transient global amnesia).* Amnésie d'apparition et de fin brutales, de durée brève (6 à 24 heures), caractérisée par un oubli des faits au fur et à mesure qu'ils se produisent. Elle s'observe chez des sujets de plus de 50 ans, généralement sans cause décelable. ◇ **LARYNGÉ** *(angl. cough syncope).* Perte de connaissance avec chute chez l'insuffisant respiratoire chronique après une quinte de toux. Provoqué par le blocage du retour veineux.

IDE Abréviation de infirmier (ère) diplômé(e) d'État.

-IDE *(angl. -id).* Suffixe d'origine grecque signifiant aspect et indiquant une lésion cutanée spécifique : tuberculide, etc.

IDÉAL DU MOI *(angl. ego ideal).* En psychanalyse, instance psychique qui se fonde sur des identifications du sujet à ses parents et substituts, et qui lui désigne le modèle de perfection auquel il désire s'ajuster.

IDÉALISATION *s. f. (angl. idealization).* En psychanalyse, processus psychique par lequel le sujet survalorise, grandit et imagine l'objet comme parfait. Au cours du développement infantile, processus par lequel l'enfant attribue à ses parents et à des figures substitutives certaines qualités de perfection inatteignables.

IDÉATION *s. f. (angl. ideation).* Processus mental qui préside à la formation des idées.

IDÉE *s. f. (angl. idea).* Contenu mental, produit des fonctions intellectuelles, qui se compose d'images ou de pensées ; représentation psychique de l'objet perçu. ◇ **COMPULSIVE** *(angl. compulsive —).* Idée qui s'impose au sujet contre sa volonté. ◇ **D'INFLUENCE** *(angl. deslusion of control).* Croyance délirante qu'une force extérieure, parfois désignée, agit sur le fonctionnement mental, les sentiments et les actes du sujet. ◇ **DÉLIRANTE** *(angl. delusional —).* Conviction erronée qui méconnaît le principe de réalité ou les données de l'expérience et qui constitue la base des délires. ◇ **FIXE** *(angl. fixed —).* Idée parasite qui persiste obstinément au cours de certains états pathologiques et qui influence la pensée et le comportement. ◇ **OBSÉDANTE** *(angl. imperative —).* Idée que le sujet reconnaît comme anormale sans pouvoir l'éliminer de sa conscience. ◇ **PRÉVALENTE** *(angl. overdetermined —).* Idée fixe qui domine le système idéo-affectif du sujet.

IDENTIFICATION *s. f. (angl. identification).* **1.** En médecine légale, établissement de l'identité, complète ou incomplète, d'un sujet vivant ou d'un cadavre par la détermination de l'âge, de la taille, du sexe et de signes particuliers. **2.** En psychanalyse, processus psychique inconscient par lequel un sujet assimile un aspect partiel ou la totalité des attributs d'un autre qui se constitue modèle. La personnalité se développe sur la base d'une série d'identifications successives, parmi lesquelles acquièrent une importance particulière celles qui se portent sur les parents ou substituts dans le complexe d'Œdipe. ⊂ **ŒDIPIENNE** ☞ ***IDENTIFICATION SECONDAIRE.*** ⊂ **PRIMAIRE** *(angl. primary —).* Mode primitif de constitution du sujet sur le modèle de l'autre. ⊂ **PROJECTIVE** *(angl. projective —).* Terme de M. Klein pour désigner un mécanisme psychique qui se traduit par des fantasmes où l'individu introduit sa propre personne à l'intérieur de l'objet pour lui nuire ou le contrôler. ⊂ **RÉGRESSIVE** *(angl. regressive —).* Processus psychique dans lequel une identification remplace un investissement d'objet. ⊂ **SECONDAIRE** *(angl. secondary —).* Identification qui se réalise lors du stade de la résolution du complexe d'Œdipe.

IDENTIQUE *adj. (angl. corresponding, identical).* Se dit des points situés sur les deux rétines où doivent se former les images d'un objet pour que celui-ci ne soit pas perçu double.

IDIO- *(angl. idi[o]-).* Préfixe d'origine grecque signifiant propre à, spécifique à.

IDIOCHROMOSOME *s. m. (angl. idiochromosome).* Gonosome.

IDIOGRAMME *s. m. (angl. idiogram).* Représentation schématique de la dotation chromosomique d'une espèce déterminée.

IDIOLYSINE *s. f. (angl. idiolysin).* Lysine présente dans l'organisme en l'absence d'une introduction d'antigènes.

IDIOMÈRE *s. m. (angl. idiomere).* ☞ ***CHROMOMÈRE.***

IDIOMUSCULAIRE *adj. (angl. idiomuscular).* Propre au tissu musculaire exclusivement, sans intervention d'un stimulus nerveux ; terme qui s'applique à certaines contractions qui s'effectuent dans des muscles dénervés.

IDIOPATHIQUE *adj. (angl. idiopathic).* **1.** Qui existe par soi-même. **2.** D'origine inconnue.

IDIOPHAGÉDÉNISME *s. m. (angl. pyoderma gangrenosum).* Affection cutanée d'aspect pustuleux, puis ulcéreux évoluant vers la cicatrisation, observée au cours de la rectocolite hémorragique et de certaines hémopathies. SYN. ***PYODERMA GANGRENOSUM.***

IDIOPLASME *s. m. (angl. idioplasm).* Portion active, reproductrice, de la cellule, contenue dans les chromosomes du noyau et de laquelle dépendent les caractères particuliers héréditaires.

IDIOSPASME *s. m. (angl. idiospasm).* Spasme d'une partie ou région limitée.

IDIOSYNCRASIE *s. f. (angl. idiosyncrasy).* Susceptibilité particulière, en général innée, que présente un individu envers certains facteurs physiques ou chimiques, et qui se manifeste par une réaction rappelant l'allergie ou l'anaphylaxie.

IDIOT *adj. (angl. idiot).* Qui est atteint d'idiotie (arriéré mental profond). S'utilise également comme substantif.

IDIOTIE *s. f. (angl. idiocy).* Degré le plus grave de l'arriération mentale, caractérisé par un quotient intellectuel inférieur à 25. Le sujet atteint d'idiotie est incapable d'acquérir le langage, d'être autonome et même de se préserver contre les dangers physiques. ⊂ **AMAUROTIQUE FAMILIALE** *(angl. amaurotic familial —).* Groupe de maladies héréditaires transmises selon un mode autosomique récessif, dans lesquelles existe une anomalie du métabolisme lipidique avec accumulation de divers gangliosides dans le système nerveux central par carence enzymatique en hexoaminidase. Elle se présente sous la forme d'une détérioration mentale progressive, une paralysie et une amaurose (avec coloration cerise de la macula) et évolue vers la mort. Selon l'âge d'apparition, on distingue les formes infantiles ou maladie de Tay-Sachs (début vers 3-6 mois), les formes de la deuxième enfance ou maladie de Jansky-Bielschowsky (début à l'âge de 3 ou 4 ans), les formes juvéniles ou maladie de Spielmeyer-Vogt (début à l'âge de 6 à 10 ans) et la forme juvénile tardive ou maladie de Kufs. ⊂ **MICROCÉPHALIQUE FAMILIALE** *(angl. microcephalic —).* ☞ ***MICROCÉPHALIE.*** ⊂ **PHÉNYLPYRUVIQUE** *(angl. phenylpyruvic oligophrenia).* ☞ ***OLIGOPHRÉNIE PHÉNYLPYRUVIQUE.*** ⊂ **XÉRODERMIQUE** *(angl. xerodermic —).* Syndrome associant idiotie, xeroderma pigmentosum et insuffisance gonadique. SYN ***DE SANCTIS-CACCHIONE (SYNDROME DE).***

IDIOTOPE *s. m. (angl. idiotope).* Déterminant antigénique de la région variable des immunoglobulines.

IDIOTYPE *s. m. (angl. idiotype).* Ensemble des idiotopes. ⊂ **RÉCURRENT** Idiotype présent sur les anticorps de différents animaux en réponse à un antigène donné. ⊂ **DOMINANT** Idiotype présent sur une grande partie des anticorps produits par différents animaux en réponse à un antigène donné.

IDIOVENTRICULAIRE *adj. (angl. idioventricular).* Propre aux ventricules cardiaques.

IDL *(angl. IDL).* Abréviation désignant la lipoprotéine de densité intermédiaire : *intermediate density lipoprotein.*

IDOSE *s. m. (angl. idose).* Monosaccharide isomère du glucose.

IDOXURIDINE *s. f. (angl. idoxuridine).* 5-iodo-2'-déoxyuridine. Analogue synthétique du nucléoside naturel, la thymidine. Antiviral utilisé en application topique dans le traitement de la kératite herpétique et de l'herpès cutanéomuqueux.

IDR Abréviation de intradermoréaction.

IEC *(angl. CEI).* Abréviation d'inhibiteur de l'enzyme de conversion.

Ig Abréviation d'immunoglobuline. Est habituellement suivie d'une lettre indiquant la classe à laquelle appartient l'immunoglobuline.

IGNIPUNCTURE *s. f. (angl. ignipuncture).* Cautérisation des tissus pathologiques à l'aide d'aiguilles incandescentes.

IKOTA *s. f. (angl. ikota).* Forme de névrose chez les femmes mariées samoyèdes de Sibérie, se caractérisant par l'imitation de ce qu'elles voient et entendent.

IL *(angl. IL).* Abréviation d'interleukine. ☞ ***INTERLEUKINE.***

ILÉITE *s. f. (angl. ileitis).* Inflammation de l'iléon. ◇ **RADIQUE** *(angl. radiation induced —).* Iléite apparaissant à la suite ou pendant une irradiation importante de la région abdomino-pelvienne et due à des brûlures des villosités. ◇ **TERMINALE, RÉGIONALE** *(angl. terminal, regional —).* Inflammation de l'iléon terminal, associée à des ulcérations et des sténoses. ☞ ***CROHN (MALADIE DE).***

ILÉO- *(angl. ileo-).* Préfixe indiquant une relation avec l'iléon.

ILÉOCÆCAL *adj. (angl. ileocecal).* Qui se rapporte à l'iléon et au cæcum.

ILÉOCÆCOSTOMIE *s. f. (angl. ileocecostomy).* Anastomose chirurgicale entre le cæcum et l'iléon. SYN. ***ANASTOMOSE ILÉOCÆCALE.***

ILÉOCOLIQUE *adj. (angl. ileocolonic).* Qui se rapporte à l'iléon et au côlon.

ILÉOCOLITE *s. f. (angl. ileocolitis).* Inflammation de l'iléon et du côlon.

ILÉOCOLORECTOPLASTIE *s. f. (angl. ileocolorectoplasty).* Anastomose chirurgicale entre le côlon et le rectum par l'intermédiaire d'une anse iléale.

ILÉOCOLOSTOMIE *s. f. (angl. ileocolostomy).* Anastomose chirurgicale entre l'iléon et le côlon.

ILÉO-ILÉOSTOMIE *s. f. (angl. ileoileostomy).* Anastomose chirurgicale entre deux anses de l'iléon. SYN. ***ANASTOMOSE ILÉO-ILÉALE.***

ILÉON *s. m. (NA. ileum). (angl. ileum).* Troisième et dernière partie de l'intestin grêle, qui s'étend du jéjunum au cæcum.

ILÉOSIGMOÏDOSTOMIE *s. f. (angl. ileosigmoidostomy).* Anastomose chirurgicale entre l'iléon et le côlon sigmoïde. SYN. ***ANASTOMOSE ILÉO-SIGMOÏDIENNE.***

ILÉOSTOMIE *s. f. (angl. ileostomy).* Abouchement de l'iléon à la paroi abdominale.

ILÉOTRANSVERSOSTOMIE *s. f. (angl. ileotransversostomy).* Anastomose chirurgicale entre l'iléon et le côlon transverse. SYN. ***ANASTOMOSE ILÉO-TRANSVERSE.***

ILÉUS *s. m. (angl. ileus, intestinal obstruction).* Occlusion intestinale accompagnée d'une douleur violente. ◇ **ANGIOMÉSENTÉRIQUE** Occlusion aiguë du duodénum déterminée par l'occlusion de l'artère mésentérique supérieure. SYN. ***ILÉUS ARTÉRIOMÉSENTÉRIQUE.*** ◇ **BILIAIRE** *(angl. gallstone ileus).* Occlusion du grêle par un calcul biliaire ayant perforé la paroi vésiculaire. ◇ **MÉCANIQUE** *(angl. mecanical ileus).* Iléus produit par une obstruction mécanique : tumeur, fécalome ou compression d'un segment intestinal. ◇ **MÉCONIAL** *(angl. meconium ileus).* Occlusion intestinale chez le nouveau-né liée à la présence de méconium épaissi dans l'iléon au cours de la mucoviscidose. ◇ **PARALYTIQUE ADYNAMIQUE** *(angl. paralytic adynamic ileus).* Occlusion intestinale due à un arrêt du péristaltisme intestinal. SYN. ***ILÉUS ADYNAMIQUE.*** ◇ **SPASMODIQUE** *(angl. spastic ileus).* Iléus provoqué par la contraction spasmodique des fibres musculaires de l'intestin. SYN. ***ILÉUS DYNAMIQUE.*** ◇ **VERMINEUX** *(angl. verminous ileus).* Iléus dû à un obstacle mécanique provoqué par l'agglomération de parasites dans l'intestin grêle.

ILIADELPHE *s. m. (angl. iliadelphus).* Monstre fœtal possédant deux paires de membres inférieurs.

ILIAQUE *adj. (angl. iliac).* Qui se rapporte à l'ilium ou aux flancs. ◇ **(OS)** ☞ ***COXAL (OS).***

ILIO- *(angl. ili[o]-).* Préfixe indiquant une relation avec l'ilium, le flanc ou l'os coxal.

ILIO-ABDOMINAL *adj. (angl. ilioabdominal).* Qui se rapporte à l'ilium et à l'abdomen.

ILIO-ACÉTABULAIRE Qui se rapporte à l'os coxal et à l'acétabulum.

ILIOCAPSULAIRE *adj. (angl. iliocapsular).* ☞ ***ILIO-ACÉTABULAIRE.***

ILIOCOCCYGIEN *adj. (angl. iliococcygeal).* Qui se rapporte à l'os coxal et au coccyx.

ILIOCOSTAL *adj. (angl. iliocostal).* Qui se rapporte à l'os coxal et aux côtes.

ILIOFÉMORAL *adj. (angl. iliofemoral).* Qui se rapporte à l'ilium et au fémur ; coxofémoral.

ILIO-HYPOGASTRIQUE *adj. (angl. iliohypogastric).* Qui se rapporte à l'ilium et à l'hypogastre.

ILIO-INGUINAL *adj. (angl. ilioinguinal).* Qui se rapporte aux régions iliaque et inguinale.

ILIOLOMBAIRE *adj. (angl. iliolumbar).* Qui se rapporte aux régions iliaque et lombaire.

ILIOPAGE *s. m. (angl. iliopagus).* Monstre double dont les deux composants sont unis par le pelvis.

ILIOPECTINÉ *adj. (angl. iliopectineal).* Qui se rapporte à l'ilium et au pubis.

ILIOPELVIEN *adj. (angl. iliopelvic).* Qui se rapporte à la région iliaque et au pelvis.

ILIOPSOAS (MUSCLE) *(angl. iliopsoas muscle).* Muscles iliaque et grand psoas considérés comme formant un seul muscle. SYN. ***PSOAS-ILIAQUE.***

ILIOPUBIEN *adj. (angl. iliopubic).* ☞ ***ILIOPECTINÉ.***

ILIOSCIATIQUE *adj. (angl. iliosciatic).* Qui se rapporte à l'ilium et à l'ischium.

ILIOSPINAL *adj. (angl. iliospinal).* Qui se rapporte à l'os coxal et à la colonne vertébrale.

ILIOTHORACOPAGE *s. m. (angl. iliothoracopagus).* Monstre fœtal double dont les deux composants sont unis par le thorax et le pelvis.

ILIOTIBIAL *adj. (angl. iliotibial).* Qui se rapporte à l'os coxal et au tibia.

ILIOTROCHANTÉRIEN *adj. (angl. iliotrochanteric).* Qui se rapporte à l'ilium et au trochanter.

ILIOXYPHOPAGE *s. m. (angl. ilioxiphopagus).* Monstre double eusomphalien dont les deux composants sont unis de l'appendice xiphoïde au pelvis.

ILIUM *s. m. (NA. ilium). (angl. ilium).* Os qui forme la hanche ; distinct pendant la vie fœtale, il forme chez l'adulte la portion large supérieure et postérieure de l'os coxal. SYN. ***AILE ILIAQUE.***

ILLUMINÉ *s. m. (angl. visionnary).* Personne affectée d'illuminisme.

ILLUMINISME *s. m. (angl. illuminism).* Excitation cérébrale hallucinatoire avec extase et possibilité de communication avec des objets ou des êtres surnaturels que le sujet croit voir.

ILLUSION *s. f. (angl. illusion).* Interprétation erronée d'une image sensorielle le plus souvent visuelle ou auditive.

ÎLOT DE LANGERHANS *(angl. Langerhans' islet).* ☞ ***LANGERHANS (ÎLOTS DE).***

IM **1.** Abréviation de intramusculaire. **2.** Abréviation de insuffisance mitrale.

IMAGE *s. f. (angl. image).* **1.** En optique, ensemble des points (réels ou virtuels) où vont converger, après passage dans un système optique, les rayons lumineux issus des divers points d'un objet. **2.** Représentation psychique d'un objet ou d'une sensation. ~ **CONSÉCUTIVE** *(angl. afterimage).* Impression rétinienne qui persiste après la disparition de la lumière ou de l'image véritable. ~ **DIRECTE, DROITE** *(angl. direct —).* Image dont l'orientation est identique à celle de l'objet. ~ **DIVERTICULAIRE** *(angl. diverticular —).* Image radiologique d'addition sur les contours d'un organe creux opacifié, quelle que soit son étiologie ; elle est observée en particulier au niveau du tube digestif. ~ **EN CHEMINÉE** *(angl. wide upper mediastinum).* Image radiologique du médiastin observée dans le rétrécissement congénital isthmique de l'aorte et en cas d'adénopathies médiastinales. ~ **FANTASMATIQUE** *(angl. fantastical —).* Image construite par l'activité imaginaire. ~ **(FAUSSE)** *(angl. false —).* Image optique formée par un œil strabique. ~ **HYPNAGOGIQUE** *(angl. hypnagogic —).* Image produite au cours de la transition veille-sommeil. ~ **LACUNAIRE** *(angl. filling defect).* En radiologie, image des contours d'un organe creux opacifié, caractérisée par un empiètement anormal du bord sur l'intérieur de la cavité. ~ **MENTALE** *(angl. mental —).* Concept correspondant à un objet évalué par les sens. ~ **RÉELLE** *(angl. real —).* Image qui a une existence effective et qui peut être reçue sur un écran. ~ **RÉTINIENNE** *(angl. retineal —).* Image d'un objet formée sur la rétine. ~ **VIRTUELLE** *(angl. virtual —).* Image qui n'a pas d'existence réelle dans l'espace, telle l'image vue dans un miroir plan.

IMAGERIE ~ **MÉDICALE** *(angl. medical imaging).* Ensemble des techniques de diagnostic médical utilisées sur le corps humain et fournissant au médecin une image, quels que soient le rayonnement ou l'onde utilisés pour l'exploration du malade. Chronologiquement sont apparus : radiographie, tomographie, scanner, échographie et résonance magnétique nucléaire. ~ **PAR RÉSONANCE MAGNÉTIQUE** *(angl. magnetic resonance imaging, [MRI]).* Abréviation : IRM. ☞ ***RÉSONANCE MAGNÉTIQUE NUCLÉAIRE.***

IMAGINAIRE *adj. (angl. imaginary).* Qui n'existe que dans l'imagination.

IMAGINATION *s. f. (angl. imagination).* Faculté mentale de créer ou d'évoquer des images.

IMAGO *s. m. (angl. imago).* En psychanalyse, terme créé par Jung, qui se réfère à l'image mentale inconsciente élaborée à partir des premières relations intersubjectives, réelles et fantasmatiques, avec les personnages-clés du réseau relationnel familial et social (imago maternel, paternel et fraternel).

IMAO *(angl. MAOI).* Abréviation d'inhibiteur de la monoamine-oxydase. On désigne ainsi une substance s'opposant à la dégradation de diverses amines, dont l'adrénaline. Des IMAO sont utilisés comme antidépresseurs.

IMATINIB *s. m. (angl. imatinib).* Produit utilisé dans le traitement de la leucémie myéloïde chronique.

IMBÉCILE *adj. (angl. imbecile).* Se dit d'un individu atteint d'imbécillité. S'utilise aussi comme substantif. ~ **MORAL** *(angl. moral —).* Sujet incapable de comprendre les principes et les valeurs morales.

IMBÉCILLITÉ *s. f. (angl. imbecillity).* Arriération mentale qui englobe les individus d'un QI de 30 à 50, ayant la capacité d'acquérir le langage oral, mais non écrit.

IMC *(angl. BMI).* Abréviation d'indice de masse corporelle. ☞ ***INDICE DE MASSE CORPORELLE.***

IMERSLUND-NAJMAN-GRÄSBECK (MALADIE DE) *(angl. Imerslund-Najman-Gräsbeck syndrome).* Affection héréditaire autosomique récessive, par mutation du gène de la cubiline, le récepteur entérocytaire du complexe facteur intrinsèque - vitamine B12. La malabsorption de cette dernière entraîne une anémie mégaloblastique. Il existe souvent une protéinurie, attribuée à l'expression de la cubiline dans le tube contourné proximal..

IMIDAZOLE *s. m. (angl. imidazole).* Composé organique azoté, dont la structure se retrouve dans l'histidine et dans une famille de composés anti-infectieux, les imidazolés.

IMIDE *s. m. (angl. imide).* Amine secondaire ; composé qui contient le groupement divalent NH.

IMIDO-, IMINO- *(angl. imido-).* Préfixes qui indiquent la présence d'un groupement NH, combiné dans le premier cas à un radical acide et dans le deuxième à un radical non acide.

IMIPRAMINE *s. f. (angl. imipramine).* Antidépresseur tricyclique. ☞ *ANTIDÉPRESSEUR.*

IMLACH (BOUCHON D') *(angl. Imlach's fat plug).* Masse de tissu adipeux située dans le canal inguinal chez la femme.

IMMATURE *adj. (angl. immature).* Qui n'a pas atteint sa maturité.

IMMÉDIAT *adj. (angl. immediate).* Direct ; sans intermédiaire.

IMMERSION *s. f. (angl. immersion).* Action de plonger un corps dans un liquide. ◇ **HOMOGÈNE** *(angl. homogeneous —).* En microscopie, immersion pratiquée avec un liquide ayant le même indice de réfraction que le verre.

IMMOBILISATION *s. f. (angl. immobilization).* Suppression temporaire de toute possibilité de mouvement, en particulier au niveau des os fracturés ou des articulations.

IMMOBILISINE *s. f. (angl. immobilisin).* Anticorps immobilisant le tréponème de la syphilis et qui est à la base du test de Nelson.

IMMORTALISATION *s. f. (angl. immortalization).* Acquisition par des cellules eucaryotes de la capacité à se multiplier *in vitro*.

IMMUN *adj. (angl. immune).* Se dit de la personne ou de l'animal qui, après contact avec un antigène, a développé la capacité de produire des anticorps (ou une réponse cellulaire) spécifiques contre lui.

IMMUN-COMPLEXE *s. m. (angl. immune complex).* Complexe macromoléculaire formé par un antigène et un anticorps unis de façon spécifique. La présence d'immun-complexes circulants représente un facteur important dans la pathogénie de certaines maladies, telles que certaines glomérulonéphrites, la maladie sérique, etc. SYN. *COMPLEXE IMMUN, COMPLEXE ANTIGÈNE-ANTICORPS.*

IMMUNISANT *adj. (angl. immunizing).* Qui confère une immunité.

IMMUNISATION *s. f. (angl. immunization).* Action conférant l'immunité soit par l'injection d'antigènes (immunisation active), soit par celle de sérum contenant des anticorps spécifiques (immunisation passive). ◇ **ACTIVE** *(angl. active —).* Injection d'antigènes capables d'augmenter ou de provoquer l'apparition d'une réaction immunitaire. ◇ **COLLATÉRALE** *(angl. collateral —).* Immunisation non spécifique, produite par l'inoculation d'un micro-organisme distinct de celui qui cause la maladie. ◇ **PASSIVE** *(angl. passive —).* Création d'un état d'immunité par injection d'anticorps provenant d'une autre personne ou d'un animal immun.

IMMUNITAIRE *adj. (angl. immune).* Qui se rapporte ou appartient à l'immunité. ◇ **(COMPÉTENCE)** *(angl. immunocompetence).* Faculté conférée à un organisme par les lymphocytes T, agent de l'immunité cellulaire. ◇ **(SYSTÈME)** *(angl. — system).* Ensemble des moyens de défense de l'organisme contre des agents extérieurs. Il comprend des moyens spécifiques (lymphocytes T, B et anticorps) et des moyens non spécifiques (macrophages, complément, interféron).

IMMUNITÉ *s. f. (angl. immunity).* État de résistance d'un organisme à l'égard d'un facteur pathogène, soit congénital (immunité naturelle), soit après un contact (immunité acquise) et lié à l'existence d'une réaction immunitaire dirigée contre ce facteur. Mécanisme de cette résistance. ◇ **ACQUISE** *(angl. acquired —).* Immunité obtenue par un individu après la naissance ; elle peut être active ou passive. ◇ **ACTIVE** *(angl. active —).* Immunité due au développement par l'organisme d'une réaction immunitaire contre un agent étranger. ◇ **ANTIBACTÉRIENNE** *(angl. antibacterial —, antitoxic —).* Immunité à l'égard de l'action des bactéries ou des toxines, respectivement. SYN. *IMMUNITÉ ANTITOXIQUE.* ◇ **ANTIVIRALE** *(angl. antiviral —).* Immunité développée face aux virus ou à leurs composants. ◇ **ARTIFICIELLE** *(angl. artificial —).* Immunité provoquée par inoculation de vaccins ou d'immunoglobulines. ◇ **CELLULAIRE** *(angl. cell-mediated —).* Immunité dans laquelle les facteurs actifs sont les lymphocytes T sensibilisés et agissant par libération de lymphokines ou par cytotoxicité. C'est le cas dans les rejets de greffe. SYN. *IMMUNITÉ RETARDÉE.* ◇ **CONGÉNITALE** *(angl. congenital —).* Immunité que certains individus ou certaines espèces d'animaux possèdent à la naissance à l'égard d'une maladie déterminée. ◇ **CROISÉE** *(angl. cross —).* Immunité acquise à l'égard d'un agent étranger autre que celui contre lequel l'organisme a été immunisé. SYN. *IMMUNITÉ HÉTÉROLOGUE.* ◇ **FAMILIALE** *(angl. familial —).* Immunité qui existe en tant que caractère spécifique de certaines familles. ◇ **HUMORALE** *(angl. humoral —).* Immunité due à la présence d'anticorps sécrétés par les lymphocytes B dans le sérum sanguin. ◇ **INHÉRENTE** *(angl. inherent —, innate —).* ☞ *IMMUNITÉ CONGÉNITALE.* SYN. *IMMUNITÉ INNÉE.* ◇ **LOCALE** *(angl. local —).* Immunité de certaines régions, certains tissus ou cellules. ◇ **MIXTE** ☞ *IMMUNITÉ ACQUISE.* ◇ **NATURELLE** *(angl. natural —).* ☞ *IMMUNITÉ CONGÉNITALE.* ◇ **OPSONIQUE** *(angl. opsonic —).* Immunité due à la présence d'opsonines, substances qui stimulent la phagocytose. ◇ **PASSIVE** *(angl. passive —).* Immunité transitoire conférée par des immunoglobulines provenant d'un organisme immunisé activement contre une maladie déterminée, ou transmis par la mère durant la vie intra-utérine ou l'allaitement. ◇ **PRÉCOCE** *(angl. early —).* ☞ *IMMUNITÉ HUMORALE.* ◇ **RACIALE** *(angl. herd —).* Résistance que les membres d'une race ou d'un groupe présentent à certaines infections. ◇ **RELATIVE** *(angl. relative —).* État de résistance à toute surinfection d'un organisme déjà infecté. SYN. *PRÉMUNITION.* ◇ **RETARDÉE** *(angl. delayed —).* ☞ *IMMUNITÉ CELLULAIRE.* ◇ **SPÉCIFIQUE** *(angl. specific —).* Immunité à l'égard d'une maladie ou d'un antigène particulier.

IMMUNO-ADHÉRENCE *s. f. (angl. immunoadherence).* Fixation sur les éléments figurés du sang de complexes antigène-anticorps grâce au complément, favorisant la phagocytose.

IMMUNO-ADSORPTION *s. f. (angl. immunoadsorption).* Méthode consistant à fixer des anticorps sur des antigènes.

IMMUNOBLASTE *s. m. (angl. immunoblast).* Lymphocyte activé (habituellement par un contact antigénique) et qui est à l'origine de plasmocytes et de lymphocytes immunocompétents.

IMMUNOBLASTOSARCOME *s. m. (angl. immunoblastic lymphoma).* Sarcome de grande malignité dérivant des immunoblastes.

IMMUNOCHIMIE *s. f. (angl. immunochemistry).* Partie de la chimie qui étudie les réactions relatives à l'immunité.

IMMUNOCOMPÉTENCE *s. f.* ☞ *IMMUNITAIRE (COMPÉTENCE).*

IMMUNOCYTE *s. m. (angl. immunocyte).* Désignation du lymphocyte et plus particulièrement du lymphocyte T en tant que cellule qui confère l'immunité cellulaire.

IMMUNOCYTOADHÉRENCE *s. f. (angl. immunocytoadherence).* Agglutination d'un antigène figuré à la surface de cellules lymphoïdes sécrétant l'anticorps correspondant.

IMMUNOCYTOCHIMIE *s. f. (angl. immunocytochemistry).* Technique permettant de déceler les parties constituantes d'un complexe immun par des méthodes immunologiques spécifiques.

IMMUNODÉFICIENCE *s. f. (angl. immunodeficiency).* État dans lequel il existe une diminution ou une disparition de la réponse immunitaire, que ce soit de l'immunité humorale, de l'immunité cellulaire ou des deux. ☞ *SYNDROME D'IMMUNODÉFICIENCE.* ◇ **ACQUISE** *(angl. acquired —).* Immunodéficience qui apparaît chez un sujet auparavant immunocompétent. ◇ **CONGÉNITALE** *(angl. congenital —).* Immunodéficience ayant une cause génétique ou présente au moment même de la naissance.

IMMUNODIFFUSION (ÉPREUVE D') *(angl. immunodiffusion test).* Épreuve de précipitation dans laquelle l'antigène et l'anticorps sont disposés en des points distincts d'un gel (généralement de l'agar) de sorte que, en diffusant dans sa masse, ils puissent se rencontrer. Si, en se croisant, ils sont dans un rapport optimum de concentration, il se forme des complexes antigène-anticorps et une ligne de précipitation.

IMMUNO-ÉLECTROPHORÈSE *s. f. (angl. immunoelectrophoresis).* Méthode qualitative d'étude et de séparation des protéines de liquides biologiques comportant, dans un premier temps, une migration des protéines par électrophorèse suivie d'une réaction de précipitation avec des anticorps provenant d'un antisérum et ayant diffusé dans la gélose.

IMMUNO-ENZYMATIQUE (MÉTHODE) *(angl. enzyme-linked immunosorbent assay [ELISA]).* Technique de dosage des anticorps et des antigènes utilisant comme marqueur un enzyme. ☞ *ELISA (MÉTHODE).*

IMMUNOFLUORESCENCE *s. f. (angl. immunofluorescence).* Technique immunologique dans laquelle un antigène ou un anticorps déterminé est conjugué à un colorant fluorescent, ce qui permet, lors d'un examen au microscope en lumière ultraviolette, de détecter sa présence et de localiser sa fixation avec l'anticorps ou l'antigène correspondant dans les cellules ou les produits biologiques de l'organisme.

IMMUNOGÈNE **1.** *s. m. (angl. immunogen).* Substance capable d'induire une réponse immune. **2.** *adj. (angl. immunogenic).* Qui est capable d'engendrer une réaction immunitaire.

IMMUNOGÉNÉTIQUE *s. f. (angl. immunogenetics).* Partie de la génétique qui étudie l'influence de l'hérédité sur les réponses immunitaires.

IMMUNOGÉNICITÉ *s. f. (angl. immunogenicity).* Propriété que possède une substance d'entraîner une réaction immunologique.

IMMUNOGLOBULINE *s. f. (angl. immunoglobulin).* Globuline ayant des propriétés d'anticorps. Ce sont des glycoprotéines composées de quatre chaînes (deux légères et deux lourdes) unies par des forces ioniques et des liaisons disulfures. Chaque chaîne présente une zone terminale dans laquelle réside la spécificité et qui est identique pour les quatre chaînes d'une immunoglobuline. On connaît deux types de chaînes légères, κ et λ, et cinq types de chaînes lourdes, γ, μ, ϵ, α et δ. Pour une molécule d'immunoglobuline, les deux chaînes légères, comme les deux chaînes lourdes, sont de même type. On distingue cinq classes d'immunoglobulines (IgG, IgM, IgE, IgA et IgD) selon la nature de leurs chaînes lourdes, le poids moléculaire, le coefficient de sédimentation et la teneur en glucides. Les immunoglobines ont un rôle capital dans la lutte anti-infectieuse. Leur synthèse a lieu essentiellement dans les lymphocytes B et les plasmocytes. ◇ **MONOCLONALE** *(angl. monoclonal —).* Immunoglobuline sécrétée par un même clone de plasmocytes. ◇ **SÉCRÉTOIRE** *(angl. secretory —).* Immunoglobuline produite dans une sécrétion, ayant un rôle local de défense immunitaire.

IMMUNOHÉMATOLOGIE *s. f. (angl. immunohematology).* Partie de l'hématologie qui étudie les mécanismes immunologiques en relation avec la pathogénie et la symptomatologie de certaines maladies du sang.

IMMUNOHÉMOLYSE *s. f. (angl. immunohemolysis).* Hémolyse des hématies secondaire à l'action combinée du complément et des anticorps contre les globules rouges de l'espèce animale utilisée.

IMMUNOLOGIE *s. f. (angl. immunology).* Science étudiant les réactions provoquées dans l'organisme par l'introduction d'une substance étrangère appelée antigène.

IMMUNOMODULATEUR *s. m. (angl. immune response modulator).* Substance modifiant les réactions immunitaires. SYN. ***IMMUNORÉGULATEUR.***

IMMUNOPARASITOLOGIE *s. f. (angl. immunoparasitology).* Étude des phénomènes immunologiques suscités par l'infestation parasitaire.

IMMUNOPATHOLOGIE *s. f. (angl. immunopathology).* Partie de l'immunologie concernée plus particulièrement par les troubles provoqués par divers antigènes.

IMMUNOPRÉCIPITATION *s. f. (angl. immunoprecipitation).* Précipité formé par la rencontre d'un antigène avec l'anticorps correspondant ou précipitine.

IMMUNOPRÉVENTION *s. f. (angl. immunoprophylaxis).* Prévention des maladies par utilisation de vaccins et de sérums.

IMMUNOPROLIFÉRATIFS (SYNDROMES) *(angl. immunoproliferative syndromes).* Affections malignes touchant les lymphocytes B et T (myélome, leucémie lymphoïde chronique, etc.).

IMMUNORÉACTION *s. f. (angl. immunoreaction).* Réaction entre un antigène et un anticorps.

IMMUNOSCINTIGRAPHIE *s. f. (angl. immunoscintigraphy).* Scintigraphie utilisant des anticorps radiomarqués.

IMMUNOSTIMULATION *s. f. (angl. immunostimulation).* Déclenchement d'une réaction immune utilisée pour accroître la défense de l'organisme (BCG, etc.).

IMMUNOSUPPRESSEUR *adj. (angl. immunosuppressant).* Se dit des substances atténuant les réactions immunitaires de l'organisme, par exemple pour empêcher un rejet de greffe. S'emploie aussi comme substantif. SYN. ***IMMUNODÉPRESSEUR.***

IMMUNOSUPPRESSION *s. f. (angl. immunosuppression).* Réduction ou abolition des réactions immunologiques d'un organisme contre un antigène. SYN. ***IMMUNODÉPRESSION.***

IMMUNOTHÉRAPIE *s. f. (angl. immunotherapy).* Méthode de traitement consistant à modifier les réactions immunitaires de l'organisme soit en les stimulant d'une manière générale et non spécifique ou contre un antigène donné, soit en les corrigeant quand elles sont pathologiques, soit en les supprimant par exemple pour empêcher un rejet de greffe.

IMMUNOTOXINE *s. f. (angl. immunotoxin).* ☞ ***ANTITOXINE.***

IMMUNOTRANSFERT *s. m. (angl. immunoblot).* Technique permettant de mettre en évidence des antigènes séparés par électrophorèse, ensuite transférés sur un support solide, pour être révélés par une sonde radioactive : *Southern-blot* (du nom de son inventeur E. Southern) pour l'ADN, *northern-blot* pour l'ARN, *western-blot* pour les protéines reconnues par méthode immunoenzymologique.

IMMUN-SÉRUM *s. m. (angl. immune serum).* Sérum contenant des anticorps dirigés contre un antigène donné. SYN. ***SÉRUM IMMUNISANT.***

IMPACTION *s. f. (angl. impaction).* Fracture en plusieurs fragments qui s'encastrent les uns dans les autres. SYN. ***ENGRÈNEMENT.***

IMPALPABLE *adj. (angl. impalpable).* Qui ne peut être perçu à la palpation.

IMPALUDATION *s. f. (angl. impaludation).* **1.** Inoculation naturelle du paludisme par piqûre d'anophèle infecté. **2.** Inoculation du paludisme dans un but thérapeutique (n'est plus utilisé).

IMPALUDÉ *adj. (angl. malaria infected).* Qui est atteint de paludisme.

IMPATIENCES *s. f. (angl. restless legs).* ☞ ***JAMBES SANS REPOS (SYNDROME DES).***

IMPÉDANCE *s. f. (angl. impedance).* Résistance que présente un système ou un milieu à la propagation d'un phénomène périodique. Symbole : Z. ◇ **ACOUSTIQUE** *(angl. acoustic —).* Inertie opposée par une substance au passage du son, fonction de sa densité et de son élasticité.

IMPERFORATION *s. f. (angl. imperforation).* Occlusion congénitale et anormale d'un orifice ou d'un conduit naturel, atrésie.

IMPÉTIGINISATION *s. f. (angl. impetiginization).* Surinfection à germes pyogènes d'une affection cutanée préexistante ou d'une plaie.

IMPÉTIGO *s. m. (angl. impetigo).* Infection cutanée contagieuse due au streptocoque et/ou au staphylocoque, caractérisée par des pustules qui donnent lieu à des croûtes jaunâtres et épaisses, dites « mélicériques » qui ont tendance à se propager et qui tombent sans laisser de cicatrices. L'impétigo est très fréquent chez les enfants. SYN. ***IMPÉTIGO DE TILBURY-FOX.*** ◇ **DE BOCKHART** *(angl. Bockhart's —).* Ostiofolliculite staphylococcique. ◇ **GRANULATA** Variété d'impétigo du cuir chevelu, formant des croûtes auxquelles adhèrent les cheveux. ◇ **HERPÉTIFORME (DE HEBRA-KAPOSI)** *(angl. — herpetiformis).* Herpès de Hébra, dermatose rare qui s'observe principalement chez les femmes enceintes, caractérisée par de petites pustules groupées en grains de millet associées à une fièvre continue et à des phénomènes généraux graves. Il s'agit probablement d'une forme de psoriasis pustulaire d'évolution fatale. ◇ **LARVALIS** Impétigo facial dont les nombreuses croûtes forment un masque. ◇ **SYCOSIFORME** *(angl. sycosis).* Folliculite de la lèvre supérieure, avec formation de croûtes et épaississement des tissus. SYN. ***SYCOSIS.*** ◇ **SYPHILITIQUE** *(angl. syphilitic —).* Éruption pustuleuse dans la syphilis.

IMPLANT *s. m. (angl. implant).* Comprimé médicamenteux, substance radioactive, fragment de tissu ou prothèse, etc., destinés à une implantation.

IMPLANTATION *s. f.* **1.** *(angl. implantation).* Fixation, insertion ou greffe d'un tissu, d'une prothèse ou d'un organe. **2.** *(angl. nidation).* Fixation de l'œuf fécondé dans la muqueuse utérine. **3.** Introduction d'un médicament solide (implant) sous la peau. ◇ **NERVEUSE** *(angl. nervous implantation).* Insertion d'un nerf dans la gaine d'un autre nerf.

IMPLANTOLOGIE *s. f. (angl. implantology).* Science des implants.

IMPRÉGNATION *s. f. (angl. fecundation).* Fécondation de l'ovule.

IMPRESSION *s. f. (angl. impression).* Action d'un corps ou d'un organe sur un autre, par laquelle celui-ci conserve la trace du premier. ◇ **BASILAIRE** *(angl. basilar —).* Déformation de la région du foramen magnum d'origine congénitale ou acquise (rachitisme, etc.).

IMPRESSIONS DIGITALES *(NA. impressiones digitatae). (angl. digital impressions).* Chacune des nombreuses dépressions de la face interne du crâne correspondant aux gyrus.

IMPUBÈRE *adj. (angl. impuberal).* Qui n'a pas encore atteint la puberté.

IMPUISSANCE *s. f. (angl. sexual impotence, erectile dysfunction).* Incapacité pour l'homme d'accomplir un acte sexuel complet, due à une malformation physique du pénis ou à une absence d'érection. La cause peut être organique : affection neurologique, vasculaire, diabète, médicaments psychotropes, ou dite psychogène (état dépressif, stress de toute nature, etc.).

IMPULSIF *adj. (angl. impulsive).* Qui est incapable de résister à ses impulsions.

IMPULSION *s. f. (angl. impulsion).* Inclination irrésistible, en général morbide, à l'accomplissement de certains actes anormaux (fugue, vol, incendie, viol, etc.) sans intervention d'idées délirantes. ◇ **NERVEUSE** *(angl. nerve —).* Modification physicochimique transitoire qui se propage rapidement à l'intérieur de la fibre nerveuse jusqu'à sa terminaison, où elle produit l'excitation d'un muscle, d'une glande, etc., selon la fonction spécifique du nerf.

IMViC *(angl. IMViC).* Sigle qui désigne l'ensemble des quatre tests biochimiques (production d'indole, test au rouge de méthyle, test de Voges-Proskauer et utilisation du citrate) utilisés pour la classification des bactéries de la famille des *Enterobacteriaceae.*

In Symbole chimique de l'indium.

IN- *(angl. in-).* Préfixe latin qui signifie à l'intérieur ou qui indique la négation.

IN SITU Expression latine signifiant à sa place normale, en position habituelle.

IN UTERO Expression latine signifiant dans l'utérus et s'appliquant à ce qui s'effectue ou se produit à l'intérieur de l'utérus.

IN VITRO Expression latine signifiant : dans le verre ; réaction observable dans un tube à essai ou un autre récipient de laboratoire ; qui se produit en dehors de l'organisme ; s'oppose à *in vivo.*

IN VIVO Expression latine signifiant « dans l'être vivant » et s'appliquant à ce qui s'effectue ou se produit dans l'organisme ou chez un animal d'expérience.

INACTIF *adj. (angl. inactive).* Se dit d'une substance, d'un médicament, qui n'exerce aucun effet thérapeutique ou qui n'exerce pas une activité déterminée.

INACTIVATION *s. f. (angl. inactivation).* Suppression de l'action ou de l'activité d'une substance. ◇ **DU COMPLÉMENT** *(angl. complement —).* Suppression de l'activité complémentaire du sérum sous l'action de la chaleur (56 °C pendant 30 min) qui détruit le complément.

INANIMÉ *adj. (angl. inanimate).* **1.** Qui ne donne aucun signe de vie. **2.** Mort.

INANITION *s. f. (angl. inanition).* État d'épuisement ou de faiblesse qui résulte de la privation totale ou partielle d'aliments.

INAPPÉTENCE *s. f.* **1.** *(angl. inappetance).* Diminution de l'appétit. **2.** Diminution des désirs sexuels.

INCAPABLE MAJEUR *(angl. legally incapacitated person).* Adulte ne pouvant exprimer sa volonté du fait d'altérations des facultés, mentales ou corporelles.

INCAPACITÉ *s. f. (angl. incapacity).* Réduction de la capacité de mener une existence quotidienne fructueuse. On parle d'incapacité de travail lorsque le sujet est dans un état d'impossibilité d'exécuter un travail par suite d'accident ou de maladie.

INCARCÉRATION *s. f. (angl. incarceration).* Rétention ou emprisonnement anormal d'un organe, en particulier dans une hernie. ◇ **DU PLACENTA** *(angl. placental —).* Accident de la délivrance consistant en une rétention du placenta par contraction d'un segment de l'utérus.

INCIDENCE *s. f. (angl. incidence).* **1.** Direction selon laquelle un rayon ou un corps rencontre une surface. **2.** En statistique médicale, nombre de nouveaux cas d'une maladie déterminée pour 1 000 habitants durant un temps donné, généralement une année.

INCIDENT *adj. (angl. incident).* Qui rencontre une surface réfringente en un point déterminé.

INCIDENTALOME *s. m. (angl. incidentally discovered tumor).* Tumeur découverte fortuitement à l'occasion d'un examen effectué pour une autre affection.

INCINÉRATION *s. f. (angl. incineration).* **1.** Réduction d'un corps organique en cendres. **2.** SYN. *CRÉMATION.*

INCIPIENS *adj. (angl. incipient).* Se dit d'une affection débutante.

INCISIF *adj. (angl. incisal).* Coupant, tranchant.

INCISION *s. f. (angl. incision).* Section des parties molles à l'aide d'un instrument tranchant. Plaie chirurgicale provoquée par l'incision. ◇ **CRUCIFORME** *(angl. cruciate —).* Incision en forme de croix. ◇ **PARAMÉDIANE** *(angl. paramedian —).* Incision parallèle à la ligne blanche, en regard du muscle droit antérieur de l'abdomen.

INCISIVES *s. f. pl. (NA. dentes incisivi). (angl. incisor teeth).* Chacune des dents (4 inférieures et 4 supérieures) qui occupent la partie antérieure de l'arcade dentaire.

INCISURE *s. f. (NA. incisura). (angl. incisure, notch).* Encoche ou dépression, d'aspect généralement tranché et aigu, à la surface ou sur le bord d'un organe. ◇ **ACÉTABULAIRE** *(NA. — acetabuli). (angl. incisure of acetabulum).* Dépression située sur la partie inférieure du bord de l'acétabulum en face du foramen obturé. ◇ **CARDIAQUE DU POUMON GAUCHE** *(NA. — cardiaca pulmonis). (angl. cardiac incisure [of left lung]).* Dépression située sur le bord antérieur du poumon gauche. Elle est en rapport avec le cœur. ◇ **CÉRÉBELLEUSE ANTÉRIEURE** *(NA. — cerebelli anterior). (angl. anterior cerebellar incisure).* Échancrure semi-lunaire de la face antérieure du cervelet, qui contient les pédoncules cérébelleux supérieurs et les colliculi inférieurs. ◇ **CÉRÉBELLEUSE POSTÉRIEURE** *(NA. — cerebelli posterior). (angl. posterior cerebellar incisure).* Échancrure entre les hémisphères cérébelleux qui contient la faux du cervelet. ◇ **CLAVICULAIRE** *(NA. — clavicularis sterni). (angl. clavicular incisure [of sternum]).* Échancrure située à l'extrémité supérieure du sternum, de chaque côté, et correspondant à l'articulation avec la clavicule. ◇ **DU LIGAMENT ROND DU FOIE** *(NA. — ligamenti teretis). (angl. incisure of ligamentum teres).* Dépression située sur le bord antérieur du foie près de la ligne médiane. ◇ **ETHMOÏDALE** *(NA. — ethmoidalis). (angl. ethmoidal incisure).* Échancrure sur la face inférieure du frontal, logeant l'ethmoïde. ◇ **JUGULAIRE** *(NA. — jugularis). (angl. jugular incisure).* Dépression du bord temporal de l'occipital, qui sert à former le foramen jugulaire. ◇ **LACRYMALE** *(NA. — lacrimalis). (angl. lacrimal incisure [of maxilla]).* Échancrure sur le bord de la face orbitaire du maxillaire, recevant l'os lacrymal. ◇ **AURICULAIRE** *(NA. — auris). (angl. incisure of the ear).* Dépression entre l'hélix et le tragus de l'oreille. ◇ **DE SCHMIDT ET LANTERMAN** *(angl. incisure of Lanterman-Schmidt).* Lignes obliques dans les gaines des fibres nerveuses myéliniques. ◇ **DE L'ULNA** *(NA. incisura ulnae). (angl. — of ulna).* Chacune des deux dépressions (grande et petite) de la tête de l'ulna, permettant son articulation avec l'humérus et le radius. ◇ **ISCHIATIQUE** *(NA. — ischiatica). (angl. ischial incisure).* Incisure située sur le bord postérieur de chaque os iliaque, en dessous de l'épine iliaque postéro-inférieure, subdivisée par l'épine sciatique en deux incisures secondaires, la grande incisure sciatique, supérieure, et la petite incisure sciatique, inférieure. ◇ **DE LA MANDIBULE** *(NA. — mandibulae). (angl. incisure of mandibule).* Profonde dépression située sur le bord supérieur de la branche de la mandibule, entre le condyle et le processus coronoïde. ◇ **MASTOÏDIENNE** *(NA. — mastoidea ossis temporalis). (angl. mastoid incisure of temporal bone).* Sillon situé sur la face postérieure du processus mastoïde, sur lequel s'insère le muscle digastrique. ◇ **NASALE** *(NA. margo nasalis). (angl. nasal incisure).* Espace semi-circulaire sur le bord antérieur du frontal, qui s'articule avec les os du nez et les processus frontaux du maxillaire. ◇ **PANCRÉATIQUE** *(NA. — pancreatis). (angl. pancreatic incisure).* Dépression sur la face antérieure du pancréas, laissant passer les vaisseaux mésentériques. ◇ **PTÉRYGOÏDE** *(NA. fissura pterydoidea). (angl. pterygoid incisure).* Échancrure entre les lames des processus ptérygoïdes de l'os sphénoïde. ◇ **RADIALE** *(NA. — radialis). (angl. radial incisure of ulna).* Dépression articulaire sur la partie proximale de l'ulna pour son articulation avec la tête du radius. ◇ **SCAPULAIRE** *(NA. — scapulae). (angl. incisure of scapula).* Échancrure transformée en trou par un ligament sur le bord postérieur de la scapula, qui livre passage au nerf suprascapulaire. ◇ **SPHÉNOPALATINE** *(NA. — sphenopalatina). (angl. sphenopalatine incisure).* Espace entre les processus orbitaux et sphénoïdaux du palatin. ◇ **SUPRA-ORBITAIRE** *(NA. — supraorbitalis). (angl. supraorbital incisure).* Incisure (parfois foramen) située sur l'arcade supra-orbitaire. ◇ **TROCHLÉAIRE** *(NA. — trochlearis). (angl. notch of ulna).* Dépression profonde située à l'extrémité supérieure de l'ulna, qui sépare le processus coronoïde de l'olécrâne. ◇ **TYMPANIQUE** *(NA. — tympanica). (angl. tympanic notch).* Canal dans l'anneau tympanique osseux occupé par la membrane. ◇ **ULNAIRE DU RADIUS** *(NA. incisura ulnaris radii). (angl. ulnar incisure of radius).* Cavité de la face interne de l'extrémité inférieure du radius ; elle s'articule avec la tête de l'ulna. ◇ **VERTÉBRALE** *(NA. — vertebralis). (angl. vertebral incisure).* Chacune des incisures supérieure et inférieure situées sur les pédicules des vertèbres, et qui, par leur réunion régulière, forment les foramen intervertébraux.

INCLINAISON *s. f. (angl. inclination).* Déviation d'un organe de sa direction normale ou de la verticale. ◇ **PELVIENNE** *(NA. inclinatio pelvis). (angl. pelvic —).* Angle que forme le plan du détroit supérieur du pubis avec le plan horizontal.

INCLUSION *s. f. (angl. inclusion).* **1.** État d'un objet qui est contenu dans un autre. **2.** Imprégnation, en technique microscopique, d'une pièce anatomique préalablement fixée, dans le but de lui donner une consistance convenable et de permettre sa coupe ultérieure. ◇ **CELLULAIRE** *(angl. cell —).* Chacun des corps ou corpuscules d'inclusion présents dans le protoplasme ou le noyau des cellules : corpuscules de Döhle, de Negri, etc. ◇ **DE LA DENT DE SAGESSE** *(angl. wisdom tooth —).* Impossibilité pour la dent de sagesse de sortir. ◇ **FŒTALE** *(angl. fetal —).* Monstruosité double dans laquelle le fœtus rudimentaire est inclus dans le fœtus le plus développé.

INCLUSIONS CYTOMÉGALIQUES (MALADIE DES) *(angl. cytomegalic inclusion disease).* Affection due au cytomégalovirus, virus de la famille des *Herpesviridae*, qui apparaît principalement chez les nouveau-nés et qui doit son nom à la présence de cellules géantes multinucléées caractéristiques, avec des corps à inclusion protoplasmatique et nucléaire, dans le foie, les poumons et le cerveau. Cette maladie est très grave et comporte ictère, fièvre, pétéchies, splénomégalie et hépatomégalie ainsi qu'un syndrome mononucléosique. Elle s'observe surtout chez les immunodéprimés.

INCOERCIBLE *adj. (angl. uncontrollable).* Qui ne peut être arrêté ou réfréné. EX. *vomissements incoercibles.*

INCOHÉRENCE *s. f. (angl. inconsistency).* Manque de suite dans les idées, les actes ou dans le langage.

INCOMPATIBILITÉ *s. f. (angl. incompatibility).* Opposition entre deux ou plusieurs substances, médicaments, types de sang, etc., qui les empêche d'être mis en contact ou combinés. ◇ **FŒTOMATERNELLE** *(angl. foetomaternal blood group —).* Situation due à la présence, dans les globules rouges du fœtus, d'antigènes n'existant pas dans ceux de la mère. Les hématies fœtales traversant le placenta vont provoquer chez la mère la formation d'anticorps qui, à leur tour, vont traverser le placenta et détruire les hématies du fœtus (maladie hémolytique du nouveau-né). L'antigène en cause est généralement le rhésus + ou D. La présence de ces anticorps anti-rhésus peut chez la mère être neutralisée par l'injection de serum anti-D. ◇ **PHARMACOLOGIQUE** *(angl. therapeutic —).* Opposition entre deux ou plusieurs médicaments du fait de leurs effets contraires ou de leur composition chimique qui, lors d'une association, détermine une inactivation ou la production de toxiques. ◇ **SANGUINE** *(angl. blood —).* Situation dans laquelle les sangs de deux sujets sont tels qu'une transfusion de l'un à l'autre est impossible, car elle provoquerait automatiquement des accidents. Les hématies du donneur sont détruites par les anticorps du receveur dans le système ABO. Des incompatibilités sont également possibles avec les plaquettes et les leucocytes (système HLA).

INCOMPÉTENCE *s. f. (angl. incompetence, incompetency).* Incapacité à accomplir une fonction ou une action déterminées.

INCONSCIENCE *s. f. (angl. unconsciousness).* **1.** Abolition de la conscience. **2.** En psychologie, phénomène qui échappe à la conscience.

INCONSCIENT *s. m. (angl. unconscious).* Tout ce qui, dans le domaine de l'activité psychique, échappe à la conscience par le phénomène du refoulement, et plus particulièrement, selon Freud, ensemble de désirs secrets et inavoués envers soi-même et qui influencent la conduite de l'individu. ◇ **COLLECTIF** *(angl. collective —).* Selon Jung, inconscient intégré par des expériences ancestrales, commun à l'humanité.

INCONSTANT *adj. (angl. variable).* **1.** Qui n'est pas constant. **2.** Se dit d'organes ou de parties du corps qui n'existent pas toujours, mais dont l'absence ne constitue pas une anomalie.

INCONTINENCE *s. f. (angl. incontinence).* Incapacité de contrôler volontairement l'émission d'urines ou de matières fécales.

INCONTINENTIA PIGMENTI *(angl. incontinentia pigmenti).* Affection cutanée congénitale et familiale caractérisée par des taches dermiques irrégulières inégalement réparties, en « éclaboussures », dues à un excès de mélanine, avec des atteintes oculaires et dentaires ; elle atteint uniquement les femmes. SYN. ***SYNDROME DE BLOCH-SULZBERGER.***

INCOORDINATION *s. f. (angl. incoordination).* Absence de connexion entre les mouvements musculaires qui concourent à l'accomplissement d'un acte ; ataxie.

INCORPORATION *s. f. (angl. incorporation).* Union complète d'une substance avec une autre.

INCRÉMENT *s. m. (angl. increment).* **1.** Croissance, accroissement. **2.** Produit qui est retenu dans l'organisme qui l'a sécrété ; s'oppose à excrément.

INCRÉTINE *s. f. (angl. incretine, GLP-1 (Glucagon Like Peptide)).* Peptide jouant un rôle important dans la régulation glycémique en stimulant la production d'insuline, en diminuant la sécrétion de glucagon et en ralentissant la vidange gastrique. L'incrétine est sécrétée au niveau de l'intestin grêle. Les mimétiques de l'incrétine sont employés dans le traitement du diabète de type 2.

INCRÉTION *s. f. (angl. incretion).* Sécrétion glandulaire qui reste à l'intérieur de l'organisme ; s'oppose à excrétion.

INCRUSTATION CALCAIRE *(angl. calcareous incrustation).* Formation de dépôts calcaires dans les tissus.

INCUBATEUR *s. f. (angl. incubator).* ☞ ***COUVEUSE.***

INCUBATION *s. f. (angl. incubation).* **1.** Période de latence qui s'écoule entre le moment de la contagion et les premières manifestations d'une maladie infectieuse. **2.** Maintien dans un autoclave, pendant un certain temps, d'une culture bactérienne, d'un mélange de produits, à une température constante et appropriée.

INCURABLE *adj.* **1.** *(angl. uncurable).* Se dit d'une maladie qui ne peut être guérie. **2.** Se dit d'un malade qui ne peut guérir. S'utilise aussi comme substantif.

INCUS *s. m. (NA. incus). (angl. incus, anvil).* Osselet de la cavité tympanique, situé entre le malléus en dehors et en avant, et le stapes en dedans. SYN. ***ENCLUME.***

INCYCLOPHORIE *s. f. (angl. intorsion).* Cyclophorie avec déviation du côté nasal.

INDENTATION *s. f. (angl. indentation).* Encoche, échancrure sur le bord d'un organe.

INDEX *s. m. (angl. index).* **1.** *(NA. index).* Le deuxième doigt de la main. **2.** SYN. ***INDICE.*** ⇔ **CARDIAQUE** *(angl. cardiac —).* Volume de sang propulsé par le cœur en une minute et rapporté à la surface corporelle en mètres carrés. Moyenne normale : 3,2 L/m². ⇔ **COLORIMÉTRIQUE** *(angl. mean corpuscular hemoglobin).* Indice représentant la quantité d'hémoglobine dans un globule rouge rapportée à la valeur normale pour le sexe et l'âge considérés. ⇔ **DE SATURATION EN HÉMOGLOBINE** *(angl. hemoglobin level).* Chiffre indiquant la teneur en hémoglobine des hématies d'un malade, comparativement à un sujet sain. ⇔ **MITRAL** *(angl. mitral —).* Valeur obtenue en enregistrant simultanément l'électrocardiogramme et le phonocardiogramme représentant le temps s'écoulant entre le début de l'onde Q et le début de B_1. Cette valeur augmente en fonction du degré du rétrécissement mitral. ⇔ **SYSTOLIQUE** *(angl. systolic —).* Rapport entre le volume systolique (en mL) ventriculaire et la surface corporelle (en m²).

INDICAN *s. m. (angl. indican).* **1.** Indoxylsulfonate de potassium, produit qui résulte de la transformation du tryptophane en indole sous l'action des bactéries intestinales. **2.** Glucoside du D-3-hydroxy-indole, présent dans les plantes qui contiennent de l'indigo. Par hydrolyse, il se scinde en glucose et indoxyle, lequel se transforme à son tour en indigo par oxydation.

INDICANÉMIE *s. f. (angl. indicanemia).* Présence d'indican dans le sang.

INDICANHIDROSE *s. f. (angl. indicanhidrosis).* Coloration bleue de la sueur.

INDICANURIE *s. f. (angl. indicanuria).* Présence d'indican dans l'urine. Dans les conditions physiologiques normales, la quantité d'indican détectable est insignifiante ; elle peut augmenter dans les états d'insuffisance hépatique et en cas de perturbation de l'équilibre bactérien intestinal avec excès de putréfaction ou de fermentation.

INDICATEUR *s. m. (angl. indicator, tracer).* Substance dont certaines caractéristiques (en général la couleur) varient au fur et à mesure qu'une réaction chimique progresse, sans toutefois en affecter le déroulement. Les indicateurs s'utilisent dans les réactions de titrage acide-base comme, par exemple, le bleu de méthylène, l'orangé de méthyle, la phénolphtaléine, etc. ⇔ **RADIOACTIF** *(angl. radioactive tracer).* Isotope radioactif qui, une fois introduit dans le corps, peut être détecté et suivi en ce qui concerne son métabolisme, sa distribution et son élimination. SYN. ***MARQUEUR RADIOACTIF.***

INDICATION *s. f. (angl. indication).* Ensemble de particularités liées au malade ou à la maladie qui servent de guide pour l'application d'un traitement déterminé. ⇔ **VITALE** *(angl. vital —).* Situation qui exige l'emploi rapide d'un moyen déterminé sans lequel le pronostic vital est menacé.

INDICE *s. m. (angl. index).* Nombre qui exprime le rapport entre deux grandeurs. SYN. ***INDEX.*** ⇔ **AURICULAIRE** *(angl. auricular —).* Relation entre la hauteur et la largeur de l'oreille. ⇔ **AURICULOPARIÉTAL** *(angl. auriculoparietal —).* Relation entre la largeur maximale du crâne et la largeur de celui-ci au niveau des points auriculaires. ⇔ **BASILAIRE** *(angl. basilar —).* Relation entre la longueur totale du crâne et la distance entre le basion et le point alvéolaire. ⇔ **CARDIOTHORACIQUE** *(angl. cardiothoracic —).* Rapport entre les diamètres transverses du cœur et du thorax sur un cliché thoracique de face. ⇔ **CÉPHALIQUE** *(angl. cephalic —).* Relation entre les diamètres transverse et antéropostérieur du crâne. Il est égal à cent fois la largeur maximale du crâne divisée par la hauteur maximale. ⇔ **CÉPHALO-ORBITAIRE** *(angl. cephalo-orbital —).* Nombre qui s'obtient en multipliant la capacité du crâne par 100 et en la divisant par la capacité des deux orbites. ⇔ **CNÉMIQUE** *(angl. cnemial —).* Indice du tibia, c'est-à-dire la relation centésimale entre la largeur d'un côté à l'autre et l'épaisseur antéro-postérieure prise à la moitié de la tige de l'os. ⇔ **CRÂNIEN** *(angl. cranial —).* ☞ ***INDICE CÉPHALIQUE.*** ⇔ **DE BRESLOW** *(angl. Breslow's —).* Épaisseur des mélanomes malins sur coupe, ayant valeur pronostique. Pour un indice inférieur à 0,75 mm, le pronostic est excellent. ⇔ **DE MADDREY** *(angl. Maddrey's —).* Score évaluant la gravité des hépatites aiguës alcooliques en fonction de la bilirubinémie (en µmol/L) et du temps de Quick. Il est égal à : 4,6 × (TQ du malade - TQ témoin) + bilirubinémie/17. Un score supérieur à 32 définit une forme grave. ⇔ **DE MALIGNITÉ** *(angl. malignancy —).* Valeur numérique assignée aux divers facteurs de malignité en cas de tumeur. ⇔ **DE MASSE CORPORELLE** *(angl. body mass —, [BMI]).* Rapport du poids d'un sujet (exprimé en kg) au carré de sa taille (exprimé en m²). L'obésité se définit par un indice supérieur à 30. ⇔ **DENTAIRE** *(angl. dental —).* Indice qui s'obtient en multipliant la longueur des prémolaires et des molaires par 100 et en la divisant par la distance basion-nasion. Cet indice permet de classer les dents en petites, moyennes et grosses. ◇ **DU DÉTROIT SUPÉRIEUR DU BASSIN** *(angl. superior pelvic strait —).* Rapport entre le diamètre antéropostérieur du détroit supérieur, multiplié par 100, et le diamètre transverse du détroit supérieur. ◇ **FACIAL** *(angl. facial —).* Nombre qui s'obtient en multipliant le diamètre bizygomatique par 100 et en divisant le résultat par la distance entre le point alvéolaire et l'ophryon. ◇ **GNATHIQUE** *(angl. gnathic —).* Rapport entre la distance basion-prosthion multipliée par 100 et la distance basion-nasion. ◇ **MAXILLO-ALVÉOLAIRE** *(angl. maxilloalveolar —).* Rapport entre la largeur maxillo-alvéolaire multipliée par 100 et la longueur maxillo-alvéolaire. ◇ **NASAL** *(angl. nasal —).* Nombre qui s'obtient en multipliant la largeur nasale par 100 et en divisant le résultat par la hauteur du nez. ◇ **OPSONIQUE** *(angl. opsonic —).* Rapport entre le nombre de micro-organismes phagocytés dans le sérum d'un individu immunisé contenant une opsonine spécifique, et le nombre de micro-organismes phagocytés dans un sérum normal. ◇ **ORBITAIRE** *(angl. orbital —).* Relation entre la hauteur et la largeur de la cavité orbitaire. ◇ **OSCILLOMÉTRIQUE** *(angl. oscillometric —).* Chiffre qui correspond à l'oscillation maximale sur le cadran de l'oscillomètre de Pachon. ◇ **PALATO-MAXILLAIRE** *(angl. palatal —).* Nombre qui s'obtient en multipliant la largeur palatomaxillaire par 100 et en la divisant par la hauteur palatomaxillaire. ◇ **PELVIEN** *(angl. pelvic —).* Relation entre les diamètres transverse et conjugué du bassin. ◇ **PHAGOCYTAIRE** *(angl. phagocytic —).* Rapport existant entre le nombre de micro-organismes phagocytés par leucocyte chez un sujet examiné et chez un sujet normal. ◇ **SACRAL** *(angl. sacral —).* Multiplication de la largeur du sacrum par 100 et division du résultat par la longueur de l'os. ◇ **SCAPULAIRE** *(angl. scapular —).* Relation centésimale entre le diamètre transverse de la scapula et la hauteur de cet os. ◇ **THÉRAPEUTIQUE** *(angl. therapeutic —).* Rapport entre la dose curative et la dose toxique d'un médicament. ◇ **THORACIQUE (DE FOURMENTIN)** *(angl. Fourmentin's thoracic —).* Nombre qui s'obtient en multipliant le diamètre transverse du thorax par 100 et en divisant le résultat par le diamètre antéro-postérieur. ◇ **TIBIOFÉMORAL** *(angl. tibiofemoral —).* Relation entre la longueur du tibia et celle du fémur. ◇ **URÉOSÉCRÉTOIRE** *(angl. Ambard's —).* ☞ ***AMBARD (CONSTANTE D').*** ◇ **ZYGOMATICO-AURICULAIRE** *(angl. zygomaticoauricular —).* Relation entre les diamètres zygomatique et auriculaire du crâne.

INDIGÈNE *adj. (angl. native).* **1.** Qui vit où il est né. **2.** En médecine, se dit d'une infection contractée au lieu même où vit le malade. SYN. ***AUTOCHTONE.***

INDIGESTION *s. f. (angl. indigestion).* Trouble transitoire de la fonction digestive de survenue brutale et d'étiologie variée.

INDIGO *s. m. (angl. indigo).* Matière colorante bleue, tirée de différentes plantes légumineuses et autres, telles que *Indigofera tinctoria, Galega tinctoria*, etc. On le trouve parfois dans l'urine et la sueur, provenant de l'indican, et on le prépare synthétiquement. ◇ **BLEU, PUR** ☞ ***INDIGOTINE.*** ◇ **ROUGE** *(angl. red indoxyl).* Indoxyle rouge.

INDIGOTINE *s. f. (angl. indigotin).* Matière colorante bleue, ou indigo bleu, constituant principal de l'indigo commercial ; les agents réducteurs la transforment en blanc d'indigo ou indigotine incolore, oxydable à l'air, qui régénère la couleur bleue.

INDIRUBINE *s. f. (angl. indirubin).* Pigment rouge qu'on trouve occasionnellement dans l'urine.

INDISPOSITION *s. f. (angl. indisposition).* **1.** Léger malaise. **2.** Menstruation, par euphémisme.

INDIUM *s. m. (angl. indium).* Métal rare, blanc, mou et ductile. Numéro atomique : 49 ; masse atomique : 114,82. Il présente au spectroscope une raie de couleur indigo, d'où son nom. On l'utilise en dentisterie pour l'obturation des canaux radiculaires. Symbole : In.

INDIVIDU *s. m. (angl. individual).* Corps organisé vivant une existence propre et qui ne peut être divisé sans être détruit.

INDIVIDUALITÉ *s. f. (angl. individuality).* Ensemble de caractéristiques, qui, au sein d'une même espèce, distinguent un individu d'un autre.

INDOLE *s. m. (angl. indole).* Corps cristallisable, produit de la décomposition du tryptophane dans l'intestin. Il communique son odeur caractéristique aux fèces.

INDOLENT *adj. (angl. indolent).* Qui n'est pas le siège d'une douleur ; se dit d'une région ou d'un organe. Indolore.

INDOLORE *adj. (angl. indolent).* Qui ne provoque pas de douleur.

INDOLURIE *(angl. indoluria).* Présence d'indole dans l'urine.

INDOMÉTACINE *s. f. (angl. indomethacin).* Substance de synthèse, dérivée de l'indol, appartenant au groupe des anti-inflammatoires non stéroïdiens, douée de puissantes propriétés antipyrétiques, anti-inflammatoires et antalgiques.

INDOPHÉNOL *s. m. (angl. indophenol).* Membre d'un groupe de colorants, dérivés azotés de la quinone.

INDOPHÉNOLASE *s. f. (angl. indophenolase).* ☞ ***CYTOCHROME-OXYDASE.***

INDOPHÉNOL-OXYDASE *s. f. (angl. indophenoloxidase).* Enzyme qui catalyse l'oxydation du cytochrome, le faisant passer de l'état ferreux

(Fe^{++}, bivalent) à l'état ferrique (Fe^{+++}, trivalent). SYN. ***CYTOCHROME-OXYDASE.***

INDOXYLE *s. m. (angl. indoxyl).* Produit d'oxydation de l'indole, de formule C_8H_7ON, qui est parfois éliminé par l'urine et qui, par sulfoconjugaison, forme l'indican urinaire ou indoxylsulfate de potassium.

INDOXYLÉMIE *s. f. (angl. indoxylemia).* Présence d'indoxyle dans le sang.

INDOXYLURIE *s. f. (angl. indoxyluria).* Présence ou excès d'indoxyle dans l'urine, indicanurie.

INDUCTEUR *s. m. (angl. inducer).* **1.** Substance ayant la propriété d'induire un processus biologique ou une réaction chimique. **2.** En embryologie, substance ou groupe de substances qui induisent le développement d'une partie déterminée. **3.** Substance capable d'inhiber l'action d'un gène répresseur.

INDUCTION *s. f. (angl. induction).* **1.** Stade de l'anesthésie générale pendant lequel commence l'endormissement. **2.** Processus mental par lequel des règles générales s'établissent à partir de faits particuliers. **3.** Effet stimulant et directif de certains tissus embryonnaires sur les tissus ou parties proches, au début du développement de l'embryon.

INDURATIO PENIS PLASTICA ☞ ***LA PEYRONIE (MALADIE DE).***

INDURATION *s. f. (angl. induration).* Durcissement des tissus d'un organe. ◇ **BRUNE ESSENTIELLE DU POUMON** *(angl. brown —).* Durcissement et pigmentation du tissu pulmonaire au cours d'une pneumonie. SYN. ***HÉMOSIDÉROSE PULMONAIRE ESSENTIELLE.***

INDUSIUM GRISEUM *(NA. indusium griseum). (angl. indusium griseum).* Fine couche de substance grise, au-dessus du corps calleux, observée sur une coupe horizontale du cerveau.

INÉGAL *adj. (angl. unequal).* Se dit des organes qui ont des formes ou des dimensions différentes ou des phénomènes qui se produisent sans régularité, comme le pouls ou la respiration.

INERME *adj. (angl. unarmed).* Dépourvu d'armes, se dit d'un ténia dont la tête est dépourvue de crochets.

INERTIE *s. f. (angl. inertia).* **1.** Mollesse, torpeur, incapacité. **2.** État d'un organe qui a perdu ses facultés contractiles. ◇ **UTÉRINE** *(angl. uterine —).* Absence de contractions utérines pendant l'accouchement.

INEXCITABILITÉ *s. f. (angl. inexcitability).* Absence d'excitabilité. ◇ **PÉRIODIQUE** *(angl. periodic —).* État réfractaire des fibres du myocarde.

INFANTICIDE *s. m. (angl. infanticide).* Meurtre d'un jeune enfant.

INFANTILE *adj. (angl. infantile).* Qui se rapporte à l'enfance ou qui survient pendant l'enfance.

INFANTILISME *s. m. (angl. infantilism).* Persistance chez un individu adulte de certains caractères physiques sexuels et mentaux propres à l'enfance. ◇ **GÉNITAL** *(angl. sexual —).* ☞ ***INFANTILISME TYPE LORAIN.*** ◇ **HYPOPHYSAIRE** *(angl. hypophyseal —).* Infantilisme associant des signes d'insuffisance hypophysaire globale à des signes de tumeur de la région hypophysaire (craniopharyngiome le plus souvent). ◇ **INTESTINAL** *(angl. intestinal —).* ☞ ***MALADIE CŒLIAQUE.*** ◇ **MYXŒDÉMATEUX** *(angl. myxoedematous —).* ☞ ***INFANTILISME TYPE BRISSAUD.*** ◇ **RÉNAL** *(angl. renal —).* ☞ ***NANISME RÉNAL.*** ◇ **TYPE BRISSAUD** *(angl. Brissaud's —).* Infantilisme par insuffisance thyroïdienne congénitale. ◇ **TYPE LORAIN** *(angl. Lorain's —).* Infantilisme par insuffisance antehypophysaire avec atrophie génitale totale.

INFARCECTOMIE *s. f. (angl. infarcectomy).* Résection chirurgicale d'un infarctus. SYN. ***NÉCROSECTOMIE.***

INFARCI *adj. (angl. infarcted).* Se dit d'un organe atteint d'infarctus.

INFARCTUS *s. m. (angl. infarct).* Zone de parenchyme privée brutalement de perfusion par le sang circulant ; phénomène d'origine ischémique, lié à l'obstruction de l'artère nourricière. ◇ **BLANC** *(angl. anemic —, white —).* Zone de nécrose d'un tissu secondaire à l'obstruction d'une artère terminale. SYN. ***INFARCTUS ANÉMIQUE.*** ◇ **CALCIFIÉ** *(angl. calcareous —).* Infarctus ancien ayant subi une fibrose et une infiltration par les sels calcaires. ◇ **DU MYOCARDE** *(angl. myocardial —).* Nécrose d'une partie du muscle cardiaque presque toujours à la suite d'une thrombose coronarienne aiguë. Il associe des douleurs angineuses intenses et un collapsus à un aspect spécifique de l'ECG avec élévation des enzymes myocardiques. La mort subite est toujours possible. ◇ **EMBOLIQUE** *(angl. embolic —).* Infarctus consécutif à l'occlusion d'un vaisseau terminal par une embolie. ◇ **HÉMORRAGIQUE** *(angl. hemorragic —).* SYN. ***INFARCTUS ROUGE.*** ◇ **PULMONAIRE** *(angl. pulmonary —).* Foyer hémorragique dans le tissu pulmonaire secondaire à une embolie ou à une thrombose de l'artère pulmonaire. ◇ **ROUGE** *(angl. red —).* Type d'infarctus dans lequel le tissu nécrosé est rempli de sang, observé au niveau du poumon ou de l'intestin par exemple.

INFÉCONDITÉ *s. f. (angl. infertility).* Absence de fécondité. ☞ ***STÉRILITÉ.***

INFECTANT *adj. (angl. infecting).* Qui cause une infection.

INFECTÉ *adj. (angl. infected).* Qui souffre d'infection.

INFECTIEUX *adj. (angl. infectious).* Qui possède le pouvoir de déterminer une infection.

INFECTION *s. f. (angl. infection).* Envahissement d'un organisme par un agent étranger tel que bactérie, virus, parasite ou champignon, capable de s'y multiplier, et ensemble des conséquences pathologiques qui peuvent en résulter. ◇ **CRYPTOGÉNIQUE** *(angl. cryptogenic —).* Infection sans porte d'entrée décelable. SYN. *INFECTION CRYPTOGÉNÉTIQUE.* ⟡ **FOCALE** *(angl. focal —).* Infection dans laquelle les bactéries sont confinées en un point de l'organisme, par exemple les tonsilles, le tissu péridentaire, les trompes utérines ou la prostate, d'où elles déversent leurs toxines dans le courant sanguin. SYN. *INFECTION LOCALE.* ⟡ **INFRACLINIQUE** *(angl. inapparent —).* Infection inapparente qui ne produit aucun symptôme perceptible. ⟡ **LATENTE** *(angl. latent —).* État dans lequel les bactéries restent vivantes sans se multiplier et s'habituent aux conditions de l'organisme sans donner de manifestations morbides. ⟡ **NOSOCOMIALE** *(angl. nosocomial —).* Infection acquise dans les hôpitaux lors d'une hospitalisation pour une autre affection. ⟡ **OPPORTUNISTE** *(angl. opportunistic —).* Infection par un germe habituellement peu virulent qui apparaît par suite d'une diminution des défenses de l'organisme. ⟡ **SECONDAIRE** *(angl. secondary —).* Infection consécutive à une autre infection par une bactérie de la même espèce.

INFECTIOSITÉ *s. f. (angl. infectivity).* Degré ou qualité de ce qui est infectieux.

INFECTIVITÉ *s. f. (angl. infectivity).* Pouvoir infectieux. ☞ *INFECTIOSITÉ.*

INFÉRIORITÉ (COMPLEXE D') *(angl. inferiority complex).* Ensemble de sentiments de dépréciation de soi-même qui œuvrent dans le subconscient, source de timidité, ou, comme compensation, d'agressivité exagérée, d'expression de supériorité.

INFERTILITÉ *s. f. (angl. infertility).* Impossibilité passagère de se reproduire.

INFESTATION *s. f. (angl. infestation).* État morbide produit par la pénétration de parasites non microbiens.

INFIBULATION *s. f. (angl. infibulation).* Occlusion du prépuce chez l'homme ou des grandes lèvres chez la femme au moyen d'un anneau ou d'une suture, afin d'empêcher le coït.

INFILTRAT *s. m. (angl. infiltrate).* **1.** En radiologie, opacité pulmonaire homogène et peu étendue. **2.** En anatomie pathologique, agglomération plus ou moins dense et étendue de cellules de types divers dans un tissu ou dans un organe. ⟡ **D'ASSMANN** *(angl. Assmann's tuberculous —).* Opacité radiologique arrondie, sous-claviculaire externe, sans autre image associée, en rapport avec une lésion tuberculeuse.

INFILTRATION *s. f. (angl. infiltration).* Envahissement d'un tissu par un produit (liquide organique, liquide injecté, gaz, cellules cancéreuses, etc.). ⟡ **ADIPEUSE** *(angl. adipose —).* Dépôt de graisse en quantité anormalement abondante dans un organe ou dans un tissu. ⟡ **CALCAIRE** *(angl. calcareous —).* Dépôts de calcium ou de sels de magnésium dans les tissus. SYN. *CALCIFICATION.* ⟡ **GLYCOGÉNIQUE** *(angl. glycogenic —).* Accumulation de glycogène dans un tissu, sans destruction des cellules qui le composent. ⟡ **GRISE** *(angl. gray —).* Infiltration diffuse des poumons dans la tuberculose aiguë caractérisée par une teinte grisâtre et une consistance relativement ferme. ⟡ **INFLAMMATOIRE** *(angl. inflammatory —).* Infiltration d'un tissu ou d'un organe par des cellules inflammatoires. ⟡ **PIGMENTAIRE** *(angl. pigmentory —).* Dépôt anormal, intracellulaire ou extracellulaire, de pigments dans un tissu. ⟡ **PURULENTE** *(angl. purulent —).* Présence de pus dans un tissu. ⟡ **TUBERCULEUSE** *(angl. tuberculous —).* Formation de tubercules ou de groupes de follicules tuberculeux bacillaires dans un tissu. ⟡ **URATIQUE** *(angl. urate —).* Infiltration d'urates dans les tissus, notamment dans les tissus périarticulaires avec formation de tophi chez les sujets atteints de goutte. ⟡ **URINEUSE** *(angl. urinous —).* Diffusion d'urine dans les tissus périvasculaires et périurétraux, due à une solution de continuité des voies urinaires et pouvant provoquer un phlegmon diffus périnéal.

INFIRME *adj. (angl. disabled).* Qui est atteint d'une infirmité.

INFIRMERIE *s. f. (angl. infirmary).* Local où sont traités les malades atteints d'affections légères et de courte durée.

INFIRMIER(ÈRE) *(angl. nurse).* « Personne qui, ayant suivi des études professionnelles de base, est apte et habilitée à assumer dans son pays la responsabilité de l'ensemble des soins que requièrent la promotion de la santé, la prévention de la maladie et les soins aux malades » (Association internationale des infirmières, 1965).

INFIRMITÉ *s. f. (angl. physical disability).* État d'un individu qui, à la suite d'un accident ou congénitalement, n'a plus son intégrité corporelle ou fonctionnelle, sa santé générale n'étant pas totalement compromise. ⟡ **MOTRICE CÉRÉBRALE** *(angl. cerebral palsy).* Association d'un retard psychique à une atteinte organique cérébrale survenue pendant la vie intra-utérine ou dans la période périnatale.

INFLAMMATION *s. f. (angl. inflammation).* Ensemble des réactions locales qui se produisent dans l'organisme en réponse à l'action irritante ou à la perturbation créées par un certain nombre de facteurs. Ces réactions se caractérisent essentiellement, selon Celse, par quatre symptômes cardinaux : rougeur, tumeur, chaleur et douleur. À ces signes locaux peuvent s'ajouter des phénomènes généraux : circulatoires, cellulaires et tissulaires aboutissant éventuellement à une cicatrisation. ⟡ **CATARRHALE** *(angl. catarrhal —).* Inflammation aiguë d'une muqueuse, caractérisée par l'existence d'un exsudat mucopurulent riche en cellules desquamées. ⟡ **CONGESTIVE** *(angl. congestive —).* Inflammation qui se caractérise principalement par une hyperhémie de l'organe et où prédominent les phénomènes congestifs. ⟡ **DISSÉMINÉE** *(angl. dissemina-*

ted —). Inflammation caractérisée par la présence de plusieurs foyers distincts. ◇ **EXSUDATIVE** *(angl. exudative —).* Inflammation dont la caractéristique principale est la production d'un exsudat. ◇ **FIBRINEUSE** *(angl. fibrinous —).* Inflammation exsudative produisant un exsudat riche en fibrine coagulée. ◇ **GRANULOMATEUSE** *(angl. granulomatous —).* Inflammation chronique avec production de tissu granuleux et formation de petits abcès et de fistules. ◇ **HYPERPLASTIQUE** *(angl. hyperplastic —).* Inflammation qui génère une néoformation de fibres de tissu conjonctif, qui aboutit à la production d'une fibrose abondante. SYN. ***INFLAMMATION PLASTIQUE, PRODUCTIVE, PROLIFÉRATIVE.*** ◇ **INTERSTITIELLE** *(angl. interstitial —).* Inflammation qui prédomine au niveau du tissu conjonctif de soutien d'un parenchyme. ◇ **NODULAIRE** *(angl. nodular —).* Inflammation qui se caractérise par la présence de nodules ou de granulomes infectieux, rencontrée par exemple dans la tuberculose, l'infection liée à *Pseudomonas mallei*, la lèpre, etc. ◇ **PARENCHYMATEUSE** *(angl. parenchymatous —).* Inflammation d'un parenchyme glandulaire. ◇ **RÉACTIONNELLE** *(angl. reactional —).* Inflammation qui se forme autour d'un corps étranger ou d'un foyer de nécrose. ◇ **SÈCHE** *(angl. non exudative —).* Inflammation d'une séreuse ne s'accompagnant pas de phénomènes exsudatifs. ◇ **SÉREUSE** *(angl. serous —).* Inflammation qui produit un exsudat semblable à du sérum, pauvre en éléments figurés. ◇ **SPÉCIFIQUE** *(angl. specific —).* Inflammation secondaire à un micro-organisme déterminé.

INFLAMMATOIRE *adj. (angl. inflammatory).* **1.** Qui se rapporte à l'inflammation. **2.** Qui est caractérisé par une inflammation.

INFLEXION *s. f. (angl. inflection).* **1.** Courbe ou déviation. **2.** Modification du timbre de la voix. ◇ **LATÉRALE** *(angl. lateral —).* Déviation du tronc du fœtus d'un côté lors de la présentation du siège, analogue à la déflexion lors de la présentation du sommet.

INFLIXIMAB *s. m. (angl. infliximab).* Anticorps monoclonal recombinant utilisé dans le traitement de la polyarthrite rhumatoïde, du rhumatisme psoriasique et de la maladie de Crohn.

INFLUENZA *s. f.* ☞ ***GRIPPE.***

INFLUENZAVIRUS Genre de virus de la famille des *Orthomyxoviridae*, responsable de la grippe. Son virion contient un ARN, il est de symétrie hélicoïdale, sa taille varie entre 80 et 120 nm et il présente une enveloppe et des spicules. En fonction des protéines de la nucléocapside et de l'enveloppe, on distingue trois types de virus : A, B, et C. Au sein de chaque type, il existe des variantes selon la composition et la répartition des spicules d'hémagglutinine et de neuraminidase, caractéristique qui se modifie très facilement par mutation, d'où la nécessité de préparer dans chaque cas les vaccins en fonction de la souche productrice. De ce fait, l'immunité acquise lors d'une épidémie n'est pas effective face à une autre variante du même type. Le type A est le principal responsable des pandémies survenues au cours du siècle dernier.

INFORMATION *s. f. (angl. information).* **1.** Action d'informer, de s'informer. **2.** Renseignement. **3.** Élément de connaissance susceptible d'être codé pour être stocké, traité ou transmis. ◇ **GÉNÉTIQUE** *(angl. genetic —).* Information provenant de l'ADN chromosomique, qui est transmise par l'ARN messager, selon la disposition de ses bases azotées, et qui permet la réalisation de la synthèse protéique spécifique pour chaque espèce et chaque individu. ☞ ***CODE GÉNÉTIQUE.***

INFORMATIQUE *s. f. (angl. computer science).* Ensemble des connaissances scientifiques et techniques qui permettent le traitement automatique et rationnel de l'information au moyen d'ordinateurs et de logiciels. En médecine, l'informatique est appliquée à un large domaine d'activités telles que, par exemple, l'enregistrement des données cliniques, statistiques et bibliographiques, l'automatisation des examens de laboratoire, le diagnostic et la thérapeutique, etc.

INFORMATISER *v. (angl. computerize (to)).* Soumettre des données à un traitement informatique.

INFRA- *(angl. infra-).* Préfixe d'origine latine signifiant au-dessous de et indiquant une position inférieure.

INFRACLINIQUE *adj. (angl. subclinical).* SYN. (peu usité de) ***SUB-CLINIQUE.***

INFRACLUSION *s. f. (angl. infraclusion).* Manque d'occlusion normale au niveau d'une ou de plusieurs dents.

INFRACONSCIENT *adj. (angl. subconscious).* SYN. ***SUBCONSCIENT.***

INFRADIEN *adj. (angl. infradian).* Dont la durée est inférieure à 24 heures.

INFRADUCTION *s. f. (angl. subduction).* Mouvement vertical de l'œil vers le bas par action du muscle droit inférieur.

INFRA-ÉPINEUX *adj. (angl. infraspinous).* Qui est situé au-dessous de l'épine de la scapula.

INFRAMASTITE *s. f. (angl. submammary mastitis).* Inflammation du tissu cellulaire situé entre la glande mammaire et la paroi thoracique.

INFRAROUGE *adj. (angl. infrared).* ☞ ***RAYONNEMENT INFRAROUGE.***

INFRASON *s. m. (angl. infrasonic vibration).* Vibration sonore de fréquence trop basse pour être audible.

INFUNDIBULAIRE *adj. (angl. infundibular).* Qui se rapporte à un infundibulum.

INFUNDIBULECTOMIE *s. f. (angl. infundibulectomy).* Résection de l'infundibulum du ventricule droit.

INFUNDIBULIFORME *adj. (angl. infundibuliform).* En forme d'entonnoir.

INFUNDIBULOPLASTIE *s. f. (angl. infundibuloplasty).* Élargissement chirurgical de l'infundibulum du ventricule droit dans les sténoses congénitales.

INFUNDIBULUM *s. m. (angl. infundibulum).* Partie d'organe en forme d'entonnoir. ◇ **CORDIS** ☞ ***CÔNE ARTÉRIEL.*** ◇ **DE LA TROMPE UTÉRINE** *(NA. infundibulum tubae uterinae). (angl. — of uterine tube).* Extrémité distale, évasée et frangée, de la trompe utérine. ◇ **DE L'HYPOPHYSE** *(NA. infundibulum hypothalami). (angl. hypophyseal —).* Prolongement du troisième ventricule qui forme l'origine de la tige de l'hypophyse. ◇ **ETHMOÏDAL** *(NA. infundibulum ethmoidale). (angl. ethmoidal —).* Passage entre le méat nasal et les cellules ethmoïdales. ◇ **HYPOTHALAMI** ☞ ***INFUNDIBULUM DE L'HYPOPHYSE.***

INFUSION *s. f. (angl. infusion).* Opération consistant à verser de l'eau bouillante sur des matières d'origine végétale pour en obtenir les principes actifs.

INFUSODÉCOCTION *s. f. (angl. infusodecoction).* Mélange d'infusion et de décoction pour la préparation d'une substance médicamenteuse.

INFUSOIRES *s. m. pl. (angl. infusoria).* Classe de protozoaires, pourvus de cils vibratiles, et qui doivent leur nom au fait qu'ils ont été principalement découverts dans des infusions ayant été exposées à l'air. Certaines espèces, telles que *Balantidium coli*, sont parasites de l'homme.

INGESTA *s. m. pl. (angl. ingesta).* Ensemble des aliments liquides ou solides ingérés.

INGESTION *s. f. (angl. ingestion).* Introduction dans l'estomac d'une substance étrangère, en particulier nutritive ou médicamenteuse.

INGRÉDIENT *s. m. (angl. ingredient).* Chacune des substances entrant dans la composition d'un médicament ou d'une préparation.

INGUINAL *adj. (angl. inguinal).* Qui se rapporte à l'aine.

INGUINO-ABDOMINAL *adj. (angl. inguinoabdominal).* Qui se rapporte à l'aine et à l'abdomen.

INGUINOCRURAL *adj. (angl. inguinocrural).* Qui se rapporte à l'aine et à la cuisse.

INGUINOLABIAL *adj. (angl. inguinolabial).* Qui se rapporte à l'aine et aux grandes lèvres de la vulve.

INGUINOSCROTAL *adj. (angl. inguinoscrotal).* Qui se rapporte à l'aine et au scrotum.

INH ☞ ***ISONIAZIDE.***

INHALATEUR *s. m. (angl. inhaler).* Appareil servant à l'administration des vapeurs ou des préparations médicamenteuses par inhalation.

INHALATION *s. f. (angl. inhalation).* **1.** Aspiration d'air ou de vapeurs, particulièrement médicamenteuses. **2.** Fausse route de liquides ou de solides dans les voies aériennes. ☞ ***MENDELSON (SYNDROME DE).***

INHIBINE *s. f. (angl. inhibin).* Substance protéique produite dans le testicule et l'ovaire et exerçant un rétrocontrôle négatif sur la sécrétion d'hormone gonadotrope hypophysaire.

INHIBITEUR *s. m. (angl. inhibitor).* Substance ralentissant ou interrompant une réaction chimique. ◇ **CALCIQUE** *(angl. calcium channel blocker).* Médicament freinant le passage des ions calciques dans les fibres musculaires striées et lisses, utilisé dans l'insuffisance coronarienne, certains troubles du rythme et l'hypertension artérielle. ◇ **DE L'A-GLUCOSIDASE** *(angl. αglucosidase —).* ☞ ***ACARBOSE.*** ◇ **DE L'ENZYME DE CONVERSION** *(angl. angiotensin converting enzyme [— of]).* ☞ ***ENZYME DE CONVERSION.*** ◇ **DE LA MONOAMINE OXYDASE** *(angl. monoamine oxidase —, [MAOI]).* Abréviation : IMAO. ☞ ***MONOAMINE-OXYDASE.*** ◇ **DE LA POMPE À PROTONS** *(angl. H^+ K^+ ATPase enzyme inhibitor).* Substance inhibant la sécrétion des ions H^+ par la muqueuse gastrique ; utilisée en particulier dans le traitement des gastrites et des ulcères gastro-duodénaux.

INHIBITION *s. f. (angl. inhibition).* **1.** Restriction ou interruption de l'activité d'un organe par stimulation d'une partie éloignée, par voie nerveuse ou hormonale. **2.** État caractérisé par un ralentissement ou une diminution d'une activité psychique ou physique. ◇ **DU COMPLÉMENT** *(angl. complement —).* Inactivation du complément par addition d'une solution saline de 15 à 25 %, état que l'on peut conserver au réfrigérateur pendant plusieurs semaines et qui disparaît lorsqu'on rétablit l'isotonicité avec de l'eau distillée. ◇ **MOTRICE** *(angl. motor —).* État caractérisé par une rareté de mouvements, qui sont exécutés de façon lente et avec difficulté.

INIENCÉPHALIE *s. f. (angl. iniencephalus).* Monstruosité caractérisée par une fissure occipitale et une protrusion de l'encéphale.

INION *s. m. (angl. inion).* Point craniométrique au sommet de la protubérance occipitale externe.

INIOPAGE *s. m. (angl. iniopagus).* Monstre double eusomphalien dont les deux composants sont unis par l'occiput.

INIOPE *s. m. (angl. iniops).* Monstre double sycéphalien dont les deux composants sont unis au-dessus de l'ombilic, présentant une tête et deux faces inégalement développées.

INITIAL *adj. (angl. initial).* Qui se rapporte au commencement d'une maladie ou d'un processus.

INJECTABLE *adj. (angl. injectable).* Se dit d'une substance ou d'un médicament préparé pour être injectés.

INJECTÉ *adj. (angl. injected).* Introduit ou rempli par injection.

INJECTION *s. f. (angl. injection).* Introduction d'un liquide ou d'un gaz dans les tissus, dans un canal ou dans une cavité naturelle de l'organisme. ◇ **ANATOMIQUE** *(angl. anatomical —).* Injection dans les vaisseaux d'un cadavre afin de faciliter sa dissection. ◇ **DÉCHAÎNANTE** *(angl. releasing —).* Injection qui détermine des accidents anaphylactiques dans les organismes sensibilisés par une injection préparante. ◇ **HYPODERMIQUE** *(angl. hypodermic —).* Injection d'une préparation médicamenteuse ou de sérum dans le tissu sous-cutané. ◇ **INTRACARDIAQUE** *(angl. intracardiac —).* Injection pratiquée dans l'une des cavités du cœur. ◇ **INTRADERMIQUE** *(angl. intradermal —).* Injection pratiquée dans l'épaisseur du derme. ◇ **INTRAMUSCULAIRE** *(angl. intramuscular —).* Injection pratiquée dans le muscle. ◇ **PRÉPARANTE** *(angl. preparatory —).* Lors des accidents anaphylactiques, l'injection préparante sensibilise l'organisme à l'antigène. Les accidents se produiront lors de la réinjection de cet antigène (injection déchaînante). ◇ **SCLÉROSANTE** *(angl. sclerosing —).* Injection dans un vaisseau d'une substance qui provoque l'inflammation et l'oblitération de ce vaisseau (traitement des veines variqueuses, des angiomes, etc.). ◇ **SOUS-CUTANÉE** *(angl. subcutaneous —).* ☞ ***INJECTION HYPODERMIQUE.***

INNÉ *adj. (angl. congenital, innate).* Qui existe à la naissance. SYN. ***CONGÉNITAL.***

INNERVATION *s. f. (angl. innervation).* Distribution des nerfs dans un organe, dans une région de l'organisme, ou dans l'organisme tout entier. ◇ **RÉCIPROQUE** *(angl. reciprocal —).* Innervation des muscles dans laquelle les centres moteurs sont connectés de telle sorte que, lorsque les agonistes sont excités, les antagonistes sont inhibés.

INNOCUITÉ *s. f. (angl. innocuous).* Qualité de ce qui n'est pas nuisible. Se dit souvent en parlant d'un médicament.

INNOMINÉ *adj. (angl. innominate).* Qui n'a pas de nom, anonyme (en anatomie).

INO- *(angl. ino-).* Préfixe d'origine grecque signifiant fibre.

INOCULABLE *adj. (angl. inoculable).* Susceptible d'être inoculé ou transmis par inoculation.

INOCULATION *s. f. (angl. inoculation).* Introduction, volontaire ou accidentelle, par une plaie des téguments, d'un virus ou de l'agent causal d'une maladie.

INOCULUM *s. m. (angl. inoculum).* Matériel introduit par inoculation.

INODORE *adj. (angl. odorless).* Qui n'a pas d'odeur.

INONDATION VENTRICULAIRE *(angl. intraventicular hemorrhage).* Accident vasculaire cérébral mortel par irruption de sang dans les ventricules cérébraux.

INOPÉRABLE *adj. (angl. inoperable).* **1.** Qui ne peut guérir par une intervention chirurgicale. **2.** Terme employé pour les tumeurs malignes avancées dont on ne peut espérer l'ablation complète.

INORGANIQUE *adj. (angl. inorganic).* **1.** Qui se rapporte aux corps chimiques dépourvus de carbone (à l'exception des carbonates et des cyanures). EX. *chimie inorganique.* SYN. ***MINÉRAL.*** **2.** Qui n'est pas produit par un organisme animal ou végétal. **3.** Fonctionnel.

INOSCOPIE *s. f. (angl. inoscopy).* Méthode qui consiste à provoquer la formation d'un coagulum dans un liquide organique normal ou pathologique puis à provoquer la digestion peptique de ce coagulum pour mettre en évidence les bactéries qu'il avait englobées.

INOSCULATION *s. f. (angl. inosculation).* Abouchement ou anastomose directe de deux vaisseaux de même calibre.

INOSINE *s. f. (angl. inosine).* Composé d'hypoxanthine et de ribose, qui résulte de la décomposition de l'acide inosinique.

INOSITOL *s. m. (angl. inositol).* Hexahydroxycyclohexane. Substance de formule brute semblable à celle du glucose (C_6 H_{12} 0_6), présente sous neuf formes isomériques différentes. Largement répandu dans les tissus, il est plus particulièrement abondant dans les glandes à sécrétion interne. Chez les végétaux, les grains des céréales sont les plus riches en inositol, qui est stocké sous forme de son ester hexaphosphorique ou acide phytique. L'inositol est nécessaire au développement normal des animaux.

INOSITOLURIE *s. f.* ☞ ***INOSITURIE.***

INOSITURIE *(angl. inosituria).* Présence d'inositol dans l'urine.

INOTROPE *adj. (angl. inotropic).* Qui se rapporte à la force ou à l'énergie de contraction des fibres musculaires ; se dit des nerfs cardiaques, qui ont une influence positive ou négative sur la musculature cardiaque.

INR *International normalized ratio.* Mode d'expression du temps de Quick, plus précise que celui-ci car non influencé par la variété de thromboplastine utilisée. Normalement égal à 1, l'INR augmente en cas de traitement par les antivitamines K.

INSECTES *(angl. insects).* Classe d'arthropodes pourvus d'une tête, d'un thorax, d'un abdomen, et de six pattes. Trois ordres d'insectes présentent un intérêt du point de vue médical : les Hémiptères (poux, punaises), les Diptères (moustiques, mouches) et les Siphonaptères (puces).

INSECTICIDE *adj. (angl. insecticide).* Qui détruit les insectes. S'emploie également comme substantif.

INSECTIFUGE *adj. (angl. insectifuge).* Qui repousse les insectes. S'emploie également comme substantif.

INSÉMINATION *s. f. (angl. insemination).* Introduction de sperme dans les voies génitales féminines. ◇ **ARTIFICIELLE** *(angl. artificial —).* Introduction de sperme au niveau du col de l'utérus, en dehors de tout rapport sexuel, afin de réaliser la fécondation. ◇ **HÉTÉROLOGUE** *(angl. heterologous —).* Insémination artificielle pratiquée avec le sperme d'une personne autre que le conjoint de la patiente. ◇ **HOMOLOGUE** *(angl. homologous —).* Insémination artificielle pratiquée avec le sperme du mari.

INSENSIBILISATION *s. f. (angl. anesthetization).* **1.** Désensibilisation passagère, obtenue par l'administration répétée d'antigènes. **2.** Abolition de la sensibilité locale ou générale.

INSENSIBLE *adj. (angl. insensible).* Dépourvu de sensibilité.

INSÉRÉ *adj. (angl. inserted).* Fixé par insertion.

INSERTION *s. f. (angl. insertion).* Adhérence intime d'un muscle, d'un ligament ou d'un tendon, en particulier sur un os. ◇ **VÉLAMENTEUSE DU CORDON** *(angl. velamentous insertion of placenta).* Placenta dont le cordon ombilical ne s'insère pas au centre de celui-ci, les vaisseaux ombilicaux arrivant au placenta par les membranes de l'œuf.

INSEXUÉ *adj.* ☞ ***ASEXUÉ.***

INSIDIEUX *adj. (angl. insidious).* Se dit de l'évolution d'une maladie qui ne paraît pas, à ses débuts, aussi grave qu'elle l'est réellement.

INSIGHT *s. m.* (Terme anglais) En psychanalyse, prise de conscience et compréhension de la dynamique psychologique et des comportements du sujet par lui-même qui s'obtient au cours d'une psychothérapie psychanalytique. Par extension, connaissance et perception adéquate que le sujet a de ses conflits et symptômes.

INSIPIDE *adj. (angl. insipid).* Qui n'a pas de goût.

INSOLATION *s. f. (angl. insolation).* Conséquence d'une exposition trop prolongée aux rayons solaires. Elle peut être la cause d'un coup de chaleur.

INSOLUBLE *adj. (angl. insoluble).* Qui n'est pas susceptible de se dissoudre dans un liquide.

INSOMNIE *s. f. (angl. insomnia).* Impossibilité ou difficulté à trouver le sommeil. Les étiologies sont multiples : événement extérieur, affections douloureuses, syndrome dépressif, drogues, alcool, etc. La prescription de somnifères ne saurait être automatique. ◇ **FAMILIALE FATALE** *(angl. fatal familial —).* Variété clinique d'encéphalopathie spongiforme subaiguë transmise sur le mode autosomique dominant avec insomnie rebelle et atrophie sélective de certains noyaux thalamiques. Il s'agit d'une affection à prions.

INSPIRATEUR *s. m. (angl. inspirator).* Forme d'inhalateur pour permettre la respiration artificielle.

INSPIRATION *s. f. (angl. inspiration).* Phase de la respiration pendant laquelle l'air entre dans les poumons.

INSPIROMÈTRE *s. m. (angl. inspirometer).* Appareil pour mesurer le volume d'air inspiré.

INSTABILITÉ CHROMOSOMIQUE (SYNDROME D') *(angl. chromosomal instability syndrome).* Affection génétique dans laquelle de nombreuses cellules présentent des anomalies chromosomiques variées.

INSTANCE *s. f. (angl. agency).* Terme utilisé par Freud pour désigner les différentes sous-structures de l'appareil psychique : moi, surmoi et ça.

INSTILLATEUR *s. m. (angl. instillator).* Sonde fine qui permet d'introduire de petites quantités de liquide dans le canal de l'urètre.

INSTILLATION *s. f. (angl. instillation).* Action de verser un liquide goutte à goutte.

INSTINCT *s. m. (angl. instinct).* **1.** En psychanalyse, terme utilisé par certains auteurs comme équivalent du « Trieb » freudien, désignant plutôt une pulsion. ☞ ***PULSION.*** **2.** Tendance ou propension permanente à agir de façon organisée et biologiquement adaptée, caractéristique d'une espèce dont le but est son autoconservation et sa continuité. ◇ **DE MORT** *(angl. death —).* ☞ ***PULSION DE MORT.*** ◇ **DE VIE** *(angl. life —).* ☞ ***PULSION DE VIE.*** ◇ **GRÉGAIRE** *(angl. herd —).* Instinct qui commande aux individus de se grouper en sociétés. ◇ **SEXUEL** *(angl. sexual —).* ☞ ***PULSION SEXUELLE.*** ◇ **VITAL** *(angl. vital —).* En psychanalyse, vie instinctive de l'individu.

INSUFFISANCE *s. f. (angl. failure, insufficiency).* Diminution de la capacité d'un organe à remplir la fonction qui lui est propre. ◇ **ANTÉHYPOPHYSAIRE** ☞ ***HYPOPITUITARISME.*** ◇ **AORTIQUE** *(angl. aortic regurgitation).* Inocclusion des valvules sigmoïdes aortiques, entraînant un reflux diastolique du sang dans le ventricule gauche. L'étiologie est variée : endocardite rhumatismale, dystrophie, maladie d'Osler, etc. ◇ **CARDIAQUE** *(angl. congestive heart failure).* Incapacité du cœur de répondre aux besoins hémodynamiques de l'organisme. Elle peut être compensée si le débit est maintenu grâce à des mécanismes d'adaptation ; sinon, elle est dite décompensée. ◇ **CARDIAQUE DROITE** *(angl. right heart failure).* Insuffisance cardiaque affectant la fonction des cavités droites du cœur. Elle est causée par les bronchopneumopathies chroniques, les embolies pulmonaires à répétition, l'insuffisance cardiaque gauche. ◇ **CARDIAQUE GAUCHE** *(angl. left heart failure).* Insuffisance cardiaque affectant la fonction des cavités gauches du cœur avec tachycardie, dyspnée d'effort, œdème pulmonaire. Elle est due à un rétrécissement mitral, une hypertension artérielle, des maladies coronaires et de l'orifice aortique. ◇ **CARDIAQUE GLOBALE** *(angl. global heart failure)*. Degré maximum de l'insuffisance cardiaque associant la défaillance du cœur droit à celle du cœur gauche. ◇ **CORONARIENNE** *(angl. coronary insufficiency)*. Irrigation insuffisante du myocarde due à une diminution de calibre des artères coronaires. La traduction clinique en est l'angine de poitrine. ◇ **HÉPATIQUE AIGUË** *(angl. acute hepatic insufficiency)*. Faillite soudaine des fonctions du foie apparaissant au cours des huit premières semaines d'évolution d'une atteinte hépatique aiguë, sur un foie préalablement sain, et qui se manifeste par une encéphalopathie hépatique et une chute du taux de prothrombine en dessous de 50 %. L'insuffisance hépatique aiguë se voit au cours de certaines hépatites aiguës, des destructions étendues du foie (cirrhose, cancer). ◇ **MÉDULLAIRE** *(angl. bone marrow aplasia)*. ☞ ***APLASIE MÉDULLAIRE***. ◇ **MITRALE** *(angl. mitral incompetence)*. Inocclusion systolique de la valve mitrale, à l'origine d'un reflux du sang du ventricule gauche dans l'atrium correspondant avec pour conséquence l'insuffisance ventriculaire gauche. Les étiologies sont multiples : endocardite, rupture de cordage, causes congénitales, etc.. ◇ **PULMONAIRE** *(angl. pulmonary insufficiency)*. Inocclusion des valvules pulmonaires, le plus souvent congénitale, qui entraîne le reflux du sang de l'artère pulmonaire dans le ventricule droit pendant la diastole. ◇ **PYLORIQUE** *(angl. pyloric insufficiency)*. Trouble fonctionnel du pylore, qui permet le passage intestinal d'aliments mal digérés par l'estomac. ◇ **RÉNALE AIGUË** *(angl. acute renal failure)*. Arrêt partiel ou total de la sécrétion urinaire en rapport avec une néphropathie glomérulaire aiguë, un rein de choc ou un obstacle. ◇ **RESPIRATOIRE** *(angl. respiratory failure)*. Incapacité pour l'appareil respiratoire d'assurer une hématose normale. ◇ **SURRÉNALE** *(angl. adrenocortical insufficiency)*. Réduction ou arrêt de la sécrétion des hormones corticosurrénaliennes. Elle peut être chronique ou aiguë constituant une urgence extrême. ☞ ***ADDISON (MALADIE D')***. ◇ **THYROÏDIENNE** *(angl. thyroid insufficiency)*. ☞ ***HYPOTHYROÏDIE***. ◇ **TRICUSPIDIENNE** *(angl. tricuspid regurgitation)*. Inocclusion systolique de la valve tricuspide, à l'origine d'un reflux du sang du ventricule droit dans l'atrium correspondant et aboutissant à l'insuffisance ventriculaire droite. ◇ **VALVULAIRE** *(angl. valvular insufficiency)*. Défaut d'occlusion des valves d'un orifice cardiaque entraînant le reflux d'une partie du sang dans la cavité qu'il vient de quitter. ◇ **VALVULAIRE FONCTIONNELLE** *(angl. functional valvular insufficiency)*. Insuffisance valvulaire qui n'est pas due à une lésion de la valve elle-même, mais à la dilatation de l'anneau valvulaire. ◇ **VEINEUSE** *(angl. venous insufficiency)*. Augmentation de la pression veineuse dans les veines superficielles des membres inférieurs à la suite d'une incontinence ou d'une occlusion des troncs veineux. ◇ **VERTÉBROBASILAIRE** *(angl. vertebrobasilar insufficiency)*. Réduction du débit artériel dans les artères vertébrales et dans le tronc basilaire en rapport avec l'athérosclérose. Les symptômes sont variés : troubles de l'équilibre, de la vue, ou moteurs, transitoires et récidivants.

INSUFFLATEUR *s. m. (angl. respirator)*. Appareil utilisé pour pratiquer une insufflation.

INSUFFLATION *s. f. (angl. insufflation)*. Manœuvre qui consiste à introduire de l'air ou une substance pulvérisée dans une cavité ou un organe. ◇ **TUBAIRE** *(angl. — of the Fallopian tubes)*. Injection de gaz carbonique, par voie utérine, dans les trompes utérines en vue d'explorer leur perméabilité et leur motilité. SYN. ***ÉPREUVE DE RUBIN***.

INSUFFLATION THÉRAPEUTIQUE *(angl. therapeutic insufflation)*. Injection d'air ou de gaz dans un organe dans un but thérapeutique.

INSULA *s. f. (NA. lobus insularis). (angl. insular lobe)*. Lobe de l'insula : éminence du cortex cérébral cachée au fond de la scissure latérale, constituée de quatre petits gyrus rectilignes presque verticaux.

INSULAIRE *adj. (angl. insular)*. **1.** En rapport avec le lobe de l'insula. **2.** En rapport avec les îlots de Langerhans.

INSULINE *s. f. (angl. insulin)*. Hormone hypoglycémiante sécrétée par les cellules bêta des îlots de Langerhans du pancréas. Elle abaisse la glycémie et favorise l'utilisation du glucose par les tissus. Le pancréas fabrique la pro-insuline qui est scindée ensuite en insuline proprement dite et peptide C. L'insuline utilisée dans le traitement du diabète sucré est soit d'origine animale, soit d'origine humaine et fabriquée alors par génie génétique. ◇ **GLARGINE** *(angl. glargin —)*. Analogue de l'insuline à action prolongée administrée par voie sous-cutanée.

INSULINÉMIE *s. f. (angl. insulinemia)*. Présence et taux d'insuline dans le sang.

INSULINODÉPENDANT *adj. (angl. insulindependant)*. Se dit d'un diabète qui ne peut être équilibré que par l'insuline. S'emploie aussi comme substantif.

INSULINOME *s. m. (angl. insulinoma)*. Tumeur bénigne ou maligne des îlots de Langerhans entraînant de graves hypoglycémies.

INSULINOPRIVE *adj. (angl. insulinopenic)*. Qui se rapporte au manque d'insuline.

INSULINOREQUÉRANT *adj.* Diabète nécessitant temporairement un traitement insulinique.

INSULINORÉSISTANCE *s. f. (angl. insulinresistance)*. Résistance à l'action de l'insuline ; état caractérisé par l'absence de diminution de la glycémie à la suite d'une injection d'insuline en rapport avec une affection intercurrente ou par défaut de récepteurs.

INSULINOTHÉRAPIE *s. f.* **1.** *(angl. insulinization)*. Administration d'insuline à des fins thérapeutiques chez les diabétiques. **2.** *(angl. insulin shock)*. Thérapeutique consistant à provoquer un choc hypoglycémique, suivi d'un coma artificiel, par l'administration d'insuline. A été employée dans le traitement de la schizophrénie et dans certaines paranoïas. SYN. ***CHOC INSULINIQUE, MÉTHODE DE SACKEL.***

INSULITE *s. f. (angl. insulitis).* Infiltration lymphocytaire des îlots de Langerhans témoignant d'une réaction inflammatoire ou immunologique.

INTÉGRATION *s. f. (angl. integration).* **1.** Coordination de l'activité fonctionnelle de plusieurs organes. **2.** Insertion d'une séquence exogène dans le DNA génomique d'une cellule hôte. ⌔ **GÉNÉTIQUE** *(angl. gene material —).* Acquisition stable, par une bactérie, de matériel génétique provenant d'une autre bactérie. ⌔ **PRIMAIRE** *(angl. primary —).* Reconnaissance par l'enfant de ce que son corps est une unité différenciée et séparée du milieu ambiant. ⌔ **SECONDAIRE** *(angl. secondary —).* Unification progressive des pulsions partielles prégénitales qui s'observe chez l'enfant vers 6 ans et qui est l'expression de l'acmé du développement psychosexuel infantile.

INTÉGRINE *s. f. (angl. integrin).* Récepteur membranaire hétérodimérique d'adhérence cellulaire, comportant deux chaînes α et β.

INTELLECT *s. m. (angl. intellect).* Faculté de concevoir et de comprendre par la perception, jointe à la faculté de réfléchir.

INTELLECTUALISATION *s. f. (angl. intellectualization).* En psychanalyse, mécanisme de défense par lequel le sujet utilise le raisonnement ou la logique afin d'éviter la perception et la reconnaissance de ses conflits et émotions.

INTELLECTUEL *adj. (angl. intellectual).* Qui se rapporte à l'intelligence.

INTELLIGENCE *s. f. (angl. intelligence).* Faculté de penser, de connaître et de comprendre ; ensemble des fonctions psychiques supérieures ou associatives.

INTEMPÉRANCE *s. f. (angl. intemperance).* Excès ou abus d'aliments ou de boissons, spécialement en ce qui concerne les boissons alcooliques.

INTENTION *s. f. (angl. intention).* **1.** Mode d'évolution d'une lésion, en particulier d'une plaie, vers la guérison. **2.** Terme de méthodologie des essais cliniques utilisé dans l'expression intention de « traiter » pour dire que tous les sujets tirés au sort dans un bras sont analysés comme s'ils avaient eu le traitement alloué, même si, en réalité, ils ne l'ont pas eu.

INTER- *(angl. inter-).* Préfixe d'origine latine signifiant entre, parmi.

INTERACINEUX *adj. (angl. interacinar).* Situé entre des acini.

INTERACTION *s. f. (angl. interaction).* Relation existant entre deux éléments d'un système et qui fait que l'activité de l'un est déterminée par l'activité de l'autre.

INTERALVÉOLAIRE *adj. (angl. interalveolar).* Situé entre deux alvéoles.

INTERANNULAIRE *adj. (angl. interannular).* Situé entre deux anneaux ou étranglements, ou entre deux nœuds de Ranvier.

INTERAPOPHYSAIRE *adj. (angl. interapophyseal).* Situé entre deux apophyses (processus).

INTERARTICULAIRE *adj. (angl. interarticular).* Situé entre deux ou plusieurs articulations ou entre deux surfaces articulaires.

INTERARYTHÉNOÏDIEN *adj. (angl. interarythenoid).* Situé entre les cartilages arythénoïdes.

INTERATRIAL *adj. (angl. interatrial).* Situé entre les atria.

INTERCALANT *adj. (angl. intercalating).* Se dit d'un antimitotique s'interposant entre deux brins d'ADN. EX. *anthracyclines.*

INTERCANALICULAIRE *adj. (angl. intercanalicular).* Situé entre des canalicules.

INTERCAPILLAIRE *adj. (angl. intercapillary).* Situé entre les vaisseaux capillaires.

INTERCAROTIDIEN *adj. (angl. intercarotic).* Situé entre les deux branches de l'artère carotide primitive.

INTERCARPIEN *adj. (angl. intercarpal).* Situé entre les os du carpe.

INTERCELLULAIRE *adj. (angl. intercellular).* Situé entre les cellules d'une structure.

INTERCILIAIRE *adj. (angl. intercilium).* Situé entre les cils.

INTERCINÈSE *s. f. (angl. interkinesis).* Intervalle entre deux divisions cellulaires successives. SYN. ***INTERPHASE.***

INTERCLAVICULAIRE *adj. (angl. interclavicular).* Qui s'étend d'une clavicule à l'autre ; situé entre les deux clavicules.

INTERCLINOÏDIEN *adj. (angl. interclinoid).* Situé entre les processus clinoïdes du sphénoïde.

INTERCOCCYGIEN *adj. (angl. intercoccygeal).* Situé entre les pièces du coccyx.

INTERCOLUMNAIRE *adj. (angl. intercolumnar).* Situé entre deux colonnes ou deux piliers.

INTERCONDYLIEN *adj. (angl. intercondylar).* Situé entre deux condyles.

INTERCOSTAL *adj. (angl. intercostal).* Qui sépare ou qui relie deux côtes.

INTERCRICOTHYROTOMIE *s. f. (angl. intercricothyrotomy).* Incision du larynx au-dessous du cartilage thyroïde, à travers la membrane cricothyroïdienne. SYN. ***LARYNGOTOMIE INFÉRIEURE.***

INTERCUNÉEN *adj. (angl. intercuneal).* Situé entre les os cunéiformes.

INTERCURRENT *adj. (angl. intercurrent).* Qui apparaît durant le cours d'une autre maladie et qui la modifie plus ou moins.

INTERDENTAIRE *adj. (angl. interdental).* Situé entre les dents.

INTERDIGITAL *adj. (angl. interdigital).* Situé entre des doigts adjacents.

INTERDISCIPLINAIRE *adj. (angl. interdisciplinary).* Se dit des études, recherches ou autres activités qui se réalisent à travers la coopération de plusieurs disciplines.

INTERÉPINEUX *adj. (angl. interspinous).* Situé entre deux épines ou entre deux processus épineux vertébraux. ◇ **(MUSCLE)** ☞ ***ATLAS ANATOMIQUE DES MUSCLES EN ANNEXE.***

INTERÉPITHÉLIAL *adj. (angl. interepithelial).* Situé entre les cellules épithéliales.

INTERFASCICULAIRE *adj. (angl. interfascicular).* Situé entre deux ou plusieurs faisceaux.

INTERFÉRENCE *s. f. (angl. interference).* **1.** En virologie, inhibition du développement d'un virus dans une cellule qui était déjà parasitée par un autre virus. Les mécanismes d'une telle interférence sont les suivants : impossibilité de pénétration du second virus si le premier avait bloqué ou saturé les récepteurs de la membrane cellulaire ; concurrence des deux virus dans les voies de réplication, et production d'interféron par la cellule infectée par le premier virus. **2.** Trouble de la conduction de l'impulsion cardiaque qui s'explique par le fait qu'elle atteint la zone de conduction alors que celle-ci se trouve toujours en état réfractaire. **3.** Phénomène résultant de la superposition de deux vibrations de même nature et de même fréquence. EX. *interférence des rayons lumineux.*

INTERFÉRON *s. m. (angl. interferon).* Cytokine de faible poids moléculaire produite par des cellules animales en réponse à des inducteurs tels que virus, certaines bactéries, molécules d'ARN, polynucléotides synthétiques. L'interféron est spécifique de l'espèce animale infectée et non du virus infectant. Sa production débute dans les minutes qui suivent le stimulus et cesse avec celui-ci. Il joue un rôle important dans les mécanismes de défense non spécifiques antiviraux et active notamment les cellules tueuses. L'interféron peut en outre modifier les réactions immunologiques. Il existe plusieurs variétés d'interféron : alpha (IFNα), bêta (IFNβ) et gamma (IFNγ), qui sont produits respectivement par les leucocytes, les fibroblastes et les lymphocytes T. En thérapeutique, l'IFNα est utilisé contre les hépatites virales chroniques, les hémopathies lymphoïdes et certains cancers. L'IFNβ est employé contre la sclérose en plaques. L'IFNγ est utilisé dans le cadre des granulomatoses septiques chroniques.

INTERFESSIER *adj. (angl. intergluteal).* Situé entre les muscles fessiers ou entre les fesses.

INTERFIBREUX *adj. (angl. interfibrus).* Situé entre des fibres.

INTERFIBRILLAIRE *adj. (angl. interfibrillar).* Situé entre des fibrilles.

INTERGANGLIONNAIRE *adj. (angl. interganglionic).* Situé entre des ganglions ou qui les relie.

INTERLABIAL *adj. (angl. interlabial).* Situé entre les lèvres.

INTERLEUKINE *s. f. (angl. interleukine).* Peptide sécrété par certains lymphocytes et les macrophages, l'interleukine stimule à son tour d'autres cellules immunocompétentes ; les principales interleukines sont l'IL1 (facteur d'activation des lymphocytes), l'IL2 (facteur de croissance des lymphocytes T), l'IL3 et les facteurs de croissance des lymphocytes B. Abréviation : IL.

INTERLOBAIRE *adj. (angl. interlobar).* Situé ou qui se produit entre deux lobes.

INTERLOBITE *s. f. (angl. interlobitis).* Inflammation de la plèvre interlobaire.

INTERLOBULAIRE *adj. (angl. interlobular).* Situé ou qui se produit entre deux lobules.

INTERMALLÉOLAIRE *adj. (angl. intermalleolar).* Situé entre les malléoles.

INTERMAMMAIRE *adj. (angl. intermammary).* Situé entre les deux seins.

INTERMÉDIAIRE (NERF) *(NA. nervus intermedius). (angl. intermediate nerve).* Nerf sécréteur des glandes salivaires et sensitif lingual. ☞ ***ATLAS ANATOMIQUE DES NERFS EN ANNEXE.*** SYN. ***NERF INTERMÉDIAIRE DE WRISBERG.***

INTERMÉDINE *s. f. (angl. intermedin).* ☞ ***MÉLANOTROPINE.***

INTERMÉNINGÉ *adj. (angl. intermeningeal).* Situé ou qui se produit entre les méninges.

INTERMENSTRUEL *adj. (angl. intermenstrual).* Qui se produit entre deux périodes menstruelles.

INTERMÉTACARPIEN *adj. (angl. intermetacarpal).* Situé entre les os du métacarpe.

INTERMÉTATARSIEN *adj. (angl. intermetatarsal).* Situé entre les os du métatarse.

INTERMISSION *s. f. (angl. intermission).* **1.** Intervalle. **2.** Interruption temporaire ou période qui s'écoule entre deux accès ou paroxysmes.

INTERMITTENCE *s. f. (angl. intermittence).* Arrêt interrompant les battements réguliers du cœur et du pouls en rapport soit avec une pause ventriculaire, soit avec une extrasystole.

INTERMITTENT *adj. (angl. intermittent).* Qui se reproduit à intervalles réguliers.

INTERMURAL *adj. (angl. intermural).* Situé entre des parois.

INTERMUSCULAIRE *adj. (angl. intermuscular).* Situé entre deux ou plusieurs muscles.

INTERNALISATION *s. f. (angl. internalization).* Pénétration d'une substance ou d'une structure (les récepteurs par exemple) à l'intérieur de la cellule.

INTERNASAL *adj. (angl. internasal).* Situé entre les os du nez ou les fosses nasales.

INTERNE **1.** *s. m. (angl. resident, intern).* Étudiant en médecine admis au concours de l'internat des hôpitaux, qui seconde le chef de service dans un hôpital. **2.** *adj. (angl. internal).* Qui se trouve à l'intérieur du corps. **3.** *(angl. medial).* Qui est proche du plan sagittal médian du corps. SYN. ***MÉDIAL.***

INTERNEMENT *s. m. (angl. commitment).* Mesure d'hospitalisation forcée d'un malade mental dans un établissement psychiatrique. Il peut être requis par la famille ou un proche (internement volontaire) ou, pour un malade dangereux pour lui-même ou pour les autres, par le préfet (internement d'office).

INTERNEURONE *s. m. (angl. interneuron).* Neurone, constitué d'une chaîne de plusieurs neurones, qui se situe entre le premier neurone afférent et le neurone terminal moteur.

INTERNISTE *s. m. (angl. internist).* Praticien exerçant la médecine interne.

INTERNUCLÉAIRE *adj. (angl. internuclear).* **1.** Qui se situe entre les couches nucléaires de la rétine. **2.** Situé entre deux noyaux ou parmi des noyaux.

INTÉROCEPTEUR *s. m. (angl. interoceptor).* Récepteur sensitif recevant les excitations venues de l'intérieur du corps.

INTEROLIVAIRE *adj. (angl. interolivary).* Situé entre les deux olives bulbaires.

INTERORBITAIRE *adj. (angl. interorbital).* Situé entre les deux orbites.

INTEROSSEUX *adj. (angl. interosseous).* Situé entre des os. ⇔ **(MUSCLE)** ☞ ***ATLAS ANATOMIQUE DES MUSCLES EN ANNEXE.***

INTERPALPÉBRAL *adj. (angl. interpalpebral).* Entre les deux paupières.

INTERPAPILLAIRE *adj. (angl. interpapillary).* Situé entre des papilles.

INTERPARIÉTAL *adj. (angl. interparietal).* **1.** Situé entre les deux os pariétaux. **2.** Situé entre deux parois.

INTERPÉDONCULAIRE *adj. (angl. interpeduncular).* Situé entre deux pédoncules, en particulier ceux du cerveau.

INTERPHALANGIEN *adj. (angl. interphalangeal).* Situé entre deux phalanges.

INTERPHASE *s. f. (angl. interphase).* Phase de la vie cellulaire pendant laquelle le noyau est au repos.

INTERPOLATION *s. f. (angl. interpolation).* Détermination de valeurs moyennes dans une série en prenant comme base les valeurs observées.

INTERPOSITION *s. f. (angl. interposition).* Situation anormale d'un organe entre deux ou plusieurs éléments. Se dit de fragments d'une fracture. ⇔ **JÉJUNALE** ☞ ***GASTROJÉJUNO-ŒSOPHAGOSTOMIE.***

INTERPRÉTATION *s. f. (angl. interpretation).* Dans le traitement psychanalytique, désigne l'action de communiquer au patient les déductions du psychanalyste concernant le sens latent de son discours ou de son comportement. L'interprétation tend à comprendre et à révéler les désirs inconscients et les mécanismes défensifs qui sont sous-jacents à toute production de l'inconscient (rêve, acte manqué, symptôme, etc.). ⇔ **DÉLIRANTE** *(angl. delusional —).* Interprétation erronée d'un phénomène réel, s'accompagnant d'une conviction absolue et inébranlable.

INTERPUPILLAIRE *adj. (angl. interpupillary).* Situé entre les pupilles.

INTERSCAPULAIRE *adj. (angl. interscapular).* Qui est situé entre les deux scapulas.

INTERSECTION *s. f. (angl. intersection).* ⇔ **TENDINEUSE** *(NA. intersectio tendinea). (angl. tendinous —).* Fibres tendineuses qui renforcent ou qui servent à l'insertion de muscles déterminés.

INTERSEGMENTAIRE *adj. (angl. intersegmental).* Entre deux segments.

INTERSEXUALITÉ *s. f. (angl. intersexuality).* Présence chez un individu de caractères sexuels mâles et femelles.

INTERSEXUÉ *adj. (angl. intersexual).* Se dit de l'individu qui possède des caractères sexuels mâles et femelles.

INTERSTICE *s. m. (angl. interstice).* Petit espace entre deux organes ou parties.

INTERSTITIEL *adj. (angl. intertitial).* Se dit de tout ce qui est situé dans les interstices d'un tissu ou d'un organe.

INTERTARSIEN *adj. (angl. intertarsal).* Situé entre les os du tarse.

INTERTRANSVERSAIRE *adj.* Situé entre les processus transverses des vertèbres. ⇔ **(MUSCLE)** ☞ ***ATLAS ANATOMIQUE DES MUSCLES EN ANNEXE.***

INTERTRIGO *s. m. (angl. intertrigo).* Inflammation érythémateuse de la peau au niveau des plis cutanés, accompagnée d'une démangeaison et d'une exsudation plus ou moins abondante. S'observe surtout chez les enfants et les personnes diabétiques ou obèses. Il est d'origine infectieuse.

INTERTROCHANTÉRIEN *adj. (angl. intertrochanteric).* Situé entre les deux trochanters.

INTERURÉTÉRAL *adj. (angl. interureteral).* Qui est situé entre les uretères.

INTERVALLE *s. m. (angl. interval).* Distance séparant deux points, mesurée sur une échelle d'espace, de temps, de température, etc. ⇔ **ATRIOVENTRICULAIRE** *(angl. atrioventricular —).* Intervalle entre les contractions atriale et ventriculaire correspondant à l'intervalle P-R sur l'électrocardiogramme. ⇔ **CARDIO-ARTÉRIEL** *(angl. cardioarterial —).* Intervalle séparant le choc de la pointe cardiaque du battement des artères. ⇔ **LIBRE** *(angl. lucid —).* Délai entre un traumatisme crânien et l'apparition des symptômes de compression par un hématome sous ou extradural. ⇔ **LUCIDE** *(angl. lucid —).* Période de rémission plus ou moins complète et prolongée au cours d'un état d'aliénation mentale. ⇔ **P-Q** *(angl. P-Q —).* ☞ ***INTERVALLE P-R.***

◇ **P-R** *(angl. P-R —).* En électrocardiographie, intervalle entre les ondes P et R, c'est-à-dire entre les contractions des atria et celles des ventricules. Sa durée est comprise entre 0,12 et 0,20 seconde. ◇ **Q-T** *(angl. Q-T —).* En électrocardiographie, intervalle de temps compris entre le début de la dépolarisation ventriculaire et la fin de la repolarisation correspondant à la durée de la systole ventriculaire.

INTERVASCULAIRE *adj. (angl. intervascular).* Situé entre des vaisseaux sanguins ou lymphatiques.

INTERVENTRICULAIRE *adj. (angl. interventricular).* Situé entre deux ventricules.

INTERVERTÉBRAL *adj. (angl. intervertebral).* Situé entre deux vertèbres contiguës.

INTERVILLEUX *adj. (angl. intervillous).* Situé entre des villosités.

INTESTIN *s. m. (NA. intestinum). (angl. intestine, gut).* Partie du tube digestif situé entre l'estomac et l'anus. ◇ **ANTÉRIEUR, PHARYNGIEN** Tube embryonnaire qui résulte de la soudure des lames qui forment le sillon intestinal ; production endodermique. ◇ **GRÊLE** *(NA. — tenue). (angl. small intestine).* Partie de l'intestin qui s'étend du pylore jusqu'au cæcum ; il est formé du duodénum, du jéjunum et de l'iléon et sa longueur totale est approximativement de 6,5 m (duodénum 22 cm, jéjunum 2,2 m et iléon 4 m). ◇ **(GROS)** *(NA. — crassum). (angl. large intestine).* Partie de l'intestin située entre le cæcum et l'anus ; il est formé du cæcum, du côlon et du rectum et mesure en tout 1,6 m. ◇ **MÉSENTÉRIQUE** Ensemble du jéjunum et de l'iléon ; portion qui possède un mésentère. ◇ **POSTÉRIEUR** Dépression endodermique à l'extrémité caudale de l'embryon qui communique avec la cavité de l'endoderme par l'aditus postérieur.

INTIMA *s. f. (angl. intima).* Tunique interne d'une artère ou d'une veine.

INTOLÉRANCE *s. f. (angl. intolerance).* Réaction anormalement intense de l'organisme à l'égard d'une agression quelconque (substance médicamenteuse, agent physique ou chimique, etc.). ◇ **AU GLUCOSE** *(angl. impaired glucose tolerance).* Hyperglycémie modérée, < 1,4 g/L à jeun et < 2 g/L en post-prandial, pouvant évoluer vers un diabète vrai. ◇ **AU LACTOSE** *(angl. lactose —).* ☞ **LACTOSE (INTOLÉRANCE AU).**

INTOXICATION *s. f. (angl. intoxication).* Empoisonnement ; spécialement état chronique d'empoisonnement par l'absorption continue de petites quantités d'un toxique exogène ou endogène. ◇ **ALIMENTAIRE** *(angl. food —).* Ensemble de troubles secondaires à l'ingestion d'aliments, que ces troubles soient dus à une contamination bactérienne, à des produits toxiques d'origine bactérienne, à une contamination chimique, ou à une réaction allergique à des constituants des aliments. ◇ **ENDOGÈNE** *(angl. endogenous —).* Intoxication par des substances nocives produites dans l'organisme par les toxines des germes infectieux ou par un processus métabolique. ◇ **EXOGÈNE** *(angl. exogenous —).* Intoxication produite par des substances nocives introduites dans l'organisme. ◇ **HYDRIQUE** *(angl. water —).* État provoqué par l'ingestion exagérée d'eau ou par une rétention anormale de celle-ci avec pour résultat une hyperhydratation globale ; il se caractérise par l'existence de crampes, de vertiges, de maux de tête et de vomissements.

INTRA PARTUM Locution latine signifiant pendant l'accouchement.

INTRA-, INTRO- *(angl. intra-, intro-).* Préfixes d'origine latine signifiant à l'intérieur de.

INTRA-ABDOMINAL *adj. (angl. intraabdominal).* Situé ou qui se produit dans l'abdomen.

INTRA-ARTÉRIEL *adj. (angl. intraarterial).* À l'intérieur d'une ou de plusieurs artères ; intravasculaire.

INTRA-ARTICULAIRE *adj. (angl. intraarticular).* Situé ou qui se produit dans une articulation.

INTRA-ATRIAL *adj. (angl. intraatrial).* Situé dans un atrium.

INTRA-AURICULAIRE *adj. (angl. intraauricular).* À l'intérieur de l'oreille.

INTRABRONCHIQUE *adj. (angl. intrabronchial).* Situé ou qui se produit à l'intérieur d'une bronche.

INTRABUCCAL *adj. (angl. intrabuccal).* À l'intérieur de la bouche ou sur la face interne des joues.

INTRACAPSULAIRE *adj. (angl. intracapsular).* Situé ou qui se produit dans une capsule articulaire.

INTRACARDIAQUE *adj. (angl. intracardiac).* À l'intérieur du cœur ; endocardiaque.

INTRACAVITAIRE *adj. (angl. intracavitary).* Situé ou qui se produit dans une cavité.

INTRACELLULAIRE *adj. (angl. intracellular).* Qui se trouve à l'intérieur d'une ou de plusieurs cellules.

INTRACÉRÉBRAL *adj. (angl. intracerebral).* Situé ou qui se produit dans la substance propre du cerveau.

INTRACERVICAL *adj. (angl. intracervical).* Situé à l'intérieur du col utérin.

INTRACORPUSCULAIRE *adj. (angl. intracorpuscular).* À l'intérieur d'un ou de plusieurs corpuscules.

INTRACRÂNIEN *adj. (angl. intracranial).* Situé ou qui se produit dans le crâne.

INTRACUTANÉ *adj. (angl. intracutaneous).* Qui se pratique dans la peau. Ex. *injection intracutanée.*

INTRADERMIQUE *adj. (angl. intradermal).* Qui se trouve ou s'effectue dans l'épaisseur du derme. Ex. *injection intradermique.*

INTRADERMORÉACTION *s. f. (angl. intradermal test).* Réaction locale inflammatoire qui se produit lorsqu'on pratique une injection intradermique d'une petite quantité de toxine ou d'antigène : tuberculine (Mantoux), luétine (Noguchi), toxine diphtérique (Schick), etc. La réaction révèle si le sujet souffre ou a souffert de la maladie correspondante et indique le degré d'allergie ou d'immunité face à cette maladie. Abréviation : IDR.

INTRADURAL *adj. (angl. intradural).* À l'intérieur de la dure-mère.

INTRAGASTRIQUE *adj. (angl. intragastric).* Situé ou qui se produit à l'intérieur de l'estomac.

INTRAGLANDULAIRE *adj. (angl. intraglandular).* À l'intérieur d'une glande.

INTRAHÉPATIQUE *adj. (angl. intrahepatic).* Situé dans la substance propre du foie.

INTRA-INTESTINAL *adj. (angl. intraintestinal).* Situé ou qui se produit dans la lumière intestinale.

INTRAIT *s. m.* Préparation de plantes fraîches, soumises à des vapeurs d'alcool qui permettent la conservation de leurs propriétés thérapeutiques.

INTRALOBAIRE *adj.* Situé ou qui se produit dans un lobe.

INTRALOBULAIRE *adj. (angl. intralobular).* Situé ou qui se produit dans un lobule.

INTRAMÉDULLAIRE *adj. (angl. intramedullary).* Situé dans la moelle épinière.

INTRAMURAL *adj. (angl. intramural).* Situé dans la paroi d'un organe creux ou d'un conduit.

INTRAMUSCULAIRE *adj. (angl. intramuscular).* Qui se trouve ou s'effectue dans le muscle.

INTRANUCLÉAIRE *adj. (angl. intranuclear).* Dans un noyau.

INTRAOCULAIRE *adj. (angl. intraocular).* Dans le globe oculaire.

INTRAORBITAIRE *adj. (angl. intraorbital).* Situé ou qui se produit dans l'orbite.

INTRAOVARIEN *adj. (angl. intraovarian).* Situé ou qui se produit dans l'ovaire.

INTRAPARENCHYMATEUX *adj. (angl. intraparenchymatous).* Situé ou qui se produit dans le parenchyme d'un organe.

INTRAPELVIEN *adj. (angl. intrapelvic).* Situé ou qui se produit dans le pelvis.

INTRAPÉRITONÉAL *adj. (angl. intraperitoneal).* Situé ou qui se produit dans la cavité péritonéale.

INTRAPLACENTAIRE *adj. (angl. intraplacental).* Dans le placenta.

INTRAPLEURAL *adj. (angl. intrapleural).* Dans la cavité pleurale.

INTRAPSYCHIQUE *adj. (angl. intrapsychic).* Qui survient ou a son origine dans le champ mental ou psychique.

INTRARACHIDIEN *adj. (angl. intrarachidian, intraspinal).* Situé ou qui se produit dans le canal vertébral.

INTRARECTAL *adj. (angl. intrarectal).* Dans le rectum.

INTRASCROTAL *adj. (angl. intrascrotal).* Situé dans le scrotum.

INTRASELLAIRE *adj. (angl. intrasellar).* Dans la selle turcique.

INTRASYNOVIAL *adj. (angl. intrasynovial).* Dans la cavité synoviale d'une articulation.

INTRATHÉCAL *adj. (angl. intrathecal).* Situé à l'intérieur d'une enveloppe ; désigne surtout l'espace sous-arachnoïdien.

INTRATHORACIQUE *adj. (angl. intrathoracic).* Situé ou qui se produit dans le thorax.

INTRATUBAIRE *adj. (angl. intratubal).* Qui se trouve ou qui se produit dans la trompe utérine.

INTRA-UTÉRIN *adj. (angl. intrauterine).* Qui est situé ou qui se produit dans l'utérus.

INTRAVASCULAIRE *adj. (angl. intravascular).* Situé ou qui se produit dans un ou plusieurs vaisseaux.

INTRAVEINEUX *adj. (angl. intravenous).* À l'intérieur d'une veine ; endoveineux.

INTRAVENTRICULAIRE *adj. (angl. intraventricular).* Situé ou qui se produit dans un ventricule.

INTRAVÉSICAL *adj. (angl. intravesical).* Qui est situé ou qui se produit dans la vessie.

INTRINSÈQUE *adj. (angl. intrinsic).* Propre à un tissu ou à un organe. ⇔ **(FACTEUR)** *(angl. Castle's factor).* ☞ ***FACTEUR INTRINSÈQUE.***

INTROJECTION *s. f. (angl. introjection).* Processus psychique inconscient par lequel l'individu incorpore des qualités des objets du monde extérieur.

INTRON *s. m. (angl. intron).* Séquence d'ADN transcrite puis éliminée lors de l'épissage au cours de la maturation des ARN.

INTROSPECTION *s. f. (angl. introspection).* Exploration que le sujet fait de sa vie intérieure.

INTROVERSION *s. f. (angl. introversion).* Tendance à se replier sur soi-même et à s'isoler.

INTROVERTI *adj. (angl. introvert).* Porté à l'introversion. S'utilise aussi comme substantif.

INTUBATION *s. f. (angl. intubation).* Introduction d'une canule dans la trachée, à travers le larynx afin d'assurer une ventilation pulmonaire adéquate. ⇔ **NASALE** *(angl. nasal —).* Introduction d'une sonde, respiratoire ou digestive, à travers le nez.

INTUMESCENCE *s. f. (angl. intumescence).* ☞ ***TUMÉFACTION.***

INTUSSUSCEPTION *s. f. (angl. intussusception).* ☞ ***INVAGINATION.***

INULASE *(angl. inulase).* Enzyme qui hydrolyse l'inosine en hypoxanthine et fructose.

INULINE *s. f. (angl. inulin).* Variété d'amidon polysaccharidique présent dans le rhizome de certaines plantes. L'inuline s'utilise pour l'étude de la fonction glomérulaire rénale (clairance à l'inuline).

INVAGINATION *s. f.* **1.** *(angl. intussusception).* Pénétration d'un segment de l'intestin dans un autre segment supérieur ou inférieur, à l'origine de symptômes d'occlusion intestinale. SYN. ***INTUSSUSCEPTION.*** **2.** *(angl. invagination).* Processus embryologique par lequel une portion de la paroi d'une cavité s'affaisse et va s'appliquer à la paroi opposée, déterminant ainsi la formation d'une nouvelle cavité indépendante et sans communication avec la première. ◇ **ILÉOCÆCALE** *(angl. ileocecal intussusception).* Invagination de l'iléon dans le cæcum.

INVALIDE *s. m. ou f. (angl. disabled person).* Personne qui n'est pas en état d'exercer une activité professionnelle normale du fait d'une maladie, d'un accident ou d'une infirmité.

INVALIDITÉ *s. f. (angl. disability).* État d'une personne invalide.

INVASION *s. f. (angl. invasion).* **1.** Période initiale d'une maladie, depuis l'apparition des premiers symptômes jusqu'à la période d'état. (S'emploie surtout pour les maladies infectieuses.) **2.** Multiplication exagérée d'une classe d'éléments anatomiques qui entraîne la substitution par ceux-ci des éléments adjacents qui s'atrophient et disparaissent, comme par exemple l'invasion de la substance du cartilage par les éléments osseux au cours de la croissance. **3.** Pénétration de bactéries dans l'organisme, qui peut être ou non suivie d'une infection.

INVERSION *s. f. (angl. inversion, transposition).* **1.** Retournement d'un organe creux sur lui-même. **2.** En génétique, aberration chromosomique résultant de la soudure entre deux chromosomes qui ont fait l'objet d'une rupture. Un segment chromosomique s'inverse et les gènes correspondants apparaissent en ordre contraire. **3.** Position d'un organe inverse de celle qui est habituelle. ☞ ***SITUS INVERSUS.*** ◇ **SEXUELLE** *(angl. sexual inversion).* ☞ ***HOMOSEXUALITÉ.*** ◇ **TESTICULAIRE** *(angl. testicular inversion).* Position anormale du testicule et de l'épididyme dans les bourses qui sont dans une position horizontale et non verticale. ◇ **THERMIQUE** *(angl. thermic inversion).* État dans lequel la température d'un malade est plus élevée le matin que le soir. ◇ **UTÉRINE** *(angl. inversion of uterus).* Invagination de la paroi utérine en doigt de gant, à partir du fond de la matrice vers le col, le vagin et la vulve. ◇ **VISCÉRALE** *(angl. visceral transposition).* Transposition totale ou partielle des viscères de droite à gauche et vice versa. SYN. ***SITUS INVERSUS.***

INVERTASE *s. f. (angl. invertase).* Enzyme qui hydrolyse le saccharose en glucose et fructose. On la trouve dans les cellules de la levure de bière et dans les microvillosités intestinales, où elle hydrolyse le saccharose des aliments. SYN. ***SACCHARASE, INVERTINE.***

INVERTI *adj. (angl. homosexual).* ☞ ***HOMOSEXUEL.***

INVERTINE *s. f. (angl. invertin).* ☞ ***INVERTASE.***

INVESTISSEMENT *s. m. (angl. cathexis).* En psychanalyse, union de l'énergie psychique à une représentation ou à un objet.

INVOLONTAIRE *adj. (angl. involuntary).* Qui s'effectue indépendamment de la volonté ; s'applique en particulier aux mouvements réflexes et aux muscles lisses.

INVOLUCRE *s. m. (angl. involucrum).* Membrane ou gaine, localisée autour du séquestre d'un os nécrosé.

INVOLUTION *s. f. (angl. involution).* **1.** Transformation, dans le sens d'une régression, d'un tissu, d'un organe, d'une tumeur ou d'un organisme. **2.** Retour à un stade évolutif antérieur. ◇ **SÉNILE** *(angl. senile —).* Changements dont souffrent les organes sous l'influence de l'âge. ◇ **UTÉRINE** *(angl. uterine —).* Retour de l'utérus à sa taille normale après l'accouchement.

IODATE *s. m. (angl. iodate).* Sel de l'acide iodique.

IOD-BASEDOW Hyperthyroïdie déclenchée par des produits contenant de l'iode chez un patient porteur d'un goitre simple.

IODE *s. f. (angl. iodine).* Élément appartenant au groupe des halogènes, de numéro atomique 53 et de masse atomique 126,904. À l'état pur, c'est un solide se présentant sous forme d'écailles noires. Il se volatilise à température ambiante en dégageant des vapeurs de couleur violette et d'odeur âcre. Il est indispensable à l'organisme et se concentre particulièrement dans la glande thyroïde qui l'utilise pour la fabrication des hormones thyroïdiennes. L'iode et ses composés sont très utilisés en thérapeutique. Par voie externe, il est employé comme antiseptique sous forme de teinture d'iode. Les isotopes radioactifs de l'iode (^{123}I, ^{131}I) sont très utilisés dans l'exploration thyroïdienne et le traitement des cancers de cet organe. Symbole : I. ◇ **(TEINTURE D')** *(angl. iodine tincture).* Solution d'iode dans de l'alcool dans des proportions variées.

IODÉ *adj. (angl. iodized).* Qui contient de l'iode.

IODÉMIE *s. f. (angl. iodemia).* Taux de l'iode dans le sang. L'iode total normal varie de 5 à 9 µg/100 mL de plasma. L'iode y est présent sous deux formes : iode inorganique et iode organique, lié aux protéines (iode protéique, désigné par PBI, de l'anglais *protein bound iodine*). Le dosage de l'iode protéique est maintenant remplacé par le dosage des hormones thyroïdiennes.

IODHYDRIQUE (ACIDE) *(angl. hydrogen iodide).* Gaz incolore, de formule HI, soluble dans l'eau. C'est un acide fort, employé comme agent de réduction dans les laboratoires.

IODIDE *s. f. (angl. iododerma).* Éruption cutanée rappelant celle du pemphigus ou du type acné, due à l'ingestion d'iode.

IODIQUE (ACIDE) *(angl. iodic acid).* Acide de formule HIO_3 ; il est astringent, caustique et désinfectant.

IODISME *s. m. (angl. iodism).* Ensemble des troubles provoqués par l'administration prolongée d'iode ou de ses dérivés : éruptions cutanées, céphalées, rhinorrhée, crampes musculaires et état de faiblesse.

IODOFORME *s. m. (angl. iodoform).* Triiodure de formyle ou triiodométhane, de formule CHI_3, substance jaune, cristalline, d'odeur forte et désagréable, insoluble dans l'eau, soluble dans l'alcool, l'éther et le chloroforme ; il contient 96 % d'iode. Antiseptique.

IODO-IODURÉ *adj. (angl. iodo-iodide).* Qui contient de l'iode et un iodure alcalin (de sodium ou de potassium).

IODOMÉTRIE *s. f. (angl. iodometry).* Détermination de la quantité d'iode présente dans un composé ou une solution.

IODOPHILE *adj. (angl. iodinophil).* Qui se colore par l'iode.

IODOPHILIE *s. f. (angl. iodophilia).* Qualité d'un organisme iodophile.

IODOPSINE *s. f. (angl. iodopsin).* Violet visuel ; protéine conjuguée caroténoïde des cônes de la rétine.

IODOTHÉRAPIE *s. f. (angl. iodotherapy).* Traitement par l'iode ou par ses composés.

IODOTHYROSINE *s. f. (angl. iodothyrosine).* Précurseur des hormones thyroïdiennes présent dans la thyroglobuline, sous forme de mono- et de di-iodo-thyrosine qui par condensation vont donner les hormones thyroïdiennes.

IODURE *s. m. (angl. iodide).* Sel de l'acide iodhydrique.

IODURÉ *adj. (angl. iodized).* Qui contient un iodure.

IODURIE *s. f. (angl. ioduria).* Présence d'iode dans l'urine.

ION *s. m. (angl. ion).* Atome ou groupe d'atomes ayant gagné ou perdu un ou plusieurs électrons, et étant ainsi chargés électriquement. La perte d'électrons donne naissance à un ion positif ou cation ; le gain d'électrons donne naissance à un ion négatif ou anion. Leur valence chimique est indiquée par des signes + pour les cations et - pour les anions, placés en haut et à droite des symboles ou formules respectifs (exemples : Na^+, Ca^{++}, Cl^-, SO_4^{--}).

ION-GRAMME *s. m. (angl. gram-ion).* Quantité d'un ion dont le poids en grammes est égal numériquement au poids atomique de l'ion.

IONISATION *s. f. (angl. ionization).* **1.** Formation d'ions par perte ou gain d'électrons dans des atomes ou des molécules. **2.** Utilisation d'ions en thérapeutique locale.

IONISER *v. (angl. ionize).* Produire des ions.

IONNESCO (PLI DE) *(angl. Ionnesco's fold).* Pli pariéto-péritonéal chez le fœtus, qui va du côté gauche du côlon ascendant au péritoine pariétal.

IONO- *(angl. iono-).* Préfixe d'origine grecque indiquant une relation avec les ions.

IONOGRAMME *s. m. (angl. ion count).* Formule ou graphique indiquant la concentration des différents anions et cations d'un liquide organique, exprimés en milliéquivalents par litre.

IONOMÈTRE *s. m. (angl. ionometer).* Dosimètre fondé sur l'ionisation d'un gaz.

IONOPHORÈSE *s. f. (angl. ionophoresis).* Procédé d'introduction transcutanée d'ions sous l'effet d'un courant électrique.

IONOTHÉRAPIE *s. f. (angl. ion therapy).* Traitement consistant à introduire des médicaments par voie transcutanée à l'aide de courants électriques.

IONTOPHORÈSE *s. f. (angl. iontophoresis).* ☞ ***IONOPHORÈSE.***

IOTACISME *s. m. (angl. iotacism).* Emploi abusif du son « i » dans le langage, en particulier remplacement du son « g » doux et « j » par « i » (exemple : « ienre » au lieu de genre).

IPÉCA *s. m. (angl. ipecac).* Nom brésilien de la racine de la plante rubiacée *Cephaelis ipecacuanha*, dont il existe différentes variétés et dont le principe actif est l'émétine. C'est un émétique et un expectorant, selon les doses, en administration interne. SYN. ***IPÉCACUANHA.***

IPÉCACUANHA *s. f. (angl. ipecacuanha).* ☞ ***IPÉCA.***

IPÉCACUANHINE *s. f. (angl. ipecacuanhin).* Un des alcaloïdes extraits de l'ipécacuanha.

IPÉCINE *s. f. (angl. emetine).* SYN. ***ÉMÉTINE.***

IPRONIAZIDE *s. f. (angl. iproniazid).* Dérivé isopropylique de l'isoniazide, inhibiteur de la monoamino-oxydase. Ce fut le premier composé utilisé en thérapeutique possédant cette propriété.

IPSILATÉRAL *adj. (angl. ipsilateral).* SYN. ***HOMOLATÉRAL.***

Ir Symbole chimique de l'iridium.

IRID-, IRIDO- *(angl. irid-, irido-).* Préfixes d'origine grecque indiquant une relation avec l'iris.

IRIDALGIE *s. f. (angl. iridalgia).* Douleur au niveau de l'iris.

IRIDECTOME *s. m. (angl. iridectome).* Instrument servant pour l'iridectomie.

IRIDECTOMÉDIALYSE *s. f. (angl. iridectomesodialysis).* Création d'une pupille artificielle par désinsertion du bord interne de l'iris.

IRIDECTOMIE *s. f. (angl. iridectomy).* Résection chirurgicale d'un fragment de l'iris. ◇ **ANTIPHLOGISTIQUE** *(angl. antiphlogistic —).* Iridectomie effectuée pour réduire l'hypertension intraoculaire lors du glaucome ou pour améliorer une irido-cyclite. ◇ **OPTIQUE** *(angl. optic —).* Iridectomie effectuée pour créer une pupille artificielle ou pour élargir une pupille trop étroite. ◇ **PÉRIPHÉRIQUE** *(angl. periphe-*

ral —). Iridectomie d'une petite portion de la périphérie de l'iris. ◇ **PRÉLIMINAIRE** *(angl. preliminary —).* Iridectomie pratiquée dans un premier temps opératoire lors d'une intervention chirurgicale oculaire, telle que l'extraction de la cataracte.

IRIDÉMIE *s. f. (angl. iridemia).* Absence congénitale de l'iris.

IRIDENCLÉISIS *s. f. (angl. iridencleisis).* Intervention chirurgicale consistant à enclaver un morceau d'iris dans une incision sclérale, et pratiquée comme traitement du glaucome ou pour créer une pupille artificielle.

IRIDESCENT *adj. (angl. iridescent).* Qui a des reflets irisés.

IRIDIEN *adj. (angl. iridic).* Qui se rapporte à l'iris.

IRIDIUM *s. m. (angl. iridium).* Élément chimique de numéro atomique 77, de masse atomique 192,2. C'est un métal blanc, très dur, qui sert à la fabrication d'alliages de platine et d'instruments de chimie. Symbole : Ir.

IRIDOCÈLE *s. f. (angl. iridocele).* Protrusion de l'iris à travers une lésion cornéenne.

IRIDOCHOROÏDITE *s. f. (angl. iridochoroiditis).* Inflammation de l'iris et de la choroïde.

IRIDOCOLOBOME *s. m. (angl. iridocoloboma).* Colobome ou fissure congénitale de l'iris.

IRIDOCONSTRICTEUR *adj. (angl. iridoconstrictor).* S'applique au muscle constricteur de la pupille ou sphincter de l'iris.

IRIDOCORNÉOSCLÉRECTOMIE *s. f. (angl. iridocorneosclerectomy).* Excision d'une partie de l'iris, de la cornée et de la sclérotique, pratiquée en cas de glaucome.

IRIDOCYCLECTOMIE *s. f. (angl. iridocyclectomy).* Excision chirurgicale de l'iris et du corps ciliaire.

IRIDOCYCLITE *s. f. (angl. iridocyclitis).* Inflammation de l'iris et du corps ciliaire. SYN. ***UVÉITE ANTÉRIEURE.***

IRIDOCYCLOCHOROÏDITE *s. f. (angl. iridocyclochoroiditis).* Inflammation de l'iris, du corps ciliaire et de la choroïde. SYN. ***UVÉITE TOTALE.***

IRIDODIAGNOSTIC *s. m. (angl. iridodiagnosis).* Méthode de diagnostic des affections générales par analyse de signes fournis par l'iris (sa valeur scientifique est discutable).

IRIDODIALYSE *s. f. (angl. iridodialysis).* **1.** Résection chirurgicale des adhérences de l'iris. **2.** Désinsertion traumatique de l'iris.

IRIDODIASTASE *s. f. (angl. iridodiastasis).* Malformation congénitale partielle de la racine de l'iris.

IRIDODILATATEUR *adj. (angl. iridodilator).* Qui dilate la pupille. S'emploie également comme substantif.

IRIDODONÉSIS *s. f. (angl. iridodonesis).* Tremblotement anormal passif de l'iris lors des mouvements oculaires. SYN. ***IRIS TRÉMULANT.***

IRIDOKÉRATITE *s. f. (angl. iridokeratitis).* Inflammation de l'iris et de la cornée.

IRIDOKINÈSE *s. f. (angl. iridokinesis).* Tout mouvement de l'iris.

IRIDOLOGIE *s. f. (angl. iridology).* ☞ ***IRIDODIAGNOSTIC.***

IRIDOMALACIE *s. f. (angl. iridomalacia).* Ramollissement de l'iris.

IRIDOMOTEUR *adj. (angl. iridomotor).* Qui se rapporte aux mouvements de l'iris.

IRIDOPÉRIPHAKITE *s. f. (angl. iridoperiphakitis).* Inflammation de l'iris et de la capsule du cristallin.

IRIDOPLÉGIE *s. f. (angl. iridoplegia).* Paralysie de l'iris avec pour résultat une abolition du réflexe photomoteur et du réflexe d'accommodation convergence. SYN. ***PUPILLE FIXE.*** ◇ **D'ACCOMMODATION** *(angl. accomodation —).* Impossibilité pour l'iris de se contracter lors des efforts d'accommodation. ◇ **RÉFLEXE** *(angl. reflex —).* Iridoplégie caractérisée par une absence de réaction pupillaire réflexe.

IRIDOPSIE *s. f. (angl. iridopsia).* Trouble oculaire caractérisé par la perception d'un halo coloré autour d'une source lumineuse et observé fréquemment dans le glaucome.

IRIDOPTOSE *s. f. (angl. iridoptosis).* Prolapsus de l'iris.

IRIDOPUPILLAIRE *adj. (angl. iridopupillary).* Qui se rapporte à l'iris et à la pupille.

IRIDORRHEXIS *s. f. (angl. iridorhexis).* Déchirure de l'iris à la suite d'un traumatisme (terme peu usité).

IRIDOSCHISIS *s. m. (angl. iridoschisis).* Séparation des deux couches de l'iris.

IRIDOSCLÉROTOMIE *s. f. (angl. iridosclerotomy).* Incision chirurgicale de la sclérotique et de la marge de l'iris, pratiquée en cas de glaucome.

IRIDOSCOPE *s. m. (angl. iridoscope).* Appareil servant à examiner l'œil et plus particulièrement l'iris.

IRIDOTASIS *s. m. (angl. iridotasis).* SYN. ***IRIDENCLÉISIS.***

IRIDOTOMIE *s. f. (angl. iridotomy).* Incision de l'iris sans résection, afin de créer une pupille artificielle.

IRIS *s. m. (NA. iris). (angl. iris).* Membrane circulaire, pigmentée, contractile, située derrière la cornée et devant le cristallin, baignée par l'humeur aqueuse de la chambre antérieure de l'œil, et qui possède deux circonférences : la grande, insérée sur le muscle ciliaire, et la petite, qui limite l'espace central ou pupille. L'iris est formé de fibres musculaires circulaires qui entourent la pupille (sphincter de la pupille), de fibres radiaires (dilatateur de la pupille) et d'une couche postérieure pigmentée. ◇ **EN TOMATE** *(angl. — bombé).* État de convexité de l'iris par accumulation d'humeur aqueuse lors de synéchie postérieure totale.

⟡ **TRÉMULANT** *(angl. tremulous —)*. Tremblement passif de l'iris au cours des mouvements de l'œil. SYN. ***IRIDODONÉSIS***.

IRISATION *s. f. (angl. irisation)*. **1.** Phénomène optique consistant en réfractions multiples de la lumière, associées à l'apparition des diverses couleurs du spectre sur les contours des objets. **2.** Les images ainsi produites.

IRISINE *s. f. (angl. irisin)*. Polysaccharide tiré de *Iris pseudo-acorus*, apéritif et cholagogue.

IRISOPSIE *s. f. (angl. irisopsia)*. ☞ ***IRIDOPSIE***.

IRITIS *s. f. (angl. iritis)*. Inflammation de l'iris, se caractérisant par une rougeur du pourtour de la cornée, un myosis, une tension douloureuse, une photophobie et une congestion de la région ciliaire. Elle est le plus souvent associée à une inflammation du corps ciliaire (iridocyclite). ⟡ **PLASTIQUE** *(angl. plastic —)*. Iritis caractérisée par la présence d'un exsudat fibrineux constituant des synéchies. ⟡ **PURULENTE** *(angl. purulent —)*. Inflammation de l'iris dont l'exsudat est purulent. ⟡ **SÉREUSE** *(angl. serous —)*. Inflammation de l'iris dont l'exsudat est séreux. ⟡ **SYMPATHIQUE** *(angl. sympathetic —)*. Iritis observée sur l'œil sain après traumatisme sur l'œil opposé.

IRITOMIE *(angl. iritomy)*. ☞ ***IRIDOTOMIE***.

IRM *(angl. MRI)*. Abréviation d'imagerie par résonance magnétique.

IRRADIATION *s. f. (angl. irradiation)*. **1.** Disposition anatomique de fibres nerveuses ou de vaisseaux qui partent d'un centre commun. **2.** Application de rayonnements, surtout ultraviolets, à certaines substances afin d'augmenter leur pouvoir vitaminique. **3.** Exposition à un rayonnement lumineux, ultraviolet ou ionisant, généralement dans un but thérapeutique et, par extension, exposition aux rayons X ou aux rayonnements radioactifs.

IRRADIÉ *adj. (angl. irradiated)*. Qui a subi une irradiation, notamment par les rayons X ou les corps radioactifs.

IRRÉDUCTIBLE *adj. (angl. irreductible)*. Qui ne peut être remis dans sa position normale. Ex. *fracture irréductible, hernie irréductible.*

IRRÉFLECTIVITÉ *s. f. (angl. areflexia)*. Aréflexie.

IRRÉGULIER *adj. (angl. irregular)*. Qui n'est pas conforme aux règles naturelles ; qui ne s'effectue pas et ne se produit pas à intervalles réguliers ; asymétrique. Se dit en particulier du pouls et de la respiration.

IRRESPONSABILITÉ *s. f. (angl. irresponsibility)*. **1.** Condition d'un sujet qui n'encourt ni une responsabilité civile ni une responsabilité pénale en raison d'une perturbation mentale grave. **2.** Absence de responsabilité d'un sujet à l'égard d'un préjudice enduré par un autre.

IRRÉVERSIBLE *adj. (angl. irreversible)*. Qui n'est pas réversible, qui ne peut aller que dans un seul sens. S'applique à un processus physiologique, à une réaction chimique, etc.

IRRIGATEUR *s. m. (angl. irrigator)*. Appareil servant à réaliser des irrigations dans les cavités naturelles.

IRRIGATION *s. f. (angl. irrigation)*. Lavage d'une région du corps avec de l'eau ou des liquides médicinaux à des fins thérapeutiques.

IRRITABILITÉ *s. f. (angl. irritability)*. **1.** Caractéristique psychologique des individus qui réagissent de façon exagérée aux influences extérieures négatives avec possibilité d'agression. **2.** Sensibilité ou réaction anormalement exagérée d'un organe aux excitations légères.

IRRITABLE *adj. (angl. irritable)*. **1.** Capable de réagir à un stimulus. **2.** Exagérément sensible aux stimuli.

IRRITATION *s. f. (angl. irritation)*. **1.** Excitation ou stimulation. **2.** SYN. (populaire d') ***INFLAMMATION***. **3.** État de surexcitation ou de sensibilité exagérée d'une partie du corps.

ISADELPHE *s. m. (angl. isadelphus)*. Monstre double autositaire dont les corps sont bien développés et unis l'un à l'autre par des parties molles.

ISAMBERT (MALADIE D') *(angl. Isambert's disease)*. Forme pharyngolaryngée de la tuberculose miliaire.

ISCH- *(angl. isch-)*. Préfixe d'origine grecque signifiant supprimer et indiquant l'arrêt ou le ralentissement d'une fonction sécrétoire ou excrétoire.

ISCHÉMIE *s. f. (angl. ischemia)*. Diminution de la circulation artérielle dans un organe ou une partie du corps, et conséquence de ce mécanisme pathologique. ⟡ **-LÉSION** *(angl. ischemia-lesion)*. Décalage du segment ST associé à une onde T de sens opposé observé dans l'infarctus du myocarde. ⟡ **MYOCARDIQUE SILENCIEUSE** *(angl. silent —)*. Ischémie myocardique sans symptômes cliniques caractérisée uniquement par la négativation de l'onde T.

ISCHI-, ISCHIO- *(angl. ischi-, ischi[o]-)*. Préfixes d'origine grecque indiquant une relation avec la hanche.

ISCHIADELPHE *s. m. (angl. ischiadelphus)*. SYN. (peu usité d') ***ISCHIOPAGE***.

ISCHIALGIE *s. f. (angl. ischialgia)*. Douleur de la hanche.

ISCHIATIQUE *adj. (angl. ischiatic)*. Qui se rapporte à l'ischium.

ISCHIOBULBAIRE *adj. (angl. ischiobulbar)*. Qui se rapporte à l'ischium et au bulbe de l'urètre.

ISCHIOCAVERNEUX *adj. (angl. ischiocavernous)*. Qui se rapporte ou qui appartient à l'ischium et au corps caverneux.

ISCHIOCÈLE *s. f. (angl. ischiocele)*. Hernie à travers l'incisure ischiatique.

ISCHIOCOCCYGIEN *adj. (angl. ischiococcygeal)*. Qui se rapporte à l'ischium et au coccyx.

ISCHIODIDYME *s. m. (angl. ischiodidymus).* Monstre double dont les deux corps sont unis par les ischiums. SYN. ***ISCHIOPAGE.***

ISCHION *s. m.* ☞ ***ISCHIUM.***

ISCHIOPAGE *s. m. (angl. ischiopagus).* Monstre double dont les deux corps sont unis bout à bout et en sens opposé par le bassin. SYN. ***ISCHIADELPHE.***

ISCHIOPÉRINÉAL *adj. (angl. ischioperineal).* Qui se rapporte ou appartient à l'ischium et au périnée.

ISCHIOPROSTATIQUE *adj. (angl. ischioprostatic).* Qui se rapporte à l'ischium et à la prostate.

ISCHIOPUBIOTOMIE *s. f. (angl. ischiopubiotomy).* Section chirurgicale des branches ischio-pubiennes et ilio-pubiennes pour permettre l'accouchement par voie basse en cas de bassin rétréci ou déformé. SYN. ***INTERVENTION DE FARABEUF.***

ISCHIORECTAL *adj. (angl. ischiorectal).* Qui se rapporte ou appartient à l'ischium et au rectum.

ISCHIOTROCHANTÉRIEN *adj. (angl. ischiotrochanteric).* Qui se rapporte à l'ischium et au trochanter.

ISCHIUM *(angl. ischium).* SYN. ***ISCHION.*** ☞ ***OS COXAL (ATLAS ANATOMIQUE DES OS EN ANNEXE).***

ISÉICONIE *s. f. (angl. iseiconia).* Égalité de forme ou de grandeur des images perçues par chacun des deux yeux.

ISHIHARA (TEST D') *(angl. Ishihara's test).* Série de planches pseudo-isochromatiques utilisées pour la détection des dyschromatopsies.

ISO- *(angl. iso-).* Préfixe d'origine grecque signifiant égal et indiquant la régularité, la similitude, la concordance, la symétrie.

ISOAGGLUTINATION *s. f. (angl. isoagglutination).* Agglutination des hématies par les agglutinines d'un autre individu de la même espèce. SYN. ***ISOHÉMAGGLUTINATION.***

ISOAGGLUTININE *s. f. (angl. isoagglutinin).* Agglutinine contenue dans un sérum capable d'agglutiner les hématies provenant d'un individu de la même espèce. SYN. ***ISOHÉMAGGLUTININE.***

ISOAGGLUTINOGÈNE *s. m. (angl. isoagglutinogen).* Agglutinogène contenu dans les hématies, les rendant capables d'être agglutinées par un sérum provenant d'un individu de la même espèce. SYN. ***ISOHÉMAGGLUTINOGÈNE.***

ISOANTICORPS *s. m. (angl. isoantibody).* Anticorps qui réagit spécifiquement avec des antigènes d'individus de la même espèce. SYN. ***ALLO-ANTICORPS.***

ISOANTIGÈNE *s. m. (angl. isoantigen).* Antigène présent chez certains individus d'une espèce et qui est capable de provoquer une réponse immunologique chez d'autres individus de la même espèce, mais immunologiquement différents. Les déterminants des groupes sanguins chez l'homme sont des exemples d'isoantigènes. SYN. ***ANTIGÈNE ISOLOGUE, ALLO-ANTIGÈNE.***

ISOBARE *adj. (angl. isobaric).* Se dit d'éléments chimiques ayant le même nombre de masse, mais des numéros atomiques différents. S'utilise aussi comme substantif.

ISOCELLULAIRE *adj. (angl. isocellular).* Formé de cellules égales ou semblables.

ISOCHROMATIQUE *adj. (angl. isochromatic).* De la même couleur ou qui se colore par le même colorant.

ISOCHRONE *adj. (angl. isochronous).* Qui a la même durée qu'un autre phénomène.

ISOCHRONISME *s. m. (angl. isochronism).* Caractère de ce qui est isochrone ; égalité des chronaxies des diverses structures, nerveuses ou musculaires, parcourues par une excitation.

ISOCOAGULABILITÉ *s. f. (angl. isocoagulability).* Qualité d'un sang coagulant dans les délais normaux.

ISOCORIE *s. f. (angl. isocoria).* Égalité de taille des deux pupilles.

ISOCORTEX *s. m. (angl. isocortex).* Partie la plus étendue et la plus récente sur le plan phylogénétique du cortex cérébral qui contient les six couches fondamentales de la structure corticale cellulaire : la couche moléculaire, la couche granulaire externe, la couche externe des petites cellules pyramidales, la couche granulaire interne, la couche ganglionnaire (ou des grandes cellules pyramidales) et la couche polymorphe ou des cellules fusiformes (ou des relations interhémisphériques). SYN. ***NÉOCORTEX, NÉOPALLIUM.***

ISOCYTOSE *s. f. (angl. isocytosis).* Égalité de dimension des cellules, notamment des érythrocytes.

ISODACTYLIE *s. f. (angl. isodactylism).* Égalité de longueur des doigts.

ISODONTE *adj. (angl. isodontic).* Dont toutes les dents sont du même type.

ISODYNAMIE *s. f. (angl. isodynamism).* Équivalence de la valeur énergétique d'aliments différents.

ISOÉLECTRIQUE (LIGNE) *adj. (angl. base line).* Ligne horizontale, ou ligne de base de l'électrocardiogramme.

ISOÉLECTROFOCALISATION *s. f. (angl. isoelectric focusing).* Séparation de molécules suivant leur charge, par migration dans un milieu à gradient de pH et dans un champ électrique : chacune migre jusqu'au pH où elle est électriquement neutre.

ISOENZYME *s. f. (angl. isoenzyme).* Chacune des différentes formes sous lesquelles peut se présenter une enzyme dans un organisme. Ces formes possèdent les mêmes propriétés catalytiques, mais diffèrent par leurs caractéristiques physiques, chimiques et immunologiques. Les isoenzymes de la lactico-déshydrogénase en sont un exemple. SYN. ***ISOZYME.***

ISOGAMIE *s. f. (angl. isogamy).* Conjugaison de gamètes entièrement identiques ou de cellules semblables.

ISOGENÈSE *s. f. (angl. isogenesis).* **1.** Similitude dans le processus de développement. **2.** Équivalence de génotypes.

ISOGÉNIQUE *adj. (angl. isogenic).* Qui possède le même patrimoine génétique. SYN. ***SYNGÉNIQUE.***

ISOGREFFE *s. f. (angl. isograft).* Greffe par utilisation d'un greffon d'un sujet ayant la même formule génétique (jumeau vrai).

ISOHÉMAGGLUTININE *s. f. (angl. isohemagglutinin).* ☞ ***ISOAGGLUTININE.***

ISOHÉMOLYSINE *s. f. (angl. isohemolysin).* Hémolysine qui agit sur le sang d'animaux de la même espèce que l'animal dont elle provient. SYN. ***ISOLYSINE.***

ISO-ICONIE *s. f. (angl. isoiconia).* SYN. ***ISÉICONIE.***

ISO-IMMUNISATION *s. f. (angl. isoimmunization).* Immunisation d'un organisme contre des antigènes provenant d'individus de la même espèce mais immunologiquement différents. EX. *production d'anticorps anti-Rh par transfusion de sang Rh-positif chez un individu Rh-négatif.*

ISOLAT *s. m. (angl. isolate).* **1.** Groupe vivant à l'écart des autres individus de la même espèce. **2.** Culture pure de germes.

ISOLATION *s. f. (angl. isolation).* Mécanisme de défense du moi qui consiste à séparer une image ou une idée de son contexte temporo-spatial et surtout émotionnel. Caractéristique de la névrose obsessionnelle.

ISOLÉ *adj. (angl. isolated).* Se dit d'un organe qui n'est pas directement rattaché à un autre.

ISOLEMENT *s. m. (angl. isolation).* **1.** Action de s'isoler, évitant les contacts interpersonnels et l'implication sociale. S'observe dans la schizophrénie, les dépressions et d'autres affections psychopathologiques. **2.** Méthode encore employée dans certaines situations psychiatriques comme traitement des malades mentaux. **3.** En bactériologie, obtention de cultures pures d'une espèce. **4.** Mise à l'écart des personnes qui souffrent d'une maladie contagieuse.

ISOLEUCINE *s. f. (angl. isoleucine).* Acide aminé essentiel.

ISOLOGUE *adj. (angl. isologous).* Caractérisé par la même constitution génétique.

ISOLYSE *s. f. (angl. isolysis).* Hémolyse provoquée par une isolysine.

ISOLYSINE *s. f. (angl. isolysin).* Hémolysine qui agit contre les cellules sanguines d'un animal de la même espèce que l'animal dont elle provient. SYN. ***ISOHÉMOLYSINE.***

ISOMÉRASE *s. f. (angl. isomerase).* Groupe d'enzymes qui catalysent les réactions d'isomérisation, avec production de dérivés qui possèdent la même composition élémentaire mais une structure et des propriétés différentes de celles du composé d'origine.

ISOMÈRE *adj. (angl. isomeric).* Se dit des molécules qui ont la même formule brute (donc formées des mêmes atomes en même nombre), mais qui diffèrent par leur formule développée (les atomes étant reliés ou disposés différemment). S'emploie aussi comme substantif.

ISOMÉRIE *s. f. (angl. isomerism).* Phénomène par lequel certains composés chimiques, formés par les mêmes éléments et dans les mêmes proportions, possèdent des propriétés physiques ou chimiques distinctes à cause de positions relatives différentes des atomes dans la molécule. SYN. ***ISOMÉRISME.***

ISOMÉTRIQUE *adj. (angl. isometric).* De dimensions égales. Qui maintient les mêmes dimensions. EX. *contraction isométrique d'un muscle.*

ISOMÉTROPIE *s. f. (angl. isometropia).* Égalité de réfraction des deux yeux.

ISONIAZIDE *s. m. (angl. ioniazid).* Hydrazide de l'acide isonicotinique. Médicament essentiel du traitement de la tuberculose. On l'utilise d'habitude en association avec d'autres médicaments antituberculeux afin de retarder l'apparition d'une résistance. SYN. ***INH.***

ISO-OSMOTIQUE *adj. (angl. isoosmotic).* Qui possède la même tension osmotique ; isotonique.

ISOPATHIE *s. f. (angl. isopathy).* Doctrine selon laquelle l'organisme, sous l'influence d'une maladie, élabore des sustances susceptibles de combattre cette même maladie.

ISOPÉRISTALTIQUE *adj. (angl. isoperistaltic).* Qui va dans le sens de l'onde péristaltique.

ISOPHORIE *s. f. (angl. isophoria).* Position des deux axes visuels sur un même plan horizontal.

ISOPLASTIE *s. f. (angl. isoplasty).* Greffe ou plastie appartenant à un individu de la même espèce.

ISOPRÉCIPITINE *s. f. (angl. isoprecipitin).* Précipitine active contre le sérum d'animaux de la même espèce mais immunologiquement différents.

ISOPRÉNALINE *s. f. (angl. isoprenalin).* Isopropylnoradrénaline ; isoprotérénol. Catécholamine synthétique qui stimule spécifiquement les récepteurs β-adrénergiques. Médicament d'urgence en cas de troubles graves de la conduction atrioventriculaire, les états de choc et d'arrêt cardiaque.

ISOPTÈRE *s. f. (angl. isopter).* Ligne qui réunit les points rétiniens de même sensibilité, dans l'exploration du champ visuel.

ISOSCOPE *s. m. (angl. isoscope).* Appareil servant à étudier les mouvements de rotation des globes oculaires.

ISOSEXUEL *adj. (angl. isosexual).* Appartenant à ou caractérisant le même sexe.

ISOSPORA Genre de coccidies. Certains sont parasites intracellulaires de l'homme et des animaux. Les espèces *I. hominis* et *I. belli* provoquent des parasitoses asymptomatiques, bien que *I. belli* puisse parfois être responsable de diarrhées légères et d'infections intestinales sévères chez l'immunodéprimé. *I. bigemina* est pathogène pour les chats et les chiens.

ISOSPORE *s. f. (angl. isospora).* Spore asexuée qui, sans conjugaison, donne directement naissance à un individu adulte.

ISOSPORIDIOSE *s. f.* ☞ ***ISOSPOROSE.***

ISOSPOROSE *s. f. (angl. isosporiasis).* ☞ ***COCCIDIOSE.***

ISOSTHÉNURIE *s. f. (angl. isosthenuria).* État d'insuffisance rénale au cours duquel il se produit un arrêt total des fonctions tubulaires de concentration et de dilution avec émission d'une urine de densité égale à celle du plasma sanguin.

ISOTHÉRAPIE *s. f. (angl. isotherapy).* ☞ ***ISOPATHIE.***

ISOTHERME *adj. (angl. isothermic).* Qui se produit ou qui se déroule à température constante.

ISOTHERMIE *s. f. (angl. isothermy).* Égalité de température de l'organisme qui se maintient indépendamment des conditions extérieures. ◇ **CUTANÉE** *(angl. cutaneous —).* Égalité des températures dans toutes les régions cutanées, phénomène observé fréquemment dans le goitre exophtalmique.

ISOTHERMOGNOSIE *s. f. (angl. isothermognosia).* Trouble de la sensibilité dans lequel tous les stimuli tactiles, douloureux, froids sont perçus comme des sensations de chaleur.

ISOTONICITÉ *s. f. (angl. isotonicity).* Caractère de ce qui est isotonique.

ISOTONIE *s. f. (angl. isotonia).* Équivalence de pression osmotique entre deux solutions.

ISOTONIQUE *adj. (angl. isotonic).* **1.** Qui possède une tension ou une tonicité égale à une autre, donnée. Se dit en particulier des solutions salines dont la concentration moléculaire en sels est égale à celle du sérum sanguin ; elles ont, par conséquent, la même pression osmotique que celui-ci et ne provoquent pas la destruction des globules rouges. **2.** S'applique à un muscle dont la longueur varie alors que sa tension reste identique.

ISOTOPE *s. m. (angl. isotope).* Chacun des éléments chimiquement identiques qui possèdent le même nombre d'électrons et de protons (le même numéro atomique) mais qui diffèrent par leur masse atomique car ils possèdent un nombre distinct de neutrons. Ils occupent une place identique dans la classification périodique, d'où leur nom. ◇ **RADIOACTIF** *(angl. radioisotope).* Isotope instable qui se désintègre en émettant des radiations. Les plus importants en médecine sont le soufre 35, le calcium 45, le carbone 14, le cobalt 60, le phosphore 32, le fer 59, l'iridium 192, l'or 198, le potassium 42, le sodium 24 et l'iode 131 et 123. On les utilise dans le traitement de certaines tumeurs, et pour explorer certains organes sur lesquels ils se fixent spécifiquement. SYN. ***RADIO-ISOTOPES.*** ◇ **STABLE** *(angl. stable —).* Isotope qui ne se désintègre pas.

ISOTOXINE *s. f. (angl. isotoxin).* Toxine qui se forme chez un animal par l'inoculation d'une substance provenant d'un autre animal de la même espèce.

ISOTRANSPLANTATION *s. f. (angl. isotransplantation).* Prélèvement et greffe entre deux individus de même espèce.

ISOTROPE *adj. (angl. isotropic).* Qui possède les mêmes propriétés dans toutes les directions de l'espace.

ISOTROPIE *s. f. (angl. isotropy).* Caractère de ce qui est isotrope.

ISOTYPE *s. m. (angl. isotype).* Variation d'origine génétique d'une famille de peptides entre les espèces. Chaque individu de l'espèce a chaque isotype de la famille représenté dans son génome. EX. *classes d'immunoglobulines définies par les parties constantes des chaînes lourdes.*

ISOTYPIE *s. f. (angl. isotypy).* Identité des caractères spécifiques d'une famille de peptides chez tous les individus d'une même espèce.

ISOVALÉRICÉMIE *s. f. (angl. isovaleric acidemia).* Affection autosomique récessive due à une déficience en isovaléryl-CoA-déshydrogénase avec accumulation d'acide isovalérique dans le sang et les urines. Cliniquement : acidocétose sévère, convulsions, vomissements et pancytopénie.

ISOVALÉRIQUE (ACIDE) *(angl. isovaleric acid).* Acide d'odeur pénétrante et désagréable, que l'on peut détecter dans le fromage, la transpiration des pieds, et dans l'urine et l'haleine de différents types de malades. L'odeur de l'acide isovalérique est particulièrement notable en cas de dysfonctionnement du système enzymatique isovaléryl-CoA-déshydrogénase, dans lequel l'acide isovalérique s'accumule et est excrété par l'urine et la transpiration.

ISOVOLUMÉTRIQUE *adj. (angl. isovolumic).* Sans changement de volume.

ISOZYME *s. m.* ☞ ***ISOENZYME.***

ISTHME *s. m. (angl. isthmus).* Passage étroit qui relie deux cavités ou parties plus étroites d'une structure anatomique ou d'un organe. ◇ **AORTIQUE** *(NA. isthmus aortae). (angl. aortic —).* Partie rétrécie de l'aorte, entre la crosse et l'aorte thoracique. ◇ **DE L'UTÉRUS** *(NA. isthmus uteri). (angl. — of uterus).* Partie de l'utérus entre le corps et le col. ◇ **DE LA TROMPE AUDITIVE** *(NA. isthmus tubae auditoriae). (angl. — of auditory tube).* Partie la plus étroite de ce conduit, à l'union des portions osseuse et cartilagineuse. ◇ **DE LA TROMPE UTÉRINE** *(NA. isthmus tubae uterinae). (angl. — of uterine tube).* Partie étroite de la trompe à son point d'union avec l'utérus. ◇ **DU CORPS THYROÏDE** *(NA. isthmus glandulae thyroideae). (angl. — of thyroid gland).* Bande étroite qui unit les deux lobes de la glande. ◇ **DU GOSIER** *(NA. isthmus faucium). (angl. faucial —).* Passage étroit entre la bouche et le pharynx. SYN. ***ISTHME DU GOSIER.*** ◇ **PHARYNGONASAL** *(angl. pharyngonasal —).* Détroit qui sépare le pharynx de la cavité postérieure des fosses nasales, limité par les piliers postérieurs du voile du palais.

ISTHMECTOMIE *s. f. (angl. isthmectomy).* Ablation d'un isthme, notamment de l'isthme du corps thyroïde. SYN. ***ISTHMOLOBECTOMIE.***

ISTHMOÏDE *adj. (angl. isthmoid).* En forme d'isthme.

ISURIE *s. f. (angl. isuria).* Élimination quotidienne d'une même quantité d'urine.

ITARD (SONDE D') *(angl. Itard's probe).* Sonde permettant le cathétérisme de la trompe auditive.

ITARD-CHOLEWA (SIGNE D') *(angl. Itard-Cholewa sign).* Anesthésie de la membrane tympanique dans l'otosclérose.

-ITE *(angl. -itis).* Suffixe qui désigne les maladies de nature inflammatoire.

ITÉRATION *s. f. (angl. iteration).* Répétition involontaire, rapide, de gestes ou de mots inutiles.

ITO (NÆVUS D') *(angl. Ito nevus).* Nævus de la région acromioclaviculaire chez les femmes asiatiques.

IV Abréviation d'intraveineux (se).

IVD Abréviation d'insuffisance ventriculaire droite.

IVEMARK (SYNDROME D') *(angl. Ivemark's syndrome).* Polydystrophie caractérisée par une malformation splénique associée à une cardiopathie complexe ou une inversion des viscères thoraciques et abdominaux.

IVG **1.** Abréviation d'insuffisance ventriculaire gauche. **2.** Abréviation d'interruption volontaire de grossesse.

IVOIRE *s. m. (angl. dentin).* ☞ ***DENTINE.***

IVRESSE *s. f. (angl. ebriety).* État transitoire d'excitation, d'irritabilité et d'incoordination des mouvements dû à une ingestion massive et récente de boissons alcooliques.

IVY (MÉTHODE D') *(angl. Ivy's bleeding time test).* ☞ ***TEMPS DE SAIGNEMENT.***

IWANOFF (ŒDÈME D') *(angl. Iwanoff's cyst).* Dégénérescence kystique de la périphérie rétinienne, qui favorise le décollement de la rétine.

IXODES Genre d'acariens de la famille des Ixodidés, parasites des animaux et de l'homme ; certaines espèces, comme *I. ricinus, I. hexagonus*, etc., sont responsables de la transmission de diverses maladies.

IXODIDÉS *(angl. Ixodides).* Famille d'acariens qui comprend les genres caractérisés morphologiquement par un écusson dorsal : *Ixodes, Dermacentor, Boophilus, Rhipicephalus*, etc.

IXODINE *s. f. (angl. ixodin).* Extrait d'acariens du genre *Ixodes*, qui possède une activité anticoagulante semblable à celle de l'hirudine.

IXODISME *s. m. (angl. ixodism).* État morbide produit par la piqûre de parasites du genre *Ixodes.*

J

J *(angl. J).* Symbole du joule.

JABORANDI *s. m. (angl. jaborandi).* Nom vernaculaire de l'arbuste rutacé d'Amérique du Sud *Pilocarpus jaborandi* et d'autres espèces congénères. Les feuilles de l'espèce citée s'utilisent en infusion aqueuse, en extrait, etc. Elles possèdent des propriétés sialagogues, sudorifiques et antipyrétiques. On en extrait la pilocarpine, alcaloïde parasympathicomimétique.

JABORANDINE *s. f. (angl. jaborandin).* ☞ ***PILOCARPINE.***

JABOULAY (OPÉRATION DE) *(angl. Jaboulay's operation).* Amputation interilio-abdominale emportant le membre inférieur et l'hémibassin.

JABOULAY-LUMIÈRE (BOUTON DE) *(angl. Jaboulay's button).* Bouton à anastomose intestinale latéro-latérale, semblable à celui de Murphy, mais qui s'emboîte par vissage.

JACCOUD (MAIN DE) Arthropathies déformantes des doigts par luxations et dislocations, ressemblant aux déformations de la polyarthrite rhumatoïde, mais réductibles et sans destruction ostéocartilagineuse. Elles sont observées dans le lupus érythémateux systémique, le syndrome de Gougerot-Sjögren ou le syndrome de Sharp.

JACCOUD-OSLER (MALADIE DE) ☞ ***OSLER (MALADIE D').***

JACKSON (ADÉNOME DE) *(angl. bronchial adenoma).* Tumeur bronchique développée aux dépens des glandes muco-sécrétrices, à malignité variable et évoluant vers l'obstruction bronchique. SYN. ***ÉPISTOME.***

JACKSON ◇ (LOI DE) *(angl. Jackson's law).* Les fonctions cérébrales qui apparaissent le plus tard sont les premières à disparaître en cas de lésion du cerveau. **◇ (SIGNES DE)** *(angl. Jackson's signs).* **1.** Prolongation du bruit expiratoire au niveau d'un foyer pulmonaire tuberculeux. **2.** Inégalité entre la fréquence du pouls et celle des pulsations cardiaques dans l'arythmie complète. **◇ (SYNDROME DE)** *(angl. Jackson's syndrome).* Hémiplégie alterne avec paralysie unilatérale du voile du palais, de la langue et du larynx associée à une paralysie des muscles trapèze et sternocléidomastoïdien due à des lésions bulbaires.

JACKSONIEN *adj. (angl. jacksonian).* Qui se rapporte aux manifestations épileptiques décrites par Jackson. SYN. ***BRAVAIS-JACKSONIEN.***

JACOB (ULCÈRE DE) *(angl. Jacob's ulcer).* ☞ ***ULCUS RODENS.***

JACOBAEUS (OPÉRATION DE) *(angl. Jacobaeus' operation).* Technique de pneumolyse par cautérisation des adhérences pleurales sous contrôle d'un thoracoscope.

JACOBSON ◇ (CANAL DE) *(angl. Jacobson's canal).* ☞ ***RAMPE TYMPANIQUE.*** **◇ (CARTILAGE DE)** *(angl. Jacobson's cartilage).* ☞ ***CARTILAGE VOMÉRONASAL.*** **◇ (NERF DE)** *(angl. Jacobson's nerve).* ☞ ***TYMPANIQUE (NERF).*** **◇ (ORGANE DE)** *(angl. Jacobson's organ).* ☞ ***ORGANE VOMÉRONASAL.*** **◇ (RÉFLEXE DE)** *(angl. Jacobson's reflex).* Réflexe observé dans la paralysie spastique des extrémités supérieures : le patient pose son avant-bras sur la main du médecin, la paume étant dirigée vers le haut et les doigts légèrement étirés ; la percussion de l'extrémité inférieure du radius, sur le côté extenseur, provoque la flexion des doigts. **◇ (RÉTINOPATHIE DE)** *(angl. Jacobson's retinitis).* Rétinopathie syphilitique.

JACQUEMIER ◇ (MANŒUVRE DE) *(angl. Jacquemier's maneuver).* Manœuvre obstétricale consistant, en cas de dystocie des épaules après accouchement de la tête, à abaisser le bras postérieur en introduisant une main dans la concavité sacrée. **◇ (SIGNE DE)** *(angl. Jacquemier's sign).* Coloration violette de la muqueuse vaginale au-dessous de l'orifice urétral, observée dès le quatrième mois de grossesse.

JACQUET (DERMATITE DE) *(angl. diaper dermatitis).* Éruption papuleuse, vésiculeuse et érosive, localisée sur les fesses des nouveau-nés, due à une irritation par les langes. SYN. ***ÉRYTHÈME PAPULO-ÉROSIF.***

JACTATION *s. f. (angl. jactation).* Agitation des membres accompagnée de délire lors de maladies fébriles aiguës. On dit aussi jactitation. **◇ NOCTURNE DE LA TÊTE** *(angl. jactatio capitis nocturna).* Mouvements rythmiques involontaires de la tête durant le sommeil ; tic du sommeil.

JADASSOHN (ANÉTODERMIE ÉRYTHÉMATEUSE DE) *(angl. Jadassohn's anetoderma).* Taches érythémateuses bien limitées qui s'atrophient en leur centre et forment une lésion circulaire plissée, donnant à la peau un aspect de papier à cigarettes. Histologiquement, présence d'une infiltration inflammatoire périvasculaire. SYN. ***ANÉTODERMIE ÉRYTHÉMATEUSE.***

JADASSOHN-LEWANDOWSKY (SYNDROME DE) *(angl. Jadassohn-Lewandowski syndrome).* Affection héréditaire du nouveau-né, transmise sur le mode autosomique dominant, associant pachyonychie, kératose cutanée et des muqueuses. SYN. ***PACHYONYCHIE CONGÉNITALE.***

JADASSOHN-TIECHE (NÆVUS BLEU DE) *(angl. Jadassohn-Tieche blue nevus).* Petit nodule lenticulaire bien délimité, dont la couleur bleu ardoise est due à une augmentation des mélanocytes dermiques, fibrocytes et phagocytes mélanocytaires. Il se localise sur la face et sur les extrémités inférieures et ne se transforme pas en tumeur maligne.

JAESCHE (OPÉRATION DE) *(angl. Jaesche's operation).* Technique de correction d'un entropion par déplacement du corps ciliaire.

JAFFE-LICHTENSTEIN (MALADIE DE) *(angl. fibrous dysplasia of bone).* Ostéofibromatose kystique (fibromes osseux non ostéogéniques) de localisation métaphysaire sur les os longs et sans néoformation osseuse. Cliniquement : début dans l'adolescence, déformation des membres, tuméfactions crâniennes. SYN. ***OSTÉOFIBROMATOSE KYSTIQUE.***

JAHNKE (SYNDROME DE) *(angl. Jahnke's syndrome).* Variante de la maladie de Sturge-Weber-Krabbe comprenant un angiome choroïdien.

JALAP (TEINTURE COMPOSÉE DE) *(angl. jalap).* Extrait de la racine tubéreuse de *Exogonium purga*, aux propriétés cathartiques. SYN. ***EAU-DE-VIE ALLEMANDE.***

JALAGUIER (INCISION DE) ☞ ***BATTLE-JALAGUIER-KAMMERER (INCISION DE).***

JAMBE *s. f. (NA. crus). (angl. leg).* Segment du membre inférieur compris entre le genou et le pied, dont le squelette est formé du tibia et de la fibula. En langage courant, désigne souvent le membre inférieur dans sa totalité. ◇ **ARQUÉE** *(angl. bow —).* ☞ ***GENU VARUM.*** ◇ **TORSE** *(angl. torsive —).* Jambe tordue.

JAMBES SANS REPOS (SYNDROME DES) *(angl. restless legs syndrome).* Mouvements anormaux nocturnes constitués par des « impatiences » obligeant le sujet à mouvoir les membres inférieurs, à se relever et à marcher, entravant le sommeil. On l'observe dans les polyneuropathies sensitives et le syndrome parkinsonien. Il est parfois idiopathique.

JAMBIER *adj. (angl. tibial).* Qui se rapporte à la jambe.

JANEWAY (TACHES DE) *(angl. Janeway's spots).* Lésions maculaires indolores, localisées sur la paume des mains et la plante des pieds, apparaissant chez des malades atteints d'endocardite lente de type Osler.

JANICÉPHALE *s. m.* ☞ ***JANICEPS.***

JANICEPS *s. m. (angl. janiceps).* Monstre céphalothoracopage présentant deux faces opposées.

JANSEN (SIGNE DE) *(angl. Jansen's sign).* Dans l'ostéoarthrite déformante de la hanche, le patient est incapable de croiser les jambes de telle sorte que la cheville de l'une repose sur le genou de l'autre.

JANSKY-BIELSCHOWSKI (IDIOTIE AMAUROTIQUE DE) *(angl. Jansky-Bielschowski disease).* ☞ ***IDIOTIE AMAUROTIQUE FAMILIALE.***

JANUS (SYNDROME DE) *(angl. Bret's syndrome).* Aspect radiologique opposé des deux champs pulmonaires : l'un hyperdiaphane, transparent, et l'autre d'opacité normale, avec des ombres vasculaires accentuées. Il s'observe dans les cardiopathies congénitales avec sténose de l'artère pulmonaire. (Ce nom vient du dieu romain Janus, représenté avec deux visages.)

JAPON (FIÈVRE FLUVIALE DU) *(angl. Japanese flood fever).* Maladie endémique aiguë, d'évolution bien définie, responsable d'une forte mortalité due à *Rickettsia orientalis.* Elle est caractérisée par la présence sur la peau d'une lésion nécrotique initiale qui survient du fait de la piqûre d'une espèce de *Trombidium.* Cette lésion nécrotique s'ulcère, et s'accompagne de signes tels que lymphangite, fièvre, éruption exanthématique, bronchite et conjonctivite. SYN. ***TSUTSUGAMUSHI.***

JARCHO-LEVIN (SYNDROME DE) *(angl. Jarcho-Levin syndrome).* Affection héréditaire à transmission autosomique récessive. Dysostose spondylocostale comportant de nombreuses anomalies osseuses.

JARGONAPHASIE *s. f. (angl. jargonaphasia).* Forme d'aphasie caractérisée par l'absence de défauts articulatoires, une prosodie (caractères des phonèmes) qui semble normale, un débit normal ou une logorrhée et d'abondantes paraphasies. Les déformations paraphasiques rendent le langage incompréhensible.

JARISCH-HERXHEIMER (RÉACTION DE) *(angl. Jarisch-Herxheimer reaction).* ☞ ***HERXHEIMER (RÉACTION DE).***

JARRET *s. m. (NA. fossa poplitea). (angl. popliteal fossa).* Région du creux poplité.

JAUNISSE *s. f. (angl. jaundice).* ☞ ***ICTÈRE.***

JAVELLISATION *s. f. (angl. chlorination).* Purification des eaux en les traitant par une solution d'hypochlorite.

JAWORSKI (SIGNE DE) *(angl. Jaworski's sign).* Signe de sténose médiogastrique ou d'estomac biloculaire consistant dans le fait que l'eau introduite dans l'estomac par une sonde ne peut en être retirée, s'étant écoulée dans la poche gastrique inférieure.

JC (VIRUS) *(angl. JC virus). Polyomavirus* responsable de la leuco-encéphalite multifocale progressive.

JEANSELME (NODULES DE) Nodosités situées près des articulations, dues à la syphilis.

JEFFERSON (FRACTURE DE) *(angl. Jefferson's fracture).* Fractures des arcs antérieur et postérieur de l'atlas.

JÉJUNAL *adj. (angl. jejunal).* Qui se rapporte au jéjunum.

JÉJUNECTOMIE *s. f. (angl. jejunectomy).* Excision partielle ou totale du jéjunum.

JÉJUNITE *s. f. (angl. jejunitis).* Inflammation du jéjunum.

JÉJUNOCÆCOSTOMIE *s. f. (angl. jejunocecostomy).* Création d'une anastomose entre le jéjunum et le cæcum. SYN. ***ANASTOMOSE JÉJUNOCÆCALE.***

JÉJUNO-ILÉITE *s. f. (angl. jejunoileitis).* Inflammation du jéjunum et de l'iléon.

JÉJUNO-ILÉOSTOMIE *s. f. (angl. jejunoileostomy).* Création d'une anastomose entre le jéjunum et l'iléon. SYN. ***ANASTOMOSE JÉJUNO-ILÉALE.***

JÉJUNOSTOMIE *s. f. (angl. jejunostomy).* Abouchement chirurgical du jéjunum à la paroi abdominale.

JÉJUNOTOMIE *s. f. (angl. jejunotomy).* Incision du jéjunum.

JÉJUNUM *s. m. (NA. jejunum). (angl. jejunum).* Partie de l'intestin grêle qui fait suite au duodénum et se continue, sans limite nette, par l'iléon.

JELKS (OPÉRATION DE) *(angl. Jelks' operation).* Incision du tissu fibreux péri-rectal de chaque côté de l'anus dans le traitement chirurgical d'une sténose rectale.

JELLINECK (SIGNE DE) *(angl. Jellineck's sign).* Pigmentation brunâtre périoculaire et palpébrale observée dans de nombreux cas d'hyperthyroïdisme.

JENDRASSIK (MANŒUVRE DE) *(angl. Jendrassik's maneuver).* Procédé qui facilite l'étude clinique des réflexes tendineux des membres inférieurs, consistant à demander au patient d'agripper fortement avec les doigts fléchis, les doigts de la main opposée, puis d'effectuer une traction soutenue.

JENNÉRIEN *adj. (angl. jennerian).* Se dit du vaccin ou de la vaccination antivariolique. D'après Edward Jenner (1749-1823), médecin anglais qui a découvert en 1798 cette vaccination.

JENSEN (CHORIORÉTINITE DE) *(angl. Jensen's disease).* Rétinochoroïdite juxtapapillaire en rapport avec la toxoplasmose.

JERSILD (SYNDROME DE) *(angl. anogenital elephantiasis).* Éléphantiasis et lésions ulcérovégétantes et sténosantes de la région génito-anorectale consécutifs à une lymphadénite régionale. SYN. ***SYNDROME ANO-RECTO-GÉNITAL.***

JERVELL ET LANGE-NIELSEN (SYNDROME DE) *(angl. Jervell and Lange-Nielsen syndrome).* Affection congénitale transmise selon le mode récessif et associant une surdimutité et des syncopes en rapport avec des troubles de la repolarisation ventriculaire.

JET (LÉSION DE) *(angl. jet-lesion).* Altération de la paroi cardiaque ou vasculaire par un courant sanguin violent projeté à travers un orifice rétréci.

JETAGE *s. m. (angl. snuffles).* Écoulement nasal mucopurulent qui accompagne certaines affections, en particulier la morve.

JET-LAG *s. m.* Anglicisme désignant l'ensemble des perturbations engendrées par les voyages avec décalage horaire : asthénie, trouble de la vigilance ou de l'humeur, insomnie, etc.

JEÛNE *s. m. (angl. fasting).* Privation, volontaire ou forcée, de toute nourriture.

JOB (SYNDROME DE) *(angl. Job's syndrome).* Syndrome caractérisé par un eczéma surinfecté avec des infections récidivantes et des abcès. Une hyperéosinophilie est fréquente. Il existe une très importante élévation du taux des IgE sériques. Le nom de ce syndrome vient de Job, personnage de la Bible.

JOBERT (OPÉRATION DE) *(angl. Jobert de Lamballe operation).* Fermeture plastique d'une fistule vésico-vaginale.

JOCASTE (COMPLEXE DE) *(angl. Jocasta complex).* Tendances libidinales, explicites ou refoulées, de la mère à l'égard de son fils.

JOFFROY (RÉFLEXE DE) *(angl. Joffroy's reflex).* Contraction clonique des muscles fessiers déclenchée par leur compression, observées dans la paralysie spastique.

JOHNE (BACILLE DE) *(angl. Johne's bacillus).* ☞ ***MYCOBACTERIUM PARATUBERCULOSIS.***

JOHNSON (SYNDROME DE) *(angl. Johnson's syndrome).* Syndrome d'adhérence du muscle oculaire droit latéral ; pseudo-paralysie du droit latéral due aux adhérences formées entre les muscles droit latéral et oblique inférieur, simulant la paralysie du droit inférieur ; c'est une anomalie congénitale.

JOHNSON-BLIZZARD (SYNDROME DE) *(angl. Johnson-Blizzard syndrome).* Syndrome malformatif complexe à transmission autosomique récessive.

JOINTURE *s. f.* ☞ ***ARTICULATION.*** ◇ **SYNOVIALE** *(NA. junctura synovialis). (angl. diarthrosis).* Articulation mobile, qui permet des mouvements étendus, comme celle du genou. Elle est caractérisée par l'existence d'une cavité articulaire limitée par des extrémités osseuses revêtues d'un cartilage lisse et par la membrane synoviale. SYN. ***DIARTHROSE.***

JOLLY (CORPS DE) *(angl. Jolly's bodies).* ☞ ***HOWELL-JOLLY (CORPS DE).***

JONCTION PYÉLO-URÉTÉRALE (SYNDROME DE LA) *(angl. pelviureteric junction obstruction).* Hydronéphrose consécutive à une anomalie de l'implantation de l'uretère dans le pelvis rénal.

JONCTIONNEL *adj. (angl. junctionnal).* En rapport avecc le nœud atrioventriculaire.

JORISSENNE (SIGNE DE) *(angl. Jorissenne's sign).* Chez la femme enceinte, absence d'accélération du pouls lors du passage de la position couchée à la position debout.

JOSEPHS-BLACKFAN-DIAMOND (ANÉMIE APLASTIQUE DU TYPE) *(angl. hypoplastic anemia)*. ☞ ***BLACKFAN-DIAMOND (ANÉMIE DE).***

JOSSERAND (SIGNE DE) *(angl. Josserand's sign)*. Bruit intense à sonorité métallique perçu au niveau du foyer pulmonaire au cours des péricardites aiguës.

JOUBERT (SYNDROME DE) *(angl. Joubert's syndrome)*. Affection héréditaire à transmission autosomique récessive associant retard mental et atrophie cérébelleuse.

JOUE *s. f. (NA. bucca). (angl. cheek)*. Région latérale de la face, qui s'étend depuis l'orbite jusqu'au bord inférieur de la mandibule.

JOULE *s. m. (angl. joule)*. Unité de travail et d'énergie ; unité de chaleur en remplacement de la calorie. 1 joule = 0,239 cal.

JUBERG-HAYWARD (SYNDROME DE) *(angl. Juberg-Hayward syndrome)*. Syndrome polymalformatif lié au chromosome X.

JUDD (OPÉRATIONS DE) *(angl. Judd's operations)*. **1.** Traitement des éventrations cicatricielles par plicature musculo-aponévrotique en paletot. **2.** Résection des deux tiers antérieurs du sphincter pylorique et de la portion duodénale juxtapylorique (duodéno-sphinctérectomie antérieure).

JUGAL *adj. (angl. jugal)*. Qui se rapporte à la joue. ☞ ***MALAIRE.***

JUGOMAXILLAIRE *adj. (angl. jugomaxillary)*. Qui se rapporte à l'os zygomatique et au maxillaire.

JUGULAIRE **1.** *s. f. (angl. vena jugularis)*. Veine jugulaire. Au nombre de trois : antérieure, externe et interne qui drainent les sinus endocrâniens et s'unissent à la veine subclavière pour former la veine brachiocéphalique. ☞ ***ATLAS ANATOMIQUE DES VEINES EN ANNEXE.*** **2.** *adj. (angl. jugular)*. Qui se rapporte à la gorge.

JUHEL-RENOY (SYNDROME DE) *(angl. renal cortical necrosis)*. Nécrose corticale bilatérale du rein, avec anurie et lombalgie, d'évolution mortelle. Il s'observe en cas de grossesse compliquée d'éclampsie ou d'hémorragies rétroplacentaires, dans le choc traumatique et chez les grands brûlés. SYN. ***NÉCROSE CORTICALE SYMÉTRIQUE DES REINS.***

JUJUBE *s. m. (angl. jujube fruit)*. Fruit du jujubier qui entre dans la composition de certaines préparations pharmaceutiques.

JULEP *s. m. (angl. julep)*. Potion composée d'eau distillée, de sirops et d'autres substances médicinales. ◇ **GOMMEUX** Potion composée d'eau, de sirop et d'eau de fleurs d'oranger, qui sert de véhicule aux substances insolubles.

JUMEAU *s. m. (angl. twin)*. Chacun des deux enfants provenant de la même grossesse. S'emploie également comme adjectif. ◇ **DIZYGOTE** *(angl. dizygotic —)*. Jumeaux provenant de la fécondation simultanée de deux ovules distincts par deux spermatozoïdes. SYN. ***JUMEAUX BIVITELLINS, FAUX JUMEAUX.*** ◇ **HOMOZYGOTE** *(angl. monozygotic —)*. Jumeaux provenant de la division d'un œuf unique. Ils sont contenus dans la même enveloppe et sont toujours du même sexe. SYN. ***JUMEAUX UNIVITELLINS, JUMEAUX VRAIS.***

JUNG ◇ **(MUSCLE DE)** *(NA. musculus pyramidalis auriculae). (angl. Jung's muscle)*. Muscle inconstant, pyramidal de l'auricule, situé entre le tragus et la branche de l'hélix. ◇ **(THÉORIE DE)** *(angl. Jung's theory)*. Théorie selon laquelle il existe un inconscient collectif (archétypes) et qui donne à la libido une fonction plus ample et supérieure à la pulsion, la considérant comme une énergie vitale.

JÜNGLING (MALADIE DE) *(angl. Perthes-Jungling disease)*. ☞ ***PERTHES-JÜNGLING (MALADIE DE).***

JUSQUIAME *s. f. (angl. henbane)*. Plante solanacée, du genre *Hyoscyamus*. L'espèce la plus commune, la jusquiame noire, *H. niger*, est narcotique, mydriatique et analgésique. Son action s'explique par sa teneur en scopolamine.

JUTTE (TUBE DE) *(angl. Jutte's tube)*. Type de sonde duodénale pour lavage, aspiration et alimentation.

JUXTA-ARTICULAIRE *adj. (angl. juxtaarticular)*. Qui est situé juste à côté d'une articulation.

JUXTAÉPIPHYSAIRE *adj. (angl. juxtaepiphyseal)*. Qui est situé juste à côté d'une épiphyse.

JUXTALIMINAIRE *adj. (angl. juxtaliminal)*. Qui est très proche du seuil de perception ou de réaction.

JUXTAPYLORIQUE *adj. (angl. juxtapyloric)*. Qui est situé à proximité immédiate du pylore.

K *(angl. K).* **1.** Symbole chimique du potassium. **2.** Symbole du Kelvin.

KABURÉ *s. m. (angl. kabure).* Terme japonais désignant une éruption fugace due à la pénétration cutanée des cercaires de *Schistosoma japonica*.

KADER (OPÉRATION DE) *(angl. Kader operation).* Gastrostomie consistant en une invagination de la paroi gastrique autour du tube de gastrostomie, sous forme de valve destinée à assurer une bonne étanchéité.

KAHLER (MALADIE DE) *(angl. multiple myeloma).* Affection due à la prolifération néoplasique maligne des plasmocytes issus d'un clone lymphoïde B de la moelle osseuse, et caractérisée par la présence de lésions osseuses disséminées, avec douleurs importantes et fractures spontanées. Biologiquement : vitesse de sédimentation très accélérée, anémie, et présence d'une immunoglobuline monoclonale IgG ou IgA, plus rarement IgD ou IgE, dans le sang et de chaînes légères dans les urines. Cette affection est généralement mortelle en 2 à 3 ans. Le recours au thalidomide ou à la lénalidomine se fait dans les cas résistant à la chimiothérapie. SYN. ***PLASMOCYTOME MULTIPLE, MYÉLOME MULTIPLE.***

KAISERLING (SOLUTION DE) *(angl. Kaiserling's fixative).* Liquide pour la conservation de tissus pathologiques composé de 30 g d'acétate potassique et de 10 g de nitrate potassique dissous dans 750 mL d'eau distillée auquel on ajoute 300 mL de formaline.

KAKKAR (MÉTHODE DE) *(angl. Kakkar's method).* Protocole de traitement anticoagulant préventif des complications thromboemboliques veineuses périopératoires : 0,2 mL d'héparinate de calcium 2 à 3 fois par 24 heures par voie sous-cutanée. Traitement débuté 2 heures avant l'opération et poursuivi pendant une semaine après.

KALA-AZAR *s. m. (angl. kala-azar).* Maladie parasitaire endémique en Asie du Sud-Est et en progression dans le Bassin méditerranéen transmise du chien à l'homme par la piqûre de diptères du genre *Phlébotomus*. Elle se caractérise par sa chronicité, par l'existence d'une fièvre irrégulière, par une hypertrophie de la rate et du foie, avec présence dans ces organes et certains autres de *Leishmania donovani*, par un amaigrissement, une anémie, une leucopénie, une augmentation relative du nombre des mononucléaires, une augmentation de la β globuline et fréquemment une hyperpigmentation particulière de la peau ainsi qu'une mortalité élevée. SYN. ***FIÈVRE ÉPIDÉMIQUE D'ASSAM, FIÈVRE DUM-DUM, FIÈVRE NOIRE, LEISHMANIOSE VISCÉRALE, SAHIB (MALADIE DE).*** ☞ ***LEISHMANIOSE.***
◇ **INFANTILE** *(angl. infantile —).* Kala-azar des pays méditerranéens causé par *Leishmania infantum*, qui atteint surtout les enfants. SYN. ***LYMPHADÉNIE SPLÉNIQUE DES ENFANTS, PSEUDO-LEUCÉMIE INFECTIEUSE, PONOS, ANÉMIE SPLÉNIQUE INFANTILE.***

KALICYTIE *s. f. (angl. intracellular potassium).* Taux de potassium intracellulaire.

KALIÉMIE *s. f. (angl. kaliemia).* Taux de potassium dans le sang.

KALIOPÉNIE *s. f. (angl. kaliopenia).* Diminution du taux du potassium.

KALISME *s. m.* Intoxication par les sels de potassium.

KALIUM *s. m.* SYN. (désuet de) ***POTASSIUM.***

KALIURÈSE *s. f. (angl. kaliuresis).* Élimination urinaire du potassium.

KALIURIE *s. f. (angl. kaliuria).* Présence et taux de potassium dans l'urine.

KALLAK *s. m. (angl. kallak).* Dermatose pustuleuse commune chez les esquimaux.

KALLICRÉINE *s. f. (angl. kallicrein).* Enzyme polypeptidique protéolytique, présente surtout dans le pancréas et le plasma sous forme inactive, le kallicréinogène. Sous l'effet de différents facteurs, elle est libérée conjointement avec la bradykinine et la kallidine et entraîne un état de choc.

KALLICRÉINOGÈNE *s. m. (angl. kallikreinogen).* Proenzyme, précurseur de la kallicréine, présente normalement dans le sang et dans de nombreux tissus dotés d'un système de microcirculation bien développé, comme l'intestin grêle.

KALLIDINE *s. f. (angl. kallidin).* Décapeptide produit par la transformation du kallidinogène par la kallicréine. Les effets sont similaires à ceux de la bradykinine.

KALLMANN (SYNDROME DE) *(angl. Kallmann's syndrome).* ☞ ***DYSPLASIE OLFACTOGÉNITALE.***

KANAMYCINE *s. f. (angl. kanamycin).* Antibiotique bactéricide de la famille des aminosides, obtenu à partir de cultures de *Streptomyces* *kanamyceticus.* On l'utilise sous forme de sulfate. On l'administre par voie intramusculaire ; toxique pour la VIIIe paire crânienne et pour le rein.

KANAVEL (SIGNE DE) *(angl. Kanavel's sign).* Douleur à la pression de la région moyenne de l'éminence hypothénar, observée dans la ténosynovite ulnaire.

KANNER (SYNDROME DE) *(angl. Kanner's syndrome).* ☞ ***AUTISME INFANTILE PRÉCOCE.***

KANTER (SIGNE DE) *(angl. Kanter's sign).* Absence de mouvements fœtaux provoqués par la pression de la tête, indiquant la mort du fœtus.

KAOLIN *s. m. (angl. kaolin).* Argile blanche fine, ou silicate d'aluminium hydraté, utilisée dans le traitement des maladies de la peau et de l'estomac, et en pharmacie, pour recouvrir les pilules.

KAOLINOSE *s. f. (angl. kaolinosis).* Variété de pneumoconiose produite par l'inhalation de poussière de kaolin.

KAPLAN (SYNDROME DE) *(angl. Kaplan's syndrome).* Fibrose interstitielle diffuse du poumon chez des patients atteints de polyarthrite rhumatoïde.

KAPOSI (MALADIE DE, SARCOME DE) *(angl. Kaposi's sarcoma).* Nodules ou placards violines, cutanés ou extra-cutanés, liés à la prolifération de cellules fusiformes et vasculaires, non clonales, le plus souvent multifocale. Il existe des formes cutanées indolentes et des formes agressives avec atteintes viscérales notamment pulmonaires. Cette maladie est induite par le virus HHV8. Elle touche les sujet du pourtour méditerranéen et les immunodéprimées (transplantés et sidéens). L'appellation sarcome est usitée mais injustifiée, vue l'absence de clonalité.

KAPOSI-JULIUSBERG (MALADIE DE) *(angl. Kaposi's varicelliform eruption).* Pustulose varioliforme due à un virus du type herpès ou parfois à celui de la vaccine ou de la varicelle. SYN. ***PUSTULOSE VACCINIFORME.***

KAREZZA *s. f.* ☞ ***COITUS RESERVATUS.***

KARMAN (MÉTHODE DE) *(angl. Karman's method).* Méthode d'interruption volontaire de grossesse par aspiration du contenu utérin, utilisable pendant les premières semaines de grossesse.

KARTAGENER (SYNDROME DE) *(angl. Kartagener's syndrome).* Affection héréditaire et familiale caractérisée par la triade sinusite avec polypose nasale, bronchiectasie et transposition viscérale. Elle est transmise selon le mode autosomique récessif.

KARYOCINÈSE *s. f.* ☞ ***CARYOCINÈSE.***

KASABACH-MERRITT (SYNDROME DE) *(angl. Kasabach-Merritt syndrome).* Hémangiome géant associé à un purpura thrombopénique diffus chez le nouveau-né et le nourrisson.

KASHIN-BECK (MALADIE DE) *(angl. Kashin-Beck disease).* Dystrophie ostéo-articulaire observée en Sibérie transbaïkale, en Corée et en Mandchourie, débutant dans la seconde enfance ou l'adolescence et de cause mal connue.

KAST (SYNDROME DE) *(angl. Kast's syndrome).* ☞ ***MAFFUCCI (SYNDROME DE).***

KATAYAMA (MALADIE DE) *(angl. Katayama's fever).* Affection due à *Schistosoma japonicum*, qui se caractérise par l'apparition de symptômes dysentériques, une hypertrophie douloureuse du foie et de la rate accompagnée de fièvre, anémie et ascite.

KATH *s. m. (angl. kath).* Plante d'Afrique orientale dont les feuilles mâchées contiennent des sympathomimétiques pouvant entraîner une intoxication sévère sur les plans cardiovasculaire et psychique.

KATZ (INDICE DE) *(angl. Katz's index).* Indice donnant un seul chiffre pour la vitesse de sédimentation globulaire, obtenu en additionnant le chiffre de la première heure et la moitié du chiffre de la deuxième heure, puis en divisant le total par 2. Il ne dépasse pas normalement 7.

KAUFMAN (SYNDROME DE) *(angl. Kaufman's syndrome).* Syndrome polymalformatif à transmission autosomique récessive avec anomalies oculaires et de la mâchoire.

KAULLA (TEST DE VON) *(angl. englobolin lysis test).* Méthode de détermination de l'activité fibrinolytique du plasma. SYN. ***MESURE DU TEMPS DE LYSE DES ENGLOBULINES.***

KAVAÏNE *s. f.* Alcaloïde extrait du kawa. SYN. ***MÉTHYSTICINE.***

KAWA-KAWA *s. m. (angl. kawa-kawa).* Nom polynésien de *Piper methysticum*, espèce de poivrier répandu dans les îles d'Hawaï.

KAWASAKI (SYNDROME DE) *(angl. Kawasaki's disease).* Vascularite du jeune enfant, de cause inconnue. Elle se manifeste par une fièvre inaugurale avec conjonctivite, énanthème et chéilite puis érythème et œdème palmoplantaire, éruption diffuse et finalement désquamation des extrémités. Risque de décès par atteinte coronaire.

KAYSER-FLEISCHER (ANNEAU DE) *(angl. Kayser-Fleischer ring).* Anneau de pigmentation verdâtre sur le bord de la cornée, caractéristique de la maladie de Wilson et de la pseudosclérose de Westphal-Strümpell. Elle est due à un dépôt de cuivre.

KAZNELSON (SYNDROME DE) *(angl. Kaznelson's syndrome).* Érythroblastopénie idiopathique de l'adulte.

KEARNS ET SAYRE (SYNDROME DE) *(angl. Kearns-Sayre syndrome).* Enemble de troubles secondaires à une mutation de l'ADN mitochondrial : ophtalmoplégie par myopathie, rétinite pigmentaire, myocardiopathie, spasticité, retard statural et intellectuel.

KEDANI (MALADIE DE) *(angl. Japanese flood fever).* Fièvre fluviale du Japon.

KEEGAN (OPÉRATION DE) *(angl. Keegan's operation).* Modification de la rhinoplastie à l'indienne avec prise du lambeau principalement sur un côté du front.

KEEN <> (OPÉRATION DE) *(angl. Keen's operation).* Omphalectomie, dans le traitement de la hernie ombilicale. **<> (SIGNE DE)** *(angl. Keen's sign).* Augmentation du diamètre de la cheville dans la fracture de l'extrémité inférieure de la fibula avec arrachement de la malléole interne.

KEHR <> (DRAIN DE) *(angl. T-tube).* Drain en caoutchouc en forme de T utilisé pour le drainage des voies biliaires. SYN. ***TUBE DE KEHR.*** **<> (INCISION DE)** *(angl. Kehr's incision).* Incision xyphopubienne pour l'abord des voies biliaires. **<> (INCISION DE) DEUXIÈME MANIÈRE** Incision pour l'abord des voies biliaires, dessinant dans son ensemble une courbe à concavité supéro-externe. **<> (INCISION DE) PREMIÈRE MANIÈRE** Incision en baïonnette, se composant de trois segments réunis par des angles obtus : un segment supérieur vertical sur la ligne médiane, un segment moyen oblique en bas et en dehors et un segment inférieur vertical sur le bord externe du muscle droit. **<> (OPÉRATION DE)** *(angl. Kehr's operation).* Ablation chirurgicale de la vésicule biliaire et du cystique avec drainage du cholédoque par un tube en T dit de Kehr. **<> (TUBE DE)** ☞ ***KEHR (DRAIN DE).***

KEHRER <> (OPÉRATION DE) *(angl. Kehrer's operation).* Correction plastique du mamelon invaginé, par excision d'un segment cutané entourant celui-ci afin de créer une cicatrice rétractile. **<> (RÉFLEXE DE)** *(angl. Kehrer's reflex).* ☞ ***RÉFLEXE AURICULOPALPÉBRAL.***

KEIDEL (TUBE DE) *(angl. Keidel's tube).* Ampoule stérilisée et rendue vide, rattachée à une seringue et servant à prélever le sang par ponction veineuse.

KEIPERT (SYNDROME DE) *(angl. Keipert's syndrome).* Syndrome malformatif proche du syndrome de Rubinstein et Taybi. ☞ ***RUBINSTEIN ET TAYBI (SYNDROME DE).***

KEITH ET FLACK (NŒUD DE) ☞ ***NŒUD SINUATRIAL.***

KELL (SYSTÈME) *(angl. Kell blood group).* ☞ ***GROUPE SANGUIN.***

KELLER (OPÉRATION DE) *(angl. Keller's operation).* Correction de l'*hallux valgus* par résection de la base de la première phalange du gros orteil.

KELLY <> (OPÉRATIONS DE) *(angl. Kelly's operations).* **1.** Traitement d'une paralysie d'une corde vocale par cordopexie, qui consiste à déplacer et fixer la corde dans une position d'abduction, afin d'assurer le passage de l'air. **2.** Technique de plastie et de fixation du col vésical pour corriger certaines formes d'incontinence urinaire féminine. **3.** Fixation de l'utérus à la paroi abdominale pour en corriger la rétroversion. **4.** Hystérectomie abdominale sub-totale, par section continue transverse en allant du côté le plus facile vers le côté le plus difficile. **<> (SPÉCULUM DE)** *(angl. Kelly's speculum).* Spéculum rectal tubulaire muni d'un obturateur. **<> (TUBE DE)** *(angl. Kelly's tube).* Tube de rectosigmoïdoscopie.

KELLY-PATTERSON (SYNDROME DE) ☞ ***PLUMMER-VINSON (SYNDROME DE).***

KÉLOTOMIE *s. f. (angl. kelotomy).* Intervention (herniotomie) pour hernie étranglée qui comporte l'incision des téguments qui recouvrent le sac herniaire pour ouvrir celui-ci en incisant les tissus couche par couche puis la dilatation de l'ouverture par laquelle on peut rentrer les parties herniées ou l'élargissement par débridement, et enfin la réduction.

KELVIN *s. m. (angl. kelvin).* Unité de base de la température thermodynamique dans le système international. Un kelvin (symbole K) est équivalent à un degré Celsius. L'échelle Kelvin a le zéro absolu pour point de départ, d'où une température de fusion de la glace à 273,16 K et une température d'ébullition de l'eau à 373,16 K.

KENNEDY (SYNDROME DE) *(angl. Kennedy's syndrome).* Syndrome à transmission récessive liée au chromosome X associant une atrophie musculaire bulbo-spinale, une gynécomastie et un diabète.

KENNEDY (SYNDROME DE FOSTER) *(angl. Foster Kennedy's syndrome).* Syndrome oculaire provoqué par une tumeur du lobe frontal, caractérisé par une névrite optique, un scotome central avec atrophie optique du côté de la lésion et un œdème de la papille du côté opposé.

KENNY-CAFFEY (SYNDROME DE) *(angl. Kenny-Caffey syndrome).* ☞ ***CAFFEY-SMYTH (SYNDROME DE).***

KENT (FAISCEAU DE) *(angl. Kent's bundle).* Faisceau atrioventriculaire anormal réunissant directement un atrium aux ventricules. ☞ ***WOLFF-PARKINSON-WHITE (SYNDROME DE).***

KÉPHYR *s. m. (angl. kephyr).* Lait fermenté artificiellement, qui contient de l'acide lactique, de l'alcool et de l'acide carbonique. Produit diététique utilisé comme aliment principal dans certaines diètes.

KÉRANDEL (SIGNE DE) *(angl. Kérandel's sign).* Hyperesthésie des téguments et des muscles observée chez les malades atteints de trypanosomiase africaine. Ainsi, le fait de tourner une clef dans une serrure détermine une très vive douleur dans le creux de la main. SYN. ***SIGNE DE LA CLEF.***

KÉRAT-, KÉRATO- *(angl. kerat-, kerato-).* Préfixes d'origine grecque signifiant corne et indiquant une relation avec la cornée ou le tissu corné.

KÉRATALGIE *s. f. (angl. keratalgia).* Douleur au niveau de la cornée.

KÉRATECTASIE *s. f. (angl. keratectasia).* Distension ou protrusion de la cornée.

KÉRATECTOMIE *s. f. (angl. keratectomy).* Excision d'une partie de la cornée. ◇ **PHOTORÉFRACTRICE** *(angl. photorefractive —).* Intervention au laser pour corriger un trouble de la réfraction.

KÉRATINE *s. f. (angl. keratin).* Substance organique qui constitue la base de l'épiderme, des ongles, des poils et des tissus cornés, semblable aux protéines par sa structure chimique et qui, en se décomposant, donne de la tyrosine et de la leucine. Elle a été utilisée pour recouvrir les médicaments se présentant sous forme de pilules, qui doivent agir uniquement dans l'intestin.

KÉRATINISATION *s. f. (angl. keratinization).* Processus d'imprégnation par la kératine des cellules épidermiques, qui acquièrent une grande solidité.

KÉRATINOCYTE *s. m. (angl. keratinocyte).* Cellule épithéliale, représentant l'unité anatomique et fonctionnelle de l'épiderme.

KÉRATITE *s. f. (angl. keratitis).* Inflammation de la cornée. ◇ **DENDRITIQUE** *(angl. dendritic —).* Kératite superficielle herpétique caractérisée par une ulcération cornéenne de forme ramifiée. ◇ **GRANULEUSE** *(angl. granular —).* ☞ ***PANNUS DE LA CORNÉE.*** ◇ **HERPÉTIQUE** *(angl. herpetic —).* Kératite secondaire à l'infection par le virus de l'herpès. SYN. ***KÉRATITE DENDRITIQUE.*** ◇ **INTERSTITIELLE** *(angl. interstitial —).* Kératite se caractérisant par une infiltration en profondeur de la cornée, lui donnant un aspect dépoli. Elle est observée en général dans la syphilis congénitale et dans la tuberculose. SYN. ***KÉRATITE DE HUTCHINSON.*** ◇ **LAGOPHTALMIQUE** *(angl. lagophthalmic —).* Kératite secondaire à l'exposition à l'air du globe oculaire dans la lagophtalmie. ◇ **MARGINALE** *(angl. marginal —).* Kératite vésiculaire dans laquelle les vésicules se disposent sur le pourtour de la cornée. SYN. ***KÉRATITE DE FUCHS.*** ◇ **MYCOSIQUE** *(angl. mycotic —).* ☞ ***KÉRATOMYCOSE.*** ◇ **NEUROPARALYTIQUE** *(angl. neuroparalytic —).* Kératite secondaire à une lésion de la Ve paire de nerfs crâniens (nerf trijumeau) par section traumatique ou zona ophtalmique. ◇ **PANNEUSE** ☞ ***PANNUS DE LA CORNÉE.*** ◇ **PARENCHYMATEUSE PROFONDE** ☞ ***KÉRATITE INTERSTITIELLE.*** ◇ **PHLYCTÉNULAIRE** *(angl. phlyctenular —).* Kératite caractérisée par la présence sur la cornée de phlyctènes de petite ou grande taille, traduisant un processus allergique vis-à-vis de la tuberculine. ◇ **PONCTUÉE** *(angl. punctate —).* Kératite caractérisée par l'existence, à la surface de la cornée, de petites taches apparaissant comme un piqueté en pointes d'épingles. ◇ **PONCTUÉE SUPERFICIELLE** *(angl. superficial punctata —).* Kératite caractérisée par la présence de petites opacités de la cornée situées sous la membrane de Bowman. SYN. ***KÉRATITE PONCTUÉE SOUS-ÉPITHÉLIALE.*** ◇ **SCLÉROSANTE** *(angl. sclerosing —).* Kératite associée à une sclérite, et hyperplasie des structures profondes de la cornée. ◇ **SÈCHE** *(angl. — sicca).* Kératite ponctuée superficielle liée à une sècheresse oculaire. ◇ **SECONDAIRE** *(angl. secondary —).* Toute kératite survenant secondairement à une affection d'une autre partie de l'œil, notamment de la conjonctive. ◇ **SERPIGINEUSE** *(angl. serpiginous —).* Ulcération serpigineuse de la cornée accompagnée de formation de pus dans la chambre antérieure de l'œil. SYN. ***KÉRATITE À HYPOPYON.*** ◇ **TRACHOMATEUSE** ☞ ***PANNUS DE LA CORNÉE.*** ◇ **ULCÉREUSE** *(angl. ulcerative —).* Ulcération de la cornée. ◇ **VÉSICULAIRE** *(angl. vesicular —).* Kératite caractérisée par la présence de petites vésicules superficielles sur la cornée.

KÉRATOACANTHOME *s. m. (angl. keratoacanthoma).* Tumeur bénigne épithéliale pseudoépithéliomateuse, se développant sur le visage chez un homme de plus de cinquante ans. De la taille d'un pois, de teinte rouge violacé, discoïde à centre déprimé rempli de squames kératinisées, elle guérit spontanément mais est susceptible de se transformer en épithélioma spinocellulaire. SYN. ***MOLLUSCUM SEBACEUM.***

KÉRATOANGIOME *s. m.* ☞ ***ANGIOKÉRATOME.***

KÉRATOCÈLE *s. f. (angl. keratocele).* Hernie de la membrane de Descemet à travers une ulcération de la cornée. SYN. ***DESCÉMÉTOCÈLE.***

KÉRATOCENTÈSE *s. f. (angl. keratocentesis).* Ponction de la cornée.

KÉRATOCÔNE *s. m. (angl. keratoconus).* Déformation cornéenne en forme de cône ; variété de staphylome transparent. Affection à transmission autosomique dominante. SYN. ***CORNÉE CONIQUE, STAPHYLOME PELLUCIDE CONIQUE.***

KÉRATOCONJONCTIVITE *s. f. (angl. keratoconjunctivitis).* Inflammation de la cornée et de la conjonctive. ◇ **ÉPIDÉMIQUE** *(angl. epidemic —).* Infection aiguë contagieuse de nature virale, caractérisée par un œdème de la conjonctive, une hyperhémie, des pétéchies et une adénopathie régionale inflammatoire. ◇ **PHLYCTÉNULAIRE** *(angl. phlyctenular —).* Affection de l'enfant atteint par ailleurs d'infection rhinopharyngée ou cutanée, avec présence sur la conjonctive et la cornée de nodules évoluant vers l'ulcération puis la cicatrisation.

KÉRATODERMIE *s. f. (angl. keratoderma).* Hypertrophie de la couche cornéenne de la peau, qui se localise notamment dans les régions palmaires et plantaires. Elle peut être congénitale ou acquise. ◇ **PALMOPLANTAIRE CLIMATÉRIQUE** *(angl. — climactericum).* Hyperkératose localisée aux paumes des mains et aux plantes des pieds, qui apparaît au moment de la ménopause.

KÉRATOGÈNE *adj. (angl. keratogenesis).* Qui stimule la production de kératine.

KÉRATOGLOBE *s. m. (angl. keratoglobus).* Déformation de la cornée en avant, formant un arrondi tel un globe ; variété de staphylome transparent. SYN. ***CORNÉE GLOBULEUSE, STAPHYLOME PELLUCIDE GLOBULEUX.***

KÉRATOHYALINE *s. f. (angl. keratohyalin granule).* Substance cornée des cellules du *stratum granulosum* de la peau. ☞ ***ÉLÉIDINE.***

KÉRATOÏDE *adj. (angl. keratoid).* Qui ressemble à la corne ou au tissu corné.

KÉRATO-IRIDOCYCLITE *s. f. (angl. keratoiridocyclitis).* Inflammation de la cornée, de l'iris et du corps ciliaire.

KÉRATO-IRITIS *s. f. (angl. keratoiritis).* Inflammation de la cornée et de l'iris.

KÉRATOLYSE *s. f. (angl. keratolysis).* Dissolution de la kératine cutanée.

KÉRATOMALACIE *s. f. (angl. keratomalacia).* Ramollissement de la cornée, qui s'observe surtout chez les jeunes enfants atteints d'avitaminose A.

KÉRATOME *s. m. (angl. keratoma).* Hyperkératose circonscrite et qui peut aboutir à un aspect de corne cutanée. ◇ **MALIN DIFFUS CONGÉNITAL** *(angl. ichthyosis congenita).* Dermatose congénitale hyperkératosique transmise sur le mode récessif qui conduit à la mort en quelques jours. SYN. ***ICHTYOSE INTRA-UTÉRINE, FŒTUS ARLEQUIN.*** ◇ **SÉNILE** *(angl. senile —).* SYN. ***KÉRATOSE SÉNILE.***

KÉRATOMÈTRE *s. m. (angl. keratometer).* Appareil servant à mesurer la courbure de la cornée.

KÉRATOMILEUSIS *s. m. (angl. keratomileusis).* Technique de chirurgie réfractive consistant, à prélever une lamelle de cornée puis à la remettre en place après avoir modifié sa courbure. ☞ ***RÉFRACTIVE (CHIRURGIE).***

KÉRATOMYCOSE *s. f. (angl. keratomycosis).* Infection cornéenne d'origine mycosique, le plus souvent due à *Aspergillus fumigatus.*

KÉRATONYXIS *s. f. (angl. keratonyxis).* Ponction de la cornée.

KÉRATOPATHIE *s. f. (angl. keratopathy).* Affection de la cornée.

KÉRATOPLASTIE *s. f. (angl. keratoplasty).* Chirurgie plastique de la cornée visant à remplacer un fragment opaque de la cornée par un fragment cornéen transparent, provenant soit du patient lui-même, soit d'une autre personne. SYN. ***GREFFE DE CORNÉE.***

KÉRATOPROTÉINE *s. f. (angl. keratoprotein).* Protéine du tissu corné, comme les poils, les ongles, l'épiderme, etc.

KÉRATOPROTHÈSE *s. f. (angl. keratoprothesis).* Remplacement d'une partie opaque de la cornée par un implant de matière organique inerte transparente.

KÉRATORRHEXIS *s. f. (angl. keratorhexis).* Rupture de la cornée secondaire à un ulcère ou à un traumatisme.

KÉRATOSCOPE *s. m. (angl. keratoscope).* Appareil servant à examiner la cornée.

KÉRATOSCOPIE *s. f. (angl. keratoscopy).* Terme général désignant l'ensemble des méthodes d'examen de la cornée.

KÉRATOSE *s. f. (angl. keratosis).* Dermatose caractérisée par un épaississement de la couche cornée de l'épiderme. ◇ **ARSENICALE** *(angl. arsenic —).* Plaques de kératose observées dans l'intoxication arsenicale chronique. ◇ **BLENNORRAGIQUE** *(angl. — blennorrhagica).* Hyperkératose palmo-plantaire associée à la blennorragie. ◇ **FOLLICULAIRE ACUMINÉE** *(angl. acne cornea).* Dermatose caractérisée par une éruption kératosique autour des follicules pileux. SYN. ***ACNÉ CORNÉE, KÉRATOSE FOLLICULAIRE CONTAGIEUSE.*** ◇ **OBTURANTE** *(angl. — obturans).* Desquamation des couches épidermiques du méat acoustique externe, qui, avec le cérumen, forme une masse qui bouche le conduit. SYN. ***BOUCHON ÉPIDERMIQUE.*** ◇ **PILAIRE ROUGE** *(angl. — piliaris).* Variété de kératose pilaire dans laquelle chaque papule présente une coloration rouge. ◇ **PILAIRE SIMPLE** *(angl. — piliaris).* Altération courante de la peau, caractérisée par sa sécheresse et par des saillies papuleuses acuminées au niveau des orifices folliculaires. ◇ **SÉBORRHÉIQUE** *(angl. seborrheic —).* ☞ ***VERRUE SÉBORRHÉIQUE.*** ◇ **SÉNILE** *(angl. — senilis).* Taches brunâtres verruqueuses hyperkératosiques, apparaissant après la cinquantaine et pouvant dégénérer.

KÉRATOTOME *s. m. (angl. keratotome).* Bistouri utilisé pour inciser la cornée, comme le bistouri de Beer.

KÉRATOTOMIE *s. f. (angl. keratotomy).* Incision de la cornée. ◇ **RADIAIRE** *(angl. radial —).* Intervention par incisions en rayons de la cornée pour remédier à certaines myopies.

KÉRAUNOPHOBIE *s. f. (angl. keraunophobia).* Crainte morbide de la foudre et des orages.

KERCKRING (VALVULES DE) *(angl. Kerckring's folds).* ☞ ***VALVULE CONNIVENTE.***

KERGARADEC (SIGNE DE) *(angl. Kergaradec's sign).* Souffle utérin perçu à l'auscultation de l'utérus gravide dû à l'importante circulation sanguine.

KÉRION *s. m. (angl. kerion).* ☞ ***CELSE (KÉRION DE).***

KERKRING (POINT DE) *(angl. Kerkring's center).* Point d'ossification surnuméraire de l'os occipital, situé sur le bord postérieur du foramen magnum.

KERLEY (LIGNES DE) *(angl. Kerley's lines).* Images linéaires pouvant être observées à la radiographie pulmonaire et correspondant à l'hypertrophie des septums interlobulaires.

KERL-URBACH (MALADIE DE) *(angl. Kerl-Urbach disease).* Forme de xanthomatose cutanée.

KERMÈS *s. m. (angl. kermes).* Insecte hémiptère parasite de différentes espèces de *Quercus* (chêne), et qui fournit un pigment rouge analogue à la cochenille. ◇ **MINÉRAL** *(angl. antimony sulfide).* Sulfure d'antimoine.

KERNIG (SIGNE DE) *(angl. Kernig's sign).* Signe caractéristique de la méningite, consistant en une contracture douloureuse des muscles de la région lombaire lorsqu'on fléchit la cuisse sur le bassin (la jambe étant en extension), ou la jambe sur la cuisse.

KERNICTERUS Terme allemand. SYN. ***ICTÈRE NUCLÉAIRE.***

KERR (SIGNE DE) *(angl. Kerr's sign).* Épaississement des téguments correspondant à la région somatique située au-dessous du niveau d'une lésion de la moelle épinière.

KÉTANSÉRINE *s. f. (angl. ketanserin).* Inhibiteur de la sérotonine à action antihypertensive et anti-dépressive.

KEY ET RETZIUS (GAINE DE) *(angl. Key-Retzius connective tissue sheath).* ☞ ***ENDONÈVRE.***

KHELLINE *s. f. (angl. khellin).* Principe actif des extraits de *Ammi visnaga*, plante ombellifère du Proche-Orient. La khelline provoque le relâchement de la musculature lisse.

KIENBÖCK ⟡ **(ATROPHIE DE)** *(angl. Kienböck's atrophy).* Atrophie osseuse aiguë au cours d'affections inflammatoires atteignant les extrémités. ⟡ **(MALADIE DE)** *(angl. Kienböck's disease).* Ostéite chronique nécrosante progressive du lunatum. ⟡ **(PHÉNOMÈNE DE)** *(angl. Kienböck's phenomenon).* À la radioscopie, en cas de paralysie ou de gêne au mouvement (épanchement) l'hémicoupole diaphragmatique du côté de la lésion s'élève à l'inspiration et s'abaisse à l'expiration.

KIERNAN (ESPACE DE) *(angl. Kiernan's space).* ☞ ***ESPACE DE KIERNAN.***

KIESSELBACH (AIRE DE) *(angl. Kisselbach's area).* Aire située à la partie antérieure du septum nasal, riche en capillaires, lieu fréquent de l'épistaxis.

KIF *s. m. (angl. cannabis).* Feuilles séchées de chanvre indien.

KILLIAN ⟡ **(OPÉRATION DE)** *(angl. Killian's operation).* Traitement de la sinusite frontale suppurée chronique par résection de la paroi antérieure du sinus frontal, excision du tissu atteint et formation d'une communication permanente avec la cavité nasale. ⟡ **(SPÉCULUM DE)** *(angl. Killian's speculum).* Spéculum nasal métallique comportant deux valves plates. ⟡ **(TUBE DE)** *(angl. Killian's tube).* Série de tubes utilisés pour l'extraction des corps étrangers de la trachée et de l'œsophage.

KILO- *(angl. kilo-).* Préfixe d'origine grecque signifiant mille. Ce préfixe, placé devant une unité de mesure, la multiplie par 1000.

KILOBASE *s. m. (angl. kilobase).* Unité de longueur en génétique valant mille bases pour l'ARN ou mille paires de bases pour l'ADN.

KILOCALORIE *s. f. (angl. kilocalorie).* Unité de quantité de chaleur, égale à 1 000 cal. Symbole : kcal. SYN. ***GRANDE CALORIE.***

KILOH-NEOIN (SYNDROME DE) *(angl. Kiloh-Neoin syndrome).* Myopathie oculaire avec ptosis et ophtalmoplégie.

KIMMELSTIEL-WILSON (SYNDROME DE) *(angl. Kimmelstiel-Wilson syndrome).* Glomérulosclérose intercapillaire fréquente au cours du diabète avec protéinurie massive, hypertension artérielle et insuffisance rénale. Elle est constamment associée à une rétinopathie diabétique.

KI-MO *(angl. kimo).* Maladie contagieuse, endémique, courante chez les indigènes du Laos, caractérisée par des ulcérations cutanées recouvertes de végétations qui apparaissent lors de poussées fébriles successives.

KIMPTON-BROWN (TUBE DE) *(angl. Kimpton-Brown tube).* Tube cylindrique qui permet la transfusion directe du sang.

KIMURA (MALADIE DE) *(angl. Kimura's disease).* Affection de cause inconnue associant des adénopathies et des nodules érythémateux de la région cervicale.

KINASE *s. f. (angl. kinase).* Toute enzyme catalysant le transfert du radical phosphorique de l'ATP sur un accepteur, qui est ainsi activé.

KINÉ- *(angl. kine-).* ☞ ***CINÉ-.***

KINÉSIE PARADOXALE *(angl. paradoxical kinesia).* Phénomène observé dans la maladie de Parkinson où, dans certaines circonstances, le patient apparaît libéré de la lenteur et de la rigidité, avec une motilité normale pendant quelques instants.

KINÉSIMÈTRE *s. m. (angl. kinesimeter).* Instrument servant à mesurer l'amplitude des mouvements volontaires.

KINÉSIOLOGIE *s. f.* ☞ ***CINÉSIOLOGIE.***

KINÉSITHÉRAPEUTE *s. m. (angl. kinesitherapist).* Auxilliaire médical pratiquant la kinésithérapie.

KINÉSITHÉRAPIE *s. f. (angl. kinesitherapy).* Utilisation des mouvements actifs (gymnastique médicale) ou passifs (massage) à des fins thérapeutiques.

KINESTHÉSIOMÈTRE *s. m. (angl. kinesthesiometer).* Instrument destiné à déterminer la sensibilité musculaire.

KING ⟡ **(OPÉRATION DE)** *(angl. King's operation).* Technique d'aryténoïdopexie. ⟡ **(UNITÉ)** *(angl. King unit).* Unité de dosage des phosphatases sériques.

KINGELLA *(angl. Kingella).* Espèce bactérienne Gram – de la famille des *Nesseriacae*, saprophytes habituels de l'oropharynx et pouvant être à l'origine d'infections humaines.

KININE *s. f. (angl. kinin).* Nom générique qui s'applique à certains polypeptides naturels dotés d'une activité vasodilatatrice, comme la bradykinine, la kallidine, etc. Ils sont libérés dans le plasma sous l'action de la kallicréine, à partir du kallicréinogène.

KIRK (AMPUTATION DE) *(angl. Kirk's amputation).* Amputation suscondylienne du fémur, avec suture du tendon du quadriceps à l'extrémité sectionnée du fémur.

KIRMISSON (OPÉRATION DE) *(angl. Kirmisson's operation).* Transplantation du tendon calcanéen sur le long fibulaire latéral dans le traitement du pied bot.

KIRSCHNER (BROCHE DE) *(angl. Kirschner's wire).* Broche en acier utilisée pour transfixier les os et mettre en traction un membre fracturé.

KIRSTEIN (MÉTHODE DE) *(angl. Kirstein's method).* Laryngoscopie directe, qui s'effectue en abaissant fortement la langue et en rejetant la tête du sujet très en arrière.

KISSING-ULCER Ulcère en miroir, en face d'un autre ulcère sur le duodénum.

KITAHARA (SYNDROME DE) *(angl. Kitahara's syndrome).* Choriorétinite séreuse centrale.

KITASATO (FILTRE DE) *(angl. Kitasato's filter).* Appareil de laboratoire composé d'un ballon dont l'orifice est complètement obturé par un bouchon de caoutchouc traversé par une petite bougie de porcelaine qui arrive presque jusqu'au fond du ballon, dans lequel on fait le vide par aspiration.

KJELDAHL (MÉTHODE DE) *(angl. Kjeldahl's method).* Méthode permettant de déterminer la quantité d'azote présente dans un composé organique en le chauffant avec de l'acide sulfurique fort ; l'azote se transforme en ammoniac, qui est distillé et recueilli dans une solution concentrée d'acide sulfurique.

KJELLAND (FORCEPS DE) *(angl. Kjelland's forceps).* Forceps ayant un manche court, sans courbure pelvienne, avec une forte courbure céphalique et une articulation qui permet le glissement d'une branche sur l'autre.

KLAPP (TRAITEMENT DE) *(angl. Klapp's creeping treatment).* Traitement de la scoliose par différents exercices de gymnastique à visée vertébrale, effectués en position de quadrupédie sur le sol.

KLEBSIELLA Genre de bactéries à Gram négatif, appartenant à la famille des *Enterobacteriaceae* isolées des matières fécales de l'homme et des animaux, et quelquefois pathogènes. ◇ ***OZENAE*** Agent responsable de l'ozène. ◇ ***PNEUMONIAE*** Bacille isolée de l'intestin et de l'appareil respiratoire chez l'homme, responsable d'infections diverses : bronchite, bronchopneumonies, pleurésie, infections urinaires, septicémies. SYN. ***BACILLE DE FRIEDLÄNDER.*** ◇ ***RHINOSCLEROMATIS*** Agent responsable du rhinosclérome.

KLEBS-LÖFFLER (BACILLE DE) *(angl. diphteria bacillus).* ☞ ***CORYNEBACTERIUM DIPHTHERIAE.***

KLEIHAUER (TEST DE) *(angl. Kleihauer's test).* Technique permettant de dépister l'hémoglobine fœtale dans les globules rouges ; utilisée en cas d'accouchement par une femme Rhésus - d'un enfant Rhésus +.

KLEIN (THÉORIE DE) *(angl. Klein's theory).* Reformulation de la théorie psychanalytique due à Mélanie Klein et son école, dont les axes principaux d'étude se centrent sur la hiérarchisation des premières relations objectales, sur les concepts de fantasme inconscient, de complexe d'Œdipe précoce, de bon et de mauvais objet, et la définition des positions schizoparanoïdes et dépressives avec leurs angoisses respectives de type persécutif et dépressif.

KLEINE-LEVIN (SYNDROME DE) *(angl. Kleine-Levin syndrome).* Accès d'hypersomnie prolongés entrecoupés de réveils brefs, marqués par une boulimie. Survient par périodes durant plusieurs jours ou plusieurs semaines, séparées par des phases de normalité. Il touche surtout les adultes jeunes de sexe masculin. Son étiologie est inconnue et l'évolution spontanément favorable.

KLEPTOMANE *s. m. (angl. kleptomaniac).* Sujet atteint de kleptomanie (tendance morbide à commettre des vols).

KLEPTOPHOBIE *s. f. (angl. kleptophobia).* Crainte morbide de commettre un vol.

KLINEFELTER (SYNDROME DE) *(angl. Klinefelter's syndrome).* Insuffisance testiculaire primaire par sclérohyalinose testiculaire avec atrophie et azoospermie, caractérisée par une gynécomastie, un eunuchoïdisme, souvent une grande taille et des taux urinaires élevés de gonadotrophines. La détermination du sexe chromosomique montre la présence d'un chromosome X supplémentaire (caryotype XXY) dans 75 % des cas, de plusieurs chromosomes X supplémentaires dans les autres cas. SYN. ***KLINEFELTER-REIFENSTEIN-ALBRIGHT (SYNDROME DE).***

KLIPPEL (MALADIE DE) *(angl. Klippel's disease).* État démentiel et paralysies succédant à des ictus à répétition par athérome cérébral. SYN. ***PSEUDO-PARALYSIE GÉNÉRALE ARTHRITIQUE.***

KLIPPEL-FEIL (SYNDROME DE) *(angl. Klippel-Feil syndrome).* Malformation familiale de la colonne vertébrale cervicale, due à l'absence congénitale d'une ou de plusieurs vertèbres cervicales ou à leur atrophie avec tassement, et donnant au malade l'aspect d'« homme sans cou ». Les mouvements de la tête, qui est enfoncée dans les épaules, sont très limités.

KLIPPEL-TRENAUNAY (SYNDROME DE) *(angl. Klippel-Trenaunay syndrome).* Affection rare caractérisée par un angiome plan cutané congénital, siégeant souvent à l'un des membres inférieurs, avec varices et phlébectasies, et par une hypertrophie du membre atteint intéressant les os et les parties molles.

KLIPPEL-WEIL (SIGNE DE) ☞ ***POUCE (SIGNE DU).***

KLÜVER-BUCY (SYNDROME DE) *(angl. Klüver-Bucy syndrome).* Ensemble de symptômes décrits chez le singe après une lobectomie temporo-limbique, caractérisés par une cécité psychique, une tendance à porter les objets à la bouche et une boulimie, une diminution des réactions émotionnelles, une exacerbation de l'activité sexuelle. Chez l'homme, il s'observe de façon plus ou moins complète après d'importants traumatismes crâniens ou après encéphalites lésant les régions temporales et comporte également des troubles de la mémoire.

KLYSMAPHILIE *s. f. (angl. klismaphilia).* Recherche de la satisfaction sexuelle par l'usage de lavements.

KNAPP ◇ (OPÉRATIONS DE) *(angl. Knapp's operations).* **1.** Traitement chirurgical de la cataracte par extraction du cristallin au moyen de l'ouverture de la capsule cristallinienne, sans iridectomie. **2.** Technique de blépharoplastie. **◇ (PINCE DE)** *(angl. Knapp's forceps).* Pince que l'on utilise pour écraser les granulations trachomateuses de la conjonctive. **◇ (STRIE DE)** *(angl. Knapp's streaks).* ☞ ***STRIE ANGIOÏDE.***

KNAUS (LOI DE) ☞ ***OGINO-KNAUS (MÉTHODE D').***

KOBELT ◇ (MUSCLE DE) ☞ ***HOUSTON (MUSCLE DE).*** **◇ (TUBE DE)** *(angl. Kobelt's tubules).* Nom des vestiges des canaux de Wolff dans le parovarium.

KÖBNER ◇ (MALADIE DE) *(angl. Köbner's disease).* Épidermolyse bulleuse simple. **◇ (PHÉNOMÈNE DE)** *(angl. Köbner's phenomenon).* Apparition de lésions de psoriasis dans une région de peau saine, sous l'effet d'une irritation locale, chez un malade psoriasique.

KOCH ◇ (BACILLE DE) *(angl. Koch's bacillus).* ☞ ***MYCOBACTERIUM TUBERCULOSIS.*** **◇ (LOI DE)** *(angl. Koch's postulate).* La spécificité d'un micro-organisme vis-à-vis d'une maladie ne peut être démontrée que si les conditions suivantes sont remplies : 1) le micro-organisme doit être mis en évidence dans tous les cas de la maladie ; 2) il doit pouvoir être isolé en culture pure ; 3) prélevé dans cette culture et inoculé à nouveau, il doit reproduire la même maladie ; 4) il doit pouvoir être isolé à nouveau et être cultivé en culture pure. **◇ (PHÉNOMÈNE DE)** *(angl. Koch's phenomenon).* Si l'on injecte des bacilles tuberculeux à un cobaye déjà tuberculeux, la nouvelle infection ne se généralise pas, mais reste localisée au niveau du point d'inoculation, formant une escarre qui guérit rapidement. Il s'agit d'une réaction d'hypersensibilité retardée.

KOCHER ◇ (INCISIONS DE) *(angl. Kocher's incisions).* **1.** Incision légèrement plus postérieure que l'incision de Noore, et conduisant sur l'interstice entre le muscle pyramidal et le jumeau supérieur. Elle donne une voie d'accès sur l'articulation coxo-fémorale. SYN. ***INCISIONS DE KOCHER-LANGENBECK.*** **2.** Incision pour la chirurgie des voies biliaires de 10 cm de longueur et passant à 4 cm au-dessous du rebord costal et parallèle à ce dernier. **3.** Incision curviligne dans les plis antérieurs du cou pour opérations sur la thyroïde. **◇ (MANŒUVRE DE)** *(angl. Kocher's maneuver, kocherization).* Décollement duodénopancréatique. **◇ (MÉTHODES DE)** *(angl. Kocher's maneuvers).* **1.** Procédé utilisé pour la cure radicale des hernies inguinales, basé sur l'invagination du sac herniaire. **2.** Procédé utilisé pour la réduction de la luxation scapulo-humérale sous-coracoïdienne, qui s'effectue en quatre temps : mise en adduction du bras, mise en rotation externe en agissant sur l'avant-bras, élévation du coude vers l'avant et en adduction, et application de la main du côté luxé sur l'épaule contro-latérale. **3.** Technique de décollement duodénopancréatique. **◇ (OPÉRATIONS DE)** *(angl. Kocher's operations).* **1.** Résection de l'articulation tibio-tarsienne par incision sous-malléolaire externe suivie de la suture des tendons sectionnés. **2.** Gastrectomie partielle terminée par une anastomose par implantation de la tranche duodénale à la face postérieure du moignon gastrique. **3.** Glossectomie par incision étendue depuis la symphyse mentonnière à l'os hyoïde, puis de là jusqu'au processus mastoïde. **4.** Technique de thyroïdectomie. **◇ (PINCE DE)** *(angl. Kocher's forceps).* Pince hémostatique à mors très serrés, dont les extrémités sont munies de dents intercalées. **◇ (RÉFLEXE DE)** *(angl. Kocher's reflex).* Contraction des muscles abdominaux provoquée par la compression d'un testicule entre les doigts. **◇ (SIGNE DE)** *(angl. Kocher's sign).* Dans le goitre exophtalmique, lorsqu'on demande au sujet de lever les yeux, la paupière supérieure s'élève plus rapidement que ne le fait le globe oculaire, en raison d'un asynchronisme oculopalpébral.

KOCHER (PINCE DE) *(angl. Kocher's forceps).* Pince hémostatique à mors très serrés, dont les extrémités sont munies de dents intercalées.

KOCH-WEEKS (BACILLE DE) *(angl. Koch-Weeks bacillus).* ☞ ***HAEMOPHILUS AEGYPTIUS.***

KOCK (OPÉRATION DE) *(angl. Kock's operation).* Raccourcissement de la base des ligaments larges par voie vaginale, en cas de rétroversion utérine.

KOEBERLÉ (OPÉRATION DE) *(angl. Koeberlé's operation).* Traitement chirurgical d'une rétroversion utérine, par fixation de l'utérus à la paroi antérieure de l'abdomen.

KOENIG (SYNDROME DE) *(angl. Koenig's syndrome).* Obstruction intestinale incomplète du grêle caractérisée par des crises abdominales douloureuses avec hyperpéristaltisme, se terminant par des gargouillements.

KOEPPE (NODULES DE) *(angl. Koeppe's nodules).* Nodules gélatineux sur le bord pupillaire dans l'iridocyclite chronique en particulier tuberculeux.

KÖHLEMEIER-DEGOS (SYNDROME DE) ☞ ***PAPULOSE ATROPHIANTE MALIGNE.***

KÖHLER (MALADIE DE) *(angl. Köhler's disease).* Nécrose sous-chondrale des os naviculaires, consécutive à un traumatisme.

KÖHLER-FREIBERG (MALADIE DE) *(angl. Köhler's bone disease).* Ostéochondrose aseptique de la tête du second métatarsien, observée le plus souvent chez l'adolescente. SYN. ***FREIBERG (MALADIE DE), KÖHLER (MALADIE DE).***

KÖHLER-MOUCHET (MALADIE DE) *(angl. Köhler-Mouchet disease).* Scaphoïdite tarsienne avec ramollissement de l'os et image radiologique d'os grignoté.

KÖHLER-STIEDA (MALADIE DE) *(angl. Köhler-Pellegrini-Stieda disease).* Exostose traumatique du condyle médial du fémur. SYN. ***SYNDROME DE PELLEGRINI-STIEDA.***

KOHLRAUSCH (VALVULE DE) *(angl. transverse folds of rectum).* ☞ ***PLI TRANSVERSE DU RECTUM.***

KOÏLONYCHIE *s. f. (angl. koilonychia).* Anomalie de la forme et de la solidité des ongles ; la face supérieure est plane ou concave, les bords et l'extrémité sont relevés (ongle en forme de cuillère). C'est un signe évocateur d'un déficit en fer. SYN. ***COELONYCHIE.***

KOJEWNIKOW (ÉPILEPSIE PARTIELLE DE) *(angl. Kojewnikow's epilepsy).* Épilepsie partielle continue caractérisée par des crises épileptiques somatomotrices jacksoniennes ; entre les crises, on observe des myoclonies localisées à une hémiface. SYN. ***ÉPILEPSIE PARTIELLE CONTINUE.***

KOLA *s. f.* ☞ ***COLA.***

KOLLER (TEST DE) *(angl. Koller's test).* Le taux de prothrombine est déterminé avant et après injection de vitamine K. En cas de baisse initiale du TP, l'injection de vitamine K corrige le trouble s'il est dû à une carence d'apport ou d'absorption, mais ne le modifie pas en cas d'insuffisance hépatique.

KOLMER (RÉACTION DE) *(angl. Kolmer's test).* Modification de la réaction de Wassermann.

KONDOLEON (OPÉRATION DE) *(angl. Kondoleon's operation).* Traitement chirurgical de l'éléphantiasis d'un membre par résection de bandes de l'aponévrose superficielle.

KÖNIG (MALADIE DE) *(angl. osteochondritis dissecans).* Ostéochondrite disséquante de la hanche, du genou et du coude avec détachement d'un séquestre osseux.

KÖNIGSTEIN-LUBASCH (MALADIE DE) *(angl. primary cardiac amylosis).* Forme d'amylose AL de mauvais pronostic du fait d'atteintes multiviscérales, notamment cardiaques.

KOPLIK (SIGNE DE) *(angl. Koplik's sign).* Apparition sur la face interne des joues de petites taches rouges, centrées d'un point blanchâtre, dans la phase prééruptive de la rougeole.

KORO *s. m. (angl. koro).* Névrose d'angoisse, qui s'observe au sud de la Chine et en Indonésie, dans laquelle le sujet redoute que son pénis ne se rétracte complètement dans l'abdomen.

KOROTKOW (BRUITS DE) *(angl. Korotkow's sounds).* Bruits entendus à l'auscultation de l'artère humérale lors de la mesure de la pression artérielle.

KORSAKOFF (PSYCHOSE DE) *(angl. Korsakoff's psychosis).* Psychose d'origine alcoolique, caractérisée par un syndrome confusionnel, avec désorientation, amnésie de fixation avec fabulations et hallucinations, accompagné en général de signes de polynévrite. Cette psychose est due à une lésion des corps mamillaires par avitaminose B. Certains syndromes dits korsakoviens peuvent être dus à des lésions siégeant sur les circuits hippocampo-mamillo-corticaux.

KORTZEBORN (OPÉRATION DE) *(angl. Kortzeborn's operation).* Traitement chirurgical de la paralysie du nerf médian par allongement du tendon extenseur du pouce, et fixation de celui-ci au bord ulnaire de la main au moyen d'une bande aponévrotique.

KOSTMANN (SYNDROME DE) *(angl. infantile genetic agranulocytosis).* Forme d'agranulocytose héréditaire du nourrisson, qui débute dès les premiers mois de la vie par des épisodes fébriles avec tendance aux infections cutanées diverses, et aboutit à des complications infectieuses graves, en général mortelles.

Kr *(angl. Kr).* Symbole chimique du krypton.

KRABBE (MALADIE DE) *(angl. Krabbe's disease).* Enzymopathie lysosomale héréditaire autosomique récessive, liée à un déficit en galactosylcéramidase. L'accumulation de galactocérébrosides dans le système nerveux donne une leucodystrophie à cellules globoïdes. Elle peut se manifester par : une irritabilité, une hypertonie et une hyperesthésie, puis des crises convulsives, une cécité et une surdité.

KRAEPELIN (CLASSIFICATION DE) *(angl. Kraepelin's classification).* Classification des différentes formes de paraphrénie.

KRASKE ◇ **(OPÉRATION DE)** *(angl. Kraske's operation).* Dans le cancer rectal, amputation du rectum par voie sacrée après résection du coccyx et d'une partie du sacrum. ◇ **(POSITION DE)** *(angl. Kraske's position).* Position en décubitus ventral, le bassin étant soulevé par le support pelvien. ◇ **(VOIE D'ABORD DE)** *(angl. Kraske's approach).* Abord du rectum par résection du coccyx et une partie du sacrum.

KRAUROSIS *s. f. (angl. kraurosis).* Sécheresse et rétraction d'un organe. ◇ **PENIS** Lichen scléro-atrophique du pénis. ◇ **VULVAE** Affection le plus souvent post-ménopausique, caractérisée par une scléro-atrophie de la vulve avec prurit intense, provoquant un rétrécissement de l'orifice vaginal. Elle peut parfois dégénérer en cancer.

KRAUSE ◇ **(BULBE DE)** *(angl. Krause's bulb).* Corpuscules ovoïdes dans lesquels pénètrent une ou plusieurs fibres nerveuses, situés dans la conjonctive, autour de la bouche, du gland et du clitoris. ◇ **(CORPUSCULE DE)** *(angl. Krause's corpuscule).* Petit corpuscule tactile de structure semblable à celle du corpuscule de Pacini, qui siège dans le derme, sensible au froid. ◇ **(MEMBRANE DE)** *(angl. Krause's membrane).* Membrane qui sépare les disques des fibres musculaires striées. SYN. ***BANDE Z.*** ◇ **(VALVULE DE)** *(angl. Krause's valve).* ☞ ***BÉRAUD (VALVULE DE).*** ◇ **(VENTRICULE TER-**

MINAL DE) *(angl. terminal ventricle of the spinal cord).* ☞ ***VENTRICULE TERMINAL DE LA MOELLE.***

KRAUSE-WOLFE (GREFFE DE) *(angl. Krause-Wolfe graft).* Type de greffe de peau épaisse.

KREBS (CYCLE DE) *(angl. Krebs' cycle).* Ensemble de réactions enzymatiques dont le siège se situe dans les mitochondries des cellules de tous les organismes vivants. Ces réactions sont communes au catabolisme oxydatif final des glucides, des graisses et des acides aminés. Au cours de ces réactions, avec le concours d'acides di- et tricarboxyliques, l'acétylcoenzyme A, formée lors de différentes phases du métabolisme intermédiaire, est transformée, par l'intermédiaire d'une série de modifications qui se succèdent de manière cyclique, en dioxyde de carbone et en eau ; l'une des principales sources d'acétyl-CoA est l'acide pyruvique issu de la dégradation anaérobie du glucose et des glucides en général.

KRINGLE *s. m. (angl. kringle).* Élément constitutif d'une protéine (domaine) comportant une séquence d'acides aminés disposés en boucle.

KROMAYER (LAMPE DE) *(angl. Kromayer's lamp).* Lampe de quartz à vapeur de mercure génératrice de rayons ultraviolets, spécialement adaptée aux maladies cutanées.

KRONECKER (CENTRE DE) *(angl. Kronecker's center).* Centre nerveux régissant le ralentissement du rythme cardiaque.

KRÖNLEIN ◇ **(HERNIE DE)** *(angl. Krönlein's hernia).* Hernie inguino-propéritonéale. ◇ **(OPÉRATION DE)** *(angl. Krönlein's operation).* **1.** Résection de la paroi orbitaire externe pour l'ablation d'une tumeur sans énucléation du globe oculaire. **2.** Exposition de la racine sensitive du trijumeau pour le traitement chirurgical de la névralgie faciale. ◇ **(POINT DE)** *(angl. Krönlein's point).* Point où l'on peut pratiquer la trépanation en cas d'hémorragie intracrânienne. Il est situé au niveau du rebord supérieur de l'orbite, à 2-4 cm en arrière du processus orbitaire de l'os frontal.

KRUKENBERG (TUMEUR DE) *(angl. Krukenberg's tumor).* Tumeur de l'ovaire, métastase d'un carcinome du tractus gastro-intestinal.

KRYPTON *s. m. (angl. krypton).* Élément gazeux inerte présent dans l'air atmosphérique, de numéro atomique 36 et de masse atomique 83,80. Symbole : Kr.

KUBISAGARI *s. m. (angl. kubisagari).* Forme de vertige paralytique, endémique au Japon.

KUFS (MALADIE DE) *(angl. Kufs' disease).* Forme juvénile tardive d'idiotie amaurotique familiale.

KUGELBERG-WELANDER (MALADIE DE) *(angl. Kugelberg-Welander disease).* Atrophie musculaire familiale à prédominance proximale et d'évolution lente liée au chromosome 5.

KÜHNE ◇ **(COLORATION DE)** *(angl. Kühne's stain).* Technique de coloration utilisée en histologie. SYN. ***COLORATION AU BLEU DE MÉTHYLÈNE PHÉNIQUÉ.*** ◇ **(PHÉNOMÈNE DE)** *(angl. Kühne's muscular phenomenon).* Le passage d'un courant continu dans une fibre musculaire vivante provoque une onde de contraction du pôle positif vers le pôle négatif.

KUHNT-SZYMANOWSKY (OPÉRATION DE) *(angl. Kuhnt-Szymanowsky operation).* Technique pour la correction chirurgicale d'un ectropion sénile par excision triangulaire d'un lambeau cutané au niveau du canthus externe.

KULCHITSKY (CELLULE DE) *(angl. Kulchitsky's cell).* Variété de cellule APUD pourvue d'une fonction endocrine, que l'on rencontre dans l'intestin. SYN. ***CELLULE ENTÉROCHROMAFFINE.***

KULENKAMPFF (ANESTHÉSIE DE) *(angl. Kulenkampff's anesthesia).* Anesthésie locale par injection d'un anesthésique dans le plexus brachial par voie supraclaviculaire.

KÜMMEL-VERNEUIL (SYNDROME DE) *(angl. Kümmel-Verneuil disease).* Ensemble de manifestations tardives consécutives à un traumatisme de la colonne vertébrale, consistant en une cyphose douloureuse et des phénomènes de compression nerveuse, séquelles d'une fracture vertébrale passée inaperçue. SYN. ***SPONDYLITE TRAUMATIQUE.***

KUNDRAT (LYMPHOSARCOMATOSE DE) *(angl. Kundrat's lymphosarcomatosis).* Variété de lymphosarcome affectant un nombre limité de ganglions, sans envahir les tissus voisins, associée à une anémie, une leucocytose neutrophile et une lymphocytopénie. SYN. ***MALADIE DE KUNDRAT.***

KUNITZ (INHIBITEUR DE) *(angl. Kunitz's inhibitor).* Polypeptide anti-protéolytique d'origine pancréatique utilisé dans le traitement des fibrinolyses aiguës.

KUNTSCHER (CLOU DE) *(angl. Kuntcher's nail).* Clou en acier introduit dans la cavité médullaire des os des membres, dans le traitement des fractures diaphysaires.

KUPFFER (CELLULE DE) *(angl. Kupffer's cells).* Cellule en forme d'étoile, de nature réticulo-endothéliale, présente dans les parois des sinus hépatiques, et qui contribue à l'élaboration de la bilirubine à partir des globules rouges détruits.

KUPRESSOFF (CENTRE DE) *(angl. Kupressoff's center).* Centre médullaire intervenant dans la régulation des fonctions vésicales.

KURU *s. m. (angl. kuru).* Maladie chronique progressive du système nerveux central, décrite par Gajdusek et coll. en 1957 chez une tribu de Nouvelle-Guinée (les Foré) qui pratique le cannibalisme. Elle se caractérise, après une période d'incubation longue, par un syndrome cérébelleux et une démence associée à une spongiose cérébrale, évoluant vers la mort. Elle est due, comme la maladie de Creutzfeld-Jakob, à une infection par un prion. La transmission de l'agent responsable s'effectuait lors des rites funéraires (consommation du cerveau du défunt). Kuru, en langue Foré, signifie « tremblement de peur ».

KÜSS (CHANCRE D'INOCULATION DE) *(angl. Küss' chancre).* Lésion primaire tuberculeuse du poumon prenant la forme d'un nodule fibreux, caséeux ou calcifié qui, associé à l'infiltration d'un ou de plusieurs nœuds lymphatiques du hile, constitue le complexe primaire de Ranke.

KUSSMAUL ◇ **(MALADIE DE)** *(angl. Kussmaul's disease).* ☞ ***PÉRIARTÉRITE NOUEUSE.*** ◇ **(RESPIRATION DE)** *(angl. Kussmaul's respiration).* Forme de dyspnée observée parfois au cours du coma diabétique, dans laquelle une inspiration profonde est suivie d'une courte pause en inspiration forcée puis d'une expiration brève et gémissante, suivie elle aussi d'une nouvelle pause. ◇ **(SIGNE DE)** *(angl. Kussmaul's sign).* Distension des veines jugulaires lors de l'inspiration, observée dans les inflammations et les tumeurs médiastinales. ◇ **(POULS DE)** ☞ ***POULS PARADOXAL.***

KÜSTER (HERNIE DE) *(angl. Küster's hernia).* Hernie inguino-superficielle.

KÜSTNER (INCISION DE) *(angl. Küstner's incision).* Incision semi-lunaire à concavité supérieure pratiquée au-dessus de la symphyse pubienne, et parallèle aux plis de la paroi abdominale.

KVEIM (RÉACTION DE) *(angl. Kveim's test).* Test diagnostique de sarcoïdose, obsolète, recherchant une réaction cutanée granulomateuse survenant 3 semaines après l'injection intradermique d'antigène préparé à partir de ganglions sarcoïdosiques.

KWASHIORKOR *s. m. (angl. kwashiorkor).* Ensemble de troubles graves consécutifs à une malnutrition protéino-calorique, observé chez les jeunes enfants après le sevrage (notamment en Afrique) et qui se caractérise par un déficit pondéral supérieur à 25 %, un retard de la croissance, des lésions cutanées, des troubles psychiques (apathie, tristesse, etc.), une hépatosplénomégalie, une anémie et des œdèmes généralisés.

KYASANUR (MALADIE DE LA FORÊT DE) *(angl. Kyasanur forest disease).* Maladie infectieuse observée aux Indes et due à un Flavivirus, transmise par piqûre de tique.

KYMOGRAPHE *s. m. (angl. kymograph).* Appareil servant à enregistrer les variations et les ondulations de phénomènes dynamiques.

KYMOGRAPHIE *s. f.* ☞ ***RADIOKYMOGRAPHIE.***

KYMOSCOPIE *s. f. (angl. kymoscopy).* Procédé destiné à donner, à l'aide du kymogramme, l'impression visuelle du mouvement cardiaque.

KYRLE (MALADIE DE) *(angl. Kyrle's disease).* Hyperkératose folliculaire et parafolliculaire pénétrante, qui se localise notamment aux membres inférieurs.

KYSTE *s. m. (angl. cyst).* Tumeur bénigne formée dans un organe par une cavité délimitée par une paroi et remplie d'une substance liquide ou semi-solide ou par un gaz. ◇ **AÉRIEN DU POUMON** *(angl. bronchial —).* Cavités gazeuses uniques ou multiples, congénitales ou acquises du tissu pulmonaire. SYN. ***KYSTE BRONCHIAL.*** ◇ **ANÉVRYSMAL DES OS** *(angl. anevrysmal bone —).* Kyste osseux bénin contenant du sang non coagulé. ◇ **BILIAIRE** *(angl. biliary —).* Formation kystique des voies bilaires intrahépatiques. ◇ **BRANCHIOGÈNE** *(angl. branchial —).* Kyste formé par l'occlusion incomplète d'une fente branchiale, localisé le plus souvent dans la région latérale du cou. SYN. ***KYSTE BRANCHIAL.*** ◇ **BRONCHOGÉNIQUE** *(angl. bronchogenic —).* Kyste congénital du poumon, de taille et de siège variables. ◇ **COLLOÏDE** *(angl. colloid —).* Kyste formé au sein de la glande thyroïde et qui contient une substance semblable à la gélatine. ◇ **D'INVOLUTION** *(angl. involution —).* Dilatation kystique d'une glande ou d'un conduit glandulaire, traduisant un processus d'involution. ◇ **DE L'OVAIRE** *(angl. ovarian —).* Tumeur bénigne de l'ovaire, de volume variable, creusée d'une ou de plusieurs cavités et qui peut être un kyste folliculaire et lutéinique ou un dysembryome. ◇ **DENTIGÈRE** *(angl. dentigerous —).* Kyste dermoïde du maxillaire contenant des rudiments de dents. ◇ **DERMOÏDE** *(angl. dermoid —).* Kyste formé par un enclavement épidermique au niveau de certaines fentes embryonnaires et dont la paroi est analogue à la structure de la peau et qui peut contenir des follicules pileux, des cheveux et des glandes sébacées. S'observe également au niveau de l'ovaire. ◇ **ÉCHINOCOCCIQUE** *(angl. echinococcus —).* ☞ ***KYSTE HYDATIQUE.*** ◇ **ÉPITHÉLIAL** *(angl. epithelial —).* ☞ ***KYSTE DERMOÏDE.*** ◇ **FOLLICULAIRE DE L'OVAIRE** *(angl. ovarian follicular —).* Kyste ovarien formé aux dépens du follicule ovarien, le plus souvent multiple et de volume réduit. Il s'accompagne souvent d'un stroma cortical. ◇ **GAZEUX DE L'INTESTIN** *(angl. intestinal gas —).* Petit kyste contenant des gaz, d'origine bactérienne. SYN. ***PNEUMATOSE KYSTIQUE DE L'INTESTIN.*** ◇ **HÉMATIQUE** *(angl. hematic —).* Hématome enkysté contenant un liquide séreux rose-rouge. ◇ **HYDATIQUE** *(angl. hydatid —).* Kyste plus ou moins volumineux formé dans un organe (foie, cerveau, poumon) par le développement de la larve du taenia du chien, *Taenia echinococcus*, qui est introduite dans l'estomac et transportée vers différents organes. SYN. ***KYSTE ÉCHINOCOCCIQUE.*** ◇ **LUTÉINIQUE** *(angl. lutein —).* Kyste se formant dans l'ovaire aux dépens du corps jaune ; sa cavité est tapissée par plusieurs couches de cellules à lutéine et contient un liquide jaunâtre clair ou sanglant. ◇ **MUCOÏDE** *(angl. mucous —).* Kyste à contenu muqueux dont la paroi est formée de cellules de type épithélial cylindrique mucipare. ◇ **MULTILOCULAIRE** *(angl. multilocular —).* Kyste dont la cavité est divisée par des cloisons qui délimitent plusieurs espaces. Kyste formé d'un très grand nombre de vésicules de tailles différentes. SYN. *ÉCHINOCOCCOSE ALVÉOLAIRE, ÉCHINOCOCCOSE BAVARO-TYROLIENNE.* ◇ **MUQUEUX** SYN. *KYSTE MUCOÏDE.* ◇ **OMBILICAL** *(angl. umbilical —).* Kyste congénital formé aux dépens du canal omphalo-mésentérique et situé dans la paroi abdominale à proximité de l'ombilic. ◇ **PARA-OVARIEN** *(angl. parovarian —).* Kyste développé aux dépens de vestiges de la partie proximale du canal de Wolff. ◇ **PILONIDAL** *(angl. pilonidal —).* Kyste formé aux dépens d'un follicule pileux localisé dans la région sacrococcygienne. Sa paroi, constituée d'un épithélium spiculé et stratifié, peut contenir des poils et peut s'enfoncer profondément dans le sacrum, jusqu'à la dure-mère. SYN. *SINUS PILONIDAL.* ◇ **POPLITÉ** *(angl. popliteal —).* Tuméfaction kystique constituée dans le creux poplité par l'inflammation de la bourse séreuse des muscles poplités. ◇ **PROLIFÈRE** *(angl. ovarian enterocystoma).* Variété de kyste ovarien de nature épithéliale. SYN. *CYSTO-ÉPITHÉLIOME.* ◇ **RADICULAIRE** *(angl. radicular —).* Kyste issu d'un granulome d'une racine dentaire. SYN. *KYSTE RADICULODENTAIRE.* ◇ **RÉTENTIONNEL** *(angl. retention —).* Kyste produit par la rétention de la sécrétion d'une glande liée à l'obstruction d'un de ses orifices. ◇ **SÉBACÉ** *(angl. sebaceous —).* Kyste formé par la rétention de sébum dans un canal sébacéo-pilaire dilaté. SYN. (populaire) *LOUPE.* ◇ **SÉMINAL** *(angl. seminal —).* Kyste contenant du liquide séminal et formé au niveau des canaux séminaux ou de l'épididyme. ◇ **SÉREUX** *(angl. serous —).* Kyste qui contient un liquide clair ou citrin. ◇ **SYNOVIAL** *(angl. subsynovial —).* Petite tumeur kystique à contenu visqueux formée aux dépens de la synoviale articulaire, observée le plus souvent à la face dorsale du poignet. ◇ **UNILOCULAIRE** *(angl. unilocular —).* Kyste constitué par une seule cavité. Forme vésiculaire commune du kyste hydatique. SYN. *ÉCHINOCOCCOSE HYDATIQUE.* ◇ **WOLFFIEN** *(angl. wolffian —).* Kyste entéroïde, mucineux ou pseudo-mucineux, de l'ovaire.

KYSTECTOMIE *s. f. (angl. cystectomy).* Ablation de tout kyste.

KYSTEUX *adj. (angl. cystic).* Qui renferme des kystes. Qui a la forme d'un kyste.

KYSTIQUE *adj. (angl. cystic).* Qui se rapporte à un kyste. ◇ **DE LA MÂCHOIRE (MALADIE)** *(angl. epithelial odontoma).* ☞ *AMÉLOBLASTOME.* ◇ **DES REINS (MALADIE)** *(angl. polycystic kidney).* Affection héréditaire à transmission autosomique dominante avec kystes multiples des deux reins, souvent de grande taille, se compliquant d'hématurie et aboutissant à la mort par insuffisance rénale. SYN. *POLYKYSTOSE RÉNALE.* ◇ **DU FOIE (MALADIE)** *(angl. polycystic liver).* Affection congénitale coexistant souvent avec une atteinte rénale. ◇ **DU SEIN (MALADIE)** *(angl. — disease of the breast).* ☞ *RECLUS (MALADIE DE).*

KYSTITOME *s. m. (angl. cystitoma).* Instrument servant à ouvrir la capsule du cristallin.

KYSTITOMIE *s. f. (angl. cystitomy).* Division chirurgicale de la capsule du cristallin.

KYSTOANASTOMOSE *s. f. (angl. cysto-anastomosis).* Anastomose entre un kyste ou un pseudokyste et le tube digestif.

KYSTOGRAPHIE *s. f. (angl. cystography).* Examen radiographique d'un kyste après injection d'un produit opaque dans la cavité kystique.

L

L 1. Abréviation de vertèbre lombale (ou de racine nerveuse lombale), à faire suivre du chiffre approprié (L1, L2, etc.). 2. Abréviation de leucocyte. 3. Symbole du litre. ◇ **(FORME L DES BACTÉRIES)** *(angl. L form of bacteria).* Forme anormale des bactéries qui perdent leur paroi sous l'influence, en particulier, d'un antibiotique.

La Symbole chimique du lanthane.

LA CHAPELLE (SYNDROME DE DE) *(angl. XX man syndrome).* Affection proche du syndrome de Klinefelter.

LA PEYRONIE (MALADIE DE) *(angl. Peyronie's disease).* Induration plastique par sclérose des corps caverneux du pénis provoquant une courbure de la verge à l'érection. SYN. ***INDURATIO PENIS PLASTICA.***

LAB *s. m. (angl. labferment).* Ferment présent dans le suc gastrique, en particulier celui des animaux jeunes, et qui a la propriété de coaguler le lait. Il est plus spécialement abondant dans la caillette des ruminants. On l'appelle aussi chymosine, rennine et chymase. On l'utilise dans la coagulation du lait pour l'obtention de dérivés laitiers (fromage, caillé, etc.). SYN. ***LAB-FERMENT.***

LABARRAQUE (LIQUEUR DE) *(angl. Labarraque's solution).* Solution d'hypochlorite de soude ; désinfectant.

LABBÉ ◇ **(OPÉRATION DE)** *(angl. Labbé's operation).* Technique de gastrostomie avec incision sous-costale parallèle au rebord costal gauche. ◇ **(TRIANGLE DE)** *(angl. Labbé's triangle).* Zone de l'estomac qui entre en contact avec la paroi abdominale antérieure, comprise entre une ligne horizontale en regard du bord inférieur du cartilage de la IXe côte, le rebord inférieur du thorax et la ligne en regard du bord antérieur du foie.

LAB-FERMENT *s. m.* ☞ ***LAB.***

LABIAL *adj. (angl. labial).* Qui se rapporte aux lèvres.

LABIÉ *adj. (angl. labiate).* Qui possède des lèvres ou en forme de lèvre.

LABILE *adj. (angl. labile).* 1. Instable. 2. Qui se modifie facilement.

LABILITÉ *s. f. (angl. lability).* Caractère de ce qui est labile. ◇ **ÉMOTIONNELLE** *(angl. emotional instability).* Facilité à présenter des changements d'état émotionnel, observée chez les hystériques. SYN. ***LABILITÉ AFFECTIVE.***

LABIO-ALVÉOLAIRE *adj. (angl. labioalveolar).* 1. Qui se rapporte à la face labiale d'une ou de plusieurs dents. 2. Qui se rapporte aux lèvres et aux dents.

LABIOMENTONNIER *adj. (angl. labiomental).* Qui se rapporte aux lèvres et au menton.

LABIONASAL *adj. (angl. labionasal).* Qui se rapporte à la lèvre et au nez.

LABIOPALATIN *adj. (angl. labiopalatine).* Qui se rapporte à la lèvre et au palais.

LABORDE (PINCE DE) *(angl. Laborde's forceps).* Pince linguale utilisée dans la respiration artificielle.

LABORIT (TECHNIQUE DE) *(angl. Laborit's method).* Technique de traitement de l'état de choc ou de prévention du choc opératoire, comportant l'administration d'un ganglioplégique, d'un antihistaminique et d'un anticholinergique associée au refroidissement.

LABROCYTE *s. m. (angl. labrocyte).* Mastocyte.

LABRUM *s. m. (NA. labrum). (angl. labrum).* ◇ **ACÉTABULAIRE** *(NA. — acetabulare). (angl. acetabular —).* Anneau fibrocartilagineux qui garnit le bord de la cavité cotyloïde. ◇ **GLÉNOÏDAL** *(NA. — glenoidale). (angl. glenoidal —).* Anneau fibrocartilagineux qui garnit le bord de la cavité glénoïde de la scapula.

LABYRINTHE *s. m. (NA. labyrinthus). (angl. labyrinth).* Système de cavités et de canaux qui communiquent entre eux, et en particulier le labyrinthe de l'oreille interne. ◇ **DE LUDWIG** *(angl. Ludwig's —).* Espace compris entre les colonnes de Bertin et les arcs corticaux du rein. ◇ **DU REIN** *(NA. — corticis renalis). (angl. cortical —).* Réseau de petits tubes et vaisseaux sanguins situé dans le cortex rénal. ◇ **ETHMOÏDAL** *(NA. — ethmoidalis). (angl. ethmoidal —).* Masses latérales de l'os ethmoïde. ◇ **MEMBRANEUX** *(NA. — membranaceus). (angl. membranous —).* Contenu membraneux du labyrinthe osseux. Il comprend le conduit endolymphatique, le conduit cochléaire, l'utricule, le saccule et les conduits semi-circulaires. ◇ **OSSEUX** *(NA. — osseus). (angl. bony —).* Ensemble des cavités osseuses de l'oreille interne, creusées dans le rocher. Le labyrinthe osseux contient le labyrinthe membraneux.

LABYRINTHECTOMIE *s. f. (angl. labyrinthectomy).* Destruction du labyrinthe de l'oreille par trépanation ou simple excision.

LABYRINTHIQUE *adj. (angl. labyrinthic).* Qui se rapporte au labyrinthe de l'oreille interne.

LABYRINTHITE *s. f. (angl. labyrinthitis).* Inflammation du labyrinthe de l'oreille.

LAC *s. m. (NA. lacus). (angl. lake).* Espace plus ou moins fermé, confluent ou citerne ; en particulier les espaces sous-arachnoïdiens, où conflue le liquide céphalorachidien. ◇ **LACRYMAL** *(NA. — lacrymalis). (angl. lacus lacrymalis).* Espace triangulaire qui sépare les deux paupières dans l'angle interne. Partie moyenne de l'appareil lacrymal, située entre l'appareil de production (glandes lacrymales) et celui d'élimination (canaux lacrymaux). ◇ **SANGUIN** *(angl. blood-lacuna).* Sinus sanguin du placenta.

LACAN (THÉORIE DE) *(angl. Lacan's theory).* Reformulation de la théorie psychanalytique due à Jacques Lacan et à son école, qui met en relation et articule la linguistique et le structuralisme dans le champ psychanalytique. Sa conceptualisation théorique se base sur les notions selon lesquelles l'inconscient est structuré comme un langage, l'établissement d'un ordre imaginaire, réel et symbolique des objets, sur l'importance de la fonction de l'autre dans la structuration du moi, et sur la transcendance que la théorie accorde aux concepts du phallus et du complexe de castration et à la notion du désir et de la « Loi » comme éléments structuraux du sujet.

LACÉRATION *s. f. (angl. laceration).* Déchirure, plaie par déchirure.

LACET (SIGNE DU) *(angl. Rumple-Leede phenomenon).* En cas de fragilité capillaire, l'interruption de la circulation veineuse par un garrot placé sur le bras, provoque un purpura au niveau de l'avant-bras.

LÂCHE *adj. (angl. loose).* Qui n'est pas tendu ; qui n'est pas serré.

LACHESIS Genre de serpents venimeux. L'espèce *L. mutus,* d'Amérique Centrale et du Sud, possède une hémotoxine puissante.

LACODACRYOCYSTOSTOMIE *s. f. (angl. dacryorhinocystotomy).* Intervention chirurgicale ayant pour but de remédier à l'obstruction des canalicules lacrymaux en abouchant le cul-de-sac conjonctival au canal lacrymal.

LACORHINOSTOMIE *s. f. (angl. conjunctivorhinostomy).* Opération associant une lacodacryocystostomie et une dacryocystorhinostomie et permettant d'établir une communication directe entre le lac lacrymal et les fosses nasales.

LACRYMAL *adj. (angl. lacrimal).* Qui se rapporte à l'appareil de sécrétion et d'excrétion des larmes.

LACRYMO- *(angl. lacrimo-).* Préfixe d'origine latine signifiant larme.

LACRYMOGÈNE *adj. (angl. lacrimatory).* Qui favorise la sécrétion de larmes.

LACRYMOLABIAL *adj. (angl. lacrimolabial).* Se dit du muscle superficiel de la face qui va de la région lacrymale à la région labiale.

LACRYMONASAL *adj. (angl. lacrimonasal).* S'applique au conduit qui unit le sac lacrymal au méat inférieur.

LACRYMOTOME *s. m. (angl. lacrimotome).* Bistouri employé pour la lacrymotomie.

LACRYMOTOMIE *s. f. (angl. lacrimotomy).* Incision du conduit lacrymal ou du sac lacrymal.

LACS *s. m. (angl. surgical loop, umbilical tape).* Lien résistant utilisé en chirurgie pour repérer ou exercer des tractions sur les structures canalaires.

LACT-, LACTO- *(angl. lact-).* Préfixes d'origine latine indiquant une relation avec le lait.

LACTACIDÉMIE *s. f. (angl. lacticacidemia).* Présence et taux d'acide lactique dans le sang. Ce taux augmente dans l'acidose lactique.

LACTACIDURIE *s. f. (angl. lactaciduria).* Présence d'acide lactique dans l'urine.

LACTALBUMINE *s. f. (angl. lactalbumin).* Albumine du lait.

LACTAME *s. m. (angl. lactam).* Amide cyclique obtenu à partir d'un acide aminé par élimination d'une molécule d'eau.

LACTARIUM *s. m. (angl. lactarium).* Lieu de collection et de distribution du lait maternel.

LACTASE *s. f. (angl. lactase).* Enzyme élaborée par les cellules de la muqueuse intestinale et qui agit dans les microvillosités, où, par hydrolyse, elle scinde les molécules de lactose en leurs deux constituants : glucose et galactose.

LACTATE *s. m. (angl. lactate).* Sel de l'acide lactique.

LACTATE-DÉSHYDROGÉNASE *s. f. (angl. lactate deshydrogenase, [LDH]).* Groupe de 4 isoenzymes qui transfèrent de l'hydrogène au cytochrome et catalysent la réaction lactate -> pyruvate. Leur taux dans le sérum sanguin augmente dans l'infarctus du myocarde, la dystrophie musculaire progressive, les néoplasies et les leucémies. SYN. ***LACTICO-DÉSHYDROGÉNASE, LDH.***

LACTATÉMIE *s. f. (angl. lactatemia).* Présence et taux de lactates dans le sang.

LACTATION *s. f. (angl. lactation).* Élaboration et sécrétion du lait par les glandes mammaires.

LACTÉ *adj.* **1.** *(angl. milky).* Qui se rapporte au lait. **2.** *(angl. lactescent).* Qui a l'aspect du lait, qui lui ressemble. **3.** *(angl. lacteal).* Qui contient du lait, qui est à base de lait.

LACTESCENT *adj. (angl. lactescent).* Dont l'aspect rappelle celui du lait, laiteux.

LACTICÉMIE *s. f. (angl. lactacidemia).* ☞ ***LACTACIDÉMIE.***

LACTIFÈRE **1.** *adj. (angl. lactiferous).* Qui conduit ou produit du lait. **2.** *s. m. (angl. galactophorus duct).* Galactophore.

LACTIGÈNE *adj.* *(angl. lactigenous).* ☞ ***GALACTOGÈNE.***

LACTIQUE *adj.* *(angl. lactic).* Qui se rapporte au lait. ◇ **(ACIDE)** *(angl. — acid).* Élément important du métabolisme intermédiaire. L'acide lactique de type dextrogyre, appelé aussi acide sarcolactique (acide lactique musculaire), est produit lors de la contraction musculaire du fait de l'oxydation anaérobie du glucose libéré à partir du glycogène musculaire ; l'acide lactique du muscle passe dans le sang, puis dans le foie, où il est à nouveau transformé en glucose et stocké sous forme de glycogène. La forme lévogyre de l'acide lactique est issue de la fermentation du lactose par les bactéries (lait aigre, fèces, etc.).

LACTIVORE *adj.* *(angl. lactivorous).* Qui se nourrit de lait.

LACTOBACILLUS Genre de bacilles à Gram positif, non sporulés, appartenant à la famille des *Lactobacillaceae.* Ils fermentent les glucides avec production d'acide lactique et d'alcool, sont isolés des produits laitiers et ne sont pas pathogènes. ◇ ***ACIDOPHILUS*** Bacille qui produit par fermentation de l'acide lactique. Non pathogène. Hôte habituel du vagin. SYN. ***BACILLE DE DÖDERLEIN.*** ◇ ***BIFIDUS*** ☞ ***BIFIDOBACTERIUM.*** ◇ ***BULGARICUS*** Bacilles qui interviennent dans la production du yogourt, du kéfir et autres produits fermentés du lait.

LACTOBUTYROMÈTRE *s. m.* *(angl. lactocrit).* Instrument permettant de déterminer la proportion de matières grasses contenues dans le lait.

LACTOFLAVINE *s. f.* *(angl. riboflavin).* ☞ ***RIBOFLAVINE.***

LACTOGÈNE *adj.* *(angl. lactogenic).* Qui concerne la sécrétion lactée.

LACTOGLOBULINE *s. f.* *(angl. lactoglobulin).* Globuline du lait.

LACTOMÈTRE *s. m.* *(angl. lactometer).* Instrument permettant de déterminer la densité du lait ; galactomètre.

LACTONE *s. f.* *(angl. lactone).* Terme générique qui désigne les esters formés par estérification d'un groupement hydroxyle avec le carboxyle (COOH) d'une même molécule.

LACTOPROTÉINE *s. f.* *(angl. lactoprotein).* Chacune des protéines du lait.

LACTOSCOPE *s. m.* *(angl. lactoscope).* Instrument permettant de déterminer la proportion de matières grasses contenues dans le lait, en se basant sur son opacité.

LACTOSE *s. m.* *(angl. lactose).* Sucre du lait ; disaccharide cristallin présent dans le lait (4-7 g %). Par hydrolyse, il se décompose en galactose et glucose. ◇ **(INTOLÉRANCE AU)** *(angl. — intolerance).* Affection due à une absence congénitale ou acquise (affections du grêle) en lactase entraînant diarrhée et amaigrissement par impossibilité d'utilisation du sucre du lait.

LACTOSÉ *adj.* Qui contient du lactose.

LACTOSÉMIE *s. f.* *(angl. lactosemia).* Présence et taux de lactose dans le sang.

LACTOSÉRUM *s. m.* *(angl. wheg).* Liquide restant après coagulation du lait. SYN. ***PETIT LAIT.***

LACTOSURIE *s. f.* *(angl. lactosuria).* Présence de lactose dans les urines.

LACTOTHÉRAPIE *s. f.* *(angl. milky diet).* Utilisation thérapeutique du lait, diète lactée.

LACUNAIRE *(angl. lacunar).* **1.** Qui se rapporte à des lacunes ou qui présente des lacunes. **2.** *s. m.* Désigne souvent un sujet présentant un état pseudo-bulbaire (état lacunaire).

LACUNE *s. f.* *(angl. defect).* **1.** En radiologie : zone de plus faible densité, d'amputation du contour d'un organe opacifié, de moindre fixation isotopique. **2.** *(NA. lacuna). (angl. lacuna).* Fossette, cavité ou dépression de petite taille. ◇ **DE LA MATRICE CARTILAGINEUSE** *(angl. cartilage lacuna).* Espace dans la matrice cartilagineuse occupés par les groupes isogènes. ◇ **DE L'URÈTRE** *(NA. — urethrales). (angl. lacuna of urethra).* Dépressions dans la muqueuse de l'urètre, particulièrement nombreuses dans la région bulbaire de celle-ci. SYN. ***LACUNE DE MORGAGNI.*** ◇ **MUSCULAIRE** *(NA. — musculorum). (angl. lacuna of muscle).* Espace situé en dessous du ligament inguinal, traversé par le muscle psoas-iliaque et le nerf fémoral. ◇ **VEINEUSE** *(NA. — laterales). (angl. lateral lacuna).* Espace de la dure-mère le long du sinus longitudinal supérieur, qui reçoit le sang veineux.

LACUNES *s. f. pl.* *(angl. cerebral lacunae).* Lésions encéphaliques faites de petites cavités traduisant des lésions ischémiques disséminées pouvant conduire à un tableau de démence vasculaire.

LADD (SYNDROME DE) *(angl. Ladd's syndrome).* Compression du duodénum due à une rotation incomplète du mésentère, entraînant des vomissements à la naissance.

LADRERIE *s. f.* **1.** *(angl. leprosy).* Autrefois, synonyme de lèpre et de léproserie. **2.** *(angl. cysticercosis).* Maladie des porcs, transmissible à l'homme, caractérisée par le développement dans divers tissus des larves *(Cysticercus cellulosae)* de *Taenia solium.*

LAENNEC ◇ **(CIRRHOSE DE)** *(angl. Laennec's cirrhosis).* Cirrhose atrophique du foie, généralement alcoolique, caractérisée par un petit foie scléreux, dur et clouté. Cliniquement, elle se traduit par une ascite, des œdèmes, des hémorragies et une évolution relativement rapide. ◇ **(INFARCTUS HÉMOPTOÏQUE DE)** *(angl. Laennec's hemoptoic infarct).* Infarctus hémorragique segmentaire pulmonaire, qui se manifeste cliniquement par une hémoptysie. ◇ **(SIGNE DE)** *(angl. Laennec's sign).* Présence de petits amas gélatineux arrondis dans les expectorations des sujets asthmatiques. SYN. ***CRACHATS PERLÉS.***

LAFORA (MALADIE DE) *(angl. Lafora's myoclonus epilepsy).* Maladie héréditaire autosomique récessive, qui débute dans la deuxième enfance ou durant l'adolescence par des crises épileptiques et des myoclonies fréquentes et sévères, associée secondairement à un sydrome cérébelleux et une détérioration intellectuelle avec évolution mortelle. Le cytoplasme des neurones du noyau dentelé, du tronc cérébral, du thalamus, etc. contient des inclusions basophiles formées par l'accumulation de mucopolysaccharides anormaux (corps de Lafora).

LAGÉNIFORME *adj. (angl. lageniform).* En forme de bouteille.

LAGŒNA *s. f. (angl. lagena).* Partie de l'extrémité supérieure du conduit cochléaire.

LAGOPHTALMIE *s. f. (angl. lagophthalmos).* Occlusion incomplète des paupières laissant le globe oculaire partiellement découvert, due à une paralysie du muscle orbiculaire ou à une rétraction de la paupière supérieure. SYN. ***ŒIL DE LIÈVRE.***

LAGRANGE (OPÉRATION DE) *(angl. Lagrange's operation).* ☞ ***SCLÉRECTO-IRIDECTOMIE.***

LAIMER-HAECKERMAN (AIRE DE) *(angl. Laimer-Haeckerman area).* Région située entre le pharynx et l'œsophage, où se développent le plus souvent les diverticules.

LAIT *s. m. (angl. milk).* Liquide sécrété par les glandes mammaires après l'accouchement, qui constitue le premier aliment du nouveau-né ou des jeunes animaux. Il contient de la caséine, du lactose, des graisses, des sels et de l'eau en proportions différentes, selon l'espèce animale. ◇ **ACIDIFIÉ** *(angl. acidified —).* Lait qui s'acidifie par des méthodes biologiques ou chimiques dans le but d'en faciliter la digestion. ◇ **COLOSTRAL** *(angl. colostrum).* Premier lait d'une accouchée, sécrété par la glande mammaire pu après l'accouchement. SYN. ***COLOSTRUM.*** ◇ **MATERNISÉ** *(angl. modified —).* Lait de vache privé par centrifugation d'une partie de sa caséine et de sa graisse, jusqu'à ce que celles-ci soient au même niveau que celles contenues dans le lait de femme, et auquel on ajoute du lactose. ◇ **(SYNDROME DES BUVEURS DE)** *(angl. milk-alkali syndrome).* ☞ ***BURNETT (SYNDROME DE).*** ◇ **UTÉRIN** *(angl. uterine —).* Substance liquide laiteuse présente dans les villosités du placenta de certaines espèces animales.

LALIATRIE *s. f. (angl. laliatry).* Étude et traitement des troubles du langage.

LALLATION *s. f. (angl. lallation).* Balbutiement infantile. SYN. ***LALLIEMENT.***

LALOPATHIE *s. f. (angl. lalopathy).* Nom générique des troubles de la prononciation ou de l'utilisation du langage parlé ou écrit.

LALOPHOBIE *s. f. (angl. lalophobia).* Crainte morbide de parler, souvent associée à un bégaiement.

LALOPLÉGIE *s. f. (angl. laloplegia).* Paralysie des organes de la phonation.

LALOUETTE (PYRAMIDE DE) ☞ ***LOBE PYRAMIDAL DE LA THYROÏDE.***

LAMARCK (THÉORIE DE) *(angl. Lamarck's theory).* Possibilité de transmission héréditaire des caractères acquis.

LAMBDA **1.** *(angl. lambda).* Onzième lettre de l'alphabet grec. Elle s'utilise comme symbole pour désigner la longueur d'onde des radiations électromagnétiques. **2.** Point craniométrique situé à l'union des sutures interpariétale ou sagittale et pariéto-occipitale qui forment ensemble la suture lambdoïde.

LAMBDACISME *s. m. (angl. lambdacism).* Défaut de prononciation consistant à redoubler la lettre « l », à lui donner le son de « l » mouillé, ou à substituer la lettre « l » à la lettre « r ».

LAMBDOÏDE *adj. (angl. lambdoid).* Qui a la forme de la lettre grecque lambda. EX. *suture lambdoïde.*

LAMBEAU *s. m. (angl. flap).* En chirurgie, partie de structure tissulaire (peau, muscle, aponévrose, organe) séparée de son lieu d'origine, auquel elle ne reste rattachée que par un pédicule vascularisé, utilisé pour combler les pertes de substances. ◇ **BIPÉDICULÉ** *(angl. bipedicle —).* Lambeau à double pédicule utilisé pour la réparation des pertes de substance de l'avant-bras et de la main. ◇ **INSULAIRE** *(angl. island —).* ☞ ***LAMBEAU PÉDICULÉ.*** ◇ **ITALIEN** *(angl. Italian —).* Lambeau pédiculé prélevé à distance du site receveur. SYN. ***LAMBEAU LIBRE.*** ◇ **LOCAL** *(angl. local —).* Lambeau prélevé au voisinage du site receveur. ◇ **MUSCULOCUTANÉ** *(angl. musculocutaneous —).* Lambeau constitué de peau et de muscle, utilisé généralement lors des amputations. ◇ **OVALE** *(angl. ovalar —).* Lambeau de moignon d'amputation, taillé obliquement au niveau des parties molles et distalement à la tranche de section osseuse. ◇ **PAR GLISSEMENT** *(angl. sliding —).* Lambeau utilisé dans les plasties par glissement. ◇ **PÉDICULÉ** *(angl. pedicle —).* Lambeau vascularisé à partir d'un pied étroit ou pédicule, qui possède une forme variable en fonction du site receveur : plan, tubulaire, en pont, tunnellisé, etc. ◇ **PÉRIOSTÉ** *(angl. periosteal —).* Recouvrement d'une surface osseuse à l'aide du périoste. ◇ **TUBULAIRE** *(angl. tube —).* Lambeau pédiculé cylindrique formé par la suture des grands côtés d'un parallélogramme cutané.

LAMBERT (LOI DE) *(angl. Lambert's cosine law).* En radiothérapie, la dose superficielle reçue est directement proportionnelle à la durée de l'application et à l'intensité du courant, et inversement proportionnelle au carré de la distance entre le tube et la surface irradiée.

LAMBERT-EATON (SYNDROME DE) *(angl. Lambert-Eaton syndrome).* Tableau myasthéniforme qui affecte principalement les muscles du tronc et des ceintures pelviennes ou scapulaires, presque invariablement lié à un carcinome pulmonaire à petites cellules. Ce syndrome est dû à des auto-anticorps anti-canaux calciques. SYN. *SYNDROME MYASTHÉNIQUE DE LAMBERT-EATON.*

LAMBL (EXCROISSANCES DE) *(angl. Lambl excrescences).* Petites excroissances villeuses des valvules aortiques.

LAMBLIA INTESTINALIS ☞ *GIARDIA.*

LAMBLIASE *s. f. (angl. lambliasis).* Infection par des parasites du genre *Lamblia* ; giardiase.

LAME *s. f. (angl. lamina).* **1.** Surface plane, feuillet ou membrane. **2.** Plaque de verre où sont déposées les préparations à examiner au microscope. ⊂⊃ **ALAIRE** *(NA. lamina alaris). (angl. alar —).* Une des deux zones longitudinales dorso-latérales du tube neural. ⊂⊃ **BASALE** *(NA. lamina basalis). (angl. basal —).* Une des deux zones longitudinales ventrolatérales du tube neural. ⊂⊃ **BASALE DE LA CHOROÏDE** *(NA. lamina basalis choroideae). (angl. basal choroidal —).* Couche la plus interne de la tunique choroïdienne de l'œil. ⊂⊃ **BASALE DU CORPS CILIAIRE** *(NA. lamina basalis corporis ciliaris). (angl. basal — of ciliary body).* Lame située entre le stroma du corps ciliaire et la couche pigmentaire de la rétine, prolongement de la lame basale de la choroïde. ⊂⊃ **CHOROÏDOCAPILLAIRE** *(NA. lamina basalis choroidocapillaris). (angl. choriocapillary layer).* Réseau capillaire de la partie interne de la choroïde. ⊂⊃ **CRIBLÉE DE LA SCLÈRE** *(NA. lamina cribrosa sclerae). (angl. — cribrosa).* Orifice de la sclérotique permettant le passage du nerf optique. ⊂⊃ **CRIBLÉE DE L'ETHMOÏDE** *(NA. lamina cribosa ethmoidalis). (angl. cribiform — of ethmoid).* Lame horizontale de l'ethmoïde formant le toit de la cavité nasale. ⊂⊃ **DENTAIRE** *(angl. dental —).* Invagination de l'épithélium buccal qui est à l'origine des dents. ⊂⊃ **GRANULAIRE EXTERNE DU CORTEX CÉRÉBRAL** *(NA. lamina granularis externa corticis cerebri). (angl. granular layer of cerebral cortex, external).* Seconde couche du cortex cérébral en partant de l'extérieur, comportant des cellules granuleuses ou étoilées. ⊂⊃ **LIMITANTE ANTÉRIEURE** *(NA. lamina limitans anterior corneae). (angl. anterior limiting —).* Fine couche de la cornée située sous la couche externe de l'épithélium stratifié. ⊂⊃ **LIMITANTE POSTÉRIEURE** *(NA. lamina limitans posterior corneae). (angl. posterior limiting —).* Membrane postérieure de la cornée. Membrane de Demours ou de Descemet. ⊂⊃ **ORBITALE DE L'ETHMOÏDE** *(NA. lamina orbitalis ossis ethmoidalis). (angl. orbital — of ethmoid).* Partie de l'ethmoïde formant l'orbite. ⊂⊃ **PERPENDICULAIRE DE L'ETHMOÏDE** *(NA. lamina perpendicularis ossis ethmoidalis). (angl. perpendicular — of ethmoid bone).* Partie moyenne de l'ethmoïde participant à la formation du septum nasal. ⊂⊃ **QUADRILATÈRE DU SPHÉNOÏDE** Partie du sphénoïde, en arrière de la selle turcique. ⊂⊃ **SPIRALE OSSEUSE DE LA COCHLÉE** *(NA. lamina spiralis ossea). (angl. bony spiral —).* Cloison osseuse et membraneuse qui divise le limaçon en deux compartiments ou rampes. ⊂⊃ **STRIÉE GRANULAIRE EXTERNE DU CORTEX CÉRÉBRAL** Lame de fibres myéliniques tangentielles située dans la couche granulaire interne du cortex cérébral. ⊂⊃ **STRIÉE GRANULAIRE INTERNE DU CORTEX CÉRÉBRAL** Lame de fibres tangentielles traversant la couche ganglionnaire du cortex cérébral. ⊂⊃ **TERMINALE** *(NA. lamina terminalis). (angl. terminal —).* Partie située devant le chiasma optique, qui forme la paroi antérieure du troisième ventricule. ⊂⊃ **VERTÉBRALE** *(NA. lamina arcus vertebrae). (angl. — of vertebral arch).* Partie allongée des vertèbres qui réunit le processus épineux avec les processus articulaires.

LAMELLAIRE *adj. (angl. lamellar).* Disposé en lamelles.

LAMELLE *s. f. (angl. lamella).* **1.** Petite lame fine. **2.** Plaque de verre très mince servant à maintenir une préparation microscopique sur une lame. ⊂⊃ **INTERSTITIELLE** *(angl. interstitial —).* Lamelles osseuses qui se trouvent entre les couches concentriques de l'os. ⊂⊃ **OSSEUSE** *(angl. osseous —).* Chacun des petits feuillets osseux qui composent l'os et sont disposés autour des canaux de Havers. ⊂⊃ **OSSEUSE PÉRIOSTIQUE** *(angl. periostal —).* Lamelle osseuse correspondant aux systèmes de Havers les plus proches du périoste.

LAMÉLLIFORME *adj. (angl. lamelliform).* En forme de lamelles.

LAMINAGRAPHIE *s. f. (angl. laminagraphy).* Variante de la tomographie, dans laquelle le tube et le film se déplacent sur deux trajectoires parallèles au grand axe, le plan du film restant perpendiculaire au déplacement.

LAMINARIA Genre d'algues. La tige de l'espèce *L. digitata* (laminaire), susceptible de se dilater au contact des liquides, s'utilisait autrefois comme moyen de dilatation lente des conduits fistuleux et du col utérin.

LAMINÉ *adj. (angl. laminated).* Formé de lames ou disposé en couches ou en lames.

LAMINECTOMIE *s. f. (angl. laminectomy).* Résection d'une ou plusieurs lames vertébrales.

LAMINOTOMIE *s. f. (angl. laminotomy).* Section d'une ou de plusieurs lames vertébrales.

LAMPE *(angl. lamp).* ⊂⊃ **À FENTE** *(angl. slit —).* Lampe servant à examiner la partie antérieure de l'œil, elle est munie d'un diaphragme fendu fournissant un faisceau lumineux plat et très intense. Quand elle est couplée à un microscope cornéen binoculaire, elle permet l'étude des altérations de la cornée, de la conjonctive, de l'iris et du cristallin. ⊂⊃ **À QUARTZ** *(angl. quartz —).* Tube de quartz à vapeur de mercure produisant des rayons ultraviolets.

LANATOSIDE *s. m. (angl. lanatoside).* Glucoside naturel des feuilles de *Digitalis lanata* ; on en a isolé trois glucosides dits A, B et C. Le lanatoside C, composé cristallin, s'utilisait comme cardiotonique.

LANCASTER (ÉPREUVE DE) *(angl. Lancaster's test).* Technique permettant le dépistage et l'analyse des paralysies oculo-motrices.

LANCE ET ADAMS (SYNDROME DE) *(angl. Lance-Adams syndrome).* Myoclonies consécutives à une anoxie cérébrale.

LANCEFIELD (GROUPES DE) *(angl. Lancefield's classification).* Technique utilisée pour la classification des streptocoques, basée sur leur composition en polysaccharide C au niveau de la paroi. Cette technique permet de regrouper les streptocoques indépendamment de leur classification en espèces, par la précipitation d'une substance sérologiquement active. Les groupes sont désignés par les lettres : A, B, C, D, E, F, G, H, K, L, M, O et S.

LANCÉOLÉ *adj. (angl. lanceolate).* En forme de fer de lance.

LANCEREAUX-MATHIEU (MALADIE DE) *(angl. Lancereaux-Mathieu syndrome).* ☞ ***LEPTOSPIROSE ICTÉRO-HÉMORRAGIQUE.***

LANCETTE *s. f. (angl. lancet).* Instrument chirurgical, à double tranchant et à extrémité pointue, utilisé pour saigner, ouvrir un abcès ou vacciner.

LANCISI (NERF DE) *(angl. Lancisi's nerves).* Stries longitudinales de la face supérieure du corps calleux.

LANDOLT (OPÉRATION DE) *(angl. Landolt's operation).* Technique de blépharoplastie de la paupière inférieure grâce à un lambeau prélevé sur la paupière supérieure.

LANDOUZY-DÉJERINE (DYSTROPHIE DE) *(angl. Landouzy-Déjerine dystrophy).* Dystrophie musculaire progressive apparaissant dans l'adolescence, à transmission autosomique dominante. Elle touche préférentiellement les régions faciale et scapulo-humérale. SYN. ***MYOPATHIE PROGRESSIVE DE L'ENFANCE.***

LANDRY (SYNDROME DE) *(angl. Landry's paralysis).* Forme aiguë, rapidement ascendante du syndrome de Guillain-Barré.

LANDSTEINER-FANCONI-ANDERSEN (SYNDROME DE) *(angl. mucoviscidosis).* ☞ ***MUCOVISCIDOSE.***

LANE ◇ **(MALADIES DE) 1.** *(angl. Lane's disease).* Stase intestinale chronique par atonie intestinale. **2.** *(angl. palmar hereditary erythema).* Érythème palmoplantaire héréditaire. ◇ **(OPÉRATION DE)** *(angl. Lane's operation).* Technique pour l'exclusion du côlon par occlusion de sa partie sus-cæcale et anastomose du segment proximal directement dans le rectum.

LANE-LANNELONGUE (OPÉRATION DE) *(angl. Lane-Lannelongue operation).* Technique de reconstitution des sutures osseuses du crâne pour craniosynostose.

LANGAGE *s. m. (angl. language, speech).* Faculté humaine dont la fonction est double : 1) Véhicule privilégié de la pensée grâce à un ensemble de sons articulés ou de mots. 2) Système de communication privilégié entre les êtres humains. Produit d'une activité nerveuse supérieure (système fonctionnel complexe) qui rend possible la transmission d'états psychiques (pensée) au travers d'un système de signes en accord avec une convention ou un code spécifique. ◇ **AUTOMATIQUE** *(angl. automatic speech).* Émission de séries de mots (séries naturelles de nombres, jours de la semaine et même expressions habituelles, etc.) sans tentative réelle de communication. S'oppose au langage volontaire. ◇ **ÉCRIT** *(angl. written language).* Langage dont le signe est un système de signes graphiques. ◇ **ÉGOCENTRIQUE** *(angl. children language).* Langage de l'enfant qui se parle à lui-même. Phase de l'évolution du langage infantile à celui de l'adulte. ◇ **EN MIROIR** *(angl. miror speech).* Langage anormal dans lequel l'ordre des graphèmes, des phonèmes ou des lettres est inversé. ◇ **EXPLOSIF** *(angl. explosive speech).* Langage caractérisé par l'expression subite de mots à voix haute. ◇ **GESTUEL** *(angl. gestural language).* Transmission d'informations au travers de gestes conventionnels. ◇ **GRAPHIQUE** *(angl. graphic language).* Transmission de l'information au moyen de signes et de symboles visibles (écrits, peints, photographiques, sculptés, etc.). ◇ **HAPTOGRAPHIQUE** *(angl. Braille's language).* Écriture en relief pour les non-voyants. ◇ **INFANTILE** *(angl. childish language).* Langage appartenant à la première enfance. ◇ **INTÉRIEUR** *(angl. internal language).* Langage formulé par l'esprit après réduction et intériorisation du langage externe de l'enfant. ◇ **MANUEL** *(angl. gestual language).* Transmission d'information au travers d'un système de gestes des mains. ◇ **ORAL** *(angl. oral language).* Langage dont le signe est un système phonique. Langage parlé. ◇ **PARLÉ** ☞ ***LANGAGE ORAL.*** ◇ **SECRET** *(angl. secrete language).* Système de communication dont le code n'est connu que des initiés. ◇ **SIFFLÉ** *(angl. whistling language).* Langage dont le signal phonétique sont les sifflements. Utilisé par les bergers du Béarn et dans l'île de Goméra.

LANGDON-DOWN (MALADIE DE) *(angl. Langdon-Down disease).* ☞ ***DOWN (SYNDROME DE).***

LANGE (MALADIES DE CORNELIA DE) 1. *(angl. De Lange's syndrome).* Syndrome polymalformatif rare du nourrisson, caractérisé par un hirsutisme, un nanisme, une oligophrénie, la petitesse des mains et des pieds et une synorchidie. SYN. ***AMSTELODAMENSIS.*** **2.** *(angl. Bruck De Lange disease).* Hypertrophie musculaire généralisée congénitale associée à une déficience mentale avec des lésions cérébrales (arrêt de développement du corps strié). SYN. ***MALADIE DE BRUCK-DE LANGE.***

LANGENBECK ◇ **(AMPUTATION DE)** *(angl. Langenbeck's amputation).* Type d'amputation dans laquelle les lambeaux sont taillés en se dirigeant du côté externe vers l'intérieur. ◇ **(INCISION**

DE) *(angl. Langenbeck's incision).* Incision le long de la ligne de Spiegel, parallèle au muscle droit abdominal permettant une intervention sur divers organes (rein, rate, queue du pancréas).

LANGER ⟡ (ARC AXILLAIRE DE) *(angl. Langer's axillary arch).* Portion épaissie de l'aponévrose axillaire profonde. Sa corne antérieure s'unit à la gaine des muscles coracobrachial et court biceps, et sa corne postérieure atteint l'extrémité supérieure du bord axillaire de la scapula. ⟡ **(LIGNES DE)** *(angl. Langer's lines).* Lignes cutanées indiquant la direction de la tension élastique.

LANGERHANS ⟡ (CELLULE DE) *(angl. Langerhans' cell).* Cellule ramifiée présente dans la couche germinative de l'épiderme. Son origine et sa fonction sont controversées. ⟡ **(ÎLOTS DE)** *(angl. Langerhans' islets).* Corpuscules globuleux qui existent en grand nombre dans le parenchyme du pancréas. Ils sont constitués de cordons cellulaires massifs enroulés et anastomosés, sans relations avec les canaux glandulaires, et séparés des acini par une membrane réticulée. Ils sont de nature endocrine et sont composés principalement de cellules alpha (qui sécrètent le glucagon), bêta (qui sécrètent l'insuline) et delta (qui sécrètent la somatostatine). SYN. ***ÎLOTS PANCRÉATIQUES.***

LANGES BLEUS (SYNDROME DES) *(angl. blue diaper syndrome).* Coloration bleue des langes du nourrisson par oxydation de l'indican éliminé en quantités anormales. S'observe dans des affections congénitales par défaut d'absorption du tryptophane.

LANGHANS ⟡ (CELLULES DE) *(angl. Langhans' cells).* Cellules épithéliales polygonales qui constituent la couche de Langhans. ⟡ **(COUCHE DE)** *(angl. Langhans' layer).* Couche cellulaire interne des villosités du chorion.

LANGUE *s. f. (NA. lingua). (angl. tongue).* Appareil musculomembraneux mobile situé dans la cavité buccale ; organe principal du goût et qui contribue à la mastication, la déglutition et l'articulation de la parole. Elle est composée de fibres musculaires intrinsèques, les muscles linguaux, et extrinsèques, issues des muscles hyoglosse, génioglosse, styloglosse et palatoglosse, qui forment une masse divisée en deux moitiés par une cloison fibreuse, le septum lingual. Elle est recouverte par une muqueuse, qui sur sa face inférieure présente un pli ou frein qui l'attache au plancher de la bouche ; cette membrane possède quatre sortes de papilles : filiformes ou coniques, à la pointe et sur les bords ; fungiformes, sur la partie antérieure du dos ; lenticulaires ou caliciformes, qui forment le V lingual, et hémisphériques. Les corpuscules gustatifs se trouvent principalement dans les papilles caliciformes et fungiformes. ⟡ **BIFIDE** *(angl. bifid —).* Langue divisée dans sa portion antérieure par une fissure longitudinale. ⟡ **CÉRÉBRIFORME** *(angl. cerebriform —).* SYN. ***LANGUE PLICATURÉE.*** ⟡ **CINABRE** *(angl. vermilion —).* Langue rouge, lisse, dépapillée, observée dans la première période de la pellagre. ⟡ **DE CARPE** *(angl. tooth extractor).* Instrument de type levier utilisé pour l'extraction des molaires ou de leurs racines. ⟡ **DE HUNTER** ☞ ***HUNTER (GLOSSITE DE).*** ⟡ **DE PERROQUET** *(angl. parrot's —).* Langue cornée, sèche et rétractée que l'on observe dans les états infectieux graves et dans les déshydratations prolongées. ⟡ **DES FUMEURS** *(angl. smoker's —).* Forme de leucoplasie linguale caractérisée par une hypertrophie des papilles. ☞ ***LEUCOPLASIE.*** ⟡ **FRAMBOISÉE** *(angl. strawberry —).* Langue rouge vif et vernissée, caractéristique de la scarlatine. SYN. ***LANGUE SCARLATINEUSE.*** ⟡ **FULIGINEUSE** *(angl. fuliginous —).* Langue recouverte d'un dépôt noirâtre dans la fièvre typhoïde. ⟡ **GÉOGRAPHIQUE** *(angl. geographic —).* ☞ ***GLOSSITE EXFOLIATRICE MARGINÉE.*** ⟡ **MAGENTA** *(angl. magenta —).* Langue de couleur rouge vif observée dans l'ariboflavinose. ⟡ **NOIRE VILLEUSE** *(angl. black hairy —).* Affection caractérisée par une coloration plus ou moins noire du dos de la langue et par une hypertrophie des papilles. SYN. ***GLOSSOPHYTIE, LANGUE NOIRE PILEUSE.*** ⟡ **PLICATURÉE** *(angl. plicated —).* Malformation congénitale caractérisée par l'aspect fissuré et cérébriforme de la langue, qui est hérissée de papilles proéminentes mais reste de consistance molle. L'anomalie est permanente et indolore. C'est une génodermatose transmise en dominance chez les mongoliens et les arriérés. SYN. ***LANGE SCROTALE.*** ⟡ **RÔTIE** *(angl. baked —).* Langue très sèche et brunâtre que l'on observe dans certaines infections fébriles graves telles que la fièvre typhoïde. ⟡ **SABURRALE** *(angl. saburral —).* Langue chargée d'un dépôt blanc-jaunâtre, observée dans les troubles digestifs. ⟡ **SCROTALE** *(angl. scrotal —).* ☞ ***LANGUE PLICATURÉE.***

LANGUEUR *s. f. (angl. asthenia).* Abattement, asthénie.

LANIAIRE *adj. (angl. laniary).* Qui déchire. Se dit des canines.

LANNELONGUE ⟡ (MALADIE DE) *(angl. Schlatter-Osgood disease).* Ostéite apophysaire de croissance touchant la tubérosité antérieure du tibia et guérissant sans séquelles. ⟡ **(OPÉRATION DE)** *(angl. Lannelongue operation).* ☞ ***LANE-LANNELONGUE (OPÉRATION DE).*** ⟡ **(TIBIA DE)** *(angl. saber tibia, saber-shaped tibia).* Déformation tibiale, en incurvation latérale de l'ostéite syphilitique. SYN. ***TIBIA EN LAME DE SABRE.***

LANNOIS-GRADENIGO (SYNDROME DE) *(angl. Lannois-Gradenigo syndrome).* ☞ ***GRADENIGO (SYNDROME DE).***

LANOLÉINE *s. f.* ☞ ***LANOLINE.***

LANOLINE *s. f. (angl. lanolin).* Substance analogue aux graisses, extraite de la laine. Elle est composée d'esters de cholestérine ; elle adhère bien aux muqueuses, favorise l'absorption transcutanée des médicaments et accepte, sans modification de consistance, son poids d'eau et le double de glycérine. S'utilise comme excipient dans la préparation de pommades.

LANTHANE *s. m. (angl. lanthanum).* Élément chimique de numéro atomique 57 et de masse atomique 138,91, le premier de la série des lanthanides ou terres rares. Symbole : La.

LANUGO *s. m. (angl. lanugo).* Duvet très fin qui recouvre tout le corps du fœtus, à l'exception des paumes des mains et des plantes des pieds.

LANZ ◇ (OPÉRATION DE) *(angl. Lanz' operation).* Traitement de l'éléphantiasis du membre inférieur par l'insertion de bandes de fascia lata dans le fémur. **◇ (POINT DE)** *(angl. Lanz' point).* Point de projection de la position de la base de l'appendice, situé à l'union du tiers droit et des deux tiers gauches de la ligne réunissant les deux épines iliaques antéro-supérieures.

LAPAR-, LAPARO- *(angl. lapar-, laparo-).* Préfixes d'origine grecque signifiant flanc et indiquant une relation avec la paroi abdominale (en général avec une intervention chirurgicale comportant l'ouverture de cette paroi).

LAPAROCÈLE *s. f. (angl. laparocele).* Hernie de la paroi abdominale.

LAPAROCHOLÉCYSTOTOMIE *s. f. (angl. laparocholecystotomy).* Association d'une laparotomie et d'un abouchement de la vésicule biliaire à la paroi abdominale. Terme peu utilisé.

LAPAROCOLOSTOMIE *s. f. (angl. laparocolostomy).* Colostomie par une incision antéro-latérale de la paroi abdominale. Terme peu usité.

LAPAROCOLPOHYSTÉROTOMIE *s. f. (angl. laparocolpohysterotomy).* Opération césarienne comportant une laparotomie et une incision vaginale.

LAPAROCYSTECTOMIE *s. f. (angl. laparocystectomy).* Ablation chirurgicale d'un kyste par laparotomie. Terme peu usité.

LAPAROCYSTOTOMIE *s. f. (angl. laparocystotomy).* Incision de la vessie à travers la paroi abdominale. Terme peu usité.

LAPAROENTÉROSTOMIE *s. f. (angl. laparoenterostomy).* Abouchement de l'intestin à la paroi abdominale par laparotomie. Terme peu usité.

LAPAROENTÉROTOMIE *s. f. (angl. laparoenterotomy).* Laparotomie suivie d'une entérotomie. Terme peu usité.

LAPAROGASTROSTOMIE *s. f. (angl. laparogastrostomy).* Abouchement de l'estomac à la paroi abdominale par laparotomie.

LAPAROHYSTÉROPEXIE *s. f. (angl. laparohysteropexia).* ☞ ***HYSTÉROPEXIE ABDOMINALE.***

LAPAROHYSTÉROTOMIE *s. f. (angl. laparohysterotomy).* **1.** SYN. (abusif) ***OPÉRATION CÉSARIENNE.*** **2.** Hystérotomie pratiquée par voie abdominale. Terme peu usité.

LAPARO-ILÉOTOMIE *s. f. (angl. laparoileotomy).* Incision de l'iléon lors d'une laparotomie. Terme peu usité.

LAPAROPLASTIE *s. f. (angl. laparoplasty).* Réfection de la paroi abdominale.

LAPARORRAPHIE *s. f. (angl. laparorrhaphy).* Suture de la paroi abdominale. Terme peu utilisé.

LAPAROSALPINGECTOMIE *s. f. (angl. laparosalpingectomy).* Ablation d'une annexe lors d'une laparotomie.

LAPAROSCHISIS *s. m. (angl. gastroschisis).* Éventration par défaut local de développement de la paroi abdominale.

LAPAROSCOPE *s. m. (angl. laparoscope).* Instrument d'endoscopie, ressemblant à un cystoscope, qui s'introduit dans la cavité péritonéale distendue par un pneumopéritoine par une ponction transpariétale et permet de transmettre les images intra-abdominales.

LAPAROSCOPIE *s. f. (angl. laparoscopy).* Examen endoscopique de la cavité abdominale. SYN. ***CŒLIOSCOPIE.***

LAPAROSPLÉNECTOMIE *s. f. (angl. laparosplenectomy).* Splénectomie lors d'une laparotomie.

LAPAROSTAT *s. m. (angl. laparostat).* Instrument chirurgical destiné à maintenir l'écartement des deux lèvres d'une incision au cours d'une laparotomie.

LAPAROTOMIE *s. f. (angl. laparotomy).* Acte chirurgical qui consiste à ouvrir la cavité abdominale.Le terme cœliotomie est plus adapté mais moins employé.

LAPICQUE (LOI DE) *(angl. Lapicque's law).* La chronaxie d'une fibre nerveuse est inversement proportionnelle à son diamètre.

LAPLACE (PINCE DE) *(angl. Laplace forceps).* Pince intestinale utilisée pour rapprocher les extrémités des segments d'intestin au cours d'une anastomose.

LAPSUS *s. m. (angl. lapsus).* Emploi involontaire, dans le langage ou dans l'écriture, d'un mot pour un autre. La psychanalyse considère ce phénomène comme un acte manqué. ☞ ***ACTE MANQUÉ.***

LAQUE *s. f. (angl. lac, quer).* Résine translucide, cassante, de couleur orangée, qui sourd de certains arbres après la piqure de l'insecte *Coccus lacca.* A été employée comme tonique et astringent, et dans la préparation de vernis.

LARDACÉ *adj. (angl. lardaceous).* Qui ressemble à la graisse de porc ou lard. Se dit de certains tissus dans l'amylose.

LARME *s. f. (angl. tear).* Produit de sécrétion des glandes lacrymales ; liquide clair contenant 98 % d'eau qui baigne la conjonctive, et facilite les mouvements du globe oculaire et des paupières.

LARMES DE CROCODILE (SYNDROME DES) *(angl. crocodile tears syndrome).* Larmoiement unilatéral qui se déclenche lors de la mastication, et qui est le symptôme d'une paralysie faciale périphérique ; les fibres nerveuses du nerf facial, lors de leur régénération, aboutissant anormalement à la glande lacrymale. SYN. *RÉFLEXE GUSTOLACRYMAL.*

LARMOIEMENT *s. m. (angl. epiphora).* Excès de larmes, débordant des paupières. Il peut être en rapport avec une hypersécrétion ou une mauvaise évacuation.

LAROYENNE (OPÉRATION DE) *(angl. Laroyenne's operation).* Ponction de l'excavation recto-utérine pour drainer les suppurations pelviennes.

LARREY ◇ (AMPUTATION DE) *(angl. Larrey's amputation).* Méthode de désarticulation de l'humérus au niveau de l'épaule. **◇ (OPÉRATION DE)** *(angl. Larrey's operation).* Péricardotomie par voie épigastrique extrapéritonéale (à travers la fente dite de Larrey).

LARREY-WEIL (MALADIE DE) *(angl. leptospirosis ictero hemorrhagica).* ☞ *LEPTOSPIROSE ICTÉRO-HÉMORRAGIQUE.*

LARSEN (SYNDROME DE) *(angl. Larsen's syndrome).* Syndrome polymalformatif avec fissure palatine, face aplatie, luxations multiples.

LARSEN-JOHANSSON (MALADIE DE) *(angl. Larsen-Johansson's disease).* Trouble de l'ossification de la patella se manifestant chez les enfants par une tuméfaction douloureuse du genou avec épanchement articulaire.

LARVA MIGRANS ◇ CUTANÉE *(angl. cutaneous larva migrans, creeping eruption).* Éruption cutanée due à la présence d'une larve parasitaire appartenant aux helminthes du genre *Ancylostoma, Uncinaria, Strongyloides*, etc. et caractérisée par de fines lignes vésiculeuses ou papuleuses très prurigineuses, qui progressent par une extrémité et guérissent par l'autre. SYN. *LARVA REPTANS, LARBISH.* **◇ VISCÉRALE** *(angl. visceral larva migrans).* Entité clinique caractérisée par l'existence d'une hyperéosinophilie avec hépatomégalie et, fréquemment, pneumopathie, due à la migration de larves d'helminthes nématodes *Toxocara canis* et *Toxocara cati* dans les tissus autres que la peau.

LARVÉ *adj. (angl. larvate).* Déguisé, masqué ; se dit de certaines maladies ou symptômes.

LARVICIDE *adj. (angl. larvicide).* Qui tue les larves.

LARYNG-, LARYNGO- *(angl. laryng-, laryngo-).* Préfixes d'origine grecque indiquant une relation avec le larynx.

LARYNGALGIE *s. f. (angl. laryngalgia).* Douleur au niveau du larynx.

LARYNGÉ *adj. (angl. laryngeal).* Qui se rapporte ou appartient au larynx.

LARYNGECTOMIE *s. f. (angl. laryngectomy).* Ablation totale ou partielle du larynx.

LARYNGISME STRIDULEUX *(angl. laryngismus stridulus).* ☞ *LARYNGITE STRIDULEUSE.*

LARYNGITE *s. f. (angl. laryngitis).* Inflammation du larynx, aiguë ou chronique. **◇ AIGUË CATARRHALE** *(angl. acute catarrhal —).* Affection caractérisée par une tuméfaction de la muqueuse laryngée avec exsudation de mucus ou de mucopus et qui s'accompagne de toux, de dysphagie, d'aphonie ou d'enrouement, de dyspnée et de fièvre. Elle peut être primitive ou secondaire. **◇ ATROPHIQUE** *(angl. atrophic —).* Forme de laryngite chronique. **◇ CHRONIQUE, CATARRHALE CHRONIQUE** *(angl. chronic catarrhal —).* Forme de laryngite consécutive à une laryngite aiguë ou à des irritations répétées, avec présence d'exsudats muco-purulents et d'ulcérations superficielles de la muqueuse. **◇ DIPHTÉRIQUE** *(angl. diphteritic —).* ☞ *CROUP.* **◇ ŒDÉMATEUSE** *(angl. oedematous —).* SYN. *ŒDÈME DE LA GLOTTE.* **◇ SÈCHE** *(angl. — sicca).* Laryngite chronique avec peu ou pas d'exsudat. **◇ SOUS-GLOTTIQUE** *(angl. subglottic —).* Laryngite essentiellement localisée à la partie du larynx située au-dessous des cordes vocales, particulièrement fréquente chez le nourrisson et durant la première enfance. **◇ SPASMODIQUE** ☞ *LARYNGITE STRIDULEUSE.* **◇ STRIDULEUSE** *(angl. laryngismus stridulus).* Forme particulière de laryngite de l'enfance, caractérisée par des accès subits d'étouffement nocturnes, une toux rauque, des râles sibillants inspiratoires et de la cyanose. SYN. *FAUX CROUP, LARYNGISME STRIDULEUX.* **◇ TUBERCULEUSE** *(angl. tuberculous —).* Atteinte du larynx par une lésion tuberculeuse, pratiquement toujours en association avec une tuberculose pulmonaire.

LARYNGOCÈLE *s. f. (angl. laryngocele).* Tumeur kystique gazeuse constituée par une hernie de l'appendice ventriculaire du larynx.

LARYNGOFISSURE *s. f. (angl. laryngofissure).* Incision médiane du larynx. ☞ *THYROTOMIE.*

LARYNGOGRAPHIE *s. f. (angl. laryngography).* Examen radiologique du larynx après application locale de produits de contraste radio-opaques.

LARYNGOLOGIE *s. f. (angl. laryngology).* Étude du larynx et de ses maladies.

LARYNGOLOGUE *s. m. (angl. laryngologist).* Spécialiste en laryngologie. SYN. *LARYNGOLOGISTE.*

LARYNGOMALACIE *s. f. (angl. laryngomalacia).* Anomalie congénitale du larynx caractérisée par une flaccidité anormale du vestibule laryngé, et qui s'accompagne de stridor et d'un cornage inspiratoire, de dyspnée et de troubles de la déglutition.

LARYNGONÉCROSE *s. f. (angl. laryngonecrosis).* Nécrose des cartilages du larynx.

LARYNGOPATHIE *s. f. (angl. laryngopathy).* Terme général désignant les affections du larynx.

LARYNGOPHARYNGITE *s. f. (angl. laryngopharyngitis).* Inflammation du larynx et du pharynx.

LARYNGOPHARYNX *s. m. (angl. laryngopharynx).* Partie inférieure du pharynx, différente de l'oropharynx et du rhinopharynx.

LARYNGOPHONIE *s. f. (angl. laryngophony).* Son vocal entendu à travers le larynx au moment de l'auscultation.

LARYNGOPLASTIE *s. f. (angl. laryngoplasty).* Chirurgie plastique du larynx.

LARYNGOPLÉGIE *s. f. (angl. laryngoplegia).* Paralysie des muscles du larynx.

LARYNGOPTOSE *s. f. (angl. laryngoptosis).* Mobilité extrême du larynx qui s'observe parfois chez les personnes âgées.

LARYNGOPUNCTURE *s. f. (angl. laryngeal puncture).* Ponction chirurgicale du larynx.

LARYNGOSCLÉROME *s. m. (angl. laryngoscleroma).* Infiltration scléromateuse du larynx.

LARYNGOSCOPE *s. m. (angl. laryngoscope).* Instrument employé pour l'examen visuel du larynx. Il en existe divers modèles basés sur l'utilisation de tubes ou de spatules associés à une lumière proximale ou distale. Dans la laryngoscopie indirecte, le laryngoscope comporte un petit miroir plan.

LARYNGOSCOPIE *s. f. (angl. laryngoscopy).* Examen de l'intérieur du larynx, en particulier celui effectué avec un laryngoscope. ◇ **DIRECTE** *(angl. direct —).* Examen direct du larynx avec un laryngoscope, sans utilisation de miroir réfléchissant. ◇ **INDIRECTE** *(angl. indirect —).* Laryngoscopie qui s'effectue avec un miroir laryngoscopique. Méthode inventée par le professeur de chant Manuel Garcia en 1854.

LARYNGOSPASME *s. m. (angl. laryngospasm).* Occlusion spasmodique du larynx provoquant un accès de suffocation, souvent accompagné de cyanose. SYN. ***SPASME LARYNGÉ, SPASME DE LA GLOTTE, SPASME GLOTTIQUE.***

LARYNGOSPASMOPHILIE *s. f. (angl. spasmophilic laryngospasm).* Spasmophilie qui se manifeste par des laryngospasmes répétés avec ou sans convulsions.

LARYNGOSTÉNOSE *s. f. (angl. laryngostenosis).* Rétrécissement du larynx.

LARYNGOSTOMIE *s. f. (angl. laryngostomy).* Opération consistant à former une ouverture permanente du larynx au travers du cou.

LARYNGOSTROBOSCOPE *s. m. (angl. laryngostroboscope).* Stroboscope servant à l'observation des phénomènes intralaryngés de la phonation.

LARYNGOTOME *s. m. (angl. laryngotome).* Instrument tranchant servant à pratiquer une laryngotomie.

LARYNGOTOMIE *s. f. (angl. laryngotomy).* Incision chirurgicale du larynx. Elle peut être totale (incision du larynx sur toute sa hauteur) ou partielle ; supérieure (laryngotomie thyrohyoïdienne) ou inférieure (intercrico-thyrotomie, laryngotomie intercrico-thyroïdienne).

LARYNGOTRACHÉAL *adj. (angl. laryngotracheal).* Qui se rapporte ou appartient au larynx et à la trachée.

LARYNGOTRACHÉITE *s. f. (angl. laryngotracheitis).* Inflammation du larynx et de la trachée.

LARYNGOTRACHÉOBRONCHOSCOPIE *s. f. (angl. laryngotracheobronchoscopy).* Bronchoscopie effectuée à travers le larynx et la trachée ; bronchoscopie supérieure.

LARYNGOTRACHÉOTOMIE *s. f. (angl. laryngotracheotomy).* Incision du larynx et de la trachée.

LARYNX *s. m. (NA. larynx). (angl. larynx).* Appareil musculocartilagineux, central et symétrique, creux, tapissé intérieurement par une muqueuse, situé dans la partie antérieure et supérieure du cou devant le pharynx, sous la base de la langue et au-dessus de la trachée par laquelle il se continue. C'est l'organe qui produit la voix. Il est formé de neuf cartilages : le thyroïde, le cricoïde, l'épiglotte, deux arythénoïdes, deux cartilages corniculés et deux cartilages cunéiformes, articulés entre eux et maintenus par des membranes fibreuses et des ligaments, et rendus mobiles par des muscles intrinsèques.

LASÈGUE (SIGNE DE) *(angl. Lasègue's sign).* Dans la sciatique, la flexion sur la cuisse du membre inférieur étendu est limitée par la douleur. Si la manœuvre est réalisée jambe fléchie, la mobilisation du membre n'est pas douloureuse. Ce signe distingue la sciatique des affections articulaires.

LASER *s. m.* Amplificateur de lumière émettant un étroit faisceau de rayons lumineux visibles ou infrarouges qui possède une intensité élevée. Le laser est utilisé en médecine comme moyen de microcoagulation, de section ou de vaporisation (notamment en ophtalmologie, neurochirurgie, dermatologie, gastro-entérologie et hématologie). Le mot laser est l'acronyme de l'expression anglaise *light amplification by stimulated emission of radiation.*

LASIK *(angl. LASIK).* Acronyme de *laser assisted intrastromal keratomileusis.* Technique de chirurgie ophtalmique réfractive utilisant le laser.

LASSA (FIÈVRE DE) *(angl. Lassa fever).* Fièvre hémorragique aiguë épidémique que l'on observe en Afrique Occidentale (Lassa est une ville du Nigéria), provoquée par un arénavirus. Elle s'accompagne de pétéchies et d'ecchymoses, d'une atteinte pleuropulmonaire et rénale, et de troubles sensoriels ; la contagion est directe et la mortalité élevée. Le réservoir de virus est un rat, *Mastomys natalensis*, de l'Afrique sub-saharienne.

LASSAR (PÂTE DE) *(angl. Lassar's paste).* Préparation employée contre l'intertrigo, l'eczéma, etc., composée de vaseline, d'oxyde de zinc, d'amidon et de lanoline.

LASSUEUR-GRAHAM LITTLE (SYNDROME DE) *(angl. Little's syndrome).* Forme de lichen plan avec alopécie cicatricielle.

LASTHÉNIE DE FERJOL (SYNDROME DE) Anémie ferriprive par soustractions sanguines volontaires et répétées chez des jeunes femmes souvent de profession paramédicale.

LATAH *s. m. (angl. latah).* Manifestations de nature hystérique observées dans l'Asie du Sud-Est, consistant en des sauts avec coprolalie et écholalie.

LATENCE *s. f. (angl. latency).* État d'inactivité apparente. ◇ **(PÉRIODE DE)** *(angl. latent period).* En psychanalyse, période qui s'étend du déclin de la sexualité infantile (autour de 6 ans) jusqu'à la puberté, et pendant laquelle il existe une diminution de l'intérêt sexuel et une augmentation des intérêts intellectuels. Correspond à la résolution du complexe d'Œdipe, avec prédominance du refoulement et de la sublimation des pulsions sexuelles.

LATENT *adj. (angl. latent).* Qui existe sans manifester sa présence, comme certaines anomalies ou certaines phases d'une maladie.

LATÉRAL *adj. (angl. lateral).* Qui se rapporte à un côté ou se situe sur un côté ; s'oppose à médial.

LATÉRALITÉ (PARALYSIE DE LA) *(angl. conjugate ocular paralysis).* Paralysie des mouvements latéraux conjugués des yeux.

LATÉROABDOMINAL *adj. (angl. lateroabdominal).* Qui se rapporte aux parois latérales de l'abdomen.

LATÉROCÈLE *s. f. (angl. laterocele).* Hernie au niveau de la paroi latérale de l'abdomen.

LATÉROCIDENCE *s. f. (angl. lateral prolapse of the umbilical cord).* Procidence du cordon ombilical entre la partie du fœtus qui se présente et la paroi vaginale latérale.

LATÉRODÉVIATION *s. f. (angl. laterodeviation).* Déviation vers un côté.

LATÉROFLEXION *s. f. (angl. lateroflexion).* Flexion vers un côté.

LATÉROPOSITION *s. f. (angl. lateroposition).* **1.** Déplacement latéral d'un organe. **2.** Déviation d'une ou de plusieurs dents vers le côté droit ou gauche de l'arcade dentaire.

LATÉROPULSION *s. f. (angl. lateropulsion).* Tendance à dévier latéralement, lors de la marche, ou à pencher de côté, observée dans les lésions du labyrinthe de l'oreille interne.

LATÉROTORSION *s. f. (angl. laterotorsion).* **1.** Torsion latérale. **2.** Rotation du globe oculaire selon son axe antéropostérieur.

LATÉROVERSION *s. f. (angl. lateroversion).* Inclinaison latérale d'un organe, notamment de l'utérus.

LATEX *s. m. (angl. latex).* Liquide blanc crémeux, tiré de différentes variétés d'arbres et arbustes. Le type le plus répandu est le latex de caoutchouc, tiré de *Hevea brasiliensis,* qui contient 30 % d'hydrocarbures, recouverts d'une couche de colloïde protecteur, de type protéique. Des particules de latex de polystyrène sont utilisées en immunologie pour des réactions d'agglutination passive.

LATHYRISME *s. m. (angl. lathyrism).* Intoxication chronique produite par l'ingestion d'aliments contenant de la farine de gesse, *Lathyrus cicera.* Elle donne lieu à une forme de paraplégie spastique avec tremblement, observée en Asie.

LATRODECTISME *s. m. (angl. latrodectism).* Intoxication consécutive à la morsure d'araignées du genre *Latrodectus.*

LATRODECTUS Genre d'araignées venimeuses, dont l'une des espèces les plus connues en Europe est *L. malmignatus.* En Amérique du Nord, l'espèce *L. mactans* ou veuve noire est très venimeuse, et sa piqûre provoque des symptômes graves pouvant aller jusqu'à la mort.

LATS Abréviation de *long acting thyroid stimulator.* Anticorps stimulant la thyroïde, observé au cours de la maladie de Basedow.

LAUBER (MALADIE DE) *(angl. Lauber's disease).* Héméralopie par dégénérescence de la rétine. SYN. ***FUNDUS ALBIPUNCTATUS.***

LAUDANUM *s. m. (angl. laudanum).* Nom de diverses préparations ou teintures d'opium.

LAUGIER ◇ **(FRACTURE DE)** *(angl. Laugier's fracture).* Fracture interarticulaire de la trochlée humérale. ◇ **(HERNIE DE)** *(angl. Laugier's hernia).* Hernie crurale qui se produit à travers le ligament de Gimbernat. ◇ **(SIGNES DE)** *(angl. Laugier's signs).* **1.** Otorragie secondaire à la fracture du rocher. **2.** Ascension du processus styloïde du radius au même niveau que la styloïde de l'ulna, dans les fractures de l'extrémité inférieure du radius. SYN. ***INDICE RADIOCUBITAL INFÉRIEUR.***

LAUNOIS-BENSAUDE (MALADIE DE) *(angl. Madelung disease).* Adénolipomatose symétrique diffuse à prédominance cervicale d'étiologie inconnue.

LAURENCE-BIEDL (SYNDROME DE) ☞ ***LAURENCE-MOON-BARDET-BIEDL (SYNDROME DE).***

LAURENCE-MOON-BARDET-BIEDL (SYNDROME DE) *(angl. Laurence-Moon syndrome).* Syndrome polymalformatif associant une rétinopathie pigmentaire, une oligophrénie, une obésité, un hypogonadisme et une polydactylie. Affection transmise sur le mode autosomique récessif.

LAURIER *s. m. (angl. sweet bay).* Arbre de la famille des Lauracées*(Laurus nobilis),* à feuilles et baies aromatiques qui s'utilisent comme condiment. Elles fournissent une essence et un acide gras.

LAURIER-CERISE *s. m. (angl. cherry-laurel).* Arbuste de la famille des Rosacées *(Prunus laurocerasus)* dont les feuilles contiennent un glucoside qui, par dédoublement, donne de l'acide cyanhydrique. Les feuilles distillées donnent l'eau de laurier-cerise, qui s'utilise comme calmant et antispasmodique.

LAUTH (VIOLET DE) *(angl. Lauth's violet).* Chlorhydrate de thionine, colorant largement employé en bactériologie.

LAV Abréviation anglaise de *Lymphadenopathy Associated Virus*, rétrovirus maintenant appelé VIH. ☞ *VIH.*

LAVAGE *s. m. (angl. lavage).* Irrigation d'un territoire ou d'un organe, spécialement de l'estomac ou de l'intestin. ◇ **BRONCHO-ALVÉOLAIRE** *(angl. bronchoalveolar —).* Sous fibroscopie, introduction de sérum physiologique dans les bronches ou les alvéoles suivie d'aspiration du liquide injecté pour examen cytobactériologique. ◇ **CAVITAIRE** *(angl. cavity —).* Lavage d'une cavité par injection de liquide. ◇ **D'ESTOMAC** *(angl. stomach —).* Opération indiquée en cas d'ingestion de poisons, que l'on pratique avec une pompe stomacale ou simplement avec le tube de Faucher, et qui consiste à faire pénétrer dans l'estomac puis à retirer de celui-ci une plus ou moins grande quantité d'eau ou de solutions médicamenteuses.

LAVEMENT *s. m. (angl. enema).* **1.** Injection de liquide dans le rectum. **2.** Préparation destinée à être injectée dans le rectum. ◇ **ALIMENTAIRE** *(angl. dietary —).* Lavement contenant des substances facilement assimilables, administré par voie rectale dans un but alimentaire. ◇ **BARYTÉ** *(angl. barium —).* Introduction par voie rectale d'une solution de sulfate de baryum en vue d'une exploration radiologique du côlon et du rectum. ◇ **ÉVACUATEUR** *(angl. cathartic —).* Lavement à l'eau tiède pour faciliter l'évacuation des matières fécales. ◇ **HUILEUX** *(angl. oil —).* Lavement à l'huile d'olive, de lin ou d'amande douce, employé comme laxatif. ◇ **PURGATIF** *(angl. purgative —).* Lavement médicamenteux au séné et au sulfate de sodium.

LAWFORD (SYNDROME DE) *(angl. Lawford's syndrome).* Angiomatose oculocutanée présentant un glaucome tardif, sans atteinte neurologique.

LAWRENCE (SYNDROME DE) *(angl. lipoatrophic diabetes).* ☞ *DIABÈTE LIPOATROPHIQUE.*

LAWRENCIUM *s. m. (angl. lawrencium).* Élément artificiel de numéro atomique 103, de poids atomique 257. Symbole : Lr.

LAXATIF *adj. (angl. laxative).* Se dit des médicaments ou des préparations purgatives douces, qui agissent sans irriter l'intestin.

LAXATIFS (MALADIE DES) *(angl. laxative disease).* Affection en rapport avec la prise abusive et chronique de laxatifs : diarrhée, œdèmes, asthénie et hypokaliémie sévère.

LAXITÉ *s. f. (angl. laxity).* Relâchement, défaut de tension ou de fermeté d'un tissu, d'un organe, d'une articulation.

LAZARET *s. m. (angl. lazaretto).* Établissement où s'effectue la mise en quarantaine.

LCR Abréviation de liquide céphalorachidien.

LDH Abréviation de lactico-déshydrogénase (enzyme).

LDL Abréviation désignant les bêta-lipoprotéines (*Low Density Lipoproteins*).

LE DENTU (SUTURE DE) *(angl. Le Dentu's suture).* Type de suture tendineuse.

LE FORT ◇ **(AMPUTATION DE)** *(angl. Le Fort's amputation).* Variante de l'amputation de Pirogoff, dans laquelle le calcanéus est scié horizontalement au lieu d'être sectionné transversalement. ◇ **(FRACTURE DE)** *(angl. Le Fort's fracture).* Fracture bilatérale du maxillaire s'étendant jusqu'aux parois orbitaires. ◇ **(OPÉRATION DE)** *(angl. Le Fort's operation).* Colporraphie ou suture entre les parois antérieure et postérieure du vagin, sur la ligne médiane, afin de supprimer le prolapsus utérovaginal. ◇ **(SUTURE DE)** *(angl. Le Fort's suture).* Point en cadre simple pour la suture des tendons.

LE (phénomène) ☞ *HASERICK (TEST DE).*

LE VEEN (VALVE DE) *(angl. Le Veen's valve).* Cathéter pourvu d'une soupape utilisé dans les dérivations péritonéojugulaires.

LEBER ◇ **(AMAUROSE CONGÉNITALE DE)** *(angl. Leber's congenital amaurosis).* Rétinopathie héréditaire de transmission autosomique récessive provoquant une cécité ou une forte amblyopie. Elle s'accompagne généralement d'un nystagmus, d'une cataracte, d'un kératocône, et s'associe à un retard mental. ◇ **(ANGIOMATOSE MILIAIRE DE)** *(angl. retinal miliary aneurysm).* Maladie vasculaire rétinienne habituellement unilatérale, caractérisée par de multiples anévrysmes des vaisseaux rétiniens pouvant se compliquer d'hémorragie du vitré. ◇ **(ATROPHIE OPTIQUE DE)** ☞ *LEBER (MALADIE DE).* ◇ **(CORPUSCULES DE)** ☞ *HASSALL (CORPUSCULES DE).* ◇ **(MALADIE DE)** *(angl. Leber's disease).* Névrite optique rétrobulbaire héréditaire observée chez les hommes jeunes à transmission récessive. Il s'agit d'une affection de l'ADN mitochondrial.

LEBOYER (MÉTHODE DE) *(angl. Leboyer's technique).* Méthode obstétricale qui cherche à obtenir un accouchement non traumatique, en évitant les stimulations et les interventions non nécessaires qui pourraient être la cause de troubles émotionnels ultérieurs chez l'enfant.

LÉCITHINASE *s. f. (angl. lecithinase).* Enzyme qui hydrolyse les esters des lécithines et des céphalines.

LÉCITHINE *s. f. (angl. lecithin).* Phosphatidylcholine. Les lécithines sont un type de phospholipides composés de glycérol, dans lequel les hydroxyles en position 1 et 2 sont estérifiés avec des acides gras tandis que l'hydroxyle en position 3 l'est avec l'acide phosphorique, lequel à son tour est estérifié avec la base azotée choline. La lécithine est un constituant normal de toutes les membranes cellulaires, et on la trouve en abondance dans toutes les structures du système nerveux (cerveau, nerfs, etc.), dans le foie, le pancréas, le cœur, etc. Elle entre en outre dans la composition du jaune d'œuf et des graines de soja.

LÉCITHINÉMIE *s. f. (angl. lecithinemia).* Présence de lécithine dans le sang.

LECTINE *s. f. (angl. lectin).* Substance végétale provoquant *in vitro* la transformation lymphoblastique des lymphocytes. SYN. ***PHYTOMITOGÈNE.***

LEDDERHOSE (MALADIE DE) *(angl. plantar fibromatis).* Sclérose de l'aponévrose plantaire moyenne. SYN. ***APONÉVROSITE PLANTAIRE.***

LEDERER-BRILL (MALADIE DE) *(angl. Lederer's anemia).* Anémie aiguë fébrile. Elle atteint surtout les enfants et se manifeste par une brusque élévation thermique avec céphalées, vomissements, anémie intense avec hyperleucocytose et érythroblastose, hyperbilirubinémie, subictère et splénomégalie. Il s'agit d'une anémie hémolytique acquise par auto-anticorps dont l'évolution peut être mortelle dans les formes suraiguës.

LÉGAL *adj. (angl. legal).* Relatif à la loi ou prévu par elle. ☞ ***MÉDECINE LÉGALE.***

LEGAL (RÉACTION DE) *(angl. Legal's test).* Mise en évidence d'une acétonurie par l'apparition d'un disque violet entre une couche d'ammoniaque et quelques gouttes de nitroprussiate acétique.

LEGG-CALVÉ-PERTHES (MALADIE DE) *(angl. Legg-Calvé-Perthes disease).* Ostéochondrite déformante juvénile de la hanche. ☞ ***COXA PLANA.***

LEGIONELLA PNEUMOPHILA Bactérie à Gram négatif responsable de la maladie des légionnaires.

LÉGIONELLACÉES *(angl. Legionnellaceae).* Famille de bactéries qui comprend un seul genre : *Legionella.* Ce sont des bacilles aérobies stricts à Gram négatif. Ils ne se développent pas dans les milieux de culture ordinaires. Chez l'homme, ils sont responsables d'affections respiratoires graves.

LÉGIONELLOSE *s. f. (angl. legionellosis).* Infection aiguë due à *Legionella pneumophila* (bacille qui se développe dans les canalisations d'eau chaude), qui apparaît généralement en poussées épidémiques avec une symptomatologie d'intensité variable, allant des formes asymptomatiques aux bronchopneumonies graves, avec signes neurologiques et atteinte rénale.

LÉGIONNAIRES (MALADIE DES) *(angl. legionnaire's disease).* ☞ ***LÉGIONELLOSE.***

LÉGISTE (MÉDECIN) *(angl. forensic medicine specialist).* Médecin chargé d'aider la justice dans tous les cas et dans toutes les procédures où son intervention est nécessaire ou justifiée.

LÉGUMINE *s. f. (angl. legumin).* Globuline, semblable à la caséine, tirée des graines de différentes plantes, en particulier de celles de la famille des légumineuses.

LÉIASTHÉNIE *s. f. (angl. leiasthenia).* ☞ ***LIASTHÉNIE.***

LEIGH (MALADIE DE) *(angl. Leigh's disease).* Encéphalomyélopathie nécrosante subaiguë mortelle, de transmission autosomique récessive ou liée à l'X, qui se manifeste par des signes neurologiques (convulsions, myoclonies, ataxie, paralysies, ophtalmoplégie, nystagmus, retard intellectuel) et des désordres respiratoires. Il s'agit d'une mitochondriopathie avec déficit en pyruvate-décarboxylase.

LEINER-MOUSSOUS (MALADIE DE) *(angl. Leiner's disease).* Érythrodermie desquamative des nourrissons avec œdème de la peau et desquamation, s'accompagnant d'adénopathies régionales et de troubles trophiques des ongles.

LÉIO- *(angl. leio-).* Préfixe d'origine grecque signifiant lisse.

LÉIODERMIE *s. f. (angl. leiodermia).* Aspect anormalement lisse et brillant de la peau.

LÉIOMYOME *s. m. (angl. leiomyoma).* Tumeur bénigne composée de cellules de type musculaire lisse. Sa localisation la plus fréquente est l'utérus, où la tumeur est improprement appelée fibrome par les cliniciens. SYN. ***LIOMYOME.*** ◇ **CUTANÉ** *(angl. — cutis).* Dermatose caractérisée par la présence de nombreux nodules translucides constitués par des agglomérats de fibres musculaires lisses et situés à la face d'extension des membres. SYN. ***DERMATOMYOME, LIOMYOME.***

LÉIOMYOSARCOME *s. m.* ☞ ***LIOMYOSARCOME.***

LÉIOTRICHE *adj.* ☞ ***LISSOTRICHE.***

LEISHMAN (NODULES DE) *(angl. Leishman nodules).* Nodules rosés observés dans la forme chéloïdienne, non ulcérative, de la leishmaniose cutanée. SYN. ***LEISHMANIDE.***

LEISHMANIA Genre de protozoaires flagellés parasites appartenant à la famille des *Trypanosomidés* qui, pour effectuer leur cycle de développement, requièrent deux hôtes : un hôte vertébré (dans lequel ils prennent la forme amastigote ou leishmania) et un hôte invertébré, généralement un phlébotome (chez lequel ils développent la forme protomastigote ou leptomonas). L'espèce *L. donovani* provoque le kala-azar, l'espèce *L. tropica*, le bouton d'Orient et l'espèce *L. brasiliensis* la leishmaniose cutanéo-muqueuse sud-américaine.

LEISHMANIA (FORME) *(angl. leishmania).* Stade du cycle de vie des *Trypanosomidés*, caractérisé par l'absence de flagelles. On parle aussi de forme amastigote.

LEISHMANIOSE *s. f. (angl. leishmaniasis).* Maladie due à une infection par un protozoaire du genre *Leishmania.* ◇ **CUTANÉE** *(angl. cutaneous —).* Affection cutanée due à *Leishmania tropica*, caractérisée par des lésions papulosquameuses et érythémateuses qui évoluent en nodules rouges. La lésion évolue en quelques mois, laissant une cicatrice indélébile. SYN. ***BOUTON D'ORIENT, BOUTON D'ALEP, BOUTON DE BISKRA, BOUTON DU NIL.*** ◇ **CUTANÉOMUQUEUSE** *(angl. mucocutaneous —).* Leishmaniose causée par *Leishmania brasiliensis*, observée en Amérique Centrale et du Sud. Elle se caractérise par une ulcération cutanée d'évolution torpide qui peut s'étendre à d'autres territoires, et par des lésions des muqueuses (narines, bouche) habituellement déformantes. SYN. ***LEISHMANIOSE FORESTIÈRE AMÉRICAINE, BOUTON DE BAHIA, PIAN-BOIS.*** ◇ **INFANTILE** ☞ ***KALA-AZAR INFANTILE.*** ◇ **VISCÉRALE** ☞ ***KALA-AZAR.***

LEITNER (SYNDROME DE) *(angl. Leitner's syndrome).* Association d'une hépatosplénomégalie à une pancytopénie et à une tuberculose pulmonaire.

LELONG-JOSEPH (ANÉMIE DE) *(angl. acute benign anemia of the new born).* Anémie brutale et passagère qui apparaît chez les nouveau-nés entre le cinquième et le vingtième jour, d'étiologie inconnue.

LEMBERT (POINT DE) *(angl. Lembert's suture).* Variété de suture intestinale invaginante où l'aiguille traverse les tuniques séreuse et musculeuse sans traverser la muqueuse, et est noué à l'extérieur.

LEMIERRE (SYNDROME DE) Infection tonsillaire à *Fusobacterium necroplarum* avec thrombose de la veine jugulaire et embolie septique pulmonaire. SYN. ***SYNDROME ANGINE-INFARCTUS PULMONAIRE.***

LEMMOBLASTE *s. m. (angl. lemmoblast).* Lemmocyte immature.

LEMMOCYTE *s. m. (angl. lemmocyte).* Cellule issue de la crête neurale et qui constituera une cellule du neurilemme.

LEMNISCUS *s. m. (angl. lemniscus).* Faisceau rubané de fibres sensitives et sensorielles du tronc cérébral. ◇ **LATÉRAL** *(NA. lemniscus lateralis). (angl. lateral —).* Tractus de fibres longitudinales qui remonte au travers de la partie latérale de la substance du tegmen du pont. Il est formé de fibres du corps trapézoïde et du noyau cochléaire. ◇ **MÉDIAN** *(NA. lemniscus medialis). (angl. medial —).* Faisceau de fibres sensitives qui naît dans les noyaux terminaux des nerfs sensitifs spinaux et bulbopalatins et qui remonte jusqu'au cervelet après avoir croisé dans le bulbe son homologue du côté opposé. ◇ **OPTIQUE** *(angl. tractus opticus).* ☞ ***TRACTUS OPTIQUE.***

LENÈGRE (MALADIE DE) *(angl. Lenègre's disease).* Dégénérescence de cause inconnue du faisceau atrioventriculaire entraînant un bloc atrioventriculaire.

LÉNITIF *adj. (angl. lenitive).* Qui calme, qui adoucit.

LENNANDER (OPÉRATION DE) *(angl. Lennander's operation).* Excision des nœuds lymphatiques inguinaux et iliaques.

LENNOX-GASTAUT (SYNDROME DE) *(angl. Lennox-Gastaut syndrome).* Encéphalopathie myoclonique, qui apparaît chez les enfants et rarement chez les adolescents, caractérisée par la fréquente association de crises épileptiques toniques, d'absences atypiques, d'un déficit intellectuel, et des bouffées de pointes-ondes lentes diffuses sur l'électroencéphalogramme.

LENSECTOMIE *s. f. (angl. lensectomy).* Extraction du cristallin proposée dans le traitement de très fortes myopies.

LENTICÔNE *s. m. (angl. lenticonus).* Anomalie du cristallin qui présente une déformation conique de sa courbure ; elle siège le plus souvent à la face postérieure du cristallin ; habituellement elle n'atteint qu'un seul œil.

LENTICULAIRE *adj. (angl. lenticular).* **1.** En forme de lentille. **2.** Qui se rapporte au cristallin. SYN. ***CRISTALLINIEN.*** ◇ **(NOYAU)** *s. m. (angl. nucleus lentiformis).* ☞ ***NOYAU LENTICULAIRE.***

LENTICULO-OPTIQUE *adj. (angl. lenticulo-optic).* ☞ ***LENTICULOTHALAMIQUE.***

LENTICULOSTRIÉ *adj. (angl. lenticulostriate).* Qui se rapporte au noyau lenticulaire et au corps strié.

LENTICULOTHALAMIQUE *adj. (angl. lenticulothalamic).* Qui se rapporte au noyau lenticulaire et au thalamus.

LENTIFORME *adj. (angl. lentiform).* En forme de lentille. SYN. ***LENTICULAIRE.***

LENTIGINE *s. f.* ☞ ***LENTIGO.***

LENTIGINOSE *s. f. (angl. lentiginosis).* Présence de nombreuses lentigines. ◇ **CENTROFACIALE** *(angl. centrofacial —).* Groupements de lentigines sur le nez et les régions sous-orbitaires, souvent associés à des malformations congénitales du système nerveux central. ◇ **PÉRI-ORIFICIELLE AVEC POLYPOSE VISCÉRALE** *(angl. periorificial —).* ☞ ***PEUTZ-JEGHERS (SYNDROME DE).*** ◇ **PROFUSE AVEC CARDIOMYOPATHIE** *(angl. progressive cardiomyopathic —).* Affection congénitale associant une lentiginose multiple, une sténose mitrale et un nanisme, avec retard mental et hypogénitalisme.

LENTIGO *s. m. (angl. lentigo).* Macule, pigmentation circonscrite de la peau, qui siège fréquemment sur les zones découvertes, due à l'augmentation du nombre de mélanocytes dans la couche basale épidermique. SYN. ***GRAIN DE BEAUTÉ, TACHE DE ROUSSEUR.*** ◇ **MALIN** *(angl. — maligna).* Variété de lentigo. Macule qui s'étend, se noircit progressivement et acquiert les caractéristiques histologiques du mélanome mélanocytaire invasif. SYN. ***MÉLANOSE CIRCONSCRITE PRÉCANCÉREUSE DE DUBREUILH.*** ◇ **SÉNILE** *(angl. — senilis).* Taches pigmentées des parties découvertes chez le vieillard.

LENTILLE *s. f. (angl. lens).* Disque de verre, ou de toute autre substance réfringente, limité par des surfaces courbes. Les lentilles usuelles ont généralement des surfaces constituées par des calottes sphériques ou cylindriques. ◇ **ACHROMATIQUE** *(angl. achromatic —).* Lentille corrigée pour l'aberration chromatique. ◇ **APLANÉTIQUE** *(angl. aplanetic —).* Lentille conçue de telle sorte que son aberration sphérique est diminuée. ◇ **APOCHROMATIQUE** *(angl. apochromatic —).* Lentille corrigée pour les aberrations sphérique et chromatique. ◇ **BIFOCALE** *(angl. bifocal —).* Verre de lunettes possédant deux zones de réfringence différente, une supérieure pour la vision de loin et l'autre inférieure pour la vision de près. ◇ **CONVERGENTE** *(angl. converging —).* Lentille convexe. ◇ **CORNÉENNE** *(angl. contact —).* ☞ ***LENTILLE DE CONTACT.*** ◇ **CYLINDRIQUE** *(angl. cylindrical —).* Lentille obtenue en coupant un cylindre parallèlement à son axe, ce qui donne ainsi une face plane et une autre formée d'un segment de la surface du cylindre. ◇ **DE CONTACT** *(angl. contact —).* Lentille mince et incurvée, en matière plastique rigide ou souple, qui s'applique directement sur la cornée pour la correction des défauts de réfraction. ◇ **DIVERGENTE** *(angl. diverging —).* Lentille concave. ◇ **SPHÉRIQUE** *(angl. spherical —).* Lentille dont une ou les deux faces sont constituées par des segments de sphère. ◇ **TRIFOCALE** *(angl. trifocal —).* Lentille qui possède trois foyers disposés de sorte que la partie supérieure serve à la vision éloignée et la partie inférieure à la vision rapprochée. Entre ces deux parties s'étend une bande mince servant à la vision intermédiaire.

LENTIVIRUS Genre de virus de la famille des Rétrovirus, comprenant en particulier le HIV.

LENZ (SYNDROME DE) *(angl. Lenz' syndrome).* Ensemble polymalformatif associant microcéphalie, malformations génitales et retard mental.

LÉONTIASIS *(angl. leontiasis).* Hypertrophie des téguments de la face qui prend un aspect léonin ; facies léonin de la lèpre. ◇ **OSSEA** *(angl. leontiasis ossea).* Hypertrophie bilatérale plus ou moins symétrique de la face et du crâne due à une dysplasie fibreuse des os.

LEOPARD (syndrome) *(angl. LEOPARD syndrome).* Acronyme anglais de *Lentigines, Electrocardiographic conductive defects, Ocular hypertelorism, Pulmonary stenosis, Abnormalities of genitalia, Retardation of growth, Deafness sensorineural.* Syndrome polymalformatif héréditaire associant lentiginose, hypertélorisme, troubles cardiaques, retard de croissance et débilité.

LÉPOTHRIX *s. m. (angl. lepothrix).* ☞ ***TRICHOMYCOSE AXILLAIRE ET PUBIENNE.***

LÈPRE *s. f. (angl. leprosy).* Maladie infectieuse chronique généralisée de l'homme, due à *Mycobacterium leprae* et caractérisée par des lésions granulomateuses spécifiques de la peau, des muqueuses, des nerfs, des os et des viscères. Les sulfones et la rifampicine sont efficaces. SYN. ***HANSEN (MALADIE DE).*** ◇ **INDÉTERMINÉE** *(angl. indeterminate —).* Lèpre qui donne lieu à des cas bénins relativement instables (les lésions pouvant devenir tuberculoïdes ou lépromateuses). L'examen bactériologique peut être positif ; le test à la lépromine peut être positif ou négatif. ◇ **LÉPROMATEUSE** *(angl. lepromatous —).* Lèpre sévère, stable, riche en bacilles à l'examen bactériologique, très contagieuse (rhinite). Elle se caractérise par des lésions cutanées plus ou moins infiltrées et par un test à la lépromine négatif. Les troncs nerveux périphériques sont envahis de façon manifeste à mesure que la maladie progresse, habituellement de manière symétrique et en laissant des séquelles nerveuses. ◇ **TUBERCULOÏDE** *(angl. tuberculoid —).* Lèpre habituellement stable, en général négative sur le plan bactériologique. Elle se caractérise par l'existence de lésions éythémateuses surélevées à leur pourtour ou sur toute leur surface. Le test à la lépromine est positif. L'atteinte peut toucher de façon importante les troncs nerveux périphériques.

LEPRÉCHAUNISME *s. m. (angl. leprechaunism).* Syndrome polymalformatif héréditaire avec aspect de « leprechaun » (gnome du folklore irlandais) donnant un aspect de vieux nain, hirsute avec hypertrophie des seins et des organes génitaux, hyperinsulinisme et insulinorésistance.

LÉPREUX *adj. (angl. leprous).* En rapport avec la lèpre.

LÉPRIDE *s. f. (angl. leprid).* Lésion cutanée de la lèpre tuberculoïde et de la lèpre indéterminée.

LÉPROLOGIE *s. f. (angl. leprology).* Étude de la lèpre.

LÉPROLOGUE *s. m. (angl. leprologist).* Spécialiste de la lèpre.

LÉPROME *s. m. (angl. leproma).* Nodule inflammatoire dermique caractéristique de la lèpre lépromateuse, constitué essentiellement d'histiocytes qui contiennent de nombreux bacilles de Hansen.

LÉPROMINE *s. f. (angl. lepromin).* Substance antigénique obtenue à partir des lépromes riches en bacilles.

LÉPROSERIE *s. f. (angl. leprosarium).* Établissement où sont soignés les lépreux.

LEPTINE *s. f. (angl. leptin).* Hormone protéique sécrétée au niveau des adipocytes, et agissant sur le centre hypothalamique de l'appétit, qu'elle diminue.

LEPTO- *(angl. lepto-).* Préfixe d'origine grecque signifiant grêle ou étroit.

LEPTOCÉPHALE *s. m. (angl. leptocephalus).* Individu dolichocéphale présentant une tête anormalement haute et étroite.

LEPTOCYTE *s. m. (angl. leptocyte).* Érythrocyte dont l'épaisseur est anormalement réduite, et dont l'hémoglobine se concentre dans la périphérie du globule rouge. Il prend l'aspect de cellule-cible. S'observe dans les thalassémies, les anémies hypochromes, les hépatopathies et les splénectomies. SYN. ***PLATYCYTE.***

LEPTODACTYLIE *s. f. (angl. leptodactyly).* Doigts anormalement longs et grêles.

LEPTODONTE *adj. (angl. leptodontous).* Qui a les dents étroites.

LEPTOMÉNINGES *s. f. (angl. leptomeninges).* Ensemble des méninges molles, arachnoïde et pie-mère.

LEPTOMÉNINGIOME *s. m. (angl. leptomeningioma).* Tumeur développée dans une leptoméninge, méningiome.

LEPTOMÉNINGITE *s. f. (angl. leptomeningitis).* Inflammation de la pie-mère et de l'arachnoïde.

LEPTOMONAS Genre de protozoaires flagellés, parasites des invertébrés.

LEPTOMONAS (FORME) *(angl. leptomonas).* Forme (allongée et flagellée) présentée par certains Trypanosomidés au cours de leur cycle évolutif. C'est notamment la forme prise par le genre *Leishmania* chez son hôte invertébré, ainsi que la forme propre au genre *Leptomonas.*

LEPTOPROSOPIE *s. f. (angl. leptoprosopia).* Étroitesse et hauteur anormales du visage.

LEPTOSOME *adj. (angl. leptosome).* Qui est caractérisé par un corps allongé et grêle.

LEPTOSPIRA Genre de bactéries de la famille des *Leptospiraceae,* ordre des Spirochétales. Ce sont des bactéries hélicoïdales, de 5 à 20 µm de longueur et de 0,1 µm d'épaisseur, pourvues d'inflexions terminales souvent très incurvées, aérobies et mobiles par filament axial. On les trouve dans les eaux douces, les eaux de mer et les eaux d'égout. Certaines espèces sont pathogènes ; *L. hebdomadis,* rencontrée dans quelques cas de fièvre de sept jours du Japon ; *L. icterohemorrhagiae,* agent responsable de la leptospirose ictéro-hémorragique ou maladie de Weil ; *L. grippotyphosa,* agent de la fièvre des boues ou fièvre des champs dont le réservoir est une souris des champs ; *L. pomona,* agent de la maladie des jeunes porchers ; *L. autumnalis,* agent de la fièvre automnale ; *L. australis,* agent de la fièvre des champs de canne à sucre d'Australie, etc.

LEPTOSPIROSE *s. f. (angl. leptospirosis).* Maladie causée par les leptospires. ~ **ICTÉRO-HÉMORRAGIQUE** *(angl. — icterohemorrhagica).* Affection due à *Leptospira ictéro-hémorragiae.* Le rat est l'animal réservoir et transmet la maladie à l'homme par ses urines. Elle comporte un syndrome infectieux à rechute avec atteinte hépatique, rénale et méningée. Le diagnostic est confirmé par le sérodiagnostic de Martin et Pettit.

LEPTOTRICHIA Genre de bactéries de la famille des *Bacteroidaceae.* Ce sont des bacilles gram-négatifs anaérobies stricts, non mobiles, saprophytes de la cavité orale.

LEPTOTRICHOSE *(angl. leptotrichosis).* Infection par des bactéries du genre *Leptothrix.*

LEPTUS Désignation de la forme larvaire des acariens du genre *Trombicula.* L'espèce *L. autumnalis* (aoûtat) et d'autres espèces pénètrent dans la peau et provoquent une dermatose qui affecte de préférence les fesses, les cuisses, les jambes, les organes génitaux externes et les aisselles, s'accompagnant d'une irritation importante et de prurit.

LÉRI ~ (MALADIE DE) *(angl. Léri's disease).* Affection héréditaire à transmission autosomique dominante des épiphyses osseuses, entraînant une hypertrophie des os longs et parfois un aspect mongoloïde du visage. ~ **(SIGNE DE)** *(angl. Léri's sign).* Manœuvre mettant en évidence l'atteinte radiculaire du nerf crural : sujet en décubitus ventral, la flexion du genou avec extension de la hanche déclenche une douleur de la face antérieure de la cuisse.

LERICHE ~ (OPÉRATIONS DE) *(angl. Leriche's operations).* **1.** Traitement de l'hypertension artérielle maligne par une splanchnicectomie et une surrénalectomie unilatérale. **2.** Exérèse du ganglion stellaire dans le traitement chirurgical de l'angine de poitrine. **3.** Sympathectomie périartérielle. ~ **(SYNDROME DE)** *(angl. Leriche's syndrome).* Syndrome dû à l'oblitération de la bifurcation aortique, avec ischémie des deux membres inférieurs et troubles de l'érection.

LERMOYEZ (SYNDROME DE) *(angl. Lermoyez's syndrome).* Hypoacousie, bourdonnements d'oreilles et vertiges survenant de façon brusque, et causés par un spasme de l'artère auditive interne.

LESBIANISME *s. m. (angl. lesbianism).* Homosexualité féminine. SYN. ***SAPHISME, AMOUR LESBIEN, TRIBADISME.***

LESBIENNE *s. f. (angl. lesbian).* Femme homosexuelle.

LESCHKE (SYNDROME DE) *(angl. Leschke's syndrome).* Affection congénitale et héréditaire caractérisée par l'association d'un infantilisme somatique et psychique, d'une hyperglycémie et de nombreux nævi pigmentaires plans.

LESCH-NYHAN (SYNDROME DE) *(angl. Lesch-Nyhan syndrome).* Syndrome neurologique héréditaire à transmission récessive lié au sexe n'atteignant que les jeunes garçons, caractérisé par une tendance irrésistible à l'automutilation par morsure de la langue, des lèvres et des doigts, associée à un retard mental, à des mouvements choréo-athétosique avec hypertonie musculaire et à une hyperuricémie. Il est dû à un trouble du métabolisme des purines par déficit de l'enzyme hypoxanthine-guanine-phosphoribosyl-transférase. SYN. ***HYPERCURICÉMIE CONGÉNITALE.***

LESER-TRELAT (SIGNE DE) *(angl. Leser-Trelat sign).* Apparition subite et rapidement progressive de kératoses séborrhéiques, qui peuvent indiquer l'existence d'une néoplasie abdominale chez un sujet âgé.

LÉSION *s. f. (angl. lesion).* Traumatisme ou altération morbide, organique ou fonctionnelle, des tissus. ◇ **DÉGÉNÉRATIVE** *(angl. degenerative —)*. Lésion due à un processus régressif et caractérisée par une dégénérescence. ◇ **FOCALE** *(angl. focal —)*. Lésion aux limites bien définies. ◇ **FONCTIONNELLE** *(angl. functional —)*. Lésion se manifestant par des troubles des fonctions d'un organe sans altération visible de sa structure. ◇ **HISTOLOGIQUE** *(angl. microscopic —)*. Lésion microscopique. ◇ **MACROSCOPIQUE, MICROSCOPIQUE** *(angl. macroscopic, microscopic —)*. Respectivement, lésion visible à l'œil nu ou seulement à l'examen microscopique. ◇ **MYOCARDIQUE** *(angl. myocardial —)*. Décalage du segment ST à l'ECG traduisant une souffrance myocardique ischémique. ◇ **PRIMAIRE** *(angl. primary —)*. Chancre dur, première lésion de la syphilis ou foyer de primo-infection dans la tuberculose pulmonaire. ◇ **SECONDAIRE** *(angl. secondary —)*. Lésion qui succède à une lésion primaire, comme les lésions cutanées de la syphilis qui se développent juste après la phase primaire de la tuberculose. ◇ **TROPHIQUE** *(angl. trophic —)*. Ensemble des remaniements d'un territoire organique dont les conditions d'innervation, d'irrigation et de nutrition sont perturbées.

LÉSIONNEL *adj. (angl. lesional)*. Qui est en rapport avec la lésion d'un organe. ◇ **(SYNDROME)** Syndrome radiculaire en rapport avec une compression médullaire : troubles de la sensibilité, douleurs, amyotrophie. ◇ **(SYNDROME SOUS–)** Symptômes neurologiques sous-jacents à une compression médullaire : paraplégie spasmodique, anesthésie, troubles sphinctériens.

LÉTAL *adj. (angl. lethal)*. Qui provoque la mort. On écrit aussi léthal.

LÉTALITÉ *s. f. (angl. lethality)*. Mortalité, spécialement la proportion de sujets morts d'une maladie par rapport au nombre de cas de cette maladie.

LÉTHARGIE *s. f. (angl. lethargy)*. État pathologique marqué par un sommeil profond et prolongé, d'où le patient sort temporairement quand on le sollicite vivement ; en général provoqué par des infections graves avec atteinte des fonctions supérieures.

LÉTHOLOGIQUE *adj. (angl. lethologic)*. Qualifie une forme d'aphasie en rapport avec la perte du souvenir des mots.

LÉTIEVANT (OPÉRATION DE) *(angl. Létievant's operation)*. Résection d'une ou plusieurs côtes pour supprimer une poche d'empyème.

LÉTIFÈRE *adj. (angl. mortigenous)*. Qui amène la mort.

LETTERER-SIWE (MALADIE DE) *(angl. Letterer-Siwe disease)*. Réticulo-endothéliose aiguë qui s'observe chez les enfants en bas âge, et dont l'évolution est mortelle. Maladie qui s'accompagne d'hépatosplénomégalie, de lymphadénopathie généralisée, de diathèse hémorragique, d'anémie, de lésions osseuses, de manifestations cutanées et de prolifération histiocytaire. C'est la forme généralisée de l'histiocytose X. SYN. ***ABT-LETTERER-SIWE (MALADIE DE)***.

LEUC-, LEUCO- *(angl. leuk-, leuko-)*. Préfixes d'origine grecque signifiant blanc.

LEUCAPHÉRÈSE *s. f. (angl. leukapheresis)*. Extraction des leucocytes du sang.

LEUCÉMIDE *s. f. (angl. leukemid)*. Éruptions polymorphes de la peau associées à une leucémie.

LEUCÉMIE *s. f. (angl. leukemia)*. Maladie néoplasique affectant les organes hématopoïétiques, caractérisée par la prolifération maligne des leucocytes, ou de leurs précurseurs de la moelle osseuse et du sang périphérique. Cliniquement, la classification différencie la leucémie de l'aleucémie (selon qu'il existe ou non une augmentation des cellules anormales dans le sang). Elle peut être aiguë ou chronique, myéloïde ou lymphoïde (en fonction du type de prolifération cellulaire). La ponction sternale ou la biopsie médullaire permet toujours d'en préciser le type. ◇ **À BASOPHILES** *(angl. basophilic —)*. Leucémie aiguë ou chronique caractérisée par la prolifération néoplasique maligne des granulocytes basophiles. ◇ **À ÉOSINOPHILES** *(angl. eosinophilic —)*. Leucémie caractérisée par la prolifération maligne des granulocytes éosinophiles. D'allure chronique au début, cette leucémie peut évoluer sous une forme aiguë. ◇ **À TRICHOLEUCOCYTES** *(angl. hairy cell —)*. Leucémie subaiguë à lymphocytes anormaux ou tricholeucocytes dont le protoplasme est hérissé de prolongements fixes. Forme particulièrement grave avec pancytopénie. ◇ **AIGUË** *(angl. acute —)*. Leucémie frappant surtout l'enfant, d'évolution rapide ; elle est lymphoblastique ou myéloblastique avec forte hyperleucocytose faite de cellules indifférenciées. ◇ **ALEUCÉMIQUE** *(angl. aleukemic —)*. Leucémie dans laquelle le nombre de globules blancs dans le sang périphérique est normal ou inférieur à la normale. SYN. ***LEUCOSE ALEUCÉMIQUE***. ◇ **GRANULOCYTAIRE CHRONIQUE** *(angl. chronic granulocytic —)*. SYN. ***LEUCÉMIE MYÉLOÏDE CHRONIQUE***. ◇ **LYMPHATIQUE CHRONIQUE** *(angl. chronic lymphocytic —)*. SYN. ***LEUCÉMIE LYMPHOCYTAIRE CHRONIQUE***. ◇ **LYMPHOBLASTIQUE AIGUË** *(angl. lymphoblastic —)*. Leucémie aiguë dont l'incidence est plus élevée chez les enfants, caractérisée par une prolifération de lymphocytes malins et de lymphoblastes ; celle-ci peut se traduire cliniquement par l'hypertrophie de tous les organes contenant du tissu lymphoïde, des désordres osseux et l'infiltration par des lymphoblastes de divers organes et tissus, qui s'ajoutent au syndrome d'insuffisance myéloïde propre à toutes les leucémies ; c'est la forme la plus accessible à la thérapeutique : guérison possible. ◇ **LYMPHOÏDE CHRONIQUE** *(angl. chronic lymphocytic —)*. Forme de leucémie chronique caractérisée par la prolifération de lymphocytes matures le plus souvent de type B, d'évolution lente, envahissant les organes lymphoïdes : nœuds lymphatiques, rate. Celle-ci se traduit le plus souvent par une polyadénopathie, à laquelle peuvent s'associer une splénomégalie, une hypertrophie de divers organes et des manifestations cutanées diverses. L'hyperleucocytose est considérable. L'évolution peut durer plusieurs années. ◇ **MONOCYTAIRE** *(angl. monocytic —).* Leucémie d'évolution aiguë le plus souvent et de grande malignité avec envahissement de la moelle par des monocytes jeunes. SYN. ***LEUCÉMIE MONOBLASTIQUE AIGUË.*** ◇ **MYÉLOBLASTIQUE AIGUË** *(angl. acute myeloblastic —).* Leucémie caractérisée par une prolifération des myéloblastes dans le sang périphérique et la moelle osseuse. Sa symptomatologie clinique se réduit souvent aux seules conséquences de l'insuffisance myéloïde. D'évolution rapide et aiguë, cette leucémie est le plus souvent insensible aux diverses thérapeutiques. Une manifestation particulière de la leucémie myéloblastique aiguë de localisation osseuse est le chlorome. ◇ **MYÉLOÏDE CHRONIQUE** *(angl. chronic myelocytic —).* Leucémie dans laquelle les granulocytes prédominent dans le sang périphérique à tous les stades de leur maturation. La plus fréquente des leucémies, elle est caractérisée par une énorme splénomégalie, une hépatomégalie et une hyperleucocytose très importante. Le caryotype met en évidence le chromosome Philadelphie. Après une évolution lente, la prolifération granulocytaire fait place à une prolifération de cellules-souches qui constitue la phase dite aiguë de la maladie. Le traitement actuel faisant appel à l'inhibiteur de la tyrosine-kinase peut entraîner des rémissions prolongées. ◇ **PROMYÉLOCYTAIRE AIGUË** *(angl. acute promyelocytic —).* Variété rare de leucémie aiguë rencontrée à tout âge, caractérisée par une prolifération des promyélocytes neutrophiles, qui demeure essentiellement médullaire et atteint rarement les organes lymphoïdes. L'induction de la rémission fait appel à l'acide transrétinoïque avec un bon résultat.

LEUCÉMIQUE *(angl. leukemic).* **1.** *adj.* Qui est en rapport avec la leucémie. **2.** *s. m. ou f.* Patient présentant une leucémie.

LEUCINE *s. f. (angl. leucine).* Acide aminé essentiel, non synthétisé par l'organisme, et devant donc être apporté par l'alimentation ; présent dans le gluten, la caséine, la kératine, etc. La leucine se trouve en forte proportion dans la globine de l'hémoglobine (autour de 15 %). Elle est libérée par hydrolyse des aliments dans le tractus gastro-intestinal. Elle est essentielle pour le bon développement de l'organisme pendant la croissance et pour l'entretien de l'organisme adulte.

LEUCINE-AMINOPEPTIDASE *s. f. (angl. leucine aminopeptidase).* Enzyme présente dans la muqueuse intestinale dont l'action s'exerce préférentiellement sur la leucine N-terminale d'un peptide.

LEUCINOSE *s. f. (angl. leucinosis).* Trouble héréditaire du métabolisme, transmis sur le mode autosomique récessif, caractérisé par un excès de leucine dans l'organisme ; la leucine s'accumule dans le sang et apparaît en grandes quantités dans l'urine, à laquelle elle donne une odeur de sirop d'érable, conjointement avec deux autres acides aminés à chaîne ramifiée : la valine et l'isoleucine. La perturbation métabolique est à l'origine d'altérations des fonctions cérébrales dès les premiers jours de la vie et évoluant vers la mort. SYN. ***MENKES (SYNDROME DE), MALADIE DES URINES À ODEUR DE SIROP D'ÉRABLE.***

LEUCINURIE *s. f. (angl. leucinuria).* Présence de leucine dans l'urine.

LEUCOAGGLUTININE *s. f. (angl. leucoagglutinin).* Agglutinine susceptible d'agglutiner les leucocytes.

LEUCO-ARAÏOSE *s. f. (angl. leucoaraiosis).* En IRM anomalies disséminées dans la substance blanche cérébrale.

LEUCOBLASTE *s. m. (angl. leukoblast).* Leucocyte immature ; cellule souche qui se transforme en lymphoblaste et myéloblaste puis leucocyte.

LEUCOBLASTIQUE *adj. (angl. leukoblastic).* Qui est en rapport avec les leucoblastes.

LEUCOBLASTOSE *s. f. (angl. leukoblastosis).* Présence de leucoblastes dans un tissu ou dans le sang.

LEUCOCIDINE *s. f. (angl. leukocidin).* Exotoxine produite par certaines espèces de bactéries (streptocoques β-hémolytiques, staphylocoques), qui détruit les leucocytes polynucléaires neutrophiles et qui peut avoir une action lytique sur d'autres cellules (par exemple, les hématies).

LEUCOCONCENTRATION *s. f. (angl. leukoconcentration).* Méthode permettant par centrifugation et après élimination des hématies, de concentrer les autres éléments figurés du sang, en particulier les leucocytes.

LEUCOCORIE *s. f. (angl. leukocoria).* Chez l'enfant, pupille d'aspect blanchâtre, secondaire à une cataracte, une fibroplasie rétrolentale, une tumeur rétinienne, etc.

LEUCOCYTE *s. m. (angl. leukocyte).* Cellule sanguine nucléée qui, avec les érythrocytes et les thrombocytes, constitue l'ensemble des éléments figurés du sang circulant. Plusieurs variétés principales se rencontrent dans le sang circulant : granulocytes (éosinophiles, basophiles, neutrophiles) et agranulocytes ou lymphocytes et monocytes. Les leucocytes remplissent des fonctions très importantes, aussi bien dans la défense de l'organisme contre divers agents infectieux, que dans les processus immunitaires. Ils prennent naissance dans les organes hématopoïétiques et passent par plusieurs stades évolutifs. SYN. ***GLOBULE***

BLANC. ⊂ **BASOPHILE** *(angl. basophilic —).* Granulocyte dont les granulations se colorent par les colorants basiques. SYN. ***GRANULOCYTE BASOPHILE.*** ⊂ **ÉOSINOPHILE** *(angl. eosinophilic —).* Granulocyte dont les granulations présentent une affinité particulière pour les colorants acides (éosine). SYN. ***GRANULOCYTE ACIDOPHILE.*** ⊂ **MONONUCLÉAIRE** *(angl. mononuclear —).* Leucocyte qui contient un seul noyau arrondi ; il peut être de grande ou petite taille. ⊂ **NEUTROPHILE** *(angl. neutrophilic —).* Leucocyte dont les granulations se colorent indistinctement par les colorants acides et basiques.

LEUCOCYTÉMIE *s. f. (angl. leukocythemia).* Taux des leucocytes circulants par unité de volume.

LEUCOCYTES ⊂ **(ARRÊT DE DÉVELOPPEMENT DES)** *(angl. anakmesis).* Absence ou arrêt de la maturation, en particulier des cellules granuleuses primaires de la moelle, comme on peut l'observer dans l'agranulocytose. ⊂ **(TEST DE MIGRATION)** *(angl. leucocyte migration inhibition test).* Test explorant l'immunité à médiation cellulaire en recherchant la sensibilisation des lymphocytes à un antigène donné.

LEUCOCYTOGENÈSE *s. f. (angl. leukocytogenesis).* SYN. ***LEUCOPOÏÈSE.***

LEUCOCYTOLYSE *s. f. (angl. leukocytolysis).* Destruction ou dissolution des leucocytes *in vitro* ou *in vivo*.

LEUCOCYTOLYSINE *s. f. (angl. leukocytolysin).* Lysine qui provoque la destruction des leucocytes. SYN. ***LEUCOLYSINE.***

LEUCOCYTOMÈTRE *s. m. (angl. white cell counter).* Appareil qui dénombre les leucocytes.

LEUCOCYTOPÉNIE *s. f. (angl. leukocytopenia).* SYN. ***LEUCOPÉNIE.***

LEUCOCYTOPOÏÈSE *s. f. (angl. leukocytopoiesis).* SYN. ***LEUCOPOÏÈSE.***

LEUCOCYTOSE *s. f. (angl. leukocytosis).* Augmentation du nombre des leucocytes dans le sang périphérique (supérieur à 10 000/mm³). Phénomène observé de façon physiologique pendant la digestion et au cours de la grossesse, et symptomatique dans un grand nombre de maladies en particulier infectieuses. ⊂ **MONONUCLÉAIRE** *(angl. monocytosis).* SYN. ***MONOCYTOSE.***

LEUCOCYTOTHÉRAPIE *s. f. (angl. leukocytotherapy).* Injection parentérale de leucocytes à des fins thérapeutiques.

LEUCOCYTURIE *s. f. (angl. leukocyturia).* Présence de leucocytes en quantité excessive dans les urines.

LEUCODERMIE *s. f. (angl. leukoderma).* Décoloration cutanée plus ou moins étendue, congénitale ou acquise.

LEUCODYSTROPHIE *s. f. (angl. leukodystrophy).* Anomalie génétique déterminant une démyélinisation diffuse de la substance blanche mais laissant indemnes les corps neuronaux. Comprend un groupe de maladies (leucodystrophie métachromatique, leucodystrophie soudanophile, leucodystrophie à cellules globoïdes, maladie de Pelizaeus-Merzbacher, maladie d'Alexander, maladie de Canavan) secondaires à des anomalies du métabolisme des lipides des gaines de myéline au niveau du système nerveux central ou périphérique. Cliniquement : affaiblissement intellectuel, quadriplégie par rigidité de décérébration et mort. ⊂ **À CELLULES GLOBOÏDES** ☞ ***KRABBE (MALADIE DE).***

LEUCOENCÉPHALITE *s. f. (angl. leukoencephalitis).* Toute affection cérébrale caractérisée anatomiquement par des lésions de démyélinisation prédominant au niveau de la substance blanche des hémisphères cérébraux et de la moelle, comme la sclérose en plaques et les leucoencéphalites sclérosantes subaiguës. ⊂ **AIGUË HÉMORRAGIQUE** *(angl. acute hemorragic —).* Variété d'encéphalite aiguë disséminée d'origine virale ou parfois vaccinale. ⊂ **MULTIFOCALE PROGRESSIVE** *(angl. progressive multifocal —).* Infection du système nerveux central par le virus JC au cours d'états d'immunodéficience (sida, néoplasie généralisée) entrainant une démyélinisation de la substance blanche sous-corticale. ⊂ **SCLÉROSANTE SUBAIGUË** *(angl. subacute sclerosing —).* ☞ ***VAN BOGAERT (LEUCOENCÉPHALOPATHIE SCLÉROSANTE SUBAIGUË DE).***

LEUCO-ÉRYTHROBLASTOSE *s. f. (angl. leukoerythroblastosis).* ☞ ***SPLÉNOMÉGALIE MYÉLOÏDE.***

LEUCOGÈNE *adj. (angl. leukogenous).* Producteur de leucocytes.

LEUCOGRAMME *s. m.* Formule leucocytaire d'un échantillon de sang.

LEUCOLYSE *s. f. (angl. leukolysis).* ☞ ***LEUCOCYTOLYSE.***

LEUCOMAÏNE *s. f. (angl. leukomaine).* Substance azotée, parfois toxique, présente dans les tissus vivants et provenant du métabolisme des protides.

LEUCOME *s. m. (angl. leukoma).* Opacité blanchâtre qui occupe toute l'épaisseur de la cornée. SYN. ***TAIE CORNÉENNE.*** ⊂ **ADHÉRENT** *(angl. adherent —).* Opacité cornéenne présentant des adhérences avec l'iris.

LEUCOMÉLANODERMIE *s. f. (angl. leukomelanoderma).* Trouble de la pigmentation cutanée qui consiste en une hyperchromie et une hypochromie simultanées. Peut être congénital ou accompagner différentes dermatoses (syphilides, lésions tertiaires, prurigos, lichens, morphée, radiodermites, cicatrices, etc.).

LEUCOMYÉLITE *s. f. (angl. leukomyelitis).* Inflammation de la substance blanche de la moelle épinière.

LEUCONOSTOC Genre de bactéries non pathogènes de la famille des *Streptococcaceae.* Elles sont coccoïdes ou lenticulaires, gram-positives, non sporulées et disposées en paires ou courtes chaînes. Elles sont aérobies ou anaérobies facultatives et ont un métabolisme fermentatif.

On les trouve dans le lait, les jus de fruits et la canne à sucre.

LEUCONYCHIE *s. f. (angl. leukonychia).* Décoloration partielle ou totale de l'ongle ; taches blanches sur l'ongle.

LEUCOPÉDÈSE *s. f. (angl. leukopedesis).* Diapédèse des leucocytes.

LEUCOPÉNIE *s. f. (angl. leukopenia).* Diminution du nombre de leucocytes dans le sang au-dessous de 5 000/mm³.

LEUCOPLASIE *s. f. (angl. leukoplakia).* Lésion caractérisée par des taches blanches, planes, légèrement surélevées, au niveau des muqueuses (orale, du gland, de la vulve). Souvent associée au tabagisme, elle doit être considérée comme une lésion précancéreuse, surveillée cliniquement et être biopsiée au moindre doute. Histologiquement la lésion se présente comme une zone d'hyperkératose, dans laquelle apparaissent parfois des images de carcinome *in situ*. SYN. ***LEUCOKÉRATOSE.*** ◇ **ORALE CHEVELUE** *(angl. hairy oral —).* Kératose de la langue, due au virus d'Epstein-Barr observée au cours du sida.

LEUCOPOÏÈSE *s. f. (angl. leukopoiesis).* Formation des leucocytes.

LEUCORRAGIE *s. f. (angl. leukorragia).* Leucorrhée abondante.

LEUCORRHÉE *s. f. (angl. leukorrhea).* Écoulement muqueux ou mucopurulent par les voies génitales de la femme. SYN. ***PERTES BLANCHES.***

LEUCOSARCOMATOSE *s. f. (angl. leukosarcomatosis).* Forme de leucémie aiguë caractérisée par l'importance des tumeurs ganglionnaires, spléniques ou du tissu lymphoïde du tube digestif.

LEUCOSARCOME *s. m. (angl. leukosarcoma).* Tumeur circonscrite ganglionnaire.

LEUCOSE *s. f. (angl. leukosis).* Terme parfois employé pour désigner une leucémie. ◇ **AIGUË** *(angl. acute —).* ☞ ***LEUCÉMIE AIGUË.***

LEUCOSTASE *s. f. (angl. leukostasis).* Thrombus blancs observés au cours des hémopathies à hyperleucocytose majeure.

LEUCOTAXINE *s. f. (angl. leukotaxin).* Substance présente dans les exsudats inflammatoires, qui attire les leucocytes et augmente la perméabilité capillaire.

LEUCOTAXIS *s. m. (angl. leukotaxis).* Cytotaxie de leucocytes ; attraction des leucocytes dans les régions enflammées ou traumatisées.

LEUCOTOME *s. m. (angl. leukotome).* Instrument chirurgical utilisé pour pratiquer la lobotomie et la leucotomie.

LEUCOTOMIE *s. f. (angl. leukotomy).* Section chirurgicale de la substance blanche d'un lobe cérébral ayant pour objet l'interruption de certains circuits neuroniques. SYN. ***LOBOTOMIE.***

LEUCOTOXINE *s. f. (angl. leukotoxin).* Cytotoxine destructrice de leucocytes ; leucolysine.

LEUCOTRICHIE *s. f. (angl. leukotrichia).* Décoloration congénitale des cheveux et des poils.

LEUCOTRIÈNE *s. f. (angl. leucotriene).* Substance apparentée aux prostaglandines, libérée par les leucocytes, sous l'influence de la lipo-oxygénase et jouant un rôle dans les réactions d'hypersensibilité immédiate.

LEVIER *s. m. (angl. lever).* Tige de fer, courbe aux extrémités, que l'on utilise pour soulever des fragments osseux enfoncés ou une portion d'os détachée par trépan.

LÉVIGATION *s. f. (angl. levigation).* Procédé de séparation des particules d'une poudre selon leur taille, à l'aide d'un courant liquide.

LEVIN (SONDE OU TUBE DE) *(angl. Levin's tube).* Type de sonde gastro-duodénale que l'on introduit par voie nasale.

LÉVO- *(angl. levo-).* Préfixe d'origine latine signifiant gauche, à gauche.

LÉVOCARDIE *s. f. (angl. levocardia).* Refoulement à gauche du cœur par une lésion de l'hémithorax droit ou au cours d'un situs inversus.

LÉVOCARDIOGRAMME *s. m. (angl. levocardiogram).* Partie de l'électrocardiogramme qui traduit l'activité du ventricule gauche.

LÉVODOPA *s. f. (angl. levodopa).* L-Dihydroxyphénylalanine, L-dopa. Composé formé à partir de la tyrosine, lors d'une étape intermédiaire dans la synthèse des catécholamines. Les actions observées après l'administration de lévodopa exogène sont dues à sa transformation en dopamine dans l'organisme, par un processus de décarboxylation. On utilise la lévodopa dans le traitement de la maladie de Parkinson, affection où il existe une diminution des concentrations de dopamine dans les noyaux du système extrapyramidal.

LÉVODUCTION *s. f. (angl. levoduction).* Mouvement d'un organe, et en particulier de l'œil, vers la gauche.

LÉVOGYRE *adj. (angl. levorotatory).* Se dit d'un corps qui fait tourner le plan de polarisation de la lumière vers la gauche. SYN. ***LÉVOROTATOIRE.***

LÉVOROTATOIRE *adj.* ☞ ***LÉVOGYRE.***

LÈVRE *s. f.* **1.** *(angl. edge).* Bords saillants qui apparaissent autour d'une plaie infectée. **2.** *(NA. labia oris). (angl. lip).* Chacune des deux parties charnues, supérieure et inférieure, qui circonscrivent l'orifice de la bouche. ◇ **ANTÉRIEURE, POSTÉRIEURE** *(NA. labium anterius, posteriorus ostii uteri). (angl. anterior, posterior lip of cervix of uterus).* Respectivement, bords antérieur et postérieur de l'orifice externe du col utérin. ◇ **DE TAPIR** *(angl. tapir mouth).* Proéminence de la lèvre supérieure par rapport à la lèvre inférieure, observée dans le faciès myopathique. ◇ **DOUBLE** *(angl. double lip).* Croissance exagérée du tissu sous-muqueux et de la muqueuse de la lèvre de chaque côté de la ligne centrale. ◇ **(GRANDE)** *(NA. labium majus pudendi). (angl.*

greater lip of pudendum). Chacun des deux replis cutanés pileux de chaque côté de la fente vulvaire. ⟡ **(PETITE)** *(NA. labium minus pudendi). (angl. lesser lip of pudendum).* Chacun des deux replis muqueux ou nymphes situés en dessous des grandes lèvres. ⟡ **TYMPANIQUE DU SILLON SPIRAL INTERNE** *(NA. labium tympanicum limbi laminae spiralis). (angl. tympanic lip of limb of spiral lamina).* Bord inférieur du sillon spiral. ⟡ **VESTIBULAIRE DU SILLON SPIRAL INTERNE** *(NA. labium vestibulare limbi laminae spiralis). (angl. vestibular lip of limb of spiral lamina).* Partie supérieure du sillon spiral.

LEVRET (FORCEPS DE) *(angl. Levret's forceps).* Forceps inventé par Levret en 1747, qui a ajouté au forceps de Chamberlen la courbure pelvienne sur les branches de l'instrument.

LÉVULOSE *s. m. (angl. levulose).* ☞ ***FRUCTOSE.***

LÉVULOSÉMIE *s. f. (angl. levulosemia).* Présence de lévulose dans le sang.

LÉVULOSURIE *s. f. (angl. fructosuria).* Présence de lévulose dans l'urine.

LÉVULOSURIQUE (SYNDROME) *(angl. Marie-Robinson syndrome).* Syndrome caractérisé par un état mélancolique et une impuissance sexuelle associée à la lévulosurie. SYN. ***SYNDROME DE MARIE-ROBINSON.***

LEVURE *s. f. (angl. yeast).* Champignon microscopique unicellulaire de forme sphérique ou ovoïde se reproduisant par bourgeonnement. Les principales levures pathogènes pour l'homme sont *Candida albicans* et *Cryptococcus neoformans.* ⟡ **DE BIÈRE** *(angl. brewer's —). Saccharomyces cerevisiae*, levure type qui s'utilise dans l'industrie de la bière et du pain.

LÉVURIDES *s. f. (angl. levurides).* Dermatose chronique squameuse, manifestation allergique secondaire à une infection par des levures.

LÉVURIFORME *adj. (angl. yeast-like).* Qui ressemble à une levure.

LEWIS ⟡ **(ÉPREUVE DE)** *(angl. Lewis' test).* Comparaison des conductions cartilagineuses (pavillon de l'oreille) et osseuses (mastoïde) des vibrations d'un diapason pour différencier surdité de perception et de transmission. ⟡ **(FACTEUR)** *(angl. Lewis' factor).* Mucopolysaccharide retrouvé dans la salive de 9 personnes sur 10. Sert à la synthèse des antigènes érythrocytaires A et B après transformation en substance H.

LÉWISITE *s. f. (angl. lewisite).* Dichloro (2-chlorovinyl) arsine ; utilisé comme gaz de combat vésicant.

LEWY (CORPS DE) *(angl. Lewy's bodies).* Inclusions observées au cours de la maladie de Parkinson dans le locus niger liées à une dégénérescence neuronale.

LEYDEN-MOEBIUS (DYSTROPHIE DE) *(angl. Leyden-Moebius dystrophy).* Forme de dystrophie musculaire progressive qui affecte la ceinture pelvienne, puis remonte vers les membres supérieurs.

LEYDIG ⟡ **(CELLULE DE)** *(angl. Leydig's cell).* Cellule interstitielle du testicule. ⟡ **(CYLINDRE DE)** *(angl. Leydig's cylinder).* Faisceau de fibrilles musculaires séparées par des divisions de protoplasme. ⟡ **(TUMEUR DES CELLULES DE)** *(angl. Leydig-cell tumor).* Tumeur généralement bénigne, prenant naissance dans les cellules interstitielles du testicule. C'est une tumeur peu fréquente, qui s'accompagne de syndromes d'activité hormonale (virilisation précoce). Elle apparaît à n'importe quel âge, mais à partir de 50 ans sa fréquence diminue notablement. SYN. ***TUMEUR À CELLULES INTERSTITIELLES DU TESTICULE.***

LH *(angl. LH).* Abréviation de l'anglais *Luteinizing Hormone.* ☞ ***GONADOSTIMULINE.***

LHERMITTE (SIGNE DE) *(angl. Lhermitte's sign).* Douleur électrique du rachis irradiant vers les membres inférieurs, provoquée par la flexion de la tête, et traduisant une lésion compressive ou démyélinisante des cordons postérieurs.

LH-RH Abréviation de l'anglais *Luteinizing Hormone-Releasing Hormone.* ☞ ***GONADOLIBÉRINE.***

Li Symbole chimique du lithium.

LIAISON GÉNÉTIQUE *(angl. linkage).* Coségrégation d'au moins deux allèles au cours des générations en raison de la proximité physique de leurs locus sur le génome. Le degré de liaison indique une distance génétique exprimée en centimorgans et se mesure par le pourcentage de recombinaison entre locus.

LIAN ⟡ **(POINT DE)** *(angl. Lian's point).* Point particulièrement indiqué pour une ponction abdominale, situé à l'union du tiers inférieur et moyen de la ligne qui réunit l'ombilic à l'épine iliaque antéro-supérieure gauche. ⟡ **(SIGNE DE)** *(angl. Lian's sign).* La percussion d'un kyste hydatique provoque un bruit en écho.

LIAN-SIGUIER-WELTI (SYNDROME DE) *(angl. Lian-Siguier-Welti syndrome).* Syndrome caractérisé par l'association d'une hernie hiatale et d'une thrombophlébite récidivante des membres inférieurs et, parfois, d'une anémie hypochrome.

LIASTHÉNIE *s. f. (angl. leiasthenia).* Diminution du tonus de la musculature lisse.

LIBIDINISATION *s. f. (angl. erotisation).* Transformation d'un état ou d'une sensation normalement dépourvus de toute signification sexuelle, en une source de plaisir érotique. SYN. ***ÉROTISATION.***

LIBIDO *s. f. (angl. libido).* Instinct, désir sexuel. En psychanalyse, l'énergie de la pulsion sexuelle. ⟡ **NARCISSIQUE** *(angl. ego —).* Terme de Freud pour désigner la libido d'un sujet, qui se prend lui-même comme objet d'amour. ☞ ***NARCISSISME.*** ⟡ **OBJECTALE** *(angl. object —).* Terme de Freud qui désigne la libido destinée à l'investissement des objets extérieurs.

LIBMAN-SACKS (SYNDROME DE, ENDOCARDITE DE) *(angl. Libman-Sacks endocarditis).* Endocardite aseptique survenant généralement dans un contexte de lupus érythémateux systémique ou de syndrome des antiphospholipides.

LICHEN *s. m. (angl. lichen).* **1.** Dermatose papulaire présentant plusieurs types, notamment le lichen plan et ses différentes variétés. **2.** Plante cryptogamique constituée de l'association symbiotique d'algues et de champignons. ◇ **ÆCUMINATUS** *(angl. — acuminatus).* Forme aiguë du lichen dont les papules sont saillantes. ◇ **AMYLOÏDE** *(angl. — amyloidosus).* Papules lichénoïdes très prurigineuses localisées sur la face antérieure des jambes ou des avant-bras. Forme d'amyloïdose limitée à la peau. ◇ **ANNULARIS** *(angl. — planus annularis).* Variété de lichen plan de configuration annulaire qui siège préférentiellement sur le pénis, pouvant produire une atrophie et une hyperpigmentation au centre de la lésion. ◇ **ATROPHIQUE ET SCLÉREUX** *(angl. — atrophicus et sclerosus).* Variété de lichen plan. Lésions qui se caractérisent par l'atrophie du centre de la papule, apparaissant comme des points blanchâtres. ◇ **LINÉAIRE** *(angl. — striatus).* Forme linéaire du lichen plan, généralement le long d'une extrémité ou sur le tronc. SYN. ***LICHEN ZONIFORME.*** ◇ **MYXŒDEMATEUX** *(angl. — myxoedematosus).* Éruption lichénoïde large et symétrique étendue ou généralisée, produite par un dépôt de mucopolysaccharides dans le derme. SYN. ***MUCINOSE PAPULEUSE.*** ◇ **NITIDUS** *(angl. — nitidus).* Lichen plan caractérisé par de petites papules, brillantes, aplaties, blanches, rarement plus grosses qu'une tête d'épingle, non prurigineuses, localisées généralement aux plis de flexion, aux chevilles, aux poignets, aux pieds et aux mains. ◇ **OBTUSUS** *(angl. — obtusus).* Variété de lichen plan qui se caractérise par l'apparition de disques purpuriques de 1-2 cm de diamètre. ◇ **PILAIRE** *(angl. — pilaris).* Formation de bouchons cornéens dans l'infundibulum des follicules, siégeant de façon prioritaire au niveau de la face et s'étendant aux bras. SYN. ***KÉRATOSE PILAIRE SIMPLE.*** ◇ **PLAN** *(angl. — planus).* Maladie de la peau et des muqueuses, d'origine inconnue, caractérisée par des papules qui se localisent de façon privilégiée sur les faces antérieures des membres et sur le tronc. SYN. ***LICHEN RUBER PLANUS.*** ◇ **SCLÉREUX PIGMENTÉ EN PLACARDS** *(angl. — sclerosus).* Variété de lichen plan, formé de placards de papules brunes, verruqueuses et folliculaires, associées à des taches atrophiques. ◇ **SCROPHULOSORUM** *(angl. — scrofulosorum).* Éruption de papules folliculaires, kératosiques, petites et indolores, siégeant sur le tronc et les extrémités. SYN. ***TUBERCULOSE PAPULEUSE.*** ◇ **SPINULOSUS** *(angl. — spinulosus).* Affection cutanée qui se caractérise par l'apparition de papules spinofolliculaires sur le tronc et la partie supérieure des bras et des jambes et le cuir chevelu, laissant une alopécie cicatricielle. ◇ **STRIATUS** *(angl. — striatus).* Lichen plan caractérisé par une éruption polymorphe linéaire unilatérale qui apparaît brutalement comme une ligne continue ou interrompue. Se localise aux extrémités et à la partie latérale du cou, mais peut siéger aussi sur n'importe quelle autre région. Généralement, on note l'absence de prurit. Les papules ont tendance à se regrouper et à fusionner pour former une tache linéaire. ◇ **TROPICUS** *(angl. — tropicus).* Miliaire tropicale. SYN. ***GALE BÉDOUINE.*** ◇ **VERRUQUEUX** *(angl. — verrucosus).* Variété de lichen plan caractérisé par des lésions hypertrophiques qui siègent préférentiellement sur les crêtes tibiales. SYN. ***LICHEN CORNÉ HYPERTROPHIQUE.***

LICHÉNIFICATION *s. f. (angl. lichenification).* Épaississement de la peau avec augmentation du relief des plis naturels, consécutive au grattage ou à diverses lésions cutanées.

LICHÉNOÏDE *adj. (angl. lichenoid).* Ressemblant au lichen ; lichéniforme.

LICHTHEIM (PLAQUES DE) *(angl. Lichtheim's plaques).* Zones de démyélinisation de la substance blanche médullaire, observées dans l'anémie pernicieuse. SYN. ***SYNDROME DES FIBRES LONGUES.***

LIDDLE (SYNDROME DE) *(angl. Liddle's syndrome).* Hypokaliémie et hypertension artérielle dues à une néphropathie tubulaire familiale (à transmission autosomique dominante) avec réabsorption exagérée de sodium et hypoaldostéronisme.

LIDOCAÏNE *s. f. (angl. lidocaine).* Anesthésique local à action rapide utilisé pour l'anesthésie de surface et d'infiltration. Administré par voie intraveineuse, il agit comme anti-arythmique.

LIEBERKÜHN (GLANDES DE) *(angl. intestinal crypts).* ☞ ***GLANDE INTESTINALE.***

LIEBERMEISTER (RÈGLE DE) *(angl. Liebermeister's rule).* Dans la tachycardie fébrile, le nombre de pulsations par minute augmente approximativement de 8 par degré de température.

LIÉN-, LIÉNO- *(angl. lien-, lieno-).* Préfixes d'origine latine signifiant rate.

LIÉNAL *adj. (angl. lienal).* ☞ ***SPLÉNIQUE.***

LIÉNITE *s. f. (angl. lienitis).* ☞ ***SPLÉNITE.***

LIENTÉRIE *s. f. (angl. lientery).* Diarrhée dans laquelle les fèces contiennent des fragments alimentaires non digérés.

LIEUTAUD (TRIGONE DE) ☞ ***TRIGONE VÉSICAL.***

LIFTING *s. m. (angl. face lifting).* Intervention de chirurgie esthétique au niveau de la face.

LIGAMENT *s. m. (angl. ligament).* **1.** Faisceau fibreux, résistant et peu extensible, reliant deux pièces osseuses, surtout au niveau d'une articulation, ou divers organes ou parties du corps. **2.** Repli péritonéal qui relie les organes intra-abdominaux ou pelviens entre eux ou à la paroi abdominale. ☞ ***ATLAS ANATOMIQUE DES LIGAMENTS EN ANNEXE.*** ◇ **ACCESSOIRE** *(angl. accessory —).* Ligament ou faisceau de fibres ligamentaires qui renforcent ou soutiennent l'action d'autres ligaments. ◇ **ANNULAIRE**

(angl. annular —). Ligament en forme de ceinture semi-circulaire qui existe dans diverses articulations et autour d'elles : radio-ulnaire supérieur, du poignet, de la cheville. ◇ **ARTICULAIRE** *(angl. articular —)*. Ligament relié à une articulation, comme le ligament capsulaire. ◇ **ÉLASTIQUE** *(angl. yellow —)*. ☞ ***LIGAMENT JAUNE.*** ◇ **JAUNE** *(angl. flaval —)*. Chacun des ligaments qui unissent à distance les lames vertébrales entre elles, et qui sont constitués d'un tissu élastique.

LIGAMENTOPEXIE *s. f. (angl. ligamentopexy)*. Intevention qui vise à raccourcir un ou plusieurs ligaments (se dit aussi pour le ligament rond dans la cure de rétrodéviation utérine.

LIGAMENTOPLASTIE *s. f. (angl. ligamentoplasty)*. Intervention qui vise à retendre ou à reconstruire un ou plusieurs ligaments.

LIGAND *s. m. (angl. ligand)*. Molécule liée à un récepteur cellulaire.

LIGASE *s. f. (angl. ligase)*. Enzyme qui catalyse l'union de fragments moléculaires par exemple d'ADN avec la participation d'une liaison pyrophosphate de l'ATP. On connaît plus de 50 ligases différentes, qui jouent un grand rôle dans la conservation de l'énergie chimique intracellulaire.

LIGATURE *s. f.* **1.** *(angl. ligation)*. Action de lier avec un fil. **2.** *(angl. ligature)*. Fil utilisé pour faire l'hémostase, ou pour fixer une structure anatomique, un implant ou une prothèse. Il peut être constitué par une fibre végétale (lin), d'origine animale (soie, catgut, crin de Florence), métallique (bronze, aluminium, etc.), plastique (nylon, etc.), ou chimique (acide polyglactique ou polyglactine). ◇ **EN CHAÎNE** *(angl. chain ligature)*. Système de ligature d'un vaisseau ou d'un pédicule dans lequel plusieurs nœuds successifs s'appuient les uns sur les autres. ◇ **INTERMITTENTE** Ligature d'une artère à intervalles réguliers dans le but d'interrompre de façon périodique le flux sanguin, et favoriser ainsi la création d'une circulation collatérale. ◇ **TERMINALE** *(angl. terminal ligature)*. Ligature pratiquée à l'extrémité sectionnée d'un vaisseau.

LIGHTWOOD (SYNDROME DE) *(angl. Lightwood's syndrome)*. Syndrome d'acidose tubulaire rénale transitoire du nourrisson, caractérisé cliniquement par la soif, la polyurie, l'instabilité thermique et l'arrêt de la croissance, associés à une hyperchlorémie. SYN. ***ACIDOSE HYPERCHLORÉMIQUE IDIOPATHIQUE TRANSITOIRE.***

LIGNAC (SYNDROME DE) *(angl. Lignac-Fanconi syndrome)*. Déficience de la réabsorption tubulaire rénale des acides aminés, du glucose et des phosphates, transmise selon le mode autosomique récessif. Elle débute au cours de l'allaitement et conduit à la mort en moins de 3 ans. On observe une cystinose, des dépôts de cystine dans l'appareil réticuloendothélial, un rachitisme grave et une insuffisance rénale. SYN. ***CYSTINOSE, SYNDROME DE LIGNAC-FANCONI.***

LIGNE *s. f. (NA. linea). (angl. line)*. Strie, marque, sillon ou bord long et étroit. ◇ **ANOCUTANÉE** *(NA. — anocutanea). (angl. anocutaneous —)*. Ligne située à l'union de la peau du périnée avec la muqueuse anale. ◇ **ÂPRE DU FÉMUR** *(NA. — aspera femoris). (angl. rough — of femur)*. Saillie rugueuse qui forme le bord postérieur de cet os, et se divise en trois à ses extrémités supérieure et inférieure et permet l'insertion de nombreux muscles. ◇ **ARQUÉE DE LA GAINE DU MUSCLE DROIT DE L'ABDOMEN** *(NA. — arcuata vaginae musculi recti abdominis). (angl. arcuate — of rectus abdominalis muscle)*. Arcade qui indique la limite de la gaine postérieure du muscle droit de l'abdomen au niveau de la crête iliaque. ◇ **AURICULOBREGMATIQUE** *(angl. auriculobregmatic —)*. Ligne qui va du point auriculaire au bregma. ◇ **AXILLAIRE** *(NA. — axillaris). (angl. axillary —)*. Chacune des lignes, antérieure et postérieure, qui va des bords de l'aisselle vers le bas. ◇ **BASALE DE REID** *(angl. Reid's base —)*. Ligne qui va du bord infraorbitaire au méat acoustique externe et à la ligne occipitale moyenne. ◇ **BI-AURICULAIRE** *(angl. biauricular —)*. Ligne conventionnelle qui relie les deux méats auditifs externes. ◇ **BI-ILIAQUE** *(angl. bi-iliac —)*. Ligne droite qui unit les deux points opposés les plus saillants des crêtes iliaques. ◇ **BLANCHE** *(NA. — alba). (angl. white —)*. Ligne fibreuse qui s'étend du processus xyphoïde jusqu'à la symphyse pubienne, formée par l'entrecroisement des aponévroses des muscles abdominaux antérieurs. ◇ **BLANCHE DU COU** *(NA. — alba crevicalis). (angl. anterior white — of neck)*. Ligne médiane du cou, où se confondent les aponévroses des muscles sternothyroïdiens et sterno-hyoïdiens. ◇ **CARRÉE** *(angl. quadrate —)*. Ligne située sur la face postérieure du fémur servant à l'insertion du muscle carré fémoral. ◇ **D'EBERTH** *(angl. Eberth's —)*. Chacune des stries scalariformes à l'union des fibres musculaires cardiaques. ◇ **D'ELLIS** *(angl. Ellis —)*. Ligne parabolique dans le thorax depuis la colonne vertébrale jusqu'à la paroi latérale, ligne qui indique la limite supérieure des épanchements pleuraux. ◇ **D'OWEN** *(angl. line of Owen)*. Chacune des lignes situées dans les parties profondes de la dentine de la couronne et visibles sur les coupes longitudinales. ◇ **DE BRYANT** *(angl. Bryant's —)*. Côté vertical du triangle iliofémoral. ◇ **DE CONRADI** *(angl. Conradi's —)*. Ligne qui va de la base du processus xyphoïde à la région où se produit le choc de la pointe du cœur, et qui forme la limite supérieure de la matité du lobe gauche du foie. ◇ **DE DAUBENTON** *(angl. Daubenton's —)*. Ligne qui va de l'opisthion au rebord inférieur de l'orbite. SYN. ***PLAN DE DAUBENTON.*** ◇ **DE DE SALLE** *(angl. De Salle's —)*. Ligne de la face qui part du bord supérieur de l'aile du nez et fait le tour de l'angle de la bouche. SYN. ***LIGNE NASALE DE JADELOT.*** ◇ **DE FARRE** *(angl. Farre's white —)*.

Ligne blanchâtre qui montre l'insertion du mésovarium sur l'ovaire. ◇ **DE FEISS** *(angl. Feiss' —)*. Ligne qui va de la malléole interne à la face plantaire de la première articulation métatarsophalangienne. ◇ **DE FIXATION** *(angl. — of fixation)*. Ligne droite qui s'étend du centre de rotation de l'œil à l'objet qui est regardé. ◇ **DE FROMMANN** *(angl. striation of Fromann)*. Chacune des stries transversales situées dans l'axone d'une fibre nerveuse, et qui sont visibles par coloration au nitrate d'argent. ◇ **DE GOTTINGER** *(angl. Gottinger's —)*. Ligne le long du bord supérieur de l'arcade zygomatique. ◇ **DE HUNTER** *(angl. Hunter's —)*. ☞ ***LIGNE BLANCHE***. ◇ **DE MONRO-RICHTER** *(angl. Monro-Richter —)*. Ligne droite qui va de l'ombilic à l'épine iliaque antérieure supérieure gauche. ◇ **DE NÉLATON** *(angl. Nélaton's —)*. Ligne droite qui va de l'épine iliaque antérieure et supérieure à la tubérosité ischiatique. Lors de la luxation du trochanter, cette ligne ne correspond pas à celle obtenue lors de la flexion normale en angle droit de la cuisse sur le bassin, mais est située plus en arrière. ◇ **DE POIRIER** *(angl. Poirier's —)*. Ligne qui va de l'angle naso-frontal jusqu'à un point situé immédiatement au-dessus du lambda. ◇ **DE REID** *(angl. Reid's base —)*. Ligne basale qui va du bord infraorbitaire au méat acoustique externe et à la ligne occipitale moyenne. ◇ **DE SCHOEMAKER** *(angl. Schoemaker's —)*. Ligne imaginaire située entre la pointe du grand trochanter et l'épine iliaque antérieure supérieure ; dans les conditions normales elle passe par l'ombilic, et si le trochanter est plus haut ou plus bas, elle passe en dessous ou au-dessus de l'ombilic. ◇ **DE TOPINARD** *(angl. Topinard's —)*. Ligne entre la glabelle et le menton. ◇ **DE VIRCHOW** *(angl. Virchow's —)*. Ligne qui va de la racine du nez au lambda. ◇ **DE VISÉE** *(angl. visual axis)*. ☞ ***AXE VISUEL***. ◇ **ÉPINEUSE** *(angl. spinal —)*. Ligne verticale qui passe par le centre de la colonne vertébrale. ◇ **ÉPIPHYSAIRE** *(NA. — epiphysealis). (angl. epiphyseal —)*. Ligne de plus faible densité observée sur les radiographies des os longs, entre l'épiphyse et la diaphyse, et qui correspond à la partie la plus récemment calcifiée du cartilage de croissance. ◇ **FACIALE** *(angl. facial —)*. Ligne entre la glabelle et le point alvéolaire. ◇ **GINGIVALE** *(angl. gingival —)*. Limite entre les gencives et les dents. ◇ **GLUTÉALE** *(NA. — gluteae). (angl. gluteal —)*. Chacune des trois lignes rugueuses de la face glutéale de l'aile de l'ilium. SYN. ***LIGNE COURBE DE L'ILIUM***. ◇ **ILIOPECTINÉALE** *(NA. — arcuata ossis illii). (angl. iliopectineal —)*. Ligne que limite le détroit supérieur du pelvis. ◇ **INCRÉMENTALE** *(angl. incremental —)*. Chacune des lignes observées sur les coupes de la dentine et de l'émail dentaire qui indiquent les zones de calcification imparfaites lors du développement des dents. ◇ **INFRACOSTALE** *(angl. infracostal —)*. Ligne qui unit les bords inférieurs des dixièmes cartilages costaux. ◇ **INFRASCAPULAIRE** *(angl. infrascapular —)*. Ligne horizontale au niveau des angles inférieurs des scapulas. ◇ **INTERCONDYLIENNE** *(NA. — intercondylaris femoris). (angl. intercondylar —)*. Ligne située entre les condyles du fémur. ◇ **INTERTROCHANTÉRIQUE** *(NA. — intertrocanterica femoris). (angl. intertrochanteric —)*. Crête osseuse qui réunit les deux trochanters du fémur. ◇ **MAMILLAIRE** *(NA. — mammillaris). (angl. mammilary —)*. Ligne verticale qui passe par le centre d'un mamelon. ◇ **MAMMAIRE** *(angl. mammary —)*. Ligne horizontale qui unit les deux mamelons. ◇ **MYLO-HYOÏDIENNE** *(NA. — mylohyoidea). (angl. mylohyoid —)*. Crête osseuse de la face interne de la mandibule, qui va des processus géni à la dernière molaire et permet l'insertion du muscle mylo-hyoïdien. ◇ **NASALE** ☞ ***LIGNE DE DE SALLE***. ◇ **NASIOBASILAIRE** *(angl. nasiobasilar —)*. Ligne qui va du basion au nasion. ◇ **NASO-ALVÉOLAIRE** *(angl. nasioalveolar —)*. Ligne qui va du nasion au point alvéolaire. ◇ **NUCHALE** *(NA. — nuchae). (angl. nuchal —)*. Deux lignes, supérieure et inférieure, situées sur la face postérieure de l'os occipital et qui servent à des insertions musculaires. ◇ **OBLIQUE DU FÉMUR** ☞ ***LIGNE INTERTROCHANTÉRIQUE***. ◇ **PRIMITIVE** *(angl. primitive —)*. Strie primitive au centre de l'aire germinative. ◇ **SCAPULAIRE** *(NA. — scapularis). (angl. scapular —)*. Ligne verticale qui part de l'angle inférieur de la scapula. ◇ **SEMI-LUNAIRE DE SPIEGHEL** *(NA. — semilunaris). (angl. semilunar —)*. Bord interne des deux muscles droits de l'abdomen. ◇ **SPINO-OMBILICALE** *(angl. Monro's —)*. ☞ ***LIGNE DE MONRO-RICHTER***. ◇ **SUPRA-ORBITAIRE** *(angl. supraorbital —)*. Ligne transverse du front immédiatement au-dessus de la racine du processus zygomatique du frontal. ◇ **SYLVIENNE** *(angl. sylvian —)*. Ligne imaginaire qui s'étend du processus zygomatique du frontal à un point situé à 2,5 cm approximativement en dessous du point le plus saillant du pariétal ; elle indique la direction du sillon de Sylvius. ◇ **TEMPORALE** *(NA. — temporalis ossis frontalis). (angl. temporal — of frontal bone)*. Saillie osseuse située sur la partie inféro-externe de la face antérieure du frontal, qui se prolonge en arrière par une ligne semblable du pariétal et circonscrit la fosse temporale. ◇ **TRANSVERSE** *(NA. — transversis). (angl. transverse —)*. Chacune des lignes tendineuses transverses de l'abdomen qui relient la ligne blanche et la ligne semi-lunaire.

LIGNÉE *s. f. (angl. line)*. Population d'individus, de cellules, de bactéries de même espèce, descendant d'un ancêtre commun. SYN. ***SOUCHE***.

LIGROÏNE *s. f. (angl. ligroin)*. Liquide volatil, inflammable, obtenu par distillation du pétrole, utilisé comme dissolvant des graisses. SYN. ***NAPHTE***.

LIGULA *s. f.* ☞ ***TAENIA DU QUATRIÈME VENTRICULE***.

LILAC-RING *s. m.* Anneau violacé entourant les lésions de sclérodermie.

LIMAÇON *s. m.* ☞ ***COCHLÉE***.

LIMBE *s. m. (NA. limbus). (angl. limbus).* Bord, bordure. ◇ **CORNÉEN** *(angl. — of cornea).* ☞ ***LIMBE SCLÉROCORNÉEN.*** ◇ **DE LA FOSSE OVALE** *(NA. — fossae ovalis). (angl. — of oval fossa).* Relief de fibres musculaires situé autour de la fosse de la cloison interatriale (fosse ovale). ◇ **PALPÉBRAL** *(NA. — palpebralis). (angl. palpebral —).* Chacun des angles du bord libre des paupières, l'antérieur pourvu de cils et le postérieur. ◇ **SCLÉROCORNÉEN** *(NA. — corneae). (angl. corneoscleral junction, corneoscleral —).* Bord de la cornée qui s'unit avec la sclérotique. ◇ **UNGUÉAL** *(angl. — of nail).* Lame cornée de l'ongle, encastrée par trois de ses bords dans un sillon épidermique.

LIMBIQUE *adj. (angl. limbic).* Qui se rapporte à un limbe. ◇ **(SYSTÈME)** *(angl. — lobe).* Ensemble constitué par l'hippocampe et le corps calleux.

LIMBUS ACÉTABULAIRE *(NA. limbus acetabuli). (angl. acetabulum margin).* Rebord osseux saillant qui limite l'acétabulum.

LIMEN DE L'INSULA *(NA. limen insulae). (angl. limen of insula).* Région où le cortex de l'insula se continue avec le cortex du lobe frontal.

LIMINAIRE *adj. (angl. liminal).* Qui est ou qui se rapporte à la limite du seuil de sensibilité ou d'efficacité.

LIMITANTE *s. f. (angl. limiting membrane).* Membrane limitante. ◇ **EXTERNE** *(angl. outer —).* Troisième couche de la rétine en partant de l'extérieur, située entre la couche des cônes et des bâtonnets, et la couche granuleuse externe. ◇ **INTERNE** *(angl. inner —).* La plus interne des couches de la rétine ; membrane mince en rapport avec le corps vitré.

LIMITE D'AUDIBILITÉ *(angl. audibility limit).* Gamme des fréquences audibles, au-delà desquelles l'oreille humaine ne perçoit aucun son ; elle se situe entre 16-20 Hz et 18 000-20 000 Hz.

LIMNATIS Genre de sangsues. L'espèce *L. nilotica*, africaine, est souvent rencontrée dans les fosses nasales et le pharynx des animaux.

LIMNOLOGIE *s. f. (angl. limnology).* Étude des conditions biologiques, chimiques et physiques des marais, lacs, etc.

LIMO- *(angl. limo-).* Préfixe d'origine grecque signifiant faim.

LIMONÈME *s. m. (angl. citrin, limonene).* Terpène de l'écorce de citron ; citrène.

LIMONINE *s. f. (angl. limonine).* Principe amer neutre, cristallin, tiré des pépins de citron et d'orange.

LIMOTHÉRAPIE *s. f. (angl. fast).* Traitement par le jeûne.

LIN (HUILE DE) *(angl. linseed oil).* Huile siccative, extraite des graines de lin.

LINALOL *s. m. (angl. linalol).* Alcool terpénique présent dans de nombreuses essences végétales : coriandre, bergamote, lavande, etc.

LINCOMYCINE *s. f. (angl. lincomycin).* Antibiotique bactériostatique obtenu à partir de cultures de *Streptomyces lincolnesis.* Son spectre d'action est similaire à celui de l'érythromycine. Elle est particulièrement indiquée dans les infections osseuses staphylococciques. À fortes doses elle devient bactéricide. Elle est bien tolérée et s'administre par voie orale ou intraveineuse.

LINDAU (MALADIE DE) *(angl. Lindau's disease).* Angioblastome multiple, associant hémangiome du cervelet et de la rétine. SYN. ***HÉMANGIOBLASTOME MULTIPLE.***

LINDBERGH (POMPE DE) *(angl. Lindbergh's pump).* Appareil qui permet de conserver vivants certains organes ou parties du corps enlevés de l'organisme. SYN. ***APPAREIL DE CARREL-LINDBERGH.***

LINGUAL *adj. (angl. lingual).* Qui se rapporte à la langue.

LINGUATULA Genre d'arthropodes endoparasites de vertébrés adultes (reptiles, oiseaux et mammifères), chez lesquels ils parasitent les voies respiratoires et les cavités organiques. Les œufs sont expulsés avec les expectorations et le mucus nasal. Certaines espèces *(L. armillata, L. serrata)* ont été isolées sous forme immature (larvaire) dans le foie, le péritoine et également dans la chambre antérieure de l'œil chez l'homme. ☞ ***POROCÉPHALOSE.***

LINGUATULOSE *s. f. (angl. linguatuliasis).* Infestation par des parasites du genre *Linguatula.*

LINGULA *s. f.* **1.** *(NA. lingula pulmonis sinistri). (angl. lingula of left lung).* Partie inférieure du lobe supérieur du poumon gauche. **2.** *(NA. lingula cerebelli). (angl. lingula of cerebellum).* Lobule antérieur du vernis du cervelet.

LINGUODENTAIRE *adj. (angl. linguodental).* Qui se rapporte à la langue et aux dents.

LINIMENT *s. m. (angl. liniment).* Onguent ou pommade liquide ; préparation pharmaceutique, plus épaisse que l'huile, qui s'utilise en applications externes, en friction. Les liniments se composent d'huile ou de graisse et d'un principe actif dont ils prennent le nom : liniment ammoniacal, camphré, térébenthique, etc.

LINITE *s. f. (angl. linitis).* Inflammation du tissu cellulaire, spécialement du tissu périvasculaire de l'estomac. ◇ **PLASTIQUE** *(angl. — plastica).* Forme de cancer de l'estomac avec hypertrophie diffuse du tissu conjonctif sous-muqueux gastrique qui indure les parois de ce viscère. SYN. ***ÉPITHÉLIOMA SQUIRREUX DE L'ESTOMAC.***

LINKAGE *s. m.* ☞ ***LIAISON GÉNÉTIQUE.***

LINOLÉINE *s. f. (angl. linolein).* Graisse neutre de l'huile de lin ; glycéride de l'acide linoléique.

LINTON ◇ **(OPÉRATION DE)** *(angl. Linton operation).* Traitement de la thrombophlébite emboligène récidivante par résection des deux saphènes avec ses branches collatérales et de l'aponévrose musculaire du mollet. ◇ **(SONDE**

DE) *(angl. Linton's tube).* Sonde à ballonnet destiné à arrêter, par compression, les saignements au niveau des varices de la grosse tubérosité de l'estomac.

LIOMYOME *s. m.* ☞ **LÉIOMYOME.**

LIOMYOSARCOME *s. m. (angl. leiomyosarcoma).* Tumeur maligne formée de cellules fusiformes et acidophiles qui rappellent les cellules de la fibre musculaire lisse. Elle peut apparaître à n'importe quel endroit de l'organisme, notamment dans les parois des gros vaisseaux ; mais elle est le plus souvent rencontrée dans le myomètre. À la différence des autres tumeurs sarcomateuses, la différenciation histologique ne préjuge pas de la capacité métastatique de la tumeur ou de la probabilité de récidive.

LIP-, LIPO- *(angl. lip-, lipo-).* **1.** Préfixes d'origine grecque indiquant une relation avec les graisses (lipides). **2.** Préfixes d'origine grecque exprimant l'idée d'insuffisance. EX. *lipothymie.*

LIPACIDÉMIE *s. f.* Taux excessif d'acides gras dans le sang.

LIPACIDURIE *s. f.* Présence d'acides gras dans l'urine.

LIPAROCÈLE *s. m. (angl. liparocele).* ☞ **ADIPOCÈLE.**

LIPASE *s. f. (angl. lipase).* Enzyme qui hydrolyse les triesters du glycérol en acides gras et glycérol. La plus importante est celle sécrétée par le pancréas. La lipase agit sur les triglycérides dans l'intestin grêle, où, pour une action correcte, elle nécessite des sels biliaires et un cofacteur appelé colipase.

LIPASÉMIE *s. f. (angl. lipasemia).* Taux de la lipase dans le sérum sanguin. Normalement inférieur à 190 U/L, son élévation traduit une atteinte pancréatique.

LIPASURIE *s. f. (angl. lipasuria).* Présence de lipase dans l'urine.

LIPECTOMIE *s. f. (angl. lipectomy).* Excision de tissu adipeux.

LIPÉMIE *s. f.* Taux de lipides dans le sang : normalement 5 à 8 g/L. Cette lipémie augmente pendant la digestion, ainsi que dans certaines affections telles que la néphrose lipoïdique, le diabète, les hypothyroïdies, les hypercholestérolémies primaires. Elle diminue dans certaines affections hépatiques comme les cirrhoses. Pour certains, lipémie est synonyme de lipidémie (taux des graisses du sang) alors que lipémie ne désignerait que le taux des triglycérides.

LIPIDE *s. m. (angl. lipid).* Chacune des substances organiques constituées par des esters d'acides gras avec du glycérol, du cholestérol, etc., de poids moléculaire élevé, et caractérisées par leur insolubilité dans l'eau et leur solubilité dans les solvants organiques.

LIPIDÉMIE *s. f. (angl. lipidemia).* ☞ **LIPÉMIE.**

LIPIDOGENÈSE *s. f.* ☞ **LIPOGENÈSE.**

LIPIDOGRAMME *s. m. (angl. lipidogram).* Résultat de l'électrophorèse des lipoprotéines séparés en leurs différentes fractions.

LIPIDURIE *s. f. (angl. lipiduria).* ☞ **LIPURIE.**

LIPO-ARTHRITE *s. f. (angl. lipoarthritis).* Arthropathie s'accompagnant d'une hypertrophie du tissu adipeux périarticulaire, qui survient chez les femmes au moment de la ménopause.

LIPOATROPHIE *s. f. (angl. lipoatrophy).* Atrophie du tissu adipeux.

LIPOBLASTOME *s. m. (angl. lipoblastoma).* Tumeur bénigne constituée de cellules adipeuses.

LIPOCAÏNE *s. f. (angl. lipocaic hormone).* Hormone sécrétée par les cellules α des îlots de Langerhans du pancréas, qui évite le dépôt de graisse dans le foie des animaux ayant subi une ablation du pancréas. SYN. **HORMONE LIPOCAÏQUE.**

LIPOCÈLE *s. m. (angl. lipocele).* ☞ **ADIPOCÈLE.**

LIPOCHONDRODYSTROPHIE *s. f. (angl. lipochondrodystrophy).* ☞ **HURLER (MALADIE DE).**

LIPOCHROME *s. m. (angl. lipochrome).* Tout pigment naturel soluble dans les graisses ou solvants des lipides, tel que les caroténoïdes, xanthophiles, chromophanes et les pigments du beurre ; jaune d'œuf, etc.

LIPOCYTE *s. m. (angl. lipocyte).* Cellule adipeuse.

LIPODYSTROPHIE *s. f. (angl. lipodystrophy).* Dystrophie du tissu graisseux, en général, de la région sous-cutanée. ◇ **GÉNÉRALISÉE** *(angl. total —).* ☞ **LAWRENCE (SYNDROME DE).** ◇ **INSULINIQUE** *(angl. insulin lipoatrophy).* Réduction locale du tissu graisseux sous-cutané dans les régions qui ont été le siège d'injections répétées d'insuline. ◇ **INTESTINALE** *(angl. intestinal —).* ☞ **WHIPPLE (MALADIE DE).** ◇ **PARADOXALE PROGRESSIVE** *(angl. partial —).* ☞ **BARRAQUER-SIMONS (MALADIE DE).**

LIPŒDÈME *s. m. (angl. lipedema).* Dépôt anormal de graisse sous-cutanée, qui simule l'œdème.

LIPOFIBROME *s. m. (angl. lipofibroma).* Lipome contenant des éléments fibreux. SYN. **FIBROLIPOME.**

LIPOFUSCINE *s. f. (angl. lipofuscin).* Pigment chromolipoïde de couleur brunâtre que l'on trouve parfois dans certains tissus.

LIPOGENÈSE *s. f. (angl. lipogenesis).* Production de graisse.

LIPOGRANULOMATOSE *s. f. (angl. lipogranulomatosis).* Présence de lipogranulomes multiples.

LIPOGRANULOME *s. m. (angl. lipogranuloma).* Nodule de tissu adipeux comprenant un centre de graisse dégénérée et nécrotique et un tissu de granulation ; secondaire à un traumatisme ou à une altération du métabolisme des graisses.

LIPOÏDE *adj. (angl. lipoid).* Qui a l'aspect de la graisse. Se dit en particulier de certaines tumeurs.

LIPOÏDÉMIE *s. f.* ☞ **LIPÉMIE.**

LIPOÏDIQUE *adj. (angl. lipoid).* Qui ressemble au tissu adipeux, ou qui s'y rappporte.

LIPOÏDOPROTÉINOSE *s. f. (angl. lipid proteinosis).* ☞ ***URBACH-WIETHE (MALADIE D').***

LIPOÏDOSE *s. f. (angl. lipoidosis).* Trouble du métabolisme des lipides avec infiltration tissulaire par certains lipides. Il existe des formes cutanées, localisées (xanthome) ou généralisées (dermatite atrophiante lipoïdique) ; des formes osseuses (maladie de Schuller-Christian) ; nerveuses avec dépôt de phospholipides (idiotie amaurotique familiale) ou de cérébrosides ; et hepatospléniques (maladies de Niemann-Pick et de Gaucher). ☞ ***DYSLIPOÏDOSE.*** ◇ **RÉNALE** *(angl. renal dyslipoidosis).* Infiltration des tubes rénaux par des lipides : esters de cholestérol, cérébrosides, phosphatides.

LIPOÏQUE (ACIDE) *(angl. lipoic acid).* Cofacteur de la pyruvate-déshydrogénase qui agit comme coenzyme dans le métabolisme des glucides. Il intervient dans la transformation et le transport d'énergie. On le trouve dans la levure et dans le foie.

LIPOLYSE *s. f. (angl. lipolysis).* Décomposition ou déboublement des graisses en acides gras et en glycérol au cours de la digestion sous l'influence de la bile et des enzymes pancréatiques.

LIPOLYTIQUE *adj. (angl. lipolytic).* Qui provoque ou stimule la lipolyse.

LIPOMATOSE *s. f. (angl. lipomatosis).* État caractérisé par la présence de lipomes multiples. ◇ **NODULAIRE** *(angl. nodular —).* Affection héréditaire caractérisée par la formation de nombreux nodules lipomateux d'une taille n'excédant pas celle d'une noix, au niveau du corps et des extrémités. SYN. ***MALADIE DE ROCH ET LÉRI.*** ◇ **SYMÉTRIQUE CIRCONSCRITE** *(angl. symmetrical —).* Dépôt excessif de graisse sous-cutanée, spécialement autour du cou.

LIPOME *s. m. (angl. lipoma).* Tumeur bénigne constituée par une prolifération localisée des cellules adipeuses. Dans la peau, le lipome est habituellement isolé. Mais il existe des lipomes multiples, et des lipomes associés aux neurofibromes dans la maladie de Recklinghausen. SYN. ***ADIPOME.*** ◇ **ANNULAIRE DU COU** *(angl. — annulare colli).* Lipomatose localisée au cou ; cou de Madelung. ◇ **ARBORESCENT** *(angl. — arborescens).* Lipome localisé au niveau d'une articulation, presque toujours associé à un épanchement articulaire et à des signes d'arthrose. SYN. ***MALADIE DE HOFFA.*** ◇ **DUR** ☞ ***LIPOME FIBREUX.*** ◇ **FIBREUX** *(angl. — fibrosum).* Lipome caractérisé par l'hypertrophie des faisceaux conjonctifs formant le stroma. SYN. ***FIBROLIPOME.*** ◇ **MYXOMATEUX** *(angl. — myxomatodes).* ☞ ***MYXOLIPOME.*** ◇ **TÉLANGIECTASIQUE** *(angl. teleangiectatic —).* Lipome caractérisé par un développement excessif des vaisseaux sanguins.

LIPOMICRON *s. m. (angl. lipomicron).* Nom donné aux petites particules de lipoprotéines (essentiellement des triglycérides) qui existent dans le sang après l'absorption de graisses par le tube digestif. SYN. ***CHYLOMICRON.***

LIPOMUCOPOLYSACCHARIDOSE *s. f. (angl. mucolipidosis).* Affection héréditaire à transmission autosomique récessive survenant dès la naissance comportant retard psychomoteur et syndrome polymalformatif dû à une infiltration des tissus par des mucopolysaccharides. ☞ ***MUCOLIPIDOSE DE TYPE I.***

LIPOMYXOME *s. m. (angl. lipomyxoma).* Tumeur bénigne graisseuse contenant des fibres musculaires.

LIPONÉOGENÈSE *s. f. (angl. liponeogenesis).* Formation de lipides à partir d'hydrates de carbone sous l'influence de l'insuline.

LIPOPEXIE *s. f. (angl. lipopexia).* Accumulation et fixation de graisses dans les tissus. SYN. ***ADIPOPEXIE.***

LIPOPHAGIE *s. f. (angl. lipophagia).* Absorption de graisses.

LIPOPHANÉROSE *s. f. (angl. lipophanerosis).* Libération, sous forme visible, des graisses masquées dans les complexes lipo-protéiques intracellulaires.

LIPOPHILIE *s. f. (angl. lipophilia).* Tendance à la surcharge de graisse du tissu sous-dermique.

LIPOPOLYSACCHARIDE *s. m. (angl. lipopolysaccharide).* Produit de paroi des bactéries Gram négatif agissant comme mitogène des lymphocytes B et activant le complément par la voie alterne. Abréviation : LPS.

LIPOPROTÉINE *s. f. (angl. lipoprotein).* Complexe constitué par des lipides et des protéines (apoprotéines) en proportions variables, représentant la forme normale de transport des lipides dans le sang. Dans le plasma d'un individu normal à jeun, on trouve trois types ou familles de lipoprotéines distinctes : celles de très faible densité (VLDL), appelées aussi lipoprotéines pré-β ; celles de faible densité (LDL), appelées aussi lipoprotéines β et celles de haute densité (HDL), dites aussi lipoprotéines α. Les chylomicrons sont un type de lipoprotéines de densité inférieure à celle des VLDL qui apparaissent dans le plasma lors de la période d'absorption intestinale. ◇ **LP(A)** *(angl. lipoprotein(a)).* Lipoprotéine athérogène proche du plasminogène.

LIPOPROTÉINE-LIPASE *s. f. (angl. lipoprotein-lipase).* Enzyme présente dans de nombreux tissus et dans le sérum en période post-prandiale et dont le rôle est d'hydrolyser des triglycérides. Elle est sécrétée par les cellules endothéliales des capillaires sous l'action de l'héparine.

LIPOSARCOME *s. m. (angl. liposarcoma).* Sarcome constitué par des cellules adipeuses, donnant fréquemment des récidives locales et des métastases pulmonaires.

LIPOSCLÉROSE RÉTROPÉRITONÉALE ☞ ***FIBROSE RÉTROPÉRITONÉALE.***

LIPOSOLUBLE *adj.* *(angl. liposoluble).* Soluble dans les graisses.

LIPOSOME *s. m. (angl. liposome).* Microparticule artificielle à enveloppe lipidique pouvant traverser les membranes cellulaires et qui pourraient servir de transport aux médicaments.

LIPOSUCCION *s. f. (angl. liposuction).* Technique d'aspiration de la graisse sous-cutanée utilisée surtout pour des raisons esthétiques.

LIPOTHYMIE *s. f. (angl. lipothymia).* État de malaise, avec transpiration abondante, nausées, respiration superficielle, faiblesse musculaire et troubles visuels n'entraînant généralement pas de perte de connaissance.

LIPOTROPE *adj. (angl. lipotrophic).* Se dit des substances qui ont une affinité pour les graisses ou qui accélèrent l'élimination ou diminuent les dépôts de graisse dans le foie.

LIPOTROPHIE *s. f. (angl. lipotrophy).* Accumulation excessive de graisse dans l'organisme.

LIPOVACCIN *s. m. (angl. lipovaccine).* Vaccin formé d'une suspension de microbes dans l'huile.

LIPOXANTHINE *s. f. (angl. lipoxanthine).* Lipochrome jaune.

LIPOXYDASE *s. f. (angl. lipoxidase).* Enzyme qui catalyse l'addition d'oxygène dans les doubles liaisons des acides gras non saturés, avec formation de dérivés peroxydés. Le substrat le mieux connu est l'acide linoléique, et son dérivé, l'acide arachidonique.

LIPOXYGÉNASE *s. f.* ☞ ***LIPOXYDASE.***

LIPSCHÜTZ ◇ **(CORPS DE)** *(angl. Lipschütz bodies).* Inclusions acidophiles observées dans les noyaux des cellules épithéliales de la peau et de la cornée au cours de l'herpès. ◇ **(MALADIE DE)** *(angl. Lipschütz's disease).* Ulcération aiguë non vénérienne de la vulve. SYN. ***ULCUS VULVAE ACUTUM.***

LIPURIE *s. f. (angl. lipuria).* Présence de graisse dans l'urine.

LIQUÉFACIENT *adj. (angl. liquefacient).* Se dit d'une substance favorisant la liquéfaction.

LIQUEUR *s. f.* **1.** *(angl. liquor).* Boisson alcoolique aromatisée. **2.** Préparation pharmaceutique riche en alcool. Hormis la liqueur ammoniacale anisée, toutes les « liqueurs » utilisées en thérapeutique sont, en fait, des solutés aqueux.

LIQUIDAMBAR Genre d'arbres hamamélidacés. L'écorce de l'espèce *L. orientalis*, originaire d'Asie Mineure, fournit le styrax. (Baume d'odeur agréable.)

LIQUIDE *s. m. (angl. fluid).* ◇ **ALLANTOÏDIEN** *(angl. allantoic —).* Liquide contenu dans la cavité de l'allantoïde et qui disparaît avec celle-ci. ◇ **AMNIOTIQUE** *(angl. amniotic —).* Liquide clair ou jaunâtre entourant l'embryon ou le fœtus et contenu dans l'amnios, qui est repoussé avec celui-ci au moment de l'accouchement, formant la poche des eaux. ◇ **CÉPHALORACHIDIEN** *(angl. cerebrospinal —).* Liquide séreux contenu dans les ventricules cérébraux, les espaces sous-arachnoïdiens et le canal médullaire. ◇ **D'ASCITE** *(angl. ascitic —).* Liquide séreux qui s'accumule dans la cavité péritonéale. ◇ **INTERSTITIEL** *(angl. interstitial —).* Liquide extracellulaire qui baigne les cellules et circule lentement. ◇ **SÉMINAL** *(angl. liquor seminis).* Partie fluide du sperme. ◇ **SYNOVIAL** *(angl. synovial fluid).* ☞ ***SYNOVIE.***

LIQUIDIEN *adj. (angl. liquid).* Qui est composé de liquide. EX. *épanchement liquidien.*

LISERÉ DE BURTON *(angl. lead line).* ☞ ***BURTON (LISERÉ DE).***

LISFRANC ◇ **(ARTICULATION DE)** Articulation tarso-métatarsienne. ☞ ***ATLAS ANATOMIQUE DES ARTICULATIONS EN ANNEXE.*** ◇ **(DÉSARTICULATION OU OPÉRATION DE)** *(angl. Lisfranc's amputation).* Désarticulation tarso-métatarsienne. ◇ **(FRACTURE DE)** *(angl. Lisfranc's fracture).* Luxation fracture de l'articulation tarso-métatarsienne. ◇ **(TUBERCULE DE)** *(angl. tubercle of anterior scalene).* Tubercule de la première côte permettant l'insertion du muscle scalène antérieur, point de référence de l'artère subclavière. ☞ ***TUBERCULE DU SCALÈNE ANTÉRIEUR.***

LISSAUER (ZONE MARGINALE DE) *(angl. Lissauer tract).* ☞ ***TRACTUS DORSOLATÉRAL.***

LISSENCÉPHALIE *s. f. (angl. lissencephalia).* ☞ ***AGYRIE.***

LISSOTRICHE *adj.* Se dit des sujets aux cheveux lisses.

LISTERIA Genre de bactéries. Ce sont des bacilles de petite taille (0,5 × 1-2 μm), à Gram positif, non sporulés. On peut les rencontrer dans les fèces de l'homme et des animaux supérieurs, ainsi que dans les eaux d'égout, le fourrage et les végétaux en décomposition. ◇ ***MONOCYTOGENES*** Bacille saprophyte habituel de l'intestin de l'homme et des animaux ; il peut être responsable d'affections animales et humaines appelées listérioses.

LISTÉRIOSE *s. f. (angl. listeriosis).* Infection due à *Listeria monocytogenes.* Elle affecte de préférence les nouveau-nés, chez lesquels elle donne lieu à des méningo-encéphalites, ainsi qu'à des infections oculaires, cutanées, septicémiques et endocardiques, la voie de contamination étant le canal génital lors de l'accouchement. Elle touche également les sujets immuno-déprimés. Chez les animaux, elle peut aussi être responsable de méningites, septicémies, avortements et abcès purulents à localisations multiples.

LISTING ◇ **(LOI DE)** *(angl. Listing's law).* Le passage de l'œil de la position primaire à toute autre position secondaire peut être considéré comme le résultat d'une rotation autour d'un axe fixe, passant par le centre de l'œil et perpendiculaire à la fois à la direction primaire et à la direction secondaire de l'œil. ◇ **(PLAN**

DE) *(angl. Listing's plane).* Plan transverse vertical perpendiculaire à l'axe antéro-postérieur de l'œil, qui comprend les centres des mouvements du globe oculaire.

LISTON ◇ **(BISTOURI DE)** *(angl. Liston's knife).* Bistouri à longue lame utilisé dans les amputations. ◇ **(OPÉRATION DE)** *(angl. Liston's operation).* Technique chirurgicale de résection du maxillaire. ◇ **(PINCE DE)** *(angl. Liston's forceps).* Pince coupante droite ou courbe, utilisée pour la section des os de petit calibre.

LITH-, LITHO- *(angl. lith-, litho-).* Préfixes d'origine grecque signifiant pierre et indiquant une relation avec une formation minérale (par exemple un calcul).

LITHAGOGUE *adj. (angl. lithagogue).* Qui expulse les calculs.

LITHECTASIE *s. f. (angl. lithectasy).* Extraction de calculs vésicaux à travers l'urètre préalablement dilaté.

LITHECTOMIE *s. f. (angl. lithectomy).* Extraction de calculs.

LITHÉMIE *s. f. (angl. lithemia).* Taux du lithium plasmatique qui dans les traitements par cet élément doit être inférieur à 0,95 mmol/L.

LITHIASE *s. f. (angl. lithiasis).* Présence de concrétions solides résultant de la précipitation de diverses substances organiques ou inorganiques à l'intérieur d'une cavité, de canaux ou de conduits. ◇ **APPENDICULAIRE** *(angl. appendicular —).* Formation de concrétions dans l'appendice, pouvant obstruer sa lumière. ◇ **BILIAIRE** *(angl. cholelithiasis).* Présence de calculs dans la vésicule et les voies biliaires. ◇ **BRONCHIQUE** *(angl. broncholithiasis).* Présence de calculs dans les bronches. ☞ ***BRONCHOLITHIASE.*** ◇ **CONJONCTIVALE** *(angl. — conjunctivae).* Formation de petites concrétions blanchâtres, dures, dans les acini des glandes de Meibomius. ◇ **HÉPATIQUE** *(angl. hepatic calculus).* Formation ou présence de calculs au niveau des voies biliaires intrahépatiques. ◇ **INTESTINALE** *(angl. enterolithiasis).* Formation, dans l'intestin, de calculs composés de graisses et de minéraux. ◇ **PANCRÉATIQUE** *(angl. pancreatic —).* Présence de concrétions dans les canaux excréteurs ou le parenchyme du pancréasi traduisant une pancréatite chronique. ◇ **SALIVAIRE** *(angl. salivary calculus).* Obstruction partielle ou totale d'un canal d'excrétion salivaire par un calcul. SYN. ***SIALOLITHIASE.*** ◇ **URÉTÉRIQUE** *(angl. ureteral calculus).* Présence dans les uretères de calculs provenant habituellement des reins. ◇ **URÉTRALE** *(angl. urethral —).* Forme rare de lithiase des voies urinaires de l'homme dans laquelle les calculs s'enclavent au niveau d'un diverticule ou d'une sténose de l'urètre. ◇ **URINAIRE** *(angl. urinary calculus).* Présence de calculs dans les voies urinaires. SYN. ***UROLITHIASE.***

LITHINE *s. f. (angl. lithin).* Hydroxyde de lithium, LiOH ; substance blanche, inodore, soluble, présente dans de nombreuses eaux minérales.

LITHIQUE *adj. (angl. lithic).* Qui se rapporte à la pierre, aux calculs.

LITHIUM *s. m. (angl. lithium).* Corps simple de numéro atomique 3, de masse atomique 6,94 ; c'est le plus léger des métaux alcalins. Ses sels dissolvent *in vitro* l'acide urique, et ont été préconisés dans les affections goutteuses et rhumatismales ; certains sels de lithium, en particulier le carbonate, sont utilisés dans le traitement de la psychose maniaco-dépressive. Symbole : Li.

LITHOCLASTE *s. m. (angl. lithoclast).* ☞ ***LITHOTRITEUR.***

LITHOCLASTIE *s. f.* ☞ ***LITHOTRITIE.***

LITHOGÈNE *adj. (angl. lithogenous).* Qui produit des calculs.

LITHOGENÈSE *s. f. (angl. lithogenesis).* Formation de calculs.

LITHOGÉNIE *s. f.* ☞ ***LITHOGENÈSE.***

LITHOLABE *s. m. (angl. litholabe).* Instrument servant à saisir un calcul vésical lors de son extraction chirurgicale.

LITHOLAPAXIE *s. f. (angl. litholapaxy).* ☞ ***LITHOTRIPSIE.***

LITHOLOGIE *s. f. (angl. lithology).* Ensemble des connaissances concernant les calculs et leur traitement.

LITHOMÈTRE *s. m. (angl. lithometer).* Instrument servant à mesurer les dimensions d'un calcul.

LITHOPÉDION *s. m. (angl. lithopedion).* Fœtus calcifié mort.

LITHOTOMIE *s. f. (angl. lithotomy).* Section d'un calcul en plusieurs fragments à l'intérieur de la vessie après cystotomie. Opération aujourd'hui abandonnée.

LITHOTRÉSIE *s. f. (angl. lithotresis).* Perforation d'un calcul vésical pour en faciliter l'extraction.

LITHOTRIPSIE *s. f.* ☞ ***LITHOTRITIE.***

LITHOTRITEUR *s. m.* **1.** *(angl. lithotriptor).* Instrument qui permet de fragmenter les calculs de la vessie à travers l'urètre et d'en évacuer les fragments. **2.** Appareil utilisant des ondes piézoélectriques pour pulvériser, par voie externe, les lithiases biliaires et urinaires. SYN. ***LITHOTRIPTEUR.***

LITHOTRITIE *s. f. (angl. lithotripsy).* Opération consistant à broyer les calculs dans la vessie ou la vésicule à l'aide d'un lithotriteur. ◇ **EXTRACORPORELLE** *(angl. extracorporeal shock wave —).* Pulvérisation des calculs par lithotriteur.

LITTLE ◇ **(AIRE DE)** ☞ ***KIESSELBACH (AIRE DE).*** ◇ **(MALADIE DE)** *(angl. Little's disease).* Paralysie cérébrale infantile de type spasmodique ; elle est due à des lésions cérébrales anoxiques de la période périnatale.

LITTRE ◇ (GLANDES DE) *(angl. urethral glands).* ☞ ***GLANDE URÉTRALE.*** ◇ **(HERNIE DE)** *(angl. Littre's hernia).* Hernie du diverticule de Meckel à travers l'orifice inguinal ou crural. ◇ **(OPÉRATION DE)** *(angl. Littre's operation).* Colostomie iliaque gauche à travers une incision parallèle à l'arcade crurale.

LITTRITE *s. f. (angl. littritis).* Inflammation des glandes urétrales (de Littre).

LITZMANN (OBLIQUITÉ DE) *(angl. Litzmann's obliquity).* ☞ ***ASYNCLITISME PARIÉTAL POSTÉRIEUR.***

LIVEDO *s. m. (angl. livedo).* État marbré de la peau caractérisé par des taches livides cutanées, avec des bandes sombres, généralement dû à un trouble circulatoire par congestion passive.

LIVEDOÏDE *adj. (angl. livedoid).* Qui ressemble au livedo.

LIVIDE *adj. (angl. livid).* Qui présente un état de pâleur.

LIVIDITÉ *s. f. (angl. lividity).* **1.** Coloration violacée de la peau, provoquée par le froid ou par certaines affections. **2.** Pâleur très marquée.

LIVIDITÉS CADAVÉRIQUES *(angl. livor mortis).* Taches irrégulières de couleur violacée qui apparaissent après la mort au niveau des parties déclives du corps non soumises à la pression. Leur présence est un des signes positifs de la mort.

LIXIVIATION *s. f. (angl. lixiviation).* Opération qui consiste à faire passer un liquide (de l'eau, de l'alcool, etc.), à travers une couche d'une substance pulvérisée, pour en extraire ses principes solubles. SYN. ***PERCOLATION.***

LIZAR (OPÉRATION DE) *(angl. Lizar's operation).* Résection du maxillaire à travers une incision arciforme allant de la commissure buccale au processus zygomatique.

LLOYD ◇ (SIGNE DE) *(angl. Lloyd's sign).* La percussion profonde du rein produit une douleur, alors que la pression de celui-ci n'en provoque pas ; signe d'une lithiase rénale. ◇ **(SYNDROME DE)** *(angl. Lloyd's syndrome).* Adénomatose pluriendocrinienne (adénomes multiples localisés dans l'hypophyse, les parathyroïdes, les îlots de Langerhans du pancréas). SYN. ***ADÉNOMATOSE PLURI-ENDOCRINIENNE.***

LMNH Abréviation de lymphome malin non hodgkinien.

LNH Abréviation de lymphome non hodgkinien.

LOA LOA Espèce de filaire parasite qui utilise l'homme comme hôte définitif. Chez l'individu infecté, les vers adultes vivent et se déplacent librement dans le tissu cellulaire souscutané (extrémités, tronc et tête), produisant des œdèmes autour de l'endroit où ils se trouvent (œdèmes migratoires ou œdèmes de Calabar). La taille du mâle est de 30-35 mm sur 0,35-0,43 mm et celle de la femelle de 50-60 mm sur 0,4-0,6 mm. Les microfilaires (formes larvaires) apparaissent dans le sang périphérique pendant la journée. La transmission se fait par la piqûre de mouches du genre *Chrysops*, hôtes chez lesquels les microfilaires deviennent des larves infectieuses. Cette espèce est très répandue en Afrique centrale et occidentale.

LOASE *s. f. (angl. loiasis).* ☞ ***FILARIOSE.***

LOBE *s. m. (NA. lobus). (angl. lobe).* Portion plus ou moins saillante d'un viscère qui est limitée par des fissures ou des divisions. ◇ **AZYGOS** *(angl. azygos —).* Lobe accessoire du poumon droit situé sur la partie supérieure de la face médiastinale. ◇ **CARRÉ** *(NA. — quadratus hepatis). (angl. quadrate —).* Lobe hépatique situé sur la face inférieure du foie. ◇ **CAUDÉ DU FOIE** *(NA. — caudatus hepatis). (angl. caudate —).* Partie du foie située en arrière du hile hépatique, à droite du sillon du conduit veineux d'Arantius, à gauche du sillon de la veine cave inférieure. ◇ **QUADRANGULAIRE DU CERVELET** *(NA. lobulus quadrangularis cerebelli). (angl. quadrangular — of cerebellum).* Les deux lobes du cervelet, antérieur et postérieur, le dernier étant subdivisé en moyen et latéraux. ◇ **CÉRÉBRAL** *(NA. lobus cerebralis). (angl. cerebral —).* Chacune des divisions principales du cortex au niveau de chaque hémisphère cérébral : lobes frontal, pariétal, temporal et occipital, qui par leurs situations correspondent aux os du crâne du même nom. ◇ **DE L'HYPOPHYSE** *(angl. pituitary —).* Chacun des deux lobes antérieur (pars distalis) et postérieur (pars nervosa) de la glande pituitaire, séparés par une fente étroite ou pars media. ◇ **DE L'OREILLE** *(NA. lobulus auricularis). (angl. ear lobule).* Partie charnue inférieure du pavillon de l'oreille. SYN. ***LOBULE DE L'OREILLE.*** ◇ **DE RIEDEL** *(angl. Riedel's —).* Anomalie du foie qui se présente sous forme d'une portion de substance hépatique en forme de langue insérée sur le lobe droit. ◇ **DE SPIEGEL** ☞ ***LOBE CAUDÉ DU FOIE.*** ◇ **HÉPATIQUE** *(angl. hepatic —).* Chacun des lobes du foie : droit, gauche, carré, caudé. ◇ **LIMBIQUE** ☞ ***GYRUS FORNICATUS.*** ◇ **MOYEN (SYNDROME DU)** *(angl. middle — syndrome).* Sténose de la bronche lobaire moyenne comprimée par une adénopathie tuberculeuse de primo-infection. SYN. ***SYNDROME DE BROCK.*** ◇ **OLFACTIF** *(angl. olfactory —).* Épaississement ou bulbe du nerf olfactif sur la face supérieure de la lame criblée de l'ethmoïde. ◇ **PARAMÉDIAN DU CERVELET** *(NA. — paramedianus cerebelli). (angl. paramedian —).* Portion du lobe central du cervelet. ◇ **PARIÉTAL** *(angl. parietal area).* Portion du cerveau située à l'arrière du sillon de Rolando, qui comprend en particulier le gyrus postcentral. SYN. ***AIRE PARIÉTALE.*** ◇ **PYRAMIDAL DE LA THYROÏDE** *(NA. — pyramidalis thyroideae). (angl. pyramid — of thyroid gland).* Lobe médian inconstant de la thyroïde.

LOBECTOMIE *s. f. (angl. lobectomy).* Ablation chirurgicale d'un lobe (thyroïde, poumon, cerveau, foie).

LOBÉLINE *s. f. (angl. lobeline).* Nom d'un mélange de différents alcaloïdes et résines tirés de *Lobelia inflata*, avec lequel on préparait autrefois un sulfate à action incertaine sur l'asthme, la coqueluche, etc. Actuellement utilisé dans les traitements antitabac.

LOBENGULISME *s. m. (angl. lobengulism).* État pathologique observé au pays de Lobengula en Afrique du Sud, caractérisé par une obésité associée à une atrophie des organes génitaux et du système pileux.

LOBITE *s. f. (angl. lobitis).* Inflammation d'un lobe, particulièrement d'un lobe pulmonaire.

LOBO (MALADIE DE) *(angl. Lobo's disease).* Blastomycose chéloïdienne. Mycose cutanée due à un *Lobomyces*, variété de levure observée en Amérique inter-tropicale.

LOBOTOMIE *s. f. (angl. lobotomy).* Section chirurgicale de la substance blanche d'un lobe cérébral. SYN. ***LEUCOTOMIE.***

LOBSTEIN (MALADIE DE) *(angl. Lobstein's disease).* Fragilité osseuse héréditaire tardive. Affection héréditaire à transmission autosomique dominante avec fragilité des os (homme de verre), déformation du crâne et présence de sclérotiques bleues. SYN. ***OSTÉOPSATHYROSE, MALADIE DES HOMMES DE VERRE.***

LOBULE *s. m. (NA. lobulus). (angl. lobule).* Petit lobe ou subdivision d'un lobe ; chacun des groupements d'éléments anatomiques, d'acini ou d'unités d'un organe dont la réunion forme le parenchyme, comme ceux du foie, du thymus, du poumon, du rein, du testicule, du pancréas, etc. ⊂ **ÉPIDIDYMAIRE** *(NA. — epididymi). (angl. — of epididymis).* Chacune des parties de la tête de l'épididyme, avec son canal efférent.

LOBULISATION *s. f. (angl. lobulization).* Transformation d'un tissu de l'état homogène à l'état lobulé.

LOBULITE *s. f. (angl. lobulitis).* Inflammation d'un lobule pulmonaire.

LOCALISATEUR *s. m. (angl. localizer).* Dispositif que l'on adapte à un tube à rayons X pour limiter l'étalement du faisceau de rayons, afin d'améliorer l'image obtenue tout en limitant le champ irradié.

LOCALISATION *s. f. (angl. localization).* **1.** Détermination du siège d'un processus morbide ou d'une lésion. **2.** Limitation d'un processus morbide à une zone restreinte. ⊂ **CÉRÉBRALE** *(angl. cerebral —).* Détermination des parties ou centres de l'encéphale qui remplissent une fonction déterminée.

LOCHIES *s. f. pl. (angl. lochia).* Écoulement utérin sanglant, puis sérosanglant et finalement séreux, qui se produit pendant 10 à 20 jours après l'accouchement.

LOCHIOMÉTRIE *s. f. (angl. lochiometra).* Rétention des lochies dans l'utérus.

LOCKE (SOLUTION DE) *(angl. Locke's solution).* Solution employée dans les laboratoires de physiologie pour soutenir la contraction de cœurs isolés de mammifères, composée de chlorure de sodium (0,9 %), de chlorure de calcium (0,0024 %), de bicarbonate de sodium (0,01 à 0,03 %) et de glucose (0,1 %).

LOCKED-IN SYNDROME Tétraplégie associée à une paralysie des dernières paires crâniennes et des mouvements de latéralité du regard sans troubles de la conscience en rapport avec un ramollissement protubérentiel consécutif à une thrombose du tronc basilaire, la conscience est conservée. SYN. ***SYNDROME DE VERROUILLAGE, SYNDROME DE DÉEFFÉRENTATION MOTRICE.***

LOCKHART-MUMMERY (OPÉRATION DE) *(angl. Lockhart-Mummery operation).* Technique de résection du cancer rectocolique par voie abdominale, avec suture des deux bouts intestinaux après invagination du côlon dans le rectum.

LOCUS *s. m. (angl. locus).* **1.** En génétique, point d'un chromosome occupé par un gène. **2.** *(NA. locus).* Nom latin donné à certaines structures anatomiques nerveuses bien individualisées. EX. *locus niger.* ⊂ **CŒRULEUS** *(NA. locus coerulus). (angl. locus coerulus).* Saillie jaunâtre sur le plancher du quatrième ventricule, près de la partie supérieure du sillon médian. ⊂ **MORBIDE** *(angl. morbid locus).* Région du génome correspondant à un gène dont une anomalie entraîne une maladie à hérédité monofactorielle. ⊂ **NIGER DE SÖEMMERING** *(angl. substantia nigra).* ☞ ***SUBSTANCE NOIRE.***

LÖFFLER ⊂ **(BLEU DE)** *(angl. Löffler's methylene blue stain).* Colorant utilisé en bactériologie, composé de 3 parties de solution alcoolique concentrée de bleu de méthylène et de 10 parties d'une solution aqueuse fraîche de potasse à 1/10 000. ⊂ **(ENDOCARDITE DE)** *(angl. Löffler's endocarditis).* Affection rare, d'étiologie imprécise, caractérisée par une épaisse couche de tissu fibreux nacré recouvrant l'endocarde pariétal ventriculaire et provoquant une insuffisance cardiaque grave, spontanément mortelle. Une hyperéosinophilie importante est fréquemment associée. SYN. ***ENDOCARDITE PARIÉTALE FIBROPLASTIQUE AVEC ÉOSINOPHILIE.*** ⊂ **(MILIEU DE)** *(angl. Löffler's coagulated serum medium).* Milieu de culture composé de sérum liquide (3 parties) et de bouillon nutritif glucosé à 1 % (1 partie), utilisé pour le diagnostic de *Corynebacterium diphteriae.* ⊂ **(SYNDROME DE)** *(angl. Löffler's syndrome).* Infiltrat pulmonaire fugace avec éosinophilie sanguine, lié à des affections parasitaires (ascaridiase notamment).

LÖFGREN (SYNDROME DE) *(angl. Löfgren's syndrome).* Association d'adénopathies médiastinales, d'un érythème noueux non tuberculeux et de manifestations articulaires. Se voit surtout dans la sarcoïdose.

LOGAGNOSIE *s. f. (angl. logagnosia).* Incapacité de reconnaître les mots parlés ou écrits.

LOGE *s. f. (angl. space).* Cavité contenant un organe. EX. *loge thyroïdienne, musculaire.*

LOGÉTRON *s. m. (angl. logetron).* Système permettant d'améliorer le contraste des clichés radiographiques.

LOGOCLONIE *s. f. (angl. logoclonia).* Répétition spasmodique des syllabes finales des mots. Se voit dans certains états démentiels.

LOGOPÉDIE *s. f. (angl. orthophony).* Ensemble des moyens destinés à corriger les défauts de prononciation chez les enfants. ☞ ***ORTHOPHONIE.***

LOGOPLÉGIE *s. f.* **1.** *(angl. logoplegia).* Incapacité de parler due à une paralysie des organes de la phonation. **2.** *(angl. aphemia).* Trouble psychique consistant en une incapacité de prononcer des paroles pourtant connues et comprises. SYN. ***APHÉMIE.***

LOGORRHÉE *s. f. (angl. logorrhea).* Besoin irrésistible de parler de façon profuse et précipitée qu'éprouvent certains malades mentaux.

LOI *s. f. (angl. law).* Règle, norme, fait ou principe constant et invariable. <> **DE FACILITATION** *(angl. — of facilitation).* Lorsqu'un influx ou une excitation a traversé une certaine série de neurones à l'exclusion d'autres, l'influx suivant pourra passer par le même chemin, et chaque fois que cette voie sera empruntée, la résistance sera moindre. <> **DE L'IRRITABILITÉ SPÉCIFIQUE** *(angl. — of specific energy).* Chaque nerf sensitif réagit à une forme de stimulus et donne naissance à une forme de sensation seulement. SYN. ***LOI DES ÉNERGIES SPÉCIFIQUES.***

LOMBAIRE *adj. (angl. lumbar).* ☞ ***LOMBAL.***

LOMBAL *adj. (angl. lumbar).* Qui concerne la région des lombes. SYN. ***LOMBAIRE.***

LOMBALGIE *s. f. (angl. lumbago).* Toute douleur de la région lombaire.

LOMBALISATION *s. f.* ☞ ***LOMBARISATION.***

LOMBARISATION *s. f. (angl. lumbarization).* Coalescence de la première vertèbre sacrale avec les processus transverses de la cinquième vertèbre lombaire, dont est issu un sacrum composé seulement de quatre vertèbres.

LOMBARTHROSE *s. f. (angl. lumbar spondylosis).* Rhumatisme dégénatif (arthrose) touchant le rachis lombaire. SYN. ***ARTHROSE LOMBAIRE.***

LOMBES *s. f. pl. (angl. loins).* Région du dos comprise entre le thorax et le pelvis.

LOMBOSACRAL *adj. (angl. lumbosacral).* Qui se rapporte aux vertèbres lombaires et au sacrum.

LOMBOSCIATIQUE *s. f. (angl. sciatica).* Sciatique associée à une douleur de la région lombaire.

LOMBOSTAT *s. m. (angl. orthopedic lumbar corset).* Appareil orthopédique ou corset soutenant le rachis lombaire.

LOMBOTOMIE *s. f. (angl. lumbar laminectomy).* Incision chirurgicale de la région lombaire.

LOMBRIC *s. m. (angl. roundworm).* Terme générique populaire utilisé pour désigner les vers parasites de l'intestin, en particulier les ascarides.

LOMBRICAL *adj. (angl. lumbrical).* Se dit de certains muscles de la main et du pied, qui sont allongés et fusiformes.

LOMBRICOÏDE *adj. (angl. lumbricoid).* Qui ressemble à un lombric.

LOMBRICOSE *s. f. (angl. lumbricosis).* Infestation par des vers intestinaux.

LONG *adj. (angl. long).* Se dit de certains organes, os ou muscles, dont la longueur dépasse la largeur.

LONGILIGNE *adj. (angl. longilineal).* Se dit d'un individu à corps allongé et mince et à membres longs et graciles.

LONGITUDINAL *adj. (NA. longitudinalis). (angl. longitudinal).* Qui se rapporte à la longueur (ou à la hauteur lorsqu'il s'agit du corps humain dans la station debout) ; parallèle à l'axe principal du corps.

LONGMIRE (OPÉRATION DE) *(angl. Longmire's operation).* Anastomose entre le canal biliaire intrahépatique gauche et une anse jéjunale montée en Y, après résection partielle du lobe gauche du foie.

LONGUET (OPÉRATION DE) *(angl. Longuet's operation).* Traitement d'une varicocèle ou d'une hydrocèle par transplantation extraséreuse du testicule.

LOOCH *s. m. (angl. linctus).* Émulsion sirupeuse et édulcorée qui s'utilise comme véhicule de principes médicinaux solubles ou insolubles. On la prépare avec des amandes douces mondées (looch album, blanc ou amygdalin) ou avec l'huile de ces amandes (looch huileux), en ajoutant de la gomme adragante et du sucre et en aromatisant avec de l'eau de fleur d'oranger.

LOOSER (ZONE DE) *(angl. Looser's transformation zone).* En radiologie osseuse, mince bande claire transversale, observée parfois dans l'ostéomalacie et dans d'autres ostéopathies décalcifiantes.

LOOSER-MILKMAN (SYNDROME DE) *(angl. Looser-Milkman syndrome).* Syndrome caractérisé par la présence de zones linéaires symétriques de raréfaction osseuse dans différentes parties du squelette (côtes, bassin, scapula, fémur, tibia), avec des douleurs et des fractures spontanées. Ces lésions s'observent dans l'ostéomalacie.

LOPHODONTE *adj. (angl. lophodont).* Dont la couronne des molaires présente des crêtes sur sa surface occlusale.

LOPHOTRICHE *adj. (angl. lophotrichous).* Pourvu de cils vibratiles groupés en houppe. Se dit surtout des bactéries qui possèdent un faisceau de flagelles à une extrémité.

LOQUACITÉ *s. f. (angl. loquacity).* Logorrhée.

LORAIN-LÉVI (SYNDROME DE) *(angl. Lorain-Lévi dwarfism).* Syndrome caractérisé par un nanisme hypophysaire avec infantilisme.

LORDOSE *s. f. (angl. lordosis).* Courbure osseuse, spécialement de la colonne vertébrale, de convexité antérieure, inverse de la cyphose.

LORENZ (OPÉRATION DE) *(angl. Lorenz's operation).* Manœuvre de réduction non sanglante de la tête fémorale dans la luxation congénitale de hanche, avec fixation de la tête fémorale dans l'acétabulum dysplasique.

LOSSEN (LOI DE) *(angl. Lossen's rule).* L'hémophilie qui atteint les hommes est transmise par les femmes.

LOTION *s. f. (angl. lotion).* Préparation aqueuse destinée à être appliquée sur la peau sans frictions. Les lotions modernes, véritables cosmétiques, sont des émulsions préparées à base de substances tensioactives comme l'alcool cétilique et le lauryl sulfatosodique.

LOUIS (ANGLE DE) ☞ ***ANGLE STERNAL.***

LOUPE *s. f.* **1.** *(angl. sebaceous cyst).* Synonyme de kyste sébacé, notamment du cuir chevelu. **2.** *(angl. magnifying glass).* Lentille de grossissement.

LOUPING-ILL Maladie infectieuse des ovins et des bovins dont l'agent causal est un arbovirus du genre *Flavivirus.* L'infection de l'animal résulte de la piqûre de tiques infectées. La maladie de l'animal se caractérise par l'existence de fièvre, de tremblements, de parésies, d'une ataxie cérébelleuse, de paralysies et aboutit à la mort. L'infection accidentelle de l'homme est possible, donnant lieu à un état fébrile d'évolution bénigne. SYN. ***NÉVRAXITE VIRALE DES OVINS.***

LÖWE (ANNEAU DE) *(angl. Löwe's ring).* Anneau lumineux apparaissant dans le champ visuel, produit par la macula.

LOWE (SYNDROME DE) *(angl. Lowe's syndrome).* Affection également appelée syndrome oculo-cérébrorénal, caractérisée par une arriération mentale, un glaucome, une cataracte, associés à une atteinte tubulaire, avec amino-acidurie. C'est une affection héréditaire de transmission récessive liée au chromosome X.

LÖWENSTEIN ◇ **(MILIEU DE)** *(angl. Löwenstein culture medium).* Milieu spécialement préparé pour la culture de *Mycobacterium tuberculosis.* Il en existe plusieurs variantes. ◇ **(FAISCEAU DE)** ☞ ***TRACTUS TECTOSPINAL.***

LOWER ◇ **(CERCLES TENDINEUX DE)** ☞ ***ANNEAU FIBREUX DU CŒUR.*** ◇ **(TUBERCULE DE)** *(NA. tuberculum intervenosum). (angl. Lower's tubercule).* Éminence dans l'atrium droit du cœur entre les orifices de la veine cave.

LOWN-GANONG-LEVINE (SYNDROME DE) *(angl. Lown-Ganong-Levine syndrome).* Syndrome électrocardiographique caractérisé par l'association d'un intervalle P-R court et d'une tachycardie paroxystique sans modification du complexe QRS. SYN. ***SYNDROME DE CLERC, ROBERT-LEVI ET CRISTESCO.***

LOWSLEY (OPÉRATION DE) *(angl. Lowsley's operation).* Opération en trois temps pour corriger l'hypospadias.

Lp(a) ☞ ***LIPOPROTÉINE LP(A).***

LSD Abréviation du diéthylamide de l'acide lysergique (*Lysergic Säure Diäthylamide*). Hallucinogène très puissant obtenu synthétiquement, également présent dans différentes plantes des genres *Ipomea* et *Rivea.* Utilisé dans certaines toxicomanies. SYN. ***LYSERGIDE.***

Lu *(angl. Lu).* Symbole chimique du lutétium.

LUBARSCH-PICK (MALADIE DE) *(angl. Lubarsch-Pick syndrome).* Forme d'amylose AL touchant essentiellement la peau, les muqueuses, le cœur, les muscles, les reins et les nerfs.

LUC ◇ **(OPÉRATION DE)** *(angl. Luc's operation).* ☞ ***CALDWELL-LUC (OPÉRATION DE).*** ◇ **(PINCE DE)** *(angl. Luc's forceps).* Pince plate pour l'extraction des polypes du nez et des sinus.

LUCANTHONE *s. f. (angl. lucanthone).* Anthelminthique utilisé dans le traitement des schistosomiases.

LUCATELLO (SIGNE DE) *(angl. Lucatello's sign).* Dans l'hyperthyroïdie, la température axillaire excède la température buccale de 2 ou 3 dixièmes de degré.

LUCIANI (TRIADE DE) *(angl. Luciani's triad).* Asthénie, atonie et astasie, les trois symptômes principaux des affections cérébelleuses.

LUCIANI-WENCKEBACH (PHÉNOMÈNE DE) *(angl. Luciani-Wenckebach phenomenon).* ☞ ***WENCKEBACH (PHÉNOMÈNE DE).***

LUCIDE *adj. (angl. lucid).* S'applique aux périodes, plus ou moins longues, marquées par l'apparente intégrité des fonctions supérieures chez certains malades mentaux, mais aussi à l'intervalle libre entre un traumatisme crânien et l'apparition des symptômes en cas d'hématome sous-dural.

LUCIFUGE *adj. (angl. lucifugal).* Qui fuit ou évite la lumière.

LUCILIA Genre de mouches de couleur bleu-vert à reflets métalliques. L'espèce *L. hominivorax* dépose ses œufs dans les fosses nasales, provoquant des lésions très graves. L'espèce *L. caesar* a été trouvée à l'état larvaire dans la myiase cutanée. L'espèce *L. sericata* dépose ses œufs sur les plaies.

LUCIO (PHÉNOMÈNE DE) *(angl. Lucio's phenomenon).* Forme évolutive de lèpre des extrémités. SYN. ***LÈPRE DE LUCIO.***

LUCITE *s. f. (angl. light eruption).* Lésions cutanées secondaires à l'action de la lumière. SYN. ***ACTINITE.***

LUDLOFF ◇ **(OPÉRATION DE)** *(angl. Ludloff's osteotomy).* Résection oblique du premier métatarsien pour la correction du hallux valgus. ◇ **(SIGNE DE)** *(angl. Ludloff's sign).* Impossibilité de lever la cuisse en position assise, en cas de fracture du petit trochanter.

LUDOTHÉRAPIE *s. f. (angl. play therapy).* Psychothérapie par le jeu.

LUDWIG (ANGINE DE) *(angl. Ludwig's angina).* Inflammation purulente autour de la glande sous-maxillaire au niveau du plancher de la bouche, en général de nature streptococcique. On observe une forte tuméfaction douloureuse, une salivation abondante, une haleine fétide, une difficulté de la déglutition et de la respiration et des phénomènes toxi-infectieux généraux.

LÜER (SERINGUE DE) *(angl. Luer's syringe).* Seringue pour injections hypodermiques, entièrement en verre, y compris l'embouchure en forme de cylindre.

LUÈS *(angl. lues).* SYN. ***SYPHILIS.***

LUETTE *s. f. (angl. palatine uvula).* ☞ ***UVULE.*** ◇ **VÉSICALE** ☞ ***UVULE VÉSICALE.***

LUGOL (SOLUTION DE) *(angl. Lugol's solution).* Solution d'iode, d'iodure potassique et d'eau.

LUMBAGO *s. m. (angl. lumbago).* Douleur vive, d'apparition soudaine, de siège lombaire, souvent consécutive à un effort, généralement en rapport avec une lésion discale ou avec une entorse des articulations intervertébrales.

LUMEN *s. m. (angl. lumen).* Unité de flux lumineux correspondant aux flux émis dans l'unité d'angle solide (stéradian) par une source ponctuelle uniforme dont l'intensité lumineuse est de 1 candela. Symbole : lm.

LUMIÈRE *s. f. (angl. lumen).* Intérieur d'un vaisseau ou d'un canal.

LUMISTÉROL *s. m. (angl. lumisterol).* Premier produit obtenu par l'irradiation de l'ergostérol par la lumière ultraviolette ; en poursuivant l'irradiation, on obtient le calciférol (vitamine D_2).

LUMSDEN (CENTRE DE) *(angl. Lumsden's center).* ☞ ***CENTRE PNEUMOTAXIQUE.***

LUNATUM (OS) *(angl. lunate bone).* Os de la première rangée du carpe. ☞ ***ATLAS ANATOMIQUE DES OS EN ANNEXE.***

LUNETTES *s. f. pl. (angl. spectacles, glasses).* Appareil constitué de deux verres correcteurs, montés sur un support, qui corrigent la vision. ◇ **BIFOCALES DE FRANKLIN** *(angl. bifocal Franklin's glasses).* Lunettes dont chacun des verres possède deux foyers : l'un pour la vision de loin et l'autre pour la vision rapprochée. ◇ **DE MASSELON** *(angl. Masselon's spectacles).* Lunettes maintenant les paupières relevées lors d'un ptosis paralytique. ◇ **DE PROTECTION** *(angl. protective spectacles).* Lunettes utilisées pour prévenir les corps étrangers oculaires. ◇ **DEMI-LUNES** *(angl. semi-lunar glasses).* Lunettes ne possédant que la moitié inférieure du verre. ◇ **LENTICULAIRES** *(angl. lenticular glasses).* Lunettes composées d'une petite partie centrale correctrice, entourée d'un verre optiquement neutre. ◇ **PANOPTIQUES** *(angl. pantoscopic spectacles).* Lunettes adaptées pour la vision à toutes les distances. ☞ ***LUNETTES BIFOCALES DE FRANKLIN.*** ◇ **PÉRISCOPIQUES** *(angl. periscopic spectacles).* Lunettes concavo-convexes dont la partie concave est située du côté de l'œil. Elles permettent une grande amplitude des mouvements oculaires. ◇ **PRISMATIQUES** *(angl. prismatic spectacles).* Lunettes destinées à corriger les strabismes secondaires à une faiblesse musculaire. ◇ **STÉNOPÉIQUES** *(angl. stenopeic spectacles).* Lunettes constituées de deux verres opaques possédant une petite ouverture centrale permettant une amélioration de la qualité de l'image rétinienne.

LUNULE *s. f. (NA. lunula unguis). (angl. lunula of nail).* Espace blanchâtre semi-lunaire de la racine des ongles. ◇ **DE LA CUPSIDE SEMI-LUNAIRE** *(NA. lunula valvularium semilunarium). (angl. lunula of aortic valve).* Bord libre de la cupside semi-lunaire de chaque côté du nodule d'Arantius. ◇ **DE LA SIGMOÏDE** ☞ ***LUNULE DE LA CUPSIDE SEMI-LUNAIRE.***

LUPANINE *s. f. (angl. lupanin).* Alcaloïde toxique de différentes espèces du genre *Lupinus.*

LUPIN *s. m. (angl. lupine).* Nom des plantes du genre *Lupinus.*

LUPINUS Genre de légumineuses papilionacées, dont certaines espèces sont cultivées comme plantes fourragères. Les graines de l'espèce *L. albus,* ou lupin, s'utilisent comme aliment dans certains pays méditerranéens, et leur farine, pour la confection de cataplasmes.

LUPIQUE *adj. s. (angl. lupic).* Relatif au lupus. Sujet ayant un lupus.

LUPOÏDE *adj. (angl. lupoid).* Qui rappelle le lupus.

LUPOME *s. m. (angl. lupoma).* Lésion caractéristique du lupus tuberculeux.

LUPUS *s. m. (angl. lupus).* Affection tuberculeuse de la peau et des muqueuses de différents types caractérisés par la production de tubercules qui s'ulcèrent et ont tendance à s'étendre. ◇ **ÉRYTHÉMATEUX AIGU DISSÉMINÉ** *(angl. acute systemic — erythematosus).* Ancienne dénomination du lupus érythémateux systémique. ☞ ***LUPUS ÉRYTHÉMATEUX AIGU SYSTÉMIQUE.*** ☞ ***CELLULE LE.*** ◇ **ÉRYTHÉMATEUX AIGU SYSTÉMIQUE** Connectivite débutant habituellement chez des femmes jeunes, se manifestant par diverses atteintes, bénignes (lésions cutanées ou arthrites) ou potentiellement graves (glomérulonéphrite, atteintes pleuropulmonaires ou neuropsychiatriques) et des troubles biologiques. Ceux-ci peuvent être spécifiques (anticorps anti-ADN natif, anticorps anti-sm) ou non spécifiques (anticorps antinucléaires, cytopénie sanguine, baisse du complément). L'évolution se fait par poussées et rémissions. Le pronostic a été amélioré par l'usage des immunosuppresseurs. Certains lupus sont dits induits car provoqués par des médicaments (D-pénicillamine, alpha-méthyl-dopa, bêtabloquants, anti-TNF, etc.). Ces formes sont habituellement cutanéo-articulaires et régressives à l'arrêt du médicament inducteur. SYN. *LUPUS ÉRYTHÉMATEUX AIGU DISSÉMINÉ*. ~ **ÉRYTHÉMATEUX CHRONIQUE** *(angl. — erythematosus)*. Atteinte cutanée élective par des plaques rouges, infiltrées et squameuses des régions découvertes. ~ **ÉRYTHÉMATEUX DISCOÏDE** *(angl. discoid — erythematosus)*. Forme de lupus érythémateux chronique où les lésions restent fixes par opposition aux formes migrantes qui ont tendance à s'étendre. SYN. *LUPUS ÉRYTHÉMATEUX CHRONIQUE*. ~ **PERNIO** *(angl. — pernio)*. Sacroïdose cutanée de la face et des extrémités. ~ **VULGAIRE** *(angl. — vulgaris)*. Type le plus répandu de tuberculose cutanée, caractérisée par l'apparition de taches rouge-brun composées de nodules qui prennent des aspects divers cliniquement et par la présence de lupomes. SYN. *LUPUS TUBERCULEUX*.

LUSCHKA (TROU DE) *(angl. lateral aperture of fourth ventricle)*. ☞ *OUVERTURE LATÉRALE DU 4E VENTRICULE*.

LUST ET NELIS (SYNDROME DE) *(angl. cholera infantum)*. Toxicose aiguë du nourrisson.

LUST (SIGNE DE) *(angl. Lust's sign)*. Abduction et flexion dorsale du pied lors de la percussion du nerf sciatique poplité externe juste au-dessous de la tête de la fibula ; signe de spasmophilie.

LUTÉAL *adj. (angl. luteal)*. Qui concerne le corps jaune ovarien.

LUTÉINE *s. f. (angl. lutein)*. **1.** Pigment jaune, lipochrome, du corps jaune et du jaune d'œuf, comparable à la xanthophylle. **2.** ☞ *PROGESTÉRONE*.

LUTÉINIQUE *adj. (angl. luteinic)*. Qui concerne le corps jaune ovarien.

LUTÉINISATION *s. f. (angl. luteinization)*. Processus qui se produit dans les cellules du follicule ovarien matures et déchargées de leur ovule ; ces cellules s'hypertrophient et prennent une couleur jaune, le follicule se transformant en corps jaune, modification que l'on attribue essentiellement à l'hormone hypophysaire lutéinisante (LH).

LUTÉINOME *s. m. (angl. luteinoma)*. Tumeur ovarienne très rare qui se forme aux dépens du corps jaune.

LUTEMBACHER (SYNDROME DE) *(angl. Lutembacher's syndrome)*. Cardiopathie congénitale associant un rétrécissement mitral et une communication interatriale avec dilatation du tronc et des branches de l'artère pulmonaire.

LUTÉOTROPHINE *s. f. (angl. luteotrophic hormone)*. ☞ *GONADOSTIMULINE*.

LUTÉTIUM *s. m. (angl. lutetium)*. Élément du groupe des terres rares, de numéro atomique 71 et de masse atomique 174,97. Symbole : Lu.

LUTZ-SPLENDORE-ALMEIDA (MALADIE DE) *(angl. Lutz-Splendore-Almeida disease)*. ☞ *PARACOCCIDIOÏDOMYCOSE*.

LUXATION *s. f. (angl. dislocation, luxation)*. Déplacement anormal permanent d'un organe, spécialement celui des surfaces articulaires des os. Dans ce cas, on a l'habitude de lui donner le nom de l'os le plus éloigné du centre : luxation de l'humérus, du fémur, ou celui de la nouvelle région qu'occupe l'os luxé : luxation infraglénoïdienne, infracotyloïdienne, ou encore celui de l'articulation luxée : luxation du coude, du genou. ~ **CONGÉNITALE** *(angl. congenital dislocation)*. Luxation spontanée ou traumatique apparue avant la naissance ou durant celle-ci par suite d'une dysplasie des surfaces articulaires. ~ **DENTAIRE** *(angl. dental dislocation)*. Déplacement d'une dent hors de sa position correcte à l'intérieur de l'alvéole. ~ **DU CRISTALLIN** *(angl. dislocation of the lens)*. Déplacement du cristallin secondaire à une rupture de ses insertions, d'origine traumatique ou spontanée. ~ **INCOMPLÈTE** *(angl. partial dislocation)*. ☞ *SUBLUXATION*.

LUYS ~ **(CORPS DE)** *(angl. Luys' body)*. ☞ *NOYAU SOUS-THALAMIQUE*. ~ **(SYNDROME DU CORPS DE)** *(angl. Luys' body syndrome)*. ☞ *HÉMIBALLISME*.

LUZET (ANÉMIE DE) *(angl. Von Jaksch's anemia)*. ☞ *ANÉMIE INFANTILE PSEUDO-LEUCÉMIQUE*.

LYASE *s. f. (angl. lyase)*. Enzyme qui catalyse la séparation ou l'introduction de groupes chimiques dans un substrat, par voie non hydrolytique. On connaît jusqu'à présent 116 lyases différentes.

LYCACONITINE *s. f. (angl. lycaconitin)*. Alcaloïde extrêmement toxique tiré de l'espèce *Aconitum lycoctonum*.

LYCANTHROPIE *s. f. (angl. lycanthropy)*. Délire dans lequel le sujet se croit transformé en loup.

LYCINE *s. f. (angl. lycine)*. ☞ *BÉTAÏNE*.

LYCOCTONINE *s. f. (angl. lycotonin)*. Alcaloïde tiré de l'espèce *Aconitum lycoctonum*.

LYCOPÈNE *s. m. (angl. lycopene)*. Pigment végétal très répandu chez les plantes, en particulier les tomates, dans lesquelles il représente 90 % de tous les pigments. Dans 1 kg de tomates mûres, il y a 0,02 g de lycopène.

LYCOPÉNÉMIE *s. f. (angl. lycopenemia)*. Accumulation de lycopène dans le sang et le dépôt de cette substance au niveau de la peau, qui prend une coloration jaune orangée chez les mangeurs excessifs de tomates.

LYCOSE *s. f. (angl. Lycosa tarentula)*. ☞ *TARENTULE*.

LYELL (SYNDROME DE) *(angl. toxic epidermal necrosis)*. Dermatite aiguë avec décollement important de l'épiderme, entraînant l'aspect d'un brûlé associé à des troubles systémiques graves : surinfections, désordres hydroélectrolytiques. L'étiologie est le plus souvent une allergie médicamenteuse, AINS en particulier, et le pronostic souvent fatal. SYN. *ÉPIDERMOLYSE BULLEUSE TOXIQUE*.

LYME (MALADIE DE) *(angl. Lyme's disease)*. Maladie infectieuse due à un spirochète, *Borrelia* *burgdorferi* inoculé par une tique, elle se manifeste cliniquement par l'association d'un érythème migrateur, d'arthrites récidivantes et des troubles méningo-radiculaires.

LYMNAEA *(angl. Lymnea).* Genre de mollusques d'eau douce, dont certaines espèces, telles que *L. trunculata*, servent d'hôtes à *Fasciola hepatica.*

LYMPHADÉNECTOMIE *s. f. (angl. lymphadenectomy).* Excision chirurgicale d'un ou plusieurs nœuds (ganglions) lymphatiques soit à visée carcinologique, soit à visée anatomopathologique. SYN. ***ADÉNOLYMPHECTOMIE.***

LYMPHADÉNIE *s. f. (angl. lymphadenia).* État morbide caractérisé par une hypertrophie et une hyperplasie du tissu lymphatique. Terme désuet.

LYMPHADÉNITE *s. f. (angl. lymphadenitis).* Inflammation des nœuds lymphatiques ; adénite. ~ **MÉSENTÉRIQUE** *(angl. mesenteric —).* ☞ ***ADÉNITE MÉSENTÉRIQUE AIGUË.*** ~ **TUBERCULEUSE** *(angl. tuberculous —).* Infection ganglionnaire causée par le bacille tuberculeux.

LYMPHADÉNOÏDE *adj. (angl. lymphadenoid).* Qui ressemble à un nœud ou à du tissu lymphatique. Le tissu lymphadénoïde comprend les nœuds lymphatiques, la rate, la moelle osseuse et les tonsilles.

LYMPHADÉNOMATOSE *s. f.* ☞ ***LYMPHOMATOSE.***

LYMPHADÉNOME *s. m. (angl. lymphadenoma).* ☞ ***ADÉNOME LYMPHOMATEUX.*** ~ **CUTANÉ BÉNIN** ☞ ***LYMPHOCYTOME CUTANÉ BÉNIN.*** ~ **MALIN** ☞ ***LYMPHOSARCOME.***

LYMPHADÉNOPATHIE *s. f. (angl. lymphadenopathy).* Terme général pour désigner les affections des nœuds et du tissu lymphatique. ~ **À FOLLICULES GÉANTS** ☞ ***BRILL-SYMMERS (MALADIE DE).*** ~ **ANGIO-IMMUNOBLASTIQUE** *(angl. angio-immunoblastic —).* ☞ ***ADÉNOPATHIE ANGIO-IMMUNOBLASTIQUE.*** ~ **DERMATOPATHIQUE** *(angl. dermatopathic —).* Association d'adénopathies avec infiltrats histiocytaires et dépôts pigmentaires, et de lésions cutanées érythrodermiques.

LYMPHADÉNOSE *s. f.* ☞ ***LYMPHOMATOSE.***

LYMPHAGOGUE *adj. (angl. lymphagogue).* Qui favorise la production de la lymphe.

LYMPHANGIECTASIE *s. f. (angl. lymphangiectasis).* Dilatation des vaisseaux lymphatiques observée dans l'éléphantiasis.

LYMPHANGIECTOMIE *s. f. (angl. lymphangiectomy).* Ablation des vaisseaux lymphatiques.

LYMPHANGIO-ENDOTHÉLIOME *s. m. (angl. lymphangioendothelioma).* Tumeur vasculaire lymphatique formée de structures lymphatiques anarchiques, recouvertes d'une ou de plusieurs couches de cellules endothéliales atypiques. On observe des aires où existe un œdème lymphatique d'évolution lente. La malignité de cette tumeur n'est pas certaine.

LYMPHANGIOFIBROME *s. m. (angl. lymphangiofibroma).* Fibrome composé de tissu lymphangiomateux.

LYMPHANGIOGRAPHIE *s. f. (angl. lymphangiography).* ☞ ***LYMPHOGRAPHIE.***

LYMPHANGIOLOGIE *s. f. (angl. lymphangiology).* Partie de l'anatomie qui se rapporte aux vaisseaux lymphatiques.

LYMPHANGIOMA ~ **CIRCUMSCRIPTUM** Variété de lymphangiome cutané de la partie supérieure du corps avec vésicules en grappe. ~ **TUBEROSUM MULTIPLEX** Variété de lymphangiome kystique et tubéreux.

LYMPHANGIOME *s. m. (angl. lymphangioma).* Tumeur bénigne constituée par une agglomération de vaisseaux lymphatiques présentant une seule couche de cellules endothéliales. La lésion est le plus souvent congénitale, et est liée à une malformation du système lymphatique dans les premiers stades de son développement. Elle se localise surtout dans la peau, notamment dans la région du cou. Elle peut être encapsulée, formant alors une tumeur sphérique ou bosselée, fluctuante, ou diffuse, sans limites précises. ~ **CAPILLAIRE** *(angl. capillary —).* Variété de lymphangiome très rare, constituée de capillaires lymphatiques dilatés, et difficile à distinguer de l'hémangiome capillaire. ~ **CAVERNEUX** *(angl. cavernous —).* Variété de lymphangiome formé de vaisseaux très dilatés présentant de grandes cavités qui apparaissent en période de lactation et chez les jeunes enfants dans les régions cervicales, médiastinales et rétropéritonéales. ~ **KYSTIQUE** *(angl. cystic —).* Lymphangiome associé à des kystes multiples situés dans les mêmes régions que le lymphangiome caverneux.

LYMPHANGIOPHLÉBITE *s. f. (angl. lymphangio phlebitis).* Inflammation des vaisseaux lymphatiques associée à une phlébite du même territoire.

LYMPHANGIOPLASTIE *s. f. (angl. lymphangioplasty).* Opération consistant à introduire sous la peau de longs fils de soie, pour drainer la lymphe vers l'extérieur en cas d'œdèmes chroniques ou d'éléphantiasis. SYN. ***LYMPHOPLASTIE.***

LYMPHANGIOSARCOME *s. m. (angl. lymphangiosarcoma).* Tumeur maligne, angiosarcome des vaisseaux lymphatiques.

LYMPHANGITE *s. f. (angl. lymphangitis).* Inflammation d'un ou de plusieurs vaisseaux lymphatiques ; angioleucite. ~ **ENDÉMIQUE TROPICALE** *(angl. elephantiasis).* Lymphangite de l'éléphantiasis.

LYMPHATIQUE **1.** *adj. (angl. lymphatic).* Relatif à la lymphe ou qui la contient. **2.** *s. m. (angl. lymphatic vessel).* Vaisseau lymphatique. ~ **AFFÉRENT** *(angl. afferent lymphatic vessel).* Vaisseau lymphatique qui entre dans un nœud lymphatique. Le vaisseau quittant le nœud est dit efférent.

LYMPHATISME *s. m. (angl. lymphatism).* ☞ ***SCROFULE.***

LYMPHATOCÈLE *s. m.* ☞ ***LYMPHOCÈLE.***

LYMPHE *s. f. (NA. lympha). (angl. lymph).* Liquide clair, transparent, alcalin, jaune clair ou opalescent, de saveur salée, qui circule dans les vaisseaux lymphatiques. La lymphe coagule comme le sang et, comme lui, se compose d'eau, d'albumine, de fibrine et de sels, mais en proportions très différentes, en particulier pour ce qui est de l'albumine, qui existe en moindre quantité, et de l'eau, en plus forte proportion. Elle contient aussi des leucocytes et plus particulièrement des lymphocytes, des corpuscules de graisse et accidentellement des hématies.

LYMPHECTASIE *s. f.* ☞ ***LYMPHANGIECTASIE.***

LYMPHOBLASTE *s. m. (angl. lymphoblast).* Cellule souche de la série lymphocytaire de 15 µm de diamètre donnant naissance au grand lymphocyte, présentant un noyau ovale ou rond, un à deux noyaux par cellule et un cytoplasme basophile. Elle est morphologiquement difficile à différencier du myéloblaste.

LYMPHOBLASTOMATOSE *s. f. (angl. lymphoblastomatosis).* ☞ ***LYMPHOBLASTOSE.***

LYMPHOBLASTOME *s. m. (angl. lymphoblastoma).* Lymphome constitué par des lymphoblastes ou par des cellules de la lignée lymphocytaire.

LYMPHOBLASTOSARCOME *s. m. (angl. lymphoblastosarcoma).* Forme la plus fréquente de lymphosarcome, caractérisée par la prolifération néoplasique maligne des lymphoblastes.

LYMPHOBLASTOSE *s. f. (angl. lymphoblastosis).* Type de leucémie caractérisé par un excès de lymphoblastes dans le sang.

LYMPHOCÈLE *s. f. (angl. lymphocele).* Collection de lymphe extravasée, épanchement lymphatique.

LYMPHOCYTE *s. m. (angl. lymphocyte).* Cellule sanguine mononucléée classée selon son diamètre en grand (9 à 15 µm) et petit (6 à 9 µm) lymphocyte qui joue un rôle fondamental dans la réponse immunologique de l'organisme, et que l'on trouve généralement dans le courant circulatoire et dans les « organes lymphoïdes » (nœuds lymphatiques, rate, thymus). Certains petits lymphocytes, après une stimulation antigénique, se transforment en immunoblastes puis en immunocytes (petits lymphocytes et plasmocytes) intervenant dans les réactions immunitaires spécifiques. Selon leur rôle, on distingue les lymphocytes B (dits bursodépendants) et T (thymodépendants) : les premiers sont responsables de l'immunité humorale et les deuxièmes de l'immunité cellulaire. ⇔ **B** *(angl. B —, B cell).* Petit lymphocyte responsable de l'immunité humorale en sécrétant des immunoglobulines. ⇔ **CYTOTOXIQUE** *(angl. cytotoxic —).* Lymphocyte ayant un pouvoir de destruction vis-à-vis de certaines cellules. ⇔ **GRANULEUX (GRAND)** *(angl. large granular —).* Groupe de lymphocytes définis morphologiquement par leur grande taille et leurs granulations cytoplasmiques. Ce sont essentiellement des lymphocytes T. Ils sont souvent associés à une neutropénie chronique, voire un syndrome de Felty. Abréviation : LGL. ⇔ **HELPER** *(angl. helper cell).* Variété de lymphocytes T qui « aident » certains lymphocytes T et B en produisant interleukine, interféron ou anticorps. SYN. ***CELLULE T AUXILLIAIRE.*** ⇔ **K** *(angl. killer cell, K cell).* ☞ ***LYMPHOCYTE CYTOTOXIQUE.*** ⇔ **NK** *(angl. NK cell, natural killer cell).* Cellule lymphoïde particulière dont la cible est constituée par certaines cellules lymphoblastiques. SYN. ***CELLULE TUEUSE NATURELLE.*** ⇔ **SUPPRESSEUR** *(angl. suppressor cell).* Lymphocyte T inhibant certaines réponses de l'organisme face à un antigène. Son déficit favoriserait le développement d'affections auto-immunes. SYN. ***LYMPHOCYTE T8+ OU T-CD8+.*** ⇔ **T** *(angl. T —, T cell).* Petit lymphocyte responsable de l'immunité cellulaire en agissant par cytotoxicité directe, par la stimulation des macrophages ou par la sécrétion de substances particulières. ⇔ **T AUXILLIAIRE** ☞ ***LYMPHOCYTE HELPER.*** ⇔ **T SUPPRESSEUR** *(angl. T suppressor cell).* Lymphocyte bloquant la réponse immunitaire vis-à-vis d'un antigène. ⇔ **T-CD8+** ☞ ***LYMPHOCYTE T.***

LYMPHOCYTÉMIE *s. f. (angl. lymphocythemia).* Présence de lymphocytes en grande quantité dans le sang.

LYMPHOCYTOMATOSE *s. f. (angl. lymphocytomatosis).* ☞ ***LYMPHOMATOSE.***

LYMPHOCYTOME *s. m. (angl. lymphocytoma).* Tumeur localisée du système lymphatique, dans laquelle les lymphocytes sont l'élément prédominant. ⇔ **CUTANÉ BÉNIN** *(angl. — cutis).* Croissance de tissu lymphoréticulaire sur le derme et dans le tissu cellulaire sous-cutané.

LYMPHOCYTOPÉNIE *s. f. (angl. lymphocytopenia).* Diminution du nombre des lymphocytes dans le sang.

LYMPHOCYTOPOÏÈSE *s. f. (angl. lymphocytopoiesis).* Leucopoïèse lymphocytaire.

LYMPHOCYTOSE *s. f. (angl. lymphocytosis).* Élévation du taux des lymphocytes circulants. ⇔ **INFECTIEUSE AIGUË** *(angl. acute infectious —).* Affection virale aiguë bénigne de l'enfant avec hyperlymphocytose d'évolution bénigne. SYN. ***MALADIE DE CARL SMITH.***

LYMPHOCYTOTOXINE *s. f. (angl. lymphocytotoxin).* Toute substance active spécifiquement sur les lymphocytes et plus particulièrement les anticorps.

LYMPHŒDÈME *s. m. (angl. lymphedema).* Œdème par obstruction des vaisseaux lymphatiques.

LYMPHOÉPITHÉLIOME *s. m. (angl. lymphoepithelioma).* Tumeur maligne du rhinopharynx ou des tonsilles, mal différenciée, d'origine épithéliale. Sa fréquence est particulièrement élevée dans certaines populations du sud de la Chine et dans plusieurs zones du nord de l'Afrique.

Liée à l'antigène d'histocompatibilité S et au virus d'Epstein-Barr. Tumeur radiosensible.

LYMPHOGÈNE *adj. (angl. lymphogenic).* **1.** Qui est produit par la lymphe ou dans les nœuds lymphatiques. **2.** Qui produit de la lymphe.

LYMPHOGENÈSE *s. f. (angl. lymphogenesis).* Production de la lymphe.

LYMPHOGRANULOMATOSE *s. f. (angl. lymphogranulomatosis).* Toute maladie caractérisée par l'apparition de lymphogranulomes multiples. ⟡ **MALIGNE** ☞ ***HODGKIN (MALADIE DE).***

LYMPHOGRANULOME BÉNIN *(angl. benign lymphogranuloma).* ☞ ***BESNIER-BOECK-SCHAUMANN (MALADIE DE).***

LYMPHOGRANULOME VÉNÉRIEN *(angl. venereal lymphogranuloma).* ☞ ***NICOLAS-FAVRE (MALADIE DE).***

LYMPHOGRAPHIE *s. f. (angl. lymphography).* Radiographie des vaisseaux et des nœuds lymphatiques après injection d'un produit de contraste opacifiant dans un conduit lymphatique ou directement dans le tissu interstitiel.

LYMPHOÏDE *adj. (angl. lymphoid).* **1.** Qui ressemble à la lymphe. **2.** Qui concerne les lymphocytes et les organes les produisant : nœuds lymphatiques, moelle osseuse, thymus, tonsilles, etc. L'ensemble lymphocytes et organes lymphoïdes constituent le système ou tissu lymphoïde.

LYMPHOKINE *s. f. (angl. lymphokine).* Médiateur glycoprotéique sécrété par les lymphocytes T, lors d'un nouveau contact avec l'antigène auquel ils ont été sensibilisés, responsable des réactions d'immunité cellulaire. L'interféron et les interleukines sont des lymphokines.

LYMPHOLOGIE *s. f. (angl. lymphology).* Étude du système lymphatique.

LYMPHOMATOSE *s. f. (angl. lymphomatosis).* Hyperplasie du système lymphatique. Développement de lymphomes multiples en différentes parties du corps.

LYMPHOME *s. m. (angl. lymphoma).* Terme générique qui désigne les tumeurs formées à partir de tissu lymphoïde, et réservé généralement aux tumeurs malignes. Ces tumeurs comprennent essentiellement les maladies de Hodgkin et de Burkitt et les leucémies lymphoïdes. ⟡ **CÉRÉBRAL MALIN** *(angl. malignant cerebral —).* Lymphome B malin non hodgkinien, dont l'incidence ne cesse de progresser. Lésions multiples et infiltrantes à prédominance frontale. Le lymphome malin s'observe surtout chez les immunodéprimés. ⟡ **MÉDITERRANÉEN** *(angl. mediterranean —).* Affection maligne lymphoplasmocytaire du grêle avec syndrome de malabsorption et présence dans le sang d'une chaîne lourde anormale d'immunoglobuline. ⟡ **NON HODGKINIEN** *(angl. non-Hodgkin —).* Groupe hétérogène de lymphomes malins sans cellules de Sternberg, à tableau voisin de la maladie de Hodgkin, avec prédominance des atteintes ganglionnaires périphériques et une diffusion d'emblée. ⟡ **T** *(angl. T —).* Lymphome malin dérivé des lymphocytes T.

LYMPHOPATHIE *s. f. (angl. lymphopathy).* Terme général pour désigner les maladies du système lymphatique.

LYMPHOPÉNIE *s. f. (angl. lymphopenia).* ☞ ***LYMPHOCYTOPÉNIE.***

LYMPHOPHILE *adj. (angl. lymphophilic).* Qui va vers ou atteint le système lymphatique.

LYMPHOPLASTIE *s. f.* ☞ ***LYMPHANGIOPLASTIE.***

LYMPHOPOÏÈSE *s. f. (angl. lymphopoiesis).* ☞ ***LYMPHOCYTOPOÏÈSE.***

LYMPHOPROLIFÉRATIF *adj. (angl. lymphoproliferative).* En rapport avec la multiplication de cellules malignes de la lignée lymphocytaire.

LYMPHORÉTICULOSARCOME *s. m. (angl. lymphoreticulosarcoma).* Affection maligne dont les caractères sont à la fois ceux des lympho- et des réticulosarcomes.

LYMPHORÉTICULOSE *s. f. (angl. lymphoreticulosis).* Prolifération des cellules réticulo-endothéliales des nœuds lymphatiques. ⟡ **BÉNIGNE D'INOCULATION** *(angl. cat-scratch disease).* Affection bénigne, de nature infectieuse, consécutive à l'inoculation d'un petit bacille : *Afipia felis* ou *Rochalimaea henselae* par une griffure de chat, et caractérisée cliniquement par un état fébrile avec adénopathies suppurées. SYN. ***MALADIE DES GRIFFES DU CHAT.***

LYMPHORRAGIE *s. f. (angl. lymphorrhagia).* ☞ ***LYMPHORRHÉE.***

LYMPHORRHÉE *s. f. (angl. lymphorrhea).* Épanchement de lymphe à partir de collecteurs sectionnés. SYN. ***LYMPHORRAGIE.***

LYMPHOSARCOMATOSE *s. f. (angl. lymphosarcomatosis).* Stade évolutif du lymphosarcome caractérisé par la présence de tumeurs multiples disséminées.

LYMPHOSARCOME *s. m. (angl. lymphosarcoma).* Néoplasie maligne développée au niveau d'un organe ou d'un tissu lymphopoïétique. Les cellules sont le plus souvent des lymphoblastes, parfois des lymphocytes. ⟡ **DE KUNDRAT** *(angl. Kundrat's —).* ☞ ***KUNDRAT (LYMPHOSARCOMATOSE DE).***

LYMPHOSTASE *s. f. (angl. lymphostasis).* Arrêt du courant lymphatique.

LYMPHOTOXINE *s. f. (angl. lymphotoxin).* Facteur de l'immunité cellulaire sécrété par les lymphocytes T et ayant un rôle cytotoxique.

LYMPHURIE *(angl. lymphuria).* Pésence de lymphe dans l'urine. SYN. ***CHYLURIE.***

LYNCH (SYNDROME DE) *(angl. Lynch's syndrome).* Forme familiale de cancer rectocolique à transmission autosomique récessive.

LYOC *s. m.* Comprimé lyophilisé pouvant se dissoudre rapidement.

LYONISATION *s. f. (angl. lyonisation).* Inactivation aléatoire et définitive de la majeure partie de l'un des deux chromosomes X féminins, tantôt d'origine paternelle, tantôt d'origine maternelle. Ce phénomène physiologique ayant lieu à un stade précoce de l'embryogenèse (4 à 8 cellules) fait de l'organisme féminin une mosaïque de cellules exprimant les unes les gènes du chromosome X paternel et les autres les gènes du chromosome X maternel.

LYOPHILIE *s. f. (angl. lyophil).* Caractère des substances colloïdales qui se gonflent ou se dissolvent dans un liquide.

LYOPHILISATION *s. f. (angl. lyophilization).* Opération consistant à congeler rapidement une substance (sérum, plasma, etc.), puis à la déshydrater par sublimation à basse température et sous vide, afin de la conserver. SYN. ***CRYODESSICATION.***

LYOPHOBIE *s. f. (angl. lyophobia).* Caractère des substances colloïdales qui ne se gonflent pas ou ne se dissolvent pas dans les liquides.

LYOTROPE *adj. (angl. lyotropic).* Qui est facilement soluble.

LYSAT *s. m. (angl. lysate).* Produit de la lyse.

LYSAT-VACCIN *s. m. (angl. lysate vaccine).* Produit d'un vaccin microbien, dont les éléments figurés ont été détruits par lyse.

LYSE *s. f. (angl. lysis).* Dissolution ou destruction de cellules ou de bactéries par les lysines.

-LYSE *(angl. -lysis).* Suffixe d'origine grecque indiquant la destruction ou la dissolution.

LYSERGIDE *s. m.* ☞ ***LSD.***

LYSERGIQUE (ACIDE) *(angl. lysergic acid).* Structure cyclique commune à tous les dérivés actifs de l'ergot de seigle, champignon qui infecte les graines des céréales.

LYSIDINE *s. f. (angl. lysidin).* Corps cristallin hygroscopique. Elle est utilisée comme dissolvant de l'acide urique. SYN. ***MÉTHYLGLYOXALIDINE.***

LYSINE *s. f.* **1.** *(angl. lysine).* Acide aminé basique indispensable. Symbole : Lys. **2.** Anticorps ou autre substance (toxines, par exemple) capable de produire la lyse des cellules dans des conditions adéquates. Ce terme comprend les hémolysines, les bactériolysines, etc.

LYSINE-VASOPRESSINE ☞ ***VASOPRESSINE.***

LYSINOGÈNE *adj. (angl. lysogenic).* Qui produit des lysines.

LYSIS *s. f. (angl. lysis).* Défervescence lente et graduelle d'une maladie.

LYSOGÈNE *adj. (angl. lysogen).* ☞ ***LYSINOGÈNE.***

LYSOGÉNIE *s. f. (angl. lysogeny).* Possibilité pour un phage de se maintenir sous une forme intégrée dans le chromosome bactérien sans entraîner de phénomène lytique.

LYSOGÉNISATION *s. f. (angl. lysogenization).* Infection non lytique d'une bactérie par un bactériophage. Il s'agit d'une situation dans laquelle le génome du phage s'incorpore dans celui de la bactérie et se multiplie synchroniquement avec lui, comme s'il en faisait partie. À un moment donné, il peut se libérer et initier un cycle lytique. Les phages capables de s'intégrer sont dits tempérés. L'état de phage intégré est connu sous le terme de prophage. La bactérie qui héberge un phage tempéré est une bactérie lysogène. Ces dernières, du fait qu'elles contiennent un ADN étranger, présentent (ou peuvent présenter) des caractéristiques non habituelles à l'espèce, phénomène qu'on appelle phagoconversion, et qui est la transformation cellulaire consécutive à la manifestation phénotypique des gènes du phage. La production de toxine diphtérique (enveloppes lysogènes de *Corynebacterium diphtheriae*) et de toxine érythrogénique (enveloppes lysogènes de *Streptococcus haemolyticus*) sont des exemples de phagoconversion.

LYSOSOME *s. m. (angl. lysosome).* Organite cellulaire très riche en enzymes hydrolytiques capables d'entraîner la lyse de la majorité des constituants cellulaires et des éléments ingérés par la cellule. La membrane des lysosomes sépare et isole les puissantes enzymes hydrolytiques à l'intérieur de la poche lysosomique ; la rupture de cette membrane entraîne la libération des enzymes et la lyse cellulaire. On peut observer des affections appelées maladies lysosomiales, en rapport avec un déficit héréditaire en certaines enzymes lysosomiales.

LYSOZYME *s. m. (angl. lysozyme).* Enzyme lytique présente dans les larmes, le mucus nasal et dans la majorité des tissus et sécrétions. C'est un antibiotique naturel, inhibiteur, par lyse, de nombreuses bactéries pathogènes. Il hydrolyse, dans la muréine de la paroi bactérienne, l'union entre l'acide N-acétyl-muramique et la N-acétylglucosamine. SYN. ***MURAMIDASE.***

LYSSAVIRUS Genre de virus de la famille des *Rhabdoviridae*. Leurs virions contiennent un ARN monocaténaire ; ils sont de symétrie hélicoïdale, avec l'une des extrémités en pointe (forme en obus), possèdent une enveloppe, mesurent entre 60 et 400 nm de long et entre 60 et 85 nm de large. Ce sont les agents responsables de la rage.

LYTIQUE *adj. (angl. lytic).* Relatif à la lyse ; qui produit la lyse. ⊂⊃ **(COCKTAIL)** Mélange de substances ganglioplégiques et antihistaminiques administré à un patient pour renforcer l'action d'un anesthésique.

LYTTA VESICATORIA Mouche d'Espagne ou cantharide. ☞ ***CANTHARIDISME.***

M

M Symbole du préfixe méga-.

M Abréviation de (solution) molaire.

m Symbole du mètre.

m Abréviation de milli.

MAC ARDLE (SYNDROME DE) *(angl. Mac Ardle's syndrome).* ☞ ***GLYCOGÉNOSE DE TYPE V.***

MAC ARTHUR ~ (INCISION DE) *(angl. Mac Arthur's incision).* Incision verticale du muscle droit abdominal avec section transversale de sa gaine postérieure et du péritoine. **~ (OPÉRATION DE)** *(angl. Mac Arthur's operation).* Cathétérisme du cholédoque pour le drainage du duodénum.

MAC BURNEY ~ (INCISION DE) *(angl. Mac Burney's incision, gridiron incision).* Incision de la fosse iliaque droite pour appendicectomie. Tracé parallèle aux fibres du muscle oblique externe, à 3 cm environ de l'épine iliaque antérosupérieure. **~ (OPÉRATION DE)** *(angl. Mac Burney's operation).* Traitement radical de la hernie inguinale par ligature et incision herniaire au niveau de l'anneau inguinal interne. **~ (POINT DE)** *(angl. Mac Burney's point).* Point sensible à la palpation dans l'appendicite, situé au milieu d'une ligne réunissant l'épine iliaque antérosupérieure droite à l'ombilic. **~ (SIGNE DE)** *(angl. Mac Burney's sign).* Douleur à la palpation du point de Mac Burney, caractéristique de l'appendicite.

MAC CARTHY (RÉFLEXE DE) *(angl. Mac Carthy's reflex).* Contraction du muscle orbiculaire des paupières par percussion de la région frontale sus-orbitaire.

MAC CONKEY ~ (BOUILLON DE) *(angl. Mac Conkey's broth).* Bouillon de culture contenant des sels biliaires et du lactose. **~ (MILIEU DE)** *(angl. Mac Conkey's agar).* Milieu contenant 1,5 % d'agar-agar, 2 % de peptone, 0,5 % de taurocholate sodique, 1 % de lactose, et du rouge neutre, en quantité suffisante pour la coloration. Il est utilisé pour la différenciation des entérobactéries selon leur pouvoir de fermentation du lactose.

MAC DUFFIE (SYNDROME DE) *(angl. Mac Duffie syndrome).* Vascularite hypocomplémentémique, touchant les veinules postcapillaires, se manifestant par une urticaire chronique, des œdèmes de Quincke récidivants, des douleurs abdominales, articulaires et parfois une glomérulonéphrite ou une inflammation oculaire..

MAC EWEN ~ (OPÉRATIONS DE) *(angl. Mac Ewen's operations).* **1.** Électrocoagulation du sac anévrismal au moyen d'une aiguille insérée dans la cavité. **2.** Cure radicale de hernie inguinale par fermeture de l'anneau inguinal interne suivie de celle du sac herniaire. **3.** Ostéotomie supra-condylienne du fémur pour corriger le *genu valgum*. **~ (SIGNE DE)** *(angl. Mac Ewen's sign).* Sonorité accrue à la percussion du crâne au niveau de la jonction entre les os frontal et pariétal, en cas d'hydrocéphalie ou d'abcès cérébral. **~ (TRIANGLE DE)** *(angl. Mac Ewen's triangle).* Espace compris entre le bord postéro-inférieur de la racine zygomatique et le bord postérosupérieur du méat acoustique externe.

MAC FARLAND (FRACTURE DE) *(angl. Mac Farland fracture).* Fracture articulaire de l'extrémité distale du tibia.

MAC GILL (OPÉRATION DE) *(angl. Mac Gill's operation).* Prostatectomie par voie sus-pubienne.

MAC MURRAY (MANŒUVRE DE) *(angl. Mac Murray's sign).* Claquement au niveau de la partie interne de l'interligne du genou, en rapport avec une lésion de la corne postérieure d'un ménisque, lorsque différents mouvements sont imprimés à la jambe, le genou étant fléchi.

MAC VAY (OPÉRATION DE) *(angl. Mac Vay's opération).* Technique de cure radicale d'une hernie inguinale par suture en deux plans du plancher inguinal au ligament de Cooper.

MACACA Genre de singes, dont l'une des espèces, *M. mulatta* (le singe rhésus), est utilisée en laboratoire pour les recherches médicales (notamment en virologie et en sérologie). Nom vernaculaire : macaque.

MACÉRATION *s. f. (angl. maceration).* **1.** Opération pharmaceutique qui consiste à soumettre une subtance organique à l'action d'un liquide (eau, alcool, éther) pendant une période plus ou moins longue, afin d'obtenir la dissolution des principes solubles de cette subtance. **2.** Ramollissement et décomposition d'un tissu ou d'un organe dans de l'eau ou un autre liquide, comme le ramollissement d'un fœtus mort retenu dans l'utérus.

MACH (SYNDROME DE) *(angl. Mach's syndrome).* Syndrome d'hyperaldostéronisme secondaire avec rétention hydrosaline en cas d'abus de laxatifs. SYN. ***SYNDROME D'ŒDÈMES CYCLIQUES IDIOPATHIQUES.***

MACHADO-JOSEPH (MALADIE DE) *(angl. Machado-Joseph disease).* Hérédodégénérescence olivopontocérébelleuse observée aux Açores à transmission autosomique dominante.

MACHINES VIBRATOIRES (MALADIE DES) *(angl. vibration disease).* Syndrome de Raynaud occasionné par l'usage de machines qui agissent par percussion répétée sur un objet.

MÂCHONNEMENT *s. m. (angl. munching).* Mouvement incessant de mastication, avec séparation minime des maxillaires, qu'effectuent les patients souffrant de paralysie générale ou d'autres affections cérébrales.

MACKENRODT ⬦ (INCISION DE) *(angl. Mackenrodt's incision).* Incision semi-lunaire hypogastrique de l'abdomen à concavité supérieure et passant, à sa partie la plus basse, à 2 cm au-dessus du pubis. **⬦ (OPÉRATION DE)** *(angl. Mackenrodt's operation).* Fixation vaginale des ligaments ronds en cas de rétroversion utérine.

MACKENZIE (AMPUTATION DE) *(angl. Mackenzie's amputation).* Variante de l'amputation du Syme, avec amputation du pied au niveau de la cheville, le lambeau cutané étant taillé sur la malléole interne.

MACLEOD (SYNDROME DE) *(angl. Sawyer-James syndrome).* ☞ ***JANUS (SYNDROME DE).***

MACRO- *(angl. macro-).* Préfixe d'origine grecque signifiant grand.

MACROAMYLASE *s. f. (angl. macroamylase).* Amylase de poids moléculaire très élevé par combinaison avec une autre molécule sérique, ne s'éliminant pas dans l'urine et entraînant donc une hyperamylasémie.

MACROANGIOPATHIE *s. f. (angl. atherosclerosis).* Sclérose des grosses et moyennes artères.

MACROBIOTIQUE *s. f. (angl. macrobiotics).* Forme de végétalisme d'origine japonaise.

MACROBLASTE *s. m. (angl. macroblast).* Cellule de grande taille de la série érythrocytaire. SYN. ***MÉGALOBLASTE.***

MACROBRACHIE *s. f. (angl. macrobrachia).* Taille ou longueur anormale des bras.

MACROCARDIUS *s. m. (angl. macrocardius).* Monstre fœtal présentant un cœur anormalement grand.

MACROCÉPHALIE *s. f. (angl. macrocephaly).* Augmentation pathologique du volume du crâne ou de la tête.

MACROCHÉILIE *s. f. (angl. macrocheilia).* Hypertrophie des lèvres.

MACROCHILIE *s. f.* ☞ ***MACROCHÉILIE.***

MACROCHIRIE *s. f. (angl. macrocheiria).* Développement exagéré des mains.

MACROCNÉMIE *s. f. (angl. macrocnemia).* Jambes de taille ou de longueur anormalement grandes (terme peu usité).

MACROCÔLON *s. m. (angl. macrocolon).* ☞ ***MÉGACÔLON.***

MACROCORNÉE *s. f. (angl. macrocornea).* ☞ ***KÉRATOGLOBE.***

MACROCYTAIRE *adj. (angl. macrocytic).* En rapport avec le macrocyte.

MACROCYTE *s. m. (angl. macrocyte).* Érythrocyte de grande taille, de 8,5 à 11 μm de diamètre ; mégalocyte.

MACROCYTOSE *s. f. (angl. macrocytosis).* Présence de macrocytes dans le sang.

MACRODACTYLIE *s. f. (angl. macrodactylia).* Monstruosité caractérisée par le développement excessif des doigts et des orteils.

MACRODONTIE *s. f. (angl. macrodontia).* Anomalie caractérisée par la présence de dents anormalement grosses. SYN. ***MÉGALODONTIE.***

MACROESTHÉSIE *s. f. (angl. macroesthesia).* Dysesthésie par laquelle les objets donnent l'impression d'être de taille plus grande que leur taille réelle.

MACROGAMÈTE *s. m. (angl. macrogamete).* ☞ ***GAMÉTOCYTE.***

MACROGAMÉTOCYTE *s. m. (angl. macrogametocyte).* ☞ ***GAMÉTOCYTE.***

MACROGÉNITOSOMIE PRÉCOCE *(angl. macrogenitosomia precox).* ☞ ***PELLIZI (SYNDROME DE).***

MACROGLIE *s. f. (angl. macroglia).* ☞ ***ASTROGLIE.***

MACROGLOBULINE *s. f. (angl. macroglobulin).* Globuline de poids moléculaire supérieur à 400 000. Les mieux étudiées sont les IgM, les macroglobulines α_2 et certaines lipoprotéines. L'augmentation du taux de macroglobulines dans le sérum est due généralement à la présence d'IgM au cours de certaines affections (macroglobulinémie de Waldenström, réticulose, etc.).

MACROGLOBULINÉMIE *s. f. (angl. macroglobulinemia).* Présence de macroglobulines dans le sang. Elle est fréquente à un taux modéré dans les hépatites chroniques et les cirrhoses, à un taux plus important dans certains cancers. ☞ ***WALDENSTRÖM (MALADIE DE).***

MACROGLOSSIE *s. f. (angl. macroglossia).* Hypertrophie congénitale ou acquise de la langue.

MACROGNATHE *adj. (angl. macrognathe).* Se dit d'un individu dont la mandibule est très développée.

MACROGRAPHIE *s. f. (angl. macrography).* Écriture de grande taille.

MACROLIDE *s. m. (angl. macrolide).* Membre d'un groupe d'antibiotiques possédant en commun un anneau lactonique macrocyclique associé à des sucres et des glycosamines spécifiques. On trouve dans ce groupe l'érythromycine, la spiramycine, l'oléondomycine, la virginamycine et la pristinamycine. Les macrolides ont un spectre proche des pénicillines.

MACROLYMPHOCYTE *s. m. (angl. macrolymphocyte).* Lymphocyte géant.

MACROLYMPHOCYTOMATOSE *s. f. (angl. macrolymphocytosis).* Forme de leucémie aiguë caractérisée par la prolifération de lymphocytes de grande taille, les macrolymphocytes, et leur apparition dans le sang.

MACROMASTIE *s. f. (angl. macromastia).* Développement excessif des glandes mammaires.

MACROMÉLIE *s. f. (angl. macromelia).* Développement ou grandeur excessive d'un ou de plusieurs membres.

MACROMÈRE *s. m. (angl. macromere).* Blastomère de grande taille des œufs alécithes.

MACROMOLÉCULE *s. f. (angl. macromolecule).* Très grosse molécule de nature polymérique de poids moléculaire supérieur à 10^5 d. L'ADN en est un exemple.

MACRONUCLÉUS *s. m. (angl. macronucleus).* Noyau somatique ou trophonucléus des protozoaires ciliés.

MACRONYCHIE *s. f. (angl. macronychia).* Développement ou longueur excessifs des ongles.

MACROPHAGE *s. m. (angl. macrophage).* Cellule phagocytaire de grande taille (de 15 à 20 µm) qui appartient au système réticulo-endothélial (il est dérivé des monocytes sanguins). Il en existe deux types : les macrophages fixes, comme les histiocytes du tissu conjonctif, les cellules de Kupffer du foie et de la rate, les cellules des sinus des nœuds lymphatiques, etc., et les macrophages libres, dans les zones d'inflammation. SYN. ***HISTIOCYTE.***

MACROPHTALMIE *s. f. (angl. macrophthalmia).* Taille anormalement grande d'un ou des deux yeux.

MACROPIE *s. f.* SYN. (peu usité de) ***MACROPSIE.***

MACROPLASIE *s. f. (angl. macroplasia).* Développement excessif d'un tissu ou d'une structure organique. ☞ ***HYPERPLASIE.***

MACROPODIE *s. f. (angl. macropodia).* Développement ou taille démesurée des pieds.

MACROPROSOPIE *s. f. (angl. macroprosopia).* Développement excessif de la face.

MACROPSIE *s. f. (angl. macropsia).* Vision subjective des objets plus grands qu'ils ne le sont en réalité.

MACRORHINIE *s. f. (angl. macrorhinia).* Hypertrophie ou développement excessif du nez.

MACROSCOPIE *s. f. (angl. macroscopy).* Examen à l'œil nu d'objet.

MACROSKÉLIE *s. f. (angl. macroscelia).* Anomalie caractérisée par une longueur exagérée des jambes.

MACROSOMIE *s. f. (angl. macrosomia).* Développement ou taille exagérée du corps ; gigantisme. ◇ **ADIPOSOGÉNITALE** *(angl. — adiposa congenita).* Croissance prématurée avec obésité due à un trouble cortico-surrénalien. SYN. ***SYNDROME DE CHRISTIANSEN.***

MACROSPLANCHNIQUE *adj. (angl. macrosplanchnic).* Qui a des viscères de grande taille.

MACROSTÉRÉOGNOSIE *s. f. (angl. macrostereognosia).* ☞ ***MACROESTHÉSIE.***

MACROSTOMIE *s. f. (angl. macrostomia).* Ouverture exagérée de la bouche due à une malformation caractérisée par une fissure buccale transversale.

MACROTHROMBOCYTE *s. f. (angl. macrothrombocyte).* Plaquette sanguine dont la taille (de 6 à 8 µm), est supérieure à la normale.

MACROTIE *s. f. (angl. macrotia).* Développement excessif du pavillon de l'oreille.

MACULA *s. f. (angl. macula).* Terme latin signifiant tache. ◇ **DENSA** *(angl. — densa).* Épaississement de l'épithélium situé sur la seconde portion de l'anse contournée du glomérule rénal. ◇ **LUTEA** *(angl. — lutea).* Point de vision ayant l'aspect d'une tache jaunâtre, donc plus clair que le centre de la rétine (en dessous et au-dehors de la papille optique), qui possède en son centre une dépression, la fovea centralis.

MACULE *s. f. (angl. macula).* Lésion dermatologique de couleur rouge, non saillante et disparaissant à la pression. ◇ **DE L'UTRICULE ET DU SACCULE** *(NA. macula acusticae). (angl. macula utriculi, macula sacculi).* Épaississement des parois de l'épithélium sacculaire et utriculaire comprenant les otolithes et les cellules sensorielles, à l'origine des nerfs utriculaire et saculaire. SYN. ***TACHE ACOUSTIQUE.***

MACULOPAPULE *s. f. (angl. maculopapule).* Lésion cutanée, associant une macule et une papule.

MADAROSIS *s. f. (angl. madarosis).* Chute des sourcils ou des cils (terme peu usité).

MADDOCK (SYNDROME DE) *(angl. Maddock's syndrome).* Insuffisance hypophysaire partielle qui porte sur la sécrétion de la corticotrophine et des gonadotrophines.

MADDOX ◇ **(BAGUETTE DE)** *(angl. Maddox's rod).* Cylindres de verre rouge disposés parallèlement, utilisés pour examiner les hétérophories. ◇ **(PRISME DE)** *(angl. Maddox's prism).* Dispositif formé de deux prismes accolés par leur base, utilisé pour déceler une hétérophorie.

MADDREY (INDICE DE) *s. m.* ☞ ***INDICE DE MADDREY.***

MADELUNG ◇ **(COU DE)** *(angl. Madelung's neck).* Cou présentant des lipomes multiples. ◇ **(DIFFORMITÉ DE)** *(angl. Madelung's deformity).* Torsion de l'extrémité inférieure du radius, avec luxation de l'ulna vers l'arrière.

MADLENER (OPÉRATION DE) *(angl. Madlener's sterilization).* Technique de stérilisation féminine consistant à écraser la partie moyenne des trompes au moyen d'un clamp de Kocher, puis à les ligaturer.

MADURA (PIED DE) *(angl. Madura's foot).* Forme la plus fréquente du mycétome, localisée au pied.

MADURELLA Genre de champignons pathogènes pour l'homme, parmi lesquels le plus important est *Madurella mycetomi*, qui provoque des mycétomes du pied et de la main.

MADUROMYCOSE *s. f. (angl. maduromycosis).* ☞ ***MYCÉTOME.***

MAFFUCCI (SYNDROME DE) *(angl. Maffucci's syndrome).* Association d'une dyschondroplasie avec angiomatose sous-cutanée (et plus rarement viscérale). Quand s'y associent des troubles de la pigmentation cutanée (naevi, vitiligo), le syndrome s'appelle syndrome de Kast.

MAGENDIE (TROU DE) *(angl. lateral aperture of fourth ventricle).* ☞ ***OUVERTURE MÉDIANE DU 4ᴱ VENTRICULE.***

MAGISTRAL *adj. (angl. magistral).* Se dit des préparations pharmaceutiques exécutées selon une formule ou une « recette » établie par le médecin.

MAGNAN (SIGNE DE) *(angl. Magnan's sign).* Sensation de corps étrangers sous-cutanés éprouvée parfois par les cocaïnomanes.

MAGNÉSIE *s. f. (angl. magnesia).* Oxyde de magnésium, MgO, substance molle pulvérulente, légère, inodore, insipide, presque insoluble dans l'eau, obtenue par la calcination du carbonate de magnésium. Elle possède des propriétés absorbantes, antiacides et laxatives. ◇ **BLANCHE** *(angl. — alba).* Carbonate de magnésium hydraté. ◇ **CALCINÉE** *(angl. — calcinata).* Forme ordinaire de l'oxyde de magnésium. ◇ **EFFERVESCENTE** *(angl. effervescent —).* Mélange sec de magnésie, de bicarbonate de soude et d'acide tartrique.

MAGNÉSIÉMIE *s. f. (angl. serum magnesium level).* Présence de magnésium ou de ses sels dans le sang. Taux sérique normal : 22 mg/L.

MAGNÉSITE *s. f. (angl. magnesite).* Carbonate de magnésium naturel, utilisé pour la préparation des plâtres.

MAGNÉSIUM *s. m. (angl. magnesium).* Élément métallique blanc argenté, léger, de numéro atomique 12, de masse atomique 24,312 et de poids spécifique 1,74. C'est, après le calcium, le cation divalent le plus abondant de l'organisme, où il joue un rôle important dans diverses fonctions physiologiques (équilibre osmotique, métabolisme musculaire, transmission des stimuli neuromusculaires). De nombreux composés du magnésium sont utilisés en thérapeutique, comme pansements gastro-intestinaux, dans le traitement des carences magnésiennes et de la spasmophilie, dans les troubles dyspeptiques, comme sédatif et anticonvulsivant et dans les troubles du rythme ventriculaire.Symbole : Mg.

MAGNÉSIURIE *s. f. (angl. magnesuria).* Présence et taux urinaire du magnésium.

MAGNÉTOTHÉRAPIE *s. f. (angl. magnetotherapy).* Traitement des maladies par les aimants.

MAGRASSI-LEONARDI (SYNDROME DE) *(angl. Magrassi-Leonardi syndrome).* Syndrome fébrile avec des images radiologiques pulmonaires fugaces et un léger épanchement pleural, accompagné d'une éosinophilie sanguine parfois très importante. Il est apparenté au syndrome de Löffler.

MAHAÏM (FIBRES DE) Fibres myocardiques anormales unissant le nœud d'Aschoff-Tawara au muscle ventriculaire, avec à l'ECG un complexe QRS élargi et présence d'une onde delta.

MAHLER (SIGNE DE) *(angl. Mahler's sign).* Accélération du pouls sans fièvre concomitante, observée en cas de phlébite des troncs veineux jambiers. SYN. ***POULS GRIMPANT.***

MAIER (SINUS DE) *(angl. Maier's sinus).* Diverticule inconstant du sac lacrymal dans lequel s'ouvrent parfois les canaux lacrymaux.

MAÏEUTICIEN *s. m. (angl. male « mid-wife »).* « Sage-femme » de sexe masculin.

MAIGREUR *s. f. (angl. leanness).* Diminution anormale du poids du corps, occasionnée par la perte généralisée de graisse et d'autres tissus.

MAIN *s. f. (NA. manus). (angl. hand).* Partie du corps unie à l'extrémité inférieure de l'avant-bras, qui comprend le carpe, le métacarpe et les doigts ; organe de la préhension et organe principal du toucher. ◇ **BÊCHE** *(angl. spade —).* Main épaisse, carrée, observée lors de myxœdème et d'acromégalie. ◇ **BOTE** *(angl. club —).* Déformation congénitale ou acquise de la main, caractérisée par une déviation soit antérieure ou postérieure, soit latérale sur l'avant-bras. ◇ **D'ACCOUCHEUR** *(angl. obstetrician —).* Contraction de la main lors de la tétanie, au cours de laquelle le pouce se trouve en adduction forcée, les autres doigts étant regroupés et semi-fléchis sur celui-ci et la paume creusée. ◇ **DE FAKIR** Contracture en flexion extrême, de telle sorte que les ongles s'enclavent dans la paume. ◇ **DE PRÉDICATEUR** *(angl. benediction —).* Attitude de la main, fréquemment observée lors de syringomyélie, qui consiste en l'extension forcée de la main sur l'avant-bras et la flexion des dernières phalanges par paralysie du médian et le l'ulnaire. ◇ **DE SINGE** *(angl. monkey —).* Extension permanente du pouce par paralysie du nerf médian avec atrophie des éminences thénar et hypothénar. ◇ **DE SQUELETTE** *(angl. skeleton —).* Atrophie notable de la main qui se maintient en extension au cours de la paralysie ulnaire. ◇ **DE TROUSSEAU** SYN. ***DE MAIN D'ACCOUCHEUR.*** ◇ **EN CROCHET** *(angl. main en crochet).* État de flexion permanente du deuxième et du quatrième doigts. ◇ **EN GRIFFE** *(angl. claw —).* Position que prend la main en cas d'atrophie des muscles interosseux, caractérisée par l'extension des premières phalanges et la flexion des autres. ◇ **EN TRIDENT** *(angl. trident —).* Aspect caractéristique de la main lors de l'achondroplasie ; les doigts sont presque de la même longueur et il existe une séparation particulière des deuxième et troisième doigts au niveau de la seconde articulation phalangique. ◇ **SIMIENNE** ☞ ***MAIN DE SINGE.*** ◇ **SUCCULENTE** *(angl. Marinesco's succulent —).* Tuméfaction de la face dorsale de la main et épaississement fusiforme des doigts, qui s'observe parfois dans la syringomyélie et dans d'anciennes hémiplégies. ◇ **THALAMIQUE** *(angl. thalamic —).* Flexion du poignet et des articulations métacarpophalangiennes, extension des doigts avec troubles vasomoteurs, observées dans le syndrome thalamique. ◇ **ULNAIRE** *(angl. ulnar —).* Aspect réalisé par la paralysie du nerf ulnaire (griffe cubitale et main de squelette). SYN. ***MAIN CUBITALE.***

MAISONNEUVE ◇ **(FRACTURE DE)** *(angl. Maisonneuve's fracture).* Fracture de la malléole interne de la cheville associée à une déchirure de la membrane interosseuse tibio-fibulaire. ◇ **(GOUTTIÈRE DE)** *(angl. Maisonneuve's apparatus).* Gouttière spéciale pour l'immobilisation de la jambe en cas de fracture. SYN. ***APPAREIL DE MAISONNEUVE.*** ◇ **(SIGNE DE)** *(angl. Maisonneuve's sign).* Hyperextensibilité de la main dans les fractures de l'extrémité inférieure du radius. ◇ **(URÉTROTOME DE)** *(angl. Maisonneuve's uretrotome).* Instrument en forme de sonde urétrale, muni d'une lame coupante triangulaire, utilisé pour l'urétrotomie interne.

MAISSIAT (BANDELETTE DE) ☞ ***TRACTUS ILIOTIBIAL.***

MAJEUR *s. m. (angl. middle finger).* Troisième doigt de la main. SYN. ***MÉDIUS.***

MAJOCCHI (MALADIE DE) *(angl. Majocchi's disease).* ☞ ***PURPURA ANNULAIRE TÉLANGIECTASIQUE.***

MAKKA (OPÉRATION DE) *(angl. Makka's operation).* Traitement de l'ectopie vésicale par plastie cæco-appendiculaire.

MAL *s. m. (angl. mal, disease, sickness).* Terme qui, accompagné d'un nom propre, d'un substantif ou d'un adjectif, était employé autrefois pour désigner un grand nombre de maladies. Cet usage a subsisté dans quelques cas. EX. *mal de Pott.* ◇ **CHIMIQUE** *(angl. phosphorus necrosis).* Nécrose phosphorée du maxillaire. ◇ **COMITIAL** ☞ ***ÉPILEPSIE.*** ◇ **DE CADERAS** *(angl. mal de caderas).* Trypanosomiase des équidés en Amérique du Sud. ◇ **DE L'ALTITUDE** ☞ ***MAL DES MONTAGNES.*** ◇ **DE MER** *(angl. sea sickness).* Malaise général avec nausées, vertiges et tendance syncopale, provoqué chez certaines personnes par les mouvements d'une barque, d'un train, d'une voiture, etc. ◇ **DE QUEBRACHO** Dermite causée par le contact avec les feuilles de quebracho rouge. ◇ **DES ARDENTS** *(angl. St Anthony's fire).* Maladie épidémique, convulsive et gangreneuse du Moyen Âge en rapport avec une intoxication chronique par des farines contaminées par l'ergot de seigle. SYN. ***FEU DE SAINT-ANTOINE.*** ◇ **DES AVIATEURS** *(angl. aeroneurosis).* État morbide observé chez les aviateurs : somnolence, céphalée, hypertension et troubles vasomoteurs. ◇ **DES MONTAGNES** *(angl. mountain sickness).* État morbide dû à la diminution de la pression atmosphérique, observé lors des ascensions en haute montagne ou en ballon, qui se manifeste par un ensemble de signes : vertiges, céphalée, somnolence, dyspnée, troubles circulatoires hypertensifs, transsudation de sang par les muqueuses, vomissements, cyanose, etc. ◇ **DES RAYONS** *(angl. radiation —).* ☞ ***MALADIE DES RAYONS.*** ◇ **DIVIN** ☞ ***ÉPILEPSIE.*** ◇ **NAPOLITAIN** *(angl. syphilis).* Syphilis. ◇ **PERFORANT PLANTAIRE** *(angl. plantar ulcer).* Trouble trophique qui apparaît au cours de nombreuses affections nerveuses et médullaires, en particulier dans le diabète. Il est caractérisé par la formation d'une induration ou cal, généralement sous la plante du pied, suivie d'une ulcération avec sécrétion séro-sanguinolante, d'une inflammation des bourses séreuses et des membranes synoviales tendineuses et articulaires, d'une ostéite, et de caries et nécroses des os proximaux. ◇ **SACRÉ** ☞ ***ÉPILEPSIE.***

MALABAR (ULCÈRE DU) *(angl. tropical ulcer).* SYN. ***ULCÈRE PHAGÉDÉNIQUE DES PAYS CHAUDS.***

MALABSORPTION *s. f. (angl. malabsorption).* Trouble de la résorption digestive pouvant concerner notamment les graisses, ainsi que les protéines, les glucides, les vitamines et même l'eau et certains électrolytes. ◇ **(SYNDROME DE)** *(angl. — syndrome).* Ensemble des troubles résultant d'un déficit d'absorption intestinale des aliments, associant diarrhée, anémie, œdèmes, amaigrissement et état carentiel sévère.

MALACARNE (PYRAMIDE DE) *(angl. Malacarne's pyramid).* Extrémité postérieure du vermis.

MALACIA *s. f. (angl. malacia).* Perversion de l'appétit caractérisée par un désir exagéré de mets épicés, excitants et acides.

MALACIE *s. f. (angl. malacia).* Ramollissement anormal d'un tissu ou d'un organe. Ce terme est souvent employé comme suffixe. EX. *chondromalacie, ostéomalacie.*

MALACIQUE *adj. (angl. malacic).* Émollient ; qui ramollit.

MALACO- *(angl. malaco-).* Préfixe d'origine grecque signifiant mou.

MALACOPLASIE *s. f. (angl. malacoplakia).* Formation de plaques de consistance molle ou de fongosités sur la muqueuse vésicale. SYN. ***CYSTITE EN PLAQUES.***

MALADIE *s. f. (angl. disease, sickness).* Toute altération de l'état de santé se traduisant habituellement de façon subjective par des sensations anormales. ◇ **À CYTOMÉGALOVIRUS** ☞ ***INCLUSIONS CYTOMÉGALIQUES (MALADIE DES).*** ◇ **AMYLOÏDE** ☞ ***AMYLOÏDOSE.*** ◇ **AORTIQUE** *(angl. aortic valvular disease).* Association de rétrécissement et d'insuffisance aortique. ◇ **AUTO-IMMUNE** *(angl. auto-immune disease).* Maladie due à l'effet pathogène d'auto-anticorps ou de cellules immuno-compétentes produits par l'organisme contre ses propres constituants. ◇ **BLEUE** *(angl. congenital cyanosis).* Terme général correspondant à des cardiopathies congénitales se manifestant par une cyanose d'apparition plus ou moins précoce, laquelle est la conséquence de shunts veino-artériels dans le cadre de malformations cardiovasculaires congénitales. ◇ **BRONZÉE** ☞ *ADDISON (MALADIE D').* ◇ **CŒLIAQUE** *(angl. celiac disease).* Maladie du petit enfant caractérisée notamment par une dénutrition progressive contrastant avec l'augmentation considérable du volume de l'abdomen, un arrêt de la croissance, une dyspepsie avec selles volumineuses et graisseuses. Cette maladie est la conséquence d'une intolérance au gluten. SYN. *MALADIE DE GEE.* ◇ **CONGÉNITALE** *(angl. congenital disease).* Maladie qui existe déjà à la naissance. ◇ **CONTAGIEUSE** *(angl. contagious disease).* Toute maladie infectieuse transmissible par contact avec un malade qui en souffre, par ses sécrétions, par ses vomissements, etc. ◇ **CRYPTOGÉNIQUE** ☞ *MALADIE IDIOPATHIQUE.* ◇ **DES ANDES** *(angl. Ande's disease).* ☞ *MAL DES MONTAGNES.* ◇ **DES GRIFFES DU CHAT** *(angl. cat-scratch disease).* ☞ *LYMPHORÉTICULOSE BÉNIGNE D'INOCULATION.* ◇ **DES RAYONS** *(angl. radiation sickness).* Maladie consécutive à des radiations ou à une explosion atomique. Le début est insidieux par céphalées, nausées et vomissements ; on observe ensuite fièvre, diarrhée, chute des cheveux, leucopénie et angine de Ludwig ; l'évolution aboutit au décès ou à un état pathologique chronique comportant des altérations osseuses, hématopoïétiques et glandulaires. ◇ **ENDÉMIQUE** *(angl. endemic disease).* ☞ *ENDÉMIE.* ◇ **ÉPIDÉMIQUE** *(angl. epidemic disease).* ☞ *ÉPIDÉMIE.* ◇ **GRANULOMATEUSE CHRONIQUE** ☞ *GRANULOMATOSE SEPTIQUE PROGRESSIVE.* ◇ **HÉMOLYTIQUE DES NOUVEAU-NÉS** *(angl. hemolytic disease of newborn).* ☞ *ÉRYTHROBLASTOSE FŒTALE.* ◇ **HÉRÉDITAIRE** *(angl. hereditary disease).* Affection existant dès la conception et due à une anomalie génique ou chromosomique. ◇ **HYPERTENSIVE** *(angl. hypertension).* Hypertension artérielle. ◇ **IATROGÉNIQUE (OU IATROGÈNE)** *(angl. iatrogenic disease).* Maladie provoquée par un médicament ou par des traitements inadéquats. ◇ **IDIOPATHIQUE** *(angl. idiopathy).* État morbide dont on ne connaît ni l'étiologie ni la pathogénie. ◇ **KYSTIQUE DU SEIN** *(angl. cystic disease of breast).* Affection survenant surtout avant la ménopause et caractérisée par le développement, par poussées successives bilatérales, d'une multitude de petits kystes dans le tissu glandulaire mammaire. SYN. *MALADIE DE RECLUS.* ◇ **LYSOSOMIALE** *(angl. lysosomal storage disease).* Affection héréditaire par déficit d'une enzyme lysosomiale. ☞ *THÉSAURISMOSE.* ◇ **MENTALE** *(angl. mental disorder).* Terme générique qui désigne l'ensemble des maladies d'origine fonctionnelle ou organique ayant une symptomatologie psychique (névrose, psychose, perversion, névrose organique, démence, oligophrénie). ◇ **MITRALE** *(angl. mitral valvular disease).* Association d'un rétrécissement et d'une insuffisance mitrale. ◇ **NERVEUSE** ☞ *MALADIE MENTALE.* ◇ **PANDÉMIQUE** *(angl. pandemic disease).* ☞ *PANDÉMIE.* ◇ **PAR CARENCE** *(angl. deficiency disease).* État pathologique spécifique, provoqué en général par l'absence ou l'insuffisance dans l'alimentation d'un ou plusieurs éléments nutritifs. ◇ **PÉRIODIQUE** *(angl. familial mediterranean fever).* ☞ *PÉRIODIQUE (MALADIE).* ◇ **PROFESSIONNELLE** *(angl. occupational disease).* Maladie engendrée ou favorisée par une activité professionnelle. Maladie due à la profession que l'on exerce. ◇ **PSYCHOSOMATIQUE** *(angl. psychosomatic disease).* Toute affection fonctionnelle ou organique d'étiologie psychogène. ◇ **SÉRIQUE** *(angl. serum sickness).* Accident apparenté au phénomène d'Arthus apparaissant 8 à 12 jours après une sérothérapie (injection de sérum d'origine équine en général). Il correspond en partie à la formation de complexes antigène-anticorps entre les protéines de cheval et les premiers anticorps formés contre cette protéine étrangère. Il se manifeste par les symptômes suivants : urticaire, œdème, douleurs articulaires, fièvre et prostration. ◇ **SEXUELLEMENT TRANSMISSIBLE** *(angl. sexually transmitted disease).* Dénomination qui inclut toutes les infections contagieuses qui peuvent être transmises par voie sexuelle. Ce groupe comprend les maladies vénériennes classiques (syphilis, gonococcie, chancre mou, lymphogranulome vénérien), des affections urétro-génitales d'étiologies multiples (urétrite, vulvite, vaginite, cervicite, proctite, prostatite, etc.), des viroses à transmission sexuelle (herpès génital, *Molluscum contagiosum*, hépatite B, sida) et des dermatites par ectoparasites. Abréviation : MST. SYN. *INFECTION SEXUELLEMENT TRANSMISSIBLE (IST).* ◇ **SPORADIQUE** *(angl. sporacid disease).* Maladie qui se présente en cas isolés. ◇ **SUBAIGUË** *(angl. subacute disease).* Maladie moins active qu'une maladie aiguë mais d'évolution plus rapide qu'une maladie chronique. ◇ **SYSTÉMIQUE (OU DE SYSTÈME)** *(angl. systemic disease).* Pathologie inflammatoire diffuse, de cause et/ou de mécanisme inconnu. Ce terme regroupe essentiellement les connectivites et les vascularites systémiques primitives. SYN. *MALADIE DU COLLAGÈNE.* ◇ **VÉNÉRIENNE** *(angl. venereal disease).* Maladie contagieuse transmise par les relations sexuelles : blennorragie, chancre mou, syphilis, etc. ◇ **VEINO-OCCLUSIVE DU FOIE** Oblitération des veines centrolobulaires et sus-hépatiques entraînant un syndrome de Budd-Chiari. Affection observée aux Antilles où elle serait due à l'ingestion d'alcaloïdes toxiques.

MALADIF *adj. (angl. ailing).* Prédisposé à contracter des maladies. Qui dénote une maladie.

MALADRERIE *s. f. (angl. leprosarium).* Léproserie.

MALAIRE *adj. (angl. malar).* Qui se rapporte à la joue. ☞ ***ZYGOMATIQUE.*** <> **(OS)** ☞ ***ATLAS ANATOMIQUE DES OS EN ANNEXE.***

MALAISE *s. m. (angl. malaise).* Indisposition ou incommodité générale vague et imprécise.

MALARIA *s. f.* ☞ ***PALUDISME.***

MALARIEN *adj. (angl. malarian).* En rapport avec la malaria.

MALASSEZ ET VIGNAL (BACILLE DE) ☞ ***YERSINIOSE.***

MALASSEZ (VESTIGES ÉPITHÉLIAUX DE) *(angl. Malassez's rests).* Fragments épithéliaux provenant de la lame dentaire, à partir desquels se développent parfois des kystes dentaires. SYN. ***GERMES PARADENTAIRES DE MALASSEZ.***

MALASSEZIA FURFUR Champignon responsable du pityriasis versicolor.

MALATE *s. m. (angl. malate).* Sel ou ester de l'acide malique.

MÂLE *adj. (angl. male).* Qualifie un individu appartenant au sexe fécondant. S'utilise aussi comme substantif.

MALÉCOT (SONDE DE) *(angl. Malecot's catheter).* Sonde vésicale destinée à rester à demeure dans l'urètre et qui présente deux ou quatre ailettes à son extrémité distale.

MALFORMATION *s. f. (angl. malformation).* Altération morphologique d'un organe, d'un tissu ou de l'organisme entier.

MALGAIGNE <> **(CROCHET DE)** *(angl. Malgaigne's hook).* Matériel constitué par deux paires de crochets réunis par une vis, destiné à rapprocher les fragments dans la fracture de la rotule. (Technique peu utilisée.) <> **(FRACTURE DE)** *(angl. Malgaigne's fracture).* Double fracture unilatérale de l'os coxal, entre le pubis et l'articulation sacro-iliaque. <> **(OPÉRATION DE)** *(angl. Malgaigne's amputation).* Désarticulation sous-astragalienne. <> **(TRIANGLE DE)** *(angl. Malgaigne's triangle).* ☞ ***TRIANGLE CAROTIDIEN.***

MALHERBE (ÉPITHÉLIOMA CALCIFIÉ DE) *(angl. Malherbe's calcifying epithelioma).* Tumeur sous-cutanée bénigne calcifiée.

MALIGNITÉ *s. f. (angl. malignancy).* Caractère d'un processus morbide (en particulier d'une affection cancéreuse) qui évolue vers l'aggravation et souvent vers la mort.

MALIN *adj. (angl. malignant).* Se dit des maladies ou tumeurs qui se développent rapidement avec tendance à l'invasion générale, et dont la gravité va toujours en augmentant.

MALIQUE (ACIDE) *(angl. malic acid).* Substance tirée des pommes vertes et autres fruits. La forme L constitue un des métabolites intermédiaires du cycle de Krebs ou des acides tricarboxyliques, qui se déroule dans les mitochondries, se transformant en acide oxalacétique d'un côté et en acide fumarique de l'autre.

MALLÉAIRE *adj. (angl. mallear).* Qui se rapporte au malleus, l'un des osselets de l'oreille moyenne.

MALLÉINE *s. f. (angl. mallein).* Substance obtenue à partir des cultures du bacille de la morve *(Pseudomonas mallei)* ; inoculée à des animaux atteints de cette maladie, elle provoque des réactions, locale et généralisée, qui permettent d'établir le diagnostic.

MALLÉOLAIRE *adj. (angl. malleolar).* Qui se rapporte ou appartient aux malléoles.

MALLÉOLE *s. f. (NA. malleolus). (angl. malleolus).* Chacune des saillies osseuses, interne et externe, à l'extrémité inférieure de la jambe. La première, la malléole interne, est une éminence issue du tibia ; la seconde, la malléole externe, est formée par l'extrémité inférieure de la fibula.

MALLEOMYCES Genre de bactéries dont les espèces *M. mallei* et *M. pseudomallei*, agents responsables de la morve et de la mélioïdose, respectivement, sont classées dans le genre *Pseudomonas (P. mallei* et *P. pseudomallei).*

MALLÉOTOMIE *s. f. (angl. malleotomy).* Opération qui consiste à séparer les malléoles par section des ligaments qui les fixent.

MALLET-GUY (SIGNE DE) *(angl. Mallet-Guy sign).* Point douloureux sous-costal gauche observé dans la pancréatite sur le sujet en décubitus latéral droit.

MALLEUS *s. m. (NA. malleus). (angl. malleus).* Osselet de l'oreille moyenne qui comprend une tête, articulée avec l'incus, le col et le manche avec deux processus. SYN. ***MARTEAU.***

MALONIQUE (ACIDE) *(angl. malonic acid).* Acide formé par l'oxydation de l'acide malique.

MALONYLE *s. m. (angl. malonyl).* Radical bivalent - $CO-CH_2-CO$-, dérivé de l'acide malonique.

MALONYLURÉE *s. f. (angl. barbituric acid).* SYN. ***ACIDE BARBITURIQUE.***

MALPIGHI <> **(CAPSULE DE)** ☞ ***CAPSULE FIBREUSE DE LA RATE.*** <> **(CORPUSCULE DE)** *(angl. renal glomerule).* ☞ ***GLOMÉRULE RÉNAL.*** <> **(COUCHE DE)** *(angl. malpighian layer).* Couche muqueuse de l'épiderme. SYN. ***CORPS MUQUEUX DE MALPIGHI.*** <> **(GLOMÉRULE DE)** ☞ ***GLOMÉRULE RÉNAL.*** <> **(PYRAMIDE DE)** ☞ ***PYRAMIDE RÉNALE.***

MALPOSITION *s. f. (angl. malposition).* En odontologie, position anormale d'une ou de plusieurs dents sur l'arcade alvéolaire.

MALSÉGRÉGATION *s. f.* Anomalie de séparation des chromatides filles lors de l'anaphase aboutissant à une répartition inégale des chromosomes dans les cellules filles.

MALT Acronyme de *Mucosa-Associated Lymphoid Tissue.* Tissu lymphoïde situé dans les muqueuses digestives, pouvant être à l'origine de lymphomes.

MALT *s. m. (angl. malt).* Orge germée artificiellement puis séchée. Le malt contient de la dextrine, du maltose et des enzymes.

MALTASE *s. f. (angl. maltase).* Enzyme qui catalyse l'hydrolyse du maltose en deux molécules de glucose.

MALTE (FIÈVRE DE) *(angl. Malta fever, brucellosis).* Maladie infectieuse observée d'abord dans les pays de la région méditerranéenne, puis dans le monde entier. Elle est due à *Brucella melitensis* et se caractérise par une fièvre irrégulière, ondulante ; elle donne lieu à des symptômes nombreux et très variés, en particulier malaise général, céphalées, douleurs des membres, sueurs profuses, asthénie et anémie. Elle peut s'accompagner d'hépatosplénomégalie, d'atteintes diverses : orchite, arthrite sacro-iliaque, méningo-encéphalite. Elle est transmise à l'homme directement ou par le lait de brebis, vache ou chèvre. SYN. ***BRUCELLOSE, SEPTICÉMIE DE BRUCE, MÉLITOCOCCIE, FIÈVRE MÉDITERRANÉENNE, FIÈVRE DE CHYPRE, FIÈVRE DE GIBRALTAR, FIÈVRE ONDULANTE.***

MALTHUSIANISME *s. m. (angl. malthusianism).* Théorie selon laquelle il faut limiter la natalité, la croissance démographique étant supérieure aux possibilités d'accroissement des moyens de subsistance.

MALTOSE *s. m. (angl. maltose).* Sucre de malt, produit tiré de l'amidon et du malt sous l'action d'enzymes solubles, tels que la maltine, l'amylase, etc. Il se transforme en glucose sous l'action prolongée des acides dilués et des enzymes présentes à la surface des entérocytes (amylase).

MALTOSIDE *s. m. (angl. maltoside).* Composé analogue aux glucosides, mais dans lequel le sucre est du maltose au lieu de glucose.

MALTOSURIE *s. f. (angl. maltosuria).* Présence de maltose dans l'urine.

MAMELLE *s. f.* ☞ ***SEIN.***

MAMELON *s. m. (NA. papilla mammae). (angl. nipple).* Saillie conique ou cylindrique, érectile, de couleur rouge, située au centre du sein et où s'ouvrent les canaux galactophores.

MAMILLOPLASTIE *s. f. (angl. mamilliplasty).* Chirurgie plastique du mamelon ; en particulier, opération consistant en la désinvagination de celui-ci.

MAMMAIRE *adj. (angl. mammary).* Qui concerne le sein.

MAMMALGIE *s. f. (angl. mammalgia).* ☞ ***MASTALGIE.***

MAMMECTOMIE *s. f. (angl. mammectomy).* Ablation de la glande mammaire. SYN. ***MASTECTOMIE.***

MAMMITE *s. f. (angl. mastitis).* ☞ ***MASTITE.***

MAMMOGRAPHIE *s. f. (angl. mammography).* Radiographie du sein, sans aucune préparation préalable (sans opacification par un produit de contraste). SYN. ***MASTOGRAPHIE.***

MAMMOPLASTIE *s. f. (angl. mammoplasty).* Chirurgie plastique du sein. SYN. ***MASTOPLASTIE, PLASTIE MAMMAIRE.***

MANCHESTER (OPÉRATION DE) *(angl. Manchester's operation, Manchester's colporrhaphy).* Opération plastique pour la correction des prolapsus génitaux, exécutée par voie vaginale, et comportant l'amputation sus-vaginale du col utérin allongé, et la remise en tension des ligaments cardinaux et utéro-sacrés par leur suture à la face antérieure de l'isthme.

MANDÉLIQUE (ACIDE) *(angl. mandelic acid).* Composé cristallin, acide phénylglycolique, C_6H_5-CHOH-COOH tiré des amandes amères. Ses sels, les mandélates, s'utilisaient autrefois comme antiseptiques urinaires.

MANDIBULAIRE *adj. (angl. mandibular).* Qui concerne la mandibule.

MANDIBULE *s. f. (angl. mandible).* Mâchoire inférieure. SYN. ***MAXILLAIRE INFÉRIEUR.*** ☞ ***ATLAS ANATOMIQUE DES OS EN ANNEXE.***

MANDRAGORA Genre de plantes solanacées comptant plusieurs espèces. *M. officinalis, Atropa mandragora* ou mandragore, est connue depuis fort longtemps et a joué un rôle important dans les pratiques superstitieuses du Moyen Âge ; sa racine, charnue et fétide, possède des propriétés analogues à celles de la belladone, et s'utilisait pour ses propriétés narcotiques et sédatives.

MANDRAGORINE *s. f. (angl. mandragorin).* Alcaloïde toxique tiré de la mandragore, possédant des propriétés similaires à celles de l'atropine.

MANDRIN *s. m. (angl. mandrin).* **1.** Tige métallique que l'on introduit à l'intérieur d'une sonde, d'une canule ou d'une aiguille, pour augmenter sa résistance ou pour éviter son obstruction. **2.** Bougie filiforme qui sert de guide pour introduire une sonde à travers un rétrécissement urétral.

MANDUCATION *s. f. (angl. manducation).* Transformation des aliments dans la cavité buccale.

MANGANÈSE *s. m. (angl. manganese).* Élément de numéro atomique 25, de masse atomique 54,938. C'est un métal dur, de couleur grise, voisin du fer. Il constitue un oligoélément indispensable à la vie, présent dans les tissus végétaux et animaux. Certains de ses sels, comme le dioxyde, sont utilisés en thérapeutique. Symbole : Mn.

MANGANISME *s. m. (angl. manganism).* Intoxication chronique des travailleurs du manganèse ou de ses sels, qui atteint principalement le système nerveux (tremblement, hypertonie, paralysie, etc.).

MANIACODÉPRESSIF *adj. (angl. manic-depressive).* Qui se rapporte à la psychose maniacodépressive.

MANIAQUE *adj. (angl. maniac).* Atteint de manie.

MANIE *s. f. (angl. mania).* Désordre mental caractérisé par une excitation psychomotrice, une euphorie pathologique, une hyperactivité, des idées de grandeur et d'omnipotence et une hypersexualité. Peut apparaître comme un trouble isolé ou comme une phase de la psychose maniaco-dépressive.

-MANIE *(angl. -mania).* Suffixe qui indique une préoccupation excessive, une habitude morbide, telles que la potomanie, la dipsomanie, la toxicomanie, etc.

MANIÉRISME *s. m. (angl. mannerism).* Trouble observé dans certaines névroses et psychoses, au cours duquel le patient exécute des mouvements superflus et inutiles qui compliquent les actes ordinaires de la vie.

MANIOC *s. m. (angl. cassava).* Plante euphorbiacée (*Manihot utilissima*). Sa racine contient une fécule alimentaire dont la préparation donne le tapioca.

MANIPULATION *s. f. (angl. manipulation).* Traitement manuel consistant à mobiliser, de manière mesurée, une ou plusieurs articulations, notamment de la colonne vertébrale. ◇ **GÉNÉTIQUE** *(angl. genetic engineering).* Technique de génétique moléculaire (génie génétique) consistant à transférer un fragment de chromosome dans le noyau d'une autre cellule.

MANN (SIGNE DE) *(angl. Mann's sign).* Dans le goitre exophtalmique, les yeux ne semblent pas être sur la même ligne horizontale.

MANN-BOLLMAN (FISTULE DE) *(angl. Mann-Bollman fistula).* Fistule intestinale qui fait communiquer le bout proximal de l'anse à la paroi abdominale.

MANNE *s. f. (angl. manna).* Substance d'aspect gras et de consistance molle, à odeur de miel, qui s'écoule par incision du tronc de frênes de Sicile et de Calabre *(Fraxinus ornus).* Elle contient du mannite, du sucre et de la dextrine et s'utilise comme laxatif.

MANNE-LICHEN *s. m. (angl. lichen-manna).* Exsudat sucré s'écoulant des branches de l'arbuste *Tamarix mannifera*, à la suite de la piqûre d'un insecte et contenant du mannitol, du glucose, du lévulose et de la dextrine. SYN. ***MANNE DES HÉBREUX, MANNE DU SINAÏ.***

MANNITE *s. f. (angl. mannite).* ☞ ***MANNITOL.***

MANNITOL *s. m. (angl. mannitol).* Alcool hexatomique, constituant principal de la manne, exsudat sec de *Fraxinus ornus.* On l'obtient aussi par réduction du mannose ou du fructose. On l'utilise pour explorer la fonction glomérulaire ou pour provoquer une diurèse osmotique.

MANNKOPF (SIGNE DE) *(angl. Mannkopf's sign).* Accélération du pouls lorsque l'on exerce une pression sur une zone douloureuse ; cette accélération ne se produit pas en cas de douleur simulée.

MANNOSE *s. m. (angl. mannose).* Aldohexose présent dans certains végétaux obtenu par oxydation de la mannite.

MANNOSIDOSE *s. f. (angl. mannosidosis).* Thésaurismose congénitale par déficit en α-mannosidase entraînant retard psychomoteur et hépatosplénomégalie avec surcharge en mannose dans les cellules. Il s'agit d'une mucolipidose.

MANŒUVRE *s. f. (angl. maneuver).* **1.** Temps particulier dit « manuel » de certaines interventions chirurgicales ou obstétricales. **2.** Procédé consistant à faire prendre à un malade une attitude particulière ou à lui faire exécuter certains mouvements, soit pour mettre en évidence un signe clinique, soit à des fins thérapeutiques.

MANOMÈTRE *s. m. (angl. manometer).* Instrument permettant de mesurer la pression d'un fluide.

MANOMÉTRIE *s. f. (angl. manometry).* Mesure de la pression à l'intérieur d'un organe creux ou d'un vaisseau.

MANSON ◇ **(MALADIE DE)** *(angl. Manson's schistosomiasis).* ☞ ***SCHISTOSOMIASE INTESTINALE.*** ◇ **(PYOSE DE)** *(angl. Manson's pyosis).* Infection cutanée staphylococcique qui atteint les Européens habitant les régions tropicales, caractérisée par une éruption disséminée de vésicules ou de bulles. ◇ **(SOLUTION DE)** *(angl. Manson's solution).* Solution colorante pour les parasites du sang : bleu de méthylène, borax et eau distillée.

MANSONELLA Nom générique autrefois utilisé pour désigner la filaire *M. ozzardi.* ◇ ***OZZARDI*** Filaire dont la forme adulte est trouvée dans le mésentère et le tissu adipeux viscéral, et la forme larvaire dans le sang. Elle est très répandue en Amérique intertropicale et dans les Antilles. Elle n'est pas pathogène.

MANSONIA Genre de moustiques appartenant à la famille des Culicidés. Ce sont des vecteurs importants de microfilaires en Afrique et en Inde.

MANTEAU *s. m. (angl. mantle).* SYN. ***CORTEX.*** ◇ **DES HÉMISPHÈRES** *(angl. brain —).* ☞ ***CORTEX CÉRÉBRAL.***

MANTOUX (RÉACTION DE) *(angl. Mantoux test).* Épreuve comportant l'injection dans le derme, avec une aiguille très fine, d'une quantité rigoureusement dosée de tuberculine. La réaction positive consiste en une rougeur et une induration que l'on évalue habituellement à partir du troisième jour. La même recherche peut être faite par la cutiréaction de von Picquet. SYN. ***INTRADERMORÉACTION DE MANTOUX, TEST DE MANTOUX.***

MANUBRIUM *s. m. (angl. manubrium).* Pièce osseuse en forme de poignée. ◇ **DU MALLEUS** *(NA. manubrium mallei). (angl. — of malleus).* Procsus inférieur du malleus. ◇ **STERNAL** *(NA. manubrium sterni). (angl. — of sternum).* Partie supérieure du sternum, qui s'articule avec les deux clavicules et les deux premiers cartilages costaux.

MANUEL *adj. (angl. manual).* Qui est exécuté avec les mains ou qui se rapporte aux mains.

MANUS *s. f.* Main. ~ **EXTENSA** Main fixée en extension. ~ **FLEXA** Main fixée en flexion. ~ **VALGA** *(angl. ulnar club hand).* Déviation de la main vers le bord ulnaire. SYN. ***MAIN BOTE ULNAIRE.*** ~ **VARA** *(angl. radial club hand).* Déviation de la main vers le bord radial. SYN. ***MAIN BOTE RADIALE.***

MAO Abréviation de monoamine-oxydase.

MAPA *s. f. (angl. ABPM).* Abréviation de mesure ambulatoire de la pression artérielle. SYN. ***HOLTER TENSIONNEL.***

MARASME *s. m. (angl. marasmus).* Malnutrition due principalement à un déficit alimentaire en protéines, qui se rencontre en général dans les premières années de la vie. SYN. ***ATHREPSIE, MARASME INFANTILE.***

MARASTIQUE *adj. (angl. marasmic).* Qui est relatif ou qui se rapporte au marasme.

MARBURG (MALADIE À VIRUS DE) *(angl. Marburg's hemorrhagic fever).* Fièvre hémorragique africaine due à un virus de la famille des *Filoviridae* mortelle une fois sur trois.

MARCHESANI (SYNDROME DE) *(angl. Marchesani's disease).* Dystrophie mésodermique congénitale, transmise de façon vraisemblablement récessive, caractérisée par un nanisme, une brachycéphalie, une brachydactylie, une microphaquie et une sphérophaquie, entraînant une ectopie fréquente du cristallin et, parfois, un glaucome. SYN. ***MALADIE DE WEILL-MARCHESANI.***

MARCHI ~ **(GLOBULE DE)** *(angl. Marchi's balls).* Particule de myéline qui prend une coloration brune par la méthode de Marchi, observée lors d'un processus dégénératif de la moelle épinière. ~ **(MÉTHODE DE)** *(angl. Marchi's reaction).* Absence de décoloration de la myéline d'un nerf par l'acide osmique.

MARCHIAFAVA-BIGNAMI (SYNDROME DE) *(angl. Marchiafava-Bignami disease).* Encéphalopathie alcoolique caractérisée par une atrophie ou une nécrose axiale du corps calleux avec une confusion mentale ou un délire, une hypotonie, des paralysies oculaires, et une évolution fatale en l'absence d'administration de vitamine B1.

MARCHIAFAVA-MICHELI (SYNDROME DE) *(angl. Marchiafava-Micheli syndrome).* Anémie hémolytique acquise évoluant par poussées, secondaire à la mutation d'un gène du chromosome X (PIG-A) des cellules souches hématopoïétiques. Leurs cellules filles (leucocytes, hématies et plaquettes) ont un déficit membranaire en glycosylphosphate inositol, molécule d'ancrage de CD55 et CD59. Leur absence favorise la lyse accélérée de ces cellules par le complément. La maladie peut être associée à des crises douloureuses abdominales, des thromboses, des infections et une évolution vers une leucémie aiguë myéloblastique et une aplasie médullaire. SYN. ***HÉMOGLOBINURIE PAROXYSTIQUE NOCTURNE.***

MARÉCHAL (RÉACTION DE) *(angl. Marechal's test).* Réaction pour la recherche de pigments biliaires dans l'urine. On ajoute avec précaution, goutte à goutte, de la teinture d'iode dans le tube contenant l'urine ; lorsque la goutte touche la surface de l'urine, une couleur verte apparaît.

MAREY (LOIS DE) *(angl. Marey's laws).* **1.** Quand la pression artérielle baisse, le rythme cardiaque s'accélère, et vice-versa. **2.** Le myocarde est excitable dans la phase diastolique de la contraction cardiaque et réfractaire dans la phase systolique.

MARFAN ~ **(MALADIE DE)** *(angl. Marfan's syndrome).* **1.** Dolichosténomélie. Dystrophie héréditaire du tissu conjonctif, de transmission autosomique dominante, caractérisée par : anomalies de croissance des extrémités accompagnées d'un allongement et d'un amincissement des os, grande taille avec cyphoscoliose, spina bifida, luxation des hanches, polydactylie, hyperlaxité ligamentaire, ectopie testiculaire, cardiopathie congénitale, malformations oculaires, etc. **2.** Paraplégie spastique progressive des enfants atteints de syphilis congénitale. ~ **(MÉTHODE DE)** *(angl. Marfan's method).* Ponction par voie épigastrique du péricarde, à l'aide d'un trocard introduit immédiatement au-dessous de l'appendice xyphoïde. ~ **(SYNDROME MALIN DE)** *(angl. Marfan's malignant syndrome).* Complication majeure de l'angine diphtérique avec insuffisance cardiaque et paralysies évoluant vers la mort.

MARGAROPUS ANNULATUS Espèce de tique, appelée aussi *Boophilus annulatus*, répandue en Amérique et en Afrique, responsable de la transmission de la fièvre du Texas.

MARGE *(angl. margin).* ~ **ANTÉRIEURE DU TIBIA** *(angl. margo anterior tibiae).* Les trois quarts supérieurs du bord antérieur du tibia, aisément palpables sous la peau. ~ **DE L'ANUS** *(angl. anal —).* Pourtour cutané de l'orifice anal. ~ **GINGIVALE** *(angl. gingival —).* Partie de la gencive qui entoure le collet d'une dent. SYN. ***BORD GINGIVAL.*** ~ **PUPILLAIRE DE L'IRIS** *(angl. pupillar — of iris).* Bord libre de l'iris, qui circonscrit la pupille. SYN. ***BORD PUPILLAIRE.***

MARGINATION *s. f. (angl. margination).* Adhésion des leucocytes à la paroi des vaisseaux, avant la diapédèse, au début du processus inflammatoire.

MARIANO (OPÉRATION DE) *(angl. Mariano's operation).* Cystostomie par voie périnéale médiane pour l'extraction des calculs vésicaux, préconisée par Mariano Santo Da Barletta en 1522.

MARIE (ÉPREUVE DES TROIS PAPIERS DE PIERRE) *(angl. Pierre Marie maneuver).* Épreuve d'attention et de mémoire ; on donne trois morceaux de papier au patient en lui demandant d'en jeter un à la poubelle, de poser le second sur la table et de rendre le troisième à l'examinateur.

MARIE ET BAMBERGER (MALADIE DE PIERRE) *(angl. Marie-Bamberger disease).* ☞ ***OSTÉOARTHROPATHIE HYPERTROPHIANTE PNEUMIQUE DE PIERRE MARIE.***

MARIE ET FOIX (MANŒUVRE DE PIERRE) *(angl. Marie-Foix maneuver).* Chez le patient hémiplégique dans le coma, la compression du nerf facial derrière la branche montante de la mandibule entraîne une contraction du côté sain seulement.

MARIE ET STRÜMPELL (MALADIE DE PIERRE) *(angl. Marie-Strümpell syndrome).* ☞ ***PELVISPONDYLITE RHUMATISMALE.***

MARIE (HÉRÉDO-ATAXIE CÉRÉBELLEUSE DE PIERRE) *(angl. hereditary cerebellar ataxia).* Maladie héréditaire à transmission autosomique dominante, caractérisée par une atrophie du cervelet avec incoordination motrice, troubles de la parole, nystagmus, démarche cérebello-spasmodique et signes pyramidaux.

MARIE (MALADIES DE PIERRE) *(angl. Marie's diseases).* **1.** Ostéo-arthropathie hypertrophiante pneumique. **2.** Hérédoataxie cérébelleuse. **3.** Acromégalie.

MARIE (SIGNE DE PIERRE) ☞ ***CHARCOT-MARIE (SIGNE DE).***

MARIE-LÉRI (SYNDROME DE) *(angl. Marie-Léri syndrome).* Arthropathie mutilante observée dans certaines formes graves de polyarthrite rhumatoïde, et caractérisée par une fonte des épiphyses des doigts avec raccourcissement des phalanges. SYN. ***DOIGTS EN LORGNETTE.***

MARIE-SAINTON (SYNDROME DE) *(angl. cleidocranial dysplasia).* Dysostose cléidocrânienne héréditaire associant aplasie claviculaire, absence de soudure des os du crâne et malformations dentaires.

MARIJUANA *s. f. (angl. marijuana, marihuana).* ☞ ***CHANVRE.***

MARIN AMAT (SYNDROME DE) *(angl. Marin Amat's phenomenon).* Fermeture plus ou moins marquée des paupières lorsque la bouche est largement ouverte. C'est une syncinésie intrafaciale. SYN. ***PHÉNOMÈNE DE MARIN AMAT.***

MARINESCO-SJÖGREN (SYNDROME DE) *(angl. Marinesco-Sjögren syndrome).* Syndrome comportant : ataxie cérébelleuse, retard mental, cataracte congénitale, incapacité à mastiquer, ongles des mains minces et cassants et cheveux rares et fins. Il est transmis de façon héréditaire autosomique récessive.

MARION (MALADIE DE) *(angl. bladder neck obstruction).* Hyperplasie ou contracture du sphincter vésical ou malformation de l'urètre postérieur, qui se manifestent par des infections urinaires récidivantes avec dysurie puis pollakiurie et incontinence par regorgement. SYN. ***MALADIE DU COL VÉSICAL.***

MARIOTTE ⟨⟩ (EXPÉRIENCE DE) *(angl. Mariotte's experiment).* Démonstration de l'existence de la tache aveugle de l'œil. Elle consiste à présenter au sujet les images d'une croix et d'un point, séparées l'une de l'autre de quelques centimètres sur une feuille de papier, que l'on approche et éloigne de ses yeux. À une distance convenable, le sujet ne voit plus le point lorsqu'il fixe la croix. **⟨⟩ (TACHE DE)** *(angl. Mariotte's spot).* ☞ ***TACHE AVEUGLE.***

MARISQUE *s. f.* Tuméfaction molle et ridée de la marge de l'anus, séquelle d'une hémorroïde externe.

MARJOLAINE *s. f. (angl. marjoram).* Espèce d'origan, *Origanum majorana*, plante de la famille des Labiées, fortement aromatique, utilisée en médecine domestique.

MARJOLIN (ULCÈRE DE) *(angl. Marjolin's ulcer).* Épithélioma spinocellulaire secondaire à la dégénérescence d'une ancienne brûlure cicatricielle ulcérée.

MARMORÉEN *adj. (angl. marmoreal).* Se dit d'un os hypercondensé qui a l'apparence du marbre.

MAROTEAUX-LAMY (SYNDROME DE) *(angl. Maroteaux-Lamy syndrome).* Trouble héréditaire du métabolisme des mucopolysaccharides, semblable au syndrome de Hurler, mais sans retard mental et avec des anomalies faciales moins marquées. SYN. ***MUCOPOLYSACCHARIDOSE VI.***

MARQUEUR *s. m. (angl. tracer, marker).* **1.** Substance fixée sur une molécule ou une cellule pouvant être identifiée en très petites quantités (corps radioactif, fluorescent, etc.) et utilisée pour des explorations fonctionnelles. SYN. ***TRACEUR.*** **2.** Substance témoin d'une pathologie spécifique. **⟨⟩ DE L'HÉPATITE VIRALE** *(angl. viral hepatitis marker).* Chacun des antigènes et anticorps sériques dont la présence témoigne d'une infection en cours ou ancienne. **⟨⟩ DE MEMBRANE OU DE SURFACE** *(angl. cell-surface marker).* Antigène de surface dont l'analyse par anticorps monoclonaux permet de connaître notamment le type de lymphocytes et de leurs sous-populations. Ces marqueurs sont nommés « CD » pour l'anglais *Cluster of differenciation*, suivi d'un nombre. **⟨⟩ GÉNÉTIQUE** *(angl. genetic marker).* Trait génotypique ou phénotypique permettant de repérer une cellule ou un chromosome.

MARQUEURS TUMORAUX *(angl. tumour markers).* Substances anormalement présentes, ou à des taux trop élevés dans le sérum, témoignant d'une pathologie tumorale. Les principales sont : l'antigène carcino-embryonnaires (ACE), l'α-fœtoprotéine, l'antigène spécifique de la prostate (ASP), les antigènes carcino-embryonnaires CA 19.9, 50, 125, etc. Certaines hormones : β-hCG, calcitonine, thyroglobuline, etc. *Voir ces termes.*

MARSUPIALISATION *s. f. (angl. marsupialization).* Formation d'une poche, comparable à celle des marsupiaux, par l'ouverture d'une cavité anatomique ou pathologique, et sa suture à la surface de la peau.

MARTEAU *s. m.* ☞ ***MALLEUS.***

MARTELAGE *s. m. (angl. pounding).* Recherche des points douloureux de l'abdomen par un procédé spécial de percussion.

MARTIAL *adj. (angl. ferruginous).* Se dit des substances contenant du fer, que les alchimistes dédiaient au dieu Mars.

MARTIN ⟡ **(OPÉRATIONS DE)** *(angl. Martin's operations).* **1.** Anastomose entre le canal déférent et l'épididyme pour la correction d'une sténose inflammatoire. **2.** Technique pour la cure radicale d'une hydrocèle. ⟡ **(SPÉCULUM DE)** *(angl. Martin's speculum).* Spéculum rectal cylindroconique muni d'un obturateur.

MARTIN ET PETIT (SÉRODIAGNOSTIC DE) *(angl. Weil's disease serodiagnostic).* Test diagnostique de la leptospinise ictéro-hémorragique.

MARTINOTTI (CELLULES DE) *(angl. Martinotti cells).* Cellule fusiforme de la couche polymorphe du cortex cérébral. Elle présente un axone ascendant.

MARTORELL (SYNDROME DE) *(angl. Martorell's syndrome).* Ulcères sus-malléolaires symétriques survenant chez les grands hypertendus, à la suite de troubles ischémiques spastiques des membres inférieurs. SYN. ***ULCÈRE HYPERTENSIF DE MARTORELL.***

MARTORELL ET FABRÉ-TERSOL (SYNDROME DE) *(angl. Martorell's syndrome).* ☞ ***TAKAYASHU (MALADIE DE).***

MARWEDEL (OPÉRATION DE) *(angl. Marwedel operation, Marwedel gastrostomy).* Type de gastrostomie similaire à l'opération de Witzel.

MASCULINISANT ☞ ***VIRILISANT.***

MASCULINITÉ *s. f. (angl. masculinity).* Ensemble des caractères propres au mâle.

MASER *s. m.* Amplificateur de micro-ondes par émission stimulée de rayonnement électromagnétique. Sigle de l'anglais *microwave amplification by stimulated emission of radiation.*

MASOCHISME *s. m. (angl. masochism).* Perversion sexuelle dans laquelle le plaisir est lié à des souffrances expérimentées par le sujet lui-même. Comportement d'autodestruction, par exemple conduites qui tendent à la mutilation, à l'échec ou à l'attitude de victime. ⟡ **PRIMAIRE** *(angl. primary —).* Manifestation de l'instinct de mort dirigée vers le sujet lui-même, selon Freud. ⟡ **SECONDAIRE** *(angl. secondary —).* Retour sadique vers l'individu, selon Freud.

MASQUE *s. m. (angl. mask).* **1.** Partie d'un appareil à anesthésie s'appliquant sur la face du patient. **2.** Faciès, aspect particulier du visage. ⟡ **À GAZ** *(angl. gas —).* Masque contre les gaz de combat utilisé pendant la guerre de 1914-1918, dont le principe résidait sur la filtration de l'air inspiré grâce à une cartouche remplie de charbon et de diverses substances chimiques. ⟡ **ECCHYMOTIQUE** *(angl. ecchymotic —).* Cyanose cervico-faciale ; coloration violacée, diffuse, de la face et du cou avec oedème palpébral, ecchymoses conjonctivales et labiales et parfois épistaxis ; on l'observe communément à la suite d'une compression prolongée du thorax et de l'abdomen lors d'accidents d'automobiles, d'éboulements, etc. ⟡ **GRAVIDIQUE** *(angl. — of pregnancy).* Chloasma des femmes enceintes.

MASSAGE *s. m. (angl. massage).* Méthode thérapeutique manuelle ou instrumentale qui consiste à frictionner, pétrir, percuter, etc., le corps ou une de ses parties. Elle est employée principalement dans un but stimulant ou résolutif. ⟡ **CARDIAQUE** *(angl. cardiac —).* Procédé de réanimation destiné, en cas d'arrêt cardiaque, à rétablir d'urgence une circulation efficace. Le massage cardiaque externe ou à thorax fermé provoque l'éjection du sang des ventricules par compression du cœur entre le sternum et le rachis. Le massage cardiaque à thorax ouvert consiste à exercer directement sur le cœur des compressions rythmées entre le pouce et les autres doigts, à travers une incision effectuée au-dessous de l'appendice xiphoïde, entre les insertions du diaphragme. ⟡ **PROSTATIQUE** *(angl. prostatic —).* Massage par voie rectale de la prostate. ⟡ **VIBRATOIRE** *(angl. vibratory —).* Massage au moyen de vibrations très rapides et régulières.

MASSE *s. f. (angl. mass).* ⟡ **LATÉRALE DE L'ETHMOÏDE** ☞ ***CELLULE ETHMOÏDALE.*** ⟡ **SACRO-LOMBAIRE** *(angl. sacrolumbalis muscle).* Muscles longs du tronc, qui occupent au niveau de la région lombaire les côtés de la colonne vertébrale.

MASSÉTER *s. m. (angl. masseter muscle).* Muscle masticateur responsable de l'élévation de la mandibule. ☞ ***ATLAS ANATOMIQUE DES MUSCLES EN ANNEXE.***

MASSÉTÉRIN *adj. (angl. masseteric).* Qui se rapporte au muscle masséter.

MASSOTHÉRAPIE *s. f. (angl. massotherapy).* Traitement des maladies par massage.

MAST-, MASTO- *(angl. mast-, masto-).* Préfixes d'origine grecque indiquant une relation avec le sein.

MASTADENOVIRUS Genre de virus de la famille des *Adenoviridae,* saprophytes de l'homme et de certains animaux (bovidés, rongeurs et oiseaux). Ils peuvent être isolés à partir de cultures d'amygdales et de végétations adénoïdes extirpées d'enfants sains. On les considère comme les agents responsables de fièvres pharyngo-conjonctivales, de kérato-conjonctivites épidémiques et de cystites hémorragiques infantiles. On les appelait autrefois APC virus (virus adéno-pharyngo-conjonctivaux).

MASTALGIE *s. f. (angl. mastalgia).* Douleur localisée à la glande mammaire. SYN. ***MAMMALGIE.***

MASTECTOMIE *s. f.* ☞ ***MAMMECTOMIE.***

MASTER (ÉPREUVE DE) *(angl. Master's two-step exercise test).* Observation des modifications électrocardiographiques apparues lorsque le sujet monte et descend plusieurs fois les marches d'un escabeau. Cette épreuve d'effort n'est plus guère employée.

MASTERS ET ALLEN (SYNDROME DE) *(angl. Masters-Allen syndrome).* Déchirure ou rupture du ligament large de l'utérus après l'accouchement, associée à des algies pelviennes, une dyspareunie et une asthénie. SYN. ***SYNDROME DE DÉCHIRURE DU LIGAMENT LARGE.***

MASTIC *s. m. (angl. mastic).* Résine exsudant de l'écorce du pistachier (*Pistacia lentiscus*), de la famille des térébinthacées. Employée anciennement comme masticatoire, elle est un peu astringente et stimulante. Dissoute dans l'éther, elle forme une espèce de ciment que l'on introduit dans les caries dentaires.

MASTICATEUR *adj. m. (angl. masticatory).* Qui sert à la mastication.

MASTICATION *s. f. (angl. mastication).* Action d'écraser, de broyer et diviser les aliments solides dans la bouche au moyen des dents.

MASTICATOIRE *adj. (angl. masticatory).* Qui se rapporte à la mastication.

MASTIGOPHORE *s. m. (angl. mastigont).* SYN. ***FLAGELLÉ.***

MASTITE *s. f. (angl. mastitis).* Inflammation de la glande mammaire. ◇ **AIGUË** *(angl. acute —).* Infection de la glande mammaire par les canaux galactophores évoluant souvent vers la suppuration avec formation d'abcès. ◇ **CARCINOMATEUSE AIGUË** Forme grave, à évolution très rapide, de cancer du sein. ◇ **PARENCHYMATEUSE** *(angl. parenchyma —).* Inflammation du tissu glandulaire de la glande mammaire. ◇ **PHLEGMONEUSE** *(angl. interstitial —).* Phlegmon de la glande mammaire.

MASTOCYTE *s. m. (angl. mastocyte, mast cell).* Cellule mésenchymateuse dont le cytoplasme contient des granulations basophiles, riches en héparine et en histamine.

MASTOCYTOSE *s. f. (angl. mastocytosis).* Accumulation locale ou systémique de mastocytes. L'urticaire pigmentaire est une mastocytose dermique pure.

MASTODYNIE *s. f. (angl. mastodynia).* Tension douloureuse des seins, observée surtout au cours de la période prémenstruelle. SYN. ***MASTALGIE.***

MASTOGRAPHIE *s. f. (angl. mastography).* SYN. ***MAMMOGRAPHIE.***

MASTOÏDE *adj. (angl. mastoid).* ☞ ***PROCESSUS MASTOÏDE.***

MASTOÏDECTOMIE *s. f. (angl. mastoidectomy).* Trépanation du processus mastoïde avec ouverture et curetage de l'antre et des cellules mastoïdiennes.

MASTOÏDIEN *adj. (angl. mastoidal).* Qui se rapporte au processus mastoïde.

MASTOÏDITE *s. f. (angl. mastoiditis).* Inflammation du processus mastoïde.

MASTOÏDOTOMIE *s. f. (angl. mastoidotomy).* Ouverture chirurgicale de l'antre mastoïdien.

MASTOPATHIE *s. f. (angl. mastopathy).* Terme générique désignant toute affection de la glande mammaire. ◇ **CHRONIQUE KYSTIQUE** *(angl. chronic cystic mastitis).* ☞ ***MALADIE KYSTIQUE DU SEIN.***

MASTOPEXIE *s. f. (angl. mastopexy).* Fixation chirurgicale d'un sein à l'aponévrose du muscle grand pectoral pour corriger une ptose mammaire.

MASTOPLASTIE *s. f. (angl. mastoplasty).* ☞ ***MAMMOPLASTIE.***

MASTOPTOSE *s. f. (angl. mastoptosis).* Chute des seins résultant soit de leur hypertrophie, soit d'un amaigrissement excessif.

MASTORRAGIE *s. f. (angl. mastorrhagia).* Hémorragie provenant de la glande mammaire.

MASTOSE *s. f. (angl. mastosis).* Affection bénigne et non inflammatoire du sein.

MASTOTOMIE *s. f. (angl. mastotomy).* Incision chirurgicale de la glande mammaire.

MASTURBATION *s. f. (angl. masturbation).* Provocation de l'orgasme par l'excitation manuelle des organes génitaux. ◇ **INFANTILE** En psychanalyse, phénomène qui se présente dans l'évolution psychosexuelle de l'individu à partir de l'enfance, caractérisé par la production d'excitations aboutissant au plaisir sur diverses zones érogènes, et qui se centre sur les organes génitaux à partir de la phase phallique.

MATAS (OPÉRATION DE) *(angl. Matas' operation).* Technique de traitement des anévrismes par voie endovasculaire.

MATÉ *s. m. (angl. maté).* Feuilles séchées de différentes plantes aquifoliacées du genre *Ilex*, qui s'utilisent en infusion théiforme ; thé du Paraguay. Le maté est diurétique, diaphorétique, excitant et alimentaire. SYN. ***THÉ DES JÉSUITES.***

MATELAS À EAU *(angl. water bed).* Poche de caoutchouc destinée à être remplie d'eau, que l'on emploie en tant que matelas pour certains malades afin de prévenir les ulcères de décubitus.

MATELASSIER (POINT DU) *(angl. Lembert's suture).* Procédé de suture invaginante de l'intestin qui utilise des points de Lembert en U. ☞ ***LEMBERT (POINT DE).***

MATERNISÉ *adj. (angl. humanized).* Se dit du lait dont la composition chimique se rapproche de celle du lait de femme.

MATERNITÉ *s. f.* **1.** *(angl. maternity).* Hôpital ou établissement réservé aux femmes en couches. **2.** État ou qualité de mère. **3.** Grossesse.

MATHIEU-WEIL (MALADIE DE) *(angl. Weil's disease).* ☞ ***SPIROCHÉTOSE ICTÉRO-HÉMORRAGIQUE.***

MATIÈRE MÉDICALE **1.** ☞ ***PHARMACOGNOSIE.*** **2.** *(angl. materia medica).* Ensemble des agents thérapeutiques.

MATITÉ *s. f. (angl. dullness).* Son perçu à la percussion qui est d'une tonalité plus élevée, d'une intensité moindre et plus bref que le son normal.

MATRAS *s. m. (angl. matrass).* Vase de verre, généralement sphérique, à col plus ou moins long et étroit, utilisé dans les laboratoires de chimie.

MATRICE *s. f.* **1.** *(angl. matrix).* Séquence structurelle des unités monomériques polymérisées d'une macromolécule, qui constituent le moule pour la synthèse d'une autre macromolécule ayant une séquence complémentaire ou caractéristique. Par exemple, l'ADN agit comme matrice dans la synthèse d'un brin complémentaire d'ADN lors de la division cellulaire. **2.** *(angl. uterus).* ☞ ***UTÉRUS.*** ~ **DE L'ONGLE** *(angl. nail matrix).* Repli de la peau où s'enclave l'extrémité postérieure ou racine de l'ongle. ~ **DU POIL** *(angl. hair matrix).* ☞ ***FOLLICULE PILEUX.*** ~ **MITOCHONDRIALE** *(angl. mitochondrial matrix).* Liquide situé à l'intérieur de chaque mitochondrie, un peu plus dense que le cytoplasme qui l'entoure.

MATRONE *s. f. (angl. mid-wife).* Autrefois, sage-femme.

MATTEI (MÉTHODE DE) *(angl. Mattei's method).* Instillation d'une substance antibiotique ou antiseptique dans la cavité d'un abcès pulmonaire au moyen d'une sonde introduite dans la trachée et dans la bronche de drainage.

MATURATION *s. f. (angl. maturation).* **1.** Évolution vers la maturité grâce à un ensemble de transformations successives. **2.** En biologie, processus de réduction du nombre de chromosomes dans les cellules germinatives, à la moitié du nombre caractéristique pour chaque espèce. ~ **D'AFFINITÉ** *(angl. affinity —).* Augmentation de l'affinité moyenne des anticorps constatée fréquemment lors de la réponse immunitaire secondaire à un antigène donné.

MATURE *adj. (angl. mature).* En biologie, qui a atteint le stade de la maturité.

MATURITÉ *s. f. (angl. maturity).* **1.** État de développement complet. **2.** Période de l'existence mal délimitée, comprise entre la jeunesse et la vieillesse, appelée également l'âge mur.

MAURER (TACHES DE) *(angl. Maurer's dots).* Petites taches de forme irrégulière, se colorant en rouge-brun au Giemsa, présentes dans les hématies infectées par *Plasmodium falciparum.*

MAURIAC (SYNDROME DE) *(angl. Mauriac's syndrome).* Syndrome associant un nanisme, parfois compliqué d'infantilisme, des troubles de la répartition de la graisse, une hépatomégalie et un diabète sucré grave. Ce syndrome n'est plus observé.

MAURICEAU (MANŒUVRE DE) *(angl. Mauriceau's maneuver).* Manœuvre destinée à dégager la tête dernière dans la présentation du siège, et qui consiste à introduire deux doigts d'une main dans la bouche du fœtus, celui-ci étant placé à cheval sur l'avant-bras de l'opérateur, et avec les deux doigts de l'autre main à entourer le cou. Avec les doigts de la première main, fléchir et dégager progressivement la tête, en levant en même temps l'avant-bras pour mettre le fœtus en position verticale.

MAUTHNER (GAINE DE) *(angl. Mauthner's membrane).* Mince couche de protoplasme séparant la gaine de myéline du cylindraxe dans les fibres nerveuses.

MAXILLAIRE **1.** *s. m. (angl. maxilla).* ☞ ***ATLAS ANATOMIQUE DES OS EN ANNEXE.*** **2.** *adj. m. (angl. maxillary).* Qui se rapporte aux mâchoires. ~ **(BRANCHE DU)** *(NA. ramus mandibulae). (angl. ramus of mandible).* Portion ascendante des extrémités du corps de la mandibule. ~ **INFÉRIEUR** *(angl. mandible).* ☞ ***MANDIBULE.***

MAXILLITE *s. f. (angl. maxillitis).* Ostéite du maxillaire ou inflammation de la glande sub-maxillaire.

MAXILLODENTAIRE *adj. (angl. maxillodental).* Qui se rapporte aux mâchoires et aux dents.

MAXILLOLABIAL *adj. (angl. maxillolabial).* Qui se rapporte au maxillaire et aux lèvres.

MAXILLOPALATIN *adj. (angl. maxillopalatine).* Qui se rapporte au maxillaire et à l'os palatin.

MAY (SIGNE DE) *(angl. May's sign).* En cas de glaucome, l'instillation d'une goutte d'adrénaline provoque une dilatation de la pupille.

MAYDL (OPÉRATIONS DE) *(angl. Maydl's operations).* **1.** Procédé pour la création d'une colostomie latérale gauche temporaire, l'intestin étant maintenu extériorisé par une tige transfixiant le mésocôlon et reposant sur la paroi abdominale. **2.** Traitement de l'exstrophie vésicale par insertion des uretères dans le rectum.

MAYER (SPÉCULUM DE) *(angl. Mayer's speculum).* Spéculum vaginal comportant une valve articulée sur un manche.

MAY-GRÜNWALD-GIEMSA (COLORATION DE) *(angl. May-Grünwald-Giemsa stain).* Procédé de coloration des cellules sanguines au moyen de l'éosine et de bleu de méthylène appliqués successivement.

MAY-HEGGLIN (SYNDROME DE) *(angl. May-Hegglin syndrome).* Thrombocytopathie congénitale mégacaryocytaire associée à la présence de leucocytes neutrophiles et éosinophiles avec présence de corps de Döhle. SYN. ***SYNDROME DE HEGGLIN.***

MAYO ~ **(CISEAUX DE)** *(angl. Mayo's scissors).* Ciseaux droits ou courbes, dont l'extrémité est émoussable, utilisés en dissection. ~ **(OPÉRATIONS DE)** *(angl. Mayo's operations).* **1.** Traitement des varices superficielles par extirpation du cordon variqueux au moyen d'une tringle pourvue d'un anneau qui permet la ligature des collatérales. **2.** Traitement de la hernie ombilicale par résection du sac herniaire et suture de la paroi abdominale par plans superposés. **3.** Excision de l'extrémité pylorique de l'estomac, fermeture du moignon duodénal et gastrique, suivie d'une anastomose gastrojéjunale déclive sur la face postérieure de l'estomac.

mCi Abréviation de millicurie.

Md Symbole chimique du mendélévium.

MDR *(angl. MDR).* Abréviation de l'anglais *Multi-Drug Resistance* désignant un gène codant pour une glycoprotéine membranaire jouant un rôle de pompe refoulant les substances xénobiotiques. L'amplification de ce gène au cours d'une chimiothérapie anticancéreuse confère aux cellules une résistance aux chimiothérapies.

MEADOW (SYNDROME DE) *(angl. Münchhausen's syndrome by proxy).* Variété de syndrome de Münchhausen où la mère entretient chez son enfant une pathologie simulée. ☞ ***MÜNCHHAUSEN (SYNDROME DE).***

MEADOWS (SYNDROME DE) *(angl. primary peripartum cardiomyopathy).* Insuffisance cardiaque aiguë, très grave, survenant dans le post-partum immédiat ou peu avant l'accouchement chez des femmes sans antécédents cardiaques. SYN. ***CARDIOMYOPATHIE GRAVIDIQUE PRIMITIVE.***

MÉAT *s. m. (NA. meatus). (angl. meatus).* Orifice d'un canal. ◇ **ACOUSTIQUE EXTERNE** *(NA. — acusticus externus). (angl. external acoustic —).* Passage de l'oreille externe au tympan. SYN. ***CONDUIT AUDITIF EXTERNE.*** ◇ **ACOUSTIQUE INTERNE** *(NA. — acusticus internus). (angl. internal acoustic —).* Canal osseux situé dans le rocher, donnant passage aux nerfs vestibulo-cochléaire et facial et à des vaisseaux sanguins. SYN. ***CONDUIT AUDITIF INTERNE.*** ◇ **NASAL** *(NA. — nasalis). (angl. nasal —).* Chacun des espaces ou canaux, supérieur, moyen et inférieur, de la paroi externe des fosses nasales compris entre deux cornets. ◇ **NASAL COMMUN** *(NA. — nasi communis). (angl. common — of nose).* Espace antérieur dans lequel confluent les trois méats. SYN. ***ÉTOILE DES GOUTTIÈRES.*** ◇ **URINAIRE** *(NA. — urinarius). (angl. urinary —).* Ostium externe de l'urètre.

MÉATOSCOPIE *s. f. (angl. meatoscopy).* Examen des méats, en particulier des méats urétéraux, lors de la cystoscopie.

MÉATOTOMIE *s. f. (angl. meatotomy).* Incision d'un méat, en particulier ceux des voies urinaires (urétral, urétéral), dans le but de les élargir.

MÉCANISME *s. m. (angl. mechanism).* ◇ **DE DÉFENSE** *(angl. defense —).* Processus inconscient utilisé par le moi pour neutraliser l'angoisse qui émerge des conflits psychiques et qui menace son intégrité. ◇ **OCULOGYRE** *(angl. oculogyric —).* Série de centres nerveux qui régissent les mouvements oculaires.

MÉCANOGRAMME *s. m. (angl. mechanogram).* Enregistrement des phénomènes liés à l'activité mécanique d'un organe, en particulier du cœur.

MÉCANOTHÉRAPIE *s. f. (angl. mechanotherapy).* Traitement des maladies par des moyens mécaniques, par exemple le massage, ou au moyen d'appareils qui obligent le malade à exécuter, de façon passive ou active, des mouvements déterminés.

MÈCHE *s. f. (angl. wick).* Ruban de gaze que l'on introduit dans une plaie ou une fistule pour empêcher une cicatrisation trop rapide ou pour faciliter l'écoulement des sérosités et du pus.

MÉCHLORÉTHAMINE *s. f. (angl. mechlorethamine).* ☞ ***MOUTARDE AZOTÉE.***

MECKEL ◇ **(CARTILAGE DE)** *(angl. Meckel's cartilage).* Cartilage du premier arc branchial, en forme d'arc, dont l'extrémité antérieure s'étend entre les extrémités symphysaires de la mandibule, et dont l'extrémité postérieure s'étend jusqu'à l'endroit que doit occuper le tympan. En s'ossifiant, il forme l'incus et le malleus. ◇ **(CAVITÉ DE)** ☞ ***CAVITÉ TRIGÉMINALE.*** ◇ **(DIVERTICULE DE)** *(angl. Meckel's diverticulum).* Appendice sacculaire inconstant de la partie inférieure de l'iléon, ayant 5 à 6 cm de long, de structure ressemblant à celle de l'intestin grêle, provenant de l'absence d'oblitération du canal vitellin, et qui peut entraîner des accidents de strangulation interne et des hémorragies. ◇ **(PLAN DE)** *(angl. Meckel's plane).* Plan horizontal qui passe par les points alvéolaire et auriculaire.

MÉCONATE *s. m. (angl. meconate).* Sel ou ester de l'acide méconique.

MÉCONIDINE *s. f. (angl. meconidin).* Alcaloïde amorphe, jaunâtre, de l'opium.

MÉCONIQUE (ACIDE) *(angl. meconic acid).* Substance blanche cristalline extraite de l'opium.

MÉCONISME *s. m. (angl. meconism).* Toxicomanie ou intoxication par l'opium ; opiomanie.

MÉCONIUM *s. m. (angl. meconium).* Matière de couleur brun-verdâtre, visqueuse, neutre, composée de mucus, de bile et de fragments épithéliaux évacués par l'intestin du nouveau-né, qui doit son nom à sa ressemblance avec le suc du pavot, obtenu par incision de la capsule.

MÉDECIN *s. m. (angl. physician).* Personne habilitée à exercer la médecine par un diplôme délivré à la suite d'études et d'examens dans une faculté de médecine. ◇ **CONSULTANT** *(angl. consulting —).* Médecin spécialiste ou généraliste auprès duquel d'autres médecins envoient des malades en consultation. Il peut aussi être consulté par un malade posant un problème difficile en même temps que le médecin traitant, soit sur la demande de ce dernier, soit sur la demande de la famille avec l'accord du médecin traitant. ◇ **GÉNÉRALISTE** *(angl. gene-*

ral practitioner). Médecin qui se consacre au traitement de la pathologie humaine dans son ensemble, sans s'attacher à une spécialité particulière. SYN. ***OMNIPRATICIEN.*** ◇ **LÉGISTE** *(angl. forensic medecine specialist).* ☞ ***LÉGISTE (MÉDECIN).*** ◇ **SPÉCIALISTE** ☞ ***SPÉCIALISTE.*** ◇ **TRAITANT** *(angl. family —).* Médecin qui donne des soins d'une façon habituelle à un malade ou à une famille.

MÉDECINE *s. f. (angl. medicine).* **1.** Science des maladies et de leur traitement. **2.** Dans un sens plus restrictif, science qui s'occupe des maladies dont le traitement ne nécessite pas de geste chirurgical. ◇ **AÉRONAUTIQUE** *(angl. aviation —).* Branche de la médecine qui s'intéresse aux problèmes physiologiques, pathologiques et psychologiques liés à l'aviation. ◇ **CLINIQUE** *(angl. clinical —).* Étude et traitement des maladies au lit du malade. ◇ **D'ASSURANCE** Exercice pratique de la médecine dans le cadre des organismes d'assurance maladie. ◇ **DENTAIRE** *(angl. odontology).* ☞ ***ODONTOLOGIE, DENTISTERIE.*** ◇ **DOUCE** *(angl. natural —).* Ensemble des traitements considérés comme non agressifs : homéopathie, phytothérapie, etc. ◇ **DU SPORT** *(angl. sports —).* Branche de la médecine visant à sélectionner (certificat médical d'aptitude), orienter, surveiller et traiter les sportifs (qu'il s'agisse de sport de masse à caractère récréatif ou de sport de haute compétition). ◇ **DU TRAVAIL** *(angl. occupational —).* Partie de la médecine qui s'occupe de la santé, du bien-être physique et mental et de la sécurité des travailleurs. ◇ **INTERNE** *(angl. internal —).* Partie de la médecine concernant les maladies non chirurgicales, notamment les maladies systémiques. ◇ **LÉGALE** *(angl. forensic —).* Médecine appliquée aux problèmes de droit civil et criminel. ◇ **MENTALE** *(angl. mental —).* ☞ ***PSYCHIATRIE.*** ◇ **MILITAIRE** *(angl. military —).* Médecine se rapportant aux conditions particulières de l'armée, en temps de guerre ou de paix. ◇ **NUCLÉAIRE** *(angl. nuclear —).* Branche de la médecine utilisant les radio-isotopes. ◇ **PRÉVENTIVE** *(angl. preventive —).* Branche de la médecine ayant pour objet de prévenir l'apparition ou l'aggravation des maladies, au niveau individuel et collectif. ◇ **PSYCHOSOMATIQUE** *(angl. psychosomatic —).* Branche de la médecine qui considère les composants psychiques et physiques comme un tout indivisible. ◇ **SOCIALE** *(angl. social —).* Ensemble des mesures préventives et curatives prises en charge par les pouvoirs publics ou privés et destinées à éviter ou a combattre l'action des facteurs sociaux défavorables. ◇ **SPARGIRIQUE** *(angl. spagyric —).* Système de Paracelse, cabalistique et alchimique, qui soignait la corruption des éléments à l'aide de minéraux (or, arsenic, mercure, etc.). ◇ **SPATIALE** *(angl. space —).* Branche de la médecine aéronautique qui étudie les conditions que rencontre l'homme dans l'espace. ◇ **TRADITIONNELLE** *(angl. folk —).* Ensemble des connaissances populaires utilisées pour identifier, prévenir ou supprimer un déséquilibre physique, mental ou social ; elles s'appuient généralement sur les traditions, l'expérience vécue et l'observation, transmises de génération en génération, oralement ou par écrit. ◇ **TROPICALE** *(angl. tropical —).* Branche de la médecine qui étudie les maladies observées ordinairement dans les pays chauds. ◇ **VÉTÉRINAIRE** *(angl. veterinary —).* Art médical appliqué aux animaux, domestiques en particulier. Science qui traite des maladies des animaux et de leur traitement.

MÉDIA *s. f. (NA. media). (angl. media).* Tunique moyenne des artères.

MÉDIACALCOSE ☞ ***MÖNCKEBERG (SCLÉROSE DE).***

MÉDIAL *adj. (angl. medial).* En anatomie, structure qui se trouve au plus près de l'axe de symétrie du corps. SYN. ***INTERNE.***

MÉDIAN *adj. (angl. median).* Qui est au milieu. ◇ **(NERF)** *(angl. — nerve).* Nerf mixte du membre supérieur. ☞ ***ATLAS ANATOMIQUE DES NERFS EN ANNEXE.***

MÉDIANÉCROSE *s. f. (angl. medial necrosis).* Nécrose de la tunique artérielle moyenne.

MÉDIASTIN *s. m. (NA. mediastinum). (angl. mediastinum).* Espace ou partie médiane, en particulier l'espace compris entre les deux plèvres sur la ligne médiane de la cage thoracique, et qui est divisé en deux portions : le médiastin postérieur et le médiastin antérieur, du fait de la quasi-union des plèvres au niveau du hile du poumon. Dans le médiastin postérieur, se trouve l'aorte thoracique, l'œsophage, les veines azygos, le conduit thoracique, les nerfs vagues et le tronc sympathique. Dans le médiastin antérieur, en forme de sablier, se trouve le thymus au niveau supérieur ; le cœur, le péricarde, les grands vaisseaux et la bifurcation de la trachée dans la partie inférieure. ◇ **INFÉRIEUR** *(NA. — inferius). (angl. inferior —).* Selon quelques anatomistes, partie inférieure du médiastin, qui se subdivise en antérieur, moyen et postérieur. ◇ **SUPÉRIEUR** *(NA. — superius). (angl. superior —).* Partie du médiastin qui s'étend du manubrium sternal à la colonne vertébrale.

MÉDIASTINITE *s. f. (angl. mediastinitis).* Inflammation des tissus du médiastin.

MÉDIASTINOSCOPIE *s. f. (angl. mediastinoscopy).* Examen du médiastin par un endoscope introduit par une incision sus-sternale.

MÉDIASTINOTOMIE *s. f. (angl. mediastinotomy).* Ouverture chirurgicale du médiastin.

MEDIASTINUM TESTIS *(NA. mediastinum testis). (angl. mediastinum testis).* Épaississement de la tunique albuginée au niveau du bord supérieur du testicule. Il possède la forme d'un triangle, dont le sommet, dirigé vers l'intérieur de la glande, est le point de départ des cloisons qui divisent le testicule en divers compartiments.

MÉDIAT *adj. (angl. mediate).* Qui ne se rapporte ou ne se rattache qu'indirectement à une chose ou une personne.

MÉDIATEUR CHIMIQUE *(angl. neurochemical mediator).* Substance libérée par les terminaisons nerveuses à la suite de leur excitation, et servant d'intermédiaire dans la transmission de l'influx nerveux vers les organes récepteurs. De nombreuses substances ont un rôle de médiateur, les principales sont : la noradrénaline, l'acétylcholine, la dopamine, la sérotonine, les dérivés de l'acide arachidonique, etc. SYN. ***NEUROMÉDIATEUR, NEUROTRANSMETTEUR.***

MÉDICAL *adj. (angl. medical).* Qui se rapporte à la médecine.

MÉDICAMENT *s. m. (angl. drug).* Agent ou substance, simple ou composé, qui s'administre à des fins thérapeutiques. ◇ **GÉNÉRIQUE** *(angl. generic —).* Copie d'un médicament original, qui n'est plus protégé par un brevet. ◇ **ORPHELIN** *(angl. orphan —).* Médicament d'intérêt commercial limité en raison de ses rares indications.

MÉDICATION *s. f. (angl. medication).* Administration de remèdes dans un but déterminé. ◇ **CONSERVATRICE** *(angl. conversative —).* Traitement dont le but est de conserver ou d'augmenter les forces vitales du malade. ◇ **DIALYTIQUE** *(angl. dialytic —).* Administration dans un but thérapeutique, par voie digestive, d'eau minérale ou de solutions salines. ◇ **IONIQUE** *(angl. ionic —).* Introduction d'ions médicamenteux dans l'organisme à travers la peau au moyen d'un courant continu (cataphorèse). ◇ **PARENTÉRALE** *(angl. parenteral —).* Administration de médicaments par voie intramusculaire, sous-cutanée ou intraveineuse. ◇ **SUBLINGUALE** *(angl. sublingual —).* Administration de médicaments, solides ou liquides, par voie sublinguale. ◇ **SUBSTITUTIVE** *(angl. substitutive —).* Administration de médicaments dont l'action se substitue à celle d'une fonction absente.

MÉDICINAL *adj. (angl. medicinal).* Qui possède des propriétés thérapeutiques.

MÉDICOLÉGAL *adj. (angl. forensic).* Relatif à la médecine légale.

MEDIN (MALADIE DE) Poliomyélite antérieure aiguë. ☞ ***HEINE-MEDIN (MALADIE DE).***

MÉDINE (FILAIRE DE) *(angl. Dracunculus medinensis).* ☞ ***DRACUNCULUS.***

MÉDIO- *(angl. medio-).* Préfixe d'origine latine signifiant au milieu, à la partie moyenne.

MÉDIUS *s. m. (NA. medius). (angl. middle finger).* Troisième doigt de la main. SYN. ***MAJEUR.***

MEDLINE *(angl. MEDLINE).* Acronyme de l'anglais *Medical litterature on line* désignant l'accès par Internet du système bibliographique informatisé de la bibliothèque nationale américaine de médecine.

MÉDROXYPROGESTÉRONE (ACÉTATE DE) *(angl. medroxyprogesterone acetate).* Dérivé de la progestérone qui s'utilise par voie intramusculaire comme contraceptif.

MÉDULLAIRE *adj.* **1.** *(angl. medullary).* Qui se rapporte à la moelle (osseuse ou épinière). **2.** *(angl. medullar).* Qui forme la partie centrale d'un organe (par opposition à cortical) ou qui s'y rapporte.

MÉDULLISATION *s. f. (angl. medullization).* Remplacement, au cours de l'ostéoporose, du tissu compact de l'os par des cellules médullaires.

MÉDULLOBLASTE *s. m. (angl. medulloblast).* Cellule du tube neural embryonnaire, qui n'a pas encore été différenciée.

MÉDULLOBLASTOME *s. m. (angl. medulloblastoma).* Variété de gliome, récidivant et envahissant du cervelet et du toit du 4e ventricule chez l'enfant. SYN. ***NEUROSPONGIOME.***

MÉDULLOCULTURE *s. f. (angl. marrow culture).* Culture de moelle osseuse dans un milieu approprié afin de rechercher les micro-organismes qu'elle contient.

MÉDULLOFUGE *adj. (angl. spinifugal).* Qui s'éloigne de la moelle épinière. Se dit notamment des influx nerveux moteurs.

MÉDULLOGRAMME *s. m.* ☞ ***MYÉLOGRAMME.***

MÉDULLOPÈTE *adj. (angl. spinipetal).* Qui se dirige vers la moelle épinière. Se dit notamment des influx nerveux sensitifs.

MÉDULLOSURRÉNALE *s. f. (angl. adrenal medulla).* Partie centrale, médullaire, de la glande suprarénale, qui sécrète les catécholamines.

MÉDULLOSURRÉNALOME *s. m. (angl. pheochromocytoma).* ☞ ***PHÉOCHROMOCYTOME.***

MÉDUSE *s. f. (angl. medusa).* Animal invertébré de l'embranchement des *Cnidaires*, qui a une action irritante sur la peau.

MEEKRIN-EHLERS-DANLOS (SYNDROME DE) ☞ ***EHLERS-DANLOS (SYNDROME D').***

MEES (STRIES DE) *(angl. Mees' lines).* Stries blanches diagonales qui se forment sur les ongles en cas d'intoxication aiguë par l'arsenic.

MÉGA- *(angl. mega-).* Préfixe servant à former le nom d'unités de mesure égales à un million (10^6) d'unités de base. Symbole : M.

MÉGA-, MÉGAL-, MÉGALO- *(angl. mega-, megal-, megalo-).* Préfixes d'origine grecque signifiant grand et indiquant généralement l'hypertrophie d'un organe ou d'une partie du corps, ou l'exagération d'un caractère.

MÉGABASSINET *s. m. (angl. congenital hydronephrosis).* Dilatation congénitale du pelvis rénal.

MÉGACALICOSE *s. f. (angl. megacalicosis).* Augmentation du volume des calices du rein et atrophie des pyramides rénales d'origine congénitale.

MÉGACARYOBLASTE *s. m. (angl. megakaryoblast).* Cellule basophile présente dans la moelle osseuse, de 30 µm de diamètre, qui représente le premier stade de différenciation dans la série thrombocytaire.

MÉGACARYOCYTE *s. m. (angl. megakaryocyte).* Cellule géante (50 à 100 µm) de la moelle osseuse, intermédiaire entre le mégacaryoblaste et le thrombocyte, caractérisée par son volumineux noyau polylobé, précurseur des plaquettes sanguines.

MÉGACARYOCYTOSE *s. f. (angl. megacaryocytosis).* Excès médullaire de mégacaryocytes, en général de mauvais pronostic.

MÉGACÉPHALE *adj. (angl. megalocephaly).* Qui possède une tête de grandes dimensions.

MÉGACÔLON *s. m. (angl. megacolon).* Dilatation anormale du côlon, segmentaire ou totale, accompagnée d'un épaississement de la paroi. ◇ **ACQUIS** *(angl. acquired —).* Dilatation du côlon secondaire à une lésion locale rectosigmoïdienne ou à une affection à distance. ◇ **CONGÉNITAL** *(angl. congenital —).* Dilatation du côlon par agénésie des cellules ganglionnaires parasympathiques des plexus d'Auerbach et Meissner. SYN. ***HIRSCHSPRUNG (MALADIE DE).***

MÉGACURIE *s. m. (angl. megacurie).* Unité de radioactivité égale à 1 million de curies. Symbole : MCi.

MÉGADOLICHOCÔLON *s. m.* Côlon anormalement long et dilaté.

MÉGAGASTRIE *s. f. (angl. megalogastria).* Augmentation du volume et de la capacité de l'estomac.

MÉGALENCÉPHALIE *s. f. (angl. megalencephaly).* Augmentation pathologique du volume du crâne du fait d'un volume excessif de l'encéphale. SYN. ***ENCÉPHALOMÉGALIE.***

MÉGALÉRYTHÈME ÉPIDÉMIQUE ☞ ***ÉRYTHÈME INFECTIEUX AIGU (CINQUIÈME MALADIE).***

MÉGALOBLASTE *s. m. (angl. megaloblast).* Cellules géantes nucléées, appartenant à une série de cellules érythrocytaires matures anormales, qui s'observent dans l'anémie pernicieuse et dans d'autres anémies mégaloblastiques. On distingue trois formes évolutives : le mégaloblaste basophile, le mégaloblaste polychromatophile et le mégaloblaste acidophile.

MÉGALOCÉPHALE *adj.* ☞ ***MÉGACÉPHALE.***

MÉGALOCÉPHALIE *s. f. (angl. megalocephalia).* ☞ ***LÉONTIASIS OSSEA.***

MÉGALOCHIRIE *s. f. (angl. megalocheiria).* ☞ ***CHIROMÉGALIE.***

MÉGALOCORNÉE *s. f. (angl. megalocornea).* Cornée de grande taille. Affection à transmission autosomique. SYN. ***KÉRATOMÉGALIE.***

MÉGALOCYTE *s. m. (angl. megalocyte).* Cellule qui représente le stade terminal de la série mégalocytaire. C'est un érythrocyte anucléé, géant, de 10 à 15 µm de diamètre.

MÉGALOCYTOSE *s. f. (angl. megalocytosis).* Présence de mégalocytes dans le sang.

MÉGALODACTYLIE *s. f. (angl. megalodactylia).* Hypertrophie des doigts et des orteils.

MÉGALOMANE *adj. (angl. megalomaniac).* Qui est atteint de mégalomanie.

MÉGALOMANIE *s. f. (angl. megalomania).* Délire de grandeur ; conviction irrationnelle de sa propre richesse ou renommée ou de ses capacités mentales et physiques.

MÉGALOMÉLIE *s. f. (angl. megalomelia).* Taille anormalement grande des membres ; acromégalie, macromélie.

MÉGALOPHTALMIE *s. f. (angl. megalophtalmos).* Taille anormalement grande des yeux ; macrophtalmie.

MÉGALOPODIE *s. f. (angl. megalopodia).* Hypertrophie des pieds.

MÉGALOPSIE *s. f. (angl. megalopsia).* ☞ ***MACROPSIE.***

MÉGALOSPLANCHNIE *s. f. (angl. megaloplanchnia).* Développement anormal du volume d'un ou plusieurs viscères. Prédominance de la partie abdominale du corps sur la partie thoracique.

MÉGALOSPLÉNIE *s. f. (angl. megalosplenia).* Splénomégalie.

MÉGALOSYNDACTYLIE *s. f. (angl. megalosyndactyly).* Mégalodactylie et syndactylie concomitantes.

MÉGA-ŒSOPHAGE *s. m. (angl. megaesophagus).* Dilatation importante de l'œsophage thoracique, d'origine congénitale ou le plus souvent par spasme du cardia.

MÉGAPROSOPIE *s. f. (angl. megaloprosopous).* Longueur ou largeur du visage anormalement grandes.

MÉGASÈME *s. m. (angl. megaseme).* Désigne une orbite très large et basse, et qui a un quotient largeur/hauteur supérieur à 0,89.

MÉGASIGMOÏDE *s. m. (angl. megasigmoid).* Dilatation anormale et permanente de l'anse sigmoïde du côlon.

MÉGA-URETÈRE *s. m. (angl. megaloureter).* Dilatation et élongation congénitale de l'uretère.

MEIBOMITE *s. f. (angl. meibomitis).* Inflammation des glandes de Meibomius. SYN. ***ORGELET INTERNE.***

MEIBOMIUS (GLANDES DE) *(angl. tarsal glands).* Glandes sébacées situées dans le cartilage tarse de la paupière.

MEIGE (SYNDROME DE) *(angl. Meige's syndrome).* Trophœdème congénital chronique héréditaire et familial dû à une malformation des vaisseaux lymphatiques. SYN. ***MILROY-MEIGE-NONNE (SYNDROME DE).***

MEIGS (SYNDROME DE) *(angl. Meigs' syndrome).* ☞ ***DEMONS-MEIGS (SYNDROME DE).***

MÉIOPRAGIE *s. f.* ☞ ***MIOPRAGIE.***

MÉIOSE *s. f. (angl. meiosis).* Ensemble des deux divisions cellulaires particulières du stade ultime de la gamétogenèse aboutissant à des cellules haploïdes, les gamètes.

MEISSNER ◇ **(CORPUSCULE DE)** *(NA. corpusculum tactus). (angl. Meissner's corpuscles).* Corpuscules tactiles des papilles dermiques de la partie charnue des doigts, des lèvres, des glandes mammaires et des organes génitaux. Ils se composent d'une capsule fibreuse qui contient une substance granuleuse dans laquelle se ramifie une neurofibrille. SYN. ***CORPUSCULE DU TACT.*** ◇ **(PLEXUS DE)** *(NA. plexus submucosus). (angl. submucosal plexus).* Fibres et cellules ganglionnaires du système sympathique situées dans la sous-muqueuse du tube digestif. SYN. ***PLEXUS SOUS-MUQUEUX.***

MÉLÆNA *s. m. (angl. melena).* Évacuation par l'anus de sang noir digéré, parfois mêlé aux selles.

MÉLALGIE *s. f. (angl. melalgia).* Douleur des membres, surtout des membres inférieurs.

MÉLAN-, MÉLANO- *(angl. melan-, melano-).* Préfixes d'origine grecque signifiant noir.

MÉLANCOLIE *s. f. (angl. melancholia).* Forme psychotique de la dépression caractérisée par des idées délirantes de culpabilité, de ruine, d'auto-dépréciation et de damnation, avec risque majeur de suicide. ◇ **ANXIEUSE** Mélancolie dans laquelle prédominent les manifestations d'angoisse. ◇ **INVOLUTIVE** *(angl. involutional —).* Mélancolie qui apparaît au milieu de la vie chez des sujets sans antécédents personnels cyclothymiques.

MÉLANÉMIE *s. f. (angl. melanemia).* Présence dans le sang de granules au pigment sombre formés à partir de l'hémoglobine. Phénomène observé dans le paludisme, dans les tumeurs mélaniques et dans l'anémie pernicieuse.

MELANIA Genre d'escargots d'eau douce dont les espèces sont des hôtes intermédiaires des vers trématodes *Paragonimus westermani* et *Metagonimus yokogawai.*

MÉLANIDROSE *s. f. (angl. melanidrosis).* Présence de pigment noir dans la sueur. SYN. ***MÉLANHIDROSE.***

MÉLANIFÈRE *adj. (angl. melaniferous).* Qui contient de la mélanine ou tout autre pigment noir.

MÉLANINE *s. f. (angl. melanin).* Pigment noir ou brun-foncé présent normalement dans la peau, les cheveux, certaines régions du cerveau (locus niger, locus cœruleus), ou pathologiquement dans certaines tumeurs (mélanomes, nævi, etc.). La mélanine est produite par oxydation enzymatique de la tyrosine, laquelle se transforme en un pigment qui se fixe sur des molécules protéiques et s'accumule dans les mélanophores.

MÉLANIQUE *adj. (angl. melanic).* En rapport avec la présence de mélanine.

MÉLANISME *s. m. (angl. melanism).* SYN. ***MÉLANODERMIE.***

MÉLANOBLASTE *s. m. (angl. melanoblast).* Cellule épithéliale précurseur du mélanocyte.

MÉLANOBLASTOSE NEUROCUTANÉE *(angl. neurocutaneous melanosis).* Association de naevus de divers types et de troubles neurologiques variés en rapport avec une infiltration pigmentaire des méninges.

MÉLANOCYTE *s. m. (angl. melanocyte).* Cellule chromatophore contenant un pigment foncé située dans le derme, l'épiderme, la choroïde, la rétine et les méninges.

MÉLANODERME *adj.* Qui a la peau noire.

MÉLANODERMIE *s. f. (angl. melanoderma).* Coloration noire ou sombre des téguments due à une infiltration par la mélanine ; elle peut être régionale ou généralisée.

MÉLANODERMITE *s. f. (angl. melanodermatitis).* Dermatite avec pigmentation.

MÉLANOGÈNE *s. m. (angl. melanogen).* Chromogène incolore qui, par oxydation, se transforme en mélanine.

MÉLANOGENÈSE *s. f. (angl. melanogenesis).* Production de mélanine à partir de la tyrosine sous l'influence de l'hormone mélanotrope et des rayons UV.

MÉLANOGLOSSIE *s. f. (angl. melanoglossia).* ☞ ***LANGUE NOIRE VILLEUSE.***

MÉLANOÏDE *adj. (angl. melanoid).* Qui rappelle la mélanine.

MÉLANOMATOSE *s. f. (angl. melanomatosis).* Affection causée par le développement de mélanomes multiples.

MÉLANOME *s. m. (angl. melanoma).* Tumeur mélanique ou pigmentée. Ce terme recouvre aussi bien les mélanomes bénins que les mélanomes malins. ◇ **BÉNIN** *(angl. benign —).* ☞ ***NÆVUS PIGMENTAIRE, LENTIGO.*** ◇ **JUVÉNILE** *(angl. juvenile —).* Tumeur nævique localisée au visage, généralement de type bénin. SYN. ***NÆVUS DE SPITZ.*** ◇ **MALIN** *(angl. —).* Tumeur maligne formée de groupements cellulaires pigmentés, et qui a tendance à métastaser. SYN. ***NAEVOCARCINOME.***

MÉLANONYCHIE *s. f. (angl. melanonychia).* Coloration noirâtre des ongles.

MÉLANOPATHIE *s. f. (angl. melanogenic disease).* Terme générique pour toute affection qui comporte une pigmentation anormale cutanée ou tissulaire.

MÉLANOPHORE *adj. (angl. melanophorous).* Se dit des éléments cellulaires qui contiennent ou transportent un pigment ; mélanoblaste dermique.

MÉLANOPLAKIE *s. f. (angl. melanoplakia).* Formation de plaques pigmentées, sur la muqueuse buccale.

MÉLANOSARCOMATOSE *s. f. (angl. melanosarcomatosis).* Présence de mélanosarcomes disséminés.

MÉLANOSARCOME *s. m. (angl. melanosarcoma).* Mélanoblastome de structure sarcomateuse, généralement très malin. Il se développe essentiellement dans le globe oculaire ou dans la peau dans un premier temps, puis finit par donner des métastases généralisées.

MÉLANOSE s. f. *(angl. melanosis).* État caractérisé par la coloration noire des tissus normaux ou pathologiques, secondaire à la présence de dépôts anormaux de mélanine ou d'un autre pigment. ◇ **CIRCONSCRITE PRÉCANCÉREUSE DE DUBREUILH** *(angl. circumscribed precancerous — of Dubreuilh).* Taches brunes de la face chez le vieillard, se transformant fréquemment en mélanome malin. ◇ **DE RIEHL** *(angl. Riehl's —).* ☞ ***RIEHL (MÉLANOSE DE).*** ◇ **LENTICULAIRE PROGRESSIVE** ☞ ***XERODERMA PIGMENTOSUM.***

MÉLANOSTIMULINE s. f. ☞ ***MÉLANOTROPINE.***

MÉLANOTRICHIE s. f. *(angl. melanotrichia).* Pigmentation noire des cheveux et des poils. ◇ **LINGUALE** *(angl. — linguae).* ☞ ***LANGUE NOIRE VILLEUSE.***

MÉLANOTROPINE s. f. *(angl. melanotropin).* Hormone peptidique sécrétée par le lobe antérieur de l'hypophyse dont la fonction serait de stimuler la pigmentation cutanée mélanogène. SYN. ***HORMONE MÉLANOSTIMULANTE, MSH, HORMONE MÉLANOTROPE.***

MÉLANURIE s. f. *(angl. melanuria).* Émission d'une urine noire ou foncée. Présence de pigments mélaniques dans l'urine. La mélanurie apparaît au cours des métastases des mélanosarcomes.

MÉLARSOPROL s. m. *(angl. melarsoprol).* Composé organique à base d'arsenic, indiqué dans le traitement des trypanosomiases.

MÉLASMES s. m. *(angl. melasma).* Taches brunes ou noires finement squameuses, localisées aux jambes, s'observant chez les vieillards.

MÉLATONINE s. f. *(angl. melatonin).* Hormone pinéale dont la production est stimulée par l'obscurité. Elle diminue l'intensité de la coloration des mélanocytes chez les amphibiens. Chez l'homme la mélatonine paraît impliquée dans la régulation du sommeil, de la puberté et du cycle menstruel.

-MÈLE, -MÉLIE *(angl. -mele, -melia).* Suffixe d'origine grecque signifiant membre.

MELEDA (MALADIE DE) *(angl. Meleda's disease).* Kératodermie familiale associée à une télangiectasie symétrique des extrémités endémique dont le nom vient de celui d'une île de l'Adriatique. Il s'agit d'une affection à transmission récessive.

MÉLÉNA s. m. ☞ ***MELÆNA.***

MÉLI- *(angl. meli-).* Préfixe d'origine latine indiquant une relation avec le miel.

MÉLIBIOSE s. m. *(angl. melibiose).* Disaccharide tiré de la mélasse, qui, par hydrolyse, se transforme en galactose et dextrose.

MÉLICÉRIQUE adj. *(angl. meliceric).* Visqueux, sirupeux.

MÉLICÉRIS s. m. *(angl. melicera).* Kyste ou loupe cutanée remplis d'une substance qui rappelle le miel.

MÉLIOÏDOSE s. f. *(angl. melioidosis).* Maladie infectieuse des rongeurs, transmissible à l'homme, observée dans le Sud-Est asiatique, caractérisée par l'apparition de multiples abcès granulomateux dus à *Pseudomonas* (ou *Malleomyces*) *pseudomallei* ou bacille de Whitmore (localisés au foie, aux os, au poumon, à la peau et au tissu cellulaire sous-cutané), et par des phénomènes généraux : dyspnée, collapsus, diarrhée, délire, etc. Appelée également : maladie de Withmore, maladie de Stanton.

MÉLISSE s. f. *(angl. melissa).* Plante labiée du genre *Melissa.* L'espèce *M. officinalis* possède des feuilles aromatiques qui s'utilisent en infusion, eau distillée et alcoolat, pour leurs propriétés stomachiques, stimulantes et antispasmodiques. SYN. ***CITRONELLE.***

MÉLITINE s. f. *(angl. melitin).* Préparation obtenue à partir d'un filtrat d'une culture en bouillon de diverses espèces de brucelles ; elle s'emploie dans le diagnostic de la fièvre ondulante.

MÉLITOCOCCIE s. f. ☞ ***BRUCELLOSE.***

MÉLITOSE s. m. *(angl. melitose).* Sucre cristallin, trihexose de la manne d'Australie, de la betterave, etc., qui, par hydrolyse, se décompose en dextrose, fructose et galactose. SYN. ***RAFFINOSE.***

MÉLITURIE s. f. *(angl. melituria).* Terme qui indique la présence d'un sucre, quelle qu'en soit la nature, dans l'urine (glucose, galactose, fructose, pentose, saccharose, lactose).

MELKERSSON-ROSENTHAL (SYNDROME DE) *(angl. Melkersson-Rosenthal syndrome).* Parésie ou paralysie faciale périphérique récidivante avec œdème des lèvres et de la langue, en rapport avec une cheilite granulomateuse.

MELLER (OPÉRATION DE) *(angl. Meller's operation).* Excision du sac lacrymal.

MELLITE s. m. *(angl. melitum).* Préparation pharmaceutique à base de miel.

MELNICK-NEEDLES (SYNDROME DE) *(angl. Melnick-Needles syndrome).* Dysplasie osseuse malformative généralisée à transmission récessive.

MÉLOMÈLE s. m. *(angl. melomelus).* Monstre fœtal présentant des membres surnuméraires rudimentaires.

MÉLOPLASTIE s. f. *(angl. meloplasty).* Chirurgie plastique de la joue.

MÉLORHÉOSTOSE s. f. *(angl. melorheostosis).* Dystrophie osseuse congénitale caractérisée par l'existence d'une hyperostose « en coulée » au niveau des os des membres. ◇ **VERTÉBRALE** *(angl. Forestier and Rotès-Quérol syndrome).* Coulée osseuse de la face antérieure du rachis chez l'homme âgé. SYN. ***SYNDROME DE FORESTIER ET ROTÈS-QUÉROL.***

MELPHALAN s. m. *(angl. melphalan).* ☞ ***MOUTARDE AZOTÉE.***

MELTZER ◇ **(ANESTHÉSIE DE)** *(angl. Meltzer's anesthesia).* Anesthésie générale obtenue au moyen d'une insufflation intratrachéale d'un mélange gazeux. SYN. *ANESTHÉSIE PAR INSUFFLATION.* ◇ **(SIGNE DE)** *(angl. Meltzer's sign).* Douleur à la pression du point de Mac Burney, lors de la flexion active du membre inférieur, genou en extension, observée dans l'appendicite chronique.

MEMBRANE *s. f.* *(NA. membrana). (angl. membrane).* Organe ou couche fine de tissu ayant des fonctions diverses. ◇ **ALVÉOLOCAPILLAIRE** *(angl. alveolocapillary —).* Structure interposée entre les alvéoles pulmonaires et les capillaires pulmonaires, siège des échanges gazeux (entrée de l'oxygène, sortie du gaz carbonique). ◇ **ANALE** *(angl. anal —).* Membrane qui ferme l'extrémité anale de l'intestin embryonnaire. ◇ **ANHISTE** *(angl. anhistic —).* Membrane sans structure déterminée. ◇ **BASALE** *(angl. basement —).* Fine couche, transparente, située en dessous de l'épithélium des muqueuses et des glandes sécrétrices. ◇ **BASILAIRE DE LA COCHLÉE** *(NA. — basilaris cochlearis). (angl. basilar — of cochlear duct).* Portion membraneuse de la cloison des canaux de l'oreille interne. ◇ **BUCCOPHARYNGIENNE** *(angl. buccopharyngeal —).* Partie de l'embryon qui est remplacée plus tard par l'orifice entre la bouche et le pharynx. ◇ **CELLULAIRE** *(angl. cell —).* Enveloppe cytoplasmique propre de la cellule. Elle possède une structure de membrane unitaire, et à l'intérieur de celle-ci s'effectuent des fonctions essentielles à la vie cellulaire (perméabilité sélective, transports d'électrons, excrétion d'enzymes, etc.). ◇ **CYTOPLASMIQUE** *(angl. cytoplasmic —).* Première enveloppe du cytoplasme des bactéries, possédant la structure d'une membrane unitaire, dépourvue de stérols. Elle est le siège des fonctions de transport et de phosphorysation oxydative (chez les espèces aérobies), d'excrétion d'exoenzymes hydrolytiques et de dépôt d'enzymes et de matériaux permettant la synthèse de l'ADN, de polymères de la paroi, de lipides, etc. ◇ **DE BOWMAN** *(angl. Bowman's —).* ☞ *LAME LIMITANTE ANTÉRIEURE.* ◇ **DE CORTI** ☞ *MEMBRANE TECTORIALE DE LA COCHLÉE.* ◇ **DE HENLE** *(angl. Henle's —).* Couche fibro-élastique sous-endothéliale fenêtrée des artères. ◇ **DE JACKSON** *(angl. Jackson's —).* Voile d'adhérences qui s'observe parfois sur le cæcum, provoquant des obstructions intestinales et divers autres symptômes, dont l'ensemble a reçu le nom de péricolite membraneuse. ◇ **DE JACOB** *(angl. Jacob's —).* Couche des cônes et des bâtonnets de la rétine. ◇ **DÉCIDUALE** Partie de la muqueuse utérine hypertrophiée au cours de la grossesse et qui est expulsée lors de la délivrance. SYN. *CADUQUE.* ◇ **ÉLASTIQUE DU LARYNX** *(angl. submucous — of larynx).* Couche sous-muqueuse du larynx. ◇ **FLOTTANTE (SIGNE DE LA)** Image radiologique caractéristique des kystes hydatiques du poumon présentant un niveau hydro-aérique. Le niveau liquidien est surmonté d'une ligne ondulée correspondant aux débris de membrane hydatique flottant à sa surface. SYN. *SIGNE « DEL CAMALOTE ».* ◇ **GERMINATIVE** *(angl. germinal —).* **1.** ☞ *BLASTODERME.* **2.** Paroi interne des kystes hydatiques. ◇ **GRANULEUSE** *(angl. membrana granulosa).* Couche cellulaire qui tapisse la surface interne du follicule ovarien. ◇ **HYALOÏDE** *(NA. — hyaloidea). (angl. hyaloid —).* Membrane qui enveloppe le corps vitré. ◇ **INTEROSSEUSE** *(NA. — interossea). (angl. interosseous —).* Ligament interosseux entre l'ulna et le radius ou entre le tibia et la fibula. ◇ **LIMITANTE** *(angl. limiting —).* Chacune des deux membranes de la rétine (l'interne et l'externe). ☞ *RÉTINE.* ◇ **MUQUEUSE** *(angl. mucosa —).* ☞ *MUQUEUSE.* ◇ **NICTITANTE** *(angl. nictitating —).* Troisième paupière de certains animaux, représentée chez l'homme par le repli semi-lunaire de la conjonctive. ◇ **NUCLÉAIRE** *(angl. nuclear —).* Enveloppe intracellulaire ayant une structure de membrane unitaire qui délimite le génome ou nucléoplasme. ◇ **OBTURATRICE** *(NA. — obturatoria). (angl. obturator —).* Membrane fibreuse épaisse qui ferme le foramen obturé. ◇ **ONDULANTE** *(angl. undulating —).* Expansion cytoplasmique en forme de lamelle très mince, plus ou moins mobile, que l'on observe chez certains flagellés. ◇ **PELLUCIDE** *(angl. zona pellucida).* ☞ *ZONE PELLUCIDE.* ◇ **PÉRINÉALE** Membrane fibreuse triangulaire reliant les deux branches ischiopubiennes. ◇ **PÉRIODONTALE** *(angl. periodontal —).* ☞ *DESMODONTE.* ◇ **PLASMATIQUE** *(angl. plasma —).* Partie spécialisée du cytoplasme qui régule la perméabilité cellulaire. SYN. *MEMBRANE PLASMIQUE.* ◇ **PROLIGÈRE** ☞ *BLASTODERME.* ◇ **PUPILLAIRE** *(NA. — pupillaris). (angl. pupillary —).* Membrane qui ferme la pupille lors de la vie fœtale. ◇ **RÉTICULÉE** *(NA. — reticularis ductus cochlearis). (angl. reticular —).* Membrane qui ressemble à un réseau et recouvre l'organe spiral. ◇ **SEMI-PERMÉABLE** *(angl. semipermeable —).* Membrane qui permet le passage d'un solvant comme l'eau, mais qui est imperméable aux molécules de la substance en solution. ◇ **SUPRAPLEURALE** *(NA. — suprapleuralis). (angl. suprapleural —).* Renforcement fibreux inséré sur la septième vertèbre cervicale et au sommet de la plèvre. Appelé aussi ligament vertébro-pleural. ◇ **TECTORIALE** *(NA. — tectoria). (angl. tectorial —).* Petite masse gélatineuse reposant sur l'organe spiral de l'oreille interne. ◇ **TECTORIALE DE LA COCHLÉE** *(NA. — tectoria ductus cochlearis). (angl. tectorial — of cochlear duct).* Membrane qui recouvre la cochlée. ◇ **THYROHYOÏDIENNE** *(NA. — thyrohyoidea). (angl. thyrohyoid —).* Membrane fibreuse qui unit le bord supérieur du cartilage thyroïde à l'os hyoïde. ◇ **TYMPANIQUE** *(NA. — tympanica). (angl. tympanic —).* Membrane fine, fibreuse, transparente qui sépare l'oreille moyenne de l'oreille externe, divisée en deux parties : l'inférieure ou pars tensa qui constitue la plus grande partie de la membrane, et la supérieure, petite, ou pars flaccida. ◇ **VITELLINE** *(angl. vitelline —)*. Enveloppe externe de l'ovule. ◇ **VITRÉE** *(angl. vitreous —)*. SYN. ***HYALOÏDE***.

MEMBRANES HYALINES (MALADIE DES) *(angl. respiratory distress syndrome of newborns, hyaline membrane disease)*. Affection caractérisée par la formation de pseudo-membranes hyalines qui recouvrent la paroi alvéolaire et gênent l'hématose. Elle est due à un déficit congénital ou à un défaut temporaire en agent tensioactif ou surfactant pulmonaire. Elle se manifeste par une dyspnée avec tachypnée, cyanose et asphyxie. On l'observe plus fréquemment chez les prématurés, bien qu'elle puisse survenir chez des enfants plus grands et chez les adultes au cours de diverses pneumopathies.

MEMBRE *s. m. (angl. limb)*. Chacune des quatre extrémités du corps, articulées avec celui-ci, et destinées aux grands mouvements comme la locomotion, la préhension, etc. ◇ **DE POLICHINELLE** *(angl. flail joint)*. Membre atteint de paralysie flasque qui pend inerte le long du corps. ◇ **FANTÔME** *(angl. phantom —)*. Sensation trompeuse, souvent douloureuse, apparaissant après l'amputation d'un segment de membre ou d'un membre entier et suggérant la persistance du membre amputé. ◇ **INFÉRIEUR** *(NA. membrum inferius). (angl. lower —)*. Membre formé par la cuisse, la jambe et le pied. SYN. ***MEMBRE ABDOMINAL OU PELVIEN***. ◇ **SUPÉRIEUR** *(NA. membrum superius). (angl. upper or thoracic —)*. Membre formé par le bras, l'avant-bras et la main. SYN. ***MEMBRE THORACIQUE***.

MÉMOIRE *s. f. (angl. memory)*. **1.** En informatique, dispositif permettant l'enregistrement, le stockage et la restitution des données. **2.** Capacité mentale qui rend possible l'enregistrement, la conservation et l'évocation des expériences (idées, images, faits, sentiments, etc.). ◇ **ANTÉROGRADE** *(angl. anterograde —)*. Mémoire des faits anciens. ◇ **IMMUNOLOGIQUE** *(angl. immunologic —)*. Capacité du système immunitaire qui lui permet de répondre à un antigène avec plus de rapidité et d'efficacité que lors de la première exposition à ce même antigène. Elle fait intervenir les lymphocytes T et B. ◇ **KINESTHÉSIQUE** *(angl. kinesthetic —)*. Mémoire des mouvements corporels. ◇ **RÉTROGRADE** *(angl. retrograde —)*. Souvenir des événements récents.

MÉNADIOL *s. m. (angl. menadiol)*. Analogue de la vitamine K. ◇ **(DIPHOSPHATE SODIQUE DE)** Dérivé de la ménadione aux propriétés et à l'usage identiques aux autres analogues de la vitamine K. Utile dans les maladies hémorragiques par hypothrombinémie, dues à une déficience en vitamine K.

MÉNADIONE *s. f. (angl. menadione)*. Vitamine K synthétique ou vitamine K3 ; 2-méthyl-1,4-naphtoquinone ou ménaphtone.

MÉNAGOGUE *adj.* ☞ ***EMMÉNAGOGUE***.

MÉNARCHE *s. f. (angl. menarche)*. Premières règles.

MÉNARD (LIGNE DE) *(angl. Shenton's lines)*. Ligne courbe sur les radiographies de la hanche normale, formée par le sommet du foramen obturé. SYN. ***LIGNE DE SHENTON***.

MENDE (SYNDROME DE) *(angl. Mende's syndrome)*. Albinisme partiel associé à une surdimutité et un aspect mongoloïde.

MENDEL (LOIS DE) *(angl. Mendel's laws)*. Lois fondamentales de la génétique découvertes par le religieux et botaniste Johann Mendel, et qui régissent la transmission des caractères héréditaires. La *loi de pureté* des gamètes affirme que chaque gamète ne contient l'information génétique que pour une forme phénotypique de chaque caractère. La *loi de dominance* affirme que le croisement de deux races pures homozygotes différant par un seul caractère donne à la première génération des hybrides hétérozygotes identiques. Le caractère exprimé est dominant, celui non exprimé est récessif. Le croisement des hybrides donne une deuxième génération à 75 % du type dominant et à 25 % du type récessif.

MENDEL-BECHTEREW (RÉFLEXE DE) *(angl. Mendel-Bechterew reflex)*. ☞ ***BECHTEREW-MENDEL (RÉFLEXE DE)***.

MENDÉLÉVIUM *s. m. (angl. mendelevium)*. Élément artificiel, radioactif, de numéro atomique 101 et de masse atomique 256. (Ce terme vient du nom du chimiste russe D. Mendeleïev auteur de la classification périodique des éléments chimiques). Symbole : Md.

MENDELSON (SYNDROME DE) *(angl. Mendelson's syndrome)*. Bronchopneumopathie due à l'inhalation de liquide gastrique chez un sujet dont la conscience est altérée.

MENDES DA COSTA (SYNDROME DE) *(angl. Mendes Da Costa syndrome)*. Érythrokératodermie familiale et héréditaire présentant un aspect très variable des lésions kératosiques.

MÉNÉTRIER ◇ **(MALADIE DE)** *(angl. Ménétrier's disease)*. Gastrite avec hypertrophie considérable des plis de la muqueuse et des glandes responsables d'une gastrite exsudative. SYN. ***POLYADÉNOME GASTRIQUE DIFFUS***. ◇ **(SYNDROME DE)** *(angl. Ménétrier's syndrome)*. Syndrome dû à une obstruction, généralement cancéreuse, du conduit thoracique, caractérisé par un œdème dur des membres inférieurs, de la partie inférieure de l'abdomen, de la moitié gauche du thorax et du bras gauche, une hypertrophie des ganglions sus-claviculaires gauches et un épanchement pleural et péritonéal.

MENGE ◇ **(OPÉRATION DE)** *(angl. Menge's operation)*. Technique de stérilisation féminine qui consiste à tirer les trompes utérines jusqu'à l'orifice profond du canal inguinal, et à les réséquer à ce niveau. ◇ **(PESSAIRE DE)** *(angl. Menge's pessary)*. Pessaire en forme d'anneau muni d'une tige centrale réglable.

MÉNIÈRE ◇ **(MALADIE DE)** *(angl. Ménière's disease).* Syndrome cochléovestibulaire caractérisé par des vertiges d'installation brutale, des acouphènes et une surdité évoluant par crises aiguës et répétitives. ◇ **(VERTIGE DE)** *(angl. recurrent aural vertigo).* Vertige caractérisé par un accès brusque de surdité, un déséquilibre rotatoire et des bourdonnements d'oreille, et qui disparaît rapidement en laissant persister les troubles auditifs. Il est généralement dû à une hypertension du liquide labyrinthique.

MÉNING-, MÉNINGO- *(angl. mening-, meningo-).* Préfixes d'origine grecque indiquant une relation avec les méninges.

MÉNINGE *s. f. (NA. meninges). (angl. meninges).* Chacune des trois membranes, la dure-mère, l'arachnoïde et la pie-mère, qui enveloppent l'encéphale et la moelle épinière. ◇ **ARACHNOÏDE** *(angl. arachnoid).* ☞ ***ARACHNOÏDE.*** ◇ **DURE** ☞ ***DURE-MÈRE CRÂNIENNE, SPINALE.***

MÉNINGÉ (SYNDROME) ☞ ***SYNDROME MÉNINGÉ.***

MÉNINGIOMATOSE *s. f. (angl. meningiomatosis).* Maladie caractérisée par un épaississement sarcomateux des méninges.

MÉNINGIOME *s. m. (angl. meningioma).* Tumeur intradurale bénigne des méninges formée par des cellules de l'arachnoïde, de croissance rapide, présentant très souvent une importante vascularisation et des calcifications abondantes. La croissance de la tumeur se fait de manière expansive. Elle n'est jamais infiltrante ou métastatique mais peut, par compression, provoquer une atrophie cérébrale et une érosion de la calotte. Cette tumeur peut siéger en un point quelconque des méninges hémisphériques, mais est localisée préférentiellement au niveau sustentoriel, surtout dans la partie antérieure de la faux du cerveau. ◇ **ANGIOBLASTIQUE** *(angl. angioblastic —).* Variété de méningiome présentant une abondante vascularisation, longtemps confondu avec l'hémangioblastome.

MÉNINGISME *s. m. (angl. meningism).* Ensemble de symptômes qui évoquent ceux de la méningite, mais sans inflammation méningée.

MÉNINGITE *s. f. (angl. meningitis).* Toute inflammation des méninges. Une méningite est dite cérébrale, spinale ou cérébro-spinale selon que l'inflammation affecte les méninges de l'encéphale seul, de la moelle épinière seule ou de l'ensemble encéphale-moelle épinière. Les symptômes, très marqués, sont ceux du syndrome méningé avec fièvre, céphalées violentes, contracture de la nuque, vomissements, troubles moteurs et psychiques éventuels. Les méningites peuvent être d'origine bactérienne, toxique, parasitaire, ou secondaires à divers processus pathologiques. ◇ **ASEPTIQUE** *(angl. aseptic —).* Méningite caractérisée par une élévation de la pression du liquide céphalorachidien, une hyperalbuminorachie, une réaction cellulaire et une absence de germes. ◇ **BASILAIRE** *(angl. basilar —).* Celle qui affecte principalement les méninges de la base du cerveau. ◇ **CÉRÉBROSPINALE** *(angl. cerebrospinal —).* Inflammation simultanée des méninges cérébrales et médullaires produite par un grand nombre de micro-organismes : méningocoques, pneumocoques, streptocoques, staphylocoques, *Haemophillus influenzae, Listeria monocytogenes, etc.* ◇ **CÉRÉBROSPINALE ÉPIDÉMIQUE** *(angl. epidemic cerebrospinal —).* Méningite infectieuse aiguë contagieuse et épidémique, se caractérisant principalement par l'inflammation séropurulente des méninges cérébrales et spinales, due au méningocoque *Neisseria meningitidis.* Affection sévère d'évolution encore fatale dans certains cas. ◇ **ENDOTHÉLIOLEUCOCYTAIRE RÉCURRENTE** *(angl. Mollaret's recurrent —).* Méningite virale évoluant en plusieurs poussées avec liquide céphalorachidien trouble très riche en cellules. SYN. ***MÉNINGITE DE MOLLARET.*** ◇ **LYMPHOCYTAIRE AIGUË** *(angl. acute lymphocytic —).* Méningite d'évolution bénigne, relevant soit d'une origine virale soit d'une leptospirose. ◇ **MÉTASTATIQUE** *(angl. metastatic —).* Méningite secondaire à la métastase d'un foyer infectieux extraméningé. ◇ **MYCOTIQUE** *(angl. mycotic —).* Méningite causée par une mycose. ◇ **PURULENTE** *(angl. purulent —).* Urgence thérapeutique dont le pronostic dépend de la rapidité de mise en œuvre du traitement et de la sensibilité des germes en cause aux antibiotiques prescrits. Elle est due le plus souvent au pneumocoque, au méningocoque ou à *Haemophilus influenzae.* ◇ **SÉREUSE** *(angl. serous —).* Inflammation méningée chronique avec hypersécrétion de LCR de cause variable. ◇ **SPINALE** *(angl. spinal —).* Inflammation aiguë ou chronique des méninges spinales, généralement associée à une méningite cérébrale ou à une myélite ; elle se caractérise par une douleur rachidienne irradiant vers les membres, de la fièvre, une rigidité musculaire, une dyspnée, une rétention urinaire et une paralysie. ◇ **TUBERCULEUSE** *(angl. tubercular —).* Maladie autrefois fréquente et toujours mortelle, associée parfois à des tuberculomes au niveau des méninges de la base du cerveau. Rarement primitive, elle est en général secondaire à une autre lésion tuberculeuse et s'installe de façon souvent insidieuse. Son pronostic a été transformé par les tuberculostatiques. ◇ **VIRALE** *(angl. viral —).* Méningite due à une infection virale.

MÉNINGOBLASTOME *s. m. (angl. meningoblastoma).* Tumeur méningée formée de méningoblastes.

MÉNINGOCÈLE *s. f. (angl. meningocele).* Malformation congénitale secondaire à un défaut de fermeture de l'arc neural ; formation d'un sac constitué par la peau qui recouvre le défect vertébral, la dure-mère, l'arachnoïde et le liquide céphalorachidien.

MÉNINGOCOCCÉMIE *s. f. (angl. meningococcemia).* Infection produite par le méningocoque avec ou sans méningite, avec syndrome infectieux aigu, purpura, atteinte articulaire et présence de méningocoques à l'hémoculture.

MÉNINGOCOQUE *s. m. (angl. meningococcus).* ☞ ***NEISSERIA MENINGITIDIS.***

MÉNINGOCORTICAL *adj. (angl. meningocortical).* Qui se rapporte aux méninges et au cortex cérébral.

MÉNINGO-ENCÉPHALITE *s. f. (angl. meningoencephalitis).* Inflammation simultanée, aiguë ou chronique de l'encéphale et des méninges.

MÉNINGO-ENCÉPHALOCÈLE *s. f. (angl. meningoencephalocele).* Saillie des méninges et d'une partie du cerveau à travers une brèche de la calotte crânienne.

MÉNINGO-ENCÉPHALOMYÉLITE *s. f. (angl. meningoencephalomyelitis).* Inflammation simultanée des méninges, de l'encéphale et de la moelle épinière.

MÉNINGOMYÉLITE *s. f. (angl. meningomyelitis).* Inflammation de la moelle épinière et de ses méninges.

MÉNINGOMYÉLOCÈLE *s. f. (angl. meningomyelocele).* Tumeur rachidienne formée par une hernie de la moelle épinière et des méninges. SYN. ***MYÉLOMÉNINGOCÈLE, SPINA BIFIDA.***

MÉNINGOPATHIE *s. f. (angl. meningopathy).* Terme général désignant l'ensemble des affections des méninges.

MÉNINGORADICULITE *s. f. (angl. meningoradiculitis).* Inflammation de la méninge et des racines des nerfs rachidiens.

MÉNISCAL *adj. (angl. meniscal).* Qui concerne un ménisque articulaire.

MÉNISCECTOMIE *s. f. (angl. menisectomy).* Excision (partielle ou totale) d'un ménisque articulaire.

MÉNISCITE *s. f. (angl. meniscitis).* Inflammation d'un ménisque articulaire.

MÉNISCOCALCINOSE *s. f. (angl. meniscocalcinosis).* Incrustation des cartilages méniscaux par des sels de calcium.

MÉNISCOGRAPHIE *s. f. (angl. arthrography).* Radiographie d'un ménisque du genou après injection d'un produit de contraste dans l'articulation.

MÉNISCOPEXIE *s. f. (angl. meniscopexia).* Fixation par suture d'un ménisque articulaire.

MÉNISQUE *s. m. (angl. meniscus).* **1.** Courbure à la surface d'un liquide contenu dans un tube étroit. **2.** Lentille convexe d'un côté et concave de l'autre. **3.** Nom de divers fibrocartilages interarticulaires de forme plus ou moins semi-lunaire : du genou, de l'articulation sternoclaviculaire, de l'articulation temporomandibulaire, etc. ◇ **DE CARMAN** *(angl. Carman — sign).* Image radiologique de cancer de l'estomac : anneau transparent qui entoure une niche cancéreuse de l'estomac située sur la petite courbure. ◇ **LATÉRAL** *(NA. meniscus lateralis articularis genus). (angl. lateral —).* Cartilage semi-lunaire externe du genou. ◇ **MÉDIAL** *(NA. meniscus medialis articularis genus). (angl. medial —).* Cartilage semi-lunaire interne du genou. ◇ **TACTILE** *(NA. meniscus tactus). (angl. tactile —).* Terminaisons en forme de disque des fibres nerveuses de l'épiderme.

MENKES (SYNDROMES DE) **1.** *(angl. leucinosis).* ☞ ***LEUCINOSE.*** **2.** *(angl. kinky hair disease).* Affection métabolique due à un défaut d'absorption du cuivre, à transmission récessive liée au sexe, frappant les garçons et rapidement mortelle. Cliniquement : signes diffus d'atteinte cérébrale et cérébelleuse, cécité et anomalies des cheveux.

MÉNO- *(angl. meno-).* Préfixe d'origine grecque signifiant mois et indiquant une relation avec la menstruation.

MÉNOMÉTRORRAGIE *s. f. (angl. menometrorrhagia).* Règles apparaissant à la date normale, mais se prolongeant par une hémorragie utérine continue.

MÉNOPAUSE *s. f. (angl. menopause).* Arrêt naturel des règles et période de la vie, entre 45 et 55 ans, à laquelle cet arrêt survient, qui s'accompagne de bouffées de chaleur et d'une hypoestrogénie entraînant une régression des caractères sexuels secondaires. SYN. ***ÂGE CRITIQUE, CLIMATÈRE.*** ◇ **ARTIFICIELLE** *(angl. artificial —).* Ménopause produite par intervention chirurgicale ou irradiation ovariennes.

MÉNORRAGIE *s. f. (angl. menorrhagia).* Écoulement menstruel anormalement abondant.

MÉNORRHÉE *s. f. (angl. menorrhea).* SYN. ***RÈGLES.***

MÉNOTHERMIQUE (COURBE) *(angl. temperature curve).* Courbe de température chez la femme en période d'activité génitale permettant de déterminer le moment de l'ovulation, marqué par un léger décalage thermique.

MENSTRUATION *s. f. (angl. menstruation).* Phénomène physiologique de la vie sexuelle de la femme, par lequel celle-ci élimine périodiquement une partie de la muqueuse utérine par un écoulement de sang et de mucus. SYN. ***FLUX CATAMÉNIAL, RÈGLES.*** ◇ **ANOVULAIRE OU ANOVULATOIRE** *(angl. anovular —).* Perte de sang sans ovulation préalable. ◇ **VICARIANTE** *(angl. vicarious —).* Écoulement menstruel par un autre organe que le vagin. SYN. ***RÈGLES VICARIANTES.***

MENSTRUEL *adj. (angl. menstrual).* Qui concerne les règles.

MENSTRUES *s. f. (angl. menses).* SYN. (désuet de) ***MENSTRUATION, RÈGLES.***

MENSURATION *s. f. (angl. mensuration).* Mesure, en particulier du bassin, de la tête et de la taille.

MENTAGRE *s. f. (angl. sycosis).* Folliculite du menton.

MENTALITÉ *s. f. (angl. mentality).* Ensemble des dispositions intellectuelles et des croyances fondamentales d'un individu.

MENTHE *s. f. (angl. mint).* Plante labiée du genre *Mentha*, qui comprend différentes espèces. *M. piperita*, ainsi appelée à cause de son odeur et de sa saveur rappelant celles du poivre, et *M. viridis*, s'utilisent pour leurs propriétés carminatives, stimulantes, antiémétiques, antispasmodiques et emménagogues. On en tire différentes préparations : eau, alcoolat, essence, etc.

MENTHOL *s. m. (angl. menthol).* Alcool extrait de l'essence de menthe. C'est un analgésique et antiprurigineux local, antiseptique et anticatharral des voies respiratoires supérieures. On l'emploie également comme additif dans certaines cigarettes, pâtes dentifrices, mousses à raser, etc.

MENTISME *s. m. (angl. mentism).* État d'anxiété transitoire observé chez des individus fatigués ou insomniaques avec défilé rapide d'idées ou d'images angoissantes.

MENTOLABIAL *adj. (angl. mentolabial).* Qui se rapporte au menton et à la lèvre.

MENTON *s. m. (NA. mentum). (angl. chin).* Partie inférieure, saillante, de la face, située sous la bouche.

MENTONNIER ☞ ***GÉNIEN.***

MÉPACRINE *s. f.* ☞ ***QUINACRINE.***

MÉPÉRIDINE *s. f. (angl. meperidine hydrochloride, pethidine hydrochloride).* Poudre cristalline incolore, soluble, dont les propriétés analgésiques et sédatives sont identiques à celles de la morphine. Elle détermine également une accoutumance. SYN. ***PÉTHIDINE.***

MÉPHITIQUE *adj. (angl. mephitic).* Se dit des gaz ou des vapeurs qui ont une odeur nauséabonde.

MÉPIVACAÏNE *s. f. (angl. mepivacain).* Anesthésique local du groupe des amides. Ses propriétés pharmacologiques sont semblables à celles de la lidocaïne.

MÉPROBAMATE *s. m. (angl. meprobamate).* Dicarbamate de 2-méthyl-2n-propyl-1,3-propanediol. Composé aliphatique simple qui possède des propriétés sédatives et relaxantes musculaires.

mEq Symbole du milliéquivalent.

MÉRALGIE *s. f. (angl. meralgia).* Douleur de la cuisse. ◇ **PARESTHÉSIQUE** *(angl. — paresthetica).* Affection caractérisée par des troubles sensitifs de la face antéro-latérale de la cuisse dans le territoire innervé par le nerf fémorocutané, à type de paresthésies (sensations subjectives à type de fourmillement, d'endormissement, etc.), de dysesthésies (sensation d'électricité et de douleur lors du contact) et d'hyperesthésie dont l'étiologie reste souvent obscure.

MERCAPTAN *s. m. (angl. mercaptan).* Membre d'un groupe de composés organiques contenant le radical -SH et qui ont une grande affinité pour le mercure.

MERCAPTO- *(angl. mercapto-).* Préfixe indiquant la présence d'un radical monovalent sulfhydryle (-SH) dans une molécule.

MERCIER ◇ **(OPÉRATION DE)** *(angl. Mercier's operation, Mercier's prostatectomy).* Prostatectomie trans-urétrale. ◇ **(SONDE DE)** *(angl. Mercier's catheter).* Sonde urétrale flexible coudée à son extrémité, qui est employée en cas d'hypertrophie de la prostate.

MERCURE *s. m. (angl. mercury).* Corps simple de numéro atomique 80 et de masse atomique 200,59. C'est un métal qui se présente à l'état pur sous la forme d'un liquide argenté. Il se combine facilement avec tous les non-métaux et donne des amalgames avec presque tous les métaux. Le mercure est très toxique. Il servait autrefois à la préparation de nombreuses médications officinales. Certains de ses composés sont encore utilisés en thérapeutique, notamment comme antiseptiques. Symbole : Hg. ◇ **(BICHLORURE DE)** *(angl. — bichloride).* Sel qui fut employé par voie générale comme antisyphilitique et par voie locale comme antiseptique et antiparasitaire. SYN. ***SUBLIMÉ CORROSIF, CHLORURE MERCURIQUE.*** ◇ **(CHLORURE DE)** *(angl. — chloride).* Chlorure mercureux utilisé surtout comme purgatif (calomel). ◇ **(OXYDE JAUNE DE)** *(angl. yellow mercuric oxide).* Antiseptique qui s'utilise en pommade à 1-2 %.

MERCUREUX *adj. (angl. mercurous).* Se dit des composés du mercure monovalent.

MERCURIEL *adj. (angl. mercurial).* Qui contient du mercure, qui se rapporte au mercure.

MERCURIQUE *adj. (angl. mercuric).* Se dit d'un composé du mercure bivalent.

MERCUROCHROME *s. m. (angl. Mercurochrome).* Sel sodique de dibromo-hydroxymercurifluorescéine ; germicide. C'est un antiseptique local, sans effet toxique ni irritant, utilisé notamment en solution pour la désinfection de la peau.

MÈRE *adj. (angl. stem).* Se dit de la cellule ou de la structure qui donne naissance à d'autres cellules ou structures, comme cellule mère, étoile mère.

-MERE *(angl. -mere).* Suffixe d'origine grecque signifiant partie.

MÉRIDIEN *s. m. (angl. meridian).* Cercle qui passe par les pôles d'une sphère. ◇ **CORNÉEN** *(angl. — of cornea).* Courbe de la face antérieure de la cornée qui passe par le point le plus saillant de celle-ci.

MÉRISTIQUE *adj. (angl. meristic).* Qui est divisé selon un schéma régulier.

MERKEL (CORPUSCULE DE) *(NA. meniscus tactus). (angl. Merkel's corpuscle).* Corpuscules tactiles présents dans la sous-muqueuse de la langue et de la bouche. SYN. ***DISQUE DE MERKEL.***

MÉRO- *(angl. mero-).* Préfixe d'origine grecque signifiant partie.

MÉROBLASTIQUE *adj. (angl. meroblastic).* Qui ne se segmente qu'en partie. Se dit des œufs dont seul le vitellus se segmente ; s'oppose à holoblastique.

MÉROCÈLE *s. f.* ☞ ***HERNIE CRURALE.***

MÉROCRINE *adj. (angl. merocrine).* Se dit d'une glande dont les cellules restent intactes tout le long du processus de formation et d'excrétion ; s'oppose à holocrine.

MÉROCYTE *s. m. (angl. merocell).* Noyau isolé dans les œufs méroblastiques.

MÉRODIASTOLIQUE *adj. (angl. merodiastolic).* Qui se rapporte à une partie de la diastole ou qui occupe seulement une partie de la diastole.

MÉROGONIE *s. f. (angl. merogony).* Développement d'un organisme à partir d'un fragment d'œuf, et particulièrement d'une portion ne contenant que le pronucleus.

MÉROSYSTOLIQUE *adj. (angl. merosystolic).* Qui se rapporte à une partie de la systole. Se dit de certains souffles.

MÉROTOMIE *s. f. (angl. merotomy).* Opération qui consiste à scinder un segment organique vivant afin d'en observer les phénomènes de survie.

MÉROZOÏTE *s. m. (angl. merozoite).* Premier stade du cycle évolutif schizogonique des parasites appartenant au genre *Plasmodium*. SYN. ***SCHIZOZOÏTE.***

MERRF (SYNDROME) *(angl. MERRF syndrome).* Abréviation de *Myoclonus Epilepsy associated with Ragged Red Fibers.* Encéphalopathie génétique par mutation dans l'ADN mitochondrial entraînant chez les sujets jeunes : épilepsie myoclonique, ataxie cérébelleuse, démence et myopathie avec aspect déchiqueté des fibres musculaires à la biopsie. SYN. ***FUKUHARA (SYNDROME DE).***

MÉRYCISME *s. m. (angl. merycism).* Rumination observée chez les enfants et certains patients psychotiques.

MERZBACHER-PELIZAEUS (MALADIE DE) *(angl. Merzbacher-Pelizaeus disease).* Leucodystrophie cérébrale héréditaire progressive, qui commence au cours de l'enfance et progresse lentement, caractérisée par des paralysies spastiques et par des troubles mentaux, trophiques et vasomoteurs.

MÉSANGIAL *adj. (angl. mesangial).* Qui se rapporte au mésangium.

MÉSANGIUM *s. m. (angl. mesangium).* Tissu situé entre les vaisseaux du glomérule rénal.

MÉSAPPARIEMENT *s. m. (angl. mismatch).* Non-appariement entre un ou plusieurs couples de bases non complémentaires au sein d'une double hélice d'ADN.

MÉSARTÉRITE *s. f. (angl. mesarteritis).* Inflammation de la tunique moyenne des artères.

MÉSATICÉPHALE *adj. (angl. mesaticephalic).* Crânes intermédiaires entre les brachycéphales et les dolichocéphales, et dont l'indice céphalique oscille entre 75 et 79. SYN. ***MÉSOCÉPHALE.***

MÉSATIPELLIQUE *adj. (angl. mesatipellic).* ☞ ***MÉSOPELLIQUE.***

MESCAL *s. m. (angl. mescal).* Liqueur alcoolique obtenue au Mexique par distillation du pulque, tiré de l'agave (*Agave americana*).

MESCALINE *s. f. (angl. mescaline).* Composé dont la structure est analogue à celle des amines sympathicomimétiques, que l'on obtient d'un cactus appelé *peyotl.* Elle possède des propriétés hallucinogènes.

MÉSECTOBLASTE *s. m. (angl. mesoectoblast).* Ensemble constitué par l'ectoblaste et le mésoblaste.

MÉSECTODERME *s. m. (angl. mesoectoderm).* Portion du mésenchyme issue de l'ectoderme, et en particulier de la crête neurale, qui contribue à la formation des méninges.

MÉSENCÉPHALE *s. m. (NA. mesencephalon). (angl. mesencephalon).* Cerveau moyen ; subdivision cérébrale dérivée de la vésicule cérébrale moyenne du cerveau embryonnaire, à partir de laquelle se développent les colliculi et les pédoncules cérébraux.

MÉSENCÉPHALITE *s. f. (angl. mesencephalitis).* Inflammation du mésencéphale.

MÉSENCHYME *s. m. (angl. mesenchyma).* Tissu conjonctif embryonnaire qui forme la plus forte proportion du mésoderme, et dont sont issus les tissus conjonctifs et les vaisseaux sanguins et lymphatiques.

MÉSENCHYMOME *s. m. (angl. mesenchymoma).* Néoformation le plus souvent bénigne d'origine mésenchymateuse.

MÉSENTÈRE *s. m. (NA. mesenterium). (angl. mesentery).* Long repli péritonéal qui relie le jéjunoiléon à la paroi abdominale postérieure. ◇ **DORSAL COMMUN** *(NA. — dorsale commune). (angl. dorsal common —).* Chez l'embryon, repli péritonéal qui enveloppe le canal intestinal et l'unit au péritoine pariétal postérieur de la cavité cœlomique. ◇ **(RACINE DU)** *(angl. mesenteric root).* Ligne d'insertion du mésentère sur la paroi abdominale postérieure, depuis le côté gauche de la vertèbre lombaire LII jusqu'à l'extrémité supérieure de l'articulation sacroiliaque droite.

MÉSENTÉRECTOMIE *s. f. (angl. mesenterectomy).* Résection du mésentère ou d'une partie de celui-ci.

MÉSENTÉRITE *s. f. (angl. mesenteritis).* Inflammation du mésentère. ◇ **RÉTRACTILE** *(angl. retractile —).* Inflammation fibreuse chronique du mésentère d'origine indéterminée, avec une rétraction plus ou moins importante pouvant entraîner une occlusion intestinale.

MÉSENTÉRIUM COMMUN *(NA. mesenterium commune). (angl. common mesentery).* Anomalie congénitale du mésentère, celui-ci étant commun à l'ensemble de l'intestin.

MÉSENTODERME *s. m. (angl. mesentoderm).* Enveloppe cellulaire de l'embryon primitif, non encore différenciée en mésoderme et endoderme.

MÉSIAL *adj. (angl. mesial).* Se dit de la face d'une dent qui est la plus proche de la ligne médiane.

MÉSIO- *(angl. mesio-).* En odontologie, préfixe qui indique la face dentaire faisant face à la ligne médiane, en suivant l'arcade dentaire. EX. *mésio-vestibulaire, mésiolingual, mésio-occlusal, etc.*

MÉSIOCCLUSION *s. f. (angl. mesioclusion).* En orthodontie, position antérieure de la denture inférieure par rapport à la denture supérieure.

MÉSO *s. m. (angl. mesentery, peritoneal fold).* Repli du péritoine qui relie un viscère à la paroi de l'abdomen, ou l'attache à un autre organe. EX. *méso du côlon (mésocôlon), méso de la trompe utérine (mésosalpinx).*

MÉSO- *(angl. meso-).* **1.** Préfixe d'origine grecque signifiant au milieu, médian. **2.** Préfixe qui, devant le nom d'un organe, désigne un moyen d'attache ou de fixation de cet organe (généralement un repli du péritoine).

MÉSOAPPENDICE *s. m. (NA. mesoappendix). (angl. mesoappendix).* Mésentère de l'appendice.

MÉSOBLASTE *s. m.* ☞ ***MÉSODERME.***

MÉSOCÆCUM *s. m. (angl. mesocecum).* Mésentère du cæcum, inséré sur sa face postérieure.

MÉSOCARDE *s. m. (angl. mesocardium).* **1.** Membrane qui relie le cœur embryonnaire aux parties proches dans la partie supérieure de l'intestin. **2.** Portion de péricarde insérée autour des grands vaisseaux.

MÉSOCARDIE CONGÉNITALE *(angl. mesocardia).* Anomalie rare de la position du cœur, qui se trouve dans la ligne médiane du thorax. Elle est le plus souvent compliquée d'une malformation cardiaque ou vasculaire.

MÉSOCARPIEN *adj. (angl. mesocarpal).* Situé entre les deux rangées des os du carpe.

MÉSOCÉPHALE ☞ ***PONT.***

MÉSOCHONDRE *s. m. (angl. mesochondrium).* Substance fondamentale dans laquelle se trouvent les éléments cellulaires du cartilage hyalin.

MÉSOCÔLON *s. m. (NA. mesocolon). (angl. mesocolon).* Nom du méso qui fixe le côlon à la paroi abdominale postérieure et reçoit divers noms : ascendant, transverse, descendant, sigmoïde, selon la partie du côlon sur laquelle il s'insère.

MÉSOCOLOPEXIE *s. f. (angl. mesocolopexy).* Raccourcissement et fixation du mésocôlon à la paroi abdominale, pour limiter sa mobilité.

MÉSOCYSTE *s. m. (angl. mesocyst).* Repli péritonéal qui fixe la vésicule biliaire à la face inférieure du foie. ◇ **PRIMITIF** *(angl. primitive —).* Repli médian qui, chez l'embryon, unit la vessie et les deux artères ombilicales à la paroi abdominale antérieure.

MÉSODERME *s. m. (angl. mesoderm).* Couche intermédiaire du blastoderme, située entre l'ectoderme et l'endoderme, dont sont issus les tissus conjonctif, osseux, cartilagineux, musculaire, le sang, les vaisseaux sanguins et les organes lymphatiques, la notochorde, l'épithélium cœlomique (plèvre, péricarde, endothélium articulaire, péritoine) ainsi que les reins et les organes sexuels. SYN. ***MÉSOBLASTE.***

MÉSODERMOPATHIE *s. f. (angl. mesodermal disease).* Groupe de maladies qui atteignent les tissus du mésoderme. SYN. ***MÉSODERMOSE.***

MÉSODIASTOLIQUE *adj. (angl. mesodiastolic).* Qui se produit ou qui se rapporte au milieu de la diastole ; se dit des souffles et bruits perçus par auscultation.

MÉSODUODÉNUM *s. m. (angl. mesoduodenum).* Repli du péritoine de la vie fœtale qui persiste parfois et fixe le duodénum à la paroi abdominale.

MÉSOÉPIDIDYME *s. m. (angl. mesoepididymis).* Pli de la vaginale qui relie parfois l'épididyme au testicule.

MÉSOGASTRE *s. m.* **1.** Région moyenne ou ombilicale de l'abdomen, en dessous de l'épigastre et au-dessus de l'hypogastre. **2.** *(angl. mesogastrium).* Mésentère de l'estomac embryonnaire, à partir duquel se développe le grand omentum.

MÉSOGLIE *s. f.* ☞ ***OLIGODENDROGLIE.***

MÉSOGNATHE *adj. (angl. mesognathic).* Qui possède un indice gnathique compris entre 98 et 103 (mâchoires moyennement saillantes).

MESOGONIMUS Genre de vers. ☞ ***PARAGONIMUS.***

MÉSO-INOSITOL *s. m. (angl. mesoinositol).* Hexahydrocyclohexane. Facteur vitaminique du groupe B qui, avec d'autres facteurs, remplit une fonction lipotropique.

MÉSOMÉLIQUE *adj. (angl. mesomelic).* Qui se rapporte à la portion moyenne des membres.

MÉSOMÈRE *s. m. (angl. mesomere).* Blastomère de taille moyenne.

MÉSOMÉTRIUM *s. m. (NA. mesometrium). (angl. mesometrium).* Partie inférieure du ligament large, sous-jacente au mésovarium et en rapport avec le bord latéral de l'utérus, qu'elle relie à la paroi pelvienne latérale. Elle contient la portion juxta-utérine des pédicules vasculo-nerveux utérins. SYN. ***MÉSOMÈTRE.***

MÉSOMORPHE *adj. (angl. mesomorphic).* Se dit d'une personne de taille moyenne et de constitution vigoureuse.

MÉSONÉPHROS *s. m. (NA. mesonephros). (angl. mesonephros).* Un des trois organes d'excrétion qui apparaît au cours de la vie embryonnaire des vertébrés. Il fait suite au pronéphros et précède le métanéphros ou rein définitif.

MÉSONEURITE *s. f. (angl. mesoneuritis).* Inflammation du tissu conjonctif des nerfs.

MÉSOPELLIQUE *adj. (angl. mesotipellic).* Qui a un bassin de proportions intermédiaires entre le bassin plat et le bassin étroit. L'indice du détroit supérieur du bassin est compris entre 90 et 95.

MÉSOPHILE *adj. (angl. mesophilic).* Se dit des micro-organismes qui se développent électivement à des températures comprises entre 20 et 45 °C.

MÉSOPIQUE *adj. (angl. mesopic).* Qui concerne la vision à une lumière d'intensité moyenne. SYN. *VISION CRÉPUSCULAIRE.*

MÉSOPROSOPE *adj. (angl. mesoprosopic).* Qui a le visage modérément large.

MÉSORCHIUM *s. m. (NA. mesorchium). (angl. mesorchium).* Repli péritonéal qui enveloppe le testicule fœtal dans l'abdomen, devenant plus tard la vaginale.

MÉSORECTUM *s. m. (angl. mesorectum).* Pli péritonéal qui fixe le rectum et s'étend de la face inférieure du sacrum à la face postérieure du rectum.

MÉSORHINIEN *adj. (angl. mesorhine).* Qui a le nez moyennement large ; d'indice nasal compris entre 70 et 85 chez le vivant et entre 48 et 53 sur le squelette.

MÉSOSALPINX *s. m. (NA. mesosalpinx). (angl. mesosalpinx).* Repli péritonéal qui soutient la trompe utérine.

MÉSOSÈME *adj. (angl. mesoseme).* Se dit d'un individu chez lequel l'indice traduisant un caractère morphologique (taille, corpulence) donné a une valeur moyenne. S'utilise aussi comme substantif.

MÉSOSIGMOÏDE *s. m. (angl. mesosigmoid).* Partie du mésocôlon fixant le sigmoïde.

MÉSOSTERNUM *s. m. (angl. mesosternum).* Corps du sternum, portion située entre le manubrium et l'appendice xiphoïde.

MÉSOSYSTOLIQUE *adj. (angl. mesosystolic).* Qui concerne le milieu de la systole.

MÉSOTENDON *s. m. (NA. mesotendineum). (angl. mesotendineum).* Repli de la membrane synoviale qui fixe le tendon à sa gaine fibreuse.

MÉSOTHÉLIOME *s. m. (angl. mesothelioma).* Tumeur constituée à partir du mésothélium qui recouvre les séreuses pleurales, péricardiques et péritonéales. Elle peut être bénigne ou maligne, et comporte des éléments cellulaires qui peuvent prendre soit un aspect épithélial, soit un aspect conjonctif, ces deux aspects étant souvent intriqués. L'asbestose joue un rôle important dans le développement des mésothéliomes malins, en particulier pleuraux. SYN. *ENDOTHÉLIOME.*

MÉSOTHÉLIUM *s. m. (NA. mesothelium). (angl. mesothelium).* Tissu à disposition épithéliale qui tapisse la surface interne des membranes séreuses, constitué par une couche de cellules aplaties à contour polygonal.

MÉSOTHÉRAPIE *s. f. (angl. mesotherapy).* Méthode d'administration de médicaments allopathiques à doses faibles, au moyen d'injections intradermiques multiples, appliquées sur la zone de projection cutanée de l'affection sous-jacente.

MÉSOTHORAX *s. m. (angl. mesothorax).* Partie moyenne du thorax.

MÉSO-URANIEN *adj. (angl. mesouranic).* Qui possède un indice maxillo-alvéolaire compris entre 110 et 115.

MÉSOVARIUM *s. m. (NA. mesovarium). (angl. mesovarium).* Repli péritonéal qui maintient l'ovaire en place.

MESSAGER *(angl. messenger).* Le premier messager est l'hormone peptidique dont la fixation sur un récepteur libère le second messager, substance intervenant au niveau des réactions enzymatiques intracellulaires.

MESTRANOL *s. m. (angl. mestranol).* Composé possédant une activité estrogénique, qui entre dans la composition de différentes préparations contraceptives.

MÉTA- *(angl. meta-).* Préfixe d'origine grecque, signifiant plus loin, à côté de, entre, avec.

MÉTA-ANALYSE *s. f. (angl. meta-analysis).* Procédé d'analyse statistique réunissant plusieurs études afin d'en augmenter la sensibilité.

MÉTABIOSE *s. f. (angl. metabiosis).* État d'un organisme qui dépend d'un autre organisme.

MÉTABOLIMÈTRE *s. m. (angl. metabolimeter).* Instrument servant à l'estimation du métabolisme basal.

MÉTABOLISME *s. m. (angl. metabolism).* Ensemble de transformations physiques, chimiques et biologiques que subissent les substances qui sont introduites ou qui se forment dans les organismes vivants. ◇ **BASAL** *(angl. basal metabolic rate).* Dépense minimale d'énergie qui est nécessaire pour préserver les fonctions végétatives. Il correspond à une production de chaleur exprimée en calories par heure et par mètre carré de surface corporelle pour un individu en état de repos complet, à une atmosphère à 16 °C, et soumis à un jeûne 16 heures auparavant. Cette mesure n'est plus effectuée. ◇ **ENDOGÈNE** *(angl. endogenous —).* Métabolisme des protéines propres aux tissus organiques. ◇ **EXOGÈNE** *(angl. exogenous —).* Métabolisme des protéines alimentaires.

MÉTABOLITE *s. m. (angl. metabolite).* Produit intermédiaire résultant de la transformation d'une substance chimique dans l'organisme lors d'un processus métabolique.

MÉTACARPE *s. m. (NA. metacarpus). (angl. metacarpus).* Partie du squelette de la main comprise entre le carpe et les doigts, et formée des cinq métacarpiens.

MÉTACARPIEN **1.** *adj. (angl. metacarpal).* Qui se rapporte au métacarpe. **2.** *s. m.* Os du métacarpe.

MÉTACARPOPHALANGIEN *adj. (angl. metacarpophalangeal).* Qui se rapporte au métacarpe et aux phalanges.

MÉTACERCAIRE *s. m. (angl. metacercaria).* Forme enkystée de la cercaire.

MÉTACHROMASIE *s. f. (angl. metachromasia).* **1.** Propriété de certains tissus ou éléments cellulaires de se colorer par des colorants basiques en prenant une couleur différente de celle du colorant. **2.** SYN. ***MÉTACHROMATISME.***

MÉTACHROMATIQUE *adj. (angl. metachromatic).* Se dit de la teinte de certains tissus ou éléments cellulaires qui sont différents de celle du colorant utilisé.

MÉTACHROMATISME *s. m. (angl. metachromatism).* Modification physiologique (vieillissement) ou pathologique de la couleur des téguments et du système pileux.

MÉTACRÉSOL *s. m. (angl. metacresol).* Forme la plus antiseptique des trois formes isomériques du crésol.

MÉTACRITIQUE *adj. (angl. post critical).* Qui est consécutif ou postérieur à la période critique d'une maladie.

MÉTAGENÈSE *s. f. (angl. metagenesis).* Alternance des générations ou mode de reproduction alternante.

METAGONIMUS Genre de vers plats de l'ordre des Trématodes. Famille des Hétérophyidés. Douves parasitant l'intestin grêle de l'homme et de l'animal. ◇ ***YOKOGAWAI*** Agent étiologique de la métagonimose, maladie parasitaire intestinale, répandu dans tout l'Extrême Orient. Il se transmet par l'ingestion de poissons d'eau douce.

MÉTA-IODOBENZYLGUANIDINE *s. f. (angl. metaiodobenzylguanidine).* Substance marquée à l'iode radioactif pour la localisation des phéochromocytomes. Abréviation : MIBG.

MÉTAL *s. m. (angl. metal).* ◇ **COLLOÏDAL** *(angl. colloidal —).* Solution colloïdale d'un métal.

MÉTALLOPROTÉINE *s. f. (angl. metalloprotein).* Protéine composée dont le groupe prosthétique est un métal.

MÉTALLOTHÉRAPIE *s. f. (angl. metallotherapy).* Utilisation thérapeutique des métaux et de leurs composés.

MÉTAMÈRE *s. m. (angl. metamere).* Segment primitif ou somite ; protovertèbre.

MÉTAMÉRIE *s. f. (angl. metamerism).* **1.** En chimie, forme d'isomérie. **2.** Disposition en segments (métamères) situés les uns derrière les autres. ◇ **CUTANÉE** *(angl. skin —).* Division de la surface cutanée en zones, chacune d'elles correspondant à un segment médullaire primitif ou neurotome.

MÉTAMÉRIQUE *adj. (angl. metameric).* Qui se rapporte à la métamérie.

MÉTAMORPHOPSIE *s. f. (angl. metamorphopsia).* Trouble subjectif de la vision dans lequel les objets apparaissent modifiés, que ce soit dans leur forme ou dans leur taille.

MÉTAMPHÉTAMINE *s. f. (angl. metamphetamine).* Dérivé de l'amphétamine ayant des effets plus marqués sur le système nerveux central et moins d'effets périphériques. Utilisé en pédiatrie dans les déficits d'attention. C'est un produit qui détermine une toxicomanie connue sous le nom de « speed ».

MÉTAMYÉLOCYTE *s. m. (angl. metamyelocyte).* Cellule de la série granulocytaire, intermédiaire entre le myélocyte et le granulocyte, présente dans la moelle osseuse. Elle présente un noyau en forme de fève (myélocyte jeune) ou en U. Elle se trouve normalement dans le sang en proportion de 1 à 5 % des granulocytes.

MÉTANÉPHRINE *s. f. (angl. metanephrine).* ☞ ***CATÉCHOLAMINE.***

MÉTANÉPHROS *s. m. (NA. metanephros). (angl. metanephros).* Des trois organes excréteurs qui apparaissent au cours de l'évolution des vertébrés, le métanéphros est le plus caudal et forme le rein permanent chez les mammifères.

MÉTAPHASE *s. f. (angl. metaphase).* Phase de la mitose au cours de laquelle se produit le dédoublement des chromosomes sur le plan équatorial. Elle suit la prophase et précède l'anaphase.

MÉTAPHYSAIRE *adj. (angl. metaphyseal).* Qui se rapporte à la métaphyse.

MÉTAPHYSE *s. f. (NA. metaphysis). (angl. metaphysis).* Point d'union de la diaphyse avec l'épiphyse.

MÉTAPLASIE *s. f. (angl. metaplasia).* Production, par les cellules d'une espèce déterminée, de tissu distinct de celui qu'elles produisent normalement ; transformation d'un tissu en tissu différent.

MÉTAPLASMA *s. m. (angl. metaplasm).* Particules ou granulations organiques non actives incluses dans le protoplasme. SYN. ***DENTÉROPLASME.***

MÉTAPNEUMONIQUE *adj. (angl. metapneumonic).* Consécutif à la pneumonie.

MÉTAPOPHYSE *s. f. (angl. metapophysis).* Tubercule mamillaire des apophyses articulaires supérieures de certaines vertèbres.

MÉTAPSYCHOLOGIE *s. f. (angl. metapsychology).* Terme créé par Freud pour désigner les modèles conceptuels qui intègrent la description et l'étude des processus psychiques d'un point de vue dynamique, économique et structural.

MÉTARAMINOL *s. m. (angl. metaraminol).* Amine parasympathicomimétique synthétique qui s'utilise dans le traitement des états d'hypotension.

MÉTARTÉRIOLE *s. f. (angl. metarteriole).* Partie précapillaire de l'artériole.

MÉTASTASE *s. f. (angl. metastasis).* Apparition d'un ou plusieurs foyers morbides (de cellules cancéreuses, d'agents infectieux ou parasitaires) secondaires à un foyer primitif, avec ou sans disparition de ce dernier, et dans des territoires non contigus du point où il évolue.

MÉTASTATIQUE *adj. (angl. metastatic).* Qui concerne la métastase.

METASTRONGYLUS Genre de vers nématodes. L'espèce *M. elongatus*, fréquente chez les porcs, infeste les voies respiratoires et entraîne des pneumonies et des bronchites très graves chez les jeunes animaux. On a signalé quelques cas d'infections humaines.

MÉTATARSALGIE *s. f. (angl. metatarsalgia).* Douleur dans un métatarse.

MÉTATARSE *s. m. (NA. metatarsus). (angl. metatarsus).* Partie du squelette du pied située entre le tarse et les orteils et constituée des métatarsiens.

MÉTATARSECTOMIE *s. f. (angl. metatarsectomy).* Excision ou amputation du métatarse.

MÉTATARSIEN **1.** *adj. (angl. metatarsal).* Qui se rapporte au métatarse. **2.** *s. m.* ☞ ***ATLAS ANATOMIQUE DES OS EN ANNEXE.***

MÉTATARSOPHALANGIEN *adj. (angl. metatarsophalangeal).* Qui se rapporte au métatarse et aux phalanges du pied.

MÉTATHALAMUS *s. m. (NA. metathalamus). (angl. metathalamus).* Corps géniculés médiaux et latéraux.

MÉTATOPIE *s. f.* Prolifération ou développement pathologique de certains éléments (normalement peu nombreux) dans un tissu.

MÉTATROPHIQUE *adj. (angl. metatrophic).* Qui a la propriété de modifier la nutrition.

MÉTATYPIQUE *adj. (angl. metatypical).* Se dit de tumeurs composées d'éléments du tissu dans lequel elles se développent, mais disposées de façon distincte ou atypique.

MÉTAXÈNE *adj. (angl. metaxenic).* Se dit du parasite qui a besoin de deux ou plusieurs hôtes pour accomplir son cycle évolutif.

MÉTAZOAIRE *s. m. (angl. metazoon).* Tout organisme animal pluricellulaire dont les cellules sont différenciées et groupées en tissus (par opposition à protozoaire).

MÉTENCÉPHALE *s. m. (angl. metencephalon).* Partie de l'encéphale embryonnaire qui donnera le pont et le cervelet ; c'est la partie antérieure du rhombencéphale.

MÉTÉORISATION *s. f. (angl. meteorization).* Production de météorisme.

MÉTÉORISME *s. m. (angl. meteorism).* Distension de l'abdomen par des gaz contenus dans le tube digestif, qui peut être généralisée ou localisée à une partie de l'intestin. SYN. ***BALLONNEMENT.***

MÉTÉOROLABILE *adj. (angl. meteorosensitive).* Se dit d'un sujet sensible aux variations météorologiques.

MÉTÉOROPATHIE *s. f. (angl. meteoropathy).* Trouble dû aux conditions climatiques ou atmosphériques.

MÉTÉOROTROPE *adj. (angl. meteorotropic).* Influencé par les conditions atmosphériques.

METFORMINE *s. f. (angl. metformin).* Diméthyl biguanide utilisé par voie orale comme hypoglycémiant dans les diabètes de type II.

MÉTHADONE *s. f. (angl. methadone).* Substance analgésique de synthèse aux effets analogues à ceux de la morphine à laquelle on peut la substituer. S'utilise dans les cures de désintoxication aux opiacés car les symptômes de sevrage que génère son arrêt sont moins marqués.

MÉTHANE *s. m. (angl. methane).* Hydrocarbure saturé, de formule CH_4 ; gaz incolore, inflammable, produit par la décomposition de la matière organique.

MÉTHANOL *s. m.* ☞ ***ALCOOL MÉTHYLIQUE.***

MÉTHÉMALBUMINE *s. f. (angl. methemalbumin).* Pigment brun formé par la combinaison d'albumine avec l'hème, observée dans les hémolyses intravasculaires.

MÉTHÉMOGLOBINE *s. f. (angl. methemoglobin).* Produit de l'oxydation incomplète de l'hémoglobine, qui se forme lorsque des nitrites, de l'aniline et des dérivés de la phénylhydrazine et autres agissent sur l'hémoglobine. La méthémoglobine est très stable, ne se dissocie pas et n'absorbe pas l'oxygène ; elle est par conséquent physiologiquement inerte et responsable d'hypoxie.

MÉTHÉMOGLOBINE-RÉDUCTASE *s. f. (angl. metahemoglobin reductase).* Enzyme présente dans les hématies, qui catalyse la réduction de la méthémoglobine en hémoglobine. Son déficit occasionne une forme de méthémoglobinémie congénitale.

MÉTHÉMOGLOBINÉMIE *s. f. (angl. methemoglobinemia).* Présence de méthémoglobine dans le sang, dont le taux normal ne dépasse pas 130 mg/dL (20 µmol/L). Une quantité excessive de méthémoglobine sanguine provoque des manifestations pathologiques qui associent cyanose, vertiges, céphalées et parfois anémie hémolytique. On distingue une forme acquise, provoquée par différentes substances chimiques dotées de propriétés oxydantes comme la phénylhydrazine, les dérivés de l'acide nitrique, l'eau oxygénée, les colorants, les amines aromatiques, etc., et deux variétés congénitales : l'une récessive par déficit enzymatique en méthémoglobine-réductase, et l'autre dominante due à la présence d'hémoglobine M.

MÉTHÉMOGLOBINURIE *s. f. (angl. methohemoglobinuria).* Présence de méthémoglobine dans l'urine.

MÉTHÉNAMINE *s. f. (angl. methenamine).* Hexaméthylènetétramine, corps soluble dans l'eau résultant de la combinaison de l'aldéhyde formique avec l'ammoniac. S'utilise en thérapeutique comme antiseptique des voies urinaires et biliaires ou parfois comme dissolvant de l'acide urique. ◇ **(SULFOSALICYLATE DE)** *(angl. methenamine sulfosalicylate).* Combinaison d'acide salicylique et d'hexaméthylènamine ; substance cristalline utilisée dans le traitement des maladies des voies urinaires.

MÉTHIONINE *s. f. (angl. methionine).* Acide aminé naturel, indispensable au développement, présent dans la majorité des protéines à l'exception des protamines et des histones les plus simples. C'est un acide aminé limitant des protéines végétales. Il sert de précurseur à la synthèse de la cystéine et de la cystine. La méthionine joue un rôle essentiel dans les transméthylations. C'est un facteur lipotrope. SYN. ***ACIDE AMINOMÉTHYLTHIOBUTYRIQUE.***

MÉTHOCARBAMOL *s. m. (angl. methocarbamol).* Relaxant de la musculature squelettique par action centrale.

MÉTHODE *s. f. (angl. method).* Ensemble de données bien définies et réglées d'avance, permettant d'atteindre un but fixé préalablement, tel que : opération, diagnostic, traitement, etc. Les termes méthode, procédé, technique, sont souvent pris comme synonymes. ◇ **EXPECTANTE** ☞ ***EXPECTATION.***

MÉTHODOLOGIE *s. f. (angl. methodology).* **1.** Ensemble des méthodes scientifiques. **2.** Ensemble des méthodes et techniques d'un domaine particulier.

MÉTHOTREXATE *s. m. (angl. methotrexate).* Acide amino-4-méthyl-10-folique. Antagoniste de l'acide folique utilisé dans le traitement de certains cancers.

MÉTHOXSALÈNE *s. m. (angl. methoxsalen).* Dérivé du méthoxypsoralène qui s'emploie pour augmenter la résistance de la peau à la lumière solaire, et pour faciliter la pigmentation des lésions de vitiligo.

MÉTHYLDOPA *s. f. (angl. methyldopa).* Analogue méthylé de la dopa, employé dans le traitement de l'hypertension artérielle.

MÉTHYLE *s. m. (angl. methyl).* Radical monovalent $-CH_3$. ◇ **(ALCOOL DE)** *(angl. methanol).* Alcool méthylique, méthanol. Sédatif, narcotique et toxique. ◇ **(CHLORURE DE)** *(angl. — chloride).* Gaz qui se liquéfie sous l'effet de la pression et qui, pulvérisé, se comporte comme un puissant anesthésique local. ◇ **(ROUGE DE)** *(angl. — red).* Indicateur coloré pour la détermination des ions hydrogènes ; son pH oscille entre 4,4 (rouge) et 6 (jaune). ◇ **(SALICYLATE DE)** *(angl. — salicylate).* Essence artificielle de Gaultéria, très utilisée dans le traitement des affections rhumatismales en association avec d'autres topiques. ◇ **(VERT DE)** *(angl. — green).* Colorant utilisé en microscopie. ◇ **(VIOLET DE)** *(angl. — violet).* Colorant utilisé en microscopie.

MÉTHYLÈNE *s. m. (angl. methylene).* ◇ **(BIIODURE DE)** *(angl. — biiodide).* Liquide jaunâtre qui possède des propriétés anesthésiques et hypnotiques. ◇ **(BLEU DE)** ☞ ***BLEU DE MÉTHYLÈNE.*** ◇ **(CHLORURE DE)** *(angl. — bichloride).* Liquide incolore volatil, à odeur de chloroforme ; anesthésique et insecticide. SYN. ***DICHLOROMÉTHANE.***

MÉTHYLERGOMÉTRINE *s. f. (angl. methylergonovine).* Dérivé de l'ergot de seigle utilisé comme hémostatique utérin et en coronographie pour déclencher un spasme coronaire.

MÉTHYLGUANIDINE *s. f. (angl. methylguanidine).* Ptomaïne résultant de la dégradation des protéines et que l'on trouve parfois dans les urines.

MÉTHYLHYDANTOÏNE *s. f. (angl. methylhydantoin).* Composé cristallin, produit de la décomposition de la créatine.

MÉTHYLINDOLE *s. m. (angl. methylindol).* ☞ ***SCATOLE.***

MÉTHYLIQUE *adj. (angl. methyl).* Se dit de composés dérivés du méthane.

MÉTHYLMERCAPTAN *s. m. (angl. methylmercaptan).* CH_3SH. Gaz qui se forme dans les intestins lors de la décomposition de certains acides aminés. Il communique à l'urine une odeur caractéristique que l'on perçoit après l'ingestion d'asperges.

MÉTHYLMORPHINE *s. f. (angl. metylmorphine).* ☞ ***CODÉINE.***

MÉTHYLNAPHTOQUINONE *s. f.* ☞ ***VITAMINE K.***

MÉTHYLPREDNISOLONE *s. f. (angl. methylprednisolone).* Corticostéroïde synthétique à forte activité glucocorticoïde et anti-inflammatoire et à faible activité minéralocorticoïde.

MÉTHYLROSANILINIUM (CHLORURE DE) *(angl. hexamethyl pararosaniline chloride).* Colorant antiseptique violet, utilisé en association avec le vert de méthyle et l'éthanol, dans la préparation de la solution de Milian. SYN. ***VIOLET DE GENTIANE, CRISTAL VIOLET, VIOLET DE LAUTH (1861).***

MÉTHYLTHÉOBROMINE *s. f. (angl. methyltheobromine).* ☞ ***CAFÉINE.***

MÉTHYLTHIONINE (CHLORURE DE) *(angl. methylthionine chloride).* ☞ ***BLEU DE MÉTHYLÈNE.***

MÉTHYSERGIDE *s. m. (angl. methylsergide).* Dérivé de l'acide lysergique antagoniste de la sérotonine. S'utilise dans le traitement prophylactique des crises de migraine.

MÉTICILLINE *s. f. (angl. meticillin).* Pénicilline résistante à la pénicillinase. ☞ ***PÉNICILLINE.***

MÉTONYMIE *s. f. (angl. metonymy).* Désordre mental caractérisé par l'emploi incorrect des mots.

MÉTOPAGE *s. m. (angl. metopagus).* Monstre fœtal double dont les deux composants sont unis par le front.

MÉTOPION *s. m. (angl. metopion).* Point sur la ligne médiane du front entre les bosses frontales.

MÉTR- *(angl. metr-).* **1.** Préfixe d'origine grecque signifiant mesure. **2.** Préfixe d'origine grecque indiquant une relation avec l'utérus.

MÉTRALGIE *s. f. (angl. metralgia).* ☞ ***HYSTÉRALGIE.***

MÉTREURYNTER *s. m. (angl. metreurynter).* Ballon gonflable servant à la dilatation du col utérin.

MÉTRITE *s. f. (angl. metritis).* Affection inflammatoire de l'utérus.

MÉTROCÈLE *s. f. (angl. metrocele).* SYN. ***HYSTÉROCÈLE.***

MÉTRODYNIE *s. f. (angl. metradynia).* ☞ ***HYSTÉRALGIE.***

MÉTRONIDAZOLE *s. m. (angl. metronidazole).* Dérivé de l'imidazole, efficace dans le traitement des trichomoniases, des lambliases et de différentes formes d'amibiase.

MÉTRONOSCOPE *s. m. (angl. metronoscope).* Appareil utilisé en orthoptique pour corriger le manque de coordination des mouvements oculaires.

MÉTROPATHIE *s. f. (angl. metropathy).* Toute affection de l'utérus.

MÉTROPÉRITONITE *s. f. (angl. metroperitonitis).* Inflammation de l'utérus et du péritoine.

MÉTROPTOSE *s. f. (angl. metroptosis).* ☞ ***HYSTÉROPTOSE.***

MÉTRORRAGIE *s. f. (angl. metrorrhagia).* Hémorragie utérine survenant en dehors de la période des règles.

MÉTRORRHÉE *s. f. (angl. metrorrhea).* Écoulement aqueux, muqueux ou purulent, provenant de l'utérus.

MÉTRORRHEXIE *s. f. (angl. metrorrhexis).* Rupture de l'utérus.

MÉTROSALPINGITE *s. f. (angl. metrosalpingitis).* Inflammation simultanée des trompes utérines et de l'utérus.

MÉTROSALPINGOGRAPHIE *s. f. (angl. metrosalpingography).* ☞ ***HYSTÉROSALPINGOGRAPHIE.***

MÉTROTOMIE *s. f. (angl. metrotomy).* ☞ ***HYSTÉROTOMIE.***

METZENBAUM (CISEAUX DE) *(angl. Metzenbaum's scissors).* Ciseaux à branches longues en baïonnette, utilisés en chirurgie digestive pour la section des tissus.

MEULENGRACHT (SYNDROME DE) *(angl. familial cholaemia).* Ictère juvénile intermittent.

MEUSE (FIÈVRE DE LA) *(angl. trench fever).* ☞ ***FIÈVRE DES TRANCHÉES.***

MeV Symbole du mégaélectronvolt.

MEYENBURG (MALADIE DE) *(angl. chronic atrophic polychondritis).* ☞ ***POLYCHONDRITE ATROPHIANTE CHRONIQUE.***

MEYER (RÉACTION DE) *(angl. Meyer's test).* Réaction colorimétrique pour la détection de faibles quantités de sang dans les selles.

MEYER-BETZ (MALADIE DE) *(angl. Meyer-Betz disease).* Myoglobinurie essentielle se manifestant par des accès de myalgie et de contractures musculaires, suivis d'émission d'urine rouge sombre par suite de la présence de myoglobine. SYN. ***MYOGLOBINURIE PAROXYSTIQUE.***

MEYERHOF (VOIE DE) *(angl. Meyerhof's pathway).* Série de réactions enzymatiques par lesquelles le glucose, dans des conditions anaérobies, se transforme en acide pyruvique.

MEYER-SCHWICKERATH (SYNDROME DE) *(angl. oculodentodigital dysplasia).* Affection héréditaire à transmission autosomique dominante associant des anomalies oculaires, dentaires et digitales. SYN. ***DYSPLASIE OCULODENTODIGITALE.***

MEYERS-KOUWENAAR (SYNDROME DE) Ensemble de manifestations allergiques atypiques liées à une infection par des microfilaires.

MEYNERT ◇ **(CELLULE DE)** *(angl. Meynert's cell).* Cellule pyramidale géante située dans le cortex cérébral au niveau du sillon calcarin. ◇ **(COMMISSURE DE)** *(angl. Meynert's commissure).* ☞ ***COMMISSURE SUPRA-OPTIQUE.*** ◇ **(FAISCEAU DE)** *(angl. Meynert's bunde).* ☞ ***TRACTUS HABENULO-INTERPÉDONCULAIRE.***

MEYNET (NODOSITÉS DE) *(angl. Meynet's nodes).* Nodosités sous-cutanées non adhérentes à la peau observées dans les formes graves de rhumatisme articulaire aigu.

Mg Symbole chimique du magnésium.

MIASMES *(angl. miasma).* Effluves ou émanations nocives du sol, de l'air ou de l'eau, considérées comme étant la cause des maladies contagieuses et épidémiques avant la découverte des microbes.

MIBELLI (POROKÉRATOSE DE) *(angl. Mibelli's porokeratosis).* Hyperkératose en plaques limitées par un rebord surélevé, localisées aux membres supérieurs ou inférieurs, ou disséminées, transmise sur le mode autosomique dominant.

MIBG Abréviation de méta-iodobenzylguanidine. ☞ ***MÉTA-IODOBENZYLGUANIDINE.***

MICELLE *s. f. (angl. micella).* Particule colloïdale en suspension dans un milieu, généralement formée par des groupements de molécules semblables, présentant une extrémité hydrophile et une extrémité hydrophobe.

MICHAELIS (LOSANGE DE) *(angl. Michaelis' rhomboid).* Zone de la partie inférieure du dos, de forme losangique, limitée par des excavations correspondant aux épines iliaques postérieures et supérieures, le commencement du sillon interfessier et la fossette qui forme le processus épineux de la vertèbre L5.

MICHEL (PINCE DE) *(angl. Michel's forceps).* Pince utilisée pour retirer les agrafes.

MICONAZOLE *s. m. (angl. miconazole).* Agent antifongique à large spectre, efficace contre *Trichophyton, Epidermophyton, Micosporum, Candida, Cryptococcus* et *Aspergillus.* S'administre par voie topique ou générale.

MICRO- *(angl. micro-).* **1.** Préfixe qui, placé devant le nom d'une unité de mesure, désigne la millionième partie (10^{-6}) de cette unité. **2.** Préfixe d'origine grecque signifiant petit.

MICROADÉNOPATHIE *s. f. (angl. microadenopathy).* Adénopathie de petite taille.

MICROAÉROPHILE *adj. (angl. microaerophilic).* Se dit des bactéries qui ne requièrent qu'une faible quantité d'oxygène libre.

MICROALBUMINURIE *s. f. (angl. microalbuminuria).* Albuminurie pathologique de très faible quantité (30 à 300 mg/24 h) mise en évidence par méthodes immunochimiques, et traduisant une néphropathie débutante, en particulier diabétique.

MICROANALYSE *s. f. (angl. microanalysis).* Analyse de quantités microscopiques.

MICROANGIOPATHIE *s. f. (angl. microangiopathy).* Altérations des petits vaisseaux ou des capillaires, survenant notamment chez le diabétique, et touchant plus particulièrement le rein et la rétine. ⌒ **THROMBOTIQUE** *(angl. thrombotic microangiopathy).* ☞ ***MOSCHCOWITZ (MALADIE DE).***

MICROANGIOSCOPIE *s. f. (angl. microangioscopy).* ☞ ***CAPILLAROSCOPIE.***

MICRO-AORTIE *s. f. (angl. hypoplastic aorta).* Hypoplasie congénitale, totale ou partielle de l'aorte.

MICROBACTÉRIE *s. f. (angl. microbacterium).* Bactérie de petite taille.

MICROBACTERIUM Genre de bactéries appartenant à la famille des *Corynebacteriaceae.* Ce sont des bacilles à Gram négatif, non mobiles, non sporulés, qui se développent bien dans les milieux artificiels ; ils fermentent les glucides avec production d'acide lactique. Non pathogènes, ils sont isolés des produits laitiers.

MICROBE *s. m. (angl. microbe).* Organisme vivant, généralement unicellulaire, invisible à l'œil nu englobant les protozoaires, les champignons microscopiques, les bactéries et les virus. Le terme de microbe est remplacé de plus en plus par celui de micro-organisme.

MICROBICIDE *adj. (angl. microbiocidal).* Qui détruit les microbes. S'emploie aussi comme substantif.

MICROBIEN *adj. (angl. microbial).* Qui concerne les microbes.

MICROBIOLOGIE *s. f. (angl. microbiology).* Étude des micro-organismes et de leurs interactions avec d'autres organismes et avec le milieu environnant.

MICROBISME LATENT *(angl. microbial infection).* Présence dans le corps ou à l'intérieur d'un organe de micro-organismes ne provoquant aucune manifestation morbide, dans l'attente de conditions favorables à leur développement.

MICROBLASTE *s. m. (angl. microblast).* Érythroblaste de petite taille.

MICROBLÉPHARIE *s. m. (angl. microblepharia).* Insuffisance de développement des paupières.

MICROBRACHIE *s. f. (angl. microbranchia).* Malformation fœtale caractérisée par la présence de bras anormalement petits.

MICROCARDIE *s. f. (angl. microcardia).* Petitesse anormale du cœur par rapport au poids du corps et à la taille.

MICROCATHÉTÉRISME *s. m. (angl. microcatheterization).* Cathétérisme cardiaque utilisant une sonde de Swan-Ganz (microcathéter).

MICROCAULIE *s. f. (angl. microcaulia).* Petitesse anormale de la verge. SYN. ***MICROPHALLUS.***

MICROCÉPHALE *s. m. (angl. microcephalous).* Qui est atteint de microcéphalie.

MICROCÉPHALIE *s. f. (angl. microcephaly).* Petitesse anormale de la tête, généralement associée à un retard mental.

MICROCHÉILIE *s. f. (angl. microchelia).* Petitesse anormale des lèvres.

MICROCHIRIE *s. f. (angl. microcheiria).* Petitesse anormale des mains.

MICROCHIRURGIE *s. f. (angl. microsurgery).* Intervention chirurgicale réalisée à l'aide du microscope qui permet un agrandissement du champ opératoire.

MICROCINÉMATOGRAPHIE *s. f. (angl. microcinematography).* Technique consistant à filmer des objets ou des phénomènes observés au microscope.

MICROCIRCULATION *s. f. (angl. microcirculation).* Circulation sanguine au niveau des capillaires.

MICROCLIMATOLOGIE *s. f. (angl. microclimatology).* Climatologie qui étudie les microclimats, c'est-à-dire le climat d'une zone, en général de petite taille, dans laquelle les conditions atmosphériques sont essentiellement identiques. Des différences au niveau du sol, de la végétation et de l'altitude sont parfois à l'origine de climats différents dans des zones séparées seulement par de faibles distances.

MICROCOCCACEAE Famille de bactéries constituée des cocci à Gram positif, aérobies ou anaérobies facultatifs, saprophytes ou parasites de l'homme et des animaux. Certaines espèces sont pathogènes. Cette famille comprend les genres *Micrococcus, Planococcus* et *Staphylococcus.*

MICROCOCCUS Genre de bactéries de la famille des *Micrococcaceae.* Ce sont des cocci à Gram positif et strictement aérobies. Leurs espèces sont saprophytes de l'homme et des animaux. Ils sont exceptionnellement pathogènes.

MICROCÔLON *s. m. (angl. microcolon).* Côlon anormalement petit.

MICROCOQUE *s. m. (angl. micrococcus).* Micro-organisme de forme arrondie, appartenant au genre *Micrococcus.*

MICROCORIE *s. f. (angl. microcoria).* Petitesse anormale de la pupille. SYN. ***MICROPUPILLE.***

MICROCORNÉE *s. f. (angl. microcornea).* Petitesse anormale de la cornée.

MICROCURIE *s. m. (angl. microcurie).* Unité de radioactivité égale à un millionième de curie. Symbole : µCi.

MICROCYTE *s. m. (angl. microcyte).* Globule rouge d'un diamètre de 4 à 6 µm, inférieur à la moyenne et de volume globulaire inférieur à 80 µm^3.

MICROCYTÉMIE *s. f. (angl. microcythemia).* Présence dans le sang de globules rouges de petite taille.

MICROCYTOSE *s. f. (angl. microcytosis).* Diminution de taille de la totalité ou d'une grande partie des érythrocytes circulants.

MICRODACTYLIE *s. f. (angl. microdactyly).* Petitesse anormale des doigts ou des orteils.

MICRODISSECTION *s. f. (angl. microdissection).* Dissection d'un tissu sous microscope.

MICRODONTISME *s. m. (angl. microdontia).* Malformation caractérisée par un développement volumétrique insuffisant des dents.

MICRODOSE *s. f. (angl. microdose).* Très petite dose ; dose infinitésimale.

MICROENCÉPHALIE *s. f. (angl. microcephaly).* Petitesse anormale du cerveau.

MICROFILAIRE *s. f. (angl. microfilaria).* Embryon de filaire. L'embryon se développe en restant étroitement accroché à la membrane de l'œuf. Il s'en sépare plus tard, la larve devient alors mobile, la membrane se rompt et l'embryon nu s'échappe ; dans d'autres cas, la membrane s'adapte à l'embryon (microfilaire encapsulée ou enveloppée). Les microfilaires entrent dans le sang (ou la lymphe) et atteignent la peau, où elles pourront être aspirées par un arthropode et poursuivre leur développement jusqu'à ce qu'elles acquièrent la forme infectante, qui sera transmise à l'hôte par piqûre de l'arthropode vecteur. ◇ **DIURNE** *(angl. — diurna).* Microfilaire sanguinocole qui circule dans le sang le jour. ◇ **NOCTURNE** *(angl. — nocturna).* Microfilaire sanguinocole qui circule dans le sang la nuit.

MICROFLORE *s. f. (angl. microflora).* Flore formée de micro-organismes.

MICROGAMÈTE *s. m. (angl. microgamete).* Flagelle reproducteur de certains protozoaires qui féconde le macrogamète. Gamète mâle.

MICROGAMÉTOCYTE *s. m. (angl. microgametocyte).* Gamétocyte mâle des parasites du genre *Plasmodium.*

MICROGAMIE *s. f. (angl. microgamy).* Fusion ou conjugaison de gamètes jeunes, ou de taille inférieure à celle des cellules somatiques.

MICROGASTRIE *s. f. (angl. microgastria).* Petitesse congénitale de l'estomac.

MICROGÉNIE *s. f. (angl. microgenia).* Petitesse anormale du menton.

MICROGÉNITALISME *s. m. (angl. microgenitalism).* État caractérisé par la petitesse des organes génitaux externes.

MICROGLIE *s. f. (angl. microglia).* Tissu nerveux composé de cellules interstitielles de petite taille, de formes variées, sans gliosome ni appareil réticulaire, probablement d'origine mésodermique, migratrices et douées d'un pouvoir phagocytaire.

MICROGLOBULINE *s. f. (angl. microglobulin).* ☞ ***BÊTA-2-MICROGLOBULINE.***

MICROGLOSSIE *s. f. (angl. microglossia).* Petitesse anormale de la langue.

MICROGNATHIE *s. f. (angl. micrognathia).* Petitesse anormale de la mandibule, d'origine congénitale.

MICROGONIOSCOPE *s. m. (angl. microgonioscope).* Gonioscope permettant de mesurer les angles de petite taille (en particulier l'angle de la chambre antérieure de l'œil).

MICROGRAMME *s. m. (angl. microgram).* Unité de masse égale à un millionième de gramme. Symbole : µg.

MICROGRAPHE *s. m. (angl. micrograph).* Instrument servant à enregistrer des mouvements de très faible amplitude.

MICROGRAPHIE *s. f. (angl. micrography).* **1.** Description des objets microscopiques ; technique microscopique et ses applications. **2.** Écriture caractérisée par des lettres de très petite taille, observée parfois dans la maladie de Parkinson.

MICROGYRIE *s. f. (angl. microgyria).* Petitesse anormale ou développement incomplet des gyrus.

MICROHÉMATURIE *s. f. (angl. microscopic hematuria).* Hématurie microscopique.

MICROLITHIASE *s. f. (angl. microlithiasis).* Formation de calculs de très petites dimensions (microlithes). ◇ **ALVÉOLAIRE PULMONAIRE** *(angl. pulmonary alveolar —).* Affection de cause obscure, parfois familiale, caractérisée par le dépôt dans les alvéoles pulmonaires de microcalculs visibles à la radiographie.

MICROLITRE *s. m. (angl. microliter).* Unité de capacité égale à un millionième de litre. Symbole : µL.

MICROMASTIE *s. f. (angl. micromastia).* Petitesse anormale des seins.

MICROMÉLIE *s. f. (angl. micromelia).* Membres anormalement petits. ◇ **RHIZOMÉLIQUE** *(angl. rhizomelic —).* Nanisme des membres observé dans l'achondroplasie, et qui se caractérise surtout par une brièveté des segments proximaux des membres. ◇ **SEGMENTAIRE SYMÉTRIQUE** *(angl. symmetrical segmental —).* Arrêt du développement en longueur du même segment de deux membres, observé surtout au niveau de l'humérus.

MICROMÈRE *s. m. (angl. micromere).* Petit blastomère.

MICROMÉTHODE *s. f. (angl. micromethod).* Méthode d'analyse chimique utilisant des quantités extrêmement réduites de substance ou de réactif.

MICROMÈTRE *s. m. (angl. micrometer).* **1.** Unité de longueur égale à un millionième de mètre.

Symbole : µm. SYN. *MICRON.* **2.** Instrument servant à mesurer les objets vus au microscope.

MICROMÉTRIE *s. f. (angl. micrometry).* Mesure d'objets microscopiques à l'aide d'un micromètre.

MICROMOLE *s. f. (angl. micromole).* 10^{-6} mole, µmol.

MICROMYÉLIE *s. f. (angl. micromyelia).* Insuffisance de développement de la moelle épinière.

MICRON *s. m. (angl. micron).* Ancienne unité de longueur égale à un millionième de mètre et correspondant au micromètre. Symbole : µm.

MICRONODULAIRE *adj. (angl. micronodular).* Qui est caractérisé par, ou formé de petits nodules.

MICRONYCHIE *s. f. (angl. micronychia).* Petitesse anormale des ongles.

MICRO-ORCHIDIE *s. f. (angl. microorchidism).* Petitesse anormale des testicules.

MICRO-ORGANISME *s. m. (angl. microorganism).* Organisme invisible à l'œil nu en raison de ses faibles dimensions. Ce terme tend à remplacer celui de microbe et s'applique à tous les organismes microscopiques. ◇ **OPPORTUNISTE** *(angl. opportunistic —).* Micro-organisme saprophyte qui n'est pas pathogène pour l'homme dans des conditions normales, mais qui peut parfois le devenir chez les individus présentant des mécanismes de défense diminués (prématurés, personnes âgées, diabétiques, individus atteints d'affections hématologiques ou présentant des altérations pathologiques ou médicamenteuses de l'immunité). *Serratia, Proteus* indole-positif, *Pseudomonas* (bactéries), *Candida, Aspergillus* (champignons), *Pneumocystis carinii* (protozoaires), sont des exemples de micro-organismes opportunistes.

MICROPATHOLOGIE *s. f. (angl. micropathology).* **1.** Somme des connaissances relative aux modifications anatomopathologiques d'ordre microscopique. **2.** Pathologie des affections dues à des micro-organismes.

MICROPHAGE *s. m. (angl. microphage).* Phagocyte de petite taille ; leucocyte polynucléaire, mobile, que l'on observe en particulier dans les affections aiguës.

MICROPHAKIE *s. f. (angl. microphakia).* Petitesse anormale du cristallin.

MICROPHOTOGRAPHIE *s. f. (angl. microphotograph).* Photographie des préparations microscopiques.

MICROPHTALMIE *s. f. (angl. microphtalmia).* Malformation congénitale caractérisée par une petitesse anormale des yeux.

MICROPIE *s. f. (angl. micropia).* SYN. (peu usité de) *MICROPSIE.*

MICROPIPETTE *s. f. (angl. micropipet).* Pipette extrêmement fine employée pour transporter de très petites quantités de liquide.

MICROPODIE *s. f. (angl. micropodia).* Petitesse anormale des pieds.

MICROPOLYADÉNOPATHIE *s. f. (angl. micropolyadenopathy).* Présence de nœuds lymphatiques périphériques, peu augmentés de volume, indolores, arrondis, sans aucune tendance à la suppuration.

MICROPROSOPE *adj. (angl. microprosopus).* Se dit d'un fœtus ou d'une personne présentant une petitesse anormale congénitale de la face.

MICROPSIE *s. f. (angl. micropsia).* Trouble subjectif de la vision dans lequel les objets sont perçus plus petits qu'ils ne le sont en réalité.

MICRORADIOGRAPHIE *s. f. (angl. microradiography).* Technique d'obtention de radiogrammes de petits objets ou de fines structures, destinés à subir ensuite un fort grossissement optique.

MICRORCHIDIE *s. f. (angl. micro-orchidism).* Petitesse des testicules, congénitale ou acquise (souvent d'origine ourlienne).

MICRORÉFRACTOMÈTRE *s. m. (angl. microrefractometer).* Réfractomètre utilisé pour déterminer les variations de structure des globules rouges.

MICRORHINIE *s. f. (angl. microrhinia).* Petitesse anormale du nez ; en particulier étroitesse dans le sens transversal, secondaire à l'arrêt du développement du maxillaire.

MICROSCOPE *s. m. (angl. microscope).* Instrument d'optique permettant l'observation d'objets trop petits pour être vus à l'œil nu. ◇ **À BALAYAGE** *(angl. scanning —).* Type de microscope électronique dans lequel les rayonnements effectuent un balayage de la surface de l'échantillon, ce qui donne une image en relief de cette surface. ◇ **À CONTRASTE DE PHASE** *(angl. phase-contrast —).* Microscope utilisé pour l'observation des objets peu contrastés. Il est basé sur les variations de la phase des ondes lumineuses qui traversent l'objet et le système optique du microscope. ◇ **À FLUORESCENCE** *(angl. fluorescence —).* Microscope pourvu de filtres pour l'examen de tissus ou de cellules imprégnés d'une substance fluorescente aux rayons ultraviolets. ◇ **À RAYONS X** *(angl. X-ray —).* Microscope utilisant un faisceau de rayons X à la place du rayonnement lumineux. ◇ **À ULTRAVIOLETS** *(angl. ultraviolet —).* Microscope utilisant des rayonnements ultraviolets à la place de la lumière visible. ◇ **BINOCULAIRE** *(angl. binocular —).* Microscope muni de deux oculaires, permettant la vision stéréoscopique. ◇ **CORNÉEN** *(angl. corneal —).* Microscope muni d'un jeu de lentilles optiques fortement grossissantes, spécialement adapté à l'examen de la cornée *in vivo* et *in situ.* ◇ **ÉLECTRONIQUE** *(angl. electron —).* Microscope utilisant un faisceau d'électrons et des lentilles électroniques à la place des rayons lumineux et des lentilles optiques ; il permet d'obtenir de très forts grossissements.

MICROSCOPIE *s. f. (angl. microscopy).* Examen, au moyen du microscope, d'objets ou d'organismes invisibles à l'œil nu. ◇ **CLINIQUE** *(angl. clinical —).* Examen microscopique à des fins diagnostiques. ◇ **ÉLECTRONIQUE** *(angl. electron —).* Examen microscopique au moyen du microscope électronique.

MICROSMATIQUE *adj. (angl. microsmatic).* Qui a l'odorat faiblement développé.

MICROSOME *s. m. (angl. microsome).* Élément granuleux de très petite taille présent dans le protoplasme cellulaire.

MICROSOMIE *s. f. (angl. microsomia).* Développement insuffisant mais harmonieux du corps. SYN. ***PYGMÉISME.***

MICROSPECTROSCOPE *s. m. (angl. microspectroscope).* Spectroscope combiné avec un microscope, pour l'examen des spectres lumineux des objets microscopiques.

MICROSPHÉROCYTE *s. m. (angl. microspherocyte).* Petit érythrocyte sphérique, très fragile. SYN. ***SPHÉROCYTE.***

MICROSPHÉROCYTOSE *s. f. (angl. microspherocytosis).* Abondance de microsphérocytes dans le sang ; ictère hémolytique congénital et familial réalisant l'anémie de Minkowski-Chauffard. SYN. ***SPHÉROCYTOSE.***

MICROSPHYGMIE *s. f. (angl. microsphygmia).* Diminution de l'amplitude des oscillations du pouls.

MICROSPORIDIE *s. f. (angl. microsporidia).* Protozoaire intracellulaire responsable d'infections opportunistes au cours du sida.

MICROSPORIDIOSE *s. f. (angl. microsporidiosis).* Infection due à une microsporidie.

MICROSPORIE *s. f. (angl. microsporia).* **1.** Toute infection cutanée due aux dermatophytes du genre *Microsporum.* **2.** SYN. de ***TEIGNE TONDANTE MICROSPORIQUE.***

MICROSPORON Genre de champignons dermatophytes de l'ordre des *Moniliales,* dont les espèces sont parasites de la peau et des cheveux, mais n'affectent pas les ongles. Ils produisent des macronidies de grande taille (40-150 μm sur 8-15 μm), pointues aux deux extrémités, divisées en logettes, situées aux extrêmes des hyphes. ◇ ***AUDOUINII*** Agent responsable de la teigne tondante microsporique : il n'affecte que l'homme. ◇ ***CANIS*** Espèce qui infecte les chiens, les chats, les chevaux et l'homme. ◇ ***FURFUR*** Agent responsable du pityriasis versicolor. ◇ ***GYPSEUM*** Dermatophyte se trouvant à l'état saprophyte dans le sol, agent de teignes de la peau glabre et, plus rarement, du cuir chevelu.

MICROSTHÉSIE *s. f.* Trouble de la sensibilité tactile dans lequel les objets tenus dans la main paraissent moins volumineux et moins lourds qu'en réalité.

MICROSTOMIE *s. f. (angl. microstomy).* Petitesse anormale congénitale de la bouche.

MICROTHÉLIE *s. f. (angl. microthelia).* Petitesse anormale congénitale des mamelons.

MICROTIE *s. f. (angl. microtia).* Petitesse anormale des oreilles.

MICROTOME *s. m. (angl. microtome).* Instrument pour le découpage des pièces anatomiques, préalablement fixées et incluses en fines lamelles, destinées à être colorées et examinées au microscope.

MICROTOMISATION *s. f. (angl. microtomy).* Découpage en fines lamelles, au moyen d'un microtome, d'une pièce anatomique fixée et comprise dans un bloc d'inclusion.

MICROTONOMÈTRE *s. m. (angl. microtonometer).* Appareil permettant de mesurer les pressions partielles des gaz du sang dans de très petites quantités de sang.

MICROTRAUMATISME *s. m. (angl. microtrauma).* Traumatisme ou lésion microscopiques.

MICROTUBULE *s. m. (angl. microtubule).* Structure tubulaire composée de molécules de tubuline situées à l'intérieur des cellules, et servant à certains déplacements d'éléments intracellulaires.

MICROVILLOSITÉ *s. f. (angl. microvillus).* Diverticule cytoplasmique filamenteux, de diamètre inférieur à 0,1 μm, émanant de la surface libre de certaines cellules. Elles sont spécialement nombreuses à la surface absorbante ou sécrétrice des cellules.

MICROVISCOSIMÈTRE *s. m. (angl. microviscosimeter).* Viscosimètre qui ne requiert que de très faibles quantités de sang.

MICROZOAIRE *s. m. (angl. microzoon).* Microorganisme animal.

MICRURUS Genre de serpents venimeux d'Amérique, dits serpents corail, dont la piqûre est neurotoxique.

MICTION *s. f. (angl. micturition).* Émission de l'urine. ◇ **PAR REGORGEMENT** *(angl. involuntary —).* Émission involontaire d'urine par réplétion excessive de la vessie et relâchement du sphincter vésical.

MICTIONNEL *adj. (angl. related to urination).* Qui concerne la miction.

MIEL *s. m. (angl. honey).* Substance visqueuse déposée par les abeilles *(Apis mellifica)* dans les alvéoles des ruches et servant de nourriture pendant les périodes de froid. Il se compose de glucose et de lévulose, de principes aromatiques et de différents acides libres. Il s'emploie comme aliment, édulcorant et laxatif.

MIESCHER (TUBE DE) *(angl. Miescher's tube).* Formation kystique allongée présente dans les muscles des sujets infectés par *Sarcocystis lindemanni,* et contenant les parasites.

MIF *(angl. MIF).* Abréviation de l'anglais *Migration Inhibitory Factor* signifiant facteur inhibant la migration. Peptide produit par les lymphocytes mis au contact de l'antigène auquel ils sont sensibilisés et qui induit l'agglutination de cellules mononucléées.

MIFÉPRISTONE *s. f. (angl. mifepristone).* Antagoniste de la progestérone, qui inhibe l'ovulation lorsqu'elle est administrée à la fin de la phase folliculaire. Elle s'utilise comme antinidatoire dans la contraception post-coïtale, et comme méthode médicale d'interruption volontaire de la grossesse en association avec un analogue des prostaglandines lors des premières semaines de la grossesse. SYN. ***RU 486.***

MIGRAINE *s. f. (angl. migraine).* Céphalée primitive vasculaire due à un trouble périodique de la vasomotricité des branches de l'artère carotide externe, d'étiologie mal connue, caractérisée sur le plan clinique par des douleurs paroxystiques, localisées à une moitié de la tête (hémicrânie), des vomissements, et parfois accompagnée ou précédée de signes neurologiques. Elle débute dans l'enfance, l'adolescence ou parfois à l'âge adulte et possède un caractère familial. ◇ **ACCOMPAGNÉE** *(angl. associated —).* Migraine précédée ou accompagnée de signes neurologiques témoignant d'une souffrance cérébrale (signes ophtalmiques, sensitifs, etc). ◇ **BASILAIRE** *(angl. basilar artery —).* Migraine s'accompagnant de signes neurologiques évoquant une souffrance ischémique du territoire vertébro-basilaire (vertiges, diplopie, troubles de la vigilance, etc.). ◇ **COMMUNE** *(angl. common —).* Céphalée typique de la migraine sans signes neurologiques d'accompagnement. ◇ **OPHTALMIQUE** *(angl. ophthalmic —).* Forme de migraine avec aura caractérisée par des signes visuels, le plus souvent à type de scotomes scintillants, qui précèdent ou accompagnent la céphalée. La phase céphalalgique peut manquer. ◇ **OPHTALMOPLÉGIQUE** *(angl. ophthalmoplegic —).* Forme de migraine caractérisée par une paralysie oculomotrice transitoire atteignant surtout les muscles dépendants du nerf oculomoteur.

MIGRATION *s. f. (angl. migration).* Déplacement de certaines cellules ou de certains organes à l'intérieur de l'organisme. ◇ **DE CAILLOTS** *(angl. embolus).* ☞ ***EMBOLIE.*** ◇ **DE L'OVULE** *(angl. — of ovum).* Passage de l'ovule de l'ovaire à l'utérus, à travers la trompe utérine. ◇ **DU TESTICULE** *(angl. — of testis).* Descente du testicule, au cours de la vie fœtale, de la région lombaire à la bourse scrotale.

MIKULICZ ◇ **(APHTES DE)** *(angl. Mickulicz aphthae).* Maladie rare caractérisée par l'apparition, sur la muqueuse buccale, de lésions aphteuses ayant un caractère récidivant, intermittent et chronique. ◇ **(CELLULE DE)** *(angl. Mikulicz cells).* Cellule observée dans les formes typiques du rhinosclérome et qui contient le bacille de cette maladie. ◇ **(DRAINAGE DE)** *(angl. Mikulicz drainage).* Comblement d'une cavité opératoire résiduelle par un drain de gaze formé par un sac (gaze de grande taille pliée en forme de sac) et des rubans en gaze qui remplissent la cavité du sac. ◇ **(OPÉRATION DE)** *(angl. Mikulicz operation).* Ténotomie du sterno-cléido-mastoïdien dans le torticolis. ◇ **(SYNDROME DE)** *(angl. Mikulicz syndrome).* Syndrome caractérisé par une hypertrophie des glandes salivaires et lacrymales, provoquant une sécheresse buccale et lacrymale ; il est observé essentiellement dans la sarcoïdose.

MIKULICZ-RADECKI (CLAMP DE) *(angl. Mikulicz clamp).* Clamp pour la résection du côlon.

MILES (OPÉRATION DE) *(angl. Miles' operation).* Résection abdominopérinéale du rectum, pour cancer ou prolapsus rectal.

MILIAIRE **1.** *s. f. (angl. miliaria).* Inflammation aiguë des glandes sudoripares apparaissant chez les personnes qui ne sont pas accoutumées à la chaleur des tropiques, et caractérisée par l'éruption de papules et de vésicules rouges prurigineuses, qui ensuite deviennent transparentes et desquament. SYN. ***LICHEN TROPICUS.*** **2.** *s. f. (angl. miliaria).* Granulie. ☞ ***TUBERCULOSE MILIAIRE.*** **3.** *adj. (angl. miliary).* Qui a la dimension d'un grain de millet. S'applique en particulier aux images pulmonaires observées dans la tuberculose miliaire, les pneumoconioses, la sarcoïdose, etc.

MILIAN (MALADIE DE) Maladie cyclique trisymptomatique, d'origine streptococcique : médaillons parakératosiques, zones érythématopapuleuses et ampoules de dysidrose. SYN. ***TRISYNDROME DE MILIAN.***

MILIEU *s. m. (angl. medium).* Ensemble des conditions physiques, chimiques et biologiques dans lesquelles se développe un organisme. SYN. ***ENVIRONNEMENT.*** ◇ **DE CONTRASTE** *(angl. contrast —).* ☞ ***CONTRASTE (PRODUIT DE, SUBSTANCE DE, MILIEU DE).*** ◇ **DE CULTURE** ☞ ***CULTURE (MILIEU DE).*** ◇ **DE CULTURE À INDICATEUR COLORÉ** *(angl. indicator culture —).* Milieu de culture additionné d'une substance colorée dont la modification de teinte, sous l'influence de la culture microbienne, permet l'identification des germes. ◇ **DE CULTURE SÉLECTIF** *(angl. selective culture —).* Milieu préparé avec des ingrédients permettant une identification facile de diverses espèces ou genres de bactéries ; par exemple : milieu SS, milieu de Chapman, de Sabouraud, etc. ◇ **DE CULTURE SOLIDE** *(angl. solid culture —).* Milieu de culture de consistance solide. Le plus courant de ces milieux est la gélose ou gel d'agar-agar. ◇ **SS** *(angl. SS culture —).* Milieu de culture pour l'isolement des *Salmonella* et des *Shigella.*

MILIUM *s. m. (angl. milium).* Granulations blanchâtres, du volume d'une tête d'épingle, de la peau, localisées à la face, secondaires à une dilatation des canaux sudoripares ou des follicules pileux avec kystes de kératine. SYN. ***GRUTUM.*** ◇ **COLLOÏDE** *(angl. colloid —).* Granulations brillantes dues à une dégénérescence colloïde du derme.

MILKMAN (SYNDROME DE) *(angl. Milkman's syndrome).* ☞ ***LOOSER-MILKMAN (SYNDROME DE).***

MILLARD-GUBLER (SYNDROME DE) *(angl. Millard-Gubler syndrome).* Syndrome alterne avec hémiplégie controlatérale respectant la face et paralysie faciale homolatérale, observée dans les lésions unilatérales de la partie inférieure du pont.

MILLER (SYNDROME DE) *(angl. Miller's syndrome).* Syndrome polymalformatif associé à une tumeur de Wilms, d'origine congénitale.

MILLER-ABOTT (TUBE OU SONDE DE) *(angl. Miller-Abott's tube).* Sonde nasale de 2,5 m de longueur, à deux conduits, dont l'un communique avec un ballonnet gonflable fixé à une extrémité du tube, et dont l'autre, muni d'une olive terminale, sert à aspirer le liquide intestinal. On l'utilise dans le traitement conservateur de l'obstruction intestinale.

MILLES (SYNDROME DE) *(angl. Milles' syndrome).* Angiomatose oculocutanée, caractérisée par un angiome de la choroïde avec troubles neurologiques.

MILLI- *(angl. milli-).* Préfixe servant à former le nom d'unités de mesure égales à un millième de l'unité de base.

MILLICURIE *s. m. (angl. millicurie).* Unité de radioactivité égale à un millième de curie. Symbole : mCi.

MILLIÉQUIVALENT *s. m. (angl. milliequivalent).* Unité employée pour indiquer la concentration des électrolytes, correspondant à la millième partie de la quantité d'un ion qui peut se combiner avec un ion H^+ (s'il s'agit d'un anion) ou avec un ion OH^- (s'il s'agit d'un cation). Symbole : mEq.

MILLIKAN-SIEKERT (SYNDROME DE) *(angl. Millikan-Siekert syndrome).* Ensemble de troubles neurologiques secondaires à une insuffisance circulatoire vertébro-basilaire.

MILLILITRE *s. m. (angl. milliliter).* Unité de capacité égale à un millième de litre. Symbole : mL.

MILLIMOLE *s. f. (angl. millimole).* Unité de masse moléculaire égale à un millième de mole.

MILLIN (OPÉRATION DE) *(angl. Millin's operation).* Prostatectomie par voie rétropubienne.

MILLIOSMOLE *s. m. (angl. milliosmole).* Unité de pression osmotique égale à un millième d'osmole.

MILLS (MALADIE DE) *(angl. Mills' disease).* Hémiplégie ascendante progressive respectant la face d'étiologie inconnue.

MILROY (MALADIE DE) *(angl. Milroy's disease).* ☞ ***MEIGE (SYNDROME DE).***

MIMÉTISME *s. m. (angl. mimesis).* Simulation d'une maladie par une autre.

MIMIQUE *s. f. (angl. mimic).* Expression des idées ou des sentiments par les gestes.

MINAMATA (MALADIE DE) *(angl. Minamata's disease).* Syndrome toxique, provoquant des troubles neurologiques et psychiques complexes ainsi que des malformations congénitales, observé au Japon dans la baie du même nom et dont l'origine est la pollution des eaux par les déchets de l'industrie du chlorure de vinyle, avec des symptômes d'intoxication mercurielle.

MINÉRALISATION *s. f. (angl. mineralization).* Teneur d'une eau en éléments minéraux solubles.

MINÉRALOCORTICOÏDE *adj. (angl. mineralocorticoid).* Se dit d'une d'hormone sécrétée par la zone glomérulée corticosurrénale qui agit sur le métabolisme hydrominéral. S'utilise aussi comme substantif.

MINERVE *s. f. (angl. minerva jacket).* Appareil orthopédique ou bandage plâtré pour maintenir la tête dressée en bonne position.

MINEURS (MALADIE DES) *(angl. ground itch).* ☞ ***ANKYLOSTOMIASE.***

MINGAZZINI (MANŒUVRE DE) *(angl. Mingazzini's maneuver).* Manœuvre utilisée pour révéler une parésie légère d'un membre. Pour les membres inférieurs, le patient étant en décubitus dorsal, cuisse à angle droit sur le bassin, jambes à angle droit sur les cuisses, pieds à angle droit sur les jambes, le déficit moteur s'objective par l'abaissement progressif de la cuisse. Pour le membre supérieur, le patient les yeux fermés étend les deux bras, le bras paralysé retombe.

MINIMUM AUDIBLE *(angl. auditory threshold).* Seuil d'audibilité correspondant au son le plus faible pouvant être perçu.

MINKOWSKI-CHAUFFARD (MALADIE DE) *(angl. Minkowski-Chauffard syndrome).* Maladie familiale et héréditaire, transmise selon le mode autosomique dominant, se traduisant par une anémie hémolytique évoluant par poussées, due à la présence d'hématies sphériques de petite taille, anormalement fragiles. Elle s'accompagne de malformations crâniennes, d'une splénomégalie et d'un ictère acholurique. SYN. ***MICROSPHÉROCYTOSE HÉRÉDITAIRE.***

MINOCYCLINE *s. f. (angl. minocycline).* ☞ ***TÉTRACYCLINE.***

MINOT (MALADIE DE) *(angl. Minot's disease).* Diathèse hémorragique survenant chez le nouveau-né, caractérisée par des hémorragies de siège variable et par un allongement du temps de Quick. Elle est due à une carence en vitamine K. SYN. ***SYNDROME HÉMORRAGIQUE DU NOUVEAU-NÉ.***

MINOXIDIL *s. m. (angl. minoxidil).* Médicament vasodilatateur utilisé dans le traitement de l'hypertension artérielle et en applications locales dans l'alopécie androgénique.

MIOPRAGIE *s. f. (angl. miopragia).* Diminution de l'activité fonctionnelle d'un organe.

MIRACIDIUM *s. m. (angl. miracidium).* Embryon cilié de certains vers parasites trématodes, Schistosomidés par exemple, qui nage librement et vit dans des mollusques, hôtes intermédiaires.

MIRBANE (ESSENCE DE) *(angl. nitrobenzene).* Nitrobenzène ; substance à l'odeur similaire à celle de l'essence d'amandes amères.

MIROIR *s. m. (angl. mirror).* ◇ **(ÉCRITURE EN)** *(angl. — writing).* Trouble de l'écriture qui consiste dans l'inversion des lettres qui apparaissent comme réfléchies par un miroir. ◇ **FRONTAL** *(angl. frontal —).* Miroir circulaire plan et concave pourvu d'un dispositif d'éclairage électrique, qui se fixe sur le front.

MISANTHROPIE *s. f. (angl. misanthropia).* Aversion morbide pour la société ou le genre humain, symptôme fréquent dans la mélancolie.

MISO- *(angl. mis-, miso-).* Préfixe d'origine grecque signifiant haïr.

MISOGAMIE *s. f. (angl. misogamy).* Aversion morbide pour le mariage.

MISOGYNIE *s. f. (angl. misogyny).* Aversion morbide pour le sexe féminin.

MISONÉISME *s. m. (angl. misoneism).* Aversion morbide pour les pratiques, les coutumes ou les idées neuves.

MITCHELL (MALADIE DE) *(angl. Mitchell's disease).* ☞ ***ÉRYTHROMÉLALGIE.***

MITHRIDATISME *s. m. (angl. mithridatism).* État d'accoutumance ou d'immunité aux poisons, obtenu après en avoir ingéré des doses progressivement croissantes.

MITO- *(angl. mito-).* Préfixe d'origine grecque signifiant fil, filament.

MITOCHONDRIALES (MALADIES) *(angl. mitochondrial cytopathies).* Affections en rapport avec des anomalies des mitochondries. EX. *maladie de Leber, syndrome de Kearns et Sayre.* SYN. ***MITOCHONDIOPATHIES.***

MITOCHONDRIE *s. f. (angl. mitochondrion).* Organite cytoplasmique membraneux d'aspect ovoïde, qui possède une double membrane, abrite des chaînes d'enzymes qui interviennent dans la respiration cellulaire et possède un ADN propre, d'origine maternelle. SYN. ***CHONDRIOSOME.***

MITOGÈNE *s. m. (angl. mitogen).* **1.** Agent favorisant la mitose. **2.** Substance stimulant la transformation lymphoblastique des lymphocytes.

MITOSE *s. f. (angl. mitosis).* Mode de division indirecte des cellules, qui consiste pour toutes les cellules du soma en la séparation ordonnée des chromosomes, préalablement dupliqués, pour former deux noyaux fils. Elle comprend quatre phases : prophase, métaphase, anaphase et télophase. SYN. ***CARYOCINÈSE.***

MITOTIQUE *adj. (angl. mitotic).* Qui concerne la mitose.

MITRAL *adj. (angl. mitral).* Qui se rapporte à la valve mitrale et à l'orifice du même nom. ☞ ***VALVE ATRIOVENTRICULAIRE GAUCHE.***

MITRALITE *s. f. (angl. mitral valvular inflammation).* Inflammation rhumatismale des valvules mitrales.

MITSUDA (RÉACTION DE) *(angl. Mitsuda's test).* Test immunologique indicateur de la résistance du patient à *Mycobacterium leprae*, réalisé au moyen de l'injection intradermique de lépromine. C'est une réaction tardive, caractérisée par l'apparition d'un nodule au bout de 20 ou 30 jours. SYN. ***ÉPREUVE DE LA LÉPROMINE.***

MIXTE *adj. (angl. mixed).* Se dit d'une tumeur associant du tissu conjonctif et du tissu épithélial.

MIXTURE *s. f. (angl. mixture).* Mélange de plusieurs médicaments dans une solution. ☞ ***POTION.***

MIYAGAWANELLA ☞ ***CHLAMYDIA.***

mL Symbole du millilitre.

mm Symbole du millimètre.

mmol Symbole de la millimole.

MMPI Abréviation de *Minnesota Multiphasic Personality Inventory.* Test psychologique servant à préciser la personnalité d'un patient.

MMS *(angl. MMS).* Abréviation de l'anglais *Mini Mental State* désignant une méthode simple d'évaluation de l'état mental par un score compris entre 0 et 30 (valeur normale).

Mn Symbole chimique du manganèse.

MNÉMONIQUE *adj. (angl. mnemic).* Qui se rapporte à la faculté de mémorisation, qui vient en aide à la mémoire.

MNÉMOTECHNIQUE *adj. (angl. mnemonic).* Qui vient en aide à la mémoire, principalement par le biais d'associations d'idées.

MNÉSIQUE *adj. (angl. mnemonic).* Relatif à la mémoire.

MNI-TEST Réaction biologique de diagnostic de la mononucléose infectieuse.

Mo Symbole chimique du molybdène.

MOBILISATION *s. f. (angl. mobilization).* **1.** En génétique bactérienne, transfert par conjugaison de l'ADN nucléaire ou chromosomique ou d'un plasmide non conjugable, d'une bactérie donatrice à une bactérie réceptrice, véhiculés par un plasmide conjugable. Elle suppose une étape préalable d'incorporation du plasmide conjugable au chromosome ou des deux plasmides à la cellule donatrice. **2.** Action de mettre en mouvement une partie de l'appareil locomoteur. ◇ **PASSIVE** *(angl. passive —).* Mobilisation pratiquée par une autre personne. Méthode de Lucas Championnière.

MOBITZ (BLOCS DE) *(angl. Mobitz's blocks).* Variétés de blocs atrioventriculaires partiels.

MODIFICATEUR *adj. (angl. modifier).* Se dit des agents, physiques ou chimiques, capables d'entraîner une modification dans l'organisme ; altérant. S'utilise ausi comme substantif.

MODIOLUS *s. m. (NA. modiolus). (angl. modiolus).* Columelle de la cochlée.

MODULATION *s. f. (angl. modulation).* État des cellules qui présentent un aspect différent, tout en étant identiques quant à leurs caractères essentiels.

MODY (SYNDROME) Abréviation de *Maturity-Onset Diabetes of the Young.* Diabète proche du type 2, transmis sur le mode autosomique dominant, en rapport avec une mutation de la glucokinase, enzyme transformant le glucose en glucose-6-phosphate.

MOEBIUS ⟡ **(SIGNE DE)** *(angl. Möbius' sign).* Difficulté à faire converger les globes oculaires, due à une insuffisance des muscles droits médiaux des yeux chez le basedowien. ⟡ **(SYNDROMES DE)** *(angl. Möbius syndromes).* **1.** Migraine ophtalmoplégique. **2.** Diplégie associée à des paralysies oculomotrices et des malformations variées.

MOELLE *s. f. (angl. medulla, cord, marrow).* ⟡ **ALLONGÉE** *(NA. medulla oblongata). (angl. brain stem).* ☞ ***BULBE.*** ⟡ **ÉPINIÈRE** *(NA. medulla spinalis). (angl. spinal cord, medulla).* Partie intrarachidienne du système nerveux qui va du foramen magnum jusqu'à la deuxième vertèbre lombale. Elle est cylindrique, possède deux renflements (cervical et lombaire) et est entourée par les méninges ; elle est formée d'une série de cordons de substance blanche qui entourent la substance grise centrale. ⟡ **OSSEUSE** *(angl. bone marrow).* Substance molle qui remplit les cavités des os, formée d'un réseau conjonctif fin, entre les mailles duquel existent des cellules de la lignée érythropoïétique, granulocytaire, mégacaryocytaire et lymphocytaire. Selon son aspect et sa morphologie, on distingue la moelle rouge, propre aux os en voie de développement, aux os courts, au sternum et aux côtes, et la moelle jaune, propre aux os longs de l'adulte. La première possède une fonction hématopoïétique.

MOELLER-BARLOW (MALADIE DE) *(angl. Moeller-Barlow disease).* Scorbut infantile.

MOGIGRAPHIE *s. f. (angl. mogigraphia, writers' cramp).* ☞ ***CRAMPE DES ÉCRIVAINS.***

MOGILALIE *s. f. (angl. mogilalia).* Impossibilité d'articuler certains phonèmes.

MOGIPHASIE *s. f. (angl. mogiphasia).* Difficulté de l'articulation des mots.

MOGIPHONIE *s. f. (angl. mogiphonia).* Trouble de la phonation par relâchement des cordes vocales chez les professionnels de la voix.

MOHRENHEIM (FOSSETTE DE) *(angl. Mohrenheim's fossa).* ☞ ***FOSSETTE INFRACLAVICULAIRE.***

MOI *s. m. (angl. ego).* Une des trois instances de l'appareil psychique qui, au sens topique psychanalytique, agit comme médiateur entre le ça (source des pulsions) et les exigences du surmoi. En termes généraux, le moi est considéré comme une partie déterminante de la structure psychique du sujet, dans l'organisation de sa personnalité, intervenant dans ses relations avec le monde extérieur. ⟡ **(IDÉAL DU)** *(angl. ideal —).* Terme psychanalytique qui se réfère à une formation inconsciente qui, en général, est définie comme un idéal narcissique infantile.

MOIGNON *s. m. (angl. stump).* Portion d'un membre amputé, comprise entre la surface de section et l'articulation proximale. ⟡ **DE L'ÉPAULE** *(angl. shoulder).* Région limitée par le muscle deltoïde.

MOISISSURE *s. f. (angl. mold, mould).* Dépôt ou couche formée sur les substances organiques par différents champignons appartenant aux genres *Mucor, Penicillium, Aspergillus*, etc.

MOLAIRE *(angl. molar).* **1.** *adj. (angl. molar).* Qui se rapporte à la mole (molécule-gramme). **2.** *s. f. (NA. dens molaris). (angl. molar).* Chacune des dents de la partie postérieure des arcades dentaires supérieure et inférieure, dont la fonction est de broyer.

MOLALITÉ *s. f. (angl. molality).* Concentration d'une solution, en moles par kilogramme d'eau. Dans les solutions très diluées, la molarité et la molalité sont équivalentes.

MOLARITÉ *s. f. (angl. molarity).* Concentration d'une solution exprimée en moles par litre de solution. SYN. ***CONCENTRATION MOLAIRE.***

MOLE *s. f. (angl. mole).* Masse moléculaire d'un corps, exprimée en grammes. Symbole : mol. SYN. ***MOLÉCULE-GRAMME.***

MÔLE *s. f. (angl. hydatiform mole).* Maladie du placenta caractérisée par le développement d'une masse charnue informe dans l'utérus, issue de la dégénérescence des villosités du chorion et du placenta. La môle se termine spontanément vers le 4e mois par un avortement. ⟡ **HYDATIFORME** *(angl. hydatid mole).* Masse plus ou moins volumineuse qui est expulsée durant la grossesse, formée par la prolifération des villosités du chorion, unies par des pédicules présentant un aspect semblable à une grappe. SYN. ***MÔLE.*** ⟡ **MALIGNE** *(angl. malignant —).* ☞ ***CHORIOADÉNOME.*** ⟡ **MORTE** *(angl. dead —).* Môle atrophique secondaire à la dégénérescence d'un œuf molaire mort. ⟡ **VÉSICULAIRE** *(angl. vesicular —).* SYN. ***MÔLE HYDATIFORME.***

MOLÉCULE *s. f. (angl. molecule).* La plus petite partie d'un corps chimique qui conserve toutes les propriétés chimiques de ce corps, et qui puisse exister à l'état libre. C'est un groupement défini d'atomes, assemblés par des liaisons chimiques.

MOLÉCULE-GRAMME *s. f. (angl. molecule-gram).* ☞ ***MOLE.***

MOLLARET (MÉNINGITE DE) *(angl. Mollaret's meningitis).* ☞ ***MÉNINGITE ENDOTHÉLIOLEUCOCYTAIRE RÉCURRENTE.***

MOLLET *s. m. (NA. sura). (angl. calf).* Partie charnue plus développée de la face postérieure de la jambe en dessous de la région poplitée, formée par les muscles gastrocnémiens et soléaire.

MOLLICUTES Classe de bactéries dépourvues de paroi véritable, de petite taille, très pléomorphes, coccoïdes ou filamenteuses et à Gram négatif. Elles se développent dans des milieux artificiels complexes ; dans les milieux solides, elles forment des colonies de petite taille caractéristiques (en « œuf frit »). Cette classe comprend l'ordre des *Mycoplasmatales*, dont certaines espèces sont pathogènes pour l'homme.

MOLLUSCUM *s. m. (angl. molluscum).* Tumeur fibreuse et flasque de la peau. ◇ **CONTAGIOSUM** Dermatose caractérisée par la formation de tumeurs épithéliales ombiliquées, de différentes tailles, dures, qui siègent principalement sur le visage et qui présentent un contenu blanchâtre semi-solide constitué de graisse, de cellules épithéliales et de corpuscules particuliers encapsulés. La maladie est chronique, sans symptômes systémiques au cours de son évolution. Elle est contagieuse et due à un virus du groupe des Poxvirus. ◇ **FIBROSUM** Tumeur cutanée fibreuse de la maladie de Recklinghausen. ◇ **PENDULUM** Tumeur molle, pédiculée trouvée en particulier sur le cou ou les paupières des personnes âgées.

MOLYBDÈNE *s. m. (angl. molybdenum).* Élément de numéro atomique 42, de masse atomique 95,94. C'est un métal blanc, très dur. Symbole : Mo.

MOMIE *s. f. (angl. mummy).* Cadavre qui se conserve naturellement ou artificiellement par suite de son état de dessication.

MOMIFICATION *s. f. (angl. mummification).* Dessication des tissus d'un fœtus mort retenu à l'intérieur de l'utérus ou d'une partie du corps.

MONADIDÉS *(angl. Monadidetes).* Famille de flagellés appartenant à l'ordre des *Protomonadinés*. Elle comprend le genre *Enteromonas*.

MONAKOFF ◇ **(NOYAU DE VON)** *(angl. Monakoff's nucleus).* ☞ ***NOYAU CUNÉIFORME.*** ◇ **(SYNDROME DE VON)** *(angl. Monakow's syndrome).* Syndrome alterne par lésion d'un pédoncule cérébral ou par atteinte de l'artère choroïdienne antérieure.

MONAURAL *adj. (angl. monaural).* Qui se rapporte à une seule oreille, du point de vue fonctionnel.

MÖNCKEBERG (SCLÉROSE DE) *(angl. Mönckeberg's arteriosclerosis).* Dégénérescence et calcification des fibres musculaires de la tunique moyenne des artères. Elle est souvent associée à l'athérome et affecte surtout les artères musculaires de calibre moyen. SYN. ***MÉDIACALCOSE, MÉDIACALCINOSE.***

MONDONESI (RÉFLEXE DE) *(angl. Mondonesi's reflex).* Contraction des muscles faciaux par compression des globes oculaires chez les malades comateux. Elle est unilatérale, et du côté opposé à la lésion dans le coma par apoplexie, et bilatérale dans le coma toxique.

MONDOR (MALADIE DE) *(angl. Mondor's disease).* Thrombophlébite en cordon d'une veine de la paroi antérolatérale du thorax d'évolution généralement bénigne.

MONGE (MALADIE DE) *(angl. Monge's disease).* Polyglobulie observée chez les habitants des hautes altitudes.

MONGOLIEN 1. *adj.* ☞ ***MONGOLIQUE.*** 2. *s. m.* Individu présentant une trisomie 21 ou mongolisme.

MONGOLIQUE *adj. (angl. mongoloid).* Qui ressemble aux sujets de race jaune. ☞ ***TACHE MONGOLIQUE.***

MONGOLISME *s. m. (angl. trisomy 21, Down's syndrome).* ☞ ***TRISOMIE.***

MONGOLOÏDE *s. m. (angl. mongoloid).* Sujet atteint de mongolisme.

MONILETHRIX *s. m. (angl. monilethrix).* Dystrophie congénitale, transmise sur le mode autosomique dominant, des poils et des cheveux, dans laquelle ces phanères présentent des parties épaissies et d'autres amincies, sèches, fragiles et cassées. SYN. ***SYNDROME DE SABOURAND.***

MONILIASE *s. f.* ☞ ***CANDIDOSE.***

MONILIFORME *adj. (angl. moniliform).* Qualifie une structure anatomique en forme de chapelet.

MONITEUR *s. m. (angl. monitor).* Appareil électronique qui permet le contrôle et l'enregistrement de signes physiologiques (respiration, pouls, tension artérielle, etc.), d'électrocardiogrammes, de données biochimiques, etc. ◇ **CARDIAQUE** *(angl. cardiac —).* Appareil électronique destiné à assurer automatiquement une surveillance continue des battements cardiaques à l'aide d'un tracé électrocardiographique, des pressions vasculaires, du rythme respiratoire. Une alarme se déclenche quand les chiffres mesurés sont anormaux.

MONITORAGE *s. m. (angl. monitoring).* Enregistrement permanent de certains signes physiologiques à l'aide d'un dispositif de surveillance électronique. ◇ **FŒTO-MATERNEL** *(angl. feto-maternal —).* Surveillance électronique de l'accouchement à l'aide de moniteurs adaptés. Elle est destinée à diminuer la mortalité périnatale, la morbidité périnatale, à rationaliser l'indication d'une césarienne pour souffrance fœtale, à diminuer la durée du travail en augmentant son contrôle. Elle utilise plusieurs techniques d'enregistrement des contractions utérines et du cœur fœtal.

MONNERET (POULS DE) *(angl. Monneret's pulse).* Pouls lent et ample.

MONO- *(angl. mono-).* Préfixe d'origine grecque signifiant *un*, ou *une fois*, et indiquant la présence d'un seul élément.

MONOACIDE *adj. (angl. monoacid).* Se dit d'un acide qui ne libère qu'un ion H^+ par molécule. EX. *l'acide chlorhydrique HCl.* S'utilise aussi comme substantif.

MONOALLÉLIQUE *adj. (angl. monoallelic).* Caractérisé par le monoallélisme.

MONOALLÉLISME *s. m. (angl. monoallelism).* Mutation sur un gène unique, répandue par effet fondateur à la suite d'un accident génétique unique, ou bien répété.

MONOAMINE *s. f. (angl. monoamine).* Non générique des catécholamines, de la sérotonine et de la dopamine, ne contenant qu'une seule fonction amine.

MONOAMINE-OXYDASE *s. f. (angl. monoamine oxidase).* Enzyme qui détruit normalement dans l'organisme les amines telles que l'adrénaline, la noradrénaline, la sérotonine. Elle transforme le groupement amine en résidu carbonyle. Abréviation : MAO. ◇ **(INHIBITEUR DE LA)** *(angl. — inhibitor).* Médicament empêchant la dégradation des monoamines cérébrales et utilisé comme antidépresseur. Abréviation : IMAO.

MONOAMNIOTIQUE *adj. (angl. monoamniotic).* Possédant ou se développant dans une seule cavité amniotique.

MONOARTHRITE *s. f. (angl. monarthritis).* Inflammation d'une seule articulation. ◇ **DÉFORMANTE** *(angl. crippling arthritis).* Arthrite déformante d'une seule articulation.

MONOAXIAL *adj. (angl. monoaxial).* Qui possède un seul axe ; qui se développe uniquement dans un sens.

MONOBASIQUE *adj. (angl. monobasic).* Se dit d'une base qui ne libère qu'un ion OH^- par molécule. Ex. *la soude (NaOH).*

MONOBLASTE *s. m. (angl. monoblast).* Cellule de la série monocytaire, intermédiaire entre l'hémohistioblaste et le pro-monocyte.

MONOBLEPSIE *s. f. (angl. monoblepsia).* **1.** Condition visuelle dans laquelle l'acuité visuelle est meilleure avec un seul œil qu'avec les deux yeux. **2.** Variété de dyschromatopsie dans laquelle une seule couleur est perçue.

MONOCATÉNAIRE *adj. (angl. single stranded).* Qui ne possède qu'une seule chaîne ; qualifie en particulier le brin d'ADN.

MONOCÉPHALIEN *s. m. (angl. monocephalus).* Monstre fœtal qui possède deux corps unis par une plus ou moins grande surface à la partie supérieure, et une tête unique sans signe extérieur de duplication ; les monocéphaliens constituent une famille qui comprend : les déradelphes, les thoradelphes, les iléadelphes et les synadelphes.

MONOCHORÉE *s. f. (angl. monochorea).* Chorée qui affecte un côté ou un segment de membre.

MONOCHORIONIQUE *adj. (angl. monochorionic).* Qui possède un chorion commun ; se dit de certains jumeaux.

MONOCHROMASIE *s. f. (angl. monochromasy).* Variété d'achromatopsie partielle, dans laquelle la vision des couleurs est monochromatique : tous les objets sont perçus d'une même et unique couleur.

MONOCHROMATIQUE *adj. (angl. monochromatic).* Qui est d'une seule couleur. Ex. *lumière monochromatique.*

MONOCLONAL *adj. (angl. monoclonal).* Qui se rapporte à un seul clone.

MONOCOQUE *s. m. (angl. monococcus).* Coque se présentant isolé et ne formant ni paires, ni groupes, ni chaînes.

MONOCULAIRE *adj. (angl. monocular).* **1.** Qui se rapporte à un seul œil. **2.** Qui est muni d'un seul oculaire.

MONOCYTAIRE *adj. (angl. monocytic).* Qui s'accompagne d'une monocytose. ◇ **(LIGNÉE)** Série de cellules conduisant au monocyte.

MONOCYTE *s. m. (angl. monocyte).* Grand leucocyte mononucléaire, de 12 à 25 µm de diamètre, dont le noyau a une chromatine noueuse ou rectiligne présentant l'aspect d'un écheveau, et dont le cytoplasme est gris bleu, contenant parfois de fines granulations azurophiles. Sa fonction principale est la phagocytose. ◇ **(ANGINE À)** *(angl. infectious mononucleosis).* ☞ ***MONONUCLÉOSE INFECTIEUSE.***

MONOCYTOPÉNIE *s. f. (angl. monocytopenia).* Diminution anormale du nombre des monocytes dans le sang circulant.

MONOCYTOSE *s. f. (angl. monocytosis).* Augmentation du nombre des monocytes dans le sang circulant au-delà de 1 500 par millimètre cube, de telle manière qu'ils représentent plus de 12 % du nombre des leucocytes.

MONODACTYLIE *s. f. (angl. monodactilia).* Présence d'un seul doigt à la main ou au pied.

MONOGASTRIQUE *adj. (angl. monogastric).* Qui n'a qu'un estomac ou qu'un ventre (pour un muscle).

MONOGENÈSE *s. f. (angl. monogenesis).* **1.** Mode de reproduction unique, par œufs ou ovules. **2.** Production de descendance masculine ou féminine exclusivement. **3.** Reproduction asexuée.

MONOGÉNIE *s. f.* ☞ ***MONOGENÈSE.***

MONOGÉNIQUE *adj. (angl. monogenic).* Qualifie une maladie héréditaire due à une ou des lésions dans un seul et unique gène.

MONOHYBRIDE *adj. (angl. monohybrid).* Hybride issu de géniteurs qui diffèrent par un seul caractère.

MONOÏDÉISME *s. m. (angl. monoideism).* Prédominance d'une idée, de contenu très simple, de façon exclusive et durable.

MONOMANIE *s. f. (angl. monomania).* Tout délire partiel (terme désuet).

MONOMÉLIQUE *adj. (angl. monomelic).* Qui se rapporte à un seul membre.

MONOMÉRIQUE *adj. (angl. monomeric).* Qui se rapporte à ou affecte un seul segment ; qui se compose d'un seul segment. ◇ **(HÉRÉDITÉ)**

(angl. monomeric inheritance). Transmission d'un caractère par un seul gêne.

MONOMORPHE *adj. (angl. monomorphous).* Qui se présente toujours sous la même forme.

MONOMPHALE *s. m. (angl. monomphalus).* Monstre fœtal double dont les deux composants sont unis par un ombilic unique.

MONONÉVRITE *s. f. (angl. mononeuritis).* Inflammation d'un seul tronc nerveux. ◇ **MULTIPLE** *(angl. multiple —).* Inflammation simultanée de divers troncs nerveux distants entre eux.

MONONUCLÉAIRE 1. *adj. (angl. mononuclear).* Qui possède un seul noyau. **2.** *s. m.* Cellule sanguine ne possédant qu'un seul noyau non segmenté. Les mononucléaires sont les lymphocytes et les monocytes.

MONONUCLÉOSE *s. f. (angl. mononucleosis).* Présence d'un grand nombre de leucocytes mononucléaires dans le sang. ◇ **INFECTIEUSE** *(angl. infectious —).* Maladie infectieuse produite par le virus d'Epstein-Barr (EBV), et dans certains cas par un cytomégalovirus de la famille des *Herpesviridae* ; elle est caractérisée par une triade symptomatique qui associe des manifestations cliniques (pharyngite, fièvre et adénopathies), des manifestations hématologiques (hyperleucocytose habituelle avec apparition de mononucléaires atypiques), et des anomalies sérologiques caractéristiques avec un titre élevé d'agglutinines antihématies de mouton (réaction de Paul et Bunnell) et un pouvoir hémolytique pour les hématies de bœuf en présence de complément. L'évolution est favorable. SYN. ***FIÈVRE GANGLIONNAIRE, ANGINE À MONOCYTES (OU MONOCYTAIRE), PFEIFFER (MALADIE DE), MALADIE DU BAISER.***

MONONUCLÉOSIDE *s. m. (angl. mononucleoside).* Produit de la désintégration d'un mononucléotide, combinaison d'un sucre et d'une base purique ou pyrimidique, par exemple : adénosine (adénine + pentose), guanosine (guanine + ribose), cytidine (cytosine + ribose), etc.

MONONUCLÉOSIQUES (SYNDROMES) *(angl. mononucleosis syndromes).* Affections caractérisées par une importante mononucléose, d'étiologies variées : EBV, HIV, CMV, etc.

MONONUCLÉOTIDE *s. m. (angl. mononucleotide).* Produit résultant de la digestion ou de la décomposition hydrolytique de l'acide nucléique. Il se compose d'acide phosphorique et d'un glucoside ou pentoside.

MONOPARÉSIE *s. f. (angl. monoparesis).* Parésie touchant un seul membre ou une seule partie d'un membre.

MONOPARESTHÉSIE *s. f. (angl. monoparesthesia).* Paresthésie localisée à un seul membre.

MONOPHAGIE *s. f. (angl. monophagia).* Alimentation composée d'un seul type d'aliments.

MONOPHASIQUE *adj. (angl. monophasic).* Qui possède une seule phase ou variation.

MONOPHIODONTE *adj. (angl. monophyodont).* Qui a une seule dentition au cours de son existence.

MONOPHTALME *adj. (angl. monophthalmus).* Qui a un seul œil fonctionnel en rapport avec un défaut anatomique ou un dysfonctionnement de l'autre œil.

MONOPHTALMIE *s. f. (angl. monophthalmia).* État d'une personne qui ne possède qu'un seul œil.

MONOPLÉGIE *s. f. (angl. monoplegia).* Paralysie d'un membre ou d'un seul groupe musculaire.

MONOPODIE *s. f. (angl. monopodia).* Type de symélie caractérisé par la présence d'un seul pied.

MONOPSIE *s. f. (angl. monopsia).* ☞ ***CYCLOPIE.***

MONORCHIDIE *s. f. (angl. monorchidism).* Présence d'un seul testicule dans le scrotum ; cryptorchidie unilatérale.

MONORHINIQUE *adj. (angl. monorhinic).* Qui affecte ou qui possède qu'une seule narine.

MONOSACCHARIDE *s. m. (angl. monosaccharide).* ☞ ***OSE.***

MONOSOME *s. m. (angl. monosome).* Chromosome unique, sans son homologue habituel.

MONOSOMIE *s. f. (angl. monosomy).* Affection en rapport avec l'absence d'un chromosome d'une paire, l'anomalie pouvant porter sur un gonosome comme dans le syndrome de Turner, ou sur un autosome.

MONOSOMIEN *adj. (angl. monosomian).* Monstre double possédant un seul corps fusionné, avec deux têtes plus ou moins séparées.

MONOSOMIQUE *adj. (angl. monosomic).* Se dit de l'individu ou de la cellule possédant un chromosome en moins.

MONOSPORIUM Genre de champignons imparfaits. ◇ ***APIOSPERMUM*** Agent de certains mycétomes fongiques.

MONOSYMPTOMATIQUE *adj. (angl. monosymptomatic).* Qui s'exprime ou se caractérise par un seul symptôme.

MONOSYNAPTIQUE *adj. (angl. monosynaptic).* Qui ne concerne qu'une synapse.

MONOTHÉRAPIE *s. f. (angl. monotherapy).* Traitement faisant appel à un seul médicament.

MONOTRICHE *adj. (angl. monotrichous).* Qui n'est pourvu que d'un seul flagelle à l'une de ses extrémités ; se dit des bactéries. S'utilise aussi comme substantif.

MONOVALENT *adj. (angl. monovalent).* **1.** Qui possède une seule valence. **2.** Se dit d'un vaccin ou d'un sérum préparé à partir d'une seule espèce microbienne et qui assure une protection uniquement contre les infections causées par cette espèce.

MONOXÈNE *adj. (angl. monoxenous).* Se dit d'un parasite animal dont le cycle évolutif s'accomplit chez un seul hôte.

MONOXYDE *s. m. (angl. monoxyde).* Oxyde qui ne renferme qu'un atome d'oxygène dans chaque molécule. ◇ **DE CARBONE** *(angl. carbon —).* Gaz inodore, très toxique car se substitue à l'oxygène sur l'hémoglobine. Symbole : CO.

MONOZYGOTE *adj. (angl. monozygotic, monozygous).* Qui se développe à partir d'un seul œuf fécondé. SYN. ***UNIVITELLIN.***

MONSTRE *s. m. (angl. monster).* Fœtus présentant une monstruosité. ◇ **AUTOSITAIRE** *(angl. autositic —).* Monstre double dans lequel chaque individu est capable d'avoir une existence indépendante. ◇ **COMPOSÉ** *(angl. compound —).* Monstre qui réunit les éléments de plus d'un individu. ◇ **DOUBLE** *(angl. double —).* Monstre composé de deux individus unis par n'importe quelle partie. ◇ **PARASITAIRE** *(angl. parasitic —).* Monstre rudimentaire inséré dans un autre et incapable d'être autonome. ◇ **TRIPLE** *(angl. triplet —).* Monstre formé à partir d'éléments de trois individus. ◇ **UNITAIRE** *(angl. single —).* Monstre formé à partir d'un embryon unique et comprenant les éléments, complets ou incomplets, d'un seul individu.

MONSTRUOSITÉ *s. f. (angl. monstruosity).* Anomalie congénitale très grave rendant difficile ou impossible l'accomplissement d'une ou de plusieurs fonctions et produisant, chez les individus qui en sont affectés, une conformation vicieuse très différente de celle que présente ordinairement leur espèce. ☞ ***TÉRATOLOGIE.***

MONT DU PUBIS *(NA. mons pubis). (angl. mons pubis).* Large saillie médiane située en avant de la vulve. SYN. ***MONT DE VÉNUS.***

MONTEGGIA ◇ **(FRACTURE DE)** *(angl. Monteggia's fracture).* Fracture de l'extrémité inférieure de l'ulna associée à une luxation de la tête du radius. ◇ **(LUXATION DE)** *(angl. Monteggia's dislocation).* Luxation de la hanche dans laquelle la tête du fémur se trouve près de l'épine iliaque antérosupérieure.

MONTGOMERY (TUBERCULES DE) *(angl. areolar glands).* SYN. ***GLANDES ARÉOLAIRES.***

MONTICULE CEREBELLEUX *(NA. monticulus cerebelli). (angl. monticulus cerebelli).* Partie saillante du vermis supérieur, subdivisée en une portion antérieure ou culmen, et une portion postérieure ou déclive.

MOON (DENT DE) *(angl. Moon's molar).* Première petite molaire en cupule chez les syphilitiques congénitaux.

MOORE ◇ **(FRACTURE DE)** *(angl. Moore's fracture).* Fracture de l'extrémité inférieure du radius avec luxation de la tête de l'ulna et emprisonnement du processus styloïde sous le ligament annulaire. ◇ **(PROTHÈSE DE)** *(angl. Moore's prosthesis).* Prothèse destinée à remplacer la tête fémorale.

MOOREHEAD (RÉTRACTEUR DE) *(angl. Moorehead's retractor).* Rétracteur employé en odontologie.

MOOREN (ULCÈRE DE) *(angl. Mooren's ulcer).* Ulcération de la cornée d'étiologie inconnue souvent associée à la polyarthrite rhumatoïde. SYN. ***ULCUS RODENS DE LA CORNÉE.***

MOPP *(angl. MOPP).* En chimiothérapie, association de moutarde à l'azote, oncovin, procarbazine et prednisone.

MORAND (ERGOT DE) *(angl. Morand's spur).* ☞ ***CALCAR AVIS.***

MORAX-AXENFELD ◇ **(BACILLE OU DIPLOBACILLE DE)** *(angl. Morax-Axenfeld diplococcus).* Agent responsable d'un type de conjonctivite. ☞ ***MORAXELLA LACUNATA.*** ◇ **(CONJONCTIVITE À DIPLOBACILLES DE)** ☞ ***CONJONCTIVITE ANGULAIRE.***

MORAXELLA Genre de bactéries de la famille des *Neisseriaceae*, immobiles, aérobies et à Gram négatif, agents responsables d'infections oculaires chez l'homme et les animaux, sensibles à la pénicilline G. ◇ ***BOVIS*** Organisme découvert dans la conjonctive des bovidés, chez lesquels il provoque une kératoconjonctivite épidémique. ◇ ***DUPLEX*** ☞ ***MORAXELLA LACUNATA.*** ◇ ***LACUNATA*** Bactérie isolée de la conjonctive de cobayes, qui peut provoquer des conjonctivites chez l'homme. SYN. ***DIPLOBACILLE DE MORAX ET AXENFELD.*** ◇ ***LIQUEFACIENS*** ☞ ***MORAXELLA LACUNATA.***

MORBIDE *adj. (angl. morbid).* Qui souffre d'une maladie ou qui l'occasionne.

MORBIDITÉ *s. f. (angl. morbidity).* **1.** État de maladie. **2.** Nombre de personnes qui sont malades dans une population et durant un temps déterminés.

MORBIFIQUE *adj. (angl. morbific).* Qui provoque la maladie ; pathogène. (Terme peu usité.)

MORBIGÈNE *adj.* ☞ ***MORBIFIQUE.***

MORBILLEUX *adj. (angl. morbilliform).* Qui concerne la rougeole.

MORBILLIFORME *adj. (angl. morbilliform).* Qui ressemble à l'éruption de la rougeole.

MORBILLIVIRUS Genre de virus de la famille des *Paramyxoviridae* comprenant le virus de la rougeole et celui de la maladie de Carré.

MORDANT *s. m. (angl. mordant).* En histologie et bactériologie, substance chimique qui facilite la coloration, ou qui permet de réaliser une coloration que le colorant seul ne peut pas donner : phénol, sels de chrome, etc.

MORDICANT *adj. (angl. tingling, pricking).* Qui provoque des picotements.

MOREL (SYNDROME DE) ☞ ***MORGAGNI-MOREL (SYNDROME DE).***

MOREL-LAVALLÉE (ÉPANCHEMENT DE) Collection de sérosité sous-cutanée ou de sang, post-traumatique.

MORELLE *s. f. (angl. nightshade).* Plante solanacée *(Solanum nigrum)*, sédative et émolliente en applications externes. Elle entre dans la composition du baume tranquille et du populéum (onguent).

MORESTIN (OPÉRATION DE) *(angl. Morestin's operation).* Désarticulation du genou avec résection inter-condylienne du fémur.

MORGAGNI ~ **(APPENDICE DU VENTRICULE DE)** ☞ ***APPENDICE DU VENTRICULE LARYNGÉ.*** ~ **(CARTILAGE DE)** *(angl. Morgagni's cartilage).* ☞ ***CARTILAGE CUNÉIFORME.*** ~ **(CATARACTE DE)** *(angl. Morganian cataract).* Cataracte hypermûre, avec liquéfaction d'une partie du cristallin. ~ **(COLONNES DE)** ☞ ***COLONNES ANALES.*** ~ **(FREIN DE)** ☞ ***FREIN DE LA VALVULE ILÉOCÆCALE.*** ~ **(VALVULES DE)** *(angl. anal valves).* ☞ ***SINUS ANAUX.*** ~ **(VENTRICULE DE)** ☞ ***VENTRICULE LARYNGÉ.***

MORGAGNI-MOREL (SYNDROME DE) *(angl. Morgagni's syndrome).* Syndrome caractérisé par une hyperostose frontale interne s'accompagnant d'hirsutisme et d'obésité. Ce syndrome affecte surtout les femmes âgées.

MORGAGNI-STOKES-ADAMS (SYNDROME DE) *(angl. Morgagni-Adams-Stokes syndrome).* ☞ ***ADAMS-STOKES (SYNDROME D').***

MORGAN *s. m. (angl. morgan).* Unité de distance génétique correspondant à une longueur d'ADN telle que la probabilité d'un crossing-over par génération est de 100 %. Chez l'homme, un morgan correspond à environ 108 paires de bases d'ADN.

MORGUE *s. f. (angl. morgue, mortuary).* Lieu dans lequel on dépose les cadavres en vue de leur identification ou d'investigations médico-légales.

MORIA *s. f. (angl. moria).* Jovialité expansive et tendance marquée à la plaisanterie et aux jeux de mots, plus particulièrement dans les syndromes frontaux.

MORO ~ **(RÉACTION DE)** *(angl. Moro's test).* Réaction locale à la tuberculine, provoquée par l'application sur la peau d'une tuberculine concentrée. La région cutanée sur laquelle on a déposé une goutte de tuberculine est recouverte d'un pansement occlusif (sparadrap). Ce pansement (timbre tuberculinique) est laissé en place 24 ou 48 heures selon l'âge du sujet. Une réaction positive se traduit par l'apparition de petites papules érythémateuses. SYN. ***PERCUTIRÉACTION DE MORO, TEST DE MORO.*** ~ **(RÉFLEXE DE)** *(angl. Moro's embrace reflex).* Un nouveau-né placé en décubitus dorsal sur une table réagit à la percussion forte de cette table par un déplacement des bras, et plus particulièrement des mouvements d'embrassement.

MORPHÉE *s. f.* ☞ ***SCLÉRODERMIE EN PLAQUES.*** ~ **EN GOUTTES** *(angl. guttate morphea, white spot disease).* Dégénérescence des couches papillaire et réticulaire de la peau, qui se manifeste par la formation de tâches blanches lenticulaires, circonscrites, superficelles. SYN. ***LICHEN PLAN ATROPHIQUE.***

MORPHINE *s. f. (angl. morphine).* Alcaloïde extrait de l'opium, le plus important et le plus actif. Sa très faible solubilité, oblige à utiliser préférentiellement ses sels, dont le chlorhydrate, le plus utilisé. Hypnotique et analgésique central administré *per os* ou en injections hypodermiques. ~ **(DIACÉTYL)** ☞ ***HÉROÏNE.*** ~ **ENDOGÈNE** ☞ ***ENDORPHINE.***

MORPHINISME *s. m. (angl. morphinism).* Intoxication par la morphine, spécialement celle qui est due à l'abus de cette drogue ; morphinomanie.

MORPHINOMANIE *s. f. (angl. morphinomania).* État morbide qui résulte de l'usage et de l'abus de morphine.

MORPHO- *(angl. morpho-).* Préfixe d'origine grecque indiquant une relation avec la forme.

MORPHOGÈNE *s. m. (angl. morphogenic).* Facteur diffusible impliqué dans l'embryogenèse, induisant des réponses cellulaires différentes en fonction d'un gradient de concentration.

MORPHOGENÈSE *s. f. (angl. morphogenesis).* Évolution ou développement des formes et des structures d'un organisme, étude des lois qui les régissent.

MORPHOGÉNIE *s. f.* ☞ ***MORPHOGENÈSE.***

MORPHOGNOSIE *s. f. (angl. morphognosia).* Reconnaissance, par le toucher, de la forme des objets.

MORPHOLOGIE *s. f. (angl. morphology).* Étude de la forme et de la structure des êtres organisés et des lois qui les régissent.

MORPHOMÉTRIE *s. f. (angl. morphometry).* Mesure des formes des organismes.

MORPHOPLASME *s. m. (angl. morphoplasm).* Substance du réticulum cellulaire.

MORPHOPSYCHOLOGIE *s. f. (angl. morphopsychology).* Système psychologique fondé sur la déduction de caractéristiques psychiques à partir de la structure morphologique du sujet.

MORPHOSE *s. f. (angl. morphosis).* Développement d'un organe ou d'une structure organique.

MORPHOTYPE *s. m. (angl. morphotype).* Caractéristiques physiques permettant de classer un individu.

MORPION *s. m. (angl. crab louse).* Nom courant du pou qui infeste les poils du pubis (*Phtirius inguinalis*). ☞ ***PHTIRUS.***

MORQUIO (MALADIES DE) *(angl. Morquio's diseases).* **1.** Bloc atrioventriculaire congénital complet, associé à une malformation (communication interatriale ou interventriculaire) ou à une tumeur du septum. **2.** Affection familiale rare qui se manifeste lorsque l'enfant commence à marcher, et se caractérise par un aplatissement des vertèbres, une subluxation des hanches et un *genu valgum* bilatéral. Il s'agit d'une mucopolysaccharidose (type IV), transmise sur le mode récessif autosomique. SYN. ***DYSOSTOSE ENDOCHONDRALE MÉTA-ÉPIPHYSAIRE.***

MORRIS (SYNDROME DE) *(angl. Morris' syndrome).* ☞ ***TESTICULE FÉMINISANT (SYNDROME DU).***

MORRUATE *s. m. (angl. morrhuate).* Sel d'un acide gras, extrait de l'huile de foie de morue, utilisé pour la sclérose des varices et des hémorroïdes.

MORSURE *s. f. (angl. bite).* Blessure faite avec les dents.

MORT *s. f. (angl. death).* Arrêt complet et définitif des fonctions vitales d'un organisme vivant, suivi par la destruction progressive de ses tissus et organes. ~ **APPARENTE** *(angl. apparent —).* État caractérisé par un arrêt temporaire ou un ralentissement très marqué des fonctions cardiaques et respiratoires, qui sont à peine perceptibles. Les causes peuvent en être nombreuses : asphyxie, refroidissement, électrocution, intoxication, inhibition réflexe, etc. ~ **CÉRÉBRALE** *(angl. brain —).* Coma profond irréversible sans respiration spontanée, avec flaccidité généralisée, absence de réponse à la stimulation des nerfs crâniens et électroencéphalogramme isoélectrique (plat) d'une durée de plusieurs heures. ~ **FŒTALE** *(angl. fetal —).* Décès d'un produit de conception, lorsque ce décès est survenu avant son expulsion ou son extraction complète du corps de la mère, indépendamment de la durée de la gestation. ~ **NATURELLE** *(angl. natural —).* Mort qui résulte de la détérioration progressive de toutes les fonctions vitales. ~ **SUBITE DU NOURRISSON** *(angl. sudden infant —).* Décès brutal et imprévu d'un nourrisson qui paraissait en bonne santé, généralement pendant son sommeil. Ce décès reste inexpliqué après une autopsie correctement pratiquée. L'étiologie est inconnue, et un grand nombre de causes ont été proposées. Peut-être y a-t-il une relation avec l'apnée qui se produit pendant le sommeil. ~ **VIOLENTE** *(angl. violent —).* Mort due à une cause externe (accident, homicide) ou à un suicide. Terme utilisé par opposition à celui de mort naturelle.

MORTALITÉ *s. f. (angl. mortality).* Proportion de décès dans une population donnée durant un temps déterminé. ~ **INFANTILE** *(angl. infant — rate).* Chiffre des décès d'enfants de moins de un an par millier d'enfants nés vivants. ~ **NÉONATALE** *(angl. neonatal — rate).* Chiffre des décès survenus dans les quatre premières semaines de la vie. ~ **PÉRINATALE** *(angl. perinatal — rate).* Mortalité infantile observée durant la période qui s'étend de la naissance au septième jour après la naissance.

MORTIER *s. m. (angl. mortar).* Récipient dans lequel on broie ou triture certaines substances (pharmaceutiques par exemple) à l'aide d'un pilon.

MORTIFÈRE *adj. (angl. fatal).* Qui cause la mort.

MORTIFICATION *s. f. (angl. mortification).* SYN. (peu usité de) ***GANGRÈNE.***

MORTINATALITÉ *s. f. (angl. fetal death rate).* Mortalité *in utero* des produits de conception d'une durée de gestation supérieure à un certain minimum selon le pays, généralement de l'ordre de six mois. Le taux de mortinatalité exprime le nombre de décès *in utero* sur 1 000 naissances.

MORT-NÉ *adj. (angl. stillborn).* Se dit de l'enfant mis au monde sans vie, après au moins 180 jours de gestation. S'emploie également comme substantif.

MORTON ~ **(MALADIE DE)** *(angl. Morton's disease).* Métatarsalgie due à un névrome d'un des nerfs collatéraux plantaires ou à une compression de ceux-ci. SYN. ***PIED DE MORTON.*** ~ **(TOUX DE)** *(angl. Morton's cough).* Toux émétisante post-prandiale dans la tuberculose pulmonaire.

MORULA *s. f. (angl. morula).* Masse solide de blastomères formée par segmentation de l'œuf, antérieure à la blastula.

MORULATION *s. f. (angl. morulation).* Processus de formation de la morula.

MORVAN ~ **(CHORÉE DE)** *(angl. Morvan's chorea).* Contractions fibrillaires des muscles du mollet et de la partie postérieure de la cuisse qui s'étend parfois au tronc mais n'affecte jamais le cou ou la face. Ces secousses anormales s'accompagnent de douleurs vives, d'acroparesthésies et de troubles psychiques évoluant vers la guérison spontanée. Elle est peut-être d'origine virale. SYN. ***CHORÉE FIBRILLAIRE.*** ~ **(PANARIS DE)** *(angl. Morvan's disease).* Panaris analgésique évoluant vers la nécrose observée dans la lèpre et la syringomyélie.

MORVE *s. f. (angl. glanders, farcy).* Maladie infectieuse et contagieuse due à *Pseudomonas mallei*, propre aux équidés (chevaux, ânes, mulets), qui peut se transmettre aux autres animaux et à l'homme. Elle se caractérise par des phénomènes généraux aigus, de la fièvre, une inflammation des muqueuses, en particulier nasales, avec écoulement purulent, une tuméfaction de la peau et une éruption de phlyctènes sur celle-ci et sur les muqueuses, évoluant souvent vers la gangrène. La maladie dure en moyenne trois semaines. ~ **DE RANGOON** ☞ ***MÉLIOÏDOSE.***

MORVINE *s. f.* ☞ ***MALLÉINE.***

MOSAÏCISME *s. m. (angl. mosaicism).* Coexistence chez un individu de deux ou plusieurs populations cellulaires qui diffèrent entre elles par leur constitution chromosomique.

MOSAÏQUE *adj. (angl. mosaic).* Se dit d'un individu dont les cellules diffèrent par leur constitution génétique. S'emploie aussi comme substantif.

MOSCHCOWITZ ~ **(MALADIE DE)** *(angl. thrombotic microangiopathy).* Affection mortelle touchant de façon diffuse la microcirculation (artérioles et capillaires) avec anémie hémolytique aiguë, hémmorragies et insuffisance rénale terminale.

SYN. ***PURPURA THROMBOCYTOPÉNIQUE THROMBOTIQUE.*** ◇ **(OPÉRATIONS DE)** *(angl. Moschcowitz's operations).* **1.** Gastrectomie partielle similaire à l'opération de Rydygier, dont elle diffère principalement par la situation rétrocolique de l'anse jéjunale anastomotique isolée en Y. **2.** Technique pour la cure radicale d'une hernie crurale par voie inguinale.

MOSZHCOWICZ (SIGNE DE) *(angl. Moszhcowicz's sign).* Signe de gangrène vasculaire : la compression circulaire appliquée à la racine du membre malade sera suivie d'une coloration rosée provoquée par l'hyperémie, mais cette hyperémie sera moins intense et d'apparition retardée par rapport au membre sain.

MOSSÉ-MARCHAND-MALLORY (CIRRHOSE DE) Cirrhose post-hépatitique.

MOSSMAN (FIÈVRE DE) *(angl. Q fever).* ☞ ***FIÈVRE Q.***

MOTAIS (OPÉRATION DE) *(angl. Motais' operation).* Traitement de la ptose palpébrale supérieure par transfert du segment moyen du tendon du muscle droit supérieur au niveau de la paupière.

MOTEUR *adj. (angl. motor).* Qui donne le mouvement, qui contribue à l'exécuter, qui se rapporte au mouvement. EX. *nerf moteur, trouble moteur, fibres motrices.*

MOTILINE *s. f. (angl. motilin).* Hormone polypeptidique sécrétée par les cellules chromaffines du tube digestif. Elle stimule la motricité digestive et de sécrétion de pepsine.

MOTILITÉ *s. f. (angl. motility, motion).* **1.** Propriété de se mouvoir. **2.** Ensemble des mouvements propres à un système. EX. *motilité viscérale ou à un organe, motilité gastrique.*

MOTONEURONE *s. m. (angl. motoneuron).* Neurone dont le corps cellulaire siège dans le névraxe, et dont l'axone se termine dans un récepteur musculaire strié. SYN. ***NEURONE MOTEUR.***

MOTRICITÉ *s. f. (angl. motricity).* Incitation motrice ; propriété des centres nerveux de provoquer la contraction musculaire.

MOTT (CELLULE DE) *(angl. Mott's cell).* Plasmocyte d'aspect muriforme observé dans la moelle ou les ganglions au cours d'affections parasitaires.

MOU *adj. (angl. soft).* Se dit d'un rayonnement de faible énergie et donc peu pénétrant.

MOUCHE *s. f. (angl. fly).* Insecte diptère (sous-ordre des Brachycères) pouvant appartenir à de nombreuses espèces. La plus répandue est *Musca domestica*, un des agents les plus importants dans la transmission des maladies. ◇ **D'ESPAGNE** *(angl. Spanish —).* ☞ ***CANTHARIDISME.*** ◇ **TSÉ-TSÉ** *(angl. tsetse —).* Nom vernaculaire des mouches du genre *Glossina* transmettant la trypanosomiase.

MOUCHES VOLANTES *(angl. floaters, muscae volitantes).* Phénomène subjectif caractérisé par la perception de points brillants ou noirs, de filaments, de toile d'araignée ou de corps flottant dans l'air. Il est dû à des corps flottants du vitré. SYN. ***MYODÉSOPSIE.***

MOULIN (BRUIT DE) *(angl. bruit de moulin).* Bruit de clapotement, synchrone avec la systole, entendu en cas d'hydropneumopéricarde.

MOUNIER-KUHN (SYNDROME DE) *(angl. Mounier-Kuhn syndrome).* Association de bronchectasies et d'une inflammation des sinus ethmoïdal et maxillaire.

MOUSSE *s. f. (angl. moss).* Nom de plusieurs plantes cryptogames de l'ordre des *Muscinées.* ◇ **D'IRLANDE** *(angl. Irish —, chondrus).* Lichen de mer ou carraghéen, *Chondrus crispus*, utilisé comme dermoprotecteur. ◇ **DE CEYLAN** *(angl. Ceylan —).* Algue, *Gracilaria lichenoides*, qui donne l'agar et la gélose.

MOUSTIQUE *s. m. (angl. mosquito).* Nom générique des insectes diptères, nématocères, de la famille des Culicidés, parmi lesquels on trouve les genres *Culex*, *Anopheles*, *Aedes*, *Mansonia*, *Haemagogus*, *Psorophora*, transmetteurs de différentes maladies (paludisme, dengue, fièvre jaune, etc.).

MOUTARDE *s. f. (angl. mustard).* Nom commun de différentes plantes de la famille des Crucifères, des genres *Brassica* ou *Sinapis.* On utilise les graines ou leur farine comme condiment, stimulant des fonctions gastro-intestinales et comme vomitif, et en applications externes, en cataplasme, papier ou bain, comme contre-irritant et révulsif, sinapisme. ◇ **AZOTÉE** *(angl. nitrogen —).* Groupe de composés chimiques alkylants dérivés du gaz moutarde qui s'utilisent dans le traitement des leucémies, des lymphosarcomes, de la maladie de Hodgkin, etc. ; le cyclophosphamide par voie orale, intramusculaire, intraveineuse, intrapéritonéale et intrapleurale ; le mélphalan, la moutarde uracilique et le chlorambucil par voie orale.

MOUVEMENT *s. m. (angl. movement).* Déplacement, changement de position d'un corps. ◇ **ACTIF** *(angl. active —).* Mouvement volontaire. ◇ **AMIBOÏDE** *(angl. ameboid —).* Mouvement propre aux amibes ou aux leucocytes, qui s'effectue par l'expansion et la rétraction successives des prolongements protoplasmiques ou pseudopodes. ◇ **ASSOCIÉ** *(angl. associated —).* Mouvement de parties ou d'organes qui agissent conjointement (par exemple les yeux). SYN. ***SYNCINÉSIE.*** ◇ **ASSOCIÉ CONTRO-LATÉRAL** *(angl. contralateral associated —).* Dans l'hémiplégie, mouvement involontaire de la partie paralysée provoqué par un mouvement volontaire de la partie saine correspondante. ◇ **AUTOMATIQUE** *(angl. automatic —).* Mouvement involontaire spontané. ◇ **CHORÉIQUE** *(angl. choreic —).* Mouvement involontaire irrégulier, désordonné, d'un muscle ou d'un groupe de muscles. ◇ **DE TROMBONE DE MAGNAN** *(angl. Magnan's —).* Mouvement de va-et-vient antéropostérieur de la langue, effectué par les malades atteints de paralysie générale, lorsqu'on leur demande de montrer cet organe. ◇ **PASSIF** *(angl. passive —).* Mouvement du corps ou d'une partie du corps, imprimé par une force extérieure à l'organisme. ◇ **PENDULAIRE** *(angl. pendular —).* Contractions localisées de l'intestin grêle, qui se produisent périodiquement en un même point, et que l'on attribue aux contractions des fibres musculaires longitudinales de ces mêmes anses. ◇ **RÉFLEXE** *(angl. reflex —).* Mouvement involontaire résultant d'un processus réflexe. ◇ **SYNCINÉTIQUE** *(angl. synkinetic —).* Petit mouvement inconscient qui accompagne des mouvements volontaires de plus grande amplitude, comme les mouvements faciaux dans les exercices violents.

MOUZON (SYNDROME DE) *(angl. Mouzon's syndrome).* Diminution de la discrimination tactile, erreurs de localisation, altération du sens des attitudes et de la perception stéréognosique controlatérales à la lésion du gyrus post-central.

MOXA *s. m. (angl. moxa).* Petit cône ou cylindre que les Chinois et les Japonais préparaient avec des feuilles d'armoise, mais qui peut se préparer avec n'importe quelle substance combustible, destiné à être brûlé directement sur la peau afin de produire une escarre comme révulsif dans diverses affections. On ne l'utilise plus de nos jours.

MOYA-MOYA ☞ ***NISHIMOTO (MALADIE DE).***

MSH *(angl. MSH).* Abréviation désignant la mélanostimuline. ☞ ***MÉLANOTROPINE.***

MST *(angl. STD).* Abréviation de maladies sexuellement transmissibles.

MUAVINE *s. f. (angl. muavin).* Alcaloïde tiré de l'écorce de l'arbre *muavi* ou *muawi*, du Mozambique, dont le chlorhydrate agit comme la digitaline.

MUCASE *s. f. (angl. mucopolysaccharidase).* Enzyme qui catalyse l'hydrolyse de la mucine ; mucopolysaccharidase.

MUCH (GRANULATIONS DE) *(angl. Much's bacillus).* Corpuscules granulaires ou en forme de bâtonnets, à Gram positif, qui ont été considérés comme des bacilles tuberculeux dégénérés.

MUCHA (PARAPSORIASIS VARIOLIFORME DE) *(angl. acute lichenoid pityriasis).* Variété de parapsoriasis en gouttes dans laquelle existent des papules érythémateuses et papulonécrotiques. L'éruption est disséminée et évolue spontanément vers la guérison. SYN. ***MUCHA-HABERMAN (SYNDROME DE).***

MUCICARMIN *s. m. (angl. mucicarmine).* Colorant pour la mucine, composé de 1 g de carmin, 0,5 g de chlorure d'aluminium et 20 mL d'eau distillée.

MUCIFORME *adj. (angl. muciform).* Qui ressemble au mucus ou qui en prend la forme.

MUCILAGE *s. m. (angl. mucilage).* **1.** Substance végétale visqueuse, coagulable par l'alcool, très semblable à la gomme, présente dans les racines de mauve et guimauve, dans les graines de lin, coing, lichen, etc. **2.** Liquide ou pâte épaisse, visqueuse formée par la dissolution de gomme ou de dextrine. S'utilise en pharmacie comme véhicule et excipient et en thérapeutique comme émollient.

MUCILAGINEUX *adj. (angl. mucilaginous).* Qui contient du mucilage ou présente certaines de ses propriétés.

MUCINASE *s. f. (angl. mucinase).* Enzyme qui provoque la coagulation du mucus.

MUCINE *s. f. (angl. mucin).* Glycoprotéide liquide, constituant principal du mucus. La mucine existe dans la salive, les sécrétions muqueuses, la bile, la synovie et la gelée de Wharton, dans certaines tumeurs, myxomes et liquides pathologiques.

MUCINOÏDE *adj. (angl. mucinoid).* Qui ressemble à la mucine ; mucoïde.

MUCINOSE *s. f. (angl. mucinosis).* Maladie caractérisée par l'existence de dépôts anormaux de mucine dans la peau, qui a un aspect infiltré et présente des papules et des nodules. Elle est en général associée à une hypothyroïdie. ◇ **FOLLICULAIRE** *(angl. follicular —).* Inflammation avec infiltration de mucine des follicules pilosébacés, avec alopécie du cuir chevelu.

MUCINURIE *s. f. (angl. mucinuria).* Présence de mucine dans l'urine.

MUCIPARE *adj. (angl. muciparous).* Qui sécrète ou produit du mucus ; mucigène.

MÜCKLE ET WELLS (SYNDROME DE) *(angl. Mückle-Wells syndrome).* Amylose rénale héréditaire à transmission autosomique dominante avec surdité.

MUCOCARTILAGE *s. m. (angl. mucocartilage).* Cartilage mou, dont les cellules sont contenues dans une matrice constituée de substance mucoïde.

MUCOCÈLE *s. f. (angl. mucocele).* Pseudo-tumeur constituée par du mucus accumulé dans une cavité dont l'orifice est obstrué. EX. *mucocèle lacrymale, mucocèle appendiculaire.*

MUCOCLASIE *s. f. (angl. mucoclasis).* Destruction à l'aide d'un électrocautère ou d'un thermocautère de la muqueuse d'un organe creux, en particulier la vésicule biliaire.

MUCOCUTANÉ *adj. (angl. mucocutaneous).* Qui se rapporte à une muqueuse et à la peau, ou constitué d'une muqueuse et de peau.

MUCOGRAPHIE *s. f. (angl. mucography).* Étude radiologique des reliefs de la muqueuse digestive après imprégnation par une substance radio-opaque.

MUCOÏDE **1.** *adj. (angl. mucoid).* Qui ressemble au mucus. **2.** *s. m. (angl. mucus).* Membre d'un groupe de glycoprotéines d'origine animale, semblables à la mucine, mais qui en diffèrent par leur solubilité et certaines de leurs réactions. On les trouve dans le cartilage, la cornée, le cristallin, la glaire d'œuf et certains kystes.

MUCOÏTINE-SULFURIQUE (ACIDE) *(angl. mucosulfuric acid).* Acide semblable à l'acide chondroïtine-sulfurique, mais contenant de la glucosamine. On le trouve dans la mucine gastrique, salivaire et dans celle du cordon ombilical.

MUCOLIPIDOSE *s. f. (angl. mucolipidosis).* Affection hérédiaire, à transmission autosomique récessive, avec dépôt de mucopolysaccharides et de glycolipides dans certains tissus. Les mucolipidoses sont cliniquement proches de la maladie de Hurler mais sans mucopolysaccharides urinaires. Il en existe 4 variétés : type I : sialidose, type II : maladie des cellules à inclusions, type III : pseudo-polydystrophie de Hurler, type IV : gangliosidose.

MUCOLYSINE *s. f. (angl. mucolysine).* Lysine capable de produire la dissolution du mucus.

MUCOLYTIQUE *adj. (angl. mucolytic).* Qui détruit ou dissout le mucus.

MUCOMEMBRANEUX *adj. (angl. mucomembranous).* Qui se rapporte à une muqueuse. Composé ou caractérisé par des membranes de mucus.

MUCOMÈTRE *s. m. (angl. uterine mucocele).* Distension de la cavité utérine par du mucus.

MUCOPÉRIOSTÉ *adj. (angl. mucoperiosteal).* Composé de muqueuse et de périoste.

MUCOPOLYSACCHARIDE *s. m. (angl. mucopolysaccharide).* Polysaccharide complexe ; hétérosaccharide qui possède de l'azote dans sa molécule. Il peut être acide ou neutre. Un des monomères est toujours une hexosamine, la D-glucosamine dans le cas de l'acide hyaluronique et la D-galactosamine dans le cas des chondroïtine-sulfates du cartilage.

MUCOPOLYSACCHARIDOSE *s. f. (angl. mucopolysaccharidosis).* Groupe de maladies héréditaires comportant une accumulation de lipides dans les neurones, associée à un dépôt de mucopolysaccharides dans les tissus conjonctifs en rapport avec un déficit enzymatique lysosomial. En conséquence ces affections peuvent donner une série d'anomalies squelettiques et nerveuses. Le système nerveux peut être affecté également par suite des difformités squelettiques et de l'hypertrophie du tissu conjonctif, au niveau de la base de l'encéphale, pouvant conduire à une hydrocéphalie. On connaît au moins sept sous-types différents : le syndrome de Hurler (MPS I H), le syndrome de Scheie (MPS I S), le syndrome de Hunter (MPS II), le syndrome de Sanfilippo (MPS III), le syndrome de Morquio (MPS IV), le syndrome de Maroteaux-Lamy (MPS VI) et le syndrome de Sly par déficience en bêta-glucoronidase (MPS VII).

MUCOPROTÉINE *s. f. (angl. mucoprotein).* Protéine conjuguée, dans laquelle le noyau prosthétique est un polysaccharide constitué par des aminohexoses et des acides combinés avec des résidus acétyliques ou sulfoniques. Les mucines et les mucoïdes appartiennent à ce groupe.

MUCOPURULENT *adj. (angl. mucopurulent).* Qui contient du mucus et du pus.

MUCOPUS *s. m. (angl. mucopus).* Mucus ressemblant au pus du fait de sa teneur élevée en leucocytes.

MUCOR Genre de champignons de la classe des *Zygomycètes.* Ce sont principalement des champignons du sol et du fumier. Certaines espèces peuvent être pathogènes pour l'homme (*M. racemosus, Absidia corymbifera,* etc.) comme agents de la mucormycose. ◇ ***MUCEDO*** Champignon non pathogène pour l'homme, responsable de la décomposition des fruits.

MUCORMYCOSE *s. f. (angl. mucormycosis).* Infection due à des champignons parasites de plusieurs genres de l'ordre des Mucorales (*Rhizopus, Mucor, Absidia, Cunninghamella, Mortierella*). Elles provoquent des lésions d'apparition subite dans le tissu orbitaire et les sinus qui, chez les individus en mauvais état général ou dont les mécanismes de défense sont altérés (diabétiques, leucémiques), peuvent provoquer des atteintes rapidement mortelles (atteinte du système nerveux central, embolies, lésions pulmonaires, etc.).

MUCORRHÉE *s. f.* ☞ ***MYXORRHÉE.***

MUCOSITÉ *s. f. (angl. mucosity).* Substance épaisse et filante, à la surface de certaines muqueuses, formée de mucus, de cellules desquamées et de corps étrangers microscopiques (poussières, germes, parasites).

MUCOVISCIDOSE *s. f. (angl. mucovicidosis).* Maladie héréditaire autosomique récessive, due à une viscosité excessive des sécrétions muqueuses (surtout du tube digestif et des bronches). Elle entraîne une fibrose kystique congénitale du pancréas et des poumons. Elle peut se manifester, dès la naissance, par un gros abdomen, des selles volumineuses, graisseuses (insuffisance pancréatique exocrine), parfois une occlusion intestinale brutale (par iléus méconial), des infections respiratoires à répétition. La sueur est très riche en sodium et en chlore. Le pronostic est sévère.

MUCUS *s. m. (angl. mucus).* Substance fluide ou semi-solide, visqueuse, translucide, sécrétée par les glandes muqueuses, composée d'eau, de mucine, de sels inorganiques, de cellules épithéliales, de leucocytes. Elle exerce un rôle protecteur sur les muqueuses qu'elle recouvre.

MUE *s. f.* **1.** *(angl. moulting).* Changement d'épiderme ou d'enveloppe épidermique, de peau, de plumes, etc., qui se produit chez de nombreux animaux à intervalles plus ou moins réguliers. **2.** Changement du ton de la voix lors de la puberté masculine.

MUGUET *s. m. (angl. thrush).* Petites ulcérations de la muqueuse buccale, couvertes d'un enduit blanchâtre, dues à *Candida albicans* ; elles sont observées chez les nourrissons, chez les malades cachectiques ou chez les sujets soumis à des traitements intensifs par les antibiotiques.

MUIR-TORRE (SYNDROME DE) *(angl. Muir-Torre syndrome).* Affection héréditaire à transmission autosomique dominante associant des tumeurs sébacées et des carcinomes digestifs.

MULDER (ANGLE SYNCIPITAL DE) *(angl. Mulder's angle).* Angle entre la ligne faciale de Camper et une ligne allant de la racine du nez à la suture sphéno-occipitale.

MULES (OPÉRATION DE) *(angl. Mules' operation).* Éviscération du globe oculaire et inclusion d'un œil artificiel.

MULIBREY (NANISME OU SYNDROME) *(angl. Mulibrey dwarfism).* Acronyme de MUscle, LIver, BRain, EYe. Affection héréditaire à transmission autosomique récessive associant nanisme, hypotonie musculaire, cirrhose, hydrocéphalie, anomalies rétiniennes et cardiaques.

MÜLLER ◇ **(CANAL DE)** *(angl. mullerian duct).* ☞ ***CONDUIT PARAMÉSONÉPHRIQUE.*** ◇ **(CORPUSCULE DE)** *(angl. Müller's corpuscle).* ☞ ***HÉMOCONIE.*** ◇ **(ÉPREUVE DE)** *(angl. Müller's maneuver).* Effort en inspiration forcée, la glotte étant fermée, précédé d'une expiration profonde, et qui a pour but d'augmenter le retour sanguin au cœur. ◇ **(LIQUIDE DE)** *(angl. Müller's fluid).* Solution fixatrice, utilisée pour la conservation des pièces anatomiques et histologiques, composée de bichromate de potassium, de sulfate de sodium et d'eau. ◇ **(MUSCLE DE)** *(angl. Müller's muscle).* Portion circulaire du muscle ciliaire. ◇ **(OPÉRATIONS DE)** **1.** *(angl. Müller's sclerectomy).* Traitement du décollement rétinien par résection sclérotique et drainage de l'exsudat. **2.** *(angl. Müller's cesarean section).* Césarienne avec ouverture de l'utérus après son extériorisation de l'abdomen. **3.** *(angl. Müller's vaginal hysterectomy).* Hystérectomie par voie vaginale par division de l'utérus en deux moitiés latérales.

MULLÉRIEN *adj. (angl. mullerian).* Qui se rapporte aux canaux de Müller (conduit mésonéphrique).

MÜLLER-RIBBING-CLÉMENT (SYNDROME DE) ☞ ***DYSPLASIE POLYÉPIPHYSAIRE.***

MULTI- *(angl. multi-).* Préfixe d'origine latine signifiant plusieurs ou nombreux.

MULTICELLULAIRE *adj. (angl. multicellular).* Qui se compose de plusieurs cellules.

MULTICEPS Genre de ténias parasites des animaux herbivores et carnivores. L'espèce *M. multiceps*, dans sa période adulte est parasite du chien, et, dans sa période larvaire *(Coenuris cerebralis)*, se développe dans le système nerveux central des chèvres et des brebis, et exceptionnellement chez l'homme.

MULTICUSPIDÉ *adj. (angl. multicuspid).* Qui possède plusieurs pointes ou cuspides. Se dit des molaires.

MULTIDENTÉ *adj. (angl. multidentate).* Qui possède de nombreuses dents ou qui présente plusieurs pointes.

MULTIFOCAL *adj. (angl. multifocal).* Qui possède plusieurs foyers.

MULTIGANGLIONNAIRE *adj. (angl. multiganglionic).* Relatif à de nombreux ganglions ; qui les présente ou qui en est affecté.

MULTIGESTE *adj. (angl. multigravida).* Se dit de la femme qui est enceinte au moins pour la deuxième fois. S'emploie également comme substantif.

MULTILOBAIRE *adj. (angl. multilobular).* Qui possède plusieurs lobes.

MULTILOCULAIRE *adj. (angl. multilocular).* Qui possède plusieurs compartiments.

MULTINÉVRITE *s. f. (angl. disseminated neuritis).* Forme de polynévrite qui affecte plusieurs nerfs sensitivomoteurs périphériques de façon asymétrique. Elle s'observe dans le diabète, les collagénoses, les dysglobulinémies et la lèpre. SYN. ***NÉVRITE MULTIPLE.***

MULTINODULAIRE *adj. (angl. multinodular).* Qui comporte de nombreux nodules.

MULTIPARE *adj. (angl. multiparous).* Se dit de la femme qui a eu plusieurs enfants. S'emploie également comme substantif.

MULTIPARITÉ *s. f. (angl. multiparity).* État d'une femme multipare.

MULTIPLE *adj. (angl. multiple).* Qui survient en même temps dans différentes parties du corps. Ex. *myélome multiple.*

MULTIPLET *s. m. (angl. multiplet).* Série de potentiels d'action se succédant à intervalles brefs observée à l'électromyogramme.

MULTIPOLAIRE *adj. (angl. multipolar).* Qui possède plusieurs pôles ou prolongements, comme certaines cellules nerveuses.

MULTIVALENT *adj. (angl. multivalent).* ☞ ***POLYVALENT.***

MÜNCHHAUSEN (SYNDROME DE) *(angl. Münchhausen's syndrome).* Syndrome psychiatrique protéiforme avec fabulation souvent dramatique, comportement anarchique et pathomimie, qui conduit parfois à des interventions chirurgicales inutiles.

MUNCHMEYER (MALADIE DE) *(angl. Munchmeyer's disease).* ☞ ***MYOSITE OSSIFIANTE PROGRESSIVE.***

MUNRO ◇ **(ABCÈS DE)** *(angl. Munro's micro abscess).* Petits abcès intraépidermiques de cellules pycnotiques d'une lésion psoriasique. ◇ **(POINT DE)** *(angl. Munro's point).* Point situé au milieu d'une ligne réunissant l'ombilic à l'épine iliaque antéro-supérieure gauche, constituant le lieu d'élection pour la paracentèse abdominale. ◇ **(TROU DE)** ☞ ***FORAMEN INTERVENTRICULAIRE.***

MUQUEUSE *s. f. (angl. mucous membrane).* Membrane qui tapisse les cavités naturelles de l'organisme, constituée essentiellement d'un épithélium et d'un chorion, et accessoirement de fibres élastiques musculaires, de glandes, de villosités, etc., selon la muqueuse considérée. ◇ **OLFACTIVE** *(angl. olfactory membrane).* Zone olfactive de la muqueuse pituitaire. ◇ **PALATINE** *(angl. palatine membrane).* Tissu muqueux qui recouvre le palais osseux. ◇ **PITUITAIRE** *(angl. pituitary membrane).* Muqueuse qui tapisse les fosses nasales et les sinus de la face. On distingue une zone respiratoire (muqueuse respiratoire) et une zone olfactive (muqueuse olfactive). ◇ **(PLAQUE)** *(angl. syphilitic plaque).* ☞ ***PLAQUE MUQUEUSE.*** ◇ **TYMPANIQUE** *(angl. tympanic membrane).* Muqueuse qui tapisse la face profonde de la membrane tympanique. ◇ **UTÉRINE** ☞ ***ENDOMÈTRE.***

MUQUEUX *adj. (angl. mucous).* Qui se rapporte au mucus et aux mucosités.

MURAMIQUE (ACIDE) *(angl. muramic acid).* Sucre aminé, constituant de la paroi bactérienne. C'est un élément exclusif des organismes procaryotes.

MURMURE RESPIRATOIRE *(angl. vesicular murmur).* Léger bruit, normal, perçu à l'auscultation thoracique durant l'inspiration et le début de l'expiration. Il est produit par la distension des alvéoles lorsqu'elles se remplissent d'air. SYN. ***MURMURE VÉSICULAIRE.***

MUROMONAB CD_3 *s. m. (angl. muromonab CD_3).* Anticorps monoclonal utilisé pour la prévention du rejet de greffes rénales, hépatiques ou cardiaques.

MURPHY (SIGNE DE) *(angl. Murphy's sign).* Blocage douloureux de l'inspiration profonde lors de la palpation, sous le rebord costal droit, du bord antérieur du foie, évocateur d'affection de la vésicule biliaire.

MUS Genre de rongeurs de petite taille de la famille des Muridés. Nom vernaculaire : souris. ◇ ***MUSCULUS*** Souris commune. Sa variété albinos est couramment utilisée comme animal de laboratoire.

MUSC *s. m. (angl. musk).* Substance odorante sécrétée par *Moscus moschiferus*, un mammifère d'Asie Centrale. Elle était utilisée autrefois en médecine pour ses propriétés stimulantes. Elle est employée en parfumerie.

MUSCA Genre de mouches de la famille des Muscidés, auquel appartient la mouche commune, *M. domestica.*

MUSCARINE *s. f. (angl. muscarine).* Alcaloïde très toxique, doué de puissantes propriétés parasympathicomimétiques, extrait du champignon *Amanita muscaria* (amanite tue-mouches).

MUSCARINIQUE *adj. (angl. muscarinic).* Se dit de l'action parasympathomimétique que possèdent certains alcaloïdes (l'acétylcholine par exemple), semblable à celle de la muscarine.

MUSCIDÉS *(angl. Muscidae).* Famille de mouches du sous-ordre des Muscioïdés. Il en existe des variétés piqueuses et non piqueuses. Certaines espèces sont parasites, à l'état adulte ou à l'état larvaire, de l'homme.

MUSCIOÏDÉS *(angl. Muscioïdae).* Sous-ordre d'insectes diptères à abdomen segmenté. Les adultes sont munis d'une trompe servant soit à piquer, soit à sucer.

MUSCLE *s. m. (NA. musculus). (angl. muscle).* Organe charnu dont la contraction produit un mouvement. L'élément anatomique constitutif est la fibre musculaire, dont on distingue deux types : lisse et striée. Les fibres lisses sont des cellules nucléées disposées parallèlement en faisceaux et formant les couches musculaires des organes dotés de mouvements involontaires, excepté celles du cœur. Les fibres striées sont très longues, 3 cm en moyenne, et sont constituées d'une enveloppe, le sarcolemme, d'une substance musculaire et d'un noyau. Les muscles striés obéissent à la volonté, excepté le muscle cardiaque, et sont en majorité squelettiques ; ils possèdent au moins deux insertions sur des os, des articulations ou d'autres organes, et on donne le nom d'origine à l'insertion la plus fixe. ☞ ***ATLAS ANATOMIQUE DES MUSCLES EN ANNEXE.*** ◇ **ABDUCTEUR** *(angl. abductor —).* ☞ ***ABDUCTEUR.*** ◇ **ADDUCTEUR** *(angl. adductor —).* ☞ ***ADDUCTEUR.*** ◇ **AGONISTE** *(angl. agonist —).* ☞ ***AGONISTE.*** ◇ **ANTAGONISTE** *(angl. antagonist —).* ☞ ***ANTAGONISTE.*** ◇ **DE LA MIMIQUE** Muscle de l'expression faciale. ◇ **INSPIRATOIRE** *(angl. inspiratory —).* Nom des muscles qui contribuent à l'inspiration comme le diaphragme, les muscles pectoraux, etc. ◇ **INTRINSÈQUE** *(angl. intrinsic —).* Muscle possédant ses deux insertions dans un même organe, comme le muscle transverse de la langue. ◇ **INVOLONTAIRE** *(angl. involuntary —).* ☞ ***MUSCLE LISSE.*** ◇ **LISSE** *(angl. smooth —).* Muscle de couleur pâle, constitué de cellules fusiformes et de fines fibrilles. Les muscles lisses sont affectés aux fonctions de la vie végétative (muscles viscéraux) et échappent à l'action de la volonté (muscles involontaires). ◇ **POSTURAL** Muscle, principalement extenseur, qui soutient le corps en s'opposant à la gravité, comme lors de la station debout. ◇ **SQUELETTIQUE** *(angl. skeletal —).* Muscle qui se fixe par ses deux extrémités sur des pièces osseuses. ◇ **STRIÉ** *(angl. striated —).* Muscle de couleur rouge, constitué de fibres musculaires très longues, divisées longitudinalement en fibrilles. Les muscles striés sont en général affectés aux fonctions de relation assurant les mouvements volontaires (à l'exception du myocarde). ◇ **VOLONTAIRE** *(angl. voluntary —).* ☞ ***MUSCLE STRIÉ.***

MUSCULAIRE *adj. (angl. muscular).* Qui se rapporte aux muscles.

MUSCULARIS MUCOSAE *(NA. muscularis mucosae). (angl. muscularis mucosae).* Fine couche musculaire sous la muqueuse du tube digestif.

MUSCULATURE *s. f. (angl. musculature).* Ensemble des muscles du corps.

MUSCULEUSE *s. f. (angl. muscularis).* Couche d'un organe formée de tissu musculaire.

MUSCULEUX *adj. (angl. muscular).* Qui est de la nature des muscles, qui renferme du tissu musculaire.

MUSCULOCUTANÉ *adj. (angl. musculocutaneous).* Qui se rapporte aux muscles et à la peau. ◇ **(NERF)** *(angl. musculocutaneous nerve).* Ancienne dénomination. ☞ ***N. FIBULAIRE SUPERFICIEL (ATLAS ANATOMIQUE DES NERFS EN ANNEXE).***

MUSCULOMEMBRANEUX *adj. (angl. musculomembranous).* Qui est à la fois musculaire et membraneux.

MUSCULOTENDINEUX *adj. (angl. musculotendinous).* Qui se rapporte aux muscles et aux tendons, ou qui est formé de tissu musculaire et de tissu tendineux.

MUSEAU DE TANCHE ☞ ***EXOCOL.***

MUSICOTHÉRAPIE *s. f. (angl. musicotherapy).* Traitement de certaines maladies, en particulier mentales, par la musique.

MUSSET (SIGNE DE) *(angl. Musset's sign).* Petites secousses rythmiques de la tête, synchrones avec les battements cardiaques, observées dans l'anévrysme de la crosse de l'aorte ou l'insuffisance aortique.

MUSSITATION *s. f. (angl. mussitation).* Mouvement des lèvres sans émission de sons, observé notamment en cas de troubles cérébraux sévères.

MUSTARD (OPÉRATIONS DE) *(angl. Mustard's operations).* **1.** Cure chirurgicale de la transposition des gros vaisseaux. **2.** Cure du retour veineux pulmonaire anormal.

MUTAGÈNE *adj. (angl. mutagenic).* Se dit d'un agent physique, chimique ou biologique capable d'accroître le taux de mutation d'un organisme. S'utilise aussi comme substantif.

MUTAGENÈSE *s. f. (angl. mutagenesis).* Production de mutations due à l'action d'agents physiques (notamment les radiations ionisantes) ou chimiques.

MUTANT *adj. (angl. mutant).* Se dit, en génétique, d'un individu, d'un type, d'un caractère ou d'un gène, qui a subi une mutation. S'emploie aussi comme substantif. ◇ **CONDITIONNEL** *(angl. conditional —).* Organisme où une mutation ne s'exprime que dans certaines conditions.

MUTATION *s. f. (angl. mutation).* En génétique, modification brusque, survenant spontanément ou provoquée par divers agents, et affectant la structure ou le nombre des gènes ou des chromosomes d'un organisme vivant. ◇ **GÉNÉTIQUE** *(angl. gene —).* Mutation concernant un ou plusieurs gènes. ◇ **PONCTUELLE** *(angl. point —).* Mutation ne concernant qu'une seule base. ◇ **SOMATIQUE** *(angl. somatic —).* Mutation survenant dans les cellules somatiques, mais qui n'existe pas dans les cellules reproductrices. Ce processus concerne physiologiquement les gènes codant pour la région variable des chaînes des immunoglobulines durant la maturation des lymphocytes B.

MUTILATION *s. f. (angl. mutilation).* Ablation ou perte d'un membre ou d'une partie du corps.

MUTISME *s. m. (angl. mutism).* Inhibition volontaire ou involontaire de la parole, qui s'observe dans certaines maladies mentales (mélancolie, schizophrénie, hystérie). Elle peut être également simulée. ◇ **AKINÉTIQUE** *(angl. akinetic —).* Mutisme associé à une absence de mouvements et de la parole sans atteinte des voies motrices et à une incontinence sphinctérienne, avec persistance des mouvements oculaires et de la déglutition, qui s'observe dans les lésions des deux lobes frontaux.

MUTITÉ *s. f. (angl. dumbness).* Incapacité de parler à la suite d'une lésion des organes de la phonation ou des centres nerveux dont ils dépendent, ou encore à la suite d'une surdité congénitale qui empêche le sujet d'apprendre à parler (surdi-mutité).

MUTON *s. m. (angl. muton).* Le plus petit élément d'un chromosome dont l'altération peut entraîner une mutation.

MY-, MYO- *(angl. my-, myo-).* Préfixes d'origine grecque indiquant une relation avec les muscles.

MYA (MALADIE DE) *(angl. Hirschprung's disease).* ☞ ***MÉGACÔLON CONGÉNITAL.***

MYALGIE *s. f. (angl. myalgia).* Douleur musculaire. ◇ **ÉPIDÉMIQUE** ☞ ***BORNHOLM (MALADIE DE).***

MYASE *s. f.* ☞ ***MYIASE.***

MYASTHÉNIE *s. f. (angl. myasthenia gravis).* Affection auto-immune acquise, secondaire à un blocage de la transmission neuromusculaire, marquée par l'existence anormale d'auto-anticorps dirigés contre les récepteurs de l'acétylcholine indispensables au déclenchement de la contraction musculaire. Elle coexiste souvent avec une tumeur du thymus. Elle se caractérise cliniquement par une fatigabilité des muscles squelettiques lors de leur contraction répétée ou prolongée, avec récupération des capacités fonctionnelles après un repos suffisant. Les muscles les plus touchés sont les muscles moteurs de l'œil, les masséters et les muscles pharyngolaryngés. L'atteinte des muscles respirateurs peut être mortelle. SYN. ***ERB-GOLDFLAM (MALADIE D').***

MYATONIE *s. f. (angl. myatonia).* Absence ou déficience du tonus musculaire. ◇ **CONGÉNITALE** *(angl. — congenita).* Paralysie flasque avec atonie frappant le jeune enfant par lésion des motoneurones de la corne antérieure de la moelle. SYN. ***MALADIE D'OPPENHEIM.***

MYATROPHIE *s. f. (angl. myatrophy).* Atrophie musculaire. SYN. ***AMYOTROPHIE.***

MYCÉLIEN *adj. (angl. mycelial).* Qui se rapporte ou qui appartient au mycélium.

MYCÉLIUM *s. m. (angl. mycelium).* Partie végétative et fondamentale des champignons, composée de filaments, appelés hyphes, disposés de façon variable.

MYCÈTE *s. m. (angl. mycetes).* Terme utilisé parfois pour désigner un champignon microscopique parasite.

MYCÉTO- *(angl. myceto-).* Préfixe d'origine grecque indiquant une relation avec les champignons.

MYCÉTOME *s. m. (angl. mycetoma).* Affection caractérisée par une pseudotumeur localisée le plus souvent au pied, et au niveau de laquelle se développent des nodules, des vésicules et des fistules remplies de pus ; ce pus contient de petits grains rouges, noirs ou jaunes, où sont localisés les agents responsables de la maladie. Ces agents sont des champignons (*Allescheria, Madurella, Monosporium,* etc.) donnant des maduromycoses ou des actinomycètes (*Nocardia* et *Streptomyces*) donnant des actinomycoses.

MYCO- *(angl. myco-).* Préfixe d'origine grecque indiquant une relation avec les champignons.

MYCOBACTERIACEAE Famille de bactéries de l'ordre des Actinomycétales, qui comprend un seul genre, *Mycobacterium.*

MYCOBACTÉRIE *s. f. (angl. mycobacteria).* ☞ ***MYCOBACTERIUM.***

MYCOBACTÉRIOSE *s. f. (angl. mycobacterial infection).* Toute maladie due à un micro-organisme du genre *Mycobacterium.*

MYCOBACTERIUM Genre de bactéries de la famille des *Mycobacteriaceae,* ordre des Actinomycétales. Ce sont des bacilles droits ou légèrement incurvés, parfois filamenteux, à Gram positif, acido-résistants, immobiles et aérobies. La plupart de ces espèces ont une croissance lente et certaines sont pigmentées. ◇ ***AVIUM*** Agent responsable de la tuberculose aviaire, rarement transmissible à l'homme. ◇ ***BALNEI*** ☞ ***MYCOBACTERIUM MARINUM.*** ◇ ***BOVIS*** Agent responsable de la tuberculose des bovidés, transmissible à l'homme. ◇ ***FORTUITUM*** Espèce à croissance rapide, occasionnellement pathogène pour l'homme. SYN. ***MYCOBACTERIUM MINETTI.*** ◇ ***LEPRAE*** Agent responsable de la lèpre chez l'homme. SYN. ***BACILLE DE HANSEN.*** ◇ ***MARINUM*** Agent responsable chez l'homme d'une affection cutanée appelée granulome des piscines. ◇ ***PARATUBERCULOSIS*** Agent responsable d'entérite chez les bovins et les ovins. ◇ ***SMEGMATIS*** Mycobactérie à croissance rapide, non pathogène ; elle est isolée du smegma humain. ◇ ***TUBERCULOSIS*** Agent responsable de la tuberculose chez l'homme. SYN. ***BACILLE DE KOCH.***

MYCODERMOTHÉRAPIE *s. f. (angl. mycodermotherapy).* Traitement par les levures, et en particulier par la levure de bière.

MYCOLOGIE *s. f. (angl. mycology).* Étude des champignons.

MYCOPLASMA Genre de bactéries de la classe des *Mollicutes,* ordre des Mycoplasmatales. De forme très variable, de taille proche de celle des virus, Gram négatifs, ces micro-organismes se caractérisent notamment par l'absence de paroi rigide et par leur multiplication intracellulaire. ◇ ***HOMINIS*** Espèce pouvant être responsable d'infections génitales. ◇ ***PNEUMONIAE*** Agent étiologique spécifique de la pneumonie atypique primitive avec hémagglutinines à froid ; c'est également l'un des agents responsables de la myringite. On l'appelle aussi agent de Eaton et PPLO (abréviation de l'expression anglaise *pleuropneumonia-like organisms).*

MYCOPLASME *s. m.* ☞ ***MYCOPLASMA.***

MYCOSE *s. f. (angl. mycosis).* Terme générique désignant toute affection provoquée par un champignon parasite.

MYCOSIQUE *adj. (angl. mycotic).* Qui concerne une mycose.

MYCOSIS FONGOÏDE *(angl. mycosis fungoides).* Lymphome malin à cellules T, à point de départ cutané avec prurit intense, caractérisé aux stades initiaux par un infiltrat polymorphe avec cellules de Sézary. Il peut secondairement se disséminer et affecter les viscères.

MYCOSTATIQUE *adj. (angl. mycostatic).* Se dit d'un agent qui empêche le développement des levures et des champignons microscopiques. S'emploie aussi comme substantif.

MYCOTIQUE (ANÉVRYSME) *adj. (angl. mycotic aneurysm).* ☞ ***ANÉVRYSME MYCOTIQUE.***

MYCOTOXICOSE *s. f. (angl. mycotoxicosis).* Intoxication provoquée par un aliment contaminé par des champignons microscopiques produisant des mycotoxines.

MYCOTOXINE *s. f. (angl. mycotoxin).* Toxine élaborée par des champignons microscopiques qui se développent sur des aliments.

MYDALÉINE *s. f. (angl. mydaleine).* Ptomaïne très toxique produite par la putréfaction des viscères. L'intoxication par la mydaléine provoque une salivation intense, une mydriase, une hyperthermie et l'arrêt cardiaque.

MYDRIASE *s. f. (angl. mydriasis).* Dilatation de la pupille, qui peut être physiologique, pathologique ou médicamenteuse. ◇ **PARALYTIQUE** *(angl. paralytic —).* Mydriase due à la paralysie des muscles constricteurs de la pupille. ◇ **SPASTIQUE** *(angl. spasmodic —).* Mydriase due à une irritation du nerf sympathique qui innerve les fibres longitudinales de l'iris. ◇ **SPINALE** *(angl. spinal —).* Mydriase due à une excitation du grand sympathique par lésion du centre cilio-spinal de la moelle.

MYDRIATIQUE *adj. (angl. mydriatic).* Qui dilate la pupille. Se dit de médicaments utilisés en instillations oculaires, comme l'atropine. S'emploie aussi comme substantif.

MYECTOMIE *s. f. (angl. myectomy).* Excision partielle d'un muscle.

MYECTOPIE *s. f. (angl. myectopia).* Déplacement d'un muscle.

MYÉL-, MYÉLO- *(angl. myelo-).* Préfixes d'origine grecque indiquant une relation avec la moelle (épinière ou osseuse).

MYÉLÉMIE *s. f. (angl. myelocytosis).* Présence anormale dans le sang d'éléments précurseurs des granulocytes.

MYÉLENCÉPHALE *s. m. (angl. myelencephalon).* Bulbe.

MYÉLENCÉPHALITE *s. f. (angl. myelencephalitis).* Inflammation de la moelle et de l'encéphale.

MYÉLINE *s. f. (angl. myelin).* Substance constituée de lipides et de protéines et formant une gaine isolante autour de certaines fibres nerveuses dites myélinisées.

MYÉLINISATION *s. f. (angl. myelinization).* Formation d'une gaine de myéline autour des fibres nerveuses pendant le développement du système nerveux.

MYÉLINOGENÈSE *s. f. (angl. myelinogenesis).* Apparition de la myéline autour des fibres nerveuses. SYN. ***MYÉLOGENÈSE.***

MYÉLINOLYSE *s. f. (angl. myelinolysis).* Destruction de la myéline. ◇ **CENTROPONTIQUE** *(angl. central pontine —).* Complication de l'intoxication alcoolique chronique des grandes dénutritions, caractérisée cliniquement par une tétraplégie avec syndrome pseudobulbaire et anatomiquement par une démyélinisation aiguë et éventuellement une nécrose de la protubérance.

MYÉLITE *s. f. (angl. myelitis).* Inflammation de la moelle épinière, qui peut affecter la substance grise et/ou la substance blanche. Les étiologies sont multiples, virales, bactériennes ou parasitaires. ◇ **ANTÉRIEURE AIGUË** *(angl. acute anterior poliomyelitis).* ☞ ***POLIOMYÉLITE ANTÉRIEURE AIGUË.*** ◇ **ASCENDANTE** *(angl. ascending —).* Paralysie ascendante de Landry. ◇ **TRANSVERSE** *(angl. transverse —).* Affection inflammatoire aiguë de la moelle épinière qui intéresse un ou plusieurs segments de façon plus ou moins complète. Elle peut s'avérer d'origine virale, bactérienne, etc.

MYÉLOBLASTE *s. m. (angl. myeloblast).* Grande cellule mononucléaire non granuleuse de 20 à 25 µm, présente dans la moelle osseuse, origine de la série granulocytaire. Elle possède un grand noyau, plusieurs nucléoles et un cytoplasme basophile, et donne naissance au promyélocyte.

MYÉLOBLASTÉMIE *s. f. (angl. myeloblastemia).* Présence de myéloblastes dans le sang.

MYÉLOBLASTOME *s. m.* ☞ ***MYÉLOCYTOME.***

MYÉLOBLASTOSE *s. f. (angl. myeloblastosis).* État pathologique caractérisé par une prolifération anormale des myéloblastes (leucémie myéloblastique).

MYÉLOCÈLE *s. f. (angl. myelocele).* Protrusion de la moelle épinière par défaut de fermeture du canal vertébral. Il s'agit en fait toujours d'une myéloméningocèle. SYN. ***SPINA BIFIDA.***

MYÉLOCYSTOCÈLE *s. f. (angl. myelocystocele).* Forme grave de spina-bifida caractérisée par la dilatation kystique du canal central de la moelle épinière.

MYÉLOCYSTOMÉNINGOCÈLE *s. f. (angl. myelocystomeningocele).* Myélocystocèle combinée à une méningocèle.

MYÉLOCYTAIRE *adj. (angl. myelocytic).* Qui concerne le myélocyte.

MYÉLOCYTE *s. m. (angl. myelocyte).* Cellule de la série granulocytaire, présente dans la moelle osseuse, intermédiaire entre le promyélocyte et le métamyélocyte. Plus grande qu'un leucocyte (12 à 20 µm), elle possède un noyau vésiculaire et un cytoplasme contenant des granulations neutrophiles, basophiles ou éosinophiles. Les myélocytes apparaissent dans le sang dans certaines formes de leucémie.

MYÉLOCYTÉMIE *s. f. (angl. myelocythemia).* Présence de myélocytes dans le sang.

MYÉLOCYTOME *s. m. (angl. myeloblastoma).* Prolifération d'allure tumorale des éléments myéloïdes granuleux de la moelle (myélocytes et myéloblastes).

MYÉLOCYTOSE *s. f. (angl. myelocytosis).* Taux des myélocytes dans la moelle osseuse (où ils se trouvent normalement) ou dans le sang (où ils se trouvent anormalement).

MYÉLODYSPLASIE *s. f. (angl. myelodysplasia).* **1.** Défaut congénital de développement de la moelle épinière, à l'origine de malformations et de troubles fonctionnels. **2.** Anomalie de l'évolution des lignées sanguines médullaires. SYN. ***DYSMYÉLOPOÏÈSE.***

MYÉLOFIBROSE *s. f. (angl. myelofibrosis).* Fibrose de la moelle osseuse observée en particulier dans la splénomégalie myéloïde.

MYÉLOGÈNE *adj. (angl. myelogenic, myelogenous).* Qui a son origine dans la moelle osseuse.

MYÉLOGENÈSE *s. f. (angl. myelogenesis).* ☞ ***MYÉLINOGENÈSE.***

MYÉLOGONIE *s. f. (angl. myeloblast).* Cellule hypothétique primitive (cellule indifférenciée) de laquelle seraient issues toutes les cellules du système myéloïde.

MYÉLOGRAMME *s. m. (angl. myelogram).* Formule cytologique de la moelle osseuse obtenue généralement par ponction sternale. SYN. ***MÉDULLOGRAMME.***

MYÉLOGRAPHIE *s. f. (angl. myelography).* Radiographie de la moelle épinière et des espaces sous-arachnoïdiens après injection d'un produit de contraste par ponction lombaire ou sous-occipitale. Lorsque le produit de contraste est gazeux, on parle de myélographie gazeuse ou pneumomyélographie. (N'est plus utilisée.)

MYÉLOÏDE *adj. (angl. myeloid).* Qui ressemble à la moelle osseuse ou qui en provient.

MYÉLOKYSTE *s. m. (angl. myelocyst).* Kyste, généralement dermoïde, développé à partir des reliquats des canaux médullaires osseux rudimentaires.

MYÉLOLIPOME *s. m. (angl. myelolipona).* Tumeur bénigne de la glande suprarénale ayant l'aspect de moelle osseuse.

MYÉLOLYSE *s. f. (angl. myelolysis).* Dissolution ou désintégration de la myéline.

MYÉLOMALACIE *s. f. (angl. myelomalacia).* Infarctus de la moelle épinière précédé d'une très vive douleur avec constitution d'une para ou tétraplégie.

MYÉLOMATOSE *s. f. (angl. myelomatosis).* Terme imprécis utilisé dans des sens divers : ensemble des affections du tissu myéloïde, myélome multiple.

MYÉLOME *s. m. (angl. myeloma).* Tumeur, le plus souvent maligne, développée aux dépens de la moelle osseuse. ◇ **ENDOTHÉLIAL** ☞ ***SARCOME D'EWING.*** ◇ **MULTIPLE** *(angl. multiple —).* ☞ ***KAHLER (MALADIE DE).***

MYÉLOMÉNINGOCÈLE *s. f. (angl. myelomeningocele).* Spina bifida avec hernie de la moelle épinière et de ses méninges, souvent accompagnée d'autres malformations.

MYÉLOPATHIE *s. f. (angl. myelopathy).* Terme générique pour les affections de la moelle épinière. Il s'utilise principalement pour désigner les affections liées à une cervicarthrose avec rétrécissement du canal rachidien (myélopathie cervicale), et moins souvent pour désigner des affections vasculaires ischémiques (myélomalacie).

MYÉLOPLAXE *s. m. (angl. myeloplax).* Cellule géante multinucléée de la moelle osseuse. SYN. ***OSTÉOCLASTE.***

MYÉLOPLAXOME *s. m. (angl. myeloplaxoma).* Tumeur osseuse généralement bénigne, à cellules géantes siégeant surtout dans le maxillaire et la région épiphysaire des os longs. SYN. ***TUMEUR À MYÉLOPLAXES, OSTÉOCLASTOME.***

MYÉLOPOÏÈSE *s. f. (angl. myelopoiesis).* Formation de la moelle osseuse ou des cellules myéloïdes.

MYÉLOPROLIFÉRATIF (SYNDROME) *(angl. myeloproliferative disorder).* ☞ ***SYNDROME MYÉLOPROLIFÉRATIF.***

MYÉLORADICULITE *s. f. (angl. myeloradiculitis).* Inflammation de la moelle épinière et des racines des nerfs rachidiens.

MYÉLOSARCOME *s. m. (angl. myelosarcoma).* Tumeur sarcomateuse non osseuse développée à partir des éléments myéloïdes et plus ou moins différenciée. Elle est à rapprocher du myélome.

MYÉLOSCLÉROSE *s. f. (angl. myelosclerosis).* **1.** Sclérose de la moelle épinière : sclérose en plaques. **2.** Fibrose de la moelle osseuse, myélofibrose.

MYÉLOSE *s. f. (angl. myelosis).* Terme imprécis utilisé tantôt pour désigner toutes les affections du tissu myéloïde, tantôt l'une de ces affections (en particulier la leucémie myéloïde chronique ou la splénomégalie myéloïde idiopathique). ◇ **ALEUCÉMIQUE** *(angl. aleukemic —).* Forme de leucémie caractérisée par une anomalie médullaire typique, sans anomalie du sang circulant. ◇ **ÉRYTHRÉMIQUE** *(angl. erythremic —).* Augmentation des cellules érythroïdes jeunes (érythroblastose) dans la moelle, avec anémie, hépatomégalie, fièvre et amaigrissement d'évolution rapidement fatale. SYN. ***MALADIE DE DI GUGLIELMO.*** ◇ **LEUCÉMIQUE** *(angl. leukemic —).* Hyperplasie des éléments myéloïdes de la moelle osseuse, caractéristique de la leucémie myéloïde. ◇ **NON LEUCÉMIQUE** *(angl. non leukemic —).* Splénomégalie myéloïde idiopathique.

MYÉLOTOME *s. m. (angl. myelotome).* Instrument utilisé pour la section de la moelle épinière.

MYÉLOTOMIE *s. f. (angl. myelotomy).* Section de la moelle épinière, pratiquée essentiellement pour interrompre les voies de la sensibilité en cas de douleurs cancéreuses particulièrement intolérables. SYN. ***CHORDOTOMIE.*** ◇ **COMMISSURALE** *(angl. commissural —).* Section longitudinale de la moelle au niveau de l'entrecroisement des fibres de la sensibilité douloureuse et thermique, pratiquée dans le traitement chirurgical de certaines douleurs rebelles.

MYÉLOTOXIQUE *adj. (angl. myelotoxic).* Qui détruit la moelle osseuse.

MYIASE *s. f. (angl. myiasis).* Toute lésion produite dans l'organisme par des larves de mouches, parasites obligatoires ou accidentels de l'homme. ◇ **CAVITAIRE, CUTANÉE OU INTESTINALE** *(angl. cavity, cutaneous, intestinal —).* Affection provoquée par la présence de larves de mouches, respectivement dans les cavités naturelles, la peau ou l'intestin. ◇ **MIGRATRICE** *(angl. creeping —).* SYN ***LARVA MIGRANS CUTANÉE.***

MYIODÉSOPSIE *s. f. (angl. myiodesopsia).* ☞ ***MOUCHES VOLANTES.***

MYLACÉPHALE *s. m. (angl. mylacephalus).* Monstre acéphalien dont le corps est réduit à une masse informe.

MYLOGLOSSE (MUSCLE) Muscle annexé à la langue, situé entre la mandibule et la langue.

MYLOPHARYNGIEN (MUSCLE) *(angl. mylopharyngeal muscle).* Partie du muscle constricteur supérieur du pharynx, qui s'insère sur la ligne mylo-hyoïdienne.

MYOBLASTE *s. m. (angl. myoblast).* Cellule embryonnaire mésodermique qui donne naissance à une fibre musculaire.

MYOCARDE *s. m. (NA. myocardium). (angl. myocardium).* Partie musculaire du cœur. Le myocarde est un muscle strié involontaire. ◇ **HIBERNANT** *(angl. hibernating —).* Ischémie réversible et prolongée du ventricule gauche après revascularisation. ◇ **SIDÉRÉ** *(angl. stunned —).* Ischémie aiguë réversible du ventricule gauche.

MYOCARDIE *s. f. (angl. myocardia).* Hypertrophie du cœur et défaillance cardiaque rapidement progressive, survenant sans lésion valvulaire ni altération anatomique. SYN. ***MYOCARDIOPATHIE PRIMITIVE NON OBSTRUCTIVE.***

MYOCARDIOPATHIE *s. f. (angl. myocardiopathy).* Toute affection cardiaque due à une atteinte primitive, parfois familiale, du myocarde et qui entraîne généralement une hypertrophie ou une dilatation du cœur, avec des signes d'insuffisance cardiaque. On distingue les myocardiopathies obstructives et les myocardiopathies non obstructives selon que l'hypertrophie du myocarde provoque ou non un obstacle à l'écoulement du sang des ventricules. SYN. ***CARDIOMYOPATHIE.*** ◇ **DE KESHAN** *(angl. Keshan's disease).* Myocardiopathie observée en Chine et due probablement à une carence en sélénium.

MYOCARDITE *s. f. (angl. myocarditis).* Inflammation aiguë ou chronique du myocarde. ◇ **AIGUË** *(angl. acute —).* Inflammation du myocarde observée au cours de certaines infections bactériennes ou virales, ou lors d'intoxications. ◇ **TOXIQUE** *(angl. toxic —).* Myocardite provoquée par des substances chimiques ou des toxines bactériennes.

MYOCÈLE *s. f. (angl. myocele).* Hernie d'un muscle à travers une gaine aponévrotique.

MYOCLONIE *s. f. (angl. myoclonus).* Contraction brusque, brève et involontaire, qui affecte un faisceau musculaire, un muscle ou un groupe de muscles, et entraîne un déplacement du segment de membre correspondant. Sur le plan électromyographique, les myoclonies se manifestent par des potentiels isolés ou en salves, rythmiques ou irréguliers, intéressant de manière synchrone les muscles agonistes et antagonistes. Les myoclonies s'observent au cours de différentes encéphalopathies. ◇ **ÉPILEPTIQUE** *(angl. epileptic —).* Myoclonie d'origine cérébrale secondaire à une décharge épileptique, caractérisée sur l'électroencéphalogramme par une pointe, une pointe-onde, une polypointe ou une polypointe-onde, bilatérale ou unilatérale selon que la crise est généralisée ou partielle. ◇ **PHRÉNOGLOTTIQUE** *s. f. (angl. hiccup).* Hoquet. ◇ **VÉLOPALATINE** *s. f. (angl. palatal —).* Secousses myocloniques rapides du voile du palais observées dans certaines affections cérébrales, vasculaires ou tumorales intéressant le système dentato-olivaire.

MYOCYTE *s. m. (angl. myocyte).* Cellule musculaire.

MYODÉSOPSIE *s. f. (angl. myodesopsia).* ☞ ***MOUCHES VOLANTES.***

MYODIASTASIS *s. m. (angl. myodiastasis).* Allongement d'un muscle sans rupture, ou séparation de deux muscles à la suite d'une contraction violente ou d'un faux mouvement.

MYODOPSIE *s. f. (angl. myodesopsia).* ☞ ***MOUCHES VOLANTES.***

MYODYNAMIE *s. f. (angl. myodynamics).* Force musculaire.

MYODYNAMOMÈTRE *s. m. (angl. myodynamometer).* Appareil servant à mesurer la force de contraction musculaire.

MYODYNIE *s. f. (angl. myodynia).* Douleur musculaire.

MYODYSTONIE *s. f. (angl. myodystonia).* Altération du tonus musculaire.

MYOÉLECTRIQUE *adj. (angl. myoelectric).* Qui se rapporte aux propriétés électromotrices des muscles.

MYO-ENDOCARDITE *s. f. (angl. myoendocarditis).* Association d'une myocardite et d'une endocardite.

MYOÉPITHÉLIAL *adj. (angl. myoepithelial).* Qui est constitué de fibres musculaires et d'épithélium.

MYOFASCIITE À MACROPHAGES *(angl. macrophagic myofasciitis).* Affection décrite en 1998 chez l'adulte présentant des arthromyalgies diffuses et un état de fatigue chronique ; elle serait en rapport avec des injections vaccinales contenant de l'aluminium. Le diagnostic est assuré par la biopsie musculaire.

MYOFIBRILLE *s. f. (angl. myofibril).* Filament long et grêle constituant l'élément caractéristique de tout tissu contractile, dont le nombre et la forme varient selon le type de muscle auquel il appartient. SYN. ***FIBRILLE MUSCULAIRE.***

MYOFIBROME *s. m. (angl. myofibroma).* ☞ ***FIBROMYOME.***

MYOFIBROSE *s. f. (angl. myofibrosis).* Dégénérescence du tissu musculaire en un tissu fibreux. On l'observe dans la myosite chronique.

MYOFILAMENT *s. m. (angl. myofilament).* Constituant des myofibrilles formé d'actine et de myosine.

MYOGÈNE *adj. (angl. myogenic).* Qui a son origine dans le muscle ou le tissu musculaire.

MYOGENÈSE *s. f. (angl. myogenesis).* Formation des muscles. SYN. ***MYOGÉNIE.***

MYOGLOBINE *s. f. (angl. myoglobin).* Pigment respiratoire musculaire qui se différencie de l'hémoglobine par sa plus grande affinité pour l'oxygène, sa moindre affinité pour le CO_2 et son poids moléculaire inférieur.

MYOGLOBINURIE *s. f. (angl. myoglobinuria).* Présence de myoglobine dans l'urine. Elle se voit principalement au cours de traumatismes graves (syndrome de Bywaters) et beaucoup plus rarement dans la myoglobinurie paroxystique idiopathique.

MYOGNATHE *s. m. (angl. myognathus).* Monstre fœtal présentant une tête surnuméraire rudimentaire insérée par des muscles sur la mandibule.

MYOGRAMME *s. m. (angl. myogram).* Tracé de la contraction musculaire obtenu à l'aide d'un myographe.

MYOGRAPHE *s. m. (angl. myograph).* Appareil permettant d'enregistrer les contractions musculaires, utilisé pour l'étude de l'intensité, de la durée et de la forme de ces contractions.

MYOGRAPHIE *s. f. (angl. myography).* Enregistrement des mouvements musculaires à l'aide du myographe.

MYOHÉMOGLOBINE *s. f. (angl. myohemoglobia).* ☞ ***MYOGLOBINE.***

MYOÏDE *adj. (angl. myoid).* Qui ressemble au muscle ; qualificatif utilisé parfois pour les tumeurs constituées de tissu musculaire lisse.

MYOKIMIE *s. f. (angl. myokymia).* Agitation presque permanente d'un muscle sans déplacement du segment de membre provoquant un frémissement vermiculaire visible à la surface du muscle. Certaines formes présentent un caractère ondulatoire. (On écrit aussi myokymie). Certaines n'ont pas de signification pathologique (au niveau des paupières).

MYOKINASE *s. f. (angl. myokinase).* Enzyme du muscle, qui catalyse la réaction AMP + ATP -> 2 ADP.

MYOLEMME *s. m. (angl. myolemnia).* ☞ ***SARCOLEMME.***

MYOLIPOME *s. m. (angl. myolipoma).* Myome contenant des éléments adipeux ou lipomateux.

MYOLOGIE *s. f. (angl. myology).* Partie de l'anatomie qui étudie les muscles.

MYOLYSE *s. f. (angl. myolysis).* Dégénérescence de la fibre musculaire. ⊂ **CARDIOTOXIQUE** *(angl. — cardiotoxica).* Dégénérescence des fibres musculaires cardiaques provoquée par des toxines, en particulier la toxine diphtérique. ⊂ **NODULAIRE** *(angl. nodular —).* Dégénérescence du tissu musculaire de la langue avec formation de nodules fibreux.

MYOMALACIE *s. f. (angl. myomalacia).* Ramollissement pathologique des muscles dû à une atrophie et à une nécrose des fibres musculaires.

MYOMATOSE *s. f. (angl. myomatosis).* État caractérisé par la présence de myomes multiples.

MYOME *s. m. (angl. myoma).* Tumeur bénigne constituée de tissu musculaire, soit strié (rhabdomyome), soit lisse (léiomyome). ⊂ **STRIO-CELLULAIRE** *(angl. — striocellulare).* ☞ ***RHABDOMYOME.*** ⊂ **TÉLANGIECTASIQUE** *(angl. teleangiectatic —).* Myome riche en vaisseaux sanguins dilatés.

MYOMECTOMIE *s. f. (angl. myomectomy).* Ablation chirurgicale d'un myome utérin, en conservant l'utérus et ses annexes.

MYOMÈRE *s. m. (angl. myomere).* Segment musculaire embryonnaire. SYN. ***MYOTOME.***

MYOMÈTRE *s. m.* **1.** *(angl. myometrium).* Paroi musculaire de l'utérus. **2.** *(angl. myometer).* Appareil servant à mesurer la contraction musculaire.

MYOMÉTRITE *s. f. (angl. myometritis).* Inflammation du myomètre.

MYONÉCROSE *s. f. (angl. myonecrosis).* Nécrose du muscle.

MYONÉPHROPEXIE *s. f. (angl. myonephropexy).* Néphropexie à l'aide d'une bandelette musculaire.

MYOŒDÈME *s. m. (angl. myoedema).* Contraction locale d'un muscle apparaissant à la percussion sous forme d'un bourrelet suivi d'une décontraction lente. SYN. ***CONTRACTILITÉ IDIOMUSCULAIRE.***

MYOPATHIE *s. f. (angl. myopathy).* Terme générique englobant l'ensemble des affections de la musculature squelettique de type dégénératif, génétiquement déterminées et d'évolution progressive. ⊂ **À BÂTONNETS** *(angl. nemaline —).* Myopathie congénitale à transmission autosomique (chromosome 1) avec dysmorphies. SYN. ***MYOPATHIE NÉMALINE.*** ⊂ **CENTRONUCLÉAIRE** *(angl. centronuclear —).* Myopathie de pronostic fatal avec aspect embryonnaire du tissu musculaire. SYN. ***MYOPATHIE MYOTUBULAIRE.*** ⊂ **MITOCHONDRIALE** *(angl. mitochondrial —).* Forme congénitale de myopathie avec anomalies des mitochondries, aggravée par l'effort. ⊂ **MYOTUBULAIRE** *(angl. myotubular —).* ☞ ***MYOPATHIE CENTRONUCLÉAIRE.*** ⊂ **NÉMALINE** *(angl. nemaline —).* ☞ ***MYOPATHIE À BÂTONNETS.*** ⊂ **PRIMITIVE PROGRESSIVE** *(angl. progressive muscular dystrophy).* Groupe de dystrophies musculaires caractérisées par l'amyotrophie progressive de groupes musculaires symétriques, habituellement de topographie proximale, avec fréquemment une pseudo-hypertrophie d'autres muscles, attribuées à une anomalie de la membrane. On distingue les formes suivantes : A. Dystrophies musculaires progressives sans myotonie : 1. la forme d'Erb, à transmission autosomique récessive, affectant les ceintures scapulaire et pelvienne, survenant chez l'adolescent et d'évolution lente ; 2. la forme congénitale, variante du syndrome du nouveau-né mou ou *floppy infant* ; 3. la forme distale tardive de Welander, à transmission autosomique dominante, très rare ailleurs qu'en Suède ; 4. la forme facio-scapulo-humérale de Landouzy-Déjerine, à transmission autosomique dominante, parfois associée à une cardiopathie ; 5. la forme infantile de Duchenne, de transmission presque toujours liée au sexe et d'évolution grave ; 6. la forme oculaire de Kiloh-Nevin, de transmission dominante ou récessive, marquée par une ophtalmoplégie extrinsèque progressive qui diffuse à la musculature faciale, etc. ; 7. la forme oculopharyngée à laquelle s'associe une dysphagie. B. Dystrophies musculaires progressives avec myotonie. ☞ ***MYOTONIE.***

MYOPATHIQUE *adj. (angl. myopathic).* Qui est en rapport avec les maladies du muscle.

MYOPE *adj. (angl. myope).* Se dit d'un œil ou d'une personne affecté de myopie. S'emploie aussi comme substantif.

MYOPÉRICARDITE *s. f. (angl. myopericarditis).* Association d'une myocardite et d'une péricardite.

MYOPHONE *s. m. (angl. myophone).* Appareil pour l'auscultation des sons produits par la contraction musculaire.

MYOPIE *s. f. (angl. myopia).* Anomalie héréditaire de la réfraction oculaire, due à un défaut de convergence des rayons lumineux, l'image d'un objet éloigné se formant en avant de la rétine. Le myope ne voit nettement que les objets rapprochés. ◇ **AXILE** *(angl. axial —).* Myopie due à une longueur excessive du diamètre antéro-postérieur du globe oculaire. ◇ **DE COURBURE** *(angl. curvature —).* Myopie due à une courbure exagérée de la cornée. ◇ **MALIGNE** *(angl. molignant —).* Forme progressive de myopie, associée à une atteinte grave de la choroïde, entraînant un décollement de la rétine et la cécité. ◇ **PROGRESSIVE** *(angl. progressive —).* Myopie évoluant progressivement avec l'âge.

MYOPLASTIE *s. f. (angl. myoplasty).* **1.** Réfection chirurgicale d'un muscle. **2.** Opération dans laquelle on utilise un lambeau de muscle pour combler une perte de substance ou pour corriger une difformité.

MYOPLÉGIE FAMILIALE ☞ ***PARALYSIE PÉRIODIQUE FAMILIALE.***

MYOPSIE *s. f. (angl. myopsis).* ☞ ***MOUCHES VOLANTES.***

MYORELAXANT *adj. (angl. muscle relaxant).* Se dit d'un médicament qui possède la capacité de diminuer le tonus musculaire. S'emploie aussi comme substantif. SYN. ***DÉCONTRACTURANT.***

MYORÉSOLUTIF *adj. (angl. muscle relaxant).* Qui provoque le relâchement musculaire.

MYORRAPHIE *s. f. (angl. myorrhaphy).* Suture d'un muscle déchiré ou sectionné.

MYORRHEXIE *s. f. (angl. myorrhexis).* Déchirure musculaire.

MYOSALPINGITE *s. f. (angl. myosalpingitis).* Inflammation de la couche musculaire de la trompe utérine.

MYOSARCOME *s. m. (angl. myosarcoma).* Sarcome constitué principalement par des fibres musculaires, soit lisses (léiomyosarcome), soit striées (rhabdomyosarcome).

MYOSCLÉROSE *s. f. (angl. myosclerosis).* Durcissement ou sclérose d'un muscle.

MYOSINE *s. f. (angl. myosin).* Protéine de poids moléculaire élevé qui constitue plus de 50 % des protéines contractiles du muscle ; elle possède une activité ATPase. C'est la myosine A. En se combinant avec l'actine, elle forme l'actomyosine ou myosine B qui, en présence d'ATP, entraîne le raccourcissement du sarcomère et, en dernière instance, du muscle.

MYOSINURIE *s. f. (angl. myosinuria).* Présence de myosine dans l'urine.

MYOSIS *s. m. (angl. myosis).* Contraction de la pupille, soit physiologique et transitoire (réaction à la lumière), soit pathologique et permanente (paralysie sympathique du muscle dilatateur de l'iris ou contraction du sphincter iridien par irritation parasympathique), soit pharmacologique (collyres myotiques). ◇ **PARALYTIQUE** *(angl. paralytic —).* Myosis dû à la paralysie des fibres du dilatateur de l'iris innervé par le système nerveux sympathique. ◇ **SPASTIQUE OU IRRITATIF** *(angl. spastic or irritative —).* Myosis dû à l'irritation des filets nerveux du nerf oculomoteur, qui innerve les fibres musculaires du sphincter de l'iris.

MYOSISMIE *s. f. (angl. myoseism).* Secousse ou contraction musculaire, sans déplacement de segments de membres, irrégulière, plus lente que les tremblements fibrillaires, qui s'observe au niveau des muscles paralysés hémiplégiques.

MYOSITE *s. f. (angl. myositis).* Inflammation du tissu musculaire, primitive ou secondaire à une infection systémique ou à une autre inflammation. ◇ **DÉGÉNÉRATIVE** *(angl. parenchymatous —).* Lésions dégénératives des fibres musculaires, entraînant secondairement une infiltration inflammatoire du tissu interstitiel conjonctivo-vasculaire. SYN. ***MYOSITE PARENCHYMATEUSE.*** ◇ **ÉPIDÉMIQUE** *(angl. epidemic pleurodynia).* ☞ ***MYALGIE ÉPIDÉMIQUE.*** ◇ **FIBREUSE** *(angl. — fibrosa).* Forme de myosite caractérisée par une néoformation importante de tissu conjonctif fibreux, qui entraîne la destruction des fibres musculaires. ◇ **INTERSTITIELLE** *(angl. interstitial —).* Myosite caractérisée par une inflammation primitive du tissu interstitiel, suivie de destruction plus ou moins importante des fibres musculaires. ◇ **OSSIFIANTE LOCALISÉE** *(angl. — ossificans circumscripta).* Forme de myosite interstitielle chronique caractérisée par la production d'ostéomes musculaires, comme l'ostéome des cavaliers. ◇ **OSSIFIANTE PROGRESSIVE** *(angl. — ossificans progressiva).* Affection très rare, d'étiologie inconnue, débutant dans l'enfance, et caractérisée par la formation de dépôts osseux dans le système conjonctif intra- et périmusculaire et dans les aponévroses. Elle aboutit à une ossification de tous les muscles du tronc et des extrémités ; les malades sont littéralement pétrifiés. SYN. ***MUNCHMEYER (MALADIE DE).*** ◇ **PROGRESSIVE AIGUË** *(angl. acute progressive —).* Maladie rare, dans laquelle l'inflammation affecte progressivement tout le système musculaire et aboutit à la mort par pneumonie ou asphyxie. ◇ **PURULENTE TROPICALE** *(angl. — purulenta).* Maladie observée en Afrique équatoriale et en Inde occidentale, caractérisée par de la fièvre, des douleurs dans les membres et la constitution d'abcès intramusculaires multiples. ◇ **SYPHILITIQUE** *(angl. syphilic —).* Myosite due à la syphilis, pouvant se présenter sous forme d'infiltrations interstitielles diffuses ou sous forme de gommes. ◇ **TRICHINEUSE** *(angl. trichinous —).* Myosite due à l'envahissement des muscles par *Trichinella spiralis.*

MYOSTÉOME *s. m. (angl. myosteoma).* Tumeur osseuse bénigne formée au niveau d'un muscle à la suite d'un traumatisme par calcification d'un hématome.

MYOTÉNOPLASTIE *s. f.* ☞ ***TÉNOMYOPLASTIE.***

MYOTÉNOSITE *s. f. (angl. myotenositis).* Inflammation d'un muscle et de son tendon.

MYOTÉNOTOMIE *s. f. (angl. myotenotomy).* Division chirurgicale d'un tendon et de son muscle.

MYOTHERMIQUE *adj. (angl. myothermic).* Qui se rapporte au dégagement de chaleur accompagnant la contraction musculaire.

MYOTIQUE *adj. (angl. miotic).* **1.** Qui se rapporte au myosis. **2.** Qui provoque la contraction de la pupille. EX. *collyres myotiques.* S'utilise aussi comme substantif. On écrit aussi *miotique.*

MYOTOME *s. m. (angl. myotome).* **1.** Instrument servant à pratiquer la myotomie. **2.** SYN. ***MYOMÈRE.***

MYOTOMIE *s. f. (angl. myotomy).* Section ou dissection des muscles.

MYOTONIE *s. f. (angl. myotonia).* Contraction normale, suivie d'une décontraction lente, lors des mouvements volontaires, due à une excitabilité et à une contractilité musculaires anormales. Elle diminue par répétition du mouvement. ◇ **ACQUISE** *(angl. — acquisita).* Myotonie et crampes après efforts prolongés. ◇ **ATROPHIQUE** *(angl. — atrophica).* Maladie à transmission autosomique dominante caractérisée par l'association d'une myotonie et d'une dystrophie musculaire, qui affecte électivement les muscles de la face, les muscles sterno-cléido-mastoïdiens et les muscles distaux des membres. Elle peut également s'accompagner d'une calvitie, d'une cataracte, de troubles endocriniens et très fréquemment d'une atteinte cardiaque. SYN. ***MALADIE DE STEINERT, DYSTROPHIE MYOTONIQUE.*** ◇ **CONGÉNITALE** *(angl. — congenita).* ☞ ***THOMSEN (MALADIE DE).*** ◇ **DE BECKER** *(angl. Becker's —).* Myotonie congénitale à transmission autosomique récessive.

MYOTONIQUE *adj. (angl. myotonic).* **1.** Qui est caractérisé par la myotonie. **2.** Qui se rapporte au tonus musculaire.

MYOTONOMÈTRE *s. m. (angl. myotonometer).* Instrument servant à mesurer le tonus musculaire.

MYOTONUS *s. m. (angl. myotonus).* Spasme musculaire tonique.

MYOTROPHIE *s. f. (angl. myotrophy).* Nutrition des muscles.

MYOTROPIQUE *adj. (angl. myotropic).* Qui a une affinité pour le muscle.

MYRING-, MYRINGO- *(angl. myring-, myringo-).* Préfixes d'origine grecque indiquant une relation avec la membrane du tympan.

MYRINGECTOMIE *s. f. (angl. myringectomy).* Excision chirurgicale de la membrane du tympan. SYN. ***TYMPANECTOMIE.***

MYRINGITE *s. f. (angl. myringitis).* Inflammation de la membrane du tympan. ◇ **BULLEUSE** *(angl. bullous —).* Myringite s'accompagnant de la formation de vésicules séreuses ou hémorragiques.

MYRINGODERMATITE *s. f. (angl. myringodermatitis).* Inflammation de la membrane du tympan et de la peau du méat acoustique externe.

MYRINGOMYCOSE *s. f. (angl. myringomycosis).* Mycose de la membrane tympanique, due en général à *Aspergillus.*

MYRINGOPLASTIE *s. f. (angl. myringoplasty).* Chirurgie plastique de la membrane tympanique. SYN. ***TYMPANOPLASTIE.***

MYRINGOSCOPE *s. m. (angl. myringoscope).* Otoscope servant à l'examen de la membrane du tympan.

MYRINGOTOME *s. m. (angl. myringotome).* Bistouri servant à inciser la membrane du tympan.

MYRINGOTOMIE *s. f. (angl. myringotomy).* Paracentèse du tympan.

MYROXYLON Genre d'arbres de la famille des *Papilionacées,* dont les espèces *M. pereirae* et *M. toluiferum* donnent, respectivement, le baume du Pérou et le baume de Tolu.

MYTACISME *s. m. (angl. mytacism).* Vice de prononciation qui consiste en la répétition fréquente du son *m.*

MYTHOMANE *adj. (angl. mythomaniac).* Qui est enclin à la fabulation et au mensonge (s'utilise aussi comme substantif). SYN. ***MYTHOMANIAQUE.***

MYTHOMANIE *s. f. (angl. mythomania).* Tendance pathologique, généralement consciente, à la fabulation et au mensonge.

MYTILISME *s. m. (angl. mytilotoxism).* Intoxication par les moules, provoquée par la mytilotoxine. Elle est responsable de paresthésies, céphalées et de paralysies, d'évolution généralement favorable

MYTILOTOXINE *s. f. (angl. mytilotoxin).* Leucomaïne toxique parfois contenue dans les moules *(Mytillus edulis)* et provenant de certains organismes du plancton du genre *Gonyaulax,* provoquant les « marées rouges ».

MYX-, MYXO- *(angl. myx-, myxo-).* Préfixes d'origine grecque indiquant une relation avec le mucus.

MYXADÉNITE *s. f. (angl. myxadenitis).* Inflammation d'une glande muqueuse.

MYXOBLASTOME *s. m. (angl. myxoblastoma).* SYN. (peu usité de) ***MYXOME.***

MYXOCHONDROME *s. m. (angl. myxchondroma).* ☞ ***CHONDROMYXOME.***

MYXOCYSTOME *s. m. (angl. myxocystoma).* Myxome ayant subi une dégénérescence kystique.

MYXŒDÈME *s. m. (angl. myxedema).* Expression clinique de l'insuffisance thyroïdienne primitive ou secondaire. Elle est caractérisée par une infiltration du tissu sous-cutané, affectant particulièrement la face et les membres, des troubles des phanères, un affaiblissement des facultés intellectuelles, une apathie et une chute de la température et du métabolisme basal. ☞ ***HYPOTHYROÏDIE.*** <> **CONGÉNITAL** *(angl. congenital —).* ☞ ***CRÉTINISME.*** <> **CUTANÉ CIRCONSCRIT PRÉTIBIAL** *(angl. circumscribed —).* Dermopathie qui apparaît chez un faible pourcentage de sujets atteints de la maladie de Basedow et qui, histologiquement, se caractérise par un amincissement de l'épiderme, sous lequel les fibres collagènes du derme semblent désorganisées et incluses dans une substance fondamentale formée par des mucopolysaccharides acides et leurs produits de dépolymérisation, avec un infiltrat lymphocytaire et d'abondants mastocytes. Macroscopiquement, la peau prend une apparence épaisse, avec des tuméfactions en plaques irrégulières de couleur jaune-orangée ou rougeâtre, localisées dans la zone prétibiale, et parfois aussi sur la face, les mains, les avant-bras, etc.

MYXOFIBROME *s. m. (angl. myxofibroma).* ☞ ***FIBROMYXOME.***

MYXOFIBROSARCOME *s. m. (angl. myxofibrosarcoma).* Fibrosarcome contenant des éléments myxomateux, ou myxome malin contenant des éléments fibrosarcomateux.

MYXOLIPOME *s. m. (angl. myxolipoma).* ☞ ***LIPOMYXOME.***

MYXOMATEUX *adj. (angl. myxomatous).* **1.** Qui est de la nature du myxome. **2.** Qui ressemble au myxome.

MYXOME *s. m. (angl. myxoma).* Tumeur molle, d'aspect gélatineux, constituée par une prolifération de cellules mésenchymateuses indifférenciées étoilées, dispersées dans une substance fondamentale amorphe semi-liquide. Cette tumeur peut subir des différenciations, soit uniques (fibromyxomes ou lipomyxomes), soit multiples (mésenchymome). <> **FIBREUX** *(angl. myxofibroma).* ☞ ***FIBROMYXOME.*** <> **KYSTIQUE** *(angl. myxocystoma).* ☞ ***MYXOCYSTOME.*** <> **TÉLANGIECTASIQUE** *(angl. teleangiectatic —).* Myxome riche en capillaires néoformés.

MYXOMYCÈTES *(angl. myxomycetes).* Classe de champignons comprenant des micro-organismes possédant à la fois des caractères de champignons et de protozoaires.

MYXOMYOME *s. m. (angl. myxomyoma).* Myome ayant subi une dégénérescence muqueuse.

MYXOPOÏÈSE *s. f. (angl. myxopoiesis).* Formation de mucus.

MYXORRHÉE *s. f. (angl. myxorrhea).* Sécrétion ou écoulement abondants de mucus. SYN. ***MUCORRHÉE.*** <> **INTESTINALE** *(angl. — intestinalis).* Sécrétion excessive de mucus dans l'intestin et son élimination dans les selles.

MYXOSARCOME *s. m. (angl. myxosarcoma).* Sarcome constitué par un tissu qui présente des analogies structurales avec le mésenchyme embryonnaire.

MYXOVIRUS ☞ ***ORTHOMYXOVIRIDAE, PARAMYXOVIRIDAE.***

NAPROXÈNE *s. m. (angl. naproxen).* Dérivé de l'acide arylalcanoïque, antalgique et anti-inflammatoire.

NARATH (OPÉRATION DE) *(angl. Narath's operation, Narath's omentopexy).* Technique d'omentopexie sous-cutanée, afin d'établir une circulation collatérale dans l'hypertension portale.

NARCÉINE *s. f. (angl. narceine).* Alcaloïde de l'opium, cristallin, amer, plus hypnotique que la morphine, et dépourvu de l'effet constipant de cette dernière. On utilise principalement le chlorhydrate.

NARCISSISME *s. m. (angl. narcissism).* **1.** Amour de l'image de soi-même. Il peut inclure ou non l'excitation sexuelle produite par l'admiration et la contemplation de son propre corps. **2.** Dans la théorie psychanalytique, on décrit le narcissisme primaire comme une phase primitive du développement des relations objectales, pendant laquelle l'enfant dérive toute son énergie libidinale sur lui-même, et le narcissisme secondaire comme le retour de la libido vers le moi, après qu'il ait abandonné son investissement de l'objet.

NARCO- *(angl. narco-).* Préfixe d'origine grecque indiquant une relation avec le sommeil.

NARCO-ANALYSE *s. f. (angl. narcoanalysis).* Forme d'examen neuropsychiatrique pratiquée chez un patient sous l'effet de médicaments hypnotiques à action rapide, afin de faciliter la manifestation des contenus psychiques refoulés.

NARCOHYPNOSE *s. f. (angl. narcohypnosis).* Suggestion hypnotique pendant le sommeil provoqué au moyen d'une substance hypnogène.

NARCOLEPSIE *s. f. (angl. narcolepsy).* Accès récidivant irrépressible de sommeil profond, de courte durée. Elle peut être essentielle, associée à la cataplexie (maladie de Gélineau) ou relever de causes neurologiques (tumeurs cérébrales, épilepsie).

NARCOMANIE *s. f. (angl. narcomania).* Toxicomanie aux hypnotiques.

NARCOSE *s. f. (angl. narcosis).* Sommeil artificiel provoqué par un psychotrope.

NARCOTHÉRAPIE *s. f. (angl. narcotherapy).* Traitement de certaines affections par le sommeil artificiel prolongé.

NARCOTIQUE *adj. (angl. narcotic).* **1.** Qui provoque la narcose. **2.** Se dit de certains stupéfiants à effet sédatif ou anxiolytique, tels que les opiacés. S'emploie aussi comme substantif.

NARINE *s. f. (NA. naris). (angl. nostril).* Orifice faisant communiquer la fosse nasale avec l'extérieur.

NASAL *adj. (angl. nasal).* Qui se rapporte au nez.

NASILLEMENT *s. m. (angl. nasal intonation).* ☞ ***RHINOLALIE.***

NASION *s. m. (angl. nasion).* Point médian de la suture frontonasale. SYN. ***POINT NASAL.***

NASO- *(angl. naso-).* Préfixe d'origine latine indiquant une relation avec le nez.

NASOBUCCAL *adj. (angl. nasooral).* Qui se rapporte au nez et à la bouche.

NASOFRONTAL *adj. (angl. nasofrontal).* Qui se rapporte au nez et au front, ou aux os nasal et frontal. SYN. ***FRONTONASAL.***

NASOLABIAL *adj. (angl. nasolabial).* Qui se rapporte au nez et aux lèvres.

NASOLACRYMAL *adj. (angl. nasolacrymal).* Qui se rapporte au nez et à l'appareil lacrymal. S'applique généralement au canal qui unit le sac lacrymal au méat nasal inférieur. SYN. ***LACRYMONASAL.***

NASONNEMENT *s. m.* ☞ ***RHINOLALIE.***

NASOPALATIN *adj. (angl. nasopalatine).* Qui se rapporte au nez et au palais.

NASOPHARYNX *s. m. (angl. nasopharynx).* ☞ ***RHINOPHARYNX.***

NATALITÉ *s. f. (angl. natality, birth rate).* Proportion de naissances pour un nombre déterminé d'habitants dans un temps donné.

NATICÉPHALIE *s. f. (angl. natiform skull).* Malformation congénitale consistant en une saillie des bosses frontales, qui sont séparées par une dépression médiane.

NATIFORME *adj. (angl. natiform).* Qui a la forme de deux saillies séparées par une dépression médiane (rappelant l'aspect des fesses). EX. *crâne natiforme.*

NATRÉMIE *s. f. (angl. natremia).* Taux de sodium dans le sang. La natrémie varie de 3,15 à 3,47 g/L (moyenne : 3,31 g/L), soit 137 à 151 mEq/L (moyenne : 144 mEq/L) ou encore 137 à 151 mmol/L (moyenne : 144 mmol/L).

NATRIURÈSE *s. f.* ☞ ***NATRIURIE.***

NATRIURÉTIQUE *adj. (angl. natriuretic).* Qui concerne l'élimination rénale du sodium.

NATRIURIE *s. f. (angl. natriuresis).* Élimination de sodium dans l'urine.

NATROPÉNIE *s. f. (angl. sodium deficiency).* Diminution du taux de sodium dans les liquides de l'organisme.

NATRURIE *s. f.* ☞ ***NATRIURIE.***

NAUPATHIE *s. f. (angl. seasickness).* Mal de mer. ☞ ***TRANSPORTS (MAL DES).***

NAUSÉE *s. f. (angl. nausea).* Envie de vomir, suivie ou non de vomissement.

NAUSÉEUX *adj. (angl. nauseous).* **1.** Qui se rapporte à la nausée. **2.** Qui a des nausées.

NAVICULAIRE *adj. (angl. navicular).* En forme de nacelle. ◇ **(OS)** *(angl. — bone).* SYN. ***OS SCAPHOÏDE.*** ☞ ***OS NAVICULAIRE (ATLAS ANATOMIQUE DES OS EN ANNEXE).***

Nb Symbole chimique du niobium.

NCTC Sigle de la collection nationale anglaise de souches bactériennes de référence (*National Collection of Type Cultures*). Siégeant à Londres, elle possède des souches présentant un grand intérêt en microbiologie clinique.

Nd Symbole chimique du néodyme.

Ne Symbole chimique du néon.

NÉARTHROSE *s. f. (angl. nearthrosis).* Articulation artificielle créée chirurgicalement. SYN. ***NÉOARTHROSE.***

NÉBULISATION *s. f. (angl. nebulization).* Pulvérisation de substances antiseptiques ou médicamenteuses à l'aide d'un nébuliseur.

NÉBULISEUR *s. m. (angl. nebulizer).* Pulvérisateur permettant d'obtenir une pulvérisation très fine.

NECATOR Genre de vers nématodes, parasites de l'intestin grêle des mammifères. L'espèce *N. americanus*, parasite de l'homme, est très semblable à *Ancylostoma duodenale*, mais elle est plus courte et plus mince. ☞ ***ANCYLOSTOMA.***

NÉCATORIOSE *s. f. (angl. necatoriasis).* Infection causée par *Necator americanus.* ☞ ***ANKYLOSTOMIASE.***

NÉCRO- *(angl. necro-).* Préfixe d'origine grecque indiquant une relation avec la mort ou avec les cadavres.

NÉCROBIOSE *s. f. (angl. necrobiosis).* Mort physiologique des cellules ou des tissus due à des transformations liées au développement, au vieillissement, etc., comme la maturation et la desquamation des cellules épidermiques. ◇ **LIPOÏDIQUE DES DIABÉTIQUES** *(angl. — lipoidica diabeticorum).* Dermatose rencontrée le plus souvent chez les diabétiques, se manifestant sous la forme de multiples plaques jaunâtres et liée à des dépôts lipidiques associés à des altérations du tissu conjonctif. SYN. ***DERMATITE ATROPHIANTE LIPOÏDIQUE.***

NÉCROCYTOSE *s. f. (angl. necrocytosis).* Nécrose cellulaire.

NÉCROCYTOTOXINE *s. f. (angl. necrocytotoxin).* Toxine provoquant la nécrose cellulaire. SYN. ***NÉCROTOXINE.***

NÉCROGÈNE *adj. (angl. necrogenous).* Qui prend naissance dans la matière morte.

NÉCROLOGIE *s. f. (angl. necrology).* Statistique ou registre des décès.

NÉCROLYSE *s. f. (angl. necrolysis).* Séparation ou dissolution d'un tissu par nécrose. ◇ **ÉPIDERMIQUE TOXIQUE** *(angl. toxic epidermal —).* Maladie exfoliative de la peau, caractérisée par une éruption cutanée ampullaire grave, d'origine médicamenteuse ou due à la toxine du staphylocoque. SYN. ***ÉPIDERMOLYSE BULLEUSE TOXIQUE, SYNDROME DE LYELL.***

NÉCROMANIE *s. f. (angl. necromania).* Attirance morbide pour tout ce qui se rapporte à la mort, notamment pour les cadavres.

NÉCROMIMÉSIE *s. f. (angl. necromimesis).* Délire dans lequel le sujet se croit mort et simule un état de mort.

NÉCROPHAGE *adj. (angl. necrophagous).* Qui tire sa nourriture d'organismes morts.

NÉCROPHILE *adj. (angl. necrophilous).* Se dit d'un organisme, notamment d'un insecte, qui est attiré par les cadavres.

NÉCROPHILIE *s. f. (angl. necrophilia).* Perversion caractérisée par une attirance pathologique pour les cadavres. Elle se manifeste habituellement par une impulsion irrésistible à assouvir les désirs sexuels sur un cadavre.

NÉCROPHOBIE *s. f. (angl. necrophobia).* Crainte obsédante des cadavres et, en général, de tout appareil funéraire. Par extension, peur morbide de la mort, thanatophobie.

NÉCROPSIE *s. f. (angl. necropsy).* ☞ ***AUTOPSIE.***

NÉCROSE *s. f. (angl. necrosis).* Processus de dégénérescence aboutissant à la destruction d'une cellule ou d'un tissu. ◇ **ASEPTIQUE** *(angl. aseptic —).* Processus dégénératif de nécrose et de sclérose, avec formation de cavités kystiques au sein d'un os, le plus souvent secondaire à un traumatisme. ◇ **CASÉEUSE** *(angl. caseous —).* Type de nécrose dans laquelle le tissu affecté se transforme en une masse de caséum. ◇ **CORTICALE DES REINS** *(angl. renal cortical —).* Nécrose de l'ensemble du cortex rénal en général consécutive à un choc obstétrical ou infectieux. ◇ **DE COAGULATION** *(angl. coagulation —).* Type de nécrose dans laquelle les tissus affectés gardent leur consistance et microscopiquement conservent leurs limites cellulaires. ◇ **DE LIQUÉFACTION** *(angl. liquefaction —).* Nécrose caractérisée par une imbibition aqueuse importante des tissus affectés. ◇ **DU MYOCARDE** *(angl. myocardial —).* Destruction des fibres myocardiques par obstruction ischémique d'une artère coronaire avec apparition d'une onde Q (onde de nécrose) à l'ECG. ◇ **HUMIDE** *(angl. colliquative —).* Nécrose dans laquelle les tissus affectés deviennent mous et aqueux. ◇ **PAPILLAIRE RÉNALE** *(angl. renal papillary —).* Nécrose des pyramides et des papilles rénales le plus souvent chez le diabétique à la suite d'une infection urinaire ou de l'absorption prolongée de phénacétine. SYN. ***NÉCROSE MÉDULLAIRE RÉNALE.***

NÉCROSECTOMIE ☞ ***INFARCECTOMIE.***

NÉCROTIQUE *adj. (angl. necrotic).* Qui se rapporte à la nécrose, ou qui est atteint de nécrose.

NÉCROTOXINE *s. f. (angl. necrotoxin).* ☞ ***NÉCROCYTOTOXINE.***

NÉENCÉPHALE *s. m. (angl. neencephalon).* Dans la phylogénie de l'encéphale, partie de celui-ci la plus récemment formée, le cortex, par opposition aux formations les plus anciennes, les noyaux gris de la base ou paléencéphale.

NÉGATIVISME *s. m. (angl. negativism).* Trouble du comportement qui se manifeste par une opposition active ou passive à toute sollicitation venant de l'extérieur.

NÉGATOSCOPE *s. m. (angl. view box).* Écran translucide pouvu d'un dispositif éclairant, servant à examiner par transparence les clichés radiographiques.

NEGRI (CORPS DE) *(angl. Negri bodies).* Inclusions acidophiles dans le cytoplasme des cellules du système nerveux central chez les animaux infectés par le virus de la rage. Elles sont considérées comme spécifiques de cette maladie.

NEGRO (SIGNE DE) *(angl. Negro's phenomenon).* Signe de paralysie faciale périphérique : dénivellation des pupilles, par élévation du globe oculaire du côté paralysé, lorsque le malade regarde en haut sans bouger la tête.

NEISSERIA Genre de bactéries de la famille des *Neisseriaceae.* Ce sont des cocci à Gram négatif, de 0,6 µm de diamètre, disposés en paires, non sporulés et non mobiles. Ils sont aérobies, oxydase-positifs et catalase-positifs, parasites des mammifères. Certaines espèces sont pathogènes. ◇ ***GONORRHOEAE*** Agent responsable de la blennorragie. SYN. ***GONOCOQUE, DIPLOCOCCUS GONORRHOEAE.*** ◇ ***MENINGITIDIS*** Agent responsable de la méningite cérébrospinale chez l'homme. SYN. ***MÉNINGOCOQUE, NEISSERIA INTRACELLULARIS.***

NEISSÉRIEN *adj. (angl. neisserial).* Qui se rapporte au gonocoque. SYN. ***GONOCOCCIQUE.***

NEISSER-WECHSBERG (PHÉNOMÈNE DE) *(angl. Neisser-Wechsberg phenomenon).* Phénomène de déviation du complément ou arrêt de la bactériolyse par addition de doses croissantes d'anticorps.

NÉLATON ◇ **(CATHÉTER OU SONDE DE)** *(angl. Nélaton's catheter).* Sonde en caoutchouc flexible, portant à une extrémité un renflement conique, au voisinage duquel est ménagée une petite ouverture ovale. On l'utilise pour le sondage de la vessie. ◇ **(OPÉRATIONS DE)** *(angl. Nélaton's operations).* **1.** Résection de l'articulation de l'épaule avec incision transversale. **2.** Réfection du lobule de l'oreille à l'aide d'un lambeau jugal. ◇ **(SPHINCTER DE)** *(angl. Nélaton's sphincter).* Anneau musculaire rectal inconstant. ◇ **(TUMEUR DE)** *(angl. Nélaton's tumor).* Kyste dermoïde de la paroi abdominale.

NELSON ◇ **(BRONCHE DE)** Bronche du segment apical du lobe inférieur du poumon. ◇ **(SYNDROME DE)** *(angl. Nelson's syndrome).* Adénome hypophysaire avec hypersécrétion d'ACTH après surrénalectomie bilatérale. ◇ **(TEST DE)** *(angl. Nelson's test).* Épreuve utilisée pour le diagnostic sérologique de la syphilis. C'est une réaction spécifique dans laquelle on met en contact le sérum des malades supposés avec des suspensions vivantes de *Treponema pallidum* en présence de complément. L'existence, dans le sérum, d'anticorps dirigés contre les tréponèmes les immobilise (l'épreuve est considérée positive si plus de 50 % des tréponèmes sont immobilisés au bout de 18 heures). Il s'agit d'un test très sensible et très spécifique. SYN. ***TEST D'IMMOBILISATION DES TRÉPONÈMES (TIT).***

NEM *(angl. MEN).* Abréviation de néoplasie endocrinienne multiple.

NÉMATHELMINTHES *(angl. Nemathelminthes).* Classe de vers caractérisés par un corps cylindrique non segmenté. Elle comprend trois ordres : les *Nématodes,* les *Gordiens* et les *Acanthocéphales.*

NÉMATOBLASTE *s. m. (angl. nematoblast).* ☞ ***SPERMATIDE.***

NÉMATOCÈRES *(angl. Nementocera).* Sous-ordre d'insectes diptères caractérisés par leurs longues antennes formées de 6 à 15 articles. Il comprend de nombreuses familles, dans lesquelles beaucoup d'espèces intéressent la pathologie humaine, car elles transmettent diverses parasitoses.

NÉMATOCIDE *adj. (angl. nematocide).* Se dit d'un agent qui détruit les vers nématodes.

NÉMATODES *(angl. Nematoda).* Ordre de vers cylindriques de la classe des *Némathelminthes,* pourvus d'un tube digestif complet et d'un revêtement chitineux, et chez lesquels les sexes sont séparés. La plupart de ces vers sont parasites des vertébrés. Les parasites de l'homme appartiennent aux sous-ordres suivants : Ascaroïdés, Strongyloïdés, Filaroïdés, Dioctophymoïdés et Trichinelloïdés.

NÉMATOSPERMIE *s. f. (angl. nematospermia).* Particularité propre à certaines espèces animales de posséder des spermatozoïdes à queue allongée.

NÉO- *(angl. neo-).* Préfixe d'origine grecque signifiant nouveau, jeune.

NÉOADJUVANT *(angl. neoadjuvant).* Qualifie une chimio- ou une radiothérapie préalable au traitement chirurgical d'une tumeur maligne.

NÉOARTHROSE *s. f. (angl. neoarthrosis).* ☞ ***NÉARTHROSE.***

NÉOBLASTIQUE *adj. (angl. neoblastic).* Qui provient d'un tissu néoformé.

NÉOCÉRÉBELLUM *s. m. (angl. neocerebellum).* Partie du cervelet la plus récemment développée, qui comprend la majeure partie des lobes latéraux et les noyaux dentelés. Elle est chargée du contrôle de la motricité volontaire et des mouvements automatiques. SYN. ***NÉOCERVELET.***

NÉOCERVELET *s. m.* ☞ ***NÉOCÉRÉBELLUM.***

NÉOCORTEX *s. m. (NA. neocortex). (angl. neocortex).* Partie principale du cortex cérébral, phylogénétiquement la plus récente. Elle est formée de six couches cellulaires qui, en partant de la surface, sont : la couche moléculaire, la couche granulaire externe, la couche pyramidale externe, la couche granulaire interne, la couche pyramidale interne ou ganglionnaire et la couche fusiforme. SYN. ***NÉOPALLIUM.***

NÉODYME *s. m. (angl. neodymium).* Élément métallique du groupe des terres rares, de numéro atomique 60 et de masse atomique 144,24. Symbole : Nd.

NÉOFŒTUS *s. m. (angl. neofetus).* Produit de la conception lors des huitième et neuvième semaines de la vie intra-utérine.

NÉOFORMATEUR *adj. (angl. neoformative).* Qui se rapporte à la formation d'un tissu nouveau.

NÉOFORMATION *s. f. (angl. neoformation).* **1.** Formation d'un tissu nouveau au sein d'un tissu déjà différencié. **2.** En langage clinique. SYN. ***NÉOPLASIE.***

NÉOFORMÉ *adj. (angl. neoformed).* Se dit d'un tissu nouvellement formé.

NÉOGENÈSE *s. f. (angl. neogenesis).* Régénération des tissus ou des cellules.

NÉOGLYCOGENÈSE *s. f. (angl. neoglycogenesis).* ☞ ***GLYCONÉOGENÈSE.***

NÉOHIPPOCRATISME *s. m. (angl. neohippocratrism).* Doctrine médicale moderne qui représente un retour vers la philosophie d'Hippocrate. Forme d'humanisme médical qui met l'accent sur l'observation et sur l'examen clinique du patient.

NÉOLOGISME *s. m. (angl. neologism).* En psychiatrie, invention de mots nouveaux ou attribution de nouvelles significations à des mots existant déjà. Elles s'observent chez certains patients psychotiques.

NÉOMALTHUSIANISME *s. m. (angl. neomalthusianism).* Doctrine qui, partant de la théorie de Malthus, soutient la nécessité d'une limitation des naissances, pour remédier à la disproportion entre les naissances, qui augmentent suivant une progression géométrique, et les moyens de subsistance, qui s'accroissent suivant une progression arithmétique.

NÉOMEMBRANE *s. f. (angl. neomembrane).* Fausse membrane.

NÉOMYCINE *s. f. (angl. neomycin).* Antibiotique obtenu à partir de cultures de *Streptomyces fradiae.* Son action bactériostatique peut devenir bactéricide à fortes doses. La néomycine est active sur les bacilles à Gram négatif et sur les streptocoques. Par voie orale, elle se comporte comme un antiseptique intestinal du fait de sa très faible résorption digestive. Elle ne peut être administrée par voie parentérale car toxique.

NÉON *s. m. (angl. neon).* Élément chimique de numéro atomique 10 et de masse atomique 20,183 ; gaz rare de l'atmosphère. Symbole : Ne.

NÉONATAL *adj. (angl. neonatal).* Qui se rapporte au nouveau-né.

NÉONATOLOGIE *s. f. (angl. neonatology).* Branche de la médecine qui traite des soins médicaux et préventifs concernant le nouveau-né. SYN. ***MÉDECINE NÉONATALE.***

NÉOPALLIUM *s. m.* ☞ ***NÉOCORTEX.***

NÉOPLASIE *s. f. (angl. neoplasia).* **1.** SYN. ***TUMEUR.*** **2.** Formation d'une tumeur. ◇ **ENDOCRINIENNE MULTIPLE** *(angl. multiple endocrine —).* Affection d'origine génétique comportant hyperplasie avec hyperfonctionnement et tumeurs d'au moins deux glandes endocrines. Abréviation : NEM.

NÉOPLASIQUE *adj. (angl. neoplastic).* Qui se rapporte à une tumeur ou à sa formation.

NÉOPLASME *s. m. (angl. neoplasm).* Néoformation ou croissance de tissu nouveau, dans laquelle la multiplication cellulaire n'est pas totalement contrôlée par les systèmes régulateurs de l'organisme et a un caractère parfois progressif. SYN. ***TUMEUR.*** ◇ **BÉNIN** *(angl. benigne —).* ☞ ***TUMEUR BÉNIGNE.*** ◇ **MALIN** *(angl. malignant —).* ☞ ***CANCER.***

NÉOPLASTIE *s. f. (angl. neoplasty).* Réparation des pertes de substance par la chirurgie plastique.

NEORICKETTSIA Genre de bactéries appartenant à la même famille que les rickettsies, et maintenant classé dans les *Chlamydiae.*

NÉOSTIGMINE (BROMURE DE) *(angl. neostigmine bromide).* Parasympathomimétique inhibiteur de l'acétylcholinestérase. Elle s'utilise dans le traitement de l'iléus paralytique, de l'atonie vésicale et dans la myasthénie grave.

NÉOSTOMIE *s. f. (angl. neostomy).* Création chirurgicale d'une ouverture artificielle au niveau d'un organe, d'une cavité ou d'un conduit, de manière à les faire communiquer avec l'extérieur ou avec un autre organe.

NÉOSTRIATUM *s. m. (angl. neostriatum).* Partie des noyaux striés la plus récemment développée, représentée par le noyau caudé et le putamen.

NÉOTÉNIE *s. f. (angl. neoteny).* Persistance des formes embryonnaires ou larvaires à la maturité.

NÉOTHALAMUS *s. m. (angl. neothalamus).* Partie du thalamus la plus récemment développée, la plus externe et la plus corticale.

NÉPHALISME *s. m. (angl. nephalism).* Abstention de toute boisson contenant de l'alcool.

NÉPHALISTE (ASSOCIATION) *s. m. (angl. nephalist association).* Terme désignant généralement les groupes d'anciens buveurs comme les Alcooliques Anonymes qui ont pour but d'aider les alcooliques.

NÉPHÉL-, NÉPHÉLO- *(angl. nephel-, nephelo-).* Préfixes d'origine grecque signifiant nuage et utilisé dans le sens d'opacité, opacification.

NÉPHÉLION *s. m. (angl. nebula).* Taie superficielle de la cornée, qui n'est pas complètement opaque. Se rencontre le plus souvent dans les kératites virales.

NÉPHÉLOMÈTRE *s. m. (angl. nephelometer).* Instrument utilisé en néphélométrie, qui permet d'évaluer la turbidité d'un liquide ou d'effectuer le dénombrement bactérien d'une suspension. On dit aussi néphélémètre.

NÉPHÉLOMÉTRIE *s. f. (angl. nephelometry).* Méthode d'analyse chimique et bactériologique, de type optique, dans laquelle la concentration d'une substance est déterminée en comparant l'intensité de la lumière diffusée par ses particules constitutives en suspension avec celle qui est diffusée par une suspension de concentration connue du même type de particules. Cette méthode est basée sur l'effet Tyndall. On dit aussi néphélémétrie.

NÉPHÉLOPIE *s. f. (angl. nephelopia).* Trouble de la vision dû à un défaut de transparence de la cornée.

NÉPHR-, NÉPHRO- *(angl. nephr-, nephro-).* Préfixes d'origine grecque indiquant une relation avec le rein.

NÉPHRALGIE *s. f. (angl. nephralgia).* Douleur rénale. (Terme peu usité.)

NÉPHRECTASIE *s. f. (angl. nephrectasia).* Dilatation du rein par hydronéphrose ou pyonéphrose. SYN. ***REIN SACCIFORME.***

NÉPHRECTOMIE *s. f. (angl. nephrectomy).* Ablation totale ou partielle d'un rein. ◇ **ABDOMINALE** *(angl. abdominal —).* Néphrectomie pratiquée par voie abdominale, après incision du péritoine. SYN. ***NÉPHRECTOMIE ANTÉRIEURE.*** ◇ **LOMBAIRE** *(angl. lumbar —).* Néphrectomie pratiquée à travers une incision dans la région lombaire sans ouverture du péritoine. SYN. ***NÉPHRECTOMIE POSTÉRIEURE.***

NÉPHRÉTIQUE *adj. (angl. nephric).* Qui se rapporte au rein, du point de vue pathologique. EX. *colique néphrétique.*

NÉPHRITE *s. f. (angl. nephritis).* Toute inflammation aiguë ou chronique du rein. ◇ **ASCENDANTE** *(angl. ascending pyelonephritis).* Néphrite tubulo-interstitielle aiguë ou chronique secondaire à une infection des voies urinaires. SYN. ***PYÉLONÉPHRITE ASCENDANTE.*** ◇ **CHRONIQUE AVEC PERTE DE POTASSIUM** *(angl. potassium-losing —).* Insuffisance rénale par pyélonéphrite avec élimination urinaire excessive de potassium, malgré l'hypokaliémie. ◇ **GLOMÉRULAIRE** ☞ ***GLOMÉRULONÉPHRITE.*** ◇ **HÉMATURIQUE** *(angl. hemorrhagic —).* Néphopathie glomérulaire avec hématurie importante. ◇ **INTERSTITIELLE** *(angl. interstitial —).* Néphrite aiguë ou chronique caractérisée anatomiquement par une inflammation primitive ou secondaire du tissu interstitiel, d'origine infectieuse ou toxique.

NÉPHRITIQUE *adj. (angl. nephritic).* Qui se rapporte à la néphrite. EX. *rein néphritique.*

NÉPHROANGIOSCLÉROSE *s. f. (angl. nephroangiosclerosis).* Sclérose des artérioles rénales, liée à une hypertension artérielle, et se manifestant tardivement par une insuffisance rénale. ◇ **MALIGNE** *(angl. malignant —).* Néphroangiosclérose compliquée de lésions nécrotiques et d'atteinte glomérulaire évoluant rapidement vers l'insuffisance rénale.

NÉPHROBLASTOME *s. m. (angl. nephroblastoma).* Adénosarcome du rein à cellules de type embryonnaire ; c'est une tumeur hautement maligne observée presque exclusivement chez le jeune enfant. SYN. ***WILMS (TUMEUR DE).***

NÉPHROCALCINOSE *s. f. (angl. nephrocalcinosis).* Affection rénale caractérisée par la précipitation de sels de calcium dans le parenchyme rénal.

NÉPHROCARCINOME *s. m. (angl. renal adenocarcinoma).* Tumeur maligne rénale développée à partir des cellules des tubes urinifères. SYN. ***ÉPITHÉLIOMA À CELLULES CLAIRES.*** ☞ ***HYPERNÉPHROME, GRAWITZ (TUMEUR DE).***

NÉPHROCÈLE *s. f. (angl. nephrocele).* Hernie du rein.

NÉPHROCOLOPEXIE *s. f. (angl. nephrocolopexy).* Fixation chirurgicale du rein et du côlon à l'aide du ligament néphrocolique.

NÉPHROCOLOPTOSE *s. f. (angl. nephrocoloptosis).* Ptose affectant le rein et le côlon.

NÉPHROCYSTOANASTOMOSE *s. f. (angl. nephrocystoanastomosis).* Anastomose chirurgicale entre le rein et la vessie.

NÉPHROÉPITHÉLIOME *s. m. (angl. adenocarcinoma of renal tubes).* Cancer du rein développé à partir de l'épithélium des tubes urinifères.

NÉPHROGÈNE *adj. (angl. nephrogenous).* D'origine rénale.

NÉPHROGRAMME *s. m. (angl. nephrogram).* Image radiologique du parenchyme du rein, qui s'obtient par urographie. ◇ **ISOTOPIQUE** *(angl. isotopic —).* Scintigraphie rénale utilisant un traceur marqué à l'iode radioactif et permettant de calculer la valeur fonctionnelle du rein.

NÉPHROGRAPHIE *s. f. (angl. nephrogram).* Radiographie du rein, après opacification du parenchyme rénal par urographie intraveineuse ou par artériographie rénale.

NÉPHROLITHE *s. m. (angl. nephrolith).* Calcul rénal.

NÉPHROLITHIASE *s. f. (angl. nephrolithiasis).* Lithiase rénale.

NÉPHROLITHOTOMIE *s. f. (angl. nephrolithotomy).* Extraction des calculs rénaux par incision du rein.

NÉPHROLOGIE *s. f. (angl. nephrology).* Partie de la médecine qui étudie les reins et les maladies rénales.

NÉPHROLOGISTE *s. m.* ☞ ***NÉPHROLOGUE.***

NÉPHROLOGUE *s. m. (angl. nephrologist).* Spécialiste en néphrologie.

NÉPHROLYSE *s. f. (angl. nephrolysis).* **1.** Destruction du parenchyme rénal déterminée par les agents néphrolytiques. **2.** Opération consistant à séparer le rein de ses adhérences péricapsulaires.

NÉPHROLYSINE *s. f. (angl. nephrolysine).* Toxine agissant spécifiquement sur le parenchyme rénal.

NÉPHROMALACIE *s. f. (angl. nephromalacia).* Ramollissement du tissu rénal.

NÉPHROME *s. m. (angl. nephroma).* Toute tumeur du rein. ◇ **MÉSOBLASTIQUE** *(angl. mesoblastic —).* Tumeur mésenchymateuse rénale congénitale, curable chirurgicalement.

NÉPHROMÉGALIE *s. f. (angl. nephromegaly).* Augmentation de volume du rein.

NÉPHROMÈRE *s. m. (angl. nephromere).* ☞ ***NÉPHROTOME.***

NÉPHRON *s. m. (angl. nephron).* Unité anatomique et fonctionnelle du rein, comprenant la capsule glomérulaire et le glomérule, ainsi que le tube urinifère dans sa totalité. Le parenchyme rénal est constitué d'environ un million de néphrons.

NÉPHRO-OMENTOPEXIE *s. f. (angl. nephroomentopexy).* Fixation d'un fragment d'omentum sur la surface d'un rein décapsulé, afin d'améliorer la circulation rénale déficiente.

NÉPHROPATHIE *s. f. (angl. nephropathy).* Terme générique désignant toute affection des reins. ◇ **DES ANALGÉSIQUES** *(angl. analgesic —).* Nécrose papillaire rénale ou cas d'absorption importante et/ou prolongée de phénacétine. ◇ **DIABÉTIQUE** *(angl. diabetic —).* ☞ ***KIMMELSTIEL-WILSON (SYNDROME DE).*** ◇ **ENDÉMIQUE BALKANIQUE** *(angl. Balkan nephritis).* Néphrite interstitielle de la région balkanique de cause indéterminée. ◇ **FAMILIALE AVEC SURDITÉ** ☞ ***ALPORT (SYNDROME D').*** ◇ **FONCTIONNELLE** Toute perturbation des fonctions rénales qui n'est pas due à une lésion organique. ◇ **GLOMÉRULAIRE** *(angl. glomerular —).* ☞ ***GLOMÉRULONÉPHRITE.*** ◇ **GRAVIDIQUE** ☞ ***TOXÉMIE GRAVIDIQUE.*** ◇ **TUBULAIRE CHRONIQUE** *(angl. chronic tubular nephritis).* Affection rénale due à l'atteinte partielle ou totale des fonctions des tubules rénaux. Cette atteinte peut être congénitale : diabète rénal, aminé, phosphatique, etc., ou acquises : cystinose, intoxications, etc. ◇ **TUBULO-INTERSTITIELLE AIGUË** *(angl. acute tubulointerstitial nephritis).* Néphropathie aiguë anurique déclenchée par une intoxication, une hémolyse aiguë ou un état de choc.

NÉPHROPEXIE *s. f. (angl. nephropexy).* Reposition et fixation chirurgicales d'un rein ptosé.

NÉPHROPHTISIE *s. f. (angl. nephrophthisis).* Néphropathie familiale, transmise selon le mode autosomique récessif, caractérisée par une atrophie tubulo-interstitielle diffuse évoluant vers la mort par insuffisance rénale.

NÉPHROPTOSE *s. f. (angl. nephroptosis).* Mobilité anormale et descente du rein. SYN. ***REIN FLOTTANT, REIN MOBILE.***

NÉPHROPYÉLOLITHOTOMIE *s. f. (angl. nephropyelolithotomy).* Extraction de calculs du pelvis rénal grâce à une incision pratiquée à travers le parenchyme rénal.

NÉPHROPYÉLOPLASTIE *s. f. (angl. nephropyeloplasty).* Chirurgie plastique du pelvis rénal (anciennement bassinet).

NÉPHROPYOSE *s. f. (angl. nephropyosis).* Suppuration du rein.

NÉPHRORRAGIE *s. f. (angl. nephrorrhagia).* Hémorragie provenant du rein.

NÉPHRORRAPHIE *s. f. (angl. nephrorrhaphy).* Suture de la paroi rénale.

NÉPHROSE *s. f. (angl. nephrosis).* Classiquement, affection rénale caractérisée par des lésions dégénératives, par opposition aux affections inflammatoires (néphrites). Ce sens est abandonné aujourd'hui, néphrose désignant le syndrome néphrotique. ◇ **LIPOÏDIQUE** *(angl. lipoid —).* ☞ ***SYNDROME NÉPHROTIQUE.*** ◇ **OSMOTIQUE** *(angl. osmotic —).* Insuffisance rénale aiguë pouvant être fatale, déclenchée par des perfusions de solutés hypertoniques en particulier chez les diabétiques.

NÉPHROSTOME *s. m. (angl. nephrostoma).* Première partie du tube urinifère embryonnaire, constituée par un entonnoir cilié ouvert dans la cavité péritonéale.

NÉPHROSTOMIE *s. f. (angl. nephrostomy).* Abouchement du rein à la paroi abdominale pour permettre l'évacuation vers l'extérieur des urines soit directement, soit le plus souvent par l'intermédiaire d'une sonde.

NÉPHROTIQUE (SYNDROME) *(angl. lipoid nephrosis).* ☞ ***SYNDROME NÉPHROTIQUE.***

NÉPHROTOME *s. m. (angl. nephrotome).* Segment du tissu embryonnaire rénal issu du mésomère mésodermique et qui est à l'origine du développement des tubes excréteurs du rein. SYN. ***NÉPHROMÈRE.***

NÉPHROTOMIE *s. f. (angl. nephrotomy).* Incision chirurgicale du rein, en général par voie lombaire, pour enlever un calcul ou drainer un abcès.

NÉPHROTOMOGRAPHIE *s. f. (angl. nephrotomography).* Tomographie rénale réalisée lors de la phase glomérulaire d'élimination du produit de contraste iodé hydrosoluble.

NÉPHROTOXIQUE *adj. (angl. nephrotoxic).* Qui exerce un effet toxique sur le rein.

NÉPHRO-URÉTÉRECTOMIE *s. f. (angl. nephroureterectomy).* Ablation d'un rein et de son uretère.

NEPTUNIUM *s. m. (angl. neptunium).* Élément radioactif de numéro atomique 93 et de masse atomique 237, obtenu par bombardement de l'uranium par des neutrons. Il est instable et se transforme en plutonium. Symbole : Np.

NERF *s. m. (NA. nervus). (angl. nerve).* Organe en forme de cordon, qui conduit ou transmet les influx ou les sensations. Les nerfs sont composés de fibres nerveuses, réunies en faisceaux, chacun d'eux étant entouré d'une enveloppe propre, le périnèvre. Les faisceaux sont séparés les uns des autres par des cloisons de tissu conjonctif, l'endonèvre, et réunis par une gaine commune, l'épinèvre. Les fibres nerveuses sont de deux types : myéliniques et amyéliniques. Les premières comprennent un filament central, l'axone, qui est inclus dans une substance adipeuse, blanche, réfringente, la myéline, le tout étant entouré par une membrane transparente et fine, la gaine de Schwann ou neurilemme. La myéline est divisée par des étranglements, les nœuds ou étranglements de Ranvier, en segments ayant approximativement 1 mm de long, contenant chacun un noyau. Les fibres amyéliniques, appelées aussi fibres grises, ou fibres de Remak, n'ont pas de myéline, mais ont toutes le noyau correspondant. ☞ ***ATLAS ANATOMIQUE DES NERFS EN ANNEXE.*** ~ **ADRÉNERGIQUE** *(angl. adrenergic —).* Nerf du système autonome qui libère au niveau de sa terminaison l'adrénaline ou la noradrénaline. ~ **AFFÉRENT** *(angl. afferent —).* Nerf transmettant l'influx de la périphérie vers les centres nerveux. SYN. ***NERF CENTRIPÈTE.*** ~ **CENTRIFUGE** *(angl. efferent —).* ☞ ***NERF EFFÉRENT.*** ~ **CENTRIPÈTE** *(angl. afferent —).* ☞ ***NERF AFFÉRENT.*** ~ **EFFÉRENT** *(angl. efferent —).* Nerf transmettant l'influx nerveux vers la périphérie. SYN. ***NERF CENTRIFUGE.*** ~ **MIXTE** *(angl. mixed —).* Nerf qui contient à la fois des fibres motrices et des fibres sensitives. SYN. ***NERF SENSITIVO-MOTEUR.*** ~ **MOTEUR** *(angl. motor —).* Nerf constitué exclusivement de fibres motrices. ~ **PÉRIPHÉRIQUE** *(angl. peripheral —).* Tout nerf, sensitif ou moteur, appartenant au système nerveux périphérique, soit crânien, soit rachidien. ~ **SENSITIF** *(angl. sensory —).* Nerf afférent qui transmet au système nerveux central les messages de sensibilité générale et qui n'est relié à aucun organe sensoriel spécialisé. ~ **SENSORIEL** *(angl. sensory —).* Nerf afférent qui transmet au système nerveux central les impulsions enregistrées par un organe sensoriel spécialisé. ~ **VASOMOTEUR** *(angl. vasomotor —).* Tout nerf qui détermine la contraction ou la dilatation d'un vaisseau (nerf vasoconstricteur ou vasodilatateur, respectivement). ~ **VISCÉRAL** *(angl. visceral —).* Éléments nerveux qui se distribuent aux viscères, soit directement à partir des ganglions nerveux préviscéraux, soit par l'intermédiaire des trajets vasculaires artériels.

NERFS ~ CRÂNIENS *(NA. nervi craniales). (angl. cranial nerves).* Nerfs qui naissent dans l'encéphale et sortent par les trous de la base du crâne pour se distribuer aux différentes parties de la tête. Ils sont groupés par paires (un nerf droit et un nerf gauche) et numérotés de I à XII : I, nerf olfactif ; II, nerf optique ; III, nerf oculomoteur ; IV, nerf trochléaire ; V, nerf trijumeau ; VI, nerf abducens ; VII, nerf facial ; VIII, nerf vestibulocochléaire ; IX, nerf glossopharyngien ; X, nerf vague ; XI, nerf accessoire ; XII, nerf hypoglosse. ☞ ***ATLAS ANATOMIQUE DES NERFS EN ANNEXE.*** ~ **RACHIDIENS** *(NA. nervi spinales). (angl. spinal nerves).* Nerfs qui naissent de la moelle épinière et sortent par les trous de conjugaison. Ils sont au nombre de 31 paires, 8 cervicales, 12 thoraciques, 5 lombaires, 5 sacrales, et 1 coccygienne. SYN. ***NERFS SPINAUX, NERFS RADICULAIRES.***

NERNST (THÉORIE DE) *(angl. Nernst's potential).* La stimulation électrique des tissus est due à la dissociation des ions et à la concentration d'ions au contact immédiat des membranes cellulaires.

NÉROLI (ESSENCE DE) *(angl. neroli, orange flower oil).* Essence de fleurs d'oranger.

NERVEUX *adj. (angl. nervous).* **1.** Qui se rapporte aux nerfs. **2.** Qui présente une irritabilité anormale du système nerveux.

NERVIN *adj. (angl. nervous).* Se dit d'un médicament qui agit sur le système nerveux : excitant, antispasmodique, antinévralgique, sédatif, tonique, hypnotique, etc.

NÉSIDIOBLASTOME *s. m. (angl. nesidioblastoma).* Tumeur des ilôts du pancréas. SYN. ***INSULINOME.***

NETHERTON (SYNDROME DE) *(angl. Netherton's syndrome).* Affection congénitale caractérisée par une érythrodermie ichtyosiforme et une trichorrhexis nodosa (cheveux en tige de bambou), accompagnées d'une atopie. Elle est transmise selon le mode autosomique récessif. Il existe parfois un syndrome de retard mental associé.

NETTLESHIP (MALADIE DE) *(angl. Nettleship's disease).* ☞ ***MASTOCYTOSE.***

NEUFELD (RÉACTION DE) *(angl. Neufeld's reaction).* L'application d'un sérum antipneumonique spécifique provoque le gonflement des capsules du pneumocoque correspondant.

NEUMANN ~ (GAINE DE) *(angl. Neumann's sheath).* Gaine mince tapissant la face interne des canalicules qui traversent la dentine. ~ **(MALADIE DE)** ☞ ***PEMPHIGUS VÉGÉTANT.***

NEUR-, NEURO- *(angl. neur-, neuro-).* Préfixes d'origine grecque indiquant une relation avec les nerfs. On dit aussi névr-, névro-.

NEURAL *adj. (angl. neural).* Qui se rapporte au système nerveux (terme employé surtout en embryologie).

NEURAMINIDASE *s. f. (angl. neuraminidase).* Enzyme produite par certains virus (myxovirus), qui rompt la liaison chimique de l'acide neuraminique avec d'autres glucides. SYN. ***SIALIDASE.***

NEURAPRAXIE *s. f. (angl. neurapraxia).* Lésion nerveuse sans dégénérescence des fibres périphériques, responsable d'une paralysie transitoire.

NEURASTHÉNIE *s. f. (angl. neurasthenia).* Terme qui désigne une névrose évoluant souvent sur un terrain constitutionnel particulier, favorisée par le surmenage et caractérisée par des troubles psychiques (fatigue, tristesse, insomnie, angoisse, indécision, etc.), des troubles cardiovasculaires et vasomoteurs, des troubles digestifs, des troubles sexuels, des tremblements et des douleurs à localisations diverses.

NEURAXONE *s. m. (angl. neuraxon).* ☞ ***AXONE.***

NEURECTOMIE *s. f. (angl. neurectomy).* Résection partielle plus ou moins étendue d'un nerf.

NEURENTÉRIQUE (CANAL) *(angl. neurenteric canal).* ☞ ***CANAL NEURENTÉRIQUE.***

NEURILEMME *s. m. (angl. neurilemma).* ☞ ***SCHWANN (GAINE DE).***

NEURILEMMOME *s. m. (angl. neurilemmoma).* ☞ ***NEURINOME.***

NEURINE *s. f. (angl. neurine).* Hydroxyde de triméthylvinylammonium ; ptomaïne toxique présente dans les champignons, le poisson putréfié, etc.

NEURINOME *s. m. (angl. neurinoma).* Tumeur des nerfs périphériques développée à partir des cellules de la gaine de Schwann. Le plus souvent bénigne, mais sa localisation aux nerfs crâniens (neurinome de l'acoustique) peut poser de délicats problèmes thérapeutiques. SYN. ***NEURILEMMOME, GLIOME PÉRIPHÉRIQUE, SCHWANNOME.***

NEUROANASTOMOSE *s. f. (angl. neuroanastomosis).* Création chirurgicale d'une anastomose entre des nerfs.

NEUROANÉMIQUE (SYNDROME) *(angl. neuroanemic syndrome).* Troubles neurologiques observés au cours de l'évolution de certaines anémies de Biermer portant en particulier sur la sensibilité profonde.

NEUROBIOLOGIE *s. f. (angl. neurobiology).* Biologie du système nerveux.

NEUROBLASTE *s. m. (angl. neuroblast).* Cellule nerveuse embryonnaire, qui donne naissance à un neurone.

NEUROBLASTOME *s. m. (angl. neuroblastoma).* Tumeur maligne, composée de cellules nerveuses similaires à celles des cellules embryonnaires du sympathique. Elle est localisée dans les structures du système nerveux autonome, le plus fréquemment dans la médullosurrénale, mais peut se développer dans des ganglions chromaffines voisins, dans le médiastin supérieur et dans la région cervicale. D'incidence élevée chez les enfants de moins de 10 ans, elle a une croissance rapide et métastase précocement, en particulier dans les os, mais aussi dans la moelle, le foie (syndrome de Pepper) et l'orbite (syndrome de Hutchinson). SYN. ***SYMPATHOBLASTOME.***

NEUROCARDIAQUE *adj. (angl. neurocardiac).* **1.** Qui se rapporte à l'innervation du cœur. **2.** Qui se rapporte aux troubles fonctionnels du cœur d'origine nerveuse.

NEUROCHIMIE *s. f. (angl. neurochemistry).* Chimie du système nerveux.

NEUROCHIRURGIE *s. f. (angl. neurosurgery).* Chirurgie du système nerveux.

NEUROCHIRURGIEN *s. m. (angl. neurosurgeon).* Spécialiste de la neurochirurgie.

NEUROCLASIE *s. f. (angl. nerve crushing).* Écrasement opératoire d'un nerf moteur pour supprimer temporairement son action.

NEUROCRÂNE *s. m. (NA. neurocranium). (angl. neurocranium).* Partie du crâne embryonnaire qui entoure le cerveau, par opposition au splanchnocrâne, dérivé des arcs viscéraux.

NEUROCRINIE *s. f. (angl. neurocrinia).* Production par certaines cellules nerveuses de substances qui, déversées dans le sang, agissent en tant qu'hormones.

NEUROCRISTOPATHIE *s. f. (angl. neurocristopathy).* Toute affection en rapport avec une évolution anormale de la crête neurale comme les apudomes (voir ce terme).

NEUROCYTOME *s. m. (angl. neurocytoma).* ☞ ***GANGLIONEUROME.***

NEURODENDRITE *s. m. (angl. neurodendrite).* ☞ ***DENDRITE.***

NEUROECTODERME *s. m. (angl. neuroectoderm).* Partie de l'ectoblaste qui va donner le système nerveux.

NEURO-ENCÉPHALOMYÉLOPATHIE OPTIQUE *(angl. optic neuro-encephalomyelopathy).* ☞ ***NEUROMYÉLITE OPTIQUE AIGUË.***

NEURO-ENDOCRINIEN *adj. (angl. neuroendocrine).* Qui se rapporte aux effets exercés sur l'organisme par le système nerveux et les glandes endocrines et leur interaction.

NEUROÉPITHÉLIAL *adj. (angl. neuroepithelial).* Qui se rapporte au neuroépithélium, ou qui est formé de neuroépithélium.

NEUROÉPITHÉLIOME *s. m. (angl. primitive neurectodermal tumor).* Tumeur maligne formée de cellules neuroépithéliales malignes, essentiellement rétiniennes.

NEUROÉPITHÉLIUM *s. m. (angl. neuroepithelium).* **1.** Épithélium spécialisé qui forme les éléments récepteurs des organes des sens, des cônes et des bâtonnets de la rétine, de la cochlée, du vestibule nasal et de la langue. **2.** Chez l'embryon, épithélium qui recouvre la cavité du tube neural.

NEUROFIBRILLE *s. f. (angl. neurofibril).* Chacune des fines fibrilles se développant dans toutes les directions dans le cytoplasme du corps de la cellule nerveuse et s'étendant à l'axone et aux dendrites.

NEUROFIBROMATOSE *s. f. (angl. neurofibromatosis).* ☞ ***RECKLINGHAUSEN (MALADIE DE VON).***

NEUROFIBROME *s. m. (angl. neurofibroma).* Tumeur des nerfs, soit encapsulée si elle siège sur un tronc nerveux, soit diffuse si elle prend naissance à partir de rameaux de distribution cutanée. Elle a une composante schwannienne et une composante conjonctive provenant de l'endonèvre ou de l'épinèvre. Le neurofibrome fait partie de la neurofibromatose de Recklinghausen.

NEUROFIBROSARCOME *s. m. (angl. neurofibrosarcoma).* Variété de schwannome malin se développant simultanément à la base du cerveau et le long de la moelle.

NEUROGÈNE *adj. (angl. neurogenic).* Qui est d'origine nerveuse.

NEUROGENÈSE *s. f. (angl. neurogenesis).* Développement du système nerveux.

NEUROGLIOMATOSE *s. f. (angl. neurogliomatosis).* ☞ ***RECKLINGHAUSEN (MALADIE DE VON).***

NEUROGLIOME *s. m. (angl. neuroglioma).* ☞ ***GANGLIONEUROME.*** ◇ **GANGLIONNAIRE** *(angl. — gan-*

glionare). Tumeur bénigne du système nerveux central, formée de névroglie, de cellules ganglionnaires et de fibres nerveuses, particulièrement riche en neuroblastes.

NEUROGLIOSE *s. f. (angl. neurogliosis).* Hyperplasie diffuse ou formations tumorales multiples constituées aux dépens du tissu névroglial.

NEUROHISTOLOGIE *s. f. (angl. neurohistology).* Histologie du système nerveux.

NEUROHORMONE *s. f. (angl. neurohormone).* Composé organique produit et sécrété par les neurones ou par des tissus d'origine nerveuse pour agir soit localement, soit à distance. Cette définition englobe aussi bien l'acétylcholine et l'adrénaline que les produits de sécrétion de la neurohypophyse et de l'hypothalamus.

NEUROHYPOPHYSE *s. f.* ☞ ***POST-HYPOPHYSE.***

NEUROÏDE *adj. (angl. neuroid).* Qui ressemble à un nerf.

NEUROKÉRATINE *s. f. (angl. neurokeratin).* Protéine insoluble, isolée de la substance blanche et des gaines de Schwann.

NEUROKININE *s. f. (angl. neurokinin).* ☞ ***NEUROPEPTIDE.***

NEUROLABYRINTHITE *s. f. (angl. neurolobyrinthitis).* Inflammation des structures nerveuses du labyrinthe.

NEUROLEMME *s. m. (angl. neurolemma).* ☞ ***NEURILEMME.***

NEUROLEPTANALGÉSIE *s. f. (angl. neuroleptoanalgesia).* Analgésie obtenue par administration associée d'un neuroleptique et d'un analgésique puissant. On obtient une analgésie complète, accompagnée d'une indifférence psychique et d'une certaine somnolence.

NEUROLEPTIQUE *s. m. (angl. neuroleptic).* Tout médicament qui calme l'agitation et l'hyperactivité neuromusculaire et qui est susceptible d'agir sur les états psychotiques. Les neuroleptiques peuvent provoquer des effets secondaires particuliers : dyskinésie, syndromes parkinsoniens, troubles neuromusculaires, etc. ◇ **INCISIF** *(angl. antipsychotic —).* Neuroleptique agissant plus particulièrement sur les syndromes délirants et hallucinatoires. SYN. ***ANTIPSYCHOTIQUE.***

NEUROLEPTIQUES (SYNDROME MALIN DES) *(angl. neuroleptics malignant syndrome).* Complication rare mais grave de certains neuroleptiques avec hyperthermie, coma, sueurs abondantes et rhabdomyolyse.

NEUROLINGUISTIQUE *s. f. (angl. neurolinguistics).* Branche de la neuropsychologie qui étudie les troubles du langage (dus à une lésion cérébrale) avec les méthodes et les modèles de la linguistique.

NEUROLIPOMATOSE SYMÉTRIQUE DOULOUREUSE *(angl. neurolipromatosis dolorosa).* ☞ ***ADIPOSE DOULOUREUSE.***

NEUROLOGIE *s. f. (angl. neurology).* **1.** Branche de la médecine qui traite des maladies du système nerveux. **2.** Étude de l'anatomie et de la physiologie du système nerveux.

NEUROLOGUE *s. m. (angl. neurologist).* Médecin spécialisé en neurologie. On dit aussi neurologiste.

NEUROLYMPHOMATOSE PÉRIPHÉRIQUE *(angl. peripheral neurolymphomatosis).* Infiltration d'une partie du système nerveux périphérique par des cellules mononucléaires de type lymphoblastique, entraînant une parésie et une amyotrophie des régions innervées.

NEUROLYSE *s. f. (angl. neurolysis).* **1.** Intervention chirurgicale consistant à libérer un nerf de ses adhérences pathologiques périphériques. **2.** Injection d'une substance toxique (alcool) dans le nerf ou dissolution de la substance nerveuse.

NEUROLYSINE *s. f. (angl. neurilysin).* Cytolysine qui a une action spécifique destructrice sur les cellules nerveuses. SYN. ***NEUROCYTOLYSINE.***

NEUROLYTIQUE *adj. (angl. neurolytic).* Qui exerce une action destructrice sur la substance nerveuse.

NEUROMALACIE *s. f. (angl. neuromalacia).* Ramollissement du tissu nerveux.

NEUROMATOSE *s. f. (angl. neuromatosis).* Présence de névromes multiples.

NEUROME *s. m.* ☞ ***NÉVROME.***

NEUROMÉDIATEUR *s. m. (angl. neuromediator).* ☞ ***NEUROTRANSMETTEUR.***

NEUROMÈRE *s. m. (angl. neuromere).* Chacun des segments du tube neural embryonnaire. SYN. ***NEUROTOME.***

NEUROMIMÈSE *s. f. (angl. neuromimesis).* Simulation de symptômes d'une affection organique, observée dans l'hystérie.

NEUROMODULATEUR *s. m. (angl. neuromodulator).* Substance autre qu'un neuro-transmetteur, sécrétée par un neurone, et influençant l'activité d'autres neurones. Il s'agit souvent de polypeptides.

NEUROMUSCULAIRE *adj. (angl. neuromuscular).* Qui se rapporte aux nerfs et aux muscles.

NEUROMYÉLITE *s. f. (angl. neuromyelitis).* Myélite associée à une névrite. ◇ **OPTIQUE AIGUË** *(angl. — optica).* Névrite optique bilatérale. Leucoencéphalite associant une myélite transverse, avec troubles moteurs, sensitifs et sphinctériens. Elle peut représenter une forme évolutive de la sclérose en plaques. SYN. ***MALADIE DE DEVIC, NEUROPTICOMYÉLITE AIGUË.***

NEUROMYOPATHIE *s. f. (angl. neuromyopathy).* Toute affection intéressant à la fois les systèmes nerveux et musculaire.

NEUROMYOSITE *s. f. (angl. neuromyositis).* Atteinte nerveuse périphérique dans la polymyosite.

NEURONE *s. m. (angl. neuron).* Unité fondamentale, morphologique et fonctionnelle du tissu nerveux, constituée par le corps cellulaire et ses prolongements (axone et dendrites). Les neurones conduisent et transmettent l'influx nerveux par l'intermédiaire de leur axone. SYN. *CELLULE NERVEUSE.* ◇ **AFFÉRENT** *(angl. afferent —).* Neurone qui conduit vers le système nerveux central les influx nerveux provenant de la périphérie. ◇ **BIPOLAIRE** *(angl. bipolar —).* Neurone possédant un axone et un seul dendrite. ◇ **CENTRAL** *(angl. central —).* Neurone du système nerveux central. ◇ **DE PROJECTION** *(angl. projection —).* Neurone situé dans l'un des principaux centres du système nerveux et dont l'axone arrive dans un autre centre nerveux. ◇ **EFFÉRENT** *(angl. efferent —).* Neurone dont l'axone conduit les influx nerveux vers la périphérie. ◇ **INTERCALAIRE** *(angl. intercalary —).* Neurone qui forme la seconde portion d'un arc réflexe périphérique ; il est situé dans le système nerveux central et reçoit l'influx nerveux du neurone sensitif périphérique pour le transmettre au neurone moteur périphérique. SYN. *NEURONE D'ASSOCIATION.* ◇ **MOTEUR** *(angl. motor —).* Tout neurone qui conduit l'influx nerveux d'un centre moteur vers la périphérie (vers un neurone relais du même type, ou vers un organe effecteur). ◇ **MULTIPOLAIRE** *(angl. multipolar —).* Neurone possédant un axone et plusieurs dendrites. ◇ **POST-GANGLIONNAIRE** *(angl. post-ganglionic —).* Neurone appartenant aux ganglions du système nerveux autonome, qui reçoit des stimuli des fibres des nerfs préganglionnaires et les transmet à l'organe effecteur. ◇ **PRÉGANGLIONNAIRE** *(angl. preganglionic —).* Neurone du système nerveux autonome dont l'axone est en contact avec un autre neurone d'un ganglion périphérique. ◇ **SENSITIF** *(angl. sensory —).* Tout neurone qui transmet aux centres nerveux les stimuli extéroceptifs, intéroceptifs et nociceptifs. ◇ **SENSORIEL** *(angl. sensory —).* Neurone qui transmet aux centre nerveux les stimuli nés dans les récepteurs spécialisés dont procèdent les sensations conscientes. ◇ **UNIPOLAIRE** *(angl. unipolar —).* Neurone possédant uniquement un axone et pas de dendrites. Ce type de neurone est situé notamment dans la rétine et dans la muqueuse olfactive.

NEURONOLYSE *s. f. (angl. neuronophagy).* Destruction de cellules nerveuses par des phagocytes.

NEURONOPHAGE *s. m. (angl. neuronophage).* Cellule capable de phagocyter les cellules nerveuses.

NEURONOPHAGIE *s. f. (angl. neuronophagia).* Phagocytose de cellules nerveuses par des cellules névrogliques jeunes ou par des leucocytes.

NEURO-OPHTALMOLOGIE *s. f. (angl. neuro-ophthalmology).* Partie de l'ophtalmologie qui traite des relations entre les systèmes nerveux et oculaire.

NEURO-OTOLOGIE *s. f. (angl. neurootology).* Partie de l'otologie qui traite de l'oreille interne en relation avec les voies nerveuses qui lui sont associées.

NEUROPAPILLITE *s. f. (angl. neuropapillitis).* Inflammation localisée à la partie terminale, papillaire, du nerf optique. SYN. *NÉVRITE OPTIQUE JUXTAPAPILLAIRE.*

NEUROPATHIE *s. f. (angl. neuropathy).* Terme générique désignant toute affection du système nerveux, central ou périphérique. ◇ **AMYLOÏDE** *(angl. amyloid —).* Atteinte sensitivomotrice observée au cours de l'amyloïdose primitive, portant surtout sur les membres inférieurs. Il en existe plusieurs types dont des formes familiales à transmission autosomique dominante. ◇ **CANALAIRE** *(angl. entrapement —).* Compression chronique d'un nerf au niveau d'un canal ou d'un défilé inextensible. ◇ **DIABÉTIQUE** *(angl. diabetic —).* Polynévrite des membres inférieurs compliquant le diabète avec atteinte végétative. ◇ **MÉTABOLIQUE** *(angl. metabolic —).* Neuropathie périphérique observée au cours d'affections métaboliques : diabète, insuffisance rénale, dysglobulinémies, etc. ◇ **OPTIQUE** *(angl. optic —).* Toute affection du nerf optique pouvant être dégénérative, inflammatoire, infectieuse ou ischémique. ◇ **PARANÉOPLASIQUE** *(angl. paraneoplastic —).* Lésions neurologiques centrales ou périphériques observées surtout dans le cancer bronchique à petites cellules. L'atteinte nerveuse ne relève pas directement du cancer en cause ni de son traitement. ◇ **PÉRIPHÉRIQUE** *(angl. peripheral —).* Désigne toute atteinte du système nerveux périphérique quelles que soient la localisation ou l'étiologie. SYN. *POLYNEUROPATHIE.* ◇ **SENSITIVE HÉRÉDITAIRE** *(angl. hereditary sensitive —).* ☞ *THÉVENARD (MALADIE DE).* ◇ **TOMACULAIRE** *(angl. tomaculous —).* Neuropathie familiale à transmission autosomique dominante avec épaississements en « saucisse » (*tomaculum* = saucisse) des gaines de myéline entraînant des paralysies tronculaires récidivantes.

NEUROPEPTIDE *s. m. (angl. neuropeptide).* Médiateur chimique de nature peptidique sécrété par le système nerveux central, comme les endorphines.

NEUROPHAGIE *s. f.* ☞ *NEURONOPHAGIE.*

NEUROPHILE *adj. (angl. neurophilic).* ☞ *NEUROTROPE.*

NEUROPHYSINE *s. f. (angl. neurophysin).* Protéine spécifique, riche en cystéine, à laquelle se combinent les hormones post-hypophysaires pour être transportées le long du tractus hypothalamo-hypophysaire jusqu'au lobe postérieur de l'hypophyse.

NEUROPHYSIOLOGIE *s. f. (angl. neurophysiology).* Physiologie du système nerveux.

NEUROPILE *s. m. (angl. neuropil).* Réseau de fines connexions multi-neuronales constitué dans l'épaisseur de la substance grise, entre les axones et les ramifications des dendrites avec lesquelles ils établissent des synapses. SYN. ***NEUROPILEMME.***

NEUROPLASME *s. m. (angl. neuroplasm).* Protoplasme basophile indifférencié de la cellule nerveuse, dans lequel baignent les neurofibrilles. SYN. ***AXOPLASME.***

NEUROPLASTIE *s. f. (angl. neuroplasty).* Chirurgie plastique des nerfs.

NEUROPLÉGIE *s. f. (angl. neuroplegia).* Action dépressive globale sur les différentes fonctions nerveuses, centrales ou périphériques, obtenue en général au moyen de médicaments.

NEUROPLÉGIQUE *s. m.* SYN. ***NEUROLEPTIQUE.***

NEUROPORE *s. m. (angl. neuropore).* Chacun des orifices, antérieur et postérieur, du tube neural primitif.

NEUROPROBASIE *s. f. (angl. neuroprobasia).* Faculté de certains virus neurotropes de se propager le long des nerfs.

NEUROPSYCHIATRE *s. m. (angl. neuropsychiatrist).* Médecin spécialiste de la neuropsychiatrie.

NEUROPSYCHIATRIE *s. f. (angl. neuropsychiatry).* Branche de la médecine qui englobe à la fois la neurologie et la psychiatrie.

NEUROPSYCHOLOGIE *s. f. (angl. neuropsychology).* Partie de la psychologie qui étudie les fonctions nerveuses supérieures dans leur relation avec les structures cérébrales qui les sous-tendent.

NEUROPSYCHOPHARMACOLOGIE *s. f. (angl. neuropsychopharmacology).* Étude des modifications neurologiques et psychiques induites par des substances chimiques.

NEURORADIOLOGIE *s. f. (angl. neuroradiology).* Étude radiologique du système nerveux.

NEURORAPHIE *s. f. (angl. neuroraphy).* Suture d'un nerf sectionné.

NEURORÉCEPTEUR *s. m. (angl. neuroreceptor).* Partie de la synapse qui reçoit le signal présynaptique par l'intermédiaire d'un neurotransmetteur chimique.

NEURORÉTINITE *s. f. (angl. neuroretinitis).* Inflammation du nerf optique et de la rétine observée dans l'hypertension artérielle.

NEURORRAPHIE *s. f. (angl. neurorrhaphy).* Suture d'un nerf sectionné.

NEUROSCIENCES *s. f. pl. (angl. neuroscience).* Ensemble des sciences concernant le système nerveux.

NEUROSÉCRÉTION *s. f. (angl. neurosecretion).* Sécrétion par les cellules nerveuses de produits à activité hormonale.

NEUROSOME *s. m. (angl. neurosome).* **1.** Corps de la cellule nerveuse. **2.** Particule présente dans la substance fondamentale du cytoplasme de la cellule nerveuse.

NEUROSPONGIOME *s. m. (angl. neurospongioma).* ☞ ***GLIOME.***

NEUROSTIMULANT *adj. (angl. central nervous system stimulant).* Se dit d'un médicament qui excite le système nerveux central. S'emploie aussi comme substantif.

NEUROSYPHILIS *s. f. (angl. neurosyphilis).* Syphilis affectant le système nerveux central.

NEUROTABÈS *s. m. (angl. neurotabes).* Neuropathie périphérique accompagnée de symptômes similaires à ceux de l'ataxie locomotrice.

NEUROTENSINE *s. f. (angl. neurotensin).* Polypeptide présent dans certaines régions de l'organisme, notamment l'hypothalamus. Il est doté de propriétés hyperglycémiantes et il stimule la sécrétion d'hormones hypophysaires, comme la prolactine, les hormones gonadotropes et somatotropes. Il agit sur la musculature lisse intestinale, qu'il contracte, sur la sécrétion gastrique acide, qu'il diminue, et sur le calibre des petits vaisseaux sanguins, qu'il dilate.

NEUROTISATION *s. f. (angl. neurotization).* Régénération d'un nerf sectionné, par pénétration des axones du bout central dans le bout périphérique du nerf.

NEUROTMÉSIS *s. f. (angl. neurotmesis).* Lésion nerveuse avec section de toutes les structures essentielles (axone, épinèvre, gaine de Schwann).

NEUROTOME *s. m. (angl. neurotome).* **1.** Instrument tranchant pour la section des nerfs. **2.** SYN. ***NEUROMÈRE.***

NEUROTOMIE *s. f. (angl. neurotomy).* Section chirurgicale d'un nerf, pratiquée généralement comme traitement d'une névralgie rebelle. ◇ **RÉTROGASSÉRIENNE** *(angl. retrogasserian —).* Section de la racine postérieure sensitive du ganglion trigéminal dans la névralgie faciale.

NEUROTONIE *s. f. (angl. neurotony).* Majoration de l'émotivité.

NEUROTOXINE *s. f. (angl. neurotoxin).* Toxine qui exerce son action sur le système nerveux.

NEUROTOXIQUE *adj. (angl. neurotoxic).* Qui exerce une action toxique sur le système nerveux.

NEUROTRANSMETTEUR *s. m. (angl. neurotransmitter).* Substance impliquée directement dans l'action d'un neurone sur les cellules cibles. Présente dans les terminaisons nerveuses, elle est libérée par dépolarisation du neurone et est généralement détruite après son action. Les principaux neurotransmetteurs sont soit des peptides, comme la neurotensine, les enképhalines, etc., soit des dérivés d'acides aminés, comme la dopamine, la sérotonine, l'adrénaline, etc. Certains neurotransmetteurs agissent comme excitateurs, d'autres comme inhibiteurs des transmissions synaptiques. SYN. ***NEUROMÉDIATEURS.***

NEUROTRANSMISSION *s. f. (angl. neurotransmission).* Transmission de l'influx nerveux entre neurones.

NEUROTRIPSIE *s. f. (angl. neurotripsy).* Intervention qui consiste à écraser un tronc nerveux.

NEUROTROPE *adj. (angl. neurotropic).* Qui a une affinité particulière pour le système nerveux ; se dit en particulier de certains virus. SYN. ***NEUROPHILE.***

NEUROTROPHIE *s. f. (angl. neurotrophy).* Nutrition du tissu nerveux.

NEUROTROPISME *s. m. (angl. neurotropism).* Affinité particulière pour le tissu nerveux que présentent certaines substances ou certains agents infectieux.

NEUROVASCULAIRE *adj. (angl. neurovascular).* Qui se rapporte aux systèmes nerveux et vasculaire.

NEUROVÉGÉTATIF *adj. (angl. neurovegetative).* Qui se rapporte au système nerveux végétatif.

NEURULA *s. f. (angl. neurula).* Étape du développement embryonnaire, succédant à la gastrula, au cours de laquelle le processus déterminant est la formation de la plaque neurale et son occlusion ultérieure pour former le tube neural.

NEUTRALISATION *s. f. (angl. neutralization).* **1.** Annulation des effets exercés par un agent quelconque, notamment un agent nocif. **2.** Adjonction d'un acide à une base en solution, ou vice versa, afin d'obtenir une solution neutre. **3.** Inactivation d'un antigène par l'adjonction de son anticorps spécifique.

NEUTRALITÉ *s. f. (angl. neutrality).* **1.** Propriété d'une substance neutre. **2.** En psychanalyse, qualité définissant l'attitude de l'analyste, qui doit s'efforcer de ne pas privilégier une valeur religieuse, morale ou sociale, et s'abstenir de tout conseil.

NEUTROCYTE *s. m. (angl. neutrocyte).* SYN. ***GRANULOCYTE NEUTROPHILE.***

NEUTROPÉNIE *s. f. (angl. neutropenia).* Diminution anormale des granulocytes neutrophiles dans le sang au-dessous de 1 500 par mm^3. Elle peut être modérée ou très importante, isolée ou associée à l'atteinte d'autres lignées. SYN. ***NEUTROCYTOPÉNIE.*** ◇ **MALIGNE** *(angl. malignant —).* ☞ ***AGRANULOCYTOSE.*** ◇ **PÉRIODIQUE CHRONIQUE** *(angl. periodic —).* Maladie constitutionnelle chronique caractérisée par des épisodes de neutropénie qui apparaissent à intervalles réguliers (20-22 jours), associés à une hyperthermie, une stomatite et des infections diverses ; d'étiologie inconnue. ◇ **SPLÉNIQUE PRIMITIVE** *(angl. primary splenic —).* Neutropénie à évolution chronique associée à une splénomégalie primitive.

NEUTROPHILE *(angl. neutrophil).* **1.** *adj.* Qui a de l'affinité pour les colorants neutres. **2.** *s. m.* Granulocyte neutrophile.

NEUTROPHILIE *s. f. (angl. neutrophilia).* **1.** Affinité d'une cellule ou d'un tissu pour les colorants neutres. **2.** Augmentation du nombre des granulocytes neutrophiles dans le sang. Banale dans de nombreuses infections microbiennes, elle s'observe également au cours d'intoxications endogènes ou exogènes ; elle est constante après une hémorragie ou un choc.

NEUTROTAXIE *s. f. (angl. neutrotaxis).* Action d'attraction ou de répulsion exercée sur les leucocytes neutrophiles.

NEUVIÈME PAIRE CRÂNIENNE *(NA. n. glossopharyngeus). (angl. glossopharyngeal nerve, ninth cranial nerve).* ☞ ***N. GLOSSO-PHARYNGIEN (IXE PAIRE) (ATLAS ANATOMIQUE DES NERFS EN ANNEXE).***

NÉVRALGIE *s. f. (angl. neuralgia).* Terme générique désignant les affections dont le principal symptôme est une douleur intense, intermittente, spontanée ou provoquée, sur le trajet d'un nerf périphérique, sans modification structurelle de celui-ci. ◇ **AMYOTROPHIANTE DE L'ÉPAULE** *(angl. Parsonage-Turner syndrome).* ☞ ***PARSONAGE-TURNER (SYNDROME DE).*** ◇ **CERVICOBRACHIALE** *(angl. cervicobrachial —).* Névralgie due à une atteinte des racines du plexus brachial (C5-C8) par conflit discoradiculaire. ◇ **D'ARNOLD** ☞ ***ARNOLD (NÉVRALGIE D').*** ◇ **DU GLOSSOPHARYNGIEN** *(angl. glossopharyngeal —).* Douleur unilatérale fulgurante touchant l'angle de la mâchoire, le pharynx et la base de la langue, déclenchée par la déglutition. L'étiologie est souvent tumorale, parfois idiopathique. ◇ **DU MOIGNON** *(angl. stump —).* Névralgie siégant au niveau du moignon d'une amputation. ◇ **FACIALE** *(angl. trigeminal —).* Douleur faciale dans le territoire du trijumeau. Elle peut être essentielle (maladie de Trousseau) avec des accès douloureux paroxystiques atroces déclenchés par la stimulation d'une zone gâchette, ou secondaire à diverses étiologies (sclérose en plaques, zona, etc.). SYN. ***NÉVRALGIE TRIGÉMINALE.*** ◇ **GÉNICULÉE** *(angl. geniculate —).* ☞ ***RAMSAY-HUNT (NÉVRALGIE DE).*** ◇ **RÉFLEXE** *(angl. reflex —).* Névralgie survenant en un point distant de celui où se situe la cause. ◇ **TRIGÉMINALE** Névralgie fasciale due à l'inflammation du nerf trijumeau. SYN. ***NÉVRALGIE FACIALE.***

NÉVRALGISME FACIAL *(angl. cluster headache).* Douleur faciale diffuse, continue, à type de brûlures avec troubles vasomoteurs, de cause imprécise.

NÉVRAXE *s. m. (angl. central nervous system).* Axe cérébrospinal ; ensemble de l'encéphale et de la moelle épinière.

NÉVRAXITE *s. f. (angl. neuraxitis).* Syndrome inflammatoire du névraxe, d'origine virale.

NÉVRECTOMIE *s. f.* ☞ ***NEURECTOMIE.***

NÉVRITE *s. f. (angl. neuritis).* Affection inflammatoire, et par extension également dégénérative, d'un ou de plusieurs nerfs, caractérisée par des douleurs et des troubles sensitifs, moteurs ou trophiques, selon le nerf affecté. ◇ **ALCOOLIQUE** *(angl. alcoholic —).* Névrite compliquant l'alcoolisme chronique. ☞ ***POLYNÉVRITE.*** ◇ **AXONALE** *(angl. wallerian degeneration).* Dégénérescence wallérienne du segment périphérique du nerf lésé, qui progresse de façon centrifuge, entraînant une dégénérescence de l'axone et une dédifférenciation de la gaine de Schwann, avec fragmentation de la myéline. ⟜ **DIABÉTIQUE** *(angl. diabetic —).* ☞ ***NEUROPATHIE DIABÉTIQUE.*** ⟜ **HYPERTROPHIQUE FAMILIALE** *(angl. progressive hypertrophic neuropathy).* ☞ ***DÉJERINE-SOTTAS (MALADIE DE).*** ⟜ **MIGRATOIRE** *(angl. migrating —).* Névrite affectant successivement plusieurs nerfs. ⟜ **MULTIPLE** *(angl. multiple —).* ☞ ***MULTINÉVRITE.*** ⟜ **OPTIQUE** *(angl. optic —).* Inflammation du nerf optique, de siège intraoculaire (papillite) ou rétrobulbaire, selon la partie du nerf affectée. ⟜ **PSEUDOTABÉTIQUE** *(angl. pseudotabetic polynevritis).* Polynévrite de causes diverses (diabétique, alcoolique, etc.) dans laquelle les fibres de la sensibilité profonde sont atteintes, ce qui détermine une ataxie similaire à celle du tabès dorsal. ⟜ **RADICULAIRE** *(angl. radicular —).* ☞ ***RADICULITE.***

NÉVRODERMITE *s. f. (angl. neurodermatitis).* Éruption lichénoïde très prurigineuse, localisée surtout à la nuque, dans les régions axillaire et ano-génitale.

NÉVROGLIE *s. f. (angl. neuroglia).* Tissu de soutien du système nerveux, composé d'un fin réseau de cellules très ramifiées (cellules gliales ou névrogliques). On distingue trois types de cellules : la macroglie (astrocytes), l'oligodendroglie (oligodendrocytes) et la microglie. La macroglie et l'oligodendroglie dérivent de l'ectoderme, la microglie est d'origine mésodermique. SYN. ***GLIE.***

NÉVROGLIQUE *adj. (angl. neuroglial).* **1.** Qui se rapporte à la névroglie. **2.** Qui est formé de névroglie.

NÉVROME *s. m. (angl. neuroma).* Terme histopathologiquement imprécis qui désigne les tumeurs bénignes constituées de cellules et de fibres nerveuses, et aussi les tumeurs qui se développent dans un nerf. ⟜ **D'AMPUTATION** *(angl. amputation —).* Névrome développé à l'extrémité proximale d'un nerf sectionné, par régénération anormale de l'axone.

NÉVROPATHIE *s. f. (angl. neuropathy).* Terme imprécis équivalent à celui de névrose.

NÉVROSE *s. f. (angl. neurosis).* Terme général qui se réfère à des troubles ou à des affections psychiques sans altération de la personnalité. Elle se manifeste par différents symptômes dont le patient est conscient du caractère pathologique et n'a pas de base anatomique connue. Elle répond souvent de façon favorable à la psychothérapie. ⟜ **ACTUELLE** *(angl. actual —).* Terme utilisé par Freud pour distinguer les névroses qui ont leur origine dans des conflits présents, causés par l'insatisfaction sexuelle (névrose d'angoisse, neurasthénie) par opposition à celles qui remontent à l'enfance ou à la puberté. ⟜ **CARDIAQUE** *(angl. cardiac —).* Tachycardie sinusale s'accompagnant de palpitations, d'angoisse et de troubles vaso-moteurs, liée à une instabilité du système végétatif avec hypersympathicotonie. ⟜ **COMPULSIONNELLE** *(angl. compulsion —).* ☞ ***NÉVROSE OBSESSIONNELLE.*** ⟜ **D'ABANDON** *(angl. abandonment —).* Névrose dont l'origine serait en relation avec un abandon réel ou fantasmatique à des époques précoces du développement, et dont les symptômes principaux sont l'angoisse devant des situations d'abandon et la recherche de sécurité. ⟜ **D'ANGOISSE** *(angl. anxiety —).* Type de névrose dont le symptôme le plus important est une angoisse intense sans raison valable, avec symptômes somatiques divers. Pour Freud, elle est en relation avec une insatisfaction sexuelle. ⟜ **DE CARACTÈRE** *(angl. character —).* Type de névrose dans laquelle le conflit défensif s'exprime par des traits de caractère ou des modalités comportementales. ⟜ **DE TRANSFERT** *(angl. transference —).* Névrose qui s'établit dans la relation à l'analyste durant la cure psychanalytique, et dont la dissolution est un élément essentiel dans le déroulement de la cure. ⟜ **OBSESSIONNELLE** *(angl. obsessive-compulsive disorder —).* Névrose qui se caractérise par la présence de pensées et d'actes compulsifs, de doutes et de rituels, qui maintiennent le sujet dans un état de lutte intérieure continue compromettant sérieusement sa vie affective et sociale. Selon la psychanalyse, elle est caractérisée par une fixation et une régression au stade sadique-anal du développement psychosexuel. ⟜ **PHOBIQUE** *(angl. phobic disorder).* Névrose dont le symptôme principal est une phobie, constituée par le déplacement de l'angoisse sur des objets, des personnes, des animaux ou des situations (objet phobogène). ⟜ **POST-TRAUMATIQUE** *(angl. posttraumatic —).* Névrose consécutive à un choc émotionnel devant une situation de danger intense pour le sujet (accident, catastrophe, situations traumatiques diverses).

NÉVROSÉ *adj. (angl. neurotic).* Qui est atteint de névrose. S'emploie aussi comme substantif.

NÉVROTIQUE *adj. (angl. neurotic).* Qui se rapporte à la névrose.

NÉVROTOMIE *s. f.* ☞ ***NEUROTOMIE.***

NEWCASTLE (MALADIE DE) *(angl. Newcastle's disease).* Maladie des oiseaux de basse-cour, due à un paramyxovirus, voisin du virus grippal, transmissible à l'homme. Elle se caractérise par une conjonctivite aiguë avec adénopathie préauriculaire. SYN. ***PSEUDOPESTE AVIAIRE.***

NEZ *s. m. (NA. nasus externus). (angl. nose).* Éminence de la partie centrale de la face, entre le front et la bouche, en forme de pyramide triangulaire, de sommet supérieur et de base inférieure et percé de deux orifices, les narines. Il est formé d'os, de cartilages, de muscles et de peau et il est recouvert intérieurement par une partie de la muqueuse pituitaire. Il protège l'appareil olfactif, représenté par la terminaison du nerf olfactif dans les fosses nasales, et il filtre et réchauffe l'air qui est inspiré, en tant que première portion des voies respiratoires. ◇ **EN LORGNETTE** *(angl. saddle —).* Nez aplati dans sa partie médiane, dû à la destruction des os du nez. ◇ **EN SELLE** ☞ ***NEZ EN LORGNETTE.***

NÉZELOF (SYNDROME DE) *(angl. Nezelof's syndrome).* Alymphocytose T congénitale par hypoplasie thymique entraînant un déficit de l'immunité cellulaire.

NFS Abréviation de numération, formule sanguine.

NGF Abréviation de *Nerve Growth Factor* désignant le facteur de croissance des cellules nerveuses. SYN. ***NEUROTROPHINE.***

Ni Symbole chimique du nickel.

NIACINAMIDE *s. m. (angl. niacinamide).* ☞ ***NICOTINAMIDE.***

NICHE *s. f. (angl. niche).* Image radiologique correspondant à une ulcération dans la paroi d'un viscère creux (notamment du tube digestif), mise en évidence par un opacifiant. ◇ **DE HAUDEK** *(angl. Haudek's —).* ☞ ***HAUDEK (NICHE DE).*** ◇ **EN PLATEAU** Niche de l'estomac localisée surtout sur la partie horizontale de la petite courbure et se présentant sous forme d'une saillie peu prononcée.

NICKEL *s. m. (angl. nickel).* Élément métallique de couleur blanc grisâtre, de numéro atomique 28 et de masse atomique 58,71. Il est utilisé pour la fabrication d'alliages résistants et inaltérables (pour les instruments de chirurgie notamment). Le nickel à fortes doses peut être responsable de cancers en particulier des fosses nasales. Il existe également des allergies cutanées. Symbole : Ni.

NICKEL-CHROME *s. m. (angl. nickel-chromium).* Alliage de nickel et de chrome, très résistant à l'oxydation et à l'action des acides, qui sert à la fabrication d'instruments de chirurgie.

NICLOSAMIDE *s. f. (angl. niclosamide).* Composé de synthèse efficace dans le traitement des infestations par les cestodes (*Diphyllobothrium latum, Hymenolepis nana, Taenia saginata*).

NICOL (PRISME DE) *(angl. Nicol's prism).* Rhomboèdre de spath d'Islande, partagé en deux fragments accolés avec du baume du Canada, qui dédouble le rayon lumineux en une partie qui est réfléchie totalement sur la mince couche intermédiaire, et une autre partie qui le traverse comme lumière polarisée.

NICOLAÏER (BACILLE DE) Nom donné parfois à *Clostridium tetani*, le bacille responsable du tétanos.

NICOLAS-FAVRE (MALADIE DE) *(angl. lymphogranuloma venereum).* Affection vénérienne spécifique de nature virale et d'évolution chronique, transmise essentiellement par les rapports sexuels. Une adénopathie inguinale évoluant lentement jusqu'à la suppuration fait suite à une lésion ulcérée primaire des organes génitaux. Des signes généraux précèdent ou accompagnent le début de la maladie. Elle est due à *Chlamydia trachomatis.* SYN. ***LYMPHOGRANULOME VÉNÉRIEN.***

NICOTINAMIDE *s. m. (angl. nicotinamide).* Amide de l'acide nicotinique. Le nicotinamide peut être synthétisé à partir du tryptophane, mais à un rythme insuffisant pour satisfaire les besoins quotidiens de l'organisme. Le nicotinamide constitue l'un des composants de base de la coenzyme nicotinamide-adénine-dinucléotide (NAD), qui joue un rôle fondamental dans les processus d'oxydo-réduction cellulaires ; il fait également partie du NADP, coenzyme essentielle dans la majorité des processus de biosynthèse. SYN. ***VITAMINE ANTIPELLAGREUSE.***

NICOTINAMIDE-ADÉNINE-DINUCLÉOTIDE *s. m. (angl. nicotinamide-adenine-dinucleotide).* Coenzyme formée par une molécule d'adénine, deux de D-ribose, deux d'acide phosphorique et une de nicotinamide. Elle est essentielle pour le métabolisme cellulaire ; c'est un transporteur et accepteur d'hydrogène, qui intervient dans de nombreuses réactions enzymatiques. Abréviation : NAD. SYN. ***DIPHOSPHOPYRIDINE-NUCLÉOTIDE (DPN).***

NICOTINAMIDE-ADÉNINE-DINUCLÉOTIDE-PHOSPHATE *s. m. (angl. nicotinamide-adenine-dinucleotide phosphate).* Dérivé phosphorylé du NAD. Coenzyme transporteur d'hydrogène, dont les fonctions sont similaires à celles du NAD. Abréviation : NADP. SYN. ***TRIPHOSPHOPYRIDINE-NUCLÉOTIDE (TPN).***

NICOTINE *s. f. (angl. nicotine).* Principal alcaloïde du tabac, de formule $C_{10}H_{14}N_2$. C'est un liquide incolore, âcre, volatil, soluble et extrêmement toxique. On l'obtient aussi par synthèse.

NICOTINIQUE *adj. (angl. nicotinic).* Qui se rapporte à la nicotine ; qui est provoqué par la nicotine. ◇ **(ACIDE)** *(angl. — acid).* Acide pyridine-3-carboxylique, produit par l'oxydation de la nicotine. Constituant du groupe vitaminique B. Il est utilisé dans la prophylaxie et le traitement de la pellagre. Il est aussi employé comme vasodilatateur. SYN. ***FACTEUR PP, VITAMINE PP, VITAMINE ANTIPELLAGREUSE.***

NICOTINISME *s. m. (angl. nicotinism).* Intoxication par la nicotine ou par le tabac. SYN. ***TABAGISME.***

NICTATION *(angl. nictitation).* Contraction intermittente, brusque et involontaire, du muscle orbiculaire des paupières. SYN. ***BLÉPHAROSPASME CLONIQUE, NICTITATION.***

NICTITANT *adj. (angl. nictitating).* Qui clignote. Se dit de la membrane (membrane nictitante) constituant une troisième paupière chez certains animaux (oiseaux), et qui, chez l'homme, est représentée par le repli semi-lunaire de la conjonctive.

NIDATION *s. f. (angl. nidation).* Fixation de l'ovule fécondé dans la muqueuse utérine. SYN. ***OVO-IMPLANTATION.***

NIDUS *s. m. (angl. nidus).* Partie centrale d'une condensation osseuse, en particulier dans l'ostéome ostéoïde.

NIELSEN (SYNDROME DE) *(angl. Nielsen's syndrome).* Ensemble de malformations, comportant un syndrome de Klippel-Feil associé au syndrome de Bonnevie-Ullrich.

NIEMANN-PICK ~ **(CELLULE DE)** *(angl. Niemann-Pick cell).* Cellule de grande taille, ovale ou polygonale, à cytoplasme vacuolé, contenant de la sphingomyéline, typique de la maladie de Niemann-Pick. ~ **(MALADIE DE)** *(angl. Niemann-Pick disease).* Maladie lysozomiale héréditaire autosomique récessive, de la famille des sphingolipidoses. Elle est caractérisée par une accumulation de sphingomyéline dans divers organes et tissus, due à l'absence de sphingomyélinase acide. Il existe deux types de cette maladie. Le type A se caractérise par un début dans la première année, des manifestations graves menant rapidement au décès : arrêt du développement psychomoteur, hypotonie, troubles respiratoires, troubles digestifs, hépatosplénomégalie et œdèmes. Le type B peut débuter chez l'enfant ou l'adulte et a des manifestations moins sévères : hépatosplénomégalie, signes pulmonaires, etc.

NIEVERGELT (SYNDROME DE) *(angl. Nievergelt's syndrome).* Anomalies héréditaires osseuses consistant en synostoses radio-ulnaires, luxations ou subluxations de l'ulna et du radius, *genu valgum*, allongement des fibulas, pieds équins atypiques, synostoses des os du tarse, déformation de l'hallux. SYN. ***NANISME ACROMÉSOLIQUE.***

NIGRITIE *s. f. (angl. nigrities).* Coloration noire. ~ **LINGUALE** *(angl. black tongue).* SYN. ***LANGUE NOIRE VILLEUSE.***

NIGROSINE *s. f. (angl. nigrosin).* Colorant utilisé dans l'étude du système nerveux central en raison de son affinité spécifique pour les cellules ganglionnaires. SYN. ***NOIR D'ANILINE.***

NIKOLSKY (SIGNE DE) *(angl. Nikolsky's sign).* Décollement de la couche superficielle épidermique, en exerçant une forte pression avec le doigt ; phénomène caractéristique du pemphigus vrai.

NIOBIUM *s. m. (angl. niobium).* Élément de numéro atomique 41 et de masse atomique 92,91 ; c'est un métal rare. Symbole : Nb.

NIPIOLOGIE *s. f. (angl. nipiology).* Partie de la pédiatrie qui traite exclusivement des enfants avant l'âge où ils commencent à parler.

NIRIDAZOLE *s. m. (angl. niridazole).* Dérivé du nitrothiazol, particulièrement efficace dans le traitement de la schistosomiase.

NISBET (CHANCRE DE) *(angl. Nisbet's chancre).* Abcès nodulaire du pénis consécutif à une lymphangite aiguë due au chancre mou.

NISHIMOTO (MALADIE DE) *(angl. Nishimoto's disease).* Hypoplasie de l'axe carotidien avec obstruction vasculaire progressive entraînant des épisodes neurologiques fugaces et récidivants. SYN. ***MOYA-MOYA.***

NISSL ~ **(CORPS DE)** *(angl. Nissl's bodies).* Granulations épaisses qui se colorent par les colorants basiques et constituent le réticulum cytoplasmique de la cellule nerveuse. SYN. ***GRANULATIONS DE NISSL, SUBSTANCE TIGROÏDE.*** ~ **(DÉGÉNÉRESCENCE DE)** *(angl. Nissl's degeneration).* Dégénérescence de la cellule nerveuse après section de son axone.

NITR-, NITRO- *(angl. nitr-, nitro-).* Préfixes indiquant la présence d'un groupement NO_2 dans une molécule.

NITRATE *s. m. (angl. nitrate).* Sel de l'acide nitrique. Certains sont utilisés comme vasodilatateurs coronariens : mono- et dinitrate d'isosorbide, trinitrine, etc.

NITRAZÉPAM *s. m. (angl. nitrazepam).* Dérivé de la benzodiazépine, hypnotique administré par voie orale.

NITRE *s. m. (angl. nitre).* Nitrate de potassium.

NITREUX *adj. (angl. nitrous).* Se dit des corps contenant de l'azote trivalent, comme l'anhydride nitreux et l'acide nitreux. ~ **(ACIDE)** *(angl. — acid).* Composé instable qui a pour formule HNO_2, et qui, en se combinant avec les bases, forme les nitrites.

NITRIQUE (ACIDE) *(angl. nitric acid).* Liquide incolore, de formule HNO_3, caustique, qui décompose les substances organiques et se combine avec les bases pour former des nitrates. L'acide nitrique officinal contient 68 % d'acide pur, et l'acide nitrique dilué en contient 10 %. Il sert à préparer des dérivés nitrés. Il est parfois utilisé comme caustique local.

NITRITE *s. m. (angl. nitrite).* Sel de l'acide nitreux. Les nitrites possèdent des propriétés antispasmodiques et antihypertensives. ~ **D'AMYLE** *(angl. amyl —).* Vasodilatateur coronarien.

NITROBENZÈNE *s. m. (angl. nitrobenzene).* Liquide huileux, à odeur d'amandes amères, toxique, dérivé du phénol. Il est utilisé pour aromatiser le savon. SYN. ***ESSENCE DE MIRBANE.***

NITROBLEU DE TÉTRAZOLIUM (ÉPREUVE AU) *(angl. nitroblue tetrazolium dye test).* Examen *in vitro* ayant pour but d'apprécier l'activité bactéricide des polynucléaires par l'étude de leur pouvoir de digestion phagocytaire.

NITROCELLULOSE *s. f. (angl. nitrocellulose).* Cellulose nitratée, utilisée pour la fabrication du collodion. SYN. ***PYROXYLINE, FULMICOTON.***

NITROÉRYTHRITE *s. f. (angl. erythrityl tetranitrate).* Tétranitrate d'érithrityle, utilisé pour traiter l'insuffisance coronaire.

NITROFURAL *s. m. (angl. nitrofurazone).* Dérivé du furfural ; poudre cristalline jaune. Il possède des propriétés bactériostatiques et bactéricides. SYN. ***NITROFURAZONE.***

NITROFURANTOÏNE *s. f. (angl. nitrofurantoin).* Antibactérien à large spectre (bactéries à Gram positif et à Gram négatif). Antiseptique urinaire.

NITROGÈNE *s. m. (angl. nitrogen).* SYN. (désuet d') ***AZOTE.***

NITROGLYCÉRINE *s. f. (angl. nitroglycerin).* Trinitrate de glycéryle ; liquide huileux, incolore, de saveur douceâtre, toxique et très explosif, formé par l'action des acides nitrique et sulfurique sur la glycérine. Elle possède des propriétés spasmolytiques de la fibre musculaire lisse, et en particulier vasodilatatrices ; elle est utilisée dans l'angine de poitrine. SYN. ***TRINITRINE.***

NITROMERSOL *s. m. (angl. nitromersol).* Antiseptique cutané, utilisé aussi pour la stérilisation des instruments chirurgicaux.

NITROSAMINE *s. f. (angl. nitrosamine).* Tout dérivé nitrosé d'une amine secondaire, de formule générale R_2N-NO, certains sont carcinogènes.

NITROSO-URÉE *s. f. (angl. nitrosourea).* Groupe de médicaments anticancéreux, indiqués dans le traitement des tumeurs cérébrales et des lymphomes hodgkiniens. Ces médicaments présentent une toxicité hématologique.

NIVEAU ISOÉLECTRIQUE *(angl. isoelectric level).* Ligne de base de l'électrocardiogramme.

NNN (milieu) *(angl. NNN medium).* Milieu pour la culture des *Leishmania*, composé de gélose, de chlorure de sodium et d'eau, auquel on ajoute, au moment de l'emploi, du sang de lapin. (Abréviation de milieu de Novy, Mac Neal et Nicolle).

No Symbole chimique du nobélium.

NO *(angl. nitric oxide).* Monoxyde d'azote, puissant vasodilatateur responsable de l'action vasodilatatrice des dérivés nitrés.

NOBÉLIUM *s. m. (angl. nobelium).* Élément artificiel de numéro atomique 102. Symbole : No.

NOBLE ◇ (OPÉRATION DE) *(angl. Noble's operation).* Plicature des anses intestinales de l'intestin grêle comme traitement des occlusions intestinales récidivantes. ◇ **(POSITION DE)** *(angl. Noble's position).* Position debout, le corps incliné vers l'avant avec appui sur les mains, utilisée notamment pour mettre en évidence une ptose rénale.

NOCARD (BACILLE DE) ☞ ***SALMONELLA TYPHI MURIUM.***

NOCARDIA Genre de bactéries de la famille des *Actinomycetaceae*, ordre des Actinomycétales. Ce sont des bacilles à Gram positif, aérobies. Certaines espèces sont pathogènes pour l'homme. ◇ ***ASTEROIDES*** Agent responsable de la nocardiose.

NOCARDIOSE *s. f. (angl. nocardiosis).* Affection pulmonaire, cutanée ou cérébrale, due à une bactérie, *Nocardia asteroides.*

NOCEBO (EFFET) *(angl. nocebo effect).* Apparition de symptômes désagréables après l'administration d'une substance dénuée d'activité pharmacologique.

NOCICEPTEUR *s. m. (angl. nociceptor).* Récepteur nerveux sensible aux stimuli douloureux.

NOCICEPTIF *adj. (angl. nociceptive).* Se dit d'une excitation nerveuse qui provoque une sensation douloureuse, ou de la réaction provoquée par une telle excitation.

NODAL *adj. (angl. nodal).* **1.** Qui se rapporte au nœud atrioventriculaire d'Aschoff-Tawara. **2.** Se dit du tissu qui constitue le nœud sinuatrial de Keith et Flack et le nœud atrioventriculaire d'Aschoff-Tawara.

NODOSITÉ *s. f. (angl. nodosity).* Toute production pathologique circonscrite, arrondie et indurée. ◇ **D'HEBERDEN** *(angl. Heberden's node).* ☞ ***HEBERDEN (NODOSITÉS D').*** ◇ **DE BOUCHARD** *(angl. Bouchard's node).* ☞ ***BOUCHARD (NODOSITÉS DE).*** ◇ **DE MEYNET** *(angl. Meynet's node).* ☞ ***MEYNET (NODOSITÉS DE).***

NODULAIRE *adj. (angl. nodular).* Qui est en forme de nodule, ou qui est constitué de nodules.

NODULE *s. m. (angl. nodule).* En anatomie et en pathologie, petit renflement ou saillie en forme de nœud. ◇ **ACTIF** *(angl. hypersecreting —).* Nodule thyroïdien hypersécrétant. ◇ **CHAUD** *(angl. hot —).* Nodule thyroïdien hyperfixant à la scintigraphie. ◇ **DE SŒUR JOSEPH** *(angl. Sister Joseph's —).* Métastase ombilicale d'un cancer abdominopelvien. ◇ **DES TRAYEURS** *(angl. milker's —).* Dermatose virale des mains due à un poxvirus, propagée par le lait d'animaux infectés. ◇ **DOULOUREUX DE L'HÉLIX** *(angl. chronic nodular chondrodermatitis).* Formation de nodules arrondis et douloureux au niveau de l'hélix de l'oreille. ◇ **DU VERMIS** *(NA. nodulus vermis). (angl. — of vermis).* L'un des neuf lobules du vermis. ◇ **DYSAURIQUE** *(angl. dysauric —).* Zone blanchâtre rétinienne traduisant une ischémie capillaire rétinienne. ◇ **FROID** *(angl. cold —).* Nodule thyroïdien non fixant à la scintigraphie. ◇ **LYMPHATIQUE AGRÉGÉ DE L'ILÉUM** *(NA. nodulus lymphaticus aggregati). (angl. lymphatic follicle of Peyer).* Formations lymphoïdes observées sur la muqueuse intestinale, soit isolées, soit groupées en amas, constituant les plaques de Peyer. ◇ **TUBERCULEUX** *(angl. tuberculous —).* Lésion caractéristique de la tuberculose (tubercule). ◇ **VOCAL** *(angl. vocal —, singer's node).* Petites saillies symétriques qui se développent sur le bord libre des cordes vocales. SYN. ***NODULE DES CHANTEURS, NODULE LARYNGÉ.***

NODULES LYMPHATIQUES AGRÉGÉS *(NA. noduli lymphatici aggregati). (angl. aggregated lymph nodes).* Amas de follicules lymphoïdes, disposés en plaques ovalaires, dans l'intestin grêle, dans la partie opposée au mésentère.

NODULES-TABAC ☞ *GANDY-GAMNA (NODULES DE).*

NOÉTIQUE *adj. (angl. noetic).* Qui se rapporte à la conscience ou à la raison.

NŒUD *s. m. (NA. nodus). (angl. knot, node).* Structure anatomique formée d'un amas de cellules exerçant une fonction particulière. ◇ **ATRIOVENTRICULAIRE** *(NA. — atrioventricularis). (angl. atrioventricular node).* Nœud situé à la partie postérieure de la cloison séparant les deux ventricules, au niveau du plancher atrioventriculaire. De ce nœud part le faisceau de His. Le nœud atrioventriculaire commande la transmission aux ventricules de l'excitation, venue du nœud sinuatrial. SYN. *ASCHOFF-TAWARA (NŒUD D').* ◇ **CHIRURGICAL** *(angl. surgical knot).* Nœud effectué au cours d'une intervention chirurgicale, qui est destiné à maintenir contigus les bords d'une incision ou d'une plaie. ◇ **EXTRACORPOREL** Nœud chirurgical où la confection des demi-clés est faite à l'extérieur du corps humain, mais où la confection en nœud est faite à l'intérieur du corps. ◇ **INTRACORPOREL** Nœud chirurgical façonné entièrement à l'intérieur du corps humain. ◇ **LYMPHATIQUE** *(NA. — lymphaticus). (angl. lymph node).* Organe situé sur le trajet des vaisseaux lymphatiques, isolé ou réunis en groupe de volume et de forme variables, composé d'une enveloppe propre de tissu conjonctif, d'une substance corticale et d'une substance médullaire formée d'un tissu spécial, adénoïde, dont les mailles contiennent des cellules lymphatiques. Dans ces nœuds arrivent et partent, respectivement, les vaisseaux lymphatiques afférents et efférents. SYN. *GANGLION LYMPHATIQUE.* ◇ **LYMPHATIQUE ABDOMINAL** *(NA. — lymphaticus abdominis). (angl. abdominal lymph node).* Chacun des nodules lymphatiques drainant la lymphe des viscères abdominaux. ◇ **LYMPHATIQUE AXILLAIRE** *(NA. — lymphaticus axillare). (angl. axillary lymph node).* Chacun des nombreux nodules lymphatiques de l'aiselle, d'où partent trois ou quatre troncs qui du côté gauche s'ouvrent dans le conduit thoracique et du côté droit forment la grande veine lymphatique droite. ◇ **LYMPHATIQUE BRONCHOPULMONAIRE** *(NA. — lymphaticus bronchopulmonales). (angl. bronchial lymph node).* Chacun des nombreux nodules lymphatiques ovoïdes, mous, rougeâtres chez l'enfant, bruns ou noirâtres chez l'adulte, situés devant la bifurcation de la trachée, autour des bronches et à l'intérieur des poumons. ◇ **LYMPHATIQUE CERVICAL** *(NA. — lymphaticus cervicales). (angl. cervical lymph node).* Chacun des nombreux nodules lymphatiques situés sur les parties latérales et postérieures du cou. ◇ **LYMPHATIQUE GASTRO-OMENTAL** *(NA. — lymphaticus gastroomentales). (angl. gastroomental lymph node).* Chacun des nodules lymphatiques situés entre les feuillets du grand omentum. ◇ **LYMPHATIQUE INGUINAL** *(NA. — lymphaticus inguinales). (angl. inguinal lymph node).* Chacun des nodules lymphatiques de l'aine. ◇ **LYMPHATIQUE PANCRÉATICOSPLÉNIQUE** *(angl. pancreatosplenic lymph node).* Nodule lymphatique le long de l'artère splénique. ◇ **LYMPHATIQUE SUPRACLAVICULAIRE** *(NA. — lymphaticus supraclaviculares). (angl. supraclavicular lymph node).* Chacun des nodules supraclaviculaires de la chaîne cervicale profonde. ◇ **MÉSENTÉRIQUE** *(NA. — lymphaticus mesenterici). (angl. mesenteric lymph node).* Nom donné aux nodules lymphatiques situés dans le mésentère. ◇ **SINUATRIAL** *(NA. — sinuatrialis). (angl. sinoatrial node).* Nœud situé dans la paroi de l'atrium droit, origine du système d'excitoconduction du cœur. SYN. *NŒUD DE KEITH ET FLACK.*

NOGUCHI (MILIEU DE) *(angl. Noguchi's reagent).* Milieu de culture pour *Leptospira ictero-haemorragiae*, composé de sérum de lapin (2 volumes), de solution de Ringer (6 volumes) et de plasma citraté de lapin (1 volume).

NOIR *adj.* ◇ **D'ANILINE** ☞ *NIGROSINE.*

NOIX *s. f.* ◇ **D'AREC** *(angl. areca).* Graine de *Areca catechu*, constituant principal du bétel. ◇ **DE COLA** *(angl. cola nut).* ☞ *COLA.* ◇ **VOMIQUE** *(angl. nux vomica).* Graine toxique d'un arbre loganiacé *(Strychnos nux vomica)*. Elle contient différents alcaloïdes (strychnine, brucine, etc.), auxquels elle doit ses propriétés. Elle a été utilisée en thérapeutique comme tonique et stimulant des fonctions digestives, circulatoires, respiratoires et des centres moteurs de la moelle. À doses élevées, elle est toxique et provoque des convulsions tétaniques.

NOMA *s. m. (angl. noma).* Type de stomatite ulcéro-membraneuse et gangreneuse observée parfois chez les enfants atteints d'une maladie infectieuse grave, et caractérisée par le développement d'un ulcère gangreneux sur la face interne des joues, qui gagne ensuite la peau et s'étend progressivement, provoquant des lésions gravissimes et aboutissant en général à la mort.

NOMBRE *s. m. (angl. number).* ◇ **DIPLOÏDE** *(angl. diploid —).* Nombre de chromosomes normalement présents dans les cellules somatiques. Il est le double du nombre haploïde et est représenté par 2n ; chez l'homme, il est de 46. ◇ **HAPLOÏDE** *(angl. haploid —).* Nombre de chromosomes du génome d'une espèce, normalement présents dans les cellules sexuelles. Il est représenté par n ; chez l'homme, il est de 23.

NOMBRIL *s. m.* ☞ *OMBILIC.*

NOMENCLATURE *s. f. (angl. nomenclature).* Ensemble des termes propres à une discipline ou à une famille conceptuelle, présenté selon une liste systématique.

NON-DISJONCTION *s. f. (angl. non disjunction).* Défaut de séparation d'une paire de chromatides lors de l'anaphase.

NONNE-APELT (RÉACTION DE) *(angl. Nonne-Apelt reaction).* Réaction pour la recherche des globulines dans le liquide céphalorachidien. On mélange 2 mL de liquide céphalorachidien avec une quantité égale de solution saturée de sulfate d'ammonium : les globulines précipitent et le liquide se trouble.

NONNE-MILROY-MEIGE (SYNDROME DE) *(angl. Nonne-Milroy-Meige syndrome).* Lymphœdème familial héréditaire.

NON-OCCLUSION *s. f. (angl. non occlusion).* Absence de contact occlusal entre les dents supérieures et inférieures. SYN. ***INOCCLUSION.***

NON-SENS *adj. (angl. nonsense).* Codons UAA (ocre), UAG (ambre) et UGA (opale) auxquels ne correspond aucun ARNt normal et aucun acide aminé. Ils agissent comme des signaux de terminaison de traduction.

NON-SOI *s. m. (angl. nonself).* En immunologie, ensemble des antigènes identifiés comme étrangers par chaque individu. Sa connaissance engage de multiples structures (molécules du complexe majeur d'histocompatibilité, anticorps, lymphocytes T, etc.) qui permettent de le distinguer du soi.

NON-VIABLE *adj. (angl. nonviable).* Se dit d'un fœtus qui n'a pas encore atteint un état de développement intra-utérin suffisant pour être apte à vivre.

NOO-ANALEPTIQUE *adj. (angl. nooanaleptic).* Qui stimule la vigilance. Comme substantif désigne les amphétamines et leurs dérivés.

NOONAN (SYNDROME DE) *(angl. Noonan's syndrome).* Syndrome familial et héréditaire caractérisé par l'association de nombreuses malformations : un nanisme, une sténose valvulaire pulmonaire, une immobilisation caractéristique du cou, des oreilles décollées et d'implantation basse, des malformations osseuses et une dysgénésie gonadique. Ce syndrome se rencontre dans les deux sexes. Le caryotype est normal.

NOOTROPE *adj. (angl. nootropic).* ☞ ***NOO-ANALEPTIQUE.***

NORADRÉNALINE *s. f. (angl. norepinephrine).* Substance du groupe des catécholamines, qui agit comme neurotransmetteur central et dans les terminaisons adrénergiques du système nerveux végétatif ; la noradrénaline est également sécrétée par la médullosurrénale. Elle se différencie de l'adrénaline par l'absence du groupement N-méthyle, d'où le nom de nor (non-radical)-adrénaline ; par méthylation, elle peut être transformée en adrénaline. Elle possède des effets biologiques similaires à ceux de l'adrénaline, stimulant les récepteurs α-adrénergiques. Elle peut être administrée par voie intraveineuse dans le traitement de collapsus. SYN. ***NORÉPINÉPHRINE.***

NORADRÉNERGIQUE *adj. (angl. noradrenergic).* Qui concerne la noradrénaline.

NORATROPINE *s. f. (angl. noratropine).* Alcaloïde mydriatique tiré de différentes plantes de la famille des Solanacées.

NORÉPINÉPHRINE *s. f.* ☞ ***NORADRÉNALINE.***

NORÉTHISTÉRONE *s. f. (angl. norethindrone).* Progestatif qui entre dans la composition de divers contraceptifs oraux.

NORGESTREL *s. m. (angl. norgestrel).* Puissant progestatif qui entre dans la composition de différents contraceptifs oraux.

NORMAL *adj. (angl. normal).* Se dit d'une solution renfermant, par litre, un poids de substance dissoute libérant une valence-gramme.

NORMALISATION *s. f. (angl. normalization).* **1.** Restauration de l'état normal ou retour à l'état normal. **2.** Établissement de normes ou d'étalons en vue d'uniformiser certains concepts, produits ou substances.

NORMALITÉ *s. f. (angl. normality).* En chimie, concentration en équivalents-gramme par litre de solution.

NORMAN-LANDING (MALADIE DE) *(angl. gangliosidosis).* Affection fatale du nourrisson avec dépôt de mucopolysaccharides dans tous les viscères. Affection héréditaire à transmission autosomique récessive due à l'absence de β-galactosidase.

NORMOBLASTE *s. m. (angl. normoblast).* Érythroblaste normal. ☞ ***ÉRYTHROBLASTE.***

NORMOCAPNIE *s. f. (angl. normocapnia).* Taux normal de la PCO_2 (pression partielle du gaz carbonique) sanguine.

NORMOCHROME *adj. (angl. normochromic).* Dont la couleur est normale, ou qui se colore normalement. Qualifie surtout les globules rouges.

NORMOCHROMIE *s. f. (angl. normochromia).* Coloration des érythrocytes contenant une quantité normale d'hémoglobine.

NORMOCRINE *adj. (angl. normocrinic).* Se dit d'une sécrétion hormonale normale.

NORMOCYTE *s. m. (angl. normocyte).* Érythrocyte normal.

NORMOCYTOSE *s. f. (angl. normocytosis).* Présence dans le sang d'érythrocytes de dimension normale.

NORMODROME *adj. (angl. normodronic).* Se dit d'une contraction cardiaque qui se propage normalement.

NORMOGLYCÉMIQUE *adj. (angl. normoglycemic).* Se dit d'un sujet qui présente une glycémie normale.

NORMOLIPÉMIANT *adj. (angl. lipid lowering drug).* Se dit d'une substance qui peut ramener le taux des lipides sanguins à la normale. S'emploie aussi comme substantif.

NORMOLIPÉMIE *s. f. (angl. normolipidemia).* Taux normal de la lipidémie.

NORMOSPERMIE *s. f. (angl. normospermia).* Aspect quantitatif et qualitatif normal du sperme.

NORMOSTHÉNURIE *s. f. (angl. normosthenuria).* Sécrétion d'urines de densité normale.

NORMOTENDU *adj. (angl. normotensive).* Dont la tension artérielle est normale.

NORMOTHERMIE *s. f. (angl. normothermia).* Température normale du corps, à laquelle l'activité cellulaire n'est ni stimulée ni ralentie.

NORMOTOPE *adj. (angl. normotopic).* Se dit d'une contraction cardiaque normale née dans le nœud sinusal.

NORMOTOPIE *s. f. (angl. normotopia).* Localisation normale.

NORMOTYPE *adj.* Se dit d'une contraction cardiaque normale.

NORMOVOLÉMIE *s. f. (angl. normovolemia).* Normalité du volume sanguin total.

NORMOXÉMIE *s. f.* Contenu normal du sang ou oxygène.

NOROVIRUS *(angl. norovirus).* ☞ ***NORWALK (VIRUS DE).***

NORTHERN BLOT *(angl. northern blot).* Terme anglais désignant l'analyse des ARN par électrophorèse suivie de transfert et d'hybridation sur filtre. ☞ ***TRANSFERT NORTHERN.***

NORTRIPTYLINE *s. f. (angl. nortriptyline).* Antidépresseur tricyclique.

NORWALK (VIRUS DE) *(angl. Norwalk virus).* Virus à ARN responsable d'épidémies de gastroentérites aiguës.

NOSCAPINE *s. f. (angl. noscapine).* Alcaloïde de l'opium dépourvu de propriétés narcotiques ; antitussif.

NOSEMA *s. f. (angl. nosema).* Microsporidie responsable d'infections opportunistes.

NOSENCÉPHALE *s. m. (angl. nosencephalus).* Monstre fœtal présentant un crâne ouvert dans la région fronto-pariétale.

NOSO- *(angl. noso-).* Préfixe d'origine grecque indiquant une relation avec la maladie.

NOSOCOMIAL *adj. (angl. nosocomial).* Se dit d'une infection contractée à l'hôpital.

NOSOCONIOSE *s. f. (angl. nosoconiasis).* Toute maladie produite par l'action des poussières, le plus souvent d'origine professionnelle.

NOSOGENÈSE *s. f. (angl. nosogeny).* Étude des causes et de l'évolution des maladies. On dit aussi nosogénie.

NOSOGÉNIE *s. f.* ☞ ***NOSOGENÈSE.***

NOSOGÉOGRAPHIE *s. f. (angl. nosogeography).* Répartition géographique des maladies, en particulier épidémiques.

NOSOGRAPHIE *s. f. (angl. nosography).* Description et classification systématique des maladies.

NOSOLOGIE *s. f. (angl. nosology).* **1.** Étude des caractères qui permettent de définir les maladies. **2.** Science de la classification systématique des maladies.

NOSOMÉTRIE *s. f. (angl. nosometry).* Détermination de la fréquence d'une maladie.

NOSOPHOBIE *s. f. (angl. nosophobia).* Crainte obsédante des maladies et de la mort.

NOSOPSYLLUS Genre de puces. L'espèce *N. fasciatus*, la puce commune du rat, est un vecteur probable de la peste.

NOSOTAXIE *s. f. (angl. nosotaxy).* ☞ ***NOSOLOGIE.***

NOSOTOXICOSE *s. f. (angl. nosotoxicosis).* Intoxication générale due aux toxines produites dans l'organisme. SYN. ***AUTO-INTOXICATION.***

NOSOTOXINE *s. f. (angl. nosotoxin).* Toxine qui est responsable d'un processus pathologique.

NOSTRAS *adj. (angl. nostras).* Se dit des maladies propres à nos pays tempérés, par opposition à celles des pays tropicaux. EX. *choléra nostras.*

NOT-, NOTO- *(angl. not-, noto-).* Préfixes d'origine grecque indiquant une relation avec le dos.

NOTENCÉPHALIE *s. f. (angl. notancephalia).* Monstruosité caractérisée par l'ouverture du crâne dans sa partie occipitale, avec fissure des vertèbres cervicales, et saillie de l'encéphale au-dessus des vertèbres dorsales.

NOTENCÉPHALOCÈLE *s. f. (angl. notencephalocele).* Hernie du cerveau à travers le crâne, dans la région occipitale.

NOTES Acronyme pour *Natural Orifice TranssEndoscopic Surgery.* Chirurgie réalisée sur un orifice dit naturel (bouche, anus, vagin).

NOTHNAGEL ~ (SIGNE DE) *(angl. Nothnagel's sign).* Paralysie des muscles faciaux de la mimique, observée dans les tumeurs du thalamus. **~ (SYNDROMES DE)** *(angl. Nothnagel's syndromes).* **1.** Ensemble des manifestations vasomotrices causées par le froid, consistant essentiellement en pâleur généralisée des téguments par vasoconstriction, surtout accusée aux extrémités. **2.** Association d'une hémiataxie controlatérale et de paralysies oculomotrices homolatérales, provoquée par une tumeur mésencéphalique.

NOTOCHORDE *s. f. (angl. notochord).* En embryologie, tigelle qui constitue l'ébauche de la colonne vertébrale. SYN. ***CHORDE DORSALE.***

NOTOMÈLE *s. m. (angl. notomelus).* Monstre double polymélien caractérisé par la présence d'un ou de deux membres surnuméraires s'insérant sur le dos de l'autosite.

NOURRISSON *s. m. (angl. infant).* Enfant n'ayant pas encore été sevré.

NOUURE *s. f. (angl. nodule).* Tuméfaction sous-cutanée indurée et circonscrite.

NOUVEAU-NÉ *s. m. (angl. newborn).* Enfant qui vient de naître.

NOVOBIOCINE *s. f. (angl. novobiocin).* Antibiotique bactériostatique obtenu à partir de cultures de *Streptomyces spheroides* et de *Streptomyces niveus*, actif contre les cocci à Gram positif, en particulier les streptocoques et les staphylocoques, et sur certains bacilles à Gram négatif, comme le *Proteus*.

NOYAU *s. m. (NA. nucleus). (angl. nucleus).* **1.** Partie centrale de l'atome, constituée de protons et de neutrons, et où est concentrée toute la masse ; il est chargé positivement. **2.** Association d'atomes disposés en chaîne fermée et constituant un ensemble caractéristique. Ex. *noyau benzénique.* **3.** Constituant essentiel de la cellule, généralement limité par une membrane nucléaire qui le sépare du cytoplasme. Il contient les chromosomes. Sans noyau, une cellule est incapable de se reproduire et de synthétiser de la matière vivante. **4.** Partie centrale, bien individualisée, d'une structure anatomique. Ex. *noyaux gris du cerveau.* ◇ **ACOUSTIQUE** ☞ ***NOYAU COCHLÉAIRE.*** ◇ **AMBIGU** *(NA. — ambigus). (angl. ambiguous —).* Noyau moteur bulbaire des nerfs glossopharyngien et vague. ◇ **AMYGDALIEN** *(angl. amydaloid —).* ☞ ***CORPS AMYGDALOÏDE.*** ◇ **ARQUÉ DU BULBE** *(NA. — arcuatus medulla oblongatae). (angl. arcuate — of medulla oblongata).* Chacun des deux noyaux situés de part et d'autre du sillon médian antérieur du bulbe, en avant des pyramides bulbaires. ◇ **CAUDÉ** *(NA. — caudatus). (angl. caudate —).* Le plus interne des noyaux formant le corps strié, enroulé autour du thalamus. ◇ **COCHLÉAIRE** *(NA. — cochlearis). (angl. cochlear —).* Chacun des noyaux (l'un antérieur, l'autre postérieur) de la terminaison du nerf cochléaire dans le bulbe. ◇ **CUNÉIFORME** *(NA. — cuneatus). (angl. cuneate —).* Noyau situé dans le bulbe, où les fibres du faisceau cunéiforme de la moelle établissent des synapses. Ses fibres efférentes vont former le lemniscus médian. ◇ **D'ORIGINE** *(NA. — originis). (angl. — of origin).* Masse de substance grise située dans le bulbe rachidien ou la moelle épinière, formée de cellules multipolaires dont les prolongements sont l'origine réelle des nerfs. ◇ **DE DARKSHEWICH** *(angl. Darkchewich's —).* Petit noyau situé à la partie rostrale de l'acqueduc cérébral. ◇ **DE L'HABENULA** *(NA. — habenulae). (angl. — of habenula).* Chacun des noyaux situés à la face profonde du trigone habenulaire. ◇ **DENTELÉ** *(NA. — dentatus). (angl. dentate —).* Noyau gris central du cervelet annexé aux formations et voies du néocervelet. ◇ **DORSAL DU VAGUE** *(NA. — dorsalis nervi vagi). (angl. dorsal — of vagus nerve).* Noyau d'origine des fibres viscéromotrices du nerf vague, situé sous le plancher du quatrième ventricule. ◇ **DU FAÎTE** *(NA. — cerebellaris). (angl. roof —).* Chacune des deux formations grises centrales du vermis situées en arrière et au-dessus du toit du quatrième ventricule. SYN. ***NOYAU DU TOIT, NOYAU CÉRÉBELLEUX.*** ◇ **DU RAPHÉ** *(NA. — raphae medullae oblongatae). (angl. — raphae medullae oblongatae).* Chacun des noyaux réticulés médians du bulbe et du pont. ◇ **EMBOLIFORME** *(NA. — emboliformis). (angl. emboliform —).* Noyau gris central de l'hémisphère cérébelleux. ◇ **GLOBULEUX** *(NA. — globusus). (angl. globose —).* Petit noyau gris central de l'hémisphère cérébelleux situé au-dessous du noyau emboliforme. ◇ **GRACILE** *(NA. — gracilis). (angl. — gracilis).* Noyau bulbaire qui reçoit ses fibres du faisceau gracile et dont les fibres efférentes participent à la constitution du lemniscus médian. ◇ **INTERCALÉ** *(NA. — intercalatus). (angl. intercalated —).* Noyau pair et symétrique situé sous le plancher du quatrième ventricule, entre le noyau de l'hypoglosse en dedans et le noyau dorsal du vague en dehors. ◇ **INTERPÉDONCULAIRE** *(NA. — interpeduncularis). (angl. interpeduncular —).* Noyau situé entre deux pédoncules cérébraux. ◇ **LENTICULAIRE** *(NA. — lentiformis). (angl. lentiform —).* L'un des noyaux gris centraux, situé en pleine substance blanche, latéralement par rapport au noyau caudé et au thalamus. Il est divisé par des lames de substance blanche en une portion latérale, le putamen, et deux portions médiales formant le pallidum. ◇ **MASTICATEUR** *(NA. — motorius trigeminalis). (angl. masticatory —, motor — of trigeminal nerve).* Noyau principal de la racine motrice du nerf trijumeau. ◇ **MOTEUR** *(angl. motor —).* Noyau d'origine des racines d'un nerf moteur. ◇ **PULPEUX** *(NA. — pulposus). (angl. pulpy —).* Partie centrale du disque intervertébral. ◇ **ROUGE** *(NA. — ruber). (angl. red —).* Chacune des deux masses ovoïdes de substance grise, situées dans la partie supérieure de la formation réticulaire. ◇ **SOUS-THALAMIQUE** *(NA. — subthalamicus). (angl. subthalamic nucleus).* Noyau situé entre le thalamus et la calotte pédonculaire. ◇ **VESTIBULAIRE** *(NA. — vestibularis). (angl. vestibular —).* Chacun des noyaux gris situés sous le plancher du quatrième ventricule, au niveau de l'aile blanche externe. Ils sont au nombre de quatre : le noyau latéral, le noyau supérieur, le noyau médial et le noyau inférieur. Ils reçoivent les fibres du nerf vestibulaire. ◇ **VESTIBULAIRE LATÉRAL** *(NA. — vestibularis lateralis). (angl. lateral vestibular nucleus).* Noyau du nerf vestibulaire situé sous le plancher du quatrième ventricule, en dedans du pédoncule cérébelleux inférieur. Il émet la majeure partie des fibres du faisceau vestibulospinal. ◇ **VESTIBULAIRE MOYEN** *(NA. — vestibularis medialis). (angl. middle vestibular —).* Noyau moyen du nerf vestibulaire. ◇ **VESTIBULAIRE SUPÉRIEUR** *(NA. — vestibularis superior). (angl. superior vestibular —).* Noyau du nerf vestibulaire situé sous le plancher du quatrième ventricule. Il envoie des fibres au lobe flocculo-nodulaire du cervelet et, par l'intermédiaire du faisceau longitudinal postérieur, aux noyaux oculomoteurs.

NOYAUX ◇ **GRIS CENTRAUX** ☞ ***NOYAUX BASAUX.*** ◇ **BASAUX** *(NA. nuclei basales). (angl. basal nuclei).* Masses de substance grise situées à l'intérieur de la substance blanche des hémisphères cérébraux et comprenant le striatum, le claustrum, le corps amyloïde, les capsules externe, extrême et interne.

NPH (insuline) *(angl. NPH)*. Abréviation de *Neutral Protamine Hagedorn*. Insuline en solution aqueuse tamponnée de zinc et de protamine qui lui confèrent une durée d'action dite intermédiaire (environ 12 heures).

NSE *(angl. NSE)*. ☞ ***ÉNOLASE.***

NUBILE *adj. (angl. nubile)*. Qui est devenu apte au mariage, c'est-à-dire non seulement pubère, mais encore capable de procréer ou de concevoir.

NUCAL *adj. (angl. nuchal)*. Qui se rapporte à la nuque.

NÜCK ⇔ (CANAL DE) *(angl. Nück's canal)*. Diverticule du péritoine en forme de tube fermé qui accompagne le ligament rond chez le fœtus, mais qui persiste parfois à l'âge adulte. **⇔ (HYDROCÈLE DE)** ☞ ***HYDROCÈLE ENKYSTÉE.***

NUCLÉAIRE *adj. (angl. nuclear)*. Qui se rapporte au noyau (de l'atome ou de la cellule).

NUCLÉASE *s. f. (angl. nuclease)*. Enzyme qui catalyse la décomposition des acides nucléiques en nucléotides et autres produits ; on la trouve parmi les enzymes de la digestion dans l'intestin. Les ribonucléases agissent sur l'acide ribonucléique, les désoxyribonucléases agissent sur l'acide désoxyribonucléique.

NUCLÉÉ *adj. (angl. nucleated)*. Qui possède un ou plusieurs noyaux.

NUCLÉIFORME *adj. (angl. nucleiform)*. En forme de noyau.

NUCLÉIQUE (ACIDE) *(angl. nucleic acid)*. Substance polynucléotidique de haut poids moléculaire, qui se trouve dans les noyaux et dans certaines structures du cytoplasme des cellules. Les acides nucléiques sont généralement unis à des protéines basiques, pour former des nucléoprotéines. Ils sont composés d'acide phosphorique, d'un pentose (ribose ou désoxyribose) et de bases puriques (adénine, guanine) et pyrimidiques (thymine, cytosine, uracile).

NUCLÉOCAPSIDE *s. f. (angl. nucleocapsid, core)*. Dans la structure d'un virus, ensemble constitué par l'acide nucléique viral et la capside.

NUCLÉOÏDE *(angl. nucleoid)*. **1.** *adj.* Qui ressemble, par sa forme, à un noyau. **2.** *s. m.* Terme qui désigne le chromosome bactérien.

NUCLÉOLAIRE *adj. (angl. nucleolar)*. Qui se rapporte au nucléole.

NUCLÉOLE *s. m. (angl. nucleolus)*. Corpuscule sphérique homogène, unique ou multiple, contenu à l'intérieur du noyau de la cellule vivante. Il joue un rôle essentiel dans la synthèse de l'acide ribonucléique.

NUCLÉOLYSE *s. f. (angl. chemonucleolysis)*. Technique de destruction du nucleus pulposus (partie centrale du disque intervertébral) par la chymopapaïne, enzyme protéolytique, dans certains cas de hernie discale.

NUCLÉOPHAGOCYTOSE *s. f. (angl. nucleophagocytosis)*. Destruction du noyau cellulaire par un polynucléaire neutrophile.

NUCLÉOPLASME *s. m. (angl. nucleoplasm)*. Protoplasme nucléaire. SYN. ***SUC NUCLÉAIRE, CARYOLYMPHE.***

NUCLÉOPROTÉIDE *s. m. (angl. nucleoproteid)*. ☞ ***NUCLÉOPROTÉINE.***

NUCLÉOPROTÉINE *s. f. (angl. nucleoprotein)*. Toute hétéroprotéine constituée par l'union d'un acide nucléique (acide ribonucléique ou acide désoxyribonucléique) et d'une protéine basique (protamine ou histone). L'union est réalisée grâce à des attractions électrostatiques entre les charges négatives de l'acide phosphorique et les charges positives de la protéine basique.

NUCLÉOSIDASE *s. f. (angl. nucleosidase)*. Enzyme intestinale qui catalyse la scission des nucléosides en base et pentose (adénosine-hydrolase, guanosine-hydrolase, inosine-hydrolase et xanthosine-hydrolase).

NUCLÉOSIDE *s. m. (angl. nucleoside)*. Résultat de l'action de la nucléotidase sur un nucléotide. C'est la combinaison d'un pentose (ribose ou désoxyribose) avec une base purique ou pyrimidique.

NUCLÉOSOME *s. m. (angl. nucleosome)*. Structure de base de la chromatine constituée d'un octamère d'histones et d'environ 140 paires de bases d'ADN bobinées autour.

NUCLÉOTIDASE *s. f. (angl. nucleotidase)*. Enzyme intestinale qui catalyse l'hydrolyse des nucléotides en nucléosides et en phosphates.

NUCLÉOTIDE *s. m. (angl. nucleotide)*. Nom d'ensemble des substances constituées d'un sucre (ribose ou désoxyribose) uni à une base purique ou pyrimidique et lié à l'acide phosphorique sous forme d'ester. Les nucléotides sont des constituants importants de toute cellule vivante. Un acide nucléique est formé par l'union de quatre nucléotides dont la combinaison avec une protéine donne une nucléoprotéine.

NUCLEUS PULPOSUS *(angl. nucleus pulposus)*. Partie centrale du disque intervertébral dont la hernie peut conprimer des racines nerveuses comme dans la sciatique.

NULLIGESTE *s. f.* Femme qui n'a jamais été enceinte.

NULLIPARE *s. f. (angl. nullipara)*. Femme qui n'a pas eu d'enfant.

NUMÉRATION *s. f. (angl. count)*. Dénombrement des éléments figurés contenus dans un milieu biologique quelconque. **⇔ GLOBULAIRE** *(angl. blood —)*. Dénombrement des éléments figurés du sang. ☞ ***HÉMATIMÉTRIE.***

NUMMULAIRE *adj. (angl. nummular)*. En forme de pièce de monnaie. Se dit principalement d'un crachat.

NUQUE *s. f. (angl. nape, back of the neck).* Partie postérieure du cou.

NUTATION *s. f. (angl. nutation).* Mouvement oscillatoire de la tête.

NUTRIMENT *s. m. (angl. nutriment).* Substance nutritive, intermédiaire entre l'aliment et le métabolite, n'ayant pas besoin de subir de transformation digestive pour être assimilée.

NUTRIPOMPE *s. f. (angl. electric feeding pump).* Pompe électrique pour l'injection d'aliments dans une sonde gastrique.

NUTRITIF *adj. (angl. nutritious).* Qui nourrit.

NUTRITION *s. f. (angl. nutrition).* **1.** Ensemble des processus d'assimilation et de désassimilation des aliments dans l'organisme. **2.** Science qui traite de l'alimentation et des aliments sous tous leurs aspects. ◇ **PARENTÉRALE** *(angl. parenteral —).* Mode d'administration des aliments par une voie autre que la voie digestive quand celle-ci est impossible.

NUTRITIONNISTE *s. m. (angl. nutritionist).* Médecin spécialiste de la nutrition.

NYCTALGIE *s. f. (angl. nyctalgia).* Douleur nocturne ou qui s'exacerbe pendant la nuit.

NYCTALOPE *adj. (angl. nyctalope).* Se dit d'une personne atteinte de nyctalopie. S'emploie également comme substantif.

NYCTALOPIE *s. f. (angl. day blindness).* Faculté de voir la nuit ou de mieux distinguer les objets à une faible intensité lumineuse qu'au grand jour. En anglais, ce mot a un sens totalement opposé et correspond à l'héméralopie du français.

NYCTAPHONIE *s. f. (angl. nyctaphonia).* Manifestation hystérique consistant en une aphonie nocturne.

NYCTÉMÈRE *s. m. (angl. nyctohemera).* Espace de temps de vingt-quatre heures, comprenant la succession d'une nuit et d'un jour, ou d'un jour et d'une nuit. On écrit aussi *nycthémère.*

NYCTOPHOBIE *s. f. (angl. nyctophobia).* Crainte morbide de la nuit ou de l'obscurité.

NYCTURIE *s. f. (angl. nycturia).* Émission d'urine plus abondante ou plus fréquente la nuit que le jour.

NYGAARD (MALADIE DE) *(angl. Nygaard's disease).* Thromboses artérielles multiples et récidivantes, associées à un syndrome de coagulation massive intravasculaire, parfois à des thromboses veineuses. Son origine n'est pas connue. SYN. ***THROMBOPHILIE ESSENTIELLE.***

NYMPHE *s. f. (angl. nympha).* SYN. ***PETITE LÈVRE.***

NYMPHECTOMIE *s. f. (angl. nymphectomy).* Excision des petites lèvres.

NYMPHITE *s. f. (angl. nymphitis).* Inflammation des petites lèvres.

NYMPHOMANIE *s. f. (angl. nymphomania).* Exagération du désir sexuel chez la femme.

NYMPHOTOMIE *s. f. (angl. nymphotomy).* Incision des petites lèvres.

NYSSORHYNCHUS Sous-genre de moustiques anophèles d'Amérique tropicale, dont certaines espèces sont porteuses du parasite du paludisme.

NYSTAGMIFORME *adj. (angl. nystagmiform).* Qui ressemble au nystagmus. SYN. ***NYSTAGMOÏDE.***

NYSTAGMOGRAPHE *s. m. (angl. nystagmograph).* Instrument servant à enregistrer les mouvements du globe oculaire dans le nystagmus.

NYSTAGMOGRAPHIE *s. f. (angl. nystagmography).* Enregistrement graphique des mouvements oculaires dans le nystagmus.

NYSTAGMUS *s. m. (angl. nystagmus).* Mouvements oculaires involontaires, plus ou moins rythmés, faits de secousses de directions opposées. ◇ **CALORIQUE** *(angl. caloric —).* Nystagmus déclenché par l'injection d'eau chaude ou froide dans le méat acoustique externe. ◇ **DE FATIGUE** *(angl. fixation —).* Nystagmus apparaissant quand le regard est maintenu en direction latérale. ◇ **DES MINEURS** *(angl. miner's —).* Maladie professionnelle due aux efforts de convergence et à l'éclairage déficient. ◇ **LABYRINTHIQUE** *(angl. labyrinthine —).* ☞ ***NYSTAGMUS VESTIBULAIRE.*** ◇ **LATÉRAL** *(angl. lateral —).* Oscillation horizontale des globes oculaires. ◇ **OPTOCINÉTIQUE** *(angl. optokinetic —).* Nystagmus physiologique qui apparaît chez un sujet qui fixe une suite d'objets défilant rapidement devant ses yeux. SYN. ***NYSTAGMUS DES CHEMINS DE FER.*** ◇ **ROTATOIRE** *(angl. rotatory —).* Rotation de l'œil autour de l'axe visuel. ◇ **RYTHMIQUE** *(angl. rhythmic —).* Déplacement lent des yeux dans une direction, suivi d'un mouvement rapide de rappel en direction opposée. Il s'observe normalement chez les passagers d'un véhicule en mouvement qui contemplent le paysage ou dans les lésions de l'appareil vestibulaire. ◇ **VERTICAL** *(angl. vertical —).* Oscillation du globe oculaire dans le sens vertical. ◇ **VESTIBULAIRE** *(angl. vestibular —).* Nystagmus dû à une lésion du labyrinthe.

NYSTATINE *s. f. (angl. nystatin).* Antibiotique obtenu à partir de cultures de *Streptomyces noursei.* Antifungique particulièrement actif sur *Candida albicans* par voie orale (dans les mycoses du tube digestif) et en topique. Il ne peut pas être utilisé par voie parentérale en raison de sa grande toxicité.

NYSTEN (LOI DE) *(angl. Nysten's law).* La rigidité cadavérique atteint d'abord les muscles de la mastication, puis ceux du visage et du cou, ensuite ceux du tronc et des bras et, enfin, ceux des jambes et des pieds.

O

O Symbole chimique de l'oxygène.

O_2 Symbole chimique de la molécule d'oxygène.

O_3 Symbole chimique de la molécule d'ozone.

O'BEIRNE (TUBE D') *(angl. O'Beirne's tube).* Long tube flexible utilisé pour injecter, par voie rectale, un liquide dans le côlon sigmoïde.

OAD Abréviation d'oblique antérieur droit.

OAG Abréviation d'oblique antérieur gauche.

OAP Abréviation de œdème aigu du poumon.

OBÉLION *s. m. (angl. obelion).* Point craniométrique situé à l'intersection de la suture sagittale avec une ligne transversale reliant les deux trous pariétaux.

OBER (OPÉRATION D') *(angl. Ober's operation).* Traitement de la paralysie des muscles moyen et petit fessiers, consistant à sectionner l'extrémité inférieure du muscle tenseur, à la faire passer à travers un tunnel foré dans le trochanter, et à la fixer sur les muscles spinaux.

OBÈSE *adj. (angl. obese).* Se dit d'une personne affectée d'obésité.

OBÉSITÉ *s. f. (angl. obesity).* Accumulation excessive de tissu adipeux dans le corps. ◇ **ALIMENTAIRE** *(angl. alimentary —).* ☞ ***OBÉSITÉ EXOGÈNE.*** ◇ **ANDROÏDE** *(angl. android —).* Obésité prédominant sur la partie supérieure du corps. ◇ **ENDOCRINIENNE** *(angl. endocrine —).* Obésité due au dysfonctionnement de certaines glandes endocrines, comme l'obésité hypothyroïdienne ou hypogonadique. ◇ **ENDOGÈNE** *(angl. endogenous —).* Obésité causée par des altérations du métabolisme ou des troubles endocriniens. ◇ **EXOGÈNE** *(angl. exogenous —).* Obésité due à une alimentation excessive. ◇ **GYNOÏDE** *(angl. gynoïd —).* Obésité prédominant sur la partie inférieure du corps. ◇ **PARADOXALE** *(angl. hypoplastic —).* Obésité de type gynoïde à recrudescence prémenstruelle, avec rétention d'eau et de sel. SYN. ***HYDROLIPOPEXIE, OBÉSITÉ SPONGIEUSE.***

OBEX *s. m. (NA. obex). (angl. obex).* Lame fine, triangulaire, de substance nerveuse, située à l'angle inférieur du toit du quatrième ventricule.

OBJECTIF *s. m. (angl. lens).* Lentille ou système de lentilles qui, dans un microscope, est situé du côté de l'objet à examiner. ◇ **À IMMERSION** *(angl. immersion —).* Objectif de microscope dont la lentille frontale est plongée dans une goutte de liquide qui l'unit à la préparation à examiner, afin d'éviter la perte de rayons lumineux. ◇ **ACHROMATIQUE** *(angl. achromatic —).* Objectif de microscope qui corrige les aberrations chromatiques pour les longueurs d'onde correspondant au maximum de sensibilité de l'œil. ◇ **APOCHROMATIQUE** *(angl. apochromatic —).* Objectif de microscope qui corrige les aberrations chromatiques pour tout le spectre visible et les aberrations de sphéricité. ◇ **SEMI-APOCHROMATIQUE** *(angl. semiapochromatic —).* Objectif de microscope qui corrige les aberrations chromatiques du rouge au bleu.

OBJET *s. m. (angl. object).* **1.** En psychologie, ce qui sert de matériau ou de sujet à l'exercice des facultés mentales. **2.** En psychanalyse, ce qui mène un individu à rechercher ou à atteindre un certain degré de satisfaction. **3.** En psychanalyse, dans un sens plus large, ce qui est pour l'individu une cause d'attirance ou de rejet. ◇ **BON OU MAUVAIS** Concept développé par Mélanie Klein, désignant les premiers objets de la pulsion, partiels ou totaux. ◇ **PARTIEL** En psychanalyse, objet visé par les pulsions partielles, qui est principalement une partie du corps, réelle ou fantasmée. ◇ **(RELATION D')** ☞ ***RELATION.*** ◇ **TRANSITIONNEL** *(angl. transitional —).* Terme par lequel D. Winnicot désigne certains objets réels avec lesquels le petit enfant établit une relation, en particulier au moment de s'endormir.

OBJET-TEST *s. m. (angl. test-object).* SYN. ***OPTOTYPE.***

OBLIGATOIRE *adj. (angl. obligate).* Se dit des parasites qui ne peuvent vivre qu'aux dépens d'un autre être vivant.

OBLIQUE *adj. (angl. oblique).* Qui est incliné par rapport à une ligne, à un plan horizontal, vertical. ◇ **(MUSCLE)** *(angl. — muscle).* Définit un muscle dont les insertions ne sont pas situées dans le même plan horizontal ou vertical.

OBLIQUITÉ *s. f. (angl. obliquity).* Inclinaison d'une ligne, d'une surface sur une autre. ◇ **UTÉRINE** *(angl. — of uterus).* Inclinaison latérale de l'utérus gravide.

OBLITÉRATION *s. f. (angl. obliteration).* Disparition, effacement, d'une cavité ou d'un conduit, dû à son comblement par une matière solide (obturation), ou au rapprochement et à la fusion de ses parois (occlusion).

OBNUBILATION *s. f. (angl. obnubilation).* Trouble de la vigilance caractérisé par un obscurcissement et un ralentissement de la pensée.

OBRINSKY (SYNDROME D') *(angl. Obrinsky's syndrome).* Syndrome de déficience musculaire abdominale (absence partielle ou complète des muscles transverse et oblique ; muscles droits présents) associée à des malformations génito-urinaires.

OBSERVANCE *s. f. (angl. compliance).* Respect par le malade d'une prescription ou d'un régime.

OBSESSION *s. f. (angl. obsession).* Idée, affect, image ou désir qui apparaissent de façon réitérée et persistante et que le sujet ne peut éloigner volontairement de sa conscience. Elle possède un caractère compulsif et entraîne un état douloureux et angoissant.

OBSIDIONAL *adj. (angl. obsidional).* Troubles psychiques touchant une population assiégée ou soumise à des bombardements.

OBSTÉTRICAL *adj. (angl. obstetrical).* Qui se rapporte à l'obstétrique.

OBSTÉTRIQUE *s. f. (angl. obstetrics).* Branche de la médecine qui traite de la grossesse, de l'accouchement et du post-partum.

OBSTIPUM *adj.* ☞ ***ABDOMEN OBSTIPUM, CAPUT OBSTIPUM (OU DISTORTUM).***

OBSTRUCTIF *adj. (angl. obstructive).* Qui provoque une obstruction.

OBSTRUCTION *s. f. (angl. obstruction).* Gêne ou entrave au libre accès à une cavité ou à la circulation normale à travers un canal, sans qu'il y ait nécessairement oblitération. Elle peut être due à un obstacle placé devant une cavité, ou à une pression exercée sur un canal, par exemple par une tumeur.

OBTURATEUR *adj. (angl. obturator).* **1.** Qui sert à boucher une ouverture. **2.** *s. m.* Plaque ou dispositif destiné à empêcher l'accès à travers une ouverture (par exemple obturateur d'un appareil à rayons X).

OBTURATION *s. f. (angl. obliteration).* Action de remplir une cavité ou un conduit avec une matière solide ; le résultat de cette opération. ☞ ***OBLITÉRATION.***

OBTUSION *s. f. (angl. obtusion).* Difficulté de compréhension.

OCCIPITAL *(angl. occipital).* **1.** *adj.* Qui se rapporte ou qui appartient à l'occiput. **2.** *s. m.* Os occipital. ☞ ***ATLAS ANATOMIQUE DES OS EN ANNEXE.***

OCCIPITALISATION DE L'ATLAS *(angl. occipitalization of atlas).* Malformation caractérisée par la fusion plus ou moins complète de l'atlas et de l'occipital.

OCCIPITO-ATLOÏDIEN *adj. (angl. occipito-atloid).* Qui se rapporte à l'occipital et à l'atlas.

OCCIPITOBASILAIRE *adj. (angl. occipitobasilar).* Qui se rapporte à l'occiput et à la base du crâne.

OCCIPITOBREGMATIQUE *adj. (angl. occipitobregmatic).* Qui se rapporte à l'occiput et au bregma.

OCCIPITOCERVICAL *adj. (angl. occipitocervical).* Qui se rapporte à l'occiput et au cou.

OCCIPITOFRONTAL *adj. (angl. occipitofrontal).* Qui se rapporte à l'occipital et au frontal. SYN. ***FRONTO-OCCIPITAL.***

OCCIPITOMASTOÏDIEN *adj. (angl. occipitomastoid).* Qui se rapporte à l'occipital et au processus mastoïde du temporal.

OCCIPITOMENTONNIER *adj. (angl. occipitomental).* Qui se rapporte à l'occiput et au menton.

OCCIPITOPARIÉTAL *adj. (angl. occipitoparietal).* Qui se rapporte à l'occipital et au pariétal, ou aux lobes cérébraux occipital et pariétal. SYN. ***PARIÉTO-OCCIPITAL.***

OCCIPITOTEMPORAL *adj. (angl. occipitotemporal).* Qui se rapporte aux os occipital et temporal.

OCCIPUT *s. m. (angl. occiput).* Partie postérieure et inférieure de la tête.

OCCLUSAL *adj. (angl. occlusal).* Qui se rapporte à l'occlusion dentaire. EX. *face occlusale d'une dent.*

OCCLUSIF *adj. (angl. occlusive).* Qui se rapporte à l'occlusion, qui la réalise.

OCCLUSION *s. f.* **1.** *(angl. occlusion).* Rapprochement des bords d'un conduit, d'un orifice ou d'une fente naturels, déterminant leur fermeture qui peut être physiologique et passagère (EX. *occlusion des paupières*) ou pathologique, irréversible lorsqu'il y a fusion des parois. **2.** *(angl. dental occlusion).* Situation de contact entre les dents supérieures et inférieures, lorsque les deux mâchoires sont rapprochées. ◇ **CORONARIENNE** *(angl. coronary occlusion).* Thrombose d'une artère coronaire. ◇ **INTESTINALE** *(angl. intestinal obstruction).* Arrêt plus ou moins complet, soudain ou progressif, du transit intestinal. Il peut être d'origine mécanique (obstruction par une tumeur ou un corps étranger) ou d'origine fonctionnelle (spasme ou paralysie). SYN. ***ILÉUS.***

OCHROMÈTRE *s. m. (angl. ochrometer).* Appareil servant à mesurer la pression sanguine capillaire, en enregistrant la pression nécessaire pour entraîner la décoloration d'un doigt.

OCHROMYIA ANTHROPOPHAGA ☞ ***CORDYLOBIA ANTHROPOPHAGA.***

OCHRONOSE *s. f. (angl. ochronosis).* Affection congénitale rare du métabolisme des acides aminés, caractérisée par la coloration, qui varie du gris au noir, des cartilages, des tendons, des sclérotiques et de certaines zones cutanées. Elle s'accompagne d'alcaptonurie. ☞ ***ALCAPTONURIE.*** ◇ **EXOGÈNE** *(angl. exogenous —).* Ochronose due à une intoxication chronique par le phénol.

OCRE *s. f. (angl. ochre).* Mutation créant un codon non-sens UAA dans une séquence codante d'un gène.

OCTANE (FIÈVRE) *(angl. octan fever).* Fièvre dont les accès surviennent tous les huit jours.

OCTOPUS *s. m. (angl. octopus).* Appareil entièrement automatisé d'exploration du champ visuel.

OCTRÉOTIDE *s. m. (angl. octreotide).* Analogue synthétique de la somatostatine utilisé dans le traitement de l'acromégalie et de certains cancers digestifs.

OCUL-, OCULO- *(angl. ocul-, oculo-).* Préfixes d'origine latine indiquant une relation avec l'œil. ☞ ***OPHTALM-, OPHTALMO-.***

OCULAIRE 1. *adj. (angl. ocular).* Qui se rapporte à l'œil, plus particulièrement du point de vue anatomique. 2. *s. m. (angl. eyepiece).* Lentille ou système de lentilles qui, dans un microscope, est situé à proximité de l'œil et qui agrandit l'image donnée par l'objectif. ⊂ **COMPENSATEUR** *(angl. compensating eyepiece).* Oculaire qui compense l'inégalité de grossissement, pour les diverses couleurs, de l'objectif.

OCULARISTE *s. m. (angl. ocularist).* Spécialiste dans la fabrication des prothèses oculaires.

OCULISTE *s. m. (angl. ophthalmologist).* ☞ ***OPHTALMOLOGISTE.***

OCULOCARDIAQUE (RÉFLEXE) *adj. (angl. oculocardiac reflex).* ☞ ***ASCHNER (RÉFLEXE OU PHÉNOMÈNE D').***

OCULOCÉPHALOGYRE *adj. (angl. oculocephalogyric).* Qui se rapporte aux mouvements de la tête liés à la fonction visuelle.

OCULOFACIAL *adj. (angl. oculofacial).* Qui se rapporte à l'œil et à la face.

OCULOGYRE *adj. (angl. oculogyric).* Qui commande les mouvements conjugués des globes oculaires, et plus spécialement leur rotation.

OCULOMÉTROSCOPE *s. m. (angl. oculometroscope).* Appareil servant pour la rétinoscopie, dans lequel les lentilles d'essai sont montées sur un dispositif rotatif permettant de les amener automatiquement devant l'œil examiné.

OCULOMOTEUR *adj. (angl. oculomotor).* 1. Qui se rapporte aux mouvements des globes oculaires. 2. Qui détermine ces mouvements.

OCULOMYCOSE *s. f. (angl. oculomycosis).* Mycose oculaire.

OCULONASAL *adj. (angl. oculonasal).* Qui se rapporte à l'œil et au nez.

OCULOPALPÉBRAL *adj. (angl. oculopalpebral).* Qui se rapporte à l'œil et à la paupière.

OCULO-URÉTROSYNOVIAL (SYNDROME) ☞ ***FIESSINGER-LEROY-REITER (SYNDROME DE).***

OCYTOCINE *s. f.* ☞ ***OXYTOCINE.***

OCYTOCIQUE *adj. (angl. oxytocic).* Qui favorise l'accouchement. S'emploie aussi comme substantif. SYN. ***OXYTOCIQUE.***

OD Abréviation du latin *Oculus Dexter*, œil droit.

ODDI (SPHINCTER D') *(angl. Oddi's sphincter).* Sphincter entourant le conduit commun cholédocopancréatique.

ODDITE *s. f.* Inflammation du sphincter d'Oddi.

ODONT-, ODONTO- *(angl. odont-, odonto-).* Préfixes d'origine grecque indiquant une relation avec les dents.

ODONTALGIE *s. f. (angl. odontalgia, toothache).* Douleur siégeant au niveau d'un organe dentaire (dent et ses éléments de soutien).

ODONTITE *s. f. (angl. odontitis).* Inflammation dentaire, en particulier de la pulpe.

ODONTOBLASTE *s. m. (angl. odontoblast).* Cellule de tissu conjonctif présidant à la formation de la dentine. Disposée à la périphérie de la pulpe, elle se prolonge à l'intérieur de l'ivoire dentaire.

ODONTOCIE *s. f. (angl. odontocia).* Ramollissement des tissus dentaires (décalcification).

ODONTOCLASTE *s. m. (angl. odontoclast).* Cellule géante, multinucléée, qui contribue à la résorption des tissus radiculaires des dents temporaires.

ODONTOGÈNE *adj. (angl. odontogenous).* Qui provient d'une dent ou des tissus qui l'entourent.

ODONTOGENÈSE *s. f.* ☞ ***ODONTOGÉNIE.***

ODONTOGÉNIE *s. f. (angl. odontogenesis).* Formation et développement des dents. SYN. ***ODONTOGENÈSE.***

ODONTOGRAMME *s. m. (angl. odontogram).* Schéma des dentures que le dentiste utilise pour y indiquer les lésions trouvées et le traitement effectué.

ODONTOÏDE *adj. (angl. odontoid).* En forme de dent. SYN. ***DENTIFORME.***

ODONTOÏDIEN *adj. (angl. odontoid).* Qui se rapporte au processus odontoïde.

ODONTOLITHE *s. m. (angl. odontolith).* Nodule dur se développant au sein du tissu pulpaire. SYN. ***PULPOLITHE.***

ODONTOLOGIE *s. f. (angl. odontology).* Étude des dents et de leurs maladies et, par extension, traitement de ces maladies.

ODONTOLOGISTE *s. m. (angl. odontologist).* ☞ ***DENTISTE.***

ODONTOME *s. m. (angl. odontoma).* Tumeur bénigne constituée par les tissus dentaires adultes. SYN. ***DENTOME.*** ⊂ **AMÉLOBLASTIQUE** *(angl. ameloblastic —).* Améloblastome associé à une formation dentaire plus ou moins différenciée ou renfermant des tissus dentaires. ⊂ **ODONTOPLASTIQUE** *(angl. embryoplastic —).* Odontome se formant pendant le développement de la dent.

ODONTOPATHIE *s. f. (angl. odontopathy).* Terme générique désignant toute affection dentaire.

ODONTOPHOBIE *s. f. (angl. odontophobia).* Crainte morbide de tout acte dentaire.

ODONTORRAGIE *s. f. (angl. odontorrhagia).* Hémorragie consécutive à l'extraction d'une dent.

ODONTOSCOPE *s. m. (angl. odontoscope).* Miroir permettant l'examen des dents.

ODONTOSTOMATOLOGIE *s. f.* ☞ ***DENTISTERIE.***

ODONTOTECHNIE *s. f. (angl. odontotechny).* Partie de la médecine dentaire consacrée à la technique des soins dentaires.

ODORAT *s. m. (angl. sense of smell).* Sens par lequel on perçoit les odeurs. ☞ ***OLFACTION.***

ODORIFÉRANT *adj. (angl. odoriferous).* Qui dégage une odeur agréable.

ODYNOPHAGIE *s. f. (angl. odynophagia).* Difficulté de la déglutition s'accompagnant de douleurs.

ŒDÉMATEUX *adj. (angl. edematous).* Qui est caractérisé par des œdèmes.

ŒDÉMATIÉ *adj. (angl. edematized).* Qui est le siège d'un œdème.

ŒDÈME *s. m. (angl. edema).* Infiltration de sérosité dans les tissus, en particulier dans les tissus sous-cutané et sous-muqueux. Elle peut être due à diverses causes : diminution de la pression osmotique du plasma par réduction de la protéinémie, augmentation de la pression hydrostatique dans les capillaires, augmentation de la perméabilité des parois capillaires ou obstruction des voies lymphatiques. ◇ **ANGIONEUROTIQUE HÉRÉDITAIRE** *(angl. hereditary angioneurotonic —).* Maladie génétique autosomique dominante rare, dont un tiers des cas est lié à des néomutations. Elle est due à un déficit le plus souvent quantitatif en inhibiteur de la fraction C1 du complément (C1 inh). Elle se manifeste par des épisodes d'œdèmes sous-cutanés et/ou sous-muqueux, circonscrits, blancs, non prurigineux, durant 48 à 72 heures et récidivants. Ils peuvent toucher le tube digestif et causer un syndrome pseudo-occlusif. L'atteinte laryngée peut être fatale. La concentration du C4 est basse en crise. ◇ **CARDIAQUE** *(angl. cardiac —).* Œdème qui apparaît dans l'insuffisance cardiaque par augmentation de la pression veineuse et capillaire pulmonaire. ◇ **CÉRÉBRAL** *(angl. cerebral —).* Augmentation des liquides intercellulaires et intracellulaires du cerveau due à des causes diverses, traumatiques, tumorales, etc. entraînant une hypertension intracrânienne. ◇ **CYCLIQUE IDIOPATHIQUE** ☞ ***MACH (SYNDROME DE).*** ◇ **DE CALABAR** ☞ ***CALABAR (ŒDÈME DE).*** ◇ **DE FAMINE** *(angl. nutritional —).* Œdème plus ou moins étendu, qui complique une sous-alimentation grave portant surtout sur les protéines. Il est accompagné d'un amaigrissement, d'une asthénie, d'une bradycardie et d'une polyurie. SYN. ***ŒDÈME DE DÉNUTRITION, ŒDÈME DE GUERRE.*** ◇ **EN PÈLERINE** Œdème localisé aux membres supérieurs et à la région cervicale, caractéristique des compressions de la veine cave supérieure. ◇ **INFLAMMATOIRE** *(angl. inflammatory —).* Œdème dû à un processus inflammatoire. ◇ **LYMPHATIQUE** *(angl. lymphatic —).* Œdème lié à une obstruction des vaisseaux lymphatiques. ◇ **MALIN** *(angl. malignant —).* Forme rare de charbon, localisée surtout aux paupières ou aux lèvres, caractérisée par le développement rapide d'un œdème avec formation de phlyctènes. ◇ **PAPILLAIRE** *(angl. papillar —).* Œdème localisé à la papille optique, débordant parfois sur la rétine. ◇ **PULMONAIRE AIGU** *(angl. acute pulmonary —).* Infiltration du tissu pulmonaire par la sérosité du plasma sanguin. On distingue l'œdème pulmonaire aigu cardiogénique, secondaire à la défaillance du cœur gauche qui entraîne une élévation de la pression capillaire pulmonaire, et l'œdème pulmonaire aigu lésionnel, provoqué par une altération de la membrane alvéolocapillaire. ◇ **RÉNAL** *(angl. renal —).* Œdème observé au cours du syndrome néphrotique, lié à une albuminurie massive, ou œdème de la glomérulo-néphrite.

ŒDIPE (COMPLEXE D') *(angl. Oedipus' complex).* Ensemble des phénomènes fondamentaux au cours du développement de la sexualité infantile selon Freud, dans lequel s'établit une relation, amoureuse au parent de sexe opposé, et hostile au parent de même sexe (Œdipe positif ou hétérosexuel). Le contraire est dénommé Œdipe négatif ou homosexuel. Les deux formes coexistent à différents degrés dans l'Œdipe dit complet. Les différentes modalités d'organisation et de résolution du complexe d'Œdipe déterminent fortement la structure de la personnalité du sujet. En psychanalyse, il représente un axe théorique primordial pour la compréhension des phénomènes psychopathologiques.

ŒDIPISME *s. m. (angl. oedipism).* Autoénucléation.

ŒIL *s. m. (NA. oculus). (angl. eye).* Organe de la vision, composé du globe oculaire et de ses annexes. Il est contenu dans l'orbite et relié au cerveau par le nerf optique. ☞ ***GLOBE OCULAIRE.*** ◇ **ARTIFICIEL** *(angl. artificial —).* Prothèse en verre, en matière plastique ou autre substance, imitant parfaitement la partie visible de l'œil et s'adaptant dans l'orbite, placée dans un but esthétique. ◇ **DE CHAT AMAUROTIQUE** *(angl. amaurotic cat — syndrome).* Aspect particulier de l'œil dû à un reflet blanc jaunâtre chatoyant de la pupille, observé en particulier dans le gliome de la rétine. ◇ **DE CHAT (SYNDROME DE L')** *(angl. cat's — syndrome).* ☞ ***DYSCORIE.*** ◇ **DE LIÈVRE** *(angl. lagophtalmos).* ☞ ***LAGOPHTALMIE.*** ◇ **DE PERDRIX** *(angl. interdigital corn).* Cor douloureux situé sur les deux faces latérales opposées d'un espace interdigital, dû à la compression des deux orteils. ◇ **RÉDUIT** *(angl. reduced —).* Système optique représentant les différents éléments de l'œil. ◇ **SEC** ☞ ***GOUGEROT-SJÖGREN (SYNDROME DE).*** ◇ **SYMPATHISANT** *(angl. sympathizing —).* Dans l'ophtalmie sympathique, œil primitivement lésé. ◇ **SYMPATHISÉ** *(angl. secondary, sympathizing —).* Dans l'ophtalmie sympathique, œil secondairement atteint.

ŒNOLATURE *s. f.* Médicament liquide dont l'excipient est du vin.

ŒNOLISME *s. m. (angl. alcoholism).* Alcoolisme dû essentiellement à l'abus du vin.

ŒNOMANIE *s. f. (angl. enomania).* Inclination irrésistible pour les boissons alcooliques.

ŒSOCARDIOGRAMME *s. m. (angl. esocardiogram).* Électrocardiogramme enregistré par une sonde œsophagienne (surtout de l'activité de l'atrium gauche).

ŒSOFIBROSCOPIE *s. f. (angl. fiberscope esophagoscopy).* Examen de l'œsophage par un fibroscope.

ŒSOPHAGE *s. m. (NA. osophagus). (angl. esophagus).* Conduit musculomembraneux, de 24 à 28 cm de long, qui s'étend depuis le pharynx jusqu'à l'estomac.

ŒSOPHAGECTOMIE *s. f. (angl. esophagectomy).* Résection d'une partie plus ou moins étendue de l'œsophage.

ŒSOPHAGISME *s. m. (angl. esophagism).* Contracture spasmodique des muscles de l'œsophage.

ŒSOPHAGITE *s. f. (angl. esophagitis).* Inflammation de l'œsophage. ◇ **CORROSIVE AIGUË** *(angl. acute corrosive —).* Œsophagite provoquée par l'ingestion de substances chimiques corrosives (soude caustique, acides, eau de Javel, etc.). ◇ **PHLEGMONEUSE** *(angl. phlegmonous —).* Œsophagite aiguë avec infiltration purulente de la sous-muqueuse, tendant à s'étendre aux tissus voisins et à envahir le médiastin.

ŒSOPHAGOCARDIOMYOTOMIE *s. f. (angl. esophagocardiomyotomy).* ☞ ***HELLER (OPÉRATION DE).***

ŒSOPHAGODUODÉNOSTOMIE *s. f. (angl. esophagoduodenostomy).* Création d'une anastomose entre l'œsophage et le duodénum. SYN. ***ANASTOMOSE ŒSOPHAGODUODÉNALE.***

ŒSOPHAGOENTÉROSTOMIE *s. f. (angl. esophagoenterostomy).* Création d'une anastomose entre l'œsophage et l'intestin grêle. SYN. ***ANASTOMOSE ŒSOPHAGO-ILÉALE.***

ŒSOPHAGOGASTROSTOMIE *s. f. (angl. esophagogastrostomy).* Création d'une anastomose entre l'œsophage et l'estomac par l'intermédiaire d'une anse interposée. SYN. ***ANASTOMOSE ŒSOPHAGOGASTRIQUE.***

ŒSOPHAGOJÉJUNOGASTROSTOMIE *s. f. (angl. esophagojejunogastrostomy).* Opération qui consiste à remplacer une partie de l'œsophage par un fragment de jéjunum anastomosé, en haut avec la partie indemne de l'œsophage, et en bas avec l'estomac. SYN. ***INTERPOSITION JÉJUNALE.***

ŒSOPHAGOMALACIE *s. f. (angl. esophagomalacia).* Ramollissement des parois de l'œsophage.

ŒSOPHAGOPLASTIE *s. f. (angl. esophagoplasty).* Chirurgie plastique de l'œsophage.

ŒSOPHAGORRAGIE *s. f. (angl. esophageal hemorrhage).* Hémorragie au niveau de la muqueuse œsophagienne.

ŒSOPHAGORRAPHIE *s. f. (angl. esophagorrhaphy).* Suture de l'œsophage.

ŒSOPHAGOSCOPIE *s. f. (angl. esophagoscopy).* Examen visuel de l'œsophage après introduction d'un œsofibroscope.

ŒSOPHAGOSTOMIE *s. f. (angl. esophagostomy).* Abouchement chirurgical de l'œsophage à la peau.

ŒSOPHAGOTOMIE *s. f. (angl. esophagotomy).* Incision de la paroi de l'œsophage. ◇ **EXTERNE** *(angl. external —).* Incision des parois de l'œsophage pratiquée de l'extérieur vers l'intérieur. ◇ **INTERNE** *(angl. internal —).* Section d'une sténose œsophagienne, pratiquée de l'intérieur de l'œsophage à l'aide d'un œsophagotome.

ŒSTRADIOL *s. m.* ☞ ***ESTRADIOL.***

ŒSTRIOL *s. m.* ☞ ***ESTRIOL.***

ŒSTROGÈNE *s. m.* ☞ ***ESTROGÈNE.***

ŒSTROGÉNOTHÉRAPIE *s. f.* ☞ ***ESTROGÉNOTHÉRAPIE.***

ŒSTRONE *s. f.* ☞ ***ESTRONE.***

ŒSTROPROGESTATIF ☞ ***ESTROPROGESTATIF.***

ŒSTRUS *s. m. (angl. estrus).* Ensemble des phénomènes physiologiques qui accompagnent l'ovulation chez les femelles de mammifères.

ŒUF *s. m. (angl. ovum, egg).* **1.** Ovule. **2.** Cellule résultant de la fécondation d'un ovule par un spermatozoïde. **3.** Ensemble du produit de la conception : embryon ou fœtus et leurs annexes.

OESOPHAGOSTOMUM Genre de vers nématodes du sous-ordre des *Strongyloïdés*, parasites de l'intestin de certains animaux, tels que le mouton, le porc, etc., et parfois de l'homme.

OESTRIDÉS *(angl. Oestridae).* Famille d'insectes diptères, dont les larves infestent parfois l'homme.

OFFICINAL *adj. (angl. officinal).* Se dit d'un médicament préparé par avance selon les règles de la pharmacopée, et conservé dans l'officine (par opposition au médicament magistral préparé selon la formule établie par le médecin qui le prescrit).

OFFICINE *s. f. (angl. pharmacy).* Local où le pharmacien entrepose et/ou prépare les médicaments.

OGILVIE (SYNDROME D') *(angl. Ogilvie's syndrome).* Syndrome de pseudo-occlusion du côlon, sans obstacle mécanique, en rapport avec une atteinte des nerfs végétatifs.

OGINO-KNAUS (MÉTHODE D') *(angl. Ogino-Knaus method).* Méthode employée comme moyen de contraception. Elle se base sur le fait que l'ovulation se produit vers le 14e jour du cycle, que l'ovule peut être fécondé pendant 24 à 36 heures et que les spermatozoïdes sont fécondants pendant 40 à 72 heures. Cette méthode n'est pas d'une grande fiabilité et comporte de nombreux échecs, en raison de la grande variabilité des conditions de l'ovulation et de la fécondation.

OGSTON (OPÉRATIONS D') *(angl. Ogston's operations).* **1.** Condylotomie interne pour la correction d'un *genu valgum.* **2.** Résection d'un fragment osseux cunéiforme du tarse en cas de pied plat, pour rétablir la voûte plantaire.

OGUCHI (MALADIE D') *(angl. Oguchi's disease).* Dépigmentation de la rétine s'accompagnant d'héméralopie. Affection héréditaire à transmission autosomique récessive.

OHARA (MALADIE D') *(angl. Ohara's disease).* ☞ ***TULARÉMIE.***

OIGNON *s. m. (angl. bunion).* Terme populaire désignant une tuméfaction de la bourse séreuse de l'articulation métatarso-phalangienne du gros orteil, avec épaississement de la peau et déviation de l'orteil en *valgus.*

OL Abréviation du latin *Oculus Laevus*, œil gauche.

OLÉ-, OLÉO- *(angl. ole-, oleo-).* Préfixes d'origine latine indiquant une relation avec l'huile.

OLÉAGINEUX *adj. (angl. oleaginous).* Qui contient de l'huile ou qui lui ressemble.

OLÉANDOMYCINE *s. f. (angl. oleandomycin).* Antibiotique macrolide bactériostatique isolé à partir de cultures de *Streptomyces antibioticus.* Sa structure et son spectre d'action sont proches de ceux de l'érythromycine.

OLÉATE *s. m. (angl. oleate).* Sel ou ester de l'acide oléique.

OLÉCRÂNE *s. m. (NA. olecranon). (angl. olecranon).* Processus postérieur et vertical de l'extrémité supérieure de l'ulna, qui, avec le processus coronoïde, forme l'incisure trochléaire articulée avec la trochlée humérale.

OLDFIELD (MALADIE D') *(angl. Oldfield's syndrome).* Maladie héréditaire dominante se manifestant par des adénomes coliques et des kystes sébacés.

OLÉINE *s. f. (angl. olein).* Ester trioléique du glycérol ; liquide huileux, incolore, insoluble dans l'eau, que l'on trouve dans diverses huiles et graisses.

OLÉIQUE (ACIDE) *(angl. oleic acid).* Liquide incolore, acide gras non saturé, constituant l'élément principal de la plupart des huiles et graisses naturelles ; insoluble dans l'eau, il est soluble dans l'alcool et l'éther.

OLÉOME *s. m. (angl. oil granuloma).* Granulome sous-cutané à corps étranger, constitué par une substance huileuse introduite lors d'une injection intramusculaire. SYN. ***HUILOME.***

OLÉORÉSINE *s. f. (angl. oleoresin).* Combinaison naturelle d'une résine et d'une essence, exsudée par divers végétaux. EX. *baume du Pérou, térébenthine, etc.*

OLÉOVITAMINE *s. f. (angl. oleovitamin).* Solution d'une vitamine dans l'huile, notamment la solution de vitamine A et D.

OLFACTIF *adj. (angl. olfactory).* Qui se rapporte à l'odorat. ⌔ **(NERF)** *(angl. — nerve).* ☞ ***ATLAS ANATOMIQUE DES NERFS EN ANNEXE.***

OLFACTION *s. f. (angl. olfaction).* Sens de l'odorat.

OLFACTOMÈTRE *s. m. (angl. olfactometer).* Appareil permettant d'apprécier quantitativement l'olfaction.

OLFACTOMÉTRIE *s. f. (angl. olfactometry).* Mesure de l'olfaction. Elle peut être qualitative ou quantitative.

OLIGO- *(angl. oligo-).* Préfixe d'origine grecque signifiant peu nombreux.

OLIGOAMNIOS *s. m. (angl. oligohydramnios).* Présence de moins de 200 mL de liquide amniotique dans la cavité amniotique intacte pendant les derniers mois de la grossesse. SYN. ***OLIGOHYDRAMNIOS.***

OLIGOANURIE *s. f. (angl. oligoanuria).* Réduction considérable de la diurèse confinant à l'anurie.

OLIGOARTHRITE *s. f. (angl. oligoarthritis).* Arthrite touchant un nombre réduit d'articulations.

OLIGOASTHÉNOSPERMIE *s. f. (angl. oligoasthenospermia).* Diminution du nombre des spermatozoïdes dans le sperme (moins de 20 millions par mL), avec diminution de leur motilité.

OLIGOCYTHÉMIE *s. f. (angl. oligocythemia).* Diminution du nombre des érythrocytes et des leucocytes dans le sang.

OLIGOCYTOSE *s. f.* ☞ ***OLIGOCYTHÉMIE.***

OLIGODACTYLIE *s. f. (angl. oligodactyly).* Absence congénitale d'un ou de plusieurs doigts ou orteils.

OLIGODENDROBLASTOME *s. m. (angl. oligodendroblastoma).* Tumeur constituée de cellules d'oligodendroglie jeunes. SYN. ***OLIGODENDROCYTOME, OLIGODENDROGLIOME.***

OLIGODENDROCYTE *s. m. (angl. oligodendrocyte).* Cellule d'oligodendroglie.

OLIGODENDROCYTOME *s. m. (angl. oligodendrocytoma).* ☞ ***OLIGODENDROGLIOME.***

OLIGODENDROGLIE *s. f. (angl. oligodendroglia).* Type de névroglie dont les cellules possèdent un noyau petit et arrondi et de rares prolongements peu ramifiés. L'oligodendroglie se rencontre aussi bien dans la substance blanche (où elle est à l'origine de la formation de la gaine de myéline) que dans la substance grise.

OLIGODENDROGLIOME *s. m. (angl. oligodendroglioma).* Tumeur gliale mal limitée et infiltrante parfois maligne de l'oligodendroglie. SYN. ***OLIGODENDROCYTOME.***

OLIGODIPSIE *s. f. (angl. oligodipsia).* Diminution anormale de la sensation de soif.

OLIGODYNAMIQUE *adj. (angl. oligodynamic).* Qui est actif en petites quantités ; qualifie plus particulièrement l'action de certains ions de métaux lourds sur les cellules.

OLIGOÉLÉMENT *s. m. (angl. trace element).* Élément chimique (métal ou non-métal) présent en très faible quantité dans l'organisme. La plupart des oligoéléments sont indispensables au fonctionnement de l'organisme (fluor, iode, brome, fer, cobalt, cuivre, etc.) et lui sont apportés par les aliments.

OLIGOGALACTIE *s. f. (angl. oligogalactia).* ☞ ***HYPOGALACTIE.***

OLIGOHYDRAMNIOS *s. m.* ☞ ***OLIGOAMNIOS.***

OLIGOMÉNORRHÉE *s. f. (angl. oligomenorrhea).* Règles anormalement peu abondantes, ou se produisant à intervalles anormalement longs.

OLIGOMÉTALLIQUE *adj. (angl. oligometallic).* Qui ne contient qu'une faible quantité de métaux.

OLIGOMORPHE *adj. (angl. oligomorphic).* Se dit d'un micro-organisme dont la forme subit peu de changements durant son évolution.

OLIGONUCLÉOTIDE *s. m. (angl. oligonucleotide).* Polymère composé de 2 à 20 nucléotides.

OLIGOPHRÉNIE *s. f. (angl. mental retardation, oligophrenia).* Arriération mentale. ◇ **PHÉNYLPYRUVIQUE** *(angl. phenylpyruvic mental retardation).* Anomalie héréditaire, de transmission autosomique récessive, du métabolisme de la phénylalanine, caractérisée par l'élimination d'acide phénylpyruvique dans l'urine et due à un déficit en phénylalanine-hydroxylase. Elle est marquée par une encéphalopathie grave, avec des anomalies neurologiques, un retard mental et des troubles pigmentaires de la peau. Son dépistage est systématique à la naissance par le test de Guthrie. ◇ **POLYDYSTROPHIQUE** *(angl. Sanfilippo's syndrome).* ☞ ***MUCOPOLYSACCHARIDOSE.***

OLIGOPNÉE *s. f. (angl. oligopnea).* Diminution de l'amplitude ventilatoire, entraînant habituellement une hypoventilation.

OLIGOSACCHARIDE *s. m. (angl. oligosaccharide).* Holoside ne comportant qu'un petit nombre d'oses.

OLIGOSACCHARIDOSE *s. f. (angl. oligosaccharidosis).* Affection héréditaire par déficit enzymatique avec présence d'oligosaccharides dans les urines, et au tableau clinique voisin de celui des mucopolysaccharidoses.

OLIGOSIDÉRÉMIE *s. f. (angl. oligosideremia).* Diminution du taux du fer dans le sang.

OLIGOSPERMIE *s. f. (angl. oligospermia).* **1.** Diminution anormale du nombre des spermatozoïdes dans le sperme. **2.** Insuffisance de sécrétion du sperme.

OLIGOTRICHIE *s. f. (angl. oligotrichia).* Développement insuffisant du système pileux. SYN. ***OLIGOTRICHOSE.***

OLIGOTROPHIE *s. f. (angl. oligotrophia).* Nutrition insuffisante.

OLIGURIE *s. f. (angl. oliguria).* Diminution de la quantité d'urine émise en 24 heures.

OLIVAIRE *adj. (angl. olivary).* **1.** Qui a la forme d'une olive. **2.** Qui se rapporte à l'olive bulbaire.

OLIVE *s. f. (angl. olive).* Pièce oblongue, généralement en caoutchouc, se montant à l'extrémité d'une canule ou sur le bec d'une seringue, pour pratiquer des lavages de l'urètre. ◇ **BULBAIRE** *(angl. olivary body).* Éminence arrondie à la partie supérieure des pyramides bulbaires correspondant à chacun des deux noyaux gris olivaires du bulbe, en connexion avec les voies vestibulaires et cérébelleuses. ◇ **CÉRÉBELLEUSE** *(angl. dentate nucleus).* ☞ ***NOYAU DENTELÉ.***

OLLIER ◇ **(GREFFON D')** ☞ ***OLLIER-THIERSCH (GREFFE D').*** ◇ **(MALADIE D')** *(angl. Ollier's disease).* Dyschondroplasie génétique consistant en un retard d'ossification, par îlots, au niveau des os longs, avec production d'incurvations osseuses et laxité articulaire. SYN. ***ENCHONDROMATOSE.*** ◇ **(RUGINE D')** *(angl. Ollier's raspatory).* Rugine munie d'une extrémité convexe et tranchante, utilisée pour dépérioster les bords osseux.

OLLIER-THIERSCH (GREFFE D') *(angl. Ollier-Thiersch graft).* Greffe cutanée pratiquée avec des bandelettes dermo-épidermiques plus profondes que les greffons épidermiques, mais moins profondes que les greffons de Davis.

OLMER (MALADIE D') *(angl. Olmer's disease).* ☞ ***FIÈVRE BOUTONNEUSE MÉDITERRANÉENNE.***

OLSHAUSEN (OPÉRATIONS D') *(angl. Olshausen's operations).* **1.** Cure d'une hernie ombilicale par réduction et suture de la peau sans incision du sac herniaire. **2.** Fixation et suture de l'utérus à la paroi abdominale en cas de rétroversion utérine.

OLSHEVSKY (TUBE D') *(angl. Olshevsky's tube).* Type de tube à rayons X pour l'utilisation exclusive de rayons très durs.

OLYMPIEN (FRONT) *(angl. olympian forehead).* Se dit d'un front proéminent.

OMACÉPHALE *s. m. (angl. omacephalus).* Monstre paracéphalien qui ne diffère du paracéphale que par l'absence de membres supérieurs. SYN. ***OMOCÉPHALE.***

OMALGIE *s. f. (angl. omalgia).* ☞ ***SCAPULALGIE.***

OMARTHRITE *s. f. (angl. omarthritis).* Inflammation de l'épaule.

OMARTHROSE *s. f. (angl. omarthritis).* Arthrose de l'épaule.

OMBILIC *s. m. (NA. umbilicus). (angl. navel, umbilicus).* Cicatrice qui se forme après la chute du cordon ombilical, située au milieu de la paroi abdominale. SYN. ***NOMBRIL.***

OMBILICAL *adj. (angl. umbilical).* Qui se rapporte ou qui appartient à l'ombilic.

OMBILICATION *s. f. (angl. umbilication).* Formation d'une dépression circulaire au centre d'une pustule, d'une vésicule ou d'une papule cutanée.

OMBILIQUÉ *adj. (angl. umbilicate).* Qui présente une dépression centrale ressemblant à celle de l'ombilic. EX. *pustule ombiliquée de la variole.*

OMBRÉDANNE ◇ **(OPÉRATION D')** *(angl. Ombrédanne's operation).* **1.** Cure radicale de l'hypospadias antérieur. **2.** Orchipexie par voie transscrotale. ◇ **(SYNDROME D')** *(angl. Ombrédanne's syndrome).* Ensemble de troubles observés parfois chez le nourrisson, après une intervention chirurgicale : pâleur, hyperthermie, polypnée, hypotension. Ces troubles peuvent entraîner la mort.

OMBRELLE *s. f. (angl. umbrella filter).* ☞ ***FILTRE INTRAVEINEUX CAVE (FILTRE PARAPLUIE).***

OMÉGA *(angl. omega).* Dernière lettre de l'alphabet grec : Ω (majuscule) et ω (minuscule). ◇ **MÉLANCOLIQUE** Plissement du front entre les sourcils, caractéristique du faciès figé en une expression tragique décrit dans la mélancolie.

OMENTAL *adj. (angl. omental).* Qui concerne l'omentum.

OMENTECTOMIE *s. f. (angl. omentectomy).* Résection partielle ou totale du grand omentum.

OMENTITE *s. f. (angl. omentitis).* Inflammation de l'omentum.

OMENTOFIXATION *s. f. (angl. omentofixation).* ☞ ***OMENTOPEXIE.***

OMENTOPEXIE *s. f. (angl. omentopexy).* Fixation chirurgicale de l'omentum à la paroi abdominale. SYN. ***OMENTOFIXATION, ÉPIPLOOPEXIE.***

OMENTOPLASTIE *s. f. (angl. omentoplasty).* Utilisation chirurgicale de l'omentum, ou d'une partie de celui-ci, pour couvrir une structure ou combler une cavité, que l'on fixe dans une position atypique. SYN. ***ÉPIPLOOPLASTIE.***

OMENTORRAPHIE *s. f. (angl. omentorrhaphy).* Suture de l'omentum. SYN. ***ÉPIPLOORRAPHIE.***

OMENTOSCHÉOCÈLE *s. f. (angl. omentoscheocele).* Hernie scrotale contenant une portion de l'omentum.

OMENTOSPLÉNOPEXIE *s. f. (angl. omentosplenopexy).* Omentopexie et splénopexie associées.

OMENTOTOMIE *s. f. (angl. omentotomy).* Incision de la partie haute de la lame antérieure du grand omentum, pour obtenir un accès à la bourse omentale. SYN. ***DÉCOLLEMENT GASTRO-ÉPIPLOÏQUE.***

OMENTUM *s. m. (NA. omentum). (angl. omentum).* Repli du péritoine qui unit les viscères entre eux et contenant des vaisseaux. SYN. ***ÉPIPLOON.*** ◇ **(GRAND)** *(NA. — majus). (angl. gastrocolic —).* Omentum situé entre la grande courbure de l'estomac et le côlon transverse, et qui recouvre plus ou moins les anses de l'intestin grêle. ◇ **PANCRÉATICOSPLÉNIQUE** *(angl. pancreaticosplenic —).* Repli péritonéal qui unit la queue du pancréas à la rate. ◇ **(PETIT)** *(NA. — minus). (angl. lesser —).* Repli péritonéal qui va du côté droit du cardia jusqu'au hile du foie et au sillon du canal veineux.

OMNIPRATICIEN *s. m. (angl. general practitioner).* ☞ ***MÉDECIN GÉNÉRALISTE.***

OMNIVORE *adj. (angl. omnivorous).* Qui se nourrit indifféremment d'aliments animaux ou végétaux. S'utilise aussi comme substantif.

OMO- *(angl. omo-).* Préfixe d'origine grecque indiquant une relation avec l'épaule.

OMOCLAVICULAIRE *adj.* ☞ ***SCAPULOCLAVICULAIRE.***

OMODYNIE *s. f.* ☞ ***SCAPULALGIE.***

OMOHYOÏDIEN (MUSCLE) *(angl. omohyoid muscle).* Muscle latéral du cou. ☞ ***ATLAS ANATOMIQUE DES MUSCLES EN ANNEXE.***

OMOPHAGIE *s. f. (angl. omophagia).* Action de manger de la viande crue.

OMOPLATE *s. f. (angl. scapula).* ☞ ***SCAPULA.***

OMOSTERNAL *adj.* ☞ ***SCAPULOSTERNAL.***

OMPHAL-, OMPHALO- *(angl. omphal-, omphalo-).* Préfixes d'origine grecque indiquant une relation avec l'ombilic.

OMPHALECTOMIE *s. f. (angl. omphalectomy).* Résection de l'ombilic.

OMPHALITE *s. f. (angl. omphalitis).* Inflammation de l'ombilic.

OMPHALOCÈLE *s. f. (angl. omphalocele).* ☞ ***HERNIE OMBILICALE.***

OMPHALODIDYME *s. m. (angl. omphalodidymus).* ☞ ***OMPHALOPAGE.***

OMPHALOME *s. m. (angl. omphaloma).* Tumeur de l'ombilic.

OMPHALOMÉSENTÉRIQUE *adj. (angl. omphalomesenteric).* Qui se rapporte à l'ombilic et au mésentère.

OMPHALOPAGE *s. m. (angl. omphalopagus).* Monstre double dont les deux composants sont unis par l'ombilic. SYN. ***MONOMPHALIEN, OMPHALODIDYME.***

OMPHALOPHLÉBITE *s. f. (angl. omphalophlebitis).* Inflammation de la veine ombilicale.

OMPHALORRAGIE *s. f. (angl. omphalorrhagia).* Hémorragie ombilicale.

OMPHALORRHÉE *s. f. (angl. omphalorrhea).* Écoulement de la lymphe par l'ombilic.

OMPHALORRHEXIS *s. f. (angl. omphalorrhexis).* Rupture de l'ombilic ou du cordon ombilical.

OMPHALOSITE *s. m. (angl. omphalosite).* Monstre unitaire au développement très imparfait, qui est toujours dépourvu de cœur et souvent d'autres organes ou parties du corps. Il se nourrit grâce aux anastomoses qui s'établissent entre son appareil circulatoire et celui d'un fœtus jumeau normal.

OMPHALOTOMIE *s. f. (angl. omphalotomy).* Section du cordon ombilical.

OMPHALOTRIBE *s. m. (angl. omphalotribe).* Instrument en forme de pince utilisé en obstétrique pour écraser le cordon ombilical.

OMPHALOTRIPSIE *s. f. (angl. omphalotripsy).* Écrasement du cordon ombilical à l'aide de l'omphalotribe.

OMS *(angl. WHO).* Sigle de l'Organisation mondiale de la santé.

ONANISME *s. m. (angl. onanism).* ☞ ***MASTURBATION.***

ONCHOCERCA Genre de vers nématodes de la famille des *Filaridés.* L'espèce *O. volvulus,* très répandue en Afrique, provoque des lésions oculaires et des tumeurs fibreuses sous-cutanées. Elle est transmise par une mouche appartenant au genre *Simulium* en Afrique et au genre *Eusimulium* au Mexique et en Amérique centrale. SYN. ***ONCHOCERQUE.***

ONCHOCERCOSE *s. f. (angl. onchocerciasis).* Infection due à *Onchocerca volvulus,* observée en Afrique tropicale et en Amérique centrale. Cliniquement, présence de tumeurs sous-cutanées (onchocercomes) contenant des filaires adultes ; infiltration diffuse de la peau par des microfilaires avec lésions très prurigineuses et atteinte oculaire par les microfilaires pouvant aboutir à une cécité définitive. SYN. ***ROBLES (MALADIE DE).***

ONCO- *(angl. onco-).* Préfixe d'origine grecque signifiant à la fois grosseur (tumeur) et crochet.

ONCOCYTE *s. m. (angl. oncocyte).* Cellule volumineuse, à cytoplasme abondant, granuleux et acidophile, retrouvée au sein de l'épithélium des canaux ou des acini des glandes salivaires, de la thyroïde, des parathyroïdes et de la plupart des parenchymes glandulaires. Sa signification n'est pas élucidée. Elle semble représenter une forme d'involution des cellules glandulaires mais peut aussi être à l'origine de tumeurs malignes. SYN. ***CELLULES DE HÜRTHLE.***

ONCOCYTOME *s. m. (angl. oncocytoma).* Tumeur en général bénigne, de structure glandulaire, constituée d'oncocytes, située dans la thyroïde (tumeur à cellules de Hürthle) et les glandes salivaires.

ONCOGÈNE **1.** *adj. (angl. oncogenic).* Qui provoque ou qui favorise la formation de tumeurs. **2.** *s. m. (angl. oncogene).* Gène dont l'expression anormale détermine la production d'un phénotype malin. Le pouvoir cancérogène des oncogènes est déterminé par l'expression de facteurs protéiques spécifiques qui règlent les mécanismes de croissance, de différenciation et de réparation cellulaire.

ONCOGENÈSE *s. f. (angl. oncogenesis).* Formation des tumeurs.

ONCOLOGIE *s. f. (angl. oncology).* Branche de la médecine consacrée à l'étude et au traitement des tumeurs et, par extension, des cancers.

ONCOLOGIQUE *adj. (angl. oncological).* Qui se rapporte à l'oncologie.

ONCOLOGISTE *s. m. (angl. oncologist).* Médecin spécialiste en oncologie, cancérologue.

ONCOLYSE *s. f. (angl. oncolysis).* Lyse ou destruction des cellules tumorales.

ONCOMÉTRIE *s. f. (angl. oncometry).* Mesure des variations de volume d'un organe avec une sorte de pléthysmographe appelé oncomètre.

ONCOPROTÉINE *s. f. (angl. oncoprotein).* Protéine codée par un oncogène.

ONCOSPHÈRE *s. f. (angl. oncosphere).* Embryon mobile et cilié des ténias du genre *Diphyllobothrium,* se développant dans l'eau. SYN. ***CORACIDIUM.***

ONCOSTATIQUE *adj. (angl. oncostatic).* Qui arrête le développement tumoral.

ONCOTIQUE (PRESSION) ☞ ***PRESSION ONCOTIQUE.***

ONCOTROPE *adj. (angl. oncotropic).* Qui possède une affinité particulière pour les cellules tumorales.

ONCOVIRUS *s. m. (angl. oncovirus).* ☞ ***RETROVIRIDAE.***

ONCTION *s. f. (angl. unction).* Friction douce de la peau avec un corps gras.

ONDE *s. f. (angl. wave).* ◇ **ANACROTE** *(angl. anacrotic —).* ☞ ***ANACROTISME.*** ◇ **CATACROTE** *(angl. catacrotic —).* ☞ ***CATACROTISME.*** ◇ **DE PARDEE** *(angl. Pardee's T —).* ☞ ***PARDEE (ONDE DE).*** ◇ **DICROTIQUE** *(angl. dicrotic —).* Petite onde ascendante, située dans la partie descendante du sphygmogramme. ◇ **ÉLECTROMAGNÉTIQUE** *(angl. electromagnetic —).* Onde vibratoire produite par l'oscillation d'un champ électromagnétique, capable de se propager dans le vide à la vitesse de la lumière. Les ondes électromagnétiques comprennent les ondes hertziennes, les rayonnements infrarouges, visibles, ultraviolets, les rayons X et les rayons gamma. Ces ondes sont utilisées en biologie et en médecine. SYN. ***RAYONNEMENT ÉLECTROMAGNÉTIQUE.*** ◇ **LONGITUDINALE** *(angl. longitudinal —).* Onde dans laquelle la vibration a une direction parallèle à la direction de propagation de l'onde. EX. *les ondes sonores.* ◇ **P** *(angl. P —).* ☞ ***ÉLECTROCARDIOGRAMME.*** ◇ **TRANSVERSALE** *(angl. transverse —).* Onde dans laquelle la vibration a une direction perpendiculaire à la direction de propagation de l'onde. EX. *les ondes lumineuses.* ◇ **VENTRICULAIRE** *(angl. ventricular —).* Onde correspondant à la systole ventriculaire sur le phlébogramme normal.

ONDES HERTZIENNES *(angl. hertzian waves).* Ondes électromagnétiques produites par des moyens électrotechniques, dont la longueur d'onde est supérieure à celle du rayonnement infrarouge. Elles sont utilisées en télévision, en téléphonie et en médecine.

ONDINE (SYNDROME OU MALÉDICTION D') *(angl. Ondine's curse).* Syndrome caractérisé par l'association d'une hypoventilation chronique d'origine centrale, d'apnées du sommeil et d'une hypoxie. Le nom de ce syndrome vient du titre d'une pièce de Jean Giraudoux. ☞ ***APNÉES DU SOMMEIL (SYNDROME D')***.

ONDULATION *s. f. (angl. undulation).* Mouvement en forme d'onde. ◇ **ÉPIGASTRIQUE** *(angl. epigastric presistaltic wave).* Contractions péristaltiques de l'estomac, observées dans les cas de sténose pylorique.

ONDULATOIRE *adj. (angl. undulatory).* **1.** Qui se propage sous forme d'ondes. EX. *mouvement ondulatoire.* **2.** Qui se rapporte aux ondes.

ONGLE *s. m. (NA. unguis). (angl. nail).* Lame cornée, dure, convexe, recouvrant la face dorsale de la dernière phalange des doigts et des orteils, dans laquelle on distingue une extrémité antérieure libre, un corps adhérant par sa face interne et ses côtés, et une racine implantée dans un repli de la peau appelé matrice de l'ongle. ◇ **EN CUILLER** *(angl. spoon —).* Dépression de la portion centrale de l'ongle avec élévation des bords. ☞ ***KOÏLONYCHIE***. ◇ **HIPPOCRATIQUE** *(angl. hippocratic —).* Ongle élargi et bombé caractéristique de l'hippocratisme digital. ◇ **INCARNÉ** *(angl. ingrown —).* Ongle dont le bord latéral s'enfonce dans les tissus mous contigus, provoquant une inflammation douloureuse accompagnée souvent de suppuration. Il s'agit le plus souvent de l'ongle de l'hallux. ◇ **(RACINE DE L')** *(angl. — root).* Partie proximale de l'ongle, recouverte entièrement par la peau.

ONGLÉE *s. f. (angl. fingertip numbness).* Gelure des doigts.

ONGLES JAUNES (SYNDROME DES) *(angl. xanthonychia).* Association d'ongles bombés de couleur jaunâtre et d'infections bronchopulmonaires à répétitions, d'origine inconnue.

ONGUENT *s. m. (angl. ointment).* Préparation médicamenteuse à usage externe, à base de résines et de corps gras, plus ou moins consistante. Les onguents sont actuellement d'utilisation restreinte.

ONIRIQUE *adj. (angl. oneiric).* Qui se rapporte aux rêves.

ONIRISME *s. m. (angl. oneirism).* État de conscience qui par son contenu idéique, hallucinatoire et mental, se rapproche du rêve. Il s'observe en particulier dans la confusion mentale.

ONIRO-ANALYSE *s. f. (angl. oneiroanalysis).* Méthode d'investigation de la personnalité au moyen de médicaments psychodysleptiques.

ONIROLOGIE *s. f. (angl. oneirology).* Étude des rêves.

ONIROSCOPIE *s. f. (angl. oneiroscopy).* Analyse des rêves comme moyen d'exploration de l'état mental d'un individu.

ONOMATOLOGIE *s. f. (angl. onomatology).* Étude ou science de la nomenclature.

ONOMATOMANIE *s. f. (angl. onomatomania).* État d'obsession-impulsion caractérisé par la répétition mentale obsédante, impulsive et irrésistible, d'un mot ou d'un nom.

ONOMATOPHOBIE *s. f. (angl. onomatophobia).* Crainte morbide d'entendre certains mots ou certains noms.

ONOMATOPOÏÈSE *s. f. (angl. onomatopoiesis).* Création, par certains malades mentaux, de néologismes à l'aide d'onomatopées.

ONTOGENÈSE *s. f. (angl. ontogeny).* Développement d'un organisme individuel depuis sa conception (fécondation) jusqu'à la réalisation de sa forme définitive. ☞ ***PHYLOGENÈSE***.

ONTOGÉNÉTIQUE *adj. (angl. ontogenic).* Qui se rapporte à l'ontogenèse. SYN. ***ONTOGÉNIQUE***.

ONYALAI *s. m. (angl. onyalai).* Affection qui atteint les populations noires de différentes régions d'Afrique, caractérisée par la formation sur la muqueuse buccale de vésicules contenant du sang partiellement coagulé. Il n'y a pas de phénomènes généraux. Il s'agit d'une forme de purpura thrombocytopénique. SYN. ***THROMBOCYTOPÉNIE TROPICALE, AKEMBÉ***.

ONYCH-, ONYCHO- *(angl. onych-, onycho-).* Préfixes d'origine grecque indiquant une relation avec les ongles.

ONYCHATROPHIE *s. f. (angl. onychatrophia).* Atrophie des ongles.

ONYCHAUXIS *s. m. (angl. onychauxis).* Hypertrophie congénitale ou acquise des ongles.

ONYCHIE *s. f. (angl. onychia).* Inflammation de la matrice unguéale. ◇ **LATÉRALE** *(angl. ingrown nail).* ☞ ***ONGLE INCARNÉ***.

ONYCHOCLASIE *s. f. (angl. onychoclasis).* Rupture des ongles.

ONYCHOGÈNE *adj. (angl. onychogenic).* Qui se rapporte à la formation de l'ongle à partir de la couche de Malpighi de la couche unguéale.

ONYCHOGRAPHE *s. m. (angl. onychograph).* Appareil permettant d'enregistrer le pouls et la circulation capillaire de l'ongle.

ONYCHOGRYPHOSE *s. f. (angl. onychogryphosis).* Épaississement et incurvation de l'ongle, qui a l'aspect d'une griffe. S'observe surtout aux pieds des sujets âgés. SYN. ***ONYCHOGRYPOSE***.

ONYCHOÏDE *adj. (angl. onychoid).* Qui ressemble à un ongle.

ONYCHOLYSE *s. f. (angl. onycholysis).* Décollement de l'ongle du lit unguéal.

ONYCHOMADÉSIS *s. f. (angl. onychomadesis).* Perte totale des ongles (terme peu usité).

ONYCHOMALACIE *s. f. (angl. onychomalacia).* Ramollissement des ongles.

ONYCHOMYCOSE *s. f. (angl. onychomycosis).* Mycose des ongles due à des dermatophytes, à *Candida albicans* et, plus rarement, à d'autres champignons. Les ongles deviennent blancs, friables et mous.

ONYCHO-OSTÉODYSPLASIE HÉRÉDITAIRE *(angl. osteo-onychodysplasy).* Variété de mucopolysaccharidose héréditaire à transmission autosomique dominante, avec hypoplasie ou absence des ongles et malformations osseuses.

ONYCHOPATHIE *s. f. (angl. onychopathy).* Terme générique désignant toute affection unguéale.

ONYCHOPHAGIE *s. f. (angl. onychophagy).* Habitude morbide de se ronger les ongles.

ONYCHOPTOSE *s. f. (angl. onychoptosis).* Chute des ongles.

ONYCHORRHEXIS *s. f. (angl. onychorrhexis).* Fragilité anormale des ongles, qui se fissurent longitudinalement.

ONYCHOSCHISIS *s. f. (angl. onychoschizia).* Clivage, fissuration ou décollement de l'ongle, d'origine traumatique ou pathologique. SYN. ***ONYCHOSCHIZIE.***

ONYCHOSE *s. f. (angl. onychosis).* Tout trouble dystrophique des ongles.

ONYCHOTITILLOMANIE *s. f. (angl. onychotitillomania).* Tic consistant à se déchirer les ongles.

ONYCHOTOMIE *s. f. (angl. onychotomy).* Incision d'un ou de plusieurs ongles.

ONYCHOTROPHIE *s. f. (angl. onychotrophy).* Nutrition des ongles.

ONYXIS *s. f. (angl. onyxis).* Inflammation du lit unguéal, dont la forme typique est l'ongle incarné.

ONZIÈME PAIRE CRÂNIENNE Nerf moteur des muscles trapèze et sternocléidomastoïdien. ☞ ***N. ACCESSOIRE (ATLAS ANATOMIQUE DES NERFS EN ANNEXE).***

OO- *(angl. oo-).* Préfixe d'origine grecque indiquant une relation avec l'œuf ou l'ovule.

OOCINÈTE *s. m. (angl. ookinete).* Chez les Sporozoaires, œuf doué de motilité provenant de la fécondation du macrogamétocyte par le microgamétocyte. Les oocinètes de *Plasmodium* se développent dans l'organisme du moustique.

OOCYSTE *s. m. (angl. oocyst).* Forme enkystée du gamète femelle fertilisé du parasite du paludisme, après son passage, sous forme d'oocinètes, à travers la paroi stomacale du moustique. SYN. ***OOKYSTE.***

OOCYTE *s. m. (angl. oocyte).* ☞ ***OVOCYTE.***

OOGAMIE *s. f. (angl. oogamy).* Fusion de deux gamètes morphologiquement dissemblables.

OOGENÈSE *s. f. (angl. oogenesis).* ☞ ***OVOGENÈSE.***

OOGONIE *s. f. (angl. oogonium).* ☞ ***OVOGONIE.***

OOKINÈTE *s. m.* ☞ ***OOCINÈTE.***

OOMYCÈTES *(angl. Oomycetes).* Sous-classe de champignons de la classe des *Phycomycètes,* dont la reproduction sexuée se fait par l'intermédiaire de spores biflagellées.

OOPHOR-, OOPHORO- Préfixes d'origine grecque indiquant une relation avec l'ovaire. Le préfixe latin *ovario-* est plus usuel.

OOPHORALGIE *s. f.* ☞ ***OVARIALGIE.***

OOPHORECTOMIE *s. f. (angl. oophorectomy).* ☞ ***OVARIECTOMIE.***

OOPHORITE *s. f. (angl. oophoritis).* ☞ ***OVARITE.***

OOPHORO-HYSTÉRECTOMIE *s. f. (angl. oophorohysterectomy).* Ablation chirurgicale des ovaires et de l'utérus. SYN. ***OVARIO-HYSTÉRECTOMIE.***

OOPHOROME *s. m. (angl. oophoroma).* Tumeur bénigne de l'ovaire. SYN. ***TUMEUR DE BRENNER.***

OOPHOROPEXIE *s. f.* ☞ ***OVARIOPEXIE.***

OOPHORORRAPHIE *s. f. (angl. oophororrhaphy).* Fixation d'un ovaire ptosique par suture de son hile au ligament suspenseur de l'ovaire. SYN. ***OVARIORRAPHIE.***

OOPHOROSALPINGECTOMIE *s. f. (angl. oophorosalpingectomy).* Ablation chirurgicale d'un ovaire et de la trompe correspondante. SYN. ***OVARIO-SALPINGECTOMIE.***

OOPHOROSALPINGITE *s. f. (angl. oophorosalpingitis).* ☞ ***SALPINGO-OVARITE.***

OOPHOROSTOMIE *s. f. (angl. oophorostomy).* ☞ ***OVARIOSTOMIE.***

OOSPERME *s. m. (angl. oosperm).* Ovule fécondé.

OOSPORE *s. f. (angl. oospore).* Spore fongique, à paroi épaisse, caractéristique des Oomycètes.

OOSPOROSE *s. f. (angl. oosporosis).* Affection causée par des champignons du genre *Oospora* ; en particulier atteinte pulmonaire pseudo tuberculeuse.

OOTHÉCOCENTÈSE *s. f.* ☞ ***OVARIOCENTÈSE.***

OP'DDD *(angl. mitotane).* Médicament utilisé dans certains cas d'hypercorticisme surrénalien.

OPACIFIANT *s. m.* ☞ ***CONTRASTE (PRODUIT DE, SUBSTANCE DE, MILIEU DE).***

OPACIFICATION *s. f. (angl. opacification).* **1.** Injection d'un produit de contraste dans un organe creux ou un conduit, afin de les rendre visibles ou d'en mouler les contours lors de l'examen radiologique. **2.** Toute lésion cicatricielle qui modifie la transparence normale de la cornée ou du cristallin ; les opacifications de la cornée portent des noms différents selon leur étendue et leur épaisseur : albugo, leucome, néphélion, taie.

OPACITÉ *s. f. (angl. opacity).* **1.** Qualité d'un corps ou d'un milieu de rester impénétrable au passage de la lumière ou d'autres rayonnements. **2.** En radiologie, désigne l'image d'un tissu totalement ou partiellement opaque aux rayons X (on emploie « opacité » surtout pour désigner un foyer pathologique dans un tissu normalement transparent, comme le poumon).

OPALE *s. f. (angl. opal).* Mutation créant un codon non-sens UGA dans une séquence codante d'un gène.

OPAQUE *adj. (angl. opaque).* Qui ne se laisse pas traverser par les rayons lumineux et, par extension, par les rayons X.

OPÉRABLE *adj. (angl. operable).* Qui peut bénéficier d'une intervention chirurgicale.

OPÉRANT *adj. (angl. operant).* Qui agit et produit un effet.

OPÉRATEUR *s. m. (angl. operator).* **1.** Celui qui effectue une opération. **2.** Gène d'un opéron qui en régule le fonctionnement.

OPÉRATION *s. f. (angl. operation).* Toute intervention chirurgicale pratiquée sur l'organisme vivant au moyen d'instruments, après une incision permettant une voie d'accès au champ opératoire. On appelle aussi « opération » les différentes variantes opératoires. Les différents types d'opérations sont à rechercher soit au nom propre qualifiant l'intervention, soit à l'organe opéré. SYN . ***INTERVENTION.*** ◇ **CÉSARIENNE** *(angl. caesar section).* ☞ ***CÉSARIENNE.*** ◇ **PLASTIQUE** *(angl. plastic surgery).* **1.** Toute opération visant à réparer un organe ou à rétablir son fonctionnement sans résection mutilante. **2.** Plus particulièrement, réparation chirurgicale des téguments. ◇ **RADICALE** *(angl. radical surgery).* Opération effectuée afin de supprimer la totalité des lésions et d'obtenir une guérison définitive.

OPERCULAIRE *adj. (angl. opercular).* Qui se rapporte à un opercule, qui fait fonction d'opercule.

OPERCULE *s. m. (angl. operculum).* Toute structure destinée à recouvrir une ouverture et ayant souvent une forme de couvercle. Désigne en particulier les opercules insulaires, les parties des gyrus cérébraux qui recouvrent l'insula : opercule frontopariétal et opercule temporal. ◇ **FRONTOPARIÉTAL** *(NA. operculum frontoparietale). (angl. frontoparietal —).* Pont de substance blanche qui, à l'extrémité inférieure du sillon central, réunit les gyrus pré et postcentraux. ◇ **ROLANDIQUE** ☞ ***OPERCULE FRONTOPARIÉTAL.*** ◇ **TEMPORAL** *(NA. operculum temporale). (angl. temporal —).* Opercule insulaire formant la lèvre inférieure du sillon central. Il est constitué par le versant et la face interne des gyrus temporal et temporal transverse.

OPÉRON *s. m. (angl. operon).* Ensemble formé par le gène opérateur et les gènes de structure qu'il contrôle. L'opéron bloque ou déclenche la transcription de l'ARN messager.

OPHIASE *s. f. (angl. ophiasis).* Alopécie en bandes serpigineuses, contournant la nuque. SYN. ***PELADE EN COURONNE.***

OPHIDIENS *(angl. Ophidia).* Ordre de reptiles apodes, à corps long et cylindrique. Certaines espèces d'ophidiens sont pourvues de glandes sécrétant du venin. Nom vernaculaire : serpents.

OPHIDISME *s. m. (angl. ophidism).* Ensemble des troubles provoqués par le venin de serpents.

OPHIOTOXÉMIE *s. f. (angl. ophiotoxemia).* Toxémie provoquée par le venin de serpents.

OPHIOTOXINE *s. f. (angl. ophiotoxin).* Toxine contenue dans le venin de certains serpents, notamment du cobra.

OPHRYON *s. m. (angl. ophryon).* Point médian de la ligne supra-orbitaire au niveau de la glabelle, utilisé comme point craniométrique.

OPHTALM-, OPHTALMO- *(angl. ophthalm-, ophthalmo-).* Préfixes d'origine grecque indiquant une relation avec l'œil.

OPHTALMALGIE *s. f. (angl. ophthalmalgia).* Douleur névralgique localisée à l'œil.

OPHTALMIE *s. f. (angl. ophthalmia).* Toute affection inflammatoire de l'œil. ◇ **DES NEIGES** *(angl. snow blindness).* Inflammation aiguë de la cornée et de la conjonctive, avec ophtalmalgie, photophobie, blépharospasme et larmoiement, due à l'action des rayons ultraviolets sur des yeux non protégés, lors d'ascensions ou d'un séjour en haute montagne. SYN. ***OPHTALMIA NIVALIS, CONJONCTIVITE DES NEIGES, CÉCITÉ DES NEIGES.*** ◇ **ÉGYPTIENNE** *(angl. Egyptian —).* ☞ ***TRACHOME.*** ◇ **MÉTASTATIQUE** *(angl. metastatic —).* Ophtalmie grave, consécutive à des métastases septiques. ◇ **MIGRATRICE** *(angl. migratory —).* ☞ ***OPHTALMIE SYMPATHIQUE.*** ◇ **NOUEUSE** *(angl. — nodosa).* Kératoconjonctivite aiguë due à la pénétration de poils de chenilles processionnaires du pin dans la conjonctive et la cornée, caractérisée par la présence de petits nodules gris contenant chacun un poil. ◇ **PHLYCTÉNULAIRE** *(angl. phlyctenular —).* SYN. ***KÉRATOCONJONCTIVITE PHLYCTÉNULAIRE.*** ◇ **PURULENTE** *(angl. purulent —).* Inflammation purulente de la conjonctive, souvent gonococcique. ◇ **SYMPATHIQUE** *(angl. sympathetic —).* Iridocyclite survenant sur un œil sain, plus ou moins longtemps après un traumatisme ou une lésion à l'autre œil.

OPHTALMIQUE *adj. (angl. ophthalmic).* **1.** Qui se rapporte à l'œil, plus particulièrement du point de vue fonctionnel. **2.** Qui se rapporte à l'ophtalmie.

OPHTALMOBLENNORRHÉE *s. f. (angl. ophthalmoblennorrhea).* SYN. ***OPHTALMIE PURULENTE.***

OPHTALMOCOPIE *s. f. (angl. ophthalmocopia).* SYN. ***ASTHÉNOPIE.***

OPHTALMODESMITE *s. f. (angl. ophthalmodesmitis).* Inflammation des éléments tendineux et fibreux du globe oculaire (terme peu usité).

OPHTALMODIAGNOSTIC *s. m. (angl. ophthalmodiagnosis).* Diagnostic fondé sur l'ophtalmoréaction.

OPHTALMODIAPHANOSCOPE *s. m. (angl. ophthalmodiaphanoscope).* Diaphanoscope servant à examiner le pôle postérieur de l'œil (rétine) par transillumination à travers la sclérotique.

OPHTALMODIASTIMÈTRE *s. m. (angl. ophthalmodiastimeter).* Appareil servant à déterminer avec précision la distance optimale à laquelle doivent se trouver les verres de lunettes par rapport aux yeux.

OPHTALMODONÉSIS *s. f. (angl. ophthalmodonesis).* Tremblement de l'œil.

OPHTALMODYNAMOMÈTRE *s. m. (angl. ophthalmodynamometer).* Appareil pour la mesure de la pression artérielle rétinienne. SYN. ***TONOSCOPE.***

OPHTALMODYNAMOMÉTRIE *s. f. (angl. ophthalmodynamometry).* Mesure de la pression artérielle intraoculaire à l'aide de l'ophtalmodynamomètre. SYN. ***TONOSCOPIE.***

OPHTALMODYNIE *s. f. (angl. ophthalmodynia).* SYN. (peu usité d') ***OPHTALMALGIE.***

OPHTALMOFANTÔME *s. m. (angl. ophthalmophantom).* Œil artificiel de grande taille, servant à l'étude du globe oculaire et à la pratique de l'ophtalmoscopie.

OPHTALMOGRAPHIE *s. f. (angl. ophthalmography).* Enregistrement des mouvements oculaires, notamment pendant la lecture, grâce à un appareil particulier, l'ophtalmographe.

OPHTALMOLEUCOSCOPE *s. m. (angl. ophthalmoleukoscope).* Appareil servant à examiner la vision des couleurs au moyen d'une lumière polarisée.

OPHTALMOLOGIE *s. f. (angl. ophthalmology).* Partie de la médecine qui traite des affections de l'œil et de ses annexes.

OPHTALMOLOGIQUE *adj. (angl. ophthalmologic).* Qui se rapporte à l'ophtalmologie.

OPHTALMOLOGISTE *s. m. (angl. ophthalmologist).* Médecin spécialiste en ophtalmologie. SYN. ***OPHTALMOLOGUE, OCULISTE.***

OPHTALMOMALACIE *s. f. (angl. ophthalmomalacia).* Ramollissement et rétraction du globe oculaire, avec baisse de la tension intraoculaire.

OPHTALMOMÈTRE *s. m. (angl. ophthalmometer).* Appareil servant à mesurer les rayons de courbure de la cornée, utilisé dans la détermination de l'astigmatisme.

OPHTALMOMÉTRIE *s. f. (angl. ophthalmometry).* **1.** Ensemble des mensurations de l'œil. **2.** Détermination du degré de réfraction de l'œil. **3.** Mesure des rayons de courbure de la cornée.

OPHTALMOMÉTROSCOPE *s. m. (angl. ophthalmometroscope).* Appareil associant un ophtalmoscope et un ophtalmomètre, servant à déterminer le pouvoir et les défauts de réfraction de l'œil.

OPHTALMOMYCOSE *s. f. (angl. ophthalmomycosis).* Mycose oculaire.

OPHTALMOMYIASE *s. f. (angl. ophthalmomyiasis).* Myiase oculaire due à l'infestation des yeux par des larves d'*Oestrus ovis* ou d'*Hypoderma bovis* observée chez les enfants en région d'élevage de bovins.

OPHTALMOMYOSITE *s. f. (angl. ophthalmomyitis).* Inflammation des muscles oculaires.

OPHTALMOMYOTOMIE *s. f. (angl. ophthalmomyotomy).* Section chirurgicale des muscles oculaires.

OPHTALMOPATHIE *s. f. (angl. ophthalmopathy).* Toute affection oculaire (terme peu usité). ◇ **EXTERNE** *(angl. external —).* Toute affection oculaire intéressant les paupières, la conjonctive, la cornée ou les structures annexes du globe oculaire (terme peu usité). ◇ **INTERNE** *(angl. internal —).* Toute affection oculaire intéressant le cristallin, la rétine ou d'autres structures profondes du globe oculaire (terme peu usité).

OPHTALMOPHACOMÈTRE *s. m. (angl. ophthalmophacometer).* Appareil servant à mesurer le rayon de courbure du cristallin.

OPHTALMOPLASTIE *s. f. (angl. ophthalmoplasty).* Chirurgie plastique du globe oculaire et de ses annexes.

OPHTALMOPLÉGIE *s. f. (angl. ophthalmoplegia).* Paralysie des muscles de l'œil, paralysie oculomotrice. ◇ **DOUBLE** *(angl. total —).* Paralysie simultanée (très rare) des muscles extrinsèques et intrinsèques. SYN. ***OPHTALMOPLÉGIE TOTALE.*** ◇ **EXTERNE PROGRESSIVE** *(angl. progressive external —).* Atteinte oculomotrice d'évolution progressive, atteignant la motilité oculaire extrinsèque. ◇ **INTERNE** *(angl. internal —).* Paralysie des muscles iriens et du muscle ciliaire (muscles intrinsèques). ◇ **INTERNUCLÉAIRE ANTÉRIEURE** *(angl. anterior internuclear —).* Paralysie du droit médial d'un œil et nystagmus ataxique de l'autre œil, par atteinte de la bande longitudinale postérieure homolatérale. Elle se rencontre le plus souvent dans la sclérose en plaques. SYN. ***PARALYSIE SUPRANUCLÉAIRE DU DROIT MÉDIAL.*** ◇ **INTERNUCLÉAIRE POSTÉRIEURE** *(angl. posterior internuclear —).* Forme rare de paralysie de la latéralité du regard. SYN. ***PARALYSIE SUPRANUCLÉAIRE DU DROIT EXTERNE.*** ◇ **NUCLÉAIRE** *(angl. nuclear —).* Ophtalmoplégie due à une lésion des noyaux des nerfs oculomoteurs par atteinte pédonculaire. ◇ **PARTIELLE** *(angl. partial —).* Paralysie atteignant uniquement une partie des muscles de l'œil. ◇ **TOTALE** ☞ ***OPHTALMOPLÉGIE DOUBLE.***

OPHTALMORRAGIE *s. f. (angl. ophthalmorrhagia).* Hémorragie de la conjonctive ou de la choroïde.

OPHTALMORRHEXIS *s. f. (angl. ophthalmorrhexis).* Déchirure du globe oculaire.

OPHTALMOSCOPE *s. m. (angl. ophthalmoscope).* Appareil constitué essentiellement d'un miroir plan ou concave percé d'un trou central, et qui est utilisé dans l'examen du fond d'œil. ◇ **À RÉFRACTION** *(angl. metric —).* Ophtalmoscope comportant une série de petites lentilles montées sur un disque et permettant de mesurer les divers degrés de réfraction oculaire. ◇ **BINOCULAIRE** *(angl. binocular —).* Ophtalmoscope adapté à la vision binoculaire de l'examinateur, permettant l'examen du fond d'œil en vision stéréoscopique. ◇ **ÉLECTRIQUE** *(angl. electric —).* Ophtalmoscope comportant une petite lampe qui émet de la lumière à travers une lentille convexe condensatrice et un prisme réfléchissant, projetant la lumière dans l'œil.

OPHTALMOSCOPIE *s. f. (angl. ophthalmoscopy).* Examen du fond d'œil à l'aide de l'ophtalmoscope, dans un but diagnostique ou pour déterminer la réfraction des milieux oculaires. ◇ **DIRECTE, INDIRECTE** *(angl. direct, indirect —).* Examen du fond d'œil, respectivement de façon directe (l'image que l'on voit est virtuelle et droite) ou de façon indirecte (l'image que l'on voit est réelle et renversée). Dans la première, l'ophtalmoscope est au contact de l'œil examiné, l'œil de l'examinateur étant lui-même au contact de l'appareil ; dans la seconde, l'œil de l'examinateur et l'ophtalmoscope sont à environ 40 cm de l'œil du patient, l'examinateur interpose une lentille de 18-20 dioptries à 5 cm de l'œil à examiner, ce qui lui donne une image inversée et agrandie.

OPHTALMOSTAT *s. m. (angl. ophthalmostat).* Instrument servant à maintenir le globe oculaire immobile pendant les interventions ophtalmologiques.

OPHTALMOTOMIE *s. f. (angl. ophthalmotomy).* Incision du globe oculaire.

OPHTALMOTONOMÉTRIE *s. f. (angl. ophthalmotonometry).* Mesure de la tension intraoculaire au moyen d'un appareil appelé ophtalmotonomètre.

OPHTALMOTONUS *s. m. (angl. intraocular pressure).* Pression intraoculaire, mesurée par le tonomètre.

OPHTALMOTOXINE *s. f. (angl. ophthalmotoxin).* Toute toxine exerçant un effet nocif sur l'œil.

OPHTALMOTROPE *s. m. (angl. ophthalmotrope).* Instrument d'enseignement, servant à démontrer les divers mouvements du globe oculaire ; il consiste en un œil artificiel actionné par des fils, attachés sur sa surface aux emplacements des insertions musculaires.

OPHTALMOTROPOMÈTRE *s. m. (angl. ophthalmotropometer).* Instrument servant à l'examen des mouvements oculaires.

OPHTALMOTROPOMÉTRIE *s. f. (angl. ophthalmotropometry).* Évaluation des mouvements oculaires au moyen de l'ophtalmotropomètre.

OPHTALMOXÉROSE *s. f. (angl. ophthalmoxerosis).* ☞ ***XÉROPHTALMIE.***

OPIACÉ *adj. (angl. opiate).* Qui contient de l'opium ou qui agit comme l'opium. S'emploie aussi comme substantif.

OPIOÏDE *adj. (angl. opioid).* Qui possède des effets semblables à ceux de l'opium.

OPIOMANE *adj. (angl. opiomaniac).* Qui est affecté d'opiomanie. S'emploie aussi comme substantif.

OPIOMANIE *s. f. (angl. opiomania).* Intoxication chronique provoquée par la consommation répétée d'opium.

OPIOPHAGIE *s. f. (angl. opiophagis).* Ingestion habituelle d'opium.

OPISTHION *s. m. (angl. opisthion).* Point craniométrique situé au milieu du bord postérieur du foramen magnum.

OPISTHO- Préfixe d'origine grecque signifiant derrière, en arrière.

OPISTHOGÉNIE *s. f. (angl. opisthogenia).* Développement incomplet de la mandibule, pouvant être consécutif à une ankylose précoce de l'articulation temporo-mandibulaire.

OPISTHOGNATHISME *s. m. (angl. opisthognathism).* Développement antérieur insuffisant de la face et des mâchoires ; s'oppose à prognathisme.

OPISTHORCHIS Genre de douves de la famille des *Opisthorchidés*, caractérisés par leurs glandes séminales situées à l'extrémité postérieure du corps. L'espèce *O. sinensis*, appelée aussi *Clonorchis sinensis*, parasite le foie de l'homme et des animaux dans les pays asiatiques.

OPISTHOTONOS *s. m. (angl. opisthotonos).* Contraction spastique des muscles de la nuque et du dos, prédominant sur les muscles extenseurs, observée en particulier dans le tétanos, et où le corps forme un arc appuyé sur l'occiput et les talons.

OPIUM *s. m. (angl. opium).* Suc obtenu par incision, avant la maturité, du fruit du pavot, *Papaver somniferum*. Il contient plus de 20 alcaloïdes, parmi lesquels la morphine, la codéine, la thébaïne, la noscapine, la narcéine, la papavérine, etc., dont plusieurs sont narcotiques et d'autres convulsivants. À doses élevées, il entraîne des phénomènes d'intolérance (nausées, vomissements), il diminue la respiration et la température, contracte la pupille et provoque un état de stupeur profonde. L'opium est utilisé comme analgésique, sédatif, antispasmodique, antidiarrhéique et antitussif. Il est administré sous forme de poudre, extrait, teinture, ou sirop.

OPIUMISME *s. m. (angl. opiumism).* ☞ ***OPIOMANIE.***

OPOCÉPHALE *s. m. (angl. opocephalus).* Monstre caractérisé par l'union des deux oreilles, l'absence de bouche et de nez et la présence d'un seul œil ou de deux yeux très proches l'un de l'autre.

OPODIDYME *s. m. (angl. opodidymus).* Monstre double qui possède deux têtes fusionnées latéralement et en arrière, avec deux faces plus ou moins complètes.

OPODYME *s. m.* ☞ ***OPODIDYME.***

OPOTHÉRAPIE *s. f. (angl. opotherapy).* Traitement des maladies par des extraits de tissus ou d'organes animaux, notamment de glandes endocrines.

OPPENHEIM ◇ **(MALADIE D')** *(angl. meadow dermatitis).* Dermatite à la fois érythémateuse et bulleuse observée après un bain de soleil dans un pré moullié. SYN. ***DERMATITE DES PRÉS.*** ◇ **(SIGNE D')** *(angl. Oppenheim's sign).* Dans les lésions des voies pyramidales, extension lente de l'hallux avec écartement en éventail des autres orteils, provoquée par la compression de la musculature antéro-externe de la jambe, exercée en descendant le long de la crête tibiale. SYN. ***RÉFLEXE D'OPPENHEIM.***

OPPENHEIM-URBACH (MALADIE D') *(angl. Oppenheim's disease).* ☞ ***NÉCROBIOSE LIPOÏDIQUE DES DIABÉTIQUES.***

OPPORTUNISTE *adj. (angl. opportunistic).* ☞ ***MICRO-ORGANISME OPPORTUNISTE.***

OPPOSITION *s. f. (angl. opposition).* Mouvement des doigts de la main par lequel le pouce s'oppose aux autres doigts.

OPPRESSION *s. f. (angl. oppression).* Sensation gênante de poids sur le thorax, avec dyspnée.

OPSIURIE *s. f. (angl. opsiuria).* Retard de l'émission d'urine après l'ingestion alimentaire. Ce symptôme a été décrit dans l'hypertension portale et dans l'insuffisance surrénalienne chronique.

OPSOCLONIE *s. f. (angl. opsoclonia).* Myoclonie ataxique des yeux en rapport avec une lésion cérébelleuse.

OPSONINE *s. f. (angl. opsonin).* Globuline soluble favorisant l'opsonisation. Il s'agit principalement d'immunoglobulines et de certaines fractions du complément (C3 et C5). <> **SPÉCIFIQUE** *(angl. immune —).* Anticorps stimulant la phagocytose des bactéries par les cellules de l'hôte.

OPSONISATION *s. f. (angl. opsonization).* Augmentation artificielle de l'indice opsonique ; processus par lequel un antigène figuré se combine avec les opsonines, ce qui le rend plus accessible à la phagocytose. ☞ ***INDICE OPSONIQUE.***

OPSONOPHILIE *s. f. (angl. opsonophilia).* Affinité des bactéries pour les opsonines.

OPT-, OPTO- *(angl. opt-, opto-).* Préfixes d'origine grecque indiquant une relation avec ce qui est visible ou avec la vision.

OPTICIEN *s. m. (angl. optician).* **1.** Fabricant ou commerçant en articles de lunetterie ou instruments d'optique. **2.** Technicien spécialisé dans le montage et l'ajustage des verres de lunetterie.

OPTICIEN-OPTOMÉTRISTE *s. m. (angl. optometrist).* Spécialiste de l'optométrie. SYN. ***OPTOMÉTRISTE.***

OPTIQUE 1. *adj. (angl. optic).* Qui se rapporte à la vue. **2.** *s. f. (angl. optics).* Branche de la physique qui traite de la lumière, de ses lois et de ses relations avec la vision. <> **ÉLECTRONIQUE** *(angl. optoelectronics).* Étude de dispositifs électroniques dans lesquels les rayonnements électroniques, sous l'action de champs électriques et magnétiques appropriés, se comportent comme les rayons lumineux dans les instruments d'optique. <> **MÉDICALE** *(angl. medical optics).* Partie de l'optique qui étudie les phénomènes de réfraction oculaire, normaux et pathologiques. <> **(NERF)** *(angl. optic nerve).* ☞ ***ATLAS ANATOMIQUE DES NERFS EN ANNEXE.***

OPTOGRAMME *s. m. (angl. optogram).* Image rétinienne formée par la destruction du pourpre rétinien après exposition de l'œil à une lumière intense.

OPTOMÈTRE *s. m. (angl. optometer).* Appareil servant pour l'optométrie.

OPTOMÉTRIE *s. f. (angl. optometry).* Ensemble des méthodes de mesure de l'acuité visuelle, en particulier en ce qui concerne les vices de réfraction (astigmatisme, myopie, hypermétropie).

OPTOMYOMÈTRE *s. m. (angl. optomyometer).* Appareil servant à mesurer la force des muscles oculaires.

OPTOPHONE *s. m. (angl. optophone).* Appareil transformant des ondes lumineuses en ondes sonores et pouvant être utilisé par les aveugles pour distinguer la lumière de l'obscurité au moyen de l'ouïe.

OPTOTYPE *s. m. (angl. optotype).* Lettres, caractères ou figures de différentes tailles, utilisés par les oculistes ou les opticiens pour déterminer l'acuité visuelle. SYN. ***OBJET-TEST.***

OR *s. m. (angl. gold).* Métal jaune, très malléable, inaltérable à l'air, de numéro atomique 79, de masse atomique 196,97 et de densité 19,3. L'or est utilisé en dentisterie sous forme d'alliages. Ses composés sont toxiques ; certains d'entre eux sont utilisés dans le traitement d'affections rhumatismales. Symbole : Au.

ORA SERRATA *(NA. ora serrata retinae). (angl. ora serrata).* Bord en zig-zag de la rétine proprement dite, qui se trouve un peu en arrière de l'union de la choroïde et du corps ciliaire.

ORAL *adj. (angl. oral).* Qui se rapporte à la bouche, surtout du point de vue fonctionnel. <> **(STADE)** *(angl. — stage).* Stade initial de l'organisation de la libido chez l'enfant dont l'origine est constituée par la stimulation de la bouche au cours de l'alimentation.

ORANGER *s. m. (angl. orange tree).* Arbre de la famille des Rutacées (*Citrus aurantium*), dont il existe deux variétés principales : l'oranger amer et l'oranger doux. Les feuilles et les fleurs sont utilisées en infusion comme antispasmodiques. Par distillation des fleurs fraîches de l'oranger amer, on obtient l'essence de néroli. L'écorce de l'orange amère est utilisée comme tonique amer.

ORBELI (EFFET D') *(angl. Orbeli's phenomenon).* La stimulation des fibres sympathiques d'un muscle fatigué peut augmenter l'amplitude des contractions. SYN. ***PHÉNOMÈNE D'ORBELI.***

ORBICULAIRE *adj. (angl. orbicular).* En forme d'anneau. <> **DES PAUPIÈRES (MUSCLE)** *(NA. musculus orbicularis oculi). (angl. — muscle).* Muscle qui ferme les paupières. ☞ ***M. RELEVEUR DE LA PAUPIÈRE SUPÉRIEURE (ATLAS ANATOMIQUE DES MUSCLES EN ANNEXE).***

ORBICULUS CILIARIS *(angl. ciliary disk).* Zone périphérique du corps ciliaire, située à la jonction de la corona ciliaris et de l'ora serrata.

ORBITE *s. f. (NA. orbita). (angl. orbit).* Profonde cavité osseuse située de chaque côté des fosses nasales et qui contient le globe oculaire et ses annexes. Les orbites sont formées par le frontal, le sphénoïde, l'ethmoïde, le lacrymal, le maxillaire, le palatin et le zygomatique.

ORBITONASAL *adj.* *(angl. orbitonasal).* Qui se rapporte à l'orbite et au nez.

ORBITOPAGE *s. m.* *(angl. orbitopagus).* Monstre fœtal double composé d'un fœtus parasitaire de petite taille inséré dans l'orbite de l'autosite.

ORBITOSTAT *s. m.* *(angl. orbitostat).* Instrument servant à déterminer l'axe orbitaire.

ORBITOTEMPORAL *adj.* *(angl. orbitotemporal).* Qui se rapporte à l'orbite et à la région temporale.

ORBITOTOMIE *s. f.* *(angl. orbitotomy).* Ouverture chirurgicale de la cavité orbitaire.

ORBIVIRUS Genre de virus de la famille des *Reoviridae.* Le virion possède un ARN bicaténaire, une symétrie cubique et son diamètre est d'environ 60 nm. À l'extérieur de la capside, il présente une enveloppe protéique en anneau (d'où son nom). Ces virus sont transmis par des insectes dans l'organisme desquels ils se multiplient. Ils sont responsables de diverses affections (fièvre à tiques du Colorado, etc.).

ORCANETTE *s. f.* ☞ ***ALCANNA.***

ORCÉINE *s. f.* *(angl. orcein).* Pigment rouge carmin obtenu par action de l'ammoniac sur l'orcine. L'orcéine est utilisée comme colorant en microscopie et comme réactif analytique. La solution alcoolique est employée pour la coloration des fibres élastiques.

ORCHI-, ORCHIDO- *(angl. orchi-, orchido-).* Préfixes d'origine grecque indiquant une relation avec les testicules.

ORCHIALGIE *s. f.* *(angl. orchialgia).* Douleur testiculaire. SYN. ***ORCHIDODYNIE, ORCHIODYNIE.***

ORCHIDECTOMIE *s. f.* *(angl. orchidectomy).* Ablation d'un ou des deux testicules. On dit aussi orchiectomie.

ORCHIDO-ÉPIDIDYMECTOMIE *s. f.* *(angl. orchidoepididymectomy).* Excision chirurgicale du testicule et de l'épididyme.

ORCHIDOPEXIE *s. f.* *(angl. orchidopexy).* Fixation dans le scrotum d'un testicule ectopique. SYN. ***ORCHIDORRAPHIE, CRYPTORCHIDOPEXIE.***

ORCHIDOPLASTIE *s. f.* *(angl. orchidoplasty).* Intervention de chirurgie plastique pratiquée sur le testicule.

ORCHIDOPTOSE *s. f.* *(angl. orchidoptosis).* Abaissement du testicule par relâchement du dartos ou par développement d'une varicocèle.

ORCHIDORRAPHIE *s. f.* *(angl. orchiopexy).* On dit aussi orchiorraphie. SYN. ***ORCHIDOPEXIE.***

ORCHIDOTHÉRAPIE *s. f.* *(angl. orchidotherapy).* Emploi thérapeutique d'extraits testiculaires.

ORCHIDOTOMIE *s. f.* *(angl. orchidotomy).* Incision chirurgicale du testicule.

ORCHIECTOMIE *s. f.* *(angl. orchiectomy).* ☞ ***ORCHIDECTOMIE.***

ORCHI-ÉPIDIDYMITE *s. f.* *(angl. orchiepididymitis).* Inflammation simultanée du testicule et de l'épididyme.

ORCHIOCÈLE *s. f.* *(angl. orchiocele).* Tumeur du testicule, hernie scrotale.

ORCHIODYNIE *s. f.* *(angl. orchiodynia).* ☞ ***ORCHIALGIE.***

ORCHIOPEXIE *s. f.* *(angl. orchiopexy).* ☞ ***ORCHIDOPEXIE.***

ORCHIOPLASTIE *s. f.* *(angl. orchioplasty).* ☞ ***ORCHIDOPLASTIE.***

ORCHIOTOMIE *s. f.* *(angl. orchiotomy).* ☞ ***ORCHIDOTOMIE.***

ORCHIS Genre de plantes de la famille des Orchidacées, dont certaines espèces sont médicinales. *O. mascula* fournit le salep (type de fécule alimentaire).

ORCHITE *s. f.* *(angl. orchitis).* Inflammation aiguë ou chronique du testicule. ◇ **OURLIENNE** *(angl. mumps —).* Orchite due au virus des oreillons ; elle peut entraîner une atrophie des testicules.

ORCINE *s. f.* *(angl. orcin).* Poudre blanche, cristalline, soluble dans l'eau, obtenue à partir de divers lichens du genre *Roccella.* On l'utilise comme antiseptique à usage externe en dermatologie et comme réactif des pentoses. SYN. ***ORCINOL.***

ORDONNANCE *s. f.* *(angl. prescription).* Écrit daté et signé par le médecin, contenant les prescriptions recommandées par celui-ci pour le traitement de son malade (essentiellement les médicaments prescrits avec indication des doses à prendre). L'ordonnance commence parfois par le signe R (abréviation de *Recipe*).

ORDRE *s. m.* *(angl. order).* Groupe taxinomique de rang inférieur à la classe et supérieur à la famille.

OREILLE *s. f.* *(NA. auris).* *(angl. ear).* Organe de l'audition et de l'équilibre. L'oreille comprend trois parties : l'oreille externe, l'oreille moyenne et l'oreille interne. En langage courant, on utilise le terme « oreille » pour désigner l'oreille externe. ◇ **EXTERNE** *(NA. — externa).* *(angl. external —).* Partie externe de l'organe de l'audition, composée de l'auricule et du méat acoustique externe. C'est l'organe de réception des ondes sonores. ◇ **INTERNE** *(NA. — interna).* *(angl. internal —).* Partie interne de l'organe de l'audition, située dans le rocher. C'est l'organe de perception des ondes sonores et l'organe de l'équilibre. Elle est constituée par un labyrinthe osseux dans lequel est contenu un labyrinthe membraneux. Elle comprend trois parties : le vestibule, les canaux semi-circulaires (organes de l'équilibre) et la cochlée (organe de l'audition). ◇ **MOYENNE** *(NA. — media).* *(angl. middle —).* Partie moyenne de l'organe de l'audition. C'est l'organe de transmission des ondes sonores. Elle est constituée de trois parties : la caisse du tympan, qui contient la chaîne des osselets (le malleus, l'incus et le stapes), la trompe auditive qui fait communiquer la caisse du tympan et les fosses nasales, et les cavités mastoïdiennes.

OREILLES VELUES (SYNDROME DES) *(angl. hairy ears syndrome).* Hypertrichose du pavillon de l'oreille. Affection héréditaire liée au chromosome Y.

OREILLETTE *s. f.* ☞ ***ATRIUM.***

OREILLONS *s. m. pl. (angl. mumps).* Maladie infectieuse, contagieuse et épidémique, due à *Myxovirus parotidis*, qui a une affinité particulière pour les glandes salivaires, les testicules et le système nerveux. Elle se manifeste par une tuméfaction douloureuse des glandes parotides, avec fièvre. Ses complications principales sont l'orchite ourlienne, la méningo-encéphalite ourlienne et parfois la pancréatite.

OREXIGÈNE *adj. (angl. orexigenic).* Qui stimule l'appétit.

ORF *s. m. (angl. orf).* Dermatite pustuleuse contagieuse ovine.

ORGANE *s. m. (angl. organ).* Partie bien individualisée du corps, destinée à remplir une fonction déterminée. ~ **ADAMANTIN** ☞ ***ORGANE DE L'ÉMAIL.*** ~ **CHROMAFFINE** *(angl. chromaffin ganglion).* Corps glandulaire situé à proximité des ganglions sympathiques. ~ **DE L'ÉMAIL** *(angl. enamel —).* Amas de cellules épithéliales qui représente l'ébauche externe d'une dent et dont dérivera l'émail. SYN. ***ORGANE ADAMANTIN.*** ~ **ÉRECTILE** *(angl. erectile tissue).* Organe pourvu d'un tissu spécial qui, par un mécanisme vasomoteur, présente des variations critiques de l'afflux sanguin, avec pour conséquence une modification de volume et de consistance. EX. *organes érectiles de la verge.* ~ **SPIRAL** *(angl. spiral organ).* Organe sensoriel de l'audition, qui repose sur la membrane basilaire du conduit cochléaire. Il comprend les piliers de Corti, les cellules auditives et leurs éléments de soutien. SYN. ***ORGANE DE CORTI.*** ~ **VOMÉRONASAL** *(NA. organum vomeronasale). (angl. vomeronasal —).* Diverticule des fosses nasales chez les vertébrés supérieurs, qui s'enfonce de chaque côté dans la cloison médiane. Il régresse chez l'embryon humain.

ORGANES ~ **DES SENS (OU SENSORIELS)** *(NA. organa sensuum). (angl. sense organs, sensory organs).* Organes qui reçoivent les impressions du monde extérieur. Ils sont au nombre de cinq : organe de la vue, de l'ouïe, de l'olfaction, du goût et du toucher. ~ **GÉNITAUX EXTERNES** *(NA. organa genitalia externa). (angl. external genital organs).* Organes de la copulation. Abréviation : OGE. ☞ ***PÉNIS, VULVE, VAGIN.***

ORGANICISME *s. m. (angl. organicism).* Doctrine médicale selon laquelle toutes les maladies ont pour causes des lésions organiques.

ORGANIQUE *adj. (angl. organic).* **1.** Qui se rapporte à un organe. Se dit en particulier d'une altération des tissus ou des organes, par opposition à ce qui est *fonctionnel.* **2.** Qui est produit par un organe ou un organisme vivant, qui en dérive (par opposition à *minéral* ou *inorganique.* **3.** Se dit d'un composé chimique renfermant du carbone.

ORGANISATEUR *s. m. (angl. organizer).* En embryologie, substance qui régule la différenciation d'un organe déterminé.

ORGANISATION *s. f. (angl. organization).* État d'un corps organisé, ou processus de formation et de disposition des organes.

ORGANISATION MONDIALE DE LA SANTÉ *(angl. World Health Organization).* Institution de l'ONU spécialisée dans les problèmes de santé publique. Elle a pour but « d'amener tous les peuples au niveau de santé le plus élevé possible ». Son siège est à Genève. Sigle : OMS.

ORGANISÉ *adj. (angl. organized).* Qui est pourvu d'organes, d'une organisation.

ORGANISME *s. m. (angl. organism).* **1.** Tout être vivant, animal ou végétal, organisé. **2.** Le corps humain.

ORGANITE *s. m. (angl. organelle).* Tout élément différencié au sein de la cellule (à l'exception du noyau) : mitochondrie, appareil de Golgi, ribosome, centrosome, etc.

ORGANOGENÈSE *s. f. (angl. organogenesis).* Formation et développement des différents organes d'un organisme.

ORGANOGÉNÉSIE *s. f.* ☞ ***ORGANOGENÈSE.***

ORGANOGÉNÉTIQUE *adj. (angl. organogenetic).* Qui se rapporte à l'organogenèse.

ORGANOGÉNIE *s. f.* ☞ ***ORGANOGENÈSE.***

ORGANOGÉNIQUE *adj.* ☞ ***ORGANOGÉNÉTIQUE.***

ORGANOGRAPHIE *s. f. (angl. organography).* **1.** Description des organes du corps humain. **2.** Radiographie d'un organe.

ORGANOÏDE *adj. (angl. organoid).* Qui ressemble, par son aspect ou par sa structure, à un organe.

ORGANOLEPTIQUE *adj. (angl. organoleptic).* Qui est capable d'impressionner un récepteur sensoriel.

ORGANOLOGIE *s. f. (angl. organology).* Étude des organes du corps.

ORGANOMÉTALLIQUE *s. m. (angl. organometallic).* Composé chimique contenant un métal uni à un radical organique (à l'exclusion des sels).

ORGANOPATHIE *s. f. (angl. organopathy).* Maladie organique.

ORGANOPEXIE *s. f. (angl. organopexy).* Fixation chirurgicale d'un organe.

ORGANOPHILE *adj. (angl. organophilic).* Qui a une affinité pour certains organes. Se dit surtout d'agents pathogènes ayant un tropisme particulier pour tel ou tel organe.

ORGANOSOL *s. m. (angl. organosol).* Solution colloïdale dans laquelle le milieu de dispersion est un liquide organique (alcool, etc.).

ORGANOTAXIE *s. f. (angl. organotaxis).* Fixation élective de certaines substances sur des organes spécifiques.

ORGANOTHÉRAPIE *s. f. (angl. organotherapy).* ☞ ***OPOTHÉRAPIE.***

ORGANOTROPE *adj. (angl. organotropic).* Qui a une affinité pour certains organes.

ORGANOTROPISME *s. m. (angl. organotropy).* Affinité sélective pour certains tissus ou organes.

ORGASME *s. m. (angl. orgasm).* Point culminant du plaisir sexuel.

ORGELET *s. m. (angl. sty, hordeolum).* Petite inflammation aiguë suppurative, en « grain d'orge », du bord libre de la paupière ; il siège soit dans les glandes de Zeiss (orgelet externe), soit dans les glandes de Meibomius (orgelet interne).

ORIENTATION (TROUBLES DE L') *s. f. (angl. orientation disorders).* Perturbation de la capacité individuelle de se situer dans le temps et dans l'espace. Ce trouble se voit dans la confusion mentale et les syndromes amnésiques.

ORIFICE *s. m. (NA. ostium). (angl. orifice).* Ouverture qui fait communiquer un organe, un conduit ou une cavité du corps avec l'extérieur ou avec une autre structure anatomique. ⊂⊃ **ABDOMINAL DE LA TROMPE UTÉRINE** *(NA. — abdominale tubae uterinae). (angl. abdominal — of uterine tube).* Orifice par lequel la trompe utérine communique librement avec la cavité abdominale. ⊂⊃ **AORTIQUE DU DIAPHRAGME** ☞ ***HIATUS AORTIQUE.*** ⊂⊃ **ATRIOVENTRICULAIRE** *(NA. — atrioventriculare). (angl. atrioventricular —).* Orifice mettant en communication l'atrium et le ventricule, de chaque côté. L'orifice atrioventriculaire droit est l'orifice tricuspide, l'orifice atrioventriculaire gauche est l'orifice mitral. ⊂⊃ **DE LA VEINE CAVE INFÉRIEURE** ☞ ***FORAMEN DE LA VEINE CAVE.*** ⊂⊃ **DU CONDUIT AUDITIF EXTERNE** ☞ ***MÉAT ACOUSTIQUE EXTERNE.*** ⊂⊃ **INTERVENTRICULAIRE** ☞ ***FORAMEN INTERVENTRICULAIRE.*** ⊂⊃ **MÉDIAN DU QUATRIÈME VENTRICULE** ☞ ***OUVERTURE MÉDIANE DU 4E VENTRICULE.*** ⊂⊃ **ŒSOPHAGIEN DE L'ESTOMAC** ☞ ***CARDIA.*** ⊂⊃ **ŒSOPHAGIEN DU DIAPHRAGME** ☞ ***HIATUS ŒSOPHAGIEN.*** ⊂⊃ **PHARYNGIEN DU LARYNX** ☞ ***ADITUS LARYNGÉ.*** ⊂⊃ **VAGINAL** ☞ ***OSTIUM VAGINAL.***

ORL *(angl. ear-nose-throat, [ENT]).* Abréviation d'otorhinolaryngologie ou d'otorhinolaryngologiste.

ORMOND (MALADIE D') *(angl. Ormond's disease).* Développement, dans la graisse rétropéritonéale, d'un tissu fibreux englobant les reins, les uretères, les vaisseaux, sans les envahir. Cette affection est de cause inconnue en général, même si certains cas ont été décrits après la prise de certains produits, dont les dérivés de l'ergot de seigle. SYN. ***FIBROSE RÉTROPÉRITONÉALE, LIPOSCLÉROSE PÉRITONÉALE PROGRESSIVE.***

ORNITHINE *s. f. (angl. ornithine).* Acide aminé non essentiel ; maillon intermédiaire dans la synthèse de l'urée. ⊂⊃ **CARBAMYL-TRANSFÉRASE** *(angl. — carbamyl transferase).* Enzyme hépatique de l'uréogenèse. Abréviation : OCT.

ORNITHODOROS Genre de tiques, dont certaines espèces sont parasites de l'homme et des animaux domestiques et responsables de la transmission de différentes formes de fièvres récurrentes. L'espèce *O. hermsi*, de Californie, transmet *Borrelia hermsi*, agent d'une fièvre récurrente des États-Unis. L'espèce *O. moubata*, d'Afrique du Sud, transmet *Borrelia duttoni*, agent de la fièvre à tiques africaine. Les espèces *O. talaje* et *O. turicata*, du Texas, du Mexique et d'Amérique Centrale, transmettent également une fièvre récurrente.

ORNITHOSE *s. f. (angl. ornithosis).* Zoonose affectant différents oiseaux, transmissible à l'homme, et caractérisée par un état infectieux respiratoire et systémique. Elle est due à une infection par des bactéries de l'espèce *Chlamydia psittaci*. Chez les oiseaux psittacidés (perroquets, perruches), elle est connue sous le nom de psittacose.

ORO- *(angl. oro-).* **1.** Préfixe d'origine latine indiquant une relation avec la bouche. **2.** Préfixe d'origine grecque indiquant une relation avec les montagnes.

OROLINGUAL *adj. (angl. orolingual).* Qui se rapporte à la bouche et à la langue.

OROPHARYNX *s. m. (NA. pars oralis pharyngis). (angl. oropharynx).* Partie moyenne, buccale, du pharynx, limitée en haut par le voile du palais. SYN. ***ARRIÈRE-GORGE.***

OROSOMUCOÏDE *s. m. (angl. orosomucoid).* α_1-globuline plasmatique ; son taux s'élève dans les syndromes inflammatoires.

OROTACIDURIE *s. f. (angl. oroticaciduria).* Enzymopathie héréditaire rare, à transmission autosomique récessive, se traduisant cliniquement par un retard staturo-pondéral et une anémie hypochrome mégaloblastique. Cette anémie est due à un déficit enzymatique qui entraîne le blocage de la synthèse des acides uridylique et cytidylique. L'acide orotique est alors éliminé en grande quantité dans l'urine. SYN. ***OROTICURIE HÉRÉDITAIRE.***

OROTIQUE (ACIDE) *(angl. orotic ocid).* Composé organique intermédiaire dans le processus de synthèse des bases pyrimidiques, constituants des acides nucléiques. Il s'accumule dans le sang et apparaît dans l'urine de sujets atteints d'une maladie métabolique rare appelée orotacidurie ou oroticurie.

OROYA (FIÈVRE DE) *(angl. Oroya fever).* Maladie infectieuse observée à l'état endémique au Pérou. Elle se caractérise par une forte fièvre irrégulière et une anémie très importante. Elle est parfois associée à une éruption cutanée appelée verruga peruviana, qui est une autre phase de la même maladie. Elle est causée par un sporozoaire *Bartonella bacilliformis* et se transmet par la piqûre d'un insecte appartenant au genre *Phlebotomus*. SYN. ***MALADIE DE CARRION.***

ORTEIL *s. m. (NA. digitus pedis). (angl. toe).* Chacun des cinq doigts du pied. ⊂⊃ **EN MARTEAU** *(angl. hammer —).* Déformation congénitale ou acquise d'un orteil, le plus souvent le deuxième, caractérisée par l'extension forcée de la phalange proximale, la flexion de la phalange médiane, la phalange distale étant en position variable.

ORTEILS (PHÉNOMÈNE DES) *(angl. toe sign).* ☞ ***BABINSKI (SIGNE DE).***

ORTHACOUSIE *s. f. (angl. normal hearing).* Audition normale.

ORTHÈSE *s. f. (angl. orthosis).* Appareillage utilisé pour corriger une altération morphologique d'un membre ou d'un segment de membre, ou une déficience fonctionnelle du système locomoteur.

ORTHO- *(angl. ortho-).* Préfixe d'origine grecque signifiant droit ou correct et indiquant généralement la normalité.

ORTHOBIOSE *s. f. (angl. orthobiosis).* Vie saine et normale.

ORTHOCÉPHALE *adj. (angl. orthocephalic).* Qui a la tête de hauteur moyenne relativement à sa longueur.

ORTHOCHROMATIQUE *adj. (angl. orthochromatic).* Qui est de couleur normale ou qui se colore normalement ; se dit des éléments figurés du sang.

ORTHOCHROMIE *s. f. (angl. orthochromia).* Contenu normal en hémoglobine des érythrocytes.

ORTHOCHROMOPHILE *adj. (angl. orthochromophil).* Qui se colore normalement par les colorants neutres.

ORTHODIASCOPIE *s. f. (angl. orthodiascopy).* Projection sans distorsions, sur l'écran radioscopique, d'un organe interne, et calque du contour de l'image obtenue (cœur, par exemple).

ORTHODONTIE *s. f. (angl. orthodontics).* Partie de la médecine dentaire consacrée à la prévention et au traitement des malpositions des dents.

ORTHODONTISTE *s. m. (angl. orthodontist).* Médecin dentiste spécialisé en orthodontie.

ORTHOGENÈSE *s. f. (angl. orthogenesis).* Évolution progressive dans une direction déterminée, par opposition à une évolution non orientée.

ORTHOGNATHE *adj. (angl. orthognanthic).* Qui a des mâchoires peu saillantes en avant.

ORTHOGNATHISME *s. m. (angl. orthognathism).* Conformation du crâne facial telle que la ligne du profil facial allant du front au menton soit proche de la verticale.

ORTHOMYXOVIRIDAE Famille de virus à ARN monocaténaire segmenté, à symétrie hélicoïdale, enveloppés, sensibles à l'éther et de diamètre 80-120 nm. Deux types de spicules (d'hémagglutinine et de neuraminidase) font partie de l'enveloppe externe. Cette famille comprend les virus des grippes humaine et animale (*Influenzavirus*).

ORTHOPÉDIE *s. f. (angl. orthopedics).* **1.** Étymologiquement, « enfant qui marche droit ». À l'origine, « art de prévenir et de corriger dans les enfants les difformités du corps » (Andry, 1741). **2.** Actuellement, l'orthopédie concerne également les adultes et a pour objet le traitement (le plus souvent chirurgical) des affections congénitales ou acquises des os, des articulations, des muscles et des tendons. ⊂⊃ **DENTOFACIALE** *(angl. orthodontics).* Partie de la médecine dentaire consacrée au traitement des malformations maxillo-dento-faciales.

ORTHOPÉDISTE *s. m. (angl. orthopedic surgeon).* Médecin spécialiste en orthopédie.

ORTHOPERCUSSION *s. f. (angl. orthopercussion).* Percussion manuelle appliquée sur la région à examiner dans laquelle la phalange distale du doigt est maintenue perpendiculaire à la région percutée.

ORTHOPHONIE *s. f. (angl. orthophony).* **1.** Prononciation et articulation correctes, par opposition à tout défaut de la phonation. **2.** Traitement visant à corriger les défauts de l'élocution et de la prononciation.

ORTHOPHONISTE *s. m ou f. (angl. speech therapist).* Spécialiste non médecin, qui pratique des méthodes de rééducation verbale visant à corriger les défauts de la prononciation et de l'élocution.

ORTHOPHORIE *s. f. (angl. orthophoria).* Équilibre parfait des muscles oculaires, permettant aux yeux de converger sans aucun effort de fusion sur un point déterminé, et cela pour toutes les distances et dans toutes les directions.

ORTHOPIE *s. f. (angl. orthopia).* **1.** Absence de tout défaut de parallélisme des axes visuels. **2.** Prévention ou correction du strabisme.

ORTHOPNÉE *s. f. (angl. orthopnea).* Dyspnée intense en position couchée, qui oblige le patient à se mettre assis ou debout. SYN. ***DYSPNÉE DE DÉCUBITUS.***

ORTHOPOXVIRUS Genre de virus de la famille des *Poxviridae*, à ADN bicaténaire, à symétrie complexe, enveloppés, résistants à l'éther, et de grande taille (300 nm). Les différentes espèces ont un antigène commun. Les principaux virus pathogènes pour l'homme sont les virus de la variole, de la vaccine, du cowpox, du molluscum contagiosum et du nodule des trayeurs.

ORTHOPTIE *s. f. (angl. orthoptics).* ☞ ***ORTHOPTIQUE.***

ORTHOPTIQUE **1.** *adj. (angl. orthoptic).* Qui se rapporte à la vision binoculaire normale. **2.** *s. f. (angl. orthoptics).* Ensemble des procédés de rééducation de l'œil destinés à corriger les troubles de la vision binoculaire (notamment le strabisme) et de la motilité oculaire. SYN. ***ORTHOPTIE.***

ORTHOPTISTE *s. m ou f. (angl. orthoptist).* Spécialiste non médecin qui pratique les méthodes de l'orthoptique. SYN. ***ORTHOPTICIEN.***

ORTHOPTOSCOPE *s. m. (angl. orthoptoscope).* Appareil pour la correction du strabisme par la rééducation de la vision binoculaire.

ORTHOSCOPIE *s. f. (angl. orthoscopy).* **1.** Examen de l'œil au moyen de l'orthoscope. **2.** Propriété d'un instrument d'optique qui donne une image sans distorsion.

ORTHOSTATIQUE *adj. (angl. orthostatic).* Qui se rapporte ou qui est dû à la station debout.

ORTHOSTATISME *s. m. (angl. orthostatism).* **1.** Station debout. **2.** Ensemble des troubles provoqués par une station debout prolongée.

ORTHOSYMPATHIQUE *adj. (angl. orthosympathetic).* ☞ ***SYSTÈME ORTHOSYMPATHIQUE.***

ORTHOTONOS *s. m. (angl. orthotonos).* Contracture tétanique maintenant le corps en rectitude.

ORTNER (SYNDROME D') *(angl. Ortner's syndrome).* Paralysie laryngée associée à une sténose mitrale, la compression du nerf récurrent semblant due, en général, à la dilatation de l'artère pulmonaire.

ORTOLANI (SIGNE D') *(angl. Ortolani's sign).* Ressaut au niveau de l'articulation coxofémorale lors de l'abduction des cuisses, en cas de luxation congénitale de la hanche chez le nourrisson. SYN. ***SIGNE DU RESSAUT.***

Os Symbole chimique de l'osmium.

OS *s. m. (NA. os). (angl. bone).* Chacun des organes durs qui constituent le squelette. ☞ ***ATLAS ANATOMIQUE DES OS EN ANNEXE.*** ◇ **ALVÉOLAIRE** *(angl. alveolar —).* Partie de l'os des mâchoires qui entoure les alvéoles dentaires. ◇ **COURT** *(NA. — breve). (angl. short —).* Os dont les trois dimensions sont presque égales, formé de tissu spongieux recouvert d'une couche de tissu compact. ◇ **DE MARBRE** *(angl. marble — disease).* Résultat d'une ostéosclérose dans laquelle l'os subit un processus de condensation, perdant tout vestige d'espaces médullaires. ☞ ***OSTÉOPÉTROSE.*** ◇ **ÉPACTAL** *(angl. interparietal —).* ☞ ***OS INTERPARIÉTAL.*** ◇ **INTERPARIÉTAL** *(NA. — interparietale). (angl. interparietal —).* Os crânien surnuméraire, qui existe parfois entre le pariétal et l'occipital. SYN. ***OS ÉPACTAL.*** ◇ **LONG** *(NA. — longum). (angl. long —).* Os dont la longueur prédomine sur les deux autres dimensions. Il se compose d'un corps (ou diaphyse) formé d'une gaine de tissu compact et d'un canal médullaire central, et de deux extrémités (ou épiphyses) formées d'un tissu spongieux entouré d'une lamelle de tissu compact. ◇ **PLAT** *(NA. — planum). (angl. flat —).* Os dont la longueur et la largeur prédominent sur l'épaisseur. Il est formé de deux lames de tissu compact entre lesquelles est compris du tissu spongieux. SYN. ***OS LARGE.*** ◇ **SÉSAMOÏDE** *(angl. sesamoid —).* Petit os situé au voisinage de certaines articulations. ◇ **TRIGONE** *(NA. — trigonum tarsi). (angl. triangular — of tarsus).* Osselet surnuméraire du pied, qui existe parfois indépendant à la partie postéro-externe du talus. ◇ **WORMIEN** *(NA. — wormis). (angl. wormian —).* Chacun des petits os inconstants situés entre les divers os du crâne.

OSAMINE *s. f. (angl. osamine).* Dérivé des oses ou monosaccharides, dans lequel un groupement hydroxyle (OH) a été remplacé par une fonction amine (NH_2).

OSAZONE *s. f. (angl. osazone).* Nom donné aux composés que forment les monosaccharides sous l'action de deux molécules de phénylhydrazine. La réaction des osazones est importante pour isoler et caractériser les divers sucres.

OSCHÉITE *s. f. (angl. oscheitis).* Inflammation localisée au scrotum.

OSCHÉO- *(angl. oscheo-).* Préfixe d'origine grecque indiquant une relation avec le scrotum.

OSCHÉOCÈLE *s. f. (angl. oscheocele).* **1.** Hernie inguinale dans laquelle le sac herniaire descend dans les bourses. **2.** Tumeur ou tuméfaction des bourses.

OSCHÉOLITHE *s. m. (angl. oscheolith).* Concrétion calcaire située dans les glandes sébacées du scrotum.

OSCHÉOME *s. m. (angl. oscheoma).* Tumeur du scrotum.

OSCHÉOPLASTIE *s. f. (angl. oscheoplasty).* Chirurgie plastique du scrotum.

OSCILLOGRAMME *s. m. (angl. oscillogram).* Enregistrement graphique obtenu avec un oscillographe.

OSCILLOGRAPHE *s. m. (angl. oscillograph).* Appareil servant à enregistrer des oscillations électriques.

OSCILLOMÈTRE *s. m. (angl. oscillometer).* Appareil permettant de mesurer les oscillations de la paroi artérielle, et ainsi la pression artérielle. Un des plus employés est l'oscillomètre sphygmomanométrique de Pachon.

OSCILLOMÉTRIE *s. f. (angl. oscillometry).* Étude de la pression artérielle en fonction de l'amplitude des oscillations des artères.

OSCILLOPSIE *s. f. (angl. oscillopsia).* Trouble de la vision dans lequel les objets apparaissent animés de mouvements divers. Il est observé notamment dans le nystagmus vertical. SYN. ***OSCILLOPIE.***

OSE *s. m. (angl. ose).* Sucre simple non hydrolysable dont le type est le glucose. C'est un polyalcool aldéhydique ou cétonique doué de propriétés réductrices. On désigne les oses selon le nombre de leurs atomes de carbone (tétroses, pentoses, hexoses, etc.) ou selon la nature de leur fonction réductrice (aldoses, cétoses). SYN. ***MONOSACCHARIDE.***

OSGOOD-SCHLATTER (MALADIE D') *(angl. Osgood-Schlatter disease).* Apophysite tibiale antérieure des adolescents.

OSIDE *s. m. (angl. oside).* Glucide composé, qui par hydrolyse donne un ou plusieurs oses.

OSLER ◇ **(MALADIE D')** *(angl. Osler's disease).* Endocardite infectieuse d'évolution subaiguë, due le plus souvent à *Streptococcus viridans*, greffée sur une lésion valvulaire cardiaque préexistante. Cliniquement : fièvre au long cours, arthralgies, splénomégalie, lésions artérielles, infarctus viscéraux, évoluant vers l'aggravation des lésions valvulaires et vers la mort si non traitée (endocardite maligne). SYN. *ENDOCARDITE MALIGNE LENTE, MALADIE DE JACCOUD-OSLER.* ◇ **(PANARIS D')** *(angl. Osler's node).* Manifestation caractéristique des endocardites subaiguës, consistant en une petite tuméfaction douloureuse qui apparaît brutalement à la pulpe des doigts des mains et, plus rarement, des pieds. SYN. *NODULE D'OSLER.* ◇ **(PHÉNOMÈNE D')** *(angl. Osler's phenomenon).* Agglutination immédiate des plaquettes dans le sang après le prélèvement de celui-ci.

OSMESTHÉSIE *s. f. (angl. osmesthesia).* Sensibilité olfactive.

OSMIQUE (ACIDE) *(angl. osmic acid).* Terme impropre désignant l'anhydride osmique ou tétroxyde d'osmium OsO_4 utilisé comme colorant des graisses et fixateur de pièces histologiques.

OSMIUM *s. m. (angl. osmium).* Élément de numéro atomique 76, de masse atomique 190,2. C'est un métal gris, très dur, de point de fusion très élevé (2 700 °C). Symbole : Os.

OSMO- *(angl. osmo).* **1.** Préfixe d'origine grecque indiquant une relation avec les odeurs. **2.** Préfixe d'origine grecque signifiant impulsion.

OSMOLAGNIE *s. f. (angl. osmolagnia).* ☞ *OSPHRÉSIOLAGNIE.*

OSMOLALITÉ *s. f. (angl. osmolality).* Nombre d'osmoles par kilogramme de solvant.

OSMOLARITÉ *s. f. (angl. osmolarity).* Nombre d'osmoles par litre de solution.

OSMOLE *s. f. (angl. osmole).* Unité correspondant à la masse de $6{,}023 \times 10^{23}$ molécules osmotiquement actives d'une substance en solution.

OSMOLOGIE *s. f. (angl. osmology).* Étude des phénomènes osmostiques.

OSMOMÈTRE *s. m. (angl. osmometer).* Instrument servant à mesurer la pression osmotique.

OSMOPHOBIE *s. f. (angl. osmophobia).* Crainte morbide des odeurs.

OSMORÉCEPTEUR *s. m. (angl. osmoreceptor).* Terminaison nerveuse située sur le trajet de la carotide interne, près des noyaux supra-optiques, sensible aux variations de la pression osmotique.

OSMOSE *s. f. (angl. osmosis).* Passage d'un solvant à travers une membrane semi-perméable séparant deux solutions de concentrations différentes : le phénomène osmotique tend à égaliser les pressions de chaque côté de la membrane.

OSMOTAXIE *s. f. (angl. osmotaxis).* Réaction de locomotion orientée d'organismes mobiles, déclenchée et entretenue par une différence de pression osmotique, et s'effectuant soit dans sa direction (osmotaxie positive), soit dans la direction opposée (osmotaxie négative).

OSMOTIQUE *adj. (angl. osmotic).* Qui se rapporte à l'osmose. ☞ *PRESSION OSMOTIQUE.*

OSPHRÉSIO- *(angl. osphresio-).* Préfixe d'origine grecque indiquant une relation avec les odeurs.

OSPHRÉSIOLAGNIE *s. f. (angl. osphresiolagnia).* Excitation sexuelle provoquée par des odeurs.

OSSÉINE *s. f. (angl. ossein).* Substance organique caractéristique de l'os adulte, qui se transforme en gélatine sous l'action de l'eau chaude. Elle représente environ 30 % du poids de l'os.

OSSELETS *s. m. pl. (NA. ossicula auditus). (angl. auditory ossicles).* Les trois petits os, articulés entre eux, qui traversent la caisse du tympan, depuis la membrane tympanique jusqu'à la fenêtre ovale. Ce sont : le malleus, l'incus et le stapes.

OSSÉOMUCINE *s. f. (angl. osseomucin).* Substance fondamentale homogène qui réunit le collagène et les fibrilles élastiques du tissu osseux. SYN. *OSSÉOMUCOÏDE, OSSÉOMUCOÏNE.*

OSSEUX *adj. (angl. osseous, bony).* Qui se rapporte à l'os, qui est de la nature de l'os, ou qui est constitué par de l'os.

OSSICULECTOMIE *s. f. (angl. ossiculectomy).* Extraction chirurgicale d'un ou de tous les osselets de l'oreille moyenne.

OSSICULOTOMIE *s. f. (angl. ossiculotomy).* Incision chirurgicale de la chaîne des osselets de l'oreille moyenne.

OSSIFICATION *s. f. (angl. ossification).* **1.** Processus histologique de la formation du tissu osseux. L'ossification peut être enchondrale (cartilagineuse), membraneuse ou périostique, selon l'origine de la formation du tissu osseux. **2.** Transformation anormale d'un tissu fibreux, cartilagineux, etc., en tissu osseux. ◇ **MÉTAPLASIQUE** *(angl. metaplastic —).* Développement de tissu osseux dans des parties molles. ◇ **(POINTS D')** *(angl. — centers).* Centres à partir desquels se développe le processus d'ossification.

OSSIFIÉ *adj. (angl. ossified).* Qui a pris les caractères du tissu osseux.

OSSIFLUENT *adj. (angl. ossifluent).* Abcès froid tuberculeux d'origine osseuse et se révélant parfois à distance.

OSSIFORME *adj. (angl. ossiform).* Qui a la forme ou la structure de l'os.

OSTÉ-, OSTÉO- *(angl. oste-, osteo-).* Préfixes d'origine grecque indiquant une relation avec les os.

OSTÉALGIE *s. f. (angl. ostalgia).* Douleur osseuse. SYN. ***OSTÉODYNIE.***

OSTECTOMIE *s. f. (angl. ostectomy, osteotectomy).* Résection d'un segment osseux. SYN. ***OSTÉOTECTOMIE.***

OSTÉINE *s. f. (angl. ostein).* ☞ ***OSSÉINE.***

OSTÉIQUE *adj. (angl. osteal).* Qui se rapporte à l'os, ou qui est de la nature de l'os.

OSTÉITE *s. f. (angl. osteitis).* **1.** Inflammation aiguë ou chronique d'un os. **2.** Par extension, affection osseuse qui n'est pas nécessairement inflammatoire. ◇ **CASÉEUSE** *(angl. caseous —).* Ostéite tuberculeuse. ◇ **CONDENSANTE** *(angl. condensing —).* Variété d'ostéite s'accompagnant d'une hypergenèse osseuse, qui provoque une condensation du tissu osseux et une diminution de la cavité de l'os. ◇ **CORTICALE** *(angl. cortical —).* ☞ ***PÉRIOSTITE.*** ◇ **DÉFORMANTE HYPERTROPHIQUE** *(angl. — deformans).* ☞ ***PAGET (MALADIE OSSEUSE DE).*** ◇ **FIBROKYSTIQUE** *(angl. — fibrosa cystica).* SYN. ***OSTÉODYSTROPHIE FIBREUSE GÉNÉRALISÉE.*** ☞ ***RECKLINGHAUSEN (MALADIE OSSEUSE DE VON).*** ◇ **GOMMEUSE TERTIAIRE** *(angl. gummatous —).* Ostéite de la syphilis tertiaire localisée aux tibias et au crâne. ◇ **HYPERPLASIQUE SECONDAIRE** *(angl. hypertrophic pneumic osteoarthropathy).* ☞ ***OSTÉOARTHROPATHIE HYPERTROPHIANTE PNEUMIQUE DE PIERRE MARIE.*** ◇ **RARÉFIANTE** *(angl. rarefying —).* Variété d'ostéite qui s'accompagne d'une destruction du tissu osseux. ◇ **SCLÉROSANTE** *(angl. sclerosing —).* ☞ ***OSTÉITE CONDENSANTE.*** ◇ **TUBERCULOÏDE MULTIPLE CYSTOÏDE** *(angl. Jüngling disease).* Lésions osseuses de la maladie de Besnier-Boeck-Schaumann, caractérisées par la formation de géodes dans les os des doigts. SYN. ***OSTÉITE CYSTOÏDE DE PERTHES-JÜNGLING, JÜNGLING (MALADIE DE).***

OSTÉOARTHRITE *s. f. (angl. osteoarthritis).* Arthrite compliquée de lésions inflammatoires des extrémités osseuses au niveau des surfaces articulaires. ◇ **DÉFORMANTE ENDÉMIQUE** *(angl. endemic —).* ☞ ***KASHIN-BECK (MALADIE DE).***

OSTÉOARTHROPATHIE *s. f. (angl. osteoarthropathy).* Terme générique désignant toute affection caractérisée par la présence de lésions osseuses et articulaires. ◇ **HYPERTROPHIANTE PNEUMIQUE DE PIERRE MARIE** *(angl. hypertrophic pulmonary —).* Syndrome caractérisé par une hypertrophie des phalanges des doigts des mains et des pieds, par des déformations des doigts et par des arthralgies. Il est habituellement associé à des lésions tumorales pulmonaires, pleurales ou médiastinales, mais peut aussi être lié à une affection extrathoracique. SYN. ***MALADIE DE PIERRE MARIE, OSTÉITE HYPERPLASIQUE SECONDAIRE.***

OSTÉOARTHROSE *s. f. (angl. osteoarthrosis).* Arthropathie de type dégénératif avec déformation des extrémités osseuses articulaires.

OSTÉOARTICULAIRE *adj. (angl. osteoarticular).* Qui se rapporte aux os et aux articulations, ou qui les affecte.

OSTÉOBLASTE *s. m. (angl. osteoblast).* Forme jeune de cellule osseuse, d'origine mésenchymateuse, présente dans le tissu conjonctif ou dans le tissu cartilagineux en voie d'ossification. Il participe à la formation de la substance fondamentale du tissu osseux et donne naissance à l'ostéocyte.

OSTÉOBLASTOME *s. m. (angl. osteoblastoma).* Tumeur osseuse bénigne constituée par une prolifération d'ostéoblastes, avec élaboration de lamelles ostéoïdes, et contenant parfois de nombreuses cellules géantes.

OSTÉOCALCINE *s. f. (angl. osteocalcin).* Protéine sécrétée par les ostéoblastes. Son taux sérique est élevé dans l'hyperparathyroïdie et la maladie de Paget. SYN. ***GLA-PROTÉINE OSSEUSE.***

OSTÉOCAMPSIE *s. f. (angl. osteocampsia).* Incurvation pathologique d'un os sans fracture.

OSTÉOCARTILAGINEUX *adj. (angl. osteochondral).* Qui est constitué d'os et de cartilage. SYN. ***OSTÉOCHONDRAL.***

OSTÉOCÈLE *s. f. (angl. osteocele).* Hernie dont le sac est de consistance osseuse ou contient un fragment d'os.

OSTÉOCHONDRAL *adj.* ☞ ***OSTÉOCARTILAGINEUX.***

OSTÉOCHONDRITE *s. f. (angl. osteochondritis).* Dystrophie ostéocartilagineuse de croissance en rapport avec des phénomènes de nécrose aseptique évoluant spontanément vers la guérison avec ou sans séquelles. SYN. ***OSTÉOCHONDROSE.*** ◇ **DÉFORMANTE JUVÉNILE DE LA HANCHE** *(angl. Legg-Calvé-Perthes disease).* Ostéonécrose de l'épiphyse supérieure du fémur, apparaissant durant la croissance, qui a pour conséquence un raccourcissement et un élargissement du col du fémur avec aplatissement de la tête fémorale responsable d'une coxarthrose secondaire. SYN. ***MALADIE DE LEGG-PERTHES-CALVÉ.*** ◇ **DISSÉQUANTE** *(angl. — dissecans).* Ostéonécrose aseptique épiphysaire limitée, qui a pour résultat la libération d'un fragment osseux dans une articulation. Elle est surtout localisée au genou. ☞ ***KÖNIG (MALADIE DE).*** ◇ **DU LUNATUM** *(angl. Kienböck disease).* ☞ ***KIENBÖCK (MALADIE DE).*** ◇ **LAMINAIRE** *(angl. condrolysis of the hip).* Affection des adolescents touchant surtout la hanche et aboutissant à une ankylose.

OSTÉOCHONDRODYSPLASIE *s. f. (angl. osteochondrodysplasia).* Terme générique désignant l'ensemble des maladies dues à une anomalie de croissance ou de développement des os et des cartilages.

OSTÉOCHONDRODYSTROPHIE *s. f. (angl. osteochondrodystrophy).* Dystrophie ostéocartilagineuse. ◇ **DÉFORMANTE** ☞ ***MORQUIO (MALADIES DE).***

OSTÉOCHONDROLYSE *s. f. (angl. osteochondrolysis).* Ostéochondrite disséquante.

OSTÉOCHONDROMATOSE *s. f. (angl. osteochondromatosis).* Présence de multiples ostéochondromes. ◇ **SYNOVIALE** *(angl. synovial —).* Présence de corps étrangers libres, de taille variable, dans les cavités articulaires. SYN. ***OSTÉOCHONDROMATOSE ARTICULAIRE.***

OSTÉOCHONDROME *s. m. (angl. osteochondroma).* Tumeur bénigne développée à la surface d'un os long, au voisinage d'un cartilage de conjugaison. Elle est composée d'éléments osseux et cartilagineux. SYN. ***EXOSTOSE OSTÉO-CARTILAGINEUSE.***

OSTÉOCHONDROPHYTE *s. m. (angl. osteochondrophyte).* Formation tumorale bénigne constituée de tissu osseux et cartilagineux.

OSTÉOCHONDROSARCOME *s. m. (angl. osteochondrosarcoma).* Sarcome comportant des éléments osseux et cartilagineux.

OSTÉOCHONDROSE *s. f. (angl. osteochondrosis).* ☞ ***OSTÉOCHONDRITE.*** ◇ **DE LA HANCHE** ☞ ***OSTÉOCHONDRITE DÉFORMANTE JUVÉNILE DE LA HANCHE.*** ◇ **DE LA TUBÉROSITÉ DU TIBIA** ☞ ***OSGOOD-SCHLATTER (MALADIE D').*** ◇ **DU SCAPHOÏDE TARSIEN (OS NAVICULAIRE)** ☞ ***KÖHLER (MALADIE DE).*** ◇ **VERTÉBRALE** ☞ ***SCHEUERMANN (MALADIE DE).***

OSTÉOCLASIE *s. f.* **1.** *(angl. osteoclasia).* Résorption et destruction du tissu osseux par les ostéoclastes. **2.** *(angl. osteoclasis).* Méthode chirurgicale qui consiste à briser les os, pour remédier à certaines difformités ou pour redresser un membre qui, après une fracture, a été consolidé de façon vicieuse ou pour faire des allongements osseux chez l'enfant.

OSTÉOCLASTE *s. m. (angl. osteoclast).* **1.** Cellule géante multinucléée, située à la surface des travées osseuses, et qui joue un rôle important dans la résorption osseuse physiologique ou pathologique. SYN. ***MYÉLOPLAXE.*** **2.** Instrument utilisé en chirurgie osseuse pour fracturer un os. Il en existe différents modèles : ostéoclaste de Collin, de Rizzoli, etc.

OSTÉOCLASTOME *s. m. (angl. osteoclastoma).* Tumeur osseuse localisée sur les épiphyses des os longs, formée de cellules géantes, polynucléées, qui ressemblent aux ostéoclastes. Dans la grande majorité des cas, l'évolution est bénigne, et la guérison survient après traitement chirurgical. SYN. ***TUMEUR À CELLULES GÉANTES DES OS, MYÉLOPLAXOME.***

OSTÉOCOPE *adj. (angl. osteocopic).* ☞ ***DOULEUR OSTÉOCOPE.***

OSTÉOCRANIUM *s. m. (angl. osteocranium).* Crâne fœtal au cours de son ossification.

OSTÉOCYTE *s. m. (angl. osteocyte).* Cellule constitutive du tissu osseux, arrivée à maturité.

OSTÉODENSITOMÉTRIE *s. f. (angl. osteodensimetry).* ☞ ***ABSORPTIOMÉTRIE.***

OSTÉODENTINE *s. f. (angl. osteodentin).* Dentine nouvelle d'apparence osseuse, formée lors du premier stade de la cicatrisation pulpaire.

OSTÉODESMOSE *s. f. (angl. osteodesmosis).* Ossification d'un tendon.

OSTÉODYNIE *s. f. (angl. osteodynia).* ☞ ***OSTÉALGIE.***

OSTÉODYSPLASIE *s. f. (angl. osteodystrophy).* Affection héréditaire à transmission autosomique dominante, donnant des déformations osseuses crânio-faciales, des hanches et des doigts. SYN. ***SYNDROME DE MELNICK ET NEEDLES.***

OSTÉODYSTROPHIE *s. f. (angl. osteodystrophy).* Trouble du développement osseux, d'origine génétique ou non, responsable de déformations osseuses. SYN. ***DYSTROPHIE OSSEUSE.*** ◇ **DÉFORMANTE** *(angl. osteodystrophia deformans).* ☞ ***PAGET (MALADIE OSSEUSE DE).*** ◇ **FIBREUSE GÉNÉRALISÉE** *(angl. osteodystrophia fibrosa).* ☞ ***OSTÉITE FIBROKYSTIQUE.*** ◇ **HÉRÉDITAIRE D'ALBRIGHT** *(angl. Albright's hereditary —).* Affection héréditaire à transmission dominante caractérisée par des malformations multiples, une débilité, des calcifications des parties molles avec signes biologiques d'insuffisance parathyroïdienne. ◇ **RÉNALE** *(angl. renal —).* Toute affection osseuse secondaire à une insuffisance rénale chronique. Celle-ci entraîne une hypovitaminose D et une hyperparathyroïdie secondaire avec chez l'enfant nanisme et rachitisme.

OSTÉO-ECTASIE *s. f. (angl. osteoectasia).* Ostéo-chondro-dysplasie à transmission autosomique récessive associant nanisme et signes de la maladie osseuse de Paget.

OSTÉOFIBROME *s. m. (angl. osteofibroma).* Tumeur osseuse bénigne qui contient des éléments osseux et fibreux. Elle se rencontre surtout au niveau des mandibules.

OSTÉOGÈNE *adj.* ☞ ***OSTÉOGÉNIQUE.***

OSTÉOGENÈSE *s. f. (angl. osteogenesis).* Formation et développement du tissu osseux.

OSTEOGENESIS IMPERFECTA *(angl. osteogenesis imperfecta).* Défaut congénital à transmission autosomique dominante du développement du tissu osseux, caractérisé par une fragilité particulière des os (homme de verre), l'existence de sclérotiques bleues, une laxité ligamentaire et des troubles dentaires. SYN. ***LOBSTEIN (MALADIE DE), FRAGILITÉ OSSEUSE HÉRÉDITAIRE, OSTÉOPSATHYROSE.***

OSTÉOGÉNIE *s. f.* ☞ ***OSTÉOGENÈSE.***

OSTÉOGÉNIQUE *adj. (angl. osteogenic, osteogenetic).* Qui produit du tissu osseux. SYN. ***OSTÉOGÈNE.***

OSTÉOÏDE *adj. (angl. osteoid).* Qui ressemble au tissu osseux. Se dit de certaines tumeurs.

OSTÉOLIPOCHONDROME *s. m. (angl. osteolipochondroma).* Chondrome renfermant du tissu adipeux et du tissu osseux.

OSTÉOLIPOME *s. m. (angl. osteolipoma).* Lipome contenant des éléments osseux.

OSTÉOLOGIE *s. f. (angl. osteology).* Partie de l'anatomie qui traite des os.

OSTÉOLYSE *s. f. (angl. osteolysis).* Résorption ou destruction du tissu osseux. ◇ **À LOCALISATIONS MULTIPLES** *(angl. hereditary multicentric —).* Affection à transmission autosomique récessive caractérisée par une résorption progressive des os des membres.

OSTÉOLYTIQUE *adj. (angl. osteolytic).* Qui se rapporte à l'ostéolyse, ou qui est affecté d'ostéolyse.

OSTÉOMALACIE *s. f. (angl. osteomalacia).* Maladie osseuse consistant en un défaut de minéralisation de la matrice osseuse par insuffisance de fixation phosphocalcique. Elle est caractérisée par un ramollissement progressif des os, associé à des douleurs osseuses. L'hypophosphocalcie peut être due à une insuffisance en vitamine D par carence solaire ou alimentaire, à une déperdition phosphocalcique liée à des grossesses répétées, à un trouble de l'assimilation ou de l'absorption (diarrhée chronique, gastrectomie, insuffisance pancréatique et biliaire) ou à une élimination excessive (dans certaines néphropathies). ☞ ***LOOSER-MILKMAN (SYNDROME DE).*** ◇ **INFANTILE** ☞ ***RACHITISME.***

OSTÉOMATOSE *s. f. (angl. osteomatosis).* Formation d'ostéomes intra-articulaires multiples.

OSTÉOME *s. m. (angl. osteoma).* Tumeur bénigne formée de tissu osseux, siégeant habituellement sur le squelette, plus rarement dans un muscle (hématome calcifié). ◇ **COMPACT** *(angl. compact —).* Ostéome constitué de lamelles osseuses, de consistance extrêmement dure, avec un espace médullaire limité. ◇ **DES CAVALIERS** *(angl. cavalryman's —).* Ostéome localisé au tiers supérieur des muscles adducteurs de la cuisse, consécutif aux frottements répétés provoqués par l'équitation. ◇ **ÉBURNÉ** *(angl. — eburneum).* ☞ ***OSTÉOME COMPACT.*** ◇ **HÉTÉROPLASTIQUE** *(angl. heteroplastic —).* Ostéome développé dans un tissu mou. ◇ **HOMOPLASTIQUE** *(angl. homoplastic —).* Ostéome vrai, développé aux dépens d'un os. ◇ **MÉDULLAIRE** *(angl. — medullare).* Ostéome riche en espaces médullaires. ◇ **OSTÉOÏDE** *(angl. osteoid —).* Tumeur osseuse bénigne, surtout des membres inférieurs, avec vives douleurs nocturnes et image radiologique typique : zone claire entourée d'une condensation ; guérie par la chirurgie. ◇ **SPONGIEUX** *(angl. spongy —).* Ostéome constitué de tissu spongieux, à stroma conjonctivovasculaire très développé.

OSTÉOMÉTRIE *s. f. (angl. osteometry).* Mensuration du squelette humain.

OSTÉOMYÉLITE *s. f. (angl. osteomyelitis).* Inflammation suppurative de l'os et de la moelle osseuse, due au staphylocoque. ◇ **AIGUË** *(angl. acute —).* Maladie observée chez les adolescents en période de croissance, due au staphylocoque doré, et caractérisée par une inflammation de la substance médullaire métaphysaire, avec formation de pus. Elle s'accompagne de phénomènes généraux graves. ◇ **CHRONIQUE** *(angl. chronic —).* Forme d'ostéomyélite à évolution prolongée, pouvant succéder à une ostéomyélite aiguë, à un traumatisme osseux, ou être chronique d'emblée, s'accompagnant de raréfaction et de condensation osseuses et de la formation d'abcès.

OSTÉON *s. m. (angl. osteon).* Unité structurale élémentaire de l'os compact, composée d'un conduit central, le canal de Havers, autour duquel se disposent des lamelles osseuses concentriques. SYN. ***SYSTÈME DE HAVERS.***

OSTÉONÉCROSE *s. f. (angl. osteonecrosis).* Nécrose osseuse. ◇ **ASEPTIQUE** *(angl. aseptic —).* Nécrose osseuse secondaire à la suppression de l'apport sanguin dans un segment d'os en dehors de toute cause infectieuse. Le stade de nécrose est suivi soit d'un stade de régénération, aboutissant à la guérison, soit d'une destruction définitive de l'os nécrosé. ◇ **DU LUNATUM** *(angl. Kienböck's disease).* ☞ ***KIENBÖCK (MALADIE DE).***

OSTÉO-ONYCHODYSOSTOSE *s. f. (angl. osteoonychodysostosis).* Affection transmise sur le mode autosomique dominant associant des malformations des genoux et des coudes, et des ongles minces et fragiles.

OSTEONÉVRALGIE *s. f. (angl. osteoneuralgia).* Douleurs osseuses en rapport avec un syndrome inflammatoire chronique.

OSTÉOPATHE *s. m. (angl. osteopath).* Personne qui pratique l'ostéopathie. SYN. ***OSTÉOPRATICIEN.***

OSTÉOPATHIE *s. f. (angl. osteopathy).* **1.** Terme générique désignant toute affection des os. **2.** Méthode thérapeutique fondée essentiellement sur des manipulations vertébrales et articulaires. ◇ **CONDENSANTE DISSÉMINÉE** *(angl. condensing disseminated —).* ☞ ***OSTÉOSCLÉROSE DISSÉMINÉE FAMILIALE.*** ◇ **DE FAMINE OU DE GUERRE** *(angl. hunger, war —).* Affection osseuse due à la sous-alimentation (carence phosphocalcique), et caractérisée par une diminution de la calcification osseuse avec fractures spontanées des côtes et douleurs osseuses multiples. ◇ **FLUORÉE** *(angl. bone fluorosis).* Densification osseuse généralisée, ne touchant pas le crâne ni les extrémités, en rapport avec la consommation prolongée d'eau riche en fluor. S'observe en Amérique et en Afrique du Nord où elle est appelée darmous.

OSTÉOPÉDION *s. m. (angl. osteopedion).* ☞ ***LITHOPÉDION.***

OSTÉOPÉNIE *s. f. (angl. osteopenia).* Terme générique désignant les troubles du remodelage osseux dans lesquels il existe une diminution de la densité des os. ☞ ***OSTÉOMALACIE, OSTÉOPOROSE.***

OSTÉOPÉRIOSTITE *s. f. (angl. osteoperiostitis).* ☞ ***PÉRIOSTITE.***

OSTÉOPÉTROSE *s. f. (angl. osteopetrosis).* Affection héréditaire à transmission dominante ou récessive, consistant en des zones de condensation osseuse de répartition variable avec fragilisation osseuse. SYN. ***MALADIE D'ALBERS-SCHÖNBERG, MALADIE DES OS DE MARBRE.*** ⇔ **AVEC ACIDOSE RÉNALE TUBULAIRE** *(angl. — with renal tubular acidosis).* Affection autosomique récessive (observée chez lez Arabes) par modification du gène de l'anhydrase carbonique.

OSTÉOPHYMA *s. m. (angl. osteophyma).* Tumeur ou tuméfaction osseuse.

OSTÉOPHYTE *s. m. (angl. osteophyte).* Excroissance osseuse, développée aux dépens du périoste, à proximité d'une articulation atteinte de lésions inflammatoires ou de lésions dégénératives (cas de l'arthrose).

OSTÉOPHYTOSE *s. f. (angl. osteophytosis).* Formation d'ostéophytes multiples périarticulaires.

OSTÉOPLASIE *s. f. (angl. osteoplasia).* Néoformation osseuse atypique.

OSTÉOPLASTE *s. m. (angl. osteoplast).* Cavité ou loge creusée dans le tissu osseux et contenant un ostéocyte. Les ostéoplastes communiquent entre eux par des canalicules, qui leur donnent un aspect étoilé.

OSTÉOPLASTIE *s. f. (angl. osteoplasty).* Chirurgie plastique des os. ⇔ **PÉRIOSTIQUE** *(angl. periosteal —).* Production artificielle de tissu osseux par transplantation d'un lambeau périostique.

OSTÉOPLASTIQUE *adj. (angl. osteoplastic).* Qui se rapporte à l'ostéoplastie.

OSTEOPŒCILIE *s. f. (angl. osteopoikilosis).* ☞ ***OSTÉOSCLÉROSE DISSÉMINÉE FAMILIALE.***

OSTÉOPOROMALACIE *s. f. (angl. porotic osteomalacia).* Association d'ostéoporose et d'ostéomalacie observée essentiellement chez les sujets âgés par carence vitaminique D.

OSTÉOPOROSE *s. f. (angl. osteoporosis).* Affection osseuse caractérisée par un amincissement et une raréfaction des travées osseuses, avec une diminution de la trame protéique et un agrandissement des espaces médullaires, sans décalcification. Elle siège préférentiellement au rachis dorsolombaire avec risque de tassements vertébraux. Radiologiquement, l'os apparaît moins opaque. L'ostéoporose peut être localisée ou diffuse. Elle s'observe dans différentes circonstances : inactivité, sénilité, troubles endocriniens, ménopause, traumatismes, traitement corticoïde prolongé. ⇔ **ADIPEUSE** *(angl. adipous —).* Raréfaction des extrémités épiphysaires avec des espaces médullaires agrandis remplis de tissu adipeux. ⇔ **ALGIQUE POST-TRAUMATIQUE** *(angl. post-traumatic —).* Ostéoporose post-traumatique atteignant surtout les mains et les pieds. Elle débute deux à trois mois après le traumatisme par des douleurs diffuses, suivies d'une impotence fonctionnelle, d'une amyotrophie et de raideur articulaire. SYN. ***SYNDROME DE SUDECK-LERICHE.*** ⇔ **POST-MÉNOPAUSIQUE** *(angl. post-menopausal —).* Ostéoporose survenant après la ménopause, due à une carence estrogénique avec fractures-tassements vertébraux et des poignets.

OSTÉOPSATHYROSE *s. f. (angl. osteopsathyrosis).* ☞ ***OSTEOGENESIS IMPERFECTA.***

OSTÉORADIONÉCROSE *s. f. (angl. osteoradionecrosis).* Nécrose osseuse consécutive à une irradiation.

OSTÉORRAGIE *s. f. (angl. osteorrhagia).* Hémorragie provenant d'un os.

OSTÉOSARCOME *s. m. (angl. osteosarcoma).* Toute tumeur maligne primitive de l'os. Il existe des formes ostéoblastiques, chondroblastiques ou fibroblastiques selon la prédominance d'un tissu. SYN. ***SARCOME OSTÉOGÉNIQUE.***

OSTÉOSCLÉROSE *s. f. (angl. osteosclerosis).* Affection osseuse caractérisée par un épaississement des travées osseuses, avec rétrécissement des espaces médullaires. Radiologiquement, l'os apparaît plus opaque. ⇔ **DISSÉMINÉE FAMILIALE** *(angl. osteopolikilosis).* Affection osseuse héréditaire, caractérisée par la présence de multiples petites plages d'ostéosclérose dans les épiphyses des os. Cette affection ne se traduit par aucun signe clinique. SYN. ***OSTÉOPATHIE CONDENSANTE DISSÉMINÉE, OSTÉOPŒCILIE, ÉNOSTOSE MULTIPLE.***

OSTÉOSE *s. f. (angl. osteosis).* Toute affection osseuse non inflammatoire. ⇔ **CONDENSANTE ILIAQUE BÉNIGNE** *(angl. osteitis condensans ilii).* Condensation localisée de l'os iliaque après un accouchement dystocique. ⇔ **ENGAINANTE MONOMÉLIQUE** ☞ ***MÉLORHÉOSTOSE.*** ⇔ **PARATHYROÏDIENNE** *(angl. parathyroid —).* ☞ ***OSTÉITE FIBROKYSTIQUE.***

OSTÉOSTÉATOME *s. m. (angl. osteosteatoma).* **1.** Lipome contenant des éléments osseux. **2.** Ostéosarcome ayant subi une dégénérescence graisseuse.

OSTÉOSYNTHÈSE *s. f. (angl. osteosynthesis).* Réduction chirurgicale des fractures par la réunion des fragments osseux par des moyens mécaniques (vis, plaques, etc.).

OSTÉOTOME *s. m. (angl. osteotoma).* Ciseau à os pour la pratique de l'ostéotomie.

OSTÉOTOMIE *s. f. (angl. osteotomy).* Section chirurgicale d'un os. ⇔ **CUNÉIFORME** *(angl. cuneiform —).* Résection d'un coin osseux pour corriger l'axe d'un segment osseux. ⇔ **INTERTROCHANTÉRIENNE** *(angl. intertrochanteric —).* Section du fémur entre le grand et le petit trochanter. ⇔ **SOUS-TROCHANTÉRIENNE** *(angl. subtrochanteric —).* Ostéotomie pratiquée immédiatement en dessous du grand trochanter.

OSTÉOTRIBE *s. m. (angl. osteotribe).* Instrument utilisé autrefois pour cureter des os nécrosés.

OSTIAL *adj. (angl. ostial).* Qui se rapporte à un ostium.

OSTIUM *s. m. (NA. ostium). (angl. ostium).* Orifice. ◇ **COMMUNE** *(angl. — commune).* Orifice faisant, chez l'embryon, communiquer les atria et les ventricules. ◇ **INTROITUS** *(angl. — introitus).* Petit orifice sur la face postéro-inférieure du rocher, par lequel pénètre la branche auriculaire du vague. ◇ **PRIMUM** *(angl. — primum).* ☞ ***FORAMEN OVALE DU CŒUR.*** ◇ **DE LA TROMPE UTÉRINE** *(NA. — uterinum tubae). (angl. uterine orifice of uterine tube).* Orifice étroit par lequel la trompe utérine communique avec l'utérus. ◇ **VAGINAL** *(NA. — vaginae). (angl. vaginal —).* Orifice par lequel le vagin s'ouvre au fond du vestibule.

OSTRACÉ *adj. (angl. ostraceous).* Qui ressemble à une coquille d'huître.

OT-, OTO- *(angl. ot-, oto-).* Préfixes d'origine grecque indiquant une relation avec l'oreille.

OTA (NÆVUS D') *(angl. Ota's nevus).* Nævus pigmentaire qui apparaît à la naissance ou peu après celle-ci. Il est localisé à la conjonctive et au territoire cutané qui entoure l'œil, en suivant l'innervation des deux premières branches du trijumeau.

OTALGIE *s. f. (angl. otalgia).* Douleur localisée à l'oreille. SYN. ***OTODYNIE.*** ◇ **RÉFLEXE** *(angl. reflex —).* Otalgie due à une cause extérieure à l'oreille.

OTHÉMATOME *s. m. (angl. othematoma).* Hématome formé entre le cartilage et le périchondre du pavillon de l'oreille. Il est le plus souvent traumatique.

OTICODINIE *s. f.* ☞ ***MÉNIÈRE (VERTIGE DE).***

OTICODINOSE *s. f.* ☞ ***OTICODINIE.***

OTIQUE *adj. (angl. otic).* Qui se rapporte à l'oreille.

OTITE *s. f. (angl. otitis).* Inflammation, aiguë ou chronique, de l'oreille. ◇ **ADHÉSIVE** *(angl. adhesive —).* Otite moyenne chronique avec formation d'adhérences fibreuses. ◇ **BAROTRAUMATIQUE** *(angl. barotraumatic —).* Otite moyenne produite par des différences de pression entre la cavité tympanique et l'air ambiant. SYN. ***OTITE DES AVIATEURS, AÉRO-OTITE MOYENNE.*** ◇ **DES AVIATEURS** *(angl. aviation —).* ☞ ***OTITE BAROTRAUMATIQUE.*** ◇ **EXTERNE** *(angl. — externa).* Inflammation du méat acoustique externe. ◇ **INTERNE** *(angl. — interna).* SYN. (désuet de) ***LABYRINTHITE.*** ◇ **MOYENNE** *(angl. — media).* Inflammation de l'oreille moyenne, et notamment de la caisse du tympan, primitive ou consécutive à divers états infectieux locaux ou généraux. Elle peut être aiguë ou chronique, catarrhale, purulente, sèche ou séreuse.

OTITIQUE *adj. (angl. otitic).* Qui se rapporte à l'otite.

OTO-ANTRITE *s. f. (angl. otoantritis).* Otite moyenne purulente se propageant au récessus tympanique et à l'antre mastoïdien.

OTOBIUS Tique nord-américaine dont les larves vivent dans les oreilles des animaux domestiques et peuvent attaquer l'homme.

OTOCÉPHALE *s. m. (angl. otocephalus).* Monstre fœtal caractérisé par l'union des deux oreilles à la partie inférieure de la face et par l'absence de mandibule.

OTOCÉPHALIE *s. f. (angl. otocephaly).* Monstruosité qui caractérise l'otocéphale.

OTOCYSTE *s. m. (angl. otocyst).* Vésicule auditive de l'embryon.

OTODYNIE *s. f. (angl. otodynia).* ☞ ***OTALGIE.***

OTOGÈNE *adj. (angl. otogenic).* Qui a son origine dans l'oreille.

OTOLITHE *s. m. (NA. statoconium). (angl. otolith).* Formation inerte riche en cristaux calcaires, qui se trouve sur la face interne de diverses parties du labyrinthe membraneux, saccule, utricule, canaux semi-circulaires, etc. L'otolithe contribue à l'équilibre du corps. SYN. ***STATOLITHE, STATOCONIE, POUSSIÈRE AUDITIVE.***

OTOLOGIE *s. f. (angl. otology).* Ensemble des connaissances relatives à l'oreille et à ses maladies.

OTOLOGISTE *s. m. (angl. otologist).* Médecin spécialiste en otologie.

OTOMASTOÏDITE *s. f. (angl. otomastoiditis).* Otite moyenne compliquée de mastoïdite.

OTOMYCOSE *s. f. (angl. otomycosis).* Otite externe provoquée par le développement de champignons dans le méat acoustique ; en particulier, aspergillose du conduit auditif externe et de la membrane tympanique.

OTOPATHIE *s. f. (angl. otopathy).* Toute affection de l'oreille.

OTOPHARYNGÉ *adj. (angl. otopharyngeal).* Qui se rapporte à l'oreille moyenne et au pharynx.

OTOPHARYNGIEN *adj.* ☞ ***OTOPHARYNGÉ.***

OTOPHONE *s. m. (angl. otophone).* Cornet acoustique utilisé autrefois pour faciliter l'audition dans l'hypoacousie.

OTOPLASTIE *s. f. (angl. otoplasty).* Chirurgie plastique destinée à corriger les défauts congénitaux ou acquis de l'auricule.

OTO-RHINO-LARYNGOLOGIE *s. f. (angl. otorhinolaryngology).* Partie de la médecine qui traite des maladies de l'oreille, du nez et de la gorge. Abréviation : ORL.

OTO-RHINO-LARYNGOLOGISTE *s. m. (angl. otorhinolaryngologist).* Médecin spécialiste en oto-rhinolaryngologie.

OTO-RHINO-LARYNGOLOGUE *s. m.* ☞ ***OTO-RHINO-LARYNGOLOGISTE.***

OTORRAGIE *s. f. (angl. otorrhagia).* Hémorragie par le méat acoustique externe.

OTORRHÉE *s. f. (angl. otorrhea).* Écoulement séreux, muqueux ou purulent par le méat acoustique externe.

OTOSCLÉROSE *s. f. (angl. otosclerosis).* ☞ ***OTOSPONGIOSE.***

OTOSCOPE *s. m. (angl. otoscope).* Instrument utilisé pour examiner le méat acoustique externe et la membrane tympanique.

OTOSCOPIE *s. f. (angl. otoscopy).* Examen visuel de l'oreille au moyen de l'otoscope.

OTOSPONGIOSE *s. f. (angl. otospongiosis).* Sclérose congénitale et héréditaire des tissus de l'oreille interne et moyenne, avec formation d'un tissu spongieux sur la paroi de la cavité tympanique, bloquant le stapes. Cette affection entraîne une surdité progressive.

OTOTOXICITÉ *s. f. (angl. ototoxicity).* Toxicité pour le nerf auditif.

OTTO ◇ **(BASSIN D')** *(angl. Otto's pelvis).* Déformation du bassin due à l'atteinte bilatérale dans la maladie d'Otto. ◇ **(MALADIE D')** *(angl. Otto's disease).* Protrusion de l'acétabulum dans la cavité pelvienne, secondaire à un processus arthrosique.

OUABAÏNE *s. f. (angl. ouabain).* Glucoside extrait des graines de *Strophantus gratus*, soluble dans l'eau. Il possède une action digitalique rapide et intense par voie intraveineuse. N'est plus utilisé.

OUÏE *s. f. (angl. hearing).* Sens par lequel sont perçus les sons.

OURAQUE *s. m. (NA. urachus). (angl. urachus).* Cordon fibreux s'étendant depuis le sommet de la vessie jusqu'à l'ombilic ; vestige du canal fœtal qui unit la vessie à l'allantoïde.

OURLIEN *adj.* Qui se rapporte aux oreillons. EX. *fièvre ourlienne, orchite ourlienne.*

OUVERTURE *(angl. aperture).* ◇ **LATÉRALE DU 4E VENTRICULE** *(NA. apertura lateralis ventriculi quarti). (angl. lateral — of fourth ventricle).* Communication entre le récessus latéral du 4e ventricule et l'espace sous-arachnoïdien. ◇ **MÉDIANE DU 4E VENTRICULE** *(NA. apertura mediana ventriculi quarti). (angl. median — of fourth ventricle).* Communication entre la cavité ventriculaire et l'espace sous-arachnoïdien. ◇ **INFÉRIEURE, SUPÉRIEURE DU PELVIS** *(angl. inferior, superior — of the minor pelvis).* Respectivement, ouverture inférieure et supérieure du petit bassin.

OUVRE-BOUCHE *s. m. (angl. gag).* Instrument destiné à maintenir ouverte la bouche d'un patient. Il en existe plusieurs modèles ; les plus utilisés sont ceux de Heister, d'O'Dwyer et de Roser-König.

OVAIRE *s. m. (NA. ovarium). (angl. ovary).* Glande sexuelle femelle, paire, ovoïde, située de chaque côté de l'utérus, en regard du pavillon de la trompe utérine. Les ovaires produisent les ovules et sécrètent une partie des hormones sexuelles de la femme.

OVAIRES POLYKYSTIQUES (MALADIE DES) *(angl. polycystic ovarian disease).* ☞ ***STEIN-LEVENTHAL (SYNDROME DE).***

OVALBUMINE *s. f. (angl. ovalbumin).* Glycoprotéine, constituant essentiel du blanc d'œuf.

OVALOCYTE *s. m. (angl. ovalocyte).* Érythrocyte ovale, dont la présence est observée dans l'ovalocytose. SYN. ***ELLIPTOCYTE.***

OVALOCYTOSE *s. f. (angl. ovalocytosis).* Anomalie héréditaire rare, caractérisée par la présence d'un grand nombre d'érythrocytes ovales (ovalocytes) dans le sang circulant, entraînant une anémie hémolytique. SYN. ***ELLIPTOCYTOSE.***

OVARIALGIE *s. f. (angl. oophoralgia).* Douleur au niveau de l'ovaire. SYN. ***OOPHORALGIE.***

OVARIECTOMIE *s. f. (angl. ovariectomy).* Ablation d'un ou des deux ovaires. SYN. ***OOPHORECTOMIE.***

OVARIEN *adj. (angl. ovarian).* Qui se rapporte à l'ovaire.

OVARIOCÈLE *s. f. (angl. ovariocele).* Hernie ovarienne. SYN. ***OOTHÉCOCÈLE.***

OVARIOCENTÈSE *s. f. (angl. ovariocentesis).* Ponction chirurgicale d'un kyste de l'ovaire. SYN. ***OOTHÉCOCENTÈSE.***

OVARIO-HYSTÉRECTOMIE *s. f. (angl. ovariohysterectomy).* ☞ ***OOPHORO-HYSTÉRECTOMIE.***

OVARIOPEXIE *s. f. (angl. oophoropexy).* Fixation de l'ovaire à la paroi pelvienne. SYN. ***OOPHOROPEXIE.***

OVARIOPRIVE *adj. (angl. ovarioprival).* Qui se rapporte à l'absence des ovaires ou de la fonction ovarienne.

OVARIORRAPHIE *s. f.* ☞ ***OOPHORORRAPHIE.***

OVARIOSALPINGECTOMIE *s. f. (angl. ovariosalpingectomy).* ☞ ***OOPHOROSALPINGECTOMIE.***

OVARIOSTOMIE *s. f. (angl. ovariostomy).* Incision d'un kyste ovarien pratiquée en vue d'un drainage. SYN ***OOPHOROSTOMIE.***

OVARIOTESTIS *s. m.* ☞ ***OVOTESTIS.***

OVARIOTHÉRAPIE *s. f. (angl. ovariotherapy).* Emploi d'extraits ovariens dans un but thérapeutique.

OVARIOTOMIE *s. f. (angl. ovariotomy).* Incision d'un ovaire, pour enlever un kyste ou une tumeur. SYN. ***OOPHOROTOMIE.***

OVARITE *s. f. (angl. ovaritis).* Toute inflammation, aiguë ou chronique, de l'ovaire. SYN. ***OOPHORITE.*** ◇ **PURULENTE** *(angl. purulent —).* Ovarite phlegmoneuse ou abcès de l'ovaire. ◇ **SCLÉROKYSTIQUE** *(angl. polycystic —).* Ovarite chronique caractérisée par la présence de multiples kystes qui font saillie à la surface de l'ovaire, séparés par des zones de sclérose corticale.

OVERDOSE *s. f.* Anglicisme désignant une intoxication aiguë par une quantité excessive d'une drogue utilisée habituellement par les toxicomanes. SYN. ***SURDOSE.***

OVISAC *s. m. (angl. ovisac).* Membrane entourant le follicule ovarien.

OVOCULTURE *s. f. (angl. embryonate egg culture).* Recherche de germes par inoculation à un œuf embryonné d'un produit biologique.

OVOCYTE *s. m. (angl. oocyte).* Cellule germinale femelle, située dans l'épaisseur du parenchyme ovarien, résultant de la transformation d'une ovogonie, et dont dérive l'ovule.

OVOFLAVINE *s. f. (angl. ovoflavin).* Riboflavine obtenue à partir du vitellus de l'œuf.

OVOGENÈSE *s. f. (angl. ovogenesis).* Formation et développement des cellules sexuelles femelles dans l'ovaire. L'ovogenèse comprend trois phases : formation des ovogonies, des ovocytes et de l'ovule. SYN. ***OOGENÈSE, OVOGÉNIE.***

OVOGLOBULINE *s. f. (angl. ovoglobulin).* Globuline contenue dans le blanc d'œuf.

OVOGONIE *s. f. (angl. oogonium).* La première cellule sexuelle formée au cours de l'ovogenèse. L'ovogonie se transforme en ovocyte. SYN. ***OOGONIE.***

OVO-IMPLANTATION *s. f. (angl. ovoimplantation).* Fixation de l'œuf fécondé dans la muqueuse utérine entre le 7e et le 10e jour après la fécondation. SYN. ***NIDATION.***

OVOLÉCITHINE *s. f.* Lécithine des œufs.

OVOMUCINE *s. f. (angl. ovomucin).* Glycoprotéine du blanc d'œuf.

OVOTESTIS *s. m. (angl. ovotestis).* Glande sexuelle hermaphrodite constituée à la fois de tissu testiculaire et de tissu ovarien.

OVOVITELLINE *s. f. (angl. ovovitellin).* Vitelline du jaune d'œuf.

OVULAIRE *adj. (angl. ovular).* Qui se rapporte à l'œuf.

OVULATION *s. f. (angl. ovulation).* Phénomène par lequel l'ovule, arrivé à maturité, quitte l'ovaire et, après avoir été capté par le pavillon de la trompe utérine, devient apte à être fécondé. Chez la femme, l'ovulation se produit normalement au milieu du cycle menstruel.

OVULATOIRE *adj. (angl. ovulatory).* Qui se rapporte à l'ovulation.

OVULE *s. m.* **1.** *(angl. ovum).* Gamète femelle formé dans l'ovaire, qui, après fécondation par un gamète mâle (spermatozoïde), donne lieu au développement de l'embryon. **2.** *(angl. vaginal suppository).* En pharmacie, capsule de forme ovoïde, contenant des substances médicamenteuses, destinée à être introduite dans le vagin.

OVULIGÈNE *adj. (angl. ovulogenous).* Qui produit des ovules.

OWREN ◇ **(MALADIE D')** *(angl. Owren's disease).* Affection héréditaire avec hémorragies de type hémophilique due à une absence congénitale de pro-accélérine. SYN. ***PARAHÉMOPHILIE.*** ◇ **(TEST D')** *(angl. Owren's method).* ☞ ***THROMBOTEST.***

OXACILLINE *s. f. (angl. oxacillin).* Pénicilline semi-synthétique résistante à la pénicillinase. ☞ ***PÉNICILLINE.***

OXALATE *s. m. (angl. oxalate).* Sel ou ester de l'acide oxalique.

OXALATÉ *adj. (angl. oxalated).* Soumis à l'action de l'oxalate de sodium. Le sang oxalaté ne coagule pas.

OXALÉMIE *s. f. (angl. oxalemia).* Présence d'acide oxalique ou d'oxalates dans le sang.

OXALIQUE (ACIDE) *(angl. oxalic acid).* Acide dicarboxylique trouvé en particulier dans l'oseille. Non métabolisé, il est excrété dans l'urine, pouvant être source de calculs.

OXALISME *s. m. (angl. oxalism).* Intoxication par l'acide oxalique ou par un oxalate.

OXALOSE *s. f. (angl. oxalosis).* Maladie grave à transmission autosomique récessive due à un trouble du métabolisme entraînant une production massive d'acide oxalique. Elle est caractérisée par un dépôt de cristaux d'oxalate de calcium dans les reins et les autres tissus de l'organisme et conduit à l'insuffisance rénale et à la néphrocalcinose.

OXALURIE *s. f. (angl. oxaluria).* Présence dans l'urine d'acide oxalique, essentiellement sous forme d'oxalate de calcium.

OXAZÉPAM *s. m. (angl. oxazepam).* ☞ ***BENZODIAZÉPINE.***

OXAZOLIDINE *s. f. (angl. oxazolidine).* Composé hétérocyclique à partir duquel on prépare certains médicaments.

OXFORD (UNITÉ) *(angl. Oxford unit).* Quantité minimale de pénicilline qui, dissoute dans 50 mL de bouillon de viande, inhibe complètement le développement d'une culture de *Staphylococcus aureus.*

OXPRÉNOLOL *s. m. (angl. oxprenolol).* Composé bêtabloquant. ☞ ***PROPRANOLOL.***

OXY- *(angl. oxy-).* Préfixe d'origine grecque signifiant vif, aigu, excessif.

OXYCARBONÉMIE *s. f. (angl. oxycarboxyhemia).* Présence d'oxyde de carbone dans le sang.

OXYCARBONISME *s. m. (angl. carbon monoxide poisoning).* Intoxication par l'oxyde de carbone.

OXYCÉPHALIE *s. f. (angl. oxycephalia).* ☞ ***ACROCÉPHALIE.***

OXYCHROMATINE *s. f. (angl. oxychromatin).* Partie de la chromatine qui se colore par les colorants acides.

OXYCHROMATIQUE *adj. (angl. oxychromatic).* ☞ ***ÉOSINOPHILE.***

OXYDANT *s. m. (angl. oxidant).* ☞ ***OXYDORÉDUCTION.***

OXYDASE *s. f. (angl. oxidase).* Toute enzyme catalysant l'oxydation d'un substrat par l'oxygène. ◇ **(ÉPREUVE OU TEST DE L')** *(angl. oxidase test).* Épreuve dans laquelle on étudie la présence de cytochrome C (qui transmet les électrons à l'oxygène) dans la chaîne respiratoire d'une bactérie. Elle a une signification taxinomique. *Neisseria, Pseudomonas* et *Vibrio* sont des exemples de bactéries pourvues de cytochrome C (bactéries oxydase-positives) ; les staphylocoques et les *Enterobacteriaceae* en sont dépourvus.

OXYDATION *s. f. (angl. oxidation).* **1.** Combinaison d'une substance chimique avec l'oxygène. **2.** Dans un sens plus large, perte d'électrons par un atome ou un ion. ◇ **(BÊTA)** *(angl. betaoxidation).* Oxydation de l'atome de carbone qui est en position β par rapport à un groupement fonctionnel dans la molécule, mécanisme par lequel on a expliqué la dégradation des acides gras.

OXYDATION-FERMENTATION (ÉPREUVE OU TEST D') *(angl. oxidation-fermentation test).* Épreuve qui détermine si la voie par laquelle une bactérie utilise un hydrate de carbone (généralement le glucose) nécessite ou pas la présence d'oxygène (voie aérobie ou anaérobie). Elle a une signification taxinomique. *Pseudomonas* est un exemple de micro-organismes utilisant la voie oxydative, et les *Enterobacteriaceae* un exemple de micro-organismes utilisant la voie fermentative.

OXYDE *s. m. (angl. oxide).* Tout composé de l'oxygène avec un corps simple, une molécule organique ou un radical. ◇ **NITRIQUE** *(angl. nitrogen —).* NO, substance douée d'une importante activité vasomotrice.

OXYDÉ *adj. (angl. oxidized).* Qui a subi une oxydation.

OXYDORÉDUCTION *s. f. (angl. oxidation-reduction).* Réaction dans laquelle s'effectuent simultanément, par un transfert d'électrons, l'oxydation d'une substance et la réduction d'une autre. Le donneur d'électrons est le réducteur, tandis que l'accepteur d'électrons constitue l'oxydant.

OXYGÉNASE *s. f. (angl. oxygenase).* Toute enzyme catalysant une réaction de fixation de l'oxygène moléculaire sur un substrat.

OXYGÉNATION *s. f. (angl. oxygenation).* Fixation d'oxygène sur un corps.

OXYGÈNE *s. m. (angl. oxygen).* Élément gazeux bivalent, incolore, inodore et insipide, qui se trouve à l'état libre dans l'atmosphère, dont il constitue environ un cinquième. Numéro atomique : 8 ; masse atomique : 16 ; densité : 1,105. Il se combine avec pratiquement tous les éléments pour former des oxydes. C'est l'agent essentiel de la respiration et de la combustion. On l'administre en inhalations, principalement dans les cas d'asphyxie, d'intoxication par le monoxyde de carbone, d'œdème aigu du poumon, etc. Symbole : O.

OXYGÉNÉ *adj. (angl. oxygenated).* **1.** Qui contient de l'oxygène. **2.** Qui a été traité par l'oxygène.

OXYGÉNOTHÉRAPIE *s. f. (angl. oxygen therapy).* Administration thérapeutique d'oxygène. ◇ **HYPERBARE** *(angl. hyperbaric oxygenation).* Inhalation d'oxygène dans un caisson sous une pression de 2 à 3 atmosphères utilisée, en particulier, en cas d'intoxication oxycarbonée et d'accidents de décompression.

OXYHÉMOGLOBINE *s. f. (angl. oxyhemoglobin).* Hémoglobine qui fixe de l'oxygène dans les poumons et le transporte par voie artérielle pour l'abandonner dans les tissus.

OXYHÉMOGLOBINOMÈTRE *s. m. (angl. oxyhemoglobinometer).* Appareil servant à mesurer la quantité d'oxyhémoglobine dans le sang.

OXYLOGIE *s. f. (angl. emergency medicine).* Spécialité médicale concernant les urgences.

OXYMÉTRIE *s. f. (angl. oxymetry).* Méthode de mesure de la saturation du sang en oxygène.

OXYPHILE *adj. (angl. oxyphilic).* ☞ ***ÉOSINOPHILE.***

OXYQUINOLÉINE *s. f. (angl. oxyquinoline).* Substance chimique à l'origine de divers antibiotiques.

OXYRHINE *adj. (angl. oxyrhine).* Qui a le nez anormalement allongé et pointu.

OXYTOCINE *s. f. (angl. oxytocin).* Hormone polypeptidique du lobe postérieur de l'hypophyse ; elle stimule les contractions utérines. SYN. ***OCYTOCINE.***

OXYTOCIQUE *adj. (angl. oxytocic).* SYN. ***OCYTOCIQUE.***

OXYURASE *s. f.* ☞ ***OXYUROSE.***

OXYURE *s. m. (angl. pinworm).* Ver nématode de la famille des *Oxyuridés*, parasite de l'intestin des mammifères, et principalement *Enterobius vermicularis*, parasite de l'intestin de l'homme.

OXYURIS VERMICULARIS ☞ ***ENTEROBIUS.***

OXYUROSE *s. f. (angl. oxyuriasis).* Infestation par les oxyures.

OZÈNE *s. m. (angl. ozena).* Inflammation chronique, atrophique, de la muqueuse nasale, s'accompagnant d'une sécrétion malodorante, avec formation de croûtes dégageant une odeur fétide. L'olfaction est fortement diminuée. SYN. ***PUNAISIE, RHINITE ATROPHIQUE, RHINITE CHRONIQUE FÉTIDE.***

OZONE *s. m. (angl. ozone).* Forme allotropique de l'oxygène, O_3. C'est un gaz d'odeur caractéristique, très oxydant. On le produit en provoquant une décharge électrique dans de l'oxygène, dans un appareil appelé ozoniseur. Il est antiseptique et désinfectant.

OZONISATION *s. f. (angl. ozonization).* **1.** Transformation de l'oxygène en ozone. **2.** Action de soumettre un corps à l'action de l'ozone.

OZONISÉ *adj. (angl. ozonized).* Qui contient de l'ozone ou qui a été traité par l'ozone.

OZONISEUR *s. m. (angl. ozonizer).* Appareil producteur d'ozone.

OZONOMÈTRE *s. m. (angl. ozonometer).* Appareil pour mesurer la quantité d'ozone contenue dans l'air.

OZONOSCOPE *s. m. (angl. ozonoscope).* Appareil permettant de mettre en évidence la présence d'ozone.

P *(angl. P).* **1.** Symbole chimique du phosphore. **2.** En physiologie respiratoire, symbole de la pression partielle d'un gaz. Ex. *PO_2 = pression partielle de l'oxygène dans l'air alvéolaire.*

p- *(angl. p-).* Abréviation de para- en chimie.

P (onde) ☞ ***ÉLECTROCARDIOGRAMME.***

p.o. *(angl. p.o.).* Abréviation de *per os.*

P_1, P_2 ☞ ***SYSTÈME P.***

Pa Symbole du pascal.

PAAS (SYNDROME DE) *(angl. Paas' disease).* Dystrophie osseuse familiale avec malformations squelettiques variées *(coxa valga*, scoliose, etc.).

PACCHIONI ◇ **(CORPUSCULES OU GRANULATIONS DE)** ☞ ***GRANULATIONS ARACHNOÏDIENNES.*** ◇ **(FORAMEN OVALE DE)** *(angl. pacchionian foramen).* Orifice de la tente du cervelet faisant communiquer l'étage cérébelleux et l'étage cérébral de la cavité crânienne. Il est traversé par le tronc cérébral.

PACEMAKER *s. m.* **1.** Nœud sinu-atrial où prend naissance l'excitation cardiaque automatique. **2.** Appareil de petite taille capable d'envoyer au myocarde ventriculaire des impulsions électriques rythmées pour déclencher sa contraction. Le pacemaker est implanté de façon définitive dans l'organisme. Il comprend un boîtier avec des piles au lithium et des électrodes fixées dans le myocarde ventriculaire. Les pacemakers sont de plusieurs types : stimulateurs asynchrones fonctionnant de façon permanente ; stimulateurs synchrones ne fonctionnant qu'en cas de systoles atriales bloquées ; stimulateur de relais ou sentinelle se déclenchant en cas de pause du rythme. D'autres pacemakers sont programmables ou à double chambre rétablissant la séquence atrio-ventriculaire physiologique. Il existe un code international des stimulateurs. SYN. ***STIMULATEUR CARDIAQUE.***

PACHON (APPAREIL DE) Appareil destiné à l'étude des oscillations artérielles.

PACHY- *(angl. pachy-).* Préfixe d'origine grecque signifiant épais.

PACHYACRIE *s. f. (angl. pachyacria).* État caractérisé par un épaississement notable de la peau des extrémités, principalement des doigts en forme de massue, et par des déformations osseuses. SYN. ***ACROPACHYDERMIE.***

PACHYBLÉPHAROSE *s. f. (angl. pachyblepharon).* Épaississement de la paupière par inflammation chronique.

PACHYCÉPHALIE *s. f. (angl. pachycephalia).* Épaississement exagéré des parois du crâne. Variété rare de craniosténose.

PACHYCHÉILIE *s. f. (angl. pachycheilia).* Épaississement anormal des lèvres.

PACHYCHOROÏDITE *s. f. (angl. pachychoroiditis).* Épaississement de la choroïde, d'origine congénitale ou consécutive à un processus inflammatoire.

PACHYDACTYLIE *s. f. (angl. pachydactylia).* Épaississement anormal des doigts et des orteils.

PACHYDERMIE *s. f. (angl. pachyderma, elephantiasis).* Épaississement anormal de la peau par hyperplasie fibreuse. ☞ ***ÉLÉPHANTIASIS.*** ◇ **BLANCHE LARYNGÉE** *(angl. pachyderma circumscripta laryngis).* Transformation graduelle de l'épithélium laryngé, en particulier de celui des cordes vocales, en épithélium pavimenteux stratifié sous l'influence d'inflammations répétées (tabac) pouvant dégénérer en cancer. ◇ **LYMPHANGIECTASIQUE** *(angl. lymphangiectatic elephantiasis).* Infiltration œdémateuse et hyperplasique du tissu conjonctif, secondaire à une obstruction des vaisseaux lymphatiques. SYN. ***ÉLÉPHANTIASIS.*** ◇ **PLICATURÉE** *(angl. pachydermoperiostis plicata).* Maladie héréditaire caractérisée par l'épaississement de la peau et du périoste prédominant aux extrémités. ◇ **VORTICELLÉE** *(angl. cutis verticis gyrata).* Nævus du cuir chevelu avec épaississement de la peau.

PACHYDERMOCÈLE *s. f. (angl. pachydermatocele).* SYN. ***DERMATOLYSIE.***

PACHYDERMOPÉRIOSTOSE *s. f. (angl. pachydermoperiostosis).* Syndrome associant une peau épaissie à un élargissement de la corticale osseuse.

PACHYGLOSSIE *s. f. (angl. pachyglossia).* Épaississement anormal de la langue.

PACHYGNATHE *adj. (angl. pachygnathous).* Qui a une mâchoire large ou épaisse.

PACHYGYRIE *s. f. (angl. pachygyry).* Variété de lissencéphalie avec nombreuses malformations cérébrales associées et retard mental important.

PACHYMÉNINGE *s. f. (angl. pachymeninx).* ☞ ***DURE-MÈRE CRÂNIENNE, SPINALE.***

PACHYMÉNINGITE *s. f. (angl. pachymeningitis).* Inflammation chronique des méninges avec épaississement de la dure-mère. ◇ **CÉRÉBRALE** *(angl. cerebral —).* Inflammation de la dure-mère cérébrale, cervicale ou médullaire. Les causes sont infectieuses ou tumorales. ◇ **CERVICALE HYPERTROPHIQUE** *(angl. hypertrophic cervical —).* Épaississement de la dure-mère cervicale, qui comprime la moelle et les racines médullaires, caractérisé par des douleurs et une atrophie des extrémités supérieures et par des symptômes cordonnaux postérieurs. ◇ **HÉMORRAGIQUE INTERNE** *(angl. internal —).* Inflammation chronique de la dure-mère cérébrale, correspondant presque toujours à un hématome sous-dural.

PACHYONYCHIE *s. f. (angl. pachyonychia).* Épaississement des ongles. SYN. ***PACHYONYXIS.*** ◇ **CONGÉNITALE** *(angl. — congenita).* ☞ ***JADASSOHN-LEWANDOWSKY (SYNDROME DE).***

PACHYPÉRICARDITE *s. f. (angl. pachypericarditis).* Épaississement du péricarde.

PACHYPÉRIOSTITE *s. f. (angl. pachyperiostitis).* Inflammation avec épaississement du périoste.

PACHYPÉRIOSTOSE *s. f. (angl. pachyperiostosis).* Épaississement anormal du périoste des os longs.

PACHYPLEURITE *s. f. (angl. pachypleuritis).* Pleurésie chronique avec épaississement de la plèvre. ◇ **RÉTRACTILE** *(angl. retractile —).* Résultat de certains pneumothorax artificiels pratiqués autrefois dans la tuberculose pulmonaire, au cours desquels il se produit une rétraction thoracique par symphyse pleurale totale et une immobilisation du poumon correspondant.

PACHYSALPINGITE *s. f. (angl. pachysalpingitis).* Inflammation chronique interstitielle de la couche musculaire des trompes utérines, avec épaississement considérable de leurs parois. SYN. ***SALPINGITE CHRONIQUE HYPERTROPHIQUE, SALPINGITE CHRONIQUE PARENCHYMATEUSE.***

PACHYTÈNE *adj. (angl. pachytene).* Caractérise la phase de la méiose durant laquelle ont lieu le raccourcissement et l'épaississement des chromosomes.

PACHYVAGINALITE *s. f. (angl. pachyvaginalitis).* Inflammation et épaississement de la tunique vaginale du testicule. SYN. ***VAGINALITE PLASTIQUE, PÉRIORCHITE.***

PACHYVAGINITE *s. f. (angl. pachyvaginitis).* Vaginite chronique avec épaississement et induration des parois vaginales. ◇ **KYSTIQUE** *(angl. cystic —).* ☞ ***VAGINITE EMPHYSÉMATEUSE.***

PACI-LORENZ (OPÉRATION DE) *(angl. Paci-Lorenz operation).* Technique pour la réduction d'une luxation congénitale de la hanche.

PACINI (CORPUSCULES DE) *(NA. corpusculum lamellosum). (angl. Pacini's corpuscles).* Corpuscules ovoïdes dans lesquels se termine une neurofibrille. Ces corpuscules abondent dans les paumes des mains et les plantes des pieds, dans les organes génitaux externes, etc., et sont considérés comme des organes périphériques de la sensibilité générale.

PADGETT (DERMATOME DE) *(angl. Padgett's dermatome).* Instrument pour prélever des greffons de peau d'épaisseur variable.

PAF Abréviation de facteur d'activation plaquettaire (de l'anglais *Platelet Activating Factor*).

PAGENSTECHER (OPÉRATION DE) *(angl. Pagenstecher's operation).* Technique de correction d'un ptosis, consistant à former des brides cicatricielles entre la paupière et le muscle occipito-frontal.

PAGET ◇ **(MALADIE CUTANÉE DE)** *(angl. Paget's disease of the nipple).* Affection précancéreuse du mamelon, atteignant la femme après la quarantaine, et ayant l'aspect d'une petite plaque d'eczéma suitant recouverte de croûtelles. Peut également s'observer au niveau vulvaire. ◇ **(MALADIE OSSEUSE DE)** *(angl. Paget's disease of bone).* Ostéite déformante d'origine inconnue. Elle se caractérise par l'hypertrophie et la déformation de certaines pièces osseuses (pariétaux, tibias, fémurs, bassin) alors que d'autres sont indemnes. Ces déformations se compliquent de douleurs et d'arthrose. Une dégénérescence sarcomateuse est possible. Biologiquement : augmentation des phosphatases alcalines et de l'excrétion urinaire de l'hydroxyproline. Affection autosomique dominante. SYN. ***OSTÉITE DÉFORMANTE HYPERTROPHIQUE.***

PAGÉTOÏDE *adj. (angl. pagetoid).* Qui ressemble aux lésions de la maladie de Paget.

PAGET-VON SCHROETTER SYNDROME DE *(angl. Paget-Schroetter syndrome).* Thrombose apparament primitive de la veine axillaire d'évolution favorable.

PAGOPHAGIE *s. f. (angl. pagophagia).* Perversion de l'appétit consistant à manger de grandes quantités de glace.

PAJOT (LOI DE) *(angl. Pajot's law).* Un corps solide, contenu à l'intérieur d'un autre corps qui a des parois lisses, tend à s'adapter à ces parois ; cette loi régit l'accommodation du fœtus à la forme et aux dimensions de la cavité utérine.

PALAIS *s. m. (NA. palatum). (angl. palate).* Paroi supérieure de la cavité buccale, séparant celle-ci des fosses nasales. Elle est constituée en avant d'une partie osseuse, la voûte palatine (ou palais dur), prolongée en arrière par une partie musculo-membraneuse, le voile du palais (ou palais mou). Elle est recouverte d'une muqueuse adhérente. ◇ **DUR** *(NA. — osseum). (angl. hard —).* Face intérieure concave du palais osseux recouvert par une muqueuse, formant la paroi supérieure de la cavité buccale. Elle est limitée en avant et sur les côtés par l'arcade gengivo-dentaire supérieure et se continue en arrière par le voile du palais.

◇ **MOU** *(NA. — molle). (angl. soft —).* SYN. ***VOILE DU PALAIS.*** ◇ **OGIVAL** Malformation du palais caractérisée par une voûte palatine étroite et très haute. ◇ **OSSEUX** *(NA. palatum osseum). (angl. bone palate).* Partie osseuse de la voûte palatine, constituée par les deux processus palatins des maxillaires et par les lames horizontales des os palatins.

PALAT-, PALATO- *(angl. palat-, palato-).* Préfixes d'origine latine indiquant une relation avec le palais.

PALATAL *adj. (angl. palatal).* Se dit d'un son articulé, dont l'émission se fait avec la participation du palais.

PALATIN *adj. (angl. palatine).* Qui se rapporte au palais. ◇ **(OS)** *(angl. — bone).* ☞ ***ATLAS ANATOMIQUE DES OS EN ANNEXE.***

PALATODENTAL *adj. (angl. palatodental).* Se dit d'un son, tel *ch* ou *j*, formé au moyen du palais et des dents.

PALATOGLOSSE *adj. (angl. palatoglossal).* Qui se rapporte au palais et à la langue. ◇ **(MUSCLE)** *(angl. palatoglossus muscle).* Muscle du voile du palais. ☞ ***ATLAS ANATOMIQUE DES MUSCLES EN ANNEXE.***

PALATOGRAPHIE *s. f. (angl. palatography).* Enregistrement des mouvements du voile du palais au cours de la phonation, réalisé au moyen d'un appareil appelé palatomyographe.

PALATOPHARYNGITE *s. f. (angl. palatopharyngitis).* Inflammation du palais et du pharynx.

PALATOPLASTIE *s. f. (angl. palatoplasty).* Correction chirurgicale d'une fissure congénitale ou d'une perforation accidentelle de la voûte du palais. SYN. ***URANOPLASTIE.***

PALATOPLÉGIE *s. f. (angl. palatoplegia).* Paralysie du voile du palais.

PALATORRAPHIE *s. f. (angl. palatorrhaphy).* Suture chirurgicale d'une fissure du palais.

PALATOSCHISIS *s. f. (angl. palatoschisis).* Fissure congénitale de la voûte palatine. Elle peut être associée à un bec-de-lièvre. SYN. ***URANOSCHISIS.***

PALATOSTAPHYLIN *adj. (angl. palatostaphyline).* Qui se rapporte au palais et à la luette.

PALÉENCÉPHALE *s. m.* ☞ ***PALÉOENCÉPHALE.***

PALÉO- *(angl. paleo-).* Préfixe d'origine grecque signifiant ancien.

PALÉOANTHROPOLOGIE *s. f. (angl. paleoanthropology).* Branche de l'anthropologie qui étudie l'homme fossile, primitif. SYN. ***PALÉONTOLOGIE HUMAINE.***

PALÉOCÉRÉBELLUM *s. m. (NA. paleocerebellum). (angl. paleocerebellum).* Parties les plus primitives du cervelet d'un point de vue phylogénétique : vermis et flocculus. Cet ensemble fonctionnel commande le tonus de posture des muscles chargés de contrebalancer les effets de la pesanteur. SYN. ***PALÉOCERVELET.***

PALÉOCORTEX *s. m. (NA. paleocortex). (angl. paleocortex).* Partie du cortex cérébral qui correspond aux aires de terminaison des voies olfactives, et qui phylogénétiquement occupe une position intermédiaire entre l'archicortex et le néocortex. SYN. ***PALÉOPALLIUM.***

PALÉOENCÉPHALE *s. m. (angl. paleoencephalon).* Encéphale primitif, qui comprend tout le cerveau excepté le cortex et ses dépendances.

PALÉOGENÈSE *s. f. (angl. paleogenesis).* Apparition de caractères ancestraux chez des générations successives. ☞ ***PALINGENÈSE.***

PALÉONTOLOGIE *s. f. (angl. paleontology).* Science qui étudie les animaux et les plantes fossiles.

PALÉOPALLIUM *s. m.* ☞ ***PALÉOCORTEX.***

PALÉOPATHOLOGIE *s. f. (angl. paleopathology).* Partie de la paléontologie humaine qui étudie les caractères pathologiques des fossiles humains ou des momies.

PALÉOSTRIATUM *s. m. (angl. paleostriatum).* Partie la plus ancienne du corps strié représentée par le globus pallidus.

PALÉOTHALAMUS *s. m. (angl. paleothalamus).* Portion phylogénétiquement primitive du thalamus, portion moyenne non corticale.

PALETTE *s. f. (angl. flat splint).* Attelle de bois reproduisant la forme de la main, elle sert à immobiliser les doigts écartés. ◇ **HUMÉRALE** Extrémité inférieure de l'humérus.

PÂLEUR *s. f. (angl. paleness).* Coloration blanchâtre des téguments, spécialement du visage, transitoire ou permanente, due à un défaut de circulation sanguine.

PÂLEUR-HYPERTHERMIE DU NOURRISSON (SYNDROME DE) *(angl. Ombrédanne syndrome).* ☞ ***OMBRÉDANNE (SYNDROME D').***

PALI-, PALIN- *(angl. pali-, palin-).* Préfixes d'origine grecque indiquant un retour en arrière ou une répétition.

PALICINÉSIE *s. f. (angl. palikinesia).* Répétition pathologique et involontaire du même mouvement.

PALIGRAPHIE *s. f. (angl. palingraphia).* Répétition habituelle de lettres, de syllabes ou de mots dans le langage écrit.

PALILALIE *s. f. (angl. palilalia).* Trouble de la parole caractérisé par la répétition involontaire et spontanée de syllabes, de mots ou d'une phrase identique. Il se rencontre fréquemment chez le parkinsonien.

PALINDROMIQUE *adj. (angl. palindromic).* **1.** Qualifie la séquence identique sur les deux brins d'ADN complémentaires, lorsqu'elle est lue dans le sens 5'→3'. **2.** Qui se répète, qui présente des récidives.

PALINGENÈSE *s. f.* ☞ ***PALÉOGENÈSE.***

PALINGÉNÉTIQUE *adj. (angl. palingenetic).* Se dit de structures ou de caractères morphologiques qui se retrouvent chez des ancêtres lointains.

PALINOPSIE *s. f. (angl. palinopsia).* Hallucination visuelle à type de persistance d'images observées dans certaines lésions du lobe occipital.

PALINPHRASIE *s. f. (angl. palinphrasia).* Répétition continuelle pathologique d'un mot ou d'une phrase.

PALISYLLABIE *s. f. (angl. stuttering).* Répétition involontaire, explosive, d'une syllabe, généralement la première d'un mot, caractéristique des bègues.

PALLADIUM *s. m. (angl. palladium).* Élément métallique ressemblant au platine, blanc, dur et ductile, de numéro atomique 46 et de masse atomique 106,4. Il est utilisé en dentisterie sous forme d'alliages. Symbole : Pd.

PALLANESTHÉSIE *s. f. (angl. pallanesthesia).* Insensibilité aux vibrations, en particulier celles produites par le diapason au cours de l'examen.

PALLESTHÉSIE *s. f. (angl. pallesthesia).* Sensibilité vibratoire, explorée à l'aide du diapason appliqué sur une éminence osseuse.

PALLIATIF *adj. (angl. palliative).* Se dit d'un traitement, d'un médicament qui atténue les symptômes d'une maladie, sans agir sur sa cause. S'utilise aussi comme substantif.

PALLIDAL *adj. (angl. pallidal).* Qui se rapporte au pallidum.

PALLIDUM *s. m.* ☞ ***GLOBUS PALLIDUS.***

PALLIUM *s. m. (angl. pallium).* SYN. ***CORTEX CÉRÉBRAL.***

PALMAIRE *adj. (angl. palmar).* Qui se rapporte à la paume de la main.

PALMITINE *s. f. (angl. palmitin).* Triglycéride de l'acide palmitique, tiré de l'huile de palme. SYN. ***TRIPALMITINE.***

PALMITIQUE (ACIDE) *(angl. palmitic acid).* Acide gras saturé, $C_{16}H_{32}O_2$, présent dans de nombreuses graisses animales et végétales, en particulier dans l'huile de palme. SYN. ***ACIDE HEXADÉCANOÏQUE.***

PALMITOLÉIQUE (ACIDE) *(angl. palmitoleic acid).* Acide gras non saturé, $C_{16}H_{30}O_2$, présent dans les huiles de foie de poisson, dans la plupart des graisses animales et dans certaines huiles végétales.

PALMURE *s. f. (angl. palmature).* Bride cutanée, congénitale ou cicatricielle entre les doigts. SYN. ***PALMATURE.***

PALPABLE *adj. (angl. palpable).* Qui est perceptible par la palpation.

PALPATION *s. f. (angl. palpation).* Moyen d'exploration clinique qui consiste à appuyer les doigts ou la main sur une région du corps, pour apprécier certaines caractéristiques des organes sous-jacents, ou pour rechercher la présence d'anomalies ou de formations pathologiques. SYN. ***PALPER.*** ◇ **BIMANUELLE** *(angl. bimanual —).* Palpation effectuée avec les deux mains.

PALPÉBRAL *adj. (angl. palpebral).* Qui se rapporte aux paupières.

PALPER MENSURATEUR *(angl. Pinard's maneuver).* Palpation bimanuelle employée en obstétrique pour apprécier la disproportion entre la tête du fœtus et le bassin maternel. SYN. ***MANŒUVRE DE PINARD.***

PALPITATION *s. f. (angl. palpitation).* Perception inhabituelle des battements cardiaques, à l'origine de sensations plus ou moins pénibles. S'utilise surtout au pluriel.

PALTAUF-STERNBERG (MALADIE DE) *(angl. Hodgkin's disease).* SYN. ***HODGKIN (MALADIE DE).***

PALUDÉEN *adj. (angl. malarial).* **1.** Qui se rapporte au paludisme. **2.** Qui est atteint de paludisme. S'emploie aussi comme substantif. SYN. ***PALUDIQUE, MALARIEN.***

PALUDIQUE *adj.* ☞ ***PALUDÉEN.***

PALUDISME *s. m. (angl. malaria).* Maladie infectieuse endémique menaçant plus de 30 % de la population mondiale et constituant une des premières causes de mortalité, provoquée par des parasites du genre *Plasmodium* et transmise à l'homme par la piqûre des femelles de moustiques du genre *Anopheles.* Les espèces responsables chez l'homme sont : *Plasmodium falciparum, P. vivax, P. malariae* et *P. ovale.* Le paludisme est caractérisé par une fièvre qui est généralement intermittente, et selon un rythme (fièvre tierce ou quarte) caractéristique de l'espèce de *Plasmodium* en cause, par une splénomégalie et par la présence du parasite dans le sang, où il envahit les érythrocytes qu'il détruit. En l'absence de traitement apparaît une anémie par destruction des érythrocytes, une splénomégalie et finalement une cachexie. La maladie a des dénominations différentes selon l'agent causal : paludisme à vivax, à falciparum (qui peut entraîner un accès pernicieux ou une fièvre bilieuse hémoglobinurique de très mauvais pronostic), etc. Le paludisme est une des premières causes de mortalité dans le monde ; état aggravé par la résistance de plus en plus fréquente à la quinine et aux antipaludiques de synthèse. Des vaccins sont à l'étude. SYN. ***MALARIA.*** ◇ **HÉMOLYTIQUE** *(angl. hemolytic malaria).* ☞ ***FIÈVRE BILIEUSE HÉMOGLOBINURIQUE.***

PALUDOLOGIE *s. f. (angl. malariology).* Étude du paludisme ; ensemble des connaissances concernant le paludisme.

PALUDOLOGUE *s. m. (angl. malariologist).* Médecin spécialisé en paludologie.

PALUDOTHÉRAPIE *s. f. (angl. malariatherapy).* Inoculation du paludisme dans un but thérapeutique, en particulier pour le traitement de la paralysie générale. N'est plus employée.

PALUSTRE *adj. (angl. malarial).* **1.** Qui est de la nature des marais, qui croît ou vit dans les marais. **2.** Par extension, SYN. de ***PALUDÉEN.***

PAMAQUINE *s. f.* *(angl. pamaquine).* Dérivé de l'aminoquinoléine, premier antipaludéen synthétique introduit en thérapeutique.

PAMPINIFORME *adj.* *(angl. pampiniform).* En forme de vrille de vigne. ☞ ***PLEXUS PAMPINIFORME.***

PAN *s. f.* Abréviation de périartérite noueuse.

PAN- *(angl. pan-).* Préfixe d'origine grecque signifiant tout, tous.

PANACÉE **1.** *(angl. Panacea).* Dans la mythologie grecque, fille d'Asclépios, déesse soignant tous les maux. **2.** *s. f.* *(angl. panacea).* Nom donné autrefois à certains remèdes supposés traiter toutes les maladies.

PANAGGLUTININE *s. f.* *(angl. panagglutinin).* Agglutinine qui agit sur les hématies de tous les groupes sanguins d'une même espèce.

PANANGÉITE *s. f.* *(angl. panangiitis).* Inflammation de tous les vaisseaux (artères, veines et lymphatiques) d'un organe ou d'une région anatomique. ◇ **DIFFUSE NÉCROSANTE** *(angl. diffuse necrotizing —).* Affection d'étiologie inconnue caractérisée par une inflammation de tous les vaisseaux et de leurs tuniques avec thromboses disséminées. SYN. ***MALADIE DE SIGUIER.***

PANAORTITE *s. f.* *(angl. panaortitis).* Atteinte inflammatoire de toutes les tuniques aortiques.

PANARIS *s. f.* *(angl. felon, whitlow).* Inflammation phlegmoneuse du doigt, en particulier au niveau de la phalange distale. Elle peut être superficielle (sous-cutanée) ou profonde (ostéopériostique). ◇ **ANALGÉSIQUE** *(angl. analgesic whitlow).* ☞ ***MORVAN (PANARIS DE).*** ◇ **D'OSLER** ☞ ***OSLER (PANARIS D').*** ◇ **MÉLANIQUE** *(angl. melanotic whitlow).* Mélanome malin sous-unguéal. ◇ **PÉRIUNGUÉAL** *(angl. runaround whitlow).* Panaris localisé au pourtour de l'ongle. SYN. ***TOURNIOLE.***

PANARTÉRITE *s. f.* *(angl. panarteritis).* Inflammation de toutes les tuniques d'une artère. ◇ **NOUEUSE** *(angl. polyarteritis nodosa).* ☞ ***PÉRIARTÉRITE NOUEUSE.***

PANARTHRITE *s. f.* *(angl. panarthritis).* Inflammation de toutes les articulations, ou inflammation de plusieurs structures d'une articulation.

PANAS (OPÉRATIONS DE) *(angl. Panas' operations).* **1.** Technique pour la correction d'un trichiasis par incision de la moitié inférieure du tarse palpébral, puis, au moyen d'une suture, bascule du bord libre de la paupière vers l'avant afin de normaliser la direction des cils. **2.** Technique pour la correction d'un ptosis, consistant à insérer la paupière supérieure sur le muscle frontal.

PANCARDITE *s. f.* *(angl. pancarditis).* Inflammation globale du cœur intéressant le péricarde, le myocarde et l'endocarde au cours du rhumatisme articulaire aigu.

PANCOAST ◇ **(OPÉRATION DE)** *(angl. Pancoast's operation).* Résection du nerf trijumeau au niveau du foramen ovale. ◇ **(TUMEUR DE)** *(angl. Pancoast's tumor).* Cancer primitif ou secondaire des sommets pulmonaires, qui s'étend et provoque des destructions des côtes et des vertèbres, et envahit les plexus brachiaux. Il se traduit cliniquement par le syndrome de Pancoast-Tobias.

PANCOAST-TOBIAS (SYNDROME DE) *(angl. Pancoast's syndrome).* Syndrome observé en cas de tumeur maligne du sommet du poumon. Il associe une paralysie inférieure du plexus brachial (syndrome radiculaire douloureux) et un syndrome de Claude Bernard-Horner. SYN. ***SYNDROME APICO-COSTO-VERTÉBRAL DOULOUREUX.***

PANCRÉAS *s. m.* *(NA. pancreas).* *(angl. pancreas).* Organe glandulaire, de 15 à 16 cm de long, situé dans l'abdomen, en arrière de l'estomac, devant les vertèbres lombales L1 et L2, entre le duodénum et la rate. Il est composé de trois portions : la tête ou extrémité droite, le corps, et la queue ou extrémité gauche. Il est constitué d'éléments acineux qui sécrètent le suc pancréatique, collecté et déversé dans le duodénum par le conduit pancréatique. Le suc pancréatique contient plusieurs enzymes digestives : trypsine, chymotrypsine, lipase et amylase. En outre, le pancréas possède une fonction endocrine en sécrétant l'insuline et le glucagon. ◇ **ACCESSOIRE** *(NA. — accessorium).* *(angl. accessory —).* Petites masses isolées de tissu pancréatique séparées du pancréas et localisées généralement dans la paroi de l'estomac ou du duodénum. ◇ **ANNULAIRE** *(angl. annular —).* Malformation rare dans laquelle le pancréas entoure le duodénum. ◇ **DIVISUM** Anomalie du développement pancréatique, les deux ébauches primitives conservant chacune son conduit excréteur s'ouvrant par des orifices séparés.

PANCRÉATALGIE *s. f.* *(angl. pancreatalgia).* Douleur localisée au pancréas.

PANCRÉATECTOMIE *s. f.* *(angl. pancreatectomy).* Ablation chirurgicale partielle ou totale du pancréas.

PANCRÉATICODUODÉNAL *adj.* *(angl. pancreaticoduodenal).* Qui se rapporte au pancréas et au duodénum.

PANCRÉATICODUODÉNOSTOMIE *s. f.* *(angl. pancreaticoduodenostomy).* Abouchement du conduit pancréatique dans le duodénum. SYN. ***ANASTOMOSE PANCRÉATICODUODÉNALE.***

PANCRÉATICOENTÉROSTOMIE *s. f.* *(angl. pancreaticoenterostomy).* Abouchement du conduit pancréatique dans l'intestin grêle. SYN. ***ANASTOMOSE PANCRÉATICOENTÉRIQUE.***

PANCRÉATICOJÉJUNOSTOMIE *s. f.* *(angl. pancreaticojejunostomy).* Anastomose chirurgicale entre le conduit pancréatique et le jéjunum. SYN. ***ANASTOMOSE PANCRÉATICOJÉJUNALE.***

PANCRÉATICOSTOMIE *s. f.* *(angl. pancreatostomy).* Création d'une fistule faisant communiquer le conduit pancréatique avec les téguments.

PANCRÉATICOTOMIE *s. f. (angl. pancreatotomy).* Incision du conduit ou du tissu pancréatique.

PANCRÉATINE *s. f. (angl. pancreatin).* Mélange d'enzymes extraites du pancréas (notamment amylase, trypsine et lipase), employé en thérapeutique.

PANCRÉATITE *s. f. (angl. pancreatitis).* Toute inflammation du pancréas. La pancréatite aiguë peut être hémorragique, œdémateuse ou gangreneuse. Cliniquement, elle se manifeste par un syndrome abdominal (nausées, vomissements, fièvre, douleur abdominale intense, leucocytose) avec amylasémie et amylasurie. Une lithiase biliaire est souvent à son origine. La pancréatite chronique aboutit à la sclérose de la glande. ~ **CHRONIQUE HÉRÉDITAIRE** *(angl. hereditary chronic relapsing —).* Affection héréditaire à transmission autosomique dominante. Elle est caractérisée par des crises douloureuses abdominales récidivantes et aboutit à l'insuffisance pancréatique.

PANCRÉATOCHOLANGIOGRAPHIE *s. f. (angl. pancreatocholangiography).* Opacification des canaux biliaires et pancréatiques par cathétérisme de l'ampoule hépatopancréatique.

PANCRÉATOGÈNE *adj. (angl. pancreatogenic).* Qui a son origine dans le pancréas.

PANCRÉATOGRAPHIE *s. f. (angl. pancreatography).* Radiographie du pancréas après injection d'un produit opacifiant dans le conduit pancréatique par cathétérisme de l'ampoule hépatopancréatique, à laquelle on accède par ouverture chirurgicale du duodénum ou au cours d'une duodénoscopie.

PANCRÉATOLITHE *s. m. (angl. pancreatolith).* Calcul pancréatique.

PANCRÉATOLITHECTOMIE *s. f. (angl. pancreatolithectomy).* Ablation d'un calcul pancréatique.

PANCRÉATOLYSE *s. f. (angl. pancreatolysis).* Destruction ou dissolution du parenchyme pancréatique.

PANCRÉATOPATHIE *s. f. (angl. pancreatopathy).* Toute affection du pancréas.

PANCRÉATOPRIVE *adj. (angl. pancreatoprivic).* Qui est en rapport avec l'ablation du pancréas ou avec un déficit fonctionnel de celui-ci.

PANCRÉATOTOMIE *s. f. (angl. pancreatotomy).* Incision chirurgicale du pancréas.

PANCRÉATOTROPE *adj. (angl. pancreatotropic).* Qui a une affinité particulière pour le pancréas.

PANCRÉLIPASE *s. f. (angl. pancrelipase).* Mélange d'enzymes pancréatiques ayant un contenu standardisé de lipase.

PANCURONIUM (BROMURE DE) *(angl. pancuronium bromide).* Décontractant musculaire de type compétitif, utilisé comme auxiliaire en anesthésie.

PANCYTOPÉNIE *s. f. (angl. pancytopenia).* Diminution de tous les éléments figurés du sang : érythrocytes, leucocytes et thrombocytes, généralement en rapport avec une insuffisance médullaire. ~ **SPLÉNIQUE** *(angl. splenic —).* Pancytopénie secondaire à la destruction excessive des éléments cellulaires du sang dans la rate.

PANDÉMIE *s. f. (angl. pandemia).* Épidémie qui atteint de nombreux pays, ou qui frappe pratiquement tous les individus d'un pays.

PANDICULATION *s. f. (angl. pandiculation).* Mouvement d'étirement et d'hyperextension du tronc et des membres, souvent accompagné de bâillements.

PANENCÉPHALITE *s. f. (angl. panencephalitis).* Inflammation de l'ensemble de l'encéphale. ~ **DE PETTE-DÖRING** *(angl. Pette-Döring —).* Encéphalite subaïgue touchant avec prédilection les noyaux gris de la base, d'évolution sévère.

PANETH (CELLULES DE) *(angl. Paneth's cells).* Cellules situées au fond des glandes de Lieberkühn, qui contiennent des granulations éosinophiles et qui sont source de peptidase.

PANHYPERCORTICISME *s. m. (angl. panhypercorticism).* Hypercorticisme intéressant la totalité des hormones surrénaliennes.

PANHYPOPITUITARISME *s. m. (angl. panhypopituitarism).* Insuffisance anté-hypophysaire totale.

PANHYSTÉROSALPINGO-OOPHORECTOMIE *s. f. (angl. panhysterosalpingo-oophorectomy).* Ablation totale de l'utérus, des trompes utérines et des ovaires.

PANIQUE (ATTAQUE DE) *s. m. (angl. panic attack).* Anxiété majeure survenant par crises accompagnées de manifestations somatiques (sueurs, tachycardie, tremblements, etc.) sans étiologie évidente.

PANIZZA (PLEXUS DE) *(angl. Panizza's plexus).* Plexus lymphatiques profonds, situés de chaque côté du frein du prépuce.

PANMASTITE *s. f. (angl. diffuse mastitis).* Phlegmon diffus de la glande mammaire. SYN. ***MASTITE TOTALE.***

PANMYÉLOPATHIE *s. f. (angl. panmyelopathy).* Altération simultanée de toutes les lignées hématopoïétiques de la moelle osseuse.

PANMYÉLOPHTISIE *s. f. (angl. aplastic anemia).* Aplasie totale de la moelle osseuse, intéressant toutes les lignées cellulaires, de très grave pronostic.

PANNER (MALADIES DE) *(angl. Panner's diseases).* **1.** Ostéochondrite métatarsophalangienne déformante juvénile. **2.** Ostéochondrose du condyle huméral.

PANNEUX *adj. (angl. pannous).* Qui se rapporte au pannus (de la cornée).

PANNICULALGIE *s. f. (angl. panniculalgia).* ☞ ***ADIPOSALGIE.***

PANNICULE ADIPEUX *(NA. panniculus adiposus). (angl. panniculus adiposus).* Tissu hypodermique constitué de lobules de graisse. SYN. ***PANNICULE CELLULO-ADIPEUX.***

PANNICULITE *s. f. (angl. panniculitis).* Inflammation du pannicule adipeux, qui se manifeste par une induration locale et une douleur à la pression et aux mouvements. ◇ **NODULAIRE FÉBRILE NON SUPPURATIVE RÉCIDIVANTE** ☞ ***WEBER-CHRISTIAN (MALADIE DE).***

PANNUS *s. m. (angl. pannus).* Formation pathologique constituée de tissu inflammatoire provenant de la synoviale d'une articulation. Elle forme une bandelette appliquée sur le cartilage articulaire et est observée dans certaines formes d'arthrites chroniques. ◇ **DE LA CORNÉE** *(angl. — trachomatosus).* Néoformation de tissu conjonctif très vascularisé, formant un voile envahissant la cornée ; c'est en général une lésion due au trachome.

PANOPHTALMIE *s. f. (angl. panophthalmitis).* Inflammation suppurative de toutes les parties de l'œil, survenant le plus souvent à la suite d'une plaie pénétrante du globe oculaire. Elle nécessite presque toujours l'énucléation. SYN. ***FONTE PURULENTE DE L'ŒIL, PHLEGMON DE L'ŒIL.***

PANOPTIQUE *adj. (angl. panoptic).* **1.** Se dit d'un colorant ou d'une coloration qui révèle toutes les structures microscopiques d'une préparation. **2.** Se dit d'une variété de lunettes dans lesquelles les verres sont remplacés par deux écrans métalliques troués en leur centre par un très petit orifice (0,6 à 0,7 mm). Ces lunettes sont utilisées pour le travail minutieux.

PANOSTÉITE *s. f. (angl. panosteitis).* Inflammation de tous les tissus qui composent l'os.

PANPHOBIE *s. f.* ☞ ***PANTOPHOBIE.***

PANSEMENT *s. m. (angl. dressing).* **1.** Application sur une plaie de compresses stériles, sèches ou imprégnées de substances médicamenteuses, maintenues par un bandage ou du sparadrap. **2.** Désigne également les produits et le matériel employés.

PANSINUSITE *s. f. (angl. pansinusitis).* Inflammation simultanée de la plupart des sinus de la face.

PANSTRONGYLUS ☞ ***TRIATOMA.***

PANTO- *(angl. panto-).* Préfixe d'origine grecque signifiant tout, tous.

PANTOMORPHE *adj. (angl. pantomorphic).* Se dit d'un organisme capable de prendre des formes très différentes.

PANTOPHOBIE *s. f. (angl. pantophobia).* État d'anxiété intense et mal définie ne portant sur aucun objet précis. SYN. ***PANPHOBIE.***

PANTOTHÉNIQUE (ACIDE) *(angl. pantothenic acid).* Vitamine B5. Facteur de croissance essentiel pour l'organisme. Il participe à la constitution de la coenzyme A.

PANTROPE *adj. (angl. pantropic).* Qui a une affinité pour plusieurs types de tissus ; s'applique en particulier aux virus.

PANUVÉITE *s. f. (angl. panuveitis).* Inflammation concomitante de l'uvée antérieure, intermédiaire et postérieure.

PANVASCULARITE *s. f.* ☞ ***PANANGÉITE.***

PAO Abréviation de pression artérielle ophtalmique.

PAPAÏNE *s. f. (angl. papain).* Enzyme digestive protéolytique tirée du suc du fruit de l'arbre *Carica papaya* (papayer). La papaïne catalyse l'hydrolyse des protéines en polysaccharides et acides aminés. Elle est utilisée dans la nucléolyse du nucleus pulposus dans certaines sciatiques.

PAPANICOLAOU (COLORATION DE) *(angl. Papanicolaou's stain).* Méthode de coloration de cellules de desquamation, permettant de mettre en évidence des processus malins. On l'utilise pour le diagnostic du cancer du col utérin par l'étude des frottis vaginaux.

PAPAVER Genre de plantes de la famille des Papavéracées. L'espèce *P. somniferum* ou pavot fournit l'opium.

PAPAVÉRINE *s. f. (angl. papaverine).* Alcaloïde obtenu à partir de l'opium ou par synthèse ; relaxant de la fibre musculaire par action directe.

PAPAYE *s. f. (angl. papaw).* Fruit du papayer (*Carica papaya*), digestif et anthelminthique. Il contient de la papaïne et de la papayotine.

PAPAYOTINE *s. f. (angl. papayotin).* Enzyme digestive du fruit de *Carica papaya* (papayer), plus active que la papaïne.

PAPIER DE TOURNESOL *(angl. litmus paper).* Bandes de papier imprégnées d'une solution colorante végétale. On l'utilise comme réactif des ions H^+ et OH^-. Le papier de tournesol, de couleur bleu-violet, vire au rouge sous l'action des acides et au bleu sous l'action des bases.

PAPILLAIRE *adj. (angl. papillary).* **1.** Qui se rapporte à des papilles (dermiques, rénales, etc.) ou à la papille optique. **2.** Qui présente des papilles.

PAPILLE *s. f. (NA. papilla). (angl. papilla).* Petite saillie conique, à la surface de la peau, d'une muqueuse ou d'un organe. ◇ **BASILAIRE** Organe embryonnaire qui donnera naissance à la cochlée. ◇ **CALICIFORME** *(NA. — vallatae). (angl. circum vallate —).* Chacune des papilles à la limite du dos et de la base de la langue, entourées d'un sillon, disposées en V ouvert vers l'avant. ◇ **COMPOSÉE** *(angl. composite —).* Amas de papilles simples implantées dans une base commune, par exemple les corpuscules du tact. ◇ **DENTAIRE** *(NA. — dentis). (angl. dental —).* Élargissement de la base du follicule dentaire recouvert par l'organe de l'émail. ◇ **DERMIQUE** *(NA. — dermatis). (angl. dermal —).* Saillie du chorion dans la dépression correspondante de l'épiderme. ◇ **DUODÉNALE** *(NA. — duodeni). (angl. duodenal —).* Saillie de la muqueuse duodénale au niveau desquelles on rencontre les embouchures des conduits cholédoque et pancréatique, pour la grande papille duodénale, et l'embouchure du conduit pancréatique accessoire, pour la petite papille duodénale.

◇ **FILIFORME** *(NA. — filiformis). (angl. filiform —).* Fines papilles de la muqueuse du dos de la langue, les plus petites et les plus nombreuses des papilles linguales. ◇ **FOLIÉE** *(angl. foliate —).* Papilles linguales formant une série de replis qui coupent perpendiculairement le bord de la langue, vers l'extrémité du V lingual. ◇ **FONGIFORME** *(NA. — fungiformis). (angl. fungiform —).* Papille large de la surface dorsale de la langue. ◇ **INCISIVE** *(NA. — incisiva). (angl. palatine —).* Saillie située à l'extrémité antérieure du raphé médian de la voûte palatine. ◇ **INTERDENTAIRE** *(NA. — interdentalis). (angl. interdental —).* Portion triangulaire de la gencive qui comble l'espace compris entre les collets de deux dents adjacentes. SYN. ***PAPILLE GINGIVALE.*** ◇ **LACRYMALE** *(NA. — lacrymalis). (angl. lacrimal —).* Petite saillie située sur le bord libre de chacune des paupières, vers l'angle interne de l'œil, et au sommet de laquelle se trouve le point lacrymal. ◇ **LINGUALE** *(NA. — lingualis). (angl. lingual —).* Chacune des petites saillies couvrant la muqueuse de la langue. Selon leur forme, on distingue des papilles filiformes, fongiformes, caliciformes et foliées. Ce sont les organes récepteurs du goût. ◇ **OPTIQUE** *(angl. optic —).* ☞ ***DISQUE OPTIQUE.*** ◇ **RÉNALE** *(NA. — renalis). (angl. renal —).* Sommet d'une pyramide rénale. ◇ **SIMPLE** *(angl. simple —).* Papille dermique de petite taille localisée à la surface du chorion de la muqueuse digestive. ◇ **SPIRALE** ☞ ***ORGANE SPIRAL.*** ◇ **TACTILE** ☞ ***CORPUSCULE TACTILE.*** ◇ **URÉTRALE** *(angl. urethral —).* Petite saillie du vestibule du vagin, où s'ouvre l'orifice de l'urètre.

PAPILLECTOMIE *s. f. (angl. papillectomy).* Excision de l'ampoule hépatopancréatique (de Vater) et de la papille duodénale majeure.

PAPILLIFÈRE *adj. (angl. papilliferous).* Qui porte des papilles. SYN. ***PAPILLEUX.***

PAPILLIFORME *adj. (angl. papilliform).* Qui ressemble à une papille.

PAPILLITE *s. f. (angl. papillitis).* Inflammation d'une papille, en particulier de la papille optique.

PAPILLOMATEUX *adj. (angl. papillomatous).* Qui se rapporte aux papillomes ; qui est formé de papillomes ou en a l'aspect.

PAPILLOMATOSE *s. f. (angl. papillomatosis).* Affection caractérisée par le développement de papillomes cutanés ou muqueux multiples (verrues).

PAPILLOMAVIRUS Genre de virus de la famille des *Papovaviridae* qui provoquent chez l'homme et les animaux des tumeurs bénignes de la peau et de certaines muqueuses, appelées papillomes. EX. *verrues vulgaires, condylomes ano-génitaux.* Certains papillomavirus sont associés à des tumeurs malignes en particulier du col utérin.

PAPILLOME *s. m. (angl. papilloma).* Tumeur bénigne développée sur la peau ou sur une muqueuse et caractérisée par l'hypertrophie des papilles du derme. ◇ **CORNÉ** *(angl. corneal —).* Papillome dans lequel l'hyperplasie épithéliale porte essentiellement sur la couche cornée.

PAPILLON-LEFÈVRE (SYNDROME DE) *(angl. Papillon-Lefèvre syndrome).* Hyperkératose palmaire et plantaire associée à une alvéolyse dentaire. Affection héréditaire récessive.

PAPILLORÉTINITE *s. f. (angl. papilloretinitis).* Inflammation de la papille optique, débordant sur la rétine.

PAPILLOTOMIE *s. f. (angl. papillotomy).* Incision de l'ampoule hépatopancréatique (de Vater).

PAPOVAVIRIDAE *(angl. Papovaviridae).* Famille de virus à ADN bicaténaire, non enveloppés, à symétrie icosaédrique, d'une taille comprise entre 45 et 55 nm. Ces virus se multiplient à l'intérieur du noyau des cellules hôtes. Cette famille comprend deux genres : *Papillomavirus* et *Polyomavirus.*

PAPOVAVIRUS *s. m. (angl. papovavirus).* ☞ ***PAPOVAVIRIDAE.***

PAPPATACI *s. m. (angl. pappataci, sandfly).* Nom commun de *Phlebotomus papatasi.* ☞ ***FIÈVRE À PAPPATACI.***

PAPULATION *s. f. (angl. papulation).* Formation de papules au cours d'une maladie éruptive.

PAPULE *s. f. (angl. papule).* Petite élevure cutanée, ferme et circonscrite, évoluant généralement vers la disparition sans laisser de cicatrice. Elle constitue une des lésions élémentaires de la peau.

PAPULEUX *adj. (angl. papular).* Qui se rapporte aux papules, qui est formé de papules.

PAPULOÉRYTHÉMATEUX *adj. (angl. papuloerythematous).* Qui est caractérisé par la présence de papules sur un fond érythémateux.

PAPULOPUSTULEUX *adj. (angl. papulopustular).* Qui est caractérisé par l'association de papules et de pustules, ou par des papules surmontées de pustules.

PAPULOSE *s. f. (angl. papulosis).* ◇ **ATROPHIANTE MALIGNE** *(angl. malignant atrophic —).* Affection caractérisée par l'apparition de papules œdémateuses sur tout le tronc, qui s'ombiliquent et évoluent vers l'atrophie. S'y associent des symptômes abdominaux graves : péritonite par perforation. Cette affection conduit généralement à la mort. SYN. ***DERMATITE PAPULO-SQUAMEUSE ATROPHIANTE, SYNDROME DE DEGOS.*** ◇ **BOWÉNOÏDE** *(angl. bowenoid —).* Éruption de papules rougeâtres principalement de la verge. ◇ **LYMPHOMATOÏDE** *(angl. lymphomatoid —).* Affection bénigne papulonodulaire, symétrique du tronc et des membres. L'aspect histologique est celui du lymphome.

PAPULOSQUAMEUX *adj. (angl. papulosquamous).* Qui est caractérisé par la présence de papules et de squames.

PAPULOVÉSICULEUX *adj. (angl. papulovesicular).* Qui est caractérisé par la présence de papules et de vésicules, ou de papules surmontées de vésicules.

PAPYRACÉ *adj. (angl. papyraceous).* Qui ressemble au papier, notamment par sa minceur. Ce terme s'applique en particulier à la lame osseuse mince de l'ethmoïde, qui s'unit à l'unguis et au sphénoïde pour former la paroi interne de l'orbite (lame papyracée).

PAQUET-ANNÉE *s. m. (angl. pack-year).* Mesure de l'intoxication tabagique. Un paquet-année correspond à la consommation d'un paquet de cigarettes par jour pendant un an.

PARA- *(angl. para-).* **1.** Préfixe d'origine grecque signifiant : au voisinage de, au travers de, au-dessus de, par opposition à, au-delà de. **2.** En chimie, préfixe qui indique la substitution, dans un composé à chaîne fermée, de deux carbones en position opposée (1-4). Symbole : *p-*.

PARA-AMINOBENZOÏQUE (ACIDE) *(angl. para-aminobenzoic acid).* Substance cristalline appartenant au groupe des vitamines B. Cet acide est essentiel pour le métabolisme des bactéries, dont il est un facteur de croissance. C'est un inhibiteur de l'action des sulfamides. Il est utilisé dans certaines affections cutanées (séborrhée). Abréviation : PAB, PABA. SYN. ***VITAMINE B8, VITAMINE H.***

PARA-AMINOHIPPURIQUE (ACIDE) *(angl. para-aminohippuric acid).* Acide organique utilisé pour l'exploration fonctionnelle de l'excrétion tubulaire rénale. Abréviation : PAH.

PARA-AMINOSALICYLIQUE (ACIDE) *(angl. para-aminosalicylic acid).* Substance blanche cristalline soluble dans l'eau. Il possède une action bactériostatique sur le bacille tuberculeux. Abréviation : PAS.

PARABIONTE *s. m. (angl. parabion).* Organisme qui vit en association avec un autre dans des conditions de parabiose.

PARABIOSE *s. f. (angl. parabiosis).* Union de deux individus, naturelle, comme celle de deux jumeaux siamois, ou artificielle, par intervention chirurgicale chez des animaux en vue de recherches physiologiques.

PARABOULIE *s. f. (angl. parabulia).* Inhibition ou trouble de la volonté.

PARACARDIAQUE *adj. (angl. paracardiac).* Qui est situé à côté du cœur.

PARACENTÈSE *s. f. (angl. paracentesis).* Ponction chirurgicale d'une cavité ou d'un organe, pour évacuer un épanchement liquidien. ◇ **DU TYMPAN** *(angl. tympanum —).* Incision de la membrane du tympan pour permettre l'évacuation du pus contenu dans l'oreille moyenne. SYN. ***MYRINGOTOMIE, TYMPANOTOMIE.***

PARACENTRAL *adj. (angl. paracentral).* Qui est situé près du centre.

PARACÉPHALE *s. m. (angl. paracephalus).* Fœtus présentant une tête rudimentaire, des organes des sens imparfaits et un tronc et des membres incomplètement développés.

PARACÉTAMOL *s. m. (angl. paracetamol).* Dérivé de l'aniline, analgésique et antipyrétique. C'est le métabolite actif de la phénacétine. SYN. ***ACÉTAMINOPHÈNE.***

PARACHLOROPHÉNOL *s. m.* ☞ ***CHLOROPHÉNOL.***

PARACHOLÉRA *s. m. (angl. paracholera).* Maladie ressemblant au choléra, mais causée par un micro-organisme distinct du vibrion cholérique.

PARACINÉSIE *s. f. (angl. paracinesia).* ☞ ***PARAKINÉSIE.***

PARACLINIQUE *adj. (angl. paraclinical).* Se dit essentiellement des examens complémentaires aidant au diagnostic d'une affection.

PARACOCCIDIOIDES Genre de champignons de situation taxinomique incertaine au sein des *Deutéromycètes* (champignons imparfaits). On les appelle aussi *Blastomyces.* ◇ ***BRASILIENSIS*** Agent responsable de la paracoccidioïdomycose (blastomycose sud-américaine). C'est un champignon dimorphe qui, dans les tissus, présente une structure lévuriforme (unicellulaire) et qui se reproduit par bourgeonnement. En laboratoire, cultivé à 30 °C, il développe un mycélium ramifié. SYN. ***BLASTOMYCES BRASILIENSIS.***

PARACOCCIDIOÏDOMYCOSE *s. f. (angl. paracoccidioidomycosis).* Maladie due à *Paracoccidioides brasiliensis (Blastomyces brasiliensis).* Elle est caractérisée par une forme cutanéomuqueuse, avec des lésions granulomateuses ulcératives et un envahissement des ganglions régionaux, et des formes viscérales dans lesquelles les lésions de l'appareil digestif prédominent, avec diarrhée, hépatosplénomégalie et adénopathies abdominales. Les poumons sont rarement atteints. SYN. ***BLASTOMYCOSE SUD-AMÉRICAINE, MALADIE DE LUTZ.***

PARACOLITE *s. f. (angl. paracolitis).* Inflammation du tissu cellulaire entourant le côlon.

PARACOLPITE *s. f. (angl. paracolpitis).* Inflammation du tissu cellulaire entourant le vagin.

PARACÔNE *s. m. (angl. paracone).* Cuspide mésio-buccale d'une molaire supérieure. La cuspide correspondante de la molaire inférieure est appelée paraconide.

PARACOUSIE *s. f. (angl. paracusis).* Perception erronée des sons, qui peut concerner la hauteur, la localisation ou l'intensité du son. ◇ **DE WILLIS** *(angl. — of Willis).* Amélioration de l'audition dans un milieu bruyant.

PARACOXALGIE *s. f. (angl. paracoxalgia).* Tuberculose osseuse évoluant au voisinage de l'articulation de la hanche.

PARACRÉSOL *s. m. (angl. paracresol).* Un des trois isomères du crésol ; désinfectant.

PARACRINE *s. f. (angl. paracrine).* Type de sécrétion hormonale dans laquelle la substance sécrétée agit sur les tissus voisins en se liant à un récepteur spécifique.

PARACYSTITE *s. f. (angl. paracystitis).* Inflammation du tissu cellulaire prévésicopelvien de l'espace rétropubien.

PARADÉNITE *s. f. (angl. paradenitis).* Inflammation des tissus qui entourent une glande ou un ganglion.

PARADENTAIRE *adj. (angl. paradental).* Qui est situé à côté d'une dent.

PARADIABÈTE *s. m. (angl. paradiabetes).* État caractérisé par une augmentation de l'hyperglycémie provoquée par voie orale avec glycosurie faible sans qu'il existe de véritable diabète.

PARADIDYME *s. m. (NA. paradidymis). (angl. paradidymis).* Corps situé au-dessus de l'épididyme, qui est composé de tubes fermés et représente un vestige de la partie postérieure du mésonéphros. SYN. ***CORPS INNOMINÉ, ORGANE DE GIRALDÈS, PARAÉPIDIDYME.***

PARADOXE *s. m. (angl. paradox).* ⇐ **FRANÇAIS** *(angl. French —).* La consommation modérée de vin réduit la mortalité par insuffisance coronarienne.

PARAÉPIDIDYME *s. m.* ☞ ***PARADIDYME.***

PARAFANGO *s. m. (angl. parafango).* Boue d'origine volcanique utilisée, mélangée avec de la paraffine, en applications locales contre les douleurs rhumatismales.

PARAFFINE *s. f. (angl. paraffin).* Mélange d'hydrocarbures, solide, blanc, de consistance cireuse, inodore, soluble dans l'éther, fusible à 50 °C, obtenu par purification des résidus de la distillation du pétrole. La paraffine est employée en histologie comme matériau d'inclusion. ⇐ **(HUILE DE)** *(angl. liquid —, mineral oil).* Paraffine liquide. Laxatif inhibant la réabsorption de l'eau et qui n'est ni résorbé ni attaqué par les sucs digestifs.

PARAFFINOME *s. m. (angl. paraffinoma).* Tuméfaction inflammatoire consécutive à l'injection de paraffine dans les tissus.

PARAFORMALDÉHYDE *s. m. (angl. paraformaldehyde).* Polymère du formaldéhyde, utilisé comme désinfectant en fumigations.

PARAFUSCINE *s. f. (angl. parafuscin).* Colorant de la série du triphénylméthane, utilisé comme antiseptique local.

PARAGANGLIOME *s. m. (angl. paraganglioma).* Tumeur bénigne développée à partir d'un paraganglion ou constituée par du tissu paraganglionnaire. ⇐ **NON CHROMAFFINE** *(angl. non chromaffin —).* Tumeur développée à partir d'un paraganglion non chromaffine, essentiellement le glomus carotidien, et habituellement bénigne.

PARAGANGLION *s. m. (angl. paraganglion).* Amas de cellules nerveuses dérivées de la crête neurale, ayant une fonction de glande endocrine (sécrétion de l'adrénaline). On les trouve dans la médullosurrénale, ou sous forme de structures bien individualisées : paraganglion (ou glomus) carotidien, paraganglion aortique, etc. ⇐ **CAROTIDIEN** *(angl. glomus caroticum).* ☞ ***GLOMUS CAROTIDIEN.***

PARAGE *s. m. (angl. wound care).* Nettoyage d'une plaie, en excisant les tissus nécrosés, pour faciliter la cicatrisation.

PARAGGLUTINATION *s. f. (angl. paragglutination).* Agglutination de groupe.

PARAGNATHE *s. m. (angl. paragnathus).* Monstre présentant une mâchoire surnuméraire.

PARAGNOSIE *s. f. (angl. paragnosia).* Fausse reconnaissance.

PARAGONIMOSE *s. f. (angl. paragonimiasis).* Infection du poumon par des vers du genre *Paragonimus* observée en Extrême-Orient, provoquée par la consommation de crustacés infectés, mangés crus ou insuffisamment cuits. L'infection se traduit cliniquement par de la toux, des hémoptysies, une douleur thoracique, une fièvre peu élevée et de la dyspnée, avec constitution possible de bronchectasie et d'abcès du poumon. SYN. ***PARAGONIMIASE, DISTOMATOSE PULMONAIRE.***

PARAGONIMUS Genre de vers trématodes parasites qui possèdent deux hôtes invertébrés (un mollusque et un crustacé). L'espèce *P. ringeri* (ou *P. westermanni)*, la douve du poumon, est piriforme ou ovale et se rencontre dans les kystes du poumon, de la plèvre, du foie, de la cavité abdominale, etc., des individus affectés. Elle est propre aux pays asiatiques. D'autres espèces se rencontrent en Afrique et en Amérique.

PARAGRAMMATISME *s. m. (angl. paragrammatism).* Trouble aphasique observé au cours des aphasies sensorielles, dans lequel existe une déformation syntaxique aboutissant à une jargonaphasie.

PARAGRANULOME *s. m. (angl. paragranuloma).* Forme ganglionnaire de la maladie de Hodgkin à prédominance lymphocytaire.

PARAGRAPHIE *s. f. (angl. paragraphia).* Trouble du langage écrit. Substitution d'une unité linguistique par une autre au cours de l'écriture. ⇐ **GRAPHÉMIQUE** *(angl. graphemic —).* Forme de paragraphie dans laquelle existe une substitution d'un graphème par un autre, qu'il s'agisse de graphèmes qui représentent le même phonème ou de graphèmes correspondant à des phonèmes proches quant à leur apparence ou leurs traits constitutifs. ⇐ **LITTÉRALE** *(angl. litteral —).* Paragraphie impliquant la lettre comme unité linguistique substituée. ⇐ **VERBALE** *(angl. verbal —).* Paragraphie où un mot est remplacé par un autre et qui correspond à la paraphasie verbale du langage parlé.

PARAGUEUSIE *s. f. (angl. parageusia).* Anomalie ou perversion du sens du goût.

PARAHÉMOPHILIE *s. f. (angl. parahemophilia).* ☞ ***OWREN (MALADIE D').***

PARAHÉPATIQUE *adj. (angl. parahepatic).* Qui est situé au voisinage du foie.

PARAHÉPATITE *s. f. (angl. parahepatitis).* Inflammation des tissus voisins du foie. SYN. ***PÉRIHÉPATITE.***

PARAHORMONE *s. f. (angl. parahormone).* Substance exerçant une action de type hormonal mais non sécrétée par une glande endocrine.

PARAHYPNOSE *s. f. (angl. parahypnosis).* État de sommeil ayant l'apparence du sommeil hypnotique.

PARA-INFECTIEUX *adj. (angl. parainfectious).* Qui est dû aux conditions ou à l'état produits par une infection, plutôt qu'à l'infection elle-même.

PARA-INFECTION *s. f. (angl. parainfection).* État pathologique dont les manifestations cliniques sont semblables à celles d'une infection déterminée, mais qui n'est pas due aux micro-organismes provoquant cette infection.

PARA-INFLUENZA *(angl. parainfluenza).* Virus proche de celui de la grippe responsable d'infections pulmonaires.

PARAKÉRATOSE *s. f. (angl. parakeratosis).* Altération de la kératinisation normale de l'épiderme. Elle se rencontre dans l'eczéma et le psoriasis. ◇ **PSORIASIFORME** *(angl. Brocq's disease).* Eczématide du tronc et de la racine des membres dont les squames rappellent celles du psoriasis. SYN. ***ECZÉMATIDE PSORIASIFORME.*** ◇ **VARIEGATA** *(angl. — variegata).* Érythrodermie maculopapuleuse, proche du parapsoriasis lichénoïde.

PARAKINÉSIE *s. f. (angl. parakinesia).* Défaut de coordination des mouvements volontaires. SYN. ***PARACINÉSIE.***

PARALALIE *s. f. (angl. paralalia).* ☞ ***PARAPHÉMIE.***

PARALEXIE *s. f. (angl. paralexia).* Trouble de la lecture caractérisé par la transposition de mots et de syllabes aboutissant à des combinaisons sans signification.

PARALLAXE *s. f. (angl. parallax).* ◇ **BINOCULAIRE** *(angl. binocular —).* Différence apparente de la position d'un objet lorsqu'il est regardé par un œil puis par l'autre, la position de la tête de l'observateur demeurant la même.

PARALLÉLOKINÉSIE *s. f. (angl. parallelokinesia).* Phénomène parfois observé au cours de certaines hémiplégies organiques mais surtout pithiatiques, qui consiste en la reproduction par le membre malade des mouvements passifs exécutés par le membre sain.

PARALLERGIE *s. f. (angl. parallergia).* État d'allergie intense qui se traduit par des réactions à des stimuli non spécifiques.

PARALLERGINE *s. f. (angl. parallergin).* Antigène producteur de réactions parallergiques.

PARALOGIE *s. f. (angl. paralogia).* Trouble du raisonnement dans lequel le sujet ne retient pas l'idée immédiate mais lui substitue une autre idée associée.

PARALYSANT *adj. (angl. paralyzing).* Qui provoque la paralysie.

PARALYSIE *s. f. (angl. paralysis, palsy).* Perte passagère ou définitive de la fonction motrice d'un muscle, d'un groupe musculaire ou d'une partie du corps par lésion nerveuse centrale ou périphérique. ◇ **À TIQUES** *(angl. tick paralysis).* Paralysie ascendante flasque après piqûre de certaines tiques (*Dermatocentor andersoni*) observée surtout dans l'Orégon. ◇ **AGITANTE** *(angl. shaking palsy).* ☞ ***PARKINSON (MALADIE DE).*** ◇ **ALTERNE** *(angl. alternate paralysis).* ☞ ***HÉMIPLÉGIE ALTERNE.*** ◇ **ASCENDANTE AIGUË** *(angl. acute ascending spinal paralysis).* Affection gravissime caractérisée par une paralysie rapidement progressive débutant par les pieds puis s'étendant de façon ascendante aux muscles du tronc, aux membres supérieurs et au tronc cérébral, et qui aboutit à la mort par asphyxie du fait de la paralysie des centres respiratoires. Il s'agirait d'une forme aiguë du syndrome de Guillain-Barré. SYN. ***LANDRY (SYNDROME DE).*** ◇ **CAPSULAIRE** *(angl. centrocapsular paralysis).* Hémiplégie due à une lésion de la capsule interne. ◇ **CENTRALE** *(angl. central paralysis).* Paralysie par lésion de l'encéphale ou de la voie pyramidale médullaire. ◇ **DE DÉCUBITUS** *(angl. decubitus paralysis).* Paralysie par compression, due au décubitus prolongé et qui affecte généralement le nerf fibulaire commun. ◇ **DES AMOUREUX** *(angl. Saturday night paralysis).* Paralysie radiale due à la compression par la tête d'un dormeur du bras de l'autre. ◇ **DIMIDIÉE** ☞ ***HÉMIPLÉGIE ALTERNE.*** ◇ **FACIALE** *(angl. facial paralysis).* Paralysie du nerf facial par lésion supranucléaire, nucléaire ou périphérique. On distingue cliniquement la paralysie faciale centrale et la paralysie faciale périphérique (ou paralysie de Bell) selon que la lésion est supranucléaire ou nucléaire. La paralysie faciale est souvent primitive (*a frigore*) ou secondaire à une tumeur ou une inflammation. ◇ **FLASQUE** *(angl. flaccid paralysis).* Paralysie avec hypotonie musculaire. Propre aux lésions du motoneurone périphérique (poliomyélite, polynévrite, etc.) ou aux lésions aiguës de la voie pyramidale. ◇ **GÉNÉRALE PROGRESSIVE** *(angl. general paralysis).* Syphilis parenchymateuse cérébrale, d'évolution mortelle en l'absence de traitement spécifique. Actuellement exceptionnelle. ◇ **INFANTILE** *(angl. infantile paralysis).* Ancienne dénomination de la poliomyélite antérieure aiguë. ☞ ***HEINE-MEDIN (MALADIE DE).*** ◇ **LABIOGLOSSOPHARYNGÉE** *(angl. glossolabial paralysis).* Affection chronique progressive mortelle, caractérisée par la paralysie et l'atrophie progressive des muscles des lèvres, de la langue, du pharynx et du larynx, dues à la dégénérescence des noyaux moteurs des nerfs hypoglosse, facial, trijumeau, accessoire et vague. ◇ **NUCLÉAIRE** *(angl. nuclear paralysis).* Paralysie consécutive à une lésion du noyau d'origine d'un nerf. ◇ **OBSTÉTRICALE** *(angl. obstetric paralysis).* Paralysie du nouveau-né provoquée par un traumatisme au cours de l'accouchement. ◇ **PAR COMPRESSION** *(angl. pressure paralysis).* Paralysie provoquée par la compression d'un nerf périphérique. ◇ **PÉRIODIQUE FAMILIALE** *(angl. familial periodic paralysis).* Affection héréditaire bénigne caractérisée par des épisodes paroxystiques de paralysie flasque, sans troubles de la sensibilité, qui apparaissent à intervalles réguliers et qui sont attribués à une hypokaliémie subite. SYN. ***MYOPLÉGIE FAMILIALE, MALADIE DE WESTPHAL.*** ◇ **PÉRIODIQUE PRIMITIVE HYPERKALIÉMIQUE** *(Gamstorp's disease en anglais)*Affection héréditaire autosomique dominante, caractérisée par des accès de paralysie avec hyperkaliémie, durant quelques minutes à quelques heures, débutant habituellement avant 10 ans. Elle est due à une mutation du gène de la sous-unité alpha des canaux sodiques de la membrane des myocytes. SYN. ***ADYNAMIE ÉPISODIQUE HÉRÉDITAIRE. GAMSTORP (MALADIE DE).*** ◇ **PÉRIPHÉRIQUE** *(angl. peripheral paralysis).* Paralysie due à une lésion d'un nerf, située entre l'origine apparente de celui-ci et la périphérie. ◇ **PSEUDO-BULBAIRE** *(angl. pseudobulbar paralysis).* Paralysie, due à des lésions supra-nucléaires, qui affecte surtout les muscles de la face et simule une paralysie bulbaire ; elle se caractérise par un rire et un pleurer spasmodique, une dysphagie et une dysarthrie. Son étiologie la plus fréquente est l'état lacunaire par thromboses multiples des artérioles capsulostriées ou protubérantielles, entraînant une succession de petits foyers bilatéraux d'ischémie cérébrale. ◇ **RADICULAIRE** *(angl. radicular paralysis).* Paralysie par atteinte des racines constituant les plexus nerveux. ◇ **SPASTIQUE OU SPASMODIQUE** *(angl. spastic paralysis).* Paralysie due à une lésion chronique de la voie pyramidale corticospinale, caractérisée par la présence d'une spasticité, d'une exagération des réflexes ostéotendineux et habituellement d'un signe de Babinski. ◇ **SPASTIQUE INFANTILE** *(angl. Little's disease).* Paralysie cérébrale infantile dans sa forme spasmodique. ☞ ***LITTLE (MALADIE DE).*** ◇ **SPINALE INFANTILE** *(angl. infantile spinal paralysis).* ☞ ***POLIOMYÉLITE ANTÉRIEURE AIGUË.*** ◇ **SPINALE SPASMODIQUE** *(angl. spastic paraplegia).* Paraparésie spasmodique progressive par lésion de sclérose latérale primitive isolée de la voie pyramidale. Il peut s'agir d'une forme clinique de la sclérose latérale amyotrophique. Dans certains cas, maintenant rarissimes, l'étiologie est la syphilis. ◇ **SUPRANUCLÉAIRE** *(angl. supranuclear paralysis).* Perte de la motricité par lésion des voies ou des centres situés au-dessus du noyau d'origine du nerf.

PARALYTIQUE *adj. (angl. paralytic).* **1.** Qui se rapporte à la paralysie. **2.** Qui est atteint de paralysie.

PARAMASTITE *s. f. (angl. paramastitis).* Inflammation du tissu cellulaire périmammaire sous-cutané ou rétroglandulaire. SYN. ***PHLEGMON PÉRIMAMMAIRE.***

PARAMASTOÏDITE *s. f. (angl. paramastoiditis).* Inflammation des tissus entourant le processus mastoïde.

PARAMÉDIAN *adj. (angl. paramedian).* Qui est situé au voisinage de la ligne médiane.

PARAMÉDICAL *adj. (angl. paramedical).* Terme désignant les professions auxiliaires de santé.

PARAMÉTHADIONE *s. f. (angl. paramethadione).* Dérivé de l'oxazolidine-dione, anticonvulsif et antiépileptique, indiqué en cas de petit mal.

PARAMÉTHASONE *s. f. (angl. paramethasone).* Stéroïde synthétique à action glucocorticoïde et anti-inflammatoire puissante ; son action minéralocorticoïde est quasi nulle.

PARAMÈTRE *s. m. (NA. parametrium). (angl. parametrium).* Partie inférieure du ligament large de l'utérus, qui relie le bord latéral de l'utérus à la paroi pelvienne latérale. Elle est constituée par du tissu cellulofibreux.

PARAMÉTRITE *s. f. (angl. parametritis).* Inflammation aiguë ou chronique du tissu cellulaire du ligament large de l'utérus.

PARAMIMIE *s. f. (angl. paramimia).* Trouble de la mimique des états schizophréniques dans lequel les gestes ou les attitudes ne correspondent pas à l'idée que souhaitent exprimer les patients.

PARAMNÉSIE *s. f. (angl. paramnesia).* Trouble de la mémoire dans lequel existe le souvenir des mots, mais avec une perte de leur signification. ◇ **DE CERTITUDE** *(angl. déjà-vu).* Souvenir inexact de personnes, de choses ou de faits qui n'ont jamais existé ; illusion de fausse reconnaissance, illusion du déjà-vu.

PARAMOLAIRE *s. f. (angl. paramolar).* Petite dent surnuméraire située dans la région des molaires, le plus souvent du côté vestibulaire.

PARAMUSIE *s. f. (angl. paramusia).* Trouble de la faculté musicale qui permet au malade de chanter, mais avec des erreurs sur les tons et les intervalles.

PARAMYOCLONIE *s. f. (angl. paramyoclonus).* Myoclonie atteignant des muscles dispersés.

PARAMYOCLONUS MULTIPLEX *(angl. paramyoclonus multiplex).* Syndrome rare d'étiologie inconnue qui se caractérise par des contractions cloniques, involontaires et instantanées, des membres, surtout supérieurs, qui disparaissent avec les mouvements volontaires ainsi que pendant le sommeil. Évolution généralement favorable.

PARAMYOTONIE CONGÉNITALE *(angl. congenital paramyotonia).* Affection rare, à transmission autosomique dominante, héréditaire et familiale, apparaissant dès la naissance. Elle est caractérisée par une paralysie des membres, une raideur spasmodique et douloureuse au niveau de la tête, du cou et des membres supérieurs, qui peuvent être provoquées ou aggravées par le froid. Elle serait due à une atteinte de la membrane cellulaire au niveau des canaux sodiques. SYN. *MALADIE D'EULENBERG.*

PARAMYXOVIRIDAE Famille de virus à ARN monocaténaire non segmenté, à symétrie hélicoïdale, entourés d'une enveloppe porteuse de spicules, ayant une taille de 150 à 300 nm. Cette famille de virus est subdivisée en trois genres : *Paramyxovirus* (qui comprend les virus *Parainfluenza* types 1 à 4 et le virus des oreillons), *Morbillivirus* (qui comprend le virus de la rougeole) et *Pneumovirus* (qui comprend le virus respiratoire syncytial VRS).

PARAMYXOVIRUS ☞ *PARAMYXOVIRIDAE.*

PARANÉOPLASIQUE *adj. (angl. paraneoplasic).* ☞ *SYNDROME PARANÉOPLASIQUE.*

PARANÉPHRITE *s. f. (angl. paranephritis).* SYN. *PÉRINÉPHRITE.*

PARANGI *s. m. (angl. yaws).* Nom donné au pian à Ceylan. ☞ *PIAN.*

PARANOÏA *s. f. (angl. paranoia).* Délire systématisé, hallucinatoire ou interprétatif. L'importance des troubles psychiques permet de décrire : 1) la constitution paranoïaque associant vanité, méfiance et fausseté du jugement ; 2) la psychose paranoïaque comprenant différentes variétés de délires systématisés, d'évolution grave et irréductible ; 3) la structure paranoïaque avec délire systématisé mais sans retentissement notable sur la conduite. ☞ *PERSONNALITÉ PARANOÏAQUE.*

PARANOÏAQUE *adj. (angl. paranoiac).* En rapport avec la paranoïa.

PARANOÏDE *adj. (angl. paranoid).* **1.** Se dit d'un délire mal structuré, difficilement perméable, dont le type se rencontre dans la schizophrénie. **2.** Par extension, qui rappelle la paranoïa.

PARANOMIA *s. f. (angl. paranomia).* Trouble du langage caractérisé par l'oubli des noms des objets et leur désignation par d'autres termes impropres.

PARAOMBILICAL *adj. (angl. paraomphalic).* Qui est situé près de l'ombilic.

PARA-OSTÉO-ARTHROPATHIE *s. f. (angl. paraosteoarthropathy).* Ossifications juxta-articulaires survenant chez les patients longtemps immobilisés.

PARAOVARIEN *adj. (angl. paraovarian).* Qui est situé près de l'ovaire.

PARAPARÉSIE *s. f. (angl. paraparesis).* Parésie atteignant les deux membres inférieurs.

PARAPAREUNIE *s. f. (angl. extravaginal coitus).* Coït extravaginal.

PARAPÉRITONÉAL *adj. (angl. paraperitoneal).* Qui est situé près du péritoine.

PARAPEXIEN *adj.* Qui se trouve près de la pointe du cœur.

PARAPHASIE *s. f. (angl. paraphasia).* Trouble aphasique caractérisé par la substitution d'une unité linguistique (phonème, mot, etc.) par une autre. ◇ **LITTÉRALE** *(angl. litteral —).* ☞ *PARAPHASIE PHONÉMIQUE.* ◇ **PHONÉMIQUE** Altération de la combinaison d'unités phonémiques (déplacements, substitutions, additions). ◇ **SYNTAXIQUE** *(angl. syntactic —).* Trouble du langage résultant de la substitution d'une phrase par une autre de même valeur syntaxique. ◇ **VERBALE** *(angl. verbal —).* Élément anormal du langage, défini et décrit par rapport au contexte de la phrase, qui consiste en l'emploi de mots pour d'autres. ◇ **VERBALE MORPHOLOGIQUE** Paraphasie verbale dans laquelle les mots de substitution ont une parenté morphologique avec le mot correct. ◇ **VERBALE SÉMANTIQUE** Paraphasie verbale dans laquelle les substitutions se réalisent à l'intérieur d'un lien conceptuel avec le mot recherché.

PARAPHÉMIE *s. f. (angl. paraphemia).* Trouble du langage parlé, entraîné par la confusion des mots.

PARAPHÉNYLÈNEDIAMINE *s. f. (angl. paraphenylenediamine).* Substance entrant dans la composition de certaines teintures pour les cheveux ; elle peut provoquer des dermatoses.

PARAPHILIE *s. f. (angl. paraphilia).* Comportement sexuel anormal : déviations et perversions sexuelles.

PARAPHIMOSIS *s. m. (angl. paraphimosis).* Étranglement du gland qui peut compliquer un phimosis incomplet.

PARAPHLÉBITE *s. f.* ☞ *PÉRIPHLÉBITE.*

PARAPHONIE *s. f. (angl. paraphonia).* Altération pathologique du timbre de la voix.

PARAPHRASIE *s. f. (angl. paraphrasia).* ☞ *PARAPHASIE.*

PARAPHRÉNIE *s. f. (angl. paraphrenia).* Terme désignant un groupe de psychoses paranoïdes chroniques caractérisées par l'existence de délire fantastique d'une grande richesse imaginative, contrastant avec la conservation des capacités intellectuelles. Selon les caractéristiques du délire et l'évolution, on distingue les paraphrénies confabulante, expansive, fantastique et systématique.

PARAPHRÉNITIS *s. f. (angl. paraphrenitis).* Inflammation des tissus proches du diaphragme.

PARAPLASME *s. m. (angl. paraplasm).* Ensemble des enclaves cytoplasmiques qui paraissent inertes et qui représentent des produits d'élaboration ou de déchets (graisses, pigments, etc.).

PARAPLÉGIE *s. f. (angl. paraplegia).* Paralysie plus ou moins complète et symétrique des deux membres supérieurs (paraplégie brachiale ou supérieure) ou des deux membres inférieurs (paraplégie crurale ou inférieure). Ce terme est surtout utilisé pour désigner la paralysie des deux membres inférieurs. ◇ **CÉRÉBRALE INFANTILE** *(angl. Little's disease).* Forme de paralysie cérébrale infantile (ou maladie de Little) qui affecte sélectivement les membres inférieurs. ◇ **SPASMODIQUE FAMILALE DE STRÜMPELL-LORRAIN** *(angl. Strümpell's disease).* ☞ ***STRÜMPELL-LORRAIN (PARAPLÉGIE SPASMODIQUE FAMILIALE DE).***

PARAPLÉGIQUE *adj. (angl. paraplegic).* Qui se rapporte à la paraplégie, ou qui en est atteint ; s'utilise aussi comme substantif.

PARAPOXVIRUS Genre de virus de la famille des *Poxviridae*, qui affecte les ongulés et donne chez l'homme le tubercule des trayeurs.

PARAPRAXIE *s. f. (angl. parapraxia).* Variété d'apraxie secondaire à l'agnosie, où le trouble moteur est dû à l'absence de reconnaissance de l'objet manipulé.

PARAPROCTITE *s. f. (angl. paraproctitis).* Inflammation des tissus entourant le rectum et l'anus.

PARAPROTÉINE *s. f. (angl. paraprotein).* Immunoglobuline produite par un clone de cellules plasmocytaires de prolifération pathologique et qui, à l'électrophorèse du sérum, apparaît sous forme de pic. On l'observe dans le myélome, dans la macroglobulinémie de Waldenström et dans l'amyloïdose. Le terme d'immunoglobuline monoclonale doit être préféré.

PARAPROTÉINÉMIE *s. f. (angl. paraproteinemia).* Toute maladie dans laquelle on observe la présence de paraprotéines ou protéines anormales dans le sérum.

PARAPSORIASIS *s. m. (angl. parapsoriasis).* Terme regroupant diverses dermatoses chroniques d'aspect psoriasiforme, lichénoïde ou maculopapuleux, souvent rebelles au traitement. ◇ **EN GOUTTES** *(angl. guttate —).* Éruption de petites papules disséminées évoluant pendant des années. ◇ **EN PLAQUES** *(angl. plaque —).* Éruption en plaques disseminées pouvant évoluer vers un mycosis fongoïde. ◇ **LICHÉNOÏDE** *(angl. lichen variegatus).* Parapsoriasis en plaque associée à une atrophie cutanée. ◇ **VARIOLIFORMIS** *(angl. Mucha-Haberman disease).* Forme aiguë du parapsoriasis ou gouttes.

PARAPSYCHOLOGIE *s. f. (angl. parapsychology).* Étude des processus intellectuels et psychiques sans base déterminée ou d'origine obscure, tels que la télépathie, le spiritisme, les phénomènes occultes, etc.

PARARECTAL *adj. (angl. pararectal).* Qui se trouve à côté du rectum.

PARARÉFLEXIE *s. f. (angl. parareflexia).* Altération des réflexes ; substitution d'un réflexe normal par un autre réflexe, anormal.

PARARÉNAL *adj. (angl. pararenal).* Qui est situé au voisinage du rein.

PARARYTHMIE *s. f.* ☞ ***PARASYSTOLIE.***

PARASACRÉ *adj. (angl. parasacral).* Qui est situé au voisinage du sacrum.

PARASAGITTAL *adj. (angl. parasagittal).* Qui est parallèle au plan sagittal.

PARASALPINGITE *s. f. (angl. parasalpingitis).* Inflammation des tissus voisins de la trompe utérine.

PARASÉMIE *s. f.* Altération du langage mimique, où le geste est discordant par rapport à l'état émotionnel. Elle est fréquente chez les patients catatoniques.

PARASITAIRE *adj. (angl. parasitic).* Qui concerne les parasites.

PARASITE *s. m. (angl. parasite).* **1.** Organisme animal ou végétal qui, pendant une partie ou la totalité de son existence, vit sur un être vivant (ectoparasite) ou à l'intérieur de celui-ci (endoparasite), aux dépens duquel il se nourrit. **2.** Celui des deux éléments d'un monstre double qui dépend, pour son existence et son développement, de l'autre élément normal, l'autosite. ◇ **ACCIDENTEL** *(angl. occasional —).* Organisme animal ou végétal libre, capable de vivre à l'état parasitaire pendant des périodes plus ou moins longues de sa vie. ◇ **AUXILIAIRE** *(angl. hyperparasite).* Hyperparasite qui restreint l'activité d'un parasite. Les parasites auxiliaires sont employés en agriculture et en médecine. ◇ **DIHÉTÉROXÈNE** *(angl. diheteroxenic —).* Parasite dont le cycle évolutif s'effectue chez deux hôtes intermédiaires différents. ◇ **ÉGARÉ** *(angl. accidental —).* Parasite qui se trouve accidentellement sur un hôte différent de celui chez lequel il se développe habituellement. ◇ **ÉPIZOÏQUE** *(angl. ectozoic —).* ☞ ***ECTOPARASITE.*** ◇ **FACULTATIF** *(angl. facultative —).* Organisme ordinairement parasite, mais qui est capable de vivre à l'état libre. ◇ **HÉMATOZOAIRE** *(angl. hematozoic —).* Parasite qui vit dans le sang. ◇ **OBLIGÉ OU OBLIGATOIRE** *(angl. obligatory —).* Parasite ne pouvant vivre qu'aux dépens d'un être vivant.

PARASITÉMIE *s. f. (angl. parasitemia).* Présence de parasites dans le sang.

PARASITICIDE *adj. (angl. parasiticide).* Qui détruit les parasites. S'utilise aussi comme substantif.

PARASITIFÈRE *adj. (angl. parasitiferous).* Qui est porteur de parasites.

PARASITISME *s. m. (angl. parasitism).* **1.** Association entre deux organismes, dans laquelle un des partenaires (le parasite) tire nécessairement et directement de l'autre (l'hôte) sa nourriture. **2.** Condition d'un organisme qui vit comme parasite d'un autre organisme.

3. Présence de parasites chez un être vivant ou dans certains organes (parasitisme intestinal, sanguin).

PARASITOLOGIE *s. f. (angl. parasitology).* Science qui traite de l'ensemble des parasites, quelles que soient leurs dimensions.

PARASITOLOGISTE *s. m.* ☞ ***PARASITOLOGUE.***

PARASITOLOGUE *s. m. (angl. parasitologist).* Spécialiste en parasitologie. SYN. ***PARASITOLOGISTE.***

PARASITOPHOBIE *s. f. (angl. parasitophobia).* Crainte morbide des parasites et des maladies parasitaires.

PARASITOSE *s. f. (angl. parasitosis).* Toute affection due à des parasites.

PARASITOTROPE *adj. (angl. parasitotropic).* Qui a une affinité particulière pour les parasites.

PARASOMNIE *s. f. (angl. parasomnia).* Groupe hétérogène de troubles qui sont observés durant le sommeil et qui comprennent la somniloquie, les rythmies nocturnes, le somnambulisme, les terreurs nocturnes, les cauchemars, le bruxisme du sommeil.

PARASPADIAS *s. m. (angl. paraspadias).* Anomalie congénitale de la verge, dont le méat urétral est en position latérale.

PARASPÉCIFIQUE *adj. (angl. paraspecific).* Se dit d'un médicament doué de propriétés thérapeutiques supplémentaires à son action spécifique proprement dite.

PARASPLÉNIQUE *adj. (angl. parasplenic).* Qui est situé au voisinage de la rate.

PARASTERNAL *adj. (angl. parasternal).* Qui est situé au voisinage du sternum.

PARASTRUME *s. f. (angl. parastruma).* Tumeur développée à partir d'une ou de plusieurs glandes parathyroïdes.

PARASYMPATHICOLYTIQUE *adj. (angl. parasympatholytic).* Qui supprime ou bloque l'action des fibres nerveuses parasympathiques. SYN. ***PARASYMPATHOLYTIQUE, VAGOLYTIQUE.***

PARASYMPATHICOMIMÉTIQUE *adj. (angl. parasympathomimetic).* Qui produit les mêmes effets que ceux provoqués par une excitation des fibres nerveuses parasympathiques. SYN. ***PARASYMPATHOMIMÉTIQUE, VAGOMIMÉTIQUE.***

PARASYMPATHIQUE *adj. (angl. parasympathetic).* S'applique à la partie du système nerveux autonome à destinée essentiellement viscérale, comprenant des centres localisés aux deux extrémités de l'axe cérébrospinal, d'où une partie crânienne (dont le vague est la portion principale) et une partie spinale. Son médiateur chimique est l'acétylcholine. S'utilise aussi comme substantif.

PARASYMPATHOTONIE *s. f. (angl. parasympathicotonia).* ☞ ***VAGOTONIE.***

PARASYNOVITE *s. f. (angl. parasynovitis).* Inflammation des tissus voisins d'une cavité synoviale.

PARASYSTOLE *s. f. (angl. parasystolia).* Extrasystole issue d'un centre ectopique alors que le sinus conserve son automatisme normal.

PARASYSTOLIE *s. f. (angl. parasystole).* Variété d'arythmie cardiaque caractérisée par le fonctionnement simultané de deux centres d'automatisme, l'un étant le centre sinusal normal, l'autre un centre ectopique (paracentre). Le rythme cardiaque est sous la dépendance soit du centre normal, soit du paracentre.

PARATHION *s. m. (angl. parathion).* Composé organophosphoré, inhibiteur de la cholinestérase. Il est largement utilisé comme insecticide en agriculture.

PARATHORMONE *s. f. (angl. parathormone).* Hormone polypeptidique hypercalcémiante sécrétée par les glandes parathyroïdes, qui régule l'équilibre phospho-calcique de l'organisme. Son action concerne : l'os (résorption), le rein (diminution de la calciurie), l'intestin (augmentation de l'absorption calcique). Elle est antagoniste de la calcitonine. Abréviation : PTH. SYN. ***HORMONE PARATHYROÏDIENNE.***

PARATHYMIE *s. f. (angl. parathymia).* Trouble de l'humeur caractérisé par des réactions émotives inappropriées à une situation donnée.

PARATHYRÉOPRIVE *adj. (angl. parathyroprival).* Se dit d'un symptôme ou processus pathologique qui résulte de l'absence des glandes parathyroïdes.

PARATHYRÉOTROPE *adj. (angl. parathyrotropic).* Qui a une affinité spéciale pour les glandes parathyroïdes.

PARATHYROÏDE ☞ ***GLANDE PARATHYROÏDE.***

PARATHYROÏDECTOMIE *s. f. (angl. parathyroidectomy).* Ablation d'une ou plusieurs glandes parathyroïdes.

PARATHYROÏDIEN *adj. (angl. parathyroidal).* Qui se rapporte aux glandes parathyroïdes.

PARATHYROÏDOME *s. m. (angl. parathyroidoma).* Tumeur formée à partir du tissu parathyroïdien.

PARATONIE *s. f. (angl. paratonia).* Anomalie de la contraction musculaire, entraînant une hypertonie responsable d'une attitude catatonique.

PARATOPE *s. m. (angl. paratope).* Site de combinaison d'un anticorps avec le déterminant antigénique.

PARATYPHIQUE *adj. (angl. paratyphoid).* Qui se rapporte à la fièvre paratyphoïde et aux bacilles qui la provoquent : *Salmonella paratyphi A, S. paratyphi B, S. paratyphi C.*

PARATYPHLITE *s. f. (angl. paratyphlitis).* Inflammation du tissu cellulaire rétropéritonéal du cæcum.

PARATYPHOÏDE *adj. (angl. paratyphoid).* ☞ ***FIÈVRE PARATYPHOÏDE.***

PARA-URÉTRITE *s. f. (angl. paraurethritis).* Inflammation des tissus voisins de l'urètre.

PARA-UTÉRIN *adj. (angl. parauterine).* Qui est situé au voisinage de l'utérus.

PARAVAGINAL *adj. (angl. paravaginal).* Qui est situé au voisinage du vagin.

PARAVAGINITE *s. f. (angl. paravaginitis).* Inflammation des tissus voisins du vagin.

PARAVARIOLE *s. f.* ☞ ***ALASTRIM.***

PARAVEINEUX *adj. (angl. paravenous).* Qui est situé ou qui se produit près d'une veine.

PARAVERTÉBRAL *adj. (angl. paravertebral).* Qui est situé à côté d'une vertèbre ou de la colonne vertébrale. S'applique en particulier à l'anesthésie produite par l'injection d'un anesthésique local autour des nerfs rachidiens à leur sortie des trous intervertébraux.

PARAVÉSICAL *adj. (angl. perivesical).* Qui est situé au voisinage de la vessie.

PARAXIAL *adj. (angl. paraxial).* Qui est situé au voisinage d'un axe.

PARDEE (ONDE DE) *(angl. Pardee wave).* Association sur l'électrocardiogramme d'un décalage supérieur du segment ST à concavité inférieure et d'une inversion de l'onde T qui est négative, pointue et symétrique. Elle s'observe lors de l'infarctus du myocarde. SYN. ***ONDE EN DÔME.***

PARECTASIE *s. f. (angl. parectasia).* Dilatation excessive d'une cavité organique ou d'un organe.

PARECTROPIE *s. f. (angl. parectropia).* Trouble de l'exécution des ordres prescrits. ☞ ***APRAXIE.***

PARÉGORIQUE *adj. (angl. paregoric).* ☞ ***ÉLIXIR PARÉGORIQUE.***

PARENCÉPHALIE *s. f. (angl. parencephalia).* Toute malformation congénitale du cerveau.

PARENCHYMATEUX *adj. (angl. parenchymatous).* Qui se rapporte à un parenchyme ; qui est de la nature d'un parenchyme.

PARENCHYME *s. m. (angl. parenchyma).* Tissu fonctionnel d'un organe, généralement glandulaire, par opposition au tissu conjonctif de soutien ou stroma.

PARENTÉRAL *adj. (angl. parenteral).* Qui s'effectue par une voie autre que la voie digestive.

PARÉSIE *s. f. (angl. paresis).* Paralysie légère avec diminution de la force musculaire.

PARESTHÉSIE *s. f. (angl. paresthesia).* Troubles subjectifs pénibles de la sensibilté à type de fourmillements, d'engourdissement, etc., produits par l'atteinte d'une structure quelconque du système nerveux central ou périphérique participant à la sensibilité.

PARÉTIQUE *adj. (angl. paretic).* Qui se rapporte à la parésie ou qui en est atteint.

PARIDENSITÉ URINAIRE Densité égale des divers échantillons d'urine émise par un même individu en 24 heures indiquant une perte du pouvoir de concentration-dilution du rein, témoin d'une insuffisance rénale.

PARIÉTAL 1. *adj. (angl. parietal).* Qui se rapporte à une paroi. 2. *s. m. (angl. parietal bone).* Os pariétal. ☞ ***ATLAS ANATOMIQUE DES OS EN ANNEXE.*** ⟡ **(SYNDROME)** *(angl. parietal lobe syndrome).* ☞ ***SYNDROME PARIÉTAL.***

PARIETARIA Genre de plantes de la famille des Urticacées. L'espèce *P. officinalis,* ou pariétaire, qui croît sur les vieux murs, est diurétique en raison de sa teneur en nitrate de potassium.

PARIÉTITE *s. f. (angl. parietitis).* Inflammation d'une paroi.

PARIÉTOFRONTAL *adj. (angl. parietofrontal).* ☞ ***FRONTOPARIÉTAL.***

PARIÉTOGRAPHIE *s. f. (angl. parietography).* Radiographie de la paroi d'un organe utilisant en général le double contraste.

PARIÉTO-OCCIPITAL *adj. (angl. parietooccipital).* ☞ ***OCCIPITOPARIÉTAL.***

PARIÉTOTEMPORAL *adj. (angl. parietotemporal).* ☞ ***TEMPOROPARIÉTAL.***

PARINAUD ⟡ **(CONJONCTIVITE DE)** *(angl. Parinaud's oculoglandular syndrome).* Affection oculaire caractérisée par des végétations conjonctivales avec gonflement des paupières et par une adénopathie préauriculaire. Elle peut s'accompagner de signes d'infection générale. Elle est d'évolution habituellement favorable et s'observe au cours de la tularémie et de la maladie des griffes du chat. ⟡ **(SYNDROME DE)** *(angl. Parinaud's syndrome).* Paralysie de la verticalité du regard en rapport avec une lésion du mésencéphale, associée à une paralysie de la convergence.

PARK (ANÉVRYSME DE) *(angl. Park's aneurysm).* Anévrysme artério-veineux dans lequel l'artère communique avec deux veines.

PARKER ⟡ **(INCISION DE)** *(angl. Parker's incision).* Incision de la fosse iliaque droite, pratiquement parallèle au ligament inguinal, dans la zone de matité d'un abcès appendiculaire. ⟡ **(SYNDROME DE)** *(angl. prune-belly syndrome).* ☞ ***OBRINSKY (SYNDROME D').***

PARKES-WEBER (SYNDROME DE) ☞ ***KLIPPEL-TRENAUNAY (SYNDROME DE).***

PARKINSON (MALADIE DE) *(angl. Parkinson's disease).* Dégénérescence des noyaux gris centraux (corps strié et locus niger), entraînant un tremblement de repos, une hypertonie extrapyramidale et une akinésie, dont le traitement a été bouleversé par la L-dopa, l'affection étant due à un déficit cérébral en dopamine. SYN. ***PARALYSIE AGITANTE.***

PARKINSONIEN *(angl. parkinsonian).* Qui se rapporte à la maladie de Parkinson ou qui en est atteint ; s'utilise aussi comme substantif. ⟡ **(SYNDROME)** *(angl. — syndrome).* Syndrome associant des signes similaires à ceux de la maladie de Parkinson, d'origine virale (postencéphalitique), toxique (manganèse, oxyde de carbone, etc.), tumorale, artérioscléreuse, dégénérative, traumatique.

PARKINSONISME *s. m. (angl. parkinsonism).* Syndrome parkinsonien ou maladie de Parkinson.

PARODONTE *s. m. (NA. periodontium). (angl. periodontium).* Ensemble des tissus de soutien de la dent, constitué par le cément, le desmodonte, l'os alvéolaire et la gencive. SYN. ***PARODONTIUM.***

PARODONTITE *s. f. (angl. parodontitis).* Inflammation du parodonte, débutant par la gencive qui devient douloureuse.

PARODONTOLYSE *s. f. (angl. periodontoclasia, periodontolysis).* Affection caractérisée par une atrophie progressive du parodonte. SYN. ***PÉRIODONTOCLASIE, DÉCHAUSSEMENT DENTAIRE.***

PARODONTOSE *s. f. (angl. periodontosis).* Forme de parodontolyse débutant par une atrophie marginale de l'os alvéolaire.

PAROI *s. f. (NA. paries). (angl. wall).* Structure anatomique qui ferme ou délimite une cavité, un organe ou une région anatomique. ◇ **CELLULAIRE BACTÉRIENNE** *(angl. bacterial cell membrane).* Enveloppe rigide qui protège la membrane cytoplasmique chez les bactéries.

PAROMOMYCINE *s. f. (angl. paromomycin).* Antibiotique obtenu à partir de cultures de *Streptomyces rimosus.* La paramomycine est active sur les bacilles à Gram négatif et sur *Entamoeba histolytica* et *Trichomonas vaginalis.* Elle est utilisée par voie orale dans l'amibiase intestinale.

PAROMPHALOCÈLE *s. f. (angl. paromphalocele).* Hernie abdominale située près de l'ombilic.

PARONYCHIE *s. f. (angl. paronychia).* SYN. ***PÉRIONYXIS.***

PAROOPHORE *s. m. (NA. paroophoron). (angl. paroophoron).* Vestige de la partie urinaire du mésonéphros, situé au voisinage de l'angle latéral de l'utérus.

PAROPSIE *s. f. (angl. paropsis, parablepsia).* Terme générique désignant tout trouble visuel (terme peu usité).

PARORCHIDIE *s. f. (angl. parorchidium).* Ectopie testiculaire.

PAROREXIE *s. f. (angl. parorexia).* Perversion de l'appétit caractérisée par un désir exagéré d'aliments excitants ou acides, ou par une tendance à manger des substances impropres à la nutrition. SYN. ***PICA.***

PAROSMIE *s. f. (angl. parosmia).* Altération ou perversion de l'odorat.

PAROSTÉITE *s. f. (angl. parosteitis).* Inflammation du tissu qui entoure le périoste. SYN. ***PAROSTITE.***

PAROSTÉOSE *s. f. (angl. parosteosis).* Formation de tissu osseux à l'extérieur du périoste. SYN. ***PAROSTOSE.***

PAROTIDE *s. f. (NA. glandula parotidea). (angl. parotid gland).* La plus volumineuse des glandes salivaires, située dans une excavation limitée en haut par l'arcade zygomatique, en avant par la branche montante de la mandibule, et en arrière par le méat acoustique externe et le processus mastoïde. Elle déverse sa sécrétion dans la bouche par le conduit parotidien. SYN. ***GLANDE PAROTIDE.*** ◇ **ACCESSOIRE** *(angl. accessory —).* Lobes glandulaires isolés, qui déversent leur sécrétion, par de fins canalicules, dans le conduit parotidien.

PAROTIDECTOMIE *s. f. (angl. parotidectomy).* Excision de la glande parotide.

PAROTIDITE *s. f. (angl. parotiditis).* Inflammation de la glande parotide. C'est la manifestation caractéristique des oreillons. ◇ **PHLEGMONEUSE** *(angl. — phlegmonosa).* Parotidite aiguë qui évolue vers la suppuration.

PAROVAIRE *s. m. (angl. parovarium).* ☞ ***ÉPOOPHORE.***

PAROVARIOTOMIE *s. f. (angl. parovariotomy).* Ablation d'un kyste de l'époophore.

PAROVARITE *s. f. (angl. parovaritis).* Inflammation de l'époophore.

PAROXYSMAL *adj. (angl. paroxysmal).* Qui se rapporte au paroxysme ou qui a les caractéristiques du paroxysme.

PAROXYSME *s. m. (angl. paroxysm).* Période d'une maladie ou d'un trouble où les symptômes sont les plus aigus.

PAROXYSMIQUE *adj.* ☞ ***PAROXYSMAL.***

PAROXYSTIQUE *adj. (angl. paroxysmal).* Qui présente des paroxysmes, qui se manifeste par paroxysmes.

PARRICIDE *s. m. (angl. parricide, patricide).* **1.** Meurtre du père ou de la mère, ou de tout autre ascendant légitime. **2.** Personne qui a commis un paricide.

PARROT ◇ **(MALADIE DE)** *(angl. Parrot's atrophy).* ☞ ***ACHONDROPLASIE.*** ◇ **(NODOSITÉ DE)** *(angl. Parrot's node).* Nodule syphilitique au niveau de la table externe des os du crâne. ◇ **(PSEUDOPARALYSIE DE)** *(angl. Parrot's pseudoparalysis).* Ostéite syphilitique des nouveau-nés, qui peut provoquer des fractures avec impotence fonctionnelle simulant une paralysie.

PARS ◇ **FLACCIDA DE LA MEMBRANE TYMPANIQUE** *(angl. pars flaccida of tympanic membrane).* Partie supérieure de la membrane du tympan, plus mince et moins résistante que la portion inférieure. C'est à son niveau que surviennent le plus souvent les perforations du tympan. ◇ **PLANA** *(NA. orbiculus cilaris). (angl. orbiculus cilaris).* Partie de la rétine et du corps ciliaire située entre les procès ciliaires et l'ora serrata.

PARSONAGE-TURNER (SYNDROME DE) *(angl. neurologic amyotrophy).* Amyotrophie névralgique de l'épaule, par atteinte radiculaire inflammatoire du plexus brachial, d'évolution fréquemment favorable. Son étiologie est variable : injection de vaccin ou de sérum, traumatisme, etc. SYN. ***NÉVRALGIE AMYOTROPHIANTE DE L'ÉPAULE.***

PARTHÉNOGENÈSE *s. f. (angl. parthenogenesis).* Reproduction sans fécondation. ◇ **ARTIFICIELLE** *(angl. artificial —).* Développement d'un œuf non fécondé, après intervention d'un stimulant chimique ou physique.

PARTHÉNOLOGIE *s. f. (angl. parthenology).* Partie de la gynécologie qui traite de la jeune fille vierge.

PARTICULE *s. f. (angl. particle).* Quantité de matière, généralement de très petite masse ou de très petites dimensions. ◇ **ALPHA** *(angl. alpha —).* Particule de charge positive émise par le noyau de certains atomes radioactifs, identique au noyau de l'atome d'hélium. Ces particules constituent les rayons alpha. ◇ **BÊTA** *(angl. beta —).* Electron émis lors de la désintégration d'éléments radioactifs. ◇ **COLLOÏDALE** *(angl. colloid —).* Particules d'une phase dispersée. ◇ **DE DANE** *(angl. Dane —).* ☞ ***DANE (PARTICULE DE).***

PARTIE BASILAIRE DE L'OS OCCIPITAL *(angl. basilar process).* Projection de l'os occipital en avant du foramen magnum, qui s'articule avec le sphénoïde.

PARTIGÈNE *s. m. (angl. partial antigen, hapten).* Élément constitutif d'un antigène, qui provoquerait la formation d'anticorps particuliers, lesquels dans leur totalité seraient capables de créer un état d'immunité. SYN. ***ANTIGÈNE PARTIEL.***

PARTURIENTE *s. f. (angl. parturient).* Se dit de la femme qui est en train ou sur le point d'accoucher.

PARTURITION *s. f. (angl. parturition).* Accouchement naturel.

PARTUS *s. m. (angl. partus).* Accouchement.

PARULIE (OU PARULIS) *s. f. (angl. parulis, gum boil).* Phlegmon ou abcès de la gencive dû, le plus souvent, à une ostéopériostite alvéolaire.

PARVOBACTERIACEAE ☞ ***PARVOBACTÉRIE.***

PARVOBACTÉRIE *s. f. (angl. parvobacteria).* Nom qui s'appliquait à certains genres de bacilles à Gram négatif *(Pasteurella, Brucella, Haemophilus)*, de taille relativement petite (0,5-1,4 µm sur 0,2-0,7 µm), qui étaient classés dans la famille des *Parvobacteriaceae.* Dans la classification actuelle, la famille des *Parvobacteriaceae* a été démembrée.

PARVOCELLULAIRE *adj. (angl. parvicellular).* Qui est composé de cellules de petite dimension.

PARVOVIRIDAE Famille de virus à ADN monocaténaire linéaire, à symétrie icosaédrique, dépourvus d'enveloppe et de très petite taille (18-26 nm). Cette famille comprend les genres *Adenosatellite virus*, *Densovirus* et *Parvovirus.* Les virus adénosatellites sont défectifs et ne peuvent se multiplier qu'en présence d'un adénovirus (virus « helper ») qui permet leur réplication. Certains sont saprophytes de l'homme. Les virus du genre *Densovirus* ont pour hôtes différentes espèces d'Arthropodes. Les virus du genre *Parvovirus* infectent les mammifères. Le *Parvovirus* B 19 est associé au mégalérythème épidémique (cinquième maladie) de l'enfant et peut entraîner, chez l'adulte, une arthropathie, une anémie.

PARVOVIRUS ☞ ***PARVOVIRIDAE.***

PAS *(angl. PAS).* ☞ ***PARA-AMINOSALICYLIQUE (ACIDE).***

PASCHEN (CORPUSCULES DE) *(angl. Paschen's bodies, Paschen's corpuscules).* Corps d'inclusion cellulaire présents dans les cellules épithéliales des lésions varioliques et vaccinales, considérées actuellement comme des particules virales. Elles forment par leur confluence les corpuscules de Guarnieri. SYN. ***CORPUSCULES DE PASCHEN-BORREL.***

PASINI (SYNDROME DE) *(angl. Pasini's syndrome).* Épidermolyse bulleuse dystrophique avec formation albo-papuloïde (taches blanches surélevées de consistance ferme) localisée au tronc. SYN. ***ÉPIDERMOLYSE BULLEUSE ALBO-PAPULOÏDE.***

PASINI-PIERINI (SYNDROME DE) *(angl. Pasini-Pierni syndrome).* Affection cutanée caractérisée par l'apparition progressive de lésions atrophiques violacées à surface lisse et déprimée laissant voir par transparence le réseau vasculaire sous-jacent. Ces lésions sont localisées essentiellement au tronc. SYN. ***ATROPHODERMIE IDIOPATHIQUE DE PASINI-PIERINI.***

PASQUALINI (SYNDROME DE) *(angl. Pasqualini's syndrome).* Insuffisance fonctionnelle des cellules interstitielles du testicule (cellules de Leydig), avec spermatogenèse normale. Elle se manifeste par un eunuchoïdisme associé à un développement testiculaire normal.

PASSAGE À L'ACTE *(angl. passage à l'acte).* Expression brutale de pulsions inconscientes jusque là réprimées envers le patient lui-même ou envers un tiers.

PASSIF *adj. (angl. passive).* **1.** Se dit d'un individu qui ne réagit pas à diverses sollicitations. **2.** Se dit de tout acte qui n'est pas consécutif à l'intervention de la volonté. EX. *mouvement passif.* **3.** Se dit d'un phénomène ou d'un processus qui est le résultat indirect, secondaire, d'une cause agissante. EX. *congestion passive.*

PASSIFLORA Genre de plantes grimpantes, de la famille des Passifloracées, originaires d'Amérique tropicale. L'espèce *P. incarnata* (passiflore rouge ou fleur de la Passion) est narcotique et sédative.

PASSOW (SYNDROME DE) *(angl. Passow's syndrome).* Association de malformations oculaires et d'un status dysraphicus.

PASTEUR ◇ **(EFFET)** *(angl. Pasteur's effect).* Effet inhibiteur exercé par l'oxygène dans les processus de fermentation. ◇ **(MÉTHODE DE)** *(angl. Pasteur's method).* Préparation du vaccin antirabique par extirpation de la moelle épinière infectée de lapins (virus fixe), dessication sous vide et émulsion.

PASTEURELLA Genre de bacilles à Gram négatif dont l'espèce *P. multocida* est responsable de la septicémie hémorragique des mammifères et d'autres maladies des animaux sauvages et domestiques. Cette espèce est parfois pathogène chez l'homme. ◇ ***TULARENSIS*** ☞ ***FRANCISELLA.***

PASTEURELLOSE *s. f. (angl. pasteurellosis).* Infection des animaux domestiques due à diverses espèces de *Pasteurella* (notamment *P. multocida*), se traduisant par une septicémie hémorragique. Elle peut parfois atteindre l'homme, le plus souvent après morsures par des animaux infectés. Les pasteurelloses humaines comprennent : la peste (*Yersinia pestis*), la tularémie (*Francisella tularensis*) et la pasteurellose vraie (*Pasteurella multocida*).

PASTEURISATION *s. f. (angl. pasteurization).* Procédé de conservation temporaire de certains produits alimentaires (lait, vin, bière, jus de fruits), par chauffage pendant 30 minutes à 70 °C, suivi d'un refroidissement brusque. Cette méthode permet de détruire la plupart des germes pathogènes sans modifier les substances protéiques (contrairement à l'ébullition).

PASTIA (SIGNE DE) *(angl. Pastia's lines).* Présence de lignes transversales rouge foncé dans l'exanthème scarlatineux des plis de flexion.

PASTILLE *s. f. (angl. pastille).* Préparation pharmaceutique de consistance ferme et de forme lenticulaire, obtenue par compression et composée d'un mélange de sucre et d'un ou de plusieurs médicaments.

PATAU (SYNDROME DE) *(angl. trisomy 13 syndrome).* Trisomie 13, responsable de graves malformations entraînant rapidement la mort.

PATCH *s. m.* Terme anglais signifiant plaque, pièce. Petit pansement adhésif ; timbre. Le patch-test consiste à appliquer sur la peau une petite pièce adhésive imprégnée d'une substance, afin de déterminer la sensibilité à l'égard de celle-ci. EX. *patch-test à la tuberculine.*

PÂTE *s. f. (angl. paste).* Type de pommade de consistance épaisse, contenant une quantité importante de poudre (oxyde de zinc, amidon, kaolin, talc).

PATELLA *s. f.* SYN. ***ROTULE.*** ☞ ***ATLAS ANATOMIQUE DES OS EN ANNEXE.*** ◇ **BIPARTITA** Patella dont les différents points d'ossification n'ont pas fusionné.

PATELLAIRE *adj. (angl. patellar).* Qui concerne la patella.

PATELLECTOMIE *s. f. (angl. patellectomy).* Ablation partielle ou totale de la patella.

PATELLITE *s. f. (angl. patellitis).* Inflammation de la patella.

PATELLOPLASTIE *s. f. (angl. patelloplasty).* Toute intervention chirurgicale réparatrice de la patella.

PATERNITÉ (RECHERCHE DE) *(angl. paternity testing).* Autrefois, détermination de l'impossibilité ou de la possibilité de la relation héréditaire dans les cas de paternité discutée, basée sur l'étude des marqueurs génétiques, et notamment des groupes sanguins des parents et de l'enfant. Technique actuellement supplantée par la comparaison de l'ADN d'une personne avec celui du père supposé.

PATHERGIE *s. f. (angl. pathergy).* Allergie à des antigènes multiples ou réaction anormale à un antigène donné. SYN. ***ALLERGIE POLYVALENTE.***

PATHÉTIQUE (NERF) *(angl. trochlear nerve).* ☞ ***TROCHLÉAIRE (NERF).***

PATHO- *(angl. patho-).* Préfixe d'origine grecque indiquant une relation avec la maladie ou un état anormal.

PATHOGÈNE *adj. (angl. pathogenic).* Qui engendre ou provoque une maladie.

PATHOGÈNE (POUVOIR) *(angl. pathogenicity).* Capacité d'un agent de provoquer une maladie. SYN. ***PATHOGÉNICITÉ.***

PATHOGÉNIE (OU PATHOGENÈSE) *s. f. (angl. pathogenesis).* **1.** Étude des causes et du développement des maladies. **2.** Mécanisme par lequel est produit un processus pathologique.

PATHOGÉNIQUE *adj. (angl. pathogenic).* Qui concerne la pathogénie.

PATHOGNOMONIE *s. f. (angl. pathognomony).* Étude des signes et des symptômes pathognomoniques.

PATHOGNOMONIQUE *adj. (angl. pathognomonic).* Se dit d'un signe ou d'un symptôme spécifique d'une maladie et qui suffit à lui seul à poser le diagnostic.

PATHOLOGIE *s. f. (angl. pathology).* Branche de la médecine qui étudie les maladies et les troubles qu'elles produisent dans l'organisme. ◇ **CHIRURGICALE** ☞ ***PATHOLOGIE EXTERNE.*** ◇ **CLINIQUE** *(angl. clinical —).* Partie de la pathologie consacrée spécialement à la résolution de problèmes cliniques (méthodes d'investigation, analyses de laboratoire, etc.). ◇ **COMPARÉE** *(angl. comparative —).* Étude comparative des maladies humaines et de celles des animaux. ◇ **EXPÉRIMENTALE** *(angl. experimental —).* Étude des processus pathologiques produits expérimentalement chez les animaux. ◇ **EXTERNE** *(angl. surgical —).* Partie de la pathologie qui étudie les affections justiciables d'un traitement chirurgical. SYN. ***PATHOLOGIE CHIRURGICALE.*** ◇ **GÉNÉRALE** *(angl. general —).* Partie de la pathologie qui étudie les éléments communs à toutes les maladies (causes, lésions, symptômes), celles-ci étant considérées indépendamment des entités morbides et des organes atteints. ◇ **GÉOGRAPHIQUE** *(angl. geographical —).* Étude des maladies en relation avec les conditions géographiques dans lesquelles elles surviennent. ◇ **INTERNE** *(angl. internal —).* Partie de la pathologie qui étudie les affections justiciables d'un traitement médical. SYN. ***PATHOLOGIE MÉDICALE.*** ◇ **MÉDICALE** *(angl. medical —).* ☞ ***PATHOLOGIE INTERNE.*** ◇ **MENTALE** ☞ ***PSYCHOPATHOLOGIE.***

PATHOLOGIQUE *adj. (angl. pathological).* **1.** Qui se rapporte à la pathologie. **2.** Qui se rapporte à une maladie.

PATHOLOGISTE *s. m. (angl. pathologist).* Médecin spécialiste de la pathologie.

PATHOLOGUE *s. m.* ☞ ***PATHOLOGISTE.***

PATHOMIMIE *s. f. (angl. pathomimesis).* Imitation ou simulation plus ou moins volontaire d'une maladie ou d'une infirmité, généralement dans un but frauduleux ou survenant chez le sujet hystérique.

PATHOMORPHISME *s. m. (angl. pathomorphism).* Morphologie anormale.

PATHONOMIE *s. f. (angl. pathonomy).* Étude des lois qui régissent les processus pathologiques.

PATHOPHOBIE *s. f. (angl. pathophobia).* Crainte morbide des maladies. ☞ ***HYPOCONDRIE.***

PATHOPOÏÈSE *s. f. (angl. pathopoiesis).* Cause ou origine d'une maladie.

PATHOPSYCHOLOGIE *s. f. (angl. pathopsychology).* ☞ ***PSYCHOPATHOLOGIE.***

PATHOTROPISME *s. m. (angl. pathotropism).* Affinité hypothétique des médicaments pour les tissus pathologiques.

PATIENT *s. m. (angl. patient).* Personne malade ou en traitement.

PATTE D'OIE *(angl. inner hamstring).* Réunion des tendons terminaux des muscles sartorius, gracilis et semi-tendineux à la partie supérieure de la face interne du tibia.

PATTERSON-KELLY (SYNDROME DE) ☞ ***PLUMMER-VINSON (SYNDROME DE).***

PATULINE *s. f. (angl. patulin).* Substance très toxique à action antibiotique extraite de cultures de divers champignons.

PAUCHET (AIGUILLES DE) *(angl. Pauchet's needles).* **1.** Aiguille pour anesthésie locale et régionale. **2.** Aiguille à manche, robuste et de faible courbure, pour les sutures avec du fil métallique.

PAUCIBACILLAIRE *adj. (angl. paucibacillary).* Qui contient peu de bacilles.

PAUCISYMPTOMATIQUE *adj. (angl. paucisymptomatic).* Qui ne possède que peu de symptômes.

PAUL-BUNNELL-DAVIDSOHN (RÉACTION DE) *(angl. Paul-Bunnell-Davidsohn test).* Réaction utilisable pour le diagnostic de la mononucléose infectieuse. Elle repose sur le fait que le sérum des malades atteints de mononucléose infectieuse, à partir du cinquième jour de la maladie, contient des agglutinines spéciales capables d'agglutiner les érythrocytes du mouton.

PAUL-MIXER (TUBE DE) *(angl. Paul-Mixer tube).* Tube de drainage en verre, de gros calibre, utilisé pour l'évacuation de l'intestin lors de la création d'un anus artificiel.

PAUME *s. f. (NA. palma manus). (angl. palm).* Face antérieure de la main allant du poignet aux doigts.

PAUPIÈRE *s. f. (NA. palpebra). (angl. eyelid).* Chacun des deux voiles cutanéo-musculomembraneux mobiles, supérieur et inférieur, qui recouvrent et protègent la partie antérieure du globe oculaire.

PAUSE *s. f. (angl. pause).* ◇ **CARDIAQUE** *(angl. sinus —).* Arrêt de la contraction cardiaque due à l'inhibition du nœud sinusal ; si elle se prolonge elle peut entraîner une syncope nécessitant un traitement d'urgence. ◇ **COMPENSATRICE** *(angl. compensatory —).* Pause cardiaque prolongée faisant suite à une extrasystole.

PAUTRIER-WORINGER (MALADIE DE) *(angl. dermatopathic lymphadenopathy).* ☞ ***LYMPHADÉNOPATHIE DERMATOPATHIQUE.***

PAUZAT (MALADIE DE) *(angl. forced foot).* ☞ ***FRACTURE DE FATIGUE.*** SYN. ***PIED FORCÉ.***

PAVILLON *s. m.* ◇ **DE L'OREILLE** ☞ ***AURICULE.*** ◇ **DE LA TROMPE UTÉRINE** ☞ ***INFUNDIBULUM DE LA TROMPE UTÉRINE.***

PAVLOV ◇ **(ESTOMAC DE)** *(angl. Pavlov's pouch).* Diverticule gastrique s'ouvrant sur la paroi abdominale, créé artificiellement chez un animal de laboratoire (en particulier le chien). Il permet d'étudier l'activité sécrétoire de l'estomac. ◇ **(EXPÉRIENCE DE)** *(angl. Pavlov's method).* Expérience par laquelle le physiologiste russe Pavlov a obtenu un réflexe conditionné. Il provoquait chez un chien une salivation abondante en lui montrant de la nourriture, tout en actionnant simultanément une sonnette. Après avoir répété plusieurs fois cette expérience, le seul son de la sonnette suffisait à provoquer la salivation : le chien avait développé un réflexe conditionné. ◇ **(RÉFLEXE DE)** *(angl. Pavlovian conditioning).* ☞ ***RÉFLEXE CONDITIONNÉ.***

PAVLOVIEN *adj. (angl. pavlovian).* Qui se rapporte ou qui est dû à Pavlov.

PAVOR NOCTURNUS *(angl. sleep terror disorder).* ☞ ***TERREURS NOCTURNES.***

PAVOT *s. m. (angl. poppy).* ☞ ***PAPAVER.***

PAWLIK (TRIANGLE DE) *(angl. Pawlik's triangle).* Espace triangulaire formé par les replis du vagin, qui correspond exactement au trigone vésical.

PAYR ◇ **(CLAMP DE)** *(angl. Payr's clamp).* Clamp utilisé pour écraser le côlon avant sa résection. ◇ **(MALADIE DE)** *(angl. Payr's disease).* Sténose intestinale chronique due à des adhérences au niveau des angles splénique et hépatique du côlon transverse. ◇ **(SIGNE DE)** *(angl. Payr's sign).* Douleur à la pression de la face interne du pied, signe précoce de thrombose post-opératoire de la jambe.

Pb *(angl. Pb).* Symbole chimique du plomb.

PBI Abréviation de l'anglais *Protein Bound Iodine*, désignant l'iode lié aux protéines.

PCE Abréviation de polyarthrite chronique évolutive. ☞ ***POLYARTHRITE RHUMATOÏDE.***

PCO_2 Symbole de pression partielle du gaz carbonique.

PCR Abréviation de l'anglais *Polymerase Chain Reaction* désignant une méthode d'amplification *in vitro* élective d'une séquence d'ADN double brin, par extension itérative de deux amorces, situées de part et d'autre de la région considérée, grâce à une ADN polymérase. Elle est effectuée par la répétition de cycles de dénaturation/hybridation/extension assurant une duplication exponentielle. ☞ ***AMPLIFICATION GÉNIQUE.***

Pd *(angl. Pd).* Symbole chimique du palladium.

PÉAN (INCISION DE) *(angl. Péan's incision).* Grande incision transversale donnant une voie d'accès abdominale sous-péritonéale sur le rein. Pratiquée à la hauteur de l'ombilic, elle commence en arrière au bord de la masse sacro-lombaire et se termine en avant au bord externe du muscle droit de l'abdomen, le malade étant en position latérale cambrée.

PÉAN ⟲ (OPÉRATION DE) *(angl. Billroth I gastrectomy).* Gastrectomie partielle distale suivie du rétablissement de continuité par anastomose gastroduodénale. SYN. ***BILLROTH I (OPÉRATION DE).*** ⟲ **(PINCE DE)** *(angl. Péan's clamp).* Pince chirurgicale hémostatique.

PEARSON (SYNDROME DE) *(angl. Pearson's syndrome).* Affection mitochondriale associant une anémie réfractaire sidéroblastique et une insuffisance pancréatique exocrine.

PEAU *s. f. (NA. cutis). (angl. skin).* Membrane épaisse, résistante et flexible, qui recouvre le corps. La peau se compose de deux parties superposées, l'épiderme et le derme, séparées entre elles par une membrane basale, et séparées des tissus plus profonds par le tissu cellulaire sous-cutané. On rattache à la peau d'autres formations, tels que les poils, les ongles, les glandes sébacées, les papilles nerveuses du derme, les glandes sudoripares, etc., qui concourent à en faire un organe du tact, de protection et d'excrétion. ⟲ **D'ORANGE** *(angl. orange peel skin).* Aspect capitonné de la peau observé en cas d'adhérence dans le cancer du sein ou dans la cellulite. ⟲ **DE MARIN** *(angl. sailors' —).* Hyperpigmentation de la peau, avec hyperkératose et formation de verrues au niveau des zones longuement exposées aux intempéries et au soleil.

PEAUCIER DU COU (SIGNE DU) *(angl. Babinski platysma sign).* L'ouverture de la bouche contre résistance de l'examinateur permet de constater l'absence de saillie du peaucier du cou du côté atteint, au cours de la paralysie faciale périphérique.

PECQUET (CITERNE DE) ☞ ***CHYLE (CITERNE DU).***

PECTINE *s. f. (angl. pectin).* Substance colloïdale mucilagineuse existant dans de nombreux végétaux. Les pectines sont des mélanges d'acides pectiques, d'arabanes et de galactanes, et servent à faire des émulsifiants et des épaississants pour l'alimentation.

PECTINÉ *adj. (angl. pectinate).* Se dit d'une structure dont l'aspect rappelle celui d'un peigne. Se dit d'un muscle de la cuisse (muscle pectiné) et des colonnes musculaires de la paroi des atria cardiaques (muscles pectinés du cœur).

PECTIQUE *adj. (angl. pectic).* Qui se rapporte à la pectine. ⟲ **(ACIDE)** *(angl. — acid).* Acide organique utilisé comme acidifiant dans les aliments.

PECTISATION *s. f. (angl. pectinization).* Coagulation ou gélatinisation.

PECTORAL *adj. (angl. pectoral).* Qui se rapporte à la poitrine. ⟲ **(GRAND ET PETIT)** *(angl. — muscles).* Muscles de la partie antéro-supérieure de la paroi thoracique. ☞ ***ATLAS ANATOMIQUE DES MUSCLES EN ANNEXE.***

PECTORILOQUIE *s. f. (angl. pectoriloquy).* Résonnance de la voix au travers des parois thoraciques, qui témoigne de l'existence de cavernes pulmonaires ou d'une dilatation des bronches. ⟲ **APHONE** *(angl. aphonic —).* Perception de la voix chuchotée à travers la paroi thoracique, indiquant la présence d'un épanchement séreux abondant dans la plèvre.

PED-, PÉDI-, PÉDIO-, PÉDO- *(angl. ped-, pedi-, pedio-, pedo-).* **1.** Préfixes indiquant une relation avec l'enfant ou l'enfance (du grec *paidos*). **2.** Préfixes indiquant une relation avec le sol et, par extension, le pied (du latin *pedis*).

PÉDAL *adj. (angl. pedal).* Qui se rapporte au pied, surtout du point de vue fonctionnel. EX. *spasme pédal.*

PÉDÉRASTIE *s. f. (angl. pederasty).* Relations sexuelles avec un adolescent, en particulier coït anal. SYN. (utilisé par extension de) ***HOMOSEXUALITÉ.***

PÉDIATRE *s. m. (angl. pediatrician).* Médecin spécialiste en pédiatrie.

PÉDIATRIE *s. f. (angl. pediatrics).* Partie de la médecine qui traite des maladies de l'enfance et de leur traitement. SYN. ***MÉDECINE INFANTILE.***

PÉDICULAIRE *adj. (angl. pedicular).* Qui se rapporte aux poux.

PÉDICULE *s. m. (angl. pedicle).* Structure allongée et étroite supportant un organe ou reliant deux parties d'un organe. Plus particulièrement, groupement d'éléments vasculonerveux reliant un organe au reste de l'organisme. ⟲ **PULMONAIRE** *(NA. radix pulmonis). (angl. pedicle of lung).* Ensemble des éléments qui se rendent au poumon et qui en sortent : bronches, vaisseaux sanguins et lymphatiques, et nerfs. ⟲ **VERTÉBRAL** *(NA. pediculus arcus vertebrae). (angl. pedicle of vertebral arch).* Partie étroite latérale de la vertèbre qui unit le massif apophysaire au corps vertébral et limite les foramens transverses.

PÉDICULÉ *adj. (angl. pedicled).* Qui est pourvu d'un pédicule. EX. *lambeau pédiculé.*

PÉDICULICIDE *adj. (angl. pediculicide).* Qui détruit les poux.

PÉDICULINÉS *(angl. Pediculidae).* Sous-famille de Pédiculidés, ordre des *Anoploures*, contenant les genres *Pediculus* et *Phtirus*.

PÉDICULISATION *s. f. (angl. pediculation).* Formation naturelle ou artificielle d'un pédicule.

PEDICULOIDES VENTRICOSUS *(angl. Pyemotes ventricosus).* Petit acarien rencontré dans la paille de blé. Il peut provoquer chez l'homme un érythème polymorphe prurigineux caractéristique. SYN. ***ACARUS TRITICI.***

PÉDICULOSE *s. f. (angl. pediculosis).* Affection cutanée provoquée par les poux.

PEDICULUS Genre d'insectes ectoparasites hématophages de la sous-famille des *Pédiculinés*, famille des Pédiculidés, ordre des *Anoploures*. Nom vernaculaire : poux. ◇ ***HUMANUS*** Pou parasite hématophage, strictement humain, de 2 à 3 mm de long. La sous-espèce *P. humanus capitis* ou « pou de tête » vit dans les cheveux, entraînant la pédiculose du cuir chevelu. La sous-espèce *P. humanus corporis* ou « pou de corps » vit dans les vêtements. En plus de son rôle d'ectoparasite, il est le vecteur du typhus exanthématique, de la fièvre récurrente à poux et de la fièvre des tranchées. ◇ ***PUBIS, INGUINALIS*** ☞ ***PHTIRUS INGUINALIS, PUBIS.***

PÉDICURE *s. m. ou f. (angl. pedicure).* Auxiliaire médical diplômé habilité à traiter les affections épidermiques et unguéales du pied.

PÉDIEUX *adj. (angl. pedal).* Qui se rapporte au pied, surtout du point de vue anatomique. EX. *artère pédieuse, muscle pédieux.*

PÉDILUVE *s. m. (angl. pediluvium).* Bain de pieds.

PÉDIOMÈTRE *s. m. (angl. pedometer).* Instrument servant à mesurer la taille d'un nouveau-né ou d'un nourrisson.

PÉDIOMÉTRIE *s. f. (angl. pediometry).* **1.** Détermination de la taille et d'autres dimensions d'un nouveau-né ou d'un nourrisson à l'aide d'un pédiomètre. **2.** Ensemble des moyens permettant d'évaluer la croissance de l'enfant.

PÉDODONTIE *s. f. (angl. pedodontics).* Odontologie appliquée aux enfants. SYN. ***PÉDONTOLOGIE, ODONTO-STOMATOLOGIE INFANTILE.***

PÉDOLOGIE *s. f. (angl. pedology).* Étude de l'enfance sous tous ses aspects.

PÉDOMORPHISME *s. m. (angl. pedomorphism).* Persistance de traits juvéniles chez l'adulte.

PÉDONCULAIRE *adj. (angl. peduncular).* Qui se rapporte aux pédoncules cérébraux.

PÉDONCULE *s. m. (NA. pedunculus). (angl. peduncle).* **1.** Dans un sens général, SYN. ***PÉDICULE.*** **2.** Plus particulièrement, nom de diverses structures allongées du cerveau. ◇ **CÉRÉBELLEUX** *(NA. — cerebellaris). (angl. cerebellar —).* Chacun des cordons de substance blanche (au nombre de trois paires) qui relient le cervelet au tronc cérébral. Les pédoncules cérébelleux supérieurs, ascendants, unissent le cervelet aux pédoncules cérébraux, les pédoncules cérébelleux moyens, transversaux, sont reliés au pont, les pédoncules cérébelleux inférieurs descendent vers le bulbe. ◇ **CÉRÉBRAL** *(NA. — cerebri). (angl. cerebral —).* Chacun des deux cordons blancs, situés au-dessus du pont et qui relient le bulbe aux hémisphères cérébraux. ◇ **DU CORPS PINÉAL** *(NA. habenula). (angl. pineal —).* Chacun des six prolongements (trois de chaque côté), supérieurs, moyens et inférieurs, qui partent de la portion antérieure de la glande pinéale et vont au thalamus. ◇ **DU THALAMUS** ☞ ***RADIATION THALAMIQUE.*** ◇ **OLFACTIF** ☞ ***TRACTUS OLFACTIF.***

PÉDONTOLOGIE *s. f. (angl. pedodontics).* SYN. ***PÉDODONTIE.***

PÉDOPHILIE *s. f. (angl. pedophilia).* Recherche du plaisir sexuel auprès des enfants.

PÉDOPHOBIE *s. f. (angl. pedophobia).* Crainte morbide des enfants en bas âge ou des poupées.

PÉDOPSYCHIATRIE *s. f. (angl. child psychiatry).* ☞ ***PSYCHIATRIE INFANTILE.***

PEG *s. m.* Abréviation de polyéthylène glycol. Polymère utilisé en solution de lavage pour préparation aux coloscopies ou comme laxatif puissant.

PÉGYLÉ *adj. (angl. pegylated).* Lié à du polyéthylène glycol.

PEL (CRISE DE) *(angl. Pel's crisis).* Crise ophtalmique douloureuse, avec larmoiement et photophobie, survenant au cours du tabès.

PELADE *s. f. (angl. pelade).* Chute des cheveux, de la barbe et des poils en plaques arrondies, où la peau est lisse. SYN. ***ALOPÉCIE EN AIRES.*** ◇ **DÉCALVANTE** *(angl. alopecia totalis).* Pelade avec chute totale des cheveux. ◇ **OPHIASIQUE** *(angl. ophiasis).* Variété de pelade infantile de la nuque, s'étendant latéralement de façon symétrique. SYN. ***PELADE EN COURONNE, OPHIASE.***

PELADOÏDE *s. f. (angl. alopecia neurotica).* Forme de pelade d'origine trophonerveuse.

PÉLAGISME *s. m. (angl. sea sickness).* Mal de mer.

PEL-EBSTEIN (FIÈVRE DE) *(angl. Pel-Ebstein fever).* Type de fièvre périodique avec hyperéosinophilie qui s'observe dans la maladie de Hodgkin, caractérisée par des périodes de fièvre élevée pendant 7 à 10 jours, suivies d'une température normale durant deux ou trois semaines.

PELGER (CELLULE DE) *(angl. Pelger's nuclear anomaly).* Granulocyte neutrophile pourvu d'un noyau à deux lobes unis par un pont étroit.

PELGER-HUËT (ANOMALIE DE) *(angl. Pelger-Huët nuclear anomaly).* Anomalie leucocytaire héréditaire, dominante, caractérisée par une absence de segmentation ou de lobulation des noyaux des granulocytes.

PÉLIOSE HÉPATIQUE *(angl. hepatic peliosis).* Affection hépatique rare, caractérisée par la présence de taches ecchymotiques à la surface et à l'intérieur du foie, dues à une dilatation des sinusoïdes hépatiques.

PELIZAEUS-MERZBACHER (MALADIE DE) *(angl. Pelizaeus-Merzbacher disease).* Affection héréditaire liée au chromosome X, rangée dans les leucodystrophies soudanophiles. Elle se caractérise chez l'enfant par l'association de signes cérébelleux, pyramidaux, vasomoteurs, trophiques, et par une déficience mentale.

PELLAGRE *s. f. (angl. pellagra).* Maladie caractérisée par un érythème localisé sur les parties découvertes, des troubles digestifs, un état de faiblesse et des troubles nerveux. Elle a pour cause une carence en amide nicotinique (vitamine PP) dans l'alimentation.

PELLAGROGÈNE *adj. (angl. pellagragenic).* Qui engendre la pellagre. Ex. *alimentation pellagrogène.*

PELLAGROÏDE *adj. (angl. pellagra-like).* Qui ressemble à la pellagre.

PELLEGRINI-STIEDA (MALADIE DE) *(angl. Pellegrini-Stieda disease).* Ossification post-traumatique de l'insertion du ligament collatéral interne du genou.

PELLET *s. m. (angl. pellet).* Petit comprimé destiné à être implanté sous la peau, après une petite incision, afin de permettre une résorption très lente du principe actif (des hormones notamment).

PELLICULE *s. f. (angl. pellicle).* **1.** Fine membrane. **2.** Couche très fine qui se forme dans certaines conditions à la surface d'un liquide.

PELLICULES *s. f. pl. (angl. dandruff).* Squames d'origine épidermique qui se forment sur le cuir chevelu.

PELLIZI (SYNDROME DE) *(angl. macrogenitosomia praecox).* Précocité du développement génital et de la croissance avec chez la fille hirsutisme et virilisme, de cause incertaine.

PELLUCIDE *adj. (angl. pellucid).* Translucide.

PÉLOÏDE *(angl. peloid).* **1.** *adj.* Qui a l'apparence de la boue. **2.** *s. m.* Terme désignant les boues thérapeutiques (terme désuet).

PÉLOTHÉRAPIE *s. f. (angl. pelotherapy).* Utilisation thérapeutique des boues médicinales.

PELVI- *(angl. pelvi-).* Préfixe d'origine latine indiquant une relation avec le bassin.

PELVICELLULITE *s. f. (angl. pelvicellulitis).* Inflammation du tissu conjonctif du pelvis.

PELVICÉPHALOGRAPHIE *s. f. (angl. pelvicephalography).* Détermination radiographique des dimensions des diamètres pelviens et de la tête fœtale.

PELVICÉPHALOMÉTRIE *s. f. (angl. pelvicephalometry).* Mesure des diamètres de la tête fœtale et des diamètres du pelvis de la mère.

PELVIEN *adj. (angl. pelvic).* Qui se rapporte au pelvis. Ex. *cavité pelvienne.*

PELVIGRAPHIE *s. f. (angl. pelvigraphy).* Radiographie du pelvis.

PELVIMÈTRE *s. m. (angl. pelvimeter).* Instrument servant à mesurer les diamètres du pelvis.

PELVIMÉTRIE *s. f. (angl. pelvimetry).* Mensuration des diamètres du pelvis. ◇ **DIGITALE** ☞ ***PELVIMÉTRIE INTERNE.*** ◇ **EXTERNE** *(angl. external —).* Mensurations du bassin obtenues en prenant des points de repère par palpation à la surface du pelvis. ◇ **INSTRUMENTALE** *(angl. instrumental —).* Mensuration du pelvis effectuée au moyen du pelvimètre. ◇ **INTERNE** *(angl. manual —).* Pelvimétrie pratiquée par voie vaginale, à l'aide des doigts. SYN. ***PELVIMÉTRIE DIGITALE.***

PELVIPÉRITONITE *s. f. (angl. pelviperitonitis).* Inflammation du péritoine qui recouvre les organes pelviens.

PELVIS *s. m. (NA. pelvis). (angl. pelvis).* Anneau osseux en forme de cuvette, situé à l'extrémité inférieure du tronc, auquel il sert de base, et au-dessus des membres inférieurs, sur lesquels il repose et avec lesquels il s'articule. Il est formé des os coxaux, du sacrum et du coccyx, unis entre eux par une symphyse et soutenus par un grand nombre de ligaments. Il est divisé par la ligne iliopectinéale en un faux pelvis et un vrai pelvis, ce dernier étant limité par deux détroits, supérieur et inférieur. Le pelvis a des diamètres distincts selon le sexe, du fait de ses fonctions différentes, les diamètres verticaux étant prédominants dans le sexe masculin et les diamètres horizontaux étant prédominants dans le sexe féminin. SYN. ***BASSIN.*** ◇ **ANDROÏDE** *(angl. android —).* Pelvis féminin ayant des caractères d'un pelvis masculin. ◇ **ANTHROPOÏDE** *(angl. anthropoid —).* Pelvis ressemblant à celui des grands anthropoïdes, long, étroit, ovale, avec un diamètre antéropostérieur plus grand que le diamètre transverse. ◇ **COXALGIQUE** *(angl. coxalgic —).* Pelvis asymétrique par suite d'une affection de l'articulation coxofémorale. ◇ **CYPHOTIQUE** *(angl. kyphotic —).* Pelvis caractérisé par une forme en entonnoir, du fait de l'élargissement du détroit supérieur et du rétrécissement du détroit inférieur. ◇ **DOLICHOPELLIQUE** *(angl. dolichopellic —).* ☞ ***PELVIS ANTHROPOÏDE.*** ◇ **DU REIN** *(NA. — renalis). (angl. renal —).* Réservoir membraneux de la partie postérieure du sinus du rein, situé à la jonction des grands calices, et qui se continue par l'uretère. SYN. ***BASSINET DU REIN.*** ◇ **EN ENTONNOIR** *(angl. funnel shaped —).* ☞ ***PELVIS CYPHOTIQUE.*** ◇ **ÉPINEUX** *(angl. rachitic —).* Pelvis rachitique, caractérisé par les saillies pointues de la crête du pubis, de la symphyse sacro-iliaque, etc., pouvant léser les tissus mous au cours de l'accouchement. ◇ **ÉTROIT** *(angl. contracted —).* Pelvis dont les diamètres sont plus petits que la normale. ◇ **GYNÉCOÏDE** *(angl. gynecoid —).* Pelvis caractérisé par un détroit supérieur rond. SYN. ***PELVIS FÉMININ.*** ◇ **JUSTO MAJOR, JUSTO MINOR** Pelvis dont tous les diamètres sont respectivement plus grands ou plus petits que normalement, mais dans les mêmes proportions. ◇ **MASCULIN** *(angl. male —).* Pelvis de femme ayant des caractères analogues à celui de l'homme. ◇ **OBTECTA** Pelvis cyphotique dans lequel le segment lombaire de la colonne vertébrale recouvre horizontalement le détroit supérieur. ◇ **OSTÉOMALACIQUE** *(angl. osteomalacic —).* Pelvis très déformé et étroit du fait d'une ostéomalacie. ◇ **PLAT** *(angl. platypelvic —).* Pelvis présentant une diminution des diamètres antéro-postérieurs. ◇ **PLATYPELLOÏDE** ☞ *PELVIS PLAT*. ◇ **RACHITIQUE** *(angl. rachitic —)*. Bassin ayant une déformation quelconque due au rachitisme. ◇ **ROND** *(angl. gynecoid —)*. Bassin dont le détroit supérieur est circulaire. Il correspond au bassin gynécoïde. ◇ **SCOLIOTIQUE** *(angl. scoliotic —)*. Pelvis déformé du fait d'une scoliose lombaire, caractérisé par un aplatissement de la moitié du bassin du côté où sont inclinées les vertèbres déviées. ◇ **TRIANGULAIRE** *(angl. triangular —)*. Pelvis dont le détroit supérieur a la forme d'un triangle. Il correspond au bassin androïde. ◇ **VICIÉ** *(angl. abnormal —)*. Tout pelvis ayant une anomalie de conformation ou d'orientation susceptible de gêner les phénomènes mécaniques de l'accouchement.

PELVISPONDYLITE RHUMATISMALE ☞ *SPONDYLARTHRITE ANKYLOSANTE*.

PÉLYCO- *(angl. pelyco-)*. Préfixe d'origine grecque indiquant une relation avec le pelvis. Actuellement peu usité, remplacé par *pelvi-*.

PÉLYCOGÈNE *adj. (angl. pelvic)*. Qui a son origine dans le pelvis. EX. *cyphose pélycogène*.

PEMPHIGOÏDE *adj. (angl. pemphigoid)*. Qui ressemble à un pemphigus. ◇ **BULLEUSE** *(angl. bullous —)*. Dermatose auto-immune du sujet âgé avec bulles sous-épidermiques, prurigineuses, en rapport avec la présence d'anticorps circulants antimembrane basale. Pronostic sévère amélioré par la corticothérapie.

PEMPHIGOÏDES *s. f. pl. (angl. pemphigoid)*. Terme regroupant les dermatoses bulleuses autres que les pemphigus vrais.

PEMPHIGUS *s. m. (angl. pemphigus)*. Nom d'ensemble de dermatoses caractérisées par la formation de bulles de volume variable. Ces dermatoses comprennent les pemphigus vrais et les pemphigoïdes. ◇ **AIGU FÉBRILE** *(angl. butcher's febrile —)*. Syndrome septicémique grave, d'évolution rapide, caractérisé par une éruption bulleuse disséminée, qui frappe les personnes manipulant des animaux morts (bouchers, équarisseurs). SYN. *MALADIE DES BOUCHERS*. ◇ **BÉNIN CHRONIQUE FAMILIAL** *(angl. benign familial —)*. Affection familiale héréditaire transmise sur le mode dominant, bénigne, caractérisée par des poussées récidivantes de bulles, localisées surtout aux aisselles, au cou, à l'aine. SYN. *HAILEY-HAILEY (MALADIE DE)*. ◇ **ÉRYTHÉMATEUX** ☞ *SENEAR-USHER (MALADIE DE)*. ◇ **FOLIACÉ** *(angl. — foliaceous)*. Dermatose grave débutant par un pemphigus vulgaire et se transformant progressivement en érythrodermie exfoliante. ◇ **HÉMORRAGIQUE** *(angl. hemorragic —)*. Pemphigus dont les bulles deviennent sanguinolentes. ◇ **OCULAIRE** *(angl. ocular —)*. Dermatose bulleuse des muqueuses en particulier oculaires. ◇ **PAPILLAIRE** ☞ *PEMPHIGUS VÉGÉTANT*. ◇ **VÉGÉTANT** *(angl. — vegetans)*. Forme de pemphigus vulgaire, dans laquelle les bulles font place à des néoformations végétantes d'évolution mortelle. SYN. *NEUMANN (MALADIE DE), PEMPHIGUS PAPILLAIRE*. ◇ **VRAI** *(angl. true —)*. Dermatose bulleuse grave d'origine auto-immune avec acantholyse. ◇ **VULGAIRE** *(angl. — vulgaris)*. Maladie grave, d'étiologie inconnue, caractérisée par l'apparition de bulles et de vésicules sur les muqueuses puis sur tout le corps. Les bulles se dessèchent en formant des croûtes. L'état général est gravement touché et l'évolution se fait habituellement vers la mort. SYN. *PEMPHIGUS VRAI, PEMPHIGUS MALIN*.

PENDAISON *s. f. (angl. hanging)*. Acte de violence au cours duquel le corps, retenu par le cou au moyen d'un lien attaché à un point fixe, exerce, par suite de son poids, une traction suffisamment forte pour causer soudainement une perte de connaissance, l'arrêt des fonctions vitales et la mort. ◇ **COMPLÈTE** *(angl. complete —)*. Pendaison dans laquelle le corps se trouve entièrement suspendu. ◇ **INCOMPLÈTE** *(angl. incomplete —)*. Pendaison dans laquelle le corps de la victime prend appui sur le sol ou sur une surface qui supporte une partie de son poids.

PENDE (SYNDROME DE) *(angl. adrenal cachexia)*. Cachexie surrénalienne.

PENDRED (SYNDROME DE) *(angl. Pendred's syndrome)*. Association d'un goitre bénin et d'une surdimutité congénitale transmise de façon récessive autosomique.

PÉNÉTRANCE *s. f. (angl. penetrance)*. Fréquence d'expression d'un gène chez les sujets qui le portent.

PÉNÉTRANT *adj. (angl. penetrating)*. **1.** Se dit d'une odeur vive. **2.** Se dit d'une plaie qui établit une solution de continuité avec une cavité viscérale.

PÉNÉTROMÈTRE *s. m. (angl. penetrometer)*. Appareil servant à mesurer le pouvoir de pénétration des rayons X d'un tube émetteur (terme peu usité).

PÉNICILLÉ *adj. (angl. penicilliary)*. En forme de pinceau. Se dit de certaines artères de la rate.

PÉNICILLINASE *s. f. (angl. penicillinase)*. Enzyme sécrétée par certaines espèces bactériennes, en particulier les staphylocoques, et qui inactive les pénicillines. SYN. *BÊTALACTAMASE*.

PÉNICILLINE *s. f. (angl. penicillin)*. Membre d'un vaste groupe d'antibiotiques à action bactéricide, dont les premiers ont été obtenus à partir d'un champignon, *Penicillium notatum*, et par la suite d'autres champignons du genre *Penicillium*. Les pénicillines possèdent toutes un noyau chimique commun, l'acide 6-aminopénicillanique, qui par diverses substitutions donne naissance aux différentes pénicillines. On les classe selon leur origine, leur résistance aux acides (qui conditionne leur éventuelle utilisation par voie orale), leur résistance à la bêta-lactamase ou à la pénicillinase (activité vis-à-vis des germes produisant cette enzyme, pénicillines antistaphylococciques) et selon leur spectre d'activité (voir ci-après). ◇ **NATURELLE** *(angl. natural —)*. Sensible aux acides, à la pénicillinase et de spectre intermédiaire. La plus importante est la pénicilline G ou benzylpénicilline administrée par voie parentérale. ◇ **SEMI-SYNTHÉTIQUE** *(angl. semi-synthetic —)*. Il en existe plusieurs classes : a) résistantes aux acides mais pas à la pénicillinase et de spectre intermédiaire ; ce sont les phénoxypénicillines, comme la phénoxyméthylpénicilline ou pénicilline V ; b) les pénicillines sensibles aux acides mais résistantes à la pénicillinase, comme la méticilline ; c) les pénicillines résistantes aux acides et à la pénicillinase : pénicillines isoxaliques comme l'oxacilline, la cloxacilline, etc. ; d) les pénicillines résistantes aux acides mais pas à la pénicillinase, et de spectre étendu : ampicilline, amoxicilline ; e) les pénicillines aux indications spéciales comme les infections dues à *Pseudomonas* ou à certains types de *Proteus* : carbénicilline. Les pénicillines retard : dérivés insolubles de la pénicilline G qui libèrent lentement l'antibiotique après administration intramuscualire, comme la pénicilline G procaïne.

PÉNICILLINOTHÉRAPIE *s. f. (angl. penicillinotherapy)*. Utilisation thérapeutique de la pénicilline. On dit aussi pénicillothérapie.

PÉNICILLIOSE *s. f. (angl. penicilliosis)*. Infection par des champignons parasites du genre *Penicillium*.

PÉNICILLIQUE (ACIDE) *(angl. penicillic acid)*. Acide doué de propriétés antibiotiques, isolé de cultures de *Penicillium puberulum* et de *P. cyclopium*.

PENICILLIUM Genre de champignons de l'ordre des *Plectascales* (classe des Ascomycètes). C'est un saprophyte typique, dont certaines espèces sont parasites de l'homme. L'espèce *P. caseicolum* intervient dans l'affinage des camemberts, *P. glaucum* dans celui des « bleus » ; d'autres espèces, *P. chrysogenum* et *P. notatum*, s'utilisent dans la production des pénicillines G et V.

PÉNIEN *adj. (angl. penile)*. Qui appartient ou qui se rapporte au pénis.

PÉNIS *s. m. (NA. penis). (angl. penis)*. Organe de la miction et de la copulation chez l'homme, situé devant la symphyse pubienne. Il est composé d'une racine, d'un corps et d'une extrémité ou gland, et est constitué de trois organes érectiles : les deux corps caverneux à la face dorsale et le corps spongieux, traversé par l'urètre, à la face ventrale. SYN. ***VERGE***.

PÉNISCHISIS *s. f. (angl. penischisis)*. Toute fissure congénitale de la verge (terme peu usité).

PÉNITIS *s. f. (angl. penitis)*. Inflammation de la verge.

PENNIFORME *adj. (angl. penniform)*. En forme de plume. Se dit d'un muscle dont les fibres s'insèrent de chaque côté d'un tendon central.

PENROSE (DRAIN DE) *(angl. Penrose drain)*. Tube en latex pouvant contenir une lame de gaze.

PENSÉE *s. f. (angl. thought)*. Faculté de penser, activité de l'esprit. ◇ **(DÉSAGRÉGATION DE LA)** *(angl. — disintegration)*. Association de fragments idéatifs au hasard sans points en commun. ◇ **(VOL DE LA)** *(angl. — withdrawal)*. Impression chez le sujet, au cours des délires d'influence, que sa pensée est connue de tous, qu'on lui prend ses idées.

PENT-, PENTA- *(angl. pent-, penta-)*. Préfixes d'origine grecque signifiant cinq.

PENTACHROMIQUE *adj. (angl. pentachromic)*. Se dit parfois d'une personne ou d'un œil capable d'identifier seulement cinq des sept couleurs du spectre.

PENTALOGIE *s. f. (angl. pentalogy)*. Groupe de cinq symptômes. ☞ ***FALLOT (PENTALOGIE DE)***.

PENTAMÉTHYLÈNE-DIAMINE *s. m. (angl. cadaverine)*. Produit de la décomposition bactérienne des cadavres par décarboxylation de la lysine. SYN. ***CADAVÉRINE***.

PENTAMIDINE *s. f. (angl. pentamidine)*. Composé utilisé dans le traitement de la trypanosomiase, du kala-azar et des pneumocystoses.

PENTANE *s. m. (angl. pentane)*. Hydrocarbure saturé liquide, de formule C_5H_{12}. Il est utilisé comme narcotique.

PENTASOMIE *s. f. (angl. pentasomy)*. Aberration chromosomique exceptionnelle avec présence de trois chromosomes surnuméraires sur les chromosomes sexuels et cliniquement de multiples malformations.

PENTASTOME *s. m. (angl. pentastome)*. Larve de linguatula. ☞ ***LINGUATULA***.

PENTAZOCINE *s. f. (angl. pentazocine)*. Dérivé des alcaloïdes de l'opium, possédant des propriétés analgésiques semblables à celles de la morphine.

PENTOBARBITAL *s. m. (angl. pentobarbital)*. ☞ ***BARBITURIQUES***.

PENTOSE *s. m. (angl. pentose)*. Tout ose possédant cinq atomes de carbone dans sa molécule (arabinose, ribose, xylose).

PENTOSURIE *s. f. (angl. pentosuria)*. Présence de pentoses, principalement d'arabinose, dans l'urine. ◇ **ESSENTIELLE** *(angl. essential —)*. Affection familiale héréditaire autosomique récessive, cliniquement latente, atteignant plus fréquemment le sexe masculin et les sujets juifs, caractérisée par la présence dans l'urine d'un sucre réducteur (le L-xylulose) à un taux habituellement supérieur à 1 pour 1 000.

PÉONINE *s. f. (angl. peonin)*. Matière colorante utilisée comme indicateur de pH. SYN. ***CORALLINE, ACIDE PARAROSOLIQUE***.

PÉOTILLOMANIE *s. f. (angl. peotillomania)*. Habitude qui s'observe parfois chez les enfants et qui consiste en la manipulation du pénis.

PÉOTOMIE *s. f. (angl. peotomy).* Ablation chirurgicale de la verge.

PEPLOS *s. m. (angl. peplos).* Enveloppe d'un virus.

PEPPER (SYNDROME DE) *(angl. Pepper's syndrome).* Syndrome du neuroblastome congénital, rapidement évolutif avec métastases hépatiques.

PEPSINE *s. f. (angl. pepsin).* Enzyme du suc gastrique, qui transforme les protéines en peptides. Elle provient de l'activation du pepsinogène sécrété par les cellules principales de la région fundique de l'estomac.

PEPSINOGÈNE *s. m. (angl. pepsinogen).* Zymogène des glandes gastriques, qui se transforme en pepsine sous l'action de l'acide chlorhydrique.

PEPSINURIE *s. f. (angl. pepsinuria).* Présence de pepsine dans l'urine.

PEPSIQUE *adj. (angl. peptic).* Qui se rapporte à la pepsine, qui est dû à la pepsine. ☞ ***PEPTIQUE.***

PEPTIDASE *s. f. (angl. peptidase).* Toute enzyme qui hydrolyse les peptides en acides aminés.

PEPTIDE *s. m. (angl. peptide).* Composé organique constitué par la combinaison de deux ou plusieurs acides aminés, avec union du groupement carboxyle d'un acide aminé avec le groupement amine de l'acide aminé voisin et élimination d'une molécule d'eau (liaison peptidique CO-NH). Selon le nombre des acides aminés, on distingue les dipeptides, les tripeptides, les tétrapeptides, etc. ◇ **ATRIAL NATRIURÉTIQUE** *(angl. atrial natriuretic —).* Hormone polypeptidique d'origine atriale diminuant la sécrétion de rénine et d'aldostérone. SYN. ***FACTEUR NATRIURÉTIQUE FAMILIAL.*** ◇ **C** *(angl. C-—).* Peptide de connexion des chaînes A et B de l'insuline. ◇ **VASOACTIF INTESTINAL** *(angl. vasoactive intestinal —).* ☞ ***VIP.***

PEPTIDIQUE *adj. (angl. peptide).* Qui se rapporte aux peptides. EX. *liaison peptidique.*

PEPTIDOGLYCANE *s. m. (angl. peptidoglycan, mureine).* Polymère formé par des unités d'acides N-acétylmuramique et N-acétylglucosamine et des chaînes courtes de peptides, présent dans la paroi cellulaire des bactéries.

PEPTIDOLYTIQUE *adj. (angl. peptidolytic).* Qui décompose les peptides.

PEPTIQUE *adj. (angl. peptic).* Qui se rapporte ou qui est dû à la digestion. EX. *ulcère peptique.*

PEPTISATION *s. f. (angl. peptization).* Transformation d'un gel en sol.

PEPTOCOCCUS Genre de bactéries de la famille des *Peptostreptococcaceae.* Ce sont des cocci à Gram positif, dont la taille est comprise entre 0,5 et 1 µm, qui se disposent en paires ou en tétrades, ou sont isolés ; généralement non pathogènes pour l'homme.

PEPTOGÈNE *adj. (angl. peptogenic).* Qui produit de la pepsine.

PEPTOLYSE *s. f.* ☞ ***PEPTONOLYSE.***

PEPTOLYTIQUE *adj. (angl. peptolytic).* Qui hydrolyse les peptones.

PEPTONE *s. f. (angl. peptone).* Polypeptide de faible poids moléculaire, hydrosoluble, non coagulable par la chaleur, non précipitable par une solution saturée de sulfate d'ammonium, qui se forme au cours de l'hydrolyse des protéines par action des enzymes digestives, principalement de la pepsine.

PEPTONÉMIE *s. f. (angl. peptonemia).* Présence de peptones dans le sang.

PEPTONIQUE *adj. (angl. peptonic).* Qui se rapporte à une peptone ou aux peptones.

PEPTONISATION *s. f. (angl. peptonization).* Transformation enzymatique des protéines en peptones.

PEPTONOLYSE *s. f. (angl. peptolysis).* Hydrolyse des peptones.

PEPTONURIE *s. f. (angl. peptonuria).* Présence de peptone dans l'urine.

PEPTOSTREPTOCOCCACEAE Famille de bactéries. Ce sont des cocci à Gram positif, de petite taille, disposés en paquets ou en chaînes. Ils sont anaérobies stricts, saprophytes habituels de la muqueuse buccale, respiratoire et digestive, et de la muqueuse génitale féminine. Deux genres présentent un intérêt en pathologie humaine : *Peptococcus* et *Peptostreptococcus.* Ils sont isolés dans 30 % des infections anaérobies, notamment dans les infections de plaies opératoires abdominales et pelviennes, presque toujours en culture mixte avec d'autres anaérobies et/ou aérobies.

PEPTOSTREPTOCOCCUS Genre de bactéries de la famille des *Peptostreptococcaceae.* Ce sont des cocci à Gram positif, dont la taille varie entre 0,7 et 1 µm, disposés en paires ou en chaînes. Leurs cultures ont une odeur nauséabonde.

PER- *(angl. per-).* **1.** Préfixe d'origine latine signifiant à travers, en totalité, en excès. **2.** En chimie, préfixe indiquant la présence d'un élément, d'un corps ou d'un radical, en excès par rapport à ce qui est considéré comme normal.

PER OS *(angl. by mouth).* Par voie orale, en parlant de l'administration d'un médicament. Abréviation : p.o..

PÉRACÉPHALE *s. m. (angl. peracephalus).* Monstre acéphale sans bras et dont le thorax est incomplet.

PÉRAMÈLE *s. m. (angl. bandicoot).* Petit marsupial insectivore, originaire d'Australie, du genre *Perameles,* considéré comme un réservoir de rickettsies.

PERBORATE *s. m. (angl. perborate).* Tout sel de l'acide perborique, de formule générale HBO_3.

PERCE-MEMBRANE *s. m.* Instrument utilisé pour percer la poche des eaux au cours de l'accouchement.

PERCEPTION *s. f. (angl. perception).* Connaissance des phénomènes du monde extérieur, assurée par le bon fonctionnement des zones cérébrales primaires, secondaires et autres, en relation avec l'intégration des sensations.

PERCEPTIVITÉ *s. f. (angl. perceptivity).* Faculté de percevoir des impressions sensorielles ; faculté de transformer les impressions en sensations.

PERCHLORATE *s. m. (angl. perchlorate).* Sel de l'acide perchlorique $HClO_4$.

PERCHLORURE *s. m. (angl. perchloride).* Chlorure dans lequel le métal constituant se trouve à sa plus haute valence.

PERCOLATEUR *s. m. (angl. percolator).* Appareil utilisé pour la percolation, composé de deux récipients cylindriques superposés.

PERCOLATION *s. f. (angl. percolation).* ☞ ***LIXIVIATION.***

PERCUSSION *s. f. (angl. percussion).* Procédé d'exploration clinique destiné à apprécier les limites et la compacité des organes sous-jacents à une région, par les variations de sonorité obtenues en frappant à petits coups répétés les téguments de cette région. ◇ **IMMÉDIATE** *(angl. immediate —).* Percussion pratiquée directement sur la peau à l'aide d'un doigt. ◇ **MÉDIATE** *(angl. mediate —).* Percussion pratiquée en interposant un doigt de l'autre main entre la surface percutée et le doigt percutant. ◇ **PALPATOIRE** *(angl. palpatory —).* Association de la percussion et de la palpation, qui permet d'apprécier la consistance ou la résistance des tissus. ◇ **PARADOXALE** *(angl. paradoxical —).* Percussion qui révèle la sonorité d'un organe coïncidant avec la présence de râles crépitants à l'auscultation.

PERCUTANÉ *adj. (angl. percutaneous).* Qui se fait à travers la peau. Se dit en particulier de l'absorption de médicaments à travers la peau.

PERCUTEUR *s. m. (angl. percussor).* Marteau employé pour la percussion médiate avec un plessimètre. ☞ ***PLESSIMÈTRE.***

PERCY (RÉTRACTEUR DE) *(angl. Percy's retractor).* Rétracteur utilisé au cours des amputations des membres et servant à écarter les muscles et à dégager l'os, avant de le sectionner.

PERFECTIONNISME *s. m. (angl. perfectionism).* Tendance morbide à une perfection inaccessible, menant à des sentiments de frustration ou d'indignité.

PERFORANT *adj. (angl. perforans).* Qui traverse un organe. Se dit de certaines artères et de certains nerfs.

PERFORATEUR *s. m. (angl. drill).* **1.** Instrument en forme de poinçon pour percer un trou dans un os. **2.** SYN. ***ACROSOME.***

PERFORATIF *adj. (angl. perforating).* Qui perfore. Se dit d'une lésion, d'un instrument.

PERFORATION *s. f. (angl. perforation).* Toute ouverture à travers la paroi d'un organe creux, d'une cavité, ou dans la continuité d'un tissu. Elle peut être accidentelle, chirurgicale ou consécutive à un processus pathologique.

PERFORMANCE VENTRICULAIRE *(angl. ventricular performance).* Capacité d'adaptation de la fonction ventriculaire cardiaque.

PERFUSION *s. f. (angl. perfusion).* Introduction lente et continue, pendant quelques heures ou quelques jours, de liquides divers (sang, plasma, solutions salines, solutions médicamenteuses) dans la circulation sanguine.

PÉRI- *(angl. peri-).* Préfixe d'origine grecque signifiant autour de.

PÉRIADÉNITE *s. f. (angl. periadenitis).* Inflammation du tissu conjonctif entourant un nœud lymphatique.

PÉRIADÉNOÏDITE *s. f. (angl. periadenoiditis).* Inflammation du rhinopharynx consécutive à une infection des végétations adénoïdes.

PÉRIADVENTICE *s. f. (angl. periadventitia).* Tissu conjonctif qui entoure l'adventice d'un vaisseau.

PÉRIANAL *adj. (angl. perianal).* Qui est situé au pourtour de l'anus.

PÉRIANGÉITE *s. f. (angl. periangiitis).* Inflammation autour d'un vaisseau sanguin ou lymphatique.

PÉRIANGIOCHOLITE *s. f. (angl. periangiocholitis).* Inflammation purulente du tissu hépatique situé autour des conduits et des vaisseaux biliaires.

PÉRIAORTIQUE *adj. (angl. periaortic).* Qui se trouve autour de l'aorte.

PÉRIAORTITE *s. f. (angl. periaortitis).* Inflammation du tissu conjonctif qui entoure l'aorte.

PÉRIAPICAL *adj. (angl. periapical).* Qui entoure le sommet d'un organe, en particulier l'apex (la pointe de la racine) d'une dent. SYN. ***PÉRIAPEXIEN.***

PÉRIAPPENDICITE *s. f. (angl. periappendicitis).* Inflammation du péritoine qui entoure l'appendice. ◇ **DÉCIDUALE** *(angl. — decidualis).* Périappendicite accompagnant une grossesse tubaire, avec présence de cellules déciduales dans le péritoine de l'appendice.

PÉRIAPPENDICULAIRE *adj. (angl. periappendicular).* Qui entoure un appendice, en particulier l'appendice vermiculaire.

PÉRIARTÉRIEL *adj. (angl. periarterial).* Qui se trouve autour d'une artère.

PÉRIARTÉRITE *s. f. (angl. periarteritis).* Inflammation de la tunique externe ou adventice d'une artère et des tissus qui l'entourent. ◇ **NOUEUSE** *(angl. — nodosa).* Vascularite nécrosante touchant préférentiellement les artères de petit et moyen calibres, le plus souvent primitive, mais parfois secondaire à une infection par HBV. Elle est caractérisée par l'association de plusieurs manifestations parmi lesquelles : altération de l'état général, fièvre, mononévrite isolée ou multiple, myalgies, arthralgies, purpura, livedo, HTA, atteinte rénale, syndrome inflammatoire et hyperéosinophilie. Les ANCA sont rarement retrouvés (10 à 20 %). Le traitement repose sur la corticothérapie et les immunosuppresseurs. Leur emploi doit être limité au profit d'un traitement antiviral dans les cas secondaires au HBV. SYN. ***POLYARTÉRITE NOUEUSE, PANARTÉRITE NOUEUSE, MALADIE DE KUSSMAUL-MAIER.***

PÉRIARTHRITE *s. f. (angl. periarthritis).* Inflammation des tissus qui entourent une articulation, en particulier des bourses séreuses. ⟡ **SCAPULO-HUMÉRALE** *(angl. — of shoulder, painful shoulder).* Syndrome douloureux avec blocage articulaire de l'épaule secondaire à une tendinite de la coiffe des rotateurs.

PÉRIARTICULAIRE *adj. (angl. periarticular).* Qui est situé autour d'une articulation.

PÉRIBRONCHIQUE *adj. (angl. peribronchial).* Qui est situé autour d'une bronche.

PÉRIBRONCHITE *s. f. (angl. peribronchitis).* Inflammation du tissu pulmonaire interstitiel qui entoure les bronches.

PÉRICARDE *s. m. (NA. pericardium). (angl. pericardium).* Sac membraneux qui enveloppe le cœur, composé d'une couche externe épaisse, fibreuse (péricarde fibreux), et d'une couche interne, séreuse (péricarde séreux), qui enveloppe directement le cœur (feuillet viscéral ou épicarde), et qui se réfléchit au niveau des gros vaisseaux de la base pour tapisser la face interne de la couche fibreuse, formant le feuillet pariétal. Ces deux feuillets limitent la cavité péricardique, qui contient 5 à 20 mL de liquide séreux.

PÉRICARDECTOMIE *s. f. (angl. pericardiectomy).* Résection partielle ou totale du péricarde.

PÉRICARDIOCENTÈSE *s. f. (angl. pericardiocentesis).* Ponction chirurgicale du péricarde.

PÉRICARDIOLYSE *s. f. (angl. pericardiolysis).* Libération chirurgicale d'adhérences existant entre les feuillets pariétal et viscéral du péricarde séreux, ou entre le péricarde fibreux et les tissus environnants.

PÉRICARDIORRAPHIE *s. f. (angl. pericardiorrhaphy).* Suture chirurgicale du péricarde.

PÉRICARDIOSTOMIE *s. f. (angl. pericardiostomy).* Création d'une ouverture dans le péricarde pour drainer les épanchements péricardiques.

PÉRICARDIOTOMIE *s. f. (angl. pericardiotomy).* Incision chirurgicale du péricarde.

PÉRICARDITE *s. f. (angl. pericarditis).* Affection inflammatoire du péricarde, aiguë ou chronique, avec ou sans épanchement. ⟡ **AIGUË BÉNIGNE** *(angl. acute benign —).* Péricardite pouvant être due à un virus, survenant chez des adultes jeunes, à début aigu très douloureux et fébrile, évoluant vers la guérison complète. ⟡ **CARCINOMATEUSE** *(angl. carcinomatous —).* Épanchement péricardique souvent hémorragique, dû en général à des métastases cancéreuses. ⟡ **CONSTRICTIVE** *(angl. constrictive —).* Forme de péricardite chronique, caractérisée par une symphyse péricardique enserrant le cœur dans une gangue fibreuse, parfois calcifiée, gênant à la fois le remplissage diastolique et l'évacuation systolique. Elle finit par entraîner une insuffisance cardiaque qui ne cède qu'à la péricardectomie. ⟡ **FIBREUSE** *(angl. fibrous —).* Péricardite chronique évoluant vers la formation d'adhérences fibreuses. ⟡ **HÉMORRAGIQUE** *(angl. hemorrhagic —).* Forme de péricardite dont la caractéristique est la nature sanguine de l'épanchement. ⟡ **LOCALISÉE** *(angl. localized —).* Péricardite sèche circonscrite. ⟡ **PURULENTE** *(angl. purulent —).* Forme de péricardite dont la caractéristique est la nature de l'épanchement : pus. ⟡ **SÈCHE** *(angl. dry —).* Péricardite fibrineuse sans formation d'épanchement. ⟡ **SÉROFIBRINEUSE** *(angl. serofibrinous —).* Forme de péricardite dont la caractéristique est la nature de l'épanchement : exsudation sérofibrineuse. ⟡ **TUBERCULEUSE** *(angl. tuberculous —).* Localisation du processus tuberculeux au niveau du péricarde.

PÉRICARDOTOMIE *s. f.* ☞ ***PÉRICARDIOTOMIE.***

PÉRICARYON *s. m. (angl. perikaryon).* Cytoplasme contenu dans le corps de la cellule nerveuse.

PÉRICELLULAIRE *adj. (angl. pericellular).* Qui entoure la cellule.

PÉRICÉMENT *s. m. (angl. pericementum).* Région du parodonte entourant le cément de la racine dentaire.

PÉRICÉMENTITE *s. f. (angl. pericementitis).* Inflammation du desmondonte. SYN. ***DESMODONTITE.***

PÉRICHOLANGITE *s. f. (angl. pericholangitis).* ☞ ***PÉRIANGIOCHOLITE.***

PÉRICHOLÉCYSTITE *s. f. (angl. pericholecystitis).* Inflammation du tissu conjonctif qui entoure la vésicule biliaire.

PÉRICHONDRE *s. m. (NA. perichondrium). (angl. perichondrium).* Membrane de tissu fibreux qui recouvre la surface de certains cartilages, tels que les cartilages costaux.

PÉRICHONDRITE *s. f. (angl. perichondritis).* Inflammation du périchondre, surtout fréquente au niveau du larynx.

PÉRICHONDROME *s. m. (angl. perichondroma).* Tumeur bénigne développée aux dépens du périchondre articulaire ou épiphysaire.

PÉRICOLIQUE *adj. (angl. pericolic).* Qui est situé autour du colôn.

PÉRICOLITE *s. f. (angl. pericolitis).* Inflammation de la séreuse péritonéale du côlon. ⟡ **MEMBRANEUSE (DE JACKSON)** *(angl. membranous —).* Forme anatomique de péricolite localisée au niveau de la membrane de Jackson. ☞ ***MEMBRANE DE JACKSON.***

PÉRICOLPITE *s. f. (angl. pericolpitis).* ☞ ***PÉRIVAGINITE.***

PÉRICORNÉEN *adj. (angl. pericorneal).* Qui est situé autour de la cornée.

PÉRICORONARITE *s. f. (angl. pericoronitis).* Inflammation de la gencive entourant la couronne d'une dent incluse ou en voie d'éruption.

PÉRICOWPÉRITE *s. f. (angl. pericowperitis).* Inflammation du tissu conjonctif entourant les glandes bulbo-urétrales (de Cowper).

PÉRICOXITE *s. f. (angl. pericoxitis).* Inflammation des tissus qui entourent l'articulation coxofémorale.

PÉRICYSTITE *s. f. (angl. pericystitis).* Inflammation du tissu conjonctif entourant la vessie.

PÉRICYTE *s. m. (angl. pericyte).* Cellule pourvue de prolongements cytoplasmiques allongés et entourés d'une membrane basale disposée le long des capillaires formant le périthélium.

PÉRIDIDYME *s. m. (angl. perididymis).* Tunique vaginale du testicule.

PÉRIDIDYMITE *s. f. (angl. perididymitis).* Inflammation du périddyme.

PÉRIDIVERTICULITE *s. f. (angl. peridiverticulitis).* Inflammation de la séreuse péritonéale entourant un diverticule intestinal.

PÉRIDUODÉNITE *s. f. (angl. periduodenitis).* Péritonite chronique localisée autour du duodénum, qu'elle déforme et fixe par des adhérences.

PÉRIDURAL *adj. (angl. peridural).* Qui est autour de la dure-mère.

PÉRIENCÉPHALITE *s. f. (angl. periencephalitis).* Inflammation du cortex cérébral et des méninges. ◇ **CHRONIQUE DIFFUSE** ☞ ***PARALYSIE GÉNÉRALE PROGRESSIVE.***

PÉRIENTÉRITE *s. f. (angl. perienteritis).* Inflammation de la séreuse péritonéale de l'intestin grêle : péritonite.

PÉRIÉPENDYMAIRE *adj. (angl. periependymal).* Qui est situé autour de l'épendyme.

PÉRIFOCAL *adj. (angl. perifocal).* Qui est situé ou qui apparaît autour d'un foyer d'infection.

PÉRIFOLLICULAIRE *adj. (angl. perifollicular).* Qui est situé autour d'un follicule, en particulier un follicule pileux.

PÉRIFOLLICULITE *s. f.* ◇ **PILAIRE** *(angl. perifolliculitis).* Inflammation de la peau qui entoure le follicule pileux. ◇ **PUSTULEUSE SUPERFICIELLE** *(angl. superficial pustular perifolliculitis).* Dermatose staphylococcique débutant par des pustules localisées au niveau des orifices des glandes pilosébacées du cuir chevelu. SYN. ***IMPÉTIGO DE BOCKHART.***

PÉRIGANGLIONNAIRE *adj. (angl. periganglionic).* Qui est situé autour d'un ganglion.

PÉRIGASTRIQUE *adj. (angl. perigastric).* Qui est situé autour de l'estomac.

PÉRIGASTRITE *s. f. (angl. perigastritis).* Inflammation de la séreuse péritonéale de l'estomac: péritonite localisée.

PÉRIGLANDULAIRE *adj. (angl. periglandular).* Qui se trouve autour d'une glande.

PÉRIHÉPATIQUE *adj. (angl. perihepatic).* Qui est situé autour du foie.

PÉRIHÉPATITE *s. f. (angl. perihepatitis).* Inflammation aigüe ou chronique de l'enveloppe fibreuse du foie. SYN. ***CAPSULITE HÉPATIQUE.*** ◇ **CHRONIQUE HYPERPLASIQUE** *(angl. — chronica hyperplastica).* Inflammation chronique de la capsule hépatique qui devient épaisse, nacrée, et présente des adhérences avec les tissus voisins. ◇ **GONOCOCCIQUE** *(angl. gonococcal —).* Complication de l'infection gonococcique, affectant uniquement les femmes. Il s'agit d'une péritonite périhépatique, d'origine génitale. SYN. ***FITZ-HUGH ET CURTIS (SYNDROME DE).***

PÉRIHERNIAIRE *adj. (angl. perihernial).* Qui est situé ou qui survient autour d'une hernie.

PÉRIJÉJUNITE *s. f. (angl. perijejunitis).* Inflammation des tissus entourant le jéjunum.

PÉRIKÉRATIQUE *adj. (angl. perikeratic).* Qui entoure la cornée.

PÉRIKYSTITE *s. f. (angl. pericystitis).* Inflammation du tissu cellulovasculaire qui entoure un kyste.

PÉRILABYRINTHITE *s. f. (angl. perilabyrinthitis).* Inflammation des tissus entourant le labyrinthe.

PÉRILOBAIRE *adj. (angl. perilobar).* Situé autour d'un lobe.

PÉRILOBULITE *s. f. (angl. perilobulitis).* Inflammation du tissu conjonctif qui entoure les lobules pulmonaires.

PÉRILYMPHADÉNITE *s. f. (angl. perilymphadenitis).* Inflammation des tissus qui entourent un nœud lymphatique ou un groupe de nœuds lymphatiques.

PÉRILYMPHANGITE *s. f. (angl. perilymphangitis).* Inflammation des tissus situés autour des vaisseaux lymphatiques.

PÉRILYMPHATIQUE *adj. (angl. perilymphatic).* **1.** Qui se rapporte à la périlymphe. **2.** Qui est situé autour d'un vaisseau lymphatique.

PÉRILYMPHE *s. f. (NA. perilympha). (angl. perilymph).* Liquide contenu dans l'espace entre le labyrinthe membraneux et le labyrinthe osseux de l'oreille interne.

PÉRIMASTITE *s. f. (angl. perimastitis).* Inflammation du tissu conjonctif qui entoure la glande mammaire.

PÉRIMAXILLITE *s. f. (angl. perimaxillitis).* Inflammation du périoste du maxillaire.

PÉRIMÈTRE *s. m. (angl. perimeter).* Appareil permettant de mesurer le champ visuel, constitué d'un arc de cercle gradué pouvant tourner autour de son axe.

PÉRIMÉTRIE *s. f. (angl. perimetry).* Examen et mesure précise de l'étendue du champ visuel central et périphérique utilisant la projection de tests lumineux dans une coupole.

PÉRIMÉTRITE *s. f. (angl. perimetritis).* Inflammation du tissu conjonctif autour de l'utérus : pelvipéritonite.

PÉRIMÉTRIUM *s. m. (angl. perimetrium).* Tunique séreuse de l'utérus.

PÉRIMÉTROSALPINGITE *s. f. (angl. perimetrosalpingitis).* Inflammation des tissus entourant l'utérus et les trompes utérines : pelvipéritonite.

PÉRIMYOSITE *s. f. (angl. perimyositis).* Inflammation du tissu conjonctif qui entoure un muscle.

PÉRIMYSIUM *s. m. (NA. perimysium). (angl. perimysium).* Nappe de tissu conjonctif qui entoure le muscle et de laquelle partent des prolongements isolant les différents faisceaux.

PÉRINATAL *adj. (angl. perinatal).* Qui se rapporte à la période comprise entre les dernières semaines de grossesse et le 7e jour après la naissance (période périnatale).

PÉRINATALITÉ *s. f. (angl. perinatal period).* Tout ce qui concerne la naissance.

PÉRINATOLOGIE *s. f. (angl. perinatology).* Partie de la médecine qui étudie la physiologie et la pathologie de la mère et de l'enfant pendant la période périnatale. SYN. ***MÉDECINE PÉRINATALE.***

PÉRINÉAL *adj. (angl. perineal).* Qui se rapporte au périnée.

PÉRINÉE *s. m. (NA. perineum). (angl. perineum).* Région de forme rhomboïde qui s'étend en longueur depuis la symphyse pubienne jusqu'à la pointe du coccyx et en largeur d'une tubérosité ischiatique à l'autre. Il se divise en un périnée antérieur ou urogénital, zone triangulaire ayant la symphyse pubienne comme sommet et la ligne bi-ischiatique comme base, et un périnée postérieur ou anal, triangle plus petit dont la base est la ligne bi-ischiatique et le sommet la pointe du coccyx. SYN. ***PLANCHER PELVIEN.***

PÉRINÉO-ANAL *adj. (angl. perineoanal).* Qui se rapporte au périnée et à l'anus.

PÉRINÉOPLASTIE *s. f. (angl. perineoplasty).* Chirurgie plastique du périnée.

PÉRINÉORRAPHIE *s. f. (angl. perineorrhaphy).* Suture d'une déchirure ou d'une plaie périnéale.

PÉRINÉOSCROTAL *adj. (angl. perineoscrotal).* Qui se rapporte au périnée et au scrotum.

PÉRINÉOSTOMIE *s. f. (angl. perineostomy).* Urétrostomie périnéale.

PÉRINÉOTOMIE *s. f. (angl. perineotomy).* Incision chirurgicale du périnée.

PÉRINÉOVAGINAL *adj. (angl. perineovaginal).* Qui se rapporte au périnée et au vagin.

PÉRINÉOVAGINORECTAL *adj. (angl. perineovaginorectal).* Qui se rapporte au périnée, au vagin et au rectum.

PÉRINÉOVULVAIRE *adj. (angl. perineovulvar).* Qui se rapporte au périnée et à la vulve.

PÉRINÉPHRÉTIQUE *adj. (angl. perinephric).* Qui est situé autour du rein.

PÉRINÉPHRITE *s. f. (angl. perinephritis).* Inflammation aiguë ou chronique du tissu cellulaire entourant le rein, évoluant soit vers la sclérose, soit vers l'hypertrophie avec infiltration du tissu graisseux périrénal, soit vers le phlegnon périnéphrétique.

PÉRINEURAL *adj. (angl. perineural).* Qui est situé autour d'un nerf.

PÉRINÈVRE *s. m. (NA. perineurium). (angl. perineurium).* Tissu conjonctif qui entoure chaque faisceau nerveux d'un nerf périphérique. ☞ ***ÉPINÈVRE.***

PÉRINÉVRITE *s. f. (angl. perineuritis).* Inflammation du périnèvre.

PÉRINUCLÉAIRE *adj. (angl. perinuclear).* Qui entoure un noyau.

PÉRIOCULAIRE *adj. (angl. periocular).* Qui entoure l'œil.

PÉRIODE *s. f. (angl. period, stage).* **1.** Phase distincte dans le cours d'une maladie. **2.** En chimie, ensemble des éléments figurant sur la même ligne dans le tableau de la classification périodique des éléments. ~ **ALGIDE** *(angl. algid stage).* Phase du choléra caractérisée par un état grave de déshydratation, avec hypotension, tachycardie et hypothermie. ~ **D'ÉRUPTION OU D'EFFLORESCENCE** *(angl. eruptive stage).* Phase de développement de l'éruption dans une maladie exanthématique. ~ **D'ÉTAT** *(angl. acme).* Phase d'une maladie au cours de laquelle les symptômes présentent leur intensité maximale. ~ **D'INCUBATION** *(angl. incubative stage).* Première période d'une maladie infectieuse, depuis l'entrée de l'agent pathogène dans l'organisme jusqu'à l'apparition du premier symptôme de la maladie. ~ **D'INVASION** *(angl. invasive stage).* Période d'apparition des premiers symptômes d'une maladie infectieuse. ~ **DE DÉCLIN OU DE DÉFERVESCENCE** *(angl. defervescent stage).* Phase d'une maladie au cours de laquelle tous les symptômes diminuent graduellement d'intensité. ~ **DE FROID, DE CHALEUR, DE SUDATION** *(angl. cold, hot, sweeting stage).* Chacun des trois stades successifs caractéristiques d'un accès de paludisme. ~ **DE LATENCE** *(angl. latent period).* **1.** Période qui s'écoule entre la stimulation d'une structure excitable et la réponse correspondante. EX. *la contraction musculaire.* **2.** Période pendant laquelle une maladie en cours de développement ne se manifeste encore par aucun symptôme. **3.** Bref intervalle de temps qui succède au moment où un nerf ou un muscle entrent en activité fonctionnelle et au cours duquel ces organes ne répondent pas à un second stimulus. ~ **ISOÉLECTRIQUE** *(angl. isoelectric period).* Moment du cycle cardiaque au cours duquel le galvanomètre n'enregistre aucune déflection. ~ **MENSTRUELLE** *(angl. menstrual period).* Période pendant laquelle s'écoulent les règles.

⟡ **RADIOACTIVE** *(angl. half life period).* Temps nécessaire pour que l'activité d'un élément radioactif soit réduite à la moitié de sa valeur initiale, ou pour que la moitié de ses atomes se soit désintégrée. ⟡ **RÉFRACTAIRE** *(angl. refractory period).* Bref intervalle de temps qui succède au moment où un nerf ou un muscle entrent en activité fonctionnelle et au cours duquel ces organes ne répondent pas à un second stimulus.

PÉRIODICITÉ *s. f. (angl. periodicity).* Répétition de phénomènes à intervalles réguliers. ⟡ **PALUDIQUE** *(angl. malarial —).* Récidives plus ou moins régulières à intervalles de un, deux ou trois jours, dans le paludisme.

PÉRIODIQUE *adj. (angl. periodic).* Qui se reproduit à intervalles réguliers. ⟡ **(MALADIE)** *(angl. familial Mediterranean fever).* Maladie auto-inflammatoire, héréditaire à transmission autosomique récessive, touchant surtout les Arméniens et les Juifs d'Afrique du Nord. Elle débute généralement entre 5 et 15 ans. Elle se caractérise par des accès fébriles aigus et régressifs en 24 à 48 heures, avec douleurs articulaires ou abdominales. Elle se complique parfois d'amylose AA, avec risque rénal. Elle est liée à la mutation du gène de la marénostrine. SYN. ***FIÈVRE FAMILIALE MÉDITERRANÉENNE.***

PÉRIODONTE *s. m. (angl. periodontium).* ☞ ***DESMODONTE.***

PÉRIODONTITE *s. f. (angl. periodontitis).* ☞ ***DESMODONTITE.*** ⟡ **EXPULSIVE** *(angl. pyorrhea alveolaris).* ☞ ***PARODONTOLYSE.***

PÉRIODONTOCLASIE *s. f. (angl. paraodontolysis).* ☞ ***PARODONTOLYSE.***

PÉRIŒSOPHAGIEN *adj. (angl. periesophageal).* Qui est situé ou qui se produit autour de l'œsophage.

PÉRIŒSOPHAGITE *s. f. (angl. periesophagitis).* Inflammation des tissus qui entourent l'œsophage.

PÉRIOMBILICAL *adj. (angl. periumbilical).* Qui est situé autour de l'ombilic.

PÉRIONYCHIUM *s. m. (angl. perionychium).* Épiderme qui borde l'ongle.

PÉRIONYXIS *s. f. (angl. perionyxis).* Inflammation des tissus qui entourent l'ongle.

PÉRIOOPHORITE *s. f. (angl. perioophoritis).* ☞ ***PÉRIOVARITE.***

PÉRIOOPHOROSALPINGITE *s. f. (angl. perioophorosalpingitis).* Inflammation des tissus situés autour de l'ovaire et de la trompe utérine.

PÉRIOOTHÉCITE *s. f. (angl. perioothecitis).* ☞ ***PÉRIOVARITE.***

PÉRIOPHTALMITE *s. f. (angl. periophthalmitis).* SYN. ***PHLEGMON DE L'ORBITE.***

PÉRIOPTOMÉTRIE *s. f. (angl. perioptometry).* Mesure de l'étendue du champ visuel et mesure de l'acuité visuelle périphérique.

PÉRIORAL *adj. (angl. perioral).* Qui est situé autour de la bouche.

PÉRIORCHITE *s. f. (angl. periorchitis).* ☞ ***PACHYVAGINALITE.***

PÉRIORIFICIEL *adj. (angl. periorificial).* Qui est situé autour d'un orifice.

PÉRIOSTAL OU PÉRIOSTÉAL *(angl. periosteal).* Qui concerne le périoste.

PÉRIOSTE *s. m. (NA. periosteum). (angl. periosteum).* Membrane fibreuse, blanche, plus ou moins épaisse et résistante selon l'âge, qui recouvre complètement l'os, sauf au niveau des points d'incrustation des cartilages et d'insertion des tendons. Le périoste se compose d'une couche externe conjonctive et d'une couche interne formée de fibres élastiques et d'ostéoblastes. Il sert à la distribution des vaisseaux dans le tissu osseux et à la formation et à la régénération de ce dernier. ⟡ **ALVÉOLAIRE** *(angl. alveolar periosteum).* Partie du desmodonte qui tapisse les parois internes de l'os alvéolaire.

PÉRIOSTÉ *adj.* ☞ ***PÉRIOSTAL OU PÉRIOSTÉAL.***

PÉRIOSTÉOGENÈSE *s. f. (angl. periosteogenesis).* Élaboration du tissu osseux par le périoste.

PÉRIOSTÉOME *s. m. (angl. periosteoma).* Tumeur du périoste secondaire à un traumatisme.

PÉRIOSTÉOPHYTE *s. f. (angl. periosteophyte).* Ostéophyte du périoste.

PÉRIOSTIQUE *adj.* ☞ ***PÉRIOSTAL OU PÉRIOSTÉAL.***

PÉRIOSTITE *s. f. (angl. periostitis).* Inflammation, aigüe ou chronique, du périoste, accompagnée généralement d'une atteinte osseuse. La forme aiguë, d'origine infectieuse, se caractérise par une douleur, une suppuration, des symptômes généraux et habituellement une nécrose. ⟡ **ALBUMINEUSE** *(angl. albuminous —).* Forme de périostite caractérisée par l'exsudation d'un liquide clair dans une cavité sous-périostique. Elle représente une variété atténuée d'ostéomyétite staphylococcique. ⟡ **HYPERPLASTIQUE** *(angl. — hyperplastica).* Inflammation chronique avec épaississement du périoste.

PÉRIOSTOSE *s. f. (angl. periostosis).* Épaississement diffus du périoste.

PÉRIOTIQUE *adj. (angl. periotic).* Qui est situé autour de l'oreille, en particulier de l'oreille interne.

PÉRIOVARITE *s. f. (angl. periovaritis).* Inflammation des tissus entourant l'ovaire. SYN. ***PÉRIOOPHORITE.***

PÉRIPANCRÉATIQUE *adj. (angl. peripancreatic).* Qui est situé autour du pancréas.

PÉRIPANCRÉATITE *s. f. (angl. peripancreatitis).* Inflammation des tissus entourant le pancréas.

PÉRIPAPILLAIRE *adj. (angl. peripapillary).* Qui est situé autour d'une papille, notamment de la papille optique.

PÉRIPARTUM *s. m. (angl. peripartum).* Période comprenant le dernier mois de la grossesse et les premiers mois suivant l'accouchement.

PÉRIPHACITE *s. f. (angl. periphacitis).* Inflammation de la capsule du cristallin.

PÉRIPHARYNGÉ *adj. (angl. peripharyngeal).* Qui est situé autour du pharynx. SYN. ***PÉRIPHARYNGIEN.***

PÉRIPHÉRIE *s. f. (angl. periphery).* Région du corps ou d'un organe éloignées du centre.

PÉRIPHLÉBITE *s. f. (angl. periphlebitis).* Inflammation de la tunique externe d'une veine et du tissu conjonctif qui l'entoure. SYN. ***PARAPHLÉBITE.***

PÉRIPHRÉNITE *s. f. (angl. periphrenitis).* Inflammation des tissus entourant le diaphragme.

PERIPLANETA Genre d'insectes de la famille des Blattidés (blattes). L'espèce *Periplaneta americana* est l'hôte intermédiaire habituel du ver *Gigantorhynchus moniliformis.*

PÉRIPLEURAL *adj. (angl. peripleural).* Qui est situé autour de la plèvre.

PÉRIPLEURITE *s. f. (angl. peripleuritis).* Inflammation du tissu conjonctif situé entre la plèvre pariétale et la paroi thoracique.

PÉRIPLOCINE *s. f. (angl. periplocin).* Glucoside cristallisable extrait de l'écorce de l'arbuste asclépiadacé *Periploca graeca*, d'action semblable à celle de la digitaline.

PÉRIPNEUMONIE *s. f. (angl. pleuropneumonia).* Pneumonie corticale ou pleuropneumonie.

PÉRIPROCTITE *s. f. (angl. periproctitis).* Inflammation des tissus qui entourent le rectum et l'anus. SYN. ***PÉRIRECTITE.*** ⬄ **SEPTIQUE DIFFUSE** *(angl. gangrenous —).* Phlegmon diffus localisé autour du rectum et de l'anus.

PÉRIPROSTATIQUE *adj. (angl. periprostatic).* Qui est situé ou qui se produit autour de la prostate.

PÉRIPROSTATITE *s. f. (angl. periprostatitis).* Inflammation du tissu conjonctif entourant la prostate compliquant habituellement une prostatite aiguë.

PÉRIPYLÉPHLÉBITE *s. f. (angl. peripylephlebitis).* Inflammation des tissus autour de la veine porte.

PÉRIPYLORIQUE *adj. (angl. peripyloric).* Qui est situé autour du pylore.

PÉRIRADICULAIRE *adj. (angl. periradicular).* Qui est situé autour d'une racine, dentaire en particulier.

PÉRIRECTAL *adj. (angl. perirectal).* Qui est situé autour du rectum.

PÉRIRECTITE *s. f. (angl. perirectitis).* ☞ ***PÉRIPROCTITE.***

PÉRIRÉNAL *adj. (angl. perirenal).* Qui est situé autour du rein.

PÉRISALPINGITE *s. f. (angl. perisalpingitis).* Inflammation du péritoine entourant la trompe utérine.

PÉRISCLÉRITE *s. f. (angl. episcleritis).* ☞ ***ÉPISCLÉRITE.***

PÉRISIGMOÏDITE *s. f. (angl. perisigmoiditis).* Inflammation de la séreuse péritonéale de l'anse sigmoïde du côlon.

PÉRISPLÉNIQUE *adj. (angl. perisplenic).* Qui est situé autour de la rate.

PÉRISPLÉNITE *s. f. (angl. perisplenitis).* Inflammation du péritoine qui entoure la rate.

PÉRISPONDYLITE *s. f. (angl. perispondylitis).* Inflammation des tissus qui entourent les vertèbres.

PÉRISTALTINE *s. f. (angl. peristaltin).* Glucoside à propriétés laxatives contenu dans le cascara sagrada (*Rhamnus purshiana*).

PÉRISTALTIQUE *adj. (angl. peristaltic).* Qui se rapporte au péristaltisme.

PÉRISTALTISME *s. m. (angl. peristalsis).* Mouvement caractéristique de certains organes tubulaires pourvus de fibres musculaires longitudinales et circulaires, notamment l'intestin, qui propulse le contenu de ces organes. ⬄ **CONTRAIRE** *(angl. reverse —).* Péristaltisme qui propulse le contenu de l'intestin en direction céphalique. SYN. ***ANTIPÉRISTALTISME.***

PÉRISTAPHYLIN *adj. (angl. peristaphyline).* Qui est situé autour de l'uvule.

PÉRISTAPHYLITE *s. f. (angl. peristaphylitis).* Inflammation du palais mou autour de l'uvule.

PÉRISTASE *s. f. (angl. peristasis).* Ensemble des caractères non héréditaires, exprimés par un individu en relation avec son exposition à un environnement.

PÉRISYNOVIAL *adj. (angl. perisynovial).* Qui est situé autour d'une membrane synoviale.

PÉRISYNOVITE *s. f. (angl. perisynovitis).* Inflammation du tissu conjonctif qui entoure une synoviale.

PÉRITECTOMIE *s. f. (angl. peritectomy).* Traitement du pannus par excision d'un lambeau circulaire de conjonctive autour de la cornée. SYN. ***PÉRECTOMIE.***

PÉRITENDINITE *s. f. (angl. peritendinitis).* Inflammation d'une gaine tendineuse. SYN. ***PÉRITÉNONITE.***

PÉRITESTIS *s. m.* ☞ ***PÉRIDIDYME.***

PÉRITHÈCE *s. m. (angl. perithecium).* Ascocarpe des champignons *Pyrénomycètes* (classe des *Ascomycètes*), en forme de bouteille et qui, à maturité, s'ouvre pour laisser sortir les spores.

PÉRITHÉLIOME *s. m. (angl. perithelioma).* Tumeur maligne développée aux dépens du périthélium.

PÉRITHÉLIUM *s. m. (angl. perithelium).* Couche de cellules et de fibrilles qui entoure les capillaires.

PÉRITHORACIQUE *adj. (angl. perithoracic).* Qui entoure le thorax.

PÉRITHYROÏDITE *s. f. (angl. perithyreoiditis).* Inflammation de la capsule de la glande thyroïde.

PÉRITOINE *s. m. (NA. peritoneum). (angl. peritoneum).* Membrane séreuse, la plus étendue du corps, résistante, incolore, composée du péritoine pariétal, qui tapisse les parois abdominales et la surface inférieure du diaphragme, et du péritoine viscéral, qui se réfléchit en divers points sur les viscères, pour les envelopper complètement (estomac, intestin, etc.), ou en partie (vessie, rectum, etc.). Le péritoine sert à maintenir les viscères en place et permet la distribution vasculaire au moyen de ses replis : les mésos, qui relient les viscères avec la paroi abdominale postérieure, les omentums, replis insérés sur l'estomac, et les ligaments du foie, de la rate, de l'utérus, etc. L'espace compris entre le péritoine viscéral et le péritoine pariétal s'appelle la cavité péritonéale. ◇ **(MALADIE GÉLATINEUSE DU)** *(angl. gelatinous ascites).* Ascite de consistance gélatineuse secondaire à la rupture d'un kyste mucoïde de l'ovaire.

PÉRITOMIE *s. f. (angl. peritomy).* SYN. ***CIRCONCISION.*** ☞ ***POSTHECTOMIE.***

PÉRITOMISTE *s. m. (angl. peritomist).* Personne habilitée à pratiquer la circoncision.

PÉRITONÉAL *adj. (angl. peritoneal).* Qui se rapporte au péritoine. Ex. *cavité péritonéale.*

PÉRITONÉALGIE *s. f. (angl. peritonealgia).* Douleur péritonéale.

PÉRITONECTOMIE *s. f.* Opération qui consiste à enlever le péritoine pariétal, réalisée dans la cure radicale de carcinose péritonéale, habituellement suivie d'une chimiothérapie hyperthermique intrapéritonéale (CHIP).

PÉRITONÉOCENTÈSE *s. f. (angl. peritoneocentesis).* Paracentèse de la cavité péritonéale.

PÉRITONÉOCLYSE *s. f. (angl. peritoneoclysis).* Injection d'eau ou de sérum dans la cavité péritonéale.

PÉRITONÉOGRAPHIE *s. f. (angl. peritoneography).* Radiographie du péritoine après injection d'un produit de contraste dans la cavité péritonéale.

PÉRITONÉORRAGIE *s. f. (angl. peritoneorrhagia).* Hémorragie dans le péritoine.

PÉRITONÉOSCOPIE *s. f. (angl. peritoneoscopy).* ☞ ***CŒLIOSCOPIE.***

PÉRITONISATION *s. f. (angl. peritonization).* Recouvrement par le péritoine de la surface cruentée d'un organe abdominal et reconstitution par suture de la continuité entre le péritoine pariétal et le péritoine viscéral ou fermeture d'une solution de continuité du péritoine pariétal, effectuée à la fin d'une opération abdominale.

PÉRITONISME *s. m. (angl. peritonism).* Ensemble de symptômes simulant la péritonite, sans inflammation du péritoine. SYN. ***PSEUDO-PÉRITONITE.***

PÉRITONITE *s. f. (angl. peritonitis).* Inflammation du péritoine, aiguë ou chronique, généralisée ou localisée. ◇ **ABACTÉRIENNE** *(angl. abacterial —).* Péritonite sans germes décelables. ◇ **AIGUË** *(angl. acute —).* Inflammation aiguë du péritoine, généralement consécutive à la propagation d'une infection de voisinage ou à la perforation d'un organe creux. Elle se manifeste par des signes fréquemment graves, avec état toxi-infectieux sévère, constipation, parfois signes d'occlusion intestinale, vomissements, douleurs vives. ◇ **ASEPTIQUE** *(angl. aseptic —).* Forme de péritonite liée à l'irritation du péritoine par des substances chimiques ou antiseptiques, une radiumthérapie, etc. ◇ **BILIAIRE** *(angl. biliary —).* Péritonite consécutive à la rupture d'un conduit biliaire principal ou de la vésicule biliaire. ◇ **CHRONIQUE** *(angl. chronic —).* Inflammation chronique du péritoine, d'évolution insidieuse et progressive, généralement d'origine tuberculeuse ou cancéreuse. ◇ **DIAPHRAGMATIQUE** *(angl. diaphragmatic —).* Péritonite localisée à la surface inférieure du diaphragme. ◇ **DIFFUSE** *(angl. diffuse —).* Péritonite aigüe ou chronique, atteignant d'emblée la totalité ou la presque totalité du péritoine. SYN. ***PÉRITONITE GÉNÉRALISÉE.*** ◇ **ENCAPSULANTE** *(angl. peritoneal encapsulation).* Péritonite dans laquelle l'intestin est engainé dans une fausse membrane lisse, brillante et épaisse. ◇ **ENKYSTÉE** *(angl. encysted —).* Péritonite localisée, circonscrite par des adhérences. ◇ **FÉCALE** *(angl. fecal —).* Péritonite consécutive à une irruption de matières fécales dans la cavité abdominale. SYN. ***PÉRITONITE STERCORALE.*** ◇ **LOCALISÉE** *(angl. localized —).* Péritonite limitée à une région déterminée de l'abdomen. ***PÉRITONITE PARTIELLE.*** ◇ **MÉCONIALE** *(angl. meconium —).* Péritonite du nouveau-né causée par l'irruption de méconium dans la cavité péritonéale, consécutive à une perforation intestinale. ◇ **PELVIENNE** *(angl. pelvic —).* Péritonite localisée au niveau du petit pelvis. ◇ **PLASTIQUE** *(angl. plastic —).* Péritonite caractérisée par des adhérences entre le péritoine pariétal et le péritoine viscéral. ◇ **POSTOPÉRATOIRE** *(angl. postoperative —).* Péritonite compliquant une intervention chirurgicale. ◇ **PURULENTE** *(angl. purulent —).* Péritonite avec formation de pus dans la cavité péritonéale. ◇ **SEPTIQUE** *(angl. septic —).* Péritonite provoquée par des germes pyogènes, caractérisée par la présence d'un épanchement purulent. ◇ **SÉREUSE** *(angl. serous —).* Forme de péritonite caractérisée par un épanchement péritonéal important de caractère séreux. ◇ **STERCORALE** *(angl. stercoral —).* ☞ ***PÉRITONITE FÉCALE.*** ◇ **TRAUMATIQUE** *(angl. traumatic —).* Péritonite aiguë, provoquée par un traumatisme abdominal. ◇ **TUBERCULEUSE** *(angl. tuberculous —).* Péritonite chronique, due à *Mycobacterium tuberculosis*, se présentant sous diverses formes : infiltrée, ascitique, ulcéro-caséeuse, fibro-adhésive.

PÉRITONSILLAIRE *adj. (angl. peritonsillar).* Qui entoure les tonsilles. SYN. ***PÉRIAMYGDALIEN.***

PÉRITONSILLITE PHLEGMONEUSE *(angl. peritonsillitis).* Abcès formé au niveau du tissu cellulaire de la loge tonsillaire. SYN. **AMYGDALITE PHLEGMONEUSE.**

PÉRITRICHE *adj. (angl. peritrichous).* Se dit des micro-organismes unicellulaires pourvus de cils vibratiles répartis sur toute la surface du corps.

PÉRITROCHANTÉRIEN *adj. (angl. peritrochanteric).* Qui est situé autour du trochanter.

PÉRITYPHLITE *s. f. (angl. perityphlitis).* Inflammation du péritoine qui entoure le cæcum.

PÉRIUNGUÉAL *adj. (angl. periungual).* Qui est situé autour de l'ongle.

PÉRIURÉTÉRITE *s. f. (angl. periureteritis).* Inflammation du tissu conjonctif entourant l'uretère.

PÉRIURÉTRITE *s. f. (angl. periurethritis).* Inflammation des tissus entourant l'urètre.

PÉRIUTÉRIN *adj. (angl. periuterine).* Qui est situé ou qui se produit autour de l'utérus.

PÉRIVAGINAL *adj. (angl. perivaginal).* Qui est situé autour du vagin.

PÉRIVAGINITE *s. f. (angl. perivaginitis).* Inflammation du tissu entourant le vagin. SYN. ***PÉRICOLPITE.***

PÉRIVASCULAIRE *adj. (angl. perivascular).* Qui entoure un vaisseau.

PÉRIVASCULARITE *s. f. (angl. perivasculitis).* Inflammation du tissu conjonctif périvasculaire.

PÉRIVEINEUX *adj. (angl. perivenous).* Qui est situé autour d'une veine.

PÉRIVERTÉBRAL *adj. (angl. perivertebral).* Qui est situé autour d'une vertèbre.

PÉRIVÉSICAL *adj. (angl. perivesical).* Qui est situé autour de la vessie.

PÉRIVÉSICULITE *s. f. (angl. perivesiculitis).* Inflammation des tissus autour des vésicules séminales.

PÉRIVISCÉRAL *adj. (angl. perivisceral).* Qui est situé ou qui se produit autour d'un viscère.

PÉRIVISCÉRITE *s. f. (angl. perivisceritis).* Inflammation du péritoine autour d'un viscère.

PERLE *s. f. (angl. troche).* Capsule sphérique de gélatine contenant des substances médicamenteuses.

PERLÈCHE *s. f. (angl. perlèche, angular cheilitis).* **1.** Infection des commissures labiales, d'origine streptococcique. **2.** Par extension, toute affection inflammatoire de la commissure labiale, d'origine mycosique, carentielle, allergique ou mécanique.

PERLINGUAL *adj. (angl. perlingual).* À travers la langue. Se dit d'une méthode d'administration des médicaments, dans laquelle ceux-ci, placés sous la langue, sont absorbés au travers de la muqueuse linguale.

PERLS (COLORATION DE) *(angl. Perls' test).* Méthode histochimique de mise en évidence du fer sous forme d'hémosidérine au niveau d'un tissu.

PERMANGANATE *s. m. (angl. permanganate).* Tout sel de l'acide permanganique. Les permanganates sont oxydants et antiseptiques ; le permanganate de potassium ($KMnO_4$) est d'utilisation fréquente comme antiseptique externe.

PERMÉABILITÉ *s. f. (angl. permeability).* **1.** Propriété d'un corps de se laisser pénétrer par une substance. **2.** Capacité d'un conduit de laisser passer les liquides dans sa lumière. ◇ **CAPILLAIRE** *(angl. capillary —).* Propriété de l'endothélium des capillaires de permettre le passage de certains composants sanguins vers les tissus. ◇ **RÉNALE** *(angl. renal —).* Passage par le filtre rénal de substances contenues dans le plasma.

PERMÉABLE *adj. (angl. permeable).* Qui peut être traversé par des liquides ou des gaz.

PERMÉATION *s. f. (angl. permeation).* Propagation de proche en proche de cellules cancéreuses dans les canaux lymphatiques.

PERMICTIONNEL *adj.* Pendant l'émission d'urine.

PERMISSIVITÉ *s. f. (angl. permissivity).* Qualité d'une condition favorable à la multiplication d'un micro-organisme.

PERNICIEUX *adj. (angl. pernicious).* Qui a une évolution très grave. Se dit de certaines maladies. EX. *anémie pernicieuse, fièvre pernicieuse.*

PERNION *s. m. (angl. pernio).* SYN. **ENGELURES.**

PERNIOSE *s. f. (angl. perniosis).* Toute affection cutanée causée par le froid.

PÉRO- *(angl. pero-).* Préfixe d'origine grecque signifiant mutilé, difforme.

PÉROBRACHIUS *s. m. (angl. perobrachius).* Fœtus dont les bras sont congénitalement amputés.

PÉROCÉPHALE *s. m. (angl. perocephalus).* Fœtus dont la tête est déformée.

PÉROCHIRUS *s. m. (angl. perochirus).* Fœtus dont les mains sont plus ou moins amputées.

PÉRODACTYLIE *s. f. (angl. perodactyly).* Monstruosité consistant en l'amputation de doigts ou d'orteils.

PÉROMÈLE *s. m. (angl. peromelus).* Fœtus dont un ou plusieurs membres sont amputés d'un segment plus ou moins important.

PÉRONARTHROSE *s. f. (angl. peronarthrosis).* Articulation dont les surfaces sont convexes dans un sens et concaves dans une autre direction.

PÉRONÉ *s. m.* ☞ **FIBULA.**

PÉRONIER *adj.* ☞ **FIBULAIRE.**

PERONOSPORA Genre de champignons de l'ordre des *Péronosporales* (sous-classe des *Oomycètes*), parasites obligés et pathogènes des plantes supérieures. Ce sont les agents responsables du mildiou.

PEROPÉRATOIRE *adj. (angl. peroperative). intraoperative).* Qui se produit au cours d'une intervention chirurgicale.

PERORAL *adj.* *(angl. peroral).* Qui est administré par voie buccale. SYN. ***PER OS.***

PÉROSOMIE *s. f.* *(angl. perosomus).* Monstruosité caractérisée par des malformations importantes du tronc.

PÉROU (BAUME DU) *(angl. balsam of Peru).* Oléorésine extraite de *Myroxylon pereirae*, contenant de la vanilline, utilisée en dermatologie et comme expectorant et stomachique.

PEROXYDASE *s. f.* *(angl. peroxidase).* Type d'enzyme catalysant l'oxydation d'un composé par un peroxyde (notamment le peroxyde d'hydrogène ou eau oxygénée). Le composé oxydé agit comme donneur d'hydrogène. La catalase constitue un type particulier de peroxydase ; elle catalyse une réaction dans laquelle une des molécules de peroxyde d'hydrogène fonctionne comme accepteur d'hydrogène et l'autre comme donneur d'hydrogène, ce qui permet la formation d'oxygène moléculaire. Les peroxydases sont largement répandues dans le règne végétal et, dans une moindre mesure, dans le règne animal.

PEROXYDE *s. m.* *(angl. peroxide).* Tout oxyde contenant une plus grande quantité d'oxygène qu'un oxyde normal. Les peroxydes sont des oxydants puissants.

PÉROXYSOME *s. m.* *(angl. peroxisome).* Particule intracellulaire contenant des oxydases et une catalase ; elle intervient dans le métabolisme cellulaire. Son altération est à l'origine de maladies qualifiées de peroxysomiales.

PERPLEXITÉ ANXIEUSE *(angl. anxious perplexity).* Anomalie constituée par un mélange d'anxiété, de stupeur, d'étonnement et d'inquiétude précédant un épisode psychotique aigu. Elle est caractéristique des schizophrènes.

PERRIN-FERRATON (MALADIE DE) *(angl. Perrin-Ferraton disease).* Claquement sec lors de certains mouvements de la hanche en rapport avec l'accrochage par le trochanter du fascia lata. SYN. ***HANCHE À RESSAUT OU À RESSORT.***

PERRONCITO (SIGNE DE) *(angl. Perroncito's sign).* Douleur à la palpation de l'épigastre dans l'ankylostomiase.

PERSÉVÉRATION *s. f.* *(angl. perseveration).* Répétition de certains gestes ou mots, observée chez certains malades souffrant de troubles neuropsychologiques. ◇ **CLONIQUE** Reproduction constante d'un même geste. ◇ **TONIQUE** Conservation prolongée d'une même position.

PERSONNALITÉ *s. f.* *(angl. personality).* Synthèse de tous les éléments qui concourent à donner à un individu sa conformation mentale propre. ◇ **CYCLOÏDE** *(angl. cycloid —).* Personnalité chez laquelle se succèdent sous forme alternante des états d'exaltation, avec euphorie et hyperactivité, et d'autres états caractérisés par une dépression, avec hypoactivité et inhibition. ◇ **DÉPRESSIVE** *(angl. depressive —).* Personnalité caractérisée par une disposition à la tristesse, au négativisme, avec hypoactivité et apathie. ◇ **MULTIPLE** *(angl. multiple — disorder).* Trouble de la personnalité qui apparaît dissociée, au cours duquel le sujet adopte deux personnalités ou plus, chacune d'entre elles étant indépendante des autres. SYN. ***TROUBLE DISSOCIATIF DE L'IDENTITÉ.*** ◇ **HYSTÉRIQUE** *(angl. hysteric —).* Trouble de la personnalité caractérisé par une immaturité, une dépendance, une instabilité émotionnelle, une excitabilité, des attitudes séductrices et un théâtralisme. SYN. ***PERSONNALITÉ HISTRIONIQUE.*** ◇ **OBSESSIVO-COMPULSIVE** *(angl. obsessive-compulsive — disorder).* Trouble de la personnalité caractérisé par une méticulosité scrupuleuse, avec forte adhésion aux règles morales, conduites obsessionnelles, contrôle des affects, pensée rigide, inhibitions diverses et tendance à réaliser certains actes rituels et compulsifs. Pour la psychanalyse, cette structure exprime la prédominance de la fixation libidinale au stade sadique-anal. ◇ **PARANOÏAQUE** *(angl. paranoid — disorder).* Type de personnalité caractérisée par une méfiance excessive, une susceptibilité, un égocentrisme et une tendance aux conduites revendicatrices et quérulentes. ◇ **PASSIVE-AGRESSIVE** *(angl. passive-aggressive — disorder).* Type de personnalité dans laquelle le sujet exprime son agressivité sous une forme passive, avec entêtement, lenteur, tendance aux oublis, etc. SYN. ***PERSONNALITÉ ÉMOTIONNELLEMENT LABILE.*** ◇ **PHOBIQUE** *(angl. phobic — disorder).* Personnalité caractérisée par une timidité, une inhibition et un blocage dans les relations interpersonnelles, et des conduites d'évitement devant des situations anxiogènes ou de risque. SYN. ***PERSONNALITÉ ANXIEUSE OU ÉVITANTE.*** ◇ **PSYCHOPATHIQUE** *(angl. borderline —).* Entité nosographique de limites imprécises qui caractérise une évolution biographique, une structure spécifique de caractère et un ensemble habituel de conduites et de symptômes, comprenant une transgression, une altération des normes éthiques et sociales, une instabilité émotionnelle, une impulsivité et une tendance à l'action, et une fréquente prédisposition à la toxicomanie et à la délinquance. SYN. ***PERSONNALITÉ ANTISOCIALE OU DISSOCIALE.*** ◇ **SCHIZOÏDE** *(angl. schizoid — disorder).* Personnalité caractérisée par la tendance à l'isolement, l'introversion et des difficultés à manifester les affects. ◇ **(TROUBLES DE LA)** *(angl. — disorders).* En termes généraux, tout type de déviation psychopathologique (névrose, psychose, perversion). Certains auteurs désignent ainsi le développement anormal de la structure de la personnalité qui perturbe l'individu et sa relation aux autres (psychopathie, sociopathie, etc.).

PERSONNIFICATION *s. f.* *(angl. identification).* Identification de soi-même à une autre personne.

PERSPIRATION *s. f.* *(angl. perspiration).* **1.** Échanges respiratoires qui s'effectuent à travers les téguments ; importante chez certains animaux (les batraciens par exemple), la perspiration est négligeable chez l'homme. **2.** Élimination d'eau par évaporation continue, imperceptible, à la surface de la peau (perspiration insensible), ou par évaporation de la sueur qui s'y est accumulée (perspiration sensible).

PERSULFATE *s. m. (angl. persulfate).* Sel de l'acide persulfurique. Tous les persulfates sont des oxydants énergiques.

PERTES BLANCHES *(angl. leukorrhea).* ☞ ***LEUCORRHÉE.***

PERTHES ◇ **(ÉPREUVE DE)** *(angl. Perthes' test).* Manœuvre destinée à explorer l'état de la circulation profonde des membres inférieurs. On met en place un bandage modérément serré à la racine de la cuisse, et on fait marcher rapidement le patient. Si les veines profondes sont oblitérées, le patient éprouve une sensation de tension douloureuse du mollet. ◇ **(INCISION DE)** *(angl. Perthes' incision).* Incision à angle droit donnant une voie d'accès sur la vésicule biliaire. Elle est formée d'un segment vertical entre l'appendice xiphoïde et l'ombilic, et d'un segment horizontal sectionnant le muscle droit, de l'extrémité inférieure du segment vertical jusqu'au rebord costal. ◇ **(MALADIE DE)** *(angl. Perthes' disease).* ☞ ***OSTÉOCHONDRITE DÉFORMANTE JUVÉNILE DE LA HANCHE.***

PERTHES-JÜNGLING (MALADIE DE) *(angl. Perthes-Jüngling disease).* Atteinte sarcoïdosique des doigts et des orteils avec à la radiologie des images claires et arrondies. SYN. ***OSTÉITE CYSTOÏDE.***

PERTIK (DIVERTICULE DE) *(angl. Pertik's diverticulum).* Fossette de Rosenmüller anormalement profonde.

PERVERS *adj. (angl. perverse).* Qui présente une perversion. S'emploie également comme substantif et qualifie un sujet jouissant de l'angoisse d'autrui.

PERVERSION *s. f. (angl. perversion).* **1.** Déviation, anomalie d'un instinct (plus spécialement de l'instinct sexuel), portant sur son but, son objet ou son mode de satisfaction. **2.** Déséquilibre du comportement, défini principalement par l'inadaptabilité, l'amoralité, l'inaffectivité.

PERVERSITÉ *s. f. (angl. perversity).* Disposition à réaliser intentionnellement des actes qui provoquent une douleur, un préjudice ou une souffrance aux autres. Elle est habituellement en relation avec le désir ou le besoin d'enfreindre les règles éthiques.

PÈSE-BÉBÉ *s. m. (angl. baby scale).* Balance servant à peser les nouveau-nés ou les bébés.

PESSAIRE *s. m. (angl. pessary).* Appareil que l'on introduit dans le vagin pour soutenir l'utérus, le ramener dans sa position normale, réduire ou maintenir une hernie faisant saillie dans le vagin, ou encore dans un but anticonceptionnel. Il en existe de nombreux modèles.

PESTE *s. f. (angl. plague).* Maladie infectieuse aiguë, contagieuse et épidémique, très grave, causée par le bacille de Yersin (*Yersinia pestis*), qui est transmis à l'homme par la piqûre de puces de rongeurs. Le plus souvent, il s'agit d'une peste bubonique, caractérisée par des tuméfactions ganglionnaires douloureuses, suppuratives (bubons pesteux), compliquées, au stade terminal, par une infection généralisée. Plus rarement, l'infection atteint le poumon (peste pulmonaire) par inhalation de germes au contact des malades, ou est généralisée d'emblée (peste septicémique ou peste noire), aboutissant rapidement à la mort. La peste reste endémique en Asie et en Afrique Centrale. ◇ **AVIAIRE** *(angl. avian plague).* Affection virale due à un orthomyxovirus atteignant les oiseaux. ◇ **BOVINE** *(angl. cattle plague).* Affection virale des bovidés. ◇ **DE LA VALLÉE PAHVANT** *(angl. Pahvant valley plague).* ☞ ***TULARÉMIE.*** ◇ **ENDOGÉE** *(angl. residual plague).* Peste résiduelle en rapport avec la présence du bacille de Yersin dans le sol des terriers de certains rongeurs. ◇ **ÉQUINE** *(angl. equine plague).* Affection virale mortelle des équidés frappant certaines régions d'Afrique. ◇ **NOIRE** *(angl. bubonic plague).* Forme de peste, ainsi dénommée à cause des pétéchies étendues qu'elle provoque, aboutissant rapidement à la mort, avant l'apparition des bubons. SYN. ***PESTE SEPTICÉMIQUE.*** ◇ **PORCINE** *(angl. swine plague).* Affection virale du porc due à un pestivirus transmisible à l'homme. SYN. ***HOG-CHOLÉRA.***

PESTICIDE *s. m. (angl. pesticide).* Produit chimique capable de détruire des organismes vivants (animaux ou végétaux) considérés comme nuisibles.

PESTIFÉRÉ *adj. (angl. plague-stricken).* Qui est atteint de la peste. S'utilise aussi comme substantif.

PESTILENTIEL *adj. (angl. pestilential).* **1.** Qui répand une odeur nauséabonde. **2.** Qui se rapporte à une maladie contagieuse particulièrement meurtrière. Les maladies pestilentielles sont maintenant appelées maladies quarantenaires.

PESTIVIRUS *s. m. (angl. pestivirus).* Genre de virus de la famille des Flaviviridae comportant en particulier le virus de la peste porcine.

PET *(angl. PET).* Abréviation de l'anglais *Positron Emission Tomography.* ☞ ***TOMOGRAPHIE PAR ÉMISSION DE POSITONS.***

PÉTÉCHIAL *adj. (angl. petechial).* Qui se rapporte aux pétéchies ; qui s'accompagne de pétéchies.

PÉTÉCHIE *s. f. (angl. petechia).* Petite tache hémorragique cutanée, d'un rouge violacé, punctiforme ou lenticulaire, due à la rupture de capillaires. Les pétéchies sont les éléments caractéristiques du purpura.

PETERSEN ◇ **(BALLON DE)** *(angl. Petersen's bag).* Ballon en caoutchouc gonflable qui s'introduit dans le rectum pour surélever la vessie lors d'une cystostomie sus-pubienne. ◇ **(OPÉRA-**

TION DE) *(angl. Petersen's lithotomy).* Technique de lithotomie par cystostomie sus-pubienne.

PETGES-CLÉJAT (MALADIE DE) *(angl. poikiloderma vasculare atrophicans).* Sclérose atrophique de la peau avec myosite généralisée. Cliniquement, association de lésions cutanées et d'une atrophie musculaire progressive, prédominant au niveau des ceintures scapulaire et pelvienne, avec impotence fonctionnelle et déformation des membres. variété de dermatomyosite. SYN. ***POÏKILODERMATOMYOSITE DE PETGES-CLÉJAT.***

PÉTHIDINE *s. f. (angl. pethidine).* Carboxylate d'éthyl-méthyl-phényl-pipéridine. Analgésique puissant, dont l'action est voisine de celle de la morphine, administré par voie orale, parentérale ou rectale. SYN. ***MÉPÉRIDINE.***

PETIT ◇ (CANAL DE) ☞ ***ESPACES ZONULAIRES.*** **◇ (HERNIE DE)** *(angl. Petit's hernia).* Hernie lombaire au niveau du triangle lombaire. **◇ (TRIANGLE DE)** ☞ ***TRIANGLE LOMBAIRE.***

PETIT MAL *(angl. petit mal, minor epilepsy).* Forme d'épilepsie généralisée avec perte de conscience, caractérisée par la survenue d'absences typiques associées à une décharge électroencéphalographique bilatérale, symétrique et synchrone de pointes-ondes périodiques à une fréquence de trois par seconde. ☞ ***ÉPILEPSIE.***

PETITE AILE DU SPHÉNOÏDE *(angl. minor wing of sphenoid bone).* ☞ ***AILE DU SPHÉNOÏDE.***

PÉTREUX *adj. (angl. petrous).* **1.** Qui rappelle la pierre par sa dureté ou sa structure. **2.** Qui se rapporte au rocher du temporal.

PETRI (BOÎTE DE) *(angl. Petri dish).* Petit récipient de verre circulaire, formé de deux parties qui s'emboîtent, destiné à la culture des micro-organismes. SYN. ***PLAQUE DE PETRI.***

PÉTROLISATION *s. f. (angl. petrolization).* Épandage, par pulvérisation, de fines particules de pétrole à la surface des eaux dans les régions infestées par les moustiques, dans le but d'en détruire les larves.

PÉTRO-OCCIPITAL *adj. (angl. petrooccipital).* Qui se rapporte au rocher du temporal et à l'os occipital.

PÉTROSITE *s. f. (angl. petrositis).* Ostéite de la partie profonde du rocher compliquant une otite moyenne.

PETTENKOFER (RÉACTION DE) *(angl. Pettenkofer's test).* Réaction mettant en évidence la présence d'acides biliaires dans l'urine. On dépose goutte à goutte l'urine dans un mélange de saccharose et d'acide sulfurique. La réaction positive se traduit par l'apparition d'une couleur rouge pourpre.

PEUTZ-JEGHERS (SYNDROME DE) *(angl. Peutz-Jeghers syndrome).* Affection héréditaire autosomique dominante, caractérisée par des taches pigmentaires localisées autour de la bouche et sur la muqueuse buccale, et par une polypose intestinale susceptible de dégénérer. SYN. ***LENTIGINOSE PÉRI-ORIFICIELLE AVEC POLYPOSE VISCÉRALE.***

PEXIE *s. f. (angl. pexis, pexia).* Fixation de micro-organismes ou de particules étrangères dans les tissus.

-PEXIE *(angl. pexy).* Le suffixe *-pexie* indique la fixation chirurgicale d'un organe. EX. *néphropexie.*

PEYER (PLAQUES DE) *(angl. Peyer's patches).* ☞ ***NODULE LYMPHATIQUE AGRÉGÉ DE L'ILÉUM.***

PEYOTL *s. m. (angl. peyote).* Cactus mexicain (*Anhalonium lewinii*) contenant de la mescaline, utilisée par les indigènes pour provoquer un état d'exaltation spirituelle dans certaines pratiques religieuses.

PEYROT (THORAX DE) *(angl. Peyrot's thorax).* Thorax obliquement ovalaire, observé dans les épanchements pleuraux volumineux.

PEZZER (SONDE DE) *(angl. Pezzer's catheter).* Sonde en caoutchouc terminée par un renflement en forme de champignon qui sert à la maintenir en place dans l'urètre, où elle est placée à demeure. Il existe également un modèle de sonde de Pezzer coudée, utilisée pour le drainage ou le lavage de la vessie après cystostomie.

PFANNENSTIEL (INCISION DE) *(angl. Pfannenstiel incision).* Incision pour laparotomie sus-pubienne transversale à concavité supérieure, passant un peu au-dessus de la symphyse pubienne (la cicatrice sera cachée par la pilosité pubienne).

PFEIFFER ◇ (BACILLE DE) *(angl. Pfeiffer's bacillus).* ☞ ***HAEMOPHILUS INFLUENZAE.*** **◇ (LOI DE)** Le sérum sanguin d'un animal immunisé contre une maladie, injecté dans le corps d'un autre animal, protège ce dernier de la même maladie. **◇ (MALADIE DE)** *(angl. infectious mononucleosis).* ☞ ***MONONUCLÉOSE INFECTIEUSE.*** **◇ (PHÉNOMÈNE DE)** *(angl. Pfeiffer's phenomenon).* L'inoculation de vibrions cholériques dans le péritoine d'un cobaye immunisé contre le choléra est sans effet, car les vibrions sont lysés et disparaissent. Le même phénomène se produit si l'on introduit, en même temps que les vibrions, un sérum anticholérique chez un cobaye non immunisé.

PFUHL (SIGNE DE) *(angl. Pfuhl's sign).* En cas d'abcès sous-phrénique drainé, l'inspiration profonde augmente l'écoulement du pus ; en cas de pyopneumothorax, elle diminue cet écoulement.

PG **1.** Abréviation de paralysie générale. **2.** Abréviation de prostaglandine.

pH *s. m. (angl. pH).* Logarithme décimal de l'inverse de la concentration en ions hydrogène (H^+) d'une solution. Le pH exprime l'acidité ou la basicité d'une solution. Une solution neutre a un pH égal à 7. Une solution acide a un pH inférieur à 7, et une solution basique a un pH supérieur à 7. Le symbole pH est l'abréviation de potentiel hydrogène.

PH Abréviation de praticien hospitalier.

PHA *(angl. PHA).* Abréviation de phytohémagglutinine.

PHACO- *(angl. phaco-).* Préfixe d'origine grecque indiquant un rapport avec une lentille et, plus particulièrement, avec le cristallin.

PHACOCÈLE *s. f. (angl. phacocele).* Hernie du cristallin.

PHACOCYSTECTOMIE *s. f. (angl. phacocystectomy).* Excision d'une partie de la capsule du cristallin, effectuée dans l'opération de la cataracte.

PHACOCYSTITE *s. f. (angl. phacocystitis).* Inflammation de la capsule du cristallin.

PHACODONÉSIS *s. f. (angl. phacoplanesis).* Mobilité anormale du cristallin ; luxation du cristallin.

PHACOÉMULSIFICATION *s. f. (angl. phacoemulsification).* Technique de fragmentation du cristallin par ultrasons.

PHACOÉRISIS *s. f. (angl. phacoerysis).* Opération de la cataracte consistant à extraire le cristallin avec sa capsule par aspiration au moyen de l'érisiphaque. SYN. ***BARRAQUER (OPÉRATION DE).***

PHACOÏDE *adj. (angl. phacoid).* En forme de lentille.

PHACOLYSE *s. f. (angl. phacolysis).* Dissolution du cristallin par l'action d'agents physiques ou biologiques. SYN. ***PHAKOLYSE.***

PHACOLYSINE *s. f. (angl. phacolysin).* Albumine extraite du cristallin.

PHACOMALACIE *s. f. (angl. phacomalacia).* Ramollissement du cristallin.

PHACOMATOSE *s. f. (angl. phakomatosis).* Groupe de maladies héréditaires caractérisées par des tumeurs bénignes variées et multiples, à tendance proliférative, touchant en particulier le système nerveux central. Elles comprennent la sclérose tubéreuse (Bourneville), la maladie de von Hippel-Lindau et la maladie de Recklinghausen.

PHACOME *s. m. (angl. phakoma).* Néoformation dysplasique congénitale de la rétine, caractéristique de certaines maladies congénitales, les phacomatoses, et apparaissant à l'ophtalmoscopie comme une tâche blanchâtre. Les phacomes peuvent être localisés également sur la peau et dans le système nerveux central.

PHACOMÈTRE *s. m. (angl. phacometer).* Appareil servant à déterminer le pouvoir dioptrique d'une lentille.

PHACOSCLÉROSE *s. f. (angl. phacosclerosis).* Induration du cristallin.

PHACOSCOPE *s. m. (angl. phacoscope).* Appareil servant à l'examen des modifications du cristallin lors de l'accommodation. SYN. ***PHAKOSCOPE.***

PHAEO-HYPHOMYCOSE *s. f. (angl. phaeohyphomycosis).* Variété de mycose, responsable d'infections cutanées et opportunistes.

PHAGE *s. m. (angl. phage).* Abréviation courante de bactériophage. ☞ ***BACTÉRIOPHAGE.*** ◇ **TEMPÉRÉ** *(angl. temperate bacteriophage).* Bactériophage tempéré. ☞ ***LYSOGÉNISATION.***

PHAGÉDÉNIQUE *adj. (angl. phagedenic).* Qui ronge les tissus. EX. *ulcère phagédénique.*

PHAGÉDÉNISME *s. m. (angl. phagedenism).* Tendance des ulcères à s'étendre rapidement par destruction des tissus voisins.

PHAGO- *(angl. phago-).* Préfixe d'origine grecque indiquant une relation avec l'action de manger.

PHAGOCYTAIRE *adj. (angl. phagocytic).* Qui se rapporte aux phagocytes ou à la phagocytose.

PHAGOCYTE *s. m. (angl. phagocyte).* Cellule qui a la propriété d'absorber des micro-organismes, des cellules ou des corps étrangers. Les phagocytes peuvent être des cellules libres (leucocytes) ou des cellules fixes (cellules du système réticulo-endothélial).

PHAGOCYTOLYSE *s. f. (angl. phagocytolysis).* Destruction des phagocytes.

PHAGOCYTOSE *s. f. (angl. phagocytosis).* Phénomène qui consiste en l'absorption et la digestion par les phagocytes de particules solides, vivantes ou inertes. Ces cellules participent donc à la défense antimicrobienne de l'organisme. Les germes après action des opsonines sont ingérées dans des vacuoles où elles subissent une digestion enzymatique.

PHAGOMANIE *s. f. (angl. phagomania).* Désir insatiable de nourriture.

PHAGOSOME *s. m. (angl. phagosome).* Vacuole intracytoplasmique qui contient des substances phagocytées.

PHALANGE *s. f. (NA. phalanx). (angl. phalanx).* Chacun des petits os longs des doigts de la main et du pied. Chaque doigt comprend trois phalanges, sauf le pouce et l'hallux qui n'en possèdent que deux. On les désigne par phalange proximale, moyenne et distale, en allant du métacarpe ou du métatarse à l'extrémité des doigts ou des orteils. ◇ **DISTALE** *(angl. distal —).* Phalange unguéale des doigts ou des orteils. ◇ **MOYENNE** *(angl. middle —).* Deuxième phalange des quatre derniers doigts ou orteils. ◇ **PROXIMALE** *(angl. proximal —).* Première phalange des doigts ou des orteils.

PHALANGECTOMIE *s. f. (angl. phalangectomy).* Excision d'une phalange de doigt ou d'orteil.

PHALANGETTE *s. f.* ☞ ***PHALANGE DISTALE.***

PHALANGINE *s. f.* ☞ ***PHALANGE MOYENNE.***

PHALANGISATION *s. f. (angl. phalangization).* Après amputation du pouce, création chirurgicale d'un moignon, qui peut permettre la préhension.

PHALANGOPHALANGIEN *adj. (angl. phalangophalangeal).* Qui se rapporte à deux phalanges contiguës d'un doigt ou d'un orteil. EX. *articulation phalangophalangienne.*

PHALANGOSE *s. f. (angl. phalangosis).* ☞ ***TRICHIASIS.***

PHALLINE *s. f. (angl. phallin).* Glucoside hémolytique très toxique, contenu dans le champignon *Amanita phalloides.*

PHALLIQUE *adj. (angl. phallic).* Qui se rapporte au phallus. ◇ **(STADE)** ☞ ***STADE PHALLIQUE.***

PHALLOÏDE *adj. (angl. phalliform).* Qui est en forme de phallus.

PHALLOÏDIEN *adj.* Qui se rapporte à l'*Amanite phalloïde*, champignon vénéneux et à l'intoxication par ce champignon.

PHALLOPLASTIE *s. f. (angl. phalloplasty).* Chirurgie plastique pratiquée sur la verge.

PHALLUS *s. m. (angl. phallus).* Pénis en érection, et spécialement dans sa représentation symbolique. Le concept de phallus, en psychanalyse, occupe un axe privilégié dans l'organisation et l'évolution de la libido, comme dans le développement des complexes de castration et d'Œdipe. J. Lacan recentre la théorie psychanalytique autour du phallus comme « signifiant du désir ».

PHANÈRE *s. m.* Terme générique désignant les formations épidermiques apparentes, comme les poils, les ongles, etc.

PHANÉROSE *s. f. (angl. phanerosis).* Manifestation d'une substance jusqu'alors impossible à mettre en évidence en raison de son état de combinaison.

PHANTASME *s. m.* ☞ ***FANTASME.***

PHARMACEUTIQUE *adj. (angl. pharmaceutic).* Qui se rapporte à la pharmacie.

PHARMACIE *s. f. (angl. pharmacy).* **1.** Science des médicaments, de leur composition et de leur préparation. **2.** Local où sont préparés et vendus les médicaments. ◇ **CHIMIQUE** *(angl. chemical pharmaceutics).* Partie de la pharmacie qui étudie les composés chimiques utilisés comme médicaments. ◇ **GALÉNIQUE** *(angl. galenic pharmaceutics).* Partie de la pharmacie qui étudie les modes de préparation et les formes sous lesquelles les médicaments sont administrés.

PHARMACIEN *s. m. (angl. chemist, pharmacist).* Personne, titulaire d'un diplôme, qui exerce la pharmacie.

PHARMACO- *(angl. pharmaco-).* Préfixe d'origine grecque indiquant une relation avec les médicaments.

PHARMACOCHIMIE *s. f. (angl. pharmacochemistry).* Pharmacie chimique.

PHARMACOCINÉTIQUE *s. f. (angl. pharmacokinetics).* Étude du devenir des médicaments dans l'organisme (résorption, distribution, métabolisme, élimination).

PHARMACODÉPENDANCE *s. f. (angl. drug dependence).* État psychique et physique d'un individu, consécutif à l'utilisation plus ou moins prolongée d'un médicament, caractérisé par le fait qu'il ne peut plus s'en passer.

PHARMACODIAGNOSTIC *s. m. (angl. pharmacodiagnosis).* Diagnostic basé sur l'effet de médicaments.

PHARMACODYNAMIE *s. f. (angl. pharmacodynamics).* Étude des mécanismes d'actions des médicaments dans l'organisme.

PHARMACOGÉNÉTIQUE *s. f. (angl. pharmacogenetics).* Partie de la pharmacologie qui étudie les variations des réponses de l'organisme à l'égard des médicaments dues à des facteurs génétiques.

PHARMACOGNOSIE *s. f. (angl. pharmacognosy).* Étude des substances médicamenteuses d'origine végétale ou animale.

PHARMACOLOGIE *s. f. (angl. pharmacology).* Science qui étudie les médicaments sous tous leurs aspects.

PHARMACOLOGISTE *s. m. (angl. pharmacologist).* Spécialiste en pharmacologie. SYN. ***PHARMACOLOGUE.***

PHARMACOLOGUE *s. m.* ☞ ***PHARMACOLOGISTE.***

PHARMACOMANIE *s. f. (angl. pharmacomania).* Tendance morbide à absorber des médicaments sans raison valable.

PHARMACOPÉE *s. f. (angl. pharmacopeia).* Registre officiel, révisé périodiquement par une commission scientifique, publié par chaque pays et qui sert de norme légale et obligatoire pour la spécification, la préparation, l'essai, etc., des médicaments.

PHARMACOPHOBIE *s. f. (angl. pharmacophobia).* Crainte morbide des médicaments.

PHARMACORÉSISTANCE *s. f. (angl. drug resistance).* Résistance à un médicament.

PHARMACORIADIOGRAPHIE *s. f. (angl. pharmacoradiography).* Examen radiographique d'un organe sous l'effet d'une substance favorisant cet examen.

PHARMACOTHÉRAPIE *s. f. (angl. pharmacotherapy).* Traitement des maladies par les médicaments.

PHARMACOVIGILANCE *s. f. (angl. drug monitoring).* Surveillance des incidents et accidents pouvant être entraînés par les médicaments.

PHARYNGALGIE *s. f. (angl. pharyngalgia).* Douleur localisée au pharynx. SYN. ***PHARYNGODYNIE.***

PHARYNGÉ *adj. (angl. pharyngeal).* Qui appartient ou qui se rapporte au pharynx. SYN. ***PHARYNGIEN.***

PHARYNGECTASIE *s. f. (angl. pharyngectasia).* ☞ ***PHARYNGOCÈLE.***

PHARYNGECTOMIE *s. f. (angl. pharyngectomy).* Excision chirurgicale d'une partie du pharynx.

PHARYNGIEN *adj.* ☞ ***PHARYNGÉ.***

PHARYNGISME *s. m. (angl. pharyngospasm).* Spasme musculaire du pharynx.

PHARYNGITE *s. f. (angl. pharyngitis).* Inflammation du pharynx. ◇ **AIGUË** *(angl. acute —).* Inflammation aiguë de la muqueuse pharyngée, due en général à une infection virale et caractérisée par une douleur, en particulier lors de la déglutition, une sensation de sécheresse et d'irritation, et une hyperhémie du pharynx. SYN. *PHARYNGITE CATARRHALE.* ◇ **CATARRHALE** *(angl. catarrhal —).* ☞ *PHARYNGITE AIGUË.* ◇ **CHRONIQUE** *(angl. chronic —).* Inflammation chronique de la muqueuse pharyngée, pouvant être due à des causes diverses : irritation en particulier tabagique, surmenage vocal, carence en vitamines, etc. ◇ **CROUPEUSE** *(angl. croupous —).* Pharyngite caractérisée par la présence de fausses membranes, généralement due à la diphtérie. ◇ **FOLLICULAIRE** *(angl. follicular —).* SYN. *PHARYNGITE GRANULEUSE.* ◇ **GANGRENEUSE** *(angl. gangrenous —).* Forme grave de pharyngite, caractérisée par la présence de lésions nécrotiques profondes. ◇ **GRANULEUSE** Pharyngite chronique caractérisée par une hypertrophie des follicules lymphatiques de la muqueuse pharyngée, donnant à celle-ci un aspect granuleux. ◇ **HERPÉTIQUE** *(angl. — herpetica).* Pharyngite aiguë au cours de laquelle apparaissent des vésicules entraînant des excoriations. ◇ **KÉRATOSIQUE** *(angl. — keratosa).* ☞ *PHARYNGOKÉRATOSE.* ◇ **MEMBRANEUSE** *(angl. membranous —).* SYN. *PHARYNGITE CROUPEUSE.* ◇ **PHLEGMONEUSE** *(angl. phlegmonous —).* Pharyngite aiguë compliquée d'abcès. ◇ **SÈCHE** *(angl. — sicca).* Pharyngite chronique atrophique avec sécheresse de la muqueuse. ◇ **ULCÉREUSE** *(angl. — ulcerosa).* Pharyngite aiguë caractérisée par de la fièvre, une douleur, et la formation d'ulcères recouverts d'un dépôt membraneux jaunâtre. ◇ **VÉSICULEUSE** ☞ *HERPANGINE.*

PHARYNGO- *(angl. pharyngo-).* Préfixe d'origine grecque indiquant une relation avec le pharynx.

PHARYNGOCÈLE *s. f. (angl. pharyngocele).* Hernie ou malformation diverticulaire ou kystique du pharynx. SYN. *PHARYNGECTASIE.*

PHARYNGODYNIE *s. f. (angl. pharyngodynia).* ☞ *PHARYNGALGIE.*

PHARYNGO-ÉPIGLOTTIQUE *adj. (angl. pharyngoepiglottic).* Qui se rapporte au pharynx et à l'épiglotte.

PHARYNGOKÉRATOSE *s. f. (angl. pharyngokeratosis).* Présence d'excroissances cornées au niveau de la muqueuse du pharynx, en particulier au niveau des tonsilles.

PHARYNGOLARYNGÉ *adj.* ☞ *PHARYNGOLARYNGIEN.*

PHARYNGOLARYNGIEN *adj. (angl. pharyngolaryngeal).* Qui se rapporte au pharynx et au larynx.

PHARYNGOLARYNGITE *s. f. (angl. pharyngolaryngitis).* Inflammation du pharynx et du larynx.

PHARYNGOLITHE *s. m. (angl. pharingolith).* Calcul situé dans la paroi du pharynx.

PHARYNGOMYCOSE *s. f. (angl. pharyngomycosis).* Toute affection du pharynx due à la présence de champignons microscopiques dans le pharynx.

PHARYNGONASAL *adj. (angl. pharyngonasal).* Qui se rapporte au pharynx et au nez.

PHARYNGO-ŒSOPHAGIEN *adj. (angl. pharyngoesophageal).* Qui se rapporte au pharynx et à l'œsophage.

PHARYNGO-ORAL *adj. (angl. pharyngo-oral).* ☞ *BUCCOPHARYNGIEN.*

PHARYNGOPARALYSIE *s. f. (angl. pharyngoparalysis).* ☞ *PHARYNGOPLÉGIE.*

PHARYNGOPLASTIE *s. f. (angl. pharyngoplasty).* Opération plastique du pharynx, visant à allonger le voile du palais dans les divisions palatines.

PHARYNGOPLÉGIE *s. f. (angl. pharyngoplegia).* Paralysie des muscles du pharynx. SYN. *PHARYNGOPARALYSIE.*

PHARYNGORRAGIE *s. f. (angl. pharyngorrhagia).* Hémorragie au niveau du pharynx.

PHARYNGOSALPINGITE *s. f. (angl. pharyngosalpingitis).* Inflammation de la trompe auditive, secondaire à une pharyngite.

PHARYNGOSCLÉROME *s. m. (angl. pharyngoscleroma).* Infiltration scléromateuse du pharynx.

PHARYNGOSCOPIE *s. f. (angl. pharyngoscopy).* Examen visuel du pharynx au moyen du pharyngoscope (abaisse-langue muni d'un dispositif d'éclairage).

PHARYNGOSPASME *s. m. (angl. pharyngospasm).* Contraction spasmodique des muscles du pharynx.

PHARYNGOSTÉNOSE *s. f. (angl. pharyngostenosis).* Rétrécissement du pharynx.

PHARYNGOSTOMIE *s. f. (angl. pharyngostomy).* Abouchement de la cavité pharyngée à la peau.

PHARYNGOTOME *s. m. (angl. pharyngotome).* Instrument tranchant servant à ouvrir les abcès pharyngés et amygdaliens.

PHARYNGOTOMIE *s. f. (angl. pharyngotomy).* Incision chirurgicale d'une paroi du pharynx. ◇ **SOUS-HYOÏDIENNE** *(angl. subhyoid —).* Section du pharynx à travers la membrane thyrohyoïdienne.

PHARYNGOTONSILLITE *s. f. (angl. pharyngotonsillitis).* Inflammation du pharynx et des tonsilles. SYN. *PHARYNGOAMYGDALITE.*

PHARYNGOXÉROSE *s. f. (angl. pharyngoxerosis).* Sécheresse de la muqueuse pharyngienne.

PHARYNX *s. m. (NA. pharynx). (angl. pharynx).* Conduit musculomembraneux, faisant communiquer la cavité buccale avec l'œsophage d'une part, les fosses nasales avec le larynx d'autre part. C'est le carrefour des voies aériennes et digestives. Le pharynx comprend trois parties : une partie supérieure en rapport avec les fosses nasales (rhinopharynx), une partie moyenne, buccale (oropharynx), et une partie inférieure qui répond en avant à l'orifice supérieur du larynx. ◇ **BUCCAL** ☞ ***OROPHARYNX.*** ◇ **NASAL** ☞ ***RHINOPHARYNX.***

PHASE *s. f. (angl. phase).* **1.** Stade d'évolution d'une maladie, d'un état physiologique ou d'un processus biologique. **2.** Dans un système chimique, chacune des différentes parties homogènes, physiquement distinctes et limitées par des surfaces de séparation. **3.** Chacun des deux stades par lesquels passe le noyau cellulaire dans les organismes à reproduction sexuée, selon que ces organismes possèdent un nombre simple (n, phase haploïde) ou double (2n, phase diploïde) de chromosomes. ◇ **DISPERSANTE** *(angl. disperse —).* Milieu de dispersion dans un système colloïdal. ◇ **DISPERSÉE** *(angl. dispersate —).* Dans un système colloïdal, solide disséminé de façon homogène sous forme de fines particules. ◇ **G1** *(angl. gap 1).* Première phase du cycle cellulaire, dite de préparation à la synthèse, suivant la mitose précédente (phase M) et précédant la synthèse de l'ADN (phase S). ☞ ***CYCLE CELLULAIRE, PHASE S, PHASE G2, PHASE M.*** ◇ **G2** *(angl. gap 2).* Troisième phase du cycle cellulaire, dite de préparation à la mitose, suivant la synthèse de l'ADN (phase S) et précédant la mitose (phase M). ☞ ***CYCLE CELLULAIRE, PHASE G1, PHASE S, PHASE M.*** ◇ **M** *(angl. mitosis).* Dernière phase du cycle cellulaire, dite de mitose, suivant la phase G2 et précédant la phase G1 du cycle suivant. ☞ ***CYCLE CELLULAIRE, PHASE G1, PHASE S, PHASE G2.*** ◇ **S** *(angl. synthesis).* Deuxième phase du cycle cellulaire, correspondant à la synthèse et la réplication de l'acide désoxyribonucléique, comprise entre les phases G1 et G2. ☞ ***CYCLE CELLULAIRE, PHASE G1, PHASE G2, PHASE M.***

PHASÉOLINE *s. f. (angl. phaseolin).* Globuline extraites d'espèces du genre *Phaseolus* (haricot).

PHELPS (MÉTHODE DE) *(angl. Phelps' method).* Système utilisant un ensemble d'orthèses dans la rééducation des infirmes moteurs cérébraux.

PHEMISTER (OPÉRATION DE) *(angl. Phemister's operation).* Traitement chirurgical des pseudarthroses de la jambe, par apposition d'un greffon osseux.

PHÉN-, PHÉNO- *(angl. phen-, pheno-).* Préfixes désignant tout composé obtenu par accolement d'un noyau benzénique à une molécule donnée.

PHÉNACAÏNE *s. f. (angl. phenacaine).* Anesthésique local, employé en particulier dans les interventions oculaires.

PHÉNACÉTINE *s. f. (angl. phenacetin).* Ethoxyacétaniline, antipyrétique et antalgique.

PHÉNANTHRÈNE *s. m. (angl. phenanthrene).* Hydrocarbure cristallin incolore, $C_{14}H_{10}$; il est utilisé pour la synthèse de matières colorantes et de divers médicaments.

PHÉNATE *s. m. (angl. phenate).* Tout sel formé par la combinaison d'une base avec un phénol.

PHÉNAZONE *s. f. (angl. antipyrine).* Diméthylphényl-pyrazolone. Antipyrétique et analgésique, utilisé dans les états fébriles (grippe). C'est également un hémostatique local. SYN. ***ANTIPYRINE, ANALGÉSINE.***

PHENCYCLIDINE *s. f. (angl. phencyclidine).* Substance hallucinogène plus active que le LSD en ce qui concerne la désorganisation de la pensée et la perte du sens de la réalité ; il possède en outre une puissante action antalgique.

PHÉNÉTICILLINE *s. f. (angl. phenethicillin).* Phénoxy-éthyl-pénicilline ; pénicilline administrée par voie orale et utilisée dans le traitement des infections de l'appareil respiratoire.

PHÉNICOLÉS *s. m. pl.* Famille d'antibiotiques comportant le chloramphénicol et le thiamphénicol.

PHÉNIQUE (ACIDE) ☞ ***PHÉNOL.***

PHÉNOBARBITAL *s. m. (angl. phenobarbital).* Acide éthyl-phényl-barbiturique ; poudre blanche cristalline, presque insoluble dans l'eau ; sédatif, hypnotique et antiépileptique.

PHÉNOCOPIE *s. f. (angl. phenocopy).* Modification corporelle produite par l'action du milieu extérieur, et qui ne se transmet pas à la descendance, donc non reliée à une mutation.

PHÉNODIANISYL *s. m. (angl. phenodianisyl).* Utilisé comme anesthésique local en ophtalmologie.

PHÉNOL *s. m. (angl. phenol).* **1.** Acide phénique C_2H_5OH ; composé cristallisé incolore, obtenu par distillation du goudron de houille ou par synthèse à partir du benzène, d'odeur caractéristique et de saveur brûlante, corrosif et toxique. Il était employé autrefois comme antiseptique en chirurgie. **2.** Tout composé organique à chaîne carbonée fermée, reliée à un ou plusieurs groupements hydroxyle (OH). Le premier et le plus simple des constituants de la série des phénols est l'acide phénique.

PHÉNOLASE *s. f. (angl. phenolase).* Toute enzyme catalysant l'oxydation des phénols. SYN. ***PHÉNOLOXYDASE.***

PHÉNOLÉ *adj. (angl. phenolated).* Qui contient du phénol.

PHÉNOLÉMIE *s. f. (angl. phenolemia).* Présence de phénols dans le sang.

PHÉNOLOGIE *s. f. (angl. phenology).* Étude des effets de l'environnement (facteurs climatiques, etc.) sur certains phénomènes vitaux.

PHÉNOLPHTALÉINE *s. f. (angl. phenolphthalein).* Produit de condensation du phénol avec l'anhydride phtalique ; poudre cristalline blanche. Elle est utilisée comme indicateur de pH : incolore en milieu acide, elle devient violette en milieu alcalin. La phénolphtaléine possède aussi des propriétés purgatives.

PHÉNOLSTÉROÏDES *s. m. pl. (angl. phenolsteroids).* Composés d'élimination urinaire des œstrogènes et d'autres hormones surrénaliennes et génitales.

PHÉNOLSULFONEPHTALÉINE *s. f. (angl. phenolsulfonphthalein).* Poudre cristalline rouge pourpre, employée autrefois dans l'exploration de la fonction rénale.

PHÉNOMÈNE *s. m. (angl. phenomenon, sign).* **1.** Tout événement ou manifestation observable. **2.** Tout changement qui survient dans un organe ou une fonction. **3.** Tout symptôme ou signe. ⟡ **ANAPHYLACTOÏDE** *(angl. pseudo-anaphylaxis).* ☞ ***PSEUDO-ANAPHYLAXIE.*** ⟡ **DE L'ESCALIER** *(angl. staircase phenomenon).* Si un muscle est excité de façon répétitive par des stimuli de même intensité, les réponses ont une amplitude progressivement croissante et s'inscrivent en marches d'escalier. ⟡ **DE LA PRONATION (DE VON STRÜMPELL)** *(angl. pronation sign).* En cas d'hémiplégie, retour à la pronation de la main du côté lésé quand les deux mains ont été mises passivement en supination et lâchées subitement. ⟡ **DES DOIGTS** *(angl. Souque's phenomenon).* ☞ ***DOIGTS (PHÉNOMÈNE DES).***

PHÉNOTHIAZINE *s. f. (angl. phenothiazine).* Membre d'un groupe de composés qui possèdent tous un noyau phénothiazine. On classe les phénothiazines en : a) phénothiazines aliphatiques (chlorpromazine, prométhazine, promazine), b) phénothiazines pipéridiniques (thioridazine, mésoridazine) et c) phénothiazines pipéraziniques (perphénazine, fluphénazine, acétophénazine, trifluopérazine). Ce sont des neuroleptiques utilisés dans le traitement des psychoses (schizophrénie, accès maniaque), en prémédication anesthésique, et comme antiémétiques. Un des composés de ce groupe, la lévomépromazine, possède une action analgésique.

PHÉNOTYPE *s. m. (angl. phenotype).* Ensemble des caractères apparents d'un individu, dus essentiellement aux facteurs héréditaires (génotype) et dans une certaine mesure à l'influence exercée par le milieu extérieur. ⟡ **BOMBAY** *(angl. Bombay —).* Phénotype rare produit par l'interaction de gène ABO avec un gène récessif dont le résultat est l'impossibilité de production de la substance H, donc non production des antigènes A et B.

PHENTOLAMINE *s. f. (angl. phentolamine).* Dérivé de l'imidazoline aux propriétés antagonistes des récepteurs alpha-adrénergiques. Elle est utilisée dans le diagnostic du phéochromocytome.

PHÉNYLALANINE *s. f. (angl. phenylalanine).* Acide α-amino-β-phénylpropionique. C'est un acide aminé essentiel. La phénylalanine se transforme en tyrosine sous l'action de la phénylalanine hydroxylase. Symbole : Phe.

PHÉNYLALANINÉMIE *s. f. (angl. phenylalaninemia).* Taux de phénylalanine sanguin. Celui-ci est anormalement élevé dans la phénylcétonurie.

PHÉNYLAMINE *s. f. (angl. phenylamine).* ☞ ***ANILINE.***

PHÉNYLBUTAZONE *s. f. (angl. phenylbutazone).* Dérivé synthétique de la pyrazolone doté d'activité analgésique, antipyrétique et anti-inflammatoire, utilisé dans les affections rhumatismales.

PHÉNYLCÉTONURIE *s. f. (angl. phenylketonuria).* ☞ ***OLIGOPHRÉNIE PHÉNYLPYRUVIQUE.***

PHÉNYLE *s. m. (angl. phenyl).* Radical monovalent, $-C_6H_5$. ⟡ **(SALICYLATE DE)** ☞ ***SALOL.***

PHÉNYLÉPHRINE *s. f. (angl. phenylephrine).* Médicament dont les propriétés sont voisines de celles de l'adrénaline. Agent sympathomimétique, vasoconstricteur et mydriatique. Il est utilisé dans le traitement de l'hypotension, comme décongestionnant nasal et comme mydriatique.

PHÉNYLÉTHANOLAMINE (SULFATE DE) Composé de synthèse possédant des propriétés semblables à celles de l'éphédrine.

PHÉNYLÉTHYLBARBITURIQUE (ACIDE) *(angl. phenylethylbarbituric acid).* ☞ ***PHÉNOBARBITAL.***

PHÉNYLÉTHYLMALONYLURÉE *s. f. (angl. phenylethylmalonylurea).* ☞ ***PHÉNOBARBITAL.***

PHÉNYLGLUCOSAZONE *s. f. (angl. phenylglucosazone).* Une des substances issues de la transformation du glucose lorsqu'il réagit avec la phénylhydrazine. Les phénylglucosazones permettent de caractériser et d'identifier les sucres en fonction des différences de structure et de configuration existant au niveau des carbones 3 et suivants.

PHÉNYLHYDRAZINE *s. f. (angl. phenylhydrazine).* Liquide huileux, dérivé de l'aniline, toxique et hémolysant. Il est utilisé en synthèse organique et comme réactif des sucres.

PHÉNYLPROPANOLAMINE *s. f. (angl. phenylpropanolamine).* Sympathomimétique, de propriétés voisines de celles de l'éphédrine. Elle est utilisée localement comme décongestionnant nasal. SYN. ***NORÉPHÉDRINE.***

PHÉNYLPYRUVIQUE (ACIDE) *(angl. phenylpyruvic acid).* Produit métabolique de la phénylalanine. L'oligophrénie phénylpyruvique est caractérisée par l'excrétion de cet acide.

PHÉNYTOÏNE *s. f. (angl. phenytoin).* Dérivé de l'hydantoïne. Anticonvulsivant, utilisé dans le traitement de l'épilepsie. Il est également employé dans certains troubles du rythme cardiaque. SYN. ***DIPHÉNYLHYDANTOÏNE.***

PHÉOCHROMOBLASTE *s. m. (angl. pheochromoblast).* Cellule embryonnaire dont dérive la cellule chromaffine.

PHÉOCHROMOCYTE *s. m. (angl. pheochromocyte).* Cellule chromaffine.

PHÉOCHROMOCYTOME *s. m. (angl. pheochromocytoma).* Tumeur, le plus souvent bénigne, de la médullosurrénale, qui sécrète des quantités excessives d'adrénaline et de noradrénaline. Cliniquement, elle se manifeste soit par une hypertension artérielle permanente soit par des poussées paroxystiques. Dans 15 % des cas, elle se développe au niveau des plexus sympathiques de la région suprarénale ou du pelvis (paragangliome chromaffine).

PHÉROMONE *s. f.* ☞ ***PHÉRORMONE.***

PHÉRORMONE *s. f. (angl. pherormone).* Substance chimique de nature hormonale sécrétée par un animal pour agir sur le sens de l'odorat, chez ses congénères, et donner naissance à un type déterminé de comportement.

PHIALOPHORA Genre de champignons appartenant à la classe des Adélomycètes, dont les espèces *P. verrucosa*, *P. pedrosoi* et *P. compacta* sont les agents responsables de la chromoblastomycose.

PHILLIPS (SONDE DE) *(angl. Phillips' catheter).* Sonde urétrale munie d'un guide filiforme ondulé.

PHILTRUM *s. m. (NA. philtrum). (angl. philtrum).* Sillon sous-nasal.

PHIMOSIS *s. m. (angl. phimosis).* Rétrécissement le plus souvent congénital, parfois accidentel, de l'anneau cutané préputial, qui empêche de découvrir le gland.

PHLÉB-, PHLÉBO- *(angl. phleb-, phlebo-).* Préfixes d'origine grecque indiquant une relation avec les veines.

PHLÉBALGIE *s. f. (angl. phlebalgia).* Douleur siégeant sur le trajet de varices.

PHLÉBANGIOME *s. m. (angl. phlebangioma).* Anévrysme ou angiome veineux.

PHLÉBARTÉRIECTASIE *s. f. (angl. phlebarteriectasia).* Dilatation des artères et des veines observée dans l'anévrysme cirsoïde.

PHLÉBECTASIE *s. f. (angl. phlebectasia).* Dilatation veineuse, varice.

PHLÉBECTOMIE *s. f. (angl. phlebectomy).* Résection partielle ou totale d'une veine.

PHLÉBITE *s. f. (angl. phlebitis).* Inflammation veineuse avec thrombose, pouvant affecter un territoire veineux quelconque, mais localisée le plus souvent aux veines profondes des jambes. Elle est souvent à l'origine d'embolies pulmonaires par migration du thrombus, surtout lors de la phase de phlébothrombose caractérisée par un caillot adhérant peu à une paroi presque normale. ◇ **CHRONIQUE HYPERTROPHIQUE** *(angl. chronic —).* Inflammation veineuse caractérisée par l'épaississement scléreux de la paroi et parfois par des dépôts calcaires. ◇ **GOUTTEUSE** *(angl. gouty —).* Forme de phlébite observée au cours des poussées de goutte, récidivante et sensible à la colchicine. ◇ **OBLITÉRANTE** *(angl. obliterating —).* Forme de phlébite entraînant l'oblitération de la veine. ◇ **PUERPÉRALE** *(angl. puerperal —).* Phlébite septique des veines utérines ou d'autres veines, survenant lors des suites des couches. ◇ **RÉCIDIVANTE** *(angl. recurring —).* Phlébite qui réapparaît à intervalles plus ou moins longs. ◇ **SEPTIQUE** *(angl. septic —).* Phlébite aiguë secondaire à des foyers infectieux de voisinage, caractérisée par l'infiltration purulente des tuniques du vaisseau, et par le détachement d'emboles septiques qui sont transportés dans la circulation. SYN. ***PHLÉBITE SUPPURÉE.***

PHLÉBOANESTHÉSIE *s. f. (angl. phlebanesthesia).* ☞ ***BIER (ANESTHÉSIE DE).***

PHLÉBODYNIE *s. f. (angl. venous pain).* Douleur veineuse.

PHLÉBOGÈNE *adj. (angl. phlebogenous).* Qui est formé aux dépens des veines. Se dit en particulier d'un angiome développé aux dépens des vasa vasorum des veines.

PHLÉBOGRAMME *s. m. (angl. phlebogram).* **1.** Tracé des battements veineux au moyen d'un instrument appelé phlébographe. **2.** Image radiographique d'un réseau veineux, obtenue après opacification.

PHLÉBOGRAPHIE *s. f. (angl. phlebography).* **1.** Enregistrement graphique du pouls veineux, en général jugulaire, au moyen d'un phlébographe. **2.** Radiographie d'une veine après injection d'un produit opaque aux rayons X.

PHLÉBOLITHE *s. m. (angl. phlebolith).* Concrétion calcaire dans les parois d'une veine.

PHLÉBOLITHIASE *s. f. (angl. phlebolithiasis).* Formation de phlébolithes.

PHLÉBOLOGIE *s. f. (angl. phlebology).* Partie de la médecine qui étudie l'anatomie et la pathologie des veines.

PHLÉBONARCOSE *s. f. (angl. phlebonarcosis).* Anesthésie générale produite par injection intraveineuse de l'anesthésique.

PHLÉBOPIÉZOMÉTRIE *s. f. (angl. phlebopiezometry).* Mesure de la pression veineuse.

PHLÉBOPLASTIE *s. f. (angl. phleboplasty).* Réparation plastique d'une veine.

PHLÉBORRAGIE *s. f. (angl. phleborrhagia).* Hémorragie veineuse.

PHLÉBORRAPHIE *s. f. (angl. phleborrhaphy).* Suture d'une veine. Terme peu usité.

PHLÉBORRHEXIS *s. f. (angl. phleborrhexis).* Rupture d'une veine.

PHLÉBOSCLÉROSE *s. f. (angl. phlebosclerosis).* Sclérose de la paroi des veines. Celle-ci peut être obtenue artificiellement, dans le traitement des varices.

PHLÉBOSTASE *s. f. (angl. phlebostasis).* Ralentissement de la circulation du sang dans les veines.

PHLÉBOSTÉNOSE *s. f. (angl. phlebostenosis).* Sténose d'une veine.

PHLÉBOTHROMBOSE *s. f. (angl. phlebothrombosis).* Thrombose veineuse avec un caillot peu adhérent, capable de se détacher et de provoquer une embolie. SYN. ***PHLÉBITE.***

PHLÉBOTOME *s. m.* **1.** Couteau ou lancette utilisée pour inciser une veine (phlébotomie). **2.** ☞ ***PHLEBOTOMUS.***

PHLÉBOTOMIE *s. f. (angl. phlebotomy).* Incision d'une veine pour extraire un caillot, introduire un cathéter ou évacuer une certaine quantité de sang lors d'une saignée.

PHLEBOTOMUS *(angl. Phlebotomus, sand fly).* Genre d'insectes diptères, de la famille des *Psychodidés*, dont les femelles sont hématophages. Certaines espèces transmettent à l'homme, par leur piqûre, différentes maladies (leishmanioses, bartonellose). SYN. ***PHLÉBOTOME.*** ◇ ***ARGENTIPES*** Espèce de phlébotomes qui transmet le kala-azar en Inde. ◇ ***CHINENSIS*** Espèce de phlébotomes qui transmet le kala-azar (leishmaniose viscérale) en Chine. ◇ ***INTERMEDIUS*** Phlébotome commun au Brésil, qui transmet la leishmaniose cutanée. ◇ ***PAPATASI*** Phlébotome vivant dans le bassin méditerranéen, rencontré aussi en Inde, qui transmet à l'homme, par sa piqûre, la fièvre à pappataci et la leishmaniose cutanée. ◇ ***VERRUCARUM*** Phlébotome vivant au Pérou et qui transmet à l'homme la bartonellose.

PHLÉBOTONIQUE *adj. (angl. phlebotonic).* Se dit d'un produit qui augmente le tonus veineux.

PHLEGMASIE *s. f. (angl. inflammation).* Inflammation.

PHLEGMATIA ◇ **ALBA DOLENS** *(angl. phlegmasia alba dolens).* Forme de phlébite oblitérante, généralement de la veine fémorale, observée parfois après un accouchement ou une maladie infectieuse grave. Elle est caractérisée, en plus des symptômes propres à la phlébite, par un oedème blanc et douloureux du membre inférieur. La complication la plus fréquente et la plus grave en est l'embolie pulmonaire. ◇ **CAERULEA DOLENS** *(angl. phlegmasia caerulea dolens).* Forme de phlébite qui s'accompagne d'une couleur bleuâtre des téguments par suite d'une réaction spastique artérielle réflexe. SYN. ***PHLÉBITE BLEUE DE GREGOIRE.***

PHLEGMON *s. m. (angl. phlegmon).* Inflammation du tissu conjonctif sous-cutané ou profond. ◇ **DIFFUS** *(angl. diffuse —).* Inflammation aiguë étendue et progressive du tissu conjonctif, avec infiltration purulente et tendance à la nécrose des tissus atteints. ◇ **EMPHYSÉMATEUX** *(angl. emphysematous —).* Phlegmon diffus avec production de gaz putrides. SYN. ***GANGRÈNE GAZEUSE.*** ◇ **LIGNEUX** *(angl. ligneous —).* Phlegmon diffus, caractérisé par l'extrême dureté de la tuméfaction. Il y a peu de signes inflammatoires ou généraux et pratiquement pas de suppuration.

PHLOGISTIQUE *adj. (angl. phlogistic inflammation).* SYN. (désuet d') ***INFLAMMATOIRE.***

PHLOGOGÈNE *adj. (angl. phlogogen, phlogogenic).* Qui provoque une inflammation. Terme désuet.

PHLOGOGÉNÉTIQUE *adj.* ☞ ***PHLOGOGÈNE.***

PHLORHIZINE *s. f. (angl. phlorhizin).* Glucoside amer de l'écorce de la racine de certains arbres frutiers : pommier, poirier, cerisier, etc. L'injection de cette substance provoque une glycosurie transitoire par blocage de la réabsorption tubulaire du glucose. Elle est utilisée également comme test d'insuffisance rénale.

PHLOROGLUCINE *s. f. (angl. phloroglucine).* Phénol de l'écorce du pommier et d'autres arbres fruitiers ; son glucoside est la phloridzine. Il est utilisé comme réactif de l'acide chlorhydrique et pour l'identification du pentose dans l'urine.

PHLYCTÈNE *s. f. (angl. phlyctena).* Lésion cutanée élémentaire consistant en une bulle ou une vésicule formée par un soulèvement circonscrit de l'épiderme, renfermant un liquide généralement séreux.

PHLYCTÉNOÏDE *adj. (angl. phlyctenoid).* Qui ressemble à une phlyctène.

PHLYCTÉNULE *s. f. (angl. phlyctenula).* Phlyctène de petites dimensions ou petit nodule, observé sur la cornée ou sur la conjonctive.

PH-MÉTRIE *s. f. (angl. pH determination).* Détermination du pH. ◇ **ŒSOPHAGIENNE** *(angl. esophageal pHmetry).* Mesure du pH par électrode œsophagienne. Un pH acide est en faveur d'un reflux gastro-œsophagien.

PHOBIE *s. f. (angl. phobia).* Peur maladive, obsédante et angoissante déclenchée par certains êtres, objets, actes ou situations qui ne sont pas objectivement dangereux. Les différents types de phobies sont classées en : 1) agoraphobie ; 2) phobies sociales ; 3) phobies spécifiques. ◇ **SOCIALE** *(angl. social —).* Crainte de l'opinion, de l'avis d'autrui, de parler en public. ◇ **SPÉCIFIQUE** *(angl. specific —).* Phobie liée à une situation particulière : phobie du sang, de certains animaux, des ascenseurs, etc.

PHOBOPHOBIE *s. f. (angl. phobophobia).* Crainte morbide d'être atteint d'une phobie.

PHOCOMÈLE *s. m. (angl. phocomelus).* Monstre fœtal dont les mains et les pieds semblent s'insérer directement sur le tronc, les segments intermédiaires d'un ou de plusieurs membres étant absents, totalement ou partiellement. Malformation observée avec le thalidomide. ☞ ***THALIDOMIDE.***

PHOCOMÉLIE *s. f. (angl. phocomelia).* Malformation congénitale qui caractérise le phocomèle.

PHOLCODINE *s. f. (angl. pholcodine).* Antitussif dérivé de la morphine.

PHON-, PHONO- *(angl. phon-, phono-).* Préfixes d'origine grecque indiquant une relation avec la voix ou avec le son.

PHONASTHÉNIE *s. f. (angl. phonasthenia).* Faiblesse de la voix.

PHONATION *s. f. (angl. phonation).* Ensemble des phénomènes qui produisent la voix et la parole.

PHONE *s. m. (angl. phon).* Unité physiologique de sensation sonore, qui correspond à la sonorité d'un son pur d'intensité donnée et d'une fréquence de 1 000 Hz.

PHONÈME *s. m. (angl. phoneme).* Chaque son simple du langage parlé.

PHONENDOSCOPE *s. m. (angl. phonendoscope).* Stéthoscope qui intensifie les sons perçus à l'auscultation et sert en outre à déterminer la topographie des viscères.

PHONÉTIQUE *s. f. (angl. phonetics).* Étude du langage ou des sons articulés. SYN. ***PHONOLOGIE.***

PHONIATRIE *s. f. (angl. phoniatrics).* Étude de la voix et des troubles de la phonation.

PHONISME *s. m. (angl. phonism).* Son ou sensation acoustique, subjective, produite par une autre stimulation sensorielle, visuelle, olfactive, gustative.

PHONOCARDIOGRAMME *s. m. (angl. phonocardiogram).* Tracé de l'enregistrement graphique des bruits du cœur.

PHONOCARDIOGRAPHIE *s. f. (angl. phonocardiography).* Enregistrement graphique des bruits du cœur. L'introduction d'une sonde à manomètre dans les cavités cardiaques permet de réaliser une phonocardiographie endocavitaire.

PHONOGRAMME *s. m. (angl. phonogram).* Enregistrement graphique de la parole.

PHONOLOGIE *s. f. (angl. phonology).* ☞ ***PHONÉTIQUE.***

PHONOMÈTRE *s. m. (angl. phonometer).* Appareil permettant de mesurer l'intensité des sons.

PHONOPHOBIE *s. f. (angl. phonophobia).* Crainte morbide de parler ou d'entendre parler à voix haute.

PHONOPSIE *s. f. (angl. phonopsia).* Illusion visuelle colorée provoquée par la perception de certains sons.

PHORIE *s. f. (angl. phoria).* Tendance des axes visuels à dévier de la normale. ☞ ***HÉTÉROPHORIE, ORTHOPHORIE.***

PHORMIA REGINA Espèce de mouche dont les larves étaient parfois appliquées sur les ulcères et les plaies nécrotiques afin d'activer la cicatrisation. SYN. ***LUCILIA REGINA.***

PHOROMÈTRE *s. m. (angl. phorometer).* Appareil servant à déceler et à mesurer les hétérophories.

PHOROMÉTRIE *s. f. (angl. phorometry).* Mesure du degré d'une hétérophorie au moyen du phoromètre.

PHOSE *s. f. (angl. phose).* Sensation visuelle subjective de lumière vive ou colorée.

PHOSGÈNE *s. m. (angl. phosgene).* Chlorure de carbonyle, $COCl_2$. Très toxique, il a été utilisé au cours de la Première Guerre mondiale comme gaz de combat.

PHOSPHAGÈNE *s. m. (angl. phosphagene).* Substance de haut niveau énergétique présente sous forme de dépôt dans le muscle au repos. Au moment de la contraction musculaire, le phosphagène se transforme en créatine et phosphate.

PHOSPHATASE *s. f. (angl. phosphatase).* Toute enzyme qui catalyse l'hydrolyse des esters monophosphoriques, avec libération de l'acide phosphorique. On trouve des phosphatases dans le sang et dans la plupart des tissus de l'organisme. ◇ **ACIDE** *(angl. acid —).* Phosphatase sécrétée par la prostate, qui apparaît à la puberté et augmente avec la maturité sexuelle, moment où elle atteint une valeur fixe. Son taux est augmenté en cas de cancer de la prostate avec métastases osseuses. ◇ **ALCALINE** *(angl. alkaline —).* Phosphatase produite par les ostéoblastes et les cellules prolifératives du cartilage et du périoste. Elle intervient dans : la précipitation du phosphate calcique dans les os ; l'absorption de phosphates par l'intestin ; la synthèse des protéines tissulaires et l'hydrolyse des esters phosphatiques du rein et du foie avec libération de glucose, qui passe dans le sang. La phosphatase alcaline est augmentée au cours de la croissance, de la maladie osseuse de Paget, de l'ostéomalacie, du rachitisme et du cancer secondaire des os, des ictères obstructifs et des processus hépatiques diffus ou locaux, ainsi que dans le cancer du foie. ◇ **ALCALINE LEUCOCYTAIRE** *(angl. leukocyte alcaline —).* Enzyme présente dans les granulations des cellules de la série granulocytaire, à partir du myélocyte. L'activité des phosphatases alcalines leucocytaires est diminuée ou nulle dans la leucémie myéloïde chronique.

PHOSPHATASÉMIE *s. f. (angl. phosphatasemia).* Taux des phosphatases, acides ou alcalines, dans le sang.

PHOSPHATE *s. m. (angl. phosphate).* Sel ou ester de l'acide phosphorique.

PHOSPHATÉMIE *s. f. (angl. phosphatemia).* Quantité de phosphates contenue dans le sang. Elle s'exprime par le taux du phosphore (normalement aux environs de 35 mg/L). SYN. ***PHOSPHORÉMIE.***

PHOSPHATIDE *s. m. (angl. phosphatide).* ☞ ***PHOSPHOLIPIDE.***

PHOSPHATIDIQUE (ACIDE) *(angl. phosphatidic acid).* Acide formé par l'estérification d'un diglycéride par l'acide phosphorique.

PHOSPHATIDYLCHOLINE *s. f. (angl. phosphatidylcholine).* Phospholipide renfermant du phosphore, du glycérol et de la choline, présent dans tous les tissus animaux et végétaux, et abondant dans le jaune d'œuf et le tissu nerveux. La phosphatidylcholine est un constituant des membranes cellulaires. SYN. ***LÉCITHINE.***

PHOSPHATURIE *s. f. (angl. phosphaturia).* Élimination de phosphates par l'urine.

PHOSPHÈNE *s. m. (angl. phosphene).* Sensation lumineuse provoquée par un stimulus rétinien autre que la lumière (par exemple la compression du globe oculaire à travers les paupières) ; se voit également au cours de la migraine ophtalmique. ◇ **D'ACCOMMODATION** *(angl.*

accommodation —). Phosphène provoqué par une accommodation rapide et dû à une traction sur la rétine.

PHOSPHITE *s. m. (angl. phosphite).* Sel ou ester de l'acide phosphoreux.

PHOSPHOCRÉATINE *s. f. (angl. phosphocreatine).* Acide créatine-phosphorique ; substance présente dans le tissu musculaire et qui, lors de la contraction du muscle, se décompose en créatine et phosphate. SYN. ***PHOSPHAGÈNE.***

PHOSPHODIESTÉRASE *s. f. (angl. phosphodiesterase).* Enzyme qui, par hydrolyse d'une des liaisons ester, inactive l'AMP cyclique.

PHOSPHOGLUCOMUTASE *s. f.* ☞ ***GLUCOPHOSPHOMUTASE.***

PHOSPHOHEXOSE-ISOMÉRASE *s. f. (angl. phosphohexoisomerase).* Enzyme qui catalyse la transformation réversible du glucose-6-phosphate en fructose-6-phosphate.

PHOSPHOLIPASE *s. f. (angl. phospholipase).* Toute enzyme catalysant l'hydrolyse des phospholipides.

PHOSPHOLIPIDE *s. m. (angl. phospholipid).* Triglycéride dont une des fonctions alcool est estérifiée par l'acide phosphorique. Les phospholipides sont des constituants des cellules animales, végétales et bactériennes, et des lipoprotéines membranaires. Ils comprennent les glycérophospholipides et les sphingophospholipides, abondants dans le tissu nerveux. SYN. ***PHOSPHATIDES.***

PHOSPHONÉCROSE *s. f. (angl. phosphonecrosis).* Nécrose suppurée des maxillaires, due à l'intoxication professionnelle par les vapeurs de phosphore, autrefois fréquente dans les fabriques d'allumettes. SYN. ***NÉCROSE PHOSPHORÉE.***

PHOSPHOPÉNIE *s. f. (angl. phosphopenia).* Diminution du capital de phosphore de l'organisme.

PHOSPHOPROTÉINE *s. f. (angl. phosphoprotein).* Toute protéine contenant de l'acide phosphorique. EX. *vitelline du jaune d'œuf, caséine du lait.*

PHOSPHORE *s. m. (angl. phosphorus).* Élément non métallique, de numéro atomique 15 et de masse atomique 30,97. Le phosphore est très répandu dans la nature sous forme de phosphates. C'est un constituant important du tissu osseux, de la moelle osseuse, du système nerveux, du sang. Il joue un rôle important dans le métabolisme des glucides et des lipides. Il est éliminé par l'urine sous forme de phosphates. Symbole : P. ⥈ **32** *(angl. phosphorus 32).* Isotope radioactif du phosphore, de masse atomique 32, utilisé dans le traitement de la polyglobulie, et comme marqueur radioactif.

PHOSPHORÉ *adj. (angl. phosphorated).* Qui contient du phosphore.

PHOSPHORÉMIE *s. f. (angl. phosphatemia).* Taux de phosphore plasmatique. SYN. ***PHOSPHATÉMIE.***

PHOSPHOREUX (ACIDE) *(angl. phosphorous acid).* Acide de formule H_3PO_3, cristallisable, déliquescent, qui forme des sels appelés phosphites.

PHOSPHORIQUE (ACIDE) *(angl. phosphoric acid).* Acide minéral de formule H_3PO_4. Il joue un rôle important dans l'organisme sous forme d'esters. Il est utilisé comme acidifiant urinaire et comme acidulant de denrées alimentaires. SYN. ***ACIDE ORTHOPHOSPHORIQUE.***

PHOSPHORISME *s. m. (angl. phosphorus poisoning).* Intoxication aiguë ou chronique par le phosphore. L'intoxication aiguë entraîne une nécrose hépatique aiguë mortelle.

PHOSPHOROLYSE *s. f. (angl. phosphorolysis).* Étape de la transformation du glycogène en glucose dans l'organisme sous l'influence de la phosphorylase.

PHOSPHORYLASE *s. f. (angl. phosphorylase).* Enzyme catalysant la formation de l'ester glucose-1-phosphorique à partir du glycogène.

PHOSPHORYLATION *s. f. (angl. phosphorylation).* Réaction chimique consistant en l'addition d'un radical phosphoryle à un composé organique.

PHOSPHOTUNGSTIQUE (ACIDE) *(angl. phosphotungstic acid).* Acide minéral utilisé dans la préparation de colorants histologiques.

PHOSPHURE *s. m. (angl. phosphide).* Composé binaire de phosphore et d'un autre corps simple.

PHOT *s. m. (angl. phot).* Unité d'éclairement du système CGS, équivalente à 1 lumen par cm^2. 1 phot = 10 000 lux.

PHOTISME *s. m. (angl. photism).* Association de certaines couleurs avec certains sons ; audition colorée.

PHOTO- *(angl. photo-).* Préfixe d'origine grecque indiquant une relation avec la lumière.

PHOTO-ALLERGIE *s. f. (angl. photosensitivity).* Allergie par hypersensibilité à la lumière.

PHOTOBACTÉRIE *s. f. (angl. photobacterium).* Bactérie phosphorescente.

PHOTOBIOLOGIE *s. f. (angl. photobiology).* Partie de la biologie qui traite des effets de la lumière sur les organismes.

PHOTOCATALYSE *s. f. (angl. photocatalysis).* Catalyse dans laquelle la lumière joue un rôle favorisant.

PHOTOCHIMIE *s. f. (angl. photochemistry).* Partie de la chimie qui traite des réactions chimiques provoquées par les rayons lumineux et d'autres rayonnements.

PHOTOCHIMIOTHÉRAPIE *s. f. (angl. photochemotherapy).* Modalité thérapeutique qui consiste en l'application de rayonnements ultraviolets de type A, associée à l'administration de psoralènes *per os.* Son efficacité a été démontrée dans le traitement du psoriasis et du mycosis fongoïde.

PHOTOCOAGULATION *s. f. (angl. photocoagulation).* Méthode de traitement consistant à provoquer une coagulation localisée de certaines structures oculaires, au moyen d'un faisceau lumineux intense produit par une lampe au xénon ou par un laser, en particulier dans le traitement des déchirures rétiniennes et du décollement de la rétine. ◇ **PANRÉTINIENNE** *(angl. total retinal —).* Photocoagulation intéressant toute la rétine. ◇ **RÉTINIENNE** *(angl. retinal —).* Photocoagulation effectuée en des endroits déterminés de la rétine.

PHOTODERMATOSE *s. f. (angl. photodermatosis).* Dermatose due à une hypersensibilité de la peau à la lumière. SYN. ***ACTINITE.***

PHOTODYNAMIQUE *s. f. (angl. photodynamics).* Étude des effets dynamiques de la lumière, notamment sur les plantes.

PHOTOFLUOROGRAPHIE *s. f. (angl. photofluorography).* Photographie d'une image radioscopique sur un écran fluorescent. SYN. ***RADIOPHOTOGRAPHIE.***

PHOTOGASTROSCOPE *s. m. (angl. photogastroscope).* Appareil permettant de photographier l'intérieur de l'estomac.

PHOTOLYSE *s. f. (angl. photolysis).* Décomposition chimique par l'action de la lumière.

PHOTOMÈTRE *s. m. (angl. photometer).* Appareil permettant de mesurer les intensités lumineuses.

PHOTOMÉTRIE *s. f. (angl. photometry).* Partie de la physique qui traite de la mesure des intensités lumineuses.

PHOTOMICROGRAPHIE *s. f. (angl. photomicrography).* ☞ ***MICROPHOTOGRAPHIE.***

PHOTOMICROSCOPIE *s. f. (angl. photomicroscopy).* ☞ ***MICROPHOTOGRAPHIE.***

PHOTOMORPHOSE *s. f. (angl. photomorphosis).* Ensemble des modifications morphologiques provoquées dans un organisme par la lumière.

PHOTOPATHIE *s. f. (angl. photopathy).* Toute affection due à la lumière.

PHOTOPÉRIODISME *s. m. (angl. photoperiodism).* Variation périodique du comportement des organismes vivants (rythme biologique) consécutive aux variations de l'intensité des radiations lumineuses.

PHOTOPHÉRÈSE *s. f. (angl. photopheresis).* Technique de traitement de certains lymphomes cutanés consistant, après administration d'une substance photoactive, à détourner le sang dans un circuit extracorporel où il subit une irradiation aux ultraviolets puis à le réinjecter au patient.

PHOTOPHILE *adj. (angl. photophilic).* Se dit d'un organisme qui recherche la lumière.

PHOTOPHOBIE *s. f. (angl. photophobia).* Intolérance anormale à la lumière, qui provoque une sensation douloureuse, en rapport avec une affection oculaire ou un syndrome méningé.

PHOTOPHTALMIE *s. f. (angl. photophthalmia).* État inflammatoire de l'œil dû aux rayons ultraviolets.

PHOTOPIE *s. f. (angl. photopia).* Adaptation de l'œil à la lumière, vision diurne.

PHOTOPSIE *s. f. (angl. photopsia).* Perception subjective d'impressions lumineuses telles que flamèches ou éclairs, due à une affection rétinienne.

PHOTOPTOMÈTRE *s. m. (angl. photoptometer).* Appareil servant à déterminer l'acuité visuelle, par la mesure de la plus faible intensité lumineuse nécessaire pour rendre visible un objet.

PHOTOPTOMÉTRIE *s. f. (angl. photoptometry).* Mesure de la perception lumineuse.

PHOTORÉACTION *s. f. (angl. photoreaction).* Réaction chimique produite par la lumière.

PHOTORÉCEPTEUR *s. m. (angl. photoreceptor).* Récepteur de la rétine qui reçoit les informations lumineuses : les cônes et les bâtonnets.

PHOTOSENSIBILISATION *s. f. (angl. photosensitization).* Sensibilisation de la peau aux radiations lumineuses avec apparition d'érythème après absorption ou application locale d'une substance sensibilisante et dans certaines porphyries.

PHOTOSTÉTHOSCOPE *s. m. (angl. photostethoscope).* Appareil qui transforme les sons amplifiés par un microphone en oscillations lumineuses. Il a été inventé pour l'enregistrement des battements cardiaques du fœtus.

PHOTOTAXIE *s. f. (angl. phototaxis).* Réaction de locomotion orientée de micro-organismes ou de cellules mobiles, déclenchée et entretenue par la lumière et s'effectuant soit dans sa direction (phototaxie positive), soit dans la direction opposée (phototaxie négative).

PHOTOTHÉRAPIE *s. f. (angl. phototherapy).* Traitement d'une maladie, en général cutanée, par la lumière, naturelle ou artificielle, en particulier en utilisant différentes concentrations de rayons lumineux ou différentes couleurs du spectre.

PHRÉN-, PHRÉNO- *(angl. phren-, phreno-).* Préfixes d'origine grecque indiquant une relation avec les facultés mentales ou avec le diaphragme.

PHRÉNALGIE *s. f. (angl. phrenalgia).* Douleur au niveau du diaphragme.

PHRÉNICECTOMIE *s. f. (angl. phrenicectomy).* Section ou résection partielle du nerf phrénique. SYN. ***PHRÉNICOTOMIE.***

PHRÉNICOCLASIE *s. f. (angl. phrenicotripsy).* Écrasement du nerf phrénique. SYN. ***PHRÉNICOTRIPSIE.***

PHRÉNICOTOMIE *s. f. (angl. phrenicotomy).* ☞ ***PHRÉNICECTOMIE.***

PHRÉNICOTRIPSIE *s. f.* ☞ ***PHRÉNICOCLASIE.***

PHRÉNIQUE **1.** *adj. (angl. phrenic).* Qui se rapporte au diaphragme. **2.** *s. m. (angl. phrenic nerve).* Le nerf phrénique, nerf moteur du diaphragme.

PHRÉNITE *s. f. (angl. phrenitis).* Inflammation du diaphragme. SYN. ***DIAPHRAGMATITE.***

PHRÉNOCARDIE *s. f. (angl. phrenocardia).* Troubles cardiaques fonctionnels névropathiques caractérisés par la triade de Herz : douleurs précordiales, palpitations et respiration suspirieuse.

PHRÉNOCLONIE *s. f. (angl. phrenoclonus).* Contractions spasmodiques du diaphragme.

PHRÉNOCOSTAL *adj. (angl. costophrenic).* Qui se rapporte au diaphragme et aux côtes.

PHRÉNODYNIE *s. f. (angl. phrenodynia).* ☞ ***PHRÉNALGIE.***

PHRÉNOGLOTTIQUE *adj. (angl. phrenoglottic).* Qui se rapporte au diaphragme et à la glotte. Se dit d'un spasme du diaphragme qui accompagne parfois le laryngospasme.

PHRÉNOGRAPHE *s. m. (angl. phrenograph).* Appareil servant à enregistrer les mouvements du diaphragme.

PHRÉNOLOGIE *s. f. (angl. phrenology).* Théorie de Gall, formulée en 1810, selon laquelle il est possible de connaître les facultés et les instincts d'un individu par l'examen et la palpation de ses protubérances crâniennes, qui seraient en relation avec des localisations hypothétiques de ces facultés dans l'encéphale.

PHRÉNOPARALYSIE *s. f.* ☞ ***PHRÉNOPLÉGIE.***

PHRÉNOPLÉGIE *s. f. (angl. phrenoplegia).* Paralysie du diaphragme.

PHRÉNOPTOSE *s. f. (angl. phrenoptosis).* Déplacement du diaphragme vers le bas.

PHRÉNOSINE *s. f. (angl. phrenosin).* Cérébroside du cerveau.

PHRÉNOSPASME *s. m. (angl. phrenospasm).* SYN. ***CARDIOSPASME.***

PHRÉNOSPLÉNIQUE *adj. (angl. phrenosplenic).* Qui se rapporte au diaphragme et à la rate.

PHRÉNOTOMIE *s. f. (angl. phrenotomy).* Incision chirurgicale du diaphragme.

PHRYNODERMIE *s. f. (angl. phrynoderma).* Éruption cutanée papuleuse sèche, associée à des troubles névritiques et oculaires modérés, due à une carence en vitamine A.

PHRYNOLYSINE *s. f. (angl. phrynolysin).* Substance toxique contenue dans le venin de certains crapauds (*Bombinator igneus*).

PHTALÉINE *s. f. (angl. phthalein).* Chacun des membres d'une série de composés formés par la condensation de l'anhydride phtalique avec un phénol. Certains, comme la phénolphtaléine, ont une action purgative ; d'autres, comme la résorcinolphtaléine ou fluorescéine, sont utilisés pour leurs propriétés colorantes.

PHTALIQUE (ACIDE) *(angl. phthalic acid).* Acide préparé par oxydation de la naphtaline.

PHTIRIASE *s. f. (angl. phthiriasis).* Infestation par des ectoparasites du genre *Phtirius.* SYN. ***PÉDICULOSE.***

PHTIRUS Genre d'insectes ectoparasites hématophages, de l'ordre des Anoploures, appartenant à la même sous-famille (les Pédiculinés) que *Pediculus.* ◇ **INGUINALIS, PUBIS** *(angl. crab louse).* Insecte hématophage qui se distingue de *Pediculus humanus* par un corps plus trapu (longueur 1 à 1,5 mm). Il vit habituellement dans les poils du pubis et du périnée, évite toujours le cuir chevelu mais peut se retrouver dans les sourcils. Il est responsable de la phtiriase. SYN. ***POU DU PUBIS, MORPION.***

PHTISIE *s. f. (angl. phthisis).* SYN. (désuet de) ***TUBERCULOSE PULMONAIRE.***

PHTISIOLOGIE *s. f. (angl. phthisiology).* Étude de la tuberculose.

PHTISIOLOGUE *s. m. (angl. phthisiologist).* Médecin spécialisé en phtisiologie.

PHYCOMYCÈTES *(angl. Phycomycetes).* Classe de champignons microscopiques (champignons inférieurs) chez lesquels la reproduction s'effectue par l'union de deux gamètes identiques. SYN. ***CHAMPIGNONS-ALGUES.***

PHYCOMYCOSE *s. f. (angl. phycomycosis).* Terme regroupant toutes les mycoses dues à des champignons appartenant à la classe des *Phycomycètes.* Les phycomycoses comprennent les mucormycoses et les basidiobolomycoses.

PHYLAXIE *s. f. (angl. phylaxis).* Défense de l'organisme contre l'infection (phagocytose et production d'anticorps).

PHYLLODE *adj. (angl. phyllode).* Qui ressemble à une feuille. Se dit de certaines tumeurs malignes qui, à la coupe, présentent un aspect lobulé évoquant une feuille, en particulier au niveau du sein.

PHYLLOQUINONE *s. f. (angl. phylloquinone).* Vitamine K_1 naturelle, rencontrée dans les plantes.

PHYLOGENÈSE *s. f. (angl. phylogeny, phylogenesis).* Évolution des espèces (animales ou végétales), à la différence de l'ontogenèse ou évolution de l'individu. SYN. ***PHYLOGÉNIE.***

PHYSALIPHORE *s. f. (angl. physaliphore).* Cellule vacuolée, en particulier celle qui contient de la mucine et du glycogène, caractéristique du chordome.

PHYSALOPTERA Genre de vers nématodes, parasites de l'estomac et de l'intestin de l'homme et d'autres vertébrés.

PHYSICK (OPÉRATION DE) *(angl. Physick's operation).* Technique d'iridectomie circulaire au moyen de pinces coupantes.

PHYSICOTHÉRAPIE *s. f. (angl. physicotherapeutics).* ☞ ***PHYSIOTHÉRAPIE.***

PHYSIO- *(angl. physio-).* Préfixe d'origine grecque indiquant une relation avec la nature, avec ce qui est naturel.

PHYSIOGENÈSE *s. f. (angl. physiogenesis).* Développement normal de l'organisme.

PHYSIOGÉNIE *s. f.* ☞ ***PHYSIOGENÈSE.***

PHYSIOGNOMONIE *s. f. (angl. physiognomy).* Détermination du caractère d'une personne d'après les traits et la conformation générale de son visage.

PHYSIOLOGIE *s. f. (angl. physiology).* Science qui traite des fonctions normales d'un organisme animal (physiologie animale) ou végétal (physiologie végétale). ~ **CELLULAIRE** *(angl. cellular —).* Étude des fonctions normales de la cellule. ~ **COMPARÉE** *(angl. comparative —).* Étude comparée de la physiologie d'animaux ou de végétaux appartenant à diverses espèces. ~ **GÉNÉRALE** *(angl. general —).* Étude des fonctions vitales en général, sans application à une espèce déterminée. ~ **HUMAINE** *(angl. human —).* Physiologie de l'homme. ~ **PATHOLOGIQUE** *(angl. morbid —).* Étude des troubles fonctionnels d'un organisme. SYN. ***PHYSIOPATHOLOGIE.*** ~ **SPÉCIALE** *(angl. particular —).* Physiologie qui a pour objet d'étude une espèce particulière ou un organe particulier.

PHYSIOLOGISTE *s. m. (angl. physiologist).* Spécialiste en physiologie.

PHYSIOLOGUE *s. m.* ☞ ***PHYSIOLOGISTE.***

PHYSIONOMIE *s. f. (angl. physiognomy).* Expression du visage humain.

PHYSIOPATHOLOGIE *s. f. (angl. pathophysiology).* ☞ ***PHYSIOLOGIE PATHOLOGIQUE.***

PHYSIOPSYCHIQUE *adj. (angl. physiopsychic).* Qui se rapporte aux fonctions physiologiques et psychiques.

PHYSIOTHÉRAPIE *s. f. (angl. physiotherapy).* Utilisation des agents physiques tels que la lumière, la chaleur, l'air, l'eau, etc., dans un but thérapeutique. SYN. ***PHYSICOTHÉRAPIE.***

PHYSIQUE **1.** *adj. (angl. physical).* Qui se rapporte à la matière. **2.** *adj. (angl. physical).* Qui se rapporte à la nature matérielle du corps, par opposition à psychique. **3.** *s. f. (angl. physics).* Science des lois et des phénomènes de la nature, en particulier des propriétés générales de la matière. ~ **MÉDICALE** *(angl. medical physics).* Application de la physique à l'observation et à l'interprétation des phénomènes pathologiques.

PHYSOCÈLE *s. f. (angl. physocele).* **1.** Hernie dont le sac est distendu par des gaz. **2.** Tumeur distendue par des gaz.

PHYSOMÉTRIE *s. f. (angl. physiometry).* Présence de bulles gazeuses dans la cavité utérine.

PHYSOPYOSALPINX *s. m. (angl. physopyosalpinx).* Présence de gaz et de pus dans la trompe utérine.

PHYSOSTIGMINE *s. f. (angl. physostigmine).* Alcaloïde de la fève de Calabar, *Physostigma venenosum*, extrêmement toxique, inhibiteur de la cholinestérase. Le sel le plus utilisé est le salicylate, qui est employé en instillations comme myotique dans le glaucome pour diminuer la pression intraoculaire. En administrations internes, il est utilisé dans l'atonie intestinale post-opératoire et dans la myasthénie grave. SYN. ***ÉSÉRINE.***

PHYTATE *s. m. (angl. phytate).* Sel de l'acide phytique qui en se combinant au calcium dans la lumière intestinale empêche l'absorption de celui-ci. SYN. ***PHYTINATE.***

PHYTIQUE (ACIDE) *(angl. phytic acid).* Acide inositol-hexaphosphorique. On l'emploie sous forme de sel sodique, dans la lithiase urinaire.

PHYTO- *(angl. phyto-).* Préfixe d'origine grecque indiquant une relation avec les plantes.

PHYTOALBUMINE *s. f. (angl. phytalbumin).* Albumine d'origine végétale.

PHYTOBÉZOARD *s. m. (angl. phytobezoar).* Corps étranger de l'estomac formé de débris alimentaires végétaux.

PHYTOHÉMAGGLUTININE *s. f. (angl. phytohemagglutinin).* Mucoprotéine d'origine végétale, agglutinant les hématies et mitogène des lymphocytes T. L'intradermoréaction à la phytohémagglutinine (test à la -) évalue l'immunité cellulaire : elle est dite positive si elle est normale et négative si elle ne l'est pas.

PHYTOL *s. m. (angl. phytol).* Alcool aliphatique provenant de l'hydrolyse de la chlorophylle, apparenté à la vitamine A et aux caroténoïdes.

PHYTOPARASITE *s. m. (angl. phytoparasite).* Parasite végétal.

PHYTOPATHOLOGIE *s. f. (angl. phytopathology).* Étude des maladies des végétaux.

PHYTOPHOTODERMATITE *s. f. (angl. phytophotodermatitis).* ☞ ***OPPENHEIM (MALADIE D').***

PHYTOSTÉROL *s. m. (angl. phytosterol).* Stérol d'origine végétale.

PHYTOTHÉRAPIE *s. f. (angl. phytotherapy).* Traitement par les plantes ou par des substances d'origine végétale.

PHYTOTOXINE *s. f. (angl. phytotoxin).* Toxine provenant d'une plante, comme l'abrine, la ricine, etc.

PIAN *s. m. (angl. pian, yaws).* Maladie infectieuse, chronique, des régions tropicales, due à un tréponème (*Treponema pertenue*) morphologiquement identique au tréponème de la syphilis, mais qui n'est pas une maladie vénérienne. Elle évolue en trois stades (pian primaire, secondaire et tertiaire) et se caractérise essentiellement par des lésions cutanées progressivement végétantes, dont l'une des plus grosses porte le nom de mère-pian ou maman-pian, ressemblant à des framboises (pianomes ou frambœsiomes), qui aboutissent à des ulcérations progressives, mutilantes, de la peau, des os et des articulations. SYN. ***YAWS, FRAMBŒSIA, BOUBA, PARANGI.***

PIAN-BOIS *(angl. american leishmaniasis, forest yaws).* Leishmoniase cutanée observée en Guyane, due à *Leishmania guyanensis* transmise par les phlébotomes.

PIANIFORME *adj. (angl. yaw-like).* Se dit d'une lésion cutanée ressemblant à celles du pian.

PIBLOKTO *s. m. (angl. piblokto).* Forme d'hystérie caractérisée par des attaques de pleurs et de cris, et une surexcitation sexuelle, observée chez les femmes eskimos.

PICA *s. m. (angl. pica).* Perversion de l'appétit caractérisée au-delà de l'âge d'un an par une tendance à manger des substances impropres à la nutrition : sable, argile, terre, etc.

PICK ~ (ÉRYTHROMÉLIE DE) *(angl. erythromelia).* Affection cutanée caractérisée par l'apparition de plaques d'érythème sur les faces dorsales des bras et des jambes, s'étendant graduellement à la totalité des membres, associée progressivement à une atrophie cutanée. SYN. ***ACRODERMATITE CHRONIQUE ATROPHIANTE, PICK-HERXHEIMER (MALADIE DE).*** **~ (MALADIE DE)** *(angl. Pick's disease).* Démence présénile progressive caractérisée par une atrophie cérébrale prédominant au niveau des lobes frontaux et temporaux. **~ (PSEUDO-CIRRHOSE DE)** *(angl. Pick's pseudo-cirrhosis).* Association d'une hépatomégalie et d'une ascite rebelle sans ictère chez des patients présentant une péricardite constrictive. **~ (VISION DE)** *(angl. Pick's vision).* Trouble de la vision dans lequel les objets perdent leur orientation normale les uns par rapport aux autres. Ce trouble s'observe en cas de lésions pontiques touchant la bandelette longitudinale postérieure.

PICK-HERXHEIMER (MALADIE DE) ☞ ***PICK (ÉRYTHROMÉLIE DE).***

PICKWICK (SYNDROME DE) *(angl. Pickwickian syndrome).* Syndrome associant une obésité extrême, un état de somnolence, une respiration de Cheyne-Stokes nocturne, une hypoventilation pulmonaire, une polyglobulie secondaire et une insuffisance cardiaque. Ce nom vient du personnage (Joe) du roman de Dickens « Les papiers posthumes du Pickwick club », qui présentait ces symptômes.

PICO- *(angl. pico-).* Préfixe servant à former le nom d'unités un billion (un million de millions) de fois plus petites (10^{-12}) que l'unité de base.

PICOGRAMME *s. m. (angl. picogram).* Unité de masse égale à 10^{-12} grammes. Symbole : pg.

PICOMÈTRE *s. m. (angl. picometer).* Unité de longueur égale à 10^{-12} mètre. Symbole : pm.

PICORNAVIRIDAE Famille de virus à ARN monocaténaire, à symétrie icosaédrique, non enveloppés et de très petite taille (20-30 nm). Cette famille comprend quatre genres : *Enterovirus* et *Rhinovirus*, qui infectent l'homme, *Aphthovirus* qui infecte le bétail, et *Cardiovirus*, qui infectent les rongeurs.

PICORNAVIRUS ☞ ***PICORNAVIRIDAE.***

PICR-, PICRO- *(angl. picr-, picro-).* Préfixes d'origine grecque signifiant amer.

PICRATE *s. m. (angl. picrate).* Tout sel de l'acide picrique. Certains picrates sont utilisés comme antiseptiques ou astringents.

PICRIQUE (ACIDE) *(angl. picric acid).* Trinitrophénol, corps cristallin jaune formé par action de l'acide nitrique sur le phénol. Il est utilisé comme colorant, réactif, fixateur, et en médecine dans les brûlures.

PICROFORMOL *s. m.* ☞ ***BOUIN (LIQUIDE DE).***

PICROTOXINE *s. f. (angl. picrotoxin).* Principe cristallin toxique et amer, tiré de la plante *Anamirta cocculus* (coque du Levant), stimulant du système nerveux central, d'action semblable à celle de la strychnine. La picrotoxine est convulsivante. SYN. ***COCCULINE.***

PIÉBALDISME *s. m. (angl. piebaldism).* Albinisme partiel (mèche blanche et dépigmentation localisée), à transmission autosomique dominante.

PIÈCE *s. f.* **~ S** ☞ ***PIÈCE SÉCRÉTOIRE.*** **~ SÉCRÉTOIRE** *(angl. secretory piece).* Peptide associé aux dimères d'immunoglobulines A sécrétoires. D'origine épithéliale et non lymphocytaire, il permet le transport des dimères à travers la barrière intestinale et améliore leur résistance aux attaques protéolytiques. ☞ ***COMPOSANT SÉCRÉTOIRE.***

PIED *s. m. (angl. foot).* **1.** *(NA. pes).* Segment distal du membre inférieur ; il comprend le tarse, le métatarse et les orteils. **2.** Extrémité inférieure d'une structure organique. **3.** Unité de mesure anglo-saxonne égale à 12 pouces ou à 0,3048 m. **~ BOT** *(angl. club —, talipes).* Déformation permanente du pied, comportant des rétractions tendineuses et aponévrotiques, associées à des malformations osseuses, de sorte que l'appui du pied sur le sol n'est plus normalement réparti sur la région plantaire. Suivant le type de la déformation, on peut classer les pieds bots en : pied bot équin (appui sur la pointe), pied bot talus (appui sur le talon), pied bot valgus (appui sur le bord interne), pied bot varus (appui sur le bord externe), pied bot convexe, pied bot creux. Ce terme vient du vieux français « bot », signifiant arrondi, émoussé. **~ CONVEXE** *(angl. convex —).* Pied dont la plante est convexe, avec équinisme de l'arrière-pied associé à une flexion dorsale du tarse antérieur et du métatarse. **~ CREUX** *(angl. talipes cavus).* Pied dont la cambrure plantaire est exagérée. Cette déformation est presque toujours liée à un déséquilibre musculaire. **~ D'ATHLÈTE** *(angl. athlete's —).* Affection du pied caractérisée par une rougeur, une vésiculation et le développement de fissures dans les espaces interdigitaux. Elle est due à *Epidermophyton* ou à *Trichophyton* et se rencontre fréquemment chez les sportifs. SYN. ***ÉPIDERMOPHYTIE INTERDIGITALE (OU PLANTAIRE), PIED DE MADAGASCAR.*** **~ D'IMMERSION** *(angl. immersion —).* Syndrome douloureux des extrémités chez les naufragés, accompagné d'érythèmes ou d'œdèmes, d'ecchymoses et de phlyctènes. **~ DES TRANCHÉES** *(angl. trench —).* Troubles neuro-vasculaires et trophiques (douleurs, œdème, ecchymoses, etc.) des extrémités inférieures, consécutifs à l'exposition prolongée au froid et à l'humidité, observés chez les soldats au cours de la Première Guerre mondiale. ◇ **ÉQUIN** Pied en flexion plantaire. ◇ **FORCÉ** *(angl. forced —)*. Tuméfaction dure et douloureuse de la partie médiane du pied, apparaissant après de longues marches, et due à la fracture sans déplacement d'un métatarsien. SYN. ***FRACTURE DE MARCHE, FRACTURE DE FATIGUE.*** ◇ **PLAT** *(angl. flat —)*. Déformation du pied caractérisée par l'affaissement plus ou moins important de l'arche longitudinale interne du pied, la plante prenant appui sur le sol sur la presque totalité de sa surface. SYN. ***PLATYPODIE.*** ◇ **PLAT VALGUS STATIQUE** *(angl. pes planovalgus)*. Affaissement de la voûte plantaire avec déviation externe du pied, par valgus calcanéen et déplacement de la tête du talus en bas et en dedans. On l'observe notamment à la suite de marches forcées ou de station debout prolongée. ◇ **TABÉTIQUE** *(angl. tabetic —)*. Arthropathie du tarse ou des métatarses, observées dans le tabès. SYN. ***PIED DE CHARCOT, PIED CUBIQUE.*** ◇ **TALUS** *(angl. pes talus)*. Déformation du pied par abaissement de la tubérosité calcanéenne.

PIEDRA *(angl. piedra)*. ◇ **BLANCHE** *(angl. white —)*. Affection mycosique des poils, atteignant surtout la barbe et la moustache, caractérisée par la présence de nodules blanchâtres et mous autour du poil. Elle est due à *Trichosporon beigelii* ou *Trichosporon cutaneum*. ◇ **NOIRE** *(angl. black —)*. Mycose due à *Piedraia hortae*, caractérisée par des nodules noirs et durs situés le long des cheveux.

PIEDRAIA HORTAE Champignon appartenant à la classe des Ascomycètes, agent de la piedra noire. SYN. ***TRICHOSPORON HORTAE.***

PIE-MÈRE *s. f. (NA. pia mater). (angl. pia mater)*. Membrane vasculaire, fine et semi-transparente. C'est la plus interne des trois méninges. Elle recouvre étroitement la surface externe de l'axe cérébrospinal.

PIEMÉRITE *s. f. (angl. meningitis of the pia mater)*. Inflammation de la pie-mère ; méningite.

PIERRE INFERNALE *(angl. silver nitrate)*. Autrefois, nitrate d'argent (servant à la cautérisation).

PIÉZOGRAMME *s. m. (angl. piezogram)*. Courbe obtenue avec le piézographe.

PIÉZOGRAPHIE *s. f. (angl. piezography)*. Technique d'exploration du système cardiovasculaire fondée sur l'étude des variations de la pression intra-artérielle au cours de la révolution cardiaque, au moyen d'un appareillage électronique ; cette technique n'est plus utilisée.

PIÉZOMÈTRE *s. m. (angl. piezometer)*. Instrument pour mesurer la sensibilité cutanée à la pression.

PIGMENT *s. m. (angl. pigment)*. Toute substance dotée d'une coloration propre, d'origine animale ou végétale, présente (de façon normale ou anormale) dans les tissus et les liquides de l'organisme. ◇ **BILIAIRE** *(angl. bile —)*. Tout pigment présent dans les éléments constitutifs de la bile : bilirubine, urobiline, biliverdine, etc. ◇ **EXOGÈNE** *(angl. exogenous —)*. Tout pigment introduit artificiellement ou accidentellement dans l'organisme. ◇ **HÉMATOGÈNE** *(angl. hematogenous —)*. Pigment provenant de la dégradation de l'hémoglobine : hématine, hémosidérine, bilirubine. ◇ **MÉLANIQUE** *(angl. melanotic —)*. ☞ ***MÉLANINE.*** ◇ **OCRE** ☞ ***HÉMOSIDÉRINE.*** ◇ **PALUDÉEN** *(angl. malarial —)*. Pigment noir, trouvé dans le cytoplasme des formes érythrocytaires des différents *Plasmodium*. Il provient de la décomposition de l'hémoglobine par le parasite. ◇ **RESPIRATOIRE** *(angl. respiratory —)*. Tout pigment jouant un rôle essentiel dans les processus d'oxydoréduction de l'organisme (hémoglobine, cytochromes, etc.).

PIGMENTAIRE *adj. (angl. pigmentary)*. Qui se rapporte aux pigments, qui contient des pigments.

PIGMENTATION *s. f. (angl. pigmentation)*. Formation et accumulation (normale ou pathologique) de pigments dans les tissus. ◇ **DES VAGABONDS** Mélanodermie phtiriasique.

PIGMENTOLYSE *s. f. (angl. pigmentolysis)*. Destruction d'un pigment.

PIGMENTOPHAGE *adj. (angl. pigmentophage)*. Se dit d'une cellule capable de détruire les pigments. SYN. ***CHROMOPHAGE.***

PIGMENTOPHORE *adj. (angl. pigmentophore)*. Se dit d'une cellule qui contient un pigment.

PIGNET (INDICE DE) *(angl. Pignets' formule)*. Indice de robusticité répondant à la formule : $F = T - (C + P)$. T est la taille en centimètres, C, le périmètre thoracique au repos respiratoire en centimètres et P, le poids en kilogrammes. Si F est inférieur à 10, la personne est de constitution très forte ; entre 10 et 15, forte ; entre 15 et 20, bonne ; entre 20 et 25, moyenne ; entre 25 et 30, faible ; supérieur à 30, très faible.

PILAIRE *adj. (angl. pilar)*. Qui se rapporte aux poils ou aux cheveux.

PILCHER (BALLON DE) *(angl. Pilcher's hemostatic bag)*. Ballon de Hagner modifié pour effectuer en même temps le drainage urétral et l'hémostase.

PILEUX *adj. (angl. hairy)*. Qui se rapporte aux poils, qui en contient, ou qui en est couvert.

PILI *s. m. pl. (angl. pili)*. Filaments dont sont pourvus certains germes à Gram négatif (colibacilles), et qui ont une fonction d'adhérence. ◇ **ANNULATI** Anomalie rare du cheveu, caractérisée par la présence d'anneaux achromiques alternant avec des anneaux pigmentés le long du cheveu. SYN. ***LEUCOTRICHIA ANNULARIS.*** ◇ **TORTI** *(angl. twisted hair)*. Anomalie congénitale caractérisée par la torsion du cheveu sur lui-même. SYN. ***TRICHOKINESIS.***

PILIER *s. m. (angl. pillar, crus).* Formations anatomiques, presque toujours paires ou multiples, servant de soutien ou d'insertion. ◇ **DE L'ANNEAU INGUINAL SUPERFICIEL** *(angl. pilar of abdominal rings).* Groupe de fibres de l'aponévrose du muscle grand oblique autour de l'anneau inguinal superficiel.

PILIERS DU CŒUR *(angl. papillary muscles of heart).* Formations musculaires de la paroi ventriculaire cardiaque, dont l'extrémité supérieure donne naissance aux cordons tendineux des valvules.

PILIFÈRE *adj. (angl. hair-bearing).* Qui porte des poils.

PILIFORME *adj. (angl. piliform).* Qui a la forme d'un poil.

PILIMICTION *s. f. (angl. pilimiction).* Émission d'urine contenant des filaments de mucus vésical ou de véritables poils provenant d'un kyste dermoïde.

PILOCARPINE *s. f. (angl. pilocarpine).* Alcaloïde parasympthomimétique du jaborandi, *Pilocarpus jaborandi*, sudorifique, myotique et toxique. C'est l'antagoniste physiologique de l'atropine et il est utilisé comme myotique en solution de 0,5 à 1 % dans le traitement du glaucome.

PILOMOTEUR *adj. (angl. pilomotor).* Qui produit l'érection des poils. Se dit du réflexe de chair de poule.

PILONIDAL *adj. (angl. pilonidal).* Qui présente des follicules pileux en profondeur. Se dit de certains kystes.

PILOSÉBACÉ *adj. (angl. pilosebaceous).* Qui se rapporte au follicule pileux et à la glande sébacée annexe.

PILOSITÉ *s. f. (angl. pilosity).* Ensemble des poils et leur disposition sur les téguments (pilosité de type masculin, pilosité de type féminin).

PILTZ (RÉFLEXE DE) *(angl. Piltz's reflex).* Contraction de la pupille lorsque l'attention se porte brusquement sur un objet.

PILULAIRE *adj. (angl. pilular).* Qui se rapporte aux pilules.

PILULE *s. f. (angl. pill).* Préparation pharmaceutique de forme sphérique ou ovalaire, contenant un ou plusieurs principes actifs et un excipient, destinée à être ingérée.

PILULIER *s. m.* **1.** Instrument utilisé en pharmacie pour la répartition d'une masse médicamenteuse en pilules. **2.** *(angl. pill box).* Petite boîte contenant des pilules.

PIMENT *s. m. (angl. chilly).* Nom vernaculaire des plantes du genre *Capsicum*.

PIMENTA Genre d'arbustes et arbres des régions tropicales, de la famille des Myrtacées ; le fruit sec de l'espèce *P. officinalis* est le poivre de Jamaïque ; il est aromatique, stimulant, carminatif et s'utilise principalement comme condiment.

PIMPINELLA Genre de plantes de la famille des Ombellifères. Les racines de *Pimpinella saxifraga* (saxifrage) sont diurétiques et carminatives.

PIN *s. m. (angl. pine).* Nom de divers arbres du groupe des conifères, du genre *Pinus*, qui fournissent la térébenthine, des essences, des résines, etc.

PINACYANOL (CHLORURE DE) *(angl. pinacyanol chloride).* Colorant du groupe de la cyanine, utilisé pour le cytodiagnostic.

PINCE *s. f. (angl. clamp, forceps).* Instrument métallique constitué de deux branches articulées, utilisé pour saisir ou maintenir une structure quelconque, ou maintenir en contact deux structures qui auraient tendance à s'écarter. Il existe deux catégories principales de pinces : les pinces à ressort (comme la pince à disséquer) et les pinces articulées (comme la pince hémostatique). ◇ **GOUGE** *(angl. gouge forceps).* Pince à bords tranchants utilisée pour réséquer des esquilles osseuses ou des cartilages. ☞ ***GOUGE***. ◇ **HÉMOSTATIQUE** *(angl. hemostatic —).* Pince à crans d'arrêt servant à l'hémostase.

PINCE-CISEAUX *(angl. pince-ciseaux).* Pince coupante utilisée principalement en chirurgie oculaire.

PINCEMENT ARTICULAIRE *(angl. joint space narrowing).* Diminution de l'espace articulaire normal visible sur la radiographie.

PINÉAL *adj. (angl. pineal).* Qui se rapporte au corps pinéal (épiphyse cérébrale).

PINÉALECTOMIE *s. f. (angl. pinealectomy).* Ablation du corps pinéal.

PINÉALOBLASTOME *s. m. (angl. pinealoblastoma).* Tumeur neuroépithéliale maligne du corps pinéal.

PINÉALOCYTOME *s. m. (angl. pinealocytoma).* ☞ ***PINÉALOME***.

PINÉALOME *s. m. (angl. pinealoma).* Toute tumeur du corps pinéal.

PINGUÉCULA *s. f. (angl. pinguecula).* Petite plaque jaunâtre triangulaire, siégeant sur le limbe sclérocornéen, préférentiellement vers l'angle interne, et apparaissant notamment chez les sujets âgés ; elle est formée par une dégénérescence hyaline du tissu conjonctif et des fibres élastiques.

PINGUICULA *s. f.* ☞ ***PINGUÉCULA***.

PINKUS ◇ **(ALOPÉCIE MUCINEUSE DE)** *(angl. follicular mucinosis).* Alopécie secondaire à des altérations mucineuses des cellules épithéliales des follicules pilo-sébacés. SYN. ***MUCINOSE FOLLICULAIRE***. ◇ **(MALADIE DE)** *(angl. lichen nitidus).* ☞ ***LICHEN NITIDUS***.

PINOCYTE *s. m. (angl. pinocyte).* Cellule macrophage qui absorbe et digère des gouttelettes de liquide extracellulaire.

PINOCYTOSE *s. f. (angl. pinocytosis).* Phagocytose de gouttelettes de liquide par une cellule. On l'observe facilement dans les cellules spécialisées dans la fonction nutritive, comme celles de la muqueuse intestinale.

PINTA *s. f. (angl. pinta).* Tréponématose bénigne, non vénérienne, endémique dans certaines régions de l'Amérique tropicale, causée par *Treponema carateum* (espèce morphologiquement identique à *Treponema pallidum*). Elle est caractérisée par des taches dyschromiques squameuses disséminées. SYN. ***CARATÉ, MAL DEL PINTO (OU MAL DE LOS PINTOS), BOUSSAROLE, PURUPURU, PIQUITE.***

PINTIDE *s. f. (angl. pintid).* Lésion cutanée de la période secondaire de la pinta.

PIPÉMIDIQUE (ACIDE) Médicament antimicrobien utilisé comme antiseptique urinaire.

PIPER Genre de plantes de la famille des Pipéracées, comprenant de nombreuses espèces, parmi lesquelles on compte le poivrier, le kawa-kawa, le cubèbe (poivre de Java), etc.

PIPÉRAZINE *s. f. (angl. piperazine).* Anthelminthique très efficace dans les infestations dues à *Ascaris lumbricoides* et *Enterobius (Oxyuris) vermicularis.* Elle est utilisée sous la forme d'hexahydrate ou de sels (citrate, tartrate et phosphate).

PIPÉRIDINE *s. f. (angl. piperidine).* Base liquide tirée de la pipérine ; on la trouve en faibles quantités dans *Piper nigrum.* Agent de synthèse pour la préparation de médicaments. SYN. ***HEXAHYDROPYRIDINE.***

PIPÉRINE *s. f. (angl. piperine).* Alcaloïde cristallisé contenu dans *Piper nigrum* (poivrier) utilisé comme insecticide. Son hydrolyse donne de la pipéridine.

PIPÉROCAÏNE *s. f. (angl. piperocaine).* Anesthésique local.

PIPETTE *s. f. (angl. pipette).* Petit tube de verre étiré en pointe à l'une de ses extrémités et présentant généralement un renflement en son milieu, qui s'utilise dans les travaux de laboratoire pour prélever ou mesurer de petites quantités de liquide.

PIQUE *s. f. (angl. chigger).* Espèce de puce (*Tunga penetrans*). Les femelles fécondées déposent leurs œufs sous la peau, principalement celle des pieds, provoquant l'apparition de prurit et d'ulcères graves. SYN. ***CHIQUE, PUCE CHIQUE.***

PIQÛRE *s. f. (angl. puncture, bite, sting).* Petite blessure causée par un instrument pointu, un aiguillon, un dard, etc. ◇ **ANATOMIQUE** *(angl. dissection wound).* Piqûre de la peau des mains ou des doigts au cours d'une autopsie, suivie d'accidents locaux et généraux dus à l'inoculation de germes virulents.

PIRIFORME *adj. (angl. piriform).* En forme de poire. EX. *thorax piriforme.*

PIROGOFF (AMPUTATION DE) *(angl. Pirogoff's amputation).* Amputation ostéoplastique du pied avec conservation de la partie postéro-inférieure du calcanéus.

PIROPLASMA SYN. (désuet de) ***BABESIA.***

PIROPLASMOSE *s. f. (angl. piroplasmosis).* ☞ ***BABÉSIOSE.***

PIRQUET (RÉACTION DE VON) ☞ ***CUTIRÉACTION.***

PISIFORME (OS) *(angl. pisiform bone).* Petit os de la première rangée du carpe. ☞ ***ATLAS ANATOMIQUE DES OS EN ANNEXE.***

PISKACEK (SIGNE DE) *(angl. Piskacek's sign).* Signe de grossesse ; augmentation asymétrique du corps de l'utérus au cours des 2e et 3e mois de la gestation.

PISTACIA Genre d'arbres de la famille des Anacardiacées. L'espèce *P. lentiscus* fournit un mastic utilisé en microscopie et odontologie.

PITHIATIQUE *adj. (angl. pithiatic).* Atteint de pithiatisme. S'emploie également comme substantif.

PITHIATISME *s. m. (angl. pithiatism).* Ensemble de troubles qui peuvent apparaître sous suggestion et se traiter par la seule persuasion.

PITRES (SIGNE DE) *(angl. Pitres' sign).* Analgésie à la pression du testicule dans le tabès dorsal.

PITRESSINE *s. f.* ☞ ***VASOPRESSINE.***

PITTS (OPÉRATION DE) *(angl. Pitts' operation).* Élongation du nerf dentaire inférieur à travers une incision parallèle au bord de la branche montante de la mandibule.

PITUICYTE *s. m. (angl. pituicyte).* Cellule fusiforme du lobe postérieur de l'hypophyse, possédant des caractères sécrétoires.

PITUITAIRE 1. *adj. (angl. pituitary).* ☞ ***HYPOPHYSAIRE.*** 2. *s. f. (angl. olfactory membrane).* La muqueuse pituitaire, membrane mince qui tapisse les fosses nasales.

PITUITE *s. f. (angl. sputum).* Liquide glaireux alcalin, composé de salive et de sécrétions gastriques, rejeté le matin à jeun par la bouche. Il est symptomatique d'une affection gastrique.

PITUITRINE *s. f. (angl. posterior pituitary hormone).* Extrait du lobe postérieur de l'hypophyse contenant la vasopressine et l'ocytocine.

PITYRIASIS *s. m. (angl. pityriasis).* Nom donné à diverses dermatoses caractérisées par une fine desquamation. ◇ **ALBA** *(angl. — alba).* Affection cutanée bénigne des jeunes enfants qui présentent, au niveau des joues et de la région péribuccale, des médaillons hypopigmentés à fine desquamation. SYN. ***ECZÉMATIDE PITYRIASIFORME.*** ◇ **CAPITIS** *(angl. — capitis).* Desquamation sèche du cuir chevelu (présence de « pellicules »). ◇ **CIRCINÉ ET MARGINÉ** *(angl. — circinata et marginata).* Variété de pityriasis, ressemblant au pityriasis rosé de Gibert, caractérisée par l'évolution très lente des médaillons. ◇ **LINGUAL** *(angl. lingual —).* ☞ ***LANGUE GÉOGRAPHIQUE.*** ◇ **NIGRA** ☞ ***TINEA NIGRA.*** ◇ **PILARIS** ☞ ***PITYRIASIS RUBRA PILAIRE.*** ◇ **ROSÉ DE GIBERT** *(angl. — rosea).* Pityriasis caractérisé par une évolution cyclique, débutant par une plaque primitive aux bords rosés et au centre décoloré, couverte de squames ; ensuite apparaissent des médaillons rosés secondaires sur différentes parties du corps. Cette dermatose guérit spontanément au bout de six à huit semaines environ ; son étiologie est inconnue. ◇ **RUBRA** *(angl. — rubra).* Affection cutanée généralisée, dont l'issue est le plus souvent fatale, caractérisée par une rougeur intense et une desquamation importante de la peau. SYN. *ÉRYTHRODERMIE.* ◇ **RUBRA PILAIRE** *(angl. — rubra pilaris).* Variété de pityriasis caractérisée par de petites papules squameuses folliculaires, qui donnent des plaques épaisses recouvertes de squames. Son évolution est chronique et n'affecte pas l'état général. SYN. *DEVERGIE (MALADIE DE).* ◇ **SIMPLEX** ☞ *PITYRIASIS ALBA.* ◇ **VERSICOLOR** *(angl. tinea versicolor).* Dermatose due à un champignon, *Microsporon furfur*, caractérisée par des taches jaunâtres disséminées sur le tronc, d'où se détachent de petites squames par grattage.

PITYROSPORUM ORBICULARE Champignon lévuriforme responsable du pityriasis versicolor. Il a été identifié à *Malassezia furfur* ou *Microsporon furfur.*

PIXEL *n. m.* Plus petite unité d'une image numérisée.

pK *(angl. pKa).* Logarithme de l'inverse de la constante de dissociation. Il s'utilise en particulier pour les constantes d'acidité.

PL *(angl. LP).* Abréviation de ponction lombaire.

PLACEBO *s. m. (angl. placebo).* Substance dénuée de toute efficacité pharmacologique, mais pouvant agir par un mécanisme psychologique chez certains patients (effet placebo).

PLACENTA *s. m. (NA. placenta). (angl. placenta).* Organe arrondi, mou et spongieux, de grosseur et de taille variables, situé à l'intérieur de l'utérus au cours de la grossesse, et qui assure les échanges nutritifs entre la mère et le fœtus. Il se développe au troisième mois de la grossesse, à partir du chorion de l'embryon et de la caduque basale de l'utérus. Il comprend une partie interne ou fœtale, tapissée par le chorion et l'amnios, dans laquelle se ramifient les vaisseaux du cordon, et une partie externe ou maternelle, dont la face adhérant à l'utérus est rouge et est divisée par de profonds sillons en lobes de taille inégale ou cotylédons. Sur la circonférence de l'organe existe un sinus ou veine circulaire qui communique avec les veines de la muqueuse utérine. Le placenta joue également le rôle de glande endocrine en sécrétant des hormones. ◇ **ACCESSOIRE** *(angl. accessory —).* Partie plus ou moins grande de placenta séparée de la masse principale. ◇ **ACCRETA** *(angl. — accreta).* Placenta inséparable de la paroi utérine car ses villosités pénètrent dans le muscle utérin du fait de l'absence de caduque au niveau du placenta et qui peut être responsable d'hémorragies, d'infections et d'avortements. ◇ **ADHÉRENT** *(angl. adherent —).* Placenta qui ne se détache pas après l'accouchement. ◇ **BILOBÉ** *(angl. bilobate —).* Placenta constitué de deux lobes, égaux ou non. SYN. *PLACENTA BIPARTITA.* ◇ **CIRCUMVALLATA** *(angl. circumvallate —).* Placenta dont les membranes, au lieu de s'insérer sur son pourtour, s'insèrent sur la face fœtale à une certaine distance du bord, ménageant ainsi une bordure ou marge circonférentielle. SYN. *PLACENTA BORDÉ, PLACENTA MARGINÉ.* ◇ **CIRSOÏDE** *(angl. cirsoid —).* Placenta dont les vaisseaux sont variqueux. ◇ **FENÊTRÉ** *(angl. fenestrated —).* Placenta présentant des zones où le tissu placentaire est réduit à une simple membrane. ◇ **FŒTAL** *(angl. fetal —).* Partie du placenta en relation directe avec le fœtus par le cordon ombilical. ◇ **INCARCÉRÉ** *(angl. incarcerated —).* Rétention placentaire après l'accouchement du fait de contractions utérines spastiques. ◇ **MATERNEL** *(angl. maternal —).* Partie du placenta formée par la caduque basale. ◇ **MEMBRANEUX** *(angl. — membranacea).* Forme anormalement fine du placenta. ◇ **MULTILOBÉ** *(angl. multilobate —).* Placenta formé de plusieurs lobes plus ou moins indépendants. SYN. *PLACENTA MULTIPARTITA.* ◇ **PRAEVIA** *(angl. — praevia).* Insertion vicieuse du placenta sur le segment inférieur de l'utérus, entraînant lors de l'accouchement la présentation du placenta avant celle du fœtus, et pouvant être la cause d'hémorragies gravissimes. Il reçoit divers noms : central, lorsque le centre du placenta correspond à l'orifice cervical, partiel, lorsqu'une partie de la périphérie placentaire ferme complètement ou non l'orifice utérin, et marginal, si la circonférence ne touche que le bord de l'orifice. Cette anomalie entraîne des hémorragies au cours de la grossesse, surtout pendant les trois derniers mois. ◇ **SUCCENTURIÉ** ☞ *PLACENTA ACCESSOIRE.* ◇ **TRILOBÉ** *(angl. trilobate —).* Placenta formé de trois lobes plus ou moins indépendants. SYN. *PLACENTA TRIPARTITA.*

PLACENTATION *s. f. (angl. placentation).* Formation et développement du placenta.

PLACENTIFORME *adj. (angl. placentoid).* En forme de placenta ou de gâteau.

PLACENTITE *s. f. (angl. placentitis).* Inflammation du placenta.

PLACENTOGRAPHIE *s. f. (angl. placentography).* Radiographie du placenta après injection d'un produit de contraste.

PLACENTOME MALIN *(angl. placentoma).* ☞ *CHORIO-ÉPITHÉLIOME.*

PLACENTOTHÉRAPIE *s. f. (angl. placentotherapy).* Utilisation thérapeutique d'extraits de placenta.

PLACIDO (DISQUE DE) *(angl. Placido's disk).* Kératoscope constitué d'un disque sur lequel sont tracés des cercles concentriques alternativement blancs et noirs, et percé d'un orifice central à travers lequel l'observateur examine sur la cornée du patient l'image réfléchie de ces cercles. Il permet de discerner les courbures irrégulières de la cornée.

PLACODE *s. f. (angl. placode).* Épaississement ectoblastique qui forme la première ébauche des organes sensoriels et des ganglions nerveux. On distingue : la placode auditive, qui donnera naissance à l'oreille interne ; la placode cristallinienne, dont est issu le cristallin ; les placodes dorsolatérales, qui donneront naissance à une partie des organes acoustiques ; les placodes épibranchiales, qui formeront divers ganglions crâniens, et la placode olfactive, qui donnera naissance au nerf olfactif.

PLAGIOCÉPHALIE *s. f. (angl. plagiocephaly).* Déformation oblique ovalaire de la tête (due à une soudure unilatérale prématurée des sutures), dont la partie antérieure d'un côté et la partie postérieure de l'autre sont plus développées que les parties opposées correspondantes, de sorte que la longueur maximale ne se trouve pas sur la ligne médiane, mais en diagonale.

PLAIE *s. f. (angl. wound, sore).* Solution de continuité des tissus déterminée par une cause externe (traumatisme, intervention chirurgicale). ⟡ **CONTUSE** *(angl. contusive wound).* Solution de continuité associée à la contusion avec déchirure des téguments.

PLAN *s. m. (angl. plane).* Surface imaginaire qui traverse le corps dans une direction déterminée. ⟡ **FRONTAL** *(angl. frontal —).* Chacun des plans verticaux parallèles au plan du front, divisant le corps en une partie antérieure et une partie postérieure. ⟡ **HORIZONTAL** *(angl. horizontal —).* Chacun des plans perpendiculaires au grand axe du corps. ⟡ **INTERTUBERCULAIRE** *(angl. intertubercular —).* Plan horizontal passant par les tubercules du muscle moyen fessier des deux crêtes iliaques. ⟡ **MÉDIOSAGITTAL** *(angl. midsagittal —).* Plan sagittal passant par l'axe médian du corps. SYN. ***PLAN SAGITTAL MÉDIAN.*** ⟡ **OMBILICAL** *(angl. umbilical —).* Plan horizontal qui traverse l'ombilic au niveau du disque intervertébral des vertèbres lombales L3 et L4. ⟡ **ORBITAIRE** *(angl. orbital —).* Plan qui passe par l'axe visuel de chaque œil. ⟡ **SAGITTAL** *(angl. sagittal —).* Chacun des plans verticaux de direction antéropostérieure, parallèles à la suture sagittale et divisant le corps en deux parties, droite et gauche. ⟡ **SOUS-COSTAL** *(angl. subcostal —).* Plan horizontal traversant le tronc, à la limite inférieure des cartilages costaux des dixièmes côtes. ⟡ **TRANSPYLORIQUE** *(angl. transpyloric —).* Plan horizontal passant par la deuxième vertèbre lombale et au niveau duquel se trouve le pylore.

PLAN-CONCAVE *adj. (angl. planoconcave).* Se dit d'une lentille dont l'une des faces est plane et l'autre concave.

PLAN-CONVEXE *adj. (angl. planoconvex).* Se dit d'une lentille dont l'une des faces est plane et l'autre convexe.

PLANE (ARTICULATION) *(NA. articulatio plana). (angl. plane articulation).* Articulation de surfaces articulaires planes ou presque planes, qui permet des mouvements de glissement des surfaces articulaires, comme celle des processus articulaires des vertèbres entre elles.

PLANIFICATION FAMILIALE *(angl. family planning).* Emploi des diverses méthodes qui permettent aux couples d'éviter une grossesse non désirée et de déterminer volontairement le nombre et l'espacement des naissances. SYN. ***PLANNING FAMILIAL.***

PLANORBIS Genre de mollusques, dont certaines espèces servent d'hôtes intermédiaires aux schistosomes.

PLANOTOPOCINÉSIE *s. f. (angl. planotopokinesia).* Trouble de l'orientation ; perte du sens de la position respective des objets dans l'espace.

PLANTAGO Genre de plantes herbacées de la famille des Plantaginacées, auquel appartient le plantain, *P. major*, et l'herbe aux puces, *P. psyllium.*

PLANTAIN *s. m. (angl. plantain).* Plante herbacée de la famille des Plantaginacées, *Plantago major*, dont la racine et les feuilles sont légèrement astringentes et émollientes, et s'utilisent en décoction pour préparer des collyres, des collutoires et des gargarismes.

PLANTAIRE *adj. (angl. plantar).* Qui se rapporte à la plante du pied.

PLANTALGIE *s. f. (angl. plantalgia).* Douleur localisée à la plante du pied.

PLANTE DU PIED *(NA. planta pedis). (angl. sole of the foot).* Face inférieure du pied, allant du talus jusqu'aux orteils.

PLAQUE *s. f.* **1.** *(angl. plaque, plate).* Toute superficie plate. **2.** Lésion cutanée colorée surélevée à surface bien délimitée. **3.** Terme utilisé pour désigner la prothèse (habituellement en matière synthétique) que l'on insère dans le corps pour renforcer les tissus lors d'une cure de hernie ou d'éventration. ⟡ **DE PEYER** *(angl. Peyer's plaque).* ☞ ***PEYER (PLAQUES DE).*** ⟡ **DENTAIRE** *(angl. dental plaque).* Enduit composé de constituants salivaires, de bactéries, de déchets alimentaires, qui se dépose à la surface des dents et dans les espaces interdentaires. ⟡ **ÉQUATORIALE** *(angl. equatorial plate).* Figure formée par les chromosomes qui se disposent en couronne à l'équateur de la cellule lors de la métaphase. SYN. ***COURONNE ÉQUATORIALE.*** ⟡ **MÉDULLAIRE** *(angl. neural plate).* Épaississement de la partie centrale de l'ectoblaste qui constitue le commencement du système nerveux central. SYN. ***PLAQUE NEURALE.*** ⟡ **MOTRICE** *(angl. motor end plate).* Expansion discoïde plane à la terminaison d'une fibre nerveuse motrice dans le tissu musculaire. Elle permet la transmission de l'influx nerveux à la cellule musculaire striée. SYN. *PLAQUE NEUROMUSCULAIRE, PLAQUE TERMINALE.* ◇ **MUQUEUSE** *(angl. mucous plaque).* Lésion muqueuse caractéristique de la syphilis secondaire, se présentant sous la forme d'érosions superficielles. Elles sont fréquentes sur les muqueuses génitale et buccale. ◇ **NEUROMUSCULAIRE** *(angl. endplate).* ☞ *PLAQUE MOTRICE.* ◇ **TERMINALE** *(angl. terminal plate).* ☞ *PLAQUE MOTRICE.* ◇ **VISSÉE** *(angl. screwed plate).* Plaque métallique percée de trous pour la fixation des fragments d'un os fracturé.

PLAQUETTE *s. f. (angl. platelet).* Un des éléments constitutifs du sang ; cellule anucléée de forme ovalaire ou circulaire, de 2 à 3 μm de diamètre provenant de la fragmentation des mégacaryocytes. Les plaquettes sont au nombre de 200 000 à 400 000 par mm^3. Elles jouent un rôle important dans la coagulation sanguine en provoquant l'hémostase primaire. SYN. *THROMBOCYTE.*

PLAQUETTES GRISES (SYNDROMES DES) *(angl. grey platelet syndrome).* Variété de thrombopathie constitutionnelle avec absence de granulations azurophiles.

PLAQUETTOPÉNIE *s. f.* ☞ *THROMBOCYTOPÉNIE.*

PLASMA *s. m. (angl. plasma).* Partie liquide du sang, dans laquelle les éléments figurés sont en suspension. ◇ **GERMINAL** ☞ *IDIOPLASME.* ◇ **(SUCCÉDANÉ DU)** *(angl. — substitute).* Composé chimique ou substance biologique utilisés dans l'hypovolémie.

PLASMAGÈNE *s. m. (angl. plasmagene).* Particule située dans les mitochondries et non sur un chromosome, et dont la reproduction et la transmission détermineraient certains caractères héréditaires.

PLASMALEMME *s. m. (angl. plasma membrane).* Membrane plasmatique.

PLASMAPHÉRÈSE *s. f. (angl. plasmapheresis).* Opération consistant à prélever du sang d'un sujet, à séparer les éléments figurés par centrifugation, à substituer au plasma une solution isotonique citratée et à réinjecter au sujet les éléments figurés dans cette solution. Cette technique est utilisée pour éliminer des globulines plasmatiques anormales.

PLASMARRHEXIS *s. f. (angl. plasmarrhexis).* Terme ultime de la dégénérescence cellulaire.

PLASMATHÉRAPIE *s. f. (angl. plasmatherapy).* Injection intraveineuse de plasma à des fins thérapeutiques.

PLASMATIQUE *adj. (angl. plasmatic).* Qui se rapporte au plasma.

PLASMATORRHEXIS *s. f.* ☞ *PLASMORRHEXIS.*

PLASMIDE *s. m. (angl. plasmid).* Élément génétique extra-chromosomique des bactéries, constitué d'ADN bicaténaire, circulaire, capable d'autoréplication. Les plasmides sont porteurs de gènes qui codent pour des fonctions (métaboliques, toxiques, de résistance aux antibiotiques) en général non indispensables à la vie de la bactérie. Les plasmides sont capables de s'autotransférer à d'autres cellules de la même espèce ou d'espèces proches, par conjugaison. Certains plasmides auto-transférables sont susceptibles de s'insérer dans le chromosome (épisomes) ; une fois insérés (cellules Hfr), ils peuvent démarrer un processus de conjugaison qui entraînera (mobilisera) le chromosome. Les plasmides non conjugables peuvent passer d'une bactérie à une autre, véhiculés par des plasmides conjugables (mobilisation) ou par des bactériophages (transduction). ◇ **R** *(angl. R —).* Plasmide qui code pour la résistance aux antibiotiques et/ou à certains ions de métaux lourds (mercure, par exemple). La plupart sont auto-transférables et chez certains, il est possible de différencier la portion du plasmide qui code pour le transfert (RTF = *Resistance Transfer Factor*) des gènes déterminant la résistance. Certains ne sont pas auto-transférables, par exemple ceux qui codent pour la résistance à la pénicilline chez les staphylocoques. SYN. *FACTEUR R, FACTEUR DE RÉSISTANCE.*

PLASMINE *s. f. (angl. plasmin).* Enzyme protéolytique ressemblant à la trypsine, qui agit sur la fibrine en la scindant en différentes fractions (fibrinolyse). Elle se forme par activation du plasminogène. SYN. *FIBRINOLYSINE.*

PLASMINOGÈNE *s. m. (angl. plasminogen).* Protéine plasmatique inactive qui, sous l'effet d'activateurs, se transforme en plasmine et intervient dans la fibrinolyse. SYN. *PROFIBRINOLYSINE.*

PLASMOBLASTE *s. m. (angl. plasmoblast).* Cellule souche tissulaire dont est issu le plasmocyte. Le plasmoblaste serait lui-même dérivé du lymphocyte B.

PLASMOCYTE *s. m. (angl. plasmocyte, plasma cell).* Cellule lymphoïde de 15 à 20 μm de diamètre, de forme ovale ou arrondie, à noyau excentré et à cytoplasme agranuleux fortement basophile. On trouve des plasmocytes dans le tissu lymphoïde, la moelle et surtout dans les inflammations chroniques. Ils interviennent dans la synthèse des immunoglobulines jouant un rôle essentiel dans l'immunité humorale. Ils dérivent du lymphocyte B par l'intermédiaire du plasmoblaste puis du proplasmocyte.

PLASMOCYTOME *s. m. (angl. plasmocytoma).* Tumeur constituée par une prolifération de cellules appartenant à la lignée plasmocytaire. Elle peut être bénigne ou maligne. Ces tumeurs sont le plus souvent multiples, affectant les os (la forme habituelle en est le myélome multiple).

PLASMOCYTOSE *s. f. (angl. plasmocytosis).* **1.** Présence de plasmocytes dans un tissu ou dans le sang. **2.** Par extension, augmentation du nombre de plasmocytes dans un tissu.

PLASMODE *s. m. (angl. giant cell).* Cellule multinucléée formée par la fusion de plusieurs cellules, dont les noyaux restent indépendants.

PLASMODICIDE *adj. (angl. plasmodicide).* Qui détruit le Plasmodium. S'emploie aussi comme substantif.

PLASMODIDÉS *(angl. Plasmodidae).* Famille de *Sporozoaires* du sous-ordre des Hémosporidiés, qui comprend les genres *Plasmodium, Proteosoma* et *Haemoproteus.*

PLASMODIE *s. f. (angl. plasmodium).* Parasite du genre *Plasmodium.* ☞ ***PLASMODIUM.***

PLASMODITROPHOBLASTE *s. m. (angl. plasmoditrophoblast).* Partie la plus externe du trophoblaste.

PLASMODIUM Genre de *Sporozoaires* de la famille des Plasmodidés, parasites des hématies et des tissus. Certaines espèces sont les agents responsables du paludisme chez l'homme et sont transmises par les moustiques du genre *Anopheles.* Le cycle vital de *Plasmodium* est identique pour toutes les espèces et comprend deux phases de développement : une phase asexuée, qui s'effectue chez l'homme ou chez l'animal, et une phase sexuée, qui s'effectue chez la femelle du moustique *Anopheles.* Lorsque celle-ci pique, elle injecte les sporozoïtes qui sont situés dans ses glandes salivaires. Chez l'homme, les sporozoïtes migrent vers le foie, où ils se multiplient (cycle exoérythrocytaire ou préérythrocytaire). Les mérozoïtes rejoignent le courant circulatoire et parasitent les hématies (cycle érythrocytaire). Les formes intraérythrocytaires sont au départ disposées en anneau ; en se multipliant (phase de rosace), elles envahissent la totalité de l'hématie, de laquelle elles se libèrent lorsque celle-ci éclate. Le nombre de mérozoïtes libérés par hématie varie entre 6 et 24 selon l'espèce. La rupture des hématies coïncide avec l'accès fébrile, accompagné de la classique crise ou attaque de paludisme. Les mérozoïtes libérés infectent à nouveau les hématies. Parfois, des gamétocytes se forment : s'ils sont sucés par un moustique, ils démarrent chez celui-ci un cycle sexué ; les sporozoïtes, fruit d'un cycle sexué, regagnent les glandes salivaires du moustique pour commencer un nouveau cycle. Les espèces pathogènes pour l'homme sont *P. falciparum,* responsable de 90 % des décès des paludéens causés par le paludisme, *P. vivax* et *P. ovale,* agents responsables des fièvres dites tierces, car leurs accès se répètent toutes les 48 heures (chaque troisième jour), et *P. malariae,* agent des fièvres quartes, dont les accès se répètent toutes les 72 heures (chaque quatrième jour).

PLASMOGAMIE *s. f. (angl. plasmogamy).* Fusion, lors de la fécondation, des cytoplasmes des gamètes mâle et femelle pour former le cytoplasme du zygote.

PLASMOLYSE *s. f. (angl. plasmolysis).* Réduction du volume du protoplasme cellulaire consécutive à une perte d'eau et de sels par osmose à travers la membrane.

PLASMOME *s. m. (angl. plasmoma).* **1.** Prolifération circonscrite inflammatoire, à plasmocytes. **2.** ☞ ***PLASMOCYTOME.*** **3.** ☞ ***GRANULOME.***

PLASMORRHEXIS *s. f. (angl. plasmatorrhexis).* Rupture par éclatement d'une cellule, sous l'effet d'une pression interne exercée par le cytoplasme. SYN. ***PLASMATORRHEXIS.***

PLASMOSCHISIS *s. m. (angl. plasmoschisis).* Fragmentation ou désintégration du protoplasme cellulaire.

PLASMOTOMIE *s. f. (angl. plasmotomy).* Division du corps cellulaire. SYN. ***PLASMODIÉRÈSE.***

PLASTICITÉ *s. f. (angl. plasticity).* Propriété des tissus de se former ou de se reformer après destruction.

PLASTIE CUTANÉE *(angl. skin plasty).* Réparation d'une perte de substance de la peau ou réparation d'une cicatrice inesthétique.

PLASTIQUE *adj. (angl. plastic).* **1.** Qui vise à donner une forme, à réparer, à restaurer. Ex. *opération plastique, chirurgie plastique.* **2.** Qui peut être modelé ; malléable.

PLASTRON *s. m. (angl. lump).* Zone d'induration au niveau d'un foyer inflammatoire.

PLATHELMINTHES *(angl. Platyhelmintes).* Classe de vers plats, généralement hermaphrodites, dépourvus de cavité générale, exclusivement parasites ou parasites la plus grande partie de leur vie ; cette classe comprend deux ordres : les Trématodes et les Cestodes. SYN. ***PLATODES.***

PLATINE *s. m.* **1.** *(angl. platinum).* Métal blanchâtre, mou, lourd, de numéro atomique 78, de masse atomique 195,09 et de densité 21,5. Il est utilisé dans la fabrication d'instruments de physique et de chimie, car il ne s'oxyde pas, est inattaquable par les acides et c'est le moins fusible des métaux. Il sert également à confectionner des instruments chirurgicaux. Symbole : Pt. **2.** *(angl. stage).* Plateforme du microscope sur laquelle on place l'objet à examiner.

PLATINOSE *s. f. (angl. platinosis).* Manifestations respiratoires et cutanées allergiques chez les ouvriers manipulant des sels de platine.

PLATODES ☞ ***PLATHELMINTHES.***

PLATONYCHIE *s. f. (angl. platyonychia).* Dystrophie de l'ongle avec aplatissement de la lame unguéale.

PLÂTRE *s. m.* **1.** *(angl. plaster).* Sulfate de calcium hydraté, provenant de la déshydratation partielle du gypse par chauffage. On l'utilise pour la confection d'appareils plâtrés (appelés couramment plâtres). **2.** *(angl. plaster cast).* Appareil de contention fabriqué au moyen de tissu imprégné de plâtre, qui, après avoir été mouillé, durcit en séchant. Il est utilisé pour immobiliser des fractures.

PLATY- *(angl. platy-).* Préfixe d'origine grecque signifiant « large et plat ».

PLATYBASIE *s. f. (angl. platybasia).* Aplatissement congénital ou acquis de la base du crâne.

PLATYCÉPHALIE *s. f. (angl. platycephalia).* Déformation du crâne caractérisée par une voûte crânienne aplatie. SYN. ***PLATYCRÂNIE.***

PLATYCNÉMIE *s. f. (angl. platycnemia).* Aplatissement transversal du tibia en forme de lame de sabre.

PLATYCRÂNIE *s. f.* ☞ ***PLATYCÉPHALIE.***

PLATYHIÉRIQUE *adj. (angl. platyhieric).* Qui a le sacrum large (indice de largeur du sacrum supérieur à cent).

PLATYMÉRIE *s. f. (angl. platymeria).* Aplatissement antéropostérieur du fémur.

PLATYPELLIQUE *adj. (angl. platypellic).* Qui a un pelvis plat et large.

PLATYPODIE *s. f. (angl. platypodia).* Pied plat.

PLATYRRHINIEN *adj. (angl. platyrrhine).* Qui a le nez large et court (indice nasal supérieur à 53). S'applique notamment à certains singes.

PLATYSPONDYLIE *s. f. (angl. platyspondylia).* Aplatissement congénital du corps vertébral d'une ou de plusieurs vertèbres.

PLATYSTENCÉPHALIE *s. f. (angl. platystencephalia).* Élargissement de la tête dans la région occipitale, associé à un prognatisme. Observée en Afrique du Sud.

PLÉIOCHLORURIE *s. f. (angl. pleiochloruria).* Élimination anormalement abondante de chlorures dans l'urine.

PLÉIOCHROMIE *s. f. (angl. pleiochromia).* Abondance de pigments dans un liquide organique.

PLÉIOCYTOSE *s. f. (angl. pleiocytosis).* Augmentation du nombre des éléments figurés dans le liquide céphalorachidien.

PLÉIOTROPIE *s. f. (angl. pleiotropia).* Capacité d'un gène de déterminer des caractères multiples.

PLEISTOPHORA Genre de microsporidies observés chez les poissons et parasites occasionnels chez l'homme.

PLÉO- *(angl. pleo-).* Préfixe d'origine grecque signifiant plus nombreux, plus grand.

PLÉOCYTOSE *s. f.* ☞ ***PLÉIOCYTOSE.***

PLÉOMASTIE *s. f. (angl. pleomastia).* Présence de glandes mammaires ou de mamelons surnuméraires. SYN. ***POLYMASTIE.***

PLÉOMORPHISME *s. m. (angl. pleomorphism).* Propriété d'un organisme, notamment des bactéries, de revêtir des formes différentes dans des conditions déterminées.

PLÉONEXIE *s. f. (angl. pleonexia).* Besoin pathologique de réaliser des gains ou des acquisitions.

PLÉONOSTÉOSE *s. f. (angl. pleonosteosis).* Ossification anormalement excessive et prématurée. Affection héréditaire transmise sur le mode dominant entraînant une limitation des mouvements. SYN. ***LÉRI (MALADIE DE).***

PLÉOPTIQUE *s. f. (angl. pleoptics).* Ensemble des moyens instrumentaux visant à rendre à l'œil amblyope toute son acuité visuelle.

PLÉROCERCOÏDE *s. f. (angl. plerocercoid).* Forme larvaire des vers parasites du genre *Diphyllobothrium*, qui se développe dans divers organes de poissons ayant ingéré des crustacés (*Cyclops*) infestés par des larves procercoïdes. SYN. ***LARVE PLÉROCERCOÏDE.***

PLESIOMONAS *s. m.* Genre d'entérobactéries Gram négatif de la famille des Vibrionacées présent dans l'intestin des mammifères et responsable de diarrhée chez l'homme.

PLÉSIOMORPHISME *s. m. (angl. plesiomorphism).* Ressemblance de forme.

PLESSIMÈTRE *s. m. (angl. pleximeter).* Plaque d'ivoire ou de métal, pour la percussion médiate au moyen d'un percuteur.

PLESSIMÉTRIE *s. f. (angl. plessimetry).* Percussion médiate à l'aide d'un plessimètre.

PLÉTHORE *s. f. (angl. plethora).* **1.** Surabondance de sang. **2.** État de réplétion en général.

PLÉTHORIQUE *adj. (angl. plethoric).* Qui se rapporte à la pléthore. S'utilise en particulier pour désigner un individu obèse.

PLÉTHYSMOGRAMME *s. m. (angl. plethysmogram).* Tracé obtenu à l'aide du pléthysmographe.

PLÉTHYSMOGRAPHE *s. m. (angl. plethysmograph).* Appareil servant à enregistrer les variations de volume d'un membre ou d'un organe en fonction du volume de sang qui l'irrigue.

PLÉTHYSMOGRAPHIE *s. f. (angl. plethysmography).* Enregistrement des variations de volume d'une partie du corps ou d'un organe.

PLÉTHYSMOMÉTRIE *s. f. (angl. plethysmometry).* Détermination du degré de remplissage d'un vaisseau sanguin ou d'un autre organe creux.

PLEURAL *adj. (angl. pleural).* Qui se rapporte à la plèvre. EX. *cavité pleurale.*

PLEURALGIE *s. f. (angl. pleuralgia).* Douleur pleurale.

PLEURALISATION *s. f. (angl. pleuralization).* Action de recouvrir de plèvre une surface cruentée au cours d'une intervention intrathoracique.

PLEURECTOMIE *s. f. (angl. pleurectomy).* Résection d'une partie de la plèvre pariétale.

PLEURÉSIE *s. f. (angl. pleurisy).* Inflammation avec congestion et épaississement de la plèvre, et réaction fibrineuse (période sèche), à laquelle succède généralement l'exsudation d'une quantité plus ou moins grande de liquide séreux (période exsudative). Cliniquement, l'affection se caractérise durant la première période par des frissons répétés, de la fièvre, un point de côté douloureux, de la dyspnée, une toux sèche, et l'impossibilité de se coucher sur le côté douloureux ; lors de la période exsudative, la douleur disparaît, la dyspnée persiste ou s'accentue et le malade peut se coucher sur le côté atteint. Les signes physiques caractéristiques de la période sèche sont le frottement pleural, avec diminution du bruit respiratoire, et ceux de la période exsudative sont une matité à la percussion, une disparition des vibrations thoraciques et du murmure vésiculaire, et la production d'un souffle tubaire avec bronchophonie ou égophonie. ◇ **APICALE** *(angl. apical —).* Pleurésie siégeant dans les régions supra- et infraclaviculaires. ◇ **ARÉOLAIRE** *(angl. multilocular —).* Pleurésie avec formation d'adhérences fibrineuses dans la cavité pleurale. SYN. ***PLEURÉSIE MULTILOCULAIRE.*** ◇ **CHYLEUSE** ☞ ***CHYLOTHORAX.*** ◇ **CHYLIFORME** *(angl. chyliform —).* Pleurésie avec épanchement trouble laiteux, contenant une proportion élevée de graisse. ◇ **DIAPHRAGMATIQUE** *(angl. diaphragmatic —).* Pleurésie limitée à la portion de plèvre qui tapisse la face supérieure du diaphragme, caractérisée par un point douloureux sur le trajet du nerf phrénique au niveau du cou. ◇ **ENKYSTÉE** *(angl. encysted —).* Forme de pleurésie dans laquelle l'épanchemet est circonscrit dans des loges limitées par des adhérences fibrineuses qui compartimentent l'espace pleural. ◇ **EXSUDATIVE** *(angl. exsudative —).* Pleurésie caractérisée par un épanchement. ◇ **HÉMORRAGIQUE** *(angl. pleural effusion).* Pleurésie caractérisée par la présence de sang dans l'exsudat, généralement de nature traumatique ou cancéreuse. ◇ **INTERLOBAIRE** *(angl. interlobular —).* Inflammation de la plèvre séparant deux lobes pulmonaires. ◇ **MÉDIASTINALE** *(angl. mediastinal —).* Pleurésie localisée à la partie de la plèvre qui tapisse le médiastin. ◇ **MÉTAPNEUMONIQUE** *(angl. metapneumonic —).* Pleurésie purulente apparaissant au décours d'une pneumonie. ◇ **PLASTIQUE** *(angl. plastic —).* Pleurésie sèche avec formation de néomembranes. ◇ **PULSATILE** *(angl. pulsating —).* Pleurésie dans laquelle l'épanchement suit les pulsations transmises par le cœur. ◇ **PURULENTE** *(angl. purulent —).* Pleurésie dans laquelle l'épanchement est purulent. Elle est généralement secondaire à une pneumopathie aiguë. SYN. ***PYOTHORAX.*** ◇ **PUTRIDE** *(angl. putrid —).* Pleurésie caractérisée par un épanchement purulent fétide. ◇ **SÈCHE** *(angl. dry —).* Pleurésie sans épanchement. SYN. ***PLEURITE.*** ◇ **SÉREUSE** *(angl. serous —).* Pleurésie dont le liquide d'épanchement est clair, ambré. ◇ **SÉROFIBRINEUSE** *(angl. serofibrinous pleural effusion).* Pleurésie caractérisée par un épanchement séreux contenant des flocons plus ou moins abondants de fibrine.

PLEURÉTIQUE *adj. (angl. pleuritic).* Qui concerne la pleurésie.

PLEURITE *s. f. (angl. pleuritis).* ☞ ***PLEURÉSIE SÈCHE.***

PLEUROCÈLE *s. f. (angl. pleurocele).* Hernie de la plèvre pulmonaire à travers une brèche de la paroi thoracique.

PLEUROCENTÈSE *s. f. (angl. pleurocentesis).* Ponction de la plèvre pratiquée généralement pour évacuer un épanchement. SYN. ***THORACENTÈSE.***

PLEURODÈSE *s. f. (angl. pleurodesis).* Création d'une symphyse pleurale dans un but thérapeutique.

PLEURODYNIE *s. f. (angl. pleurodynia).* Douleur paroxystique intercostale, d'origine pleurale. ◇ **ÉPIDÉMIQUE** *(angl. epidemic —).* ☞ ***MYALGIE ÉPIDÉMIQUE.***

PLEUROGÈNE *adj. (angl. pleurogenous).* Qui est d'origine pleurale.

PLEUROGRAPHIE *s. f. (angl. pleurography).* Radiographie de la cavité pleurale.

PLEUROLITHE *s. m. (angl. pleurolith).* Calcul de la cavité pleurale.

PLEUROLYSE *s. f. (angl. pleurolysis).* Section des brides ou des adhérences formées entre les deux feuillets de la plèvre.

PLEUROMÈLE *s. m. (angl. pleuromelus).* Monstre polymélien caractérisé par la présence de membres supérieurs surnuméraires s'insérant latéralement sur le thorax de l'autosite.

PLEUROPARIÉTOPEXIE *s. f. (angl. pleuroparietopexy).* Intervention qui consiste à fixer la plèvre viscérale à la plèvre pariétale.

PLEUROPATHIE *s. f. (angl. pleuropathy).* Terme générique désignant toute affection pleurale.

PLEUROPÉRICARDIQUE *adj. (angl. pleuropericardial).* Qui se rapporte à la plèvre et au péricarde. EX. *souffle pleuro-péricardique.*

PLEUROPÉRICARDITE *s. f. (angl. pleuropericarditis).* Association d'une pleurésie et d'une péricardite.

PLEUROPÉRITONÉAL *adj. (angl. pleuroperitoneal).* Qui se rapporte à la plèvre et au péritoine.

PLEUROPNEUMOLYSE *s. f. (angl. pleuropneumonolysis).* Résection costale unilatérale pour provoquer le collapsus du poumon dans la tuberculose unilatérale. SYN. ***FRIEDRICH (OPÉRATION DE).***

PLEUROPNEUMONECTOMIE *s. f. (angl. pleuropneumonectomy).* Résection simultanée de la plèvre et du poumon.

PLEUROPNEUMONIE *s. f. (angl. pleuropneumonia).* Pneumonie aiguë s'accompagnant d'une pleurésie.

PLEUROPULMONAIRE *adj. (angl. pleuropulmonary).* Qui se rapporte à la plèvre et aux poumons.

PLEUROSCOPE *s. m. (angl. pleuroscope).* Endoscope permettant l'exploration de la cavité pleurale à travers une ouverture thoracique.

PLEUROSCOPIE *s. f. (angl. pleuroscopy).* Examen endoscopique de la cavité pleurale au moyen d'un endoscope. SYN. ***THORACOSCOPIE.***

PLEUROSOME *s. m. (angl. pleurosomus).* Monstre fœtal caractérisé par une éventration dans la région supéro-latérale de l'abdomen, associée à un développement imparfait du bras du même côté.

PLEUROTHOTONOS *s. m. (angl. pleurothotonos).* Contraction unilatérale des muscles du corps, en arc de cercle dirigé à droite ou à gauche, observée dans le tétanos.

PLEUROTOMIE *s. f. (angl. pleurotomy).* Incision chirurgicale de la plèvre pariétale à travers la paroi thoracique, pour drainer un épanchement ou pour effectuer une biopsie de la plèvre ou du poumon.

PLÈVRE *s. f. (NA. pleura). (angl. pleura).* Membrane séreuse composée de deux feuillets, un feuillet viscéral qui tapisse les poumons (plèvre pulmonaire ou viscérale) et un feuillet pariétal (plèvre pariétale) qui tapisse la surface interne de la paroi thoracique, le diaphragme (plèvre diaphragmatique) et le médiastin (plèvre médiastinale). Ces deux feuillets se réfléchissent au niveau du hile, formant une cavité virtuelle, la cavité pleurale ; celle-ci contient normalement une petite quantité de liquide séreux qui facilite les mouvements de glissement, indispensables à la respiration. ◇ **CERVICALE** *(angl. cervical —).* ☞ ***CUPULE PLEURALE.*** ◇ **COSTALE** *(NA. — costalis). (angl. costal —).* Plèvre pariétale qui tapisse la face interne des arcs costaux. ◇ **DIAPHRAGMATIQUE** *(NA. — diaphragmatica). (angl. diaphragmatic —).* Partie de la plèvre pariétale qui tapisse la face supérieure du diaphragme. ◇ **MÉDIASTINALE** *(NA. — mediastinalis). (angl. mediastinal —).* Partie de la plèvre pariétale qui tapisse le médiastin.

PLEXALGIE *s. f. (angl. plexalgia).* Névralgie située dans le territoire d'un plexus nerveux.

PLEXIFORME *adj. (angl. plexiform).* En forme de plexus ou de réseau.

PLEXITE *s. f. (angl. plexitis).* Inflammation du plexus nerveux rachidien, qui se traduit par une paralysie totale flasque et des troubles de la sensibilité.

PLEXUS *s. m. (NA. plexus). (angl. plexus).* Réseau ou entrelacement, en particulier de nerfs ou de vaisseaux. ◇ **ANNULAIRE** *(angl. annular —).* Plexus nerveux situé autour de la cornée. ◇ **AORTIQUE** *(NA. — aorticus). (angl. — aorticus).* Plexus nerveux sympathique situé autour de l'aorte. ◇ **AXILLAIRE** ☞ ***NŒUD LYMPHATIQUE AXILLAIRE.*** ◇ **BASILAIRE** *(NA. — basilaris). (angl. basilar —).* Sinus veineux situé dans la dure-mère qui recouvre la gouttière basilaire de l'occipital. Il communique avec les sinus caverneux et les sinus pétreux. ◇ **BRACHIAL** *(NA. — brachialis). (angl. brachial —).* Plexus nerveux formé par l'entrelacement des branches antérieures des quatre derniers nerfs cervicaux et du premier nerf thoracique, d'où partent des branches qui fournissent toute l'innervation sensitive et motrice du membre supérieur. Il s'étend du côté de la colonne vertébrale au creux axillaire. ◇ **CARDIAQUE** *(NA. — cardiacus). (angl. cardiac —).* Plexus nerveux de la base du cœur, constitué par les nerfs cardiaques du sympathique et les branches du vague. ◇ **CAROTIDIENS** *(NA. — caroticus). (angl. carotid —).* Plexus nerveux situés autour des artères carotides commune, externe et interne. ◇ **CAVERNEUX** *(NA. — cavernosus). (angl. cavernous —).* Plexus nerveux sympathique situé à l'intérieur du sinus caverneux, formé par les terminaisons de la branche antérieure du nerf supérieur efférent du ganglion cervical supérieur. ◇ **CERVICAL** *(NA. — cervicalis). (angl. cervical —).* Plexus nerveux formé par les branches antérieures des quatre premiers nerfs cervicaux, qui forment trois arcs situés devant les processus transverses des trois premières vertèbres cervicales, d'où partent les branches qui innervent la peau du cou, de l'épaule, de la poitrine, de l'occiput et les branches musculaires. ◇ **CHOROÏDES** *(NA. — choroideus). (angl. choroid —).* Ensemble des anses vasculaires développées au sein des replis de la pie-mère au niveau des troisième et quatrième ventricules cérébraux, formant la toile choroïdienne et sécrétant le liquide céphalorachidien. ◇ **CŒLIAQUE** *(NA. — celiacus). (angl. coeliac —).* Volumineux plexus nerveux abdominal, appartenant au système neurovégétatif, situé autour du tronc cœliaque et de l'origine de l'artère mésentérique, en avant de l'aorte abdominale. Il est formé des ganglions cœliaques, mésentériques supérieurs et aortico-rénaux, recevant les nerfs pneumogastriques, grand et petit splanchniques, et les nerfs provenant de tous les viscères abdominaux. SYN. ***PLEXUS SOLAIRE.*** ◇ **CORONAIRE** *(NA. — coronarius). (angl. coronary —).* Nom de deux plexus sympathiques, antérieur (droit) et postérieur (gauche), à la base du cœur, qui suivent le trajet des artères coronaires. ◇ **DÉFÉRENTIEL** *(NA. — deferentialis). (angl. deferential —).* Plexus nerveux végétatif provenant du plexus hypogastrique, qui entoure le canal déférent. ◇ **DENTAIRE SUPÉRIEUR** *(NA. — dentalis superior). (angl. superior dental —).* Épaississement au niveau de la réunion des nerfs maxillaires supérieur et médian. ◇ **HYPOGASTRIQUE** *(NA. — hypogastricus). (angl. hypogastric —).* Plexus nerveux constitué par les branches antérieures des ganglions sympathiques sacrés, les prolongements du plexus lombo-aortique et les branches des nerfs sacraux S3 et S4, situé autour du rectum et de la vessie ou du vagin, et duquel dépendent d'autres plexus : rectal moyen, vaginal, vésical, utérin, prostatique et vésico-séminal. ◇ **LOMBAIRE** *(NA. — lumbalis). (angl. lumbar —).* Plexus nerveux constitué par les branches antérieures des quatre premiers nerfs lombaires, situé profondément dans l'angle que forment les corps des vertèbres avec les processus transverses de celles-ci. ◇ **MÉSENTÉRIQUE** *(NA. — mesentericus). (angl. mesenteric —).* Plexus nerveux dépendant du plexus cœliaque, qui accompagnent les artères mésentériques. ◇ **MYENTÉRIQUE** *(NA. — myentericus). (angl. myenteric —).* Plexus nerveux situé entre les deux couches de la tunique musculaire de l'intestin grêle. <> **ŒSOPHAGIEN** *(NA. — oesophagealis). (angl. esophageal —).* Plexus de fibres nerveuses issues du vague, qui entourent l'œsophage. <> **OVARIEN** *(NA. — ovaricus). (angl. ovarian —).* Plexus nerveux situé autour de l'ovaire. <> **PAMPINIFORME** *(NA. — pampiniformis). (angl. pampiniform —).* Plexus veineux formé par les anastomoses des branches d'origine des veines ovariennes chez la femme et des veines du cordon spermatique chez l'homme. <> **PAROTIDIEN** *(NA. — parotideus). (angl. parotidian —).* Plexus de branches du nerf facial qui traversent la parotide. <> **PELVIEN** ☞ ***PLEXUS HYPOGASTRIQUE.*** <> **PHARYNGIEN** *(NA. — pharyngeus nervi vagi). (angl. pharyngeal — of vagus nerve).* Plexus nerveux constitué par les branches pharyngiennes du ganglion cervical supérieur du sympathique anastomosées avec les branches du glossopharyngien et du vague. <> **PHRÉNIQUE** *(NA. — phrenicus). (angl. phrenic —).* Plexus émané du plexus cœliaque, qui entoure l'artère diaphragmatique. <> **PROSTATIQUE** *(NA. — prostaticus). (angl. prostatic —).* Plexus nerveux dépendant du plexus hypogastrique. <> **PUDENDAL** *(NA. — pudendus). (angl. pudendal —).* Plexus veineux de la prostate. <> **RECTAL** *(NA. — rectalis). (angl. rectal —).* Chacun des plexus nerveux rectaux moyens et supérieurs des plexus lombo-aortique et hypogastrique. <> **SACRAL** *(NA. — sacralis). (angl. sacral —).* Plexus nerveux formé par les branches antérieures des quatre premiers nerfs sacraux et par le tronc lombosacral, situé profondément dans le pelvis, sur la face antérieure du sacrum. Il se distribue aux muscles anaux, au sphincter anal, aux muscles de la fesse et du membre inférieur. <> **SOLAIRE** ☞ ***PLEXUS CŒLIAQUE.*** <> **SPLÉNIQUE** *(NA. — splenicus). (angl. splenic —).* Plexus dérivé du plexus cœliaque, qui entoure l'artère splénique. <> **TYMPANIQUE** *(NA. — tympanicus). (angl. tympanic —).* Plexus nerveux formé par les branches sympathiques du nerf facial et du nerf tympanique. <> **UTÉROVAGINAL** *(NA. — uterovaginalis). (angl. uterovaginal —).* Plexus nerveux sympathique dépendant du plexus hypogastrique. <> **VERTÉBRAL** *(NA. — vertebralis). (angl. vertebral —).* Branches sympathiques issues du ganglion cervical inférieur, qui accompagnent les artères vertébrales et leurs branches. <> **VÉSICOPROSTATIQUE** *(angl. vesicoprostatic —).* Ensemble formé par le plexus vésical (nerf vésical) et le plexus prostatique.

PLI *s. m. (NA. plica). (angl. fold, plica).* **1.** Relief ou ride d'une surface, en particulier de la surface cutanée. **2.** Partie repliée en double. <> **ARY-ÉPIGLOTTIQUE** *(NA. — aryepligottica). (angl. aryepiglottic fold).* Chacun des deux replis de la muqueuse du larynx qui s'étendent entre les bords latéraux de l'épiglotte et le sommet du cartilage aryténoïde. <> **CIRCULAIRE DE L'ILÉON** *(NA. — circularis). (angl. circular fold).* Chacun des replis permanents de la muqueuse de l'intestin grêle, trouvés depuis l'angle duodénojéjunal jusqu'à la terminaison de l'iléon. Leur nombre diminue graduellement jusqu'à la valve iléocæcale. <> **DE FLEXION** *(angl. flexion crease).* Pli cutané correspondant à la flexion de structures anatomiques, comme les plis de flexion des doigts. <> **DU LIGAMENT LARGE** *(angl. lateral wing of the broad ligament).* Nom des plis ou ailerons du bord libre du ligament large de l'utérus. <> **FESSIER** *(NA. sulcus glutealis). (angl. gluteal —).* Sillon cutané marquant la limite entre la fesse et la cuisse. <> **FRANGÉ DE LA LANGUE** *(angl. lingual —).* Repli frangé qui se dirige vers l'arrière et l'extérieur à partir de la base du frein de la langue. SYN. ***REPLI FRANGÉ.*** <> **GÉNITAL** *(angl. genital fold).* Chez l'embryon, plis situés de chaque côté du tubercule génital, qui donneront les petites lèvres. <> **GLOSSO-ÉPIGLOTTIQUE** *(NA. — glossoepligottica). (angl. glossoepiglottic fold).* Chacun des trois replis muqueux s'étendant de la racine de la langue à l'épiglotte. <> **ILÉOCÆCAL** *(NA. — ileocaecalis). (angl. ileocecal fold).* Repli péritonéal sur le bord gauche du cæcum, qui s'étend de l'iléon à l'appendice. <> **INTERURÉTÉRIQUE** *(angl. interureteric ridge).* Éminence transversale au fond de la vessie entre les orifices des uretères. <> **LACRYMAL** *(NA. — lacrymalis). (angl. lacrymal fold).* Pli de la muqueuse au niveau de l'orifice inférieur du canal lacrymonasal, appelé aussi valvule de Rosenmüller ou de Huschke. <> **MALLÉAIRE** *(NA. — mallearis). (angl. mallear fold).* Replis muqueux, antérieur et postérieur, de la face interne de la membrane tympanique. <> **RECTOGÉNITAL** ☞ ***PLI RECTO-UTÉRIN.*** <> **RECTO-UTÉRIN** *(NA. — rectouterina). (angl. rectouterine fold).* Repli du péritoine entre l'utérus et le rectum, qui résulte du soulèvement du péritoine par le ligament utérosacral. <> **SALPINGOPALATIN** *(NA. — salpingopalatina). (angl. salpingopalatine fold).* Repli de la muqueuse du rhinopharynx, devant l'orifice de la trompe auditive. <> **TRANSVERSE DU RECTUM** *(NA. — transversale recti). (angl. transverse fold of rectum).* Chacune des trois valvules de la partie inférieure du rectum. <> **VENTRICULAIRE** *(NA. — vestibularis). (angl. vestibular fold).* Repli muqueux du larynx également appelé fausse corde vocale. <> **VOCAL** *(NA. — vocalis). (angl. vocal cord).* Corde vocale.

PLICA *s. f. (angl. plica).* Repli interne de la synoviale du genou, pouvant entraîner douleurs et blocage en cas de transformation fibreuse.

PLICATURE *s. f. (angl. plication).* Technique chirurgicale consistant à effectuer un pli au niveau d'une structure anatomique ou d'un organe, dans le but d'en modifier la position, la forme ou la fonction.

PLIQUE *s. f. (angl. plica polonica).* Affection du cuir chevelu, caractérisée par l'agglomération des cheveux sous forme d'une véritable calotte, due à la saleté, aux poux et à l'accumulation de croûtes et de matières sébacées. SYN. ***PLICA POLONICA.***

PLIS PALMÉS *(NA. plicae palmatae). (angl. palmate folds).* Replis obliques visibles sur les faces antérieure et postérieure de la cavité du col utérin, formant avec la saillie longitudinale médiane un relief appelé l'arbre de vie.

PLOMB *s. m. (angl. lead).* Métal de couleur gris bleuté, très mou, malléable et ductile, de numéro atomique 82, de masse atomique 207,21 et de densité 11,3. Le plomb et ses sels sont très toxiques. Symbole : Pb.

PLOMBAGE *s. m. (angl. filling).* Opération qui consiste à remplir une cavité dentaire avec une substance solide inaltérable. Désignait les obturations à l'amalgame (terme désuet).

PLOMBÉ *adj. (angl. leaden).* Qui ressemble au plomb ou qui en contient. Se dit en particulier de la couleur de plomb prise par la peau dans certaines infections graves (teint plombé).

PLOMBÉMIE *s. f.* Taux de plomb sanguin.

PLOMBURIE *s. f.* Taux de plomb dans l'urine.

PLUMMER (SYNDROME DE) *(angl. Plummer's syndrome).* Adénome toxique de la glande thyroïde hyperfixant à la scintigraphie et hypersécrétant entraînant une hyperthyroïdie.

PLUMMER-VINSON (SYNDROME DE) *(angl. Plummer-Vinson syndrome).* Syndrome associant une glossite, une dysphagie pharyngo-œsophagienne et une anémie hypochrome de type microcytaire. SYN. ***SYNDROME DE KELLY-PATERSON.***

PLURI- *(angl. pluri-).* Préfixe d'origine latine signifiant plusieurs.

PLURICELLULAIRE *adj. (angl. pluricellular).* Se dit d'un organisme constitué d'un grand nombre de cellules.

PLURIFÉTATION *s. f. (angl. plurigravida).* Conception de deux ou plusieurs fœtus.

PLURIGLANDULAIRE *adj. (angl. pluriglandular).* Qui se rapporte à plusieurs glandes ou qui affecte plusieurs glandes.

PLURILOBÉ *adj. (angl. plurilobular).* Qui possède plusieurs lobes.

PLURILOCULAIRE *adj. (angl. plurilocular).* ☞ ***MULTILOCULAIRE.***

PLURIRADICULÉ *adj. (angl. pluriradicular).* Se dit des dents qui possèdent plusieurs racines.

PLUTONIUM *s. m. (angl. plutonium).* Élément radioactif de numéro atomique 94 et de masse atomique 242, obtenu à partir de l'uranium. Il est utilisé dans les surgénérateurs et dans la fabrication des armes nucléaires. Symbole : Pu.

Pm *(angl. Pm).* Symbole chimique du prométhium.

PMA Abréviation de procréation médicalement assistée.

PMI Abréviation de protection maternelle et infantile.

PMSI Abréviation de programme de médicalisation des systèmes d'information.

PNA Abréviation de *Parisiensia Nomina Anatomica*, première des nomenclatures anatomiques internationales à être universellement acceptée et employée. Établie en latin, elle a été approuvée en 1955 à Paris par le sixième Congrès international d'anatomistes.

PNEUM-, PNEUMO- *(angl. pneum-, pneumo-).* Préfixes d'origine grecque indiquant une relation avec l'air, la respiration ou le poumon.

PNEUMALLERGÈNE *s. m. (angl. airborne allergen).* Allergène dont l'inhalation provoque des manifestations respiratoires (pollen par exemple).

PNEUMARTHROGRAPHIE *s. m. (angl. pneumarthrography).* Radiographie d'une articulation après injection de gaz. SYN. ***PNEUMOARTHROGRAPHIE.***

PNEUMARTHROSE *s. f. (angl. pneumarthrosis).* Présence de gaz dans une cavité articulaire.

PNEUMAT-, PNEUMATO- *(angl. pneumat-, pneumato-).* ☞ ***PNEUM-, PNEUMO-.***

PNEUMATIQUE **1.** *adj. (angl. pneumatic).* Qui est relatif à l'air ou à la respiration. **2.** *s. f. (angl. pneumatics).* Étude des propriétés mécaniques des gaz.

PNEUMATISATION *s. f. (angl. pneumatization).* Formation d'alvéoles ou de cavités remplies d'air dans un tissu, notamment dans l'os temporal.

PNEUMATOCÈLE *s. f. (angl. pneumatocele).* Tumeur, tuméfaction ou hernie contenant des gaz. ◇ **CRÂNIENNE** *(angl. — cranii).* Infiltration d'air entre les os du crâne et leur périoste, par suite d'un traumatisme direct des sinus frontaux et des cellules mastoïdiennes. ◇ **PAROTIDIENNE** *(angl. parotid —, glass blowers' mouth).* Dilatation du canal parotidien chez les souffleurs de verre. ◇ **PULMONAIRE** *(angl. pneumatocele).* Cavité aérique pulmonaire.

PNEUMATOGRAMME *s. m. (angl. pneumatogram).* ☞ ***PNEUMOGRAMME.***

PNEUMATOGRAPHE *s. m.* ☞ ***PNEUMOGRAPHE.***

PNEUMATOLOGIE *s. f. (angl. pneumatology).* Étude de l'air et des gaz, en particulier de leurs propriétés thérapeutiques.

PNEUMATOSE *s. f. (angl. pneumatosis).* Présence d'air ou de gaz dans un tissu ou un organe qui n'en contient pas normalement ou qui en contient en très petite quantité. Le météorisme et l'emphysème sont des exemples de pneumatose. ◇ **INTESTINALE** *(angl. intestinal —).* ☞ ***PNEUMATOSE KYSTIQUE DE L'INTESTIN.*** ◇ **KYSTIQUE DE L'INTESTIN** *(angl. — cystoides intestinalis).* Présence de kystes gazeux sous la tunique séreuse de l'intestin (grêle ou côlon).

PNEUMATURIE *s. f. (angl. pneumaturia).* Présence d'air ou de gaz dans l'urine, par suite d'une communication entre l'intestin et les voies urinaires.

PNEUMECTOMIE *s. f. (angl. pneumectomy).* ☞ ***PNEUMONECTOMIE.***

PNEUMOALLERGOLOGIE *s. f. (angl. pneumoallergology).* Étude des affections respiratoires de cause allergique.

PNEUMOALVÉOLOGRAPHIE *s. f. (angl. pneumoalveolography).* Radiographie des alvéoles pulmonaires.

PNEUMOARTHROGRAPHIE *s. f. (angl. pneumoarthrography).* ☞ ***PNEUMARTHROGRAPHIE.***

PNEUMOBACILLE *s. m. (angl. pneumobacillus).* ☞ ***KLEBSIELLA PNEUMONIAE.***

PNEUMOBULBAIRE *adj. (angl. pneumobulbar).* Qui se rapporte aux poumons et au bulbe. Se dit des centres respiratoires bulbaires.

PNEUMOCÈLE *s. f. (angl. pneumocele).* Hernie du poumon.

PNEUMOCENTÈSE *s. f. (angl. pneumocentesis).* Ponction du poumon afin d'évacuer le contenu d'une cavité ou d'une caverne.

PNEUMOCÉPHALE *s. m.* ☞ ***PNEUMOENCÉPHALE.***

PNEUMOCHOLÉCYSTIE *s. m. (angl. pneumocholecystis).* Présence de gaz dans la vésicule biliaire.

PNEUMOCISTERNOGRAPHIE *s. f. (angl. air cisternography).* Examen radiologique des citernes intracrâniennes, après injection d'air par voie intrarachidienne lombaire. Le scanner et l'IRM ont rendu presque obsolète cette technique douloureuse.

PNEUMOCOCCÉMIE *s. f. (angl. pneumococcemia).* Présence de pneumocoques dans le sang.

PNEUMOCOCCIE *s. f. (angl. pneumococcosis).* Toute affection causée par les pneumocoques. SYN. ***PNEUMOCOCCOSE.***

PNEUMOCOCCIQUE *adj. (angl. pneumococcic).* Qui se rapporte au pneumocoque ou qui est provoqué par le pneumocoque.

PNEUMOCOCCOSE *s. f.* ☞ ***PNEUMOCOCCIE.***

PNEUMOCONIOSE *s. f. (angl. pneumoconiosis).* Ensemble des affections bronchopulmonaires dues à l'inhalation prolongée de poussières minérales ou organiques ; la dénomination de ces affections varie selon la nature des particules en cause : silicose (silice), sidérose (fer), byssinose (coton), bagassose (canne à sucre), etc.

PNEUMOCOQUE *s. m. (angl. pneumococcus).* Diplocoque responsable de pneumonies. ☞ ***STREPTOCOCCUS PNEUMONIAE.***

PNEUMOCRÂNE *s. m. (angl. pneumocrania).* ☞ ***PNEUMOENCÉPHALE.***

PNEUMOCYSTIS CARINII Protozoaire responsable de graves pneumopathies chez les patients immunodéprimés.

PNEUMOCYSTOGRAPHIE *s. f. (angl. pneumocystography).* Radiographie de la vessie qui a été remplie d'air ou de gaz.

PNEUMOCYSTOSE *s. f. (angl. pneumocystosis).* Pneumopathie grave, provoquée par un protozoaire, *Pneumocystis carinii*, qui survient surtout chez les malades traités par immunodépresseurs ou présentant un déficit immunitaire grave. La pneumocystose est une complication fréquente du sida.

PNEUMOCYTE *s. m. (angl. pneumocyte).* Cellule alvéolaire pulmonaire.

PNEUMOEMPYÈME *s. m. (angl. pneumoempyema).* Empyème avec présence de gaz dans la cavité pleurale. SYN. ***PYOPNEUMOTHORAX.***

PNEUMOENCÉPHALE *s. m. (angl. pneumocephalus).* Présence d'air ou de gaz dans la cavité crânienne. SYN. ***PNEUMOCRÂNE.***

PNEUMOENCÉPHALOGRAMME *s. m. (angl. pneumoencephalogram).* Cliché radiographique obtenu par pneumoencéphalographie.

PNEUMOENCÉPHALOGRAPHIE *s. f. (angl. pneumoencephalography).* ☞ ***ENCÉPHALOGRAPHIE.***

PNEUMOENCÉPHALOMYÉLOGRAPHIE *s. f. (angl. pneumoencephalomyelography).* Examen radiographique du cerveau et de la moelle épinière après introduction d'air ou de gaz dans l'espace sous-arachnoïdien. N'est plus pratiquée.

PNEUMOGALACTOCÈLE *s. f. (angl. pneumogalactocele).* Galactocèle renfermant de l'air ou des gaz.

PNEUMOGASTRIQUE (NERF) Nerf vague. ☞ ***ATLAS ANATOMIQUE DES NERFS EN ANNEXE.***

PNEUMOGASTROGRAPHIE *s. f. (angl. pneumogastrography).* Radiographie de l'estomac après insufflation d'air dans sa cavité.

PNEUMOGRAMME *s. m. (angl. pneumogram).* Tracé obtenu à l'aide du pneumographe. SYN. ***PNEUMATOGRAMME.***

PNEUMOGRAPHE *s. m. (angl. pneumograph).* Appareil servant à enregistrer le rythme et l'amplitude des mouvements respiratoires. SYN. ***PNEUMATOGRAPHE.***

PNEUMOGRAPHIE *s. f. (angl. pneumography).* Radiographie d'un organe après injection d'air ou d'un autre gaz dans ses cavités. SYN. ***PNEUMORADIOGRAPHIE.***

PNEUMOHÉMOPÉRICARDE *s. m. (angl. pneumohemopericardium).* Présence d'air et de sang dans le péricarde.

PNEUMOHÉMOTHORAX *s. m. (angl. pneumohemothorax).* Présence d'air ou de gaz et de sang dans la cavité pleurale.

PNEUMOHYDROMÈTRE *s. m. (angl. pneumohydrometra).* Collection de gaz et de liquide séreux dans la cavité utérine.

PNEUMOHYDROPÉRICARDE *s. m. (angl. pneumohydropericardium).* Présence d'air et de liquide séreux dans le péricarde.

PNEUMOHYDROTHORAX *s. m. (angl. pneumohydrothorax).* Collection d'air ou de gaz et de liquide dans la cavité pleurale.

PNEUMOLITHE *s. m. (angl. pneumolith).* Concrétion solide dans le parenchyme pulmonaire. SYN. ***CALCUL PULMONAIRE.***

PNEUMOLITHIASE *s. f. (angl. pneumolithiasis).* Présence de concrétions solides dans les poumons.

PNEUMOLOGIE *s. f. (angl. pneumology).* Étude des maladies des poumons ou de l'appareil respiratoire en général.

PNEUMOLOGUE *s. m. (angl. pneumologist).* Médecin spécialisé en pneumologie.

PNEUMOLYSE *s. f. (angl. pneumolysis).* Libération du poumon des adhérences formées avec la plèvre pariétale.

PNEUMOMÉDIASTIN *s. m. (angl. pneumomediastinum).* **1.** Présence d'air dans le médiastin. **2.** Injection de gaz dans le médiastin pour l'examen radiologique (radiographie, tomographie) de ses structures.

PNEUMOMÉLANOSE *s. f. (angl. pneumomelanosis).* Pigmentation du tissu pulmonaire due à l'inhalation de poussières de charbon.

PNEUMOMÈTRE *s. m. (angl. pneumometer).* Appareil servant à mesurer le volume d'air inspiré ou expiré.

PNEUMOMÉTRIE *s. f. (angl. pneumometry).* Mesure du volume d'air inspiré ou expiré, au moyen d'une variété de spiromètre, le pneumomètre.

PNEUMON-, PNEUMONO- *(angl. pneumon-, pneumono-).* Préfixes d'origine grecque indiquant une relation avec le poumon.

PNEUMONECTOMIE *s. f. (angl. pneumonectomy).* Ablation totale d'un poumon. SYN. ***PNEUMECTOMIE.***

PNEUMONIE *s. f. (angl. pneumonia).* Toute lésion inflammatoire du poumon due à des germes infectieux, se manifestant sous la forme d'un foyer unique ou de foyers multiples. Pour les auteurs français, le terme de pneumonie désigne en particulier la pneumonie lobaire (ou franche), due au pneumocoque *Streptococcus pneumoniae.* ◇ **APICALE** *(angl. apical —).* Pneumonie localisée au sommet du poumon. ◇ **ATYPIQUE PRIMITIVE** *(angl. primary atypical —).* Groupe hétérogène de pneumonies différentes de la pneumonie à pneumocoques, de type interstitiel. Une grande partie d'entre elles sont dues à l'agent d'Eaton (*Mycoplasma pneumoniae*), tandis que dans le groupe restant on trouve comme agents étiologiques des virus, des rickettsies, *Chlamydia*, *Legionella* et *Pneumocystis.* Ces affections produisent des modifications sanguines (leucopénie, présence d'agglutinines froides dans le sérum). L'évolution est habituellement favorable mais prolongée. ◇ **CASÉEUSE** *(angl. caseous —).* Forme aiguë de tuberculose, caractérisée anatomiquement par une infiltration caséeuse du poumon qui rappelle l'hépatisation de la pneumonie lobaire. Elle évolue vers une caséification massive et l'état général est très altéré. ◇ **CATARRHALE** *(angl. catarrhal —).* ☞ ***BRONCHOPNEUMONIE.*** ◇ **DE DÉGLUTITION** *(angl. deglutition —).* Infection pulmonaire après fausses routes alimentaires. SYN. ***PNEUMOPATHIE DE DÉGLUTITION.*** ◇ **DESQUAMATIVE DE BUHL** *(angl. Buhl's desquamative —).* Pneumonie caséeuse tuberculeuse dans laquelle l'exsudat est composé principalement d'épithélium alvéolaire desquamé. ◇ **DISSÉQUANTE** *(angl. — dissecans).* Pneumonie interlobulaire purulente. ◇ **DOUBLE** *(angl. double —).* Pneumonie lobaire affectant les deux poumons. ◇ **ERRATIQUE** ☞ ***PNEUMONIE MIGRATOIRE.*** ◇ **FIBRINEUSE** *(angl. fibrinous —).* ☞ ***PNEUMONIE FRANCHE.*** ◇ **FRANCHE** *(angl. lobar —).* Maladie fébrile aiguë provoquée par le pneumocoque *Streptococcus pneumoniae*, caractérisée anatomiquement par une inflammation de la totalité d'un lobe pulmonaire et une densification du tissu pulmonaire due à la réplétion des alvéoles et des bronchioles par un exsudat fibrineux. La maladie, d'évolution cyclique, débute brusquement par un frisson intense, unique et prolongé ; il apparaît ensuite de la fièvre, des vomissements, un point de côté, une dyspnée, de la toux et une expectoration caractéristique sanguinolente de couleur rouge brique (crachat rouillé) ; elle dure spontanément environ une dizaine de jours. SYN. ***PNEUMONIE LOBAIRE, PNEUMONIE FIBRINEUSE.*** ◇ **INTERSTITIELLE À *PNEUMOCYSTIS CARINII*** *(angl. Pneumocystis carinii —).* Pneumopathie très sévère due à *Pneumocystis carinii* survenant chez les immunodéprimés en particulier au cours du sida. ◇ **INTERSTITIELLE DESQUAMANTE** *(angl. interstitial desquamative —).* Pneumonie chronique d'étiologie inconnue avec desquamation de grandes cellules alvéolaires. SYN. ***SYNDROME DE LIEBOW.*** ◇ **LOBAIRE** ☞ ***PNEUMONIE FRANCHE.*** ◇ **MASSIVE** *(angl. massive —).* Pneumonie lobaire touchant une grande partie voire la totalité d'un poumon. SYN. ***SPLÉNOPNEUMONIE DE GRANCHER.*** ◇ **MÉTASTATIQUE** *(angl. metastatic —).* Pneumonie purulente due à des métastases pulmonaires septiques au cours d'une septicémie à germes pyogènes. ◇ **MIGRATOIRE** *(angl. migratory —).* Pneumonie qui atteint successivement plusieurs lobes d'un ou des deux poumons. SYN. ***PNEUMONIE ERRATIQUE.*** ◇ **PAR ASPIRATION** *(angl. aspiration —).* Pneumonie due au passage d'aliments ou de matériaux nocifs ou infectés dans les voies respiratoires. SYN. ***PNEUMONIE DE DÉGLUTITION.*** ◇ **PURULENTE** *(angl. purulent —).* Pneumonie lobaire qui évolue vers la suppuration du bloc pneumonique. SYN. ***PNEUMONIE SUPPURÉE, PNEUMONIE SEPTIQUE.*** ◇ **TRAUMATIQUE** *(angl. traumatic —).* Pneumonie consécutive à un traumatisme thoracique (contusion, fracture de côtes, etc.). ◇ **TUBERCULEUSE** *(angl. tuberculous —).* Réaction pulmonaire exsudative due au bacille tuberculeux et ressemblant, aussi bien cliniquement que radiologiquement, aux pneumonies produites par les autres germes.

PNEUMONIQUE *adj. (angl. pneumonic).* Qui se rapporte à la pneumonie.

PNEUMONOCÈLE *s. f. (angl. pneumonocele).* ☞ ***PNEUMOCÈLE.***

PNEUMOPATHIE *s. f. (angl. pneumopathy).* Terme générique désignant toute affection du poumon. ◇ **ATYPIQUE** *(angl. viral pneumonia).* Bronchopneumopathie due à divers virus. ◇ **IMMUNOLOGIQUE** *(angl. hypersensivity pneumonitis).* Maladie professionnelle due à l'inhalation d'un antigène entrainant au niveau pulmonaire des phénomènes à type d'hypersensibilité de type retardé. Les principales sont la bagasose, la subérose, la byssinose, la maladie des éleveurs d'oiseaux etc. SYN. ***PNEUMOPATHIE À PRÉCIPITINES.***

PNEUMOPÉRICARDE *s. m. (angl. pneumopericardium).* Présence d'air dans le péricarde, due le plus souvent à une plaie thoracique laissant pénétrer l'air de l'extérieur. SYN. ***PNEUMATOSE PÉRICARDIQUE.***

PNEUMOPÉRITOINE *s. m. (angl. pneumoperitoneum).* **1.** Présence de gaz dans la cavité péritonéale. **2.** Injection d'air ou de gaz dans la cavité péritonéale comme premier temps de la cœlioscopie en vue d'un examen endoscopique, notamment de l'utérus et des annexes (pneumopéritoine gynécologique).

PNEUMOPEXIE *s. f. (angl. pneumopexy).* Fixation chirurgicale du poumon à la paroi thoracique.

PNEUMOPHTISIOLOGIE *s. f. (angl. pneumophtisiology).* Étude des maladies pulmonaires et en particulier de la tuberculose.

PNEUMOPLEURÉSIE *s. f.* ☞ ***PLEUROPNEUMONIE.***

PNEUMOPLEUROPARIÉTOPEXIE *s. f. (angl. pneumopleuroparietopexy).* Suture du poumon et de la plèvre pariétale, pratiquée préalablement à l'incision d'un abcès pulmonaire.

PNEUMOPYÉLOGRAPHIE *s. f. (angl. pneumopyelography).* Pyélographie après injection de gaz par une sonde urétérale.

PNEUMORACHIE *s. f. (angl. pneumorachis).* Présence d'air dans le canal vertébral.

PNEUMORACHIS *s. m.* ☞ ***PNEUMORACHIE.***

PNEUMORADIOGRAPHIE *s. f. (angl. pneumoradiography).* ☞ ***PNEUMOGRAPHIE.***

PNEUMORÉTROPÉRITOINE *s. m. (angl. pneumoretroperitoneum).* **1.** Présence d'air dans l'espace rétropéritonéal. **2.** Injection précoccygienne d'oxygène ou d'air dans l'espace rétropéritonéal, en vue d'un examen radiologique des organes situés dans la région postérieure de l'abdomen (rein, surrénales, rate, etc.). SYN. ***RÉTROPNEUMOPÉRITOINE.***

PNEUMORRAGIE *s. f. (angl. pneumorrhagia).* Hémorragie au sein du parenchyme pulmonaire.

PNEUMORRAPHIE *s. f. (angl. pulmonary suture).* Suture chirurgicale d'une plaie pulmonaire.

PNEUMOSÉREUSE *s. f. (angl. pneumoserosa).* Présence d'air ou de gaz dans une séreuse, spontanée ou injectée à des fins radiologiques.

PNEUMOTACHOGRAPHE *s. m. (angl. pneumotachygraph).* Appareil destiné à enregistrer la vitesse du flux aérien respiratoire.

PNEUMOTAXIQUE *adj. (angl. pneumotaxic).* Qui concerne la régulation du rythme respiratoire. EX. *centre pneumotaxique.*

PNEUMOTHORAX *s. m. (angl. pneumothorax).* Présence d'air ou de gaz dans la cavité pleurale. ◇ **ARTIFICIEL** *(angl. artificial —).* Pneumothorax créé volontairement par injection d'air ou d'azote dans la cavité pleurale ; moyen conçu par Forlanini pour obtenir le collapsus et l'immobilisation du poumon dans le traitement de la tuberculose pulmonaire. Traitement obsolète. ◇ **EXTRAPLEURAL** *(angl. extrapleural —).* Injection d'air dans une cavité créée artificiellement par décollement du feuillet pariétal de la plèvre, lorsque les adhérences entre les deux feuillets pleuraux s'opposent à la création d'un pneumothorax intrapleural. Méthode abandonnée. ◇ **FERMÉ** *(angl. closed —).* Pneumothorax à l'intérieur d'une cavité pleurale n'ayant pas de communication avec l'air extérieur. ◇ **IDIOPATHIQUE BÉNIN** *(angl. simple —).* Pneumothorax survenant chez un sujet sain en rapport avec la rupture d'une bulle d'emphysème pulmonaire, généralement de bon pronostic. SYN. ***PNEUMOTHORAX DES CONSCRITS, PNEUMOTHORAX SPONTANÉ.*** ◇ **OUVERT** *(angl. open —).* Pneumothorax à l'intérieur d'une cavité pleurale restée en communication avec l'air extérieur. ◇ **SPONTANÉ** ☞ ***PNEUMOTHORAX IDIOPATHIQUE BÉNIN.*** ◇ **SUFFOQUANT, À SOUPAPE** *(angl. valvular —).* Pneumothorax spontané dans lequel la fistule pleurale qui permet le passage de l'air agit comme une valve ou un clapet ouvert pendant l'inspiration et fermé pendant l'expiration ; il provoque une compression importante du poumon et une asphyxie rapide.

PNEUMOTOMIE *s. f. (angl. pneumotomy).* Incision chirurgicale du poumon.

PNEUMOTROPE *adj. (angl. pneumotropic).* Qui a une affinité particulière pour le poumon. EX. *bacille pneumotrope.*

PNEUMOTYMPAN *s. m. (angl. pneumotympanum).* Présence d'air en hyperpression dans l'oreille moyenne.

PNEUMOVIRUS ☞ ***PARAMYXOVIRIDAE.***

Po *(angl. Po).* Symbole chimique du polonium.

PO_2 *(angl. PO_2).* Pression partielle en oxygène.

POCHE DES EAUX *(angl. amniotic sac).* Partie inférieure des membranes fœtales occupant l'aire de dilatation du col de l'utérus, au début de l'accouchement.

POCULIFORME *adj. (angl. pocular).* En forme de coupe.

POD-, PODO- *(angl. pod-, podo-).* Préfixes d'origine grecque indiquant une relation avec le pied.

PODAGRE *s. f. (angl. podagra).* Goutte localisée aux articulations du pied (terme désuet).

PODALGIE *s. f. (angl. podalgia).* Douleur localisée au pied. SYN. ***PODODYNIE.***

PODALIQUE *adj. (angl. podalic).* Qui se rapporte au pied du fœtus lors de l'accouchement : version podalique. ☞ ***VERSION PODALIQUE.***

PODARTHRITE *s. f. (angl. podarthritis).* Inflammation des articulations du pied.

PODENCÉPHALE *s. m. (angl. podencephalus).* Monstre exencéphalien, chez lequel la voûte crânienne est absente et dont l'encéphale est porté par une sorte de pédicule.

PODOCYTE *s. m. (angl. podocyte).* Cellule du glomérule rénal.

PODODYNAMOMÈTRE *s. m. (angl. pododynamometer).* Appareil pour déterminer la force des muscles du membre inférieur.

PODODYNIE *s. f. (angl. pododynia).* **1.** SYN. ***PODALGIE.*** **2.** Plus particulièrement, douleur névralgique du talon et de la plante du pied, liée au maintien prolongé d'une même position. SYN. ***MÉTATARSALGIE.***

PODOGRAMME *s. m. (angl. podogram).* Empreinte de la plante du pied, ou tracé périmétrique de cette empreinte.

PODOGRAPHIE *s. f. (angl. podography).* Prise de l'empreinte de la plante du pied sur une surface plane, pour étudier le type de marche ou d'éventuelles déformations de la voûte. SYN. ***PÉDOGRAPHIE.***

PODOLOGIE *s. f. (angl. podology).* Partie de la médecine consacrée à l'étude du pied et de ses affections.

PODOLOGUE *s. m. (angl. podiatrist).* Spécialiste en podologie.

PODOPHYLLE *s. m.* ☞ ***PODOPHYLLUM.***

PODOPHYLLINE *s. f. (angl. podophyllin).* Résine extraite des rhizomes de *Podophyllum peltatum.* Utilisée comme purgatif dans le traitement de la constipation chronique, et comme caustique topique dans le traitement de certaines tumeurs cutanées bénignes.

PODOPHYLLOTOXINE *s. f. (angl. podophyllotoxin).* L'un des principes actifs de la podophylline.

PODOPHYLLUM Genre de plantes de la famille des Berbéridacées. À partir de l'espèce *P. peltatum*, originaire des États-Unis, on extrait la podophylline et la podophyllotoxine. La racine en poudre s'administre comme purgatif.

PODOSCOPE *s. m. (angl. podoscope).* Appareil pour l'examen du pied et tout particulièrement de ses points d'appui.

POEMS (syndrome) *(angl. POEMS syndrome).* Acronyme issu des termes anglais : *Polyneuropathy, Organomegaly, Endocrinopathy, Monoclonal protein* et *Skin change.* Ce syndrome de cause inconnue est très rare et touche seulement l'adulte. La polyneuropathie est constante, souvent sensitivomotrice et révélatrice. L'organomégalie est souvent une hépatomégalie, une splénomégalie ou des adénopathies. Les troubles endocriniens peuvent être une gynécomastie, une hypothyroïdie, un diabète, un hypogonadisme, une hyperprolactinémie, etc. La dysglobulinémie peut être une immunoglobuline monoclonale entière ou une chaîne légère. Les troubles cutanés sont le plus souvent une dyschromie, un œdème, une hypertrichose ou une sclérodactylie, etc. Les formes incomplètes sont les plus fréquentes, mais 4 des 5 types de manifestations sont exigés par la plupart des auteurs pour affirmer le diagnostic. SYN. ***CROW-FUKASE (SYNDROME DE).***

POGONION *s. m. (angl. pogonion).* ☞ ***GNATHION.***

POIGNET *s. m. (NA. articulatio radiocarpea). (angl. wrist).* Partie du membre supérieur compris entre l'avant-bras et la main, qui comprend la région du carpe.

POÏKILO- *(angl. poikilo-).* Préfixe d'origine grecque signifiant varié ou irrégulier.

POÏKILOBLASTE *s. m. (angl. poikiloblast).* Érythroblaste de forme irrégulière.

POÏKILOCYTE *s. m. (angl. poikilocyte).* Cellule irrégulière ; en particulier, érythrocyte déformé qui s'observe dans l'anémie de Biermer et dans d'autres types d'anémies.

POÏKILOCYTÉMIE *s. f.* ☞ ***POÏKILOCYTOSE.***

POÏKILOCYTOSE *s. f. (angl. poikilocytosis).* Présence de poïkilocytes (érythrocytes déformés) dans le sang. SYN. ***POÏKILOCYTÉMIE.***

POÏKILODERMATOMYOSITE *s. f. (angl. poikilodermatomyositis).* ☞ ***PETGES-CLÉJAT (MALADIE DE).***

POÏKILODERMIE *s. f. (angl. poikiloderma).* Forme particulière d'atrophie réticulée de la peau, dont l'aspect bigarré est dû à la présence de pigmentations en réseaux et souvent de télangiectasies. Elle peut s'observer dans diverses affections. ◇ **ATROPHIQUE VASCULAIRE** *(angl. — atrophicans vasculare).* ☞ ***PETGES-CLÉJAT (MALADIE DE).***

POÏKILOTHERMIE *s. f. (angl. poikilothermia).* Faculté des animaux à sang froid de s'adapter à la température ambiante.

POÏKILOTHROMBOCYTE *s. m. (angl. poikilothrombocyte).* Thrombocyte de forme irrégulière.

POIL *s. m. (NA. pilus). (angl. hair).* Phanère cutané ayant l'aspect d'un filament flexible et résistant, existant sur presque toute la surface du corps. Le poil est composé d'une racine, adhérant à un follicule pileux, et d'une tige, libre. La couleur du poil est déterminée par la présence de mélanine.

POINT *s. m. (angl. point).* Terme utilisé pour désigner un repère anatomique ou une zone sensible ou douloureuse. ◇ **APPENDICULAIRE** *(angl. appendicular —).* Point douloureux à la pression de la paroi abdominale en cas d'appendicite. ◇ **AURICULAIRE** *(angl. auricular —).* Centre de l'orifice du méat acoustique externe. ◇ **CORONAL** *(angl. coronal —).* Point craniométrique situé à l'intersection de la suture coronale et de la ligne temporale supérieure. ◇ **CRANIOMÉTRIQUE** *(angl. craniometric —).* Chacun des nombreux points de repère utilisés en craniométrie. ◇ **DE CÔTÉ** *(angl. side stitch).* Douleur aiguë dans la région du thorax. ◇ **DE DIVERGENCE** *(angl. — of divergence).* Point d'un système optique à partir duquel divergent les rayons lumineux. ◇ **DE FIXATION** *(angl. — of fixation).* Point de l'espace sur lequel est fixé le regard. ◇ **GLÉNOÏDIEN** *(angl. glenoid —).* Point craniométrique qui correspond au centre de la cavité glénoïde de l'os temporal. ◇ **JUGAL** *(angl. jugal —).* Point craniométrique situé au sommet de l'angle formé par les bords postérieur et supérieur de l'os zygomatique. ◇ **JUGULAIRE** *(angl. jugular —).* Point craniométrique situé à la face inférieure du crâne, correspondant au processus jugulaire de l'occipital. ◇ **LACRYMAL** *(angl. lacrimal —).* Orifice d'entrée des canalicules lacrymaux, situé sur le bord des paupières, près de l'angle interne. ◇ **MASTOÏDIEN** *(angl. mastoid —).* Point le plus inférieur du processus mastoïde, utilisé comme point craniométrique. ◇ **MENTONNIER** ☞ ***GNATHION.*** ◇ **MÉTOPIQUE** *(angl. metopic —).* ☞ ***MÉTOPION.*** ◇ **ORAL** *(angl. oral —).* Point craniométrique situé au milieu de la tangente aux bords postérieurs des alvéoles des deux incisives médianes supérieures. ◇ **ORBITAIRE** *(angl. orbitary —).* Point craniométrique correspondant au point le plus bas du rebord inférieur de l'orbite. ◇ **SOUS-NASAL** *(angl. nasal —).* Point situé au lieu de rencontre de la lèvre supérieure et de la sous-cloison nasale. SYN. ***POINT SPINAL.*** ◇ **SPINAL** *(angl. spinal —).* ☞ ***POINT SOUS-NASAL.*** ◇ **ZYGOMAXILLAIRE** *(angl. jugomaxillary —).* Point craniométrique situé à l'extrémité inférieure de la suture zygomatomaxillaire. SYN. ***POINT JUGOMAXILLAIRE.***

POINTE *s. f. (angl. spike).* En électroencéphalographie, image électrique de grande amplitude, de brève durée, se présentant avec un sommet aigu. ◇ **DU CŒUR** *(NA. apex cordis). (angl. heart apex).* Sommet du cœur ; cliniquement, partie latérale la plus basse où sont perçus les battements cardiaques. ◇ **ONDE** *(angl. — and wave).* Aspect observé à l'électroencéphalogramme et caractéristique du petit mal épileptique.

POINTILLAGE *s. m. (angl. pointillage).* Massage pratiqué par percussion avec le bout des doigts.

POINTS CORRESPONDANTS *(angl. corresponding points, identical points).* Points de la rétine de chaque œil sur lesquels se forment les deux images dont la fusion aura pour résultat la perception de l'impression visuelle unique. SYN. ***POINTS IDENTIQUES.***

POIRE *s. f. (angl. bag).* Petit ballon en caoutchouc, pour aspirer ou injecter un liquide ou un gaz.

POISON *s. m. (angl. poison).* Toute substance susceptible, après introduction dans l'organisme, de perturber certaines fonctions vitales ou de léser gravement des structures organiques. ◇ **FUSORIAL** *(angl. spindle —).* Substance anticancéreuse antimitotique. Plusieurs substances de ce type ont été extraites de plantes.

POL *s. m. (angl. pol).* Dénomination conventionnelle du gène codant pour la polymérase des rétrovirus.

POLAIRE *adj. (angl. polar).* Qui se rapporte à un pôle (anatomique, électrique, etc.).

POLAND (SYNDROME DE) *(angl. Poland's syndrome).* Malformation congénitale du membre supérieur portant surtout sur la main avec hypoplasie du grand pectoral. Son étiologie reste imprécise.

POLARISATION *s. f. (angl. polarization).* Présence d'un potentiel électrique de part et d'autre d'une membrane cellulaire.

POLARITÉ *s. f. (angl. polarity).* **1.** Propriété d'un corps qui possède des pôles. **2.** Particularité de la cellule de posséder deux pôles opposés, à signification physiologique différente.

PÔLE *s. m. (NA. polus). (angl. pole).* En anatomie et embryologie, chacune des deux parties saillantes situées aux extrémités opposées d'un organe. ◇ **ANIMAL** *(angl. animal —).* Pôle de l'œuf où débute la segmentation. ◇ **ANTÉRIEUR DE L'ŒIL** *(NA. — anterior bulbi oculi). (angl. anterior — of eyeball).* Extrémité antérieure de l'axe antéropostérieur du globe oculaire. ◇ **ANTÉRIEUR DU CRISTALLIN** *(NA. — anterior lentis). (angl. anterior — of lens).* Sommet de la surface antérieure du cristallin. ◇ **CÉPHALIQUE** *(angl. cephalic —).* Extrémité de l'embryon qui constituera la tête. ◇ **FRONTAL** *(NA. — frontalis). (angl. frontal —).* Extrémité antérieure des hémisphères cérébraux. ◇ **GERMINAL** ☞ ***PÔLE ANIMAL.*** ◇ **OCCIPITAL** *(NA. — occipitalis). (angl. occipital —).* Extrémité postérieure des hémisphères cérébraux. ◇ **POSTÉRIEUR DE L'ŒIL** *(NA. — posterior bulbi oculi). (angl. posterior — of eyeball).* Extrémité postérieure de l'axe antéropostérieur du globe oculaire. ◇ **POSTÉRIEUR DU CRISTALLIN** *(NA. — posterior lentis). (angl. posterior — of lens).* Sommet de la surface postérieure du cristallin. ◇ **VÉGÉTATIF** *(angl. vegetative —).* Pôle de l'œuf opposé au pôle animal, et qui contient la partie nutritive ou vitellus.

POLICLINIQUE *s. f. (angl. policlinic).* Établissement ou partie d'hôpital où sont examinés et traités des malades non hospitalisés, en cure ambulatoire, et dont les frais sont pris en charge par la commune (grec *polis* = ville). À ne pas confondre avec polyclinique.

POLIO- *(angl. polio-).* Préfixe d'origine grecque signifiant gris et indiquant une relation avec la substance grise du système nerveux.

POLIO *s. f. (angl. polio).* Apocope de poliomyélite.

POLIOENCÉPHALITE *s. f. (angl. polioencephalitis).* Inflammation aiguë ou chronique de la substance grise de l'encéphale, cortex et noyaux gris centraux. Elle est généralement due à un virus neurotrope ou à une intoxication aiguë. ◇ **HÉMORRAGIQUE SUPÉRIEURE DE WERNICKE** *(angl. superior hemorragic —).* ☞ ***GAYET-WERNICKE (ENCÉPHALOPATHIE DE).***

POLIOMYÉLITE *s. f. (angl. poliomyelitis).* Inflammation de la substance grise de la moelle épinière. ◇ **ANTÉRIEURE AIGUË** *(angl. acute anterior —).* Maladie caractérisée anatomiquement par une destruction de la substance grise des cornes antérieures de la moelle, et cliniquement par une paralysie amyotrophique des groupes musculaires dépendant des métamères lésés. Cette maladie est provoquée par un entérovirus (poliovirus) dont on connaît trois types antigéniques : Brunhilde, Lansing et Leon. La pratique de la vaccination permet d'espérer l'éradication de cette affection. SYN. ***HEINE-MEDIN (MALADIE DE), PARALYSIE INFANTILE.*** ◇ **ANTÉRIEURE CHRONIQUE** *(angl. chronic anterior —).* Atrophie musculaire progressive par dégénérescence des neurones des cornes antérieures. ◇ **ANTÉRIEURE SUBAIGUË** *(angl. subacute medullary amyotrophia).* Amyotrophie d'origine médullaire, évoluant vers la mort en quelques mois par atteinte bulbaire.

POLIOSE *s. f. (angl. poliosis).* Apparition prématurée de cheveux gris. SYN. ***TRICHOPOLIOSE.***

POLIOVIRUS Virus appartenant au genre *Enterovirus*, agent responsable de la poliomyélite antérieure aiguë. On connaît trois types de poliovirus (1, 2 et 3), qui sont tous trois pathogènes.

POLIP SYNDROME Abréviation de *Polyneuropathy, Ophtalmoplegia, Leucoencephalopathy, Intestinal Pseudoobstruction.* Mitochondriopathie complexe associant polyneuropathie, ophtalmoplégie, leucoencéphalopathie et pseudo-obstruction intestinale.

POLITZER (POIRE DE) *(angl. Politzer's bag).* Poire en caoutchouc munie d'un embout nasal, permettant l'insufflation de l'oreille moyenne.

POLLAKI- *(angl. pollaki-).* Préfixe d'origine grecque signifiant fréquemment.

POLLAKIURIE *s. f. (angl. pollakiuria).* Émission fréquente de petites quantités d'urine.

POLLEN *s. m.* ◇ **(MALADIE DU)** *(angl. seasonal hay fever).* Rhume des foins.

POLLICISATION *s. f. (angl. pollicization).* Opération plastique consistant à remplacer un pouce amputé par un autre doigt transplanté à sa place.

POLLINOSE *s. f. (angl. pollinosis).* Ensemble des troubles allergiques provoqués par le pollen. SYN. ***POLLINOSIS.***

POLLOCK (OPÉRATION DE) *(angl. Pollock's amputation).* Amputation de la jambe au niveau du genou avec création d'un lambeau postérieur court et d'un lambeau antérieur long, et conservation de la patella.

POLLUTION *s. f. (angl. pollution).* **1.** Contamination d'un milieu naturel (air, eau) par des substances chimiques, biologiques, des déchets industriels, etc. **2.** Émission spontanée de sperme en dehors de l'acte sexuel, notamment pendant le sommeil (pollution nocturne). ◇ **NOCTURNE** *(angl. wet dream).* Émission nocturne de sperme, survenant spontanément.

POLONIUM *s. m. (angl. polonium).* Métal rare, découvert en 1898 dans la pechblende par Pierre et Marie Curie, de numéro atomique 84 et de masse atomique 210. Il possède des propriétés radioactives moins intenses que celles du radium. Symbole : Po.

POLY- *(angl. poly-).* Préfixe d'origine grecque signifiant beaucoup, nombreux.

POLYA (OPÉRATION DE) *(angl. Polya's operation).* Gastrectomie partielle distale suivie du rétablissement de la continuité par anastomose gastrojéjunale. SYN. ***OPÉRATION DE BILLROTH II.***

POLYADÉNIE *s. f.* ☞ ***POLYADÉNOPATHIE.***

POLYADÉNITE *s. f. (angl. polyadenitis).* Inflammation simultanée de plusieurs nœuds lymphatiques.

POLYADÉNOMATOSE *s. f. (angl. polyadenomatosis).* État caractérisé par la présence d'adénomes multiples.

POLYADÉNOME *s. m. (angl. polyadenoma).* Tumeur bénigne, sessile ou pédiculée, se développant à la surface des muqueuses à épithélium cylindrique ou cylindro-cubique (polyadénome de l'estomac, du côlon, etc.). SYN. ***POLYPE ADÉNOMATEUX.*** ◇ **DU GROS INTESTIN** *(angl. polyposis coli).* Polyadénomatose familiale à transmission autosomique dominante avec fréquente transformation maligne. ◇ **GASTRIQUE DIFFUS** *(angl. Menetrier's disease).* ☞ ***MÉNÉTRIER (MALADIE DE).***

POLYADÉNOPATHIE *s. f. (angl. polyadenopathy).* Hypertrophie simultanée de plusieurs nœuds lymphatiques.

POLYADÉNYLATION *s. f. (angl. polyadenylation).* Adjonction post-transcriptionnelle d'une longue séquence pouvant atteindre 200 adénines de suite à l'extrémité 3' de la plupart des ARN messagers par la poly-A polymérase.

POLYALCOOL *s. m. (angl. polyalcohol).* Composé organique contenant plusieurs fonctions alcool dans sa molécule. SYN. ***POLYOL.***

POLYALGIES *s. f. (angl. polyalgesia).* Manifestations douloureuses multiples déclenchées par un stimulus unique.

POLYALGIQUE IDIOPATHIQUE DIFFUS (SYNDROME) *(angl. idiopathic diffuse polyalgic syndrome).* Syndrome algique surtout localisé aux insertions tendineuses, en particulier à la pression, chez la femme d'âge moyen et d'évolution bénigne. SYN. ***FIBROMYALGIE, POLYENTHÉSOPATHIE, FIBROSITE.***

POLYALLÉLIQUE *adj. (angl. multiallelic).* Caractérisé par le polyallélisme.

POLYALLÉLISME *s. f. (angl. multiallelism).* Mutations différentes affectant un même gène et déterminant une maladie dont l'expression clinique peut varier selon le type de mutation.

POLYANDRIE *s. f. (angl. polyandry).* Mariage d'une femme avec plusieurs hommes.

POLYANGÉITE *s. f. (angl. polyangitis).* Atteinte inflammatoire des vaisseaux sanguins et/ou lymphatiques.

POLYARTÉRIEL *adj. (angl. polyarterial).* Qui intéresse plusieurs artères.

POLYARTÉRITE *s. f. (angl. polyarteritis).* Inflammation simultanée de plusieurs artères. ◇ **NOUEUSE** *(angl. periarteritis nodosa).* ☞ ***PÉRIARTÉRITE NOUEUSE.***

POLYARTHRALGIES *s. f. (angl. multiple arthralgias).* Douleurs affectant plusieurs articulations.

POLYARTHRITE *s. f. (angl. polyarthritis).* Inflammation simultanée de plusieurs articulations. ◇ **AIGUË ÉPIDÉMIQUE TROPICALE** *(angl. epidemic tropical acute —).* Polyarthrite aiguë fébrile avec éruption cutanée observée dans l'ouest Pacifique et due au Ross River virus transmis par un moustique. ◇ **AIGUË FÉBRILE** *(angl. Bouillaud's disease).* ☞ ***RHUMATISME ARTICULAIRE AIGU.*** ◇ **ANKYLOSANTE** *(angl. rheumatoid spondylitis).* ☞ ***SPONDYLARTHRITE ANKYLOSANTE.*** ◇ **CHRONIQUE DE L'ENFANT** ☞ ***STILL (MALADIE DE).*** ◇ **CHRONIQUE DÉFORMANTE** ☞ ***POLYARTHRITE RHUMATOÏDE.*** ◇ **CHRONIQUE ÉVOLUTIVE** ☞ ***POLYARTHRITE RHUMATOÏDE.*** ◇ **CHRONIQUE RHUMATISMALE** ☞ ***POLYARTHRITE RHUMATOÏDE.*** ◇ **ŒDÉMATEUSE BÉNIGNE DU SUJET ÂGÉ** *(angl. subacute edematous — of the ederly).* Association d'une polyarthrite et d'œdèmes, survenant chez le sujet âgé et guérissant sans séquelles, d'étiologie inconnue. ◇ **RHUMATOÏDE** *(angl. rheumatoid arthritis).* Rhumatisme inflammatoire chronique le plus fréquent, survenant habituellement entre 40 et 60 ans, avec une prédominance féminine nette. Elle évolue par poussées, touchant généralement les doigts, poignets et pieds, mais pouvant atteindre toute articulation. Les arthrites sont habituellement symétriques, additives et d'évolution destructrice et déformante. C'est une maladie systémique du groupe des connectivites qui peut avoir des manifestations extra-articulaires : cardiaques, pulmonaires, cutanées, hématologiques, vascularitiques, etc. Une amylose ou un syndrome de Gougerot-Sjögren peut y être secondaire. Biologiquement, un facteur rhumatoïde est fréquent mais peu spécifique et les anticorps antipeptides citrullinés sont plus rares mais très spécifiques. Le traitement général peut notamment comprendre : méthotrexate, corticoïdes, anticorps anti-TNFα ou anti-IL1. Le traitement local repose sur la rééducation et la synoviorthèse. SYN. ***POLYARTHRITE CHRONIQUE ÉVOLUTIVE, POLYARTHRITE CHRONIQUE DÉFORMANTE.***

POLYARTHROSE *s. f. (angl. polyarthrosis).* Arthrose évolutive débutant vers la quarantaine et atteignant successivement les grosses articulations. ◇ **XANTHOMATEUSE** *(angl. rheumatoid xanthomatosis).* Rhumatisme chronique déformant sévère, multiarticulaire associé à une xanthomatose cutanée et viscérale.

POLYARTICULAIRE *adj. (angl. polyarticular).* Qui se rapporte à plusieurs articulations, ou qui atteint plusieurs articulations.

POLYAUXOTROPHE *adj. (angl. polyauxotrophic).* Se dit d'un organisme qui nécessite plusieurs facteurs de croissance pour pouvoir se développer.

POLYAVITAMINOSE *s. f. (angl. polyavitaminosis).* Affection due à la carence en plusieurs vitamines.

POLYBLENNIE *s. f. (angl. polyblennia).* Sécrétion abondante de mucus (terme peu usité).

POLYCARYOCYTE *s. m. (angl. giant cell).* Cellule à noyaux multiples résultant d'un processus de fragmentation cellulaire.

POLYCHÉIRIE *s. f. (angl. polycheiria).* Malformation caractérisée par la présence d'une main surnuméraire.

POLYCHIMIOTHÉRAPIE *s. f. (angl. combined chemotherapy).* Traitement par l'administration simultanée de plusieurs médicaments, doués d'une action pharmacologique semblable. Méthode surtout utilisée en cancérologie.

POLYCHOLIE *s. f. (angl. polycholia).* Sécrétion excessive de bile.

POLYCHONDRITE *s. f. (angl. polychondritis).* Inflammation de plusieurs cartilages. ◇ **ATROPHIANTE CHRONIQUE** *(angl. chronic atrophic —).* Affection d'étiologie inconnue associant une disparition progressive des cartilages du nez, des oreilles, des voies respiratoires et des articulations, des lésions oculaires (épisclérite, iridocyclite) et une atteinte de l'état général.

POLYCHROMASIE *s. f.* ☞ ***POLYCHROMATOPHILIE.***

POLYCHROMATIQUE *adj. (angl. polychromatic).* Qui possède plusieurs couleurs.

POLYCHROMATOCYTE *s. m. (angl. polychromatocyte).* Cellule, notamment de la lignée érythrocytaire, ayant de l'affinité pour les colorants acides aussi bien que basiques.

POLYCHROMATOPHILE *adj. (angl. polychromatophil).* Qui peut se colorer par des colorants de différentes couleurs.

POLYCHROMATOPHILIE *s. f. (angl. polychromatophilia).* **1.** Propriété d'une cellule ou d'un tissu de se colorer par deux ou plusieurs colorants. **2.** Affinité de l'érythrocyte pour plusieurs colorants. **3.** Présence dans le sang d'érythrocytes polychromatophiles.

POLYCHROMATOSE *s. f. (angl. polychromatosis).* Affinité de l'érythrocyte pour plusieurs colorants.

POLYCHROMIE *s. f. (angl. polychromia).* État de ce qui est de plusieurs couleurs.

POLYCHROMOPHILIE *s. f. (angl. polychromophilia).* ☞ ***POLYCHROMATOPHILIE.***

POLYCINÉTIQUE *adj.* Qui concerne plusieurs mouvements.

POLYCLINIQUE *s. f. (angl. polyclinic).* Établissement hospitalier comportant des services spécialisés pour le diagnostic et le traitement d'affections de tous genres. À ne pas confondre avec policlinique.

POLYCLONAL *adj. (angl. polyclonal).* Qui concerne plusieurs clones.

POLYCLONIE *s. f. (angl. polyclonia).* Myoclonies multiples sans interruption.

POLYCORIE *s. f. (angl. polycoria).* **1.** État constitutionnel caractérisé par l'accumulation excessive de glycogène ou de lipides dans les cellules épithéliales du foie ou des reins, ou dans les fibres musculaires striées et myocardiques. **2.** Anomalie congénitale de l'iris avec existence de plusieurs fentes pupillaires, donnant l'apparence de pupilles multiples. ⇔ **VRAIE** *(angl. — vera).* Existence de plus d'une pupille dans l'œil.

POLYCORIQUE *adj. (angl. polycoric).* Qui concerne la polycorie.

POLYCROTISME *s. m. (angl. polycrotism).* Présence de plusieurs soulèvements sur le tracé artériel à chaque systole.

POLYCYCLIQUE *adj. (angl. polycyclic).* Se dit d'une molécule organique qui comprend plusieurs chaînes fermées.

POLYCYTHÉMIE *s. f. (angl. polycythemia).* ☞ ***POLYGLOBULIE.*** ⇔ **MYÉLOPATHIQUE** *(angl. myelopathic —).* ☞ ***POLYGLOBULIE ESSENTIELLE.*** ⇔ **SPLÉNOMÉGALIQUE** *(angl. splenomegalic —).* ☞ ***POLYGLOBULIE ESSENTIELLE.***

POLYDACTYLIE *s. f. (angl. polydactylia).* Anomalie congénitale caractérisée par la présence de doigts ou d'orteils surnuméraires.

POLYDACTYLISME *s. m. (angl. polydactylism).* ☞ ***POLYDACTYLIE.***

POLYDIPSIE *s. f. (angl. polydipsia).* Soif excessive.

POLYDYSPLASIE *s. f. (angl. polydysplasia).* Existence de plusieurs malformations différentes chez le même individu. ⇔ **ECTODERMIQUE HÉRÉDITAIRE** *(angl. anhidnotic ectodermal dysplasia).* Groupe d'affections familiales caractérisées par des troubles du développement des organes d'origine ectodermique, comme l'anhidrose avec hypotrichose et anodontie. SYN. ***NEURO-ECTODERMOSE CONGÉNITALE.***

POLYDYSPONDYLIE *s. f. (angl. polydyspondyly).* Malformation polyvertébrale associée à un nanisme avec retard mental due à une anomalie chromosomique (45 chromosomes au lieu de 46).

POLYDYSTROPHIE *s. f. (angl. polydystrophy).* Anomalie de développement ou dégénérescence frappant plusieurs organes ou tissus. ⇔ **CÉRÉBRALE INFANTILE** *(angl. Hurler's disease).* ☞ ***HURLER (MALADIE DE).***

POLYEMBRYONIE *s. f. (angl. polyembryony).* Développement de deux à plusieurs embryons à partir d'un seul œuf fécondé.

POLYENDOCRINOPATHIE *s. f. (angl. polyglandular syndrome).* Atteinte de plusieurs glandes endocrines par un processus auto-immun entraînant des insuffisances hormonales multiples. Il en existe trois types comportant différentes associations d'insuffisance glandulaire. ☞ ***WHITAKER (SYNDROME DE), SCHMIDT (SYNDROMES DE).***

POLYENTHÉSOPATHIE *s. f.* ☞ ***POLYALGIQUE IDIOPATHIQUE DIFFUS (SYNDROME).***

POLYERGIQUE *adj. (angl. polyergic).* Capable d'agir de différentes manières. Se dit des antisérums qui réagissent contre des antigènes hétérologues.

POLYESTHÉSIE *s. f. (angl. polyesthesia).* Trouble de la sensation dans lequel une seule excitation entraîne des sensations multiples.

POLYÉTHYLÈNE *s. m. (angl. polyethylene).* Nom générique des polymères de l'éthylène. Ils sont très utilisés comme matière plastique en chimie, pharmacie, médecine et chirurgie. SYN. ***POLYTHÈNE.*** ⇔ **GLYCOL** *(angl. — glycol).* Préparation utilisée pour nettoyer l'intestin en vue d'un examen endoscopique. Abréviation : PEG.

POLYFIBROMATOSE NEUROCUTANÉE PIGMENTAIRE ☞ ***RECKLINGHAUSEN (MALADIE DE VON).***

POLYFRACTURÉ *s. m.* Qui présente au moins deux fractures mais sans autre lésion.

POLYGALACTIE *s. f. (angl. polygalactia).* Hypersécrétion de lait. SYN. ***POLYGALIE.***

POLYGALE *s. f. (angl. milkwort).* Plante herbacée de la famille des Polygalacées. L'espèce la plus utilisée est la polygale de Virginie *(Polygala senega)* dont la racine, qui contient de la sénégine et de la polygaline, est expectorante, diurétique et, à doses élevées, purgative et émétisante. En thérapeutique, elle s'utilise surtout dans les affections des voies respiratoires.

POLYGALINE *s. f. (angl. polygalin).* Substance amère, un des principes actifs de la polygale. SYN. ***ACIDE POLYGALIQUE.***

POLYGAMIE *s. f. (angl. polygamy).* Mariage d'un homme ou d'une femme avec plusieurs conjoints.

POLYGANGLIONNAIRE *adj. (angl. polyganglionic).* Qui affecte simultanément plusieurs ganglions nerveux. SYN. ***PLURIGANGLIONNAIRE.***

POLYGÉNIQUE *adj. (angl. polygenic).* Qui se rapporte aux caractères déterminés par plusieurs gènes, situés dans des loci différents et exerçant des effets additifs.

POLYGLANDULAIRE *adj. (angl. polyglandular).* ☞ ***PLURIGLANDULAIRE.***

POLYGLOBULIE *s. f. (angl. polycytemia).* Augmentation du nombre des érythrocytes circulants, se traduisant par l'augmentation du volume globulaire, du taux de l'hémoglobine et de la viscosité sanguine. SYN. ***POLYCYTHÉMIE, ÉRYTHROCYTHÉMIE, HYPERGLOBULIE, ÉRYTHRÉMIE.*** ◇ **ESSENTIELLE** *(angl. — vera).* ☞ ***VAQUEZ (MALADIE DE).*** ◇ **PRIMITIVE** ☞ ***POLYGLOBULIE ESSENTIELLE.*** ◇ **RELATIVE** *(angl. relative —).* Augmentation de la teneur du sang en érythrocytes, due à une diminution du volume plasmatique, alors que le volume globulaire reste normal. SYN. ***FAUSSE POLYGLOBULIE.*** ◇ **SECONDAIRE** *(angl. secondary —).* Augmentation absolue du volume globulaire érythrocytaire en réponse à une trop grande libération, physiologique ou non, d'érythropoïétine. On l'observe chez les sujets vivant en haute altitude, dans les shunts droit-gauche, les maladies pulmonaires chroniques, certains cancers, en particulier du rein, etc. SYN. ***POLYGLOBULIE RÉACTIONNELLE.***

POLYGONE DE WILLIS *(angl. arterial circle of Willis).* ☞ ***CERCLE ARTÉRIEL DU CERVEAU.***

POLYGNATHE *s. m. (angl. polygnathus).* Monstre fœtal caractérisé par la présence de mâchoires surnuméraires.

POLYGNATHIEN *s. m. (angl. polygnathus).* Monstre double dans lequel le fœtus parasite, rudimentaire, est inséré dans la mandibule de l'autosite.

POLYGRAMME *s. m. (angl. polygram).* Tracé obtenu au moyen du polygraphe.

POLYGRAPHE *s. m. (angl. polygraph).* Appareil qui enregistre simultanément le pouls artériel, le pouls veineux, les battements du cœur et les mouvements respiratoires. SYN. (populaire) ***DÉTECTEUR DE MENSONGE.***

POLYGYNIE *s. f. (angl. polygyny).* Mariage d'un homme avec plusieurs femmes.

POLYGYRIE *s. f. (angl. polygyria).* Anomalie caractérisée par la présence d'un nombre anormalement élevé de petits gyrus cérébraux entraînant un retard mental.

POLYHIDROSE *s. f. (angl. polyhidrosis).* ☞ ***HYPERHIDROSE.***

POLYHOLOSIDE *s. m.* ☞ ***POLYOSIDE.***

POLYHYBRIDE *s. m. (angl. polyhybrid).* Hybride dont les parents diffèrent par plusieurs caractères.

POLYHYDRAMNIOS *s. m. (angl. polyhydramnios).* SYN. ***HYDRAMNIOS.***

POLYHYPERMÉNORRHÉE *s. f. (angl. polyhypermenorrhea).* Règles anormalement fréquentes et abondantes.

POLYINFECTION *s. f. (angl. polyinfection).* Infection provoquée par plusieurs micro-organismes.

POLYKYSTIQUE *adj. (angl. polycystic).* Qui renferme plusieurs kystes ; qui est caractérisé par la présence de plusieurs kystes.

POLYKYSTOME RÉNAL *(angl. polycystic kidney disease).* ☞ ***KYSTIQUE DES REINS (MALADIE).***

POLYKYSTOSE *s. f. (angl. polycystic disease).* SYN. ***MALADIE POLYKYSTIQUE.***

POLYMASTIE *s. f. (angl. polymastia).* Présence de plus de deux glandes mammaires chez la femme.

POLYMÉLIE *s. f. (angl. polymelia).* Monstruosité caractérisée par la présence de membres surnuméraires.

POLYMÉLIEN *s. m. (angl. polymelus).* Monstre double parasitaire chez lequel le parasite est représenté par un ou deux membres surnuméraires s'insérant de manière variable sur le corps de l'autosite.

POLYMÉNORRHÉE *s. f. (angl. polymenorrhea).* Règles anormalement rapprochées (durée des cycles menstruels inférieure à 21 jours), mais dont l'importance et la durée sont normales.

POLYMERASE CHAIN REACTION Abréviation : PCR. ☞ ***AMPLIFICATION GÉNIQUE.***

POLYMÈRE *s. m. (angl. polymer).* Composé dont la formule chimique est un multiple entier de celle d'un autre composé. Par exemple, le glucose $C_6H_{12}O_6$ est un polymère du formaldéhyde HCHO.

POLYMÉRIE *s. f. (angl. polymeria).* **1.** Isomérie particulière présentée par un composé qui a une masse moléculaire multiple de celle d'un autre. **2.** En génétique, transmission d'un caractère conditionné par l'action de plusieurs gènes. SYN. ***HÉRÉDITÉ POLYMÉRIQUE, HÉRÉDITÉ PLURIFACTORIELLE.***

POLYMÉRISATION *s. f. (angl. polymerization).* Union chimique de plusieurs molécules d'un composé (monomère) pour former un nouveau composé (polymère).

POLYMÉRISME *s. m. (angl. polymeria).* Monstruosité caractérisée par la présence d'organes surnuméraires.

POLYMORPHE *adj. (angl. polymorphous).* Qui présente des aspects différents. Se dit des corps qui présentent différentes formes cristallines et de certaines cellules.

POLYMORPHISME *s. m. (angl. polymorphism).* Caractère de ce qui peut exister sous plusieurs formes. ◇ **DE RESTRICTION** *(angl. restriction —).* Variation individuelle de la séquence du génome, intéressant un site de restriction. ◇ **DE SÉQUENCE** *(angl. sequence —).* Variation individuelle de la séquence du génome, intéressant ou non un site de restriction. ◇ **GÉNÉTIQUE** *(angl. genetic —).* Présence dans une population d'au moins deux variantes alléliques d'un locus génétique.

POLYMORPHOCELLULAIRE *adj. (angl. polymorphocellular).* Qui est constitué de cellules de formes différentes.

POLYMYALGIE *s. f. (angl. polymyalgia).* Myalgies multiples.

POLYMYOSITE *s. f. (angl. polymyositis).* Myosite affectant simultanément plusieurs muscles, caractérisée cliniquement par de la fièvre et l'apparition de tuméfactions musculaires circonscrites indurées ; histologiquement par une dégénérescence des fibres musculaires striées avec sclérose et atrophie. Elle s'associe parfois à des hémorragies (polymyosite hémorragique) et à une atteinte de la peau (dermatomyosite) et des nerfs périphériques (neuromyosite) et peut être l'expression d'un syndrome paranéoplasique ou d'une connectivite.

POLYMYXINE *s. f. (angl. polymyxin).* Antibiotique polypeptidique isolé à partir de cultures de *Bacillus polymixa* et de *Bacillus colistinus.* Il en existe plusieurs types ; deux ont une application médicale : la polymyxine B et la polymyxine E (colistine). ◇ **B** *(angl. — B).* Mélange de deux polymyxines, la B_1 et la B_2, toutes deux actives sur la majorité des bacilles à Gram négatif, *Pseudomonas* inclus. Elle est utilisée sous forme de sulfate par voie parentérale et comme topique local. ◇ **E** *(angl. — E).* Mélange de deux polymyxines, la E_1 et la E_2. Elle est utilisée par voie orale et par voie parentérale. Elle possède un spectre d'activité très voisin de celui de la polymyxine B. SYN. ***COLISTINE.***

POLYNÉSIE *s. f. (angl. polynesia).* Affection caractérisée par une augmentation du volume et du nombre des îlots de Langerhans du pancréas avec hypoglycémie chronique par hyperinsulinisme.

POLYNEUROPATHIE *s. f. (angl. polyneuropathy).* Affection touchant plusieurs territoires nerveux. ◇ **HYPERTROPHIQUE PROGRESSIVE** *(angl. Déjerine-Sottas syndrome).* ☞ ***DÉJERINE-SOTTAS (MALADIE DE).*** ◇ **PÉRIPHÉRIQUE** *(angl. peripheral —).* Terme désignant l'atteinte de plusieurs nerfs périphériques. Il comprend les multinévrites, la polyradiculonévrite et la polynévrite. ◇ **SYMÉTRIQUE DISTALE** ☞ ***POLYNÉVRITE.***

POLYNÉVRITE *s. f. (angl. polyneuritis).* Affection lésant le système nerveux périphérique, de façon symétrique et à prédominance distale. Il comprend des signes moteurs (paralysie flasque et amyotrophie), des signes sensitifs, subjectifs (paresthésies) et objectifs (hypoesthésie). Les polynévrites peuvent être démyélinisantes ou axonales. Elles relèvent de causes diverses (toxiques, infectieuses ou héréditaires) où l'alcoolisme chronique est au premier plan. SYN. ***POLYNEUROPATHIE SYMÉTRIQUE DISTALE.***

POLYNUCLÉAIRE *s. m. (angl. granulocyte).* SYN. (très usité mais incorrect de) ***GRANULOCYTE.***

POLYNUCLÉÉ (OU POLYNUCLÉAIRE) *adj. (angl. polynucleated, polynuclear).* Qui possède plusieurs noyaux.

POLYNUCLÉOSE *s. f. (angl. polynucleosis).* Présence d'un nombre anormalement élevé de polynucléaires dans le sang circulant.

POLYNUCLÉOTIDASE *s. f. (angl. polynucleotidase).* Enzyme intestinal qui attaque les nucléotides.

POLYNUCLÉOTIDE *s. m. (angl. polynucleotide).* Substance composée de plusieurs mononucléotides.

POLYOMAVIRUS Genre de virus de la famille des *Papovaviridae.* Chez l'homme, deux virus ont été identifiés : JC et BK. Le virus JC est associé à la leucoencéphalopathie multifocale progressive. Cette maladie grave est une des infections opportunistes du sida. Le virus BK est associé à des sténoses urétérales et des cystites hémorragiques chez des greffés rénaux. Chez les animaux, on a décrit le virus du polyome de la souris et le virus SV 40 (simian virus 40) du singe.

POLYOME *s. m. (angl. polyoma).* Tumeur maligne d'origine virale observée chez certaines espèces animales.

POLYONYCHIE *s. f. (angl. polyonychia).* Présence d'ongles surnuméraires.

POLYOPIE *s. f. (angl. polyopia).* Perception simultanée de plusieurs images d'un seul objet. SYN. ***POLYOPSIE.*** ◇ **MONOCULAIRE** *(angl. — monophtalmica).* Polyopie survenant dans la vision monoculaire ; phénomène dû à un spasme de l'accommodation ou à une inégalité de réfringence du cristallin. SYN. ***POLYOPIE MONOPHTALMIQUE.***

POLYOPSIE *s. f.* ☞ ***POLYOPIE.***

POLYORCHIDISME *s. m. (angl. polyorchidism).* Présence de testicules surnuméraires.

POLYOSIDE *s. m. (angl. polysaccharide).* Molécule glucidique formée par l'union de plusieurs oses. Le glycogène, l'amidon, la cellulose sont des polyosides. SYN. ***POLYSACCHARIDE, POLYHOLOSIDE.*** ◇ **CAPSULAIRE** *(angl. bacterial —).* Polyoside élaboré par certaines bactéries, que l'on trouve dans leur capsule. Il a un grand intérêt en immunologie du fait de ses propriétés antigéniques ; dans certains groupes, tels que les pneumocoques, il détermine le type de spécificité antigénique.

POLYOSTÉOCHONDRITE *s. m. (angl. polyosteochondritis).* Dysplasie spondyloépiphysaire héréditaire transmise sur le mode autosomique dominant atteignant le jeune enfant et touchant surtout les articulations des membres de manière symétrique. Elle évolue vers la guérison avec des séquelles possibles : petite taille, déformations articulaires. SYN. ***DYSPLASIE POLYÉPIPHYSAIRE.***

POLYOTIE *s. f.* Présence de petits nodules cartilagineux sous-cutanés autour de l'oreille, sur une ligne allant du tragus à la commissure labiale. Ils représentent des pavillons rudimentaires.

POLYPAGE *s. m. (angl. double monster).* Monstre double monomphalien fusionné complètement de haut en bas.

POLYPAPILLOME TROPICAL *(angl. polypapilloma tropicum).* Pian.

POLYPATHIE *s. f. (angl. polypathia).* Présence simultanée de plusieurs maladies chez le même individu.

POLYPE *s. m. (angl. polyp).* Tumeur bénigne, généralement pédiculée, qui se développe aux dépens de certains éléments d'une muqueuse. ◇ **ADÉNOMATEUX** *(angl. adenomatous —).* ☞ ***POLYADÉNOME.*** ◇ **VASCULAIRE** *(angl. vascular —).* Polype très vascularisé ressemblant à un angiome pédiculé, que l'on trouve surtout dans les cavités nasales. SYN. ***POLYPE ANGIOMATEUX.***

POLYPECTOMIE *s. f. (angl. polypectomy).* Ablation d'un polype.

POLYPEPTIDASE *s. f. (angl. polypeptidase).* Toute enzyme catalysant l'hydrolyse des polypeptides.

POLYPEPTIDE *s. m. (angl. polypeptide).* **1.** Tout composé organique constitué par l'union de plus de deux acides aminés. **2.** Composé appartenant à une famille d'antibiotiques d'origine bactérienne et actifs contre les germes à Gram négatif. Elle comprend la bacitracine, la thyrothricine et les polymyxines.

POLYPEPTIDÉMIE *s. f. (angl. polypeptidemia).* Excès de polypeptides dans le sang, observé dans le choc traumatique, la cachexie cancéreuse, etc.

POLYPHAGIE *s. f. (angl. polyphagia).* Boulimie.

POLYPHALANGISME *s. m. (angl. polyphalangia).* Présence de phalanges surnuméraires. SYN. ***POLYPHALANGIE.***

POLYPHARMACIE *s. f. (angl. polypharmacy).* Prescription d'un grand nombre de médicaments à la fois.

POLYPHRASIE *s. f. (angl. polyphrasia).* Manie de la parole ; logorrhée.

POLYPHYODONTE *adj. (angl. polyphyodont).* Qui présente plusieurs dentitions au cours de son développement.

POLYPLOÏDE *adj. (angl. polyploid).* **1.** Se dit d'une cellule qui possède un nombre de chromosomes multiple du nombre haploïde. **2.** Se dit d'un individu qui possède des cellules polyploïdes.

POLYPLOÏDIE *s. f. (angl. polyploidy).* État des cellules polyploïdes.

POLYPNÉE *s. f. (angl. hyperpnea).* Respiration rapide, haletante, amenant habituellement une hyperventilation.

POLYPODIE *s. f. (angl. polypodia).* Monstruosité caractérisée par la présence de pieds surnuméraires.

POLYPOÏDE *adj. (angl. polypoid).* Qui ressemble à un polype.

POLYPORUS Genre de champignons basidiomycètes lignicoles. L'espèce *Polyporus officinalis,* qui croît en parasite sur le tronc du mélèze, renferme de l'acide agaricique, à propriétés antisudorales (noms vernaculaires : polypore du mélèze, agaric blanc).

POLYPOSE *s. f. (angl. polyposis).* Développement de polypes multiples ou de polyadénomes. ◇ **GASTRIQUE, INTESTINALE** *(angl. gastric, intestinal —).* Présence de polypes multiples, respectivement sur la muqueuse de l'estomac ou de l'intestin. ◇ **NASALE** *(angl. nasal —).* ☞ ***WOAKES (ETHMOÏDITE DE).***

POLYPOTOME *s. m. (angl. polypotome).* Instrument tranchant utilisé pour l'excision des polypes.

POLYRADICULITE *s. f. (angl. polyradiculitis).* Inflammation de plusieurs racines nerveuses.

POLYRADICULONÉVRITE *s. f. (angl. polyneuritis).* Neuropathie périphérique avec atteinte inflammatoire et démyélinisation, souvent symétrique et extensive, de plusieurs racines nerveuses rachidiennes et des nerfs périphériques correspondants. ◇ **AIGUË** *(angl. acute —).* Syndrome de Guillain et Barré avec dissociation albuminocytologique du LCR, d'étiologie variée, immunologique le plus souvent. ☞ ***GUILLAIN-BARRÉ (SYNDROME DE).*** ◇ **SUBAIGUË ET CHRONIQUE** *(angl. subacute and chronic —).* D'origine toxique, héréditaire ou immunologique.

POLYRADIOTHÉRAPIE *s. f. (angl. polyradiotherapy).* Radiothérapie utilisant plusieurs types de rayonnements.

POLYRIBOSOME *s. m. (angl. polysome).* Amas formé par l'assemblage de ribosomes semblables.

POLYSACCHARIDE *s. m.* ☞ ***POLYOSIDE.***

POLYSCÈLE *s. m. (angl. polyscelus).* Monstre fœtal présentant des jambes surnuméraires.

POLYSCÉLIE *s. f. (angl. polyscelia).* Monstruosité caractérisée par la présence de jambes surnuméraires.

POLYSÉRITE *s. f. (angl. polyserositis).* Inflammation de plusieurs membranes séreuses.

POLYSÉROSITE *s. f.* ☞ ***POLYSÉRITE.***

POLYSIALIE *s. f. (angl. polysialia).* ☞ ***PTYALISME.***

POLYSOME *s. m.* ☞ ***POLYRIBOSOME.***

POLYSOMIE *s. f. (angl. polysomy).* Présence de chromosomes surnuméraires sur une paire de chromosomes.

POLYSOMNOGRAPHIE *s. f. (angl. polysomnography).* Étude de différents paramètres (ECG, oxymétrie, mouvements respiratoires) au cours du sommeil, effectués dans les syndromes d'apnées du sommeil.

POLYSPERMIE *s. f. (angl. polyspermia).* Pénétration de plusieurs spermatozoïdes dans l'ovule au moment de la fécondation.

POLYSPLÉNIE *s. f. (angl. polysplenia).* Présence de plusieurs rates. Cette anomalie s'accompagne habituellement de malformations en particulier cardiaques.

POLYSTICHIASIS *s. f. (angl. polystichia).* Présence de plusieurs rangées de cils palpébraux.

POLYSYNOVITE *s. f. (angl. polysynovitis).* Inflammation de plusieurs synoviales.

POLYTENDINITE *s. f. (angl. polytendinitis).* Inflammation de plusieurs tendons.

POLYTHÉLIE *s. f. (angl. polythelia).* Présence de plusieurs mamelons sur une seule mamelle.

POLYTHIAZIDE *s. m. (angl. polythiazide).* ☞ ***THIAZIDIQUE (DIURÉTIQUE).***

POLYTRANSFUSÉ *adj.* Qui a reçu plusieurs transfusions.

POLYTRAUMATISÉ *adj.* Qui présente au moins deux fractures associées à une lésion d'un autre organe.

POLYTRICHIE *s. f. (angl. polytrichia).* ☞ ***HYPERTRICHOSE.***

POLYTRICHUM Genre de mousses. L'espèce *Polytrichum juniperinum* est diurétique.

POLYTROPHIE *s. f. (angl. polytrophy).* Nutrition abondante, excessive.

POLYURIE *s. f. (angl. polyuria).* Accroissement de la quantité d'urine émise en 24 heures.

POLYVALENT *adj. (angl. polyvalent).* Se dit d'un vaccin ou d'un sérum préparé à partir de plusieurs micro-organismes et qui protège contre les infections provoquées par chacun d'eux.

POLYVINYLPYRROLIDONE *s. f. (angl. polyvinylpyrrolidone).* Substance de nature colloïdale. Succédané du plasma, administré par voie intraveineuse. Dénomination commune internationale : polyvidone.

POLYVISCÉRAL *adj.* En rapport avec plusieurs organes.

POMEROY (OPÉRATION DE) *(angl. Pomeroy's operation).* Stérilisation de la femme par plicature de la trompe utérine à quelques centimètres de la corne utérine, ligature de l'anse ainsi formée et enfin résection de celle-ci.

POMMADE *s. f. (angl. pommade).* Préparation pharmaceutique de consistance molle, à usage externe, composée d'un ou de plusieurs principes actifs incorporés à un excipient gras (vaseline, lanoline, etc.). La pommade se distingue de l'onguent car dans la composition de ce dernier entrent des résines.

POMPE *s. f. (angl. pump).* Appareil servant à extraire ou à injecter des liquides ou des gaz. ◇ **À PROTONS** *(angl. proton —).* Mécanisme de sécrétion des ions H^+ par la muqueuse gastrique. ◇ **À SODIUM** *(angl. sodium —).* Mécanisme cellulaire assurant le transport des ions Na^+ à travers la membrane en échange d'un ion K^+ qui pénètre à l'intérieur de la cellule. ◇ **IMPLANTABLE** *(angl. implantable drug —).* Pompe servant à la distribution de certains médicaments par voie sous-cutanée, intravasculaire, etc. et dont le débit peut être programmé ; surtout utilisée en cancérologie.

POMPE (MALADIE DE) *(angl. Pompe's disease, glycogen storage disease).* Glycogénose généralisée type II. ☞ ***GLYCOGÉNOSE.***

POMPHOLYX *s. m. (angl. pompholyx).* ☞ ***DYSIDROSE.***

PONCET ◇ **(MALADIE DE)** *(angl. Poncet's disease).* Rhumatisme tuberculeux. SYN. ***RHUMATISME DE PONCET.*** ◇ **(OPÉRATIONS DE)** *(angl. Poncet's operations).* **1.** Allongement du tendon calcanéen dans le pied équin. **2.** Urétrostomie périnéale.

PONCTION *s. f. (angl. puncture).* Intervention qui consiste à introduire un trocart, une aiguille ou la pointe d'un bistouri dans une cavité naturelle ou pathologique, pour prélever une partie de son contenu dans un but diagnostique (ponction exploratrice) ou thérapeutique (ponction évacuatrice), ou pour y introduire une substance (médicament, produit de contraste). ◇ **AMNIOTIQUE** ☞ ***AMNIOCENTÈSE.*** ◇ **EXPLORATRICE** *(angl. exploratory —).* Ponction ayant pour objet de vérifier l'existence et la nature d'un liquide dans une cavité. ◇ **LOMBAIRE** *(angl. lumbar —).* Ponction pratiquée au moyen d'un trocart dans l'espace sous-arachnoïdien, en général entre la quatrième et la cinquième vertèbre lombale, pour prélever du liquide céphalorachidien à des fins diagnostiques ou thérapeutiques, pour introduire une substance médicamenteuse ou un produit de contraste. SYN. ***RACHICENTÈSE.*** ◇ **SOUS-OCCIPITALE** *(angl. cisternal —).* Ponction de l'espace sous-arachnoïdien occipital, à travers le ligament occipito-atlantoïdien (entre l'os occipital et l'atlas), pratiquée pour prélever du liquide céphalorachidien à des fins diagnostiques ou thérapeutiques, ou pour introduire un produit de contraste en vue d'une encéphalographie. ◇ **STERNALE** *(angl. sternal —)* Ponction du sternum pratiquée à l'aide d'un trocart afin de prélever un échantillon de moelle osseuse pour examen cytologique. ◇ **SUS-PUBIENNE** *(angl. suprapubic —).* Ponction de la vessie préconisée dans certains cas de rétention aiguë, l'aiguille étant introduite immédiatement au-dessus du pubis. ◇ **TIBIALE** *(angl. tibial —).* Ponction du tibia chez l'enfant, pour prélever un échantillon de moelle osseuse. ◇ **VENTRICULAIRE** *(angl. ventricular —).* Ponction d'un ventricule cérébral.

PONCTION-BIOPSIE *(angl. needle biopsy).* Biopsie pratiquée à l'aide d'une aiguille appropriée qui ramène, après ponction, un fragment du tissu à examiner.

PONDÉROSTATURAL *adj. (angl. pondostatural).* Qui se rapporte au poids et à la taille. EX. *croissance pondérostaturale.* SYN. ***STATUROPONDÉRAL.***

PONGITIF *adj. (angl. stabbing).* Piquant. Qualifie un type de douleur.

PONO- *(angl. pono-).* Préfixe d'origine grecque signifiant fatigue extrême, épuisement.

PONOS *s. m. (angl. ponos).* Nom donné en Grèce au kala-azar infantile.

PONT *s. m.* **1.** *(angl. bridge).* Appareil de prothèse dentaire destiné à remplacer une ou plusieurs dents en prenant appui sur les dents voisines (à la manière d'un pont). On utilise couramment en français le mot anglais *bridge*, qui signifie pont. **2.** *(NA. pons). (angl. pons).* Segment intermédiaire du tronc cérébral, situé au-dessus du bulbe, dont il est séparé par le sillon bulbopontique, au-dessous des pédoncules cérébraux, dont il est séparé par le sillon ponto-pédonculaire, et en avant du cervelet. Les deux racines du nerf trijumeau émergent de ses faces latérales. Sa face postérieure contribue à la formation du plancher du quatrième ventricule. SYN. ***PROTUBÉRANCE.***

PONTAGE *s. m. (angl. by-pass).* Anastomose chirurgicale qui permet de court-circuiter un segment vasculaire (en particulier un segment artériel) obturé ou sténosé, en interposant un greffon d'artère, de veine ou un tube synthétique (*Dacron*, nylon, etc.). Se dit « parallèle » lorsque le segment exclu n'est pas enlevé.

PONTICULE *s. m. (angl. ponticulus).* Épaississement linéaire, saillant, du cartilage auriculaire, disposé quasi verticalement, point d'insertion du muscle auriculaire postérieur.

PONTIN *adj. (angl. pontic).* Qui se rapporte au pont.

PONTIQUE *adj.* ☞ ***PONTIN.***

PONTOCÉRÉBELLEUX *adj. (angl. pontocerebellar).* Qui se rapporte au pont et au cervelet.

POOL *s. m.* Ensemble de substances de même nature dans l'organisme. EX. *pool potassique.*

POOL (PHÉNOMÈNE DE) *(angl. Pool's phenomenon).* Contraction des muscles du bras déterminée par un étirement du plexus brachial en élevant le bras à la verticale. Le signe est observé dans la tétanie.

POPLITÉ *adj. (angl. popliteal).* Qui se rapporte ou appartient à la face postérieure du genou. EX. *creux poplité, muscle poplité.*

POPULINE *s. f.* Ester benzoïque de la salicine, extrait du peuplier et doué de propriétés fébrifuges. SYN. ***POPULOSIDE.***

PORADÉNIE *s. f. (angl. poradenitis).* ☞ ***NICOLAS-FAVRE (MALADIE DE).***

PORADÉNOLYMPHITE *s. f. (angl. poradenolymphitis).* Lymphogranulome vénérien.

PORAK-DURANTE (MALADIE DE) *(angl. osteogenesis imperfecta).* Nanisme micromélique dû à des fractures des côtes et des membres, intra-utérines ou au cours des premiers mois de la vie. La tête est volumineuse, le crâne mal ossifié et les membres très courts. Dysplasie congénitale héréditaire à transmission autosomique récessive rapidement fatale. SYN. ***DYSPLASIE PÉRIOSTALE.***

PORCHERS (MALADIE DES) *(angl. swineherd's disease).* Leptospirose des jeunes porchers. ☞ ***LEPTOSPIROSE.***

PORE *s. m. (NA. porus). (angl. pore).* Orifice très petit à la surface d'une membrane ou d'un tissu, correspondant à un interstice de la structure sous-jacente. ◇ **SUDORIPARE** *(NA. — sudoriferus). (angl. sweat —).* Chacun des orifices externes des canaux excréteurs des glandes sudoripares. SYN. ***PORE CUTANÉ.***

PORENCÉPHALIE *s. f. (angl. porencephaly).* Malformation congénitale caractérisée par la présence de cavités dans le cortex cérébral, dues à un arrêt du développement du cortex ou à une affection congénitale atrophiante ; cliniquement, elle se traduit par l'idiotie, des crises épileptoïdes, l'athétose, etc.

POREUX *adj. (angl. porous).* Qui possède des pores.

PORINE *s. f. (angl. porin).* Chez certains bacilles Gram négatifs, protéine de membrane limitant certains pores.

PORION *s. m. (angl. porion).* En craniométrie, point situé au milieu du bord supérieur du méat acoustique externe.

POROCÉPHALOSE *s. f. (angl. porocephaliasis).* Infestation de l'organisme par des larves d'arachnides du genre *Porocephalus.* Elle peut déterminer des symptômes très graves (péritonite, pneumonie, etc.). SYN. ***LINGUATULOSE.***

POROCEPHALUS Genre d'arthropodes de la famille des *Linguatules*, parasites de l'homme et des animaux. ◇ ***ARMILLATUS*** Arthropode parasite vermiforme, dont la forme adulte est un parasite des grands serpents africains, et dont la forme larvaire vit dans des kystes au niveau des séreuses viscérales et du foie chez certains animaux et occasionnellement chez l'homme.

POROKÉRATOSE *s. f. (angl. porokeratosis).* Affection cutanée rare transmise sur le mode autosomique dominant, caractérisée par une hypertrophie de la couche cornée, qui débute autour des pores sudoripares, évoluant vers une atrophie progressive. Elle siège surtout sur les mains et les pieds, parfois à la face et aux membres inférieurs et peut se cancériser. SYN. ***HYPERKÉRATOSE CENTRIFUGE ATROPHIQUE, POROKÉRATOSE DE MIBELLI.***

POROME ECCRINE *(angl. eccrine poroma).* Tumeur bénigne de l'extrémité intraépidermique d'une glande sudoripare eccrine. Elle siège le plus souvent sur la peau glabre (paume des mains, plante des pieds). SYN. ***TUMEUR DE PINKUS.***

POROSE CÉRÉBRALE *(angl. cerebral porosis).* Altération cadavérique du cerveau caractérisée par la présence de petites et nombreuses cavités dans la matière cérébrale, sans phénomènes hémorragiques ou nécrotiques de voisinage. Elle serait due au développement de micro-organismes anaérobies.

PORPHINE *s. f. (angl. porphin).* Structure fondamentale, formée de quatre noyaux pyrrole unis par des ponts carbonés, qui constitue le noyau ou radical des porphyrines.

PORPHYRIE *s. f. (angl. porphyria).* Nom d'ensemble d'un groupe d'affections héréditaires due à une anomalie du métabolisme des porphyrines par déficit enzymatique spécifique, dont divers dérivés sont éliminés par l'urine et les selles. Leurs manifestations cliniques sont diverses, essentiellement cutanées. Selon le siège de l'anomalie on distingue les porphyries hépatiques et les porphyries érythopoïétiques. ⌔ **AIGUË INTERMITTENTE** *(angl. acute intermittent —).* Affection familiale transmise selon le mode autosomique dominant en rapport avec un déficit en hydroxyméthylbilane synthétase, évoluant chez l'adulte par crises (parfois provoquées par les barbituriques) dont les symptômes sont de violentes douleurs abdominales, des troubles neurologiques et psychiques. L'urine contient des quantités importantes de porphobilinogène et d'uroporphyrine. ⌔ **CUTANÉE TARDIVE** *(angl. — cutanea tarda).* La plus fréquente des porphyries hépatiques caractérisée par une photosensibilité, l'apparition de bulles au niveau des zones cutanées exposées, un syndrome abdominal aigu, des troubles neuropsychiques graves et une excrétion urinaire d'uroporphyrines. Affection transmise sur le mode autosomique dominant dont les crises sont souvent déclenchées par la prise de certains médicaments. ⌔ **ÉRYTHROPOÏÉTIQUE CONGÉNITALE** *(angl. congenital erythropoietic —).* Affection congénitale transmise sur le mode autosomique récessif, caractérisée par des lésions cutanées (bulles, érythèmes), qui apparaissent lors d'une exposition au soleil, une érythrodontie (coloration rose des dents), une anémie de type hémolytique, et une excrétion urinaire importante d'uroporphyrine. Forme la plus grave des porphyries entraînant la mort avant 30 ans. SYN. ***GÜNTHER (MALADIE DE).*** ⌔ **VARIEGATA, MIXTE** *(angl. — variegata).* Porphyrie hépatique à transmission autosomique dominante, qui associe les symptômes de la porphyrie aiguë et de la porphyrie cutanée tardive.

PORPHYRINE *s. f. (angl. porphyrin).* Tout composé dérivé de la porphine, de couleur rouge intense (pigment), largement présent dans les organismes animaux et végétaux.

PORPHYRINÉMIE *s. f. (angl. porphyrinemia).* Présence de porphyrines dans le sang.

PORPHYRINURIE *s. f. (angl. porphyrinuria).* Élimination de porphyrines dans l'urine. Elle confère à l'urine une couleur rouge porto caractéristique.

PORPHYRISATION *s. f. (angl. porphyrization).* Réduction en poudre fine d'une substance médicamenteuse par trituration, autrefois réalisée sur une plaque de porphyre.

PORRACÉ *adj. (angl. porraceous).* De couleur vert pâle rappelant celle du poireau.

PORRIGO *s. m. (angl. porrigo).* Terme ancien qui désignait diverses affections du cuir chevelu, notamment la teigne.

PORRO (OPÉRATION DE) *(angl. Porro's cesarean section).* Technique de césarienne par voie abdominale suivie d'hystérectomie subtotale avec marsupialisation du moignon cervical.

PORTAL *adj. (angl. portal).* Qui se rapporte à la veine porte ou au système porte.

PORTE ⌔ **D'ENTRÉE** Endroit par lequel les germes pénètrent dans l'organisme. ⌔ **(VEINE)** *(angl. portal vein).* Veine formée par la réunion de la veine splénique et des veines mésentériques, apportant le sang veineux du tube digestif au foie. ☞ ***SYSTÈME PORTE, V. PORTE (ATLAS ANATOMIQUE DES VEINES EN ANNEXE).***

PORTE-AIGUILLE *s. f. (angl. needle holder).* Pince articulée qui fixe et maintient une aiguille pour effectuer une suture.

PORTE-CAUSTIQUE *s. m. (angl. caustic carrier).* Instrument permettant de pratiquer une cautérisation avec du nitrate d'argent.

PORTE-LIGATURE *s. m. (angl. porte-ligature).* Pince utilisée pour amener une ligature dans une cavité profonde lors d'une opération chirurgicale.

PORTE-MÈCHE *s. m.* Stylet muni à son extrémité d'une fourche, permettant d'introduire une mèche dans une cavité ou une fistule.

PORTEUR *s. m. (angl. carrier).* Substance protidique ou polysaccharide à laquelle un haptène doit être combiné pour acquérir un pouvoir antigénique. ☞ ***PORTEUR DE GERMES.*** ⌔ **CHRONIQUE** *(angl. chronic —).* Personne dont l'état de porteur de germes est de longue durée. ⌔ **CONVALESCENT** *(angl. convalescent —).* Personne qui héberge un germe pathogène alors qu'elle est en convalescence ou cliniquement guérie de l'infection. ⌔ **DE GERMES** *(angl. germ —).* Personne qui héberge l'agent infectieux spécifique d'une maladie sans présenter de symptômes cliniques de cette maladie mais qui peut propager celle-ci. ⌔ **EN INCUBATION** *(angl. incubation period —).* Personne qui héberge un germe pathogène sans avoir déclaré la maladie, en période d'incubation. ⌔ **SAIN** *(angl. healthy —).* Personne atteinte d'une infection qui demeure inapparente durant toute son évolution.

PORTOCAVE *adj. (angl. portocaval).* Qui se rapporte à la veine porte et à la veine cave inférieure.

PORTOGRAPHIE *s. f. (angl. portography).* Radiographie de la veine porte, après injection d'un produit de contraste radio-opaque.

PORTOMANOMÉTRIE *s. f. (angl. portomanometry).* Mesure des pressions du système porte.

PORTRAIT PARLÉ Description ordonnée et minutieuse des caractères signalétiques d'un individu en vue de son identification. Système d'identification de Bertillon qui comprend : les données de filiation, les caractéristiques chromatiques (couleur des cheveux, de la peau, etc.), les caractéristiques morphologiques (traits physionomiques, nez, yeux, oreilles, etc.), les cicatrices et les particularités diverses.

POSADA-WERNICKE (MALADIE DE) ☞ ***COCCIDIOÏDOMYCOSE.***

POSITION *s. f. (angl. position).* **1.** Attitude ou posture adoptée par un malade spontanément ou dans un but déterminé. **2.** En obstétrique, rapport existant entre la partie du corps du fœtus qui se présente à l'accouchement et les repères du pelvis maternel. ☞ ***PRÉSENTATION.*** ◇ **ANGLAISE** *(angl. English —).* Décubitus latéral gauche avec la cuisse droite soulevée et fléchie. ◇ **ANTALGIQUE** *(angl. antalgic —).* Position adoptée par le malade pour éviter ou atténuer une douleur. ◇ **DE FONCTION** *(angl. functional —).* Position qu'il faut donner à la main en cas d'immobilisation prolongée par suite d'un traumatisme : hyperextension du poignet, flexion à 45° des articulations métacarpo-phalangiennes et interphalangiennes des doigts et opposition en flexion du pouce et de l'index. ◇ **DORSALE** *(angl. dorsal —).* Décubitus dorsal. ◇ **DORSO-SACRÉE** *(angl. dorsosacral —).* Position en décubitus dorsal, avec les jambes et les cuisses fléchies et écartées. ◇ **GENUPECTORALE** *(angl. knee-chest —).* Position pour l'examen proctologique dans laquelle le sujet est à genoux, le corps fléchi en avant sur les cuisses, la poitrine venant au contact des genoux. ◇ **GYNÉCOLOGIQUE** *(angl. dorsal recumbent —).* Position d'examen ou d'intervention gynécologique dans laquelle, le corps reposant sur le dos, les cuisses sont demi-fléchies et écartées, les genoux fléchis à angle droit, les talons maintenus dans des étriers.

POSITON *s. m. (angl. positron).* Particule élémentaire de masse égale à celle de l'électron, et portant une charge électrique égale à celle de l'électron mais de signe contraire (positive). ☞ ***TOMOGRAPHIE PAR ÉMISSION DE POSITONS.***

POSNER-SCHLOSSMANN (SYNDROME DE) *(angl. Posner-Schlossmann syndrome).* Syndrome caractérisé par des poussées récidivantes de glaucome et de cyclite.

POSOLOGIE *s. f.* **1.** *(angl. dosage).* Quantité totale d'un médicament à administrer en une ou plusieurs fois lors du traitement d'une maladie. **2.** *(angl. posology).* Partie de la thérapeutique qui étudie le dosage et les modalités d'administration des médicaments.

POSOLOGIQUE *adj. (angl. posologic).* Qui se rapporte à la posologie.

POST- *(angl. post-).* Préfixe d'origine latine indiquant une position en arrière, ou la postériorité dans le temps.

POST-ABORTUM Locution latine signifiant après un avortement.

POST-CHARGE *(angl. cardiac after load).* Tension supplémentaire nécessaire au ventricule pour évacuer totalement son contenu.

POST-CIBUM Locution latine signifiant « après le repas ».

POST-COÏTAL (TEST) *(angl. postcoital test).* ☞ ***HUHNER (TEST DE).***

POST-COMMISSUROTOMIE (SYNDROME) ☞ ***SYNDROME POST-COMMISSUROTOMIE.***

POST-COMMOTIONNEL *adj. (angl. postconcussion).* Qui survient après une commotion.

POST-CRITIQUE *adj. (angl. postcritical).* Qui survient après une crise (d'épilepsie en particulier).

POST-CURE *s. f. (angl. aftercure).* Surveillance médicale après traitement.

POST-EMBRYONNAIRE *adj. (angl. postembryonic).* Qui suit le stade embryonnaire, qui se produit après le stade embryonnaire.

POSTÉRIEUR *adj. (angl. posterior).* Qui est situé derrière, en arrière.

POSTÉRO- *(angl. postero-).* Préfixe signifiant en arrière, à la partie postérieure.

POST-EXCITATION (SYNDROME DE) ☞ ***POST-EXCITATION (SYNDROME DE).***

POST-GANGLIONNAIRE *adj. (angl. postganglionic).* Qui a une situation distale par rapport à un ganglion nerveux. Se dit notamment de fibres nerveuses.

POSTHECTOMIE *s. f. (angl. posthetomy).* Excision totale ou partielle du prépuce. SYN. ***CIRCONCISION, POSTHÉOTOMIE.***

POSTHIOPLASTIE *s. f. (angl. posthioplasty).* Chirurgie plastique du prépuce.

POSTHITE *s. f. (angl. posthitis).* Inflammation du prépuce.

POSTHOLITHE *s. m. (angl. postholith).* Calcul préputial.

POSTHUME *adj. (angl. posthumous).* **1.** Qui a lieu après la mort. **2.** Qui est né après la mort de son père (enfant posthume).

POST-HYPOPHYSAIRE *adj. (angl. neurohypophyseal).* Qui se rapporte au lobe postérieur de l'hypophyse. EX. *hormone post-hypophysaire.*

POST-HYPOPHYSE *s. f. (angl. neurohypophysis).* Lobe postérieur de l'hypophyse. SYN. ***NEUROHYPOPHYSE.***

POST-IMAGE *s. f. (angl. after-image).* Image récurrente apparaissant après un stimulus rétinien. Les post-images sont utilisées pour l'étude des strabismes (elles permettent d'apprécier la correspondance rétinienne) et pour le traitement de l'amblyopie.

POST-MATURITÉ *s. f. (angl. postmaturity).* Grossesse qui se prolonge au-delà de la date normale de l'accouchement, lorsque cette date a pu être établie avec exactitude.

POST-MAXILLAIRE *adj. (angl. postmaxillary).* Qui est situé en arrière du maxillaire.

POST-MÉNOPAUSIQUE *adj. (angl. postmenopausal).* Qui suit la ménopause, qui survient après la ménopause. Ex. *ostéoporose post-ménopausique.*

POST-MENSTRUEL *adj. (angl. postmenstrual).* Qui suit les règles. Ex. *période post-menstruelle.*

POST-MICTIONNEL *adj. (angl. postvoiding).* Qui a lieu, qui survient après la miction. Ex. *radiographie post-mictionnelle.*

POST-MORTEM Locution latine signifiant « après la mort ».

POSTNATAL *adj. (angl. postnatal).* Qui se produit pendant la période qui suit immédiatement la naissance, ou qui se rapporte à cette période.

POSTOPÉRATOIRE *adj. (angl. postoperative).* Qui se fait ou qui survient après une intervention chirurgicale.

POST-PARTUM *s. m. (angl. postpartum).* Période qui fait suite à l'accouchement et durant laquelle l'organisme maternel, modifié par la grossesse et l'accouchement, subit des changements destinés à le ramener à l'état normal. Elle débute après la délivrance et dure 6 à 8 semaines. SYN. ***SUITES DE COUCHES, PUERPÉRIUM.***

POST-PNEUMONIQUE *adj. (angl. postpneumonic).* Qui succède à la pneumonie.

POST-PRANDIAL *adj. (angl. postprandial).* Qui survient après les repas.

POST-SPHÉNOÏDE *s. m. (angl. postsphenoid).* Ensemble formé par le basisphénoïde, les processus ptérygoïdes et les grandes ailes du sphénoïde qui, séparées chez l'enfant, se soudent par la suite.

POST-SYNAPTIQUE *adj. (angl. post synaptic).* Qui est situé en aval d'une synapse.

POST-TRAUMATIQUE *adj. (angl. postconcussion).* Qui se produit après un traumatisme ou qui en est la conséquence.

POSTULAT *s. m. (angl. postulate).* Principe premier, indémontrable ou non démontré, que l'on admet pour fonder une démonstration.

POSTURAL *adj. (angl. postural).* Qui est en relation avec la position du corps. Ex. *drainage postural.*

POSTURE *s. f.* ☞ ***ATTITUDE.***

POSTUROGRAPHIE *s. f. (angl. posturography).* Technique d'exploration de l'équilibre par enregistrement des oscillations posturales d'un sujet.

POTAIN (SIGNE DE) *(angl. Potain's sign).* Extension de la zone de matité de la crosse aortique, depuis le manubrium sternal jusqu'au troisième cartilage costal droit, en cas de dilatation de l'aorte.

POTASSE *s. f. (angl. potassium hydroxide, potash).* Hydroxyde de potassium, KOH, également appelé potasse caustique ; substance solide, blanche et inodore, très soluble dans l'eau. Elle est fortement alcaline et caustique. Elle est utilisée comme réactif.

POTASSIUM *s. m. (angl. potassium).* Élément métallique alcalin, blanc argenté, ductile et mou. Numéro atomique : 19 ; masse atomique : 39,102. Le potassium est un élément constitutif essentiel des organismes animaux et végétaux (sous forme d'ions K^+ dans le cytoplasme cellulaire). Beaucoup de ses sels sont utilisés en médecine. Symbole : K. SYN. (désuet) ***KALIUM.*** ◇ **(ACÉTATE DE)** *(angl. — acetate).* Alcalinisant urinaire. ◇ **(BICARBONATE DE)** *(angl. — bicarbonate).* Sel de formule $KHCO_3$, antiacide gastrique. ◇ **(BICHROMATE DE)** *(angl. — bichromate).* Caustique ; il s'emploie en solution pour la conservation des tissus et dans le traitement de certaines affections cutanées. ◇ **(BITARTRATE DE)** *(angl. — bitartrate).* Sel cristallin blanc, utilisé en médecine vétérinaire. ◇ **(BROMURE DE)** *(angl. — bromide).* Sel cristallin, de formule KBr, sédatif et antiépileptique. ◇ **(CARBONATE DE)** *(angl. — carbonate).* Sel blanc, de formule K_2CO_3, antiacide. ◇ **(CHLORURE DE)** *(angl. — chloride).* Sel cristallin, de formule KCl. Il est employé comme moyen d'apport de l'ion potassium, comme diurétique et comme succédané du chlorure de sodium dans les régimes sans sel. ◇ **(CITRATE DE)** *(angl. — citrate).* Sel blanc, diurétique et antiacide. ◇ **(CYANURE DE)** *(angl. — cyanide).* Sel blanc, de formule KCN, extrêmement toxique. Il est utilisé comme insecticide. ◇ **(FERROCYANURE DE)** *(angl. — ferricyanide).* Sel cristallin, jaune, toxique. Il est utilisé comme réactif de laboratoire. ◇ **(GLYCÉROPHOSPHATE DE)** *(angl. — glycerophosphate).* Sel blanc, utilisé comme reconstituant. ◇ **(HYDROXYDE DE)** *(angl. — hydroxide).* ☞ ***POTASSE.*** ◇ **(IODATE DE)** *(angl. — iodate).* Sel de formule KIO_3, utilisé comme réactif de laboratoire. ◇ **(IODURE DE)** *(angl. — iodide).* Sel incolore de formule KI, pouvant être incorporé au sel de cuisine et à l'eau de boisson (apport d'iode). ◇ **(NITRATE DE)** *(angl. — nitrate).* Sel cristallin blanc, de formule KNO_3 ; diurétique. ◇ **(PERMANGANATE DE)** *(angl. — permanganate).* Sel cristallin de couleur rouge foncé, de formule $KMnO_4$. Agent oxydant, antiseptique et désinfectant à usage externe en solutions diluées. ◇ **(SULFATE DE)** *(angl. — sulfate).* Sel cristallin de formule K_2SO_4 ; purgatif. ◇ **(TARTRATE NEUTRE DE)** *(angl. — tartrate).* Sel cristallisé blanc, diurétique et purgatif.

POTENTIALISATION *s. f. (angl. potentiation).* Type de synergie médicamenteuse dans lequel l'action combinée de deux médicaments est plus intense que la somme des effets de chacun de ces médicaments pris séparément.

POTENTIEL *(angl. potential).* **1.** *adj.* Qui existe en puissance, c'est-à-dire inapparent ou inactif, mais susceptible de se manifester ou d'entrer en action. **2.** *s. m.* Potentiel électrique : grandeur caractérisant l'état électrique d'un point, d'un milieu. On ne peut l'étudier que par comparaison avec l'état électrique régnant en un autre point (différence de potentiel). La différence de potentiel s'exprime en volts, dans le système international d'unités. ◇ **AUTONOME** *(angl. self —).* Potentiel électrique qui se manifeste spontanément dans les neurones, indépendamment de toute stimulation. ◇ **BIOÉLECTRIQUE** *(angl. bioelectric —).* Tout potentiel électrique qui apparaît lors d'un phénomène biologique. ◇ **D'ACTION** *(angl. action —).* Potentiel électrique propagé le long d'un axone ou d'une fibre musculaire sous l'effet d'une stimulation électrique d'intensité suffisante (seuil). ◇ **DE MEMBRANE** *(angl. membrane —).* Différence de potentiel qui s'établit entre les deux faces opposées d'une membrane (membrane cellulaire par exemple). ◇ **DE REPOS** *(angl. resting —).* Potentiel d'une membrane vivante en l'absence de stimulation. ◇ **ÉVOQUÉ** *(angl. evoked —).* Réponse, sous forme d'ondes, d'une aire sensorielle à l'application d'une stimulation sensorielle. En fonction du type de stimulation leur donnant naissance, on distingue les potentiels évoqués visuels, auditifs et somesthésiques. Les potentiels évoqués sont utilisés en neurophysiologie clinique.

POTION *s. f. (angl. potion).* Préparation médicamenteuse magistrale, liquide, sucrée, destinée à être administrée par cuillerées.

POTOMANIE *s. f. (angl. psychogenic polydipsia).* Trouble du comportement caractérisé par l'habitude de boire des quantités excessives de liquides.

POTT ◇ **(FRACTURE DE)** *(angl. Pott's fracture).* ☞ ***DUPUYTREN (FRACTURES DE).*** ◇ **(MAL DE)** *(angl. Pott's disease).* Tuberculose vertébrale atteignant le plus souvent un disque intervertébral et les deux corps vertébraux adjacents.

POTTENGER (SIGNE DE) *(angl. Pottenger's sign).* Raideur musculaire intercostale observée dans les affections pulmonaires et pleurales de nature inflammatoire.

POTTER (SYNDROME DE) *(angl. Potter's syndrome).* Syndrome malformatif congénital, caractérisé par une agénésie rénale bilatérale rapidement fatale, des malformations anorectales, des malformations des organes génitaux, une hypoplasie pulmonaire et un aspect particulier du visage appelé faciès de Potter (épicanthus, distance interoculaire augmentée, rétrognathisme, oreilles larges).

POTTS (OPÉRATION DE) *(angl. Potts anastomosis).* Anastomose latéro-latérale de l'aorte avec l'artère pulmonaire gauche.

POU *s. m. (angl. louse).* ☞ ***PEDICULUS.***

POUCE *s. m.* **1.** *(NA. pollex). (angl. thumb).* Premier doigt de la main, le plus externe des cinq doigts, opposé à tous les autres. Il ne comporte que deux phalanges. **2.** *(angl. inch).* Unité de mesure de longueur anglo-saxonne, égale à 25,4 mm. ◇ **(SIGNE DU)** *(angl. Klippel-Weil sign).* Flexion réflexe du pouce provoquée par l'extension passive des autres doigts préalablement fléchis. C'est un signe d'atteinte pyramidale.

POUDRE *s. f. (angl. powder).* Substance solide (chimique ou médicamenteuse) réduite en particules très fines et homogènes.

POULIETHÉRAPIE *s. f. (angl. pulley therapy).* Méthode de physiothérapie utilisant des systèmes de poulies, de cordes et de poids, ce qui permet d'effectuer des mouvements contre des résistances variables.

POULS *s. m. (angl. pulse).* Soulèvement rythmique perçu à la palpation d'une artère superficielle, et qui traduit l'augmentation subite de la pression du sang provoquée par la contraction cardiaque. La fréquence normale du pouls est de 60 à 80 par minute. ◇ **ABDOMINAL** *(angl. abdominal —).* Pouls de l'aorte abdominale, perçu à la palpation de l'abdomen chez les sujets maigres. ◇ **ALLORYTHMIQUE** *(angl. allorythmic —).* Pouls caractérisé par des irrégularités intermittentes du rythme. ◇ **ALTERNANT** *(angl. alternating —).* Pouls caractérisé par une succession de battements forts et faibles, traduisant une lésion du myocarde. ◇ **AMYGDALIEN** *(angl. tonsillar —).* Pulsations systoliques des tonsilles dans certaines insuffisances aortiques. ◇ **ANACROTE** *(angl. anacrotic —).* Pouls caractérisant l'anacrotisme. ☞ ***ANACROTISME.*** ◇ **BIGÉMINÉ** *(angl. bigeminal —).* Pouls caractérisé par la succession rapide de deux pulsations, l'une forte et l'autre faible, suivies d'un intervalle plus long. La deuxième pulsation correspond à une extrasystole. ◇ **CAPILLAIRE** *(angl. capillary —).* Alternance de rougeur et de pâleur, rythmée par les systoles cardiaques, observée notamment au niveau du lit unguéal, surtout en cas d'insuffisance aortique. ◇ **CAPRICANT** *(angl. bounding —).* Pouls irrégulier et bondissant. ◇ **CATACROTE** *(angl. catacrotic —).* Pouls caractérisé par de petits crochets sur l'onde descendante du tracé sphygmographique. ◇ **CATADICROTE** *(angl. catadicrotic —).* Pouls caractérisé par deux expansions sur la partie descendante du sphygmogramme. ◇ **CATATRICROTE** *(angl. catatricrotic —).* Pouls caractérisé par trois expansions sur la partie descendante du sphygmogramme. ◇ **DÉFICITAIRE** *(angl. intermittent —).* Pouls dont la fréquence est inférieure à celle du rythme cardiaque (certaines pulsations cardiaques, trop faibles, ne parvenant pas jusqu'aux artères périphériques). SYN. ***POULS INTERMITTENT.*** ◇ **DICROTE** *(angl. dicrotic —).* Pouls dont chaque battement semble être dédoublé à la palpation. ◇ **DISYSTOLIQUE** Variété de pouls dans lequel il y a un seul battement artériel pour deux systoles cardiaques. ◇ **« FIL DE FER »** *(angl. wiry —).* Pouls très dur, de faible amplitude. ◇ **FILIFORME** *(angl. thready —).* Pouls petit et très difficilement perceptible. ◇ **GRIMPANT** *(angl. Mahler's sign, accelerating —).* Pouls s'accélérant progressivement, sans fièvre concomitante. Ce signe a été décrit comme révélateur d'une thrombose veineuse. SYN. ***SIGNE DE MAHLER.*** ⇔ **HÉPATIQUE** *(angl. hepatic —).* Expansion systolique du foie observée dans l'insuffisance tricuspidienne. ⇔ **INSTABLE** *(angl. labile —).* Pouls plus rapide dans la position debout que dans la position couchée. ⇔ **INTERMITTENT** ☞ ***POULS DÉFICITAIRE.*** ⇔ **IRRÉGULIER** *(angl. irregular —).* Pouls dont les battements se succèdent à des intervalles irréguliers ou ne sont pas de même amplitude. ⇔ **JUGULAIRE** *(angl. jugular —).* Expansion des veines jugulaires en rapport avec les variations de la pression atriale droite. ⇔ **LENT** *(angl. slow —).* Pouls de fréquence lente, dont le nombre de battements est inférieur à celui du rythme normal. Il s'observe, par exemple, en cas de bradycardie. ⇔ **LENT PERMANENT** *(angl. permanent bradycardia).* ☞ ***ADAMS-STOKES (SYNDROME D').*** ⇔ **PARADOXAL** *(angl. paradoxical —).* Diminution ou disparition du pouls au cours de l'inspiration profonde. Ce phénomène s'observe en cas de péricardite constrictive. SYN. ***POULS DE KUSSMAUL.*** ⇔ **QUADRIGÉMINÉ** *(angl. quadrigeminal —).* Pouls caractérisé par quatre battements suivis d'une pause. ⇔ **RADIAL** *(angl. radial —).* Pouls perçu au poignet, au niveau de l'artère radiale. ⇔ **RESPIRATOIRE** *(angl. respiratory —).* Pulsations de la veine jugulaire perçues à la palpation du cou après un effort physique. ⇔ **TRICROTE** *(angl. tricrotic —).* Pouls dont le sphygmogramme présente trois ondes secondaires. ⇔ **TRIGÉMINÉ** *(angl. trigeminal —).* Pouls caractérisé par trois battements suivis d'une pause. ⇔ **VEINEUX** *(angl. venous —).* Pulsations perçues au niveau des gros troncs veineux, en particulier de la veine jugulaire. ⇔ **VEINEUX PHYSIOLOGIQUE** *(angl. physiologic venous —).* Affaissement normal de la veine jugulaire pendant la systole ventriculaire. SYN. ***POULS VEINEUX NORMAL.*** ⇔ **VEINEUX VENTRICULAIRE** *(angl. ventricular venous —).* Pulsation jugulaire synchrone avec la systole ventriculaire. Elle s'observe dans l'insuffisance tricuspidienne, qui permet le reflux du sang dans l'atrium et ensuite dans les veines caves.

POUMON *s. m. (NA. pulmo). (angl. lung).* Chacun des deux organes respiratoires, droit et gauche, qui ont pour fonction l'oxygénation du sang. Ils sont situés dans la cage thoracique, qu'ils occupent presque complètement, et sont séparés l'un de l'autre par le médiastin. Les poumons sont des organes mous, spongieux, dilatables et compressibles, en forme de cône irrégulier, dont le sommet arrive au niveau de la première côte, et dont la base est appuyée sur le diaphragme. Le poumon droit est plus grand que le gauche et est divisé par deux scissures interlobaires en trois lobes inégaux, alors que le poumon gauche n'a que deux lobes. Les poumons sont constitués d'une couche externe séreuse, le feuillet viscéral de la plèvre, d'un tissu conjonctif sous-séreux et d'un parenchyme formé par les lobules pulmonaires unis entre eux par du tissu conjonctif. Chaque lobule comprend une bronchiole, la bronchiole intralobulaire, qui se ramifie en bronchioles terminales, aboutissant aux canaux alvéolaires et aux alvéoles pulmonaires. ⇔ **CARDIAQUE** *(angl. cardiac —).* Nom donné à l'ensemble des complications pleuropulmonaires des maladies cardiaques, surtout de l'insuffisance ventriculaire gauche et de la sténose mitrale. ⇔ **D'ACIER** *(angl. iron —).* Appareil servant à entretenir artificiellement la respiration au long cours. Il est constitué d'une enceinte métallique fermée hermétiquement dans laquelle on place le malade, de telle sorte que sa tête reste hors de l'appareil. Des variations rythmiques de pression sont créées à l'intérieur de l'enceinte, provoquant des expansions et des contractions rythmiques du thorax, et assurant ainsi la ventilation pulmonaire. ⇔ **DE CHOC** *(angl. shock —).* Insuffisance respiratoire aigüe observée au cours des chocs infectieux. ⇔ **DE FERMIER** *(angl. farmer's —).* Pneumopathie immuno-allergique chez les cultivateurs manipulant le foin. ⇔ **EN RAYON DE MIEL** *(angl. honeycomb —).* Association de petites opacités diffuses et de clartés arrondies observée au cours des collagenoss, de certaines réticuloses et de la bérylliose. ⇔ **ÉVANESCENT** *(angl. vanishing —).* Dystrophie pulmonaire progressive avec hyperclarté. ⇔ **RADIOTHÉRAPIQUE** *(angl. radiofibrosis of the —).* Nom donné à l'ensemble des lésions pleuropulmonaires provoquées par la radiothérapie des tumeurs thoraciques (cancer du sein, de l'œsophage, du médiastin).

POURFOUR DU PETIT (SYNDROME DE) *(angl. Pourfour du Petit syndrome).* Syndrome traduisant une irritation du sympathique cervical et se caractérisant par une mydriase, un élargissement de la fente palpébrale et une exophtalmie. C'est le syndrome inverse de celui de Claude Bernard-Horner.

POURPRE RÉTINIEN *s. m.* ☞ ***RHODOPSINE.***

POURRITURE D'HÔPITAL Surinfection des plaies par le bacille fusiforme et le spirochète de Vincent, caractérisée par la formation de foyers de nécrose. Cette complication, observée autrefois fréquemment dans les hôpitaux, a aujourd'hui pratiquement disparu.

POUTEAU-COLLES (FRACTURE DE) *(angl. Colles' fracture).* Fracture du tiers inférieur du radius, qui donne à la main l'aspect d'un dos de fourchette, par suite du déplacement des fragments osseux vers l'arrière.

POUVOIR *s. m. (angl. power).* ⇔ **DE RÉSOLUTION** *(angl. resolving —).* Capacité d'une lentille ou d'un microscope à permettre la vision de deux points extrêmement rapprochés comme deux points distincts. ⇔ **ROTATOIRE** *(angl. rotating —).* Propriété que possèdent certaines substances, dites optiquement actives, de faire tourner le plan de polarisation de la lumière polarisée.

POWER (OPÉRATION DE) *(angl. Power's operation).* Excision d'un leucome de la cornée, suivie d'une greffe de cornée.

POXVIRIDAE Famille de virus à ADN bicaténaire, de symétrie et de structure complexes, enveloppés. Leur taille varie entre 230 et 300 nm. Ils infectent l'homme et différentes espèces de mammifères, d'oiseaux et d'insectes. Certains poxvirus ont une capacité oncogène. Cette famille comprend les genres *Avipoxvirus*, *Capripoxvirus*, *Entomopoxvirus*, *Leporipoxvirus*, *Orthopoxvirus* et *Parapoxvirus*.

POXVIRUS *s. m. (angl. poxvirus).* ☞ ***POXVIRIDAE.***

POZZI (OPÉRATION DE) *(angl. Pozzi's operation).* Procédé d'hystérectomie subtotale.

PPSB Abréviation de *Prothrombine-Proconvertine-Stuart-B*. Préparation obtenue du plasma et qui contient les quatre facteurs de la coagulation dont la synthèse dépend de la vitamine K : prothrombine, proconvertine (facteur VII), facteur Stuart (facteur X) et facteur antihémophilique B (facteur IX). Elle est administrée par voie intraveineuse dans certains troubles de la coagulation (hémophilie, carence en vitamine K).

Pr *(angl. Pr).* Symbole chimique du praséodyme.

PRADER-GURTNER (SYNDROME DE) *(angl. Prader-Gurtner syndrome).* Pseudo-hermaphrodisme masculin par hyperplasie congénitale de la corticosurrénale. SYN. ***HYPERPLASIE LIPOÏDE DES SURRÉNALES.***

PRADER-LABHART-WILLI (SYNDROME DE) *(angl. Prader-Willi syndrome).* Syndrome congénital caractérisé par l'association d'un nanisme, d'une hypotonie, d'un hypogénitalisme, d'une obésité et d'un retard mental.

PRAGMATOAGNOSIE *s. f. (angl. pragmatoagnosia).* Agnosie visuelle.

PRAGMATIQUE *adj. (angl. pragmatic).* **1.** Qui est susceptible d'applications pratiques. **2.** Qui accorde la première place aux applications pratiques, plutôt qu'aux considérations théoriques.

PRALIDOXIME *s. f. (angl. pralidoxime).* Réactivateur de la cholinestérase, capable d'agir comme antagoniste des anticholinestérases. Antidote spécifique dans l'intoxication par les insecticides organophosphorés à action anticholinestérasique.

PRANDIAL *adj. (angl. prandial).* Qui se rapporte aux repas ; qui survient pendant les repas.

PRASÉODYME *s. m. (angl. praseodymium).* Élément métallique du groupe des terres rares, de numéro atomique 59 et de masse atomique 140,907. Symbole : Pr.

PRATICIEN *s. m. (angl. practitioner).* **1.** En France, tout médecin non spécialisé pratiquant la médecine. **2.** En Suisse, tout médecin ayant une clientèle privée.

PRATIQUE *s. f. (angl. practice).* Exercice de l'art médical, conformément à ses règles.

PRAUSNITZ-KÜSTNER (RÉACTION DE) *(angl. Prausnitz-Küstner test).* Épreuve d'anaphylaxie passive. Réaction se faisant en 2 temps : injection intradermique à un sujet indemne du sérum d'une personne allergique à un allergène donné ; injection de cet allergène le lendemain au même endroit, suivie d'une réaction d'hypersensibilité locale.

PRAXIE *s. f. (angl. praxis).* Activité gestuelle différenciée et coordonnée, produit d'une activité nerveuse supérieure, en fonction d'une action exercée sur le corps ou sur le monde extérieur et ses objets.

PRAXIS *s. f. (angl. praxis).* Action en vue d'un résultat (par opposition à connaissance).

PRAXOLOGIE *s. f. (angl. praxiology).* Étude des activités humaines et notamment du travail.

PRÉ- *(angl. pre-).* Préfixe d'origine latine signifiant avant, devant.

PRÉALBUMINE *s. f. (angl. prealbumin).* ☞ ***TRANSTHYRÉTINE.***

PRÉ-ANESTHÉSIE *s. f. (angl. preanesthesia).* ☞ ***PRÉMÉDICATION.***

PRÉ-ANESTHÉSIQUE *adj. (angl. preanesthetic).* **1.** Qui s'effectue avant une anesthésie. **2.** Se dit d'un médicament administré avant une anesthésie.

PRÉBÊTALIPOPROTÉINE *s. f. (angl. prebetalipoprotein).* ☞ ***LIPOPROTÉINE.***

PRÉCANCÉREUX *adj. (angl. precancerous).* Se dit d'un état qui précède le cancer, ou d'une lésion qui peut devenir cancéreuse.

PRÉCANCÉROSE *s. f. (angl. precancer).* Toute affection pouvant évoluer vers un cancer.

PRÉCAPILLAIRE *s. m. (angl. metarteriole).* Veinule ou artériole.

PRÉCARTILAGE *s. m. (angl. precartilage).* Tissu cartilagineux embryonnaire.

PRÉCHARGE *s. f. (angl. preload).* Tension ventriculaire de fin de diastole.

PRÉCIPITANT *adj. (angl. precipitant).* Se dit d'un corps qui provoque une précipitation. S'emploie aussi comme substantif.

PRÉCIPITATION *s. f. (angl. precipitation).* Formation d'un précipité.

PRÉCIPITÉ *s. m. (angl. precipitate).* Corps insoluble formé par réaction chimique entre deux ou plusieurs substances en solution, ou par action physique sur une substance en solution.

PRÉCIPITINE *s. f. (angl. precipitin).* Anticorps qui, en réagissant avec son antigène correspondant, donne un précipité visible (réaction de précipitation).

PRÉCIPITINOGÈNE *s. m. (angl. precipitinogen).* Antigène capable de réagir avec son anticorps correspondant (précipitine) en formant un précipité visible.

PRÉCLINIQUE *adj. (angl. preclinical).* Qui se rapporte au stade d'une maladie où aucun signe clinique ne s'est encore manifesté.

PRÉCOMA *s. m. (angl. initial stage of coma).* Phase initiale du coma, durant laquelle la conscience persiste partiellement.

PRÉCONSCIENT *s. m. (angl. preconscious).* Système de l'appareil psychique décrit par Freud, qui regroupe toutes les représentations ou contenus psychiques qui ne sont pas dans le champ de la conscience, mais qui peuvent lui parvenir, ce qui le différencie du système inconscient.

PRÉCORDIAL *adj. (angl. precordial).* Qui est situé en avant du cœur.

PRÉCORDIALGIE *s. f. (angl. precordialgia).* Douleur localisée dans la région précordiale.

PRÉCORDIUM *s. m. (angl. precordium).* SYN. (peu usité de) ***RÉGION PRÉCORDIALE.***

PRÉCRITIQUE *adj. (angl. precritical).* Antérieur à l'apparition d'une crise, d'un accès.

PRÉCUNEUS *s. m. (NA. precuneus). (angl. precuneus).* Lobule quadrilatère du cerveau.

PRÉCURSEUR *(angl. precursor).* **1.** *adj.* Qui vient avant ; avant-coureur. Se dit des signes qui annoncent une maladie. **2.** *s. m.* Composé qui en précède un autre dans une suite de réactions métaboliques.

PRÉDENTINE *s. f. (angl. predentin).* Substance sécrétée par les odontoblastes, qui se transformera secondairement, en se calcifiant, pour constituer la dentine.

PRÉDIABÈTE *s. m. (angl. prediabetes).* ☞ ***PARADIABÈTE.***

PRÉDIASTOLE *s. f. (angl. prediastole).* Intervalle qui précède immédiatement la diastole dans la révolution cardiaque.

PRÉDIGESTION *s. f. (angl. predigestion).* Ensemble des opérations auxquelles sont soumis les aliments avant la digestion (mastication, insalivation, etc.).

PRÉDISPOSITION *s. f. (angl. predisposition).* Tendance congénitale ou acquise de l'organisme à être affecté par une maladie donnée.

PREDNISOLONE *s. f. (angl. prednisolone).* Produit de déshydrogénation de l'hydrocortisone, possédant une plus grande activité glucocorticoïde et anti-inflammatoire, et une moindre activité minéralocorticoïde. SYN. ***DELTAHYDROCORTISONE.***

PREDNISONE *s. f. (angl. prednisone).* Produit de déshydrogénation de la cortisone, possédant une plus grande activité glucocorticoïde et anti-inflammatoire que cette dernière, et une moindre activité minéralocorticoïde. SYN. ***DELTACORTISONE.***

PRÉ-ÉCLAMPSIE *s. f. (angl. preeclampsia).* État de toxémie gravidique précédant l'éclampsie et se caractérisant par une protéinurie, des œdèmes et une hypertension artérielle. SYN. ***ÉCLAMPSISME.***

PRÉÉRUPTIF *adj. (angl. preeruptive).* Qui précède une éruption.

PRÉEXCITATION *s. f. (angl. preexcitation).* Excitation d'une partie ou de la totalité d'une cavité cardiaque survenant plus tôt que si la propagation de l'influx s'était faite uniquement par les voies de conduction normales. La préexcitation peut être antérograde et concerner les ventricules, ou rétrograde et concerner les atria. ☞ ***WOLFF-PARKINSON-WHITE (SYNDROME DE).*** SYN. ***PRÉEXCITATION VENTRICULAIRE.***

PRÉFRONTAL *adj. (angl. prefrontal).* Qui se rapporte à la région antérieure du lobe frontal.

PRÉGANGLIONNAIRE *adj. (angl. preganglionic).* Qui a une situation proximale par rapport à un ganglion. Se dit de fibres nerveuses.

PRÉGÉNITAL *adj. (angl. pregenital).* **1.** Avant le développement complet des organes génitaux. **2.** En psychanalyse, se dit des différents stades du développement psychosexuel antérieurs au stade génital.

PRÉGNANDIOL *s. m. (angl. pregnanediol).* Stérol dérivé de la progestérone, qui est éliminé dans les urines sous forme de glycuroconjugué, en quantité faible chez l'homme, plus importante chez la femme en phase lutéale et au cours de la grossesse.

PRÉGNANE *s. m. (angl. pregnane).* Hydrocarbure saturé dont dérivent la progestérone et les hormones à activité glucocorticoïde et minéralocorticoïde.

PRÉGNANOLONE *s. f. (angl. pregnanolone).* Métabolite tétrahydrogéné de la progestérone.

PREGNÈNE *s. m. (angl. pregnene).* Stéroïde cristallin non saturé qui possède une double liaison et trois groupes méthyle. Il constitue le noyau de la progestérone.

PRÉGNÉNOLONE *s. f. (angl. pregnenolone).* Stéroïde intermédiaire dans la biosynthèse de nombreuses hormones.

PRÉHALLUX *s. m. (angl. prehallux).* Os surnuméraire du pied, qui se développe parfois au bord médial du scaphoïde.

PRÉHENSEUR *adj. (angl. prehensile).* Se dit d'un organe servant à la préhension.

PRÉHENSION *s. f. (angl. prehension).* Action de saisir, notamment à l'aide de la main.

PREHN (SIGNE DE) *(angl. Prehn's sign).* L'élévation et le soutien du testicule soulage la douleur dans l'épididymite, mais n'a aucun effet dans la torsion du testicule.

PRÉHYPOPHYSE *s. f. (angl. prehypophysis).* Lobe antérieur de l'hypophyse. SYN. ***ANTÉHYPOPHYSE.***

PRÉLEUCÉMIQUE *adj. (angl. preleukemic).* Qui précède une leucémie.

PRÉLÈVEMENT *s. m. (angl. sample).* **1.** Action de prendre, d'extraire, un fragment de tissu, un produit de sécrétion ou d'excrétion, pour des examens anatomo-pathologiques. **2.** Le matériel ainsi obtenu.

PRÉMATURÉ *s. m. (angl. premature).* Qui arrive avant terme. Se dit d'un enfant dont le poids à la naissance est inférieur ou égal à 2 200 g ou qui est né après une période de gestation de moins de 37 semaines. S'emploie également comme adjectif.

PRÉMATURITÉ *s. f. (angl. prematurity).* État de l'enfant prématuré.

PRÉMAXILLAIRE *adj. (angl. premaxillary).* Qui est situé en avant du maxillaire.

PRÉMÉDICATION *s. f. (angl. premedication, preanesthesia).* Administration de médicaments avant une anesthésie. Elle a pour but de calmer le patient, en lui évitant l'angoisse de l'intervention, et de renforcer les effets utiles des anesthésiques en contrebalançant les effets indésirables comme les vomissements, l'hypersalivation et les réflexes nerveux nuisibles. SYN. ***PRÉANESTHÉSIE, PRÉNARCOSE.***

PRÉMÉNOPAUSE *s. f. (angl. premenopause).* Période de quelques années précédant l'arrêt des règles en rapport avec un espacement des ovulations et une diminution de la sécrétion de progestérone.

PRÉMENSTRUEL *adj. (angl. premenstrual).* Qui précède les règles.

PREMIÈRE PAIRE CRÂNIENNE *(NA. n. olfactorius). (angl. olfactory nerve, first cranial nerve).* ☞ ***N. OLFACTIF (I[E] PAIRE) (ATLAS ANATOMIQUE DES NERFS EN ANNEXE).***

PRÉMOLAIRE *s. f. (angl. premolar).* Chacune des huit dents (quatre supérieures et quatre inférieures) situées en arrière des canines et en avant des molaires.

PRÉMONITOIRE *adj. (angl. premonitory).* Se dit notamment des symptômes qui apparaissent avant la phase aiguë d'une maladie infectieuse.

PRÉMUNISATION *s. f.* ☞ ***PRÉMUNITION.***

PRÉMUNITÉ *s. f.* ☞ ***PRÉMUNITION.***

PRÉMUNITION *s. f. (angl. premunition).* État de résistance à toute surinfection d'un organisme déjà infecté ; immunité relative qui s'établit après une infection aiguë. SYN. ***PRÉMUNITÉ.***

PRÉMYCOSIQUE *adj. (angl. premycotic).* Qui précède le mycosis fongoïde.

PRÉNARCOSE *s. f. (angl. prenarcosis).* ☞ ***PRÉMÉDICATION.***

PRÉNATAL *adj. (angl. prenatal).* Qui précède la naissance.

PREOBRASCHENSKI (SYNDROME DE) *(angl. Beck's syndrome).* Paraplégie flasque avec gros troubles sensitifs et sphinctériens en rapport avec une ischémie dans le territoire de l'artère spinale antérieure. SYN. ***SYNDROME DE L'ARTÈRE SPINALE ANTÉRIEURE.***

PRÉŒDÈME *s. m. (angl. invisible edema).* Stade qui précède l'apparition d'un œdème clinique, caractérisé par une augmentation de l'hydratation tissulaire par rétention de chlorures et d'eau, et mis en évidence par une augmentation du poids. SYN. ***ŒDÈME HISTOLOGIQUE.***

PRÉŒSTRUS *s. m. (angl. proestrus).* Phase d'activité folliculaire qui précède l'œstrus chez les mammifères.

PRÉOPÉRATOIRE *adj. (angl. preoperative).* Qui précède une opération.

PRÉPARATION *s. f. (angl. preparation).* Pièce anatomique, histologique ou pathologique, prête pour son étude ou sa conservation. ◇ **MAGISTRALE** *(angl. magistral —).* Tout médicament préparé par le pharmacien d'après une ordonnance prescrite par le médecin spécialement pour un cas donné. ◇ **OFFICINALE** *(angl. officinal —).* Médicament dont la préparation est indiquée dans une pharmacopée.

PRÉPATELLAIRE *adj. (angl. prepatellar).* Qui est situé en avant de la patella.

PRÉPÉRITONÉAL *adj. (angl. preperitoneal).* Qui est situé ou qui se produit entre le péritoine pariétal et la paroi abdominale.

PRÉPONDÉRANCE VENTRICULAIRE *(angl. ventricular preponderance).* En électrocardiographie, état du cœur caractérisé par une déviation axiale vers la gauche ou vers la droite, correspondant à des variations de la position du cœur dans le thorax ou à un début d'hypertrophie d'un des deux ventricules.

PRÉPRANDIAL *adj. (angl. preprandial).* Qui survient avant un repas.

PRÉPSYCHOSE *s. f. (angl. border line psychosis).* Terme imprécis désignant un état antérieur au développement d'une psychose ou une structure instable de la personnalité, qui présente des tendances à l'autisme, à l'isolement, une agressivité et des troubles du comportement ; elle se différencie de la psychose par un meilleur maintien du contact avec la réalité.

PRÉPSYCHOTIQUE *adj. (angl. prepsychotic).* Qui se rapporte à la prépsychose.

PRÉPUBERTAIRE *adj. (angl. prepubertal).* Qui précède immédiatement la puberté.

PRÉPUCE *s. m. (NA. preputium). (angl. prepuce).* Repli cutanéomuqueux qui recouvre plus ou moins complètement le gland du pénis ou du clitoris. ◇ **CLITORIDIEN** *(angl. — of clitoris).* Repli muqueux formé par les petites lèvres et recouvrant le clitoris.

PRÉPUTIAL *adj. (angl. preputial).* Qui se rapporte au prépuce.

PRÉPYLORIQUE *adj. (angl. prepyloric).* Qui est situé ou qui se fait en avant du pylore. Ex. *gastrectomie prépylorique.*

PRÉRECTAL *adj. (angl. prerectal).* Qui est situé en avant du rectum.

PRÉRÉNAL *adj. (angl. prerenal).* Qui est situé en avant du rein.

PRÉROTULIEN *adj.* ☞ ***PRÉPATELLAIRE.***

PRESBY- *(angl. presby-).* Préfixe d'origine grecque signifiant vieux, âgé.

PRESBYACOUSIE *s. f. (angl. presbyacusis).* Diminution de l'acuité auditive, due au vieillissement.

PRESBYOPE *adj.* ☞ ***PRESBYTE.***

PRESBYOPHRÉNIE *s. f.* Forme de démence sénile caractérisée par l'importance de l'amnésie de fixation, la fabulation et la désorientation, avec une détérioration mentale moindre que dans d'autres démences. SYN. ***SYNDROME DE KAHLBAUM-WERNICKE.***

PRESBYOPIE *s. f.* ☞ ***PRESBYTIE.***

PRESBYTE *adj. (angl. presbyope).* Se dit d'une personne affectée de presbytie. S'utilise également comme substantif.

PRESBYTIE *s. f. (angl. presbyopia).* Hypermétropie acquise, physiologique avec l'âge. Vision trouble de près mais nette de loin, due à une diminution du pouvoir d'accommodation par perte de l'élasticité du cristallin ou perte d'activité du muscle ciliaire.

PRESCRIPTION *s. f. (angl. prescription).* Conseil thérapeutique donné par un médecin. Quand il est écrit, il s'agit d'une ordonnance. ☞ ***ORDONNANCE.***

PRÉSELLAIRE *adj. (angl. presellar).* Qui est situé en avant de la selle turcique.

PRÉSÉNILE *adj. (angl. presenile).* Se dit d'états ou de troubles qui précèdent la vieillesse, et qui en possèdent certains caractères.

PRÉSÉNILITÉ *s. f. (angl. presenility).* Période pendant laquelle commencent à apparaître certains signes de vieillissement, sans que l'on puisse encore parler de sénilité.

PRÉSENTATION *s. f. (angl. presentation).* En obstétrique, partie du corps du fœtus qui se présente au niveau du détroit supérieur du bassin maternel pour s'y engager et évoluer suivant un mécanisme propre. Les présentations du sommet sont les plus fréquentes et les plus favorables. Les présentations de la face, de l'épaule, du siège, sont rares et rendent en général l'accouchement difficile. ◇ **CÉPHALIQUE** *(angl. cephalic —).* Présentation longitudinale dans laquelle apparaît une partie de la tête. Les différentes présentations céphaliques sont les présentations du sommet, du bregma, du front et de la face. ◇ **DE L'ANTIGÈNE** *(angl. antigen —).* Processus par lequel certaines cellules (dénommées «cellules présentant l'antigène») expriment un antigène à leur surface sous une forme reconnaissable par les lymphocytes, c'est-à-dire associé à une molécule du système HLA de classe I ou II chez l'homme. Ce processus est mis en jeu dans le rejet du non-soi et notamment la défense anti-infectieuse. ◇ **DE L'ÉPAULE** *(angl. shoulder —).* Position transversale ou oblique du fœtus, à la fin de la grossesse ou pendant le travail, de sorte que l'aire du détroit supérieur n'est occupée ni par la tête ni par le siège. C'est une présentation rare (fréquence 3/1 000 environ) et incompatible avec l'accouchement par les voies naturelles. SYN. ***PRÉSENTATION TRANSVERSE.*** ◇ **DE LA FACE** *(angl. face —).* Présentation de la tête fœtale défléchie (c'est-à-dire en extension). La face toute entière, mention compris, descend la première. Le menton sert de repère pour désigner les différentes variétés de position, qui sont, dans l'ordre de fréquence décroissante : 1) mento-iliaque droite postérieure (MIDP) ; 2) mento-iliaque gauche antérieure (MIGA) ; 3) mento-iliaque droite antérieure (MIDA) ; 4) mento-iliaque gauche postérieure (MIGP). On doit y ajouter les présentations mento-iliaque droite transverse (MIDT) et mento-iliaque gauche transverse (MIGT). ◇ **DU BREGMA** *(angl. bregma —).* Présentation céphalique en légère déflexion, intermédiaire entre la présentation du front et celle du sommet. La grande fontanelle (fontanelle bregmatique) occupe le centre de la présentation. ◇ **DU FRONT** *(angl. brow —).* Présentation céphalique intermédiaire entre celle de la face et celle du sommet. Le nez sert de point de repère pour désigner les différentes variétés de position : 1) naso-iliaque gauche antérieure ; 2) naso-iliaque droite postérieure ; 3) naso-iliaque droite antérieure ; 4) naso-iliaque gauche postérieure ; 5) naso-iliaque transverse droite ; 6) naso-iliaque transverse gauche. La présentation du front est rare (fréquence 1/1 000) et hautement dystocique. ◇ **DU SIÈGE** *(angl. breech —).* Présentation de l'extrémité pelvienne du fœtus. Sa fréquence est de 4 % environ. Le sacrum étant pris comme point de repère, on distingue quatre positions, par ordre de fréquence décroissante : 1) sacro-iliaque gauche antérieure (SIGA) ; 2) sacro-iliaque droite postérieure (SIDP) ; 3) sacro-iliaque gauche postérieure (SIGP) ; 4) sacro-iliaque droite antérieure (SIDA). Il existe deux sortes de présentation du siège : celle du siège complet, dans laquelle les pieds se présentent en même temps que le siège, par suite de la flexion des jambes sur les cuisses, et celle du siège décompléte, dans laquelle le siège seul se présente, par suite de l'extension des membres inférieurs le long du corps. ◇ **DU SOMMET** *(angl. vertex —).* Présentation de la tête fœtale fléchie ; l'occiput est la partie de la tête qui descend la première et qui sert de repère pour la désignation des différentes variétés de position. Suivant que l'occiput se trouve en avant, vers l'éminence ilio-pectinée, ou en arrière, vers le sinus sacro-iliaque, quatre positions sont possibles : 1) occipito-iliaque gauche antérieure (OIGA) (très fréquente) ; 2) occipito-iliaque droite postérieure (OIDP) (assez fréquente) ; 3) occipito-iliaque gauche postérieure (OIGP) (peu fréquente) ; 4) occipito-iliaque droite antérieure (OIGA) (extrêmement rare). La tête peut aussi s'engager en occipito-iliaque gauche (ou droite) transverse (OIGT ou OIDT), surtout dans les bassins plats. ◇ **LONGITUDINALE** *(angl. longitudinal —).* Présentation d'une des extrémités, céphalique ou pelvienne, du fœtus. ◇ **POLAIRE** *(angl. polar —)*. Présentation d'un des pôles, c'est-à-dire de la tête ou du siège, du fœtus. ◇ **TRANSVERSE** *(angl. tranverse —)*. Présentation du fœtus dans laquelle son axe longitudinal est en position transverse par rapport à l'axe du bassin maternel.

PRÉSÉROLOGIQUE *adj. (angl. before seroconversion)*. Qui précède la positivation des réactions sérologiques.

PRÉSERVATIF *s. m. (angl. contraceptive device)*. Manchon en caoutchouc souple et extensible appliqué sur le pénis lors d'un rapport sexuel, dans un but contraceptif et pour se préserver des maladies sexuellement transmissibles. SYN. ***CONDOM***. ◇ **FÉMININ** *(angl. feminine —)*. Dispositif en caoutchouc, de diverses formes (diaphragme, cape cervicale, etc.), dont le but est d'obturer l'orifice cervical de l'utérus de façon à empêcher la pénétration des spermatozoïdes lors du coït.

PRESSION *s. f. (angl. pressure)*. Force exercée par un liquide sur les parois du récipient, du conduit qui le contient, ou force exercée par un gaz sur ce qui l'entoure. ◇ **ARTÉRIELLE** *(angl. arterial —)*. ☞ ***TENSION ARTÉRIELLE***. ◇ **ARTÉRIELLE RÉTINIENNE** *(angl. ophthalmic artery —)*. Pression au niveau des artères de la rétine. Abréviation : PAR. ◇ **CAPILLAIRE PULMONAIRE** *(angl. pulmonary capillary wedge —)*. Pression mesurée dans l'artériole pulmonaire lors d'un cathétérisme des cavités droites. ◇ **INTRAOCULAIRE** *(angl. intraocular —)*. Pression existant à l'intérieur du globe ; élevée dans le glaucome. ◇ **ONCOTIQUE** *(angl. oncotic —)*. **1.** Pression osmotique des solutions colloïdales. **2.** Pression exercée par le sang sur les liquides extravasculaires, à travers la paroi des vaisseaux. ◇ **OSMOTIQUE** *(angl. osmotic —)*. Pression développée de part et d'autre d'une membrane semi-perméable par deux solutions de concentration différente. ◇ **PARTIELLE** *(angl. partial —)*. Pression exercée par chaque constituant d'un mélange gazeux, pris isolément. Symbole : P. ◇ **VEINEUSE** *(angl. venous —)*. Pression du sang dans les veines.

PRESSORÉCEPTEUR *s. m. (angl. pressoreceptor)*. Récepteur sensible aux variations de distension de la paroi des vaisseaux. S'applique aux organes récepteurs du système nerveux végétatif dérivés du plexus cardiaque, situés au niveau de la crosse aortique et du sinus carotidien. SYN. ***BARORÉCEPTEUR***.

PRESSOTHÉRAPIE *s. f. (angl. pressure therapy)*. Méthode de traitement des troubles circulatoires des membres au moyen d'un manchon gonflé et dégonflé automatiquement grâce à un dispositif mécanique de compression et de décompression.

PRÉSYLVIEN *adj. (angl. presylvian)*. Qui se rapporte à la branche antérieure ou ascendante du sillon latéral.

PRÉSYNAPTIQUE *adj. (angl. presynaptic)*. Qui est situé en amont d'une synapse.

PRÉSYSTOLE *s. f. (angl. presystole)*. Période qui précède immédiatement la systole ventriculaire.

PRÉTHYROÏDIEN *adj. (angl. prethyroideal)*. Qui est situé en avant de la glande thyroïde.

PRÉTIBIAL *adj. (angl. pretibial)*. Qui est situé en avant du tibia.

PRETIUM DOLORIS *s. m.* Évaluation des souffrances causées par un accident. Sa valeur sert d'indemnité au préjudice.

PRÉTRACHÉAL *adj. (angl. pretracheal)*. Qui est situé en avant de la trachée.

PRÉVALENCE *s. f. (angl. prevalence)*. «Nombre des cas de maladies ou des personnes malades, ou de tout autre événement tel qu'un accident, existant ou survenant dans une population déterminée, sans distinction entre les cas nouveaux et les cas anciens» (déf. OMS). Cet indice est largement utilisé en épidémiologie et en statistique sanitaire. À ne pas confondre avec incidence.

PRÉVENTIF *adj. (angl. preventive)*. ☞ ***PROPHYLACTIQUE***.

PRÉVENTION *s. f. (angl. prevention)*. Ensemble des moyens médicaux et médico-sociaux mis en œuvre pour éviter les maladies (prévention primaire), pour empêcher leur aggravation (prévention secondaire), ou pour permettre la réinsertion des malades dans une vie proche de la normale (prévention tertiaire).

PRÉVENTORIUM *s. m. (angl. preventorium)*. Établissement réservé aux enfants et aux adolescents présentant une réaction positive à la tuberculine et convalescents d'une primo-infection tuberculeuse.

PRÉVERTÉBRAL *adj. (angl. prevertebral)*. Qui est situé en avant d'une vertèbre ou de la colonne vertébrale.

PRÉVÉSICAL *adj. (angl. prevesical)*. Qui est situé en avant de la vessie.

PRÉVOST (SIGNE DE) *(angl. Prevost's sign)*. Dans une lésion cérébrale latérale, la tête se tourne vers le côté de la lésion.

PRÉZONE (PHÉNOMÈNE) *(angl. prezone phenomenon)*. Phénomène qui peut se produire lors de réactions antigène-anticorps positives, dans lesquelles l'antigène est figuré (agglutination, par exemple), et qui consiste en l'absence de réaction dans les tubes qui contiennent les titres les plus élevés d'anticorps ; la positivité de la réaction commence lorsque l'anticorps est dilué. Ce phénomène s'explique par un excès d'anticorps dû à la présence d'anticorps bloquants (incomplets), à l'inhibition non spécifique par d'autres anticorps ou par des lipides, etc. Si l'antigène est soluble, le phénomène se produit en présence d'un excédent de celui-ci. SYN. ***PHÉNOMÈNE DE ZONE***.

PRIAPISME *s. m. (angl. priapism).* État d'érection persistante et douloureuse apparaissant sans excitation sexuelle. On l'observe surtout dans certaines urétrites ou cystites aiguës, dans certaines lésions de la moelle épinière et au cours d'hémopathies et d'injections intracaverneuses.

PRICE-JONES (COURBE DE) *(angl. Price-Jones curve).* Courbe obtenue en portant en abscisse le diamètre des hématies et en ordonnée le nombre d'hématies correspondant à chaque diamètre. On obtient ainsi une courbe en cloche. L'élargissement et l'aplatissement de cette courbe traduit une anisocytose.

PRICK-TEST *s. m.* Anglicisme. Épreuve pour la mise en évidence d'une hypersensibilité immédiate ; pratiqué en piquant l'épiderme au travers d'une goutte de solution d'allergène.

PRIÈRE MAHOMÉTANE (SIGNE DE LA) *(angl. mahometan prayer sign).* Position que prennent, pour soulager leur dyspnée, les malades atteints de péricardite avec épanchement. Elle consiste à s'appuyer sur les genoux, le visage et les coudes.

PRILOCAÏNE *s. f. (angl. prilocaine).* Anesthésique utilisé pour les infiltrations locales ou régionales.

PRIMAIRE *adj. (angl. primary).* En pathologie, se dit des causes, des symptômes, des lésions, qui apparaissent les premiers par rapport à d'autres qui sont dits secondaires, tertiaires, etc.

PRIMAQUINE *s. f. (angl. primaquine).* Dérivé de la 8-aminoquinoléine. Elle est utilisée dans le traitement curatif du paludisme pour la destruction des formes exoérythrocytaires de *P. vivax* et de *P. falciparum*.

PRIMIGESTE *s. f. (angl. primigravida).* Femme qui est enceinte pour la première fois.

PRIMIPARE *s. f. (angl. primipara).* Femme qui accouche pour la première fois.

PRIMIPARITÉ *s. f. (angl. primiparity).* État d'une femme primipare.

PRIMITIF *adj. (angl. primitive).* **1.** Se dit d'une lésion, d'un phénomène, qui apparaît en premier et qui est à l'origine d'autres qui lui succèdent. **2.** Idiopathique ou essentiel.

PRIMO-INFECTION *s. f. (angl. primary infection).* Première infection de l'organisme par un micro-organisme. Généralement, ce terme se réfère à la primo-infection tuberculeuse.

PRIMORDIUM *s. m. (angl. primordium).* Ébauche.

PRINCIPE *s. m. (angl. principle).* Composé chimique à propriétés bien définies, extrait de substances végétales ou animales. ~ **ACTIF** *(angl. active —).* Composant d'un médicament qui lui confère ses propriétés pharmacologiques. ~ **DE PLAISIR** *(angl. pleasure —).* Principe de base, selon Freud, gouvernant le comportement humain au cours des premières phases du développement, et selon lequel l'individu tend à rechercher le plaisir et à éviter le déplaisir. ~ **DE RÉALITÉ** *(angl. reality —).* Terme psychanalytique qui se réfère aux exigences du monde extérieur et qui modifie, comme un régulateur, les demandes du principe de plaisir.

PRINGLE (MALADIE DE) *(angl. Pringle's disease).* Adénomes sébacés symétriques de la face.

PRINZMETAL (SYNDROME DE) *(angl. Prinzmetal's angina).* Variété d'angine de poitrine caractérisée par des crises douloureuses très violentes, spontanées, prolongées, avec surélévation du segment ST très importante et transitoire à l'électrocardiogramme. Dans un tiers des cas, cet angor évolue vers l'infarctus.

PRION *s. m. (angl. prion).* Particule protéique infectieuse transmissible, autoréplicable, ne renfermant ni ADN, ni ARN. Les prions sont les agents responsables des encéphalopathies spongiformes (tremblante du mouton, encéphalopathie spongiforme bovine, et chez l'homme maladie de Creutzfeldt-Jakob et insomnie familiale fatale).

PRISME *s. m. (angl. prism).* En optique, milieu transparent solide limité par deux surfaces planes formant un angle dièdre. Les prismes triangulaires dévient vers leur base les rayons lumineux qui viennent frapper l'une de leurs faces, et décompose la lumière blanche en ses composantes spectrales. On utilise les prismes pour la mesure des déviations oculaires dans les strabismes.

PRISME-DIOPTRIE *s. f. (angl. prismoptometry).* ☞ ***DIOPTRIE PRISMATIQUE.***

PRISMES DE L'ÉMAIL *(NA. prisma adamantina). (angl. adamantine prisms).* Petits éléments prismatiques adamantins, qui constituent l'émail des dents.

PRISTINAMYCINE *s. f. (angl. pristinamycin).* Antibiotique de la famille des streptogramines actifs sur de nombreux germes, en particulier, le staphylocoque.

PRO- *(angl. pro-).* Préfixe d'origine latine signifiant avant, en avant, au-devant de.

PROACCÉLÉRINE *s. f. (angl. proaccelerin).* Le facteur V de la coagulation, qui accélère la transformation de la prothrombine en thrombine.

PROATLAS *s. m. (angl. proatlas).* Dernière vertèbre occipitale développée dans le mésenchyme interatlanto-occipital ; normalement, chez l'homme, elle disparaît en partie par incorporation à l'occipital.

PROBÉNÉCIDE *s. m. (angl. probenecid).* Dérivé de l'acide benzoïque, qui inhibe le transport tubulaire rénal des acides organiques. Il est utilisé dans le traitement de l'hyperuricémie, et pour obtenir des concentrations plasmatiques de pénicilline plus élevées et plus stables, car il retarde l'excrétion tubulaire de cet antibiotique.

PROCAÏNAMIDE *s. m. (angl. procainamide).* Analogue de la procaïne, dans lequel la liaison ester de cette dernière est remplacée par un radical amide. Elle est utilisée dans le traitement de certaines arythmies cardiaques.

PROCAÏNE *s. f. (angl. procaine).* Anesthésique local, moins toxique que la cocaïne et dépourvu de l'action vasoconstrictive de celle-ci. Il est utilisé pour l'anesthésie par infiltration et pour la rachianesthésie.

PROCARBAZINE *s. f. (angl. procarbazine).* Anticancéreux utilisé dans le traitement de la maladie de Hodgkin, des réticulosarcomes et des lymphosarcomes.

PROCARYOTE *s. m. (angl. prokaryote).* Organisme unicellulaire dépourvu de noyau et ayant un seul chromosome tel que les bactéries et les cyanophycées (algues bleues).

PROCÉDÉ *s. m. (angl. procedure).* En chirurgie, méthode utilisée pour exécuter un ou plusieurs temps opératoires ou pour effectuer une technique opératoire particulière. Une même opération peut être exécutée par deux ou plusieurs procédés différents.

PROCÈS *s. m.* ☞ ***PROCESSUS.*** ◇ **CILIAIRES** ☞ ***PROCESSUS CILIAIRES.***

PROCESSUS *s. m. (angl. process).* **1.** Succession de phénomènes, de lésions, de symptômes, etc. **2.** *(NA. processus).* En anatomie, formation constituant le prolongement d'un organe, d'une structure ou d'un os. SYN. ***APOPHYSE.*** ◇ **ANTÉRIEUR DU MALLEUS** *(NA. — anterior mallei). (angl. anterior — of malleus).* Processus long et grêle qui sort de la face antérieure du malleus. ◇ **ARTICULAIRE** *(angl. articular —).* Saillie ou éminence osseuse par laquelle un os s'articule avec un os voisin. Ex. *processus articulaires supérieurs et inférieurs d'une vertèbre.* ◇ **CILIAIRES** *(NA. — ciliares). (angl. ciliary —).* Franges saillantes à la face interne du corps ciliaire, qui forment la couronne ciliaire. Les procès ciliaires sécrètent l'humeur aqueuse. ◇ **CLINOÏDE ANTÉRIEUR** *(NA. — clinoideus anterior). (angl. anterior clinoid —).* Saillie de l'extrémité médiale du bord postérieur de la petite aile du sphénoïde. ◇ **CLINOÏDE MOYEN** *(NA. — clinoideus medius). (angl. middle clinoid —).* Chacune des deux petites saillies plus ou moins apparentes qui marquent les extrémités de la crête synostosique du sphénoïde. ◇ **CLINOÏDE POSTÉRIEUR** *(NA. — clinoideus posterior). (angl. proterior clinoid —).* Chacune des deux saillies qui prolongent de chaque côté le bord supérieur de la lame quadrilatère du sphénoïde. ◇ **CORACOÏDE** *(NA. — coracoideus). (angl. coracoid —).* Volumineux processus en forme de bec de corbeau, implanté sur la face supérieure du col de la scapula. ◇ **CORONOÏDE DE LA MANDIBULE** *(NA. — coronoideus mandibulae). (angl. mandibular coronoid —).* Saillie antérieure du bord supérieur de la branche montante de la mandibule. ◇ **CORONOÏDE DE L'ULNA** *(NA. — coronoideus ulnae). (angl. coronoid — of ulna).* Processus pyramidal quadrangulaire située à l'extrémité supérieure de l'ulna, devant l'olécrâne. ◇ **COSTIFORME** ☞ ***PROCESSUS TRANSVERSE.*** ◇ **ÉPINEUX** *(NA. — spinosus). (angl. spinous —).* Saillie médiane et postérieure de l'arc neural de la vertèbre, implantée au point d'union des deux lames vertébrales. ◇ **ETHMOÏDAL DU CORNET INFÉRIEUR** *(NA. — ethmoidalis conchae inferioris). (angl. ethmoidal — of inferior nasal concha).* Lamelle triangulaire saillant verticalement sur le bord supérieur du cornet inférieur. ◇ **FRONTAL DE L'OS ZYGOMATIQUE** *(NA. — frontalis zygomatici). (angl. frontal — of zygomatic bone).* Processus en forme de lame quadrilatère, formant la partie de l'angle supérieur de l'os zygomatique. ◇ **FRONTAL DU MAXILLAIRE** *(NA. — frontalis maxillae). (angl. frontal — of maxilla).* Lame osseuse quadrilatère qui s'élève de l'extrémité antérieure du bord supérieur du maxillaire. ◇ **JUGULAIRE** *(NA. — jugularis). (angl. jugular —).* Saillie osseuse située à la partie moyenne du bord externe des masses latérales de l'occipital, qui s'articule avec la facette jugulaire du temporal. ◇ **LACRYMAL DU CORNET INFÉRIEUR** *(NA. — lacrimalis conchae inferioris). (angl. lacrymal of inferior concha).* Processus saillant verticalement sur le bord supérieur du cornet inférieur, et qui s'unit en haut avec le bord inférieur de l'os lacrymal. ◇ **LATÉRAL DU TALUS** *(NA. — lateralis tali). (angl. lateral — of talus).* Saillie de la face externe du talus, sur laquelle s'appuie la facette malléolaire externe. ◇ **LENTICULAIRE** *(NA. — lenticularis incudis). (angl. lenticular — of incus).* Terminaison de la branche longue de l'incus, que l'on a longtemps décrite comme étant un osselet séparé. SYN. ***OS LENTICULAIRE, OSSELET DE SYLVIUS.*** ◇ **MARGINAL DE L'OS ZYGOMATIQUE** *(NA. — marginalis zygomatici). (angl. marginal — of zygomatic bone).* Saillie située sur le bord postéro-supérieur de l'os zygomatique. ◇ **MASTOÏDE** *(NA. — mastoideus). (angl. mastoid —).* Volumineuse saillie conique à sommet inférieur, située en arrière et au-dessous du méat accoustique externe. Sa face externe donne insertion au muscle sterno-cléido-mastoïdien. Le processus mastoïde est creusé de cavités remplies d'air (cellules mastoïdiennes) qui s'ouvrent dans l'antre mastoïdien. ◇ **MAXILLAIRE DU CORNET INFÉRIEUR** *(NA. — maxillaris conchae inferioris). (angl. maxillary — of inferior nasal concha).* Lame osseuse naissant de la portion moyenne du bord supérieur du cornet inférieur et se recourbant en dehors et en bas dans le hiatus maxillaire. ◇ **ODONTOÏDE** *(NA. dens ascis). (angl. odontoid —).* Saillie osseuse verticale, ressemblant à une dent, implantée sur le corps de l'axis et qui s'articule en pivot avec l'atlas. ◇ **PALATIN DU MAXILLAIRE SUPÉRIEUR** *(NA. — palatinus maxillae). (angl. palatine — of maxilla).* Processus situé sur la face interne du maxillaire supérieur, qui forme une partie du palais osseux. ◇ **PARAMASTOÏDIEN** *(NA. — paramastoideus).*

(angl. paramastoid —). Tubercule de la face inférieure du processus jugulaire. ◇ **PRIMAIRE** *(angl. primary —).* En psychanalyse, mode de fonctionnement caractéristique du système inconscient, dans lequel prédominent les mécanismes de condensation et de déplacement, l'énergie psychique circule librement d'une représentation à une autre avec tendance à la satisfaction immédiate de l'instinct, sans discrimination entre le phantasme et la réalité. ◇ **PTÉRYGOÏDE DU SPHÉNOÏDE** *(NA. — pterygoideus sphenoidalis). (angl. pterygoid — of sphenoid bone).* Processus descendant de chaque côté de la face inférieure du sphénoïde, depuis les points d'union des grandes ailes avec le corps de l'os. ◇ **PYRAMIDAL DU PALATIN** *(NA. — pyramidalis palatini). (angl. pyramidal — of palatine bone).* Saillie en forme de pyramide triangulaire qui descend vers l'arrière et l'extérieur du bord postérieur du palais, et contribue à former la fosse ptérygoïde. ◇ **SECONDAIRE** *(angl. secondary —).* En psychanalyse, fonctionnement psychique caractéristique du moi de l'adulte, propre au système préconscient qui se caractérise par la prédominance de la représentation de mots et des processus de symbolisation et, partant, des lois qui régulent la satisfaction de la décharge instinctuelle. ◇ **SPHÉNOÏDAL DU PALATIN** *(NA. — sphenoidalis palatini). (angl. sphenoid — of palatine bone).* Un des processus de l'os palatin, qui se dirige vers le haut et le dedans. ◇ **SPINAL** *(angl. spinal —).* Crête formée par la succession des processus épineux des vertèbres, à la face postérieure de la colonne vertébrale. ◇ **STYLOÏDE DE L'ULNA** *(NA. — styloideus ulnae). (angl. styloid — of ulna).* Saillie conique située en dedans et un peu en arrière de la tête de l'ulna. ◇ **STYLOÏDE DE LA FIBULA** *(NA. — styloideus fibulae). (angl. styloid — of fibula).* Saillie conique de la tête de la fibula, située en arrière de la facette articulaire avec le tibia. ◇ **STYLOÏDE DU RADIUS** *(NA. — styloideus radii). (angl. styloid — of radius).* Éminence pyramidale qui prolonge en bas la face externe de l'extrémité inférieure du radius. ◇ **STYLOÏDE DU TEMPORAL** *(NA. — styloideus ossis temporalis). (angl. styloid — of temporal bone).* Longue épine osseuse qui s'étend vers le bas depuis la face postéro-inférieure du rocher. ◇ **TEMPORAL DE L'OS ZYGOMATIQUE** *(NA. — temporalis ossis zygomatici). (angl. temporal — of zygomatic bone).* Angle postérieur de l'os zygomatique, qui s'unit à l'extrémité antérieure du processus zygomatique du temporal pour constituer l'arcade zygomatique. ◇ **TRANSVERSE** *(NA. — transversus vertebrarum). (angl. transverse — of vertebra).* Chacun des deux processus d'une vertèbre, implanté latéralement (à droite et à gauche) sur l'arc postérieur de la vertèbre. ◇ **UNCIFORME DE L'ETHMOÏDE** *(NA. — uncinatus ethmoidalis). (angl. uncinate — of ethmoid bone).* Lame osseuse qui se détache de la face interne de la masse latérale de l'ethmoïde. ◇ **UNCIFORME DE L'HAMATUM** *(angl. uncinate — of hamatum).* Processus en forme de crochet, implanté à la face antérieure de l'hamatum. SYN. ***UNCUS DE L'HAMATUM.*** ◇ **UNCINÉ DU PANCRÉAS** *(NA. — uncinatus pancreatis). (angl. uncinate — of pancreas).* Petite portion du pancréas partiellement détachée du corps de l'organe, située à l'extrémité droite. Elle est également appelée processus unciforme, crochet du pancréas, petit pancréas. ◇ **VAGINAL** *(NA. — vaginalis ossis sphenoidalis). (angl. vaginal — of sphenoid bone).* Prolongement inférieur de l'os tympanal, qui engaine la face externe de la base du processus styloïde. ◇ **VERMIFORMIS** ☞ ***APPENDICE VERMICULAIRE.*** ◇ **VOCAL** *(NA. — vocalis). (angl. vocal —).* Processus du cartilage aryténoïde, sur lequel s'insère la corde vocale inférieure. ◇ **XIPHOÏDIEN** *(NA. — xiphoideus). (angl. xyphoid —).* Pièce de l'extrémité inférieure du sternum, cartilagineuse chez le sujet jeune, osseuse et soudée au sternum chez le sujet âgé. SYN. ***APPENDICE ENSIFORME.*** ◇ **ZYGOMATIQUE** *(NA. — zygomaticus temporalis). (angl. zygomatical — of temporal bone).* Long processus de l'écaille de l'os temporal qui s'articule avec l'os zygomatique pour constituer l'arcade zygomatique.

PROCIDENCE *s. f. (angl. procidentia, prolapse).* **1.** Prolapsus d'une partie anatomique ou d'un organe. **2.** En obstétrique, chute d'un organe en avant de la présentation. ◇ **DU CORDON** *(angl. prolapse of the umbilical cord).* Descente du cordon ombilical en avant de la présentation, au cours du travail, après l'ouverture de l'œuf. SYN. ***PROLAPSUS DU CORDON.***

PROCLIVE *adj. (angl. anteflexio).* Qui est dirigé en avant. SYN. ***ANTÉFLEXION.***

PROCOLIS *s. m.* Forme de torticolis où la tête est projetée en avant.

PROCONSULAIRE (COU) ☞ ***COU.***

PROCONVERTINE *s. f. (angl. proconvertin).* Le facteur VII de la coagulation qui est activé en convertine.

PROCRÉATION MÉDICALEMENT ASSISTÉE *(angl. assisted reproduction).* Expression désignant l'ensemble des méthodes médicales destinées à faciliter la procréation : stimulation hormonale, insémination artificielle, fécondation *in vitro*, etc. Abréviation : PMA.

PROCT-, PROCTO- *(angl. proct-, procto-).* Préfixes d'origine grecque indiquant une relation avec le rectum. On dit aussi *rect-*, *recto.*

PROCTALGIE *s. f. (angl. proctalgia).* Douleur de l'anus ou du segment inférieur du rectum. SYN. ***PROCTODYNIE.***

PROCTECTOMIE *s. f. (angl. proctectomy).* Résection d'un segment du rectum.

PROCTITE *s. f. (angl. proctitis).* ☞ ***RECTITE.***

PROCTOCÈLE *s. f. (angl. proctocele).* ☞ ***RECTOCÈLE.***

PROCTOCLYSE *s. f. (angl. enema).* Lavement rectal. SYN. ***RECTOCLYSE.*** ◇ **CONTINUE** *(angl. proctoclysis).* Injection lente de liquide dans le rectum ; goutte à goutte rectal.

PROCTOCOCCYPEXIE *s. f. (angl. proctococcypexy).* Fixation chirurgicale de la paroi postérieure du rectum à la partie antérieure du coccyx, pour la correction d'un prolapsus rectal. SYN. ***RECTOCOCCYPEXIE.***

PROCTOCOLPOPLASTIE *s. f. (angl. proctocolpoplasty).* Fermeture chirurgicale d'une fistule rectovaginale. SYN. ***RECTOCOLPOPLASTIE.***

PROCTOCYSTOPLASTIE *s. f. (angl. proctocystoplasty).* Fermeture chirurgicale d'une fistule rectovésicale. SYN. ***RECTOCYSTOPLASTIE.***

PROCTOCYSTOTOMIE *s. f. (angl. proctocystotomy).* Incision de la vessie pratiquée par voie rectale.

PROCTODÉUM *s. m. (angl. proctodeum).* Invagination de l'ectoderme embryonnaire à l'endroit qui, plus tard, sera l'anus.

PROCTODYNIE *s. f. (angl. proctodynia).* ☞ ***PROCTALGIE.***

PROCTOÉLYTROPLASTIE *s. f. (angl. proctoelytroplasty).* ☞ ***PROCTOCOLPOPLASTIE.***

PROCTOLOGIE *s. f. (angl. proctology).* Étude des affections du rectum et de l'anus.

PROCTOLOGUE *s. m. (angl. proctologist).* Spécialiste en proctologie.

PROCTOPÉRINÉOPLASTIE *(angl. proctoperineoplasty).* Chirurgie plastique du rectum et du périnée. SYN. ***RECTOPÉRINÉOPLASTIE.***

PROCTOPÉRINÉORRAPHIE *s. f. (angl. proctoperineorrhaphy).* Opération autoplastique destinée à reconstuire un sphincter anal relâché ou atonique dans le prolapsus rectal. SYN. ***RECTOPÉRINÉORRAPHIE.***

PROCTOPEXIE *s. f. (angl. proctopexy).* Fixation du rectum à la paroi postérieure de la cavité pelvienne, afin de corriger un prolapsus rectal. SYN. ***RECTOPEXIE.***

PROCTOPLASTIE *s. f. (angl. proctoplasty).* Chirurgie plastique du rectum ou de l'anus. SYN. ***RECTOPLASTIE.***

PROCTOPTOSE *s. f. (angl. proctoptosis).* SYN. ***RECTOCÈLE.***

PROCTORRAGIE *s. f.* ☞ ***RECTORRAGIE.***

PROCTORRAPHIE *s. f. (angl. proctorrhaphy).* Suture de la paroi du rectum. SYN. ***RECTORRAPHIE.***

PROCTORRHÉE *s. f. (angl. proctorrhea).* Écoulement muqueux par l'anus.

PROCTOSCOPIE *s. f. (angl. proctoscopy).* ☞ ***RECTOSCOPIE.***

PROCTOSIGMOÏDECTOMIE *s. f. (angl. proctosigmoidectomy).* Résection du rectum et du côlon sigmoïde. SYN. ***RECTOSIGMOÏDECTOMIE.***

PROCTOSIGMOÏDITE *s. f. (angl. proctosigmoiditis).* Inflammation du rectum et du côlon sigmoïde. SYN. ***RECTOSIGMOÏDITE.***

PROCTOSIGMOÏDOSCOPIE *s. f.* ☞ ***RECTOSIGMOÏDOSCOPIE.***

PROCTOSTOMIE *s. f. (angl. proctostomy, rectostomy).* Création d'une ouverture permanente du rectum, généralement pour l'établissement d'un anus artificiel. SYN. ***RECTOSTOMIE.***

PROCTOTOMIE *s. f. (angl. proctotomy, rectotomy).* Incision du rectum. SYN. ***RECTOTOMIE.***

PROCUBITUS *s. m.* **1.** *(angl. ventral decubitus).* Décubitus ventral. **2.** *(angl. prolapse of the umbilical cord).* Prolapsus du cordon ombilical, alors que les membranes sont intactes.

PRODROGUE *s. f. (angl. prodrug).* Précurseur d'un médicament actif après modification.

PRODROME *s. m. (angl. prodrome).* Signe ou symptôme indiquant le début d'une maladie.

PRODUCTIF *adj. (angl. productive).* **1.** Se dit d'une plaie ou d'une lésion caractérisée par une prolifération de tissu néoformé. **2.** Se dit d'une toux qui s'accompagne d'expectoration.

PRODUIT *s. m. (angl. product).* Toute substance fabriquée par un organe ou un tissu et qui ne fait pas partie intégrante et permanente de l'organisme. ◇ **DE CONTRASTE** *(angl. contrast medium).* ☞ ***CONTRASTE (PRODUIT DE, SUBSTANCE DE, MILIEU DE).*** ◇ **DE CONTRASTE BARYTÉ** *(angl. baryum contrast medium).* Sulfate de baryum sous forme de suspension aqueuse ; il s'utilise essentiellement pour l'exploration radiologique du tube digestif. ◇ **DE CONTRASTE IODÉ** *(angl. iodine contrast medium).* Il existe deux types de produits de contraste iodés : les hydrosolubles, qui peuvent être administrés par voie orale (cholécystographie) ou par voie intraveineuse (pyélographie), et les liposolubles qui sont utilisés pour l'exploration de cavités ne communiquant pas avec le système circulatoire.

PROENCÉPHALE *s. m. (angl. proencephalus).* Monstre fœtal présentant une hernie de l'encéphale à travers une fissure frontale.

PROENZYME *s. f. (angl. proenzyme).* Substance protidique dépourvue d'activité enzymatique, mais qui donne par activation une enzyme active. SYN. ***ZYMOGÈNE.***

PROÉRYTHROBLASTE *s. m. (angl. proerythroblast).* Cellule de la moelle osseuse représentant le premier précurseur de la série érythrocytaire. Le proérythroblaste est basophile, a un gros noyau et contient des nucléoles.

PROÉRYTHROCYTE *s. m. (angl. proerythrocyte).* **1.** SYN. ***RÉTICULOCYTE.*** **2.** SYN. ***ÉRYTHROBLASTE.***

PROETZ (MÉTHODE DE DÉPLACEMENT DE) *(angl. Proetz's treatment).* Traitement des sinusites par réplétion des sinus avec des solutions médicamenteuses, en exerçant une pression négative intermittente. On crée ainsi dans la fosse nasale un vide qui favorise le déplacement de la solution instillée et sa pénétration dans les sinus.

PROFIBRINOLYSINE *s. f. (angl. profibrinolysin).* ☞ ***PLASMINOGÈNE.***

PROFICHET (SYNDROME DE) *(angl. Profichet's syndrome).* Formation progressive de nodules calcaires sous-cutanés d'étiologie inconnue, notamment autour des grosses articulations, associée à des troubles trophiques et nerveux.

PROFLAVINE *s. f. (angl. proflavine).* Poudre brun rougeâtre. Antiseptique à usage externe, employé en solution dans le traitement des plaies infectées. SYN. ***DIAMINOACRIDINE.***

PROFUS *adj. (angl. profuse).* Se dit des sécrétions et excrétions abondantes, en particulier de la sueur.

PROGAMIQUE *adj. (angl. progamous).* Qui se produit avant la fécondation de l'ovule.

PROGÉNIE *s. f. (angl. progatism).* Proéminence exagérée du menton. SYN. ***PROGNATISME.***

PROGÉNITURE *s. f. (angl. progeny).* Descendance.

PROGÉRIE (OU PROGERIA) *s. f. (angl. progeria).* ☞ ***HUTCHINSON-GILFORD (SYNDROME DE).***

PROGESTATIF **1.** *adj. (angl. progestational).* Qui permet la gestation, en provoquant une transformation de la muqueuse utérine favorable à l'implantation de l'œuf. **2.** *s. f. (angl. progestin).* Se dit de la progestérone, hormone naturelle, et de toute substance hormonale naturelle ou synthétique ayant les mêmes propriétés que la progestérone. Les progestatifs synthétiques sont utilisés dans divers troubles de la menstruation, l'endométriose, les menaces d'avortement et, en association avec les estrogènes, comme contraceptifs.

PROGESTÉRONE *s. f. (angl. progesterone).* Hormone stéroïde sécrétée par le corps jaune, puis par le placenta, pour préparer l'endomètre à la fixation et au développement de l'ovule fécondé. Elle est utilisée en injections dans le traitement des troubles menstruels et pour prévenir l'avortement. C'est également un produit intermédiaire de la biosynthèse des autres hormones stéroïdiennes dans les autres glandes endocrines. SYN. ***LUTEINE, HORMONE LUTÉALE.***

PROGESTINE *s. f. (angl. progestin).* Nom initial de la progestérone.

PROGESTOGÈNE *adj. (angl. progestogen).* ☞ ***PROGESTATIF.***

PROGESTOMIMÉTIQUE *adj. (angl. progestomimetic).* Qui reproduit l'action de la progestérone.

PROGLOTTIS *s. m. (angl. proglottid).* Segment ou anneau de ténia. SYN. ***CUCURBITAIN.***

PROGNATHISME *s. m. (angl. prognathism).* Proéminence en avant du maxillaire, de la mandibule ou des deux ; dans ce dernier cas, le prognathisme est dit complet. SYN. ***PROGNATHIE.***

PROGNOSE *s. f. (angl. prognosis).* SYN. ***PRONOSTIC.***

PROGONOME *s. m. (angl. progonoma).* Tumeur dysembryoplasique formée à partir de tissus très peu différenciés, correspondant aux stades initiaux du développement embryonnaire.

PROGRANULOCYTE *s. m. (angl. progranulocyte).* ☞ ***PROMYÉLOCYTE.***

PROHORMONE *s. f. (angl. prohormone).* Précurseur d'une hormone.

PRO-INSULINE *s. f. (angl. proinsulin).* Macromolécule protéique synthétisée dans les cellules β du pancréas, précurseur de l'insuline.

PROJECTION *s. f. (angl. projection).* En psychanalyse, mécanisme de défense inconscient, qui s'oppose à l'introjection, par lequel le sujet perçoit chez autrui des idées, des sentiments et des pulsions déplaisantes qui lui sont propres.

PROLABÉ *adj. (angl. prolapsed).* Se dit d'un organe déplacé vers le bas à la suite d'un prolapsus.

PROLACTINE *s. f. (angl. prolactin).* Hormone polypeptidique sécrétée par le lobe antérieur de l'hypophyse, qui déclenche la lactation après l'accouchement et empêche l'ovulation. Elle favorise en outre la sécrétion de progestérone, rendant ainsi fonctionnel le corps jaune, d'où son autre appellation d'hormone lutéotrope ou lutéotropine. Abréviation : LTH (de l'anglais *luteotropic hormone*). SYN. ***HORMONE GALACTOGÈNE, MAMMOTROPINE.***

PROLACTINÉMIE *s. f. (angl. prolactinemia).* Taux de prolactine dans le sang.

PROLACTINOME *s. m. (angl. prolactinoma).* Tumeur hypophysaire sécrétant la prolactine. Elle entraîne chez la femme un syndrome aménorrhée-galactorrhée et chez l'homme une diminution de la libido.

PROLANS *s. m. (angl. prolans).* Nom sous lequel Zondek désigna les hormones présentes dans l'urine de la femme enceinte, semblables sous de nombreux aspects aux gonadotrophines hypophysaires, et sécrétées par les villosités chorioniques. ☞ ***GONADOTROPHINE.***

PROLANURIE *s. f. (angl. prolanuria).* Présence de prolans dans l'urine.

PROLAPSUS *s. m. (angl. prolapse).* Descente d'un organe ou d'une partie d'organe. ◇ **ANAL** *(angl. anal —).* Protrusion de la muqueuse rectale à travers l'anus. ◇ **DE L'IRIS** *(angl. — of the iris).* Protrusion d'une partie de l'iris à travers une ulcération de la cornée. ◇ **GÉNITAL** *(angl. — of uterus).* Descente de l'utérus ou du vagin qui, parfois, font saillie hors de la vulve. ◇ **MITRAL** *(angl. mitral valve —).* Ballonement de la valve mitrale dans l'atrium gauche pendant la systole. ☞ ***BARLOW (SYNDROME DE).*** ◇ **RECTAL** *(angl. rectal —).* Prolapsus des trois tuniques du rectum à travers l'anus, consécutif à son invagination.

PROLIFÉRATIF *adj. (angl. proliferative).* Qui a les caractères de la prolifération.

PROLIFÉRATION *s. f. (angl. proliferation).* Multiplication de cellules ou de micro-organismes.

PROLIFIQUE *adj. (angl. prolific).* Qui a la propriété d'engendrer.

PROLIGÈRE *adj. (angl. proligerous).* Qui porte un germe.

PROLINE *s. f. (angl. proline).* Acide pyrrolidinecarboxylique. Acide aminé non essentiel, constituant important de la substance collagène du tissu conjonctif.

PROLINE-DIPEPTIDASE *s. f. (angl. proline dipeptidase).* Enzyme détachant la molécule de proline située à l'extrémité d'un peptide. Son déficit héréditaire à transmission autosomique récessive provoque des lésions cutanées et un retard mental.

PROLONGEMENT PROTOPLASMIQUE ☞ ***DENDRITE.***

PROLYLDIPEPTIDASE *s. f. (angl. prolyldipeptidase).* Un des enzymes constituant l'érepsine. Elle détache la proline des polypeptides.

PROMASTIGOTE (FORME) *(angl. promastigote).* ☞ ***LEPTOMONAS (FORME).***

PROMÉGALOBLASTE *s. m. (angl. promegaloblast).* Cellule de grande taille (25 à 35 µm), à cytoplasme basophile et chromatine finement granulaire, précurseur du mégaloblaste.

PROMÉTHAZINE *s. f. (angl. promethazine).* ☞ ***PHÉNOTHIAZINE.***

PROMÉTHIUM *s. m. (angl. promethium).* Élément radioactif de numéro atomique 61 et de masse atomique 147. Symbole : Pm.

PROMONOCYTE *s. m. (angl. promonocyte).* Cellule de la série monocytaire, intermédiaire entre le monoblaste et le monocyte. Elle a un noyau de forme irrégulière avec un ou plusieurs nucléoles.

PROMONTOIRE *s. m. (NA. promontorium). (angl. promontory).* Éminence ou saillie osseuse, en particulier celle formée par l'angle sacro-vertébral du bassin. ◇ **DE LA CAVITÉ TYMPANIQUE** *(NA. — tympani). (angl. — of tympanic cavity).* Saillie arrondie sur la paroi interne de la cavité tympanique, qui correspond à la rampe externe de la cochlée et au côté externe du vestibule.

PROMOTEUR *s. m. (angl. promoter).* Région d'ADN en amont des gènes comportant les sites de fixation de protéines régulatrices de la transcription.

PROMYÉLOCYTE *s. m. (angl. promyelocyte).* Cellule de la série granulocytaire présente dans la moelle osseuse, intermédiaire entre le myéloblaste et le myélocyte. Elle a un diamètre de 20 µm, un noyau souvent non nucléolé et un cytoplasme encore basophile, contenant des granulations azurophiles et des granulations spécifiques (neutrophiles ou éosinophiles).

PRONATEUR *adj. (angl. pronator).* Se dit d'un muscle qui sert à la pronation.

PRONATION *s. f. (angl. pronation).* **1.** Mouvement de l'avant-bras qui fait exécuter à la main une rotation du dehors en dedans. **2.** Position de la main résultant de ce mouvement (la paume de la main est dirigée vers le bas). ◇ **DOULOUREUSE DE L'ENFANT** *(angl. pulled elbow).* Parésie douloureuse du bras après traction brusque sur le membre supérieur.

PRONÉPHROS *s. m. (angl. pronephros).* Partie antérieure du mésonéphros, qui s'ouvre dans le cloaque par le conduit paramésonéphrique.

PRONOGRADE *adj. (angl. pronograde).* Qui marche en étant penché en avant. Par extension, qui marche avec le corps en position horizontale, comme les quadrupèdes. S'oppose à orthograde.

PRONORMOBLASTE *s. m. (angl. pronormoblast).* ☞ ***PROÉRYTHROBLASTE.***

PRONOSTIC *s. m. (angl. prognosis).* Prévision sur l'évolution d'une maladie, y compris son issue, chez un sujet déterminé.

PRONOSTIQUE *adj. (angl. prognostic).* Qui se rapporte au pronostic ; se dit de certains signes ou symptômes qui permettent de prévoir un résultat probable.

PRONUCLÉUS *s. m. (angl. pronucleus).* Chacun des deux noyaux haploïdes, mâle et femelle, présents dans un œuf fécondé, avant sa première division.

PRO-OPIOMÉLANOCORTINE *s. f. (angl. proopiomelanocortin).* Précurseur de l'ACTH, des endorphines et de l'hormone mélanotrope, d'origine hypothalamo-hypophysaire.

PROPAGATION *s. f. (angl. propagation).* **1.** Conservation de l'espèce par reproduction des individus. **2.** Extension d'une lésion ou dissémination d'une maladie infectieuse.

PROPANIDIDE *s. m. (angl. propanidid).* Anesthésique général, administré par voie intraveineuse. L'hydrolyse rapide de sa molécule en des métabolites inactifs évite une accumulation dans l'organisme et permet une réversibilité rapide de l'anesthésie.

PROPANOCAÏNE *s. f. (angl. propanocain).* Anesthésique local.

PROPANOL *s. m.* ☞ ***ALCOOL PROPYLIQUE.***

PROPANTHÉLINE *s. f. (angl. propantheline).* Dérivé synthétique de l'ammonium quaternaire, aux propriétés parasympatholytiques comparables à celles de l'atropine. Il inhibe la sécrétion gastrique.

PROPERDINE *s. f. (angl. properdin).* Protéine stabilisatrice de la C3 convertase de la voie alterne d'activation du complément. ☞ ***COMPLÉMENT.*** ◇ **(SYSTÈME)** ☞ ***SYSTÈME PROPERDINE.***

PROPÉRITONÉAL *adj. (angl. properitoneal).* Qui est situé devant le péritoine pariétal. Se dit de la hernie située entre le péritoine pariétal et la paroi abdominale.

PROPHAGE *s. m. (angl. prophage).* Forme non infectieuse d'un bactériophage. Le prophage est le matériel génétique du bactériophage intégré au matériel génétique de la bactérie.

PROPHASE *s. f. (angl. prophase).* Premier stade de la mitose, au cours duquel les chromosomes subissent un processus de condensation : ils deviennent plus courts et plus épais.

PROPHYLACTIQUE *adj. (angl. prophylactic).* Qui se rapporte à la prophylaxie.

PROPHYLAXIE *s. f. (angl. prophylaxis).* Ensemble des moyens destinés à prévenir l'apparition ou la propagation des maladies. La prophylaxie peut être individuelle ou collective.

PROPIOLACTONE *s. f. (angl. propiolactone).* Substance utilisée en solution pour la stérilisation des greffes vasculaires et pour la préparation de certains vaccins.

PROPIONIBACTERIUM Genre de bactéries de la famille des *Propionibacteriaceae.* Ce sont des bacilles à Gram positif, anaérobies, non sporulés. Ces bactéries étaient incluses dans le genre *Corynebacterium.* Elles sont souvent pléomorphes. Elles produisent de l'acide propionique lors de la fermentation du glucose. Elles sont saprophytes du tube digestif de l'homme et des animaux et peuvent parfois infecter les parties molles.

PROPIPETTE *s. f. (angl. bulb pipette).* Petit appareil formé d'une poire en caoutchouc, à trois soupapes, permettant de prélever et de faire écouler un liquide sans se servir de la bouche.

PROPLASMOCYTE *s. m. (angl. proplasmocyte).* Cellule tissulaire de la série plasmocytaire, intermédiaire entre le plasmoblaste et le plasmocyte.

PROPOSITUS *s. m. (angl. proband, propositus).* Premier individu atteint d'une affection génétique qui sert de base pour les études sur l'hérédité. SYN. ***PROBANT.***

PROPOXYPHÈNE *s. m. (angl. propoxyphene).* Analogue structural de la méthadone, utilisé comme analgésique dans les douleurs légères à modérées, parfois en association avec l'aspirine ou le paracétamol.

PROPRANOLOL *s. m. (angl. propranolol).* Médicament antagoniste compétitif des récepteurs bêta-adrénergiques. Il fut le premier composé introduit en clinique et le prototype d'un groupe de médicaments appelés bêta-bloquants, parmi lesquels se trouvent l'oxprénolol, le sotalol, le pindolol, le practolol, l'aténolol, le métoprolol, etc. Il est utilisé dans le traitement de l'angor, de certaines arythmies cardiaques, de l'hypertension artérielle, et de la migraine.

PROPRIOCEPTEUR *s. m. (angl. proprioceptor).* Récepteur situé à l'origine des voies de la sensibilité intéroceptive.

PROPRIOCEPTIF *adj. (angl. proprioceptive).* Qui se rapporte au fonctionnement des propriocepteurs. EX. *réflexe proprioceptif.*

PROPRIOCEPTION *s. f. (angl. proprioception).* Appréciation de la position, de l'équilibre et de ses modifications par le système musculaire, particulièrement lors de la locomotion.

PROPULSION *s. f. (angl. propulsion).* Tendance involontaire à accélérer la marche en se penchant en avant, constatée chez certains patients parkinsoniens. Démarche festinante, antépulsion.

PROPYLTHIO-URACILE *s. m. (angl. propylthiouracil).* Dérivé propylé du thio-uracile, plus efficace et moins toxique que celui-ci à doses thérapeutiques. Il est utilisé dans le traitement des hyperthyroïdies.

PRORÉNINE *s. f. (angl. prorenin).* Précurseur inactif de la rénine.

PROSCOLEX *s. m. (angl. proscolex).* Forme embryonnaire des vers cestodes (ténias).

PROSÉCRÉTINE *s. f. (angl. prosecretin).* Substance formée au niveau de la muqueuse duodénale, qui se transforme en sécrétine en milieu acide.

PROSECTEUR *s. m. (angl. prosector).* Préparateur à la faculté de médecine, spécialisé dans les travaux pratiques d'anatomie, en particulier les dissections.

PROSENCÉPHALE *s. m. (NA. prosencephalon). (angl. prosencephalon).* Ensemble des parties de l'encéphale dérivées de la vésicule cérébrale antérieure primitive : les hémisphères cérébraux, les corps striés, les lobes olfactifs, le thalamus, le troisième ventricule et les ventricules latéraux. SYN. ***CERVEAU ANTÉRIEUR.***

PROSOP-, PROSOPO- *(angl. prosop-, prosopo-).* Préfixes d'origine grecque indiquant une relation avec le visage, la face.

PROSOPAGNOSIE *s. f. (angl. prosopagnosia).* Agnosie des physionomies par atteinte des régions occipitotemporales. ☞ ***AGNOSIE.***

PROSOPALGIE *s. f. (angl. prosopalgia).* Névralgie faciale, névralgie du trijumeau.

PROSOPLASIE *s. f. (angl. prosoplasia).* Différenciation anormale d'un tissu. SYN. ***MÉTAPLASIE PROGRESSIVE.***

PROSOPOSCHISIS *s. f. (angl. prosoposchisis).* Fissure congénitale localisée à la face.

PROSOPOSTERNODIDYME *s. m. (angl. prosoposternodymus).* Monstre double dont les deux composants sont unis par la face et le sternum. SYN. ***HÉMIPAGE.***

PROSTACYCLINE *s. f. (angl. prostacyclin).* Substance voisine des prostaglandines, synthétisée dans certaines cellules endothéliales. Elle possède une action vasodilatatrice et antiagrégante plaquettaire. SYN. ***PROSTAGLANDINE X, PGI_2.***

PROSTAGLANDINE *s. f. (angl. prostaglandin).* Nom d'ensemble d'une série de composés appartenant au groupe des acides gras non saturés à 20 atomes de carbone, possédant une structure cyclique à cinq atomes de carbone au milieu de la molécule (cycle pentanique), divers groupements polaires et un nombre variable de doubles liaisons. Les prostaglandines dérivent de l'acide arachidonique et sont divisées en 9 classes de PGA à PGI. Ce sont des facteurs biologiquement très actifs, présents dans pratiquement tous les types de cellules, à l'exception des érythrocytes. Leurs effets sont multiples ; elles favorisent l'accouchement, l'agrégation plaquettaire, et jouent un rôle dans l'inflammation et l'immunité ; etc. Les protaglandines, la prostacycline et le thromboxane dérivent de l'acide arachidonique. La prostate, qui donna leur nom à ces substances découvertes à l'origine dans le liquide séminal, contient une quantité relativement réduite de prostaglandines.

PROSTATALGIE *s. f. (angl. prostatalgia).* Douleur localisée à la prostate. SYN. ***PROSTATODYNIE.***

PROSTATE *s. f. (NA. prostata). (angl. prostate).* Organe glandulaire, propre au sexe masculin, qui entoure le col de la vessie et une portion de l'urètre, formé de deux lobes latéraux séparés par un sillon et d'un lobe moyen. La prostate est constituée d'un stroma conjonctif et musculaire et d'un parenchyme de petites glandes disposées en grappes, pourvues chacune d'un canal qui s'ouvre dans la portion prostatique de l'urètre et y déverse le liquide sécrété, lequel se mélange avec le sperme au moment de l'éjaculation.

PROSTATECTOMIE *s. f. (angl. prostatectomy).* Ablation partielle ou totale de la prostate. Elle peut s'effectuer par voie périnéale, rétropubienne, sus-pubienne transvésicale, ou transurétrale. Elle peut également être réalisée par abord cœlioscopique. ◇ **TRANSURÉTRALE** ☞ ***RÉSECTION DE PROSTATE TRANSURÉTRALE.***

PROSTATIQUE *(angl. prostatic).* **1.** *adj.* Qui se rapporte à la prostate. **2.** *s. m.* Qui présente une hypertrophie de la prostate.

PROSTATISME *s. m. (angl. prostatism).* Ensemble des troubles urinaires dus à l'hypertrophie de la prostate : besoin impérieux et fréquent d'uriner, avec émission de petites quantités d'urine, affaiblissement du jet urinaire, miction difficile et souvent douloureuse. ◇ **VÉSICAL** *(angl. vesical —).* Troubles urinaires analogues à ceux que provoquent l'hypertrophie de la prostate, dus à la dysectasie du col de la vessie.

PROSTATITE *s. f. (angl. prostatitis).* Inflammation, aiguë ou chronique, de la prostate.

PROSTATOCYSTITE *s. f. (angl. prostatocystitis).* Inflammation de l'urètre prostatique et de la vessie.

PROSTATOCYSTOTOMIE *s. f. (angl. prostatocystotomy).* Incision chirurgicale de la prostate et de la vessie par voie périnéale.

PROSTATODYNIE *s. f. (angl. prostatodynia).* ☞ ***PROSTATALGIE.***

PROSTATOGRAPHIE *s. f. (angl. prostatography).* Radiographie de la prostate.

PROSTATOLITHE *s. m. (angl. prostatolith).* Calcul situé dans la prostate.

PROSTATOMÉGALIE *s. f. (angl. prostatomegaly).* Hypertrophie de la prostate.

PROSTATORRHÉE *s. f. (angl. prostatorrhea).* Écoulement de liquide prostatique observé dans la prostatite chronique.

PROSTATOTOMIE *s. f. (angl. prostatotomy).* Incision chirurgicale de la prostate.

PROSTATOVÉSICULITE *s. f. (angl. prostatovesiculitis).* Inflammation de la prostate et des vésicules séminales.

PROSTHÉTIQUE *adj. (angl. prosthetic).* Se dit du groupement non protéique de la molécule des hétéroprotéines ; par exemple, le groupement hème est le groupement prosthétique de l'hémoglobine.

PROSTHION *s. m. (angl. prosthion).* Point le plus antérieur du rebord gingival supérieur.

PROSTRATION *s. f. (angl. prostration).* État d'abattement extrême.

PROTACTINIUM *s. m. (angl. protactinium).* Élément radioactif de numéro atomique 91, de masse atomique 231. Symbole : Pa.

PROTAMINE *s. f. (angl. protamine).* Protéine extraite de la laitance de poisson. Son caractère basique est lié à sa teneur élevée en acides aminés basiques, principalement en arginine. Elle entre dans la composition de l'insuline retard et son sulfate sert à neutraliser l'effet de l'héparine.

PROTANOMALIE *s. f. (angl. protanomalia).* Dyschromatopsie dans laquelle la perception du rouge est diminuée.

PROTANOPE *adj. (angl. protanope).* Se dit d'une personne atteinte de protanopie. S'utilise également comme substantif.

PROTANOPIE *s. f. (angl. protanopia).* Incapacité de percevoir la couleur rouge. SYN. ***ANOMALIE DE TYPE DALTONIEN.***

PROTÉASE *s. f. (angl. protease).* Enzyme catalysant l'hydrolyse de liaisons peptidiques de protéines ou de peptides. Les protéases comprennent les protéinases et les peptidases.

PROTÉIDE *s. m. (angl. proteid).* ☞ ***PROTÉINE.***

PROTÉIFORME *adj. (angl. protean).* Qui revêt des formes variables, tel le dieu grec Protée.

PROTÉINASE *s. f. (angl. proteinase).* Enzyme qui décompose les protéines en leurs éléments constitutifs (peptides et acides aminés).

PROTÉINE *s. f. (angl. protein).* Nom d'ensemble d'un groupe de composés organiques azotés, structurés selon un modèle commun, qui forment les constituants caractéristiques des tissus organiques. Toutes les protéines sont composées de carbone, d'oxygène, d'hydrogène, d'azote, et parfois de soufre, de phosphore ou d'iode ; elles sont coagulables par la chaleur et les acides minéraux, insolubles dans l'éther et dans l'alcool. Les protéines sont des macromolécules constituées par la polymérisation d'acides aminés, unis entre eux par des liaisons peptidiques. Les protéines donnent par hydrolyse soit uniquement des acides aminés (holoprotéines ou protéines simples), soit des acides aminés et des substances non azotées diverses : glucides, lipides, pigments, etc. (hétéroprotéines ou protéines conjuguées). SYN. ***PROTIDE, PROTÉIDE.*** ◇ **C** *(angl. C —).* Protéine anticoagulante du plasma, inhibant les facteurs

V et VIII. Formée dans le foie, son déficit peut être acquis ou congénital. ◇ **C RÉACTIVE** *(angl. C-reactive —).* Protéine anormale du sérum sanguin, qui apparaît en cas d'inflammation, de nécrose ou de tumeur. Elle possède la propriété de se combiner avec le polysaccharide C somatique des pneumocoques, d'où son nom. L'abréviation correspondante est CRP, du terme anglais *C Reactive Protein.* ◇ **DE BENCE JONES** *(angl. Bence Jones —).* ☞ ***BENCE-JONES (ALBUMOSE OU PROTÉINE DE).*** ◇ **G** *(angl. G —).* Protéine de couplage entre un récepteur membranaire et un système effecteur. Elle est stimulatrice ou inhibitrice. ◇ **S** *(angl. S —).* Protéine vitamine K dépendante agissant en synergie avec la protéine C.

PROTÉINÉMIE *s. f. (angl. proteinemia).* Présence de protéines dans le plasma sanguin. SYN. ***PROTIDÉMIE.***

PROTÉINOGÈNE *adj. (angl. proteinogenous).* **1.** Qui produit des protéines. **2.** Qui dérive des protéines.

PROTÉINOGRAMME *s. m.* ☞ ***PROTIDOGRAMME.***

PROTÉINORACHIE *s. f.* Présence de protéines dans le liquide céphalorachidien, normalement 0,20 g/L.

PROTÉINOSE *s. f. (angl. proteinosis).* Accumulation pathologique de protéines dans les tissus. ◇ **LIPOÏDIQUE** *(angl. lipid —).* Affection cutanée résultant d'un trouble du métabolisme des graisses, caractérisée par des plaques jaunâtres autour des articulations et par un processus fibreux sclérosant de la face et de la bouche. SYN. ***URBACH-WIETHE (MALADIE D').*** ◇ **PULMONAIRE ALVÉOLAIRE** *(angl. pulmonary alveolar —).* Affection pulmonaire rare, d'étiologie inconnue, conduisant à la fibrose pulmonaire, et caractérisée par l'accumulation dans les alvéoles d'une substance granuleuse éosinophile de nature lipoprotéique. L'évolution est variable : soit guérison, soit décès par fibrose irréversible.

PROTÉINOTHÉRAPIE *s. f. (angl. proteinotherapy).* Traitement par injection de protéines étrangères à l'organisme, dans le but de provoquer des réactions qui stimulent les processus de défense (immunitaires) contre les infections. C'est une forme de vaccinothérapie non spécifique.

PROTÉINURIE *s. f. (angl. proteinuria).* Présence de protéines dans l'urine. ◇ **GLOMÉRULAIRE** *(angl. glomerular —).* Terme désignant la plupart des protéinuries des néphropathies glomérulaires. Elles peuvent être sélectives, lorsque seules passent dans l'urine les protéines plasmatiques de faible poids moléculaire, ou non sélectives, lorsque la quasi-totalité des protéines plasmatiques passent dans l'urine. ◇ **ORTHOSTATIQUE** *(angl. orthostatic —).* Protéinurie de nature bénigne, observée chez les adolescents lors du passage de la position couchée à la position debout. ◇ **TUBULAIRE** *(angl. tubular —).* Protéinurie caractérisée par la présence de globulines de faible poids moléculaire, observée dans certaines tubulopathies.

PROTÉIQUE *adj. (angl. proteinic).* Qui est de la nature des protéines ; qui se rapporte aux protéines.

PROTÉOGLYCANE *s. m. (angl. proteoglycan).* Polysaccharide conjugé aux protéines présent dans le tissu conjonctif et le cartilage.

PROTÉOLYSAT *s. m. (angl. proteolysate).* Produit résultant d'une protéolyse enzymatique, administré dans les états de dénutrition.

PROTÉOLYSE *s. f. (angl. proteolysis).* Dégradation hydrolytique des protéines. La protéolyse est catalysée par des enzymes protéolytiques (protéases), qui coupent les protéines en peptides et les peptides en acides aminés.

PROTÉOLYTIQUE *adj. (angl. proteolytic).* Qui se rapporte à la protéolyse, qui provoque une protéolyse.

PROTÉOPEXIE *s. f. (angl. proteopexy).* Fixation des protéines dans les tissus ; assimilation des protéines dans l'organisme.

PROTÉOMIQUE *s. f. (angl. proteomics).* Discipline issue de la *génomique*, ayant pour but l'étude et l'identification de l'ensemble des protéines de l'organisme.

PROTÉOSE *s. f. (angl. proteose).* Tout produit de transition entre les substances protéiques et les acides aminés.

PROTEUS Genre de bactéries à Gram négatif de la famille des *Enterobacteriaceae.* On les trouve dans le sol et dans les eaux polluées et comme parasites (en particulier de l'intestin). Certaines espèces sont pathogènes pour l'homme et les animaux. Ce genre comprend cinq espèces, dont la première, *P. mirabilis*, est l'espèce la plus fréquemment rencontrée à l'état saprophyte et isolée comme pathogène chez l'homme ; elle est sensible à la plupart des antibiotiques. Les quatre autres espèces sont opportunistes typiques, et répondent généralement mal aux antibiotiques. Ce sont : *P. vulgaris*, dont certaines souches (*Proteus* OX) présentent des antigènes croisés avec les rickettsies, *P. morgani* et *P. rettgeri*, qui peuvent être isolées en tant qu'agents responsables d'infections urinaires, et *P. inconstans*, qui peut occasionnellement être responsable de gastro-entérites.

PROTHÈSE *s. f. (angl. prosthesis).* **1.** Appareil ou dispositif destiné à remplacer un organe, un segment d'organe, un membre ou un segment de membre parce qu'il manque, est défectueux ou enlevé. **2.** Appareil ou dispositif médical implantable (habituellement en matière synthétique) que l'on insère dans le corps pour renforcer les tissus lors d'une cure de hernie ou d'éventration. ◇ **ACOUSTIQUE** *(angl. hearing aid).* Appareil destiné à amplifier les sons, qui s'applique sur l'oreille en cas de surdité. ◇ **DENTAIRE** *(angl. dental —).* **1.** Appareil fixe ou mobile porteur de plusieurs dents (prothèse partielle) ou remplaçant la totalité des dents (prothèse totale). **2.** *(angl. prosthodontics).* Partie de la dentisterie qui a pour but la restauration des dents, le remplacement des dents manquantes et la confection d'appareils d'orthopédie dentofaciale. ◇ **ÉLECTRO-ACOUSTIQUE** *(angl. electroacoustic hearing aid).* Appareil électrique à transistors pour l'amplification des sons, qui facilite l'audition chez les sourds. ◇ **MAXILLOFACIALE** *(angl. maxillofacial —).* Prothèse destinée à corriger ou à remplacer une perte de substance au niveau de la face et des mâchoires. ◇ **OCULAIRE** *(angl. artificial eye).* Œil artificiel.

PROTHÉSISTE *s. f. s. m. (angl. prosthetist).* Technicien qui fabrique les prothèses.

PROTHÉTIQUE *adj. (angl. prosthetic).* Qui se rapporte à la prothèse.

PROTHROMBINASE *s. f. (angl. prothrombinase).* Thromboplastine activée, transformant la prothrombine en thrombine.

PROTHROMBINE *s. f. (angl. prothrombin).* Globuline présente dans le plasma, qui sous l'action de la prothrombinase et du Ca^{++} se transforme en thrombine lors du processus de coagulation. La prothrombine est synthétisée dans le foie, en présence de vitamine K. SYN. ***FACTEUR II.***

PROTHROMBINÉMIE *s. f. (angl. plasma prothrombin level).* Taux de la prothrombine dans le plasma sanguin.

PROTIDE *s. m. (angl. protide).* ☞ ***PROTÉINE.***

PROTIDÉMIE *s. f. (angl. protidemia).* ☞ ***PROTÉINÉMIE.***

PROTIDIQUE *adj. (angl. proteinic).* Qui est de la nature des protides, qui se rapporte aux protides.

PROTIDOGRAMME *s. m. (angl. proteinogram).* Répartition des différentes fractions des protéines du sérum (albumine, alphaglobulines, bêtaglobulines, gammaglobulines), après fractionnement par électrophorèse. SYN. ***PROTÉINOGRAMME.***

PROTIRÉLINE *s. f. (angl. protirelin).* Substance de synthèse ayant la même action que la TRH. ☞ ***THYRÉOLIBÉRINE.***

PROTISTE *s. m. (angl. protista).* Désigne les formes microscopiques, généralement unicellulaires, des règnes végétal et animal. Les protistes sont subdivisés en deux groupes : les eucaryotes (algues, champignons et protozoaires) et les procaryotes (bactéries).

PROTIUM *s. m. (angl. protium).* Isotope stable et naturel de l'hydrogène.

PROTO- *(angl. proto-).* Préfixe d'origine grecque signifiant premier, primitif.

PROTOCARYOTE *s. m.* ☞ ***PROCARYOTE.***

PROTODIASTOLIQUE *adj. (angl. protodiastolic).* Qui se situe dans la première partie de la diastole ventriculaire.

PROTOMASTIGOTE *adj. (angl. protomastigote).* Stade évolutif des flagellés (*Leishmania* et trypanosomes) dépourvu de membrane ondulante.

PROTOMONADINÉS *(angl. Protomonadina).* Ordre de protozoaires flagellés. Il comprend les trypanosomes et les leishmanies.

PROTON *s. m. (angl. proton).* Particule élémentaire de charge électrique positive, qui avec le neutron constitue les noyaux atomiques. Le numéro atomique d'un élément est égal au nombre de protons contenus dans son noyau.

PROTONÉPHROS *s. m. (angl. protonephros).* ☞ ***PRONÉPHROS.***

PROTONEURONE *s. m. (angl. protoneuron).* Neurone, constituant le premier relais d'une voie nerveuse.

PROTONTHÉRAPIE *s. f. (angl. proton radiation therapy).* Radiothérapie utilisant les protons accélérés.

PROTO-ONCOGÈNE *s. m. (angl. proto-oncogene).* Gène susceptible par mutation de se transformer en oncogène.

PROTOPATHIQUE *adj. (angl. protopathic).* **1.** ☞ ***IDIOPATHIQUE.*** **2.** Relatif à la sensibilité primitive ou non discriminative, par opposition à la sensibilité épicritique.

PROTOPHYTE *s. m. (angl. protophyte).* Organisme végétal unicellulaire.

PROTOPLASME *s. m. (angl. protoplasm).* Substance constitutive des cellules, de consistance plus ou moins liquide, de structure colloïdale et de composition chimique très complexe. Elle contient une grande quantité d'eau dans laquelle sont dissous ou en suspension des corps organiques et des sels inorganiques. Le protoplasme comprend le cytoplasme et le noyau. SYN. ***PROTOPLASMA.***

PROTOPLASTE *s. m. (angl. protoplast).* Bactérie ayant perdu sa paroi, sous l'action de diverses substances (pénicilline, lysozyme).

PROTOPORPHYRIE ÉRYTHROPOÏÉTIQUE *(angl. erythropoietic protoporphyria).* Affection métabolique héréditaire transmise sur le mode autosomique dominant, due à une accumulation de protoporphyrine dans les érythrocytes par déficit en uroporphyrinogène III synthase. Elle se manifeste cliniquement par une urticaire solaire.

PROTOPORPHYRINE *s. f. (angl. protoporphyrin).* La plus importante des porphyrines naturelles qui, unie au fer et à une protéine, entre dans la constitution de l'hémoglobine et de la myoglobine.

PROTOSYSTOLIQUE *adj. (angl. protosystolic).* Qui se situe dans la première partie de la systole ventriculaire.

PROTOTROPHE *adj. (angl. prototrophic).* Se dit d'un micro-organisme dont les besoins nutritifs sont identiques à ceux des souches originelles de la même espèce.

PROTOTYPE *s. m. (angl. prototype).* En taxinomie, type primitif, originel.

PROTOVERTÈBRE *s. f. (angl. protovertebra).* ☞ ***SOMITE.***

PROTOVIRUS *s. m. (angl. protovirus).* Élément génétique mobile pouvant s'intégrer aux gènes et y provoquer des mutations.

PROTOXYDE D'AZOTE *(angl. nitrous oxide).* Gaz (N_2O) utilisé en anesthésie.

PROTOZOAIRES *(angl. Protozoa).* Embranchement du règne animal, comprenant des êtres unicellulaires, doués de mouvement pendant une partie plus ou moins grande de leur existence (se déplaçant à l'aide de pseudopodes, de flagelles ou de cils vibratiles). Ils comprennent : les Rhizopodes, les Flagellés, les Sporozoaires et les Infusoires.

PROTOZOOLOGIE *s. f. (angl. protozoology).* Partie de la zoologie qui étudie les protozoaires.

PROTOZOOPHAGE *s. m. (angl. protozoophage).* Cellule qui phagocyte des protozoaires.

PROTOZOOSE *s. f. (angl. protozoosis).* Maladie provoquée par des protozoaires.

PROTRACTION *s. f. (angl. protraction).* Traction vers l'avant, en particulier de la langue ou de la mandibule.

PROTRUSION *s. f. (angl. protrusion).* État anormal d'un organe ou d'une partie d'organe qui se trouve poussé en avant. ◇ **ACÉTABULAIRE** *(angl. intrapelvic —).* Enfoncement du fond de l'acétabulum, qui fait saillie dans le bassin. Cette déformation entraîne une limitation des mouvements de l'articulation. ◇ **DISCALE** *(angl. discal —).* Saillie du disque intervertébral sans rupture de l'anneau fibreux pouvant être cause de lombalgie.

PROTUBÉRANCE *s. f. (angl. protuberance).* Structure anatomique saillante. ☞ ***PONT.*** ◇ **ANNULAIRE** *(angl. pons).* ☞ ***PONT.*** ◇ **OCCIPITALE EXTERNE** *(NA. protuberantia occipitalis externa). (angl. external occipital —).* Saillie de la partie moyenne de la face exocrânienne de l'occipital. ◇ **OCCIPITALE INTERNE** *(NA. protuberantia occipitalis interna). (angl. internal occipital —).* Saillie de la partie moyenne de la face endocrânienne de l'occipital.

PROTUBÉRANTIEL ☞ ***PONTIN.***

PROVIDENCIA Germe bactérien de la famille des *Entérobactériacées,* pouvant être responsable d'infections urinaires et viscérales.

PROVIRUS *s. m. (angl. provirus).* Fragment viral d'acide nucléique, intégré au génome d'une cellule et transmis avec celui-ci lors de la division cellulaire.

PROVITAMINE *s. f. (angl. provitamin).* Précurseur d'une vitamine. ◇ **A** *(angl. — A).* ☞ ***CAROTÈNE.*** ◇ **D2** *(angl. — D2).* ☞ ***ERGOSTÉROL.***

PROWAZEK (CORPS DE) *(angl. Prowazek's bodies, tracoma bodies).* Corpuscules intracellulaires rencontrés dans la sécrétion conjonctivale des trachomateux.

PROXIMAL *adj. (NA. proximalis). (angl. proximal).* Qui est le plus proche du centre ou de la ligne médiane (du corps ou d'un organe). S'oppose à distal.

Pr-P *(angl. Pr-P).* Abréviation de l'anglais *Prion Protein,* protéine observée dans le cerveau au cours des encéphalopathies spongiformes.

PRUNE-BELLY SYNDROME Anglicisme définissant un syndrome comportant : aplasie de la paroi abdominale, méga-uretères et ectopie testiculaire.

PRURIGÈNE *adj. (angl. pruriginous).* Qui provoque le prurit.

PRURIGINEUX *adj. (angl. pruriginous).* Qui s'accompagne de démangeaisons.

PRURIGO *s. m. (angl. prurigo).* Groupe de diverses dermatoses caractérisées essentiellement par un prurit violent et par des lésions papuleuses. ◇ **DE HEBRA** *(angl. — of Hebra).* Prurigo débutant dans l'enfance et guérissant à la puberté. ◇ **GESTATIONIS** Dermatose très prurigineuse, caractérisée par de petites papules siégeant principalement aux mains, aux pieds et au dos, apparaissant chez la femme enceinte vers le quatrième mois de la grossesse. SYN. ***PRURIGO GRAVIDIQUE.*** ◇ **MITIS** ☞ ***PRURIGO DE HEBRA.*** ◇ **NODULAIRE (DE HYDE)** *(angl. nodular —).* Prurigo caractérisé par la formation de nodules cutanés multiples, associés à un prurit particulièrement intense. SYN. ***LICHEN OBTUSUS CORNÉ.*** ◇ **SIMPLEX AIGU** ☞ ***STROPHULUS.*** ◇ **VULGAIRE** *(angl. neurodermatitis).* Prurigo chronique avec prurit important et évoluant vers des plaques de lichenification. SYN. ***PRURIGO SIMPLEX CHRONIQUE.***

PRURIT *s. m. (angl. pruritus).* Sensation de démangeaison cutanée. ◇ **SÉNILE** *(angl. senile —).* Prurit survenant chez les sujets âgés, généralement lié à l'atrophie cutanée de la vieillesse.

PSA ☞ ***ANTIGÈNE PROSTATIQUE SPÉCIFIQUE.***

PSALTÉRIUM *s. m. (angl. psalterium).* ☞ ***COMMISSURE DU FORNIX.***

PSAMMOCARCINOME *s. m. (angl. psammocarcinoma).* Cancer contenant des calcifications.

PSAMMOME *s. m. (angl. psammoma).* Tumeur contenant des calcifications analogues à des grains de sable.

PSELLISME *s. m. (angl. psellism).* Bégaiement.

PSEUD-, PSEUDO- *(angl. pseud-, pseudo-).* Préfixes d'origine grecque signifiant faux, trompeur.

PSEUDACOUSIE *s. f. (angl. pseudacousis).* Sensation subjective d'une altération des sons.

PSEUDARTHROSE *s. f. (angl. pseudarthrosis).* Constitution d'une fausse articulation, pathologique, entre les fragments osseux d'une fracture non consolidée.

PSEUDENCÉPHALE *s. m. (angl. pseudencephalus).* Monstre unitaire autosite présentant une tumeur vasculaire à la place de l'encéphale, avec fissure de la boîte crânienne et du rachis.

PSEUDESTHÉSIE *s. f. (angl. pseudesthesia).* Perception de deux sensations différentes provoquées par l'excitation d'un organe sensoriel, comme la vision olfactive ou l'audition colorée.

PSEUDO-ACONITINE *s. f.* Alcaloïde cristallin extrait d'*Aconitum ferox*, extrêmement toxique.

PSEUDO-ACOUSIE *s. f.* ☞ ***PSEUDACOUSIE.***

PSEUDO-ACTINOMYCOSE *s. f. (angl. pseudoactinomycosis).* Maladie granulomateuse dont la symptomatologie rappelle celle de l'actinomycose, mais qui est due à des champignons autres que *Actinomyces.*

PSEUDO-ALBUMINURIE *s. f. (angl. pseudoalbuminuria).* Albuminurie survenant en l'absence de toute néphropathie. SYN. ***ALBUMINURIE ACCIDENTELLE.***

PSEUDO-ANAPHYLAXIE *s. f. (angl. pseudoanaphylaxis).* Réaction ressemblant à la réaction anaphylactique, produite par l'injection d'un sérum traité avec de l'agar, de l'amidon, du kaolin ou d'autres substances ; cette réaction ne présente pas de conflit antigène-anticorps.

PSEUDO-ANÉMIE *s. f. (angl. pseudoanemia).* Pâleur des téguments en l'absence d'anémie. La forme la plus fréquente est la pseudo-anémie angiospastique, secondaire à la vasoconstriction.

PSEUDO-ANKYLOSE *s. f. (angl. pseudoankylosis).* Ankylose extra-articulaire.

PSEUDO-ASTHME *s. m. (angl. pseudoasthma).* Dyspnée asthmatiforme, mais ne relevant pas d'une anaphylaxie.

PSEUDO-ATHÉTOSE *s. f. (angl. pseudoathetosis).* Tremblement des doigts, survenant lorsque le patient étend le bras avec les yeux fermés, observé en cas de tabès et de sclérose combinés.

PSEUDO-AUTOSOMIQUES *adj. pl.* Qualifie les régions homologues portées par les chromosomes sexuels où se situent les zones d'appariement méiotique.

PSEUDOBULBAIRE *adj. (angl. pseudobulbar).* ☞ ***PARALYSIE PSEUDO-BULBAIRE.***

PSEUDOCARTILAGE *s. m. (angl. pseudocartilage).* Tissu chondroïde.

PSEUDOCHORÉE *s. f. (angl. pseudochorea).* État d'incoordination diffuse associé à des symptômes ressemblant à ceux de la chorée.

PSEUDOCHROMESTHÉSIE *s. f. (angl. pseudochromesthesia).* Fausse sensation colorée ; état dans lequel les sons produisent une sensation colorée (audition colorée). SYN. ***SYNESTHÉSIE COLORÉE.***

PSEUDOCHROMHIDROSE *s. f. (angl. pseudochromhidrosis).* Coloration de la pilosité axillaire par des substances d'origine bactérienne sécrétées dans la sueur.

PSEUDOCHROMIE *s. f.* ☞ ***DYSCHROMATOPSIE.***

PSEUDOCOARCTATION DE L'AORTE *(angl. pseudocoarctation of the aorta).* Malformation congénitale rare de la crosse de l'aorte, caractérisée par un allongement et une déformation en boucle avec des sinuosités. Elle se différencie de la coarctation vraie par l'absence de troubles cliniques. Aucun traitement n'est nécessaire. SYN. ***AORTE PLICATURÉE.***

PSEUDOCOLLOÏDE *s. m. (angl. pseudocolloid).* Substance mucoïde que l'on trouve parfois dans les kystes ovariens.

PSEUDOCOMITIAL *adj. (angl. epileptoid).* Qui ressemble à l'épilepsie, mais qui n'est pas de nature épileptique.

PSEUDOCOXALGIE *s. f. (angl. pseudocoxalgia).* ☞ ***OSTÉOCHONDRITE DÉFORMANTE JUVÉNILE DE LA HANCHE, LEGG-CALVÉ-PERTHES (MALADIE DE).***

PSEUDOCROUP *s. m. (angl. pseudocroup).* ☞ ***LARYNGITE STRIDULEUSE.***

PSEUDODIPHTÉRIE *s. f. (angl. pseudodiphtheria).* Angine avec formation de fausses membranes qui ne sont pas dues à l'action de *Corynebacterium diphteriae.*

PSEUDO-ÉNARTHROSE *s. f. (angl. pseudoenarthrosis).* Forme de pseudarthrose fibrosynoviale semblable à une énarthrose.

PSEUDOEXOPHORIE *s. f. (angl. pseudoexophoria).* Strabisme latent divergent dû à une perturbation des centres de l'accommodation.

PSEUDOGÈNE *s. m. (angl. pseudogene).* Séquence non exprimée d'ADN présentant une grande homologie avec un gène actif. Il en dérive par une duplication, mutation ou rétrotranscription.

PSEUDOGLIOME *s. m. (angl. pseudoglioma).* Exsudat d'origine inflammatoire du corps vitré, simulant un gliome de la rétine.

PSEUDOGLOBULINE *s. f. (angl. pseudoglobulin).* Globuline qui se différencie de l'euglobuline par sa solubilité dans l'eau distillée et dans les solutions salines diluées.

PSEUDOGRAPHIE *s. f. (angl. pseudographia).* Écriture de signes incompréhensibles, équivalent écrit de la jargonaphasie.

PSEUDOGUEUSIE *s. f. (angl. pseudogeusia).* Sensation gustative subjective sans stimulus externe.

PSEUDO-HALLUCINATION *s. f. (angl. pseudohallucination).* Hallucination dépourvue de caractères sensoriels.

PSEUDO-HÉMAGGLUTINATION *s. f. (angl. pseudohemagglutination).* Agglutination des érythrocytes dans les capillaires.

PSEUDO-HÉMOPHILIE *s. f. (angl. pseudohemophilia).* ☞ ***WILLEBRAND (MALADIE DE VON).***

PSEUDO-HÉMOPTYSIE *s. f. (angl. pseudohemoptysis).* Expectoration de sang ne provenant pas des poumons ou des bronches.

PSEUDO-HERMAPHRODISME *s. m. (angl. pseudohermaphrodism).* État caractérisé par la présence chez un même individu de glandes sexuelles appartenant à un sexe et d'organes génitaux externes ou de caractères sexuels secondaires typiques de l'autre sexe. ◇ **FÉMININ** *(angl. female —).* Pseudo-hermaphrodisme dans lequel les caractères génétiques (chromosomes) et gonadiques (ovaires) sont féminins, mais avec des caractères sexuels secondaires masculins. SYN. ***GYNANDRIE.*** ◇ **MASCULIN** *(angl. male —).* État caractérisant un homme pseudo-hermaphrodite cryptorchide, à caractères sexuels extérieurs féminins. SYN. ***ANDROGYNIE.***

PSEUDO-HERMAPHRODITE *adj. (angl. pseudo-hermaphrodite).* Se dit d'un individu atteint de pseudo-hermaphrodisme. S'emploie aussi comme substantif.

PSEUDO-HYDRONÉPHROSE *s. f. (angl. pseudohydronephrosis).* Kyste paranéphrétique.

PSEUDO-HYPERALDÉRONISME *(angl. pseudohyperaldosteronism).* Affection congénitale à transmission autosomique dominante caractérisée par une insensibilité des tubes rénaux à l'aldostérone, avec pour conséquence une perte rénale importante de sodium.

PSEUDO-IÉMIE *s. f. (angl. pseudohyperkaliemia).* Artefact de laboratoire : augmentation du potassium sérique et plasmatique par libération du potassium intracellulaire quelques heures après le prélèvement sanguin.

PSEUDO-HYPERTROPHIE *s. f. (angl. pseudohypertrophy).* Augmentation de volume d'un organe liée à une hyperplasie du tissu conjonctif ou adipeux, sans hypertrophie de son tissu spécifique.

PSEUDO-ICTÈRE *s. m. (angl. pseudoicterus).* Coloration jaune de la peau qui n'est pas due aux pigments biliaires.

PSEUDO-ISOCHROMATIQUE *adj. (angl. pseudoisochromatic).* Se dit des planches destinées à l'examen de la vision des couleurs, contenant deux couleurs visibles pour l'œil normal, alors que l'œil pathologique ne les distingue pas.

PSEUDOKYSTE *s. m. (angl. pseudocyst).* Cavité ressemblant à un kyste, mais dépourvue de paroi propre. ◇ **PANCRÉATIQUE** *(angl. pancreatic —).* Accumulation de suc pancréatique dans l'espace rétropéritonéal, résultant de la nécrose et de la rupture d'un conduit pancréatique.

PSEUDOLÈPRE (DE ROBLES) *(angl. Robles' disease).* Affection observée au Guatemala, caractérisée par des lésions chroniques éléphantiasiques des pieds ressemblant à la lèpre mais due à l'onchocercose.

PSEUDOLEUCÉMIE INFANTILE INFECTIEUSE *(angl. infantile visceral leishmaniasis).* ☞ ***KALA-AZAR INFANTILE.***

PSEUDOLIMAX BÜTSCHLII Amibe non pathogène, rencontrée fréquemment dans l'intestin de l'homme, et dont les kystes contiennent du glycogène qui se colore intensément par l'iode.

PSEUDOLIPOME *s. m. (angl. pseudolipoma).* Masse graisseuse sous-cutanée non circonscrite.

PSEUDOMANIE *s. f. (angl. pseudomania).* Trouble mental imaginaire ou simulé.

PSEUDOMÉLANOSE *s. f. (angl. pseudomelanosis).* Coloration post-mortem des tissus par des pigments brun-grisâtre provenant du sang.

PSEUDOMEMBRANE *s. f. (angl. pseudomembrane).* Exsudat fibrineux ou fibrino-leucocytaire, déposé sous forme de lambeaux fermes à la surface d'une muqueuse ou d'une séreuse enflammées.

PSEUDO-MÉNIÈRE *s. m. (angl. pseudovertigo).* Syndrome labyrinthique ressemblant au vertige de Ménière, mais n'en présentant pas tous les éléments. SYN. ***VERTIGE MÉNIÉRIFORME.***

PSEUDOMÉNINGITE *s. f. (angl. pseudomeningitis).* ☞ ***MÉNINGISME.***

PSEUDOMONAS Genre de bactéries de la famille des *Pseudomonadaceae.* Ce sont des bacilles à Gram négatif, mobiles, aérobies ou anaérobies facultatifs, chimioorganotrophes, largement répandus dans le sol et les eaux. Leur métabolisme est respiratoire. Certaines espèces sont pathogènes pour les animaux et l'homme. ◇ ***AERUGINOSA*** Espèce pathogène de *Pseudomonas.* Ce bacille est responsable de suppurations à pus bleu (il produit la pyocyanine). SYN. ***PSEUDOMONAS PYOCYANEA, BACILLE PYOCYANIQUE.*** ◇ ***FLUORESCENS*** Espèce isolée très fréquemment des eaux, des boues. Sa pathogénicité est incertaine. ◇ ***MALLEI*** Agent responsable de la morve. SYN. ***ACTINOBACILLUS MALLEI.*** ◇ ***PSEUDOMALLEI*** Agent responsable de la mélioïdose ou pseudo-morve. SYN. ***BACILLE DE WHITMORE, MALLEOMYCES PSEUDOMALLEI.*** ◇ ***PYOCYANEA*** ☞ ***PSEUDOMONAS AERUGINOSA.***

PSEUDOMYOTONIE *s. f. (angl. pseudomyotonia).* Affection qui diffère de la myotonie car la relaxation comme la contraction musculaire sont ralenties. Elle s'observe dans l'insuffisance thyroïdienne.

PSEUDOMYXOME PÉRITONÉAL *(angl. pseudomyxoma peritonei).* Néoformation gélatineuse développée dans le péritoine, secondaire à la rupture d'une mucocèle appendiculaire ou d'un kyste ovarien de type mucoïde. SYN. ***MALADIE GÉLATINEUSE DU PÉRITOINE.***

PSEUDONÉVROME D'ATTRITION *(angl. false neuroma).* Épaississement fibreux d'un tronc nerveux à la suite d'une blessure, rappelant vaguement un névrome.

PSEUDONYSTAGMUS *s. m. (angl. pseudonystagmus).* Ensemble de symptômes similaires au nystagmus, mais sans les mouvements rythmiques réguliers de celui-ci.

PSEUDOPARALYSIE *s. f. (angl. pseudoparalysis).* Perte apparente de la force musculaire.

PSEUDOPARASITISME *s. m. (angl. pseudoparasitism).* Parasitisme accidentel, transitoire.

PSEUDOPELADE (DE BROCQ) *(angl. pseudopelade).* Périfolliculite chronique qui provoque l'atrophie du cheveu et laisse une cicatrice déprimée. La chute des cheveux est définitive. SYN. ***ALOPECIA ATROPHICANS.***

PSEUDOPÉRITONITE *s. f. (angl. pseudoperitonitis).* ☞ ***PÉRITONISME.***

PSEUDOPHAKIE *s. f. (angl. pseudophakia).* Développement rudimentaire du cristallin qui est remplacé par un tissu conjonctif fibreux.

PSEUDOPODE *s. m. (angl. pseudopod).* Prolongement protoplasmique transitoire d'une cellule mobile (amibe, leucocyte), qui sert à la locomotion.

PSEUDOPOLYARTHRITE RHIZOMÉLIQUE *(angl. polymyalgia rheumatica).* Affection des sujets âgés frappant les articulations des épaules et des hanches avec altération de l'état général, fièvre et vitesse de sédimentation très accélérée. Association fréquente avec l'artérite temporale. L'évolution spontanée ou sous corticoïdes se fait vers la guérison.

PSEUDOPORENCÉPHALIE *s. f. (angl. pseudoporencephaly).* Lésion cérébrale semblable à celle de la porencéphalie, caractérisée par une dépression située sur le cortex, qui ne communique pas avec les ventricules. Il s'agit d'une formation kystique creusée au sein de la piemère.

PSEUDOPSIE *s. f. (angl. pseudopsia).* SYN. ***MÉTAMORPHOPSIE.***

PSEUDOPTÉRYGION DE LA CONJONCTIVE TARSIENNE *(angl. pseudopterygium).* ☞ ***ÉPITARSE.***

PSEUDOPTOSIS *s. f. (angl. pseudoptosis).* Aspect des paupières rappelant celui du ptosis, mais dû à une étroitesse anormale des fentes palpébrales.

PSEUDORACHITISME *s. m. (angl. pseudorickets).* Toute ostéodystrophie simulant le rachitisme vrai, mais sans rapport avec une carence en vitamine D, telle que, par exemple, les ostéopathies secondaires à une néphropathie.

PSEUDORAGE *(angl. pseudorabies).* Affection due à un herpès virus frappant de nombreux animaux en associant des signes de méningoencéphalite et un prurit sévère. SYN. ***MALADIE D'AUJESZKY.***

PSEUDORÉACTION *s. f. (angl. pseudoreaction).* Réaction fausse ou trompeuse ; réaction cutanée à un test intradermique qui n'est pas due aux protéines spécifiques contenues dans la préparation utilisée, mais à des protéines dépourvues de spécificité.

PSEUDORHUMATISME INFECTIEUX *(angl. pseudorheumatism).* Localisation aux articulations de processus infectieux, généralement septiques, qui simule un rhumatisme articulaire aigu.

PSEUDORUBÉOLE *s. f. (angl. pseudorubella).* ☞ ***QUATRIÈME MALADIE.***

PSEUDOSCARLATINE *s. f. (angl. pseudoscarlatina).* État fébrile s'accompagnant d'une éruption semblable à celle de la scarlatine, mais due à une intoxication.

PSEUDOSCLÉRÈME *s. m. (angl. pseudosclerema).* Adiponécrose sous-cutanée des nourrissons.

PSEUDOTABÈS *s. m. (angl. pseudotabes).* Syndrome ataxique, associé en général à des troubles de la motricité pupillaire, qui ressemble au tabès dorsal d'origine syphilitique, et qui est dû à une atteinte des fibres sensitives myélinisées périphériques. On peut le rencontrer dans les polynévrites (diabétiques, alcooliques) ou les atteintes des cordons postérieurs de la moelle (syndrome neuro-anémique).

PSEUDOTÉTANOS *s. m. (angl. pseudotetanus).* État de contractions musculaires persistantes, semblables à celles du tétanos, mais qui ne sont pas dues à *Clostridium tetani.*

PSEUDOTUBERCULOSE *s. f. (angl. pseudotuberculosis).* Terme désignant l'ensemble des affections qui présentent une ressemblance avec la tuberculose au point de vue anatomo-pathologique ou clinique, bien qu'elles soient produites par des bacilles non acidorésistants, comme *Pasteurella pseudotuberculosis.*

PSEUDOVARIOLE *s. f. (angl. pseudovariola).* ☞ ***ALASTRIM.***

PSEUDOXANTHOME ÉLASTIQUE *(angl. pseudoxanthoma elasticum).* Affection cutanée rare, caractérisée par de petits nodules isolés ou confluents qui épaississent la peau et la colorent en jaune. La lésion histologique est une dégénérescence des fibres élastiques et collagènes. SYN. ***MALADIE DE DARIER.***

PSILOSE *s. f. (angl. psilosis).* Alopécie.

PSITTACISME *s. m. (angl. psittacism).* Trouble du langage avec répétition de phrases non comprises.

PSITTACOSE *s. f. (angl. psittacosis).* Maladie infectieuse des psittacidés (perroquets et perruches) transmissible à l'homme, causée par *Chlamydia psittaci.* Elle est caractérisée par un état fébrile et des infiltrats pulmonaires. Elle réagit bien à l'administration de tétracyclines.

PSOAS *s. m. (angl. psoas).* Muscle de la partie antérieure de la cuisse et qui forme avec le muscle iliaque le muscle psoas-iliaque. ☞ ***ATLAS ANATOMIQUE DES MUSCLES EN ANNEXE.***

PSOAS-ILIAQUE (MUSCLE) *(angl. psoas-iliac muscle).* ☞ ***ATLAS ANATOMIQUE DES MUSCLES EN ANNEXE.***

PSODYME *s. m. (angl. psodymus).* Monstre double dont les deux troncs sont fusionnés dans la région lombaire et distincts au-dessus.

PSOÏTIS *s. f. (angl. psoitis).* Inflammation du muscle psoas entraînant une attitude caractéristique de la cuisse en flexion, abduction et rotation interne.

PSORALÈNES *s. m. (angl. psoralens).* Nom générique d'un groupe de constituants de certaines plantes (*Ammi majus, Psoralea corylifolia*). L'utilisation de substances (parfums, médicaments) contenant des psoralènes peut provoquer des dermatites phototoxiques lors d'une exposition au soleil. L'utilisation des psoralènes associée aux rayons UV constitue la PUVAthérapie.

PSORENTÉRIE *s. f. (angl. psorenteritis).* État de la muqueuse intestinale au cours du cholera avec perte des villosités et aspect saillant dû au gonflement des follicules clos.

PSORIASIFORME *adj. (angl. psoriasiform).* Qui ressemble au psoriasis.

PSORIASIS *s. m. (angl. psoriasis).* Dermatose érythématosquameuse d'étiologie inconnue, à évolution chronique, caractérisée par des plaques rouges bien circonscrites, recouvertes de squames blanches. Les lésions siègent surtout aux coudes, aux genoux, au cuir chevelu, mais peuvent parfois atteindre tout le corps. ◇ **INVETERATA** Forme de psoriasis dans laquelle les lésions sont très épaisses et lichénifiées. ◇ **OSTRÉACÉ** *(angl. ostreaceous —).* Forme de psoriasis dans laquelle les squames sont épaisses et disposées en strates, rappelant l'aspect d'une coquille d'huître. ◇ **UNIVERSALIS** Psoriasis généralisé à tout le corps.

PSYCH-, PSYCHO- *(angl. psych-, psycho-).* Préfixes d'origine grecque indiquant une relation avec l'esprit, les fonctions mentales.

PSYCHALGIE *s. f. (angl. psychalgia).* Douleur de localisation diverse, d'origine psychique.

PSYCHANALYSE *s. f. (angl. psychoanalysis).* Méthode d'investigation de la vie psychique et de psychothérapie, imaginée par Freud, basée sur l'interprétation des contenus latents (inconscients) qui s'expriment par les mots et les différents comportements d'un sujet. La technique psychanalytique se déroule selon la méthode de l'association libre, l'analyse des rêves, des lapsus, etc., et passe par le cadre et l'étude de la relation transférentielle.

PSYCHANALYSTE *s. m. (angl. psychoanalyst).* Spécialiste habilité à pratiquer la psychanalyse.

PSYCHANOPSIE *s. f. (angl. psychanopsia).* Cécité d'origine psychique.

PSYCHASTHÉNIE *s. f. (angl. psychasthenia).* État de névrose décrit par P. Janet, caractérisé par une angoisse morbide, une indécision, des ruminations mentales, et des sentiments d'irréalité et de dépersonnalisation dans les cas graves.

PSYCHÉDÉLIQUE *adj. (angl. psychedelic).* Se dit des états mentaux comportant une augmentation et une altération de la sensibilité, des hallucinations et une modification de l'humeur (euphorie ou dépression). Ce terme s'applique notamment aux phénomènes psychiques provoqués par certaines drogues hallucinogènes (LSD, mescaline, etc.) et aux actes réalisés dans un tel état. Par extension, il s'applique également aux drogues qui produisent ces effets ; dans cette dernière acception, il s'utilise également comme substantif.

PSYCHIATRE *s. m. (angl. psychiatrist).* Médecin spécialisé en psychiatrie.

PSYCHIATRIE *s. f. (angl. psychiatry).* Branche de la médecine qui traite des maladies et des troubles psychiques. ◇ **INFANTILE** *(angl. child —).* Branche de la psychiatrie qui se consacre au diagnostic et au traitement des maladies mentales infantiles. ◇ **MÉDICOLÉGALE** *(angl. forensic —).* Branche de la psychiatrie qui traite des aspects légaux de la maladie mentale.

PSYCHIQUE *adj. (angl. psychic).* Qui se rapporte aux fonctions mentales.

PSYCHISME *s. m. (angl. psyche).* **1.** Ensemble des traits psychologiques caractéristiques d'un individu. **2.** Vie psychique en général.

PSYCHOANALEPTIQUE *s. m. (angl. psychostimulant).* Tout médicament qui stimule l'activité mentale (antidépresseurs, psychotoniques).

PSYCHOBIOLOGIE *s. f. (angl. psychobiology).* Étude de la biologie du psychisme, notamment du point de vue des relations de l'individu avec le milieu ambiant.

PSYCHOCHIRURGIE *s. f. (angl. psychosurgery).* Chirurgie cérébrale destinée à remédier à certains troubles mentaux, soit en supprimant leur cause (tumeur cérébrale, lésion post-traumatique), soit en excluant certaines parties du cortex cérébral, comme la lobectomie frontale.

PSYCHODIAGNOSTIC *s. m. (angl. psychodiagnosis).* Ensemble d'entretiens et de tests psychologiques pour connaître en profondeur la personnalité d'un sujet ou évaluer les conflits psychologiques ou troubles psychiques qu'il présente.

PSYCHODIDÉS *(angl. Psychodidae).* Famille d'insectes diptères nématocères qui ressemblent à des petits papillons de nuit. Certaines espèces piquent l'homme.

PSYCHODRAME *s. m. (angl. psychodrama).* Méthode diagnostique et psychothérapeutique caractérisée par la dramatisation (représentation théâtrale) de situations réelles ou imaginées par les patients. Le psychodrame s'est développé et a été conceptualisé grâce à l'apport de différentes théories psychologiques (psychanalyse, Gestalt, etc.), qui ont donné lieu à différentes applications et modalités techniques.

PSYCHODYNAMIQUE *s. f. (angl. psychodynamics).* Étude des processus mentaux.

PSYCHODYSLEPTIQUE *s. m. (angl. psychodysleptic).* Substance psychotrope agissant sur l'état de conscience, avec production d'hallucinations (par exemple le LSD ou la mescaline). Les psychodysleptiques sont parfois employés en psychiatrie pour révéler la personnalité du malade et préciser l'origine des troubles mentaux.

PSYCHOGALVANOMÈTRE *s. m. (angl. psychogalvanometer).* Galvanomètre qui enregistre les variations de la résistance électrique de la peau au cours de certains états psychiques et neurovégétatifs.

PSYCHOGÈNE *adj. (angl. psychogenic).* Qui a une cause psychique.

PSYCHOGENÈSE *s. f. (angl. psychogenesis).* **1.** Origine et développement des fonctions psychiques. **2.** Théorie de l'origine psychique des troubles mentaux.

PSYCHOGÉRIATRIE *s. f. (angl. psychogeriatrics).* Étude des problèmes psychiques et psychiatriques des personnes âgées.

PSYCHOGRAMME *s. m. (angl. psychogram).* Représentation schématique ou graphique des résultats de l'examen psychométrique.

PSYCHOLEPSIE *s. f. (angl. psycholepsy).* Baisse soudaine de la tension psychique.

PSYCHOLEPTIQUE *s. m.* Tout médicament qui diminue l'activité mentale (baisse de la vigilance, réduction de l'activité intellectuelle, atténuation de la tension émotionnelle). Les psycholeptiques comprennent les hypnotiques, les neuroleptiques et les anxiolytiques.

PSYCHOLOGIE *s. f. (angl. psychology).* Science qui étudie le comportement, le psychisme avec ses processus, chez le sujet normal. ~ **ANALYTIQUE** *(angl. analytic —).* Analyse du psychisme selon les concepts de Jung. À la différence de Freud, cette méthode analytique établit le diagnostic et le traitement des névroses sur l'évaluation de l'inadaptation du moment, et non comme Freud sur l'étude des complexes anciens. ~ **ANIMALE** *(angl. animal —).* Étude de l'activité mentale des animaux. ~ **CLINIQUE** *(angl. clinical —).* Utilisation des connaissances psychologiques théoriques et techniques pour le diagnostic et le traitement des maladies mentales. ~ **COMPARÉE** *(angl. comparative —).* Étude psychologique comparative des comportements de différentes espèces animales ou races humaines, des différents états de développement de l'individu. ~ **CRIMINELLE** *(angl. criminal —).* Étude psychologique du psychisme, de la motivation et des comportements des criminels. ~ **DE LA FORME** *(angl. gestalt-therapie).* ☞ *GESTALT-THÉORIE.* ~ **DES PROFONDEURS** *(angl. depth —).* Toute méthode psychologique qui met en évidence les déterminations inconscientes, y compris la psychanalyse. ~ **DU COMPORTEMENT** ☞ *COMPORTEMENTALISME.* ~ **DYNAMIQUE** *(angl. dynamic —).* Branche de la psychologie qui étudie les mécanismes des processus mentaux, notamment du point de vue psychanalytique. ~ **ÉVOLUTIVE** *(angl. developmental —).* Branche de la psychologie qui étudie le psychisme individuel au cours de ses différentes étapes de développement. ~ **EXPÉRIMENTALE** *(angl. experimental —).* Méthode d'étude faisant appel à l'expérimentation et couvrant l'ensemble du domaine de la psychologie. ~ **GÉNÉTIQUE** Branche de la psychologie qui étudie les processus mentaux selon leur origine et leur développement, chez l'individu et dans l'espèce. ~ **INDIVIDUELLE** *(angl. individual —).* **1.** Étude des caractères psychologiques de l'individu. **2.** Doctrine psychologique d'Alfred Adler selon laquelle le comportement de l'individu est conditionné par la lutte pour le pouvoir et la supériorité sociale. ~ **INDUSTRIELLE** *(angl. professional —).* Ensemble des méthodes psychologiques ayant pour but de mieux adapter l'homme à son activité professionnelle. ~ **PATHOLOGIQUE** ☞ *PSYCHOPATHOLOGIE.* ~ **SOCIALE** *(angl. social —).* Psychologie qui étudie le comportement de l'individu dans la société et l'influence de cette dernière sur lui-même.

PSYCHOLOGUE *s. m. (angl. psychologist).* Spécialiste de la psychologie.

PSYCHOMÉTRIE *s. f. (angl. psychometry).* Ensemble des tests servant à évaluer la capacité intellectuelle et le fonctionnement mental, en particulier l'évaluation chiffrée des fonctions cognitives et instrumentales.

PSYCHOMOTEUR *adj. (angl. psychomotor).* Qui se rapporte aux effets moteurs liés à l'activité psychique.

PSYCHOMOTRICITÉ *s. f. (angl. psychomotricity).* Ensemble des fonctions motrices intégrées dans l'activité psychique et adaptées aux besoins de la vie relationnelle.

PSYCHONÉVROSE *s. f. (angl. psychoneurosis).* Terme utilisé par Freud pour désigner les troubles psychiques dont l'origine est liée à un conflit infantile. Actuellement, ce terme ne s'applique plus qu'aux névroses obsessionnelles et hystériques.

PSYCHONOSOLOGIE *s. f. (angl. psychonosology).* Classification des affections psychiatriques.

PSYCHOPATHE *s. m.* Individu qui est atteint d'une psychopathie.

PSYCHOPATHIE *s. f.* **1.** Terme général désignant toute maladie mentale. **2.** Trouble psychique caractérisé par un manque de contrôle des émotions et des pulsions, une impulsivité, une insuffisance d'adaptation aux normes morales ou sociales, une associabilité, une tendance au passage à l'acte et aux conduites antisociales.

PSYCHOPATHIQUE *adj.* Qui se rapporte à une maladie mentale ; qui a les caractères d'une psychopathie.

PSYCHOPATHOLOGIE *s. f. (angl. psychopathology).* Branche de la psychologie qui étudie la cause et la nature des perturbations du comportement humain et des maladies mentales. SYN. *PSYCHOLOGIE PATHOLOGIQUE.*

PSYCHOPHARMACOLOGIE *s. f. (angl. psychopharmacology).* Branche de la pharmacologie qui étudie l'action des médicaments sur les processus psychiques.

PSYCHOPHARMACOLOGIQUE (AGENT) *(angl. psychopharmacological drug).* Médicament utilisé dans le traitement des troubles psychiatriques.

PSYCHOPHYSIOLOGIE *s. f. (angl. psychophysiology).* Étude physiologique des processus mentaux.

PSYCHOPHYSIQUE *s. f. (angl. psychophysics).* Science des relations entre l'activité mentale et ses manifestations physiques.

PSYCHOPLASTICITÉ *s. f.* Aptitude, généralement hystérique, à imiter les symptômes d'une maladie.

PSYCHOPLÉGIE *s. f. (angl. psychoplegia).* Accès soudain et transitoire de démence. (Terme peu usité.)

PSYCHOPROPHYLAXIE *s. f. (angl. psychoprophylaxis).* Prophylaxie des maladies mentales.

PSYCHOSE *s. f. (angl. psychosis).* Terme général qui s'applique aux troubles mentaux d'étiologie psychologique ou organique dans lesquels on note une désorganisation profonde de la personnalité, des altérations du jugement critique et du raisonnement, des troubles de la pensée, des idées et des constructions délirantes, et souvent des perturbations de la perception sensorielle (hallucinations). ◇ **ALCOOLIQUE** *(angl. alcoholic —).* Psychose liée à l'alcoolisme comprenant entre autres : le syndrome de Korsakoff et le delirium tremens. ◇ **CARCÉRALE** *(angl. prison —).* Troubles psychiques en rapport avec l'incarcération à type d'état dépressif et parfois d'accès confusionnels. ◇ **DÉLIRANTE AIGUË OU SUBAIGUË** *(angl. acute delusional disorder).* Sous ce terme sont regroupées : la bouffée délirante aiguë ; les psychoses délirantes du post-partum ; les poussées délirantes inaugurant une psychose chronique (schizophrénie). ◇ **HALLUCINATOIRE CHRONIQUE** Psychose caractérisée par des interprétations délirantes à type d'idées de persécution et des hallucinations. ◇ **INFANTILE** *(angl. infantile —).* Terme qui englobe les psychoses d'apparition précoce dans l'enfance. ◇ **MANIACODÉPRESSIVE** *(angl. maniac depressive —).* Psychose dans laquelle se succèdent des accès de manie alternant avec des accès mélancoliques, à intervalles irréguliers, et séparés par des périodes d'une certaine stabilité psychique. ◇ **PUERPÉRALE** *(angl. puerperal —).* Ensemble des troubles psychotiques survenant au cours de la gestation, de l'accouchement ou du post-partum. ◇ **RÉACTIONNELLE** *(angl. brief reactive —).* Psychose déclenchée par un choc affectif. ◇ **SCHIZOPHRÉNIQUE** ☞ ***SCHIZOPHRÉNIE.*** ◇ **SÉNILE** *(angl. senile —).* Psychose survenant chez les personnes âgées, due souvent à des altérations cérébrales organiques.

PSYCHOSENSORIEL *adj. (angl. psychosensorial).* Qui se rapporte aux facultés intellectuelles et à l'activité psychique liée aux perceptions sensorielles.

PSYCHOSEXUEL *adj. (angl. psychosexual).* Relatif à la partie psychique ou émotive de l'instinct sexuel.

PSYCHOSOMATIQUE *adj. (angl. psychosomatic).* Qui se rapporte à l'influence du psychisme sur l'organisme.

PSYCHOTECHNIQUE *s. f. (angl. psychotechnics).* Ensemble de techniques et de tests visant à déceler les aptitudes et les capacités potentielles d'un individu afin de l'orienter vers une occupation ou une profession adaptée.

PSYCHOTHÉRAPIE *s. f. (angl. psychotherapy).* Toute méthode thérapeutique des troubles mentaux, reposant sur des procédés psychiques, dans le cadre du lien existant entre le patient et le psychothérapeute, et pouvant être effectuée sous forme individuelle ou en groupe. ◇ **ANALYTIQUE** *(angl. analytic —).* Psychothérapie fondée sur les postulats théoriques et techniques de la psychanalyse, mais qui ne réunit pas strictement les conditions d'une véritable cure psychanalytique. ◇ **BRÈVE** *(angl. brief —).* Psychothérapie d'orientation dynamique, d'objectifs et de durée limités, dans laquelle l'intérêt thérapeutique principal se focalise sur la problématique actuelle du patient. ◇ **COMPORTEMENTALE** *(angl. behaviour —).* Psychothérapie fondée sur le comportementalisme, visant à éliminer les symptômes et à modifier les habitudes inadaptées du comportement par des procédés de conditionnement et de déconditionnement. ◇ **D'ACCOMPAGNEMENT** *(angl. supportive —).* Psychothérapie qui tend à renforcer les mécanismes défensifs du patient et à diminuer l'anxiété et les symptômes. ◇ **DE GROUPE** *(angl. group —).* Type de psychothérapie dans laquelle un nombre réduit de patients sont traités simultanément sous la responsabilité d'un thérapeute. ◇ **FAMILIALE** *(angl. family —).* Psychothérapie s'adressant à une famille en conflit, centrée plus sur l'analyse de l'interaction de ses membres, et à laquelle peuvent participer certains ou la totalité de ses membres.

PSYCHOTIQUE *adj. (angl. psychotic).* **1.** Qui se rapporte à la psychose. **2.** Qui est atteint d'une psychose. S'utilise aussi comme substantif.

PSYCHOTONIQUE *s. m. (angl. psychostimulant).* Médicament qui stimule l'activité cérébrale, en créant le plus souvent un état d'euphorie. Le groupe des psychotoniques comprend notamment les amphétamines. SYN. ***PSYCHOSTIMULANT.***

PSYCHOTROPE *s. m. (angl. psychotropic).* Toute substance capable de modifier le comportement psychique. Les médicaments psychotropes sont classés en trois groupes : les psycholeptiques (hypnotiques, neuroleptiques, anxiolytiques), les psychoanaleptiques (antidépresseurs, psychotoniques) et les psychodysleptiques (hallucinogènes).

PSYCHRO- *(angl. psychro-).* Préfixe d'origine grecque indiquant une relation avec le froid.

PSYCHROPHILE *adj. (angl. psychrophilic).* Qui aime le froid ; se dit notamment des bactéries dont le développement optimal s'effectue à des températures comprises entre 15 et 20 °C.

PSYCHROTHÉRAPIE *s. f. (angl. psychrotherapy).* Utilisation thérapeutique du froid en applications générales ou locales. SYN. ***CRYOTHÉRAPIE, FRIGOTHÉRAPIE.***

PSYLLIUM *s. m. (angl. psyllium).* Plante herbacée, *Plantago psyllium*, dont les graines mucilagineuses sont employées comme laxatif mécanique. SYN. ***HERBE AUX PUCES.***

PTÉRION *s. m. (angl. pterion).* Point craniométrique à l'union des os frontal, temporal, pariétal et de la grande aile du sphénoïde.

PTERNALGIE *s. f. (angl. pternalgia).* ☞ ***TALALGIE.***

PTÉROÏQUE (ACIDE) *(angl. pteroic acid).* Acide qui entre dans la composition de l'acide folique.

PTÉROYLGLUTAMIQUE (ACIDE) *(angl. pteroylglutamic acid).* Vitamine du groupe B, dérivé naturel appartenant au groupe chimique des ptéridines. La forme la plus simple de ces composés est l'acide ptéroylmonoglutamique. Certains dérivés réduits, tels que l'acide déshydroptéroylglutamique et l'acide tétrahydroptéroylglutamique, agissent comme des coenzymes dans de nombreuses réactions de biosynthèse. Cet acide est nécessaire à la synthèse des érythrocytes et des leucocytes. On le trouve dans le foie, les reins, les légumes secs, la levure, le blé, les légumes verts, etc. SYN. ***ACIDE FOLIQUE.***

PTÉRYGION *s. m. (angl. pterygium).* Épaississement de la conjonctive de forme triangulaire. La base de ce triangle est dirigée vers l'angle interne de l'œil, le sommet empiète sur la cornée, pouvant l'envahir et gêner la vision. Il serait dû à l'exposition aux rayons ultraviolets.

PTERYGIUM COLLI Bride congénitale de tissu cutané allant de la région mastoïdienne à l'épaule. SYN. ***PTÉRYGION DU COU.***

PTÉRYGOÏDE *adj. (angl. pterygoid).* En forme d'aile. ☞ ***PROCESSUS PTÉRYGOÏDE DU SPHÉNOÏDE.***

PTÉRYGOÏDIEN *adj. (angl. pterygoid).* Qui se rapporte au processus ptérygoïde du sphénoïde.

PTÉRYGOMANDIBULAIRE *adj. (angl. pterygomandibular).* Qui se rapporte au processus ptérygoïde et à la mandibule.

PTÉRYGOMAXILLAIRE *adj. (angl. pterygomaxillary).* Qui se rapporte au processus ptérygoïde et au maxillaire.

PTÉRYGOPALATIN *adj. (angl. pterygopalatine).* Qui se rapporte au processus ptérygoïde et à l'os palatin.

PTH Abréviation de l'anglais *Parathyroid Hormon.*

PTILOSE *s. f. (angl. ptilosis).* **1.** Chute des cils. **2.** Pneumoconiose par inhalation de poussières de plumes d'autruche.

PTOMAÏNE *s. f. (angl. ptomaine).* Toute substance alcaloïdique formée au cours de la putréfaction des protéines animales.

PTOMAÏNÉMIE *s. f. (angl. ptomainemia).* Présence de ptomaïnes dans le sang.

PTOMAÏNURIE *s. f. (angl. ptomainuria).* Présence de ptomaïnes dans l'urine.

PTOMATROPINE *s. f. (angl. ptomatropine).* Ptomaïne de la viande avariée, dont les effets sont semblables à ceux de l'atropine.

PTOSE *s. f. (angl. ptosis).* Descente ou position anormalement basse d'un organe ou d'une structure organique.

PTOSIS *s. m. (angl. ptosis).* Chute plus ou moins marquée de la paupière supérieure, avec impossibilité de la relever, due à une paralysie du muscle releveur de la paupière. Il peut être congénital ou aquis. SYN. ***BLÉPHAROPTOSE.*** ⊂⊃ **SYMPATHIQUE** *(angl. ptosis sympathetica).* Ptosis associé à une rétraction oculaire, un myosis et une paralysie vasomotrice faciale, dû à une lésion du sympathique cervical. Il constitue l'une des manifestations du syndrome de Claude-Bernard-Horner.

PTYAL-, PTYALO- *(angl. ptyal-, ptyalo-).* Préfixes d'origine grecque indiquant une relation avec la salive.

PTYALINE *s. f. (angl. ptyalin).* Enzyme salivaire qui transforme l'amidon en dextrose et maltose.

PTYALISME *s. m. (angl. ptyalism).* Sécrétion excessive de salive. SYN. ***SIALORRHÉE, PTYALORRHÉE, PTYALOSE.***

PTYALOCÈLE *s. f. (angl. ptyalocele).* Formation kystique localisée dans les glandes salivaires. SYN. ***SIALOCÈLE.***

PTYALOLITHE *s. m. (angl. ptyalolith).* Calcul salivaire.

PTYALOLITHIASE *s. f. (angl. ptyalolithiasis).* Présence de calculs dans les canaux d'excrétion des glandes salivaires. SYN. ***LITHIASE SALIVAIRE.***

PTYALORRHÉE *s. f. (angl. ptyalorrhea).* ☞ ***PTYALISME.***

Pu *(angl. Pu).* Symbole chimique du plutonium.

PUBALGIE *s. f. (angl. pubalgia).* Douleur localisée à la région pubienne. Elle est observée surtout chez les sportifs.

PUBARCHE *s. f. (angl. pubarche).* Date d'apparition de la pilosité pubienne.

PUBÈRE *adj. (angl. pubertal).* Qui a atteint l'âge de la puberté.

PUBERTAIRE *adj. (angl. pubertal).* Qui se rapporte à la puberté.

PUBERTÉ *s. f. (angl. puberty).* Période de la vie pendant laquelle un individu acquiert la maturité sexuelle : développement des organes génitaux (apparition des règles chez la fille, production de spermatozoïdes chez le gaçon), apparition des caractères sexuels secondaires. ⊂⊃ **PRÉCOCE** *(angl. sexual precocity).* Puberté dont les signes caractéristiques se manifestent avant l'âge habituel. On distingue la puberté précoce vraie, dans laquelle la maturation sexuelle survient prématurément, et la pseudo-puberté précoce, dans laquelle les phénomènes pubertaires sont anormaux ou incomplets, et qui peut avoir des origines diverses (tumeur hypophysaire, affection corticosurrénalienne, etc.).

PUBESCENCE *s. f. (angl. pubescence).* État d'une surface garnie de poils.

PUBESCENT *adj. (angl. pubescent).* **1.** Qui est couvert de poils ou de duvet. **2.** Par extension, SYN. ***PUBÈRE.***

PUBIEN *adj. (angl. pubic).* Qui se rapporte au pubis.

PUBIOTOMIE *s. f. (angl. pubiotomy).* Section du pubis en dehors de la symphyse.

PUBIS *s. m. (NA. os pubis). (angl. pubis).* Partie antéro-inférieure de l'os coxal. ☞ ***ATLAS ANATOMIQUE DES OS EN ANNEXE.***

PUBOCOCCYGIEN *adj. (angl. pubococcygeal).* Qui se rapporte au pubis et au coccyx.

PUBOFÉMORAL *adj. (angl. pubofemoral).* Qui se rapporte au pubis et au fémur.

PUCE *s. f. (angl. flea).* Insecte hématophage de l'ordre des Siphonaptères, parasite de l'homme et des animaux, pouvant transmettre différentes maladies infectieuses. ☞ ***PULEX.***

PUDENDAL *adj. (angl. pudendal).* Qualifie certains vaisseaux et certains nerfs des organes génitaux externes. SYN. ***HONTEUX.*** ☞ ***ATLAS ANATOMIQUE DES ARTÈRES EN ANNEXE, N. PUDENDAL (ATLAS ANATOMIQUE DES NERFS EN ANNEXE).***

PUÉRICULTRICE *s. f. (angl. pediatric nurse).* Infirmière spécialisée s'occupant des jeunes enfants (dans les crèches, par exemple).

PUÉRICULTURE *s. f. (angl. well-baby care).* Ensemble des moyens et méthodes susceptibles d'assurer un développement physique et psychique normal de l'enfant du premier âge (de la naissance jusqu'à 4-5 ans).

PUÉRIL *adj. (angl. puerile).* Qui est propre à l'enfant, à l'enfance.

PUÉRILISME *s. m. (angl. puerilism).* État caractérisé par une régression de la mentalité vers celle de l'enfant. Contrairement à l'infantilisme, il ne comporte pas obligatoirement un retard du développement physique.

PUERPÉRAL *adj. (angl. puerperal).* Qui se rapporte à la période qui suit l'accouchement. EX. *infection puerpérale.*

PUERPÉRALITÉ *s. f. (angl. puerperium).* Période qui va de l'acccouchement au retour à l'état physiologiquement normal, en général à la réapparition des règles. SYN. ***ÉTAT PUERPÉRAL.***

PUERPÉRIUM *s. m. (angl. puerperium).* SYN. ***POST-PARTUM.***

PULEX Genre de puces ectoparasites cosmopolites vivant aux dépens de l'homme et d'un grand nombre d'animaux. ~ ***CHEOPIS*** Puce des rats, appelée aussi *Xenopsylla cheopis*, qui transmet la peste bubonique et le typhus murin. ~ ***IRRITANS*** Puce commune en Europe, parasite de la peau de l'homme. SYN. ***PULEX VULGARIS, PULEX HOMINIS.*** ~ ***PENETRANS*** ☞ ***SARCOPSYLLA.***

PULICAIRE *s. f. (angl. flea bite).* Lésion cutanée rappelant une morsure de puce.

PULICIDÉS *(angl. Pulicidae).* Famille d'insectes de l'ordre des Aphaniptères (ou Siphonaptères), au thorax bien développé, à petite tête, aux palpes labiaux pourvus de quatre segments et à l'abdomen de petite taille. Les pattes très développées permettent le saut. Cette famille comprend la majorité des puces.

PULLULATION *s. f. (angl. pullulation).* Multiplication rapide de micro-organismes, de parasites ou des éléments d'un tissu.

PULMONAIRE *adj. (angl. pulmonary).* Qui se rapporte au poumon.

PULPATION *s. f.* En pharmacie, réduction en pulpe de substances végétales.

PULPE *s. f. (angl. pulp).* **1.** Structure organique molle et charnue. **2.** Préparation pharmaceutique de consistance molle obtenue à partir de substances végétales. ~ **DENTAIRE** *(NA. pulpa dentis). (angl. dental —).* Tissu conjonctif mou, riche en vaisseaux sanguins et en nerfs, dont dépend la vie de la dent, qui occupe la cavité centrale (chambre pulpaire) et les canaux radiculaires. Il possède une couche superficielle d'odontoblastes dont les prolongements ramifiés pénètrent dans les tubules de la dentine. ~ **DES DOIGTS** *(angl. digital —).* Partie molle, charnue, de la face palmaire des extrémités des doigts. ~ **SPLÉNIQUE** *(NA. pulpa splenica). (angl. — of spleen).* Tissu constituant le parenchyme de la rate, qui remplit les espaces intertrabéculaires. Il est de couleur rougeâtre (pulpe rouge) et fait ressortir les follicules lymphatiques, de couleur blanchâtre (pulpe blanche).

PULPECTOMIE *s. f. (angl. pulpectomy).* **1.** Excision totale de la pulpe dentaire. **2.** Ablation du testicule en ne conservant que l'albuginée notamment dans le cancer prostatique.

PULPEUX *adj. (angl. pulpy).* **1.** Qui a l'aspect de la pulpe. **2.** Qui contient de la pulpe.

PULPITE *s. f. (angl. pulpitis).* Inflammation de la pulpe dentaire. Elle résulte, dans la grande majorité des cas, d'une carie pénétrante, mais peut survenir à la suite de fractures dentaires, d'abrasions, de chocs, de l'action de certains ciments dentaires, ou bien se développer par voie rétrograde à partir de la région apicale.

PULSATILE *adj. (angl. pulsatile).* Qui est animé de pulsations ou battements rythmiques, ou qui dépend des battements cardiaques. EX. *tumeur pulsatile.*

PULSATION *s. f. (angl. pulsation).* Battement rythmique du cœur, d'une artère ou du pouls.

PULSATOIRE *adj. (angl. pulsatile).* Qui provoque des pulsations.

PULSION *s. f. (angl. drive).* Concept psychanalytique qui désigne, au sein de la compréhension de la sexualité humaine, l'impulsion énergétique qui naît des états d'excitation et de tension corporelle et qui a pour but la suppression de cette tension, grâce à un objet. ◇ **DE MORT** *(angl. death instinct).* Dans la théorie freudienne, tendance à l'autodestruction, ou retour à l'état inorganique. ◇ **DE VIE** *(angl. life instinct).* Dans la théorie freudienne, pulsions sexuelles et énergie sexuelle au sens large. Ces pulsions tendent à la cohésion et à l'organisation du fonctionnement physicopsychique de l'individu et s'opposent à la pulsion de mort. ◇ **DU MOI** *(angl. ego instinct).* Concept qui, aux débuts de l'œuvre freudienne, se référa à l'énergie pulsionnelle destinée à l'autoconservation et à la constitution du moi, et qui, ensuite, fut l'objet de différentes réélaborations théoriques. ◇ **SEXUELLE** *(angl. sexual instinct).* Concept nodal de la psychanalyse, qui se différencie des théories classiques de l'instinct sexuel. La libido est l'énergie de base de la pulsion sexuelle, qui durant le développement psychosexuel de l'enfant trouve à se satisfaire en différentes localisations du corps.

PULTACÉ *adj. (angl. pultaceous).* Qui a la consistance et l'aspect d'une bouillie. Ex. *exsudat pultacé.*

PULVÉRISATEUR *s. m. (angl. atomizer).* Appareil à pression destiné à projeter, sur le corps ou dans l'atmosphère ambiante, une substance solide ou liquide réduite en gouttelettes très fines.

PULVÉRISATION *s. f. (angl. pulverization).* **1.** Réduction d'une substance solide à l'état de poudre. **2.** Projection uniforme à l'aide d'un pulvérisateur d'une poudre ou d'une solution, sur les vêtements ou sur les téguments par exemple.

PULVÉRULENT *adj. (angl. pulverulent).* Qui est à l'état de poudre.

PULVINAR *s. m. (NA. pulvinar). (angl. pulvinar).* Noyau postérieur du thalamus.

PUNAISE *s. f. (angl. bedbug).* Insecte parasite (*Cimex lectularius*), responsable de la transmission de différentes infections, en particulier certaines rickettsioses.

PUNCTIFORME *adj. (angl. punctiform).* En forme de point.

PUNCTUM *s. m.* ◇ **PROXIMUM** *(angl. near point).* Point le plus proche que l'œil puisse voir nettement. ◇ **REMOTUM** *(angl. far point).* Point le plus éloigné que l'œil puisse voir nettement.

PUPILLE *s. f. (NA. pupilla). (angl. pupil).* Ouverture dilatable et contractile du centre de l'iris, par laquelle passent les rayons lumineux. ◇ **ARTIFICIELLE** *(angl. artificial —).* Ouverture pratiquée chirurgicalement dans l'iris en cas d'opacité centrale de la cornée ou du cristallin. ◇ **MYOTONIQUE** *(angl. myotonic —).* ☞ ***PUPILLOTONIE.***

PUPILLOMÈTRE *s. m. (angl. pupillometer).* Appareil servant à mesurer le diamètre de la pupille.

PUPILLOMÉTRIE *s. f. (angl. pupillometry).* Mesure du diamètre pupillaire par l'intermédiaire d'un appareil, le pupillomètre.

PUPILLOMOTEUR *adj. (angl. pupillomotor).* Qui se rapporte aux mouvements de la pupille.

PUPILLOPLÉGIE *s. f. (angl. pupilloplegia).* Paralysie pupillaire.

PUPILLOSCOPIE *s. f. (angl. pupilloscopy).* ☞ ***SKIASCOPIE.***

PUPILLOSTATOMÈTRE *s. m. (angl. pupillostatometer).* Instrument servant à mesurer la distance entre les centres des deux pupilles.

PUPILLOTONIE *s. f. (angl. pupillotonia).* Perturbation du réflexe pupillaire à la lumière, caractérisée par une lente contraction ou décontraction de la pupille. ☞ ***ADIE (SYNDROME D').***

PURGATIF *s. m. (angl. purgative).* Médicament qui, administré par voie orale, a une action évacuatrice du contenu intestinal. Les purgatifs reçoivent différents noms selon la modalité de leur action : hydragogues, cholagogues, drastiques.

PURGATION *s. f. (angl. purgation).* Évacuation du contenu intestinal après administration de purgatifs.

PURGE *s. f. (angl. purge).* SYN. (populaire de) ***PURGATIF.***

PURIFORME *adj. (angl. puriform).* Qui ressemble au pus.

PURINE *s. f. (angl. purine).* Composé fondamental des bases puriques, résultant de la condensation d'un noyau pyrimidine et d'un noyau imidazole. Les bases puriques comprennent l'adénine et la guanine qui entrent dans la composition des nucléotides.

PURINÉMIE *s. f.* Présence de bases puriques dans le sang.

PURINOMÈTRE *s. m. (angl. purinometer).* Instrument permettant de déterminer la quantité de bases puriques dans l'urine.

PURIQUE *adj. (angl. puric).* Qui se rapporte à la purine ou à ses dérivés.

PURKINJE ◇ **(CELLULES DE)** *(angl. Purkinje's cells).* Cellules nerveuses à corps épais et piriforme, dont les dendrites sont dirigés vers la périphérie et les axones vers les couches profondes, situées entre la couche moléculaire et la couche des grains du cortex cérébelleux. ◇ **(FIBRES DE)** *(angl. Purkinje's fibers).* Fibres musculaires moniliformes qui forment un réseau dans le tissu sous-endothélial des ventricules cardiaques, et auxquelles on attribue la transmission des stimuli partant des atria. ◇ **(PHÉNOMÈNE DE)** *(angl. Purkinje's phenomenon).* Incapacité de l'œil adapté à l'obscurité de distinguer les couleurs, alors qu'il peut discerner la moindre clarté. ◇ **(RÉSEAU DE)** *(angl. subendocardial terminal network).* Ramifications terminales du faisceau de His dans la paroi musculaire des deux ventricules cardiaques.

PURKINJE-SANSON (IMAGES DE) *(angl. Purkinje-Sanson mirror images).* Les trois images d'une source lumineuse qui sont réfléchies par les dioptres de l'œil et qui sont visibles en observant la pupille d'un sujet : la première correspond à la surface antérieure de la cornée, la deuxième à la surface antérieure du cristallin, et la troisième, inversée, à la surface postérieure du cristallin. SYN. ***IMAGES DE PURKINGE.***

PURPURA *s. m. (angl. purpura).* Taches cutanées rouges, constituées par de petites extravasations sanguines sous-cutanées. Ces taches ne s'effacent pas à la pression. Le purpura est un symptôme observé dans diverses maladies. Il peut être lié à une thrombopénie ou à une fragilité vasculaire. ⊂ **ANAPHYLACTOÏDE** *(angl. anaphylactoid —).* ☞ ***SCHÖNLEIN-HENOCH (SYNDROME OU MALADIE DE).*** ⊂ **ANNULAIRE TÉLANGIECTASIQUE** *(angl. — annularis telangiectodes).* Éruption de forme annulaire à centre achromique, pigmentée par dépôt d'hémosidérine, apparaissant sur les deux jambes, et associée à des télangiectasies et des ecchymoses. SYN. ***PURPURA DE MAJOCCHI.*** ⊂ **CAPILLAROTOXIQUE (DE FRANCK)** ☞ ***SCHÖNLEIN-HENOCH (SYNDROME OU MALADIE DE).*** ⊂ **DE SEIDLMAYER** *(angl. Seidlmayer's syndrome).* Purpura du nourisson avec ecchymoses en cocarde, évoluant favorablement. ⊂ **FULMINANS** *(angl. — fulminans).* Affection très grave, caractérisée par l'apparition de nombreuses ecchymoses disséminées, compliquant une maladie infectieuse, en particulier la septicémie méningococcique. ⊂ **GANGRENEUX** *(angl. gangrenous —).* Purpura évoluant vers une gangrène cutanée, d'origine septique et de pronostic très grave. ⊂ **HYPERGLOBULINÉMIQUE** *(angl. hyperglobulinic —).* Maladie auto-immune en rapport avec une hyperglobulinémie monoclonale à IgG, d'évolution bénigne et touchant la femme. Elle associe : un purpura diffus, des arthralgies, des adénopathies et un syndrome de Raynaud. Il s'agit d'une affection à complexes immuns qui peut accompagner d'autres affections. ⊂ **RHUMATOÏDE** *(angl. Henoch-Schönlein purpura).* ☞ ***SCHÖNLEIN-HENOCH (SYNDROME OU MALADIE DE).*** ⊂ **SÉNILE DE BATEMAN** *(angl. — senilis).* ☞ ***BATEMAN (PURPURA SÉNILE DE).*** ⊂ **THROMBOCYTOPÉNIQUE THROMBOTIQUE** *(angl. thrombotic thrombocytopenic —).* Purpura très grave avec hémorragies diverses, troubles neurologiques, insuffisance hépatique. Il s'y associe une anémie hémolytique et une formation de microthrombus dans les petits vaisseaux. L'étiologie est inconnue. SYN. ***SYNDROME DE MOSCHCOWITZ.*** ⊂ **THROMBOPÉNIQUE** *(angl. thrombocytopenic —).* Apparition soudaine de pétéchies et d'hémorragies des muqueuses, avec thrombopénie et anomalies plaquettaires, évoluant par poussées de gravité variable. SYN. ***PURPURA HÉMORRAGIQUE, PURPURA THROMBOCYTOPÉNIQUE.*** ⊂ **THROMBOPÉNIQUE IDIOPATHIQUE** *(angl. idiopathic thrombocytopenic —).* Purpura lié à une thrombocytopénie auto-immune. Il existe une forme aiguë, plus fréquente chez les enfants, et une forme chronique, plus fréquente chez les femmes d'âge adulte, d'origine auto-immune. SYN. ***WERLHOF (MALADIE DE).***

PURPURINURIE *s. f. (angl. purpurinuria).* Présence d'uroérythrine dans les urines.

PURPURIQUE *adj. (angl. purpuric).* Qui se rapporte au purpura.

PURRU *s. m. (angl. puru).* Nom donné au pian en Malaisie.

PURTSCHER (SYNDROME DE) *(angl. angiopathic retinopathy).* Rétinite hémorragique en rapport avec une hypertension veineuse dans le territoire céphalique ou par embolies graisseuses après fracture.

PURULENCE *s. f. (angl. purulence).* État de ce qui est purulent.

PURULENT *adj. (angl. purulent).* Qui contient du pus.

PURU-PURU *s. m.* ☞ ***PINTA.***

PUS *s. m. (angl. pus).* Liquide plus ou moins épais, de couleur variable, résultant d'une inflammation aiguë ou chronique, constitué d'une partie liquide ou sérum et d'une partie solide formée par des leucocytes plus ou moins altérés, des particules de graisse, des acides gras et des micro-organismes. ⊂ **BLEU** *(angl. blue —).* Pus de couleur bleuâtre, produit par le bacille pyocyanique. ⊂ **CASÉEUX** *(angl. cheesy —).* Pus épais, presque solide, ressemblant à du fromage. ⊂ **CHOCOLAT** *(angl. anchovy sauce —).* Pus de couleur chocolat provenant des abcès amibiens. ⊂ **CRÉMEUX** *(angl. curdy —).* Pus épais en raison de la prédominance des éléments solides. ⊂ **LOUABLE** *(angl. laudable —).* Pus jaune, épais de par sa richesse en fibrine, considéré autrefois comme de bon pronostic. ⊂ **SANIEUX** *(angl. sanious —).* Pus clair, sanguinolent. ⊂ **SÉREUX** *(angl. serous —).* Pus semi-transparent, très fluide en raison de l'abondance de sa fraction liquide.

PUSTULATION *s. f. (angl. pustulation).* Formation de pustules.

PUSTULE *s. f. (angl. pustule).* Lésion cutanée caractérisée par un soulèvement épidermique contenant un liquide purulent. ⊂ **MALIGNE** *(angl. malignant anthrax).* ☞ ***CHARBON.***

PUSTULEUX *adj. (angl. pustular).* Qui se rapporte aux pustules ; qui est caractérisé par la présence de pustules.

PUSTULIFORME *adj. (angl. pustuliform).* Qui ressemble à une pustule.

PUSTULOSE *s. f. (angl. pustulosis).* Affection caractérisée par la formation de nombreuses pustules. ⊂ **SOUS-CORNÉE** *(angl. Sneddon-Wilkinson syndrome).* Éruption diffuse de vésicopustules d'évolution chronique. SYN. ***SYNDROME DE SNEDDON ET WILKINSON.*** ⊂ **VACCINIFORME** *(angl. eczema herpeticum).* Éruption de pustules rappelant la vaccine évoluant généralement vers la guérison et d'étiologie controversée. SYN. ***ECZÉMA HERPÉTIFORME, KAPOSI-JULIUSBERG (MALADIE DE).***

PUTAMEN *s. m. (NA. putamen). (angl. putamen).* Partie externe du noyau lenticulaire du corps strié.

PUTRÉFACTION *s. f. (angl. putrefaction).* Processus de décomposition des matières organiques animales ou végétales.

PUTRESCIBLE *adj. (angl. putrescent).* Qui est susceptible de subir la putréfaction.

PUTRIDE *adj. (angl. putrid).* **1.** Qui est caractérisé ou produit par la putréfaction. **2.** Qui dégage une odeur rappelant celle de la putréfaction.

PUVAthérapie *(angl. PUVA therapy).* ☞ ***PSORALÈNES.***

PYARTHRITE *s. f. (angl. pyarthrosis).* Arthrite purulente.

PYARTHROSE *s. f.* ☞ ***PYARTHRITE.***

PYCN-, PYCNO- *(angl. pycn-, pycno-).* Préfixes d'origine grecque signifiant épais, compact.

PYCNIQUE *adj. (angl. pyknic).* Qui est caractérisé par un corps trapu avec une tendance à l'embonpoint. Se dit d'un type morphologique.

PYCNOÏDE *adj. (angl. pyknomorphous).* Forme épaisse et large.

PYCNOMORPHE *adj. (angl. pyknomorphic).* Se dit de certaines cellules nerveuses dont les éléments colorables sont disposés de façon compacte.

PYCNOSE *s. f. (angl. pyknosis).* État du noyau de la cellule en dégénérescence, caractérisé par sa rétraction sous forme d'une masse anguleuse et par une condensation de la chromatine. Le noyau altéré se colore fortement par les colorants basiques.

PYCNOTIQUE *adj.* Relatif ou affecté par la pycnose.

PYÉL-, PYÉLO- *(angl. pyel-, pyelo-).* Préfixes d'origine grecque indiquant une relation avec le pelvis rénal.

PYÉLECTASIE *s. f. (angl. pyelectasis).* Dilatation du pelvis rénal.

PYÉLIQUE *adj. (angl. pyelic).* Qui se rapporte au pelvis rénal.

PYÉLITE *s. f. (angl. pyelitis).* Infection inflammatoire aiguë ou chronique de la muqueuse qui tapisse le pelvis rénal, due souvent au colibacille, et associée soit à une infection rénale (pyélonéphrite), soit à une infection de la vessie (pyélocystite). ◇ **CALCULEUSE** *(angl. calculous —).* Pyélite liée à la présence d'un calcul dans le pelvis rénal. ◇ **HÉMATOGÈNE** *(angl. hematogenous —).* Infection du pelvis rénal propagée par voie sanguine. Elle est en général associée à une néphrite. ◇ **UROGÈNE** *(angl. urogenous —).* Pyélite résultant de la propagation ascendante, par voie urinaire, d'une infection de la vessie, en général liée à une stase urinaire due à un obstacle à l'écoulement dans les voies urinaires inférieures. SYN. ***PYÉLITE ASCENDANTE.***

PYÉLOCALICIEL *adj. (angl. pyelocaliceal).* En rapport avec le pelvis rénal et les calices rénaux.

PYÉLOCYSTITE *s. f. (angl. pyelocystitis).* Inflammation du pelvis rénal et de la vessie.

PYÉLOGRAMME *s. m. (angl. pyelogram).* Cliché obtenu par la pyélographie.

PYÉLOGRAPHIE *s. f. (angl. pyelography).* Radiographie des cavités rénales et des uretères après injection d'un produit de contraste. ◇ **ASCENDANTE** *(angl. ascending —).* Pyélographie après injection d'un produit de contraste par voie urétérale. SYN. ***PYÉLOGRAPHIE RÉTROGRADE.*** ◇ **DESCENDANTE** *(angl. intravenous —).* Pyélographie après injection par voie intraveineuse d'un produit de contraste qui est éliminé par les reins. SYN. ***PYÉLOGRAPHIE INTRAVEINEUSE, PYÉLOGRAPHIE D'ÉLIMINATION.***

PYÉLOLITHOTOMIE *s. f. (angl. pyelolithotomy).* Pyélotomie pratiquée pour extraire un ou plusieurs calculs situés dans le pelvis rénal.

PYÉLONÉPHRITE *s. f. (angl. pyelonephritis).* Affection inflammatoire d'origine bactérienne intéressant le pelvis rénal et le parenchyme rénal (système tubulaire et tissu interstitiel). ◇ **ASCENDANTE** *(angl. ascending —).* Néphrite interstitielle secondaire à une lésion souvent obstructive ou à un trouble du fonctionnement des voies excrétrices. SYN. ***NÉPHRITE ASCENDANTE.*** ◇ **GRAVIDIQUE** *(angl. — of pregnancy).* Inflammation des voies urinaires (voies excrétrices et tissu intestitiel du rein) pendant la grossesse. ◇ **XANTHOGRANULOMATEUSE** *(angl. xanthogranulomatous —).* Forme de pyélonéphrite chronique avec fibrose inflammatoire riche en histéocytes spumeux. Complication habituelle des infections à Proteus.

PYÉLONÉPHROSE *s. f. (angl. pyelonephrosis).* Toute affection du bassinet et du rein de nature non inflammatoire.

PYÉLOPLASTIE *s. f. (angl. pyeloplasty).* Chirurgie plastique pratiquée sur le pelvis rénal.

PYÉLOSCOPIE *s. f. (angl. pyeloscopy).* Examen radioscopique du pelvis rénal après injection d'un produit de contraste par voie intraveineuse ou urétérale.

PYÉLOSTOMIE *s. f. (angl. pyelostomy).* Abouchement temporaire du pelvis rénal à la peau pour permettre l'élimination directe des urines vers l'extérieur.

PYÉLOTOMIE *s. f. (angl. pyelotomy).* Incision du pelvis rénal.

PYÉMIE *s. f. (angl. pyemia).* ☞ ***SEPTICOPYOHÉMIE.***

PYGOMÈLE *s. m. (angl. pygomelus).* Monstre double caractérisé par la présence d'un ou de deux membres surnuméraires insérés dans la région fessière de l'autosite.

PYGOPAGE *s. m. (angl. pygopagus).* Monstre double dont les deux composants sont unis par la région fessière.

PYLE (MALADIE DE) *(angl. Pyle's disease).* Élargissement des métaphyses osseuses avec nanisme et incurvation des os. Affection héréditaire à transmission autosomique récessive. SYN. ***DYSPLASIE MÉTAPHYSAIRE FAMILIALE.***

PYLÉPHLÉBITE *s. f. (angl. pylephlebitis).* Phlébite de la veine porte ou de ses branches.

PYLÉTHROMBOPHLÉBITE *s. f. (angl. pylethrombophlebitis).* Pyléphlébite compliquée de thrombose.

PYLÉTHROMBOSE *s. f. (angl. pylethrombosis).* Thrombose de la veine porte.

PYLORALGIE *s. f. (angl. pyloralgia).* Douleur dans la région du pylore.

PYLORE *s. m. (NA. pylorus). (angl. pylorus).* Orifice de sortie de l'estomac, par lequel celui-ci communique avec le duodénum.

PYLORECTOMIE *s. f. (angl. pylorectomy).* Résection du pylore.

PYLORIQUE *adj. (angl. pyloric).* Qui se rapporte au pylore.

PYLORITE *s. f. (angl. pyloritis).* Inflammation de la muqueuse du pylore.

PYLORODUODÉNITE *s. f. (angl. pyloroduodenitis).* Inflammation de la muqueuse du pylore et de la muqueuse du duodénum.

PYLOROGASTRECTOMIE *s. f. (angl. pylorogastrectomy).* Toute résection de la portion distale de l'estomac comprenant le pylore. SYN. ***GASTROPYLORECTOMIE.***

PYLOROMYOTOMIE EXTRAMUQUEUSE *s. f. (angl. pyloromyotomy).* Incision du sphincter pylorique pratiquée pour le traitement en prévention du pylorospasme ou pour traiter une sténose. SYN. ***PYLOROTOMIE.*** ☞ ***PYLOROPLASTIE.***

PYLOROPLASTIE *s. f. (angl. pyloroplasty).* Chirurgie plastique du pylore pratiquée en prévention de la stase gastrique lors des vagotomies ou en cas de sténose.

PYLOROSPASME *s. m. (angl. pylorospasm).* Spasme du sphincter pylorique observé chez le nourrisson et conduisant à une cachexie par vomissements répétés.

PYLOROSTÉNOSE *s. f. (angl. pylorostenosis).* Rétrécissement du pylore.

PYLOROSTOMIE *s. f. (angl. pylorostomy).* Abouchement de l'antre pylorique à la paroi abdominale.

PYLOROTOMIE *s. f. (angl. pylorotomy).* ☞ ***PYLOROMYOTOMIE EXTRAMUQUEUSE.***

PYO- *(angl. pyo-).* Préfixe d'origine grecque indiquant une relation avec le pus ou une suppuration.

PYOCÉPHALIE *s. f. (angl. pyocephalus).* Présence de pus dans les ventricules cérébraux.

PYOCHOLÉCYSTITE *s. f. (angl. purulent cholecystitis).* Cholécystite purulente.

PYOCINE *s. f. (angl. pyocin).* Bactériocine produite par certaines souches de *Pseudomonas aeruginosa.*

PYOCOLPOS *s. m. (angl. pyocolpos).* Collection de pus dans le vagin.

PYOCOQUE *s. m. (angl. pyococcus).* Tout coque responsable d'infections purulentes. EX. *staphylocoque, streptocoque.*

PYOCTANINE *s. f.* Nom de différentes substances colorantes, à propriétés antiseptiques, utilisées en ophtalmologie, dans les infections purulentes de la conjonctive et des voies lacrymales, et en dermatologie. ◇ **BLEUE** *(angl. gentian violet).* Violet de gentiane. ◇ **JAUNE** *(angl. auramine).* Auramine.

PYOCULTURE *s. f. (angl. pyoculture).* Culture bactérienne faite avec un prélèvement de pus.

PYOCYANINE *s. f. (angl. pyocyanin).* Pigment bleu (dérivé de l'alpha-hydroxyphénazine par méthylation) élaboré par *Pseudomonas aeruginosa* et responsable de la coloration bleue du pus dans les plaies infectées par ce germe.

PYOCYANIQUE (BACILLE) *(angl. pyocyanic).* Terme désignant *Pseudomonas aeruginosa.*

PYOCYSTE *s. m. (angl. pyocyst).* Kyste contenant du pus (terme peu usité).

PYOCYTE *s. m. (angl. pyocyte).* Leucocyte en voie de dégénérescence, que l'on trouve en grand nombre dans le pus.

PYODERMATOSE *s. f. (angl. pyodermatosis).* ☞ ***PYODERMITE.***

PYODERMIE *s. f.* ☞ ***PYODERMITE.***

PYODERMITE *s. f. (angl. pyoderma).* Toute infection cutanée purulente : furoncle, impétigo, sycosis, etc. SYN. ***PYODERMIE, PYODERMATOSE.*** ◇ **VÉGÉTANTE** *(angl. — vegetans).* Infection cutanée staphylococcique à surface végétante associée à des pustules folliculaires. ***DERMATITE VÉGÉTANTE.***

PYOGÈNE *adj. (angl. pyogenic).* Qui provoque la formation de pus, la suppuration. Se dit surtout de certains micro-organismes (streptocoque, staphylocoque).

PYOGÉNIE *s. f. (angl. suppuration).* Production de pus. SYN. ***PYOPOÏÈSE.***

PYOHÉMIE *s. f. (angl. pyemia).* ☞ ***SEPTICOPYOHÉMIE.***

PYO-HÉMOTHORAX *s. m. (angl. pyohemothorax).* Épanchement pleural constitué de pus et de sang.

PYOÏDE *adj. (angl. pyoid).* Qui ressemble au pus.

PYOLABYRINTHITE *s. f. (angl. pyolabyrinthitis).* Inflammation purulente du labyrinthe.

PYOMÈTRE *s. m. (angl. pyometra).* Collection de pus dans l'utérus. SYN. ***PYOMÉTRIE.***

PYOMÉTRITE *s. f. (angl. pyometritis).* Métrite purulente.

PYOMYOSITE *s. f. (angl. pyomyositis).* Affection tropicale caractérisée par la constitution d'abcès intramusculaires. Elle est due le plus souvent au staphylocoque doré.

PYONÉPHRITE *s. f. (angl. pyonephritis).* Néphrite due à la présence de petits abcès à germes pyogènes au sein du parenchyme rénal.

PYONÉPHROLITHIASE *s. f. (angl. pyonephrolithiasis).* Présence de pus et de calculs dans le rein.

PYONÉPHROSE *s. f. (angl. pyonephrosis).* Affection rénale caractérisée par des collections de pus dans le pelvis rénal, les calices et le parenchyme rénal.

PYOPÉRICARDE *s. m. (angl. pyopericardium).* Collection de pus dans le péricarde.

PYOPÉRICARDITE *s. f. (angl. pyopericarditis).* Péricardite purulente.

PYOPÉRITOINE *s. m. (angl. pyoperitoneum).* Collection de pus dans la cavité péritonéale.

PYOPÉRITONITE *s. f. (angl. pyoperitonitis).* Péritonite purulente.

PYOPHAGIE *s. f. (angl. pyophagia).* Déglutition de pus.

PYOPHYLACTIQUE *adj. (angl. pyophylactic).* Qui confère une protection contre les infections purulentes.

PYOPHYSOMÈTRE *s. m. (angl. pyophysometra).* Accumulation de pus et de gaz dans la cavité utérine.

PYOPNEUMOCHOLÉCYSTITE *s. f. (angl. pyopneumocholecystitis).* Pyocholécystite avec distension de la vésicule biliaire par des gaz.

PYOPNEUMOHYDATIDE *s. f. (angl. pyopneumohydatid).* Kyste hydatique suppuré avec formation de gaz.

PYOPNEUMOPÉRICARDE *s. m. (angl. pyopneumopericardium).* Présence de pus et de gaz dans la cavité péricardique.

PYOPNEUMOPÉRIHÉPATITE *s. f. (angl. pyopneumoperihepatitis).* Pyopérihépatite s'accompagnant de formation de gaz.

PYOPNEUMOPÉRITOINE *s. f. (angl. pyopneumoperitoneum).* Accumulation de pus et de gaz dans la cavité péritonéale.

PYOPNEUMOPÉRITONITE *s. f. (angl. pyopneumoperitonitis).* Péritonite purulente avec accumulation de gaz dans la cavité péritonéale.

PYOPNEUMOTHORAX *s. m. (angl. pyopneumothorax).* Collection de pus et de gaz dans la cavité pleurale. ◇ **SOUS-PHRÉNIQUE** *(angl. subphrenic —).* Forme de pyopneumopérihépatite siégant entre le foie et le diaphragme et se traduisant cliniquement par les symptômes habituels du pneumothorax.

PYOPOÏÈSE *s. f. (angl. pyopoiesis).* ☞ ***PYOGÉNIE.***

PYORRHÉE *s. f. (angl. pyorrhea).* Écoulement de pus. ◇ **ALVÉOLODENTAIRE** *(angl. — alveolaris).* Infection chronique purulente des éléments de soutien des dents (desmodonte, os alvéolaire et gencive).

PYOSALPINGITE *s. f. (angl. pyosalpingitis).* Salpingite purulente.

PYOSALPINGO-OOPHORITE *s. f. (angl. pyosalpingo-oophoritis).* Inflammation purulente de la trompe utérine et de l'ovaire.

PYOSALPINX *s. m. (angl. pyosalpinx).* Collection de pus dans la trompe utérine.

PYOSCLÉROSE *s. f. (angl. pyosclerosis).* Suppuration chronique au sein d'un tissu scléreux.

PYOSEPTICÉMIE *s. f. (angl. pyosepticemia).* ☞ ***SEPTICOPYOHÉMIE.***

PYOSPERMIE *s. f. (angl. pyospermia).* Présence de pus dans le sperme.

PYOSTERCORAL *adj.* Caractérise des excréments purulents.

PYOTHORAX *s. m. (angl. pyothorax).* Collection de pus dans la cavité pleurale, généralement secondaire à une pneumopathie aiguë. SYN. ***PLEURÉSIE PURULENTE.***

PYO-URETÈRE *s. m. (angl. pyoureter).* Accumulation de pus dans l'uretère.

PYRAMIDAL *adj. (angl. pyramidal).* Qui se rapporte à une pyramide ; en forme de pyramide. ◇ **(OS)** ☞ ***TRIQUETRUM.*** ◇ **(SYNDROME)** *(angl. — tract syndrome).* Syndrome correspondant à une atteinte du faisceau pyramidal, du cortex cérébral à la moelle. Il associe déficit moteur, troubles du tonus et des réflexes.

PYRAMIDE *s. f. (NA. pyramis). (angl. pyramid).* Nom de différentes structures anatomiques dont la forme rappelle cette figure géométrique. ◇ **ANTÉRIEURE DU BULBE** *(NA. — medullae oblongatae). (angl. — of medulla oblongata).* Chacun des deux cordons situés de chaque côté du sillon médian de la face antérieure du bulbe, qui se poursuivent vers le haut par les pédoncules et vers le bas, après avoir subi une décussation, par les cordons latéraux de la moelle. SYN. ***PYRAMIDE BULBAIRE.*** ◇ **BULBAIRE** ☞ ***PYRAMIDE ANTÉRIEURE DU BULBE.*** ◇ **CÉRÉBELLEUSE** ☞ ***PYRAMIS.*** ◇ **PÉTREUSE** *(NA. — ossis temporalis). (angl. petrous —).* Rocher du temporal. ◇ **RÉNALE** *(NA. — renalis). (angl. renal —).* Chacune des formations coniques, au nombre de huit à dix, constituant la substance médullaire du rein.

PYRAMIS *s. m. (angl. pyramis).* Partie centrale du vermis inférieur, située entre le tuber et l'uvula.

PYRANE *s. m. (angl. pyran).* Composé hétérocyclique dont l'anneau contient cinq atomes de carbone et un atome d'oxygène On le trouve notamment dans les oses. (On écrit aussi *pyranne.*)

PYRANOSE *s. m. (angl. pyranose).* Forme isomérique de certains oses de structure analogue à celle du pyrane. (On écrit aussi *pyrannose).*

PYRAZOL *s. m. (angl. pyrazol).* Substance cristalline basique, dont dérivent des médicaments analgésiques et antipyrétiques (dérivés pyrazolés), comme la phénazone.

PYRAZOLONE *s. f. (angl. pyrazolone).* Dérivé du pyrazol, dont l'action est semblable à celle de la phénazone, mais moins efficace.

PYRÉNOLYSE *s. f. (angl. pyrenolysis).* Destruction ou dissolution du nucléole d'une cellule.

PYRÉT-, PYRÉTO- *(angl. pyret-, pyreto-).* Préfixes d'origine grecque indiquant une relation avec la fièvre.

PYRÈTHRE *s. m. (angl. pyrethrum).* Plante de la famille des Composées (*Anacyclus pyrethrum*). La racine est utilisée comme sédatif et sialagogue et, réduite en poudre, comme insecticide. ◇ **DE DALMATIE** *(angl. dalmatian insect flower).* Plante de la famille des Composées (*Chrysanthemum cinerariaefolium*), dont on extrait la pyréthrine.

PYRÉTHRINE *s. f. (angl. pyrethin).* Principe actif du pyrèthre de Dalmatie, anthelminthique et insecticide.

PYRÉTIQUE *adj. (angl. pyretic).* Qui se rapporte à la fièvre ; fébrile.

PYRÉTOGÈNE *adj.* ☞ ***PYROGÈNE.***

PYRÉTOLOGIE *s. f. (angl. pyretology).* Ensemble des connaissances relatives à la fièvre ; étude des fièvres.

PYRÉTOTHÉRAPIE *s. f. (angl. pyretotherapy).* Emploi thérapeutique de la fièvre, provoquée artificiellement par l'injection ou l'application de différents agents pyrétogènes : inoculation du paludisme, injections de vaccins, diathermie, etc.

PYREXIE *s. f. (angl. pyrexia).* État fébrile.

PYRIDINE *s. f. (angl. pyridine).* Liquide incolore, basique, extrait du goudron de houille. Antiseptique, antispasmodique et tonicardiaque.

PYRIDOXINE *s. f. (angl. pyridoxine).* ☞ ***VITAMINE B6.***

PYRIMÉTHAMINE *s. f. (angl. pyrimethamine).* Diaminopyrimidine employée dans la prophylaxie et le traitement du paludisme. Elle est utilisée également dans la toxoplasmose.

PYRIMIDINE *s. f. (angl. pyrimidine).* Composé azoté dont dérivent les bases pyrimidiques (thymine, cytosine, uracile) entrant dans la constitution des acides nucléiques. De nombreux dérivés pyrimidiques obtenus par synthèse possèdent une grande importance en tant qu'agents pharmacologiques et chimiothérapiques (par exemple, le 5-fluoro-uracile).

PYRO- *(angl. pyro-).* Préfixe d'origine grecque indiquant une relation avec le feu.

PYROCATÉCHOL *s. m. (angl. pyrocatechol).* Corps cristallisé obtenu par distillation sèche du cachou (substance extraite de la noix de bétel). C'est un isomère du résorcinol et il a été employée comme antipyrétique.

PYROGALLOL *s. m. (angl. pyrogallol).* Trihydroxybenzène. Il est employé comme réducteur dans les maladies cutanées, en particulier le psoriasis, en pommade à 5 %. Il est très toxique en cas d'absorption.

PYROGÈNE *adj. (angl. pyrogenic).* Qui provoque la fièvre. Ce terme est étymologiquement moins exact que *pyrétogène*, mais il est consacré par l'usage. SYN. ***PYRÉTOGÈNE.***

PYROLYSE *s. f. (angl. pyrolysis).* Décomposition chimique sous l'action de la chaleur.

PYROMANE *s. m. (angl. pyromaniac).* Individu atteint de pyromanie.

PYROMANIE *s. f. (angl. pyromania).* **1.** Attirance morbide pour le feu. **2.** Besoin irrésistible d'allumer des incendies.

PYRONINE *s. f. (angl. pyronin).* Colorant basique utilisé en histologie.

PYROPHOBIE *s. f. (angl. pyrophobia).* Crainte morbide du feu et des incendies.

PYROPHOSPHORIQUE (ACIDE) *(angl. pyrophosphoric acid).* Acide résultant de la condensation de deux molécules d'acide phosphorique avec élimination d'une molécule d'eau.

PYROSIS *s. m. (angl. pyrosis).* Sensation de brûlure qui part de l'épigastre et remonte le long de l'œsophage vers le pharynx. Elle s'accompagne de régurgitations acides témoignant d'un reflux gastro-œsophagien.

PYROXYLINE *s. f. (angl. pyroxylin).* ☞ ***NITROCELLULOSE.***

PYRROLE *s. m. (angl. pyrrole).* Composé hétérocyclique extrait du goudron de houille et de matières animales. C'est une substance indispensable dans l'hématopoïèse.

PYRROLIDINE *s. f. (angl. pyrrolidine).* Base dérivée du pyrrole.

PYRUVATE *s. m. (angl. pyruvate).* Sel de l'acide pyruvique.

PYRUVATE-DÉCARBOXYLASE *s. f. (angl. pyruvate decarboxylase).* Enzyme catalysant la décarboxylation de l'acide pyruvique et sa transformation en acétaldéhyde. Cette réaction constitue une des étapes de la fermentation des sucres par les levures, avec production d'alcool (fermentation alcoolique). SYN. ***PYRUVODÉCARBOXYLASE.***

PYRUVICÉMIE *s. f. (angl. pyruvemia).* Teneur du sang en acide pyruvique.

PYRUVIQUE (ACIDE) *(angl. pyruvic acid).* Acide α-cétonique qui se forme au cours du métabolisme des glucides.

PYRVINIUM (PAMOATE DE) *(angl. pyrvinium pamoate).* Colorant anthelmintique, utilisé surtout dans l'oxyurose. On l'administre par voie buccale.

PYURIE *s. f. (angl. pyuria).* Présence de pus dans l'urine.

Q

Q (fièvre) *(angl. Q fever)*. ☞ ***FIÈVRE Q.***

QI *(angl. IQ)*. Abréviation de quotient intellectuel.

QR Abréviation de quotient respiratoire.

QRS (complexe) ☞ ***COMPLEXE VENTRICULAIRE.***

QS Dans les préparations magistrales, abréviation de *quantité suffisante*. Elle indique la quantité d'excipient à ajouter aux principes médicamenteux (en spécifiant après l'abréviation, en grammes ou en millilitres, le poids ou le volume total de la préparation). On écrit aussi QSP, abréviation de *quantité suffisante pour*.

QUADRANOPSIE *s. f. (angl. quadrantanopia)*. Absence de vision dans un quart du champ visuel. SYN. ***TÉTRANOPSIE, HÉMIANOPSIE EN QUADRANT.***

QUADRANT *s. m. (angl. quadrant)*. Quart de cercle ; portion de circonférence qui comprend un angle de 90°. Ce terme est utilisé en ophtalmologie pour désigner chacun des quatre secteurs du champ visuel.

QUADRANTECTOMIE *s. m. (angl. quadrantectomy)*. Ablation d'un quadrant du sein pour cancer.

QUADRI-, QUADRU- *(angl. quadri-, quadru-)*. Préfixes d'origine latine signifiant quatre.

QUADRICEPS *s. m. (angl. quadriceps muscle)*. Muscle de la face antérieure de la cuisse constitué des muscles droit de la cuisse, vaste médial, vaste latéral et vaste intermédiaire. Il s'insère par l'intermédiaire d'un tendon commun sur la patella et sur la tubérosité antérieure du tibia. ☞ ***ATLAS ANATOMIQUE DES MUSCLES EN ANNEXE.***

QUADRICUSPIDE *adj. (angl. quadricuspid)*. Qui a quatre cuspides.

QUADRIGÉMELLAIRE *adj. (angl. quadrigemellary)*. Se dit d'une grossesse comportant quatre fœtus.

QUADRIJUMEAUX *s. m. (angl. quadrigeminal)*. ☞ ***QUADRUPLÉS.*** ◇ **(TUBERCULES)** *(angl. — bodies)*. ☞ ***COLLICULI.***

QUADRILOBÉ *adj. (angl. quadrilobate)*. Qui a quatre lobes.

QUADRILOCULAIRE *adj. (angl. quadrilocular)*. Qui possède quatre compartiments ou cavités.

QUADRIPARE *s. f. (angl. quadripara)*. Femme qui a accouché quatre fois ou qui a donné naissance à des quadruplés.

QUADRIPARÉSIE *s. f. (angl. paresis of four limbs)*. Parésie des quatre membres.

QUADRIPLÉGIE *s. f. (angl. quadriplegia)*. Paralysie des quatre membres. SYN. ***TÉTRAPLÉGIE.***

QUADRIPOLAIRE *adj. (angl. quadripolar)*. Qui possède quatre pôles. SYN. ***TÉTRAPOLAIRE.***

QUADRUPLÉS *s. m. (angl. quadruplets)*. Les quatre enfants provenant d'une même grossesse. SYN. ***QUADRIJUMEAUX.***

QUAGLINO (OPÉRATION DE) *(angl. Quaglino's operation)*. Sclérotomie effectuée avec un bistouri et une spatule.

QUANT (SIGNE DE) *(angl. Quant's sign)*. Dépression en forme de T au niveau de l'os occipital, observée parfois dans le rachitisme.

QUARANTAINE *s. f. (angl. quarantine)*. Période d'isolement (anciennement de 40 jours) à laquelle on soumet les personnes provenant de zones ou de pays où règnent certaines maladies contagieuses.

QUARANTENAIRE (MALADIE) *(angl. quarantinable disease)*. Nom donné à chacune des maladies contre lesquelles tous les états sont habilités, en vertu du réglement sanitaire international, à prendre des mesures de protection (vaccination, isolement, etc.) à l'égard des voyageurs pénétrant sur leur territoire en provenance d'une zone endémique. Il s'agit des maladies dites pestilentielles (choléra, peste, fièvre jaune, variole et fièvres récurrentes).

QUARTE (FIÈVRE) *(angl. quartan fever)*. ☞ ***FIÈVRE QUARTE.***

QUARTERON *s. m. (angl. quadroon)*. Fils d'un blanc et d'une mulâtresse, ou d'un mulâtre et d'une blanche. (Féminin : quarteronne).

QUARTZ *s. m. (angl. quartz)*. Variété naturelle, cristallisée, de silice (SiO_2). Il se présente sous forme de prismes hexagonaux, qui peuvent être transparents, incolores ou colorés. Le quartz est utilisé pour la fabrication des lentilles et des prismes des instruments optiques.

QUATREFAGES (ANGLE PARIÉTAL DE) *(angl. Quatrefages' parietal angle)*. Angle formé par les deux droites qui passent par les extrémités du diamètre bizygomatique et par les extrémités du diamètre frontal transverse maximal.

QUATRIÈME MALADIE *(angl. fourth disease, Dukes' disease).* Maladie de Dukes-Filatow (rubéole scarlatiniforme). ~ **VÉNÉRIENNE** *(angl. fourth venereal disease).* ☞ ***NICOLAS-FAVRE (MALADIE DE).***

QUATRIÈME PAIRE CRÂNIENNE *(NA. n. trochlearis). (angl. trochlear nerve, fourth cranial nerve).* ☞ ***N. TROCHLÉAIRE (IVE PAIRE) (ATLAS ANATOMIQUE DES NERFS EN ANNEXE).***

QUÉBRACHINE *s. f. (angl. quebrachine).* Un des alcaloïdes tirés de l'écorce de québracho, identique à la yohimbine.

QUECKENSTEDT (ÉPREUVE DE) *(angl. Queckenstedt's test).* Une compression bilatérale des veines jugulaires augmente la pression du liquide céphalorachidien chez l'individu normal, jusqu'à l'arrêt de l'épreuve. En cas d'obstacle dans le canal rachidien, la compression des veines ne modifie pas la pression. SYN. ***ÉPREUVE DE QUECKENSTEDT-STOOKEY.***

QUEENSLAND (FIÈVRE DU) ☞ ***FIÈVRE Q.***

QUERIDO (TEST DE) ☞ ***THYRÉOSTIMULINE (TEST À LA).***

QUÉRULENCE *s. f. (angl. quarelsomeness).* Tendance pathologique à protester contre des injustices réelles ou imaginaires.

QUERVAIN (MALADIES DE DE) *(angl. Quervain's diseases).* ☞ ***DE QUERVAIN (MALADIES DE).***

QUÉTELET (RÈGLE DE) *(angl. body mass index (BMI)).* Le poids approximatif d'un adulte, exprimé en kilogrammes, doit correspondre au nombre de centimètres de sa taille au-dessus du mètre. Cette estimation est correcte pour les individus de taille moyenne.

QUEUE *s. f. (NA. cauda). (angl. tail).* Extrémité d'une structure anatomique ou d'un organe, par opposition à l'autre extrémité, appelée tête. ~ **DE CHEVAL** *s. f. (NA. — equina). (angl. cauda equina).* Ensemble constitué par les racines nerveuses lombales, sacrales et coccygiennes, à l'extrémité inférieure du canal vertébral. ~ **DE CHEVAL (SYNDROME DE LA)** *(angl. cauda equina syndrome).* Atteinte sensitivomotrice de L2 à S5, comportant des douleurs pluriradiculaires des membres inférieurs, de la région périnéale et des organes génitaux, avec anesthésie, paralysie flasque complète et troubles génitosphinctériens. Il est dû à la compression des 3 dernières racines lombales et des racines sacrococcygiennes. ~ **DE L'ÉPIDIDYME** *(NA. — epididymis). (angl. — of epididymis).* Extrémité postérieure de l'épididyme. ~ **DE L'HÉLIX** *(NA. — helicis). (angl. — of helix).* Languette cartilagineuse qui prolonge l'hélix en bas et en arrière. ~ **DU PANCRÉAS** *(NA. — pancreatis). (angl. — of pancreas).* Fine extension du pancréas vers la gauche.

QUEYRAT (MALADIE DE) *(angl. Queyrat's erythroplasia).* Affection précancéreuse des muqueuses (lèvres, langue, gland, vulve) caractérisée par une plaque rouge, brillante, bien limitée, qui évolue vers un épithélioma spinocellulaire, avec adénopathies précoces. SYN. ***ÉRYTHROPLASIE.***

QUICK ~ **(MÉTHODE DE)** *(angl. Quick's method).* Évaluation de la quantité de prothrombine du plasma par la détermination du temps de Quick. ~ **(TEMPS DE)** *(angl. prothrombin time, PT).* Temps de coagulation d'un plasma oxalaté puis recalcifié en présence d'un excès de thromboplastine. Le temps de Quick normal est de 12 à 13 secondes. Son allongement est proportionnel à l'abaissement du taux de la prothrombine, ainsi que des taux de la proaccélérine, de la proconvertine et du facteur Stuart. SYN. ***TEMPS DE PROTHROMBINE.***

QUINACRINE *s. f. (angl. quinacrine).* Dérivé de l'acridine utilisé comme antipaludique et comme ténicide. En raison de ses effets toxiques, son utilisation est aujourd'hui très restreinte. SYN. ***MÉPACRINE.***

QUINCKE ~ **(MALADIE OU ŒDÈME DE)** *(angl. angioedema, Quincke's edema).* Forme d'urticaire caractérisée par un œdème d'apparition soudaine et localisé sur le visage, le cou et parfois le larynx (en particulier dans la forme héréditaire). Elle est provoquée par une réaction de type anaphylactique. Dans la forme héréditaire, transmise sur le mode autosomique dominant, il existe une déficience de l'inhibiteur du premier composant du complément activé (C_1). SYN. ***ŒDÈME ANGIONEUROTIQUE.*** ~ **(MÉTHODE DE)** *(angl. Quincke's method).* Technique pour le drainage postural. ~ **(SIGNE DE)** *(angl. Quincke's pulse).* Pouls capillaire constitué par des alternances de pâleur et de rougeur rythmées par les systoles cardiaques, observé sous un ongle après sa compression légère, au cours de l'insuffisance aortique. SYN. ***POULS DE QUINCKE.***

QUINIDINE *s. f. (angl. quinidine).* Alcaloïde du quinquina, isomère de la quinine. Ses propriétés pharmacodynamiques sont analogues à celles de la quinine. En raison de sa puissante action dépressive de l'excitabilité du myocarde et de la conduction atrioventriculaire, la quinidine est utilisée, sous forme de sulfate, dans le traitement de certains troubles du rythme (prévention des récidives) et en cas de tachychardie ventriculaire et supraventriculaire.

QUINIDINE-LIKE (ACTION) Action d'un produit semblable à celle antiarythmique de la quinidine.

QUINIDINÉMIE *s. f. (angl. quinidinemia).* Taux sanguin de quinidine.

QUININE *s. f. (angl. quinine).* Alcaloïde principal de l'écorce de quinquina. Substance blanche, de saveur très amère. Ingérée à petites doses, elle stimule le système nerveux et ralentit le pouls ; à plus fortes doses, elle congestionne le cerveau, diminue l'excitabilité réflexe de la moelle épinière et abaisse la température des malades fébriles. Sa principale application en thérapeutique est le traitement du paludisme (principalement le paludisme à *Plasmodium falciparum*), dont elle est le médicament spécifique. Elle est aussi utilisée comme antipyrétique, et contre les crampes musculaires. Elle est employée uniquement sous forme de sels : chlorhydrate, sulfate, etc., benzoate et gluconate.

QUININISATION *s. f. (angl. quininization).* Utilisation thérapeutique de la quinine, en particulier comme traitement préventif dans les pays où règne le paludisme endémique. SYN. ***QUINISATION.***

QUININISME *s. m. (angl. cinchonism).* Intoxication par les sels de quinine, caractérisée par une céphalalgie, des bourdonnements d'oreilles, une surdité transitoire et des manifestations cérébrales. SYN. ***QUINISME.***

QUINIQUE *adj. (angl. quinic).* Qui se rapporte à la quinine ou au quinquina.

QUINISOCAÏNE *s. f. (angl. dimethisoquin).* Anesthésique local de surface utilisé sous forme de pommade en cas de prurit. SYN. ***DIMÉTHYSOQUINE.***

QUINOLÉINE *s. f. (angl. quinoline).* Composé hétérocyclique aromatique extrait du goudron de houille qui possède des propriétés antiseptiques et antipyrétiques. La quinoléine et ses dérivés sont utilisés comme antipaludiques.

QUINOLONE *s. f. (angl. quinolone).* Famille d'antibactériens de synthèse dérivés de la 4-oxo-1,4-dihydroquinoléine. Le premier produit utilisé fut l'acide nalidixique. La péfloxacine, l'ofloxacine et la norfloxacine sont de nouvelles quinolones, dites fluoroquinolones, largement utilisées.

QUINOVINE *s. f. (angl. quinovin).* Glucoside amer du quinquina.

QUINQUAUD (FOLLICULITE ÉPILANTE DE) *(angl. folliculitis decalvans).* Folliculite purulente du cuir chevelu, laissant des zones d'alopécie. SYN. ***MALADIE DE QUINQUAUD.***

QUINQUINA *s. m. (angl. quinquina, cinchona).* Écorce des arbres du genre *Chinchona*, de la famille des Rubiacées, originaires d'Amérique du Sud. Le quinquina renferme plusieurs alcaloïdes, parmi lesquels les principaux sont la quinine, la quinidine, la cinchonine et la cinchonidine. Le quinquina est tonique, astringent et fébrifuge. On l'utilise sous différentes formes : poudre, extrait, teinture, macération, sirop, vin, etc. ◇ **GRIS** *(angl. grey quinquina).* Nom de plusieurs quinquinas d'espèces différentes, *Cinchona condominea, Cinchona scrobiculata*, etc., de couleur grise, qui contiennent peu de quinine et une quantité plus importante de cinchonine. ◇ **JAUNE** *(angl. yellow quinquina).* Nom de différents quinquinas qui sont le plus largement utilisés, tirés des espèces *Cinchona calisaya, C. micrantha*, etc. Ce sont ceux qui contiennent le plus de quinine. ◇ **ROUGE** *(angl. red cinchona).* Nom de plusieurs quinquinas de différentes espèces, *Cinchona succirubra* principalement, d'action intermédiaire entre celles des quinquinas gris et des quinquinas jaunes.

QUINTANE *adj. (angl. quintan).* Se dit des fièvres intermittentes dont les accès se reproduisent le cinquième jour.

QUINTE *s. f. (angl. coughing fit).* Accès de toux prolongé. À l'origine, « toux de la cinquième heure du matin », décrite autrefois chez les tuberculeux. Désigne actuellement l'accès typique de la coqueluche.

QUINTUPLÉS *s. m. (angl. quintuplets).* Les cinq enfants provenant d'une même grossesse.

QUINTUS VARUS *(angl. quintus varus).* Déviation en dedans du 5ᵉ orteil, congénital ou acquis.

QUOTIENT *s. m. (angl. quotient).* ◇ **CALORIQUE** *(angl. caloric —).* Quotient obtenu en divisant la quantité de chaleur (en calories) produite au cours d'un processus métabolique par la quantité d'oxygène (en milligrammes) consommée pour dégager cette chaleur. ◇ **INTELLECTUEL** *(angl. intelligence —).* Mesure de l'intelligence obtenue en divisant l'âge mental du sujet, apprécié par l'échelle de Binet-Simon ou un autre test standardisé d'intelligence, par l'âge réel et en multipliant le résultat par 100. Abréviation : QI. ◇ **RESPIRATOIRE** *(angl. respiratory —).* Rapport entre le volume de gaz carbonique éliminé et le volume d'oxygène consommé dans le même temps. Normalement, ce rapport est voisin de 0,9. Abréviation : QR.

R

R 1. *(angl. R).* Symbole du röntgen. 2. Symbole du quotient respiratoire.

R 1. Abréviation de *Recipe*. 2. Abréviation de *rough*.

Ra *(angl. Ra).* Symbole chimique du radium.

RAA Abréviation de rhumatisme articulaire aigu.

RAAB (SYNDROME DE) *(angl. Raab's syndrome).* Association d'une obésité, d'une héméralopie, d'une rétinite pigmentaire et de troubles psychiques.

RABIQUE *adj. (angl. rabic).* Qui se rapporte à la rage.

RABOT (SIGNE DU) *(angl. plane sign).* Frottement douloureux de la patella sur la trochlée, signe d'arthrose fémoro-patellaire.

RABSON-MENDENHALL (SYNDROME DE) *(angl. Rabson-Mendenhall syndrome).* Affection à transmission autosomique récessive comportant un diabète insulinorésistant et des malformations diverses.

RACE *s. f. (angl. race).* Groupe d'individus qui se différencient des autres groupes de la même espèce par un ensemble de caractères héréditaires communs (morphologiques, anatomiques, sérologiques, etc.). En anthropologie, la classification raciale la plus généralisée est celle basée sur la couleur de la peau : blanche, jaune et noire. Elle comprend un nombre plus ou moins important de sous-divisions. Dans un sens plus limité, lignée généalogique.

RACÉMEUX *adj. (angl. racemose).* Qui est disposé en grappe.

RACÉMIFORME *adj. (angl. racemiform).* En forme de grappe.

RACÉMIQUE *adj. (angl. racemic).* Se dit d'un mélange équimoléculaire d'isomères optiques, optiquement inactif.

RACÉMISATION *s. f. (angl. racemization).* Transformation d'un composé optiquement actif en un composé racémique.

RACHIALGIE *s. f. (angl. rachiodynia).* Douleur localisée au niveau du rachis.

RACHIANALGÉSIE *s. f. (angl. spinal analgesia).* ☞ ***RACHIANESTHÉSIE.***

RACHIANESTHÉSIE *s. f. (angl. spinal anesthesia).* Anesthésie de la partie inférieure du corps, par injection dans l'espace sous-arachnoïdien, par ponction lombaire, d'un produit anesthésique. SYN. ***RACHIANALGÉSIE, ANESTHÉSIE RACHIDIENNE.***

RACHICENTÈSE *s. f. (angl. lumbar puncture).* Ponction lombaire permettant d'évacuer et de prélever, sans aspiration, le liquide céphalorachidien ou d'injecter un médicament ou un produit de contraste. SYN. ***PONCTION LOMBAIRE.***

RACHICOCAÏNISATION *s. f.* ☞ ***CORNING (ANESTHÉSIE DE).***

RACHIDIEN *adj. (angl. spinal, rachidial, rachidian).* Qui se rapporte ou qui appartient à la colonne vertébrale (ou rachis). SYN. ***SPINAL.***

RACHIODYNIE *s. f. (angl. rachiodynia).* ☞ ***RACHIALGIE.***

RACHIPAGE *s. m. (angl. rachipagus).* Monstre fœtal double dont les deux composants sont unis par le rachis.

RACHIS *s. m. (angl. vertebral column).* Colonne vertébrale.

RACHISCHISIS *s. m. (angl. rachischisis).* Fissure congénitale, partielle ou totale, de la colonne vertébrale. ◇ **POSTÉRIEUR** *(angl. posterior —).* SYN. (peu usité) de ***SPINA-BIFIDA.***

RACHITIGÈNE *adj. (angl. rachitogenic).* Qui provoque ou favorise le rachitisme.

RACHITIQUE *adj. (angl. rachitic).* 1. Qui se rapporte au rachitisme. 2. Qui est atteint de rachitisme.

RACHITISME *s. m. (angl. rickets).* Maladie de la période de croissance, presque toujours due à une carence en vitamine D, bien qu'elle puisse être en relation avec différentes altérations du métabolisme du calcium et du phosphore (rachitisme vitamino-résistant). Elle se caractérise cliniquement par des symptômes osseux (déformation crânienne, cranio-tabès, fontanelle élargie, chapelet costal, proéminence malléolaire), une hyperlaxité articulaire, une hypotonie musculaire, ainsi qu'une tendance aux pneumopathies et aux infections à répétition. SYN. ***GLISSON (MALADIE DE).*** ◇ **FŒTAL** *(angl. fetal —).* ☞ ***ACHONDROPLASIE.*** ◇ **HÉMORRAGIQUE** *(angl. infantile scurvy).* Scorbut infantile. ◇ **HYPOPHOSPHATÉMIQUE FAMILIAL** *(angl. X-linked hypophosphatemic —).* Affection héréditaire transmise selon le mode dominant lié au sexe. Elle se traduit par un rachitisme sévère, résistant à la vitamine D, apparaissant vers l'âge de 2 à 3 ans, et comportant une hypophosphatémie, une hyperphosphaturie et une hyperphosphatasémie. Elle est à l'origine d'un nanisme harmonieux. SYN. ***RACHITISME VITA-***

MINO-RÉSISTANT HYPOPHOSPHATÉMIQUE DE FANCONI. ⟡ **TARDIF** *(angl. late —).* Rachitisme apparaissant chez le grand enfant et chez l'adolescent et ressemblant au rachitisme vrai.

RACHITOME *s. m. (angl. rachitome).* Instrument pour ouvrir le canal rachidien sans léser la moelle à l'autopsie.

RACHITOMIE *s. f. (angl. rachiotomy, rachitomy).* Incision d'une vertèbre ou du rachis.

RACINE *s. f. (NA. radix). (angl. root).* En anatomie, origine d'une structure (par exemple racine nerveuse) ou partie constituant la base, le point d'implantation, d'un organe (par exemple racine d'une dent). ⟡ **PILEUSE** *(NA. — pili). (angl. hair —).* Partie du poil incluse dans la peau. ⟡ **RACHIDIENNE** *(NA. — nervi spinalis). (angl. nerve —).* Chacune des deux racines par lesquelles chaque nerf rachidien se détache de la moelle épinière. Les racines rachidiennes se réunissent dans le canal rachidien juste avant de traverser le trou de conjugaison, pour former le nerf rachidien. ⟡ **RACHIDIENNE ANTÉRIEURE** *(NA. — anterior nervi spinalis). (angl. anterior — of spinal nerve).* Racine rachidienne qui comprend les fibres motrices nées de la corne antérieure de la mœlle et qui s'unit à la racine postérieure après le ganglion spinal. ⟡ **RACHIDIENNE MOTRICE** *(angl. motor — of spinal nerve).* ☞ ***RACINE RACHIDIENNE ANTÉRIEURE.*** ⟡ **RACHIDIENNE POSTÉRIEURE** *(NA. — posterior nervi spinalis). (angl. posterior — of spinal nerve).* Racine rachidienne qui comprend les fibres sensitives, qui parviennent au sillon collatéral postérieur de la moelle, et dans laquelle se trouve le ganglion spinal. ⟡ **RACHIDIENNE SENSITIVE** *(angl. sensory — of spinal nerve).* ☞ ***RACINE RACHIDIENNE POSTÉRIEURE.***

RACINE (SYNDROME DE) *(angl. premenstrual sialorrhea).* Syndrome salivaire prémenstruel : tuméfaction prémenstruelle des glandes salivaires et mammaires, quatre à cinq jours avant l'apparition des règles.

RAD *s. m. (angl. rad).* Ancienne unité de dose absorbée de rayonnements ionisants, valant 0,01 gray. ☞ ***GRAY.***

RADIAL *adj. (angl. radial).* **1.** Qui est disposé en rayons. **2.** Qui se rapporte au radius. ☞ ***ATLAS ANATOMIQUE DES ARTÈRES EN ANNEXE, ATLAS ANATOMIQUE DES MUSCLES EN ANNEXE, ATLAS ANATOMIQUE DES NERFS EN ANNEXE.***

RADIATION *s. f. (NA. radiatio). (angl. radiation).* En anatomie, groupe de fibres nerveuses qui divergent à partir d'un centre commun. ⟡ **ACOUSTIQUE** *(NA. — acustica). (angl. acoustic —).* Faisceau de fibres de la partie postérieure de la capsule interne, qui s'étend du corps géniculé interne au gyrus supérieur. SYN. ***RADIATION AUDITIVE.*** ⟡ **OPTIQUE** *(NA. — optica). (angl. optic —).* Faisceau de fibres nerveuses qui vont du thalamus au centre optique du lobe occipital du cerveau. ⟡ **THALAMIQUE** *(NA. — thalamicus). (angl. thalamocortical fiber, peduncle of thalamus).* Ensemble des fibres qui relient le thalamus au cortex cérébral.

RADICAL *s. m. (angl. radical).* En chimie, groupe d'atomes possédant une individualité propre et pouvant participer à une réaction chimique comme un atome unique. EX. *radical méthyle -CH_3, radical -COOH des acides organiques.* ⟡ **ACIDE** *(angl. acid —).* Groupement électronégatif provenant d'un acide ayant perdu un ou plusieurs protons (H^+), ou d'un sel dissocié électrolytiquement. ⟡ **LIBRE** *(angl. free —).* Radical chimique très réactif pouvant occasionner des lésions cellulaires. Certaines molécules (vitamines A, E...) s'opposent à cette action (antioxydants).

RADICOTOMIE *s. f.* ☞ ***RHIZOTOMIE.***

RADICULAIRE *adj. (angl. radicular).* **1.** Qui se rapporte aux racines nerveuses, en particulier à celles des nerfs rachidiens ou crâniens. **2.** Qui se rapporte aux racines des dents. ⟡ **(SYNDROME)** *(angl. — nerve syndrome).* Ensemble des troubles traduisant l'atteinte des racines médullaires motrices et/ou sensitives.

RADICULALGIE *s. f. (angl. radiculalgia).* Douleur localisée dans le territoire innervé par une racine nerveuse sensitive, due à une lésion de celle-ci.

RADICULECTOMIE *s. f. (angl. radiculectomy).* Excision d'une racine nerveuse, notamment d'une racine nerveuse spinale.

RADICULITE *s. f. (angl. radiculitis).* Inflammation d'une racine nerveuse. SYN. ***NÉVRITE RADICULAIRE.***

RADICULOCORDONAL POSTÉRIEUR (SYNDROME) *(angl. posterior cord syndrome).* Ensemble des troubles associant des lésions des cordons postérieurs et des racines postérieures de la moelle. S'observe notamment dans le tabès.

RADICULOGRAPHIE *s. f. (angl. radiculography).* Radiographie après injection dans les espaces sous-arachnoïdiens d'un produit de contraste hydrosoluble. L'injection est pratiquée après rachianesthésie ; le produit de contraste moule le cul-de-sac dural et les gaines des racines rachidiennes. SYN. ***DISCORADICULOGRAPHIE, SACCORADICULOGRAPHIE.***

RADICULOPATHIE *s. f. (angl. radiculopathy).* Toute affection des racines nerveuses.

RADIÉ *adj. (angl. radiate).* Qui présente des lignes rayonnant à partir d'un point central.

RADIFÈRE *adj. (angl. radium containing).* Qui contient du radium.

RADIO- *(angl. radio-).* Préfixe d'origine latine indiquant une relation avec les rayonnements (en général les rayonnements ionisants) ou avec le radius.

RADIOACTIF *adj. (angl. radioactive).* Qui est doué de radioactivité.

RADIOACTINIUM *s. m. (angl. radioactinium).* Corps formé par la désintégration de l'actinium et qui se désintègre à son tour en actinium X, avec émission de rayonnement alpha.

RADIOACTIVITÉ *s. f. (angl. radioactivity).* Propriété que possèdent certains corps dits radioactifs (uranium, radium, etc.) d'émettre spontanément et de façon continue des rayonnements ionisants. ◇ **ARTIFICIELLE** *(angl. artificial —).* Radioactivité produite en bombardant des atomes avec des particules (protons, neutrons, etc.) ou avec des rayonnements électromagnétiques.

RADIOAUTOGRAPHIE *s. f. (angl. radioautography).* ☞ ***AUTORADIOGRAPHIE.***

RADIOBICIPITAL *adj. (angl. radiobicipital).* Qui se rapporte au radius et au muscle biceps.

RADIOBIOLOGIE *s. f. (angl. radiobiology).* Partie de la biologie qui étudie les effets des radiations ionisantes sur les tissus vivants.

RADIOCALCIUM *s. m. (angl. radiocalcium).* Isotope radioactif du calcium, ^{45}Ca, employé dans l'étude du métabolisme du calcium.

RADIOCARBONE *s. m. (angl. radiocarbon).* Carbone-14, isotope radioactif du carbone.

RADIOCARDIOGRAPHIE *s. f. (angl. radiocardiography).* ☞ ***GAMMACARDIOGRAPHIE.***

RADIOCARPIEN *adj. (angl. radiocarpal).* Qui se rapporte au radius et aux os du carpe.

RADIOCHIMIE *s. f. (angl. radiochemistry).* Branche de la chimie qui traite des actions chimiques produites par les rayonnements.

RADIOCINÉMATOGRAPHIE *s. f. (angl. radiocinematography).* Enregistrement cinématographique d'images radiologiques mobiles (par exemple du cœur et des vaisseaux) au moyen de l'amplificateur de luminance. SYN. ***CINÉRADIOGRAPHIE.***

RADIOCUBITAL *adj.* ☞ ***RADIO-ULNAIRE.***

RADIODERMITE *s. f. (angl. radiodermatitis).* Ensemble des lésions cutanées et muqueuses provoquées par une exposition aux rayons X ou à d'autres rayonnements ionisants.

RADIODIAGNOSTIC *s. m. (angl. radiodiagnosis).* Diagnostic établi au moyen d'examens radiologiques.

RADIODOSIMÉTRIE *s. f. (angl. radiodosimetry).* Dosage des rayons X.

RADIOÉLÉMENT *s. m. (angl. radioelement).* Élément chimique radioactif, qu'il soit naturel ou artificiel.

RADIOÉPIDERMITE *s. f. (angl. radioepidermitis).* Ensemble des lésions épidermiques provoquées par une exposition aux rayons X ou à d'autres rayonnements ionisants.

RADIOÉPITHÉLIOMA *s. m. (angl. X-ray carcinoma).* Épithélioma provoqué par les radiations ionisantes.

RADIOGÈNE *adj. (angl. radiogenic).* **1.** Qui émet des rayons X. **2.** Qui est produit par les rayons X.

RADIOGRAMME *s. m. (angl. radiogram).* Image photographique obtenue par les rayons X.

RADIOGRAPHIE *s. f. (angl. radiography).* **1.** Technique d'enregistrement, sur une surface photographique sensible, d'une partie du corps exposée aux rayons X. **2.** Nom donné couramment au cliché obtenu par cette technique (le terme correct, mais peu usité, est radiogramme).

RADIO-IMMUNOANALYSE *s. f. (angl. radioimmunoassay).* Méthode d'analyse compétitive d'une grande précision basée sur la réaction de deux antigènes identiques (l'un d'eux étant marqué avec un radio-isotope) avec leur anticorps. En médecine, elle est utilisée pour la détermination de la concentration d'hormones, d'antigènes, de médicaments, etc., dans le sang, l'urine ou les autres liquides biologiques. SYN. ***TECHNIQUE RADIO-IMMUNOLOGIQUE.***

RADIO-IMMUNOCHIMIE *s. f. (angl. radioimmunochemistry).* Technique ultra-sensible de dosage faisant appel à un isotope radioactif. Elle comprend : la radio-immunodiffusion, la radio-immuno-électrophorèse, le radio-immunodosage et la radio-immunoprécipitation.

RADIO-ISOTOPE *s. m. (angl. radioisotope).* Isotope radioactif. ☞ ***ISOTOPE RADIOACTIF.***

RADIOKYMOGRAPHIE *s. f. (angl. radiokymography).* Technique d'enregistrement radiographique des mouvements d'un organe (cœur, poumons, diaphragme). SYN. ***KYMOGRAPHIE.*** ◇ **CARDIAQUE** *(angl. cardiac —).* Tracé polygraphique des battements cardiaques au moyen des rayons X.

RADIOLABILE *adj. (angl. radiolabile).* Qui est susceptible d'être modifié par les rayonnements ionisants.

RADIOLÉSION *s. f. (angl. radiolesion).* Toute lésion provoquée par une exposition aux rayonnements ionisants. SYN. ***MAL DES RAYONS.***

RADIOLEUCÉMIE *s. f. (angl. radio-induced leukemia).* Leucémie induite par une exposition à des rayonnements ionisants.

RADIOLEUCOSE *s. f.* ☞ ***RADIOLEUCÉMIE.***

RADIOLOGIE *s. f. (angl. radiology).* Science qui traite des rayons X et des rayonnements ionisants en général, notamment en ce qui concerne leurs applications en médecine, dans le diagnostic et le traitement. ◇ **INTERVENTIONNELLE** *(angl. interventional —).* Ensemble des techniques radiologiques invasives à visée diagnostique et thérapeutique par ponctions, cathétérismes, etc.

RADIOLOGISTE *s. m.* ☞ ***RADIOLOGUE.***

RADIOLOGUE *s. m. (angl. radiologist).* Spécialiste en radiologie.

RADIOLUMINESCENCE *s. f. (angl. radioluminescence).* Émission lumineuse provoquée par les rayonnements produits par des substances radioactives.

RADIOMANOMÉTRIE *s. f. (angl. radiomanometry).* Technique d'étude des vaisseaux et autres conduits physiologiques au moyen d'injection de substances opaques aux rayons X sous pression contrôlée.

RADIOMÈTRE *s. m. (angl. radiometer).* Appareil servant à détecter et à mesurer l'énergie rayonnante.

RADIOMICROMÈTRE *s. m. (angl. radiomicrometer).* Instrument servant à mesurer de petites variations de l'énergie rayonnante.

RADIOMIMÉTIQUE *adj. (angl. radiomimetic).* Se dit des substances organiques qui agissent en bloquant la mitose cellulaire, en rompant les chromosomes, en dépolymérisant les nucléoprotéines, etc., propriétés qui rappellent les effets exercés par les radiations.

RADIOMUCITE *s. f.* Inflammation d'une muqueuse provoquée par des rayonnements ionisants, notamment par une radiothérapie.

RADIONÉCROSE *s. f. (angl. radionecrosis).* Destruction des tissus par exposition à des doses trop élevées de rayonnements ionisants.

RADIONUCLÉIDE *s. m. (angl. radionuclide).* Nucléide radioactif.

RADIO-OPAQUE *adj. (angl. radiopaque).* Qui n'est pas traversé par les rayons X ou les autres rayonnements ionisants.

RADIOPALMAIRE *adj. (angl. radiopalmar).* Qui se rapporte à la partie externe ou radiale de la paume de la main. EX. *artère radiopalmaire.*

RADIOPATHOLOGIE *s. f. (angl. radiopathology).* Étude des affections provoquées par une exposition excessive à des rayonnements ionisants.

RADIOPELVIMÉTRIE *s. f. (angl. radiopelvimetry).* Mensuration des diamètres du bassin, utilisée en obstétrique et effectuée sur des radiographies prises selon une technique déterminée.

RADIOPHOSPHORE *s. m. (angl. radiophosphorus).* Phosphore radioactif (phosphore-32).

RADIOPHOTOGRAPHIE *s. f. (angl. radiophotography).* Photographie de l'image radioscopique.

RADIOPROTECTEUR *s. m. (angl. radioprotector).* Substance chimique qui, administrée à un organisme vivant avant son exposition à des rayonnements, atténue les effets nocifs de l'irradiation.

RADIORÉSISTANCE *s. f. (angl. radioresistance).* Résistance des cellules, tissus ou organes aux effets nocifs des rayonnements. La radiorésistance dépend de la nature de l'organisme irradié, de la nature et de l'intensité des rayonnements, et de l'effet considéré. ◇ **ACQUISE** *(angl. acquired —).* Diminution de la sensibilité d'un tissu aux rayons X après expositions successives et prolongées à des doses croissantes.

RADIOSCOPIE *s. f. (angl. fluoroscopy).* Examen de l'image formée sur un écran fluorescent par un corps interposé entre cet écran et une source de rayons X. ◇ **TÉLÉVISÉE** *(angl. teleradioscopy).* Technique de radioscopie dans laquelle l'écran radioscopique est remplacé par une chaîne de télévision par l'intermédiaire d'un amplificateur de luminance. Le gain de luminance obtenu permet l'examen en salle éclairée avec une nette réduction de la dose de rayons X reçue par le patient. SYN. ***RADIOTÉLÉVISION, TÉLÉRADIOSCOPIE.***

RADIOSENSIBILITÉ *s. f. (angl. radiosensitivity).* Sensibilité des cellules, tissus ou organes aux effets nocifs des rayonnements. La radiosensibilité dépend de la nature de l'organisme irradié, de la nature et de l'intensité des rayonnements, et de l'effet considéré.

RADIOSENSIBLE *adj. (angl. radiosensitive).* Qui peut être altéré par les rayonnements ionisants.

RADIOTELLURIUM *s. m. (angl. radiotellurium).* Isotope radioactif du tellurium.

RADIOTHÉRAPEUTE *s. m. (angl. radiotherapist).* Spécialiste en radiothérapie.

RADIOTHÉRAPIE *s. f. (angl. radiotherapy).* Emploi thérapeutique des rayonnements ionisants. On utilise souvent le terme radiothérapie pour désigner spécifiquement le traitement par les rayons X (röntgenthérapie). ◇ **CINÉTIQUE** *(angl. kinetic —).* Technique de radiothérapie utilisant un faisceau de rayonnements en déplacement continu. Le déplacement est obtenu soit par rotation de la source de rayonnement autour du malade en position fixe, soit par rotation du malade dans un faisceau fixe. ◇ **DE CONTACT** *(angl. Chaoul's therapy).* Radiothérapie à courte distance, la distance foyer-peau n'excédant pas 10 cm. Cette technique est particulièrement utilisée en dermatologie et dans le traitement des tumeurs peu étendues et facilement accessibles. ◇ **INTRACAVITAIRE** *(angl. intracavitary —).* SYN. ***ENDORADIOTHÉRAPIE.*** ◇ **PÉNÉTRANTE** *(angl. penetrating —).* Radiothérapie effectuée sous 200 à 300 kV. Elle permet de délivrer à la tumeur des doses importantes en profondeur, en ménageant les plans superficiels. SYN. ***RADIOTHÉRAPIE PROFONDE.*** ◇ **SUPERFICIELLE** *(angl. surface —).* Radiothérapie dont les rayonnements sont absorbés pratiquement par les 2-3 cm de la peau et n'affectent pas les couches plus profondes. La tension utilisée est inférieure à 100 kV.

RADIOTHORIUM *s. m. (angl. radiothorium).* Isotope radioactif du thorium, de masse atomique 228. Il émet des rayonnements alpha en donnant le thorium. SYN. ***THORIUM-228.***

RADIOTOMIE *s. f. (angl. tomography).* Méthode d'examen radiologique qui fournit l'image d'une tranche, d'une véritable coupe, de profondeur voulue. ☞ ***TOMOGRAPHIE.***

RADIO-ULNAIRE *adj. (angl. radioulnar).* Qui se rapporte au radius et à l'ulna.

RADIQUE *adj. (angl. radiation-induced).* Se dit de lésions provoquées par les rayonnements ionisants, habituellement utilisés à titre thérapeutique.

RADIUM *s. m. (angl. radium).* Élément radioactif, de numéro atomique 88 et de masse atomique 226, qui émet des rayonnements alpha, bêta et gamma. C'est un métal alcalino-terreux blanc, ressemblant au baryum, découvert en 1898 par

Pierre et Marie Curie dans les minerais d'uranium. Le radium est utilisé en radiothérapie sous forme d'aiguilles fines, introduites dans les tissus cancéreux. Symbole : Ra.

RADIUMDERMITE *s. f. (angl. radiodermitits).* Lésion cutanée provoquée par l'exposition au radium.

RADIUMTHÉRAPIE *s. f. (angl. radium therapy).* Curiethérapie utilisant le radium. ☞ ***CURIETHÉRAPIE.***

RADIUS *s. m. (angl. radius).* Os qui avec l'ulna forme le squelette de l'avant-bras. ☞ ***ATLAS ANATOMIQUE DES OS EN ANNEXE.*** ⊂ **CURVUS** *(angl. radius curvus).* ☞ ***MADELUNG (DIFFORMITÉ DE).***

RADON *s. m. (angl. radon).* Élément gazeux, radioactif, obtenu par désintégration du radium. Numéro atomique : 86 ; masse atomique : 222. On le trouve en petites quantités dans l'air atmosphérique. Symbole : Rn.

RAEDER (SYNDROME DE) *(angl. paratrigeminal syndrome).* Algie craniofaciale associée à un syndrome de Claude Bernard-Horner, par atteinte progressive de la branche ophtalmique du trijumeau et du sympathique péricarotidien.

RAFFINASE *s. f. (angl. raffinase).* Enzyme qui hydrolyse le raffinose.

RAFFINOSE *s. m. (angl. raffinose).* Triholoside composé de D-glucose, D-galactose et D-fructose. SYN. ***MÉLITOSE, MÉLITRIOSE.***

RAGE *s. f. (angl. rabies).* Maladie infectieuse et contagieuse grave, propre à certains animaux (chien, chat, renard, loup, chauve-souris), et transmise à l'homme par la morsure des animaux infectés. Elle est due à un virus du genre *Lyssavirus* (famille des *Rhabdoviridae*). Après une période d'incubation, qui varie de 1 à 6 mois, apparaît la maladie, une méningo-encéphalite diffuse, dans laquelle on peut distinguer trois périodes plus ou moins consécutives : prodromique, avec modifications du caractère, dépression, état craintif, douleurs au niveau de la cicatrice de morsure et paresthésies ; d'excitation, avec spasmes intenses des muscles pharyngés, hydrophobie, spasmes cloniques des membres et du tronc, et troubles mentaux (accès maniaques, hallucinations) ; de dépression, avec paralysie des extrémités et des nerfs crâniens. La mort de la rage déclarée est inéluctable et survient par apnée. On a décrit des lésions spécifiques au niveau des centres nerveux, avec apparition de corps d'inclusions cytoplasmiques (corps de Negri). Le traitement découvert par Pasteur n'est efficace que pendant l'incubation et consiste en une vaccination associée à la sérothérapie. ⊂ **DE LABORATOIRE** *(angl. laboratory contamination —).* Forme exceptionnelle de rage imputée à la contamination pendant la préparation du vaccin. ⊂ **FURIEUSE** *(angl. furious —).* Forme de rage dans laquelle la période d'excitation est très prononcée. ⊂ **MUETTE** *(angl. paralytic —, dumb —).* Forme de rage dans laquelle la paralysie est le symptôme précoce et prédominant. SYN. ***RAGE PARALYTIQUE.*** ⊂ **SYLVATIQUE** *(angl. sylvatic —).* Rage des animaux sauvages. SYN. ***RAGE SAUVAGE.***

RAGOCYTE *s. m. (angl. ragocyte, RA cell).* Leucocyte polynucléaire caractérisé par des granulations cytoplasmiques qui contiennent des combinaisons d'immunoglobuline G, d'immunoglobuline M et de fibrine. On le trouve dans le liquide synovial de la polyarthrite rhumatoïde. SYN. ***RHAGOCYTE.***

RAIMISTE (SIGNE DE) *(angl. Raimiste's sign).* Lorsque l'on soulève l'avant-bras et la main d'un patient parétique, la main se met en flexion immédiatement dès que l'on ne la soutient plus.

RAINURE DU DIGASTRIQUE ☞ ***INCISURE MASTOÏDIENNE.***

RÂLE *s. m. (angl. rale).* Tout bruit anormal perçu à l'auscultation pulmonaire, dû au passage de l'air à travers les sécrétions obstruant les voies aériennes. ⊂ **BULLEUX** Variété de râle sous-crépitant.

RAMEAU COLLATÉRAL *(angl. collateral branch).* Branche sortant du tronc d'un vaisseau ou d'un nerf.

RAMEAUX COMMUNICANTS *(angl. communicating branches).* Ensemble de fibres nerveuses unissant les nerfs rachidiens aux ganglions de la chaîne sympathique latérovertébrale.

RAMICOTOMIE *s. f.* ☞ ***RAMISECTION.***

RAMISECTION *s. f. (angl. ramisection).* Résection des rameaux communicants du sympathique. SYN. ***RAMICOTOMIE.***

RAMMSTEDT (OPÉRATION DE) *(angl. Rammstedt's operation, Fredet-Rammstedt operation).* ☞ ***FRÉDET-RAMMSTEDT (OPÉRATION DE).***

RAMOLLISSEMENT *s. m. (angl. softening, malacia).* Processus pathologique dégénératif caractérisé par la diminution de la consistance d'un tissu. ⊂ **CÉRÉBRAL** *(angl. cerebral softening).* Foyer de nécrose du tissu cérébral due à une ischémie par thrombose ou embolie artérielle, se traduisant cliniquement par une apoplexie. Histologiquement, la couleur du tissu lésé varie selon l'ancienneté de la lésion et l'on parle de ramollissement jaune, blanc, gris ou jaune. SYN. ***ENCÉPHALOMALACIE.*** ⊂ **GRAISSEUX DES OS** *(angl. bone fatty degeneration).* Dégénérescence graisseuse des os, caractérisée par un agrandissement des cavités médullaires et la présence d'un liquide huileux dans la moelle du tissu spongieux. Elle est observée dans la tuberculose osseuse. ⊂ **HÉMORRAGIQUE** *(angl. hemorrhagic softening).* Ramollissement d'un tissu dû à une hémorragie. ⊂ **MÉDULLAIRE** *(angl. myelomalacia).* Ischémie médullaire par thrombose d'une artère spinale. ⊂ **MUCOÏDE** *(angl. mucoid softening).* Type de ramollissement cérébral caractérisé par une dégénérescence mucoïde du tissu nerveux atteint. ⊂ **VERTÉBROBASILAIRE** *(angl. basilar cerebromalacia).* Nécrose du tissu cérébral dans le territoire irrigué par le système artériel vertébrobasilaire : tronc cérébral, cervelet, moelle cervicale et une partie des lobes temporaux et occipitaux. Le syndrome neurologique dépend de la zone atteinte et de l'étendue des lésions.

RAMPE *s. f. (NA. scala). (angl. ramp).* Chacune des deux parties de la cochlée, séparées par la lame spirale : au-dessous de la lame spirale, la rampe tympanique (NA : *scala tympani*) qui se termine dans la fenêtre cochléaire, et au-dessus, la rampe vestibulaire (NA : *scala vestibuli*) qui communique avec le vestibule. ◇ **TYMPANIQUE** *(NA. canaliculus tympanicus). (angl. tympanic canal of cochlea).* Canal situé dans le rocher et livrant passage à la branche tympanique du nerf glossopharyngien.

RAMSAY-HUNT ◇ **(NÉVRALGIE DE)** *(angl. geniculate neuralgia).* Névralgie du ganglion géniculé, dans laquelle la douleur est localisée à l'oreille moyenne et au conduit auditif externe. ◇ **(SYNDROMES DE)** **1.** *(angl. dyssynergia cerebellaris).* Dyssynergie cérébelleuse myoclonique, s'accompagnant d'une atrophie dento-rubrique et entraînant des myoclonies d'intention et d'action, un syndrome cérébelleux et des crises d'épilepsie. **2.** *(angl. zona of facial nerve).* Zona du nerf facial.

RANA Genre d'amphibiens de la famille des Ranidés (grenouilles), qui sont très employés en médecine expérimentale. L'espèce *Rana esculenta* est la grenouille verte comestible.

RANCISSEMENT *s. m. (angl. rancid).* Processus d'altération des graisses exposées à l'air, à la lumière et à la chaleur, qui consiste en une oxydation avec formation d'acides gras libres et volatils.

RANDALL (SYNDROME DE) *(angl. Randall's syndrome).* Glomérulopathie par dépôt de chaînes légères d'immunoglobulines observé au cours du myélome.

RANDOMISATION *s. f. (angl. randomization).* Méthode utilisant le hasard appliquée aux essais thérapeutiques.

RANITIDINE *s. f. (angl. ranitidine).* Substance antagoniste des récepteurs H_2 de l'histamine, et inhibitrice de la sécrétion acide gastrique. Analogue de la cimétidine, elle est utilisée dans le traitement de l'ulcère gastro-duodénal.

RANKE ◇ **(ANGLE DE)** *(angl. Ranke's angle).* Angle entre le plan horizontal du crâne et une ligne qui passe par le centre du bord alvéolaire et le centre de la suture nasofrontale. ◇ **(CYCLE DE)** *(angl. Ranke's stages).* Théorie schématisant le mode d'évolution de la tuberculose en trois stades : 1) primo-infection ; 2) dissémination ; 3) tuberculose pulmonaire. Cette conception s'est avérée fausse. ◇ **(« PRIMÄRKOMPLEX » DE)** *(angl. Ranke's complex).* Association d'atteintes ganglionnaires et pulmonaires d'origine tuberculeuse.

RANKIN ◇ **(CLAMP DE)** *(angl. Rankin's forceps).* Clamp à trois branches utilisé dans la résection extrapéritonéale du côlon. ◇ **(OPÉRATION DE)** *(angl. Rankin's operation).* Méthode de colectomie totale en trois temps : 1) iléostomie terminale ; 2) colectomie de la fin de l'iléon jusqu'au bas sigmoïde ; 3) amputation abdomino-périnéale du rectum.

RANSOHOFF (OPÉRATION DE) *(angl. Ransohoff's operation).* Traitement chirurgical de l'empyème par des incisions cruciformes multiples de la plèvre.

RANULA *s. f. (angl. ranula).* Kyste renfermant de la salive, se développant dans le plancher buccal au-dessous de la langue, dû à l'obstruction et à la dilatation d'une glande salivaire ou muqueuse de cette région. SYN. ***GRENOUILLETTE.***

RANVIER ◇ **(ÉTRANGLEMENT DE)** *(angl. Ranvier's node).* Rétrécissement circulaire à intervalles réguliers (1 mm) observé sur les fibres nerveuses myéliniques. SYN. ***NŒUD DE RANVIER.*** ◇ **(SEGMENT DE)** *(angl. Ranvier's segment).* Portion de la fibre nerveuse myélinique comprise entre deux étranglements de Ranvier. SYN. ***SEGMENT INTERANNULAIRE.***

RÂPE *s. f. (angl. xyster).* Sorte de lime à grosses dents utilisée en chirurgie osseuse pour modeler la surface des os et plier les surfaces osseuses. ◇ **(BRUIT DE)** *(angl. rasping murmur).* Souffle rude, ressemblant au bruit d'une râpe, perçu dans certaines lésions valvulaires (rétrécissements).

RAPHANIE *s. f. (angl. raphnia).* Intoxication chronique attribuée aux graines du radis sauvage (*Raphanus raphanistrum*), ressemblant à l'ergotisme et caractérisée par des convulsions des membres.

RAPHÉ *s. m. (NA. raphe). (angl. raphe).* Ligne saillante produite par l'entrecroisement de fibres provenant souvent de deux parties symétriques droite et gauche d'un organe, et de ce fait située sur la ligne médiane. EX. *raphé du scrotum.* ◇ **ANOCOCCYGIEN** *(NA. ligamentum anococcygeum). (angl. anococcygeal body).* Entrecroisement tendineux des fibres sphinctériennes des muscles releveurs de l'anus, s'étendant de l'anus au coccyx. ◇ **DU BULBE** *(NA. — medullae oblongata). (angl. — of medulla oblongata).* Ligne séparant les deux parties du bulbe et se continant sur la partie dorsale du pont. ◇ **DU SCROTUM** *(NA. — scroti). (angl. scrotal —).* Relief médian et vertical visible sur la face antérieure des bourses. SYN. ***RAPHÉ DES BOURSES.*** ◇ **PHARYNGIEN** *(NA. — pharyngis). (angl. — of pharynx).* Entrecroisement tendineux des muscles constricteurs du pharynx, sur la ligne médiane de la paroi postérieure du pharynx.

RAPPEL (INJECTION DE) *(angl. booster dose).* Nouvelle injection de vaccin pratiquée chez un sujet déjà vacciné, pour renforcer ou renouveler l'immunité.

RAPTUS *s. m.* *(angl. raptus).* Attaque brutale d'agitation violente chez un malade mental, aboutissant au suicide, à l'automutilation ou à un acte meurtrier.

RASH *s. m.* Éruption cutanée (en anglais) passagère, de causes diverses (maladie infectieuse, réaction allergique, etc.).

RASHKIND-MILLER (TECHNIQUE DE) *(angl. Rashkind-Miller procedure).* Technique de cardiologie interventionnelle créant une communication interatriale palliative dans certaines cardiopathies congénitales cyanogènes.

RASMUSSEN (ANÉVRYSME DE) *(angl. Rasmussen's aneurysm).* Dilatation d'une artériole pulmonaire qui chemine dans la paroi d'une caverne tuberculeuse. Sa rupture provoque une hémoptysie souvent mortelle.

RAST Abréviation de *Radio-Allergo-Sorbent Test*, examen permettant de doser les immunoglobulines E spécifiques d'un allergène donné.

RASTELLI (OPÉRATION DE) *(angl. Rastelli's operation).* Anatomose entre le ventricule droit et l'artère pulmonaire dans certains cas de tétralogie de Fallot.

RATE *s. f.* *(NA. splen). (angl. spleen).* Organe lymphoïde hématopoïétique et hématolytique, de consistance molle et de forme ovale aplatie, de poids moyen 200 g, de couleur rouge violacé, située dans l'hypochondre gauche, en arrière de l'estomac, au-dessous du diaphragme, au-dessus et en avant du rein gauche. Elle est constituée d'une capsule fibro-élastique de laquelle part un réseau de fibrilles trabéculaires, dont les espaces sont remplis de pulpe splénique, composée de sang, de cellules lymphatiques, de cellules sanguines et de cellules de soutien. Les follicules lymphatiques se trouvent sur les parois des artérioles. La rate est unie au diaphragme par le ligament phrénosplénique, s'appuie sur le ligament gastrocolique et est incluse dans l'omentum gastrosplénique. Les vaisseaux et les nerfs entrent et sortent par un hile vertical élargi situé sur le côté droit. La rate détruit les globules rouges du sang et en libère l'hémoglobine que le foie transforme en bilirubine ; elle agit comme réservoir des éléments figurés du sang, intervient dans la formation des lymphocytes et des monocytes et dans la production d'anticorps. ◇ **AMYLOÏDE** *(angl. bacon —).* ☞ ***RATE LARDACÉE.*** ◇ **LARDACÉE** *(angl. lardaceous —).* Rate présentant une infiltration amyloïde diffuse. SYN. ***RATE AMYLOÏDE.*** ◇ **PORPHYROÏDE** *(angl. porphyry —).* Rate caractérisée par la présence d'un grand nombre de nodules d'un blanc grisâtre sur fond rouge foncé. Elle est caractéristique de la maladie de Hodgkin.

RATES ACCESSOIRES *(angl. accessory spleens).* Petites masses de tissu splénique entourées d'une capsule propre, que l'on rencontre fréquemment au voisinage du hile de la rate. SYN. ***RATES SURNUMÉRAIRES.***

RATHKE ◇ **(KYSTE DE LA POCHE DE)** *(angl. Rathke's cyst).* Formations kystiques développées aux dépens des vestiges de la poche de Rathke pouvant comprimer les structures intra- et suprasellaires. SYN. ***CRANIOPHARYNGIOME, TUMEUR DE LA POCHE DE RATHKE.*** ◇ **(POCHE DE)** *(angl. Rathke's pouch).* Diverticule de la cavité buccale embryonnaire, qui donne naissance au lobe antérieur de l'hypophyse.

RATICIDE *s. m.* *(angl. raticide).* Produit susceptible de détruire les rongeurs, notamment les rats.

RATION ALIMENTAIRE *(angl. food ration).* Quantité d'aliments qui doit être ingérée quotidiennement pour assurer l'entretien et la croissance de l'organisme.

RATIONALISATION *s. f.* *(angl. rationalization).* Processus mental de caractère défensif par lequel un sujet essaie de justifier, par des explications adéquates à des critères éthiques ou logiques, des idées, des sentiments ou des comportements inacceptables pour lui.

RATTUS Genre de rongeurs de la famille des Muridés, très nuisibles et pouvant servir de réservoir naturel à des virus et à des bactéries pathogènes (en particulier le bacille de la peste). Les espèces principales sont : *Rattus rattus*, le rat noir, *Rattus norvegicus*, le rat d'égout ou surmulot. Le rat blanc est une forme albinos de cette dernière espèce très utilisé comme animal de laboratoire.

RAUCITÉ *s. f.* *(angl. hoarseness).* Caractère d'une voix, d'un son rauque.

RAUQUE *adj.* *(angl. hoarse).* Se dit d'une voix rude et âpre, et comme enrouée.

RAUWOLFIA Genre d'arbres et arbustes tropicaux de la famille des Apocynacées, comptant plus de 100 espèces qui fournissent de nombreux alcaloïdes, dont certains présentent un intérêt médical, comme la réserpine. ◇ ***SERPENTINA*** Plante utilisée depuis fort longtemps en Inde pour ses propriétés sédatives. Elle est employée aujourd'hui comme hypotenseur et sédatif.

RAYMOND ET CESTAN (SYNDROME DE) *(angl. Raymond-Cestan syndrome).* Syndrome alterne pontique supérieur entraînant une paralysie latérale du regard et une incoordination cérébelleuse homolatérales, des paresthésies et une hémiparésie légère controlatérales.

RAYNAUD ◇ **(MALADIE DE)** *(angl. Raynaud's disease).* Affection caractérisée par des troubles vasomoteurs symétriques des extrémités évoluant de façon paroxystique, avec apparition d'une ischémie, puis d'une cyanose et d'une asphyxie locale avec sensation de doigts morts. D'origine inconnue, elle est à distinguer du syndrome de Raynaud, secondaire à une cause déterminée. ◇ **(SYNDROME DE)** *(angl. Raynaud's phenomenon).* Crises de pâleur suivies de cyanose et de rougeur des doigts. Le syndrome de Raynaud se différencie de la maladie de

Raynaud par le fait qu'il est secondaire à diverses affections (cryoglobulinémies, thromboangéite oblitérante, collagénoses, syndrome cervico-brachial, etc.) et au traitement par les bêtabloquants. Le plus souvent asymétrique, il s'accompagne de troubles trophiques et parfois de gangrène.

RAYONNEMENT *s. m. (angl. radiation, ray).* **1.** Propagation d'énergie sous forme d'ondes électromagnétiques ou de particules. **2.** Cette énergie elle-même. ◇ **ALPHA** *(angl. alpha radiation).* Rayonnement ionisant (noyau d'hélium) émis par des corps radioactifs. ◇ **BÊTA** *(angl. beta radiation).* Rayonnement ionisant (électron) émis par des corps radioactifs. ◇ **CORPUSCULAIRE** *(angl. corpuscular radiation).* Rayonnement constitué de particules subatomiques, telles que protons, neutrons, électrons. ◇ **DUR** *(angl. hard ray).* Rayons X de courte longueur d'onde et de grande énergie. Ils sont très pénétrants. ◇ **INFRAROUGE** *(angl. infrared ray).* Rayonnement électromagnétique qui s'étend depuis la région visible du spectre (extrémité rouge, 770 nm environ) jusqu'au domaine des micro-ondes (1 mm environ). Le rayonnement infrarouge est utilisé en médecine pour ses effets thermiques. Il permet aussi d'effectuer l'analyse qualitative et quantitative de nombreuses substances (spectrographie par infrarouge). ◇ **IONISANT** *(angl. ionizing radiation).* Tout rayonnement électromagnétique ou corpusculaire possédant une énergie suffisante pour produire, directement ou indirectement, des ions en traversant la matière. EX. *les rayons X, les rayons alpha, bêta, gamma, les flux de protons, d'électrons.* ◇ **MOU** *(angl. soft ray).* Rayons X de longueur d'onde relativement grande, de faible énergie. Ils sont peu pénétrants. ◇ **PRIMAIRE** *(angl. primary ray).* Rayonnement issu directement d'une source radioactive ou du tube émetteur de rayons X. ◇ **SECONDAIRE** *(angl. secondary ray).* Rayonnement émis par toute substance irradiée par un rayonnement électromagnétique ou corpusculaire. ◇ **ULTRAVIOLET** *(angl. ultraviolet ray).* Rayonnement électromagnétique dont la longueur d'onde est comprise entre celle de la lumière visible (extrémité violette du spectre, 400 nm) et celle des rayons X (20 nm). Les rayonnements ultraviolets A, de grande longueur d'onde, se trouvent en abondance dans la lumière solaire. Les rayonnements ultraviolets B, de longueur d'onde moyenne, sont utilisés en médecine (photothérapie). Les rayonnements ultraviolets C, de courte longueur d'onde, ont des effets chimiques et bactériolytiques. Abréviation : UV.

RAYONS *s. m. pl.* ◇ **ACTINIQUES** *(angl. actinic rays).* Rayons lumineux susceptibles d'exercer une action chimique. ◇ **CATHODIQUES** *(angl. cathode rays).* Rayons émis par la cathode d'un tube de Crookes, qui portent une charge négative (électrons) et se déplacent en ligne droite. Leur choc avec l'anticathode du tube donne naissance aux rayons X. ◇ **INFRA-X** *(angl. Bucky's waves).* ☞ ***BUCKY (RAYONS DE).*** ◇ **LIMITES** ☞ ***BUCKY (RAYONS DE).*** ◇ **X** *(angl. X-rays).* Rayonnement électromagnétique de très courte longueur d'onde (entre l'ultraviolet et les rayons gamma), découvert par Röntgen en 1895 qui ont la propriété de traverser certaines substances opaques et d'impressionner les plaques photographiques. Cette propriété est à la base des techniques radiographiques. SYN. ***RAYONNEMENT X, RAYONS DE RÖNTGEN.***

RAYONS (MAL DES) *(angl. radiation injury).* ☞ ***MALADIE DES RAYONS.***

Rb *(angl. Rb).* Symbole chimique du rubidium.

Re *(angl. Re).* Symbole chimique du rhénium.

RE-, RÉ- *(angl. re-).* Préfixes d'origine latine signifiant retour en arrière, répétition.

RÉACTIF *s. m. (angl. reagent).* Toute substance capable de produire une réaction, de déceler une réaction, ou de modifier plusieurs caractères d'une autre substance.

RÉACTION *s. f. (angl. reaction, test).* **1.** Action contraire à une autre, ou qui tend à s'opposer à l'influence de l'agent qui l'a provoquée. **2.** En physiologie, toute réponse à un stimulus. **3.** En chimie, interaction de corps chimiques (dits réactifs) ayant pour résultat la formation d'autres composés (dits produits de la réaction). **4.** Provocation de phénomènes biologiques spécifiques, à l'intérieur ou à l'extérieur de l'organisme, au moyen d'un agent déterminé, comme méthode de diagnostic. On utilise également les termes *épreuve* et *test.* ◇ **ALLERGIQUE** *(angl. allergic reaction).* Réaction générale ou locale, notamment cutanée, du corps lorsqu'il est en contact avec une substance à laquelle il est hypersensible. ◇ **ANAMNESTIQUE** *(angl. anamnestic reaction).* Phénomène survenant chez un sujet préalablement immunisé avec un antigène déterminé, et chez lequel une nouvelle administration de cet antigène provoque une augmentation du taux d'anticorps correspondant, ou fait réapparaître l'anticorps disparu. Cette réaction se produit notamment lors des injections de rappel des vaccinations. ◇ **ANAPHYLACTIQUE** *(angl. anaphylactic reaction).* ☞ ***ANAPHYLAXIE.*** ◇ **ANSÉRINE** *(angl. cutis anserina).* SYN. ***CHAIR DE POULE.*** ◇ **ANTIGÈNE-ANTICORPS** *(angl. antigen-antibody reaction).* Réaction qui se produit lorsqu'un antigène se combine avec un anticorps spécifique. ◇ **BIOLOGIQUE** *(angl. biological reaction).* Toute méthode biochimique, sérologique, immunologique, etc., effectuée *in vitro* ou *in vivo* dans un but diagnostique. ◇ **CONSENSUELLE (À LA LUMIÈRE)** *(angl. consensual reaction).* Contraction de la pupille lors de la stimulation de l'autre œil. SYN. ***RÉACTION PUPILLAIRE CONSENSUELLE.*** ◇ **DE DÉGÉNÉRESCENCE** *(angl. reaction of degeneration).* ☞ ***DÉGÉNÉ-***

RESCENCE (RÉACTION DE). ~ **MYASTHÉNIQUE** *(angl. myasthenic reaction).* Diminution de l'excitabilité faradique des muscles. ~ **MYOTONIQUE** *(angl. myotonic reaction).* Augmentation de la contraction galvanotonique dans la myotonie congénitale (maladie de Thomsen). ~ **THÉRAPEUTIQUE NÉGATIVE** *(angl. negative therapeutic reaction).* Ensemble de manifestations qui se présentent pendant la cure psychanalytique et qui se caractérisent par le maintien ou l'aggravation des processus pathologiques dans des circonstances où des améliorations évidentes devraient survenir. Ce phénomène est en relation avec des sentiments de culpabilité inconscients qui forcent l'individu à souffrir et empêchent la guérison.

RÉACTIONNEL *adj. (angl. reactional).* Qui se rapporte à une réaction ou qui survient en tant que réaction. EX. *inflammation réactionnelle.*

RÉACTIVATION *s. f. (angl. reactivation).* **1.** Réapparition de la capacité d'activité d'un organe, d'une substance, ou d'un micro-organisme (par exemple, réactivation d'un virus). **2.** Réapparition des symptômes d'une maladie qui paraissait éteinte (par exemple, réactivation d'un foyer tuberculeux). **3.** Virage d'une réaction sérologique qui redevient positive après avoir été pendant un certain temps négative (par exemple, réactivation d'un Bordet-Wassermann). ~ **D'UN SÉRUM** *(angl. — of serum).* Addition d'un nouveau complément par adjonction de sérum frais à un sérum inactivé.

RÉACTIVITÉ *s. f. (angl. reactivity).* Capacité de répondre à des stimulations extérieures.

RÉACTOGÈNE *adj. (angl. allergen).* Qualifie une substance provoquant une réaction allergique ; utilisé également comme substantif.

RÉADAPTATION *s. f. (angl. rehabilitation).* Ensemble des mesures prises pour permettre à un ancien malade de reprendre un travail et d'occuper une place normale dans la communauté.

RÉAGINE *s. f. (angl. reagin).* **1.** Nom, déconseillé aujourd'hui, que l'on donnait aux anticorps fixant le complément dans la réaction de Bordet-Wassermann avec le cardiolipide, utilisée pour le diagnostic de la syphilis. **2.** Immunoglobulines généralement de type IgE produites en réponse à des allergènes et ayant la propriété de se fixer sur la membrane des polynucléaires basophiles et des mastocytes. Lorsque les immunoglobulines ainsi fixées réagissent avec l'antigène correspondant, il se produit une libération d'histamine et d'autres substances vasoactives (dégranulation des polynucléaires), donnant lieu à des réactions d'hypersensibilité de type I.

RÉANIMATEUR *s. m. (angl. intensive care physician).* **1.** Médecin spécialisé chargé de veiller, pendant et après une intervention chirurgicale, au maintien ou au rétablissement de l'équilibre physiologique compromis par la maladie, l'accident ou le traumatisme chirurgical. **2.** Appareil utilisé pour la respiration artificielle.

RÉANIMATION *s. f. (angl. intensive care).* Ensemble des mesures visant à rétablir des fonctions vitales momentanément compromises (respiration, circulation, nutrition, etc.). SYN. ***RANIMATION.***

RÉASSOCIATION *s. f. (angl. renaturation).* Appariement des brins complémentaires d'un ADN préalablement dénaturé. ☞ ***RENATURATION.***

REBOND *s. m. (angl. rebound).* Réapparition d'une maladie après arrêt thérapeutique.

RECALCIFICATION *s. f. (angl. recalcification).* **1.** Remplacement du calcium dans les tissus qui l'ont perdu. **2.** Administration de calcium en vue d'augmenter la calcémie ou le taux du calcium contenu dans les tissus, essentiellement dans les os.

RÉCAMIER (OPÉRATION DE) *(angl. Récamier's operation).* Technique d'hystérectomie vaginale.

RECEPTACULUM CHYLI ☞ ***CHYLE (CITERNE DU).***

RÉCEPTEUR *s. m. (angl. receptor).* **1.** Organe ou structure spécialisée (extérocepteur, intérocepteur, propriocepteur) qui reçoit un stimulus périphérique spécifique et qui est capable de déclencher une réaction appropriée. **2.** Structure protéique située au niveau de la membrane cellulaire ou du noyau et possédant des sites pouvant accueillir électivement des substances endogènes ou exogènes, qui déclenchent dans la cellule des réactions spécifiques. ~ **ADRÉNERGIQUE** *(angl. adrenergic —).* Récepteur situé dans différents organes et capable de réagir aux médiateurs chimiques adrénergiques (catécholamines). On distingue les récepteurs α-adrénergiques, sensibles à la noradrénaline, et les récepteurs β-adrénergiques, sensibles à l'isoprénaline et à l'adrénaline. La stimulation des récepteurs α provoque : vasoconstriction, contraction de l'utérus, mydriase, horripilation, inhibition de la motricité intestinale. La stimulation des récepteurs β provoque : vasodilatation, relâchement des muscles bronchiques, relâchement de la musculature de l'utérus et stimulation des effets inotropes, bathmotropes, dromotropes, et chronotropes cardiaques. ~ **CHOLINERGIQUE** *(angl. cholinergic —).* Récepteur sensible à l'action de l'acétyl-choline situé à la terminaison des fibres post-ganglionnaires du parasympathique et les fibres préganglionnaires des systèmes sympathiques, parasympathiques, de la médullosurrénale et du muscle strié. Il en existe deux variétés appelées récepteurs muscariniques et nicotiniques. ~ **DE LA SÉROTONINE** *(angl. serotonin —).* Récepteurs sensibles à la sérotonine dont la répartition est ubiquitaire. ~ **DES LDL** *(angl. LDL —).* Récepteur membranaire fixant les LDL et les faisant passer dans les cellules. Le foie en est particulièrement riche. ◇ **DOPAMINERGIQUE** *(angl. dopamine —)*. Récepteur sensible à la dopamine et présent au niveau de certains vaisseaux (du rein et de l'intestin) et du système nerveux central. ◇ **HISTAMINIQUE** *(angl. histamine —)*. Récepteur sensible à l'histamine. Ils sont de trois sortes : récepteurs H_1 au niveau des capillaires, des bronches et de l'intestin qui provoquent dilatation capillaire avec baisse de la pression artérielle et contraction des muscles lisses ; H_2 au niveau de l'estomac, du cœur et de l'utérus qui provoquent sécrétion gastrique, contractions utérines et tachycardie ; H_3 au niveau cérébral. ◇ **INSULINIQUE** *(angl. insulin —)*. Récepteur permettant à l'insuline de franchir la barrière cellulaire, et dont l'insulinémie régule l'activité. ◇ **MORPHINIQUE** *(angl. opiate —)*. Récepteurs cérébraux sensibles à la morphine exogène et endogène (endorphine). SYN. ***RÉCEPTEUR OPIACÉ***. ◇ **MUSCARINIQUE** *(angl. muscarinic —)*. Récepteur du système post-ganglionnaire du parasympathique dont l'excitation provoque : bradycardie, hypotension, dilatation artériolaire, contraction bronchique et intestinale. ◇ **NICOTINIQUE** *(angl. nicotinic —)*. Récepteur des relais ganglionnaires du système nerveux autonome et de la jonction neuromusculaire dont l'excitation provoque : tachycardie, hypertension et accélération du péristaltisme.

RÉCEPTIVITÉ *s. f. (angl. susceptibility)*. **1.** Aptitude de l'organisme à recevoir des impressions provoquées par des excitations internes ou externes. **2.** Sensibilité plus ou moins grande d'un organisme ou d'un individu à contracter certaines maladies.

RÉCESSIF *adj. (angl. recessive)*. Qualifie un allèle ou une mutation n'influençant pas le phénotype à l'état hétérozygote. (Contraire : dominant.)

RÉCESSIVITÉ *s. f. (angl. recessivity)*. Propriété d'un gêne qui ne se manifeste que chez l'homozygote.

RÉCESSUS *s. m. (NA. recessus). (angl. recess, recessus)*. En anatomie, fossette, dépression ou petite cavité. ◇ **COSTODIAPHRAGMATIQUE** *(NA. — costodiaphragmaticus pleurae). (angl. costodiaphragmatic recess)*. Sinus pleural situé à l'union des plèvres costale et diaphragmatique. ◇ **DE LA BOURSE OMENTALE** *(NA. — bursae omentalis). (angl. recess of omental bursa)*. Prolongement droit de la bourse omentale. ◇ **COSTOMÉDIASTINAL** *(NA. — costomediastinalis pleurae). (angl. costomediastinal sinus)*. Sinus pleural situé à l'union de la plèvre médiastinale avec la plèvre costale. ◇ **DUODÉNAL INFÉRIEUR** *(NA. — duodenalis inferior). (angl. inferior duodenal recess)*. Repli du péritoine le long de la partie inférieure et externe de la portion ascendante du duodénum. ◇ **DUODÉNAL SUPÉRIEUR** *(NA. — duodenalis superior). (angl. superior duodenal recess)*. Repli du péritoine le long de la partie supérieure et externe de la portion ascendante du duodénum. ◇ **DUODÉNOJÉJUNAL** *(NA. — duodenalis). (angl. duodenal recess)*. Repli du péritoine qui, depuis la paroi antérieure de la portion terminale du duodénum, fait le tour pour s'unir avec le péritoine pariétal. ◇ **DU VESTIBULE COCHLÉAIRE** *(NA. — sphericus vestibuli). (angl. spherical recess of vestibule)*. Petite dépression de la paroi interne du vestibule osseux de l'oreille interne, située au-dessous de la fossette semi-ovoïde. Elle répond au saccule. ◇ **ELLIPTIQUE DU VESTIBULE** *(NA. — ellipticus vestibuli). (angl. elliptical recess of vestibule)*. Petite dépression de la paroi interne du vestibule osseux de l'oreille interne, située au-dessus du récessus cochléaire. Elle répond à l'utricule. SYN. ***FOSSETTE ELLIPTIQUE***. ◇ **ÉPITYMPANIQUE** *(NA. — epitympanicus). (angl. epitympanic recess)*. Étage supérieur de la caisse du tympan, ouvert en arrière dans l'aditus ad antrum et contenant la tête du malléus et le corps de l'incus. SYN. ***ATTIQUE***. ◇ **ILÉOCÆCAL** *(NA. — ileocaecalis). (angl. ileocaecal recess)*. Bourse péritonéale longue et étroite derrière le repli iléocæcal. ◇ **INFRADUODÉNAL** *(NA. — infraduodenalis). (angl. infraduodenal recess)*. Récessus péritonéal en dessous de la troisième portion du duodénum. ◇ **LATÉRAL DU QUATRIÈME VENTRICULE** *(NA. — lateralis ventriculi quarti). (angl. lateral recess of the fourth ventricle)*. Diverticule latéral de la cavité du quatrième ventricule, qui s'étend jusqu'à l'ouverture latérale de ce ventricule. ◇ **OPTIQUE** *(NA. — opticus). (angl. optic recess)*. Diverticule de la paroi antérieure de la cavité du troisième ventricule. ◇ **PHARYNGIEN** *(NA. — pharyngeus). (angl. pharyngeal recess)*. Dépression des parois latérales du rhinopharynx de chaque côté de l'orifice des trompes auditives. ◇ **PIRIFORME** *(NA. — piriformis). (angl. piriform recess)*. Récessus de la paroi pharyngée. ◇ **PLEURAL** *(NA. — pleuralis). (angl. pleural recess)*. Cul-de-sac formé par l'angle de réflexion de la plèvre pariétale sur la plèvre viscérale. ◇ **SUPÉRIEUR DE LA MEMBRANE TYMPANIQUE** *(NA. — superior membrana tympanica). (angl. Prussak's space)*. Espace à l'intérieur de l'attique entre le ligament externe du malleus, la membrane de Shrapnell et le col du malleus.

RECEVEUR *s. m. (angl. recipient)*. Individu qui bénéficie d'une transfusion sanguine, d'une greffe tissulaire ou d'une transplantation d'organe. ◇ **UNIVERSEL** *(angl. universal —)*. Individu de groupe sanguin AB capable de recevoir une transfusion de n'importe quel sujet, car son sérum, dépourvu d'agglutinine, n'agglutine aucune hématie.

RECHLORURATION *s. f.* Introduction de chlorure de sodium dans un organisme qui en est partiellement privé.

RECHUTE *s. f. (angl. relapse)*. Réapparition d'une maladie pendant la période de convalescence de celle-ci, c'est-à-dire avant d'avoir recouvré une santé complète. À ne pas confondre avec récidive.

RÉCIDIVE *s. f. (angl. recurrence).* Réapparition d'une maladie après une période plus ou moins longue de santé complète. À ne pas confondre avec rechute.

RÉCIDIVITÉ *s. f. (angl. recurrence rate).* Capacité de récidiver. Se dit en particulier des tumeurs.

RECKLINGHAUSEN ◇ **(CANAL DE VON)** *(angl. Recklinghausen's canal).* Nom donné aux petits canaux lymphatiques du tissu conjonctif, que l'on considère comme étant des branches terminales des vaisseaux lymphatiques. ◇ **(MALADIE DE VON)** *(angl. Recklinghausen's disease).* Maladie héréditaire autosomique dominante, à pénétrance complète et expressivité variable. Elle est caractérisée par l'association de taches cutanées pigmentaires (dites « taches café au lait »), de tumeurs cutanées et sous-cutanées fibreuses et de neurofibromes siégeant sur le trajet de nerfs périphériques, crâniens (notamment le nerf cochléaire) ou spinaux, et qui peuvent provoquer des troubles neurologiques. Cette affection fait partie des phacomatoses. SYN. ***NEUROFIBROMATOSE DE TYPE 1.*** ◇ **(MALADIE OSSEUSE DE VON)** *(angl. Recklinghausen's disease of bone).* Ostéite raréfiante caractérisée par une décalcification généralisée des os avec formation de géodes pseudokystiques et fibrose médullaire, et due en général à un hyperfonctionnement des glandes parathyroïdes. SYN. ***OSTÉODYSTROPHIE FIBREUSE GÉNÉRALISÉE, OSTÉITE FIBROKYSTIQUE.***

RECLUS (MALADIE DE) *(angl. cystic mastitis).* ☞ ***MALADIE KYSTIQUE DU SEIN.***

RECOMBINAISON *s. f. (angl. recombination).* En génétique, modification de la distribution des gènes par enjambement de segments de chromosomes homologues durant la méiose, ce qui conduit à la formation de nouveaux génotypes. Ce processus intervient également au cours des réarrangements somatiques des gènes des chaînes d'immunoglobulines.

RECOMBINANT *adj. (angl. recombinant).* Produit par génie génétique.

RECOMPRESSION *s. f. (angl. recompression).* Application, dans un caisson spécial, d'une pression supérieure à la pression atmosphérique à des sujets qui présentent des troubles de décompression en revenant trop rapidement à la pression atmosphérique normale, après avoir séjourné sous une pression positive, en caisson, en scaphandre ou en plongée libre.

RECON *s. m. (angl. recon).* Le plus petit élément du chromosome capable de recombinaison. On a émis l'hypothèse qu'il serait équivalent à un nucléotide.

RECRUDESCENCE *s. f. (angl. recrudescence).* Reprise des symptômes d'une maladie après une rémission temporaire. À ne pas confondre avec rechute et récidive.

RECRUTEMENT *s. m. (angl. recruitment).* Chez un sujet atteint de lésions du nerf cochléaire, réapparition de l'audition pour des sons d'une certaine intensité.

RECT-, RECTO- *(angl. rect-, recto-).* Préfixes d'origine latine indiquant une relation avec le rectum. On dit aussi proct-, procto-.

RECTAL *adj. (angl. rectal).* Qui se rapporte au rectum. EX. *ampoule rectale.*

RECTALGIE *s. f. (angl. rectalgia).* ☞ ***PROCTALGIE.***

RECTITE *s. f. (angl. rectitis).* Inflammation du rectum. SYN. ***PROCTITE.***

RECTOCÈLE *s. f. (angl. rectocele).* Hernie du rectum dans le vagin. SYN. ***PROCTOCÈLE.***

RECTOCOCCYGIEN *adj. (angl. rectococcygeal).* Qui se rapporte au rectum et au coccyx.

RECTOCOCCYPEXIE *s. f. (angl. rectococcypexy).* ☞ ***PROCTOCOCCYPEXIE.***

RECTOCOLITE *s. f. (angl. rectocolitis).* Inflammation simultanée du rectum et du côlon. ◇ **ULCÉRO-HÉMORRAGIQUE** *(angl. ulcerative colitis).* Maladie d'origine inconnue, évoluant par poussées successives marquées par un syndrome dysentérique muco-hémorragique. L'examen endoscopique montre une muqueuse congestive hémorragique, saignant au moindre contact, avec des ulcérations multiples. Le pronostic est sévère. SYN. ***COLITE ULCÉREUSE.***

RECTOCOLOPLASTIE *s. f.* ☞ ***PROCTOCOLPOPLASTIE.***

RECTOCYSTOPLASTIE *s. f.* ☞ ***PROCTOCYSTOPLASTIE.***

RECTOCYSTOTOMIE *s. f. (angl. rectocystotomy).* ☞ ***PROCTOCYSTOTOMIE.***

RECTOPÉRINÉOPLASTIE *s. f.* ☞ ***PROCTOPÉRINÉOPLASTIE.***

RECTOPÉRINÉORRAPHIE *s. f. (angl. rectoperineorrhaphy).* ☞ ***PROCTOPÉRINÉORRAPHIE.***

RECTOPEXIE *s. f. (angl. rectopexy).* ☞ ***PROCTOPEXIE.***

RECTOPLASTIE *s. f. (angl. rectoplasty).* ☞ ***PROCTOPLASTIE.***

RECTORRAGIE *s. f. (angl. proctorrhagia).* Évacuation par l'anus de sang rouge provenant du rectum. Elle se distingue du méléna caractérisé par l'évacuation de sang noir. SYN. ***PROCTORRAGIE.***

RECTORRAPHIE *s. f. (angl. rectorrhaphy).* ☞ ***PROCTORRAPHIE.***

RECTOSCOPIE *s. f. (angl. rectoscopy).* Examen visuel du rectum à l'aide d'un rectoscope (endoscope muni d'un dispositif d'éclairage et que l'on introduit par l'anus). SYN. ***PROCTOSCOPIE.***

RECTOSIGMOÏDE *s. m. (angl. rectosigmoid).* Segment du gros intestin constitué par la partie terminale du côlon sigmoïde et la partie initiale du rectum.

RECTOSIGMOÏDECTOMIE *s. f.* ☞ ***PROCTOSIGMOÏDECTOMIE.***

RECTOSIGMOÏDIEN *adj. (angl. rectosigmoid).* Qui se rapporte au rectum et au côlon sigmoïde.

RECTOSIGMOÏDITE *s. f. (angl. proctosigmoiditis).* Inflammation associée du rectum et du côlon sigmoïde.

RECTOSIGMOÏDOSCOPIE *s. f. (angl. proctosigmoidoscopy).* Exploration visuelle du rectum et du côlon sigmoïde au moyen d'un endoscope souple. SYN. ***PROCTOSIGMOÏDOSCOPIE.***

RECTOSTOMIE *s. f.* ☞ ***PROCTOSTOMIE.***

RECTOTOMIE *s. f. (angl. rectotomy).* Incision du rectum. SYN. ***PROCTOTOMIE.***

RECTO-URÉTRAL *adj. (angl. rectourethral).* Qui se rapporte au rectum et à l'urètre.

RECTO-UTÉRIN *adj. (angl. rectouterine).* Qui se rapporte au rectum et à l'utérus.

RECTOVAGINAL *adj. (angl. rectovaginal).* Qui se rapporte au rectum et au vagin.

RECTOVÉSICAL *adj. (angl. rectovesical).* Qui se rapporte au rectum et à la vessie.

RECTUM *s. m. (NA. rectum). (angl. rectum).* Partie terminale du gros intestin, qui s'étend du rectosigmoïde jusqu'à l'anus. On distingue un segment supérieur, le rectum pelvien dont la partie distale élargie constitue l'ampoule rectale, et un segment inférieur, le rectum périnéal ou canal anal.

RÉCURRENCE *s. f. (angl. recurrence).* **1.** Caractère de ce qui est récurrent. **2.** Reprise évolutive d'une maladie infectieuse qui était apparemment guérie, sans qu'il y ait eu nouvelle infection.

RÉCURRENT *adj. (angl. recurrent).* **1.** Qui revient en arrière ou vers son point d'origine. EX. *nerf récurrent, artère récurrente.* **2.** Qui réapparaît, se reproduit après des interruptions.

RÉCURRENTE (FIÈVRE) *(angl. relapsing fever).* ☞ ***FIÈVRE RÉCURRENTE.***

RECURVATUM *s. m. (angl. recurvatum).* Hyperextension anormale d'une articulation.

RÉDIE *s. f. (angl. redia).* Second stade larvaire de certains vers trématodes. Les rédies se transforment ultérieurement en cercaires.

REDON (DRAIN DE) *(angl. suction drain).* Tube en polyéthylène multiperforé à une extrémité, dont l'autre extrémité est reliée à un flacon où l'on a préalablement fait le vide pour assurer un drainage aspiratif continu.

REDRESSEMENT *s. m. (angl. correction).* Opération chirurgicale qui a pour but de rendre à un organe dévié sa position normale.

RÉDUCTASE *s. f. (angl. reductase).* Toute enzyme qui catalyse la réduction d'un substrat.

RÉDUCTIBLE *adj. (angl. reducible).* Qui est susceptible d'être réduit.

RÉDUCTION *s. f. (angl. reduction).* **1.** En chimie, soustraction d'oxygène à une substance chimique ; dans un sens plus général, gain d'électrons par un atome ou un ion. **2.** En chirurgie, remise en place d'un organe déplacé, d'un os fracturé, d'une hernie ou d'une extrémité articulaire luxée. ◇ **DES CHROMOSOMES** *(angl. — of chromosomes).* Réduction de moitié du nombre des chromosomes du noyau (de 2n à n) lors de la méiose. SYN. ***RÉDUCTION CHROMATIQUE.*** ◇ **D'UNE FRACTURE** *(angl. fracture —).* Remise en place d'un os luxé ou fracture après incision (réduction ouverte) en regard du foyer de fracture, ou sans incision (réduction fermée).

RÉDUVIDÉS *(angl. Reduviidae).* Famille d'insectes de l'ordre des Hémiptères, sous-ordre des Hétéroptères. Elle comprend certaines espèces hématophages responsables de la transmission de la trypanosomiase américaine (maladie de Chagas).

REED (CELLULE DE) *(angl. Reed-Sternberg cell).* ☞ ***STERNBERG (CELLULE DE).***

REED (OPÉRATION DE) *(angl. Reed's operation).* Ligature veineuse pour le traitement chirurgical d'une varicocèle tubo-ovarienne.

REED-HODGKIN (MALADIE DE) *(angl. Reed-Hodgking's disease).* ☞ ***HODGKIN (MALADIE DE).***

RÉÉDUCATION *s. f. (angl. rehabilitation).* Ensemble des moyens visant à permettre à un sujet atteint d'une affection invalidante de recouvrer, plus ou moins complètement, l'usage de ses facultés. La rééducation s'applique le plus souvent à des patients souffrant de troubles musculaires ou articulaires avec impotence fonctionnelle, à des aphasiques et à des malades mentaux.

RÉ-ENTRÉE *s. f. (angl. reentry).* Excitation rétrograde d'une partie du myocarde où la conduction est arrêtée par un allongement de la phase réfractaire. Ce phénomène explique certaines extrasystoles et aussi certains flutters et tachycardies ventriculaires.

REESE (DERMATOME DE) *(angl. Reese dermatome).* Instrument permettant de prélever des greffons de peau très minces.

RÉFLÉCHI *adj. (angl. reflected).* Se dit d'un rayon lumineux ou d'une onde sonore qui a subi une réflexion.

RÉFLECTEUR *s. m. (angl. reflector).* Instrument permettant de réfléchir la lumière, la chaleur ou le son.

RÉFLEXE *(angl. reflex).* **1.** *s. m.* Toute réponse involontaire et immédiate de structures vivantes résultant de la stimulation d'un récepteur sensible déterminé. **2.** *adj.* Qui possède le caractère d'un réflexe. ◇ **ABDOMINAL** *(angl. abdominal —).* ☞ ***RÉFLEXE CUTANÉ ABDOMINAL.*** ◇ **ABDOMINOCARDIAQUE** *(angl. abdominocardiac —).* Chacun des réflexes cardiaques provoqués par l'excitation du sympathique abdominal. ◇ **ACHILLÉEN** *(angl. Achilles tendon —).* Extension du pied sur la jambe à la percussion du tendon calcanéen. ◇ **COCHLÉOPALPÉBRAL** *(angl. auditory —).* Réflexe provoqué par l'audition d'un son inattendu ; par exemple, l'occlusion momentanée des paupières lors d'un son violent et soudain. ◇ **ACOUSTIQUE** *(angl. acoustic —).* Contraction du muscle stapédien par la perception d'un son intense. SYN. ***RÉFLEXE STAPÉDIEN.*** ◇ **ACQUIS** ☞ ***RÉFLEXE CONDITIONNÉ.*** ◇ **ACROMIAL** *(angl. acromial —).* Légère flexion et rotation interne de l'avant-bras consécutive à la percussion de l'acromion. ◇ **ANAL** *(angl. anal —).* Contraction du sphincter anal provoquée par l'excitation de la peau autour de l'anus. ◇ **AURICULOPALPÉBRAL** *(angl. cochleopalpebral —).* Occlusion des paupières provoquée par une excitation tactile ou thermique de la portion profonde du méat acoustique externe et de la rampe tympanique. SYN. ***RÉFLEXE AUROPALPÉBRAL.*** ◇ **AUROPALPÉBRAL** ☞ ***RÉFLEXE AURICULOPALPÉBRAL.*** ◇ **BICIPITAL** *(angl. biceps —).* Contraction du biceps brachial à la suite de la percussion de son tendon au niveau du pli du coude. ◇ **BREGMOCARDIAQUE** *(angl. bregmocardiac —).* Ralentissement du rythme cardiaque provoqué par une pression exercée au niveau de la fontanelle bregmatique chez le nourrisson. ◇ **BULBOCAVERNEUX** *(angl. bulbocavernous —).* Contraction des muscles bulbocaverneux et rétraction de la verge provoquées par le pincement du gland ou de la face dorsale de la verge. ◇ **BULBOMIMIQUE** *(angl. bulbomimic —).* ☞ ***MONDONESI (RÉFLEXE DE).*** ◇ **CILIAIRE** *(angl. ciliary —).* Myosis présent dans le réflexe normal d'accommodation de l'œil. ◇ **CILIOSPINAL** *(angl. ciliospinal —).* Dilatation d'une pupille consécutive à l'irritation de la peau du cou du même côté, par excitation du sympathique. ◇ **COCHLÉOPALPÉBRAL** *(angl. cochleopalpebral —).* Fermeture brusque des paupières provoquée par un son soudain et violent. ◇ **COCHLÉOPUPILLAIRE** *(angl. cochleopupillary —).* Réaction de l'iris (contraction de la pupille suivie d'une dilatation) provoquée un bruit violent. ◇ **CONDITIONNÉ** *(angl. conditioned —, acquired —).* Réflexe qui se développe progressivement par l'association régulière d'un phénomène physiologique avec un stimulus extérieur sans relation aucune avec ce phénomène (une lumière, un bruit, par exemple). Au bout d'un certain temps, le phénomène physiologique apparaît lorsque le stimulus extérieur seul est produit (Pavlov). SYN. ***RÉFLEXE CONDITIONNEL, RÉFLEXE ACQUIS.*** ◇ **CONJONCTIVAL** *(angl. conjunctival —).* Occlusion de la paupière provoquée par l'attouchement de la conjonctive. ◇ **CONSENSUEL** *(angl. consensual —).* La stimulation d'un œil par la lumière provoque la contraction réflexe de la pupille de l'autre œil. SYN. ***RÉACTION PUPILLAIRE CONSENSUELLE.*** ◇ **CONTROLATÉRAL** *(angl. controlateral —).* Tout réflexe se produisant du côté opposé à celui où l'on exerce la stimulation. ◇ **CORNÉEN** *(angl. corneal —).* Occlusion bilatérale des paupières provoquée par l'attouchement de la cornée d'un seul côté. Ce réflexe est aboli dans l'anesthésie générale et le coma. ◇ **CORNÉOMANDIBULAIRE** *(angl. corneomandibular —).* Mouvement de la mandibule vers le côté opposé à l'œil dont on touche légèrement la cornée, la bouche étant ouverte. ◇ **CRÉMASTÉRIEN** *(angl. cremasteric —).* Contraction du muscle crémaster avec élévation du testicule du côté où l'on exerce une excitation mécanique cutanée à la face interne de la cuisse. Il correspond au niveau L1-L2. ◇ **CUBITOPRONATEUR** ☞ ***RÉFLEXE ULNAIRE.*** ◇ **CUBOÏDODIGITAL** *(angl. cuboidodigital —).* ☞ ***BECHTEREW-MENDEL (RÉFLEXE DE).*** ◇ **CUTANÉ** *(angl. cutaneous —).* Contraction involontaire d'un muscle ou d'un groupe de muscles provoquée par l'excitation de la région cutanée correspondante. ◇ **CUTANÉ ABDOMINAL** *(angl. superficial abdominal —).* Contractions des muscles de la paroi abdominale provoquée par l'excitation mécanique de la peau de l'abdomen. SYN. ***RÉFLEXE ABDOMINAL.*** ◇ **CUTANÉ PLANTAIRE** ☞ ***RÉFLEXE PLANTAIRE.*** ◇ **CUTANÉOPUPILLAIRE** *(angl. cutaneous papillary —).* SYN. ***RÉFLEXE CILIOSPINAL.*** ◇ **D'ACCOMMODATION** *(angl. accomodation —).* Adaptation de l'œil à la vision de près par contraction de la pupille, convergence des globes oculaires et augmentation de la convexité du cristallin. ◇ **DARTOÏQUE** *(angl. dartos —).* Le patient étant debout avec les jambes écartées, l'application soudaine d'un corps froid au niveau du périnée provoque une contraction du muscle lisse de la peau du scrotum (dartos). ◇ **DE DÉFENSE** *(angl. defense —).* Réflexe provoqué par un stimulus nociceptif. Par exemple, contraction des masses musculaires abdominales situées au-dessus d'une lésion inflammatoire viscérale lors de la palpation de l'abdomen. ◇ **DE MORO** *(angl. Moro's —).* L'étirement brusque de la tête sur le cou provoque chez le nourrisson une attitude des bras en croix. ◇ **DE PRÉHENSION** *(angl. grasp —).* Flexion des doigts provoquée par l'excitation mécanique de la paume de la main. Ce réflexe est observé chez le nouveau-né, et chez les malades présentant certaines lésions des lobes frontaux. ◇ **DES ADDUCTEURS** *(angl. adductor — of thigh).* Adduction de la cuisse provoquée par la percussion du tendon du grand adducteur de la cuisse. ◇ **DIGITAL** *(angl. Hoffman's —).* ☞ ***HOFFMANN (SIGNE DE).*** ◇ **DIRECT** *(angl. direct —).* Réflexe déclenché du côté où l'on applique la stimulation. ◇ **DORSAL** *(angl. erector spinae —).* Contraction des muscles du dos provoquée par l'excitation mécanique des téguments recouvrant les muscles sacro-lombaires. ◇ **EN MASSE** *(angl. mass —).* ☞ ***RIDDOCH (RÉFLEXE DE).*** ◇ **ÉPIGASTRIQUE** *(angl. epigastric —).* Contraction des muscles abdominaux provoquée par l'excitation mécanique des téguments de la région épigastrique ou des cinquième et sixième espaces intercostaux sur la ligne axillaire. ◇ **EXTÉROCEPTIF** *(angl. exteroceptive —).* Réflexe en réponse à des stimulations venues de l'extérieur du corps. ◇ **FACIAL** *(angl. bulbomimic —).* ☞ ***MONDONESI (RÉFLEXE DE).*** ◇ **FÉMORAL** *(angl. femoral —).* Flexion des trois premiers orteils (parfois de tout le pied) et extension du genou provoquées par la percussion de la face supéro-antérieure de la cuisse. ◇ **GASTROCOLIQUE** *(angl. gastrocolic —)*. Péristaltisme colique déclenché par l'arrivée d'aliments dans l'estomac vide. ◇ **GASTRO-ILÉAL** *(angl. gastroileal —)*. Ouverture de la valvule iléocolique provoquée par l'arrivée d'aliments dans l'estomac. ◇ **GLUTÉAL** *(angl. gluteal —)*. Contraction des muscles fessiers provoquée par la percussion de la peau de la fesse. SYN. ***RÉFLEXE FESSIER.*** ◇ **GUSTOLACRYMAL** *(angl. gustolacrymal —)*. ☞ ***LARMES DE CROCODILE (SYNDROME DES).*** ◇ **HYPOCONDRIQUE** *(angl. hypochondrial —)*. Inspiration soudaine provoquée par une pression rapide exercée en dessous du bord costal inférieur. ◇ **HYPOGASTRIQUE** *(angl. hypogastric —)*. Contraction des muscles abdominaux inférieurs provoquée par la percussion de la face interne de la cuisse. ◇ **IDIOMUSCULAIRE** *(angl. muscular —)*. Contraction d'un muscle lors de sa percussion directe. ◇ **INFRA-ÉPINEUX** *(angl. infraspinatus —)*. Extension du coude et rotation externe du bras provoquées par la percussion soudaine du muscle infra-épineux. ◇ **INGUINAL** *(angl. Geigel's —)*. ☞ ***GEIGEL (RÉFLEXE DE).*** ◇ **INTEROCEPTIF** *(angl. deep —)*. Réflexe en réponse à une stimulation venue de l'intérieur du corps. ◇ **INTERSCAPULAIRE** *(angl. scapular —)*. Contraction des muscles scapulaires provoquée par une stimulation de la peau de la région interscapulaire. SYN. ***RÉFLEXE SCAPULAIRE.*** ◇ **LARYNGÉ** *(angl. cough —)*. Toux réflexe provoquée par l'irritation du larynx. ◇ **MASSÉTÉRIN** *(angl. masseter —)*. Abaissement de la mâchoire et contraction du muscle masséter, provoqués par une percussion indirecte sur le menton, le sujet ayant la bouche entrouverte. ◇ **MÉDIOPLANTAIRE** *(angl. medioplantar —)*. Extension du pied et flexion des orteils provoquées par la percussion de la région médiane de la plante du pied. ◇ **MEDIOPUBIEN** *(angl. mediopubic —)*. Contraction des adducteurs par percussion de la symphyse pubienne. ◇ **MONOSYNAPTIQUE** *(angl. monosynaptic —)*. Réflexe mettant en jeu une seule synapse. ◇ **MOTEUR** *(angl. motor —)*. Tout réflexe dont l'effet est moteur. ◇ **MYENTÉRIQUE** *(angl. myenteric —)*. La stimulation d'une région de l'intestin provoque une contraction réflexe au-dessus de cette région et un relâchement au-dessous. ◇ **NASAL** *(angl. nasal —)*. Contraction faciale unilatérale provoquée par l'irritation de la muqueuse nasale du même côté. ◇ **NASOPALPÉBRAL** *(angl. nasopalpebral —)*. Occlusion des paupières provoquée par la percussion de la racine du nez. Ce réflexe est aboli du côté malade dans la paralysie faciale périphérique. ◇ **OCULOCARDIAQUE** *(angl. oculocardiac —)*. ☞ ***ASCHNER (RÉFLEXE OU PHÉNOMÈNE D').*** ◇ **OCULOPHARYNGÉ** *(angl. oculopharyngeal —)*. Occlusion involontaire des paupières lors d'une déglutition rapide. ◇ **ŒSOPHAGOSALIVAIRE** *(angl. esophagosalivary —)*. En cas d'irritation œsophagienne, la déglutition provoque une sécrétion salivaire exagérée. SYN. ***RÉFLEXE DE ROGER.*** ◇ **OLÉCRÂNIEN** ☞ ***RÉFLEXE TRICIPITAL.*** ◇ **OPTICOPALPÉBRAL** *(angl. opticofacial —)*. Clignement des paupières provoqué par l'approche brusque d'un objet, d'une lumière vive. SYN. ***RÉFLEXE À LA MENACE.*** ◇ **OSTÉOTENDINEUX** *(angl. tendon —)*. Contraction réflexe involontaire d'un muscle ou d'un groupe de muscles provoquée par la percussion de leur tendon. Le réflexe bicipital, le réflexe tricipital, le réflexe patellaire sont des réflexes ostéotendineux. ◇ **PALATIN** *(angl. palatal —)*. Déclenchement de mouvements de déglutition par la stimulation du palais mou. ◇ **PALMOMENTONNIER** *(angl. palm-chin —)*. La stimulation de la paume de la main provoque du même côté la contraction de la houpe du menton ; peut s'observer dans le syndrome frontal. ◇ **PARADOXAL** *(angl. paradoxical —)*. Tout mouvement réflexe d'action opposée à celle du réflexe qui est déclenché habituellement par la percussion d'un tendon ou par la stimulation mécanique d'un tégument. ◇ **PATELLAIRE** *(angl. patellar —)*. Extension brusque de la jambe lors de la percussion du tendon patellaire. C'est le réflexe tendineux le plus souvent recherché. Il correspond au niveau L3-L4. SYN. ***RÉFLEXE ROTULIEN.*** ◇ **PECTORAL** *(angl. pectoral —)*. Faible contraction du muscle pectoral provoquée par la percussion du tendon huméral, le bras étant en abduction et en supination légères. ◇ **PÉRIOSTÉ** *(angl. tendon —)*. Réflexe déclenché par la percussion d'un os. SYN. ***RÉFLEXE OSSEUX.*** ◇ **PHARYNGÉ** *(angl. pharyngeal —)*. Contraction spasmodique des muscles constricteurs du pharynx et du voile du palais, avec réaction nauséeuse, provoquée par l'attouchement de l'uvule ou l'abaissement de la langue. ◇ **PHOTOMOTEUR** Contraction de la pupille provoquée par la projection d'un faisceau lumineux sur l'œil. ◇ **PILOMOTEUR** *(angl. pilomotor —)*. Érection des follicules pileux (« chair de poule ») sous l'effet du froid ou d'une émotion. ◇ **PLANTAIRE** *(angl. plantar —)*. Flexion des orteils provoquée par une excitation mécanique du bord externe de la plante du pied. ◇ **PROFOND** *(angl. deep —)*. ☞ ***RÉFLEXE TENDINEUX.*** ◇ **PROPRIOCEPTIF** *(angl. proprioceptive —)*. Tout réflexe provoqué par la stimulation d'un propriocepteur du même territoire. ◇ **PSYCHOCARDIAQUE** *(angl. psychocardiac —)*. Accélération des battements cardiaques provoquée par l'évocation d'une émotion passée. ◇ **PSYCHOGALVANIQUE** *(angl. psychogalvanic —)*. Variation de la conductibilité électrique de la peau en réponse à des stimuli émotionnels, due à des modifications de la circulation sanguine, de la sécrétion sudorale et de la température cutanée. ◇ **PUPILLAIRE** *(angl. pupillary —)*. Contraction de la pupille lors d'une stimulation lumineuse (réflexe photomoteur) ou lors de la vision d'un objet rapproché. ◇ **PUPILLAIRE PARADOXAL** *(angl. paradoxical pupillary —)*. Dilatation de la pupille sous l'action de la lumière. Elle est parfois observée dans le tabès et dans la paralysie générale. ◇ **RADIOPRONATEUR** *(angl. radial —).* Pronation de l'avant-bras provoquée par la percussion de la face antérieure de l'extrémité inférieure du radius. SYN. ***RÉFLEXE RADIAL.*** ◇ **RÉNORÉNAL** *(angl. renorenal —).* Douleurs lombaires ou anurie survenant du côté sain chez un malade atteint d'une affecion rénale unilatérale (lithiase par exemple). ◇ **ROTULIEN** ☞ ***RÉFLEXE PATELLAIRE.*** ◇ **SCAPULO-HUMÉRAL** *(angl. scapulohumeral —).* Contraction des divers muscles de la ceinture scapulaire et du bras provoquée par la percussion du bord interne de l'omoplate. ◇ **SCROTAL** *(angl. scrotal —).* Contraction vermiculaire du muscle lisse de la peau du scrotum (dartos), provoquée par la percussion du périnée ou par l'application sur celui-ci d'un objet froid. ◇ **SPINAL** *(angl. spinal —).* Tout réflexe dépendant d'un centre situé dans la moelle épinière. ◇ **STYLORADIAL** *(angl. radial —).* Supination et flexion de l'avant-bras sur le bras provoquées par la percussion du processus styloïde du radius. Il correspond au niveau C5-C6. ◇ **SUPERFICIEL** *(angl. superficial —).* Tout réflexe provoqué par un stimulus à la surface du corps (peau ou muqueuse). ◇ **SUPRAPATELLAIRE** *(angl. suprapatellar —).* Mouvement brusque vers le haut de la patella, produit par la contraction du quadriceps en réponse à une percussion brusque sur le doigt placé sur le bord supérieur de la patella, la jambe étant en extension. ◇ **SUS-ORBITAIRE** *(angl. supraorbital —).* ☞ ***RÉFLEXE NASOPALPÉBRAL.*** ◇ **TARSO-PHALANGIEN** *(angl. tarsophalangeal —).* ☞ ***BECHTEREW-MENDEL (RÉFLEXE DE).*** ◇ **TENDINEUX** *(angl. tendon —).* Tout réflexe déclenché par la percussion d'un tendon musculaire. SYN. ***RÉFLEXE PROFOND.*** ◇ **TRICIPITAL** *(angl. triceps —).* Extension de l'avant-bras sur le bras provoquée par la percussion du tendon du triceps brachial au niveau de l'olécrâne. Correspond au niveau C7. SYN. ***RÉFLEXE OLÉCRÂNIEN.*** ◇ **ULNAIRE** *(angl. ulnar —).* L'avant-bras étant fléchi et dans une position intermédiaire entre la pronation et la supination, la percussion du processus styloïde de l'ulna provoque la pronation de la main et de l'avant-bras. Correspond au niveau C8-D1. SYN. ***RÉFLEXE CUBITOPRONATEUR.*** ◇ **VÉLOPALATIN** *(angl. palatine —).* Contraction du voile du palais avec réaction nauséeuse provoquée par l'attouchement du voile du palais. ◇ **VÉSICAL** *(angl. bladder —).* Besoin d'uriner provoqué par la distension modérée de la vessie.

RÉFLEXOGÈNE *adj. (angl. reflexogenic).* Qui provoque ou augmente une action réflexe ; s'applique aux zones dont l'excitation déclenche un réflexe.

RÉFLEXOGRAMME *s. m. (angl. reflex timing).* Enregistrement graphique de la durée de la contraction et de la décontraction musculaire lors d'un réflexe ostéotendineux. Il s'agit habituellement du réflexe calcanéen. Ce réflexogramme dit calcanéen permet d'évaluer l'état fonctionnel de la glande thyroïde. Bien moins fiable que les dosages hormonaux, il est tombé en désuétude.

RÉFLEXOGRAPHE *s. m. (angl. reflexograph).* Instrument servant à enregistrer graphiquement un réflexe.

RÉFLEXOLOGIE *s. f. (angl. reflexology).* Science et étude des réflexes.

RÉFLEXOTHÉRAPIE *s. f. (angl. reflexotherapy).* Méthode thérapeutique qui consiste à provoquer des réactions réflexes à distance de la région malade et susceptibles d'exercer une action favorable sur elle.

REFLUX *s. m. (angl. reflux).* Écoulement d'un liquide dans un conduit naturel dans un sens contraire à celui de l'écoulement normal. ◇ **GASTRO-ŒSOPHAGIEN** *(angl. gastroesophageal —).* Reflux en général post-prandial, du contenu acide de l'estomac dans l'œsophage, entraînant des brûlures retro-sternales. ◇ **HÉPATOJUGULAIRE** *(angl. hepatojugular —).* Turgescence des veines jugulaires externes provoquée par la compression du foie pendant quelques secondes et témoignant d'une insuffisance ventriculaire droite. ◇ **VÉSICO-URÉTÉRAL** *(angl. vesicoureteric —).* Reflux de l'urine vésicale dans l'uretère. Il s'agit toujours d'un phénomène pathologique.

REFOULEMENT *s. m. (angl. repression).* En psychanalyse, mécanisme de défense inconscient par lequel sont maintenus ou rejetés dans l'inconscient des idées, des pulsions ou des sentiments qui ne sont pas acceptables par le sujet.

RÉFRACTAIRE *adj. (angl. refractory).* **1.** Qui ne réagit pas ou qui réagit peu à un stimulus physique, chimique ou de toute autre nature. S'applique à une phase ou période d'activité musculaire ou nerveuse. ☞ ***PÉRIODE RÉFRACTAIRE.*** **2.** Se dit d'une affection qui ne réagit pas favorablement au traitement. EX. *anémie réfractaire.*

RÉFRACTÉ *adj. (angl. refracted).* Se dit d'un rayon lumineux ayant subi une réfraction.

RÉFRACTION *s. f. (angl. refraction).* Changement de la direction de propagation d'un rayonnement lorsqu'il passe d'un milieu dans un autre. ◇ **(DOUBLE)** *(angl. double —).* ☞ ***BIRÉFRINGENCE.*** ◇ **DYNAMIQUE** *(angl. dynamic —).* Réfraction oculaire lorsque l'œil se trouve dans un état actif d'accommodation. ◇ **OCULAIRE** *(angl. ocular —).* Réfraction des rayons lumineux lors de leur passage à travers les différents milieux réfringents de l'œil, de façon à former une image normale sur la rétine. ◇ **STATIQUE** *(angl. static —).* Réfraction oculaire sans intervention de l'accommodation.

RÉFRACTIVE (CHIRURGIE) *(angl. refractive surgery).* Modification de la forme de la cornée par des procédés chirurgicaux en cas de myopie.

RÉFRACTOMÉTRIE *s. f.* *(angl. refractometry).* Mesure du pouvoir réfringent des milieux oculaires ; détermination de l'indice de réfraction de diverses substances (liquides, gaz). Toutes ces mesures sont effectuées au moyen d'appareils appelés réfractomètres.

RÉFRANGIBLE *adj.* *(angl. refrangible).* Qui est susceptible d'être réfracté.

RÉFRIGÉRATION *s. f.* *(angl. refrigeration).* Opération consistant à abaisser la température d'un corps, ou d'un malade fébrile, et état qui en découle.

RÉFRINGENT *adj.* *(angl. refringent).* Qui a la propriété de faire dévier les rayons lumineux.

REFSUM (MALADIE DE) *(angl. Refsum's disease).* Maladie dégénérative héréditaire, autosomique récessive, caractérisée par une rétinite pigmentaire, une polynévrite chronique évoluant vers une paralysie distale, une ataxie et d'autres signes cérébelleux. Elle est due à un trouble du métabolisme lipidique, avec accumulation d'acide phytanique. Elle s'accompagne d'une augmentation du taux des protéines dans le liquide céphalorachidien. Elle est associée à d'autres anomalies, moins fréquentes : ichtyose, surdité, anosmie, anomalies pupillaires et osseuses. SYN. ***HÉRÉDOPATHIE ATAXIQUE POLYNÉVRITIQUE.***

RÉGÉNÉRATION *s. f.* *(angl. regeneration).* **1.** Reconstitution d'un tissu ou d'un organe détruit. **2.** Dans un sens plus limité, réparation d'un tissu lésé.

RÉGIME *s. m.* *(angl. regimen, diet).* Mode rationnel d'alimentation de l'homme sain ou malade. ◇ **CÉTOGÈNE** *(angl. ketogenic diet).* Régime comportant de grandes quantités de graisses, en vue de produire une cétose. On le prescrivait autrefois dans l'épilepsie. ◇ **DÉCHLORURÉ** *(angl. salt free diet).* Régime comportant une limitation importante du chlorure de sodium. SYN. ***RÉGIME DÉSODÉ.*** ◇ **DIABÉTIQUE** *(angl. diabetic diet).* Régime préconisé dans le diabète et comportant un apport limité en hydrates de carbone. ◇ **HYPOSODÉ** *(angl. low salt diet).* Régime comportant une restriction partielle du sodium.

RÉGION *s. f.* *(angl. region).* Partie d'une protéine. ◇ **CONSTANTE** En immunologie, partie relativement invariante des chaînes d'immunoglobulines ou des chaînes du récepteur des lymphocytes T. ◇ **HYPERVARIABLE** En immunologie, partie la plus variable des domaines V des chaînes d'immunoglobulines et des chaînes du récepteur des lymphocytes T. ◇ **INGUINALE** *(NA. inguen). (angl. groin).* Dépression anguleuse entre la racine de la cuisse et l'abdomen. ◇ **LOMBAIRE** *(NA. regio lumbaris). (angl. lumbar —).* Région de la paroi postérieure du tronc, limitée en haut par la douzième côte, en bas par la crête iliaque, et en dedans par les corps des vertèbres lombaires. ◇ **PRÉCORDIALE** *(angl. precordium).* Partie de la paroi antérieure du thorax qui répond au cœur.

RÈGLE *s. f.* *(angl. rule).* Principe, norme, loi.

RÈGLES *s. f.* *(angl. menses).* ☞ ***MENSTRUATION.*** ◇ **VICARIANTES** *(angl. vicarious menstruation).* Écoulement de sang par un organe autre que le vagin, qui accompagne des règles peu abondantes ou qui les remplace. Ce phénomène est très rare.

RÉGLISSE *s. m.* *(angl. liquorice).* Plante de la famille des Légumineuses (*Glycyrrhiza glabra*), dont on utilise la racine comme édulcorant et anti-ulcéreux gastrique. L'abus de réglisse peut entraîner des hypertensions artérielles sévères.

REGORGEMENT *s. m.* *(angl. overflow).* Émission involontaire d'urine par excès de remplissage de la vessie du fait d'une rétention.

RÉGRESSIF *adj.* *(angl. regressive).* Qui est caractérisé par une régression ; qui se rapporte à une régression.

RÉGRESSION *s. f.* *(angl. regression).* **1.** Retour d'un tissu, d'un organe, d'un symptôme ou d'un phénomène à un stade antérieur de son évolution. **2.** En psychiatrie, retour à un niveau antérieur d'adaptation, à une conduite appropriée à un âge antérieur du développement qui ne concorde pas avec l'âge et l'état social actuel de l'individu. **3.** En psychanalyse, mécanisme psychique inconscient intimement lié à celui de la fixation, par lequel un sujet recommence, à un degré majeur ou mineur, à utiliser des comportements correspondant aux étapes antérieures de son développement psychosexuel (stades libidinaux).

RÉGULATEUR *adj.* *(angl. regulator).* Qui assure une régulation.

RÉGULATION *s. f.* *(angl. regulation).* Aptitude d'une cellule, d'un tissu ou d'un organisme à réagir à diverses excitations de façon à limiter les perturbations qui pourraient en résulter et à sauvegarder un état d'équilibre physiologique.

RÉGULIER *adj.* *(angl. regular).* Se dit du pouls dont toutes les pulsations se succèdent à intervalles égaux.

RÉGURGITATION *s. f.* *(angl. regurgitation).* **1.** Retour des aliments de l'œsophage ou de l'estomac dans la bouche, sans nausée et sans effort. **2.** Reflux du sang d'une cavité cardiaque dans l'autre, par suite d'une insuffisance valvulaire.

RÉHABILITATION *s. f.* ☞ ***RÉADAPTATION.***

REHFUSS (SONDE DE) *(angl. Rehfuss' tube).* Sonde gastrique utilisée pour collecter le suc gastrique après un repas d'épreuve.

REHN-DELORME (OPÉRATION DE) *(angl. Rehn-Delorme operation).* Traitement d'un prolapsus de la muqueuse rectale par repliement et suture de la musculaire muqueuse.

RÉHYDRATATION *s. f. (angl. rehydration).* Apport de liquides, quelle qu'en soit la voie, destiné à compenser une déshydratation.

REICHERT ◇ (CARTILAGE DE) *(angl. Reichert's cartilage).* Cartilage du deuxième arc branchial, à l'origine de la formation de la chaîne hyoïdienne. **◇ (SYNDROME DE)** *(angl. Reichert's syndrome).* Névralgie du nerf tympanique : forme incomplète de névralgie glosso-pharyngée qui atteint seulement la branche tympanique du nerf glossopharyngien, caractérisée par une douleur paroxystique lancinante à l'intérieur et autour du méat acoustique externe.

REICHMANN (SYNDROME DE) *(angl. Reichmann's syndrome).* ☞ ***GASTROSUCCORRHÉE.***

REIFENSTEIN (SYNDROME DE) *(angl. Reifenstein's syndrome).* Hypogonadisme masculin d'origine génétique par insensibilité des récepteurs à la testostérone.

REIL (SILLON DE) ☞ ***SILLON CIRCULAIRE DE L'INSULA.***

REILLY (SYNDROME DE) *(angl. Reilly's phenomenon).* Ensemble de perturbations provoquées expérimentalement au niveau de différents organes par une irritation du sympathique, avec vasodilatation, augmentation de la perméabilité capillaire, etc.

RÉIMPLANTATION *s. f. (angl. reimplantation).* Réinsertion d'un organe en situation convenable, ou à l'endroit où il était primitivement.

REIN *s. m. (NA. ren). (angl. kidney).* Organe pair qui sécrète l'urine, situé de chaque côté de la colonne vertébrale dans la région lombaire, en arrière du péritoine. Il a une forme ovale aplatie caractéristique. Le rein est entouré d'un tissu cellulo-adipeux, et est constitué de deux zones distinctes : une partie centrale (médullaire), qui comprend les pyramides rénales, dont le sommet, la papille, s'ouvre dans un calice mineur, et une partie périphérique (le cortex) qui comprend des tubules disposés irrégulièrement (tubules rénaux) et entourant un grand nombre de corpuscules rénaux formés de capillaires issus de l'artère rénale. Le rein sécrète l'urine selon trois mécanismes : filtration glomérulaire du plasma sanguin, réabsorption tubulaire partielle du filtrat, sécrétion tubulaire de certains constituants. En outre, le rein exerce une activité de glande endocrine, avec élaboration de substances vasopressives comme la rénine. **◇ AMYLOÏDE** *(angl. amyloid —).* Affection rénale causée par le dépôt de substance amyloïde au niveau des capillaires glomérulaires. SYN. ***REIN LARDACÉ, AMYLOSE RÉNALE.*** **◇ ARTIFICIEL** *(angl. artificial —).* Appareil destiné à l'épuration extracorporelle du sang en cas d'insuffisance rénale grave. Le sang du malade, prélevé d'une artère ou d'une veine, est conduit dans un dialyseur fait d'un tuyau ou de feuillets de cellophane, puis ramené dans une des veines. Par son passage continu à travers l'appareil, le sang est ainsi débarrassé des substances toxiques et ses déséquilibres hydroélectrolytiques et acidobasiques sont corrigés. SYN. ***HÉMODIALYSEUR.*** **◇ DE CHOC** *(angl. crush —).* Insuffisance rénale aigue à la suite d'une hypotension artérielle brutale. **◇ EN ÉPONGE** *(angl. medullary sponge —).* ☞ ***CACCHI ET RICCI (MALADIE DE).*** **◇ EN FER À CHEVAL** *(angl. horse shoe —).* Malformation rénale caractérisée par la réunion des deux reins, habituellement au niveau de leur pôle inférieur, par un isthme transversal de tissu fibreux ou parenchymateux. **◇ FLOTTANT** *(angl. floating —).* Déplacement plus ou moins important du rein, lié au relâchement de ses moyens de soutien. Ce phénomène est plus fréquent chez la femme et du côté droit. SYN. ***REIN MOBILE, NÉPHROPTOSE.*** **◇ (HILE DU)** *(NA. hilum renale). (angl. hilum of the —).* Ouverture du bord interne du rein qui livre passage aux vaisseaux et aux nerfs rénaux, et au pelvis rénal. **◇ LARDACÉ** *(angl. lardaceous —).* ☞ ***REIN AMYLOÏDE.*** **◇ MASTIC** *(angl. putty —).* Transformation de la totalité du rein en une masse caséeuse au cours de la tuberculose rénale. **◇ PELVIEN** *(angl. pelvic —).* Rein ectopique situé dans la cavité pelvienne. **◇ POLYKYSTIQUE** *(angl. polycytic —).* ☞ ***KYSTIQUE DES REINS (MALADIE).*** **◇ SIGMOÏDE** *(angl. fused pelvic —).* Rein unique formé par la fusion du pôle inférieur d'un rein avec le pôle supérieur du rein opposé. **◇ (SINUS DU)** *(NA. sinus renalis). (angl. renal sinus).* Cavité creusée dans le parenchyme rénal et qui s'ouvre au bord interne du rein par le hile. **◇ +SURNUMÉRAIRE** *(angl. supernumerary —).* Anomalie congénitale caractérisée par la présence d'un rein supplémentaire plus ou moins malformé.

REINE DES PRÉS *(angl. meadow sweet).* Plante de la famille des Rosacées (*Spiraea ulmaria*), dont les fleurs sont utilisées comme diurétique et antirhumatismal.

RÉINFECTION *s. f. (angl. reinfection).* Nouvelle infection par un germe identique à celui qui a provoqué la première infection.

RÉINOCULABLE *adj.* Qui est susceptible d'être inoculé une nouvelle fois au même individu.

RÉINOCULATION *s. f. (angl. reinoculation).* Inoculation d'un micro-organisme consécutive à une inoculation antérieure du même germe chez le même individu.

RÉINSERTION *s. f. (angl. reinsertion).* Acte chirurgical consistant à remettre en place un muscle ou un tendon détaché de son point d'attache.

REISSEISEN (MUSCLE DE) *(angl. Reisseisen's muscles).* Fibres musculaires des petites bronches.

REITER (SYNDROME DE) *(angl. Reiter's syndrome).* ☞ ***FIESSINGER-LEROY-REITER (SYNDROME DE).***

REJET *s. m. (angl. rejection).* Processus biologique compliquant certaines greffes, qui se traduit par l'élimination du greffon par les tissus du receveur. Il s'agit d'un mécanisme immunologique, les antigènes tissulaires du greffon étant reconnus comme étrangers par les lymphocytes T du receveur qui le détruisent.

RELÂCHEMENT *s. m. (angl. relaxation).* **1.** Diminution de la consistance, de la tonicité ou de l'élasticité des tissus. **2.** Phase de l'activité musculaire qui succède à la contraction et au cours de laquelle le muscle retrouve sa longueur ou sa tension normale ; état opposé à la contraction.

RELATION *s. f. (angl. relation).* Situation d'un organe par rapport à un autre. ◇ **D'OBJET** *(angl. object —).* En psychanalyse, ensemble des liens affectifs et des relations existant entre le sujet et le principal objet de ses intérêts. ◇ **NUCLÉOCYTOPLASMATIQUE** *(angl. nucleocytoplasmic rate).* Rapport entre le volume du noyau et celui du cytoplasme d'une cellule.

RELAXANT *adj. (angl. relaxing).* **1.** Qui produit une diminution du tonus musculaire. **2.** Se dit de tout médicament ou moyen susceptible de procurer un état de détente physique ou psychique (s'emploie aussi comme substantif).

RELAXATION *s. f. (angl. relaxation).* **1.** Détente physique (par diminution du tonus musculaire) ou psychique (par diminution de la tension nerveuse). **2.** Toute méthode permettant d'obtenir cette détente.

RELAXINE *s. f. (angl. relaxin).* Hormone extraite du corps jaune de mammifères, qui serait à l'origine du relâchement des ligaments pelviens lors de l'accouchement. Son existence est discutée chez la femme enceinte.

RELEASING FACTOR Terme anglais désignant des facteurs hormonaux hypothalamiques qui déclenchent la sécrétion hypophysaire. SYN. ***RELEASING HORMONE.***

REM Phase du sommeil caractérisée par la présence de mouvements oculaires rapides ou sommeil paradoxal (sigle du terme anglais *Rapid Eye Movements*). ☞ ***SOMMEIL.***

rem *s. m.* Unité d'équivalent de dose. C'est la dose de rayonnement qui produit le même effet biologique que 1 rad de rayons X. Rem est l'abréviation du terme anglais *Röntgen equivalent man.*

REMAK ◇ **(FIBRES DE)** *(angl. unmyelinated fibers).* Fibres nerveuses amyéliniques (dépourvues de myéline), particulièrement nombreuses dans les nerfs sympathiques. SYN. ***FIBRE GRISE.*** ◇ **(PLEXUS DE)** *(angl. plexus submucosus).* ☞ ***MEISSNER (PLEXUS DE).*** ◇ **(RÉACTION DE)** *(angl. Remak's symptom).* Contraction lente du muscle en réponse à la stimulation galvanique. Elle est caractéristique de la dégénérescence du nerf moteur de ce muscle. ◇ **(RÉFLEXE DE)** *(angl. femoral reflex).* ☞ ***RÉFLEXE FÉMORAL.*** ◇ **(SYNDROME DE)** *(angl. Remak's paralysis).* Douleurs de la face postérieure du bras, de l'avant-bras et de la main, et paralysie des extenseurs du poignet et des doigts par lésion du tronc primaire moyen du plexus brachial.

RÉMANENCE *s. f. (angl. long action).* Propriété d'un insecticide d'exercer son action longtemps après son application.

REMANIEMENT *s. m. (angl. remodeling).* Modification de la structure d'un tissu sous l'action du vieillissement, d'un processus pathologique ou d'un traitement.

REMÈDE *s. m. (angl. remedy).* Tout ce qui guérit, soulage ou prévient une maladie.

REMIJIA Genre d'arbustes de la famille des Rubiacées, originaires du Brésil. Les espèces *R. pedunculata* et *R. purdieana* fournissent une écorce fébrifuge, dont on extrait la quinine.

REMINÉRALISATION *s. f. (angl. remineralization).* Restitution à l'organisme des constituants minéraux qu'il a perdus.

RÉMISSION *s. f. (angl. remission).* Stade d'une maladie marquée par l'atténuation des symptômes. SYN. ***RÉMITTENCE.***

RÉMITTENCE *s. f. (angl. remittence).* ☞ ***RÉMISSION.***

RÉMITTENT *adj. (angl. remittent).* Qui présente des rémissions.

REMNOGRAPHIE *s. f. (angl. remnography).* Méthode d'imagerie médicale fondée sur la résonance magnétique nucléaire (ce terme vient de RMN). ☞ ***RÉSONANCE MAGNÉTIQUE NUCLÉAIRE.***

REMODELAGE *s. f. (angl. remodeling).* Réorganisation ou rénovation d'une structure ancienne. ◇ **OSSEUX** *(angl. bone —).* Renouvellement permanent de l'os par action des ostéoblastes et ostéoclastes.

REN-, RENO- *(angl. ren-, reno-).* Préfixes d'origine latine indiquant une relation avec le rein.

RÉNAL *adj. (angl. renal).* Qui se rapporte au rein.

RENATURATION *s. f. (angl. renaturation).* Appariement des brins complémentaires d'un ADN préalablement dénaturé.

RENDU-OSLER (MALADIE DE) *(angl. Rendu-Osler disease, hereditary hemorrhagic telangiectasia).* Maladie héréditaire autosomique dominante, à pénétrance quasi complète et expressivité variable. Elle se manifeste par des épitaxis à répétition et des angiomes cutanéo-muqueux. Des fistules artério-veineuses sont possibles, notamment dans le foie, les poumons ou le système nerveux central. La maladie est liée à des mutations de récepteurs endothéliaux, supprimant le rôle inhibiteur du TGF-bêta sur l'angiogenèse.

RÉNIFORME *adj. (angl. reniform).* En forme de rein.

RÉNINE *s. f. (angl. renin).* Enzyme libérée par l'appareil juxta-glomérulaire du rein qui agit sur l'angiotensinogène pour former un décapeptide, l'angiotensine I, lequel est transformé en un octopeptide, l'angiotensine II (la substance vasoconstrictrice la plus puissante de l'organisme) par l'enzyme de conversion.

RÉNINÉMIE *s. f. (angl. plasma renin activity).* Taux de rénine dans le sang : très élevé en cas d'ischémie rénale et effondré dans le syndrome de Conn.

RÉNITENCE *s. f. (angl. renitence).* Propriété d'un organe, ou plus particulièrement d'une tumeur, de résister à la pression du doigt en donnant une sensation d'élasticité (tumeur rénitente).

RÉNOVASCULAIRE *adj. (angl. renovascular).* Qui se rapporte au rein et aux vaisseaux sanguins.

RENTRÉE ☞ ***RÉ-ENTRÉE.***

REOVIRIDAE Famille de virus à ARN bicaténaire (l'ancien nom *Diplornaviridae* faisait référence à cette caractéristique de l'acide nucléique), de symétrie cubique, non enveloppés et résistants à l'éther. Leur taille est de 70 à 80 nm. Cette famille comprend trois genres présentant un intérêt en médecine : *Reovirus, Orbivirus* et *Rotavirus.*

REOVIRUS Genre de virus de la famille des *Reoviridae.* Leurs hôtes sont l'homme et d'autres vertébrés (singes, chiens, oiseaux). Ils sont saprophytes habituels de l'appareil digestif et respiratoire et peuvent provoquer des encéphalomyélites. *Reovirus* est l'abréviation du terme anglais *respiratory orphan virus* (virus orphelin respiratoire).

RÉPARATION *s. f. (angl. reparation).* En psychanalyse, mécanisme psychique, décrit par M. Klein, par lequel le sujet essaie de réparer le mal qu'il imagine avoir fait à son objet d'amour (par exemple la mère) par ses fantasmes destructeurs.

REPAS *s. m. (angl. meal).* ⇔ **D'ÉPREUVE** *(angl. test —).* Repas de composition qualitative et quantitative déterminée, que l'on fait prendre au malade avant un tubage gastrique pour provoquer la sécrétion du suc gastrique en vue de son analyse chimique. ⇔ **FICTIF** *(angl. sham feeding).* Repas donné à un chien porteur d'une fistule œsophagienne, par laquelle sortent les aliments ingérés sans parvenir à l'estomac, dans lequel on peut recueillir le suc gastrique à l'état pur.

RÉPLÉTION *s. f. (angl. repletion).* **1.** État d'un organe qui est plein. **2.** SYN. ***PLÉTHORE.***

REPLI *s. m. (angl. fold).* ☞ ***PLI.***

RÉPLICATION *s. f. (angl. replication).* Processus selon lequel une molécule d'ADN donne naissance à une nouvelle molécule identique à la molécule mère. C'est un processus fondamental dans la reproduction.

RÉPLICON *s. m. (angl. replicon).* Structure d'acide nucléique douée d'une capacité d'autoduplication (réplication). Les chromosomes des cellules eucaryotes, l'ADN nucléaire des procaryotes, les plasmides et les acides nucléiques des virus sont des réplicons.

REPOLARISATION *s. f. (angl. repolarization).* Retour d'une membrane ou de fibres musculaires à leur potentiel de repos.

RÉPONSE *s. f. (angl. response).* Réaction à un stimulus. ⇔ **PRIMAIRE** *(angl. primary —).* En immunologie, réponse immunitaire cellulaire ou humorale qui suit la première rencontre avec un antigène donné. ⇔ **SECONDAIRE** *(angl. secondary —).* En immunologie, réponse immunitaire cellulaire qui suit une rencontre, autre que la première, avec un antigène donné.

REPOS COMPENSATEUR *(angl. compensatory pause).* Pause qui fait suite à une extrasystole, et dont la durée est plus longue que celle d'une diastole séparant deux systoles normales.

REPOSITION *s. f. (angl. reposition).* Remise en position normale d'un organe ou d'une partie du corps, en général par des moyens chirurgicaux.

REPRÉSENTATION *s. f. (angl. representation).* En psychanalyse, « image » de l'objet qui s'inscrit dans les systèmes mnésiques de l'appareil psychique.

RÉPRESSEUR *s. m. (angl. repressor).* Protéine codée par un gène de régulation et qui, lorsqu'elle a une certaine conformation, est capable de se fixer au niveau de l'opérateur d'un opéron et de bloquer la transmission de l'ARN messager ainsi que la synthèse des protéines.

RÉPRESSION *s. f. (angl. repression).* Inhibition d'un gène par le jeu des régulations.

REPRISE D'AMPUTATION *(angl. repeat amputation).* Pratique d'une nouvelle amputation sur un membre déjà amputé.

REPRODUCTEUR *adj. (angl. reproductive).* Qui sert à la reproduction.

REPRODUCTION *s. f. (angl. reproduction).* Action par laquelle les êtres vivants produisent de nouveaux êtres qui leur sont semblables. ⇔ **ASEXUÉE** *(angl. asexual —).* Mode de reproduction qui ne requiert pas le concours de deux êtres de sexe distinct. Elle comprend la division cellulaire, la scissiparité, la gemmation, la sporulation. ⇔ **SEXUÉE** *(angl. sexual —).* Mode de reproduction par union des cellules sexuelles mâle et femelle (reproduction bisexuée) ou par le développement d'un ovule non fécondé (parthénogenèse).

RÉPULSIF *adj. (angl. repellent).* Qui exerce une répulsion. S'applique en particulier aux substances qui par leur odeur ou leur nature éloignent les insectes parasites.

RÉSEAU *s. m. (angl. network).* Entrelacement de fibres, de vaisseaux ou de nerfs. ⇔ **ADMIRABLE** *(NA. rete mirabile). (angl. rete mirabile).* Système porte artériel du rein, représenté par les artères efférentes glomérulaires. ⇔ **TESTICULAIRE** *(NA. rete testis). (angl. rete testis).* Segment des voies spermatiques interposé entre les tubes séminifères droits du testicule et les canaux efférents de la tête de l'épididyme.

RÉSÉCABLE *adj. (angl. resectable).* Qui est susceptible de résection.

RÉSECTEUR *s. m. (angl. resectoscope).* Instrument utilisé pour la résection transurétrale de la prostate ; sorte de cystoscope pourvu d'une électrode coupante, dont il existe divers modèles : résecteur de Mac Carthy, de Kirwin, etc.

RÉSECTION *s. f. (angl. resection).* Intervention chirurgicale consistant à enlever une partie ou la totalité d'un tissu ou d'un organe. ~ **DE PROSTATE TRANSURÉTRALE** *(angl. transurethral prostatic —).* Résection de la prostate à travers l'urètre. SYN. ***PROSTATECTOMIE TRANSURÉTRALE.*** ~ **SOUS-PÉRIOSTÉE** *(angl. subperiosteal —).* Résection d'un os, en conservant le périoste afin d'assurer la régénération.

RÉSERPINE *s. f. (angl. reserpine).* Alcaloïde principal de *Rauwolfia serpentina.* La réserpine produit un état de sédation avec indifférence aux stimulations extérieures, et un effet sympatholytique périphérique avec hypotension et augmentation relative du tonus parasympathique. Elle a été employée dans le traitement de l'hypertension artérielle.

RÉSERVE ALCALINE *(angl. total plasma CO_2).* Ensemble des constituants du sang (représenté essentiellement par les ions bicarbonate) qui peuvent neutraliser les acides. Le taux moyen de la réserve alcaline est de 60 vol. % ou 27 mEq/L. Abréviation : RA.

RÉSERVOIR *s. m. (angl. reservoir).* ~ **D'INFECTION** *(angl. — of infection).* Tout être vivant ou tout milieu organique ou inorganique, hébergeant et favorisant le développement des micro-organismes pathogènes susceptibles d'être transmis à l'homme ou à l'animal. ~ **DE VIRUS** *(angl. animal —).* Organisme animal qui héberge un virus et qui peut le transmettre à un autre organisme d'une espèce différente. Dans cette expression, le mot « virus » est quelquefois employé dans son sens ancien d'agent infectieux (bactéries, protozoaires et virus).

RÉSIDUEL *adj. (angl. residual).* **1.** Qui se rapporte à un résidu ou qui en a les caractères. **2.** Qui persiste après la disparition de l'affection ou de la lésion primitive.

RÉSINE *s. f. (angl. resin).* Substance organique, solide ou semi-liquide, sécrétée par différentes espèces végétales. Elle est inflammable, insoluble dans l'eau, mais facilement soluble dans l'alcool, l'éther et les essences. Les résines sont des composés tertiaires riches en carbone et en hydrogène et pauvres en oxygène. Elles peuvent être produites par synthèse. ~ **ACRYLIQUE** *(angl. acrylic —).* Résine thermoplastique qui contient des groupements vinyle, produite par la polymérisation de l'acide acrylique ou de l'un de ses esters. Elle est utilisée dans la fabrication de prothèses. ~ **ÉCHANGEUSE D'IONS** *(angl. ion exchange —).* Nom donné à certains composés synthétiques de poids moléculaire élevé, qui, grâce à leurs caractéristiques physico-chimiques, sont capables de céder ou de fixer, avec une grande facilité, certains ions.

RÉSISTANCE *s. f. (angl. resistance).* **1.** Action d'opposer une force à une autre. **2.** En psychanalyse, mécanisme psychologique qui empêche la prise de conscience ou la libre association d'idées au cours de la cure. **3.** Capacité, naturelle ou acquise, de certains micro-organismes ou de certains insectes de supporter sans dommage l'action des agents utilisés pour les combattre (antibiotiques ou insecticides). ~ **(ÉPREUVE DE LA)** *(angl. capillary fragility test).* Épreuve consistant à étudier les conditions de création d'un purpura expérimental. Un brassard exerçant une compression est appliqué pendant 5 minutes, sans arrêter la circulation artérielle, et le nombre de pétéchies apparues est noté. ~ **GLOBULAIRE (ÉPREUVE DE LA)** *(angl. erythrocyte fragility test).* Résistance des érythrocytes à l'hémolyse. Les érythrocytes, qui sont détruits dans l'eau distillée, restent intacts dans une solution saline de concentration déterminée ; la relation entre la concentration de la solution et l'hémolyse plus ou moins importante des érythrocytes représente le gradient de résistance globulaire. Celle-ci est diminuée dans certaines maladies. ~ **VASCULAIRE** *(angl. peripheral —).* Résistance opposée par les vaisseaux à l'écoulement du sang.

RÉSOLUTIF *adj. (angl. resolving).* Qui facilite ou qui provoque la résolution. EX. *emplâtre résolutif.* S'emploie aussi comme substantif.

RÉSOLUTION *s. f. (angl. resolution).* **1.** Retour d'un tissu siège d'un processus inflammatoire à son état anatomique et physiologique normal. **2.** Relâchement musculaire produit par l'asphyxie, l'anesthésie, les paralysies, etc. ~ **(POUVOIR DE)** ☞ ***POUVOIR DE RÉSOLUTION.***

RÉSONANCE *s. f. (angl. resonance).* **1.** Prolongement ou amplification des sons dans certains milieux. **2.** Augmentation de l'amplitude d'une vibration sous l'effet de vibrations excitatrices de fréquence voisine. ~ **MAGNÉTIQUE NUCLÉAIRE** *(angl. nuclear magnetic —).* Méthode d'imagerie exploratrice fondée sur le principe suivant lequel, sous l'action d'un champ magnétique d'une fréquence particulière, les noyaux d'hydrogène (protons) se mettent à résonner dans les tissus biologiques. La résonance des noyaux d'hydrogène est traduite en signaux électromagnétiques qui forment des images des tissus mous d'une finesse sans précédent. Un des avantages de cette méthode est son innocuité puisqu'elle ne requiert pas l'utilisation de rayonnements ionisants. Abréviation : RMN. ~ **(THÉORIE DE LA)** ☞ ***HELMHOLTZ (THÉORIE DE).***

RÉSORBABLE *adj. (angl. absorbable).* Qui est susceptible de subir une résorption.

RÉSORCINE *s. f. (angl. resorcin).* ☞ ***RÉSORCINOL.***

RÉSORCINOL *s. m. (angl. resorcinol).* Diphénol ; antiseptique à usage externe. SYN. ***RÉSORCINE.***

RÉSORCINOLPHTALÉINE *s. f. (angl. resorcinolphthalein).* SYN. ***FLUORESCÉINE.***

RÉSORPTION *s. f. (angl. resorption).* **1.** Disparition, par absorption progressive, d'un liquide naturel ou pathologique, ou d'un corps étranger, au sein des tissus. **2.** Disparition progressive, physiologique ou pathologique, d'un organe ou d'un tissu. **3.** Passage d'une substance (un médicament par exemple) par diffusion ou dialyse à travers une membrane (comme la muqueuse intestinale).

RESPIRABLE *adj. (angl. respirable).* Propre à la respiration. Se dit en particulier des gaz.

RESPIRATEUR *s. m. (angl. respirator).* **1.** Appareil utilisé en anesthésiologie et en réanimation pour la ventilation artificielle d'un patient. **2.** Sorte de masque permettant de travailler dans une atmosphère insalubre ou contenant des gaz toxiques.

RESPIRATION *s. f. (angl. respiration, breathing).* Fonction par laquelle sont absorbés les gaz nécessaires à la vie et sont éliminés les gaz nocifs. Elle comprend deux phases : l'inspiration, qui introduit l'oxygène nécessaire, et l'expiration, qui élimine le gaz carbonique. Elle a pour résultat la transformation du sang veineux en sang artériel, ou hématose. La fonction respiratoire est assurée chez l'homme par les poumons, organes essentiels de la respiration, grâce au concours d'organes annexes qui constituent l'appareil respiratoire, et d'autres organes auxiliaires, notamment les muscles intercostaux, le diaphragme, l'abdomen et des nerfs. ◇ **ABDOMINALE** *(angl. abdominal respiration).* Respiration assurée principalement par le jeu des muscles abdominaux et du diaphragme. ◇ **AMPHORIQUE** *(angl. amphoric respiration).* Respiration caractérisée par une résonance amphorique, généralement signe de caverne pulmonaire, de bronchectasie, de pneumothorax, etc. ◇ **ARTIFICIELLE** *(angl. artificial respiration).* Ensemble des moyens mécaniques et des manœuvres visant à assurer les échanges respiratoires en cas d'apnée ou de perturbation grave de la ventilation pulmonaire. Les procédés les plus courants de respiration artificielle sont : la méthode du bouche-à-bouche, les méthodes de Holger-Nielsen et de Silvester. (Le terme de *respiration artificielle* tend à être remplacé par celui de *ventilation artificielle*, plus correct.) ◇ **ASSISTÉE** *(angl. artificial respiration).* Augmentation artificielle de l'amplitude des mouvements respiratoires d'un patient anesthésié et curarisé par pression sur le sac respiratoire. ◇ **BRONCHIQUE** *(angl. bronchial respiration).* ☞ ***RESPIRATION TUBAIRE.*** ◇ **CELLULAIRE** *(angl. cell respiration).* Ensemble des processus par lesquels la cellule s'enrichit en oxygène (processus oxydatifs) et rejette le gaz carbonique et les déchets. SYN. ***RESPIRATION TISSULAIRE.*** ◇ **COSTALE** *(angl. costal respiration).* Respiration assurée par l'action des muscles intercostaux. ◇ **CUTANÉE** *(angl. cutaneous respiration).* Échange de gaz entre la peau et l'extérieur ; elle est insignifiante chez l'homme. ☞ ***PERSPIRATION.*** ◇ **DE CHEYNE-STOKES** ☞ ***CHEYNE-STOKES (DYSPNÉE OU RESPIRATION DE).*** ◇ **DE KUSSMAUL** ☞ ***KUSSMAUL (RESPIRATION DE).*** ◇ **DIAPHRAGMATIQUE** *(angl. diaphragmatic respiration).* Respiration assurée principalement par l'action du diaphragme. ◇ **EXPIRATRICE** *(angl. Bouchut's respiration).* Respiration caractéristique de la bronchopneumonie infantile, dans laquelle la période d'inspiration est plus courte que la période d'expiration. SYN. ***RESPIRATION DE BOUCHUT.*** ◇ **EXTERNE** *(angl. external respiration).* Respiration accomplie par les poumons, où s'effectuent les échanges de gaz entre le milieu extérieur et le sang. Le sang veineux se transforme en sang artériel oxygéné. ◇ **FŒTALE** *(angl. fetal respiration).* Échange entre le sang fœtal et le sang maternel par l'intermédiaire du placenta. ◇ **INTERNE** *(angl. internal respiration).* Échange de gaz entre le sang et les tissus. ◇ **PARADOXALE** *(angl. paradoxical respiration).* État pathologique au cours duquel un poumon ou un segment de poumon tend à se vider au cours de l'inspiration et à se gonfler d'air pendant l'expiration. Il est observé dans la paralysie unilatérale du diaphragme ou à la suite de certaines blessures thoraciques. ◇ **PUÉRILE** *(angl. puerile respiration).* Respiration dont les bruits sont plus marqués que normalement, rappelant le murmure vésiculaire du poumon chez l'enfant. ◇ **STERTOREUSE** *(angl. stertorous respiration).* Respiration bruyante, rappelant le ronflement. ◇ **SUSPIRIEUSE** *(angl. suspirious breathing).* Respiration qui ressemble à un soupir. ◇ **THORACIQUE** *(angl. thoracic respiration).* Respiration assurée par les muscles intercostaux et autres muscles thoraciques. ◇ **TUBAIRE** *(angl. tubal respiration).* Respiration observée lorsque le parenchyme pulmonaire dense donne aux bronches une rigidité anormale ; elle est caractérisée par un bruit semblable à celui que l'on obtient lorsqu'on souffle dans un tube. SYN. ***RESPIRATION BRONCHIQUE.***

RESPIROMÈTRE *s. m. (angl. respirometer).* Appareil servant à déterminer le caractère des mouvements respiratoires.

RESSAUT (SIGNE DU) **1.** Reproduction de la déformation de la fracture cervicale vraie du fémur après traction manuelle. **2.** *(angl. Ortolani's click).* ☞ ***ORTOLANI (SIGNE D').***

RESSORT (HANCHE, DOIGT À) ☞ ***HANCHE, DOIGT.***

RESSUSCITATION *s. f. (angl. resuscitation).* Réanimation appliquée à un sujet en état de mort apparente (arrêt du cœur et de la respiration). En pratique, ce terme est souvent employé comme synonyme de réanimation. ☞ ***RÉANIMATION.***

RESTAURANT CHINOIS (SYNDROME DU) *(angl. chinese restaurant syndrome).* Ensemble des troubles observés, parfois 15 à 30 minutes après un repas dans un restaurant chinois : sensation d'engourdissement, de brûlure, d'écrasement de la face, du cou, de la partie supérieure du thorax. Ces troubles sont provoqués par le glutamate monosodique ajouté aux aliments comme condiment.

RESTÉNOSE *s. f. (angl. restenosis).* Nouveau rétrécissement d'un conduit physiologique ou d'un orifice après dilatation.

RESTES DIURNES *(angl. day's residues).* En psychanalyse, partie du récit d'un rêve ou des associations libres en relation avec lui qui a un lien avec un fait ou une situation expérimentée par le sujet à l'état de veille. Les restes diurnes sont associés avec le désir inconscient qui s'accomplit dans le rêve.

RESTIFORME *adj. (angl. restiform).* En forme de corde. ☞ ***CORPS RESTIFORME.***

RESTITUTIO AD INTEGRUM Locution latine désignant le retour à l'état normal d'un tissu ou d'un organe qui a été le siège d'un processus pathologique.

RESTRICTION *s. f. (angl. restriction).* ⟡ **AU COMPLEXE MAJEUR D'HISTOCOMPATIBILITÉ** Caractéristique de nombreuses réactions immunitaires dans lesquelles les cellules ayant un haplotype du CMH en commun coopèrent le plus efficacement. ⟡ **(ENZYME DE)** *(angl. — endonuclease).* Endonucléase capable de couper les chaînes d'ADN en des sites très spécifiques (dits sites de restriction) et permettant d'en isoler les fragments. ⟡ **GÉNÉTIQUE** *(angl. genetic —).* Phénomène suivant lequel les lymphocytes et les cellules présentant l'antigène coopèrent avec une meilleure efficacité lorsqu'elles ont certains haplotypes génétiques communs. ⟡ **(PHÉNOMÈNE DE)** Destruction enzymatique de l'ADN des phages infectant une bactérie, s'objectivant par le fait que les bactéries infectées ne sont pas lysées. ⟡ **(SITE DE)** *(angl. — site).* Point très spécifique où une enzyme de restriction est capable de couper les chaînes d'ADN.

RÉTABLISSEMENT DE CONTINUITÉ Opération qui consiste à réanastomoser deux segments du tube digestif interrompu chirurgicalement. ⟡ **APRÈS OPÉRATION DE HARTMANN** *(angl. Hartmann's reversal).* ☞ ***HARTMANN (OPÉRATION DE).***

RETARD MENTAL *(angl. mental retardation).* Retard du développement intellectuel normal.

RETE TESTIS ☞ ***RÉSEAU TESTICULAIRE.***

RÉTENTION *s. f. (angl. retention).* Fait, pour un organe ou pour un tissu, de retenir des produits normalement éliminés par sécrétion ou par excrétion. ⟡ **BILIAIRE** *(angl. bile —).* Accumulation de bile dans la vésicule biliaire, due à un obstacle situé sur les voies excrétrices. ⟡ **CHLORURÉE** *(angl. salt —).* Rétention dans l'organisme des ions Cl^- par suite d'une diminution de leur élimination par les reins. ⟡ **DENTAIRE** *(angl. dental —).* Arrêt évolutif momentané ou définitf, à l'intérieur de la mâchoire, d'une ou plusieurs dents au cours de leur déplacement de croissance. ⟡ **PLACENTAIRE** *(angl. — of placenta).* Rétention dans la muqueuse utérine, après la délivrance, de villosités placentaires pouvant empêcher l'involution physiologique de l'utérus et entraîner des métrorragies. ⟡ **URINAIRE** *(angl. urinary —).* Impossibilité d'émettre de l'urine alors que la production d'urine par le rein continue normalement. Elle est due à un obstacle mécanique ou à une inflammation au niveau des voies urinaires. SYN. ***RÉTENTION D'URINE.***

RÉTICULAIRE *adj. (angl. reticular).* **1.** Qui se rapporte à un réseau. **2.** Qui est en forme de réseau.

RÉTICULÉ *adj. (angl. reticulated).* Qui se présente sous la forme d'un réticulum. EX. *formation réticulée du tronc cérébral.* ⟡ **(SYSTÈME)** *(angl. reticular formation).* ☞ ***SYSTÈME RÉTICULÉ.***

RÉTICULINE *s. f. (angl. reticulin).* Substance protéinique des fibres conjonctives du tissu réticulaire.

RÉTICULITE *s. f. (angl. reticulitis).* Inflammation du tissu réticulo-endothélial.

RÉTICULOCYTE *s. m. (angl. reticulocyte).* **1.** Érythrocyte jeune qui montre un réseau de granulations. Les réticulocytes sont des éléments de formation médullaire accélérée, particulièrement nombreux dans les anémies post-hémorragiques. **2.** Cellule reticulo-endothéliale.

RÉTICULOCYTOPÉNIE *s. f. (angl. reticulocytopenia).* Diminution du nombre des réticulocytes dans le sang. SYN. ***RÉTICULOPÉNIE.***

RÉTICULOCYTOSE *s. f. (angl. reticulocytosis).* Taux des réticulocytes dans le sang. Sa valeur normale est de 30 000 à 60 000 par mm^3.

RÉTICULO-ENDOTHÉLIAL *adj. (angl. reticuloendothelial).* ☞ ***SYSTÈME RÉTICULO-ENDOTHÉLIAL.***

RÉTICULO-ENDOTHÉLIOME *s. m. (angl. reticuloendothelioma).* Tumeur formée aux dépens du système réticulo-endothélial.

RÉTICULO-ENDOTHÉLIOSE *s. f. (angl. reticuloendotheliosis).* ☞ ***RÉTICULOSE.*** ⟡ **AIGUË** *(angl. malignant histiocytosis).* ☞ ***HISTIOCYTOSE.*** ⟡ **AIGUË BÉNIGNE DE L'ENFANT** *(angl. benign acute — of children).* Affection caractérisée par une prolifération histiocytaire diffuse, d'étiologie inconnue et de bon pronostic, associant syndrome infectieux, adénopathies, hépatosplénomégalie, et éruption cutanée. ⟡ **FAMILIALE À ÉOSINOPHILES** *(angl. familial — with eosinophilia).* Affection héréditaire mortelle avec infiltration massive des organes en éosinophiles. ⟡ **LEUCÉMIQUE** *(angl. hairy cell leukemia).* ☞ ***LEUCÉMIE À TRICHOLEUCOCYTES.***

RÉTICULOPATHIE *s. f. (angl. reticulopathy).* Toute affection du système réticulo-endothélial.

RÉTICULOPLASMOCYTOME *s. m. (angl. reticuloplasmocytoma).* Plasmocytome riche en histioblastes.

RÉTICULOSARCOME *s. m. (angl. reticulum cell sarcoma).* Tumeur maligne résultant de la prolifération néoplasique des cellules réticulaires de la moelle osseuse ou des tissus lymphoïdes. SYN. ***RÉTICULOLYMPHOSARCOME.***

RÉTICULOSE *s. f. (angl. reticulosis).* Toute affection caractérisée par une prolifération des cellules réticulaires (cellules de soutien) et des histiocytes (macrophages). On distingue les réticuloses primitives : histiocytoses malignes, dont on rapproche la maladie de Hodgkin et les réticulosarcomes, et les réticuloses secondaires à des infections comme le kala-azar ou par surcharge comme la maladie de Gaucher, de Hand-Schüller-Christian, etc. SYN. ***RÉTICULO-ENDOTHÉLIOSE.*** ⟐ **À MASTOCYTES** *(angl. systemic mastocytosis).* ☞ ***MASTOCYTOSE.*** ⟐ **FAMILIALE AVEC HÉPATOSPLÉNOMÉGALIE** *(angl. familial reticulocytosis with hepatosplenomegaly).* Réticulo-endothéliose familiale avec hypersplénisme et hypogammaglobulinémie, d'évolution bénigne. ⟐ **HÉMOPHAGOCYTAIRE** *(angl. histocytic medullary —).* Affection familiale mortelle du jeune enfant avec infiltration lympho-histiocytaire diffuse. ⟐ **X** *(angl. histiocytosis X).* ☞ ***HISTIOCYTOSE X.***

RÉTICULUM *s. m. (angl. reticulum).* Tout réseau de fibres, de fibrilles ou de vaisseaux. ⟐ **ENDOPLASMIQUE** *(angl. endoplasmic —).* Structure cytoplasmique formée par des canalicules et des vésicules. Il est toujours bien développé dans les cellules à métabolisme actif (cellules sécrétrices, nerveuses, etc.). Il existe sous deux formes : le réticulum endoplasmique granulaire contenant de nombreux ribosomes, le réticulum endoplasmique agranulaire (ou lisse) associé aux éléments de l'appareil de Golgi.

RÉTIFORME *adj. (angl. retiform).* Qui est en forme de réseau.

RETINACULUM *s. m. (angl. retinaculum).* **1.** Toute structure qui retient un organe ou des tissus en place, terme utilisé surtout pour définir les structures qui retiennent les tendons au niveau du poignet et de la cheville. SYN. ***POULIE.*** **2.** Instrument qui sert de rétracteur pendant l'acte chirurgical.

RÉTINE *s. f. (NA. retina). (angl. retina).* Organe de la vision, grâce aux cellules photoréceptrices (cônes et bâtonnets). La plus interne des trois membranes de l'œil, située entre la choroïde et le corps vitré. Le pôle postérieur de la rétine est constitué par la macula lutea ou tache jaune, portion la plus sensible, dont le centre présente une dépression, la fovea centralis. La rétine est une membrane transparente, de 0,2 mm d'épaisseur, constituée de cellules nerveuses et névrogliques. Elle comprend dix couches qui sont, de l'intérieur vers l'extérieur : la membrane limitante interne, la couche des fibres optiques, la couche des cellules ganglionnaires, la couche plexiforme interne, la couche nucléaire interne, la plexiforme externe, la couche nucléaire externe, la membrane limitante externe, la couche des cônes et des bâtonnets, et l'épithélium pigmentaire. Ces diverses couches sont reliées par des fibres conjonctives, les fibres de Müller, dont les extrémités forment les membranes limitantes.

RÉTINÈNE *s. m. (angl. retinene).* Pigment caroténoïde de la rétine, précurseur du pourpre visuel. Aldéhyde de la vitamine A. SYN. ***RÉTINAL.***

RÉTINIEN *adj. (angl. retinal).* Qui se rapporte à la rétine.

RÉTINITE *s. f. (angl. retinitis).* Inflammation, aiguë ou chronique, de la rétine. ⟐ **ACTINIQUE** *(angl. actinic —).* Rétinite due à l'exposition prolongée de l'œil à des rayons lumineux intenses. ⟐ **ALBUMINURIQUE** *(angl. — albuminurica).* Rétinite s'accompagnant d'un œdème péripapillaire, caractéristique des atteintes rénales. SYN. ***RÉTINOPATHIE NÉPHRITIQUE.*** ⟐ **APOPLECTIQUE** *(angl. apoplectic —).* Rétinite avec extravasation de sang dans la rétine. ⟐ **CIRCINÉE** *(angl. circinate —).* Rétinite se caractérisant par la présence de taches blanches, brillantes, disposées en anneau autour de la macula lutea, les causes en sont multiples. ⟐ **EXSUDATIVE** *(angl. exudative —).* Affection de la rétine caractérisée par la formation de larges taches, constituées par des leucocytes dégénérés, derrière les vaisseaux rétiniens. SYN. ***MALADIE DE COATS.*** ⟐ **LEUCÉMIQUE** ☞ ***RÉTINITE LEUCOCYTHÉMIQUE.*** ⟐ **LEUCOCYTHÉMIQUE** *(angl. leukemic —).* Rétinite observée dans la leucémie, caractérisée par une décoloration de la rétine avec hémorragie. ⟐ **PIGMENTAIRE** *(angl. — pigmentosa).* ☞ ***RÉTINOPATHIE PIGMENTAIRE.*** ⟐ **PONCTUÉE ALBESCENTE** *(angl. — punctata albescens).* Forme de rétinite caractérisée par la présence de nombreuses petites taches blanchâtres sur toute la rétine. Affection héréditaire à transmission autosomique variable. L'avitaminose A peut être en cause. ⟐ **SÉREUSE CENTRALE** *(angl. central serous —).* Œdème central de la région maculaire. ⟐ **SOLAIRE** *(angl. solar —).* Lésions de la rétine dues à une exposition directe à une lumière violente. ⟐ **SYMPATHIQUE** *(angl. sympathetic —).* Lésions rétiniennes d'origine sympathique, caractérisées par une hyperhémie, une rougeur de la papille, une turgescence des veines et des troubles visuels graves.

RÉTINOBLASTOME *s. m. (angl. retinoblastoma).* Tumeur maligne du jeune enfant, provenant de l'épithélium rétinien, par prolifération de cellules indifférenciées (rétinoblastes). Affection secondaire à une double mutation. SYN. ***GLIOME DE LA RÉTINE.***

RÉTINOCHOROÏDITE *s. f. (angl. retinochoroiditis).* Inflammation simultanée de la rétine et de la choroïde. SYN. ***CHORIO-RÉTINITE.*** ⟐ **JUXTAPAPILLAIRE** *(angl. — juxtapapillaris).* Affection observée chez des sujets jeunes, caractérisée par une lésion localisée au voisinage de la papille et se traduisant par un déficit correspondant du champ visuel. SYN. ***CHOROÏDITE JUXTAPAPILLAIRE, RÉTINITE DE JENSEN.***

RÉTINOCYTOME *s. m. (angl. retinocytoma).* Tumeur maligne de la rétine (variété de rétinoblastome) formée de cellules déjà différenciées, les cellules « en rosettes » où stéphanocytes. Elle touche le jeune enfant.

RÉTINODIALYSE *s. f. (angl. retinodialysis).* Déchirure de la rétine au niveau de l'ora serrata.

RÉTINOGRAPHIE *s. f. (angl. retinography).* Photographie du fond de l'œil.

RÉTINOÏDES *s. m. pl. (angl. retinoids).* Dérivés de la vitamine A possédant une action freinatrice sur la multiplication des cellules épithéliales.

RÉTINOÏQUE (ACIDE) *(angl. retinoic acid).* ☞ ***TRÉTINOÏNE.***

RÉTINOL *s. m. (angl. retinol).* ☞ ***VITAMINE A.***

RÉTINOPAPILLITE *s. f. (angl. retinopapillitis).* Inflammation de la rétine et de la papille optique.

RÉTINOPATHIE *s. f. (angl. retinopathy).* Terme générique désignant toute affection de la rétine. ◇ **DIABÉTIQUE** *(angl. diabetic —).* Rétinopathie caractérisée par des exsudats blancs et des foyers hémorragiques, liée au diabète. Complication très grave de la micro-angiopathie entraînant la cécité par atteinte maculaire. ◇ **HÉMORRAGIQUE** *(angl. hemorrhagic —).* Rétinopathie caractérisée par des lésions hémorragiques observées au cours du diabète et dans l'occlusion de la veine centrale de la rétine. ◇ **HYPERTENSIVE** *(angl. hypertensive —).* Rétinopathie liée à une hypertension artérielle avec rétrécissement des artérioles rétiniennes, hémorragies et exsudats. SYN. ***RÉTINITE HYPERTENSIVE.*** ◇ **MÉTASTATIQUE** *(angl. metastatic —).* Rétinopathie due à la dissémination d'embols septiques dans les vaisseaux rétiniens. ◇ **NÉPHRITIQUE** *(angl. nephritic —).* ☞ ***RÉTINITE ALBUMINURIQUE.*** ◇ **PIGMENTAIRE** *(angl. retinitis pigmentosa).* Dégénérescence progressive de la rétine, avec pigmentation et atrophie, caractérisée par des dépôts de pigments, une oblitération des vaisseaux rétiniens, un rétrécissement du champ visuel et une héméralopie. Affection familiale héréditaire apparaissant dans l'enfance et conduisant à la cécité. SYN. ***RÉTINITE PIGMENTAIRE.*** ◇ **PROLIFÉRANTE** *(angl. proliferative —).* Rétinopathie caractérisée par la prolifération de tissu conjonctif néoformé qui s'étend vers le corps vitré : fréquente dans le diabète.

RÉTINOSCHISIS *s. m. (angl. retinoschisis).* Clivage des couches internes de la rétine, au niveau de la couche plexiforme externe, lié à une dégénérescence kystique. Il évolue souvent vers un décollement de la rétine.

RÉTOTHÉLIUM *s. m. (angl. retothelium).* Tissu réticulé se développant au voisinage des vaisseaux sanguins ou lymphatiques. Il renferme des cellules indifférenciées capables de se transformer en cellules sanguines.

RETOUR *s. m.* ◇ **D'ÂGE** ☞ ***MÉNOPAUSE.*** ◇ **DE COUCHES** *(angl. resumption of menses).* Réapparition des règles après l'accouchement.

RÉTRACTEUR *(angl. retractor).* **1.** *adj.* Qui provoque la rétraction. **2.** *s. m.* Instrument servant à repousser et à maintenir écartés les tissus ou certains organes.

RÉTRACTILE *adj. (angl. retractile).* Qui est susceptible de rétraction, qui s'accompagne de rétraction.

RÉTRACTILITÉ *s. f. (angl. retractility).* Propriété d'un tissu de diminuer de longueur après avoir subi une distension.

RÉTRACTION *s. f. (angl. retraction).* Raccourcissement, diminution de volume d'un tissu ou d'un organe. ◇ **DE L'APONÉVROSE PALMAIRE** *(angl. Dupuytren's contracture).* ☞ ***DUPUYTREN (MALADIE DE).*** ◇ **SYSTOLIQUE** *(angl. systolic —).* Légère rétraction du sternum ou des côtes observée pendant la systole cardiaque et due à l'existence d'adhérences. ◇ **UTÉRINE** *(angl. uterine —).* **1.** Propriété physiologique du muscle utérin se manifestant après la délivrance, caractérisée par un raccourcissement et un resserrement permanents des fibres musculaires, assurant l'hémostase. **2.** Diminution du volume de l'utérus au cours de certains accouchements dystociques par suite de la perte du liquide amniotique et d'une hypertonie musculaire. Les parois de l'utérus enserrent le fœtus. Les conséquences en sont graves : mort du fœtus et rupture utérine.

RÉTRÉCISSEMENT *s. m. (angl. stenosis, stricture).* Diminution anormale du calibre d'un conduit ou d'un orifice ; sténose. ◇ **AORTIQUE** *(angl. aortic stenosis).* Diminution du calibre de l'orifice aortique d'origine congénitale ou acquise par adhérences ou épaississement des valvules aortiques, qui font obstacle au passage du sang du ventricule gauche vers l'aorte. L'aboutissement en est la défaillance ventriculaire gauche. SYN. ***STÉNOSE AORTIQUE.*** ◇ **MITRAL** *(angl. mitral stenosis).* Diminution du calibre de l'orifice mitral, généralement d'origine rhumatismale, faisant obstacle au passage du sang de l'atrium gauche vers le ventricule gauche et pouvant se compliquer d'œdème pulmonaire, de fibrillation atriale, d'embolies, etc.. SYN. ***STÉNOSE MITRALE.*** ◇ **PULMONAIRE** *(angl. pulmonary stenosis).* Diminution, d'origine congénitale, du calibre de l'orifice pulmonaire, faisant obstacle à l'évacuation du ventricule droit, isolée ou associée à d'autres malformations. Il provoque l'hypertrophie puis la défaillance ventriculaire droite. SYN. ***STÉNOSE PULMONAIRE.*** ◇ **TRICUSPIDIEN** *(angl. tricuspid stenosis).* Diminution du calibre de l'orifice tricuspide, faisant obstacle à l'évacuation de l'atrium droit, d'origine acquise ou congénitale. SYN. ***STÉNOSE TRICUSPIDIENNE.***

RÉTRO- *(angl. retro-).* Préfixe d'origine latine indiquant une position ou un déplacement en arrière.

RÉTRO-AURICULAIRE *adj. (angl. retroauricular).* Qui est situé derrière l'oreille.

RÉTROBUCCAL *adj. (angl. retrobuccal).* Qui se rapporte à la partie postérieure de la bouche, qui est situé en arrière de la bouche.

RÉTROBULBAIRE *adj. (angl. retrobulbar).* **1.** Qui est situé derrière le bulbe rachidien. **2.** Qui est situé derrière le globe oculaire.

RÉTROCÆCAL *adj. (angl. retrocecal).* Qui est situé en arrière du cæcum.

RÉTROCARDIAQUE *adj. (angl. retrocardiac).* Qui est situé en arrière du cœur.

RÉTROCATHÉTÉRISME *s. m. (angl. retrocatheterism).* Passage d'un cathéter par l'urètre à travers une ouverture vésicale sus-pubienne, depuis la vessie jusqu'au méat urinaire.

RÉTROCERVICAL *adj. (angl. retrocervical).* Qui est situé ou qui se produit derrière le col de l'utérus.

RÉTROCESSION *s. f. (angl. retrocession).* Atténuation ou régression plus ou moins complète d'un processus pathologique (inflammation, tumeur, etc.).

RÉTROCLAVICULAIRE *adj. (angl. retroclavicular).* Qui est situé en arrière de la clavicule.

RÉTROCOLIQUE *adj. (angl. retrocolic).* Qui est situé en arrière du côlon.

RÉTROCOLIS *s. m. (angl. retrocollis).* Variété de torticolis avec déviation spamodique de la tête et du cou vers l'arrière.

RÉTROCONDYLIEN *adj. (angl. retrocondylar).* Qui est situé derrière un condyle.

RÉTROCONTRÔLE *s. m. (angl. feed-back).* En physiologie, système de régulation de la sécrétion d'une glande endocrine en particulier hypophysaire par le taux de son propre produit de sécrétion, qui inhibe la stimuline hypophysaire correspondante, si son taux augmente au-delà du seuil physiologique, ou la stimule dans le cas contraire. SYN. ***FEEDBACK, CONTRÔLE EN RETOUR.***

RÉTRODÉVIATION *s. f. (angl. retrodeviation).* Terme général désignant toute déviation d'un organe (en particulier l'utérus) vers l'arrière : rétroflexion, rétroposition, rétroversion, etc.

RÉTROFLÉCHI *adj. (angl. retroflexed).* Qui a subi une rétroflexion. EX. *utérus rétrofléchi.*

RÉTROFLEXION *s. f. (angl. retroflexion).* Flexion d'un organe vers l'arrière. Dans la rétroflexion de l'utérus, le corps de l'utérus s'incline en arrière, formant un angle aigu avec le col qui garde sa position normale.

RÉTROGASSÉRIEN *adj. (angl. retrogasserian).* Qui est situé ou qui a son origine derrière le ganglion trigéminal.

RÉTROGÈNE *s. m.* Gène inactif.

RÉTROGNATHISME *s. m. (angl. retrognathism).* Position en retrait de la mandibule par rapport au plan du front. SYN. ***RÉTROGNATHIE.***

RÉTROGRADE *adj. (angl. retrograde).* Qui se déplace vers l'arrière, qui revient vers son point de départ.

RÉTRO-IRIEN *adj. (angl. retroiridian).* Qui est situé en arrière de l'iris.

RÉTROLINGUAL *adj. (angl. retrolingual).* Qui se rapporte à la partie postérieure de la langue, qui est situé en arrière de la langue.

RÉTROLISTHÉSIS *s. m. (angl. retrospondylolisthesis).* Glissement en arrière d'une vertèbre, lié à une discopathie sous-jacente.

RÉTROMALLÉOLAIRE *adj. (angl. retromalleolar).* Qui est situé en arrière d'une malléole.

RÉTROMAMMAIRE *adj. (angl. retromammary).* Qui est situé en arrière de la glande mammaire.

RÉTROMANDIBULAIRE *adj. (angl. retromandibular).* Qui est situé en arrière de la mandibule.

RÉTROMASTOÏDIEN *adj. (angl. retromastoid).* Qui est situé en arrière du processus mastoïde.

RÉTROMAXILLAIRE *adj. (angl. retromaxillary).* Qui est situé en arrière du maxillaire.

RÉTRONASAL *adj. (angl. retronasal).* Qui est situé en arrière du nez, qui se rapporte à la partie postérieure des fosses nasales.

RÉTRO-OCULAIRE *adj. (angl. retroocular).* Qui est situé, ou qui se produit, derrière le globe oculaire.

RÉTRO-ŒSOPHAGIEN *adj. (angl. retroesophageal).* Qui est situé en arrière de l'œsophage.

RÉTRO-OMBILICAL *adj. (angl. retro-umbilical).* Qui est situé derrière l'ombilic.

RÉTROPÉRITONÉAL *adj. (angl. retroperitoneal).* Qui est situé ou qui se produit en arrière du péritoine pariétal.

RÉTROPÉRITONITE CALLEUSE *s. f. (angl. retroperitonitis).* Inflammation du tissu conjonctif rétropéritonéal avec épaississement et sclérose péritonéale.

RÉTROPHARYNGIEN *adj. (angl. retropharyngeal).* Qui est situé ou qui se produit derrière le pharynx.

RÉTROPHARYNGITE *s. f. (angl. retropharyngitis).* Inflammation de la partie postérieure du pharynx.

RÉTROPNEUMOPÉRITOINE *s. m. (angl. retroperitoneal insufflation).* ☞ ***PNEUMORÉTROPÉRITOINE.***

RÉTROPOSITION *s. f. (angl. retrodeviation).* Déplacement global d'un organe en arrière. Se dit en particulier de l'utérus.

RÉTROPUBIEN *adj. (angl. retropubic).* Qui est situé derrière le pubis.

RÉTROPULSION *s. f. (angl. retropulsion).* Tendance à la chute vers l'arrière observée dans certaines affections neurologiques (maladie de Parkinson).

RÉTRORECTAL *adj. (angl. retrorectal).* Qui est situé en arrière du rectum.

RÉTROSELLAIRE *adj. (angl. retrosellar).* Qui est situé en arrière de la selle turcique.

RÉTROSPONDYLOLISTHÉSIS *s. m. (angl. retrospondylolisthesis).* ☞ ***SACROLISTHÉSIS.***

RÉTROSTERNAL *adj. (angl. retrosternal).* Qui est situé ou qui se produit derrière le sternum.

RÉTROSYMPHYSIEN *adj. (angl. retrosymphysial).* Qui est situé en arrière de la symphyse pubienne.

RÉTROTRANSCRIPTION *s. f. (angl. retrotranscription).* En génétique copie d'ADN par la transcriptase inverse.

RÉTRO-UTÉRIN *adj. (angl. retrouterine).* Qui est situé en arrière de l'utérus.

RÉTROVERSÉ *adj. (angl. retroverted).* Qui a subi une rétroversion.

RÉTROVERSION *s. f. (angl. retroversion).* Inclinaison en arrière de l'axe vertical d'un organe, sans flexion. Dans la rétroversion de l'utérus, le corps de l'utérus se trouve porté en arrière, alors que le col remonte en avant et en haut, derrière la symphyse pubienne.

RETROVIRIDAE Vaste famille de virus à ARN monocaténaire, à symétrie cubique, enveloppés, de taille 100 nm. Tous ces virus sont équipés d'une enzyme structurale, une transcriptase inverse, qui synthétise à partir de l'ARN viral un ADN bicaténaire qui va ensuite être intégré dans le génome de la cellule hôte (état de provirus). La famille des *Retroviridae* comprend trois genres : Retrovirus-HTLV, Spumavirus et Lentivirus. Les Retrovirus sont responsables de tumeurs ou de leucémies : chez les animaux, le virus du sarcome de Rous chez la poule, le virus de la leucémie bovine ; chez l'homme, le HTLV-I (*Human T Leukemia Virus*), isolé en 1980, responsable de la leucémie à cellules T de l'adulte, et le HTLV-II, dont l'éventuel rôle pathologique demeure inconnu. Les Lentivirus entraînent des infections virales lentes toujours mortelles (chez le mouton, le cheval, le chat, le singe, etc.). En pathologie humaine, le virus du sida, le VIH, est classé dans les Lentivirus. Les Spumavirus ont été isolés dans des cultures cellulaires humaines et animales, mais on ne connaît pas leur éventuelle implication pathologique.

RÉTROVIRUS *s. m. (angl. retrovirus).* ☞ ***RETROVIRIDAE.***

RETT (SYNDROME DE) *(angl. Rett's syndrome).* Encéphalopathie d'étiologie inconnue touchant les filles dès la naissance et caractérisée par un comportement autistique, une ataxie, une démence, des crises comitiales et des stéréotypies manuelles. La mort survient avant 20 ans.

RETZIUS ◇ **(CAVITÉ DE)** *(angl. Retzius' cavity).* ☞ ***ESPACE RÉTROPUBIEN.*** ◇ **(CORPS DE)** *(angl. Retzius' bodies).* Granulations protoplasmiques pigmentées présentes à l'extrémité inférieure d'une cellule pileuse de l'organe spiral. ◇ **(FIBRES DE)** *(angl. Retzius' fibers).* Filaments des cellules de Deiters dans l'organe spiral. ◇ **(STRIES DE)** *(angl. incremental lines).* Lignes concentriques, visibles au microscope sur les coupes de l'émail dentaire, qui soulignent les couches successives de calcification. ◇ **(VEINES DE)** *(angl. Retzius' veins).* Veines faisant communiquer les veines du tube digestif (système porte) avec celles de la paroi abdominale (système cave).

REVACCINATION *s. f. (angl. revaccination).* Injection ou inoculation d'un vaccin à un sujet précédemment vacciné.

REVASCULARISATION *s. f. (angl. revascularization).* Rétablissement de la circulation sanguine dans un organe ischémié.

RÊVE *s. m. (angl. dream).* Représentation d'images ou d'événements pendant le sommeil, surtout au cours du sommeil paradoxal et accompagné de mouvements oculaires rapides. Pour la psychanalyse, les rêves sont des formations de l'inconscient qui expriment des désirs refoulés et les conflits qui en découlent. ◇ **(CONTENU DU)** En psychanalyse, on différencie le contenu manifeste et le contenu latent du rêve. Le contenu manifeste est le produit du travail du rêve et désigne les images, idées et événements du rêve sous la forme dans laquelle ils sont rapportés par le sujet lui-même. Le contenu latent est constitué par les désirs refoulés et comprend l'ensemble des significations qui se révèlent par l'analyse du contenu manifeste du rêve. ◇ **(ÉLABORATION SECONDAIRE DU)** Pour la psychanalyse, processus selon lequel s'ordonnent les différents éléments constitutifs du rêve de manière à se présenter sous la forme intégrée d'une scène relativement logique, cohérente et compréhensible. ◇ **ÉVEILLÉ DIRIGÉ** Méthode psychothérapeutique de R. Desoille, qui consiste en l'interprétation des fantasmes qui surgissent à partir d'images ou de thèmes suggérés par le thérapeute. ◇ **(TRAVAIL DU)** En psychanalyse, procédé par lequel le contenu latent est transformé en contenu manifeste du rêve.

REVERDIN ◇ **(AIGUILLE DE)** *(angl. Reverdin's needle).* Aiguille à suture, courbe ou droite, montée sur un manche et présentant latéralement, près de la pointe, une encoche qui peut s'ouvrir (chas ouvert) par le biais d'une petite tige métallique mobile que manœuvre le pouce de l'opérateur. ◇ **(GREFFON DE)** *(angl. Reverdin's graft).* Greffon dermo-épidermique mince taillé en forme d'îlot.

RÉVERSION *s. f. (angl. reversion).* Mutation se produisant en sens inverse d'une mutation antérieure, et entraînant le retour au phénotype initial.

REVILLIOD (SIGNE DE) *(angl. Revilliod's sign).* Dans l'hémiplégie, impossibilité de fermer l'œil du côté atteint sans fermer simultanément l'œil du côté indemne.

RÉVISION UTÉRINE Exploration manuelle ou instrumentale de la cavité utérine après l'accouchement afin de s'assurer qu'il n'y reste plus de débris placentaires et de fragments membraneux. SYN. ***CURETAGE UTÉRIN.***

REVIVISCENCE *s. f. (angl. reviviscence).* Restauration des facultés vitales ; en particulier, propriété de certains animaux inférieurs de revenir à la vie par hydratation après avoir été desséchés.

RÉVOLUTION CARDIAQUE *(angl. cardiac cycle).* Chacun des cycles effectués par le cœur au cours de son activité. Il comprend essentiellement la systole et la diastole. SYN. ***CYCLE CARDIAQUE.***

RÉVULSIF *adj. (angl. revulsive).* Qui provoque une révulsion. S'emploie aussi comme substantif.

RÉVULSION *s. f. (angl. revulsion).* Procédé thérapeutique consistant à provoquer un afflux de sang dans une région plus ou moins éloignée d'un organe malade, dans le but de décongestionner cet organe (application de chaleur, de cataplasmes, de ventouses, etc.).

REYE (SYNDROME DE) *(angl. Reye's syndrome).* Encéphalopathie aiguë observée chez l'enfant au décours d'une infection virale ou après la prise d'aspirine, et caractérisée par une hépatopathie anictérique avec stéatose. L'évolution spontanée est mortelle dans la plupart des cas. L'étiologie est sujette à discussion. SYN. ***ENCÉPHALOPATHIE DE REYE.***

RGO *(angl. GER).* Abréviation de reflux gastro-œsophagien.

Rh *(angl. Rh).* **1.** Abréviation de facteur Rhésus. Le facteur Rhésus est un agglutinogène découvert en 1940 par Landsteiner et Wiener dans les globules rouges de singes du genre *Rhesus*, et qui existe aussi normalement chez 85 % des individus de race blanche, qui pour cette raison sont dits Rhésus-positifs. Le sang de ces individus, transfusé chez les sujets Rh-négatifs (15 %), provoque dans le sérum de ces derniers la formation d'anticorps, qui lors des transfusions ultérieures sont capables d'agglutiner les érythrocytes d'un donneur Rh-positif. Lors de la grossesse, un fœtus Rh-positif peut provoquer chez une mère Rh-négative la production d'agglutinines qui pourront être responsables de l'érythroblastose fœtale ou maladie hémolytique du nouveau-né. Le facteur Rh est constitué par un complexe de six antigènes fondamentaux, formé par trois paires de gènes allèles : Cc, Dd et Ee. L'antigène possédant le plus fort pouvoir sensibilisant est le D (Rh_1-Rh_0) ; le suivent en importance le e (hr"-Rh^5) et le E (rh"-R^3). Les génotypes résultants sont nombreux. **2.** Symbole chimique du rhodium.

RHABDITIDÉS *(angl. Rhabditoidea).* Famille de vers appartenant à l'ordre des Nématodes, sous-ordre des Ascaroïdés. L'espèce la plus importante pour l'homme est *Strongyloides stercoralis.*

RHABDITIS Genre de vers nématodes de la famille des Rhabditidés, sous-ordre des Ascaroïdés, dont certains sont parasites de l'homme.

RHABDO- *(angl. rhabdo-).* Préfixe d'origine grecque signifiant *baguette* et indiquant le plus souvent une relation avec les fibres musculaires striées.

RHABDOÏDE *adj. (angl. rhabdoid).* Qui ressemble à une baguette. Se dit de certaines larves. SYN. ***RHABDITIFORME.***

RHABDOMYOLYSE *s. f. (angl. rhabdomyolysis).* Rupture des cellules musculaires striées, avec libération d'enzymes, d'électrolytes et de myoglobine dans le sang. Elle peut s'observer au cours des destructions musculaires, le plus souvent par écrasement ou par compression, mais également au cours d'affections entraînant des contractions musculaires intenses et prolongées et au cours de certaines enzymopathies. Il existe une myoglobinurie. ⇔ **TRAUMATIQUE** ☞ ***ÉCRASEMENT (SYNDROME D').***

RHABDOMYOME *s. m. (angl. rhabdomyoma).* Toute tumeur, le plus souvent bénigne, constituée de fibres musculaires striées. SYN. ***MYOBLASTOME.***

RHABDOMYOSARCOME *s. m. (angl. rhabdomyosarcoma).* Sarcome développé à partir de fibres musculaires striées ou à partir d'un blastème dont certains éléments se différencient en fibres musculaires striées. SYN. ***MYOSARCOME.***

RHABDOVIRIDAE Famille de virus à ARN monocaténaire, à symétrie hélicoïdale, enveloppés, dont la forme rappelle celle d'un obus. Cette famille comprend le virus de la rage (genre *Lyssavirus*).

RHABDOVIRUS *s. m. (angl. rhabdovirus).* ☞ ***RHABDOVIRIDAE.***

RHAGADE *s. f. (angl. rhagades).* Fissure cutanée ou muqueuse, sans perte de substance, douloureuse et tenace. Les rhagades peuvent compliquer une affection cutanée, ou se développer au pourtour des orifices naturels. SYN. ***CREVASSE.***

RHAGADIFORME *adj. (angl. rhagadiform).* Crevassé, fissuré.

RHAGOCYTE *s. m.* ☞ ***RAGOCYTE.***

RHAMNÉGINE *s. f.* Glucoside jaune du nerprun (*Rhamnus cathartica*) à action purgative. SYN. ***XANTHORHAMNINE.***

RHAMNOSE *s. m. (angl. rhamnose).* Pentose dextrogyre que l'on trouve parfois dans l'urine.

RHAMNOXANTHINE *s. f. (angl. rhamnoxanthin).* Hétéroside tiré de *Rhamnus frangula*, doué de propriétés laxatives. SYN. ***FRANGULOSIDE, FRANGULINE.***

RHAMNUS Genre d'arbres et arbustes de la famille des Rhamnacées, auquel appartiennent la cascara (*Rh. purshiana*), le nerprun (*Rh. cathartica*) et la bourdaine (*Rh. frangula*).

RHEA-BARTON (FRACTURE DE) *(angl. Barton's fracture).* ☞ ***BARTON (FRACTURE DE).***

RHEGMATOGÈNE *adj. (angl. rhegmatogenous).* En rapport avec une déchirure. Se dit surtout de la rétine.

RHÉNIUM *s. m. (angl. rhenium).* Élément métallique de numéro atomique 75, de masse atomique 186,2. Il est utilisé comme catalyseur. Symbole : Re.

RHÉO- *(angl. rheo-).* Préfixe d'origine grecque indiquant une relation avec un courant, un écoulement.

RHÉOBASE *s. f. (angl. rheobase).* Intensité minimale d'un courant électrique de longue durée qui permet d'atteindre le seuil d'excitation d'un nerf, d'un muscle.

RHÉOLOGIE *s. f. (angl. rheology).* Branche de la physique qui étudie l'écoulement de la matière et les déformations subies par divers corps sous l'action des forces qui agissent sur eux.

RHÉOTACHYGRAPHIE *s. f. (angl. rheotachygraphy).* Enregistrement des variations électriques se produisant dans les muscles.

RHÉSUS *(angl. Rhesus).* ☞ ***RH.***

RHIN-, RHINO- *(angl. rhin-, rhino-).* Préfixes d'origine grecque indiquant une relation avec le nez.

RHINALGIE *s. f. (angl. rhinalgia).* Douleur localisée au nez. SYN. ***RHINODYNIE.***

RHINENCÉPHALE *s. m. (NA. rhinencephalon). (angl. rhinencephalon).* Partie du cerveau assurant le sens de l'olfaction. Chez l'homme, le rhinencéphale est représenté par le tractus olfactif et par plusieurs formations (dont le système limbique) situées à la base de chaque hémisphère cérébral.

RHINENCÉPHALIE *s. f.* ☞ ***RHINOCÉPHALIE.***

RHINION *s. m. (angl. rhinion).* Point craniométrique situé à l'extrémité inférieure de la suture entre les os propres du nez.

RHINITE *s. f. (angl. rhinitis).* Inflammation aiguë ou chronique de la muqueuse des fosses nasales. SYN. ***CORYZA.*** ◇ **ANAPHYLACTIQUE** *(angl. anaphylactic —).* ☞ ***RHINITE SPASMODIQUE.*** ◇ **ATROPHIQUE** *(angl. atrophic —).* ☞ ***OZÈNE.*** ◇ **CATARRHALE AIGUË** *(angl. acute catarrhal —).* ☞ ***RHUME.*** ◇ **HYPERTROPHIQUE** *(angl. hypertrophic —).* Rhinite chronique caractérisée par l'épaississement partiel ou diffus de la muqueuse nasale. ◇ **PSEUDOMEMBRANEUSE** *(angl. pseudomembranous —).* Rhinite caractérisée par la formation de fausses membranes. SYN. ***RHINITE CROUPEUSE, RHINITE FIBRINEUSE.*** ◇ **PURULENTE** *(angl. purulent —).* Rhinite s'accompagnant d'un écoulement purulent. ◇ **SÈCHE** *(angl. — sicca).* Type de rhinite atrophique caractérisée par une absence totale de sécrétion nasale. ◇ **SPASMODIQUE** *(angl. allergic —).* Affection caractérisée par des crises paroxystiques vasomotrices et sécrétoires de la muqueuse nasale, traduisant une réaction de défense exagérée envers un agent irritatif exogène ou endogène. C'est la manifestation nasale de l'allergie. SYN. ***CORYZA SPASMODIQUE, RHINITE ALLERGIQUE, RHINITE ANAPHYLACTIQUE.***

RHINO-ANTRITE *s. f. (angl. rhinoantritis).* Rhinite associée à une inflammation du sinus maxillaire.

RHINOBRONCHITE *s. f. (angl. rhinobronchitis).* Inflammation simultanée des muqueuses nasale et bronchique.

RHINOCÉPHALE *s. m. (angl. rhinocephalus).* Monstre fœtal dont le nez ressemble à une trompe.

RHINOCÉPHALIE *s. f. (angl. rhinocephalia).* Monstruosité congénitale qui caractérise le rhinocéphale. SYN. ***RHINENCÉPHALIE.***

RHINOCHÉILOPLASTIE *s. f. (angl. rhinocheiloplasty).* Chirurgie plastique du nez et de la lèvre supérieure.

RHINODYNIE *s. f. (angl. rhinodynia).* ☞ ***RHINALGIE.***

RHINŒDÈME *s. m. (angl. rhinedema).* Œdème de la muqueuse nasale par abus d'instillations nasales.

RHINOGÈNE *adj. (angl. rhinogenous).* Qui a son origine dans le nez ou dans les fosses nasales.

RHINOLALIE *s. f. (angl. rhinolalia).* Voix nasale due à une affection ou à une anomalie des fosses nasales ou du rhinopharynx. ◇ **FERMÉE** *(angl. — clausa).* Rhinolalie due à l'obstruction des fosses nasales ou du rhinopharynx. ◇ **OUVERTE** *(angl. — aperta).* Rhinolalie due à une béance excessive du rhinopharynx, à une perforation ou à une insuffisance vélaire.

RHINOLARYNGITE *s. f. (angl. rhinolaryngitis).* Inflammation simultanée des muqueuses nasale et laryngée.

RHINOLARYNGOLOGIE *s. f. (angl. rhinolaryngology).* Partie de la médecine qui traite des affections du nez et du larynx.

RHINOLIQUORRHÉE *s. f. (angl. cerebrospinal rhinorrhea).* Écoulement de liquide céphalorachidien par le nez, indiquant une fracture de la base du crâne. SYN. ***CRANIOHYDRORRHÉE.***

RHINOLITHE *s. m. (angl. rhinolith).* Calcul des fosses nasales.

RHINOLOGIE *s. f. (angl. rhinology).* Partie de la médecine qui traite du nez et de ses affections.

RHINOMANOMÈTRE *s. m. (angl. rhinomanometer).* Manomètre permettant d'évaluer la pression intranasale.

RHINOMÈTRE *s. m. (angl. rhinometer).* Instrument permettant de mesurer le degré de perméabilité à l'air des fosses nasales.

RHINOMYCOSE *s. f. (angl. rhinomycosis).* Mycose localisée à la muqueuse nasale.

RHINONÉCROSE *s. f. (angl. rhinonecrosis).* Nécrose de la cloison des fosses nasales.

RHINOPHARYNGITE *s. f. (angl. rhinopharyngitis).* Inflammation du rhinopharynx, ou inflammation du nez et du pharynx. ◇ **MUTILANTE** *(angl. — mutilans).* Ensemble des lésions tertiaires destructrices du pian, affectant les structures nasales et palatines. SYN. ***GANGOSA.***

RHINOPHARYNGOCÈLE *s. f. (angl. rhinopharyngocele).* Kyste aérien localisé dans le rhinopharynx.

RHINOPHARYNX *s. m. (NA. pars nasalis pharyngis). (angl. rhinopharynx).* Partie supérieure du pharynx, communiquant avec les fosses nasales. SYN. ***PHARYNX NASAL, NASOPHARYNX, CAVUM.***

RHINOPHONIE *s. f. (angl. rhinophonia).* ☞ ***RHINOLALIE.***

RHINOPHYMA *s. m. (angl. rhinophyma).* Stade très avancé d'acné rosacée hypertrophique du nez, avec boursouflures déformantes violacées, parsemées de pustules d'acné, de cicatrices et de dilatations capillaires.

RHINOPLASTIE *s. f. (angl. rhinoplasty).* Chirurgie plastique destinée à corriger les déformations nasales congénitales (rhinoplastie correctrice) ou consécutives à un traumatisme (rhinoplastie réparatrice).

RHINORRAGIE *s. f. (angl. epistaxis).* Hémorragie nasale. SYN. ***ÉPISTAXIS.***

RHINORRHÉE *s. f. (angl. rhinorrhea).* Écoulement de liquide par le nez. ⇔ **CÉRÉBROSPINALE** *(angl. cerebrospinal fluid —).* Écoulement de liquide céphalorachidien par le nez consécutif à une fracture des os de la base du crâne. SYN. ***CRANIO-HYDRORRHÉE.***

RHINOSALPINGITE *s. f. (angl. rhinosalpingitis).* Inflammation simultanée de la muqueuse nasale et de la muqueuse de la trompe auditive.

RHINOSCLÉROME *s. m. (angl. rhinoscleroma).* Maladie infectieuse chronique due à *Klebsiella rhinoscleromatis*, caractérisée par une tuméfaction de la muqueuse nasale et du rhinopharynx, puis des téguments du nez, des narines et de la lèvre supérieure et par un catarrhe chronique avec infiltration sclérosante et progressive des muqueuses des voies aériennes supérieures.

RHINOSCOPE *s. m. (angl. rhinoscope).* Spéculum nasal.

RHINOSCOPIE *s. f. (angl. rhinoscopy).* Examen visuel des fosses nasales, soit par les narines à l'aide d'un spéculum nasal (rhinoscopie antérieure), soit à l'aide d'un petit miroir introduit dans la bouche derrière le voile du palais et qui reflète l'image du rhinopharynx et des choanes (rhinoscopie postérieure). ⇔ **MÉDIANE** *(angl. median —).* Examen de la partie moyenne des fosses nasales, à l'endroit de l'ouverture des sinus, au moyen d'un spéculum nasal à longues valves.

RHINOSEPTOPLASTIE *s. f. (angl. septorhinoplasty).* Intervention chirurgicale dans laquelle sont effectuées conjointement une rhinoplastie et une septoplastie.

RHINOSPORIDIOSE *s. f. (angl. rhinosporidiosis).* Affection due à *Rhinosporidium seeberi*, champignon parasite qui produit des formations polypoïdes dans le rhinopharynx. Elle est endémique en Inde et à Ceylan, et sporadique dans d'autres parties du monde.

RHINOSPORIDIUM Genre de champignons caractérisé par des spores uniflagellaires et mobiles. L'espèce *Rhinosporidium seeberi* est l'agent responsable de la rhinosporidiose, maladie chronique granulomateuse par hyperplasie des membranes muqueuses superficielles (surtout la muqueuse nasale), avec formation de polypes saignant facilement.

RHINOSTÉNOSE *s. f. (angl. rhinostenosis).* Sténose des fosses nasales.

RHINOTOMIE *s. f. (angl. rhinotomy).* Opération destinée à ouvrir largement la paroi antérieure des fosses nasales en vue d'enlever une tumeur.

RHINOTRACHÉITE *s. f. (angl. rhinotracheitis).* Inflammation simultanée des muqueuses nasales et trachéales.

RHINOVACCINATION *s. f. (angl. rhinovaccination).* Vaccination par voie nasale.

RHINOVIRUS Genre de virus de la famille des *Picornaviridae*. Les *Rhinovirus* sont les agents responsables du rhume chez l'homme. On en a décrit plus de 110 sérotypes.

RHIPICEPHALUS Genre de tiques, dont certaines espèces, *Rh. annulatus*, *Rh. simus*, etc., sont responsables de la transmission de diverses maladies infectieuses aux animaux et à l'homme.

RHIZ-, RHIZO- *(angl. rhiz-, rhizo-).* Préfixes d'origine grecque indiquant une relation avec une racine.

RHIZALYSE *s. f. (angl. root resorption).* Résorption des racines dentaires, physiologique (racine des dents temporaires) ou pathologique.

RHIZARTHROSE *s. f. (angl. root arthrosis).* Arthrose de la racine d'un doigt (notamment du pouce), d'un orteil ou d'un membre.

RHIZOÏDE *adj (angl. rhizoid).* Qui ressemble à une racine.

RHIZOMÉLIQUE *adj. (angl. rhizomelic).* Qui se rapporte à la racine des membres (articulations de l'épaule et de la hanche).

RHIZOMÈRE *s. m. (angl. dermatome).* Territoire cutané en relation avec un ganglion rachidien et les racines qui en émanent. SYN. ***DERMATOME.***

RHIZOPODES *(angl. Rhizopodas).* Classe de protozoaires libres ou parasites, capables d'émettre des prolongements mobiles appelés pseudopodes, au moyen desquels ils se déplacent. Les amibes, parasites de l'homme, appartiennent à cette classe.

RHIZOPUS Genre de champignons de la classe des Zygomycètes, ordre des *Mucorales*, saprophytes du sol et des fruits. C'est l'agent responsable de la mucormycose, qui affecte en particulier les diabétiques, les sujets atteints d'hémopathies, les grands brûlés. ☞ ***MUCORMYCOSE.***

RHIZOTOMIE *s. f. (angl. rhizotomy).* Section chirurgicale d'une ou de plusieurs racines médullaires. SYN. ***RADICOTOMIE.***

RHODIUM *s. m. (angl. rhodium).* Élément chimique de numéro atomique 45, de masse atomique 102,9. C'est un métal dur, blanc grisâtre, qui entre dans la composition de divers alliages. Symbole : Rh.

RHODNIUS PROLIXUS Espèce d'insecte parasite d'Amérique du Sud, responsable de la transmission à l'homme de la trypanosomiase américaine.

RHODO- *(angl. rhod-, rhodo-).* Préfixe d'origine grecque signifiant rouge.

RHODOCOCCUS Espèce bactérienne de la famille des Mycobactériacées, pouvant être pathogène chez l'immunodéprimé.

RHODOGENÈSE *s. f. (angl. rhodogenesis).* Reconstitution du pourpre rétinien (rhodopsine) après sa décoloration par l'action de la lumière.

RHODOPSINE *s. f. (angl. rhodopsin).* Pigment rouge dérivé de la vitamine A des cellules en bâtonnets de la rétine, qui pâlit sous l'action de la lumière. C'est une protéine conjuguée, qui joue un rôle dans la vision crépusculaire. SYN. ***ÉRYTHROPSINE, POURPRE RÉTINIEN, POURPRE VISUEL.***

RHODOTORULA Genre de champignons imparfaits lévuriformes de la famille des Cryptoccacées, agents responsables de mycoses.

RHOMBENCÉPHALE *s. m. (NA. rhombencephalon). (angl. rhombencephalon).* Partie de l'encéphale développée à partir de la vésicule cérébrale postérieure de l'embryon. Le rhombencéphale comprend le bulbe, le pont et le cervelet. SYN. ***CERVEAU POSTÉRIEUR.***

RHOMBENCÉPHALITE *s. f. (angl. rhombencephalitis).* Inflammation du cerveau postérieur ou rhombencéphale.

RHOTACISME *s. m. (angl. rhotacism).* Prononciation incorrecte ou impossible de la lettre *r*.

RHUBARBE *s. f. (angl. rhubarb).* Plante de différentes espèces du genre *Rheum*. La racine de *R. officinale* ou *R. palmatum* est amère, tonique, purgative et cholagogue. Elle contient de l'acide chrysophanique, de l'acide tannique et d'autres principes.

RHUMATALGIE *s. f. (angl. rheumatalgia).* Douleur rhumatismale.

RHUMATISMAL *adj. (angl. rheumatic).* Qui se rapporte au rhumatisme, notamment au rhumatisme articulaire aigu.

RHUMATISME *s. m. (angl. rheumatism).* Terme générique vague se rapportant à un groupe d'affections, aiguës ou chroniques, d'origines diverses et parfois inconnues, affectant essentiellement les articulations, et dont les symptômes essentiels sont la douleur et l'enraidissement. ◇ **ARTICULAIRE AIGU** *(angl. acute rheumatic fever —).* Maladie dysimmunitaire secondaire à une infection à streptocoques du groupe A (angine ou érysipèle), caractérisée par une polyarthrite, de la fièvre, une anémie et des complications viscérales, surtout cardiaques et rénales. Elle est marquée par l'élévation des ASLO. Elle survient presque toujours chez l'enfant, rarement chez l'adulte. Elle est devenue beaucoup plus rare dans les pays développés du fait du traitement précoce des infections. ☞ ***BOUILLAUD (MALADIE DE).*** ◇ **ARTICULAIRE CHRONIQUE** *(angl. chronic articular —).* ☞ ***POLYARTHRITE RHUMATOÏDE.*** ◇ **ARTICULAIRE SUBAIGU CURABLE** *(angl. subacute —).* Atteinte polyarticulaire post-angineuse sans atteinte viscérale. ◇ **BLENORRAGIQUE** *(angl. gonorrheal —).* Rhumatisme infectieux du au gonocoque. SYN. ***RHUMATISME GONOCOCCIQUE.*** ◇ **CARDIAQUE** *(angl. rheumatic heart disease).* Endocardite, myocardite ou péricardite de nature rhumatismale, complication fréquente du rhumatisme articulaire aigu. ◇ **CHRONIQUE DÉFORMANT** ☞ ***POLYARTHRITE RHUMATOÏDE.*** ◇ **CHRONIQUE DÉGÉNÉRATIF** ☞ ***ARTHROSE.*** ◇ **GOUTTEUX** *(angl. gouty —).* Goutte chronique. ◇ **INFECTIEUX** *(angl. infectious arthritis).* ☞ ***PSEUDORHUMATISME INFECTIEUX.*** ◇ **NOUEUX** *(angl. nodose —).* ☞ ***POLYARTHRITE RHUMATOÏDE.*** ◇ **PALINDROMIQUE** *(angl. palindromic —).* Arthrite aiguë survenant par crises récidivantes, apyrétiques, irrégulièrement espacées, qui durent seulement quelques heures ou quelques jours puis disparaissent complètement. Il existe une douleur, une tuméfaction, une rougeur et une incapacité fonctionnelle, affectant une seule articulation. La cause de cette affection est inconnue. On considère qu'il s'agit d'une forme atypique de polyarthrite rhumatoïde. ◇ **PSORIASIQUE** *(angl. psoriatic arthritis).* Rhumatisme chronique observé au cours du psoriasis réalisant soit des formes localisées, soit des formes graves évolutives. ◇ **TUBERCULEUX** *(angl. tuberculous —).* Complications articulaires et périarticulaires de la tuberculose. SYN. ***RHUMATISME DE PONCET.*** ◇ **VISCÉRAL** *(angl. visceral —).* Atteinte rhumatismale d'un viscère, notamment du cœur.

RHUMATOÏDE *adj. (angl. rheumatoid).* Qui ressemble, par certains aspects, à une forme quelconque de rhumatisme.

RHUMATOLOGIE *s. f. (angl. rheumatology).* Partie de la médecine consacrée aux maladies rhumatismales.

RHUMATOLOGISTE *s. m.* ☞ ***RHUMATOLOGUE.***

RHUMATOLOGUE *s. m. (angl. rheumatologist).* Spécialiste en rhumatologie.

RHUME *s. m. (angl. cold).* Inflammation catarrhale aiguë de la muqueuse des fosses nasales, d'origine virale ou allergique. Elle peut s'étendre aux sinus et aux voies respiratoires supérieures. SYN. ***CORYZA.*** ◇ **DE CERVEAU** *(angl. common —).* ☞ ***CORYZA.*** ◇ **DE HANCHE** *(angl. coxitis fugax).* ☞ ***COXITE TRANSITOIRE.*** ◇ **DES FOINS** *(angl. hay fever).* Inflammation de la muqueuse nasale, conséquence d'une allergie aux pollens des graminées, se traduisant par des salves d'éternuements, un écoulement nasal aqueux abondant, une irritation conjonctivale. SYN. ***ASTHME DES FOINS, RHINITE SPASMODIQUE PÉRIODIQUE.***

RHYTIDECTOMIE *s. f.* ☞ ***RIDECTOMIE.***

RHYTIDOSIS *s. m. (angl. rhytidosis).* Présence de nombeuses rides cutanées sur le visage, donnant à un sujet jeune l'aspect d'un vieillard. SYN. ***MALADIE DES RIDES.***

RIA Abréviation du terme anglais *radioimmunoassay* ou de radio-immunoanalyse. ☞ ***RADIO-IMMUNOANALYSE.***

RIBA Abréviation du terme anglais *Recombinant Immunoblot Assay.* Examen sérologique fondé sur la réaction entre un antigène obtenu par génie génétique, dit recombinant, et un anticorps contenu dans le sérum étudié. Le résultat est mis en évidence par une réaction colorée provoquée par détection enzymatique.

RIBBING (MALADIE DE) ☞ ***POLYOSTÉOCHONDRITE.***

RIBOFLAVINE *s. f. (angl. riboflavin).* Vitamine hydrosoluble très répandue dans les céréales, les légumes, la levure de bière, etc. La carence en riboflavine se manifeste principalement par des fissures aux commissures des lèvres, une glossite et une vascularisation anormale de la cornée. La riboflavine joue un rôle essentiel dans les processus d'oxydo-réduction cellulaire. SYN. ***LACTOFLAVINE, VITAMINE B2.***

RIBONUCLÉASE *s. f. (angl. ribonuclease).* Enzyme catalysant la scission de l'acide ribonucléique.

RIBONUCLÉIQUE (ACIDE), ARN *(angl. ribonucleic acid, [RNA]).* Acide nucléique formé par une chaîne hélicoïdale de nucléotides constitués par un sucre (le ribose), une base azotée, l'uracile et de l'acide phosphorique. On le trouve dans toutes les cellules et chez certains virus. Plusieurs fractions ont été identifiées. L'acide ribonucléique de transfert (ARN-t ou t-RNA) sert à transporter les acides aminés activés au cours de la synthèse des protéines, et à les transférer au complexe ribosome-ARN messager permettant ainsi l'édification des molécules protéiques. L'acide ribonucléique messager synthétisé dans le noyau grâce à l'ARN polymerase, (ARN-m ou m-RNA), est le vecteur du code génétique utilisé par les ribosomes dans la synthèse des protéines. L'acide ribonucléique macromoléculaire, présent dans les ribosomes et les virus. Abréviation : ARN, RNA.

RIBONUCLÉOPROTÉINE *s. f. (angl. ribonucleoprotein).* Nucléoprotéine dont le groupement prosthétique est représenté par l'acide ribonucléique.

RIBONUCLÉOTIDE *s. m. (angl. ribonucleotide).* Nucléotide dont l'ose est le ribose.

RIBOSE *s. m. (angl. ribose).* Pentose entrant dans la composition des nucléotides et des acides nucléiques.

RIBOSOMAL *adj. (angl. ribosomal).* Qui concerne le ribosome.

RIBOSOME *s. m. (angl. ribosome).* Particule intracellulaire d'environ 20 nm de diamètre, présente en grand nombre dans le réticulum endoplasmique et dans les mitochondries. Il intervient dans la synthèse des protéines selon les informations transmises par l'ARN messager copiées sur l'ADN. Les ribosomes sont constitués de protéines et d'acide ribonucléique en quantité équivalente.

RIBOSONDE *s. f. (angl. RNA probe).* Séquence d'ARN simple-brin utilisée comme sonde. SYN. ***SONDE GÉNÉTIQUE.***

RIBOTYPAGE *s. m. (angl. ribotyping).* Analyse des gènes codant pour l'ARN des ribosomes utilisée pour l'identification de souches microbiennes.

RIBOZYME *s. m. (angl. ribozyme).* Molécule d'ARN se comportant vis-à-vis des ARN comme une enzyme.

RICHET (PHÉNOMÈNE DE) ☞ ***ANAPHYLAXIE.***

RICHNER-HANHART (SYNDROME DE) *(angl. Richner-Hanhart syndrome).* Affection héréditaire récessive due à un déficit en tyrosine-amino transférase. Elle se manifeste par une hypertyrosinémie, des dépôts tissulaires de tyrosine dans la peau (avec hyperkératose palmoplantaire) et le cristallin (cataracte), associés à un retard statural et mental. ***TYROSINOSE OCULOCUTANÉE.***

RICHTER ⟡ **(HERNIE DE)** *(angl. Richter's hernia).* Hernie dans laquelle une partie seulement de la paroi intestinale est située dans le sac herniaire. ⟡ **(SYNDROME DE)** *(angl. Richter's syndrome).* Transformation sarcomateuse des ganglions au cours de la leucémie lymphoïde chronique.

RICIN *s. m. (angl. castor bean).* Plante de la famille des Euphorbiacées. L'espèce la plus commune, *Ricinus communis*, produit l'huile de ricin. ⟡ **(HUILE DE)** *(angl. castor oil).* Huile épaisse, purgative, extraite des graines de *Ricinus communis.* Elle stimule le péristaltisme intestinal et produit une exonération au bout de quatre à cinq heures.

RICINE *s. f. (angl. ricin).* Protéine toxique des graines de ricin.

RICKETTSIA Genre de bactéries de l'ordre des Rickettsiales, famille des Rickettsiaceae. Ce sont des bactéries à Gram négatif, polymorphes (coccoïdes, bâtonnets), pourvues d'une paroi typique. Elles se multiplient uniquement dans les cellules vivantes (cultures cellulaires, œufs embryonnés), généralement dans le cytoplasme. Elles peuvent être pathogènes pour l'homme et les animaux, auxquels elles sont transmises par la piqûre d'arthropodes infectés. Quelques espèces ont des antigènes communs avec certaines souches de *Proteus* (réaction de Weil-Felix). ⟡ **À TIQUES** *(angl. tick-borne rickettsiosis).* Nom donné aux affections fébriles à tiques de l'ancien et du nouveau monde. ⟡ ***AKARI*** Agent de la rickettsiose varicelliforme, transmise à l'homme par des acariens. ⟡ ***BURNETII*** ☞ ***COXIELLA BURNETII.*** ⟡ ***CONORII*** Agent de la fièvre exanthématique méditerranéenne, ou fièvre boutonneuse, transmise par des tiques. ◊ ***MOOSERI*** ☞ ***RICKETTSIA TYPHI.*** ◊ ***PROWAZEKII*** Agent responsable du typhus exanthématique historique. Il est transmis par la piqûre des poux. ◊ ***PSITTACI*** ☞ ***CHLAMYDIA.*** ◊ ***QUINTANA*** Agent responsable de la fièvre des tranchées, transmis par les déjections du pou. ◊ ***RICKETTSII*** Agent de la fièvre pourprée des montagnes Rocheuses, transmis par les tiques du genre *Dermacentor.* ◊ **TRACHOMATIS** ☞ ***CHLAMYDIA.*** ◊ ***TSUTSUGAMUSHI*** Agent du tsutsugamushi, ou fièvre fluviale du Japon, transmis par des acariens du genre *Trombicula.* ◊ ***TYPHI*** Agent du typhus murin (ou typhus endémique). Il est transmis à l'homme par la puce du rat *(Xenopsylla cheopis).* SYN. ***RICKETTSIA MOOSERI.***

RICKETTSIACEAE *(angl. Rickettsiacae).* Famille de bactéries de l'ordre des *Rickettsiales.* Ce sont des parasites intracellulaires. Elle comprend les genres *Coxiella, Rickettsia* et *Rochalimaea.*

RICKETTSIALES *s. f. pl. (angl. Rickettsiales).* Ordre bactérien comprenant les *Rickettsiacae* et les *Bartonnellacae.*

RICKETTSIOSE *s. f. (angl. rickettsiosis).* Toute maladie infectieuse due à des rickettsies (micro-organismes du genre *Rickettsia)* et transmise par des arthropodes (tiques, acariens, puces, poux, etc.). Les rickettsioses sont caractérisées par de la fièvre, un exanthème cutané et des atteintes viscérales. ◊ **VARICELLIFORME** *(angl. ricketsialpox).* Maladie infectieuse bénigne causée par *Rickettsia akari* et caractérisée par une lymphadénopathie régionale, des frissons, de la fièvre, une éruption secondaire à une papule initiale située sur le point de piqûre de l'arthropode *Allodermanyssus sanguineus,* parasite de la souris domestique.

RICTUS *s. m. (angl. risus).* Contraction des lèvres donnant à la bouche un aspect de sourire forcé, qui s'observe au cours de certains spasmes nerveux.

RIDDOCH (RÉFLEXE DE) *(angl. Riddoch's mass reflex).* Dans les lésions graves de la moelle épinière, la stimulation au-dessous de la lésion provoque une flexion des membres inférieurs, une évacuation de la vessie et une sudation audessous du niveau de la lésion.

RIDE *s. f. (angl. ruga, wrinkle).* Sillon cutané résultant d'une dégénérescence sénile des téguments, avec diminution de leur élasticité.

RIDEAU (SIGNE DU) Signe observé en cas de paralysie unilatérale du constricteur supérieur du pharynx par lésion du nerf glosso-pharyngien. Dans ce cas, la stimulation de la paroi postérieure du pharynx entraîne son déplacement vers le côté sain et légèrement vers le haut.

RIDECTOMIE *s. f. (angl. facelifting).* Plastie effectuée pour faire disparaître les rides. SYN. ***RHYTIDECTOMIE, LIFTING FACIAL.***

RIDLEY ◊ **(CHORIORÉTINITE DE)** Atteinte choriorétinienne de l'onchocercose. ◊ **(SINUS DE)** *(angl. Ridley's sinus).* ☞ ***SINUS INTERCAVERNEUX.***

RIEDEL (MALADIE LIGNEUSE DE) *(angl. Riedel's thyroiditis).* Thyroïdite chronique non spécifique, caractérisée par une tuméfaction ligneuse du corps thyroïde, compressive, adhérente aux plans profonds et sans adénopathies. Elle évolue chez l'adulte avec des symptômes d'insuffisance thyroïdienne. SYN. ***THYROÏDITE LIGNEUSE CHRONIQUE.***

RIEDER (CELLULE DE) *(angl. Rieder's cell).* Leucocyte dont le noyau est divisé en deux ou plusieurs lobes. Il s'observe fréquemment au cours des leucémies aiguës.

RIEGEL (POULS DE) *(angl. Riegel's pulse).* Pouls dont l'amplitude diminue pendant l'expiration.

RIEGER (SYNDROME DE) *(angl. Rieger's syndrome).* Affection héréditaire à transmission dominante associant des malformations cardiaques, nerveuses et oculaires.

RIEHL (MÉLANOSE DE) *(angl. Riehl's melanosis).* Poïkilodermie réticulée pigmentaire de la face et du cou chez la femme d'étiologie inconnue. SYN. ***MÉLANOSE DE GUERRE*** (en raison de sa survenue plus particulièrement au cours des deux dernières guerres) .

RIESMAN (SIGNE DE) *(angl. Riesman's sign).* Dans le goitre exophtalmique, perception d'un souffle lorsqu'on applique le sthétoscope sur les globes oculaires.

RIETTI-GREPPI-MICHELI (SYNDROME DE) *(angl. thalassemia minor).* Forme mineure, hétérozygote, de la thalassémie, dans laquelle il n'existe pas un taux élevé d'hémoglobine fœtale. SYN. ***THALASSÉMIE MINEURE.***

RIEUX (HERNIE DE) *(angl. Rieux's hernia).* Hernie interne d'une anse intestinale dans l'espace rétrocæcal.

RIFAMPICINE *s. f. (angl. rifampicin).* Antibiotique dérivé de la rifamicine, actif sur la plupart des germes à Gram positif, sur certains germes à Gram négatif (en particulier *Neisseria meningitidis*) et sur *Mycobacterium tuberculosis.* Il agit en inhibant la synthèse d'ARN dans les germes sensibles. Il est administré par voie orale dans la prophylaxie de la méningite méningococcique et dans le traitement de la tuberculose, toujours en association avec d'autres antituberculeux afin d'éviter l'émergence de souches résistantes.

RIFAMYCINE *s. f. (angl. rifamycin).* Antibiotique isolé de cultures de *Streptomyces mediterranei.* Il est prescrit notamment dans les infections à staphylocoques.

RIGA (MALADIE DE) *(angl. Riga-Fede disease).* Nodule fibromateux du frein de la langue, dû au frottement de la langue contre les incisives inférieures. SYN. ***SUBGLOSSITE DIPHTÉROÏDE.***

RIGAUD (OPÉRATION DE) *(angl. Rigaud's operation).* Autoplastie d'une fistule urétrale.

RIGGS (MALADIE DE) *(angl. Riggs' disease).* ☞ ***PARODONTOLYSE.***

RIGIDITÉ *s. f. (angl. rigidity).* Hypertonie musculaire ; état de raideur et d'inflexibilité. ◇ **CADAVÉRIQUE** *(angl. cadaveric —).* Raideur du corps due à la dégradation de l'acide adénosine-triphosphorique, provoquant la tension des fibrilles musculaires. Elle se manifeste entre une demi-heure et 7 heures après la mort et disparaît lorsque la putréfaction commence. ◇ **DE DÉCÉRÉBRATION** *(angl. decerebrate —).* Hypertonie en extension et pronation des membres supérieurs et en extension des membres inférieurs, avec tendance à l'opisthotonos, due à des lésions du tronc cérébral supérieur jusqu'à la partie moyenne du pont, et également observée dans des troubles métaboliques sévères. ◇ **DE DÉCORTICATION** *(angl. decorticate —).* Hypertonie dans laquelle les membres supérieurs sont en flexion et les membres inférieurs en extension, due à des lésions des hémisphères (capsules internes) ou des pédoncules cérébraux. ◇ **EXTRAPYRAMIDALE** *(angl. lead-pipe —).* Hypertonie par lésion des voies extrapyramidales, en particulier de la voie nigro-striée, observée par exemple en cas de maladie de Parkinson. Elle comporte une exagération des réflexes de posture et cède de façon inopinée, déterminant le phénomène de la roue dentée. ◇ **HÉMIPLÉGIQUE** *(angl. hemiplegic —).* Rigidité touchant la moitié du corps. ☞ ***RIGIDITÉ PYRAMIDALE.*** ◇ **PUPILLAIRE** *(angl. pupillary —).* Absence de réaction de la pupille à la lumière ou à l'accomodation. ◇ **PYRAMIDALE** *(angl. pyramidal —).* Hypertonie liée à l'atteinte de la voie pyramidale ou corticospinale, qui affecte les extrémités de l'hémicorps controlatéral lors des lésions situées au-dessus de la décussation pyramidale bulbaire. Elle est justement qualifiée de spasticité pour la différencier de la rigidité extrapyramidale.

RILEY-DAY (SYNDROME DE) *(angl. Riley-Day syndrome).* Affection familiale à transmission autosomique récessive, qui s'observe surtout chez les juifs ashkénases. Il s'agit d'une dysautonomie primitive se manifestant par des troubles vasomoteurs, une hypersudation, une absence de sécrétion lacrymale, des troubles intestinaux et tensionnels, parfois des poussées fébriles. SYN. ***DYSAUTONOMIE FAMILIALE.***

RIMULA *s. f. (angl. rimula).* Petite fente, en particulier de l'encéphale ou de la moelle épinière.

RINGER (SOLUTION DE) *(angl. Ringer's solution).* Solution saline normale, composée de chlorure de sodium, de chlorure de potassium, de chlorure de calcium, de bicarbonate de sodium, de phosphate monosodique, de dextrose et d'eau distillée, employée pour la suspension et la conservation de courte durée de cellules ou de micro-organismes en vue de leur examen à l'état frais.

RINNE (ÉPREUVE DE) *(angl. Rinne's test).* Épreuve utilisée pour le diagnostic qualitatif d'une surdité. Un diapason est maintenu alternativement devant le méat acoustique externe puis sur le processus mastoïde. Normalement, la conduction osseuse est plus courte que la conduction aérienne. Dans les surdités de l'oreille moyenne, la conduction osseuse est plus longue que la conduction aérienne.

RIO-BRANCO (INCISIONS DE) *(angl. Rio-Branco incisions).* Incisions angulaires de la paroi abdominale destinées à l'abord des hypochondres. Elles comportent une partie verticale allant de l'ombilic à l'appendice xiphoïde, et une partie oblique suivant le rebord costal.

RIOLAN ◇ **(ARCADE DE)** *(angl. Riolan's arch).* Arcade artérielle marginale du côlon transverse, formée par l'anastomose entre les artères coliques supérieures droite et gauche. ◇ **(BOUQUET DE)** *(angl. Riolan's nosegay).* Ensemble des ligaments et des muscles qui s'insèrent sur le processus styloïde du temporal : ligaments stylohyoïdien et stylomaxillaire, muscles styloglosse, stylopharyngien et stylohyoïdien. ◇ **(MUSCLE DE)** *(angl. Riolan's muscle).* Nom des faisceaux les plus internes du muscle orbiculaire des paupières. ◇ **(OSSELETS DE)** *(angl. Riolan's ossicles).* Petits os inconstants situés dans la suture de l'occipital avec le rocher du temporal.

RIOPELLE (TUMEUR DE) *(angl. Riopelle's tumor).* Tumeur du rein comportant hypernéphrome, sarcome et angiolipome.

RIRE *s. m. (angl. laugh).* Série d'expirations spasmodiques, en partie involontaires, accompagnées d'une vocalisation inarticulée et de contractions des muscles faciaux. ◇ **ET PLEURER SPASMODIQUES** *(angl. spasmodic laughing and crying).* État caractérisé par l'alternance de rires et de pleurs non justifiés par une situation émotionnelle. Il se rencontre dans les états lacunaires pseudobulbaires. ◇ **SARDONIQUE** *(angl. sardonic grin).* Spasme des muscles de la face, rencontré au cours du tétanos. SYN. ***SPASME CYNIQUE.***

RIST Abréviation de *Radio-Immuno-Sorbent Test*, épreuve de dosage des IgE.

RISORIUS *(angl. risorius muscle).* Muscle responsable de la rétraction de la commissure labiale. ☞ ***ATLAS ANATOMIQUE DES MUSCLES EN ANNEXE.***

RISTELLA Genre de bacilles à Gram négatif et anaérobies, comprenant plusieurs espèces pathogènes pour l'homme. Le terme *Ristella* est actuellement abandonné et remplacé par *Bacteroïdes.*

RISTOCÉTINE *s. f. (angl. ristocetin).* Antibiotique isolé à partir de cultures de *Nocardia lurida*, dont la structure et l'activité sont voisines de celles de la vancomycine.

RITTER VON RITTERSHAIN (MALADIE DE) *(angl. Ritter's disease).* ☞ ***DERMATITE EXFOLIATIVE DES NOUVEAU-NÉS.***

RIVIÈRE (POTION DE) *(angl. Rivière's potion).* Préparation médicamenteuse composée de deux solutions : l'une d'acide citrique et l'autre de bicarbonate de sodium, destinées à être bues séparément, l'une immédiatement après l'autre, afin qu'elles réagissent dans l'estomac pour produire de l'anhydride carbonique.

RIVINUS (CANAUX DE) *(angl. canals of Rivinus).* ☞ ***CONDUITS SUBLINGUAUX ACCESSOIRES.***

RIZ *s. m. (angl. rice).* Espèce de céréale (*Oryza sativa*), de la famille des Graminées. Les graines sont utilisées dans l'alimentation, en pharmacie et pour préparer la poudre de riz. Un régime alimentaire presque exclusif en riz décortiqué peut provoquer le béribéri.

RIZIFORME *adj. (angl. riziform).* Qui a l'aspect de grains de riz.

RM Abréviation de rétrécissement mitral.

RMN Abréviation de résonance magnétique nucléaire.

RMO Abréviation de références médicales opposables.

Rn *(angl. Rn).* Symbole chimique du radon.

RNA *(angl. RNA).* Abréviation de *Ribonucleic Acid*. ☞ ***RIBONUCLÉIQUE (ACIDE), ARN.***

ROBERTS (SYNDROME DE) *(angl. Roberts' syndrome).* Affection malformative héréditaire à transmission autosomique récessive touchant les os des membres, le crâne et la face associée à une hypoplaquettose.

ROBIN (SYNDROME DE PIERRE) *(angl. Pierre Robin's syndrome).* Hypoplasie congénitale de la mandibule, avec fente palatine, raccourcissement des muscles masticateurs et glossoptose.

ROBINSON, POWER ET KEPLER (TEST DE) *(angl. Robinson, Power and Kepler test).* Test pour explorer la corticosurrénale chez un sujet suspect d'insuffisance ; dans ce cas il existe un retard à l'élimination de l'eau. SYN. ***TEST À L'EAU.***

ROBLES (MALADIE DE) *(angl. Robles' disease, craw-craw).* Onchocercose oculaire.

ROBSON (POINT DE) *(angl. Robson's point).* Point douloureux en cas d'inflammation de la vésicule biliaire, situé au niveau de la jonction des tiers moyen et inférieur d'une ligne allant du mamelon droit à l'ombilic.

ROCHALIMAEA Bactéries de la famille des *Rickettsiaceae*, responsables entre autres de la maladie des griffes du chat et de la fièvre des tranchées.

ROCHER *s. m. (NA. pars petrosa ossis temporalis). (angl. petrous part of temporal bone).* Partie interne de l'os temporal, en forme de pyramide quadrangulaire, à l'intérieur de laquelle se trouvent les cavités de l'oreille interne.

ROCHER (SIGNE DE) *(angl. Rocher's sign).* Signe permettant de poser le diagnostic différentiel entre une torsion testiculaire et une épididymite : dans la torsion testiculaire, l'épididyme ne peut être décelé par la palpation du testicule, alors qu'il apparaît augmenté de volume en cas d'épididymite.

ROCHON-DUVIGNEAND (SYNDROME DE) *(angl. orbital apex syndrome).* Syndrome en rapport avec un processus pathologique comprimant les III, IV et VI nerfs crâniens et la branche ophtalmique du V. SYN. ***SYNDROME DE LA FENTE SPHÉNOÏDALE.***

RODENTICIDE *adj. (angl. rodenticide).* Se dit d'une substance qui détruit les rongeurs, en particulier les rats et les souris. SYN. ***RONGICIDE.***

ROENTGEN- ☞ ***RÖNTGEN-.***

ROGER ◇ **(MALADIE DE)** *(angl. Roger's disease).* Communication interventriculaire congénitale de petite taille. ◇ **(RÉFLEXE DE)** *(angl. Roger's reflex).* Salivation provoquée par une irritation de l'œsophage. ◇ **(SOUFFLE DE)** *(angl. Roger's murmur).* Souffle rude holosystolique avec un maximum d'intensité au niveau du troisième espace intercostal gauche, irradiant en rayons de roue, signe d'une communication interventriculaire.

ROKITANSKY ◇ **(DIVERTICULE DE)** *(angl. Rokitansky's diverticulum).* Diverticule par traction de l'œsophage. ◇ **(HERNIE DE)** *(angl. Rokitansky's hernia).* ☞ ***HERNIE MUQUEUSE.***

ROKITANSKY-ASCHOFF (SINUS DE) *(angl. Rokitansky's sinus).* Petites poches dans la muqueuse de la vésicule biliaire, s'étendant à travers la couche musculaire.

ROKITANSKY-FRERICHS (MALADIE DE) *(angl. acute hepatitis).* Forme classique grave d'hépatite aiguë ; atrophie jaune aiguë du foie, hépatite fulminante.

ROKITANSKY-KÜSTER (SYNDROME DE) *(angl. Rokitansky-Küster-Hauser syndrome).* Absence de vagin et de la plus grande partie de l'utérus par aplasie des deux tiers inférieurs des conduits paramésonéphriques.

ROLANDIQUE *adj. (angl. rolandic).* Qui se rapporte aux structures cérébrales décrites par Luigi Rolando.

ROLANDO ◇ **(FRACTURE DE)** *(angl. Rolando's fracture).* Fracture articulaire de la base du 1er métacarpien. ◇ **(POINTS DE)** *(angl. Rolando's angle).* Points correspondant aux extrémités supérieure et inférieure du sillon central (de Rolando). ◇ **(SCISSURE DE)** ☞ ***SILLON CENTRAL DU CERVEAU.*** ◇ **(SUBSTANCE GÉLATINEUSE DE)** *(NA. substantia gelatinosa). (angl. central grey matter).* Substance grise gélatiniforme, qui constitue la majeure partie de la tête de la corne postérieure de la moelle épinière. ◇ **(TUBERCULE CENDRÉ DE)** ☞ ***TUBERCULE TRIGÉMINAL.***

ROLLER (NOYAU DE) *(angl. Roller's nucleus).* Noyau sublingual.

ROLLET (SYNDROME DE) *(angl. Rollet's syndrome).* Association d'un syndrome de la fente sphénoïdale à l'atteinte du nerf optique. SYN. ***SYNDROME DE L'APEX ORBITAIRE.***

ROMANO-WARD (SYNDROME DE) *(angl. Romano-Ward syndrome).* Maladie héréditaire à transmission autosomique dominante avec allongement de QT à l'ECG et possibilité de troubles de rythme divers et surtout de mort subite.

ROMANOWSKY (COLORATION DE) *(angl. Romanowsky's stain).* Méthode de coloration des hématozoaires. Coloration de frottis de sang par un mélange de bleu de méthylène (une part) et d'éosine (deux parts). Les globules rouges sont colorés en rouge, les parasites en bleu et la chromatine nucléaire en violet.

ROMAÑA (SIGNE DE) *(angl. Romaña's sign).* Œdème palpébral unilatéral observé dans la maladie de Chagas.

ROMBERG ⊂⊃ **(ÉPREUVE DE)** *(angl. Romberg's test).* Épreuve utilisée pour étudier l'équilibre statique. On demande au patient de se tenir debout, les pieds joints, la tête droite et les yeux fermés, pendant que l'observateur recherche une déviation éventuelle. ⊂⊃ **(MALADIE DE)** *(angl. Romberg's disease).* Affection rare caractérisée par une atrophie cutanée et sous-cutanée faciale unilatérale. Sa cause est inconnue. SYN. ***HÉMIATROPHIE FACIALE PROGRESSIVE.*** ⊂⊃ **(SIGNE DE)** *(angl. Romberg's sign).* Impossibité de conserver la station debout, pieds joints et yeux fermés, chez le malade tabétique témoignant de l'atteinte de la sensibilité profonde.

RONCHOPATHIE *s. f. (angl. snoring).* Ronflement pathologique.

RONCHUS *s. m. (angl. rhonchus).* Râle sec de tonalité grave, comparable au ronflement d'un homme qui dort, indiquant la présence de sécrétions muqueuses dans les bronches. SYN. ***RÂLE RONFLANT.***

RÖNTGEN *s. m. (angl. roentgen).* Unité d'exposition à des rayonnements X ou gamma, équivalant à 2,58 × 10^{-4} coulomb par kilogramme. Symbole : R.

RÖNTGEN- *(angl. roentgen-).* Préfixe indiquant une relation avec les rayons X. Il est utilisé surtout en allemand et en anglais ; en français, on lui préfère le préfixe radio-. (L'orthographe « roentgen » est incorrecte.)

RÖNTGEN (RAYONS DE) *(angl. roentgen rays).* ☞ ***RAYONS X.***

RÖNTGENOLOGIE *s. f. (angl. roentgenology).* Partie de la radiologie qui traite des rayons X. On écrit aussi roentgenologie.

RÖNTGENOSCOPIE *s. f. (angl. roentgenoscopy).* ☞ ***RADIOSCOPIE.***

RÖNTGENTHÉRAPIE *s. f. (angl. roentgenotherapy).* Emploi thérapeutique des rayons X. SYN. ***RADIOTHÉRAPIE.***

ROR Abréviation de vaccin associé anti-rougeole, anti-oreillons et anti-rubéole.

RORSCHACH (TEST DE) *(angl. Rorschach's test).* Test projectif qui permet l'étude de la structure de la personnalité. Il utilise dix planches sur lesquelles figurent des taches noires ou colorées, qui sont présentées au sujet dans un ordre déterminé afin qu'il décrive ce qu'elles évoquent pour lui.

ROSACÉE *s. f. (angl. rosacea).* ☞ ***ACNÉ ROSACÉE.***

ROSAI ET DORFMAN (SYNDROME DE) *(angl. Rosai and Dorfman syndrome).* Variété de réticulo-endothéliose vraisemblablement secondaire à une affection virale, survenant chez l'enfant avec présence d'adénopathies multiples évoluant vers la guérison.

ROSE *s. f. (angl. rose).* Fleur des espèces du genre *Rosa*, dont les pétales fournissent une essence. ⊂⊃ **(ESSENCE DE)** *(angl. — oil).* Essence des pétales de l'espèce *Rosa damascena* ; liquide jaunâtre qui se solidifie au froid, d'odeur douce. Elle est employée pour la préparation de produits cosmétiques et pour parfumer certaines pommades.

ROSE ⊂⊃ **(OPÉRATION DE)** *(angl. Rose's operation).* Technique pour l'ablation du ganglion trigéminal dans la névralgie du trijumeau. ⊂⊃ **(POSITION DE)** *(angl. Rose's position).* Décubitus dorsal avec la tête pendant au-delà du bord de la table d'opération. Cette position est utilisée dans certaines interventions portant sur les voies aériennes. ⊂⊃ **(TÉTANOS DE)** *(angl. Rose's tetanus).* ☞ ***TÉTANOS CÉPHALIQUE.***

ROSENBACH (MALADIE DE) *(angl. erysipeloid).* ☞ ***ÉRYSIPÉLOÏDE.***

ROSENMÜLLER ⊂⊃ **(FOSSETTE DE)** ☞ ***RÉCESSUS PHARYNGIEN.*** ⊂⊃ **(ORGANE DE)** *(angl. Rosenmüller's organ).* Reste vestigial associé à l'ovaire. SYN. ***ÉPOOPHORE.***

ROSENTHAL ⊂⊃ **(CANAL DE)** ☞ ***CANAL SPIRAL DU MODIOLUS.*** ⊂⊃ **(MALADIE DE)** *(angl. Rosenthal's syndrome).* Affection hémorragique congénitale héréditaire autosomique dominante, comparable à l'hémophilie, due à une déficience en facteur XI de la coagulation (facteur de Rosenthal ou *plasma thromboplastin antecedent*). SYN. ***HÉMOPHILIE C.***

ROSÉOLE *s. f. (angl. roseola).* Éruption cutanée de taches roses, rondes ou ovales, d'origines diverses (syphilis, typhoïde, fièvres éruptives, intoxications). ⊂⊃ **ÉPIDÉMIQUE** ☞ ***RUBÉOLE.*** ⊂⊃ **INFANTILE** *(angl. — infantum).* ☞ ***EXANTHÈME SUBIT OU CRITIQUE.*** ⊂⊃ **SYPHILITIQUE** *(angl. syphilitic —).* Éruption de macules roses peu nombreuses, qui caractérise le début de la période secondaire de la syphilis. ⊂⊃ **TOXIQUE** *(angl. toxic —).* Roséole provoquée par l'ingestion de médicaments, de iodures, etc. SYN. ***ROSÉOLE MÉDICAMENTEUSE.***

ROSER-BRAUN (SIGNE DE) *(angl. Roser-Braun sign).* Absence de pulsations de la dure-mère en cas d'abcès cérébral, constatée lors de la trépanation.

ROSETTE *s. f. (angl. rosette).* Figure produite par l'adhérence de cellules, en général des hématies, autour d'une autre cellule, en général un lymphocyte. Cette formation de rosettes est due à des récepteurs particuliers permettant cette adhérence. ☞ ***HASERICK (TEST DE).*** ⊂⊃ **RHUMATOÏDE** *(angl. rheumatoid —).* ☞ ***FACTEUR RHUMATOÏDE.***

ROSEWATER (SYNDROME DE) *(angl. Rosewater syndrome).* Hypogonadisme masculin d'étiologie inconnue.

ROSS (SPORE NOIRE DE) *(angl. Ross' black spores).* Oocyste pigmenté et dégénéré, observé dans le corps du moustique infecté par *Plasmodium.*

ROSSIGNOL DES TANNEURS *(angl. tanner's disease).* Excoriations très douloureuses des doigts dues aux caustiques utilisées par les tanneurs, présentant une vague ressemblance à un œil de pigeon. SYN. ***PIGEONNEAU, TOURTEREAU.***

ROSSOLIMO (RÉFLEXE DE) *(angl. Rossolimo's reflex).* Flexion des orteils lors de la percussion de la plante du pied au niveau du sillon métatarso-phalangien. Elle signe l'existence d'une lésion des voies pyramidales.

ROSTELLUM *s. m. (angl. rostellum).* Partie antérieure du scolex de certains vers parasites.

ROSTRAL *adj. (angl. rostral).* Qui se rapporte à un rostre, à une trompe. EX. *pièces rostrales d'un insecte.*

ROSTRE *s. m. (angl. rostrum, beak).* **1.** Structure anatomique dont la forme rappelle celle d'un bec ou d'une pointe. **2.** En zoologie, prolongement antérieur effilé qui porte généralement les pièces buccales modifiées en stylet, en trompe ou en bec.

ROSTRIFORME *adj. (angl. rostriform).* Qui a la forme d'un rostre, d'un bec.

ROSTRUM ◇ **DU CORPS CALLEUX** *s. m. (angl. rostrum of corpus callosum).* Extrémité antérieure et inférieure du corps calleux. ◇ **DU SPHÉNOÏDE** *s. m. (angl. sphenoidal rostrum).* Processus en forme de bec de la face antéro-inférieure du sphénoïde, qui s'articule avec le vomer.

ROTATEUR *adj. (angl. rotating).* Se dit d'un muscle dont l'action est de faire tourner un membre, une partie du corps, autour de leur axe.

ROTATION *s. f. (angl. rotation).* Mouvement d'un corps autour d'un axe, matériel ou virtuel.

ROTAVIRUS Genre de virus de la famille des *Reoviridae*, à ARN bicaténaire. Ils sont responsables de gastro-entérites infantiles, une des pathologies les plus répandues chez les enfants dans le monde, et qui est l'une des causes les plus importantes de mortalité infantile dans les pays en voie de développement.

ROTH ◇ **(TACHES DE)** *(angl. Roth's spetic retinitis).* Foyers hémorragiques rétiniens à centre blanc observés sur la rétine dans la rétinite septique. ◇ **(VAS ABERRANS DE)** ☞ ***DUCTULES ABERRANTS.***

ROTH-BIELSCHOWSKY-LUTZ-COGAN (SYNDROME DE) *(angl. pseudoophthalmoplegia).* Ophtalmoplégie internucléaire antérieure due à une lésion du faisceau longitudinal postérieur et caractérisée par une parésie du muscle droit médial homolatéral à la lésion, associée à un nystagmus de l'œil controlatéral, avec conservation de la convergence.

ROTHIA *(angl. Rothia).* Genre de bactéries de la famille des Actiomycetaceae, aerobies facultatifs, Gram positif, de rôle pathogène discuté.

ROTHMANN-MAKAÏ (SYNDROME DE) *(angl. Rothmann-Makaï syndrome).* Forme de panniculite nodulaire observée chez l'enfant, caractérisée par l'apparition sur le tronc et les extrémités de nodules sous-cutanés profonds, ne s'accompagnant pas de fièvre et régressant sans laisser de cicatrices. SYN. ***LIPOGRANULOMATOSE SOUS-CUTANÉE DISSÉMINÉE.***

ROTHMUND-THOMSON (SYNDROME DE) *(angl. Rothmund-Thomson syndrome, poikiloderma congenitale).* Affection familiale héréditaire, à transmission récessive autosomique, caractérisée par une sclérodermie, des télangiectasies, des anomalies pigmentaires, des troubles de l'ossification, un hypogénitalisme, une canitie et une cataracte.

ROTOR-MANAHAN-FLORENTIN (SYNDROME DE) *(angl. Rotor's syndrome).* Ictère chronique constitutionnel transmis sur le mode autosomique récessif, non hémolytique, avec hyperbilirubinémie mixte, modérée et fluctuante. Cette affection est en rapport avec un déficit en glycuronyl-transférase.

ROTTLÉRINE *s. f. (angl. rottlerin).* Substance extrêmement toxique, jaune, tirée du Kamala (*Rottlera tinctoria* ou *Mallotus philippinensis*). SYN. ***MALLOTOXINE.***

ROTULE *s. f.* ☞ ***PATELLA.***

ROTULIEN *adj.* ☞ ***PATELLAIRE.***

ROUE DENTÉE (SIGNE OU PHÉNOMÈNE DE LA) *(angl. cogwheel rigidity).* Dans la maladie de Parkinson, perception, lors de la mobilisation passive d'une articulation, d'une série de brefs ressauts comparables à l'impression produite par le mouvement d'une roue dentée.

ROUGE *s. m. (angl. red).* ◇ **TRYPAN** *(angl. trypan —).* Colorant utilisé dans le traitement des trypanosomiases.

ROUGE (OPÉRATION DE) *(angl. Rouge's operation).* Ouverture du sinus nasal par décollement de la lèvre supérieure et des cartilages nasaux du maxillaire. SYN. ***RHINOTOMIE SOUS-LABIALE DE ROUGE.***

ROUGEOLE *s. f. (angl. measles).* Maladie infectieuse éruptive, très contagieuse et épidémique, fréquente surtout chez les enfants, due à un virus de la famille des *Paramyxoviridae* du genre Morbillivirus (virus morbilleux). La période d'incubation dure 10 jours environ. L'éruption cutanée est précédée de quelques jours par un catarrhe oculo-nasal fébrile, avec présence sur la face interne des joues de petites taches blanches surélevées (signe de Köplick). Elle débute par la face pour gagner tout le corps et les membres ; elle est constituée de petites papules rouges légèrement saillantes, plus ou moins confluentes en placards, laissant toujours entre elles des intervalles de peau saine. Les complications de la rougeole sont surtout d'ordre respiratoire. Elles sont particulièrement importantes chez les enfants souffrant de malnutrition, notamment en Afrique.

ROUGET ◇ **(CELLULES DE)** *(angl. Rouget's cells)*. Cellules contractiles de la paroi des vaisseaux capillaires. ◇ **(MUSCLE DE)** *(angl. Rouget's muscle)*. ☞ ***MÜLLER (MUSCLE DE)***.

ROUGET DU PORC *(angl. erysipelothria infection)*. Erisypèle porcin ; affection septicémique, due à *Bacillus erisypelatus suis*, caractérisée par l'apparition de taches rouges sur la peau. Elle est transmissible accidentellement à l'homme chez qui l'on peut observer des phénomènes septicémiques.

ROUGH *adj.* Adjectif anglais signifiant *rugueux*, couramment utilisé par les bactériologistes français, et désignant l'une des deux variantes sous lesquelles peuvent se présenter les colonies de certaines espèces bactériennes. Abréviation : R.

ROULEMENT *s. m. (angl. murmur)*. ◇ **DE FLINT** *(angl. Flint's —)*. ☞ ***FLINT (ROULEMENT DE)***. ◇ **DIASTOLIQUE** *(angl. diastolic rumble)*. Bruit entendu dans la diastole au cours de rétrécissement mitral.

ROUS (SARCOME DE) *(angl. Rous' sarcoma)*. Sarcome d'origine virale, inoculable, des volailles, servant à des recherches expérimentales.

ROUSSY-LÉVY (MALADIE DE) ☞ ***DYSTASIE ARÉFLEXIQUE HÉRÉDITAIRE***.

ROUX ◇ **(OPÉRATIONS DE)** *(angl. Roux' operations)*. **1.** Excision de la langue après section médiane de la mandibule. **2.** Gastrojéjunostomie en Y, par implantation gastrique de l'extrémité jéjunale distale après section de l'intestin suivie d'une anastomose jéjunojéjunale en aval. **3.** Traitement chirurgical des luxations récidivantes de la patella, consistant à détacher le tendon rotulien de la tubérosité antérieure du tibia et à lui donner un point d'insertion plus interne (peu pratiquée). ◇ **(SPATULE DE)** *(angl. Roux' spatula)*. Petite spatule métallique utilisée pour l'inoculation de cultures bactériologiques.

ROVSING ◇ **(OPÉRATION DE)** *(angl. Rovsing's operation)*. Traitement de la gastroptose par plicature de la paroi antérieure de l'estomac et sa fixation à la partie supérieure de la paroi abdominale. ◇ **(SIGNE DE)** *(angl. Rovsing's sign)*. Dans l'appendicite aiguë une pression exercée au niveau de la fosse iliaque gauche déclenche une douleur au point de Mac Burney (Ceci est dû au refoulement dans le caecum des gaz du côlon gauche).

RS3PE (syndrome) *(angl. RS3PE syndrome)*. Acronyme de l'anglais *Remittent Seronegative Symetrical Synovitis with Pitting Edema* désignant une forme de polyarthrite œdémateuse bénigne du sujet âgé.

Ru *(angl. Ru)*. Symbole chimique du ruthénium.

RU 486 ☞ ***MIFÉPRISTONE***.

RUBANÉ *adj. (angl. banded, ribboned)*. En forme de ruban, de bandes longitudinales.

RUBÉFACTION *s. f. (angl. rubefaction)*. Rougeur intense et passagère de la peau provoquée par un agent rubéfiant.

RUBÉFIANT *s. m. (angl. rubefacient)*. Médicament pour application locale, qui provoque une rougeur intense et passagère de la peau. S'emploie aussi comme adjectif.

RUBÉOLE *s. f. (angl. rubella)*. Maladie infectieuse éruptive, contagieuse et épidémique, due à un virus du genre Rubivirus, de la famille des Togaviridae, caractérisée par une éruption d'aspect variable, rappelant à la fois celle de la rougeole et celle de la scarlatine, et par des adénopathies multiples. La période d'incubation est de 14 à 21 jours. Quand la maladie survient chez une femme enceinte non immunisée, elle peut provoquer des malformations congénitales (oculaires notamment) chez le fœtus. Il existe une vaccination préventive. La maladie confère une immunité définitive. SYN. ***ROSÉOLE ÉPIDÉMIQUE, RUBELLE***. ◇ **SCARLATINIFORME** *(angl. fourth disease)*. ☞ ***DUKES-FILATOV (MALADIE DE)***.

RUBÉOLIFORME *adj. (angl. ressembling rubella)*. Qui ressemble à l'éruption de la rubéole. EX. *exanthème rubéoliforme*.

RUBÉOSE *s. f. (angl. rubeosis)*. Rougeur de la peau. ◇ **DE L'IRIS** *(angl. — iridis)*. Rougeur de l'iris due à une néoformation conjonctivo-vasculaire au niveau des couches superficielles du stroma, conséquence d'une ischémie rétinienne.

RUBIDIUM *s. m. (angl. rubidium)*. Élément de numéro atomique 37, de masse atomique 85,47. C'est un métal alcalin ; ses sels possèdent des propriétés analogues à celles des sels de potassium. Symbole : Rb.

RUBIN (ÉPREUVE DE) *(angl. Rubin's test)*. ☞ ***INSUFFLATION TUBAIRE***.

RUBINSTEIN ET TAYBI (SYNDROME DE) *(angl. Rubinstein-Taybi syndrome)*. Nanisme congénital d'étiologie inconnue avec malformation cranio-faciale et des membres (pouce large) et retard intellectuel.

RUBIVIRUS Genre de virus de la famille des *Togavirideae*. Ils acquièrent leur enveloppe dans la membrane cytoplasmique de la cellule hôte, sont sensibles à l'éther et leur taille est de 60 nm environ. Ce genre comprend l'agent de la rubéole.

RUBRIQUE *adj. (angl. rubric)*. Qui se rapporte au noyau rouge du cerveau.

RUBROSPINAL *adj. (angl. rubrospinal)*. Qui se rapporte au noyau rouge et à la moelle épinière. EX. *faisceau rubrospinal*.

RUD (SYNDROME DE) *(angl. Rud's syndrome)*. Affection congénitale associant icthyose, épilepsie et oligophrénie.

RUFFINI (CORPUSCULE DE) *(angl. Ruffini's corpuscule).* Terminaison nerveuse de la peau, à forme ramifiée et incluse dans le tissu conjonctif.

RUGGERI (RÉFLEXE DE) *(angl. Ruggeri's reflex).* Accélération du pouls consécutive à un effort de convergence des yeux lors de l'observation d'un objet très rapproché ; indice d'excitabilité sympathique.

RUGINATION *s. f. (angl. rugination).* Action de racler un os à l'aide d'une rugine, de ruginer.

RUGINE *s. f. (angl. rugine).* Instrument en acier, à bords tranchants, utilisé en chirurgie pour racler les surfaces osseuses et décoller le périoste. Il en existe de nombreux modèles.

RUGINE-COSTOTOME *s. f. (angl. rugine-costotome).* Rugine combinée avec une cisaille, utilisée pour sectionner les côtes.

RUGOSITÉ *s. f. (angl. rugosity).* État d'une surface cutanée rugueuse.

RUGUEUX *adj. (angl. rugose).* Se dit d'une surface, notamment de la peau, qui présente des aspérités rudes au toucher.

RUKAVINA (MALADIE DE) *(angl. Rukavina's syndrome).* Polyneuropathie amyloïde familiale observée dans l'Indiana.

RUMINATION *s. f. (angl. rumination).* ☞ ***MÉRYCISME.*** ◇ **MENTALE** *(angl. obsessive —).* ☞ ***MENTISME.***

RUMINOCOCCUS Genre de bactéries de la famille des *Peptococcaceae*. Ce sont des saprophytes de la flore normale de l'intestin et de l'oropharynx. Ils ont été occasionnellement isolés d'infections polymicrobiennes.

RUMMO-FERRANINI (MALADIE DE) ☞ ***GÉRODERMIE GÉNITODYSTROPHIQUE.***

RUMPEL-LEEDE (PHÉNOMÈNE DE) *(angl. Rumpel-Leede phenomenon).* Méthode d'étude de la résistance capillaire. Une bande élastique est appliquée durant 10 minutes au-dessus du coude sans arrêter la circulation artérielle. L'apparition au pli du coude d'un certain nombre de pétéchies témoigne d'une fragilité capillaire. SYN. ***SIGNE DU LACET.***

RUNDLES ET FALLS (SYNDROME DE) *(angl. Rundles-Falls syndrome).* Anémie sidéroblastique héréditaire.

RUPIA *s. m. (angl. rupia).* Lésion cutanée caractérisée par la formation de croûtes noirâtres, disposées en couches concentriques stratifiées, et recouvrant une ulcération inflammatoire purulente.

RUPIOÏDE *adj. (angl. rupioid).* Qui a l'aspect du rupia.

RUPTURE *s. f. (angl. rupture).* Déchirure, solution de continuité, qui se produit dans un organe.

RUSSELL (CORPS DE) *(angl. Russell's bodies).* Inclusions acidophiles observées dans le cytoplasme des plasmocytes dégénérés.

RUSSELL-SILVER (SYNDROME DE) *(angl. Russell-Silver dwarfism).* Syndrome plurimalformatif congénital, caractérisé par l'association d'un nanisme, d'une dysostose cranio-faciale, d'une brièveté des bras et d'une asymétrie corporelle. Le développement psychomoteur est normal.

RUST (SYNDROME DE) *(angl. Rust's syndrome).* Ensemble de troubles provoqués par un processus destructif localisé aux deux premières vertèbres cervicales (fracture, tuberculose, rhumatisme), comprenant des douleurs et une raideur occipitales, avec tuméfaction de la région sous-occipitale, une difficulté à tenir la tête droite, des névralgies dans le territoire du trijumeau, une paralysie de l'hypoglosse.

RUTHÉNIUM *s. m. (angl. ruthenium).* Élément métallique blanc, très dur, que l'on trouve à l'état naturel dans les mines de platine. Numéro atomique : 44 ; masse atomique : 101,07. Symbole : Ru.

RUTHERFORD *s. m. (angl. rutherford).* Unité de radioactivité, peu utilisée, égale à 1 million de désintégrations radioactives par seconde.

RUTILANT *adj. (angl. rutilant).* Qui est de couleur rouge vif. Se dit du sang artériel.

RUTINE *s. f. (angl. rutin).* Substance cristalline, glucoside extrait des feuilles de la rue, qui exerce un effet protecteur sur les parois des vaisseaux capillaires. SYN. ***RUTOSIDE, VITAMINE P.***

RUYSCH ◇ **(MALADIE DE)** *(angl. congenital megacolon).* Mégacôlon congénital. ◇ **(MEMBRANE DE)** *(angl. Ruysch's membrane).* Couche la plus interne de la choroïde ; couche choriocapillaire.

RYLE (TUBE DE) *(angl. Ryle's tube).* Tube mince en caoutchouc, à extrémité olivaire, utilisé pour l'administration d'un repas d'épreuve.

RYTHME *s. m. (angl. rhythm, wave).* Succession à intervalles réguliers de phénomènes ou d'événements. ◇ **ALPHA** *(angl. alpha wave).* Rythme régulier des ondes de l'électroencéphalogramme normal de l'adulte. Sa fréquence est de 8-10 cycles par seconde. C'est le rythme normal de l'adulte éveillé, au repos sensoriel, les yeux fermés. Il prédomine dans la région pariéto-occipitale. SYN. ***RYTHME DE BERGER.*** ◇ **ATRIOVENTRICULAIRE** *(angl. atrio-ventricular rhythm).* ☞ ***RYTHME NODAL.*** ◇ **BÊTA** *(angl. beta wave).* Rythme des ondes électroencéphalographiques de l'adulte éveillé, les yeux fermés, constitué par des ondes de faible amplitude survenant à la fréquence de 18-35 cycles par seconde. Il prédomine au niveau des régions frontales du cerveau. ◇ **CIRCADIEN** *(angl. circadian rhythm).* ☞ ***CIRCADIEN.*** ◇ **COUPLÉ** Allorythmie caractérisée par la survenue régulière d'une extrasystole après la systole normale. SYN. ***BIGÉMINISME.*** ◇ **DELTA** *(angl. delta wave).* Succession d'ondes électroencéphalographiques lentes, d'une fréquence de 1 à 4 cycles par seconde, qui s'observent durant la première année de vie, et chez l'adulte en cas de lésion cérébrale. ◇ **DU SINUS CORONAIRE** *(angl. coronary sinus rhythm).* Trouble du rythme cardiaque caractérisé par des ondes P négatives en D_2, D_3 et AVF. ◇ **FŒTAL** *(angl. fetal rhythm).* ☞ ***EMBRYOCARDIE.*** ◇ **IDIOVENTRICULAIRE** *(angl. idioventricular rhythm).* Rythme cardiaque dont le centre de commande siège au niveau des ventricules, et qui apparaît le plus souvent en cas de bloc atrioventriculaire complet. ◇ **NODAL** *(angl. nodal rhythm).* Rythme cardiaque commandé par des stimulations naissant dans le nœud atrioventriculaire de Tawara, avec une fréquence de 40 à 60 par minute. L'onde P de l'électrocardiogramme est négative dans les dérivations DII, DIII et aVF. SYN. ***RYTHME ATRIOVENTRICULAIRE, RYTHME JONCTIONNEL.*** ◇ **PENDULAIRE** *(angl. pendulum rhythm).* Rythme cardiaque fœtal caractérisé par une égalisation des deux bruits cardiaques. ◇ **RÉCIPROQUE** *(angl. reciprocal rhythm).* Trouble du rythme cardiaque dû à une ré-entrée. ☞ ***RÉ-ENTRÉE.*** ◇ **SINUSAL** *(angl. sinus rhythm).* Rythme cardiaque normal, sous la dépendance du nœud sinu-atrial. ◇ **THÊTA** *(angl. theta wave).* Rythme d'ondes électroencéphalographiques caractérisé par la succession d'ondes lentes de fréquence 4-7 cycles par seconde. Il s'observe normalement chez l'enfant et dans les régions pariéto-temporales en cas de souffrance cérébrale.

RYTHMOLOGIE *s. f. (angl. rythmology).* Étude du rythme cardiaque et de ses troubles.

RYTHMOTHÉRAPIE *s. f. (angl. rhythmotherapy).* Utilisation thérapeutique de bruits rythmés dans le traitement de certains états, par exemple du bégaiement.

S

S **1.** Symbole chimique du soufre. **2.** En physiologie, symbole de *saturation* (notamment du sang en oxygène ou en gaz carbonique).

S **1.** Abréviation internationale de *racine nerveuse sacrale*, à faire suivre du chiffre approprié (S_1, S_2, etc.). **2.** Abréviation d'unité Svedberg. **3.** Abréviation de *smooth*. ⊂ **ILIAQUE** *(angl. iliac colon).* Première partie, fixe, du côlon iliopelvien, située dans la fosse iliaque gauche. SYN. ***CÔLON ILIAQUE.***

SABANEJEFF (AMPUTATION DE) *(angl. Sabanejeff's amputation).* Variante de l'amputation transcondylienne ostéoplastique du fémur, avec un opercule osseux prélevé à la face antérieure du tibia.

SABIN (VACCIN DE) *(angl. Sabin's vaccine).* ☞ ***VACCIN ANTIPOLIOMYÉLITIQUE.***

SABIN-FELDMAN (DYE-TEST DE) *(angl. Sabin-Feldman dye-test).* Épreuve biologique pour le diagnostic de la toxoplasmose. Elle consiste en une réaction fondée sur les différences de colorabilité des toxoplasmes en présence des anticorps spécifiques.

SABLE CÉRÉBRAL *(angl. brain sand).* ☞ ***ACERVULE.***

SABOURAUD (MILIEU DE) *(angl. Sabouraud's dextrose agar).* Milieu utilisé pour l'étude des dermatophytes, qui contenait à l'origine 6 % de glucose. Les milieux actuels contiennent généralement 2 % de glucose et 1 % de peptone.

SABOURAUD-LANGERON (MILIEU DE) *(angl. Sabouraud-Langeron agar).* Milieu de culture pour levures et champignons, composé de glucose (20 g), de peptone (10 g) et d'eau distillée (1 000 mL).

SABURRALE *adj. (angl. saburral).* ☞ ***LANGUE SABURRALE.***

SAC *s. m. (angl. sac).* ⊂ **CONJONCTIVAL** *(NA. saccus conjunctivalis). (angl. conjunctival —).* Chacun des deux culs-de-sacs, supérieur et inférieur, que forme la conjonctive palpébrale lorsqu'elle se réfléchit sur le globe oculaire. ⊂ **HERNIAIRE** *(angl. hernial —).* Poche formée par la partie du péritoine à l'intérieur de laquelle se trouve le contenu herniaire, l'intestin le plus souvent. ⊂ **LACRYMAL** *(NA. saccus lacrimalis). (angl. lacrimal —).* Partie supérieure dilatée du conduit lacrymonasal, qui reçoit les larmes du canal d'union des canalicules lacrymaux.

SACCHAR-, SACCHARO- *(angl. sacchar-, saccharo-).* Préfixes d'origine grecque signifiant sucre, utilisé pour former des mots se rapportant au sucre, à ses dérivés ou aux édulcorants qui le remplacent.

SACCHARASE *s. f. (angl. saccharase).* ☞ ***INVERTASE.***

SACCHARATE *s. m. (angl. saccharate).* Sel de l'acide saccharique.

SACCHARIDE *s. m. (angl. saccharide).* Tout ose ou holoside.

SACCHARIFICATION *s. f. (angl. saccharification).* Opération industrielle permettant de transformer l'amidon en glucose.

SACCHARINE *s. f. (angl. saccharin).* Substance cristalline à l'intense saveur sucrée : 5 cg de saccharine ont le pouvoir édulcorant de 30 g de saccharose. Elle est utilisée comme succédané du sucre, dans le diabète par exemple, et comme correctif dans les médicaments à la saveur désagréable.

SACCHARIQUE (ACIDE) *(angl. saccharic acid).* Tout diacide provenant de l'oxydation des fonctions aldéhyde et alcool primaire d'un ose.

SACCHAROLÉ *s. m. (angl. saccharate).* Toute préparation pharmaceutique dont l'excipient est le sucre.

SACCHAROLYTIQUE *adj. (angl. saccharolytic).* Qui est capable d'hydrolyser les sucres.

SACCHAROMYCES Genre d'Ascomycètes unicellulaires de la famille des Saccharomycétacées, ordre des Saccharomycétales. Il comprend un grand nombre d'espèces utilisées dans l'industrie alimentaire comme agents de fermentation (par exemple *Saccharomyces cerevisiae*, la levure de bière).

SACCHAROSE *s. m. (angl. sucrose).* Diholoside dextrogyre, composé de glucose et de fructose. Il constitue le sucre alimentaire de betterave ou de canne. Par ébullition avec des acides ou sous l'action de certaines enzymes (enzyme intestinale notamment), il donne du glucose et du fructose. SYN. ***SUCROSE, SUCRE BLANC.***

SACCHAROSURIE *s. f. (angl. saccharosuria).* Présence de saccharose dans l'urine. SYN. ***SUCROSURIE.***

SACCIFORME *adj. (angl. sacciform).* En forme de sac. EX. *anévrisme sacciforme.*

SACCORADICULOGRAPHIE *s. f.* ☞ ***RADICULOGRAPHIE.***

SACCULAIRE *adj. (angl. saccular).* **1.** Qui forme un sac. **2.** Qui se rapporte au saccule.

SACCULE *s. m. (NA. sacculus). (angl. sacculus).* Vésicule du labyrinthe membraneux, contenue dans le vestibule osseux et située en dessous de l'utricule.

SACCULIFORME *adj. (angl. sacculiform).* Qui a la forme d'un petit sac.

SACRALGIE *s. f. (angl. sacralgia).* Douleur localisée au sacrum ou à la région sacrale. SYN. ***SACRODYNIE.***

SACRALISATION *s. f. (angl. sacralization).* Développement exagéré des processus transverses de la 5e vertèbre lombale et fusion de cette vertèbre avec la première pièce sacrale.

SACRECTOMIE *s. f. (angl. sacrectomy).* Résection du sacrum ou d'une partie du sacrum.

SACROCOCCYGIEN *adj. (angl. sacrococcygeal).* Qui se rapporte ou qui appartient au sacrum et au coccyx.

SACROCOXALGIE *s. f.* **1.** *(angl. sacrocoxitis).* Arthrite de l'articulation sacro-iliaque. **2.** *(angl. sacrocoxalgia).* Tuberculose de l'articulation sacro-iliaque.

SACROCOXITE *s. f. (angl. sacroiliitis).* Atteinte inflammatoire de l'articulation sacro-iliaque. SYN. ***SACROILIITE.***

SACRODYNIE *s. f. (angl. sacrodynia).* ☞ ***SACRALGIE.***

SACRO-ILIAQUE *adj. (angl. sacroiliac).* Qui se rapporte au sacrum et à l'os iliaque (os coxal).

SACROLISTHÉSIS *s. m. (angl. sacrolisthesis).* Glissement du sacrum en avant par rapport à la 5e vertèbre lombale, du fait d'un relâchement des ligaments sacro-iliaques, à la suite de traumatismes ou au cours de la grossesse. SYN. ***SACRUM BASCULÉ.***

SACROLOMBAIRE *adj. (angl. sacrolumbar).* Qui se rapporte au sacrum et aux vertèbres lombales. Ex. *muscle sacro-lombaire.*

SACROPÉRINÉAL *adj. (angl. sacroperineal).* Qui se rapporte au sacrum et au périnée.

SACROSCIATIQUE *adj. (angl. sacrosciatic).* Qui se rapporte au sacrum et à l'épine ischiatique.

SACROVERTÉBRAL *adj. (angl. sacrovertebral).* Qui se rapporte au sacrum et aux vertèbres.

SACRUM *s. m. (angl. sacrum).* Os impair et médian formé par la soudure des cinq vertèbres sacrées. Il contribue à former le pelvis. ☞ ***ATLAS ANATOMIQUE DES OS EN ANNEXE.*** ⬦ **BASCULÉ** *(angl. tilted sacrum).* ☞ ***SACROLISTHÉSIS.***

SADAM Abréviation de Syndrome AlgoDysfonctionnel de l'Articulation temporoMandibulaire. Il désigne des dyskinésies douloureuses et bruyantes avec limitation d'ouverture de cette articulation.

SADISME *s. m. (angl. sadism).* **1.** Tendance perverse du comportement sexuel par laquelle le plaisir s'obtient par la souffrance ou la mortification provoquée chez l'autre. **2.** Tout comportement dans lequel une satisfaction survient par l'agression dirigée vers les autres. ⬦ **ANAL** *(angl. anal —).* En psychanalyse, terme désignant les fantasmes de destruction, de rétention et de contrôle possessif de l'objet, présents au stade anal du développement psychosexuel infantile. ⬦ **ORAL** *(angl. oral —).* En psychanalyse, terme désignant les pulsions sadiques liées à l'action de mordre, présents au stade oral du développement psychosexuel infantile.

SADOMASOCHISME *s. m. (angl. sadomasochism).* Perversion sexuelle associant sadisme et masochisme.

SAENGER (OPÉRATION DE) *(angl. Saenger's operation).* Césarienne abdominale avec extériorisation de l'utérus avant l'extraction du fœtus.

SAFRAN *s. m. (angl. saffron).* Plante de la famille des Iridacées, *Crocus sativus*, et substance jaune extraite de cette plante, possédant des propriétés emménagogues et stimulantes. Il entre dans la préparation du laudanum de Sydenham.

SAFRANINE *s. f. (angl. safranina).* Nom générique d'un groupe de matières colorantes basiques, qui doivent leur nom au fait que certaines ont une couleur semblable à celle du safran. Ce sont des dérivés des azines.

SAGE-FEMME *s. f. (angl. midwife).* Professionnelle de santé diplômée dont la fonction est de prodiguer des soins aux femmes pendant la grossesse, l'accouchement et les suites de couches. (La profession est ouverte aux hommes.)

SAGITTAL *adj. (angl. sagittal).* **1.** En forme de flèche. **2.** Qui est orienté dans le sens antéropostérieur, verticalement sur la ligne médiane du corps. Ex. *plan sagittal, suture sagittale.*

SAGOU *s. m. (angl. sago).* Fécule alimentaire tirée de la moelle de différentes espèces de palmiers du genre *Sagus* (sagoutiers).

SAHIB (MALADIE DE) ☞ ***KALA-AZAR.***

SAIGNÉE *s. f. (angl. bloodletting).* Évacuation d'une certaine quantité de sang par incision d'un vaisseau superficiel, dans un but thérapeutique. ⬦ **CAPILLAIRE** *(angl. capillary —).* Saignée pratiquée sur les petits vaisseaux périphériques, au moyen de sangsues ou de ventouses scarifiées. SYN. ***SAIGNÉE LOCALE.***

SAINT (TRIADE DE) *(angl. Saint's triad).* Association d'une lithiase biliaire, d'une diverticulose colique et d'une hernie hiatale.

SAINT-GUY (DANSE DE) *(angl. Saint Vitus' dance).* SYN. (populaire de) ***CHORÉE DE SYDENHAM.***

SAKATI (SYNDROME DE) *(angl. Sakati-Nyhan syndrome).* ☞ ***ACROCÉPHALOPOLYSYNDACTYLIE.***

SAKEL (CURE DE) *(angl. Sakel's method).* Choc hypoglycémique provoqué par de fortes doses d'insuline dans le traitement de certaines schizophrénies. N'est plus utilisée.

SALAMANDRINE *s. f. (angl. salamanderin).* Alcaloïde toxique extrait de la peau de certaines espèces de salamandres.

SALAZOSULFAPYRIDINE *s. f. (angl. salicylazosulfapyridine).* Sulfamide employé dans le traitement de la colite ulcéreuse. SYN. ***SALICYLAZOSULFAPYRIDINE.***

SALBUTAMOL *s. m. (angl. salbutamol).* Agoniste des récepteurs bêta-adrénergiques, utilisé sous forme d'aérosol dans le traitement des crises d'asthme.

SALDINO-NOONAN (SYNDROME DE) *(angl. Saldino-Noonan syndrom).* Chondrodysplasie létale avec nanisme micrométique et brièveté des côtes.

SALEP *s. m. (angl. salep).* Nom des tubercules ovales de différentes espèces d'orchidées (*Orchis mascula, O. fusca*, etc.) et de la fécule alimentaire qu'on en tire.

SALICAIRE *s. f.* Plante de la famille des Lythracées *(Lythrum salicaria)*, utilisée comme astringent et antidiarrhéique.

SALICINE *s. f. (angl. salicin).* Glucoside cristallin, amer, extrait de l'écorce du saule et du peuplier. Il possède des propriétés antipyrétiques et analgésiques. SYN. ***SALICOSIDE.***

SALICYLAMIDE *s. m. (angl. salicylamide).* Hydroxy-2-benzamide. Amide de l'acide salicylique, analgésique, en applications locales.

SALICYLATE *s. m. (angl. salicylate).* Sel de l'acide salicylique. Le salicylate de sodium est utilisé comme antirhumatismal (par voie orale).

SALICYLIQUE (ACIDE) *(angl. salicylic acid).* Composé cristallin contenu sous forme d'esters dans diverses plantes (essence de Wintergreen), à propriétés antiseptiques. On l'utilise en dermatologie comme kératolytique (il ramollit la couche cornée de la peau). Il sert aussi à la préparation des salicylates et de l'aspirine. SYN. ***ACIDE ORTHOHYDROXYBENZOÏQUE.***

SALICYLISME *s. m. (angl. salicylism).* Intoxication due à l'absorption de doses excessives d'acide salicylique ou de salicylates marquée par : acouphènes, nausées, et vomissements.

SALICYLOTHÉRAPIE *s. f. (angl. salicyltherapy).* Utilisation thérapeutique des dérivés salicylés (médicaments contenant de l'acide salicylique ou des salicylates).

SALIDIURÉTIQUE *adj. (angl. saluretic).* Se dit d'une substance qui favorise l'élimination urinaire du chlorure de sodium. S'emploie aussi comme substantif. SYN. ***SALURÉTIQUE.***

SALIGÉNOL *s. m. (angl. salicylic alcoohol).* Substance cristalline incolore, insoluble dans l'eau froide, qui est employé comme antipyrétique et analgésique. C'est également un anesthésique local. SYN. ***ALCOOL SALYCILIQUE.***

SALIN *adj. (angl. saline).* **1.** Qui contient du sel. **2.** Qui se rapporte à un sel.

SALIVAIRE *adj. (angl. salivary).* Qui concerne la salive.

SALIVANT *adj. (angl. salivant).* Qui provoque la salivation ; sialagogue.

SALIVATION *s. f. (angl. salivation).* Sécrétion de la salive.

SALIVE *s. f. (angl. saliva).* Liquide alcalin clair, légèrement visqueux, sécrété par les glandes salivaires. La salive contient de l'eau, de la mucine, de l'albumine, de la ptyaline, des globulines, des carbonates et des phosphates alcalins, du sulfocyanate de potassium et certaines toxines. Elle sert à humidifier et à ramollir les aliments, facilitant ainsi la mastication et, grâce à l'enzyme qu'elle contient, la ptyaline, transforme l'amidon en maltose. ◇ **MIXTE** *(angl. whole —).* Mélange du produit de sécrétion de toutes les glandes salivaires (glandes parotides, glandes submandibulaires et glandes sublinguales). ◇ **SYMPATHIQUE** *(angl. sympathetic —).* Sécrétion de la glande submandibulaire par stimulation de ses nerfs sympathiques. La salive ainsi produite est plus visqueuse et plus spumeuse que la salive sécrétée par la même glande non excitée.

SALIX Genre d'arbres et d'arbustes auquel appartient le saule. L'écorce de certaines espèces renferme des hétérosides, notamment le salicoside.

SALK (VACCIN DE) *(angl. Salk's vaccine).* ☞ ***VACCIN ANTIPOLIOMYÉLITIQUE.***

SALLA (MALADIE DE) *(angl. Salla's disease).* Affection lysosomiale à transmission autosomique récessive avec retard mental, malformation faciale et accumulation d'acide sialique dans les tissus.

SALMINE *s. f. (angl. salmin).* Protamine toxique isolée du sperme du saumon.

SALMONELLA Genre de bactéries Gram négatif de la famille des *Enterobacteriaceae.* Ce sont des bactéries pathogènes pour l'homme et les animaux. On distingue biochimiquement quatre sous-genres, la majorité des *Salmonella* figurant dans le premier sous-genre (*S. typhi, S. cholerae suis, S. hirschfeldii* ou *S. paratyphi C, S. paratyphi A, S. schottmuelleri* ou *S. paratyphi B, S. typhi murium, S. enteritidis*, etc.). L'étude antigénique (des antigènes O, H, et Vi) permet de distinguer environ 2 000 sérotypes différents, la majorité d'entre eux ayant leur nom propre. *S. typhi* est responsable de la fièvre typhoïde, *S. paratyphi A, B* et *C* sont responsables des fièvres paratyphoïdes, *S. enteritidis* et *S. typhi murium* provoquent souvent des intoxications alimentaires chez l'homme. SYN. ***SALMONELLE.***

SALMONELLOSE *s. f. (angl. salmonellosis).* Terme générique désignant les infections causées par des micro-organismes appartenant au genre *Salmonella.*

SALOL *s. m. (angl. salol).* Substance utilisée en applications locales sur les ulcères et les plaies. SYN. ***SALICYLATE DE PHÉNYLE.***

SALPING-, SALPINGO- *s. m. (angl. salping-, salpingo-).* Préfixes d'origine grecque indiquant une relation avec la trompe utérine ou avec la trompe auditive.

SALPINGECTOMIE *s. f. (angl. salpingectomy).* Ablation chirurgicale d'une trompe utérine.

SALPINGITE *s. f. (angl. salpingitis).* **1.** Inflammation d'une ou des deux trompes utérines. **2.** Inflammation d'une ou des deux trompes auditives. ◇ **CHRONIQUE PARENCHYMATEUSE** ☞ ***PACHYSALPINGITE.*** ◇ **TUBERCULEUSE** *(angl. tuberculous —).* Tuberculose des trompes utérines. Elle aboutit souvent à la stérilité par oblitération des trompes.

SALPINGOGRAPHIE *s. f. (angl. salpingography).* Radiographie des trompes utérines après injection d'un produit de contraste opacifiant dans le col utérin.

SALPINGOLYSE *s. f. (angl. salpingolysis).* Intervention destinée à restaurer la perméabilité du pavillon tubaire, en détachant ses adhérences ou en libérant ses franges, afin de faciliter la pénétration de l'ovule dans la trompe (intervention pratiquée pour traiter certaines stérilités).

SALPINGO-OOPHORECTOMIE *s. f. (angl. salpingo-oophorectomy).* Ablation chirurgicale des ovaires et des trompes utérines. SYN. ***SALPINGO-OVARIECTOMIE.***

SALPINGO-OOPHORITE *s. f. (angl. salpingo-oophoritis).* Inflammation de l'ovaire et de la trompe utérine. SYN. ***SALPINGO-OVARITE, TUBO-OVARITE, ANNEXITE.***

SALPINGO-OOPHOROCÈLE *s. f. (angl. salpingo-oophorocele).* Hernie d'une trompe utérine et de l'ovaire correspondant.

SALPINGO-OVARIECTOMIE *s. f. (angl. salpingo-ovariectomy).* ☞ ***SALPINGO-OOPHORECTOMIE.***

SALPINGO-OVARIOPEXIE *s. f. (angl. salpingo-ovariopexy).* Fixation chirurgicale de l'ovaire à la trompe utérine.

SALPINGO-OVARITE *s. f.* ☞ ***SALPINGO-OOPHORITE.***

SALPINGOPEXIE *s. f. (angl. salpingopexy).* Fixation chirurgicale de la trompe utérine.

SALPINGOPHARYNGIEN *adj. (angl. salpingopharyngeal).* Qui se rapporte à la trompe auditive et au pharynx. ◇ **(MUSCLE)** *(NA. musculus salpingopharyngus). (angl. — muscle).* Faisceau du muscle constricteur supérieur du pharynx.

SALPINGOPLASTIE *s. f. (angl. salpingoplasty).* Intervention chirurgicale visant à rétablir la perméabilité de la trompe utérine.

SALPINGORRAPHIE *s. f. (angl. salpingorrhaphy).* Suture de la trompe utérine.

SALPINGOSCOPE *s. m. (angl. salpingoscope).* Instrument permettant l'examen du rhinopharynx et de la trompe auditive.

SALPINGOSTOMIE *s. f. (angl. salpingostomy).* Ouverture chirurgicale d'une trompe utérine obstruée, pour rétablir la perméabilité tubaire et la fécondabilité.

SALPINGOTOMIE *s. f. (angl. salpingotomy).* Incision chirurgicale d'une trompe utérine.

SALTATOIRE *adj. (angl. saltatory).* Qui est caractérisé par des sauts.

SALVATELLE (VEINE) *(angl. salvatella vein).* Veine du dos de la main, qui se continue sur l'avant-bras par la veine ulnaire superficielle, et au niveau de laquelle les anciens effectuaient de préférence la saignée.

SALVIA Genre de plantes de la famille des Labiées. Les feuilles de *Salvia officinalis,* ou sauge officinale, sont stimulantes et sudorifiques.

SALZMANN (DYSTROPHIE CORNÉENNE DE) *(angl. Salzmann's nodular corneal dystrophy).* Dégénérescence hypertrophique progressive de la couche épithéliale, de la membrane de Bowman et de la partie externe du stroma de la cornée.

SAMARIUM *s. m. (angl. samarium).* Élément métallique appartenant à la série des terres rares, de numéro atomique 62 et de masse atomique 150,4. Symbole : Sm.

SÄMISCH (OPÉRATION DE) *(angl. Sämisch's operation).* Traitement chirurgical d'un hypopion, par ponction de la cornée au centre de l'ulcère et résection de la cornée saine autour de l'ulcère.

SAMU Abréviation de service d'aide médicale urgente désignant une organisation au siège de laquelle un médecin régulateur reçoit des appels téléphoniques et coordonne les secours pour les patients ayant une affection grave et urgente.

SAN JOAQUIN (FIÈVRE DE LA VALLÉE DE) *(angl. San Joaquin fever).* ☞ ***COCCIDIOÏDOMYCOSE.***

SANATORIUM *s. m. (angl. sanatorium).* Établissement destiné au traitement des malades atteints de tuberculose pulmonaire ou extrapulmonaire.

SANDERS (MALADIE DE) *(angl. Sander's disease).* ☞ ***KÉRATOCONJONCTIVITE ÉPIDÉMIQUE.***

SANDHOFF (MALADIE DE) *(angl. Sandhoff's disease).* Type de gangliosidose généralisée due à un déficit héréditaire en hexosaminidase. Affection transmise sur le mode autosomique récessif.

SANDIFER (SYNDROME DE) *(angl. Sandifer's syndrome).* Association chez l'enfant d'une hernie hiatale et d'un torticolis intermittent en rapport avec un reflux gastro-œsophagien.

SANDWITH (LANGUE CHAUVE DE) *(angl. Sandwith's bald tongue).* Langue extrêmement lisse, observée dans les derniers stades de la pellagre.

SANFILIPPO (MALADIE DE) *(angl. Sanfilippo's syndrome).* Mucopolysaccharidose de type III ; affection proche de la maladie de Hurler, mais qui s'en différencie par la moindre gravité des anomalies du squelette, et un retard mental profond. Elle est transmise selon le mode autosomique récessif. SYN. ***OLIGOPHRÉNIE POLYDYSTROPHIQUE.***

SANG *s. m. (NA. haema). (angl. blood).* Liquide rouge, épais, circulant dans le système vasculaire sanguin, composé d'éléments cellulaires figurés (hématies, leucocytes et plaquettes) et d'une partie liquide, le plasma. Le sang contient de nombreuses substances (protéines, minéraux et éléments gazeux). Le poids total du sang équivaut environ à 1/13 du poids du corps. Il contient 78 % d'eau et 22 % d'éléments solides. ◇ **ARTÉRIEL** *(angl. arterial —).* Sang qui, après oxygénation dans les poumons, passe dans l'atrium et le ventricule gauches du cœur, à partir duquel, par les artères, il distribue l'oxygène et les éléments nutritifs à l'ensemble de l'organisme. ◇ **HÉPARINÉ** *(angl. heparinized —).* Sang additionné d'une très faible quantité d'héparine afin d'empêcher sa coagulation. ◇ **LAQUÉ** *(angl. laked —).* Sang transparent et de couleur rouge clair, dû à la destruction des globules rouges et au passage de l'hémoglobine dans le sérum. ◇ **TOTAL** *(angl. whole —).* Sang dont on n'a retiré aucun de ses constituants. ◇ **VEINEUX** *(angl. venous —).* Sang qui circule dans les veines, les cavités droites du cœur et l'artère pulmonaire. Le sang veineux reçoit les produits de sécrétion et les déchets issus du métabolisme, et est amené par les veines jusqu'au cœur droit, puis aux poumons où il sera oxygéné et transformé en sang artériel.

SANGLOT *s. m. (angl. sob).* Inspiration brève, convulsive, accompagnée d'une contraction du diaphragme et d'une occlusion spasmodique de la glotte.

SANGSUE *s. f. (angl. leech).* Nom vernaculaire des Hirudinées, ordre des Annélides dont le corps présente une ventouse à chaque extrémité. L'espèce hématophage *Hirudo medicinalis* était autrefois très utilisée en thérapeutique.

SANGUICOLE *adj. (angl. sanguicolous).* Qui vit dans le sang ; se dit des parasites.

SANGUIFORMATEUR *adj. (angl. sanguifacient).* ☞ ***HÉMATOPOÏÉTIQUE.***

SANGUIN *adj. (angl. sanguine).* **1.** Qui se rapporte au sang. **2.** Qui est formé de sang.

SANGUINOLENT *adj. (angl. bloodtinged).* Qui est teinté ou mêlé de sang. EX. *diarrhée sanguinolente.*

SANIE *s. f. (angl. sanies).* Matière purulente et fétide, mélangée de sang.

SANIEUX *adj. (angl. sanious).* Purulent. Se dit d'un ulcère, d'une plaie.

SANITAIRE *adj. (angl. sanitary).* Qui se rapporte à la santé et à l'hygiène, considérées plus particulièrement du point de vue collectif.

SANTÉ *s. f. (angl. health).* État normal des fonctions organiques et psychiques. Selon la définition de l'OMS (1946) : la santé est un état de complet bien-être physique, mental et social, et ne consiste pas seulement en une absence de maladie ou d'infirmité.

SANTORINI ◇ **(CANAL DE)** *(angl. duct of Santorini).* ☞ ***CONDUIT PANCRÉATIQUE ACCESSOIRE.*** ◇ **(CARTILAGE DE)** *(angl. Santorini's cartilage).* ☞ ***CARTILAGE CORNICULÉ.*** ◇ **(CORNET DE)** *(angl. supreme nasal).* Quatrième cornet qui existe parfois du fait du détachement de la partie postérieure du cornet supérieur. ◇ **(INCISURE DE)** *(angl. Santorini's fissure).* Chacune des fissures de la face antérieure du fibrocartilage du méat acoustique externe. ◇ **(MUSCLE RISORIUS DE)** ☞ ***M. RISORIUS (ATLAS ANATOMIQUE DES MUSCLES EN ANNEXE).*** ◇ **(PLEXUS DE)** ☞ ***PLEXUS VÉSICOPROSTATIQUE.*** ◇ **(TUBERCULE DE)** ☞ ***TUBERCULE CORNICULÉ.***

SÃO PAULO (TYPHUS DE) *(angl. São Paulo typhus).* Maladie infectieuse typho-exanthémique, endémique au Brésil, très voisine de la fièvre pourprée des Montagnes Rocheuses.

SAPHÈNE *adj. (angl. saphena).* Se dit des veines superficielles de la jambe et des nerfs satellites de ces veines. ☞ ***ATLAS ANATOMIQUE DES VEINES EN ANNEXE, ATLAS ANATOMIQUE DES NERFS EN ANNEXE.***

SAPHÉNECTOMIE *s. f. (angl. saphenectomy).* Résection totale ou partielle d'une veine saphène, dans le traitement chirurgical des varices.

SAPHISME *s. m. (angl. sapphism).* Homosexualité féminine. SYN. ***LESBIANISME.***

SAPHO (syndrome) Association d'une pustulose cutanée et d'une ostéite de la paroi thoracique ; d'étiologie indéterminée. SAPHO : acronyme de Synovite, Acné, Pustulose, Hyperostose par Ostéite.

SAPIDE *adj. (angl. palatable).* **1.** Qui donne lieu à une sensation gustative. **2.** Qui a une saveur déterminée.

SAPIPHORE *adj.* Se dit d'un groupement chimique qui donne à une molécule sa saveur particulière.

SAPONIFIABLE *adj. (angl. saponifiable).* Susceptible de se transformer en savon ou de se dédoubler en glycérol et acides gras.

SAPONIFICATION *s. f. (angl. saponification).* Réaction inverse de l'estérification, dans laquelle un ester (plus spécialement un lipide) est dédoublé sous l'action d'une base ou d'une enzyme en alcool (glycérol) et acide gras (sous forme de savon). Cette réaction est mise à profit industriellement pour la fabrication des savons.

SAPONINE *s. f. (angl. saponin).* Hétérosides présents dans divers végétaux (Saponaire, Quillaja, etc.), solubles dans l'eau, dans laquelle ils forment une écume abondante et persistante. Du fait de leur capacité à diminuer la tension superficielle, ils forment des émulsions avec des huiles et des substances résineuses, et en raison de leur tendance à altérer la perméabilité des parois cellulaires, ils sont toxiques dans leur majorité ; ils sont également hémolytiques. SYN. ***SAPONOSIDE.***

SAPPEY ◇ **(FIBRES DE)** *(angl. Sappey's fibers).* Fibres musculaires lisses situées au point d'attache des ligaments orbitaires. ◇ **(VEINES DE)** *(angl. paraumbilical veins).* SYN. ***VV. PARAOMBILICALES.***

SAPR-, SAPRO- *(angl. sapr-, sapro-).* Préfixes d'origine grecque signifiant putride.

SAPROGÈNE *adj. (angl. saprogenic).* Qui provoque la putréfaction ou qui provient de la putréfaction.

SAPROPHAGE *adj. (angl. saprophagous).* Se dit d'un organisme qui se nourrit de matières organiques en voie de décomposition.

SAPROPHILE *adj. (angl. saprophilous).* Se dit d'un organisme qui vit dans les matières organiques en putréfaction.

SAPROPHYTE *adj. (angl. saprophyte).* Se dit d'une bactérie qui vit aux dépens des matières organiques inertes (cadavres, humus, excréments, urine, etc.) dont il peut provoquer la fermentation ou la putréfaction. Les germes saprophytes sont en général non pathogènes. S'emploie aussi comme substantif.

SAPROZOÏTE **1.** *s. m. (angl. saprozoite).* Animalcule (protozoaire) qui se nourrit de matières organiques en décomposition. **2.** *adj. (angl. saprozoic).* S'utilise aussi comme adjectif.

SARALASINE *s. f. (angl. saralasin).* Antagoniste de l'angiotensine-II, utilisé pour le diagnostic des hypertensions réno-vasculaires.

SARCINA Genre de bactéries à Gram positif de la famille des *Micrococcaceae*, constituées de cocci groupés en paquets réguliers cubiques de 8, 16, 32, etc. ; ils sont exceptionnellement pathogènes.

SARCO- *(angl. sarco-).* Préfixe d'origine grecque indiquant une relation avec la chair.

SARCOADÉNOME *s. m. (angl. sarcoadenoma).* ☞ ***ADÉNOSARCOME.***

SARCOBLASTE *s. m. (angl. sarcoblast).* Cellule primitive, à l'origine de la cellule musculaire.

SARCOCÈLE *s. f. (angl. sarcocele).* Toute tumeur ou tuméfaction du testicule ou de l'épididyme.

SARCOCYSTE *s. m. (angl. sarcocyst).* Formation kystique allongée, qui se forme dans les muscles des sujets infectés par des sarcosporidies du genre *Sarcocystis.*

SARCOCYSTINE *s. f. (angl. sarcocystin).* Toxine produite par des sarcosporidies du genre *Sarcocystis.*

SARCOCYSTIS Genre de sarcosporidies, parasites du tissu musculaire de certains animaux. L'homme peut parfois être infecté lorsqu'il mange de la viande insuffisamment cuite. Les kystes de *Sarcocystis* ont été découverts accidentellement lors d'études histopathologiques. Chez l'immunodéprimé, *Sarcocystis* peut être responsable d'infections intestinales sévères.

SARCO-ÉPIPLOCÈLE *s. f. (angl. sarcoepiplocele).* Hernie épiploïque associée à une sarcocèle.

SARCO-HYDROCÈLE *s. f. (angl. sarcohydrocele).* Sarcocèle associée à une hydrocèle.

SARCOÏDE *s. f. (angl. sarcoid).* Terme appliqué aux formations cutanées tumorales, d'aspect nodulaire, caractéristiques de la sarcoïdose (maladie de Besnier-Boeck-Schaumann). ⟡ **CUTANÉ** *(angl. Boeck's —).* ☞ ***BESNIER-BOECK-SCHAUMANN (MALADIE DE).*** ⟡ **DE SPIEGLER-FENDT** ☞ ***LYMPHOCYTOME CUTANÉ BÉNIN.*** ⟡ **HYPODERMIQUE** *(angl. subcutaneous —).* Nouure de l'hypoderme observées dans la maladie de Besnier-Boeck-Schaumann (de type Darier-Roussy) et dans l'érythème induré de Bazin.

SARCOÏDOSE *s. f. (angl. sarcoidosis).* Maladie systémique chronique, caractérisée histologiquement par des granulomes épithélioïdes et gigantocellulaires, sans nécrose. Les différentes localisations (poumons, ganglions, peau, œil, articulations, os, etc.) déterminent les diverses formes cliniques connues. Il existe un risque d'hypercalcémie, par sécrétion de vitamine D par les granulomes. L'évolution est généralement favorable sous corticoïdes. ☞ ***BESNIER-BOECK-SCHAUMANN (MALADIE DE).***

SARCOLEMME *s. m. (angl. sarcolemma).* Membrane mince, de nature conjonctive, qui entoure chaque fibre musculaire striée. SYN. ***MYOLEMME.***

SARCOLYSINE *s. f. (angl. sarcolysine).* Composé isomère du melphalan, préconisé dans le traitement de certains cancers.

SARCOMATEUX *adj. (angl. sarcomatous).* Qui se rapporte au sarcome, qui est de la nature du sarcome.

SARCOMATOSE *s. f. (angl. sarcomatosis).* Affection caractérisée par le développement de sarcomes multiples. ⟡ **MULTIPLE HÉMORRAGIQUE** ☞ ***KAPOSI (MALADIE DE, SARCOME DE).***

SARCOME *s. m. (angl. sarcoma).* Tumeur maligne dérivée des cellules mésenchymateuses, qui peut se former aux dépens de cellules du tissu conjonctif commun (fibrosarcome), de cellules du tissu conjonctif différencié (chondrosarcome, myosarcome, liposarcome, etc.) ou du tissu ganglionnaire (lymphosarcome, réticulosarcome). Généralement, ce sont des tumeurs de grande malignité. ⟡ **À CELLULES RONDES** *(angl. round all sarcoma).* ☞ ***OLIGODENDROGLIOME.*** ⟡ **À MYÉLOPLAXES** Sarcome à cellules géantes multinucléées ou myéloplaxes, qui s'observe préférentiellement dans les os. SYN. ***OSTÉOCLASTOME MALIN.*** ⟡ **ANGIOLITHIQUE** *(angl. psammoma).* Sarcome développé dans le système nerveux central et contenant des concrétions calcaires. SYN. ***PSAMMOME ANGIOLITIQUE.*** ⟡ **BOTHRYOÏDE** *(angl. botryoid —).* Tumeur mésenchymateuse maligne présentant un aspect en grappe de raisin, observée chez l'enfant et localisée dans la région du sinus uro-génital. ⟡ **D'EWING** *(angl. Ewing's —).* ☞ ***EWING (SARCOME D').*** ⟡ **ENCÉPHALOÏDE** *(angl. encephaloid —).* Sarcome de consistance molle dont l'aspect rappelle la substance cérébrale. ⟡ **FASCICULÉ** *(angl. fasciculated —).* Sarcome constitué par des faisceaux de cellules fusiformes. ⟡ **FUSOCELLULAIRE** *(angl. fusiform —).* Sarcome constitué de cellules fusiformes.

◇ **GLOBOCELLULAIRE** *(angl. encephaloïd —)*. Sarcome constitué de cellules globuleuses, arrondies. ◇ **LYMPHATIQUE OU LYMPHOMATEUX** ☞ ***LYMPHOSARCOME***. ◇ **MÉDULLAIRE ÉRYTHROBLASTIQUE** ☞ ***ÉRYTHROBLASTOME***. ◇ **MÉLANIQUE** *(angl. melanotic —)*. ☞ ***MÉLANOSARCOME***. ◇ **MUCOÏDE** ☞ ***MYXOSARCOME***. ◇ **MYÉLOÏDE** ☞ ***MYÉLOSARCOME***. ◇ **RÉTICULAIRE** *(angl. reticulum cell —)*. ☞ ***RÉTICULOSARCOME***.

SARCOMÈRE *s. m. (angl. sarcomere)*. Élément de la myofibrille circonscrit par deux cloisons terminales. Il constitue l'unité fondamentale d'une fibrille musculaire striée.

SARCOPHAGA Genre de mouches dites « à viande ». Les larves de certaines de ses espèces (*S. carnaria*, *S. communis*, etc.), sont des parasites accidentels de l'homme.

SARCOPHAGIE *s. f.* Alimentation exclusivement carnée.

SARCOPLASME *s. m. (angl. sarcoplasm)*. Cytoplasme des fibres musculaires, formé de longues traînées entourant les noyaux et séparant les uns des autres les faisceaux de myofibrilles.

SARCOPSYLLA Genre d'insectes aphaniptères auquel appartient la puce des sables ou puce-chique, ou pique (*Sarcopsylla penetrans* ou *Tunga penetrans*). ☞ ***PIQUE***.

SARCOPSYLLOSE *s. f. (angl. sarcopsyllosis)*. Affection due à la pénétration sous la peau de la femelle fécondée de la puce *Sarcopsylla penetrans*. Elle est caractérisée par un ensemble de lésions inflammatoires plus ou moins graves. SYN. ***TUNGOSE***.

SARCOPTE *s. m. (angl. itch mite, scabies)*. SYN. ***SARCOPTES SCABIEI, VARIÉTÉ HOMINIS***.

SARCOPTES Genre d'acariens. L'espèce *S. scabiei*, variété *hominis*, est l'agent de la gale chez l'homme. D'autres variétés de cette espèce provoquent la gale chez divers animaux et peuvent aussi être transmises à l'homme, chez qui elles ont un développement limité, le parasite ne vivant que peu de temps dans la peau humaine.

SARCOSINE *s. f. (angl. sarcosine)*. Substance cristallisable qui résulte de l'hydrolyse de la créatine. SYN. ***MÉTHYLGLYCOCOLLE, MÉTHYLGLYCINE***.

SARCOSPORIDIES *(angl. Sarcosporidia)*. Ordre de *Sporozoaires* parasites des mammifères, qui vivent dans les fibres musculaires ou dans le tissu conjonctif. ☞ ***SARCOCYSTIS***.

SARCOSPORIDIOSE *s. f. (angl. sarcosporidiosis)*. Infestation par les sarcosporidies (exceptionnelle chez l'homme).

SARDONIQUE (RIRE) *(angl. sardonic grin)*. ☞ ***RIRE***.

SARMENTOCYMARINE *s. f. (angl. sarmentocymarin)*. Glucoside extrait des graines de *Strophanthus sarmentosus*, tonique cardiaque.

SARTORIUS (MUSCLE) *(angl. sartorius muscle)*. Muscle de la région antérieure de la cuisse. SYN. ***MUSCLE COUTURIER***. ☞ ***ATLAS ANATOMIQUE DES MUSCLES EN ANNEXE***.

SATELLITE *adj. (angl. satellite)*. **1.** Se dit d'une veine qui avoisine une artère le long du trajet de celle-ci et qui porte souvent le même nom. **2.** Par extension, se dit d'une structure anatomique voisine d'une autre et présentant certaines analogies avec elle, ou d'une structure liée ou dépendant d'une autre.

SATTLER (COUCHE DE) *(angl. Sattler's layer)*. Couche fine de fibres élastiques, située entre les couches vasculaire et chorio-capillaire de la choroïde.

SATURATION *s. f. (angl. saturation)*. **1.** État d'une solution qui ne peut plus dissoudre une quantité supplémentaire d'une substance donnée. **2.** État d'un composé organique dans lequel toutes les valences du carbone sont satisfaites sans qu'il existe de double ou triple liaisons dans la molécule. **3.** Qualité de la sensation visuelle qui fait la distinction entre des couleurs ayant la même longueur d'onde dominante, mais différents degrés de pureté (c'est-à-dire contenant une quantité différente de lumière blanche). ◇ **DU SANG EN OXYGÈNE** *(angl. oxygen blood —)*. Pourcentage exprimant le contenu du sang en oxygène à la capacité du sang en oxygène (quantité maximale d'oxygène qu'il peut contenir).

SATURNIN *adj. (angl. plumbic)*. **1.** Qui se rapporte au plomb. **2.** Qui est provoqué par le plomb ou ses composés.

SATURNISME *s. m. (angl. saturnism)*. Intoxication aiguë ou chronique par le plomb ou ses composés.

SATYRIASIS *s. m. (angl. satyriasis)*. Exagération morbide des désirs sexuels chez l'homme.

SAUERBRUCH (PROTHÈSE DE) *(angl. Sauerbruch's prosthesis)*. Membre orthopédique artificiel conçu de façon à utiliser les segments musculaires du moignon pour l'exécution des mouvements (terme désuet).

SAULE *s. m. (angl. willow)*. Genre d'arbres de la famille des Salicacées, dont la principale espèce, *Salix alba* ou saule blanc, possède une écorce tonique et amère qui contient de la salicine.

SAUNA *s. m. (angl. sauna)*. **1.** Forme de bains d'origine finlandaise, dans lequel le sujet prend des bains d'air chaud et sec, entrecoupés de bains de vapeur et de douches froides ou chaudes. **2.** Établissement où l'on prend ce bain.

SAURIASIS *s. m. (angl. sauriasis)*. Forme d'ichtyose à squames larges et épaisses (rappelant l'aspect cutané d'un crocodile).

SAVEUR *s. f. (angl. taste)*. **1.** Sensation produite par l'organe du goût. **2.** Qualité particulière de la sensation gustative. Classiquement, on en distingue quatre fondamentales : l'acide, l'amer, le salé, le sucré.

SAVON *s. m. (angl. soap)*. Tout sel d'acide gras. Ils se divisent en deux types : les savons solubles (détergents) préparés avec des métaux alcalins comme le sodium ou le potassium, et les savons très peu solubles, sels d'acides gras et de métaux bivalents ou trivalents.

Sb *(angl. Sb).* Symbole chimique de l'antimoine (*stibium*).

SC Abréviation de sous-cutané(e).

Sc *(angl. Sc).* Symbole chimique du scandium.

SCABICIDE *adj. (angl. scabicide).* Qui détruit le parasite de la gale (*Sarcoptes scabiei*).

SCABIES *s. f. (angl. scabies).* SYN. ***GALE.***

SCABIEUX *adj. (angl. scabetic).* Qui se rapporte à la gale.

SCALARIFORME *adj. (angl. scalariform).* En forme d'échelle. Se dit des lignes d'Eberth ou stries scalariformes, qui unissent les fibres du myocarde.

SCALÈNE *s. m. (angl. scalenus).* Chacun des muscles profonds de la région latérale du cou. ☞ ***ATLAS ANATOMIQUE DES MUSCLES EN ANNEXE.*** ⟡ **ANTÉRIEUR (SYNDROME DU)** *(angl. anterior scalene syndrome).* Syndrome associant ischémie et paresthésies du membre supérieur, dû à la compression de l'artère subclavière et du plexus brachial, entre le muscle scalène antérieur et la première côte. La cause de la compression peut être une côte cervicale, une raideur ou une insertion anormale du scalène antérieur. SYN. ***SYNDROME DE LA CÔTE CERVICALE.***

SCALÉNOTOMIE *s. f. (angl. scalenotomy).* Section du muscle scalène antérieur qui peut être cause de compression de l'artère subclavière, pour combattre les crises paroxystiques du syndrome du scalène antérieur.

SCALP *s. m. (angl. scalp).* Cuir chevelu arraché accidentellement.

SCALPEL *s. m.* Mot anglais pour désigner le bistouri. SYN. ***BISTOURI.***

SCANDIUM *s. m. (angl. scandium).* Élément de numéro atomique 21, de masse atomique 44,96. C'est un métal gris très rare. Symbole : Sc.

SCANNER *s. m. (angl. scanner).* Appareil de forme tubulaire utilisé dans l'exploration radiographique. Des rayons X collimatés et balayant l'organe examiné « en tranches » sont mesurés par des capteurs reliés à un ordinateur qui calcule les différents coefficients d'absorption, ce qui permet d'obtenir l'image complète de sections transversales successives de la région du corps explorée. SYN. ***TOMODENSITOMÈTRE, SCANOGRAPHE.*** ⟡ **HÉLICOÏDAL OU SPIRALÉ** *(angl. spiral computerized tomography).* La rotation continue de la source de rayons X associée à un déplacement linéaire du patient permet une reconstruction de l'image en 3D.

SCANOGRAPHE *s. m. (angl. scanograph).* Recommandation officielle pour scanner.

SCANOGRAPHIE *s. f. (angl. scanography).* ☞ ***TOMODENSITOMÉTRIE.***

SCANSION *s. f. (angl. scanning, speech).* Façon d'articuler en prononçant séparément les syllabes des mots.

SCANZONI (MANŒUVRE DE) *(angl. Scanzoni's maneuver).* Rotation en avant de l'occiput du fœtus à l'aide des forceps, pour changer une présentation occipito-postérieure en présentation occipito-iliaque.

SCAPHOCÉPHALIE *s. f. (angl. scaphocephaly).* Déformation du crâne « en proue de bateau », caractérisée par l'étroitesse et l'allongement dans le sens antéro-postérieur du crâne. Elle est due à une ossification prématurée de la suture sagittale. SYN. ***SPHÉNOCÉPHALIE.***

SCAPHOÏDE **1.** *adj. (angl. scaphoid).* Qui a une forme rappelant celle d'une barque. **2.** *s. m. (angl. os scaphoideum).* ☞ ***ATLAS ANATOMIQUE DES OS EN ANNEXE.*** ⟡ **TARSIEN** ☞ ***OS NAVICULAIRE (ATLAS ANATOMIQUE DES OS EN ANNEXE).***

SCAPHOÏDITE *s. f. (angl. scaphoiditis).* Inflammation du scaphoïde. ⟡ **TARSIENNE** *(angl. tarsal —).* ☞ ***KÖHLER (MALADIE DE).***

SCAPULA *s. f.* Os de la ceinture scapulaire articulé avec l'humérus et la clavicule. SYN. ***OMOPLATE.*** ☞ ***ATLAS ANATOMIQUE DES OS EN ANNEXE.*** ⟡ **ALATA** *(angl. winged scapula).* État produit par la paralysie et l'atrophie des muscles de l'épaule, en particulier du dentelé antérieur, avec décollement « en aile d'ange » du bord interne de la scapula.

SCAPULAIRE *adj. (angl. scapular).* **1.** Qui se rapporte à l'épaule. **2.** Qui se rapporte à la scapula.

SCAPULALGIE *s. f. (angl. scapulalgia).* Douleur localisée dans la région de la scapula ou de l'épaule. SYN. ***SCAPULODYNIE, OMALGIE, OMODYNIE.***

SCAPULECTOMIE *s. f. (angl. scapulectomy).* Résection partielle ou totale de la scapula.

SCAPULOCLAVICULAIRE *adj. (angl. scapuloclavicular).* Qui se rapporte à la scapula et à la clavicule.

SCAPULODYNIE *s. f. (angl. scapulodynia).* ☞ ***SCAPULALGIE.***

SCAPULO-HUMÉRAL *adj. (angl. scapulohumeral).* Qui se rapporte à la scapula et à l'humérus.

SCAPULOPEXIE *s. f. (angl. scapulopexy).* Fixation chirurgicale de la scapula aux côtes. Elle est pratiquée dans certains cas de myopathie.

SCAPULOSTERNAL *adj. (angl. scapulosternal).* Qui se rapporte à la scapula et au sternum.

SCAPULOTHORACIQUE *adj. (angl. scapulothoracic).* Qui se rapporte à la scapula et au thorax.

SCARIFICATEUR *s. m. (angl. scarificator).* Instrument en acier, à extrémité tranchante, permettant de pratiquer la scarification.

SCARIFICATION *s. f. (angl. scarification).* Incision de petite taille, superficielle, réalisée à l'aide d'un bistouri, d'une lancette ou d'un scarificateur, ayant pour but de produire un écoulement de sang ou de sérosité, ou l'inoculation d'un vaccin (BCG, vaccin antivariolique).

SCARLATINE *s. f. (angl. scarlatina, scarlet fever).* Maladie infectieuse éruptive, contagieuse et épidémique, due à un streptocoque hémolytique du groupe A, *Streptococcus pyogenes.* Elle débute par des frissons, de la fièvre, un mal de gorge avec angine, un énanthème buccal et pharyngé ; il apparaît ensuite un exanthème généralisé de teinte écarlate, suivi par une desquamation foliacée. La durée de l'évolution est de deux à trois semaines dans les cas favorables. La maladie atteint surtout les enfants. La complication la plus fréquente est la néphrite. L'antibiothérapie (pénicilline essentiellement) a transformé le pronostic. ◇ **HÉMORRAGIQUE** *(angl. hemorrhagic scarlatina).* Scarlatine avec extravasations sanguines sous-cutanées ou hématurie. ◇ **MALIGNE** *(angl. malignant scarlatina).* Forme de scarlatine donnant lieu à un état toxi-infectieux très grave. ◇ **PUERPÉRALE** *(angl. puerperal scarlatina).* Érythème infectieux scarlatinoïde, consécutif à une infection puerpérale.

SCARLATINIFORME *adj. (angl. scarlatiniform).* Qui a l'aspect de la scarlatine. SYN. ***SCARLATINOÏDE.***

SCARLATINOÏDE *adj. (angl. scarlatinoid).* ☞ ***SCARLATINIFORME.***

SCARPA ◇ (OPÉRATIONS DE) *(angl. Scarpa's operations).* **1.** Ligature de l'artère fémorale au centre du trigone fémoral. **2.** Iridodialyse à travers la sclérotique. ◇ **(STAPHYLOME DE)** *(angl. Scarpa's staphyloma).* Épaississement et protrusion de la sclérotique à la périphérie de la papille optique. ◇ **(TRIANGLE DE)** ☞ ***TRIGONE FÉMORAL.***

SCATO- *(angl. scato-).* Préfixe d'origine grecque indiquant une relation avec les matières fécales.

SCATOLE *s. m. (angl. scatol).* Méthyl-indole ; substance cristallisée, d'odeur nauséabonde, présente dans les fèces. Le scatole est le produit de la dégradation du tryptophane.

SCATOLOGIE *s. f. (angl. scatology).* ☞ ***COPROLOGIE.***

SCATOME *s. m. (angl. scatoma).* ☞ ***FÉCALOME.***

SCATOPHAGIE *s. f. (angl. scatophagy).* ☞ ***COPROPHAGIE.***

SCATOPHILIE *s. f. (angl. scatophilia).* Intérêt morbide pour les excréments. ☞ ***COPROPHILIE.***

SCC Abréviation de *Squamous Cell Carcinoma*, marqueur tumoral du cancer du col utérin.

SCHAFER (MÉTHODE DE) *(angl. Schafer's method).* Méthode de respiration artificielle, dans laquelle l'opérateur, placé à califourchon sur la région lombaire de l'asphyxié (qui repose sur le ventre), exerce avec les paumes des deux mains une pression régulière sur les côtes inférieures, toutes les cinq secondes.

SCHÄFER (SYNDROME DE) *(angl. Schafer's syndrome).* Hyperkératose congénitale héréditaire transmise sur le mode dominant, associée à des troubles psychiques.

SCHAFFER (SIGNE DE) *(angl. Schaffer's reflex).* Extension de l'hallux par le pincement du tendon caclcanéen témoignant d'une atteinte pyramidale.

SCHAMBERG (MALADIE DE) *(angl. Schamberg's dermatosis).* Affection caractérisée par la présence sur les membres inférieurs de plaques purpuriques et pigmentées, parsemées à leur periphérie de points rouges. SYN. ***DERMATOSE PIGMENTAIRE PROGRESSIVE.***

SCHANZ (MALADIE DE) *(angl. Schanz's disease).* Tendinite du tendon calcanéen.

SCHATZKI (ANNEAU DE) *(angl. Schatzki's ring).* Rétrécissement de la muqueuse œsophagienne au-dessus d'une hernie hiatale.

SCHAUDINN (BACILLE DE) *(angl. Schaudinn's bacillus).* ☞ ***TREPONEMA PALLIDUM.***

SCHAUMANN (MALADIE DE) *(angl. Schaumann's disease).* ☞ ***SARCOÏDOSE.***

SCHAUTA (OPÉRATION DE) *(angl. Schauta's operation).* Colpo-hystérectomie vaginale pour cancer du col utérin.

SCHEDE (OPÉRATIONS DE) 1. *(angl. Schede's thoracoplasty).* Thoracopleurectomie consistant en une résection de la paroi thoracique dans toute son épaisseur. **2.** *(angl. Schede's operation).* Incision circulaire au niveau du mollet et dissection des manchons cutanés périveineux, dans le traitement chirurgical des varices.

SCHEIE (MALADIE DE) *(angl. Scheie's syndrome).* Affection comparable à la maladie de Hurler, mais qui s'en différencie par l'absence de retard mental. Elle est due à un déficit de l'enzyme α-L-iduronidase. Elle est transmise selon le mode autosomique récessif. SYN. ***MUCOPOLYSACCHARIDOSE TYPE I-S.***

SCHÉMA *s. m. (angl. schema).* Représentation graphique qui a pour but de représenter les traits essentiels d'un organe, d'un appareil ou d'un objet quelconque, en faisant abstraction de certaines particularités. ◇ **CORPOREL** *(angl. body image).* Image que l'individu se fait de son propre corps.

SCHENCK (MALADIE DE) ☞ ***SPOROTRICHOSE.***

SCHEUERMANN (MALADIE DE) *(angl. Scheuermann's disease).* Affection dégénérative de la colonne vertébrale, atteignant les adolescents, caractérisée par une cyphose douloureuse et une raideur de la colonne thoracolombaire. Elle se caractérise radiologiquement par un aplatissement d'un ou de plusieurs disques intervertébraux et par une déformation cunéiforme d'un ou de plusieurs corps vertébraux. SYN. ***CYPHOSE DOULOUREUSE DES ADOLESCENTS, ÉPIPHYSITE VERTÉBRALE DE CROISSANCE.***

SCHICK (RÉACTION DE) *(angl. Schick's test).* Intradermo réaction utilisant la toxine diphtérique ; positive en cas de réceptivité à la diphtérie.

SCHIFF (CYCLE BILIAIRE DE) *(angl. Schiff's biliary cycle).* Cycle effectué par les sels biliaires, qui sont sécrétés avec la bile, absorbés par les villosités intestinales et transportés vers le foie, puis utilisés de nouveau.

SCHILDER (MALADIE DE) *(angl. Schilder's encephalitis).* Leucoencéphalite démyélinisante touchant l'adulte jeune, avec plages étendues de démyélinisation bilatérales. Elle se manifeste par un syndrome moteur, une cécité corticale et des troubles psychiques sévères, et évolue vers la mort en 12 à 18 mois. SYN. ***SCLÉROSE CÉRÉBRALE DE SCHILDER.***

SCHILLER (TEST DE) *(angl. Schiller's test).* Procédé de dépistage du cancer du col utérin. L'épithélium normal du col se colore en brun par application de solution de Lugol (solution iodo-iodurée), suite à la réaction de cette solution avec le glycogène contenu dans les cellules épithéliales ; la muqueuse néoplasique, dépourvue de glycogène, ne réagit pas avec le Lugol et reste blanchâtre. SYN. ***TEST DE LAHM-SCHILLER.***

SCHILLING (TEST DE) *(angl. Schilling's test).* Épreuve destinée à étudier le métabolisme de la vitamine B12, utilisant cette vitamine marquée au cobalt radioactif. Le test est positif dans l'anémie de Biermer ou en cas de malabsorption spécifique de la B12.

SCHIMMELBUSCH (MALADIE DE) *(angl. Schimmelbusch's disease).* ☞ ***MALADIE KYSTIQUE DU SEIN.***

SCHINDYLÈSE *s. f. (angl. schindylesis).* Synarthrose dans laquelle un os s'encastre dans la fente d'un autre os. Il n'y en a qu'une, au niveau de l'articulation de la lame de l'ethmoïde avec le vomer.

SCHINZEL (SYNDROMES DE) *(angl. Schinzel's syndromes).* Nom donné à plusieurs syndromes malformatifs exceptionnels avec retard mental et hypogonadisme.

SCHIÖTZ (TONOMÈTRE DE) *(angl. Schiötz's tonometer).* Appareil servant à mesurer la pression intraoculaire.

SCHIRMER (TEST DE) *(angl. Schirmer's test).* Test mesurant la sécrétion lacrymale au moyen de papier buvard appliqué dans l'angle interne de l'œil.

-SCHISIS ☞ ***SCHIZO-.***

SCHISTO- *(angl. schisto-).* Préfixe d'origine grecque signifiant fissure, séparation.

SCHISTOCYTE *s. m. (angl. schistocyte).* Corpuscule sanguin provenant de la fragmentation des hématies. SYN. ***SCHIZOCYTE.***

SCHISTOMÉLIE *s. f. (angl. schistomelia).* Dédoublement congénital d'un ou de plusieurs membres. SYN. ***SCHIZOMÉLIE.***

SCHISTOPROSOPIE *s. f. (angl. schistoprosopia).* Division de la face par le prolongement d'une fissure en bec-de-lièvre.

SCHISTOSE *s. f. (angl. schistosis).* Pneumoconiose bénigne due à l'inhalation de poussières d'ardoise. SYN. ***MALADIE DES ARDOISIERS.***

SCHISTOSOMA Genre de vers appartenant à la famille des Schistosomidés (ordre des Trématodes), parasites du sang. La femelle se loge dans une fente longitudinale du mâle. Ce sont les agents de la schistosomiase ou bilharziose. L'espèce *S. haematobium*, très répandue en Afrique et au Proche-Orient, attaque de préférence les enfants de 6 à 10 ans et se développe dans les veines dilatées de la vessie, provoquant la schistosomiase urinaire ; l'hôte invertébré du parasite est un escargot d'eau douce du genre *Bulinus*. L'espèce *S. mansoni* est répandue en Afrique Orientale, en Amérique du Sud et en Amérique centrale ; très voisine de l'espèce précédente, elle s'en distingue par le fait que le parasite se localise dans les plexus veineux du côlon et du rectum, que ses œufs sont pourvus d'un éperon latéral caractéristique et se rencontrent dans les excréments et non dans l'urine ; elle provoque la schistosomiase intestinale ; l'hôte intermédiaire est un escargot du genre *Planorbis*. L'espèce *S. japonicum*, du Japon, de Chine et des Philippines, se loge dans le foie, la rate et l'intestin grêle, et provoque la schistosomiase artérioveineuse ; l'hôte intermédiaire est un escargot de petite taille du genre *Oncomelania*. SYN. ***BILHARZIA, BILHARZIE, SCHISTOSOME.***

SCHISTOSOME *s. m. (angl. schistosoma).* **1.** Monstre fœtal caractérisé par une éventration de l'abdomen. Les membres inférieurs sont en général absents ou rudimentaires. **2.** Parasite trématode appartenant au genre *Schistosoma*.

SCHISTOSOMIASE *s. f. (angl. schistosomiasis).* Maladie parasitaire, endémique dans certaines régions (Afrique, Amérique du Sud, Asie), due à des vers appartenant au genre *Schistosoma*. SYN. ***BILHARZIOSE.*** ◇ **ARTÉRIOVEINEUSE** *(angl. asiatic —).* Schistosomiase due à *Schistosoma japonicum*, caractérisée par un état toxi-infectieux grave, une éosinophilie, un syndrome dysentérique, une hépato-splénomégalie, et de l'ascite. SYN. ***SCHISTOSOMIASE ASIATIQUE, KATAYAMA (MALADIE DE).*** ◇ **INTESTINALE** *(angl. intestinal —).* Schistosomiase due à *Schistosoma mansoni*, caractérisée par une atteinte hépatique et intestinale. SYN. ***SCHISTOSOMIASE DE MANSON.*** ◇ **URINAIRE** *(angl. urinary —).* Schistosomiase due à *Schistosoma haematobium*, caractérisée par des troubles urinaires souvent graves et une hématurie. SYN. ***SCHISTOSOMIASE VÉSICALE, HÉMATURIE D'ÉGYPTE, HÉMATURIE DU CAP.***

SCHISTOSOMIE *s. f. (angl. schistosomia).* Monstruosité congénitale qui caractérise le schistosome.

SCHISTOTHORAX *s. m.* ☞ ***SCHIZOTHORAX.***

SCHIZAMNIOS *s. m. (angl. schizamnion).* Formation de la cavité amniotique par cavitation.

SCHIZO- *(angl. schizo-).* Préfixe d'origine grecque indiquant une relation avec une division, une séparation. Le suffixe *-schisis* a la même signification.

SCHIZOCÉPHALE *s. m. (angl. schizocephalus).* Monstre fœtal dont la tête est divisée par une fissure longitudinale. SYN. ***SCHISTOCÉPHALE.***

SCHIZOCYTE *s. m. (angl. schizocyte).* ☞ ***SCHISTOCYTE.***

SCHIZOGONIE *s. f. (angl. schizogony).* Cycle de reproduction asexuée des parasites du paludisme. SYN. ***CYCLE SCHIZOGONIQUE.***

SCHIZOGYRIE *s. f. (angl. schizogyria).* Anomalie de développement des gyrus cérébraux, qui sont coupés par des fissures cunéiformes.

SCHIZOÏDE *adj. (angl. schizoid).* Se dit du type de personnalité décrit par Bleuler, caractérisé par une inhibition, un repli sur soi, une difficulté de contact avec les autres, et une affectivité inadaptée qui oscille entre la froideur et des accès agressifs.

SCHIZOÏDIE *s. f. (angl. schizoidia).* Terme désignant un caractère pathologique défini par une tendance à l'introspection, un isolement social, avec difficulté à s'adapter et conduites impulsives et inadaptées. Elle correspondrait à un trouble de la personnalité, décrit par Kretschmer, propre aux sujets asthéniques ou leptomorphes. SYN. ***CONSTITUTION SCHIZOÏDE, SCHIZOTHYMIE.***

SCHIZOMANIE *s. f. (angl. schizomania).* Terme de H. Claude désignant la perte de la faculté d'adaptation aux circonstances, dont souffrent certains individus de constitution schizoïde à l'occasion de difficultés affectives ou d'une toxi-infection.

SCHIZOMÉLIE *s. f. (angl. schizomelia).* ☞ ***SCHISTOMÉLIE.***

SCHIZOMYCÈTES *(angl. Schizomycetes).* Nom sous lequel étaient désignées les bactéries lorsqu'elles étaient classées dans le règne végétal. ☞ ***BACTÉRIE, PROCARYOTE.***

SCHIZONOÏA *s. f. (angl. schizonaia).* Tendance générale à la discordance.

SCHIZONTE *s. m. (angl. schizont).* Forme intracellulaire des parasites du paludisme, se multipliant par division asexuée, soit dans les tissus, soit dans les érythrocytes.

SCHIZONTICIDE *s. m. (angl. schizonticide).* Médicament agissant sur les formes érythrocytaires asexuées des parasites du paludisme.

SCHIZONTOCIDE *s. m.* ☞ ***SCHIZONTICIDE.***

SCHIZOPHASIE *s. f. (angl. word salad).* Langage incompréhensible et désordonné par production de paraphasies et de néologismes, prononcé souvent à une cadence très rapide, s'observant chez le schizophrène.

SCHIZOPHRÈNE *s. f ou m.* Malade atteint de schizophrénie.

SCHIZOPHRÉNIE *s. f. (angl. schizophrenia).* Terme conçu par Bleuler pour définir une psychose de caractère évolutif, antérieurement décrite par Kraepelin sous le nom de démence précoce. On en distingue les formes cliniques simple, paranoïde, catatonique et hébéphrénique. La maladie se caractérise par une dissociation psychique, une dépersonnalisation, des troubles du cours de la pensée, un autisme, des altérations psychomotrices (catatonie), des troubles de l'affectivité (ambivalence), des troubles sensitivo-perceptifs (hallucinations) et un délire paranoïde. Elle évolue par accès et conduit parfois à un état démentiel.

SCHIZOPROSOPIE *s. f. (angl. schizoprosopia).* ☞ ***SCHISTOPROSOPIE.***

SCHIZOSE *s. f. (angl. schizosis).* Terme proposé par H. Claude pour désigner les altérations mentales où prédomine l'autisme.

SCHIZOTHORAX *s. m. (angl. schizothorax).* Fissure congénitale longitudinale de la paroi thoracique.

SCHIZOTHYMIE *s. f. (angl. schizoidism).* ☞ ***SCHIZOÏDIE.***

SCHIZOTRICHIE *s. f. (angl. schizotrichia).* Division de l'extrémité des cheveux.

SCHIZOTRYPANOSOMIASE *s. f. (angl. schizotrypanosomiasis).* Trypanosomiase américaine.

SCHIZOZOÏTE *s. m. (angl. schizozoite).* ☞ ***MÉROZOÏTE.***

SCHLATTER ◇ **(MALADIE DE)** *(angl. Schlatter's disease).* ☞ ***OSGOOD-SCHLATTER (MALADIE D').*** ◇ **(OPÉRATION DE)** *(angl. Schlatter 's operation).* Gastrectomie totale pour cancer de l'estomac, suivie d'anastomose œsophago-jéjunale termino-latérale.

SCHLEMM (CANAL DE) *(angl. Schlemm's canal).* ☞ ***SINUS VEINEUX DE LA SCLÈRE.***

SCHMALZ (OPÉRATION DE) *(angl. Schmalz's operation).* Traitement de la sténose du canal lacrymal par introduction d'une aiguille ou simplement d'un fil ou les deux dans celui-ci.

SCHMIDT (SYNDROMES DE) *(angl. Schmidt's syndromes).* **1.** Syndrome alterne bulbaire caractérisé par une parésie homolatérale du voile du palais et de la corde vocale, avec une paralysie des muscles sterno-cléido-mastoïdien et trapèze. **2.** Syndrome caractérisé par l'association d'une insuffisance thyroïdienne et d'une maladie d'Addison sans troubles hypophysaires, d'étiologie inconnue.

SCHMINCKE (TUMEUR DE) *(angl. Schmincke's tumor).* Lymphoépithéliome développé aux dépens du tissu pharyngé de l'anneau de Waldeyer, envahissant la base du crâne.

SCHMORL (NODULE DE) *(angl. Schmorl's nodule).* Hernie du noyau pulpeux du disque intervertébral dans la substance spongieuse ramollie d'un corps vertébral. SYN. ***HERNIE DISCALE INTRASPONGIEUSE.***

SCHNITZLER (SYNDROME DE) *(angl. Schnitzler's syndrome).* Association d'une macroglobulinémie à IgM et d'une vascularite avec urticaire chronique.

SCHOLZ-GREENFIELD (MALADIE DE) *(angl. juvenile metachromatic leucodystrophy).* Lipoïdose du système nerveux central, héréditaire à transmission récessive, due à l'absence d'arylsulfatase A. Tableau d'encéphalopathie subaiguë progressive évoluant vers la mort vers l'âge de 4 ans, en rapport avec une accumulation de sulfatides dans le système nerveux. Il s'agit d'une leucodystrophie.

SCHÖNLEIN-HENOCH (SYNDROME OU MALADIE DE) *(angl. Schönlein-Henoch purpura).* Affection de l'enfant et de l'adolescent, caractérisée par un purpura des membres, des lésions de capillarite, des arthralgies, des douleurs abdominales et une glomérulonéphrite. SYN. ***PURPURA RHUMATOÏDE, PURPURA DE SCHÖNLEIN-HENOCH.***

SCHOTTMÜLLER (MALADIE DE) *(angl. Schottmüller's disease).* Fièvre paratyphoïde.

SCHREGER (STRIES DE) *(angl. Schreger's bands).* Lignes visibles sur les coupes longitudinales de l'émail dentaire, perpendiculaires aux stries de Retzius.

SCHRIDDE (MALADIE DE) *(angl. Schridde's disease).* Œdème généralisé du fœtus et du placenta avec une ascite importante, traduisant une incompatibilité sanguine fœtomaternelle. SYN. ***ANASARQUE FŒTOPLACENTAIRE.***

SCHRÖDER ◇ (OPÉRATION DE) *(angl. Schröder's operation).* Procédé d'amputation du col de l'utérus. **◇ (SYNDROME DE)** *(angl. Schröder's disease).* Syndrome caractérisé par une aménorrhée suivie de métrorragies, avec hyperplasie glandulokystique de la muqueuse utérine, et dû à la persistance dans l'ovaire d'un follicule hypersécrétant.

SCHROEDER VAN DER KOLK (LOI DE) *(angl. Schroeder van der Kolk's law).* Les fibres sensitives d'un nerf mixte se distribuent dans les régions mobilisées par les muscles innervés par les fibres motrices du même nerf.

SCHUCHARDT (OPÉRATION DE) *(angl. Schuchardt's operation).* ☞ ***SCHAUTA (OPÉRATION DE).***

SCHÜFFNER (GRANULATIONS DE) *(angl. Schüffner's granules).* Granulations fines présentes dans les hématies infectées par *Plasmodium vivax*. Elles sont colorées en rouge par la coloration de Romanowsky. SYN. ***GRAINS DE SCHÜFFNER.***

SCHÜLLER ◇ (ARTHRITE DE) *(angl. Schuller's arthritis).* Arthrite caractérisée par une hyperplasie inflammatoire des villosités synoviales. **◇ (INCIDENCE DE)** *(angl. Schuller's projection).* Incidence temporotympanique pour la radiographie du crâne, utilisée pour mettre en évidence la région pétro-mastoïdienne. **◇ (MALADIE DE)** *(angl. Schüller's disease).* Ostéoporose douloureuse circonscrite du crâne au cours de la maladie de Paget.

SCHÜLLER-CHRISTIAN (MALADIE DE) *(angl. Schüller-Christian disease).* ☞ ***HAND-SCHÜLLER-CHRISTIAN (MALADIE DE).***

SCHULTZ ◇ (ANGINE DE) ☞ ***AGRANULOCYTOSE.*** **◇ (MALADIE DE)** *(angl. Schultz's disease).* ☞ ***AGRANULOCYTOSE.***

SCHULTZ-CHARLTON (RÉACTION DE) *(angl. Schultz-Charton reaction).* L'injection intradermique de sérum de convalescent de scarlatine chez un malade atteint de scarlatine dans une zone d'exanthème provoque le blanchiment de la peau autour du point d'injection (extinction de l'exanthème), blanchiment qui ne se produit pas s'il s'agit d'une autre maladie éruptive. SYN. ***PHÉNOMÈNE D'EXTINCTION DE SCHULTZ-CHARLTON.***

SCHULTZE (SIGNE DE) *(angl. Schultze's sign).* Signe que l'on recherchait autrefois dans le diagnostic de la tétanie : une traction légère de la langue provoque sa contraction.

SCHWABACH (ÉPREUVE DE) *(angl. Schwabach's test).* Épreuve consistant à mesurer la durée de perception auditive d'un diapason, suivant qu'il est perçu par voie aérienne ou par voie osseuse. En cas de lésion de l'oreille interne, la durée de la perception osseuse est diminuée (Schwabach raccourci) ; en cas de lésion de l'oreille moyenne, elle est augmentée (Schwabach allongé).

SCHWALBE (NOYAU DE) ☞ ***NOYAU VESTIBULAIRE.***

SCHWANN ◇ (CELLULE DE) *(angl. Schwann's cell).* Chacune des cellules qui composent la gaine de Schwann. **◇ (GAINE DE)** *(angl. Schwann's sheath, neurilemma).* Enveloppe protectrice située à l'extérieur de la gaine de myéline des fibres nerveuses cérébrospinales. SYN. ***NEURILEMME.***

SCHWANNOMATOSE *s. f. (angl. multiple schwannoma).* Existence de neurinomes multiples sur les branches des nerfs périphériques.

SCHWANNOME *s. m. (angl. schwannoma).* ☞ ***NEURINOME.***

SCHWARTZ-BARTTER (SYNDROME DE) *(angl. syndrome of inappropriate antidiuretic hormone secretion, [SIADH]).* Syndrome paranéoplasique endocrinien, témoignant d'une sécrétion excessive d'hormone antidiurétique, que l'on observe surtout chez les patients atteints de cancer bronchique à petites cellules.

SCHWARTZ-JAMPEL (SYNDROME DE) *(angl. Schwartz-Jampel syndrome).* Affection héréditaire caractérisée par l'association d'un blépharophimosis ou d'un blépharospasme et d'une myopathie généralisée se traduisant par une hypotrophie musculaire et une myotonie, avec raideurs musculaires, faciès figé, petitesse de la taille, thorax en carène. SYN. ***DYSTROPHIE OSTÉOCHONDROMUSCULAIRE.***

SCHWEDIAUER (MALADIE DE) *(angl. Schwediauer's syndrome).* Bursite du tendon calcanéen.

SCHWEIGGER-SEIDEL (GAINE DE) *(angl. Schweigger-Seidel sheath).* Renflement fusiforme situé sur chaque artériole terminale de la rate.

SCHWENINGER ET BUZZI (ANÉTODERMIE DE) *(angl. Schweninger-Buzzi anetoderma).* Anétodermie semblable à l'anétodermie érythémateuse de Jadassohn, mais avec une composante inflammatoire moins importante.

SCIALYSCOPE *s. m. (angl. scialyscope).* Appareil d'éclairage permettant la projection des images d'une intervention chirurgicale dans une salle en dehors du bloc opératoire.

SCIALYTIQUE *s. m.* Appareil pour éclairer le champ opératoire. Marque déposée.

SCIATALGIE *s. f. (angl. sciatica).* Névralgie sciatique.

SCIATIQUE **1.** *adj. (angl. sciatic).* Qui se rapporte à la hanche. **2.** *s. f. (angl. sciatica).* Inflammation ou compression douloureuse du nerf sciatique, caractérisée par des paresthésies de la cuisse et de la jambe pouvant atteindre le pied, par l'existence de points douloureux sur le trajet du nerf et parfois par une atrophie musculaire. La douleur très vive située sur le trajet du nerf est déclenchée par la mise en charge et s'exacerbe lors de la toux ou de la flexion sur le pelvis du membre inférieur en extension (manœuvre de Lasègue). La cause la plus fréquente est le conflit entre les racines L5 et S1 et le disque vertébral correspondant. SYN. ***NÉVRALGIE SCIATIQUE.*** **3.** *s. m. (angl. sciatic nerve).* Ancienne dénomination. ☞ ***N. ISCHIATIQUE (ATLAS ANATOMIQUE DES NERFS EN ANNEXE).*** ◇ **SPASMODIQUE** *(angl. spasmodic sciatica).* Variété de sciatique accompagnée de phénomènes spasmodiques : trépidation épileptoïde, exagération des réflexes et contractures des muscles de la hanche et de la région lombo-sacrée.

SCILLAÏNE *s. f. (angl. scillain).* Substance extraite des bulbes de la scille. C'est un mélange de plusieurs principes glucosidiques. Elle possède des propriétés cardiotoniques.

SCILLE *s. f. (angl. squill).* Genre de plantes de la famille des Liliacées. Le bulbe de la scille maritime *(Scilla maritima, Urginea maritima)*, est utilisé en médecine en poudre, teinture, vinaigre, etc. Il possède des propriétés diurétiques et tonicardiaques et entre dans la composition d'un grand nombre de préparations.

SCILLINE *s. f. (angl. scillin).* Glucoside entrant dans la composition de la scillaïne.

SCINTIGRAMME *s. m. (angl. scintigram).* Image obtenue par scintigraphie.

SCINTIGRAPHIE *s. f. (angl. scintigraphy).* Méthode consistant à injecter, généralement par voie intraveineuse, une solution contenant un produit radioactif qui a une affinité sélective pour l'organe (ou le tissu) examiné, puis à enregistrer à l'aide d'un détecteur spécial (scintigraphe) la répartition topographique de la radioactivité dans les différentes parties de l'organe. Le scintigramme ainsi obtenu se présente sous forme d'une série de points déterminant les zones qui ont fixé le produit radioactif. Ce procédé permet d'établir ou de préciser le siège et la taille de différentes formations pathologiques intraparenchymateuses (kystes, nodules, abcès, tumeurs, etc.), ou d'évaluer l'état fonctionnel d'un organe. Il est employé notamment pour l'exploration de la thyroïde, du foie, des reins, du cœur, des poumons, du cerveau. SYN. ***GAMMAGRAPHIE, CARTOGRAPHIE.*** ◇ **MYOCARDIQUE** *(angl. myocardial —).* Fixation d'un radioisotope (thallium ou technétium) sur le myocarde pour explorer la vascularisation coronarienne. ◇ **PULMONAIRE** *(angl. pulmonary —).* Fixation d'un isotope radioactif (microparticules de technétium 99 dans la scintigraphie par perfusion, xenon 133 dans la scintigraphie par inhalation) pour le diagnostic de l'embolie pulmonaire.

SCINTILLATION *s. f. (angl. scintillation).* Brève émission de lumière visible par une substance luminescente, produite par l'impact d'une particule ionisante. Elle est utilisée dans les scintigraphes.

SCISSIPARITÉ *s. f. (angl. binary fusion).* Mode de reproduction asexuée particulier à certains organismes unicellulaires, caractérisé par la division de la cellule mère en deux cellules filles. SYN. ***FISSIPARITÉ.***

SCISSURE *s. f. (angl. sulcus, fissure).* **1.** Sillon profond creusé à la surface d'un organe. **2.** Anfractuosité longue et étroite qui sépare deux lobes cérébraux. ◇ **CALCARINE** ☞ ***SILLON CALCARIN.*** ◇ **CALLOSO-MARGINALE** ☞ ***SILLON DU CINGULUM.*** ◇ **CENTRALE** ☞ ***SILLON CENTRAL DU CERVEAU.*** ◇ **INTERHÉMISPHÉRIQUE** ☞ ***SILLON INTERLOBAIRE.*** ◇ **LATÉRALE** ☞ ***SILLON LATÉRAL.*** ◇ **OCCIPITALE** ☞ ***SILLON PARIÉTO-OCCIPITAL.*** ◇ **PERPENDICULAIRE EXTERNE** ☞ ***SILLON OCCIPITAL TRANSVERSE.*** ◇ **PERPENDICULAIRE INTERNE** ☞ ***SILLON PARIÉTO-OCCIPITAL.*** ◇ **TYMPANOMASTOÏDIENNE** ☞ ***FISSURE TYMPANOMASTOÏDIENNE.***

SCISSURITE *s. f. (angl. interlobar pleuritis).* Épanchement interlobaire pulmonaire.

SCLÉR-, SCLÉRO- *(angl. scler-, sclero-).* Préfixes d'origine grecque signifiant dur.

SCLÉRADÉNITE *s. f. (angl. scleradenitis).* Sclérose et induration d'une glande à la suite d'un processus inflammatoire.

SCLÉRAL *adj. (angl. scleral).* Qui se rapporte à la sclérotique.

SCLÈRE *s. f.* ☞ ***SCLÉROTIQUE.***

SCLÉRECTASIE *s. f. (angl. sclerectasia).* Distension ou dilatation d'une partie de la sclérotique, entraînant une hernie de celle-ci. SYN. ***STAPHYLOME SCLÉRAL.***

SCLÉRECTO-IRIDECTOMIE *s. f. (angl. sclerectomy).* Résection d'un lambeau de sclérotique et d'une partie de l'iris dans le traitement du glaucome.

SCLÉRECTOMIE *s. f. (angl. sclerectomy).* Excision d'une partie de la sclérotique.

SCLÉRÈME *s. m. (angl. sclerema).* Induration d'un tissu, en particulier de la peau. ◇ **DES ADULTES** *(angl. scleredema).* Induration diffuse, symétrique de la peau avec perte de motilité sur les parties profondes, commençant à la face et gagnant progressivement le cou et le thorax, pouvant évoluer vers la guérison ou vers une sclérose atrophique généralisée. SYN. ***SCLÉREDÈME DE BUSCHKE.*** ⌐ **DES NOUVEAU-NÉS** *(angl. scleredema neonatorum).* Maladie survenant chez le nouveau-né quelques jours après la naissance, avec induration progressive des téguments, évoluant rapidement vers la mort. Elle est caractérisée par une infiltration lymphocytaire et histiocytaire avec présence de cristaux d'acides gras, de calcifications et de foyers de nécrose.

SCLÉRÉMIE *s. f. (angl. sclerema).* ☞ ***SCLÉRODERMIE.***

SCLÉREUX *adj. (angl. sclerotic, sclerous).* Qui est épaissi et durci, qui est atteint de sclérose. Se dit en particulier d'un tissu.

SCLÉRIASE *s. f. (angl. scleriasis).* Sclérose de la paupière.

SCLÉRITE *s. f. (angl. scleritis).* Inflammation de la sclère, parfois associée à la polyarthrite rhumatoïde. ⌐ **ANNULAIRE** *(angl. annular —).* Sclérite dont les lésions sont disposées en anneau autour de la cornée. ⌐ **ANTÉRIEURE** *(angl. anterior —).* Sclérite affectant la région antérieure de la sclérotique. ⌐ **POSTÉRIEURE** *(angl. posterior —).* Sclérite affectant la région postérieure de la sclérotique.

SCLÉROBLASTÈME *s. m. (angl. scleroblastema).* Tissu embryonnaire qui prend part à la formation de l'os.

SCLÉROCHOROÏDITE *s. f. (angl. sclerochoroiditis).* Inflammation de la sclérotique et de la choroïde. ⌐ **ANTÉRIEURE** *(angl. anterior —).* Inflammation de la partie antérieure de la sclérotique et de la choroïde pouvant évoluer vers la cécité. Affection rare, pouvant entraîner un staphylome antérieur. ⌐ **POSTÉRIEURE** *(angl. posterior —).* Affection observée dans la myopie progressive avec diminution de l'acuité visuelle, et dans laquelle le staphylome postérieur est toujours présent.

SCLÉROCONJONCTIVAL *adj. (angl. scleroconjunctival).* Qui se rapporte à la sclérotique et à la conjonctive.

SCLÉROCONJONCTIVITE *s. f. (angl. scleroconjunctivitis).* Inflammation de la sclérotique et de la conjonctive.

SCLÉROCORNÉE *s. f. (angl. sclerocornea).* Opacité congénitale de la cornée.

SCLÉROCORNÉEN *adj. (angl. sclerocorneal).* Qui se rapporte à la sclérotique et à la cornée.

SCLÉRODACTYLIE *s. f. (angl. sclerodactyly).* Sclérodermie localisée aux doigts et aux orteils. Elle peut s'associer à la maladie de Raynaud.

SCLÉRODERMATOMYOSITE *s. f. (angl. scleroderma with dermatomyositis).* Forme de dermatomyosite avec sclérolodermie associée.

SCLÉRODERMIE *s. f. (angl. scleroderma).* Maladie cutanée chronique caractérisée par l'induration et l'épaississement des couches profondes de la peau, fréquemment associée à des altérations analogues du tissu conjonctif de divers viscères (sclérodermie généralisée). Elle aboutit en général à une atrophie cutanée. ⌐ **DIFFUSE** *(angl. diffuse —).* ☞ ***SCLÉRODERMIE GÉNÉRALISÉE.*** ⌐ **EN PLAQUES** *(angl. morphea).* Dermatose caractérisée par la formation de plaques ou de bandes blanches, indurées, entourées d'un liseré de couleur lilas caractéristique, qui peuvent guérir sans laisser de traces, ou bien évoluer vers l'atrophie. SYN. ***MORPHÉE.*** ⌐ **GÉNÉRALISÉE** *(angl. systemic —).* Sclérodermie comportant, en dehors des lésions cutanées, des atteintes viscérales graves (pulmonaires, digestives, etc.) et des altérations endocriniennes. Il s'agit d'une collagénose. SYN. ***SCLÉRODERMIE DIFFUSE.***

SCLÉRODERMIFORME *adj. (angl. sclerodermic).* Qui a l'aspect d'une sclérodermie.

SCLÉRŒDÈME *s. m. (angl. scleredema).* Œdème de consistance ligneuse de la peau. C'est une manifestation d'une sclérodermie débutante.

SCLÉROGÈNE *adj. (angl. sclerogenic).* Qui provoque la sclérose d'un tissu.

SCLÉRO-IRITIS *s. f. (angl. scleroiritis).* Inflammation de la sclérotique et de l'iris.

SCLÉROKÉRATITE *s. f. (angl. sclerokeratitis).* Inflammation de la sclérotique et de la cornée.

SCLÉROLIPOMATOSE *s. f. (angl. sclerolipomatosis).* Sclérose et infiltration graisseuse du tissu conjonctif interstitiel d'un organe aux dépens de son parenchyme, se produisant au cours d'un processus inflammatoire.

SCLÉROLYSE *s. f.* Lyse ou destruction du tissu fibreux.

SCLÉROMALACIE PERFORANTE *s. f. (angl. scleromalacia perforans).* Affection oculaire rare, consistant en des zones d'atrophie, et même en des pertes de substance bilatérales, de la partie antérieure de la sclérotique pouvant aller jusqu'à la perforation.

SCLÉROME *s. m. (angl. scleroma).* ☞ ***RHINOSCLÉROME.***

SCLÉROMÈRE *s. m. (angl. scleromere).* Segment ou métamère du système squelettique.

SCLÉRONYCHIE *s. f. (angl. scleronychia).* Induration des ongles.

SCLÉROPHTALMIE *s. f. (angl. sclerophthalmia).* État de l'œil dans lequel la sclérotique envahit la cornée, ne laissant que la partie centrale transparente. C'est une anomalie congénitale rare.

SCLÉROPLASTIE *s. f. (angl. scleroplasty).* Chirurgie plastique de la sclérotique.

SCLÉROPROTÉINE *s. f. (angl. scleroprotein).* Nom d'ensemble des protéines fibreuses, insolubles dans l'eau, telles que le collagène et les kératines.

SCLÉROSANT *adj. (angl. sclerosant).* Qui produit une sclérose.

SCLÉROSE *s. f. (angl. sclerosis).* Induration pathologique d'un organe par suite d'une prolifération de son tissu conjonctif, s'accompagnant d'une augmentation pathologique du collagène et d'une raréfaction progressive des cellules. La sclérose constitue souvent le stade terminal d'une lésion inflammatoire. ◇ **ANTÉROLATÉRALE** *(angl. anterolateral —).* Sclérose des cordons antérieurs et latéraux de la moelle épinière, provoquant une paraplégie spasmodique. SYN. ***PARALYSIE SPINALE SPASMODIQUE.*** ◇ **CÉRÉBRALE CENTROLOBAIRE** *(angl. Schilder's disease).* Variété de sclérose cérébrale diffuse de la substance blanche avec paralysie et affaiblissement intellectuel. ◇ **CÉRÉBRALE DIFFUSE** *(angl. diffuse cerebral —).* Leucoencéphalite progressive des sujets jeunes. SYN. ***MALADIE DE SCHILDER-FOIX.*** ◇ **COMBINÉE DE LA MOELLE** *(angl. subacute combined degeneration of spinal cord).* Syndrome associant des lésions des cordons postérieurs de la moelle et du faisceau pyramidal, responsable d'une paraplégie avec troubles de la sensibilité profonde, s'observant éventuellement dans le syndrome neuroanémique par avitaminose B12, mais également au cours de la syphilis, la sclérose en plaques, certaines intoxications. ◇ **CONCENTRIQUE** *(angl. concentric —).* ☞ ***BALÓ (ENCÉPHALITE CONCENTRIQUE DE).*** ◇ **DISSÉMINÉE, INSULAIRE OU MULTIPLE** *(angl. disseminated, insular or multiple —).* ☞ ***SCLÉROSE EN PLAQUES.*** ◇ **EN PLAQUES** *(angl. multiple —).* Affection du système nerveux central, d'étiologie inconnue, caractérisée par la formation de plaques de démyélinisation suivies de sclérose, localisées dans la substance blanche de l'encéphale et de la moelle épinière. L'IRM est essentielle au diagnostic retrouvant des foyers disséminés sous-corticaux. Maladie incurable et chronique, évoluant par poussées, avec des épisodes de rémission parfois de longue durée. Les symptômes les plus fréquemment rencontrés sont : un tremblement intentionnel, un nystagmus, une ataxie, une dysarthrie, des vertiges, une diplopie, une névrite optique rétrobulbaire, des troubles psychiques. La pathogénie de cette affection reste en partie obscure. Des phénomènes d'auto-immunisation peut-être d'origine génétique sont évoqués, d'où le traitement par interféron et immunosuppresseurs. Abréviation : SEP. SYN. ***SCLÉROSE MULTIPLE, SCLÉROSE DISSÉMINÉE.*** ◇ **FAMILIALE CENTROLOBAIRE** ☞ ***PELIZAEUS-MERZBACHER (MALADIE DE).*** ◇ **LATÉRALE AMYOTROPHIQUE** *(angl. amyotrophic lateral —).* Affection dégénérative de cause inconnue des cellules motrices des cornes antérieures de la moelle épinière, avec atrophie et fasciculations des muscles des membres supérieurs, parésie des membres inférieurs, augmentation des réflexes ostéo-tendineux et finalement une paralysie bulbaire, d'évolution rapidement mortelle. Abréviation : SLA. SYN. ***MALADIE DE CHARCOT.*** ◇ **RÉNALE** *(angl. renal arteriolar —).* Développement anormal du tissu conjonctif interstitiel du rein. ◇ **TUBÉREUSE (DE BOURNEVILLE)** *(angl. tuberous —).* ☞ ***BOURNEVILLE (SCLÉROSE TUBÉREUSE DE).***

SCLÉROSTOMIE *s. f. (angl. sclerostomy).* Opération consistant à créer une fistule au travers de la sclérotique, pratiquée dans le traitement du glaucome.

SCLÉROTENDINITE *s. f. (angl. sclerotendinitis).* Sclérose des tendons, secondaire à un processus inflammatoire.

SCLÉROTHÉRAPIE *s. f. (angl. sclerotherapy).* Technique de traitement des varices et des hémorroïdes par injections de produits sclérosants.

SCLÉROTICECTOMIE *s. f. (angl. scleroticectomy).* ☞ ***SCLÉRECTOMIE.***

SCLÉROTICOTOMIE *s. f.* ☞ ***SCLÉROTOMIE.***

SCLÉROTIQUE *s. f. (angl. sclera).* Enveloppe externe de l'œil, blanche, dure, fibreuse, présentant une grande ouverture antérieure où est enchassée la cornée, et une petite ouverture postérieure, qui livre passage au nerf optique. SYN. ***SCLÈRE, BLANC DE L'OEIL.***

SCLÉROTOME *s. m. (angl. sclerotome).* **1.** Instrument tranchant utilisé pour inciser la sclérotique. **2.** Tissu de l'embryon primitif qui donnera naissance au squelette.

SCLÉROTOMIE *s. f. (angl. sclerotomy).* Incision de la sclérotique. ◇ **ANTÉRIEURE** *(angl. anterior —).* Ponction de la chambre antérieure de l'œil, pratiquée en cas de glaucome. ◇ **POSTÉRIEURE** *(angl. posterior —).* Ponction du corps vitré au travers de la sclérotique, pratiquée en cas de décollement de la rétine ou pour l'extraction d'un corps étranger.

SCOLEX *s. m. (angl. scolex).* Extrémité antérieure, pourvue de ventouses, parfois de crochets, des vers cestodes (tête de ténia).

SCOLIOSE *s. f. (angl. scoliosis).* Déviation latérale de la colonne vertébrale. ◇ **EMPYÉMATIQUE** *(angl. empyematic —).* Scoliose par rétraction du thorax, secondaire à un empyème. SYN. ***SCOLIOSE PLEURÉTIQUE.*** ◇ **MYOPATHIQUE** *(angl. myopathic —).* Scoliose due à un déséquilibre de l'antagonisme physiologique des muscles latéraux de la colonne vertébrale. ◇ **OSTÉOPATHIQUE** *(angl. osteopathic —).* Scoliose consécutive au rachitisme, ou à une affection inflammatoire ou tuberculeuse de la colonne vertébrale. ◇ **STATIQUE** *(angl. static —).* Scoliose due à l'inclinaison latérale du plateau sacré.

SCOLIOSOMÈTRE *s. m. (angl. scoliosometer).* Instrument servant à mesurer les courbures de la colonne vertébrale.

SCOLIOSOMÉTRIE *s. f. (angl. scoliosometry).* Mesure des degrés de courbure de la colonne vertébrale.

SCOLOPENDRE *s. m. (angl. scolopendra).* Myriapode venimeux de l'ordre des *Chilopodes*, à morsure douloureuse.

SCOMBRINE *s. f. (angl. scombrine).* Protamine présente dans le sperme du maquereau (*Scomber scombrus*).

SCOMBROIDOSE *s. f. (angl. scombroid poisoning).* Intoxication par ingestion de toxines contenues dans la chair de certains poissons scombridés (thon, maquereau, etc.).

SCOPOLAMINE *s. f. (angl. scopolamine).* Alcaloïde extrait de la jusquiame noire (*Hyoscyamus niger*) et d'autres plantes de la famille de la belladone, dont l'action parasympathicolytique est comparable à celle de l'atropine. Elle est employée sous forme de bromhydrate, comme sédatif et antispasmodique (notamment pour la prévention du mal des transports et dans la maladie de Parkinson). SYN. ***HYOSCINE.***

SCOPOLIA Genre de plantes de la famille des Solanacées. Elles contiennent de l'atropine et de la scopolamine.

SCOPOPHILIE *s. f. (angl. scopophilia).* Désir obsédant de contempler des ébats sexuels dans un but érotique. ☞ ***VOYEURISME.***

SCOPULARIOPSIDOSE *s. f. (angl. scopulariopsis).* Infection par des champignons du genre *Scopulariopsis.*

SCOPULARIOPSIS Genre de champignons morphologiquement apparenté au genre *Penicillium.* L'espèce *Scopulariopsis brevicaulis* peut provoquer occasionnellement des onychomycoses chez l'homme.

SCORBUT *s. m. (angl. scurvy).* Affection due à une carence de l'organisme en vitamine C, d'origine alimentaire (régime sans fruits ni légumes frais). Elle est caractérisée par une coloration jaunâtre de la peau, une tuméfaction des gencives pouvant aboutir à la perte des dents, des pétéchies et des ecchymoses sous-épidermiques qui peuvent s'ulcérer, des douleurs articulaires, des hémorragies multiples, et une anémie. ◇ **INFANTILE** *(angl. infantile —).* ☞ ***BARLOW (MALADIE DE).***

SCORBUTIQUE *adj. (angl. scorbutic).* Qui est en rapport avec le scorbut.

SCORPION *s. m. (angl. scorpion).* Arachnide répandu dans les régions chaudes et arides, dont la queue est pourvue d'un aiguillon, et dont la piqûre provoque une forte inflammation locale et des phénomènes généraux.

SCOTCH-TEST Application à la marge de l'anus d'un papier adhésif transparent pour y recueillir des œufs d'oxyures. Marque déposée.

SCOTOME *s. m. (angl. scotoma).* Lacune dans le champ visuel, plus ou moins étendue, due à l'existence de points insensibles sur la rétine. ◇ **ABSOLU** *(angl. absolute —).* Scotome dans lequel la cécité est complète (le blanc n'est pas perçu). ◇ **ANNULAIRE** *(angl. annular —).* Scotome entourant le centre du champ visuel. ◇ **CENTRAL** *(angl. central —).* Scotome limité à la partie du champ visuel correspondant à la macula. ◇ **MOBILE** *(angl. motile —).* Opacités de l'humeur vitrée qui changent de localisation. ◇ **NÉGATIF** *(angl. negative —).* Défaut du champ visuel que le patient ne perçoit pas, et qui est découvert uniquement lors de l'examen du champ visuel. ◇ **PARACENTRAL** *(angl. paracentral —).* Scotome de petites dimensions très voisin de la macula tout en l'épargnant. ◇ **PÉRIPHÉRIQUE** *(angl. peripheral —).* Scotome de toute partie du champ visuel en dehors du point de fixation. ◇ **PHYSIOLOGIQUE** *(angl. physiologic —).* ☞ ***TACHE AVEUGLE.*** ◇ **POSITIF** *(angl. positive —).* Scotome perçu par le patient comme une tache sombre. ◇ **RELATIF** *(angl. relative —).* Scotome dans lequel la perte de la vision n'est pas complète (les couleurs ne sont pas perçues, mais le blanc est perçu). ◇ **SCINTILLANT** *(angl. scintillating —).* Dans la migraine ophtalmique, perception de points, taches, lignes brisées, à brillance variable. SYN. ***TEICHOPSIE.***

SCOTOMÈTRE *s. m. (angl. scotometer).* Appareil servant à localiser et à mesurer les scotomes.

SCOTOMISATION *s. f. (angl. scotomization).* Effacement d'un souvenir désagréable.

SCOTOPHOBIE *s. f. (angl. scotophobia).* Crainte morbide de l'obscurité.

SCOTOPIQUE *adj. (angl. scotopic).* Qui se rapporte à l'œil adapté à l'obscurité. EX. *vision scotopique.*

SCOTOPSIE *s. f. (angl. scotopia).* Vision scotopique.

SCRAPIE *s. f. (angl. scrapie).* Variété d'encéphalopathie spongiforme chez les caprins et les ovins.

SCRIBOMANIE *s. f. (angl. scribomania).* ☞ ***GRAPHORRHÉE.***

SCROFULAIRE *s. f. (angl. Scrofularia).* Plante de la famille des *Scrofulariacées(Scrofularia nodosa).* Elle était autrefois recommandée comme antiscrofuleux.

SCROFULE *s. f. (angl. scrofula).* Affection décrite autrefois chez les enfants et les adolescents dits « de tempérament lymphatique », et caractérisée par des infections chroniques banales de la peau ou des muqueuses, ou par des inflammations des ganglions et des articulations.

SCROFULODERME *s. m. (angl. scrofuloderma).* Gomme tuberculeuse, en particulier de la tuberculose ganglionnaire du cou. SYN. ***ÉCROUELLES.***

SCROTAL *adj. (angl. scrotal).* Qui se rapporte au scrotum.

SCROTUM *s. m. (NA. scrotum). (angl. scrotum).* Ensemble des enveloppes du testicule qui forment, en avant du périnée et au-dessous de la verge, un sac allongé verticalement. SYN. ***BOURSES.***

SCUTELLARINE *s. f.* Glucoside cristallisé, amer, extrait de la plante *Scutellaria galericulata* (scutellaire). Il est doué de propriétés analgésiques.

SCUTIFORME *adj. (angl. scutiform).* Qui a la forme d'un écusson.

SCYBALES *s. f. (angl. scybala).* Masses de matières fécales dures et sèches accumulées dans le gros intestin.

Se *(angl. Se).* Symbole chimique du sélénium.

SEABRIGHT-BANTAM (SYNDROMES DE) *(angl. Seabright-Bantam syndromes).* Tout syndrome endocrinien déterminé par l'absence de réponse des organes et des tissus récepteurs, et non par une carence de sécrétion hormonale.

SÉBACÉ *adj. (angl. sebaceous).* Qui se rapporte au sébum. EX. *glande sébacée.*

SÉBIFÈRE *adj. (angl. sebiferous).* Qui produit une sécrétion graisseuse.

SÉBOCYSTOMATOSE *s. f. (angl. sebocystomatosis).* Affection caractérisée par la présence de nombreux kystes sébacés (sébocystomes) dans l'épiderme.

SÉBOLITHE *s. m. (angl. sebolith).* Concrétion formée dans une glande sébacée.

SEBORRHEA CAPITIS *(angl. seborrhea capitis).* Séborrhée du cuir chevelu, généralement de forme sèche et pityriasique (avec présence de pellicules abondantes), se compliquant souvent d'une chute des cheveux et pouvant mener à la calvitie.

SÉBORRHÉE *s. f. (angl. seborrhea).* Exagération de la sécrétion sébacée.

SÉBORRHÉIDE *s. f. (angl. seborrheid).* Eczéma dont la cause principale est la séborrhée. SYN. ***ECZÉMA SÉBORRHÉIQUE.***

SÉBORRHÉIQUE *adj. (angl. seborrheic).* **1.** Qui se rapporte à la séborrhée. **2.** Se dit d'une peau qui a l'aspect gras.

SÉBUM *s. m. (angl. sebum).* Produit de sécrétion des glandes sébacées, formé d'un mélange de corps gras et de matières protéiques provenant des débris des cellules sécrétrices.

SÉCABLE *adj. (angl. divisible).* Susceptible d'être coupé, divisé. Se dit en particulier d'un comprimé médicamenteux qui peut être partagé en deux ou en quatre parties égales.

SECKEL (NANISME DE) *(angl. Seckel's bird-headed dwarf syndrome).* Nanisme caractérisé par une microcéphalie et une hypoplasie des deux maxillaires, et dénommé aussi pour cette raison nanisme à tête d'oiseau.

SÉCLUSION PUPILLAIRE *(angl. pupillary occlusion).* Occlusion de la pupille due à des synéchies iriennes postérieures.

SÉCOBARBITAL *s. m. (angl. secobarbital).* ☞ ***BARBITURIQUES.***

SECONDAIRE *adj. (angl. secondary).* En médecine, se dit d'une affection consécutive à une autre (dite primitive) ou des effets indésirables dus à un médicament.

SECONDIPARE *s. f. (angl. secundipara).* Femme qui accouche pour la seconde fois.

SECRET MÉDICAL *(angl. medical confidentiality).* Obligation qui s'impose à tout médecin de garder le silence sur les faits dont il a connaissance dans l'exercice de sa profession et qui concernent ses malades (hormis les cas prescrits par la loi).

SECRETA *s. m. (angl. secreta).* Terme latin désignant l'ensemble des produits de sécrétion de l'organisme.

SÉCRÉTAGOGUE *adj. (angl. secretatogue).* Qui stimule la sécrétion d'une glande.

SECRÉTAN (MALADIE DE) *(angl. post-traumatic syndrome).* Œdème persistant du dos de la main, consécutif à un traumatisme. Terme peu utilisé.

SÉCRÉTEUR *adj. (angl. secretor).* Qui produit une sécrétion. EX. *cellule sécrétrice.*

SÉCRÉTINE *s. f. (angl. secretin).* Hormone de la muqueuse duodénale qui stimule les sécrétions du pancréas.

SÉCRÉTION *s. f. (angl. secretion).* **1.** Fonction en vertu de laquelle une cellule, un tissu ou un organe élabore une substance, qui est excrétée vers l'extérieur ou déversée dans le sang. **2.** La substance ainsi sécrétée. ⬭ **EXTERNE** *(angl. external —).* Mode de sécrétion selon lequel la substance sécrétée est déversée directement au dehors ou dans une cavité du corps en communication avec l'extérieur. EX. *sécrétion des glandes sudoripares, des glandes salivaires.* ⬭ **INTERNE** *(angl. internal —).* Mode de sécrétion selon lequel la substance sécrétée est déversée dans le sang ou la lymphe. EX. *sécrétion des glandes surrénales, de l'hypophyse.* ⬭ **PARALYTIQUE** *(angl. paralytic —).* Sécrétion d'une glande se manifestant après la section ou la paralysie de ses nerfs sécréteurs.

SÉCRÉTOIRE *adj. (angl. secretory).* Qui se rapporte à la sécrétion. EX. *trouble sécrétoire.*

SÉCRÉTOMOTEUR *adj. (angl. secretomotor).* Se dit des nerfs qui favorisent une sécrétion.

SECTION *s. f. (angl. section).* **1.** Action de couper ou de trancher. **2.** Surface engendrée par une coupe réelle ou virtuelle.

SÉDATIF *adj. (angl. sedative).* Se dit de toute substance qui calme la douleur, diminue la tension nerveuse ou modère l'activité exagérée d'un organe. S'emploie aussi comme substantif.

SÉDATION *s. f. (angl. sedation).* Apaisement induit par les sédatifs.

SÉDILLOT (OPÉRATIONS DE) *(angl. Sédillot's operations).* **1.** Technique de plastie de la lèvre supérieure. **2.** Technique de plastie de l'uvule.

SÉDIMENT *s. m. (angl. sediment).* Dépôt formé par la précipitation de substances normalement dissoutes ou en suspension dans un liquide (notamment dans l'urine et le sang).

SÉDIMENTATION *s. f. (angl. sedimentation).* Phénomène par lequel une substance en suspension dans un liquide se dépose sous l'influence de la gravité. ~ **GLOBULAIRE** *(angl. erythrocyte —)*. Sédimentation des globules rouges lorsque le sang, rendu incoagulable (sang citraté), est laissé au repos dans un tube. La vitesse de sédimentation globulaire (VS) varie dans diverses conditions physiologiques et pathologiques et est déterminée par différentes méthodes (de Cutler, de Westergren, de Wintrobe, etc.). SYN. ***SÉDIMENTATION SANGUINE, SÉDIMENTATION DES HÉMATIES.***

SEELIGMÜLLER (SIGNE DE) *(angl. Seeligmüller's sign)*. Mydriase affectant l'œil du côté de la face atteint d'une névralgie.

SEESSEL (POCHE DE) *(angl. Seessel's pouch)*. Petite poche embryonnaire derrière le sommet de l'hypophyse rudimentaire.

SEGMENT *s. m. (angl. segment)*. Partie d'un membre ou d'un organe, délimitée par des lignes imaginaires ou réelles. ~ **DE NELSON** *(angl. apical segment of the inferior lobe)*. Segment apical du lobe inférieur du poumon. ~ **MÉSOBLASTIQUE** *(angl. mesoblastic —)*. ☞ ***SOMITE.*** ~ **RS-T** *(angl. ST —)*. Partie de l'électrocardiogramme, habituellement isoélectrique, comprise entre la fin du complexe QRS et le début de l'onde T, et qui correspond à la période de dépolarisation complète. Il peut être normalement légèrement sus- ou sous-décalé par rapport à la ligne de base.

SEGMENTATION *s. f. (angl. segmentation, cleavage)*. Division en parties plus ou moins semblables. En particulier, processus de division de l'ovule fécondé en nombreuses cellules (blastomères). ~ **HOLOBLASTIQUE** *(angl. holoblastic cleavage)*. Type de segmentation dans lequel la totalité de l'ovule fécondé se divise en blastomères. ~ **MÉROBLASTIQUE** *(angl. meroblastic cleavage)*. Type de segmentation dans lequel l'ovule fécondé ne se divise qu'au niveau de son pôle animal, le pôle végétatif restant continu.

SEGMENTECTOMIE *s. f. (angl. segmentectomy)*. Ablation chirurgicale d'un segment d'organe.

SÉGRÉGATION *s. f. (angl. segregation)*. **1.** Séparation, dissociation. **2.** En génétique, séparation des gènes allélomorphes lors de la méiose.

SEIDLITZ (SEL DE) *(angl. Seidlitz's powder)*. ☞ ***EPSOM (SEL D').***

SEIDLMEYER (PURPURA DE) *(angl. Seidlmeyer's syndrome)*. Forme de purpura du nourrisson.

SEIN *s. m. (NA. mamma). (angl. breast)*. Chacune des mamelles de la femme. Les seins sont des organes glandulaires responsables de la sécrétion lactée, situés dans la région supérieure, antérieure et latérale du thorax. De forme hémisphérique ou conique, ils sont constitués par de la peau, sur laquelle font saillie le mamelon et son aréole, par du tissu adipeux sous-cutané et par la glande mammaire proprement dite, rudimentaire chez l'homme et seulement parfaitement développée chez la femme pendant la période de lactation. La glande mammaire, qui est une glande holocrine en grappe, est constituée de nombreux acini qui se réunissent en lobules, eux-mêmes réunis en lobes d'où partent les canaux galactophores, qui vont s'ouvrir au niveau du mamelon.

SEITELBERGER (MALADIE DE) *(angl. Seitelberger's disease)*. Sphingolipidose du système nerveux central à transmission récessive autosomique entraînant arrêt du développement, épilepsie, cécité et détoriation mentale.

SEITZ (SIGNE DE) *(angl. Seitz's sign)*. Bruit inspiratoire, rude en début et très affaibli en fin d'inspiration, en cas de caverne pulmonaire.

SEL *s. m. (angl. salt)*. **1.** Tout composé résultant de l'action d'un acide sur une base. **2.** En langage courant, le chlorure de sodium ou sel de cuisine.

SELDINGER (MÉTHODE DE) *(angl. Seldinger's technique)*. Cathéterisme cardiaque gauche par voie artérielle en générale fémorale.

SÉLECTINE *s. f. (angl. selectin)*. Substance intervenant dans l'adhésion des leucocytes à l'endothélium vasculaire.

SÉLECTION CLONALE *(angl. clonal selection)*. Fondement de l'activation lymphocytaire selon lequel l'antigène stimule seulement les cellules qui expriment des récepteurs spécifiques à cet antigène.

SÉLÉNIUM *s. m. (angl. selenium)*. Élément chimique de numéro atomique 34 et de masse atomique 78,96. C'est un non-métal solide, ressemblant du point de vue chimique au soufre. Le sélénium joue un rôle important dans certaines actions enzymatiques. À fortes doses il est toxique : myocardiopathie de Keshan. Symbole : Se.

SELLAIRE *adj. (angl. sellar)*. Qui se rapporte à la selle turcique.

SELLE TURCIQUE *s. f. (NA. sella turcica). (angl. sella turcica)*. Dépression sur la face supérieure du corps du sphénoïde, dans laquelle est logée l'hypophyse. Son aspect rappelle celui d'une selle de cavalier turc, d'où son nom. ~ **EN BALLON** Agrandissement de tous les diamètres de la selle sur une radiographie du crâne en rapport avec le développement d'un adénome ou avec une selle turcique vide. ☞ ***SELLE TURCIQUE VIDE.*** ~ **VIDE** *(angl. empty —)*. Selle turcique en ballon due à un prolongement intrasellaire de l'espace sous-arachnoidien entraînant céphalées et troubles visuels. La sécrétion hypophysaire peut être normale ou diminuée.

SELLES *s. f. pl. (angl. feces, stools)*. Fèces.

SELS BILIAIRES *(angl. bile salts)*. Sels de sodium et de potassium des acides biliaires, présents dans la bile. Ils favorisent l'émulsion des graisses et ils solubilisent les acides gras dont ils facilitent l'absorption à travers la muqueuse intestinale.

SELTER-SWIFT-FEER (MALADIE DE) ☞ ***ACRODYNIE.***

SELYE (SYNDROME DE) *(angl. Selye's syndrome).* Ensemble des réactions générales non spécifiques de l'organisme consécutives à une exposition soudaine, ou continue, à une agression (traumatisme, chaleur, froid, fatigue, intoxicatons, infections, etc.). Il comprend trois étapes : la réaction d'alarme, le stade de résistance, et le stade d'épuisement. SYN. ***SYNDROME D'ADAPTATION.***

SEMB (OPÉRATION DE) *(angl. Semb's operation).* Thoracoplastie avec apicolyse extrafasciale.

SÉMÉIOLOGIE *s. f.* ☞ ***SÉMIOLOGIE.***

SEMEN-CONTRA *s. m. (angl. santonica).* Préparation officinale obtenue à partir de capitules d'*Artemisia maritima* (armoise maritime), contenant de la santonine, et employée comme vermifuge.

SEMI- *(angl. semi-).* Préfixe d'origine latine signifiant demi, moitié.

SEMI-CIRCULAIRES (CANAUX) *(angl. semicircular canals).* ☞ ***CANAL SEMI-CIRCULAIRE.***

SEMI-ÉPINEUX (MUSCLE) Muscle de la région cervicale, extenseur de la tête. SYN. ***MUSCLE DEMI-ÉPINNEUX.*** ☞ ***ATLAS ANATOMIQUE DES MUSCLES EN ANNEXE.***

SEMI-LUNAIRE (OS) *(angl. lunate bone).* ☞ ***OS LUNATUM (ATLAS ANATOMIQUE DES OS EN ANNEXE).***

SEMI-MEMBRANEUX (MUSCLE) Muscle de la région postérieure de la cuisse, fléchisseur de la jambe et extenseur de la cuisse. SYN. ***MUSCLE DEMI-MEMBRANEUX.*** ☞ ***ATLAS ANATOMIQUE DES MUSCLES EN ANNEXE.***

SÉMINAL *adj. (angl. seminal).* Qui se rapporte au sperme. SYN. ***SPERMATIQUE.***

SÉMINIFÈRE *adj. (angl. seminiferous).* Qui transporte le sperme. SYN. ***SÉMINIPARE.***

SÉMINOME *s. m. (angl. seminoma).* Tumeur maligne développée aux dépens des cellules germinales primitives, non différenciées, du testicule ou de l'ovaire. SYN. ***GERMINOME.*** ◇ **SPERMATOCYTAIRE** *(angl. spermatocytic —).* Variété de séminome du testicule dans laquelle les cellules rappellent davantage le spermatocyte que la cellule germinale embryonnaire.

SÉMIOLOGIE *s. f. (angl. semiology).* Partie de la médecine étudiant les symptômes et signes qui traduisent la lésion d'un organe ou le trouble d'une fonction. SYN. ***SÉMIOTIQUE, SÉMÉIOLOGIE.***

SÉMIOLOGIQUE *adj. (angl. semiotic).* Qui concerne la sémiologie.

SÉMIOTIQUE *s. f. (angl. semiotic).* ☞ ***SÉMIOLOGIE.***

SEMI-PERMÉABLE *adj. (angl. semipermeable).* Se dit d'une membrane qui ne se laisse traverser que par certains constituants d'une solution. SYN. ***HÉMI-PERMÉABLE.***

SEMI-TENDINEUX (MUSCLE) *(angl. semitendinous muscle).* Muscle de la région postérieure de la cuisse. SYN. ***MUSCLE DEMI-TENDINEUX.*** ☞ ***ATLAS ANATOMIQUE DES MUSCLES EN ANNEXE.***

SEMON (SIGNE DE) *(angl. Semon's sign).* Diminution de la mobilité des cordes vocales dans le cancer du larynx.

SÉNÉ *s. m. (angl. senna).* Nom des feuilles et des fruits de diverses espèces de Légumineuses du genre *Cassia* (*C. acutifolia, C. obovata, C. lenitiva*, etc.), qui s'emploient en général en infusion comme purgatif.

SENEAR-USHER (MALADIE DE) *(angl. Senear-Usher syndrome).* Éruption (plaques d'érythème et croûtes) ressemblant au lupus érythémateux, qui apparaît sur la face et la poitrine. SYN. ***PEMPHIGUS ÉRYTHÉMATEUX, PEMPHIGUS SÉBORRHÉIQUE.***

SÉNESCENCE *s. f.* ☞ ***VIEILLISSEMENT.***

SENHOUSE-KIRKES (MALADIE DE) *(angl. primitive acute infectious endocarditis).* Endocardite primitive aiguë maligne avec des lésions ulcérovégétantes survenant sur cœur sain.

SÉNILE *adj. (angl. senile).* Qui se rapporte à la vieillesse ou qui est causée par elle.

SÉNILISME *s. m. (angl. senilism).* **1.** Vieillesse prématurée chez l'adulte. **2.** Aspect physique d'un adulte ou d'un enfant rappelant la sénilité : peau ridée, cheveux blancs ou clairsemés, etc. SYN. ***GÉRONTISME.***

SÉNILITÉ *s. f. (angl. senility).* Vieillesse et, par extension, diminution des facultés physiques et intellectuelles chez le vieillard. ◇ **PRÉCOCE** ☞ ***SÉNILISME.***

SENNOSIDE *s. m. (angl. sennoside).* Glucoside extrait de *Cassia angustifolia* (séné à feuilles étroites). Utilisé comme laxatif.

SÉNOLOGIE *s. f. (angl. mastology).* Étude du sein normal et pathologique. SYN. ***MASTOLOGIE.***

SENS *s. m. (angl. sense).* Sensibilité qui permet de percevoir des impressions conscientes (sensations). Les cinq sens classiques sont la vue, l'ouïe, l'odorat, le goût et le toucher. ◇ **CHROMATIQUE** *(angl. color —).* Faculté de distinguer les différentes couleurs. ◇ **DE L'ESPACE** *(angl. space —).* Faculté d'apprécier la position de son propre corps dans l'espace. ◇ **DES ATTITUDES** *(angl. posture —).* Type de sens musculaire permettant d'apprécier la position du corps ou de ses parties. SYN. ***SENSIBILITÉ POSTURALE.*** ◇ **DU RELIEF** *(angl. stereoscopic —).* Capacité d'apprécier visuellement le relief. ☞ ***STÉRÉOGNOSIE.*** ◇ **KINESTHÉSIQUE** *(angl. kinesthesic —).* Sens qui permet d'appécier les mouvements et les postures. ◇ **LUMINEUX** *(angl. light —).* Capacité d'apprécier les divers degrés d'intensité de la lumière. ◇ **MUSCULAIRE** *(angl. muscle —).* Sensation de l'activité musculaire. ◇ **STATIQUE** *(angl. static —).* Sens qui assure le maintien de l'équilibre du corps dans la station debout. ◇ **STÉRÉOGNOSTIQUE** *(angl. stereognostic —).* ☞ ***STÉRÉOGNOSIE.***

SENSATION *s. f. (angl. sensation).* Perception consciente d'une impression transmise par un nerf afférent, à la suite de la stimulation des récepteurs sensoriels. ◇ **RÉFLEXE OU RÉFÉ-**

RÉE *(angl. reflex —, reffered —).* Sensation perçue à un endroit distinct de celui où le stimulus a été appliqué. ◇ **RETARDÉE** *(angl. delayed —).* Sensation perçue un certain temps après l'application du stimulus.

SENSIBILISATION *s. f. (angl. sensitization).* Processus par lequel un organisme ou une de ses parties sont rendus plus sensibles à une stimulation (physique, chimique ou biologique). La sensibilisation est un mécanisme immunologique par l'intermédiaire de lymphocytes particuliers qui reconnaissent les antigènes et participent à la réaction immunitaire immédiate ou retardée. ☞ *ANAPHYLAXIE.* ◇ **ACTIVE** *(angl. active sensitization).* Sensibilisation résultant de l'injection d'un antigène dans un organisme animal, qui devient ainsi sensibilisé. ◇ **PASSIVE** *(angl. passive sensitization).* Sensibilisation résultant de l'injection dans l'organisme, non d'un antigène, mais du sérum d'un animal sensibilisé. ◇ **RH** *(angl. Rh sensitization).* Sensibilisation au facteur Rh résultant d'une transfusion de sang Rh-positif ou d'une grossesse avec fœtus Rh-positif chez un sujet Rh-négatif.

SENSIBILISÉ *adj. (angl. sensitized).* Qui a subi une sensibilisation.

SENSIBILITÉ *s. f. (angl. sensibility).* **1.** Faculté de percevoir des sensations d'origine cutanée, profonde et intéroceptive. **2.** Probabilité d'anomalie d'un test biologique ou de la constatation d'un signe clinique dans le dépistage d'une affection. ◇ **ÉPICRITIQUE** *(angl. epicritic —).* Sensibilité cutanée qui assure une discrimination fine dans l'espace. ◇ **EXTÉROCEPTIVE** *(angl. exteroceptive —).* Sensibilité superficielle ou cutanée. ◇ **INTÉROCEPTIVE** *(angl. interoceptive —).* Sensibilité dépendant de la stimulation de récepteurs viscéraux. ◇ **PALLESTHÉSIQUE** *(angl. pallesthetic —).* Sensibilité relative aux sensations vibratoires. ◇ **PROFONDE** *(angl. deep —).* Sensibilité liée aux stimulations musculaires, tendineuses et articulaires. ◇ **PROPRIOCEPTIVE** *(angl. proprioceptive —).* Sensibilité relative aux mouvements du corps, correspondant aux stimuli sensitifs déclenchés par les récepteurs de l'élongation musculaire logés au sein des muscles et accessoirement dans les tendons. Outre une forme consciente de cette sensibilité, qui correspond à la définition générale de ce terme, il en existe une autre inconsciente, qui joue un rôle important dans la régulation de l'équilibre, de la posture, etc., et dans laquelle intervient principalement le cervelet. ◇ **PROTOPATHIQUE** *(angl. protopathic —).* Sensibilité dépourvue de finesse discriminatoire, liée principalement aux stimuli douloureux. ◇ **SOMESTHÉSIQUE** *(angl. splanchnesthetic —).* Terme général comprenant les différentes formes de perceptions somatiques (à l'exception de celles qui procèdent des organes sensoriels spécialisés : vision, audition, etc.). ◇ **TACTILE** *(angl. tactile —).* Sensibilité relative au toucher. ◇ **THERMIQUE** *(angl. thermic —).* Sensibilité se rapportant aux modifications relatives de la température. ◇ **VIBRATOIRE** *(angl. vibratory —).* ☞ *SENSIBILITÉ PALLESTHÉSIQUE.*

SENSIBLE *adj. (angl. sensible).* **1.** Qui est doué de sensibilité. **2.** Qui a une sensibilité particulièrement développée.

SENSITIF *adj. (angl. sensitive).* **1.** Qui se rapporte aux sens ou aux sensations. **2.** Se dit d'une structure organique capable de transformer en influx nerveux une stimulation, d'acheminer un influx nerveux ou de l'analyser. Ex. *nerf sensitif.*

SENSORIEL *adj. (angl. sensorial).* Qui se rapporte aux sens ou aux sensations. Ex. *organes sensoriels, récepteurs sensoriels.*

SENSORIMOTEUR *adj. (angl. sensorimotor).* Qui se rapporte à la fois aux fonctions sensorielles et aux fonctions motrices.

SENTIMENT *s. m. (angl. feeling).* Tout état affectif, par opposition à la connaissance. ☞ *AFFECT.* ◇ **D'INFÉRIORITÉ** *(angl. inferiority complex).* Pour Adler, sentiment qui naît dans l'enfance et est provoqué par des déficiences physiques ou fonctionnelles qui entraînent chez l'individu des mécanismes psychiques de compensation. Dans la théorie freudienne, le sentiment d'infériorité est lié aux relations d'insatisfaction avec les objets d'amour et aux vicissitudes du complexe de castration. ◇ **DE FAUTE, DE CULPABILITÉ** *(angl. guilty —).* Affect conscient ou inconscient associé aux auto-reproches et à la recherche de punition. Il est l'expression d'un conflit entre le surmoi, qui agit comme instance critique et punitive, et le moi. En psychanalyse, il s'agit d'un sentiment ancestral intimement lié au complexe d'Œdipe.

SEP Abréviation de sclérose en plaques.

SÉPARATEUR *s. m. (angl. separator).* En odontologie, instrument utilisé pour écarter une dent de sa voisine.

SEPSIE *s. f. (angl. sepsis).* Infection par des bactéries.

SEPTAL *adj. (angl. septal).* Qui se rapporte à un septum.

SEPTÉNAIRE *s. m. (angl. septenary).* Période de sept jours. Elle était considérée autrefois comme une base de division du cours évolutif des maladies infectieuses.

SEPTICÉMIE *s. f. (angl. septicemia).* État morbide dû à la dissémination par voie sanguine de germes pathogènes provenant d'un foyer infectieux. ◇ **CRYPTOGÉNÉTIQUE** *(angl. cryptogenetic —).* Septicémie qui se déclare d'emblée sans que l'on puisse mettre en évidence un foyer infectieux initial. ◇ **PUERPÉRALE** *(angl. puerperal —).* Septicémie ayant comme point de départ une infection de l'appareil génital, notamment de l'utérus, après l'accouchement. ◇ **VEINEUSE** *(angl. phlebitic —).* Septicémie par atteinte du système veineux.

SEPTICITÉ *s. f. (angl. septicity).* Caractère infectieux d'une maladie.

SEPTICOPYOHÉMIE *s. f. (angl. septicopyemia).* Septicémie due à des microbes pyogènes et compliquée de foyers purulents multiples. ⬦ **MÉTASTATIQUE** *(angl. metastatic —).* Forme de septicopyohémie caractérisée par des foyers septiques d'origine embolique.

SEPTIÈME PAIRE CRÂNIENNE *(angl. facial nerve).* Nerf facial, nerf mixte, sécrétoire et vasomoteur. ☞ ***ATLAS ANATOMIQUE DES NERFS EN ANNEXE.***

SEPTIFÈRE *adj. (angl. septiferous).* Qui transmet ou transporte des matières septiques.

SEPTIQUE *adj. (angl. septic).* Qui est contaminé ou provoqué par des germes pathogènes.

SEPTOSTOMIE *s. f. (angl. septostomy).* Ouverture d'une cloison ou d'un septum en particulier cardiaque.

SEPTOPLASTIE *s. f. (angl. septotomy).* Incision ou résection de la cloison nasale.

SEPTUM *s. m. (NA. septum). (angl. septum).* Cloison qui divise en deux parties un organe, une structure anatomique ou une cavité organique. SYN. ***CLOISON.*** ⬦ **BULBAIRE** *(angl. bulbar —).* Cloison qui divise le bulbus cordis (segment du tube cardiaque primitif) en un tronc aortique et un tronc pulmonaire. ⬦ **CORDIS** *(angl. — cordis).* Ensemble des cloisons interatriale et interventriculaire, qui sépare le cœur droit du cœur gauche. ⬦ **FÉMORAL** *(NA. — femorale). (angl. femoral —).* Tissu aréolaire qui ferme l'anneau fémoral. ⬦ **INTERALVÉOLAIRE** *(NA. — interalveolare). (angl. interalveolar —).* Paroi séparant deux alvéoles dentaires voisines. ⬦ **INTERATRIAL** *(NA. — interatriale). (angl. interatrial —).* Cloison qui sépare les deux atria (droit et gauche). SYN. ***CLOISON INTERATRIALE.*** ⬦ **INTERVENTRICULAIRE** *(NA. — interventriculare). (angl. interventricular —).* Cloison qui sépare les deux ventricules cardiaques (droit et gauche). SYN. ***CLOISON INTERVENTRICULAIRE.*** ⬦ **LINGUAL** *(NA. — linguale). (angl. lingual —).* Lame fibreuse, médiane et verticale, de la langue. ⬦ **LUCIDUM** *(NA. — lucidum). (angl. — lucidum).* Double membrane triangulaire verticale séparant les cornes antérieures des ventricules latéraux du cerveau, s'étendant entre la face inférieure du corps calleux et la face supérieure du fornix. SYN. ***SEPTUM PELLUCIDUM.*** ⬦ **PRIMUM** *(angl. primum —).* Première cloison interatriale incomplète de l'embryon. ⬦ **RÉTROVÉSICAL** *(NA. — retrovesicale). (angl. retrovesical, —).* Lame de tissu cellulo-fibro-musculaire lisse qui s'étend du cul-de-sac péritonéal vésico-rectal au centre tendineux du périnée, en passant en arrière de la prostate. ⬦ **SECUNDUM** *(angl. — secundum).* Seconde cloison interatriale incomplète de l'embryon, dont la fusion avec le septum primum formera la cloison interatriale de l'adulte.

SÉQUELLE *s. f. (angl. sequela).* Lésion organique ou trouble fonctionnel qui persiste après la fin d'une maladie ou d'un traumatisme.

SÉQUENCE *s. f. (angl. sequence).* **1.** Suite, dans un ordre prédéterminé, d'un certain nombre d'éléments, de substances, impliqués dans un même processus, une même activité. EX. *séquence d'acides aminés.* **2.** Suite, dans un ordre bien défini, de plusieurs réactions.

SÉQUESTRATION PULMONAIRE *(angl. pulmonary sequestration).* Anomalie congénitale caractérisée par l'existence de tissu pulmonaire non fonctionnel, privé de ses connexions normales avec l'arbre bronchique, et le plus souvent vascularisé par une artère provenant de l'aorte, associé à des kystes bronchiques.

SÉQUESTRE *s. m. (angl. sequestrum).* Fragment osseux nécrosé, détaché du reste de l'os, provenant d'un foyer pathologique osseux.

SÉQUESTRECTOMIE *s. f. (angl. sequestrectomy).* Ablation chirurgicale d'un séquestre.

SÉREUSE *s. f. (NA. tunica serosa). (angl. serous membrane).* Membrane tapissant les cavités closes de l'organisme (péritoine, plèvre, péricarde), essentiellement constituée d'un endothélium et de tissu conjonctif, avec des vaisseaux sanguins et lymphatiques. SYN. ***MEMBRANE SÉREUSE.***

SÉREUX *adj. (angl. serous).* **1.** Qui a l'apparence du sérum. **2.** Qui produit ou qui contient du sérum. **3.** Qui se rapporte à une séreuse.

SERGENT ⬦ **(LIGNE BLANCHE SURRÉNALE DE)** *(angl. Sergent's white adrenal line).* Ligne blanche de la peau de l'abdomen, persistant pendant plusieurs minutes, obtenue chez les sujets atteints d'insuffisance surrénale en frôlant la peau avec la pulpe du doigt. Ce phénomène n'est pas spécifique de l'insuffisance surrénale. ⬦ **(SYNDROME BRONCHO-RÉCURRENTIEL DE)** Syndrome observé au cours des anévrysmes de la crosse de l'aorte, comportant une paralysie de la corde vocale gauche associée à des troubles de compression bronchique.

SERGENT-BERNARD (SYNDROME DE) *(angl. Sergent-Bernard syndrome).* Syndrome d'insuffisance surrénale aiguë, simulant une affection abdominale grave (choléra, péritonite, intoxication aiguë). Il peut aboutir rapidement à la mort.

SÉRIE *s. f. (angl. series).* En hématologie, terme désignant la succession des types cellulaires constituant les stades de développement d'une cellule sanguine. La terminologie varie selon les auteurs. On distingue cinq séries : 1) la série granulocytaire, composée des stades de myéloblaste, promyélocyte, myélocyte, métamyélocyte, pour aboutir au granulocyte, qui peut être neutrophile, basophile ou éosinophile ; 2) la série lymphocytaire, comprenant le prolymphoblaste, le lymphoblaste, le prolymphocyte et le lymphocyte ; 3) la série monocytaire, comprenant le monoblaste, le promonocyte et le monocyte ; 4) la série érythrocytaire, comprenant le proérythroblaste, l'érythroblaste basophile, l'érythroblaste polychromatophile, l'érythroblaste acidophile, et l'érythrocyte ; 5) la série thrombocytaire ou mégacaryocytaire, comprenant le mégacaryoblaste, le mégacaryocyte et le thrombocyte. ◇ **ALIPHATIQUE** *(angl. aliphatic —).* Ensemble des composés organiques dont le squelette fondamental est constitué d'une chaîne carbonée ouverte (linéaire ou ramifiée). ◇ **AROMATIQUE** *(angl. aromatic —).* Ensemble des composés organiques possédant un ou plusieurs noyaux benzéniques.

SÉRINE *s. f. (angl. serine).* Acide aminé non indispensable.

SERINGUE *s. f. (angl. syringe).* Instrument destiné à injecter ou à prélever un liquide dans les conduits, les cavités ou les tissus du corps. Il se compose essentiellement d'un tube, dont l'une des extrémités présente un bec, auquel est adaptée une aiguille creuse ou une canule. Dans le tube se meut un piston permettant d'aspirer ou de pousser le liquide. ◇ **ÉLECTRIQUE** *(angl. electric —).* Appareillage permettant l'administration continue de médicaments par voie intraveineuse. ◇ **HYPODERMIQUE** *(angl. hypodermic —).* Seringue de petit calibre, munie d'une aiguille creuse, permettant d'injecter un liquide dans un vaisseau ou dans les tissus.

SÉRIOGRAPHE *s. m. (angl. seriograph).* Appareil permettant la prise de radiographies en série.

SÉRIOGRAPHIE *s. f. (angl. seriography).* Prise de radiographies successives d'une même région anatomique. SYN. ***RADIOGRAPHIE EN SÉRIE.***

SÉRIQUE *adj. (angl. serous).* Qui se rapporte ou qui est dû au sérum.

SERMENT D'HIPPOCRATE *(angl. Hippocratic oath).* Serment extrait de la « Collection Hippocratique », qui définit les règles de l'éthique médicale et que les médecins prêtent au moment d'être admis à exercer.

SÉRO-AGGLUTINATION *s. f. (angl. seroflocculation).* Agglutination de cellules ou de micro-organismes par les agglutinines contenues dans le sérum, technique utilisée pour le sérodiagnostic.

SÉRO-ANAPHYLAXIE *s. f. (angl. seroanaphylaxis).* Anaphylaxie provoquée par l'injection de sérum sanguin.

SÉRO-ANATOXITHÉRAPIE *s. f. (angl. serovaccination).* Injection simultanée en deux endroits différents du corps d'une dose massive de sérum spécifique et d'une petite dose d'anatoxine de même spécificité, suivie au bout de quelques jours d'autres injections d'anatoxine seule ; méthode proposée par Ramon dans le traitement de la diphtérie et du tétanos.

SÉROCONVERSION *s. f. (angl. seroconversion).* Apparition dans le sang d'anticorps en réponse à un antigène. Elle se produit après des délais variables.

SÉROCULTURE *s. f. (angl. seroculture).* Culture bactérienne en sérum sanguin.

SÉRODIAGNOSTIC *s. m. (angl. serodiagnosis).* Diagnostic fondé sur la présence d'anticorps spécifiques dans le sérum sanguin du malade.

SÉROFIBRINEUX *adj. (angl. serofibrinous).* Qui est constitué de sérosité et de fibrine. EX. *exsudat séro-fibrineux.*

SÉROLOGIE *s. f. (angl. serology).* Étude des sérums, et en particulier de leurs propriétés immunitaires.

SÉROLOGIQUE *adj. (angl. serologic).* Qui est en rapport avec la sérologie.

SÉROMUCOÏDE *s. m. (angl. seromucoid).* α-globuline sérique comprenant l'orosomucoïde et l'haptaglobine.

SÉROMUQUEUX *adj. (angl. seromucous).* Qui est composé de sérosité et de mucus.

SÉRONÉGATIF *adj. (angl. seronegative).* Qui donne une réaction négative à un ou plusieurs tests sérologiques.

SÉROPOSITIF *adj. (angl. seropositive).* Qui donne une réaction positive à un ou plusieurs tests sérologiques.

SÉROPRÉCIPITATION *s. f. (angl. precipitin reaction).* Réaction de précipitation lorsque se trouvent en présence un antigène donné et un sérum contenant l'anticorps précipitant homologue.

SÉROPRÉVENTION *s. f. (angl. seroprevention).* Sérothérapie utilisant un sérum de convalescent. N'est plus utilisée.

SÉROPROPHYLAXIE *s. f. (angl. seroprophylaxis).* Injection d'un sérum immun à des sujets menacés de contagion, afin de les protéger rapidement, mais temporairement, contre une maladie infectieuse donnée.

SÉROPURULENT *adj. (angl. seropurulent).* Qui est formé à la fois de sérosité et de pus. EX. *épanchement séro-purulent.*

SÉRORÉACTION *s. f. (angl. seroreaction).* Toute réaction sérologique. SYN. ***SÉRODIAGNOSTIC.***

SÉROSANGUIN *adj. (angl. serosanguineous).* Qui contient un mélange de sang et de sérosité.

SÉROSITÉ *s. f. (angl. serosity).* Liquide ressemblant au sérum sanguin, contenu normalement dans les cavités séreuses. Dans certains états pathologiques, il peut infiltrer les tissus (œdème, phlyctène).

SÉROTHÈQUE *s. f.* Ensemble de sérums conservés en laboratoire pour des analyses ultérieures.

SÉROTHÉRAPIE *s. f. (angl. serotherapy).* Utilisation thérapeutique d'un sérum de sujets ou d'animaux immunisés. SYN. ***SÉRUMTHÉRAPIE.***

SÉROTONINE *s. f. (angl. serotonin).* Substance synthétisée dans l'organisme par oxydation et décarboxylation du tryptophane. Elle se forme dans les cellules argentaffines du tube digestif et dans le tissu cérébral. Elle est transportée par les plaquettes sanguines. Elle a une action vasoconstrictrice et stimulante sur le péristaltisme intestinal. La sérotonine est un médiateur chimique dans les phénomènes d'hypersensibilité immédiate et au niveau du système nerveux central. Certaines tumeurs comme le carcinoïde du grêle sécrètent de grandes quantités de sérotonine. L'excrétion urinaire se fait sous forme de 5-hydroxy-indolacétique (5 HIA). SYN. ***5-HYDROXYTRYPTAMINE.***

SÉROTONINÉMIE *s. f.* Taux de sérotonine sanguin, normalement de 0,10 à 0,30 µg/mL.

SÉROTONINERGIQUE *adj. (angl. serotoninergic).* Qui concerne l'action de la sérotonine.

SÉROTYPE *s. m. (angl. serotype).* Caractéristiques d'un micro-organisme (bactérie ou virus) déterminés par sa constitution antigénique.

SÉROVACCINATION *s. f. (angl. serovaccination).* Immunisation par l'action combinée d'un sérum et d'un vaccin, qui permet, par l'immunité passive rapidement obtenue par le sérum, d'attendre l'immunité active, plus lente et plus durable, provoquée par le vaccin.

SERPIGINEUX *adj. (angl. serpiginous).* Qui s'étend de part en part selon une ligne sinueuse. Se dit de certaines lésions ou ulcérations de la peau, qui cicatrisent d'un côté et s'étendent de l'autre, comme en rampant.

SERRATIA Genre de bactéries de la famille des *Enterobacteriaceae.* On les trouve dans le sol et dans les eaux. Certaines souches sont pathogènes pour l'homme, et agissent comme agents opportunistes. Ces bactéries peuvent produire un pigment (en fonction de la souche et du milieu) rouge caractéristique, la prodigiosine. L'espèce *S. marcescens* a été isolée comme agent responsable de septicémies, d'affections respiratoires aiguës, d'infections urinaires, etc., chez des individus souffrant d'affections sous-jacentes graves (diabétiques, leucémiques, immunodéprimés, etc.). Ces bactéries sont très résistantes à la plupart des antibiotiques.

SERRE-NŒUD *s. m. (angl. serre nœud).* **1.** Instrument permettant de serrer les nœuds chirurgicaux. **2.** Instrument permettant l'ablation de certains organes ou de certaines tumeurs au moyen d'un fil d'acier encerclant l'organe ou la tumeur.

SERTOLI (CELLULE DE) *(angl. Sertoli's cell).* Cellule située dans la couche pariétale des tubes séminifères, qui lie les cellules spermatogènes. Les cellules de Sertoli ont un rôle divers : soutien et nutrition des cellules sexuelles, activité phagocytaire, rôle de sécrétion.

SÉRUM *s. m. (angl. serum).* **1.** Partie liquide qui reste après la coagulation du lait (lactosérum). **2.** Sérum sanguin. **3.** Sérum thérapeutique : sérum sanguin d'animaux (principalement du cheval) immunisés avec des bactéries ou des toxines, utilisé en thérapeutique pour obtenir l'immunité passive. ~ **ANTICOMPLÉMENTAIRE** *(angl. anticomplementary —).* ☞ ***ANTICOMPLÉMENTAIRE.*** ~ **ANTIDIPHTÉRIQUE** *(angl. diphteria antitoxic —).* Sérum antitoxique provenant de chevaux immunisés avec la toxine diphtérique élaborée par *Corynebacterium diphteriae,* ou avec l'anatoxine diphtérique. ~ **ANTILYMPHOCYTAIRE** *(angl. antilymphocyte —).* Sérum obtenu en immunisant un animal par des injections de lymphocytes d'un animal d'une espèce différente. Il exerce un effet dépresseur sur la formation des lymphocytes et inhibe la production d'anticorps dans le sang. On l'utilise pour combattre le rejet des greffes. Abréviation : SAL. ~ **ANTIRABIQUE** *(angl. antirabies —).* Sérum provenant d'animaux (cheval, lapin, mouton) hyperimmunisés contre le virus de la rage. On l'utilise en association avec le vaccin antirabique en cas de morsures graves ou multiples. ~ **ANTI-RH** *(angl. anti-Rh —).* Anticorps dirigés contre l'antigène D. ~ **ANTITÉTANIQUE** *(angl. antitetanic —).* Sérum antitoxique provenant de chevaux hyperimmunisés avec l'anatoxine tétanique ou avec la toxine élaborée par *Clostridium tetani.* ~ **ANTITOXIQUE** *(angl. antitoxic —).* Sérum enrichi en antitoxines par administration à l'animal de toxines ou d'anatoxines. On l'utilise pour la sérothérapie de maladies telles que la diphtérie, le tétanos. ~ **ANTIVENIMEUX** *(angl. antivenomous —).* Sérum provenant de chevaux immunisés par le venin de serpent. Il existe des sérums monovalents (contre une seule espèce de serpent : vipère, cobra, etc.) et des sérums multivalents (mélange de plusieurs sérums monovalents). ~ **ARTIFICIEL** *(angl. physiological —).* **1.** Sérum physiologique. **2.** Toute solution aqueuse injectable renfermant certains des composants (sels, glucose) du sérum sanguin. ~ **HÉTÉROLOGUE** *(angl. heterologous —).* Sérum immunisant provenant d'une espèce différente. ~ **HOMOLOGUE** *(angl. homologous —).* Sérum provenant de la même espèce. ~ **HYPERIMMUN** *(angl. hyperimmune —).* Sérum très riche en anticorps, obtenu par l'immunisation répétée d'un animal, puis concentré. ~ **IMMUN** *(angl. immune —).* Sérum qui contient l'anticorps spécifique d'un antigène donné. SYN. ***IMMUNSÉRUM.*** ~ **INACTIVÉ** *(angl. inactivated —).* Sérum chauffé jusqu'à destruction du complément. ~ **(MALADIE DU)** ☞ ***MALADIE SÉRIQUE.*** ~ **MONOVALENT** *(angl. monovalent —).* Sérum qui contient les antigènes d'une seule souche microbienne ou qui n'est actif que contre un seul type d'antigène. ~ **PHYSIOLOGIQUE** *(angl. isotonic solution).* ☞ ***SOLUTION PHYSIOLOGIQUE SALÉE.*** ~ **SANGUIN** *(angl. blood —).* Plasma sanguin dépourvu de fibrinogène. Liquide transparent, de couleur ambrée, qui se sépare du sang lors de la coagulation. Il est de composition complexe, et contient de l'eau, des albumines, des globulines, des métabolites, des lipides, des glucides, des hormones, des éléments minéraux, des enzymes, etc. Les protéines du sang sont des albumines et des globulines α, β et γ.

SÉRUM-ALBUMINE *s. f. (angl. serum albumin).* Albumine du sérum sanguin : 42 g/L.

SÉRUM-GLOBULINE *s. f. (angl. serum globulin).* Globuline du sérum sanguin : 30 g/L, formé des globulines α_1, α_2, β et γ.

SÉRUMTHÉRAPIE *s. f. (angl. serum therapy).* ☞ ***SÉROTHÉRAPIE.***

SERVICES DE SANTÉ *(angl. health services).* Ensemble des personnels et institutions contribuant à la prévention, aux soins aux malades et à la santé publique d'un pays.

SÉSAME *s. m. (angl. sesame).* Plante de la famille des Hégoniacées (*Sesamum indicum*), dont les graines, émollientes, fournissent une huile proche de l'huile d'olive.

SÉSAMOÏDE **1.** *adj. (angl. sesamoid).* Qui ressemble à une graine de sésame. **2.** *s. m. (angl. sesamoid bone).* Os sésamoïde : petit os situé dans l'épaisseur de certains tendons ou au voisinage de certaines articulations de la main et du pied.

SÉSAMOÏDITE *s. f. (angl. sesamoiditis).* Inflammation d'un os sésamoïde.

SESQUI- *(angl. sesqui-).* Préfixe d'origine latine signifiant un et demi.

SESSILE *adj. (angl. sessile).* Qui est attaché directement à une structure principale, sans l'intermédiaire d'un pédicule. EX. *tumeur sessile.*

SÉTON *s. m. (angl. seton).* **1.** Faisceau de crins servant de drain transcutané, et dont les deux extrémités sont passées par deux orifices différents à la surface de la peau pour obtenir un drainage. **2.** Se dit d'une plaie (plaie en séton) comportant deux orifices cutanés (un orifice d'entrée et un de sortie), faite par un projectile ayant traversé les parties molles.

SEUIL *s. m. (angl. threshold).* **1.** Limite à laquelle un phénomène donné apparaît, subit une modification déterminée ou disparaît. **2.** Limite (intensité minimale) à partir de laquelle est perçue une sensation ou une excitation. ~ **ABSOLU** *(angl. absolute —).* Intensité minimale du stimulus nécessaire pour produire une sensation. ~ **CHROMATIQUE** *(angl. chromatic —).* Intensité minimale d'une lumière colorée produisant une sensation de couleur. Au-dessous de ce seuil, la lumière produit seulement une sensation de brillance, sans distinction de couleur. ~ **D'AUDIBILITÉ** *(angl. auditory —).* Plus petite puissance sonore perceptible. ~ **DIFFÉRENTIEL** *(angl. differential —).* Intensité minimale à partir de laquelle deux stimuli déterminent deux sensations distinctes. ~ **LUMINEUX** *(angl. light —).* Intensité lumineuse minimale perceptible. ~ **RÉNAL** *(angl. renal —).* Concentration minimale d'une substance dans le sang à partir de laquelle cette substance passe dans l'urine.

SEVER ~ **(MALADIE DE)** *(angl. Sever's disease).* Ostéonécrose aseptique de l'éphiphyse postérieure du calcanéus, observée surtout chez les garçons entre 8 et 14 ans. ~ **(OPÉRATION DE)** *(angl. Sever's operation).* Ostéotomie de dérotation pour corriger une rotation interne irréductible de l'humérus, consécutive à la paralysie obstétricale du plexus brachial.

SÉVICES *s. m. (angl. ill treatment).* Mauvais traitements exercés sur quelqu'un qu'on a sous son autorité ou sous sa responsabilité.

SEVRAGE *s. m. (angl. weaning).* **1.** Cessation de l'allaitement. **2.** Privation progressive d'une drogue lors d'une cure de désintoxication.

SEX HORMONE BINDING PROTEIN Terme anglais désignant une glycoprotéine d'origine hépatique qui se lie aux hormones sexuelles dans le plasma.

SEX-, SEXT- *(angl. sex-, sext-).* Préfixes d'origine latine signifiant six.

SEXDIGITÉ *adj. (angl. sexdigitate).* Qui a six doigts ou six orteils.

SEXDIGITISME *s. m. (angl. hexadactyly).* Anomalie congénitale caractérisée par l'existence d'un doigt ou d'un orteil surnuméraire. SYN. ***HEXADACTYLIE.***

SEXE *s. m. (angl. sex).* **1.** Ensemble des caractéristiques qui distinguent le mâle de la femelle. **2.** Organe de la copulation (de l'homme ou de la femme). **3.** Ensemble des individus du même sexe (sexe masculin, sexe féminin). ~ **ANATOMIQUE** *(angl. morphological —).* Étape du développement caractérisé par les différences anatomiques caractéristiques de chaque sexe. SYN. ***SEXE PHYSIQUE, SOMATIQUE.*** ~ **CHROMATINIEN** *(angl. nuclear —).* Sexe déterminé par la présence (sexe féminin) ou l'absence (sexe masculin) dans le noyau des cellules somatiques du corpuscule de Barr. SYN. ***SEXE NUCLÉAIRE.*** ~ **CHROMOSOMIQUE** *(angl. chromosomal —).* Sexe déterminé par les chromosomes sexuels. La présence de deux chromosomes X détermine le sexe féminin, et celle d'un chromosome Y et d'un chromosome X, le sexe masculin. SYN. ***SEXE GÉNÉTIQUE.*** ~ **GONADIQUE** *(angl. gonadal —).* Transformation anatomique conforme au sexe génétique. ~ **NUCLÉAIRE** ☞ ***SEXE CHROMATINIEN.*** ~ **PSYCHOLOGIQUE** *(angl. psychological —).* Comportement sexuel.

SEXOLOGIE *s. f. (angl. sexology).* Étude des phénomènes sexuels normaux et anormaux, ainsi que du traitement des troubles sexuels.

SEX-RATIO *s. m.* Pourcentage de naissance des mâles par rapport à la totalité des naissances.

SEXTIPARE *s. f. (angl. sextipara).* Femme qui accouche pour la sixième fois.

SEXTUPLÉS *s. m. (angl. sextuplets).* Les six enfants issus d'une même grossesse.

SEXUALITÉ *s. f. (angl. sexuality).* **1.** Ensemble des attributs anatomiques et physiologiques qui caractérisent chaque sexe. **2.** Ensemble des comportements et activités liés à l'instinct sexuel. **3.** En psychanalyse, ce terme désigne toute une série d'activités qui recherchent la satisfaction par le moyen des différentes zones érogènes. ◇ **INFANTILE** *(angl. infantile —)*. Concept freudien concernant l'excitation et l'activité érotiques chez l'enfant qui s'observent dans les phases orale, anale et phallique du développement psychosexuel infantile.

SEXUÉ *adj. (angl. sexed, sexuate)*. Qui a un sexe, mâle ou femelle, et qui se reproduit par l'union des deux sexes.

SEXUEL *adj. (angl. sexual)*. Qui se rapporte au sexe ou à la sexualité.

SÉZARY (SYNDROME DE) *(angl. Sézary's syndrome)*. Érythrodermie prurigineuse et desquamante, touchant surtout l'homme vers la cinquantaine. Elle s'accompagne généralement d'adénopathies et de l'apparition de leucocytes T anormaux hyperchromatiques (cellules de Sézary) dans le sang périphérique infiltrant le derme, sans atteinte de la moelle osseuse. L'évolution se fait vers la mort en quelques années. SYN. ***RÉTICULOSE DE SÉZARY.***

SGOT *(angl. SGOT)*. Transaminase glutamino-oxalo-acétique. ☞ ***TRANSAMINASE.***

SGPT *(angl. SGPT)*. Transaminase glutamique pyruvique. ☞ ***TRANSAMINASE.***

SHAPIRO (SYNDROME DE) *(angl. Shapiro's syndrome)*. Agénésie du corps calleux avec accès d'hypothermie.

SHARP (SYNDROME DE) *(angl. Sharp's syndrome, mixed connective tissue disease)*. Connectivite mixte associant des manifestations de lupus érythémateux systémique, de sclérodermie systémique et de dermatomyosite. Un syndrome de Raynaud est constant, des doigts gonflés sont fréquents. Des anticorps anti-RNP à taux élevé sont constants. SYN. ***CONNECTIVITE MIXTE.***

SHARPEY (FIBRES DE) *(angl. Sharpey's fibers)*. Fibres qui unissent les lamelles osseuses.

SHAVER (MALADIE DE) *(angl. bauxite pneumoconiosis)*. Pneumoconiose due à la bauxite et provoquée par l'inhalation de vapeurs d'oxyde d'aluminium et d'oxyde de silicium. Radiologiquement, elle est caractérisée par une configuration non nodulaire des lésions, mais par des zones d'emphysème et de fibrose, irrégulièrement distribuées.

SHEEHAN (SYNDROMES DE) *(angl. Sheehan's syndromes)*. **1.** Insuffisance anté-hypophysaire consécutive à un accouchement hémorragique avec collapsus. Il est dû à une nécrose de l'anté-hypophyse. **2.** Ictère grave survenant à partir du 7e mois de la grossesse avec stéatose hépatique aiguë mortelle.

SHELLEY (TEST DE) *(angl. Shelley's test)*. Technique de mise en évidence *in vitro* de la sensibilité à un allergène. Celui-ci est mélangé au sérum du malade en présence de basophiles de lapin. Si le sujet est sensibilisé à l'allergène, les basophiles perdent leurs granulations.

SHEPHERD (FRACTURE DE) *(angl. Shepherd's fracture)*. Fracture du talus avec détachement du tubercule postéro-externe.

SHERRINGTON (LOI DE) *(angl. Sherrington's law)*. Chaque racine spinale postérieure innerve une région particulière de la peau, même si les fibres des segments médullaires adjacents envahissent la même région.

SHIGELLA Genre de bactéries à Gram négatif de la famille des *Enterobacteriaceae*. Ce genre est divisé en quatre sous-groupes, qui se différencient au moyen de tests biochimiques et d'études antigéniques : *S. dysenteriae, S. flexneri, S. boydii* et *S. sonnei*. Certaines souches produisent une entérotoxine. Ces bactéries sont les agents responsables de la dysenterie bacillaire et elles peuvent entraîner des gastro-entérites aiguës.

SHIGELLOSE *s. f. (angl. shigellosis)*. Dysenterie bacillaire (due aux bacilles du genre *Shigella*).

SHOCK *s. m. (angl. shock)*. Orthographe anglaise, parfois employée en français, de *choc*. ☞ ***CHOC.***

SHONE (SYNDROME DE) *(angl. Shone's syndrome)*. Malformation cardiaque associant anomalie de la valve mitrale, coarctation de l'aorte et rétrécissement du sinus aortique.

SHOULDICE (OPÉRATION DE) *(angl. Shouldice's procedure)*. Technique de réparation d'une hernie inguinale par suture en trois plans.

SHRAPNELL (MEMBRANE FLACCIDE DE) *(angl. Shrapnell's membrane)*. ☞ ***PARS FLACCIDA DE LA MEMBRANE TYMPANIQUE.***

SHULMAN (SYNDROME DE) *(angl. eosinophilic fascitis)*. Affection rare et de cause inconnue touchant le plus souvent l'homme. Elle se manifeste par une infiltration sous-cutanée douloureuse bilatérale et symétrique, prédominant aux avant-bras et jambes, avec un aspect de peau d'orange, sans sclérose cutanée, ni syndrome de Raynaud. Les veines sont anormalement visibles, en creux. Biologiquement, une hyperéosinophilie est quasi constante. Deux risques : rétractions musculo-aponévrotiques, aplasie médullaire. SYN. ***FASCIITE À ÉOSINOPHITES.***

SHUNT *s. m.* Terme anglais employé dans le sens de court-circuit, dérivation ou anastomose. En cardiologie, court-circuit congénital ou acquis dans la circulation du sang, s'effectuant par un orifice ou un canal anormal, ou par l'abouchement anormal d'un vaisseau, entre le cœur artériel (ou le système vasculaire artériel) et le cœur veineux (ou système vasculaire veineux). Ainsi, une partie ou la totalité du courant sanguin subit une déviation de son trajet normal, d'où résulte un mélange des sangs artériel et veineux. Un shunt peut être créé chirurgicalement pour contourner un obstacle : shunt porto-cave en cas de sclérose hépatique. ◇ **DROIT-GAUCHE** *(angl. right-to-left shunt)*. Passage de sang veineux dans le sang artériel (tétralogie de Fallot). ◇ **GAUCHE-**

DROIT *(angl. left to right shunt).* Passage de sang artériel dans le sang veineux (canal artériel, par exemple).

SHWACHMAN-DIAMOND (SYNDROME DE) *(angl. Shwachman-Diamond syndrome).* Affection héréditaire à transmission autosomique récessive associant une insuffisance pancréatique externe avec retard de croissance et dysostose métaphysaire et une neutropénie.

SHY-DRAGER (SYNDROME DE) *(angl. Shy-Drager syndrome).* Dysautonomie touchant surtout l'homme vers 50 ans, entraînant une hypotension orthostatique, une impuissance et des troubles sphinctériens, associés à un syndrome extrapyramidal, pyramidal ou cérébelleux. Cette affection est due à une dégénérescence des noyaux végétatifs médullaires et du tronc cérébral.

Si *(angl. Si).* Symbole chimique du silicium.

SIADH Abréviation anglaise de sécrétion inappropriée d'hormone antidiurétique. ☞ ***SCHWARTZ-BARTTER (SYNDROME DE).***

SIAL-, SIALO- *(angl. sial-, sialo-).* Préfixes d'origine grecque indiquant une relation avec la salive.

SIALADÉNITE *s. f. (angl. sialoadenitis).* Inflammation d'une ou de plusieurs glandes salivaires.

SIALAGOGUE *s. m. (angl. sialogogue).* Médicament favorisant le flux salivaire.

SIALECTASIE *s. f. (angl. sialectasia).* Dilatation d'un conduit salivaire.

SIALÉMÈSE *s. f. (angl. sialemesis).* Vomissement de salive, décrit comme symptôme de l'hystérie (terme peu usité).

SIALIDOSE *s. f. (angl. sialidosis).* Affection héréditaire due à un déficit enzymatique (sialidase). Il s'agit d'une oligosaccharidose.

SIALISME *s. m. (angl. sialism).* ☞ ***PTYALISME.***

SIALITE *s. f. (angl. sialitis).* Inflammation d'une glande salivaire ou d'un conduit salivaire.

SIALOADÉNECTOMIE *s. f. (angl. sialoadenectomy).* Excision d'une glande salivaire.

SIALOCÈLE *s. f. (angl. sialocele).* Kyste localisé dans les glandes salivaires. SYN. ***PTYALOCÈLE.***

SIALODOCHITE *s. f. (angl. sialodochitis).* Inflammation d'un canal excréteur d'une glande salivaire, le plus souvent en rapport avec l'obstruction du conduit par un calcul salivaire. ◇ **FIBRINEUSE** *(angl. fibrinous —).* Sialodochite provoquée par l'obstruction du canal excréteur d'une glande salivaire due à un amas fibrino-purulent. Elle se manifeste cliniquement par une grenouillette aiguë.

SIALOGÈNE *adj. (angl. sialogenous).* Qui provoque la salivation. SYN. ***PTYALOGÈNE.***

SIALOGRAPHIE *s. f. (angl. sialography).* Radiographie des canaux excréteurs des glandes salivaires, après injection dans ceux-ci d'une substance opaque aux rayons X.

SIALOLITHE *s. m. (angl. sialolith).* Calcul salivaire.

SIALOLITHIASE *s. f. (angl. sialolithiasis).* Lithiase salivaire.

SIALOLITHOTOMIE *s. f. (angl. sialolithotomy).* Incision d'une glande ou d'un canal salivaire pour l'extraction d'un calcul salivaire. SYN. ***PTYALOLITHOTOMIE.***

SIALOME *s. m. (angl. sialoma).* Tumeur des glandes salivaires.

SIALOPHAGIE *s. f. (angl. sialophagia).* Déglutition continue de salive, accompagnée généralement d'aérophagie.

SIALORRHÉE *s. f. (angl. sialorrhea).* SYN. ***PTYALISME.***

SIAMOIS (FRÈRES) *(angl. siamese twins).* Nom populaire donné aux jumeaux rattachés l'un à l'autre par deux parties homologues de leurs corps (en souvenir des frères jumeaux Chang et Eng, nés en 1811 au Siam).

SIBILANCE *s. f. (angl. sibilant rale).* Râle sec, de tonalité aiguë, rappelant le sifflement du vent. Il est caractéristique de la période initiale d'une bronchite et de l'asthme, et traduit une sténose des bronchioles. SYN. ***RÂLE SIBILANT.***

SIBILANT *adj. (angl. sibilant ronchus).* Qui siffle. EX. *râle sibilant.*

SIBSON (ENCOCHE DE) *(angl. Sibson's notch).* Matité au niveau du tiers supérieur du bord gauche du cœur, observée au cours des péricardites avec épanchement.

SICARD (SYNDROME DE) *(angl. Sicard's syndrome).* ☞ ***COLLET-SICARD (SYNDROME DE).***

SICCATIF *adj. (angl. siccative).* Qui dessèche.

SICKLE-CELL *(angl. sickle cell).* ☞ ***DRÉPANOCYTOSE.***

SIDA *(angl. AIDS).* Abréviation de « syndrome d'immunodéficience acquise ». Syndrome causé par le virus VIH (virus de l'immunodéficience humaine, rétrovirus de la sous-famille des *Lentiviridae*) qui provoque une immunodéficience cellulaire se manifestant par le développement de différentes infections opportunistes et de néoplasies à évolution agressive. Le sida apparaît en général plusieurs années après la contamination. Observé au départ chez des homosexuels aux États-Unis, il a ensuite été détecté chez d'autres groupes de patients, tels que les drogués par voie parentérale, les Haïtiens résidant aux États-Unis, les hémophiles traités avec le facteur VIII lyophilisé, etc. La contamination se fait par les relations sexuelles, le sang, les injections utilisant du matériel contaminé ou par transmission materno-fœtale. Le virus infecte et détruit les lymphocytes T CD4, la molécule CD4 se comportant comme un récepteur de forte affinité pour le VIH. Le sida apparaît le plus souvent quand le taux des lymphocytes T CD4 baisse sous 200/mm^3. ☞ ***VIH.***

SIDÉEN *adj. (angl. AIDS patient).* Qui est atteint de sida. S'emploie aussi comme substantif.

SIDÉR-, SIDÉRO- *(angl. sider-, sidero-).* Préfixes d'origine grecque indiquant une relation avec le fer.

SIDÉRANT *adj. (angl. stunning).* **1.** Qui provoque la sidération. **2.** Foudroyant, en parlant de l'apoplexie ou d'autres processus pathologiques se produisant brusquement.

SIDÉRATION *s. f. (angl. sideration).* Anéantissement brusque des fonctions vitales (par électrocution, action de la foudre, hémorragie cérébrale, etc.). Ce phénomène était attribué autrefois à l'influence des astres, d'où son nom.

SIDÉRÉMIE *s. f. (angl. sideremia).* Taux du fer dans le sérum sanguin : chez l'homme de 55 à 170 µg/100 mL ; chez la femme de 50 à 160 µg/100 mL.

SIDÉROBLASTE *s. m. (angl. sideroblast).* Érythroblaste contenant dans son cytoplasme des granulations de fer non hémoglobinique, visibles après coloration de Perls (coloration au bleu de Prusse).

SIDÉROCYTE *s. m. (angl. siderocyte).* Érythrocyte contenant du fer non héminique.

SIDÉRODERMIE *s. f. (angl. sideroderma).* Coloration bronzée de la peau résultant d'un trouble du métabolisme de l'hémoglobine, avec dépôts de pigments ferrugineux dans la peau.

SIDÉROFIBROSE *s. f. (angl. siderofibrosis).* Fibrose associée au dépôt de pigments ferriques. On l'observe surtout dans la rate.

SIDÉROPÉNIE *s. f. (angl. sideropenia).* Insuffisance de fer dans le sang.

SIDÉROPEXIE *s. f. (angl. sideropexy).* Fixation de fer par des cellules ou des tissus.

SIDÉROPHAGE *s. m. (angl. siderophage).* Macrophage contenant des inclusions de fer.

SIDÉROPHILE *adj. (angl. siderophil).* Se dit de cellules ou de tissus capables de fixer le fer.

SIDÉROPHILINE *s. f. (angl. siderophilin).* ☞ ***TRANSFERRINE.***

SIDÉROSE *s. f. (angl. siderosis).* Infiltration des tissus par de fines particules de fer ou d'un composé ferrugineux. ◇ **BULBAIRE** *(angl. — bulbi).* Dépôt de pigments ferriques dans les tissus du globe oculaire. ◇ **CONJONCTIVALE** *(angl. — conjunctivae).* Dépôt de pigments ferriques dans la conjonctive, lui donnant une coloration brun jaunâtre. Elle est due à la présence d'un corps étranger métallique. ◇ **HÉMATOGÈNE** *(angl. hematogenous —).* Infiltration diffuse des tissus par des pigments ferriques provenant du sang. ◇ **HÉPATIQUE** *(angl. hepatic —).* ☞ ***HÉMOCHROMATOSE.*** ◇ **PULMONAIRE** *(angl. pulmonary —).* Pneumoconiose due à l'inhalation de poussières d'oxyde de fer, survenant chez les soudeurs, les polisseurs de métaux, etc.

SIDÉROSILICOSE *s. f. (angl. siderosilicosis).* Pneumoconiose due à l'inhalation de poussières d'oxyde de fer et de silice, observée chez les ouvriers travaillant dans les mines de fer. SYN. ***SILICOSIDÉROSE.***

SIDÉRURIE *s. f. (angl. siderinuria).* Taux du fer dans les urines, normalement très faible.

SIEBOLD (OPÉRATION DE) *(angl. Siebold's pubiotomy).* Technique de pubiotomie.

SIEGAL-CATTAN-MAMOU (MALADIE DE) ☞ ***MALADIE PÉRIODIQUE.***

SIÈGE *s. m. (angl. focus).* Point ou zone du corps où réside l'altération, cause d'un trouble ou d'un phénomène. EX. *siège d'une douleur.*

SIEGLE (OTOSCOPE DE) *(angl. Siegle's otoscope).* Spéculum auriculaire conique, relié à une poire en caoutchouc, à l'aide de laquelle on peut comprimer ou raréfier l'air dans le méat acoustique. Il est utilisé pour apprécier le degré de mobilité du marteau. SYN. ***SPÉCULUM PNEUMATIQUE DE SIEGLE.***

SIEMENS (SYNDROME DE) *(angl. Christ-Siemens-Touraine syndrome, anhidrotic ectodermal dysplasia).* Dysplasie ectodermique héréditaire dominante liée à l'X, caractérisée par l'absence congénitale de glandes sudoripares et sébacées, un aspect clairsemé de la chevelure ou son absence totale et une hyperkératose pilaire du cuir chevelu, des cils et des sourcils. Manifestations associées : hypoplasie unguéale, cataracte, glaucome, surdité et retard staturo-pondéral. SYN. ***MALADIE DE CHRIST-SIEMENS-TOURAINE, ANHIDROSE AVEC HYPOTRICHOSE ET ANODONTIE.***

SIEVERT *s. m. (angl. sievert).* Unité d'équivalent de dose de rayonnement ionisant du Système International d'unités. Symbole : Sv. 1 Sv = 100 rem. ☞ ***REM.***

SIGMATISME *s. m. (angl. sigmatism).* Prononciation incorrecte ou difficile de la lettre S.

SIGMOÏDE **1.** *adj. (angl. sigmoid).* Qui est en forme de S. **2.** *s. m. (angl. sigmoid colon).* Le côlon sigmoïde (ou côlon pelvien) : deuxième partie, mobile, du côlon iliopelvien, comprise entre le bord interne du muscle psoas gauche et le rectum. Il forme une anse rappelant la lettre grecque sigma, d'où son nom.

SIGMOÏDECTOMIE *s. f. (angl. sigmoidectomy).* Résection, partielle ou totale, du côlon sigmoïde.

SIGMOÏDITE *s. f. (angl. sigmoiditis).* Inflammation du côlon sigmoïde.

SIGMOÏDOPEXIE *s. f. (angl. sigmoidopexy).* Fixation chirurgicale du côlon sigmoïde à la paroi abdominale, dans le traitement chirurgical du prolapsus du rectum.

SIGMOÏDOSCOPIE *s. f. (angl. sigmoidoscopy).* Examen endoscopique du côlon sigmoïde.

SIGMOÏDOSTOMIE *s. f. (angl. sigmoidostomy).* Création d'un anus artificiel au niveau du côlon sigmoïde.

SIGNE *s. m. (angl. sign, symptom).* Toute manifestation d'une maladie que le médecin peut constater objectivement et, plus particulièrement, tout phénomène que le médecin peut provoquer intentionnellement à des fins diagnostiques. À distinguer du symptôme, qui est subjectivement ressenti par le malade. Pour les noms de signes comportant un nom propre, voir au nom propre. ◇ **ACCESSOIRE** *(angl. accessory sign).* Signe non pathognomonique d'une maladie. ◇ **DE LA ROUE DENTÉE** ☞ ***ROUE DENTÉE (SIGNE OU PHÉNOMÈNE DE LA).*** ◇ **DU LACET** *(angl. Rumpel-Leede sign).* ☞ ***RUMPEL-LEEDE (PHÉNOMÈNE DE).*** ◇ **GÉNÉRAL** *(angl. general symptom).* Signe qui traduit une altération de l'ensemble de l'organisme, tel que la fièvre ou l'amaigrissement. ◇ **LOCAL** *(angl. local symptom).* Signe dû à une lésion locale.

SILFVERSKIÖLD (MALADIE DE) *(angl. Silferskiöld's syndrome).* Achondroplasie atypique avec aplatissement des corps vertébraux et atteintes épiphysaires et métaphysaires ; affection transmise sur le mode dominant.

SILICATE *s. m. (angl. silicate).* Sel ou ester de l'acide silicique.

SILICATOSE *s. f. (angl. silicatosis).* Pneumoconiose due à l'inhalation de poussières de silicates.

SILICIUM *s. m. (angl. silicon).* Élément de numéro atomique 14 et de masse atomique 28,086. C'est un élément apparenté au carbone, très répandu dans la nature sous forme de quartz, silex, grès, sable, silice, etc. Le silicium sert à fabriquer des semi-conducteurs. Ses composés ont de nombreuses applications industrielles. L'inhalation de poussières des composés du silicium peut être la cause d'affections pulmonaires (silicose). Symbole : Si.

SILICONE *s. f. (angl. silicone).* Nom générique des matières plastiques organiques hautement polymérisées dans lesquelles des atomes de carbone sont remplacés par des atomes de silicium. Leurs applications sont nombreuses et variées : crèmes protectrices et fards, agents lubrifiants, imperméabilisants, antimoussants, pièces d'appareillage plastique.

SILICOSE *s. f. (angl. silicosis).* Pneumoconiose due à l'inhalation de poussières de silice.

SILICOSIDÉROSE *s. f. (angl. silicosiderosis).* ☞ ***SIDÉROSILICOSE.***

SILICOTIQUE *adj. (angl. silicotic).* **1.** Qui se rapporte à la silicose, qui est dû à la silicose. **2.** Qui est atteint de silicose.

SILICOTUBERCULOSE *s. f. (angl. silicotuberculosis).* Silicose compliquée de tuberculose pulmonaire.

SILLON *s. m. (NA. sulcus). (angl. groove, sulcus).* **1.** Dépression étroite et allongée à la surface d'une structure anatomique. SYN. ***GOUTTIÈRE.*** **2.** Dépression linéaire du cortex cérébral, séparant deux gyrus d'un même lobe cérébral. ◇ **ALVÉOLO-LINGUAL** *(angl. alveolingual sulcus).* Sillon compris entre la gencive inférieure et la racine de la langue. ◇ **ATRIOVENTRICULAIRE** *(NA. — coronarius cordis). (angl. atrioventricular groove).* Sillon de la surface externe du cœur, marquant la limite entre les atria et les ventricules. SYN. ***SILLON CORONAIRE DU CŒUR.*** ◇ **BALANOPRÉPUTIAL** *(angl. neck of penis).* ☞ ***SILLON CORONAIRE DU GLAND DU PRÉPUCE.*** ◇ **BASILAIRE** *(NA. — basilaris pontis). (angl. basilar sulcus).* Sillon médian du pont, répondant au tronc basilaire. ◇ **BICIPITAL** ☞ ***SILLON INTERTUBERCULAIRE.*** ◇ **BULBOPONTIN** *(NA. — bulbopontinus). (angl. bulbopontine sulcus).* Sillon séparant le bulbe du pont, et d'où émergent le nerf abducens, le nerf facial, le nerf intermédiaire de Wrisberg et le nerf vestibulocochléaire. ◇ **CALCARIN** *(NA. — calcarinus). (angl. calcarine sulcus).* Sillon horizontal de la face interne de l'hémisphère cérébral. Il s'unit au sillon pariéto-occipital séparant le cuneus du gyrus lingual. ◇ **CAROTIDIEN** *(NA. — caroticus). (angl. carotid sulcus).* Dépression située sur la face supérieure du sphénoïde, qui loge l'artère carotide interne et le sinus caverneux. ◇ **CENTRAL DU CERVEAU** *(NA. — centralis cerebri). (angl. central sulcus of cerebrum).* Sillon de la face latérale de chaque hémisphère cérébral, séparant le lobe frontal en avant, du lobe pariétal en arrière. ◇ **CIRCULAIRE DE L'INSULA** *(NA. — circularis insulae). (angl. circular sulcus of insula).* Sillon qui sépare en profondeur le lobe de l'insula des trois lobes voisins, frontal, pariétal et temporal. ◇ **COLLATÉRAL** *(NA. — collateralis). (angl. collateral sulcus).* Sillon de la face interne de l'hémisphère cérébral, séparant les gyrus fusiforme et hippocampal. ◇ **CORONAIRE DU GLAND DU PRÉPUCE** *(NA. — coronarius glandis penis). (angl. coronary sulcus of penis).* Sillon circulaire séparant le gland du corps de la verge. SYN. ***SILLON CORONAIRE DE LA VERGE.*** ◇ **DORSOLATÉRAL DE LA MOELLE** *(NA. — dorsolateralis medullae spinalis). (angl. dorsolateral sulcus of spinal cord).* Chacun des deux sillons qui, sur la face postérieure de la moelle, séparent les cordons latéraux des cordons postérieurs. ◇ **DORSOLATÉRAL DU BULBE** *(NA. — dorsolateralis medullae oblongatae). (angl. dorsolateral sulcus of medulla oblongata).* Chacun des deux sillons qui, sur la face postérieure du bulbe, font suite aux sillons dorsolatéraux de la moelle, et d'où émergent les racines des nerfs accessoire, pneumogastrique et glossopharygien. ◇ **DE L'ARTÈRE VERTÉBRALE** *(NA. — arteriae vertebralis atlantis). (angl. sulcus of vertebral artery of atlas).* Chacune des deux gouttières situées sur la face postérieure de la colonne vertébrale, de part et d'autre de la crête épinière. ◇ **DE LA VEINE OMBILICALE** *(NA. — venae umbilicalis). (angl. sulcus of umbilical vein).* Sillon longitudinal gauche du foie, qui loge le vestige fibreux de la veine ombilicale. ◇ **DU CINGULUM** *(NA. — cinguli). (angl. sulcus of cingulum).* Sillon située à la face interne de l'hémisphère cérébral, séparant le gyrus cingulaire du lobule paracentral. ◇ **DU NERF RADIAL** *(NA. — nervi radialis). (angl. radial sulcus).* Dépression large, oblique, sur la face postérieure de l'humérus, livrant passage au nerf radial et à l'artère humérale profonde. ◇ **DU SAC LACRYMAL** *(NA. — lacrimalis). (angl. lacrimal sulcus).* Gouttière située sur la paroi interne de l'orbite, qui loge le sac lacrymal. <> **DU SINUS SAGITTAL** *(NA. — sagitalis). (angl. sagittal sulcus).* Sillon situé sur la face interne de la voûte du crâne, en rapport avec le sinus supérieur. <> **DU SINUS SIGMOÏDE** *(NA. — sinus sigmoidei). (angl. sulcus of sigmoid sinus).* Canal dans les os occipital et temporal, qui loge le sinus sigmoïde. <> **FIMBRIOGODRONNÉ** *(angl. fimbriodentate sulcus).* Sillon qui sépare le gyrus dentatus (ou corps godronné) de la fimbria de l'hippocampe. SYN. ***SILLON FIMBRIODENTÉ.*** <> **FRONTAL INFÉRIEUR** *(NA. — frontalis inferior). (angl. inferior frontal sulcus).* Sillon séparant les gyrus frontaux inférieur et moyen. <> **FRONTAL SUPÉRIEUR** *(NA. — frontalis superior). (angl. superior frontal sulcus).* Sillon séparant les gyrus frontaux moyen et supérieur. <> **INTERFESSIER** *(NA. crena ani). (angl. anal cleft).* Profond et étroit sillon situé entre les deux fesses, se continuant en haut avec la région lombaire. Dans le fond du sillon interfessier s'ouvre l'orifice anal. <> **INTERLOBAIRE** *(NA. — interlobare). (angl. interlobar sulcus).* Fente profonde située entre les deux hémisphères cérébraux et occupée par la faux du cerveau. <> **INTERPARIÉTAL** *(NA. — interparietalis). (angl. interparietal sulcus).* Sillon profond de la face latérale du lobe pariétal de l'hémisphère cérébral. <> **INTERTUBERCULAIRE** *(NA. — intertubercularis). (angl. intertubercular sulcus).* Sillon sur la face antérieure de l'humérus, dans lequel glisse le tendon du long biceps. SYN. ***SILLON BICIPITAL.*** <> **INTERVENTRICULAIRE** *(NA. — interventricularis). (angl. interventricular sulcus of heart).* Sillon de la surface externe du cœur, marquant la séparation entre les ventricules droit et gauche. <> **LACRYMAL** *(angl. lacrimal sulcus).* Sillon prolongeant l'orifice inférieur du canal lacrymonasal. <> **LATÉRAL** *(NA. — lateralis). (angl. lateral sulcus).* Profonde scissure de la face latérale de l'hémisphère cérébral, séparant les lobes frontal et pariétal en haut, du lobe temporal en bas. SYN. ***SCISSURE DE SYLVIUS.*** <> **MÉDIAN DU DOS** Dépression médiane du dos, en regard de la colonne vertébrale. Elle est particulièrement marquée chez les sujets musclés. <> **MENTOLABIAL** *(NA. — mentolabialis). (angl. mentolabial sulcus).* Sillon situé entre la lèvre inférieure et le menton. <> **MENTONNIER** Sillon curviligne, marquant la limite inférieure du menton. Il est plus accusé chez les sujets gras, et délimite alors en avant le double menton. <> **MYLOHYOÏDIEN** *(NA. — mylohyoideus). (angl. mylohyoid sulcus).* Sillon situé sur la face interne de la mandibule, livrant passage à l'artère et au nerf mylo-hyoïdiens. SYN. ***GOUTTIÈRE MYLO-HYOÏDIENNE.*** <> **NASOLABIAL** *(NA. — nasolabialis). (angl. nasolabial sulcus).* Sillon oblique en bas et en dehors, séparant la joue de la lèvre supérieure et de la partie inférieure du nez. Il s'étend de l'aile du nez à la commissure labiale. <> **OLFACTIF** *(NA. — olfactorius). (angl. olfactory sulcus).* Gouttière située sur la lame criblée de l'ethmoïde, de chaque côté de le processus crista-galli, en rapport avec le bulbe olfactif. <> **NYMPHO-HYMÉNÉAL** *(angl. nymphocaruncular sulcus).* Sillon situé entre l'hymen et la face interne des petites lèvres. <> **OCCIPITAL TRANSVERSE** *(NA. — occipitalis transversus). (angl. transverse occipital sulcus).* Sillon de la face externe du lobe occipital. <> **PARIÉTO-OCCIPITAL** *(NA. — parieto-occipitalis). (angl. parieto-occipital sulcus).* Scissure bien marquée de la face interne du lobe occipital. <> **PONTO-PÉDONCULAIRE** *(angl. pontopeduncular sulcus).* Sillon transversal séparant le pont des pédoncules cérébraux. <> **POST-CENTRAL** *(NA. — postcentralis). (angl. postcentral sulcus).* Partie antérieure ascendante du sillon interpariétal. Elle limite en arrière le gyrus post-central. <> **PRÉCENTRAL** *(NA. — precentralis). (angl. precentral sulcus).* Sillon discontinu limitant en avant le gyrus précentral. <> **TYMPANIQUE** *(NA. — tympanicus ossis temporalis). (angl. tympanic sulcus of temporal bone).* Sillon circulaire creusé sur le bord concave de l'os tympanal, et dans lequel s'insère la membrane du tympan. <> **VENTROLATÉRAL DE LA MOELLE** *(NA. — ventrolateralis medullae spinalis). (angl. ventrolateral sulcus of spinal cord).* Chacun des deux sillons qui, sur la face antérieure de la moelle, séparent les cordons antérieurs des cordons latéraux. <> **VENTROLATÉRAL DU BULBE** *(NA. — ventrolateralis medullae oblongatae). (angl. ventrolateral sulcus of medulla oblongata).* Chacun des deux sillons qui, sur la face antérieure du bulbe, font suite aux sillons ventrolatéraux de la moelle, et d'où émergent les racines du nerf hypoglosse.

SILVERMAN (SYNDROME DE) *(angl. battered child syndrome).* Ensemble de lésions traumatiques des os et des tissus mous observées chez les jeunes enfants soumis à des mauvais traitements répétés de la part de leur entourage. Ces lésions peuvent être très diverses ; les plus évocatrices étant : des ecchymoses, des hématomes, des égratignures et marques de coup, des fractures multiples. Le retentissement sur l'état général est souvent important. SYN. ***SYNDROME DES ENFANTS BATTUS.***

SILVER-RUSSELL (SYNDROME DE) *(angl. Silver-Russell syndrome).* Nanisme congénital avec anomalies morphologiques et hypogénitalisme de cause inconnue.

SILVESTER (MÉTHODE DE) *(angl. Silvester's method).* Technique manuelle de respiration artificielle, longtemps utilisée pour la réanimation des noyés. Elle consiste à placer les mains du sujet (celui-ci étant en décubitus dorsal) au-dessus de sa tête, de manière à faire entrer l'air dans la cavité thoracique, puis à les abaisser et à les presser contre la poitrine. La manœuvre est répétée 16 fois par minute.

SILVESTRINI-CORDA (SYNDROME DE) *(angl. Silvestrini-Corda syndrome).* Ensemble de troubles endocriniens complexes en rapport avec une insuffisance hépatique due à une cirrhose.

SILVESTRONI-BIANCO (MALADIE DE) *(angl. Silvestroni-Bianco disease).* Forme latente de thalassémie, avec hématies falciformes, anisocytose, érythroblastose, crises douloureuses abdominales et articulaires.

SIMIEN *adj. (angl. simian).* Qui se rapporte aux singes, qui ressemble à un singe. Ex. *virus simien.*

SIMILIA SIMILIBUS CURANTUR Expression latine signifiant « les semblables se guérissent par les semblables », principe fondamental de l'homéopathie, selon lequel les maladies se guérissent par les médicaments qui produisent chez l'homme sain des effets semblables aux symptômes de ces mêmes maladies.

SIMILLIMUM *s. m. (angl. simillimum).* Médicament homéopathique qui reproduit le plus exactement possible l'ensemble des symptômes d'une maladie.

SIMMONDS (MALADIE DE) *(angl. Simmond's disease).* Insuffisance antéhypophysaire grave, avec altération progressive de l'état général allant jusqu'à la cachexie. SYN. ***CACHEXIE HYPOPHYSAIRE.***

SIMON ◇ (OPÉRATIONS DE) **1.** *(angl. Simon's perineorrhaphy).* Réparation des déchirures du périnée par suture en deux plans de la muqueuse vaginale et des téguments. **2.** *(angl. Simon's operation).* Procédé d'amputation du col de l'utérus à deux lambeaux, par section des deux commissures latérales, excision d'un coin de chacune des lèvres, et suture des deux lambeaux ainsi obtenus. **◇ (SIGNES DE)** *(angl. Simon's signs).* **1.** Rétraction ou immobilité de l'ombilic lors de l'inspiration, observée au début de la méningite. **2.** Disparition de la corrélation habituelle entre les mouvements du diaphragme et ceux du thorax, observée au début de la méningite.

SIMONIN (ÉPREUVE DE) *(angl. Simonin's method).* Méthode de détermination d'un groupe sanguin ABO, qui consiste à provoquer l'agglutination des hématies de groupes connus par le sérum à étudier. Elle doit être croisée avec l'épreuve de Beth-Vincent.

SIMONS (MALADIE DE) *(angl. Simons' disease).* Lipodystrophie progressive.

SIMS ◇ (POSITION DE) *(angl. Sims' position).* Décubitus latéral gauche avec les cuisses fléchies, celle reposant sur la table étant en flexion plus accusée, et le bras opposé étant étendu en arrière, le long du dos. **◇ (SPÉCULUM DE)** *(angl. Sims' speculum).* Spéculum vaginal à double valve.

SIMULATEUR *s. m. (angl. malingerer).* Personne qui feint de souffrir d'un trouble, d'une maladie.

SIMULATION *s. f.* **1.** *(angl. simulation).* Emploi d'un modèle dans des situations où l'expérimentation sur un système réel est impossible. **2.** *(angl. malingering).* Fraude consciente et raisonnée qui consiste à provoquer, à imiter ou à exagérer des troubles morbides subjectifs ou objectifs, dans un but intéressé.

SIMULIUM Genre d'insectes Diptères nématocères de la famille de Simulides ressemblant à des moucherons. Plusieurs espèces piquent l'homme, la piqûre pouvant déterminer des troubles toxiques. Certaines espèces, comme *S. damnosum* et *S. mooseri*, peuvent transmettre à l'homme des filaires du genre *Onchocerca.*

SIMULTAGNOSIE *s. f. (angl. simultagnosia).* Agnosie visuelle partielle ne permettant pas d'appréhender un objet dans son ensemble.

SINAPIS Genre de plantes de la famille des Crucifères, considéré aussi comme un sous-genre de *Brassica.* ☞ ***MOUTARDE.***

SINAPISÉ *adj. (angl. sinapized).* Qui contient de la farine de graine de moutarde.

SINAPISME *s. m. (angl. mustard plaster).* Emplâtre ou cataplasme à base de farine de moutarde, destiné à produire une révulsion.

SINCIPITAL *adj. (angl. sincipital).* Qui se rapporte ou qui appartient au sinciput.

SINCIPUT *s. m. (NA. sinciput). (angl. sinciput).* Partie supérieure de la voûte du crâne.

SINDING LARSEN-JOHANSSON (MALADIE DE) *(angl. patellar chondropathy).* Ostéopathie bénigne de la rotule observée chez les adolescents, avec hydarthrose du genou et amyotrophie du quadriceps. SYN. ***PATELLITE DE CROISSANCE, PATELLITE DES ADOLESCENTS.***

SINE MATERIA Locution latine signifiant sans cause apparente. Ex. *dyspnée sine materia.*

SINIGRINE *s. f. (angl. sinigrin).* Myronate de potassium ; glucoside extrait des graines de la moutarde noire, et qui constitue le principe actif de la farine de moutarde. SYN. ***SINIGROSIDE.***

SINISTR-, SINISTRO- *(angl. sinistr-, sinistro-).* Préfixes d'origine latine signifiant gauche, à gauche.

SINISTRALITÉ *s. f. (angl. sinistrality).* Tendance innée à utiliser de préférence un membre (bras ou jambe) gauche pour tous les mouvements volontaires. SYN. ***GAUCHERIE.*** **◇ MANUELLE** *(angl. manual —).* Tendance innée à se servir de la main gauche dans tous les mouvements volontaires et spontanés. SYN. ***MANUALITÉ GAUCHE.***

SINISTROCARDIE *s. f. (angl. sinistrocardia).* Déplacement du cœur vers la gauche. SYN. ***LÉVOCARDIE.***

SINISTROSE *s. f. (angl. malingering).* Terme général désignant les altérations psychiques ou troubles subjectifs des victimes d'accidents du travail, de la circulation ou de guerre, avec manifestation de tendances revendicatrices en vue d'une recherche de réparations médico-légales.

SINO-ATRIAL *adj. (angl. sinoatrial).* Qui se rapporte au sinus veineux et à l'atrium. Ex. *nœud sino-atrial.*

SINU-AORTIQUE (SYNDROME) *(angl. aortic sinus syndrome).* Lipothymie à l'occasion d'un effort chez les sujets présentant une hyperréflectivité du sinus cardioaortique.

SINUCAROTIDIEN (SYNDROME) *(angl. carotid sinus syndrome).* Lipothymie pouvant aller jusqu'à l'arrêt cardiorespiratoire par stimulation de la zone sinu-carotidienne.

SINUEUX *adj. (angl. sinuous).* Qui présente une suite de courbes irrégulières et dans des sens différents.

SINUS *s. m. (NA. sinus). (angl. sinus).* Espace creux ou cavité. ◇ **ANAUX** *(NA. — anales). (angl. anal —).* Replis de la muqueuse rectale, semi-lunaires, qui relient la base des colonnes anales. ◇ **AORTIQUE** *(NA. — aortae). (angl. aortic —).* Dilatation acquise de la paroi de l'aorte au niveau de la convexité de la crosse, due probablement au choc du sang. ◇ **BASILAIRE** ☞ ***PLEXUS BASILAIRE.*** ◇ **CAROTIDIEN** *(angl. carotid —).* Dilatation de l'artère carotide interne, juste au-dessus de la bifurcation de l'artère carotide primitive. SYN. ***BULBE CAROTIDIEN.*** ◇ **CAVERNEUX** *(NA. — cavernosus). (angl. cavernous —).* Chacun des deux sinus veineux situés de chaque côté de la selle turcique, entre la fente sphénoïdale et l'extrémité du rocher, et qui communiquent avec les sinus pétreux. ◇ **CAVERNEUX (SYNDROME DU)** *(angl. cavernous sinus syndrome).* Ophtalmoplégie avec syndrome de Claude Bernard-Horner, paralysie du nerf abducens, du nerf moteur oculaire et de la branche ophtalmique du nerf trijumeau, observée dans la thrombose du sinus caverneux. Elle peut également être provoquée par une tumeur du voisinage ou un anévrysme carotidien. SYN. ***SYNDROME DE LA PAROI EXTERNE DU SINUS CAVERNEUX, SYNDROME DE FOIX.*** ◇ **CIRCULAIRE DE L'IRIS** ☞ ***SINUS VEINEUX DE LA SCLÈRE.*** ◇ **CORONAIRE** *(NA. — coronarius). (angl. coronary —).* Portion terminale et ampullaire de la grande veine coronaire, qui débouche dans l'atrium droit du cœur. ◇ **COSTODIAPHRAGMATIQUE** ☞ ***RÉCESSUS COSTODIAPHRAGMATIQUE.*** ◇ **COSTOMÉDIASTINAL** ☞ ***RÉCESSUS COSTOMÉDIASTINAL.*** ◇ **DE LA DURE-MÈRE** *(NA. — durae matris). (angl. — of dura mater).* Canal veineux situé dans le crâne, et dont la paroi rigide est formée par une duplication de la dure-mère. Les sinus crâniens drainent toutes les veines de l'encéphale, des méninges et de l'œil, ainsi que les veines du diploé. ◇ **DROIT** *(NA. — rectus). (angl. straight —).* Sinus de la dure-mère siué au niveau de la tente du cervelet, à l'endroit où elle entre en contact avec la faux du cerveau. Il est formé par la réunion de la grande veine cérébrale et du sinus sagittal inférieur et se termine dans le confluent des sinus. ◇ **DU TARSE** *(NA. — tarsi). (angl. tarsal —).* Canal ostéofibromusculaire situé en arrière de la malléole interne, descendant vers la plante du pied, et dans lequel passent des tendons, des nerfs et des vaisseaux, qui se rendent de la loge postérieure de la jambe à la plante du pied. SYN. ***CANAL TARSIEN.*** ◇ **ETHMOÏDAL** *(NA. — ethmoidalis). (angl. ethmoidal —).* Chacune des cavités pneumatiques creusées dans les masses latérales de l'ethmoïde. ◇ **FRONTAL** *(NA. — frontalis). (angl. frontal —).* Cavité creusée dans les portions verticale et horizontale du frontal. ◇ **INTERCAVERNEUX** *(NA. — intercavernosi). (angl. intercavernous —).* Sinus veineux circulaire qui occupe le pourtour de la selle turcique et qui fait communiquer les deux sinus caverneux. Il est susjacent à l'hypophyse. ◇ **(MALADIE DU)** *(angl. sick sinus disease).* Troubles du rythme en rapport avec un dysfonctionnement du nœud sinusal. ◇ **MAXILLAIRE** *(NA. — maxillaris). (angl. maxillar —).* Cavité pneumatique creusée dans l'os maxillaire, en communication avec les fosses nasales. ◇ **OCCIPITAL** *(NA. — occipitalis). (angl. occipital —).* Sinus dormé par l'union des sinus marginaux droit et gauche et se terminant dans le confluent des sinus. ◇ **PARANASAL** *(NA. — paranasalis). (angl. paranasal —).* Chacune des cavités pneumatiques annexées aux fosses nasales et creusées dans l'épaisseur des os de la face : frontal, maxillaire, ethmoïde et sphénoïde. ◇ **PÉTREUX INFÉRIEUR** *(NA. — petrosus inferior). (angl. inferior petrous —).* Sinus veineux de la dure-mère, qui part de l'extrémité postérieure du sinus caverneux, chemine le long de la suture pétro-occipitale et se jette dans la veine jugulaire interne. ◇ **PÉTREUX SUPÉRIEUR** *(NA. — petrosus superior). (angl. superior petrous —).* Sinus veineux de la dure-mère, qui part de l'extrémité postérieure du sinus caverneux, longe le bord supérieur du rocher et se termine dans le sinus latéral. ◇ **PILONIDAL** *(angl. pilonidal —).* Kyste suppuré contenant des poils, situé dans la région sacrococcygienne. SYN. ***KYSTE PILONIDAL.*** ◇ **PIRIFORME** ☞ ***RÉCESSUS PIRIFORME.*** ◇ **SAGITTAL INFÉRIEUR** *(NA. — sagittalis inferior). (angl. inferior sagittal —).* Sinus de la dure-mère s'étendant sur le bord inférieur libre de la faux du cerveau et qui se jette dans le sinus droit. ◇ **SAGITTAL SUPÉRIEUR** *(NA. — sagittalis superior). (angl. superior sagittal —).* Sinus de la dure-mère s'étendant sur toute la longueur du bord supérieur de la faux du cerveau et qui se termine dans le confluent des sinus. ◇ **SIGMOÏDE** *(NA. — sigmoideus). (angl. sigmoid —).* Portion du sinus transverse, en forme de S, se jetant dans la veine jugulaire. ◇ **SPHÉNOÏDAL** *(NA. — sphenoidalis). (angl. sphenoidal —).* Cavité pneumatique creusée dans l'épaisseur du corps du sphénoïde. ◇ **SPHÉNOPARIÉTAL** *(NA. — sphenoparietalis). (angl. sphenoparietal —).* Sinus de la dure-mère faisant suite à une veine méningée qui chemine le long du bord postérieur de la petite aile du sphénoïde et qui se termine dans le sinus caverneux. ◇ **TRANSVERSE DE LA DURE-MÈRE** *(NA. — transversus durae matris). (angl. transverse — of dura mater).* Chacun des deux sinus de la protubérance occipitale interne et se réunissent pour former le sinus sigmoïde. ◇ **TRANSVERSE DU PÉRICARDE** *(NA. — transversus pericardi). (angl. transverse — of pericardum).* Espace formé par la réflexion du péricarde sur l'aorte et l'artère pulmonaire. ◇ **TYMPANI** *(NA. — tympani). (angl.*

tympanic —). Fossette de la paroi interne de la caisse du tympan, située entre la fenêtre ovale et la fenêtre ronde. ◇ **UROGÉNITAL** *(NA. — urogenitalis). (angl. urogenital —).* Chez l'embryon, partie ventrale du cloaque après son cloisonnement, où débouchent les conduits de Wolff et de Müller. ◇ **VEINEUX** *(NA. — venosus). (angl. venous —).* Segment du tube cardiaque primitif dans lequel débouchent toutes les veines de l'embryon et qui communique avec l'atrium primitif. ◇ **VEINEUX DE LA SCLÈRE** *(NA. — venosus sclerae). (angl. venosus — of sclera).* Canalicule circulaire situé à la limite de la sclérotique et de la cornée, dans l'angle iridocornéen. ◇ **VENOSUS** *(angl. — venosus).* Retour veineux anormal, une ou plusieurs veines pulmonaires se jetant dans l'atrium droit ou dans la veine cave supérieure.

SINUSAL *adj. (angl. sinusal).* **1.** Qui se rapporte à un sinus (on dit également sinusien). **2.** Qui se rapporte au nœud sinuatrial de Keith et Flack, qui a son origine dans ce nœud. EX. *nœud sinusal.*

SINUSECTOMIE *s. f. (angl. resection of a sinus).* Résection partielle des parois d'un sinus de la face.

SINUSITE *s. f. (angl. sinusitis).* Inflammation, aiguë ou chronique, de la muqueuse tapissant les sinus de la face.

SINUSOÏDE *s. m. (angl. sinusoid).* Type de capillaire de calibre irrégulier, possédant une tunique endothéliale complète, mais une tunique adventice incomplète ou absente. Il se rencontre dans certains organes : le foie, le pancréas, les glandes suprarénales, etc.

SINUSOTOMIE *s. f. (angl. sinusotomy).* Incision chirurgicale d'un sinus de la face.

SIPHON *s. m. (angl. siphon).* Tube en U dont les deux branches sont de longueur inégale, utilisé pour transvaser des liquides, évacuer une cavité ou pratiquer un drainage.

SIPHONAPTÈRES *(angl. Siphonaptera).* Ordre d'insectes dépourvu d'ailes, ectoparasites des mammifères et des oiseaux et comportant en particulier la puce. SYN. ***APHANIPTÈRES.***

SIPPLE (SYNDROME DE) *(angl. Sipple's syndrome).* Syndrome caractérisé par l'association d'un cancer médullaire de la thyroïde (100 %), d'un phéochromocytome (50 %) et d'un adénome parathyroïdien (35 %). Néoplasie endocrinienne de type II, conséquence d'une mutation du gène RET, transmise sur le mode autosomique dominant.

SIRÉNOMÈLE *s. m. (angl. sirenomelus).* Monstre chez lequel les deux membres inférieurs sont remplacés par un moignon conique, les pieds et les organes génito-urinaires faisant complètement défaut.

SIRÉNOMÉLIE *s. f. (angl. sirenomelia).* Monstruosité caractérisant le sirénomèle. SYN. ***SYMPODIE.***

SIROP *s. m. (angl. syrup).* Préparation médicamenteuse aqueuse contenant une forte proportion de sucre. ◇ **DIACODE** Sirop contenant de la teinture d'opium.

SISMOTHÉRAPIE *s. f. (angl. sismotherapy).* **1.** Massage vibratoire. **2.** ☞ ***ÉLECTROCHOC.***

SITE *s. m. (angl. site).* ◇ **ANTICORPS** *(angl. antibody binding —).* Structure complémentaire du site antigénique, présente sur la surface de l'anticorps correspondant. ◇ **ANTIGÉNIQUE** *(angl. antigenic —).* Partie de la molécule d'un antigène qui a la propriété de se combiner avec l'anticorps spécifique correspondant. SYN. ***DÉTERMINANT ANTIGÉNIQUE , ÉPITOPE.***

SITOLOGIE *s. f. (angl. sitologia).* Discipline qui traite des aliments, de l'alimentation et de la nutrition.

SITOMANIE *s. f. (angl. sitomania).* ☞ ***BOULIMIE.***

SITOPHOBIE *s. f. (angl. sitophobia).* Aversion morbide pour tout aliment.

SITOTHÉRAPIE *s. f. (angl. sitotherapy).* Thérapeutique par les aliments. SYN. ***DIÉTOTHÉRAPIE.***

SITOTROPISME *s. m. (angl. sitotropism).* Tendance des cellules à être attirées ou repoussées par certains aliments nutritifs.

SITUS *s. m.* Mot latin signifiant position, situation. ◇ **INCERTUS** Inversion viscérale partielle. ◇ **INVERSUS** Anomalie dans laquelle un organe est placé du côté opposé à celui qu'il occupe normalement. ◇ **SAGITALIS** Inversion viscérale partielle, le cœur et le foie occupant une position médiane. ◇ **SOLITUS** Position normale des viscères.

SIXIÈME *adj. (angl. sixth).* ◇ **MALADIE** *(angl. — disease).* ☞ ***EXANTHÈME SUBIT OU CRITIQUE.*** ◇ **PAIRE CRÂNIENNE** ☞ ***N. ABDUCENS (ATLAS ANATOMIQUE DES NERFS EN ANNEXE).***

SJÖGREN (SYNDROME DE) ☞ ***GOUGEROT-SJÖGREN (SYNDROME DE).***

SJÖGREN-LARSSON (SYNDROME DE) *(angl. Sjogren-Larsson syndrome).* Affection congénitale caractérisée par un retard mental, une ichtyose et une paraplégie spastique, avec parfois une dégénérescence maculaire. Elle est transmise selon le mode autosomique récessif.

SKÉLALGIE PARESTHÉSIQUE *(angl. skelalgia).* Troubles sensitifs, trophiques, dans la zone d'innervation du nerf fibulaire commun, proche de la méralgie paresthésique.

SKENE (GLANDES DE) ☞ ***GLANDES PARA-URÉTRALES.***

SKÉNITE *s. f. (angl. skenitis).* Inflammation des glandes para-urétrales de Skene.

SKIAGRAPHIE *s. f. (angl. skiagraphy).* SYN. ***RADIOGRAPHIE.***

SKIASCOPIE *s. f. (angl. skiascopy).* Méthode d'examen de la réfraction oculaire, au moyen d'un ophtalmoscope, par l'observation du déplacement de l'ombre pupillaire. ☞ ***KÉRATOSCOPIE, PUPILLOSCOPIE.***

SKILLERN (FRACTURE DE) *(angl. Skillern's fracture).* Fracture complète du tiers inférieur du radius et fracture en bois vert du tiers inférieur de l'ulna. Terme peu utilisé.

SKLOWSKY (SIGNE DE) *(angl. Sklowsky's symptom).* Une légère pression du doigt sur une vésicule de varicelle produit sa rupture et la libération de son contenu.

SKODA (SIGNE DE) *(angl. Skoda's sign).* ☞ ***SKODISME.***

SKODISME *s. m. (angl. skodiac resonance).* Augmentation de la sonorité pulmonaire au-dessus du niveau liquide en cas d'épanchement pleural ou d'hydrothorax.

SLA Abréviation de sclérose latérale amyotrophique.

SLUDER ◇ **(MÉTHODE DE)** *(angl. Sluder's method).* Traitement d'une névralgie du ganglion sphénopalatin par injection dans le ganglion d'une solution anesthésique. ◇ **(NÉVRALGIE DE)** *(angl. Sluder's neuralgia).* Névralgie du ganglion sphénopalatin, qui détermine une douleur térébrante du maxillaire, avec irradiation vers le cou et l'épaule et une congestion des muqueuses oculaires et nasales. SYN. ***NÉVRALGIE DU GANGLION SPHÉNOPALATIN.***

SLUDER-BALLENGER ◇ **(GUILLOTINE DE)** *(angl. Sluder's guillotine).* Instrument servant à la tonsillectomie. ◇ **(OPÉRATION DE)** *(angl. Sluder-Ballenger tonsillectomy).* Résection de la tonsille palatine et de sa capsule.

SLUDGE Terme anglais signifiant agrégat d'hématies.

SMEGMA *s. m. (angl. smegma).* Substance blanchâtre, épaisse, caséeuse, d'odeur aigre, qui se trouve au fond du repli du prépuce chez l'homme et autour des petites lèvres chez la femme, produit de l'accumulation de cellules épithéliales desquamées.

SMEGMALITHE *s. m. (angl. smegmalith).* Concrétion calcifiée dans le prépuce.

SMELLIE (COUTEAU DE) *(angl. Smellie's scissors).* Couteau de forme variable, utilisé pour la craniotomie.

SMITH ◇ **(FRACTURE DE)** *(angl. Smith's fracture).* Fracture inverse de la fracture de Colles, avec déplacement du fragment osseux inférieur vers l'avant (palmaire). SYN ***FRACTURE DE GOYRAND-SMITH.*** ◇ **(OPÉRATION DE)** *(angl. Smith's operation).* Traitement des hémorroïdes par clampage et thermocautérisation. ◇ **(PESSAIRE DE)** *(angl. Smith's pessary).* Pessaire en forme d'anneau ovale incurvé à l'une de ses extrémités, adapté aux rétroversions de l'utérus. ◇ **(SIGNE DE)** *(angl. Smith's sign).* Murmure veineux perçu au niveau du manubrium sternal chez les enfants présentant des adénopathies trachéo-bronchiques tuberculeuses, lorsque la tête est fortement fléchie en arrière.

SMITH ET STRANG (MALADIE DE) *(angl. Smith-Strang disease).* Enzymopathie congénitale caractérisée par la présence d'acide hydroxybutyrique dans l'urine lui donnant une odeur de houblon, par une encéphalopathie et un retard psychomoteur. SYN. ***MALADIE DES URINES À ODEUR DE HOUBLON.***

SMITH, LEMLI ET OPITZ (SYNDROME DE) *(angl. Smith-Lemli-Opitz syndrome).* Nanisme congénital à transmission autosomique récessive de type harmonieux avec anomalies des extrémités, malformations diverses et un retard mental sévère.

SMITH-PETERSEN (OPÉRATION DE) *(angl. Smith-Petersen operation).* Arthroplastie de la hanche, avec remodelage de la tête fémorale hypertrophiée et interposition d'une cupule métallique, dans la coxarthrose. Technique désuète.

SMITHWICK (OPÉRATION DE) *(angl. Smithwick operation).* Sympathectomie bilatérale proposée pour le traitement de l'hypertension artérielle et comportant la résection de la chaîne sympathique de T8 à L1 et des nerfs splanchniques.

SMOOTH *adj.* Terme anglais signifiant lisse, couramment utilisé par les bactériologistes français, et désignant une des deux variantes sous lesquelles peuvent se présenter les colonies de certaines espèces bactériennes. Abréviation : S.

SMYRIDOSE *s. f.* Pneumoconiose à la poussière d'émeri.

Sn *(angl. Sn).* Symbole chimique de l'étain (*stannum*).

SNEDDON (SYNDROME DE) *(angl. Sneddon's syndrome).* Association d'accidents ischémiques diffus, sous-corticaux, avec déficits neurologiques multiples et livedo cutané disséminé. Les anticorps anticardiolipides sont présents.

SNEDDON-WILKINSON (SYNDROME OU PUSTULOSE SOUS-CORNÉE DE) *(angl. Sneddon-Wilkinson disease, subcorneal pustular dermatosis).* Éruption récidivante de pustules, siégant surtout au thorax et survenant principalement chez la femme. SYN. ***DERMATOSE PUSTULEUSE SOUS-CORNÉE.***

SNELLEN ◇ **(LETTRES DE)** *(angl. Snellen's test type).* Optotypes pour la mesure de l'acuité visuelle. ◇ **(OPÉRATION DE)** *(angl. Snellen's operation).* Technique pour la correction d'un ectropion au moyen de sutures. ◇ **(SIGNE DE)** *(angl. Snellen's sign).* Souffle vasculaire perçu quelquefois au stéthoscope appliqué sur les globes oculaires, dans le goitre exophtalmique.

SOCIN (OPÉRATION DE) *(angl. Socin's operation).* Énucléation d'un nodule thyroïdien avec conservation du tissu glandulaire environnant.

SOCIOGENÈSE *s. f. (angl. sociogenesis).* Rôle attribué aux facteurs sociaux dans l'apparition et le développement des troubles mentaux.

SODÉ *adj. (angl. sodic).* Qui contient du sodium ou de la soude ; qui a été traité par le sodium ou l'un de ses composés.

SODIQUE *adj.* *(angl. sodic).* **1.** Qui se rapporte au sodium. **2.** Qui contient du sodium. Ex. *sel sodique.*

SODIUM *s. m.* *(angl. sodium).* Élément métallique alcalin, monovalent, mou, blanc argenté, de numéro atomique 11, de masse atomique 22,99, de densité 0,97. Il a une grande affinité pour l'oxygène et d'autres éléments non métalliques. Le sodium est un constituant essentiel de pratiquement tous les tissus végétaux et animaux. Beaucoup de ses sels sont employés en thérapeutique. Symbole : Na. SYN. ***NATRIUM.*** ◇ **(ACÉTATE DE)** *(angl. — acetate).* Sel cristallisant en prismes, soluble, diurétique, expectorant et alcalinisant urinaire. ◇ **(ASCORBATE DE)** *(angl. — ascorbate).* Sel sodique de l'acide ascorbique (ou vitamine C) à usage parentéral. ◇ **(BENZOATE DE)** *(angl. — benzoate).* Composé très hydrosoluble ; il a été utilisé dans la goutte et la lithiase, le rhumatisme, les affections pharyngées et bronchiques. ◇ **(BICARBONATE DE)** *(angl. — bicarbonate).* Sel de formule $NaHCO_3$, qui entre dans la composition d'un grand nombre d'eaux minérales. Il est utilisé comme antiacide gastrique dans l'hyperchlorhydrie, et comme alcalinisant urinaire. SYN. ***CARBONATE ACIDE DE SODIUM, HYDROGÉNOCARBONATE DE SODIUM.*** ◇ **(BORATE DE)** *(angl. — borate).* ☞ ***BORAX.*** ◇ **(BROMURE DE)** *(angl. — bromide).* Composé de formule NaBr ; cristaux blancs ou incolores, solubles dans l'eau. Sédatif et antiépileptique. ◇ **(CHLORATE DE)** *(angl. — chlorate).* Sel cristallisé incolore, désinfectant. ◇ **(CHLORURE DE)** *(angl. — chloride).* Sel commun (NaCl), blanc, cristallisé et soluble. Aliment indispensable puisqu'il constitue la plus gande partie des constituants inorganiques du sérum, raison pour laquelle il est utilisé pour réaliser des solutions isotoniques. SYN. ***SEL, SEL DE CUISINE.*** ◇ **(CITRATE DE)** *(angl. — citrate).* Sel blanc cristallisé, antiacide, diurétique et expectorant. Il est également utilisé comme anticoagulant pour le sang ou le plasma devant être conservé. ◇ **(DÉHYDROCHOLATE DE)** *(angl. — dehydrocholate).* Sel sodique de l'acide déhydrocholique, poudre cristalline incolore, soluble, de saveur amère. C'est un cholérétique. Il augmente le volume de la bile et la fluidifie. ◇ **(GLYCOCHOLATE DE)** *(angl. — glycocholate).* Sel cholagogue obtenu à partir de la bile. ◇ **(HYDROXYDE DE)** *(angl. — hydroxide).* ☞ ***SOUDE CAUSTIQUE.*** ◇ **(IODURE DE)** *(angl. — iodide).* Sel de formule NaI ; cristaux incolores, solubles dans l'eau. Il est préconisé comme expectorant et surtout utilisé comme source d'iode. ◇ **(NITRATE DE)** *(angl. — nitrate).* Sel cristallin de formule $NaNO_3$, a été utilisé comme diurétique et purgatif. ◇ **(NITRITE DE)** *(angl. — nitrite).* Sel cristallin blanc, de formule $NaNO_2$, antidote de l'intoxication par les cyanures. ◇ **(PHOSPHATE DE)** *(angl. — phosphate).* Sel blanc cristallin, de formule Na_2HPO_4, utilisé comme cholagogue et laxatif. SYN. ***PHOSPHATE DISODIQUE.*** ◇ **(SALICYLATE DE)** *(angl. — salicylate).* Sel blanc cristallisé d'action semblale à celle de l'acide salicylique, mais moins irritant et mieux absorbé que celui-ci : antirhumatismal, antipyrétique et analgésique, cholagogue. Il est également utilisé comme agent sclérosant dans le traitement des varices. ◇ **(SILICATE DE)** *(angl. — silicate).* Composé antiseptique dont la solution aqueuse (verre liquide) est utilisée pour la préparation de bandages chirurgicaux rigides, du fait de sa solidification. ◇ **(SULFATE DE)** *(angl. — sulfate).* Poudre blanche cristalline, soluble dans l'eau, douée de propriétés laxatives. La préparation officinale, hydratée, est le sel de Glauber. ◇ **(SULFOSALICYLATE DE)** *(angl. — sulfosalicylate).* Poudre cristalline blanche, soluble dans l'eau, d'utilisation semblable à celle du salicylate de sodium. ◇ **(TAUROCHOLATE DE)** *(angl. — taurocholate).* Sel sodique de l'acide taurocholique, stimulant de la sécrétion biliaire. ◇ **(THIOSULFATE DE)** *(angl. — thiosulfate).* Poudre cristalline incolore, soluble dans l'eau. Il est employé comme antidote dans l'intoxication par les cyanures.

SODOKU *s. m.* *(angl. sodoku).* Maladie infectieuse, commune au Japon, due au spirille *Spirillum minus.* Inoculée à l'homme par la morsure de rats infectés, elle est caractérisée par des signes locaux au niveau du point d'inoculation, par une fièvre récurrente et par une éruption maculo-papuleuse coïncidant avec la poussée fébrile. Le nom de la maladie vient du japonais *so*, rat ; *doku*, poison. SYN. ***SOKOSHO, FIÈVRE PAR MORSURE DE RAT.***

SODOMIE *s. f.* *(angl. sodomy).* **1.** Coït anal. **2.** Bestialité.

SOHVAL-SOFFER (SYNDROME DE) *(angl. Sohval-Soffer syndrome).* Ensemble malformatif osseux avec hypogonadisme et débilité mentale.

SOI *s. m.* *(angl. self).* **1.** Concept utilisé par différentes écoles psychologiques, et qui définit fondamentalement l'image que l'individu a de sa propre personne. En général, ce concept désigne l'ensemble des représentations mentales qui, par des mécanismes conscients et inconscients, déterminent le profil de croyances ou d'idées que chaque personne a autour de son propre être dans les dimensions somatiques, psychologiques et sociales. **2.** En immunologie, ensemble du patrimoine immunologique spécifique de chaque individu. Sa connaissance engage de multiples structures (molécules du CMH, anticorps, lymphocytes T, etc.) qui permettent d'en distinguer le non-soi. ☞ ***NON-SOI.***

SOIE *s. f.* *(angl. silk).* Substance filamenteuse tirée du cocon du ver à soie (*Bombyx mori*). Elle est utilisée en chirurgie comme moyen de sutures et de ligatures.

SOJA *s. m.* *(angl. soy bean).* Plante de la famille des Légumineuses (*Soja hispida* ou *Glycine hispida*), dont les graines servent à la préparation d'aliments adaptés aux diabétiques, car elles ne contiennent pas d'amidon. Elle fournit aussi des enzymes, notamment l'uréase.

SOKOLOW ET LYON (INDICE DE) *(angl. Sokolow-Lyon index).* Somme arithmétique des amplitudes de RV_5 et SV_1 à l'électro-cardiogramme ; il existe une hypertrophie ventriculaire gauche si l'indice est supérieur à 35 mm.

SOKOSHO *s. m. (angl. sokosho).* ☞ ***SODOKU.***

SOL *s. m. (angl. sol).* Solution ou suspension colloïdale en milieu liquide (en milieu gazeux, on parle d'aérosol). ☞ ***GEL.***

SOLAIRE *adj. (angl. solar).* **1.** Qui se rapporte au soleil, qui est provoqué par son rayonnement. EX. *spectre solaire, érythème solaire.* **2.** Qui se rapporte au plexus solaire. ☞ ***SYNDROME SOLAIRE.***

SOLANDRINE *s. f. (angl. solandrine).* Alcaloïde extrait de la plante *Solandra laevis*, qui possède des propriétés analogues à celles de la scopolamine.

SOLANIDINE *s. f. (angl. solanidine).* Alcaloïde extrait de *Solanum tuberosum* (pomme de terre).

SOLANINE *s. f. (angl. solanine).* Alcaloïde toxique narcotique, de formule $C_{45}H_{73}NO_{15}$; c'est une poudre cristalline blanche, obtenue à partir des baies de *Solanum nigrum*, *Solanum dulcamara* et d'autres espèces de *Solanum*.

SOLANUM Genre de plantes de la famille des Solanacées, comprenant un grand nombre d'espèces, parmi lesquelles la douce-amère (*S. dulcamara*), la morelle noire (*S. nigra*), la pomme de terre (*S. tuberosum*).

SOLARIUM *s. m. (angl. solarium).* Local aménagé pour prendre des bains de soleil ou de lumière artificielle.

SOLÉAIRE *s. m. (angl. soleus muscle).* Muscle de la région postérieure de la jambe ; se termine par un tendon commun (tendon calcanéen) avec le gastrocnémien. ☞ ***ATLAS ANATOMIQUE DES MUSCLES EN ANNEXE.***

SOLÉNOME *s. m. (angl. endometrioma).* Endométriose à localisation extra-utérine.

SOLUTÉ *s. m. (angl. solute).* **1.** Dans une solution, substance dissoute, par opposition au solvant. **2.** En pharmacologie, solution obtenue par dissolution d'une ou de plusieurs substances médicamenteuses dans un solvant approprié. ⊂ **PHYSIOLOGIQUE** *(angl. physiological solution).* ☞ ***SOLUTION PHYSIOLOGIQUE SALÉE.***

SOLUTION *s. f. (angl. solution).* Mélange liquide homogène d'une substance solide, liquide ou gazeuse (la substance dissoute est le soluté), et d'un liquide (le solvant) généralement en quantité plus élevée. ⊂ **ALCOOLIQUE** *(angl. alcoholic —).* Solution dans laquelle le solvant est l'alcool. ⊂ **AQUEUSE** *(angl. aqueous —).* Solution dans laquelle le solvant est l'eau. ⊂ **COLLOÏDALE** *(angl. colloid —).* Système colloïdal dans lequel la phase dispersante est un liquide et la phase dispersée un solide disséminé de façon homogène sous forme de fines particules. Une solution colloïdale peut être liquide (sol) ou de consistance plus ou moins épaisse (gel). ⊂ **DE CONTIGUÏTÉ** *(angl. — of contiguity).* Séparation de parties précédemment en contact, par exemple lors d'une luxation. ⊂ **DE CONTINUITÉ** *(angl. — of continuity).* Toute division, complète ou partielle, survenant dans un organe ou un tissu dont les éléments constitutifs sont normalement continus. ⊂ **HYPERTONIQUE** *(angl. hypertonic —).* Solution dont la pression osmotique est supérieure à celle du sérum sanguin. SYN. ***SOLUTION HYPEROSMOTIQUE.*** ⊂ **HYPOTONIQUE** *(angl. hypotonic —).* Solution dont la pression osmotique est inférieure à celle du sérum sanguin. ⊂ **ISOTONIQUE** *(angl. isotonic —).* Solution ayant la même pression osmotique que le sérum sanguin, et dans laquelle on peut maintenir intacts des éléments cellulaires (notamment des érythrocytes). ⊂ **MOLAIRE** *(angl. molar —).* Solution qui contient une mole (une molécule-gramme) de substance dissoute par litre. ⊂ **NORMALE** *(angl. normal —).* Solution qui contient une valence-gramme de substance dissoute par litre. ⊂ **PHYSIOLOGIQUE SALÉE** *(angl. physiological salt —).* Solution isotonique contenant 9 g de chlorure de sodium (NaCl) par 1 000 mL d'eau distillée. Elle est utilisée en injections (notamment perfusion intraveineuse lente) pour pallier une diminution importante du volume sanguin ou une déshydratation importante. (Le terme *sérum physiologique*, utilisé couramment comme synonyme, est impropre). SYN. ***SOLUTÉ PHYSIOLOGIQUE.*** ⊂ **PHYSIOLOGIQUE SUCRÉE** *(angl. physiological glucose —).* Solution isotonique contenant 50 g de glucose pour 1 000 mL d'eau distillée. Elle est utilisée en injections intraveineuses comme agent nutritif. ⊂ **TAMPON** *(angl. buffer —).* Solution dont le pH reste sensiblement constant malgré l'addition d'un acide ou d'une base. EX. *le système acide carbonique-carbonate dans le sang.*

SOLVANT *s. m. (angl. solvent).* Substance liquide qui peut dissoudre une autre substance. S'emploie aussi comme adjectif. SYN. ***DISSOLVANT.***

SOMA *s. m. (angl. soma).* Ensemble de l'organisme, à l'exclusion des cellules et des tissus qui jouent un rôle direct dans la reproduction.

SOMA-, SOMAT-, SOMATO- *(angl. soma-, somat-, somato-).* Préfixes d'origine grecque indiquant une relation avec le corps.

SOMATALGIE *s. f. (angl. somatalgia).* Douleur d'origine organique, par opposition à une douleur d'origine purement psychique.

SOMATHORMONE *(angl. growth hormone).* ☞ ***SOMATOTROPHINE.***

SOMATIQUE *adj. (angl. somatic).* Qui se rapporte ou qui appartient au corps. Se dit d'un phénomène ou d'une cause physiques (organiques), par opposition à d'autres de nature psychique.

SOMATISATION *s. f. (angl. somatization).* Processus de conversion de troubles ou conflits psychiques en symptômes fonctionnels somatiques.

SOMATOBLASTE *s. m. (angl. somatoblast).* Blastomère qui participe à la formation des cellules somatiques, par opposition aux cellules reproductrices.

SOMATOGÈNE *adj. (angl. somatogenic).* Qui a son origine dans les tissus ou les organes.

SOMATOGENÈSE *s. f. (angl. somatogenesis).* **1.** Développement du corps à partir des cellules somatiques. **2.** Acquisition des caractères corporels.

SOMATOGNOSIS *s. f. (angl. somatognosis).* Conscience que chaque individu prend de son propre corps.

SOMATOME *s. m. (angl. somatome).* ☞ ***SOMITE.***

SOMATOMÉDINE *s. f. (angl. somatomedin).* Hormone polypeptidique sécrétée par le foie, et dont la présence dans le sang est indispensable à l'action biologique de l'hormone de croissance sur le cartilage. Proche de la pro-insuline, la somatomédine comporte en fait deux substances : l'IGF1 et l'IGF2. SYN. ***FACTEUR DE SULFATATION.***

SOMATOMÉTRIE *s. f. (angl. somatometry).* Ensemble des procédés de mensuration du corps humain.

SOMATOPAGE *s. m. (angl. somatopagus).* Monstre double dont les deux composants sont unis par leurs troncs.

SOMATOPLASME *s. m. (angl. somatoplasm).* Protoplasme des cellules somatiques, par opposition au protoplasme des cellules germinales.

SOMATOPLEURE *s. f. (angl. somatopleure).* Feuillet externe ou pariétal de la portion ventrale du mésoderme. Il formera secondairement le péricarde pariétal, la plèvre pariétale, le péritoine pariétal et la vaginale testiculaire. ☞ ***SPLANCHNOPLEURE.***

SOMATOPSYCHIQUE *adj. (angl. somatopsychic).* Qui se rapporte à la fois au corps et à l'esprit.

SOMATOSCHISIS *s. f. (angl. somatoschisis).* Anomalie caractérisée par une fissure sagittale d'un ou de plusieurs corps vertébraux. SYN. ***RACHISCHISIS ANTÉRIEUR.***

SOMATOSTATINE *s. f. (angl. somatostatin).* Hormone tétradécapeptide inhibitrice de la sécrétion hypophysaire de l'hormone de croissance et de l'hormone thyréotrope. Au niveau du pancréas, elle inhibe la libération d'insuline, de glucagon et de la gastrine. On la retrouve dans divers tissus : pancréas, estomac, intestin, différentes régions du système nerveux central. Abréviation : SRIF (de l'anglais *somatotrophin releasing inhibiting factor*), GHRIH (de l'anglais *growth hormone releasing inhibiting hormone*).

SOMATOSTATINOME *s. m. (angl. somatostatinoma).* Tumeur sécrétant la somatostatine.

SOMATOTROPE *adj. (angl. somatotropic).* Qui exerce une action sur les cellules somatiques ou sur le corps.

SOMATOTROPHINE *s. f. (angl. somatotrophin).* Hormone synthétisée et sécrétée par les cellules éosinophiles du lobe antérieur de l'hypophyse, et qui stimule la croissance corporelle. Elle a un effet anabolisant sur les protides, et agit sur les équilibres phosphocalcique, glucidique et lipidique. Abréviation : GH (de l'anglais *growth hormone*), STH (de l'anglais *somatotropic hormone*). SYN. ***HORMONE DE CROISSANCE, HORMONE SOMATOTROPE, SOMATOSTIMULINE.***

SOMATOTYPE *s. m. (angl. somatotype).* Type morphologique ou constitutionnel.

SOMESTHÉSIE *s. f. (angl. somatognosis).* Sensibilité corporelle (cutanée et interne), par opposition aux fonctions sensorielles.

SOMITE *s. m. (angl. somite).* Chacun des segments du mésoblaste de l'embryon, qui donnera le dermatome, le myotome et le sclérotome. SYN. ***PROTOVERTÈBRE.***

SOMMATION *s. f. (angl. summation).* Renforcement de l'état d'excitation d'un neurone moteur ou d'un groupe de neurones moteurs, produit par la répétition d'influx provenant d'un même territoire sensoriel (sommation temporelle), ou par la convergence d'influx provenant de territoires sensoriels différents (sommation spatiale).

SOMMEIL *s. m. (angl. sleep).* État physiologique actif de restauration caractérisé par la suspension, périodique et réversible de la conscience et de la vie de relation et répondant à un besoin de repos de l'organisme. Il est accompagné d'une abolition plus ou moins importante de la sensibilité et d'un ralentissement de la plupart des fonctions de la vie organique. L'électroencéphalographie permet de détecter des phases de sommeil lent, caractérisées par un ralentissement et une synchronisation des ondes, et des phases de sommeil rapide (ou paradoxal), dans lesquelles il existe une désynchronisation du tracé avec des ondes rapides, une hypotonie musculaire marquée, des mouvements rapides des yeux et une production de rêves. ~ **(CURE DE)** *(angl. — therapy).* Technique thérapeutique visant à provoquer le sommeil par l'administration d'hypnotiques pendant dix à vingt jours, le sommeil durant 15 à18 heures par jour et étant interrompu par des moments consacrés à l'alimentation, à l'hygiène et à des séances de psychothérapie. ~ **LENT** *(angl. slow wave —).* Phase du sommeil qui se caractérise électriquement par la survenue d'ondes lentes et amples. Il peut être subdivisé en quatre stades de profondeur croissante. ~ **(MALADIE DU)** *(angl. African trypanosomiasis).* ☞ ***TRYPANOSOMIASE AFRICAINE.*** ~ **PARADOXAL** *(angl. paradoxical —).* Phase du sommeil qui survient par périodes récurrentes de 10 à 20 minutes, caractérisées électriquement par la présence de rythmes rapides de faible amplitude, s'accompagnant d'une hypotonie musculaire diffuse, de mouvements oculaires rapides, de fluctuations des fréquences cardiaques et respiratoires. Elle correspond aux périodes de rêve. SYN. ***SOMMEIL RAPIDE.***

SOMNAMBULISME *s. m. (angl. somnambulism).* Activité physique automatique, plus ou moins coordonnée (notamment la marche), survenant pendant le sommeil lent profond et dont le sujet n'a aucun souvenir au réveil.

SOMNIFÈRE *adj. (angl. hypnotic, soporific).* Se dit d'une substance qui provoque le sommeil. S'emploie aussi comme substantif.

SOMNILOQUIE *s. f. (angl. somniloquism).* Automatisme verbal survenant pendant le sommeil.

SOMNOLENCE *s. f. (angl. somnolence).* État d'assoupissement peu profond, mais difficile à surmonter, relevant de causes diverses.

SOMNOLENT *adj. (angl. somnolent).* Qui est atteint de somnolence.

SOMOGYI (UNITÉ) *(angl. Somogyi unit).* Unité de dosage de l'amylase sérique : c'est la quantité d'amylase nécessaire pour hydrolyser 1,5 mg d'amidon en 8 minutes à 37 °C.

SON *s. m. (angl. sound).* **1.** Sensation auditive engendrée par une vibration acoustique. **2.** Vibration acoustique capable de créer une sensation auditive. ◇ **TYMPANIQUE** *(angl. tympanitic resonnance).* Son analogue à celui produit par la percussion d'un tambour, perçu dans la dilatation de l'estomac ou de l'intestin par des gaz, dans l'emphysème pulmonaire, etc.

SONDAGE *s. m. (angl. catheterization).* Action de mettre en place une sonde.

SONDE *s. f. (angl. sound, catheter, probe).* Terme général désignant différents instruments, cylindriques, longs et fins généralement, souples ou rigides, pleins ou creux, servant à explorer un conduit ou une cavité naturels, à évacuer le contenu d'une cavité naturelle ou à y injecter un liquide ou un gaz. ◇ **À DOUBLE VOIE** *(angl. double-current catheter).* Sonde urétrale ou utérine, dont le conduit est divisé en deux par une cloison longitudinale afin que le liquide injecté d'un côté puisse ressortir de l'autre. ◇ **LACRYMALE** *(angl. lacrymal probe).* Sonde fine utilisée pour dilater ou explorer les conduits lacrymaux. ◇ **MOLÉCULAIRE** *(angl. DNA probe).* Fragment d'ADN marqué par un corps radioactif ou par un enzyme pour le repérage précis d'un gène. SYN. ***SONDE GÉNÉTIQUE.***

SONNE (DYSENTERIE DE) *(angl. Sonne's dysentery).* Dysenterie bacillaire due à *Shigella sonnei.*

SONNE-DUVAL (BACILLE DE) SYN. ***SHIGELLA SONNEI.*** ☞ ***SHIGELLA.***

SONOGRAPHE *s. m. (angl. sonograph).* **1.** Appareil qui transforme les sons en signaux lumineux enregistrés sous forme de sonogramme par la méthode oscillographique. **2.** Appareil qui enregistre (sous forme de sonogramme) des images obtenues au moyen d'ultrasons utilisés à des fins d'exploration clinique. Le sonographe trouve une application pratique en échographie. ☞ ***ÉCHOGRAPHIE.***

SOPHROLOGIE *s. f. (angl. sophrology).* Discipline psychosomatique qui étudie les effets sur l'organisme de certains états de conscience provoqués par différentes techniques (relaxation profonde, hypnose, suggestion) ou applications culturelles (yoga, zen, etc.).

SOPOREUX *adj. (angl. soporous).* Qui est caractérisé par un assoupissement profond. EX. *maladie soporeuse.*

SOPORIFIQUE *adj. (angl. soporific).* ☞ ***HYPNOTIQUE.***

SORBITOL *s. m. (angl. sorbitol).* Polyalcool à six carbones qui résulte de la réduction enzymatique du glucose. C'est un diurétique et un cholérétique. SYN. ***SORBITE.***

SORBITOL-DÉSHYDROGÉNASE *s. f. (angl. sorbitol dehydrogenase).* Enzyme isolée du foie et des vésicules séminales, qui catalyse la transformation du sorbitol en fructose. Son taux sanguin est augmenté dans certaines affections hépatiques. Abréviation : SDH.

SORESI (CANULE DE) *(angl. Soresi's cannula).* Instrument composé d'un double cylindre, utilisé pour les anastomoses veinoveineuses ou artérioveineuses.

SORET (BANDE DE) *(angl. Soret's band).* Bande à l'extrémité violette du spectre de l'hémoglobine, caractéristique des composés porphyriniques.

SORIANO (SYNDROME DE) *(angl. periostitis deformans).* Affection caractérisée cliniquement par des tuméfactions osseuses périostées multiples et radiologiquement par des hyperostoses et des condensations osseuses, compliquées plus tardivement d'atrophie ostéo-articulaire. SYN. ***PÉRIOSTITE DÉFORMANTE DE SORIANO.***

SOROCHE *s. m. (angl. soroche).* Dans les Andes, nom du mal des montagnes, faussement attribué à des émanations métalliques.

SORSBY (DÉGÉNERESCENCE MACULAIRE DE) *(angl. Sorsby's syndrome).* Choriorétinite centrale inflammatoire suivie d'atrophie de la macula.

SOTALOL *s. m. (angl. sotalol).* Antagoniste des récepteurs bêta-adrénergiques. ☞ ***PROPRANOLOL.***

SOTOS (SYNDROME DE) *(angl. Sotos' syndrome, cerebral gigantism).* Syndrome caractérisé par une croissance anormalement accélérée et des anomalies crâniennes, associées à des troubles neurologiques et à un retard du développement mental. SYN. ***GIGANTISME CÉRÉBRAL.***

SOUCHE *s. f. (angl. strain).* En biologie, ensemble d'organismes provenant d'un même ancêtre. SYN. ***LIGNÉE.***

SOUDAN *s. m. (angl. sudan).* Matière colorante rouge, utilisée en histologie pour la coloration des lipides. Il existe plusieurs variétés de colorants soudans.

SOUDANOPHILE *adj. (angl. sudanophil).* Qui a de l'affinité pour les colorants soudans.

SOUDE *s. f. (angl. soda).* **1.** Carbonate de sodium Na_2CO_3. **2.** Plante de la famille des Chenopodiacées (ou Salsolacées), qui produit de la soude. ◇ **CAUSTIQUE** *(angl. caustic —).* Hydroxyde de sodium NaOH. Solide blanc, déliquescent, très soluble dans l'eau et l'alcool, fortement basique ; très caustique.

SOUFFLE *s. m. (angl. murmur, souffle).* Bruit rappelant le bruit que fait l'air en sortant d'un soufflet, et qui est perçu à l'auscultation, en particulier du cœur et des poumons. ◇ **AMPHORIQUE** *(angl. amphoric murmur).* Souffle respiratoire résultant de la transmission du souffle tubaire à travers un épanchement gazeux (pneumothorax) ou une grande caverne pulmonaire, et rappelant le bruit obtenu en soufflant dans une bouteille vide. ◇ **ANÉMIQUE** *(angl. anemic murmur).* Souffle cardiaque anorganique, le plus souvent systolique, entendu chez des sujets ayant une anémie quelle qu'en soit la cause. ◇ **ANORGANIQUE** *(angl. functional murmur).* Souffle systolique audible en un point quelconque de l'aire précordiale chez un sujet ne présentant aucune anomalie cardiaque. SYN. *SOUFFLE INORGANIQUE.* ◇ **AORTIQUE** *(angl. aortic murmur).* Souffle dû à une affection des valves aortiques. ◇ **ARTÉRIEL** *(angl. arterial murmur).* Souffle perçu sur le trajet d'une artère, le plus souvent holosystolique, et traduisant l'existence d'un obstacle gênant la circulation. ◇ **BRONCHIQUE** ☞ *SOUFFLE TUBAIRE.* ◇ **CARDIAQUE** *(angl. cardiac murmur).* Souffle perçu à l'auscultation du cœur et prenant son origine dans cet organe. Il peut être organique ou anorganique, systolique ou diastolique. ◇ **CARDIOPULMONAIRE** *(angl. cardiopulmonary murmur).* Souffle anorganique extracardiaque, prenant naissance dans la languette pulmonaire précardiaque. ◇ **CAVERNEUX** *(angl. cavitary murmur).* Variété de souffle tubaire, de tonalité grave, perçue lorsqu'il existe une caverne pulmonaire entourée d'une condensation du parenchyme pulmonaire. SYN. *SOUFFLE CAVITAIRE.* ◇ **D'ÉJECTION** *(angl. ejection murmur).* Souffle sytolique provoqué par un rétrécissement de l'orifice aortique ou pulmonaire. ◇ **DIASTOLIQUE** *(angl. diastolic murmur).* Roulement que l'on entend pendant la diastole. ◇ **EN ÉCHARPE** *(angl. mitroaortic murmur).* Souffle mitro-aortique irradiant de l'apex vers le haut en cas d'infiltration arterioscléreuse de l'orifice aortique. ◇ **EXTRACARDIAQUE** *(angl. extracardiac murmur).* Souffle qui n'est pas d'origine cardiaque. ◇ **FONCTIONNEL** *(angl. functional murmur).* Souffle résultant de la dilatation de l'anneau d'insertion des valves aortiques. ◇ **FUNICULAIRE** *(angl. funicular murmur).* Bruit fœtal synchrone au rythme cardiaque du fœtus, perçu à l'auscultation de l'utérus gravide et témoignant d'une légère compression du cordon ombilical. ◇ **MITRAL** *(angl. mitral murmur).* Souffle dû à une affection de la valve atrioventriculaire gauche. ◇ **ORGANIQUE** *(angl. organic murmur).* Souffle dû à une altération anatomique du cœur ou des gros vaisseaux. ◇ **PLACENTAIRE** ☞ *SOUFFLE UTÉRIN.* ◇ **PLEURÉTIQUE** *(angl. pleural murmur).* Souffle tubaire modifié par l'interposition d'un épanchement pleural. ◇ **PROTODIASTOLIQUE** *(angl. prediastolic murmur).* Souffle cardiaque entendu au début de la diastole. ◇ **PROTOSYSTOLIQUE** *(angl. presystolic murmur).* Souffle systolique entendu au début de la systole. ◇ **SYSTOLIQUE** *(angl. systolic murmur).* Souffle occupant la systole cardiaque, témoignant d'une insuffisance atrioventriculaire gauche ou droite, quand il est perçu au niveau de la pointe du cœur. ◇ **TRICUSPIDIEN** *(angl. tricuspid murmur).* Souffle dû à une affection de la valve atrioventriculaire droite. ◇ **TUBAIRE** *(angl. bronchial murmur).* Souffle intense et de timbre rude, rappelant plus ou moins le bruit obtenu en soufflant dans un tube, perçu à l'auscultation pulmonaire au niveau d'un foyer de condensation. SYN. *SOUFFLE BRONCHIQUE.* ◇ **TUNELLAIRE** *(angl. continuous murmur).* Souffle continu témoignant de la persistance du canal artériel. ◇ **UTÉRIN** *(angl. uterine souffle).* Souffle doux, synchrone au pouls de la mère, perçu à l'auscultation de l'utérus dans les derniers mois de la grossesse. Il est dû au passage du sang dans les artères utérines. SYN. *SOUFFLE PLACENTAIRE.* ◇ **VASCULAIRE** *(angl. vascular murmur).* Souffle produit par le passage du sang dans un vaisseau sanguin. ◇ **VEINEUX** *(angl. venous murmur).* Souffle doux, plutôt continu, perçu sur le trajet d'une veine de gros calibre ou d'un sinus veineux.

SOUFFLET (BRUIT DE) *(angl. bellows murmur).* Terme utilisé par Laennec pour désigner tout souffle pulmonaire ou cardiovasculaire.

SOUFFRANCE FŒTALE *(angl. fetal distress).* État grave dans lequel peut se trouver un fœtus en fin de grossesse ou lors d'un accouchement difficile, en raison d'un apport insuffisant d'oxygène, à la suite d'une compression du cordon ombilical, de lésions du placenta, de contractions utérines excessives et prolongées. Cet état peut entraîner la mort du fœtus.

SOUFRE *s. m. (angl. sulfur).* Élément non métallique de couleur jaune, existant sous différentes formes allotropiques, de numéro atomique 16 et de masse atomique 32,064. Il est abondamment répandu dans la nature. Le soufre est utilisé en thérapeutique sous forme de soufre précipité et de soufre sublimé, ainsi que sous forme de divers composés organiques. Symbole : S. ◇ **(FLEUR DE)** ☞ *SOUFRE SUBLIMÉ.* ◇ **PRÉCIPITÉ** *(angl. precipitated —).* Soufre officinal obtenu par précipitation d'une solution de pentasulfure et de thiosulfate de calcium. Il est utilisé comme scabicide. ◇ **SUBLIMÉ** *(angl. sublimed —).* Soufre en poudre fine, jaune citron, obtenu par refroidissement brusque de la vapeur de soufre. Il est utilisé comme scabicide et parasiticide. SYN. *FLEUR DE SOUFRE.*

SOULIER ET BOFFA (SYNDROME DE) *(angl. antiphospholipid syndrome).* Avortements à répétions et thromboses vasculaires en rapport avec un anticoagulant circulant. ☞ *ANTIPHOSPHOLIPIDE.*

SOUQUES ◇ **(PHÉNOMÈNE DE)** *(angl. Souques' phenomenon).* ☞ *DOIGTS (PHÉNOMÈNE DES).* ◇ **(SIGNE DE)** *(angl. Souques' sign).* Dans l'hémiplégie et les affections cérébelleuses, lorsque le patient, assis sur une chaise, est subitement poussé vers l'arrière, il ne présente pas le réflexe normal d'extension des jambes. ◇ **(TRIADE DE)** *(angl. Souques' triad).* Éruption dans la zone de Ramsay-Hunt, perturbations cochléovertibulaires et paralysie faciale périphérique en rapport avec un zona du ganglion géniculé.

SOURCIL *s. m. (NA. supercilium). (angl. eyebrow).* Saillie arquée musculocutanée, pourvue de poils, située au-dessus de l'orbite. ◇ **COTYLOÏDIEN** ☞ *LIMBUS ACÉTABULAIRE.*

SOURCILIER *adj. (angl. superciliary).* Qui se rapporte aux sourcils.

SOURD *adj. (angl. deaf).* Qui est atteint de surdité. Un sujet est considéré comme sourd lorsque son acuité auditive est inférieure à 70 décibels. S'emploie aussi comme substantif.

SOURDILLE (OPÉRATION DE) *(angl. Sourdille's operation).* Première technique de fenestration, qui a ouvert la voie à la chirurgie de la surdité. Elle est aujourd'hui d'un intérêt purement historique.

SOURIS *s. f. (angl. mouse).* Nom vernaculaire des rongeurs du genre *Mus.* Certaines espèces sont couramment utilisées comme animaux de laboratoire. ◇ **ARTICULAIRE** *(angl. joint —).* Petit fragment ostéocartilagineux libre dans une cavité articulaire.

SOUS-ACROMIAL *adj. (angl. subacromial).* Qui est situé sous l'acromion. SYN. *INFRA-ACROMIAL.*

SOUS-ALIMENTATION *s. f. (angl. underfeeding).* **1.** Insuffisance de l'alimentation assez prolongée pour provoquer des troubles organiques ou fonctionnels. **2.** État pathologique qui en résulte.

SOUS-AMORTISSEMENT *s. m. (angl. overshoot).* Artefact de l'électrocardiogramme, caractérisé par une augmentation du complexe QRS avec crochetage, et dû à un défaut d'amortissement de l'appareil inscripteur. (Les termes anglais *overshoot* et *overshooting*, qui signifient dépassement, sont couramment employés en français.)

SOUS-ARACHNOÏDIEN *adj. (angl. subarachnoid).* Qui est situé sous l'arachnoïde. EX. *espace sous-arachnoïdien.*

SOUS-ARÉOLAIRE *adj. (angl. subareolar).* Qui est situé au-dessous de l'aréole du sein. EX. *abcès sous-aréolaire.*

SOUS-CAPITAL *adj. (angl. subcapital).* Qui est situé au-dessous de la tête d'une structure anatomique. EX. *fracture sous-capitale du fémur.*

SOUS-CHONDRAL *adj. (angl. subchondral).* Qui est situé au-dessous d'un cartilage.

SOUS-CLAVIER (MUSCLE) ☞ *SUBCLAVIER (MUSCLE).*

SOUS-CLAVIÈRE (ARTÈRE) ☞ *SUBCLAVIÈRE (ARTÈRE).*

SOUS-CORACOÏDIEN *adj.* ☞ *SUBCORACOÏDIEN.*

SOUS-CORTICAL *adj.* ☞ *SUBCORTICAL.*

SOUS-COSTAL *adj.* ☞ *SUBCOSTAL.*

SOUS-CRÉPITANT (RÂLE) *(angl. subcrepitant rale).* Bruit produit aux deux temps de la respiration traduisant la présence d'une sécrétion dans les bronches et bronchioles.

SOUS-CUTANÉ *adj.* ☞ *SUBCUTANÉ.*

SOUS-DIAPHRAGMATIQUE *adj.* ☞ *SUBDIAPHRAGMATIQUE.*

SOUS-DURAL *adj.* ☞ *SUBDURAL.*

SOUS-ENDOCARDIQUE *adj.* ☞ *SUBENDOCARDIQUE.*

SOUS-ÉPICARDIQUE *adj.* ☞ *SUBÉPICARDIQUE.*

SOUS-ÉPIDERMIQUE *adj.* ☞ *SUBÉPIDERMIQUE.*

SOUS-ÉPINEUX *adj.* ☞ *M. INFRA-ÉPINEUX (ATLAS ANATOMIQUE DES MUSCLES EN ANNEXE).*

SOUS-HÉPATIQUE *adj.* ☞ *SUBHÉPATIQUE.*

SOUS-MAMELONNAIRE *adj.* ☞ *SUBMAMELONNAIRE.*

SOUS-MAMILLAIRE *adj.* ☞ *SUBMAMELONNAIRE.*

SOUS-MAMMAIRE *adj.* ☞ *SUBMAMMAIRE.*

SOUS-MANDIBULAIRE *adj.* ☞ *SUBMANDIBULAIRE.*

SOUS-MAXILLAIRE *adj.* ☞ *SUBMAXILLAIRE.*

SOUS-MAXILLITE *s. f. (angl. submaxillaritis).* Inflammation de la glande submandibulaire.

SOUS-MENTONNIER *adj.* ☞ *SUBMENTONNIER.*

SOUS-MUQUEUSE *s. f. (angl. submucosa).* Couche de tissu cellulaire située au-dessous de la muqueuse.

SOUS-MUQUEUX *adj. (angl. submucosal).* Qui est situé ou qui se produit au-dessous d'une muqueuse.

SOUS-OCCIPITAL *adj.* ☞ *SUBOCCIPITAL.*

SOUS-OMBILICAL *adj.* ☞ *SUBOMBILICAL.*

SOUS-ORBITAIRE *adj.* ☞ *SUBORBITAIRE.*

SOUS-PÉRIOSTÉ *adj.* ☞ *SUBPÉRIOSTÉ.*

SOUS-PÉRITONÉAL *adj.* ☞ *SUBPÉRITONÉAL.*

SOUS-PHRÉNIQUE *adj. (angl. subphrenic).* ☞ *SUBDIAPHRAGMATIQUE.*

SOUS-PUBIEN *adj.* ☞ *SUBPUBIEN.*

SOUS-SCAPULAIRE *adj.* ☞ *SUBSCAPULAIRE.* ◇ **(MUSCLE)** ☞ *SUBSCAPULAIRE (MUSCLE).*

SOUS-STERNAL *adj.* ☞ ***SUBSTERNAL.***

SOUS-TENTORIEL *adj.* ☞ ***SUBTENTORIEL.***

SOUSTRACTION SANGUINE ☞ ***SAIGNÉE.***

SOUS-TROCHANTÉRIEN *adj.* ☞ ***SUBTROCHANTÉRIEN.***

SOUS-UNGUÉAL *adj.* ☞ ***SUBUNGUÉAL.***

SOUTHERN BLOT *(angl. Southern blot).* ☞ ***IMMUNOTRANSFERT.***

SPALDING (SIGNE DE) *(angl. Spalding's sign).* Sur la radiographie du fœtus *in utero*, le chevauchement des os de la voûte crânienne et l'exagération de la courbure du rachis indiquent la mort du fœtus. SYN. ***SIGNE DE HORNER.***

SPANIOMÉNORRHÉE *s. f.* Cycles menstruels anormalement longs par allongement de l'intervalle entre deux menstruations.

SPARADRAP *s. m. (angl. sparadrap).* Bande de tissu ou de papier, recouverte sur l'une de ses faces d'une substance adhésive permettant de l'appliquer sur la peau. Le sparadrap contient parfois un principe médicamenteux.

SPARGANOSE *s. f. (angl. sparganosis).* Parasitose observée surtout dans les pays orientaux, provoquée chez l'homme par le développement de larves de certaines espèces du genre *Diphyllobothrium.*

SPARGANUM Nom générique donné autrefois aux larves plérocercoïdes de ténias appartenant au genre *Diphyllobothrium*, parasites de nombreux vertébrés (grenouilles, serpents). Les espèces qui, à l'état larvaire, parasitent l'homme (provoquant la sparganose) sont *Diphyllobothrium mansoni* et *Diphyllobothrium mansonoides.* L'homme peut s'infecter en buvant de l'eau contaminée par des petits crustacés du genre *Cyclops*, qui sont les hôtes intermédiaires des larves, ou par application de tissus d'animaux infectés, comme emplâtres, sur des zones ulcérées.

SPARTÉINE *s. f. (angl. sparteine).* Alcaloïde liquide, huileux, toxique, extrait du genêt (*Sparticum scoparium*), de formule $C_{15}H_{26}N_2$. Il augmente la force et la fréquence des contractions de l'utérus gravide.

SPASME *s. m. (angl. spasm).* Contraction involontaire, brusque et persistante, d'un muscle ou d'un groupe de muscles. Certains réservent le terme de spasme à la contraction tonique persistante des muscles lisses. ⟡ **CADAVÉRIQUE** *(angl. cadaveric —).* Rigidité cadavérique. ⟡ **CARPOPÉDAL** *(angl. carpopedal —).* Spasme du poignet et de la main (main d'accoucheur), ou du pied, qui s'observe dans la tétanie. Le spasme carpopédal est plus fréquent chez les enfants. ⟡ **CLONIQUE** *(angl. clonic —).* Succession de contractions et de relaxations musculaires. SYN. ***CONVULSION.*** ⟡ **CYNIQUE** *(angl. cynic —).* ☞ ***RIRE SARDONIQUE.*** ⟡ **DE LA GLOTTE (OU GLOTTIQUE)** *(angl. glottis —).* ☞ ***LARYNGOSPASME.*** ⟡ **DE TORSION** *(angl. dystonia).* Dystonie musculaire déformante ou dysbasie lordotique progressive, caractérisée par l'inflexion latérale du tronc, des mouvements choréo-athétosiques, une hypertonie, etc., et liée à une lésion extrapyramidale. S'observe dans certaines encéphalites et au cours de la maladie de Wilson. ⟡ **DU SANGLOT** *(angl. breath holding spell).* Convulsion du nourrisson par anoxie au cours d'un accès de colère. ⟡ **EN FLEXION (SYNDROME DU)** *(angl. infantile —).* Crise comitiale généralisée, tonique, en flexion, constatée au cours de certaines épilepsies, comme le syndrome de West. ⟡ **ESSENTIEL** *(angl. neurotic —).* Convulsion spasmodique névrotique. ⟡ **FONCTIONNEL** *(angl. writer's cramp).* Trouble du tonus musculaire dû à la répétition du même mouvement, comme la crampe des écrivains, des pianistes, des danseuses. SYN. ***CRAMPE PROFESSIONNELLE, SPASME PROFESSIONNEL.*** ⟡ **PROFESSIONNEL** ☞ ***SPASME FONCTIONNEL.*** ⟡ **TONIQUE** *(angl. tonic —).* Spasme entraînant une rigidité prolongée.

SPASMODICITÉ *s. f. (angl. spasmodism).* État spasmodique dû à l'hyperexcitabilité médullaire.

SPASMODIQUE *adj. (angl. spasmodic).* Qui est caractérisé par des spasmes, qui se rapporte aux spasmes. SYN. ***SPASTIQUE.***

SPASMOGÈNE *adj. (angl. spasmogenic).* Qui provoque des spasmes.

SPASMOLYTIQUE *adj. (angl. antispasmodic).* Se dit d'un médicament qui relâche la musculature lisse des viscères. S'emploie aussi comme substantif.

SPASMOPHILIE *s. f. (angl. spasmophilia).* Hyperexcitabilité neuromusculaire qui crée une prédisposition à des crises de spasmes viscéraux en particulier laryngés ou de contractures musculaires sous forme de tétanie. Des troubles ioniques ou du métabolisme phosphocalcique et magnésien sont parfois en cause. L'électromyogramme montre une activité répétitive caractéristique spontanée ou après garrot. Le signe de Chvostek est souvent positif. SYN. ***TÉTANIE IDIOPATHIQUE.***

SPASTICITÉ *s. f. (angl. spasticity).* **1.** Hypertonie due à la lésion des fibres pyramidales ou corticospinales directes, et s'accompagnant d'une exagération des réflexes ostéotendineux. SYN. ***SPASMODICITÉ.*** **2.** Caractère de ce qui est spastique.

SPASTIQUE *adj. (angl. spastic).* ☞ ***SPASMODIQUE.***

SPATULE *s. f. (angl. spatula).* Instument en bois ou en métal, dont l'extrémité est aplatie, et qui est utilisé pour étaler des produits, confectionner des pommades, etc.

SPÉCIALISTE *s. m. (angl. specialist).* Médecin qui se consacre d'une manière exclusive à une branche déterminée de la médecine ou qui a des compétences particulières dans cette branche.

SPÉCIALITÉ *s. f. (angl. specialty).* Branche de la médecine pour laquelle un médecin a acquis une compétence particulière qui lui est reconnue par la délivrance d'un certificat. ◇ **PHARMACEUTIQUE** *(angl. patented drug)*. Tout médicament préparé à l'avance, présenté sous un conditionnement particulier et portant une dénomination propre (marque déposée ou nom déposé).

SPÉCIFICITÉ *s. f. (angl. specificity)*. **1.** Ensemble de caractères propres à une espèce. **2.** Ensemble de caractères qui distinguent un organisme ou un phénomène de tous les autres qui lui sont apparentés ou qui lui ressemblent. **3.** En immunologie, affinité mutuelle unissant l'anticorps et l'antigène correspondant. ◇ **PARASITAIRE** *(angl. host —)*. Le fait qu'un parasite ne peut vivre qu'aux dépens d'une ou de quelques espèces bien déterminées.

SPÉCIFIQUE *adj. (angl. specific)*. **1.** Qui est pourvu de spécificité. Ex. *réaction spécifique*. **2.** Qui se rapporte à une espèce bien définie ou qui est caractéristique de cette espèce.

SPÉCIMEN *s. m. (angl. specimen)*. ☞ ***ÉCHANTILLON***.

SPECT *(angl. SPECT)*. Abréviation de l'anglais *Single Photon Emmision Computed Tomography* désignant une technique d'imagerie nucléaire par tomographie monophotonique gamma.

SPECTINOMYCINE *s. f. (angl. spectinomycin)*. Antibiotique obtenu à partir de *Streptomyces spectabilis*. Il est utilisé par voie intramusculaire dans le traitement de la blennorragie aiguë.

SPECTRE *s. m. (angl. spectrum)*. **1.** Image colorée que produit la lumière blanche décomposée, par son passage à travers un prisme, en ses composantes élémentaires monochromatiques. **2.** Dans un sens plus large, résultat de l'étalement et de la décomposition de tout rayonnement électromagnétique ou corpusculaire en ses composantes, en fonction d'une grandeur caractéristique (longueur d'onde, fréquence, énergie cinétique). ◇ **D'ACTION** *(angl. action —)*. **1.** Étendue de l'action d'un médicament. Se dit en particulier d'un antibiotique, qui peut agir sur un nombre plus ou moins grand d'espèces microbiennes. **2.** Étendue de l'efficacité d'un rayonnement.

SPECTRINE *s. f. (angl. spectrin)*. Protéine du cytosquelette de la membrane de l'hématie.

SPECTROCOLORIMÈTRE *s. m. (angl. spectrocolorimeter)*. Appareil permettant d'isoler un faisceau monochromatique à partir d'une lumière blanche, utilisé en laboratoire pour effectuer les dosages colorimétriques et en médecine pour dépister les dyschromatopsies.

SPECTROGRAPHE *s. m. (angl. spectrograph)*. Appareil permettant d'enregistrer les spectres. ◇ **DE MASSE** *(angl. mass —)*. Appareil permettant la séparation et l'identification des ions en fonction de leur charge et de leur masse.

SPECTROGRAPHIE *s. f. (angl. spectrography)*. Ensemble des méthodes permettant de produire et d'enregistrer les différents spectres, en vue d'effectuer une analyse élémentaire ou d'étudier la disposition des atomes dans une molécule.

SPECTROMÈTRE *s. m. (angl. spectrometer)*. Appareil permettant de déterminer avec précision les différentes raies des spectres. ◇ **À SCINTILLATION** *(angl. scintillation counter spectrometry)*. Spectromètre fondé sur l'utilisation d'un compteur à scintillation pourvu d'un circuit discriminateur qui permet de déterminer l'énergie des particules dans un intervalle déterminé. ◇ **DE MASSE** Appareil similaire au spectographe de masse, mais dans lequel les faisceaux ioniques, au préalable séparés par un champ magnétique, viennent agir sur un dispositif électrométrique, qui permet une mesure précise de leur intensité.

SPECTROMÉTRIE *s. f. (angl. spectrometry)*. Détermination précise de la position des raies et des bandes d'un spectre d'émission ou d'un spectre d'absorption, c'est-à-dire de leurs longueurs d'onde.

SPECTROPHOTOMÉTRIE *s. f. (angl. spectrophotometry)*. Détermination de la position et de l'intensité des diverses bandes du spectre d'absorption d'une substance (en particulier d'une solution). L'appareil utilisé est le spectrophotomètre.

SPECTROPOLARIMÈTRE *s. m. (angl. spectropolarimeter)*. Appareil combinant le spectroscope et le polarimètre, et servant à déterminer la rotation optique de rayonnements de diverses longueurs d'onde, par traversée d'une substance douée de pouvoir rotatoire.

SPECTROSCOPE *s. m. (angl. spectroscope)*. Appareil permettant la production et l'examen du spectre d'un corps ou d'une substance.

SPECTROSCOPIE *s. f. (angl. spectroscopy)*. Analyse des corps par l'examen visuel de leur spectre d'absorption ou d'émission obtenu au moyen du spectroscope.

SPÉCULAIRE *adj. (angl. specular)*. Qui semble vu dans un miroir. Se dit de certaines formes d'écriture et de langage.

SPÉCULUM *s. m. (angl. speculum)*. Instrument permettant d'élargir une cavité naturelle (vagin, rectum, etc.) pour en faciliter l'examen et éventuellement y introduire un instrument.

SPEE (COURBE DE) *(angl. Spee's curvature)*. Courbe qui unit les cuspides vestibulaires des dents depuis la première prémolaire jusqu'à la troisième molaire.

SPENCER-PARKER (VACCIN DE) *(angl. Rocky Mountain spotted fever vaccine)*. Vaccin contre la fièvre pourprée des Montagnes rocheuses, préparé à partir de tiques infectées.

SPERMACETI *s. m. (angl. spermaceti)*. Blanc de baleine ; utilisé dans la préparation de certains onguents.

SPERMAGGLUTININE *s. f. (angl. spermagglutinin).* Anticorps ayant la propriété d'agglutiner les spermatozoïdes.

SPERMATIDE *s. f. (angl. spermatid).* Cellule résultant de la division du spermatocyte de deuxième ordre, et qui donnera naissance au spermatozoïde.

SPERMATIQUE *adj. (angl. spermatic).* ☞ ***SÉMINAL.***

SPERMATITE *s. f. (angl. spermatitis).* Inflammation du cordon spermatique. SYN. ***DÉFÉRENTITE, FUNICULITE.***

SPERMATOCÈLE *s. f. (angl. spermatocele).* Dilatation kystique de l'épididyme ou du testicule par accumulation de sperme.

SPERMATOCIDE *adj. (angl. spermaticide).* Qui détruit les spermatozoïdes. SYN. ***SPERMICIDE.***

SPERMATOCYSTECTOMIE *s. f. (angl. spermatocystectomy).* Ablation des vésicules séminales. ☞ ***VÉSICULECTOMIE.***

SPERMATOCYSTITE *s. f. (angl. seminal vesiculitis).* Inflammation des vésicules séminales. SYN. ***VÉSICULITE.***

SPERMATOCYTE *s. m. (angl. spermatocyte).* Cellule germinale mâle, résultant de la transformation d'une spermatogonie. ◇ **DE DEUXIÈME ORDRE** *(angl. secondary —).* Chacune des deux cellules issues de la division du spermatocyte de premier ordre. Les spermatocytes de deuxième ordre donnent naissance aux spermatides. ◇ **DE PREMIER ORDRE** *(angl. primary —).* Cellule résultant de la multiplication des spermatogonies.

SPERMATOCYTOGENÈSE *s. f. (angl. spermatocytogenesis).* Stade initial de la spermatogenèse, au cours duquel la spermatogonie se transforme en spermatocyte.

SPERMATOGÈNE *adj. (angl. spermatogenic).* **1.** Qui se rapporte à la spermatogenèse. **2.** Qui produit le sperme ou les spermatozoïdes.

SPERMATOGENÈSE *s. f. (angl. spermatogenesis).* Ensemble des processus ou phénomènes évolutifs qui aboutissent à la formation des spermatozoïdes.

SPERMATOGONIE *s. f. (angl. spermatogonia).* Cellule germinale mâle initiale, qui prend naissance dans un tube séminifère et dont dérive le spermatocyte de premier ordre.

SPERMATOLYSE *s. f. (angl. spermatolysis).* Destruction lytique des spermatozoïdes.

SPERMATOPATHIE *s. f. (angl. spermatopathy).* Toute altération du sperme.

SPERMATORRHÉE *s. f. (angl. spermatorrhea).* Écoulement involontaire de sperme.

SPERMATOTOXINE *s. f. (angl. spermatotoxin).* ☞ ***SPERMOTOXINE.***

SPERMATOZOAIRE *s. m.* ☞ ***SPERMATOZOÏDE.***

SPERMATOZOÏDE *s. m. (angl. spermatozoon).* Cellule reproductrice mâle arrivée à maturité, mesurant entre 10 et 60 µm, mobile, élément essentiel du sperme, capable de féconder l'ovule. Le spermatozoïde se compose d'une tête contenant le noyau, d'un segment intermédiaire, d'une queue et d'un segment terminal. SYN. ***SPERMATOSOME, SPERMATOZOAIRE.***

SPERMATURIE *s. f. (angl. spermaturia).* Présence de sperme dans l'urine.

SPERME *s. m. (angl. semen).* Liquide blanchâtre, épais, d'odeur caractéristique, produit par l'éjaculation. Il est constitué par les sécrétions des différentes glandes génitales mâles (testicules, épididymes, vésicules séminales, prostate, glandes bulbo-urétrales) et contient en suspension des spermatozoïdes.

SPERMICIDE *adj. (angl. spermicide, spermaticide).* Se dit d'une substance qui, introduite dans le vagin, agit comme anticonceptionnel en détruisant les spermatozoïdes. S'emploie aussi comme substantif. SYN. ***SPERMATOCIDE.***

SPERMIDINE *s. f. (angl. spermidine).* Polyamine présente dans le sperme, dans les bactéries, et dans la majorité des cellules animales.

SPERMIDUCTE *s. m. (angl. spermiduct).* Partie des voies génitales chez l'homme comportant le canal déférent et le canal éjaculateur.

SPERMINE *s. f. (angl. spermine).* Polyamine présente dans le sperme, dans les bactéries, et dans la plupart des cellules animales.

SPERMIOGENÈSE *s. f. (angl. spermiogenesis).* Stade de la spermatogenèse au cours duquel les spermatides se transforment en spermatozoïdes.

SPERMOCULTURE *s. f. (angl. spermoculture).* Culture de sperme en vue d'un examen bactériologique.

SPERMOGRAMME *s. m. (angl. semen analysis).* Résultat de l'examen complet du sperme : dénombrement des spermatozoïdes, étude de leur forme, de leur mobilité. Le spermogramme permet d'évaluer la fertilité masculine.

SPERMOLITHE *s. m. (angl. spermolith).* Concrétion formée dans les voies séminales. SYN. ***SPERMATOLITHE, CALCUL SÉMINAL, CALCUL SPERMATIQUE.***

SPERMOLYSINE *s. f. (angl. spermolysin).* ☞ ***SPERMOTOXINE.***

SPERMOTOXINE *s. f. (angl. spermotoxin).* Toxine qui provoque la mort des spermatozoïdes. SYN. ***SPERMOLYSINE.***

SPHACÈLE *s. m. (angl. sphacelus).* Fragment de tissu nécrosé.

SPHÉNION *s. m. (angl. sphenion).* Point craniométrique situé à l'intersection des sutures coronale et sphénopariétale.

SPHÉNO- *(angl. spheno-).* Préfixe d'origine grecque signifiant coin et indiquant une relation avec l'os sphénoïde.

SPHÉNOCÉPHALE *s. m. (angl. sphenocephalus).* Monstre fœtal présentant une tête en forme de coin dans la région du bregma. Cette malformation résulte d'une synostose précoce des fontanelles postérieures.

SPHÉNOÏDAL *adj. (angl. sphenoidal).* Qui se rapporte au sphénoïde. SYN. ***SPHÉNOÏDIEN.***

SPHÉNOÏDE *(angl. sphenoidal bone).* Os impair, central et symétrique de la partie moyenne et inférieure du crâne. ☞ ***ATLAS ANATOMIQUE DES OS EN ANNEXE.***

SPHÉNOÏDIEN *adj.* ☞ ***SPHÉNOÏDAL.***

SPHÉNOÏDITE *s. f. (angl. sphenoiditis).* Inflammation de la muqueuse qui tapisse le sinus sphénoïdal.

SPHÉNOMALAIRE *adj.* ☞ ***SPHÉNOZYGOMATIQUE.***

SPHÉNOMAXILLAIRE *adj. (angl. sphenomaxillary).* Qui se rapporte au sphénoïde et au maxillaire.

SPHÉNO-ORBITAIRE *adj. (angl. spheno-orbital).* Qui se rapporte au sphénoïde et à l'orbite.

SPHÉNOPALATIN *adj. (angl. sphenopalatine).* Qui se rapporte au sphénoïde et au palatin.

SPHÉNOPARIÉTAL *adj. (angl. sphenoparietal).* Qui se rapporte au sphénoïde et au pariétal.

SPHÉNOPÉTREUX *adj. (angl. sphenopetrosal).* Qui se rapporte au sphénoïde et au rocher. SYN. ***PÉTROSPHÉNOÏDAL.***

SPHÉNOTEMPORAL *adj. (angl. sphenotemporal).* Qui se rapporte au sphénoïde et au temporal.

SPHÉNOZYGOMATIQUE *adj. (angl. sphenomalar).* Qui se rapporte au sphénoïde et à l'os zygomatique.

SPHÈRE ATTRACTIVE *(angl. attraction sphere).* Masse de cytoplasme qui entoure le centrosome.

SPHÉROCYTE *s. m. (angl. spherocyte).* Érythrocyte en forme de disque biconvexe (au lieu de biconcave), et dont l'épaisseur est augmentée et le diamètre diminué. Le volume reste normal. S'observe dans la microsphérocytose héréditaire, mais également dans d'autres anémies hémolytiques.

SPHÉROCYTOSE *s. f. (angl. spherocytosis).* Forme d'anémie hémolytique caractérisée par la présence de sphérocytes dans le sang. ☞ ***MALADIE DE MINKOWSKI-CHAUFFARD.***

SPHÉROÏDE *adj. (angl. spheroid).* Type d'articulation (ancienne énarthrose) à synoviale de mobilité importante comme l'articulation coxofémorale.

SPHÉROMÈTRE *s. m. (angl. spherometer).* Instrument permettant de mesurer le degré de convexité d'une surface, des lentilles optiques en particulier.

SPHÉROPHAKIE *s. f. (angl. spherophakia).* Malformation sphérique du cristallin.

SPHINCTER *s. m. (angl. sphincter).* Muscle en forme d'anneau qui entoure un orifice et qui en assure l'occlusion ou l'ouverture. ◇ **DES PAUPIÈRES (MUSCLE)** *(angl. orbicular muscle of eye).* ☞ ***M. ORBICULAIRE DE L'ŒIL (ATLAS ANATOMIQUE DES MUSCLES EN ANNEXE).*** ◇ **DU VAGIN (MUSCLE)** ☞ ***M. BULBOSPONGIEUX (ATLAS ANATOMIQUE DES MUSCLES EN ANNEXE).*** ◇ **PYLORIQUE** *(angl. prepyloric —).* Épaississement de la tunique musculaire de l'estomac autour de l'orifice pylorique. ◇ **VÉSICAL** *(angl. — vesicae).* Fibres musculaires circulaires situées autour du col de la vessie.

SPHINCTÉRALGIE *s. f. (angl. sphincteralgia).* Douleur au niveau d'un sphincter et en particulier du sphincter anal.

SPHINCTÉRECTOMIE *s. f. (angl. sphincterectomy).* Résection d'un sphincter.

SPHINCTÉRIEN *adj. (angl. sphincteric).* Qui se rapporte à un sphincter.

SPHINCTÉROMÉTRIE *s. f. (angl. sphincterometry).* Mesure du tonus musculaire spinctérien.

SPHINCTÉROPLASTIE *s. f. (angl. sphincteroplasty).* Réfection chirurgicale ou endoscopique d'un sphincter, habituellement pour agrandir l'orifice entouré par le sphincter.

SPHINCTÉROSCOPE *s. m. (angl. sphincteroscope).* Spéculum pour l'examen du sphincter anal.

SPHINCTÉROSPASME *s. m. (angl. sphincterospasm).* Spasme d'un sphincter.

SPHINCTÉROTOMIE *s. f. (angl. sphincterotomy).* Incision de l'ampoule hépatopancréatique et de son sphincter.

SPHINGOLIPIDE *s. m. (angl. sphingolipid).* Tout lipide contenant de la sphingosine. Les sphingolipides comprennent les sphingomyélines, les cérébrosides et les gangliosides.

SPHINGOLIPIDOSE *s. f. (angl. sphingolipidosis).* Maladie caractérisée par une accumulation de sphingolipides dans divers tissus et organes en rapport avec un trouble enzymatique du métabolisme de ces substances.

SPHINGOMYÉLINE *s. f. (angl. sphingomyelin).* Sphingolipide qui, par hydrolyse, se décompose en sphingosine, choline, un acide gras et l'acide phosphorique. On le trouve dans le cerveau, la moelle épinière, le rein et le jaune d'œuf.

SPHINGOSINE *s. f. (angl. sphingosine).* Base dialcoolique azotée qui fait partie de la structure des sphingolipides.

SPHYGMIQUE *adj. (angl. sphygmic).* Qui se rapporte au pouls.

SPHYGMO- *(angl. sphygmo-).* Préfixe d'origine grecque indiquant une relation avec le pouls.

SPHYGMOCARDIOGRAPHE *s. m. (angl. sphygmocardiograph).* Instrument servant à enregistrer les pulsations artérielles et les battements cardiaques.

SPHYGMOCARDIOGRAPHIE *s. f. (angl. sphygmocardiography).* Enregistrement simultané du pouls et des battements cardiaques à l'aide du sphygmocardiographe.

SPHYGMODYNAMOMÈTRE *s. m. (angl. sphygmodynamometer).* Instrument servant à déterminer la force du pouls.

SPHYGMOGRAMME *s. m. (angl. sphygmogram).* Tracé obtenu à l'aide du sphygmographe.

SPHYGMOGRAPHE *s. m. (angl. sphygmograph).* Instrument servant à enregistrer les pulsations artérielles en les amplifiant.

SPHYGMOGRAPHIE *s. f. (angl. sphygmography).* Enregistrement des pulsations artérielles à l'aide d'un sphygmographe.

SPHYGMOLOGIE *s. f. (angl. sphygmology).* Ensemble de connaissances concernant le pouls ; très importante en médecine chinoise traditionnelle.

SPHYGMOMANOMÈTRE *s. m. (angl. sphygmomanometer).* Appareil composé d'un brassard gonflable et d'un manomètre, servant à mesurer la pression artérielle. SYN. ***TENSIOMÈTRE.***

SPHYGMOMANOMÉTRIE *s. f. (angl. sphygmomanometry).* Mesure de la pression artérielle.

SPHYGMOPHONE *s. m. (angl. sphygmophone).* Appareil permettant l'enregistrement acoustique des bruits vasculaires, notamment des pulsations artérielles.

SPHYGMOPLÉTHYSMOGRAPHE *s. m. (angl. sphygmoplethysmograph).* Pléthysmographe servant à enregistrer graphiquement l'amplitude du pouls au niveau d'un membre.

SPHYGMOSCOPE *s. m. (angl. sphygmoscope).* Appareil permettant de rendre visibles les pulsations artérielles.

SPICA *s. m. (angl. spica).* Bandage croisé appliqué à la racine d'un membre et consolidé par un tour au niveau de l'épaule ou de l'aine du côté opposé (*spica* est un terme latin signifiant épi).

SPICULE *s. m. (angl. spicule).* Toute structure en forme de pointe ou d'aiguille.

SPIEG EL (LOBE DE) *(angl. caudate lobe of liver).* ☞ ***LOBE CAUDÉ DU FOIE.***

SPIEGHEL (HERNIE DE) *(angl. Spieghel's hernia).* Hernie située au niveau de la ligne d'union du muscle transverse et de son aponévrose (ligne semi-lunaire de Spieghel).

SPIEGLER (TUMEURS DE) *(angl. lymphocytoma cutis).* Tumeur bénigne multiple du cuir chevelu, caractérisée par l'apparition de nombreux cylindromes, pouvant recouvrir la presque totalité du cuir chevelu (tumeur en turban). Affection à transmission autosomique dominante. SYN. ***TUMEURS DE PONCET-SPIEGLER.***

SPIEGLER-FENDT (SARCOÏDE DE) *(angl. Spiegler-Fendt sarcoid).* Lymphocytome cutané bénin.

SPIELMEYER-VOGT (MALADIE DE) *(angl. Spielmeyer-Vogt disease).* Forme juvénile de l'idiotie amaurotique familiale fatale avant 20 ans.

SPIKE Mot anglais signifiant pic et caractérisant un tracé présentant une dénivellation brève et étroite.

SPINA BIFIDA *s. m. (angl. spina bifida).* Malformation de la colonne vertébrale (le plus souvent dans la région lombo-sacrée) caractérisée par l'absence de soudure des deux moitiés d'un ou de plusieurs arcs vertébraux postérieurs. La fissure ainsi créée peut favoriser la hernie d'une portion des méninges et de la moelle de pronostic sévère en cas de paralysies associées. ⌔ **OCCULTA** Spina bifida dans lequel la malformation est isolée, sans tumeur sous-cutanée, et décelable uniquement à la radiographie.

SPINA VENTOSA *s. m. (angl. spina ventosa).* Tuberculose osseuse siégeant en particulier au niveau des phalanges, dans laquelle l'os a un aspect soufflé, comme s'il était rempli d'air.

SPINAL *adj. (angl. spinal).* **1.** Qui se rapporte à la colonne vertébrale ou à la moelle épinière. **2.** En physiologie expérimentale, se dit d'un animal décérébré. ⌔ **(NERF)** ☞ ***ACCESSOIRE (NERF).***

SPINALGIE *s. m. (angl. spinalgia).* Douleur à la pression des processus épineux des vertèbres.

SPINELLI (OPÉRATION DE) *(angl. Spinelli's operation).* Correction chirurgicale d'un prolapsus utérin par section longitudinale de la paroi utérine antérieure, renversement de l'organe et fixation en position correcte.

SPINIFORME *adj. (angl. spinous).* En forme d'épine.

SPINOCELLULAIRE *adj. (angl. spinocellular).* Qui est constitué par des cellules de la couche de Malpighi (couche muqueuse de l'épiderme). EX. *épithélioma spinocellulaire.*

SPINOCÉRÉBELLEUX *adj. (angl. spinocerebellar).* Qui se rapporte à la moelle épinière et au cervelet ; se dit d'un faisceau de fibres nerveuses.

SPINTHÉROPIE *s. f. (angl. spintherism).* Perception subjective de points brillants, observée dans certaines affections de la rétine.

SPINULOSISME *s. m.* Hyperkératose cutanée folliculaire, caractérisée par des prolongements cornés longs de quelques millimètres, qui pénètrent à l'intérieur des follicules pileux.

SPIRADÉNOME *s. m. (angl. spiradenoma).* Adénome des glandes sudoripares.

SPIRAMYCINE *s. f. (angl. spiramycin).* Antibiotique de la famille des macrolides à action bactériostatique, obtenu à partir de cultures de *Streptomyces ambofaciens.* Très voisine de l'érythromycine, la spiramycine est administrée par voie orale.

SPIRÈME *s. m. (angl. spireme).* Aspect filiforme des chromosomes pendant la prophase.

SPIRILLACEAE Famille de bactéries incurvées ou en spirale, qui comprend trois genres : *Spirillum, Helicobacter* et *Campylobacter.*

SPIRILLE *s. m. (angl. spirilla).* Micro-organisme appartenant au genre *Spirillum.*

SPIRILLICIDE *adj. (angl. spirillicide).* Qui détruit les spirilles. S'emploie également comme substantif.

SPIRILLOSE *s. f. (angl. spirillosis).* Toute maladie infectieuse provoquée par des spirilles. En particulier, chez les oiseaux de basse-cour, maladie due à *Spirillum gallinarum* et transmise par des insectes du genre *Argas*, et chez l'homme, la fièvre par morsure de rat (sodoku), provoquée par *Spirillum minus*.

SPIRILLUM Genre de bactéries de la famille des *Spirillaceae*. Ce sont des bacilles à Gram négatif, spiralés, aérobies ou microaérophiles, chimio-organotrophes, mobiles par touffe de flagelles polaires (disposition lophotriche). L'une de ses espèces, *S. minus* (ou *S. morsus muris*), est parasite des rongeurs et est chez l'homme l'agent du sodoku (fièvre par morsure de rat).

SPIROCHAETA Genre de bactéries de la famille des *Spirochaetaceae*. Ce sont des bactéries spiralées, flexibles (spirochètes), de 6 à 500 µm de long et 0,2 à 0,75 µm de diamètre. Elles vivent libres dans les eaux douces ou salées stagnantes.

SPIROCHAETACEAE Famille de bactéries de l'ordre des *Spirochaetales*. Elle comprend des bactéries très fines (0,1-0,5 µm) et généralement très allongées (jusqu'à 500 µm), enroulées en spirale. Elles sont mobiles grâce à des flagelles périplasmiques (fibrilles axiales). Elles sont aérobies ou aérobies facultatives. Certaines espèces sont pathogènes. Cette famille comprend les genres *Spirochaeta*, *Treponema*, *Borrelia* et *Leptospira*.

SPIROCHAETALES Ordre bactérien constitué de bactéries de forme hélicoïdale, flexueuses, et comprenant une famille, les *Spirochaetaceae*.

SPIROCHÈTE *s. m. (angl. spirochete)*. Micro-organisme appartenant au genre *Spirochaeta*. ☞ ***SPIROCHAETA.***

SPIROCHÉTOCIDE *adj. (angl. spirocheticidal)*. Qui détruit les spirochètes.

SPIROCHÉTOGÈNE *adj. (angl. spirochetogenous)*. Qui est produit par des spirochètes.

SPIROCHÉTOSE *s. f. (angl. spirochetosis)*. Toute maladie provoquée par des spirochètes. ◇ **BRONCHOPULMONAIRE** *(angl. bronchopulmonary —)*. Bronchite hémoptoïque due à *Spirochaeta Castellani*. ◇ **ICTÉRO-HÉMORRAGIQUE** ☞ ***LEPTOSPIROSE ICTÉRO-HÉMORRAGIQUE.***

SPIROGRAMME *s. m. (angl. spirogram)*. Tracé graphique obtenu lors de la spirographie.

SPIROGRAPHIE *s. f. (angl. spirography)*. Enregistrement graphique des mouvements et des volumes respiratoires, obtenu à l'aide d'un spirographe.

SPIROLACTONES *s. f. pl. (angl. spirolactone)*. Stéroïdes de synthèse dont fait partie la spironolactone.

SPIROMÈTRE *s. m. (angl. spirometer)*. Appareil servant à la spirométrie.

SPIROMÉTRIE *s. f. (angl. spirometry)*. Mesure des volumes pulmonaires à l'aide d'un spiromètre.

SPIRONOLACTONE *s. f. (angl. spironolactone)*. Diurétique antagoniste de l'aldostérone au niveau du tubule rénal. Elle entraîne une augmentation de la natriurèse et une diminution de la kaliurèse. On la qualifie de diurétique « épargneur de potassium », et elle est souvent utilisée en association avec les diurétiques thiazidiques.

SPIROSCOPE *s. m. (angl. spiroscope)*. Type de spiromètre employé dans les exercices respiratoires, qui permet d'observer l'amplitude des mouvements par le déplacement d'une colonne d'eau.

SPIRURIDÉS *(angl. Spiruroides)*. Famille de vers appartenant au sous-ordre des Filarioïdés (ordre des Nématodes). Certaines espèces sont parasites de l'homme.

SPITZ (MÉLANOME DE) *(angl. Spitz's nevus)*. ☞ ***MÉLANOME JUVÉNILE.***

SPIVACK (OPÉRATIONS DE) **1.** *(angl. Spivack's cystostomy)*. Cystostomie avec utilisation d'un lambeau de la paroi vésicale antérieure pour créer la bouche de stomie. **2.** *(angl. Spivack's gastrostomy)*. Gastrostomie dans laquelle la bouche de stomie est créée à partir d'un lambeau de la paroi antérieure de l'estomac.

SPLANCHNICECTOMIE *s. f. (angl. splanchnicectomy)*. Résection d'un nerf splanchnique.

SPLANCHNICOTOMIE *s. f. (angl. splanchnicotomy)*. Section d'un nerf splanchnique.

SPLANCHNIQUE *adj. (angl. splanchnic)*. Qui se rapporte ou qui appartient aux viscères. ◇ **(NERF)** *(angl. — nerve)*. Nerf du système sympathique.

SPLANCHNO- *(angl. splanchno-)*. Préfixe d'origine grecque indiquant une relation avec les viscères.

SPLANCHNOCÈLE *s. f. (angl. splanchnocele)*. Hernie d'un viscère.

SPLANCHNOCRÂNE *s. m. (angl. viscerocranium)*. Partie du crâne embryonnaire dont dérivera le squelette de la face.

SPLANCHNODERME *s. m. (angl. splanchnoderm)*. ☞ ***SPLANCHNOPLEURE.***

SPLANCHNODYNIE *s. f. (angl. splanchnodynia)*. Douleur viscérale, notamment abdominale.

SPLANCHNOGRAPHIE *s. f. (angl. splanchnography)*. Description des viscères.

SPLANCHNOLOGIE *s. f. (angl. splanchnology)*. Partie de l'anatomie descriptive qui traite des viscères.

SPLANCHNOMÉGALIE *s. f. (angl. splanchnomegaly)*. Augmentation anormale du volume d'un viscère. SYN. ***MÉGASPLANCHNIE.***

SPLANCHNOMICRIE *s. f. (angl. splanchnomicria)*. Petitesse anormale des viscères.

SPLANCHNOPATHIE *s. f. (angl. splanchnopathy)*. Terme générique désignant toute affection viscérale.

SPLANCHNOPLEURE *s. f. (angl. splanchnopleura)*. Feuillet interne ou viscéral du mésoderme, en contact avec l'endoderme, et qui se distingue de la somatopleure ou feuillet externe, pariétal.

Entre les deux feuillets se trouve l'espace pleuropéritonéal ou cœlome. La splanchnopleure donne naissance au feuillet viscéral du péricarde, à la plèvre pulmonaire et au péritoine viscéral. SYN. ***SPLANCHNODERME, LAME SPLANCHNIQUE.***

SPLANCHNOPTOSE *s. f. (angl. splanchnoptosis).* Descente d'un ou de plusieurs viscères abdominaux. SYN. ***VISCÉROPTOSE.*** ☞ ***ENTÉROPTOSE.***

SPLANCHNOSCOPIE *s. f. (angl. splanchnoscopy).* Examen des viscères, par endoscopie ou par transillumination.

SPLANCHNOTOMIE *s. f. (angl. splanchnotomy).* Section d'un nerf splanchnique.

SPLEEN *s. m. (angl. spleen).* État mental particulier caractérisé par un ennui profond et une lassitude généralisée. SYN. ***TAEDIUM VITAE.***

SPLÉN-, SPLÉNO- *(angl. splen-, spleno-).* Préfixes d'origine grecque indiquant une relation avec la rate.

SPLÉNALGIE *s. f. (angl. splenalgia).* Douleur au niveau de la rate.

SPLÉNATROPHIE *s. f. (angl. splenatrophy).* Atrophie de la rate.

SPLÉNECTOMIE *s. f. (angl. splenectomy).* Ablation partielle ou complète de la rate.

SPLÉNECTOPIE *s. f. (angl. splenectopia).* Situation anormale de la rate.

SPLÉNIFICATION *s. f. (angl. splenification).* ☞ ***SPLÉNISATION.***

SPLÉNIFORME *adj. (angl. spleniform).* Qui ressemble à la rate. SYN. ***SPLÉNOÏDE.***

SPLÉNIQUE *adj. (angl. splenic).* Qui se rapporte à la rate.

SPLÉNISATION *s. f. (angl. splenization).* Transformation subie par le parenchyme pulmonaire au cours d'une pneumopathie aiguë, caractérisée par un aspect analogue à celui du tissu splénique ; phénomène lié à une congestion et à une condensation.

SPLÉNITE *s. f. (angl. splenitis).* Inflammation de la rate. ◇ **SPODOGÈNE** *(angl. spodogenous —).* Splénite due à l'accumulation de débris d'érythrocytes, observée dans le paludisme.

SPLÉNIUM DU CORPS CALLEUX *s. m. (NA. splenium corporis callosi). (angl. splenium of corpus callosum).* Extrémité postérieure épaisse du corps calleux.

SPLÉNIUS *s. m.* Muscle de la nuque. ☞ ***ATLAS ANATOMIQUE DES MUSCLES EN ANNEXE.***

SPLÉNOCÈLE *s. f. (angl. splenocele).* Hernie de la rate.

SPLÉNOCOLIQUE *adj. (angl. splenocolic).* Qui se rapporte à la rate et au côlon.

SPLÉNOCONTRACTION *s. f. (angl. splenic contraction).* Contraction splénique provoquée par des moyens chimiques ou physiques.

SPLÉNOCYTE *s. m. (angl. splenocyte).* Cellule mononucléaire macrophage située dans les sinus de la rate.

SPLÉNOCYTOME *s. m.* ☞ ***SPLÉNOME.***

SPLÉNODYNIE *s. f. (angl. splenodynia).* ☞ ***SPLÉNALGIE.***

SPLÉNOGÈNE *adj. (angl. splenogenous).* Qui prend naissance dans la rate, qui est produit par la rate.

SPLÉNOGRAMME *s. m. (angl. splenogram).* Résultat de l'étude cytologique qualitative et quantitative d'un prélèvement obtenu par ponction de la rate.

SPLÉNOGRANULOMATOSE SIDÉROSIQUE *(angl. splenogranulomatosis siderotica).* Forme de splénomégalie fibrocongestive observée dans l'hémochromatose et la dépranocytose. Elle se caractérise anatomiquement par la présence dans le parenchyme splénique de nodules sclérosés, infiltrés de pigments ferrugineux et entourés d'une zone hémorragique (nodules de Gandy-Gamna).

SPLÉNOGRAPHIE *s. f.* ☞ ***SPLÉNOPORTOGRAPHIE.***

SPLÉNO-HÉPATOMÉGALIE *s. f. (angl. splenohepatomegaly).* Augmentation smultanée du volume de la rate et du foie.

SPLÉNOÏDE *adj. (angl. splenoid).* ☞ ***SPLÉNIFORME.***

SPLÉNOLOGIE *s. f. (angl. splenology).* Étude des fonctions et des affections de la rate.

SPLÉNOLYSE *s. f. (angl. splenolysis).* Destruction lytique du tissu splénique.

SPLÉNOMALACIE *s. f. (angl. splenomalacia).* Ramollissement anormal de la rate.

SPLÉNOMANOMÉTRIE *s. f. (angl. splenomanometry).* Mesure de la pression veineuse portale par ponction de la rate, normalement égale à 10 cm d'eau.

SPLÉNOME *s. m. (angl. splenoma).* Toute tumeur de la rate. SYN. ***SPLÉNOCYTOME.***

SPLÉNOMÉDULLAIRE *adj. (angl. splenomedullary).* Qui se rapporte à la rate et à la moelle osseuse.

SPLÉNOMÉGALIE *s. f. (angl. splenomegaly).* Augmentation de volume de la rate. ◇ **CONGESTIVE** *(angl. congestive —).* Splénomégalie consécutive à un obstacle à la circulation portale. ◇ **HÉMOLYTIQUE FAMILIALE** *(angl. hereditary spherocytosis).* ☞ ***MINKOWSKI-CHAUFFARD (MALADIE DE).*** ◇ **MYÉLOÏDE** *(angl. idiopathic myelofibrosis).* Syndrome myéloprolifératif chronique avec métaplasie myéloïde de la rate qui atteint un volume énorme et myélofibrose avec anémie et hyperleucocytose ; l'évolution se fait vers la mort en quelques années par hémorragie ou anémie. ◇ **TROPICALE** ☞ ***KALA-AZAR.***

SPLÉNONÉPHROPTOSE *s. f. (angl. splenonephroptosis).* Ptose de la rate et du rein gauche.

SPLÉNOPANCRÉATIQUE *adj. (angl. splenopancreatic).* Qui se rapporte à la rate et au pancréas.

SPLÉNOPATHIE *s. f. (angl. splenopathy).* Terme générique désignant toute affection de la rate.

SPLÉNOPEXIE *s. f. (angl. splenopexy).* Fixation chirurgicale de la rate à la paroi abdominale.

SPLÉNOPHRÉNIQUE *adj. (angl. splenophrenic).* Qui se rapporte à la rate et au diaphragme. SYN. ***PHRÉNO-SPLÉNIQUE.***

SPLÉNOPNEUMONIE *s. f. (angl. splenopneumonia).* Pneumopathie aiguë avec splénisation du poumon. SYN. ***PNEUMONIE MASSIVE, GRANCHER (MALADIE DE).***

SPLÉNOPORTOGRAPHIE *s. f. (angl. splenoportography).* Radiographie du système porte et de la veine splénique après injection d'un produit de contraste opacifiant par ponction transpariétale du parenchyme de la rate.

SPLÉNOSE *s. f. (angl. splenosis).* Présence de nodules de tissu splénique dans la cavité péritonéale.

SPLÉNOTHROMBOSE *s. f.* Thrombose de la veine splénique, souvent consécutive à la thrombophlébite du système porte.

SPLÉNOTOMIE *s. f. (angl. splenotomy).* Incision de la rate.

SPODOGÈNE *adj. (angl. spodogenous).* Qui est caractérisé par l'accumulation de débris d'érythrocytes. ☞ ***SPLÉNITE SPODOGÈNE.***

SPONDYLALGIE *s. f. (angl. spondylalgia).* Douleur localisée à la colonne vertébrale. SYN. ***SPONDYLODYNIE.***

SPONDYLARTHRITE *s. f. (angl. spondylarthritis).* Arthrite des articulations intervertébrales. ◇ **ANKYLOSANTE** *(angl. ankylosing spondylitis).* Rhumatisme inflammatoire chronique atteignant les articulations sacro-iliaques et la colonne vertébrale. Cette affection est observée surtout chez l'homme jeune et s'accompagne fréquemment de la présence de l'antigène HLA B 27. SYN. ***PELVISPONDYLITE RHUMATISMALE.***

SPONDYLARTHROPATHIE *s. f. (angl. spondylarthropathy).* Toute affection touchant les articulations vertébrales.

SPONDYLARTHROSE *s. f. (angl. spondylarthrosis).* Arthrose de la colonne vertébrale.

SPONDYLITE *s. f. (angl. spondylitis).* Lésion inflammatoire, le plus souvent d'origine infectieuse, d'un corps vertébral, en général associée à celle du disque intervertébral sus- ou sous-jacent. Plusieurs vertèbres et plusieurs disques intervertébraux peuvent être atteints en même temps. ◇ **ANKYLOPOÏÉTIQUE** *(angl. ankylosing —).* SYN. ***SPONDYLARTHRITE ANKYLOSANTE.*** ◇ **DÉFORMANTE** *(angl. — deformans).* Arthrite déformante des articulations de la colonne vertébrale. ◇ **TRAUMATIQUE** *(angl. post-traumatic —).* ☞ ***KÜMMEL-VERNEUIL (SYNDROME DE).*** ◇ **TUBERCULEUSE** *(angl. tuberculous —).* ☞ ***POTT (MAL DE).***

SPONDYLIZÈME *s. m. (angl. spondylizema).* Tassement du rachis à la suite de la destruction d'une ou plusieurs vertèbres.

SPONDYLODÈSE *s. f. (angl. spondylodesis).* Fusion de vertèbres réalisée par insertion d'un greffon osseux et destinée à immobiliser un segment de la colonne vertébrale.

SPONDYLODIDYME *s. m. (angl. spondylodidymus).* Monstre fœtal caractérisé par la spondylodidymie.

SPONDYLODIDYMIE *s. f. (angl. spondylodidymia).* Monstruosité fœtale double dans laquelle les deux composants sont unis par la colonne vertébrale.

SPONDYLODISCITE *s. f. (angl. spondylodiscitis).* Inflammation conjointe d'une vertèbre et des disques intervertébraux sus ou sous-jacents.

SPONDYLODYNIE *s. f. (angl. spondylodynia).* ☞ ***SPONDYLALGIE.***

SPONDYLOLISTHÉSIS *s. m. (angl. spondylolisthesis).* Glissement en avant d'une vertèbre sur une autre. Il peut apparaître dans toutes les régions de la colonne vertébrale, mais il se produit le plus souvent entre les vertèbres L4 et L5 et L5 S1.

SPONDYLOLYSE *s. f. (angl. spondylolysis).* **1.** Lyse ou destruction d'une vertèbre. **2.** Malformation vertébrale caractérisée par la présence d'une fissure entre les processus articulaires supérieurs et inférieurs d'une vertèbre. Elle prédispose au spondylolisthésis.

SPONDYLOMALACIE *s. f. (angl. spondylomalacia).* Ramollissement d'une ou de plusieurs vertèbres. ◇ **TRAUMATIQUE** *(angl. post-traumatic —).* ☞ ***KÜMMEL-VERNEUIL (SYNDROME DE).***

SPONDYLOPATHIE *s. f. (angl. spondylopathy).* Terme générique désignant toute affection de la colonne vertébrale. ◇ **TRAUMATIQUE** *(angl. post-traumatic —).* ☞ ***KÜMMEL-VERNEUIL (SYNDROME DE).***

SPONDYLOPTOSE *s. f. (angl. spondyloptosis).* Spondylolisthésis très accentué.

SPONDYLOSCHISIS *s. m. (angl. spondyloschisis).* Fissure congénitale d'un arc vertébral.

SPONDYLOSE *s. f. (angl. spondylosis).* Arthrose vertébrale. ◇ **CHRONIQUE ANKYLOPOÏÉTIQUE OU RHIZOMÉLIQUE** *(angl. ankylosing —).* SYN. ***SPONDYLARTHRITE ANKYLOSANTE.***

SPONDYLOTHÉRAPIE *s. f. (angl. spondylotherapy).* Traitement de diverses affections par des manœuvres mécaniques pratiquées sur la colonne vertébrale.

SPONDYLOTOMIE *s. f. (angl. spondylotomy).* Ouverture chirurgicale du canal vertébral.

SPONGIEUX *adj. (angl. spongy).* Se dit d'un tissu qui a une consistance semblable à celle d'une éponge. ☞ ***CORPS SPONGIEUX DU PÉNIS.***

SPONGIOBLASTE *s. m. (angl. spongioblast).* **1.** Cellule embryonnaire du tube neural, dont les prolongements forment le réseau à partir duquel se développent les cellules névrogliques. **2.** Cellule amacrine.

SPONGIOBLASTOME *s. m. (angl. spongioblastoma).* Tumeur maligne formée de spongioblastes.

SPONGIOCYTE *s. m. (angl. spongiocyte).* Cellule de la strate spongieuse de la zone fasciculée du cortex surrénal.

SPONGIOSE *s. f. (angl. spongiosis).* Œdème intercellulaire de la couche de Malpighi de l'épiderme. Il est caractéristique de l'eczéma.

SPONGOÏDE (OU SPONGIOÏDE) *adj. (angl. spongioid).* Qui rappelle la structure alvéolaire d'une éponge. ☞ ***TISSU SPONGIOÏDE.***

SPORADIQUE *adj. (angl. sporadic).* Se dit principalement de maladies peu répandues, qui atteignent seulement quelques individus isolément (par opposition à épidémique et à endémique).

SPORE *s. f. (angl. spore).* **1.** Élément reproducteur de nombreuses espèces végétales (cryptogames) et des protozoaires sporozoaires. **2.** Organite bactérien thermorésistant, caractérisant certains bacilles. Il résiste aux conditions de vie défavorables et aux agents chimiques, et peut se transformer en bactérie active, semblable à celle dont il est issu.

SPORICIDE *s. m. (angl. sporicide).* Substance qui détruit les spores.

SPORIDIE *s. f. (angl. sporidium).* Organisme protozoaire dans la phase de spore de son développement.

SPORIDIOSE *s. f. (angl. sporidiosis).* Infection produite par des sporidies.

SPOROCYSTE *s. m. (angl. sporocyst).* **1.** Poche ou vésicule qui contient des spores ou des cellules reproductrices, et représentant une forme évolutive d'organismes inférieurs, végétaux ou animaux. **2.** Stade du cycle évolutif du parasite du paludisme, qui donne naissance au sporozoïte.

SPOROCYTE *s. m. (angl. sporocyte).* Cellule mère des spores.

SPOROGÈNE *adj. (angl. sporogenous).* Qui produit des spores.

SPOROGENÈSE *s. f. (angl. sporogenesis).* Formation de spores.

SPOROGONIE *s. f. (angl. sporogony).* Cycle sexué de développement du parasite du paludisme aboutissant à la formation des sporozoïtes.

SPOROTHÈQUE *s. f. (angl. sporotheca).* Membrane entourant les sporozoïtes avant qu'ils ne sortent du moustique.

SPOROTRICHOSE *s. f. (angl. sporotrichosis).* Mycose causée par *Sporotrichum schenkii.* Elle débute par un chancre d'inoculation, consécutif à une blessure cutanée, puis des nodules se forment le long des lymphatiques. Ces nodules peuvent s'ulcérer, donnant des lésions gommeuses. Les formes viscérales, osseuses et muqueuses de la maladie sont très rares.

SPOROTRICHUM Genre de champignons dimorphes. La forme filamenteuse est saprophyte, la forme levure est pathogène. ◇ ***SCHENKII*** Agent responsable de la sporotrichose. SYN. ***SPOROTHRIX SCHENKII.***

SPOROZOAIRES *s. m. (angl. Sporozoa).* Classe de Protozoaires parasites des tissus ou du sang d'animaux vertébrés et invertébrés. Il sont dépourvus de cils et de flagelles. Ils possèdent deux cycles de reproduction, l'un asexué (schizogonie), l'autre sexué (sporogonie). Le genre *Plasmodium*, agent du paludisme, appartient à cette classe.

SPOROZOÏTE *s. m. (angl. sporozoite).* Une des formes de développement du parasite du paludisme, produit final de la sporogonie. Le sporozoïte passe du moustique à l'homme lors de la piqûre.

SPOROZOOSE *s. f. (angl. sporozoosis).* Toute maladie causée par les sporozoaires.

SPORULATION *s. f. (angl. sporulation).* Formation et libération de spores. ◇ **ENDOGÈNE** *(angl. endogenous —).* Sporulation d'un protozoaire se produisant à l'intérieur de l'hôte définitif. ◇ **EXOGÈNE** *(angl. exogenous —).* Sporulation d'un protozoaire se produisant à l'extérieur de l'hôte définitif.

SPORULE *s. f. (angl. sporule).* Petite spore.

SPORULÉ *adj. (angl. sporulated).* Se dit d'une bactérie capable de former des spores.

SPOTTING *s. m.* Saignement vaginal peu important.

SPRENGEL (MALADIE DE) *(angl. Sprengel's deformity).* Élévation congénitale de la scapula.

SPRUE *s. f. (angl. sprue).* ◇ **SECONDAIRE** *(angl. secondary —).* Sprue que l'on observe dans divers processus pathologiques gastriques (gastrectomie), hépatiques, pancréatiques et intestinaux (tuberculose intestinale, amyloïdose, entérite régionale, etc.). ◇ **TROPICALE** *(angl. tropical —).* Syndrome de malabsorption observé dans certaines régions tropicales et subtropicales (Inde, Cuba, Puerto Rico, etc.) ; son expression clinique est similaire à celle de la sprue nostras et son origine est probablement bactérienne ou virale. Elle ne s'améliore pas par un régime sans gluten.

SPUMAVIRUS Genre de virus de la famille des *Retroviridae* non pathogènes pour l'homme.

SPUME *s. f. (angl. foam).* Salive écumeuse à grosses bulles qui apparaît dans certaines crises d'hystérie ou d'épilepsie.

SPUMEUX *adj. (angl. foamy).* Qui a l'aspect de l'écume. EX. *crachat spumeux.*

SPURWAY-EDDOWES (SYNDROME DE) *(angl. Spurway's syndrome).* Syndrome associant une fragilité osseuse à des sclérotiques bleues.

SPUTATION *s. f. (angl. expectoration).* Action de cracher sans interruption.

SQUAME *s. f. (angl. squama).* Lamelle épidermique formée à la surface de la peau par un épaississement du corps malphigien, dont les cellules superficielles conservent leurs noyaux.

SQUAMEUX *adj. (angl. squamous).* **1.** Qui est formé ou recouvert de squames. **2.** Qui se rapporte à l'écaille de l'os temporal.

SQUELETTE *s. m. (angl. skeleton).* **1.** Ensemble des os qui forment la charpente du corps. Le nombre des os qui composent le squelette, sans compter les dents et les os sésamoïdes, atteint 206 chez l'homme adulte. **2.** Par extension, tout élément, osseux ou non, dont la structure rigide au sein d'un organe mou lui confère un rôle de soutien particulier. ⬦ **FIBREUX DU CŒUR** *(angl. heart fibrous —).* Anneaux fibrocartilagineux sur lesquels s'insèrent les fibres musculaires cardiaques.

SQUELETTIQUE *adj. (angl. skeletal).* **1.** Qui se rapporte au squelette. **2.** Qui rappelle un squelette. Ex. *maigreur squelettique.*

SQUIRE (SIGNE DE) *(angl. Squire's sign).* Contractions et dilatations successives de la pupille, observées lors de la méningite basilaire.

SQUIRRHE *s. m. (angl. scirrhous carcinoma).* Épithélioma riche en tissu fibreux, de consistance dure. SYN. ***CANCER SQUIRRHEUX.*** ⬦ **MAMMAIRE** *(angl. mammary gland —).* Variété de cancer mammaire caractérisée par une sclérose intense expliquant la dureté de la tumeur et la rétraction prononcée de la glande mammaire. Cette forme s'observe surtout chez la femme âgée et est d'évolution lente.

SQUIRRHEUX *adj. (angl. scirrhous).* Qui a une consistance dure, ligneuse.

Sr *(angl. Sr).* Symbole chimique du strontium.

SRAS Abréviation de *syndrome respiratoire aigu sévère.* ☞ ***CORONAVIRUS.***

SRE Abréviation de système réticulo-endothélial.

STABILISATEUR DE MEMBRANE *(angl. membrane stabilizing substance).* Substance se fixant sur la membrane cellulaire en bloquant les canaux ioniques et entraînant une mise au repos de la cellule. Certaines de ces substances (quinidine, β-bloquant) sont utilisées en médecine.

STADE *s. m. (angl. stage, phase).* Chacune des phases ou chacun des degrés successifs que l'on peut distinguer dans un phénomène, au cours du développement d'un organisme, dans l'évolution d'une maladie, etc. ⬦ **AMPHIBOLE** *(angl. amphibolic stage).* Stade qui, dans la fièvre typhoïde, se situe entre la période d'état et la défervescence. Il est caractérisé par de larges oscillations de la température au cours du nycthémère. ⬦ **ANAL** *(angl. anal stage).* Seconde période du développement psychosexuel infantile (de 1 à 3 ans), pendant laquelle l'obtention du plaisir se trouve orientée par la primauté de la zone érogène anale. La relation d'objet est déterminée par les significations psychiques des actes d'expulsion-rétention des fèces, leur représentation symbolique et les modalités de l'éducation sphinctérienne. ⬦ **DU MIROIR** *(angl. mirror phase).* Concept psychanalytique de J. Lacan, qui se réfère à une période clé de la constitution du psychisme humain, caractérisée par l'apparition du premier noyau constitutif du moi. Ce stade se développe entre 6 et 18 mois, au moment où l'enfant anticipe imaginairement son unité corporelle par identification à l'image du semblable. ⬦ **GÉNITAL** *(angl. genital stage).* En psychanalyse, consolidation définitive du développement psychosexuel infantile qui s'installe normalement à la puberté à la suite de la période de latence. Il se caractérise par l'affirmation de la synthèse des pulsions partielles sous le primat de la zone génitale et le choix stable d'un objet sexuel. ⬦ **LIBIDINAL** *(angl. libidinal stage).* En psychanalyse, il se réfère au concept de l'évolution psychosexuelle infantile du sujet au cours de différentes périodes successives. Il se caractérise par l'organisation de la libido en étapes déterminées par le primat d'une zone érogène et par la prédominance d'une relation d'objet. ⬦ **ORAL** *(angl. oral stage).* En psychanalyse, première période du développement psychosexuel infantile (de 0 à 12 mois) pendant lequel la bouche et les lèvres constituent le centre prédominant du plaisir sexuel qui accompagne l'alimentation. Le stade oral se subdiviserait (K. Abraham) en stade oral précoce, avec prédominance de la passivité et de la succion, et en stade oral sadique, qui coïncide avec l'apparition de la dentition, et où prédominent l'activité et l'agressivité. ⬦ **PHALLIQUE** *(angl. phallic stage).* En psychanalyse, troisième période du développement psychosexuel infantile (entre 3 et 6 ans), caractérisée par la convergence des pulsions partielles et des expériences de plaisir prédominant au niveau des organes génitaux. Pendant cette période, le garçon et la fille ne reconnaissent qu'un organe génital, le pénis, et la différence des sexes est vécue et imaginée en relation directe avec sa présence ou son absence (castration). Les alternatives de cette phase correspondent à celles du complexe d'Œdipe. ⬦ **PRÉGÉNITAL** *(angl. pregenital stage).* Terme psychanalytique utilisé pour désigner les processus et les mécanismes qui se développent durant la période qui englobe les stades oral et anal du développement psychosexuel de l'enfant.

STADER (ATTELLE DE) *(angl. Stader's splint).* Tige métallique qui se fixe au-dessus et au-dessous d'une fracture par des clous insérés dans l'os. (Technique peu utilisée.)

STAGNATION *s. f. (angl. stagnation).* Défaut d'écoulement et accumulation d'un liquide ou d'une matière organique.

STAHL (OREILLE DE) *(angl. Stahl's ear).* Malformation du pavillon de l'oreille pouvant se présenter sous deux formes : 1) élargissement de l'hélix à sa partie antéro-supérieure, la partie inférieure n'étant pas ourlée ; 2) multiplication des branches de l'anthélix, qui sont au nombre de trois au lieu de deux.

STALAGMOMÈTRE *s. m. (angl. stalagmometer).* Appareil pour la mesure de la tension superficielle d'un liquide par la détermination du nombre de gouttes qui correspondent à un volume connu de ce liquide.

STAMM (OPÉRATION DE) *(angl. Stamm's gastrostomy).* Gastrostomie comportant l'insertion dans l'estomac d'un tube de caoutchouc autour duquel est évaginée la paroi gastrique.

STANDARD *(angl. standard).* **1.** *adj.* Qui est conforme à l'usage, à la norme ; qui peut être utilisé comme référence, comme type. **2.** *s. m.* Norme ou étalon.

STANNOSE *s. f. (angl. stannosis).* Affection pulmonaire provoquée par l'inhalation de particules d'étain.

STANTON (MALADIE DE) ☞ ***MÉLIOÏDOSE.***

STAPÉDECTOMIE *s. f. (angl. stapedectomy).* **1.** Ablation du stapes. **2.** Par extension, intervention chirurgicale qui substitue au stapes une prothèse artificielle qui unit le processus lenticulaire de l'incus à la fenêtre ovale. Actuellement, elle constitue le traitement de choix de l'otospongiose.

STAPÉDIEN *adj. (angl. stapedial).* Qui se rapporte au stapes.

STAPES *(NA. stapes). (angl. stapes).* L'osselet de l'oreille le plus interne, dont la tête s'articule avec l'incus et la base s'insère sur la fenêtre vestibulaire. SYN. ***ÉTRIER.***

STAPHYL-, STAPHYLO- *(angl. staphyl-, staphylo-).* Préfixes d'origine grecque indiquant une relation avec l'uvule. Il désigne également des bactéries groupées en grappes (staphylocoques).

STAPHYLECTOMIE *s. f.* Résection d'un staphylome cornéen ou du segment antérieur de l'œil.

STAPHYLHÉMATOME *s. m. (angl. staphylhematoma).* Hématome de l'uvule.

STAPHYLIN *adj. (angl. uvular).* Qui se rapporte à l'uvule. SYN. ***UVULAIRE.***

STAPHYLION *s. m. (angl. staphylion).* Point craniométrique situé au milieu du bord postérieur du palais osseux.

STAPHYLITE *s. f. (angl. staphylitis).* ☞ ***UVULITE.***

STAPHYLOCOAGULASE *s. f. (angl. staphylocoagulase).* Enzyme produite par les souches pathogènes de staphylocoques, capable de coaguler le plasma en transformant le fibrinogène en fibrine. SYN. ***STAPHYLOKINASE.***

STAPHYLOCOCCÉMIE *s. f. (angl. staphylococcemia).* Présence de staphylocoques dans le sang.

STAPHYLOCOCCIE *s. f. (angl. staphylococcal infection).* Toute infection due aux staphylocoques. ⟡ **MALIGNE DE LA FACE** État septicémique avec parfois trombophlébite du sinus caverneux observé au cours de certains furoncles de l'aile du nez et de la lèvre supérieure.

STAPHYLOCOCCIQUE *adj. (angl. staphylococcal).* Qui se rapporte aux staphylocoques ou qui est provoqué par les staphylocoques.

STAPHYLOCOCCUS Genre de bactéries de la famille des *Micrococcaceae.* Ce sont des cocci à Gram positif, de petite taille (1 µm environ), disposés en amas irréguliers ; ils sont anaérobies facultatifs, chimio-organotrophes et catalase-positifs. On peut les rencontrer comme parasites et/ou pathogènes de l'homme et des animaux. Ils produisent diverses substances extracellulaires : bactériocines, coagulase, désoxyribonucléase, pénicillinase, phosphatase, leucocidine et une entérotoxine ; certaines souches produisent des pigments caroténoïdes, non diffusibles, qui vont du jaune pâle à l'orangé. ⟡ ***AUREUS*** Staphylocoque pathogène qui produit un pigment doré. Il est coagulase-positif et désoxyribonucléase-positif. C'est l'agent responsable de diverses infections purulentes : furoncles, anthrax, infections des plaies, ostéomyélite, etc. Il peut être la cause de gastro-entérites alimentaires. SYN. ***STAPHYLOCOCCUS PYOGENES AUREUS, STAPHYLOCOQUE DORÉ.*** ⟡ ***EPIDERMIDIS*** Staphylocoque non pigmenté, coagulase-négatif. Il est saprophyte de la peau et des muqueuses, pathogène opportuniste. Il a été isolé comme agent responsable d'infections urinaires, d'endocardites, d'infections des plasties valvulaires, etc. SYN. ***STAPHYLOCOCCUS ALBUS.*** ⟡ ***SAPROPHYTICUS*** Staphylocoque coagulase-négatif et rarement pathogène. Il se différencie de *S. epidermidis* par sa résistance à la novobiocine.

STAPHYLOCOQUE *s. m. (angl. staphylococcus).* Tout coccus appartenant au genre *Staphylococcus.*

STAPHYLODERMIE *s. f. (angl. staphyloderma).* Infection staphylococcique de la peau.

STAPHYLOHÉMATOME *s. m.* ☞ ***STAPHYLHÉMATOME.***

STAPHYLOLYSINE *s. f. (angl. staphylolysin).* Hémolysine produite par des staphylocoques. Elle est antigénique.

STAPHYLOME *s. m. (angl. staphyloma).* Convexité ou protrusion anormale de la cornée consécutive à un amincissement cicatriciel. Il peut être congénital. ⟡ **ANNULAIRE** *(angl. annular —).* Staphylome de la sclérotique, localisé dans la région ciliaire et s'étendant le long du bord de la cornée. ⟡ **ANTÉRIEUR** *(angl. anterior —).* ☞ ***STAPHYLOME CORNÉEN.*** ⟡ **CILIAIRE** *(angl. ciliary —).* Staphylome de la sclérotique, se développant sur le corps ciliaire. ⟡ **CORNÉEN** *(angl. corneal —).* Staphylome affectant la cornée, c'est-à-dire la partie antérieure du globe oculaire. SYN. ***STAPHYLOME ANTÉRIEUR.*** ⟡ **ÉQUATORIAL** *(angl. equatorial —).* Staphylome de la sclérotique siégeant dans la région équatoriale du globe oculaire. ⟡ **PELLUCIDE CONIQUE** ☞ ***KÉRATOCÔNE.*** ⟡ **PELLUCIDE GLOBULEUX** ☞ ***KÉRATOGLOBE.*** ⟡ **POSTÉRIEUR** *(angl. poste-*

rior —). Distension de la sclérotique au niveau du pôle postérieur de l'œil, caractéristique de la myopie. ◇ **SCLÉRAL** *(angl. scleral —).* ☞ ***SCLÉRECTASIE.*** ◇ **UVÉAL** *(angl. uveal —).* Protrusion de l'uvée à travers la sclérotique.

STAPHYLOPHARYNGORRAPHIE *s. f. (angl. staphylopharyngorrhaphy).* Suture du voile du palais à la paroi pharyngée postérieure, pratiquée en cas de fissure congénitale vélo-palatine.

STAPHYLOPLASTIE *s. f. (angl. staphyloplasty).* Restauration chirurgicale des pertes de substance du voile du palais. SYN. ***PALATOPLASTIE.***

STAPHYLOPTOSE *s. f. (angl. staphyloptosis).* Allongement ou chute du voile du palais. SYN. ***UVULOPTOSE.***

STAPHYLORRAPHIE *s. f. (angl. staphylorrhaphy).* Suture chirurgicale d'une fissure congénitale du voile du palais.

STAPHYLOSCHISIS *s. f. (angl. staphyloschisis).* Fissure médiane de l'uvule.

STAPHYLOTOMIE *s. f. (angl. staphylotomy).* **1.** Excision d'un staphylome cornéen. **2.** SYN. ***UVULOTOMIE.***

STAPHYLOTOXINE *s. f. (angl. staphylotoxin).* Toxine produite dans les cultures de staphylocoques.

STARGARDT (MALADIE DE) *(angl. Stargardt's macular degeneration).* Dégénérescence maculaire progressive juvénile héréditaire, se déclarant le plus souvent avant la puberté et conduisant à la cécité.

STARLING (LOI DE) *(angl. Starling's law).* Loi exprimant la relation entre la force de contraction du cœur et sa dilatation.

STASE *s. f. (angl. stasis).* Ralentissement ou arrêt de la circulation sanguine ou de l'écoulement d'un liquide dans l'organisme. ◇ **INTESTINALE** *(angl. intestinal —).* Ralentissement pathologique du temps de passage des aliments dans l'intestin. ◇ **PAPILLAIRE** *(angl. papillary —).* Ralentissement du flux sanguin veineux au niveau de la papille optique, le plus souvent dû à une hypertension intracrânienne.

STARR-EDWARDS (VALVE DE) *(angl. Starr-Edwards valve).* Valve mécanique à bille utilisée dans la chirurgie de remplacement valvulaire cardiaque.

STATINE *s. f. (angl. statin).* Médicament hypocholestérolémiant par inhibition de l'HMG CoA réductase.

STATIONNAIRE *adj. (angl. stationary).* Qui n'évolue pas ; se dit notamment d'un état pathologique.

STATIQUE **1.** *s. f. (angl. statics).* Partie de la mécanique qui étudie les conditions d'équilibre des corps sous l'influence des forces extérieures. **2.** *adj. (angl. static).* Qui est sans mouvement, par opposition à dynamique. **3.** Qui se rapporte à l'équilibre des corps (du corps humain par exemple).

STATISTIQUE *s. f. (angl. statistics).* Science qui a pour objet de déterminer, au moyen de données numériques, la fréquence des phénomènes naturels ou accidentels.

STATOCONIE *s. f. (angl. statoconium).* ☞ ***OTOLITHE.***

STATOLITHE *s. m. (angl. statolith).* ☞ ***OTOLITHE.***

STATOMÈTRE *s. m. (angl. statometer).* Appareil utilisé pour l'appréciation de l'importance d'une exophtalmie ou d'une énophtalmie. SYN. ***EXOPHTALMOMÈTRE.***

STATURE *s. f. (angl. stature).* Taille d'une personne.

STATUROPONDÉRAL *adj. (angl. pondostatural).* Qui est en rapport à la fois avec le poids et la taille.

STATUS *s. m. (angl. status).* Terme latin employé parfois pour désigner un état pathologique, ou un type de constitution prédisposant à certaines maladies. ◇ **DYSRAPHICUS** *(angl. — dysraphicus).* Ensemble d'anomalies congénitales dues à un trouble de la formation du raphé dans le mécanisme de fermeture du tube neural embryonnaire. Il se caractérise par la formation de fentes ou fissures dans diverses parties du corps (sternum, rachis, palais, etc.).

STAUFFER (SYNDROME DE) *(angl. Stauffer's syndrome).* Hépatomégalie paranéoplasique au cours du cancer du rein.

STÉARATE *s. m. (angl. stearate).* Sel de l'acide stéarique.

STÉARINE *s. f. (angl. stearin).* Poudre blanche fondant à 55 °C, présente dans de nombreuses graisses naturelles. C'est le triglycéride de l'acide stéarique. Elle est utilisée pour la fabrication des bougies et du savon.

STÉARIQUE (ACIDE) *(angl. stearic acid).* Acide gras présent dans la plupart des huiles et des graisses.

STÉATO- *(angl. steato-).* Préfixe d'origine grecque signifiant graisse.

STÉATOCÈLE *s. f. (angl. steatocele).* Masse adipeuse formée dans le scrotum.

STÉATOCYTOME *s. m. (angl. steatocytome).* Kyste épithélial. ◇ **MULTIPLE** *(angl. steatocytoma multiplex).* Affection cutanée du front, du cou et du thorax consistant en de multiples kystes pilosébacés.

STÉATOLYSE *s. f. (angl. steatolysis).* Dissolution des graisses par émulsification, avant leur absorption dans le sang.

STÉATOME *s. m. (angl. steatoma).* SYN. (désuet de) ***KYSTE SÉBACÉ*** et de ***LIPOME.***

STÉATOMÉRIE *s. f. (angl. steatomery).* Dépôts de graisse localisés aux faces externes des cuisses et des hanches, observés chez certaines femmes, réalisant l'aspect dit « en culotte de cheval ».

STÉATONÉCROSE *s. f. (angl. steatonecrosis).* Nécrose du tissu adipeux. Elle se rencontre notamment dans la pancréatite aiguë hémorragique au niveau de l'omentum. SYN. ***CYTOSTÉATONÉCROSE.***

STÉATOPYGIE *s. f. (angl. steatopygia).* Développement exagéré du tissu adipeux des fesses, caractéristique des femmes bochimanes et hottentotes.

STÉATORRHÉE *s. f. (angl. steatorrhea).* Présence d'un excès de graisses dans les selles, traduisant souvent une affection du pancréas. ⇔ **IDIOPATHIQUE** *(angl. idiopathic —).* Maladie cœliaque.

STÉATOSE *s. f. (angl. steatosis).* Surcharge en lipides (triglycérides) du cytoplasme cellulaire, traduisant soit une dégénérescence cellulaire, soit une infiltration.

STÉATOTROCHANTÉRIE *s. f. (angl. steatotrochanteria).* Adiposité localisée aux hanches.

STEELE-RICHARDSON-OLSZEWSKI (MALADIE DE) *(angl. Steele-Richardson-Olszewski syndrome).* Paralysie supranucléaire progressive neurodégénérative, avec paralysie de la verticalité et de la latéralité du regard, associée à une akinésie de la face et des membres, une hypertonie en extension de la nuque, une dysphonie, une dysphagie. Cette maladie aboutit à la mort en quelques années. SYN. ***OPHTALMOPLÉGIE SUPRANUCLÉAIRE PROGRESSIVE.***

STEGOMYIA Ancien nom du genre de moustiques *Aedes.*

STEINBROCKER (SYNDROME DE) *(angl. Steinbrocker's syndrome).* Syndrome caractérisé par un enraidissement douloureux de l'épaule et des articulations du poignet et des doigts, avec troubles vasomoteurs et trophiques et ostéoporose diffuse. Ce syndrome s'observe dans des circonstances diverses : traumatismes, névralgie brachiale, affections coronariennes, affections pleuropulmonaires, lésions des centres supérieurs. SYN. ***SYNDROME ÉPAULE-MAIN.***

STEINDLER (OPÉRATION DE) *(angl. Steindler's operation).* Traitement chirurgical d'un pied creux par désinsertion des muscles plantaires trop courts.

STEINER (TUMEUR DE) *(angl. Steiner's tumor).* Nodosités juxta-articulaires symétriques, indolores, localisées généralement aux coudes et aux genoux. SYN. ***NODOSITÉS JUXTA-ARTICULAIRES DE LUTZ-JEANSELME.***

STEINERT (MALADIE DE) *(angl. Steinert's disease).* ☞ ***MYOTONIE ATROPHIQUE.***

STEIN-LEVENTHAL (SYNDROME DE) *(angl. Stein-Leventhal syndrome).* Syndrome de la femme jeune caractérisé par une aménorrhée, une stérilité et un hirsutisme en rapport avec une ovarite scléro-kystique.

STEINMANN (EXTENSION DE) *(angl. Steinmann's nail extension).* Extension exercée sur le fragment distal d'un os fracturé au moyen de clous en acier, rigides, implantés dans ce fragment (clou de Steinmann).

STELLAIRE (GANGLION) *(angl. stellate ganglion).* ☞ ***GANGLION STELLAIRE.***

STELLECTOMIE *s. f. (angl. stellectomy).* Résection du ganglion stellaire.

STELLWAG (SIGNE DE) *(angl. Stellwag's sign).* Dans la maladie de Basedow, occlusion incomplète des yeux avec allongement de la fente palpébrale.

STÉNION *s. m. (angl. stenion).* Point craniométrique correspondant au point le plus médial de la suture sphéno-temporale, situé habituellement à l'extrémité de celle-ci et à proximité du trou ovale.

STÉNO- *(angl. steno-).* Préfixe d'origine grecque signifiant étroit, rétréci.

STÉNOCARDIE *s. f. (angl. stenocardia).* Angine de poitrine.

STÉNOCÉPHALIE *s. f. (angl. stenocephaly).* ☞ ***ACROCÉPHALIE.***

STÉNOCROTAPHIE *s. f. (angl. stenocrotaphia).* Diminution du diamètre transversal du crâne dans la région temporale.

STÉNON ⇔ **(CANAL DE)** ☞ ***CONDUIT PAROTIDIEN.*** ⇔ **(PLEXUS DE)** *(angl. parotid duct plexus).* Réseau veineux autour du conduit parotidien.

STÉNOPÉIQUE *adj. (angl. pin hole).* Qui rend plus étroit ; qui présente une ouverture ou une fente étroite. ☞ ***LUNETTES STÉNOPÉIQUES.***

STÉNOSE *s. f. (angl. stenosis).* Étroitesse pathologique permanente, congénitale ou acquise, d'un canal ou d'un orifice organique. On dit aussi rétrécissement. ⇔ **INFUNDIBULAIRE** *(angl. infundibular —).* Sténose sous-valvulaire du ventricule droit. ⇔ **PYLORIQUE DU NOURRISSON** *(angl. hypertrophic pyloric —).* Hypertrophie du muscle pylorique à la naissance nécessitant une intervention d'urgence.

STÉNOTHERME *adj. (angl. stenothermal).* Capable de résister seulement à de petites variations de température ; s'applique entre autres aux bactéries.

STÉNOTHORAX *s. m. (angl. stenothorax).* Étroitesse anormale du thorax.

STENT Terme anglo-saxon désignant une prothèse endovasculaire introduite dans une artère par cathétérisme.

STÉPHANION *s. m. (angl. stephanion).* Point craniométrique situé à l'intersection du bord temporal avec la suture coronale.

STÉPHANOCYTE *s. m. (angl. stephanocyte).* Cellules en rosettes du rétinocytome.

STEPPAGE *s. m. (angl. steppage gait).* Démarche caractérisée par la chute pendulaire du pied, qui oblige à lever le genou en fléchissant exagérément la cuisse. Il traduit un déficit des muscles releveurs du pied.

STERCOBILINE *s. f. (angl. stercobilin).* Produit de réduction de la bilirubine, qui donne une couleur foncée aux fèces.

STERCOBILINOGÈNE *s. m. (angl. stercobilinogen).* Précurseur de la stercobiline, en partie éliminé par les selles. Son élimination fécale est augmentée dans les ictères hémolytiques.

STERCOLITHE *s. m. (angl. stercolith).* Concrétion fécale.

STERCORAIRE *adj. (angl. stercoraceous).* Qui se rapporte aux matières fécales.

STERCORAL *adj. (angl. stercoral).* Qui se rapporte aux matières fécales, qui en contient.

STERCOROME *s. m. (angl. stercoroma).* ☞ ***FÉCALOME.***

STÉRÉO- *(angl. stereo-).* Préfixe d'origine grecque indiquant une relation avec un solide, ou avec la notion de relief (structure à trois dimensions).

STÉRÉOAGNOSIE *s. f. (angl. stereoagnosis).* ☞ ***ASTÉRÉOGNOSIE.***

STÉRÉOCAMPIMÉTRIE *s. f. (angl. stereocampimetry).* Étude des scotomes centraux unilatéraux et des défauts de la zone centrale de la rétine.

STÉRÉOCHIMIE *s. f. (angl. stereochemistry).* Branche de la chimie qui traite de la configuration et de la structure des molécules dans l'espace.

STÉRÉOCIL *s. m. (angl. stereocilium).* Villosité immobile d'une cellule épithéliale.

STÉRÉOGNOSIE *s. f. (angl. stereognosis).* Reconnaissance par la palpation de la nature des objets par l'identification de leur forme et de leur consistance. Elle fait intervenir à la fois la sensibilité tactile, la sensibilité aux pressions et la sensibilité profonde. SYN. ***GNOSIE TACTILE, SENS STÉRÉOGNOSTIQUE.***

STÉRÉO-OPHTALMOSCOPE *s. m. (angl. stereo-ophthalmoscope).* Ophtalmoscope binoculaire permettant d'avoir une vision stéréoscopique du fond de l'œil.

STÉRÉOPSIE *s. f. (angl. stereopsis).* Vision stéréoscopique.

STÉRÉORADIOGRAPHIE *s. f. (angl. stereoradiography).* Radiographie stéréoscopique.

STÉRÉOSCOPE *s. m. (angl. stereoscope).* Instrument d'optique qui permet de voir les objets en relief par combinaison de deux images d'un même objet.

STÉRÉOTAXIE *s. f. (angl. stereotactic technique).* En neurochirurgie et neuroradiologie, méthode radiographique pour le repérage de certaines structures intracrâniennes dans les trois plans de l'espace. SYN. ***TECHNIQUE STÉRÉOTAXIQUE.***

STÉRÉOTYPÉ *adj. (angl. stereotyped).* Qualifie des gestes répétés de façon involontaire.

STÉRÉOTYPIE *s. f. (angl. stereotypy).* Répétition continuelle de mots, de gestes, de tics, etc., observée au cours de certaines maladies du système nerveux.

STÉRIDE *s. m. (angl. sterid).* Lipide qui est l'ester d'un stérol et d'un acide gras. Les stérides sont présents dans tous les tissus organiques.

STÉRILE *adj. (angl. sterile).* **1.** Exempt de tout micro-organisme. **2.** Infécond, inapte à la reproduction.

STÉRILET *s. m. (angl. intrauterine contraceptive device).* Dispositif contraceptif introduit dans l'utérus. Il rend impossible la nidation de l'ovule. SYN. ***DISPOSITIF INTRA-UTÉRIN (DIU).***

STÉRILISATION *s. f. (angl. sterilization).* **1.** Destruction de tous les micro-organismes présents dans un milieu organique, dans une substance ou sur un objet quelconques, par des moyens physiques (chaleur, irradiation, etc.) ou chimiques (antiseptiques). **2.** Suppression définitive, accidentelle ou intentionnelle, de la capacité de procréer.

STÉRILITÉ *s. f. (angl. sterility).* **1.** Absence de tout micro-organisme dans un milieu organique, dans une substance ou sur un objet quelconques. **2.** Incapacité de procréer. ◇ **CONJUGALE** *(angl. conjugal —).* Absence de grossesse après un minimum de deux ans de rapports sexuels sans méthode contraceptive. ◇ **FÉMININE** *(angl. female —).* Incapacité pour une femme de devenir enceinte, du fait d'une altération de la structure ou des fonctions de ses organes génitaux. ◇ **MASCULINE** *(angl. male —).* Impossibilité de féconder l'ovule, du fait d'une insuffisance ou d'une anomalie de la spermatogenèse, ou par occlusion des voies épididymaires ou déférentielles. ◇ **PRIMAIRE** *(angl. primary —).* Incapacité de procréer. ◇ **SECONDAIRE** *(angl. secondary —).* Incapacité de procréer un nouvel enfant après en avoir déjà procréé au moins un.

STERNAL *adj. (angl. sternal).* Qui se rapporte au sternum.

STERNALGIE *s. f. (angl. sternalgia).* Douleur localisée au sternum. SYN. ***STERNODYNIE.***

STERNBERG ◇ **(CELLULE DE)** *(angl. Sternberg's giant cell).* Cellule géante à gros noyau plurisegmenté, avec des nucléoles volumineux, caractéristique de la maladie de Hodgkin. ◇ **(MALADIE DE)** *(angl. Sternberg's disease).* ☞ ***HODGKIN (MALADIE DE).*** ◇ **(SIGNE DE)** *(angl. Sternberg's sign).* Douleur à la palpation des muscles de la ceinture scapulaire en cas de pleurésie.

STERNOCLAVICULAIRE *adj. (angl. sternoclavicular).* Qui se rapporte au sternum et à la clavicule.

STERNOCLÉIDOMASTOÏDIEN (MUSCLE) *(angl. sternocleidomastoid muscle).* Muscle de la région antérolatérale du cou, fléchisseur et rotateur de la tête. ☞ ***ATLAS ANATOMIQUE DES MUSCLES EN ANNEXE.***

STERNOCOSTAL *adj. (angl. sternocostal).* Qui se rapporte au sternum et aux côtes.

STERNODYME *s. m. (angl. sternodymus).* ☞ ***STERNOPAGE.***

STERNODYNIE *s. f. (angl. sternodynia).* ☞ ***STERNALGIE.***

STERNO-HYOÏDIEN *adj. (angl. sternohyoid).* Qui se rapporte au sternum et à l'os hyoïde. ◇ **(MUSCLE)** Muscle de la face antérieure du cou. ☞ ***ATLAS ANATOMIQUE DES MUSCLES EN ANNEXE.***

STERNOMASTOÏDIEN *adj. (angl. sternomastoid).* Qui se rapporte au sternum et au processus mastoïde.

STERNOPAGE *s. m. (angl. sternopagus).* Monstre fœtal double dont les deux composants sont unis face à face depuis l'ombilic jusqu'à la partie supérieure du thorax. SYN. ***STERNODYME, STERNODIDYME.***

STERNOPAGIE *s. f. (angl. sternopagia).* Monstruosité caractérisant le sternopage.

STERNOSCAPULAIRE *adj. (angl. sternoscapular).* Qui se rapporte au sternum et à la scapula.

STERNOSCHISIS *s. f. (angl. sternoschisis).* Fissure médiane congénitale du sternum.

STERNOTHYROÏDIEN *adj. (angl. sternothyroid).* Qui se rapporte au sternum et au cartilage thyroïde. ◇ **(MUSCLE)** Muscle de la face antérieure du cou. ☞ ***ATLAS ANATOMIQUE DES MUSCLES EN ANNEXE.***

STERNOTOMIE *s. f. (angl. sternotomy).* Section chirurgicale du sternum.

STERNUM *(angl. sternum).* Os plat, impair et symétrique de la paroi thoracique, qui s'articule avec les clavicules et les sept premières côtes. ☞ ***ATLAS ANATOMIQUE DES OS EN ANNEXE.***

STERNUTATION *s. f. (angl. sternutation).* Éternuements à répétition.

STERNUTATOIRE *adj. (angl. sternutatory).* Qui provoque l'éternuement.

STÉROÏDE *s. m. (angl. steroid).* Substance de grande importance physiologique, dérivée d'un stérol, constituée par quatre anneaux unis de façon caractéristique, auxquels s'ajoutent une ou deux chaînes latérales. Les stéroïdes hormonaux (ou hormones stéroïdes) sont sécrétés par les glandes endocrines (corticosurrénales, testicules, ovaires, placenta).

STÉROÏDIEN *adj. (angl. steroidal).* Qui se rapporte aux stéroïdes.

STÉROÏDIQUE *adj.* ☞ ***STÉROÏDIEN.***

STÉROÏDOGENÈSE *s. f. (angl. steroidogenesis).* Formation des hormones stéroïdiennes.

STÉROL *s. m. (angl. sterol).* Nom d'ensemble des alcools polycycliques de poids moléculaire élevé, présents dans les organismes animaux ou végétaux, caractérisés structurellement par l'association du phénanthrène et du cyclopentane. Le plus important dans l'organisme est le cholestérol.

STERTOR *s. m. (angl. stertor).* Respiration bruyante qui rappelle le ronflement. SYN. ***RESPIRATION STERTOREUSE.***

STÉTHACOUSTIQUE *adj. (angl. stethacoustic).* Se dit d'un bruit que l'on entend grâce à l'auscultation du thorax.

STÉTHO- *(angl. stetho-).* Préfixe d'origine grecque indiquant une relation avec la poitrine.

STÉTHOGRAPHE *s. m. (angl. stethograph).* ☞ ***PNEUMOGRAPHE.***

STÉTHOMÈTRE *s. m. (angl. stethometer).* Appareil servant à mesurer les dimensions circulaires du thorax pendant l'inspiration et l'expiration.

STÉTHOPHONOMÈTRE *s. m. (angl. stethophonometer).* Appareil servant à mesurer l'intensité des sons perçus à l'auscultation thoracique.

STÉTHOSCOPE *s. m. (angl. stethoscope).* Instrument destiné à l'auscultation médiate, inventé par Laennec en 1816. Il permet de transmettre à l'oreille du médecin les bruits du corps (en particulier du thorax). ◇ **BIAURICULAIRE** *(angl. biaural —).* Stéthoscope présentant deux branches ajustables aux oreilles de l'examinateur. ◇ **D'ACCOUCHEUR** *(angl. obstetric strait).* Cornet utilisé pour l'auscultation fœtale au travers de la paroi abdominale maternelle. ◇ **DIFFÉRENTIEL** *(angl. differential —).* Stéthoscope permettant de comparer les sons provenant de deux régions différentes du thorax.

STÉTHOSCOPIE *s. f. (angl. stethoscopy).* Auscultation à l'aide du stéthoscope.

STEVENS-JOHNSON (SYNDROME DE) *(angl. Stevens-Johnson syndrome).* Forme sévère d'érythème polymorphe caractérisée par des lésions cutanées maculo-vésiculeuses ou bulleuses, avec atteinte simultanée des muqueuses (conjonctivite, stomatite, urétrite) et symptômes généraux (fièvre, anorexie). La guérison est habituelle en quelques mois. SYN. ***ECTODERMOSE ÉROSIVE PLURI-ORIFICIELLE.***

STEWART-HOLMES (ÉPREUVE DE) *(angl. Stewart-Holmes sign).* On demande au patient de fléchir fortement l'avant-bras sur le bras, l'examinateur s'opposant au mouvement en lui tenant le poignet. Lorsque l'examinateur relâche subitement le poignet, chez un sujet normal la flexion est rapidement contrôlée, alors qu'en cas de syndrome cérébelleux, la flexion est exagérée (du fait du retard à la contraction des muscles antagonistes) et le patient heurte son épaule avec son poing.

STEWART-MOREL (SYNDROME DE) *(angl. Stewart-Morel syndrome).* ☞ ***MORGAGNI-MOREL (SYNDROME DE).***

STEWART-TREVES (SYNDROME DE) *(angl. Stewart-Treves syndrome).* Apparition d'un lymphangiosarcome sur un bras lymphœdémateux après mastectomie pour cancer.

STH *(angl. STH).* ☞ ***SOMATOTROPHINE.***

STHÉNIE *s. f. (angl. sthenia).* État caractérisé par la force, la pleine activité physiologique ; se dit par opposition à asthénie.

STHÉNIQUE *adj. (angl. sthenic).* Qui concerne la force ou le tonus.

STIBIÉ *adj. (angl. stibic).* Qui contient de l'antimoine.

STIBOPHÈNE *s. m. (angl. stibophen).* Composé d'antimoine trivalent, utilisé dans le traitement des schistosomiases.

STICKLER (SYNDROME DE) *(angl. Stickler's syndrome).* Syndrome malformatif congénital à transmission autosomique dominante associant des malformations osseuses et articulaires à des atteintes oculaires sévères (glaucome, décollement de rétine) et à une surdité. SYN. ***ARTHRO-OPHTALMIE HÉRÉDITAIRE PROGRESSIVE.***

STIEDA ◇ (FRACTURE DE) *(angl. Stieda's fracture).* Fracture du condyle interne du fémur. **◇ (MALADIE DE)** *(angl. Stieda's disease).* Ossification paracondylienne interne du genou, post-traumatique. SYN. ***SYNDROME DE PELLEGRINI-STIEDA.***

STIERLIN (SIGNE DE) *(angl. Stierlin's sign).* Signe radiologique consistant en un mauvais remplissage ou une intolérance du cæcum lors d'un lavement baryté. Considéré comme un signe caractéristique de la tuberculose iléocæcale, ce signe peut se rencontrer également dans certaines lésions inflammatoires non tuberculeuses.

STIGMA FOLLICULAIRE *(angl. follicular stigma).* Tache à la surface de l'ovaire, qui indique le point de rupture du follicule ovarien.

STIGMASTÉROL *s. m. (angl. stigmasterol).* Stérol d'origine végétale, présent dans le soja et la fève de Calabar. Il s'apparente, du point de vue chimique et biologique, à la progestérone.

STIGMATE *s. m. (angl. stigma).* **1.** Signe morbide persistant, caractéristique d'une maladie déterminée. **2.** Partie du pistil destinée à recevoir le pollen. **3.** Espace ou orifice entre des cellules endothéliales. **4.** *s. m. pl.* Marques cutanées sur le corps de certains mystiques.

STIGMATES DE DÉGÉNÉRESCENCE *(angl. stigmata).* Anomalies physiques souvent associées à la dégénérescence mentale.

STIGMATIQUE *adj. (angl. stigmatic).* Qui est doué de stigmatisme.

STIGMATISME *s. m. (angl. stigmatism).* Propriété d'un système optique qui donne d'un point une image qui est aussi un point (l'image d'un objet sera nette).

STILBESTROL *s. m. (angl. stilbestrol).* ☞ ***DIÉTHYLSTILBESTROL.***

STILL (MALADIE DE) *(angl. Still's disease).* Forme de polyarthrite chronique atteignant l'enfant (en général les filles, vers 4 ans), dans laquelle les arthropathies multiples sont associées à des adénopathies, à une splénomégalie et à des lésions oculaires. L'étiologie est inconnue. SYN. ***POLYARTHRITE CHRONIQUE DE L'ENFANT.***

STILLER (SIGNE DE) *(angl. Stiller's rib).* Anomalie constitutionnelle avec thorax longiligne, dixièmes côtes flottantes, hypotonie et faiblesse de la musculature, troubles circulatoires périphériques, ptose des viscères et déformations diverses.

STILLIGOUTTE *s. m. (angl. dropper).* Compte-gouttes.

STILLING ◇ (CANAL DE) *(angl. Stilling's canal).* ☞ ***CANAL HYALOÏDIEN.*** **◇ (RAPHÉ DE)** ☞ ***RAPHÉ DU BULBE.***

STILLING-TÜRK-DUANE (SYNDROME DE) *(angl. Duane's syndrome).* Syndrome caractérisé par l'absence congénitale des mouvements de latéralité du globe oculaire, avec rétrécissement de la fente palpébrale et énophtalmie en adduction. On l'observe surtout chez la femme et il est presque toujours unilatéral (touchant l'œil gauche).

STIMULANT *adj. (angl. stimulant).* Qui stimule l'activité physique ou intellectuelle. S'emploie aussi comme substantif.

STIMULATEUR CARDIAQUE *(angl. pacemaker).* ☞ ***PACEMAKER.***

STIMULATION *s. f. (angl. stimulation).* Action d'un stimulus sur un système excitable. **◇ CARDIAQUE ORTHORYTHMIQUE** *(angl. orthorythmic pacing).* Entraînement électrique du cœur par une sonde endocavitaire reliée à un stimulateur externe.

STIMULINES *s. f. (angl. trophic hormones).* Hormones sécrétées par l'antéhypophyse et agissant sur une autre glande endocrine.

STIMULON *s. m. (angl. stimulon).* Antigène viral possédant une activité anti-interféron et stimulant la multiplication virale.

STIMULUS *s. m. (angl. stimulus).* Tout agent ou action susceptible de provoquer une réaction de la part d'un système excitable. **◇ ADÉQUAT** *(angl. adequate —).* Stimulus qui agit spécifiquement sur un organe déterminé, comme la lumière sur la rétine. **◇ CHIMIQUE** *(angl. chemical —).* Tout stimulus constitué par un agent chimique ou qui agit par l'intermédiaire d'une substance chimique. **◇ ÉLECTRIQUE** *(angl. electric —).* Application de l'électricité sous une forme quelconque sur un tissu ou un organe excitable. **◇ HÉTÉROLOGUE** *(angl. heterologous —).* Stimulus qui peut provoquer une réaction lorsqu'il est appliqué sur une partie quelconque des voies nerveuses. **◇ HÉTÉROTOPE** *(angl. heterotropic —).* Onde d'activation de la contraction cardiaque née dans un site autre que le nœud sinu-atrial. **◇ HOMOLOGUE** *(angl. homologous —).* Stimulus qui ne peut être reçu que par un récepteur nerveux spécifique. **◇ LIMINAL** *(angl. liminal —).* Stimulus dont l'intensité est juste suffisante pour provoquer une réaction. **◇ SUBLIMINAL** *(angl. subliminal —).* Stimulus dont l'intensité est insuffisante pour provoquer une réaction.

STOCHASTIQUE *adj. (angl. stochastic).* Qui est le fruit du hasard ou qui est lié au hasard.

STOCKHOLM (SYNDROME DE) *(angl. Stockholm syndrome).* Relation paradoxale s'établissant entre des victimes de prises d'otages et leurs ravisseurs, caractérisée par un sentiment de sympathie des otages envers les ravisseurs et par un sentiment négatif envers les autorités et les forces de l'ordre. Ce syndrome a été étudié à partir d'un cas de hold-up avec prise d'otages, en 1973, dans une banque de Stockholm, d'où son nom.

STOKES (OPÉRATION DE) *(angl. Stokes' amputation).* Amputation de la cuisse par désarticulation coxofémorale.

STOKES-ADAMS (MALADIE OU SYNDROME DE) *(angl. Stokes-Adams attack).* ☞ ***ADAMS-STOKES (SYNDROME D').***

STOKVIS-TALMA (SYNDROME DE) *(angl. Stokvis-Talma syndrome).* Forme de méthémoglobinémie autotoxique chez le jeune enfant, qui serait consécutive à une résorption intestinale de nitrates et caractérisée par une cyanose intense, des diarrhées, une méthémoglobinémie ou une sulfhémoglobinémie et un hippocratisme digital.

STOMACAL *adj. (angl. stomachal).* SYN. ***GASTRIQUE.***

STOMACHIQUE *adj. (angl. stomachic).* Qui favorise la digestion gastrique. S'emploie aussi comme substantif.

STOMAT-, STOMATO- *(angl. stomat-, stomato-).* Préfixes d'origine grecque indiquant une relation avec la bouche.

STOMATHÉRAPEUTE *s. m. f.* Infirmier (ère) spécialisé(e) dans les soins et l'éducation des patients porteurs d'une stomie.

STOMATITE *s. f. (angl. stomatitis).* Toute inflammation de la muqueuse buccale. ◇ **APHTEUSE** *(angl. aphthous —).* Stomatite caractérisée par la présence d'aphtes sur la muqueuse buccale. ◇ **CATARRHALE** *(angl. catarrhal —).* Stomatite caractérisée par la congestion simple de la muqueuse buccale. ◇ **ÉRYTHÉMATOPULTACÉE** *(angl. erythematopultaceous —).* Stomatite caractérisée par la congestion de la muqueuse buccale et la formation d'une couche épaisse d'un enduit pultacé. ◇ **FOLLICULAIRE** *(angl. follicular —).* Inflammation des follicules de la langue, très douloureuse, pouvant mener à la formation d'ulcères. ◇ **GANGRENEUSE** *(angl. gangrenous —).* Stomatite grave, compliquée d'escarres, à tendance extensive, et accompagnée de signes fonctionnels et généraux. ☞ ***NOMA.*** ◇ **HERPÉTIQUE** *(angl. herpetic —).* Stomatite caractérisée par la présence de vésicules d'herpès sur la muqueuse buccale. ◇ **MERCURIELLE** *(angl. mercurial —).* Stomatite observée autrefois chez les individus soumis à un traitement mercuriel ou souffrant d'une intoxication chronique par le mercure, caractérisée par une salivation excessive, un goût métallique, une haleine fétide, une tuméfaction des gencives et un déchaussement des dents. ◇ **PSEUDOMEMBRANEUSE** *(angl. pseudomembranous —).* Stomatite caractérisée par la présence de fausses membranes sur la muqueuse buccale. ◇ **SCORBUTIQUE** *(angl. — scorbutica).* Stomatite rouge, pultacée, très douloureuse, observée dans le scorbut. ◇ **ULCÉROMEMBRANEUSE** *(angl. ulcerative —).* Forme grave de stomatite, caractérisée par des ulcérations qui se recouvrent ensuite d'un exsudat pultacé grisâtre ou noir. ◇ **VÉSICULEUSE** *(angl. vesicular —).* Affection due à un *Rhabdovirus* touchant le bétail et pouvant être transmise à l'homme.

STOMATODYNIE *s. f. (angl. stomatalgia).* Douleur localisée à la cavité buccale.

STOMATOLALIE *s. f. (angl. stomatolalia).* Modification du timbre de la voix, qui devient nasale, par suite d'une obstruction des orifices postérieurs des fosses nasales. SYN. ***RHINOLALIE FERMÉE.***

STOMATOLOGIE *s. f. (angl. stomatology).* Partie de la médecine qui est consacrée à l'étude de la bouche et de ses maladies.

STOMATOLOGISTE *s. m. (angl. stomatologist).* Docteur en médecine ou chirurgien-dentiste qualifié pour exercer la stomatologie. SYN. ***STOMATOLOGUE.***

STOMATOPLASTIE *s. f. (angl. stomatoplasty).* Chirurgie plastique de la bouche.

STOMATORRAGIE *s. f. (angl. stomatorrhagia).* Hémorragie buccale.

STOMATOSCOPE *s. m. (angl. stomatoscope).* Instrument permettant l'examen de l'intérieur de la bouche.

STOMIE *s. f. (angl. stomy, stoma).* Abouchement d'un viscère à la peau, en dehors de son emplacement naturel. Les stomies sont des abouchements chirurgicaux ; les abouchements spontanés (d'origine infectieuse, cancéreuse ou traumatique) sont appelés fistules. On utilise également le suffixe *-stomie.* EX. *colostomie.*

STOMISÉ *adj. (angl. stomized).* Qualifie un sujet porteur d'une stomie.

STOMITE *s. f.* Inflammation de la bouche d'une gastro-entérostomie.

STOMOCÉPHALE *s. m. (angl. stomocephalus).* Monstre fœtal caractérisé par une cyclopie, une bouche et des mâchoires rudimentaires, et un appendice nasal en forme de trompe.

STOMODÉUM *s. m. (angl. stomodeum).* Invagination de l'ectoderme de l'embryon, qui donne naissance à la bouche et à la partie supérieure du pharynx.

STOMOXYS Genre de mouches piqueuses, suceuses de sang. *Stomoxys calcitrans* (mouche dite des étables) peut jouer le rôle de vecteur mécanique d'agents pathogènes.

STOOKEY (RÉFLEXE DE) *(angl. Stookey's reflex).* Le genou étant légèrement fléchi, la percussion des tendons des muscles semimembraneux et semitendineux provoque la flexion de la jambe.

STOP *adj. (angl. stop).* ☞ ***NON-SENS.***

STORM VAN LEEUWEN (CHAMBRE DE) *(angl. Storm van Leeuwen's chamber).* Chambre bien isolée dans laquelle ni la poussière, ni les allergènes en suspension dans l'air ne peuvent pénétrer. On l'utilise notamment dans le traitement de l'asthme.

STRABIQUE *adj. (angl. strabismic).* **1.** Qui se rapporte au strabisme. **2.** Qui est atteint de strabisme. S'emploie aussi comme substantif.

STRABISME *s. m. (angl. strabismus).* Défaut de convergence des deux axes visuels, un œil déviant de l'axe de fixation. ◇ **ABSOLU** *(angl. absolute —)*. Strabisme existant quelle que soit la distance du point fixé. ◇ **ACCOMMODATIF** *(angl. accomodative —)*. Strabisme dû à une accommodation excessive dans l'hypermétropie. ◇ **ALTERNANT** *(angl. alternating —)*. Strabisme affectant tantôt un œil, tantôt l'autre. SYN. ***STRABISME BILATÉRAL, STRABISME BINOCULAIRE.*** ◇ **CONCOMITANT** *(angl. concomitant —)*. Strabisme dans lequel la déviation reste toujours constante, l'œil atteint suivant les mouvements de l'œil normal. SYN. ***STRABISME MUSCULAIRE.*** ◇ **CONVERGENT** *(angl. convergent —)*. Déviation de l'œil en dedans. SYN. ***ÉSOTROPIE.*** ◇ **DÉORSUMVERGENT** *(angl. — deorsum vergens)*. Strabisme dans lequel l'axe visuel de l'œil atteint est dévié vers le bas. ◇ **DIVERGENT** *(angl. divergent —)*. Déviation de l'œil en dehors. SYN. ***STRABISME EXTERNE, EXOTROPIE.*** ◇ **EXTERNE** *(angl. external —)*. ☞ ***STRABISME DIVERGENT.*** ◇ **INTERMITTENT** *(angl. intermittent —)*. ☞ ***STRABISME PÉRIODIQUE.*** ◇ **LATENT** *(angl. latent —)*. ☞ ***HÉTÉROPHORIE.*** ◇ **MANIFESTE** *(angl. manifest —)*. Strabisme apparent sans manœuvre particulière pour le mettre en évidence. ◇ **MÉCANIQUE** *(angl. mechanical —)*. Strabisme dû à une pression ou une traction exercées sur l'œil par une tumeur ou une cicatrice. ◇ **MONOCULAIRE** *(angl. monocular —)*. Strabisme dans lequel l'œil dévié est toujours le même. SYN. ***STRABISME MONOLATÉRAL.*** ◇ **MUSCULAIRE** *(angl. muscular —)*. ☞ ***STRABISME CONCOMITANT.*** ◇ **NON CONCOMITANT** *(angl. non concomitant —)*. Strabisme dans lequel le degré de déviation de l'œil varie selon la direction du regard. ◇ **PARALYTIQUE** *(angl. paralytic —)*. Strabisme dû à la paralysie d'un ou de plusieurs muscles oculaires. ◇ **PÉRIODIQUE** *(angl. periodic —)*. Strabisme qui n'apparaît que dans certaines directions du regard, et qui ne se produit qu'à certains moments. SYN. ***STRABISME INTERMITENT.*** ◇ **RELATIF** *(angl. relative —)*. Strabisme qui n'existe que pour certaines directions du regard ou pour certaines distances. ◇ **SPASMODIQUE** *(angl. spasmodic —)*. Strabisme dû à un spasme des muscles oculaires. ◇ **SURSUMVERGENT** *(angl. — sursum vergens)*. Strabisme dans lequel l'axe visuel de l'œil atteint est dévié vers le haut. ◇ **UNILATÉRAL** *(angl. unilateral —)*. ☞ ***STRABISME MONOCULAIRE.*** ◇ **VERTICAL** *(angl. vertical —)*. Strabisme dans lequel la déviation de l'œil se fait dans le sens vertical.

STRABOLOGIE *s. f.* Branche de l'ophtalmologie consacrée à l'étude et au traitement du strabisme.

STRABOMÈTRE *s. m. (angl. strabometer)*. Appareil servant à mesurer le degré du strabisme.

STRABOTOME *s. m. (angl. strabotome)*. Fin scalpel utilisé pour la strabotomie.

STRABOTOMIE *s. f. (angl. strabotomy)*. Déplacement chirurgical de l'insertion d'un ou de plusieurs muscles oculaires pour supprimer un strabisme.

STRACHAN (SYNDROME DE) *(angl. Strachan's syndrome)*. Forme de polynévrite observée dans certains pays tropicaux et probablement due à une carence mixte en thiamine et riboflavine. SYN. ***SYNDROME DE STRACHAN-SCOTT.***

STRAMOINE *s. f. (angl. stramonium)*. Plante de la famille des *Solanacées* (*Datura stramonium*), dont les feuilles sont utilisées comme sédatif, antispasmodique et antiasthmatique.

STRANGULATION *s. f. (angl. strangulation)*. Constriction exercée au niveau du cou avec la main ou un lien, et qui provoque une asphyxie.

STRANGURIE *s. f. (angl. strangury)*. Miction lente et douloureuse due à un spasme de l'urètre ou de la vessie (terme peu usité).

STRAPPING *s. m.* Terme anglais désignant une contention par des bandes adhésives.

STRATIFICATION *s. f. (angl. stratification)*. Disposition en couches superposées ou strates.

STRATIGRAPHIE *s. f. (angl. stratigraphy)*. Variante de la tomographie, réalisée à l'aide d'un appareil appelé stratigraphe.

STRATUM *s. m. (NA. stratum). (angl. stratum)*. Chacune des couches superposées d'un tissu organique, notamment de l'épiderme. ◇ **CORNÉ DE L'ÉPIDERME** *(NA. — corneum epidermidis). (angl. horny layer of epidermis)*. Couche cornée de l'épiderme. Couche la plus superficielle de l'épiderme, constituée de cellules aplaties, dépourvues de noyau. ◇ **GANGLIONNAIRE RÉTINIEN** *(NA. — granulae retinae). (angl. layer of ganglion cells)*. Couche de la rétine située entre la couche des fibres du nerf optique et la couche plexiforme interne. ◇ **GERMINATIVUM** *(angl. germinative layer)*. Couche basale, la plus profonde de l'épiderme, formée par une rangée unique de cellules prismatiques, reposant sur une membrane basale. ◇ **GRANULOSUM** *(angl. granular layer)*. Couche granuleuse de l'épiderme. Couche mince comprise entre le stratum lucidum et le stratum spinosum, composée de deux ou trois rangées de cellules contenant des granules de kératohyaline. SYN. ***COUCHE GRANULEUSE.*** ◇ **GRANULOSUM CEREBELLI** *(angl. granular layer of cerebellum)*. Couche du cortex cérébelleux formée de petites cellules granuleuses et de cellules de Golgi, située en dessous de la couche des cellules de Purkinje. ◇ **INTERMEDIUM** Couche de cellules de l'organe de l'émail, située à la périphérie de la couche des améloblastes. ◇ **LUCIDUM** *(angl. — lucidum)*. Couche claire de l'épiderme, formée de cellules aplaties, mais ayant encore des noyaux, et située entre le stratum spinosum et le stratum corneum. ◇ **MOLECULARE CEREBELLI** *(angl. molecular layer of cerebellem)*. Couche externe du cortex cérébral ou du cortex cérébelleux. ◇ **NEUROÉPITHÉLIAL RÉTINIEN** *(NA. — neuroepitheliale retinae). (angl. layer of rods and cones)*. Deuxième couche de la rétine en partant de l'extérieur. Elle contient les prolongements sensitifs terminaux des cellules à cônes et des cellules à bâtonnets. ◇ **RETICULARE DERMIDIS** *(angl. reticular layer of skin)*. Tunique propre du derme ou derme proprement dit. ◇ **SPINOSUM** *(angl. prickle-cell layer)*. Couche de l'épiderme située au-dessus de la couche basale, et formée d'un nombre variable de couches de cellules polyédriques qui présentent des ponts cytoplasmiques qui les unissent les unes aux autres. SYN. *CORPS MUQUEUX, CORPS ÉPINEUX.* ◇ **VASCULOSUM** Couche moyenne, la plus épaisse, du muscle utérin. ◇ **ZONALE** *(angl. — zonale)*. **1.** Mince couche de substance blanche qui recouvre les faces supérieure et médiale du thalamus. **2.** Couche superficielle, mince et blanchâtre, du tubercule quadrijumeau antérieur.

STRAUS (SIGNE DE) *(angl. Straus' sign)*. Dans la paralysie faciale d'origine centrale, une injection de pilocarpine ne provoque pas de différence de sudation entre les deux côtés de la face, alors que, dans la paralysie faciale d'origine périphérique, cette sudation est nettement retardée du côté atteint.

STRAUSS (AIGUILLE DE) *(angl. Strauss' needle)*. Aiguille creuse pour ponction veineuse.

STREP-TEST *(angl. strep-test)*. Test permettant au cabinet du praticien d'identifier un streptocoque β-hémolytique du groupe A sur un prélèvement pharyngé. En cas de résultat négatif, un traitement antibiotique serait inutile.

STREPTOBACILLE *s. m. (angl. streptobacillus)*. Type de bacilles se présentant en chaînettes formées de plusieurs éléments.

STREPTOBACILLUS Genre de bactéries à Gram négatif, aérobies ou anaérobies facultatives. Ce sont des bacilles plus ou moins filamenteux, groupés en chaînettes. *Streptobacillus moniliformis* est l'agent d'une fièvre par morsure de rat, la fièvre de Haverhill (ou érythème arthritique épidémique).

STREPTOCOCCÉMIE *s. f. (angl. streptococcemia)*. Présence de streptocoques dans le sang.

STREPTOCOCCIE *s. f. (angl. streptococcosis)*. Toute infection causée par les streptocoques.

STREPTOCOCCIQUE *adj. (angl. streptococcal)*. Qui se rapporte aux streptocoques ou qui est provoqué par les streptocoques.

STREPTOCOCCUS *(angl. streptococcus)*. Genre de bactéries de la famille des *Streptococcaceae*. Ce sont des cocci à Gram positif, d'environ 1 μm de diamètre, qui se disposent en paires ou en chaînes. Ils sont parasites et/ou pathogènes des voies respiratoires et de l'appareil digestif de l'homme et des animaux. En milieu agar-sang, ils peuvent provoquer des hémolyses de deux types différents : hémolyse β, avec lyse complète des hématies contenues dans le milieu, et hémolyse α, hémolyse incomplète, dite également de type « viridans » ; les streptocoques non hémolytiques présentent une hémolyse γ. Les streptocoques peuvent produire différentes substances extracellulaires : leucocidines, comme les streptolysines O et S, nucléases extracellulaires, streptokinases, etc. La classification des streptocoques est complexe et est faite en fonction du type d'hémolyse qu'ils provoquent dans le milieu agar-sang, en fonction du polyoside C de la paroi (groupes de Lancefield) et de la protéine M de la paroi (types). Parmi les 21 espèces comprises dans ce genre, *S. agalactiae*, *S. faecalis*, *S. pneumoniae*, *S. pyogenes* et *S. salivarius* présentent un intérêt particulier en médecine. ◇ ***AGALACTIAE*** Streptocoque β-hémolytique appartenant au groupe B de Lancefield, responsable de processus septiques graves chez le nouveau-né, et qui est transmis par le canal génital lors de l'accouchement. Il provoque des mastites chez la vache. ◇ ***FAECALIS*** Streptocoque appartenant au groupe D de Lancefield, non hémolytique ou présentant une hémolyse α ou β. C'est un saprophyte habituel de l'intestin et des voies respiratoires supérieures. Il peut parfois être responsable d'infections urinaires et d'endocardite subaiguë. Il est peu sensible à l'action des antibiotiques. SYN. *ENTÉROCOQUE.* ◇ ***PNEUMONIAE*** Streptocoque de forme ovale ou lancéolée, encapsulé, qui se dispose en paires. En milieu agar-sang, il provoque une hémolyse de type α. On connaît 80 types de polyosides capsulaires ; le type de capsule est utilisé comme critère de classification au sein de cette espèce. Il est responsable de pneumonies et de méningites. SYN. *PNEUMOCOQUE.* ◇ ***PYOGENES*** Streptocoque β-hémolytique qui appartient au groupe A de Lancefield. Il entraîne deux types de processus : 1) des processus septiques proprement dits : angines, érysipèle, scarlatine, lymphangite, panaris, otite, sinusite, septicémies ; 2) des processus post-infectieux : rhumatisme articulaire aigu et glomérulonéphrite aiguë. Il est très sensible à la pénicilline G. ◇ ***SALIVARIUS*** Streptocoque α-hémolytique du groupe viridans, saprophyte des voies aériennes supérieures et responsable d'endocardite subaiguë. ◇ ***VIRIDANS*** Dénomination regroupant différentes espèces de streptocoques (*S. sanguis*, *S. salivarius*, etc.), dont la plupart provoquent une hémolyse de type α en milieu agar-sang, sont saprophytes habituels des voies respiratoires supérieures et sont responsables de 90 % des endocardites bactériennes subaiguës.

STREPTOCOQUE *s. m. (angl. streptococcus)*. Tout micro-organisme appartenant au genre *Streptococcus.*

STREPTODERMIE *s. f. (angl. streptoderma)*. Infection cutanée produite par des streptocoques.

STREPTODORNASE *s. f. (angl. streptodornase)*. Enzyme produite par certaines souches de streptocoques hémolytiques, qui hydrolyse les désoxyribonucléoprotéines des noyaux et dissout les exsudats purulents.

STREPTOKINASE *s. f. (angl. streptokinase)*. Enzyme produite par des streptocoques hémolytiques, capable de digérer la fibrine et utilisée pour dissoudre les caillots sanguins.

STREPTOLYSINE *s. f. (angl. streptolysin).* Toxine hémolytique produite notamment par les streptocoques du groupe A, dont il existe deux variétés : la streptolysine O, substance de nature protéique, antigénique, et la streptolysine S, dépourvue de propriétés antigéniques.

STREPTOMYCES Genre de bactéries à Gram positif, aérobies, de la famille des *Streptomycetaceae.* Leur grand intérêt en médecine vient du fait que de nombreuses espèces produisent des antibiotiques importants (streptomycine, kanamycine, lincomycine, tétracyclines, rifamycine, etc.). Certaines espèces sont pathogènes pour l'homme.

STREPTOMYCÈTE *s. m. (angl. streptomycete).* Tout micro-organisme appartenant au genre *Streptomyces.*

STREPTOMYCINE *s. f. (angl. streptomycin).* Antibiotique de la famille des aminosides, obtenu à partir de *Streptomyces griseus.* Il possède un caractère basique et est employé sous forme de sulfate ou d'autres sels organiques. Il est bactéricide, actif sur les bacilles à Gram positif et à Gram négatif. Il est utilisé principalement par voie intramusculaire, dans le traitement de la tuberculose (en association avec d'autres médicaments antituberculeux), dans l'endocardite bactérienne due à *S. viridans* et aux entérocoques, dans le traitement de la peste, de la brucellose (en combinaison avec les cyclines), et par voie orale comme antiseptique intestinal. La streptomycine s'avère toxique pour le nerf auditif, en particulier la branche vestibulaire.

STREPTOMYCOSE *s. f. (angl. streptomycosis).* Toute infection provoquée par des micro-organismes du genre *Streptomyces.*

STREPTOTHRICINE *s. f. (angl. streptothricin).* Antibiotique isolé de *Streptomyces lavendula,* actif contre divers micro-organismes à Gram positif et à Gram négatif. Non utilisé du fait de sa toxicité.

STREPTOTHRIX Genre de bactéries actuellement non reconnu, dont la plupart des espèces sont maintenant classées dans les genres *Actinomyces* et *Streptomyces.*

STRESS *s. m.* Terme anglais désignant un ensemble de réactions (biologiques et psychologiques) qui se déclenchent dans l'organisme lorsque celui-ci doit faire face de façon soudaine à une demande, quelle que soit sa nature (déplaisante ou agréable).

STRESSANT *adj. (angl. stressfull).* Se dit d'un agent capable de provoquer un état de stress. Il peut s'agir d'un agent nocif ou désagréable, mais aussi d'une émotion agréable.

STRIATION *s. f. (angl. striation).* Série de stries.

STRIATUM *s. m. (angl. striatum).* ☞ ***CORPS STRIÉ.***

STRICTION *s. f. (angl. stricture).* Constriction, resserrement.

STRICTURE *s. f. (angl. stricture).* Rétrécissement.

STRICTUROPLASTIE *s. f. (angl. stricturoplasty).* Intervention chirurgicale consistant à élargir une sténose intestinale, notamment dans les séquelles de la maladie de Crohn.

STRICTUROTOMIE *s. f. (angl. stricturotomy).* Section chirurgicale d'un rétrécissement.

STRIDOR *s. m. (angl. stridor).* Bruit inspiratoire aigu, ressemblant à un sifflement, provoqué par une obstruction incomplète du larynx ou de la trachée. ◇ **CONGÉNITAL OU LARYNGÉ** *(angl. congenital, laryngeal —).* Affection des nouveau-nés, caractérisée par un cornage respiratoire et attribuée à un spasme de la glotte.

STRIDULEUX *adj. (angl. strident).* Se dit d'un bruit respiratoire aigu, d'un sifflement, d'origine laryngée ou trachéale. SYN. ***STRIDOREUX.***

STRIE *s. f. (angl. stria, band).* Petit sillon. ◇ **ACOUSTIQUE** *(angl. auditory stria).* ☞ ***STRIE MÉDULLAIRE DU 4ᴱ VENTRICULE.*** ◇ **ANGIOÏDE** *(angl. angioid streak).* Rupture de la membrane de Bruch avec prolifération choroïdienne fibrovasculaire observée dans les affections du tissu élastique et du collagène. SYN. ***STRIE DE KNAPP.*** ◇ **ATROPHIQUE** ☞ ***VERGETURE.*** ◇ **MÉDULLAIRE DU 4ᴱ VENTRICULE** *(NA. stria medullaris ventriculi quarti). (angl. medullary stria of fourth ventricule).* Strie de substance blanche qui parcourt transversalement le plancher du quatrième ventricule. ◇ **MÉDULLAIRE DU THALAMUS** *(NA. stria medullaris thalami). (angl. medullary stria of thalamus).* Bandelette de substance blanche située sur le bord externe du thalamus, et qui marque la séparation entre celui-ci et le noyau caudé. ◇ **OLFACTIVE** *(NA. stria olfactoris). (angl. olfactory stria).* Chacune des trois lignes blanches qui s'étendent vers l'arrière depuis le trigone olfactif. ◇ **TERMINALE** ☞ ***STRIE MÉDULLAIRE DU THALAMUS.***

STRIPPING *s. m.* Technique de cure chirurgicale des varices consistant à introduire une tringle (*stripper* ou tire-veine) dans un segment de veine variqueux et, après l'avoir fixée à l'une de ses extrémités, à l'extraire par arrachement de façon à ramener le vaisseau. *Stripping* est un terme anglais (du verbe *to strip,* dépouiller) couramment utilisé en français. SYN. ***ÉVEINAGE.***

STROBILE *s. m. (angl. strobile).* Chaîne de proglottis (anneaux) formant le tronc d'un ténia adulte.

STROBOSCOPE *s. m. (angl. stroboscope).* Appareil utilisé pour l'étude des corps en mouvement périodique comme les cordes vocales, par éclairage à intervalles réguliers, qui confère à ces corps une immobilité apparente par illusion d'optique.

STROMA *s. m. (angl. stroma).* Trame ou charpente d'un organe, d'une glande ou d'une tumeur, constitué de tissu conjonctif vascularisé, qui sert à soutenir les éléments cellulaires ; à distinguer du parenchyme ou partie fonctionnelle.

STROMATOLYSE *s. m. (angl. stromatolysis).* Destruction du stroma d'une cellule ; en particulier, destruction de la paroi des hématies.

STRONGLE GÉANT *s. m. (angl. strongylus gigas).* Ver nématode parasite du rein des canidés n'atteignant l'homme que de façon exceptionnelle. SYN. ***DIOCTOPHYMA RÉNALE.***

STRONGYLOÏDE (LARVE) *(angl. hook worm).* Larve infestante de l'anguillule (*Strongyloides stercoralis*) ou de l'ankylostome.

STRONGYLOIDES *(angl. Strongyloidea).* Genre de vers nématodes appartenant à la famille des Rhabditidés, sous-ordre des Ascaroïdés. *Strongyloides stercoralis* (ou *Anguillula stercoralis*) est la seule espèce spécifique de l'homme. C'est l'agent de la strongyloïdose ou anguillulose, fréquente dans les pays tropicaux et caractérisée par des troubles digestifs.

STRONGYLOÏDÉS *(angl. Strongyloides).* Sous-ordre de *Nématodes* parasites intestinaux. Les espèces les plus importantes en pathologie humaine appartiennent aux genres *Ancylostoma* et *Necator.*

STRONGYLOÏDIOSE *s. f. (angl. strongyloidiasis).* ☞ ***STRONGYLOÏDOSE.***

STRONGYLOÏDOSE *s. f. (angl. strongyloidosis).* Infection causée par *Strongyloides stercoralis.* SYN. ***ANGUILLULOSE.***

STRONTIUM *s. m. (angl. strontium).* Métal alcalino-terreux de couleur jaune foncé, de numéro atomique 38 et de masse atomique 87,62. Certains de ses sels isotopes radioactifs sont utilisés en scintigraphie. Symbole : Sr.

STROPHANTOSIDE G *(angl. G-strophantin).* ☞ ***OUABAÏNE.***

STROPHANTUS Genre de plantes de la famille des Apocinacées, dont les graines contiennent des principes actifs glucosidiques (strophantosides), utilisés comme cardiotoniques. Nom vernaculaire : strophante.

STROPHOCÉPHALE *s. m. (angl. strophocephalus).* Monstre caractérisé par la synotie, la présence des deux yeux à la partie inférieure de la face, et l'absence ou l'imperfection des appareils nasal et buccal, la face paraissant renversée.

STROPHULUS *s. m. (angl. strophulus).* Dermatose infantile caractérisée par l'éruption de petites papules rosées, prurigineuses, progressant par poussées, et souvent associée à des troubles digestifs. SYN. ***PRURIGO-STROPHULUS.***

STRUCTURAL *adj.* ☞ ***STRUCTUREL.***

STRUCTURALISME *s. m. (angl. structuralism).* En psychologie, désigne une école qui tend à considérer la vie psychique dans son dynamisme, sa structure et son intentionnalité globale.

STRUCTURE *s. f. (angl. structure).* **1.** Disposition, arrangement, des parties d'un tout. **2.** En psychologie, système qui présente les lois ou les propriétés d'un ensemble, différentes de celles des éléments qui le composent.

STRUCTUREL *adj. (angl. structural).* Qui se rapporte à une structure.

STRUMA *(angl. struma).* Terme latin signifiant goitre.

STRUMECTOMIE *s. f. (angl. strumectomy).* Ablation totale ou partielle d'un goitre. SYN. ***THYROÏDECTOMIE.***

STRUMIPRIVE *adj. (angl. strumiprivous).* Qui est dû à l'ablation de la glande thyroïde. SYN. ***THYRÉOPRIVE.***

STRUMITE *s. f. (angl. strumitis).* Thyroïdite chronique. ⌔ **LIGNEUSE** ☞ ***RIEDEL (MALADIE LIGNEUSE DE).*** ⌔ **LYMPHOMATEUSE** ☞ ***HASHIMOTO (MALADIE DE).***

STRÜMPELL ⌔ **(RÉFLEXE DE)** *(angl. Strümpell's reflex).* Mouvement de la jambe avec adduction du pied provoqué par la percussion de la cuisse ou de l'abdomen. ⌔ **(SIGNE DE VON)** *(angl. Strümpell's sign).* Flexion dorsale du pied lors de la flexion de la cuisse sur le pelvis. Elle indique une atteinte motrice du membre inférieur.

STRÜMPELL-LEICHTENSTERN (ENCÉPHALITE DE) *(angl. Strümpell-Leichtenstern encephalitis).* Inflammation du cerveau avec exsudat hémorragique.

STRÜMPELL-LORRAIN (PARAPLÉGIE SPASMODIQUE FAMILIALE DE) *(angl. familial spastic paraplegia).* Hérédodégénérescence spinocérébelleuse à transmission autosomique dominante, d'évolution lente et progressive, caractérisée par un syndrome pyramidal spasmodique accompagné de signes cérébelleux discrets et de troubles dystrophiques (pied creux, etc.).

STRÜMPELL-MARIE (MALADIE DE) *(angl. Strümpell-Marie disease).* ☞ ***SPONDYLARTHRITE ANKYLOSANTE.***

STRUNSKY (SIGNE DE) *(angl. Strunsky's sign).* Douleur provoquée à la flexion brusque des orteils, en cas de lésion inflammatoire de la voûte antérieure du pied.

STRYCHNINE *s. f. (angl. strychnine).* Alcaloïde cristallin, très toxique, présent dans la noix vomique, dans la fève de Saint-Ignace et dans plusieurs autres espèces du genre *Strychnos.* La strychnine était autrefois utilisée comme stimulant du système nerveux central. Elle entre dans la composition de certains raticides.

STRYCHNISME *s. m. (angl. strychninism).* Intoxication par la strychnine.

STRYCHNOS Genre d'arbres tropicaux de la famille des Loganiacées. De nombreuses espèces contiennent des alcaloïdes toxiques (strychnine).

STRYKER-HALBEISEN (SYNDROME DE) *(angl. Stryker-Halbeisen syndrome).* Dermatose localisée au cou, à la face et à la partie supérieure du thorax, associée à une anémie macrocytaire. C'est la complication d'une avitaminose B.

STÜHMER (MALADIE DE) *(angl. Stühmer's disease).* Balanite chronique scléreuse oblitérante. SYN. ***KRAUROSIS PENIS.***

STUPÉFIANT *s. m. (angl. narcotic).* Substance narcotique et analgésique qui détermine une accoutumance, des perturbations somatiques et psychiques et provoque un état d'euphorie.

STUPEUR *s. f. (angl. stupor).* État de sidération de la personnalité caractérisé par une altération partielle de la conscience avec hypomotilité, diminution des réactions aux divers stimuli. Il s'observe dans certaines formes graves de la fièvre typhoïde, dans la dépression mélancolique, dans la catatonie et dans les syndromes confusionnels.

STUPOREUX *adj. (angl. stuporous).* Qui est caractérisé par un état de stupeur.

STURGE-WEBER-KRABBE (MALADIE DE) *(angl. Sturge-Weber-Krabbe disease).* Association d'un angiome siégeant dans le territoire du trijumeau, de troubles oculaires et de troubles neurologiques en rapport avec un angiome cérébral. Il s'agit d'une phacomatose. SYN. ***ANGIOMATOSE ENCÉPHALO-TRIGÉMINÉE OU NEURO-CUTANÉE.***

STURMDORF (OPÉRATION DE) *(angl. Sturmdorf's operation of cervix).* Résection conique du col utérin.

STÜVE-WIEDEMANN (SYNDROME DE) *(angl. Stüve-Wiedemann syndrome).* Syndrome polymalformatif létal. Variété de dysplasie campomélique.

STYLALGIE *s. f. (angl. styloid dysphagia).* Syndrome douloureux du pharynx due à une compression du glossopharyngien par un processus styloïde trop long.

STYLIFORME *adj. (angl. styliform).* En forme de stylet. SYN. ***STYLOÏDE.***

STYLOGLOSSE *adj. (angl. styloglossal).* Qui se rapporte au processus styloïde du temporal et à la langue. ◇ **(MUSCLE)** *(angl. — muscle).* Muscle de la langue. ☞ ***ATLAS ANATOMIQUE DES MUSCLES EN ANNEXE.***

STYLOHYOÏDIEN *adj. (angl. stylohyoid).* Qui se rapporte au processus styloïde du temporal et à l'os hyoïde. ◇ **(MUSCLE)** *(angl. — muscle).* Muscle de la région supra-hyoïdienne. ☞ ***ATLAS ANATOMIQUE DES MUSCLES EN ANNEXE.***

STYLOÏDE *adj. (angl. styloid).* Qui ressemble à un stylet ; long et mince. Se dit en anatomie de plusieurs processus. ☞ ***PROCESSUS STYLOÏDE DE L'ULNA, PROCESSUS STYLOÏDE DE LA FIBULA, PROCESSUS STYLOÏDE DU RADIUS, PROCESSUS STYLOÏDE DU TEMPORAL.***

STYLOÏDIEN *adj. (angl. styloid).* Qui se rapporte à un processus styloïde. SYN. ***STYLIEN.***

STYLOÏDITE *s. f. (angl. styloiditis).* Inflammation des tissus entourant un processus styloïde (de l'os temporal, du radius).

STYLOMANDIBULAIRE *adj. (angl. stylomandibular).* Qui se rapporte au processus styloïde du temporal et à la mandibule.

STYLOMASTOÏDIEN *adj. (angl. stylomastoid).* Qui se rapporte au processus styloïde du temporal et au processus mastoïde.

STYLOPHARYNGIEN *adj. (angl. stylopharyngeal).* Qui se rapporte au processus styloïde du temporal et au pharynx. ◇ **(MUSCLE)** *(angl. — muscle).* Muscle de la partie latérale du cou. ☞ ***ATLAS ANATOMIQUE DES MUSCLES EN ANNEXE.***

STYLORADIAL *adj. (angl. stylo-radial).* Qui se rapporte au processus styloïde du radius.

STYPTIQUE *adj. (angl. styptic).* Qui possède des propriétés astringentes et hémostatiques. S'emploie aussi comme substantif.

STYRAX Genre d'arbres de la famille des Styracées, dont plusieurs espèces fournissent des baumes. Nom vernaculaire : aliboufier. ◇ **LIQUIDE** *(angl. styrax).* **1.** Nom générique de divers baumes d'odeur pénétrante, extraits de plusieurs espèces d'arbres des genres *Styrax* et *Liquidambar.* **2.** Baume ayant la consistance du miel, d'odeur agréable, extrait de *Liquidambar orientalis.*

SUB- *(angl. sub-).* Préfixe d'origine latine signifiant sous, au-dessous de, moins que.

SUBAIGU *adj. (angl. subacute).* Qui évolue de façon intermédiaire entre une forme aiguë et une forme chronique. EX. *maladie subaiguë.*

SUBBRACHYCÉPHALE *adj. (angl. subbrachycephalic).* Qui a la tête relativement peu large.

SUBCLAVIER (MUSCLE) ☞ ***ATLAS ANATOMIQUE DES MUSCLES EN ANNEXE.***

SUBCLAVIÈRE (ARTÈRE) *(angl. subclavian artery).* Artère du cou, du thorax, des membres supérieurs et de la moelle ; la droite naît du tronc brachio-céphalique ; la gauche de l'aorte. SYN. ***ARTÈRE SOUS-CLAVIÈRE.*** ☞ ***ATLAS ANATOMIQUE DES ARTÈRES EN ANNEXE.***

SUBCORACOÏDIEN *adj. (angl. subcoracoid).* Qui est situé au-dessous du processus coracoïde.

SUBCORTICAL *adj. (angl. subcortical).* Qui est situé ou qui se produit au-dessous d'un cortex, en particulier le cortex cérébral.

SUBCOSTAL *adj. (angl. subcostal).* Qui est situé ou qui se produit au-dessous des côtes.

SUBCLINIQUE *adj. (angl. subclinical).* Se dit du stade d'une maladie (notamment à son début) dont les manifestations cliniques sont très atténuées ou pratiquement inexistantes.

SUBCONSCIENT *s. m. (angl. subconscious, subconsciousness).* Qui se trouve peu ou pas accessible à la conscience.

SUBCUTANÉ *adj. (angl. subcutaneous).* Qui est situé ou qui s'effectue sous la peau. SYN. ***SOUS-CUTANÉ, HYPODERMIQUE.***

SUBDÉLIRE *s. m. (angl. subdelirium).* Délire à manifestations discrètes.

SUBDIAPHRAGMATIQUE *adj. (angl. subdiaphragmatic).* Qui est situé ou qui se produit au-dessous du diaphragme. SYN. *SUBPHRÉNIQUE, SOUS-PHRÉNIQUE.*

SUBDURAL *adj. (angl. subdural).* Qui est situé ou qui se produit sous la dure-mère. EX. *hémorragie subdurale.* SYN. *SOUS-DURAL.*

SUBENDOCARDIQUE *adj. (angl. subendocardial).* Qui est situé ou qui se produit au-dessous de l'endocarde. EX. *ischémie subendocardique.*

SUBENPENDYMOME *s. m. (angl. subependymoma).* Épendymome associant des cellules épendymaires et subépendymaires ; certains sont malins et responsables d'hydrocéphalie.

SUBÉPICARDIQUE *adj. (angl. subepicardial).* Qui est situé ou qui se produit au-dessous de l'épicarde. EX. *ischémie subépicardique.*

SUBÉPIDERMIQUE *adj. (angl. subepidermal).* Qui est situé ou qui s'effectue sous l'épiderme.

SUBÉROSE *s. f. (angl. suberosis).* Syndrome respiratoire allergique dû à l'inhalation de poussières de liège.

SUBFÉBRILE *adj. (angl. subfebrile).* Légèrement fébrile. Se dit lorsque la température excède de peu la normale.

SUBGLOSSITE DIPHTÉROÏDE *(angl. Riga's disease).* ☞ *RIGA (MALADIE DE).*

SUBHÉPATIQUE *adj. (angl. subhepatic).* Qui est situé ou qui se produit au-dessous du foie. SYN. *INFRA-HÉPATIQUE.*

SUBICTÈRE *s. m. (angl. subicterus).* Ictère léger, visible surtout au niveau de la conjonctive.

SUBICTÉRIQUE *adj. (angl. subicteric).* Qui présente une coloration jaune pâle, intermédiaire entre la coloration normale et le jaune qui caractérise l'ictère franc.

SUBICULUM *s. m. (angl. subiculum).* Partie du gyrus central hippocampal.

SUBINTRANT *adj. (angl. subintrant).* Se dit d'un état caractérisé par des accès ou des paroxysmes qui se succèdent sans période de rémission.

SUBINVOLUTION *s. f. (angl. subinvolution).* Involution incomplète. ⌔ **DE L'UTÉRUS** *(angl. chronic — of uterus).* Retard du retour à la normale de l'utérus après l'accouchement.

SUBJECTIF *adj. (angl. subjective).* Se dit des symptômes, des troubles, etc., ressentis par le sujet lui-même, et non perceptibles par autrui. Opposé à objectif.

SUBLÉTAL *adj. (angl. sublethal).* Se dit d'une dose d'une substance toxique un peu inférieure à la dose mortelle.

SUBLIMATION *s. f. (angl. sublimation).* Terme utilisé par Freud pour désigner le processus de dérivation de l'énergie pulsionnelle sexuelle et agressive vers des activités culturellement élevées et socialement valorisées, comme l'activité artistique, scientifique, etc.

SUBLIMINAL *adj. (angl. subliminal).* Qui est au-dessous du seuil de perception. SYN. *INFRALIMINAIRE.*

SUBLINGUAL *adj. (angl. sublingual).* Qui est situé ou qui se produit sous la langue.

SUBLINGUITE *s. f. (angl. sublinguitis).* Inflammation des glandes sublinguales.

SUBLUXATION *s. f. (angl. subluxation).* Luxation partielle ou incomplète.

SUBMAMELONNAIRE *adj. (angl. submammillary).* Qui est situé au-dessous du mamelon.

SUBMAMMAIRE *adj. (angl. submammary).* Qui est situé ou qui se produit sous la glande mammaire.

SUBMANDIBULAIRE *adj. (angl. submandibular).* Qui est situé sous la mandibule. SYN. *SOUS-MAXILLAIRE.* ⌔ **(GLANDE)** *(NA. glandula submandibularis). (angl. — gland).* Glande salivaire paire, située entre la face interne de la mandibule et la face latérale de la base de la langue. Son canal excréteur est le conduit submandibulaire (de Wharton). SYN. *GLANDE SOUS-MAXILLAIRE.*

SUBMAXILLAIRE *adj. (angl. submaxillary).* Qui est situé ou qui se produit au-dessous du maxillaire. SYN. *SOUS-MAXILLAIRE.*

SUBMATITÉ *s. f. (angl. slight dullness).* Diminution de la sonorité normale perçue à la percussion.

SUBMENTONNIER *adj. (angl. submental).* Qui est situé à la partie inférieure du menton.

SUBMERSION *s. f. (angl. drowning).* État du corps entier se trouvant immergé ou les orifices aériens supérieurs se trouvant plongés dans un liquide entraînant une asphyxie mortelle.

SUBNARCOSE *s. f. (angl. narcoanalysis).* État artificiel proche du sommeil, provoqué par l'administration d'hypnotiques. La subnarcose est utilisée comme moyen d'investigation psychologique et psychanalytique.

SUBNORMAL *adj. (angl. subnormal).* Qui est légèrement inférieur à la normale.

SUBOCCIPITAL *adj. (angl. suboccipital).* Qui est situé ou qui se produit au-dessous de l'occipital.

SUBOMBILICAL *adj. (angl. subumbilical).* Qui est situé ou qui se produit au-dessous de l'ombilic.

SUBORBITAIRE *adj. (angl. suborbital).* Qui est situé ou qui se produit au-dessous de l'orbite. SYN. *INFRA-ORBITAIRE.*

SUBPÉRIOSTÉ *adj. (angl. subperiosteal).* Qui est situé ou qui se produit au-dessous du périoste.

SUBPÉRITONÉAL *adj. (angl. subperitoneal).* Qui est situé ou qui se produit sous le péritoine. SYN. *SOUS-PÉRITONÉAL.*

SUBPUBIEN *adj. (angl. subpubic).* Qui est situé au-dessous du pubis.

SUBSCAPULAIRE *adj. (angl. subscapular).* Qui est situé ou qui se produit au-dessous de la scapula. ⌔ **(MUSCLE)** *(angl. — muscle).* Muscle rotateur de l'épaule. ☞ *ATLAS ANATOMIQUE DES MUSCLES EN ANNEXE.*

SUBSTANCE *s. f. (angl. substance).* Tout produit chimique ou toute matière organique de composition homogène. ◇ **AMYLOÏDE** *(angl. amyloid —).* ☞ ***AMYLOÏDE (SUBSTANCE).*** ◇ **BLANCHE** *(NA. substantia alba). (angl. white matter).* Partie du système nerveux central, de couleur blanchâtre, correspondant aux voies nerveuses myélinisées. Au niveau de la moelle et du tronc cérébral, elle occupe la périphérie et enveloppe la substance grise ; au niveau du cerveau, elle occupe le centre. ◇ **CHROMOPHILE** *(angl. chromophil —).* ☞ ***NISSL (CORPS DE).*** ◇ **COLLOÏDE** *(angl. colloid —).* ☞ ***COLLOÏDE.*** ◇ **GÉLATINEUSE CENTRALE** *(NA. substantia gelatinosa centralis). (angl. central gelatinous —).* Portion de la substance grise de la moelle qui entoure le canal central de la moelle. ◇ **GRISE** *(NA. substantia grisea). (angl. gray matter).* Partie du système nerveux central correspondant aux centres nerveux, constituée de cellules nerveuses et névrogliques. Au niveau de la moelle et du tronc cérébral, elle occupe la partie centrale ; au niveau du cerveau, elle occupe la partie périphérique (cortex cérébral) et également la partie centrale (noyaux gris centraux). ◇ **H** *(angl. H —).* Précurseur des antigènes A et B des groupes sanguins. Les sujets du groupe O ne possèdent pas l'enzyme convertissant la substance H en antigènes A et B. ◇ **NOIRE** *(NA. substantia nigra). (angl. black matter).* Substance grise qui sépare les couches supérieure et inférieure de substance blanche au niveau des pédoncules cérébraux, dont la lésion entraîne des troubles de type parkinsonien. ◇ **PERFORÉE ANTÉRIEURE** *(NA. substantia perforata anterior). (angl. anterior perforated —).* Surface de chaque côté de la face inférieure du cerveau, entre le tractus optique et le tractus olfactif, recouverte par une lame de substance grise perforée par un grand nombre de vaisseaux. ◇ **PERFORÉE POSTÉRIEURE** *(NA. substantia perforata posterior). (angl. posterior perforated —).* Triangle interpédonculaire ; surface de substance grise perforée au niveau des pédoncules cérébraux, devant le pont. ☞ ***ESPACE PERFORÉ POSTÉRIEUR.*** ◇ **RÉTICULÉE** *(angl. reticular —).* ☞ ***FORMATION RÉTICULÉE.***

SUBSTERNAL *adj. (angl. substernal).* Qui est situé au-dessous du sternum.

SUBTENTORIEL *adj. (angl. subtentorial).* Qui est situé au-dessous de la tente du cervelet.

SUBSTITUTIF *adj. (angl. substitute).* Se dit d'un traitement visant à suppléer une déficience organique ou fonctionnelle.

SUBSTRAT *s. m. (angl. substrate).* Substance sur laquelle agit une enzyme.

SUBSTRATUM *s. m. (angl. substrate).* Couche sous-jacente.

SUBTHALAMUS *s. m. (NA. subthalamus). (angl. subthalamus).* Thalamus ventral.

SUBTOTAL *adj. (angl. subtotal).* Presque total. EX. *hystérectomie subtotale.*

SUBTROCHANTÉRIEN *adj. (angl. subtrochanteric).* Qui est situé ou qui se produit au-dessous d'un trochanter.

SUBUNGUÉAL *adj. (angl. subungual).* Qui est situé ou qui se produit sous l'ongle. SYN. ***SOUS-UNGUÉAL.***

SUC *s. m. (angl. juice).* **1.** Tout liquide obtenu en pressurant une substance animale ou végétale. **2.** Liquide provenant de certaines sécrétions organiques (suc gastrique, suc intestinal). ◇ **GASTRIQUE** *(angl. gastric —).* Liquide clair sécrété en abondance par les glandes de l'estomac. Il contient de l'eau, de l'acide chlorhydrique, de l'acide lactique, de la pepsine, du labferment et des sels minéraux. ◇ **INTESTINAL** *(angl. intestinal —).* Liquide clair, jaunâtre, alcalin, sécrété par les glandes intestinales. ◇ **PANCRÉATIQUE** *(angl. pancreatic —).* Liquide visqueux, limpide, alcalin, sécrété par le pancréas et déversé dans le duodénum par les conduits pancréatiques. Sa production quotidienne varie de 500 à 1 200 mL. Il contient deux enzymes, une amylase et une lipase, et une proenzyme, le trypsinogène, lequel, activé par l'entérokinase, donne la trypsine.

SUCCÉDANÉ *s. m. (angl. succedaneum).* Médicament qui peut en remplacer un autre du fait de propriétés analogues. Se dit également d'un produit alimentaire de remplacement.

SUCCINIQUE (ACIDE) *(angl. succinic acid).* Diacide organique présent dans l'urine, le sang et certains kystes hydatiques. C'est un des éléments du cycle de Krebs. Il a des propriétés diurétiques et laxatives.

SUCCINYLCHOLINE *s. f. (angl. succinylcholine).* Agent dépolarisant de la plaque motrice du muscle squelettique, utilisé comme relaxant musculaire en chirurgie.

SUCCION *s. f. (angl. suction).* Action de sucer ou d'aspirer.

SUCCUBE *s. m. (angl. succubus).* Démon féminin, qui selon la tradition, venait s'unir aux hommes pendant leur sommeil.

SUCCULENT *adj. (angl. succulent).* Se dit d'un organe ou d'un tissu tuméfié par suite d'une infiltration œdémateuse ou lymphatique ; se dit principalement de la main dans certains états morbides (syringomyélie, myopathies).

SUCCUSSION *s. f. (angl. succussion).* Action de secouer. ◇ **HIPPOCRATIQUE** *(angl. hippocratic —).* Manœuvre clinique qui consiste à secouer les épaules d'un patient, tout en l'auscultant, pour diagnostiquer un hydro- ou un pyopneumothorax. Cette manœuvre n'est plus pratiquée.

SUCRASE *s. f. (angl. sucrase).* ☞ ***INVERTASE.***

SUCRE *s. m. (angl. sugar).* ☞ ***GLUCIDE.*** ◇ **AMINÉ** *(angl. aminosugar).* Ose dans lequel un des groupements OH a été remplacé par un groupe amine $-NH_2$. Les plus importants sont la glucosamine (2-amino-2-désoxyglucose) et la galactosamine (2-amino-2-désoxygalactose), largement répandues dans la nature. ◇ **DE BETTERAVE** *(angl. beet —)*. ☞ ***SACCHAROSE.*** ◇ **DE CANNE** *(angl. cane —)*. ☞ ***SACCHAROSE.*** ◇ **DE FRUIT** *(angl. fructose)*. Fructose naturel contenu dans les fruits. ◇ **DE LAIT** ☞ ***LACTOSE.*** ◇ **DE RAISIN** ☞ ***GLUCOSE.***

SUCROL *s. m. (angl. dulcin)*. Paraphénétolcarbamide, composé cristallin peu soluble dans l'eau, de saveur très sucrée, qui est employé pour remplacer le sucre dans les aliments et les boissons destinés aux diabétiques. SYN. ***DULCINE.***

SUCROSE *s. m.* ☞ ***SACCHAROSE.***

SUDAMINA *s. m. pl. (angl. sudamina)*. Éruption cutanée disséminée de vésicules de la taille d'un grain de millet (miliaire), transparentes, remplies d'un liquide aqueux, au cours de l'évolution de diverses maladies fébriles ou après un épisode de sudation profuse.

SUDATION *s. f. (angl. sudation)*. **1.** Transpiration intense. Elle peut être physiologique ou pathologique. **2.** SYN. ***TRANSPIRATION.***

SUDECK ◇ **(ATROPHIE OSSEUSE OU MALADIE DE)** *(angl. Sudeck's atrophy)*. Ostéoporose post-traumatique, siégeant surtout aux mains et aux pieds. Elle est accompagnée de douleurs, de troubles généraux et d'un œdème local. SYN. ***OSTÉOPOROSE ALGIQUE POST-TRAUMATIQUE.*** ◇ **(POINT DE)** *(angl. Sudeck's point)*. Point sur le rectum désignant la jonction entre le territoire de l'artère mésentérique inférieure et le territoire hémorroïdal au niveau duquel on pratique la section de l'artère mésentérique inférieure au cours de la résection distale du côlon.

SUDORAL *adj. (angl. sudoral)*. **1.** Qui se rapporte à la sueur ou à la transpiration. **2.** Qui provoque ou qui favorise la transpiration.

SUDORIFÈRE *adj. (angl. sudoriferous)*. ☞ ***SUDORIPARE.***

SUDORIFICATION *s. f. (angl. sudorific)*. Formation de la sueur.

SUDORIFIQUE *adj. (angl. sudorific)*. Qui provoque la transpiration. S'emploie aussi comme substantif.

SUDORIPARE *adj. (angl. sudoriparous)*. Qui excrète la sueur ou qui donne passage à la sueur.

SUETTE MILIAIRE *s. f. (angl. miliary fever)*. Affection comportant un état fébrile associé à des troubles respiratoires et à un érythème polymorphe d'étiologie inconnue. SYN. ***FIÈVRE MILIAIRE.***

SUEUR *s. f. (angl. sweat)*. Liquide aqueux, d'odeur particulière, excrété par les glandes sudoripares eccrines et apocrines et déversé par les pores sudoripares à la surface de la peau. Il contient des sels, principalement du chlorure de sodium, des graisses, des acides gras, des traces d'albumine, d'urée et d'autres composés. La sueur peut être acide ou alcaline, selon la cause de la sudation. ◇ **(ÉPREUVE DE LA)** *(angl. — test)*. Épreuve pour le diagnostic de la mucoviscidose, consistant à doser la teneur en chlorure de sodium de la sueur. Le taux du chlore est en effet fortement augmenté dans la mucoviscidose.

SUFFOCANT *adj. (angl. suffocating)*. Qui provoque la suffocation.

SUFFOCATION *s. f. (angl. suffocation)*. **1.** Grande difficulté à respirer. **2.** Asphyxie mécanique par obstruction des voies respiratoires ou par occlusion des orifices respiratoires.

SUFFUSION *s. f. (angl. suffusion)*. Épanchement, notamment sanguin ; hémorragie avec infiltration des tissus.

SUGGESTIBILITÉ *s. f. (angl. suggestibility)*. Aptitude ou tendance d'un sujet à recevoir une idée ou une croyance qu'il n'a pas.

SUGGESTION *s. f. (angl. suggestion)*. En psychologie, imposition, insinuation ou induction d'une idée ou d'un acte chez un sujet par l'action d'un autre. La suggestion peut naître chez le sujet lui-même à partir du moi (autosuggestion), favorisée par certaines conditions particulières (émotion, rêve, entraînement, etc.). ◇ **HYPNOTIQUE** *(angl. hypnotic —)*. Suggestion provoquée en état d'hypnose.

SUGILLATION *s. f. (angl. suggilation)*. Ecchymoses cutanées. ◇ **CADAVÉRIQUE** *(angl. postmortem lividity)*. Lividité cadavérique.

SUICIDE *s. m. (angl. suicide)*. Action de se donner la mort.

SUITES DE COUCHES *(angl. puerperium)*. ☞ ***POST-PARTUM.***

SUJET *s. m. (angl. subject)*. Personne indéterminée soumise à un traitement, à une observation ou à une expérimentation.

SUKER (SIGNE DE) *(angl. Suker's sign)*. Incapacité de fixer le regard dans la rotation latérale extrême des globes oculaires, observée dans le goitre exophtalmique.

SULCIFORME *adj. (angl. sulciform)*. En forme de sillon.

SULCUS *s. m. (angl. sulcus)*. Terme latin signifiant sillon, scissure.

SULF-, SULFO- *(angl. sulf-, sulfo-)*. Préfixes indiquant la présence du soufre dans un composé chimique.

SULFACÉTAMIDE *s. m. (angl. sulfacetamide)*. Para-aminobenzène-sulfonacétamide ; poudre cristalline, soluble dans 100 volumes d'eau. Sulfamide employé en application locale dans le traitement de certaines infections oculaires.

SULFADIAZINE *s. f. (angl. sulfadiazine)*. Sulfamide bactériostatique, d'action et d'élimination rapide et de toxicité réduite. SYN. ***SULFAPYRIMIDINE.***

SULFAGUANIDINE *s. f. (angl. sulfaguanidine).* Sulfamide à action élective sur les germes pathogènes intestinaux.

SULFAMÉTHIZOL *s. m. (angl. sulfamethizole).* Sulfamide utilisé électivement dans les infections urinaires à colibacille.

SULFAMÉTHOXAZOLE *(angl. sulfamethoxazole).* Sulfamide utilisé en association avec le triméthoprime, puissant antibactérien.

SULFAMIDE *s. m. (angl. sulfonamide).* Nom générique désignant les composés dérivés du sulfanilamide, qui contiennent le groupement -SO_2NH_2. Certains ont une action bactériostatique sur les germes à Gram positif (streptocoques, pneumocoques) et à Gram négatif (méningocoques, gonocoques, *Escherichia coli*). Utilisés dans le traitement de diverses infections bactériennes, ils diffèrent quant à leur activité, leur degré d'absorption, leur métabolisme et leur excrétion, ainsi que dans leurs manifestations toxiques. D'autres ont une action diurétique ou antidiabétique. SYN. ***SULFONAMIDE.*** ◇ **ANTIDIABÉTIQUE** *(angl. hypoglycemic —).* Sulfamide stimulant la production pancréatique d'insuline. SYN. ***SULFAMIDE HYPOGLYCÉMIANT.*** ◇ **DIURÉTIQUE** *(angl. diuretic —).* Sulfamides à action diurétique agissant à différents niveaux du tube urinifère. Ils comprennent les thiazidiques et les non-thiazidiques.

SULFAMIDÉMIE *s. f. (angl. sulfonamidemia).* Présence et taux de sulfamides dans le sang.

SULFAMIDOTHÉRAPIE *s. f. (angl. sulfonamidotherapy).* Utilisation thérapeutique des sulfamides.

SULFAMIDURIE *s. f. (angl. sulfonamiduria).* Présence de sulfamides dans l'urine.

SULFANILAMIDE *s. m. (angl. sulfanilamide).* Noyau chimique commun aux membres du groupe des sulfamides. C'est un bactériostatique puissant autrefois utilisé en thérapeutique anti-infectieuse, il a été remplacé par des dérivés moins toxiques ou par les antibiotiques.

SULFAPYRIMIDINE *s. f. (angl. sulfapyrimidine).* ☞ ***SULFADIAZINE.***

SULFATE *s. m. (angl. sulfate).* Sel ou ester de l'acide sulfurique.

SULFATÉ *adj. (angl. sulfated).* Qui contient des sulfates.

SULFATIDE *s. m. (angl. sulfatide).* Membre d'un groupe de substances lipidiques constituées de cérébrosides estérifiés par l'acide sulfurique. Leur accumulation provoque une lipoïdose.

SULFHÉMOGLOBINE *s. f. (angl. sulfmethemoglobin).* Substance dérivée de l'hémoglobine par combinaison de celle-ci avec le sulfure d'hydrogène ; elle est présente dans le sang de certains individus après l'administration d'acétanilide ou de phénacétine. SYN. ***SULFMÉTHÉMOGLOBINE.***

SULFHYDRATE *s. m. (angl. sulfhydrate).* Sel ou ester de l'acide sulfhydrique.

SULFHYDRIQUE (ACIDE) *(angl. hydrogen sulfide).* H_2S ; gaz toxique à odeur caractéristique d'œuf pourri, utilisé pour la destruction de rongeurs et d'insectes. SYN. ***HYDROGÈNE SULFURÉ, SULFURE D'HYDROGÈNE.***

SULFHYDRISME *s. m. (angl. hydrogen sulfide poisoning).* Intoxication par inhalation de vapeurs d'hydrogène sulfuré.

SULFITE *s. m. (angl. sulfite).* Sel de l'acide sulfureux.

SULFMÉTHÉMOGLOBINE *s. f. (angl. sulfmethemoglobin).* ☞ ***SULFHÉMOGLOBINE.***

SULFOCARBONISME *s. m. (angl. carbonyl sulfide poisoning).* Intoxication professionnelle par inhalation de vapeurs de sulfure de carbone.

SULFOCONJUGAISON *s. f. (angl. sulfoconjugation).* Mécanisme de détoxication de certaines molécules (dérivés phénoliques) qui se combinent à l'acide sulfurique. Certaines hormones sont ainsi éliminées sous forme de sulfoconjugués (sulfate de déhydroépiandrostérone par exemple).

SULFONAMIDE *s. m.* ☞ ***SULFAMIDE.***

SULFONE *s. f. (angl. sulfone).* Nom d'ensemble des composés contenant dans leur molécule le groupement SO_2 et deux radicaux carbonés.

SULFONYLURÉE *s. f. (angl. sulfonylurea).* Substance possédant une activité hypoglycémiante par stimulation de la sécrétion d'insuline par les îlots de Langerhans. Les sulfonylurées (ou sulfamides hypoglycémiants) sont utilisées dans le traitement du diabète de type 2 ou non-insulinodépendant.

SULFURE *s. m. (angl. sulfide).* **1.** Composé binaire contenant du soufre et un autre élément. **2.** Sel ou ester de l'acide sulfhydrique.

SULFURÉ *adj. (angl. sulfurated).* **1.** Qui est combiné au soufre. **2.** Qui a été traité par le soufre.

SULFUREUX (ACIDE) *(angl. sulfurous acid).* Acide de formule H_2SO_3, non isolé, mais existant en solution, et correspondant à l'anhydride sulfureux, SO_2.

SULFURIQUE (ACIDE) *(angl. sulfuric acid).* Acide fort, de formule H_2SO_4. Liquide incolore, sirupeux, extrêmement toxique et caustique.

SULFURYLE *s. m. (angl. sulfuryl).* Radical divalent -SO_2-.

SULZBERGER-GARBE (SYNDROME DE) *(angl. Sulzberger-Garbe syndrome).* Dermatose exsudative discoïde et lichénoïde chronique qui simule, par l'infiltration des lésion, une mycose.

SUMAC *s. m. (angl. sumac).* Nom de différentes plantes de la famille des Anacardiacées du genre *Rhus*, dont certaines sont vénéneuses. *R. toxicodendron*, ou sumac vénéneux, contient dans ses feuilles un suc qui, appliqué sur la peau, provoque une dermatite intense et une intoxication générale.

SUMATRIPTAN *s. m. (angl. sumatriptan).* Vasoconstricteur agoniste de la sérotonine utilisé dans le traitement de la migraine.

SUPER- *(angl. super-).* Préfixe d'origine latine signifiant au-dessus, sur, en excès.

SUPERFAMILLE *s. f. (angl. superfamily).* En génétique, ensemble de familles ayant en commun une homologie de séquence impliquant une origine ancestrale commune.

SUPERFÉCONDATION *s. f. (angl. superfecundation).* Fécondation successive, lors de deux coïts différents, de deux ovules correspondant au même cycle menstruel. SYN. ***SUPERIMPRÉGNATION.***

SUPERFEMELLE *s. f. (angl. superfemale).* Femme caractérisée génétiquement par l'existence de trois chromosomes sexuels X (syndrome triplo-X), d'aspect normal et fécondes mais souvent atteintes de débilité mentale. SYN. ***SYNDROME XXX, TRIPLE X.***

SUPERFÉTATION *s. f. (angl. superfetation).* Fécondation successive de deux ou plusieurs ovules, correspondant à des cycles menstruels différents (fécondation d'un ovule chez une femme déjà enceinte). La réalité de ce phénomène n'a jamais été prouvée.

SUPERIMPRÉGNATION *s. f. (angl. superimpregnation).* ☞ ***SUPERFÉCONDATION.***

SUPERINFECTION *s. f. (angl. superinfection).* Nouvelle infection compliquant une maladie infectieuse en cours.

SUPERINVOLUTION DE L'UTÉRUS *(angl. superinvolution).* Involution excessive de l'utérus après l'accouchement, aboutissant à un organe prématurément atrophié.

SUPEROVULATION *s. f. (angl. superovulation).* Accélération de l'ovulation en général provoquée par un traitement de la stérilité par les gonadotrophines.

SUPEROXYDE DISMUTASE *(angl. superoxide dismutase).* Enzyme protégeant la cellule en détruisant le superoxyde, dangereux radical libre.

SUPINATEUR *adj. (angl. supinator).* Se dit d'un muscle qui produit la supination. S'emploie aussi comme substantif.

SUPINATION *s. f. (angl. supination).* **1.** Mouvement de rotation de dedans en dehors de l'avant-bras par lequel la paume de la main est tournée vers le haut. **2.** Position de la main résultant de ce mouvement.

SUPPOSITOIRE *s. m. (angl. suppository).* Préparation médicamenteuse de consistance solide, de forme conique ou ovoïde, à base d'une substance fondant à la température du corps (beurre de cacao, glycérine solidifiée), et destinée à être introduite dans le rectum.

SUPPRESSEUR *adj. (angl. suppressor).* ARN de transfert muté capable d'incorporer un acide aminé à l'emplacement d'un codon non-sens et levant le blocage de la traduction par ce codon. Abréviation : ARNt.

SUPPURANT *adj. (angl. suppurant).* Qui suppure.

SUPPURATIF *adj. (angl. suppurative).* Qui détermine ou favorise la suppuration.

SUPPURATION *s. f. (angl. suppuration).* Formation de pus.

SUPPURÉ *adj. (angl. suppurative).* Qui est le siège d'une suppuration.

SUPRA- *(angl. supra-).* Préfixe d'origine latine signifiant « au-dessus de » et indiquant une position supérieure.

SUPRACLUSION *s. f. (angl. supraclusion).* Excès de surocclusion dans le rapport des incisives ou d'autres dents.

SUPRACONDYLIEN *adj. (angl. supracondylar).* Qui est situé ou qui se produit au-dessus d'un condyle.

SUPRADUCTION *s. f. (angl. supraduction).* Mouvement vertical de l'œil vers le haut.

SUPRA-ÉPINEUX (MUSCLE) *(angl. supraspinal muscle).* Muscle de la région postéro-supérieure de l'épaule, élévateur du bras. SYN. ***MUSCLE SUS-ÉPINEUX.*** ☞ ***ATLAS ANATOMIQUE DES MUSCLES EN ANNEXE.***

SUPRALIMINAIRE *adj. (angl. supraliminal).* Qui est au-dessus du seuil de perception ou de réaction.

SUPRAPUBIEN *adj. (angl. suprapubic).* Qui est situé au-dessus du pubis.

SUPRARÉNAL *adj. (angl. suprarenal).* Qui est situé au-dessus du rein. EX. *glande suprarénale.*

SUPRASELLAIRE *adj. (angl. suprasellar).* Qui est situé au-dessus de la selle turcique.

SUPRASTERNAL *adj. (angl. suprasternal).* Qui est situé ou qui s'effectue au-dessus du sternum.

SUPRASTÉROL *s. m.* Type de stérol produit par l'irradiation de l'ergostérol ; toxique.

SUPRAVENTRICULAIRE *adj. (angl. supraventricular).* Qui se rapporte à une région du cœur située au-dessus des ventricules. Se dit en particulier de tachycardies ou de troubles du rythme dont l'origine est au niveau du faisceau atrioventriculaire ou situé au-dessus.

SURACTIVITÉ *s. f. (angl. superactivity).* Activité exagérée d'un organe, constante ou transitoire.

SURAIGU *adj. (angl. hyperacute).* Extrêmement aigu. Se dit de symptômes, de maladies ou d'infections.

SURAL *adj. (angl. sural).* Qui se rapporte ou qui appartient au mollet.

SURALIMENTATION *s. f. (angl. overfeeding).* Alimentation trop importante, cause fréquente de l'obésité.

SURAMINE SODIQUE *(angl. suramin sodium).* Composé administré par voie parentérale, généralement intraveineuse, dans le traitement des trypanosomiases provoquées par *T. gambiense* et *T. rhodesiense.*

SURAMORTISSEMENT *s. m. (angl. overdamping).* Artefact de l'électrocardiogramme dû à un amortissement anormal des oscillations inscrites par l'appareil. On utilise couramment en français le terme anglais *overdamping* (de *over*, au-delà, et *to damp*, amortir).

SURCHARGE *s. f. (angl. overloading).* **1.** Présence en excès à l'intérieur des cellules d'une substance qu'elles renferment déjà à l'état normal. Ex. *surcharge glycogénique du foie.* **2.** Excès de charge, de travail. Ex. *surcharge ventriculaire (des ventricules cardiaques) dans certaines maladies du cœur.*

SURDÉTERMINATION *s. f. (angl. overdetermination).* En psychanalyse, conjonction de différents facteurs qui interviennent dans la causalité des diverses formations de l'inconscient.

SURDIMUTITÉ *s. f. (angl. deaf-mutism).* Mutité associée à une surdité complète, et qui peut en être une conséquence.

SURDITÉ *s. f. (angl. deafness).* Abolition partielle ou complète du sens de l'ouïe. ◇ **APOPLECTIFORME** *(angl. Meniere's disease).* SYN. ***MÉNIÈRE (MALADIE DE).*** ◇ **CENTRALE** *(angl. central —).* Surdité due à une lésion des voies centrales et des centres auditifs. ◇ **COCHLÉAIRE** *(angl. cochlear —).* Surdité de perception due à une lésion des cellules sensorielles de Corti dans l'oreille interne. ◇ **CORTICALE** *(angl. cortical —).* Surdité relevant de lésions bilatérales des gyrus temporaux transverses ou des radiations auditives des capsules externes. Elle s'accompagne souvent d'une méconnaissance du trouble. SYN. ***AGNOSIE AUDITIVE.*** ◇ **DE PERCEPTION** *(angl. perceptive —).* Surdité due à une lésion des organes sensoriels (cellules sensorielles de l'oreille interne, nerf cochléaire, centres auditifs). ◇ **DE TRANSMISSION** *(angl. conduction —).* Surdité périphérique due à une lésion du système de transmission des sons (oreille externe ou oreille moyenne). SYN. ***SURDITÉ DE CONDUCTION.*** ◇ **MIXTE** *(angl. sensorineural —).* Surdité qui possède les caractères d'une surdité de transmission et d'une surdité de perception. ◇ **MUSICALE** *(angl. amusia).* Variété d'aphasie sensorielle entraînant une non-reconnaissance de la musique. ◇ **PÉRIPHÉRIQUE** *(angl. organic —).* Surdité due à une lésion de l'oreille. C'est la forme de surdité la plus fréquente. ◇ **RÉTROCOCHLÉAIRE** *(angl. nerve —).* Surdité de perception due à une lésion du nerf cochléaire. ◇ **VERBALE** *(angl. word —).* Absence de reconnaissance des sons verbaux (langage parlé) avec persistance de la réactivité aux stimulus sonores, par lésion du lobe temporal gauche.

SURDOSAGE *s. m. (angl. overdosage).* Administration de doses excessives d'un médicament.

SURDOSE *s. f.* ☞ ***OVERDOSE.***

SUREXCITATION *s. f. (angl. superexcitation).* Excitation extrême.

SURFACE ◇ **GLUTÉALE** *(NA. facies glutealis ossi ilii). (angl. gluteal facies).* Face glutéale de l'ilion. Large dépression sur la face externe de l'os iliaque, occupée par les muscles fessiers. ◇ **OCCLUSALE** *(angl. contact surface).* Faces des dents qui viennent en contact avec celles des dents correspondantes de l'autre mâchoire lors de l'occlusion et de la mastication. ◇ **RESPIRATOIRE** *(angl. respiratory surface).* Surface totale des alvéoles pulmonaires (81 m^2).

SURFACTANT PULMONAIRE *(angl. surfactant).* Substance élaborée dans le poumon, qui diminue la tension superficielle dans les alvéoles pulmonaires, et favorise l'expansion pulmonaire lors des mouvements inspiratoires. Sa quantification dans le liquide amniotique permet d'évaluer la maturité du poumon fœtal.

SURINFECTION *s. f. (angl. superinfection).* Infection survenant au cours d'une maladie infectieuse et due à un agent pathogène différent de celui qui a provoqué cette maladie.

SURJET *s. m. (angl. running or continuous suture).* Suture au moyen d'un fil unique passé alternativement par les deux bords accolés de la plaie, sans nœuds intermédiaires. Le fil est noué aux deux extrémités de la plaie. ◇ **PASSÉ** Suture où le fil passe à l'intérieur de chacune des boucles, aidant à les maintenir serrées.

SURMENAGE *s. m. (angl. overstrain).* Degré anormal de fatigue dû à un exercice prolongé.

SURMOI *s. m. (angl. superego).* En psychanalyse, l'une des trois instances de l'appareil psychique qui se forme principalement par internalisation des ordres et interdits des parents pendant l'enfance et qui accomplit une fonction de juge ou de censeur (conscience morale) du moi.

SURNUTRITION *s. f. (angl. overnutrition).* ☞ ***SURALIMENTATION.***

SUROCCLUSION *s. f. (angl. surocclusion).* Chevauchement des dents du maxillaire sur celles de la mandibule, lorsque les dentures sont en occlusion centrée.

SUROXYGÉNATION *s. f. (angl. overoxygenation).* Oxygénation avec un mélange comportant un taux d'oxygène supérieur au taux normal.

SURRÉNALE *s. f. (angl. adrenal gland).* ☞ ***GLANDE SUPRARÉNALE.***

SURRÉNALECTOMIE *s. f. (angl. adrenalectomy).* Ablation d'une ou des deux glandes surrénales.

SURRÉNALIEN *adj. (angl. adrenal, suprarenal).* Qui se rapporte ou qui appartient à la glande suprarénale, notamment en ce qui concerne ses fonctions. L'adjectif surrénal est employé surtout en anatomie.

SURRÉNALITE *s. f. (angl. adrenalitis).* Inflammation des glandes suprarénales.

SURRÉNALOME *s. m. (angl. adrenal tumor).* Toute tumeur bénigne ou maligne de la glande suprarénale.

SURRÉNOPRIVE *adj.* *(angl. adrenoprival).* Qui se rapporte à une déficience des glandes suprarénales ou qui en est le résultat.

SURSAUT NOCTURNE *(angl. startling).* Salve myoclonique massive, habituellement isolée, apparaissant à l'endormissement.

SURSUMVERGENCE *s. f.* *(angl. sursumvergence).* Strabisme avec déviation verticale d'un œil.

SUS-APEXIEN *adj.* *(angl. supra-apical).* Qui est situé au-dessus de la pointe du cœur.

SUSCEPTIBILITÉ *s. f.* *(angl. susceptibility).* **1.** État de réceptibilité ou de sensibilité particulièrement vives. **2.** En immunologie, sensibilité particulière résultant d'une absence d'immunité.

SUS-ÉPINEUX (MUSCLE) ☞ ***ATLAS ANATOMIQUE DES MUSCLES EN ANNEXE.***

SUSPENSION *s. f.* *(angl. suspension).* **1.** Liquide dans lequel se trouvent dispersées des particules insolubles. **2.** Méthode de traitement de certaines affections de la colonne vertébrale qui consiste à suspendre le patient par le menton et les aisselles pendant quelques minutes. ◇ **COLLOÏDALE** *(angl. colloid —).* Solution colloïdale.

SUSPENSOIR *s. m.* *(angl. suspensory).* Bandage servant à soutenir le scrotum dans les affections inflammatoires du testicule, de l'épididyme ou du cordon spermatique.

SUSPIRIEUX *adj.* *(angl. sighing).* Qui ressemble à un soupir.

SUS-PUBIEN *adj.* ☞ ***SUPRAPUBIEN.***

SUS-STERNAL *adj.* ☞ ***SUPRASTERNAL.***

SUSTENTACULUM *s. m.* *(angl. sustentaculum).* Terme latin signifiant support. ◇ **HEPATIS** ☞ ***L. PHRÉNICOCOLIQUE (ATLAS ANATOMIQUE DES LIGAMENTS EN ANNEXE).*** ◇ **TALI** *(angl. sustentaculum tali).* Processus en forme de console de la face interne du calcanéus, qui soutient le talus.

SUSTENTATION *s. f.* *(angl. sustentation).* Action de soutenir les forces d'un malade ou d'un accidenté par un traitement ou par un régime.

SUTTON (MALADIE DE) *(angl. Sutton's disease, halo nevus).* Affection cutanée caractérisée par la présence d'un nævus pigmentaire au centre d'une zone de vitiligo. SYN. ***NÆVUS DE SUTTON.***

SUTURE *s. f.* *(NA. sutura).* *(angl. suture).* **1.** En anatomie, type d'articulation dans laquelle le tissu conjonctif interosseux est peu abondant et les surfaces articulaires sont presque en contact direct et n'ont aucune mobilité. Les articulations des os de la voûte du crâne sont des sutures. **2.** En chirurgie, réunion des berges d'une plaie ou rétablissement de la continuité d'un tissu ou d'un organe divisé au moyen d'une couture avec des fils, des agrafes ou des pansements adhésifs. ◇ **À SURFACES PLANES** *(NA. — plana).* *(angl. plane —).* Type de suture dans laquelle les surfaces d'union des deux os sont planes ou ne présentent que de légères aspérités. ◇ **BASILAIRE** *(angl. synchondrosis spheno-occipitalis).* ☞ ***SYNCHONDROSE SPHÉNO-OCCIPITALE.*** ◇ **BIMAXILLAIRE** ☞ ***SUTURE INTERMAXILLAIRE.*** ◇ **BIPARIÉTALE** *(angl. sutura sagittalis).* ☞ ***SUTURE SAGITTALE.*** ◇ **CORONALE** *(NA. — coronalis).* *(angl. coronal —).* Ensemble des deux sutures frontopariétales. ◇ **DENTÉE** *(NA. — dentate).* *(angl. serrated —).* Suture dans laquelle les deux surfaces en contact ont une forme de scie, dont les dents s'engrènent réciproquement. ◇ **ÉCAILLEUSE** *(NA. — squamosa).* *(angl. squamous —).* Suture à surfaces planes dans laquelle l'interligne est oblique par rapport à la face superficielle des os. ◇ **ETHMOÏDOLACRYMALE** *(NA. — ethmoidolacrimalis).* *(angl. ethmoidolacrymal —).* Suture entre l'ethmoïde et l'os lacrymal. ◇ **ETHMOÏDOMAXILLAIRE** *(NA. — ethmoidomaxillaris).* *(angl. ethmoidomaxillary —).* Suture entre l'ethmoïde et la face orbitaire du maxillaire. ◇ **FRONTO-ETHMOÏDALE** *(NA. — frontoethmoidalis).* *(angl. frontoethmoidal —).* Suture entre le frontal et l'ethmoïde. ◇ **FRONTOLACRYMALE** *(NA. — frontolacrimalis).* *(angl. frontolacrimal —).* Suture entre le frontal et l'os lacrymal. ◇ **FRONTOMAXILLAIRE** *(NA. — frontomaxillaris).* *(angl. frontomaxillar —).* Suture entre le frontal et le processus frontal du maxillaire. ◇ **FRONTONASALE** *(NA. — frontonasalis).* *(angl. frontonasal —).* Suture entre le frontal et les deux os propres du nez. ◇ **FRONTOPARIÉTALE** ☞ ***SUTURE CORONALE.*** ◇ **FRONTOSPHÉNOÏDALE** ☞ ***SUTURE SPHÉNOFRONTALE.*** ◇ **FRONTOZYGOMATIQUE** *(NA. — frontozygomatica).* *(angl. frontozygomatic —).* Suture entre le frontal et l'os zygomatique. ◇ **HARMONIQUE** ☞ ***SUTURE À SURFACES PLANES.*** ◇ **INCISIVE** *(NA. — incisiva).* *(angl. incisive —).* Suture entre le maxillaire et le prémaxillaire (os incisif). Cette suture, présente à la naissance, disparaît normalement ensuite, mais subsiste parfois chez l'adulte. ◇ **INTERMAXILLAIRE** *(NA. — intermaxillaris).* *(angl. intermaxillary —).* Suture entre les deux maxillaires. ◇ **INTERNASALE** *(NA. — internasalis).* *(angl. internasal —).* Suture entre les deux os propres du nez. ◇ **INTERPARIÉTALE** ☞ ***SUTURE SAGITTALE.*** ◇ **LACRYMOCONCHALE** *(NA. — lacrimoconchalis).* *(angl. lacrimoconchal —).* Suture entre l'os lacrymal et le cornet inférieur. ◇ **LACRYMOMAXILLAIRE** *(NA. — lacrimomaxillaris).* *(angl. lacrimomaxillary —).* Suture entre l'os lacrymal et le maxillaire. ◇ **LAMBDOÏDE** *(NA. — lamboidea).* *(angl. lambdoid —).* Suture entre l'occipital et les deux pariétaux. ◇ **LONGITUDINALE** ☞ ***SUTURE SAGITTALE.*** ◇ **NASOMAXILLAIRE** *(NA. — nasomaxillaris).* *(angl. nasomaxillary —).* Suture entre l'os propre du nez et le maxillaire. ◇ **OCCIPITOMASTOÏDIENNE** *(NA. — occipitomastoidea).* *(angl. occipitomastoid —).* Suture entre l'occipital et le processus mastoïde. ◇ **OCCIPITOPARIÉTALE** ☞ ***SUTURE LAMBDOÏDE.*** ◇ **PALATINE MÉDIANE** *(NA. — palatina mediana).* *(angl. median palatine —).* Suture située sur la ligne médiane de la voûte palatine, entre les bords médiaux des lames horizontales des deux os palatins. ◇ **PALATINE TRANSVERSE** *(NA. — palatina transversa).* *(angl. transverse palatine —).* Suture entre les bords antérieurs des lames horizontales des deux os palatins et les bords postérieurs des processus palatins du maxillaire et de la mandibule. ◇ **PALATO-ETHMOÏDALE** *(NA. — palatoethmoidalis). (angl. palatoethmoidal —).* Suture entre le palatin et l'ethmoïde. ◇ **PALATO-MAXILLAIRE** *(NA. — palatomaxillaris). (angl. palatomaxillary —).* Suture entre le maxillaire et la face latérale du palatin. ◇ **PAR TRANSFIXION** *(angl. transfixion —).* Type de suture chirurgicale utilisé dans les transplantations tendineuses ou pour solidariser une greffe d'un calibre inférieur au tendon. ◇ **PARIÉTALE** ☞ ***SUTURE SAGITTALE.*** ◇ **PARIÉTOMASTOÏDIENNE** *(NA. — parietomastoidea). (angl. paramastoid —).* Suture entre le pariétal et le processus mastoïde. ◇ **PRÉMAXILLAIRE** ☞ ***SUTURE INCISIVE.*** ◇ **SAGITTALE** *(NA. — sagittalis). (angl. sagital —).* Suture située sur la ligne médiane de la voûte du crâne, entre les bords supérieurs des deux pariétaux. ◇ **SPHÉNO-ETHMOÏDALE** *(NA. — sphenoethmoidalis). (angl. sphenoethmoidal —).* Suture entre la crête sphénoïdale et la lame perpendiculaire de l'ethmoïde. ◇ **SPHÉNOFRONTALE** *(NA. — sphenofrontalis). (angl. sphenofrontal —).* Suture entre le sphénoïde et le frontal. ◇ **SPHÉNOMAXILLAIRE** *(NA. — sphenomaxillaris). (angl. sphenomaxillary —).* Suture inconstante entre le processus ptérygoïde du sphénoïde et le maxillaire. ◇ **SPHÉNO-ORBITAIRE** *(NA. — spheno-orbitalis). (angl. spheno-orbital —).* Suture entre le corps du sphénoïde et le processus orbitaire du palatin. ◇ **SPHÉNOPARIÉTALE** *(NA. — sphenoparietalis). (angl. sphenoparietal —).* Suture entre la grande aile du sphénoïde et le pariétal. ◇ **SPHÉNOSQUAMEUSE** *(NA. — sphenosquamosa). (angl. sphenosquamous —).* Suture entre la grande aile du sphénoïde et l'écaille du temporal. ◇ **SPHÉNOTEMPORALE** ☞ ***SUTURE SPHÉNOSQUAMEUSE.*** ◇ **SPHÉNOVOMÉRIENNE** *(NA. — sphenovomeriana). (angl. sphenovomerine —).* Suture entre le vomer et la crête sphénoïdale. ◇ **SPHÉNO-ZYGOMATIQUE** *(NA. — sphenozygomatica). (angl. sphenozygomatic —).* Suture entre le sphénoïde et l'os malaire (ou zygomatique). ◇ **SQUAMEUSE** *(NA. — squamosa). (angl. squamous —).* Suture entre l'écaille du temporal et le pariétal. ◇ **TEMPOROZYGOMATIQUE** *(NA. — temporozygomatica). (angl. temporozygomatic —).* Suture entre le processus zygomatique du temporal et l'angle postérieur de l'os zygomatique. ◇ **TRANSVERSALE** *(angl. transversal —).* Nom donné aux sutures frontozygomatiques, frontomaxillaires et frontonasales, considérées comme une suture unique. ◇ **ZYGOMATOFRONTALE** ☞ ***SUTURE FRONTOZYGOMATIQUE.*** ◇ **ZYGOMATOMAXILLAIRE** *(NA. — zygomaticomaxillaris). (angl. zygomaticomaxillary —).* Suture entre l'os malaire (ou zygomatique) et le maxillaire.

SVEDBERG (UNITÉ) *(angl. Svedberg unit).* Unité de mesure de la sédimentation ou de la flottaison des protéines plasmatiques soumises à l'ultracentrifugation. Abréviation : S.

SWAN (SYNDROME DE) *(angl. Swan's syndrome).* Strabisme d'un œil lors de la fixation d'un objet, de sorte que l'image de celui-ci se forme au niveau de la tache aveugle, pour éviter une diplopie. SYN. ***SYNDROME DE LA TACHE AVEUGLE.***

SWAN-GANZ (SONDE) *(angl. Swan-Ganz catheter).* Catheter introduit par voie veineuse jusqu'au niveau artériel pulmonaire afin d'en mesurer la pression. SYN. ***CATHÉTER FLOTTANT.***

SWEDIAUR (TALALGIE DE) *(angl. Swediaur's disease).* Inflammation de la bourse calcanéenne.

SWEET (SYNDROME DE) *(angl. Sweet's syndrome).* Apparition de plaques douloureuses sur les jambes, la face et le cou, accompagnées de fièvre et d'une leucocytose à polynucléaires neutrophiles. L'étiologie est inconnue. Guérison rapide par la corticothérapie. SYN. ***DERMATOSE AIGUË FÉBRILE NEUTROPHILIQUE.***

SWENSON (OPÉRATION DE) *(angl. Swenson's operation).* Résection rectosigmoïdienne par voie mixte pour mégacôlon congénital de l'enfant.

SYCÉPHALIEN *s. m. (angl. sycephalus).* Monstre double possédant deux troncs distincts à la partie inférieure et fusionnés au-dessus de l'ombilic, deux têtes fusionnées, quatre membres supérieurs et quatre membres inférieurs.

SYCOSIFORME *adj. (angl. sycosiform).* Qui ressemble au sycosis.

SYCOSIS *s. f. (angl. sycosis).* Dermatose caractérisée par l'inflammation des follicules pileux de la barbe, avec formation de petites pustules acuminées, isolées ou regroupées. Elle est d'origine bactérienne (staphylococcique) ou trichophytique. SYN. ***ACNÉ MENTAGRA, IMPÉTIGO SYCOSIFORME.*** ◇ **LUPOÏDE** *(angl. lupoid —).* Forme chronique de sycosis avec alopécie centrale cicatricielle.

SYDENHAM ◇ **(CHORÉE DE)** *(angl. Sydenham's chorea).* Chorée de la deuxième enfance et parfois de l'adulte (surtout la femme enceinte), liée à une infection streptococcique et pouvant précéder ou suivre un rhumatisme articulaire aigu. Les lésions intéressent les noyaux gris centraux et guérissent en quelques semaines. SYN. ***DANSE DE SAINT-GUY.*** ◇ **(LAUDANUM DE)** *(angl. laudanum).* Préparation liquide à base d'opium, de safran, de canelle et de clou de girofle.

SYLVIEN *adj. (angl. sylvian).* Qui se rapporte à l'aqueduc ou à la scissure de Sylvius (sillon latéral).

SYLVIUS ◇ **(AQUEDUC DE)** *(angl. aqueduct of Sylvius).* ☞ ***AQUEDUC MÉSENCÉPHALIQUE.*** ◇ **(CHAIR CARRÉE DE)** ☞ ***M. CARRÉ PLANTAIRE (ATLAS ANATOMIQUE DES MUSCLES EN ANNEXE).*** ◇ **(SCISSURE DE)** *(angl. sylvian fissure).* ☞ ***SILLON LATÉRAL.***

SYMBIOSE *s. f. (angl. symbiosis).* **1.** Vie en association durable et avec profit mutuel de deux organismes d'espèces différentes. SYN. ***COMMENSALISME.*** **2.** En psychiatrie, relation d'étroite dépendance entre deux personnes, qui maintient et renforce la pathologie mentale de chacune.

SYMBIOTE *s. m. (angl. symbiote).* Organisme qui vit en symbiose avec un autre.

SYMBIOTIQUE *adj. (angl. symbiotic).* Qui se rapporte à la symbiose ou aux symbiotes.

SYMBLÉPHARON *s. m. (angl. symblepharon).* Adhérence complète ou partielle de la paupière au globe oculaire.

SYMBOLE *s. m. (angl. symbol).* **1.** Lettre, groupe de lettres ou signe particulier employé à la place d'un terme. **2.** En chimie, mode d'expression de la composition qualitative et quantitative d'un corps à l'aide de lettres, de chiffres et de signes. Les corps simples sont représentés par la première lettre du nom du corps (ex. : hydrogène = H, oxygène = O) ; si plusieurs corps simples ont la même initiale, on fait suivre celle-ci d'une minuscule empruntée au nom du corps (ex. : aluminium = Al, argon = Ar). **3.** En psychanalyse, représentation cachée qui remplace un contenu inconscient et qui sert à l'exprimer.

SYMBOLIE *s. f. (angl. symbolia).* Faculté de reconnaître la nature et la signification des objets.

SYMBOLISATION *s. f. (angl. symbolization).* Recours aux processus et aux mécanismes d'utilisation des symboles.

SYMBOLISME *s. m. (angl. symbolism).* **1.** Mode de représentation indirecte et figurée d'une idée, d'un conflit, d'un désir inconscients. **2.** En psychanalyse, mécanisme inconscient par lequel une idée ou un désir refoulé s'exprime de manière indirecte au travers de représentations qui, si elle gardent bien une relation avec les contenus refoulés, se présentent d'une manière telle qu'elles dissimulent leur véritable signification.

SYMBRACHYDACTYLIE *s. f. (angl. symbrachydactylia).* Association d'une brachydactylie et d'une syndactylie (doigts courts et accolés).

SYME ⌔ **(AMPUTATION DE)** *(angl. Syme's amputation).* Amputation totale du pied effectuée juste au-dessus de l'interligne tibiotalienne, en conservant la coque talonnière. ⌔ **(OPÉRATIONS DE) 1.** *(angl. Syme's uretrotomy).* Technique d'urétrotomie externe. **2.** *(angl. Syme's amputation).* Amputation de Syme.

SYMÈLE *s. m. (angl. symmelus).* Monstre caractérisé par la soudure des deux membres inférieurs, qui se terminent par deux pieds également soudés, avec la face plantaire orientée en avant (aspect d'une queue de poisson).

SYMÉLIE *s. f. (angl. symmelia).* Monstruosité caractérisée par la fusion des deux membres inférieurs et par l'absence plus ou moins complète des organes génito-urinaires.

SYMÉTRIE *s. f. (angl. symmetry).* **1.** Égalité de forme, de dimension et de position par rapport à un point, un axe ou un plan. **2.** En anatomie, correspondance de deux structures organiques situées respectivement à droite et à gauche du corps.

SYMMERS (MALADIE DE) ☞ ***BRILL-SYMMERS (MALADIE DE).***

SYMPATHALGIE *s. f. (angl. sympatheticalgia).* Douleur neurovégétative au niveau d'un nerf, d'un ganglion ou d'un plexus sympathique.

SYMPATHECTOMIE *s. f. (angl. sympathectomy).* Résection chirurgicale d'un ganglion, d'un nerf au niveau de la chaîne sympathique thoracique ou cervicale. ⌔ **CHIMIQUE** *(angl. chemical —).* Blocage de la conduction de l'influx nerveux par les ganglions sympathiques, par injection d'une substance chimique. ⌔ **PÉRIARTÉRIELLE** *(angl. periarterial —).* Exérèse adventicielle en cas d'artérite, dans le but de corriger les troubles trophiques et douloureux du territoire irrigué par le vaisseau. SYN. ***OPÉRATION DE LERICHE.***

SYMPATHICECTOMIE *s. f.* ☞ ***SYMPATHECTOMIE.***

SYMPATHICOBLASTOME *s. m.* ☞ ***SYMPATHOBLASTOME.***

SYMPATHICOLYTIQUE *adj. (angl. sympathicolytic).* Qui inhibe l'action du système nerveux sympathique. S'emploie aussi comme substantif. SYN. ***SYMPATHOLYTIQUE.***

SYMPATHICOMIMÉTIQUE *adj. (angl. sympathicomimetic).* Qui exerce sur l'organisme des effets analogues à ceux de la stimulation du système nerveux sympathique. S'emploie aussi comme substantif. SYN. ***SYMPATHOMIMÉTIQUE.***

SYMPATHICOPATHIE *s. f. (angl. sympathicopathy).* Toute affection due à une altération du système nerveux sympathique.

SYMPATHICOTONIE *s. f. (angl. sympathicotonia).* État d'excitation ou de prédominance d'action du système nerveux sympathique, caractérisé par un angiospasme, une hypertension, une mydriase, une tachycardie, etc. SYN. ***DYSTONIE HYPERSYMPATHICOTONIQUE.***

SYMPATHICOTRIPSIE *s. f. (angl. sympathicotripsy).* Écrasement chirurgical d'un nerf, d'un ganglion ou d'un plexus sympathique.

SYMPATHICOTROPE *adj. (angl. sympathicotrope).* Qui a une affinité pour le système nerveux sympathique.

SYMPATHIQUE 1. *adj. (angl. sympathetic).* Qui se rapporte au système nerveux sympathique. **2.** *adj. (angl. sympathetic).* Qui concerne le retentissement d'un trouble organique sur un autre organe. EX. *ophtalmie sympathique.* **3.** *s. m. (angl. sympathetic nervous system).* Système nerveux sympathique.

SYMPATHOBLASTOME *s. m. (angl. sympathicoblastoma).* ☞ ***NEUROBLASTOME.***

SYMPATHOGONIOME *s. m. (angl. sympathicogonioma).* ☞ ***NEUROBLASTOME.***

SYMPATHOLYTIQUE *adj. (angl. sympatholytic).* ☞ ***SYMPATHICOLYTIQUE.***

SYMPATHOME *s. m.* Tumeur généralement maligne, se développant chez le sujet jeune et constituée de cellules sympathiques. ☞ ***NEUROBLASTOME.***

SYMPATHOMIMÉTIQUE *adj. (angl. sympathomimetic).* ☞ ***SYMPATHICOMIMÉTIQUE.***

SYMPEXION *s. m. (angl. sympexion).* Concrétion sphérique ou ovoïde, stratifiée, qui se rencontre dans les culs-de-sac glandulaires de la prostate.

SYMPHALANGIE *s. f. (angl. symphalangia).* Malformation caractérisée par la fusion des phalanges d'un ou de plusieurs doigts ou orteils. Affection héréditaire à transmission dominante. ☞ ***SYNDACTYLIE.***

SYMPHYSE *s. f. (angl. symphysis, adhesion).* **1.** Accolement anormal des deux feuillets d'une membrane séreuse. **2.** Articulation dans laquelle les surfaces osseuses sont unies par des disques fibrocartilagineux, comme les vertèbres ou la symphyse pubienne. Cette forme d'articulation ne permet que des mouvements très limités. SYN. ***AMPHIARTHROSE.*** ◇ **CARDIAQUE** *(angl. cardiac symphysis).* ☞ ***SYMPHYSE PÉRICARDIQUE.*** ◇ **MENTONNIÈRE** *(NA. symphysis mandibulae). (angl. mandibular symphysis).* Crête verticale médiane de la face antérieure de la mandibule, trace de l'union des deux pièces osseuses primitives qui forment cet os. ◇ **PÉRICARDIQUE** *(angl. adhesive pericarditis).* Adhérence unissant les deux feuillets péricardiques ou le péricarde aux organes voisins. ◇ **PLEURALE** *(angl. pleural adhesion).* Accolement des deux feuillets de la plèvre, dû à la transformation en tissu conjonctif fibreux d'un exsudat pleural. ◇ **PUBIENNE** *(NA. symphysis pubica). (angl. pubic symphysis).* Union des bords internes des corps des deux pubis.

SYMPHYSÉORRAPHIE *s. f. (angl. symphyseorhaphy).* Suture d'une symphyse préalablement disjointe.

SYMPHYSÉOTOMIE *s. f. (angl. symphysiotomy).* Section chirurgicale du fibrocartilage de la symphyse pubienne, dans le but d'augmenter le diamètre pelvien et de faciliter ainsi l'accouchement.

SYMPLASTE *s. m. (angl. symplasm).* ☞ ***SYNCYTIUM.***

SYMPODIE *s. f. (angl. sympodia).* ☞ ***SIRÉNOMÉLIE.***

SYMPTOMATIQUE *adj. (angl. symptomatic).* **1.** Qui se rapporte aux symptômes d'une maladie. **2.** Se dit d'un traitement qui combat les symptômes et non les causes d'une maladie (par exemple le traitement d'une douleur ou d'une fièvre). **3.** Qui survient en tant que symptôme particulier ou caractéristique d'une affection.

SYMPTOMATOLOGIE *s. f. (angl. symptomatology).* **1.** Étude des symptômes des maladies. **2.** Ensemble de symptômes qui caractérisent une maladie.

SYMPTÔME *s. m. (angl. symptom, sign).* Toute manifestation d'un état pathologique, perçue subjectivement par le patient lui-même (symptôme subjectif), ou découverte par le médecin (symptôme objectif). Au sens strict du terme, un symptôme est perçu uniquement par le malade, un phénomène objectif étant un signe. ☞ ***SIGNE.*** ◇ **CONCOMITANT** *(angl. concomitant symptom).* Symptôme qui accompagne les manifestations principales d'une maladie, mais qui n'a pas une valeur essentielle pour le diagnostic. ◇ **CONSÉCUTIF** *(angl. consecutive symptom).* Symptôme qui apparaît à la fin d'une maladie. ◇ **D'APPEL** *(angl. chief complaint).* Symptôme dont se plaint essentiellement le malade et qui le pousse à avoir recours au médecin. ◇ **ÉQUIVOQUE** *(angl. equivocal symptom).* Symptôme de signification douteuse ou qui peut être produit par différentes maladies. ◇ **OBJECTIF** *(angl. objective symptom).* Symptôme se manifestant par des signes cliniques perceptibles à l'examen. ◇ **PATHOGNOMONIQUE** *(angl. pathognomonic symptom).* Symptôme caractéristique d'une maladie déterminée et qui permet, à lui seul, de poser le diagnostic. ◇ **PRÉCURSEUR** *(angl. precursory symptom).* Symptôme précoce faisant soupçonner l'apparition imminente d'une maladie. ◇ **SUBJECTIF** *(angl. subjective symptom).* Symptôme perçu uniquement par le malade (par exemple une douleur ou un vertige).

SYMPUS *s. m. (angl. sympus).* Monstre caractérisé par la fusion des deux membres inférieurs, qui peuvent se terminer par un simple moignon (*sympus apus*), par deux pieds rudimentaires (*sympus dipus*) ou par un seul pied (*sympus monopus*).

SYN-, SYM- *(angl. syn-, sym-).* Préfixes d'origine grecque signifiant « avec, ensemble » (avec, notamment, un sens de fusion).

SYNADELPHE *s. m. (angl. synadelphus).* Monstre double avec une seule tête et un seul tronc, quatre membres supérieurs et quatre membres inférieurs.

SYNALGIE *s. f. (angl. referred pain).* Douleur localisée en un point éloigné de la lésion ou de l'excitation causale.

SYNAPSE *s. f. (angl. synapse).* Région de transmission de l'influx nerveux entre l'axone d'un neurone et les dendrites ou le corps cellulaire d'un autre neurone.

SYNAPSIS *s. f. (angl. synapsis).* Appariement des chromosomes homologues au stade zygotène de la prophase méiotique. SYN. ***SYNDÉSIS.***

SYNAPTIQUE *adj. (angl. synaptic).* Qui se rapporte à la synapse.

SYNARAXIE *s. f.* Mode d'affrontement des dents des deux mâchoires.

SYNARTHRODIAL *adj. (angl. synarthrodial).* Qui se rapporte à une synarthrose.

SYNARTHROSE *s. f. (angl. synarthrosis).* Articulation immobile dans laquelle les pièces osseuses se trouvent en continuité l'une avec l'autre. Elle peut être de plusieurs types, selon la nature du tissu qui assure la continuité : synfibrose, synchondrose, syndesmose, synostose.

SYNCANTHUS *s. m. (angl. syncanthus).* Adhérence des canthus ou du globe oculaire aux tissus de l'orbite.

SYNCARYON *s. m. (angl. synkaryon).* Noyau diploïde résultant de l'union de deux noyaux sexuels haploïdes.

SYNCÉPHALIEN *s. m.* ☞ ***SYCÉPHALIEN.***

SYNCHEILIE *s. f. (angl. synchilia).* Adhérence des lèvres au rebord alvéolaire d'origine cicatricielle. SYN. ***SYNCHILIE.***

SYNCHISIS *s. m.* ☞ ***SYNCHYSIS.***

SYNCHONDROSE *s. f. (NA. synchondrosis). (angl. synchondrosis).* Synarthrose dans laquelle l'union des os est assurée par du cartilage, par exemple l'articulation entre les côtes et le sternum, entre le sacrum et l'os iliaque, ou entre deux vertèbres adjacentes. ◇ **SPHÉNO-OCCIPITALE** *(NA. synchondrosis spheno-occipitalis). (angl. spheno-occipital —).* Synchondrose existant à la naissance entre le clivus et le corps du sphénoïde. Elle disparaît par synostose entre 15 et 20 ans.

SYNCHRONE *adj. (angl. synchronous).* Qui se produit en même temps qu'un autre phénomène.

SYNCHRONISME *s. m. (angl. synchronism).* Simultanéité de deux ou plusieurs phénomènes.

SYNCHYSIS *s. m. (angl. synchysis, synchesis).* Ramollissement, consistance plus fluide du corps vitré. Il s'y ajoute des opacités du corps vitré et des lésions de la choroïde. ◇ **SCINTILLANT** *(angl. — scintillans).* Perception de points brillants mobiles, dus à la présence de particules de cholestérol dans le corps vitré.

SYNCINÉSIE *s. f. (angl. synkinesis).* Mouvement involontaire, superflu, d'une partie du corps, qui accompagne un mouvement volontaire d'une autre partie du corps.

SYNCLITISME *s. m. (angl. synclitism).* Parallélisme entre le plan du diamètre bipariétal de la tête fœtale et les différents plans de la cavité pelvienne au cours de l'accouchement, de telle sorte que la suture sagittale de la tête fœtale reste à égale distance du pubis et du sacrum.

SYNCOPAL *adj. (angl. syncopal).* Qui se rapporte à la syncope, qui est caractérisé par des syncopes.

SYNCOPE *s. f. (angl. syncope).* Perte de conscience complète et de durée brève, secondaire à une brutale anoxie cérébrale et pouvant être d'origine très diverse (trouble cardiaque, brusque hypotension artérielle, effort, etc.). ◇ **LARYNGÉE** *(angl. laryngeal —).* ☞ ***ICTUS LARYNGÉ.*** ◇ **LOCALE** *(angl. local ischiemia).* Arrêt de la circulation dans une partie limitée du corps, dans la maladie de Raynaud. ◇ **VASOVAGALE** *(angl. vasovagal —).* Syncope classiquement attribuée à l'instabilité du système vasomoteur, mais dont la physiopathologie reste en fait mystérieuse. Une forte émotion ou la compression du vague produit une baisse de la pression artérielle et une bradycardie.

SYNCYTIAL *adj. (angl. syncitial).* Qui se rapporte au syncytium.

SYNCYTIOME *s. m. (angl. syncytioma).* Type histologique de chorioépithéliome caractérisé par la prédominance de cellules géantes multinucléées de nature syncytiotrophoblastique.

SYNCYTIOTROPHOBLASTE *s. m. (angl. syncytiotrophoblast).* Partie la plus externe du trophoblaste. SYN. ***PLASMODITROPHOBLASTE.***

SYNCYTIUM *s. m. (angl. syncytium).* Masse cytoplasmique contenant de nombreux noyaux et résultant de la fusion de plusieurs cellules.

SYNDACTYLIE *s. f. (angl. syndactylia).* Malformation congénitale caractérisée par l'accolement de deux ou plusieurs doigts ou orteils entre eux.

SYNDECTOMIE *s. f. (angl. syndectomy).* Excision d'un anneau de conjonctive dans le traitement du pannus.

SYNDÉSIS *s. f. (angl. syndesis).* ☞ ***SYNAPSIS.***

SYNDESMECTOMIE *s. f. (angl. syndesmectomy).* Excision partielle ou totale d'un ligament articulaire. SYN. ***LIGAMENTECTOMIE.***

SYNDESMITE *s. f. (angl. syndesmitis).* Inflammation d'un ligament ou d'un tendon.

SYNDESMO- *(angl. syndesmo-).* Préfixe d'origine grecque signifiant lien et, par extension, ligament.

SYNDESMOGRAPHIE *s. f. (angl. syndesmography).* Description des ligaments.

SYNDESMOLOGIE *s. f. (angl. syndesmology).* Branche de l'anatomie qui étudie les ligaments articulaires.

SYNDESMOPEXIE *s. f. (angl. syndesmopexy).* Fixation chirurgicale d'un ligament. SYN. ***LIGAMENTOPEXIE.***

SYNDESMOPHYTE *s. m. (angl. syndesmophyte).* Ligament articulaire ossifié, en particulier des corps vertébraux.

SYNDESMOPLASTIE *s. f. (angl. syndesmoplasty).* Réfection chirurgicale d'un ligament. SYN. ***LIGAMENTOPLASTIE.***

SYNDESMORRAPHIE *s. f. (angl. syndesmorrhaphy).* Suture d'un ligament. SYN. ***LIGAMENTORRAPHIE.***

SYNDESMOSE *s. f. (angl. syndesmosis).* Synarthrose dans laquelle l'union entre les os est assurée par des ligaments fibreux.

SYNDESMOTOME *s. m. (angl. syndesmotome).* Instrument utilisé par les dentistes pour séparer la gencive de la surface dentaire, afin de faciliter l'extraction des dents.

SYNDESMOTOMIE *s. f. (angl. syndesmotomy).* Section d'un ligament.

SYNDROME *s. m. (angl. syndrome).* Cadre clinique ou ensemble symptomatique ; ensemble de symptômes et de signes qui constituent une entité et qui définissent cliniquement un état morbide déterminé. Il est souvent difficile et arbitraire de faire une distinction sémantique entre syndrome et maladie. **Pour les noms de syndrome comportant un nom propre, voir au nom propre.** ◇ **ADDISONIEN** *(angl. addisonian —).* ☞ *ADDISON (MALADIE D').* ◇ **ADIPOSO-GÉNITAL** *(angl. Fröhlich's —).* ☞ *BABINSKI-FRÖHLICH (SYNDROME DE).* ◇ **ADRÉNOGÉNITAL** ☞ *APERT-GALLAIS (SYNDROME D').* ◇ **ALTERNE** *(angl. alternate hemiplegia).* Hémiplégie associant du côté de la lésion la paralysie de nerfs crâniens et du côté opposé, la paralysie des membres. ◇ **ANGINEUX** *(angl. angina pectoris).* Ensemble des manifestations de l'angine de poitrine. ◇ **CAMPOMÉLIQUE** *(angl. camptomelic —).* Syndrome plurimalformatif congénital caractérisé par l'incurvation des os des membres inférieurs, associée à des anomalies du crâne (faciès aplati), des vertèbres courtes et une hypoplasie des scapulas. Il s'agit d'une ostéochondrodystrophie. ◇ **CANALAIRE** *(angl. entrapement neuropathy).* Trouble moteur et/ou sensitif dû à la compression d'un nerf par une structure anatomique du voisinage. ◇ **CARCINOÏDE** *(angl. carcinoid —).* Syndrome associé aux tumeurs carcinoïdes, dû à une hypersécrétion de sérotonine. Il associe : bouffées de rougeur de la face, crises d'asthme et épisodes diarrhéiques. ☞ *BJÖRK (SYNDROME DE).* ◇ **CÉRÉBELLEUX** *(angl. cerebellar —).* Ensemble de troubles causés par des lésions du cervelet (troubles de la motricité volontaire, troubles du langage, etc.) responsable du défaut de coordination des mouvements. ◇ **COSTOCLAVICULAIRE** *(angl. costoclavicular compression —).* Ensemble de symptômes neurovasculaires (douleurs, paresthésies, etc.) au niveau du membre supérieur, dû à la compression de l'artère sous-clavière et du plexus brachial dans la région sous-claviculaire, entre la clavicule et la première côte. SYN. *SYNDROME DE COMPRESSION COSTOCLAVICULAIRE.* ◇ **D'ABSTINENCE** Ensemble des troubles survenant lors de la suppression d'une drogue chez un sujet en état de dépendance vis-à-vis de cette drogue. ◇ **D'IMMUNODÉFICIENCE** *(angl. immunodeficiency —).* Cortège symptomatique qui accompagne les processus morbides se développant par suite d'un déficit des mécanismes immunitaires naturels. Les manifestations cliniques caractéristiques sont des infections à répétition, généralement provoquées par des germes opportunistes, et le développement fréquent de processus néoplasiques, en particulier de nature hématologique. ◇ **D'IMMUNODÉFICIENCE ACQUISE** *(angl. acquired immunodeficiency —, [AIDS]).* ☞ *SIDA.* ◇ **DE LA BOUTONNIÈRE** ☞ *BOUTONNIÈRE (DOIGT EN).* ◇ **DE LA FENTE SPHÉNOÏDALE** *(angl. sphenoidal fissure —).* Atteinte des IIIe, IVe et VIe et de la branche ophtalmique du Ve par un processus tumoral et parfois par une fracture de la petite aile du sphénoïde. ◇ **DE L'ARTÈRE CÉRÉBELLEUSE SUPÉRIEURE** *(angl. superior cerebellar artery —).* Hémisyndrome cérébelleux homonyme avec hémianesthésie thermo-algésique, mouvements choréo-athétosiques, syndrome de Claude Bernard-Horner, paralysie du nerf trochléaire controlatéral. ◇ **DU CORPS CALLEUX** *(angl. callosal —).* Troubles observés lors des lésions du corps calleux de causes vasculaires ou tumorales : apraxie, ataxie, inattention, indifférence, hémianopsie. SYN. *SYNDROME DE DÉCONNEXION INTER-HÉMISPHÉRIQUE.* ◇ **DU SINUS CAVERNEUX** *(angl. cavernous sinus —).* Ophtalmoplégie unilatérale et douleurs dans le territoire du nerf ophtalmique. Il est dû à l'atteinte de l'ophtalmique et des nerfs moteur de l'œil dans la paroi externe du sinus caverneux par un processus tumoral ou vasculaire. ◇ **ENTÉRORÉNAL** Ensemble de manifestations infectieuses de l'appareil urinaire (pyélite, pyélonéphrite, cystite) secondaire à une entéro-colite chronique. ◇ **GÉNITOSURRÉNAL** *(angl. adrenogenital —).* ☞ *APERT-GALLAIS (SYNDROME D').* ◇ **HYPERÉOSINOPHILIQUE** *(angl. hypereosinophilic —).* Affection d'étiologie inconnue touchant essentiellement le sexe masculin et associant une hyperéosinophilie à une fibrose myocardique et à une neuropathie périphérique d'évolution sévère. ◇ **HYPOTHALAMIQUE** *(angl. hypothalamic —).* Syndrome lié à un dérèglement des centres hypothalamiques par un processus traumatique, infectieux ou tumoral. Il comprend le diabète insipide, certaines obésités et maigreurs, les troubles du sommeil et des syndromes endocriniens par défaut ou excès de stimulines hypophysaires. ◇ **LUPOÏDE** *(angl. lupus-like —).* Syndrome ressemblant sur le plan clinique et histologique au lupus érythémateux disséminé, et apparaissant après l'ingestion prolongée de certains médicaments à dose élevée. ◇ **MÉDIASTINAL** *(angl. mediastinal —).* Syndrome traduisant la compression d'un ou plusieurs organes du médiastin : veine cave supérieure (œdème en pèlerine, céphalées, vertiges), bronches (tirage, atélectasie), nerf phrénique (hoquet, paralysie), nerf vague (toux coqueluchoïde, dyspnée), conduit thoracique (pleurésie chyleuse), sympathique (syndrome de Claude Bernard-Horner), nerf récurrent gauche (voix bitonale). ◇ **MÉNINGÉ** *(angl. meningeal —).* Ensemble des troubles traduisant l'irritation des méninges. Le syndrome méningé comporte céphalées, vomissements en jet, constipation, raideur de la nuque s'étendant au rachis, à l'abdomen et aux membres inférieurs, hyperesthésie cutanée, photophobie. La ponction lombaire permet d'identifier les anomalies du liquide céphalorachidien. ◇ **MYÉLOPROLIFÉRATIF** *(angl. myeloproliferative —).* Terme général désignant diverses affections caractérisées par une prolifération médullaire d'une ou de plusieurs séries cellulaires de la moelle osseuse : myélocytaire, érythrocytaire ou mégacaryocytaire ; ce sont, par exemple, la leucémie myéloïde chronique, la polyglobulie essentielle, le syndrome de Di Guglielmo, la thrombocytémie idiopathique. ◇ **NÉPHROTIQUE** *(angl. nephrotic —)*. Syndrome caractérisé par une protéinurie massive (plus de 3,5 g/24 h), une hypoprotéinémie (moins de 50 g/L), une hypoalbuminémie (moins de 30 g/L), une hyperlipidémie et des œdèmes importants. Les causes de ce syndrome sont multiples (glomérulonéphrite, atteinte rénale du diabète, etc.). ◇ **NÉPHROTIQUE IDIOPATHIQUE** *(angl. idiopathic nephrotic —)*. ☞ ***NÉPHROSE LIPOÏDIQUE.*** ◇ **NÉPHROTIQUE PUR** Syndrome néphrotique sans hématurie, ni hypertension ni insuffisance rénale. ◇ **OCULAIRE SYMPATHIQUE** *(angl. Horner's —)*. ☞ ***CLAUDE BERNARD-HORNER (SYNDROME DE).*** ◇ **PÂLEUR-HYPERTHERMIE DU NOURRISSON** *(angl. Ombrédanne's —)*. ☞ ***OMBRÉDANNE (SYNDROME D').*** ◇ **PARANÉOPLASIQUE** *(angl. paraneoplastic —)*. Manifestation survenant au cours de l'évolution d'un cancer (le plus souvent bronchique à petites cellules) sans rapport avec une métastase et régressant avec le traitement de la tumeur. Il s'agit de manifestations très diverses : neuropathies périphériques, dermatomyosites, ostéo-arthropathies, syndromes endocriniens hypersécrétants. ◇ **PARIÉTAL** *(angl. parietal —)*. Symptômes en rapport avec une lésion du lobe pariétal cérébral : apraxie, ataxie, hypotonie, astéréognosie ; ces troubles sont controlatéraux. ◇ **POST-COMMISSUROTOMIE** *(angl. postcommissurotomy —)*. Réaction pleurale ou péricardique survenant plus d'une semaine après commissurotomie avec syndrome inflammatoire général évoluant vers la guérison. ◇ **POST-EXCITATION** *(angl. postexcitation —)*. Arythmie ventriculaire sévère survenant dans la dysplasie du ventricule droit ou après infarctus du myocarde. ◇ **PRÉMENSTRUEL** *(angl. premenstrual —)*. Ensemble des troubles survenant chez certaines femmes quelques jours avant les règles : sensibilité douloureuse de l'utérus et des ovaires, gonflement abdominal, tension des seins, irritabilité, dépression, migraines, etc. ◇ **PONTIN** *(angl. pontine —)*. Symptômes en rapport avec une lésion du pont, associant une hémiplégie à une atteinte des nerfs moteurs pontins. Selon le siège exact de la lésion, on peut observer également des troubles cérébelleux. ◇ **SOLAIRE** *(angl. solar —)*. Syndrome douloureux paroxytique par irritation du plexus solaire observé au cours du tabès, de l'aortite abdominale, de cancers de la région. ◇ **SUBJECTIF DES TRAUMATISÉS CRÂNIENS** *(angl. traumatic neurosis)*. Céphalée, troubles visuels, de la mémoire et de l'attention sans proportion avec le traumatisme initial. ◇ **SYLVIEN** *(angl. sylvian —)*. Hémiplégie associée éventuellement à aphasie, apraxie et hémianopsie par thrombose de l'artère cérébrale moyenne. ◇ **THALAMIQUE** *(angl. thalamic —)*. Association de douleurs, d'hémianesthésie à prédominance tactile et proprioceptive, avec syncinésies d'imitation touchant l'hémicorps opposé à la lésion, négligence motrice et aphasie sous-corticale. ◇ **TOXIQUE CHOLÉRIFORME** *(angl. toxic shock —)*. Syndrome propre au nourrisson, caractérisé par une altération brutale et grave de l'état général avec défaillance des principales fonctions viscérales. Il résulte habituellement de la diarrhée provoquée par une infection intestinale. SYN. ***CHOLÉRA INFANTILE.***

SYNÉCHIE *s. f. (angl. synechia)*. Accolement ou soudure plus ou moins étendue de deux tissus qui, normalement, sont séparés. Ce terme désigne notamment l'adhérence de l'iris à la cornée ou au cristallin. ◇ **ANNULAIRE** *(angl. annular —)*. Adhérence, disposée en cercle, d'une partie ou de la totalité de l'iris, partant de son bord jusqu'au cristallin. ◇ **ANTÉRIEURE, POSTÉRIEURE** *(angl. anterior, posterior —)*. Respectivement, adhérences de l'iris avec la cornée ou avec le cristallin.

SYNÉCHOTOMIE *s. f. (angl. synechotomy)*. Section chirurgicale d'une synéchie.

SYNENCÉPHALOCÈLE *s. f. (angl. synencephalocele)*. Encéphalocèle présentant des adhérences avec les enveloppes fœtales adjacentes.

SYNÉRÈSE *s. f. (angl. syneresis)*. Rétraction d'un gel ou d'un caillot.

SYNERGIE *s. f. (angl. synergy)*. **1.** Association ou coopération de plusieurs systèmes ou organes pour l'accomplissement d'une fonction. **2.** Action simultanée de deux médicaments, se traduisant par des effets additionnés ou renforcés.

SYNERGISTE *adj. (angl. synergist)*. Se dit d'un muscle qui participe avec d'autres à l'exécution d'un mouvement.

SYNESTHÉSIE *s. f. (angl. synesthesia)*. Trouble de la perception des sensations, caractérisé par la perception simultanée, en plus de la sensation normale, d'une sensation secondaire dans une autre région du corps.

SYNFIBROSE *s. f. (angl. synfibrosis)*. Synarthrose dans laquelle l'union des os est assurée exclusivement par du tissu conjonctif.

SYNGAMIE *s. f. (angl. syngamy)*. **1.** Union des gamètes. **2.** Reproduction sexuée.

SYNGAMOSE *s. f. (angl. syngamiasis)*. Parasitose observée en Amérique centrale causée par le ver nématode *Syngamus laryngeus* (parasite de la trachée du mouton, de la chèvre et du bœuf). Elle est très rare chez l'homme.

SYNGÉNIQUE *adj. (angl. syngenic)*. Se dit d'animaux génétiquement identiques pour leurs chromosomes autosomaux. SYN. ***ISOGÉNIQUE.***

SYNOPHTALMIE *s. f. (angl. synophthalmia).* Fusion plus ou moins complète des deux yeux en un seul ; variété de cyclopie.

SYNOPHYRIS *s. m. (angl. synophyris).* Convergence des sourcils vers la racine du nez.

SYNOPSIE *s. f. (angl. synopsy).* Association de phénomènes visuels aux sensations auditives (le sujet perçoit un son, une voyelle, comme étant d'une couleur déterminée).

SYNOPTOPHORE *s. m. (angl. synoptophore).* Appareil servant pour le diagnostic et le traitement des strabismes.

SYNOPTOSCOPE *s. m. (angl. synoptoscope).* Appareil permettant l'examen du strabisme.

SYNORCHIDIE *s. f. (angl. synorchidism).* Fusion partielle ou complète des testicules, de localisation intra-abdominale.

SYNOSTÉOLOGIE *s. f. (angl. synosteology).* ☞ ***ARTHROLOGIE.***

SYNOSTOSE *s. f. (angl. synostosis).* Union de deux os par soudure osseuse. ◇ **RADIO-ULNAIRE** *(angl. radioulnar —).* Soudure congénitale héréditaire entre les épiphyses supérieures du radius et de l'ulna. Elle empêche les mouvements de pronation et de supination.

SYNOSTOSES MULTIPLES (MALADIE DES) Malformations héréditaires autosomiques dominantes avec de multiples soudures osseuses.

SYNOTE *s. m. (angl. synotus).* Monstre aux oreilles fusionnées à la région antérosupérieure du cou.

SYNOTIE *s. f. (angl. synotia).* Monstruosité consistant en la fusion des deux oreilles à la partie inférieure de la face, avec absence partielle ou totale de la mâchoire inférieure.

SYNOVECTOMIE *s. f. (angl. synovectomy).* Ablation chirurgicale de la synoviale d'une articulation.

SYNOVIAL *adj. (angl. synovial).* Qui se rapporte à la synovie ou à la synoviale.

SYNOVIALE *s. f. (NA. membrana synovialis). (angl. synovial membrane).* Membrane de nature fibroséreuse qui sécrète la synovie et tapisse l'intérieur de la capsule articulaire des diarthroses (articulations mobiles). Elle s'insère à la périphérie des cartilages articulaires. SYN. ***MEMBRANE SYNOVIALE.***

SYNOVIALOME *s. m. (angl. sinovialoma).* Toute tumeur formée aux dépens de la synoviale. SYN. ***SYNOVIOME.***

SYNOVIE *s. f. (angl. synovial fluid).* Liquide transparent, visqueux, présent dans les cavités articulaires, et sécrété par les membranes synoviales. Il contient de la mucine et une petite quantité de sels minéraux. SYN. ***LIQUIDE SYNOVIAL.***

SYNOVIOME *s. m. (angl. synovioma).* ☞ ***SYNOVIALOME.***

SYNOVIORTHÈSE *s. f. (angl. synoviorthesis).* Injection intra-articulaire de radioéléments ou d'acide osmique pour traiter certaines affections de la synoviale.

SYNOVITE *s. f. (angl. synovitis).* Inflammation d'une membrane synoviale. ◇ **CRÉPITANTE** *(angl. tenosynovitis crepitans).* ☞ ***SYNOVITE SÈCHE.*** ◇ **DENDRITIQUE** *(angl. dendritic —).* Forme de synovite caractérisée par le développement de villosités à l'intérieur du sac synovial. ◇ **FONGUEUSE** *(angl. fungous —).* Forme de synovite tuberculeuse, caractérisée par la formation de fongosités. ◇ **PLASTIQUE** *(angl. adhesive tenosynovitis).* Synovite avec production d'adhérences. ◇ **SÈCHE** *(angl. dry —).* Synovite caractérisée par un épaississement de la gaine synoviale sans épanchement, s'accompagnant de douleurs et de crépitations lors des mouvements. SYN. ***SYNOVITE CRÉPITANTE.*** ◇ **SÉREUSE** *(angl. serous —).* Synovite aiguë caractérisée par la présence d'un épanchement, habituellement secondaire à certaines maladies infectieuses, comme la fièvre typhoïde, la scarlatine, le rhumatisme articulaire aigu, la blennorragie. ◇ **TENDINEUSE** *(angl. tendinous —).* ☞ ***TÉNOSYNOVITE.*** ◇ **VILLEUSE** *(angl. villonodular —).* Affection de jeune adulte d'étiologie inconnue avec hémarthroses à répétition et présence de villosités, enrobées par des pigments héminiques.

SYNTHÈSE *s. f. (angl. synthesis).* **1.** Production artificielle d'un composé chimique. **2.** Réaction chimique au cours de laquelle des corps simples donnent naissance à un composé, ou des composés relativement simples donnent naissance à un composé plus complexe. **3.** En psychanalyse, intégration d'éléments subconscients dans le champ de la conscience.

SYNTHÉTASE *s. f. (angl. synthetase).* ☞ ***LIGASE.***

SYNTHÉTIQUE *adj. (angl. synthetic).* **1.** Qui se rapporte à la synthèse. **2.** Qui est fabriqué par synthèse, par opposition à un produit naturel.

SYNTONIE *s. f. (angl. syntonia).* Résonance affective adaptée au milieu.

SYNTROPHIE *s. f. (angl. syntrophy).* Croissance dans des conditions apparemment défavorables de bactéries exigeantes autour de colonies d'une autre espèce qui se développent normalement dans le milieu étudié. Ce phénomène s'explique par le fait que la bactérie exigeante tire parti des facteurs métaboliques qu'elle ne peut synthétiser elle-même et qui ont été libérés par l'autre bactérie. Par exemple, *Haemophilus influenzae* se développe difficilement dans le milieu agar-sang (il nécessite les facteurs V et X de l'hémoglobine). Si des colonies de *Staphylococcus* se développent sur la plaque, d'abondantes colonies de *H. influenzae* apparaissent autour des premières, profitant des facteurs que le staphylocoque libère des hématies lorsqu'il se développe.

SYNTROPIE *s. f. (angl. syntropy).* Action convergente de plusieurs facteurs.

SYNTROPIQUE *adj. (angl. syntropic).* Qui est caractérisé par la syntropie.

SYPHILIDE *s. f. (angl. syphilid).* Terme générique désignant toutes les manifestations cutanées de la syphilis secondaire ou tertiaire. ⇔ **ACNÉIFORME** *(angl. acneiform —).* Syphilide de la période secondaire consistant en de petites papules localisées autour des follicules pilosébacés. ⇔ **ÉRYTHÉMATEUSE** *(angl. erythematous —).* Roséole syphilitique, manifestation de la syphilis secondaire, caractérisée par des taches isolées lenticulaires, qui apparaissent principalement sur le tronc et les cuisses. ⇔ **FOLLICULAIRE** *(angl. follicular —).* Syphilide papuleuse des follicules pileux. ⇔ **FRAMBOESIFORME** *(angl. frambesioma-like —).* Syphilide formée d'une agglomération de papules. ⇔ **GOMMEUSE** *(angl. gumma —).* Gomme syphilitique cutanée. ⇔ **IMPÉTIGINEUSE** *(angl. impetiginous —).* Impétigo syphilitique. ⇔ **MILIAIRE** *(angl. miliary —).* Syphilide caractérisée par de petites papules folliculaires fréquemment agglomérées. ⇔ **TERTIAIRE** *(angl. tertiary —).* Syphilide apparaissant au cours de la phase tertiaire de la syphilis. ⇔ **TUBERCULEUSE** *(angl. nodular —).* Lésion syphilitique tertiaire caractérisée par des nodules disséminés ou regroupés, qui siègent fréquemment sur le visage. ⇔ **VARICELLIFORME** *(angl. varicelliform —).* Syphilide vésiculeuse ressemblant à la varicelle. ⇔ **VÉGÉTANTE** *(angl. flat condyloma).* Condylome plat.

SYPHILIGRAPHIE *s. f.* ☞ ***SYPHILOGRAPHIE.***

SYPHILIS *s. f. (angl. syphilis).* Maladie infectieuse sexuellement transmissible, due à *Treponema pallidum* (tréponème pâle). La syphilis évolue en trois stades. Stade primaire caractérisé par le chancre induré, indolore avec adénopathie satellite. Non traitée, l'évolution se fait vers le stade secondaire, éruptions cutanéo-muqueuses (roséole), puis vers le stade tertiaire, gommes cutanées, lésions aortiques et nerveuses. Le diagnostic de la syphilis est fondé sur des réactions sérologiques spécifiques (réactions VDRL, TPHA, FTA, test de Nelson). La syphilis est traitée par la pénicilline. ⇔ **D'EMBLÉE** *(angl. — d'emblée).* Syphilis qui se développe sans que l'observation ait pu démontrer l'existence d'un chancre primaire. ⇔ **EXTRAGÉNITALE** *(angl. extragenital —).* Syphilis dont la lésion primaire n'est pas localisée aux organes génitaux. ⇔ **PRIMAIRE** *(angl. primary —).* Stade initial de la syphilis, caractérisé par l'apparition, trois semaines environ après la contamination, d'un chancre primaire induré, indolore. Le chancre syphilitique s'accompagne d'une adénopathie satellite. ⇔ **SECONDAIRE** *(angl. secondary —).* Deuxième stade de la syphilis, au cours duquel apparaissent les symptômes qui révèlent l'invasion de l'organisme par le tréponème. Il commence trois mois environ après la contamination et se manifeste par des éruptions cutanéo-muqueuses (roséole, syphilides, plaques muqueuses), une polyadénopathie, de la fièvre, des céphalées et des douleurs articulaires. ⇔ **TERTIAIRE** *(angl. tertiary or late —).* Troisième stade de la syphilis, caractérisé par des lésions cutanées particulières (gommes, syphilides ulcéreuses), des lésions profondes des muqueuses, et des lésions osseuses ou viscérales (système nerveux, appareil cardiovasculaire).

SYPHILISATION *s. f. (angl. syphilization).* Inoculation de la syphilis chez l'animal, dans un but expérimental.

SYPHILITHÉRAPIE *s. f.* ☞ ***SYPHILOTHÉRAPIE.***

SYPHILITIQUE *adj. (angl. syphilitic).* **1.** Qui se rapporte à la syphilis. **2.** Qui est atteint de syphilis.

SYPHILOGRAPHIE *s. f. (angl. syphilology).* Partie de la médecine qui traite de la syphilis.

SYPHILOÏDE *adj. (angl. syphiloid).* Qui ressemble à la syphilis.

SYPHILOLOGIE *s. f.* ☞ ***SYPHILOGRAPHIE.***

SYPHILOMANIE *s. f. (angl. syphilomania).* Névrose dans laquelle le sujet est obsédé par l'idée qu'il est atteint de syphilis.

SYPHILOME *s. m. (angl. syphiloma).* Tumeur d'origine syphilitique ; gomme syphilitique ayant un aspect tumoral.

SYPHILOPHOBIE *s. f. (angl. syphilophobia).* Crainte morbide de contracter la syphilis.

SYPHILOTHÉRAPIE *s. f. (angl. syphilotherapy).* Traitement de la syphilis.

SYPHILOTROPE *adj. (angl. syphilotropic).* Qui est particulièrement sensible ou exposé à la syphilis.

SYRING-, SYRINGO- *(angl. syring-, syringo-).* Préfixes d'origine grecque indiquant une relation avec un canal, un tube, une fistule.

SYRINGECTOMIE *s. f. (angl. syringectomy).* Excision d'une fistule (terme peu usité).

SYRINGOADÉNOME *s. m. (angl. syringoadenoma).* Adénome des conduits excréteurs des glandes sudoripares.

SYRINGOBULBIE *s. f. (angl. syringobulbia).* Présence d'une cavité dans le bulbe, due à l'extension d'une syingomyélie, se traduisant par des troubles trophiques et sensitifs dans le territoire des nerfs bulbaires.

SYRINGOCÈLE *s. f. (angl. syringocele).* Variété de spina bifida avec cavité intraherniaire.

SYRINGOCYSTADÉNOME *s. m. (angl. syringocystadenoma).* ☞ ***HIDRADÉNOME.***

SYRINGOME *s. m. (angl. syringoma).* ☞ ***HIDRADÉNOME.***

SYRINGOMYÉLIE *s. f. (angl. syringomyelia).* Affection de la moelle épinière cervicale et cervicodorsale, caractérisée anatomiquement par une cavitation centro-médullaire, rétroépendymaire, et s'exprimant cliniquement par une dissociation thermo-algésique suspendue (perte de la sensibilité thermique et douloureuse avec conservation de la sensibilité tactile et profonde), une amyotrophie segmentaire, des signes pyramidaux sous-lésionnels et des troubles trophiques. Elle peut s'étendre au bulbe, donnant lieu à une syringomyélobulbie.

SYRINGOMYÉLIQUE *adj.* (angl. *syringomyelic*). Qui concerne la syringomyélie.

SYRINGOMYÉLOCÈLE *s. f.* (angl. *syringomyelocele*). Spina-bifida où la cavité du sac herniaire communique avec le canal épendymaire.

SYRINGOTOMIE *s. f.* (angl. *syringotomy*). Incision d'une fistule (terme peu usité).

SYSARCOSE *s. f.* (angl. *syssarcosis*). Union d'os par l'intermédiaire de muscles. EX. *l'articulation scapulothoracique.*

SYSOMIEN *adj.* (angl. *sysomus*). Monstre double possédant deux têtes distinctes et deux corps fusionnés.

SYSTALTIQUE *adj.* (angl. *systaltic*). Qui se contracte et se relâche alternativement, comme le muscle cardiaque.

SYSTÉMATIQUE (angl. *systematic*). **1.** *adj.* Qui se rapporte à un système. **2.** *s. f.* Ensemble des principes, des méthodes, qui se rapportent à une théorie ou à une discipline.

SYSTÈME *s. m.* (angl. *system*). **1.** Ensemble d'organes ou de tissus de même nature et doués de fonctions analogues. EX. *système osseux.* **2.** Ensemble d'éléments, de substances, de phénomènes, en relation les uns avec les autres et formant un tout. **3.** Ensemble ordonné de concepts. ◇ **ABO** (angl. *blood-group —*). ☞ ***GROUPE SANGUIN.*** ◇ **APUD** (angl. *APUD cell —*). Ensemble des cellules APUD de l'organisme. Les cellules APUD sont des cellules endocrines originaires de la crête neurale, situées dans l'encéphale, l'hypophyse, les organes chromaffines, le tractus gastro-intestinal, le pancréas et la glande thyroïde, et capables de capter une ou plusieurs amines ou leurs précurseurs, de les décarboxyler et d'élaborer des hormones polypeptidiques (APUD est le sigle anglais d'*amine precursor uptake and decarboxylation*). ◇ **CARDIONECTEUR** (angl. *cardionector —*). Système de fibres neuro-musculaires réglant les contractions du myocarde. ◇ **CGS** (angl. *CGS —*). Système d'unités de mesure dans lequel le centimètre, le gramme et la seconde sont les unités fondamentales. ◇ **CHROMAFFINE** (angl. *chromaffin —*). ☞ ***CHROMAFFINE.*** ◇ **COLLOÏDAL** (angl. *colloid —*). Système constitué de deux phases, dont l'une est continue (milieu de dispersion) et l'autre est dispersée (milieu dispersé ou colloïde proprement dit). ◇ **DES MACROPHAGES** ☞ ***SYSTÈME RÉTICULO-ENDOTHÉLIAL.*** ◇ **DOPAMINERGIQUE** (angl. *dopaminergic —*). Neurones sensibles à la dopamine ou sécrétant cette substance. ◇ **ENDOCRINE** (angl. *endocrine —*). Ensemble des glandes à sécrétion interne. ◇ **EXOCRINE** (angl. *exocrine —*). Ensemble des glandes à sécrétion externe. ◇ **EXTRAPYRAMIDAL** (angl. *extrapyramidal —*). Ensemble de structures nerveuses, intervenant dans la motricité automatique et la coordination des mouvements, distinctes du système pyramidal. Il est localisé dans le noyau caudé, le noyau lenticulaire, la substantia nigra et le corps sous-thalamique. Tous ces amas de substance grise, excepté probablement le dernier, reçoivent des projections du cortex. D'un point de vue fonctionnel, le noyau caudé et le putamen du noyau lenticulaire forment le corps strié, alors que les portions internes du noyau lenticulaire constituent le pallidum. Le thalamus envoie des fibres au corps strié et probablement au pallidum, et celui-ci les renvoie aux autres secteurs du thalamus. Il existe un circuit fonctionnel cortico-strio-pallido-thalamo-cortical et deux boucles très importantes : pallido-luyso-pallidale et surtout strio-nigro-striée. ◇ **GABAMINERGIQUE** (angl. *GABA-ergic —*). Neurones cérébraux stimulés par l'acide gamma-aminobutyrique. ◇ **HÉMATOPOÏÉTIQUE** (angl. *hematopoietic —*). Ensemble des structures hématopoïétiques de l'organisme (moelle osseuse, rate, nœuds lymphatiques). ◇ **HLA** (angl. *HLA antigen —*). ☞ ***ANTIGÈNE.*** ◇ **INTERNATIONAL D'UNITÉS** (angl. *international — of units*). Système d'unités de mesure approuvé par la 11ᵉ Conférence générale des poids et mesures en 1960 et adopté comme système légal par de nombreux pays (dont la France, par le décret du 3 mai 1961). Ce système comprend trois classes d'unités : les unités de base, les unités dérivées et les unités supplémentaires. Il comprend aussi une série de préfixes qui permettent de former des multiples et des sous-multiples décimaux de ces unités. Abréviation : SI. ☞ ***UNITÉ SI.*** ◇ **LYMPHATIQUE** (angl. *lymphatic —*). Ensemble des nœuds, des vaisseaux, des espaces lymphatiques et des vaisseaux chylifères. ◇ **NERVEUX** (angl. *nervous —*). Ensemble des structures ou tissus nerveux de l'organisme : système nerveux central, système nerveux autonome, ganglions nerveux et nerfs périphériques. ◇ **NERVEUX AUTONOME** (angl. *autonomic nervous —*). Partie du système nerveux indépendante du système nerveux central, qui comprend le système nerveux parasympathique et le système nerveux sympathique. Le système nerveux autonome règle le bon fonctionnement des organes, indépendamment du monde extérieur, et assure l'harmonisation de leurs fonctions. SYN. ***SYSTÈME NERVEUX VÉGÉTATIF, SYSTÈME NEUROVÉGÉTATIF.*** ◇ **NERVEUX CENTRAL** (angl. *central nervous —*). Système nerveux de la vie de relation, qui comprend l'encéphale et la moelle épinière. ◇ **NERVEUX PARASYMPATHIQUE** (angl. *parasympathetic nervous —*). Partie du système nerveux autonome constituée par des fibres préganglionnaires issues du mésencéphale, avec les nerfs oculomoteur, facial, glossopharyngien et vague (parasympathique crânien) et par la portion sacrée de la moelle épinière (parasympathique pelvien ou sacré). Par son activité physiologique, le système nerveux parasympathique est antagoniste du système nerveux sympathique. Son médiateur chimique est l'acétylcholine. SYN. ***PARASYMPATHIQUE.*** ◇ **NERVEUX PÉRIPHÉRIQUE** *(angl. peripheral nervous —).* Partie du système nerveux formé par l'ensemble des nerfs. ◇ **NERVEUX SYMPATHIQUE** *(angl. sympathetic nervous —).* Partie du système nerveux autonome, constituée de deux cordons nerveux s'étendant de chaque côté de la colonne vertébrale, et présentant de nombreux ganglions sur leur trajet. Ces ganglions reçoivent des branches afférentes de la moelle et émettent des branches efférentes multiples, dont certaines s'unissent aux nerfs crâniens et rachidiens, et d'autres se distribuent dans les divers organes, formant ou contribuant à former différents plexus : carotidien, cœliaque, hypogastrique, etc. Ce système innerve les muscles lisses et le cœur, et a une relation étroite avec les sécrétions, les mouvements vasculaires et les processus trophiques. Par son activité physiologique, le système nerveux sympathique est antagoniste du système nerveux parasympathique. Son médiateur chimique est l'adrénaline et la noradrénaline. SYN. ***SYMPATHIQUE, SYSTÈME ORTHOSYMPATHIQUE.*** ◇ **NERVEUX VÉGÉTATIF** *(angl. vegetative nervous —).* ☞ ***SYSTÈME NERVEUX AUTONOME.*** ◇ **ORTHOSYMPATHIQUE** ☞ ***SYSTÈME NERVEUX SYMPATHIQUE.*** ◇ **P** *(angl. P blood group —).* Système de groupes sanguins essentiellement défini, en ce qui concerne la très grande majorité des individus, par la présence ou l'absence d'un facteur érythrocytaire P_1. Les sérums anti-P_1 définissent deux groupes : P_1 (P positif), d'une fréquence de 80 % environ en Europe occidentale, et P_2 (P négatif). ◇ **PORTE** *(angl. portal —).* **1.** Appareil vasculaire, artériel ou veineux, formé d'un vaisseau se terminant à ses deux extrémités par un réseau capillaire. **2.** Système de la veine porte : ensemble constitué par le tronc de la veine porte, ses branches d'origine, ses collatérales et ses branches terminales. ◇ **PROPERDINE** *(angl. properdin —).* Gammaglobuline du plasma. En présence de certaines substances (polyosides, endotoxines) et d'ions magnésium, elles sont capables d'activer le complément selon une voie dite voie alterne. ◇ **PYRAMIDAL** *(angl. pyramidal —).* Ensemble des structures nerveuses qui interviennent dans la motricité volontaire (cortex pyramidal du gyrus précentral et voies pyramidales). ◇ **RÉNINE-ANGIOTENSINE** *(angl. renin-angiotensin —).* Système hypertenseur formé par la rénine et son dérivé vasoconstricteur l'angiotensine qui stimule également la production d'aldostérone. ◇ **RÉTICULÉ** *(angl. reticular —).* Ensemble des formations qui occupent, dans la calotte du tronc cérébral, les espaces compris entre les noyaux des nerfs crâniens et les grandes voies ascendantes et descendantes. Le système réticulé est constitué d'un réseau dense de fibres enserrant des noyaux. Il assure le contrôle, la facilitation ou l'inhibition des grandes fonctions dépendant des noyaux du tronc cérébral et du diencéphale. SYN. ***FORMATION RÉTICULÉE, SUBSTANCE RÉTICULÉE.*** ◇ **RÉTICULO-ENDOTHÉLIAL** *(angl. reticuloendothelial —).* Ensemble de cellules d'origine mésenchymateuse, réparties dans tout l'organisme, mais principalement dans le foie (cellules de Kupffer), la rate, les lymphatiques, la moelle osseuse, ayant des caractères réticulaires et endothéliaux, et possédant diverses fonctions : hématopoïétique, phagocytaire, de métabolisme et d'immunité. SYN. ***SYSTÈME DES MACROPHAGES, SYSTÈME RÉTICULO-HISTIOCYTAIRE.*** ◇ **TAMPON** *(angl. buffer —).* Système doté de la capacité d'amortir les variations de la concentration en ions hydrogène, produites par l'addition d'acides ou de bases, et de maintenir un pH relativement stable. La capacité d'amortissement (effet tampon) dépend de la présence d'un sel (d'acide faible avec une base forte ou d'acide fort avec une base faible), associé avec l'acide ou la base faibles correspondants. Exemple de système tampon : bicarbonate de sodium (sel d'acide fort)-acide carbonique (acide faible). ◇ **VASCULAIRE** *(angl. vascular —).* Partie de l'appareil circulatoire formée de l'ensemble des vaisseaux de l'organisme : artères, veines et vaisseaux lymphatiques.

SYSTÉMIQUE *adj. (angl. systemic).* **1.** Qui se rapporte à un système. **2.** En pathologie, se dit d'une affection qui atteint électivement un tissu ou un système (conjonctif, lymphoïde, réticulo-endothélial, etc.). **3.** Qui se rapporte à la circulation générale (à la grande circulation).

SYSTOLE *s. f. (angl. systole).* Période de contraction cardiaque, qui comprend la contraction simultanée des deux atria, suivie de celle des deux ventricules, et qui a pour objet de chasser le sang dans l'aorte et l'artère pulmonaire. La systole ventriculaire correspond au premier bruit cardiaque. ◇ **ARTÉRIELLE** *(angl. arterial —).* Dilatation rythmique des artères lors de la contraction cardiaque. ◇ **ATRIALE** *(angl. atrial —).* Contraction des atria, qui précède la systole ventriculaire, et qui permet le passage du sang des atria aux ventricules. Elle dure environ un dixième de seconde et se termine à la fermeture des valves atrioventriculaires. ◇ **EN ÉCHO** Bruit cardiaque sourd entendu parfois lors d'une dissociation atrioventriculaire, dans l'intervalle des bruits ventriculaires normaux. ◇ **VENTRICULAIRE** *(angl. ventricular —).* Contraction simultanée des deux ventricules succédant à la systole atriale, et pendant laquelle le sang est chassé du cœur dans les grandes artères. Elle dure environ trois dixièmes de seconde.

SYSTOLIQUE *adj. (angl. systolic).* Qui se rapporte à la systole. EX. *souffle systolique.*

T

T *(angl. T).* **1.** Symbole du tesla. **2.** Symbole de téra. **3.** Abréviation de température absolue. **4.** Abréviation de vertèbre thoracique, à faire suivre du chiffre approprié (T1, T2, etc.).

TA *(angl. AP).* Abréviation de tension artérielle.

Ta *(angl. Ta).* Symbole chimique du tantale.

TAB (vaccin) *(angl. TAB).* ☞ ***VACCIN.***

TABAC *s. m. (angl. tobacco).* Nom vernaculaire de la plante *Nicotiana tabacum* et de ses feuilles séchées et préparées. Celles-ci contiennent de la nicotine, responsable de la dépendance, d'artérite et de vasoconstriction ; des substances cancérogènes (goudrons) et du monoxyde de carbone favorisant l'hypoxie.

TABACOSIS *s. f. (angl. tabacosis).* Pneumoconiose causée par l'inhalation de poussières de tabac, observée chez les ouvriers manipulant le tabac.

TABAGISME *s. m. (angl. tabagism).* Intoxication aiguë ou chronique par le tabac pouvant entraîner de graves complications : bronchopneumapathies chroniques, cancers, en particulier des bronches, et artérite. SYN. ***NICOTINISME.*** ◇ **PASSIF** *(angl. passive smoking).* Intoxication chronique par la fumée des autres chez le non-fumeur.

TABANIDÉS *(angl. Tabanidae).* Famille d'insectes diptères hématophages, s'attaquant surtout aux bovins et aux chevaux, mais pouvant aussi piquer l'homme. Elle comprend les genres *Tabanus, Chrysops, Haematopota* et *Pangonia.* Certaines espèces peuvent transmettre diverses parasitoses (filariose, trypanosomiase). Nom vernaculaire : taons.

TABATIÈRE ANATOMIQUE *(angl. anatomical snuff box).* Petite dépression située sur la face postéro-externe du poignet, formée par les tendons du long extenseur et du court extenseur du pouce. Cette dépression est plus marquée lorsque ces muscles extenseurs se contractent.

TABÈS *s. m. (angl. tabes).* Ataxie locomotrice progressive avec douleurs fulgurantes et arthropathies nerveuses indolores, liée à une leptoméningite syphilitique avec atteinte radiculocordonnale postérieure de la moelle.

TABÉTIFORME *adj. (angl. tabetiform).* Qui ressemble au tabès.

TABÉTIQUE *(angl. tabetic).* **1.** *adj.* Qui se rapporte au tabès. **2.** *s. f. ou m.* Qui est atteint de tabès.

TABLE *s. f. (angl. table).* Ensemble de données exprimant les valeurs d'une variable déterminée : table de natalité, de mortalité, etc. En anatomie, surface plate. ◇ **EXTERNE** *(NA. lamina externa cranii). (angl. outer — of skull).* Couche de tissu osseux compact formant la face externe des os de la voûte du crâne. ◇ **INTERNE** *(NA. lamina interna cranii). (angl. inner — of skull).* Couche de tissu osseux compact formant la face interne des os de la voûte du crâne.

TABLETTE *s. f. (angl. tablet).* Préparation pharmaceutique de consistance solide, généralement plus grande que la pastille, de forme aplatie, rectangulaire ou ronde, contenant une forte proportion de sucre et une petite quantité de substance médicamenteuse. SYN. ***GLOSSETTE.***

TABLIER *s. m.* ◇ **DES HOTTENTOTES** *(angl. Hottentote bustle).* Hypertrophie considérable des petites lèvres, qui peuvent atteindre jusqu'à 18 cm de longueur, observée surtout chez les Hottentotes. ◇ **OMENTAL** *(angl. lower part of the greater omentum).* Partie inférieure du grand omentum. SYN. ***TABLIER ÉPIPLOÏQUE.***

TABOU *s. m. (angl. taboo).* **1.** Interdiction de caractère religieux concernant ce qui est considéré comme sacré ou impur. **2.** Par extension, désigne une personne, une institution ou une chose dont il n'est pas permis de parler ou qu'on ne peut critiquer.

TABOURET (SIGNE DU) Chez les hyperthyroïdiens, difficulté pour se relever d'un patient assis sur un tabouret bas traduisant la myopathie thyroïdienne.

TACHE *s. f. (angl. spot).* **1.** Aire circonscrite d'un organe ou d'un tissu, de coloration distincte du reste de l'organe. **2.** Marque laissée par une substance (sang, sperme, méconium, etc.) sur un corps, et dont la nature peut être utilisée en justice dans les cas médico-légaux. ◇ **AVEUGLE** *(angl. Mariotte's blind —).* Scotome physiologique du champ visuel correspondant à la papille optique. SYN. ***TACHE DE MARIOTTE.*** ◇ **BLANCHE** ☞ ***TACHE CRIBLÉE.*** ◇ **BLEUE** Taches cutanées ardoisées provoquées par la morsure de *Phtirus inguinalis* (pou du pubis). ◇ **BLEUE SACRÉE** *(angl. mongolian —).* Variété de nævus de la région lombosacrée observée à la naissance chez les enfants de race jaune. SYN. ***TACHE MONGOLIQUE.*** ◇ **CAFÉ AU LAIT** *(angl. café* au lait —). Tache pigmentaire cutanée observée dans la maladie de Recklinghausen. ◇ **CRIBLÉE** (NA. macula cribosa). (angl. cribriform —). Zone de la paroi interne du vestibule osseux, perforée de petits orifices et livrant passage aux filaments du nerf auditif. SYN. *TACHE BLANCHE.* ◇ **CUTANÉE** (angl. skin spot). Modification localisée de la coloration de la peau. ◇ **DE ROUSSEUR** ☞ *ÉPHÉLIDE.* ◇ **DE VIN** (angl. naevus flammaeus). ☞ *ANGIOME PLAN.* ◇ **JAUNE** ☞ *MACULA LUTEA.* ◇ **MÉLANIQUE** Nævus pigmenté. ◇ **MONGOLIQUE** ☞ *TACHE BLEUE SACRÉE.* ◇ **ROSÉE LENTICULAIRE** (angl. typhoid roseola). Pétéchies de couleur rosée et de forme lenticulaire qui apparaissent sur l'abdomen, principalement vers le septième jour de la fièvre typhoïde. ◇ **RUBIS** (angl. cherry angioma). Angiome sénile.

TACHISTOSCOPE s. m. (angl. tachistoscope). Appareil projetant des images lumineuses se succédant à de très brefs intervalles, utilisé en physiologie pour explorer la mémoire picturale.

TACHOGRAMME s. m. (angl. tachogram). Enregistrement graphique d'une courbe de vitesse circulatoire sanguine.

TACHOGRAPHIE s. f. (angl. tachography). Enregistrement de la vitesse circulatoire sanguine.

TACHY- (angl. tachy-). Préfixe d'origine grecque signifiant rapide.

TACHYARYTHMIE s. f. (angl. tachyarrhythmia). Arythmie avec accélération du rythme cardiaque.

TACHYCARDIE s. f. (angl. tachycardia). Augmentation de la fréquence cardiaque à plus de 100 battements par minute. ◇ **ATRIALE** (angl. atrial —). Tachycardie dont le centre de commande siège dans les atria, et identifiable par un tracé électrocardiographique caractéristique. ◇ **ATRIOVENTRICULAIRE** (angl. atrioventricular —). Tachycardie dont le centre de commande siège dans le nœud atrioventriculaire. ◇ **NODALE** (angl. nodal —). Tachycardie dont le point de départ se situe dans le nœud atrioventriculaire. ◇ **ORTHOSTATIQUE** (angl. orthostatic —). Tachycardie provoquée par le passage brusque du décubitus à la position debout. ◇ **PAROXYSTIQUE** (angl. paroxysmal —). Répétition d'accès de tachycardie à début et fin brusques d'origine ventriculaire ou supraventriculaire. ◇ **PAROXYSTIQUE ESSENTIELLE** (angl. Bouveret's disease). ☞ *BOUVERET (MALADIE DE).* ◇ **RÉFLEXE** (angl. reflex —). Tachycardie sinusale provoquée par des troubles sans rapport avec une affection de l'appareil circulatoire. ◇ **SINUSALE** (angl. sinus —). Accélération du rythme sinusal normal, avec ondes P et temps de conduction atrioventriculaire normaux. ◇ **SUPRAVENTRICULAIRE** (angl. supraventricular —). Tachycardie dont le point d'origine se situe dans les atria ou le nœud sinu-atrial. ◇ **VENTRICULAIRE** (angl. ventricular —). Tachycardie entre 140 et 200 par minute avec complexes ventriculaires à type d'extrasystole ventriculaire, de pronostic très sévère, préludant à la fibrillation ventriculaire mortelle.

TACHYCINÉSIE s. f. (angl. tachykinesia). Rapidité anormale des mouvements volontaires.

TACHYGENÈSE s. f. (angl. tachygenesis). Accélération du développement embryonnaire du fait de l'absence d'un certain nombre de stades intermédiaires.

TACHYGRAPHIE s. f. ☞ *TACHOGRAPHIE.*

TACHYKININE s. f. (angl. tachykinin). Kinine d'action rapide comme le VIP.

TACHYLALIE s. f. (angl. tachylalia). ☞ *TACHYPHÉMIE.*

TACHYPHAGIE s. f. (angl. tachyphagia). Ingestion rapide des aliments, associée le plus souvent à une insuffisance de la mastication.

TACHYPHÉMIE s. f. (angl. tachyphemia). Accélération du rythme d'émission des mots ; observé en particulier dans la maladie de Parkinson. SYN. *TACHYLALIE.*

TACHYPHYLAXIE s. f. (angl. tachyphylaxis). Immunisation rapide contre les effets de doses toxiques d'un poison organique, par l'injection préalable de petites doses de ce même poison.

TACHYPNÉE s. f. (angl. tachypnea). Accélération du rythme respiratoire.

TACHYPSYCHIE s. f. (angl. flight of ideas). Rapidité excessive des processus psychiques.

TACHYSYSTOLIE s. f. (angl. tachysystoly). Accélération anormale des systoles cardiaques. ◇ **ATRIALE** (angl. atrial flutter). ☞ *FLUTTER ATRIAL.*

TACT s. m. (angl. touch). Sens qui assure la perception des stimuli mécaniques (contact, pression, traction, etc.) appliqués sur la peau et les muqueuses. ☞ *TOUCHER.*

TACTILE adj. (angl. tactile). Qui se rapporte au tact.

TACTISME s. m. ☞ *TAXIE.*

TAEDIUM VITAE ☞ *SPLEEN.*

TAENIA (angl. tapeworm). Genre de vers Cestodes parasites intestinaux de l'homme et des animaux. Chez l'homme, les espèces principales sont : *Taenia echinococcus* (*Echinococcus granulosus*), mesurant quelques millimètres de long, qui vit à l'état adulte dans l'intestin du chien, hôte définitif ; ses larves, les hydatides, sont responsables chez l'homme du kyste hydatique. *T. saginata*, de 3 à 8 m de long, qui vit à l'état adulte dans l'intestin de l'homme, est inerme et est composé de 1 200 à 1 500 anneaux ou proglottis pourvus de pores latéraux ; sa larve, *Cysticercus bovis*, se développe dans les muscles du bœuf. *T. solium*, le ver solitaire, de 1 à 3 m de long, est pourvu d'une double couronne de crochets ; il vit à l'état adulte dans l'intestin de l'homme, et à l'état larvaire dans les muscles du porc. SYN. ***TÉNIA***. ⟡ **ARMÉ** *(angl. armed tapeworm)*. Ténia pourvu de crochets. EX. *Taenia solium*. ⟡ **INERME** *(angl. unarmed tapeworm)*. Ténia dépourvu de crochets. EX. *Taenia saginata*.

TAENIA DU QUATRIÈME VENTRICULE *(NA. taenia ventriculi quarti)*. *(angl. taenia of fourth ventricule)*. Lamelle de substance blanche située sur les bords latéraux inférieurs du quatrième ventricule, et qui s'étend de l'obex, ou extrémité inférieure de ce ventricule, jusqu'aux angles latéraux, où elle constitue le récessus latéral du quatrième ventricule.

TAENIASE *s. f. (angl. taeniasis)*. Infection par des ténias à l'état adulte.

TAENICIDE *adj. (angl. teniacidal)*. Qui tue les ténias. S'emploie aussi comme substantif.

TAENIFUGE *adj. (angl. taenifuge)*. Qui provoque l'expulsion des ténias. S'emploie aussi comme substantif.

TAIE *s. f. (angl. leukoma)*. Tache cicatricielle opaque ou semi-transparente de la cornée, consécutive à une lésion traumatique ou inflammatoire. On désigne les taies, suivant leur épaisseur, sous les noms de néphélion, d'albugo ou de leucome.

TAILLE *s. f. (angl. size, stature)*. **1.** Hauteur du corps humain, de la plante des pieds jusqu'au sommet de la tête, le sujet étant en position de « garde-à-vous ». **2.** Incision d'un organe creux, essentiellement de la vessie, afin d'en extraire un calcul ou un corps étranger.

TAILLEFER (VALVULE DE) *(angl. Taillefer's valve)*. Repli de la muqueuse du canal lacrymo-nasal dans la portion moyenne de celui-ci.

TAKAHARA (MALADIE DE) *(angl. Takahara's disease)*. Maladie congénitale caractérisée par un déficit des catalases sanguine et tissulaire, observée au Japon. Elle se manifeste par des ulcérations gangreneuses au niveau des gencives et de la bouche. SYN. ***ACATALASIE***.

TAKAYASHU (MALADIE DE) *(angl. Takayashu's arteritis)*. Vascularite primitive des grosses artères affectant électivement l'aorte et ses branches, le plus souvent chez des femmes jeunes. Elle se manifeste par une altération de l'état général, une abolition de pouls aux membres supérieurs, des souffles artériels, des manifestations ischémiques du système nerveux central ou des membres supérieurs, etc. SYN. ***MALADIE DES FEMMES SANS POULS***.

TAKO-TSUBO (SYNDROME DE) *(angl. Tako-Tsubo syndrome)*. Type de cardiomyopathie avec ballonisation de l'apex du cœur et insuffisance cardiaque. Cliniquement : douleurs angineuses, dyspnée, tachycardie ventriculaire. À l'ECG : onde T négative ; la coronarographie est normale.

TAL-, TALO- *(angl. tal-, talo-)*. Préfixes d'origine grecque signifiant talon.

TALALGIE *s. f. (angl. talalgia)*. Douleur localisée au talon. SYN. ***PTERNALGIE***.

TALC *s. m. (angl. talc)*. Silicate de magnésium naturel, blanc, onctueux, disposé en lamelles compactes. Il se réduit facilement en une poudre fine, employée pour le saupoudrage des parties humides.

TALCAGE *s. m. (angl. talc pleurodesis)*. Création d'une symphyse pleurale ou péricardique par introduction de talc entre les feuillets pleuraux ou péricardiques.

TALCOME *s. m. (angl. talcosis)*. Tumeur provoquée par le dépôt accidentel de talc dans un tissu (le talc provenant des gants d'un chirurgien, par exemple).

TALCOSE *s. f. (angl. talcosis)*. Pneumoconiose due à l'inhalation de poussières de talc.

TALMA (MALADIE DE) *(angl. Talma's disease)*. Forme sporadique et tardive de myotonie congénitale. SYN. ***MYOTONIE ACQUISE***.

TALOCALCANÉEN *adj. (angl. talocalcaneal)*. Qui se rapporte au calcanéus et au talus.

TALON *s. m. (NA. calx)*. *(angl. heel)*. Extrémité postérieure du pied. SYN. ***CALX***.

TALON-GENOU (ÉPREUVE) *(angl. heel-to-knee test)*. Épreuve destinée à évaluer l'état de la coordination des mouvements volontaires des membres inférieurs, et consistant à faire toucher rapidement, par le patient en décubitus dorsal, les yeux fermés, le genou d'un membre avec le talon de l'autre.

TALUS *(angl. talus)*. Os du tarse s'articulant en haut avec le tibia et la fibula, et en bas avec le calcanéus et l'os naviculaire. SYN. ***ASTRAGALE***. ☞ ***ATLAS ANATOMIQUE DES OS EN ANNEXE***.

TAMARIN *s. m. (angl. tamarind)*. Arbre de la famille des Légumineuses (*Tamarindus indica*), d'Inde, d'Égypte et d'Amérique tropicale. La pulpe du fruit, acidulée, est employée comme laxatif.

TAMPANA *s. f.* Nom désignant une dermatose observée sur l'île de la Réunion, caractérisée par l'apparition d'îlots hyperpigmentés sur le cou et la face.

TAMPON *s. m.* **1.** *(angl. pad)*. Morceau de coton, de gaze, etc., utilisé pour empêcher une hémorragie ou absorber des liquides ou des sécrétions. **2.** *(angl. buffer)*. ☞ ***SYSTÈME TAMPON***.

TAMPONNADE CARDIAQUE *(angl. cardiac tamponade)*. Compression aiguë du cœur par un épanchement péricardique rapidement constitué.

TAMPONNAGE *s. m. (angl. buffering)*. Addition d'une solution tampon à une autre solution afin de maintenir son pH entre deux valeurs fixes.

TAMPONNEMENT *s. m. (angl. packing)*. Introduction de mèches, de compresses serrées dans une plaie, une cavité naturelle ou autour d'un organe, dans le but d'arrêter une hémorragie.

TAMUS Genre de plantes de la famille des Dioscoréacées. L'espèce *T. communis*, ou tamier commun, est utilisée en homéopathie. La racine est diurétique.

TANGIER (MALADIE DE) *(angl. Tangier's disease).* Maladie familiale à transmission autosomique récessive, caractérisée par une absence presque totale des alpha-lipoprotéines, une hypertrophie des tonsilles, une hépatosplénomégalie, une perte de la sensibilité thermoalgésique et une atrophie musculaire (notamment des muscles de la main).

TANIN *s. m.* ☞ ***TANNIN.***

TANNASE *s. f. (angl. tannase).* Enzyme présente dans diverses plantes contenant du tannin.

TANNATE *s. m. (angl. tannate).* Sel ou ester de l'acide tannique.

TANNIN *s. m. (angl. tannin).* Le tannin médicinal est extrait de la noix de galle. C'est une poudre qui possède la propriété de précipiter les sels métalliques et les alcaloïdes, et qui agit donc comme contrepoison pour ces substances. Le tannin est utilisé comme astringent et hémostatique. SYN. ***ACIDE TANNIQUE.***

TANNIQUE (ACIDE) *(angl. tannic acid).* ☞ ***TANNIN.***

TANSINI (OPÉRATION DE) *(angl. Tansini's breast amputation).* Amputation du sein suivie du recouvrement de la perte de substance par greffe cutanée prélevée au dos.

TANTALE *s. m. (angl. tantalum).* Métal rare de numéro atomique 73 et de masse atomique 180,9. Il a de nombreuses applications dans la fabrication d'instruments de laboratoire et de chirurgie. Symbole : Ta.

TAON *s. m. (angl. horsefly).* Nom vernaculaire des insectes de la famille des Tabanidés.

TAPÉINOCÉPHALIE *s. f. (angl. tapeinocephaly).* Forme aplatie de la voûte crânienne.

TAPÉTORÉTINIEN *adj. (angl. tapetoretinal).* Qui se rapporte à la couche pigmentaire de la rétine (dite *tapetum nigrum*).

TAPETUM *s. m. (angl. tapetum).* Faisceau de fibres nerveuses allant du corps calleux au lobe occipital. ◇ **NIGRUM** Couche pigmentaire externe de la rétine.

TAPHOPHOBIE *s. f. (angl. taphephobia).* Crainte morbide des tombes et des cimetières, ou d'être enterré vivant.

TAPIA (SYNDROME DE) *(angl. Tapia's syndrome).* Paralysie laryngée et linguale unilatérale, avec dysphonie et dysphagie.

TAR Abréviation de tension artérielle rétinienne.

TARAKTOGENES KURZII Arbre tropical dont les graines fournissent l'huile de chaulmoogra, utilisée dans le traitement de la lèpre.

TARAUD *s. m. (angl. screw-tap).* Instrument en acier, utilisé surtout en ostéosynthèse, servant à faire des pas de vis dans un os.

TARAUDAGE *v.* Acte de tarauder.

TARDIEU (TACHES DE) *(angl. Tardieu's spots).* Ecchymoses sous-pleurales et sous-péricardiques que Tardieu considérait comme un signe certain de mort par suffocation, mais qu'il est possible de rencontrer dans d'autres types d'asphyxies.

TARE *s. f. (angl. defect).* Anomalie héréditaire susceptible de provoquer une diminution de la résistance de l'organisme ou un trouble des fonctions physiologiques.

TARENTISME *s. m. (angl. tarantism).* Chorée hystérique, épidémique, attribuée populairement à la piqûre de la tarentule, et qui serait curable par les sueurs provoquées par les mouvements choréiques.

TARENTULE *s. f. (angl. tarantula).* Araignée venimeuse, *Lycosa tarantula*, à la piqûre de laquelle on attribue le tarentisme. ☞ ***TARENTISME.***

TARGET-CELL Terme anglais pour cellule-cible. ☞ ***ANNULOCYTE.***

TARIN (VALVULE DE) *(angl. Tarin's valve).* ☞ ***VOILE MÉDULLAIRE POSTÉRIEUR.***

TARNIER ◇ **(DILATATEUR DE)** *(angl. Tarnier's dilator).* Instrument servant à dilater le col utérin et faciliter l'accouchement. ◇ **(FORCEPS DE)** *(angl. Tarnier's forceps).* Forceps à branches croisées, avec une articulation médiane, auquel est adjoint un tracteur.

TARSAL *adj. (angl. tarsal).* Qui se rapporte au tarse. Terme utilisé en zoologie ; en anatomie humaine, on dit tarsien.

TARSALGIE *s. f. (angl. tarsalgia).* Douleur localisée au tarse. Elle est observée en particulier dans une affection de l'adolescence (tarsalgie des adolescents), caractérisée par une douleur et une sensation de fatigue dans le pied et la jambe, en station debout, et par une déformation du pied consistant en un affaissement de la voûte plantaire avec déviation du pied en dehors. Cette affection est aussi appelée pied plat valgus statique ou pied plat valgus douloureux.

TARSE *s. m. (NA. tarsus). (angl. tarsus).* Partie postérieure du squelette du pied, située entre les os de la jambe et les métatarsiens. Le tarse comprend sept os disposés en deux rangées : le talus et le calcanéus sur la première (tarse postérieur), le cuboïde, l'os naviculaire et les trois cunéiformes sur la seconde (tarse antérieur). ◇ **PALPÉBRAL** *(NA. — palpebrae). (angl. tarsal plate).* Lamelle fibreuse résistante s'étendant d'une commissure à l'autre dans l'épaisseur des paupières, entre le muscle orbiculaire de l'œil et la conjonctive palpébrale. ◇ **(SINUS DU)** *(NA. — tarsi, tarsal canal).* Cavité située entre le calcanéus et le talus.

TARSECTOMIE *s. f. (angl. tarsectomy).* **1.** Résection d'un ou de plusieurs os du tarse. **2.** Résection du tarse palpébral.

TARSIEN *adj. (angl. tarsal).* **1.** Qui se rapporte au tarse du pied. **2.** Qui se rapporte au tarse palpébral.

TARSITE *s. f. (angl. tarsitis).* Inflammation du tarse palpébral ou des os du tarse.

TARSOCLASIE *s. f. (angl. tarsoclasis).* Opération désuète qui consistait à fracturer les os du tarse pour redresser un pied bot. SYN. ***OSTÉOTOMIE TARSALE.***

TARSOMÉGALIE *s. f. (angl. tarsomegaly).* ☞ ***DYSPLASIE ÉPIPHYSAIRE HÉMIMÉLIQUE.***

TARSOMÉTATARSIEN *adj. (angl. tarsometatarsal).* Qui se rapporte au tarse et au métatarse.

TARSONÉMIDÉS *(angl. Tarsonemideae).* Famille d'*Acariens* dont certaines espèces peuvent être pathogènes chez l'homme, provoquant des dermatites.

TARSOPLASTIE *s. f. (angl. tarsoplasty).* **1.** Intervention réparatrice d'une malformation du pied, pratiquée au niveau du tarse, forme d'ostéotomie de correction. **2.** ☞ ***BLÉPHAROPLASTIE.***

TARSOPTOSE *s. f. (angl. flat foot).* ☞ ***TARSALGIE.***

TARSORRAPHIE *s. f. (angl. tarsorrhaphy).* ☞ ***BLÉPHARORRAPHIE.***

TARSOTOMIE *s. f. (angl. tarsotomy).* **1.** Incision ou section du tarse. **2.** Incision du tarse palpébral.

TART-CELL *s. f.* Cellule réticulaire contenant dans son protoplasme une inclusion constituée par un noyau phagocyté. Elle s'observe en particulier chez les sujets atteints d'un lupus érythémateux systémique.

TARTRATE *s. m. (angl. tartrate).* Sel de l'acide tartrique dont un certain nombre sont employés en thérapeutique.

TARTRE *s. m. (angl. tartar).* Agglomérat composé de substances organiques et de sels calcaires, adhérant à la surface des dents, surtout au niveau des collets. ⊂⊃ **(CRÈME DE)** *(angl. cream of —).* Bitartrate de potassium, diurétique et laxatif.

TARUI (MALADIE DE) *(angl. Tarui's disease).* Myopathie congénitale à transmission autosomique dominante par déficit enzymatique en phosphofructokinase. Glycogénose de type VII.

TATA (BOÎTE) *(angl. TATA box).* Séquence de 5 à 7 bases riches en adénine et thymine retrouvée à environ 25 paires de bases en amont du site d'initiation de la transcription de nombreux gènes, susceptible de fixer des protéines régulatrices.

TAT Abréviation de *Thematic Apperception Test.* Test psychologique projectif qui permet de connaître les aspects de la personnalité et de la psychopathologie du sujet. Il comporte 20 planches en noir et blanc, qui représentent des situations vitales que le sujet doit expliquer ou à partir desquelles il doit inventer une histoire.

TATOU *s. m. (angl. armadillo).* Mammifère d'Amérique du Sud, du genre *Dasipus*, considéré comme un réservoir pour *Trypanosoma cruzi.*

TATOUAGE *s. m. (angl. tattooing).* Tache ou dessin obtenus par l'introduction de particules colorées dans le derme, où elles persistent indéfiniment.

TAU (PROTÉINE) *(angl. protein tau).* Protéine intervenant dans la maturation des neurones. Les mutations du gène codant pour cette protéine entraînent des tableaux neurologiques variés.

TAURINE *s. f. (angl. taurine).* Acide dérivé de la cystéine, présent dans la bile en combinaison avec l'acide cholique sous forme d'acide taurocholique. On le trouve aussi en petites quantités dans les muscles et les poumons.

TAUROCHOLIQUE (ACIDE) *(angl. taurocholic acid).* Constituant de la bile, élaboré et sécrété par la cellule hépatique.

TAURODONTISME *s. m. (angl. taurodontism).* Malformation des molaires par anomalie de division des racines.

TAUSSIG-BING (SYNDROME DE) *(angl. Taussig-Bing syndrome).* Malformation cardiaque congénitale caractérisée par une transposition de l'aorte, qui naît du ventricule droit, une dilatation et une lévoposition de l'artère pulmonaire, qui est à cheval sur une communication interventriculaire. Cliniquement, elle se traduit par une cyanose intense et précoce, avec un souffle systolique, et par une cardiomégalie radiologique par dilatation des cavités droites et de l'artère pulmonaire.

TAWARA (NŒUD DE) ☞ ***NŒUD ATRIOVENTRICULAIRE.***

TAXIE *s. f. (angl. taxis).* Réaction de locomotion orientée d'un animal mobile sous l'effet d'un agent physique ou chimique externe (lumière, chaleur, substances chimiques, etc.). Il faut distinguer la taxie du tropisme, qui est une réaction d'orientation de végétaux ou d'animaux fixés. On emploie aussi le suffixe -taxie. Ex. *chimiotaxie, phototaxie, etc.* SYN. ***TACTISME.***

TAXINOMIE *s. f. (angl. taxonomy).* Science des classifications, utilisée en bactériologie, en botanique et en zoologie, et qui permet de regrouper les êtres vivants en fonction de leurs caractéristiques. Les principaux groupes taxinomiques sont : le règne, l'embranchement, la classe, l'ordre, la famille, le genre et l'espèce. (L'orthographe « taxonomie » est déconseillée.)

TAXIS *s. f. (angl. taxis).* Réduction manuelle d'une hernie.

TAY ⊂⊃ **(CHOROÏDITE DE)** *(angl. Tay's choroiditis).* ☞ ***HUTCHINSON-TAY (CHOROÏDITE DE).*** ⊂⊃ **(TACHE DE)** *(angl. Tay's spot).* Tache rougeâtre entourée d'un halo blanc, située sur la fovea centralis, et observée dans l'idiotie amaurotique familiale.

TAYLOR ◇ **(APPAREIL DE)** *(angl. Taylor's apparatus).* Support pour maintenir la colonne vertébrale, utilisé dans le mal de Pott. ◇ **(MALADIE DE)** *(angl. Taylor's disease).* ☞ ***ACRODERMATITE CHRONIQUE ATROPHIANTE.***

TAY-SACHS (MALADIE DE) *(angl. Tay-Sachs disease).* Forme infantile de l'idiotie amaurotique familiale frappant les juifs polonais en rapport avec une surcharge du système nerveux en monosialo-ganglioside par déficit enzymatique (hexoaminidase).

Tb *(angl. Tb).* Symbole chimique du terbium.

TBG Abréviation du terme anglais *Thyroid-Binding-Globulin.* Globuline fixant la thyroïde dans le sérum sanguin.

TBX A₂ Abréviation de thromboxane A_2.

TBX B₂ Abréviation de thromboxane B_2.

Tc *(angl. Tc).* Symbole chimique du technétium.

TCA Abréviation de temps de céphaline activée. Temps de recalcification d'un plasma en présence de céphaline et d'un activateur : test global de coagulation.

TCK Abréviation de temps de céphaline-kaolin. ☞ ***TCA.***

TCMH Abréviation de teneur corpusculaire moyenne en hémoglobine. ☞ ***HÉMOGLOBINE.***

TCT *(angl. TCT).* Abréviation de thyrocalcitonine.

TDM Abréviation de tomodensitométrie. ☞ ***TOMODENSITOMÉTRIE.***

Te *(angl. Te).* Symbole chimique du tellure.

TEALE (AMPUTATION DE) *(angl. Teale's amputation).* Méthode désuète d'amputation de la jambe par transfixion, avec deux lambeaux carrés inégaux.

TECHNÉTIUM *s. m. (angl. technetium).* Élément artificiel radioactif, de numéro atomique 43. Le principal isotope est l'isotope de masse atomique 99. Il est employé en scintigraphie. Symbole : Tc.

TECHNIQUE *s. f. (angl. technique).* En chirurgie, ensemble des temps opératoires qui constituent une opération. La même opération peut être effectuée selon des techniques différentes.

TECTIFORME *adj. (angl. tectorial).* En forme de toit.

TECTOLOGIE *s. f. (angl. tectology).* Étude de la structure des organismes à partir des éléments organiques ; morphologie structurelle.

TECTORIA ☞ ***MEMBRANE TECTORIALE.***

TECTOSPINAL *adj. (angl. tectospinal).* Qui se rapporte au toit du mésencéphale et à la moelle épinière.

TECTUM *s. m.* Toute structure anatomique en forme de toit. ◇ **MESENCEPHALI** *(NA. lamina tectalis mesencephali). (angl. tectal layer of mesencephalon).* Toit du mésencéphale donnant naissance aux colliculi.

TEGMEN TYMPANI *(NA. tegmen tympani). (angl. roof of tympanum).* Lame osseuse située entre la cavité tympanique et la cavité crânienne.

TEGMENTUM *(angl. tegmentum).* ◇ **MESENCEPHALICUM** *(NA. tegmentum mesencephalicum). (angl. mesencephalic —).* Partie postérieure du mésencéphale (région dorsale des pédoncules cérébraux). ◇ **PONTIS** *(NA. tegmentum pontis). (angl. pontine —).* Région dorsale du pont.

TÉGUMENT *s. m. (angl. integument).* Tissu qui recouvre un organisme (peau, écailles, carapace chitineuse).

TÉGUMENTAIRE *adj. (angl. integumental).* Qui se rapporte aux téguments ; de la nature des téguments.

TEICHMANN (RÉACTION DE) *(angl. Teichmann's crystals test).* Réaction utilisée en médecine légale pour l'identification des taches de sang. Le liquide suspecté de contenir du sang est placé dans un verre de montre avec du chlorure de sodium et de l'acide acétique glacial ; on chauffe doucement sans faire bouillir et on laisse refroidir. En présence de sang, il se forme des cristaux rhomboïdes d'hémine.

TEICHOPSIE *s. f. (angl. teichopsia).* ☞ ***SCOTOME SCINTILLANT.***

TEIGNE *s. f. (angl. tinea).* Dermatose du cuir chevelu due à un champignon et s'accompagnant d'alopécie. ◇ **AMIANTACÉE (D'ALIBERT)** *(angl. — amiantacea).* Eczéma séborrhéique du cuir chevelu, formant une carapace squameuse engainant les cheveux. Il s'agit d'une fausse teigne, non mycosique. ◇ **FAVIQUE** *(angl. — favosa).* ☞ ***FAVUS.*** ◇ **SUPPURATIVE** *(angl. kerion celsi).* ☞ ***CELSE (KÉRION DE).*** ◇ **TONDANTE** *(angl. — capitis).* Dermatose du cuir chevelu atteignant l'enfant, due à *Microsporum audouinii* (teigne tondante microsporique) ou à *Trichophyton tonsurans* (teigne tondante trichophytique). Elle est caractérisée par l'existence de plaques grises couvertes de squames jaunâtres au niveau desquelles les cheveux, secs, sont cassés. Cette teigne peut parfois guérir spontanément, et ne laisse pas d'alopécie définitive.

TEINTURE *s. f. (angl. tincture).* Solution d'une ou de plusieurs substances médicinales dans l'alcool ou l'éther, préparée à froid par dissolution, macération ou lixiviation. ◇ **ALCOOLIQUE** *(angl. alcoholic —).* Teinture dont le solvant est l'alcool. ◇ **AMMONIACALE** *(angl. ammonium —).* Teinture à base d'alcool et d'ammoniaque. ◇ **COMPOSÉE** *(angl. compound —).* Teinture dans la composition de laquelle entrent diverses substances adjuvantes d'une substance principale qui donne son nom à la préparation. ◇ **D'ARNICA** *(angl. — of arnica).* Teinture préparée à partir de poudre d'arnica, d'alcool et d'eau. Elle est utilisée comme résolutif. ◇ **DE BELLADONE** *(angl. belladonna —).* Préparation alcoolique de feuilles de belladone pulvérisées, qui contient de 27 à 33 mg d'alcaloïdes totaux de la belladone pour 100 mL de teinture. ◇ **ÉTHÉRÉE** *(angl. ethereal —).* Teinture dont le solvant est l'éther. ◇ **MÈRE** *(angl. mother —).* Teinture homéopathique à partir de laquelle on prépare des dilutions successives.

TÉL-, TÉLÉ- *(angl. tel-, tele-).* Préfixes d'origine grecque signifiant loin, éloigné.

TÉLANGIECTASIE *s. f. (angl. telangiectasia).* Dilatation des vaisseaux capillaires cutanés, formant un fin réseau rouge qui s'efface à la vitropression. ◇ **HÉMORRAGIQUE HÉRÉDITAIRE** *(angl. Osler-Weber-Rendu disease).* Dystrophie vasculaire héréditaire, transmise selon le mode autosomique dominant, et évoluant en deux périodes : une période hémorragique pure pendant l'adolescence, caractérisée par des épistaxis répétées, suivie de l'apparition d'angiomes cutanés et muqueux, qui peuvent s'accompagner d'angiomes viscéraux, d'anévrysmes artério-veineux pulmonaires et d'atteinte hépatique. SYN. ***ANGIOMATOSE HÉMORRAGIQUE FAMILIALE, MALADIE DE RENDU-OSLER.*** ◇ **LYMPHATIQUE** *(angl. — lymphatica).* Lymphangiome formé par la dilatation de vaisseaux lymphatiques. ◇ **VERRUQUEUSE** ☞ ***ANGIOKÉRATOME.***

TÉLANGIECTASIQUE *adj. (angl. telangiectatic).* Qui se rapporte à la télangiectasie ou qui est caractérisé par elle.

TÉLÉCANTHUS *s. m. (angl. telecanthus).* Écartement anormal entre les angles internes de l'œil.

TÉLÉCARDIOGRAMME *s. m. (angl. telecardiogram).* Enregistrement graphique obtenu par télécardiographie. SYN. ***TÉLÉ-ÉLECTROCARDIOGRAMME.***

TÉLÉCARDIOGRAPHE *s. m. (angl. telecardiograph).* Appareil qui permet de transmettre un électrocardiogramme à distance, par connexion électrique. SYN. ***TÉLÉ-ÉLECTROCARDIOGRAPHE.***

TÉLÉCARDIOGRAPHIE *s. f. (angl. telecardiography).* Électrocardiographie à distance. SYN. ***TÉLÉ-ÉLECTROCARDIOGRAPHIE.***

TÉLÉCARDIOPHONE *s. m. (angl. telecardiophone).* Appareil permettant d'entendre les bruits du cœur à distance de ce dernier.

TÉLÉCÉSIUMTHÉRAPIE *s. f. (angl. cesiumtherapy).* Radiothérapie par les rayons gamma obtenus au moyen d'une bombe au césium, placée à distance du malade.

TÉLÉCOBALTOTHÉRAPIE *s. f. (angl. cobalttherapy).* Radiothérapie par les rayons gamma obtenus au moyen d'une bombe au cobalt, placée à distance du malade.

TÉLÉCURIETHÉRAPIE *s. f. (angl. curietherapy).* Radiothérapie au moyen d'une ou de plusieurs sources radioactives situées à une certaine distance du malade.

TÉLÉDIAGNOSTIC *s. m. (angl. telediagnosis).* Transmission d'informations concernant un patient entre médecins éloignés.

TÉLÉDIASTOLIQUE *adj. (angl. telediastolic).* Qui se rapporte à la phase finale de la diastole.

TÉLÉGAMMATHÉRAPIE *s. f. (angl. gamma'therapy).* Utilisation thérapeutique du rayonnement gamma émis par un isotope radioactif placé à distance de l'organisme à irradier.

TÉLÉGONIE *s. f. (angl. telegony).* ☞ ***IMPRÉGNATION.***

TÉLÉIRRADIATION *s. f. (angl. teleirradiation).* Irradiation à distance.

TÉLÉMÉDECINE *s. f.* Consultation médicale à distance.

TÉLENCÉPHALE *s. m. (NA. telencephalon). (angl. telencephalon).* Ensemble des deux hémisphères cérébraux. Ils proviennent de la vésicule cérébrale antérieure de l'embryon.

TÉLÉOPSIE *s. f. (angl. teleopsia).* Trouble de la vision dans lequel les objets paraissent plus éloignés qu'ils ne sont en réalité.

TÉLÉRADIOGRAPHIE *s. f. (angl. teleradiography).* Radiographie dans laquelle la source de rayons X et l'organisme à radiographier sont séparés d'au moins 1,50 m. Dans ces conditions, les rayons sont presque parallèles, et l'on obtient une image de grandeur naturelle.

TÉLÉRADIOSCOPIE *s. f. (angl. telefluoroscopy).* Projection sur un écran éloigné du malade de l'image obtenue par camera électronique.

TÉLÉRADIOTHÉRAPIE *s. f. (angl. teleroentgentherapy).* Traitement par les rayons X ou par d'autres rayonnements ionisants dont la source est placée à une distance de plus de 1,50 m de l'organisme.

TÉLÉRÉCEPTEUR *s. m. (angl. teleceptor).* Extérocepteur sensible à une action qui se produit à distance, tels les récepteurs visuels, auditifs et, partiellement, les récepteurs thermiques et de l'odorat.

TÉLÉSTÉTHOPHONE *s. m. (angl. telestethoscope).* Stéthoscope avec amplificateur électrique, qui permet d'entendre les bruits du cœur à distance.

TÉLÉSYSTOLIQUE *adj. (angl. telesystolic).* Qui se rapporte à la phase finale de la systole.

TÉLÉTHÉRAPIE *s. f. (angl. teletherapy).* Traitement effectué à distance du malade, comme les traitements aux rayons X.

TELLURE *s. m. (angl. tellurium).* Élément non métallique solide, blanc-bleuté, de numéro atomique 52 et de masse atomique 127,6. Ses composés possèdent des propriétés germicides. Symbole : Te.

TELLURIQUE *adj. (angl. telluric).* Qui se rapporte ou qui appartient à la terre ou au sol.

TELLURISME *s. m. (angl. tellurism).* Influence, en général morbide, exercée par la terre, le sol, sur les sujets qui y vivent.

TÉLOGÈNE *adj. (angl. telogen).* Se dit de la phase de repos du cheveu au cours du cycle pilaire. Elle se termine par la chute du cheveu.

TÉLOMÉRASE *s. f. (angl. telomerase).* Enzyme répliquant les télomères.

TÉLOMÈRE *s. f. (angl. telomere).* Structure douée de propriétés particulières, occupant l'extrémité d'un chromosome.

TÉLOPHASE *s. f. (angl. telophase).* Dernière phase de la mitose, au cours de laquelle les chromosomes reconstituent un réseau de chromatine. SYN. *TÉLOCINÈSE.*

TÉLOSPORIDIES *(angl. Telosporidia).* Groupe de *Sporozoaires* caractérisé par une sporulation qui se produit lorsque la période de croissance est terminée. À ce groupe appartient l'ordre des Coccidiés, important en pathologie (il comprend les genres *Isospora* et *Plasmodium*).

TEMPE *s. f. (angl. temple).* Région temporale.

TEMPÉRAMENT *s. m. (angl. temperament).* **1.** Constitution particulière d'un individu, résultant de l'interrelation spécifique de ses caractéristiques morphologiques et psychiques. La médecine hippocratique faisait état de quatre tempéraments : sanguin, bilieux, nerveux et lymphatique. **2.** En psychanalyse, tendance constitutionnelle de l'individu.

TEMPÉRATURE NORMALE *(angl. normal temperature).* Température de l'organisme chez le sujet en bonne santé. Elle est voisine de 37 °C (température rectale).

TEMPORAL *(angl. temporal).* **1.** *adj.* Qui se rapporte à la tempe ou à l'os temporal. **2.** *s. m. (angl. — bone).* L'os temporal. Os latéral de la voûte crânienne. ☞ *ATLAS ANATOMIQUE DES OS EN ANNEXE.* **3.** *adj.* Qui se rapporte au lobe temporal du cerveau : syndrome temporal, épilepsie temporale.

TEMPORO-AURICULAIRE *adj. (angl. temporoauricular).* ☞ *AURICULOTEMPORAL.*

TEMPOROFACIAL *adj. (angl. temporofacial).* Qui se rapporte à la tempe et à la face.

TEMPOROFRONTAL *adj. (angl. temporofrontal).* ☞ *FRONTOTEMPORAL.*

TEMPOROMANDIBULAIRE *adj. (angl. temporomandibular).* Qui se rapporte au temporal et à la mandibule.

TEMPOROMAXILLAIRE *adj. (angl. temporomaxillary).* Qui se rapporte au temporal et au maxillaire.

TEMPORO-OCCIPITAL *adj. (angl. temporooccipital).* ☞ *OCCIPITOTEMPORAL.*

TEMPOROPARIÉTAL *adj. (angl. temporoparietal).* Qui se rapporte aux os temporal et pariétal, ou aux gyrus temporaux et pariétaux.

TEMPOROPONTIN *adj. (angl. temporopontile).* Qui se rapporte aux lobes temporaux et au pont.

TEMPOROSPATIAL *adj. (angl. temporospatial).* Qui concerne à la fois le temps et l'espace.

TEMPOROZYGOMATIQUE *adj. (angl. temporozygomatic).* Qui se rapporte aux régions temporale et zygomatique, ou à l'os temporal et à l'os zygomatique.

TEMPS *s. m. (angl. time).* ~ **BRAS-LANGUE** *(angl. arm-to-tongue circulation —).* Temps écoulé entre l'injection intraveineuse de 3 mL d'une solution à 40 % de gluconate de calcium et l'apparition d'une sensation de chaleur dans la langue. Il mesure l'activité fonctionnelle du ventricule gauche. ~ **BRAS-POUMONS** *(angl. arm-to-lung circulation —).* Temps écoulé entre l'injection intraveineuse de 0,2 mL d'éther et l'apparition d'une odeur d'éther dans l'haleine. Il mesure l'activité du ventricule droit. ~ **DE COAGULATION** *(angl. whole blood clotting).* Temps que met le sang, placé dans un tube à 37 °C, pour coaguler. Cette épreuve est peu précise. ~ **DE PROTHROMBINE** ☞ *QUICK (TEMPS DE).* ~ **DE RÉACTION** *(angl. reaction —).* Temps qui s'écoule entre l'application d'un stimulus et la réaction consécutive. ~ **DE SAIGNEMENT** *(angl. bleeding —).* Durée de l'écoulement de sang consécutif à une incision standard pratiquée sur le lobe de l'oreille (5 mm de long et entamant le derme) ou sur la face antérieure de l'avant-bras sous un tensiomètre gonflé à 40 mmHg (méthode d'Ivy). Normalement, le temps de saignement est de 1 à 4 minutes ; il est beaucoup plus long dans la thrombopénie et les thrombopathies.

TÉN-, TÉNO- *(angl. ten-, teno-).* Préfixes d'origine grecque signifiant tendon.

TENACULUM *s. m. (angl. tenaculum).* Instrument en forme de crochet utilisé pour saisir, soulever ou maintenir des parties de tissu lors d'une opération chirurgicale.

TÉNALGIE *s. f. (angl. tenalgia).* Douleur localisée à un tendon. SYN. *TÉNODYNIE.*

TENDINEUX *adj. (angl. tendinous).* **1.** De la nature des tendons. **2.** Qui se rapporte aux tendons.

TENDINITE *s. f. (angl. tendinitis).* Inflammation d'un tendon. SYN. *TÉNOSITE.*

TENDON *s. m. (NA. tendo). (angl. tendon).* Extrémité fibreuse d'un muscle, constituée par un tissu conjonctif de couleur blanc nacré, dense et résistant, et par laquelle le muscle s'insère sur un os. ~ **CALCANÉEN** *(NA. — calcaneus). (angl. calcaneal —).* Bande large et épaisse formée par la réunion des tendons des chefs latéral et médial du gastrocnémien et du muscle soléaire, qui s'insère sur la partie inférieure de la face postérieure du calcanéus. SYN. *TENDON D'ACHILLE.* ~ **CONJOINT** ☞ *FAUX INGUINALE.* ~ **DIRECT DU MUSCLE ORBICULAIRE** ☞ *L. PALPÉBRAL (ATLAS ANATOMIQUE DES LIGAMENTS EN ANNEXE).* ~ **PATELLAIRE** *(angl. patellar —).* Ligament antérieur de l'articulation du genou; va du sommet de la patella à la tubérosité antérieure du tibia (pour de nombreux auteurs, le tendon patellaire serait la partie terminale du tendon quadricipital). SYN. *TENDON ROTULIEN.* ~ **PERFORANT** *(angl. — of deep flexor muscle of finger, — of long flexor muscle of toes).* Nom donné à deux tendons : 1) le tendon du muscle fléchisseur commun profond des doigts, qui perfore le tendon correspondant du muscle fléchisseur commun superficiel des doigts au niveau de la deuxième phalange ; 2) le tendon du muscle long fléchisseur commun des orteils, qui perfore le tendon correspondant du muscle court fléchisseur plantaire. ◇ **PERFORÉ** *(angl. — of superficial flexor muscle of fingers).* Tendon du muscle fléchisseur commun superficiel des doigts, perforé au niveau de la deuxième phalange par le tendon perforant correspondant. Tendon du muscle court fléchisseur plantaire, perforé par le tendon perforant correspondant. ◇ **ROTULIEN** *(angl. ligamentum patellae).* ☞ ***TENDON PATELLAIRE.***

TÉNECTOMIE *s. f. (angl. tenectomy).* Excision partielle ou totale d'un tendon.

TÉNÉRICUTES *s. m. pl. (angl. tenericutes).* Organismes dépourvus de paroi, embranchement du règne des procaryotes et comprenant la classe des mollicutes.

TÉNESME *s. m. (angl. tenesmus).* Contracture spasmodique douloureuse du sphincter anal ou vésical, s'accompagnant de brûlures et d'un besoin impérieux et continu d'aller à la selle ou d'uriner.

TENEUR CORPUSCULAIRE MOYENNE EN HÉMOGLOBINE *(angl. mean corpuscular hemoglobin, MCH).* Abréviation : TCMH. ☞ ***HÉMOGLOBINE.***

TENNIS ELBOW *s. m.* Épicondylite ou épicondylalgie des joueurs de tennis.

TÉNODÈSE *s. f. (angl. tenodesis).* Fixation chirurgicale d'un tendon à un os.

TÉNODYNIE *s. f. (angl. tenodynia).* ☞ ***TÉNALGIE.***

TÉNOLOGIE *s. f. (angl. tenontology).* Partie de l'anatomie qui traite des tendons. SYN. ***TÉNONTOLOGIE.***

TÉNOLYSE *s. f. (angl. tendolysis).* Libération chirurgicale d'un tendon de ses adhérences, afin de rétablir sa mobilité.

TÉNOMYOPLASTIE *s. f. (angl. tenomyoplasty).* Intervention de chirurgie plastique sur un tendon sur son muscle.

TÉNOMYOTOMIE *s. f. (angl. tenomyotomy).* Division chirurgicale d'un tendon et de son muscle.

TENON ◇ **(APONÉVROSE DE)** *(angl. Tenon's fascia).* ☞ ***FASCIA ORBITAIRE.*** ◇ **(CAPSULE DE)** *(angl. Tenon's capsule).* ☞ ***GAINE DU BULBE DE L'ŒIL.***

TÉNONITE *s. f. (angl. tenonitis).* Inflammation de la gaine du bulbe de l'œil (capsule de Tenon).

TÉNOPATHIE *s. f. (angl. tenopathy).* Toute affection des tendons.

TÉNOPEXIE *s. f. (angl. tenopexy).* Fixation, généralement par suture, du tendon d'un muscle. En ophtalmologie, fixation des tendons des muscles de l'œil pour corriger un strabisme.

TÉNOPHYTE *s. m. (angl. tenophyte).* Excroissance osseuse ou cartilagineuse d'un tendon.

TÉNOPLASTIE *s. f. (angl. tenoplasty).* Intervention de chirurgie plastique sur un tendon.

TÉNORRAPHIE *s. f. (angl. tenorrhaphy).* Suture d'un tendon sectionné.

TÉNOSITE *s. f. (angl. tenositis).* ☞ ***TENDINITE.***

TÉNOSYNOVECTOMIE *s. f. (angl. tenosynovectomy).* Excision d'une gaine tendineuse.

TÉNOSYNOVITE *s. f. (angl. tenosynovitis).* Inflammation d'un tendon et de sa gaine synoviale. SYN. ***SYNOVITE TENDINEUSE, TÉNOVAGINITE.*** ◇ **CRÉPITANTE** *(angl. — crepitans).* ☞ ***AÏ CRÉPITANT.*** ◇ **GRANULEUSE** *(angl. — granulosa).* Ténosynovite tuberculeuse caractérisée par la présence de tissu granulomateux. ◇ **STÉNOSANTE** *(angl. — stenosans).* Affection douloureuse du poignet, caractérisée par un épaississement et une sténose de la gaine des tendons du court extenseur et du long abducteur du pouce. SYN. ***DE QUERVAIN (MALADIE DE).***

TÉNOTOME *s. m. (angl. tenotome).* Petit bistouri à lame courte et étroite, utilisé pour la ténotomie.

TÉNOTOMIE *s. f. (angl. tenotomy).* Section chirurgicale d'un tendon. ◇ **OUVERTE** Ténotomie pratiquée après une incision large des tissus sus-jacents. ◇ **PERCUTANÉE** Ténotomie pratiquée à travers une incision *a minima* de la peau, permettant l'introduction d'un ténotome.

TÉNOVAGINITE *s. f. (angl. tenovaginitis).* ☞ ***TÉNOSYNOVITE.***

TENSEUR *adj. (angl. tensor).* Se dit d'un muscle qui met en tension une structure anatomique. S'emploie aussi comme substantif.

TENSIOACTIF *adj. (angl. tensioactive).* Se dit d'une substance qui abaisse la tension superficielle du liquide dans lequel elle est dissoute.

TENSIOMÈTRE *s. m. (angl. tensiometer).* ☞ ***SPHYGMOMANOMÈTRE.***

TENSION *s. f. (angl. tension, pressure).* Résistance qu'opposent les parois d'une cavité organique (abdomen, estomac, vessie, etc.) ou d'un conduit (artère, veine, trompe auditive, etc.), aux liquides ou aux gaz qu'ils contiennent. ◇ **ARTÉRIELLE** *(angl. blood pressure).* Force élastique exercée par les parois artérielles sur leur contenu sanguin. Elle s'équilibre avec la pression du sang. En pratique, dans le langage courant, les termes « tension artérielle » et « pression artérielle » sont devenus synonymes. ◇ **ARTÉRIELLE DIFFÉRENTIELLE** *(angl. pulse pressure).* Différence entre les tensions maxima et minima. ◇ **ARTÉRIELLE MAXIMA** *(angl. systolic pressure).* Pression artérielle systolique. ◇ **INTRAOCULAIRE** *(angl. intraocular pressure).* ☞ ***PRESSION INTRAOCULAIRE.*** ◇ **MINIMA** *(angl. diastolic pressure).* Pression artérielle diastolique. ◇ **VEINEUSE** *(angl. venous pressure).* ☞ ***PRESSION VEINEUSE.***

TENSIONNEL *adj. (angl. tensional).* Qui se rapporte à une tension, en particulier à la tension artérielle.

TENSIOPHONE *s. m. (angl. tensiophone).* Appareil servant à mesurer la pression sanguine, qui combine les données auscultatoires et palpatoires.

TENTE *s. f.* ~ **À OXYGÈNE** *(angl. oxygen tent).* Dispositif étanche et transparent, à l'intérieur duquel on place un malade soumis à l'oxygénothérapie. ~ **DE L'HYPOPHYSE** *(NA. diaphragma sellae). (angl. diaphragm of sella turcica).* Lame de la dure-mère s'étendant horizontalement au-dessus de la fosse pituitaire. SYN. ***TENTE HYPOPHYSAIRE.*** ~ **DU BULBE OLFACTIF** *(angl. olfactory groove).* Prolongement transversal de la dure-mère entre le processus crista galli et le bord du frontal, qui recouvre l'extrémité antérieure du bulbe olfactif. ~ **DU CERVELET** *(NA. tentorium cerebelli). (angl. tentorium of cerebellum).* Prolongement de la dure-mère, situé entre le cerveau et le cervelet.

TENTORIEL *adj. (angl. tentorial).* Qui se rapporte à la tente du cervelet.

TEP Abréviation de tomographie par émission de positons. Voir ce terme.

TÉPHROMALACIE *s. f. (angl. tephromalacia).* Ramollissement des cornes de l'axe gris de la moelle épinière, forme limitée du syndrome de l'artère spinale antérieure avec atrophie des petits muscles de la main.

TÉPHROMYÉLITE *s. f. (angl. tephromyelitis).* Inflammation des cornes de l'axe gris de la moelle épinière.

TER- *(angl. ter-).* Préfixe d'origine latine signifiant trois fois.

TÉRA- *(angl. tera-).* Préfixe servant à former le nom d'unités de mesure égales à un billion (10^{12}) d'unités de base. Symbole : T.

TÉRAT-, TÉRATO- *(angl. terat-, terato-).* Préfixes d'origine grecque signifiant monstre.

TÉRATISME *s. m. (angl. teratism).* Monstruosité ou anomalie congénitale. ~ **ATRÉSIQUE** *(angl. atretic —).* Tératisme caractérisé par l'occlusion d'un orifice naturel. ~ **ECTOPIQUE** *(angl. ectopic —).* Tératisme caractérisé par une situation anormale d'organes.

TÉRATOBLASTOME *s. m. (angl. teratoblastoma).* Tératome d'évolution maligne, constitué en partie ou en totalité par des tissus très indifférenciés de type fœtal ou embryonnaire.

TÉRATOGÈNE *adj. (angl. teratogen).* Qui provoque des monstruosités ou des malformations.

TÉRATOGENÈSE *s. f. (angl. teratogenesis).* Formation et développement d'un monstre ou d'une monstruosité *in utero.* SYN. ***TÉRATOGÉNIE.***

TÉRATOGÉNIE *s. f.* ☞ ***TÉRATOGENÈSE.***

TÉRATOÏDE *adj. (angl. teratoid).* Qui ressemble à un monstre, qui possède un caractère de monstruosité.

TÉRATOLOGIE *s. f. (angl. teratology).* Science qui étudie les monstruosités et les causes des anomalies du développement.

TÉRATOME *s. m. (angl. teratoma).* Tumeur composée d'un nombre variable de tissus différents, étrangers à la région où ils se développent. Ces tissus peuvent avoir des caractères embryonnaires (tératome malin) ou des caractères très différenciés (tératome bénin). Les tératomes se localisent plus particulièrement dans le testicule, l'ovaire, la glande pinéale, le médiastin, la région rétropéritonéale, la région sacro-coccigienne. SYN. ***TUMEUR TÉRATOÏDE, DYSEMBRYOME.***

TÉRATOPAGE *s. m. (angl. teratopagus).* Monstre double.

TÉRATOSPERMIE *s. f. (angl. teratospermia).* Présence dans le sperme de nombreuses formes anormales de spermatozoïdes.

TERBIUM *s. m. (angl. terbium).* Élément métallique du groupe des terres rares, de numéro atomique 65 et de masse atomique 158,924. Symbole : Tb.

TERBUTALINE *s. f. (angl. terbutaline).* Stimulant des récepteurs bêta-adrénergiques, utilisé dans le traitement de l'asthme bronchique.

TÉRÉBENTHINE (ESSENCE DE) *(angl. oil of turpentine).* Liquide incolore, d'odeur forte et pénétrante, de saveur piquante, très inflammable, obtenu par distillation de la térébenthine de diverses espèces de conifères (en particulier du genre *Pinus*). L'essence de térébenthine a été utilisée comme antiseptique, vermifuge et anticatarrhale.

TÉRÉBRANT *adj. (angl. terebrant, terebrating).* **1.** Qui a tendance à creuser en profondeur dans les tissus. Se dit notamment d'un ulcère. **2.** Se dit d'une douleur profonde, perçante.

TERME *s. m. (angl. term).* Date prévue de la fin de la grossesse.

TERMINAL *adj. (angl. terminal).* **1.** Qui se rapporte à l'extrémité d'une chose, d'une structure. **2.** Qui constitue le dernier élément de quelque chose, aussi bien du point de vue de la situation (ex. : artère terminale), que du point de vue chronologique (ex. : phase terminale d'une maladie).

TERMINOLATÉRAL *adj. (angl. end-to-side).* Se dit d'une anastomose entre l'extrémité d'un conduit et la paroi latérale d'un organe ou d'un autre conduit.

TERMINOLOGIE *s. f. (angl. terminology).* Liste des termes techniques d'une science ou d'un art. ☞ ***NOMENCLATURE.***

TERMINOTERMINAL *adj. (angl. end-to-end).* Se dit d'une anastomose bout à bout de deux segments d'un conduit.

TERPÈNE *s. m. (angl. terpene).* **1.** Hydrocarbure de formule générale $(C_5H_8)_n$, extrait principalement des essences et des résines végétales. **2.** En particuler, le composé de formule $C_{10}H_{16}$, tiré de l'essence de térébenthine. Il a été utilisé comme expectorant et antiseptique des voies respiratoires et urinaires.

TERPÉNIQUE *adj.* *(angl. terpenic).* Qui se rapporte aux terpènes ou qui en dérive.

TERPÉNISME *s. m.* *(angl. terpenism).* Intoxication par des terpènes ou des dérivés terpéniques.

TERPINE *s. f.* *(angl. terpin).* Composé obtenu par hydratation de l'essence de térébenthine.

TERPINOL *s. m.* *(angl. terpinol).* Liquide huileux aromatique obtenu par l'action des acides sur la terpine. Il est employé dans les mêmes cas que celle-ci.

TERRAIN *s. m.* *(angl. diathesis).* Ensemble de facteurs génétiques, physiologiques, etc. qui peuvent favoriser l'apparition de certaines maladies.

TERRES RARES *(angl. rare elements).* Série de métaux rares de numéro atomique compris entre 57 (lanthane) et 71 (lutétium).

TERREURS NOCTURNES *(angl. night terrors).* Cauchemars nocturnes intenses chez l'enfant.

TERREUX *adj.* *(angl. earthy).* Qui a la couleur de la terre. EX. *faciès terreux.*

TERRIEN (MALADIE DE) *(angl. Terrien's corneal dystrophy).* Ectasie marginale de la cornée.

TERRIER (OPÉRATION DE) *(angl. Terrier's operation).* Hystéropexie corporéale avec fixation de la face antérieure de l'utérus à la paroi abdominale.

TERRY (SYNDROME DE) *(angl. Terry's syndrome).* ☞ ***FIBROPLASIE RÉTROLENTALE.***

TERSON (SYNDROME DE) *(angl. Terson's syndrome).* Hémorragie vitréo-rétinienne au cours de l'évolution des anévrysmes artériels intracrâniens fissurés ou rompus.

TERTIAIRE *adj.* *(angl. tertiary).* Qui constitue la troisième phase d'une évolution. EX. *syphilis tertiaire.*

TEST *s. m.* **1.** Épreuve, réaction, essai. **2.** En psychologie, ensemble de procédés standardisés qui permettent de déterminer qualitativement et quantitativement les caractéristiques psychologiques d'un sujet. ⊂⊃ **APGAR** *(angl. apgar score).* ☞ ***APGAR (INDICE D').*** ⊂⊃ **D'IMMOBILISATION DES TRÉPONÈMES** *(angl. Treponema pallidum immobilization test).* ☞ ***NELSON (TEST DE).*** ⊂⊃ **D'OWREN** ☞ ***THROMBOTEST.*** ⊂⊃ **DES ROSETTES RHUMATOÏDES** *(angl. rhumatoid rosette test).* Test consistant à mettre en contact des hématies humaines recouvertes d'immunoglobulines de lapin et des lymphocytes. Chez les malades atteints de polyarthrite rhumatoïde, les hématies se disposent en rosette autour des lymphocytes. ⊂⊃ **IMVIC** *(angl. IMVIC test).* ☞ ***IMVIC.*** ⊂⊃ **PROJECTIF** *(angl. projective test).* Tout test psychologique qui permet d'évaluer la personnalité et qui repose sur les réponses que le sujet donne devant des situations ou des dessins peu structurés et stéréotypés, comme le test de Rorschach, le TAT, etc.

TESTICULAIRE *adj.* *(angl. testicular).* Qui se rapporte au testicule.

TESTICULE *s. m.* *(NA. testis).* *(angl. testicle, testis).* Gonade mâle, paire, située dans les bourses et suspendue par le cordon spermatique. Le testicule a une forme ovoïde et est constitué d'une enveloppe fibreuse, l'albuginée, qui présente à sa partie supérieure un renflement, le mediastinum testis, d'où partent de nombreuses cloisons qui délimitent à l'intérieur de la glande les lobules du parenchyme, au nombre de 200 à 300, constitués par les tubes (ou canalicules) séminifères contournés. Ceux-ci, en s'unissant, donnent des tubes plus larges et parallèles, les tubes droits, au nombre de 14 à 26, qui pénètrent dans le mediastinum, où ils forment le rete testis, et convergent vers la tête de l'épididyme, débouchant dans le conduit déférent. Le testicule produit les spermatozoïdes et il possède aussi une fonction endocrine (sécrétion des hormones androgènes). ⊂⊃ **ECTOPIQUE** *(angl. ectopic testis).* Testicule qui n'est pas situé dans les bourses ou a dévié de son trajet descendant normal. ⊂⊃ **FÉMINISANT (SYNDROME DU)** *(angl. Morris' syndrome, testicular feminization syndrome).* Forme de pseudo-hermaphrodisme masculin, avec une morphologie générale féminine, un aspect des organes génitaux externes féminin, l'absence d'organes génitaux internes féminins et l'existence de testicules de type impubère situés dans les grandes lèvres ou dans le canal inguinal, ou encore dans l'abdomen. Ce syndrome est en rapport avec une insensibilité des récepteurs des organes cibles aux hormones mâles. SYN. ***MORRIS (SYNDROME DE).*** ⊂⊃ **INVERSÉ** *(angl. inverted testis).* Testicule ayant une position anormale dans les bourses, et dont l'épidydime s'insère sur la face antérieure. ⊂⊃ **IRRITABLE** *(angl. Cooper's irritable testicle).* Névralgie testiculaire essentielle.

TESTOSTÉRONE *s. f.* *(angl. testosterone).* Hormone mâle sécrétée par les cellules interstitielles des testicules. On l'obtient par synthèse. Elle stimule le développement des organes génitaux masculins et est responsable de l'apparition des caractères sexuels secondaires masculins. La testostérone exerce en outre un effet anabolisant sur le métabolisme des protéines. Elle est utilisée en thérapeutique dans l'insuffisance testiculaire.

TESTS (BATTERIE DE) *(angl. battery of tests).* Ensemble de tests psychologiques qui sont utilisés en vue d'un diagnostic psychologique.

TÉTANIE *s. f.* *(angl. tetany).* Syndrome d'hyperexcitabilité neuromusculaire, caractérisé par des accès de contraction tonique douloureuse des muscles, surtout des extrémités. Elle est parfois en rapport avec une hypocalcémie ou apparaît primitive (spasmophilie). ⊂⊃ **LATENTE** *(angl. latent —).* Tétanie qui se manifeste par l'application de courants électriques ou de stimuli mécaniques. ⊂⊃ **PARATHYRÉOPRIVE** *(angl. parathyroprival —).* Tétanie secondaire à l'ablation des glandes parathyroïdes.

TÉTANIQUE *adj. (angl. tetanic).* **1.** Qui se rapporte au tétanos, qui en a les caractères. **2.** Qui est atteint de tétanos (s'emploie aussi comme substantif). **3.** Qui se rapporte à la tétanie.

TÉTANISATION *s. f. (angl. tetanization).* **1.** État de contraction musculaire tonique persistante, produit expérimentalement par des stimulations répétées et rapprochées. **2.** Induction de phénomènes tétaniques.

TÉTANOÏDE *adj. (angl. tetanoid).* Qui ressemble aux crises tétaniques.

TÉTANOS *s. m. (angl. tetanus).* Maladie infectieuse aiguë, très grave, due à *Clostridium tetani* (bacille de Nicolaïer), lequel pénètre dans l'organisme au niveau d'une plaie. Elle est caractérisée par des spasmes toniques des muscles volontaires. Les manifestations cliniques, provoquées par la toxine neurotrope élaborée par le bacille (la tétanospasmine), débutent généralement au niveau des masséters et des muscles temporaux (trismus), puis s'étendent aux muscles du cou, du visage, du tronc et des membres, déterminant diverses attitudes selon les groupes musculaires plus particulièrement atteints : opisthotonos, emprosthotonos, pleurothotonos. La maladie s'accompagne d'une hyperthermie à 41-42 °C, d'une tachycardie et se termine généralement par l'asphyxie (due à l'atteinte des muscles respiratoires) ou par l'épuisement du malade, dans un délai qui varie de 3 à 4 jours à 3 à 4 semaines. La vaccination systématique confère une protection sûre. ~ **CÉPHALIQUE** *(angl. cephalic —).* Tétanos consécutif à une plaie de la face, caractérisé par des symptômes qui lui donnent une certaine ressemblance avec les états d'hydrophobie : trismus, paralysie faciale, dysphagie et spasme laryngé. SYN. ***TÉTANOS HYDROPHOBIQUE DE ROSE.*** ~ **DES NOUVEAU-NÉS** *(angl. neonatal —).* Forme de tétanos, rare dans les pays développés, survenant généralement à la suite d'une infection ombilicale. ~ **HYDROPHOBIQUE** ☞ ***TÉTANOS CÉPHALIQUE.*** ~ **LOCALISÉ** *(angl. localized —).* Tétanos limité au territoire de la blessure, sans extension des contractures aux autres groupes musculaires. SYN. ***TÉTANOS PARTIEL.*** ~ **PARTIEL** ☞ ***TÉTANOS LOCALISÉ.*** ~ **PHYSIOLOGIQUE** *(angl. physiological —).* Contraction tonique continue d'un muscle par superposition de nombreuses contractions musculaires.

TÉTANOSPASMINE *s. f. (angl. tetanospasmin).* Neurotoxine spécifique produite par *Clostridium tetani.*

TÉTARTANOPIE *s. f. (angl. tetartanopia).* Dyschromatopsie acquise où le bleu est perçu comme achromatique.

TÊTE *s. f. (NA. caput). (angl. head).* **1.** Extrémité supérieure du corps de l'homme, ensemble du crâne et de la face, qui contient l'encéphale, les principaux organes des sens et la partie supérieure des voies respiratoires et digestives. **2.** Extrémité renflée, plus ou moins arrondie, d'une structure anatomique. EX. *tête du fémur, tête du pancréas.* ~ **DE L'HUMÉRUS** *(NA. — humeri). (angl. humeral —).* Partie arrondie de l'extrémité supérieure de l'humérus, qui s'articule avec la cavité glénoïde de la scapula. ~ **DE MÉDUSE** *(angl. caput medusae).* Aspect dû à la dilatation du réseau veineux sous-cutané péri-ombilical, dans l'hypertension portale. ~ **DU FÉMUR** *(NA. — femoris). (angl. — of femur).* Partie arrondie de l'extrémité supérieure du fémur, qui s'articule avec l'acétabulum de l'os iliaque.

TÉTRA- *(angl. tetra-).* Préfixe d'origine grecque signifiant quatre. En chimie, il indique la présence de quatre atomes ou de quatre groupements identiques dans une molécule.

TÉTRABLASTIQUE *adj. (angl. tetrablastic).* Qui possède quatre feuillets embryonnaires.

TETRABRACHIUS *s. m. (angl. tetrabrachius).* Monstre fœtal possédant quatre bras.

TÉTRABROMOPHÉNOLSULFONEPHTALÉINE *s. f. (angl. tetrabromophenol blue).* Indicateur coloré.

TÉTRACAÏNE *s. f. (angl. tetracaine).* Composé cristallin blanc, butylamino-4-benzoate de diméthylamino-2-éthyle. Anesthésique local, plus puissant que la procaïne, utilisé pour l'anesthésie de surface, l'anesthésie d'infiltration et la rachianesthésie.

TÉTRACHIRUS *s. m. (angl. tetrachirus).* Monstre fœtal possédant quatre mains.

TÉTRACHLORÉTHYLÈNE *s. m. (angl. tetrachloroethylene).* Liquide incolore, non inflammable, employé comme solvant et anthelminthique. Ses vapeurs sont toxiques. SYN. ***TÉTRACHLOROÉTHYLÈNE.***

TÉTRACHLORMÉTHANE *s. m. (angl. tetrachlormethane).* ☞ ***CARBONE (TÉTRACHLORURE DE).***

TÉTRACYCLINE *s. f. (angl. tetracycline).* Membre d'un groupe d'antibiotiques d'action bactériostatique et de spectre large. Elles sont incomplètement absorbées par voie orale et déterminent des altérations de la flore intestinale. Leur possible action tératogène les contre-indique chez la femme enceinte. Certains dérivés semi-synthétiques, comme la doxycycline et la minocycline, se caractérisent par leur meilleure absorption digestive et leurs effets prolongés, ce qui permet leur administration en une seule prise quotidienne.

TÉTRADACTYLE *adj. (angl. tetradactylous).* Dont la main ou le pied ne possède que quatre doigts ou orteils.

TÉTRADE *s. f. (angl. tetrad).* Groupe de quatre éléments. ☞ ***FALLOT (TÉTRALOGIE DE).***

TÉTRAÉTHYLAMMONIUM (CHLORURE DE) *s. m. (angl. tetraethylammonium chloride).* En injections intramusculaires ou intraveineuses, inhibiteur de l'activité du système nerveux autonome par blocage de la transmission ganglionnaire (ganglioplégique).

TÉTRAHYDROALDOSTÉRONE *s. f. (angl. tetrahydroaldosterone).* Produit de dégradation de l'aldostérone, éliminé dans l'urine au taux de 40 à 60 μg par 24 heures.

TÉTRAHYDROCANNABINOL *s. m. (angl. tetrahydrocannabinol).* Composé contenu dans le chanvre indien (cannabis) et dans ses différentes préparations (marijuana, etc.), auquel on doit sans doute la plus grande partie des effets psychiques de ces produits. Abréviation : THC.

TÉTRAHYDROCORTICOSTÉRONE *s. f. (angl. tetrahydrocorticosterone).* Métabolite principal de la corticostérone, éliminé en faible quantité dans l'urine.

TÉTRAHYDROCORTISOL *s. m. (angl. tetrahydrocortisol).* Métabolite du cortisol, trouvé dans l'urine.

TÉTRAHYDROCORTISONE *s. f. (angl. tetrahydrocortisone).* Métabolite principal du cortisol, trouvé dans l'urine.

TÉTRAIODOTHYRONINE *s. f. (angl. tetraiodothyronine).* Thyroxine. Abréviation : T_4.

TÉTRALOGIE *s. f. (angl. tetralogy).* Étymologiquement, suite de quatre discours ou de quatre récits. Ce terme est utilisé comme synonyme de tétrade. ☞ ***FALLOT (TÉTRALOGIE DE).***

TÉTRANOPSIE *s. f. (angl. tetranopsia).* Variété d'anopsie portant sur le quart du champ visuel. SYN. ***HÉMIANOPSIE EN QUADRANT, TÉTARTANOPIE.***

TÉTRAPLÉGIE *s. f. (angl. quadriplegia).* Paralysie des quatre membres. SYN. ***QUADRIPLÉGIE.***

TÉTRAPLOÏDE *adj. (angl. tetraploid).* Se dit d'une cellule qui possède quatre génomes (4n chromosomes).

TÉTRAPLOÏDIE *s. f. (angl. tetraploidy).* État d'un individu ou d'une cellule tétraploïde (cellule possédant 4n chromosomes).

TÉTRASOMIE *s. f. (angl. tetrasomy).* État d'une cellule diploïde qui possède en outre deux chromosomes supplémentaires identiques.

TÉTRASOMIQUE *adj. (angl. tetrasomic).* Qui est caractérisé par la tétrasomie ou qui s'y rapporte.

TÉTRASTER *s. m. (angl. tetraster).* Figure mitotique caractérisée par la présence de quatre asters, produite par la quadruple division du noyau.

TÉTRASTICHIASIS *s. m. (angl. tetrastichiasis).* Présence de quatre rangées de cils palpébraux.

TÉTRAZÉPAM *s. m. (angl. tetrazepam).* Benzodiazépine utilisée comme myorelaxant.

TÉTROPHTALME *s. m. (angl. tetrophthalmos).* Monstre fœtal possédant quatre yeux.

TÉTRYL *s. m. (angl. tetryl).* Composé possédant des propriétés explosives. Il peut provoquer des dermatites professionnelles. SYN. ***NITRAMINE, TÉTRANITROMÉTHYLANILINE.***

TEXAS (FIÈVRE DU) *(angl. Rocky Mountain spotted fever).* ☞ ***FIÈVRE POURPRÉE DES MONTAGNES ROCHEUSES.***

TG Abréviation de thyroglobuline.

TGMH *(angl. MCH).* Abréviation de teneur globulaire moyenne en hémoglobine.

TGO *(angl. SGOT).* ☞ ***TRANSAMINASE.***

TGP *(angl. SGPT).* ☞ ***TRANSAMINASE.***

Th *(angl. Th).* Symbole chimique du thorium.

THAL (OPÉRATION DE) *(angl. Thal's operation).* Intervention consistant à recouvrir une ouverture œsophagienne au moyen de la face séreuse de la grosse tubérosité.

THALAMENCÉPHALE *s. m. (angl. thalamencephalon).* Partie du diencéphale qui comprend le thalamus, le métathalamus et l'épithalamus.

THALAMIQUE *adj. (angl. thalamic).* Qui se rapporte au thalamus.

THALAMOCORTICAL *adj. (angl. thalamocortical).* Qui se rapporte au thalamus et au cortex cérébral.

THALAMOTOMIE *s. f. (angl. thalamotomy).* Intervention chirurgicale destructrice, utilisant des techniques stéréotaxiques, et visant à supprimer certaines connexions nerveuses au niveau du thalamus, par électrocoagulation. Elle est effectuée pour soulager des douleurs rebelles ou pour corriger certains troubles extrapyramidaux.

THALAMUS *s. m. (angl. thalamus).* Chacun des deux volumineux noyaux de substance grise situés de part et d'autre du troisième ventricule. Ils constituent l'un des principaux relais des voies sensitives (notamment des voies optiques) allant vers le cortex cérébral. Il existe trois grands types de noyaux à l'intérieur du thalamus : a) les noyaux de transmission, qui reçoivent les voies sensitives ou sensorielles et envoient des fibres aux aires corticales correspondantes (par exemple, le noyau latéro-ventral postérieur, qui reçoit le leminiscus médial et le faisceau spinothalamique et se projette sur les zones sensitives pariétales ; le corps géniculé latéral qui forme une partie de la voie visuelle ; le corps géniculé médial qui forme une partie des voies auditives, etc.) ; b) les noyaux d'association qui forment une partie des systèmes intrinsèques du cerveau antérieur (pulvinar, noyau médian dorsal, etc.) ; c) les noyaux thalamiques non spécifiques ou système thalamique d'action diffuse (noyaux de la ligne médiale, noyau réticulé et noyaux intralaminaires) relié au système réticulaire activateur ascendant du mésencéphale. SYN. ***COUCHE OPTIQUE.***

THALASSÉMIE *s. f. (angl. thalassemia).* Anémie héréditaire de type hémolytique, observée surtout chez les Méditerranéens. Elle est due à une altération de la synthèse d'une des chaînes polypeptidiques (α, β ou δ) des hémoglobines normales, A, F ou A_2. En fonction de la chaîne polypeptidique affectée, on distingue les thalassémies α, β et δ. En fonction de la gravité de la maladie, on distingue les thalassémies majeures (forme grave chez les sujets homozygotes) et les thalassémies mineures (forme plus discrète chez les sujets hétérozygotes). SYN. ***ANÉMIE DE COOLEY.*** ⊂⊃ **ALPHA** *(angl. alpha —).* Thalassémie caractérisée par un défaut de formation des hémoglobines normales HbA, HbF, HbA_2, par altération de la synthèse de la chaîne α. Il y a formation de deux hémoglobines pathologiques, HbH et HbBart. Les formes homozygotes, très graves, évoluent le plus souvent vers une anarsaque fœto-placentaire. Les formes hétérozygotes évoluent parfois vers une forme grave (présence de HbH) ou peuvent être bénignes. ⊂⊃ **BÊTA** *(angl. beta —).* Thalassémie caractérisée par une altération de la synthèse de la chaîne β, qui entraîne un défaut de synthèse de l'HbA normale. Les autres hémoglobines normales, HbF et HbA_2, sont présentes. Cliniquement, on distingue la thalassémie majeure et la thalassémie mineure. La thalassémie majeure (ou maladie de Cooley), apparaît chez les enfants de plus de 3 mois et de moins de 2 ans. Elle se traduit par une augmentation de l'HbF, des altérations osseuses (visage mongoloïde) et une hépatosplénomégalie ; dans le sang périphérique, on observe de nombreuses cellules-cibles, des érythroblastes et une hypersidérémie. Cette forme est toujours mortelle. La thalassémie mineure se rencontre habituellement chez l'adulte ; il existe des altérations osseuses mais pas d'hépatosplénomégalie. L'anémie, discrète, est hypochrome hypersidérémique. On observe une augmentation de l'HbA_2, peu de cellules-cibles et de nombreux poïkylocytes et schizocytes. ⊂⊃ **DELTA** *(angl. delta —).* Thalassémie caractérisée par une diminution de l'HbA_2, par défaut de synthèse de la chaîne δ. Elle est cliniquement asymptomatique.

THALASSOTHÉRAPIE *s. f. (angl. thalassotherapy).* Utilisation thérapeutique de l'eau de mer et du climat marin.

THALIDOMIDE *s. f. (angl. thalidomide).* Produit hypnotique et sédatif dont l'absorption par des femmes enceintes a été à l'origine de graves malformations (notamment phocomélie) chez le fœtus. La thalidomide est utilisée à titre exceptionnel comme immunosuppresseur dans un certain nombre d'affections et uniquement dans certains centres hospitaliers agréés.

THALLIUM *s. m. (angl. thallium).* Élément métallique mou, de couleur blanc bleuté, de numéro atomique 81, de masse atomique 204,37. Il forme des sels très toxiques, dont certains étaient autrefois utilisés pour leur effet dépilatoire. Son isotope radioactif ^{201}Tl est utilisé pour la scintigraphie myocardique. Symbole : Tl.

THALLOTOXICOSE *s. f. (angl. thallotoxicosis).* Intoxication par les sels de thallium.

THANATO- *(angl. thanato-).* Préfixe d'origine grecque indiquant une relation avec la mort.

THANATOLOGIE *s. f. (angl. thanatology).* **1.** Somme des connaissances relatives à la mort. **2.** Étude de la mort du point de vue médicolégal (date de la mort, circonstances dans lesquelles elle s'est produite, phénomènes cadavériques).

THANATOPHOBIE *s. f. (angl. thanatophobia).* Crainte obsédante de la mort.

THANATOPRAXIE *s. f. (angl. thanatopraxy).* Ensemble des divers procédés destinés à conserver les cadavres. SYN. ***EMBAUMEMENT.***

THÉ *s. m. (angl. tea).* **1.** Nom d'un arbuste originaire du Japon et de la Chine *(Camellia thea)*, et de ses feuilles séchées. Celles-ci contiennent de la théine (caféine du thé) et du tannin. **2.** Infusion préparée avec des feuilles de thé. ⊂⊃ **DES JÉSUITES** ☞ ***MATÉ.*** ⊂⊃ **NOIR** *(angl. black —).* Feuilles de thé séchées après avoir subi une fermentation. ⊂⊃ **VERT** *(angl. green —).* Feuilles de thé séchées après la cueillette.

THÉBAÏNE *s. f. (angl. thebaine).* Alcaloïde cristallin toxique, extrait de l'opium.

THÉBAÏQUE *adj. (angl. thebaic).* Qui se rapporte à l'opium ou qui contient de l'opium.

THÉBAÏSME *s. m. (angl. thebaism).* ☞ ***OPIOMANIE.***

THEBESIUS ⊂⊃ **(VALVULE DE)** *(angl. thebesian valve).* ☞ ***VALVULE DU SINUS CORONAIRE.*** ⊂⊃ **(VEINES DE)** ☞ ***VEINE CARDIAQUE.***

THÉCAL *adj. (angl. thecal).* Qui se rapporte à une thèque, en particulier à la thèque folliculaire ovarienne.

THÉCOME *s. m. (angl. thecoma).* Tumeur bénigne de l'ovaire, apparaissant généralement après la ménopause, formée de cellules de la thèque (couche externe du follicule ovarien), de taille moyenne ou petite, et susceptible d'élaborer des estrogènes, ce qui peut entraîner une hyperplasie de l'endomètre et des métrorragies.

THEILE (CANAL DE) ☞ ***SINUS TRANSVERSE DU PÉRICARDE.***

THÉINE *s. f. (angl. theine).* Substance cristallisable extraite du thé, identique à la caféine.

THÉISME *s. m. (angl. theaism).* Intoxication par le thé.

THÉLALGIE *s. f. (angl. thelalgia).* Sensibilité douloureuse du mamelon.

THÉLARCHE *s. f. (angl. thelarche).* Développement mammaire à la puberté.

THÉLION *s. m. (angl. thelium).* Point anthropométrique situé au centre du mamelon.

THÉLITE *s. f. (angl. thelitis).* Inflammation du mamelon.

THÉLORRAGIE *s. f. (angl. thelorrhagia).* Hémorragie au niveau du mamelon.

THÉLOTISME *s. m. (angl. thelotism).* Érection du mamelon.

THÉNAR (ÉMINENCE) *(NA. eminentia thenaris). (angl. thenar eminence).* Éminence de la partie externe de la paume de la main, formée par les muscles court abducteur, court fléchisseur et opposant du pouce.

THÉNARIEN *adj. (angl. thenar).* Qui se rapporte à l'éminence thénar.

THEOBROMA Genre d'arbres de la famille des Sterculiacées. L'espèce *Theobroma cacao* est le cacaoyer.

THÉOBROMINE *s. f. (angl. theobromine).* Alcaloïde extrait des graines de *Theobroma cacao*, également préparé par synthèse à partir de la xanthine. Poudre blanche cristalline, à propriétés diurétiques, vasodilatatrices et cardiotoniques. SYN. ***DIMÉTHYLXANTHINE.***

THÉOPHYLLINE *s. f. (angl. theophylline).* Alcaloïde cristallin, extrait des feuilles de thé, isomère de la théobromine, diurétique, vasodilatateur coronarien et bronchodilatateur utilisé dans le traitement de l'asthme. La théophylline exerce également une action stimulante sur le système nerveux central.

THÉORIQUE *adj. (angl. theoretical).* **1.** Qui se rapporte à la théorie. **2.** Spéculatif, non pratique ou non réel.

THÈQUE *s. f. (angl. theca).* **1.** Enveloppe ou gaine. **2.** En particulier, l'enveloppe conjonctive qui entoure le follicule ovarien.

THÉRAPEUTE *s. m. (angl. therapist).* Médecin spécialiste de thérapeutique.

THÉRAPEUTIQUE **1.** *s. f. (angl. therapeutics).* Partie de la médecine qui s'occupe du traitement des maladies. Elle comprend l'étude des moyens propres à guérir ou à soulager les malades. **2.** *s. f.* Tout traitement. **3.** *adj. (angl. therapeutic).* Qui se rapporte au traitement des maladies ou qui est susceptible de les guérir. EX. *agent thérapeutique.* ⇔ **CIBLÉE** *(angl. causal therapeutics, specific therapeutics).* Traitement visant un objectif précis ; comme par exemple : prescription d'un antibiotique adapté à un germe particulier après détermination de sa sensibilité par l'antibiogramme. S'oppose à thérapeutique probabiliste. ⇔ **HYGIÉNIQUE** *(angl. hygiene therapeutics).* Ensemble des procédés susceptibles de rétablir la santé sans l'intervention de substances médicamenteuses : régime alimentaire, hydrothérapie, gymnastique, etc. ⇔ **MOLÉCULAIRE CIBLÉE** *(angl. molecular targeted therapeutic).* Thérapeutique dirigée contre une cible moléculaire présente qui est supposée jouer un rôle dans la pathologie à traiter. Abréviation : TMC. ⇔ **PROBABILISTE** Traitement ayant le plus de chance d'être efficace ; comme par exemple : prescription d'un antibiotique à large spectre avant de connaître la nature d'un germe.

THÉRAPIE *s. f. (angl. therapy).* **1.** Thérapeutique. **2.** Traitement. **3.** Psychothérapie. ⇔ **COMPORTEMENTALE** *(angl. behavior —).* Variété de psychothérapie fondée sur l'apprentissage et le conditionnement, et ayant pour but de modifier des comportements inadaptés, notamment en cas de névrose phobique ou obsessionnelle. ⇔ **GÉNIQUE** *(angl. gene therapy).* Traitement d'une affection par transfert de gènes. ⇔ **OCCUPATIONNELLE** *(angl. occupational —).* Technique thérapeutique employée dans diverses affections somatiques et psychiques, et qui a pour but de réadapter le malade en lui faisant exécuter les gestes de l'activité journalière.

THERM-, THERMO- *(angl. therm-, thermo-).* Préfixes d'origine grecque indiquant une relation avec la chaleur.

THERMAL *adj. (angl. thermal).* Se dit des eaux minérales naturelles chaudes (en général au-dessus de 25 °C) et de tout ce qui s'y rapporte. EX. *cure thermale, station thermale.*

THERMALGÉSIE *s. f. (angl. thermalgesia).* Sensation douloureuse provoquée par la chaleur. SYN. ***THERMOALGÉSIE.***

THERMALISME *s. m. (angl. thermatology, balneology).* Ensemble des moyens médicaux, sociaux, etc., mis en œuvre pour l'utilisation thérapeutique des eaux thermales.

THERMANALGÉSIE *s. f.* ☞ ***THERMO-ANALGÉSIE.***

THERMES *s. m. (angl. thermal baths).* Établissement destiné à l'usage thérapeutique des eaux médicinales chaudes.

THERMESTHÉSIE *s. f. (angl. thermesthesia).* Sensibilité à la chaleur.

THERMESTHÉSIOMÈTRE *s. m. (angl. thermesthesiometer).* Appareil servant à mesurer la sensibilité à la chaleur de différentes parties de la peau.

THERMIQUE *adj. (angl. thermal, thermic).* Qui se rapporte à la chaleur.

THERMO-ANALGÉSIE *s. f. (angl. thermoanesthesia).* Abolition des sensations douloureuses produites par la chaleur. SYN. ***THERMANALGÉSIE, THERMO-ANESTHÉSIE.***

THERMO-ANESTHÉSIE *s. f. (angl. thermoanesthesia).* ☞ ***THERMO-ANALGÉSIE.***

THERMOCAUTÈRE *s. m. (angl. thermocautery).* Tout appareil utilisé pour cautériser les tissus au moyen de la chaleur.

THERMOCAUTÉRISATION *s. f. (angl. thermocauterization).* Cautérisation d'une plaie ou d'un tissu au moyen de la chaleur produite par un thermocautère.

THERMOCOAGULATION *s. f. (angl. thermocoagulation).* Coagulation de tissus sous l'effet de la chaleur produite par un courant à haute fréquence.

THERMODILUTION *s. f. (angl. thermodilution).* Méthode de mesure du débit sanguin par dilution d'un soluté refroidi.

THERMOESTHÉSIE *s. f. (angl. thermoesthesia).* ☞ ***THERMESTHÉSIE.***

THERMOGÈNE *adj. (angl. thermogenic).* Qui produit de la chaleur.

THERMOGENÈSE *s. f. (angl. thermogenesis).* Production de chaleur.

THERMOGRAMME *s. m. (angl. thermogram).* Tracé fourni par un thermographe.

THERMOGRAPHE *s. m. (angl. thermograph).* Thermomètre enregistreur des variations de température.

THERMOGRAPHIE *s. f. (angl. thermography).* **1.** Enregistrement graphique des variations de température au moyen du thermographe. **2.** Méthode utilisant le rayonnement infrarouge émis naturellement par un sujet. L'émission d'une zone du corps est d'autant plus grande que sa température est élevée. L'image thermographique permet de détecter les zones affectées par un processus pathologique, la température étant augmentée à leur niveau. Cette méthode est notamment utilisée pour le diagnostic des mastopathies, en particulier des tumeurs de la glande mammaire.

THERMOLABILE *adj. (angl. thermolabile).* Qui subit des modifications ou s'altère sous l'effet d'une élévation de température. Se dit des sérums qui perdent leur activité à la température de 55-56 °C.

THERMOLARYNGOSCOPE *s. m. (angl. thermolaryngoscope).* Laryngoscope chauffé électriquement, pour empêcher la vapeur de se condenser sur le miroir.

THERMOLYSE *s. f. (angl. thermolysis).* **1.** Perte de chaleur par l'organisme, par radiation, sudation, etc. **2.** Décomposition chimique au moyen de la chaleur. SYN. ***PYROLYSE.***

THERMOMASSAGE *s. m. (angl. thermomassage).* Procédé thérapeutique associant le massage à l'utilisation de la chaleur.

THERMOMÈTRE *s. m. (angl. thermometer).* Instrument permettant de mesurer la température. Il se compose essentiellement d'une substance qui se dilate ou se contracte suivant les variations de la température et d'une échelle graduée qui indique le degré de contraction ou de dilatation. ◇ **DIFFÉRENTIEL** *(angl. differential —).* Type de thermomètre, muni d'un tube capillaire, servant à mesurer de petites différences de température.

THERMOMÉTRIE *s. f. (angl. thermometry).* Mesure des températures au moyen de thermomètres.

THERMOMÉTRIQUE *adj. (angl. thermometric).* Qui se rapporte à la mesure des températures.

THERMOPALPATION *s. f. (angl. thermopalpation).* Palpation visant à déceler des différences de températures entre diverses parties du corps.

THERMOPHILE *adj. (angl. thermophilic).* Qui préfère les températures élevées. Se dit notamment des micro-organismes qui vivent entre 40 °C et 70 °C et qui se développent le mieux entre 50 °C et 55 °C.

THERMOPHOBIE *s. f. (angl. thermophobia).* Crainte morbide de la chaleur.

THERMORÉGULATEUR *adj. (angl. thermoregulator).* Qui se rapporte à la régulation thermique.

THERMORÉGULATION *s. f. (angl. thermoregulation).* Régulation assurée par le système nerveux et tendant à maintenir la température centrale à un niveau sensiblement constant (environ 37 °C chez l'homme). SYN. ***RÉGULATION THERMIQUE.***

THERMORÉSISTANT *adj. (angl. thermoresistant).* Qui résiste à des températures élevées ; se dit notamment de micro-organismes.

THERMOSCOPE *s. m. (angl. thermoscope).* Thermomètre différentiel.

THERMOSENSIBLE *adj. (angl. thermosensitive).* Dépendant de la température.

THERMOSTABILITÉ *s. f. (angl. thermostability).* État d'un corps thermostable.

THERMOSTABLE *adj. (angl. thermostable).* Qui ne subit pas de modifications de structure sous l'effet d'une élévation de température. Se dit des sérums qui résistent à des températures supérieures à 55 °C.

THERMOSYSTALTISME *s. m. (angl. thermosystaltism).* Contraction musculaire provoquée par la chaleur.

THERMOTAXIE *s. f. (angl. thermotaxis).* Réaction de locomotion orientée d'organismes mobiles, déclenchée et entretenue par une source de chaleur, et s'effectuant soit dans sa direction (thermotaxie positive), soit dans la direction opposée (thermotaxie négative).

THERMOTHÉRAPIE *s. f. (angl. thermotherapy).* Utilisation thérapeutique de la chaleur.

THERMOTROPISME *s. m. (angl. thermotropism).* Réaction d'orientation d'un végétal ou d'un animal fixé, s'effectuant soit dans la direction d'une source de chaleur (thermotropisme positif), soit dans la direction opposée (thermotropisme négatif).

THÉSAURISMOSE *s. f. (angl. storage disease).* Toute affection due à l'accumulation dans les cellules de quantités anormalement élevées de substances normales ou pathologiques (lipides, glycogène, phosphatides, etc.). Les thésaurismoses comprennent les glycogénoses, les lipoïdoses, les gangliosidoses et les mucopolysaccharidoses. SYN. ***MALADIE DE SURCHARGE.***

THÉVENARD (MALADIE DE) *(angl. Thevenard's syndrome).* Maladie familiale transmise sur le mode autosomique dominant ; elle est due à des lésions des nerfs périphériques et des racines sensitives postérieures qui entraînent au niveau des extrémités : maux perforants, déformations et ostéolyse. SYN. ***ACROPATHIE ULCÉROMUTILANTE FAMILIALE.***

THI-, THIO-, THION- *(angl. thi-, thio-, thia-).* Préfixes d'origine grecque indiquant la présence de soufre dans une molécule, notamment sous forme de soufre bivalent.

THIABENDAZOLE *s. m.* ☞ ***TIABENDAZOLE.***

THIAMINE *s. f. (angl. thiamine).* ☞ ***VITAMINE B1.*** ◇ **(PYROPHOSPHATE DE)** ☞ ***COCARBOXYLASE.***

THIAZIDIQUE (DIURÉTIQUE) *(angl. thiazide diuretic).* Membre d'un groupe de composés à action diurétique, qui dérivent du noyau benzothiodiazine. Ils augmentent l'excrétion rénale de sodium et de chlore, avec un volume correspondant d'eau. Ils augmentent également l'excrétion de potassium, ce qui peut entraîner une hypokaliémie. Ils provoquent parfois une hyperglycémie et une hyperuricémie. Les divers membres de ce groupe diffèrent par leur puissance. Le représentant type des diurétiques thiazidiques est le chlorothiazide. Ils sont utilisés dans le traitement des œdèmes, de l'hypertension artérielle et du diabète insipide. SYN. ***BENZOTHIADIAZIDE.***

THIBIERGE-WEISSENBACH (SYNDROME DE) *(angl. Thibierge-Weissenbach syndrome).* Association d'une sclérodermie systémique et de calcifications sous-cutanées. ☞ ***CREST (SYNDROME).***

THIEMANN (MALADIE DE) *(angl. Thiemann's disease).* Acrodysplasie à transmission autosomique récessive caractérisée par une nécrose aseptique des épiphyses des deuxièmes phalanges digitales de l'enfant.

THIÉMIE *s. f. (angl. thiemia).* Taux du soufre dans le sang.

THIERSCH (OPÉRATIONS DE) *(angl. Thiersch's operations).* **1.** Technique pour la cure de l'épispadias masculin continent. **2.** Traitement du prolapsus rectal grave par cerclage de l'anus au niveau du sphincter à l'aide d'un fil métallique.

THIGMESTHÉSIE *s. f. (angl. thigmesthesia).* Sensibilité tactile.

THIOACIDE *s. m. (angl. thioacid).* Acide organique de formule générale R-CO-SH, dans lequel un des atomes d'oxygène du groupe carboxyle a été remplacé par un atome de soufre. SYN. ***SULFACIDE.***

THIOALCOOL *s. m. (angl. thioalcohol).* Alcool dans lequel l'atome d'oxygène du groupe -OH a été remplacé par un atome de soufre. SYN. ***THIOL, MERCAPTAN.***

THIOL *s. m. (angl. thiol).* **1.** SYN. ***SULFHYDRYLE.*** **2.** SYN. ***THIOALCOOL.*** **3.** Succédané de l'ichtyol ; poudre brunâtre formée par l'action du soufre sur des huiles lourdes de pétrole. Le thiol est employé dans le traitement de diverses maladies de la peau.

THIONÉINE *s. f. (angl. thioneine).* Dérivé soufré de l'histidine, isolé à l'origine de l'ergot de seigle et constituant normal des cellules sanguines. SYN. ***ERGOTHIONÉINE.***

THIOPENTAL *s. m. (angl. thiopental).* Barbiturique d'action brève. SYN. ***PENTHIOBARBITAL.***

THIOPEXIE *s. f. (angl. thiopexy).* Fixation du soufre dans les tissus.

THIOPHILE *adj. (angl. thiophilic).* Qui montre une affinité pour le soufre. Se dit notamment de bactéries qui se développent en présence de soufre ou de composés soufrés.

THIORIDAZINE *s. f. (angl. thioridazine).* Dérivé de la phénothiazine. Neuroleptique, administré par voie orale. ☞ ***PHÉNOTHIAZINE.***

THIOTÉPA *s. m. (angl. thiotepa).* Antinéoplasique cytostatique alcoylant. Il est utilisé dans le traitement des cancers de l'ovaire et du sein.

THIO-URACILE *s. m. (angl. thiouracil).* Inhibiteur de la synthèse de l'hormone thyroïdienne, a été utilisé dans le traitement de l'hyperthyroïdie. Il est actuellement abandonné en raison de sa toxicité.

THIOXANTHÈNE *s. m. (angl. thioxanthene).* Membre d'un groupe de composés (les thioxanthènes) analogues structuraux des phénothiazines, possédant les mêmes propriétés et les mêmes indications que celles-ci. Ce sont des neuroleptiques.

THLIPSENCÉPHALE *s. m. (angl. thlipsencephalus).* Monstre pseudencéphalien présentant un crâne ouvert.

THOMAS ◇ **(ATTELLE DE)** *(angl. Thomas' splint).* Dispositif permettant le traitement en urgence des fractures du membre inférieur, en particulier du fémur, composé essentiellement de deux barres métalliques parallèles, qui à l'extrémité proximale sont ajustées à un anneau et à l'extrémité distale sont réunies par une barre transversale, sur laquelle s'exerce la traction. ◇ **(SIGNE DE)** *(angl. Thomas' sign).* Procédé permettant d'évaluer le degré de flexion d'une hanche ankylosée : il consiste à imprimer à la hanche indemne une flexion jusqu'à effacement de la lordose compensatrice. Cette flexion correspond à celle de la hanche malade.

THOMSEN (MALADIE DE) *(angl. myotonia congenita).* Affection héréditaire à transmission dominante caractérisée par une hypertrophie musculaire et une myotonie généralisée. La physiopathologie repose sur une anomalie du canal du chlore. SYN. ***MYOTONIE CONGÉNITALE.***

THOMSON (MALADIE DE) *(angl. Thomson's disease).* ☞ ***ROTHMUND-THOMSON (SYNDROME DE).***

THORACALGIE *s. f. (angl. thoracalgia).* Douleur thoracique. SYN. ***THORACODYNIE.***

THORACECTOMIE *s. f. (angl. thoracectomy).* Thoracotomie avec résection costale.

THORACENTÈSE *s. f. (angl. thoracentesis).* ☞ ***THORACOCENTÈSE.***

THORACIQUE *adj. (angl. thoracic).* Qui se rapporte au thorax.

THORACO-ABDOMINAL *adj. (angl. thoracoabdominal).* Qui se rapporte au thorax et à l'abdomen.

THORACOCENTÈSE *s. f. (angl. thoracocentesis).* Ponction chirurgicale de la paroi thoracique dans le but d'explorer ou d'évacuer la cavité pleurale. SYN. ***PONCTION THORACIQUE.***

THORACOCŒLOSCHISIS *s. f. (angl. thoracoceloschisis).* Fissure congénitale du thorax et de l'abdomen. SYN. ***THORACOGASTROSCHISIS.***

THORACODELPHE *s. m. (angl. thoracodelphus, thoradelphus).* Monstre double monocéphalien présentant deux troncs unis au-dessus de l'ombilic et distincts au-dessous, deux membres supérieurs et quatre membres inférieurs. SYN. ***THORADELPHE.***

THORACODIDYME *s. m. (angl. thoracodidymus).* ☞ ***THORACOPAGE.***

THORACODYNIE *s. f. (angl. thoracodynia).* ☞ ***THORACALGIE.***

THORACOGASTRODIDYME *s. m. (angl. thoracogastrodidymus).* Monstre fœtal double formé de deux corps unis par le thorax et l'abdomen.

THORACOGASTROSCHISIS *s. f. (angl. thoracogastroschisis).* ☞ ***THORACOCŒLOSCHISIS.***

THORACOGRAPHE *s. f. (angl. thoracograph).* Appareil pour l'enregistrement des mouvements thoraciques pendant la respiration. SYN. ***THORACOPNEUMOGRAPHE.***

THORACOLAPAROTOMIE *s. f. (angl. thoracolaparotomy).* Incision continue de la paroi thoracique et de la paroi abdominale.

THORACOLOMBAIRE *adj. (angl. thoracolumbar).* Qui se rapporte au thorax et à la région lombaire. SYN. ***LOMBO-THORACIQUE.***

THORACOLYSE *s. f. (angl. thoracolysis).* Résection d'adhérences entre le poumon et la paroi thoracique.

THORACOMÈLE *s. m. (angl. thoracomelus).* Monstre fœtal possédant un membre supplémentaire inséré au niveau du thorax.

THORACOMÈTRE *s. m. (angl. thoracometer).* Appareil servant à mesurer l'expansion respiratoire du thorax.

THORACOMÉTRIE *s. f. (angl. thoracometry).* Mesure des dimensions du thorax ou de l'amplitude des mouvements thoraciques.

THORACOMYODYNIE *s. f. (angl. thoracomyodynia).* Douleur localisée aux muscles du thorax.

THORACOPAGE *s. m. (angl. thoracopagus).* Monstre double dont les deux composants sont unis par le thorax. SYN. ***THORACODIDYME.*** ◇ **PARASITAIRE** *(angl. — parasiticus).* Monstre double chez lequel le parasite, petit et imparfait, est uni par le thorax à l'autosite.

THORACOPARACÉPHALE *s. m. (angl. thoracoparacephalus).* Thoracopage dont l'un des composants ne possède qu'une tête rudimentaire.

THORACOPATHIE *s. f. (angl. thoracopathy).* Toute affection du thorax ou des organes thoraciques.

THORACOPHRÉNO-LAPAROTOMIE *s. f. (angl. thoracolaparotomy).* Incision des parois thoraciques et abdominales ainsi que du diaphragme.

THORACOPHRÉNOTOMIE *s. f. (angl. thoracophrenotomy).* Incision de la paroi thoracique et du diaphragme.

THORACOPLASTIE *s. f. (angl. thoracoplasty).* Intervention chirurgicale consistant à réséquer plusieurs côtes pour provoquer l'affaissement de la paroi thoracique, dans le but d'entraîner le collapsus du poumon, ou l'obturation d'une poche pleurale.

THORACOPNEUMOGRAPHE *s. m. (angl. thoracopneumograph).* ☞ ***THORACOGRAPHE.***

THORACOPNEUMOPLASTIE *s. f. (angl. thoracopneumoplasty).* Opération plastique portant sur la paroi thoracique et le poumon.

THORACOSCHISIS *s. f. (angl. thoracoschisis).* Fissure congénitale de la paroi thoracique. SYN. ***SCHIZOTHORAX.***

THORACOSCOPE *s. m. (angl. thoracoscope).* Endoscope spécial permettant l'examen de la cavité pleurale à travers un espace intercostal. SYN. ***PLEUROSCOPE.***

THORACOSCOPIE *s. f. (angl. thoracoscopy).* Examen direct de la cavité pleurale au moyen d'un thoracoscope. SYN. ***PLEUROSCOPIE, ENDOSCOPIE PLEURALE.***

THORACOSTOMIE *s. f. (angl. thoracostomy).* Création d'une ouverture dans la paroi thoracique, dans le but de réduire une pression intrathoracique excessive.

THORACOTOMIE *s. f. (angl. thoracotomy).* Ouverture chirurgicale de la paroi thoracique.

THORACOXIPHOPAGE *s. m.* Monstre fœtal double dont les deux composants sont unis par les sternums et les cartilages costaux.

THORADELPHE *s. m.* ☞ ***THORACODELPHE.***

THORAX *s. m. (NA. thorax). (angl. thorax).* Partie supérieure du tronc, située entre le cou et l'abdomen, et limitée par la cage thoracique (sternum, côtes et colonne vertébrale) et par le diaphragme. Le thorax contient les organes principaux de la respiration et de la circulation. ◇ **EN BRÉCHET** ☞ ***THORAX EN CARÈNE.*** ◇ **EN CARÈNE** *(angl. chicken breast).* Déformation thoracique caractéristique du rachitisme et caractérisée par la proéminence du sternum et l'aplatissement des parois latérales. SYN. ***THORAX EN BRÉCHET.*** ◇ **EN ENTONNOIR** *(angl. funnel chest).* Déformation du thorax caractérisée par une dépression de la partie médiane et antérieure du thorax (enfoncement du sternum). ◇ **EN TONNEAU** *(angl. barrel-shaped —).* Déformation du thorax caractérisée par une forme bombée semblable à celle d'un tonneau. Elle est observée dans l'emphysème pulmonaire chronique. ◇ **PIRIFORME** *(angl. piriform —).* Thorax large à sa partie supérieure et étroit à la base, rappelant la forme d'une poire renversée.

THORIUM *s. m. (angl. thorium).* Élément radioactif de numéro atomique 90 et de masse atomique 232,038. Le dioxyde de thorium ou thorothrast a été utilisé comme produit de contraste en radiographie. Symbole : Th.

THORN ⇔ (ÉPREUVE DE) *(angl. Thorn's test).* Exploration de la corticosurrénale par l'ACTH. Chez le sujet normal l'administration d'ACTH provoque une diminution des éosinophiles et une augmentation du cortisol plasmatique. L'ACTH est actuellement remplacée par le *Synactène.* ⇔ **(SYNDROME DE)** *(angl. salt losing syndrome, Thorn's syndrome).* Néphrite hypochlorémique avec perte d'eau et de sel d'origine rénale par néphropathie tubulaire, pyélonéphrite, rein polykystique, etc. SYN. ***NÉPHRITE AVEC PERTE DE SEL.***

THORNTON (SIGNE DE) *(angl. Thornton's sign).* Douleur intense au niveau des flancs dans la lithiase rénale.

THORON *s. m. (angl. thoron).* Élément gazeux radioactif (isotope du radon), produit de désintégration du thorium.

THOROTRAST *(angl. thorotrast).* Dioxyde de thorium utilisé autrefois en radiologie vasculaire. Il a été responsable de cancers du foie.

THOST-UNNA (MALADIE DE) *(angl. keratosis palmaris et plantaris).* Érythrokératodermie palmoplantaire congénitale et familiale.

THRÉONINE *s. f. (angl. threonine).* Acide aminé présent dans la majorité des protéines. Comme elle possède deux carbones asymétriques, la thréonine peut présenter quatre stéréoisomères. La L-thréonine est un acide aminé essentiel pour l'organisme humain.

THRILL *s. m.* Frémissement perçu à la palpation (terme anglais).

THROMB-, THROMBO- *(angl. thromb-, thrombo-).* Préfixes d'origine grecque signifiant caillot.

THROMBANGÉITE *s. f. (angl. thrombangeitis).* ☞ ***THROMBOANGÉITE.***

THROMBASE *s. f. (angl. thrombase).* ☞ ***THROMBINE.***

THROMBASTHÉNIE *s. f. (angl. thrombasthenia).* Modification de la forme et des propriétés des plaquettes sanguines, dont le nombre est normal, voire augmenté. Il en résulte des troubles de l'hémostase. ⇔ **HÉRÉDITAIRE** *(angl. hereditary —).* ☞ ***GLANZMANN (THROMBASTHÉNIE DE).***

THROMBECTOMIE *s. f. (angl. thrombectomy).* Excision d'un thrombus vasculaire.

THROMBIDIOSE *s. f. (angl. chigger's dermatitis).* Dermatose prurigineuse observée en été et due à la pénétration dans la peau de la nymphe (ou aoûtat) d'un acarien : *thrombidium autumnalis.*

THROMBINE *s. f. (angl. thrombin).* Enzyme provenant de l'activation de la prothrombine plasmatique. Elle transforme le fibrinogène en fibrine. SYN. ***THROMBASE.***

THROMBINOFORMATION *s. f. (angl. thrombinformation).* Temps de la coagulation au cours duquel la prothrombine est transformée en thrombine.

THROMBINOGÈNE *s. m. (angl. thrombinogen).* ☞ ***PROTHROMBINE.***

THROMBO-AGGLUTINATION *(angl. thromboagglutination).* Agglutination des plaquettes.

THROMBO-AGGLUTININE *(angl. thromboagglutinin).* Anticorps pouvant agglutiner les plaquettes.

THROMBOANGÉITE *s. f. (angl. thromboangiitis).* Inflammation des parois des vaisseaux sanguins, associée à la thrombose. SYN. ***THROMBANGÉITE.*** ⇔ **OBLITÉRANTE** *(angl. — obliterans).* ☞ ***BUERGER (MALADIE DE).***

THROMBOARTÉRITE *s. f. (angl. thromboarteritis).* Artérite compliquée de thrombose.

THROMBOCLASIE *s. f. (angl. thromboclasis).* ☞ ***THROMBOLYSE.***

THROMBOCYTAIRE *adj. (angl. thrombocytic).* Qui se rapporte aux thrombocytes. SYN. ***PLAQUETTAIRE.***

THROMBOCYTE *s. m.* ☞ ***PLAQUETTE.***

THROMBOCYTÉMIE *s. f. (angl. thrombocythemia).* ☞ ***THROMBOCYTHÉMIE.***

THROMBOCYTHÉMIE *s. f. (angl. thrombocythemia).* Augmentation persistante du nombre de plaquettes dans le sang périphérique (supérieure à 800 000/mm³). Elle est souvent associée à une leucémie, une polycythémie, une maladie de Hodgkin, etc. ⇔ **HÉMORRAGIQUE ESSENTIELLE** *(angl. hemorrhagic —).* Syndrome myéloprolifératif d'étiologie inconnue caractérisé par une élévation du nombre des thrombocytes, une augmentation du nombre des mégacaryocytes dans la moelle osseuse, une splénomégalie, des épistaxis et des hémorragies gastriques et duodénales. L'évolution toujours fatale est lente.

THROMBOCYTOCRITE *s. m. (angl. thrombocytocrit).* Appareil pour déterminer la quantité de plaquettes dans le sang.

THROMBOCYTOLYSE *s. f. (angl. thrombocytolysis).* Destruction des plaquettes.

THROMBOCYTOPATHIE *s. f. (angl. thrombocytopathy).* ☞ ***THROMBOPATHIE.***

THROMBOCYTOPÉNIE *s. f. (angl. thrombocytopenia).* Diminution du nombre des thrombocytes dans le sang circulant, les thrombocytes présents étant fonctionnellement normaux. SYN. ***THROMBOPÉNIE, HYPOPLAQUETTOSE.*** ⇔ **AIGUË IDIOPATHIQUE** *(angl. essential —).* Affection caractérisée par des hémorragies cutanées (purpura), muqueuses et viscérales, due à une baisse du taux des thrombocytes circulants au-dessous de 100 000/mm³. Chez l'enfant la forme aiguë guérit en quelques semaines ; chez l'adulte le passage à la chronicité est plus fréquent ; la thrombopénie est due à un processus immunologique. SYN. ***THROMBOCYTOPÉNIE ESSENTIELLE.***

THROMBOCYTOPOÏÈSE *s. f. (angl. thrombocytopoiesis).* Formation des plaquettes sanguines.

THROMBOCYTOSE *s. f. (angl. thrombocytosis).* Augmentation du nombre des thrombocytes dans le sang. SYN. ***HYPERPLAQUETTOSE.***

THROMBOÉLASTOGRAMME *s. m. (angl. thromboelastogram).* Courbe enregistrée photographiquement avec le thromboélastographe.

THROMBOÉLASTOGRAPHE *s. m. (angl. thromboelastograph).* Appareil permettant l'enregistrement photographique et l'étude des différentes étapes de la coagulation.

THROMBOÉLASTOGRAPHIE *s. f. (angl. thromboelastography).* Procédé d'étude globale de l'hémostase fondé sur la mesure de l'élasticité du sang en voie de coagulation, puis du caillot, au moyen du thromboélastographe.

THROMBOEMBOLIE *s. f. (angl. thromboembolism).* Embolie ou occlusion complète d'un vaisseau sanguin par un thrombus.

THROMBOGÈNE *adj. (angl. thrombogenic).* Qui produit une thrombose.

THROMBOGENÈSE *s. f. (angl. thrombogenesis).* Formation de caillots.

THROMBOÏDE *adj. (angl. thromboid).* Qui ressemble à un thrombus.

THROMBOKINASE *s. f. (angl. thrombokinase).* Thromboplastine d'origine tissulaire.

THROMBOLYMPHANGITE *s. f. (angl. thrombolymphangitis).* Thrombose compliquée de lymphangite, ou provoquée par celle-ci.

THROMBOLYSE *s. f. (angl. thrombolysis).* Dissolution d'un caillot sanguin. SYN. ***THROMBOCLASIE.***

THROMBOLYSINE ☞ ***PLASMINE.***

THROMBOLYTIQUE *(angl. thrombolytic).* Qui a une action de dissolution sur un caillot.

THROMBOPATHIE *s. f. (angl. thrombopathy).* Toute affection due à une déficience qualitative des plaquettes sanguines. SYN. ***THROMBOCYTOPATHIE.***

THROMBOPÉNIE *s. f. (angl. thrombopenia).* ☞ ***THROMBOCYTOPÉNIE.***

THROMBOPHILIE *s. f. (angl. thrombophilia).* Tendance à la formation de thrombi par suite d'une hypercoagulabilité du sang. SYN. ***HYPERCOAGULABILITÉ.***

THROMBOPHLÉBITE *s. f. (angl. thrombophlebitis).* Inflammation d'une veine associée à une thrombose.

THROMBOPLASTINE *s. f. (angl. thromboplastin).* Ensemble de substances qui activent la coagulation du sang en transformant la prothrombine en thrombine. On distingue la thromboplastine plasmatique (ou endogène) et la thromboplastine tissulaire (ou exogène). SYN. ***PROTHROMBINASE.***

THROMBOPLASTINOFORMATION *s. f. (angl. thromboplastin-formation).* Formation de la thromboplastine endogène, intravasculaire, au cours de la coagulation du sang dont c'est le premier stade.

THROMBOPLASTINOGÈNE *s. m. (angl. thromboplastinogen).* Facteur VIII de coagulation, activateur de la thromboplastine plasmatique, et dont le déficit caractérise l'hémophilie A.

THROMBOPLASTIQUE *adj. (angl. thromboplastic).* Se dit des substances qui favorisent la transformation de la prothrombine en thrombine.

THROMBOPOÏÈSE *s. f.* ☞ ***THROMBOCYTOPOÏÈSE.***

THROMBOPOIÉTINE *s. f. (angl. thrombopoietin).* Substance d'origine hépatique qui stimulerait la formation plaquettaire.

THROMBOSE *s. f. (angl. thrombosis).* Formation d'un thrombus à l'intérieur d'un vaisseau sanguin ou d'une cavité cardiaque. ◇ **CORONAIRE** *(angl. coronary —).* Formation d'un caillot dans une artère coronaire, entraînant une ischémie et parfois un infarctus du myocarde. ◇ **PUERPÉRALE** *(angl. puerperal —).* Thrombose veineuse survenant chez la femme après l'accouchement. Elle est localisée surtout au pelvis et aux membres inférieurs.

THROMBOSPONDINE *s. f. (angl. thrombospondin).* Glycoprotéine sécrétée par les granules des plaquettes sanguines sous l'effet de la thrombine, et jouant un rôle dans l'agrégation plaquettaire.

THROMBOSTASE *s. f. (angl. thrombostasis).* Stase circulatoire favorisant la formation d'un thrombus dans les vaisseaux, le plus souvent au niveau des membres inférieurs.

THROMBOSTHÉNINE *s. f. (angl. thrombosthenin).* Protéine présente dans les plaquettes sanguines, et jouant un rôle important dans la rétraction du caillot.

THROMBOTEST *s. m. (angl. Owren's thrombotest).* Test permettant l'évaluation dans le plasma des quatre facteurs (prothrombine, proconvertine, facteur antihémophilique B, et facteur Stuart) dont la synthèse est vitamino K dépendante. SYN. ***TEST D'OWREN.***

THROMBOTIQUE *adj. (angl. thrombotic).* Qui se rapporte à la thrombose.

THROMBOXANE *(angl. thromboxane).* Substance provenant de l'acide arachidonique synthétisée par les leucocytes et les plaquettes. Elle entraîne vasoconstriction et agrégation plaquettaire en cas de lésion de l'endothélium. La thromboxane A_2($TBXA_2$) se transforme rapidement en thromboxane B_2($TBXB_2$) inactive.

THROMBUS *s. m. (angl. thrombus).* Caillot sanguin formé dans le cœur ou dans un vaisseau, où il détermine une thrombose. ◇ **AGONIQUE** *(angl. agony —).* Caillot formé dans le cœur ou les gros vaisseaux après la mort. ◇ **BLANC** *(angl. white —).* Thrombus constitué par des plaquettes agglutinées les unes aux autres et auxquelles s'accolent des leucocytes. SYN. ***THROMBUS HYALIN.*** ◇ **FIBRINEUX** *(angl. fibrin —).* Thrombus composé essentiellement de fibrine, et adhérant à la paroi vasculaire. ◇ **HYALIN** ☞ ***THROMBUS BLANC.*** ◇ **INFECTIEUX** *(angl. infec-*

tive —). Thrombus contenant des germes bactériens. SYN. ***THROMBUS SEPTIQUE***. ◇ **LATÉRAL** *(angl. lateral —)*. Thrombus adhérant à la paroi d'un vaisseau, et qui n'oblitère pas la lumière vasculaire. SYN. ***THROMBUS PARIÉTAL***. ◇ **MURAL** *(angl. mural —)*. Thrombus formé au niveau d'une lésion de l'endocarde. ◇ **OCCLUSIF** *(angl. obstructive —)*. Thrombus oblitérant la lumière d'un vaisseau. ◇ **ORGANISÉ** *(angl. organized —)*. Thrombus ayant subi des remaniements qui le transforment en un tissu conjonctif ou conjonctivo-vasculaire. ◇ **PARASITAIRE** *(angl. parasitic —)*. Thrombus constitué par des parasites agglomérés. ◇ **PARIÉTAL** *(angl. parietal —)*. ☞ ***THROMBUS LATÉRAL***. ◇ **PROLONGÉ** *(angl. propagated —)*. Thrombus qui augmente de volume en suivant la direction du courant sanguin. ◇ **ROUGE** *(angl. red —)*. Thrombus dû à la stagnation du sang dans un vaisseau. Le caillot est constitué de globules rouges et de plaquettes enserrés dans un réseau de fibrine. Contrairement au thrombus blanc, il adhère peu à la paroi vasculaire. ◇ **TRAUMATIQUE** *(angl. traumatic —)*. Thrombus constitué à l'endroit d'un traumatisme vasculaire.

THULIUM *s. m. (angl. thulium)*. Élément métallique très rare, de numéro atomique 69 et de masse atomique 168,93. Symbole : Tm.

THYM *s. m. (angl. thyme)*. Nom vernaculaire des plantes du genre *Thymus*. L'espèce *T. vulgaris* (thym vulgaire), qui contient une essence riche en thymol, est utilisée comme condiment, tonique et anthelminthique. ◇ **(ESSENCE DE)** *(angl. — oil)*. Liquide jaunâtre qui contient 20 % à 30 % de thymol. C'est un antiseptique.

THYMECTOMIE *s. f. (angl. thymectomy)*. Ablation chirurgicale du thymus.

THYMIE *s. f. (angl. thymia, mood)*. Humeur, tonus affectif. Ce terme est plus souvent employé comme suffixe. EX. *lipothymie*.

THYMINE *s. f. (angl. thymine)*. Base pyrimidique entrant dans la constitution des acides désoxyribonucléiques (ADN). Les acides ribonucléiques (ARN) contiennent habituellement de l'uracile au lieu de la thymine. Le nom de thymine vient du fait que cette substance a initialement été isolée des acides nucléiques du thymus.

THYMIQUE *adj. (angl. thymic)*. **1.** Qui se rapporte au thymus. **2.** Qui se rapporte à l'humeur.

THYMITE *s. f. (angl. thymitis)*. Inflammation du thymus.

THYMOANALEPTIQUE *(angl. antidepressant)*. **1.** *adj.* Qui stimule l'humeur. **2.** *s. m.* Médicament qui stimule le tonus émotionel comme les antidépresseurs.

THYMOCYTE *s. m. (angl. thymocyte)*. Lymphocyte issu du thymus.

THYMODÉPENDANT *adj. (angl. thymus dependent)*. Qui dépend du thymus en particulier le lymphocyte T.

THYMOL *s. m. (angl. thymol)*. Phénol cristallisable, tiré de l'essence de thym. Il a été utilisé comme fongicide et anthelminthique.

THYMOLEPTIQUE *(angl. thymoleptic)*. **1.** *adj.* Qui déprime l'humeur. **2.** *s. m.* Médicament qui agit en tant que tranquillisant sur le tonus émotionnel perturbé.

THYMOLYSE *s. f. (angl. thymolysis)*. Lyse du parenchyme thymique.

THYMOME *s. m. (angl. thymoma)*. Tumeur bénigne ou maligne du thymus.

THYMOPATHIE *s. f. (angl. thymopathy)*. Toute affection du thymus.

THYMOPRIVE *adj. (angl. thymoprivous, thymoprivic)*. Qui est en rapport avec l'absence ou l'atrophie du thymus.

THYMOTOXIQUE *adj. (angl. thymotoxic)*. Qui est toxique pour le thymus.

THYMUS *s. m. (NA. thymus). (angl. thymus)*. Organe glandulaire transitoire, dont il ne reste que des vestiges adipeux vers l'âge de 10 ou 12 ans. Il est situé à la partie inférieure du cou et à la partie supérieure du médiastin antérieur ; il est formé de deux lobes allongés, chacun d'eux étant composé d'une série de petits lobules disposés autour d'un axe ou cordon central conjonctif. Le thymus sécrète des polypeptides, tels que la thymosine, la thymine, la thymuline, qui contribuent à donner la compétence immunitaire aux lymphocytes T dits thymo-dépendants, agents de l'immunité cellulaire. ◇ **ACCESSOIRES** *(angl. accessory —)*. Nodules isolés du thymus, développés aux dépens de reliquats embryonnaires du canal pharyngo-thymique et situés au voisinage du corps thyroïde.

THYRÉO-, THYRO- *(angl. thyreo-, thyro-)*. Préfixes d'origine grecque indiquant une relation avec la thyroïde.

THYRÉOGÈNE *adj. (angl. thyrogenic)*. Qui est d'origine thyroïdienne. SYN. ***THYROGÈNE***.

THYRÉOGLOBULINE *s. f. (angl. thyreoglobulin)*. ☞ ***THYROGLOBULINE***.

THYRÉOGLOSSE *adj. (angl. thyroglossal)*. Qui se rapporte à la thyroïde et à la langue.

THYRÉOLIBÉRINE *s. f. (angl. thyrotropin releasing hormone)*. Hormone hypothalamique stimulant la sécrétion hypophysaire de thyréostimuline. Abréviation : TRH (de l'anglais *Thyrotropin Releasing Hormone*), TRF (de l'anglais *Thyrotropin Releasing Factor*).

THYRÉOPATHIE *s. f. (angl. thyropathy)*. Terme générique désignant toute affection de la glande thyroïde.

THYRÉOPRIVE *adj. (angl. thyroprival)*. Qui résulte de l'ablation de la glande thyroïde.

THYRÉOPTOSE *s. f. (angl. thyroptosis)*. Descente de la glande thyroïde dans la cavité thoracique.

THYRÉOSTIMULINE *s. f. (angl. thyroid stimulating hormone)*. Hormone sécrétée par le lobe antérieur de l'hypophyse et ayant pour action de stimuler la production des hormones thyroïdiennes. Son taux est régulé par les taux plasmatiques de T_3 et de T_4. Abréviation : TSH. SYN. ***HORMONE THYRÉOTROPE, THYROTROPHINE, THYROTROPINE.*** ◇ **(TEST À LA)** *(angl. thyrotropin releasing hormone stimulation test).* Comparaison de la fixation thyroïdienne d'iode radioactif avant et après injection de TSH. La fixation s'élève en cas d'insuffisance thyroïdienne d'origine hypophysaire. SYN. ***TEST DE QUÉRIDO.***

THYRÉOTOXICOSE *s. f. (angl. thyrotoxicosis).* État pathologique provoqué par une production endogène ou une administration excessive d'hormones thyroïdiennes. ◇ **FACTICE** *(angl. — factitia).* Troubles résultant de la prise volontaire d'hormones thyroïdiennes.

THYRÉOTOXIQUE *adj. (angl. thyrotoxic).* Qui se rapporte à la thyréotoxicose.

THYRÉOTROPE *adj. (angl. thyrotropic).* Qui a une affinité pour la glande thyroïde ou qui exerce une influence sur la glande thyroïde. ◇ **(HORMONE)** ☞ ***THYRÉOSTIMULINE.***

THYRO-ARYTÉNOÏDIEN *adj. (angl. thyroarytenoid).* Qui se rapporte au cartilage thyroïde et au cartilage aryténoïde. ◇ **(MUSCLE)** Muscle de la région latérale profonde du larynx. ☞ ***ATLAS ANATOMIQUE DES MUSCLES EN ANNEXE.***

THYROCALCITONINE *s. f. (angl. thyrocalcitonin).* ☞ ***CALCITONINE.***

THYROCYTE *s. m. (angl. thyroid cell).* Cellule thyroïdienne.

THYRO-ÉPIGLOTTIQUE *adj. (angl. thyroepiglottic).* Qui se rapporte au cartilage thyroïde et à l'épiglotte.

THYROGÈNE *adj. (angl. thyrogenous).* ☞ ***THYRÉOGÈNE.***

THYROGLOBULINE *s. f. (angl. thyroglobulin).* Glycoprotéine iodée de poids moléculaire 650 000 d. synthétisée par les cellules folliculaires de la thyroïde, au sein de laquelle sont synthétisées les hormones thyroïdiennes. La thyroglobuline est un marqueur des cancers thyroïdiens différenciés. Abréviation : TG. SYN. ***THYRÉOGLOBULINE.***

THYROHYOÏDIEN *adj. (angl. thyrohyoid).* Qui se rapporte au cartilage thyroïde et à l'os hyoïde. ◇ **(MUSCLE)** Muscle de la région sous-hyoïdienne. ☞ ***ATLAS ANATOMIQUE DES MUSCLES EN ANNEXE.***

THYROÏDE *s. f. (NA. glandula thyroidea). (angl. thyroid).* Glande endocrine située à la partie antérieure et inférieure du cou, en avant des premiers anneaux de la trachée. Elle est constituée de deux lobes latéraux ovoïdes, réunis par un isthme duquel se détache parfois un lobe intermédiaire ou pyramide de Lalouette. La thyroïde est formée de vésicules remplies d'une matière colloïdale, au sein d'un tissu conjonctif, et entourées d'un réseau vasculaire. Elle sécrète les hormones thyroïdiennes : T_3 ou tri-iodothyronine et T_4 ou tétra-iodothyronine. SYN. ***GLANDE THYROÏDE, CORPS THYROÏDE.*** ◇ **ABERRANTE** *(angl. aberrant —).* ☞ ***THYROÏDE ACCESSOIRE.*** ◇ **ACCESSOIRE** *(angl. accessory —).* Petite masse glandulaire de même structure que la thyroïde, que l'on peut observer en un point quelconque des territoires dérivés des arcs branchiaux. SYN. ***THYROÏDE ABERRANTE.*** ◇ **(CARTILAGE)** *(angl. — cartilage).* ☞ ***CARTILAGE THYROÏDE.*** ◇ **LINGUALE** *(angl. lingual —).* Tissu thyroïdien localisé à la base de la langue, entre le trou borgne et l'os hyoïde.

THYROÏDECTOMIE *s. f. (angl. thyroidectomy).* Ablation chirurgicale, totale ou partielle, de la glande thyroïde.

THYROÏDIEN *adj. (angl. thyroid).* Qui se rapporte à la glande thyroïde.

THYROÏDISME *s. m. (angl. thyroidism).* Ensemble de troubles dus à l'administration d'extraits thyroïdiens à doses excessives.

THYROÏDITE *s. f. (angl. thyroiditis).* Toute inflammation de la glande thyroïde. ◇ **AUTO-IMMUNE** *(angl. autoimmune —).* ☞ ***HASHIMOTO (MALADIE DE).*** ◇ **CHRONIQUE DE HASHIMOTO** *(angl. Hashimoto's —).* ☞ ***HASHIMOTO (MALADIE DE).*** ◇ **LIGNEUSE CHRONIQUE** *(angl. chronic fibrous —).* ☞ ***RIEDEL (MALADIE LIGNEUSE DE).*** ◇ **PARASITAIRE** *(angl. Chagas' disease, —).* Thyroïdite de la trypanosomiase américaine (maladie de Chagas). ◇ **SUBAIGUË DE DE QUERVAIN** *(angl. De Quervain —).* ☞ ***DE QUERVAIN (MALADIES DE).***

THYROÏDOTHÉRAPIE *s. f.* ☞ ***THYROTHÉRAPIE.***

THYROÏDOTOMIE *s. f. (angl. thyroidotomy).* Incision chirurgicale de la glande thyroïde. Terme peu usité.

THYROPARATHYROÏDECTOMIE *s. f. (angl. thyroparathyroidectomy).* Ablation chirurgicale de la glande thyroïde et des glandes parathyroïdes.

THYROPEROXYDASE *s. f. (angl. thyroperoxydase).* Principale enzyme synthétisant les hormones thyroïdiennes.

THYROTHÉRAPIE *s. f. (angl. thyroidotherapy).* Traitement par des extraits thyroïdiens. SYN. ***THYROÏDOTHÉRAPIE.***

THYROTOME *s. m. (angl. thyrotome).* Instrument servant à sectionner le cartilage thyroïde.

THYROTOMIE *s. f. (angl. thyrotomy).* Incision chirurgicale du larynx à travers le cartilage thyroïde.

THYROTOXICOSE *s. f.* ☞ ***THYRÉOTOXICOSE.***

THYROTROPHINE *s. f. (angl. thyrotrophin).* ☞ ***THYRÉOSTIMULINE.***

THYROTROPINE *s. f. (angl. thyrotropin).* ☞ ***THYRÉOSTIMULINE.***

THYROXIN BINDING GLOBULIN Abréviation : TBG. ☞ ***THYROXINE.***

THYROXINE *s. f. (angl. thyroxine).* Tétra-iodothyronine. Hormone thyroïdienne provenant de la condensation de deux molécules de di-iodotyrosine. Elle augmente la consommation d'oxygène de la plupart des tissus, ainsi que le métabolisme basal et la thermogenèse. Dans le sang la thyroxine existe sous deux formes : libre (forme active) et liée à la TBG (*Thyroid Binding Globulin*). Abréviation : T_4. SYN. ***TÉTRA-IODOTHYROXINE.***

THYROXINÉMIE *s. f. (angl. thyroxinemia).* Présence de thyroxine dans le sang.

THYROXINIEN *adj. (angl. thyroxinic).* Qui se rapporte à la thyroxine.

Ti *(angl. Ti).* Symbole chimique du titane.

Tl *(angl. Tl).* Symbole chimique du thallium.

TIABENDAZOLE *s. m. (angl. thiabendazole).* Anthelminthique dérivé du benzimidazole, très actif contre de nombreuses espèces de vers nématodes, en particulier *Strongyloides stercoralis* et *Trichinella spiralis.*

TIBIA *(angl. tibia).* Os formant avec la fibula le squelette de la jambe. ☞ ***ATLAS ANATOMIQUE DES OS EN ANNEXE.*** ⟜ **EN LAME DE SABRE** *(angl. saber-shaped tibia).* Incurvation à convexité antéro-externe avec aplatissement latéral. ⟜ **VARA** Incurvation du tibia à convexité externe. SYN. ***BLOUNT (MALADIE DE).***

TIBIAL *adj. (angl. tibial).* Qui se rapporte au tibia.

TIBIALGIE *s. f. (angl. tibialgia).* Douleur tibiale.

TIBIOCALCANÉEN *adj. (angl. tibiocalcanean).* Qui se rapporte au tibia et au calcanéus.

TIBIOFÉMORAL *adj. (angl. tibiofemoral).* Qui se rapporte au tibia et au fémur.

TIBIOFIBULAIRE *adj. (angl. tibiofibular).* Qui se rapporte au tibia et à la fibula.

TIBIONAVICULAIRE *adj. (angl. tibionavicular).* Qui se rapporte au tibia et à l'os naviculaire.

TIBIOTARSIEN *adj. (angl. tibiotarsal).* Qui se rapporte au tibia et au tarse.

TIC *s. m. (angl. tic).* Trouble moteur ou vocal brusque, rapide, répété, intempestif et sans but, conscient mais involontaire. ☞ ***GILLES DE LA TOURETTE (MALADIE DE).*** ⟜ **DOULOUREUX DE LA FACE** ☞ ***NÉVRALGIE TRIGÉMINALE.***

TICK BITE FEVER Terme anglais, utilisé également en français, synonyme de fièvre par morsure de tiques.

TIEDEMANN (NERF DE) *(angl. Tiedemann's nerve).* Plexus de fibres nerveuses issues des nerfs ciliaires, autour de l'artère centrale de la rétine.

TIERCE (FIÈVRE) *(angl. tertian fever).* ☞ ***FIÈVRE TIERCE.***

TIETZE (SYNDROME DE) *(angl. Tietze's syndrome).* Syndrome caractérisé par la tuméfaction douloureuse de certains cartilages chondro-costaux.

TIFFENEAU (RAPPORT DE) Rapport entre le volume expiratoire maximum par seconde (VEMS) et la capacité vitale (CV). Ce rapport est normalement de l'ordre de 75 %.

TIGE PITUITAIRE *(angl. pituitary stalk).* Cordon de substance nerveuse qui unit l'infundibulum tubérien au lobe postérieur de l'hypophyse.

TIGROÏDE *adj. (angl. tigroid).* Qui a un aspect moucheté. EX. *corps tigroïdes (corps de Nissl).*

TIGROLYSE *s. f. (angl. tigrolysis).* Désintégration de la substance chromophile des corps de Nissl de la cellule nerveuse. SYN. ***CHROMOPHILLYSE.***

TILBURY-FOX (IMPÉTIGO DE) *(angl. Tilbury-Fox impetigo).* Impetigo streptococcique. SYN. ***IMPÉTIGO DE FOX.***

TILE (CLASSIFICATION DE) *(angl. Tile's classification).* Classification des fractures du bassin en 3 types : A = stabilité préservée, B = instabilité horizontale, C = instabilité horizontale et verticale.

TILIA Genre d'arbres de la famille des Tiliacées, dont la feuille est utilisée comme antispasmodique. Nom vernaculaire : tilleul.

TILLAUX ET PHOCAS (MALADIE DE) *(angl. Tillaux's disease).* SYN. ***MALADIE KYSTIQUE DU SEIN.***

TILLAUX (MANŒUVRE DE) *(angl. Tillaux's manoeuver).* Manœuvre ayant pour but de mettre en évidence l'adhérence d'une tumeur du sein au grand pectoral.

TILLETIA Genre de champignons de la famille des Tillétiacées, ordre des *Ustilaginales*, parasites des végétaux. Ce sont les agents des « caries » des céréales.

TILLEUL *s. m. (angl. linden).* Nom vernaculaire des arbres du genre *Tilia.*

TIMBRE *s. m. (angl. patch).* Pastille adhésive appliquée sur la peau et permettant l'administration percutanée d'une substance, qu'il s'agisse d'un réactif comme la tuberculine ou d'un médicament comme la trinitrine.

TIMOFEEW (APPAREIL DE) *(angl. Timofeew's apparatus).* Réseau filamenteux nerveux terminal situé sur un corpuscule de Meissner.

TINEA *s. f. (angl. tinea).* Dénomination ancienne de certaines maladies de la peau. ⟜ **ALBIGENA** *(angl. — albigena).* Dermatose mycosique due à *Glenosporella albicans*, observée en Extrême Orient et caractérisée par l'association d'une hyperkératose des paumes et des plantes à une dépigmentation. ⟜ **ASBESTINA** *(angl. asbestos like —).* SYN. ***TEIGNE AMIANTACÉE (D'ALIBERT).*** ⟜ **FLAVA** *(angl. — versicolor).* Épidermomycose analogue au pityriasis versicolor. ⟜ **IMBRICATA** *(angl. — imbricata).* Trichophytie de la peau glabre, observée en Asie du Sud-Est, en Amérique du Sud et aux îles Tokelau (îles de la Polynésie), et caractérisée par la formation de plaques, disposées de manière concentrique, qui couvrent de grandes surfaces de peau, associée à un prurit intense. Elle est due à *Trichophytum concentricum.* SYN. ***TOKÉLAU.*** ⟜ **NIGRA** *(angl. — nigra).* Dermatose mycosique palmoplantaire due à *Cladosporium wernecki.* ⟜ **NODOSA** SYN. ***TRICHORRHEXIS NODOSA.*** ⟜ **PEDIS** *(angl. — pedis).* Épidermophytie interdigitale. SYN. ***PIED D'ATH-***

LÈTE. ◇ **UNGUI** ☞ ***ONYCHOMYCOSE.*** ◇ **VERSICOLOR** SYN. ***PITYRIASIS VERSICOLOR.***

TINEL (SIGNES DE) *(angl. Tinel's signs).* **1.** Paresthésies distales lors de la percussion d'un nerf sectionné. Elles indiquent la régénération débutante de celui-ci. **2.** En cas de syndrome du canal carpien, la percussion du nerf médian au poignet provoque une décharge électrique dans le territoire de ce nerf.

TINNITUS *s. m. (angl. tinnitus).* Acouphènes caractérisés par la perception de bruits anormaux tels que bourdonnements (tinnitus grave), tintements (tinnitus moyen) ou sifflements (tinnitus aigu).

TIQUE *s. f. (angl. tick).* Nom vernaculaire des Ixodidés. La morsure de ces acariens est à l'origine de la transmission, chez l'homme, de diverses affections telles que la maladie de Lyme.

TIRAGE *s. m.* Dépression du creux épigastrique, de la partie supérieure du thorax et du cou pendant l'inspiration forcée, dans les cas d'obstruction des voies respiratoires, croup, œdème de la glotte, etc.

TIROIR (SIGNES DU) **1.** *(angl. drawer test).* Mouvements antéro-postérieurs anormaux imprimés à l'épiphyse tibiale par rapport aux condyles fémoraux, le genou étant fléchi ; ils traduisent une déchirure des ligaments croisés. **2.** Mouvement de va-et-vient obtenu, le sujet étant assis, en tirant sur la cuisse et en la repoussant. Il traduit une pseudarthrose du col du fémur.

TISANE *s. f. (angl. tisane).* Boisson médicinale qui résulte de l'infusion d'une ou de plusieurs substances végétales dans l'eau.

TISELIUS (APPAREIL DE) *(angl. Tiselius' apparatus).* Appareil à électrophorèse utilisé pour la séparation des protéines des liquides organiques.

TISSU *s. m. (angl. tissue).* Ensemble de cellules qui ont la même fonction et présentent la même différenciation morphologique. ◇ **ADIPEUX** *(angl. adipose —).* Variété de tissu conjonctif formé de cellules adipeuses. ◇ **ADIPEUX BRUN** *(angl. brown adipose —).* Tissu graisseux présent chez le nouveau-né et certains mammifères hibernants. ◇ **CARTILAGINEUX** *(angl. cartilaginous —).* Tissu conjonctif dont la substance fondamentale contient une substance mucoïde, la cartilagéine, englobant des fibrilles collagènes et dans laquelle baignent les chondrocytes. ◇ **CAVERNEUX** *(angl. cavernous —).* ☞ ***TISSU ÉRECTILE.*** ◇ **CHROMAFFINE** *(angl. chromaffin —).* Tissu composé principalement de cellules chromaffines, dans la substance médullaire des glandes surrénales. ◇ **CICATRICIEL** *(angl. cicatricial —).* Tissu conjonctif fibreux dont est constituée la cicatrice. ◇ **COMPACT** *(angl. compact —).* Tissu osseux dense qui constitue la couche périphérique continue d'un os. ◇ **CONJONCTIF** *(angl. connective —).* Tissu de soutien et de liaison, dérivé du mésoblaste, formé de fibres conjonctives et élastiques et de cellules (fibroblastes), qui comprend le tissu conjonctif proprement dit, avec ses deux variétés, lâche et dense, et les tissus adipeux, élastique, osseux et cartilagineux. ◇ **DE GRANULATION** *(angl. granulation —).* Tissu conjonctif jeune très vascularisé, qui se forme dans le processus de guérison d'une plaie ou d'un ulcère. ◇ **ÉLASTIQUE** *(angl. elastic —).* Variété de tissu conjonctif constitué principalement de fibres élastiques, parfois disposées en lamelles, que l'on trouve principalement dans la tunique intermédiaire des vaisseaux, les ligaments et les tendons. ◇ **ENDOTHÉLIAL** ☞ ***ENDOTHÉLIUM.*** ◇ **ÉPISCLÉRAL** *(angl. episcleral —).* Tissu conjonctif lâche situé entre la sclérotique et la conjonctive. ◇ **ÉRECTILE** *(angl. erectile —).* Tissu contenant des espaces veineux en communication directe avec des artères et qui, en se remplissant de sang, met en érection l'organe qui le contient : pénis, bulbe du vagin, aréole, etc. SYN. ***TISSU CAVERNEUX.*** ◇ **FIBREUX** *(angl. fibrous —).* Tissu conjonctif dense, constitué de fibres collagènes réunies en faisceaux compacts, entrecroisés, qui forme les tendons, les ligaments articulaires, les aponévroses, etc. ◇ **GÉLATINEUX** *(angl. gelatinous —).* ☞ ***TISSU MUQUEUX.*** ◇ **GLANDULAIRE** *(angl. glandular —).* Tissu épithélial qui constitue le parenchyme d'une glande. ◇ **HÉTÉROLOGUE** *(angl. heterologous —).* Tissu dont la structure diffère de celle des tissus normalement présents dans un organisme. ◇ **HOMOLOGUE** *(angl. homologous —).* Tissu dont la structure et la fonction sont analogues à celles d'un autre tissu du même organisme ou d'un autre organisme. ◇ **INTERSTITIEL** *(angl. interstitial —).* Tissu conjonctif présent entre les éléments cellulaires spécifiques d'un organe, qui constitue le stroma de celui-ci. ◇ **LAMELLEUX** *(angl. lamellar —).* Tissu conjonctif disposé autour d'un organe sous forme de couches ou de membranes minces. Ses cellules constituent un endothélium polygonal continu. ◇ **LARDACÉ** *(angl. lardaceous —).* Tissu infiltré d'amylose. ◇ **LYMPHOÏDE** *(angl. lymphoid —).* Tissu réticulé dont les mailles renferment des lymphocytes et qui constitue l'élément caractéristique des organes lymphoïdes. ◇ **LYMPHOÏDE PRIMAIRE** *(angl. primary lymphoid —).* Nom donné aux organes dans lesquels les lymphocytes effectuent leurs premières étapes de maturation : foie fœtal, moelle osseuse, thymus et, chez les oiseaux, bourse de Fabricius. ◇ **MÉSENCHYMATEUX** *(angl. mesenchymal —).* Tissu embryonnaire non différencié composé de cellules ramifiées au sein d'une substance fondamentale coagulable. ◇ **MUQUEUX** *(angl. mucous —).* Tissu conjonctif constituant la majeure partie du cordon ombilical jeune. SYN. ***TISSU GÉLATINEUX.*** ◇ **MUSCULAIRE** *(angl. musclar —).* Tissu contractile qui constitue la substance propre du muscle. ◇ **MYÉLOÏDE** *(angl. myeloid —).* Tissu constitutif de la moelle osseuse rouge, au sein duquel sont formés les éléments figurés du sang. ◇ **NERVEUX** *(angl. nerve —).* Tissu qui constitue la substance propre du système nerveux central et périphérique. ◇ **NODAL** *(angl. nodal —).* Tissu composé de fibres musculaires et nerveuses, comme celui qui constitue le nœud sinu-atrial du cœur. ◇ **OSSEUX** *(angl. osseous —).* Variété de tissu conjonctif composé d'une substance molle, l'osséine, et de sels en proportions diverses, et constitué essentiellement par des fibres qui forment avec les sels des lamelles osseuses laissant entre elles des cavités, à l'intérieur desquelles se logent les cellules osseuses ou ostéocytes. ◇ **OSTÉOGÈNE** *(angl. osteogenic —).* Portion du périoste proche de l'os, qui contribue à la formation du tissu osseux. ◇ **OSTÉOÏDE** *(angl. osteoid —).* Tissu ayant la disposition du tissu osseux, mais non calcifié. ◇ **PARENCHYMATEUX** *(angl. parenchymatous —).* ☞ ***PARENCHYME.*** ◇ **RÉTICULAIRE** *(angl. reticular —).* Variété de tissu spongieux des os, à trabécules espacées. ◇ **SCLÉREUX** *(angl. sclerous —).* Tout tissu conjonctif de consistance ferme, normal ou pathologique. ◇ **SOUS-CUTANÉ** *(angl. subcutaneous —).* Tissu conjonctif lâche, situé immédiatement au-dessous de la peau. ◇ **SPONGIEUX** *(angl. spongy bone).* Tissu osseux criblé de larges cavités que séparent des cloisons grêles et contenant de la moelle osseuse. Il constitue la partie centrale des épiphyses des os longs et le corps des os courts. ◇ **SPONGIOÏDE** *(angl. spongioid —).* Tissu osseux d'aspect spongieux que l'on trouve dans les os des sujets atteints de rachitisme. ◇ **SYMPLASTIQUE** *(angl. symplastic —).* ☞ ***SYNCYTIUM.***

TISSULAIRE *adj. (angl. tissular).* Qui se rapporte aux tissus organiques.

TITANE *s. m. (angl. titanium).* Élément métallique, dur, de couleur blanche, de numéro atomique 22, de masse atomique 47,90. Son dioxyde, de formule TiO_2, a été préconisé dans le traitement de certaines dermatoses.Symbole : Ti.

TITILLOMANIE *s. f. (angl. titillomania).* Tendance morbide, irrépressible, à se gratter.

Tm *(angl. Tm).* Symbole chimique du thulium.

TNF Abréviation de *Tumor Necrosis Factor* (facteur nécrosant des tumeurs). Le TNF est une cytokine qui provoque la nécrose cellulaire. ☞ ***ANTI-TNFA.***

TNM (classification) *(angl. TNM system).* Classification utilisée en cancérologie pour évaluer l'extension tumorale, en fonction de la taille de la tumeur T, de l'envahissement ganglionnaire N (pour *node* en anglais), de la présence de métastases M, chaque lettre étant suivie d'un coefficient numérique (T_0, T_1, T_2, etc.).

TOBRAMYCINE *s. f. (angl. tobramycin).* Antibiotique de la famille des aminoglucosides. ☞ ***AMINOSIDES.***

TOCO- *(angl. toco-).* Préfixe d'origine grecque indiquant une relation avec l'accouchement.

TOCOCARDIOGRAPHE *s. m. (angl. tococardiograph).* Appareil permettant d'enregistrer en même temps, pendant l'accouchement, les battements cardiaques du fœtus et les contractions utérines.

TOCODYNAMOMÈTRE *s. m. (angl. tocodynamometer).* Dynamomètre servant à déterminer la force des contractions utérines au cours de l'accouchement. SYN. ***TOCOMÈTRE.***

TOCOGRAPHE *s. m. (angl. tocograph).* Tocodynamomètre enregistreur.

TOCOGRAPHIE *s. f. (angl. tocography).* Enregistrement de la force de contraction de l'utérus au cours de l'accouchement au moyen du tocographe.

TOCOLYSE *s. f. (angl. tocolysis).* Inhibition des contractions utérines.

TOCOLYTIQUE *adj. (angl. tocolytic).* Qualifie une substance inhibant les contractions utérines.

TOCOMÈTRE *s. m. (angl. tocometer).* ☞ ***TOCODYNAMOMÈTRE.***

TOCOPHÉROL *s. m. (angl. tocopherol).* ☞ ***VITAMINE E.***

TODD (PARALYSIE DE) *(angl. Todd's palsy).* Hémiplégie transitoire post bravais-jacksonienne.

TOGAVIRIDAE Famille de virus à ARN monocaténaire, à symétrie icosaédrique, enveloppés, d'une taille comprise entre 40 et 70 nm. Cette famille comprend notamment le genre *Alphavirus* (anciennement *Arbovirus* du groupe A). À ce genre appartiennent le virus Chikungunya, transmis par des moustiques et qui entraîne en Afrique et en Asie des arthralgies accompagnées de fièvre et d'un rash ; les virus des encéphalites équines ; le virus O' Nyong Nyong, responsable en Afrique d'une affection voisine de la dengue. Les trois autres genres sont les *Rubivirus* (rubéole), *Flavivirus* (fièvre jaune et dingue) et *Pestivirus.*

TOGAVIRUS *s. m. (angl. togavirus).* ☞ ***TOGAVIRIDAE.***

TOKÉLAU *s. m. (angl. tokelau).* ☞ ***TINEA IMBRICATA.***

TOLBUTAMIDE *s. m. (angl. tolbutamide).* Sulfamide hypoglycémiant. ☞ ***SULFONYLURÉE.***

TOLÉRANCE *s. f. (angl. tolerance).* Faculté d'un organisme de supporter un médicament ou un toxique. ◇ **CROISÉE** *(angl. crossed —).* Tolérance à un médicament ou à un poison, résultant de la tolérance déjà acquise à une autre substance. ◇ **IMMUNITAIRE** *(angl. immunological —).* État d'absence de réponse immunitaire à un antigène donné qui habituellement la déclenche. L'absence de réponse peut s'expliquer par le contact avec l'antigène dans la période d'immaturité immunologique (vie intra-utérine, premiers jours suivant la naissance) ou, chez des individus immunologiquement matures, par l'administration d'une ou de plusieurs doses très élevées de l'antigène, ou de doses très réduites et répétées pendant longtemps.

TOLÉROGÈNE *adj. (angl. tolerogenic).* Qui provoque la tolérance immunitaire. S'emploie aussi comme substantif.

TOLNAFTATE *s. m. (angl. tolnaftate).* Antifongique synthétique pour usage externe.

TOLOSA-HUNT (SYNDROME DE) *(angl. Tolosa-Hunt syndrome).* Ophtalmoplégie douloureuse, attribuée à un processus granulomateux dans le sinus caverneux.

TOLU (BAUME DE) *(angl. Tolu balsam).* Oléorésine de *Miroxylon toluifera*, arbre tropical d'Amérique ; stimulant, expectorant et stomachique.

TOLUÈNE *s. m. (angl. toluene).* Substance utilisée comme solvant et antiseptique, et pour la préparation de matières colorantes. Hautement toxique. SYN. ***MÉTHYLBENZÈNE.***

TOLUIDINE *s. f. (angl. toluidine).* Substance dérivée du toluène et dont les propriétés chimiques sont voisines de celles de l'aniline. Hautement toxique. ◇ **(BLEU DE)** *(angl. — blue).* Matière colorante employée en histologie pour colorer les noyaux et comme bactéricide dans les affections conjonctivales.

TOMENTEUX *adj. (angl. tomentous).* **1.** Qui est couvert de duvet. **2.** Qui est recouvert de villosités.

TOMENTUM *s. m. (angl. tomentum).* Substance douce au toucher. ◇ **CÉRÉBRAL** *(angl. — cerebri).* Réseau de très petits vaisseaux sanguins de la pie-mère et du cortex cérébral.

TOMES ◇ **(COUCHE GRANULEUSE DE)** *(angl. Tomes' layer).* Couche externe de dentine proche du cément. ◇ **(FIBRE DE)** *(angl. Tomes' fiber).* Prolongements ramifiés des odontoblastes dans les tubules dentinaires.

TOMMASELLI (MALADIE DE) *(angl. Tommaselli's disease).* Fièvre et hématurie par abus de quinine.

TOMODENSITOMÉTRIE *s. f. (angl. computerized tomography, scanning).* Technique de radiodiagnostic qui consiste à traiter par ordinateur les informations fournies par les rayons X. Des rayons X collimatés (émis en faisceaux très étroits) et balayant l'organe examiné « en tranches » sont mesurés par des capteurs reliés à un ordinateur qui calcule les différents coefficients d'absorption des tissus et reconstitue des images en coupes fines. La première application de la tomodensitométrie a été l'exploration du crâne et du cerveau, puis cette technique a été étendue au corps entier. Abréviation : TDM. SYN. ***SCANOGRAPHIE.***

TOMOGRAMME *s. m. (angl. tomogram).* Image radiographique obtenue par tomographie.

TOMOGRAPHE *s. m. (angl. tomograph).* Appareil permettant de réaliser des tomographies.

TOMOGRAPHIE *s. f. (angl. tomography).* **1.** Procédé d'exploration radiologique permettant d'obtenir la radiographie d'une mince couche d'organe à une profondeur voulue, en effaçant les plans sus et sous-jacents. Il se fonde sur le principe d'un mouvement combiné de la source de rayons X et du film, par rapport au malade. **2.** L'image obtenue par ce procédé. ◇ **AXIALE COMPUTÉRISÉE** *(angl. computed —).* Abréviation : TAC. ☞ ***TOMODENSITOMÉTRIE.*** ◇ **AXIALE INFORMATISÉE** TAI ☞ ***TOMODENSITOMÉTRIE.*** ◇ **EN COHÉRENCE** *(angl. optical coherent — (OCT)).* Technique utilisant le laser et permettant d'obtenir des coupes de la rétine afin de mesurer l'épaisseur des différentes couches du tissu rétinien. ◇ **PAR ÉMISSION DE POSITONS** *(angl. PET Scan).* Technique d'exploration radiologique qui se réalise après l'administration d'un radionucléide émetteur de positons et dont la détermination permet de reconstruire des images tridimensionnelles de l'organe étudié. Abréviation : TEP.

TONICARDIAQUE *s. m. (angl. cardiotonic).* ☞ ***CARDIOTONIQUE.***

TONICITÉ *s. f. (angl. tonicity).* État normal de tension d'un tissu ou d'un organe, en particulier des muscles.

TONICOCLONIQUE *adj. (angl. tonicoclonic).* Se dit des contractions musculaires qui sont à la fois toniques et cloniques comme dans la crise épileptique généralisée.

TONIQUE *adj. (angl. tonic).* **1.** Qui se rapporte au tonus musculaire. **2.** Qui stimule et fortifie l'organisme. S'emploie aussi comme substantif. **3.** Se dit d'une contraction musculaire continue, de convulsions provoquant un état de rigidité. S'oppose à clonique.

TONOFIBRILLE *s. f. (angl. tonofibril).* Structure fibrillaire du cytoplasme, biréfringente, caractéristique des couches profondes des épithéliums pavimenteux aplatis.

TONOFILAMENT *s. m. (angl. tonofilament).* Élément de la tonofibrille.

TONOGRAPHE *s. m. (angl. tonograph).* Tonomètre enregistreur.

TONOGRAPHIE *s. f. (angl. tonography).* Enregistrement graphique des variations de la pression intraoculaire.

TONOMÈTRE *s. m. (angl. tonometer).* Appareil servant à mesurer la pression intraoculaire.

TONOMÉTRIE *s. f. (angl. tonometry).* Mesure de la pression intraoculaire au moyen d'un tonomètre.

TONOPLASTE *s. m. (angl. tonoplast).* Membrane semi-perméable d'une vacuole intracellulaire.

TONOSCOPIE *s. f. (angl. tonoscopy).* Examen ophtalmoscopique des pulsations de l'artère rétinienne.

TONSILLAIRE *adj. (angl. tonsillar).* Qui se rapporte à la tonsille.

TONSILLE *s. f. (NA. tonsilla). (angl. tonsil).* **1.** Tout organe en forme d'amande. **2.** Plus particulièrement, la tonsille palatine. SYN. ***AMYGDALE.*** ◇ **CÉRÉBELLEUSE** *(NA. — cerebelli). (angl. tonsilla of cerebellum).* Lobule situé sur la face inférieure de chaque hémisphère cérébelleux. ◇ **INTES-**

TINALE *(angl. lymphatic node of small intestine).* Ensemble de follicules clos de la muqueuse de l'appendice vermiculaire du cæcum. SYN. ***TONSILLE APPENDICULAIRE.*** ⟡ **LINGUALE** *(NA. — lingualis). (angl. lingual —).* Ensemble de follicules clos lymphoïdes situés à la partie pharyngienne de la face dorsale de la langue. ⟡ **PALATINE** *(NA. — palatina). (angl. palatine —).* Organe pair, ovoïde, rougeâtre, d'une longueur de 13 à 18 mm, situé entre les piliers du voile du palais. Elle est composée principalement de tissu lymphoïde recouvert d'une muqueuse, et contient diverses cryptes et de nombreux follicules lymphatiques. ⟡ **PHARYNGIENNE** *(NA. — pharyngealis). (angl. pharyngeal —).* Amas de follicules lymphoïdes occupant la paroi supérieure du rhinopharynx. L'hypertrophie de ces follicules constitue les végétations adénoïdes. ⟡ **TUBAIRE** *(NA. — tubaria). (angl. tonsilla tubaria).* Masse de tissu lymphoïde qui se trouve à l'extrémité pharyngienne de la trompe auditive.

TONSILLECTOMIE *s. f. (angl. tonsillectomy).* Excision d'une ou des deux tonsilles.

TONSILLITE *s. f. (angl. tonsillitis).* Inflammation des tonsilles. ⟡ **AIGUË CATARRHALE** *(angl. acute —).* Angine causée par la localisation au niveau des tonsilles d'agents infectieux de nature banale. Elle se manifeste par la rougeur de la muqueuse du pharynx et des tonsilles, qui sont hypertrophiées, et par une atteinte de l'état général avec fièvre. SYN. ***ANGINE ROUGE, AMYGDALITE ÉRYTHÉMATEUSE.***

TONSILLOÏDE *adj. (angl. tonsilloid).* Qui ressemble à une amande ou à une tonsille.

TONSILLOTOME *s. m. (angl. tonsillotome).* Instrument servant pour la tonsillectomie.

TONSILLOTOMIE *s. f. (angl. tonsillotomy).* Incision ou excision partielle d'une ou des deux tonsilles.

TONUS MUSCULAIRE *(angl. muscular tonus).* État de tension, légère mais permanente, des muscles au repos, disparaissant en cas de dénervation musculaire.

TOPECTOMIE *s. f. (angl. topectomy).* Résection uni- ou bilatérale de certaines aires corticales cérébrales limitées (préfrontales, orbitaires), pratiquée en psychochirurgie.

TOPHACÉ *adj. (angl. tophaceous).* Qui se rapporte au tophus, qui en possède les caractères.

TOPHOLIPOME *s. m. (angl. topholipoma).* Lipome contenant des tophi, observé quelquefois chez les goutteux.

TOPHUS *s. m. (angl. tophus).* Concrétion uratique observée dans le tissu sous-cutané des goutteux, due à une altération métabolique des bases puriques.

TOPINARD (ANGLE FACIAL DE) *(angl. Topinard's angle).* Angle entre la ligne ophryon-prosthion et le plan horizontal alvéolocondylien de Broca.

TOPIQUE *(angl. topical).* **1.** *adj.* Se dit d'un médicament pour usage externe, qui agit localement, à l'endroit où il est appliqué. S'emploie aussi comme substantif. **2.** *s. f.* En psychanalyse, conception théorique qui envisage la personnalité sous l'angle de trois groupes de motivations et d'actions généralement opposées dans le conflit : le moi, le ça et le surmoi.

TOPO-ALGIE *s. f. (angl. topoalgia).* Douleur fixe sans support organique.

TOPO-ESTHÉSIE *s. f. (angl. topoesthesia).* Localisation d'une sensation tactile.

TOPOGNOSIE *s. f.* ☞ ***TOPO-ESTHÉSIE.***

TOPOGRAPHIE *s. f. (angl. topography).* Description des structures d'une région anatomique déterminée et de leurs rapports.

TOPO-ISOMÉRASE *s. f. (angl. topoisomerase).* Enzyme modifiant les superstructures de l'ADN.

TOPOTOMIE *s. f.* Section de fibres blanches sous-corticales. SYN. ***TOPECTOMIE.***

TORCH (syndrome) *(angl. TORCH syndrome).* Hépatosplénomégalie avec ictère et hyperplaquettose du nouveau-né en rapport avec une infection à TOxoplasmose, Rubéole, Cytomégalovirus ou Herpès.

TORCULAR *s. m. (angl. torcular).* Confluent des sinus.

TOREK (OPÉRATION DE) *(angl. Torek's operation).* Traitement de la cryptorchidie, ou ectopie testiculaire, par descente du testicule dans la bourse et fixation de celle-ci sous la peau de la cuisse.

TORKILDSEN (OPÉRATION DE) *(angl. Torkildsen's operation).* Dérivation du liquide des ventricules cérébraux vers la citerne cérébellomédullaire, dans certains types d'hydrocéphalie.

TORNWALDT (ANGINE DE) *(angl. Tornwaldt's disease).* Catarrhe rétronasal chronique.

TORPEUR *s. f. (angl. torpor).* État d'engourdissement général, physique et psychique. ⟡ **RÉTINIENNE** *(angl. — retinae).* Trouble de l'adaptation visuelle se manifestant surtout lors du passage du regard d'un objet éclairé à un objet sombre.

TORPIDE *adj. (angl. torpid).* Se dit d'une lésion ou d'une affection qui évoluent très lentement, sans tendance manifeste vers l'amélioration ou vers l'aggravation.

TORSADE DE POINTE *(angl. torsade de pointe).* Forme de fibrillation ventriculaire caractérisée sur le tracé électrocardiographique par des complexes QRS dont l'axe change progressivement, de sorte que, dans certaines dérivations, le complexe ventriculaire semble s'enrouler autour de la ligne isoélectrique. Elle se traduit cliniquement par des syncopes brutales à répétition, aux conséquences parfois très sévères.

TORSION *s. f. (angl. torsion).* Mouvement conjugué des yeux autour de l'axe antéro-postérieur du globe oculaire. ⟡ **DU CORDON SPERMA-**

TIQUE *(angl. — of spermatic cord).* Accident douloureux aigu produit par l'enroulement du cordon spermatique sur lui-même, qui entraîne à brève échéance une ischémie puis la nécrose testiculaire. Sa résolution est chirurgicale d'urgence. ◇ **TESTICULAIRE** *(angl. testicular —).* SYN. (couramment utilisé, bien qu'impropre) ***TORSION DU CORDON SPERMATIQUE.***

TORSIVERSION *s. f. (angl. torsiversion).* Position anormale d'une dent, due à une rotation autour de son axe.

TORTICOLIS *s. m. (angl. torticollis).* Torsion du cou avec inclinaison de la tête, s'accompagnant de douleurs musculaires. ◇ **CONGÉNITAL** *(angl. congenital —).* Torticolis permanent dû à la rétraction congénitale ou à une lésion du muscle sterno-cléido-mastoïdien au cours de l'accouchement. ◇ **PSYCHOGÈNE** *(angl. hysteric —).* Contracture involontaire des muscles du cou, relevant d'un mécanisme psychique. ◇ **SPASMODIQUE** *(angl. spasmodic —).* Dystonie focale entraînant une contraction des muscles cervicaux, qui imprime à la tête des mouvements d'inclinaison latérale avec rotation s'effectuant de manière lente ou par saccades explosives.

TORTUEUX *adj. (angl. tortuous).* Sinueux, qui présente des détours et des courbes irrégulières.

TORULA ☞ ***CRYPTOCOCCUS.***

TORULOPSIDOSE *s. f. (angl. torulopsidosis).* ☞ ***CRYPTOCOCCOSE.***

TORULOPSIS Genre de champignons de la famille des Cryptococcacées. *Torulopsis neoformans* (*Cryptococcus neoformans*) est l'agent de la torulose ou cryptococcose.

TORULOSE *s. f. (angl. torulosis).* ☞ ***CRYPTOCOCCOSE.***

TORUS *s. m.* En anatomie, éminence, protubérance. ◇ **MANDIBULAIRE** *(NA. torus mandibularis). (angl. mandibular torus).* Exostose localisée de manière symétrique à la face interne de la mandibule dans la région des prémolaires. ◇ **PALATIN** *(NA. torus palatinus). (angl. palatine torus).* Protubérance allongée du palais osseux, située au niveau de la suture intermaxillaire des processus palatins.

TOTI (OPÉRATION DE) *(angl. Toti's operation).* ☞ ***DACRYOCYSTO-RHINOSTOMIE.***

TOTIPOTENT *adj. (angl. totipotent).* Se dit des cellules non différenciées qui peuvent donner naissance à des cellules de tous ordres.

TOUCHER *s. m. (angl. touch).* Méthode d'exploration d'une cavité naturelle (rectum ou vagin) à l'aide d'un ou de plusieurs doigts.

TOUPET (OPÉRATION DE) *(angl. Toupet's operation).* Fundoplicature partielle postérieure conçue à l'origine comme geste complémentaire lors de la cardiomyotomie de Heller et utilisée dans la cure du reflux gastro-œsophagien.

TOURAINE-SOLENTE-GOLÉ (SYNDROME DE) *(angl. Touraine-Solente-Golé syndrome).* Pachypériostose généralisée, avec pachydermie localisée au cuir chevelu, à la face et aux membres inférieurs. Affection héréditaire.

TOURNAY (PHÉNOMÈNE D'ABDUCTION DE) *(angl. Tournay's sign).* Mydriase de la pupille de l'œil en abduction lorsque le regard se porte latéralement, et myosis de la pupille de l'œil en adduction. SYN. ***SIGNE DE TOURNAY.***

TOURNIOLE *s. f. (angl. runaround).* Panaris superficiel périunguéal.

TOURNIQUET *s. m. (angl. tourniquet).* Dispositif ou instrument destiné, généralement dans un but d'hémostase, à la compression circulaire d'un membre, d'une partie d'un organe, d'un gros vaisseau, etc. SYN. ***GARROT.***

TOURNIS *s. m. (angl. gid).* Cénurose cérébrale des moutons.

TOUROFF (OPÉRATION DE) *(angl. Touroff's operation).* Ligature de l'artère sous-clavière par voie transpleurale.

TOUTON (CELLULES DE) *(angl. Touton's giant cells).* Cellules géantes multinucléées contenant des inclusions lipidiques, observées dans les tumeurs xanthomateuses.

TOUX *s. f. (angl. cough).* Expulsion brusque, bruyante, plus ou moins répétée, de l'air contenu dans les poumons, afin de chasser des voies respiratoires toute substance irritante. ◇ **ABOYANTE** *(angl. barking —).* Toux forte et retentissante, comparable à l'aboiement d'un chien. ◇ **ÉMÉTISANTE** *(angl. Morton's —).* Accès de toux suivis de vomissements, survenant après les repas chez les tuberculeux. SYN. ***TOUX DE MORTON.*** ◇ **FÉRINE** Toux opiniâtre, sèche, rauque et bruyante. ◇ **GRASSE** *(angl. productive —).* Toux accompagnée d'expectorations. SYN. ***TOUX PRODUCTIVE.*** ◇ **IMPRODUCTIVE** ☞ ***TOUX SÈCHE.*** ◇ **POSTPRANDIALE** *(angl. postprandial —).* Toux apparaissant après les repas sous l'effet des stimuli de la déglutition. ◇ **PRODUCTIVE** ☞ ***TOUX GRASSE.*** ◇ **SÈCHE** *(angl. dry —).* Toux qui n'est pas accompagnée d'expectoration. SYN. ***TOUX IMPRODUCTIVE.***

TOX-, TOXI-, TOXICO-, TOXO- *(angl. tox-, toxi-, toxico-, toxo-).* Préfixes d'origine grecque indiquant une relation avec un poison.

TOXÉMIE *s. f. (angl. toxemia).* Présence de toxines en quantité excessive dans le sang. ◇ **GRAVIDIQUE** *(angl. gestational toxicosis).* Néphropathie survenant dans les trois derniers mois de la grossesse, à manifestations vasculaires et rénales : albuminurie, œdèmes, hypertension artérielle. Elle est due à une ischémie placentaire et peut aboutir à la crise d'éclampsie. SYN. ***NÉPHROPATHIE GRAVIDIQUE.***

TOXICITÉ *s. f. (angl. toxicity).* Propriété d'une substance qui peut empoisonner un organisme vivant. Elle s'exprime généralement par la dose minimale capable de tuer un animal de 1 kg.

TOXICODENDRON *s. m. (angl. toxicodendron).* Sumac vénéneux (*Rhus toxicodendron*).

TOXICODERMIE *s. f. (angl. drug eruption).* Toute dermatose d'origine toxique, en particulier d'origine médicamenteuse. SYN. ***TOXIDERMIE.***

TOXICOGÈNE *adj. (angl. toxicogenic).* Qui produit une substance toxique.

TOXICOLOGIE *s. f. (angl. toxicology).* Étude scientifique des poisons et des toxiques, en particulier de leur action, de leur mise en évidence dans l'organisme et du traitement des états morbides qu'ils provoquent.

TOXICOLOGISTE *s. m.* ☞ ***TOXICOLOGUE.***

TOXICOLOGUE *s. m. (angl. toxicologist).* Spécialiste en toxicologie.

TOXICOMANE *adj. (angl. toxicomaniac).* Qui présente une toxicomanie.

TOXICOMANIE *s. f. (angl. drug addiction).* Intoxication périodique ou chronique engendrée par la consommation répétée d'une drogue. Elle s'accompagne d'un désir invincible ou d'un besoin de continuer à consommer cette drogue et de se la procurer par tous les moyens, avec tendance à augmenter les doses et dépendance psychique et souvent aussi physique à l'égard des effets de la drogue.

TOXICOPATHIE *s. f. (angl. toxicopathy).* Toute affection provoquée par des substances toxiques.

TOXICOPHOBIE *s. f. (angl. toxicophobia).* Crainte morbide des poisons ou d'être empoisonné. SYN. ***TOXIPHOBIE.***

TOXICOPHORE *adj. (angl. toxiferous).* Se dit d'un animal (en particulier d'un poisson) capable de se nourrir de substances qui, une fois assimilées par lui, sont toxiques pour l'homme ; de ce fait, il n'est pas comestible.

TOXICOSE *s. f. (angl. toxicosis, poisoning).* Intoxication par des substances nocives produites dans l'organisme. SYN. ***INTOXICATION ENDOGÈNE.*** ◇ **ALIMENTAIRE** *(angl. food poisoning).* Intoxication due à des produits toxiques formés dans le tube digestif, provenant d'aliments avariés.

TOXIDERMIE *s. f. (angl. toxidermia).* ☞ ***TOXICODERMIE.***

TOXIE *s. f. (angl. toxie).* Unité de toxicité : quantité de liquide toxique capable de tuer instantanément, après injection intraveineuse, un lapin de 1 kg.

TOXIGÈNE *adj. (angl. toxigenic).* Qui produit des toxines. Se dit surtout de certains micro-organismes. SYN. ***TOXOGÈNE.***

TOXI-INFECTION *s. f.* Intoxication produite par des toxines bactériennes au cours d'une infection.

TOXINE *s. f. (angl. toxin).* Terme générique désignant les substances productrices d'effets toxiques, en particulier les substances protéiques d'origine animale, végétale ou bactérienne, dont les caractères généraux les plus importants sont de produire des effets toxiques et d'être antigéniques. ◇ **ANIMALE** *(angl. animal —).* Substance toxique d'origine animale, comme le venin des serpents. SYN. ***ZOOTOXINE.*** ◇ **BACTÉRIENNE** *(angl. bacterial —).* Toxine élaborée par des bactéries. Classiquement, on distingue les endotoxines et les exotoxines. ◇ **BOTULINIQUE** *(angl. botulinum —).* Chacune des cinq toxines (A, B, C, D, E) produites par *Clostridium botulinum.* La toxine botulinique est utilisée dans le traitement de certains spasmes musculaires. ☞ ***BOTULISME.*** ◇ **DE FATIGUE** *(angl. fatigue —).* Toxine se formant dans les muscles à la suite d'un effort excessif. ◇ **DIPHTÉRIQUE** *(angl. diphteria —).* Exotoxine protéique produite par *Corynebacterium diphteriae.* ◇ **ÉRYTHROGÈNE** *(angl. erythrogenic —).* Toxine isolée de cultures de *Streptococcus pyogenes,* responsable de l'exanthème de la scarlatine et de la réaction érythémateuse de la réaction de Dick. ◇ **EXTRACELLULAIRE** *(angl. extracellular —).* ☞ ***EXOTOXINE.*** ◇ **INTRACELLULAIRE** *(angl. intracellular —).* ☞ ***ENDOTOXINE.*** ◇ **TÉTANIQUE** *(angl. tetanus —).* Exotoxine produite par *Clostridium tetani,* qui comprend une neurotoxine (tétanospasmine) et une hémolysine (tétanolysine). ◇ **VÉGÉTALE** *(angl. plant —).* ☞ ***PHYTOTOXINE.***

TOXINIQUE *adj. (angl. toxinic).* **1.** Qui se rapporte aux toxines. **2.** Qui est provoqué par des toxines.

TOXIQUE *adj. (angl. toxic).* **1.** Qui contient un poison. **2.** Qui produit une intoxication dans l'organisme. S'emploie aussi comme substantif. ◇ **HÉMOLYTIQUE** *(angl. hemolytic —).* Toute substance qui provoque une hémolyse anormale. Il peut s'agir d'agents chimiques, végétaux ou animaux.

TOXISTÉROL *s. m. (angl. toxisterol).* Isomère toxique de l'ergostérol, obtenu par l'irradiation prolongée de celui-ci.

TOXOCARA Genre de vers nématodes parasites de la famille des Ascarididés. ◇ ***CANIS*** Ascarididé parasite de l'intestin du chien, parfois rencontré chez l'homme. ◇ ***CATI*** Ascarididé fréquent chez les chats domestiques et sauvages. Sa larve peut infester les enfants.

TOXOCAROSE *s. f. (angl. toxocariasis).* Injestation par des larves de *Toxocara.* Elle se manifeste cliniquement par le syndrome de larva migrans viscérale.

TOXOGLOBULINE *s. f. (angl. toxoglobulin).* Globuline toxique.

TOXOÏDE *s. f. (angl. toxoid).* Produit dérivé d'une toxine, dépourvu de toxicité mais qui conserve ses propriétés immunisantes. ☞ ***ANATOXINE.***

TOXOLYSE *s. f. (angl. toxolysis).* Cytolyse provoquée par une substance toxique.

TOXOMIMÉTIQUE *adj.* Qui imite une action toxique déterminée.

TOXONE *s. f. (angl. toxone).* Toxine dont le groupe toxophore a perdu de sa toxicité, mais reste capable de fixer l'anticorps. SYN. ***TOXOÏDE.***

TOXOPHILE *adj. (angl. toxophilic).* Qui a une affinité particulière pour les toxines.

TOXOPHORE *adj. (angl. toxophorous).* Se dit du groupe chimique de la molécule de toxine qui produit les effets toxiques.

TOXOPLASMA Ce genre de sporozoaires comprend une seule espèce, *T. gondii*, parasite intracellulaire de divers animaux, et agent responsable de la toxoplasmose. La reproduction sexuée du parasite a lieu dans l'intestin du chat. Les oocystes sont éliminés avec les fèces. Le développement asexué se produit dans les tissus extra-intestinaux (muscles, cerveau, poumon) de divers animaux et de l'homme. SYN. ***TOXOPLASME.***

TOXOPLASMOSE *s. f. (angl. toxoplasmosis).* Maladie aiguë ou chronique de l'homme et de diverses espèces animales, due à *Toxoplasma gondii.* Chez la plupart des individus, la toxoplasmose évolue sous une forme infraclinique, bien qu'elle puisse dans certains cas être grave et même mortelle, en particulier chez les sujets immunodéprimés. L'infection peut être provoquée par l'ingestion d'aliments contenant des kystes parasitaires, ou directement par l'ingestion d'oocystes présents dans la poussière ou le sol contaminés par les déjections de chats infectés. ~ **CONGÉNITALE** *(angl. congenital —).* Toxoplasmose transmise par voie transplacentaire, susceptible d'entraîner des malformations fœtales (chorio-rétinite, calcifications cérébrales, microcéphalie et retard psychomoteur) ou un avortement.

TOYNBEE (ÉPREUVE DE) *(angl. Toynbee's test).* Provocation d'une baisse de la pression dans le pharynx nasal et, par propagation à travers la trompe auditive, dans la cvité tympanique, par une déglutition à vide, la bouche et les narines étant fermées. C'est l'épreuve inverse de celle de Valsalva.

TP *(angl. PT).* Abréviation de taux de prothrombine.

TPHA Réaction sérologique presque spécifique de la syphilis. Abréviation du terme anglais *Treponema Pallidum Hemagglutination Assay.*

TPI Abréviation du terme anglais *Treponema Pallidum Immobilisation (test).* ☞ ***NELSON (TEST DE).***

TR Abréviation de toucher rectal.

TRABÉCULAIRE *adj. (angl. trabecular).* Qui est formé de petites travées, ou trabécules, réunies en réseau.

TRABÉCULATION *s. f. (angl. trabeculation).* Formation de trabécules dans une partie de l'organisme.

TRABÉCULE *s. f. (angl. trabecula).* Petite travée qui forme, en s'anastomosant avec d'autres travées du même type, un tissu réticulé.

TRABÉCULES SPLÉNIQUES *(NA. trabeculae splenicae). (angl. splenic tarbeculae).* Cordons anastomosés, séparés par les sinus veineux, constituant la charpente de la pulpe rouge de la rate. SYN. ***CORDONS DE BILLROTH.***

TRABÉCULECTOMIE *s. f. (angl. trabeculectomy).* Création d'une fistule entre la chambre antérieure de l'oeil et l'espace sous-conjonctival dans le traitement du glaucome.

TRABÉCULOTOMIE *s. f. (angl. trabeculotomy).* Section chirurgicale du trabéculum cornéoscléral, dans le traitement du glaucome.

TRABÉCULUM CORNÉOSCLÉRAL *(angl. corneoscleral trabecular meshwork).* Zone de condensation de tissu présentant de fines striations enchevêtrées, située à la périphérie de la cornée. SYN. ***ZONE TRABÉCULAIRE.***

TRACE *s. f. (angl. trace).* Quantité extrêmement petite d'une substance.

TRACÉ *s. m. (angl. tracing).* Résultat de l'enregistrement graphique d'une activité physiologique ou pathologique d'un organe.

TRACEUR *s. m. (angl. tracer).* Atome ou molécule qui, introduit dans l'organisme ou dans une substance, peut être identifié en très faible quantité grâce à une propriété physique particulière (radioactivité, fluorescence). Les traceurs sont utilisés pour des explorations fonctionnelles. SYN. ***MARQUEUR.***

TRACHÉAL *adj. (angl. tracheal).* Qui concerne la trachée.

TRACHÉALGIE *s. f. (angl. trachealgia).* Douleur au niveau de la trachée.

TRACHÉE *s. f. (NA. trachea). (angl. trachea).* Conduit cylindrique, cartilagineux et membraneux, situé à la partie antérieure et inférieure du cou et à la partie supérieure du thorax. Il fait suite au larynx et se divise à sa partie inférieure en deux bronches-souches. SYN. ***TRACHÉE-ARTÈRE.***

TRACHÉITE *s. f. (angl. tracheitis).* Inflammation de la trachée.

TRACHÉL-, TRACHÉLO- *(angl. trachel-, trachelo-).* Préfixes d'origine grecque indiquant une relation avec le cou ou avec le col utérin.

TRACHÉLECTOMIE *s. f. (angl. trachelectomy).* Excision chirurgicale du col de l'utérus (peu usité).

TRACHELHÉMATOME *s. m. (angl. trachelematoma).* Hématome du cou constitué parfois dans la gaine du muscle sterno-cléido-mastoïdien chez le nouveau-né, à la suite d'un traumatisme musculaire au cours de l'accouchement.

TRACHÉLISME *s. m. (angl. trachelism).* Contractions spasmodiques des muscles du cou, qui peuvent se produire dans certaines crises d'épilepsie, provoquant une gêne respiratoire et circulatoire.

TRACHÉLOPEXIE *s. f. (angl. trachelopexy).* ☞ ***CERVICOPEXIE.***

TRACHÉLOPLASTIE *s. f. (angl. tracheloplasty).* Intervention de chirurgie plastique portant sur le col utérin.

TRACHÉLORRAPHIE *s. f. (angl. trachelorrhaphy).* Réparation chirurgicale d'une déchirure du col utérin.

TRACHÉLOTOMIE *s. f. (angl. trachelotomy).* ☞ ***CERVICOTOMIE.***

TRACHÉOAÉROCÈLE *s. f. (angl. tracheoaerocele).* Hernie de la trachée, contenant de l'air.

TRACHÉOBRONCHIQUE *adj. (angl. tracheobronchial).* Qui se rapporte à la trachée et aux bronches.

TRACHÉOBRONCHITE *s. f. (angl. tracheobronchitis).* Inflammation simultanée de la trachée et des bronches.

TRACHÉOBRONCHOPATHIE OSTÉOPLASTIQUE *(angl. tracheopathia osteoplastica).* Affection caractérisée par la formation de dépôts osseux et cartilagineux dans la muqueuse trachéale.

TRACHÉOBRONCHOSCOPIE *s. f. (angl. tracheobronchoscopy).* Exploration de la trachée et des bronches à l'aide d'un bronchoscope.

TRACHÉOCÈLE *s. f. (angl. tracheocele).* Hernie de la muqueuse trachéale formant une tumeur au niveau du cou à contenu gazeux.

TRACHÉOFISTULISATION *s. f. (angl. tracheofistulization).* Ponction percutanée de la trachée.

TRACHÉOLARYNGOTOMIE *s. f. (angl. tracheolaryngotomy).* Incision chirurgicale de la trachée et du larynx.

TRACHÉOMALACIE *s. f. (angl. tracheomalacia).* Ramollissement de la trachée par dégénérescence adipeuse de ses cartilages.

TRACHÉOPHONIE *s. f. (angl. tracheophony).* Bruit perçu à l'auscultation de la trachée.

TRACHÉOPLASTIE *s. f. (angl. tracheoplasty).* Chirurgie plastique de la trachée.

TRACHÉORRAGIE *s. f. (angl. tracheorrhagia).* Hémorragie provenant de la trachée.

TRACHÉORRAPHIE *s. f. (angl. tracheorrhaphy).* Suture chirurgicale de la trachée.

TRACHÉOSCHISIS *s. f. (angl. tracheoschisis).* Fissure congénitale de la trachée.

TRACHÉOSCOPIE *s. f. (angl. tracheoscopy).* Endoscopie de la trachée.

TRACHÉOSTÉNOSE *s. f. (angl. tracheostenosis).* Rétrécissement de la trachée.

TRACHÉOSTOMIE *s. f. (angl. tracheostomy).* Incision chirurgicale de la trachée avec suture des lèvres de l'incision à la peau.

TRACHÉOTOMIE *s. f. (angl. tracheotomy).* Incision de la paroi antérieure de la trachée, pour parer à une asphyxie par obstruction du conduit et permettre l'introduction d'une canule dans la trachée, ou comme premier temps d'une trachéoscopie. ◇ **BASSE** *(angl. inferior —).* Trachéotomie pratiquée sous l'isthme de la thyroïde. ◇ **HAUTE** *(angl. superior —).* Trachéotomie pratiquée au niveau des deux premiers anneaux.

TRACHOME *s. m. (angl. trachoma).* Kératoconjonctivite contagieuse à évolution chronique, due à une petite bactérie transmise par les mouches et les objets de toilette, *Chlamydia trachomatis.* Elle est caractérisée par la formation de follicules, par une hyperplasie papillaire et un pannus cornéen, et entraîne des lésions cicatricielles typiques. Elle peut aboutir à la cécité. Le trachome est endémique dans certaines régions d'Afrique et d'Asie (notamment en Égypte). SYN. ***CONJONCTIVITE GRANULEUSE, OPHTALMIE ÉGYPTIENNE.*** ◇ **FOLLICULAIRE** *(angl. granular —).* Forme de trachome dans laquelle les follicules conjonctivaux présentent un aspect granuleux.

TRACTION RYTHMÉE DE LA LANGUE *(angl. tongue traction).* Méthode de Laborde, consistant à exercer en cadence des tractions sur la langue pour stimuler les réflexes respiratoires en cas d'asphyxie.

TRACTOTOMIE *s. f. (angl. tractotomy).* Section d'un faisceau de fibres nerveuses au niveau de l'encéphale.

TRACTUS *s. m. (angl. tract, apparatus).* **1.** Cordon ou faisceau de fibres, nerveuses ou musculaires. **2.** Ensemble de conduits et de viscères creux appartenant à un système anatomophysiologique. EX. *tractus digestif.* ◇ **CORTICOSPINAL** *(NA. tractus corticospinalis). (angl. corticospinal tract).* Faisceau de fibres issu du gyrus frontal ascendant, qui traverse la capsule interne, le pied du pédoncule cérébral, le pont, le bulbe où il décusse, et qui se termine au niveau de la corne antérieure de la moelle. C'est le faisceau de la motricité volontaire. ◇ **DIGESTIF** *(angl. digestive apparatus).* ☞ ***TUBE DIGESTIF.*** ◇ **DORSOLATÉRAL** *(NA. tractus dorsolateralis). (angl. dorsolateral tract).* Groupe de fibres nerveuses du cordon médullaire latéral comportant les fibres de la douleur et de la température. ◇ **HABENULO-INTERPÉDONCULAIRE** *(NA. tractus habenulo-interpedoncularis). (angl. habenulointerpedoncular tract).* Petit faisceau de fibres nerveuses qui va de l'habenula au noyau interpédonculaire. ◇ **ILIOTIBIAL** *(NA. tractus iliotibialis). (angl. iliotibial tract).* Portion antérieure épaissie du fascia glutéal, qui se détache de la crête iliaque, recouvre la partie antérieure du muscle moyen fessier, passe en dehors du grand trochanter et se confond en bas avec le fascia lata. ◇ **INTERMEDIOLATERALIS** ☞ ***COLONNE INTERMÉDIOLATÉRALE.*** ◇ **OLFACTIF** *(NA. tractus olfactorius). (angl. olfactory tract).* Cordon blanc qui unit le bulbe olfactif au trigone olfactif. ◇ **OLIVOSPINAL** *(NA. tractus olivospinalis). (angl. olivospinal tract).* Petit groupe triangulaire de fibres descendantes du faisceau latéral de la moelle, qui commence à proximité du noyau olivaire et passe dans la moelle cervicale. SYN. ***FAISCEAU DE***

HELWEG. ◇ **OPTIQUE** *(NA. tractus opticus). (angl. optic tract).* Portion du nerf optique en arrière du chiasma optique. SYN. ***BANDELETTE OPTIQUE.*** ◇ **SOLITAIRE** *(NA. tractus solitarius). (angl. solitary bundle).* Fibres viscérales afférentes des VII, IX et X nerfs crâniens. ◇ **SPINOTHALAMIQUE** *(NA. tractus spinothalamicus). (angl. spinothalamic tract).* Fibres ascendantes s'étendant de la moelle épinière au thalamus, et qui transmettent les sensations tactiles, thermiques et douloureuses. ◇ **TECTOSPINAL** *(NA. tractus tectospinalis). (angl. tectospinal tract).* Faisceau issu du toît du colliculus et qui descend jusqu'à la moelle cervicale. ◇ **UROGÉNITAL** *(angl. urogenital system).* Ensemble des voies urinaires et génitales. ◇ **UVÉAL** *(angl. uveal tract).* Tunique vasculaire de l'œil, comprenant l'iris, le corps ciliaire et la choroïde. SYN. ***UVÉE.***

TRADUCTION GÉNÉTIQUE *(angl. genetic translation).* Synthèse d'un polypeptide par décodage (traduction) du message porté par l'ARN messager (ARNm).

TRAGACANTHE *s. m. (angl. tragacanth).* Arbuste de la famille des Légumineuses, du genre *Astragalus,* qui fournit la gomme adragante, utilisée en pharmacie comme émulsifiant et pour la confection de pastilles, pilules, etc.

TRAGIEN *adj. (angl. tragal).* Qui se rapporte au tragus.

TRAGOPHONIE *s. f. (angl. tragophony).* ☞ ***ÉGOPHONIE.***

TRAGUS *s. m. (NA. tragus). (angl. tragus).* Éminence cartilagineuse du pavillon de l'oreille, située en avant de l'orifice du méat acoustique externe.

TRAIT *s. m. (angl. trait).* **1.** Toute caractéristique génétiquement déterminée. **2.** Caractère récessif dans la forme hétérozygote d'une affection génétique.

TRAITEMENT *s. m. (angl. treatment).* Ensemble des moyens hygiéniques, pharmacologiques, chirurgicaux et psychiques employés pour guérir ou atténuer une maladie. ☞ ***THÉRAPEUTIQUE.*** ◇ **CHIRURGICAL** *(angl. surgical —).* Traitement qui utilise les moyens chirurgicaux. ◇ **CONSERVATEUR** *(angl. conservative —).* Traitement qui vise à maintenir les fonctions physiologiques dans un état satisfaisant, lorsqu'il n'est pas absolument indispensable ou qu'il n'est plus possible de s'attaquer aux causes mêmes du mal. ◇ **CURATIF** *(angl. curative —).* Traitement qui guérit radicalement une maladie. ◇ **PALLIATIF** *(angl. palliative —).* Traitement qui, faute de pouvoir combattre la cause même d'une maladie, vise à en atténuer les symptômes. ◇ **PRÉ-SAISONNIER** *(angl. preventive —).* Traitement prophylactique par extrait de pollen avant l'apparition du rhume des foins. ◇ **PRÉVENTIF** *(angl. preventive —).* Traitement qui a pour objet principal d'empêcher l'apparition de la maladie. ◇ **PROPHYLACTIQUE** *(angl. prophylactic —).* ☞ ***TRAITEMENT PRÉVENTIF.*** ◇ **SPÉCIFIQUE** *(angl. specific —).* Traitement curatif spécialement adapté à une maladie déterminée. ◇ **SYMPTOMATIQUE** *(angl. symptomatic —).* Traitement qui vise à supprimer les symptômes et non leurs causes (par exemple le traitement d'une douleur).

TRAJET *s. m. (angl. path).* Chemin parcouru dans le corps par un projectile ou une arme pénétrante.

TRANCHANT *s. m. (angl. cutting edge).* Fil des instruments coupants.

TRANCHÉES *s. f. pl. (angl. tormina).* Violentes coliques. ◇ **UTÉRINES** *(angl. after pains).* Contractions douloureuses après l'accouchement. ◇ **(FIÈVRE DES)** *(angl. trench fever).* ☞ ***FIÈVRE DES TRANCHÉES.***

TRANQUILLISANT *s. m. (angl. tranquillizer).* Nom générique des médicaments psychotropes qui possèdent un effet anxiolytique et calmant. Ce groupe comprend les neuroleptiques et les anxiolytiques. ◇ **MAJEUR** *(angl. major —).* ☞ ***NEUROLEPTIQUE.*** ◇ **MINEUR** *(angl. minor —).* ☞ ***ANXIOLYTIQUE.***

TRANS- *(angl. trans-).* Préfixe d'origine latine signifiant au travers, au-delà.

TRANSAMINASE *s. f. (angl. transaminase).* Toute enzyme qui catalyse le transfert d'un groupement aminé (NH_2) d'un acide aminé sur un acide α-cétonique. Les transaminases ont pour coenzyme le phosphate de pyridoxal. Les plus importantes sont l'alanine-aminotransférase (ALAT), appelée également glutamate-pyruvate-transaminase (GPT), et l'aspartate-aminotransférase (ASAT), ou glutamate-oxaloacétate-transaminase (GOT). SYN. ***AMINOTRANSFÉRASE.*** ◇ **GLUTAMO-OXALOACÉTIQUE** *(angl. glutamic oxalo-acetic —).* Enzyme normalement présente dans les tissus, que l'on trouve aussi dans le sérum sanguin à la suite de lésions tissulaires, et qui augmente en cas d'infarctus du myocarde et de lésion des cellules hépatiques. Abréviation : GOT. Elle est plus volontiers appelée maintenant aspartate-aminotransférase ou ASAT. ◇ **GLUTAMOPYRUVIQUE** *(angl. glutamic-pyruvic —).* Enzyme normalement présente dans l'organisme, et qui augmente en cas de lésion aiguë des cellules hépatiques. Abréviation : GPT. Elle est plus souvent appelée alanine-aminotransférase ou ALAT.

TRANSAMINATION *s. f. (angl. transamination).* Transfert d'un groupement aminé d'un acide aminé à un acide α-cétonique.

TRANSCÉTOLASE *s. f. (angl. transketolase).* Enzyme appartenant au groupe des transférases. Les transcétolases jouent un rôle important dans la voie de la glycolyse dite des pentoses-phosphates. Elles diminuent en cas de carence en vitamine B1.

TRANSCOBALAMINE *s. f. (angl. transcobalamin).* α, ou β-globuline servant de support à la vitamine B12.

TRANSCORTINE *s. f. (angl. transcortin).* α-globuline synthétisée dans le foie, ayant une grande affinité pour le cortisol, auquel elle se lie et qu'elle transporte dans le sang, évitant sa dégradation hépatique, son passage dans l'espace extravasculaire et sa filtration glomérulaire.

TRANSCRIPTASE *s. f. (angl. transcriptase).* ARN polymérase ADN-dépendante, enzyme qui catalyse la synthèse de l'ARN à partir de ribonucléosides triphosphatés et qui utilise l'ADN comme matrice. ◇ **INVERSE** *(angl. reverse —).* ADN polymérase ARN-dépendante, enzyme que possèdent certains virus (famille des *Retroviridae*) et qui dirige la transcription d'ADN à partir d'une matrice d'ARN permettant au virus du sida et à certains virus cancérigènes de s'intégrer dans le génome de la cellule parasitée. En génétique bactérienne, elle est utilisée pour obtenir de l'ADN (en partant de l'ARN du polypeptide choisi) pour des techniques de clonage. SYN. ***POLYMÉRASE H, TRANSCRIPTASE REVERSE.*** ◇ **REVERSE** *(angl. reverse —).* ☞ ***TRANSCRIPTASE INVERSE.***

TRANSCRIPTION *s. f. (angl. transcription).* Synthèse d'ARN messager (ou d'ARN de transfert ou d'ARN ribosomique), à partir de la matrice de l'ADN complémentaire.

TRANSCRIT *s. m. (angl. transcript).* ARN produit par la transcription d'un gène.

TRANSDUCTION *s. f. (angl. transduction).* **1.** Transfert d'informations génétiques d'une bactérie à une autre par l'intermédiaire d'un bactériophage. Il en existe deux formes : la transduction généralisée et la transduction restreinte. Dans la transduction généralisée, des fragments d'une cellule bactérienne donatrice lysée sont encapsidés par erreur par la capside d'un bactériophage. Lorsque celui-ci a libéré l'acide nucléique dans une cellule réceptrice, cet acide peut s'incorporer au génome par recombinaison. Dans certains cas, l'ADN encapsidé correspond à un plasmide (par exemple, le transfert de plasmides de résistance aux antibiotiques chez les staphylocoques). Dans le cas d'une transduction restreinte, un phage lysogène, lorsqu'il se sépare du génome bactérien, peut entraîner les gènes adjacents à son point d'insertion, et les incorporer au génome de la cellule bactérienne dans laquelle il répète la lysogénie. **2.** Transformation d'une forme d'énergie en une autre au niveau d'un récepteur sensoriel.

TRANSE *s. f. (angl. trance).* Perturbation de la conscience avec altération de la sensibilité aux stimuli, de nature hystérique en général et qui peut être produite par l'hypnose. Les transes s'observent dans certains contextes religieux et culturels.

TRANSFECTION *s. f. (angl. transfection).* Introduction artificielle d'un fragment d'acide nucléique dans une cellule animale ou bactérienne.

TRANSFÉRASE *s. f. (angl. transferase).* Toute enzyme qui catalyse le transfert d'un groupement chimique d'une molécule (donneur) à une autre (accepteur). Ce groupe comprend les enzymes qui transfèrent des groupements à un seul atome de carbone (méthyltransférases, hydroxyméthyltransférases, formyltransférases, carboxyltransférases, amidotransférases, etc.), celles qui transfèrent des résidus aldéhydiques ou cétoniques, des groupements acyles (acyltransférases), des groupements glycéryles (glycéryltransférases), des groupements alkyles ou dérivés, des groupements azotés (aminotransférases, etc.), des groupements contenant du phosphore (phosphotransférases) et, enfin, des groupements soufrés.

TRANSFERRINE *s. f. (angl. transferrin).* β-globuline présente dans le plasma sanguin, qui fixe le fer et le transporte jusqu'à la moelle osseuse. À l'état normal, la transferrine est saturée au tiers de sa capacité. Le rapport fer sérique/capacité totale de fixation est abaissé dans les anémies ferriprives et élevé dans les hémolyses chroniques, l'anémie de Biermer et surtout dans l'hémochromatose. SYN. ***SIDÉROPHILINE.***

TRANSFERT *s. m. (angl. transference).* Dans la cure psychanalytique, processus par lequel un sujet reporte sur l'analyste les sentiments d'affection ou d'hostilité qu'il éprouvait, dans l'enfance, pour ses parents ou ses proches. ◇ **GÉNÉTIQUE** *(angl. transduction).* Incorporation de déterminants génétiques au génome ou au chromosome d'une cellule bactérienne (réceptrice) à partir d'un fragment d'ADN provenant d'une autre cellule (donatrice). Le fragment d'ADN peut pénétrer directement (transformation), être véhiculé par un plasmide (conjugaison) ou par un bactériophage (transduction). ◇ **NORTHERN** *(angl. northern blot).* Méthode d'analyse des ARN par électrophorèse suivie de transfert et d'hybridation sur filtre. ☞ ***NORTHERN BLOT.***

TRANSFIXIANT *adj. (angl. transfixing).* Qui traverse de part en part. EX. *plaie transfixiante.*

TRANSFIXION *s. f. (angl. transfixion).* Technique d'amputation consistant à transpercer les parties molles en allant aussi près de l'os que possible, et à les sectionner ensuite en partant de la profondeur vers la surface.

TRANSFORMATION *s. f. (angl. transformation).* Changement de forme ou de structure. ◇ **BACTÉRIENNE** *(angl. bacterial —).* Mécanisme de transfert génétique par lequel un fragment d'ADN provenant d'une bactérie lysée peut pénétrer librement dans une bactérie dite « compétente » de la même espèce (sans nécessité de contact préalable et sans être véhiculé par un phage). Une fois la pénétration réalisée, le fragment d'ADN peut se recombiner avec le génome de la bactérie réceptrice. Ce phénomène est relativement fréquent chez certaines espèces bactériennes (pneumocoque, *Haemophilus*, *Bacillus*, *Neisseria*). Dans des conditions expérimentales, on est parvenu à incorporer des fragments d'ADN et même des plasmides dans d'autres espèces (*E. coli*), après traitement spécial de ces espèces (au chlorure de calcium, par exemple). ⊂ **CELLULAIRE** *(angl. cellular —)*. Processus par lequel les caractéristiques phénotypiques d'une cellule (eucaryote ou procaryote) sont modifiés par suite de l'incorporation dans l'ADN nucléaire d'un autre réplicon (virus ou plasmide). La production de toxine diphtérique par *Corynebacterium diphtheriae*, la production de toxine érythrogène (responsable de la scarlatine) par le streptocoque β-hémolytique du groupe A, la transformation tumorale de cellules animales par certains virus (verrue vulgaire, papillome du lapin), sont des exemples de transformation cellulaire.

TRANSFORMISME *s. m. (angl. transformism)*. Doctrine de Lamarck et Darwin, selon laquelle les espèces vivantes actuelles seraient issues d'espèces inférieures par transformations successives.

TRANSFUSEUR *s. m. (angl. transfuser)*. Appareil servant à la transfusion directe du sang du donneur au receveur.

TRANSFUSION *s. f. (angl. transfusion)*. **1.** Injection intraveineuse de sang, frais ou conservé. **2.** Par extension, injection d'un constituant du sang ou d'un succédané du sang. ⊂ **DIRECTE** *(angl. direct —)*. Transfusion de sang d'un donneur à un receveur, directement. SYN. ***TRANSFUSION IMMÉDIATE***. ⊂ **IMMÉDIATE** *(angl. immediate —)*. ☞ ***TRANSFUSION DIRECTE***. ⊂ **INDIRECTE** *(angl. indirect —)*. Transfusion de sang d'un sujet à un autre, le sang ayant été conservé après avoir été prélevé sur le donneur. SYN. ***TRANSFUSION MÉDIATE***. ⊂ **INTRAMÉDULLAIRE** *(angl. intramedullar —)*. Transfusion de sang dans la moelle osseuse. Technique exceptionnelle. ⊂ **INTRA-UTÉRINE** *(angl. intrauterine —)*. Transfusion de sang effectuée dans le fœtus avant la naissance, dans le traitement de l'érythroblastose fœtale. ⊂ **MÉDIATE** *(angl. mediate —)*. ☞ ***TRANSFUSION INDIRECTE***. ⊂ **TOTALE** *(angl. exchange —)*. ☞ ***EXSANGUINO-TRANSFUSION***.

TRANSFUSIONNEL *adj. (angl. transfusional)*. Qui concerne la transfusion.

TRANSGÉNIQUE *adj. (angl. transgenic)*. Qualifie un organisme vivant issu d'un ovocyte fécondé dans lequel a été transférée une séquence d'ADN exogène cloné, et qui a donc incorporé cette séquence dans son propre génome.

TRANSILLUMINATION *s. f. (angl. transillumination)*. Illumination par transparence d'une cavité, notamment des sinus de la face. ☞ ***DIAPHANOSCOPIE***.

TRANSIT *s. m. (angl. transit)*. Passage des aliments à travers les voies digestives. ⊂ **BARYTÉ** *(angl. barium contrast X-ray)*. Examen radiologique du tube digestif après absorption d'un produit de contraste (bouillie barytée). ⊂ **DE LA VITAMINE B12 MARQUÉE** *(angl. radioactive vitamine B12 uptake test)*. Détermination de la radioactivité au niveau du foie une semaine après l'ingestion de vitamine B12 marquée au cobalt radioactif. En cas d'anémie de Biermer, diminution de la radioactivité hépatique, la vitamine B12 n'étant pas absorbée. ⊂ **GASTRODUODÉNAL** *(angl. gastroduodenal contrast X-ray)*. Terme désignant l'examen radiologique de l'estomac et du duodénum après absorption d'un produit de contraste.

TRANSITION *s. f. (angl. transition)*. Mutation ponctuelle entraînant la substitution d'une base purique par une autre base purique ou d'une base pyrimidique par une autre base pyrimidique.

TRANSITIVISME *s. f. (angl. transitivism)*. Transfert délirant qu'un sujet fait à d'autres individus de ses propres sensations ou pensées. S'observe chez les schizophrènes.

TRANSLOCATION *s. f. (angl. translocation)*. En génétique, aberration chromosomique due à l'échange d'un segment chromosomique avec un autre. Cette anomalie peut être responsable d'affections par aberration chromosomique : trisomie 21, leucémie myeloïde chronique, etc. ⊂ **ROBERTSONNIENNE** *(angl. robertsonian —)*. Constitution d'un chromosome unique par fusion des deux bras longs des deux chromosomes acrocentriques.

TRANSMÉSOCOLIQUE *adj. (angl. transmesocolic)*. Au travers du mésocôlon.

TRANSMÉTHYLATION *s. f. (angl. transmethylation)*. Réaction de transfert du radical méthyle (CH_3), catalysée par une méthyltransférase.

TRANSMISSIBLE *adj. (angl. transmissible)*. Qui peut être transmis d'un individu à un autre. Se dit notamment d'une maladie infectieuse.

TRANSMISSION *s. f. (angl. transmission)*. **1.** Passage d'une maladie (le plus souvent infectieuse) d'un individu à un autre. **2.** Communication des caractères héréditaires à la descendance.

TRANSMURAL *adj. (angl. transmural)*. Se dit d'une lésion qui intéresse le myocarde dans toute son épaisseur.

TRANSOCULAIRE *adj. (angl. transocular)*. Qui passe à travers le globe oculaire.

TRANSORBITAIRE *adj. (angl. transorbital)*. Qui passe à travers l'orbite, qui s'effectue à travers l'orbite.

TRANSPÉRITONÉAL *adj. (angl. transperitoneal)*. Qui traverse le péritoine.

TRANSPIRATION *s. f. (angl. transpiration)*. **1.** Excrétion de la sueur produite par les glandes sudoripares. **2.** La sueur éliminée par ce processus. ⊂ **INSENSIBLE** *(angl. skin —)*. Élimination continue et non apparente d'eau par la peau. ☞ ***PERSPIRATION***.

TRANSPLACENTAIRE *adj. (angl. transplacental)*. Qui passe à travers le placenta dans la circulation fœtale, qui se transmet par l'intermédiaire du placenta.

TRANSPLANT *s. m. (angl. transplant).* Nom donné à l'organe greffé au cours d'une transplantation.

TRANSPLANTATION *s. f. (angl. transplantation, graft).* Greffe d'un organe d'un individu à un autre, avec rétablissement de la continuité vasculaire. ◇ **ALLOGÉNIQUE** *(angl. allogenic graft).* Utilisation d'un transplant provenant de la même espèce. ◇ **AUTOLOGUE** *(angl. autologous graft).* Auto-transplant. ◇ **HÉTÉROLOGUE** *(angl. xenograft).* Utilisation d'un transplant provenant d'une espèce différente. ◇ **HOMOLOGUE** ☞ ***TRANSPLANTATION ALLOGÉNIQUE.*** ◇ **ISOLOGUE** *(angl. isologous graft).* Utilisation d'un transplant de même formule génétique. ◇ **XÉNOGÉNIQUE** ☞ ***TRANSPLANTATION HÉTÉROLOGUE.***

TRANSPLEURAL *adj. (angl. transpleural).* Qui traverse la plèvre.

TRANSPORT *s. m. (angl. transport).* Mouvement de molécules dans les sytèmes biologiques, en particulièrement de l'intérieur à l'extérieur des cellules ou à travers les couches épithéliales. ◇ **ACTIF** *(angl. active —).* Transport de molécules à travers une membrane biologique, s'accompagnant d'une consommation d'énergie.

TRANSPORTEUR D'HYDROGÈNE *(angl. hydrogen carrier).* Substance passant facilement de l'état oxydé à l'état réduit.

TRANSPORTS (MAL DES) *(angl. motion sickness).* Malaise général dû à l'excitation labyrinthique au cours d'un transport par véhicule. SYN. ***NAUPATHIE.***

TRANSPOSITION *s. f. (angl. transposition).* ◇ **ARTÉRIELLE** *(angl. — of great vessels).* Malformation vasculaire congénitale, l'aorte naissant du ventricule droit et l'artère pulmonaire du ventricule gauche, associée à une communication interatriale, interventriculaire ou à une persistance du canal artériel. Cliniquement, maladie bleue sévère. SYN. ***TRANSPOSITION DES GROS VAISSEAUX.*** ◇ **DES GROS VAISSEAUX** ☞ ***TRANSPOSITION ARTÉRIELLE.*** ◇ **VISCÉRALE** ☞ ***SITUS INVERSUS.***

TRANSPOSON *s. m. (angl. transposon).* Segment d'ADN de plus de 2 000 paires de bases, non autoréplicatif, flanqué de séquences caractéristiques de bases (disposées dans le même ordre ou en ordre inverse). Il peut faire partie de réplicons (ADN nucléaire, plasmides), desquels il peut se libérer et passer à un autre réplicon, ou à d'autres zones du même réplicon. Véhiculé par un réplicon, il peut passer à d'autres cellules. Son système d'incorporation est élémentaire, il n'exige pratiquement pas de reconnaissance et il peut s'insérer pratiquement en tout point d'une molécule d'ADN, même dans la séquence d'un gène ou d'un opéron, cas dans lequel il pourra être responsable de mutation par insertion. Il peut être porteur de marqueurs divers (de résistance, métaboliques) ; ainsi, par exemple, les gènes responsables de la production de β-lactamase de type TEM (dénomination issue de Temoniera, nom du premier malade chez lequel une souche bactérienne porteuse de ce gène a été isolée). On a suggéré la possibilité de transfert intercellulaire libre.

TRANSSEXUALISME *s. m. (angl. transsexualism).* Identification au sexe opposé, avec conviction de lui appartenir et désir de changement de sexe morphologique.

TRANSSONNANCE *s. f. (angl. transsonance).* Transmission du son formé dans un organe à travers un autre organe.

TRANSSUDAT *s. m. (angl. transudate).* Liquide qui a traversé mécaniquement une membrane, sans phénomènes inflammatoires. ☞ ***EXSUDAT.***

TRANSSUDATION *s. f. (angl. transudation).* Passage de liquide ou de sérum à travers les parois ou membranes qui le contiennent.

TRANSSYNAPTIQUE *adj. (angl. transsynaptic).* Qui traverse une synapse.

TRANSTHYRÉTINE *s. f. (angl. transthyretin).* α-globuline synthétisée dans le foie. Elle fixe et transporte la vitamine A et accessoirement la thyroxine.

TRANSURÉTRAL *adj. (angl. transurethral).* Qui traverse l'urètre, qui est pratiqué à travers l'urètre. EX. *résection transurétrale de la prostate.*

TRANSVAGINAL *adj. (angl. transvaginal).* Qui traverse le vagin. Se dit d'une intervention chirurgicale pratiquée à travers le vagin. EX. *cœlioscopie transvaginale.*

TRANSVERSAIRE ÉPINEUX (MUSCLE) Muscle paravertébral. ☞ ***ATLAS ANATOMIQUE DES MUSCLES EN ANNEXE.***

TRANSVERSAL *adj. (angl. transverse).* Situé en travers, qui coupe en travers.

TRANSVERSE *adj. (angl. transverse).* En anatomie, se dit d'une structure qui a une position perpendiculaire à l'axe longitudinal du corps ou au grand axe d'un organe. EX. *processus transverse, muscle transverse.*

TRANSVERSECTOMIE *s. f. (angl. transversectomy).* **1.** Résection du processus transverse d'une vertèbre. **2.** ☞ ***COLECTOMIE TRANSVERSE.***

TRANSVERSION *s. f. (angl. transversion).* Mutation ponctuelle entraînant la substitution d'une base purique par une base purique, ou d'une base pyrimidique par une base pyrimidique.

TRANSVERSOCOSTAL *adj. (angl. transversocostal).* Qui se rapporte aux processus transverses vertébraux et aux côtes. SYN. ***COSTOTRANSVERSAIRE.***

TRANSVERSOTOMIE *s. f. (angl. transversotomy).* Section du processus transverse d'une vertèbre.

TRANSVÉSICAL *adj. (angl. transvesical).* **1.** Qui traverse la vessie. **2.** Qui est pratiqué à travers la vessie.

TRANSVESTISME *s. m. (angl. transvestism).* Tendance à adopter les vêtements et les habitudes sociales du sexe opposé. SYN. ***TRAVESTISME.***

TRAPÉZALGIE *s. f. (angl. trapezalgia).* Syndrome myalgique bénin au niveau du trapèze en rapport avec une contracture liée à une attitude vicieuse du rachis (travail tête penchée en avant). SYN. ***SYNDROME DES FIBRES DE CENDRILLON.***

TRAPÈZE **1.** *(angl. trapezium bone).* Os de la seconde rangée du carpe. ☞ ***ATLAS ANATOMIQUE DES OS EN ANNEXE.*** **2.** *(angl. trapezius muscle).* Muscle de la région postérieure du cou et du tronc : releveur de l'épaule ; rotateur de la tête. ☞ ***ATLAS ANATOMIQUE DES MUSCLES EN ANNEXE.***

TRAPÉZIFORME *adj. (angl. trapeziform).* ☞ ***TRAPÉZOÏDE.***

TRAPÉZOÏDE *(angl. trapezoid).* **1.** *adj.* Qui ressemble à un trapèze. **2.** *(angl. — bone).* Os de la deuxième rangée du carpe. ☞ ***ATLAS ANATOMIQUE DES OS EN ANNEXE.***

TRAPPAGE *s. m. (angl. trapping).* Phénomène consistant en la rétention de gaz inspiré, dans un territoire broncho-pulmonaire pathologique, au cours de l'expiration. ~ **PULMONAIRE EXPIRATOIRE** Absence d'obscurcissement radiologique d'un ou des deux champs pulmonaires lors de l'expiration, permettant d'affirmer l'existence d'une bronchopathie obstructive.

TRAPPING *s. m.* ☞ ***TRAPPAGE.***

TRASTUZUMAB *s. m. (angl. trastuzumab).* Anticorps monoclonal utilisé dans le cancer du sein métastasé.

TRAUBE (DOUBLE TON DE) *(angl. Traube's sign).* Bruit double et faible perçu à l'auscultation de l'artère fémorale, dans l'insuffisance valvulaire aortique. SYN. ***PHÉNOMÈNE DE TRAUBE.***

TRAUMA *s. m. (angl. trauma).* Lésion produite sur un territoire limité de l'organisme par une action violente extérieure. ☞ ***TRAUMATISME.***

TRAUMATIQUE *adj. (angl. traumatic).* Qui se rapporte à un trauma ou à un traumatisme.

TRAUMATISÉ *adj. (angl. injured).* Qui a subi un traumatisme. S'emploie aussi comme substantif.

TRAUMATISME *s. m. (angl. traumatism).* Ensemble des manifestations locales et générales provoquées par une action violente sur l'organisme. On parle aussi de traumatisme lors d'agression psychique brutale. À ne pas confondre avec trauma, qui ne désigne que la lésion physique locale. ~ **PSYCHIQUE** *(angl. psychic trauma).* Événement ou expérience de grand impact affectif vécu par un sujet et produisant différents troubles psychopathologiques durables.

TRAUMATOGÈNE *adj. (angl. traumatogenic).* **1.** Qui est dû à un traumatisme. **2.** Qui est susceptible de provoquer un traumatisme.

TRAUMATOLOGIE *s. f. (angl. traumatology).* Partie de la médecine qui se consacre à l'étude et au traitement des traumatismes.

TRAUMATOLOGUE *s. m. (angl. traumatologist).* Médecin spécialiste en traumatologie.

TRAUMATOPHILIE *s. f. (angl. traumatophilia).* État de satisfaction morbide à la suite d'une blessure ou d'une intervention chirurgicale.

TRAUMATOPNÉE *s. f. (angl. traumatopnea).* Entrée et sortie de l'air par une plaie thoracique avec ouverture large de la plèvre.

TRAVAIL *s. m. (angl. labor).* Ensemble des phénomènes physiologiques constituant les deux premières périodes de l'accouchement, avec pour la première effacement et dilatation du col utérin, et pour la deuxième sortie du fœtus.

TRAVESTISME *s. m.* ☞ ***TRANSVESTISME.***

TREACHER-COLLINS (SYNDROME DE) *(angl. Treacher-Collins syndrome).* Malformation congénitale des paupières accompagnée d'anomalies des os malaires et de la mandibule.

TREITZ ~ **(ANGLE DE)** *(angl. Treitz flexure).* Point d'union entre le duodénum et la première anse jéjunale. SYN. ***ANGLE DUODÉNOJÉJUNAL.*** ~ **(ARC VASCULAIRE DE)** *(angl. Treitz's arch).* Arc composé de l'artère colique supérieure gauche et de la veine mésentérique inférieure, situé entre la portion ascendante du duodénum et son bord interne et le bord du rein gauche. ~ **(HERNIE DE)** *(angl. Treitz's hernia).* Hernie rétropéritonéale d'une anse intestinale à travers le récessus duodénal supérieur. ~ **(MUSCLE DE)** *(angl. Treitz's muscle).* Bride fibromusculaire qui va du diaphragme au point d'union du duodénum avec le jéjunum.

TRÉMATODES *(angl. Trematoda).* Ordre de vers appartenant à la classe des *Plathelminthes.* Ce sont des vers plats, non segmentés, de forme foliacée. Ils possèdent des ventouses plus ou moins développées. Cet ordre comprend des vers parasites importants en pathologie humaine : les douves et les schistosomes.

TREMBLANTE *s. f. (angl. scrapie).* Polioencéphalomyélite virale des ovins, caractérisée par des troubles sensitifs et moteurs (tremblement musculaire).

TREMBLEMENT *s. m. (angl. tremor).* ~ **CINÉTIQUE** *(angl. kinetic —).* Tremblement qui constitue plus un mouvement réalisé de façon irrégulière dans le temps et dans l'espace qu'un authentique tremblement. Il est caractéristique de la pathologie cérébelleuse, atteignant surtout le système efférent dentatorubrique. ~ **D'ATTITUDE** *(angl. postural —).* Tremblement apparaissant lors du maintien actif d'un segment de membre contre la gravité, tel que le tremblement essentiel d'attitude, la dyskinésie volitionnelle d'attitude (qui semble liée à une contraction musculaire volontaire), la dyskinésie trémulante de la dégénérescence hépatolenticulaire de Wilson, etc. SYN. ***TREMBLEMENT POSTURAL.*** ~ **DE REPOS** *(angl. resting —).* Tremblement qui apparaît lorsque la partie du corps concernée est au repos et ne doit pas lutter contre l'action de la gravité. C'est le tremblement typique de la maladie de Parkinson. ~ **INTENTIONNEL** *(angl. intention —)*. Tremblement qui s'intensifie lors de la réalisation d'un mouvement volontaire. ~ **PHYSIOLOGIQUE** *(angl. physiologic —)*. Tremblement passager, déclenché par la fatigue, le froid, l'émotion, etc.

TREMBLEMENTS *s. m. pl. (angl. tremor)*. Mouvements involontaires alternants, agonistes-antagonistes, d'amplitude assez faible, de rythme peu variable, compris, selon les formes, entre 4 et 12/s, susceptibles d'être influencés dans leur intensité et dans leur rythme par l'activité volontaire et par l'émotion. Ils peuvent affecter une partie du corps ou le corps tout entier, mais ils touchent avec prédilection la partie distale des membres supérieurs. Ils disparaissent pendant le sommeil et le repos complet ; ils s'accentuent avec le froid, l'émotion et la fatigue.

TRÉMOGÈNE *adj.* Qui provoque un tremblement.

TRÉMULANT *adj. (angl. tremulous)*. Qui est caractérisé par la trémulation, qui est en état de trémulation.

TRÉMULATION *s. f. (angl. tremulousness)*. État caractérisé par la présence de tremblements fins et rapides.

TRENDELENBURG ~ **(CANULE DE)** *(angl. Trendelenburg's cannula)*. Canule recouverte d'un sac extensible en caoutchouc, employée pour fermer la trachée et empêcher l'entrée de sang dans la lumière trachéobronchique après la trachéotomie. ~ **(OPÉRATIONS DE)** *(angl. Trendelenburg's operations)*. **1.** Extraction des caillots obstruant l'artère pulmonaire, en cas d'embolie pulmonaire massive. **2.** Traitement des varices par ligature de la veine saphène interne. **3.** Ostéotomie iliaque destinée à faciliter la fermeture de la vessie, la fermeture de la paroi abdominale et le rapprochement du pubis, dans l'extrophie vésicale. ~ **(POSITION DE)** *(angl. Trendelenburg's position)*. Position en décubitus dorsal dans laquelle la tête est plus basse que le pelvis. Elle est principalement utilisée dans les opérations gynécologiques ou sous cœlioscopie. SYN. ***POSITION DORSO-SACRÉE DÉCLIVE.*** ~ **(SIGNES DE)** **1.** *(angl. Trendelenburg's signs)*. Déplacement des épaules vers le côté malade pendant la marche au moment de l'appui sur le membre atteint d'une luxation congénitale de la hanche (boiterie de l'épaule). **2.** *(angl. Trendelenburg's tests)*. En cas de varices du membre inférieur par insuffisance valvulaire : si, après avoir vidé la veine par élévation de la jambe, on appuie sur l'embouchure de la veine, la saphène reste vide à la station debout, mais se remplit à la levée de la compression.

TRÉPAN *s. m. (angl. trephine)*. Instrument chirurgical en forme de vilebrequin, pour percer des trous dans les os, en particulier dans les os du crâne.

TRÉPANATION *s. f. (angl. trepanation, trephination)*. Opération qui consiste à pratiquer une ouverture dans un os, notamment un os du crâne, pour évacuer un hématome extra-dural.

TRÉPHINE *s. f. (angl. trephine)*. Scie circulaire montée sur un trépan, utilisée pour découper un disque dans la paroi crânienne.

TRÉPIDATION *s. f. (angl. trepidation)*. Tremblement pathologique à secousses marquées et rapides.

TRÉPIED *s. m.* ~ **FÉMORAL** *(angl. femoral bifurcation)*. Ensemble constitué, dans le triangle inguinal, par l'artère fémorale commune et ses deux branches, l'artère fémorale superficielle et l'artère fémorale profonde. ~ **MÉNINGITIQUE** Ensemble des trois signes principaux du syndrome méningé : céphalées, vomissements, constipation.

TREPONEMA Genre de bactéries de la famille des *Spirochetaceae* (ordre des *Spirochetales*). Ce sont des bactéries de forme spiralée, mobiles et strictement anaérobies ; parasites des muqueuses orale et génitale de l'homme et des animaux. Plusieurs espèces sont pathogènes. Les espèces les plus impliquées en pathologie humaine sont *T. carateum*, *T. pallidum* et *T. pertenue*. ~ ***CARATEUM*** Agent responsable de la pinta ou caraté. ~ ***PALLIDUM*** Agent responsable de la syphilis. Nom vernaculaire : tréponème pâle. ~ ***PERTENUE*** Agent responsable du pian ou frambœsia. ~ ***VINCENTI*** Agent responsable, en association avec des bacilles fusiformes, de l'angine fusospirillaire ou angine de Vincent.

TRÉPONÉMATOSE *s. f. (angl. treponematosis)*. Toute maladie causée par des tréponèmes : syphilis, pian, etc.

TRÉPONÈME *s. m. (angl. treponema)*. Microorganisme appartenant au genre *Treponema*.

TRÉPONÉMICIDE *adj. (angl. treponemicide)*. Qui peut détruire les tréponèmes. S'emploie aussi comme substantif.

TRÉTINOÏNE *s. f. (angl. tretinoin)*. Dérivé oxydé de la vitamine A. Agent kératolytique utilisé en dermatologie. SYN. ***ACIDE RÉTINOÏQUE, VITAMINE A ACIDE.***

TREVES (OPÉRATION DE) *(angl. Treves' operation)*. Ouverture des abcès du mal de Pott, suivie d'un curetage de leurs parois et du foyer d'ostéite vertébrale. (Terme peu utilisé.)

TRF Abréviation de l'anglais *Thyrotropin Releasing Factor* ou *Hormone* (TRH). Hormone hypothalamique responsable de la sécrétion de la TSH par l'antéhypophyse. SYN. ***TRH.***

TRI- *(angl. tri-)*. Préfixe d'origine latine signifiant trois.

TRIADE *s. f. (angl. triad).* Groupe de trois éléments, signes, symptômes, etc.

TRIAMCINOLONE *s. f. (angl. triamcinolone).* Stéroïde synthétique à forte activité glucocorticoïde et anti-inflammatoire, et à activité minéralocorticoïde presque nulle.

TRIAMINE *s. f. (angl. triamine).* Amine qui contient trois groupements NH_2.

TRIAMTÉRÈNE *s. m. (angl. triamterene).* Diurétique aux propriétés et aux indications similaires à celles de la spironolactone ; cependant, ce n'est pas un antagoniste de l'aldostérone.

TRIANGLE *s. m. (angl. triangle, trigone).* En anatomie, terme désignant des espaces triangulaires compris entre des organes ou des parties du corps. ◇ **CAROTIDIEN** *(NA. trigonum caroticum). (angl. carotid trigone).* Espace triangulaire compris entre les muscles sternocléidomastoïdien, omo-hyoïdien et digastrique. ◇ **INGUINAL** ☞ ***TRIGONE INGUINAL.*** ◇ **LOMBAIRE** *(NA. trigonum lumbae). (angl. lumbar triangle).* Région limitée par la crête iliaque, le bord postérieur du muscle grand oblique et le bord antérieur du muscle latissimus dorsi, siège possible d'une variété rare de hernie. ◇ **MUSCULAIRE** *(NA. trigonum musculare). (angl. muscular trigone).* Espace triangulaire délimité en avant par la ligne médiane du cou, en arrière par le muscle sternocléidomastoïdien, et en haut par le ventre antérieur du muscle omo-hyoïdien. SYN. ***TRIANGLE CAROTIDIEN INFÉRIEUR.*** ◇ **UROGÉNITAL** *(NA. trigonum urogenitale). (angl. urogenital —).* Espace triangulaire dont le sommet se trouve sur la symphyse pubienne et la base sur la ligne bi-ischiatique.

TRIANOPE *adj. (angl. trianope).* Se dit d'un œil qui ne perçoit pas le bleu.

TRIATOMA Genre de punaises appartenant à la famille des Réduvidés, comprenant de nombreuses espèces ; les principales, *T. megista*, répandue au Brésil, et *T. sanguisuga*, répandue au Mexique et aux États-Unis, sont responsables de la transmission de *Trypanosoma cruzi*, agent de la maladie de Chagas. Leur piqûre est douloureuse et s'accompagne d'irritations et de tuméfactions locales, et de nausées.

TRIATOMIQUE *adj. (angl. triatomic).* Qui contient trois atomes par molécule.

TRIBADE *s. f. (angl. tribade).* SYN. ***LESBIENNE.***

TRIBADISME *s. m. (angl. tribadism).* SYN. ***LESBIANISME.***

TRIBASIQUE *adj. (angl. tribasic).* Qui possède trois fonctions basiques (qui peut libérer trois ions OH^-).

TRIBOLOGIE *s. f. (angl. tribology).* Étude, en pathologie articulaire, des phénomènes d'usure du cartilage par frottement.

TRIBRACHIUS *s. m. (angl. tribrachius).* Monstre fœtal pourvu de trois bras.

TRIBROMOMÉTHANE *s. m.* ☞ ***BROMOFORME.***

TRIBU *s. f. (angl. tribe).* Subdivision d'une famille, qui comprend plusieurs genres.

TRIBUTYRINE *s. f. (angl. tributyrin).* Graisse incolore présente dans le beurre.

TRIC (agents) Micro-organismes du genre *Chlamydia*, agent en particulier du trachome. Initiales de *TRachoma Inclusion Conjunctivitis.*

TRICÉPHALE *s. m. (angl. tricephalus).* Monstre présentant trois têtes séparées, implantées sur un seul corps.

TRICEPS *s. m.* Qui a trois chefs. ◇ **(MUSCLE)** *(angl. triceps muscle).* Muscle de la région postérieure du bras, extenseur de l'avant-bras. ☞ ***ATLAS ANATOMIQUE DES MUSCLES EN ANNEXE.***

TRICH-, TRICHO- *(angl. trich-, tricho-).* Préfixes d'origine grecque indiquant une relation avec les poils ou les cheveux.

TRICHAUXIS *s. m. (angl. trichauxis).* ☞ ***HYPERTRICHOSE.***

TRICHESTHÉSIE *s. f. (angl. trichesthesia).* ☞ ***TRICHOESTHÉSIE.***

TRICHIASIS *s. m. (angl. trichiasis).* Déviation des cils vers le globe oculaire, entretenant une irritation chronique de la conjonctive oculaire et de la cornée.

TRICHINE *s. f. (angl. trichina).* ☞ ***TRICHINELLA.***

TRICHINÉ *adj. (angl. trichiniferous).* Qui contient des trichines. Se dit en particulier de la viande de porc.

TRICHINELLA Genre de vers nématodes parasites, de la famille des Trichinellidés. L'espèce *T. spiralis*, ou trichine, agent responsable de la trichinose, mesure 1,5 mm de long. La larve est enroulée à l'intérieur d'un kyste dans les muscles de certains animaux, notamment le rat, le sanglier, le cheval et le porc.

TRICHINELLIDÉS *(angl. Trichuroidea).* Famille de vers nématodes qui comprend les genres *Trichinella* et *Trichuris.*

TRICHINEUX *adj. (angl. trichinous).* Qui est infecté par des trichines.

TRICHINISATION *s. f. (angl. trichinization).* Dissémination de trichines dans l'organisme.

TRICHINOSE *s. f. (angl. trichinosis).* Maladie parasitaire due à l'infestation de l'organisme par des larves de *Trichinella spiralis*, consécutive à l'ingestion de viande de porc insuffisamment cuite contenant des kystes de trichines, qui s'ouvrent dans l'estomac et l'intestin ; la fécondation s'effectue alors, et les jeunes trichines pénètrent dans les vaisseaux lymphatiques et, de ces vaisseaux, dans les muscles striés dans lesquels elles se fixent et s'enkystent. La maladie est grave et de symptomatologie peu caractéristique. Les symptômes gastro-intestinaux (douleurs, vomissements, diarrhée) précèdent des signes traduisant la pénétration et la fixation des trichines dans les muscles : fièvre, abattement, douleurs musculaires intenses, œdèmes, anxiété et insomnie. Il existe une hyperéosinophilie et un sérodiagnostic spécifique.

TRICHLOROÉTHANE *s. m. (angl. trichloroethane).* Liquide volatil, de formule CH_3-CCl_3. Il est employé comme anesthésique. SYN. ***MÉTHYLCHLOROFORME.***

TRICHLOROÉTHYLÈNE *s. m. (angl. trichloroethylene).* Composé de formule C_2HCl_3. C'est un liquide volatil, employé comme solvant. Il a été utilisé, en inhalations, comme anesthésique et analgésique, notamment en obstétrique.

TRICHLOROMÉTHANE *s. m. (angl. trichlormethane).* ☞ ***CHLOROFORME.***

TRICHOBACTÉRIE *s. f. (angl. trichobacteria).* **1.** Bactérie flagellée. **2.** Bactérie d'aspect filamenteux.

TRICHOBÉZOARD *s. m. (angl. trichobezoar).* Corps étranger gastrique ou intestinal, formé de cheveux agglomérés avec du mucus.

TRICHOCÉPHALE *s. m. (angl. trichocephalus).* ☞ ***TRICHURIS TRICHIURA.***

TRICHOCÉPHALOSE *s. f. (angl. trichocephaliasis).* Affection parasitaire due à la présence dans l'intestin de trichocéphales (*Trichuris trichiura*). Des symptômes cliniques (diarrhée, douleurs abdominales, etc.) n'apparaissent qu'en cas d'infection massive.

TRICHOCLASIE *s. f. (angl. trichossexis nodosa).* Cassure des cheveux due à leur fragilité anormale.

TRICHOCLASTIE *s. f.* ☞ ***TRICHORRHEXOMANIE.***

TRICHOCRYPTOMANIE *s. f.* ☞ ***TRICHOTILLOMANIE.***

TRICHOÉPITHÉLIOME PAPULEUX MULTIPLE *(angl. trichoepitelioma papillosum multiplex).* Éruption de petits nodules arrondis, localisés surtout à la face, et provenant des follicules pileux. Ces tumeurs cutanées sont bénignes.

TRICHOESTHÉSIE *s. f. (angl. trichoesthesia).* Sensibilité des poils au contact ou à la déformation. SYN. ***TRICHESTHÉSIE.***

TRICHOFOLLICULOME *s. m. (angl. trichofolliculoma).* Tumeur bénigne du follicule pileux ayant l'aspect d'une papule dont émerge un poil fin de consistance laineuse.

TRICHOGÈNE *adj. (angl. trichogenous).* Qui stimule la croissance des poils ou des cheveux.

TRICHOGLOSSIE *s. f. (angl. trichoglossia).* Aspect hérissé de la langue, résultant de l'hypertrophie des papilles linguales.

TRICHOGRAMME *s. m. (angl. trichogram).* Étude de la racine des cheveux permettant d'établir la proportion des cheveux en fonction de leur stade évolutif.

TRICHOÏDE *adj. (angl. trichoid).* Qui ressemble à un poil ou à un cheveu.

TRICHOLEUCOCYTE *s. m. (angl. hairy cell).* Lymphocyte présentant de fins prolongements et caractéristique de la leucémie à tricholeucocytes.

TRICHOLITHE *s. m. (angl. tricholith).* Concrétion pileuse.

TRICHOLOGIE *s. f. (angl. trichology).* Somme des connaissances relatives aux poils et aux cheveux.

TRICHOMA *s. m. (angl. trichoma).* SYN. ***PLIQUE.***

TRICHOMATOSE *s. f. (angl. trichomatosis).* SYN. ***PLIQUE.***

TRICHOMONACIDE *adj. (angl. trichomonacidal).* Qui détruit les *Trichomonas.* S'emploie aussi comme substantif.

TRICHOMONAS Genre de protozoaires flagellés, en forme de poire, pourvus de trois à cinq flagelles à l'extrémité antérieure et d'une membrane ondulante. On les trouve dans les muqueuses digestives ou génitales et ils se transmettent directement, sans vecteur intermédiaire. Deux espèces ont été isolées chez l'homme : *T. intestinalis*, parasite de la muqueuse intestinale, qui peut provoquer des diarrhées en cas d'infection massive, et *T. vaginalis*, parasite des voies urinaires et de la muqueuse génitale, qui peut être responsable d'urétrites et de vaginites.

TRICHOMONASE *s. f. (angl. trichomoniasis).* Infection par *Trichomonas intestinalis* ou *Trichomonas vaginalis.*

TRICHOMYCOSE *s. f. (angl. trichomycosis).* Affection mycosique de la tige des poils. ⟡ **AXILLAIRE** *(angl. — axillaris).* Affection des poils axillaires, caractérisée par le développement de concrétions molles qui entourent le poil et par la production d'une sueur de couleur rose due à *Corynebacterium tenuis* qui peut également infester les poils pubiens.

TRICHOMYCOSIS ⟡ **NODOSA** ☞ ***PIEDRA BLANCHE, PIEDRA NOIRE.*** ⟡ **PALMELLINA** ☞ ***TRICHOMYCOSE AXILLAIRE.***

TRICHONOCARDIOSE *s. f. (angl. trichonocardiasis).* ☞ ***TRICHOMYCOSE AXILLAIRE.***

TRICHONODOSIS *s. f. (angl. trichonodosis).* Cheveu présentant des nodosités multiples.

TRICHOPATHIE *s. f. (angl. trichopathy).* ☞ ***TRICHOSE.***

TRICHOPHAGIE *s. f. (angl. trichophagy).* Habitude morbide de mastiquer des poils ou des cheveux.

TRICHOPHOBIE *s. f. (angl. trichophobia).* **1.** Aversion morbide au toucher de certaines étoffes. **2.** Anxiété morbide provoquée chez certaines femmes par la crainte d'avoir un duvet trop abondant sur le visage.

TRICHOPHYTIDE *s. f. (angl. trichophytid).* Toute lésion cutanée due à un dermatophyte.

TRICHOPHYTIE *s. f. (angl. trichophytosis).* Toute infection de la peau et des phanères due aux dermatophytes du genre *Trichophyton.* SYN. ***TRICHOPHYTOSE.*** ⟡ **DU CUIR CHEVELU** *(angl. tinea tonsurans).* SYN. ***TEIGNE TONDANTE TRICHOPHYTIQUE.***

TRICHOPHYTINE *s. f. (angl. trichophytin).* Produit de filtration de cultures de champignons du genre *Trichophyton*. Il est utilisé pour provoquer une réaction cutanée diagnostique dans les cas de trichophytie.

TRICHOPHYTOBÉZOARD *s. m. (angl. trichophytobezoar).* Bézoard composé de poils et de fibres végétales.

TRICHOPHYTON Genre de champignons de l'ordre des *Moniliales*. Il fait partie du groupe des dermatophytes. Ses espèces sont saprophytes du sol et parasites de la peau, des cheveux et des ongles de l'homme. Les espèces pathogènes pour l'homme comprennent : *T. mentagrophytes, T. rubrum, T. schoenleinii, T. tonsurans.*

TRICHOPHYTOSE *s. f.* ☞ ***TRICHOPHYTIE.***

TRICHOPOLIOSE *s. f. (angl. trichopoliosis).* ☞ ***POLIOSE.***

TRICHOPTILOSE *s. f. (angl. trichoptilosis).* **1.** Fissuration longitudinale des cheveux, qui deviennent fourchus à leur extrémité. **2.** SYN. ***TRICHORRHEXIS NODOSA.***

TRICHORRHEXIS NODOSA *(angl. trichorrhexis nodosa).* Affection des cheveux et des poils, caractérisée par la formation de nodosités le long du poil, dues à une séparation de ses fibres. Cette affection est le plus souvent d'origine traumatique. SYN. ***TRICHORRHEXIE NOUEUSE, CHEVEU EN BAMBOU.***

TRICHORRHEXOMANIE *s. f. (angl. trichorrhexomania).* Tic consistant à casser les cheveux en les écrasant entre les ongles. SYN. ***TRICHOCLASTIE.***

TRICHOSCHISIS *s. f. (angl. trichoschisis).* Division d'un cheveu ou d'un poil à son extrémité.

TRICHOSCOPIE *s. f. (angl. trichoscopy).* Examen des cheveux ou des poils à l'aide d'un appareil de grossissement.

TRICHOSE *s. f. (angl. trichosis).* Toute affection des cheveux et des poils. SYN. ***TRICHONOSE, TRICHOPATHIE.***

TRICHOSIS *s. m. (angl. trichosis).* Développement de poils en un endroit où ils n'existent pas normalement. ⊂⊃ **CARONCULAIRE** *(angl. — carunculae).* Développement de poils sur la caroncule lacrymale.

TRICHOSPORIE NOUEUSE *(angl. black piedra).* SYN. ***PIEDRA NOIRE.***

TRICHOSPORON Genre de champignons microscopiques de la famille des Cryptococcacées, isolés chez des insectes et dans la pulpe du bois. Ils peuvent parfois devenir pathogènes chez l'homme. ⊂⊃ ***BEIGELII*** Agent responsable de la piedra blanche. SYN. ***TRICHOSPORON GIGANTEUM, TRICHOSPORON CUTANEUM.*** ⊂⊃ ***HORTAI*** ☞ ***PIEDRAIA HORTAE.***

TRICHOSPOROSE *s. f. (angl. trichosporosis).* Toute infection due aux champignons du genre *Trichosporon*.

TRICHOSTRONGYLIDÉS *(angl. Trichostrongylidae).* Famille de vers nématodes à laquelle appartient le genre *Trichostrongylus*.

TRICHOSTRONGYLOSE *s. f. (angl. trichostrongylosis).* Infestation par des vers nématodes du genre *Trichostrongylus*. Ces parasites de l'intestin grêle des ruminants peuvent parfois parasiter l'homme, entraînant chez celui-ci des troubles intestinaux, avec diarrhée et éosinophilie transitoire. Le diagnostic est établi à partir des caractéristiques des œufs. Cette parasitose est fréquente dans certains pays d'Europe, en Russie et en Iran.

TRICHOSTRONGYLUS Genre de vers nématodes, du sous-ordre des Strongyloïdés, parasites intestinaux des ruminants et parfois de l'homme.

TRICHOTHIODYSTROPHIE *s. f. (angl. trichothiodystrophy).* Affection congénitale associant nanisme, retard mental et anomalies des cheveux, rares et cassants, et carencés en soufre.

TRICHOTILLOMANIE *s. f. (angl. trichotillomania).* Tic consistant à s'arracher les cheveux ou les poils dans une région donnée. SYN. ***TRICHOMANIE.***

TRICHOTROPHIE *s. f. (angl. trichotrophy).* Nutrition des cheveux ou des poils.

TRICHROMATE *adj. (angl. trichromat).* Se dit d'un œil, ou d'un sujet, qui perçoit normalement les trois couleurs fondamentales du spectre (rouge, vert et bleu).

TRICHROMATISME *s. m. (angl. trichromatism).* Capacité de perception des trois couleurs fondamentales du spectre (vision normale des couleurs). SYN. ***TRICHROMASIE, TRICHROMATOPSIE.***

TRICHURIS Genre de vers nématodes de la famille des Trichinellidés (sous-ordre des Trichinelloïdés), autrefois appelés *Trichocephalus*. L'espèce *T. trichiura*, parasite du gros intestin de l'homme, mesure 5 cm de long et sa partie antérieure a la finesse d'un fil. Elle ne provoque généralement aucun symptôme, mais elle est parfois responsable de troubles intestinaux et nerveux (trichocéphalose). Cette infestation est particulièrement fréquente dans les pays au climat chaud et humide. Le diagnostic est établi à partir des œufs, qui ont la forme d'un citron.

TRICIPITAL *adj. (angl. tricipital).* Qui se rapporte au muscle triceps.

TRICROTE *adj. (angl. tricrotic).* Se dit du pouls dont la courbe sphygmographique présente sur la ligne de descente deux élévations secondaires.

TRICUSPIDE *adj. (angl. tricuspid).* Qui possède trois pointes ou cuspides ; se dit de l'une des valves du cœur (valve atrioventriculaire droite) ou de molaires.

TRICUSPIDIEN *adj. (angl. tricuspid).* Qui se rapporte à la valve tricuspide du cœur.

TRIDENTÉ *adj. (angl. tridentate).* Qui possède trois dents ou trois pointes.

TRIDERMIQUE *adj. (angl. tridermic).* Qui possède les trois feuillets embryonnaires (ectoderme, mésoderme et endoderme).

TRIDERMOME *s. m. (angl. tridermoma).* ☞ ***TÉRATOME.***

TRIFIDE *adj. (angl. trifid).* Qui est fendu en trois sur une grande partie de sa longueur.

TRIFLUOPÉRAZINE *s. f. (angl. trifluoperazine).* Dérivé de la phénothiazine. Neuroleptique. ☞ ***PHÉNOTHIAZINE.***

TRIFLUPROMAZINE *s. f. (angl. triflupromazine).* Dérivé de la phénothiazine. Neuroleptique. ☞ ***PHÉNOTHIAZINE.***

TRIGÉMINAL *adj. (angl. trigeminal).* Qui se rapporte au nerf trijumeau.

TRIGÉMINÉ *adj. (angl. trigeminal).* ☞ ***POULS TRIGÉMINÉ.***

TRIGLYCÉRIDE *s. m. (angl. triglyceride).* Tout ester du glycérol et de trois molécules d'acides gras. Les triglycérides se trouvent dans le tissu adipeux et dans le sérum sanguin. Les triglycérides sériques ont deux origines : exogène à partir des corps gras alimentaires (synthèse réalisée dans l'épithélium intestinal), endogène à partir notamment du glucose (synthèse hépatique). Liés à des protéines sanguines, ils forment les chylomicrons (triglycérides exogènes) et les pré-bêta-lipoprotéines ou lipomicrons (triglycérides endogènes).

TRIGLYCÉRIDÉMIE *s. f. (angl. triglyceridemia).* Taux sanguin des triglycérides, normalement compris entre 0,5 et 1,7 g/L.

TRIGONE *s. m. (NA. trigonum). (angl. trigone, triangle).* **1.** En anatomie, aire ou espace triangulaire. **2.** Le trigone cérébral. ◇ **CÉRÉBRAL** *(angl. fornix of cerebrum).* ☞ ***FORNIX CÉRÉBRAL.*** ◇ **COLLATÉRAL** *(NA. — collaterale). (angl. collateral trigone).* Espace triangulaire à l'union des cornes postérieure et inférieure des ventricules latéraux. ◇ **DU VAGUE** *(NA. — nervi vagi). (angl. trigone of vagus nerve).* ☞ ***FOVEA INFERIOR.*** ◇ **FÉMORAL** *(NA. — femorale). (angl. femoral trigone).* Région de la face antérieure et supérieure de la cuisse, limitée en haut par l'arcade pubienne, en dehors par la saillie du muscle sartorius, et en dedant par la saillie du muscle moyen adducteur. Le trigone fémoral est parcouru par les vaisseaux fémoraux, le nerf crural et ses branches. SYN. ***TRIANGLE DE SCARPA.*** ◇ **INGUINAL** *(NA. — inguinale). (angl. inguinal trigone).* Espace triangulaire de la paroi abdominale délimité en dedans par le bord externe du muscle droit de l'abdomen, en haut par une ligne horizontale tangente à l'épine iliaque antérosupérieure, et en bas par le ligament inguinal. SYN. ***TRIANGLE INGUINAL.*** ◇ **OLFACTIF** *(NA. — olfactorium). (angl. olfactory trigone).* Espace triangulaire de la substance perforée antérieure entre les stries olfactives. ◇ **(PILIERS DU)** ☞ ***FORNIX (PILIERS DU).*** ◇ **VÉSICAL** *(NA. — vesicale). (angl. vesical trigone).* Espace triangulaire à l'intérieur de la vessie, compris entre les orifices des uretères et l'orifice de l'urètre.

TRIGONITE *s. f. (angl. trigonitis).* Inflammation localisée au trigone vésical.

TRIGONOCÉPHALE *s. m. (angl. trigonocephalus).* Monstre caractérisé par une tête de forme presque triangulaire, à sommet antérieur, résultant d'une synostose prématurée de l'os frontal.

TRIHOLOSIDE *s. m. (angl. trisaccharide).* Tout holoside qui donne par hydrolyse trois oses. SYN. ***TRISACCHARIDE.***

TRIHYBRIDE *s. m. (angl. trihybrid).* Hybride résultant du croisement de deux progéniteurs qui diffèrent par trois paires de caractères mendéliens.

TRI-INIODYME *s. m. (angl. triiniodymus).* SYN. ***TRICÉPHALE.***

TRI-IODOMÉTHANE *s. m. (angl. triiodomethane).* ☞ ***IODOFORME.***

TRI-IODOTHYRONINE *s. f. (angl. triiodothyronine).* Hormone thyroïdienne, produit de la dégradation périphérique de la thyroxine. Composé triiodé de l'hydroxyphényltyrosine, biologiquement plus actif que la thyroxine. SYN. ***T3.***

TRI-IODURE *s. m. (angl. triiodide).* Composé dont la molécule contient trois atomes d'iode.

TRIJUMEAU (NERF) *(angl. trigeminal nerve).* Cinquième paire crânienne, sensitif pour la face et moteur pour les muscles de la mâchoire. ☞ ***ATLAS ANATOMIQUE DES NERFS EN ANNEXE.***

TRILAURINE *s. f. (angl. trilaurin).* Glycéride cristallisé qui est le constituant principal de l'huile de noix de coco.

TRILINOLÉINE *s. f. (angl. trilinolein).* Glycéride de l'huile de lin et d'autres huiles végétales.

TRILITE *s. m.* ☞ ***TRINITROTOLUÈNE.***

TRILOBÉ *adj. (angl. trilobed, trilobate).* Qui a trois lobes.

TRILOCULAIRE *adj. (angl. trilocular).* Qui possède trois cavités ou trois compartiments.

TRILOGIE *s. f. (angl. trilogy).* Étymologiquement, suite de trois discours ou de trois récits. Ce terme est employé comme synonyme de triade. ◇ **DE FALLOT** *(angl. — of Fallot).* ☞ ***FALLOT (TRILOGIE DE).***

TRIMAMME *adj.* Se dit d'une femme qui a trois glandes mammaires. S'emploie aussi comme substantif.

TRIMÉTHADIONE *s. f. (angl. trimethadione).* Anticonvulsivant utilisé dans le petit mal et les crises myocloniques ou akinétiques de l'épilepsie.

TRIMÉTHAPHAN (CAMSILATE DE) *(angl. trimethaphan camsylate).* Ganglioplégique utilisé comme vasodilatateur dans l'hypotension contrôlée en chirurgie, et dans le traitement de l'hypertension.

TRIMÉTHOPRIME *s. m. (angl. trimethoprim).* Dérivé de la diaminopyrimidine, qui inhibe la synthèse des purines, des pyrimidines et de certains acides aminés. Il est utilisé dans le traitement du paludisme à *P. falciparum* résistant à d'autres types de chimiothérapie. L'association du triméthoprime avec un sulfamide, le sulfaméthoxazole, a un effet synergique, avec une action bactéricide potentialisée, et un large spectre d'activité antibactérienne.

TRIMÉTHYLÉTHYLÈNE *s. m. (angl. trimethylethylene).* Préparation anesthésique dérivée de l'alcool méthylique.

TRIMÉTHYLXANTHINE *s. f. (angl. trimethylxanthine).* ☞ ***CAFÉINE.***

TRIMIPRAMINE *s. f. (angl. trimipramine).* Antidépresseur tricyclique, doué de propriétés sédatives.

TRINITRINE *s. f. (angl. trinitrin).* ☞ ***NITROGLYCÉRINE.***

TRINITROCELLULOSE *s. f. (angl. trinitrocellulose).* ☞ ***PYROXYLINE.***

TRINITROGLYCÉRINE *s. f. (angl. trinitroglycerol).* ☞ ***NITROGLYCÉRINE.***

TRINITROPHÉNOL *s. m. (angl. trinitrophenol).* Chacun des trois composés trinitrés isomères dérivés du phénol. L'un d'eux est l'acide picrique. ☞ ***PICRIQUE (ACIDE).***

TRINITROTOLUÈNE *s. m. (angl. trinitrotoluene).* Explosif très puissant que l'on obtient par nitration du toluène. Il est toxique et peut provoquer des troubles gastro-intestinaux, des lésions hépatiques et des toxicodermies. Abréviation : TNT. SYN. ***TRILITE.***

TRIOCÉPHALE *s. m. (angl. triocephalus).* Monstre dont la tête est réduite à un moignon informe.

TRIOLÉINE *s. f. (angl. triolein).* SYN. ***OLÉINE.***

TRIOLET (BRUIT DE) *(angl. systolic click).* Bruit sec, bref, interposé entre le 1er et le 2e bruit du cœur, correspondant au claquement d'une partie de l'appareil mitral et observé dans les insuffisances mitrales mineures par ballonnement de la valve mitrale.

TRIORCHIDE *s. m. (angl. triorchid).* Individu qui a trois testicules.

TRIOSE *s. m. (angl. triose).* Sucre dont la molécule renferme trois atomes de carbone, de formule $C_3H_6O_3$.

TRIOXYPURINE *s. f. (angl. trioxypurine).* Acide urique.

TRIPALMITINE *s. f. (angl. tripalmitine).* SYN. ***PALMITINE.***

TRIPARE *adj. (angl. tripara).* Se dit d'une femme qui a accouché trois fois. S'emploie aussi comme substantif.

TRIPEPTIDE *s. m. (angl. tripeptide).* Polypeptide résultant de l'union de trois molécules d'acides aminés par des liaisons peptidiques.

TRIPHALANGIE *s. f. (angl. triphalangia).* Anomalie caractérisée par la présence de trois phalanges au pouce ou à l'hallux.

TRIPHASIQUE *adj. (angl. triphasic).* Se dit d'un organisme ou d'un phénomène qui passe par trois phases distinctes.

TRIPIER (AMPUTATION DE) *(angl. Tripier's amputation).* Amputation de l'avant-pied analogue à la désarticulation de Chopart, mais avec section d'une partie du tarse. (Terme peu utilisé.)

TRIPLÉGIE *s. f. (angl. triplegia).* Hémiplégie avec paralysie d'un membre du côté opposé.

TRIPLÉS *s. m. (angl. triplets).* Les trois enfants issus d'une même grossesse.

TRIPLET *s. m. (angl. triplet).* En génétique moléculaire, unité de trois bases successives dans la molécule d'ADN ou d'ARN, qui code pour un acide aminé spécifique.

TRIPLOBLASTIQUE *adj. (angl. triploblastic).* Qui possède les trois feuillets embryonnaires : ectoderme, mésoderme et endoderme.

TRIPLOCORIE *s. f. (angl. triplokoria).* Anomalie caractérisée par la présence de trois pupilles dans l'œil.

TRIPLOÏDE *adj. (angl. triploid).* Se dit d'une cellule ou d'un individu qui possède trois génomes (trois lots de chromosomes).

TRIPLOÏDIE *s. f. (angl. triploidy).* État d'une cellule ou d'un individu triploïde.

TRIPLOPIE *s. f. (angl. triplopia).* Trouble de la vision monoculaire caractérisé par la perception de trois images d'un seul objet.

TRIPLO-X (SYNDROME) *(angl. triplo-X syndrome).* ☞ ***SUPERFEMELLE.***

TRIPROSOPE *s. m. (angl. triprosopus).* Monstre caractérisé par la présence de trois faces. SYN. ***TRIOPODYME.***

TRIQUETRUM *(angl. triquetrum).* Os de la première rangée du carpe. ☞ ***ATLAS ANATOMIQUE DES OS EN ANNEXE.*** SYN. ***OS PYRAMIDAL.***

TRIRADIUS *s. m. (angl. triradius).* En dermatoglyphique, point à partir duquel les reliefs épidermiques partent dans trois directions formant des angles d'environ 120°.

TRISACCHARIDE *s. m.* ☞ ***TRIHOLOSIDE.***

TRISMIQUE *adj. (angl. trismic)* Qui se rapporte au trismus.

TRISMUS *s. m. (angl. trismus).* Contraction tonique des muscles masticateurs, qui détermine l'occlusion forcée de la bouche ; symptôme précoce et caractéristique du tétanos. S'observe également dans les accidents de la dent de sagesse.

TRISOMIE *s. f. (angl. trisomy).* État caractérisé par la présence d'un chromosome surnuméraire sur une paire de chromosomes. L'anomalie peut intéresser les gonosomes ou les autosomes et réalise une maladie par aberration chromosomique. La trisomie 21 est responsable du syndrome de Down (mongolisme) : association dès la naissance d'une débilité mentale à un faciès particulier et à diverses malformations. SYN. ***MONGOLISME.***

TRISOMIQUE *adj. (angl. trisomic).* Se dit de la cellule ou de l'individu possédant un chromosome surnuméraire.

TRISTÉARINE *s. f. (angl. tristearin).* SYN. ***STÉARINE.***

TRISTICHIASIS *s. m. (angl. tristichiasis).* Anomalie rare caractérisée par la présence de trois rangées de cils sur la paupière. ☞ ***DISTICHIASIS.***

TRISYMPTOME DE GOUGEROT *(angl. Gougerot's trisymptomatic disease).* ☞ ***GOUGEROT (MALADIE TRISYMPTOMATIQUE DE).***

TRITANOPIE *s. f. (angl. tritanopia).* Absence de perception de la couleur bleue. SYN. ***TRITANOPSIE.***

TRITANOPSIE *s. f.* ☞ ***TRITANOPIE.***

TRITHÉRAPIE *s. f.* Traitement associant trois produits, comme par exemple dans la tuberculose ou le sida.

TRITICINE *s. f. (angl. triticin).* Polyholoside mucilagineux, tiré de la racine du chiendent. Il a des propriétés diurétiques.

TRITICUM Genre de plantes de la famille des *Graminées*, qui comprend le blé, *Triticum sativum.* L'espèce *Triticum repens* (ou *Agropyrum repens*) est le chiendent, utilisé comme diurétique.

TRITIÉ *adj. (angl. tritiated).* Qui est marqué au tritium.

TRITIUM *s. m. (angl. tritium).* Isotope radioactif de l'hydrogène, il est utilisé en chimie et en biologie comme marqueur. Symboles : ^{3}H, T.

TRITURANT *adj.* Qui sert à la trituration, qui la provoque. Se dit de la surface de mastication des molaires.

TRITURATION *s. f. (angl. trituration).* **1.** Réduction d'une substance en poudre, par écrasement dans un mortier. **2.** Morcellement des aliments par les dents, au cours de la mastication.

TROCART *s. m. (angl. trocar).* À l'origine, instrument de chirurgie servant à pratiquer une ponction, constitué d'une tige métallique cylindrique terminée par une pointe triangulaire, coulissant à l'intérieur d'une canule, d'où seule dépasse la pointe. Actuellement, le trocart, en métal ou plastique, sert à transpercer la paroi abdominale pour permettre de glisser à l'intérieur de la canule des instruments de cœliochirurgie.

TROCHANTER *s. m. (angl. trochanter).* Chacun des processus de l'extrémité supérieure du fémur. Le grand trochanter est une saillie quadrilatère située du côté externe. Il donne insertion à la plupart des muscles de la hanche. Le petit trochanter (ou trochantin) est situé du côté interne. Il donne insertion au muscle psoas iliaque. ⬄ **(TROISIÈME)** Nom donné à la crête du grand fessier du fémur dans les cas où elle est très saillante.

TROCHANTÉRIEN *adj. (angl. trochanterian, trochanteric).* Qui se rapporte au grand trochanter.

TROCHANTÉRITE *s. f. (angl. trochanteritis).* Inflammation du grand ou du petit trochanter.

TROCHANTIN *s. m. (angl. lesser trochanter).* Petit trochanter.

TROCHANTINIEN *adj. (angl. trochantinian).* Qui se rapporte au petit trochanter.

TROCHIN *s. m.* ☞ ***TUBERCULE MINEUR DE L'HUMÉRUS.***

TROCHITER *s. m.* ☞ ***TUBERCULE MAJEUR DE L'HUMÉRUS.***

TROCHLÉAIRE *adj. (angl. trochlear).* Qui se rapporte à une trochlée, qui a la forme d'une trochlée. ⬄ **(NERF)** Quatrième paire crânienne, moteur du muscle oblique supérieur de l'œil. SYN. ***NERF PATHÉTIQUE.*** ☞ ***ATLAS ANATOMIQUE DES NERFS EN ANNEXE.***

TROCHLÉARTHROSE *s. f.* ☞ ***GINGLYME.***

TROCHLÉE *s. f. (NA. trochlea). (angl. trochlea).* En anatomie, structure en forme de poulie. ⬄ **HUMÉRALE** *(NA. — humeri). (angl. — of humerus).* Saillie articulaire à la partie interne de l'extrémité inférieure de l'humérus, qui forme une sorte de poulie sur laquelle s'articule l'ulna.

TROCHLÉIFORME *adj. (angl. trochleariform).* En forme de trochlée.

TROCHOCÉPHALIE *s. f. (angl. trochocephaly).* Bombement du crâne résultant d'une synostose prématurée des os frontal et pariétaux.

TROCHOÏDE *s. f. (angl. pivot joint).* Articulation dont les surfaces sont des cylindres, un cylindre plein s'emboîtant dans un cylindre creux. EX. *articulation du processus odontoïde avec l'atlas.*

TROELL-JUNET (SYNDROME DE) *(angl. Troell-Junet syndrome).* Hyperostose crânienne diffuse avec acromégalie et hyperthyroïdisme, pouvant s'associer à un diabète sucré.

TROIS JOURS (MALADIE DES) *(angl. three-day fever).* Fièvre à pappataci.

TROISIÈME PAIRE CRÂNIENNE ☞ ***N. OCULOMOTEUR (ATLAS ANATOMIQUE DES NERFS EN ANNEXE).***

TROISIER (GANGLION DE) *(angl. Troisier's node).* Nœud lymphatique, le plus interne de la chaîne de l'artère cervicale transverse, susceptible d'être envahi, surtout à gauche, au cours de l'évolution du cancer de l'estomac.

TROLARD (VEINE DE) *(angl. Trolard's vein).* SYN. ***VEINE ANASTOMOTIQUE INFÉRIEURE.***

TROMBICULA Genre d'acariens qui pendant leur phase larvaire vivent en parasites sur les insectes, les oiseaux et les mammifères. La larve de *Trombicula autumnalis* (connue sous le nom d'aoûtat ou de rouget) peut affecter l'homme lorsque celui-ci est en contact avec de l'herbe porteuse de parasites, provoquant une dermatite prurigineuse appelée trombidiose. ⬄ ***AKAMUSHI*** Acarien qui transmet une rickettsiose (rickettsia tsutsugamushi) responsable de la fièvre fluviale du Japon.

TROMBICULOSE *s. f.* *(angl. chigger dermatitis).* Dermatose prurigineuse due à *Trombicula autumnalis.* SYN. ***TROMBIDIOSE, ÉRYTHÈME AUTOMNAL.***

TROMBIDION *s. m.* *(angl. chigger).* Acarien parasite du genre *Trombicula.*

TROMBIDIOSE *s. f.* ☞ ***TROMBICULOSE.***

TROMPE *s. f.* *(angl. tube).* ⟨⟩ **AUDITIVE** *(NA. tuba auditoria). (angl. auditory —).* Conduit ostéocartilagineux aérifère mettant en communication la cavité tympanique et le rhinopharynx. SYN. ***TROMPE D'EUSTACHE.*** ⟨⟩ **UTÉRINE** *(NA. tuba uterina). (angl. uterine —).* Chacun des deux conduits s'étendant de chaque côté de l'utérus jusqu'aux ovaires, et qui conduisent l'ovule de l'ovaire jusqu'à la cavité utérine. SYN. ***TROMPE DE FALLOPE.***

TRONC *s. m.* *(angl. trunk).* **1.** Partie moyenne du corps humain, reliée à la tête par le cou, et qui porte les quatre membres. Elle est composée du thorax, de l'abdomen et du petit pelvis. **2.** Portion initiale d'un nerf ou d'un vaisseau (artère, veine ou lymphatique) de gros calibre, avant la naissance des branches de ramification. ⟨⟩ **AORTIQUE** *(angl. truncus aorticus).* Malformation congénitale caractérisée par un tronc artériel unique avec aorte à cheval ; maladie bleue rapidement mortelle. SYN. ***TRUNCUS AORTICUS.*** ⟨⟩ **ARTÉRIEL BRACHIOCÉPHALIQUE** *(angl. brachiocephalic artey).* Tronc artériel droit naissant de la crosse de l'aorte et se terminant par l'artère carotide commune droite et la subclavière droite. ☞ ***ATLAS ANATOMIQUE DES ARTÈRES EN ANNEXE.*** ⟨⟩ **ARTÉRIEL COMMUN** *(angl. truncus arteriosus).* Malformation congénitale caractérisée par la persistance du tronc artériel commun embryonnaire ; maladie bleue mortelle. SYN. ***TRUNCUS ARTERIOSUS.*** ⟨⟩ **ARTÉRIEL PRIMITIF** *(angl. truncus arteriosus).* Tronc artériel en connexion avec le cœur fœtal, d'où se détachent les arcs aortiques et qui donne naissance à l'aorte et à l'artère pulmonaire. La persistance du tronc artériel primitif correspond à l'anomalie cardiovasculaire appelée tronc artériel commun. ⟨⟩ **BASILAIRE** *(angl. basilary artey).* Artère de la base du cerveau formée par l'union des deux artères vertébrales. SYN. ***ARTÈRE BASILAIRE.*** ☞ ***ATLAS ANATOMIQUE DES ARTÈRES EN ANNEXE.*** ⟨⟩ **BASILAIRE (SYNDROME DU)** *(angl. basilar artery syndrome).* Ensemble des troubles neurologiques secondaires à l'oblitération de l'artère basilaire. Les symptômes neurologiques sont très variables associant à des degrés divers : obnubilation, hypertonie, syndrome pyramidal et atteinte de certains nerfs crâniens, *locked-in syndrome.* ⟨⟩ **CÉRÉBRAL** *(angl. brain stem).* Ensemble formé par le bulbe, le pont et le mésencéphale (pédoncules cérébraux et colliculi). ⟨⟩ **CŒLIAQUE** *(angl. celiac artery).* Branche de l'aorte abdominale donnant l'hépatique commune, la splénique et la gastrique gauche. ☞ ***ATLAS ANATOMIQUE DES ARTÈRES EN ANNEXE.*** ⟨⟩ **LOMBOSACRAL** *(NA. truncus lumbosacralis). (angl. lumbosacralis —).* Tronc nerveux formé par les branches des nerfs lombaires L4 et L5. Il s'étend au plexus sacré. ⟨⟩ **LYMPHATIQUE** *(NA. truncus lymphaticus). (angl. lymphatic —).* Vaisseau lymphatique de gros calibre. Les deux principaux troncs lymphatiques du corps sont le tronc droit, qui reçoit la lymphe du côté droit provenant des régions situées au-dessus du foie et débouche au confluent des veines sous-clavière et jugulaire interne droites, et le tronc gauche, ou conduit thoracique. ⟨⟩ **SUBCLAVIER** *(NA. truncus subclavius). (angl. subclavian —).* Tronc lymphatique qui reçoit la lymphe du membre supérieur et se jette dans le conduit thoracique à la racine du cou. ⟨⟩ **THYROCERVICAL** ☞ ***ATLAS ANATOMIQUE DES ARTÈRES EN ANNEXE.***

TRONCULAIRE *adj.* *(angl. truncal).* Qui se rapporte à un tronc vasculaire ou nerveux.

TROPH-, TROPHO- *(angl. troph-, tropho-).* Préfixes d'origine grecque indiquant une relation avec la nutrition.

TROPHALLERGÈNE *s. m.* *(angl. trophallergen).* Antigène absorbé au niveau du tube digestif et pouvant être responsable d'une réaction allergique.

TROPHICITÉ *s. f.* *(angl. trophicity).* Nutrition et développement d'une structure vivante.

TROPHIQUE *adj.* *(angl. trophic).* Qui se rapporte à la nutrition des tissus et organes.

TROPHISME *s. m.* *(angl. trophism).* Processus de la nutrition tissulaire.

TROPHOBLASTE *s. m.* *(angl. trophoblast).* Couche cellulaire extra-embryonnaire, périphérique, du blastocyste, qui fixe l'embryon à la paroi utérine et le nourrit. La couche cellulaire primitive s'appelle le cytotrophoblaste (ou couche de Langhans), puis elle se transforme en syncytium, appelé syncytiotrophoblaste ou plasmoditrophoblaste.

TROPHOBLASTOME *s. m.* *(angl. trophoblastoma).* Tumeur maligne provenant du trophoblaste.

TROPHODERMATONEUROSE *s. f.* *(angl. trophodermatoneurosis).* ☞ ***ACRODYNIE.***

TROPHODERMATOSE *s. f.* ☞ ***ACRODYNIE.***

TROPHŒDÈME *s. m.* *(angl. hereditary trophedema).* Maladie chronique héréditaire, caractérisée par des œdèmes régionaux étendus, fibreux, siégeant surtout aux membres inférieurs. Elle est due le plus souvent à une insuffisance valvulaire lymphatique congénitale. SYN. ***SYNDROME DE MILROY-MEIGE-NONNE.***

TROPHOLOGIE *s. f.* *(angl. trophology).* Science de la nutrition.

TROPHONÉVROSE *s. f.* *(angl. trophoneurosis).* Toute affection caractérisée par des troubles trophiques liés à des perturbations fonctionnelles du système nerveux. ⟨⟩ **AUTOCOPIQUE** *(angl. spontaneous amputation).* Amputation spontanée. ⟨⟩ **FACIALE** *(angl. facial —).* ☞ ***ROMBERG (MALADIE DE).***

TROPHOPATHIE *s. f. (angl. trophopathy).* Terme générique désignant les affections secondaires à un trouble de la nutrition des tissus.

TROPHOTAXIE *s. f. (angl. trophotaxis).* Réaction de locomotion orientée d'organismes mobiles s'effectuant en direction d'aliments ou de substances nutritives.

TROPHOTROPISME *s. m. (angl. trophotropism).* Réaction d'orientation d'un végétal ou d'un animal fixé s'effectuant dans la direction d'une substance nutritive.

TROPHOZOÏTE *s. m. (angl. trophozoite).* Forme intraérythrocytaire de *Plasmodium* à son premier stade de développement.

TROPHERYMA WHIPPLELII Agent de la maladie de Whipple, proche des Actinomycètes.

TROPISME *s. m. (angl. tropism).* Réaction d'orientation de végétaux ou d'animaux fixés sous l'effet d'agents physiques ou chimiques externes (lumière, chaleur, substances chimiques, etc.). Le tropisme est positif ou négatif, selon que l'agent attire ou repousse l'organisme. Le phototropisme, le géotropisme, le rhéotropisme, le chimiotropisme, etc., sont des formes de tropisme. ☞ *TAXIE.*

TROPOCOLLAGÈNE *s. m. (angl. tropocollagen).* Protéine macromoléculaire soluble, produite par les fibroblastes, précurseur du collagène dans les tissus conjonctifs.

TROPOMÈTRE *s. m. (angl. tropometer).* Appareil permettant de mesurer la rotation du globe oculaire.

TROPOMYOSINE *s. f. (angl. tropomyosin).* Protéine présente dans le tissu musculaire, qui joue un rôle régulateur dans le processus de la contraction, empêchant la myosine de réagir avec l'actine.

TROPONINE *s. f. (angl. troponin).* Protéine musculaire qui déclenche l'action de la tropomyosine, permettant la contraction musculaire.

TROTHER (SYNDROME DE) *(angl. Trother's triad).* Triade des cancers rhinopharyngés : surdité, troubles de la mobilité du voile du palais et otalgie. SYN. *TRIADE DE TROTHER.*

TROU *s. m. (NA. foramen). (angl. foramen, hole).* Terme employé en anatomie pour désigner certains orifices. ◇ **AUDITIF INTERNE** ☞ *MÉAT ACOUSTIQUE INTERNE.* ◇ **BORGNE DE LA LANGUE** *(NA. foramen caecum linguae). (angl. foramen caecum of tongue).* Orifice borgne situé au sommet du V lingual. ◇ **BORGNE DU FRONTAL** ☞ *FORAMEN CÆCUM DE L'OS FRONTAL.* ◇ **CARRÉ DU DIAPHRAGME** *(angl. vena caval foramen).* ☞ *FORAMEN DE LA VEINE CAVE.* ◇ **CONDYLIEN ANTÉRIEUR** ☞ *CANAL DE L'HYPOGLOSSE.* ◇ **CONDYLIEN POSTÉRIEUR** *(angl. condyloid canal).* Orifice postérieur exocrânien du canal condylien postérieur. ◇ **DE CONJUGAISON** ☞ *FORAMEN INTERVERTÉBRAL.* ◇ **DÉCHIRÉ ANTÉRIEUR** *(angl. foramen lacerum).* ☞ *FISSURE ORBITALE SUPÉRIEURE.* ◇ **DÉCHIRÉ POSTÉRIEUR** ☞ *FORAMEN JUGULAIRE.* ◇ **ÉLECTRIQUE** *s. m. (angl. window effect).* Dans l'infarctus du myocarde transpariétal, enregistrement du potentiel négatif intracavitaire par l'électrode précordiale placée en face de la lésion. ◇ **ETHMOÏDAL** ☞ *FORAMEN ETHMOÏDAL.* ◇ **FRONTAL** ☞ *FORAMEN FRONTAL.* ◇ **GRAND ROND** ☞ *FORAMEN ROND.* ◇ **INCISIF** ☞ *FORAMEN INCISIF.* ◇ **ISCHIOPUBIEN** ☞ *FORAMEN OBTURÉ.* ◇ **MALAIRE** ☞ *FORAMEN ZYGOMATICO-FACIAL.* ◇ **MASTOÏDIEN** ☞ *CANALICULE MASTOÏDIEN.* ◇ **MENTONNIER** ☞ *FORAMEN MENTONNIER.* ◇ **NOURRICIER** ☞ *FORAMEN NOURRICIER.* ◇ **OCCIPITAL** *(angl. foramen magnum).* ☞ *FORAMEN MAGNUM.* ◇ **OLFACTIF** *(angl. olfactory foramen).* Chacun des nombreux orifices creusés dans la lame criblée de l'ethmoïde. ◇ **OPTIQUE** ☞ *CANAL OPTIQUE.* ◇ **OVALE** ☞ *FORAMEN OVALE.* ◇ **PARIÉTAL** ☞ *FORAMEN PARIÉTAL.* ◇ **PETIT ROND** ☞ *FORAMEN ÉPINEUX.* ◇ **SACRÉ ANTÉRIEUR** ☞ *FORAMEN SACRAL ANTÉRIEUR.* ◇ **SACRÉ POSTÉRIEUR** ☞ *FORAMEN SACRAL POSTÉRIEUR.* ◇ **SOUS-ORBITAIRE** ☞ *FORAMEN INFRA-ORBITAIRE.* ◇ **SPHÉNOPALATIN** ☞ *FORAMEN SPHÉNOPALATIN.* ◇ **STYLOMASTOÏDIEN** ☞ *FORAMEN STYLOMASTOÏDIEN.* ◇ **TRANSVERSAIRE** ☞ *FORAMEN TRANSVERSAIRE.* ◇ **VERTÉBRAL** ☞ *FORAMEN VERTÉBRAL.* ◇ **ZYGOMATOTEMPORAL** ☞ *FORAMEN ZYGOMATICOTEMPORAL.*

TROUBLE *s. m. (angl. disorder).* Altération, perturbation, changement dans un sens morbide.

TROUSSEAU ◇ **(MALADIES DE)** *(angl. Trousseau's diseases).* **1.** Névralgie essentielle du trijumeau. **2.** Érythème noueux. ◇ **(POINT APOPHYSAIRE DE)** *(angl. Trousseau's point).* Douleur névralgique réveillée par la pression des processus épineux des vertèbres dorsales et lombaires dans certaines radiculites. ◇ **(SIGNE DE)** *(angl. Trousseau's sign).* Signe précoce de tétanie : la compression des vaisseaux et des nerfs du bras provoque une contracture des muscles de la main (main d'accoucheur). ◇ **(SYNDROME DE)** *(angl. Trousseau's syndrome).* Phlébite observée au cours d'un cancer.

TRUETA (MÉTHODE DE) *(angl. Trueta's method).* Traitement des blessures de guerre, notamment des extrémités des membres, par lavage abondant à l'eau et au savon, extraction des corps étrangers, excision la plus complète possible des tissus dévitalisés et immobilisation du membre par un bandage plâtré (méthode couramment utilisée durant la guerre civile d'Espagne).

TRYPANIDE *s. f. (angl. trypanosomid).* Éruption érythémateuse de la trypanosomiase africaine, d'aspect polymorphe (placard violacé à contours irréguliers, tache arrondie).

TRYPANOCIDE *adj. (angl. trypanocide).* Qui détruit les trypanosomes. S'emploie aussi comme substantif. SYN. *TRYPANOSOMICIDE.*

TRYPANOLYSE *s. f. (angl. trypanolysis).* Destruction lytique des trypanosomes.

TRYPANOSOMA Genre de protozoaires flagellés de la famille des Trypanosomidés. Ce sont les agents de diverses maladies chez l'homme et chez les animaux, dans plusieurs régions d'Afrique et d'Amérique. De nombreuses espèces présentent un cycle caractérisé par le développement successif de formes différentes ; selon les espèces, les trypanosomes passent par une ou plusieurs des formes suivantes : amastigote *(leishmania)*, épimastigote (*crithidia*), protomastigote (*leptomonas*) et trypomastigote. La dernière forme existe chez toutes les espèces. Ce sont des parasites du sang chez de nombreux animaux (oiseaux, amphibiens, mammifères) et chez l'homme. De nombreuses espèces requièrent un hôte vertébré et un hôte invertébré pour accomplir leur cycle. L'hôte invertébré joue en outre le rôle de vecteur. ◇ ***BRUCEI*** Espèce responsable de la trypanosomiase des bovidés et des équidés en Afrique centrale ; elle est non pathogène pour l'homme. ◇ ***CRUZI*** Espèce responsable de la trypanosomiase américaine ou maladie de Chagas. ◇ ***EQUINUM*** Espèce responsable du mal de caderas chez les équidés, en Amérique du Sud. ◇ ***EQUIPERDUM*** Espèce responsable de la dourine chez les équidés. ◇ ***GAMBIENSE*** Espèce responsable de la trypanosomiase africaine, ou maladie du sommeil, en Afrique occidentale. Elle est rencontrée dans le sang et le liquide céphalorachidien des patients, transmise par la piqûre de la mouche tsé-tsé, *Glossina palpalis.* Elle est également dénommée *T. castellani, T. hominis, T. ugandense.* ◇ ***RHODESIENSE*** Espèce responsable de la trypanosomiase africaine en Afrique orientale. Elle est transmise à l'homme par la piqûre de la mouche *Glossina morsitans.*

TRYPANOSOMATOSE *s. f. (angl. trypanosomatosis).* ☞ ***TRYPANOSOMIASE.***

TRYPANOSOME *s. m. (angl. trypanosome).* Protozoaire flagellé sanguicole appartenant au genre *Trypanosoma.*

TRYPANOSOMIASE *s. f. (angl. trypanosomiasis).* Toute maladie causée par des parasites du genre *Trypanosoma.* SYN. ***TRYPANOSOMATOSE, TRYPANOSOMOSE.*** ◇ **AFRICAINE** *(angl. African —).* Maladie parasitaire, endémique dans certaines régions d'Afrique, due à *T. gambiense* et *T. rhodesiense* et transmise par la piqûre de diverses espèces de la mouche tsé-tsé (*Glossina*). La première période de la maladie est caractérisée par de la fièvre, des céphalées et des vomissements. Vient ensuite une période pendant laquelle alternent des épisodes de fièvre et d'apyrexie. Par la suite apparaissent des douleurs dans les membres, une tuméfaction des ganglions lymphatiques et une anémie, suivies de complications nerveuses centrales (méningo-encéphalite diffuse) où prédomine un état de léthargie. À ce stade, la maladie est irréversible. La forme de trypanosomiase africaine due à *T. gambiense* et transmise par *Glossina palpalis* est d'évolution généralement lente. La forme due à *T. rhodiense* et transmise par *Glossina morsitans* est d'évolution plus rapide. SYN. ***MALADIE DU SOMMEIL.*** ◇ **AMÉRICAINE** *(angl. American —).* ☞ ***CHAGAS (MALADIE DE).***

TRYPANOSOMICIDE *adj. (angl. trypanosomicide).* ☞ ***TRYPANOCIDE.***

TRYPANOSOMIDÉS *(angl. Trypanosomatidae).* ☞ ***TRYPANOSOMA.***

TRYPANOSOMOSE *s. f.* ☞ ***TRYPANOSOMIASE.***

TRYPARSAMIDE *s. m. (angl. tryparsamide).* Sel contenant 24,6 % d'arsenic. Il est utilisé dans le traitement de la trypanosomiase.

TRYPOMASTIGOTE *s. m. (angl. trypomastigote).* Une des formes du cycle des trypanosomes, existant chez toutes les espèces et caractérisée par son aspect en fuseau et par la présence d'un flagelle libre polaire, d'une membrane ondulante et d'un noyau central.

TRYPSINE *s. f. (angl. trypsin).* Principale enzyme digestive de la sécrétion pancréatique, résultant de l'action de l'entérokinase du suc intestinal sur le trypsinogène sécrété par le pancréas. La trypsine catalyse l'hydrolyse de certains polypeptides. Elle a été utilisée comme topique dans le traitement de plaies, d'abcès, d'ulcères, etc.

TRYPSINOGÈNE *s. m. (angl. trypsinogen).* Précurseur de la trypsine présent dans le suc pancréatique et qui se transforme en trypsine sous l'action de l'entérokinase.

TRYPSIQUE *adj. (angl. tryptic).* Qui se rapporte à la trypsine ou qui en contient.

TRYPTAMINE *s. f. (angl. tryptamine).* Produit de dégradation du tryptophane sous l'effet d'enzymes bactériennes intestinales.

TRYPTOPHANE *s. m. (angl. tryptophan, tryptophane).* Acide aminé indispensable à l'homme, présent dans la plupart des protéines desquelles il est libéré par l'action de la trypsine. C'est le précurseur de la sérotonine. Symbole : Try.

TSÉ-TSÉ *s. f. (angl. tse-tse).* Nom vernaculaire des mouches appartenant au genre *Glossina*, dont la piqûre transmet à l'homme et aux animaux différentes espèces de trypanosomes, agents de la maladie du sommeil. SYN. ***MOUCHE TSÉ-TSÉ, GLOSSINE.***

TSH Abréviation du terme anglais *Thyroid Stimulating Hormone*, désignant la thyréostimuline ou thyrotrophine.

TSI Abréviation du terme anglais *Thyroid Stimulating Immunoglobulin.* Immunoglobuline stimulant la sécrétion des hormones thyroïdiennes dans la maladie de Basedow

TSUTSUGAMUSHI *s. m. (angl. tsutsugamushi).* ☞ ***FIÈVRE FLUVIALE DU JAPON.***

Tu *(angl. Tu).* Symbole chimique désuet du tungstène.

TUB-, TUBO- *(angl. tub-, tubo-).* Préfixes d'origine latine indiquant une relation avec la trompe auditive ou avec la trompe utérine.

TUBAGE *s. m. (angl. intubation).* Introduction d'un tube dans un conduit ou une cavité naturels, afin de prélever des sécrétions ou d'assurer le libre passage de l'air. EX. *tubage de larynx.*

TUBAIRE *adj. (angl. tubal).* **1.** Qui se rapporte à la trompe utérine ou à la trompe auditive. **2.** ☞ ***SOUFFLE TUBAIRE.***

TUBE *s. m. (angl. tube).* **1.** En anatomie, canal naturel. **2.** Tube à rayons X. **3.** Sonde, canule. ◇ **À ESSAI** *(angl. test —).* Tube de verre, dans lequel on effectue des réactions chimiques. ◇ **CARDIAQUE** *(angl. cardiac —).* Ébauche du cœur chez l'embryon, en forme de tube, produit de la fusion de deux autres tubes. ◇ **COLLECTEUR** *(angl. collecting tubule).* ☞ ***TUBULE RÉNAL.*** ◇ **CONTOURNÉ** *(angl. convoluted tubule).* ☞ ***TUBULE RÉNAL.*** ◇ **DIGESTIF** *(angl. digestive tract).* Partie de l'appareil digestif qui va de la bouche à l'anus et dans laquelle les aliments subissent les transformations qui les rendent assimilables. ◇ **DISTAL** *(angl. distal tubule).* ☞ ***TUBULE RÉNAL.*** ◇ **DROIT** *(angl. collecting duct).* ☞ ***TUBULE RÉNAL.*** ◇ **MÉDULLAIRE** ☞ ***TUBE NEURAL.*** ◇ **NEURAL** *(angl. neural —).* Ébauche du système nerveux central chez l'embryon. SYN. ***TUBE MÉDULLAIRE.*** ◇ **PROXIMAL** *(angl. proximal tubule).* ☞ ***TUBULE RÉNAL.*** ◇ **SÉMINIFÈRE** ☞ ***TUBULE SÉMINIFÈRE.*** ◇ **RÉNAL** ☞ ***TUBULE RÉNAL.***

TUBER *s. m. (NA. tuber vermis). (angl. tuber).* L'un des lobules du vermis du cervelet. ◇ **CINEREUM** *(NA. tuber cinereum). (angl. — cinereum).* Éminence de substance grise sur le plancher du troisième ventricule, située entre les corps mamillaires en arrière et le chiasma optique en avant, et unie à l'hypophyse par la tige pituitaire.

TUBERCULE *s. m. (angl. tubercle).* **1.** Petite éminence arrondie située à la surface d'un organe ou d'un os. **2.** Lésion caractéristique de la tuberculose (nodule tuberculeux), se présentant sous forme d'une masse arrondie grise ou jaunâtre, dure, transparente ou opaque, constituée par la réunion de plusieurs follicules tuberculeux. Par extension, toute lésion cutanée pleine et arrondie du derme profond évoluant vers des cicatrices (syphilis, lupus, etc.) ◇ **ANATOMIQUE** *(angl. anatomical —).* Variété de tuberculose cutanée verruqueuse, due à une inoculation locale du bacille tuberculeux et à une surinfection par d'autres germes. Elle s'observe surtout sur les mains de sujets en contact direct avec une source d'infection (autopsie par exemple). ◇ **ANTÉRIEUR DE L'ATLAS** *(NA. tuberculum anterius atlantis). (angl. anterior — of atlas).* Saillie conique sur l'arc antérieur de l'atlas. ◇ **ANTÉRIEUR DE LA VERTÈBRE C6** *(NA. tuberculum anterius vertebrae cervicalis sextae). (angl. anterior tubercule of sixth cervical vertebre).* Tubercule situé sur la branche antérieure du processus transverse de la 6e vertèbre cervicale, point de repère de l'artère carotide primitive. ◇ **CONOÏDE** *(NA. tuberculum conoideum). (angl. conoid —).* Tubérosité de la clavicule, sur laquelle s'insère le ligament coracoclaviculaire. ◇ **CORNICULÉ** *(NA. tuberculum corniculatum). (angl. corniculate —).* Petite saillie marquant la partie postéro-interne de la margelle laryngée. Elle est due à la présence des cartilages corniculés sous la muqueuse du larynx. ◇ **DE BOUCHUT** ☞ ***BOUCHUT (TUBERCULE DE).*** ◇ **DE L'AURICULE** *(NA. tuberculum auriculae). (angl. auricular —).* Saillie de la partie postéro-inférieure de l'auricule. ◇ **DELTOÏDIEN** ☞ ***TUBÉROSITÉ DELTOÏDIENNE.*** ◇ **DU CINQUIÈME MÉTATARSIEN** ☞ ***TUBÉROSITÉ DU CINQUIÈME MÉTATARSIEN.*** ◇ **DU SCALÈNE ANTÉRIEUR** *(NA. tuberculum musculi scaleni anterioris). (angl. — of anterior scalene).* Tubercule de la première côte permettant l'insertion du muscle scalène antérieur, point de référence de l'artère subclavière. ◇ **EXTERNE DU PREMIER MÉTATARSIEN** ☞ ***TUBÉROSITÉ DU PREMIER MÉTATARSIEN.*** ◇ **GÉNITAL** *(angl. genital —).* Éminence située en avant du sinus urogénital, et qui donne naissance au clitoris chez la femme et au pénis chez l'homme. ◇ **LACRYMAL** ☞ ***PAPILLE LACRYMALE.*** ◇ **MAJEUR DE L'HUMÉRUS** *(NA. tuberculum majus humeri). (angl. greater — of humerus).* Tubérosité de l'extrémité supérieure de l'humérus, située à la partie externe. Elle donne insertion aux muscles sus-épineux, sous-épineux et petit rond. ◇ **MAMILLAIRE** *(angl. mamillary —).* ☞ ***CORPS MAMMILLAIRE.*** ◇ **MILIAIRE** *(angl. miliary —).* Lésion tuberculeuse circonscrite, de la grosseur d'un grain de millet, à contours irréguliers, contenant à sa partie centrale une masse caséeuse de coloration jaune. ◇ **MINEUR DE L'HUMÉRUS** *(NA. tuberculum minus humeri). (angl. lesser — of humerus).* Tubérosité de l'extrémité supérieure de l'humérus, située sur la face antérieure. Elle donne insertion au muscle subscapulaire. ◇ **PHARYNGIEN** *(NA. tuberculum pharyngeum). (angl. pharyngeal —).* Éminence du processus basilaire de l'occipital, qui donne insertion au muscle constricteur supérieur du pharynx. ◇ **TRIGÉMINAL** *(NA. tuberculum trigeminale). (angl. trigeminal —).* Saillie de la face latérale du bulbe en rapport avec le tractus spinal du trijumeau.

TUBERCULES *s. m. pl.* ◇ **DES TRAYEURS** *(angl. milkers' nodules).* ☞ ***NODULE DES TRAYEURS.*** ◇ **QUADRIJUMEAUX** *(angl. quadrigeminal bodies).* ☞ ***COLLICULI.***

TUBERCULEUX *adj. (angl. tuberculous).* **1.** Qui se rapporte à la tuberculose. **2.** Qui est atteint de tuberculose. S'emploie aussi comme substantif.

TUBERCULIDE *s. f. (angl. tuberculid).* Terme générique désignant les affections cutanées dues à une sensibilisation de l'organisme à la tuberculose, mais dans lesquelles on ne trouve pas le bacille tuberculeux.

TUBERCULINE *s. f. (angl. tuberculin).* Protéine obtenue par filtration à partir de cultures de *Mycobacterium tuberculosis*, et qui est utilisée pour le diagnostic de l'infection tuberculeuse chez l'homme et chez les animaux. Elle met en évidence une hypersensibilité retardée consécutive à l'infection (actuelle ou antérieure) par des mycobactéries. ☞ ***CUTIRÉACTION, INTRADERMORÉACTION.***

TUBERCULISATION *s. f. (angl. tuberculization).* **1.** Envahissement de l'organisme par *Mycobacterium tuberculosis.* **2.** Formation de tubercules ou transformation d'un infiltrat en tubercules.

TUBERCULOÏDE *adj. (angl. tuberculoid).* **1.** Qui a la forme d'un tubercule. **2.** Qui ressemble à la tuberculose.

TUBERCULOME *s. m. (angl. tuberculoma).* Nodule pseudo-tumoral pouvant correspondre à un vieil abcès tuberculeux caséeux enkysté, ou à un nodule caséifié en voie d'organisation fibreuse. ◇ **EN PLAQUE** *(angl. — en plaque).* Méningoencéphalite tuberculeuse au cours de laquelle se forme une plaque au niveau du cortex cérébral, du cervelet et du tronc cérébral, se présentant comme une lésion expansive d'évolution lente, intriquant signes focaux et hypertension intracrânienne.

TUBERCULOSE *s. f. (angl. tuberculosis).* Maladie infectieuse et contagieuse due à *Mycobacterium tuberculosis* (bacille tuberculeux ou bacille de Koch), commune à l'homme et à certains animaux (surtout les bovidés), dont la lésion anatomique caractéristique est le tubercule ou nodule tuberculeux. Elle peut revêtir des formes très diverses, selon le lieu d'inoculation, l'étendue des lésions (limitées à un organe ou plus ou moins disséminées), le mode évolutif (aigu, subaigu ou chronique) et le degré de résistance de l'organisme. L'infection se fait le plus souvent par inhalation, et les localisations les plus fréquentes intéressent les poumons. ◇ **AÉROGÈNE** *(angl. aerogenic —).* Tuberculose pulmonaire contractée par l'inhalation de bacilles tuberculeux. ◇ **AVIAIRE** *(angl. avian —).* Variété de tuberculose qui affecte les poules, les canards, etc., due à *Mycobacterium avium*, transmissible à l'homme. ◇ **BOVINE** *(angl. bovine —).* Tuberculose des bovidés due à *Mycobacterium bovis.* L'infection peut se transmettre à l'homme. ◇ **BRONCHOGÈNE** *(angl. bronchogenous —).* Tuberculose pulmonaire résultant de l'extension de l'infection par voie bronchique. ◇ **CHIRURGICALE** *(angl. surgical —).* Tuberculose des os, des articulations, etc., caractérisée par des lésions destructives osseuses et par la formation d'abcès froids, et susceptible d'être traitée par des moyens chirurgicaux. ◇ **CUTANÉE** *(angl. — cutis).* Localisation de la tuberculose à la peau. ◇ **FERMÉE** *(angl. latent —).* Tuberculose dans laquelle il n'est pas possible de mettre en évidence les bacilles à l'aide des méthodes bactériologiques habituelles (notamment l'examen des expectorations et du liquide gastrique). ◇ **FIBREUSE** *(angl. fibrous —).* Type de tuberculose caractérisé par une production abondante de tissu scléreux. ◇ **GÉNITALE** *(angl. genital —).* Tuberculose localisée aux organes génitaux. ◇ **INTESTINALE** *(angl. — of intestines).* Variété de tuberculose caractérisée par la formation d'ulcères sur l'intestin, à tendance extensive, qui laissent parfois des sténoses cicatricielles. Elle est presque toujours associée à de la diarrhée. ◇ **LARYNGÉE** *(angl. — of larynx).* Localisation de la tuberculose au larynx, primitive ou consécutive à une tuberculose pulmonaire. Elle est caractérisée par la formation de granulations et d'ulcérations sur les cordes vocales et d'autres parties du larynx, et se manifeste par des symptômes de laryngite chronique, de dyspnée, de dysphagie et une cachexie rapide. ◇ **MÉNINGÉE** *(angl. tubercular meningitis).* Atteinte des méninges par le bacille tuberculeux. Chez l'enfant, elle apparaît dans la première année qui suit la primo-infection ; chez l'adulte, elle résulte d'une dissémination hématogène, en particulier dans le cadre d'une tuberculose miliaire. ◇ **MILIAIRE** *(angl. acute miliary —).* Forme aiguë et généralisée de tuberculose, caractérisée par la présence dans le poumon, ainsi que dans presque tous les organes, de granulations grises miliaires, c'est-à-dire du volume d'un grain de millet. Cette forme aiguë, secondaire à l'invasion hématogène de l'organisme par le bacille tuberculeux, est toujours spontanément mortelle. SYN. ***GRANULIE.*** ◇ **OSTÉO-ARTICULAIRE** *(angl. osteoarticular —).* Localisation ostéo-articulaire secondaire de l'infection tuberculeuse. Elle se traduit le plus souvent par une arthrite chronique et atteint, par ordre de fréquence, le rachis (mal de Pott), la hanche (coxalgie), le genou, le coude, l'articulation tibiotarsienne et le poignet. ◇ **OUVERTE** *(angl. open —).* Forme de tuberculose dans laquelle les bacilles sont directement éliminés de l'organisme (par exemple dans les expectorations). ◇ **PLEURALE** *(angl. tubercular pleuritis).* Inflammation pleurale avec épanchement, caractérisée par la présence de tubercules miliaires dans la plèvre, et s'accompagnant d'une atteinte pulmonaire, et parfois d'une atteinte péricardique et péritonéale. ◇ **PRIMAIRE** *(angl. primary —).* Primo-infection tuberculeuse. ◇ **PULMONAIRE** *(angl. — of lungs).* Localisation du processus tuberculeux aux poumons. ◇ **PULMONAIRE AIGUË** *(angl. acute pulmonary —).* Tuberculose pulmonaire caractérisée par l'évolution rapide du processus pathologique, mais avec les mêmes lésions anatomiques que la forme commune ou chronique. ◇ **RÉNALE** *(angl. renal —).* Localisation rénale de la maladie tuberculeuse, la plus fréquente après la localisation pulmonaire, qui lui est presque toujours associée, et secondaire à la dissémination bacillaire par voie sanguine. L'allure clinique est le plus souvent torpide, voire muette.

TUBERCULOSTATIQUE *adj. (angl. tuberculostatic).* Se dit d'une substance qui inhibe le développement de *Mycobacterium tuberculosis.* S'emploie aussi comme substantif.

TUBÉRIEN *adj. (angl. tuberian).* Qui se rapporte au tuber cinereum.

TUBÉROSITAIRE *adj. (angl. tuberous).* Qui se rapporte à une tubérosité.

TUBÉROSITÉ *s. f. (NA. tuberositas). (angl. tuberosity).* **1.** Éminence d'un os, donnant insertion à un muscle ou à un ligament. **2.** Partie renflée d'un organe (par exemple, tubérosité de l'estomac). ◇ **DE L'HUMÉRUS (GROSSE)** ☞ ***TUBERCULE MAJEUR DE L'HUMÉRUS.*** ◇ **DE L'HUMÉRUS (PETITE)** ☞ ***TUBERCULE MINEUR DE L'HUMÉRUS.*** ◇ **DELTOÏDIENNE** *(NA. — deltoidea humeri). (angl. deltoid — of humerus).* Rainure de la partie moyenne et externe de l'humérus, sur laquelle s'insère l'apex du deltoïde. ◇ **DU CINQUIÈME MÉTATARSIEN** *(NA. — ossis metatarsalis quinti). (angl. — of fifth metatarsal bone).* Saillie externe de l'extrémité postérieure du cinquième métatarsien. Elle donne insertion au muscle court péronier. ◇ **DU PREMIER MÉTATARSIEN** *(NA. — ossis metatarsalis primi). (angl. — of first metatarsal bone).* Saillie externe de la base du premier métatarsien, à sa face plantaire. Elle donne insertion au muscle long péronier. ◇ **EXTERNE DU FÉMUR** ☞ ***ÉPICONDYLE LATÉRAL DU FÉMUR.*** ◇ **EXTERNE DU TIBIA** ☞ ***CONDYLE LATÉRAL DU TIBIA.*** ◇ **GASTRIQUE (GROSSE)** ☞ ***FOND DE L'ESTOMAC.*** ◇ **GASTRIQUE (PETITE)** ☞ ***ANTRE PYLORIQUE.*** ◇ **GLUTÉALE** *(NA. — glutea). (angl. gluteal tuberosity).* Éminence de la portion supérieure de la diaphyse du fémur, servant à l'insertion du muscle grand fessier. ◇ **ILIAQUE** *(NA. — iliaca). (angl. iliac —).* Saillie de la surface interne de la portion supérieure de l'os iliaque. Elle donne insertion au ligament sacro-iliaque postérieur. ◇ **INTERNE DU FÉMUR** ☞ ***ÉPICONDYLE MÉDIAL DU FÉMUR.*** ◇ **INTERNE DU TIBIA** ☞ ***CONDYLE MÉDIAL DU TIBIA.*** ◇ **ISCHIATIQUE** *(NA. — ischiatica). (angl. ischiatic —).* Saillie de l'extrémité inférieure du bord postérieur de l'os iliaque. Elle donne insertion aux muscles ischio-jambiers et au grand ligament sacro-sciatique. ◇ **RADIALE** *(NA. — radii). (angl. radial —).* Éminence située sur la partie antéro-interne du col du radius. Elle donne insertion au muscle biceps. ◇ **TIBIALE** *(NA. — tibiae). (angl. — of tibia).* Saillie située à l'extrémité supérieure de la crête du tibia. Elle donne insertion au ligament patellaire.

TUBO-ABDOMINAL *adj. (angl. tuboabdominal).* Qui se rapporte à la trompe utérine et à l'abdomen.

TUBOCURARINE *s. f. (angl. tubocurarine).* Alcaloïde du curare, isolé de *Chondodendron tomentosum.* Il est employé comme relaxant musculaire en anesthésie.

TUBO-OVARIEN *adj. (angl. tuboovarian).* Qui se rapporte à la trompe utérine et à l'ovaire.

TUBO-OVARITE *s. f. (angl. tuboovaritis).* ☞ ***SALPINGO-OVARITE.***

TUBOPÉRITONÉAL *adj. (angl. tuboperitoneal).* Qui se rapporte à la trompe utérine et au péritoine.

TUBOTYMPANIQUE *adj. (angl. tubotympanal).* Qui se rapporte à la trompe auditive et à la membrane du tympan.

TUBO-UTÉRIN *adj. (angl. tubouterine).* Qui se rapporte à la trompe utérine et à l'utérus.

TUBULAIRE *adj. (angl. tubular).* Qui a la forme d'un tube, ou d'un tubule.

TUBULE *s. m. (angl. tubule).* Petit tube. ◇ **DENTINAIRE** ☞ ***CANALICULE DENTAIRE.*** ◇ **SÉMINIFÈRE** *(NA. tubulus seminiferis). (angl. seminiferous tubule).* Chacun des tubules situés dans les lobules testiculaires ; leur trajet est d'abord tortueux (tubules séminifères contournés), ensuite droit (tubules séminifères droits) lorsqu'ils s'approchent de la partie médiane de l'organe, où ils forment le réseau testiculaire de Haller ; ce dernier donne naissance à 10 à 20 canaux efférents qui pénètrent dans la tête de l'épididyme. Le revêtement épithélial de ces canalicules produit les spermatozoïdes. ◇ **RÉNAL** *(NA. tubulus renalis). (angl. renal —).* Tube qui conduit l'urine du corpuscule rénal jusqu'à l'extrémité de la papille rénale. Il débute dans le cortex rénal, à partir des corpuscules rénaux, par le tubule proximal et descend plus ou moins rectiligne, formant le tubule droit, jusqu'à la médullaire, où il remonte à nouveau, formant l'anse du néphron, jusqu'au cortex, où il s'enroule de nouveau (tube contourné distal), puis s'unit à d'autres tubules droits et forme le tubule collecteur qui se termine dans la papille rénale. Avec le corpuscule rénal, le tubule rénal constitue l'unité fonctionnelle du rein, le néphron.

TUBULÉ *adj. (angl. tubular).* **1.** Qui est pourvu d'une ou de plusieurs tubulures. **2.** SYN. ***TUBULEUX.***

TUBULEUX *adj. (angl. tubular).* **1.** En forme de tube. **2.** Qui est formé de tubes.

TUBULHÉMATIE *s. f.* ☞ ***WINCKEL (MALADIE DE VON).***

TUBULINE *s. f. (angl. tubulin).* Protéine constituant les microtubules du fuseau mitotique.

TUBULISATION DES NERFS *(angl. tubulization).* Opération qui consiste à entourer un nerf suturé d'un manchon en matière résorbable pour assurer la régénération des fibres nerveuses dans la bonne direction.

TUBULONÉPHRITE *s. f. (angl. tubulointerstitial nephritis).* Affection rénale secondaire aux lésions des tubes urinifères ou tubules rénaux. Le plus souvent aiguë, elle est due à une intoxication, un état de choc, une hémolyse massive par exemple. SYN. ***NÉPHROPATHIE TUBULO-INTERSTITIELLE.***

TUBULOPATHIE *s. f. (angl. tubular defect).* Variété de néphropathie concernant électivement le tube contourné du rein.

TUBULORHEXIS *s. f. (angl. tubulorrhexis).* Rupture du tube rénal observé surtout dans les néphropathies tubulo-interstitielles aïgues.

TUFTSINE *s. m. (angl. tuftsin).* Tétrapeptide détaché d'une immunoglobuline et stimulant la phagocytose.

TULARÉMIE *s. f. (angl. tularemia).* Maladie infectieuse due à *Francisella tularensis*, qui atteint essentiellement les animaux, en particulier les rongeurs sauvages ; chez les animaux domestiques, elle peut revêtir une forme très grave, généralement mortelle. L'homme est infecté par des piqûres de tiques ou de taons, ou par le contact direct avec des animaux infectés. Il s'agit d'une zoonose. Elle débute par une lésion locale ulcérative (chancre d'inoculation), qui peut siéger sur les mains ou sur la conjonctive, avec tuméfaction ganglionnaire. Elle évolue dans un cadre fébrile qui dure de deux à quatre semaines. Cette maladie est observée aux États-Unis, au Japon et dans le nord de l'Europe. (Le nom tularémie vient de Tulare, comté de Californie où furent décrits les premiers cas). SYN. ***FRANCIS (MALADIE DE), PESTE DE LA VALLÉE DE PAHVANT.***

TULARINE *s. f. (angl. tularine).* Antigène provenant de la culture du germe de la tularémie et utilisée en intradermoréaction. Celle-ci est positive à partir du 8ᵉ jour environ et persiste longtemps.

TUMÉFACTION *s. f. (angl. tumefaction).* Gonflement, augmentation de volume d'un organe ou d'une partie du corps, provoqué par un processus inflammatoire ou tumoral, ou par une infiltration œdémateuse. SYN. ***TUMESCENCE.***

TUMESCENCE *s. f. (angl. tumescence).* ☞ ***TUMÉFACTION.***

TUMESCENT *adj. (angl. tumescent).* Qui se gonfle.

TUMEUR *s. f. (angl. tumor).* Production pathologique, non inflammatoire, de tissu de nouvelle formation. Elle peut être formée de cellules normales et rester strictement localisée (tumeur bénigne) ou être constituée de cellules atypiques, et envahir progressivement les tissus voisins ou se disséminer à distance par des métastases (tumeur maligne). ◇ **À CELLULES GÉANTES DES OS** *(angl. giant cell — of bone).* ☞ ***OSTÉOCLASTOME.*** ◇ **ADÉNOÏDE DIVERTICULAIRE** *(angl. umbilical adenoma).* ☞ ***ADÉNOME DIVERTICULAIRE.*** ◇ **ARGENTAFFINE** *(angl. argentaffinoma).* Tumeur carcinoïde du tube digestif constituée de cellules entérochromaffines. ◇ **BÉNIGNE** *(angl. benign —).* Néoformation qui ressemble beaucoup au tissu normal dont elle est issue, par sa structure cellulaire, son organisation et son activité fonctionnelle. Sa croissance, lente, se fait généralement de manière expansive locale. Les tumeurs bénignes sont en général bien limitées par une capsule nette. Elles n'envahissent pas les organes voisins et ne donnent pas de métastases à distance ; certaines, cependant, ont tendance à récidiver localement après leur exérèse. ◇ **BLANCHE** *(angl. — albus).* Arthrite tuberculeuse chronique, qui se présente sous l'aspect d'une tuméfaction blanche. ◇ **DESMOÏDE** *(angl. desmoid —).* Tumeur mésenchymateuse de consistance dure, fibreuse, du tissu sous-cutané ou des muscles de la paroi abdominale. Il s'agirait d'une forme de sarcome à malignité locale. SYN. ***FIBROME ENVAHISSANT.*** ◇ **EMBRYOÏDE** *(angl. embryoma).* SYN. ***TÉRATOME.*** ◇ **GLOMIQUE** *(angl. glomus —).* Petite tumeur bénigne cutanée ou sous-cutanée, ressemblant à un angiome, mais douloureuse en raison des nombreux filets nerveux qu'elle contient. Elle siège le plus souvent sous l'ongle, parfois aux membres ou aux oreilles. ◇ **MALIGNE** *(angl. malignant —).* Tumeur qui a la propriété d'envahir les tissus voisins, de donner des métastases à distance, et qui évolue spontanément vers la mort. Elle présente un degré d'anaplasie plus élevé que les tumeurs bénignes. ☞ ***CANCER.*** ◇ **MIXTE** *(angl. pleomorphic —).* Tumeur formée de plusieurs tissus, en particulier au niveau de la parotide. ◇ **PAPILLAIRE** *(angl. papillary —).* Toute tumeur dont la structure est caractérisée par la juxtaposition de formations papillaires. ◇ **ROYALE** Dans la neuro-fibromatose de Recklinghausen, nom donné à la plus grosse tumeur cutanée. ◇ **VILLEUSE** *(angl. villous —).* **1.** Toute tumeur constituée de l'agglomération de nombreuses formations filiformes tassées, qui lui donnent un aspect « velu ». **2.** Dans un sens plus restreint et plus usité, tumeur villeuse du tube digestif, en particulier du rectum.

TUMORECTOMIE *s. f. (angl. tumorectomy).* Ablation d'une tumeur, sans exérèse des tissus voisins.

TUMORIGÈNE *adj. (angl. tumorigenic).* Qui favorise ou qui provoque la formation de tumeurs. SYN. ***ONCOGÈNE.***

TUNGA PENETRANS ☞ ***PIQUE.***

TUNGSTÈNE *s. m. (angl. tungsten).* Élément métallique, dur, lourd, de numéro atomique 74, et de masse atomique 183,85. Il est utilisé pour la fabrication d'alliages. Un de ses composés, le tungstate de calcium, est employé en radiographie. Symbole : W. SYN. ***WOLFRAM.***

TUNIQUE *s. f. (NA. tunica). (angl. tunic, tunica).* Membrane qui enveloppe certains organes ou qui constitue une partie de la paroi d'un vaisseau. ◇ **ADVENTICIELLE** *(NA. — adventicia). (angl. tunica adventitia).* Tunique externe d'un vaisseau ou d'un organe creux. SYN. ***ADVENTICE.*** ◇ **ALBUGINÉE** *(NA. — albuginea). (angl. tunica albuginea).* Membrane conjonctive épaisse entourant le testicule, l'épididyme et les corps érectiles de la verge ainsi que l'ovaire. SYN. ***ALBUGINÉE.*** ◇ **FIBREUSE DE L'ŒIL** *(NA. — fibrosa bulbi). (angl. fibrous tunic of eyeball).* Tunique externe de l'œil, résistante, de nature fibreuse.

Elle comprend une portion postérieure opaque, la sclérotique, et une portion antérieure transparente, la cornée. ◇ **MUSCULEUSE** *(NA. — muscularis). (angl. muscular tunic).* Couche de fibres musculaires d'un organe creux. EX. *tunique musculeuse de la vessie.* ◇ **VAGINALE** *(NA. — vaginalis testis). (angl. tunica vaginalis testis).* Membrane séreuse qui enveloppe les testicules, formée d'une portion du péritoine entraînée dans les bourses au cours de la descente des testicules. ◇ **VASCULAIRE DE L'ŒIL** ☞ ***TRACTUS UVÉAL.***

TUNNELISATION *s. f. (angl. tunneling).* Création d'un conduit artificiel au sein d'un tissu, en général sous-cutané ou osseux.

TUNNELS (ANÉMIE DES) *(angl. ankylostomiasis).* ☞ ***ANKYLOSTOMIASE.***

TUPHOS *s. m. (angl. typhoid state).* État de stupeur, d'abattement extrême, avec faciès immobile et hébété, observé dans les formes graves de certaines maladies infectieuses, dont la fièvre typhoïde.

TURBINAL *adj. (angl. turbinate).* Qui se rapporte aux cornets du nez.

TURBINÉ *adj. (angl. turbinal).* Qui a la forme d'une toupie.

TURBINECTOMIE *s. f. (angl. turbinectomy).* Exérèse d'un cornet du nez. ◇ **MOYENNE** *(angl. Jarvis' operation).* Résection de la portion hypertrophiée du cornet inférieur nasal au moyen d'un instrument spécial.

TURBITH *s. m.* Plante de la famille des Convolvulacées (*Convolvulus turpethum* ou *Ipomoea turpethum*), croissant en Inde, et dont la racine a été utilisée comme purgatif drastique.

TURGESCENCE *s. f. (angl. turgescence).* Augmentation de volume d'un tissu ou d'un organe provoquée par un apport accru de sang.

TURGESCENT *adj. (angl. turgescent).* Qui est gonflé par un apport accru de sang. SYN. ***TURGIDE.***

TURISTA *s. f. (angl. turista).* Nom mexicain de la diarrhée des voyageurs due le plus souvent à des souches entéropathogènes de colibacilles. SYN. ***DIARRHÉE DES VOYAGEURS.***

TÜRK (CELLULE DE) *(angl. Türk's cell).* Cellule de grande taille de type plasmocytaire, mononucléée, avec un cytoplasme dense, opaque, basophile et vacuolé, et que l'on peut observer dans le sang au cours de certaines maladies infectieuses.

TÜRK-STILLING (SYNDROME DE) *(angl. Stilling-Turk-Duane syndrome).* ☞ ***STILLING-TÜRK-DUANE (SYNDROME DE).***

TURNER ◇ **MASCULIN (SYNDROME DE)** *(angl. Noonan's syndrome).* Syndrome affectant des sujets de phénotype masculin, et associant un dysfonctionnement testiculaire de degré variable, et des anomalies morphologiques similaires à celles du syndrome de Turner classique (féminin). En général, le caryotype est normal (XY). ◇ **(SIGNE DE)** *(angl. Turner's sign).* Apparition d'ecchymoses dans la région ombilicale quelques jours après le début d'une pancréatite aiguë. ◇ **(SYNDROME DE)** *(angl. Turner's syndrome).* Syndrome plurimalformatif affectant des sujets de phénotype féminin, et caractérisé par une aplasie gonadique, un nanisme, un infantilisme sexuel, un pterygium colli et un cubitus valgus. Une anomalie chromosomique est le plus souvent en cause : caryotype XO. SYN. ***TURNER-ALBRIGHT (SYNDROME DE).***

TURNER-ALBRIGHT (SYNDROME DE) ☞ ***TURNER (SYNDROME DE).***

TURRICÉPHALIE *s. f. (angl. turricephaly).* État caractérisé par un crâne en forme de tour.

TUSSIGÈNE *adj. (angl. tussigenic).* Qui provoque la toux.

TUSSIPARE *adj. (angl. tussive).* Se dit d'une zone de l'organisme dont l'irritation peut déclencher une toux réflexe.

TV Abréviation de toucher vaginal.

TYLOMA *s. m. (angl. tyloma).* Cal ou callosité.

TYLOSIS *s. f. (angl. tylosis).* Callosité, induration.

TYMPAN *s. m. (angl. tympanic cavity, tympanic membrane).* **1.** *(NA. cavum tympani). (angl. tympanic cavity).* Caisse du tympan : cavité de l'oreille moyenne, située entre le méat acoustique externe et l'oreille interne. Elle est traversée par la chaîne des osselets (malléus, incus, stapes). Elle communique en avant avec le rhinopharynx par la trompe auditive, et est prolongée en arrière par les cavités mastoïdiennes. **2.** *(NA. membra tympani). (angl. tympanic membrane).* En langage courant, membrane du tympan : membrane fibreuse et élastique qui sépare le méat acoustique externe de la cavité tympanique.

TYMPANECTOMIE *s. f. (angl. tympanectomy).* ☞ ***MYRINGECTOMIE.***

TYMPANIQUE *adj. (angl. tympanic).* **1.** Qui se rapporte au tympan. EX. *cavité tympanique, membrane tympanique.* **2.** Se dit d'un son semblable à celui obtenu en frappant sur un tambour, caractéristique du tympanisme. ◇ **(NERF)** ☞ ***ATLAS ANATOMIQUE DES NERFS EN ANNEXE.***

TYMPANISME *s. m. (angl. tympanicity).* Sonorité obtenue à la percussion d'un organe distendu par des gaz, en particulier l'abdomen.

TYMPANITE *s. f. (angl. tympanitis).* Inflammation de la membrane du tympan (myringite) ou de la cavité tympanique. SYN. ***MYRINGITE.***

TYMPANOGRAMME *s. m. (angl. tympanogram).* Représentation graphique de la mesure de la compliance du système tympano-ossiculaire.

TYMPANO-LABYRINTHOPEXIE *s. f. (angl. tympanolabyrinthopexy).* Opération pour le traitement de la surdité due à l'otospongiose, et consistant à unir une fistule ou une fenêtre créée sur la paroi externe du canal semi-circulaire externe à un système de néotympan. Cette intervention est pratiquement abandonnée ; actuellement on réalise la stapédectomie.

TYMPANO-MALLÉOLAIRE *adj. (angl. tympano-malleal).* Qui se rapporte à la membrane du tympan et au malléus.

TYMPANOPLASTIE *s. f. (angl. tympanoplasty).* Opération qui a pour objet la reconstruction du système tympano-ossiculaire ou d'une partie de celui-ci. SYN. ***MYRINGOPLASTIE.***

TYMPANOSCLÉROSE *s. f. (angl. tympanosclerosis).* Présence dans l'oreille moyenne de tissu fibreux cicatriciel créant des adhérences, notamment autour des osselets et des fenêtres labyrinthiques, et pouvant entraîner une surdité. Elle est consécutive à une inflammation chronique de l'oreille moyenne.

TYMPANOTOMIE *s. f. (angl. tympanotomy).* Paracentèse du tympan.

TYNDALL (PHÉNOMÈNE DE) *(angl. Tyndall's phenomenon).* Diffusion de la lumière produite par les particules en suspension dans un liquide ou un gaz ; utilisé pour l'examen de la chambre antérieure de l'œil.

TYNDALLISATION *s. f. (angl. tyndallization).* Méthode de stérilisation fractionnée dans laquelle la chaleur est utilisée de façon intermittente, ce qui permet le développement des spores en formes adultes, lesquelles sont détruites avec plus de facilité.

TYPAGE *s. m. (angl. typing).* Méthode utilisée pour identifier un antigène porté par une cellule sanguine. Elle utilise pour ce faire, un isotope radioactif, un colorant, un enzyme ou un anticorps spécifique.

TYPE *s. m. (angl. type).* Caractéristiques somatiques et psychologiques des individus, qui permettent de les inclure dans des classes ou des groupes déterminés. ◇ **ASTHÉNIQUE OU LEPTOSOMIQUE** *(angl. asthenic —).* Type constitutionnel caractérisé par une minceur, un thorax plat et un faible développement musculaire. Il est généralement associé au type schizothymique. ◇ **ATHLÉTIQUE** *(angl. athletic —).* Type constitutionnel caractérisé par des épaules larges, un thorax ample et un grand développement musculaire. ◇ **CONSTITUTIONNEL** *(angl. constitutional —).* Modèle idéal résultant du groupement de certaines caractéristiques morphologiques, physiologiques et psychologiques. ◇ **CYCLOTHYMIQUE** *(angl. cyclothymic —).* Type psychologique caractérisé par une sociabilité, une vivacité et une tendance à présenter des périodes d'euphorie et de dépression. Il correspond en général au type constitutionnel pycnique. ◇ **DYSPLASTIQUE** *(angl. dysplastic —).* Type morphologique présentant des déviations anthropométriques des trois autres types : pycnique, athlétique et asthénique. ◇ **EXTRAVERTI** *(angl. extroverted —).* Type de personnalité qui accorde de la valeur au monde extérieur et aime le changement et la variété. ◇ **INTROVERTI** *(angl. introverted —).* Type de personnalité dont l'intérêt essentiel est situé dans la sphère des idées. ◇ **PYCNIQUE** *(angl. pyknic —).* Type constitutionnel caractérisé par une rondeur du corps, un thorax et des épaules larges, et un cou court. ◇ **SCHIZOTHYMIQUE** *(angl. schizoid —).* Type psychologique caractérisé par une introversion, un isolement et une tendance au négativisme. Il correspond en général au type constitutionnel leptosomique. ◇ **SYMPATHICOTONIQUE** *(angl. sympatheticotonic —).* Type constitutionnel caractérisé par la prédominance du nerf sympathique. ◇ **VAGOTONIQUE** *(angl. vagotonic —).* Type constitutionnel caractérisé par la prédominance du nerf vague.

TYPHIQUE *adj. (angl. typhic).* **1.** Qui se rapporte au typhus exanthématique. **2.** Qui est atteint de typhus exanthématique (s'emploie aussi comme substantif). **3.** Qui se rapporte à la fièvre typhoïde (terme impropre mais couramment employé ; l'adjectif typhoïdique, plus correct, est moins usité).

TYPHL-, TYPHLO- *(angl. typhl-, typhlo-).* Préfixes d'origine grecque signifiant aveugle et indiquant une relation avec le cæcum ou avec la cécité.

TYPHLECTASIE *s. f. (angl. typhlectasis).* Distension du cæcum.

TYPHLITE *s. f. (angl. typhlitis).* Inflammation du cæcum.

TYPHLOCOLITE *s. f. (angl. typhlocolitis).* Inflammation du cæcum et du côlon ascendant.

TYPHLOLOGIE *s. f. (angl. typhlology).* Étude de la cécité sous tous ses aspects.

TYPHLOMÉGALIE *s. f. (angl. typhlomegaly).* Hypertrophie du cæcum.

TYPHLOPEXIE *s. f. (angl. typhlopexy).* Fixation du cæcum à la paroi abdominale. SYN. ***CÆCOPEXIE.***

TYPHLORRAPHIE *s. f. (angl. typhlorrhaphy).* Suture du cæcum. SYN. ***CÆCORRAPHIE.***

TYPHLOSTÉNOSE *s. f. (angl. typhlostenosis).* Rétrécissement du cæcum.

TYPHLOSTOMIE *s. f. (angl. typhlostomy).* ☞ ***CÆCOSTOMIE.***

TYPHLOTOMIE *s. f. (angl. typhlotomy).* ***CÆCOTOMIE.***

TYPHLO-URÉTÉROSTOMIE *s. f. (angl. typhloureterostomy).* ☞ ***URÉTÉROCÆCOSTOMIE.***

TYPHOBACILLOSE *s. f. (angl. typhobacillosis).* Forme de primo-infection tuberculeuse, caractérisée par un état fébrile grave rappelant celui de la fièvre typhoïde.

TYPHOÏDE *s. f. (angl. typhoid).* Qui ressemble au typhus. ☞ ***FIÈVRE TYPHOÏDE.***

TYPHOÏDIQUE *adj. (angl. typhoidal).* Qui se rapporte à la fièvre typhoïde.

TYPHOTOXINE *s. f.* Toxine de *Salmonella typhi.*

TYPHUS *s. m. (angl. typhus).* Terme qui désignait autrefois diverses maladies caractérisées par un état de stupeur. Aujourd'hui, employé seul, il désigne le typhus exanthématique. ◇ **ABDOMINAL** Nom donné en Allemagne à la fièvre typhoïde. ⟐ **AMARIL** *(angl. yellow fever).* SYN. *FIÈVRE JAUNE.* ⟐ **BÉNIN** ☞ *TYPHUS MURIN.* ⟐ **ÉPIDÉMIQUE** *(angl. epidemic —).* ☞ *TYPHUS EXANTHÉMATIQUE.* ⟐ **ICTÉRODE OU ICTÉROÏDE** *(angl. yellow fever).* SYN. *FIÈVRE JAUNE.* ⟐ **MEXICAIN** *(angl. Mexican —).* ☞ *TYPHUS MURIN.* ⟐ **MURIN** *(angl. murine —).* Maladie infectieuse des rats, causée par *Rickettsia mooseri*, et qui peut occasionnellement être transmise à l'homme par la puce du rat, *Xenopsylla cheopsis*. Elle est observée notamment dans les régions côtières. Le tableau clinique est semblable à celui du typhus exanthématique, mais tous les symptômes sont atténués et cèdent spontanément. SYN. *TYPHUS DU NOUVEAU MONDE, TYPHUS MEXICAIN, TYPHUS À PUCES.* ⟐ **RÉCURRENT** *(angl. recrudescent —).* ☞ *FIÈVRE RÉCURRENTE.* ⟐ **TROPICAL** ☞ *FIÈVRE FLUVIALE DU JAPON.*

TYPHUS EXANTHÉMATIQUE *(angl. exanthematous typhus).* Maladie infectieuse, contagieuse et épidémique, due à une rickettsie (*Rickettsia prowazeki*) et transmise par les poux. État toxi-infectieux sévère, sensible aux antibiotiques.

TYPIQUE *adj. (angl. typical).* **1.** Qui présente les principales caractéristiques d'un type donné, pouvant ainsi servir d'exemple. **2.** Se dit des manifestations caractéristiques d'une maladie, qui en facilitent le diagnostic.

TYPOLOGIE *s. f. (angl. typology).* Science qui étudie les divers types humains, en fonction de caractéristiques morphologiques, physiologiques et psychologiques. Les classifications typologiques humaines sont variées (classification de Kretschmer, typologie de Jung, par exemple).

TYPOSCOPE *s. m. (angl. typoscope).* Petit écran rectangulaire au milieu duquel se trouve une ouverture, servant à faciliter la lecture aux sujets amblyopes ou atteints de cataracte.

TYRAMINE *s. f. (angl. tyramine).* Amine formée par décarboxylation de la tyrosine. Elle possède des propriétés sympathicomimétiques car elle libère la noradrénaline de ses sites de stockage dans les terminaisons nerveuses adrénergiques. Prototype des sympathicomimétiques dits indirects. On la trouve dans certains fromages fermentés, dans certains types de vin, dans différents aliments et dans l'ergot de seigle.

TYROCIDINE *s. f. (angl. tyrocidine).* Principal constituant de la tyrothricine.

TYROGLYPHUS Genre d'acariens à corps mou, dont certaines espèces, *T. farinae*, *T. siro*, qui vivent dans la farine et le fromage, respectivement, provoquent des troubles consécutifs à la manipulation ou à l'ingestion de ces aliments (dermatites, gastro-entérites).

TYROSINASE *s. f. (angl. tyrosinase).* Enzyme qui catalyse la production de mélanine par oxydation de la tyrosine. La tyrosinase est responsable du noircissement de la surface d'une pomme de terre venant d'être coupée lorsqu'elle est mise en contact avec l'air.

TYROSINE *s. f. (angl. tyrosine).* Acide aminé non essentiel libéré par hydrolyse des protéines des aliments. La majorité des protéines contiennent entre 1 et 6 % de tyrosine ; l'insuline et la papaïne sont particulièrement riches en ce type d'acide aminé (autour de 13 %). La tyrosine est le précurseur des hormones thyroïdiennes, des catécholamines et de la mélanine.

TYROSINÉMIE *s. f. (angl. tyrosinemia).* Taux de tyrosine dans le sang.

TYROSINOSE CONGÉNITALE *s. f. (angl. tyrosinosis).* Maladie enzymatique héréditaire rare, à transmission autosomique récessive, due à une anomalie du métabolisme de la tyrosine, dont la dégradation est bloquée par l'absence d'une enzyme, la parahydroxy-phényl-pyruvate oxydase. Elle se traduit par l'apparition, en général chez le jeune enfant, d'une cirrhose, puis d'un rachitisme vitamino-résistant et d'une tubulopathie.

TYROSINURIE *s. f. (angl. tyrosinuria).* Présence de tyrosine dans l'urine.

TYROTHRICINE *s. f. (angl. tyrothricin).* Mélange polypeptidique obtenu à partir de cultures de *Bacillus brevis*, et composé de deux antibiotiques, la tirocidine (80 %) et la gramicidine (20 %). La tyrothricine est toxique et est utilisée en applications locales comme bactéricide dans les infections à bactéries à Gram positif.

TYROTOXICOSE *s. f. (angl. tyrotoxicosis).* Intoxication due à l'ingestion de fromage avarié.

U

U *(angl. U).* Symbole chimique de l'uranium.

U *(angl. U).* Abréviation d'unité.

UBIQUINONE *s. f. (angl. ubiquinone).* Composant du système d'oxydoréduction. Transporteur d'électrons entre les flavoprotéines et les cytochromes dans les mitochondries. Elle se trouve dans les levures et les tissus animaux.

UBIQUISTE *adj. (angl. ubiquitous).* Se dit d'un organisme animal ou végétal que l'on rencontre partout.

UBIQUITINE *s. f. (angl. ubiquitin).* Protéine jouant un rôle dans le catabolisme protéique.

UHL (MALADIE D') *(angl. Uhl's anomaly).* Dysplasie congénitale du ventricule droit avec amincissement considérable de la paroi ventriculaire entraînant la mort chez le nourrisson par insuffisance cardiaque.

UI *(angl. IU).* Abréviation d'unité internationale.

UIV Abréviation d'urographie intraveineuse.

UKRAINE (FIÈVRE D') *(angl. trench fever).* ☞ ***FIÈVRE DES TRANCHÉES.***

ULATROPHIE *s. f. (angl. ulatrophy).* Atrophie avec retrait progressif de la gencive. C'est un symptôme de la parodontose.

ULCÉRATIF *adj. (angl. ulcerative).* Qui se rapporte à l'ulcération.

ULCÉRATION *s. f. (angl. ulceration).* **1.** Processus pathologique aboutissant à la formation d'un ulcère. **2.** L'ulcère lui-même, notamment lorsqu'il est en voie de constitution.

ULCÈRE *s. m. (angl. ulcer).* Perte de substance au niveau de la peau ou d'une muqueuse, sans tendance à la cicatrisation spontanée et d'évolution chronique. ◇ **AIGU DE LA VULVE** *(angl. Lipschütz's —).* ☞ ***ULCUS VULVAE ACUTUM.*** ◇ **ANNAMITE** *(angl. tropical —).* ☞ ***ULCÈRE PHAGÉDÉNIQUE DES PAYS CHAUDS.*** ◇ **ATHÉROMATEUX** *(angl. atheromatous —).* Ulcération de l'endothélium d'une artère, secondaire à l'élimination dans sa lumière d'une plaque athéromateuse. ◇ **ATONIQUE** *(angl. atonic —).* Ulcère chronique, recouvert de tissu de granulation. ◇ **CALLEUX** *(angl. callous —).* Ulcère gastro-duodénal ancien, aux bords surélevés et scléreux. ◇ **DE CURLING** *(angl. Curling's —).* ☞ ***CURLING (ULCÈRE DE).*** ◇ **DE DÉCUBITUS** ☞ ***ESCARRE.*** ◇ **GASTRODUODÉNAL** *(angl. peptic —).* Entité clinique englobant, en raison de la similitude de leurs manifestations, l'ulcère gastrique et l'ulcère duodénal, et caractérisée, anatomiquement, par une perte de substance plus ou moins profonde de la muqueuse. Ses symptômes dominants sont des douleurs de la région épigastrique, des aigreurs, une dyspepsie, et le risque de dégénérescence pour l'ulcère gastrique. *Helicobacter pylori* semble jouer un rôle important dans la survenue ou l'évolution de ces ulcères. ◇ **MARGINAL (DE LA CORNÉE)** *(angl. corneal —).* Ulcère cornéen superficiel localisé près du limbe sclérocornéen, primaire ou secondaire à une conjonctivite. ◇ **NEUROTROPHIQUE** *(angl. neurogenic —).* Ulcère dû à des troubles locaux de l'innervation. ◇ **PEPTIQUE** *(angl. anastomotic —).* Ulcère consécutif à une opération pour ulcère duodénal, pylorique ou gastrique (gastro-entérostomie ou gastrectomie), apparaissant en un point éloigné de l'ulcère primitif, le plus souvent sur une anastomose gastro-intestinale ou à son voisinage, en particulier sur le jéjunum. Remarque : pour les Anglo-Saxons, le terme *peptic ulcer* désigne tout ulcère gastroduodénal. ◇ **PHAGÉDÉNIQUE** *(angl. phagedenic —).* Ulcération qui a nettement tendance à envahir les tissus voisins en surface et en profondeur, et qui prend de ce fait une allure destructive. ◇ **PHAGÉDÉNIQUE DES PAYS CHAUDS** *(angl. tropical phagedenic —).* Ulcération observée surtout dans les régions tropicales, et siégeant électivment sur le pied ou la jambe. Le point de départ est en général une excoriation ou une pustule par piqûre d'insecte. Elle aboutit à la formation d'importantes lésions de nécrose. SYN. ***ULCÈRE TROPICAL, ULCÈRE ANNAMITE, ULCÈRE DE MALABAR.*** ◇ **SERPIGINEUX** *(angl. serpiginous —).* Ulcère plus ou moins linéaire, qui s'étend par une extrémité et cicatrise par l'autre. ◇ **STERCORAL** *(angl. stercoral —).* Ulcération de la muqueuse colique, secondaire à la compression par des matières fécales. ◇ **VARIQUEUX** *(angl. varicose —).* Perte de substance cutanée, plus ou moins étendue, localisée aux membres inférieurs, et due à une insuffisance veineuse. ◇ **VÉNÉRIEN ADÉNOGÈNE** *(angl. venereal —).* Lésion initiale, au point d'inoculation, de la maladie de Nicolas-Fabre. ◇ **VÉNÉROÏDE (DE WELANDER)** *(angl. veneroid —).* Ulcérations superficielles non spécifiques, siégeant autour de la vulve. Elles ressemblent au chancre mou, mais ne sont pas d'origine vénérienne.

ULCÉREUX *adj. (angl. ulcerous).* **1.** Qui se rapporte à une ulcération, à un ulcère, qui en a les caractères. **2.** Qui est atteint d'un ulcère. S'emploie aussi comme substantif.

ULCÉROCANCER *s. m.* Ulcération gastrique de nature cancéreuse. Il peut s'agir d'un ulcère malin d'emblée ou, moins souvent, d'une transformation maligne d'un ulcère simple.

ULCÉROÏDE *adj.* Qui ressemble à un ulcère.

ULCÉROMEMBRANEUX *adj. (angl. ulceromembranous).* Qui est caractérisé par une ulcération recouverte d'un exsudat membraneux.

ULCUS *s. m. (angl. ulcus).* Terme latin signifiant ulcère. ⌓ **RODENS** *(angl. rodent ulcer).* Épithélioma basocellulaire du sujet âgé, siégeant à la face ou au cou. Il se présente comme une ulcération dont la base et les bords sont indurés, et se caractérise par sa capacité destructive et sa lente mais constante évolution. ⌓ **VULVAE ACUTUM** Ulcération vulvaire douloureuse, observée surtout chez des fillettes et des jeunes filles. Son étiologie n'est pas élucidée : infection par *Bacillus crassus* ou affection apparentée aux aphtes. SYN. ***ULCÈRE AIGU DE LA VULVE.*** ⌓ **VULVAE SIMPLEX CHRONICUM** Ulcère chronique indolore, torpide, localisé à la fourchette de la vulve, observé chez les femmes ménopausées. SYN. ***ULCÈRE SIMPLE CHRONIQUE DE LA VULVE.***

ULECTOMIE *s. f. (angl. ulectomy).* **1.** Excision de tissu cicatriciel. **2.** ☞ ***GINGIVECTOMIE.***

ULÉRYTHÈME *s. m. (angl. ulerythema).* Dermatose érythémateuse caractérisée par la formation d'une cicatrice suivie d'une atrophie.

ULLRICH (SYNDROME D') *(angl. Ullrich's syndrome).* ☞ ***BONNEVIE-ULLRICH (SYNDROME DE).***

ULLRICH-FEICHTIGER (SYNDROME DE) *(angl. Ullrich-Feichtiger syndrome).* Ensemble malformatif comportant nanisme, dystrophies cranio-faciales et viscérales.

ULNA *s. m. (angl. ulna).* Os interne de l'avant-bras dont il forme le squelette avec le radius. SYN. ***CUBITUS.*** ☞ ***ATLAS ANATOMIQUE DES OS EN ANNEXE.***

ULNAIRE *adj. (angl. ulnar).* Qui se rapporte à l'ulna ou à l'avant-bras. SYN. ***CUBITAL.*** ⌓ **(NERF)** Nerf mixte du membre supérieur. ☞ ***ATLAS ANATOMIQUE DES NERFS EN ANNEXE.***

ULNORADIAL *(angl. ulnoradial).* Qui se rapporte à l'ulna et au radius.

ULO- *(angl. ulo-).* Préfixe d'origine grecque indiquant une relation avec les gencives.

ULOTOMIE *s. f. (angl. ulotomy).* **1.** Incision d'un tissu cicatriciel. **2.** Incision de la gencive. SYN. ***GINGIVOTOMIE.***

ULTRA- *(angl. ultra-).* Préfixe d'origine latine signifiant au-delà de.

ULTRACENTRIFUGATION *s. f. (angl. ultracentrifugation).* Centrifugation à très grande vitesse, au moyen d'une ultracentrifugeuse pouvant dépasser 100 000 tours par minute. La vitesse de sédimentation des particules de très petites dimensions étant proportionnelle à leur taille, il est possible de déterminer leurs dimensions par ultracentrifugation.

ULTRADIEN *adj. (angl. ultradian).* Qualifie un rythme biologique de plus grande fréquence que le rythme circadien.

ULTRAFILTRATION *s. f. (angl. ultrafiltration).* Filtration sous pression à l'aide d'un ultrafiltre (filtre ne permettant le passage que de particules ultramicroscopiques, virus ou particules en solution colloïdale). ⌓ **FRACTIONNÉE** *(angl. fractional —).* Séparation de particules colloïdales de différentes dimensions au moyen d'ultrafiltres à pores de tailles diverses.

ULTRAMICROSCOPE *s. m. (angl. ultramicroscope).* Microscope à grande puissance, dans lequel la lumière est dirigée latéralement sur la préparation à examiner. Il permet d'observer des objets (particules colloïdales, flagelles, granulations, etc.) qui du fait de leur taille sont invisibles au microscope ordinaire, et qui se détachent illuminés sur un fond noir.

ULTRAMICROSCOPIQUE *adj. (angl. ultramicroscopic).* Qui est trop petit pour être examiné au microscope ordinaire.

ULTRASON *s. m. (angl. ultrasound).* Vibration sonore dont la fréquence est supérieure à 20 000 Hz, donc au-delà de la limite des sons audibles par l'homme. Les ultrasons ont de nombreuses applications en médecine (ultrasonothérapie, échographie, lithotritie).

ULTRASONOGRAPHIE *s. f. (angl. ultrasonography).* ☞ ***ÉCHOGRAPHIE.***

ULTRASONOTHÉRAPIE *s. f. (angl. ultrasonotherapy).* Emploi thérapeutique des ultrasons.

ULTRASTRUCTURE *s. f. (angl. ultrastructure).* Structure d'une cellule, telle qu'elle apparaît au microscope électronique.

ULTRAVIOLET *adj. (angl. ultraviolet).* ☞ ***RAYONNEMENT ULTRAVIOLET.***

ULTRAVIRUS *s. m. (angl. ultravirus).* SYN. (désuet de) ***VIRUS.***

ULULATION *s. f. (angl. ululation).* Dysarthrie rendant la parole totalement indistincte, observée dans certaines psychoses graves et chez certains hystériques.

UNCARTHROSE *s. f. (angl. uncarthrosis).* Arthrose des articulations uncovertébrales.

UNCIFORME *adj. (angl. unciform).* Qui est en forme de crochet. ⌓ **(CRISE)** *(angl. uncinate epilepsy).* Variété d'épilepsie localisée avec hallucinations sensorielles provoquées par une lesion de l'uncus de l'hippocampe. SYN. ***CRISE UNCINÉE.***

UNCINARIA Genre de vers nématodes, tels que *U. stenocephala*, qui parasitent certains animaux (chiens, chats, etc.) et l'homme. ⌓ ***AMERICANA*** SYN. ***NECATOR AMERICANUS.*** ☞ ***NECATOR.*** ⌓ ***DUODENALIS*** ☞ ***ANCYLOSTOMA.***

UNCINARIOSE *s. f.* SYN. ***ANKYLOSTOMIASE.***

UNCODISCARTHROSE *s. f. (angl. uncodiscarthrosis).* Association d'une uncarthrose et de lésions des disques intervertébraux, caractéristique de l'arthrose cervicale.

UNCUS *s. m. (angl. uncus).* **1.** *(NA. uncus gyri hippocampi).* Extrémité antérieure, en forme de crochet, du gyrus para-hippocampal. **2.** *(NA. uncus corporis).* Processus semi-lunaire de la 3e à la 7e vertèbre cervicale.

UNCUSECTOMIE *s. f. (angl. uncusectomy).* Résection de l'uncus vertébral.

UNDÉCYLÉNATE *s. m. (angl. undecylenate).* Sel ou ester de l'acide undécylénique. ◇ **DE ZINC** *(angl. zinc —).* Sel employé contre certaines affections cutanées, en particulier les mycoses. Il est utilisé sous forme de poudre ou de pommade.

UNDÉCYLÉNIQUE (ACIDE) *(angl. undecylenic acid).* Acide gras, utilisé comme antifongique en applications locales.

UNGUÉAL *adj. (angl. ungual).* Qui se rapporte à l'ongle.

UNGUIS ☞ ***OS LACRYMAL (ATLAS ANATOMIQUE DES OS EN ANNEXE).***

UNI- *(angl. uni-).* Préfixe d'origine latine signifiant un.

UNICELLULAIRE *adj. (angl. unicellular).* Constitué d'une seule cellule.

UNICORNE *adj. (angl. unicornous).* Qui n'a qu'une seule corne. Se dit notamment d'un utérus dans lequel une des moitiés latérales du corps est absente.

UNICUSPIDÉ *adj. (angl. unicuspidate).* Qui ne possède qu'une seule pointe ou cuspide. Se dit d'une incisive ou d'une canine.

UNILATÉRAL *adj. (angl. unilateral).* Qui n'affecte qu'un côté du corps ou d'un organe. Ex. *paralysie unilatérale.*

UNILOBÉ *adj. (angl. unilobar).* Qui est composé d'un seul lobe.

UNILOCULAIRE *adj. (angl. unilocular).* Qui présente une seule cavité ou un seul compartiment.

UNIOVULAIRE *adj. (angl. uniovular).* Qui se développe à partir d'un seul ovule. Se dit de certaines grossesses gemellaires.

UNIPARE *adj. (angl. uniparous).* Se dit d'une femme qui n'a eu qu'un enfant. S'emploie aussi comme substantif.

UNIPOTENT *adj. (angl. unipotential).* Se dit des cellules qui donnent naissance uniquement à des cellules d'un type bien défini.

UNISEXUÉ *adj. (angl. unisexual).* Qui se rapporte à un seul sexe, qui possède un seul sexe.

UNITÉ *s. f. (angl. unit).* Grandeur ou quantité servant de terme de comparaison et permettant une mesure. ◇ **ANTITOXIQUE** *(angl. antitoxic —).* Quantité d'antitoxine nécessaire pour neutraliser 100 fois la quantité de toxine suffisante pour tuer un cobaye de 250 g. ◇ **DE SOINS INTENSIFS** *(angl. intensive care —).* Unité hospitalière ou département spécialement équipé (personnel spécialisé, hémodialyse, ventilation assistée, monitorage, etc.) pour le traitement des malades en état critique. Autrefois désignée par service de réanimation. ◇ **ENZYMATIQUE** *(angl. enzyme —).* Unité d'activité enzymatique : c'est la quantité d'enzyme qui catalyse la transformation d'une micromole de substrat par minute à 30 °C et à un pH optimal. ◇ **HÉMOLYTIQUE** *(angl. hemolytic —).* Quantité de sérum immun inactivé qui, en présence du complément, hémolyse complètement 1 ml d'une solution à 5 % de globules rouges lavés. ◇ **INTERNATIONALE** *(angl. international —).* Unité de mesure de l'activité de diverses substances biologiques, notamment des enzymes et des hormones. ◇ **MOTRICE** *(angl. motor —).* Ensemble de fibres musculaires innervées par un seul axone et un seul neurone moteur. ◇ **SI** *(angl. SI —).* Toute unité du Système International d'unités. Celui-ci comporte 7 unités de base : le mètre (longueur), le kilogramme (masse), la seconde (temps), l'ampère (intensité de courant électrique), le kelvin (température), la candela (intensité lumineuse), la mole (quantité de matière). Les unités dérivées s'expriment algébriquement en fonction des unités de base en utilisant la multiplication et la division (mètre carré, mètre par seconde, etc.). Certaines ont des noms spéciaux (hertz, newton, pascal, joule, watt, coulomb, volt, farad, ohm, siemens, weber, tesla, henry, lumen, lux, degré celsius, gray, becquerel et sievert). Le SI comporte également deux unités supplémentaires (radian et stéradian). Il existe enfin un certain nombre d'autres unités dont l'emploi reste admis internationalement en raison de leur importance pratique ou de leur intérêt dans des domaines spécialisés (litre, bar, heure, nœud, etc.). Les unités SI de base ou dérivées peuvent être accompagnées d'une série de préfixes qui permettent de former des multiples (kilo, mega, etc.) et des sous-multiples (milli, micro, etc.) décimaux de ces unités. ◇ **TOXIQUE** *(angl. toxic —).* Quantité minimale d'une toxine capable de tuer en trois ou quatre jours un cobaye d'un poids de 250 g.

UNIVALENT *adj. (angl. univalent).* ☞ ***MONOVALENT.***

UNIVALVE *adj.* Qui est pourvu d'une seule valve.

UNIVERSEL *adj. (angl. universal).* Se dit des individus dont les groupes sanguins sont O (donneurs universels) et AB (receveurs universels) qui peuvent respectivement donner ou recevoir du sang sans problème consécutif à la transfusion.

UNIVITELLIN *adj. (angl. univitelline).* Qui provient d'un seul œuf. Ex. *jumeaux univitellins.*

UNNA ◇ **(BOTTE D')** *(angl. Unna's boot).* Enveloppement de la jambe en forme de botte, utilisé pour le traitement ambulatoire des ulcères variqueux. Il est réalisé en enroulant une bande de mousseline imprégnée de colle d'Unna (mélange de glycérine, de gélatine, d'oxyde de zinc et d'eau). ◇ **(PARAKÉRATO-**

SIS SCUTULARIS D') *(angl. parakeratosis scutularis of Unna).* Affection du cuir chevelu avec formation de lésions érythémato-squameuses au pourtour des orifices pilo-sébacés. ⇔ **(ULÉRYTHRÈME OPHRYOGÈNE D')** *(angl. ulerythrema ophryogenes).* Kératose pilaire atrophiante de la région des sourcils.

UNVERRICHT-LUNDBORG (MALADIE DE) *(angl. Unverricht's disease).* Épilepsie myoclonique progressive associant des myoclonies parcellaires, une détérioration mentale progressive et des signes neurologiques variés. Il s'agit d'une affection héréditaire transmise sur le mode autosomique récessif qui aboutit à la mort en une quinzaine d'années. Il existe une infiltration diffuse de la plupart des viscères par des mucopolysaccharides.

UPAS *s. m.* Arbre de l'île de Java (*Antiaris toxicaria*) ; sa résine toxique *(bohan upas)* est utilisée par les indigènes pour empoisonner leurs flèches.

UPÉRISATION *s. f. (angl. UHT sterilization).* Procédé d'ultrapasteurisation à très haute température (140 °C) par injection de vapeur, utilisé pour la stérilisation du lait.

URAMINE *s. f.* ☞ ***GUANIDINE.***

URANISCOLALIE *s. f. (angl. uraniscolalia).* Inintelligibilité de l'élocution due à une fissure du palais.

URANISME *s. m. (angl. uranism).* Homosexualité masculine.

URANISTE *s. m. (angl. uranist).* Homosexuel.

URANIUM *s. m. (angl. uranium).* Corps simple métallique, de numéro atomique 92, de masse atomique 238,04. L'uranium naturel est un mélange de trois isotopes. L'isotope 235 peut faire l'objet d'une fission accompagnée d'un dégagement important d'énergie. C'est le combustible de la plupart des réacteurs nucléaires. L'uranium 238 peut former le plutonium, constituant de la bombe atomique. Symbole : U.

URANO- *(angl. urano-).* Préfixe d'origine grecque indiquant une relation avec la voûte du palais.

URANOCOLOBOME *s. m.* SYN. ***URANOSCHISIS.***

URANOPLASTIE *s. f.* ☞ ***PALATOPLASTIE.***

URANOPLÉGIE *s. f.* ☞ ***PALATOPLÉGIE.***

URANORRAPHIE *s. f. (angl. uranorrhaphy).* ☞ ***PALATORRAPHIE.***

URANOSCHISIS *s. f. (angl. cleft palate).* ☞ ***PALATOSCHISIS.***

URANOSTAPHYLOPLASTIE *s. f. (angl. uranostaphyloplasty).* Correction chirurgicale par autoplastie d'une fissure de la voûte et du voile du palais.

URANOSTAPHYLORRAPHIE *s. f. (angl. uranostaphylorrhaphy).* Suture chirurgicale d'une fente du palais osseux ou membraneux.

URANOSTAPHYLOSCHISIS *s. f. (angl. uranostaphyloschisis).* Fissure atteignant à la fois le palais dur et le palais mou.

URATE *s. m. (angl. urate).* Sel de l'acide urique. Ces sels, en particulier l'urate de sodium, sont des constituants de l'urine et des concrétions goutteuses.

URATÉMIE *s. f. (angl. uratemia).* Présence d'urates dans le sang.

URATIQUE *adj. (angl. uratic).* Qui se rapporte aux urates, qui est formé d'urates.

URATOLYSE *s. f. (angl. uratolysis).* Dissolution des dépôts d'urates.

URATOLYTIQUE *adj. (angl. uratolytic).* Qui exerce une action dissolvante sur les urates.

URATURIE *s. f. (angl. uraturia).* Présence d'urates dans l'urine (taux normal 0,3 à 0,6 g par 24 heures). Les urates sont la forme d'élimination de l'acide urique dans l'urine.

URBACH-WIETHE (MALADIE D') *(angl. Urbach-Wiethe disease).* Hyalinose cutanéo-muqueuse avec infiltration lipoprotéinique de la peau et des muqueuses, qui se manifeste par des formations nodulaires de consistance molle, des lésions phlycténulaires ou ulcéreuses, et des lésions de la muqueuse buccale et laryngée entraînant une aphonie. Affection congénitale. SYN. ***LIPOÏDOPROTÉINOSE.***

UREAPLASMA UREALYTICUM Bactérie qui peut être responsable d'urétrites et d'infections génitales.

URÉASE *s. f. (angl. urease).* Enzyme qui détermine la scission de l'urée en ammoniac et anhydride carbonique. Elle est utilisée pour le dosage de l'urée.

URÉE *s. f. (angl. urea).* Diamide de l'acide carbonique ou carbamide, de formule $H_2N\text{-}CO\text{-}NH_2$. Composé cristallin, incolore, qui se comporte comme une base faible. Elle est présente dans l'urine et, en petite quantité, dans le sang, le chyle, la lymphe, etc. L'urée constitue le principal composé d'excrétion de l'ammoniac qui se forme au cours du catabolisme des acides aminés. Elle est synthétisée presque exclusivement dans le foie et, après être passée dans le sang, elle est excrétée rapidement par l'urine.

URÉIQUE *adj. (angl. urea).* Qui se rapporte à l'urée ou à l'azote de l'urée.

URÉMIE *s. f. (angl. uremia).* Ensemble des manifestations toxiques dues à la rétention dans le sang de substances azotées normalement éliminées par l'urine (notamment de l'urée), secondaire à une insuffisance rénale grave. Principaux symptômes : nausées, vomissements, céphalées, prurit, vertiges, somnolence, convulsions, odeur urineuse de l'haleine et de la sueur, et coma. Ce syndrome revêt différentes formes : cérébrale, gastro-intestinale, respiratoire ; la première est la plus fréquente, notamment dans sa variété convulsive ou éclamptique.

URÉMIGÈNE *adj. (angl. uremigenic).* Qui provoque des manifestations urémiques.

URÉMIQUE *adj. (angl. uremic).* Qui concerne l'urémie.

URÉOGENÈSE *s. f. (angl. ureogenesis).* Suite de réactions aboutissant à la formation d'urée à partir d'ammoniac. SYN. ***URÉOPOÏÈSE.***

URÉOGÉNIQUE *adj. (angl. ureogenic).* Qui se rapporte à la production d'urée.

URÉTÉRAL (OU URÉTÉRIQUE) *adj. (angl. ureteral).* Qui se rapporte à l'uretère.

URÉTÉRALGIE *s. f. (angl. ureteralgia).* Douleur sur le trajet de l'uretère.

URETÈRE *s. m. (NA. ureter). (angl. ureter).* Conduit fibromusculaire cylindrique, étroit, pair, qui amène l'urine du rein à la vessie. L'uretère mesure environ 27 cm. Il commence dans le pelvis rénal par une portion dilatée, et se termine dans la partie postérieure et inférieure de la vessie. ⊂⊃ **BIFIDE** *(angl. bifid —).* Malformation congénitale caractérisée par l'existence de deux uretères qui drainent un rein et se réunissent pour s'aboucher à la vessie par un seul orifice.

URÉTÉRECTASIE *s. f. (angl. ureterectasia).* Dilatation de l'uretère.

URÉTÉRECTOMIE *s. f. (angl. ureterectomy).* Résection partielle ou totale de l'uretère.

URÉTÉRITE *s. f. (angl. ureteritis).* Inflammation de l'uretère.

URÉTÉRO- *(angl. uretero).* Préfixe d'origine grecque indiquant une relation avec l'uretère.

URÉTÉROCÆCOSTOMIE *s. f. (angl. ureterocaecostomy).* Implantation chirurgicale de l'uretère dans le cæcum. SYN. ***ANASTOMOSE URÉTÉROCÆCALE.***

URÉTÉROCÈLE *s. f. (angl. ureterocele).* Dilatation kystique de la portion terminale, intravésicale, de l'uretère, consécutive à un rétrécissement du méat urétéral.

URÉTÉROCERVICAL *adj. (angl. ureterocervical).* Qui se rapporte à l'uretère et au col de la vessie.

URÉTÉROCOLOSTOMIE *s. f. (angl. ureterocolostomy).* Création chirurgicale d'un abouchement de l'uretère dans le côlon. SYN. ***ANASTOMOSE URÉTÉROCOLIQUE.***

URÉTÉROCYSTOANASTOMOSE *s. f. (angl. ureterocystanastomosis).* ☞ ***URÉTÉROCYSTONÉOSTOMIE.***

URÉTÉROCYSTONÉOSTOMIE *s. f. (angl. ureterocystoneostomy).* Création chirurgicale d'une nouvelle implantation de l'uretère dans la vessie. SYN. ***ANASTOMOSE URÉTÉROVÉSICALE.***

URÉTÉROCYSTOSCOPE *s. m. (angl. ureterocystoscope).* Cystoscope muni d'un cathéter urétéral.

URÉTÉROCYSTOSTOMIE *s. f. (angl. ureterocystotomy).* ☞ ***URÉTÉROCYSTONÉOSTOMIE.***

URÉTÉRO-ENTÉROSTOMIE *s. f. (angl. ureteroenterostomy).* Abouchement de l'uretère dans l'intestin. SYN. ***ANASTOMOSE URÉTÉRO-ENTÉRIQUE.***

URÉTÉROGRAPHIE *s. f. (angl. ureterography).* Radiographie de l'uretère après injection d'une substance opaque aux rayons X.

URÉTÉRO-HYDRONÉPHROSE *s. f. (angl. ureterohydronephrosis).* Hydronéphrose compliquée d'une dilatation de l'uretère.

URÉTÉRO-HYDROSE *s. f. (angl. hydroureter).* Dilatation de l'uretère consécutive à un obstacle à l'écoulement de l'urine.

URÉTÉROLITHE *s. m. (angl. ureterolith).* Calcul urétéral.

URÉTÉROLITHIASE *s. f. (angl. ureterolithiasis).* Présence de calculs dans les uretères.

URÉTÉROLITHOTOMIE *s. f. (angl. ureterolithotomy).* Extraction d'un calcul après incision de l'uretère.

URÉTÉROLYSE *s. f. (angl. ureterolysis).* Opération consistant à libérer un uretère fixé ou comprimé par des adhérences.

URÉTÉRONÉPHRECTOMIE *s. f. (angl. ureteronephrectomy).* Ablation chirurgicale du rein et d'une portion de l'uretère correspondant.

URÉTÉROPLASTIE *s. f. (angl. ureteroplasty).* Réparation chirurgicale de l'uretère, en particulier pour corriger une sténose.

URÉTÉROPROCTOSTOMIE *s. f. (angl. ureteroproctostomy).* ☞ ***URÉTÉRORECTOSTOMIE.***

URÉTÉROPYÉLITE *s. f. (angl. ureteropyelitis).* Inflammation de l'uretère et du pelvis rénal correspondant.

URÉTÉROPYÉLOGRAPHIE RÉTROGRADE *s. f. (angl. retrograde ureteropyelography).* Radiographie de l'appareil urinaire après injection d'un produit opacifiant qui remonte jusqu'au pelvis rénal, par une sonde spéciale introduite dans le méat urétéral. Abréviation : UPR. SYN. ***URÉTÉROPYÉLOGRAPHIE ASCENDANTE.***

URÉTÉROPYÉLONÉOSTOMIE *s. f. (angl. ureteropyeloneostomy).* Création chirurgicale d'un nouvel abouchement de l'uretère dans le pelvis rénal. SYN. ***ANASTOMOSE URÉTÉROPYÉLIQUE.***

URÉTÉROPYÉLONÉPHRITE *s. f. (angl. ureteropyelonephritis).* Pyélonéphrite avec inflammation simultanée de l'uretère.

URÉTÉROPYÉLOPLASTIE *s. f. (angl. ureteropyeloplasty).* Intervention de chirurgie plastique pratiquée sur l'uretère et le pelvis rénal, habituellement pour syndrome de la jonction.

URÉTÉROPYÉLOSTOMIE *s. f. (angl. ureteropyelostomy).* ☞ ***URÉTÉROPYÉLONÉOSTOMIE.***

URÉTÉRORECTOSTOMIE *s. f. (angl. ureterorectostomy).* Création chirurgicale d'un abouchement de l'uretère dans le rectum. SYN. ***ANASTOMOSE URÉTÉRORECTALE.***

URÉTÉRORRAGIE *s. f. (angl. ureterorrhagia).* Hémorragie provenant de l'uretère.

URÉTÉRORRAPHIE *s. f. (angl. ureterorrhaphy).* Suture d'un uretère sectionné ou incisé.

URÉTÉROSIGMOÏDOSTOMIE *s. f. (angl. ureterosigmoidostomy).* Création chirurgicale d'un abouchement de l'uretère dans le côlon sigmoïde. SYN. ***ANASTOMOSE URÉTÉROSIGMOÏDIENNE, OPÉRATION DE COFFEY.***

URÉTÉROSTÉNOSE *s. f. (angl. ureterostenosis).* Rétrécissement de l'uretère.

URÉTÉROSTOMIE *s. f. (angl. ureterostomy).* Abouchement de l'uretère à la peau.

URÉTÉROTOMIE *s. f. (angl. ureterotomy).* Incision d'un uretère.

URÉTÉROTRIGONOSIGMOÏDOSTOMIE *s. f. (angl. ureterotrigonosigmoidostomy).* Implantation chirurgicale des uretères et du trigone vésical dans le côlon sigmoïde, utilisée en cas d'exstrophie congénitale de la vessie. SYN. ***ANASTOMOSE URÉTÉROTRIGONOSIGMOÏDIENNE.***

URÉTÉRO-URÉTÉROSTOMIE *s. f. (angl. ureteroureterostomy).* **1.** Abouchement d'un uretère dans l'autre. **2.** Mise en communication de deux parties différentes d'un même uretère, de façon à rétablir sa perméabilité compromise par une scetion, une stricture ou par une obstruction. SYN. ***ANASTOMOSE URÉTÉRO-URÉTRALE.***

URÉTÉRO-UTÉRIN *adj. (angl. uretero-uterine).* Qui se rapporte à l'uretère et à l'utérus.

URÉTÉROVAGINAL *adj. (angl. ureterovaginal).* Qui se rapporte à l'uretère et au vagin.

URÉTÉROVÉSICAL *adj. (angl. ureterovesical).* Qui se rapporte à l'uretère et à la vessie.

URÉTÉROVÉSICOSTOMIE *s. f. (angl. ureterovesicostomy).* SYN. ***URÉTÉROCYSTONÉOSTOMIE.***

URÉTHANE *s. m. (angl. urethane).* Carbamate d'éthyle utilisé comme anesthésique chez les petits animaux de laboratoire.

URÉTRAL *adj. (angl. urethral).* Qui se rapporte à l'urètre.

URÉTRALGIE *s. f. (angl. urethralgia).* Douleur au niveau de l'urètre. SYN. ***URÉTRODYNIE.***

URÉTRATRÉSIE *s. f. (angl. urethratresia).* Atrésie de l'urètre.

URÈTRE *s. m. (NA. urethra). (angl. urethra).* Canal membraneux conduisant l'urine depuis la vessie jusqu'à l'extérieur, où il s'ouvre par le méat urétral. Chez l'homme il s'étend du col de la vessie jusqu'à l'extrémité du pénis, mesure 16 cm de long en moyenne, et présente une double courbure lorsque la verge est en état de flaccidité et se divise en une partie antérieure ou mobile et une partie postérieure ou fixe. Il présente trois portions : prostatique, située immédiatement après la vessie, entourée de la prostate et dans laquelle s'ouvrent les canaux éjaculateurs et prostatiques, membraneuse, située entre le sommet de la prostate et le bulbe du corps spongieux, et spongieuse, qui traverse le corps spongieux de la verge et arrive jusqu'au méat urinaire. Outre l'urine, l'urètre masculin livre passage au sperme. L'urètre féminin a 4 cm de long ; il s'étend du col de la vessie jusqu'au méat urinaire situé au-dessus du vagin. Sa structure est complètement membraneuse.

URÉTRECTOMIE *s. f. (angl. urethrectomy).* Résection totale ou partielle de l'urètre.

URÉTRITE (OU URÉTHRITE) *s. f. (angl. urethritis).* Inflammation aiguë ou chronique de l'urètre. ◇ **À INCLUSIONS** *(angl. inclusion —).* Affection chronique, sexuellement transmissible, due à *Clamydia trachomatis.* ◇ **ANTÉRIEURE** *(angl. anterior —).* Inflammation de l'urètre antérieur. ◇ **GONOCOCCIQUE** *(angl. gonorrheal —).* Urétrite spécifique, due au gonocoque. ◇ **NON SPÉCIFIQUE** *(angl. non specific —).* Urétrite qui n'est pas due à un micro-organisme bien déterminé et qui n'est notamment pas d'origine gonococcique ou tuberculeuse. ◇ **POSTÉRIEURE** *(angl. posterior —).* Inflammation de l'urètre membraneux et de l'urètre prostatique. ◇ **SPÉCIFIQUE** *(angl. specific —).* Urétrite due à un germe spécifique, essentiellement le gonocoque.

URÉTROBLENNORRHÉE *s. f. (angl. urethroblennorrhea).* Écoulement de pus ou de mucus par l'urètre.

URÉTROBULBAIRE *adj. (angl. urethrobulbar).* Qui se rapporte à l'urètre et au bulbe du corps spongieux. SYN. ***BULBO-URÉTRAL.***

URÉTROCÈLE *s. f.* **1.** *(angl. dilatation of urethra).* Diverticule de la paroi urétrale. **2.** Chez la femme, dilatation de l'urètre faisant saillie dans le vagin.

URÉTROCYSTITE *s. f. (angl. urethrocystitis).* Inflammation simultanée de l'urètre et de la vessie.

URÉTROCYSTOGRAMME *s. m. (angl. urethrocystogram).* Image de l'urètre et de la vessie obtenue par l'urétrocystographie.

URÉTROCYSTOGRAPHIE *s. f. (angl. urethrocystography).* Radiographie de l'urètre et de la vessie après injection d'un milieu opacifiant.

URÉTRODYNIE *s. f. (angl. urethrodynia).* ☞ ***URÉTRALGIE.***

URÉTROGRAPHIE *s. f. (angl. urethrography).* Radiographie de l'urètre après injection d'un produit opacifiant. L'urétrographie rétrograde est la radiographie de l'urètre après injection d'un produit opacifiant dans le canal urétral. L'urétrographie per-mictionnelle est la radiographie de l'urètre pendant la miction, après opacification de la vessie.

URÉTROMÈTRE *s. m. (angl. urethrometer).* Instrument servant à mesurer le calibre de l'urètre.

URÉTROPÉNIEN *adj. (angl. urethropenile).* Qui se rapporte à l'urètre et au pénis.

URÉTROPÉRINÉAL *adj. (angl. urethroperineal).* Qui se rapporte à l'urètre et au périnée.

URÉTROPLASTIE *s. f. (angl. urethroplasty).* Intervention de chirurgie plastique qui consiste à refaire un nouvel urètre à l'aide de lambeaux cutanés.

URÉTRORRAGIE *s. f. (angl. urethrorrhagia).* Hémorragie provenant de l'urètre.

URÉTRORRAPHIE *s. f. (angl. urethrorrhaphy).* Suture de l'urètre sectionné ou incisé.

URÉTRORRHÉE *s. f. (angl. urethrorrhea).* Écoulement anormal provenant de l'urètre.

URÉTROSCOPE *s. m. (angl. urethroscope).* Instrument muni d'un dispositif d'éclairage permettant l'examen du canal urétral.

URÉTROSCOPIE *s. f. (angl. urethroscopy).* Examen visuel du conduit urétral à l'aide de l'urétroscope.

URÉTROSCROTAL *adj. (angl. urethroscrotal).* Qui se rapporte à l'urètre et au scrotum.

URÉTROSPASME *s. m. (angl. urethrospasm).* Spasme de l'urètre.

URÉTROSTÉNOSE *s. f. (angl. urethrostenosis).* Rétrécissement de l'urètre.

URÉTROSTOMIE *s. f. (angl. urethrostomy).* Création chirurgicale d'une ouverture artificielle de l'urètre à la peau.

URÉTROTOME *s. m. (angl. urethrotome).* Instrument coupant permettant d'effectuer l'urétrotomie.

URÉTROTOMIE *s. f. (angl. urethrotomy).* Incision de l'urètre, en particulier lors des rétrécissements de celui-ci. ◇ **EXTERNE** *(angl. external —).* Incision de l'urètre pratiquée de dehors en dedans. ◇ **INTERNE** *(angl. internal —).* Incision de l'urètre pratiquée de dedans en dehors à l'aide d'un instrument spécial (urétrotome).

URÉTROVAGINAL *adj. (angl. urethrovaginal).* Qui se rapporte à l'urètre et au vagin.

URÉTROVÉSICAL *adj. (angl. urethrovesical).* Qui se rapporte à l'urètre et à la vessie.

URICÉMIE *s. f.* Teneur du sang en acide urique (taux normal : 0,02 à 0,04 g/L de sang total).

URICOÉLIMINATEUR *adj. (angl. urocosuric).* Qui entraîne l'élimination de l'acide urique par le rein. S'emploie aussi comme substantif.

URICOFREINATEUR *adj.* Qui empêche la formation de l'acide urique. S'emploie aussi comme substantif.

URICOLYSE *s. f. (angl. uricolysis).* Dissolution de l'acide urique.

URICOPEXIE *s. f. (angl. uricopexy).* Fixation d'acide urique dans les tissus, sous forme de dépôts (goutte) ou de calculs rénaux (lithiase urique).

URICOPOÏÈSE *s. f. (angl. uricopoiesis).* Formation d'acide urique. SYN. ***URICOGENÈSE.***

URICOSURIQUE *adj. (angl. uricosuric).* Se dit d'un médicament qui favorise l'élimination urinaire de l'acide urique. S'emploie aussi comme substantif.

URICURIE *s. f. (angl. uricosuria).* Élimination de l'acide urique par l'urine. SYN. ***URICOSURIE.***

URIDINIQUE (ACIDE) *(angl. uridinic acid).* Nucléotide constitué par de l'uracile, un pentose et de l'acide phosphorique, constituant habituel de l'acide ribonucléique (ARN). Il agit comme précurseur dans la synthèse de l'acide désoxyribonucléique.

URINAIRE *adj. (angl. urinary).* Qui se rapporte à l'urine, à sa formation et à son excrétion.

URINAL *s. m. (angl. urinal).* Récipient servant à recueillir l'urine d'un malade alité de sexe masculin.

URINE *s. f. (angl. urine).* Liquide excrémentiel, sécrété par les reins et excrété par les voies urinaires, de couleur jaune ambrée, légèrement acide, d'odeur particulière, de saveur salée, et dont la densité varie entre 1,005 et 1,03. La quantité d'urine éliminée quotidiennement par un adulte est de 1 300 à 1 600 ml. L'urine contient, en poids, environ 95 % d'eau et 5 % de composants organiques et minéraux. ◇ **CHYLEUSE** *(angl. chylous —).* Urine d'aspect laiteux, contenant du chyle. ◇ **RÉSIDUELLE** *(angl. residual —).* Urine qui reste dans la vessie après miction complète. SYN. ***RÉSIDU POST-MICTIONNEL.***

URINES *s. f. pl.* ◇ **À ODEUR DE HOUBLON (MALADIE DES)** *(angl. congenital hydroxybutyric aciduria).* ☞ ***SMITH ET STRANG (MALADIE DE).*** ◇ **À ODEUR DE SIROP D'ÉRABLE (MALADIE DES)** *(angl. maple syrup urine disease).* ☞ ***LEUCINOSE.***

URINEUX *adj.* Qui se rapporte à l'urine, qui est de la nature de l'urine ou qui contient de l'urine. EX. *odeur urineuse, abcès urineux.*

URINIFÈRE *adj. (angl. uriniferous).* Qui transporte l'urine.

URINOME *s. m. (angl. urinoma).* Kyste contenant de l'urine.

URINOMÈTRE *s. m. (angl. urinometer).* ☞ ***UROMÈTRE.***

URIQUE (ACIDE) *(angl. uric acid).* Produit final du catabolisme des bases puriques, que l'on trouve normalement dans l'urine et dans certaines concrétions arthritiques et certains calculs. Sa présence excessive dans le sang (hyperuricémie) provoque des états pathologiques, tels que la goutte. Il se transforme en urée par oxydation.

URO- *(angl. uro-).* Préfixe d'origine grecque indiquant une relation avec l'urine.

UROBILINE *s. f. (angl. urobilin).* Pigment amorphe, jaune orangé, produit de réduction de la bilirubine, que l'on trouve normalement dans l'intestin et, en faible quantité, dans l'urine.

UROBILINÉMIE *s. f. (angl. urobilinemia).* Présence d'urobiline dans le sang.

UROBILINOGÈNE *s. m. (angl. urobilinogen).* Produit de transformation des pigments biliaires par les bactéries intestinales, précurseur de l'urobiline. Normalement, il est éliminé en faible quantité dans l'urine, qu'il colore.

UROBILINOGÉNÉMIE *s. f. (angl. urobilinogenemia).* Présence d'urobilinogène dans le sang, essentiellement en cas d'affection hépatique ou d'hémolyse.

UROBILINOGÉNURIE *s. f. (angl. urobilinogenuria).* Teneur de l'urine en urobilinogène. Elle est augmentée dans les affections hépatiques.

UROBILINURIE *s. f. (angl. urobilinuria).* Teneur de l'urine en urobiline. Elle varie normalement de 10 à 120 mg par jour.

UROCÈLE *s. f. (angl. urocele).* Infiltration d'urine dans les bourses.

UROCHROME *s. m. (angl. urochrome).* Pigment jaune de l'urine, qui confère à ce liquide sa couleur caractéristique.

UROCULTURE *s. f. (angl. urine culture).* Culture de micro-organismes à partir de l'urine prélevée stérilement.

UROCYTOGRAMME *s. m. (angl. urocytogram).* Résultat de l'étude des cellules du sédiment urinaire.

URODENSIMÈTRE *s. m.* ☞ ***UROMÈTRE.***

URODYNAMIQUE (ÉTUDE) *s. f. (angl. urodynamics).* Étude des pressions vésicales et urétrales, ainsi que du débit urinaire au cours de la miction.

URODYNIE *s. f. (angl. urodynia).* Douleur à la miction.

UROGASTRONE *s. f. (angl. urogastrone).* Polypeptide extrait de l'urine, proche de facteur de croissance épidermique et inhibant la sécrétion de HCl par l'estomac.

UROGÈNE *adj. (angl. urogenous).* **1.** Qui se rapporte à la production (sécrétion et excrétion) de l'urine. **2.** Qui provient de l'urine.

UROGÉNITAL *adj. (angl. urogenital).* ☞ ***GÉNITO-URINAIRE.***

UROGRAMME *s. m. (angl. urogram).* Clichés obtenus par urographie.

UROGRAPHIE *s. f. (angl. urography).* Radiographie de l'appareil urinaire. ◇ **DESCENDANTE** ☞ ***UROGRAPHIE INTRAVEINEUSE.*** ◇ **INTRAVEINEUSE** *(angl. intravenous —).* Radiographie de l'appareil urinaire après injection intraveineuse d'un produit de contraste à élimination rénale sélective. Abréviation : UIV. SYN. ***UROGRAPHIE DESCENDANTE.***

URO-HÉMATONÉPHROSE *s. f. (angl. urohematonephrosis).* Distension du pelvis rénal et des calices due à une accumulation de sang et d'urine.

UROKINASE *s. f. (angl. urokinase).* Enzyme activant la fibrinolyse, présente dans l'urine humaine. Elle est utilisée comme traitement thrombolytique, en particulier dans l'embolie pulmonaire massive.

UROLITHE *s. m. (angl. urolith).* Calcul urinaire.

UROLITHIASE *s. f. (angl. urolithiasis).* ☞ ***LITHIASE URINAIRE.***

UROLOGIE *s. f. (angl. urology).* Partie de la médecine qui traite des maladies des voies urinaires, du point de vue médical, chirurgical et, par extension, des maladies de l'appareil génito-urinaire chez l'homme.

UROLOGUE *s. m. (angl. urologist).* Spécialiste en urologie. SYN. ***UROLOGISTE.***

UROMÈLE *s. m. (angl. uromelus).* Monstre fœtal symélien chez lequel les deux membres inférieurs fusionnés se terminent par un seul pied.

UROMÈTRE *s. m. (angl. urometer).* Instrument servant à déterminer la densité de l'urine. SYN. ***URINOMÈTRE, URODENSIMÈTRE.***

UROMUCOÏDE *s. f. (angl. uromucoid).* Mucoprotéine insoluble sécrétée au niveau du tube contourné distal et de l'anse de Henle dans le rein.

URONÉPHROSE *s. f. (angl. uronephrosis).* ☞ ***HYDRONÉPHROSE.***

UROPATHIE *s. f. (angl. uropathy).* Toute affection de l'appareil urinaire.

UROPOÏÈSE *s. f. (angl. uropoiesis).* Formation et sécrétion de l'urine.

UROPOÏÉTIQUE *adj. (angl. uropoietic).* **1.** Qui se rapporte à l'uropoïèse. **2.** Qui stimule la production d'urine. (S'emploie aussi comme substantif.)

UROPORPHYRINE *s. f. (angl. uroporphyrin).* Dérivé de la porphyrine excrété par l'urine dans certains états pathologiques.

UROPORPHYRINURIE *s. f. (angl. uroporphyrinuria).* Présence d'uroporphyrine dans l'urine, lui conférant une coloration rouge.

UROPYONÉPHROSE *s. f. (angl. uropyonephrosis).* Distension du pelvis rénal par accumulation d'urine infectée, purulente.

URORRAGIE *s. f. (angl. urorrhagia).* Hémorragie par les voies urinaires.

UROSTALAGMOMÉTRIE *s. f. (angl. urostalagmometry).* Étude de la tension superficielle de l'urine, au moyen d'un appareil appelé urostalagmomètre.

UROSTÉALITHE *s. m. (angl. urostealith).* Urolithe contenant des matières grasses.

UROTHÉLIUM *s. m. (angl. urothelium).* Épithélium tapissant les voies urinaires.

URTICA Genre de plantes de la famille des Urticacées. Certaines espèces ont été utilisées comme plantes médicinales. Nom vernaculaire : ortie.

URTICAIRE *s. f. (angl. urticaria).* Affection cutanée caractérisée par l'apparition de papules blanchâtres ou rougeâtres, instables, ressemblant à des piqûres d'orties, associées à un prurit et à des sensations de brûlure ou de picotements. L'éruption peut être localisée ou généralisée. Les papules peuvent confluer en plaques. C'est une manifestation de l'hypersensibilité immédiate. ◇ **AIGUË** *(angl. acute —).* Apparition aiguë de papules d'urticaire, dont l'involution est très rapide. ◇ **AU FROID** *(angl. cold —).* Urticaire produite par le froid sur les zones découvertes. ◇ **CHOLINERGIQUE** *(angl. cholinergic —).* Petites papules punctiformes et extrêmement prurigineuses qui apparaissent sous l'effet de la transpiration, de la chaleur ou de la nervosité, provoquant une libération d'acétylcholine par les mastocytes. ⬄ **CHRONIQUE** *(angl. chronic —)*. Urticaire récidivant pendant plusieurs mois. ⬄ **FACTICE** *(angl. factitious —)*. Papules qui apparaissent après frottement de la peau. ⬄ **GÉANTE** *(angl. giant —)*. Œdème de Quincke. ⬄ **PAR COMPRESSION** *(angl. pressure —)*. Urticaire produite par de légères compressions exercées sur la peau. ⬄ **PAR INHALATION** *(angl. inhalation —)*. Urticaire produite par inhalation d'allergènes. ⬄ **PIGMENTAIRE** *(angl. — pigmentosa)*. ☞ ***MASTOCYTOSE.*** ⬄ **SOLAIRE** *(angl. solar —)*. Urticaire qui apparaît peu de temps après une exposition au soleil, sur la peau non protégée.

URTICANT *adj. (angl. urticant)*. Qui produit sur la peau une sensation de brûlure et de prurit semblable à celle causée par le contact d'orties.

URTICARIEN *adj. (angl. urticarial)*. Qui se rapporte à l'urticaire.

URTICATION *s. f. (angl. urtication)*. **1.** Sensation de brûlure et de prurit analogue à celle que produit le contact d'orties avec la peau. **2.** Apparition d'une urticaire.

USHER (SYNDROME D') *(angl. Usher's syndrome)*. Syndrome caractérisé par une surdité de perception, une rétinite pigmentaire et une cataracte bilatérales. Affection héréditaire, transmise selon le mode récessif.

USKOW (PILIERS D') *(angl. pillars of Uskow)*. Chez l'embryon, deux replis insérés sur la portion dorso-latérale de la paroi du corps, et qui contribuent à la formation du diaphragme.

USTILAGINISME *s. m. (angl. ustilaginism)*. Intoxication alimentaire qui ressemble à l'ergotisme, provoquée par l'ingestion de maïs infesté par le champignon *Ustilago maydis.*

USTILAGO Genre de champignons basidiomycètes de la famille des Ustilaginacées, ordre des Ustilaginales. Ce sont les agents des charbons des céréales et de certaines Angiospermes.

UTA *s. f. (angl. uta)*. Nom donné en Amérique du Sud à la leishmaniose cutanéomuqueuse causée par *Leishmania peruviana*, caractérisée par diverses lésions nasales et buccales.

UTÉRALGIE *s. f. (angl. uteralgia)*. ☞ ***MÉTRALGIE.***

UTÉRIN *adj. (angl. uterine)*. **1.** Qui se rapporte à l'utérus. **2.** Se dit des frères et sœurs nés de la même mère, mais non du même père.

UTÉRO-ABDOMINAL *adj. (angl. uteroabdominal)*. Qui se rapporte à l'utérus et à l'abdomen.

UTÉRODYNIE *s. f. (angl. uterodynia)*. ☞ ***MÉTRALGIE.***

UTÉROMÉTRIE *s. f. (angl. uterometry)*. ☞ ***HYSTÉROMÉTRIE.***

UTÉRO-OVARIEN *adj. (angl. utero-ovarian)*. Qui se rapporte à l'utérus et aux ovaires.

UTÉROPLACENTAIRE *adj. (angl. uteroplacental)*. Qui se rapporte à l'utérus et au placenta.

UTÉROSALPINGOGRAPHIE *s. f. (angl. uterosalpingography)*. ☞ ***HYSTÉROSALPINGOGRAPHIE.***

UTÉROSCOPIE *s. f. (angl. uteroscopy)*. ☞ ***HYSTÉROSCOPIE.***

UTÉROSTOMATOTOMIE *s. f. (angl. hysterostomatotomy)*. Incision du col utérin.

UTÉROTOMIE *s. f. (angl. uterotomy)*. ☞ ***HYSTÉROTOMIE.***

UTÉROTUBAIRE *adj. (angl. uterotubal)*. Qui se rapporte à l'utérus et aux trompes utérines.

UTÉROVAGINAL *adj. (angl. uterovaginal)*. Qui se rapporte à l'utérus et au vagin.

UTÉRUS *s. m. (NA. uterus). (angl. uterus)*. Organe génital féminin destiné à recevoir l'ovule fécondé, à permettre son développement et à l'expulser à la fin de la grossesse. C'est un organe musculaire, creux, de 7 à 8 cm de long, formé d'une partie supérieure large, le corps, et d'une partie inférieure plus étroite, le col ; la portion la plus haute et la plus large du corps est appelée le fond. La cavité de l'utérus s'ouvre dans le vagin par le col et dans les trompes utérines par les parties supérieures et latérales du fond (cornes utérines). L'utérus est situé dans le vrai pelvis, entre la vessie et le rectum. En plus de la séreuse péritonéale qui le recouvre en grande partie, il est constitué d'une couche musculaire de fibres lisses qui forment trois épaisseurs ayant diverses directions, d'une couche interne muqueuse pourvue de nombreuses glandes et d'un épithélium de cellules prismatiques possédant des cils vibratiles. Il est suspendu dans le bassin par les ligaments larges, ronds et utérosacraux. ⬄ **ACOLLIS** *(angl. — acollis)*. Utérus dépourvu de col. ⬄ **ARQUÉ** *(angl. — arcuatus)*. Utérus dont le fond est déprimé. ⬄ **BICORNE** *(angl. — bicornis)*. Utérus dédoublé seulement dans sa partie supérieure. ⬄ **BILOCULAIRE** *(angl. — bilocularis)*. Utérus dont la cavité est divisée en deux parties par une cloison longitudinale. SYN. ***UTÉRUS SEPTUS.*** ⬄ **BILOCULAIRE CERVICAL** *(angl. — biforis)*. Utérus dont le canal cervical est divisé en deux par une cloison. ⬄ **CORDIFORME** *(angl. — cordiformis)*. Utérus en forme de cœur de jeu de cartes. Le fond est marquée d'une dépression médiane plus ou moins profonde. ⬄ **DIDELPHE** *(angl. — didelphys)*. Utérus double dans lequel les deux hémi-utérus sont complètement séparés l'un de l'autre, avec deux corps et deux cols. Le vagin est, en général, lui aussi dédoublé. ⬄ **DOUBLE OU DUPLEX** *(angl. — duplex)*. ☞ ***UTÉRUS DIDELPHE.*** ⬄ **FŒTAL** *(angl. fetal —)*. Utérus de petites dimensions, dont le col est plus long que le corps. ⬄ **INFANTILE** *(angl. infantile —)*. Utérus insuffisamment développé, le col étant aussi long que le corps. ⬄ **MÂLE** *(angl. — masculinus)*. ☞ ***UTRICULE PROSTATIQUE.*** ⬄ **PARVICOLLIS** *(angl. — parvicollis)*. Utérus dont le col est très petit. ⬄ **SEPTUS** *(angl. — septus)*. ☞ ***UTÉRUS BILOCULAIRE.*** ⬄ **UNICORNIS** *(angl. — unicornis)*. Anomalie qui résulte de l'absence de développement d'un des conduits paramésonéphriques.

UTRICULAIRE *adj. (angl. utricular).* **1.** En forme de sac ou d'outre. **2.** Qui se rapporte à un utricule.

UTRICULE *s. m. (NA. utriculus). (angl. utricle).* Vésicule située à la partie supérieure du vestibule membraneux de l'oreille interne, dans laquelle débouchent les trois canaux semi-circulaires. ~ **PROSTATIQUE** *(NA. — prostaticus). (angl. prostatic —).* Organe en forme de petite bourse piriforme, vestige des conduits paramésonéphriques chez l'homme, situé sur la ligne médiane de la portion prostatique de l'urètre, et qui s'ouvre dans le veru montanum.

UTRICULITE *s. f. (angl. utriculitis).* Inflammation de l'utricule prostatique ou de l'utricule de l'oreille.

UTRICULOSACCULAIRE *adj. (angl. utriculosaccular).* Qui se rapporte à l'utricule et au saccule du labyrinthe.

UV Abréviation de ultraviolet (rayonnement).

UVÉAL *adj. (angl. uveal).* Qui se rapporte à la tunique moyenne de l'œil (uvée).

UVÉE *s. f. (angl. uveal tract).* ☞ ***TRACTUS UVÉAL.***

UVÉITE *s. f. (angl. uveitis).* Inflammation de l'uvée. L'uvéite antérieure est l'inflammation de l'iris et du corps ciliaire (irido-cyclite). L'uvéite postérieure est l'inflammation de la choroïde (choroïdite). L'uvéite s'observe dans les maladies systémiques ou peut être de cause strictement oculaire.

UVÉOMÉNINGITE *s. f. (angl. uveomeningitis).* Nom d'ensemble des syndromes associant une atteinte du tractus uvéal et une méningite.

UVÉOPAROTIDITE *s. f. (angl. uveoparotid fever).* Syndrome caractérisé par l'association d'une uvéite et d'une parotidite. SYN. ***FIÈVRE UVÉO-PAROTIDIENNE, MALADIE (OU SYNDROME) D'HEERFORDT.***

UVÉOPLASTIE *s. f. (angl. uveoplasty).* Chirurgie plastique de l'uvée.

UVÉOSCLÉRITE *s. f. (angl. uveoscleritis).* Inflammation de l'uvée et de la sclérotique.

UVULAIRE *adj. (angl. uvular).* **1.** Qui se rapporte à l'uvule du vermis cérébelleux. **2.** Qui se rapporte à l'uvule palatine. SYN. ***STAPHYLIN.***

UVULE *s. f.* **1.** *(angl. uvula, vermis).* Lobule du vermis inférieur du cervelet. **2.** *(NA. uvula palatina). (angl. palatine uvula).* Petite masse charnue qui pend du voile du palais, au-dessus de la racine de la langue, formée par le muscle staphylopalatin, du tissu conjonctif et la muqueuse. SYN. ***LUETTE.*** ~ **VÉSICALE** *(NA. uvula vesicae). (angl. uvula of bladder).* Petite saillie au sommet du trigone vésical, qui se projette sur l'orifice de l'urètre.

UVULECTOMIE *s. f. (angl. uvulectomy).* Résection de l'uvule du voile du palais.

UVULITE *s. f. (angl. uvulitis).* Inflammation de l'uvule.

UVULOPTOSE *s. f. (angl. uvuloptosis).* SYN. ***STAPHYLOPTOSE.***

UVULOTOMIE *s. f. (angl. uvulotomy).* Incision chirurgicale de l'uvule, ou excision totale ou partielle de celle-ci.

V

V *(angl. V).* **1.** Symbole chimique du vanadium. **2.** Symbole du volt. **3.** Abréviation de volume, vitesse, valence. ◇ **LINGUAL** *(NA. papillae vallatae). (angl. vallate papillae).* Ligne anguleuse en forme de V selon laquelle se disposent les papilles caliciformes près de la base de la langue. Au sommet du V lingual se trouve le trou borgne de la langue.

VACCIN *s. m. (angl. vaccine).* Substance possédant la propriété d'immuniser l'organisme contre une maladie infectieuse. On la prépare soit à partir de micro-organismes tués ou inactifs, soit à partir de micro-organismes vivants, mais atténués (par le formol ou par la chaleur, par exemple), soit à partir d'une fraction antigénique d'un micro-organisme. Devenue sans danger, elle permet, en ayant gardé ses propriétés antigéniques, de faire développer par l'organisme une réaction immunitaire protectrice. ◇ **ANTIAMARIL** *(angl. yellow fever —).* Vaccin contre la fièvre jaune, obtenu à partir des virus atténués par plusieurs passages sur culture de tissus. Il est administré par injection sous-cutanée unique. L'immunité obtenue est de longue durée (6 à 9 ans). ◇ **ANTICHOLÉRIQUE** *(angl. cholera —).* Vaccin contre le choléra préparé avec des vibrions cholériques tués. La durée de l'immunité n'est que de 6 mois et seulement dans 50 % des cas environ. ◇ **ANTICOQUELUCHEUX** *(angl. pertussis —).* Vaccin inactivé préparé à partir de *Bordetella pertussis*, administré par voie sous-cutanée ou intramusculaire, le plus souvent en association (DT-Coq par exemple). On s'oriente vers de nouveaux vaccins mieux tolérés, à base de constituants antigéniques dits acellulaires. ◇ **ANTIDIPHTÉRIQUE** *(angl. diphteria anatoxin).* Vaccin préparé à partir de la toxine diphtérique par adjonction d'une quantité déterminée de formol et chauffage (anatoxine diphtérique). ◇ **ANTIGRIPPAL** *(angl. influenza virus —).* Vaccin inactivé préparé à partir de cultures de virus grippal sur œuf de poule embryonné. Il est modifié chaque année de façon à tenir compte des variations du virus. ◇ **ANTIHAEMOPHILUS** *(angl. hemophilus influenzae conjugate —).* Vaccin constitué par des polysaccharides de la capsule de *Haemophilus influenzae* b. ◇ **ANTI-HÉPATITE A** *(angl. hepatitis A —).* Vaccin viral recombinant, recommandé à tous les sujets exposés à un risque élevé de contamination. ◇ **ANTI-HÉPATITE B** *(angl. hepatitis B —).* Vaccin recombinant s'administrant par voie intramusculaire contenant la protéine d'enveloppe du virus, recommandé pour les populations identifiées à risque d'infection, obligatoire pour les personnels de santé exposés. ◇ **ANTIMÉNINGOCOCCIQUE** *(angl. meningococcal polysaccharide —).* Vaccin à base de fractions antigéniques bactériennes polyosidiques, correspondant aux sérogroupes A et C de *Neisseria meningitidis*. ◇ **ANTIMORBILLEUX** *(angl. measles —).* Vaccin obtenu par atténuation du virus de la rougeole en culture sur cellules humaines, puis sur cellules de poulet, et administré par voie sous-cutanée. L'immunité est acquise une dizaine de jours après la vaccination. ◇ **ANTIOURLIEN** *(angl. mumps —).* Vaccin vivant atténué préparé à partir de la culture de *Myxovirus parotiditis* sur la membrane chorio-allantoïdienne de l'œuf de poule. ◇ **ANTIPNEUMOCOCCIQUE** *(angl. pneumococcal polysaccharide —).* Vaccin comportant des extraits polyosidiques correspondant à 23 sérotypes de *Streptococcus pneumoniae*. Il est réservé aux sujets exposés aux infections pneumococciques (splénectomisés et drépanocytaires). ◇ **ANTIPOLIOMYÉLITIQUE** *(angl. poliomyelitis —).* Vaccin préparé à partir de souches virulentes de virus poliomyélitique, inactivées par le formol (vaccin de Salk) ou par la propiolactone formolée (vaccin de Lépine), administré par injections sous-cutanées ; ou encore, vaccin préparé à partir de souches virales atténuées par plusieurs passages sur des rongeurs ou des cultures de tissus (vaccin de Sabin-Koprowski), administré par voie buccale. ◇ **ANTIRABIQUE** *(angl. rabies —).* Vaccin viral inactivé, actuellement préparé sur cultures cellulaires humaines ou animales. Il est administré soit à titre préventif, soit à titre curatif après contact avec un animal suspect ou atteint de rage. ◇ **ANTIROUGEOLEUX** ☞ *VACCIN ANTIMORBILLEUX.* ◇ **ANTIRUBÉOLEUX** *(angl. rubella —).* Vaccin préparé à partir de souches atténuées de virus rubéoleux, conférant une immunité durable contre la rubéole. ◇ **ANTITÉTANIQUE** *(angl. tetanus anatoxin).* Vaccin préparé à partir de la toxine tétanique par adjonction de formol et séjour pendant un mois à l'étuve (anatoxine tétanique). ◇ **ANTITUBERCULEUX** *(angl. tuberculosis —).* ☞ *VACCIN BCG.* ◇ **ANTITYPHOPARATYPHOÏDIQUE** *(angl. typhoparathyphoid —).* ☞ *VACCIN TAB.* ◇ **ANTIVA-**

RICELLEUX *(angl. varicella —).* Vaccin vivant atténué réservé aux immunodéprimés. ◇ **ANTIVARIOLIQUE** *(angl. smallpox —).* Préparation immunisante contre la variole humaine, obtenue à partir de pustules de vaccine de bovidés sains vaccinés ou à partir de virus vaccinal cultivé sur embryon de poulet. La vaccination n'est plus pratiquée par suite de l'éradication mondiale de la maladie. ◇ **AUTOGÈNE** *(angl. autogenous —).* ☞ *AUTOVACCIN.* ◇ **BACTÉRIEN** *(angl. bacterial —).* Préparation de bactéries vivantes, atténuées ou mortes, appartenant à une ou plusieurs espèces, mise en suspension liquidienne et injectée pour stimuler les mécanismes de défense contre les infections déterminées par les bactéries de la même classe. On prépare également des vaccins antibactériens à partir de fractions antigéniques de bactéries : par exemple à partir des capsules (vaccin antipneumococcique, antiméningococcique), à partir de phospholipides de la paroi (antipseudomonas), etc. ◇ **BCG** *(angl. BCG —).* Vaccin antituberculeux constitué de bacilles tuberculeux bovins vivants, ayant perdu leur virulence à la suite de nombreux passages sur milieu bilié. On l'administre par voie intradermique ou par scarification. ◇ **DT** *(angl. dipteria-tetanus anatoxin).* Vaccin mixte antidiphtérique-antitétanique. ◇ **DTC** *(angl. DTP —).* Vaccin mixte antidiphtérique, antitétanique et anticoquelucheux. ◇ **MIXTE** *(angl. polyvalent —).* ☞ *VACCIN POLYVALENT.* ◇ **POLYVALENT** *(angl. polyvalent —).* Vaccin préparé à partir de plusieurs micro-organismes et qui protège contre les infections provoquées par chacun d'eux. SYN. *VACCIN MIXTE.* ◇ **SENSIBILISÉ** *(angl. sensitized —).* Vaccin composé de micro-organismes qui ont été mis en contact avec le sérum d'un animal immunisé contre eux. ◇ **TAB** *(angl. typhoparatyphoid —).* Vaccin polyvalent formé d'une suspension de bacilles typhiques (*Salmonella typhi*), et paratyphiques (*Salmonella paratyphi A* et *Salmonella paratyphi B*), tués par la chaleur ou par un bactéricide (T : typhoïde ; A : paratyphoïde A ; B : paratyphoïde B). Mal toléré, il a été remplacé par le *Typhim Vi*, préparé à partir de l'antigène polyosidique capsulaire purifié de *Salmonella typhi*. SYN. *VACCIN ANTITYPHOPARATYPHOÏDIQUE.*

VACCINABLE *adj. (angl. vaccinable).* Qui est susceptible d'être vacciné.

VACCINATION *s. f. (angl. vaccination).* **1.** À l'origine, inoculation de la lymphe vaccinale comme moyen de prévention de la variole. **2.** Administration d'un vaccin par voie orale, parentérale ou par scarification, dans le but de produire une immunité active et ainsi de prévenir une maladie infectieuse. ◇ **CURATIVE** *(angl. curative —).* Vaccination d'un sujet après le début d'une maladie, dans le but d'augmenter la résistance de l'organisme à l'infection.

VACCINE *s. f.* **1.** *(angl. cow-pox).* Maladie infectieuse des bovins (appelée aussi cow-pox), caractérisée par une éruption pustuleuse, due à un virus de la famille des *Poxviridae* (virus vaccinal) qui est utilisé pour la préparation du vaccin antivariolique. **2.** *(angl. vaccinia).* Ensemble des manifestations cliniques observées chez l'homme après l'inoculation du vaccin antivariolique.

VACCINELLE *s. f.* ☞ *VACCINOÏDE.*

VACCINIFÈRE *adj. (angl. vaccinogen).* Se dit d'un sujet ou d'un animal (notamment d'une génisse) qui fournit la lymphe vaccinale.

VACCINIFORME *adj. (angl. vacciniform).* Qui ressemble à la vaccine. EX. *herpès vacciniforme.*

VACCINOGÈNE *adj. (angl. vaccinogenous).* Se dit d'un organisme qui produit un vaccin.

VACCINOÏDE *s. f. (angl. vaccinoid).* Réaction cutanée bénigne chez un individu revacciné contre la variole. Elle indique généralement une immunité identique à celle de la réaction vaccinale typique chez l'individu vacciné pour la première fois. SYN. *VACCINELLE, FAUSSE VACCINE.*

VACCINOPROPHYLAXIE *s. f. (angl. vaccination prophylaxis).* Prophylaxie par vaccination.

VACCINOSTYLE *s. m. (angl. vaccinostyle).* Petite lancette en forme de plume métallique utilisée pour la vaccination par scarification.

VACCINOTHÉRAPIE *s. f. (angl. vaccinotherapy).* **1.** Partie de la thérapeutique qui traite de l'emploi des vaccins. **2.** Utilisation thérapeutique d'un vaccin.

VACHE FOLLE (MALADIE DE LA) *(angl. mad cow disease).* ☞ *ENCÉPHALOPATHIE SPONGIFORME BOVINE.*

VACTEL, VACTER *(angl. VACTERL).* Acronyme désignant un ensemble de malformations comportant des anomalies Vertébrales, Anales, Cardiaques, Tracho-œsphagiennes et Dysplasique des membres. (R pour *radius*, L pour *limbs* : membres).

VACUOLE *s. f. (angl. vacuole).* Espace clos présent dans le cytoplasme d'une cellule ou d'un organisme unicellulaire, et pouvant contenir diverses substances.

VACUOLISATION *s. f. (angl. vacuolation).* Formation de vacuoles.

VACUUM EXTRACTOR *(angl. vacuum extractor).* Instrument utilisé pour faciliter l'expulsion de la tête fœtale lors de l'accouchement. Il consiste en une ventouse dans laquelle on réalise le vide au moyen d'une pompe et qui est appliquée sur la présentation. SYN. *VENTOUSE OBSTÉTRICALE.*

VA-ET-VIENT (BRUIT DE) *(angl. to-and-fro murmur).* Bruit auscultatoire produit par les feuillets pleuraux ou péricardiques enflammés lors des mouvements respiratoires ou cardiaques.

VAGAL *adj. (angl. vagal).* **1.** Qui se rapporte au nerf vague ou pneumogastrique. **2.** Qui est dû à l'activité de ce nerf.

VAGIN *s. m. (NA. vagina). (angl. vagina).* Canal musculomembraneux, organe de la copulation chez la femme, qui s'étend du col de l'utérus à la vulve. Il est situé dans la cavité pelvienne, entre la vessie en avant et le rectum en arrière.

VAGINAL *adj. (angl. vaginal).* Qui se rapporte au vagin.

VAGINALE *s. f. (angl. tunica vaginalis).* ☞ ***TUNIQUE VAGINALE.***

VAGINALITE *s. f. (angl. vaginalitis).* Inflammation de la tunique vaginale du testicule. ⇔ **PLASTIQUE** *(angl. plastic —).* ☞ ***PACHYVAGINALITE.***

VAGINÉ *adj. (angl. vaginate).* Entouré d'une gaine.

VAGINECTOMIE *s. f. (angl. vaginectomy).* ☞ ***COLPECTOMIE.***

VAGINISME *s. m. (angl. vaginismus).* Contracture douloureuse des muscles constricteurs du vagin, gênant ou empêchant le coït. ⇔ **INFÉRIEUR** *(angl. perineal —).* Vaginisme dû au spasme des muscles périnéaux superficiel et moyen. SYN. ***VAGINISME ANTÉRIEUR, VAGINISME VULVAIRE.*** ⇔ **SUPÉRIEUR** *(angl. posterior —).* Vaginisme dû au spasme du muscle élévateur de l'anus et du muscle transverse profond du périnée, qui entraîne parfois un accident appelé *penis captivus* lorsqu'il survient au cours du coït. SYN. ***VAGINISME POSTÉRIEUR.***

VAGINITE *s. f. (angl. vaginitis).* Inflammation de la muqueuse du vagin. ⇔ **EMPHYSÉMATEUSE** *(angl. emphysematous —).* Vaginite caractérisée par la formation, sur la muqueuse, de petites cavités kystiques contenant du gaz. SYN. ***PACHYVAGINITE KYSTIQUE.*** ⇔ **GRANULEUSE** *(angl. granulous —).* Vaginite, le plus souvent gravidique, dans laquelle la muqueuse devient rugueuse, parsemée de nodules du volume d'un grain de semoule. ⇔ **SÉNILE** *(angl. senile —).* Ensemble d'altérations dues à l'involution sénile du vagin en rapport avec la déficience de la sécrétion d'estrogènes : atrophie de la muqueuse, rétrécissement du canal vaginal, induration des parois.

VAGINOCÈLE *s. f. (angl. vaginocele).* ☞ ***COLPOCÈLE.***

VAGINODYNIE *s. f. (angl. vaginismus).* **1.** Douleur localisée au vagin. **2.** SYN. de ***VAGINISME.***

VAGINOFIXATION DE L'UTÉRUS *(angl. vaginofixation).* ☞ ***HYSTÉROPEXIE VAGINALE.***

VAGINOPÉRINÉORRAPHIE *s. f. (angl. vaginoperineorrhaphy).* ☞ ***COLPOPÉRINÉORRAPHIE.***

VAGINOPÉRINÉOTOMIE *s. f. (angl. vaginoperineotomy).* ☞ ***COLPOPÉRINÉOTOMIE.***

VAGINOPEXIE *s. f. (angl. vaginopexy).* ☞ ***COLPOPEXIE.***

VAGINOPLASTIE *s. f. (angl. vaginoplasty).* ☞ ***COLPOPLASTIE.***

VAGINOSCOPE *s. m. (angl. vaginoscope).* SYN. ***COLPOSCOPE.***

VAGINOSE *s. f. (angl. vaginosis).* Vaginite due le plus souvent à *Gardnerella vaginalis*, caractérisée par des leucorrhées grisâtres malodorantes.

VAGINOTOMIE *s. f. (angl. vaginotomy).* ☞ ***COLPOTOMIE.***

VAGINO-UTÉRIN *adj.* ☞ ***UTÉROVAGINAL.***

VAGINOVÉSICAL *adj. (angl. vaginovesical).* ☞ ***VÉSICOVAGINAL.***

VAGINOVULVAIRE *adj. (angl. vaginovulvar).* ☞ ***VULVOVAGINAL.***

VAGISSEMENTS *s. m. (angl. vagitus).* Premiers cris poussés par le nouveau-né.

VAGITUS *(angl. vagitus).* Terme latin signifiant vagissement. ⇔ **UTERINUS** Cri poussé par le fœtus dans l'utérus au cours de l'accouchement. ⇔ **VAGINALIS** Cri poussé par le fœtus dans le vagin au cours de l'accouchement.

VAGOLYTIQUE *adj. (angl. vagolytic).* Qui inhibe le nerf vague (pneumogastrique) et, par extension, le système nerveux parasympathique. SYN. ***PARASYMPATHOLYTIQUE.***

VAGOMIMÉTIQUE *adj. (angl. vagomimetic).* Qui possède des effets comparables à ceux produits par la stimulation du nerf vague. SYN. ***PARASYMPATHOMIMÉTIQUE.***

VAGOSPLANCHNIQUE *adj. (angl. vagosplanchnic).* ☞ ***VAGOSYMPATHIQUE.***

VAGOSYMPATHIQUE *adj. (angl. vagosympathetic).* Qui se rapporte à l'action du nerf vague et du système sympathique, ou qui en dépend. SYN. ***VAGOSPLANCHNIQUE.***

VAGOTOMIE *s. f. (angl. vagotomy).* Section du ou des nerfs vagues.

VAGOTONIE *s. f. (angl. vagotonia).* État caractérisé par une hyperexcitabilité du système parasympathique, son action semblant prédominer dans le fonctionnement général de l'organisme. La vagotonie se traduit essentiellement par une instabilité vasomotrice, une bradycardie, des transpirations abondantes, et par une tendance à la constipation et aux crampes musculaires. SYN. ***PARASYMPATHICOTONIE, PARASYMPATHOTONIE.***

VAGOTONIQUE *adj. (angl. vagotonic).* **1.** Qui se rapporte à la vagotonie ou qui en résulte. **2.** Qui est affecté de vagotonie. S'emploie aussi comme substantif.

VAGOTROPE *adj. (angl. vagotropic).* Qui agit sur le nerf vague.

VAGOTROPISME *s. m. (angl. vagotropism).* Action sur le système parasympathique.

VAGUE (NERF) *(angl. vagus nerve).* Dixième paire crânienne, véhiculant de très nombreuses fibres parasympathiques à destination viscérale. SYN. ***NERF PNEUMOGASTRIQUE.*** ☞ ***ATLAS ANATOMIQUE DES NERFS EN ANNEXE.***

VAIRONS (YEUX) *(angl. eyes of different colours).* Se dit des yeux dont les iris ont des couleurs différentes chez une même personne.

VAISSEAU *s. m. (NA. vas). (angl. vessel).* Terme général désignant les canaux par lesquels circulent le sang ou la lymphe : artères, veines, capillaires, lymphatiques. ◇ **AFFÉRENT** *(angl. afferent —).* Vaisseau qui pénètre à l'intérieur d'un organe. ◇ **ARTÉRIEL** ☞ *ARTÈRE.* ◇ **CAPILLAIRE** ☞ *CAPILLAIRE.* ◇ **CHYLIFÈRE** *(angl. chyliferous —).* Vaisseau lymphatique de l'intestin, transportant du chyle. ◇ **EFFÉRENT** *(angl. efferent —).* Vaisseau qui sort d'un organe. ◇ **LYMPHATIQUE** *(NA. — lymphaticus). (angl. lymphatic —).* Vaisseau qui transporte la lymphe. Les vaisseaux lymphatiques naissent d'un réseau de capillaires lymphatiques dans toutes les parties du corps et confluent pour former des troncs, interrompus ou non par des relais nodaux. Les troncs collecteurs aboutissent aux grosses veines de la base du cou. SYN. *LYMPHATIQUE.* ◇ **LYMPHOCAPILLAIRE** *(angl. lymph capillary).* Chacune des branches les plus fines des vaisseaux lymphatiques. ◇ **SANGUIN** *(angl. blood —).* Vaisseau qui transporte le sang. ◇ **VEINEUX** ☞ *VEINE.*

VALENCE BIOLOGIQUE *s. f. (angl. immunologic valence).* Pouvoir d'un anticorps de se combiner avec un ou plusieurs antigènes.

VALENTINE (POSITION DE) *(angl. Valentine's position).* Décubitus dorsal sur une table à double plan incliné, avec flexion des cuisses ; position utilisée pour faciliter l'irrigation de l'urètre.

VALÉRATE *s. m. (angl. valerate).* Sel ou ester de l'acide valérique. SYN. *VALÉRIANATE.*

VALÉRIANATE *s. m.* ☞ *VALÉRATE.*

VALÉRIANE *s. f. (angl. valerian).* Nom vernaculaire de la plante *Valeriana officinalis*, de la famille des Valérianacées. Sa racine est employée comme antispasmodique et tranquillisant, sous forme de poudre, d'infusion, de teinture et d'extrait.

VALÉRIQUE (ACIDE) *(angl. valeric acid).* Acide que l'on trouve dans la valériane et dont certains des sels sont médicinaux. SYN. *ACIDE VALÉRIANIQUE.*

VALÉTUDINAIRE *adj. (angl. feeble health).* Se disait autrefois d'un sujet en mauvaise santé. S'emploie aussi comme substantif.

VALEUR GLOBULAIRE *(angl. hemoglobin/erythrocyte ratio).* Proportion d'hémoglobine dans les érythrocytes, représentée par un rapport dont le numérateur est le taux d'hémoglobine et le dénominateur le nombre d'érythrocytes circulants. Abréviation : VG.

VALGISANT *adj.* Qui produit un valgus.

VALGUS *adj. (angl. valgus).* Qui est tourné ou dévié en dehors. ☞ *GENU VALGUM.*

VALINE *s. f. (angl. valine).* Acide aminé essentiel.

VALLÉES CILIAIRES *(angl. striare ciliares).* Sillons plus ou moins profonds qui séparent les uns des autres les procès ciliaires.

VALLEIX ◇ **(APHTES DE)** *(angl. Bednar's aphthae).* Petites ulcérations de la gencive ou du palais survenant chez l'enfant en mauvais état général, et dues à une tuméfaction ou à une blessure par succion d'objets contaminés. ◇ **(POINTS DE)** *(angl. Valleix's points).* Points douloureux lors de la compression sur le trajet d'un nerf responsable d'une névralgie.

VALPROÏQUE (ACIDE) *(angl. valproic acid).* Médicament anticonvulsivant utilisé dans le traitement de diverses formes d'épilepsie.

VALSALVA ◇ **(ÉPREUVE OU MANŒUVRE DE)** *(angl. Valsalva's maneuver).* Inspiration profonde suivie d'un effort d'expiration, bouche fermée et narines pincées. Il en résulte une insufflation de la trompe auditive, une augmentation de la pression intrathoracique et des pressions artérielle pulmonaire et veineuse périphérique, ainsi qu'une diminution du retour veineux au cœur. ◇ **(SINUS DE)** ☞ *SINUS AORTIQUE.*

VALVE *s. f. (angl. valve).* **1.** En anatomie, lame membraneuse dont la fermeture intermittente empêche le reflux sanguin. **2.** Instrument de chirurgie en forme de lame courbe coudée, qui permet d'écarter les parois du vagin ou du rectum lors de leur examen ou lors des interventions pratiquées sur ces organes. **3.** Prothèse valvulaire cardiaque. ◇ **ATRIOVENTRICULAIRE** *(NA. valva atrioventricularis). (angl. atrioventricular —).* Chacune des deux valves annexées aux orifices atrioventriculaires droit et gauche du cœur. Ce sont : la valve mitrale (à gauche) et la valve tricuspide (à droite). Elles empêchent le passage du sang du ventricule vers l'atrium au moment de la systole ventriculaire. ◇ **ATRIOVENTRICULAIRE DROITE** *(NA. valva atrioventricularis dextra). (angl. right atrioventricular —).* Valve constituée de trois cuspides, annexée à l'orifice atrioventriculaire droit (faisant communiquer l'atrium et le ventricule droits). ◇ **ATRIOVENTRICULAIRE GAUCHE** *(NA. valva atrioventricularis sinistra). (angl. left atrioventricular —).* Valve constituée de deux cuspides, annexée à l'orifice atrioventriculaire gauche (faisant communiquer l'atrium et le ventricule gauches). ◇ **ILÉOCÆCALE** *(NA. valva iléocaecalis). (angl. ileocecal —).* Repli de la muqueuse à l'abouchement de l'iléon dans le cæcum. SYN. *VALVULE DE BAUHIN.*

VALVIFORME *adj. (angl. valviform).* Qui est en forme de valve.

VALVULAIRE *adj. (angl. valvular).* Qui concerne une valve en particulier cardiaque.

VALVULE *s. f. (NA. valvula). (angl. valvula).* Repli membraneux situé soit dans la lumière d'un vaisseau et destiné à empêcher le reflux du sang, soit dans la lumière du tube digestif. ◇ **AURICULOVENTRICULAIRE** ☞ *VALVE ATRIOVENTRICULAIRE.* ◇ **CONNIVENTE** ☞ *PLI CIRCULAIRE DE L'ILÉON.* ◇ **DE LA VEINE CAVE INFÉRIEURE** *(NA. — venae cavae inferioris). (angl. valve of inferior vena cava).* Valvule en forme de croissant située sur le bord antérieur de l'orifice de la veine cave inférieure. ◇ **DU SINUS CORONAIRE** *(NA. — sinus coronarii). (angl. valve of* *coronary sinus).* Valvule de l'orifice du sinus coronaire dans l'atrium droit. ◇ **ILÉOCOLIQUE** ☞ ***VALVE ILÉOCÆCALE.*** ◇ **MITRALE** ☞ ***VALVE ATRIOVENTRICULAIRE GAUCHE.*** ◇ **PYLORIQUE** *(NA. — pylori). (angl. pyloric orifice).* Repli circulaire de la muqueuse du pylore. ◇ **RECTALE** ☞ ***PLI TRANSVERSE DU RECTUM.*** ◇ **SIGMOÏDE** ☞ ***CUSPIDES SEMI-LUNAIRES (DES VALVES AORTIQUES ET DU TRONC PULMONAIRE).*** ◇ **SPIRALE** Replis en spirale de la muqueuse du conduit cystique. ◇ **TRICUSPIDE** ☞ ***VALVE ATRIOVENTRICULAIRE DROITE.***

VALVULECTOMIE *s. f. (angl. valvulectomy).* Résection totale ou partielle d'une valve cardiaque.

VALVULITE *s. f. (angl. valvulitis).* Inflammation d'une valve, notamment d'une valve cardiaque.

VALVULOPATHIE *s. f. (angl. valvular disease).* Maladie d'un orifice cardiaque.

VALVULOPLASTIE *s. f. (angl. valvuloplasty).* Toute opération réparatrice au niveau d'une valve cardiaque lésée, en particulier pour corriger une sténose ou une insuffisance mitrale.

VALVULOTOMIE *s. f. (angl. valvulotomy).* Section des valves cardiaques pratiquée en cas de sténose orificielle.

VAMPIRE *s. m. (angl. vampire).* Nom vernaculaire des chauves-souris suceuses de sang du genre *Desmodus*, de l'Amérique du Sud.

VAMPIRISME *s. m. (angl. vampirism).* Forme de sadisme majeur dans laquelle le sujet saigne sa victime ou l'étrangle avant de la violer.

VAN BOGAERT ET NYSSEN (MALADIE DE) *(angl. van Bogaert-Nyssen syndrome).* ☞ ***LEUCODYSTROPHIE.***

VAN BOGAERT (LEUCOENCÉPHALOPATHIE SCLÉROSANTE SUBAIGUË DE) *(angl. van Bogaert's sclerosing leukoencephalitis).* Leucoencéphalite sclérosante subaiguë caractérisée par une démyélinisation et par la présence d'inclusions dans le cytoplasme des cellules gliales. Elle est considérée comme une variété lente de l'encéphalite morbilleuse. SYN. ***ENCÉPHALITE DE VAN BOGAERT.***

VAN BUREN ◇ **(MALADIE DE)** *(angl. van Buren's disease).* ☞ ***LA PEYRONIE (MALADIE DE).*** ◇ **(OPÉRATION DE)** *(angl. van Buren's operation).* Traitement du prolapsus rectal par cautérisation.

VAN CREVELD-VON GIERKE (MALADIE DE) *(angl. von-Gierke's disease).* ☞ ***GIERKE (MALADIE DE VON).***

VAN DER HOEVE (SYNDROME DE) *(angl. van der Hoeve's syndrome).* Syndrome héréditaire caractérisé par l'association d'une fragilité osseuse, de sclérotiques bleues et d'une surdité.

VAN DER WOUDE (SYNDROME DE) *(angl. van der Woude's syndrome).* Syndrome malformatif transmis sur le mode autosomique dominant comportant un bec-de-lièvre avec fistule de la lèvre inférieure.

VAN NECK-ODELBERG (MALADIE DE) *(angl. Van Neck-Odelberg syndrome).* Ostéochondrite ischio-pubienne touchant les enfants.

VAN SLYKE (ÉPREUVE DE) *(angl. Van Slyke and Cullen method).* Épreuve étudiant la fonction rénale imaginée par Van Slyke, et consistant à mesurer le taux et l'élimination urinaire de l'urée. Les formules de Van Slyke sont abandonnées aujourd'hui, au profit de la clairance de l'urée.

VANADIUM *s. m. (angl. vanadium).* Élément chimique de numéro atomique 23 et de masse atomique 50,942. C'est un métal blanc et dur. Symbole : V.

VANCOMYCINE *s. f. (angl. vancomycin).* Antibiotique isolé à partir d'une souche de *Streptomyces orientalis*, dont l'action s'exerce surtout contre les bactéries à Gram positif, en particulier les staphylocoques.

VANILLA Genre de plantes grimpantes de la famille des Orchidacées, des climats chauds. L'espèce *Vanilla planifolia* (ou *V. aromatica*) donne un fruit aromatique et stimulant, la vanille.

VANILLINE *s. f. (angl. vanillin).* Substance aromatique extraite des gousses de vanille ; agent aromatique et stimulant gastrique.

VANILLISME *s. m. (angl. vanillism).* **1.** Intoxication provoquée par l'ingestion de vanille à fortes doses. **2.** Manifestations allergiques sévères chez les ouvriers qui manipulent la vanille et due à un acarien, *Acarus siro.*

VANYLMANDÉLIQUE (ACIDE) *(angl. vanylmandelic acid (VMA)).* Produit de dégradation des catécholamines, normalement éliminé dans les urines. SYN. ***ACIDE VANILLYLMANDÉLIQUE.***

VAQUEZ (MALADIE DE) *(angl. Vaquez's disease).* Syndrome myéloprolifératif dans lequel existe une augmentation de la production des éléments de la série rouge. Il se manifeste par des céphalées, des vertiges, des paresthésies, une coloration rouge pourpre de la peau et des muqueuses (érythrose) et une tendance aux thromboses artérielles et veineuses. Il existe une splénomégalie, un nombre d'hématics élevé (7 à 10 millions par mm³), une réticulocytose, une hyperleucocytose et une thrombocytose. La biopsie médullaire montre une augmentation de la série rouge et des mégacaryocytes. L'évolutuion est mortelle malgré saignées, chimiothérapie et phosphore radioactif par thromboses multiples ou transformation leucémique. SYN. ***POLYGLOBULIE ESSENTIELLE, ÉRYTHRÉMIE.***

VARECH *s. m. (angl. varec).* Algues du genre *Fucus*, dont on tire des bromures et des iodures alcalins. On les utilisait autrefois contre la tuberculose, le goitre, etc.

VARIANT *adj. (angl. variable).* Se dit d'un caractère héréditaire ayant subi une variation.

VARIATION *s. f. (angl. variation).* En génétique, modification des propriétés d'un organisme ou d'une population. On distingue des variations génotypiques (liées à des facteurs transmis par les gènes) et des variations phénotypiques (liées à des changements des facteurs ambiants). ◇ **BACTÉRIENNE** *(angl. bacterial —)*. Modifications progressives et non transmissibles (adaptation) ou brusques et transmissibles (mutation) observées chez les bactéries. ◇ **CONTINUE** *(angl. continuous —)*. En génétique, variation d'un caractère qui se poursuit par étapes successives qui ne diffèrent que très discrètement de l'une à la suivante. ◇ **MÉRISTIQUE** *(angl. meristic —)*. Variation quantitative d'un caractère normal, en dessous ou au-dessus de la moyenne.

VARICE *s. f. (angl. varix)*. Dilatation permanente d'une veine, siégeant en général au niveau du réseau superficiel des membres inférieurs. ◇ **ARTÉRIELLE** *(angl. arterial —)*. ☞ ***ANÉVRYSME CIRSOÏDE***. ◇ **ESSENTIELLE** *(angl. essential —)*. Varice dont la cause est inconnue. ◇ **POST-PHLÉBITIQUE** *(angl. postphlebitic —)*. Varice consécutive à une phlébite.

VARICECTOMIE *s. f. (angl. varicectomy)*. Excision d'une veine variqueuse.

VARICELLE *s. f. (angl. varicella, chickenpox)*. Maladie virale aiguë fébrile, contagieuse et épidémique, habituellement bénigne, caractérisée essentiellement par une éruption cutanée papulo-vésiculeuse à poussées successives. Normalement, les vésicules se dessèchent sans laisser de cicatrices et la maladie guérit en 15 jours environ. Les complications (lésions cutanées gangreneuses ou suppurées, laryngite, bronchopneumonie, encéphalite) sont exceptionnelles. La période d'incubation est d'environ 14 jours. Le virus de la varicelle est identique à celui du zona, famille des *Herpersviridae*. ◇ **GANGRENEUSE** *(angl. varicella gangrenosa)*. Forme rare de varicelle dans laquelle les lésions éruptives donnent des ulcères gangreneux.

VARICELLIFORME *adj. (angl. varicelliform)*. Qui ressemble à la varicelle. EX. *dermatose varicelliforme*. SYN. ***VARICELLOÏDE***.

VARICOCÈLE *s. f. (angl. varicocele)*. Dilatation variqueuse des veines du cordon spermatique, se présentant sous forme d'une tuméfaction molle, parfois douloureuse, du scrotum. ◇ **TUBO-OVARIENNE** *(angl. ovarian —)*. Dilatation variqueuse des veines ovariennes.

VARICOTOMIE *s. f.* ☞ ***VARICECTOMIE***.

VARIÉTÉ *s. f. (angl. variety)*. Catégorie taxinomique imprécise et d'acceptation aujourd'hui discutée, située entre l'espèce (ou la sous-espèce) et la forme.

VARIOLE *s. f. (angl. smallpox, variola)*. Maladie infectieuse grave, très contagieuse, autrefois épidémique et souvent mortelle, due à un virus de la famille des *Poxviridae*, et caractérisée par une éruption vésiculopustuleuse. Elle a totalement disparu depuis 1980 à la suite des vastes campagnes d'éradication menées par l'OMS depuis 1965. ◇ **ATTÉNUÉE** *(angl. varioloid)*. Forme atténuée de variole majeure survenant chez des sujets qui ont antérieurement été vaccinés ou qui ont déjà eu la variole, soit majeure, soit mineure. SYN. ***VARIOLE MODIFIÉE***. ◇ **BLANCHE** *(angl. milkpox)*. ☞ ***ALASTRIM***. ◇ **HÉMORRAGIQUE** *(angl. hemorragic smallpox)*. Forme grave de variole caractérisée par la présence de lésions hémorragiques dans la peau et les muqueuses. SYN. ***VARIOLE NOIRE***. ◇ **MAJEURE** *(angl. variola major)*. Variole typique ayant chez les sujets non vaccinés un taux de létalité variant entre 20 % et 50 %, selon la répartition par âge des malades et selon d'autres facteurs propres à l'hôte et au milieu. ◇ **MINEURE** *(angl. minor variola)*. ☞ ***ALASTRIM***.

VARIOLEUX *adj. (angl. variolous)*. **1.** Qui se rapporte à la variole. **2.** Qui est atteint de variole. S'utilise aussi comme substantif.

VARIOLIFORME *adj. (angl. varioliform)*. Qui ressemble à la variole.

VARIOLIQUE *adj. (angl. variolic)*. Qui se rapporte à la variole.

VARIQUEUX *adj. (angl. varicose)*. **1.** Qui se rapporte aux varices. **2.** Qui présente des varices. S'emploie aussi comme substantif.

VARISANT *adj.* Qui produit un varus.

VARISATION *s. f. (angl. varisation)*. Mise en varus.

VAROLE (PONT DE) ☞ ***PONT***.

VARUS *adj. (angl. varus)*. Qui est tourné ou dévié en dedans. ☞ ***GENU VARUM***.

VAS *s. m. (angl. vas)*. Terme latin signifiant vaisseau, canal ou canalicule. ◇ **ABERRANS** Nom de divers diverticules de la queue de l'épididyme.

VASA *(NA. vasa). (angl. vasa)*. Pluriel de vas. ◇ **ABERRANTIA DU FOIE** *(NA. — aberrantis hepatis). (angl. — aberrantis hepatis)*. Système de canalicules observés à la surface extérieure du foie, et qui paraissent être des canaux biliaires devenus superficiels à la suite de l'atrophie des lobules hépatiques dans lesquels ils étaient primitivement situés. ◇ **NERVORUM** *(angl. — nervorum)*. Capillaires sanguins qui parcourent l'endonèvre. ◇ **VASORUM** *(angl. — vasorum)*. Capillaires sanguins nourriciers qui se distribuent aux parois des artères et des veines. ◇ **VORTICOSA** ☞ ***VEINE VORTIQUEUSE***.

VASCULAIRE *adj. (angl. vascular)*. Qui se rapporte aux vaisseaux.

VASCULARISATION *s. f. (angl. vascularization)*. **1.** Présence, disposition ou densité des vaisseaux dans une région de l'organisme. **2.** Formation et développement de vaisseaux dans une région de l'organisme.

VASCULARISÉ *adj. (angl. vascularized)*. Qui contient des vaisseaux.

VASCULARITE *s. f. (angl. vasculitis)*. Inflammation des vaisseaux. ☞ ***ANGÉITE***.

VASCULIFÈRE *adj.* Qui porte des vaisseaux. EX. *moignon vasculifère*.

VASCULONERVEUX *adj. (angl. vasculonervous).* **1.** Qui se rapporte aux vaisseaux et aux nerfs. **2.** Qui en est formé.

VASCULOPATHIE *s. f. (angl. vasculopathy).* Toute maladie des vaisseaux.

VASECTOMIE *s. f. (angl. vasectomy).* Résection partielle ou totale des canaux déférents. SYN. ***DÉFÉRENTECTOMIE, VASOTOMIE.***

VASELINE *s. f. (angl. vaseline).* Substance solide blanche ou jaunâtre, onctueuse, insoluble et fusible à 40 °C. Elle est constituée par un mélange d'hydrocarbures, obtenus par distillation du pétrole. Elle est utilisée comme lubrifiant et comme excipient pour pommades.

VASELINOME *s. m. (angl. oleoma).* Granulome sous-cutané dû à l'injection de vaseline liquide.

VASOACTIF *adj. (angl. vasoactive).* Qui exerce une action sur le calibre des vaisseaux. S'emploie aussi comme substantif.

VASOCENTÈSE *s. f.* Ponction du canal déférent. SYN. ***VASOPUNCTURE.***

VASOCONSTRICTEUR *adj. (angl. vasoconstrictor).* Qui produit une vasoconstriction. S'emploie aussi comme substantif.

VASOCONSTRICTION *s. f. (angl. vasoconstriction).* Diminution du calibre d'un vaisseau, par contraction de ses fibres musculaires.

VASODILATATEUR *adj. (angl. vasodilator).* Qui produit une vasodilatation. S'emploie aussi comme substantif.

VASODILATATION *s. f. (angl. vasodilatation, vasodilation).* Dilatation des vaisseaux.

VASO-ÉPIDIDYMOSTOMIE *s. f. (angl. vasoepididymostomy).* Anastomose chirurgicale entre le canal déférent et l'épididyme. SYN. ***ANASTOMOSE VASO-ÉPIDIDYMIQUE, ANASTOMOSE DÉFÉRENTO ÉPIDIDYMIQUE.***

VASO-INHIBITEUR *adj. (angl. vasoinhibitor).* Qui inhibe l'action des nerfs vasomoteurs.

VASOMOTEUR *adj. (angl. vasomotor).* **1.** Qui provoque des modifications du calibre des vaisseaux (vasoconstriction ou vasodilatation). **2.** Qui se rapporte à la vasoconstriction ou à la vasodilatation. S'emploie aussi comme substantif.

VASOMOTRICITÉ *s. f. (angl. vasomotoricity).* Capacité des vaisseaux à se contracter ou à se dilater.

VASO-ORCHIDOSTOMIE *s. f. (angl. vaso-orchidostomy).* Opération consistant à établir une communication entre le canal déférent et le corps du testicule. SYN. ***ANASTOMOSE VASO-TESTICULAIRE, ANASTOMOSE DÉFÉRENTO-TESTICULAIRE.***

VASOPLÉGIE *s. f. (angl. vasomotor paralysis).* Suppression du tonus des parois vasculaires.

VASOPRESSEUR *adj. (angl. vasopressor).* Se dit d'un phénomène ou d'un médicament qui fait augmenter la pression sanguine.

VASOPRESSINE *s. f. (angl. vasopressin).* Hormone polypeptidique sécrétée par l'hypothalamus et stockée au niveau du lobe postérieur de l'hypophyse, qui stimule la contraction des fibres musculaires lisses (notamment des artères et des artérioles, produisant, par conséquent, une hypertension) ainsi que la réabsorption de l'eau au niveau du tube distal du rein. SYN. ***HORMONE ANTIDIURÉTIQUE (HAD), PITRESSINE.***

VASOPUNCTURE *s. f. (angl. vasopuncture).* ☞ ***VASOCENTÈSE.***

VASORRAPHIE *s. f. (angl. vasorrhaphy).* Suture termino-terminale du canal déférent.

VASOSPASME *s. m. (angl. vasospasm).* ☞ ***ANGIOSPASME.***

VASOSTIMULANT *adj. (angl. vasostimulant).* Qui exerce une action vasomotrice en stimulant l'activité des nerfs vasomoteurs.

VASOTOMIE *s. f. (angl. vasotomy).* ☞ ***VASECTOMIE.***

VASOTONIE *s. f. (angl. vasotonia).* Tonus vasculaire.

VASOTONIQUE *adj. (angl. vasotonic).* Qui contrôle le tonus et la tension des vaisseaux. SYN. ***ANGIOTONIQUE.***

VASOTRIBE ☞ ***ANGIOTRIBE.***

VASOTRIPSIE ☞ ***ANGIOTRIPSIE.***

VASOTROPHIQUE *adj. (angl. vasotrophic).* Qui se rapporte à la nutrition par les vaisseaux sanguins. SYN. ***ANGIOTROPHIQUE.***

VASOVAGAL (SYNDROME) *(angl. vasovagal syndrome).* Association d'une vasodilatation périphérique et d'une bradycardie par excitation du nerf vague, responsable d'une hypotension artérielle.

VASOVASOSTOMIE *s. f. (angl. vasovasostomy).* Anastomose chirurgicale entre deux parties du canal déférent. SYN. ***ANASTOMOSE DÉFÉRENTODÉFÉRENTIELLE.***

VASOVÉSICULECTOMIE *s. f. (angl. vasovesiculectomy).* Ablation du canal déférent et de la vésicule séminale correspondante.

VASTE ◇ **LATÉRAL** ☞ ***M. QUADRICEPS CRURAL (ATLAS ANATOMIQUE DES MUSCLES EN ANNEXE).*** ◇ **MÉDIAL** ☞ ***M. QUADRICEPS CRURAL (ATLAS ANATOMIQUE DES MUSCLES EN ANNEXE).***

VATER (AMPOULE DE) ☞ ***AMPOULE DE VATER.***

VAUGHAN-WILLIAMS (CLASSIFICATION DE) *(angl. Vaughan-Williams classification).* Classification des antiarythmiques fondée sur leurs effets cellulaires.

VDRL Sigle sous lequel on désigne un test sérologique de floculation qui s'applique au diagnostic de la syphilis. Abréviation de l'anglais *Venereal Disease Research Laboratory.*

VECTEUR *s. m. (angl. vector).* **1.** Tout animal capable de transmettre une infection, appartenant à un embranchement différent de celui auquel appartient l'organisme infecté. Ainsi, les tiques et les moustiques sont des vecteurs pour des infections virales, alors que le chien qui transmet la rage n'est pas un vecteur. Un vecteur peut être lui-même infecté ou seulement transmettre un agent infectieux. **2.** Séquence nucléotidique capable de s'autorépliquer, utilisée pour la recombinaison *in vitro* de l'ADN et son amplification extrachromosomique.

VECTOCARDIOGRAMME *s. m. (angl. vectorcardiogram).* Tracé obtenu à l'aide d'un vectocardiographe et qui représente dans l'espace les sommets des vecteurs instantanés de l'activité électrique du cœur. SYN. ***VECTOGRAMME.***

VECTOGRAMME *s. m.* ☞ ***VECTOCARDIOGRAMME.***

VECTORIEL *adj. (angl. vectorial).* Qui se rapporte à un vecteur.

VÉCU (OU CHOSE VÉCUE) Néologisme psychologique, désignant ce qui se vit ou s'expérimente dans la conscience, à la différence de ce qui se représente.

VEDDER (SIGNE DE) *(angl. Vedder's sign).* Douleur à la pression légère des mollets chez les sujets atteints de béribéri.

VÉGÉTALIEN *adj. (angl. vegan).* **1.** Qui se rapporte au végétalisme. **2.** Qui pratique le végétalisme. S'emploie aussi comme substantif.

VÉGÉTALISME *s. m. (angl. veganism).* Doctrine diététique, plus stricte que le végétarisme, qui ne permet que les aliments d'origine végétale.

VÉGÉTANT *adj. (angl. vegetative).* Qui produit des végétations. Ex. *endocardite végétante.*

VÉGÉTARIEN *adj. (angl. vegetarian).* **1.** Qui se rapporte au végétarisme. **2.** Qui pratique le végétarisme. S'emploie aussi comme substantif.

VÉGÉTARISME *s. m. (angl. vegetarianism).* Doctrine diététique qui proscrit de l'alimentation la chair de tous les animaux. Elle autorise toutefois des aliments d'origine animale tels que le lait, les œufs, le miel, etc.

VÉGÉTATIF *adj. (angl. vegetative).* **1.** Qui concerne les fonctions vitales de base, les activités physiologiques involontaires, placées sous le contrôle du système nerveux autonome : circulation, sécrétion, etc. Ex. *vie végétative.* **2.** Relatif à la partie du système nerveux qui assure les fonctions vitales de base, le fonctionnement des viscères.

VÉGÉTATIONS *s. f.* Lésions papillomateuses, cutanées ou muqueuses. ⬭ **ADÉNOÏDES** *(angl. "adenoids").* Hypertrophie du tissu adénoïde de la tonsille pharyngienne (située à la partie médiane postérieure du nasopharynx), observée surtout chez l'enfant et pouvant entraîner une gêne respiratoire. ⬭ **VÉNÉRIENNES** *(angl. condyloma latum).* ☞ ***CONDYLOME.***

VÉHICULE *s. m. (angl. vehicle).* ☞ ***EXCIPIENT.***

VEILLON (TUBE DE) *(angl. Veillon's tube).* Tube de verre muni d'un bouchon de liège à une extrémité et d'un tampon de coton à l'autre extrémité, et rempli d'agar-agar. On l'utilise pour les cultures bactériologiques.

VEILLONELLA Genre de bactéries à Gram négatif. Ce sont des cocci anaérobies, ayant tendance à se disposer par paires, parasites du tube digestif, des voies respiratoires et urinaires chez l'homme et de certains animaux. Ils ont été isolés de nombreuses suppurations de l'homme (sinusite, abcès dentaire, otite, appendicite, cystite, etc.). L'espèce type est *V. parvula.*

VEINE *s. f. (NA. vena). (angl. vein).* Vaisseau sanguin qui conduit le sang depuis les capillaires jusqu'au cœur. Les veines sont plus nombreuses que les artères. Leur paroi est formée de trois tuniques : interne (intima), moyenne (média) et externe (externa ou adventice), composées d'éléments élastiques, conjonctifs et musculaires, mais moins développés que dans les artères. À l'intérieur de nombreuses veines se trouvent des replis ou valves, analogues aux valves des orifices cardiaques, qui empêchent le reflux du sang. Ces vaisseaux sont regroupés en trois systèmes : système veineux pulmonaire, système veineux général et système porte. Les veines, en particulier les veines profondes, suivent le trajet des artères, dont elles sont satellites à raison de deux pour chaque artère, avec quelques exceptions. ⬭ **CARDIAQUE** Chacune des petites veines qui proviennent des parois du cœur et qui s'ouvrent dans les cavités voisines, atria ou ventricules, par de fins orifices, les pores de Vieussens. ⬭ **CARDINALE** *(angl. cardinal —).* Chacune des quatre veines longitudinales du système veineux primitif de l'embryon, dont deux céphaliques (veines cardinales antérieures) et deux caudales (veines cardinales postérieures). Les veines antérieure et postérieure de chaque côté se réunissent pour former une veine cardinale commune ou canal de Cuvier. ⬭ **DU DIPLOÉ** *(NA. — diploica). (angl. diploic —).* Chacune des veines drainant le crâne. ⬭ **ÉMISSAIRE** *(NA. — emissaria). (angl. emissary —).* Chacune des veines anastomotiques qui relient les sinus veineux de la base du crâne et les plexus veineux exocrâniens. ⬭ **ÉTOILÉE** *(NA. venula stellate renis). (angl. stellate — of kidney).* Chacune des veines collectrices de la surface du rein, qui convergent en étoile vers un centre, d'où part une veine interlobulaire qui s'enfonce dans la corticale du rein. ⬭ **INNOMINÉE** *(angl. innominate vein).* Tronc veineux brachiocéphalique. ☞ ***ATLAS ANATOMIQUE DES VEINES EN ANNEXE.*** ⬭ **PARAOMBILICALE** *(NA. — paraombilicalis). (angl. paraumbilical —).* Chacune des petites veines qui naissent autour de l'ombilic, suivent le ligament rond et s'abouchent dans la veine porte ou directement dans le foie. Elles appartiennent au groupe des veines portes accessoires. ⬭ **SATELLITE** *(angl. satellite —).* Veine qui accompagne une artère. ⬭ **VORTIQUEUSE** *(NA. — vorticosa). (angl. vorticose —).* Chacune des quatre veines qui traversent la sclérotique et apportent le sang de la choroïde à une veine ophtalmique.

VEINITE *s. f.* Irritation de l'endothélium veineux, provoquée par certaines substances médicamenteuses.

VEINOGRAPHIE *s. f. (angl. venography).* ☞ ***PHLÉBOGRAPHIE.***

VEINOSITÉ *s. f. (angl. venosity).* Petite veine visible à travers la peau.

VEINOTOMIE *s. f. (angl. venotomy).* ☞ ***PHLÉBOTOMIE.***

VEINOTONIQUE *adj. (angl. phlebotonic).* Se dit d'un médicament qui améliore la tonicité des parois veineuses. S'emploie aussi comme substantif.

VEINOVEINOSTOMIE *s. f. (angl. vein to vein anastomosis).* Anastomose d'une veine dans une autre veine. SYN. ***ANASTOMOSE VEINOVEINEUSE.***

VEINULE *s. f. (angl. venule).* Petite veine.

VELAIRE *adj. (angl. velar).* Qui se rapporte au voile du palais.

VÉLAMENTEUX *adj. (angl. velamentous).* **1.** En forme de voile. **2.** Qui se rapporte aux membranes de l'œuf humain. Ex. *insertion vélamenteuse du cordon ombilical.*

VÉLOCIMÉTRIE *s. f. (angl. velocimetry).* ☞ ***DOPPLER (EXAMEN ULTRASONOGRAPHIE).***

VÉLOPALATIN *adj. (angl. velopalatine).* Qui se rapporte au voile du palais.

VELPEAU <> **(ABCÈS TUBÉREUX DE)** *(angl. hidrosadenitis).* Abcès des glandes sudoripares. ☞ ***HIDROSADÉNITE.*** <> **(BANDE DE)** *(angl. Velpeau's bandage).* Bandage légèrement élastique. <> **(HERNIE DE)** *(angl. Velpeau's hernia).* Hernie crurale dans laquelle le sac herniaire passe en avant des vaisseaux fémoraux.

VELU-SPEDER (MALADIE DE) *(angl. fluorosis of bone).* Intoxication chronique par le fluor, qui se manifeste principalement par des dystrophies dentaires.

VEMS Abréviation de volume expiratoire maximal par seconde.

VÉNÉNEUX *adj. (angl. venenous).* Qui contient un poison.

VÉNÉNIFÈRE *adj. (angl. veneniferous).* Qui transporte le venin.

VÉNÉNIFIQUE *adj. (angl. venenific).* Qui produit le venin. SYN. ***VÉNÉNIPARE.***

VÉNÉNOSITÉ *s. f. (angl. venenosity).* Qualité de ce qui est vénéneux.

VÉNÉRÉOLOGIE *s. f. (angl. venereology).* Étude des maladies vénériennes.

VÉNÉRIEN *adj. (angl. venereal).* Qui se rapporte ou qui est dû aux rapports sexuels.

VENIN *s. m. (angl. venom).* Substance toxique produite par certains animaux et, exceptionnellement, par certaines plantes.

VENTILATION *s. f. (angl. ventilation).* Ensemble des phénomènes physiques et mécaniques qui permettent les échanges gazeux lors de la respiration pulmonaire. <> **ALVÉOLAIRE** *(angl. alveolar —).* Quantité d'air/min capable de participer aux échanges gazeux au niveau des alvéoles pulmonaires. <> **ARTIFICIELLE** *(angl. mechanical —).* ☞ ***RESPIRATION ARTIFICIELLE.*** <> **MAXIMALE** *(angl. maximum ventilatory capacity).* Volume d'air maximal pouvant être ventilé volontairement par les poumons pendant une minute. Il est normalement de l'ordre de 120 litres. Abréviation : VM. <> **-MINUTE** *(angl. minute —).* Nombre de litres d'air inspiré et expiré par minute au cours de mouvements respiratoires d'amplitude normale.

VENTOUSE *s. f. (angl. cupping glass).* Ampoule de verre que l'on applique sur la peau après y avoir raréfié l'air, afin de provoquer une révulsion locale. N'est plus utilisée. <> **OBSTÉTRICALE** ☞ ***VACUUM EXTRACTOR.***

VENTRAL *adj. (angl. ventral).* Qui se rapporte au ventre ou, surtout, à la face antérieure du corps humain.

VENTRE *s. m. (angl. belly).* **1.** *(NA. venter).* En langage courant, ***ABDOMEN.*** **2.** *(NA. venter musculi).* Partie charnue contractile d'un muscle. <> **DE BATRACIEN** *(angl. frog —).* Ventre étalé au cours des ascites chroniques. <> **DE BOIS** *(angl. board-like rigidity).* Contracture permanente et douloureuse de la musculature abdominale, caractéristique de la péritonite. <> **EN BATEAU** *(angl. scaphoid abdomen).* Creusement de la partie centrale de l'abdomen au cours de certaines affections. <> **EN BESACE** *(angl. pendulous abdomen).* Abdomen qui pend comme une bourse flasque par-dessus la symphyse pubienne, que l'on peut observer chez les obèses et les multipares. SYN. ***ABDOMEN PENDULUM.***

VENTRICULAIRE *adj. (angl. ventricular).* Qui se rapporte à un ventricule (notamment cardiaque ou cérébral).

VENTRICULE *s. m. (NA. ventriculus). (angl. ventricle).* Cavité située au sein de certains organes. <> **CÉRÉBRAL LATÉRAL** *(NA. — lateralis cerebri). (angl. lateral — of cerebrum).* Cavité épendymaire de chacun des hémisphères cérébraux. Chaque ventricule latéral s'enroule autour des noyaux gris centraux. <> **(CINQUIÈME)** ☞ ***VENTRICULE TERMINAL DE LA MOELLE.*** <> **DROIT À DOUBLE ISSUE** *(angl. double-outlet right —).* Transposition incomplète des gros vaisseaux : aorte et artère pulmonaire naissant du ventricule droit et communication interventriculaire. <> **DU CŒUR** *(NA. — cordis). (angl. — of heart).* Chacune des deux cavités, droite et gauche, du cœur, placées en avant des atria et séparées l'une de l'autre par la cloison interventriculaire. Les ventricules reçoivent le sang des atria correspondants par les orifices atrioventriculaires, et l'envoient dans l'artère pulmonaire pour le ventricule droit et dans l'aorte pour le ventricule gauche. <> **DU TRIGONE** *(angl. Verga's —).*

Espace inconstant situé entre le corps calleux et le trigone. SYN. ***VENTRICULE DE VERGA.*** ◇ **GAUCHE À DOUBLE ISSUE** *(angl. double-outlet left —).* Naissance des deux gros vaisseaux du ventricule gauche associée à une communication interventriculaire. ◇ **LARYNGÉ** *(NA. — laryngis). (angl. — of larynx).* Chacun des deux diverticules latéraux de l'étage glottique de la cavité laryngée. Ils occupent l'espace entre les cordes vocales supérieures et inférieures correspondantes. ◇ **MOYEN** ☞ ***VENTRICULE (TROISIÈME).*** ◇ **(PREMIER ET DEUXIÈME)** *(angl. first and second ventricles of cerebrum).* Ventricules latéraux. ◇ **(QUATRIÈME)** *(NA. — quartus cerebri). (angl. fourth — of cerebrum).* Ventricule cérébral impair et médian, compris entre les différentes parties du rhombencéphale : bulbe, pont et cervelet. Il communique vers le haut avec le troisième ventricule par l'aqueduc mésencéphalique et vers le bas avec le canal central de la moelle spinale. ◇ **TERMINAL DE LA MOELLE** *(NA. — terminalis medullae spinalis). (angl. terminal — of spinal cord).* Dilatation du canal central de la moelle spinale au niveau du cône terminal. SYN. ***CINQUIÈME VENTRICULE.*** ◇ **(TROISIÈME)** *(NA. — tertius cerebri). (angl. third — of cerebrum).* Cavité épendymaire située entre les deux hémisphères cérébraux, et qui communique avec chacun des ventricules latéraux par les foramens interventriculaires. SYN. ***VENTRICULE MOYEN.*** ◇ **UNIQUE** *(angl. single —).* Cardiopathie congénitale à une seule cavité ventriculaire. SYN. ***VENTRICULE COMMUN.***

VENTRICULES CÉRÉBRAUX *(angl. cerebral ventricles).* Ensemble des dilatations de la cavité épendymaire de l'encéphale, contenant du liquide céphalorachidien sécrété à leur niveau par les plexus choroïdes. On distingue : les ventricules latéraux, le troisième ventricule et le quatrième ventricule.

VENTRICULO-ATRIOSTOMIE *s. f. (angl. ventriculo-atrial shunt).* Drainage du liquide des ventricules cérébraux dans l'atrium cardiaque droit, au moyen d'un tube très fin, destiné à traiter certaines hydrocéphalies. SYN. ***ANASTOMOSE VENTRICULO-ATRIALE.***

VENTRICULOCISTERNOSTOMIE *s. f. (angl. ventriculocisternostomy).* Anastomose entre les ventricules du cerveau et les citernes de la base, pour permettre le drainage du liquide céphalorachidien en cas d'hydrocéphalie par obstruction des foramens interventriculaires. SYN. ***VENTRICULOTOMIE.***

VENTRICULOCORDECTOMIE *s. f. (angl. ventriculocordectomy).* Résection de la paroi d'un ventricule laryngé et de la corde vocale correspondante en cas de sténose laryngée.

VENTRICULOGRAMME *s. m. (angl. ventriculogram).* Complexe ventriculaire ; partie de l'électrocardiogramme qui traduit la dépolarisation et la repolarisation des ventricules.

VENTRICULOGRAPHIE *s. f. (angl. ventriculography).* **1.** Examen radiographique des ventricules cérébraux après injection d'air. N'est plus pratiqué. **2.** Examen radiographique des ventricules du cœur après injection d'une substance opaque aux rayons X.

VENTRICULONECTEUR (CENTRE) *(angl. ventriculonector center).* ☞ ***CENTRE CARDIONECTEUR.***

VENTRICULOPLASTIE *s. f. (angl. ventriculoplasty).* Chirurgie réparatrice de la paroi ventriculaire avec résection d'un anévrysme post-infarctus.

VENTROCYSTORRAPHIE *s. f. (angl. ventrocystorrhaphy).* Fixation de la paroi vésicale antérieure à la paroi abdominale, après cystostomie.

VENTROFIXATION DE L'UTÉRUS *(angl. ventrohysteropexy).* ☞ ***HYSTÉROPEXIE ABDOMINALE.***

VENTROHYSTÉROPEXIE *s. f. (angl. ventrohysteropexy).* ☞ ***HYSTÉROPEXIE ABDOMINALE.***

VÉNUS ◇ **(COLLIER DE)** *(angl. Venus' necklace).* Syphilide secondaire pigmentaire localisée sur les parties latérales du cou, plus commune chez la femme. ◇ **(MONT DE)** ☞ ***MONT DU PUBIS.***

VER *s. m. (angl. worm).* Nom commun des parasites de l'intestin en général : ascarides, ténias, oxyures, etc. ◇ **DE GUINÉE** *(angl. Guinea —).* Filaire de Médine. ☞ ***DRACUNCULOSE.*** ◇ **MACAQUE** *(angl. ver macaque).* Larve de la mouche *Dermatobia noxialis*, qui provoque chez l'homme une myase furonculeuse. ◇ **SOLITAIRE** *(angl. taenia).* ☞ ***TAENIA.***

VÉRAPAMIL *s. m. (angl. verapamil).* Antiarythmique et vasodilatateur coronarien.

VÉRATRIDINE *s. f. (angl. veratridine).* Vératrine amorphe.

VÉRATRINE *s. f. (angl. veratrine).* Alcaloïde toxique des graines de cévadille et d'ellébore. Irritante et émétisante, elle ralentit le rythme cardiaque et provoque une hypothermie.

VÉRATROÏDINE *s. f. (angl. veratroidine).* Alcaloïde toxique extrait de *Veratrum album* et *Veratrum viride*, stimulant nerveux et inhibiteur cardiaque.

VERATRUM Genre de plantes de la famille des Liliacées, comprenant parmi ses espèces l'ellébore (*Veratrum album*) et la cévadille. ◇ ***VIRIDE*** Ellébore vert d'Amérique du Nord, dont les racines contiennent des alcaloïdes utilisés dans le traitement de l'hypertension.

VERBIGÉRATION *s. f. (angl. verbigeration).* Verbiage incohérent.

VERES (AIGUILLE DE) *(angl. Veress' needle).* Aiguille fine, creuse, armée d'une tige à ressort dont la pointe mousse se rétracte lors de la pénétration cutanée, mais ressort dès que la pointe de l'aiguille a franchi la peau. Elle sert à créer le pneumopéritoine lors de la réalisation d'une chirurgie cœlioscopique. SYN. ***VERESS (AIGUILLE DE).***

VERGA (VENTRICULE DE) *(angl. Verga's ventricle).* ☞ ***VENTRICULE DU TRIGONE.***

VERGE *s. f. (angl. penis).* ☞ ***PÉNIS.*** ◇ **PALMÉE** *(angl. webbed —).* Malformation de la verge qui est unie au scrotum par une bande cutanée. <> **(RACINE DE LA)** *(NA. radix penis). (angl. root of —).* Partie postérieure, fixe, de la verge.

VERGENCE *s. f. (angl. vergence).* Mouvement des yeux dans lequel les axes visuels cessent d'être parallèles, soit qu'ils se rapprochent (convergence), soit qu'ils s'éloignent (divergence).

VERGETURE *s. f. (angl. linear atrophy, striae atrophicae).* Petite raie d'atrophie cutanée, semblable à une cicatrice, localisée surtout au ventre, aux seins ou aux cuisses, et due à la rupture des fibres élastiques du derme par suite d'une distension excessive. Les vergetures s'observent notamment lors de la grossesse, dans l'obésité et dans la maladie de Cushing.

VERHOEFF (OPÉRATION DE) *(angl. Verhoeff's operation).* Traitement chirurgical du décollement de la rétine par sclérotomie postérieure et points multiples d'électrolyse.

VÉRITÉ (SÉRUM DE) *(angl. truth serum).* Nom donné à diverses préparations à base de barbituriques, de scopolamine, etc., et qui après une administration à dose convenable provoquent une diminution de la vigilance qui permet l'exploration de complexes réprimés.

VERMICIDE *adj. (angl. vermicidal).* Qui détruit les vers, essentiellement les parasites intestinaux. S'emploie aussi comme substantif.

VERMICULAIRE *adj. (angl. vermicular).* Qui rappelle un ver par sa forme (par exemple appendice vermiculaire) ou par ses mouvements (par exemple contraction musculaire vermiculaire).

VERMIEN *adj. (angl. vermian).* Qui se rapporte au vermis du cervelet.

VERMIFORME *adj. (angl. vermiform).* En forme de ver.

VERMIFUGE *adj. (angl. vermifuge).* Se dit d'un médicament qui favorise ou provoque l'expulsion des vers intestinaux. S'emploie aussi comme substantif.

VERMINEUX *adj. (angl. verminous).* Qui est produit par des vers ou qui se rapporte aux vers.

VERMINOSE *s. f. (angl. vermination).* Maladie due à des vers.

VERMIS *s. m.* <> **DU CERVELET** *(NA. vermis cerebelli). (angl. cerebellar vermis).* Partie médiane du cervelet située entre les deux hémisphères cérébelleux. De haut en bas, le vermis est divisé en neuf lobules : lingula, lobule central, culmen, déclive, folium, tuber, pyramis, uvula et nodulus. L'atteinte isolée du vermis par un processus infectieux ou tumoral va entraîner une instabilité à la position debout, une incoordination à la marche et un nystagmus. <> **INFÉRIEUR** *(angl. caudal portion of the vermis).* Portion inférieure du vermis, qui s'enfonce dans la grande scissure médiane du cervelet à la face inférieure de celui-ci. <> **SUPÉRIEUR** *(angl. cranial portion of the vermis).* Portion supérieure du vermis, qui fait saillie à la face supérieure du cervelet.

VERNACULAIRE (NOM) *(angl. common name).* Nom d'un taxon (espèce, genre, famille, etc.) animal ou végétal dans toute langue autre que le latin.

VERNAL *adj. (angl. vernal).* Qui se rapporte au printemps, qui survient au printemps.

VERNER-MORRISON (SYNDROME DE) *(angl. Verner-Morrison syndrome).* Syndrome caractérisé par l'association d'une diarrhée de type cholériforme, d'une hypokaliémie et d'une insuffisance rénale, en rapport avec une tumeur pancréatique endocrine sécrétant du VIP (*Vasoactive-Intestinal Peptide*).

VERNET (SYNDROME DE) *(angl. jugular foramen syndrome).* Paralysie des trois nerfs passant par le foramen jugulaire (IX, X, XIe paires) entraînant anesthésie et paralysie unilatérale du voile du palais, du larynx, du pharynx, et paralysie du trapèze et du sternocleido-mastoïdien. SYN. ***SYNDROME DU TROU DÉCHIRÉ POSTÉRIEUR.***

VERNEUIL (MALADIE DE) *(angl. perineal hidradenitis).* Suppuration et fistulisation des glandes sudoripares.

VERNIX CASEOSA *(angl. vernix caseosa).* Enduit sébacé qui recouvre la peau du fœtus.

VEROCAY (NODULES DE) *(angl. Verocay's bodies).* Eléments fibrillaires groupés observés dans les neurinomes.

VERONICA Genre de plantes de la famille des Scrofulariacées. L'espèce *V. officinalis* (véronique officinale ou thé d'Europe) est utilisée comme diurétique et tonique amer.

VERRE *s. m. (angl. glass, optical lens).* Substance transparente et cassante formée par un mélange de plusieurs silicates, qui ne cristallisent pas en refroidissant après avoir été fondus. <> **CORRECTEUR** *(angl. corrective lens).* Verre optique utilisé pour corriger les défauts de la vue. ☞ ***LUNETTES, LENTILLE.*** <> **FRITTÉ** Matériel poreux servant à la fabrication de filtres. <> **GRADUÉ** *(angl. measuring glass).* Tube ou récipient en verre sur lequel on a inscrit un certain nombre de divisions. <> **PÉRISCOPIQUE** *(angl. periscopic lens).* Lentille concavoconvexe ou concavoconcave, qui donne un champ visuel plus large.

VERROUILLAGE (SYNDROME DE) *(angl. locked-in syndrome).* ☞ ***LOCKED-IN SYNDROME.***

VERRUCIFORME *adj. (angl. verruciform).* Qui ressemble à une verrue.

VERRUCOSE *s. f. (angl. verrucosis).* Dermatose caractérisée par la présence de verrues multiples.

VERRUCOSITÉ *s. f. (angl. verrucosis).* Végétation cutanée ou muqueuse à surface hyperkératosique.

VERRUE *s. f. (angl. wart, verruca).* Petite tumeur bénigne cutanée, d'origine virale, de taille variable, constituée par une hypertrophie des papilles du derme, et siégeant surtout aux mains, aux pieds et à la face. ◇ **PLANE JUVÉNILE** *(angl. verruca plana juvenilis).* Petites papules planes, lisses, siégeant surtout sur le visage et le dos des mains, et touchant les sujets jeunes. ◇ **PLANTAIRE** *(angl. plantar wart).* Papillomes bénins, d'origine virale, qui apparaissent sur les zones d'appui de la plante du pied. ◇ **SÉBORRHÉIQUE** *(angl. verruca seborrheica).* Variété de verrue plane, fréquente chez les sujets âgés, recouverte d'un enduit corné gras. SYN. ***VERRUE SÉNILE.*** ◇ **TÉLANGIECTASIQUE** ☞ ***ANGIOKÉRATOME.*** ◇ **VULGAIRE** *(angl. verruca).* Élevures cornées des mains et des pieds.

VERRUGA DU PÉROU *(angl. verruga peruviana).* Stade éruptif de la bartonellose, caractérisé par des lésions cutanées ressemblant à celles du pian. SYN. ***BOUTON D'AMBOINE.***

VERRUQUEUX *adj. (angl. verrucose, warty).* **1.** Couvert de verrues. **2.** Formé de verrues ou de verrucosités.

VERSION *s. f. (angl. version).* Manœuvre obstétricale qui consiste à modifier la présentation du fœtus en une autre plus favorable. ◇ **BIPOLAIRE** *(angl. bipolar —).* Version qui s'effectue en agissant sur deux pôles du fœtus, une main appuyant sur l'abdomen à l'endroit d'une extrémité du fœtus, deux doigts de l'autre main étant introduit dans l'utérus pour saisir la partie qui se présente. ◇ **CÉPHALIQUE** *(angl. cephalic —).* Version qui a pour objet d'amener la tête du fœtus au niveau du détroit supérieur. Elle est habituellement pratiquée par des manœuvres externes lors de présentations transversales. ◇ **PAR MANŒUVRES EXTERNES** *(angl. external —).* Version effectuée manuellement à travers la paroi abdominale pour transformer une présentation du siège en une présentation du sommet, ou une présentation transversale en présentation longitudinale. ◇ **PAR MANŒUVRES INTERNES** *(angl. internal —).* Version effectuée au cours de l'accouchement avec la main placée dans l'utérus, et indiquée lors de présentations transversales. Elle est suivie habituellement de l'extraction immédiate du fœtus. ◇ **PAR MANŒUVRES MIXTES** *(angl. bipolar —).* Version effectuée par l'association de manœuvres externes et internes. ◇ **PODALIQUE** *(angl. podalic —).* Version permettant d'amener le siège du fœtus au niveau du détroit supérieur du pelvis, en saisissant les pieds par manœuvres internes. ◇ **SPONTANÉE** *(angl. spontaneous —).* Changement de position du fœtus *in utero* qui se produit au septième mois.

VERT *s. m. (angl. green).* Couleur du spectre solaire, dont la longueur d'onde est comprise entre 492 et 575 nm. ◇ **BRILLANT** *(angl. brillant —).* Matière colorante utilisée en histologie et pour ses propriétés antiseptiques. ◇ **DE MÉTHYLE** *(angl. methyl —).* Colorant employé en bactériologie et en histologie. ◇ **DE PARIS** *(angl. Paris —).* Sel double composé d'acétate de cuivre et d'arsénite de cuivre, utilisé comme larvicide.

VERTEBRA PLANA *(angl. vertebra plana).* ☞ ***CALVÉ (MALADIE DE).***

VERTÈBRE *s. f. (angl. vertebra).* ☞ ***ATLAS ANATOMIQUE DES OS EN ANNEXE.*** ◇ **D'IVOIRE** *(angl. ivory —).* Densification vertébrale observée dans la maladie de Paget, le cancer de la prostate, etc. ◇ **EN CADRE** Vertèbre pagétique bordée d'un liseré condensé. ◇ **EN DIABOLO** *(angl. hourglass —).* Étranglement médian de la vertèbre. ◇ **(FAUSSE)** *(angl. false —).* Chacune des vertèbres du sacrum et du coccyx (par opposition aux autres vertèbres, les « vraies » vertèbres). ◇ **PROÉMINENTE** *(angl. prominent —).* Septième vertèbre cervicale.

VERTÉBRÉ *s. m. (angl. vertebrate).* Animal qui possède une colonne vertébrale. Les vertébrés forment un embranchement comprenant cinq classes principales : les mammifères, les oiseaux, les reptiles, les amphibiens et les poissons.

VERTÉBRECTOMIE *s. f. (angl. vertebrectomy).* Résection d'une vertèbre.

VERTÉBROTHÉRAPIE *s. f. (angl. spondylotherapy).* Traitement de certaines douleurs de la colonne vertébrale par des manipulations des vertèbres.

VERTEX *s. m. (angl. vertex).* Point anthropométrique correspondant au point le plus élevé de la voûte du crâne dans le plan sagittal médian, la tête étant maintenue droite.

VERTIGE *s. m. (angl. vertigo).* Trouble de l'équilibre, caractérisé par une sensation d'instabilité et de mouvement rotatoire du corps ou de l'environnement. ◇ **ANGIOPATHIQUE** *(angl. angiopathic —).* Vertige due à l'artériosclérose vertébrobasilaire. ◇ **DE POSITION** *(angl. positional —).* Vertige survenant aux changements de position. Le vertige paroxystique bénin en est le plus fréquent. ◇ **ÉPIDÉMIQUE** *(angl. epidemic —).* Vertige aigu transitoire avec syndrome infectieux d'origine virale. ◇ **ÉPILEPTIQUE** *(angl. epileptic —).* Forme fruste d'épilepsie, qui se manifeste par un évanouissement brusque précédé d'un vertige intense. ◇ **ISCHÉMIQUE** ☞ ***VERTIGE ANGIOPATHIQUE.*** ◇ **LABYRINTHIQUE** *(angl. labyrinthine —).* ☞ ***MÉNIÈRE (VERTIGE DE).*** ◇ **PARALYSANT** *(angl. paralytic —).* Neuronite vestibulaire épidémique. ◇ **PAROXYSTIQUE BÉNIN** *(angl. benign paroxysmal —).* Vertige de position d'origine otolithique n'apparaissant que dans une seule direction du déplacement, évoluant spontanément vers la guérison. ◇ **ROTATOIRE** *(angl. rotatory —).* Vertige vrai. ◇ **TOXIQUE** *(angl. toxic —).* Vertige dû à une intoxication exogène, le plus souvent alcoolique aiguë.

VERTIGINEUX *adj. (angl. vertiginous).* Qui se rapporte au vertige ou qui donne le vertige.

VERU MONTANUM *(angl. verumontanum).* ☞ ***COLLICULUS SÉMINAL.***

VÉSALE (TROU DE) ☞ ***FORAMEN VEINEUX.***

VÉSALIEN (OS) *(angl. vesalian bone).* Osselet surnuméraire du pied formant un processus accessoire de l'extrémité proximale du cinquième métatarsien.

VÉSANIE *s. f. (angl. vesania).* Terme ancien qui désignait toute psychose chronique.

VÉSICAL *adj. (angl. vesical).* Qui se rapporte à la vessie.

VÉSICANT *adj. (angl. vesicant).* Qui provoque des vésicules cutanées (phlyctènes).

VÉSICATION *s. f. (angl. vesication).* Action et effet des substances vésicantes.

VÉSICATOIRE *s. m. (angl. vesicatory).* Agent topique qui provoque des phlyctènes cutanées.

VÉSICOCERVICAL *adj. (angl. vesicocervical).* Qui se rapporte à la vessie et au col utérin. EX. *fistule vésicocervicale.*

VÉSICOFIXATION *s. f. (angl. vesicofixation).* ☞ ***CYSTOPEXIE.***

VÉSICOPÉRINÉAL *adj. (angl. vesicoperineal).* Qui se rapporte à la vessie et au périnée. EX. *fistule vésicopérinéale.*

VÉSICOPROSTATIQUE *adj. (angl. vesicoprostatic).* Qui se rapporte à la vessie et à la prostate.

VÉSICOPUSTULE *s. f.* Vésicule dont le contenu devient purulent.

VÉSICORECTAL *adj. (angl. vesicorectal).* Qui se rapporte à la vessie et au rectum. SYN. ***RECTOVÉSICAL.***

VÉSICOTOMIE *s. f. (angl. vesicotomy).* ☞ ***CYSTOTOMIE.***

VÉSICO-URÉTÉRAL *adj. (angl. vesicoureteral).* Qui se rapporte à la vessie et à l'uretère.

VÉSICO-URÉTRAL *adj. (angl. vesicourethral).* Qui se rapporte à la vessie et à l'urètre.

VÉSICO-UTÉRIN *adj. (angl. vesicouterine).* Qui se rapporte à la vessie et à l'utérus. EX. *fistule vésico-utérine.*

VESICOVAGINAL *adj. (angl. vesicovaginal).* Qui se rapporte à la vessie et au vagin. EX. *fistule vésicovaginale.* SYN. ***VAGINOVÉSICAL.***

VÉSICULAIRE *adj. (angl. vesicular).* **1.** Qui se rapporte à une vésicule. **2.** En forme de vésicule.

VÉSICULATION *s. f. (angl. vesiculation).* Processus de formation de vésicules.

VÉSICULE *s. f. (angl. vesicle).* **1.** Tout organe en forme de petit sac. **2.** Vésicule cutanée. ◇ **ACOUSTIQUE** *(angl. acoustic —).* Invagination épiblastique qui représente la première ébauche du labyrinthe membraneux. SYN. ***VÉSICULE AUDITIVE.*** ◇ **ALLANTOÏDIENNE** *(angl. allantoic —).* Petit diverticule issu de la paroi postérieure de la vésicule vitelline. ◇ **ARCHOPLASMIQUE** *(angl. archoplasmic —).* Petite vésicule provenant de la sphère d'attraction d'une spermatide et qui contribue à former la queue du spermatozoïde. ◇ **BILIAIRE** *(NA. vesica biliaris). (angl. gallbladder).* Réservoir membraneux piriforme, appliqué à la face inférieure du foie, dans lequel s'accumule la bile dans l'intervalle des digestions. La vésicule biliaire se continue par son canal excréteur, le conduit cystique. ◇ **BLASTODERMIQUE** *(angl. blastodermic —).* ☞ ***BLASTOCYSTE.*** ◇ **CÉRÉBRALE** *(angl. primary brain —).* Les trois dilatations de la partie antérieure du tube neural de l'embryon. Elles constituent le cerveau antérieur ou prosencéphale, le cerveau moyen ou mésencéphale, et le cerveau postérieur ou rhombencéphale. SYN. ***VÉSICULE ENCÉPHALIQUE.*** ◇ **CRISTALLINIENNE** *(angl. lens —).* Ébauche du futur cristallin. ◇ **CUTANÉE** *(angl. —).* Lésion élémentaire de la peau constituée par un petit soulèvement épidermique, et remplie de liquide séreux. ◇ **EXCLUE** *(angl. nonfilling gallbladder).* Vésicule biliaire non opacifiée à la cholécytographie. ◇ **FRAISE** *(angl. strawberry gallbladder).* Aspect de la muqueuse de la vésicule biliaire, en rapport avec une cholestérolose vésiculaire, et caractérisé par la présence de grains jaunâtres qui évoquent les akènes d'une fraise. ◇ **OLFACTIVE** *(angl. olfactory —).* Vésicule embryonnaire constituant l'ébauche du bulbe olfactif. ◇ **OMBILICALE** *(angl. yolk sac).* Annexe embryonnaire rattachée au cordon ombilical primitf, en forme de sac tapissé d'un endoderme qui se continue avec l'épithélium de l'intestin primitif. ◇ **OPTIQUE** *(angl. optic —).* Évagination latérale, paire et symétrique, de la vésicule cérébrale antérieure embryonnaire, à partir de laquelle se développent les parties sensibles de l'œil. ◇ **OTIQUE** *(angl. otic —).* ☞ ***VÉSICULE ACOUSTIQUE.*** ◇ **PITUITAIRE** *(angl. pituitary —).* Structure embryonnaire qui formera le lobe glandulaire de l'hypophyse. ◇ **PORCELAINE** *(angl. porcelain gallbladder).* Calcification de la paroi de la vésicule biliaire visible sur les radiographies sans préparation. Cet aspect traduit l'existence d'une cholécystite chronique. ◇ **SÉMINALE** *(NA. vesicula seminalis). (angl. seminal —).* Chacun des deux petits réservoirs dans lesquels s'accumule le sperme dans l'intervalle des éjaculations. Les vésicules séminales sont situées en arrière de la vessie et au-dessus de la prostate. Elles communiquent avec l'urètre par les canaux éjaculateurs.

VÉSICULECTOMIE *s. f. (angl. vesiculectomy).* Ablation d'une vésicule, en particulier d'une vésicule séminale.

VÉSICULEUX *adj. (angl. vesiculated).* **1.** SYN. ***VÉSICULAIRE (DEUXIÈME ACCEPTION).*** **2.** Qui est formé de vésicules.

VÉSICULIFORME *adj. (angl. vesiculiform).* En forme de vésicule.

VÉSICULITE *s. f. (angl. vesiculitis).* Inflammation des vésicules séminales. SYN. ***SPERMATOCYSTITE.***

VÉSICULODÉFÉRENTOGRAPHIE *s. f. (angl. vesiculodeferentography).* Examen radiologique du canal déférent et de la vésicule séminale correspondante, après injection d'un produit opaque dans le canal.

VÉSICULOGRAMME *s. m. (angl. vesiculogram).* Image obtenue par vésiculographie.

VÉSICULOGRAPHIE *s. f.* *(angl. vesiculography).* Radiographie des vésicules séminales, après injection d'un produit opacifiant dans le canal déférent.

VÉSICULOPUSTULEUX *adj.* Caractérisé par la présence de vésicules et de pustules.

VÉSICULOTOMIE *s. f.* *(angl. vesiculotomy).* Incision d'une vésicule séminale en vue d'évacuer un abcès.

VÉSICULOVIRUS *s. f.* *(angl. vesiculovirus).* Virus de la stomatite vésiculaire de la famille des *Rhabdoviridae.*

VESPÉRAL *adj.* *(angl. vesperal).* Qui a lieu le soir.

VESPERTILIO *s. m.* *(angl. butterfly rash).* Aspect des lésions cutanées siégeant de façon symétrique sur les ailes du nez et les joues (en masque de loup), observé dans le lupus érythémateux.

VESSIE *s. f.* *(NA. vesica urinaria).* *(angl. bladder).* Réservoir musculaire dans lequel l'urine, qui s'écoule par les uretères, s'accumule dans l'intervalle des mictions ; elle s'évacue par l'urètre. La vessie est située dans la cavité pelvienne, en arrière du pubis. ~ **À COLONNES** *(angl. fasciculated —).* Vessie dans laquelle se trouvent des élévations ou colonnes sous-jacentes à la muqueuse de la paroi. Elle est observée chez le sujet âgé. ~ **AUTOMATIQUE** *(angl. automatic —).* Évacuation spontanée de la vessie, secondaire à une section tranversale de la moelle épinière. ~ **DE LUTTE** Aspect réalisé par une vessie hypertonique, dont l'évacuation est gênée par un obstacle (cervical, prostatique ou urétral). Radiologiquement, on observe l'épaississement de la paroi vésicale et les autres conséquences de l'hypertrophie du muscle détrusor (colonnes et diverticules). ~ **HYPERTONIQUE** Vessie caractérisée par une exagération de la tonicité de sa musculature, qui peut avoir pour cause une irritation ou une inflammation locales, ou être consécutive à une lésion de la moelle épinière.

VESTIBULAIRE *adj.* *(angl. vestibular).* **1.** Qui se rapporte à un vestibule, en particulier au vestibule de l'oreille interne. **2.** Se dit de la face d'une dent située du côté du vestibule de la bouche. ~ **(SYNDROME)** *(angl. — syndrome).* Syndrome se manifestant par un nystagmus, des troubles de la statique, de la marche et du tonus musculaire. Il est d'origine centrale ou périphérique, en rapport avec une lésion du labyrinthe ou du nerf vestibulaire.

VESTIBULE *s. m.* *(NA. vestibulum).* *(angl. vestibule).* Espace ou cavité servant d'entrée à une autre cavité. ~ **DE L'ARRIÈRE-CAVITÉ DES ÉPIPLOONS** ☞ ***RÉCESSUS DE LA BOURSE OMENTALE.*** ~ **DE L'OREILLE INTERNE** ☞ ***VESTIBULE DU LABYRINTHE OSSEUX.*** ~ **DE LA BOUCHE** *(NA. — oris).* *(angl. buccal —).* Partie périphérique de la cavité buccale, comprise entre les arcades dentaires d'une part, les lèvres et les joues d'autre part. ~ **DES CAVITÉS NASALES** *(angl. nasal —).* SYN. ***NARINE.*** ~ **DU LABYRINTHE OSSEUX** *(NA. — auris).* *(angl. — of ear).* Cavité moyenne du labyrinthe de l'oreille interne. Elle comprend le vestibule osseux, situé entre la cochlée en avant et les canaux semi-circulaires en haut et en arrière, et le vestibule membraneux, contenu dans le vestibule osseux et formé de deux vésicules : l'utricule et le saccule. ~ **DU LARYNX** *(NA. — laryngis).* *(angl. — of larynx).* Étage supérieur du larynx, situé entre l'orifice pharyngien du larynx et le bord libre des cordes vocales supérieures. ~ **DU VAGIN** *(NA. — vaginae).* *(angl. vaginal —).* Espace limité latéralement par les grandes lèvres doublées des petites lèvres, et circonscrit en avant par le clitoris et en arrière par la commissure postérieure de la vulve.

VESTIBULOCCLUSION *s. f.* *(angl. vestibulocclusion).* Occlusion d'une dent ou d'un groupe de dents inférieures en dehors de la denture supérieure.

VESTIBULOTOMIE *s. f.* *(angl. vestibulotomy).* Incision chirurgicale du vestibule de l'oreille interne.

VESTIGE *s. m.* *(angl. vestige).* Organe rudimentaire chez l'homme adulte, qui, chez l'embryon ou un animal inférieur, est bien développé.

VF Symbole de la dérivation unipolaire de la jambe gauche en électrocardiographie (F pour *foot*, pied en anglais).

VGM Abréviation de volume globulaire moyen.

VIABILITÉ *s. f.* *(angl. viability).* Aptitude à vivre. Se dit d'un fœtus. ☞ ***FŒTUS VIABLE.***

VIABLE *adj.* *(angl. viable).* Qui est apte à vivre.

VIBICES *s. f.* *(angl. vibices).* Lésions purpuriques cutanées dessinant des stries.

VIBRANCE PÉRICARDIQUE *s. f.* *(angl. pericardial sound).* Bruit vibrant entendu à l'auscultation cardiaque dans la péricardite calcifiée.

VIBRANT *adj.* *(angl. vibrating).* Se dit d'un pouls ample, tendu, prompt et rapide.

VIBRATILE *adj.* *(angl. vibratile).* Qui est animé d'un mouvement oscillatoire ou de vibrations.

VIBRATION *s. f.* *(angl. vibration).* **1.** Mouvement périodique rapide de va-et-vient ou d'oscillations de part et d'autre d'un point d'équilibre. **2.** Méthode de massage par des pressions intermittentes de la main, celle-ci restant en contact constant avec la peau du sujet.

VIBRATIONS VOCALES *(angl. tactile fremitus).* Vibrations perçues en posant la main à plat sur le thorax d'une personne pendant qu'elle parle. L'augmentation de leur intensité indique une condensation du parenchyme pulmonaire, leur diminution ou leur abolition signale l'existence d'air ou de liquide entre la paroi thoracique et le poumon. SYN. ***VIBRATIONS THORACIQUES.***

VIBRATOIRE *adj.* *(angl. vibratory).* Qui se rapporte aux vibrations, qui est caractérisé par des vibrations.

VIBRIO Genre de bactéries de la famille des *Vibrionaceae.* Ce sont des bacilles à Gram négatif, incurvés, aérobies ou anaérobies et mobiles par flagelle polaire. ◇ ***CHOLERAE*** Espèce de vibrion dont certains des biotypes sont les agents responsables du choléra. SYN. ***BACILLE VIRGULE, VIBRION CHOLÉRIQUE.*** ◇ ***COMMA*** ☞ ***VIBRIO CHOLERAE.*** ◇ ***FŒTUS*** Bacille à Gram négatif incurvé, isolé de fœtus de bovidés et d'ovidés lors d'avortements infectieux. Il peut exceptionnellement provoquer une infection chez la femme enceinte et entraîner un avortement. ◇ ***PARAHAEMOLYTICUS*** Agent responsable d'intoxications alimentaires et de diarrhées.

VIBRION *s. m. (angl. vibrio).* Micro-organisme appartenant au genre *Vibrio* (bacille du choléra).

VIBRIONACEAE Famille de germes Gram négatif, incurvé, comportant les gènes *Aeromonas, Vibrio* et *Plesiomonas.*

VIBRISSES *s. f. (angl. vibrissae).* Poils situés à l'intérieur des narines.

VICARIANT *adj. (angl. vicarious).* Qui remplace, qui compense, en parlant d'une activité, d'une fonction de l'organisme qui supplée une insuffisance fonctionnelle.

VICE *s. m. (angl. physical defect).* Anomalie morphologique ou fonctionnelle. EX. *vice de conformation, vice de réfraction de l'œil.*

VICHY (SEL DE) *(angl. sodium bicarbonate).* Bicarbonate de sodium.

VICQ D'AZYR ◇ **(FAISCEAU DE)** *(angl. Vicq d'Azyr's band).* ☞ ***FAISCEAU MAMILLOTHALAMIQUE.*** ◇ **(OPÉRATION DE)** *(angl. Vicq d'Azyr's operation).* Technique désuète de laryngotomie après résection des cartilages cricoïde et thyroïde. ◇ **(STRIE DE)** *(angl. Vicq d'Azyr's stripe).* Raie de substance blanche située dans le cortex cérébral optique. SYN. ***STRIE DE GENNARI.*** ◇ **(TROU BORGNE DE)** *(angl. foramen cecum).* ☞ ***FORAMEN CÆCUM POSTÉRIEUR.***

VIDAL (OPÉRATION DE) *(angl. Vidal's operation).* Ligature sous-cutanée des veines du plexus pampiniforme pour le traitement d'une varicocèle.

VIDAL-JACQUET (SYNDROME DE) Association d'une arthrite gonococcique et d'une kératose palmo-plantaire.

VIDÉOCHIRURGIE *s. f. (angl. videosurgery).* Technique chirurgicale endoscopique couplée à la télévision.

VIDIEN *adj. (angl. vidian).* ☞ ***CANAL VIDIEN, N. DU CANAL PTÉRYGOÏDIEN (ATLAS ANATOMIQUE DES NERFS EN ANNEXE), A. DU CANAL PTÉRYGOÏDIEN (ATLAS ANATOMIQUE DES ARTÈRES EN ANNEXE).***

VIE *s. f. (angl. life).* ◇ **MOYENNE** *(angl. mean lifetime).* **1.** Durée moyenne de la vie d'une population. **2.** Temps nécessaire pour que la radioactivité d'une substance radioactive soit réduite à 0,369 (soit 1/e) de sa valeur initiale (e est la base des logarithmes népériens). Elle est égale à l'inverse de la constante de désintégration radioactive de la substance. ◇ **VÉGÉTATIVE** *(angl. vegetative —).* Ensemble des fonctions qui sont placées sous le contrôle du système nerveux autonome (circulation, respiration, assimilation, sécrétion, etc.).

VIEILLESSE *s. f. (angl. old age).* ☞ ***SÉNILITÉ.***

VIEILLISSEMENT *s. m. (angl. aging).* Ensemble de modifications produites par le temps chez l'être vivant.

VIERGE *adj. (angl. virginal).* Se dit d'une personne qui n'a jamais eu de relations sexuelles. S'emploie aussi comme substantif.

VIEUSSENS ◇ **(ANNEAU DE)** *(angl. annulus ovalis).* ☞ ***LIMBE DE LA FOSSE OVALE.*** ◇ **(ANSE DE)** ☞ ***ANSE SUBCLAVIÈRE.*** ◇ **(PORES DE)** *(NA. foramina venarum). (angl. pores of Vieussens).* Orifices par lesquels les veines cardiaques s'ouvrent dans les cavités cardiaques. ◇ **(VALVULE DE)** ☞ ***VOILE MÉDULLAIRE ANTÉRIEUR.***

VIGILAMBULISME *s. m. (angl. vigilambulism).* Automatisme ambulatoire se produisant à l'état de veille.

VIGILANCE *s. f. (angl. vigilance).* État d'éveil.

VIGILE *adj. (angl. vigil).* Qui se rapporte à l'état de veille, qui survient à l'état de veille.

VIH *(angl. HIV).* Abréviation de virus de l'immunodéficience humaine (ou HIV, *Human Immunodeficiency Virus*). C'est un rétrovirus qui affecte principalement les lymphocytes TCD4 (lymphocytes T porteurs du récepteur CD4) et qui est l'agent responsable du syndrome d'immunodéficience acquise (sida). On en distingue deux types : VIH-1, responsable des cas de sida dans la majorité des pays et VIH-2, isolé chez des sujets infectés dans des pays d'Afrique occidentale. On l'appelait auparavant LAV/HTLV III. Le VIH a été isolé en 1983 à l'Institut Pasteur de Paris. ☞ ***SIDA.***

VILLARD ◇ **(BOUTON DE)** *(angl. Villard's button).* Variante de bouton d'anastomose intestinale, similaire à celui de Murphy. ◇ **(OPÉRATION DE)** *(angl. Villard's button operation).* Gastroduodénostomie par anastomose de l'antre à la deuxième portion du duodénum.

VILLARET (SYNDROME DE) *(angl. Villaret's syndrome).* Syndrome de l'espace rétroparotidien postérieur avec atteinte unilatérale des IXe, Xe, XIe et XIIe paires crâniennes et syndrome de Claude Bernard-Horner.

VILLEUX *adj. (angl. villous).* Qui présente des villosités. EX. *papillome villeux.*

VILLIFÈRE *adj. (angl. villiferous).* Qui est pourvu de villosités.

VILLINE *s. f. (angl. villin).* Protéine intracellulaire de l'épithélium intestinal. Sa présence dans le plasma s'observe au cours du cancer colorectal.

VILLOSITÉ *s. f. (angl. villus).* État de ce qui est velu.

VILLOSITÉS *s. f. (angl. villi, villosity).* Petites saillies filiformes, normales ou pathologiques, à la surface d'une muqueuse ou d'une séreuse, et qui lui donnent l'apparence d'une surface recouverte de poils. ◇ **CHORIALES** *(angl. chorionic villi).* Évaginations cylindriques, plus ou moins ramifiées, du chorion ovulaire, représentant la partie différenciée, fonctionnellement essentielle, du placenta. ◇ **INTESTINALES** *(NA. villi intestinales). (angl. intestinal villi).* Saillies filiformes de la muqueuse de l'intestin grêle, très courtes et serrées les unes contre les autres. Elles augmentent considérablement la surface d'absorption de l'intestin. ◇ **SYNOVIALES** *(NA. villi synoviales). (angl. synovial villi).* Petits prolongements internes de la synoviale, dirigés vers l'intérieur de la cavité articulaire.

VIMENTINE *s. f. (angl. vimentin).* Protéine des tonofilaments des cellules mésenchymateuses.

VIM-SILVERMAN (AIGUILLE DE) *(angl. Vim-Silverman needle).* Trocard avec emporte-pièce pour les biopsies rénales et hépatiques.

VINAIGRE MÉDICINAL *(angl. vinegar).* Ancienne préparation pharmaceutique obtenue en dissolvant des substances médicamenteuses dans du vinaigre.

VINBLASTINE *s. f. (angl. vinblastine).* Alcaloïde extrait de *Vinca rosea* (pervenche). Il est utilisé dans le traitement de la maladie de Hodgkin et de certaines tumeurs.

VINCENT ◇ **(ANGINE DE)** *(angl. Vincent's angina).* Angine le plus souvent unilatérale, avec inflammation et ulcération des tonsilles et parfois des muqueuses buccale et pharyngée, due à *Bacillus fusiformis* ou bacille de Vincent, généralement associé à un spirille. Elle s'accompagne d'une fièvre modérée, d'une haleine fétide et d'une stomatite. Elle est le plus souvent ulcéro-membraneuse, mais peut parfois prendre un aspect diphtéroïde. ◇ **(SIGNE DE)** *(angl. Vincent's sign).* Perte de la sensibilité dans le territoire innervé par le nerf dentaire inférieur, observée dans l'ostéomyélite profonde de la mandibule avec atteinte de ce nerf.

VINCRISTINE *s. f. (angl. vincristine).* Alcaloïde extrait de *Vinca rosea* (pervenche), à propriétés antimitotiques. Il est utilisé dans les leucémies aiguës, les lymphosarcomes et dans diverses affections cancéreuses. Ses effets secondaires sont nombreux.

VINEBERG (OPÉRATION DE) *(angl. Vineberg's operation).* **1.** Implantation de l'artère thoracique interne gauche dans le myocarde, comme traitement palliatif de l'insuffisance coronarienne. Ce procédé est aujourd'hui abandonné. L'artère thoracique interne est en revanche utilisée pour réaliser un pontage de l'artère interventriculaire antérieure. **2.** Opération pour ulcère duodénal hémorragique qui consiste à lier l'artère d'alimentation au-delà de l'ulcère même.

VIOL *s. m. (angl. rape).* Tout acte de pénétration sexuelle de quelque nature qu'il soit, commis sur la personne d'autrui par violence, contrainte ou surprise.

VIOLA TRICOLOR Plante de la famille des Violacées. Les fleurs de certaines variétés sont utilisées comme béchique et dépuratif. Nom vernaculaire : violette.

VIOLET *s. m. (angl. violet).* ◇ **CRISTALLISÉ** *(angl. crystal —).* ☞ ***MÉTHYLROSANILINIUM (CHLORURE DE).*** ◇ **DE GENTIANE** *(angl. gentian —).* ☞ ***MÉTHYLROSANILINIUM (CHLORURE DE).*** ◇ **DE MÉTHYLE** *(angl. methyl —).* ☞ ***MÉTHYLROSANILINIUM (CHLORURE DE).*** ◇ **DE PARIS** *(angl. Paris —).* ☞ ***MÉTHYLROSANILINIUM (CHLORURE DE).***

VIOMYCINE *s. f. (angl. viomycin).* Antibiotique actif contre *M. tuberculosis.* Du fait de sa toxicité, il est utilisé uniquement en cas de résistance aux tuberculostatiques plus actifs.

VIP Abréviation de *Vasoactive Intestinal Peptide* (peptide vasoactif intestinal), désignant un neurotransmetteur vasodilatateur, régulateur de la motricité intestinale, des sécrétions intestinales, gastriques et internes du pancréas. Le VIP est présent dans presque tout le tube digestif, dans le pancréas, la médullosurrénale, le système nerveux central. Sa sécrétion en excès est responsable du syndrome de Verner-Morrisson. ☞ ***VERNER-MORRISON (SYNDROME DE).***

VIPÉMIE *s. f.* Présence et taux de VIP dans le sang.

VIPERA Genre de serpents venimeux de la famille des Vipéridés. Les espèces communes en Europe sont *Vipera berus* (péliade) et *Vipera aspis* (aspic). Le venin de la vipère de Russell, *V. russelli,* du sud de l'Asie, a été utilisé pour ses propriétés hémostatiques. Nom vernaculaire : vipère.

VIPOME *s. m.* Tumeur (surtout pancréatique) sécrétant des quantités importantes de VIP et responsable du syndrome de Verner-Morrison.

VIRAGO *s. f. (angl. viraginity).* Femme présentant des caractères morphologiques virils.

VIRAL *adj. (angl. viral).* Qui se rapporte aux virus, qui est provoqué par un virus.

VIRCHOW ◇ **(ANGLE FACIAL DE)** *(angl. Virchow's angle).* Angle formé entre la ligne nasion-prosthion et le plan horizontal de Francfort. ◇ **(CELLULE DE)** *(angl. Virchow's cell).* Cellule rencontrée dans la lèpre. ◇ **(CRISTAL DE)** *(angl. Virchow's crystal).* Cristaux jaunes ou orangés d'hématoïdine, parfois observés dans les matières fécales après hémorragie colique récente. ◇ **(MALADIE DE)** *(angl. Virchow's disease).* ☞ ***LÉONTIASIS OSSEA.***

VIRCHOW-ROBIN (ESPACE DE) *(angl. Virchow-Robin space).* Espaces lymphatiques entre l'adventice des vaisseaux sanguins cérébraux et la pie-mère, en relation avec l'espace sous-arachnoïdien.

VIRÉMIE *s. f. (angl. viremia).* Présence de virus dans le sang circulant.

VIRGINITÉ *adj. (angl. virginity).* État d'une personne vierge.

VIRGULE (BACILLE) *(angl. bacillus coma).* SYN. ***VIBRIO CHOLERAE.***

VIRIL *adj. (angl. male, masculine).* Qui se rapporte au sexe masculin ou qui possède des caractères masculins.

VIRILISANT *adj. (angl. virilizing).* Qui provoque la virilisation. SYN. ***MASCULINISANT.***

VIRILISATION *s. f. (angl. virilization).* Apparition chez la femme pubère de caractères sexuels secondaires de type masculin.

VIRILISME *s. m. (angl. virilization).* Présence chez la femme de caractères sexuels secondaires de type masculin : système pileux à répartition masculine, hypertrophie clitoridienne, aménorrhée, etc. Ce syndrome est le plus souvent en rapport avec une tumeur maligne de la glande suprarénale. ◇ **SURRÉNAL** *(angl. adrenal —).* Virilisme dû à une hyperfonction de la corticosurrénale.

VIRILITÉ *s. f. (angl. masculinity, virility).* **1.** Ensemble des caractères propres au sexe masculin. **2.** Capacité normale d'engendrer chez l'homme.

VIRION *s. m. (angl. virion).* Particule virale infectieuse comprenant deux constituants principaux : un acide nucléique (ADN ou ARN) et une structure protéique (la capside). À ces constituants s'ajoute parfois une enveloppe.

VIROCIDE *adj. (angl. viricide).* Qui détruit le pouvoir infectieux des virus. S'emploie aussi comme substantif.

VIROÏDE *s. m. (angl. viroid).* Agent responsable de certaines maladies des végétaux, qui doit son nom à sa ressemblance avec les virus, desquels il se différencie par l'absence de capside. Il s'agirait d'un acide nucléique (ARN) enveloppé par une membrane issue de la cellule dans laquelle la réplication s'est produite.

VIROLOGIE *s. f. (angl. virology).* Science qui traite des virus.

VIROPEXIE *s. f. (angl. viropexis).* Pénétration de virions dans une cellule, par phagocytose.

VIROPLASME *s. f. (angl. viroplasm).* Fines granulations apparaissant dans les cellules infectées correspondant à l'ADN viral.

VIROSE *s. f. (angl. virus disease).* Toute maladie provoquée par un virus.

VIROSTATIQUE *adj. (angl. virustatic).* Qui inhibe le développement d'un virus.

VIRUCIDE *adj. (angl. virucide).* ☞ ***VIROCIDE.***

VIRULENCE *s. f. (angl. virulence).* Capacité d'un germe infectieux de se multiplier dans un organisme, et d'y provoquer un état pathologique.

VIRURIE *s. f. (angl. viruria).* Présence de virus dans l'urine.

VIRUS *s. m. (angl. virus).* Terme générique désignant tout agent infectieux de très petite taille (10-300 nm) qui se reproduit à partir de son seul matériel génétique représenté par un seul type d'acide nucléique (ADN ou ARN), qui est un parasite absolu, incapable de générer de l'énergie ou toute autre activité métabolique. Les virus sont constitués d'un acide nucléique (ADN ou ARN) et d'une capside protéique. L'unité constitutive est le virion. Les virus possèdent en outre une enveloppe de complexité variable, en plus de la capside (virus enveloppés). On les classe en familles selon le type d'acide nucléique (ADN ou ARN), leur morphologie, deux structures fondamentales : symétrie cubique ou hélicoïdale, la structure de la capside, le lieu d'assemblage de l'acide nucléide avec la capside, la présence ou l'absence d'enveloppe, le lieu d'acquisition de celle-ci (membrane nucléaire ou cytoplasmique de la cellule dans laquelle la réplication a eu lieu), la sensibilité à l'éther (généralement liée à la présence d'une enveloppe), le nombre de capsomères et le diamètre du virion. À l'intérieur de chaque famille, les virus sont classés par genres, espèces et types, principalement à partir de leurs caractères antigéniques et/ou biologiques. Les familles de virus présentant le plus d'intérêt en pathologie humaine sont : A) Avec ADN (généralement bicaténaire) : a) symétrie cubique, nus et résistants à l'éther : *Adenoviridae* (diamètre du virion, 70-90 nm), *Papovaviridae* (45-55 nm) et *Parvoviridae* (18-26 nm) ; b) symétrie cubique et enveloppés : *Herpesviridae* (100 nm) et *Hepadnaviridae* (42 nm), et c) symétrie complexe et enveloppés : *Poxviridae* (230-300 nm). B) Avec ARN (généralement monocaténaire) : a) symétrie cubique et nus : *Picornaviridae* (20-30 nm) et *Reoviridae* (70 nm) ; b) symétrie cubique et envelopés : *Togaviridae* (40-60 nm) et *Flaviviridae* (40 nm) ; c) symétrie hélicoïdale et enveloppés : *Orthomyxoviridae, Paramyxoviridae, Arenaviridae, Bunyaviridae, Coronaviridae* et *Rhabdoviridae*, et d) symétrie complexe et enveloppés : *Retroviridae.* ◇ **ADÉNOSATELLITE** *(angl. adeno-associated —).* ☞ ***PARVOVIRIDAE.*** ◇ **AMARIL** *(angl. yellow fever —).* Agent de la fièvre jaune. ◇ **APC** *(angl. adenovirus).* Adénovirus. ◇ **BK** *(angl. BK —).* Polyomavirus responsable chez l'immunodéprimé d'infection et d'échec de la transplantation rénale. ◇ **BRUNHILDE** *(angl. Brunhilde —).* Poliovirus type I. ◇ **BUNYAMWERA** *(angl. Bunyamwera —).* ☞ ***BUNYAVIRIDAE.*** ◇ **CALIFORNIA** *(angl. California encephalitis —).* Virus responsable de l'encéphalite de Californie. ☞ ***BUNYAVIRIDAE.*** ◇ **COXSACKIE** *(angl. Coxsackie —).* ☞ ***COXSACKIE.*** ◇ **CYTOMÉGALIQUE** *(angl. cytomegalovirus).* Cytomégalovirus. ☞ ***HERPESVIRIDAE.*** ◇ **DE L'ENCÉPHALITE ÉQUINE (DE L'EST, DE L'OUEST ET DU VENEZUELA)** *(angl. Eastern, Wes-*

tern and Venezuela equine encephalomyelitis —). ☞ **TOGAVIRIDAE.** ◇ **DE L'HÉPATITE** *(angl. hepatitis —).* Agent responsable des différentes hépatites. On a actuellement décrit les virus de l'hépatite A (HAV), de l'hépatite B (HBV), de l'hépatite C (HCV), de l'hépatite D (HDV, agent delta), de l'hépatite E (HEV) et de l'hépatite G, virus à ARN de la famille des Flaviviridae. Le virus de l'hépatite A est un virus à ARN présentant une capside icosaédrique de 27 nm de diamètre, sans enveloppe. Il appartient à la famille des *Picornaviridae*, genre *Enterovirus* (c'est l'entérovirus 72). Le virus de l'hépatite B est un virus à ADN bicaténaire, de 42 nm de diamètre, avec enveloppe. Il est actuellement classé dans une nouvelle famille, les *Hepadnaviridae.* Sa transmission se fait par le sang, la salive, le sperme et les sécrétions vaginales. Les virus des hépatites C, D, E, de découverte récente (1990 pour HEV), ont été caractérisés mais non encore classifiés. ◇ **DE L'HERPÈS SIMPLEX** *(angl. herpes simplex —).* ☞ **HERPES SIMPLEX VIRUS.** ◇ **DE L'IMMUNODÉFICIENCE HUMAINE** *(angl. human immuno-deficiency —).* ☞ **VIH.** ◇ **DE L'INFLUENZA** *(angl. influenza —).* ☞ **INFLUENZAVIRUS.** ◇ **DE LA CHORIOMÉNINGITE LYMPHOCYTAIRE** *(angl. lymphocytic choriomeningitis —).* ☞ **ARENAVIRIDAE.** ◇ **DE LA DENGUE** *(angl. dengue —).* ☞ **FLAVIVIRUS.** ◇ **DE LA FIÈVRE HÉMORRAGIQUE D'ARGENTINE** *(angl. Argentine hemorrhagic fever —).* ☞ **ARENAVIRIDAE.** ◇ **DE LA FIÈVRE HÉMORRAGIQUE DE BOLIVIE** *(angl. Bolivian hemorrhagic fever —).* ☞ **ARENAVIRIDAE.** ◇ **DE LA FIÈVRE JAUNE** ☞ **FLAVIVIRUS.** ◇ **DE LA GRIPPE** *(angl. influenza —).* ☞ **INFLUENZAVIRUS.** ◇ **DE LA POLIOMYÉLITE** *(angl. poliomyelitis —).* ☞ **POLIOVIRUS.** ◇ **DE LA RAGE** *(angl. rabies —).* ☞ **LYSSAVIRUS.** ◇ **DE LA ROUGEOLE** *(angl. measles —).* ☞ **MORBILLIVIRUS.** ◇ **DE LA RUBÉOLE** *(angl. rubella —).* ☞ **RUBIVIRUS.** ◇ **DE LA VACCINE** ☞ **ORTHOPOXVIRUS.** ◇ **DE LA VARIOLE** *(angl. pox —).* ☞ **ORTHOPOXVIRUS.** ◇ **DE LA VERRUE VULGAIRE** ☞ **PAPOVAVIRIDAE.** ◇ **DÉFECTIF** *(angl. defective —).* Virus ne pouvant se développer sans la présence d'un autre virus comme le virus delta. ◇ **DES OREILLONS** *(angl. mumps —).* ☞ **PARAMYXOVIRIDAE.** ◇ **DU LOUPING-ILL** *(angl. louping ill —).* Virus de la famille des *Togaviridae*, responsable du *louping-ill* (encéphalomyélite des ovins). ☞ **TOGAVIRIDAE.** ◇ **DU MOLLUSCUM CONTAGIOSUM** *(angl. molluscum contagiosum —).* Poxvirus, agent responsable du *molluscum contagiosum* chez l'homme. ◇ **DU RHUME** *(angl. coryza —).* ☞ **RHINOVIRUS.** ◇ **EB** *(angl. EB —).* Virus d'Epstein-Barr agent de la mononucléose infectieuse et du lymphome de Burkitt. (Voir ces termes.) ◇ **EBOLA** *(angl. Ebola —).* ☞ **EBOLA (MALADIE À VIRUS).** ◇ **ECHO** ☞ **ECHOVIRUS.** ◇ **ENVELOPPÉ** *(angl. envelopped —).* Virus pourvu d'une enveloppe lipidique. ◇ **JC** *(angl. JC —).* Polyomavirus responsable de l'encéphalopathie multifocale progressive. ◇ **JUNIN** *(angl. Junin —).* ☞ **ARENAVIRIDAE.** ◇ **LANSING** *(angl. Lansing —).* Poliovirus type II. ◇ **LENT** *(angl. slow —).* Agent parfois non encore identifié de différentes affections animales ou humaines (Kuru, Creutzfeldt-Jakob, leucoencéphalites. ◇ **LEON** *(angl. Leon —).* Poliovirus type III. ◇ **MACHUPO** *(angl. Machupo —).* ☞ **ARENAVIRIDAE.** ◇ **NU** *(angl. naked —).* Virus dépourvu d'enveloppe lipidique. ◇ **ONCOGÈNE** *(angl. oncogenic —).* Virus cancérogène comme le virus EB et les virus des hépatites B et C. ◇ **ORPHELIN** *(angl. orphan —).* Virus « en quête de maladie ». ◇ **OURLIEN** *(angl. mumps —).* Virus des oreillons. ◇ **PARAINFLUENZA** *(angl. parainfluenza —).* Virus du genre *Paramyxovirus*, famille des *Paramyxoviridae.* On en distingue quatre types : 1, 2, 3 et 4. Ce sont les agents étiologiques d'affections respiratoires. ◇ **RESPIRATOIRE SYNCYTIAL** *(angl. respiratory syncitial —).* Virus du genre *Pneumovirus*, famile des *Paramyxoviridae.* Il peut être responsable d'infections respiratoires graves (bronchites, bronchiolites, broncho-pneumonies) chez les enfants âgés de moins de 6 mois. Abréviation : VRS. ◇ **SV DU SINGE** *(angl. simian —).* ☞ **PAPOVAVIRIDAE.** ◇ **VARICELLE-ZONA** *(angl. varicella-zoster —).* Abréviation : VZV. ☞ **HERPESVIRIDAE.**

VIS A TERGO Qui agit par derrière en exerçant une poussée. Se dit notamment de l'action propulsive du cœur.

VISCÉRAL *adj. (angl. visceral).* Qui se rapporte ou qui appartient à un viscère.

VISCÉRALGIE *s. f. (angl. visceralgia).* Toute douleur au niveau d'un viscère.

VISCÈRE *s. m. (angl. viscus).* Tout organe contenu dans une cavité du corps : cavité thoracique (cœur, poumon), cavité abdominale (estomac, foie, rate, etc.), boîte crânienne (cerveau).

VISCÉROCEPTEUR *s. m. (angl. visceroceptor).* Récepteur appartenant au groupe des intérocepteurs, qui assure la sensibilité viscérale.

VISCÉRO-INHIBITEUR *adj. (angl. visceroinhibitory).* Qui inhibe la fonction d'un viscère.

VISCÉROMOTEUR *adj. (angl. visceromotor).* Qui transmet des influx nerveux à un viscère.

VISCÉROPTOSE *s. f. (angl. visceroptosis).* ☞ **SPLANCHNOPTOSE.**

VISCÉROSENSITIF *adj. (angl. viscerosensory).* Qui se rapporte à l'innervation sensitive des viscères.

VISCÉROTROPE *adj. (angl. viscerotropic).* Qui a une affinité particulière pour les viscères.

VISCOSITÉ PSYCHIQUE ☞ **BRADYPSYCHIE.**

VISION *s. f. (angl. vision).* **1.** Exercice du sens de la vue ; faculté de l'œil de percevoir la lumière, les couleurs et les formes. **2.** En langage courant, hallucination visuelle. ◇ **ACHROMATIQUE** *(angl. achromatic —).* ☞ **ACHROMATOPSIE.** ◇ **BINOCULAIRE** *(angl. binocular —).* Vision dans laquelle les stimuli lumineux enregistrés simultanément par la rétine des deux yeux sont fusionnés en une seule image. ◇ **CENTRALE** *(angl. central —)*. Vision résultant de la stimulation de la macula lutea. SYN. *VISION DIRECTE*. ◇ **CHROMATIQUE** *(angl. chromatic —)*. ☞ *CHROMATOPSIE*. ◇ **DIURNE** *(angl. day —)*. ☞ *VISION PHOTOPIQUE*. ◇ **ENTOPTIQUE** *(angl. entopic —)*. Perception visuelle d'un objet se trouvant à l'intérieur de l'œil. ◇ **NOCTURNE** *(angl. night —)*. ☞ *VISION SCOTOPIQUE*. ◇ **PÉRIPHÉRIQUE** *(angl. peripheral —)*. Vision résultant de l'impression de la portion périphérique de la rétine. SYN. *VISION INDIRECTE*. ◇ **PHOTOPIQUE** *(angl. photopic —)*. Perception visuelle en lumière vive, s'effectuant par l'intermédiaire des cônes rétiniens. SYN. *VISION DIURNE*. ◇ **PSEUDOSCOPIQUE** *(angl. pseudoscopic —)*. Illusion d'optique provoquée par le renversement d'images stéréoscopiques. ◇ **SCOTOPIQUE** *(angl. scotopic —)*. Perception visuelle dans des conditions de faible éclairement ou de semi-obscurité, s'effectuant par l'intermédiaire des bâtonnets de la rétine. SYN. *SCOTOPSIE, VISION NOCTURNE*. ◇ **STÉRÉOSCOPIQUE** *(angl. solid —)*. Perception visuelle des objets en relief.

VISSCHER (INCISION DE) *(angl. Visscher's incision)*. Incision lombo-iliaque, avec séparation des fibres musculaires et tendineuses des muscles de cette région, sans section transversale de fibres musculaires ou de nerfs.

VISUALISATION *s. f. (angl. visualization)*. **1.** Action de rendre visible un phénomène, un objet ou une région du corps (au moyen des rayons X, de produits de contraste, du microscope, etc.). **2.** Perception mentale d'une image visuelle.

VISUEL *adj. (angl. visual)*. Qui se rapporte à la vision.

VITAL *adj. (angl. vital)*. **1.** Qui se rapporte à la vie. **2.** Qui est indispensable à la vie.

VITALLIUM *s. m. (angl. vitallium)*. Alliage de cobalt, de chrome et de molybdène, non corrosif ni électrolytique, employé en dentisterie et en chirurgie plastique et orthopédique (prothèses totales de hanche notamment).

VITAMINE *s. f. (angl. vitamin)*. Terme désignant des substances organiques indispensables à la croissance et au fonctionnement de l'organisme, apportées en petites quantités par l'alimentation, et que l'organisme n'est pas capable de synthétiser. Leur absence ou leur insuffisance dans le régime alimentaire provoque des états de carence (avitaminoses et hypovitaminoses). ◇ **A** *(angl. — A)*. Vitamine liposoluble indispensable au développement et au fonctionnement du tissu épithélial. Elle joue un rôle primordial dans la vision (pourpre visuel). Sa carence provoque une métaplasie kératinisante des épithéliums (conjonctivite, kératomalacie, tache de Bitot, héméralopie, peau sèche et rugueuse). On la trouve dans le lait, le beurre, le foie de nombreux animaux, les œufs, les bettes, les carottes, le chou, les épinards, etc. SYN. *AXÉROPHTOL, RÉTINOL, VITAMINE ANTIXÉROPHTALMIQUE*. ◇ **B1** *(angl. — B1)*. Vitamine hydrosoluble dont la forme la plus active est le pyrophosphate de thiamine. Elle intervient dans les métabolismes glucidiques et lipidiques. La carence en vitamine B1 provoque polynévrite, béribéri, anorexie, perte de poids, fatigue, troubles gastro-intestinaux. On la trouve dans le foie, la viande, la levure de bière, les fruits séchés. SYN. *THIAMINE, ANEURINE, VITAMINE ANTIBÉRIBÉRI*. ◇ **B2** *(angl. — B2)*. Vitamine hydrosoluble qui agit comme coenzyme d'oxydo-réduction et qui intervient dans le métabolisme des protides et des glucides et dans la transformation de ceux-ci et des acides aminés en acides gras. Elle participe au processus d'incorporation de l'iode par la thyroïde. Sa carence provoque glossite, chéilite, dermatite séborrhéique, fatigue visuelle, photophobie, conjonctivite et vascularisation de la cornée. Elle est très répandue dans les aliments naturels, les céréales, les légumes, le cœur, les reins et le foie, la levure de bière et les œufs. SYN. *RIBOFLAVINE*. ◇ **B3** *(angl. niacin)*. Vitamine hydrosoluble. C'est l'un des constituants de certaines coenzymes qui interviennent dans les processus d'oxydoréduction cellulaire. Sa carence provoque des signes de pellagre (dermatite, diarrhée et démence). Cette vitamine est présente dans le foie, les reins, le cœur de bœuf, la viande fraîche, la levure de bière et l'extrait de malt. SYN. *NICOTINAMIDE, VITAMINE ANTIPELLAGREUSE, VITAMINE PP*. ◇ **B5** *(angl. pantothenic acid)*. Vitamine hydrosoluble intervenant dans la croissance, dans la synthèse de l'acétylcholine et dans le métabolisme des lipides et des protides. Sa carence est rare car elle est largement répandue. Elle occasionne une hyperréflexie tendineuse et une sensation de brûlure dans la plante des pieds. On trouve cette vitamine dans le foie de veau, le jaune d'œuf et la levure de bière. SYN. *ACIDE PANTOTHÉNIQUE*. ◇ **B6** *(angl. — B6)*. Vitamine hydrosoluble. Le phosphate de pyridoxal est la coenzyme de nombreuses enzymes qui interviennent dans le métabolisme des protides et des acides gras. La carence en vitamine B6 provoque apathie, dépression, crampes, ataxie et convulsions chez les nourrissons et les jeunes enfants ; chez l'adulte, nausées, paresthésies, faiblesse musculaire, dermatites, séborrhée et anémie. On la trouve dans le germe de blé, la levure de bière, les céréales, le foie, les muscles et le lait. SYN. *PYRIDOXINE, PYRIDOXAL, PYRIDOXAMINE, ADERMINE*. ◇ **B8** ☞ *BIOTINE*. ◇ **B9** *(angl. folic acid)*. Vitamine hydrosoluble participant aux phénomènes de croissance et jouant un rôle important dans l'hématopoïèse. Sa carence provoque des perturbations hématopoïétiques et digestives : anémie macrocytaire, leucopénie, diarrhée, lésions gastro-intestinales. On la trouve dans le foie de porc et de bœuf, dans les épinards, les concombres et les asperges. SYN. *ACIDE FOLIQUE, VITAMINE M, VITAMINE BC*. ◇ **B12** *(angl. — B12)*. Vitamine hydrosoluble contenant du cobalt. Elle intervient dans la transformation de l'acide folique en acide folinique. Elle joue un rôle important dans l'érythropoïèse. Sa carence provoque l'anémie de Biermer, l'atrophie de la muqueuse digestive et l'abolition de la sensibilité profonde. On la trouve dans le foie, les reins, la farine de poisson, les huîtres. SYN. ***CYANOCOBALAMINE.*** ◇ **C** *(angl. — C).* Vitamine hydrosoluble, qui intervient dans les réactions d'oxydoréduction. Elle joue un rôle important dans la formation des protéines de structure (matrice des os) et dans la synthèse d'hormones glucocorticostéroïdes, comme transporteur d'oxygène dans les oxydations cellulaires. La carence en vitamine C est responsable du scorbut. On la trouve dans les légumes (épinards, chou-fleur) et les fruits frais (orange, citron, fraises). SYN. ***ACIDE ASCORBIQUE, VITAMINE ANTISCORBUTIQUE.*** ◇ **D** *(angl. — D).* Vitamine liposoluble qui intervient dans le métabolisme phosphocalcique. Elle favorise l'absorption intestinale des sels de calcium et de phosphore. Sa carence provoque rachitisme, hypotonie musculaire et ligamentaire, ostéomalacie. L'hypervitaminose D provoque une diarrhée, un amaigrissement et un excès d'ossification. Il existe deux formes de vitamine D : la vitamine D2 ou ergocalciférol d'origine végétale, et la vitamine D3 ou cholécalciférol d'origine animale, synthétisée dans le derme sous l'action des rayons ultraviolets B. ◇ **E** *(angl. — E).* Vitamine liposoluble caractérisée par son action antioxydante non spécifique et son interaction avec l'insuline et les hormones sexuelles. Sa carence (chez le rat) occasionne dystrophie musculaire progressive, démyélinisation, glossite, atrophie testiculaire, implantation défectueuse de l'ovule dans l'utérus et altérations vasculaires dégénératives. On la trouve dans les germes de blé, l'huile de soja, la cacahuète, le chocolat, le maïs et l'huile de pépins de raisin. SYN. ***TOCOPHÉROL.*** ◇ **F** *(angl. essential fatty acids).* Complexe d'acides gras non saturés (acides linoléique, linolénique, arachidonique) qui intervient dans la synthèse d'acides plus complexes et qui stimule la croissance. Sa carence dans le régime alimentaire provoque eczéma, hyperkératose, acanthose et obstruction des follicules pileux. On la trouve dans les huiles et les graisses végétales, les cacahuètes, le lard, le jaune d'œuf, le beurre, le lait. SYN. ***ACIDES GRAS ESSENTIELS.*** ◇ **H** ☞ ***BIOTINE.*** ◇ **K** *(angl. — K).* Vitamine liposoluble nécessaire à la biosynthèse de la prothrombine, du facteur VII, du facteur IX et du facteur X dans le foie. Sa carence se traduit par une prédisposition aux hémorragies. On la trouve dans la luzerne, les feuilles vertes, les huiles végétales. SYN. ***VITAMINE ANTIHÉMORRAGIQUE, VITAMINE DE LA COAGULATION.*** ◇ **P** *(angl. bioflavonoid).* Ensemble des substances naturelles exerçant une activité sur les parois des capillaires (augmentation de la résistance et diminution de la perméabilité). Sa carence se caractérise par une augmentation de la fragilité et de la perméabilité capillaires. On la trouve notamment dans les feuilles de la rue et dans l'écorce de citron. SYN. ***RUTOSIDE, CITRINE.*** ◇ **PP** ☞ ***VITAMINE B3.***

VITAMINOGÈNE *adj. (angl. vitaminogenic).* Qui est une source de vitamines ou qui a son origine dans les vitamines.

VITAMINOÏDE *adj. (angl. vitaminoid).* Qui ressemble à une vitamine.

VITAMINOLOGIE *s. f. (angl. vitaminology).* Étude des vitamines.

VITAMINOTHÉRAPIE *s. f. (angl. vitaminotherapy).* Emploi thérapeutique des vitamines.

VITELLIN *adj. (angl. vitelline).* Qui se rapporte au vitellus de l'œuf.

VITELLINE *s. f. (angl. vitellin).* Substance protéique, présente dans le jaune d'œuf. SYN. ***OVOVITELLINE.***

VITELLUS *s. m. (angl. vitellus, yolk).* **1.** Jaune d'œuf. **2.** Ensemble des réserves nutritives contenues dans l'œuf, destiné à nourrir l'embryon dans les premières étapes de son développement. Dans l'œuf humain, le vitellus est très réduit. SYN. ***LÉCITHE.***

VITESSE *s. f.* ◇ **CIRCULATOIRE** *(angl. blood velocity).* Temps mis par le sang pour effectuer un tour complet dans le système circulatoire ; chez l'homme il serait de 10 à 15 secondes. ◇ **DE SÉDIMENTATION (GLOBULAIRE)** *(angl. erythrocyte sedimentation rate).* Vitesse de la chute des érythrocytes contenus dans le sang rendu incoagulable (citraté) et placé dans un tube étroit gradué. Elle est exprimée par la hauteur en mm de la colonne d'érythrocytes ayant sédimenté en 1, 2 et 24 heures. Elle est élevée surtout lorsqu'il existe une augmentation du fibrinogène et des globulines aux dépens des albumines, ce qui est le cas dans un grand nombre d'états pathologiques en particulier inflammatoires. Abréviations : VS, VSG.

VITILIGO *s. m. (angl. vitiligo).* Dyschromie caractérisée par des plaques dépigmentées, bien délimitées, entourées d'une zone hyperpigmentée. Son étiologie est inconnue.

VITILIGOÏDE *adj. (angl. vitiligoid).* Qui ressemble au vitiligo.

VITRÉ *s. m.* ☞ ***CORPS VITRÉ.***

VITRECTOMIE *s. f. (angl. vitrectomy).* Opération endo-oculaire comportant l'exérèse totale ou partielle du corps vitré, ou la section de brides endovitréennes pathologiques.

VITRÉEN *adj. (angl. vitreous).* Qui se rapporte au corps vitré.

VITRIOL *s. m. (angl. vitriol).* Ancien nom de l'acide sulfurique.

VITRIOLAGE *s. m. (angl. vitriol attack).* Projection criminelle d'acide sulfurique (et par extension de toute substance caustique) sur quelqu'un pour le défigurer.

VITRONECTINE *s. f. (angl. vitronectin).* Glycoprotéine plasmatique qui joue un rôle dans le processus de réparation tissulaire.

VITROPRESSION *s. f. (angl. vitropression).* Procédé consistant à appuyer une lame en verre sur la peau au niveau d'une lésion pour la rendre exsangue, utilisé comme moyen de diagnostic dans certaines affections cutanées.

VIVIPARITÉ *s. f.* ☞ ***GÉNÉRATION VIVIPARE.***

VIVISECTION *s. f. (angl. vivisection).* Toute intervention chirurgicale pratiquée sur un animal vivant, dans un but expérimental.

VL *(angl. VL).* Symbole de la dérivation unipolaire du bras gauche en électrocardiographie (L pour *left*, gauche en anglais).

VLADIMIROFF-MIKULICZ (AMPUTATION DE) *(angl. Vladimiroff-Mikulicz amputation).* Résection ostéoplastique du pied avec ablation du talus et du calcanéus.

VLDL Abréviation de *Very Low Density Lipoproteins* (lipoprotéines de très basse densité).

VMA Acide vanylmandélique.

VOCAL *adj. (angl. vocal).* Qui se rapporte à la voix.

VOGT ⊂ **(ANGLE DE)** *(angl. Vogt's angle).* Angle entre les lignes nasion-basion et prosthion-nasion. ⊂ **(POINT DE)** *(angl. Vogt's point).* Point électif pour la trépanation du crâne en cas d'épanchement sanguin traumatique intracrânien, situé à la jonction entre une ligne horizontale tracée à deux travers de doigt au-dessus de l'arcade zygomatique et une ligne verticale passant à deux travers de doigt en arrière du processus frontal de l'os zygomatique. SYN. ***POINT DE VOGT-HUETER.*** ⊂ **(SYNDROME DE)** *(angl. Vogt's syndrome).* Type de paralysie bulbaire congénitale et infantile par lésion du striatum, responsable de contractures musculaires.

VOGT-KOYANAGI (SYNDROME DE) *(angl. Vogt-Koyanagi syndrome).* Uvéoméningite caractérisée par une uvéite bilatérale avec iridocyclite et choroïdite suppurative, des troubles méningo-encéphalitiques et, plus occasionnellement, une alopécie, un vitiligo et une surdité.

VOGT-SPIELMEYER (MALADIE DE) *(angl. Vogt-Spielmeyer syndrome).* ☞ ***IDIOTIE AMAUROTIQUE FAMILIALE.***

VOHWINKEL (SYNDROME DE) *(angl. Vohwinkel's syndrome).* Kératodermine plantaire héréditaire mutilante transmise sur le mode autosomique dominant.

VOIE *s. f. (angl. pathway, tract).* Nom d'ensemble des structures tubulaires qui livrent passage à diverses matières organiques (voies biliaires, voies urinaires), à l'air (voies respiratoires), et des structures qui conduisent un type déterminé d'influx nerveux (voies optiques, voies olfactives, etc.). ⊂ **ALTERNE** *(angl. alternative pathway).* Voie d'activation du complément sans intervention d'un anticorps spécifique. Des aggrégats d'immunoglobulines, le LPS (lipopolysaccharide) de bactéries, des parasites, les virus ou certaines autres substances activent la fraction C3. Les facteurs B, D et la properdine interviennent. La voie alterne active finalement la voie lytique, comme le fait la voie classique. ⊂ **CLASSIQUE** *(angl. classic pathway).* Voie d'activation du complément déclenchée par les complexes immuns. La fraction C1 se fixe sur les complexes antigènes-anticorps spécifiques. L'activation se poursuit par C2 et C4 jusqu'à C3. La voie classique active finalement la voie lytique, comme le fait la voie alterne. ⊂ **D'ABORD** *(angl. surgical approach).* En chirurgie, trajet qu'emprunte le chirurgien pour atteindre l'organe visé, à partir du revêtement cutané et à travers les autres organes interposés, qu'il doit écarter ou traverser. Selon l'étendue de l'incision cutanée et le type d'instruments utilisés, on parle de voie d'abord classique (traditionnelle) ou cœlioscopique (vidéo-assistée). ⊂ **LYTIQUE** Voie du complément impliquant ses fractions C5 à C9 et aboutissant à la lyse des membranes cellulaires. Cette voie lytique peut être mise en jeu par la voie classique ou par la voie alterne. ⊂ **MOTRICE** ☞ ***VOIE PYRAMIDALE.*** ⊂ **PYRAMIDALE** *(angl. pyramidal tract).* Voie de conduction nerveuse dans la moelle descendante. C'est une voie de la motricité. SYN. ***VOIE MOTRICE.***

VOILE *s. m. (NA. velum). (angl. veil, velum).* Structure anatomique mince et de consistance en général souple, ressemblant à un voile. ⊂ **DU PALAIS** *(NA. — palatinum). (angl. soft palate).* Cloison musculomembraneuse mobile, qui prolonge en bas et en arrière la voûte du palais, et qui sépare la partie nasale du pharynx de la partie buccale. Le bord postérieur du voile du palais présente, en son milieu, l'uvule, et de chaque côté de celle-ci, deux replis, l'un antérieur, l'autre postérieur, appelés piliers du voile du palais. Entre les deux piliers se trouvent les tonsilles palatines. SYN. ***PALAIS MOU.*** ⊂ **MÉDULLAIRE ANTÉRIEUR** *(NA. — medullare anterius). (angl. anterior medullary velum).* Lame de substance nerveuse blanche s'étendant entre les pédoncules cérébelleux supérieurs. Elle forme la partie supérieure, pontine, du toit du quatrième ventricule. SYN. ***VOILE MÉDULLAIRE SUPÉRIEUR.*** ⊂ **MÉDULLAIRE POSTÉRIEUR** *(NA. — medullare posterius). (angl. posterior medullary velum).* Lame épithéliale triangulaire qui constitue la partie inférieure, bulbaire, du toit du quatrième ventricule. SYN. ***VOILE MÉDULLAIRE INFÉRIEUR.***

VOILLEMIER ⊂ **(FRACTURE DE)** *(angl. Voillemier's fracture).* Double fracture de la ceinture pelvienne. Ancienne terminologie des fractures de l'anneau pelvien. ☞ ***TILE (CLASSIFICATION DE).*** ⊂ **(POINT DE)** *(angl. Voillemier's point).* Point situé sur la ligne blanche, à 6,5 cm au-dessous de la ligne reliant les deux épines iliaques antéro-supérieures, et où il est possible d'effectuer une ponction sus-pubienne de la vessie chez les sujets obèses ou œdémateux.

VOIX *s. f. (angl. voice).* Ensemble des sons émis par la bouche et produits par les organes de la phonation. ◇ **AMPHORIQUE** *(angl. amphoric —).* Résonance de la voix à caractère caverneux et métallique, perçu à l'auscultation thoracique en cas de grosses cavernes pulmonaires. SYN. ***VOIX CAVERNEUSE.*** ◇ **BITONALE** *(angl. diplophonia).* Voix caractérisée par l'émission simultanée de deux sons. Elle s'observe chez les malades ayant un polype du larynx ou atteints de paralysie des cordes vocales. SYN. ***DIPLOPHONIE.*** ◇ **CASSÉE** Voix faible qui s'observe surtout chez les professionnels de la voix surmenés. SYN. ***ASTHÉNOPHONIE.*** ◇ **DE POLICHINELLE** ☞ ***ÉGOPHONIE.*** ◇ **EUNUCHOÏDE** *(angl. eunuchoid —).* Voix de fausset chez l'homme, analogue à la voix d'une femme ou d'un eunuque. ◇ **NASALE** *(angl. rhinism).* Voix de timbre particulier due à un défaut de la résonance nasale, observé dans certaines affections rhino-pharyngiennes (fente palatine, obstruction nasale). ◇ **ŒSOPHAGIENNE** Voix propre aux personnes laryngectomisées, due à l'émission de l'air accumulé dans l'œsophage et modulée par les organes buccaux.

VOL DE LA SUBCLAVIÈRE (SYNDROME DE) *(angl. subclavian steal syndrome).* Ensemble des troubles liés à une déficience aiguë de l'irrigation sanguine cérébrale due à une obstruction de l'artère subclavière, avec inversion de la circulation artérielle de l'artère vertébrale vers le membre supérieur (comme si l'artère subclavière « volait » le sang destiné au cerveau). Ces troubles consistent en pertes de connaissance, vertiges, céphalées, ataxie. SYN. ***SYNDROME DE LA SUBCLAVIÈRE VOLEUSE.***

VOLÉMIE *s. f. (angl. total blood volume).* Volume total du sang circulant (plasma et éléments figurés).

VOLET COSTAL *(angl. flail chest).* Partie de la paroi thoracique rendue mobile par suite de multiples fractures costales doubles et qui lorsqu'il est animé d'un mouvement paradoxal comprime le poumon lors de l'inspiration.

VOLHYNIE (FIÈVRE DE) *(angl. trench fever).* ☞ ***FIÈVRE DES TRANCHÉES.***

VOLITIF *adj. (angl. volitional).* Qui se rapporte à la volition.

VOLITION *s. f. (angl. volition).* Acte de vouloir, considéré en dehors de l'acte produit.

VOLKMANN ◇ **(ATTELLE DE)** *(angl. Volkmann's splint).* Attelle à gouttière utilisée pour la réduction des fractures du membre inférieur. ◇ **(CANAL DE)** *(angl. Volkmann's canal).* Chacun des canaux de la couche osseuse sous-périostée livrant passage aux vaisseaux sanguins. Ils communiquent avec les canaux de Havers. ◇ **(DÉFORMATION DE)** *(angl. Volkmann's deformity).* Luxation tibiotarsienne congénitale. ◇ **(SYNDROME DE)** *(angl. Volkmann's ischemic contracture).* Rétraction ischémique de certains muscles de l'avant-bras (surtout les longs fléchisseurs des doigts), avec contracture des doigts en flexion, observée en particulier chez l'enfant, à la suite d'un traumatisme du coude, ou à l'application d'un plâtre trop serré.

VOLLMER (TEST DE) *(angl. Vollmer's patch test).* Recherche d'une allergie tuberculinique par application pendant 48 heures, sur la peau dégraissée, d'un papier filtre imprégné de tuberculine. Une réaction inflammatoire correspond à un résultat positif.

VOLORÉCEPTEUR *s. m. (angl. volume receptor).* Récepteur sensible aux variations du volume sanguin, situé en particulier dans l'atrium droit.

VOLUME *s. m. (angl. volume).* Espace occupé par un corps. Son unité de mesure est le mètre cube. ◇ **COURANT** *(angl. tidal —).* Volume gazeux inspiré et expiré lors d'une respiration normale. ◇ **DE RÉSERVE EXPIRATOIRE** *(angl. expiratory reserve —).* Quantité d'air qui peut encore être expulsée par une expiration forcée après une expiration normale. Ce terme remplace celui d'air de réserve. Abréviation : VRE. ◇ **DE RÉSERVE INSPIRATOIRE** *(angl. inspiratory reserve —).* Quantité d'air qui peut encore pénétrer dans les poumons après une inspiration normale. Ce terme remplace celui d'air complémentaire. Abréviation : VRI. ◇ **EXPIRATOIRE MAXIMAL PAR SECONDE** *(angl. forced expiratory —).* Volume d'air expiré pendant la première seconde d'une expiration forcée faisant suite à une inspiration forcée. Il représente normalement 70 % à 85 % de la capacité vitale. Abréviation : VEMS. ◇ **GLOBULAIRE** *(angl. corpuscular —).* Volume de la totalité des hématies. ◇ **GLOBULAIRE MOYEN** *(angl. mean corpuscular —).* Volume moyen de chaque hématie, qui s'obtient en divisant l'hématocrite par le nombre d'hématies par mm^3. Abréviation : VGM. SYN. ***VOLUME CORPUSCULAIRE MOYEN.*** ◇ **PLASMATIQUE** *(angl. plasma —).* Volume total du plasma. Il constitue environ 5 % du poids corporel. ◇ **RÉSIDUEL** *(angl. residual —).* Quantité d'air restant encore dans les poumons à la fin d'une expiration forcée. Ce terme remplace celui d'air résiduel. Abréviation : VR. ◇ **SANGUIN** *(angl. blood —).* Volume de la totalité du sang contenu dans l'organisme. Il est d'environ 5 litres. SYN. ***MASSE SANGUINE.*** ◇ **SANGUIN MINUTE** *(angl. cardiac output).* SYN. ***DÉBIT CARDIAQUE.*** ◇ **SYSTOLIQUE** *(angl. stroke —).* Volume de sang expulsé par chaque ventricule à chaque systole.

VOLUMÉTRIE *s. f. (angl. volumetry).* Mesure des volumes.

VOLUMÉTRIQUE *adj. (angl. volumetric).* Qui se rapporte à la mesure des volumes.

VOLVULOSE *s. f. (angl. volvulosis).* ☞ ***ONCHOCERCOSE.***

VOLVULUS *s. m. (angl. volvulus).* Enroulement ou torsion d'un organe creux (estomac, segment intestinal, etc.) sur lui-même ou autour de son point d'attache, ayant pour conséquence une obstruction et des troubles ischémiques graves (par arrêt de la circulation du sang).

VOMER *s. m. (angl. vomer bone).* Petit os de la partie postérieure des fosses nasales. ☞ ***ATLAS ANATOMIQUE DES OS EN ANNEXE.***

VOMÉRIEN *adj. (angl. vomerine).* Qui se rapporte au vomer.

VOMÉRONASAL *adj. (angl. vomeronasal).* Qui se rapporte au vomer et à l'os propre du nez.

VOMIQUE *s. f.* Expectoration soudaine et abondante de pus, de sérosité ou de sang provenant d'une collection purulente intrathoracique.

VOMISSEMENT *s. m. (angl. vomiting).* **1.** Expulsion violente par la bouche de matières contenues dans l'estomac. **2.** Matières ainsi évacuées. ◇ **ACÉTONÉMIQUE** *(angl. acetonemic —).* Vomissement périodique qui survient chez les enfants atteints d'acétonémie. SYN. ***VOMISSEMENT CYCLIQUE OU PÉRIODIQUE.*** ◇ **CYCLIQUE OU PÉRIODIQUE** ☞ ***VOMISSEMENT ACÉTONÉMIQUE.*** ◇ **FÉCALOÏDE** *(angl. fecal —).* Vomissement de matières nauséabondes rappelant les matières fécales, observé dans l'obstruction intestinale, l'appendicite, la péritonite, etc. ◇ **INCOERCIBLE** *(angl. pernicious —).* Littéralement, vomissement que rien ne peut arrêter. On désignait autrefois sous ce nom la forme grave de la maladie émétisante des premiers mois de la grossesse. ◇ **NEUROLOGIQUE** *(angl. cerebral —).* Vomissement soudain, sans nausées ni effort, observé fréquemment dans la méningite et dans les affections intracrâniennes compliquées d'hypertension. SYN. ***VOMISSEMENT EN FUSÉE.***

VOMITIF *adj. (angl. vomitive).* ☞ ***ÉMÉTIQUE.***

VOMITO NEGRO *(angl. vomito negro).* ☞ ***FIÈVRE JAUNE.***

VOMITURITION *s. f. (angl. vomiturition).* **1.** Efforts répétés et infructueux pour vomir ; vomissement incomplet. **2.** SYN. ***RÉGURGITATION.***

VON ECONOMO (MALADIE DE) *(angl. von Economo's encephalitis).* Encéphalite léthargique ou encéphalite épidémique. Elle a pratiquement disparu depuis sa première apparition épidémique vers 1917.

VON GRAEFE (SIGNE DE) *(angl. von Graefe's sign).* Absence de synchronisme entre les mouvements de la paupière supérieure et du globe oculaire ; lorsque celui-ci se dirige vers le bas, la paupière supérieure suit le mouvement avec difficulté et retard. S'observe dans la maladie de Basedow.

VOSSIUS (ANNEAU DE) *(angl. Vossius' ring).* Anneau opaque situé sur le cristallin, produit par la pression du bord pupillaire, conséquence d'un traumatisme.

VOUSSURE *s. f. (angl. bulging).* Bombement au niveau d'un organe.

VOÛTE *s. f. (angl. vault).* Structure anatomique convexe à sa face supérieure et externe, et concave à sa face inférieure et interne. ◇ **CRÂNIENNE** *(angl. dome of the skull).* Partie supérieure et arrondie du crâne. SYN. ***CALOTTE CRÂNIENNE.*** ◇ **PALATINE** *(angl. bony palate).* ☞ ***PALAIS DUR.*** ◇ **PLANTAIRE** *(angl. arch of the foot).* Ensemble des courbures à concavité inférieure que présente la plante du pied.

VOXEL *s. m. (angl. voxel).* Chaque volume défini d'un corps numérisé en scanographie.

VOYEURISME *s. m. (angl. voyeurism).* Déviation sexuelle où l'orgasme ne peut être atteint qu'à la suite de l'observation, à leur insu, de tiers se livrant à des activités sexuelles.

VR Symbole de la dérivation unipolaire du bras droit en électrocardiographie (R pour *right*, droit en anglais).

VSG Abréviation de vitesse de sédimentation globulaire.

VUE *s. f. (angl. sight, vision).* Un des cinq sens, dont l'organe est l'œil et par lequel nous percevons la lumière, la couleur et la forme des objets. ☞ ***VISION.***

VULNÉRAIRE *adj. (angl. vulnerary).* Se dit d'une substance propre à guérir les blessures.

VULPIAN-BERNARD (ATROPHIE DE) *(angl. Vulpian's atrophy).* Atrophie musculaire progressive spinale scapulo-humérale.

VULTUEUX *adj. (angl. bloated).* Rouge et congestionné. Se dit notamment du visage.

VULVAIRE *adj. (angl. vulvar).* Qui se rapporte à la vulve.

VULVE *s. f. (angl. vulva).* Ensemble des organes génitaux externes de la femme. Elle se compose d'une cavité médiane, le vestibule, limitée de chaque côté par les grandes lèvres et les petites lèvres, et dans laquelle s'ouvrent l'urètre et le vagin. Les grandes lèvres se perdent en avant sur une saillie médiane, le mont du pubis. La commissure supérieure de la vulve est occupée par le clitoris.

VULVECTOMIE *s. f. (angl. vulvectomy).* Résection partielle ou totale de la vulve.

VULVITE *s. f. (angl. vulvitis).* Inflammation de la vulve. ◇ **FOLLICULAIRE** *(angl. follicular —).* Inflammation localisée à l'appareil glandulaire de la vulve. ◇ **GONOCOCCIQUE** *(angl. gonococceal —).* Inflammation de la vulve due au gonocoque. ◇ **LEUCOPLASIQUE** *(angl. leukoplakic —).* Leucoplasie localisée à la muqueuse de la vulve.

VULVOPÉRINÉAL *adj. (angl. vulvoperineal).* Qui se rapporte à la vulve et au périnée. EX. *déchirure vulvopérinéale.*

VULVOVAGINAL *adj. (angl. vulvovaginal).* Qui se rapporte à la vulve et au vagin. SYN. ***VAGINOVULVAIRE.***

VULVOVAGINITE *s. f. (angl. vulvovaginitis).* Inflammation de la vulve et du vagin.

W

W *(angl. W).* **1.** Symbole chimique du tungstène (wolfram). **2.** Symbole du watt.

WAALER-ROSE (RÉACTION DE) *(angl. Waaler-Rose's test).* Réaction mettant en évidence le facteur rhumatoïde. Une suspension d'hématies de mouton additionnée d'un antisérum spécifique de lapin, dans une proportion qui ne détermine pas d'agglutination, se laisse agglutiner par le sérum de malades porteurs de facteur rhumatoïde.

WAARDENBURG (SYNDROMES DE) *(angl. Waardenburg's syndromes).* **1.** Syndrome génotypique transmis sur le mode autosomique dominant caractérisé par une surdimutité, une hétérochromie de l'iris, des anomalies morphologiques des paupières, des sourcils et de la racine du nez. **2.** Syndrome malformatif à transmission autosomique dominante associant des malformations crâniennes et de la face à une syndactylie.

WAARDENBURG-JONKERS (SYNDROME DE) *(angl. Waardenburg-Jonkers disease).* Dystrophie cornéenne avec opacités antérieures, affection transmise sur le mode autosomique dominant.

WADA (ÉPREUVE DE) *(angl. Wada's test).* Inhibition de l'activité d'un hémisphère cérébral par l'injection intracarotidienne d'un barbiturique d'action rapide. Elle est utilisée pour les études de dominance cérébrale. SYN. ***TEST À L'AMOBARBITAL SODIQUE.***

WAGNER ◇ (MALADIE DE) *(angl. Wagner's hyaloideoretinal dystrophy).* Affection héréditaire à transmission autosomique dominante caractérisée par une dégénérescence vitréorétinienne. **◇ (OPÉRATION DE)** *(angl. Wagner's operation).* Craniotomie ostéoplastique.

WAGNER-UNVERRICHT (MALADIE DE) *(angl. Wagner's disease).* Forme aiguë de poïkilodermatomyosite à début souvent fébrile, avec altération de l'état général évoluant vers la mort ou laissant de graves séquelles.

WAGSTAFFE (FRACTURE DE) *(angl. Wagstaffe's fracture).* Fracture avec déplacement de la malléole interne.

WAHL (SIGNE DE VON) *(angl. von Wahl's sign).* Météorisme abdominal localisé, laissant supposer l'existence d'une occlusion intestinale par strangulation.

WALDENSTRÖM ◇ (MALADIE DE) *(angl. Waldenström's macroglobulinemia).* Syndrome hémorragique avec purpura, anémie, adénomégalie et splénomégalie, infiltration lymphoplasmocytaire dans le foie, la rate, les nœuds lymphatiques et la moelle osseuse, et présence dans le plasma d'une immunoglobuline monoclonale de type IgM. Il s'agit d'une affection mortelle, d'évolution lente. SYN. ***MACROGLOBULINÉMIE DE WALDENSTRÖM.*** **◇ (PURPURA HYPERGLOBULINÉMIQUE DE)** *(angl. Waldenström's hyperglobulinemic purpura).* Purpura pétéchial chronique localisé aux membres inférieurs, et évoluant par poussées. Il existe une hyperglobulinémie associée. On a décrit des formes idiopathiques et des formes secondaires à diverses maladies.

WALDEYER ◇ (ANNEAU OU ANNEAU LYMPHATIQUE DE) *(angl. Waldeyer's tonsillar ring).* Zone annulaire de tissu lymphoïde formée par les tonsilles palatines et laryngées avec les follicules lymphatiques adjacents. **◇ (LIQUIDE DE)** *(angl. Waldeyer's fluid).* Liquide décalcifiant composé de chlorure de palladium et d'acide chlorhydrique.

WALDMAN (MALADIE DE) *(angl. protein-loosing enteropathy).* Maladie de l'intestin grêle, de cause variée, au cours de laquelle l'exsudation intestinale entraîne une déperdition protidique importante et une hypoprotéinémie. SYN. ***ENTÉROPATHIE EXSUDATIVE.***

WALLENBERG (SYNDROME DE) *(angl. Wallenberg's syndrome).* Infarctus bulbaire latéral rétro-olivaire dans le territoire de l'artère cérébelleuse postéro-inférieure. Il se caractérise par des signes homolatéraux d'atteinte vestibulaire (vertiges, nystagmus, déséquilibre), du noyau ambigu (dysphagie, dysphonie), de la racine descendante du trijumeau (thermo-analgésie faciale), du sympathique oculaire (syndrome de Claude Bernard-Horner) et du pédoncule cérébelleux inférieur (dyschronométrie), ainsi que par des signes controlatéraux (thermo-analgésie croisée du tronc et des membres par lésion du faisceau spino-thalamique).

WALLER (LOI DE) *(angl. Waller's law).* Lorsqu'on interrompt un cordon nerveux de façon à empêcher sa régénération, la portion périphérique séparée de son centre trophique dégénère, alors que la portion centrale, demeurée en rapport avec ce centre, reste normale. ☞ ***DÉGÉNÉRESCENCE WALLÉRIENNE.***

WALTHARD (KYSTES DE) *(angl. Walthard's rests).* Vestiges épithéliaux situés sur l'ovaire, auxquels on attribue la formation des tumeurs de Brenner. SYN. ***ÎLOTS DE WALTHARD.***

WALTHER (CANAUX DE) ☞ ***CONDUITS SUBLINGUAUX ACCESSOIRES.***

WANDERING PACEMAKER Terme anglais désignant le rythme multifocal, c'est-à-dire le rythme cardiaque au cours duquel les ondes d'activation ont des aspects et des intervalles constamment variables. SYN. ***COMMANDE INSTABLE.***

WANGENSTEEN ⌔ **(DRAINAGE DE)** *(angl. Wangensteen's drainage).* Aspiration continue du contenu gastrique au moyen d'une sonde, dans le traitement des occlusions intestinales et de l'iléus paralytique. ⌔ **(OPÉRATIONS DE)** *(angl. Wangensteen's operations).* **1.** Amputation mammaire radicale. **2.** Gastrectomie tubulaire pour le traitement des ulcères peptiques, avec résection du fundus. ⌔ **(TUBE DE)** *(angl. Wangensteen's tube).* Appareil à succion relié à une sonde duodénale, utilisé pour l'aspiration du contenu gastrique et intestinal.

WARBURG ⌔ **(ENZYME RESPIRATOIRE DE)** *(angl. yellow enzyme).* Flavoprotéine présente dans de nombreux tissus, qui participe à de nombreuses réactions d'oxydoréduction. ⌔ **(SYNDROME DE)** *(angl. Warburg's or Walker-Warburg syndrome).* Syndrome malformatif létal à transmission autosomique dominante avec hydrocéphalie, agyrie et dysplasie rétinienne.

WARREN ⌔ **(INCISION DE)** *(angl. Warren's incision).* Incision du sein suivant le pli thoraco-mammaire. ⌔ **(OPÉRATIONS DE)** *(angl. Warren's operations).* **1.** Anastomose splénorénale distale sélective, pour le traitement de l'hypertension portale. **2.** Techniques pour la résection du maxillaire. **3.** Technique pour la correction d'une fissure du palais dur.

WARREN-TAY-SACHS (MALADIE DE) ☞ ***TAY-SACHS (MALADIE DE).***

WARTENBERG ⌔ **(PHÉNOMÈNE DE)** *(angl. Wartenberg's symptom).* Fermeture de l'œil et déviation de la mâchoire du côté opposé lors de l'attouchement de la cornée par synergie fonctionnelle. ⌔ **(SIGNES DE)** *(angl. Wartenberg's signs).* **1.** Position en abduction du petit doigt, indiquant une paralysie ulnaire. **2.** Limitation ou absence des mouvements pendulaires des bras lors de la marche, observée en cas de lésions cérébelleuses.

WARTHIN (TUMEUR DE) *(angl. Warthin's tumor).* Tumeur bénigne des glandes salivaires d'origine non élucidée. SYN. ***CYSTADÉNOLYMPHOME.***

WASSERMANN (RÉACTION DE) ☞ ***BORDET-WASSERMANN (RÉACTION DE).***

WATERHOUSE-FRIDERICHSEN (SYNDROME DE) *(angl. Waterhouse-Friderichsen syndrome).* Purpura généralisé, d'apparition brutale, avec fièvre, évoluant vers le coma et la mort en 12 à 24 heures. Il survient le plus souvent chez des enfants de moins de 5 ans et il est lié à une surrénalite aiguë hémorragique provoquée par le méningocoque. Il s'agit d'une variété de purpura fulminans.

WATERSTON (ANASTOMOSE DE) *(angl. Waterston's anastomosis).* Anastomose de l'aorte avec l'artère pulmonaire droite dans certaines cardiopathies cyanogènes congénitales.

WATSONIUS WATSONI *(angl. Watsonius watsoni).* Ver trématode intestinal commun en Afrique, qui provoque des diarrhées.

WEBER ⌔ **(COMPAS DE)** *(angl. Weber's triangle).* ☞ ***ESTHÉSIOMÈTRE.*** ⌔ **(ÉPREUVE DE)** *(angl. Weber's test).* Épreuve d'acoumétrie dans laquelle un diapason est appliqué sur le sommet de la tête. En cas de surdité unilatérale, le son est mieux perçu par l'oreille saine si la surdité est due à une lésion de l'oreille interne, et par l'oreille malade si la surdité est due à une lésion de l'oreille externe ou moyenne. ⌔ **(RÉACTION DE)** *(angl. stool guaiac test).* Réaction à la teinture de gaïac pour rechercher le sang dans les fèces. ⌔ **(SYNDROME DE)** *(angl. Weber's syndrome).* Syndrome lésionnel du pied du pédoncule cérébral, caractérisé par une hémiplégie alterne et une paralysie homolatérale du nerf oculomoteur.

WEBER-CHRISTIAN (MALADIE DE) *(angl. Weber-Christian panniculitis).* Panniculite nodulaire fébrile récidivante, non suppurée.

WEBER-FECHNER (LOI DE) *(angl. Weber-Fechner law).* Pour qu'une sensation augmente selon une progression arithmétique, le stimulus doit augmenter selon une progression géométrique.

WEBSTER (OPÉRATION DE) *(angl. Webster's operation).* ☞ ***BALDY-DARTIGUES (OPÉRATION DE).***

WECHSLER-BELLEVUE (TEST DE) *(angl. Wechsler-Bellevue test).* Test d'intelligence pour adultes.

WEDENSKY (PHÉNOMÈNE DE) *(angl. Wedensky's phenomenon).* Lorsqu'on applique une série d'excitations rapidement répétées à un muscle, celui-ci se contracte immédiatement en réponse au premier stimulus, puis cesse de se contracter ; en revanche, si les excitations sont espacées, le muscle répond à chacune d'elles.

WEEKS (BACILLE DE) *(angl. Weeks' bacillus). Haemophilus aegyptus* provoquant des conjonctivites aiguës dans les pays chauds.

WEGENER (GRANULOMATOSE DE) *(angl. Wegener's granulomatosis).* Vascularite nécrosante à c ANCA anti-PR3 ayant des manifestations ORL (sinusites, otites, rhinites), pulmonaires (nodules, hémorragie intra-alvéolaire) et/ou rénales (glomérulonéphrite). Des mononeuropathies, purpuras, inflammations oculaires ou arthrites sont possibles. Histologiquement, elle est caractérisée par une vascularite nécrosante des petits vaisseaux de la grande et de la petite circulation, des granulomes extravasculaires et des nécroses ischémiques. Le pronostic a été bien amélioré par l'emploi des corticoïdes et du cyclophosphoramide.

WEIGERT (COLORATION DE) *(angl. Weigert's stain).* Coloration des coupes histologiques mettant en évidence les fibres élastiques au moyen d'un mélange de fuchsine et de résorcine.

WEIL (MALADIE DE) *(angl. Weil's disease).* ☞ ***LEPTOSPIROSE ICTÉRO-HÉMORRAGIQUE.***

WEIL-FÉLIX (RÉACTION DE) *(angl. Weil-Félix test).* Réaction d'agglutination pour le diagnostic du typhus exanthématique, fondée sur le fait que le sérum des malades présente un pouvoir agglutinant envers certaines souches de *Proteus* (Proteus OX 19).

WEILL ◇ (MALADIE DE) *(angl. Weill's disease).* Variété de polyostéochondrite. ◇ **(SIGNE DE)** *(angl. Weill's sign).* Absence d'expansion inspiratoire de la région subclaviculaire du côté atteint dans la pneumonie infantile.

WEILL-MARCHESANI (SYNDROME DE) *(angl. Weill-Marchesani syndrome).* ☞ ***MARCHESANI (SYNDROME DE).***

WEILL-REYS (SYNDROME DE) *(angl. Weill-Reys' syndrome).* ☞ ***ADIE (SYNDROME D').***

WEINBERG (RÉACTION DE) *(angl. Weinberg's test).* Réaction sérologique de fixation du complément pour le diagnostic de l'échinococcose, dans laquelle on utilise le liquide du kyste hydatique humain comme antigène.

WEINGARTEN (SYNDROME DE) *(angl. Weingarten's syndrome).* Éosinophilie observée chez les personnes revenant des régions tropicales, associée à une bronchite asthmatiforme, dû le plus souvent à une filariose à *Wucheria bancrofti.*

WEIR-MITCHELL (MALADIE DE) *(angl. Mitchell's disease).* Érythromélalgie avec troubles vasomoteurs des extrémités et manifestations douloureuses proximales.

WEISBACH (ANGLE FACIAL DE) *(angl. Weisbach's angle).* Angle dont le sommet est au prosthion et dont les deux côtés passent respectivement par le nasion et par le basion.

WEISMANN-NETTER (MALADIE DE) *(angl. Weismann-Netter syndrome).* Pachyostéose diaphysaire tibiofibulaire.

WEISS (SIGNE DE) *(angl. Weiss' reflex).* En cas de tétanie, la percussion de l'angle externe de l'orbite provoque une contraction de l'orbiculaire des paupières.

WEITBRECHT (FORAMEN OVALE DE) *(angl. Weitbrecht's foramen).* Orifice de la capsule articulaire de l'épaule, par lequel la membrane synoviale passe dans la bourse qui tapisse la face inférieure du muscle subscapulaire.

WELANDER (MYOPATHIE DE) *(angl. Welander's distal myopathy).* Myopathie primitive progressive débutant dans l'enfance touchant les extrémités des membres supérieurs et d'évolution très lente.

WELCH (BACILLE DE) *(angl. Welch's Bacillus).* ☞ ***CLOSTRIDIUM PERFRINGENS.***

WENCKEBACH (PHÉNOMÈNE DE) *(angl. Wenckebach's phenomenon).* Forme de bloc atrioventriculaire incomplet et irrégulier, caractérisée par un allongement régulier et progressif de l'intervalle atrioventriculaire (espace PR) jusqu'à une contraction atriale isolée suivie d'une pause ventriculaire, le même cycle reprenant ensuite. SYN. ***PÉRIODE DE LUCIANI-WENCKEBACH.***

WERDNIG-HOFFMANN (MALADIE DE) *(angl. Werdnig-Hoffmann disease).* Amyotrophie spinale infantile par dégénérescence des motoneurones périphériques, qui apparaît précocement durant les premiers mois de la vie et évolue en général vers la mort. Il s'agit d'une affection héréditaire à transmission récessive liée à une anomalie du chromosome 5. SYN. ***ATROPHIE DE WERDNIG-HOFFMANN.***

WERLHOF (MALADIE DE) *(angl. Werlhof's disease).* Purpura thrombopénique idiopathique.

WERMER (SYNDROME DE) Adénomatose pluriendocrinienne. ☞ ***LLOYD (SYNDROME DE).***

WERNEKINCK (COMMISSURE DE) Décussation des pédoncules cérébelleux supérieurs.

WERNER ◇ (ÉPREUVE DE) *(angl. Werner's test).* Épreuve d'exploration de la fonction thyroïdienne qui consiste à déterminer la courbe de fixation de l'iode radioactif après administration de tri-iodothyronine, qui normalement freine l'activité de la thyrotropine. Au cours de la maladie de Basedow la fixation de l'iode radioactif ne diminue pas. ◇ **(SYNDROME DE)** *(angl. Werner's syndrome).* Syndrome associant une sclérodermie atrophique, une cataracte bilatérale, des troubles endocriniens (hypogonadisme, diabète) et une ostéoporose. Il s'agit d'une affection familiale qui atteint les adultes jeunes, transmise sur le mode autosomique récessif. SYN. ***PROGERIA DE L'ADULTE.***

WERNER-HIS (MALADIE DE) *(angl. Werner-His' disease).* ☞ ***FIÈVRE DES TRANCHÉES.***

WERNICKE ◇ (APHASIE DE) *(angl. Wernicke's aphasia).* Aphasie sensorielle consécutive à une lésion affectant la zone de Wernicke (partie postérieure des deux premières circonvolutions temporales gauches). Elle se caractérise par des troubles de la compréhension, par un langage fluent avec des paraphasies abondantes de tout type, pouvant aboutir à un jargon. ☞ ***JARGONAPHASIE.*** ◇ **(CENTRE DE)** *(angl. Wernicke's area).* Région des gyrus temporaux supérieur et transverse, dont la lésion entraîne l'incapacité de donner un sens aux mots entendus. SYN. ***RÉGION DE WERNICKE.*** ◇ **(RÉACTION HÉMIOPIQUE DE)** *(angl. Wernicke's hemiopic pupillary reaction).* Réaction observée dans certains cas d'hémianopsie, caractérisée par l'absence de réflexe photomoteur lorsque l'excitation lumineuse porte sur la moitié de la rétine correspondant au côté lésé. SYN. ***PARALYSIE PUPILLAIRE HÉMIOPIQUE.***

WERNICKE-MANN (ATTITUDE DE) *(angl. Wernicke-Mann hemiplegia).* Flexion et pronation de l'avant-bras, flexion des doigts de la main, abduction de la hanche, rotation interne et flexion plantaire du pied. Attitude typique de l'hémiplégie par lésion capsulaire.

WERTHEIM ◇ (OPÉRATION DE) *(angl. Wertheim's operation).* Technique d'hystérectomie totale élargie pour cancer du col utérin, comportant l'ablation de l'utérus et de ses annexes, de la partie supérieure du vagin, et du tissu cellulaire du paramètre. **◇ (PINCE DE)** *(angl. Wertheim's clamp).* Pince à angle droit ou courbe utilisée au cours de l'hystérectomie.

WERTHEIM-SCHAUTA (OPÉRATION DE) *(angl. Wertheim-Schauta operation).* Traitement de la rétroversion utérine associée au prolapsus utérin et à la cystocèle par interposition de l'utérus entre la base de la vessie et la paroi antérieure du vagin.

WEST (SYNDROME DE) *(angl. nodding spasm).* Syndrome associant chez le nourrisson des crises épileptiques toniques, une régression psychomotrice et des perturbations électro-encéphalographiques majeures (hypsarythmie). SYN. ***SYNDROME DES SPASMES EN FLEXION.***

WESTERGREN (MÉTHODE DE) *(angl. Westergren's method).* Méthode de mesure de la vitesse de sédimentation érythrocytaire.

WESTERMARK (SIGNE DE) *(angl. Westermark's sign).* Signe radiologique d'embolie pulmonaire traduit par une hyperclarté du segment ischémié.

WESTERN BLOT ☞ ***IMMUNOTRANSFERT.***

WESTPHAL (MALADIE DE) *(angl. Westphal's disease).* ☞ ***PARALYSIE PÉRIODIQUE FAMILIALE.***

WESTPHAL (SIGNE DE) *(angl. Westphal's sign).* Absence de réflexe patellaire dans le tabès.

WESTPHAL-PILTZ (RÉFLEXE DE) *(angl. Westphal-Plitz reflex).* Réflexe consistant en une contraction pupillaire à la fermeture énergique des paupières.

WESTPHAL-STRÜMPELL (PSEUDO-SCLÉROSE DE) *(angl. Westphal-Strümpell pseudosclerosis).* Forme de dégénérescence hépato-lenticulaire dans laquelle la manifestation dominante consiste en un tremblement intentionnel avec parole scandée. Il s'y associe un anneau cornéen de Kayser-Fleicher et une cirrhose atrophique du foie. Il s'agit d'une forme clinique de la maladie de Wilson.

WHARTON (CANAL DE) ☞ ***CONDUIT SUBMANDIBULAIRE.***

WHARTONITE *s. f. (angl. whartonitis).* Inflammation de la paroi du conduit submandibulaire, le plus souvent due à la présence de calculs salivaires.

WHEELHOUSE (OPÉRATION DE) *(angl. Wheelhouse's operation).* Traitement des sténoses fibreuses serrées de l'urètre par urétrotomie périnéale.

WHEEZING *s. m.* Terme anglais désignant une respiration sifflante de tonalité aiguë, survenant en particulier chez les asthmatiques ou en cas de sténose bronchique.

WHIPPLE ◇ (MALADIE DE) *(angl. Whipple's disease).* Maladie inflammatoire intestinale caractérisée anatomiquement par des dépôts de graisse et d'acides gras dans les macrophages, infiltrant les tissus lymphatiques intestinaux et mésentériques. Elle se traduit par une diarrhée graisseuse avec amaigrissement massif, pouvant s'accompagner de manifestations articulaires et d'adénopathies périphériques. D'évolution spontanément mortelle, elle guérit par antibiothérapie, car due à une bactérie proche des Actinomycètes : *Tropheryma whippleii.* **◇ (OPÉRATION DE)** *(angl. Whipple's operation, Whipple's pancreaticoduodenectomy).* Traitement des néoplasies de la tête du pancréas et de l'ampoule hépatopancréatique par duodénopancréatectomie céphalique (résection de la tête du pancréas et de l'anneau duodénal adjacent). **◇ (TRIADE DE)** *(angl. Whipple's triad).* Triade caractérisant les hypoglycémies organiques : déclenchement par le jeûne, glycémie inférieure à 0,50 g/L, amélioration par la prise de sucre.

WHITAKER (SYNDROME DE) *(angl. Whitaker's syndrome).* Affection héréditaire à transmission autosomique récessive associant hypoparathyroïdie et candidose cutanée. Il entre dans le cadre des affections auto-immunes.

WHITE ◇ (OPÉRATION DE) *(angl. White's operation).* Castration en cas de cancer de la prostate. **◇ (SYNDROME DE)** *(angl. White's syndrome).* Troubles circulatoires avec œdème, apparaissant au niveau des pieds quand ceux-ci ont été immergés dans l'eau pendant un certain temps (naufragés). SYN. ***PIED D'IMMERSION.***

WHITEHEAD (OPÉRATIONS DE) *(angl. Whitehead's operations).* Traitement chirurgical des hémorroïdes par résection du bourrelet hémorroïdal et de la muqueuse pathologique qui le recouvre.

WHITMAN (OPÉRATION DE) *(angl. Whitman's operation).* Opération reconstructrice de la hanche dans les pseudarthroses consécutives aux fractures du col fémoral ou dans la coxarthrose.

WHITMORE ◇ (BACILLE DE) *(angl. Whitmore's bacillus). Pseudomonas pseudomallei*, agent de la mélioïdose. **◇ (MALADIE DE)** *(angl. Whitmore's fever).* ☞ ***MÉLIOÏDOSE.***

WICKHAM (STRIES DE) *(angl. Wickham's striae).* Lignes blanchâtres très fines sur la surface des papules du lichen plan.

WIDAL ◇ (RÉACTION DE) *(angl. Widal's reaction).* Réaction d'agglutination pour le sérodiagnostic des fièvres typhoïde et paratyphoïde. SYN. ***SÉRODIAGNOSTIC DE WIDAL.*** **◇ (SYNDROME DE)** *(angl. Widal's syndrome).* Crises d'asthme déclenchées par prise d'aspirine chez des sujets atteints de polypose rhinosinusienne.

WIDMARK (CONJONCTIVITE DE) *(angl. Widmark's conjunctivitis).* Inflammation de la conjonctive tarsienne inférieure, se compliquant quelquefois d'atteinte cornéenne.

WIDOWITZ (SIGNE DE) *(angl. Widowitz's sign).* Protrusion des globes oculaires et lenteur des mouvements des paupières, observées au cours de la paralysie diphtérique.

WIEDEMAN ET BECKWITH (SYNDROME DE) *(angl. Beckwith's syndrome).* Affection congénitale héréditaire à transmission autosomique dominante associant omphalocèle, macroglossie et gigantisme.

WIGAND (MÉTHODE DE) *(angl. Wigand's maneuver).* Méthode d'extraction du fœtus lors d'une présentation de la tête dernière ; variante de la manœuvre de Mauriceau, au cours de laquelle une main fait pression sur la tête du fœtus à travers la paroi abdominale.

WILDE ⊂⊃ (CÔNE LUMINEUX DE) *(angl. cone of light).* Réflexion triangulaire de la lumière observée sur la membrane tympanique. **⊂⊃ (INCISION DE)** *(angl. Wilde's incision).* Incision rétro-auriculaire pour aborder le processus mastoïde.

WILDERMUTH (OREILLE DE) *(angl. Wildermuth's ear).* Oreille déformée présentant un anthélix très saillant.

WILKINS (MALADIE DE) *(angl. Wilkin's disease).* Syndrome d'hyperplasie surrénale congénitale se traduisant par des signes de pseudo-hermaphrodisme chez la fille et par une macrogénitosomie précoce chez le garçon. Elle est due à un trouble congénital de la synthèse du cortisol. L'hypocortisolisme déclenche une hypersécrétion d'ACTH qui a pour conséquence une hyperplasie de la surrénale avec hypersécrétion d'androgènes. Le traitement par la cortisone institué précocement amène la guérison.

WILKINSON (ANÉMIE DE) *(angl. achrestic anemia).* Forme pernicieuse grave et exceptionnelle d'anémie mégaloblastique hyperchrome sans achlorhydrie, résistante à toute thérapeutique, y compris le traitement par la vitamine B12. Dans cette anémie, les mégaloblastes ne se transforment pas en normoblastes. Elle serait due à une absence d'utilisation du facteur antianémique par l'organisme. SYN. ***ANÉMIE ACHRESTIQUE.***

WILLEBRAND ⊂⊃ (FACTEUR DE VON) *(angl. von Willebrand's factor).* Protéine synthétisée par l'endothélium vasculaire et les mégacaryocytes, indispensable à l'activité du facteur VIII. Son absence caractérise la maladie de von Willebrand. **⊂⊃ (MALADIE DE VON)** *(angl. von Willebrand's disease).* Coagulopathie héréditaire, à transmission autosomique dominante, due à un déficit de l'antigène von Willebrand, activateur du facteur VIII. Elle se caractérise cliniquement par la présence d'ecchymoses et d'hématomes, d'épistaxis, de ménorragies, plus rarement par un purpura pétéchial. Le temps de saignement est allongé ; on observe une diminution de l'agrégation et de l'adhésion plaquettaires, et une déficience de l'activité coagulante et antigénique du facteur VIII. SYN. ***PSEUDOHÉMOPHILIE A, PSEUDO-HÉMOPHILIE HÉRÉDITAIRE.***

WILLENS (MÉTHODE DE) Mobilisation et kinésithérapie, immédiatement après une arthrotomie.

WILLETT ⊂⊃ (CLAMP DE) *(angl. Willett's clamp).* Clamp permettant, par une pression exercée au niveau du cuir chevelu du fœtus, de le tracter lors des présentations céphaliques. **⊂⊃ (FORCEPS DE)** *(angl. Willet's forceps).* Forceps exerçant une traction continue sur la tête fœtale, appliqué pour arrêter une hémorragie due à un placenta praevia.

WILLIAMS (SIGNES DE) *(angl. Williams' signs).* **1.** Diminution de l'ampliation thoracique gauche lors de l'inspiration, dans la péricardite adhésive. **2.** Résonance tympanique sourde perçue à l'auscultation du 2e espace intercostal dans les épanchements pleuraux abondants.

WILLIAMS-BEUREN (SYNDROME DE) *(angl. Williams' syndrome).* Sténose aortique sus-valvulaire, associée à un faciès typique avec élargissement du front, yeux écartés, macroglossie et à un retard mental.

WILLIS ⊂⊃ (CERCLE ARTÉRIEL DE) *(angl. arterial circle of Willis).* ☞ ***WILLIS (POLYGONE ARTÉRIEL DE).*** **⊂⊃ (CORDES DE)** *(angl. Willis' cords).* Brides fibreuses à l'intérieur des sinus de la dure-mère. **⊂⊃ (NERF ACCESSOIRE DE)** ☞ ***N. ACCESSOIRE (ATLAS ANATOMIQUE DES NERFS EN ANNEXE).*** **⊂⊃ (PARACOUSIE DE)** *(angl. Willis' paracusis).* Diminution de l'audition aérienne dans les conditions ordinaires, et exaltation paradoxale de l'audition dans les milieux en trépidation. **⊂⊃ (POLYGONE ARTÉRIEL DE)** ☞ ***CERCLE ARTÉRIEL DU CERVEAU.***

WILMS ⊂⊃ (OPÉRATION DE) *(angl. Wilms' operation).* Collapsothérapie par thoracoplastie, pour le traitement de la tuberculose pulmonaire. **⊂⊃ (TUMEUR DE)** *(angl. Wilms' tumor).* Tumeur maligne du rein survenant dans la petite enfance, de croissance rapide, constituée d'éléments embryonnaires, et qui donne souvent des métastases à distance. SYN. ***NÉPHROBLASTOME, ADÉNOSARCOME EMBRYONNAIRE DU REIN.***

WILSON ⊂⊃ (MALADIE DE) *(angl. Wilson's disease).* Maladie génétique rare, autosomique récessive, liée à une surcharge en cuivre, due à un déficit en ATPase 7B, un transporteur de métaux lourds. Le cuivre s'accumule dans le foie puis dans le système nerveux central. La maladie peut se manifester par une atteinte hépatique (hépatite, cirrhose), un syndrome extrapyramidal, des troubles psychiatriques (dépression) ou d'autres troubles (anémie hémolytique, ostéoporose, tubulopathie, etc.). Un anneau péricornéen de Kayser-Fleischer est constant en cas d'atteinte neurologique. Biologiquement, la céruléoplasminémie est basse, la cuprurie est élevée. L'évolution a été transformée par les chélateurs du cuivre (D-pénicillamine, etc.). **⊂⊃ (MUSCLE DE)** *(angl. Wilson's muscle).* Portion du muscle du sphincter de l'urètre membraneux.

WILSON ET MIKITY (SYNDROME DE) *(angl. Wilson-Mikity syndrome).* Emphysème pulmonaire pseudokystique bilatéral du prématuré guérissant parfois sous oxygénothérapie.

WILSON-BROCQ (DERMATITE EXFOLIATIVE DE) *(angl. exfoliative dermatitis).* Érythrodermie caractérisée par un érythème généralisé, et par des symptômes généraux, aboutissant à une desquamation foliacée étendue.

WINCKEL (MALADIE DE VON) *(angl. Winckel's disease).* Maladie grave des nouveau-nés, due au streptocoque ou au collibacille, caractérisée par une cyanose ictérique, une hémoglobinurie et des hématuries.

WINDIGO *s. m. (angl. witigo).* Trouble psychiatrique caractérisé par la conviction délirante de se transformer en un monstre gigantesque et dévoreur de chair humaine, qui s'observe chez certains indiens d'Amérique du Nord.

WINIWARTER (OPÉRATION DE) *(angl. Winiwarter's cholecystoenterostomy).* Technique de cholécysto-entérostomie.

WINSLOW ◇ **(HIATUS DE)** *(angl. foramen of Winslow).* ☞ ***FORAMEN OMENTAL.*** ◇ **(PANCRÉAS DE)** ☞ ***PROCESSUS UNCINÉ DU PANCRÉAS.***

WINTERBOTTOM (SIGNE DE) *(angl. Winterbottom's sign).* Adénopathies cervicales postérieures dans la maladie du sommeil.

WINTERGREEN (ESSENCE) *(angl. wintergreen).* Salicylate de méthyle ; essence des fleurs de *Gaultheria procumbens*, utilisée dans les rhumatismes.

WINTROBE (TUBE DE) *(angl. Wintrobe's hematocrit).* Tube de verre gradué, utilisé pour la détermination de la vitesse de sédimentation érythrocytaire. SYN. ***HÉMATOCRITE DE WINTROBE.***

WIRSUNG (CANAL DE) *(angl. Wirsung's duct).* ☞ ***CONDUIT PANCRÉATIQUE.***

WIRSUNGOGRAPHIE *s. f. (angl. pancreatography).* Radiographie du conduit pancréatique principal après injection d'un produit de contraste opaque aux rayons X dans ce canal.

WIRSUNGOJÉJUNOSTOMIE *s. f. (angl. wirsungojejunostomy).* Anastomose du conduit pancréatique à une anse du grêle. SYN. ***ANASTOMOSE WIRSUNGOJÉJUNALE.***

WISC Échelle d'intelligence pour enfants de 5 à 15 ans, de Wechsler (abréviation de *Wechsler intelligent scale for children*). Elle permet d'obtenir une cotation du quotient d'intelligence global, comprenant des notes de cotation d'une échelle verbale et d'une échelle de performance.

WISKOTT-ALDRICH (SYNDROME DE) *(angl. Wiskott-Aldrich syndrome).* Dermatite eczématiforme chronique associée à des complications purulentes (pyodermite, abcès, otite) et à une thrombocytopénie. Maladie héréditaire, à transmission récessive liée au sexe survenant chez les nourrissons masculins, et due à une carence immunitaire. Elle est toujours mortelle.

WISSLER-FANCONI (SYNDROME DE) *(angl. Wissler-Fanconi's syndrome).* Syndrome infantile caractérisé par des érythèmes récidivants, une polyadénopathie, une fièvre irrégulière, une hépatosplénomégalie, des arthropathies discrètes, et évoluant vers la guérison en quelques mois. L'autonomie de ce syndrome n'est pas admise par tous les auteurs.

WOAKES (ETHMOÏDITE DE) *(angl. Woakes' polyposis).* Ethmoïdite avec polypose. SYN. ***MALADIE DE WOAKES.***

WOHLFAHRTIA Genre de mouches. Les larves des espèces *W. magnifica* et *W. vigil* provoquent des myiases cutanées chez l'homme.

WOHLGEMUTH (UNITÉ) Unité de titrage colorimétrique de l'amylase sérique.

WOLFF ◇ **(CANAL DE)** *(angl. wolffian duct).* ☞ ***CANAL PRIMITIF.*** ◇ **(CORPS DE)** ☞ ***MÉSONÉPHROS.***

WOLFFIEN *adj. (angl. wolffian).* Qui se rapporte au mésonéphros (corps de Wolff).

WOLFF-PARKINSON-WHITE (SYNDROME DE) *(angl. Wolff-Parkinson-White syndrome).* Syndrome lié à l'existence anormale d'une ou de plusieurs voies de conduction supplémentaires et accessoires (faisceau de Kent) en plus du faisceau de His, assurant la connexion entre les atria et les ventricules. Les manifestations électrocardiographiques sont le raccourcissement de l'espace P-R et l'élargissement du complexe QRS déformé par un empattement de même sens que l'onde rapide et appelé onde delta.

WÖLFLER ◇ **(ADÉNOME DE)** *(angl. Wölfler's adenoma).* Variété de goitre nodulaire. ◇ **(OPÉRATION DE)** *(angl. Wölfler's gastroenterostomy).* Première technique publiée de gastro-entérostomie. ◇ **(SUTURE DE)** *(angl. Wölfler's suture).* Technique de suture de la paroi intestinale, effectuée en deux plans, d'abord la muqueuse, puis la couche musculoséreuse, les points de suture étant séparés et rapprochant les plans bord à bord.

WOLFRAM *s. m. (angl. wolfram).* **1.** SYN. ***TUNGSTÈNE.*** **2.** Tungstate naturel de fer et de manganèse (principal minerai de tungstène).

WOLFRAM (SYNDROME DE) *(angl. Wolfram's syndrome).* Syndrome héréditaire à transmission probablement autosomique récessive, associant un diabète sucré insulinoprive, un diabète insipide, une atrophie optique bilatérale, une surdité de perception et une atonie vésicale.

WOLMAN (MALADIE DE) *(angl. Wolman's disease).* Lipoïdose héréditaire par déficit en hydrolyse des triglycérides, à transmission récessive autosomique. Elle est caractérisée par des calcifications surrénaliennes, une hépatosplénomégalie et une surcharge en cholestérol. Le décès survient vers le quatrième mois de la vie. Ce syndrome est dû à un déficit en lipase acide lysosomiale.

WOOD ⊂ (FILTRE DE) *(angl. Wood's light filter).* Écran qui absorbe les rayons visibles du spectre et permet uniquement le passage des rayons ultraviolets. ⊂ **(LUMIÈRE DE)** *(angl. Wood's light).* Lumière qui a traversé un filtre éliminant les radiations visibles du spectre. Elle provoque la fluorescence et s'emploie comme moyen de diagnostic dans certaines dermopathies. ⊂ **(OPÉRATIONS DE)** *(angl. Wood's operations).* **1.** Fermeture d'un canal herniaire par des sutures sous-cutanées. **2.** Fermeture de l'exstrophie vésicale par un lambeau cutané de paroi abdominale, constituant ainsi la paroi interne de la vessie.

WORINGER-KOLOPP (MALADIE DE) *(angl. Woringer-Kolopp disease).* Forme évolutive du mycosis fongoïde. ☞ ***MYCOSIS FONGOÏDE.***

WORMIENS (OS) *(angl. wormian bones).* Petits os surnuméraires que l'on peut trouver entre les divers os du crâne.

WORMS (TÉTANOS CÉPHALIQUE DE) *(angl. cephalic tetanus).* Tétanos gravissisime où la porte d'entrée se situe dans la zone oculaire.

WPW (syndrome) *(angl. WPW syndrome).* ☞ ***WOLFF-PARKINSON-WHITE (SYNDROME DE).***

WREDEN (SIGNE DE) *(angl. Wreden's sign).* Preuve de mort fœtale basée sur la présence de substance gélatineuse dans l'oreille moyenne. Cette substance ne peut être expulsée que par l'établissement d'une pleine respiration. On n'en trouve jamais chez un nouveau-né qui a vécu 24 heures.

WRIGHT (OPÉRATIONS DE) *(angl. Wright's operations).* **1.** Arthrotomie du genou par une incision curviligne de convexité inférieure. **2.** Extraction du cristallin à travers une incision de la cornée, en cas de cataracte.

WRISBERG ⊂ (ANSE MÉMORABLE DE) Branche nerveuse unissant le nerf grand splanchnique droit et le nerf vague droit. ⊂ **(CARTILAGE DE)** *(angl. Wrisberg's cartilage).* ☞ ***CARTILAGE CUNÉIFORME.*** ⊂ **(NERF INTERMÉDIAIRE DE)** ☞ ***INTERMÉDIAIRE (NERF).***

WUCHERERIA Genre de vers nématodes de la famille des Filariidés, parasites du système lymphatique de l'homme. ⊂ ***BANCROFTI*** Espèce de filaires qui utilisent l'homme comme hôte définitif. Elle est largement répandue dans les régions tropicales et est particulièrement fréquente en Inde et dans les îles du Pacifique. Les microfilaires (formes embryonnaires) sont à périodicité nocturne. Cette espèce provoque la filariose lymphatique (lymphangites, adénites, éléphantiasis des membres ou des organes génitaux). La transmission des filaires se fait par des moustiques appartenant aux genres *Culex*, *Aedes*, *Mansonia*, et occasionnellement *Anopheles*. SYN. ***FILAIRE DE BANCROFT.*** ⊂ ***MALAYI*** ☞ ***BRUGIA MALAYI.***

WUETZER (OPÉRATION DE) *(angl. Wuetzer's operation).* Technique de cure radicale d'une hernie inguinale par invagination du scrotum dans le canal herniaire.

WUNDERLICH (SYNDROME DE) *(angl. Wunderlich's triad).* Hématome spontané périrénal, se manifestant par la triade suivante : douleur violente et brusque dans la région rénale, signe d'hémorragie interne et tuméfaction rétropéritonéale.

WYBURN-MASON (SYNDROME DE) *(angl. Wyburn-Mason syndrome).* Neuropathie paranéoplasique à type de polyradiculonévrite au cours de l'évolution d'un cancer bronchique.

WYLIE (OPÉRATION DE) *(angl. Wylie's operation).* Raccourcissement des ligaments ronds par repliement sur eux-mêmes et suture, utilisé pour traiter la rétroflexion utérine.

X

X ◇ **(CHROMOSOME)** *(angl. X chromosome).* ☞ ***CHROMOSOME.*** ◇ **(RAYONS)** *(angl. X rays).* ☞ ***RAYONS X.***

XANTHÉLASMA *s. m. (angl. xanthelasma).* Variété de xanthome ayant l'aspect de petites taches ovalaires de couleur jaune, localisées surtout aux paupières et constituées par un dépôt de cholestérol.

XANTHÉMIE *s. f. (angl. xanthemia).* Présence de substances colorées jaunes dans le sang. Ex. *caroténémie.*

XANTHINE *s. f. (angl. xanthine).* Base purique formée à partir de l'hypoxanthine ou de la guanine, la xanthine peut, à son tour, être oxydée et transformée en acide urique. L'enzyme responsable de cette réaction, la xanthine-oxydase, contient 0,03 % de molybdène, et constitue ainsi un oligoélément essentiel pour l'organisme. Il existe différents principes actifs dérivés de la xanthine, dont les plus importants en médecine sont : la caféine, la théophylline et la théobromine, que l'on trouve, respectivement, dans le café, le thé et le cacao. Ces trois xanthines stimulent le système nerveux central, agissent sur le rein en augmentant la diurèse, stimulent le muscle cardiaque et relâchent la musculature lisse, en particulier bronchique.

XANTHINURIE *s. f. (angl. xanthinuria).* Présence de xanthine dans l'urine. C'est une maladie métabolique héréditaire autosomique récessive due à un déficit en xanthine oxydase avec formation de calculs urinaires xanthiques.

XANTHIQUE *adj. (angl. xanthic).* **1.** Qui est de couleur jaune. **2.** Qui se rapporte à la xanthine.

XANTHO- *(angl. xantho-).* Préfixe d'origine grecque indiquant une relation avec la couleur jaune.

XANTHOCHROME *adj. (angl. xanthochromatic).* Qui est de couleur jaune ; se dit en particulier du liquide céphalorachidien après une hémorragie méningée.

XANTHOCHROMIE *s. f. (angl. xanthochromia).* **1.** Coloration jaune de la peau. **2.** Coloration jaune du liquide céphalorachidien, indice d'une hémorragie méningée.

XANTHOCYANOPSIE *s. f. (angl. xanthocyanopsia).* Trouble de la vision des couleurs se caractérisant par l'incapacité de reconnaître le rouge et le vert, le jaune et le bleu étant perçus normalement.

XANTHODERME *adj. (angl. xanthodermal).* Qui a la peau jaune.

XANTHODERMIE *s. f. (angl. xanthodermia).* Coloration jaune de la peau.

XANTHODONTE *adj. (angl. xanthodontous).* Qui a les dents jaunes.

XANTHO-ÉRYTHRODERMIA PERSTANS *(angl. xanthoerythroderma perstans).* Variété de parapsoriasis en plaques.

XANTHOFIBROME *s. m. (angl. xanthofibroma).* Xanthome comportant des éléments fibreux.

XANTHOGRANULOMATOSE *s. f. (angl. xanthogranulomatosis).* ☞ ***HAND-SCHÜLLER-CHRISTIAN (MALADIE DE).***

XANTHOGRANULOME *s. m. (angl. xanthogranuloma).* Réaction inflammatoire chronique du tissu adipeux, caractérisée par la présence de granulomes et d'histiocytes spumeux chargés de lipides. ◇ **RETROPÉRITONÉAL** Tumeur rétropéritonéale d'évolution maligne.

XANTHOMATEUX *adj. (angl. xanthomatous).* **1.** Qui se rapporte au xanthome. **2.** Qui est caractérisé par une accumulation de lipides.

XANTHOMATOSE *s. f. (angl. xanthomatosis).* Terme générique désignant les maladies du métabolisme des lipides caractérisées par la constitution, en différents points de l'organisme, de dépôts de cholestérol. Au niveau de la peau, ce processus pathologique aboutit à la formation de nodosités ou plaques jaunes situées dans l'épaisseur du derme. ◇ **CÉRÉBROTENDINEUSE** *(angl. cerebrotendinous —).* Xanthomatose touchant le cerveau, les tendons et la peau avec retard mental. ◇ **CUTANÉOMUQUEUSE AVEC DIABÈTE INSIPIDE** *(angl. Montgomery's syndrome).* Association chez l'enfant de xanthomes cutanés et muqueux avec un diabète insipide. ◇ **HYPERCHOLESTÉROLÉMIQUE FAMILIALE** *(angl. idiopathic hypercholesterolemic —).* Hyperlipidémie de type IIa dans sa forme homozygote.

XANTHOME *s. m. (angl. xanthoma).* Dépôt de cholestérol dans la peau, les tendons, les os, se présentant sous forme de taches ou de nodules jaunes contenant des cellules histiocytoires au plasma spumeux. ◇ **DIABÉTIQUE** *(angl. diabetic —).* Xanthome cutané observé parfois chez les diabétiques présentant une hypercholestérolémie. ◇ **JUVÉNILE** *(angl. juvenile xanthogranuloma).* Formation cellulaire bénigne de l'enfance apparaissant dans la peau sous la forme d'un nodule jaunâtre ou brunâtre, le plus souvent au niveau de la tête, du cou et du tronc. Elle disparaît spontanément au bout de 1 à 2 ans. SYN. ***XANTHOGRANULOME JUVÉNILE, NÆVO-XANTHO-ENDOTHÉLIOME.*** ◇ **PLAN** *(angl. planar —).* Xanthomes cutanés en particulier des paupières (xanthélasma). ◇ **SYNOVIAL** *(angl. synovial —).* Petite tumeur bénigne, formée dans une gaine tendineuse ou une bourse synoviale. ◇ **TUBÉREUX MULTIPLE** *(angl. eruptive —).* Variété de lipoïdose caractérisée par la formation de nodules en relief, localisés notamment sur les paumes des mains, les plantes des pieds et les plis de flexion. SYN. ***XANTHOME ÉRUPTIF.***

XANTHONYCHIE *s. f. (angl. xanthonychia).* Ongle jaune.

XANTHOPHOSE *s. f. (angl. xanthophose).* Sensation visuelle subjective de perception de lumière jaune.

XANTHOPSIE *s. f. (angl. xanthopsia).* Trouble de la vision dans lequel les objets paraissent colorés en jaune. Il est parfois observé dans l'ictère et dans les intoxications par la santonine ou l'acide picrique.

XANTHOPSYLLA CHEOPIS ☞ ***XENOPSYLLA CHEOPIS.***

XANTHOSIS *s. m. (angl. xanthosis).* SYN. ***XANTHOCHROMIE.***

Xe *(angl. Xe).* Symbole chimique du xénon.

XÉNO- *(angl. xeno-).* Préfixe d'origine grecque signifiant étranger.

XÉNO-ANTICORPS *s. m. (angl. xeno antibody).* ☞ ***HÉTÉROANTICORPS.***

XÉNO-ANTIGÈNE *s. m. (angl. xeno antigen).* ☞ ***HÉTÉROANTIGÈNE.***

XÉNOBIOTIQUE *s. m. (angl. xenobiotic).* Substance étrangère à l'organisme vivant.

XÉNODIAGNOSTIC *s. m. (angl. xenodiagnosis).* Méthode de diagnostic consistant à rechercher l'agent causal d'une maladie parasitaire chez un hôte intermédiaire qui a été infecté par le sang du malade.

XÉNOGÈNE *adj. (angl. xenogenous).* Qui est provoqué par un corps étranger. ☞ ***EXOGÈNE.***

XÉNOGÉNIQUE *adj. (angl. xenogenic).* Qualifie les différences antigéniques entre les espèces. SYN. ***HÉTÉROLOGUE.***

XÉNOGREFFE *s. f. (angl. xenograft).* ☞ ***HÉTÉROGREFFE.***

XÉNON *s. m. (angl. xenon).* Élément de numéro atomique 54 et de masse atomique 131,3. C'est un gaz inerte. Symbole : Xe.

XÉNOPARASITISME *s. m. (angl. xenoparasitism).* Réaction analogue à celle que produit un parasite dans l'organisme, survenant lors de l'introduction d'un corps étranger inerte.

XÉNOPHOBIE *s. f. (angl. xenophobia).* Aversion morbide pour les étrangers.

XÉNOPHONIE *s. f. (angl. xenophonia).* Altération de la phonation faisant penser à un accent étranger.

XÉNOPHTALMIE *s. f. (angl. xenophthalmia).* Réaction inflammatoire de la conjonctive due à la présence d'un corps étranger.

XENOPSYLLA CHEOPIS Puce cosmopolite parasite de divers rongeurs. Elle constitue le principal réservoir de la peste du rat et de l'homme.

XÉRO- *(angl. xero-).* Préfixe d'origine grecque signifiant sec.

XERODERMA PIGMENTOSUM *(angl. xeroderma pigmentosum).* Dystrophie cutanée héréditaire transmise comme caractère récessif autosomique. Affection rare et gravissime, due à une sensibilité anormale de la peau aux rayons solaires, et qui apparaît dans la petite enfance. Elle est caractérisée par l'apparition de plaques ou d'ulcères cutanés, avec télangiectasies, troubles trophiques et pigmentaires et la survenue de tumeurs cutanées multiples malignes.

XÉRODERMIE *s. f. (angl. xeroderma).* Affection cutanée caractérisée par une sécheresse excessive de la peau avec desquamation fine et poudreuse.

XÉROGRAPHIE *s. f. (angl. xerography).* Méthode de reproduction photographique donnant des images très contrastées fondée sur la propriété du sélénium de devenir conducteur d'électricité. On utilise les plaques xérographiques pour obtenir des radiographies sans les manipulations chimiques que comportent les clichés radiographiques classiques.

XÉROMAMMOGRAPHIE *s. f. (angl. xeromammography).* Procédé d'examen radiologique du sein, en vue du dépistage d'un cancer, utilisant, à la place du film photographique de la mammographie conventionnelle, une plaque d'aluminium recouverte d'une couche de sélénium ionisé. Grâce à cette technique, on peut obtenir des contrastes supérieurs à ceux de la mammographie classique.

XÉROPHTALMIE *s. f. (angl. xerophthalmia).* Sécheresse de la conjonctive, qui devient blanchâtre et perd de son éclat. Elle entraîne l'opacité de la cornée. Elle est due à une inflammation chronique (trachome) ou à une carence en vitamine A. SYN. ***XÉROME.***

XÉRORADIOGRAPHIE *s. f. (angl. xeroradiography).* Technique de radiographie utilisant la xérographie.

XÉROSIS *s. m. (angl. xerosis).* Sécheresse de la conjonctive, qui est souvent le premier stade de la xérophtalmie.

XÉROSTOMIE *s. f. (angl. xerostomia).* Sécheresse de la bouche due à une diminution ou une absence de sécrétions salivaires. SYN. ***APTYALISME, ASIALIE.***

XIPHISTERNUM *s. m. (angl. xiphisternum).* SYN. ***APPENDICE XIPHOÏDE.***

XIPHODIDYME *s. m. (angl. xiphodidymus).* ☞ ***XIPHOPAGE.***

XIPHODYNIE *s. f. (angl. xiphodynia).* Douleur à la pression de l'appendice xiphoïde.

XIPHOÏDE *adj. (angl. xiphoid).* ☞ ***PROCESSUS XIPHOÏDIEN.***

XIPHOÏDIEN *adj. (angl. xiphisternal).* Qui se rapporte à l'appendice xiphoïde.

XIPHOPAGE *s. m. (angl. xiphopagus).* Monstre double dont les deux composants sont unis face à face, de l'ombilic à l'appendice xiphoïde. SYN. ***XIPHODIDYME.***

XYL-, XYLO- *(angl. xyl- xylo-).* Préfixes d'origine grecque indiquant une relation avec le bois.

XYLOCÉTOSE *s. m. (angl. xyloketose).* ☞ ***XYLULOSE.***

XYLOSE *s. m. (angl. xylose).* Aldopentose obtenu à partir du bois de hêtre, du chanvre indien, etc., que l'on trouve parfois dans l'urine.

XYLULOSE *s. m. (angl. xylulose).* Cétopentose correspondant au xylose. Il est éliminé par l'urine dans les cas de pentosurie.

Y

Y *(angl. Y).* Symbole chimique de l'yttrium. ◇ **(CHROMOSOME)** ☞ ***CHROMOSOME.***

YANKAUER (OPÉRATION DE) *(angl. Yankauer's operation).* Traitement de la suppuration chronique de l'oreille moyenne par curetage de l'extrémité osseuse de la trompe auditive, dans le but d'arrêter la progression de l'infection du nasopharynx.

YAOURT *s. m.* ☞ ***YOGOURT.***

YAWS *s. m.* ☞ ***PIAN.***

Yb *(angl. Yb).* Symbole chimique de l'ytterbium.

YERSIN (SÉRUM DE) *(angl. Yersin's serum).* Le premier sérum antipesteux.

YERSINIA Genre de bacilles à Gram négatif de la famille des *Enterobacteriaceae.* ◇ ***ENTEROCOLITICA*** Agent responsable de gastro-entérites aiguës. ◇ ***PESTIS*** Agent responsable de la peste. SYN. ***PASTEURELLA PESTIS, BACILLE PESTEUX, BACILLE DE YERSIN.*** ◇ ***PSEUDOTUBERCULOSIS*** Bactérie responsable chez l'homme d'adénites mésentériques et de septicémies. SYN. ***PASTEURELLA PSEUDOTUBERCULOSIS, BACILLE DE MALASSEZ ET VIGNAL.***

YERSINIOSE *s. f. (angl. yersiniosis).* Affection causée par un bacille du genre *Yersinia.*

YOGOURT *s. m. (angl. yoghurt).* Variété de lait fermenté, qui se prépare en faisant réduire le lait, par évaporation, à la moitié de son volume et en le soumettant ensuite à l'action d'un ferment lactique. SYN. ***YAOURT, YOGHOURT.***

YOHIMBINE *s. f. (angl. yohimbine).* Alcaloïde extrait de l'écorce et des feuilles de *Corynanthe yohimbe* (yohimbé). Il possède des propriétés alpha-bloquantes. On utilisait autrefois le chlorhydrate de yohimbine, sur des bases discutables, dans l'impuissance fonctionnelle, sous forme de comprimés ou d'injections hypodermiques.

YOUNG ◇ **(OPÉRATION DE)** *(angl. Young's operation).* Exérèse des vésicules séminales, des lobes latéraux de la prostate, des canaux déférents et des épididymes dans le traitement radical de la tuberculose génitale de l'homme. ◇ **(SYNDROME DE)** *(angl. Young's syndrome).* Syndrome d'hyperfonction de l'hormone somatotrope, caractérisé par une obésité acquise durant la grossesse, la naissance d'un enfant mort-né ou d'un enfant vivant pesant plus de 4 kg, une hyperlactation et l'apparition tardive d'un diabète sucré.

YPÉRITE *s. f. (angl. yperite).* Sulfure d'éthyle dichloré ; liquide huileux, utilisé comme gaz de combat vésicant pendant la Première Guerre mondiale. Le nom « ypérite » vient de la ville belge d'Ypres, où ce gaz a été employé en 1917. SYN. ***GAZ MOUTARDE.***

YTTERBIUM *s. m. (angl. ytterbium).* Élément chimique de numéro atomique 70, de masse atomique 173,04. Il appartient au groupe des terres rares. Symbole : Yb.

YTTRIUM *s. m. (angl. yttrium).* Élément chimique de numéro atomique 39, de masse atomique 88,905, appartenant au groupe des terres rares. Symbole : Y.

Z

ZANDER (APPAREIL DE) *(angl. Zander's apparatus).* Appareil utilisé pour la mobilisation passive d'un membre ou du corps entier.

ZAUFAL (SIGNE DE) *(angl. Zaufal's sign).* Nez en selle, caractéristique de la syphilis nasale, mais se rencontre également dans la lèpre et peut être d'origine congénitale.

ZEA Genre de plante herbacée de la famille des Graminées, dont la seule espèce est *Zea mays* (le maïs).

ZÉINE *s. f. (angl. zein).* Protéine jaunâtre de la farine de maïs ; elle ne contient ni tryptophane ni lysine.

ZEIS (GLANDES DE) ☞ ***GLANDES SÉBACÉES CONJONCTIVALES.***

ZÉISME *s. m. (angl. zeism).* Pellagre due à l'ingestion excessive de maïs.

ZELLWEGER (SYNDROME DE) *(angl. Zellweger's syndrome).* Affection malformative transmise selon le mode autosomique récessif rapidement fatale associant des lésions craniofaciales, cérébrales, cardiaques, hépatiques et rénales.

ZENKER ◇ **(DÉGÉNÉRESCENCE DE)** *(angl. Zenker's degeneration).* Dégénérescence vitreuse caractéristique des muscles, observée dans des états fébriles aigus. ◇ **(DIVERTICULE DE)** *(angl. Zenker's diverticulum).* Diverticule de l'œsophage, créé par pression, au niveau de son union avec le pharynx.

ZÉZAIEMENT *s. m. (angl. lisping).* Vice de prononciation consistant à substituer le son *z* aux sons *ch*, *j* et *g* doux.

ZIDOVUDINE *s. f. (angl. zidovudine).* Médicament antiviral qui agit en inhibant la réplication du VIH et qui est utilisé dans le traitement des patients atteints du sida. SYN. ***AZIDOTHYMIDINE, AZT.***

ZIEGLER (OPÉRATION DE) *(angl. Ziegler's iridectomy).* Technique pour la création d'une pupille artificielle par iridectomie en V.

ZIEHEN-OPPENHEIM (MALADIE DE) *(angl. Ziehen-Oppenheim disease).* Dystonie musculaire à caractère familial déformante touchant surtout les juifs polonais et russes.

ZIEHL (COLORANT DE) *(angl. Ziehl-Neelsen stain).* Colorant utilisé en bactériologie, composé de fuchsine (1 g), d'acide phénique (5 g), d'alcool absolu (10 mL) et d'eau distillée (100 mL).

ZIEHL-NEELSEN (COLORATION DE) *(angl. Ziehl-Neelsen method).* Méthode de coloration utilisée pour la mise en évidence des bactéries acido-alcoolorésistantes (notamment de *Mycobacterium tuberculosis*) utilisant le colorant de Ziehl. Les bactéries acidorésistantes apparaissent colorées en rouge (couleur due à la fuchsine). SYN. ***MÉTHODE DE ZIEHL-NEELSEN.***

ZIEVE (SYNDROME DE) Association d'une hépatomégalie, d'une cholestase, d'une hyperlipidémie et d'une anémie hémolytique chez des sujets alcooliques chroniques.

ZIMMERLIN (MALADIE DE) *(angl. Zimmerlin's atrophy).* Atrophie musculaire progressive familiale touchant les muscles de la moitié supérieure du corps.

ZIMMERMANN (RÉACTION DE) *(angl. Zimmermann's reaction).* Réaction colorimétrique utilisée pour le dosage des 17-cétostéroïdes. Ceux-ci présentent une coloration pourpre en milieu alcalin et en présence de métadinitrobenzène.

ZINC *s. m. (angl. zinc).* Métal de couleur blanc bleuté, de numéro atomique 30 et de masse atomique 65,37. Certains de ses sels sont utilisés pour leurs propriétés astringentes et antiseptiques. Symbole : Zn.

ZINCOPÉNIE *s. f. (angl. zinc deficiency).* Carence de l'organisme en zinc, se traduisant par une petite taille, un hypogonadisme, une peau rugueuse, une hépatosplénomégalie, une anémie ferriprive et une bradypsychic.

ZINCOSE *s. f.* Pneumoconiose provoquée par l'inhalation de poussières de zinc.

ZINN ◇ **(ANNEAU DE)** ☞ ***ANNEAU TENDINEUX COMMUN.*** ◇ **(CERCLE ARTÉRIEL DE)** *(angl. Zinn's artery).* ☞ ***CERCLE ARTÉRIEL DU NERF OPTIQUE.*** ◇ **(TENDON DE)** ☞ ***ANNEAU TENDINEUX COMMUN.*** ◇ **(ZONULE DE)** ☞ ***ZONULE CILIAIRE.***

ZINSSER-ENGMAN-COLE (SYNDROME DE) *(angl. Zinsser-Cole-Engman syndrome).* Dyskératose congénitale avec dystrophie unguéale et leucoplasie buccale. Affection héréditaire, à transmission récessive d'évolution fatale.

ZIRCONIUM *s. m. (angl. zirconium).* Élément métallique ; numéro atomique : 40 ; masse atomique : 91,22. L'oxyde de zirconium était utilisé autrefois en radiographie. Symbole : Zr.

Zn *(angl. Zn).* Symbole chimique du zinc.

ZOANTHROPIE *s. f. (angl. zoanthropy).* Délire dans lequel le sujet se croit transformé en animal.

ZOLLINGER-ELLISON (SYNDROME DE) *(angl. Zollinger-Ellison syndrome).* Syndrome caractérisé par une sécrétion massive d'acide chlorhydrique gastrique avec hypertrophie considérable des glandes et de la muqueuse gastrique, provoquant des ulcères gastro-duodénaux et jéjunaux multiples et récidivants malgré le traitement chirurgical. Il est dû à une tumeur du pancréas (gastrinome) produisant une grande quantité de gastrine.

ZONA *s. m. (angl. herpes zoster).* Dermatose aiguë due à un virus identique à celui de la varicelle, famille des *Herpesviridae*, caractérisée par une éruption presque toujours unilatérale de vésicules sur fond érythémateux, disposées par groupes sur le trajet d'un nerf sensitif. Des douleurs névralgiques intenses peuvent précéder et accompagner l'éruption, et persister longtemps après la guérison. ◇ **INCERTA** ☞ ***FOREL (CHAMPS DE).*** ◇ **OPHTALMIQUE** *(angl. zona ophtalmica).* Zona situé sur le trajet du nerf ophtalmique, et souvent associé à des complications oculaires.

ZONE *s. f. (angl. zone).* Région délimitée sur une surface, un corps. ☞ ***AIRE.*** ◇ **CILIAIRE DE L'IRIS** *(angl. ciliary —).* Zone de la face antérieure de l'iris située en dehors du petit cercle artériel de l'iris. ◇ **ÉPILEPTOGÈNE** *(angl. epileptogenic —).* Zone dont la stimulation peut provoquer une crise d'épilepsie. ◇ **ÉROGÈNE** *(angl. erogenous —).* Région du corps dont l'excitation peut donner lieu à des sensations de plaisir sexuel. ◇ **GÂCHETTE** *(angl. trigger —).* Toute zone du corps dont la stimulation déclenche une réaction spécifique (névralgie, notamment). ◇ **ORBICULAIRE** *(NA. zona orbicularis). (angl. orbicular —).* Épais anneau de la capsule coxofémorale, situé autour de l'acétabulum. ◇ **PELLUCIDE** *(angl. pellucid —).* Fine couche fibrillaire qui recouvre l'ovocyte à l'intérieur du follicule ovarien. SYN. ***MEMBRANE PELLUCIDE.*** ◇ **PUPILLAIRE DE L'IRIS** *(angl. pupillary —).* Zone de la face antérieure de l'iris située en dedans du petit cercle artériel de l'iris. ◇ **TRANSITIONNELLE** *(angl. transition —).* Partie du cristallin dans laquelle les cellules épithéliales se transforment graduellement en fibres cristalliniennes.

ZONULAIRE *(angl. zonular).* Qui se rapporte à la zonule ciliaire. S'utilise aussi comme substantif.

ZONULE CILIAIRE *(NA. zonula ciliaris). (angl. ciliary zonule).* Ensemble des fibres qui maintiennent le cristallin en position dans le globe oculaire.

ZONULITE *s. f. (angl. zonulitis).* Inflammation de la zonule ciliaire.

ZONULOLYSE *s. f. (angl. zonulolysis).* Technique consistant à injecter dans l'œil une enzyme (l'alpha-chymotrypsine) qui détruit la zonule ciliaire et facilite l'extraction du cristallin.

ZOO- *(angl. zoo-).* Préfixe d'origine grecque indiquant une relation avec les animaux.

ZOOMANIE *s. f. (angl. zoomania).* Amour morbide pour les animaux.

ZOOMYLE *s. m. (angl. zoomylus).* Monstre absolument informe constitué par un amas de débris osseux, de poils, de dents, de sérosité, etc., dans une membrane dermoïde implantée directement sur la muqueuse utérine.

ZOON (BALANITE DE) *(angl. plasma cell balanitis).* Balanite chronique à plasmocytes.

ZOONOSE *s. f. (angl. zoonosis).* **1.** Maladie causée par des parasites animaux. **2.** Maladie animale.

ZOOPARASITE *s. m. (angl. zooparasite).* Parasite animal.

ZOOPHILIE *s. f. (angl. zoophilism).* **1.** Affection morbide pour les animaux, pouvant aller jusqu'à la bestialité. **2.** Tendance de certains insectes à se nourrir sur les animaux domestiques plutôt que sur l'homme.

ZOOPHOBIE *s. f. (angl. zoophobia).* Crainte morbide suscitée par certains animaux.

ZOOPLASTIE *s. f. (angl. zooplasty).* Transplantation d'un tissu animal dans l'organisme humain.

ZOOPROPHYLAXIE *s. f. (angl. zooprophylaxis).* Protection de l'homme exercée par des animaux sur lesquels certains anophèles se nourrissent plus volontiers que sur l'homme.

ZOOPSIE *s. f. (angl. zoopsia).* Hallucination visuelle dans laquelle le sujet voit des animaux, généralement terrifiants. Elle est fréquente dans le délirium tremens.

ZOOSPORE *s. f. (angl. zoospore).* Spore pourvue de flagelles permettant le déplacement.

ZOOTOMIE *s. f. (angl. zootomy).* **1.** Partie de la zoologie qui traite de l'anatomie des animaux. **2.** Dissection des animaux.

ZOOTOXINE *s. f. (angl. zootoxin).* Substance toxique produite par un animal, telle que le venin des serpents.

ZOSTÉRIEN *adj. (angl. zoster).* Qui se rapporte ou qui est dû au zona. SYN. ***ZONATEUX.***

ZOSTÉRIFORME *adj. (angl. zosteroid).* Qui ressemble au zona. SYN. ***ZONIFORME.***

Zr *(angl. Zr).* Symbole chimique du zirconium.

ZUCKERKANDL ◇ **(DÉHISCENCES DE)** *(angl. Zuckerkandl's dehiscences).* Petites fissures observées de façon inconstante sur la lame papyracée de l'ethmoïde. ◇ **(ORGANES DE)** ☞ ***CORPS PARA-AORTIQUE.***

ZUMBUSCH (SYNDROME DE) *(angl. Zumbusch's psoriasis).* Psoriasis pustuleux généralisé.

ZYGAPOPHYSE *s. f. (NA. zygapophysis). (angl. zygapophysis).* Processus articulaire vertébral.

ZYGION *s. m. (angl. zygion).* Point craniométrique correspondant au point le plus latéral de l'arcade zygomatique.

ZYGOMA *s. m. (angl. zygoma).* SYN. ***PROCESSUS ZYGOMATIQUE.***

ZYGOMATIQUE *adj. (angl. zygomatic).* Qui se rapporte à la pommette. ⇨ **(OS)** Os de la face entre le maxillaire et la fosse temporale. SYN. ***OS MALAIRE.***

ZYGOSE *s. f. (angl. zygosis).* Union sexuelle de deux organismes unicellulaires.

ZYGOSPORE *s. f. (angl. zygospore).* ☞ ***ZYGOTE.***

ZYGOTE *s. m. (angl. zygote).* Cellule résultant de la conjugaison de deux gamètes ; ovule fécondé.

ZYMASE *s. f. (angl. zymase).* Enzyme ou ferment soluble.

ZYMOGÈNE *s. m. (angl. zymogen).* **1.** Précurseur inactif d'une enzyme. Proenzyme. **2.** Bactérie qui provoque une fermentation.

ZYMOGRAMME *s. m. (angl. zymogram).* Ensemble des différentes bandes obtenues sur papier par électrophorèse de solutions d'enzyme. Il est très utilisé en taxonomie bactérienne.

ZYMOHYDROLYSE *s. f.* ☞ ***ZYMOLYSE.***

ZYMOLOGIE *s. f. (angl. zymology).* Étude des fermentations, notamment de celles produites par les levures.

ZYMOLYSE *s. f. (angl. zymolysis).* Fermentation ou digestion par des enzymes.

ZYMOTECHNIE *s. f. (angl. fermentation technology).* **1.** Étude et technique des fermentations. **2.** Branche de la chimie qui traite de l'application industrielle des fermentations.

ZYMOTIQUE *adj. (angl. zymotic).* Qui se rapporte ou qui est dû à la fermentation.

Annexes

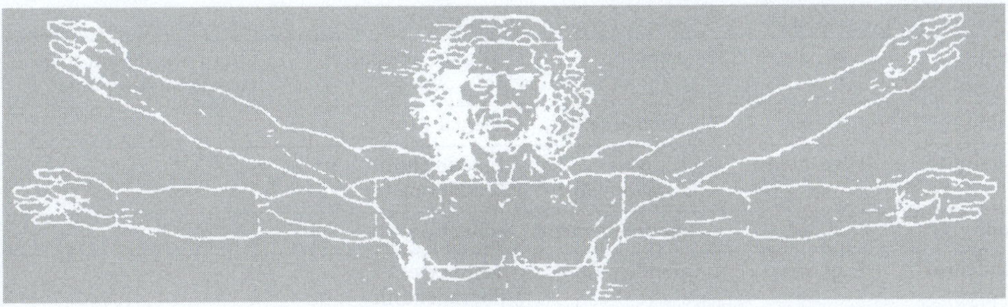

Étymologie

Introduction

Les termes médicaux sont en grande partie issus des racines grecques et latines. Aujourd'hui encore on puise dans ces racines pour former les nouveaux termes médicaux.

Les affixes sont des éléments qui s'ajoutent à un mot pour en former un autre. Ils peuvent être placés avant le mot (préfixe : ***dés****-hydratation) ou après (suffixe : appendic-****ectomie****).*

Les préfixes sont notés : ***péri-***

Les suffixes sont notés : ***-fuge***

Les éléments qui peuvent être placés au début, au milieu ou à la fin d'un mot sont notés :
-plasm(o)-

L'élément est accompagné du mot qui est à son origine, et de la signification de ce mot. Chaque élément est illustré par un ou plusieurs exemples qui mettent en évidence son emploi en fonction des mots auxquels il s'ajoute.

Les emplois et notes précisent le sens actuel employé en médecine lorsqu'il s'est éloigné du sens premier des éléments. On y retrouve aussi les synonymes, les contraires et des recommandations d'usage.
Les exemples cités sont définis dans le dictionnaire.

Abréviations

SYN.	synonyme
VAR.	variante graphique
CONTR.	contraire
gr.	grec
la.	latin
ar.	arabe

ÉLÉMENT	ORIGINE	SIGNIFICATION	EXEMPLE	EMPLOI ET NOTES
a-	gr. *a*	privation	aphasie, anesthésie	S'écrit *an-* devant une voyelle ou un *h* muet.
ab-	la. *ab*	éloignement	abaxial	
actin(o)-	gr. *aktis*	1. rayon 2. rayonnement	1. actiniforme 2. actinomètre	
ad-	la. *ad*	rapprochement	adduction	
-adén(o)-	gr. *adên*	glande	adénocyte, fibroadénome	
-adrén(o)-	la. *ad + renes*	glandes surrénales	noradrénaline, adrénergique	Élément formé de deux racines latines.
-aér(o)-	gr. *aêr*	air	anaérobie, aérogel	
-agogue	gr. *agein*	conduire vers	cholagogue	
-alg(o)-	gr. *algos*	douleur	lombalgie, antalgique, algésimètre	
allo-	gr. *allos*	autre, différent	allogreffe	
an-	-	-	-	Voir *a-*.
ana-	gr. *ana*	1. en haut 2. contraire 3. en arrière	1. anatomie 2. anaphylaxie 3. anabiose	Signifie aussi *en excès, de nouveau.*
-andr(o)-	gr. *andros*	homme, mâle	androgyne, polyandrie	
-angi(o)-	gr. *aggeion*	vaisseau	angiome, lymphangite	
anté-	la. *ante*	1. avant 2. devant	1. anténatal 2. antéposition	
-anthrop(o)-	gr. *anthrôpos*	être humain	anthropophagie, misanthropie	
aort(o)-	gr. *aortê*	aorte	aortectomie	
aqu-	la. *aqua*	eau	aqueux	
-arthr(o)-	gr. *arthron*	articulation	arthrose, polyarthrite	
-ase	gr. *asi*	-	amylase	Suffixe servant à former des noms d'enzymes.
athér(o)-	gr. *athêra*	bouillie	athérosclérose	Désigne un dépôt lipidique.
audi(o)-	la. *audire*	entendre	audiogramme	
-auricul(o)-	la. *auricula*	oreille	1. auriculothérapie 2. auriculotomie	1. Désigne l'oreille. 2. Désigne l'oreillette.
auto-	gr. *autos*	soi-même	autogreffe	
-ax(o)-	la. *axis*	essieu	axoneurone, névraxe	
-bactér(i)(o)-	gr. *baktêria*	bâton	bactériolytique, nitrobactérie	
-bio-	gr. *bios*	vie	biomasse, amphibie	
-blast(o)-	gr. *blastos*	germe	ectoblaste, blastospore	Désigne la formation par bourgeonnement des cellules et des tissus embryonnaires.
blenn(o)-	gr. *blenna*	mucus	blennorragie	

ÉLÉMENT	ORIGINE	SIGNIFICATION	EXEMPLE	EMPLOI ET NOTES
bléphar(o)-	gr. *blepharon*	paupière	blépharite	
-boulie	gr. *boulê*	volonté	aboulie	
brachy-	gr. *brakhus*	court	brachycéphale	
brady-	gr. *bradus*	lent	bradycardie	
-bronch(o)-	gr. *brogkhia*	bronche	bronchiolite, trachéobronchite	
bucc(o)-	la. *bucca*	bouche	buccinateur	
-bulb(o)-	la. *bulbus*	oignon	bulbonucléaire, pseudobulbaire	
burs(o)-	gr. *bursa*	outre	bursotomie	Désigne les bourses séreuses.
caco-	gr. *kakos*	mauvais	cacostomie	
-cæc(o)-	la. *caecus*	aveugle	cæcoptose, iléocæcal	
-calc(i)(o)-	la. *calx, calcis*	chaux	1. décalcification 2. calcul	1. Désigne le calcium. 2. Désigne un caillou.
-cancér(o)-	la. *cancer*	crabe	cancérogène, précancéreux	SYN. -carcin(o)-.
capill(o)-	la. *capillus*	cheveu	capillarité	
-capn(o)-	gr. *kapnos*	fumée	hypercapnie, capnophile	Entre dans la construction de mots relatifs au dioxyde de carbone.
-carcin(o)-	gr. *karkinos*	crabe	adénocarcinome, carcinomateux	SYN. -cancér(o)-.
-cardi(o)-	gr. *kardia*	cœur	tachycardie, cardiologue	
-carp(o)-	gr. *karpos*	jointure	métacarpe, carpien	Désigne les os du poignet.
-cary(o)-	gr. *karuon*	noix, noyau	eucaryote, karyocyte	VAR. -kary(o)-.
cata-	gr. *kata*	1. de haut en bas 2. recul 3. dégradation	1. cataphorie 2. catamnèse 3. catabolisme	
-cèle	gr. *kêlê*	tumeur	varicocèle	Désigne une dilatation localisée, souvent due à une accumulation de liquide, un prolapsus ou une hernie.
-cellul(o)-	la. *cellula*	chambre	unicellulaire, cellulite	Entre dans la construction de mots relatifs à la cellule.
-centèse	gr. *kentein*	piquer	amniocentèse	
-centr(o)-	gr. *kentron*	pointe	centrifuge, égocentrisme	Aussi du latin *centrum*, centre.
-céphal(o)-	gr. *kephalê*	tête	céphalée, acrocéphalie	
cérébell(o)-	la. *cerebellum*	petite cervelle	cérébellite	Désigne le cervelet.
-cérébr(o)-	la. *cerebrum*	cerveau	cérébrosclérose, décérébration	Désigne le cerveau.

ÉLÉMENT	ORIGINE	SIGNIFICATION	EXEMPLE	EMPLOI ET NOTES
cervic(o)-	la. *cervix*	1. cou, nuque 2. col	1. cervical 2. cervicectomie	
chéil(o)-	gr. *kheilos*	lèvres	chéiloschisis	SYN. labi(o)-.
chéir(o)-	-	-	-	Voir -chir(o)-.
-chir(o)-	gr. *kheir*	main	chiropracteur, neurochirurgie cheiroplastie	VAR. chéir(o)-.
-chol(o)-	gr. *kholê*	bile	acholie, cholate	
-chondr(o)-	gr. *khondros*	cartilage	périchondre, chondrocrâne	
chor(i)(o)-	gr. *khorion*	membrane	1. chorioadénome 2. choroïdérémie	1. Désigne le chorion. 2. Désigne la choroïde.
-chrom(at)(o)-	gr. *khrôma*	1. couleur 2. chrome	1. dyschromie 2. chromisme	
-chron(o)-	gr. *khrônos*	temps	chronobiologie, isochrone	
chyl(o)-	gr. *khulos*	suc	chylothorax	
-chym(o)-	gr. *khumos*	humeur	1. ecchymose 2. chymotrypsine	1. Désigne un épanchement liquidien. 2. Désigne un suc.
-cide	la. *caedere*	tuer	bactéricide	
-ciné-	-	-	-	Voir -kiné(si)-.
-clasie	gr. *klasis*	cassure	odontoclasie	
-clast-	gr. *klastos*	briser	ostéoclaste, clastique	
-cocc(o)-	1. gr. *kokkos* 2. gr. *kokkux*	1. graine 2. coucou	1. coccus, streptocoque 2. coccydynie, coccygodynie	1. Désigne les bactéries du genre coccus. VAR. -coque. 2. Désigne le coccyx, dont la forme rappelle le bec du coucou. VAR. -coccyg(i)(o)-.
-coccyg(i)(o)-	-	-	-	Voir -cocc(o)-.
cœli(o)-	gr. *koilos*	creux	cœlioscopie	Indique une relation avec la cavité abdominale.
-col(o)-	gr. *kôlon*	intestin	colique, mégacôlon	Désigne le côlon. Seul l'adjectif *colique* s'écrit sans accent circonflexe sur le *ô*.
-colp(o)-	gr. *kolpos*	vagin	colpocytologie, hématocolpos	
-condyl(o)-	gr. *kondulos*	articulation	épicondyle	Désigne les articulations.
contr(a)-	la. *contra-*	opposition	contraceptif, contrepoison	VAR. contr(e)-.
contr(e)-	-	-	-	Voir contr(a)-.
copr(o)-	gr. *kopros*	excrément	coproculture	SYN. fécal(o)-, scato-.
-coque	-	-	-	Voir -cocc(o)-.

ÉLÉMENT	ORIGINE	SIGNIFICATION	EXEMPLE	EMPLOI ET NOTES
-coron(ar)(o)-	la. *corona*	couronne	1. coronaire 2. péricoronarite	1. Désigne les artères coronaires. 2. Désigne la couronne d'une dent.
cortic(o)-	la. *cortex*	écorce	corticostéroïde	Désigne le cortex cérébral ou surrénal.
cox(o)-	la. *coxa*	hanche	coxarthrose	SYN. ischi(o)-.
-cran(i)(o)-	gr. *kranion*	crâne	intracrânien, craniophore	Seuls les mots *crâne* et *crânien* s'écrivent avec un accent circonflexe sur le *â*.
cry(o)-	gr. *kruos*	froid	cryothérapie	
-cut(i)-	la. *cutis*	peau	cutané, percutané	SYN. -derm(at)(o)-.
-cyan(o)-	gr. *kuanos*	bleu	acrocyanose, cyanosé	
-cycl(o)-	gr. *kuklos*	cercle, roue	1. cycloduction 2. cyclique	1. Désigne le cercle. 2. Désigne le cycle.
cyst(o)-	gr. *kustis*	vessie	cystite	
-cyt(o)-	gr. *kutos*	cellule	cytozoaire, lymphocyte	
dacry(o)-	gr. *dakruon*	larme	dacryolithe	SYN. lacrym(o)-.
-dactyl(o)-	gr. *daktulos*	doigt	dactylomégalie, syndactylie	
-dent(o)-	la. *dens*	dent	dentiste, édenté	
-derm(at)(o)-	gr. *derma*	peau	épiderme, dermabrasion	SYN. -cut(i)-.
dé(s)-	la. *dis-*	séparation, privation	désensibilisation	
-dextr(o)-	la. *dexter*	droit	ambidextre, dextralité	
di-	gr. *di-*	deux fois	dichotomie	
dia-	gr. *dia-*	1. séparation 2. à travers	1. diaphragme 2. dialyse	Voir aussi dis-.
dipl(o)-	gr. *diploos*	double	diploïdie	
-dips(o)-	gr. *dipsa*	soif	adipsie, dipsomanie	
dis-	la. *dis-*	1. séparation 2. différence	1. disjonction 2. distorsion	Voir aussi dia-.
disc(o)-	gr. *discos*	disque	discal	
dys-	gr. *dus-*	mal	dysfonction	
écho-	gr. *êkhô*	résonner	échographie	
-ectomie	gr. *ektomê*	ablation	appendicectomie	
-électro-	gr. *êlektron*	ambre	électrocardiogramme	
-embryo-	gr. *embruon*	embryon	polyembryonie	
-encéphal(o)-	gr. *egkephalos*	qui est dans la tête	encéphalopathie, diencéphale	
-endo-	gr. *endon*	au-dedans	endocrinologie, hémangioendothéliome	

ÉLÉMENT	ORIGINE	SIGNIFICATION	EXEMPLE	EMPLOI ET NOTES
-entér(o)-	gr. *enteron*	intestin	entérocolite, gastroentérite	
épi-	gr. *epi*	sur	épicutané	
épisi(o)-	gr. *epision*	pubis	épisiotomie	
-érèse	gr. *airein*	enlever	exérèse	
-erg(o)-	gr. *ergon*	travail	ergothérapie	
ér(ot)(o)-	gr. *erôs*	amour	érotomane	
érythr(o)-	gr. *eruthros*	rouge	érythrose	
-esthési(o)-	gr. *aisthêsis*	sensation	anesthésie, esthésiomètre	
eu-	gr. *eu*	bien	euphorie	
ex(o)-	la. *ex*	hors de	exfoliation	
extra-	la. *extra*	en dehors	extracrânien	
fécal(o)-	la. *faeces*	résidu	fécalome	SYN. copr(o)-, scato-.
-fère	la. *ferre*	porter	séminifère	
-fibr(o)-	la. *fibra*	filament	défibrillateur, fibriforme	
-fongi-	la. *fungus*	champignon	fongicide, antifongique	SYN. -myc(o)-.
-fuge	la. *fugere*	fuir	vermifuge	
-galact(o)-	gr. *gala, galaktos*	lait	galactose, agalactie	SYN. -lact(o)-.
-gastr(o)-	gr. *gastêr*	1. ventre 2. estomac	1. épigastre 2. gastrectomie	
-genèse	gr. *genesis*	naissance	spermatogenèse	On écrit aussi *-génèse.*
-génit(o)-	la. *genitalis*	engendrer	congénital	
-gén(o)-	gr. *genês*	donner naissance	génétique, anxiogène	
gér(ont)(o)-	gr. *gerôn, gerontos*	vieillard	gériatrie, gérontologie	
gingiv(o)-	la. *gingiva*	gencive	gingivite	
glauc(o)-	gr. *glaukos*	trouble	glaucome	
glomérul(o)-	la. *glomus*	peloton	glomérulosclérose	
-gloss(o)-	gr. *glôssa*	1. langue 2. langage	1. hypoglossite 2. glossolalie	
-glott(o)-	gr. *glôttis*	languette	épiglotte, glottite	
-gluc(o)-	gr. *glukus*	doux, sucré	glucose, hyperglycémie	VAR. -glyc(ér)(o)-.
-glyc(ér)(o)-	-	-	-	Voir -gluc(o)-.
-gnath(o)-	gr. *gnathos*	mâchoire	prognathisme, gnathion	SYN. -maxill(o)-.
-gnos-	gr. *gnôsis*	connaissance	diagnostic, gnosie	
-gon(o)-	gr. *gonos*	1. semence 2. génération	1. gonocoque 2. hétérogonie	
-granul(o)-	la. *granulum*	petit grain	granulation, agranulocyte	

ÉLÉMENT	ORIGINE	SIGNIFICATION	EXEMPLE	EMPLOI ET NOTES
-graph(o)-	gr. *graphein*	écrire	graphologie, tomographie	
-gueusie	gr. *gueusis*	goût	agueusie	
-gyn(éc)(o)-	gr. *gunê, gunaikos*	femme	gynécologue, misogynie	
-hém(at)(o)-	gr. *haima*	sang	hématie, hémophilie, carboxyhémoglobine	
hémi-	gr. *hêmi*	demi	hémiplégie	
-hépat(o)-	gr. *hêpar, hêpatos*	foie	hépatite, extrahépatique	
hétéro-	gr. *heteros*	autre	hétérogreffe	CONTR. homo-.
-hidr(o)-	gr. *hidrôs*	sueur	dyshidrose, hidradénite	
hist(i)(o)-	gr. *histos*	tissu	histochimie	
homéo-	gr. *homoios*	semblable	homéopathie	
homo-	gr. *homos*	même	homozygote	CONTR. hétéro-.
-hydr(o)-	gr. *hudôr*	eau	hydratation	
hyper-	gr. *huper*	1. en excès 2. au-dessus	1. hyperacidité 2. hypertropie	
hypn(o)-	gr. *hupnos*	sommeil	hypnotique	SYN. -somn(o)-.
hypo-	gr. *hupo*	1. diminution 2. en-dessous	1. hypoglycémie 2. hypoderme	
hystér(o)-	gr. *hustera*	matrice	hystérectomie	SYN. -métr(o)-, -utér(o)-.
-iatr(o)-	gr. *iatros*	médecin	psychiatre, iatrogène	SYN. -médic(o)-.
-id(i)e	gr. *eidos*	aspect	tuberculide, deltoïde	VAR. -oïde.
-immun(o)-	la. *immunis*	exempt de	auto-immun, immunisant	
in-	la. *in-*	1. négation 2. dans	1. inconscience 2. inclusion	Préfixe privatif ou locatif.
inter-	la. *inter*	entre	intercostal	
intra-	la. *intra*	à l'intérieur de	intramusculaire	
isch-	gr. *iskhein*	arrêter, ralentir	ischémie	
ischi(o)-	gr. *iskhion*	hanche	ischialgie	SYN. cox(o)-.
iso-	gr. *isos*	égal	isotrope	
-ite	gr. *-itis*	-	tendinite	Suffixe servant à former des noms de maladies inflammatoires.
-kali-	ar. *qali*	soude	hyperkaliémie, kaliurie	*Kalium* est l'ancien nom du *potassium*.
-kary(o)-	-	-	-	Voir -cary(o)-.
-kérat(o)-	gr. *keras*	1. corne 2. cornée	1. angiokératome 2. kératomycose	
-kiné(si)-	gr. *kinêsis*	mouvement	dyskinésie, cinématique	VAR. -ciné-.

ÉLÉMENT	ORIGINE	SIGNIFICATION	EXEMPLE	EMPLOI ET NOTES
labi(o)-	la. *labium*	lèvre	labié	SYN. chéil(o)-.
lacrym(o)-	la. *lacrima*	larme	lacrymogène	SYN. dacry(o)-.
-lact(o)-	la. *lac, lactis*	lait	prolactine, lactosérum	SYN. -galact(o)-.
-lalie	gr. *lalein*	parler	écholalie	
lapar(o)-	gr. *lapara*	flanc	laparoscopie	
-laryng(o)-	gr. *larugx*	gorge	rhinolaryngite, laryngofissure	
-latér(o)-	la. *latus, lateris*	côté	latéroflexion, bilatéral	
léio-	gr. *leios*	lisse	léiomyome	
lept(o)-	gr. *leptos*	1. mince 2. faible	1. leptocéphale 2. leptophonie	
-leuc(o)-	gr. *leukos*	blanc	leucocyte, préleucémique	
-lexie	gr. *lexis*	mot	dyslexie	
-lip(o)-	gr. *lipos*	graisse	lipide, hyperlipidémie	SYN. -stéat(o)-.
-lith(o)-	gr. *lithos*	pierre	lithiase, otolithe	
-log(o)-	gr. *logos*	discours	logophobie, psychologie	Le suffixe *-logie* sert à désigner les sciences.
-lomb(o)-	la. *lumbus*	rein	lombosciatique	SYN. -néphr(o)-.
-lymph(o)-	la. *lympha*	eau	lymphangiome, hémolymphe	
-lys(o)-	gr. *lusis*	1. dissolution 2. destruction	1. adipolyse, lysat 2. hémolyse	
macr(o)-	gr. *makros*	grand	macrospore	
-mamm(o)-	la. *mamma*	mamelle	mammographie	SYN. -mast(o)-.
-man(i)e	gr. *mania*	folie	toxicomanie	
-mast(o)-	gr. *mastos*	mamelle	mastodynie, gynécomastie	SYN. -mamm(o)-.
-maxill(o)-	la. *maxilla*	mâchoire	maxillaire	SYN. -gnath(o)-.
-médic(o)-	la. *medicus*	médecin	médicolégal	SYN. -iatr(o)-.
médi(o)-	la. *medius*	au milieu	médianécrose	SYN. més(o)-.
médull(o)-	la. *medulla*	moelle	médullosurrénale	SYN. -myél(o)-.
-méga(l)(o)-	gr. *megas, megalou*	grand	mégalosplénie, acromégalie	
mélan(o)-	gr. *melas, melanos*	noir	mélanine	
-méning(o)-	gr. *mênigx*	méninges	méningite, leptoméninges	
-méno-	gr. *mên*	mois	aménorrhée, ménorragie	Entre dans la construction de mots relatifs aux règles. SYN. -menstr-.

ÉLÉMENT	ORIGINE	SIGNIFICATION	EXEMPLE	EMPLOI ET NOTES
-menstr-	la. *menstruus*	mensuel	menstruation, prémenstruel	Entre dans la construction de mots relatifs aux règles. SYN. -méno-.
més(o)-	gr. *mesos*	au milieu	mésothorax	SYN. médi(o)-.
méta-	gr. *meta*	après	métatarse	
-métr(o)-	1. gr. *mêtra* 2. gr. *metron*	1. matrice 2. mesure	1. métrite 2. thermomètre	1. SYN. hystér(o)-, -utér(o)-.
micr(o)-	gr. *mikros*	petit	micropupille	
mnémo-	gr. *mnêmê*	mémoire	mnémotechnique	Voir aussi -mnésie.
-mnésie	gr. *mimnêskô*	je me souviens	amnésie	Voir aussi mnémo-.
mon(o)-	gr. *monos*	seul	monaural	
-morph(o)-	gr. *morphê*	forme	morphologie, anamorphose	
muc(o)-	la. *mucus*	sécrétion épaisse	mucoviscidose	SYN. myx(o)-.
multi-	la. *multus*	nombreux	multipare	SYN. poly-.
-mut(i)-	la. *mutus*	muet	mutisme, audimutité	
-myc(o)-	gr. *mukês*	champignon	antimycosique, mycélium	SYN. -fongi-.
-myél(o)-	gr. *muelos*	moelle	poliomyélite, myélocèle	SYN. médull(o)-.
-myo-	gr. *mus*	muscle	myopathie, amyotrophie	
myring(o)-	la. *myringa*	tympan	myringodermatite	
myx(o)-	gr. *muxa*	mucosité	myxomatose	SYN. muc(o)-.
-narc(o)-	gr. *narkê*	engourdissement	électronarcose, narcolepsie	
nas(o)	la. *nasus*	nez	nasillement	SYN. rhin(o)-.
-nécr(o)-	gr. *nekros*	cadavre	nécrobiose, radionécrose	
néo-	gr. *neos*	nouveau	néoplasme	
-néphr(o)-	gr. *nephros*	rein	néphrectomie, glomérulonéphrite	SYN. -lomb(o)-.
-neur(o)-	gr. *neuron*	nerf	neurologue, ganglioneurome, polynévrite	VAR. -névr(o)-.
neutr(o)-	la. *neuter*	ni l'un ni l'autre	1. neutrophile 2. neutron	1. Désigne une substance ni acide ni basique. 2. Désigne une substance qui n'est chargée ni positivement ni négativement.
-névr(o)-	-	-	-	Voir -neur(o)-.
noci-	la. *nocivus*	nuisible	nocicepteur	
nod(o)-	la. *nodus*	nœud	nodosité	
-nos(o)-	gr. *nosos*	maladie	zoonose, nosotaxie	

ÉLÉMENT	ORIGINE	SIGNIFICATION	EXEMPLE	EMPLOI ET NOTES
-nuclé(o)-	la. *nucleus*	noyau	nucléophagocytose, mononucléose	
nyct(o)-	gr. *nux, nuktos*	nuit	nyctalope	
-ocul(o)-	la. *oculus*	œil	oculiste, binoculaire	SYN. -ophtalm(o)-.
-odont(o)-	gr. *odous, odontos*	dent	orthodontiste, odontalgie	
œstr(o)-	gr. *oistros*	fureur	œstroprogestatif	
-oïde	-	-	-	Voir -id(i)e.
olig(o)-	gr. *oligos*	peu nombreux	oligoélément	
-ome	gr. *ôma*	maladie	carcinome	Suffixe désignant une tumeur.
om(o)-	gr. *ômos*	épaule	omarthrite	
onco-	gr. *onkos*	grosseur	oncocyte	
onir(o)-	gr. *oneiros*	rêve	onirisme	
-onych(o)-	gr. *onux, onukhos*	ongle	onychoschisis, paronychie	
-ophtalm(o)-	gr. *ophthalmos*	œil	ophtalmomalacie, exophtalmie	SYN. -ocul(o)-.
-optic(o)-	-	-	-	Voir -opt(o)-.
-opt(o)-	gr. *optikos*	vue	optotype, panoptique	VAR. -optic(o)-.
-orchi-	gr. *orkhis*	testicule	orchialgie, cryptorchidie	
-orexie	gr. *orexis*	appétit	anorexie	
-organ(o)-	gr. *organon*	instrument	1. organopexie, anorganique 2. organosol	1. Désigne un organe. 2. Désigne un composé chimique renfermant du carbone.
orth(o)-	gr. *orthos*	droit	orthopédie	
-ose	1. gr. *-ôsis* 2. gr. *glukus*	2. doux, sucré	1. avitaminose 2. dextrose	1. Désigne des maladies non inflammatoires. 2. Suffixe qui désigne les glucides.
-osm(o)-	1. gr. *osmê* 2. gr. *ôsmos*	1. odeur 2. impulsion	1. dysosmie 2. osmotique	
oss(i)-	la. *os, ossis*	os	ossification	SYN. osté(o)-.
osté(o)-	gr. *osteon*	os	ostéopathe	SYN. oss(i)-.
-ot(o)-	gr. *oûs, ôtos*	oreille	otite, diotique	
-ovari(o)-	la. *ovum*	œuf	ovarioprive, paraovarien	
-ox(y)-	gr. *oxus*	aigu, piquant	1. paroxysme 2. oxydation	A pris le sens d'oxygène.
pachy-	gr. *pakhus*	épais	pachyacrie	
paléo	gr. *palaios*	ancien	paléocervelet	
pan(to)-	gr. *pan, pantos*	tout	panartérite, pantostat	

ÉLÉMENT	ORIGINE	SIGNIFICATION	EXEMPLE	EMPLOI ET NOTES
papill(o)-	la. *papilla*	mamelon, bouton	papillomateux	Désigne une petite saillie conique sur la surface d'un organe.
para-	gr. *para*	à côté de	paraplégie	
-pare	la. *parere*	engendrer	nullipare	
-path(o)-	gr. *pathos*	affection	neuropathie, pathogène	
-pause	la. *pausa*	arrêt	ménopause	
-péd(i)-	1. la. *pes, pedis* 2. gr. *pais, paidos*	1. pied 2. enfant	1. pédicure, bipède 2. pédiatre, logopédie	1. SYN. -pod(o)-.
-pénie	gr. *penia*	pauvreté	leucopénie	
per-	la. *per*	à travers	perfusion	
péri-	gr. *peri*	autour de	péricardite	
-pexie	gr. *pêxis*	fixation	adipopexie	
phac(o)-	gr. *phakos*	lentille	phacomalacie	Désigne le cristallin.
-phag(o)-	gr. *phagein*	manger	bactériophage, phagomanie	SYN. -vore.
-pharmac(o)-	gr. *pharmakon*	remède	pharmacovigilance, psychopharmacologie	
-pharyn(g)(o)-	gr. *pharugx, pharuggos*	gorge	rhinopharynx, pharyngisme	
-phil(o)-	gr. *philos*	ami	éosinophile, philanthropie	
-phléb(o)-	gr. *phlebs*	veine	thrombophlébite, phlébectasie	
-phob(o)-	gr. *phobos*	crainte	claustrophobie, phobophobie	
-phon(o)-	gr. *phônê*	voix	phonation, aphonie	
-phrén(o)-	gr. *phrên*	1. esprit 2. diaphragme	1. hébéphrénie 2. phrénoplégie	
-physe	gr. *phusis*	croissance	métaphyse	
-physio-	gr. *phusis*	naturel	physiologie, électrophysiologie	
-phyt(o)-	gr. *phuton*	plante	épiphyte, phytostérol	
-plasie	gr. *plasis*	modelage	hypoplasie	
-plasm(o)-	gr. *plasma*	ouvrage façonné	1. cytoplasme 2. plasmaphérèse	1. Désigne un milieu cellulaire. 2. Désigne un milieu sanguin.
-plast(o)-	gr. *plassein*	modeler	rhinoplastie, plastique	
-plégie	gr. *plêgê*	coup	tétraplégie	
plé(i)(o)-	gr. *pleiôn*	plus nombreux	pléiochlorurie	
pleur(o)-	gr. *pleuron*	côté	pleurésie	Désigne la plèvre.
-pnée	gr. *pnein*	respirer	apnée	Désigne la respiration pulmonaire.

ÉLÉMENT	ORIGINE	SIGNIFICATION	EXEMPLE	EMPLOI ET NOTES
pneumat(o)-	gr. *pneuma*	souffle	pneumatisation	
-pneum(o)(n)-	gr. *pneumôn*	poumon	bronchopneumonie, pneumocèle	
-pod(o)-	gr. *pous, podos*	pied	arthropodes, podalique	SYN. -péd(i)-.
-poïèse	gr. *poieisis*	création	hématopoïèse	
polio-	gr. *polios*	gris	polioencéphalite	Désigne la substance grise du tissu nerveux.
poly-	gr. *polus*	nombreux	polypeptide	SYN. multi-.
-prax(o)-	gr. *praxis*	action	chiropraxie, praxis	
pré-	la. *prae*	avant	prédisgestion	
pro-	gr. *pro*	1. devant 2. pour	1. propulsion 2. prolactine	
proct(o)-	gr. *prôktos*	anus	proctoclyse	SYN. rect(o)-.
pseud(o)-	gr. *pseudês*	faux	pseudacousie	
-psych(o)-	gr. *psukhê*	âme	psychanalyse, morphopsychologie	
pycn(o)-	gr. *puknos*	épais	pycnomorphe	
pyél(o)-	gr. *puelos*	bassin	pyélonéphrite	
-pyg(o)-	gr. *pugê*	fesse	stéatopygie, pygopage	
pylor(o)-	gr. *pulôros*	portier	pylorospasme	Désigne l'orifice de sortie de l'estomac.
-py(o)-	gr. *puon*	pus	empyème, pyodermite	
pyré(t)(o)-	gr. *puretos*	fièvre	pyrétothérapie, apyrexie	
-pyr(o)-	gr. *pur*	chaleur, feu	pyrosis, empyreume	
quadr-	la. *quadr-*	quatre	quadruplés	SYN. tétr(a)-.
-rachi-	gr. *rakhis*	épine dorsale	rachianesthésie, intrarachidien	
-radio-	la. *radius*	rayon	radioactif, électroradiologie	
rect(o)-	la. *rectus*	droit	rectocolite	SYN. proct(o)-.
ren-	la. *renes*	reins	réniforme	
réticul(o)-	la. *reticulum*	réseau	réticulocytose	
rétro-	la. *retro*	en arrière de	rétroversion	
rhin(o)-	gr. *rhis, rhinos*	nez	rhinolalie	SYN. -nas(o)-.
rhiz(o)-	gr. *rhiza*	racine	rhizalyse	
-rragie	gr. *rhêgnumi*	jaillir	hémorragie	
-rrhée	gr. *rhein*	couler	rhinorrhée	
sacchar(o)-	gr. *sakkharon*	sucre	saccharine, disaccharide	
salping(o)-	gr. *salpigx*	trompe	1. salpingotomie 2. salpingoscope	1. Désigne les trompes de Fallope. 2. Désigne les trompes d'Eustache.

ÉLÉMENT	ORIGINE	SIGNIFICATION	EXEMPLE	EMPLOI ET NOTES
-sarc(o)-	gr. *sarks, sarkos*	chair	mélanosarcome, sarcocyste	
scato-	gr. *skôr, skatos*	excrément	scatophagie	SYN. copr(o)-, fécal(o)-.
-schisis	-	-	-	Voir schiz(o)-.
schist(o)-	-	-	-	Voir schiz(o)-.
schiz(o)-	gr. *skhizein*	fendre	schistostome, schizophrénie, rétinoschisis	VAR. schist(o)-, -schisis.
-sclér(o)-	gr. *sklêros*	dur	sclérectomie, artérioscléreux	
-scop(i)e	gr. *skopein*	observer	1. radioscopie 2. cystoscopie	1. Désigne des instruments servant à observer. 2. Désigne une technique d'observation.
-seps-	-	-	-	Voir -sept-.
-sept-	gr. *sêpsis*	putréfaction	antiseptique, asepsie, septicémie	VAR. -seps-.
-sér(o)-	la. *serum*	petit-lait	séronégatif, immunsérum	
-sial(o)-	gr. *sialon*	salive	sialagogue, asialie	
-sidér(o)-	gr. *sidêros*	fer	sidérémie, hémosidérine	
-som(at)(o)-	gr. *sôma*	corps	centrosome, soma	
-somn(o)-	la. *somnus*	sommeil	insomnie, somnifère	SYN. hypn(o)-.
-spasm(o)-	la. *spasmos*	contraction	antispasmodique, spasmophilie	
-sperm(at)(o)-	gr. *sperma*	semence	aspermie, spermatide	
splanchn(o)-	gr. *splagkhnon*	entrailles	splanchnodynie	
-splén(o)-	gr. *splên*	rate	périsplénite, splénomalacie	
spondyl(o)-	la. *spondulos*	vertèbre	spondylizème	
-spor(o)-	gr. *spora*	semence	sporulation, ascospore	
staphyl(o)-	gr. *staphulê*	grappe de raisin	1. staphylin 2. staphylocoque	1. Désigne la luette. 2. Désigne des bactéries en grappe.
-stat	gr. *statos*	stable	lombostat	
stéar(o)-	-	-	-	Voir -stéat(o)-.
-stéat(o)-	gr. *stear, steatos*	graisse	stéarine, cholestéatome	VAR. stéar(o)-. SYN. -lip(o)-.
-stén(o)-	gr. *stenos*	étroit	sténothorax, laryngosténose	
-stéréo-	gr. *stereos*	solide	stéréochimie, astéréognosie	
stern(o)-	gr. *sternon*	poitrine	sternopage	
-sthénie	gr. *sthenos*	force	neurasthénie	

ÉLÉMENT	ORIGINE	SIGNIFICATION	EXEMPLE	EMPLOI ET NOTES
-stom(at)(o)-	gr. *stoma, stomatos*	bouche	1. stomatologue 2. colostomie	1. Désigne la bouche. 2. Désigne un abouchement chirurgical.
sub-	la. *sub*	1. sous 2. un peu	1. subconscient 2. subinvolution	
supra-	la. *supra*	au-dessus de	suprasellaire	
-sym-	gr. *sun*	avec	asymétrie, synergie	VAR. -syn-.
-syn-	-	-	-	Voir -sym-.
tachy-	gr. *takhus*	rapide	tachysystolie	
tendin(o)-	gr. *tenôn*	tendon	tendinite, tenectomie	VAR. tén(o)-.
tén(o)-	-	-	-	Voir tendin(o)-.
térat(o)-	gr. *teras, teratos*	monstre	tératogène	
tétr(a)-	gr. *tettares*	quatre	tétratomique	SYN. quadr-.
-thanat(o)-	gr. *thanatos*	mort	euthanasie, thanatognomonique	
-thérap-	gr. *therapeia*	soin	thalassothérapie, thérapeute	
-therm(o)-	gr. *thermos*	chaud	hypothermie, thermorégulateur	
-thorac(o)-	gr. *thôrax, thôrakos*	poitrine, tronc	pneumothorax, thoracique	VAR. -thorax.
-thorax	-	-	-	Voir -thorac(o)-.
-thromb(o)-	gr. *thrombos*	caillot	prothrombine, thrombokinase	
-thyr(o)-	gr. *thureoeidês*	en forme de bouclier	hyperthyroïdie, thyroxine	
-toc(o)-	gr. *tokos*	accouchement	tocodynamomètre, dystocie	
-tom(i)e	gr. *tomos*	qui coupe	kératotome, amygdalectomie	
-tox(o)-	gr. *toxikon*	poison	intoxication, toxine	
trachél(o)-	gr. *trachêlos*	1. cou 2. col	1. trachélisme 2. trachélorraphie	
-trans-	la. *trans*	au-delà, à travers	transplacentaire, autotransfusion	
tri-	la. ou gr. *tri*	trois	trisomie	*Tri* existe à la fois en latin et en grec.
-trich(o)-	gr. *thrix, trikhos*	cheveu, poil	trichiasis, sporotrichose	
-troph(o)-	gr. *trophê*	nourriture	dystrophie, trophopathie	
-ule	la. *ulus*	-	veinule	Suffixe diminutif.
ultra-	la. *ultra*	au-delà de	ultrason	

ÉLÉMENT	ORIGINE	SIGNIFICATION	EXEMPLE	EMPLOI ET NOTES
uran(o)-	gr. *ouranos*	ciel	uranoplastie	Désigne la voûte du palais.
-ur(o)-	1. gr. *ouron* 2. gr. *oura*	1. urine 2. queue	1. nycturie 2. uroïde	
-utér(o)-	la. *uterus*	utérus	utérométrie	SYN. hystér(o)-, -métr(o)-.
-vagin(o)-	la. *vagina*	gaine	vaginopexie, invagination	
vag(o)-	la. *vagus*	errant	vagotrope	Désigne le nerf vague.
varic(o)-	la. *varix, varicis*	varice	varicographie	
vaso-	la. *vas*	récipient	1. vasoconstriction 2. vasectomie	1. Désigne les vaisseaux. 2. Désigne le canal déférent.
-version	la. *vertere*	tourner	antéversion	
-vir(o)-	la. *virus*	poison	virocide, antiviral	
-vivi-	la. *vivus*	vivant	ovovivipare, vivisection	
-vore	la. *vorus*	manger	herbivore	SYN. -phag(o)-.
xanth(o)-	gr. *xanthos*	jaune	xanthodermie	
xén(o)-	gr. *xenos*	étranger	xénobiotique	
xér(o)-	gr. *xêros*	dur, sec	xérostomie	
xyl(o)-	gr. *xulon*	bois	xylulose	
-zo(o)-	gr. *zôon*	animal	zoophage, protozoose	
-zym(o)-	gr. *zumê*	levain	enzyme, zymose	

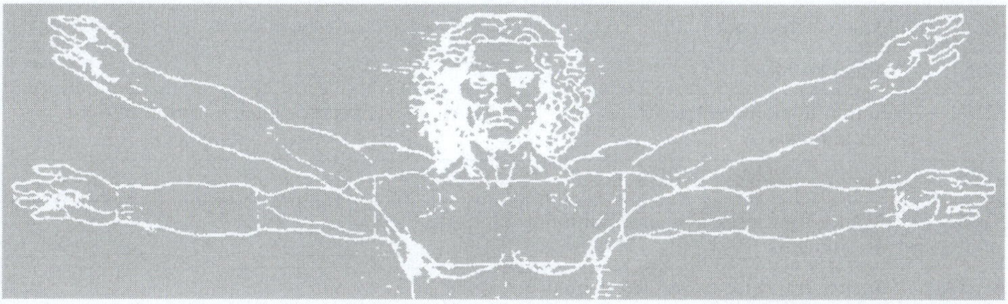

Abréviations médicales français-anglais

ABRÉVIATIONS USUELLES	SIGNIFICATION EN FRANÇAIS		ÉQUIVALENT EN ANGLAIS
αFP	Alpha fœto-protéine	αFP	Alpha-fetoprotein
AA	Alcooliques anonymes	AA	Alcoholics anonymous
AAII	Antagonistes des récepteurs de l'angiotensine II		
AAL	Acide delta-aminolévulinique		
Ac	Anticorps	Ab	Antibody
ACC	Collège américain de cardiologie	ACC	American College of Cardiology
ACE	Antigène carcino-embryonnaire	CEA	Carcinoembryonic antigen
ACFA	Arythmie complète par fibrillation auriculaire	CAAF	Continuous arrhythmia by atrial fibrillation
ACR	Arrêt cardio-respiratoire	CRA	Cardiorespiratory arrest
ACTH	Hormone corticotrope (corticostimuline)	ACTH	Adrenocorticotrophic hormone
ACTP	Angioplastie coronaire transluminale percutanée	PTCA	Percutaneous transluminal coronary angioplasty
ADCC	Cytotoxicité à médiation cellulaire dépendante des anticorps	ADCC	Antibody dependent cell-mediated cytotoxicity
ADEM	Encéphalomyélite aiguë disséminée	ADEM	Acute disseminated encephalomyelitis
ADH	Hormone antidiurétique ou vasopressine	ADH	Antidiuretic hormone
ADH	Alcool déshydrogénase hépatique		
ADN	Acide désoxyribonucléique	DNA	Deoxyribonucleic acid
ADNc	Acide désoxyribonucléique complémentaire	cDNA	Complementary desoxyribonucleic acid
ADP	Acide adénosine diphosphorique	ADP	Adenosine diphosphoric acid

ABRÉVIATIONS USUELLES	SIGNIFICATION EN FRANÇAIS		ÉQUIVALENT EN ANGLAIS
ADNP	Adénopathies	N	Nodes
ADS	Action dynamique spécifique des aliments	SDAF	Specific dynamic action of food
AESA	Apports énergétiques sans alcool		
AFSSA	Agence française de sécurité sanitaire des aliments		
AFSSAPS	Agence française de sécurité sanitaire des produits de santé		
AFSSE	Agence française de sécurité sanitaire environnementale		
AG	Acide gras	FA	Fatty acid
AG	Anesthésie générale	GA	General anaesthesia
Ag	Antigène	Ag	Antigen
AH	Anémie hémolytique	HA	Haemolytic anaemia
		AGUS	Atypical glandular cells of undetermined significance
AHA	Association cardiologique américaine	AHA	American Heart Association
AHAI	Anémie hémolytique auto-immune	AIHA	Autoimmune haemolytic anaemia
AIC	Accident ischémique constitué	CVA	Cerebrovascular accident
AINS	Anti-inflammatoire non stéroïdien	NSAID	Non-steroidal anti-inflammatory drug
AIT	Accident ischémique transitoire	TIA	Transient ischaemia attack
AL	Anesthésie locale	LA	Local anaesthesia
		AL	Amyloid light chain protein
ALAT	Alanine aminotransférase	ALAT	Alanine aminotransferase
Alb	Albumine	Alb	Albumin
ALD	Affection de longue durée	LTD	Long-term disease
AMG	Assistance Médicale Gratuite		
AMH	Hormone antimullérienne		
AMM	Autorisation de mise sur le marché	MAA	Marketing authorization application
AMP	Acide adénosine-monophosphorique	AMP	Adenylic acid
AMP	Assistance médicalisée à la procréation		
AMPc	AMP cyclique	AMPc	Cyclic adenosine 3', 5' monophosphate
ANA	Anticorps antinucléaires	ANA	Antinuclear antibodies
ANAES	Agence nationale d'accréditation et d'évaluation en santé		
ANC	Apports nutritionnels conseillés		
ANCA	Anticorps anticytoplasme des polynucléaires neutrophiles	ANCA	Antineutrophilic cytoplasmic antibody
ANDEM	Agence nationale pour le développement de l'évaluation en médecine		

ABRÉVIATIONS USUELLES	SIGNIFICATION EN FRANÇAIS	ÉQUIVALENT EN ANGLAIS	
ANF	Facteur atrial natriurétique	ANF	Atrial natriuretic factor
ANP	Peptide auriculaire natriurétique	ANP	Atriopeptin
ANS	Antigène nucléaire soluble	ENA	Extractable nuclear antigen
Ant	Antérieur	Ant	Anterior
AP	Artère pulmonaire	PA	Pulmonary artery
AP	Assistance publique		
AP-HP	Assistance publique-Hôpitaux de Paris		
APGAR	Indice d'appréciation de l'état de santé d'un nouveau-né	APGAR	American pediatric gross assessment record
APM	Assistance publique de Marseille		
APRT	Adénine-phosphoriboxyl transférase	APRT	Adenine phosphoriboxyl transferase
APS	Antigène prostatique spécifique	PSA	Prostate specific antigen
APUD	Cellules pouvant capter les amines et leurs précurseurs et possédant une amino-acide décarboxylase	APUD	Amine precursor uptake and decarboxylation
AR	Anémie réfractaire		
AR-H2	Antagonistes des récepteurs H2		
		ARA	American Rheumatism Association
AREB	Anémie réfractaire avec excès de blastes		
ARH	Agence régionale de l'hospitalisation		
ARN	Acide ribonucléique	RNA	Ribonucleic acid
ARP	Activité rénine plasmatique	PRA	Plasma renin activity
ARSI	Anémie réfractaire sidéroblastique idiopathique		
ART	Acidose rénale tubulaire	RTA	Renal tubule acidosis
ARTT	Aménagement et réduction du temps de travail		
		ASA	American Society of Anesthesiologists
ASAT	Aspartate amino transférase	ASAT	Aspartate aminotransferase
		ASCUS	Atypical squamous cells of undetermined significance
ASI	Activité sympathomimétique intrinsèque	ISA	Intrinsic sympathomimetic activity
ASD	Antistreptodornase		
ASIA	Anévrysme du septum auriculaire		
ASLO	Antistreptolysine O	ASLO	Antistreptolysin-O
ASMR	Amélioration du service médical rendu		
ASP	Abdomen sans préparation	PFA	Plain X-ray film of the abdomen
ASp	Accouchement spontané	SD	Spontaneous delivery
ASSEDIC	Association pour l'emploi dans l'industrie et le commerce		

ABRÉVIATIONS USUELLES	SIGNIFICATION EN FRANÇAIS		ÉQUIVALENT EN ANGLAIS
AT	Accouchement à terme	FT	Full term delivery
AT	Angiotensine	AT	Angiotensin
AT	Antithrombine	AT	Antithrombin
ATBG	Antibiogramme	C & S	Culture and sensitivity
ATCD	Antécédents	PH	Prévious history
ATP	Acide adénosine triphosphorique	ATP	Adenosine triphosphoric acid
ATPS	Température, pression et saturation en vapeur d'eau ambiantes	ATPS	Ambient temperature pressure and saturation
ATS	Anti-thyroïdien de synthèse	AA	Antithyroid agent
ATT	Aérateur transtympanique		
ATU	Autorisation temporaire d'utilisation		
AUC	Aire sous la courbe de distribution d'un médicament	AUC	Aera under the curve
AV	Acuité visuelle	VA	Visual acuity
AV	Auriculo-ventriculaire	AV	Atrioventricular
AVC	Accident vasculaire cérébral	CVA	Cerebrovascular accident (stroke)
AVK	Antivitamine K	AVK	Antivitamin K
AVP	Accident sur la voie publique	RTA	Road traffic accident
AVP	Arginine vasopressine	AVP	Arginine-vasopressine
AVQ	Activités de la vie quotidienne	ADL	Activities of daily life
AZT	Azidothymidine (zidovudine)	AZT	Azidothymidine
BAAR	Bacille alcoolo-acido résistant	AFB	Acid-fast bacillus
BAL	Dimercaprol	BAL	British Anti Lewisite
BAV	Bloc auriculo-ventriculaire	AVB	Atrioventricular block
BAV	Baisse de l'acuité visuelle		
BBD	Bloc de branche droit	RBBB	Right bundle branch block
BBG	Bloc de branche gauche	LBBB	Left bundle branch block
BBS	Besnier-Boeck-Schaumann (maladie de)	BB	Besnier-Boeck (disease)
BC	Bronchite chronique	CB	Chronic bronchitis
BCG	Bacille de Calmette et Guérin	BCG	Bacille Calmette-Guérin
BdB	Bloc de branche	BBB	Bundle-branch block
BdC	Bruits du cœur	HS	Heart sounds
BdCF	Bruit du cœur du fœtus	FHS	Fetal heart sound
BEH	Bulletin épidémiologique hebdomadaire		
BGN	Bacille à Gram négatif		
BH	Bilan hépatique	LFT	Liver function test
BHC	Barrière hémato-cérébrale	BBB	Blood-brain barrier
BHT	Butylhydroxytoluène	BHT	Butylated hydrotoluene

ABRÉVIATIONS USUELLES	SIGNIFICATION EN FRANÇAIS		ÉQUIVALENT EN ANGLAIS
bid	Bis in die (2 fois par jour)		
BIP	Diamètre bipariétal	BPD	Biparietal diameter
BJ	Bravais Jackson	BJ	Bravais Jackson
BK	Bacille de Koch (bacille tuberculeux)	TB	Tuberculous bacillus
BMI	Indice de masse corporelle	BMI	Body mass index
BMR	Bactéries multi-résistantes	MRB	Multiresistant bacteria
BNA	Basilea Nomina Anatomica (nomenclature anatomique de Bâle)	BNA	Basle Nomina Anatomica
BNL	Bilirubine non liée	NCB	Non conjugate bilirubin
BNP	Peptide natriurétique de type B	BNP	Brain natriuretic peptide
BOOP	Bronchiolite oblitérante avec organisation pneumonique		
BPC	Bonnes pratiques cliniques		
BPCO	Broncho-pneumopathie chronique obstructive	COAD	Chronic obstructive airway disease
		BRI	Building related ilness
BSA	Bloc sino-auriculaire	SAB	Sinoatrial block
BSP	Bromesulfonephtaléine	SBP	Sulphobromophtalein
BTPS	Mode d'expression d'un volume gazeux en conditions de température à 37 °C, de pression à 760 mmHg, de tension de vapeur d'eau à saturation	BTPS	Body temperature pressure saturated water vapour
BW	Bordet-Wassermann (réaction de)	WR	Wassermann reaction
BZD	Benzodiazépine	BZ	Benzodiazepine
C	Clairance	C	Clearance
C1, C2	Première côte, deuxième côte	C1, C2	First rib, second rib
C1, C2	Vertèbre cervicale suivie du numéro	C1, C2	Cervical vertebrae N°
C1 à C9	Fractions du complément	C	Complement
CA	Conduction aérienne	AC	Aerial conduction
CA	Condylome acuminé		
CA	Conseil d'administration		
CADA	Commission d'accès aux documents administratifs		
CAE	Conduit auditif externe	EAC	External auditory canal
CAP	Centre Anti-Poisons	PCC	Poison Control Center
CARMF	Caisse autonome de retraite des médecins français		
CASH	Centre d'accueil et de soins hospitaliers		
CAV	Canal atrioventriculaire commun	CAV	Common atrioventricular canal
CBC	Carcinome basocellulaire		
CBP	Cirrhose biliaire primitive	PBC	Primary biliary cirrhosis

ABRÉVIATIONS USUELLES	SIGNIFICATION EN FRANÇAIS	ÉQUIVALENT EN ANGLAIS	
CCA	Chef de clinique assistant		
CCAA	Centre de cure ambulatoire en alcoologie		
CCIS	Carcinome canalaire in situ		
CCK	Cholécystokinine	CCK	Cholecystokinin
CCLIN	Centre interrégional de coordination de la lutte contre les infections nosocomiales		
CCMH	Concentration corpusculaire moyenne en hémoglobine	MCHC	Mean corpuscular hemoglobin concentration
CCNE	Comité consultatif national d'éthique		
CCPPRB	Comité consultatif de protection des personnes dans la recherche biologique		
CCREVI	Commission de coordination régionale des vigilances		
CD	Classes d'antigènes de différenciation	CD	Cluster of differentiation
		CDC	Centers for Disease Control (Atlanta, USA)
CDDA	Cytotoxicité dépendante des anticorps		
CDM	Code de déontologie médicale		
CE	Corps étranger	FB	Foreign body
CE	Carcinome épidermoïde		
CE	Communauté européenne		
CEA	Commissariat à l'énergie atomique		
CEC	Circulation extracorporelle	ECC	Extracorporeal circulation
CECOS	Centre d'étude et de conservation du sperme		
CEE	Choc électrique externe	ES	Electric shock
CEIP	Centre d'évaluation et d'information sur la pharmacodépendance		
CES	Certificat d'études spécialisées		
CESU	Centre d'enseignement aux soins d'urgence		
CFC	Chlorofluoro-carbone		
CFES	Comité français d'éducation pour la santé		
		CFU	Colony forming unit
CGMH	Concentration globulaire moyenne en hémoglobine	MCHC	Mean corpuscular hemoglobin concentration
CH	Centésimale hahnemannienne (dilution)		
CH50	Complément hémolytique 50		
CHG	Centre hospitalier général	GH	General hospital
CHG	Confédération des hôpitaux généraux		

ABRÉVIATIONS USUELLES	SIGNIFICATION EN FRANÇAIS		ÉQUIVALENT EN ANGLAIS
CHI	Centre hospitalier intercommunal		
Chir	Chirurgien ; chirurgical ; chirurgie	Surg	Surgeon; surgical; surgery
CHIVA	Cure conservatrice et hémodynamique de l'insuffisance veineuse en ambulatoire		
CHR	Centre hospitalier régional	-	Regional hospital
CHRU	Centre hospitalier régional universitaire		
CHS	Centre hospitalier spécialisé		
CHST	Comité d'hygiène, de sécurité et des conditions de travail		
CHU	Centre hospitalier universitaire	-	Teaching hospital
CI	Capacité inspiratoire	IC	Inspiratory capacity
CI, CII	Nerfs crâniens I, II	CI, CII	Cranial nerves I, II
CIA	Communication interauriculaire	ASD	Atrial septal defect
CIAV	Communication interauriculo-ventriculaire	AVC	Atrioventricular canal
CIC	Complexes immuns circulants		
CIM 10	Classification internationale des maladies n° 10	ICD 10	International classification of diseases n° 10
CIN	Néoplasie intracervicale	CIN	Cervical intraepithelial neoplasia
CIV	Communication inter-ventriculaire	VSD	Ventricular septal defect
CIVD	Coagulation intravasculaire disséminée	DIC	Disseminated intravascular coagulopathy or coagulation
CIVETE	Culture *in vitro* et transport embryonnaire		
CK	Créatine-kinase	CK	Creatine kinase
CLC	Centre de lutte contre le cancer		
CLIN	Comité de lutte contre les infections nosocomiales		
CLUD	Comité de lutte contre la douleur		
CMC	Commission médicale consultative		
CME	Commission médicale d'établissement		
CMH	Complexe majeur d'histocompatibilité		
CMI	Concentration minimale inhibitrice	MIC	Minimal inhibitory concentration
CMNO	Cardiomyopathie non obstructive	HNOC	Hypertrophic non obstructive cardiomyopathy
CMO	Cardiomyopathie obstructive	NOC	Hypertrophic obstructive cardiomyopathy
CMT	Cancer médullaire de la thyroïde		
CMU	Couverture maladie universelle		
CMV	Cytomégalovirus	CMV	Cytomegalovirus

ABRÉVIATIONS USUELLES	SIGNIFICATION EN FRANÇAIS		ÉQUIVALENT EN ANGLAIS
CNAM	Caisse Nationale de l'Assurance Maladie	NHI	National Health Insurance
CNAMTS	Caisse nationale d'assurance maladie des travailleurs salariés		
CNEM	Centre national de l'expertise hospitalière		
CNIL	Commission nationale de l'informatique et des libertés		
CNR	Centre national de référence		
CNRS	Centre National de la Recherche Scientifique		
CNTS	Centre National de Transfusion Sanguine	NBTS	National Blood Transfusion Service
CO	Conduction osseuse	OTC	Osteotympanic conduction
CO	Contraception orale	OC	Oral contraceptive
CO	Oxyde de carbone	CO	Carbone monoxide
CO_2	Dioxyde de carbone	CO2	Carbon dioxide
COMT	Catéchol O méthyltransférase		
Conc A	Concanavaline A		
COVIRIS	Coordination des vigilances et des risques sanitaires		
COX	Cyclo-oxygénase		
CPA	Cœur pulmonaire aigu	ACP	Acute cor pulmonale
CPAM	Caisse primaire d'assurance maladie		
CPBIA	Contre-pulsion par ballonnet intra-aortique	IABP	Intra-aortic balloon pumping
CPC	Cœur pulmonaire chronique	CPH	Chronic pulmonary heart
CPK	Créatine-phosphokinase	CPK	Creatine phosphokinase
CPRE	Cholangio-pancréatographie rétrograde endoscopique	ERCP	Endoscopic retrograde cholangiopancreatographic (examination)
CPS	Concentré plaquettaire standard	SPT	Standard platelet concentrate
CPT	Capacité pulmonaire totale (VR + CV)	TLC	Total lung capacity
CRAM	Caisse régionale d'assurance maladie		
CRESSA	Centre de recherche du service de santé des Armées		
CRF	Capacité résiduelle fonctionnelle	FRC	Functional residual capacity
CRF	Facteur hypothalamique de libération de l'hormone corticotrope	CRF	Corticotropin releasing factor
CRH	Hormone hypothalamique de libération de l'hormone corticotrope	CRH	Corticotropin releasing hormone
CRP	Protéine C réactive	CRP	C reactive protein
CRPV	Centre régional de pharmacovigilance		

ABRÉVIATIONS USUELLES	SIGNIFICATION EN FRANÇAIS		ÉQUIVALENT EN ANGLAIS
CRST	Calcinose sous-cutanée-syndrome de Raynaud-sclérodactylie-télangiectasie	CR (E) ST	Calcinosis, Raynaud's phenomenon (esophageal dysfunction) sclerodactyly and telangiectasia
CSC	Carcinome spinocellulaire		
CSF	Facteur stimulant le développement de cellules souches hématopoïétiques	CSF	Colony stimulating factor
CSP	Canal semi-circulaire postérieur	PSC	Posterior semicircular canal
CSP	Catégorie socioprofessionnelle		
CSP	Code de la santé publique		
CT	Cholestérol total	TC	Total cholesterol
CT	Commission de la transparence		
CTF	Capacité totale de fixation (de la transferrine)	TIBC	Total iron-binding capacity
CTG	Cardiotocographie	CTG	Cardiotocography
CTIN	Comité technique des infections nosocomiales		
CTNIN	Comité technique national des infections nosocomiales		
CTL	Lymphocyte T cytotoxique	CTL	Cytotoxic T lymphocyte
CV	Capacité vitale	VC	Vital capacity
CV	Cardiovasculaire	CV	Cardiovascular
CV	Charge virale	VL	Viral load
CV	Champ visuel	VF	Visual field
CVM	Capacité vitale maximum	FVC	Forced vital capacity
D1, D2	Vertèbre dorsale, suivie du numéro	D1, D2	Dorsal (thoracic) vertebra, No
DA	Diagnostic associé		
DAS	Direction de l'action sociale		
DASS	Direction des affaires sanitaires et sociales		
DB	Décibel	DB	Decibel
DCD	Décédé	RIP	Rest in peace
DCF	Dénomination commune française		
DCI	Dénomination commune internationale	INN	International non proprietary name
DDASS	Direction départementale des affaires sanitaires et sociales		
dDAVP	1-désamino-8-D-arginine vasopressine (desmopressine)	dDAVP	1-desamino-8-D-arginine vasopressin
DDB	Dilatation des bronches		
DDR	Date des dernières règles	LMP	Last menstrual period
DDT	Dichloro-diphényl-trichloréthane	DDT	Dichlorodiphenyltrichloretane
DEA	Diplôme d'études approfondies		

ABRÉVIATIONS USUELLES	SIGNIFICATION EN FRANÇAIS	ÉQUIVALENT EN ANGLAIS	
DEMEB	Direction de l'évaluation des médicaments et des produits biologiques		
DEP	Débit expiratoire de pointe	PEF	Peak expiratory flow
DES	Diplôme d'études spécialisées		
DES	Diéthylstilbœstrol	DES	Diethylstilbœstrol
DFG	Débit de filtration glomérulaire	GFR	Glomerular filtration rate
DGS	Direction générale de la santé		
DH	Direction des hôpitaux		
DHA ou DHEA	Déhydroépiandrostérone		
DHE	Dihydroergotamine	DHE	Dihydroergotamine
DHFR	Dihydrofolate réductase		
DHOS	Direction de l'hospitalisation et de l'organisation des soins		
DI	Diabète insipide	DI	Diabetes insipidus
DI	Détroit inférieur	IPS	Inferior pelvic strait
Diast.	Diastolique	Dias	Diastolic
DID	Diabète insulino-dépendant	IDDM	Insulin-dependent diabetes mellitus
DIM	Département d'informatique médicale		
DIP	Droits et information du patient		
DIS	Diplôme interuniversitaire de spécialiste		
DIT	Diiodotyrosine	DIT	Diiodotyrosine
DIU	Dispositif intra-utérin	IU (C) D	Intrauterine (contraceptive) device
DIVA	Artériographie numérisée par voie intraveineuse	DIVA	Digital intravenous arteriography
DL	Capacité de diffusion pulmonaire	DL	Pulmonary diffusing capacity
DL50	Dose létale 50	LD50	Letal dose median
DLM	Dose létale minima	LDM	Letal dose minimum
DM	Dégénérescence maculaire	MD	Macular degeneration
DM	Dispositif médical		
DMDIV	Dispositif médical de diagnostic in vitro		
DMLA	Dégénérescence maculaire liée à l'âge		
DMP	Dystrophie musculaire progressive	PMD	Progressive muscular dystrophy
DNID	Diabète non insulino-dépendant	NIDDM	Non insulin-dependent diabetes mellitus
DO	Déclaration obligatoire		
DOCA	Acétate de désoxycorticostérone	DOCA	Deoxycorticosterone acetate
DOPA	Dihydroxyphénylalanine	dopa	Dihydroxyphenylalamine
DP	Diagnostic principal		

ABRÉVIATIONS USUELLES	SIGNIFICATION EN FRANÇAIS		ÉQUIVALENT EN ANGLAIS
DPA	Date présumée de l'accouchement	EDD	Expected date of delivery
DPN	Diphosphopyridine-nucléotide	DPN	Diphosphorydine nucleotide
DPR	Date des premières règles	FMP	First menstrual period
DR	Décollement de la rétine	RD	Retinal detachment
DR	Diagnostic relié		
DR	Dernières règles		
Dr	Docteur	Dr	Doctor
DRASS	Direction régionale des affaires sanitaires et sociales		
DREES	Direction de la recherche, des études, de l'évaluation et des statistiques		
DS	Détroit supérieur	SPS	Superior pelvic strait
DS	Déviation standard		
DSM IV	Manuel diagnostique et statistique des troubles mentaux IV	DSM IV	Diagnostical and statistical manual of mental diseases IV
DSS	Direction de la Sécurité Sociale		
DT	Delirium tremens	DT	Delirium tremens
DT	Vaccin antidiphtérique et antitétanique	DTVAC	Diphteria, tetanus, vaccine
DTC	Vaccin antidiphtérique, antitétanique, anticoquelucheux	DTP	Diphteria, tetanus, pertussis, vaccine
DTCP	Vaccin antidiphtérique, antitétanique, anticoquelucheux, antipoliomyélitique		
DTTAB	Diphtérie-tétanos-typhoïde - paratyphoïde A B (vaccination)	TABTD	Combine TAB vaccine, tetanus toxoid and diphtheria toxoid
DU	Diplôme universitaire		
E. coli	*Escherichia coli*	E. coli	*Escherichia coli*
E	Érythrocyte	E	Erythrocyte
EBV	Epstein-Barr (virus d')	EBV	Epstein-Barr virus
ECA	Enzyme de conversion de l'angiotensine		
ECBC	Examen cyto-bactériologique des crachats	SC	Sputum culture
ECBU	Examen cyto-bactériologique des urines	MSU	Mid-stream urine specimen
ECF-A	Médiateur de l'hypersensibilité immédiate	ECF-A	Eosinophil chemotactic factor of anaphylaxis
ECG	Électrocardiogramme	ECG	Electrocardiogram
		EGF	Epidermal growth factor
Echo	Échotomographie	USS	Ultrasound scanning
ECHO	Espèce virale du genre entérovirus	ECHO (virus)	Enteric cytopathic human orphan (virus)
ECT	Sismothérapie (électrochoc)	ECT	Electroconvulsive therapy

ABRÉVIATIONS USUELLES	SIGNIFICATION EN FRANÇAIS		ÉQUIVALENT EN ANGLAIS
EDHF	Facteur hyperpolarisant provenant de l'endothélium	EDHF	Endothelium derived hyperpolarizing factor
EDRF	Facteur de dilatation provenant de l'endothélium	EDRF	Endothelium derived relaxation factor
EDTA	Acide éthylène-diamino-tétraacétique (acide édétique)	EDTA	Ethylenediaminetetraacetic acid disodium
EEE	Espace économique européen		
EEG	Électro-encéphalogramme	EEG	Electroencephalogram
EER	Épuration extra-rénale	ECD	Extracorporeal dialysis
EFG	Établissement français des greffes		
EFR	Explorations fonctionnelles respiratoires	PFT	Pulmonary function test
EFS	Établissement français du sang		
EGF	Facteur de croissance épidermique	EGF	Epidermal growth factor
EIAS	Épine iliaque antéro-supérieure	ASS	Anterior superior spine (of ilium) (or Ant Sup Spine)
EIC	Espace intercostal	ICS	Intercostal space (or IS)
EIM	Effet indésirable médicamenteux	ADRs	Adverse drug reactions
EIPS	Épine iliaque postéro-supérieure	PSS	Posterior superior spine
ELISA	Méthode immuno-enzymatique	ELISA	Enzyme-linked immunoadsorbent assay
EMG	Électromyogramme	EMG	Electromyogram
		EMIT	Enzyme multiplied immunoassay test
EN	Érythème noueux	EN	Erythema nodosum
ENG	Électronystagmogramme	ENG	Electronystagmogram
ENSP	École nationale de la santé publique		
		EORTC	European Organisation for Research and Treatment of Cancer
EP	Embolie pulmonaire	PE	Pulmonary embolism
EPO	Érythropoïétine	EPO	Erythropoietin
EPS	Établissement public de santé		
EPU	Enseignement post-universitaire		
ERG	Électrorétinogramme	ERG	Electroretinogram
ERO	Espèce réactive de l'oxygène		
ESA	Extrasystole auriculaire	AEB	Auricular ectopic beats
ESB	Encéphalopathie spongiforme bovine	SSE	Subacute spongiform encephalopathy
ESV	Extrasystole ventriculaire	VEB	Ventricular ectopic beats
ET	Endothéline	ET	Endothelin
ETF	Échographie trans-fontanellaire	TFU	Transfontanel ultrasonography
ETO	Échocardiographie transœsophagienne		
ETS	Établissement de transfusion sanguine		

ABRÉVIATIONS USUELLES	SIGNIFICATION EN FRANÇAIS	ÉQUIVALENT EN ANGLAIS	
ETT	Échocardiographie transthoracique		
Ext.	Extérieur, externe	Ext	External
FA	Fibrillation auriculaire	AF	Atrial fibrillation
Fab	Fragment (d'immunoglobuline) qui attache l'antigène	Fab	Antigen binding fragment
FAD	Flavine-adénine-dinucléotide	FAD	Flavine adenine dinucleotide
FAHA	Inhibiteur du facteur VIII	IAHF	Inhibitor of anti-hemophilic factor
FAN	Facteur anti-nucléaire	ANF	Antinuclear factors
Fc	Antinuclear factors		
FC	Fréquence cardiaque	HR	Heart rate
FDA	Organisme américain pour la mise sur le marché des produits alimentaires et médicamenteux	FDA	Food and drug administration
FDR	Facteur de risque	RF	Risk factor
Fe	Fraction d'éjection	EF	Ejection fraction
FGF	Facteur de croissance des fibroblastes	FGF	Fibroblast growth factor
FHF	Fédération hospitalière de France		
FID	Fosse iliaque droite	RIF	Right iliac fossa
FIG	Fosse iliaque gauche	LIF	Left iliac fossa
FIGO	Fédération internationale de gynécologie obstétrique	IFGO	International Federation of Gynecology and Obstetrics
FIO_2	Concentration de l'oxygène dans l'air inspiré	FIO_2	Fractional inspiratory oxygen
FIV	Fécondation *in vitro*	IVF	In vitro fertilization
FIVETE	Fécondation *in vitro* et transfert d'embryons	IVFET	In vitro fertilization and embryotransfer
FLR	Fiessinger - Leroy - Reiter (syndrome de)	FLR	Fiessinger - Leroy - Reiter
FMC	Formation médicale continue	CME	Continuing Medical Education
FMT	Fréquence maxima théorique		
FNPEIS	Fond national de prévention, d'éducation et d'information pour la santé		
FO	Fond d'œil	OF	Optic fundus
FOP	Foramen ovale perméable		
FR	Facteur rhumatoïde	RF	Rheumatoid factor
FR	Fréquence respiratoire	RF	Respiration frequency
FSH	Gonadostimuline A ou hormone folliculo-stimulante	FSH	Follicle stimulating hormone
FTA-abs-TEST	Réaction d'immunofluorescence indirecte pour diagnostic de syphilis	FTA-abs-TEST	Fluorescent Treponema Antibody absorption test.
FV	Fibrillation ventriculaire	VF	Ventricular fibrillation

ABRÉVIATIONS USUELLES	SIGNIFICATION EN FRANÇAIS		ÉQUIVALENT EN ANGLAIS
G	Giga		
g	gramme	g	gram
G-CSF	Facteur stimulant le développement des granulocytes	G-CSF	Granylocyte colony stimulating factor
GABA	Acide gamma-aminobutyrique	GABA	Gamma-aminobutyric acid
GAFA	Glaucome aigu par fermeture de l'angle	ACG	Angle closure glaucoma
GC	Glaucome chronique	CG	Chronic glaucoma
GCAO	Glaucome chronique à angle ouvert	OAG	Open angle glaucoma
GDP	Acide guanosine diphosphorique ou guanosine diphosphate	GDP	Guanosine diphosphoric acid
GDS	Gaz du sang	BGA	Blood gas analysis
GEU	Grossesse extra-utérine	EP	Ectopic pregnancy
GH	Hormone de croissance (ou somathormone)	GH	Growth hormone
GH-IF	Somatostatine	GH-IF	Growth hormone-inhibiting factor
GH-RF	Facteur déclenchant la sécrétion de l'hormone somatotrope	GH-RF	Growth hormone-releasing inhibiting factor
GH-RH	Hormone déclenchant la sécrétion de l'hormone somatotrope	GH-RH	Growth hormone-releasing hormone
GH-RIF	Somatostatine	GH-RIF	Growth hormone-releasing inhibiting factor
GH-RIH	Somatostatine	GH-RIH	Growth hormone releasing inhibiting hormone
GI, GII	Nombre de grossesses précédentes	GI, GII	Number of previous pregnancies
GIP	Peptide inhibiteur gastrique	GIP	Gastric inhibitory peptide
GISA	Staphylocoques dorés de sensibilité intermédiaire aux glycopeptides		
GLA	Acide gamma-carboxy-glutamique		
GM-CSF	Facteur stimulant le développement des granulocytes et des macrophages	GM-CSF	Granulocyte macrophage colony stimulating factor
GMNH	Goître multinodulaire hétérogène		
GMP	Acide guanosine monophosphorique ou guanosine monophosphate	GMP	Guanosine monophosphoric acid
GN	Glomérulonéphrite	GN	Glomerular nephritis
GNA	Glomérulonéphrite aiguë	AGN	Acute glomerulonephritis
GNC	Glomérulonéphrite chronique	CGN	Chronic glomerulonephritis
GNMP	Glomérulonéphrite membrano-proliférative	MPGN	Membranous proliferative glomerulonephritis
GNRH	Hormone libératrice de gonadotrophine	GNRH	Gonadotrophin releasing hormone
GNRP	Glomérulonéphrite rapidement progressive	RPG	Rapidly progressive glomerulonephritis
GPIIbIIIa	Glycoprotéine IIb IIIa	GPIIbIIIa	Platelet glycoprotein II band IIIa complex

ABRÉVIATIONS USUELLES	SIGNIFICATION EN FRANÇAIS		ÉQUIVALENT EN ANGLAIS
GR	Globules rouges	RBC	Red blood cells
γGT	Gamma glutamyl transpeptidase	γGT	Gammaglutamyltranspeptidase
GTP	Acide guanosine triphosphorique ou guanosine triphosphate	GTP	Guanosine triphosphoric acid
GUT	Gonadotrophines urinaires totales	TUG	Total urinary gonadotrophin
GVH	Réaction du greffon contre l'hôte	GVH	Graft versus host
Gy	Gray	Gy	Gray
H	Heure	H	Hour
H	Hôpital	Hosp	Hospital
HAART	Thérapeutique antirétrovirale hautement active	HAART	Highly active antiretroviral therapy
HAD	Hospitalisation à domicile		
HAG	Hypertrophie auriculaire gauche	LAH	Left atrial hypertrophy
HAS	Haute autorité de santé	NHA	National Health Authority
HAV	Hépatite A (virus de l')	HAV	Hepatitis A virus
Hb	Hémoglobine	Hb	Haemoglobin
HBAG	Hémibloc antérieur gauche	LAH	Left anterior hemiblock
HbCO	Carboxyhémoglobine	COHb	Carboxyhaemoglobin
HbO_2	Oxyhémoglobine	HbO_2	Oxyhaemoglobin
HBPG	Hémi-bloc postérieur gauche	LPHB	Left posterior hemiblock
HBPM	Héparine de bas poids moléculaire	LMWH	Low molecular weight heparin
HBV	Hépatite B (virus de l')	HBV	Hepatitis B virus
HCD	Hypocondre droit	RHC	Right hypochondrium
hCG	Hormone gonadotrophique chorionique	HCG	Human chorionic gonadotrophin
HCO_3	Ion bicarbonate	HCO_3	Bicarbonate ion
HCV	Hépatite C (virus de l')	HCV	Hepatitis C virus
HDL	Lipoprotéines de haute densité	HDL	High density lipoproteins
HDM	Histoire de la maladie	HPC	History of present complaint
HDT	Hospitalisation sur demande d'un tiers		
HELLP	Hémolyse, cytolyse hépatique et thrombopénie	HELLP	Haemolysis, elevated liver enzymes, low platelet
		HHV	Human herpes virus
HI	Haemophilus influenzae	HI	Hæmophilus influenzae
5HIA	5 hydroxy-indol-acétique		
HLA	Systèmes antigéniques portés notamment par les leucocytes	HLA	Human leukocyte antigens
HLM	Hématies-lencocytes-minute		
hMG	Hormone gonadotrope humaine de la ménopause	hMG	Human menopausal gonadotropin

ABRÉVIATIONS USUELLES	SIGNIFICATION EN FRANÇAIS		ÉQUIVALENT EN ANGLAIS
HMGCoA	Hydroxy-3-méthyl glutaryl coenzyme A		
H_5N_1	H=hémagglutinine, N=neuramidinase		
HNF	Héparine non fractionnée		
HNP	Hémoglobinurie nocturne paroxystique	PNH	Paroxysmal nocturnal haemoglobinuria
HO	Hospitalisation d'office		
HP	Helicobacter pylori		
HPGO	Hyperglycémie provoquée orale	OGTT	Oral glucose tolerance test
HPL	Hormone placentaire lactogène	HPL	Human placental lactogen
HPV	Papillomavirus humain	HPV	Human papillomavirus
HSD	Hématome sous-dural (aigu)	ASDH	Acute subdural haematoma
		HSIL	High-grade squamous cells intraepithelial lesions
		HSP	Heart shock protein
HSV	Herpès simplex virus	HSV	Herpes simplex virus
Ht	Hématocrite	Hct	Haematocrit
5-HT	5-hydroxytryptamine		
HTA	Hypertension artérielle	HBP	High blood pressure
HTAG	Hypertension artérielle gravidique	PIH	Pregnancy induced hypertension
HTAP	Hypertension artérielle pulmonaire	PH	Pulmonary hypertension
HTIC	Hypertension intra-crânienne	IH	Intracranial hypertension
HTLV	Virus du lymphome humain à cellules T	HTLV	Human T-cell lymphoma virus
HV	Hépatite virale	VH	Viral hepatitis
HVD	Hypertrophie ventriculaire droite	RVH	Right ventricular hypertrophy
HVG	Hypertrophie ventriculaire gauche	LVH	Left ventricular hypertrophy
HVH	Herpès virus hominis	HHV	Human herpes virus
hypoTA	Hypotension artérielle	LBP	Low blood pressure
Hz	Hertz	Hz	Hertz
IA	Insuffisance aortique	AI	Aortic incompetence or insufficiency
IA	Insémination artificielle	AI	Artificial insemination
IADE	Infirmier(ère) anesthésiste diplômé(e) d'état		
IAFP	Influenza A faiblement pathogène		
IAHP	Influenza A hautement pathogène		
IASS	Inspecteur des affaires sanitaires et sociales		
IBODE	Infirmier(ère) de bloc opératoire diplômé(e) d'état		
IC	Complexe immun	IC	Immune complex

ABRÉVIATIONS USUELLES	SIGNIFICATION EN FRANÇAIS		ÉQUIVALENT EN ANGLAIS
IC	Index cardiaque	CI	Cardiac index
IC	Insuffisance cardiaque	CF	Cardiac failure
IC	Intervalle de confiance		
		ICAM	Intercellular adhesion molecule
ICC	Insuffisance cardiaque congestive	CCF	Congestive cardiac failure
ICD	Insuffisance cardiaque droite	RHF	Right heart failure
ICSH	Gonadostimuline B	ICSH	Interstitial cell stimulating hormone
ICSI	Injection intra-cytoplasmique de spermatozoïdes	ICSI	Intracytoplasmic sperm injection
ID	Intradermique	ID	Intradermal
IDE	Infirmier(e) diplômé(e) d'État		
IDL	Lipoprotéines de densité intermédiaire	IDL	Intermediate density lipoprotein
IDM	Infarctus du myocarde	MI	Myocardial infarction
IDR	Intra-dermo réaction (à la tuberculine)	IDR	Intradermal reaction
IEC	Inhibiteur de l'enzyme de conversion	ACEI	Angiotensin converting enzyme inhibitor
IF	Immunofluorescence (D pour directe, I pour indirecte)	IF	Immunofluorescence
IFN	Interféron	IFN	Interferon
IFSI	Institut de formation en soins infirmiers		
Ig	Immunoglobuline, suivie d'une lettre indiquant la classe (IgA, D, E, G, M)	Ig	Immunoglobulin (IgA, D, E, G, M)
IGAS	Inspection générale des affaires sociales		
IGF	Facteur de croissance analogue à l'insuline	IGF	Insulin-like growth factor
IL	Interleukine	IL	Interleukin
IM	Insuffisance mitrale	MI	Mitral incompetence, mitral insufficiency
IM	Intramusculaire	IM	Intramuscular
IMAO	Inhibiteurs de la mono-amine oxydase	MAOI	Monoamine oxidase inhibitor
IMC	Index de masse corporelle	BMI	Body mass index
IMC	Infirmité motrice cérébrale	CP	Cerebral palsy
IMG	Interne en médecine générale		
IMG	Interruption médicale de grossesse	TA	Therapeutic abortion
INH	Isoniazide	INH	Isonicotinic acid hydrazide (isoniazid)
INPES	Institut national de prévention et d'éducation pour la santé		
INR	Rapport normalisé international	INR	International normalized ratio
INRS	Institut national de recherche et de sécurité		

ABRÉVIATIONS USUELLES	SIGNIFICATION EN FRANÇAIS		ÉQUIVALENT EN ANGLAIS
INSEE	Institut national de la statistique et des études économiques		
INSERM	Institut national de la santé et de la recherche médicale		
InVS	Institut de veille sanitaire		
IO	Infection opportuniste	OI	Opportunistic infection
IP	Inhibiteur de protéase	PI	Protease inhibitor
IP	Insuffisance pulmonaire	PI	Pulmonary incompetence
IPD	Interphalangienne distale		
IPP	Incapacité permanente partielle	PPD	Partial permanent disability
IPP	Inhibiteur de la pompe à protons		
IPP	Interphalangienne proximale		
IPT	Incapacité permanente totale	PTD	Permanent total disability
IPZ	Insuline protamine zinc		
IR	Insuffisance respiratoire	RF	Respiratory failure
IR	Insuffisance rénale	RF	Renal failure
IRA	Insuffisance rénale aiguë	ARF	Acute renal failure
IRA	Iode radioactif	RI	Radioactive iodine
IRC	Insuffisance rénale chronique	CRF	Chronic renal failure
IRC	Insuffisance respiratoire chronique	CPF	Chronic pulmonary failure
IRCANTEC	Institution de retraite complémentaire des agents non titulaires de l'État et des collectivités publiques		
IRM	Imagerie par résonance magnétique (nucléaire)	MRI	Magnetic resonance imaging
IRSN	Institut de radioprotection et de sûreté nucléaire		
IRSS	Inhibiteur sélectif de la recapture de la sérotonine	SSRI	Selective serotonin reuptake inhibitor
ISA	Indice synthétique d'activité		
ISL	Insuffisance surrénale lente	AI	Adrenal insufficiency
IT	Incapacité temporaire	TD	Temporary disability
IT	Incapacité totale	TD	Total disability
IT	Insuffisance tricuspidienne	TI	Tricuspid insufficiency (incompetence)
ITG	Interruption thérapeutique de grossesse	TA	Therapeutic abortion
ITL	Index de thyroxine libre	FTI	Free thyroxine index
ITT	Incapacité totale de travail	PD	Permanent disability
ITT	Intention de traiter		
IU	Intra-utérin	IU	Intrauterine
IUE	Incontinence urinaire d'effort	EUI	Effort urinary incontinence

ABRÉVIATIONS USUELLES	SIGNIFICATION EN FRANÇAIS		ÉQUIVALENT EN ANGLAIS
IV	Interventriculaire	IV	Interventricular
IV	Intraveineux	IV	Intravenous
IVD	Intraveineux direct		
IVD	Insuffisance ventriculaire droite	RVF	Right ventricular failure
IVG	Insuffisance ventriculaire gauche	LVF	Left ventricular failure
IVG	Interruption volontaire de grossesse	AB	Abortion
IVS	Institut de veille sanitaire		
j	Jour	D	Day
K	Cancer	Can	Cancer
km/h	Kilomètre par heure (= 0,62 mile per hour)	mph	Miles per hour (= 1,6 kilomètre par heure)
KO	Assommé (boxe)	KO	Knocked out
KPS	Kératite ponctuée superficielle	PK	Punctate keratitis
L	Lymphocytes	L	Lymphocytes
L1, L2	Vertèbre lombaire suivie du numéro	L1, L2	Lumbar vertebra number
LA	Liquide amniotique	AF	Amniotic fluid
LA	Leucémie aiguë	AL	Acute leukemia
LAL	Leucémie aiguë lymphoblastique	ALL	Acute lymphoblastic leukemia
LAM	Leucémie aiguë myéloblastique	AML	Acute myeloblastic leukemia
LATS	Anticorps stimulant de manière prolongée la thyroïde	LATS	Long acting thyroid stimulator
LAV	Virus associé à la lymphadénopathie	LAV	Lymphadenopathy associated virus
LB	Lavement baryté	BaE	Barium enema
LC	Leucémie chronique	CL	Chronic leukemia
LCR	Liquide céphalo-rachidien	CSF	Cerebrospinal fluid
LDH	Lactico-déshydrogénase	LDH	Lactate dehydrogenase
LDL	Lipoprotéine de faible densité (bêta-lipoprotéines)	LDL	Low density lipoprotein
LEAD	Lupus érythémateux aigu disséminé	SLE	Systemic lupus erythematosus
LEC	Lithotritie extra-corporelle	ECL	Extracorporeal lithotripsy
LES	Lupus érythémateux systémique		
LGL	Grand lymphocyte granuleux	LGL	Large granular lymphocyte
LH	Hormone lutéostimulante ou gonadostimuline B	LH	Luteinizing hormone
LHRH	Gonadolibérine	LHRH	Luteinizing hormone-relasing hormone
LIP	Lésion intra-épithéliale		
		LKM	Liver kidney microsome
LLC	Leucémie lymphoïde chronique	CLL	Chronic lymphocytic leukemia

ABRÉVIATIONS USUELLES	SIGNIFICATION EN FRANÇAIS		ÉQUIVALENT EN ANGLAIS
LLMC	Leucémie myélomonocytaire chronique		
LMC	Leucémie myéloïde chronique	CML	Chronic myeloblastic leukemia
LMNH	Lymphome malin non hodgkinien	NHPML	Non-Hodgkin primary malignant lymphoma
LNH	Lymphome non hodgkinien		
LP	Libération prolongée	LA	Long-acting
Lp(a)	Lipoprotéine a	Lpa	Lipoprotein a
βLPH	Hormone bêta lipotrope ou β lipotropine	βLPH	β lipotropin
LPPR	Voir TIPS		
LPS	Lipopolysaccharide		
LRPO	Lentille (de contact) rigide perméable à l'oxygène	RCL	Rigid contact lens
LS	Lombo-sacré	LS	Lumbosacral
LSD	Acide lysergique diéthylamide	LSD	Lysergide
LSH	Lentille (de contact) souple hydrophile	FCL	Flexible contact lens
		LSIL	Low-grade squamous cells intraepithelial lesions
µg	Microgramme	µg	Microgram
M	Molaire (solution)	M	Molar
m	Milli-, molalité	m	Milli-
M	Malin	M	Malignant
MAC	Mycobacterium avium	MAC	Mycobacterium avium complex
MAF	Facteur d'activation des macrophages	MAF	Macrophage activating factor
MALT	Tissu lymphoïde contenu dans les muqueuses	MALT	Mucosa-associated lymphoid tissue
MAO	Monoamine-oxydase	MAO	Monoamine oxidase
MAPA	Monitorage ambulatoire de la pression artérielle	ABPM	Ambulatory blood pressure monitoring
MB	Métabolisme de base	BMR	Basal metabolic rate
MC	Monoxyde de carbone	CM	Carbon monoxide
mCi	Millicurie	mCi	Millicurie
MCJ	Maladie de Creutzfeldt-Jakob	JCD	Jakob-Creutzfeldt disease
MCSF	Facteur stimulant le développement des macrophages et des monocytes	MCSF	Macrophage colony stimulating factor
MCUPH	Maître de conférence des universités - praticien hospitalier		
		MDR	Multi drugs resistance
MEC	Matrice extra-cellulaire		
MFIU	Mort fœtale *in utero*	FDIU	Fetal death in utero
MG	Médecin généraliste	GP	General practioner

ABRÉVIATIONS USUELLES	SIGNIFICATION EN FRANÇAIS		ÉQUIVALENT EN ANGLAIS
mg	Milligramme	mgm	Milligram
MHNN	Maladie hémolytique du nouveau-né	HDN	Hemolytic disease of the newborn
MI	Maladie infectieuse	ID	Infectious disease
MIBG	Méta-iodo-benzylguanidine	MIBG	Meta iodo benzylguanidine
MIBI	Méthoxy isobutyl isonitrile		
MIDA	Mento-iliaque droite antérieure	RMA	Right mentoanterior
MIDP	Mento-iliaque droite postérieure	RMP	Right mentoposterior
MIDS	Médecin inspecteur départemental de la santé		
MIF	Facteur inhibiteur de migration	MIF	Migration inhibiting factor
MIGA	Mento-iliaque gauche antérieure	LMA	Left mentoanterior
MIGP	Mento-iliaque gauche postérieure	LMP	Left mentoposterior
MIGT	Mento-iliaque gauche transverse	LMT	Left mentotransverse
Min	Minute	Min	Minute
MISP	Médecin inspecteur de santé publique		
MLC	Culture mixte de lymphocytes	MLC	Mixed lymphocyte culture
MMH	Maladie des membranes hyalines	HMD	Hyaline membrane disease
mmol	Millimole	mm	Millimole
MMP	Métalloprotéase		
MMS	Mini mental test	MMS	Mini mental scale
		MMSE	Mini mental state examination
MN	Mort-né	SB	Stillbirth
MNI	Mononucléose infectieuse	IM	Infectious mononucleosis
MODY	Diabète de la maturité chez un sujet jeune	MODY	Maturity-onset diabetes of the youth
MOPP	Moutarde à l'azote, oncovin, procarbazine, prednisone		
MPS	Mucopolysaccharide	MPS	Mucopolysaccharide
MS	Maladie systémique		
ms	Milliseconde	ms	Millisecond
MSH	Mélanostimuline (mélanotropine)	MSH	Melanocyte stimulating hormone
MSH-IF	Facteur inhibant la sécrétion d'hormone mélanotrope	MSH-IF	Melanocyte stimulating hormone — inhibiting factor
MSH-RF	Facteur déclenchant la sécrétion d'hormone mélanotrope	MSF-RF	Melanocyte stimulating hormone — releasing factor
MSIN ou MSN	Mort subite inexpliquée du nourrisson	SIDS	Sudden infant death syndrome
MST	Maladie sexuellement transmissible	STD	Sexually transmitted disease
MTX	Méthotrexate	MTX	Methotrexate
MV	Murmure vésiculaire	VS	Vesicular sound

ABRÉVIATIONS USUELLES	SIGNIFICATION EN FRANÇAIS	ÉQUIVALENT EN ANGLAIS	
N	Nombre	N	Number
N	Nerf, à faire suivre du nom du nerf	N	Nerve…
N	Normal	N	Normal
NA	Nomina Anatomica	NA	Nomina Anatomica
NAC	N-acétylcystéine		
NADPH	Nicotinamide adénine dinucléotide phosphate oxydase		
		NASH	Non alcoholic steatohepatitis
NAV	Nœud atrio-ventriculaire	AVN	Atrioventricular node
NBT	Nitrobleu de tétrazolium	NBT	Nitroblue tetrazolium
NC	Nerf crânien	CN	Cranial nerve
NEM	Néoplasie endocrinienne multiple	MEN	Multiple endocrine neoplasia
NET	Nécrolyse épidermiolyse toxique		
NFS	Numération-formule sanguine	FBC	Full blood count
NI	Non identifié	U/I	Unidentified
NIDA	Naso-iliaque droite antérieure	RFA	Right frontoanterior
NIDP	Naso-iliaque droite postérieure	RFP	Right frontoposterior
NIDT	Naso-iliaque droite transverse	RFT	Right frontotransverse
NMDA	N-méthyl-D-aspartate		
NN	Nouveau-né	NB	Newborn
NNRTI	Inhibiteurs non nucléosidiques de la transcriptase inverse		
NO	Nerf optique	ON	Optic nerve
NO	Monoxyde d'azote	NO	Nitric oxide
NORB	Névrite optique rétro-bulbaire	RBN	Retrobulbar neuritis
NPH	Insuline d'action intermédiaire dite NPH	NPH	Neutral Protamine Hagedorn
NPI	Inventaire neuropsychiatrique		
NR	Non remboursé		
NREM	Dépourvu de mouvements oculaires rapides	NREM	Non-rapid eye movement
NRTI	Inhibiteurs nucléosidiques de la transcriptase inverse		
NSE	Énolase neurospécifique	NSE	Neuron specific enolase
NTA	Nécrose tubulaire aiguë	ATN	Acute tubular necrosis
NYHA	Classification de la NYHA (cardiopathies)	NYHA	New York Heart Association
OACR	Oblitération de l'artère centrale de la rétine	OCAR	Occlusion of central artery of the retina
OAD	Oblique antérieure droite		

ABRÉVIATIONS USUELLES	SIGNIFICATION EN FRANÇAIS	ÉQUIVALENT EN ANGLAIS	
OAG	Oblique antérieure gauche		
OAP	Œdème aigu du poumon	APE	Acute pulmonary edema
OCT	Ornithine-carbamyl-transférase	OCT	Ornithine carbamyl transférase
OD	Œil droit	OD	Oculus dexter (right eye)
OE	Otite externe	OE	Otitis externa
OG	Œil gauche	OL	Oculus laevus (left eye)
OIDA	Occipito-iliaque droite antérieure	ROA	Right occipitoanterior
OIDP	Occipito-iliaque droite postérieure	ROP	Right occipitoposterior
OIDT	Occipito-iliaque droite transverse	ROT	Right occipitotranverse
OIGA	Occipito-iliaque gauche antérieure	LOA	Left occipitoanterior
OIGP	Occipito-iliaque gauche postérieure	LOP	Left occipitoposterior
OIGT	Occipito-iliaque gauche transverse	LOT	Left occipitotransverse
OKT	Série d'anticorps monoclonaux	OKT	Ortho diagnostics Kung T lymphocyte
OLT	Oxygénothérapie à long terme	LTOT	Long-term oxygen therapy
OM	Oreille moyenne	ME	Middle ear
OM	Otite moyenne	OM	Otitis media
OMA	Otite moyenne aiguë	AOM	Acute otitis media
OMS	Organisation mondiale de la Santé	WHO	World Health Organization
ONDAM	Objectif national de dépenses d'assurance maladie		
ONIAM	Office national d'indemnisation des accidents médicaux		
OP	Occipito-pubienne	OA	Occiput anterior
OP	Oestroprogestatif		
OPH	Ophtalmologie	OPH	Ophthalmology
OR	Risque relatif approximatif	OR	Odds ratio
ORL	Oto-rhino-laryngologie (iste)	ENT	Ears, nose and throat
Os	Bouche (*per os* : par la bouche)	Os	Mouth
OSM	Otite séro-muqueuse	SOM	Serous otitis media
OTC	Médicament ou produit conseil	OTC	Over the counter
OVCR	Oblitération de la veine centrale de la rétine	OCVR	Occlusion of central vein of the retina
p-	para- (en chimie)	p-	Para-
P	Parité	Para	Parity
P	Percentile	P	Percentile
P	Poids	W	Weight
PA	Phosphatases alcalines	ALP	Alkaline phosphatase
PAC	Pontage aorto-coronaire	ACB	Aorto-coronary bypass

ABRÉVIATIONS USUELLES	SIGNIFICATION EN FRANÇAIS		ÉQUIVALENT EN ANGLAIS
PAF	Facteur d'activation plaquettaire	PAF	Platelet activating factor
PAH	Acide para-aminohippurique		
PAN	Périartérite noueuse	PAN	Periarteritis nodosa
PAO	Pression artérielle ophtalmique	OAP	Ophtalmic arterial pressure
PaO_2	Pression artérielle partielle en oxygène	PaO_2	Arterial partial pressure of oxygen
PAP	Phosphatase acide prostatique	PAP	Prostatic acid phosphatase
PAP	Pression artérielle pulmonaire		
PAPO	Pression artérielle pulmonaire d'occlusion		
PAPS	Pression artérielle pulmonaire systolique		
PAS	Acide para-aminosalicylique	PAS	Para-aminosalicylic acid
PAS	Pression artérielle systolique		
PASH	Péri-arthrite scapulo humérale	SHPA	Scapulohumeral periarthritis
PATR	Phosphatases acides tartrate résistantes		
PAVM	Pneumopathie aiguë sous ventilation mécanique		
PB	Ponction-biopsie	B	Biopsy
PBH	Ponction biopsie hépatique		
PBI	Iode lié aux protéines	PBI	Protein bound iodine
PBR	Ponction biopsie rénale		
PBS	Pouvoir bactéricide du sérum		
PCA	Persistance du canal artériel	PDA	Patent ductus arteriosus
PCA	Polychondrite atrophiante		
PCH AP	Pharmacie centrale des Hôpitaux de l'Assistance Publique		
PCO_2	Pression artérielle du CO_2	PCO_2	Carbone dioxide pressure
PCE	Polyarthrite chronique évolutive	RA	Rhumatoide arthritis
PCR	Protéine C-réactive	CRP	C-reactive protein
PCR	Amplification génique (réaction)	PCR	Polymerase chain reaction
PCU	Phénylcétonurie	PKU	Phenylketonuria
PDE	Phosphodiestérase	PDE	Phosphodiesterase
PDF	Produits de dégradation de la fibrine	FDP	Fibrin degradation product
PDGF	Facteur de croissance dérivé des plaquettes sanguines	PGDF	Platelet derived growth factor
PEA	Potentiels évoqués auditifs	EAP	Evoked auditory potentials
PEAG	Pustulose xanthématique aiguë généralisée		
PEEP	Pression positive résiduelle expiratoire	PEEP	Positive end-expiration pressure
PEG	Polyéthylène glycol	PEG	Polyethylene glycol
PERC	Pupilles égales régulières contractiles	PERLA	Pupils equal, react to light and accommodation

ABRÉVIATIONS USUELLES	SIGNIFICATION EN FRANÇAIS	ÉQUIVALENT EN ANGLAIS	
PET	Tomographie par émission de positrons	PET	Positron emission tomography
PEV	Potentiel évoqué visuel	EVP	Evoked visual potential
PF	Paralysie faciale	FP	Facial palsy
PFD	Plasma frais décongelé	FFP	Fresh frozen plasma
PG	Paralysie générale	GP	General paralysis
PG	Prostaglandine	PG	Prostaglandin
PH	Praticien hospitalier		
PHA	Phytohémagglutine		
PHU	Praticien hospitalier universitaire		
pH	Expression de la concentration en ion hydrogène	pH	Symbol for expression of hydrogen ion concentration
Phage	Bactériophage	Phage	Phage
Phe	Phénylalanine	Phe	Phenylalanine
PIF	Facteur inhibant la sécrétion de prolactine	PIF	Prolacting inhibiting factor
Pl	Plaquettes	PLT	Platelet
PIO	Pression intraoculaire		
PL	Ponction lombaire	LP	Lumbar puncture
PM	Pace-maker	PM	Pacemaker
PM	Poids moléculaire	MW	Molecular weight
PM	Post mortem = autopsie	PM	Post mortem = after death
PMA	Procréation médicalement assistée		
PMI	Protection maternelle et infantile	MCHS	Maternal and Child Health Service
pmp	Personnes par million		
PMSI	Programme de médicalisation des systèmes d'information		
PN (ou PAN)	Périartérite noueuse	PN (ou PAN)	Periarteritis nodosa
PN	Poids à la naissance	BW	Birth weight
PN	Polynucléaires neutrophiles	N	Neutrocyte
PNA	Parisiensia Nomina Anatomica	PNA	Parisiensia Nomina Anatomica
PNET	Tumeur neuroectodermique primitive	PNET	Primitive neuroectodermal tumor
Pno	Pneumothorax	Pnx	Pneumothorax
PO	*Per os* = par la bouche = voie orale	p.o.	*Per os* = by mouth
PO_2	Pression en oxygène	PO_2	Oxygen tension or pressure
Polio	Poliomyélite	Polio	Poliomyelitis
Post-op	Post-opératoire	Post-op	Postoperative
PP	Post-partum	PP	Post partum
PP	Per protocol		

ABRÉVIATIONS USUELLES	SIGNIFICATION EN FRANÇAIS		ÉQUIVALENT EN ANGLAIS
		PPARγ	Peroxisomal proliferator activated gamma
PPLO	Mycoplasma	PPLO	Pleuropneumonia-like organism
PPR	Pseudopolyarthrite rhizomélique		
PPSB	Prothrombine, proconvertine, facteur Stuart, facteur antihémophilique B	PPSB	Prothrombin, proconvertin, Stuart factor, antihaemophilic B factor
PR	Polyarthrite rhumatoïde	RA	Rheumatoid arthritis
Préma	Prématuré	Prem	Premature
PRF	Facteur hypothalamique de libération de la prolactine	PRF	Prolactin-releasing factor
PRL	Prolactine	PRL	Prolactin
PSA	Antigène prostatique spécifique	PSA	Prostate specific antigen
PSDP	Pneumocoques de sensiblité diminuée à la pénicilline		
PSP	Phénolsulfonephtaléine	PSP	Phenolsulfonphtalein
PTH	Hormone parathyroïdienne	PTH	Parathormone (Parathyroid hormone)
PTH	Prothèse totale de hanche		
PTI	Purpura thrombopénique idiopathique	ITP	Idiopathic thrombocytopenic purpura
PTV	Potentiels tardifs ventriculaires	VLP	Ventricular late potentials
PU-PH	Professeur des Universités — praticien hospitalier		
PUVA	Psoralène-ultraviolet A (thérapie)	PUVA	Psoralens and ultraviolet A (therapy)
PV	Pression veineuse	VP	Venous pressure
PVC	Pression veineuse centrale	CVP	Central venous pressure
PVH	Papilloma virus humain		
PVR	Prolifération vitréo-rétinienne	VRP	Vitreoretinal proliferation
PWM	Pokeweed mitogen, variété de lectine	PWM	Pokeweed mitogen
PZ	Pancréatozymine	PZ	Pancreozymin
Qc	Débit cardiaque		
QI	Quotient intellectuel	IQ	Intelligence quotient
QR	Quotient respiratoire	RQ	Respiratory quotient
QSP	Quantité suffisante pour		
RA	Réserve alcaline	AR	Alkaline reserve
RA	Rétrécissement aortique	AS	Aortic stenosis
RA (C)	Rétrécissement aortique (calcifié)	CAS	Calcified aortic stenosis
RAA	Rhumatisme articulaire aigu	RF	Rheumatic fever
Radio	Radiographie	XR	X-ray
RAISIN	Réseau alerte investigation surveillance des infections nosocomiales		

ABRÉVIATIONS USUELLES	SIGNIFICATION EN FRANÇAIS		ÉQUIVALENT EN ANGLAIS
RAM	Rupture artificielle des membranes	ARM	Artificial rupture of the membranes
RAS	Rien à signaler	NAD	Nothing abnormal detected
RAST	Radio-allergosorbent test	RAST	Radio-allergosorbent test
RCH	Rectocolite hémorragique	HRC	Hemorragic rectocolitis
RCIU	Retard de croissance intra-utérin	IUGR	Intrauterine growth retardation
RCP	Résumé des caractéristiques du produit		
RCT	Rapport cardio-thoracique	CTR	Cardiothoracic ratio
RCUH	Rectocolite ulcéro-hémorragique	UC	Ulcerative colitis
RD	Rétinopathie diabétique	DR	Diabetic retinopathy
Réa	Service de réanimation	ICU	Intensive care unit
Réa cardio	Service de réanimation cardiaque	CCU	Coronary care unit
REM	Mouvements oculaires rapides	REM	Rapid eyes mouvement
RF	Facteur de libération	RF	Releasing factor
		RFLP	Restriction fragment length polymorphism
RGO	Reflux gastro-œsophagien	GER	Gastroesophageal reflux
Rh	Facteur rhésus	Rh	Rhesus
Rh -	Rhésus négatif	Rh -	Rhesus negative
Rh +	Rhésus positif	Rh +	Rhesus positive
RH	Hormone de libération	RH	Releasing hormone
RHJ	Reflux hépato-jugulaire	HJR	Hepatojugular reflux
RIA	Dosage radio-immunologique	RIA	Radioimmunoassay
RIBA	Réaction entre un antigène recombinant et un anticorps sérique	RIBA	Recombinant immunoblot assay
RIST	Radio immuno sorbent test	RIST	Radio immuno sorbent test
RIVA	Rythme idioventriculaire accéléré	AIVR	Accelerated idioventricular rhythm
RM	Rétrécissement mitral	MS	Mitral stenosis
RMN	Résonance magnétique nucléaire	NMR	Nuclear magnetic resonance
RMO	Références médicales opposables	OMR	Opposable medical references
RNSP	Réseau national de santé publique		
RO	Récepteur aux œstrogènes	ER	Estrogen receptor
ROC	Réflexe oculocardiaque		
		ROC	Receiver operating curves
ROR	Rougeole-oreillons-rubéole (vaccin)	MMR	Measles-mumps-rubella (vaccine)
ROT	Réflexe ostéo-tendineux	TR	Tendon reflex
RP	Radiographie pulmonaire	PR	Pulmonary radiography
RP	Récepteurs à la progestérone	PgR	Progesterone receptor
RP	Rétrécissement pulmonaire	PS	Pulmonary stenosis

ABRÉVIATIONS USUELLES	SIGNIFICATION EN FRANÇAIS		ÉQUIVALENT EN ANGLAIS
RPM	Rupture prématurée des membranes	PROM	Premature rupture of membranes
RRMS	Risque relatif de mortalité standardisé		
RSP	Retard staturo-pondéral	FIT	Failure to thrive
RT	Rétrécissement tricuspidien	TS	Tricuspid stenosis
RTUP	Résection transurétrale de la prostate	TURP	Transurethral resection of the prostate
RV	Rétroversion	RV	Retroversion
RVU	Reflux vésico-urétéral	VUR	Vesicoureteric reflux
S et I	Supérieur et inférieur (sup et inf)	U & L	Upper and lower
S1, S2	Racine nerveuse sacrée (vertèbre...), suivie du chiffre approprié	S1, S2	Sacral (vertebra) nerve
S	Symptômes ou signes	S x	Symptoms or signs
S	Unité Svedberg	SU	Svedberg unit
SA	Sucre, acétone	S & A	Sugar and acetone
		SAA	Serum amyloid A
SAL	Sérum antilymphocyte	ALS	Antilymphocytic serum
SAM	Syndrome d'activation macrophagique		
SAMU	Service d'aide médicale urgente		
SAOR	Staphylocoques dorés oxacilline résistants		
SAOS	Syndrome d'apnées obstructives du sommeil		
SAP	Seringue auto-pousseuse	CFS	Continuous-flow syringe
SAPL	Syndrome des antiphospholipides		
SARM	Staphylocoque doré résistant à la méthicilline		
SASM	Staphylocoque doré sensible à la méthicilline		
SAT	Sérum antitétanique	ATS	Antitetanus serum
SAU	Service d'accueil des urgences		
SBM	Syndrome des bâtiments malsains	SBS	Sick building syndrome
SBP	Glycoprotéine liée aux hormones sexuelles	SBP	Sex binding protein
SC	Sous-cutané	SC	Subcutaneous
SCI	Syndrome du côlon irritable	IBS	Irritable bowel syndrome
SCN	Staphylocoques à coagulase négative		
SD	Souffle diastolique	DM	Diastolic murmur
SDAF	Syndrome des douleurs abdominales fonctionnelles		
SDR	Syndrome de détresse respiratoire	RDS	Respiratory distress syndrome

ABRÉVIATIONS USUELLES	SIGNIFICATION EN FRANÇAIS		ÉQUIVALENT EN ANGLAIS
SDRA	Syndrome de détresse respiratoire aiguë	ARDS	Acute respiratory distress syndrome
SEES	Sonde d'entraînement électro-systolique	CPEC	Cardiac pacing electrode catheter
SEP	Sclérose en plaques	MS	Multiple sclerosis
SESI	Service des études, des statistiques et des systèmes d'information		
SF	Signes fonctionnels		
SP	Signes physiques		
SGOT	Transaminase glutamino oxalo-acétique	SGOT	Serum glutamic oxalo-acetic transaminase
SGPT	Transaminase glutamique pyruvique	SGPT	Serum glutamic pyruvic transaminase
SI	Système international	ISU	International System of Units
SIADH	Syndrome de sécrétion inappropriée d'hormone anti-diurétique	SIAHS	Syndrome of inappropriate antidiuretic hormone secretion
SIDA	Syndrome immuno-déficitaire acquis	AIDS	Acquired immune deficiency syndrome
SIDA	Sacro-iliaque droite antérieure	RSA	Right sacroanterior
SIDL	Sacro-iliaque droite latérale	RSL	Right sacrolateral
SIDP	Sacro-iliaque droite postérieure	RSP	Right sacroposterior
SIDT	Sacro-iliaque droite transverse	RST	Right sacrotransverse
SIGA	Sacro-iliaque gauche antérieure	LSA	Left sacroanterior
SIGL	Sacro-iliaque gauche latérale	LSL	Left sacrolateral
SIGP	Sacro-iliaque gauche postérieure	LSP	Left sacroposterior
SIGT	Sacro-iliaque gauche transverse	LST	Left sacrotransverse
SII	Syndrome de l'intestin irritable		
SIO	Sphincter inférieur de l'œsophage	LES	Lower esophageal sphincter
SLA	Sclérose latérale amyotrophique	ALS	Amyotrophic lateral sclerosis
		SLA	Soluble liver antigen
SM	Surcharge médicamenteuse	OD	Overdose
SMD	Syndrome myélodysplasique		
SMR	Service médical rendu		
SMUR	Service mobile d'urgence et de réanimation		
SN	Système nerveux	NS	Nervous system
SNA	Syndrome néphrotique aigu	ANS	Acute nephrotic syndrome
SNA	Système nerveux autonome	ANS	Autonomic nervous system
SNC	Système nerveux central	CNS	Central nervous system
SNP	Système nerveux périphérique	PNS	Peripheral nervous system
SNS	Système nerveux sympathique	SNS	Sympathetic nervous system

ABRÉVIATIONS USUELLES	SIGNIFICATION EN FRANÇAIS		ÉQUIVALENT EN ANGLAIS
SOPK	Syndrome des ovaires polykystiques		
SPAA ou SA	Spondylarthrite ankylosante	AS	Ankylosing spondylitis
SPECT	Tomographie par émission monophotonique gamma	SPECT	Single photon emission computed tomography
SPM	Syndrome prémenstruel	PMS	Premenstrual syndrome
SRAA	Système rénine-angiotensine-aldostérone		
SRAS	Syndrome respiratoire aigu sévère	SARS	Severe acute respiratory syndrom
SRE	Système réticulo-endothélial	RES	Reticuloendothelial system
		SREDA	Subclinical rythmic epileptiform discharges of adults
SRH	Système réticulo-histiocytaire	RES	Reticuloendothelial system
SRIF	Stomatostatine		Somatotrophin releasing inhibiting hormone.
SROS	Schéma régional d'organisation sanitaire		
SS	Sécurité sociale	NHI	National Health Insurance
SS	Souffle systolique	SM	Systolic murmur
SSJ	Syndrome de Stevens Johnson		
STH	Somathormone (hormone de croissance)	STH	Somatotrophic (growth) hormone
SVP	Stimulation ventriculaire programmée	PVS	Programmed ventricular stimulation
SY	Syphilis	SY	Syphilis
Syst	Systolique	Syst	Systolic
T et P	Température et pouls	T + P	Temperature and pulse
T	Taille (hauteur)	ht	Height
T	Température absolue	AT	Absolute temperature
T3	Triiodothyronine	T3	Triiodothyronine
T4	Thyroxine	T4	Thyroxine
TA	Tension artérielle	BP	Blood pressure
TA	Trou anionique	AH	Anionic hollow
TAB	Typhoïde - paratyphoïde A et B (vaccin)	TAB	Typhoid, paratyphoid A and paratyphoid B (vaccine)
TAG	Trouble anxieux généralisé	GAT	Generalized anxious trouble
TAP	Tachycardie auriculaire paroxystique	PAT	Paroxysmal atrial tachycardia
TAR	Tension artérielle rétinienne	RAT	Retinal arterial tension
TBG	Glycoprotéine liée à la thyroxine	TBG	Thyroxine-binding globulin
TC	Temps de coagulation	CT	Clotting time
TCA	Temps de céphaline activée	aPTT	Activated partial thromboplastin time
TCK	Temps de céphaline kaolin	PTT	Partial thromboplastin time

ABRÉVIATIONS USUELLES	SIGNIFICATION EN FRANÇAIS		ÉQUIVALENT EN ANGLAIS
TCMH	Teneur corpusculaire moyenne en hémoglobine	MCH	Mean corpuscular hemoglobin
TCT	Thyrocalcitonine	TCT	Thyrocalcitonin
TD	Tube digestif	GIT	Gastrointestinal tract
TDM	Tomodensitométrie (tomographie axiale computérisée, scanner)	CAT	Computerized axial tomography
TEBG	Glycoprotéine liée aux hormones sexuelles	TEBG	Testosterone estradiol binding globulin
TEP	Tomographie par émission de positrons	PET	Positron emission tomography
TG	Thyroglobuline	TG	Thyroglobulin
TG	Triglycérides	TG	Triglyceride
TGMH	Teneur globulaire moyenne en hémoglobine	MCH	Mean corpuscular haemoglobin
THS	Traitement hormonal substitutif	SHT	Substitute hormonal treatment
TIAC	Toxi-infection alimentaire collective		
TIPS	Tarif interministériel des prestations sanitaires		
TM	Marque déposée	TM	Trade mark
TML	Test de migration des leucocytes	LMIT	Leucocyte migration inhibition test
TNF	Facteur nécrosant des tumeurs	TNF	Tumor necrosis factor
TNM	Tumeur primitive, adénopathie régionale, métastases (classification)	TNM	T (primary tumour) N (node) M (metastasis)
TNT	Trinitrine	TNT	Trinitrine
TO	Tension oculaire	OT	Ocular tension
TOC	Trouble obsessionnel compulsif	COT	Compulsive obsessional trouble
TOGD	Transit œso-gastro-duodénal	BaM	Barium meal
TP	Taux de prothrombine	PT	Prothrombin time
TPCF	Test de fixation du complément pour le diagnostic de syphilis	TPCF	Treponema pallidum complement fixation (test)
TPHA	Réaction d'agglutination passive pour le diagnostic de syphilis	TPHA	Treponema pallidum hemagglutination test
TPI	Test d'immobilisation des tréponèmes (de Nelson)	TPI	Treponema pallidum immobilisation test
TPP	Thiamine-pyrophosphate	TPP	Thiamine pyrophosphate
TR	Toucher rectal	PR	Per rectum, rectal examination
TRH	Hormone de libération de la thyréostimuline	TRH	Thyrotropin releasing hormone
TRT	Traitement	TRT	Prescription, treatment or therapy
TS	Temps de saignement	BT	Bleeding time
TS	Tentative de suicide		
TSAB	Anticorps stimulant la thyroïde	TSAB	Thyroid stimulating antibody

ABRÉVIATIONS USUELLES	SIGNIFICATION EN FRANÇAIS		ÉQUIVALENT EN ANGLAIS
TSH	Hormone thyréostimulante	TSH	Thyroid stimulating (thyrotrophic) hormone
TSV	Tachycardie supra-ventriculaire	SVT	Supraventricular tachycardia
TT	Taux de thrombine	TT	Thrombin time
TTG	Test de tolérance au glucose	GTT	Glucose tolerance test
TTL	Test de transformation lymphoblastique	LLT	Lymphoblastic (lymphocyte) transformation test
TV	Toucher vaginal	PV	Per vaginal
TV	Tachycardie ventriculaire	VT	Ventricular tachycardia
TVNS	Tachycardie ventriculaire non soutenue	NSVT	Non-sustained ventricular tachycardia
TVP	Thrombose veineuse profonde	DVT	Deep venous thrombisis
TVS	Tachycardie ventriculaire soutenue	SVT	Sustained ventricular tachycardia
TXA2	Thromboxane A2		
TZD	Thiazolinedione		
U	Unité	U	Unit
UAH	Unité anti-héparine	AHU	Antiheparin unit
UC	Unité de consommation		
UCSA	Unité de consultations et de soins ambulatoires		
UDP	Uridine diphosphate	UDP	Uridine diphosphate
UDPG	Uridine diphosphoglucose	UDPG	Uridine diphosphoglucose
UFR	Unité de formation et de recherche		
UHT	Ultra haute température	UHT	Ultra high temperature
UI	Unité internationale	IU	International unit
UIV	Urographie intraveineuse	IVP	Intravenous pyelography
UMEG	Unité mobile d'évaluation gériatrique		
UNG	Uréthrite non gonococcique	NGU	Non-gonococcal urethritis
UPATOU	Unité de proximité d'accueil, de traitement et d'orientation des urgences		
UPR	Urétéropyélographie rétrograde	RUP	Retrograde ureteropyelography
URCAM	Union régionale des caisses d'assurance maladie		
URSSAF	Union de recouvrement des cotisations de sécurité sociale et allocations familiales		
USI	Unité de soins intensifs	ICU	Intensive care unit
USIC	Unité de soins intensifs cardiologiques	CICU	Cardiac intensive care unit
USP	Unité de soins palliatifs		
UV	Ultra-violet	UV	Ultraviolet
UVA	Ultra-violet A	UVA	Ultraviolet light, long wave

ABRÉVIATIONS USUELLES	SIGNIFICATION EN FRANÇAIS		ÉQUIVALENT EN ANGLAIS
UVB	Ultra-violet B	UVB	Ultraviolet light, midrange
V	Volume	V	Volume
V	Vitesse	V	Velocity
V	Valence	V	Valence
VADS	Voies aéro-digestives supérieures	UDAW	Upper digestive airways
VB	Vésicule biliaire	GB	Gall bladder
VCI	Veine cave inférieure	IVC	Inferior vena cava
VCS	Veine cave supérieure	SVC	Superior vena cava
VD	Volume de distribution	DV	Distribution volume
VD	Ventricule droit	RV	Right ventricle
VDRL	Réaction d'agglutination pour le diagnostic de syphilis	VDRL	Venereal disease research laboratory
VEMS	Volume expiratoire maximum seconde	FEV1	Forced expiratory volume in one second
VER	Volume expiratoire de réserve	ERV	Expiratory reserve volume
VG	Ventricule gauche	LV	Left ventricle
VGM	Volume globulaire moyen	MCV	Mean corpuscular volume
VHA	Virus de l'hépatite A	HAV	Hepatitis A virus
VHB	Virus de l'hépatite B	HBV	Hepatitis B virus
VHC	Virus de l'hépatite C	HCV	Hepatitis C virus
VHD	Virus de l'hépatite D	HDV	Hepatitis D virus
VIH	Virus de l'immunodéficience humaine	HIV	Human immunodeficiency virus
VIP	Peptide vaso-actif intestinal	VIP	Vasoactive intestinal peptide
VIR	Volume inspiratoire de réserve	IRV	Inspiratory reserve volume
VISA	Staphylocoques dorés de sensibilité intermédiaire à la vancomycine		
Vit	Vitamine	Vit	Vitamin
VL	Voies lacrymales	LP	Lacrymal passages
VLDL	Lipoprotéines de très basse densité	VLDL	Very low-density lipoprotein
VMA	Acide vanylmandélique	VMA	Vanylmandelic acid
VOD	Vision de l'œil droit	VOD	Vision right eye
VP	Volume plasmatique	PV	Plasma volume
VPP	Valeur prédictive positive		
VPPB	Vertige paroxystique positionnel bénin	PPV	Paroxysmal positional vertigo
VR	Volume résiduel	RV	Residual volume
VRE	Entérocoques résistants à la vancomycine		
VRE	Volume de réserve expiratoire	ERV	Expiratory reserve volume
VRI	Volume de réserve inspiratoire	IRV	Inspiratory reserve volume
VRS	Virus respiratoire syncytial	RSV	Respiratory syncytial virus

ABRÉVIATIONS USUELLES	SIGNIFICATION EN FRANÇAIS		ÉQUIVALENT EN ANGLAIS
VSAB	Véhicule de secours aux asphyxiés et aux blessés		
VSG (VS)	Vitesse de sédimentation globulaire	ESR	Erythrocyte sedimentation rate
VST	Vigilance et sécurité transfusionnelle		
VV	Vibrations vocales	VF	Vocal fremitus
Vx	Vaisseaux	VES	Vessels
V-Z	Varicelle-zona	V-Z	Varicella-zoster
WPW	Wolff-Parkinson-White (syndrome de)	WPW	Wolff-Parkinson-White syndrome
XX	Chromosomes sexuels femelles	XX	Normal female chromosome type
XY	Chromosomes sexuels mâles	XY	Normal male chromosome type
ZE	Zollinger-Ellison (syndrome de)	ZE	Zollinger-Ellison syndrome

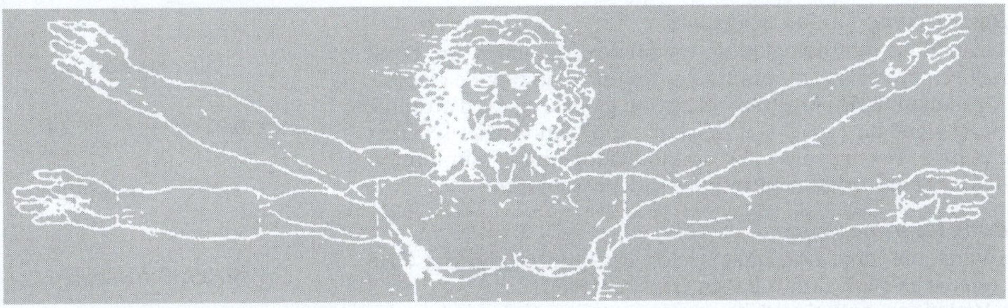

Principales constantes biologiques

Malgré le terme consacré de « constantes biologiques », les résultats des dosages de ces paramètres sont soumis à de nombreuses variations, y compris pour leurs valeurs normales, en fonction des techniques utilisées par les laboratoires pour les déterminer. Elles sont donc données ici à titre indicatif.

■

ACÉTONE Fait partie, avec l'acide acéto-acétique et l'acide ß-hydroxybutyrique, des corps cétoniques.

Dans le sang (cétonémie)

■ Variations physiologiques : augmentation après exercice musculaire intense, régime hypoglucidique, ainsi que chez le jeune enfant.

■ Variations pathologiques : élévation dans le diabète de type 1 avec acidocétose, l'acidocétose éthylique, lors du jeûne, d'une fièvre élevée ou de vomissements abondants chez l'enfant, en cas de glycogénose.

< 50 mg/L

× 17,2 ↓ ↑ × 0,058

< 86 µmol/L

Dans les urines (cétonurie) : réaction négative sur bandelettes ou comprimés.

■ Variations pathologiques : élévation dans le diabète de type 1 avec acidocétose, en cas de jeûne, de fièvre élevée ou de vomissements abondants chez l'enfant, de glycogénose.

< 125 mg/24h

×17,2 ↓ ↑ × 0,058

< 215 µmol/24h

■

ACIDES AMINÉS Constituants azotés non protéiques du sang possédant simultanément au moins une fonction amine et une fonction acide.

Dans les fèces

■ Variations pathologiques : augmentation en cas de putréfaction et de malabsorption ; diminution en cas de fermentation.

1 à 4 mEq/100 g

Dans le sang (amino-acidémie)

■ Variations physiologiques : augmentation après un repas riche en protéines ; diminution après une ingestion de glucose.

■ Variations pathologiques : élévation globale en cas d'atrophie jaune aiguë du foie, d'état de choc ou d'hémorragies sévères ; élévation élective dans les amino-acidopathies ; diminution dans les syndromes néphrotiques et le kwashiorkor.

40 à 80 mg/L

× 0,071 ↓↑ × 14

2,85 à 5,7 mmol/L

Dans les urines (amino-acidurie)

■ Variations physiologiques : selon le régime et surtout l'âge (valeurs en général plus basses chez l'enfant).

■ Variations pathologiques : augmentation globale dans les syndromes de De Toni-Debré-Fanconi, de Lowe, dans les maladies de Wilson, de Hartnup ; augmentation élective dans l'oligophrénie phényl-pyruvique, la cystinurie-lysinurie, l'homocystinurie par exemple.

80 à 210 mg/24 h

× 0,071 ↓↑ × 14

5,7 à 15 mmol/24 h

■

ACIDE ASCORBIQUE OU VITAMINE C Vitamine hydrosoluble indispensable à la vie dont le déficit entraîne le scorbut.

Dans le plasma

■ Variations physiologiques : reflet des apports quotidiens.

■ Variations pathologiques : diminution en cas de scorbut, de cirrhose hépatique, de dialyse, de brûlures étendues.

40 à 100 µmol/L

Dans les urines

100 à 300 µmol/24 h

■

ACIDE DELTA AMINO-LÉVULINIQUE Composé synthétisé dans les mitochondries. Il est transformé en porphobilinogène dans le cytoplasme sous l'action d'une acide delta amino-lévulinique déshydratase.

Dans les urines

■ Variations pathologiques : augmentation en cas de saturnisme.

< 10 mg/24h

×7,6 ↓↑ ×0,13

< 76 µmol/24 h

■

ACIDE FOLIQUE Vitamine hydrosoluble dite vitamine B9 jouant un rôle capital dans le métabolisme des acides nucléiques lors de l'érythropoïèse.

Dans le sérum (folatémie)

■ Variations physiologiques : avec l'alimentation (diminution en cas de carence alimentaire même discrète).

■ Variations pathologiques : diminution lors des anémies mégaloblastiques par carence, lors des carences alimentaires et des syndromes de malabsorption.

3 à 15 µg/L

× 2,26 ↓↑ × 0,441

7 à 34 nmol/L

Dans les globules rouges

130 à 630 µg/L

× 2,26 ↓↑ × 0,441

294 à 1424 nmol/L

Dans les urines (folaturie)

2 à 5 µg/24 h

■

ACIDE HOMOVANILLIQUE (HVA) Catabolite de la dopamine sous l'action de la mono-amine oxydase et de la catéchol-o-méthyltransférase.

Dans les urines ■ Variations physiologiques : valeurs nettement plus faibles (de l'ordre de 50 %) chez le jeune enfant. ■ Variations pathologiques : augmentation dans les neuroblastomes.	3 à 10 µg/L × 5,49 ⇅ × 0,182 17 à 55 µmol/24h

■

ACIDE 5-HYDROXY-INDOLE-ACÉTIQUE (5-HIAA) Catabolite principal de la sérotonine.

Dans les urines : éviter la prise d'aliments riches en sérotonine tels qu'ananas, avocats, bananes, noix, tomates et de certains médicaments (phénothiazine, phénocétine). ■ Variations pathologiques : augmentation en cas de tumeur carcinoïde (taux > 25 mg/24 h).	< 10 mg/24 h × 5,24 ⇅ × 0,2 < 50 µmol/24 h

■

ACIDE LACTIQUE Acide formé lors de la glycolyse anaérobie à la suite de la réduction de l'acide pyruvique par la lacticodéshydrogénase.

Dans le sang veineux (lactacidémie) : prélèvement sans garrot chez un sujet à jeun. ■ Variations physiologiques : élévation après les repas, une activité musculaire intense, chez le nourrisson et l'enfant. ■ Variations pathologiques : augmentation au cours des acidoses lactiques (anoxie, diabète, pneumopathies étendues...).	veineux = 55 à 165 mg/L ; artériel = 30 à 100 mg/L × 0,011 ⇅ × 90,1 veineux = 0,6 à 1,8 mmol/L ; artériel = 0,33 à 1,1 mmol/L
Dans les urines (lactacidurie) ■ Variations pathologiques : élévation lors des états d'hypoxie et d'anoxie tissulaire.	50 à 200 mg/24 h

■

ACIDE OXALIQUE Diacide à 2 atomes de carbone d'origine soit endogène, soit exogène alimentaire.

Dans le sang (oxalémie) ■ Variations pathologiques : augmentation chez les goutteux, les diabétiques, les lithiasiques rénaux.	1 à 3 mg/L × 11,1 ⇅ × 0,09 11 à 33 µmol/L
Dans les urines (oxalurie)	8 à 40 mg/24h × 11,1 ⇅ × 0,09 90 à 450 µmol/24h

■

ACIDE PYRUVIQUE Produit de dégradation des glucides.

Dans le sang (pyruvicémie) : prélèvement sans garrot chez un sujet à jeun.
■ Variations physiologiques : élévation chez le nouveau-né, après les repas, ou après une activité musculaire intense.
■ Variations pathologiques : élévation en cas de carence en vitamine B1, cirrhoses, affections hépatiques, insuffisance cardiaque grave, surcharge glucidique, intoxications par arsenic, mercure, antimoine.

3 à 9 mg/L
× 11,36 ↓ ↑ × 0,088
34 à 102 µmol/L

Dans les urines (pyruvicurie)
■ Variations pathologiques : carence en vitamine B1, diabète sucré décompensé.

100 mg/24 h

■

ACIDE URIQUE Terme du catabolisme des purines et des acides nucléiques.

Dans le sang (uricémie) : dosage sur sérum moins de 6 heures après le prélèvement chez un sujet à jeun et au repos.
■ Variations physiologiques : valeurs plus basses chez la femme (< 60 mg/L) et le nourrisson (< 35 mg/L), diminution pendant la grossesse, augmentation par l'effort physique, le stress, un repas riche en purines.
■ Variations pathologiques : augmentation dans la goutte, au cours d'hémopathies, après catabolisme exagéré et destruction tissulaire importante ; diminution en cas de syndrome de Fanconi, affections hépatiques graves, déficits en xanthine-oxydase...

25 à 70 mg/L
× 5,95 ↓ ↑ × 0,168
148 à 416 µmol/L

Dans les urines (uricurie ou uraturie)
■ Variations physiologiques : diminution avec l'âge ; augmentation après un repas riche en purines.
■ Variations pathologiques : augmentation dans la goutte, les leucémies (leucémie myéloïde chronique), le syndrome de Fanconi, la maladie de Wilson ; diminution en cas d'insuffisance rénale, de déficit en acide folique.

250 à 800 mg/24 h
× 0,006 ↓ ↑ × 168
1,5 à 4,8 mmol/24 h

■

ACIDE VANYLMANDÉLIQUE (VMA) Catabolite urinaire principal des catécholamines (adrénaline, noradrénaline).

Dans les urines : après suppression, pendant 3 jours, de toute consommation de thé, café, chocolat, vanille, bananes.
■ Variations physiologiques : valeurs plus basses chez l'enfant de 1 à 5 ans (< 2 mg/24 h) et chez l'enfant de 6 à 15 ans (< 5 mg/24 h).
■ Variations pathologiques : augmentation en cas de phéochromocytome, de neuroblastome et de ganglioneurome chez l'enfant, de carcinoïde du grêle.

1 à 7 mg/24 h
× 5,04 ↓ ↑ × 0,198
5 à 35 µmol/24 h

■

ACTIVITÉ RÉNINE PLASMATIQUE Mesure de l'activité de la rénine, enzyme protéolytique sécrétée par les cellules juxtaglomérulaires de la paroi de l'artériole afférente du glomérule rénal et transformant l'angiotensinogène I en angiotensine.

Dans le sang : dosage chez un sujet à jeun, au repos, en régime normosodé. ▪ Variations physiologiques : augmentation au cours de la grossesse. ▪ Variations pathologiques : augmentation en cas d'hyperaldostéronisme secondaire, d'hypovolémie, d'hypertension rénovasculaire par sténose d'une artère rénale, d'hypertension artérielle dite maligne ; diminution en cas d'hyperaldostéronisme primaire, d'hypervolémie, d'insuffisance rénale.	en décubitus 0,3 à 1,5 ng/mL/h en orthostatisme 0,5 à 3 ng/mL/h

▪

AGGLUTININES FROIDES Auto-anticorps anti-érythrocytaires capables d'agglutiner les globules rouges du sujet à des températures < 37 °C.

Dans le sang ▪ Variations pathologiques : augmentation en cas de maladie des agglutinines froides, d'hémoglobinurie paroxystique aiguë *a frigore*, de cirrhose, de certaines maladies infectieuses.	Titre < 1/32

▪

ALANINE AMINOTRANSFÉRASE (ALAT) Dite aussi transaminase glutamique pyruvique, elle catalyse la réaction : alanine + acide α-cétoglutarique $\leftrightarrow$ acide glutamique + acide pyruvique.

Dans le sang (sérum) ▪ Variations physiologiques : valeurs plus basses chez la femme (3 à 18 U/L) ; valeurs plus élevées chez le nourrisson (jusqu'à 75 U/L) ; élévation transitoire après effort musculaire prolongé et important. ▪ Variations pathologiques : élévation dans les affections hépatiques (jusqu'à 100 fois les valeurs normales dans les hépatites aiguës) et lors de l'infarctus du myocarde.	5 à 23 U/L

▪

ALBUMINE Protéine représentant 55 % des protéines plasmatiques.

Dans le sang (sérum) ▪ Variations physiologiques : diminution chez le nourrisson et chez la femme enceinte. ▪ Variations pathologiques : augmentation en cas d'hémoconcentration ; diminution en cas de dénutrition, d'insuffisance hépatocellulaire, de syndrome néphrotique, d'entéropathies exsudatives, de brûlures étendues, d'inflammations sévères, d'analbuminémie congénitale.	33 à 50 g

▪

ALCOOLÉMIE Taux d'alcool éthylique dans le sang.

Dans le sang : prélèvement sans nettoyage préalable de la peau par alcool, éther ou teinture d'iode. Le seuil légal conduisant à contravention est > à 0,5 g/L. ▪ Variations physiologiques : augmentation plus importante si l'alcool a été pris à jeun ; moindre élévation en cas d'absorption simultanée de glucides.	0 à 0,5 g/L × 21,7 ↓ ↑ × 0,046 0 à 10,8 mmol/L

■

ALDOLASE Enzyme intervenant dans les phénomènes de glycolyse hépatique et musculaire, en scindant le fructose diphosphate en 2 trioses phosphates.

Dans le sang

■ Variations physiologiques : taux beaucoup plus élevés chez le nouveau-né.

■ Variations pathologiques : élévation au cours des hépatites aiguës, des cancers du foie, des cancers de la prostate, des leucémies aiguës, après infarctus du myocarde (pic à la 24e heure) et embolie pulmonaire ; diminution en cas d'intolérance héréditaire au fructose.

1 à 8 UI/L

■

ALDOSTÉRONE Hormone minéralocorticoïde produite par la corticosurrénale qui diminue l'excrétion urinaire du sodium et favorise celle du potassium.

Dans le sang (aldostéronémie) : prélèvement le matin, chez un sujet à jeun, ne prenant ni antihypertenseur, ni diurétique, ni hypokaliémiant, en régime normosodé, en décubitus dorsal strict depuis 2 heures.

■ Variations physiologiques : élévation en position debout (× 4 à 5), chez le nourrisson et la femme enceinte ; rythme circadien avec maximum le matin et minimum à minuit.

■ Variations pathologiques : augmentation en cas d'hyperaldostéronisme primaire (activité rénine plasmatique basse), d'hyperaldostéronisme secondaire (activité rénine plasmatique élevée) ; diminution en cas d'hypoaldostéronisme.

20 à 150 ng/L

× 2,78 ↓ ↑ × 0,36

55 à 417 pmol/L

Dans les urines (aldostéronurie)

■ Variations physiologiques : diminution chez l'enfant, augmentation au 3e trimestre de la grossesse.

■ Variations pathologiques : augmentation en cas d'hyperaldostéronisme primaire ou secondaire, d'insuffisance cardiaque décompensée, de cirrhose ascitique, de syndrome néphrotique ; diminution en cas de maladie d'Addison.

5 à 12 µg/24 h

× 2,78 ↓ ↑ × 0,36

14 à 33 nmol/24 h

■

ALPHA-FŒTOPROTÉINE (AFP) Variété de glycoprotéine synthétisée normalement uniquement pendant la vie fœtale, trouvée dans le sang de l'adulte en cas de cancer, notamment du foie.

Dans le sang

■ Variations physiologiques : valeurs plus élevées chez le nouveau-né et surtout chez la femme enceinte.

■ Variations pathologiques : augmentation en cas de cancer primitif du foie, de différentes affections malignes (cancers secondaires du foie, digestifs, rénaux, tératoblastomes testiculaires et ovariens, rétinoblastomes), d'hépatite virale, de cirrhose, de malformations du tube neural (anencéphalie, spina bifida).

< 20 µg/L

Dans le liquide amniotique : à la 15e semaine de grossesse.

■ Variations physiologiques : diminution régulière au cours de la grossesse (200 µg/L à terme).

■ Variations pathologiques : augmentation en cas d'anencéphalie, de spina bifida.

14 mg/L

■

ALPHA-1-ANTITRYPSINE Glycoprotéine synthétisée par le foie responsable du pouvoir inhibiteur du sérum à l'égard de la trypsine notamment.

Dans le sang

■ Variations physiologiques : valeurs plus basses avant l'âge d'1 an ; augmentation chez la femme enceinte.

■ Variations pathologiques : élévation en cas de cancer du foie ou du pancréas, de syndrome infectieux ou inflammatoire, diminution en cas d'emphysème panlobulaire du sujet jeune, d'atteinte hépatique chez le nouveau-né, de syndrome néphrotique.

2,1 à 5 g/L

■

ALPHA-2-MACROGLOBULINE Glycoprotéine représentant environ 80 % des alpha-2-globulines.

Dans le sang (sérum)

■ Variations physiologiques : valeurs un peu plus élevées chez la femme et au cours de la grossesse.

■ Variations pathologiques : augmentation en cas d'inflammation aiguë, de syndrome néphrotique ; diminution en cas de cirrhose, de tumeurs hépatiques, de pleuropneumopathies, de lithiase (biliaire et rénale).

1,50 à 3,50 g/L

■

AMMONIAQUE Constituant azoté non protéique normalement transformé en urée dans le foie.

Dans le sang artériel (ammoniémie)

■ Variations physiologiques : valeurs plus élevées (jusqu'à 0,93 mg/L ou 55 µmol/L) dans le sang veineux.

■ Variations pathologiques : augmentation en cas de coma hépatique, d'encéphalopathie porto-cave, d'état de choc, d'hémorragie digestive, de brûlure étendue, de maladies enzymatiques affectant la synthèse de l'urée, de syndrome de Reye.

0,34 à 0,77 mg/L

× 58,72 ⇅ × 0,017

20 à 45 µmol/L

Dans les fèces

■ Variations pathologiques : augmentation en cas d'excès de putréfaction et de malabsorption ; diminution en cas de fermentations excessives.

1 à 4 mEq/100 g (avec acides aminés)

Dans les urines

■ Variations physiologiques : en fonction de l'alimentation.

■ Variations pathologiques : augmentation en cas d'acidose métabolique et respiratoire, de déshydratation, d'hyperaldostéronisme primaire ; diminution en cas d'alcalose métabolique et respiratoire.

0,35 à 1,20 g/24 h

× 58,72 ⇅ × 0,017

20 à 70 mmol/24 h

■

AMP CYCLIQUE Acide adénosine monophosphorique dont l'acide phosphorique a estérifié 2 fonctions alcool du ribose ; la production est augmentée par l'adénylcyclase, elle-même activée par la parathormone.

Dans les urines

■ Variations pathologiques : augmentation essentiellement en cas d'hyperparathyroïdie.

6 ± 0,72 µmol/24 h
ou
20 à 550 mmol/mol de créatinine

■

AMYLASE Enzyme d'origine salivaire et pancréatique catalysant l'hydrolyse de l'amidon et du glycogène.

Dans le sang (amylasémie)
■ Variations pathologiques : augmentation essentiellement dans les pancréatites aiguës (6 à 7 fois la normale) mais aussi en cas de pancréatite chronique, cancer du pancréas, affection digestive, atteinte parotidienne ; diminution en cas d'insuffisance pancréatique, affection hépatique sévère, intoxication par arsenic ou tétrachlorure de carbone. — 30 à 160 UI/L

Dans les urines (amylasurie)
■ Variations pathologiques : augmentation importante dans les pancréatites aiguës, possible dans certaines affections digestives et dans les atteintes parotidiennes. — 35 à 150 UI/L

■

ANTIGÈNE CA 15-3 Glycoprotéine (CA = *carbohydrate antigen*) associée principalement au cancer du sein, intéressante pour la surveillance de ces tumeurs.

Dans le sang
■ Variations pathologiques : augmentation dans les cancers digestifs, de l'ovaire, du poumon et surtout du sein notamment avec métastases (dépistage des récidives). — < 30 U/mL

■

ANTIGÈNE CA 19-9 Glycoprotéine (CA = *carbohydrate antigen*) associée à certaines tumeurs digestives.

Dans le sang
■ Variations pathologiques : augmentation en cas de cancer du pancréas, de l'estomac, des voies biliaires, du côlon, parfois aussi dans les pancréatites, les lithiases biliaires, les cirrhoses. — < 40 U/mL

■

ANTIGÈNE CA 50 Glycoprotéine (CA = *carbohydrate antigen*) associée à des cancers digestifs, gynécologiques et prostatiques.

Dans le sang
■ Variations pathologiques : augmentation en cas de cancer prostatique, colorectal, pancréatique, utérin, ovarien, parfois aussi d'affection bénigne ovarienne, mammaire, pulmonaire. — < 20 U/mL

■

ANTIGÈNE CA 72-4 Glycoprotéine (CA = *carbohydrate antigen*) associée aux cancers digestifs et ovariens.

Dans le sang
■ Variations pathologiques : augmentation en cas de cancers digestifs et ovariens (intérêt pour la surveillance). — < 6 U/mL

■

ANTIGÈNE CA 125 Glycoprotéine (CA = *carbohydrate antigen)* associée surtout aux cancers ovariens.

Dans le sang

■ Variations pathologiques : augmentation en cas de cancers de l'ovaire (surveillance), de l'utérus, du pancréas, mais aussi de cirrhose, d'endométriose et chez la femme enceinte. — < 35 U/mL

■

ANTIGÈNE CA 549 Glycoprotéine (CA = *carbohydrate antigen*). Intérêt comparable à celui de l'antigène CA 15-3 pour la surveillance des cancers du sein.

Dans le sang

■ Variations pathologiques : augmentation en cas de cancer du sein. — < 10 U/mL

■

ANTIGÈNE CARCINO-EMBRYONNAIRE (ACE) Groupe de substances glycoprotéiques présentes à la surface des cellules tumorales.

Dans le sang : prélèvement chez un sujet ne fumant pas depuis 48 heures.

■ Variations physiologiques : élévation possible chez les fumeurs et les éthyliques.

■ Variations pathologiques : augmentation en cas de cancer du côlon et du rectum (surveillance post-opératoire), de l'estomac, du foie, du pancréas, des ovaires, du sein, du poumon, dans les rectocolites ulcéro-hémorragiques et les affections inflammatoires intestinales, dans les cirrhoses alcooliques, les infections pulmonaires, l'emphysème. — < 2,5 ng/mL

■

ANTIGÈNE P 24 Antigène produit par la replication du VIH dans les lymphocytes CD4. Recherche obsolète depuis la détermination de la charge virale.

Dans le sang

■ Variations pathologiques : augmentation avec l'évolution du sida. — < 12 pg/mL

■

ANTIGÈNE PROSTATIQUE SPÉCIFIQUE (APS) Appelé aussi *prostate-specific antigen* (PSA), cet antigène est une glycoprotéine sécrétée par les tubules prostatiques.

Dans le sang

■ Variations pathologiques : augmentation en cas d'affection prostatique, non spécifique de malignité. — 2,5 à 4 ng/mL

■

ANTITHROMBINE III (AT III) Glycoprotéine, inhibiteur physiologique de la coagulation, synthétisée par le foie. Elle agit principalement sur la thrombine, le facteur Xa et le facteur IX a.

Dans le sang

■ Variations physiologiques : taux diminués de 50 % jusqu'à l'âge de 6 mois.

■ Variations pathologiques : augmentation en cas de syndrome inflammatoire, de traitement par anabolisants de synthèse ou pénicilline G ; diminution en cas de déficit constitutionnel ou encore de syndrome néphrotique, d'insuffisance hépatocellulaire, de traitement par estroprogestatif, par héparine, par L-asparaginase.

Activité AT III : 80 à 120 %
0,21 à 0,35 g/L

■

APOPROTÉINE Fraction protéique des lipoprotéines formée surtout dans le foie. Seules les Apo A1 et les Apo B sont dosées en routine.

Dans le sang

► **APOPROTÉINE AI (APO AI)** Liée aux HDL, à propriétés antiathérogènes.

■ Variations physiologiques : diminution en cas de tabagisme important ; élévation en cas de prise d'alcool ou d'exercice physique ; valeurs plus élevées chez la femme.

■ Variations pathologiques : diminution en cas de déficit en HDL ou d'affections hépatiques graves.

1,20 à 1,60 g/L

► **APOPROTÉINE AII (APO AII)**

■ Variations pathologiques : augmentation en cas d'intoxication alcoolique ; diminution dans les affections hépatiques graves.

0,2 à 0,7 g/L

► **APOPROTÉINE B (APO B)** Liée au VLDL et aux LDL à propriétés athérogènes.

■ Variations pathologiques : augmentation avec les LDL, en cas de diabète de type 2 et de syndrome néphrotique ; diminution en cas d'insuffisance hépatique.

0,7 à 1,2 g/L

► **APOPROTÉINE E (APO E)**

30 à 50 mg/L

■

ASPARTATE AMINO-TRANSFÉRASE (ASAT) Appelée aussi transaminase glutamique oxalo-acétique, elle catalyse la réaction acide aspartique + acide α-cétoglutarique ↔ acide glutamique + acide oxalo-acétique.

Dans le sang

■ Variations physiologiques : valeurs plus basses chez la femme ; plus élevées après un effort musculaire important.

■ Variations pathologiques : augmentation en cas d'infarctus du myocarde et dans les affections hépatiques.

< 14 U/L

■

BÊTA-2-MICROGLOBULINE Protéine de faible poids moléculaire, de structure proche de celle des immunoglobulines G.

Dans le sang	
■ Variations physiologiques : valeurs moins élevées chez l'enfant avant l'âge de 10 ans. ■ Variations pathologiques : augmentation au cours de l'infection par le VIH, des lymphopathies B, de l'insuffisance rénale chronique.	1-2 à 4 mg/L
Dans les urines	< 0,4 mg/24L

■

BICARBONATES Sels de l'acide carbonique, l'anion CO_3H^- étant le constituant principal de la réserve alcaline.

Dans le sang	
■ Variations pathologiques : augmentation en cas d'acidose respiratoire, d'alcalose métabolique ; diminution en cas d'alcalose respiratoire, d'acidose métabolique.	22 à 29 mEq/L (ou mmol/L)

■

BILIRUBINE Pigment provenant de la dégradation de l'hème de l'hémoglobine.

Dans le sang	
► **BILIRUBINE TOTALE** ■ Variations physiologiques : augmentation chez le nouveau-né, la femme enceinte, en cas de jeûne ou après un effort physique intense. ■ Variations pathologiques : augmentation dans les ictères par hémolyse, par hépatite ou par obstruction.	2 à 10 mg/L ou 5 à 18 µmol/L
► **BILIRUBINE CONJUGUÉE (OU DIRECTE)** Pigment provenant de la dégradation de l'hème de l'hémoglobine, conjugué à l'acide glycuronique dans le foie. ■ Variations pathologiques : augmentation dans les ictères des hépatites, des cirrhoses, par cholostase intrahépatique ou par obstruction extrahépatique des voies biliaires.	0 à 4 mg/L ou 0 à 6 µmol/L
► **BILIRUBINE LIBRE NON CONJUGUÉE (OU INDIRECTE)** Pigment provenant de la dégradation de l'hème de l'hémoglobine avant sa conjugaison à l'acide glycuronique. ■ Variations pathologiques : augmentation dans les ictères hémolytiques, la maladie de Gilbert, les hépatites, l'anémie de Biermer.	2 à 6 mg/L ou 5 à 12 µmol/L
Dans les urines	
► **BILIRUBINE CONJUGUÉE (OU DIRECTE)** ■ Variations pathologiques : bilirubinurie en cas d'ictère par hépatite ou par obstruction.	0

■

CALCITONINE Appelée aussi thyrocalcitonine, il s'agit d'une hormone hypocalcémiante et hypophosphatémiante sécrétée par les cellules parafolliculaires de la thyroïde.

Dans le sang ■ Variations physiologiques : élévation chez le nouveau-né et la femme enceinte. ■ Variations pathologiques : augmentation dans les cancers médullaires de la thyroïde.	< 19 ng/L chez l'homme < 14 ng/L chez la femme

■

CALCIUM Ion minéral le plus abondant de l'organisme ; la fraction ultrafiltrable, ionisée, forme dite active, correspond à environ 50 % du calcium total.

Dans le sang (calcémie) ■ Variations physiologiques : légère augmentation post-prandiale ; diminution chez la femme enceinte, lors de l'allaitement et en cas d'hypoalbuminémie. ■ Variations pathologiques : augmentation en cas d'hyperparathyroïdie, d'ostéolyses malignes, d'hypervitaminose D, de myélome, de maladie de Paget, de sarcoïdose, d'acromégalie, de prise excessive de lait et d'alcalins, d'hypercalcémie paranéoplasique ; diminution en cas d'hypoparathyroïdie, de pseudo-hypoparathyroïdie, d'hypovitaminose D, d'insuffisance rénale chronique, de cirrhose, de pancréatite aiguë, de maladie cœliaque, d'ostéomalacie.	calcium total : 95 à 105 mg/L calcium ionisé : 46 à 52 mg/L × 0,025 ⇅ × 40,1 calcium total : 2,4 à 2,6 mmol/L calc. ionisé : 1,17 à 1,3 mmol/L × 2 ⇅ × 0,5 calcium total : 4,8 à 5,2 mEq/L
Dans les urines ■ Variations physiologiques : selon le régime alimentaire, avec augmentation en cas d'alimentation riche en calcium, diminution en cas de régime désodé. ■ Variations pathologiques : augmentation dans les hyperparathyroïdies, les ostéolyses malignes (métastases, myélome), lors de certaines ostéoporoses, en cas de maladie de Paget, sarcoïdose, hypervitaminose D, acidose tubulaire rénale, hypercalciurie idiopathique ; diminution dans les hypoparathyroïdies, les insuffisances rénales chroniques, les maladies cœliaques, les hypovitaminoses D.	150 à 250 mg/24 h × 0,025 ⇅ × 40,1 3,75 à 6,25 mmol/24 h × 2 ⇅ × 0,5 7,50 à 12,50 mEq/24 h

■

CARBOXYHÉMOGLOBINE Hémoglobine combinée de façon réversible à l'oxyde de carbone (= HbCO).

Dans le sang ■ Variations pathologiques : augmentation chez le fumeur (2 à 7 %), en cas d'intoxication chronique au CO (10 à 20 %) ou aiguë au CO (> 20 %)	1 à 2 %

■

CATÉCHOLAMINES Il s'agit de l'adrénaline, de la noradrénaline (dosées dans le sang et les urines) et de leurs métabolites (dosés dans les urines).

Dans le sang

■ Variations physiologiques : augmentation en position debout (prélèvement chez un sujet au repos allongé).

■ Variations pathologiques : augmentation en cas de phéochromocytome, de neuroblastome, de ganglioneurome et dans les états de choc.

► **ADRÉNALINE**	< 110 ng/L × 5,46 ⇅ × 0,183 < 600 pmol/L
► **NORADRÉNALINE**	70 à 750 ng × 5,92 ⇅ × 0,169 413 à 4 432 pmol/L

Dans les urines

■ Variations pathologiques : augmentation en cas de phéochromocytome, de neuroblastome et de ganglioneurome.

► **CATÉCHOLAMINES TOTALES**	16 à 28 µg/24 h × 5,46 ⇅ × 0,183 95 à 160 nmol/24 h
► **ADRÉNALINE**	0,9 à 7 µg/24 h × 5,46 ⇅ × 0,183 5 à 40 nmol/24 h
► **NORADRÉNALINE**	15 à 20 µg/24 h × 5,92 ⇅ × 0,169 90 à 120 nmol/24 h
► **ACIDE HOMOVANILIQUE**	3 à 8 mg/24 h × 5,49 ⇅ × 0,182 16 à 44 µmol/24 h
► **MÉTADRÉNALINE ET NORMÉTADRÉNALINE**	10,3 à 0,5 mg/24 h ou 1 à 3 µmol/L
► **MÉTANÉPHRINE**	70 à 300 µg/24h × 5,07 ⇅ × 0,197 350 à 1500 nmol/24h

■

CÉRULÉOPLASMINE Glycoprotéine sérique assurant le transport du cuivre.

Dans le sang

■ Variations physiologiques : augmentation pendant la grossesse.

■ Variations pathologiques : diminution en cas de maladie de Wilson et de maladie de Menkès.

0,2 à 0,4 mg/L

× 6,5 ⇅ × 0,16

1,4 à 2,8 µmol/L

■

17-CÉTOSTÉROÏDES Groupe d'hormones sécrétées par la corticosurrénale et le testicule, avec un radical cétone en 17, ayant surtout une action androgène.

Dans les urines

■ Variations pathologiques : ce dosage n'a pratiquement plus d'intérêt ; il est remplacé par le dosage plasmatique des androgènes.

10 à 20 mg/24 h chez l'homme
6 à 10 mg/24 h chez la femme

× 3,46 ⇅ × 0,29

35 à 70 µmol/24 h chez l'homme
21 à 35 µmol/24 h chez la femme

■

CHLORE Principal anion du compartiment extracellulaire.

Dans le sang

■ Variations pathologiques : augmentation en cas de déshydratation, apport excessif de ClNa en perfusion, acidose métabolique, alcalose respiratoire, insuffisance rénale aiguë, hyperparathyroïdie primaire ; diminution en cas d'hyperhydratation extracellulaire, alcalose métabolique d'origine digestive, acidocétose diabétique, acidose respiratoire, maladie d'Addison, régime sans sel.

3,50 à 3,90 g/L

× 28,2 ⇅ × 0,035

99 à 110 nmol/l (ou mEq/L)

Dans la sueur

■ Variations pathologiques : augmentation dans la mucoviscidose, la maladie d'Addison ; diminution dans l'hyperaldostéronisme primaire.

15 à 50 mEq/L chez l'adulte
10 à 40 mEq/L chez l'enfant

Dans les urines : en chlorure de sodium.

■ Variations physiologiques : liées à l'alimentation.

■ Variations pathologiques : augmentation en cas de maladie d'Addison, de déplétion potassique, de néphropathie avec atteinte tubulaire ; diminution en cas de pertes importantes de sel, syndrome de Cushing, insuffisance rénale terminale, formation d'œdèmes et de transsudats.

10 à 15 g/24 h

× 17,1 ⇅ × 0,06

171 à 258 mmol/24 h

■

CHOLESTÉROL Variété de stérol présent dans les tissus et les liquides de l'organisme ; c'est l'un des constituants les plus importants des lipides sanguins.

Dans le sang

► **CHOLESTÉROL TOTAL**

■ Variations physiologiques : élévation avec l'âge, les valeurs dites normales étant nettement plus basses chez l'enfant.

■ Variations pathologiques : augmentation définissant l'hypercholestérolémie primitive ou secondaire (syndrome néphrotique, hypothyroïdie, etc.) ; diminution en cas d'insuffisance hépatique sévère, d'hyperthyroïdie, de maladie cœliaque.

1,80 à 2,50 g/L

× 2,58 ⇅ × 0,387

4,60 à 6,30 mmol/L

► CHOLESTÉROL DES HDL

■ Variations physiologiques : valeurs plus élevées chez la femme (0,50 à 0,75 g/L).

■ Variations pathologiques : diminution correspondant à un risque athérogène accru.

0,40 à 0,70 g/L

× 2,58 ⇅ × 0,387

1 à 1,8 mmol/L

► CHOLESTÉROL DES LDL

■ Variations pathologiques : augmentation correspondant à un risque athérogène accru.

1,15 à 1,75 g/L

× 2,58 ⇅ × 0,387

3 à 4,5 mmol/L

► RAPPORT CHOLESTÉROL TOTAL SUR CHOLESTÉROL HDL

■ Variations pathologiques : augmentation correspondant à un risque athérogène accru.

< 5 chez l'homme
< 4,5 chez la femme

► RAPPORT CHOLESTÉROL LDL SUR CHOLESTÉROL HDL

■ Variations pathologiques : augmentation correspondant à un risque athérogène accru.

< 3,5 chez l'homme
< 3,2 chez la femme

■

CLAIRANCE DE LA BROMESULFONE PHTALÉINE (BSP) Épreuve ayant pour but d'étudier la fonction excrétrice du foie en mesurant le pourcentage de BSP (colorant à élimination hépatobiliaire) restant dans le sang après injection.

Dans le sang

■ Variations pathologiques : diminution en cas d'insuffisance hépatocellulaire, de cholestase intra- ou extrahépatique.

< 10 % à 30 min
< 5 % à 45 min
0 à 60 min

■

CLAIRANCE DE LA CRÉATININE Coefficient d'épuration plasmatique de la créatinine correspondant au volume, en millilitres, de plasma entièrement épuré de créatinine en une minute.

Dans le sang : la clairance de la créatinine peut être calculée avec la formule de Cockroft :

$$\text{clairance(mL/min)} = \frac{(140 - \text{âge en années}) \times (\text{poids en kg}) \times K}{\text{créatininémie en } \mu\text{mol/L}}$$

avec K = 1,25 pour l'homme et 1 pour la femme.

■ Variations physiologiques : diminution avec l'âge (de moitié après 70 ans).

■ Variations pathologiques : diminution en cas d'insuffisance rénale chronique.

120 ± 20 mL/min/1,73 m^2 chez l'homme

115 ± 15 mL/min/1,73 m^2 chez la femme

■

COMPLÉMENT SÉRIQUE Complexe humoral non spécifique présent dans le sérum normal en dehors de toute immunisation et permettant aux anticorps le fixant d'exercer leur action.

Dans le sérum

► COMPLÉMENT SÉRIQUE TOTAL

■ Variations physiologiques : augmentation chez la femme enceinte.

■ Variations pathologiques : augmentation à la phase aiguë des maladies infectieuses et inflammatoires et lors de certains cancers ; diminution dans les glomérulonéphrites aiguës, le lupus

érythémateux disséminé, les maladies des complexes immuns, en cas de déficit génétique en fractions du complément, lors des réactions de rejet de greffe et des pertes importantes de protéines.	40 unités hémolytiques CH50

► FRACTIONS DU COMPLÉMENT

■ Variations pathologiques : diminution en cas de lupus érythémateux disséminé, de maladie avec complexes immuns, de maladie du sérum ; diminution isolée de C3 au cours des glomérulonéphrites aiguës membranoprolifératives.	C3 = 0,55 à 1,20 g/L C4 = 0,20 à 0,50 g/L

► INHIBITEUR DE LA C1 ESTÉRASE

■ Variations pathologiques : diminution dans la maladie de Quincke (œdème aigu angioneurotique).	0,180 g/L

■

CORTICOTROPHINE (ACTH) Hormone antéhypophysaire stimulant principalement la sécrétion de cortisol par la corticosurrénale.

Dans le sang ■ Variations physiologiques : rythme nycthéméral avec maximum en fin de nuit, minimum le soir. ■ Variations pathologiques : augmentation en cas de maladie d'Addison, de syndrome de Cushing paranéoplasique ou par adénome hypophysaire ; diminution en cas d'insuffisance corticosurrénale d'origine hypophysaire, de syndrome de Cushing par tumeur corticosurrénale.	10 à 80 ng/L × 0,22 ↓ ↑ × 4,54 2 à 18 pmol/L

■

CORTISOL Principale hormone glucocorticoïde.

Dans le sang ■ Variations physiologiques : cycle nycthéméral avec valeur maximum à 8 h 00 du matin, minimum à 20 h 00 ; valeurs plus basses chez l'enfant, plus élevées en fin de grossesse. ■ Variations pathologiques : augmentation en cas de syndrome de Cushing avec disparition du rythme nycthéméral ; diminution en cas d'insuffisance corticosurrénale primitive ou secondaire.	cortisol total : 100 à 200 µg/L cortisol libre : 10 à 20 µg/L × 2,76 ↓ ↑ × 0,362 cortisol total : 275 à 555 nmol/L cortisol libre : 27,5 à 55,5 nmol/L
Dans les urines ■ Variations physiologiques : valeurs plus basses chez l'enfant ; valeurs plus élevées chez l'obèse et en fin de grossesse. ■ Variations pathologiques : augmentation en cas de syndrome de Cushing, diminution en cas de maladie d'Addison.	cortisol libre : 30 à 90 µg/24 h × 2,76 ↓ ↑ × 0,362 cort. libre : 85 à 250 nmol/24 h
Dans la salive ■ Variations physiologiques : rythme nycthéméral. ■ Variations pathologiques : augmentation dans les syndromes de Cushing avec disparition du rythme nycthéméral.	1,4 à 5,6 µg/L ou 3,9 à 15,3 mmol/L

■

COTININE Dérivé de la nicotine.

Dans les urines ■ Variations physiologiques : chez le non fumeur. ■ Variations pathologiques : augmentation en cas de tabagisme.	< 6 µg/L tabagisme passif : 50 à 150 µg/L tabagisme actif : 150 à 5 000 µg/L

■

CRÉATINE-PHOSPHOKINASE (CPK) Appelée aussi créatine kinase, cette enzyme catalyse le transfert d'un groupe phosphate entre la créatine et l'ATP (acide adénosine triphosphorique).

Dans le sang

■ Variations physiologiques : augmentation chez le nouveau-né et après un exercice musculaire important.

■ Variations pathologiques : augmentation plus particulièrement de l'isoenzyme MB (créatine kinase MB) après infarctus du myocarde (maximum vers la 20e heure), dans les myopathies, en cas d'ischémie aiguë des membres ou de traumatisme musculaire important.

10 à 130 U/L

■

CRÉATININE Constituant azoté sanguin, produit de dégradation de la créatine musculaire.

Dans le sang (créatininémie)

■ Variations physiologiques : valeurs plus basses chez la femme (< 10 mg/L), chez l'enfant et le nourrisson (< 5 mg/L), chez la femme enceinte ; valeurs plus élevées chez les sujets âgés.

■ Variations pathologiques : augmentation en cas d'insuffisance rénale quelle qu'en soit la cause.

6 à 12 mg/L
× 8,85 ↓ ↑ × 0,113
53 à 106 μmol/L

Dans les urines (créatininurie)

■ Variations pathologiques : augmentation en cas d'acromégalie, d'hypothyroïdie, de diabète sucré ; diminution en cas d'insuffisance rénale chronique, d'hyperthyroïdie, de diminution de la masse musculaire.

15 à 25 mg/kg/24 h
× 8,85 ↓ ↑ × 0,113
130 à 220 μmol/kg/24 h

■

CUIVRE Oligoélément.

Dans le sang (cuprémie)

■ Variations physiologiques : augmentation chez le nourrisson, diminution chez la femme enceinte.

■ Variations pathologiques : augmentation dans les anémies, les infections et inflammations aiguës et chroniques ; diminution dans la maladie de Wilson (dégénérescence hépato-lenticulaire), la maladie de Menkès, les malabsorptions sévères, les syndromes néphrotiques.

0,80 à 1,40 mg/L
× 15,75 ↓ ↑ × 0,063
12 à 22 μmol/L

Dans les urines (cuprurie)

■ Variations pathologiques : augmentation en cas de maladie de Wilson, de syndrome néphrotique.

< 0,2 mg/L
ou
3 μmol/L

■

D-DIMÈRES Produits de la dégradation physiologique de la fibrine. Leur apparition dans le sang correspond à une activation de la coagulation, suivie de la dégradation du caillot de fibrine.

Dans le sang

■ Variations pathologiques : augmentation dans les thromboses veineuses profondes et les coagulations intravasculaires disséminées.

< 0,5 μg/mL

■

DÉHYDROÉPIANDROSTÉRONE (DHA OU DHEA) Le sulfate de déhydroépiandrostérone est le principal androgène circulant sécrété par la corticosurrénale.

Dans le sang

■ Variations physiologiques : valeurs < 0,2 mg/L avant la puberté.

■ Variations pathologiques : augmentation en cas de syndrome de Cushing, d'hyperandrogénie par tumeur corticosurrénale, d'hirsutisme féminin ; diminution dans les insuffisances surrénales (primaire ou secondaire).

1,5 à 2,5 mg/L chez l'homme
0,45 à 1,5 mg/L chez la femme
ou
5,1 à 8,6 µmol/L chez l'homme
3,5 à 5,2 µmol/L chez la femme

■

DELTA-4 ANDROSTÈNEDIONE Androgène sécrété à la fois par les surrénales et les gonades.

Dans le sang

■ Variations pathologiques : augmentation en cas de syndrome de Cushing, d'hyperplasie congénitale des surrénales, d'hyperplasie ou de tumeur ovarienne.

0,75 à 2,05 µg/L chez l'homme
0,85 à 2,75 µg/L chez la femme
(Valeur beaucoup plus faible après la ménopause)
ou
2,6 à 7,2 nmol/L chez l'homme
3 à 9,6 nmol/L chez la femme

■

DENSITÉ URINAIRE

Dans les urines — 1 005 à 1 030

■

11-DÉSOXYCORTISOL Appelé aussi composé S, c'est le précurseur immédiat du cortisol.

Dans le sang

■ Variations pathologiques : augmentation dans les hyperplasies congénitales des surrénales.

< 10 µg/L

■

DIHYDROTESTOSTÉRONE (DHT) Métabolite de la testostérone.

Dans le sang

■ Variations physiologiques : valeurs plus faibles chez la femme.

0,5 à 1 µg/L chez l'homme
0,05 à 0,25 µg/L chez la femme

× 3,46 ↓ ↑ × 0,29

0,51 à 3,46 nmol/L chez l'homme
0,17 à 0,86 nmol/L chez la femme

■

ÉNOLASE NEUROSPÉCIFIQUE Enzyme glycolytique représentant un marqueur tumoral pour les cancers pulmonaires à petites cellules et les neuroblastomes.

Dans le sang (sérum)

■ Variations pathologiques : augmentation en cas de cancers bronchiques à petites cellules (surtout avec métastases), en cas de neuroblastomes, de cancers médullaires de la thyroïde, de phéochromocytomes, de rétinoblastomes.

< 12,5 µg/L

■

ENZYME DE CONVERSION DE L'ANGIOTENSINE Glycoprotéine qui transforme l'angiotensine I en angiotensine II.

Dans le sang (sérum) ■ Variations pathologiques : augmentation principalement dans les sarcoïdoses.	30 à 100 UI

■

ÉPREUVES FONCTIONNELLES RESPIRATOIRES Ensemble des examens étudiant la ventilation et les échanges gazeux pulmonaires.

► CAPACITÉ VITALE ■ Variations physiologiques : valeur plus basse chez l'enfant et chez la femme. ■ Variations pathologiques : diminution en cas d'emphysème, de pleurésie, après exérèse pulmonaire.	3,5 à 4,5 L
► VOLUME EXPIRATOIRE MAXIMUM/SECONDE (VEMS) ■ Variations physiologiques : valeur plus basse chez l'enfant et chez la femme. ■ Variations pathologiques : diminution en cas d'emphysème, de syndrome restrictif.	3,2 à 3,7 L, soit 70 à 85 % de la capacité vitale (rapport de Tiffeneau)
► DÉBIT EXPIRATOIRE MAXIMUM/MINUTE (DEM) ■ Variations pathologiques : diminution chez l'asthmatique (mesure avec un débitmètre de pointe).	500 à 600 l/min

■

ESTRADIOL 17 BÊTA (E2) OU 17-BÊTA-ESTRADIOL Estrogène plasmatique le plus actif, sécrété par la thèque interne du follicule de de Graaf et par le testicule.

Dans le sang ■ Variations physiologiques : augmentation durant la grossesse, diminution chez la femme ménopausée (< 20 ng/L) ■ Variations pathologiques : augmentation en cas de tumeur ovarienne estrogéno-sécrétante, de cirrhose, d'hyperthyroïdie ; diminution en cas d'atrophie testiculaire ou ovarienne (primitive ou d'origine hypothalamohypophysaire).	chez l'homme : 40 ng/L ou 0,15 nmol/L en phase folliculaire : 50 à 100 ng/L ou 0,37 nmol/L lors du pic préovulaire : 150 à 400 ng/L ou 0,55 à 1,5 nmol/L en phase lutéale : 100 à 250 ng/L ou 0,4 à 0,9 nmol/L

■

ESTRIOL (E3) Hormone placentaire.

Dans le sang ■ Variations pathologiques : diminution en cas d'hypotrophie ou de mort fœtale, de néphropathie gravidique, de pré-éclampsie, d'iso-immunisation Rhésus. **s.a. : semaine(s) d'aménorrhée*	hors grossesse : 8 à 10 ng/L 13e à 16e s.a.* : 4 300 à 8 500 ng/L 21e à 24e s.a.* : 7 400 à 12 700 ng/L 29e à 32e s.a.* : 10 000 à 29 700 ng/L 36e à 40e s.a.* : 15 700 à 25 000 ng/L

■

ESTRONE (E1) Estrogène dominant après la ménopause ; dosé essentiellement chez la femme ménopausée.

Dans le sang

■ Variations physiologiques : augmentation avec l'âge et avec le poids (obésité). — 20 à 150 ng/L

■

FACTEUR ATRIAL NATRIURÉTIQUE OU ANP (ATRIAL NATRIURETIC PEPTIDE) Substance polypeptidique sécrétée par les cellules des oreillettes et ayant un pouvoir natriurétique, diurétique, vasodilatateur.

Dans le sang

< 70 ng/L

× 0,33 ↓ ↑ × 3

< 23 µmol/L

■

FER Élément jouant un rôle essentiel dans l'érythropoïèse et dans le transport de l'oxygène (constituant de l'hémoglobine).

Dans le sang (sidérémie)

■ Variations physiologiques : diminution chez la femme, le nourrisson et l'enfant, la femme enceinte ; rythme nycthéméral (maximum le matin).

■ Variations pathologiques : augmentation dans les anémies hypersidérémiques, l'hémochromatose, les cytolyses hépatiques, après transfusions répétées ; diminution dans les anémies microcytaires hyposidérémiques et dans les anémies accompagnant un processus inflammatoire.

0,5 à 1,75 mg/L

× 17,9 ↓ ↑ × 0,056

9 à 30 µmol/L

Dans les urines (sidérurie)

■ Variations pathologiques : augmentation en cas d'hémoglobinurie nocturne paroxystique, de syndrome néphrotique. — < 550 µg/24h

■

FERRITINE Métalloprotéine assurant le transport et un stockage réversible du fer dans le foie, la rate, la moelle osseuse.

Dans le sang

■ Variations physiologiques : valeurs plus basses chez le nourrisson et le jeune enfant, ainsi que chez la femme en période d'activité génitale (pertes menstruelles de fer). — 60 à 250 µg/L

■ Variations pathologiques : augmentation en cas d'hémochromatose, d'anémies inflammatoires, de cytolyses hépatiques, d'affections malignes diverses ; diminution dans les carences martiales et les anémies hyposidérémiques.

■

FIBRINOGÈNE Glycoprotéine synthétisée par le foie ; c'est le facteur I dans l'hémostase, qui se transforme en fibrine sous l'action de la thrombine.

Dans le sang

■ Variations physiologiques : valeurs idem chez le nouveau-né ; valeurs plus élevées chez la femme enceinte.

■ Variations pathologiques : augmentation dans les maladies infectieuses, les traumatismes, les brûlures étendues, l'infarctus du myocarde, le syndrome néphrotique, certaines affections malignes ; diminution en cas de fibrinolyse, de syndrome de coagulation intravasculaire disséminée, d'insuffisance hépatique grave.

2 à 4 g/L
× 3 ↓ ↑ × 0,33
6 à 12 µmol/L

■

FOLLICULOSTIMULINE (FSH) Une des hormones gonadotropes sécrétée par l'antéhypophyse.

Dans le sang

■ Variations physiologiques : valeurs très basses avant la puberté ; valeurs très élevées (10 fois celles de la phase folliculaire) après la ménopause.

■ Variations pathologiques : augmentation en cas d'insuffisance gonadique, de syndrome de Klinefelter chez l'homme, de syndrome de Turner chez la femme ; diminution en cas d'insuffisance antéhypophysaire.

chez l'homme : 0,8 à 4,4 mU/mL
en phase folliculaire : 1,3 à 5,9 mU/mL
avant l'ovulation : 6,4 à 9,2 mU/mL
en phase lutéale : 1,1 à 2,8 mU/mL

■

GAMMA-GLUTAMYL TRANSPEPTIDASE (γ GT) Appelée également gamma-glutamyl transférase, elle catalyse le transfert du groupe γ-glutamyl d'un peptide à un autre.

Dans le sang

■ Variations physiologiques : valeurs augmentées chez le nouveau-né ; valeurs diminuées chez la femme et après 60 ans.

■ Variations pathologiques : augmentation en cas d'alcoolisme chronique mais aussi dans toutes les affections hépatobiliaires, les affections pancréatiques, l'hyperthyroïdie, l'insuffisance cardiaque, en cas d'exposition prolongée à des produits toxiques comme le tétrachlorure de carbone ou le trichloréthylène, d'usage de drogues (héroïne, cocaïne, morphine, LSD, amphétamines) ; diminution en cas d'hypothyroïdie.

6 à 28 UI/L

■

GASTRINE Hormone sécrétée normalement par les cellules de l'antre pylorique.

Dans le sang (gastrinémie)

■ Variations physiologiques : augmentation après les repas et avec l'âge.

■ Variations pathologiques : augmentation essentiellement en cas de syndrome de Zollinger-Ellison, moindre en cas d'ulcère duodénal, de gastrite chronique atrophique, de cancer de l'estomac, d'anémie de Biermer ; diminution après vagotomie.

20 à 200 ng/L

■

GAZ DU SANG ARTÉRIEL Mesure permettant d'apprécier la qualité des échanges gazeux respiratoires au niveau des poumons.

Dans le sang

► PRESSION PARTIELLE D'OXYGÈNE OU PO_2

■ Variations physiologiques : diminution chez le sujet âgé. — 80 à 100 mmHg (ou torrs)

■ Variations pathologiques : augmentation (hyperoxie) en cas d'intoxication par l'oxygène sous pression ; diminution (hypoxie) en cas de baisse dans l'air inspiré (altitude), de shunt droit-gauche, de perturbation des échanges gazeux alvéolaires, de paralysie des muscles respiratoires, de stase ou de ralentissement circulatoire, d'anémie, d'intoxication par l'oxyde de carbone.

► TAUX DE SATURATION EN OXYGÈNE OU SaO_2 — 95 à 98 % ou 0,95 à 0,98

► PRESSION PARTIELLE EN GAZ CARBONIQUE OU PCO_2

■ Variations pathologiques : augmentation (hypercapnie) en cas d'hypoventilation alvéolaire ; diminution (hypocapnie) en cas d'hyperventilation. — 35 à 45 mmHg (ou torrs)

■

GLUCAGON Hormone polypeptidique hyperglycémiante et glycogénolytique sécrétée par les cellules α des îlots de Langerhans du pancréas.

Dans le sang (glucagonémie)

■ Variations pathologiques : augmentation en cas de tumeur pancréatique sécrétant du glucagon (glucagonome), d'acidocétose diabétique, d'état de choc. — 30 à 210 ng/L

■

GLUCOSE Sucre simple à 6 atomes de carbone constituant la source principale d'énergie de l'organisme.

Dans le sang (glycémie)

■ Variations physiologiques : augmentation par le stress et l'alimentation sans que la glycémie post-prandiale ne dépasse 1,40 g/L ; valeurs abaissées chez le nouveau-né, plus basses chez l'enfant.

■ Variations pathologiques : augmentation (hyperglycémie) en cas de diabète sucré, d'hyperthyroïdie, de syndrome de Cushing, d'acromégalie, de prise de médicaments hyperglycémiants (corticoïdes) ; diminution (hypoglycémie) en cas de tumeur langerhansienne (insulinome), de maladie d'Addison, d'insuffisance antéhypophysaire, d'insuffisance hépatique grave, après intoxication (alcoolisme aigu) ou prise de médicaments (insuline, sulfamides hypoglycémiant, dextropropoxyfène) ; possibilité d'hypoglycémies fonctionnelles.

0,80 à 1,10 g/L
× 5,56 ↓ ↑ × 0,180
4,4 à 6,1 mmol/L

Dans les urines (glycosurie)

■ Variations physiologiques : augmentation possible chez la femme enceinte et en cas de régime très riche en sucre.

■ Variations pathologiques : augmentation en cas de diabète sucré, d'hyperthyroïdie, de syndrome de Cushing, d'acromégalie, de diabète dit rénal, après gastrectomie.

10 à 150 mg/L
× 5,56 ↓ ↑ × 0,180
0,06 à 0,84 mmol/L

Dans le liquide céphalo-rachidien (glycorachie)
■ Variations pathologiques : augmentation en cas de diabète sucré, d'hypertension intracrânienne ; diminution en cas de méningite bactérienne, tuberculeuse, virale, fongique, carcinomateuse, après hémorragie méningée sous-arachnoïdienne.

0,32 à 0,74 g/L
× 5,56 ⇅ × 0,180
2,3 à 4,1 mmol/L

■

GONADOTROPHINE CHORIONIQUE Appelée aussi hormone chorionique gonadotrope (HCG ou hCG), elle est synthétisée par le tissu trophoblastique au cours de la grossesse.

Dans le sang
■ Variations physiologiques : valeurs plus élevées en cas de grossesse gémellaire.
■ Variations pathologiques : augmentation en cas de grossesse molaire, choriocarcinome utérin ou ovarien, chorioépithéliome testiculaire ; diminution en cas d'avortement et de grossesse extra-utérine.

hors grossesse : < 5 U/L
à la 8e semaine d'aménorrhée : jusqu'à 100 000 U/L
les 2e et 3e trim. de grossesse : 10 000 et 30 000 U/L

Dans les urines : test biologique de grossesse. Possibilité de réaction faussement positive en cas de présence de sang dans les urines, de protéinurie importante, de prise d'aspirine ou de neuroleptique ; possibilité de réaction faussement négative en cas de grossesse ectopique ou par suite d'erreur technique (chaleur ou vibrations pendant le test).

■

GRAISSES DANS LES SELLES Dosage sur les selles recueillies 3 jours de suite chez un sujet ingérant une ration normale de graisses, entre 50 et 100 g/24 h.

Dans les selles
■ Variations physiologiques : valeurs plus basses chez le nourrisson et le jeune enfant.
■ Variations pathologiques : augmentation (stéatorrhée) en cas d'insuffisance biliaire, pancréatique, de sprue, de maladie cœliaque, d'entéropathie exsudative.

< 5 g/24 h

■

HAPTOGLOBINE Glycoprotéine sérique synthétisée par le foie, capable de se combiner avec l'hémoglobine.

Dans le sang (haptoglobinémie)
■ Variations physiologiques : valeur nulle chez le nouveau-né, augmentation progressive avec l'âge.
■ Variations pathologiques : augmentation dans les inflammations, les collagénoses, les affections coronariennes ; diminution en cas d'hémolyse intravasculaire, d'anémie de Biermer, de cirrhose et d'insuffisance hépatique grave.

0,5 à 2,5 g/L
× 15,5 ⇅ × 0,065
7,75 à 39 µmol/L

■

HÉMATIES-LEUCOCYTES-MINUTE (HLM) Numération des éléments cellulaires contenus dans le culot de centrifugation urinaire.

Dans les urines

► HÉMATIES

■ Variations pathologiques : augmentation en cas d'hématurie. — < 2 000

► LEUCOCYTES

■ Variations pathologiques : augmentation en cas d'infection urinaire. — < 2 000

■

HÉMATOCRITE Volume occupé par les globules rouges dans 100 ml de sang total.

Dans le sang

■ Variations pathologiques : augmentation en cas de polyglobulie, de déhydration extracellulaire ; diminution en cas d'anémie, de surcharge liquidienne.

40 à 54 % chez l'homme
37 à 47 % chez la femme

■

HÉMOGLOBINE Pigment respiratoire qui donne leur coloration aux globules rouges.

Dans le sang

■ Variations physiologiques : valeurs plus basses chez la femme (11,5 à 15 g/100 mL) et chez le jeune enfant ; valeurs plus élevées chez le nouveau-né.
■ Variations pathologiques : augmentation en cas de polyglobulie et d'hémoconcentration ; diminution en cas d'anémie et d'hémodilution.

13 à 17 g/100 mL
× 0,621 ↓ ↑ × 1,611
8 à 10,5 mmol/L

► CONCENTRATION CORPUSCULAIRE (GLOBULAIRE) MOYENNE, EN HÉMOGLOBINE (CCMH OU CGMH) Rapport entre l'hémoglobine en g/100 mL et l'hématocrite en %.
■ Variations pathologiques : diminution témoignant d'un état hypochrome.

32 à 36 g/100 mL
× 0,621 ↓ ↑ × 1,611
20 à 23 mmol/L

► TENEUR CORPUSCULAIRE (GLOBULAIRE) MOYENNE EN HÉMOGLOBINE (TCMH OU TGMH) Rapport entre l'hémoglobine en g/100 mL et le nombre d'hématies en téra/L.

27 à 32 pg
× 0,0621 ↓ ↑ × 16,11
1,7 à 2 fmol

■

HÉMOGLOBINE GLYQUÉE Dite aussi improprement hémoglobine glycosylée, à la suite de la réaction non réversible de l'hémoglobine A1c avec le glucose, elle reflète l'équilibre glycémique moyen au cours des 6 à 8 semaines précédant l'examen.

Dans le sang

■ Variations pathologiques : augmentation en cas de diabète sucré mal contrôlé. — 4 à 6,5 %

■

HÉMOGRAMME Comporte plusieurs paramètres. ☞ Numération globulaire avec formule sanguine, hémoglobine, hématocrite, concentration corpusculaire moyenne en hémoglobine, teneur corpusculaire moyenne en hémoglobine, volume globulaire moyen et nombre de réticulocytes.

■

HÉMOPEXINE Béta-1-glycoprotéine dotée d'une forte affinité pour l'hème.

Dans le sang (sérum)

■ Variations pathologiques : augmentation en cas d'hémochromatose, d'infections, d'inflammations, de cancers ; diminutions en cas d'hémolyses intravasculaires, de porphyries, de néphropathies. — 0,50 à 1,15 g/L

■

HISTAMINE Amine biogène formée par décarboxylation enzymatique de l'histidine. Elle est impliquée dans la vasodilatation des capillaires sanguins, la contraction musculaire, la sécrétion gastrique. C'est un médiateur chimique de l'hypersensibilité immédiate sécrétée par les polynucléaires basophiles et les mastocytes.

Dans le sang (plasma)

■ Variations pathologiques : forte augmentation lors des chocs anaphylactiques et des crises d'urticaire. — 1 mg/L

× 9 ⇅ × 0,11

< 9 µmol

■

HISTIDINE Acide aminé indispensable, précurseur de l'histamine.

Dans le sang (sérum)

■ Variations physiologiques : valeurs plus élevées chez l'enfant de moins de 2 ans

■ Variations pathologiques : très forte augmentation (> 100 mg/L) en cas de déficit en histidinase. — 7 à 15 mg/L

× 6,44 ⇅ × 0,15

45 à 100 µmol/L

Dans les urines

■ Variations pathologiques : très forte augmentation de l'histidinurie en cas de déficit en histidinase. — 80 à 180 mg/L

× 6,44 ⇅ × 0,15

515 à 1160 µmol/L

■

HOMOCYSTÉINE Acide aminé provenant de la déméthylation de la méthionine.

Dans le sang

■ Variations pathologiques : augmentation dans les déficits vitaminiques (B6, B9, B12) et dans les hyperhomocystéinémies. — 5 à 15 mmol/L

■

HORMONE DE CROISSANCE (GH) Hormone produite par l'antéhypophyse, dite encore hormone somatotrope ou somathormone (STH).

Dans le sang

▪ Variations physiologiques : taux beaucoup plus élevé chez le nouveau-né (< 50 µg/L) et chez l'enfant (10 µg/L) ; augmentation après exercice musculaire important ; rythme nycthéméral avec élévation lors de l'endormissement.

▪ Variations pathologiques : augmentation en cas d'acromégalie, de gigantisme et pour les anorexies mentales ; diminution en cas d'insuffisance antéhypophysaire, de nanisme d'origine hypophysaire.

< 5 µg/L

■

HYDROXYPROLINE Le plus important des acides aminés du collagène.

Dans les urines (hydroxyproline urinaire)

▪ Variations physiologiques : augmentation chez l'enfant (croissance), chez la femme enceinte, en fonction du régime alimentaire.

▪ Variations pathologiques : augmentation dans les maladies osseuses avec importante résorption osseuse telles que maladie de Paget, hyperparathyroïdie, métastases osseuses ; diminution en cas d'hypoparathyroïdie, d'hypothyroïdie, d'insuffisance antéhypophysaire, de malnutrition.

10 à 45 mg/24 h

× 7,6 ⇅ × 0,14

75 à 340 µmol/24 h

■

17-HYDROXYSTÉROÏDES (17-OH) Forme sous laquelle sont éliminés dans les urines les glycocorticoïdes sécrétés par la zone fasciculée de la corticosurrénale.

Dans les urines

▪ Variations physiologiques : valeurs plus basses avant la puberté, plus élevées en cas d'obésité.

▪ Variations pathologiques : augmentation dans le syndrome de Cushing, diminution dans les insuffisances corticosurrénales.

4 à 6 mg/24 h chez l'homme
3 à 5 mg/24 h chez la femme
ou
11 à 17 µmol/24 h chez l'homme
8 à 14 µmol/24 h chez la femme

■

HYPERGLYCÉMIE PROVOQUÉE *PER OS* Épreuve destinée à évaluer la tolérance de l'organisme à l'égard des glucides après charge orale en glucose.

Dans le sang

▪ Variations physiologiques : augmentation des valeurs avec l'âge et chez la femme enceinte.

▪ Variations pathologiques : augmentation en cas de diabète sucré, d'hyperthyroïdie, de phéochromocytome, de syndrome de Cushing, d'absorption intestinale augmentée ; diminution en cas d'hypothyroïdie, de maladie d'Addison, d'absorption intestinale diminuée.

au temps 0 :
< 1,1 g/L ou 6,1 mmol/L
à 30, 60 et 90 min :
< 1,6 g/L ou 9 mmol/L
à 120 min :
1,4 g/L ou 7,8 mmol/L

■

IMMUNOGLOBULINES Glycoprotéines produites par les cellules d'origine lymphocytaire B et caractérisées par leur activité anticorps.

Dans le sang	
►IgG ■ Variations physiologiques : taux beaucoup plus bas chez le nourrisson. ■ Variations pathologiques : augmentation en cas de myélome IgG, d'infections, et de certaines parasitoses, de cirrhoses ; diminution en cas d'hypo- ou d'agammaglobulinémie, de sida, d'entéropathie avec pertes de protéines.	8 à 14 g/L
►IgA ■ Variations physiologiques : valeurs très basses chez le nourrisson, basses chez l'enfant. ■ Variations pathologiques : augmentation en cas de myélome IgA, d'infections chroniques, de maladie de Crohn ; diminution dans les hypo- et agammaglobulinémies, l'ataxie télangiectasie.	2 à 4 g/L
►IgM ■ Variations physiologiques : valeurs plus basses chez le nourrisson jusqu'à l'âge d'1 an. ■ Variations pathologiques : augmentation en cas de macroglobulinémie de Waldenström, de certaines affections parasitaires (paludisme, trypanosomiase) ; diminution en cas d'hypo- ou d'agammaglobulinémie.	0,5 à 2,2 g/L
►IgD ■ Variations physiologiques : valeurs plus basses chez l'enfant, jusqu'à 14 ans ; valeurs plus élevées chez la femme enceinte. ■ Variations pathologiques : augmentation en cas de myélome IgD, d'infections chroniques.	20 à 30 mg/L
►IgE ■ Variations pathologiques : augmentation en cas de myélome IgE, dans certaines affections allergiques et parasitoses ; diminution en cas d'ataxie télangiectasie. ■ Variations physiologiques : diminution chez le sujet âgé.	100 à 700 ng/L ou > 250 UI/mL

■

INR Pour *International Normalized Ratio.* Rapport entre le temps de Quick du malade et le temps de Quick d'un témoin, élevé à la puissance ISI (ou indice de sensibilité international).

Dans le sang ■ Variations : surveillance des traitements par antivitamine K (valeurs comprises entre 2,0 et 3,5).	environ 1 chez un sujet non traité

■

INSULINE Hormone hypoglycémiante sécrétée par les cellules ß des îlots de Langerhans du pancréas.

Dans le sang (insulinémie) ■ Variations physiologiques : augmentation chez la femme enceinte et en cas d'obésité ; rythme nycthéméral avec valeur plus élevée le matin que l'après-midi ; valeurs plus basses chez le nouveau-né. ■ Variations pathologiques : augmentation en cas d'insulinome, d'acromégalie, de syndrome de Cushing, dans certains diabètes de type 2 ; diminution en cas de diabète de type 1.	6 à 24 mU/L ou 42 à 167 pmol/L

■

IONOGRAMME Formule indiquant la concentration des différents ions (chlore, potassium, sodium) dans un liquide. ☞ chlore, potassium et sodium.

■

LACTICODÉSHYDROGÉNASE (LDH) Enzyme de transfert d'hydrogène assurant la réduction de l'acide pyruvique en acide lactique.

Dans le sang ■ Variations physiologiques : augmentation chez la femme enceinte, le nouveau-né, l'enfant après exercice musculaire important. ■ Variations pathologiques : augmentation en cas d'infarctus du myocarde avec élévation en particulier de l'isoenzyme LDH1, d'hépatite aiguë toxique, d'anémie hémolytique, de leucémie myéloïde chronique, de mononucléose infectieuse, de lésions musculaires traumatiques.	140 à 180 U/L
Dans les urines ■ Variations pathologiques : augmentation en cas de glomérulonéphrite chronique, de lupus érythémateux disséminé, de cancer du rein.	42 à 98 U/L
Dans le liquide céphalo-rachidien ■ Variations pathologiques : augmentation en cas d'hémorragie sous-arachnoïdienne, de méningite bactérienne, de thrombose et d'hémorragie cérébrale.	7 à 30 U/L

■

LIPASE Enzyme digestive sécrétée par le pancréas.

Dans le sang ■ Variations pathologiques : augmentation en cas de pancréatite aiguë et d'affection contiguë au pancréas (des voies biliaires, ulcère peptique perforé au contact du pancréas...).	10 à 140 U/L

■

LH (HORMONE LUTÉINISANTE) Une des 2 hormones gonadotropes (gonadotrophines ou gonadostimulines) hypophysaires.

Dans le sang ■ Variations physiologiques : augmentation chez la femme ménopausée ; valeurs très basses avant la puberté. ■ Variations pathologiques : augmentation en cas d'insuffisance gonadique, de maladie polykystique ovarienne, diminution en cas d'insuffisance antéhypophysaire.	chez l'homme : 0,5 à 5 mU/mL en phase lutéale : 0,5 à 5,8 mU/mL

■

LIPIDES TOTAUX Ils comprennent le cholestérol et ses esters, les triglycérides, les phospholipides et les acides gras libres.

Dans le sang : dosage devenu obsolète.	5 à 8 g/L
Dans les fèces ■ Variations pathologiques : augmentation en cas de stéatorrhée.	< 5 g/24 h

Dans les urines

■ Variations pathologiques : augmentation en cas de chyluries après traumatisme grave par écrasement, lors de certains syndromes néphrotiques ou d'intoxication sévère par l'alcool ou le phosphore. — < 25 mg/L

■

LIPOPROTÉINE a [LP(a)] Lipoprotéine athérogène.

Dans le sang

■ Variations pathologiques : augmentation considérée comme facteur de risque de maladie athéromateuse ; élévation en cas d'insuffisance rénale chronique en hémodialyse, de diabète avec microalbuminurie, d'hypothyroïdie. — < 0,30 g/L

Concernant la lipoprotéine Lp-PLA2, le risque d'affection coronarienne est multiplié par 2 pour des valeurs supérieures à 420 µg/L.

■

LIQUIDE CÉPHALO-RACHIDIEN Milieu liquidien autonome du système nerveux central, avec une composition qui lui est propre.

Dans le liquide céphalo-rachidien

► CYTOLOGIE

■ Variations physiologiques : éléments plus nombreux (10 à 30/mm^3) chez le nouveau-né et le nourrisson de moins de 3 mois (< 8/mm^3).

■ Variations pathologiques : augmentation en cas de méningite bactérienne, d'hémorragie méningée.

< 3 à 5 leucocytes/mm^3 dont 80 % de lymphocytes

► GLUCOSE (GLYCORACHIE)

■ Variations pathologiques : augmentation en cas de diabète sucré, d'hypertension intracrânienne ; diminution en cas de méningite bactérienne, tuberculeuse, virale, fongique, carcinomateuse et d'hémorragie méningée sous-arachnoïdienne.

0,32 à 0,74 g/L (× 5,56 → ; ← × 0,180) 2,3 à 4,1 mmol/L

► PROTÉINES (PROTÉINORACHIE)

■ Variations physiologiques : valeurs plus élevées chez le nouveau-né, plus basses chez le nourrisson et l'enfant.

■ Variations pathologiques : augmentation en cas de méningite bactérienne, tuberculeuse, d'hémorragie méningée, de poussée de sclérose en plaques, de compression médullaire, de mal de Pott, d'hypertension intracrânienne, de syndrome de Guillain-Barré ; diminution en cas de méningite lymphocytaire, de méningite ourlienne. — 0,28 à 0,52 g/L

► IgG

■ Variations pathologiques : augmentation en cas de sclérose en plaques, neurosyphilis, méningite bactérienne ou virale, lupus érythémateux disséminé, myélome à IgG. — 0,015 à 0,030 g/L

■

LYMPHOCYTES T AUXILIAIRES OU CD4 Sous population lymphocytaire représentant 60 à 70 % des lymphocytes T circulants (CD = classe de différenciation).

Dans le sang ■ Variations pathologiques : diminution au cours du sida avec déficit immunitaire en dessous de 400 CD4/mm^3.	800 à 1 000/mm^3

■

LYSOZYME Enzyme produite par les cellules de la lignée granuleuse et monocytaire, présente dans la salive, les larmes, le sérum, le colostrum, le mucus nasal.

Dans le sang (sérum) ■ Variations pathologiques : augmentation au cours des leucémies myéloïdes chroniques, des leucémies myélo-monocytaires chroniques, de certaines leucémies aiguës monoblastiques, dans la maladie de Hodgkin, la maladie de Crohn, la sarcoïdose ; diminution en cas de neutropénie à moelle pauvre et dans les leucémies lymphoblastiques.	5 à 15 mg
Dans les urines ■ Variations pathologiques : comme dans le sérum. En outre augmentation en cas d'atteinte tubulaire rénale.	0 à 2 mg/24 h

■

MAGNÉSIUM Cation divalent essentiellement intracellulaire.

Dans le sang ■ Variations physiologiques : diminution chez la femme en période d'activité génitale. ■ Variations pathologiques : augmentation en cas d'insuffisance rénale, de coma diabétique acidosique, de déshydratation, d'ictère par rétention, d'hypothyroïdie, de maladie d'Addison ; diminution en cas de malabsorption intestinale, d'hyperthyroïdie, de syndrome néphrotique, de syndrome de Conn, d'ostéomalacie.	17 à 24 mg/L × 0,041 ⇓ ⇑ × 24,3 0,7 à 1 mmol/L × 2 ⇓ ⇑ × 0,5 1,4 à 2 mEq/L
Dans les hématies	48 à 73 mg/L ou 2 à 3 mmol/L
Dans les urines ■ Variations pathologiques : augmentation en cas d'hyperaldostéronisme primaire, d'hypercalcémie ; diminution en cas de malabsorption intestinale, d'alcoolisme, d'alimentation parentérale prolongée.	80 à 120 mg/24 h ou 3,3 à 5 mmol/24 h ou 6,6 à 10 mEq/24 h

■

MANGANÈSE Oligoélément indispensable, cofacteur enzymatique (hydrolases, transférases), intervenant dans le fonctionnement cérébral, la coagulation, la croissance, le métabolisme glucidique.

Dans le sang (sérum)
▪ Variations pathologiques : diminution en cas de faibles apports d'absorption réduite, d'excès d'élimination fécale ; augmentation après infarctus du myocarde ou par suite d'intoxications professionnelles.

0,5 à 2,5 µg/L
× 18 ⇅ × 0,05
9 à 45 nmol/L

Dans les urines
▪ Variations pathologiques : comme dans le sérum.

0,8 à 3,3 µg/24 h
× 18 ⇅ × 0,05
14 à 60 nmol/24 h

■

MERCURE Métal très toxique utilisé dans l'industrie ou dans l'agriculture.

Dans le sang

< 10 µg/L

■

MÉTHÉMOGLOBINE Dérivé de l'hémoglobine dans lequel le fer ferreux est oxydé en fer ferrique incapable de transporter l'oxygène.

Dans le sang
▪ Variations pathologiques : augmentation en cas d'intoxications (professionnelles, alimentaires, médicamenteuses), de déficits enzymatiques, d'hémoglobinose M.

< 2,5 % de l'hémoglobine totale

■

MÉTHIONINE Acide aminé souffré essentiel.

Dans le sang
▪ Variations physiologiques : valeurs plus faibles chez l'enfant de moins de 2 ans.
▪ Variations pathologiques : augmentation en cas d'homocystinurie et de tyrosinose.

2 à 5 mg/L
× 6,70 ⇅ × 0,16
13 à 33 µmol

■

MICROALBUMINURIE Présence d'albumine dans les urines indétectable par les moyens classiques.

Dans les urines
▪ Variations pathologiques : augmentation chez le diabétique témoignant d'une microangiopathie rénale, en cas d'hypertension artérielle, d'insuffisance cardiaque.

< 15 à 20 mg/24 h

■

ß2-MICROGLOBULINE Protéine de faible poids moléculaire et de structure proche de celle des immunoglobulines G.

Dans le sang ■ Variations physiologiques : taux plus élevés chez l'enfant de moins d'1 an. ■ Variations pathologiques : augmentation dans les insuffisances rénales chroniques, les maladies auto-immunes, les syndromes lymphoprolifératifs, certains cancers, en cas de menace de rejet après transplantation rénale.	1 à 2,4 mg/L
Dans les urines ■ Variations pathologiques : augmentation en cas de tubulopathie congénitale ou acquise, de pyélonéphrite, de néphrotoxicité de certains médicaments (aminosides, ciclosporine, métaux lourds comme le cisplatine ou les sels d'or).	< 300 µg/24 h

■

MYÉLOGRAMME Étude d'un frottis de cellules obtenues après ponction sternale ou iliaque de la moelle osseuse.

Dans la moelle osseuse ■ Précision : un myélogramme pauvre constitue une indication pour une biopsie médullaire.	– cellules souches : 0 à 3 % – lignée érythrocytaire : 22 % (pro-érythroblastes : 1 à 8 %, érythroblastes : 7 à 32 %) – lignée granulocytaire : 65 % (myéloblastes : 0 à 5 %, promyélocytes : 1 à 8 %, myélocytes neutrophiles : 5 à 19 %, éosinophiles : 0 à 3 %, basophiles : 0 à 0,5 %, métamyélocytes : 13 à 32 %, polynucléaires neutrophiles : 7 à 30 %, polynucléaires éosinophiles : 0 à 4 %, polynucléaires basophiles : 0 à 0,7 %) – lymphocytes : 3 à 17 % – monocytes : 0 à 5 % – plasmocytes : 0 à 2 %

■

MYOGLOBINE Pigment respiratoire musculaire, en particulier myocardique.

Dans le sang (sérum) ■ Variations pathologiques : augmentation en cas d'infarctus du myocarde, après polytraumatisme, après ischémie musculaire, effort intense et prolongé.	< 85 µg/L
Dans les urines ■ Variations pathologiques : comme dans le sang.	absence

■

MYOSINE Protéine présente dans le tissu musculaire et appartenant au groupe des globulines.

Dans le sang (sérum) ■ Variations physiologiques : taux plus élevés chez les sportifs de haut niveau. ■ Variations pathologiques : augmentation après infarctus du myocarde (du 2e au 12e jour).	30 à 100 µU/L

■

NÉOPTÉRINE Molécule synthétisée par les macrophages après stimulation par l'interféron.

Dans le sang ■ Variations pathologiques : augmentation lors de diverses maladies virales, du paludisme, de certains cancers (ovaire), de leucémies et lymphomes, de rejets de greffe.	< 25 nmol/L
Dans les urines ■ Variations pathologiques : comme dans le sang	< 300 nmol/mmol de créatinine

■

NICOTINE Principal alcaloïde du tabac.

Dans les urines ■ Variations pathologiques : augmentation (jusqu'à 100 fois et plus) en cas de tabagisme actif.	10 à 20 µg/L (non fumeur)

■

5'NUCLÉOTIDASE Phosphatase alcaline hydrolysant les nucléotides phosphorés.

Dans le sang ■ Variations pathologiques : augmentation dans les cholestases intra- ou extrahépatiques.	2 à 17 UI/L

■

NUMÉRATION DES RÉTICULOCYTES Les réticulocytes sont les hématies les plus jeunes du sang circulant.

Dans le sang ■ Variations physiologiques : augmentation (jusqu'à 200 000/mm^3) chez le nouveau-né. ■ Variations pathologiques : augmentation dans les anémies régénératives d'origine périphérique, diminution dans les anémies peu ou non régénératives d'origine centrale.	de 20 000 à 100 000/mm^3

■

NUMÉRATION GLOBULAIRE ET FORMULE LEUCOCYTAIRE SANGUINE (NFS) Un des éléments de l'hémogramme.

Dans le sang ▪ Variations physiologiques : multiples, notamment selon l'âge, le sexe, l'heure du prélèvement, le tabagisme, l'éthylisme, l'origine ethnique, le lieu de résidence, etc. **T = Téra = 10^{12}* ***G = Giga = 10^9* ****M = Méga = 10^6*	hématies : 4 000 000 à 5 000 000 mm^3 ou 4 à 5 T/L* leucocytes : 4 000 à10 000/mm^3 ou 4 à 10 G/L** Formule leucocytaire polynucléaires neutrophiles : 4 500 à 5 200/mm^3 ou 4,5 à 5,2 G/L (60 à 70 %) polynucléaires éosinophiles : 75 à 300/mm^3 ou 75 à 300 M/L*** (1 à 3 %) polynucléaires basophiles : 25 à 70/mm^3 ou 25 à 70 M/L (0 à 1 %) lymphocytes : 1 800 à 2 200/mm^3 ou 1,8 à 2,2 G/L (25 à 30 %) monocytes : 300 à 600/mm^3 ou 300 à 600 M/L (4 à 8 %) réticulocytes : 40 000 à 60 000/mm^3 ou 40 à 60 G/L

▪

ORNITHINE TRANSCARBAMYLASE OU ORNITHINE CARBAMYL TRANSFÉRASE Enzyme hépatique du cycle de l'uréogénèse catalysant la biosynthèse de la citrulline par transfert d'un radical carbamyl sur l'ornithine.

Dans le sang ▪ Variations pathologiques : augmentation lors des cytolyses hépatiques.	< 15 UI/L

▪

OSMOLARITÉ ☞ Pression osmotique efficace du plasma.

▪

OSTÉOCALCINE Protéine non collagénique de la trame osseuse, marqueur biologique du remodelage osseux.

Dans le sang ▪ Variations physiologiques : valeurs un peu plus basses chez la femme. ▪ Variations pathologiques : augmentation en cas de maladie de Paget, de métastases osseuses, d'hyperparathyroïdie primitive, d'ostéoporose post-ménopausique ; diminution en cas d'hypoparathyroïdie.	de l'ordre de 7 µg/L soit 1,2 nmol/L

▪

OXYDE DE CARBONE (CO) Gaz incolore et inodore, produit par toute combustion incomplète du carbone et se fixant sur l'hémoglobine.

Dans le sang ▪ Variations pathologiques : augmentation chez les habitants des grandes villes, les fumeurs, dans les intoxications oxycarbonées.	< 2 mg/L ou < 0,09 mmol/L

■

PARATHORMONE (PTH) Hormone sécrétée par les glandes parathyroïdes.

Dans le sang

■ Variations physiologiques : rythme nycthéméral avec pic entre 2 et 4 h 00 du matin.

■ Variations pathologiques : augmentation en cas d'hyperparathyroïdie, de maladie de Paget, d'intoxication à la vitamine D ; diminution en cas d'hypoparathyroïdie primaire, de sarcoïdose, d'hyperthyroïdie.

10 à 65 ng/L

■

PEPTIDE C Peptide de connexion solidarisant les 2 chaînes A et B de la pro-insuline.

Dans le sang

■ Variations physiologiques : valeurs plus élevées en période post-prandiale.

■ Variations pathologiques : augmentation dans le diabète de type 2 ; diminution dans le diabète de type 1.

1,5 à 3 µg/L

Dans les urines

60 à 100 mg/24 hh

■

pH Logarithme de l'inverse de la concentration des ions H^+ dans une solution.

Dans le sang

■ Variations pathologiques : augmentation en cas d'alcaloses (métabolique ou respiratoire) décompensées ; diminution en cas d'acidoses (métabolique ou respiratoire) décompensées.

sang artériel : 7,38 à 7,42
sang veineux : 7,36 à 7,40

Dans les urines

■ Variations physiologiques : élévation après les repas ; diminution entre les repas, la nuit et après un travail musculaire important.

■ Variations pathologiques : augmentation en cas d'alcalose métabolique ou respiratoire, d'infection urinaire haute ou basse, d'acidose tubulaire rénale ; diminution en cas d'affection fébrile, dans les acidoses métaboliques, les alcaloses hypochlorémiques, les lithiases uriques et cystiniques.

4,5 à 8

■

PHÉNYLALANINE Acide aminé essentiel, précurseur de la tyrosine ; se dose essentiellement chez le nouveau-né.

Dans le sang

■ Variations pathologiques : augmentation en cas de phénylcétonurie ou oligophrénie phénylpyruvique.

13 mg/L

× 6,05 ↓ ↑ × 0,17

78 µmol/L

■

PHOSPHATASES ACIDES Enzymes qui hydrolysent les phosphates organiques et libèrent les phosphates inorganiques insolubles et dont l'optimum d'action est en milieu acide.

Dans le sang ■ Variations pathologiques : augmentation en cas de cancer de la prostate, de maladie osseuse de Paget, de métastases ostéolytiques, d'hyperparathyroïdie, de myélome multiple, d'anémie hémolytique.	< 4 µg/L ou 5 UI/L

■

PHOSPHATASES ALCALINES Enzymes hydrolysant les phosphates organiques et libérant les phosphates inorganiques insolubles avec un optimum d'action en milieu alcalin.

Dans le sang ■ Variations physiologiques : valeurs plus élevées chez l'enfant, la femme enceinte (au 3e trimestre de la grossesse) ou après un effort physique important. ■ Variations pathologiques : augmentation en cas de maladie de Paget, cancers osseux, myélome, hyperparathyroïdie, hyperthyroïdie, ostéomalacie, fracture en cours de consolidation, ictère par rétention, cancer du foie, cirrhose biliaire primitive, foie cardiaque, acromégalie ; diminution en cas d'hypothyroïdie.	30 à 90 U/L

■

PHOSPHOLIPIDES Constituants des lipides sanguins.

Dans le sang ■ Variations physiologiques : élévation chez la femme enceinte. ■ Variations pathologiques : augmentation en cas de pancréatite chronique, d'ictère par rétention, de syndrome néphrotique, de diabète, de maladie de Nieman-Pick, d'alcoolisme ; diminution en cas d'hépatite virale, d'anémie de Biermer.	1,5 à 2,5 g/L × 1,29 ⇅ × 0,774 1,9 à 3,2 mmol/L

■

PHOSPHORE Présent dans l'organisme, principalement dans les os, en petite quantité dans les cellules et les tissus mous.

Dans le sang (phosphorémie) ■ Variations physiologiques : valeurs plus élevées chez l'enfant (55 à 70 mg/L de 1 à 12 mois, 50 à 65 mg/L de 1 à 2 ans, 35 à 55 mg de 2 à 16 ans), les sujets maigres ou après exercice physique ; existence d'un rythme nycthéméral avec minimum le matin et maximum la nuit. ■ Variations pathologiques : augmentation en cas d'hypoparathyroïdie, de pseudohypoparathyroïdie, d'hypervitaminose D, d'acromégalie, de maladie de Paget, d'insuffisance rénale chronique, de fracture en voie de consolidation ; diminution en cas d'hyperparathyroïdie, d'ostéomalacie, de carence en vitamine D, de retard de croissance, de malabsorption digestive.	30 à 40 mg/L × 0,032 ⇅ × 31 0,96 à 1,3 mmol/L
Dans les urines (phosphaturie) ■ Variations physiologiques : en fonction de l'alimentation et selon l'âge (diminution chez les sujets âgés). ■ Variations pathologiques : augmentation en cas d'hyperparathyroïdie, de tubulopathie, d'intoxication par la vitamine D ; diminution en cas d'hypoparathyroïdie, de pseudohypoparathyroïdie, d'ostéomalacie, d'insuffisance rénale.	0,50 à 1,50 g/24 h × 32 ⇅ × 0,031 16 à 48 mmol/24 h

► CLAIRANCE

■ Variations pathologiques : augmentation en cas d'hyperparathyroïdie. — 6 à 12 mL/min

► TAUX DE RÉABSORPTION TUBULAIRE

■ Variations pathologiques : diminution en cas d'hyperparathyroïdie. — 85 à 95 %

■

PLAQUETTES Petits éléments cellulaires anucléés fabriqués par la moelle osseuse et jouant un rôle essentiel dans l'hémostase.

Dans le sang

■ Variations physiologiques : diminution chez le nourrisson, la femme enceinte et après le repas.

■ Variations pathologiques : diminution (< 150 000) ou thrombopénie en cas d'insuffisance de production médullaire (aplasie médullaire par exemple), en cas de destruction exagérée ou d'utilisation augmentée des plaquettes, d'hypersplénisme avec séquestration plaquettaire, après transfusion massive ou exsanguinotransfusion ; augmentation (> 500 000) ou thrombocytose en cas d'hyperproduction médullaire (syndrome myéloprolifératif par exemple), après splénectomie, hémorragie importante, lors d'une maladie de Hodgkin, d'un lymphome non hodgkinien.

200 000 à 400 000/mm^3
ou
200 à 400 Giga/L

■

PLOMB Responsable d'un trouble de la synthèse de l'hémoglobine en cas d'intoxication.

Dans le sang (plombémie)

< 0,3 mg/L
× 4,826 ⇅ × 0,207
< 1,50 µmol/L

Dans les urines (plomburie)

■ Variations pathologiques : taux dangereux au-dessus de 250 µg/24 h.

< 80 µg/24 h
× 4,826 ⇅ × 0,207
0,40 µmol/24 h

■

POTASSIUM Cation principal du secteur intracellulaire.

Dans le sang (kaliémie)

■ Variations physiologiques : augmentation liée à l'activité musculaire, diminution en période post-prandiale.

■ Variations pathologiques : augmentation en cas d'insuffisance rénale sévère, d'anurie, d'insuffisance surrénale, d'hypoaldostéronisme, de passage du potassium intracellulaire vers le secteur plasmatique (écrasement musculaire, hémolyse par exemple), après apport parentéral excessif en potassium ; diminution en cas de pertes digestives (tumeurs villeuses par exemple) ou urinaires (tubulopathie, hyperaldostéronisme...), de passage du potassium des liquides extracellulaires vers le secteur intracellulaire, d'apport insuffisant en potassium.

150 à 210 mg/L
× 0,026 ⇅ × 39
3,8 à 5,4 mmol/L (ou mEq/L)

Dans les urines (kaliurèse) ■ Variations pathologiques : augmentation en cas d'hyperaldostéronisme, de syndrome de Cushing, de syndrome de Bartter, de néphropathie avec perte de potassium ; diminution en cas de maladie d'Addison, de diarrhée ou de vomissements abondants.	1 à 5 g/24 h × 26 ⇅ × 0,039 26 à 130 mmol/24 h (ou mEq/24 h)

■

PRESSION OSMOTIQUE EFFICACE DU PLASMA

Pression osmotique des électrolytes plasmatiques.

Dans le sang ■ Variations pathologiques : augmentation en cas de déshydratation hypertonique avec perte d'eau supérieure à la perte de sel ou d'hyperhydratation hypertonique avec rétention de sel supérieure à la rétention d'eau ; diminution en cas de déshydratation hypotonique avec perte de sel supérieure à la perte d'eau ou d'hyperhydratation hypotonique avec rétention d'eau supérieure à la rétention de sel.	290 à 308 mOsm/L

■

PRODUITS DE DÉGRADATION DE LA FIBRINE (PDF)

Présents dans le sang circulant en cas de coagulation intravasculaire disséminée et de fibrinolyse.

Dans le sang	0,5 à 5 mg/L

■

PROGESTÉRONE ET MÉTABOLITES Hormone stéroïde principalement synthétisée par les cellules lutéales de l'ovaire, mais aussi par le placenta, le testicule et la corticosurrénale. Le premier métabolite formé est la 17α-hydroxyprogestérone, dont la forme d'élimination urinaire est le prégnanetriol, tandis que le métabolite urinaire principal de la progestérone est le prégnandiol.

Dans le sang ► **PROGESTÉRONE PLASMATIQUE** ■ Variations physiologiques : augmentation chez la femme enceinte.	chez l'homme : 0,1 à 0,3 µg/L × 3,18 ⇅ × 0,314 0,3 à 1 nmol/L en phase folliculaire : 0,15 à 1 µg/L ou 0,5 à 3,2 nmol/L en phase lutéale : 3 à 26 µg/L ou 9,5 à 83 nmol/L
► **17α-HYDROXYPROGESTÉRONE** ■ Variations pathologiques : augmentation en cas de tumeur corticosurrénale, d'hyperplasie congénitale des surrénales par déficit en 21-hydroxylase.	chez l'homme : 0,40 à 2,8 µg/L en phase folliculaire : 0,2 à 1,50 µg/L avant l'ovulation : 2 à 4 µg/L en phase lutéale : 1,5 à 5,5 µg chez l'enfant de 2 à 8 ans : < 0,5 µg/L chez l'enfant de 8 à 11 ans : < 2 µg/L

■

PROLACTINE Hormone antéhypophysaire permettant la préparation et le maintien de la lactation.

Dans le sang (prolactinémie)

■ Variations physiologiques : augmentation chez la femme enceinte, la femme qui allaite, le très jeune enfant, après effort physique, en cas de stress, en période post-prandiale ; existence d'un pic au moment de l'ovulation et d'un rythme nycthéméral avec élévation au moment de l'endormissement.

■ Variations pathologiques : augmentation en cas de prolactinome, d'hypothyroïdie, d'insuffisance rénale chronique, de cirrhose, d'anorexie mentale, de prise de nombreux médicaments (antidépresseurs, neuroleptiques, cimétidine, etc.) ; diminution en cas d'insuffisance antéhypophysaire.

2 à 20 µg/L

× 0,04 ↓ ↑ × 25

0,08 à 0,8 nmol/L

■

PROTÉINES Grosses molécules formées à partir d'acides aminés.

Dans le sang (protéinémie ou protidémie)

■ Variations physiologiques : valeurs augmentées après exercice physique ou en période post-prandiale ; valeurs diminuées en position couchée, chez le nouveau-né et le nourrisson.

■ Variations pathologiques : augmentation en cas d'hémoconcentration, de myélome multiple, d'endocardite, de leishmaniose viscérale (kala-azar) ; diminution en cas d'hémodilution, de dénutrition, de malabsorption digestive, de syndrome néphrotique, de brûlure étendue, d'hépatite grave.

70 à 80 g/L
ou
17 à 19 mEq/L

Dans le liquide céphalo-rachidien (protéinorachie)

■ Variations physiologiques : valeurs plus élevées chez le nouveau-né ; valeurs plus basses chez le nourrisson.

■ Variations pathologiques : augmentation en cas de méningite bactérienne, tuberculeuse ou virale, d'hémorragie méningée, de sclérose en plaques en poussées, de compression médullaire, d'hypertension intracrânienne, de syndrome de Guillain-Barré ; diminution dans les méningites ourliennes et les encéphalites épidémiques.

0,28 à 0,52 g/L

Dans les urines (protéinurie)

■ Variations physiologiques : possibilité de protéinurie orthostatique ou après effort chez le sujet jeune longiligne avec une hyperlordose.

■ Variations pathologiques : augmentation en cas de glomérulopathie, syndrome néphrotique, tubulopathie, myélome, maladie de Waldenström, maladie infectieuse fébrile.

< 30 mg/24 h

■

PROTÉINE C RÉACTIVE (PCR) Appelée encore *C Reactive protein* (CRP), il s'agit d'un marqueur de l'inflammation.

Dans le sang

■ Variations physiologiques : discrète augmentation chez la femme enceinte et en cas de tabagisme important.

■ Variations pathologiques : augmentation dans tous les états inflammatoires, les infections bactériennes.

< 20 mg/L

■

PROTÉINES FRACTIONNÉES Le fractionnement est réalisé par électrophorèse.

Dans le sang

► ALBUMINE

■ Variations physiologiques : diminution chez la femme enceinte et chez le sujet âgé.

■ Variations pathologiques : diminution en cas de dénutrition, malabsorption, atteinte hépatique grave, hémorragie importante, brûlures étendues, syndrome néphrotique, hyperthyroïdie, maladie de Cushing, cancer évolué.

30 à 50 g/L (58 %)

► α1 GLOBULINES

■ Variations physiologiques : augmentation chez la femme enceinte ; diminution chez le sujet âgé.

■ Variations pathologiques : augmentation en cas d'infections, de collagénose, de néphropathie ; diminution en cas de syndrome néphrotique, de lésions tissulaires, de nécrose hépatocellulaire.

1 à 4 g/L (3 %)

► α2 GLOBULINES

■ Variations physiologiques : augmentation chez la femme enceinte ; diminution chez le sujet âgé.

■ Variations pathologiques : augmentation en cas d'infection, de collagénose, de néphropathie, d'affection hépatique, d'affection maligne.

6 à 10 g/L (9 %)

► β GLOBULINES

■ Variations physiologiques : augmentation chez la femme enceinte ; diminution chez le sujet âgé.

■ Variations pathologiques : augmentation en cas d'hyperlipidémie, de cirrhose biliaire, de syndrome néphrotique, de périartérite noueuse.

6 à 13 g/L (14 %)

► γ GLOBULINES

■ Variations physiologiques : valeurs augmentées chez le nouveau-né et la femme enceinte ; valeurs diminuées chez le nourrisson et le sujet âgé.

■ Variations pathologiques : augmentation dans les maladies infectieuses et parasitaires, les collagénoses, les cirrhoses, les gammapathies mono- ou polyclonales ; diminution en cas d'hypo- ou d'agammaglobulinémie, de nécrose hépatique aiguë, de dénutrition, de syndrome néphrotique.

7 à 15 g/L (16 %)

■

PROTÉINE S Glycoprotéine vitamine K-dépendante synthétisée par le foie.

Dans le sang (plasma)

■ Variations pathologiques : diminution en cas de déficit acquis (insuffisance hépatique, traitement par antivitamine K, CIVD, grossesse, cancers) ou de déficit congénital.

15 à 30 mg/L

× 14 ⇅ × 0,07

210 à 420 nmol

■

SÉROTONINE Amine dérivant du tryptophane.

Dans le sang ■ Variations physiologiques : diminution avec l'âge. ■ Variations pathologiques : augmentation en cas de tumeur carcinoïde, maladie cœliaque en poussées ; diminution en cas de trisomie 21, insuffisance rénale chronique, maladie de Parkinson.	< 0,30 mg/L × 5,68 ⇅ × 0,176 < 1,70 µmol/L
Dans les urines (acide 5-hydroxy-indolacétique ou 5-HIA) ■ Variations physiologiques : fluctuations d'un jour à l'autre d'où la nécessité de répéter les dosages. ■ Variations pathologiques : augmentation en cas de tumeur carcinoïde, cancer bronchopulmonaire à petites cellules ; diminution en cas de phénylcétonurie et de maladie de Hartnup.	3 à 10 mg/24 h × 5,2 ⇅ × 0,191 15,5 à 52 µmol/24 h

■

SODIUM Cation le plus important du secteur extracellulaire.

Dans le sang (natrémie) ■ Variations physiologiques : valeur plus élevée après effort musculaire violent. ■ Variations pathologiques : augmentation après apport hydrique insuffisant, pertes d'eau plus importantes que les pertes de sodium (diabète insipide, polyurie osmotique, diarrhée, vomissement ou sudation abondante), excès d'apport sodé, syndrome de Conn ; diminution en cas d'apport sodé insuffisant, de pertes de sodium plus importantes que les pertes d'eau (aspiration digestive, diarrhée, vomissements, sudation abondante, insuffisance cortico-surrénale, insuffisance rénale chronique avec atteinte tubulaire) de surcharge hydrique extracellulaire avec fausse hyponatrémie par dilution (apports hydriques excessifs, cirrhose ascitique, insuffisance cardiaque décompensée, insuffisance hypophysaire, hypothyroïdie, syndrome de Schwartz-Bartter.	3,15 à 3,45 g/L × 43,5 ⇅ × 0,023 137 à 151 mmol/L (ou mEq/L)
Dans les urines (natriurie) ■ Variations physiologiques : en fonction de l'apport sodé alimentaire. ■ Variations pathologiques : augmentation en cas de maladie d'Addison, d'insuffisance antéhypophysaire, de néphropathie avec perte de sel, de syndrome de Schwartz-Bartter ; diminution en cas de régime désodé, d'importantes pertes digestives ou sudorales de sodium, de rétention sodée avec œdèmes, de syndrome de Cushing.	1 à 5 g/24 h × 43,5 ⇅ × 0,023 43 à 217 mmol/24 h (ou mEq/24 h)
Dans la sueur ■ Variations pathologiques : augmentation en cas de mucoviscidose, de maladie d'Addison, diminution en cas d'hyperaldostéronisme primaire.	chez l'adulte : 15 à 50 mmol (ou mEq/L) chez l'enfant : 8 à 40 mmol (ou mEq/L)

■

SOMATOMÉDINE (ou Insuline growth factor) Hormone polypeptidique permettant l'action de l'hormone de croissance sur le cartilage.

Dans le sang ■ Variations physiologiques : augmentation pendant l'adolescence.	80 à 400 mg/L × 0,13 ⇅ × 7,69 10 à 52 nmol/L

■

SPERMOGRAMME Étude du sperme.

Dans le sperme	
► **VOLUME**	2 à 6 mL
► **SPERMATOZOÏDES** mobiles à plus de 50 % et vivants à plus de 60 % après 1 heure, mobiles à plus de 40 % et vivants à plus de 50 % après 4 heures, avec moins de 50 % de formes atypiques.	20 à 60 millions/mL

■

TEMPS DE CÉPHALINE ACTIVÉ (OU AVEC ACTIVATEUR) Test global explorant tous les facteurs plasmatiques de la coagulation, en dehors du facteur VII ou proconvertine. Il s'agit du TCA si l'activateur est l'acide ellagique, du TCK si l'activateur est le kaolin.

Dans le sang ■ Variations physiologiques : temps légèrement allongé (+ 2 à 3 secondes) chez le jeune enfant. ■ Variations pathologiques : augmentation de 6 à 10 secondes (par rapport au témoin) ; allongement en cas d'afibrinogénémie ou d'hypofibrinogénémie, d'atteinte hépatique, de coagulation intravasculaire disséminée, d'avitaminose K, de déficit en facteurs de la voie intrinsèque de la coagulation (VIII, IX, XI, XII, prékallicréine, kininogène) ainsi qu'en facteurs communs aux voies intrinsèque et extrinsèque (II, V, X), de présence d'un anticoagulant circulant.	30 à 50 s selon les réactifs

■

TEMPS DE COAGULATION Technique d'exploration globale de la coagulation.

Dans le sang ■ Variations physiologiques : durée raccourcie chez le nouveau-né et le jeune enfant. ■ Variations pathologiques : temps allongé en cas d'anomalie importante de la coagulation.	6 à 8 min en tube à hémolyse à 37 °C

■

TEMPS DE HOWELL Technique d'exploration globale de la coagulation, se pratiquant sur du plasma décalcifié puis recalcifié.

Dans le sang ■ Variations physiologiques : raccourcissement chez le nouveau-né. ■ Variations pathologiques : allongement en cas d'anomalie importante de la coagulation.	1,30 à 2,30 min

■

TEMPS DE QUICK Appelé auparavant taux de prothrombine, il dépend du système extrinsèque de formation de la prothrombinase (facteur V, VII et X), de la prothrombine (facteur II) et du fibrinogène (facteur I).

Dans le sang

■ Variations physiologiques : diminution chez le nouveau-né.

■ Variations pathologiques : diminution en cas de déficit en facteur II, V, VII ou X, de carence en vitamine K (insuffisance d'apport alimentaire, défaut d'absorption digestive, maladie hémorragique du nouveau-né, médicaments à action antivitamine K), d'insuffisance hépatocellulaire, de coagulation intravasculaire disséminée, d'anomalie qualitative ou quantitative du fibrinogène, de présence d'un anticoagulant circulant.

12 à 13 s
ou
80 à 100 % par rapport à un témoin normal à 100 %

■

TEMPS DE SAIGNEMENT Mesure permettant d'explorer l'hémostase primaire dépendant des plaquettes et du facteur Willebrand.

Dans le sang

► TECHNIQUE DE DUKE

■ Variations physiologiques : raccourcissement chez le sujet âgé, allongement chez l'enfant agité.

■ Variations pathologiques : allongement (durée > 7 minutes) en cas de thrombopénie, de thrombopathie congénitale ou acquise, de maladie de Willebrand, d'afibrinogénémie, de prise d'aspirine, de salicylés, d'anti-inflammatoires.

2 à 4 min

► TECHNIQUE D'IVY

■ Variations pathologiques : allongement (durée > 10 minutes) dans les mêmes circonstances que dans la technique de Duke.

4 à 8 min

■

TEMPS DE THROMBINE Épreuve d'exploration de la fibrinoformation.

Dans le sang

■ Variations pathologiques : allongement (>5 secondes par rapport au témoin) en cas d'anomalie qualitative ou quantitative du fibrinogène (a– ou hypofibrinogénémie, mais aussi hyperfibrinémie), de présence d'un inhibiteur de la polymérisation de la fibrine.

17 à 20 s (temps identique au témoin)

■

TESTOSTÉRONE Principale hormone androgène.

Dans le sang

■ Variations physiologiques : valeurs augmentées chez le nourrisson de sexe masculin (avant 3 mois) et chez la femme enceinte ; diminution chez l'homme de plus de 60 ans et après la ménopause.

■ Variations pathologiques : augmentation en cas de tumeur des cellules de Leydig, d'hyperplasie congénitale des surrénales, de tumeur ovarienne virilisante, de syndrome du testicule féminisant, de syndrome de Stein Leventhal, de tumeur surrénalienne, de puberté précoce d'origine hypothalamo-hypophysaire ; diminution dans tous les cas d'insuffisance testiculaire, en cas d'insuffisance hépatique, de maladie de Steinert.

2,8 à 9,2 µg/L chez l'homme
0,2 à 0,6 µg/L chez la femme

× 3,49 ⇅ × 0,288

10 à 32 nmol/L chez l'homme
0,7 à 2,1 nmol/L chez la femme

■

TÉTRA-HYDROALDOSTÉRONE Métabolite principal de l'aldostérone.

Dans les urines

▪ Variations physiologiques : élévation chez la femme enceinte.
▪ Variations pathologiques : augmentation en cas d'hyperaldostéronisme primaire ou secondaire ; diminution en cas d'hypoaldostéronisme primaire, de maladie d'Addison, d'hyperplasie congénitale des surrénales par déficit en 21-hydroxylase.

40 à 60 µg/24 h

× 2,75 ⇅ × 0,364

110 à 165 nmol/24 h

■

THROMBOTEST D'OWREN Méthode permettant d'évaluer les taux des 4 facteurs de coagulation (prothrombine, proconvertine, facteur antihémophilique B, facteur Stuart) sur lesquels agissent les antivitamines K.

Dans le sang :

– Efficacité et sécurité de 5 à 10 %.
– Zone dangereuse < 5 %.

50 à 100 %

■

THYRÉOSTIMULINE HYPOPHYSAIRE (TSH) C'est l'hormone thyréotrope sécrétée par l'antéhypophyse.

Dans le sang

▪ Variations physiologiques : forte élévation chez le nouveau-né avec retour à un taux normal dès le 4e jour, rythme nycthéméral avec maximum à 23 heures et minimum à 4 heures.
▪ Variations pathologiques : augmentation en cas d'hypothyroïdie primaire, d'hyperthyroïdie par adénome thyréotrope ; diminution en cas d'hyperthyroïdie (maladie de Basedow, adénome toxique) et d'hypothyroïdie secondaire d'origine hypothalamo-hypophysaire.

0,15 à 4,5 mU/L

■

THYROGLOBULINE Glycoprotéine iodée présente dans les vésicules colloïdes de la thyroïde, support de la synthèse des hormones thyroïdiennes, marqueur des cancers différenciés de la thyroïde.

Dans le sang

▪ Variations pathologiques : augmentation en cas d'hyperthyroïdie diffuse, de goitre endémique, de récidive ou de métastase d'un cancer différencié de la thyroïde ; diminution en cas de thyréotoxicose factice.

3 à 60 ng/mL

■

THYROXINE LIBRE (T4) C'est la principale hormone thyroïdienne.

Dans le sang

■ Variations physiologiques : taux très élevé chez le nouveau-né, diminuant ensuite chez l'enfant ; légère diminution chez la femme enceinte et le sujet âgé.

■ Variations pathologiques : augmentation dans les hyperthyroïdies ; diminution en cas d'hypothyroïdie.

7,8 à 19 ng/L

× 1,29 ⇅ × 0,78

10 à 24 pmol/L

■

TRANSAMINASES ☞ Alanine aminotransférase (ALAT) et aspartate aminotransférase (ASAT).

■

TRANSFERRINE Glycoprotéine appelée aussi sidérophiline ayant pour rôle essentiel le transport du fer.

Dans le sang

■ Variations physiologiques : élévation chez l'enfant, la femme enceinte ; diminution chez le nouveau-né et après 60 ans

■ Variations pathologiques : augmentation en cas d'hyposidérose, de cirrhose avec shunt porto-cave, de syndrome néphrotique, d'affection maligne, d'infection, d'inflammation aiguë ou chronique, d'infarctus du myocarde, de déficit d'apport en protéines.

2,45 à 2,8 g/L
ou
27 à 31 µmol/L

► CAPACITÉ TOTALE DE FIXATION DU FER DE LA TRANSFERRINE

3,10 à 3,50 mg/L
ou
54 à 62 µmol/L

► COEFFICIENT DE SATURATION DU FER DE LA TRANSFERRINE

■ Variations physiologiques : rythme nycthéméral avec maximum le matin vers 8 h 00.

■ Variations pathologiques : augmentation en cas d'hémochromatose, d'anémie hémolytique ; diminution en cas d'anémie hyposidérémique.

30 % chez la femme
40 % chez l'homme

■

TRIGLYCÉRIDES Lipides résultant de l'estérification des 3 fonctions alcool du glycérol par 3 molécules d'acide gras.

Dans le sang

■ Variations physiologiques : valeurs plus basses chez la femme et chez l'enfant ; valeurs plus élevées chez la femme enceinte, pic 6 heures après un repas.

■ Variations pathologiques : augmentation correspondant à des hypertriglycéridémies primitives ou secondaires (alcoolisme, diabète sucré, hypothyroïdie, cholostase, syndrome néphrotique, pancréatite) ; diminution en cas de dénutrition, d'hyperthyroïdie, d'insuffisance hépatocellulaire grave, d'hypo- ou d'abêtalipoprotéinémie congénitale.

0,25 à 1,60 g/L

× 1,14 ⇅ × 0,875

0,30 à 1,80 mmol/L

■

TRIIODOTHYRONINE LIBRE (T3) L'une des 2 hormones thyroïdiennes provenant principalement de la conversion périphérique de la thyroxine par désiodation.

Dans le sang

■ Variations physiologiques : valeurs plus basses chez le sujet de plus de 60 ans.

■ Variations pathologiques : augmentation en cas d'hyperthyroïdie ; diminution en cas d'hypothyroïdie.

2,5 à 6,5 ng/L
× 1,536 ↓↑ × 0,651
4 à 10 pmol

■

TROPONINE Protéine musculaire liée aux myofibrilles du cœur, libérée dès la survenue de la nécrose myocardique.

Dans le sang (sérum)

■ Variations pathologiques : augmentation en cas de lésion myocardique.

< 0,3 µg/L

■

URÉE Forme principale d'élimination des déchets azotés provenant du métabolisme protidique.

Dans le sang

■ Variations physiologiques : valeurs plus basses chez le nouveau-né, le nourrisson, l'enfant, la femme enceinte ; valeurs plus élevées après régime hyperprotidique et après 50 ans.

■ Variations pathologiques : augmentation en cas de néphropathie, d'obstacle sur les voies urinaires, d'insuffisance cardiaque ou de cirrhose avec oligurie, de déshydratation extracellulaire et de fuite hydrosodée, de catabolisme protidique augmenté ; diminution en cas de dénutrition protéique, d'insuffisance hépatique grave.

0,15 à 0,50 g/L
× 16,65 ↓↑ × 0,06
2,5 à 8,3 mmol/L

Dans les urines

■ Variations physiologiques : élévation en cas de régime alimentaire riche en viande ; diminution chez la femme enceinte et le nourrisson.

■ Variations pathologiques : augmentation en cas d'hypercatabolisme protidique ; diminution en cas de néphropathie, d'insuffisance hépatique grave.

10 à 30 g/24 h
× 16,65 ↓↑ × 0,06
165 à 500 mmol/24 h

■

UROPORPHYRINE Porphyrine restée libre (en dehors de l'hémoglobine, de la myoglobine et des enzymes respiratoires).

Dans les urines

■ Variations pathologiques : augmentation lors des porphyries essentielles et lors de porphyries secondaires (intoxications par le plomb par exemple).

< 25 µg/24h
× 1,2 ↓↑ × 0,83
< 30 nmol/24h

■

VASOPRESSINE Appelée aussi hormone antidiurétique, elle est synthétisée dans l'hypothalamus et sécrétée par la posthypophyse.

Dans le sang

■ Variations pathologiques : augmentation en cas de syndrome de Schwartz-Bartter (sécrétion inappropriée d'hormone antidiurétique) ; diminution en cas de diabète insipide, de potomanie.

< 1 ng (osmolalité plasmatique < 280 mOsm/L)

■

VITAMINE B12 Appelée également cyanocobalamine, elle a un rôle important dans l'hématopoïèse et pour le système nerveux.

Dans le sang

■ Variations physiologiques : valeurs plus basses chez la femme enceinte et les sujets végétariens.

■ Variations pathologiques : augmentation en cas de syndrome myéloprolifératif, de maladie de Vaquez, de coma hépatique, d'insuffisance rénale chronique ; diminution en cas d'anémie de Biermer, de gastrite atrophique, après gastrectomie, dans les malabsorptions intestinales.

160 à 1 000 ng/L

× 0,738 ↓ ↑ × 1,355

118 à 737 pmol/L

■

VITAMINE D [25 (OH) D3] Appelée aussi calciférol, elle est transformée dans le sang en métabolites actifs dont le 25-hydroxycholécalciférol ou 25 (OH) D3 qui est habituellement dosé.

Dans le sang (25 (OH) D3)

■ Variations physiologiques : en fonction de l'ensoleillement, avec des valeurs plus élevées en été qu'en hiver.

■ Variations pathologiques : augmentation en cas d'intoxication par la vitamine D, d'hyperparathyroïdie, de sarcoïdose, d'acromégalie ; diminution en cas de carence d'apport ou d'exposition solaire insuffisante, d'insuffisance hépatique grave, de déficit en 1α-hydroxylase, de malabsorption intestinale, de syndrome néphrotique, d'hémodialyse.

10 à 30 µg/L

× 2,6 ↓ ↑ × 0,38

26 à 78 nmol/L

■

VITESSE DE SÉDIMENTATION GLOBULAIRE (VS) Vitesse de chute des globules rouges (échantillon de sang veineux rendu incoagulable) par unité de temps dans un tube long étroit et vertical.

Dans le sang

■ Variations physiologiques : augmentation chez la femme en période menstruelle, chez la femme enceinte, en période postprandiale chez le sujet de plus de 70 ans ; diminution chez le nouveau-né et le nourrisson.

■ Variations pathologiques : augmentation dans les maladies infectieuses et inflammatoires ; diminution en cas de polyglobulie, de drépanocytose.

< 20 mm à la 1re heure

■

VOLUME GLOBULAIRE MOYEN (VGM) Volume moyen occupé par un globule rouge d'un échantillon de sang donné. Il s'établit grâce au rapport entre hématocrite et nombre d'hématies par mm^3.

Dans le sang

■ Variations pathologiques : augmentation en cas d'anémie macrocytaire ; diminution dans les anémies microcytaires.

85 à 95 μm^3

■

VOLUMES SANGUINS Volume globulaire total, volume plasmatique et volume sanguin total ou volémie (somme des volumes globulaires et plasmatique).

Dans le sang ■ Variations physiologiques : valeurs plus basses chez la femme ; augmentation du volume plasmatique pendant la grossesse. ■ Variations pathologiques : augmentation en cas de surcharge transfusionnelle, de polyglobulie, de rétention hydrosaline avec œdèmes ou de surcharge liquidienne (volume globulaire normal) ; diminution en cas d'hémorragie récente, de déshydratation (volume globulaire normal), d'hémorragie non récente (volume plasmatique normal).	volume globulaire : 30 mL/kg volume plasmatique : 46 mL/kg volume sanguin total : 76 mL/kg

■

XANTHINE Base purique.

Dans les urines ■ Variations physiologiques : valeurs plus basses (de l'ordre de 30 %) chez la femme. ■ Variations pathologiques : augmentation en cas de déficit en xanthine oxydase (xanthinurie).	< 90 mg/24h × 0,007 ⇅ × 143 < 0,6 mmol/24h

■

ZINC Oligoélément présent dans de nombreux systèmes enzymatiques.

Dans le sang ■ Variations physiologiques : valeurs un peu plus basses chez la femme enceinte et le nouveau-né. ■ Variations pathologiques : augmentation en cas de maladie de Pick, de cancer primitif des os, d'athérosclérose ; diminution en cas d'acrodermatite entéropathique, d'infections graves, de dénutrition sévère, de pancréatite chronique, de cirrhose alcoolique, de cancer évolué, de syndrome néphrotique, de thalassémie, de drépanocytose.	0,8 à 1,1 mg/L ou 12 à 17 µmol/L

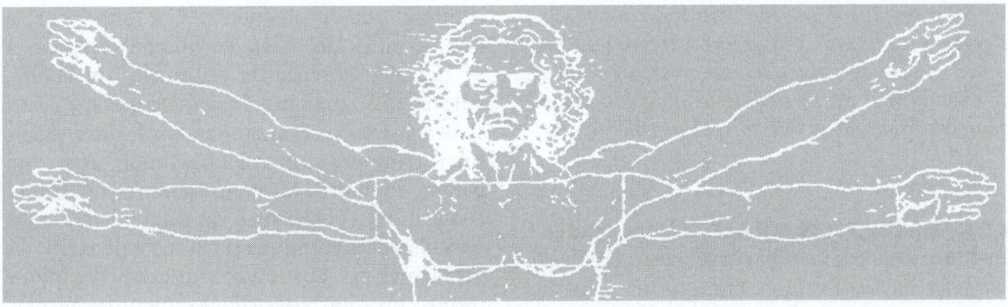

Prévention, dépistage, surveillance

Cette annexe comporte les affections les plus courantes pour lesquelles existent des textes législatifs ou des références médicales opposables (RMO) indiquant les examens de prévention, de dépistage et de surveillance à réaliser en fonction de l'âge pour une protection optimale de la population. Un tableau récapitulatif de ces différents examens a été établi, constituant ainsi un calendrier de santé facile à consulter.

BCG (vaccination) Réalisée par impacts cutanés (bague pour multipuncture) cutanées ou par injection intradermique, la vaccination contre la tuberculose ne doit pas être remise en question dans les pays ou pour les groupes de population à forte prévalence. Dans ce contexte :

La vaccination BCG peut être faite dès le 1er mois ; elle doit toujours l'être avant l'accueil en collectivité (assistante maternelle, crèche, école maternelle ou école primaire). Entre 11 et 13 ans, une revaccination est faite si les tests tuberculiniques sont négatifs.

Après vaccination BCG, les tests tuberculiniques de contrôle sont effectués au bout de 3 à 12 mois. La vaccination précoce est indiquée pour les enfants vivant dans un milieu à risque de contamination. Si, après 2 vaccinations réalisées par voie intradermique, l'intradermoréaction à la tuberculine reste négative, le sujet est considéré comme ayant satisfait aux obligations vaccinales.

En raison d'une incidence de la tuberculose actuellement stable en France, cette obligation de la vaccination a été suspendue par le décret 2007-1111 du 17 juillet 2007.

CANCER DU COL DE L'UTÉRUS (vaccination) Le rôle de virus à l'origine de ce cancer est désormais prouvé. Il s'agit des Papillomavirus humains ou HPV 16 et 18, essentiellement, 6 et 11 à un moindre degré. Des vaccins contre ces virus ont été mis au point.

Ils s'administrent par voie intramusculaire sous la forme de 3 doses de 0,5 mL (injection initiale, 2e injection 2 mois plus tard, 3e injection au bout de 6 mois).

ÂGE. Ce vaccin s'adresse essentiellement à des jeunes filles (14 ans) avant les premiers rapports sexuels ainsi que des jeunes filles et femmes de 15 à 23 ans qui n'auraient pas encore eu de rapports sexuels ou au plus tard dans l'année suivant le début de leur vie sexuelle.

COMMENTAIRES. *La protection conférée par la vaccination constitue un grand progrès dans la lutte contre le cancer du col de l'utérus. Mais elle ne suffit pas et il convient d'insister sur la nécessité de la poursuite et du renforcement du dépistage.*

COLOSCOPIE Cette méthode d'exploration visuelle du côlon est réalisée en cas de suspicion de pathologie intestinale (présence de sang, visible ou occulte dans les selles, troubles fonctionnels intestinaux apparus chez un sujet de plus de 50 ans, signes cliniques évocateurs d'affection organique intestinale) ou chez un sujet à antécédent familial au premier degré de cancer colorectal, ou comme examen de surveillance après ablation de polypes intestinaux.

COMMENTAIRES. *La RMO n° 60 indique qu'« il n'y a pas lieu de pratiquer une coloscopie totale* *de contrôle plus d'une fois tous les 3 ans puis, si l'examen est négatif, plus d'une fois tous les 5 ans, après exérèse de polype adénomateux, en dehors des syndromes de Lynch, de la polypose adénomateuse familiale et des polypes dégénérés ».*

CONTRACEPTION ORALE Elle ne peut être instituée sans examen ni surveillance médicale.

PREMIER BILAN. Examen clinique et examens biologiques (mesure à jeun de la glycémie, du cholestérol total, des triglycérides).

BILANS DE CONTRÔLE. Examen clinique annuel ; mesures de la glycémie, du cholestérol total et des triglycérides à 3 et 12 mois, puis tous les 2 ans.

COMMENTAIRES. *La RMO n° 7 indique qu'« il n'y a pas lieu, au cours de la surveillance biologique d'une contraception orale, chez une femme de moins de 35 ans, lorsque le premier bilan et les bilans de contrôle, effectués 3 mois puis 12 mois après, n'ont pas montré d'anomalies, de répéter les examens de contrôle plus d'une fois tous les 2 ans, en l'absence de faits nouveaux ».*

COQUELUCHE (vaccination) Réalisée par injections, elle est en général associée à la vaccination contre la diphtérie, le tétanos et la poliomyélite.

ÂGE. À partir de 2 mois, avec 3 injections à 1 mois d'intervalle ; à 18 mois, 1er rappel ; de 11 à 13 ans : rappel tardif recommandé.

COMMENTAIRES. *Pour la vaccination du nourrisson, le vaccin coqueluche à germes entiers est recommandé ; pour le premier rappel (18 mois) le vaccin coqueluche à germes entiers et le vaccin acellulaire peuvent être utilisés indifféremment ; pour le rappel tardif, le vaccin coqueluche acellulaire doit être utilisé.*

DIABÈTE DE TYPE 2 Diagnostiqué souvent tardivement, après plusieurs années d'évolution, le diabète de type 2, auparavant appelé non insulino-dépendant, pose aussi le problème de son suivi.

DIAGNOSTIC. Selon les recommandations de l'ANAES (Agence nationale d'accréditation et d'évaluation en santé), « le diabète sucré est défini par une glycémie à jeun (au moins 8 heures de jeûne) ≥ 1,26 g/L (7 mmol/L) vérifiée à 2 reprises. Il n'est pas recommandé de doser l'hémoglobine glyquée ni de réaliser une hyperglycémie par voie orale pour poser le diagnostic de diabète sucré. Les arguments en faveur du diabète de type 2 sont des arguments cliniques de probabilité : âge supérieur à 40 ans, index de masse corporelle supérieur à 27 (kg/m^2), absence de cétonurie (ou faible), antécédents familiaux de diabète de type 2 ».

SUIVI. Selon les recommandations de l'ANAES, le suivi comporte tous les 3-4 mois pour un patient équilibré : un interrogatoire concernant l'éducation, l'observance du traitement, l'autosurveillance glycémique si elle a été prescrite, les problèmes psychosociaux ; un examen clinique (pouls, pression artérielle, examen des pieds) ; un dosage de l'hémoglobine glyquée. Une fois par an, il est procédé à un interrogatoire détaillé, un examen clinique complet, un bilan paraclinique (examen par un ophtalmologiste, électrocardiogramme de repos, bilan lipidique, créatininémie et calcul de la clairance, protéinurie et hématurie, recherche d'infection par bandelettes urinaires, de microalbuminurie s'il n'y a pas de protéinurie).

COMMENTAIRES. *La RMO n° 8 précise qu'il n'y a pas lieu de prescrire un dosage de l'hémoglobine glyquée plus d'une fois tous les 3 mois ni une hyperglycémie provoquée par voie orale pour la surveillance d'un diabétique.*

DIPHTÉRIE (vaccination) Réalisée par injections d'anatoxine diphtérique, elle est généralement associée à la vaccination contre le tétanos, la poliomyélite et la coqueluche.

ÂGE. À partir de 2 mois, 3 injections à 1 mois d'intervalle ; de 16 à 18 mois, 1er rappel ; à 6 ans, 2e rappel ; de 11 à 13 ans, 3e rappel ; de 16 à 18 ans, 4e rappel. Pour les personnels exposés à un risque professionnel, rappel tous les 10 ans avec un vaccin contenant une dose réduite d'anatoxine.

COMMENTAIRES. *Le relâchement dans la prophylaxie vaccinale est à l'origine de la flambée épidémique de diphtérie dans les pays de l'ancienne URSS depuis 1990, ainsi qu'en Algérie et en Afrique du Sud. La vaccination antidiphtérique est donc particulièrement d'actualité. Elle est recommandée pour les voyageurs se rendant en zone d'endémie (avec, à partir de 18 ans, utilisation d'un vaccin à dose réduite d'anatoxine).*

FROTTIS CERVICO-UTÉRINS Le frottis du col de l'utérus est une méthode de dépistage efficace pour les lésions précancéreuses et cancéreuses du col. Pour que le prélèvement du frottis soit fait dans des conditions optimales, il faut, selon les recommandations de l'ANAES, « effectuer le frottis à distance des rapports sexuels (48 heures), en dehors des périodes menstruelles, de toutes thérapeutiques locales ou d'infections et, si nécessaire, après traitement estrogénique chez la femme ménopausée ; expliquer la technique à la patiente et la rassurer ; éviter de faire le toucher vaginal avant le frottis et d'utiliser un lubrifiant ; exposer correctement le col à l'aide d'un spéculum ».

ÂGE. Il faudrait, pour parvenir à un bon dépistage du cancer du col, effectuer des frottis chez toutes les femmes de 20 à 65 ans.

COMMENTAIRES. *La RMO n° 12 concernant les frottis cervicaux en pratique courante a été supprimée dans le règlement conventionnel (Journal Officiel du 12/07/1998).*

GRIPPE (vaccination) Destinée à la protection contre la grippe, la vaccination grippale se fait par injection à renouveler tous les ans. Elle peut être associée, en une seule injection, à la vaccination contre le tétanos.

ÂGE. Préconisée une fois par an (de septembre à novembre) chez les sujets âgés de plus de 65 ans et, d'une manière plus générale, pour tous les sujets chez lesquels la grippe comporte un risque de complications : affections broncho-pulmonaires chroniques, cardiopathies congénitales mal tolérées, insuffisances cardiaques et valvulopathies graves, néphropathies chroniques graves, syndromes néphrotiques purs et primitifs, drépanocytoses (homozygotes et doubles hétérozygotes S/C), thalassodrépanocytoses, diabètes type 1 ou 2 non équilibrés par le seul régime, déficits immunitaires cellulaires, personnes dans un établissement de santé de moyen ou long séjour, quel que soit l'âge, enfants et adolescents dont l'état de santé nécessite un traitement prolongé par l'acide acétylsalicylique.

GROSSESSE Concernant le diagnostic et la surveillance de la grossesse, il faut retenir 2 références.

RECHERCHE D'hCG. La *RMO n° 5* indique qu'« il n'y a pas lieu de demander une recherche systématique d'hCG si la grossesse est suffisamment évoluée pour être diagnostiquée cliniquement ou si elle a été affirmée par l'échographie ».

SURVEILLANCE ÉCHOGRAPHIQUE. La *RMO n° 9* stipule qu'« il n'y a pas lieu de demander ou de pratiquer plus de 3 échographies, 1 par trimestre, dans la surveillance d'une grossesse normale, c'est-à-dire hors grossesse à risque et hors grossesse pathologique ».

COMMENTAIRES. *Le nombre d'échographies peut être inférieur, si le clinicien juge que 3 échographies ne sont pas indispensables.*

***HAEMOPHILUS INFLUENZAE* b (vaccination)** Les injections peuvent être isolées ou associées au vaccin contre la diphtérie, le tétanos, la coqueluche et la poliomyélite.

ÂGE. À partir de 2 mois, 3 injections à 1 mois d'intervalle ; 1 an après, rappel. Entre 6 et 12 mois, 2 injections à un mois d'intervalle ; à 18 mois, rappel. Entre 1 et 5 ans, 1 seule injection.

COMMENTAIRES. *Cette vaccination protège contre les infections invasives (méningites, septicémies, épiglottites...) à* Haemophilus influenzae *type b, mais pas contre les infections dues à d'autres types d'*Haemophilus influenzae.

HÉMOCCULT (test) Il permet la recherche de sang dans les selles.

ÂGE. Chez tous les adultes âgés de 45 à 75 ans.

COMMENTAIRES. *Réalisé tous les 2 ans et suivi d'une coloscopie dès qu'il est positif, il permet de réduire de 15 % la mortalité par cancer colo-rectal.*

HÉPATITE A (vaccination) Elle se fait par injection.

ÂGE. À partir de 1 an et jusqu'à 15 ans, le schéma vaccinal habituel comportant 1 dose suivie d'1 rappel 6 à 12 mois plus tard.

COMMENTAIRES. *Cette vaccination est recommandée essentiellement chez les enfants à risque : voyage en zone d'endémie, fréquentation des internats des établissements et services pour l'enfance et la jeunesse handicapée. Elle est aussi souhaitable chez les adultes non immunisés, chez les personnes exposées à des risques particuliers, professionnels notamment (personnels de crèches, de traitement des eaux usées, intervenant dans la préparation alimentaire en restauration collective), chez les patients infectés chroniques par le virus de l'hépatite B et chez les homosexuels masculins.*

HÉPATITE B (vaccination) Le schéma vaccinal complet comporte 2 injections à 1 mois d'intervalle et une 3e injection 6 mois après la première. Cette vaccination est controversée (risque non prouvé d'affections neurologiques) ; elle reste obligatoire pour les professions à risque et recommandée pour tous les sujets dits à risque (toxicomanes utilisant des drogues parentérales, voyageurs dans les pays à endémie moyenne ou forte, etc.).

ÂGE. À partir de 2 mois, 2 injections à 1 mois d'intervalle ; à partir de 12 mois, 3e injection ; à 13 ans, possibilité de vaccination complète ainsi qu'à 18 ans pour les personnes appartenant à un groupe à risque. En cas de primovaccination avant l'âge de 25 ans, il n'y a pas lieu de faire de rappel. En cas de primovaccination après l'âge de 25 ans et en l'absence de résultat d'un dosage des anticorps anti-HBs montrant une valeur supérieure à 10 mUI/mL, le rappel à 5 ans doit être effectué, suivi d'un contrôle sérologique 1 à 2 mois plus tard. Si le taux d'anticorps anti-HBs est inférieur au seuil, le médecin du travail procédera à l'évaluation de l'opportunité de doses additionnelles, sans excéder un nombre de 6 injections au total (y compris les 3 injections de la première série vaccinale). Cette stratégie concernant les personnes vaccinées après 25 ans est aussi applicable à celles à haut risque d'exposition (*BEH* n° 06/2003).

COMMENTAIRES. *Si la vaccination n'a pas été faite chez le nourrisson ou entre 12 et 13 ans, elle peut être faite à n'importe quel âge entre 18 et 70 ans pour les personnes appartenant à un groupe à risque.*

HYPERCHOLESTÉROLÉMIE CHEZ L'ADULTE L'hypercholestérolémie fait partie des facteurs de risque. Ceux-ci, en dehors d'une dyslipidémie, comportent : signes évocateurs de maladie artérielle, hypertension artérielle en particulier, diabète sucré, tabagisme, surpoids (surtout avec morphologie androïde, même si le surpoids est peu important), antécédents familiaux d'athérosclérose prématurée (infarctus du myocarde ou mort subite avant 55 ans, chez un parent direct ou dans la fratrie).

DÉPISTAGE. La *RMO n° 15* indique qu'« en l'absence de pathologie ou de traitement (contraceptifs oraux, notamment) pouvant interférer avec les lipides, il n'y a pas lieu, chez un patient jeune (homme < 50 ans, femme avant la ménopause), sans dyslipidémie et sans facteur de risque, dont les résultats d'une première mesure, après 12 heures de jeûne, du cholestérol total et des triglycérides sont normaux, de répéter ce dosage avant 5 ans ». En outre, « il n'y a pas lieu, chez une femme après la ménopause, sans facteur de risque et dont les résultats d'une première mesure, après 12 heures de jeûne, du cholestérol total et des triglycérides sont normaux, de répéter ce dosage avant 3 ans. Il n'y a pas lieu, si une dyslipidémie est dépistée, de prescrire, dans le cadre de l'exploration d'une anomalie lipidique, d'autres examens que le dosage du cholestérol total, du HDL cholestérol, (permettant le calcul du LDL cholestérol) et des triglycérides ». Enfin, selon les recommandations de l'ANAES (octobre 2000), il n'y a pas lieu, au-delà de 70 ans, de recommander ce dépistage chez des sujets sans antécédent personnel de maladie cardiovasculaire.

SURVEILLANCE. Selon la *RMO n° 5*, « il n'y a pas lieu, chez les patients ayant des facteurs de risque, suivant une thérapeutique hypolipidémiante hygiéno-diététique et/ou médicamenteuse, de répéter les dosages plus d'une fois tous les 6 mois, une fois les valeurs cibles atteintes et stabilisées ».

EN PRÉ-OPÉRATOIRE. Concernant les examens préopératoires à demander dans le cadre de la chirurgie courante, hors urgence, chez des patients de plus de 3 ans et de moins de 55 ans, en l'absence d'antécédents pathologiques précis, de facteurs de risque, de prise de médicaments pouvant interférer avec l'anesthésie et/ou l'acte chirurgical, d'anomalie de l'examen clinique, la *RMO n° 18* précise qu'« il n'y a pas lieu de demander un dosage du cholestérol et des triglycérides ».

HYPERTENSION ARTÉRIELLE Il s'agit de l'hypertension artérielle essentielle de l'adulte, non compliquée, permanente, en dehors de la grossesse.

DÉPISTAGE. Une hypertension artérielle ne peut être considérée comme telle que si les chiffres tensionnels sont trouvés anormalement élevés à 2 mesures lors de 3 consultations successives, espacées sur une période d'au moins 3 mois. En outre, la *RMO n° 14* indique qu'« il n'y a pas lieu, lors de la prise en charge d'une HTA non compliquée et permanente de l'adulte et n'orientant pas vers une HTA secondaire, de prescrire ou de pratiquer d'autres examens lorsque l'interrogatoire, l'examen clinique et les examens complémentaires simples et systématiques sont négatifs ou normaux. Les examens systématiques sont : le dosage à jeun de la kaliémie (sans garrot et sans effort musculaire), de la créatininémie, de la glycémie, du cholestérol total, du HDL cholestérol et des triglycérides, la recherche d'une protéinurie, d'une hématurie (bandelettes et quantification si positive) et l'électrocardiogramme ».

SURVEILLANCE. Selon la *RMO n° 14*, « il n'y a pas lieu, au cours du traitement d'une HTA essentielle non compliquée et permanente de l'adulte, de surveiller la pression artérielle plus d'une fois tous les 3 mois, sauf si l'objectif tensionnel (pression artérielle inférieure à 140/90 mmHg) n'est pas atteint, ou en cas de survenue de symptômes faisant craindre une complication ou une intolérance au traitement, en particulier l'hypotension orthostatique chez le sujet âgé ». En outre, il n'y a pas lieu, au cours du traitement d'une HTA essentielle non compliquée et permanente de l'adulte, de surveiller, en l'absence de traitement pouvant les modifier, la créatininémie et la kaliémie plus d'une fois par an, la glycémie, le cholestérol total, le HDL cholestérol, et les triglycérides plus d'une fois tous les 3 ans, s'ils étaient initialement normaux ». Enfin, « il n'y a pas lieu, pour une HTA essentielle non compliquée et contrôlée de l'adulte, de répéter l'ECG réalisé avant la mise en route du traitement plus d'une fois tous les 3 ans s'il était initialement normal, sauf en cas de signe d'appel nouveau à l'interrogatoire ou à l'examen clinique ».

HYPOTHYROÏDIE Le diagnostic d'hypothyroïdie est porté à deux périodes de l'existence : à la naissance grâce à un dépistage systématique (dosage de l'hormone thyréotrope ou TSH), chez l'adulte en raison de symptômes d'appel.

DÉPISTAGE CHEZ L'ADULTE. La *RMO n° 13* précise qu'« il n'y a pas lieu de prescrire un dosage d'hormone thyroïdienne dans le cadre de bilans biologiques effectués chez des patients asymptomatiques (sans éléments d'orientation vers une affection thyroïdienne) ». En outre, « il n'y a pas lieu, chez un patient pour lequel on recherche une hypothyroïdie suspectée cliniquement, de doser la triiodothyronine (T3L) ».

SURVEILLANCE. Selon la *RMO n° 13*, « il n'y a pas lieu, au cours de la surveillance d'un patient atteint d'une hypothyroïdie, recevant un traitement substitutif, une fois l'équilibre du traitement atteint et en l'absence de pathologie cardiovasculaire, de répéter les dosages hormonaux plus de 2 fois par an ».

MAMMOGRAPHIE Radiographie sans préparation de la glande mammaire pour dépister le cancer du sein.

ÂGE. À partir de 50 ans.

COMMENTAIRES. *L'âge des premières mammographies de dépistage est discuté. Entre 40 et 50 ans, l'examen comporte un risque important de faux positifs. Selon la RMO n° 20, « il n'y a pas lieu, chez une patiente asymptomatique, même si elle présente des facteurs de risque de cancer du sein, de répéter une mammographie, qui s'est révélée normale, plus d'une fois l'an ».*

MARQUEURS TUMORAUX Il s'agit de divers antigènes glycoprotéiques utilisés pour le dépistage et la surveillance de certains cancers. En voici quatre à titre d'exemple. De nombreux autres figurent dans le chapitre *Constantes biologiques*.

CA 15-3 (CA = CARBOHYDRATE ANTIGEN). La *RMO n° 17* indique qu'« il n'y a pas lieu de doser cet antigène pour le dépistage, le diagnostic précoce et au stade initial du cancer du sein » ainsi qu'« après traitement initial d'un cancer du sein en l'absence de signe d'appel ».

ANTIGÈNE CARCINO-EMBRYONNAIRE (ACE). Selon la *RMO n° 17*, « il n'y a pas lieu de doser l'ACE dans le dépistage, le bilan initial, la surveillance et l'évolution thérapeutique d'un cancer du sein, sauf si les métastases n'expriment pas le CA 15-3 ». En outre, « il n'y a pas lieu de doser l'ACE pour le dépistage ou le diagnostic précoce du cancer colorectal, dans le bilan initial d'un cancer colorectal, dans le suivi thérapeutique d'une reprise évolutive » et « il n'y a pas lieu de faire des dosages répétés de l'ACE en post-opératoire d'un cancer colorectal ».

CA 19-9. La *RMO n° 17* stipule qu'« il n'y a pas lieu de doser cet antigène dans le cancer colorectal, dépistage y compris ».

ANTIGÈNE SPÉCIFIQUE DE LA PROSTATE OU PSA. Il s'agit d'enzymes sécrétées par l'épithélium prostatique et les glandes para-utérales. Leur augmentation est un marqueur spécifique d'une maladie de la prostate mais pas d'un cancer prostatique. Le toucher rectal ne fait pas varier le taux de PSA. La valeur normale du taux plasmatique de PSA est inférieure à 5mg/mL. Lorsque la valeur dépasse 10mg/mL, la probabilité du cancer augmente. En cas de valeur entre 5 et 10mg/mL, le dosage de la fraction libre de ces PSA et le calcul du rapport fraction libre/ PSA total fournissent des indications supplémentaires : un rapport supérieur à 0,25 oriente vers une affection prostatique non cancéreuse tandis qu'un rapport inférieur à 0,15 oriente vers un cancer prostatique. En cas de cancer avéré, un taux de PSA inférieur à 20 mg/mL rend peu probable la découverte la découverte de métastases osseuses.

MÉNINGOCOQUE (vaccination) Elle se fait par injection sous-cutanée ou intramusculaire.

ÂGE. À partir de 18 mois pour le vaccin antiméningococcique A + C, de 2 mois pour les nouveaux vaccins antiméningococciques C conjugués.

COMMENTAIRES. *Cette vaccination est recommandée en zone d'hyperendémie et en cas d'épidémie due aux méningocoques A ou C. Elle ne protège pas contre le méningocoque B, agent le plus fréquent de la méningite cérébrospinale en France.*

ORDONNANCES Pour chaque médicament, il existe des modalités de prescription et de délivrance qui ont pour but d'en prévenir d'éventuels effets indésirables. Ne pas oublier que toute ordonnance doit comporter les nom, prénom, sexe et âge du malade

PRESCRIPTIONS USUELLES. Seuls les médicaments non inscrits sur une liste peuvent être délivrés sans ordonnance. Pour les médicaments inscrits sur la Liste I (ancien Tableau A), il faut une ordonnance sur papier libre non renouvelable sauf si indication écrite du prescripteur. Pour ceux inscrits sur la Liste II (ancien Tableau C), il faut une ordonnance sur papier libre ; celle-ci est renouvelable sauf indication contraire du prescripteur. Pour les stupéfiants (ancien Tableau B), la prescription doit se faire sur ordonnances sécurisées indiquant en toutes lettres la quantité prescrite, les unités thérapeutiques, les doses, concentration, etc. Pour la morphine injectable, la prescription est limitée à 7 jours sauf pour une administration par système actif (PCA) où s'applique la règle des 28 jours. Pour la morphine par voie orale, c'est la règle des 28 jours (arrêté du 20 octobre 2000).

PRESCRIPTIONS RESTREINTES. Elles concernent les médicaments réservés à l'usage hospitalier (prescription et délivrance uniquement à l'hôpital), les médicaments à surveillance particulière (renouvellement d'ordonnance subordonné au respect des règles de surveillance), les médicaments à prescription initiale hospitalière (délivrance pouvant être réalisée en ville de même que le renouvellement d'ordonnance).

OREILLONS (vaccination) Se faisant par injection, la vaccination contre les oreillons est habituellement associée à celle contre la rougeole et la rubéole.

ÂGE. À partir de 12 mois, 1re injection ; entre 3 et 6 ans, 2e injection ; à 6 ans, injection recommandée pour les enfants non vaccinés ou n'ayant reçu qu'une dose ; entre 11 et 13 ans, injection pour tous les enfants non vaccinés.

COMMENTAIRES. *Sous forme de vaccin contre la rougeole, les oreillons et la rubéole, cette vaccination est recommandée de façon indiscriminée pour les garçons et les filles et, entre 11 et 13 ans, quels que soient leurs antécédents concernant ces 3 maladies.*

PHÉNYLCÉTONURIE (dépistage) Dite aussi oligophrénie phénylpyruvique, cette maladie enzymatique est dépistée systématiquement en France grâce au test de Guthrie.

ÂGE. Dès le 4e jour de vie.

COMMENTAIRES. *Ce dépistage systématique permet un traitement précoce des enfants atteints par un régime pauvre en phénylalanine jusqu'à l'âge de 8 ans.*

PNEUMOCOQUE (vaccination) Elle se fait par injection, tous les 5 ans, avec le vaccin polyosidique 23 valent chez les adultes ayant les facteurs de risque suivants : drépanocytaires homozygotes, splénectomisés, insuffisants respiratoires, alcooliques avec hépatopathie chronique, insuffisants cardiaques, atteints de syndrome néphrotique, ayant des antécédents d'infection pulmonaire ou invasive à pneumocoque.

COMMENTAIRES. *Chez l'enfant de moins de 2 ans, la vaccination par le vaccin anti-pneumococcique conjugué heptavalent est fortement recommandée en cas de contexte pathologique exposant à un risque élevé d'infection invasive à pneumocoques.*

POLIOMYÉLITE (vaccination) Il est recommandé de faire cette vaccination par injection, en particulier pour les primo-vaccinations. Elle est habituellement associée à la vaccination contre la diphtérie, le tétanos et la coqueluche. Le vaccin polio oral est désormais réservé uniquement aux situations épidémiques.

ÂGE. À partir de 2 mois, 3 injections à 1 mois d'intervalle ; entre 16 et 18 mois, 1er rappel ; à 6 ans, 2e rappel ; entre 12 et 13 ans, 3e rappel ; de 16 à 18 ans, 4e rappel ; à partir de 28 ans, rappel tous les 10 ans.

ROUGEOLE (vaccination) Réalisée par injection, la vaccination contre la rougeole est habituellement associée à celle contre les oreillons et la rubéole.

ÂGE. À partir de 12 mois, injection unique ; à 6 ans, une injection chez les enfants n'ayant pas encore été vaccinés ou n'ayant reçu qu'une dose ; entre 11 et 13 ans, une injection chez les enfants non encore vaccinés.

COMMENTAIRES. *La vaccination contre la rougeole doit être faite plus tôt, à partir de l'âge de 9 mois pour les enfants vivant en collectivité, avec revaccination 6 mois plus tard en association avec les oreillons et la rubéole.*

RUBÉOLE (vaccination) Se faisant par injection, la vaccination contre la rubéole est, dans le cadre des programmes vaccinaux habituels, associée à celle contre la rougeole et les oreillons.

ÂGE. À partir de 12 mois, 1re injection ; entre 3 et 6 ans, 2e injection ; à 6 ans, une injection chez les enfants non encore vaccinés ou n'ayant reçu qu'une dose ; de 11 à 13 ans, une injection pour les enfants n'ayant pas encore été vaccinés.

COMMENTAIRES. *La vaccination associée rougeole, oreillons, rubéole est recommandée de façon indiscriminée pour les garçons et les filles. En cas de* *primo-vaccination entre 11 et 13 ans, elle est faite quels que soient les antécédents par rapport à ces 3 maladies. Pour les femmes en âge de procréer non vaccinées, une vaccination isolée contre la rubéole peut être faite, par exemple lors d'une visite de contraception ou prénuptiale. En raison d'un risque tératogène théorique, il est alors nécessaire de s'assurer de l'absence d'une grossesse débutante et d'éviter toute grossesse dans les 2 mois suivant la vaccination ; en revanche, il n'est pas utile de demander une sérologie prévaccinale. Enfin, quand la sérologie prénatale est négative ou inconnue, la vaccination doit être réalisée immédiatement après l'accouchement avant la sortie de la maternité.*

TÉTANOS (vaccination) Réalisée par injections d'anatoxine purifiée, elle est à poursuivre tout au long de l'existence. Elle est associée chez l'enfant à une vaccination contre la diphtérie, la poliomyélite et la coqueluche.

ÂGE. À partir de 2 mois, 3 injections à 1 mois d'intervalle ; de 16 à 18 mois, 1er rappel ; à 6 ans, 2e rappel (associée à diphtérie et polio) ; de 11 à 13 ans, 3e rappel ; de 16 à 18 ans, 4e rappel ; à partir de 28 ans, rappel tous les 10 ans, en association avec le vaccin antipoliomyélite et éventuellement, après 70 ans, avec le vaccin contre la grippe.

TYPHOÏDE (vaccination) Réalisée par injection, elle peut être associée au cours de la même séance avec d'autres vaccins usuels.

ÂGE. À partir de l'âge de 2 ans, 1 seule injection, avec rappel tous les 3 ans si l'exposition au risque persiste.

COMMENTAIRES. *La vaccination contre la typhoïde concerne essentiellement les voyageurs se rendant en zone d'endémie, le personnel de santé, les militaires, les migrants.*

VACCINATIONS (calendrier) Selon l'âge, les possibilités d'immunisation et les situations de contagion, il existe un ordre préférentiel d'administration des vaccins, dont seuls certains (BCG, diphtérie, tétanos, poliomyélite) sont obligatoires, les autres n'étant que recommandés (voir le calendrier de santé ci-après). Le calendrier vaccinal est établi suivant les avis du Conseil supérieur d'hygiène publique de France du 13 mars 1998, du 23 juin 1998 et du 17 janvier 2003.

CALENDRIER DE SANTÉ

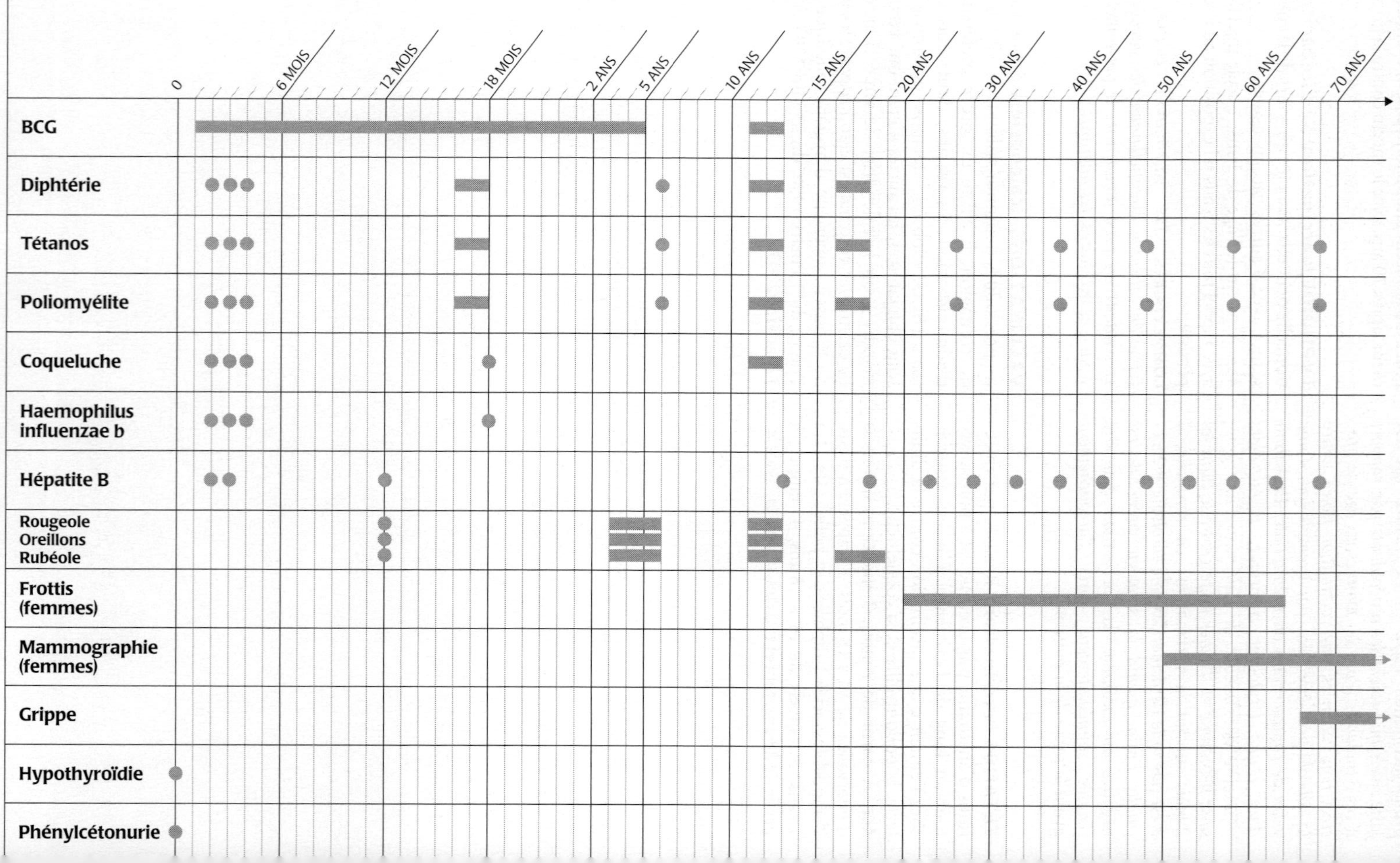

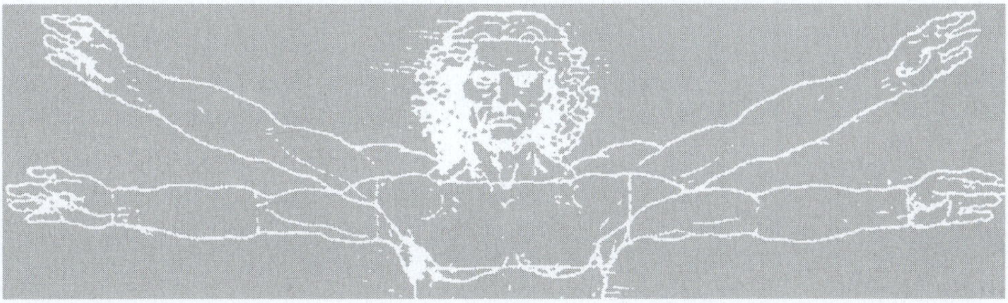

Atlas anatomique

Artères

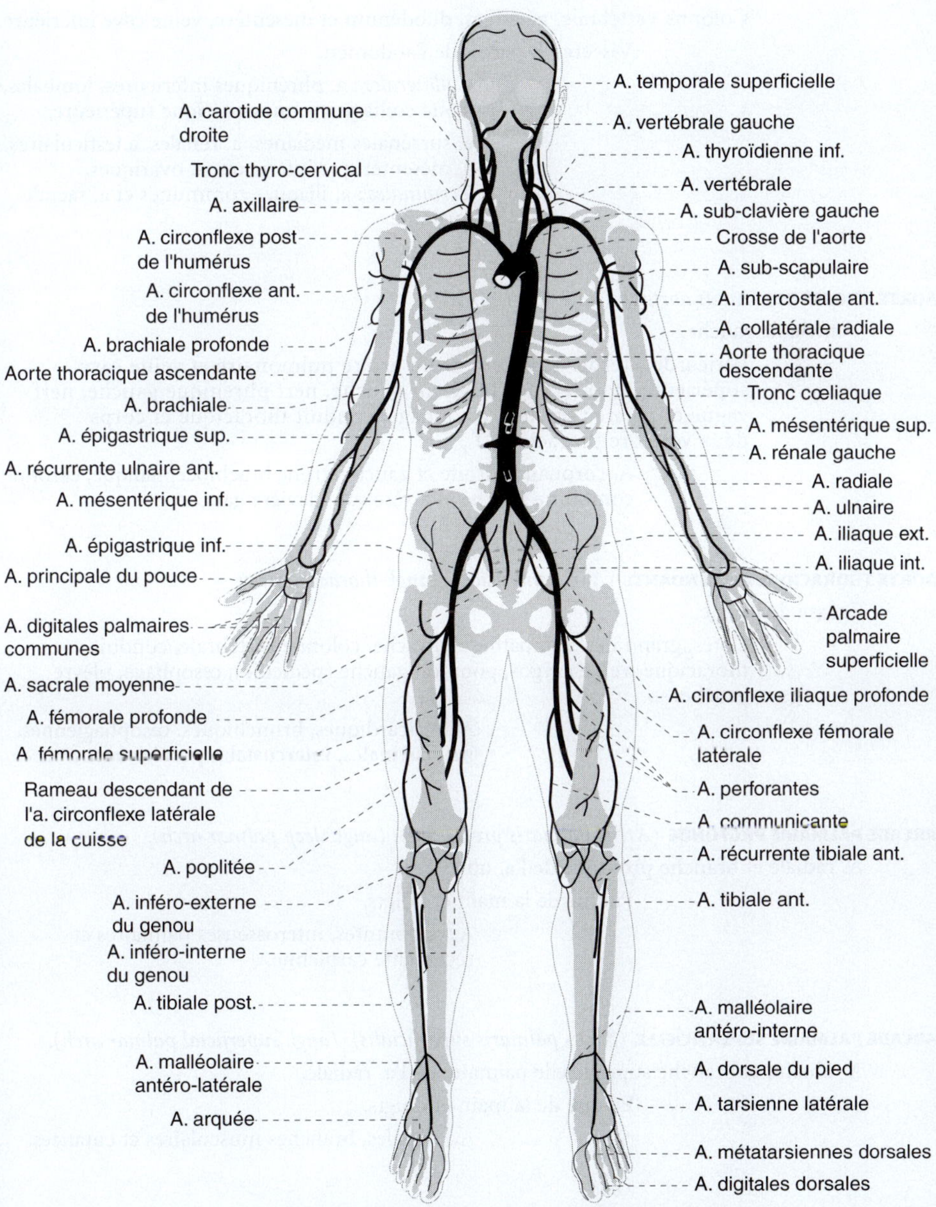
A. temporale superficielle
A. carotide commune droite
A. vertébrale gauche
A. thyroïdienne inf.
Tronc thyro-cervical
A. vertébrale
A. axillaire
A. sub-clavière gauche
A. circonflexe post de l'humérus
Crosse de l'aorte
A. sub-scapulaire
A. circonflexe ant. de l'humérus
A. intercostale ant.
A. collatérale radiale
A. brachiale profonde
Aorte thoracique descendante
Aorte thoracique ascendante
Tronc cœliaque
A. brachiale
A. mésentérique sup.
A. épigastrique sup.
A. rénale gauche
A. récurrente ulnaire ant.
A. radiale
A. mésentérique inf.
A. ulnaire
A. iliaque ext.
A. épigastrique inf.
A. iliaque int.
A. principale du pouce
Arcade palmaire superficielle
A. digitales palmaires communes
A. sacrale moyenne
A. circonflexe iliaque profonde
A. fémorale profonde
A. circonflexe fémorale latérale
A fémorale superficielle
A. perforantes
Rameau descendant de l'a. circonflexe latérale de la cuisse
A. communicante
A. récurrente tibiale ant.
A. poplitée
A. inféro-externe du genou
A. tibiale ant.
A. inféro-interne du genou
A. tibiale post.
A. malléolaire antéro-interne
A. malléolaire antéro-latérale
A. dorsale du pied
A. tarsienne latérale
A. arquée
A. métatarsiennes dorsales
A. digitales dorsales

ARTÈRES PRINCIPALES (A. = ARTÈRE)

NOM	ORIGINE	RAPPORTS	DISTRIBUTION	BRANCHES
AORTE ABDOMINALE *(Aorta abdominalis). (angl. abdominal aorta).*	Aorte thoracique.	Colonne vertébrale, pancréas, duodénum et mésentère, veine cave inférieure.	Viscères et parois de l'abdomen.	*Collatérales* : a. phréniques inférieures, lombales, tronc cœliaque, a. mésentérique supérieure, a. surrénales médianes, a. rénales, a.testiculaires, a. mésentérique inférieure, a. ovariques. *Terminales* : a. iliaques communes et a. sacrale médiane.
AORTE (CROSSE DE) *(Arcus aortae). (angl. aortic arch).*	Ventricule gauche.	Péricarde, sternum, atrium droit, artère pulmonaire et veine cave supérieure, nerf laryngé inférieur gauche, nerf phrénique gauche, nerf vague et plèvre ; trachée, œsophage, conduit thoracique et corps de la vertèbre thoracique T_3.	A. coronaires droite et gauche, tronc brachiocéphalique, carotide commune gauche et artère sub-clavière gauche.	
AORTE THORACIQUE DESCENDANTE *(Aorta thoracica). (angl. thoracic aorta).*	Crosse de l'aorte.	Côtes, grand nerf sympathique gauche, colonne vertébrale, conduit thoracique, veine azygos, poumon gauche (pédicule), œsophage, plèvre gauche.		A. péricardiques, bronchiques, œsophagiennes, médiastinales, intercostales postérieures.
ARCADE PALMAIRE PROFONDE *(Arcus palmaris profundus). (angl. deep palmar arch).*	A. radiale et branche profonde de l'a. ulnaire.		Paume de la main et doigts.	A. perforantes, interosseuses palmaires et récurrente carpienne.
ARCADE PALMAIRE SUPERFICIELLE *(Arcus palmaris superficialis). (angl. superficial palmar arch).*	A. ulnaire et branche superficielle palmaire de l'a. radiale.		Paume de la main et doigts.	A. digitales, branches musculaires et cutanées.
ARCADE PLANTAIRE *(Arcus plantaris). (angl. deep plantar arch).*	A. plantaire latérale.		Partie antérieure du pied.	A. métatarsales plantaires.

NOM ORIGINE RAPPORTS DISTRIBUTION BRANCHES

A. ACÉTABULAIRE *(Ramus acetabularis arteriae obturatoriae). (angl. acetabular artery).*
A. obturatrice
Acétabulum et tête du fémur.

A. ACROMIALE V. A. acromio-thoracique

A. ACROMIO-THORACIQUE *(Arteria thoraco-acromialis). (angl. thoraco-acromial artery).*
Première portion de l'a. axillaire.
Bras, épaule, partie supéro-antérieure de la poitrine.
Claviculaire, deltoïde, pectorale et rameaux acromiaux.

A. ALVÉOLAIRE INFÉRIEURE *(Arteria alveolaris inferior). (angl. inferior alveolar artery).*
A. maxillaire.
Muqueuse du plancher de la bouche et dents inférieures.
Mentonnière et mylohyoïdienne.

A. ALVÉOLAIRE SUPÉRIEURE ET ANTÉRIEURE *(Arteria alveolaris superior anterior). (angl. superior anterior alveolar artery).*
A. sub-orbitaire.
Incisives et canines du maxillaire supérieur.

A. ALVÉOLAIRE SUPÉRIEURE ET POSTÉRIEURE *(Arteria alveolaris superior posterior). (angl. superior posterior alveolar artery).*
A. maxillaire.
Molaires du maxillaire supérieur, sinus maxillaire.

A. ANALE V. A. rectale inférieure

A. ANGULAIRE *(Arteria angularis). (angl. angular artery).*
Branche terminale de l'a. faciale.
Sac lacrymal, paupière inférieure et narine.
S'anastomose avec l'a. sus-orbitaire.

A. APPENDICULAIRE *(Arteria appendicularis). (angl. appendicular artery).*
A. iléo-colique.
Appendice.

A. ARQUÉE OU ARCIFORME *(Arteria arcuata pedis). (angl. pedal arcuate artery).*
A. dorsale du pied.
Pied et orteils.
A. métatarsales dorsales du pied.

NOM | ORIGINE | RAPPORTS | DISTRIBUTION | BRANCHES

A. ARQUÉE DU PIED V. A. arquée ou arciforme

A. AUDITIVE INTERNE *(A. labyrinthi). (angl. labyrinthine artery, internal auditory artery).*
A. basilaire.
Oreille interne.

A. AURICULAIRE ANTÉRIEURE *(Rami auriculares anteriores, aa temporalis superficialis). (angl. anterior, inferior, and superior auricular arteries).*
A. temporale superficielle.
Oreille.

A. AURICULAIRE POSTÉRIEURE *(Arteria auricularis posterior). (angl. posterior auricular artery).*
A. carotide externe.
Oreille moyenne, cellules mastoïdiennes, oreille externe, glande parotide, muscle digastrique et autres.
Branche stylohyoïdienne ; rameaux auriculaires et occipitaux.

A. AURICULAIRE PROFONDE *(Arteria auricularis profunda). (angl. deep auricular artery).*
A. maxillaire.
Membrane tympanique et tégument du conduit auditif externe.

A. ATRIALES *(Arteriae atriales). (angl. atrial arteries).*
A. coronaires droite et gauche.
Oreillette droite, cloison auriculaire et oreillette gauche.

A. AXILLAIRE *(Arteria axillaris). (angl. axillary artery).*
A. sub-clavière.
Première portion : muscles grand pectoral, dentelé antérieur, veine axillaire, plexus brachial. *Deuxième portion* : muscles grand pectoral, sub-scapulaire, racines du nerf médian. *Troisième portion* : tendon des muscles grand dorsal et grand rond, nerf médian et muscle coraco-brachial ; nerfs musculo-cutané, ulnaire, radial et axillaire.
Membre supérieur, muscles pectoraux, aisselles, côtes et épaule.
Thoracique suprême, thoracique latérale, thoraco-acromiale, sub-scapulaire, circonflexes humérales antérieure et postérieure.

NOM	ORIGINE	RAPPORTS	DISTRIBUTION	BRANCHES
A. BASILAIRE *(Arteria basilaris). (angl. basilary artery).*	A. vertébrales droite et gauche.	Bulbe, pont, oreille interne, cervelet, cerveau postérieur.	Cerveau et cervelet.	*Collatérales* : a. pontine, auditive interne, cérébelleuse inférieure antérieure, cérébelleuse supérieure. *Terminales* : a. cérébrales postérieures droite et gauche qui contribuent à la formation du cercle artériel du cerveau.
A. BRACHIALE *(Arteria brachialis). (angl. brachial artery).*	Suite de l'artère axillaire.	Muscles coraco-brachial, biceps brachial, au niveau du *bras* ; entre le muscle rond pronateur et le biceps au niveau du *coude*. Nerfs du plexus brachial : cutané médial de l'avant bras, ulnaire et médian.	Membre supérieur.	*Collatérales* : musculaires, nourricière de l'humérus, brachiale profonde, collatérales ulnaires supérieure et inférieure. *Terminales* : a. radiale et ulnaire.
A. BRACHIALE PROFONDE *(A. profunda brachii). (angl. deep brachial artery).*	A. humérale.		Humérus, muscles et peau du bras.	Collatérales musculaires et radiales.
A. BRONCHIQUES *(Rami bronchiales aortae). (angl. bronchial arteries).*	Crosse de l'aorte et aorte thoracique.		Bronches et poumons.	
A. BUCCALE *(Arteria buccalis). (angl. buccal or buccinator artery).*	A. maxillaire.		Muscles de la joue et muqueuse buccale.	
A. BULBAIRE DU PÉNIS *(Arteria bulbi penis). (angl. bulb of penis artery).*	A. pudendale interne.		Tissu érectile du bulbe et corps spongieux.	
A. CAECALE ANTÉRIEURE ET POSTÉRIEURE *(A. caecalis anterior et posterior). (angl. anterior and posterior caecal artery).*	A. iléocolique		Caecum.	
A. CALCANÉENNE LATÉRALE ET MÉDIALE *(Rami calcanei laterales et mediales). (angl. lateral and medial calcaneal arteries).*	A. péronière et tibiale postérieure, respectivement.		Calcanéum et tissus proximaux.	

NOM ORIGINE RAPPORTS DISTRIBUTION BRANCHES

A. CALCARINE *(Ramus calcarinus). (angl. calcarine artery).*

Suite de l'artère cérébrale postérieure.

Sillon calcarin.

A. CALLOSO-MARGINALE *(angl. callosomarginal artery).*

A. cérébrale antérieure.

Sillon calloso-marginal.

A. DU CANAL PTÉRYGOÏDIEN *(Arteria canalis pteygoidei). (angl. artery of pterygoid canal).*

A. maxillaire.

Nasopharynx, trompe auditive et tympan.

Branches pharyngienne, tubaire et tympanique.

A. CAPSULAIRE V. A. rénale.

A. CAROTICO-TYMPANIQUES *(Arteriae caroticotympanicae). (angl. caroticotympanic arteries).*

A. carotide interne.

Perfore la paroi postérieure du canal carotidien.

S'anastomose au niveau du tympan avec l'a. stylomastoïdienne et les branches tympaniques de l'a. maxillaire. Cavité tympanique.

A. CAROTIDE COMMUNE *(Arteria carotis communis). (angl. common carotid artery).*

Tronc brachiocéphalique du côté droit ; crosse de l'aorte du côté gauche.

Gauche : veine brachiocéphalique, sternum, trachée, œsophage, artère sous-clavière gauche ; tronc brachiocéphalique ; plèvre. *Droite et gauche* : muscle sterno-cléïdo-mastoïdien ; colonne vertébrale et muscles prévertébraux ; trachée, œsophage, larynx et thyroïde ; veine jugulaire interne.

A. carotides externe et interne.

A. CAROTIDE EXTERNE *(Arteria carotis externa). (angl. external carotid artery).*

A. carotide commune.

Pharynx, peau, muscles digastrique et stylohyoïdien, nerf hypoglosse et parotide.

Cou, face, tête, peau, muqueuses, méninges, oreille moyenne, thyroïde, langue et amygdales.

Collatérales : a. thyroïde supérieure, linguale, pharyngienne ascendante, faciale, occipitale, auriculaire postérieure. *Terminales* : a. temporale superficielle et maxillaire.

NOM	ORIGINE	RAPPORTS	DISTRIBUTION	BRANCHES
A. CAROTIDE INTERNE *(Arteria carotis interna). (angl. internal carotid artery).*	A. carotide commune.	Parotide, colonne vertébrale, pharynx, veine jugulaire interne et nerf vague.	Grande partie de l'encéphale, orbite, oreille interne, hypophyse, nez et front.	A. carotico-tympanique, ophtalmique. *Terminales* : a. communicante postérieure, choroïdienne antérieure, cérébrale antérieure et cérébrale moyenne.
A. CENTRALE DE LA RÉTINE *(Arteria centralis retinae). (angl. central retinal artery).*	A. ophtalmique.		Rétine et nerf optique.	
A. CÉRÉBELLEUSE INFÉRIEURE ET ANTÉRIEURE *(Arteria cerebelli inferior anterior). (angl. inferior anterior cerebellar artery).*	Tronc basilaire.		Surface antéro-inférieure du cervelet.	A. spinale postérieure et labyrinthique.
A. CÉRÉBELLEUSE INFÉRIEURE ET POSTÉRIEURE *(Arteria cerebelli inferior posterior). (angl. inferior posterior cerebellar artery).*	A. vertébrale.		Cortex cérébelleux, moelle et vermis inférieur.	Branches médiales et latérales.
A. CÉRÉBELLEUSE SUPERIEURE *(Arteria cerebelli superior). (angl. superior cerebellar artery).*	Tronc basilaire.		Circonférence du cervelet et vermis inférieur, mésencéphale, glande pinéale.	
A. CÉRÉBRALE ANTÉRIEURE *(Arteria cerebri anterior). (angl. anterior cerebral artery).*	A. carotide interne.		Lobe frontal, lobe pariétal, diencéphale, corps strié et capsule interne, corps calleux et tractus olfactif et optique.	A. communicante antérieure, branches thalamostriées antéro-médiales, commissurale et hémisphérique.
A. CÉRÉBRALE MOYENNE OU SYLVIENNE *(Arteria cerebri media). (angl. sylvian/middle cerebral artery).*	A. carotide interne.		Lobes frontal, pariétal et temporal, noyaux de la base et insula.	Branches thalamostriées antérolatérales et hémisphériques. A. orbitaire inférieure, temporale antérieure.

NOM	ORIGINE	RAPPORTS	DISTRIBUTION	BRANCHES
A. CÉRÉBRALE POSTÉRIEURE *(Arteria cerebri posterior). (angl. posterior cerebral artery).*	A. basilaire.		Lobes occipital et temporal, diencéphale, mésencéphale, voies optiques.	Contribue à la formation du cercle artériel du cerveau.
A. CERVICALE ASCENDANTE *(Arteria cervicalis ascendens). (angl. ascending cervical artery).*	A. thyroïdienne inférieure.		Muscles du cou, vertèbres et canal vertébral.	Branches musculaires et spinales.
A. CERVICALE PROFONDE *(Arteria cervicalis profunda). (angl. deep cervical artery).*	Tronc costocervical.		Muscles profonds de la nuque.	Branches musculaires, anastomotique vertébrale.
A. CERVICALE SUPERFICIELLE *(Arteria cervicalis superficialis). (angl. superficial cervical artery).*	A. cervicale transverse.		Muscles de la nuque et région scapulaire.	
A. CERVICALE TRANSVERSE *(Arteria transversa colli). (angl. transverse cervical artery).*	A. sous-clavière.		Muscles du cou et région scapulaire.	Rameaux superficiels et profonds.
A. CHOROÏDIENNE ANTÉRIEURE *(Arteria choroidea anterior). (angl. anterior choroidal artery).*	A. carotide interne.		Corne inférieure du ventricule latéral et plexus choroïdiens.	
A. CILIAIRES ANTÉRIEURES *(Arteriae ciliares anteriores). (angl. anterior ciliary arteries).*	Branches ciliaires de l'a. ophtalmique.		Perforent la sclérotique et s'anastomosent avec les a. ciliaires postérieures ; iris et conjonctive.	
A. CILIAIRES COURTES POSTÉRIEURES *(Arteriae ciliares posteriores breves). (angl. short posterior ciliary arteries).*	A. ophtalmique.		Iris, en passant entre la sclérotique et la choroïde.	
A. CILIAIRES POSTÉRIEURES LONGUES *(Arteriae ciliares posteriores longae). (angl. long posterior ciliary arteries).*	A. ophtalmique.		Iris, processus ciliaires.	

NOM ORIGINE RAPPORTS DISTRIBUTION BRANCHES

A. CIRCONFLEXE ANTÉRIEURE DE L'HUMÉRUS *(Arteria circumflexa anterior humeri). (angl. anterior humeral circumflex artery).*

A. axillaire.

Articulation de l'épaule, tête humérale, biceps et grand pectoral.

A. CIRCONFLEXE FÉMORALE LATÉRALE *(Arteria circumflexa femoris lateralis). (angl. lateral femoral circumflex artery).*

A. fémorale profonde.

Muscles de la cuisse et articulation coxo-fémorale.

A. CIRCONFLEXE FÉMORALE MÉDIALE *(Arteria circumflexa femoris medialis). (angl. medial femoral circumflex artery).*

A. fémorale profonde.

Muscles de la cuisse et articulation coxo-fémorale.

A. CIRCONFLEXE ILIAQUE PROFONDE *(Arteria circumflexa ilium profunda). (angl. deep iliac circumflex artery).*

A. iliaque externe.

Portion supérieure de la cuisse et muscles abdominaux.

Branches musculaires et cutanées.

A. CIRCONFLEXE ILIAQUE SUPERFICIELLE *(Arteria circumflexa ilium superficialis). (angl. superficial iliac circumflex artery).*

A. fémorale.

Aîne et paroi abdominale.

A. CIRCONFLEXE LATÉRALE DE LA CUISSE V. A. circonflexe fémorale latérale.

A. CIRCONFLEXE MÉDIALE DE LA CUISSE V. A. circonflexe fémorale médiale.

A. CIRCONFLEXE POSTÉRIEURE DE L'HUMÉRUS *(Arteria circumflexa posterior humeri). (angl. posterior humeral circumflex artery).*

A. axillaire.

Muscles et tissus de l'épaule.

A. CIRCONFLEXE SCAPULAIRE *(Arteria circumflexa scapulae). (angl. circumflex artery of scapula).*

A. sub-scapulaire.

Muscles de l'épaule.

A. COLIQUE DROITE *(Arteria colica dextra). (angl. right colic artery).*

A. mésentérique supérieure.

Côlon ascendant.

NOM ORIGINE RAPPORTS DISTRIBUTION BRANCHES

A. COLIQUE GAUCHE *(Arteria colica sinistra). (angl. left colic artery).*

A. mésentérique inférieure.

Côlon descendant.

A. COLIQUE MOYENNE *(Arteria colica media). (angl. middle colic artery).*

A. mésentérique supérieure.

Côlon transverse.

A. COLLATÉRALE PALMAIRE EXTERNE DE L'INDEX *(Arteria radialis indicis). (angl. radial (volar) artery of index).*

A. principale du pouce.

Côté radial de l'index.

A. COLLATÉRALE ULNAIRE INFÉRIEURE *(Arteria collateralis ulnaris inferior). (angl. inferiori ulnar collateral artery).*

A. brachiale.

Coude.

A. COLLATÉRALE ULNAIRE SUPÉRIEURE *(Arteria collateralis ulnaris superior). (angl. superior ulnar collateral artery).*

A. brachiale.

Coude, triceps.

A. COLLATÉRALES DES DOIGTS V. A. digitales.

A. COMMUNICANTE ANTÉRIEURE *(Arteria communicans anterior cerebri). (angl. anterior communicating artery of cerebrum).*

A. cérébrale antérieure.

Contribue à la formation du cercle artériel du cerveau ou polygone de Willis ; irrigue le noyau caudé.

A. COMMUNICANTE POSTÉRIEURE *(Arteria communicans posterior cerebri). (angl. posterior communicating artery of cerebrum).*

A. cérébrale postérieure.

Contribue à la formation du cercle artériel du cerveau : irrigue l'uncus hippocampique et le thalamus, le chiasma optique.

A. CORONAIRE DROITE *(Arteria coronaria dextra). (angl. right coronary artery of heart).*

Sinus aortique droit.

Cœur droit.

A. atriales antérieures, rameaux atrio- et ventriculaires, rameaux ventriculaires, artères perforantes.

NOM ORIGINE RAPPORTS DISTRIBUTION BRANCHES

A. CORONAIRE GAUCHE *(Arteria coronaria sinistra). (angl. left coronary artery of heart).*
Sinus aortique gauche.
Cœur gauche.
Rameau du cône artériel, rameau atrio-ventriculaire, rameaux ventriculaires.

A. CORONAIRE STOMACHIQUE V. A. gastrique gauche.

A. CRÉMASTÉRIQUE *(A. cremasterica). (angl. cremasteric artery).*
A. épigastrique inférieure.
Muscle crémaster et cordon spermatique.

A. CYSTIQUE *(Arteria cystica). (angl. cystic artery).*
A. hépatique ou sa branche terminale droite.
Vésicule biliaire.

A. DÉFÉRENTIELLE *(Arteria ductus deferentis). (angl. deferential artery).*
A. ombilicale.
Canal déférent, uretère, vésicule séminale, testicule.
A. uretérale

A. DESCENDANTE DU GENOU *(Arteria genus descendens). (angl. anastomotica magna artery).*
A. fémorale.
Région du genou, parties supérieure et moyenne de la jambe.
Superficielles, musculaires et branches articulaires.

A. DIAPHRAGMATIQUE SUPÉRIEURE V. A. phrénique supérieure.

A. DIAPHRAGMATIQUES INFÉRIEURES V. A. phréniques inférieures.

A. DIGITALES DORSALES (MAIN ET PIED) *(Arteriae digitales dorsales manus et pedis). (angl. dorsal digital arteries (hand and foot)).*
A. métacarpiennes ou métatarsiennes dorsales.
Côtés des doigts.

A. DIGITALES PALMAIRES / PLANTAIRES PROPRES *(Arteriae digitales palmares/plantares propriae). (angl. proper palmar-plantar digital arteries).*
A. digitales palmaires / plantaires communes.
Doigts et orteils.

NOM	ORIGINE	RAPPORTS	DISTRIBUTION	BRANCHES
A. DIGITALES PALMAIRES /PLANTAIRES COMMUNES *(Arteriae digitales palmares/plantares commune). (angl. common palmar-plantar digital arteries).*	Arcade palmaire superficielle / arcade plantaire.		Doigts et orteils.	
A. DORSALE DE LA LANGUE *(Rami dorsales linguae). (angl. dorsal artery of tongue).*	A. linguale.		Dos de la langue, piliers et amygdales.	
A. DORSALE DU NEZ *(Arteria dorsalis nasi). (angl. dorsal artery of nose).*	A. ophtalmique.		Dos du nez.	A. larymale S'anastomose avec l'angulaire.
A. DORSALE DU PÉNIS *(Arteria dorsalis penis). (angl. dorsal artery of penis).*	A. pudendale interne.		Pénis.	
A. DORSALE DU PIED *(Arteria dorsalis pedis). (angl. dorsal artery of foot).*	A. tibiale antérieure.	Devant les ligaments et les os du tarse, derrière l'aponévrose dorsale superficielle, entre l'extenseur du gros orteil et le bord interne du court extenseur des doigts. Nerf péronier profond.	Pied et orteils.	A. tarsiennes latérale et médiale, arquée et plantaires profondes.
A. ÉPIGASTRIQUE INFÉRIEURE *(Arteria epigastrica inferior). (angl. inferior epigastric artery).*	A. iliaque externe.		Muscles abdominaux, crémaster et péritoine.	A. crémastérienne, pubienne, du ligament rond.
A. ÉPIGASTRIQUE SUPERFICIELLE *(Arteria epigastrica superficialis). (angl. superficial epigastric artery).*	A. fémorale.		Paroi abdominale, aîne.	
A. ÉPIGASTRIQUE SUPÉRIEURE *(Arteria epigastrica superior). (angl. superior epigastric artery).*	A. thoracique interne.		Muscles abdominaux, diaphragme.	

NOM ORIGINE RAPPORTS DISTRIBUTION BRANCHES

A. ETHMOÏDALE ANTÉRIEURE *(Arteria ethmoidalis anterior). (angl. anterior ethmoidal artery).*

A. ophtalmique.

Cellules ethmoïdales antérieures, dure-mère, nez, sinus frontaux, peau de la face.

Branches ethmoïdale, méningée, nasale, frontale, cutanée.

A. ETHMOÏDALE POSTÉRIEURE *(Arteria ethmoidalis posterior). (angl. posterior ethmoidal artery).*

A. ophtalmique.

Cellules ethmoïdales postérieures, dure-mère, nez.

A. FACIALE *(Arteria facialis). (angl. facial artery).*

A. carotide externe.

Muscles digastrique et stylohyoïdien, glande sous-mandibulaire, au niveau du cou ; muscle buccinateur et partie transverse du muscle du nez, pour la face.

Pharynx, mandibule, lèvre, nez, orbite, sac lacrymal.

A. palatine ascendante, tonsillaire, branches musculaires, sub-mandibulaires, masséterique, buccale, labiales inférieure et supérieure, aile du nez, angulaire.

A. FÉMORALE *(Arteria femoralis). (angl. femoral artery).*

A. iliaque externe (suite).

Arcade fémorale ; dans le canal fémoral, entre le muscle pectiné et le psoas ; en bas, entre les muscles grand et long adducteurs et le vaste médial. Muscle satellite, le sartorius.

Portion inférieure de la paroi abdominale, portion supérieure de la cuisse, organes génitaux, genou et jambe.

A. épigastrique superficielle, circonflexe iliaque superficielle, pudendales externes supérieure et inférieure, profonde de la cuisse, branches musculaire, descendante du genou et poplitée.

A. FIBULAIRE V. A. péronière.

A. GASTRIQUE DROITE *(Arteria gastrica dextra). (angl. right gastric artery).*

A. hépatique commune.

Petite courbure de l'estomac.

S'anastomose avec l'a. gastrique gauche.

A. GASTRIQUE GAUCHE *(Arteria gastrica sinistra). (angl. left gastric artery).*

Tronc cœliaque.

Œsophage, petite courbure de l'estomac.

A. œsophagienne, branches du cardia, gastrique.

S'anastomose avec l'a. gastrique droite.

NOM	ORIGINE	RAPPORTS	DISTRIBUTION	BRANCHES
A. GASTRIQUES COURTES *(Arteriae gastricae breves). (angl. short gastric arteries).*	A. splénique.		Quatre ou cinq branches courtes pour la partie supérieure de l'estomac.	
A. GASTRO-DUODÉNALE *(angl. Arteria gastroduodenalis). (angl. gastroduodenal artery).*	A. hépatique commune.		Estomac, duodénum, pancréas et grand omentum.	Gastro-omentale droite et pancréatico-duodénale supérieure postérieure et supérieure antérieure.
A. GASTRO-OMENTALE DROITE *(Arteria gastroomentalis dextra). (angl. right gastro-epiploic artery).*	A. gastro-duodénale.		Estomac et grand épiploon.	
A. GASTRO-OMENTALE GAUCHE *(Arteria gastroomentalis sinistra). (angl. left gastro-epiploic artery).*	A. splénique.		Estomac et grand épiploon.	
A. GLUTÉALE INFÉRIEURE *(Arteria glutea inferior). (angl. inferior gluteal artery).*	A. iliaque interne.		Région fessière et articulation de la hanche.	
A. GLUTÉALE SUPÉRIEURE *(Arteria glutea superior). (angl. superior gluteal artery).*	A. iliaque interne.		Région fessière.	Branches musculaires superficielles et profondes.
A. HÉPATIQUE COMMUNE *(Arteria hepatica communis). (angl. common hepatic artery).*	Tronc cœliaque.	Pancréas, lobe caudé du foie, petit omentum, veine porte, conduit cholédoque, hile du foie.	Estomac, pancréas, duodénum, foie, vésicule.	Branches hépatique propre, gastrique droite, gastro-duodénale, cystique, segmentaires.
A. HÉPATIQUE PROPRE *(Arteria hepatica propia). (angl. proper hepatic artery).*	A. hépatique commune.		Foie, vésicule biliaire.	Branches gauche et droite.
A. HYPOPHYSAIRE *(Arteria hypophysaria). (angl. hypophyseal artery).*	A. carotide interne.		Hypophyse.	

NOM	ORIGINE	RAPPORTS	DISTRIBUTION	BRANCHES

A. ILÉALES *(Arteriae ilei). (angl. ileal arteries).*

A. mésentérique supérieure.

Iléon.

A. ILÉO-COLIQUE *(Arteria ileocolica). (angl. ileocolic artery).*

A. mésentérique supérieure.

Appendice, colon et caecum.

Artères caecales et appendiculaires, rameaux coliques et iléaux

A. ILIAQUE COMMUNE *(Arteria iliaca communis). (angl. common iliac artery).*

Aorte abdominale.

Péritoine, uretère et bord interne du psoas ; veines homonymes.

Péritoine, psoas, uretère.

Branches péritonéales, urétérales et terminales iliaques externe et interne.

A. ILIAQUE EXTERNE *(Arteria iliaca externa). (angl. external iliac artery).*

A. iliaque commune.

Derrière le péritoine, le bord interne du psoas, la veine iliaque externe, l'uretère et le nerf génito-fémoral.

Muscles abdominaux ; organes génitaux ; membre inférieur.

Branche épigastrique inférieure, circonflexe iliaque profonde, crémastérienne, fémorale.

A. ILIAQUE INTERNE *(Arteria iliaca interna). (angl. internal iliac artery).*

A. iliaque commune.

Viscères et paroi du bassin, organes génitaux, côté interne de la cuisse, fesse.

Branche ilio-lombaire, obturatrice, glutéales supérieure et inférieure, ombilicale, pudendale interne, vésicale, utérine.

A. ILIO-LOMBALE *(Arteria iliolumbalis). (angl. iliolumbar artery).*

A. iliaque interne.

Muscles et os du bassin, 5e lombale et sacrum.

Branches iliaques, lombaires et sacrées.

A. INFÉRO-LATÉRALE ET INFÉRO-MÉDIALE DU GENOU *(Arteria genu inferior lateralis et medialis). (angl. lateral inferior genicular artery).*

A. poplitée.

Articulation du genou.

NOM	ORIGINE	RAPPORTS	DISTRIBUTION	BRANCHES

A. INFRAORBITAIRE *(Arteria infraorbitalis). (angl. infraorbital artery).*

	A. maxillaire.		Maxillaire, sinus maxillaire, paupière inférieure, joue, côté du nez.	Branches alvéolaires antérieures et supérieures.

A. INTERCOSTALE SUPÉRIEURE *(Arteria intercostalis superior). (angl. superior intercostal artery).*

	Tronc costo-cervical.		Paroi thoracique supérieure.	Branches : première et seconde intercostales postérieures.

A. INTERCOSTALES ANTÉRIEURES *(Rami intercostales anteriores). (angl. anterior intercostal arteries).*

	A. thoracique interne.			Muscles intercostaux, côtes supérieures et grand pectoral.

A. INTERCOSTALES POSTÉRIEURES I ET II *(Arteriae intercostales posteriores I-II). (angl. I-II posterior intercostal arteries).*

	A. intercostale supérieure.		Les deux premiers espaces intercostaux, la colonne vertébrale et les muscles du dos.	

A. INTERCOSTALES POSTÉRIEURES III-XI *(Arteriae intercostales posteriores III-XI). (angl. III-XI posterior intercostal arteries).*

	Aorte thoracique.		Les neuf derniers espaces intercostaux, la colonne vertébrale et les muscles du dos.	

A. INTEROSSEUSE ANTÉRIEURE *(Arteria interossea anterior). (angl. anterior interosseous artery).*

	A. interosseuse commune.		Muscles de l'avant-bras.	

A. INTEROSSEUSE COMMUNE *(Arteria interossea communis). (angl. common interosseous artery).*

	A. ulnaire.		Tissus profonds de l'avant-bras.	Branches interosseuses antérieure et postérieure.

A. INTEROSSEUSE POSTÉRIEURE *(Arteria interossea posterior). (angl. posterior interosseous artery).*

	A. interosseuse commune.		Muscles de l'avant-bras.	A. récurrentes interosseuses.

NOM ORIGINE RAPPORTS DISTRIBUTION BRANCHES

A. INTEROSSEUSE RÉCURRENTE *(Arteria interossea recurrens). (angl. interosseous recurrent artery).*
A. interosseuse postérieure de l'avant-bras.
Coude.

A. INTERVENTRICULAIRE ANTÉRIEURE *(Ramus interventricularis anterior). (angl. anterior interventricular artery).*
A. coronaire gauche.
Ventricules et cloison interventriculaire.

A. LABIALE INFÉRIEURE *(Arteria labialis inferior). (angl. inferior labial artery).*
A. faciale.
Lèvre inférieure.

A. LABIALE SUPÉRIEURE *(Arteria labialis superior). (angl. superior labial artery).*
A. faciale.
Lèvre supérieure et septum nasal.

A. LABYRINTHIQUE V. A. auditive interne

A. LACRYMALE *(Arteria lacrimalis). (angl. lacrimal artery).*
A. ophtalmique.
Glande lacrymale, conjonctive et paupières.

A. LARYNGÉE INFÉRIEURE *(Arteria laryngea inferior). (angl. inferior laryngeal artery).*
A. thyroïdienne inférieure.
Larynx, trachée, œsophage.

A. LARYNGÉE SUPÉRIEURE *(A. laryngea superior). (angl. superior laryngeal artery).*
A. thyroïdienne supérieure.
Membrane, muqueuse, et muscles intrinsèques du larynx.

A. LINGUALE *(Arteria lingualis). (angl. lingual artery).*
A. carotide externe.
Os hyoïde, muscles constricteur moyen du pharynx, digastrique et stylohyoïdien, hyoglosse, génioglosse.
Langue, glande sublinguale, amygdale, épiglotte.
Branches suprahyoïdienne, dorsale de la langue, sublinguale et profonde de la langue.

A. LOMBAIRE (CINQUIÈME) *(Arteria lumbalisima). (angl. lowest lumbar artery).*
A. sacrée moyenne.
Sacrum, muscle grand fessier.

NOM | ORIGINE | RAPPORTS | DISTRIBUTION | BRANCHES

A. LOMBAIRES (QUATRE PAIRES) *(Arteriae lombales). (angl. lumbar arteries).*

Origine : Aorte abdominale.

Distribution : Paroi abdominale, vertèbres, muscles lombaires et capsules des reins.

Branches : Branches musculaires, spinales et dorsales.

A. MALLÉOLAIRE ANTÉRO-LATÉRALE *(Arteria malleolaris anterior lateralis). (angl. lateral anterior malleolar artery).*

Origine : A. tibiale antérieure.

Distribution : Cheville. Contribue à la formation du réseau malléolaire latéral.

A. MALLÉOLAIRE ANTÉRO-MÉDIALE *(Arteria malleolaris anterior medialis). (angl. medial anterior malleolar artery).*

Origine : A. tibiale antérieure.

Distribution : Cheville. Contribue à la formation du réseau malléolaire médial.

A. MASSÉTÉRIQUE *(Arteria masseterica). (angl. masseteric artery).*

Origine : A. maxillaire.

Distribution : Muscle masséter.

A. MAXILLAIRE *(Arteria maxillaris). (angl. maxillary artery).*

Origine : A. carotide externe.

Rapports : Col du condyle, bord inférieur du muscle ptérygoïdien latéral, muscle temporal, fosse infra-temporale.

Distribution : Organes indiqués par le nom des branches.

Branches : A. auriculaire profonde, tympanique antérieure, méningée moyenne, dentaire inférieure, temporale profonde, ptérygoïdienne, massétérique, buccale, alvéolaire supérieure postérieure et inférieure, infra-orbitaire, palatine descendante, du canal ptérygoïdien.
A. sphénopalatine.

A. MÉDIALES DU TARSE *(A. tarsales mediales). (angl. medial tarsal arteries).*

Origine : A. dorsale du pied.

Distribution : Partie latérale du pied.

A. MÉDIANE DE L'AVANT BRAS *(Arteria mediana). (angl. median artery).*

Origine : A. interosseuse antérieure.

Distribution : Nerf médian et arcade palmaire superficielle.

A. MÉDIASTINALE ANTÉRIEURE *(Rami mediastinales arteriae thoracicae internae). (angl. anterior mediastinal artery).*

Origine : A. thoracique interne.

Distribution : Médiastin antérieur et thymus.

NOM	ORIGINE	RAPPORTS	DISTRIBUTION	BRANCHES
A. MÉDIASTINALE POSTÉRIEURE *(Rami mediastinales aortae thoracicae). (angl. posterior mediastinal artery).*				
	Aorte thoracique.		Médiastin postérieur.	
A. MÉNINGÉE MOYENNE *(Arteria meningea media). (angl. middle meningeal artery).*				
	A. maxillaire.		Crâne et dure-mère.	A. tympanique supérieure, pétreuse superficielle et méningées accessoires, branches frontale, pariétale et lacrymale.
A. MÉNINGÉE POSTÉRIEURE *(Arteria meningea posterior). (angl. posterior meningeal artery).*				
	A. pharyngienne ascendante.		Dure-mère de la fosse postérieure et crâne.	
A. MENTONNIÈRE *(Arteria mentalis). (angl. mental artery).*				
	A. alvéolaire inférieure.		Menton et lèvre inférieure.	
A. MÉSENTÉRIQUE INFÉRIEURE *(Arteria mesenterica inferior). (angl. inferior mesenteric artery).*				
	Aorte abdominale. Face antérieure et latérale de l'aorte, psoas, uretère droit et a. testiculaire.	Dans l'épaisseur du mésocôlon iliaque.	Côlon descendant et rectum.	A. colique gauche, sigmoïde et rectale supérieure.
A. MÉSENTÉRIQUE SUPÉRIEURE *(Arteria mesenterica superior). (angl. superior mesenteric artery).*				
	Aorte abdominale.	Aorte, veine rénale gauche, veine splénique pancréas, partie horizontale du duodénum, mésentère.	Intestin grêle et portion droite du côlon.	A. pancréatico-duodénale inférieure, coliques moyenne et droite, iléo-colique, vaisseaux intestinaux.
A. MÉTACARPIENNES DORSALES *(Arteriae metacarpeae dorsales). (angl. dorsal metacarpal arteries).*				
	A. radiale.		Face dorsale des doigts.	A. digitales dorsales.

NOM ORIGINE RAPPORTS DISTRIBUTION BRANCHES

A. MÉTACARPIENNES PALMAIRES *(Arteriae metacarpeae palmares). (angl. palmar metacarpal arteries).*

Arcade palmaire profonde.

Parties profondes des métacarpes.

A. perforantes.

A. MÉTATARSALES PLANTAIRES *(Arteriae metatarseae plantares). (angl. plantar metatarsal arteries).*

Arcade plantaire.

Orteils

A. digitales plantaires et perforantes.

A. MÉTATARSIENNE DORSALE DU PIED *(Arteria metatarseae dorsales). (angl. dorsal interosseous artery of foot).*

A. arquée.

Orteils II à V et pied.

A. digitales dorsales.

A. MUSCULO-PHRÉNIQUE *(Arteria musculophrenica). (angl. musculophrenic artery).*

A. thoracique interne.

Espaces intercostaux, muscles de l'abdomen et diaphragme.

A. phrénique, intercostales antérieures et branches musculaires.

A. OBTURATRICE *(Arteria obturatoria). (angl. obturator artery).*

Iliaque interne.

Vessie, muscles pelviens, muscles de la hanche.

Vésicale, branche pubienne et pelvienne, acétabulaire.

A. OCCIPITALE *(Arteria occipitalis). (angl. occipital artery).*

Carotide externe.

Veine jugulaire interne, ventre postérieur du digastrique, bord postérieur de l'apophyse mastoïde.

Muscles du cou et tête ; méninges et cellules mastoïdiennes.

A. sterno-cléïdo-mastoïdienne, auriculaire, occipitale, méningée, mastoïdienne et branches communicantes musculaires et craniales.

A. ŒSOPHAGIENNES *(Rami esophagei). (angl. esophageal arteries).*

A. gastrique gauche.

Œsophage et cardia.

NOM ORIGINE RAPPORTS DISTRIBUTION BRANCHES

A. OMBILICALE *(Arteria umbilicalis). (angl. umbilical artery).*
A. iliaque interne.
Vessie, déférents, vésicules séminales, testicules, uretère.
A. vésicales supérieures et déférentielles.

A. OPHTALMIQUE *(Arteria ophtalmica). (angl. ophtalmic artery).*
A. carotide interne.
Apophyse clinoïde antérieure, canal optique, nerf optique, paroi interne de l'orbite.
Œil, organes adjacents et parties contigües de la face.
A. lacrymale, supra-orbitaire, centrale de la rétine, branches musculaire, ciliaires courtes et longues, ethmoïdales postérieure et antérieure, palpébrales, supratrochléaire et dorsale du nez.

A. OVARIQUE *(Arteria ovarica). (angl. ovarian artery).*
Aorte abdominale.
Ovaire, uretère, trompe utérine et utérus.
Tubaire externe, utérine, branches ovariennes.

A. PALATINE ASCENDANTE *(Arteria palatina ascendens). (angl. ascending palatine artery).*
A. faciale.
Portion supérieure du pharynx, palais et amygdale, trompe auditive.

A. PALATINE DESCENDANTE *(Arteria palatina descendens). (angl. descending palatine artery).*
A. maxillaire.
Palais osseux et membraneux, tonsille.
A. palatines majeure et mineure.

A. PALATINES MAJEURE ET MINEURES *(Arteria palatina major, palatina minor). (angl. greater and lesser palatine artery).*
A. palatine descendante.
Palais osseux et membraneux, tonsille.

A. PALPÉBRALE LATÉRALE *(Arteria palpebral lateral). (angl. lateral palpebral artery).*
A. lacrymale.
Paupières, conjonctive.

A. PALPÉBRALE MÉDIALE *(Arteria palpebral medial). (angl. medial palpebral artery).*
A. ophtalmique.
Conjonctive, sac lacrymal, caroncule et paupières.

NOM ORIGINE RAPPORTS DISTRIBUTION BRANCHES

A. PANCRÉATICO-DUODÉNALE SUPÉRIEURE ET POSTÉRIEURE *(Arteria pancreaticoduodenalis superior posterior). (angl. superior posterior pancreaticoduodenal artery).*

A. mésentérique supérieure.

Pancréas et moitié inférieure du duodénum.

Branches antérieures et postérieures.

A. PANCRÉATICO-DUODÉNALE SUPÉRIEURE ET ANTÉRIEURE *(Arteria pancreaticoduodenalis superior anterior). (angl. superior anterior pancreaticoduodenal artery).*

A. gastro-duodénale.

Pancréas et moitié supérieure du duodénum.

A. PANCRÉATIQUE DORSALE *(Arteria pancreatica dorsalis). (angl. dorsal pancreatic artery).*

A. splénique.

Pancréas.

A. PÉRICARDO-PHRÉNIQUE *(Arteria pericardophrenica). (angl. pericardophrenic artery).*

A. thoracique interne.

Péricarde, plèvre, diaphragme.

A. PÉRINÉALE *(Arteria perinealis). (angl. perineal artery).*

A. pudendale interne.

Périnée et téguments du scrotum ou des lèvres vulvaires.

A. PÉRONIÈRE *(Arteria peronea [fibularis]). (angl. peroneal (fibular) artery).*

Tronc tibio-fibulaire.

Derrière le muscle tibial postérieur, devant le muscle fléchisseur propre du gros orteil, côté interne de la fibula, face postérieure de la membrane interosseuse.

Face latérale et postérieure de la cheville, muscles profonds du mollet.

A. nourricière de la fibula, branches musculaires, communicante, fibulaires antérieure et postérieure.

A. PHARYNGIENNE ASCENDANTE *(Arteria pharyngea ascendens). (angl. ascending pharyngeal artery).*

A. carotide externe.

Pharynx, voile du palais, tympan et méninges.

Branches prévertébrales, pharyngo-palatine, tympanique inférieure, méningée postérieure.

A. PHRÉNIQUES INFÉRIEURES *(Arteriae phrenicae inferiores). (angl. inferior phrenic arteries).*

Aorte abdominale.

Péricarde, diaphragme, plèvre, glande suprarénale.

Branches suprarénales, internes et externes.

NOM	ORIGINE	RAPPORTS	DISTRIBUTION	BRANCHES
A. PHRÉNIQUES SUPÉRIEURES *(Arteriae phrenicae superiores). (angl. superior phrenic arteries).*	Aorte thoracique.		Piliers du diaphragme.	Branches suprarénales, internes et externes.
A. PLANTAIRE LATÉRALE *(Arteria plantaris lateralis). (angl. lateral plantar artery).*	A. tibiale postérieure.		Plante du pied et orteils.	Branches musculaires, calcanéenne, cutanée, anastomotique, perforantes postérieures et collatérale externe du 5e orteil, interosseuses plantaires.
A. PLANTAIRE MÉDIALE *(Arteria plantaris medialis). (angl. medial plantar artery).*	A. tibiale postérieure.		Côté interne du pied et orteils.	Branches musculaire, cutanée, articulaire, anastomotique et collatérale interne de l'hallux.
A. POPLITÉE *(Arteria poplitea). (angl. popliteal artery).*	A. fémorale (suite).	Sur le muscle poplité, puis sur les muscles semi-membraneux et gastrocnémien.	Genou et mollet.	Branches articulaires : deux artères articulaires supérieures, une articulaire moyenne, deux articulaires inférieures ; deux artères musculaires : les artères surales. Tibiales antérieures et tronc tibio-fibulaire.
A. PRINCIPALE DU POUCE *(A. princeps pollicis). (angl. principal artery of thumb).*	A. radiale.		Pouce.	A. radiale de l'index.
A. PROFONDE DE LA CUISSE *(Arteria profunda femoris). (angl. deep femoral artery).*	A. fémorale.		Muscles de la cuisse et de l'articulation de la hanche.	A. circonflexes fémorales latérale et médiale et trois artères perforantes.
A. PROFONDE DE LA LANGUE *(A. profunda linguae). (angl. deep ranine artery).*	A. linguale.		Langue et muqueuse de la bouche.	

NOM | ORIGINE | RAPPORTS | DISTRIBUTION | BRANCHES

A. PROFONDE DU PÉNIS/CLITORIS *(A. profunda penis/clitoris). (angl. deep artery of penis/clitoris).*

- Origine : A. pudendale interne.
- Distribution : Corps caverneux du pénis/clitoris.

A. PUDENDALE EXTERNE INFÉRIEURE *(Arteria pudenda externa inferior). (angl. inferior external pudendal artery).*

- Origine : A. fémorale.
- Distribution : Organes génitaux externes.

A. PUDENDALE EXTERNE SUPÉRIEURE *(Arteria pudenda externa superior). (angl. superior external pudendal artery).*

- Origine : A. fémorale.
- Distribution : Peau du pubis et organes génitaux externes.

A. PUDENDALE INTERNE *(A. pudenda interna). (angl. internal pudendal artery).*

- Origine : A. iliaque interne.
- Distribution : Organes génitaux externes, périnée et canal anal.
- Branches : A. rectale inférieure, périnéale, périnéale superficielle, branches musculaires, artères du bulbe ou du vestibule et dorsale du pénis ou du clitoris.

A. PULMONAIRE DROITE *(Arteria pulmonalis dextra). (angl. right pulmonary artery).*

- Origine : Tronc pulmonaire.
- Rapports : Bronche gauche, arc aortique, ligament artériel ; puis en arrière de l'aorte ascendante et de la veine cave inférieure et enfin en avant de la bifurcation trachéale et de la bronche droite.
- Distribution : Poumon droit.
- Branches :
  - Du lobe supérieur : apicale, antérieure (ascendante et descendante), postérieure (ascendante et descendante).
  - Du lobe médian : médiane et latérale.
  - Du lobe inférieur : basale, basale latérale, médian basale et postérieure basale.

A. PULMONAIRE GAUCHE *(Arteria pulmonalis sinistra). (angl. left pulmonary artery).*

- Origine : Tronc pulmonaire.
- Rapports : En avant de la bronche gauche, au-dessus de l'atrium gauche, puis en-dessous de l'arc aortique et croise la bronche lobaire supérieure gauche.
- Distribution : Poumon gauche.
- Branches :
  - Du lobe supérieur : apicale, ascendante et descendante, postérieure et lingulaire.
  - Du lobe inférieur : basale latérale, médiale antérieure et postérieure basale.

NOM ORIGINE RAPPORTS DISTRIBUTION BRANCHES

A. RADIALE *(Arteria radialis). (angl. radial artery).*

A. humérale.

Dans l'avant bras : entre les muscles brachial, supinateur, pronator teres et le fléchisseur superficiel des doigts, long fléchisseur du pouce et carré pronateur ; branche antérieure du nerf radial. *Dans le poignet* : ligament collatéral radial, scaphoïde et trapèze. Portion inférieure de la tabatière anatomique.

Avant-bras, poignet et main.

A. récurrente radiale antérieure, branches musculaires, a. principale du pouce, rameaux carpiens, palmaire superficiel, carpien dorsal, artère interosseuse du 1er espace.

A. RECTALE INFÉRIEURE *(Arteria rectalis inferior). (angl. inferior rectal artery).*

A. pudendale interne.

Rectum et canal anal.

A. RECTALE MOYENNE *(A. rectalis media). (angl. middle rectal artery).*

A. iliaque interne.

Rectum, prostate, vésicules séminales et vagin.

A. RECTALE SUPÉRIEURE *(A. rectalis superior). (angl. superior rectal artery).*

A. mésentérique inférieure.

Rectum.

A. RÉCURRENTE RADIALE *(A. recurrens radialis). (angl. recurrent radial artery).*

A. radiale.

Coude et muscles de l'avant-bras.

A. RÉCURRENTE TIBIALE ANTÉRIEURE *(Arteria recurrens tibialis anterior). (angl. anterior tibial recurrent artery).*

A. tibiale antérieure.

Extenseur des orteils, tibia, genou.

A. RÉCURRENTE TIBIALE POSTÉRIEURE *(Arteria recurrens tibialis posterior). (angl. posterior tibial recurrent artery).*

A. tibiale postérieure.

Genou.

A. RÉCURRENTES ULNAIRES ANTÉRIEURE ET POSTÉRIEURE *(Arteria recurrens ulnaris, anterior et posterior). (angl. anterior and posterior recurrent ulnar arteries).*

A. cubitale.

Articulation du coude et muscles qui l'entoure.

NOM ORIGINE RAPPORTS DISTRIBUTION BRANCHES

A. RÉNALE *(Arteria renalis). (angl. renal artery).*
Aorte abdominale.
Psoas. Au niveau du hile rénal, entre la veine rénale et le pelvis rénal.
Rein, glande suprarénale et uretère.
A. suprarénale inférieure, capsulaire et urétérale.

A. SACRALE LATÉRALE *(Arteria sacralis lateralis). (angl. lateral sacral artery).*
A. iliaque interne.
Tissus autour du sacrum et du coccyx.
A. spinale, rectale et branches musculaires.

A. SACRALE MÉDIANE *(Arteria sacralis mediana). (angl. median sacral artery).*
Aorte abdominale.
Sacrum et coccyx, rectum.
5e artère lombale, branches latérales et rectales.

A. SCAPULAIRE DESCENDANTE *(Arteria scapularis descendens). (angl. descendent scapular artery).*
A. sous-clavière.
Muscles de l'omoplate.
Branche sus-épineuse, sous-épineuse, sus-scapulaire, musculaire.

A. SCROTALES, ANTÉRIEURE ET POSTÉRIEURE *(Rami scrotales anteriores et posteriores). (angl. anterior and posterior scrotal arteries).*
A. fémorale et pudendale interne respectivement.
Scrotum.

A. SIGMOÏDES *(Arteriae sigmoideae). (angl. sigmoid arteries).*
A. mésentérique inférieure.
Côlon sigmoïde.

A. SPHÉNO-PALATINE *(Arteria sphenopalatina). (angl. sphenopalatine artery).*
A. maxillaire.
Fosses nasales et cavités accessoires.
Branches nasales latérale et postérieure, rameaux septaux.

A. SPINALE ANTÉRIEURE *(Arteria spinalis anterior). (angl. anterior spinal artery).*
A. vertébrale.
Moelle épinière.

NOM | ORIGINE | RAPPORTS | DISTRIBUTION | BRANCHES

A. SPINALE POSTÉRIEURE *(Arteria spinalis posterior). (angl. posterior spinal artery).*

Origine : A. cérébelleuse antérieure et inférieure.

Distribution : Moelle épinière.

A. SPLÉNIQUE *(Arteria lienalis). (angl. splenic artery).*

Origine : Tronc cœliaque.

Rapports : Bord supérieur du pancréas, ligament pancréatico-splénique.

Distribution : Rate, pancréas, grande courbure et partie gauche de l'estomac ; omentum.

Branches : A. pancréatique dorsale, rameaux pancréatiques, gastro-omentale gauche ; gastriques courtes, branches spléniques.

A. STERNO-CLÉIDO-MASTOÏDIENNE *(Rami sternocleidomastoidei). (angl. sternocleiomastoid artery).*

Origine : A. occipitale.

Distribution : Muscle sterno-cléïdo-mastoïdien.

A. STYLO-MASTOÏDIENNE *(Arteria stylomastoidea). (angl. stylomastoid artery).*

Origine : A. auriculaire postérieure.

Distribution : Oreille moyenne, cellules mastoïdiennes, caisse du tympan, etc.

Branches : Branches méatale, mastoïdienne, tympanique, vestibulaire, terminale.

A. SUB-CLAVIÈRE *(Arteria subclavia). (angl. subclavian artery).*

Origine : Tronc brachio-céphalique du côté droit, crosse de l'aorte du côté gauche.

Rapports : Sub-clavière droite : nerf vague, phrénique et anse sub-clavière, n. laryngé récurrent ; veine sub-clavière ; muscles infra-hyoïdiens et l'articulation costo-claviculaire ; ganglion cervical inférieur du sympathique ; plèvre et poumon.

Sub-clavière gauche : carotide commune et X[e] gauche, les vertèbres T_1 et T_2, œsophage, récurrent gauche et conduit thoracique ; plèvre et poumon.

Droite et gauche : muscles scalènes antérieurs, dentelé antérieur, clavicule, muscle sub-clavier et plexus brachial.

Distribution : Cou, thorax, moelle, membres supérieurs, encéphale et méninges.

Branches : A. vertébrale, thoracique interne. Troncs thyro-cervical et costo-cervical.
A. axillaire.

A. SUB-COSTALE *(Arteria subcostalis). (angl. subcostal artery).*

Origine : Aorte thoracique.

Distribution : Paroi abdominale supérieure et postérieure.

Branches : Dorsales et spinales.

A. SUB-MENTALE *(Arteria submentalis). (angl. submental artery).*

Origine : A. faciale.

Distribution : Tissus de la mandibule.

Branches : Branches musculaires, perforantes, cutanées.

NOM	ORIGINE	RAPPORTS	DISTRIBUTION	BRANCHES
A. SUB-SCAPULAIRE *(Arteria subscapularis). (angl. subscapular artery).*	A. axillaire.		Face postérieure de l'aisselle, muscles de l'épaule et omoplate. Fosse sous-scapulaire.	Branches thoracique et scapulaire.
A. SUB-LINGUALE *(Arteria sublingualis). (angl. sublingual artery).*	A. linguale.		Glande sub-linguale, côtés de la langue, plancher de la bouche et muscles de la mandibule.	Artère du frein.
A. SUPRA-TROCHLÉAIRE *(Arteria supratrochlearis). (angl. supratrochlear artery).*	A. ophtalmique.		Muscles frontal et orbiculaire des paupières.	
A. SUPRA-RÉNALE INFÉRIEURE *(Arteria suprarenalis inferior). (angl. inferior suprarenal artery).*	A. rénale.		Glande suprarénale.	
A. SUPRA-RÉNALE MOYENNE *(Arteria suprarenalis media). (angl. middle suprarenal artery).*	Aorte abdominale.		Glandes suprarénales.	
A. SUPRA-RÉNALE SUPÉRIEURE *(Arteria suprarenalis superior). (angl. superior suprarenal artery).*	A. phrénique inférieure.		Glandes suprarénales.	
A. SUPRA-ORBITAIRE *(Arteria supraorbitalis). (angl. supraorbital artery).*	A. ophtalmique.		Front, muscles supérieurs de l'orbite.	Branches périostiques, musculaires, diploïques, trochléaires et palpébrales.
A. SUPRA-SCAPULAIRE *(Arteria suprascapularis). (angl. suprascapular artery).*	Tronc thyro-cervical ou artère sub-clavière.		Clavicule, omoplate, articulation et muscles de l'épaule.	
A. SURALE *(Arteria suralis). (angl. sural artery).*	A. poplitée.		Muscles du creux poplité et mollet.	

NOM ORIGINE RAPPORTS DISTRIBUTION BRANCHES

A. TARSALE LATÉRALE *(Arteria tarsalis lateralis). (angl. lateral tarsal artery).*
Artère dorsale du pied.
Tarse.

A. TEMPORALE *(Arteria temporalis superficialis). (angl. temporal artery).*
A. temporale superficielle.
Cuir chevelu et aponévroses.

A. TEMPORALE MOYENNE *(Arteria temporalis media). (angl. middle temporal artery).*
A. temporale superficielle.
Région temporale.

A. TEMPORALE POSTÉRIEURE *(Arteria temporalis posterior). (angl. posterior temporal artery).*
Artère cérébrale moyenne.
Cortex de lobe temporal postérieur.

A. TEMPORALES PROFONDES *(Arteriae temporalis profunda anterior et posterior). (angl. anterior and posterior deep temporal arteries).*
A. maxillaire.
Grande aile du sphénoïde.
Muscle temporal, zygomatique.

A. TEMPORALE SUPERFICIELLE *(Arteria temporalis superficialis). (angl. superficial temporal artery).*
A. carotide externe.
Parotide, arcade zygomatique et entre le conduit auditif externe et l'apophyse zygomatique.
Front, région temporale, glande parotide, muscle masseter et oreille.
A. transverse de la face, branches articulaires, zygomato-orbitaires, temporale moyenne et terminales antérieure ou frontale et postérieure ou pariétale.

A. TESTICULAIRE *(Arteria testicularis). (angl. testicular artery).*
Aorte abdominale.
Uretère et psoas. Canal inguinal et bourses.
Testicule, épididyme et uretère.
A. urétérale, crémastérienne, épididymo-testiculaire.

NOM ORIGINE RAPPORTS DISTRIBUTION BRANCHES

A. THORACIQUE INTERNE *(Arteria thoracica interna). (angl. internal thoracic artery).*
A. sub-clavière.
Extrémité interne de la clavicule, bord du sternum, plèvre, nerf phrénique.
Thorax et organes thoraciques, diaphragme.
A. péricardo-phrénique, médiastinale, sternale, intercostales antérieures, bronchiques, mammaires, perforantes, musculo-phrénique et épigastrique supérieure, thymique, trachéales.

A. THORACIQUE LATÉRALE *(Arteria thoracica lateralis). (angl. lateral thoracic artery).*
A. axillaire.
Muscles pectoraux, aisselle, glande mammaire et ganglions axillaires.
Branches mammaires.

A. THORACIQUE SUPÉRIEURE *(Arteria thoracica suprema). (angl. highest thoracic artery).*
A. axillaire.
Partie axillaire de la paroi thoracique.

A. THORACO-ACROMIALE *(Arteria thoraco-acromialis). (angl. thoraco-acromial artery).*
A. axillaire.
Régions deltoïde, claviculaire et thoracique.
Partie axillaire de la paroi thoracique.

A. THYROÏDIENNE INFÉRIEURE *(Arteria thyroidea inferior). (angl. inferior thyroid artery).*
Tronc thyro-cervical.
Tronc sympathique et paquets vasculo-nerveux du cou.
Larynx, œsophage, thyroïde et muscles du cou.
A. cervicale ascendante, œsophagienne, trachéale, laryngée inférieure, pharyngée et branches musculaires.

A. THYROÏDEA IMA *(Arteria thyroidea ima). (angl. middle thyroid artery).*
Tronc brachiocéphalique ou crosse de l'aorte.
Glande thyroïde.

A. THYROÏDIENNE SUPÉRIEURE *(Arteria thyroidea superior). (angl. superior thyroid artery).*
A. carotide externe.
Grande corne de l'hyoïde ; lobe latéral de la glande thyroïde.
Thyroïde et région adjacente.
A. hyoïdienne, sterno-cléido-mastoïdienne, laryngée supérieure, crico-thyroïdienne, musculaires et terminales antérieure et postérieure.

NOM ORIGINE RAPPORTS DISTRIBUTION BRANCHES

A. TIBIALE ANTÉRIEURE *(Arteria tibialis anterior). (angl. anterior tibial artery).*

A. poplitée.

Devant la membrane interosseuse et le tibia, derrière la portion charnue de l'extenseur commun des orteils et le muscle tibial antérieur, entre le muscle tibial antérieur et le long extenseur de l'hallux. Veines tibiales et nerf péronier profond.

Genou, jambe et cheville.

A. récurrente tibiale antérieure, récurrente fibulaire postérieure et antérieure, branches musculaires, a. malléolaires antérieures latérale médiale, et a. dorsale du pied.

A. TIBIALE POSTÉRIEURE *(Arteria tibialis posterior). (angl. posterior tibial artery).*

Tronc tibio-fibulaire.

Derrière le muscle tibial postérieur, et le fléchisseur commun des orteils ; devant le gastrocnémien, le soléaire et le fléchisseur propre de l'hallux. Veines tibiales et nerf tibial.

Jambe, pied et talon.

Branches musculaires, nourricières, cutanées, osseuses, communicantes, a. malléolaire médiale, calcanéenne, plantaires latérale et médiale.

A. TONSILLAIRE *(Ramus tonsillaris a. facialis). (angl. tonsillar branch of facial artery).*

A. faciale.

Tonsille et base de la langue.

A. TRANSVERSALE DE LA FACE *(Arteria transversa faciei). (angl. transverse facial artery).*

A. temporale superficielle.

Parotide, muscle masséter, peau de la face.

A. TUBAIRE INTERNE *(Ramus tubarius a. uterina). (angl. tubal branch of uterine artery).*

A. ovarique.

Trompe utérine.

A. TYMPANIQUE ANTÉRIEURE *(Arteria tympanica anterior). (angl. anterior tympanic artery).*

A. maxillaire.

Tympan.

A. TYMPANIQUE INFÉRIEURE *(Arteria tympanica inferior). (angl. inferior tympanic artery).*

A. pharyngienne ascendante.

Tympan.

A. TYMPANIQUE POSTÉRIEURE *(Arteria tympanica posterior). (angl. posterior tympanic artery).*

A. stylo-mastoïdienne.

Muscle tenseur du tympan.

NOM ORIGINE RAPPORTS DISTRIBUTION BRANCHES

A. TYMPANIQUE SUPÉRIEURE *(Arteria tympanica superior). (angl. superior tympanic artery).*

A. méningée moyenne.

Membrane tympanique.

A. ULNAIRE *(Arteria ulnaris). (angl. ulnar artery).*

A. brachiale.

Dans l'avant-bras : sous les muscles pronator teres, sur le fléchisseur superficiel des doigts, le tendon du fléchisseur ulnaire du carpe et le fléchisseur superficiel ; nerfs médian et ulnaire. *Dans le poignet* : pisiforme.

Coude, muscles de l'avant bras, poignet et doigts.

A. récurrentes ulnaires, interosseuses, musculaires nourricières, dorsale du carpe, palmaire du carpe, ulno-transverse, arcade palmaire profonde, arcade palmaire superficielle.

A. URÉTÉRALE *(Arteria ureterica). (angl. ureteric artery).*

Artère pudendale interne.

Uretère.

A. UTÉRINE *(Arteria uterina). (angl. uterine artery).*

A. iliaque interne.

Utérus, vagin, ligament rond, trompe, ovaire.

Branches cervicale, vaginale et ovarique.

A. VAGINALE *(Arteria vaginalis). (angl. vaginal artery).*

A. utérine.

Vagin et vessie.

A. VERTÉBRALE *(Arteria vertebralis). (angl. vertebral artery).*

A. sous-clavière.

Traverse les trous des apophyses transverses cervicales (de la VI à la I) ; foramen magnum, face antérieure du bulbe.

Muscles du cou, vertèbres, moelle, cervelet et encéphale.

A. spinales latérales, branches musculaires, rameaux méningés, spinale postérieure, spinale antérieure, cérébelleuse inférieure et postérieure et tronc basilaire.

A. VÉSICALE INFÉRIEURE *(Arteria vesicalis inferior). (angl. inferior vesical artery).*

A. iliaque interne.

Vessie, prostate, vésicules séminales ou vagin, uretère.

A. VÉSICALES SUPÉRIEURES *(Arteriae vesicales superiores). (angl. superior vesical arteries).*

A. ombilicale.

Vessie, ouraque et uretère.

NOM ORIGINE RAPPORTS DISTRIBUTION BRANCHES

A. ZYGOMATO-ORBITALE *(Arteria zygomatico-orbitalis). (angl. zygomatico-orbital artery).*

A. temporale superficielle.

Partie interne de l'orbite.

S'anastomose avec l'a. palpébrale latérale et l'a. lacrymale.

TRONC BASILAIRE

V. Artère basilaire

TRONC BRACHIOCÉPHALIQUE *(Truncus brachiocephalicus). (angl. brachiocephalic artery).*

Crosse de l'aorte.

Veine brachiocéphalique gauche, sternum ; trachée, plèvre droite ; carotide commune gauche.

Côté droit de la tête et du cou, tronc et bras droits.

Artères carotide commune droite, sub-clavière droite ; parfois l'artère thyroïdienne inférieure.

TRONC CŒLIAQUE *(Truncus cœliacus). (angl. celiac artery).*

Aorte abdominale.

Lobe caudé du foie ; bord supérieur du pancréas ; portion cardiale de l'estomac. Entouré par les mailles du plexus aortique abdominal.

Œsophage, estomac, duodénum, rate, pancréas, foie et vésicule biliaire.

A. hépatique commune, splénique et gastrique gauche.

TRONC PULMONAIRE *(Truncus pulmonalis). (angl. pulmonary trunk).*

Ventricule droit.

Portion *intrapéricardique* : péricarde, oreillette gauche et aorte. *Extrapéricardique* : bifurcation de la trachée, poumon gauche et crosse de l'aorte.

Poumons.

A. pulmonaires droite et gauche.

TRONC THYRO-CERVICAL *(Truncus thyrocervicalis). (angl. thyrocervical trunk).*

A. sous-clavière.

Larynx, œsophage, glande thyroïde , région scapulaire et muscles du cou.

A. thyroïdienne inférieure, supra-scapulaire et cervicale transverse.

NOM	ORIGINE	RAPPORTS	DISTRIBUTION	BRANCHES
TRONC TIBIO-FIBULAIRE *(Truncus tibio-fibularis). (angl. tibiofibular trunk).*				
	Artère poplitée			
		Muscle tibial postérieur en avant et soléaire en arrière.		
			Tibia et genou	
				Collatérales : artère récurrente tibiale antérieure et nourricière de tibia. *Terminales* : Artère fibulaire et artère tibiale postérieure.

Articulations

Genou gauche : vues postérieure et sagittale

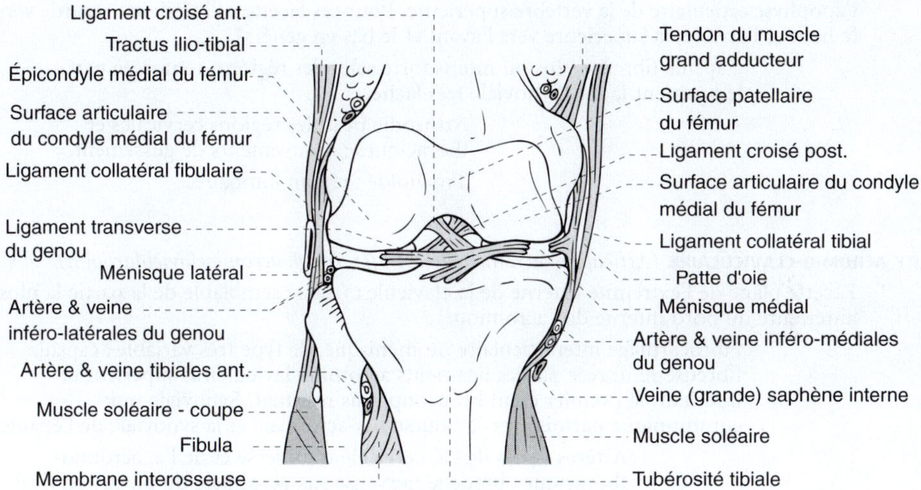

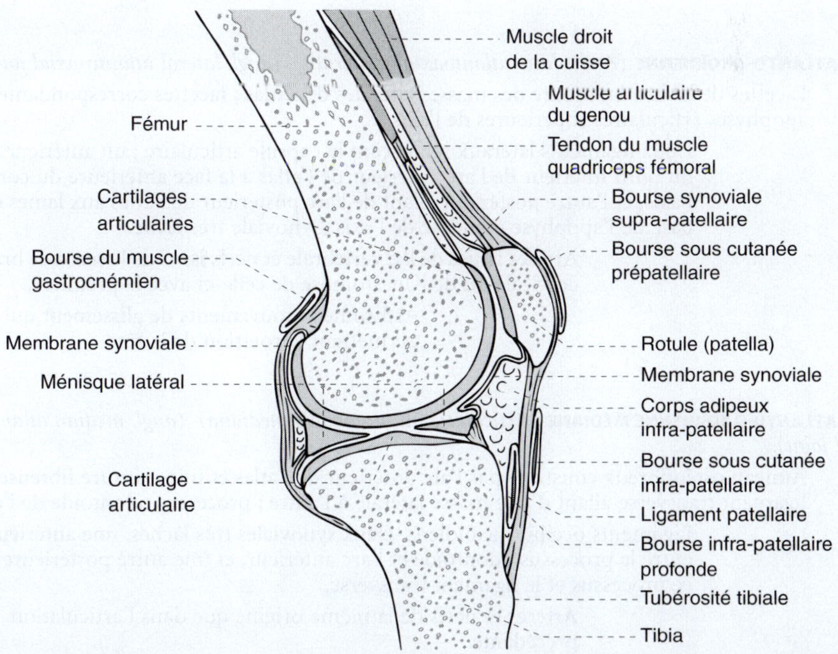

ARTICULATIONS (ART. = ARTICULATION)

NOM	SURFACE ARTICULAIRE	MOYENS D'UNION	ARTÈRES ET NERFS	CLASSE OU GENRE DE MOUVEMENTS

APOPHYSE ARTICULAIRE DES VERTÈBRES *(Processus articularis). (angl. articular process of vertebra).*

Facette de l'apophyse articulaire d'une vertèbre avec la facette correspondante de l'apophyse articulaire de la vertèbre supérieure. Pour ces facettes, l'inférieure regarde vers le haut et l'arrière, la supérieure vers l'avant et le bas en général.

Capsule fibreuse plus ou moins forte selon les régions, renforcée par le ligament jaune. Synoviale très lâche.

Arthrodie pour les régions cervicales et thoraciques ; mouvements de glissement.

Trochoïde : région lombaire.

ART. ACROMIO-CLAVICULAIRE *(Articulatio acromioclavicularis). (angl. acromioclavicular joint).*

Facette plane de l'extrémité externe de la clavicule ; facette semblable de la partie la plus antérieure du bord interne de l'acromion.

Fibrocartilage interarticulaire ou ménisque, de type très variable ; capsule fibreuse renforcée par les ligaments acromio-claviculaires supérieur et inférieur, le premier étant beaucoup plus résistant. Synoviale qui communique parfois avec la bourse sus-acromiale et la synoviale de l'épaule.

Artères issues de l'a. cervicale transverse et de l'a. acromio-thoracique ; branche nerveuse sus-acromiale du plexus cervical superficiel.

Plane : mouvements de glissement qui, bien que limités permettent ceux plus étendus de l'omoplate.

ART. ATLANTO-AXOÏDIENNE *(Articulatio atlantoaxialis lateralis). (angl. lateral atlanto-axial joint).*

Facettes de la face inférieure des masses latérales de l'atlas ; facettes correspondantes des apophyses articulaires supérieures de l'axis.

Deux ligaments latéraux renforçant la capsule articulaire ; un antérieur allant du bord inférieur de l'arc antérieur de l'atlas à la face antérieure du corps de l'axis, et l'autre postérieur allant de l'arc postérieur de l'atlas aux lames et à la base de l'apophyse épineuse de l'axis. Synoviale très lâche.

Artères issues de l'a. vertébrale et nerfs issus de la seconde branche cervicale ou de l'anastomose de celle-ci avec la première.

Arthrodie : mouvements de glissement qui permettent la rotation de la tête.

ART. ATLANTO-AXOÏDIENNE MÉDIANE *(Articulatio atlantoaxialis mediana). (angl. median atlanto-axial joint).*

Anneau ostéofibreux constitué par l'arc antérieur de l'atlas et une ceinture fibreuse ou ligament transverse allant d'une masse latérale à l'autre ; processus odontoïde de l'axis.

Ligaments occipito-axoïdiens. Deux synoviales très lâches, une antérieure entre le processus odontoïde et l'arc antérieur, et une autre postérieure entre ce processus et le ligament transverse.

Artères et nerfs de la même origine que dans l'articulation précédente.

Trochoïde, mouvements de rotation de la tête.

NOM — SURFACE ARTICULAIRE — MOYENS D'UNION — ARTÈRES ET NERFS — CLASSE OU GENRE DE MOUVEMENTS

ART. ATLANTO-OCCIPITALE *(Articulatio atlantooccipitalis). (angl. atlanto-occipital joint).*

Condyles de l'occipital et facettes articulaires supérieures des masses latérales de l'atlas.

Capsules droite et gauche : membrane atlanto-occipitale antérieure étendue de la partie antérieure du trou occipital au bord supérieur de l'arc antérieur de l'atlas, et membrane atlanto-occipitale postérieure ayant les mêmes insertions. Une synoviale très lâche pour chaque condyle.

Artères issues de l'a. vertébrale et branche méningée de l'a. pharyngienne ascendante ; nerfs issus du n. sous-occipital.

Condylienne ; mouvements de flexion, d'extension et d'inclinaison.

ART. CALCANÉO-CUBOÏDIENNE *(Articulatio calcaneocuboidea). (angl. calcaneocuboid joint).*

Facette concavo-convexe de la face antérieure du calcanéus ; facette semblable de la face postérieure du cuboïde. Constitue la partie externe de l'articulation médiotarsienne.

Capsule articulaire renforcée par deux ligaments propres calcanéo-cuboïdiens : supérieur et inférieur, et un ligament bifurqué en Y ou en V commun à cette articulation et à l'art. talo-naviculaire. Synoviale indépendante.

Artères issues des a. dorsales du pied et du métatarse et des a. plantaires ; nerfs issus des n. péroniers profond et superficiel et du n. plantaire latéral.

Articulation en selle par emboîtement réciproque ; mouvements limités de flexion et d'extension, d'adduction et de rotation.

ART. CARPO-MÉTACARPIENNES *(Articulationes carpometacarpeae). (angl. carpometacarpal joints).*

Le métacarpien II par trois facettes de son extrémité supérieure avec le trapèze, le trapézoïde et le capitatum qui forment une mortaise. Le métacarpien III avec le capitatum. Le métacarpien IV par deux facettes inégales avec le capitatum et l'hamatum. Le métacarpien V avec l'os crochu.

Un ligament interosseux en V ou en Y depuis les faces contigües du grand os et de l'os crochu jusqu'au métacarpien III ; quatre ligaments palmaires, du trapèze aux métacarpiens II et III, du grand os au métacarpien II, du grand os au métacarpien III et de l'os crochu au métacarpien IV ; six ou sept ligaments dorsaux, plus résistants : deux allant du métacarpien II au trapézoïde, deux allant du métacarpien III à l'os crochu, un du métacarpien IV et un autre du métacarpien V à l'os crochu. Synoviale des métacarpiens II et III qui communique avec la synoviale médiocarpienne.

Artères issues des a. interosseuses dorsales et de l'arcade palmaire profonde ; n. issus de l'ulnaire et du radial.

Arthrodies ; mouvements de fléxion-extension et de faible inclinaison latérale.

NOM	SURFACE ARTICULAIRE	MOYENS D'UNION	ARTÈRES ET NERFS	CLASSE OU GENRE DE MOUVEMENTS
ART. CARPO-MÉTACARPIENNE DU POUCE *(Articulatio carpometacarpea pollicis). (angl. carpometacarpal joint of thumb).*	Facette concavo-convexe sur deux versants de la face inférieure du trapèze ; facette de forme inverse à l'extrémité supérieure du métacarpien I.	Un seul ligament en forme de capsule ; synoviale lâche.	Artères issue de l'a. digitale dorsale du pouce et de l'a. radiale ; nerfs issus du n. médian.	Articulation en selle par emboîtement réciproque, mouvements de flexion, d'extension, d'abduction, d'adduction et de circumduction du pouce ; la flexion et l'adduction combinées produisent l'opposition caractéristique de la main humaine.
ART. COSTO-CHONDRALE *(Articulatio costochondralis). (angl. costochondral joint).*	Cavité ellipsoïde de l'extrémité antérieure de la côte avec l'extrémité de configuration inverse des cartilages costaux.	Emboîtement des deux surfaces, consolidé par la continuité du périoste avec le périchondre.		Synarthrose.
ART. COSTO-TRANSVERSAIRE *(Articulatio costotransversaria). (angl. costotransverse joint).*	Facette circulaire convexe du tubercule de la côte et facette semblable et concave du processus transverse.	Capsule : ligaments costo-transversaires.	Artères de la branche dorso-épineuse des a. intercostales ; nerfs issus des branches dorsales des n. thoraciques.	Trochoïde ; mouvements de glissement qui permettent la montée et la descente des côtes.
ART. COSTO-VERTÉBRALE PROPREMENT DITE *(Articulatio capitis costae). (angl. capitular joint).*	Pour la partie de la côte, au niveau de la tête deux facettes planes, supérieure et inférieure ; pour la partie des vertèbres, deux facettes semblables, une sur la vertèbre du haut, et l'autre sur celle du bas. Les côtes I, XI et XII ne s'articulent qu'avec une vertèbre.	Ligament intra-articulaire ; capsule périphérique très fine renforcée par le ligament radié. Deux synoviales rudimentaires.	Artères des branches intercostales et nerfs issus des n. intercostaux.	Arthrodie ; mouvements de glissement qui permettent la montée et la descente des côtes.
ART. COSTO-VERTÉBRALES *(Articulatio costovertebrales). (angl. costovertebral joints).*	Articulations entre les côtes et les vertèbres. L'ensemble est formé de l'articulation de la tête des côtes et de la costo-transversaire.			

NOM	SURFACE ARTICULAIRE	MOYENS D'UNION	ARTÈRES ET NERFS	CLASSE OU GENRE DE MOUVEMENTS
ART. DU COUDE *(Articulatio cubiti). (angl. elbow joint).*	Trochlée humérale, gouttière capitulo-trochléenne et capitulum à l'extrémité inférieure de l'humérus ; incisure trochléaire et incisure radiale à l'extrémité supérieure de l'ulna et fovea à l'extrémité supérieure du radius.	Capsule articulaire renforcée par cinq ligaments : annulaire, carré et collatéraux radial, ulnaire et postérieur. Synoviale avec divers culs-de-sacs, antérieur, postérieur et inférieur.	Artères issues des a. brachiale, radiale et ulnaire qui forment un réseau articulaire ; nerfs issus du n. musculo-cutané, médian, radial et ulnaire.	Trochléenne ; mouvements étendus de flexion et d'extension. Trochoïde (radio-ulnaire) : prono-supination.
ART. COXO-FÉMORALE OU DE LA HANCHE *(Articulatio coxae). (angl. hip joint).*	Tête du fémur ; acétabulum de l'os coxal élargie par un anneau fibreux, le labrum acétabulaire.	Ligament de la tête du fémur intra-articulaire ; capsule avec trois faisceaux de renforcement : ilio-fémoral ; ischio-fémoral et pubo-fémoral. Synoviale étendue.	Artères issues de l'a. fémorale profonde qui constituent les a. circonflexes fémorales latérale et médiale,et des a. obturatrices et glutéales ; nerfs postérieurs du plexus sacré et antérieurs issus des n. fémoral et obturateur.	Sphéroïde ; mouvements de flexion et d'extension ; d'adduction et d'abduction, de circumduction et de rotation.
ART. CUNÉO-CUBOÏDIENNES *(Articulationes cuneocuboidea). (angl. cuneocuboid joints).*	Facette plane triangulaire ou ovale de la face interne du cuboïde ; facette semblable de la face externe du cunéiforme latéral.	Un ligament dorsal, un autre plantaire et un autre interosseux. Synoviale indépendante ou diverticule de l'articulation cubo-naviculaire.	Artères issues des a. dorsales du pied et du métatarse et plantaires ; nerfs issus des n. péronier profond et plantaires.	Arthrodie ; mouvements de glissement très légers.
ART. CUNÉO-NAVICULAIRES *(Articulatio cuneonavicularis). (angl. cuneonavicular joints).*	Trois facettes sur la face antérieure de l'os naviculaire séparées par deux crêtes verticales ; facette verticale sur la face postérieure de chacun des trois cunéiformes.	Trois ligaments dorsaux et trois plantaires allant de l'os naviculaire à chaque cunéiforme et un faisceau accessoire plantaire allant de l'os naviculaire au second cunéiforme. Synoviale commune avec deux prolongements inter-cunéens et une autre naviculo-cuboïdienne.	Artères issues des a. dorsales du pied et du métatarse et des a. plantaires ; nerfs issus du n. péronier profond et des n. plantaires.	Arthrodie ; très légers mouvements de glissement.

NOM	SURFACE ARTICULAIRE	MOYENS D'UNION	ARTÈRES ET NERFS	CLASSE OU GENRE DE MOUVEMENTS
ART. DU GENOU *(Articulatio genus). (angl. knee joint).*	Surface patellaire du fémur et condyles de l'extrémité inférieure du fémur ; cavités glénoïdales de l'extrémité supérieure du tibia, élargies et approfondies par deux ménisques ; face postérieure de la patella.	Capsule ; ligament antérieur, tendon terminal du muscle quadriceps ; ligaments poplités oblique et arqué, postérieurs ; deux ligaments latéraux interne et externe, et deux ligaments croisés, antérieur et postérieur, du tubercule intercondylien du tibia au condyle externe et du tubercule au condyle interne, respectivement. Synoviale compliquée, la plus étendue avec divers prolongements ou diverticules : sous-rotulien en dessous du quadriceps, sous-poplité et d'autres.	Artères issues de l'a. descendante du genou, des branches articulaires, de l'a. récurrente tibiale antérieure ; nerfs issus du tibial et du péronier commun, de l'obturateur et du fémoral.	Trochléenne ; mouvements de flexion, d'extension et de rotation.
ART. DE LA HANCHE V. Art. Coxo-fémorale ou de la hanche				
ART. INTERCHONDRALES *(Articulationes interchondrales). (angl. interchondral joints).*	Facettes ovales de la partie moyenne des bords des cartilages costaux VI, VII et VIII.	Périchondre qui passe d'un cartilage à un autre sans interruption, et filets fibreux qui vont d'un cartilage à l'autre. Synoviale rudimentaire.	Artères issues de l'a. musculo-phrénique, de l'a. thoracique interne ; nerfs issus des n. intercostaux.	Arthrodie ; légers mouvements de glissement.
ART. INTERCUNÉIFORMES *(Articulationes intercuneiformes). (angl. intercuneiform joints).*	Facettes planes de la partie postérieure des faces par lesquelles les os cunéiformes se correspondent.	Deux ligaments dorsaux : médial du premier au second cunéiforme, et latéral du second au troisième ; deux ligaments interosseux, latéral et médial, et un ligament plantaire résistant allant du premier au second cunéiforme. Deux synoviales étant le prolongement de la cunéo-naviculaire.	Artères issues des a. dorsales du pied et des plantaires : nerfs issus du n. péronier profond et des n. plantaires.	Arthrodie ; mouvements de glissement extrêmement légers.
ART. INTERMÉTACARPIENNES *(Articulationes intermetacarpales). (angl. intermetacarpal joints).*	Facettes irrégulières sur les côtés des extrémités supérieures des métacarpiens II, III, IV et V. Les extrémités inférieures ne s'articulent pas en réalité entre elles.	Trois ligaments interosseux, trois ligaments palmaires et trois dorsaux allant des métacarpiens II à III, III à IV, et IV à V. Une petite synoviale pour chaque articulation, diverticule de la synoviale carpométacarpienne commune. Les extrémités inférieures sont unies par le ligament métacarpien transverse profond.	Artères issues des a. interosseuses et de l'arcade palmaire profonde ; nerfs issus de l'ulnaire et du radial.	Plane ; mouvements de glissements.

NOM	SURFACE ARTICULAIRE	MOYENS D'UNION	ARTÈRES ET NERFS	CLASSE OU GENRE DE MOUVEMENTS

ART. INTERMÉTATARSIENNES *(Articulationes intermetatarseae). (angl. intermetatarsal joints).*

Facettes irrégulières sur les côtés de la base des quatre derniers métatarsiens. Le premier est indépendant. Deux petites facettes entre les métatarsiens II et III, une entre le III et le IV et une autre entre le IV et le V.

Capsule : trois ligaments interosseux, trois dorsaux et trois plantaires, entre les métatarsiens II et III, III et IV et IV et V. Petites synoviales pour chaque articulation, diverticules des synoviales tarsométatarsiennes.

Artères issues de l'a. dorsale du pied, de l'a. plantaire médiale, des a. interosseuses dorsales du pied et de l'arcade plantaire ; nerfs issus du n. péronier profond et des n. plantaires.

Arthrodie ; mouvements de glissement.

ART. INTERPHALANGIENNES DES DOIGTS *(Articulationes interphalangeae manus). (angl. interphalangeal joints of fingers).*

Une poulie, avec la gorge centrale et les masses condylaires latérales à l'extrémité inférieure des première et deuxième phalanges ; une crête centrale et de petites cavités glénoïdales latérales à l'extrémité supérieure des deuxièmes et troisièmes phalanges avec un fibrocartilage d'amplification.

Capsule fibreuse et deux ligaments collatéraux, latéral et médial. Synoviale pour chaque articulation, avec un prolongement prétrochléaire.

Artères issues des collatérales et nerfs des n. collatéraux.

Trochléenne ; mouvements de flexion et d'extension.

ART. INTERPHALANGIENNES DES ORTEILS *(Articulationes interphalangeae pedis). (angl. interphalangeal joints of toes).*

Même disposition que celles des doigts, mais beaucoup moins manifestes.

Mêmes éléments que dans la main, mais en état rudimentaire.

Artères et nerfs issus des a. et n. collatéraux.

Trochléenne ; mouvements de flexion et d'extension.

ART. INTERVERTÉBRALES *(Articulationes vertebrales). (angl. vertebral joints).*

Faces des corps vertébraux : la face supérieure d'une vertèbre avec la face inférieure de la vertèbre qui se trouve au dessus.

Disque intervertébral : ligament longitudinal antérieur et longitudinal postérieur. Le premier va depuis le corps de l'axis jusqu'à la partie supérieure du sacrum. Le second depuis le canal basilaire jusqu'à la paroi antérieure du canal du sacrum.

Amphiarthrose.

NOM	SURFACE ARTICULAIRE	MOYENS D'UNION	ARTÈRES ET NERFS	CLASSE OU GENRE DE MOUVEMENTS
ART. LOMBO-SACRALE *(Articulatio lumbosacralis). (angl. lumbosacral joint).*	Sur la ligne médiane, base du sacrum avec la face inférieure de la cinquième vertèbre lombaire : à droite et à gauche, articulations des processus articulaires sacrées avec les processus articulaires inférieures de la cinquième vertèbre lombaire.	Disque interosseux et ligaments longitudinaux antérieur et postérieur. Ligaments à distance représentés par les ligaments jaunes, inter-épineux et sus-épineux, et le ligament *sacrovertébral* allant de l'apophyse transverse de la cinquième vertèbre lombaire à la base du sacrum.	Branches de l'a. sacrée latérale, de l'ilio-lombaire et d'autres ; nerfs des deux dernières vertèbres lombaires et du tronc sympathique.	Symphyse centrale et arthrodies latérales ; mouvements de glissement.
ART. MÉDIOCARPIENNE *(Articulatio mediocarpalis). (angl. mediocarpal joint).*	L'articulation de la première rangée du carpe avec la seconde se divise en deux parties : l'*externe* formée par le scaphoïde d'une part et le trapèze et le trapézoide d'autre part ; la surface de contact est plane et transversale, et l'*interne*, constituée d'une part par le scaphoïde, le lunatum et le triquetrum qui forment une cavité glénoïde et d'autre part par le capitatum et hamatum, qui forment un condyle.	*Latérale* : trois ligaments : palmaire du scaphoïde au trapèze, dorsal du scaphoïde aux trapèze et trapézoïde, latéral externe du scaphoïde au trapèze. *Médiale* : trois ligaments : palmaire du grand os au pyramidal et au scaphoïde ; dorsal, du pyramidal au trapèze et trapézoïde et scaphoïde, et latéral interne, du pyramidal à l'os crochu. Synoviale unique ou double avec des prolongements ascendants et descendants.	Artères des branches de l'arcade dorsale du carpe et de l'arcade palmaire profonde, de l'a. radiale et de l'a. cubitale ; nerfs issus du n. médian, du cubital et du radial.	Double condylaire : mouvements solidaires de ceux de l'articulation radio-carpienne.
ART. MÉTACARPOPHALANGIENNES *(Articulationes metacarpophalangeales). (angl. metacarpophalangeal joints).*	Tête des métacarpiens ; cavité glénoïdale de l'extrémité supérieure des premières phalanges, agrandie par un fibrocartilage glénoïdien ; dans le pouce ce fibrocartilage contient deux petits sésamoïdes.	Capsule articulaire et ligaments collatéraux latéral et médial, très résistants ; dans le pouce, en plus, deux ligaments métacarpo-sésamoïdiens ; un ligament métacarpien transverse profond étendu des métacarpiens II au V par la face palmaire. Une synoviale pour chaque articulation.	Artères issues des a. interosseuses et des a. digitales ; nerfs issus des n. collatéraux des doigts.	Enarthrose ; mouvements de flexion et d'extension, d'inclinaison latérale, de circumduction et de rotation.

NOM — SURFACE ARTICULAIRE — MOYENS D'UNION — ARTÈRES ET NERFS — CLASSE OU GENRE DE MOUVEMENTS

ART. MÉTATARSOPHALANGIENNES *(Articulationes metatarsophalangeales). (angl. metatarsophalangeal joints).*

Tête de l'extrémité antérieure du métatarse ; cavité glénoïde agrandie par un fibrocartilage glénoïdien de l'extrémité postérieure de la première phalange. Dans l'articulation du gros orteil ce fibrocartilage possède deux sésamoïdes.

Capsule articulaire ; deux ligaments collatéraux latéral et médial et portion correspondante du ligament métatarsien transverse profond sur la face plantaire. Synoviale très lâche pour chaque articulation.

Artères issues de l'a. dorsale du gros orteil et des a. interosseuses ; nerfs issus des n. péronier profond et plantaire médial.

Enarthrose ; mouvements de flexion et d'extension, d'inclinaison latérale, de circumduction et de rotation.

ART. NAVICULO-CUBOÏDIENNE *(Articulatio cuboideanavicularis). (angl. cuboidonavicular joint).*

Facette plane à l'extrémité externe de l'os naviculaire ; facette analogue de la partie postérieure de la face interne du cuboïde.

Trois ligaments : interosseux, dorsal et plantaire. Petite synoviale, prolongement de l'articulation scapho-cunéenne.

Artères issues de l'a. dorsale du pied et du métatarse et des a. plantaires ; nerfs issus des n. péronier profond et plantaires.

Arthrodie ; très légers mouvements de glissement.

ART. PISO-TRIQUÉTRALE *(Articulatio ossis pisiformis). (angl. pisiform joint).*

Facette ovale légèrement convexe du pyramidal ; facette ovale légèrement concave du pisiforme.

Ligaments : supérieur, du pisiforme au processus styloïde de l'ulna ; palmaire, du pisiforme à l'hamatum ; dorsal, piso-triquétral et deux inférieurs résistants, du pisiforme à l'hamatum et au cinquième métacarpien. Synoviale qui communique souvent avec celle du poignet.

Condylaire ; mouvements de glissement.

ART. DU POIGNET V. Radio-carpienne et médio-carpienne *(angl. wrist joint).*

NOM | SURFACE ARTICULAIRE | MOYENS D'UNION | ARTÈRES ET NERFS | CLASSE OU GENRE DE MOUVEMENTS

ART. RADIO-CARPIENNE *(Articulatio radiocarpalis). (angl. radiocarpal joint).*

Surface concave, cavité glénoïde de l'extrémité inférieure du radius et ligament triangulaire ; les trois premiers os de la première rangée du carpe : scaphoïde, lunatum et triquetrum, qui forment une espèce de condyle.

Capsule fibreuse renforcée par des faisceaux ligamenteux qui viennent constituer un ligament palmaire, un ligament dorsal, deux collatéraux, radial et ulnaire et un autre plus profond, radio-scapho-lunaire. Synoviale en communication fréquente avec la radio-cubitale distale.

Artères du réseau du carpe, arcade palmaire profonde, a. interosseuses, a. radiale et cubitale ; nerfs issus des n. médian, cubital et radial.

Condylaire ; mouvements de flexion et d'extension, d'adduction, d'abduction et de circumduction.

ART. RADIO-ULNAIRE DISTALE *(Articulatio radioulnaris distalis). (angl. distal radioulnar joint).*

Incisure ulnaire du radius ; deux facettes, externe et inférieure, de la tête de l'ulna qui forment un angle dièdre. Un fibrocartilage interosseux ou ligament triangulaire élargit la cavité sigmoïde du radius.

Ligament triangulaire et interosseux ; capsule fibreuse renforcée par deux ligaments radio-ulnaires, antérieur et postérieur. Synoviale très étendue et lâche avec un prolongement constant vers le haut et une communication fréquente avec celle du poignet.

Trochoïde ; mouvements de rotation qui ont pour résultat la pronation et la supination.

ART. RADIO-ULNAIRE PROXIMALE *(Articulatio radioulnaris proximalis). (angl. proximal radio-ulnar joint).*

Facette cylindroïde plan convexe autour de la tête du radius ; incisure radiale de l'extrémité supérieure de l'ulna, qui forme avec le ligament annulaire un anneau complet ostéofibreux.

Ligament annulaire ; en plus ligament carré, lame résistante horizontale de 10 mm située entre le cubitus et le radius. Synoviale dépendante de celle du coude.

Artères issues des a. récurrentes radiale et cubitale, et de l'a. brachiale profonde ; nerfs issus du radial.

Trochoïde ; mouvements de rotation.

ART. SACRO-COCCYGIENNE *(Articulatio sacrococcygea). (angl. sacrococcygeal joint).*

Facette ovale convexe du sommet du sacrum et facette semblable concave de la base du coccyx.

Ligament ou ménisque interosseux et ligaments périphériques antérieur, postérieur et latéraux ; ceux-ci, au nombre de trois de chaque côté : interne, moyen et externe.

Petites branches de l'artère sacrale moyenne et des a. sacrales latérales ; filets des deux derniers nerfs sacrés et du nerf coccygien.

Amphiarthrose ; mouvements de flexion et d'extension qui au moment de l'accouchement permettent l'augmentation du diamètre antéro-postérieur du détroit inférieur du bassin.

NOM	SURFACE ARTICULAIRE	MOYENS D'UNION	ARTÈRES ET NERFS	CLASSE OU GENRE DE MOUVEMENTS
ART. SACRO-ILIAQUE *(Articulatio sacroiliaca). (angl. sacroiliac joint).*	Facette auriculaire de la face latérale du sacrum ; facette homonyme de la face interne de l'os coxal ; fibrocartilage interosseux.	Capsule fibreuse courte avec deux ligaments intrinsèques, sacro-iliaque antérieur et sacro-iliaque postérieur, celui-ci divisé en deux plans, superficiel et profond, et un ligament extrinsèque ilio-lombaire, étendu de la crête iliaque à l'apophyse transverse de la cinquième vertèbre lombaire. Synoviale peu étendue.	Artères issues de l'a. ilio-lombaire, de l'a. sacrale latérale et des a. glutéales ; nerfs issus du nerf glutéal supérieur, du plexus sacré et du n. obturateur.	Diarthrose ; mouvements de nutation et d'opposition de la nutation.
ART. SCAPULO-HUMÉRALE OU DE L'ÉPAULE *(Articulatio humeri). (angl. shoulder joint).*	Tête de l'humérus et cavité glénoïdale de la scapula, d'extension et de profondeur augmentées par le labrum glénoïdal.	Capsule articulaire renforcée par le ligament coraco-huméral allant de la base de l'apophyse coracoïde au grand tubercule et les ligaments gléno-huméraux supérieur, moyen et inférieur. Synoviale avec deux prolongements constants : la bourse du sub-scapulaire et la bourse bicipitale.	Artères issues des a. sub-scapulaire, circonflexes humérales antérieure et postérieure et supra-scapulaire ; nerfs issus des n. sub-scapulaire, supra-scapulaire et axillaire.	Sphénoïde ; mouvements variés et étendus d'abduction et d'adduction, de projection vers l'avant et l'arrière, de rotation et de circumduction.
ART. STERNO-CLAVICULAIRE *(Articulatio sternoclavicularis). (angl. sterno-clavicular joint).*	Facette oblongue du sternum du côté de la fourchette, se poursuivant par une facette triangulaire du premier cartilage costal ; facette verticale de l'extrémité interne de la clavicule, se poursuivant par une autre facette horizontale plus petite sur la face inférieure de la clavicule.	Fibro-cartilage et disque interarticulaire ; capsule fibreuse renforcée par quatre ligaments : antérieur et postérieur : sternoclaviculaires, supérieur : interclaviculaire et inférieur : costoclaviculaire. Deux synoviales, ménisco-sternale et ménisco-claviculaire, indépendantes ou entrant en communication.	Artères issues de l'a. thoracique interne et de l'a. thoracique supérieure ; nerfs issus du plexus cervical superficiel et du n. sous-clavier.	Diarthrose par double emboîtement réciproque ; mouvements de montée et de descente, d'avancement et de recul et de circumduction de la clavicule.

NOM	SURFACE ARTICULAIRE	MOYENS D'UNION	ARTÈRES ET NERFS	CLASSE OU GENRE DE MOUVEMENTS

ART. STERNO-COSTALE *(Articulatio sternocostalis). (angl. sternocostal joint).*

Deux facettes sur le bord du sternum, supérieure et inférieure, inclinées en angle ouvert vers l'extérieur ; deux facettes de disposition inverse à l'extrémité du cartilage costal.

Ligament intra-articulaire ; capsule fibreuse renforcée par des ligaments radiés, antérieur et postérieur. Une ou deux synoviales rudimentaires.

Artères des branches antérieures de l'a. thoracique interne.

Arthrodie ; mouvements de glissement qui permettent l'avancement du sternum.

ART. SYMPHYSE PUBIENNE (DE LA) *(Articulatio symphysis pubica). (angl. pubic symphysis joint).*

Facette elliptique de la face interne de chaque pubis.

Fibrocartilage interosseux et quatre ligaments périphériques : antérieur, postérieur, supérieur et inférieur, ou arqué, qui forment une espèce de capsule.

Artères issues de l'arcade sus-pubienne, de l'a. obturatrice, des a. pudendales interne et externe et de l'a. circonflexe fémorale médiale ; nerfs issus du n. pudendal et du n. abdominogénital.

Amphiarthrose ; quelques mouvements chez les femmes enceintes par relâchement des moyens d'union.

ART. TALO-CALCANÉENNE *(Articulatio subtalaris). (angl. subtalar joint).*

Deux facettes, antéro-interne et postéro-externe, de la face supérieure du calcanéus ; deux facettes de situation et de forme identiques de la face inférieure du talus.

Capsule : ligament interosseux, le plus résistant, et ligaments périphériques latéral et médial. Deux synoviales, une indépendante et une autre qui communique avec la synoviale astragalo-scaphoïdienne.

Artères issues de l'a. tibiale postérieure, l'a. dorsale du pied et l'a. péronière profonde.

Trochoïde ; mouvements d'abduction et de rotation.

ART. TALO-NAVICULAIRE *(Articulatio talonavicularis). (angl. talonavicular joint).*

Tête oblongue du talus ; face postérieure du naviculaire, élargie par un fibrocartilage considéré comme le ligament calcanéo-naviculaire plantaire. Constitue la portion interne de l'articulation médiotarsienne.

Capsule : deux ligaments propres : talo-naviculaire supérieur et calcanéo-naviculaire inférieur et ligament bifurqué en Y ou en V de cette articulation et de la calcanéo-naviculaire. Synoviale qui communique avec l'astragalo-calcanéenne interne.

Artères issues des a. dorsales du pied et du métatarse et des plantaires ; nerfs issus des n. péronier profond et superficiel.

Enarthrose : mouvements limités de flexion et d'extension, d'adduction et d'abduction et de rotation.

NOM | SURFACE ARTICULAIRE | MOYENS D'UNION | ARTÈRES ET NERFS | CLASSE OU GENRE DE MOUVEMENTS

ART. TARSO-MÉTATARSIENNES *(Articulationes tarsometatarseae). (angl. tarsometatarsal joints).*

Facettes planes verticales des trois cunéiformes et du cuboïde ; facettes semblables de l'extrémité postérieure des cinq métatarsiens : le premier métatarsien avec le cunéiforme médial ; le deuxième métatarsien avec les trois cunéiformes ; le troisième métatarsien avec le cunéiforme latéral ; le quatrième et le cinquième métatarsiens avec le cuboïde.

Capsules articulaires : trois ligaments interosseux : interne, du cunéiforme médial au second métatarsien ; moyen des cunéiformes II et III au second métatarsien, et externe, du cunéiforme latéral au troisième métatarsien. Sept ligaments dorsaux : un allant du métatarsien I au cunéiforme médial ; trois du métatarsien II aux trois cunéiformes ; un du métatarsien III au cunéiforme latéral et deux des métatarsiens IV et V au cuboïde. Cinq ligaments plantaires : un du premier cunéiforme au métatarsien I ; un du cunéiforme médial aux métatarsiens II et III ; un du cunéiforme latéral au métatarsien III ; deux du cuboïde aux métatarsiens IV et V. Trois synoviales : interne, moyenne et externe ; la moyenne communique avec la scapho-cunéenne.

Artères issues de l'a. dorsale du pied, de l'a. plantaire médiale et de l'arcade plantaire ; nerfs issus du n. péronier profond et des n. plantaires.

Arthrodie ; légers mouvements de glissement.

ART. TEMPORO-MANDIBULAIRE *(Articulatio temporomandibularis). (angl. temporomandibular joint).*

Fosse articulaire et tubercule articulaire de l'os temporal ; processus condylaires. Ménisque articulaire.

Capsule articulaire qui entoure l'articulation, renforcé par deux ligaments latéraux et médiaux, les plus résistants. Deux synoviales, supra- et infra-méniscales.

Artères issues des a. temporales superficielle et profonde, tympanique supérieure, méningée moyenne, auriculaire postérieure, palatine ascendante et laryngée supérieure. Nerfs issus de l'auriculo-temporal et du massétérin.

Ellipsoïde ; mouvements de descente et de remontée de la mandibule, de projection vers l'avant et vers l'arrière, de diduction ou de latéralité.

ART. TIBIO-FIBULAIRE DISTALE *(Articulatio tibiofibularis inferior). (angl. tibiofibular inferior joint).*

Gouttière verticale concave de la partie latérale de l'extrémité inférieure du tibia ; facette semblable de la partie médiale de la base de la malléole de la fibula.

Capsule fibreuse renforcée par trois ligaments : antérieur, postérieur très résistant et syndesmose tibio-fibulaire. Synoviale faisant suite à la tibiotarsienne.

Artères des a. tibiales antérieure et péronière ; nerfs issus du n. saphène et du tibial.

Syndesmose ; mouvements de séparation et de rapprochement de la fibula au tibia lors de la flexion et l'extension du pied.

NOM	SURFACE ARTICULAIRE	MOYENS D'UNION	ARTÈRES ET NERFS	CLASSE OU GENRE DE MOUVEMENTS
ART. TIBIO-FIBULAIRE PROXIMALE *(Articulatio tibiofibularis superior). (angl. tibiofibular superior joint).*	Facette plane du condyle latéral du tibia ; facette semblable de la tête de la fibula.	Capsule fibreuse renforcée par deux ligaments tibio-fibulaires, antérieur et postérieur. Synoviale indépendante ou en communication avec celle du genou.	Artères issue de l'a. récurrente tibiale antérieure et de l'a. inféro-latérale du genou ; nerfs issus du n. péronier commun.	Plane ; mouvements très légers de glissement.
ART. TIBIO-TARSIENNE OU DU COU-DE-PIED *(Articulatio talocruralis). (angl. talocrural joint).*	Tenon de la face supérieure du talus ; mortaise constituée par les extrémités inférieures du tibia et de la fibula.	Ligament capsulaire ou capsule ; deux ligaments collatéraux. *Latéral externe* : divisé en trois faisceaux indépendants de la malléole latérale au talus et au calcanéeus. *Interne* : divisé en deux couches : superficielle ou ligament deltoïdien et profonde. Synoviale avec des culs-de-sacs antérieur et postérieur et des prolongements vers la fibulotibiale distale.	Artères issues des a. tibiales antérieure et postérieure, a. malléolaires et péronières ; nerfs issus du n. saphène péronier profond et du n. tibial.	Trochléenne ; mouvements de flexion et d'extension, combinés avec ceux de l'articulation sous-astragalienne, d'abduction, d'adduction et de rotation.

Ligaments

LIGAMENTS (L. = LIGAMENT)

NOM — SITUATION — CARACTÈRES GÉNÉRAUX — INSERTIONS

LIGAMENTS RÉUNISSANT DEUX OU PLUSIEURS PIÈCES OSSEUSES AU NIVEAU D'UNE ARTICULATION

L. ALAIRE *(Ligamentum alarium). (angl. alar ligament).*

Cou.

Puissants ligaments au nombre de deux, limitant la rotation de la tête.

Partie postérolatérale de la pointe de la dent de l'axis aux condyles occipitaux.

L. ACROMIO CLAVICULAIRE *(Ligamentum acromioclaviculare). (angl. acromioclavicular ligament).*

Épaule.

Renforce la partie supérieure de la capsule articulaire de l'épaule.

Face supérieure de l'acromion — extrémité externe de la clavicule.

L. ACROMIO-CORACOÏDIEN *(Ligamentum coracoacromiale). (angl. coracoacromial ligament).*

Épaule.

Solide lame fibreuse triangulaire.

Base : bord latéral du processus coracoïde ;
Sommet : extrémité supérieure de l'acromion.

L. ANNULAIRE DU RADIUS *(Ligamentum annulare radii). (angl. annular ligament of radius).*

Coude.

Maintient en place la tête du radius.

Lèvres antérieures et postérieures de l'incisure radiale de l'ulna.

L. ANNULAIRE DU STAPES *(Ligamentum annulare stapediale). (angl. annular stapedial ligament).*

Oreille interne.

Base du stapes à la fenêtre vestibulaire.

L. ARQUÉ DU PUBIS *(Ligamentum arcuatum pubis). (angl. arcuate ligament of pubis).*

Symphyse pubienne.

Constitue le sommet de l'arc pubien.

Bords internes des os pubiens, à la partie inférieure de la symphyse.

L. CALCANÉO-CUBOÏDIEN *(Ligamentum calcaneocuboideum). (angl. calcaneocuboid ligament).*

Tarse postérieur.

Face supérieure du calcanéus — face dorsale du cuboïde.

NOM	SITUATION	CARACTÈRES GÉNÉRAUX	INSERTIONS

L. CALCANÉO-CUBOÏDIEN PLANTAIRE *(Ligamentum calcaneocuboideum plantare). (angl. plantar calcaneo-cuboideum ligament).*

Tarse postérieur.

Surfaces plantaires du calcanéus et du cuboïde.

L. CALCANÉO-FIBULAIRE *(Ligamentum calcaneofibulare). (angl. calcaneofibular ligament).*

Malléole externe.

Partie latérale de la malléole fibulaire — partie latérale du calcanéus.

L. CALCANÉO-NAVICULAIRE *(Ligamentum calcaneonaviculare). (angl. calcaneonavicular ligament).*

Tarse postérieur.

Face supérieure du calcanéus — face latérale de l'os naviculaire.

L. CALCANÉO-NAVICULAIRE PLANTAIRE *(Ligamentum calcaneonaviculare plantare). (angl. plantar calcaneonavicular ligament).*

Tarse postérieur.

Ligament puissant et large, contenant un fibrocartilage et supportant la tête du talus.

Partie antérieure du sustentaculum tali — face plantaire de l'os naviculaire.

L. CARRÉ *(Ligamentum quadratum). (angl. quadrate ligament).*

Coude.

Incisure radiale de l'ulna — col du radius.

L. CORACO-HUMÉRAL *(Ligamentum coracohumerale). (angl. coracohumeral ligament).*

Épaule.

Partie latérale du processus coracoïde — tubercule majeur de l'humérus.

L. COSTO-CLAVICULAIRE *(Ligamentum costoclaviculare). (angl. costoclavicular ligament).*

Paroi thoracique.

Rebord supérieur du premier cartilage costal — face inférieure de l'extrémité interne de la clavicule.

L. COSTO-TRANSVERSAIRE *(Ligamentum costotransversarium). (angl. costotransverse ligament).*

Paroi thoracique.

Face antérieure du processus transverse d'une vertèbre — face dorsale du col de la côte correspondante.

NOM SITUATION CARACTÈRES GÉNÉRAUX INSERTIONS

L. COSTO-XIPHOÏDIEN *(Ligamentum costoxiphoidea). (angl. costoxiphoid ligament).*

Paroi thoracique.

Face antérieure des 6e et 7e cartilages costaux — processus xiphoïde.

L. CRICO-PHARYNGÉ *(Ligamentum cricopharyngeum). (angl. cricopharyngeal ligament).*

Cou.

Lame cricoïdienne — partie moyenne du pharynx.

L. CRICO-THYROÏDIEN *(Ligamentum cricothyroideum). (angl. cricothyroid ligament).*

Cou.

Forme la partie la plus large de la membrane laryngée.

Lame du cartilage cricoïde — base du cartilage arythénoïde.

L. CRICO-TRACHÉAL *(Ligamentum cricotracheale). (angl. cricotracheal ligament).*

Cou.

Bord inférieur du cartilage cricoïde — cartilage trachéal supérieur.

L. CROISÉ *(Ligamentum cruciatum genus). (angl. cruciate ligament of knee).*

Genou.

Au nombre de deux, antérieur et postérieur, situés à l'intérieur de l'articulation du genou.

Partie postéromédiale du condyle latéral du fémur — éminence intercondylienne du tibia pour l'*antérieur* ; partie antérolatérale du condyle médial du fémur — surface intercondylienne postérieure du tibia, pour le *postérieur*.

L. CRUCIFORME DE L'ATLAS *(Ligamentum cruciforme atlantis). (angl. cruciform ligament of atlas).*

Cou.

Formé par les ligaments transverses longitudinaux de l'atlas.

L. CUBOÏDO-NAVICULAIRE *(Ligamentum cuboideonaviculare). (angl. cuboidonavicular ligament).*

Pied.

Au nombre de 2 : dorsal et plantaire.

Respectivement des surfaces dorsales et plantaires du cuboïde et de l'os naviculaire.

L. CUNÉO-MÉTATARSAL INTEROSSEUX *(Ligamentum cuneometatarsalis interosseum). (angl. interosseous cuneometatarsal ligament).*

Pied.

Cunéiforme — métatarsiens.

NOM SITUATION CARACTÈRES GÉNÉRAUX INSERTIONS

L. DE LA TÊTE DE LA FIBULA *(Ligamentum capitis fibulae). (angl. ligament of head of fibula).*
Genou.
Au nombre de deux : antérieur et postérieur.
Parties antérieure et postérieure de la tête de la fibula.

L. DE LA PATELLA *(Ligamentum patellae). (angl. patellar ligament).*
Genou.
Continuation du tendon du quadriceps fémoral.
Patella — tubérosité antérieure du tibia.

L. DE L'APEX DE LA DENT DE L'AXIS *(Ligamentum apicis dentis axis). (angl. apical dental ligament).*
Cou.
Pointe de la dent de l'axis à l'os occipital.

L. DE LA TÊTE DU FÉMUR *(Ligamentum capitis femoris). (angl. ligament of head of femur).*
Hanche.
À l'intérieur de l'articulation coxo-fémorale.
Fovea de la tête du fémur — incisure acétabulaire.

L. DELTOÏDIEN *(Ligamentum deltoideum). (angl. deltoid ligament of ankle).*
Cheville.
Ligament médial de l'articulation talocrurale.
Malléole médiale du tibia — os naviculaire, calcanéus, parties antérieure et postérieure du talus.

L. GLÉNO-HUMÉRAL *(Ligamentum glenohumerale). (angl. glenohumeral ligament).*
Épaule.
Au nombre de 3, renforcent la partie interne de l'articulation scapulo-humérale.
Rebord de la cavité glénoïde — col anatomique de l'humérus.

L. HUMÉRAL TRANSVERSE *(Ligamentum transversum humeri). (angl. transverse humeral ligament).*
Épaule.
Transforme en un canal la gouttière bicipitale de l'humérus.
Sur les deux lèvres de la gouttière bicipitale.

L. ILIO-FÉMORAL *(Ligamentum iliofemorale). (angl. iliofemoral ligament).*
Hanche.
Solide ligament triangulaire, recouvrant la partie antérieure et supérieure de l'articulation coxo-fémorale.
Épine iliaque antéro-inférieure — ligne intertrochatérique du fémur.

NOM	SITUATION	CARACTÈRES GÉNÉRAUX	INSERTIONS

L. ILIO-LOMBAL *(Ligamentum iliolumbale). (angl. iliolumbar ligament).*

Bassin.

Processus transverse des 4e et 5e vertèbres lombales — lèvre interne de la partie adjacente de la crête iliaque.

L. INGUINAL *(Ligamentum inguinale). (angl. inguinal ligament).*

Bassin.

Épine iliaque antérosupérieure — épine du pubis.

L. INTERCARPIEN DORSAL *(Ligamentum intercarpale dorsale). (angl. dorsal intercarpal ligament).*

Poignet.

Face dorsale des différents os du carpe.

L. INTERCLAVICULAIRE *(Ligamentum interclaviculare). (angl. interclavicular ligament).*

Thorax.

Unit la partie supérieure des deux extrémités internes de la clavicule.

L. INTERÉPINEUX *(Ligamenta interspinalia). (angl. interspinal ligaments).*

Rachis.

Entre deux processus épineux vertébraux adjacents, du ligament jaune au ligament supra-spinal.

L. INTERFOVÉOLAIRE *(Ligamentum foveolare). (angl. interfoveolar ligament).*

Région inguinale.

Épaississement du fascia transversalis à la partie interne de l'anneau inguinal.

Muscle transverse de l'abdomen — ligament inguinal.

L. INTEROSSEUX SACRO-ILIAQUE *(Ligamentum sacroiliacum interosseum). (angl. interosseous sacroiliac ligament).*

Articulation sacro-iliaque.

Parties adjacentes du sacrum et de l'ilium.

L. INTERTRANSVERSAIRE *(Ligamentum intertransversarium). (angl. intertransverse ligament).*

Rachis.

Entre deux processus transverses vertébraux adjacents. Sauf dans la région cervicale.

L. INTRA-ARTICULAIRE DE LA TÊTE DE LA CÔTE *(Ligamentum capitis costae intraarticulare). (angl. interarticular ligament of head of rib.).*

Paroi thoracique.

Manque pour les 1re, 10e, 11e et 12e côtes.

NOM SITUATION CARACTÈRES GÉNÉRAUX INSERTIONS

Crête entre les deux facettes articulaires de la tête de la côte — disque intervertébral.

L. INTRA-ARTICULAIRE STERNO-COSTAL *(Ligamentum sternocostale intraarticulare). (angl. intra-articular sternocostal ligament).*

Paroi thoracique.

Plaque fibrocartilagineuse de la seconde articulation sterno-costale.

Extrémité du cartilage costal — jonction entre le manbrium et le corps du sternum.

L. ISCHIO-FÉMORAL *(Ligamentum ischiofemorale). (angl. ischiofemoral ligament).*

Hanche.

Large et solide ligament à la partie postérieure de l'articulation coxo-fémorale, qu'il renforce.

Ischium, en arrière de l'acétabulum — fosse trochantérique du fémur et zone orbiculaire.

L. JAUNE *(Ligamentum flavium). (angl. yellow ligament).*

Rachis.

Constitué de tissu élastique jaune, s'étend de l'axis au sacrum.

Partie ventrale des lames vertébrales adjacentes.

L. LACUNAIRE *(Ligamentum lacunare). (angl. lacunar ligament).*

Région inguinale.

Ligament inguinal — ligne pectinée du pubis.

L. LATÉRAL DE L'ARTICULATION TEMPOROMANDIBULAIRE *(Ligamentum laterale articulationis temporomandibularis). (angl. lateral ligament of temporomandibular joint).*

Mâchoire.

Processus zygomatique de l'os temporal — parties latérales et postérieures du col du processus condyloïde de la mandibule.

L. LOMBOCOSTAL *(Ligamentum lumbocostale). (angl. lumbocostal ligament).*

Région lombaire

12e côte — extrémité des processus transverses des 1re et 2e vertèbres lombales.

L. LOMBO-SACRÉ VERTÉBRAL *(Ligamentum sacroiliaca interossea). (angl. interosseous sacro-iliac ligament).*

Articulation sacro-iliaque.

Tuberosités et parties adjacentes du sacrum et de l'ilium.

NOM	SITUATION	CARACTÈRES GÉNÉRAUX	INSERTIONS

L. LONGITUDINAL ANTÉRIEUR *(Ligamentum longitudinale anterius). (angl. anterior longitudinal ligament).*

Rachis.

Longue bande fibreuse médiane, de l'os occipital au sacrum.

Face ventrale des corps vertébraux.

L. LONGITUDINAL POSTÉRIEUR *(Ligamentum longitudinale posterius). (angl. posterior longitudinal ligament).*

Rachis.

Longue bande fibreuse médiane, de l'os occipital au coccyx.

Face dorsale des corps vertébraux.

L. MÉNISCO-FÉMORAL *(Ligamentum meniscofemorale). (angl. meniscofemoral ligament).*

Genou.

Au nombre de deux : antérieur et postérieur.

Antérieur : partie postérieure du ménisque latéral — ligament croisé antérieur.

Postérieur : partie postérieure du ménisque latéral — condyle médial du fémur.

L. MÉTACARPIEN TRANSVERSE SUPERFICIEL *(Ligamentum metacarpeum transverseum superficialis). (angl. metacarpal transverse ligament).*

Main.

Fibres occupant les intervalles entre les faisceaux de l'aponévrose palmaire.

L. NUCHAL *(Ligamentum nuchale). (angl. nuchal ligament).*

Cou.

Ligament sagittal séparant les côtés droit et gauche du cou.

Extrémité des processus épineux des vertèbres cervicales — crête occipitale externe.

L. PALPÉBRAL LATÉRAL *(Ligamentum palpebrale laterale). (angl. lateral palpebral ligament).*

Œil.

Partie latérale du tarse — marge de l'orbite.

L. PALPÉBRAL MÉDIAL *(Ligamentum palpebrale mediale). (angl. medial palpebral ligament).*

Œil.

Partie médiale du tarse — processus frontal du maxillaire et partie postérieure de la crête lacrymale.

L. PECTINÉAL *(Ligamentum pectineale). (angl. pectineal ligament).*

Région inguinale.

Prolongement du ligament lacunaire.

NOM	SITUATION	CARACTÈRES GÉNÉRAUX	INSERTIONS

L. PISO-HAMATUM *(Ligamentum pisohamatum). (angl. pisohamate ligament).*
Poignet.
Pisiforme — crochet de l'hamatum.

L. PISO-MÉTACARPIEN *(Ligamentum pisometacarpeum). (angl. pisometacarpal ligament).*
Poignet.
Pisiforme — base des 4e et 5e métacarpiens.

L. POPLITÉ ARQUÉ *(Ligamentum popliteum arcuatum). (angl. arcuate popliteal ligament).*
Genou.
Apex de la tête de la fibula — capsule articulaire.

L. PTÉRYGO-ÉPINEUX *(Ligamentum pterygospinale). (angl. pterygospinal ligament).*
Crâne.
Bord supérieur de la lame ptérygoïdienne — épine du sphénoïde.

L. POPLITÉ OBLIQUE *(Ligamentum popliteum obliquum). (angl. oblique popliteal ligament).*
Genou.
Condyle médial du tibia — épicondyle latéral du fémur.

L. PUBO-FÉMORAL *(Ligamentum pubofemorale). (angl. pubofemoral ligament).*
Articulation coxo-fémorale.
Crête obturatrice du pubis — capsule de l'articulation coxo-fémorale.

L. RADIÉ CHONDRO-STERNAL *(Ligamentum sterno-costalia radiata). (angl. radiate sternocostal ligament).*
Paroi thoracique.
Extrémité sternale d'un cartilage costal — partie ventrale du sternum.

L. RADIÉ DE LA TÊTE DE LA CÔTE *(Ligamentum capitis costale radiatum). (angl. radiate ligament of head of rib).*
Paroi thoracique.
Face ventrale de la tête de la côte — deux vertèbres adjacentes et disque intervertébral — en éventail.

L. RADIO-CARPIEN DORSAL *(Ligamentum radiocarpale dorsale). (angl. dorsal radiocarpal ligament).*
Poignet.
Partie postérieure de l'extrémité distale du radius — partie dorsale des os de la 1re rangée du carpe et ligaments intercarpiens dorsaux.

NOM	SITUATION	CARACTÈRES GÉNÉRAUX	INSERTIONS

L. RADIO-CARPIEN PALMAIRE *(Ligamentum radiocarpale palmare). (angl. palmar radiocarpal ligament).*
Poignet.
Processus styloïde du radius — os lunatum, capitatum, triquetrum et hamatum.

L. RÉFLÉCHI DU CANAL INGUINAL *(Ligamentum inguinale reflexum). (angl. reflex inguinal ligament).*
Région inguinale.
Ligament lacunaire et os du pubis — linea alba.

L. SACRO-COCCYGIEN ANTÉRIEUR *(Ligamentum sacrococcygeum anterius). (angl. anterior sacrococcygeal ligament).*
Pelvis.
Partie inférieure du sacrum — partie antérieure du coccyx.

L. SACRO-COCCYGIEN LATÉRAL *(Ligamentum sacrococcygeum laterale). (angl. lateral sacrococcygeal ligament).*
Pelvis.
Complète l'orifice du 5e nerf sacral.
Processus transverse de la 1re vertèbre coccygéale — angle inféro-latéral du sacrum.

L. SACRO-COCCYGIEN POSTÉRIEUR *(Ligamentum sacrococcygeum posterius). (angl. posterior sacrococcygeal ligament).*
Pelvis.
Partie terminale du ligament longitudinal postérieur du rachis.
Face dorsale de la 5e vertèbre sacrale — coccyx.

L. SACRO-ÉPINEUX *(Ligamentum sacrospinale). (angl. sacrospinal ligament).*
Pelvis.
Épine de l'ischium — bord latéral du sacrum.

L. SACRO-ILIAQUE ANTÉRIEUR *(Ligamentum sacroiliacum anteriorius). (angl. anterior sacroiliac ligament).*
Pelvis.
Surface auriculaire du sacrum — parties adjacentes de l'ilium.

L. SACRO-ILIAQUE POSTÉRIEUR *(Ligamentum sacroiliacum posterius). (angl. posterior sacroiliac ligament).*
Pelvis.
Tubérosité de l'ilium — parties postéro-inférieures de l'épine iliaque — crête sacrale.

NOM SITUATION CARACTÈRES GÉNÉRAUX INSERTIONS

L. SACRO-TUBÉRAL *(Ligamentum sacrotuberale). (angl. sacrotuberal ligament).*
Pelvis.
Tubérosité ischiatique — parties latérales du sacrum et du coccyx et épine iliaque postéro-inférieure.

L. SPHÉNO-MANDIBULAIRE *(Ligamentum sphenomandibulare). (angl. sphenomandibular ligament).*
Mandibule.
Épine du sphénoïde — lingula de la mandibule.

L. STERNO-CLAVICULAIRE ANTÉRIEUR *(Ligamentum sternoclaviculare anterius). (angl. anterior sternoclavicular ligament).*
Thorax.
Renforcement de la partie antérieure de la capsule articulaire sternoclaviculaire.
Extrémités antérieure et supérieure de la clavicule — face antérieure du mambrium sternal.

L. STERNO-CLAVICULAIRE POSTÉRIEUR *(Ligamentum sternoclaviculare posterius). (angl. posterior sternoclavicular ligament).*
Paroi thoracique.
Renforcement de la partie postérieure de la capsule articulaire sterno-claviculaire.
Parties postérieure et supérieure de l'extrémité sternale de la clavicule — face postérieure du mambrium sternal.

L. STERNO-COSTAL RADIÉ *(Ligamentum sternocostale radiata). (angl. radiale sternocostal ligament).*
Thorax.
Extrémité sternale d'un cartilage costal — partie ventrale du sternum.

L. STYLO-HYOÏDIEN *(Ligamentum stylohyoideum). (angl. stylohyoid ligament).*
Cou.
Pointe du processus styloïde — petite corne de l'os hyoïde.

L. STYLO-MANDIBULAIRE *(Ligamentum stylomandibulae). (angl. stylomandibular ligament).*
Mandibule.
Pointe du processus styloïde — branche de la mandibule.

L. SUPRA-ÉPINEUX *(Ligamentum supraspinale). (angl. supraspinal ligament).*
Rachis.
En continuité avec le ligament nuchal.
Extrémité du processus épineux de C_7 au sacrum.

NOM	SITUATION	CARACTÈRES GÉNÉRAUX	INSERTIONS
L. TALO-CALCANÉEN INTEROSSEUX *(Ligamentum talocalcaneum interosseum). (angl. interosseous talocalcaneal ligament).*			
	Pied.	Dans le sinus du tarse.	Faces adjacentes du talus et du calcanéus.
L. TALO-CALCANÉEN LATÉRAL *(Ligamentum talocalcaneum laterale). (angl. lateral talocalcaneal ligament).*			
	Pied.		Face latérale du talus à la face latérale du calcanéus.
L. TALO-CALCANÉEN POSTÉRIEUR *(Ligamentum talocalcaneum posterius). (angl. posterior talocalcaneal ligament).*			
	Pied.		Tubercule médial du talus — sustentuculum tali.
L. TALO-FIBULAIRE *(Ligamentum talofibulare). (angl. talofibular ligament).*			
	Malléole latérale.		Faces antérieure et postérieure de la malléole latérale de la fibula — faces antérieure et postérieure du talus.
L. TALO-NAVICULAIRE *(Ligamentum talonaviculare). (angl. talonavicular ligament).*			
	Pied.		Col du talus — surface dorsale de l'os naviculaire.
L. THYRO-ÉPIGLOTTIQUE *(Ligamentum thyroepiglotticum). (angl. thyreoepiglottic ligament).*			
	Larynx.		Partie inférieure du cartilage épiglottique — cartilage thyroïdien.
L. THYRO-HYOÏDIEN LATÉRAL *(Ligamentum thyrohyoideum laterale). (angl. lateral thyroid ligament).*			
	Larynx.	Partie élastique postérieure de la membrane thyro-hyoïdienne.	Extrémité de la corne supérieure du cartilage thyroïde — extrémité de la grande corne de l'os hyoïde.
L. THYRO-HYOÏDIEN MÉDIAN *(Ligamentum thyrohyoideum medianum). (angl. median thyrohyoid ligament).*			
	Larynx.	Partie centrale épaisse de la membrane thyro-hyoïdienne.	Corps de l'os hyoïde — incisure supérieure du cartilage thyroiden.

NOM SITUATION CARACTÈRES GÉNÉRAUX INSERTIONS

L. TIBIOFIBULAIRE *(Ligamentum tibofibulare). (angl. tibiofibular ligament).*
Cheville.
Au nombre de deux : antérieur et postérieur.
Face latérale postérieure de l'extrémité du tibia — partie adjacente de l'extrémité de la fibula.

L. TRANSVERSE DE L'ATLAS *(Ligamentum transversum atlantis). (angl. transverse ligament of atlas).*
Cou.
Partie renforcée du ligament cruciforme de l'atlas. Divise la foramen de l'atlas en 2 parties ; en avant pour la dent et en arrière pour la moelle épinière.
Masses latérales de l'atlas.

L. TRANSVERSE DU GENOU *(Ligamentum transversum genus). (angl. transverse ligament of knee).*
Genou.
Intra-articulaire.
Ménisque latéral — ménisque médial.

L. TRANSVERSE INTER-MÉTACARPIEN PROFOND *(Ligamentum metacarpeum transversum profundum). (angl. deep transverse metacarpal ligament).*
Main.
Face palmaire des têtes du 2e au 5e métacarpes qu'il réunit.

L. TRAPÉZOÏDE *(Ligamentum trapezoideum). (angl. trapezoid ligament).*
Épaule.
Partie antéro-latérale du ligament coraco-claviculaire.
Face supérieure du processus coracoïde — face inférieure de la clavicule.

L. ULNO-CARPIEN PALMAIRE *(Ligamentum ulnocarpale palmare). (angl. palmar ulnocarpal ligament).*
Poignet.
Processus styloïde de l'ulna — os du carpe.

L. VESTIBULAIRE *(Ligamentum vestibulare). (angl. vestibular ligament).*
Larynx.
Cartilage thyroïdien — face antéro-latérale du cartilage arythénoïdien.

L. VOCAL *(Ligamentum vocale). (angl. vocal ligament).*
Larynx.
Cartilage thyroïdien — processus vocal du cartilage arythénoïde.

NOM	SITUATION	CARACTÈRES GÉNÉRAUX	INSERTIONS

LIGAMENTS RELIANT DES ORGANES ENTRE EUX OU À LA PAROI ABDOMINALE OU THORACIQUE

L. ARTÉRIEL *(Ligamentum arteriosum). (angl. ligamentum arteriosum).*
Intrathoracique.
Reliquat fibromusculaire du ductus arteriosus.
Artère pulmonaire — arc aortique.

L. CORONAIRE DU FOIE *(Ligamentum coronarium hepatis). (angl. coronary ligament of the liver).*
Abdomen
Repli péritonéal intra-abdominal.
Face diaphragmatique du foie — face inférieure du diaphragme.

L. DE L'OVAIRE *(Ligamentum ovarii proprium). (angl. ovarian ligament).*
Pelvis.
Cordon musculofibreux dans le ligament large.
Ovaire — partie supérieure du bord latéral de l'utérus.

L. DENTICULÉ *(Ligamentum denticulatum). (angl. denticulate ligament).*
Moelle épinière
2 replis piemériens.
Entre les racines médullaires antérieure et postérieure — fusionnent latéralement avec l'arachnoïde et la dure-mère.

L. DU POUMON *(Ligamentum pulmonare). (angl. pulmonary ligament).*
Cage thoracique.
Repli pleural vertical.
Hile pulmonaire — base de la surface médiale du poumon.

L. DUODÉNO-COLIQUE *(plica duodenomesocolica). (angl. duodenomesocolic fold).*
Abdomen.
Repli péritonéal contenant la veine mésentérique inférieure et la branche ascendante de l'artère colique gauche.

L. FALCIFORME DU FOIE *(Ligamentum falciforme hepatis). (angl. falciform ligament of liver).*
Abdomen.
Repli péritonéal attachant le foie au diaphragme.
Ligament coronaire — ombilic.

NOM	SITUATION	CARACTÈRES GÉNÉRAUX	INSERTIONS

L. GASTRO-COLIQUE *(Ligamentum gastrocolicum). (angl. gastrocolic ligament).*

Abdomen.

Repli péritonéal du grand omentum.

Grande courbure de l'estomac — côlon transverse.

L. GASTRO-SPLÉNIQUE *(Ligamentum gastrosplenicum). (angl. gastrosplenic ligament).*

Abdomen.

Grande courbure de l'estomac — hile de la rate.

L. HÉPATO-COLIQUE *(Ligamentum hepatocolicum). (angl. hepatocolic ligament).*

Abdomen.

Repli péritonéal du petit omentum.

Face inférieure du foie — angle colique droit.

L. HÉPATO-DUODÉNAL *(Ligamentum hepatoduodenale). (angl. hepatoduodenal ligament).*

Abdomen.

Repli péritonéal contenant l'artère hépatique, la veine porte, le conduit cholédoque, des nerfs et lymphatiques.

Face inférieure du foie — partie supérieure du duodénum.

L. HÉPATO-GASTRIQUE *(Ligamentum hepatogastricum). (angl. hepatogastric ligament).*

Abdomen.

Repli péritonéal du petit omentum.

Face inférieure du foie — petite courbure de l'estomac.

L. HÉPATO-RÉNAL *(Ligamentum hepatorenale). (angl. hepatorenal ligament).*

Abdomen.

Repli péritonéal formant la partie droite du foramen épiploïque.

Face inférieure du foie — face antérieure du rein droit.

L. LARGE DE L'UTÉRUS *(Ligamentum latum uteri). (angl. broad ligament of uterus).*

Pelvis.

Repli péritonéal composé du mésomètre, du mésosalpinx et du mésovarium.

Partie latérale de l'utérus — paroi pelvienne.

NOM	SITUATION	CARACTÈRES GÉNÉRAUX	INSERTIONS
L. PHRÉNICO-COLIQUE *(Ligamentum phernicocolicum). (angl. phrenicocolic ligament).*	Abdomen.		Angle colique gauche — partie costale du diaphragme.
L. PHRÉNICO-GASTRIQUE *(Ligamentum gastrophrenicum). (angl. gastrophrenic ligament).*	Abdomen.	Repli péritonéal continu avec le ligament gastro-splénique.	Partie droite de la surface inférieure du diaphragme — courbure du cardia.
L. PHRÉNICO-SPLÉNIQUE *(Ligamentum splenorenale). (angl. splenorenal ligament).*	Abdomen.		Diaphragme — partie concave de la surface splénique.
L. PUBO-PROSTATIQUE *(Ligamentum puboprostaticum). (angl. puboprostatic ligament).*	Pelvis.	Épaississement du fascia supérieur du diaphragme pelvien.	Prostate — arc tendineux du fascia pelvien.
L. PUBO-VÉSICAL *(Ligamentum pubovesicale). (angl. pubovesical ligament).*	Pelvis.	Épaississement du fascia supérieur du diaphragme pelvien chez la femme.	Col de la vessie — arc tendineux du fascia pelvien.
L. ROND DE L'UTÉRUS *(Ligamentum teres uteri). (angl. round ligament of uterus).*	Pelvis.	Cordon fibromusculaire.	Utérus près de l'insertion de la trompe — grande lèvre.
L. ROND DU FOIE *(Ligamentum teres hepatis). (angl. round ligament of liver).*	Abdomen.	Cordon fibreux, reliquat de la veine ombilicale gauche.	Branche gauche de la veine porte — ombilic.
L. SPIRAL DE LA COCHLÉE *(Ligamentum spirale cochleae). (angl. spiral ligament of cochlea).*	Oreille interne.	Épaississement du périoste du conduit cochléaire donnant attache à la membrane basale.	

NOM SITUATION CARACTÈRES GÉNÉRAUX INSERTIONS

L. STERNO-PERICARDIQUE *(Ligamentum sterno-pericardiaca). (angl. sternopericardiac ligament).*
Thorax.

Cordons fibreux au nombre de deux.
Péricarde — face postérieure du sternum.

L. SUSPENSEUR DE L'OVAIRE *(Ligamentum suspensorium ovarii). (angl. suspensory ligament of ovary).*
Pelvis.

Partie du ligament large contenant les vaisseaux et nerfs ovariens.

L. SUSPENSEUR DU CLITORIS *(Ligamentum suspensorium clitoridis). (angl. suspensory ligament of clitoris).*
Vulve.

Racine du clitoris — ligne blanche, symphyse pubienne, ligament arqué du pubis.

L. SUSPENSEUR DU PÉNIS *(Ligamentum suspensorium penis). (angl. suspensory ligament of penis).*
Pénis.

Racine du pénis — ligne blanche, symphyse pubienne et ligament arqué du pubis.

L. TRANSVERSE DU PÉRINÉE *(Ligamentum transversum perinei). (angl. transverse perineal ligament).*
Périnée.

Cordon fibreux, formé par l'épaississement de la partie antérieure du fascia supérieur du diaphragme urogénital.

L. TRIANGULAIRE DU FOIE *(Ligamentum triangulare hepatis). (angl. triangular ligament of liver).*
Abdomen.

Au nombre de deux, constituant les extrémités droite et gauche du ligament coronaire.

L. UTÉRO-SACRÉ *(Musculus rectouterinus). (angl. rectouterine ligament).*
Pelvis.

Cordon musculaire entre le col de l'utérus et le rectum, dans le repli recto-utérin.

Muscles (face)

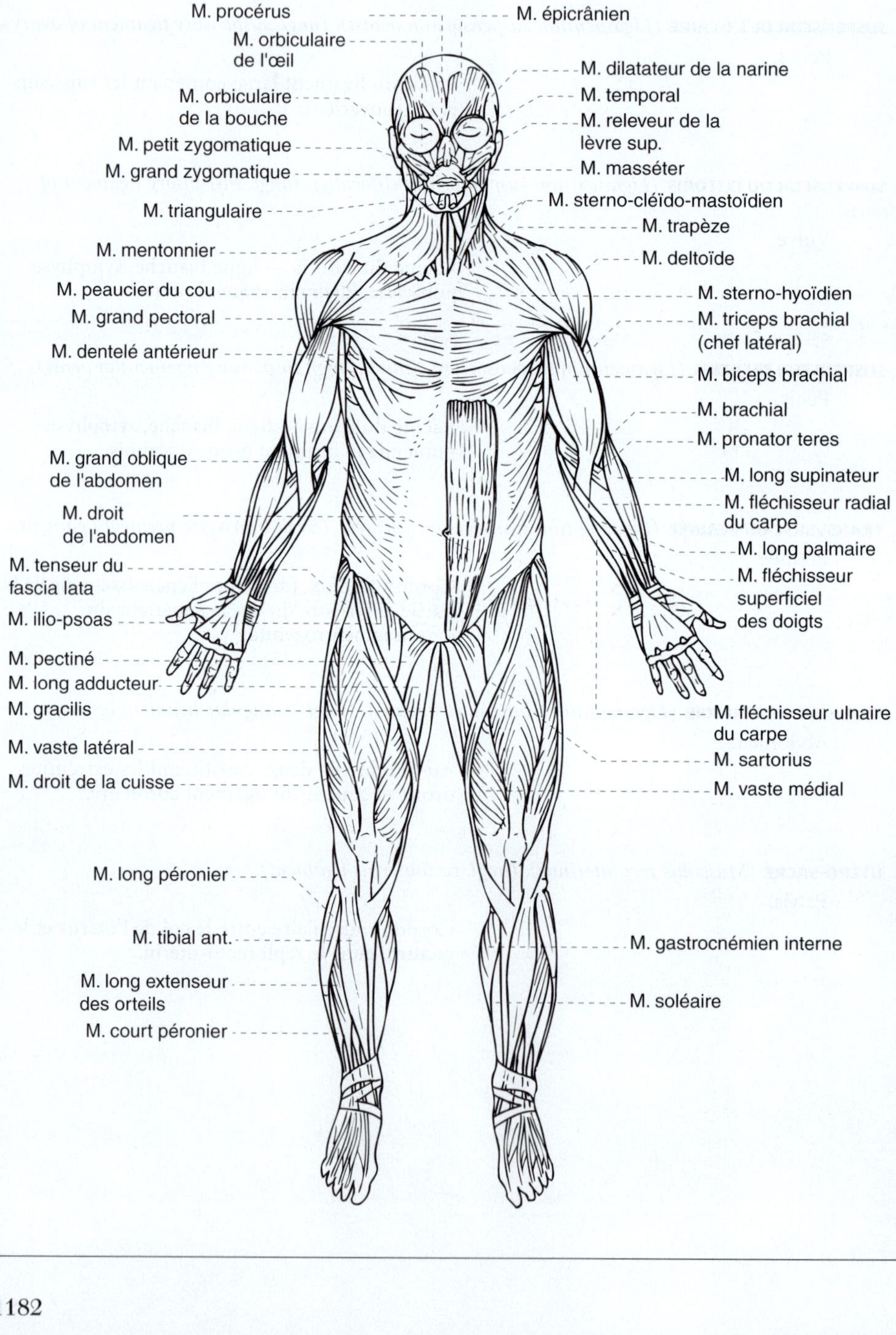

Muscles (dos)

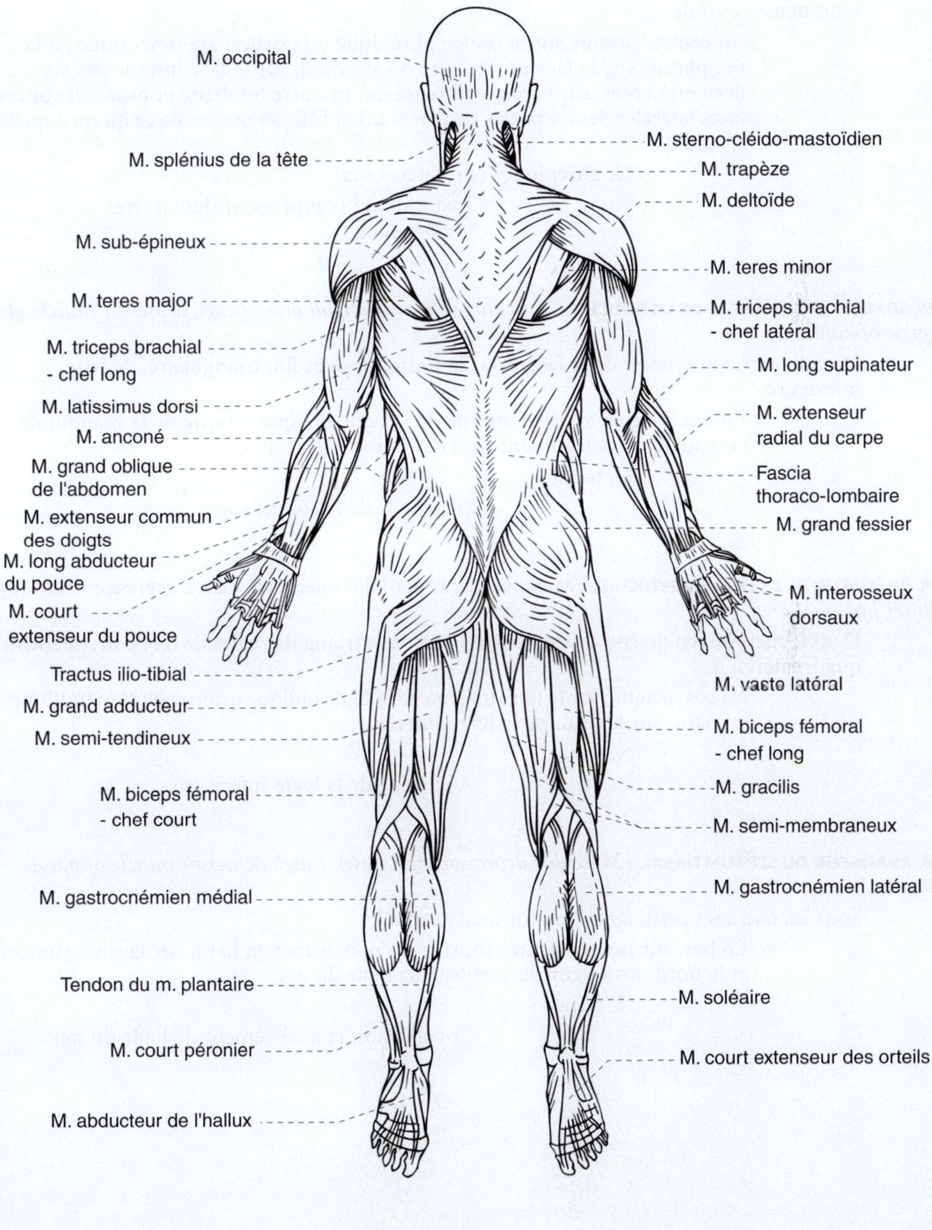
M. occipital
M. splénius de la tête
M. sub-épineux
M. teres major
M. triceps brachial
- chef long
M. latissimus dorsi
M. anconé
M. grand oblique
de l'abdomen
M. extenseur commun
des doigts
M. long abducteur
du pouce
M. court
extenseur du pouce
Tractus ilio-tibial
M. grand adducteur
M. semi-tendineux
M. biceps fémoral
- chef court
M. gastrocnémien médial
Tendon du m. plantaire
M. court péronier
M. abducteur de l'hallux
M. sterno-cléido-mastoïdien
M. trapèze
M. deltoïde
M. teres minor
M. triceps brachial
- chef latéral
M. long supinateur
M. extenseur
radial du carpe
Fascia
thoraco-lombaire
M. grand fessier
M. interosseux
dorsaux
M. vaste latéral
M. biceps fémoral
- chef long
M. gracilis
M. semi-membraneux
M. gastrocnémien latéral
M. soléaire
M. court extenseur des orteils

MUSCLES (M. = MUSCLE)

NOM — SITUATION ET CARACTÈRES GÉNÉRAUX — INSERTIONS — INNERVATION — ACTION

DIAPHRAGME *(Musculus diaphragma). (angl. diaphragm).*

Dans la partie supérieure de la cavité abdominale, dont il forme la voûte ; impair, asymétrique, large et aplati, constitué d'une portion charnue périphérique et d'une autre tendineuse centrale.

Au centre, origine sur le centre phrénique ou portion aponévrotique ; à la périphérie, sur la face postérieure du sternum, sur la face interne des six dernières côtes, sur l'arcade fibreuse des m. carré lombaire et psoas, et sur les faces latérales des corps des vertèbres LII et LIII, au moyen de ce qu'on appelle les piliers.

N. phréniques et intercostaux.

Inspirateur ; compresseur des viscères abdominaux.

M. ABAISSEUR DE L'ANGLE DE LA BOUCHE *(Musculus depressor anguli oris). (angl. depressor muscle of angle of mouth).*

Dans la partie inférieure de la face, sous la peau ; large et fin, triangulaire, de base inférieure.

En bas, origine au tiers interne de la ligne oblique externe de la mandibule ; en haut, sur les téguments des commissures labiales.

N. facial.

Abaisseur de la commissure.

M. ABAISSEUR DE LA LÈVRE INFÉRIEURE *(Musculus depressor labii inferioris). (angl. depressor muscle of lower lip).*

Dans le menton, en dessous et en dedans du muscle triangulaire des lèvres ; pair, de forme quadrilatère.

En bas, origine sur le tiers interne de la ligne oblique externe de la mandibule ; en haut, sur la peau de la lèvre inférieure.

N. facial.

Abaisseur de la lèvre inférieure.

M. ABAISSEUR DU SEPTUM NASAL *(Musculus depressor septi nasi). (angl. depressor muscle of nasal septum).*

Sous les narines ; petit, aplati, en forme d'éventail.

En bas, sur la fossette myrtiforme du maxillaire ; en haut, sur la sous-cloison et le bord postérieur du cartilage de l'aile du nez.

N. facial.

Constriction et abaissement de l'aile du nez.

NOM — SITUATION ET CARACTÈRES GÉNÉRAUX — INSERTIONS — INNERVATION — ACTION

M. ABDUCTEUR DE L'HALLUX *(Musculus abductor hallucis). (angl. abductor muscle of great toe).*

Dans la région plantaire interne ; superficiel et long.

En arrière, sur la tubérosité interne du calcanéus, le rétinaculum des extenseurs et le fascia plantaire ; devant, par un tendon, sur la face interne de l'extrémité postérieure de la première phalange du gros orteil et sur le sésamoïde interne.

N. plantaire médial et latéral.

Abducteur

M. ABDUCTEUR DU PETIT DOIGT *(Musculus abductor digiti minimi manus). (angl. abductor muscle of little finger).*

Dans la région palmaire interne (éminence hypothénar) ; aplati.

En haut, origine sur le pisiforme ; en bas, sur l'extrémité postérieure de la première phalange de l'auriculaire.

Branche profonde du n. ulnaire.

Abducteur et fléchisseur du petit doigt.

M. ABDUCTEUR DU PETIT ORTEIL *(Musculus abductor digiti minimi pedis). (angl. abductor muscle of little toe).*

Dans la région plantaire externe ; superficiel et long.

En arrière sur la tubérosité externe du calcanéeus et le fascia plantaire ; devant, au moyen d'un tendon, sur la face externe et l'extrémité postérieure de la première phalange du petit orteil.

N. plantaire latéral.

Fléchisseur et abducteur du petit orteil.

M. ADDUCTEUR DE L'HALLUX *(Musculus adductor hallucis). (angl. adductor muscle of great toe).*

Dans la région plantaire interne ; constitué de deux faisceaux : postérieur *(adducteur oblique)* et antérieur *(adducteur transverse).*

En arrière, sur la face inférieure du cuboïde et l'extrémité postérieure des métatarsiens III et IV *(adducteur oblique)* et sur les articulations métatarso-phalangiennes des trois ou quatre derniers orteils *(adducteur transverse)* ; devant, sur la face externe de la base de la première phalange du gros orteil.

N. plantaire latéral.

Fléchisseur et adducteur du gros orteil.

M. ADDUCTEUR DU POUCE *(Musculus adductor pollicis). (angl. adductor muscle of thumb).*

Dans la région palmaire externe (éminence thénar) ; triangulaire, de base interne.

En dedans, par deux sortes de faisceaux, sur la seconde rangée du carpe, le bord antérieur et la tête du troisième métacarpien ; En dehors, sur la face interne de l'extrémité supérieure de la phalange proximale du pouce.

Branche profonde du n. ulnaire.

Adducteur du pouce.

NOM | SITUATION ET CARACTÈRES GÉNÉRAUX | INSERTIONS | INNERVATION | ACTION

M. AMYGDALO-GLOSSE *(Musculus amygdaloglossus). (angl. amydgaloglossus muscle).*

Dans la langue ; pair, petit et fin (inconstant).

En haut, sur la face latérale de la capsule tonsillaire ; en bas, sur la base et la ligne moyenne de la langue.

N. hypoglosse.

Élévateur de la base de la langue.

M. ANCONÉ *(Musculus anconeus). (angl. anconeus muscle).*

Sur la face superficielle de la région postérieure de l'avant bras ; aplati, en forme de pyramide.

En haut sur l'épicondyle. En bas sur le côté externe de l'olécrâne.

N. radial.

Extenseur de l'avant-bras.

M. ARYTHÉNO-ÉPIGLOTTIQUE *(Musculus aryepiglotticus). (angl. aryepiglottic muscle).*

Dans la région postéro-supérieure du larynx ; pair, fin.

En bas, sur le sommet de l'arythénoïde ; en haut, sur le bord de l'épiglotte.

N. laryngé récurrent.

Constricteur de la glotte.

M. ARYTÉNOÏDIEN *(Musculus arytenoideus). (angl. arythenoid muscle).*

Dans la région postérieure du larynx ; impair, central et symétrique, composé de deux portions, *oblique* et *transverse.*

Sur les deux cartilages arythénoïdes.

N. laryngé récurrent.

Constricteur de la glotte.

M. AURICULAIRE *(Musculus auricularis). (angl. auricular muscle).*

Autour du pavillon de l'oreille, au nombre de trois : *supérieur*, *antérieur* et *postérieur*, superficiels et rudimentaires.

A la périphérie, sur la galéa ; sur le pavillon ; le *supérieur* sur la fossette de l'anthélix ; *l'antérieur*, sur l'apophyse de l'anthélix et la conque ; le *postérieur*, sur la convexité de la conque.

N. facial.

Exceptionnellement moteurs de l'oreille.

M. BICEPS BRACHIAL *(Musculus biceps brachii). (angl. biceps muscle of arm).*

Dans la région antérieure et superficielle du bras ; long, cylindrique, constitué dans sa partie supérieure de deux portions ou chefs : *court* et *long.*

En haut, le chef *court* sur le processus coracoïde par un tendon commun avec le m. coraco-brachial, le chef *long* sur le labrum glénoïdal ; en bas, par un tendon commun, sur la tubérosité du radius.

Branche propre du n. musculo-cutané.

Fléchisseur et supinateur de l'avant-bras.

NOM	SITUATION ET CARACTÈRES GÉNÉRAUX	INSERTIONS	INNERVATION	ACTION

M. BICEPS FÉMORAL *(Musculus biceps femoris). (angl. biceps muscle of thigh).*

Sur la partie externe de la région postérieure de la cuisse ; long, constitué en haut de deux chefs : *long* et *court.*

En haut, le chef *long* sur la tubérosité ischiatique, le chef *court* sur le septum intermusculaire externe et la ligne âpre ; en bas, au moyen d'un tendon commun, sur la tête de la fibula et sur le condyle de la face latérale du tibia.

N. tibial et péronier commun.

Fléchisseur et rotateur externe de la jambe sur la cuisse et extenseur de cette dernière.

M. BRACHIAL *(Musculus brachialis). (angl. brachial muscle).*

Dans la région antérieure et inférieure du bras, sous le biceps ; large et aplati.

En haut, sur les bords et les faces interne et externe de l'humérus ; en bas, par un tendon large, sur la base du processus coronoïde de l'ulna.

Branche propre du n. musculo-cutané.

Fléchisseur de l'avant-bras sur le bras.

M. BRACHIO-RADIAL *(Musculus brachioradialis). (angl. brachioradial muscle).*

Dans la région externe et superficielle de l'avant-bras ; long.

En haut, origine sur le bord externe de l'humérus ; en bas, par un tendon large et long, à la base du processus styloïde du radius.

N. radial.

Fléchisseur de l'avant-bras ; supinateur de celui-ci lorsqu'il se trouve en pronation forcée.

M. BUCCINATEUR *(Musculus buccinator). (angl. buccinator muscle).*

Dans la joue, devant le masséter ; large et plat.

En arrière, origine sur le bord alvéolaire du maxillaire et de la mandibule et sur le ligament ptérygo-mandibulaire ; en avant, sur la muqueuse de la commissure labiale.

Branches temporo-faciale et cervico-faciale du n. facial.

Rétracte les angles de la bouche ; agent principal du souffle ; contribue à la mastication.

M. BULBO-SPONGIEUX *(Musculus bulbospongiosus). (angl. bulbocavernosus muscle).*

Dans le périnée antérieur, devant le sphincter de l'anus.

En arrière sur le centre tandineux du périnée ; devant, sur la face supérieure du bulbe et l'enveloppe fibreuse du corps caverneux ou la face dorsale du clitoris.

N. pudendal.

Accélérateur ou propulseur de l'urine ou du sperme, contribue à l'érection ; constricteur de la vulve et du vagin.

NOM | SITUATION ET CARACTÈRES GÉNÉRAUX | INSERTIONS | INNERVATION | ACTION

M. CARRÉ CRURAL *(Musculus quadratus femoris). (angl. quadrate muscle of thigh).*

Sur la partie postérieure de l'articulation de la hanche ; aplati, quadrilatère.

En dedans, origine sur la face externe de la tubérosité ischiatique ; à l'extérieur, sur la crête intertrochantérienne.

Branches du plexus sacré.

Rotateur de la cuisse vers l'extérieur et adducteur.

M. CARRÉ DES LOMBES *(Musculus quadratus lumborum). (angl. quadratus lumborum muscle).*

De chaque côté de la colonne lombale ; aplati, quadrilatère.

En bas, sur le ligament ilio-lombal et la lèvre interne de la crête iliaque ; en haut, sur le bord inférieur de la douzième côte et le sommet des processus transverses lombaux.

Dernier nerf intercostal et branche des premiers n. lombaux.

Incline la colonne lombaire et le bassin.

M. CARRÉ PLANTAIRE *(Musculus quadratus plantae). (angl. quadratus muscle of sole).*

Dans la région plantaire moyenne ; aplati, quadrilatère, constitué de deux faisceaux : *interne* et *externe.*

En arrière, sur les faces interne et inférieure du calcanéus ; en avant, sur le ou les tendons du fléchisseur commun.

N. plantaire latéral.

Aide et corrige le m. long fléchisseur.

M. CARRÉ PRONATEUR *(Musculus pronator quadratus). (angl. quadrate pronator muscle).*

Dans le quart plan de la région antérieure de l'avant-bras ; aplati, quadrilatère.

En haut, origine sur le quart inférieur du bord interne de la face antérieure de l'ulna ; en dehors, sur le bord et la face antérieure du radius, quart inférieur.

Branche interosseuse du n. médian.

Pronateur de la main et de l'avant-bras.

M. CILIAIRE *(Musculus ciliaris). (angl. ciliary muscle).*

Sur la face interne de la sclère, derrière l'union de celle-ci avec la cornée ; constitué de fibres lisses longitudinales et circulaires.

Devant, à l'union de la sclère avec la cornée ; derrière, sur les procès ciliaires et les couches de la choroïde.

N. oculomoteur et n. parasympathique.

Accomodation visuelle.

M. CONSTRICTEUR INFÉRIEUR DU PHARYNX *(Musculus constrictor pharyngis inferior). (angl. inferior constrictor muscle of pharynx).*

Dans le tiers inférieur du pharynx ; quadrilatère.

Devant, sur les bords supérieur et postérieur et la face latérale du cartilage cricoïde et sur la face latérale du cartilage thyroïde.

Plexus pharyngien.

Rétrécissement du pharynx.

NOM | SITUATION ET CARACTÈRES GÉNÉRAUX | INSERTIONS | INNERVATION | ACTION

M. CONSTRICTEUR MOYEN DU PHARYNX *(Musculus constrictor pharyngis medius). (angl. middle constrictor muscle of pharynx).*

Dans le tiers moyen du pharynx ; large, triangulaire.

Par le sommet, sur le bord postérieur de la petite corne de l'hyoïde et de la face supérieure de la grande corne ; par la base, sur le raphé du pharynx.

Plexus pharyngien.

Rétrécissement du pharynx.

M. CONSTRICTEUR SUPÉRIEUR DU PHARYNX *(Musculus constrictor pharyngis superior). (angl. superior constrictor muscle of pharynx).*

Dans le tiers supérieur du pharynx, quadrilatère.

Par l'extérieur, sur le bord postérieur et le crochet de l'aile médiale du processus ptérygoïde, le ligament ptérygomandibulaire, et la partie postérieure de la ligne mylo-hyoïdienne ; par dedans, sur le raphé pharyngien.

Plexus pharyngien.

Rétrécissement du pharynx.

M. CORACO-BRACHIAL *(Musculus coracobrachialis). (angl. coracobrachial muscle).*

Dans la région antérieure du bras, au dedans de la portion courte du biceps ; épais, prismatique.

En haut sur le processus coracoïde, par un tendon commun avec la portion courte du biceps ; en bas, sur la face interne de l'humérus.

Branches du n. musculo-cutané.

Porte le bras en dedans et en avant.

M. CORRUGATEUR *(Musculus corrugator supercilii). (angl. corrugator supercilii muscle).*

Dans la partie médiale de l'arcade sourcilière, sous l'orbiculaire des paupières avec lequel les fibres s'entrecroisent.

En dedans, sur la portion médiale de l'arcade sourcilière ; en dehors, sur la face profonde de la peau des sourcils.

N. facial.

Froncement de la partie cutanée entre les sourcils.

M. COURT ABDUCTEUR DU POUCE *(Musculus abductor pollicis brevis). (angl. short abductor muscle of thumb).*

Dans la région palmaire externe (éminence thénar) ; aplati, court.

En haut, origine sur le scaphoïde, le retinaculum des fléchisseurs et l'expansion du tendon du long abducteur ; en bas, sur l'extrémité supérieure de la phalange proximale du pouce.

N. médian.

Abducteur du pouce.

NOM | SITUATION ET CARACTÈRES GÉNÉRAUX | INSERTIONS | INNERVATION | ACTION

M. COURT EXTENSEUR DU POUCE *(Musculus extensor pollicis brevis). (angl. short extensor muscle of thumb).*

Dans la couche profonde de la région postérieure de l'avant-bras.

Face postérieure de l'ulna, du radius, et de la membrane interosseuse ; en bas, au moyen d'un tendon, sur la base de la première phalange du pouce.

N. radial.

Extenseur et abducteur de la première phalange du pouce.

M. COURT EXTENSEUR RADIAL DU CARPE *(Musculus extensor carpi radialis brevis). (angl. short radial extensor muscle of wrist).*

Dans la région externe de l'avant-bras.

En haut, origine sur l'épicondyle latéral ; en bas, par un tendon aplati et long, à la base du troisième métacarpien.

N. radial.

Extenseur et abducteur de la main.

M. COURT FLÉCHISSEUR DE L'HALLUX *(Musculus flexor hallucis brevis). (angl. short flexor muscle of great toe).*

Dans la région plantaire interne ; constitué de deux parties : *interne* et *externe.*

En arrière, sur les faces inférieures du cuboïde et du troisième cunéiforme et sur le tendon du m. tibial postérieur ; en avant, au moyen de deux tendons qui se fusionnent avec ceux de l'adducteur et de l'abducteur du gros orteil, sur les faces interne et externe de la première phalange du gros orteil.

N. plantaire médial et plantaire latéral.

Fléchisseur de l'hallux.

M. COURT FLÉCHISSEUR DU PETIT DOIGT *(Musculus flexor digiti minimi brevis manus). (angl. short flexor muscle of little finger).*

Dans la région palmaire interne (éminence hypothénar).

En haut, sur l'humulus de l'hamatum, en bas, au moyen d'un tendon commun, sur l'adducteur du petit doigt, sur la première phalange de ce doigt.

N. ulnaire.

Fléchisseur du petit doigt.

M. COURT FLÉCHISSEUR DU PETIT ORTEIL *(Musculus flexor digiti minimi brevis pedis). (angl. short flexor muscle of little toe).*

Dans la région plantaire externe.

En arrière, sur la gaine du muscle long péronier et la base du cinquième métatarsien ; en avant, sur la face inférieure de la base de la première phalange du petit orteil.

N. plantaire latéral.

Fléchisseur de la 1re phalange du petit orteil.

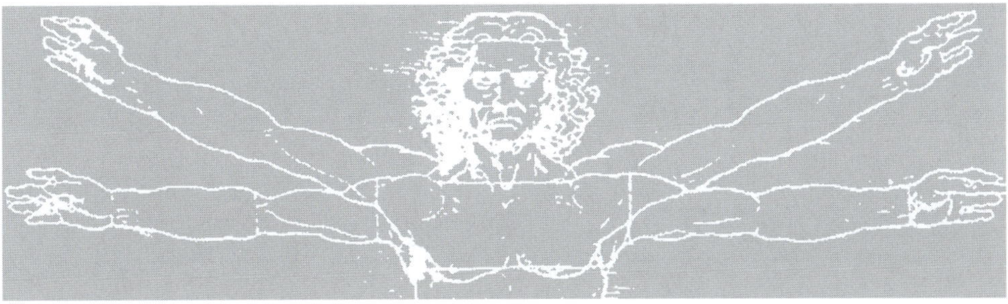

Atlas anatomique

Os de la face interne du crâne

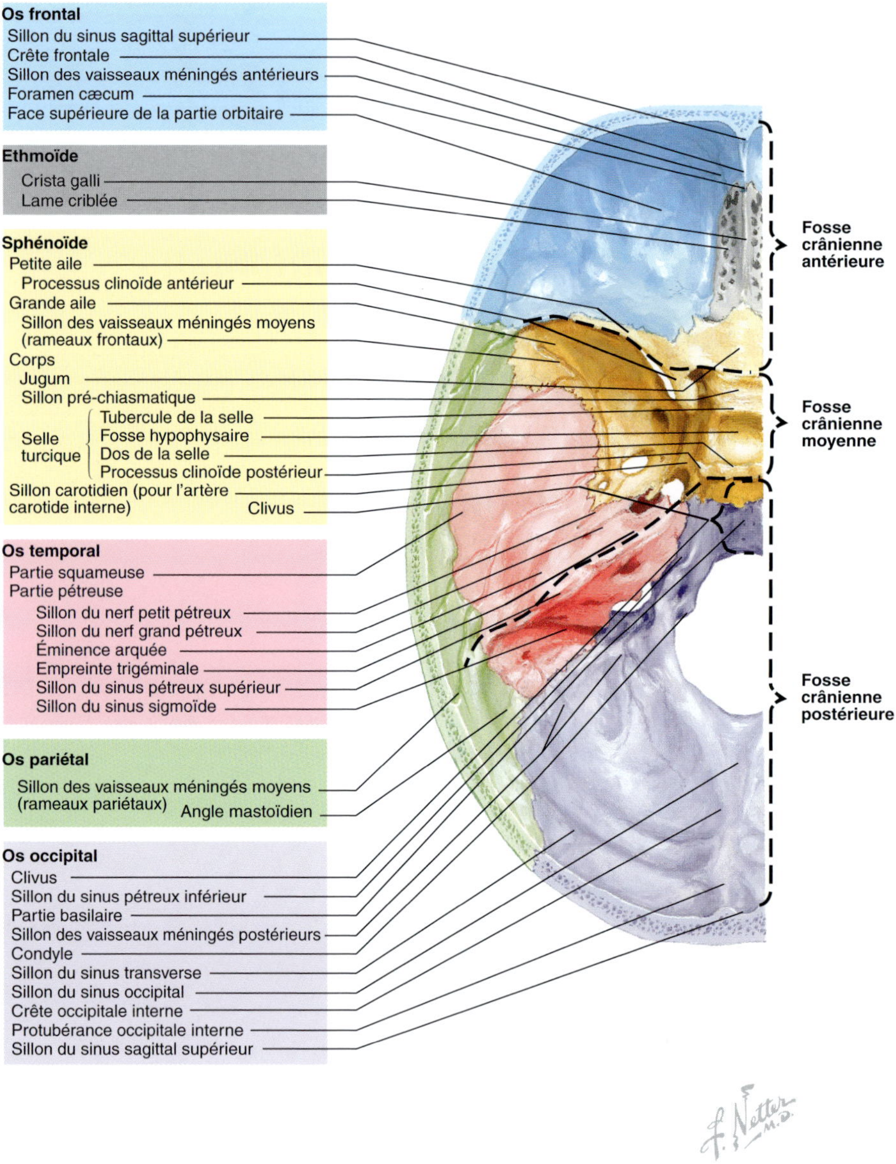

Foramens de la face interne du crâne

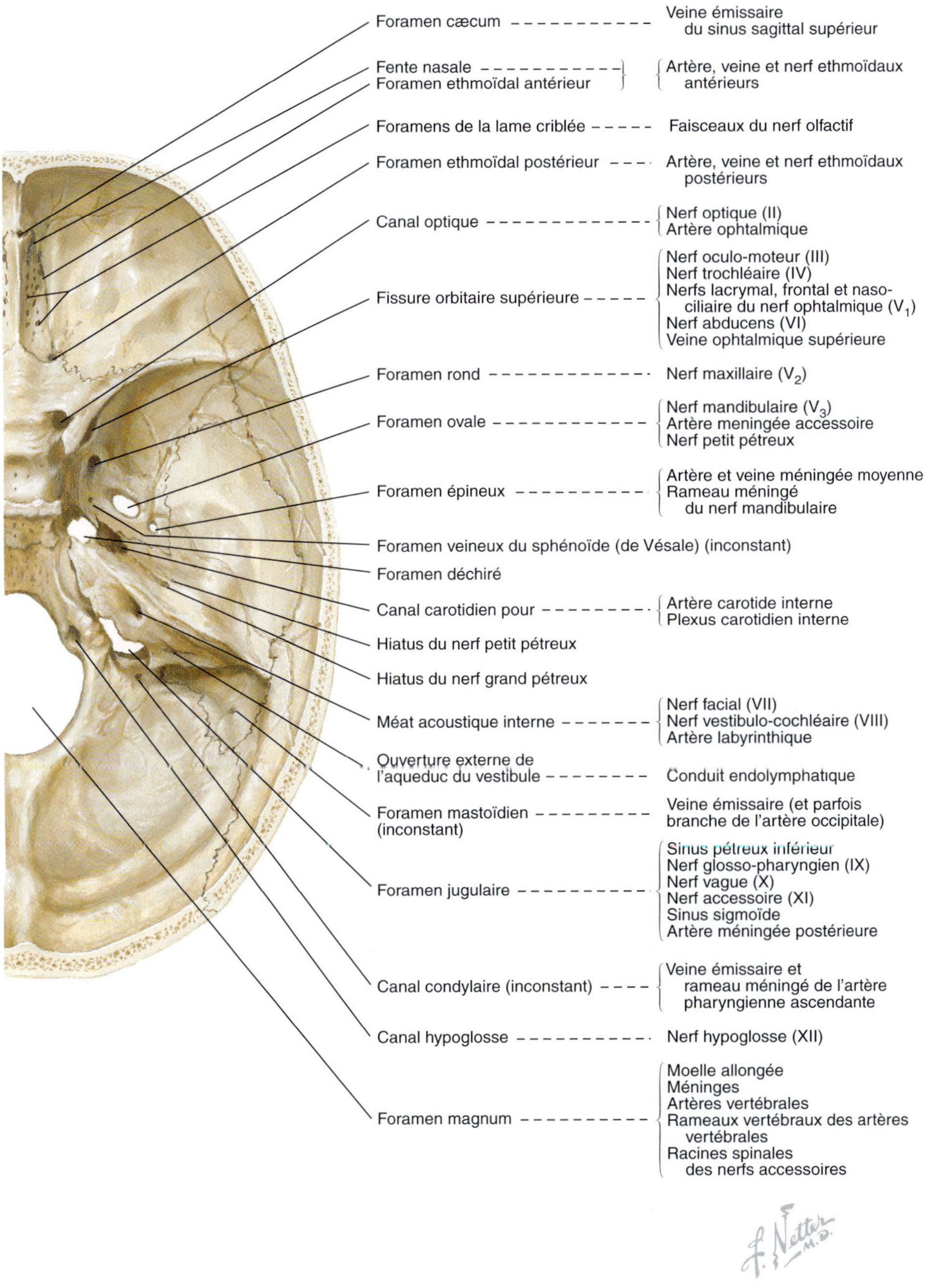

Os de la tête (côté gauche)

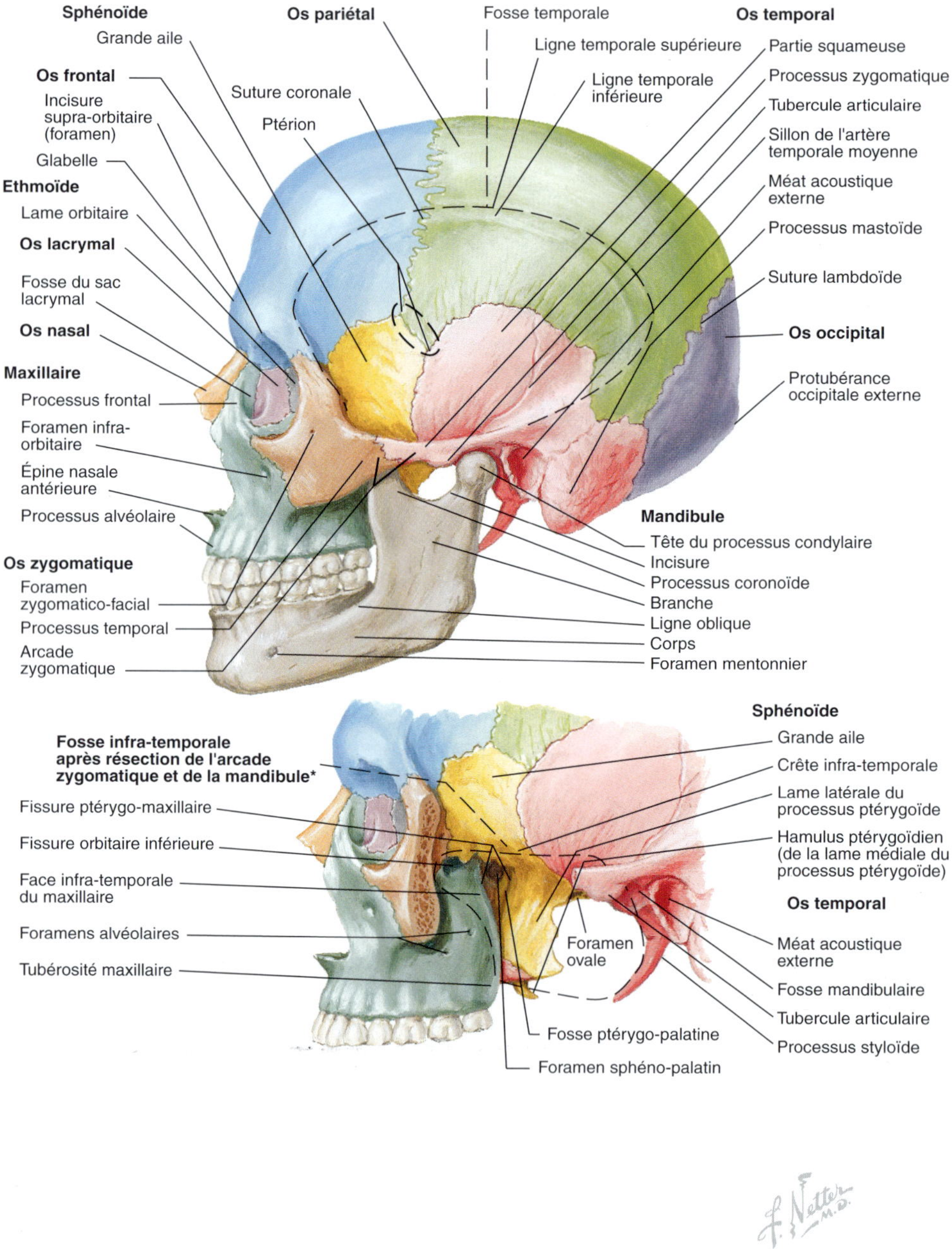

* Superficiellement, le processus mastoïde forme la limite postérieure.

Os de la colonne vertébrale

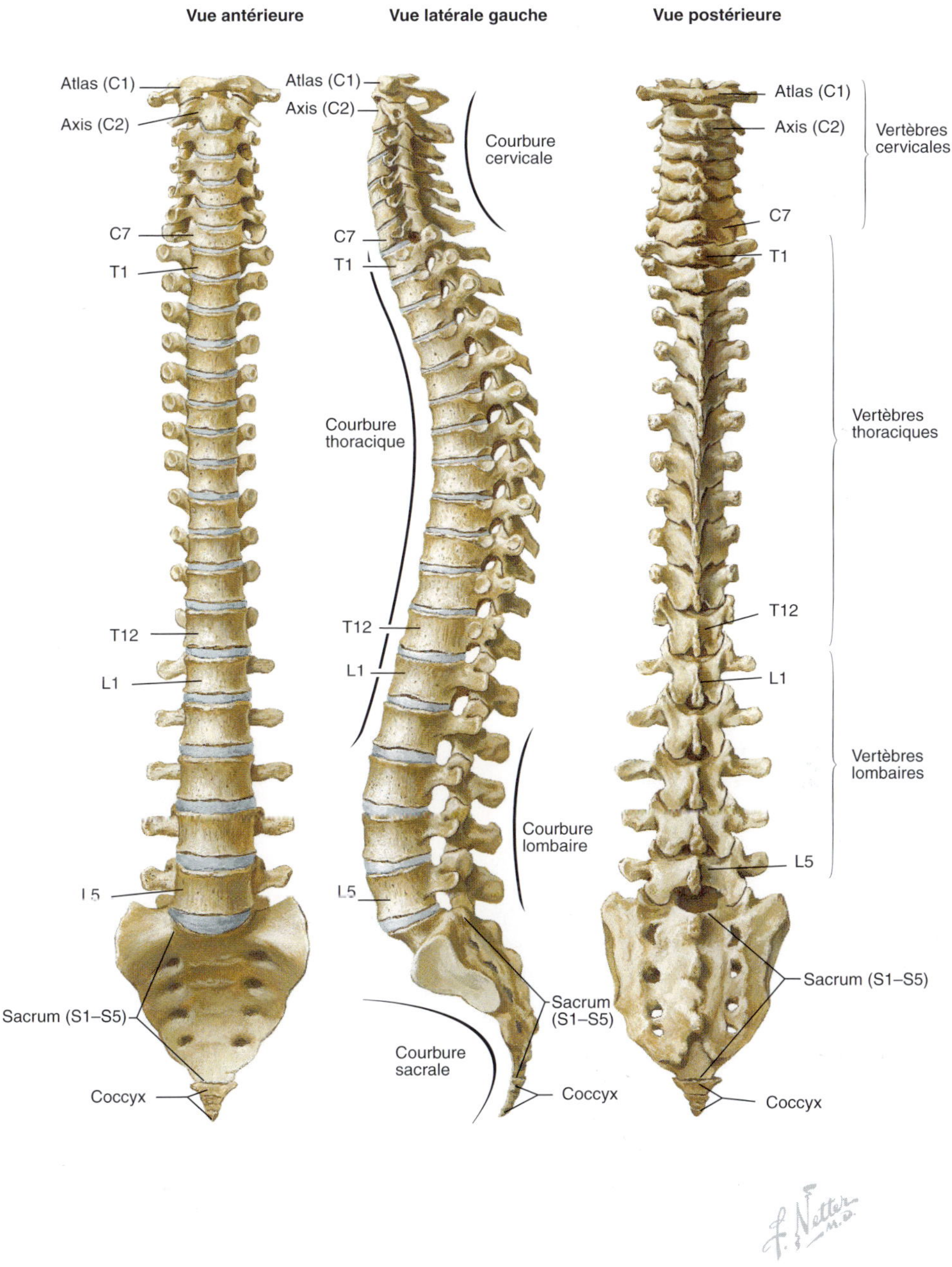

Os des pelvis féminin et masculin

Ouverture supérieure du pelvis féminin (détroit supérieur)

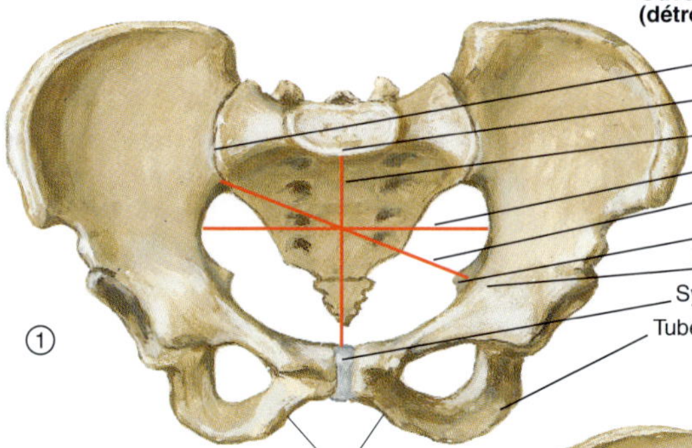

Ouverture supérieure du pelvis masculin (détroit supérieur)

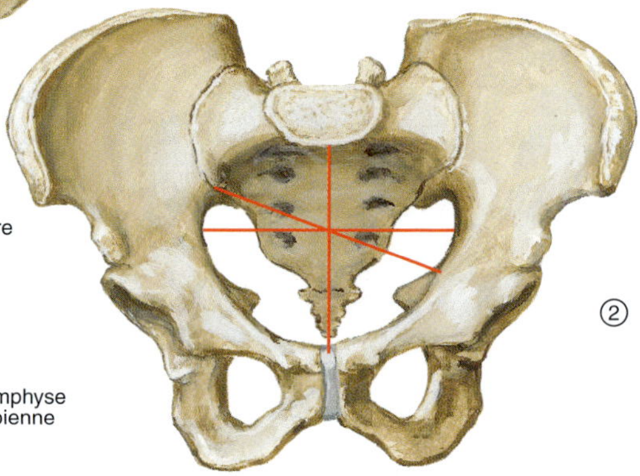

Proportionnellement à la taille, toutes les dimensions masculines sont légèrement inférieures à celles de la femme.
L'ouverture supérieure est d'orientation antéro-postérieure plus marquée que chez la femme, où elle tend à être ovalaire transversalement.
La symphyse pubienne est plus haute.
L'arcade pubienne (angle sub-pubien) est plus étroite.
Les tubérosités ischiatiques sont moins écartées.
Les ailes iliaques sont moins évasées.

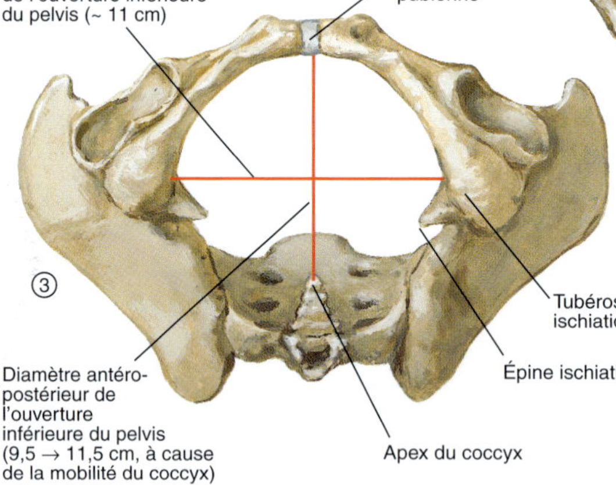

Ouverture inférieure du pelvis féminin (détroit inférieur)

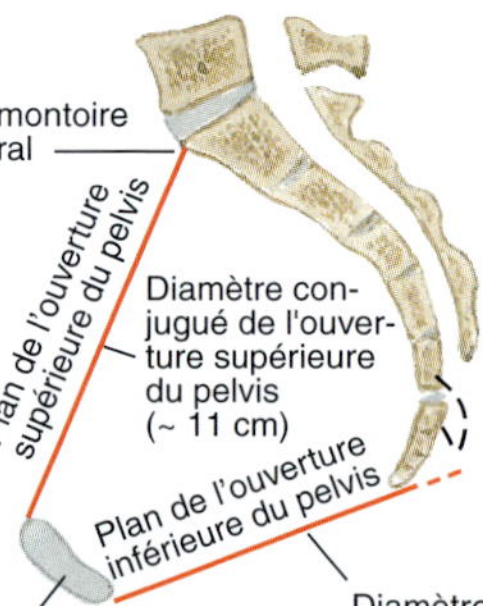

Coupe sagittale chez la femme

F. Netter M.D.

Os de la hanche : vue latérale

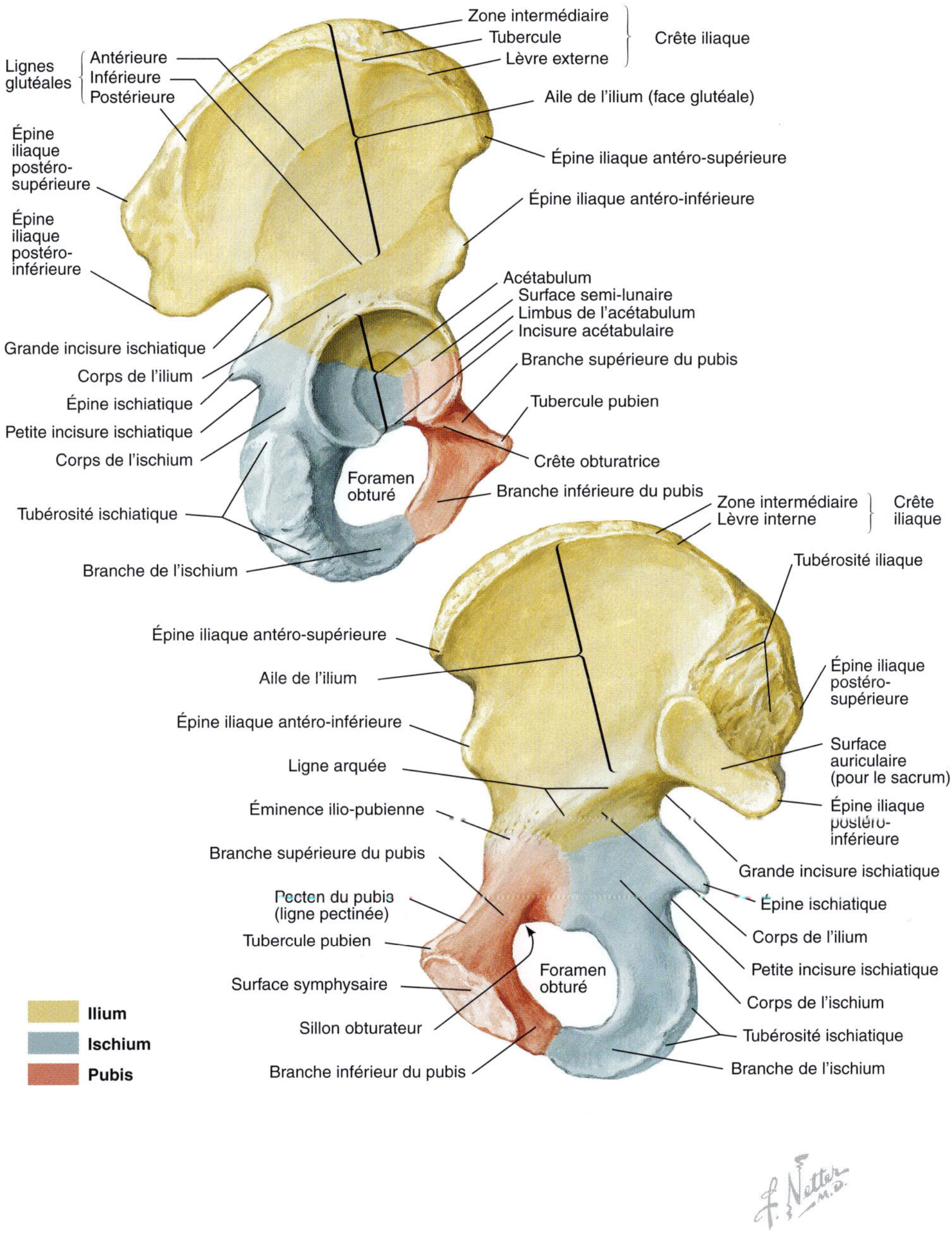

Os du pied

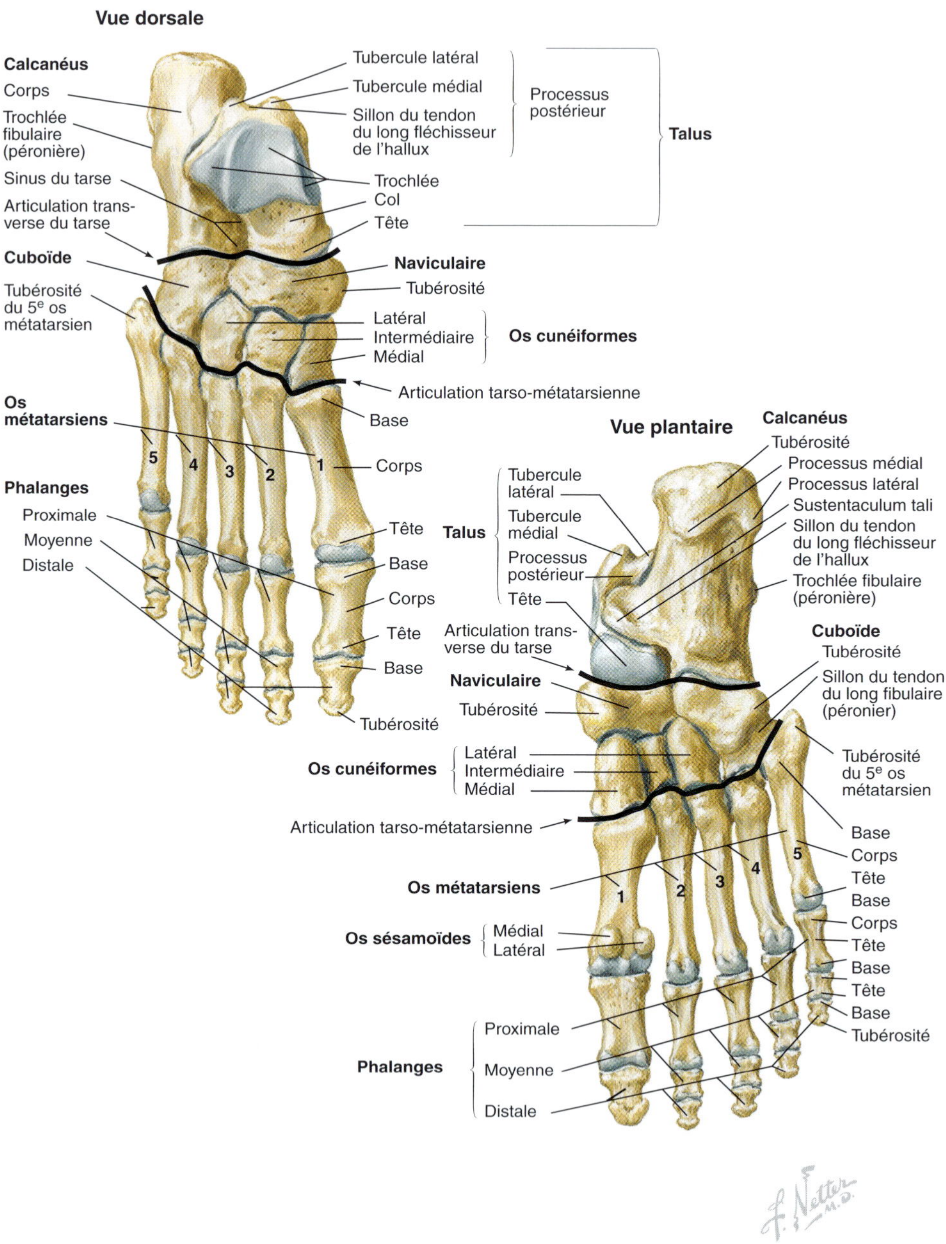
Vue dorsale
Calcanéus
Corps
Trochlée fibulaire (péronière)
Sinus du tarse
Articulation transverse du tarse
Cuboïde
Tubérosité du 5e os métatarsien
Tubercule latéral
Tubercule médial
Sillon du tendon du long fléchisseur de l'hallux
Processus postérieur
Talus
Trochlée
Col
Tête
Naviculaire
Tubérosité
Latéral
Intermédiaire
Médial
Os cunéiformes
Articulation tarso-métatarsienne
Os métatarsiens
5
4
3
2
1
Base
Corps
Phalanges
Proximale
Moyenne
Distale
Tête
Base
Corps
Tête
Base
Tubérosité
Vue plantaire
Calcanéus
Tubérosité
Processus médial
Processus latéral
Sustentaculum tali
Sillon du tendon du long fléchisseur de l'hallux
Trochlée fibulaire (péronière)
Talus
Tubercule latéral
Tubercule médial
Processus postérieur
Tête
Articulation transverse du tarse
Naviculaire
Tubérosité
Cuboïde
Tubérosité
Sillon du tendon du long fibulaire (péronier)
Tubérosité du 5e os métatarsien
Os cunéiformes
Latéral
Intermédiaire
Médial
Articulation tarso-métatarsienne
Os métatarsiens
1
2
3
4
5
Base
Corps
Tête
Base
Corps
Tête
Base
Tête
Base
Tubérosité
Os sésamoïdes
Médial
Latéral
Phalanges
Proximale
Moyenne
Distale
F. Netter M.D.

Os du poignet

Vue antérieure (palmaire)

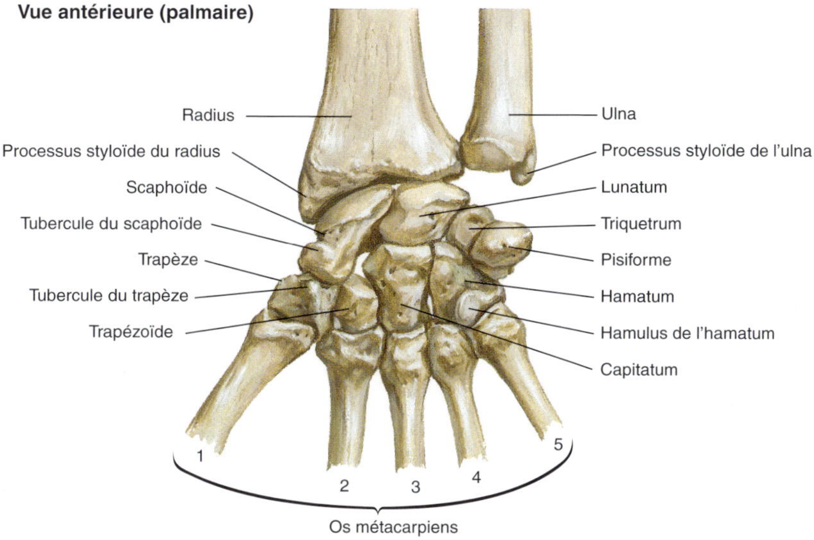

Vue postérieure (dorsale)

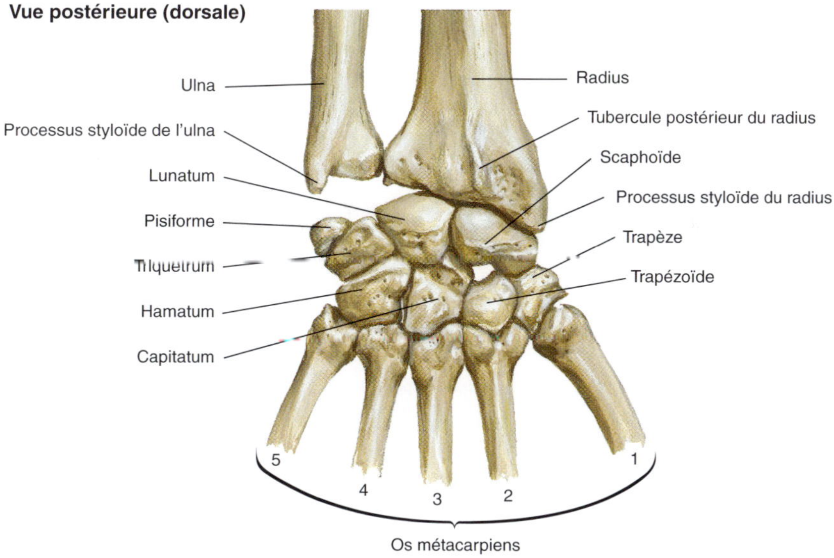

Vues latérales du cerveau

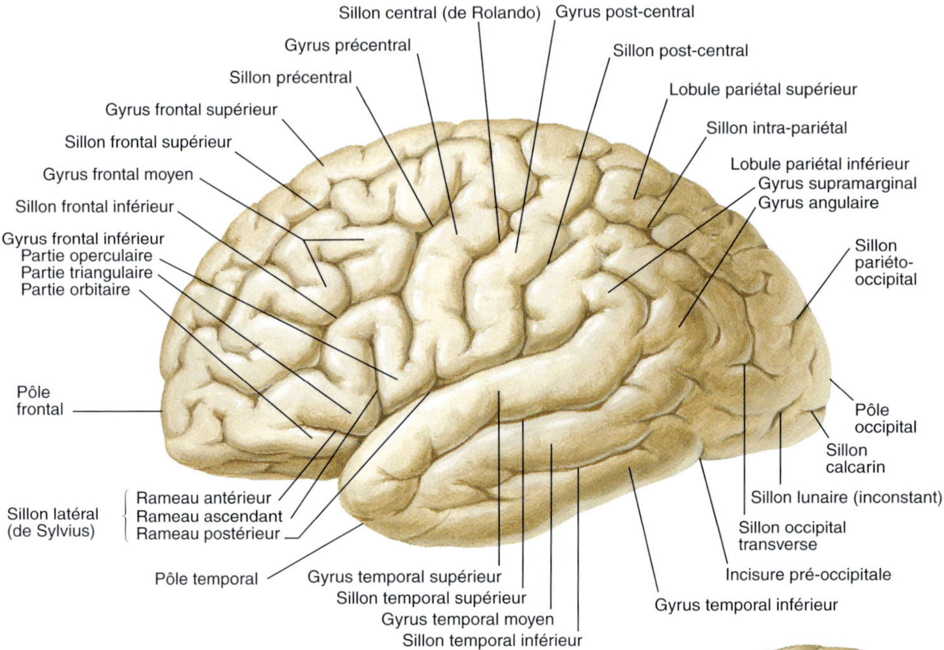

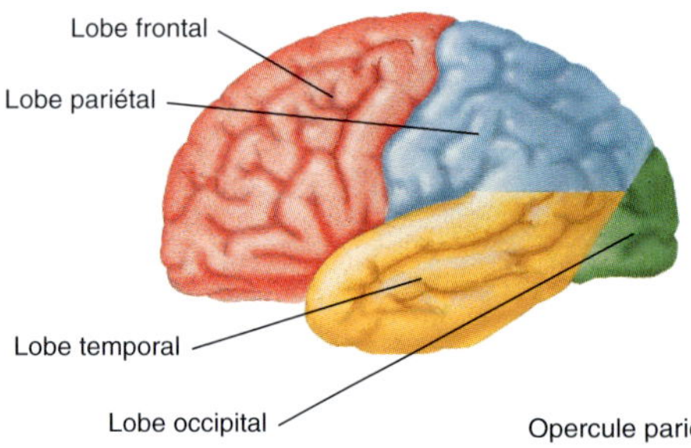

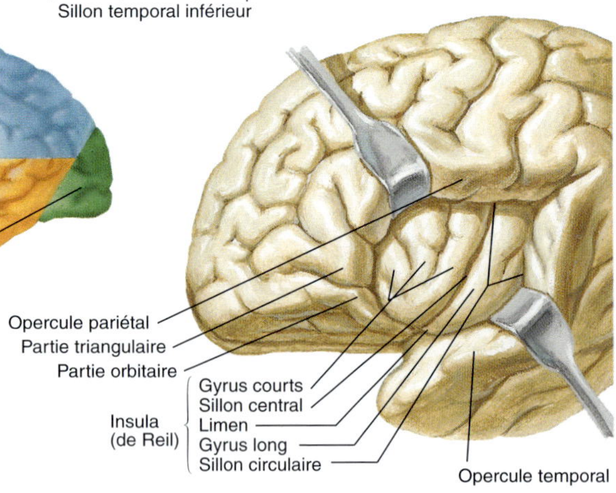

Vues médiales du cerveau

Coupe sagittale du cerveau *in situ*

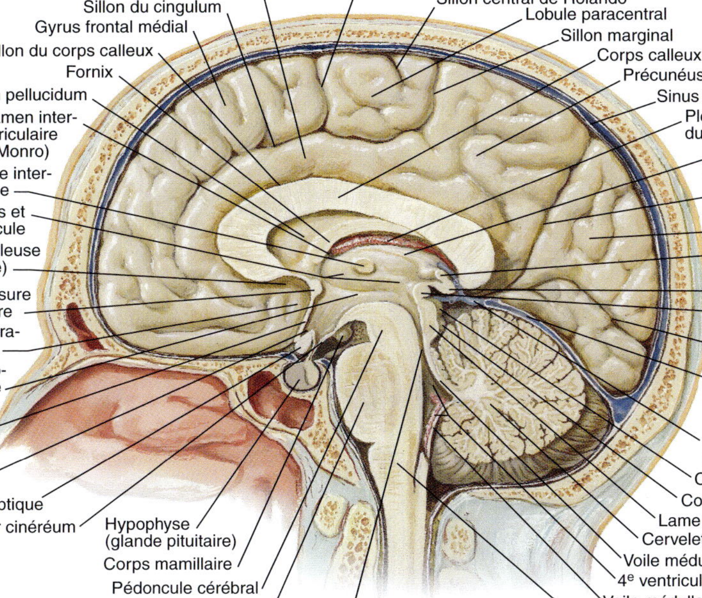

Face médiale de l'hémisphère cérébral

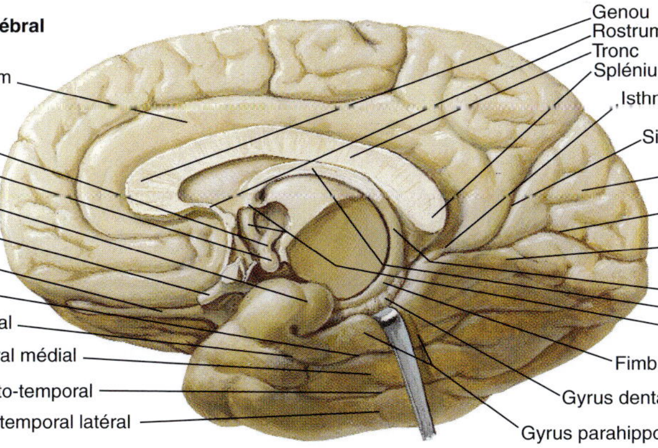

Cercle artériel du cerveau

Vaisseaux isolés : vue inférieure

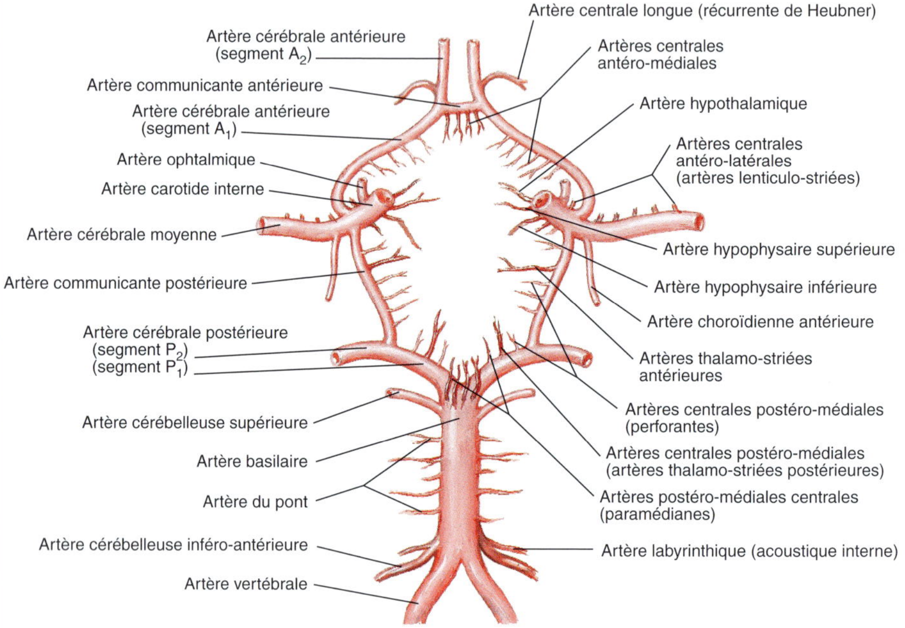

Vaisseaux *in situ* : vue inférieure

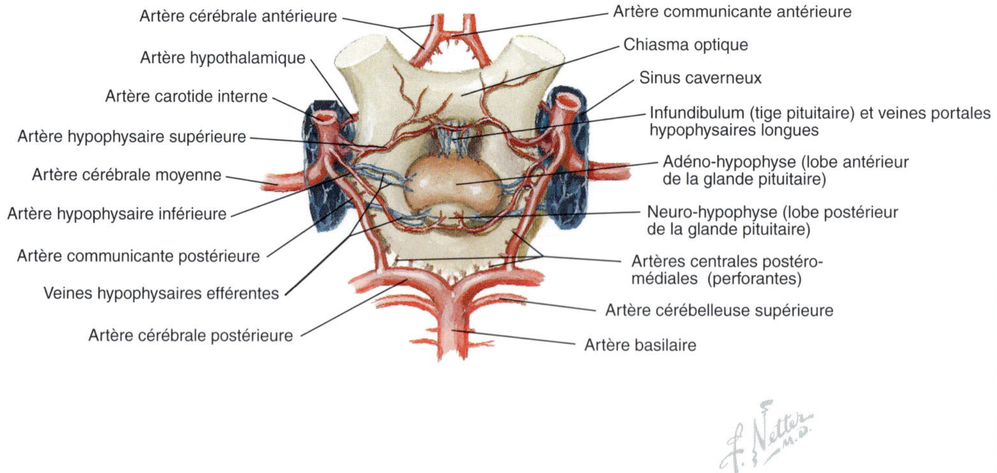

Nerfs du plexus brachial

Note : constitution habituelle. Le plexus préfixé a une large connexion avec C4, mais pas avec T1. Le plexus postfixé manque de connexion avec C5, mais en possède avec T2.

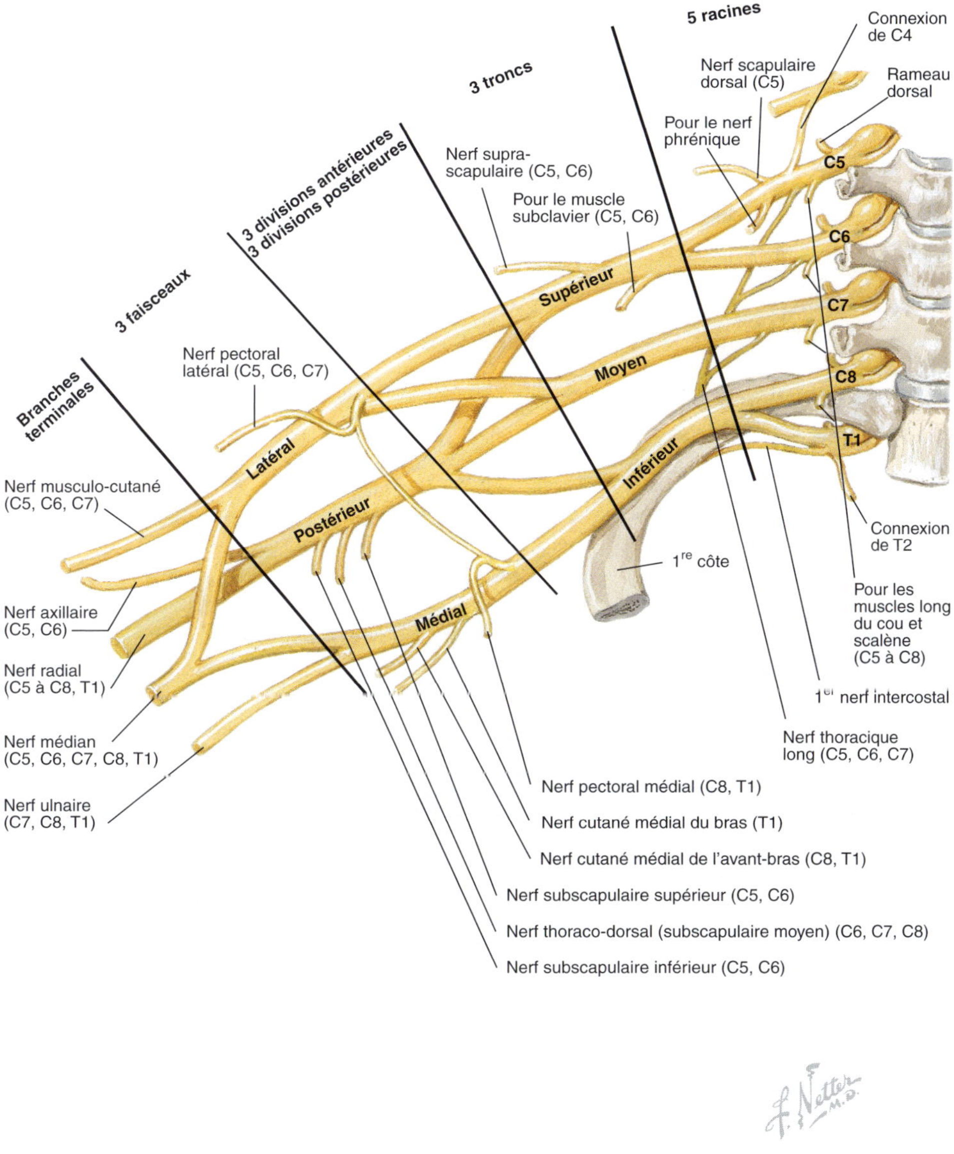

Zones radiculaires sensitives du membre supérieur

Note : démarcation schématique des dermatomes en segments distincts.
Il y a en fait un chevauchement considérable entre les dermatomes adjacents (d'après Keegan et Garrett). Une alternative à cette topographie des dermatomes est donnée par Foerster.

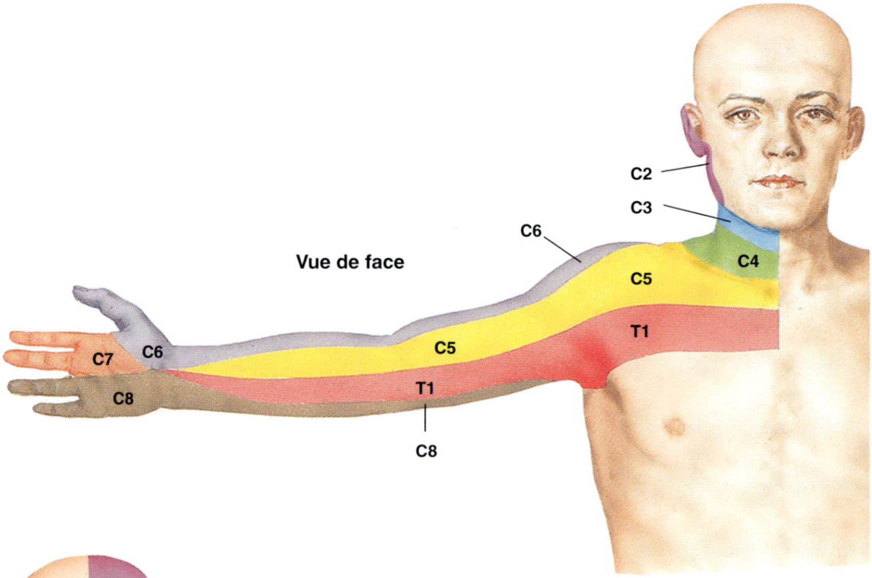

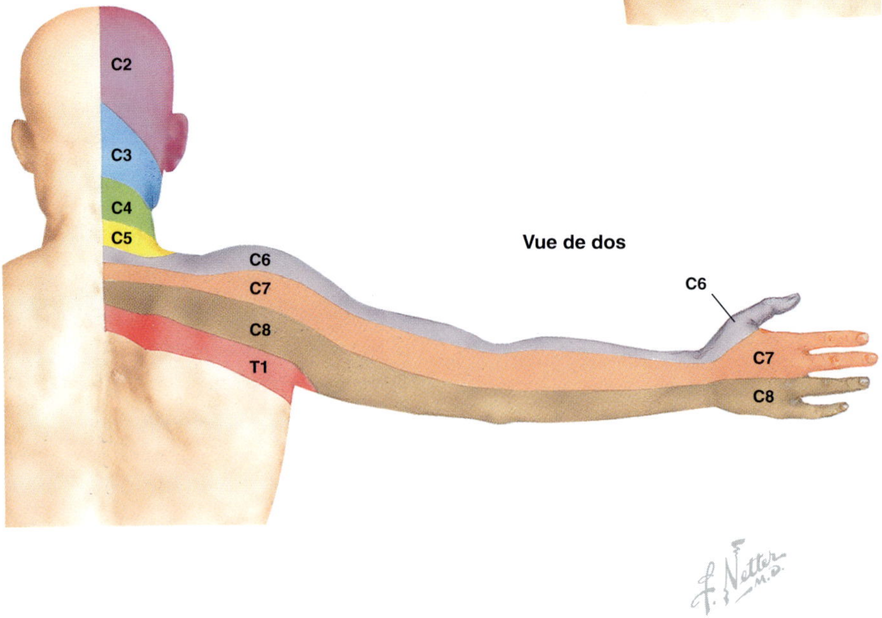

Zones d'innervation sensitive du poignet et de la main

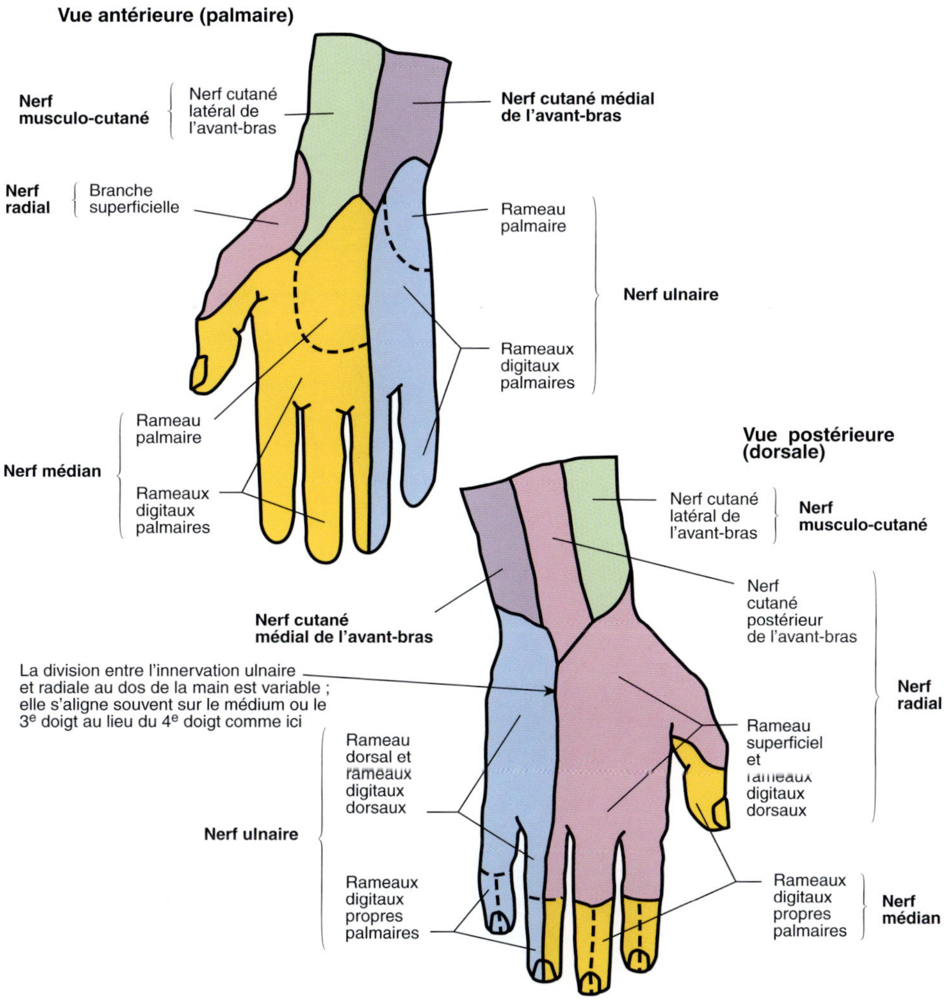

Nerfs du plexus lombo-sacral et coccygien

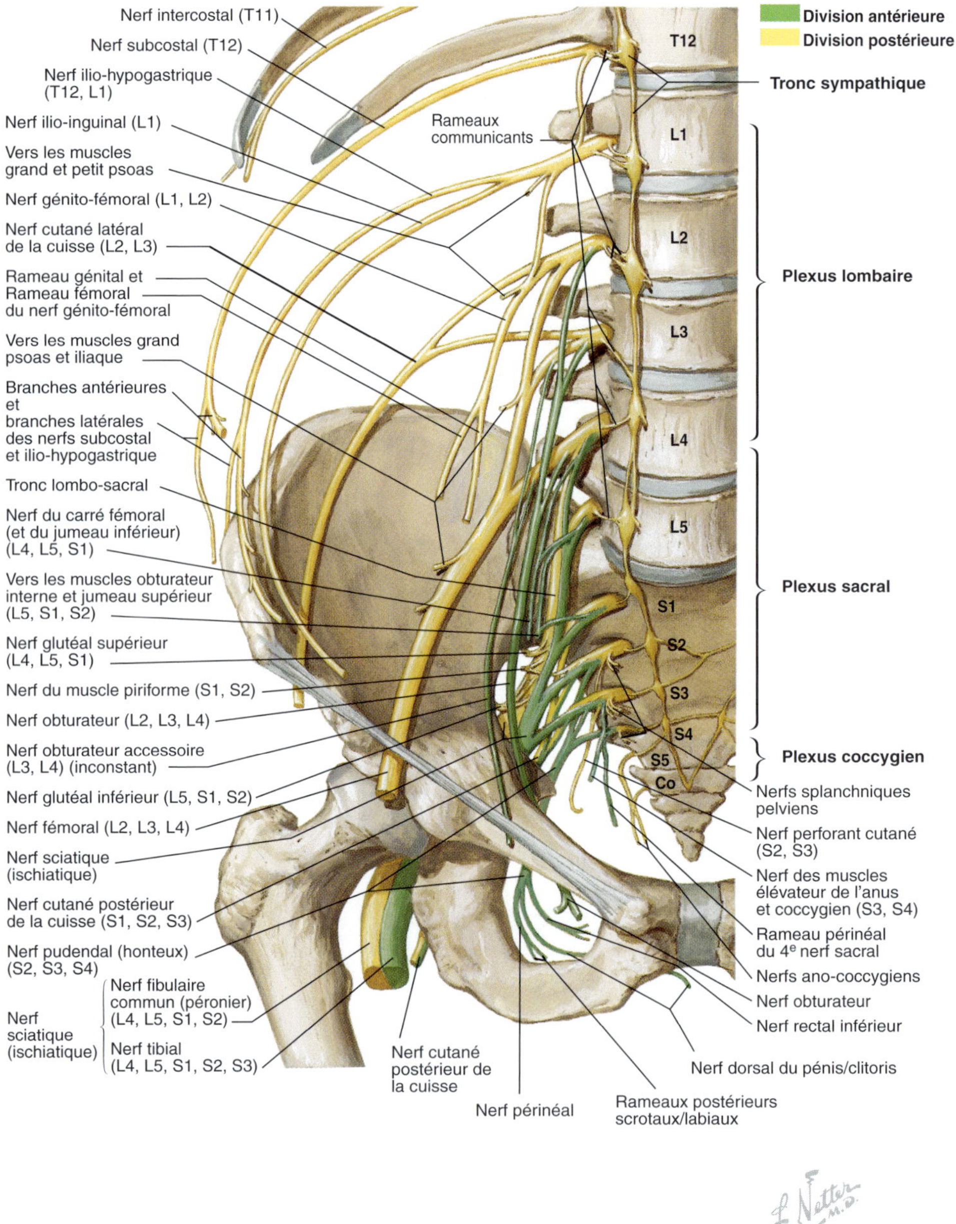

Zones radiculaires sensitives du membre inférieur

Note : démarcation schématique des dermatomes en segments distincts. Il y a en fait un chevauchement considérable entre les dermatomes adjacents (d'après Keegan et Garrett). Une alternative à cette topographie des dermatomes est donnée par Foerster.

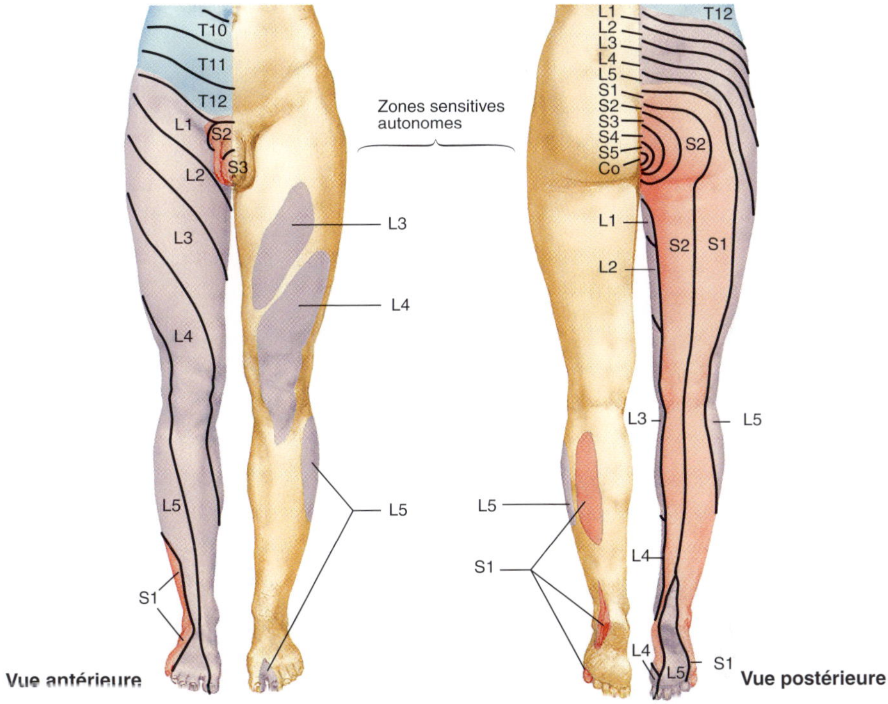

Innervation segmentaire des mouvements du membre inférieur

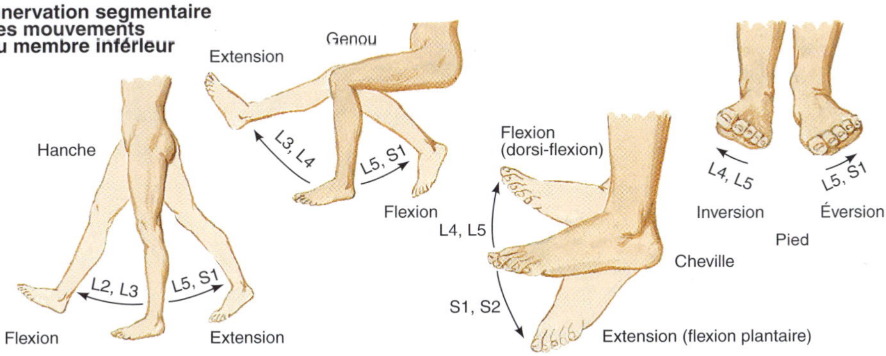

Œil (coupe horizontale)

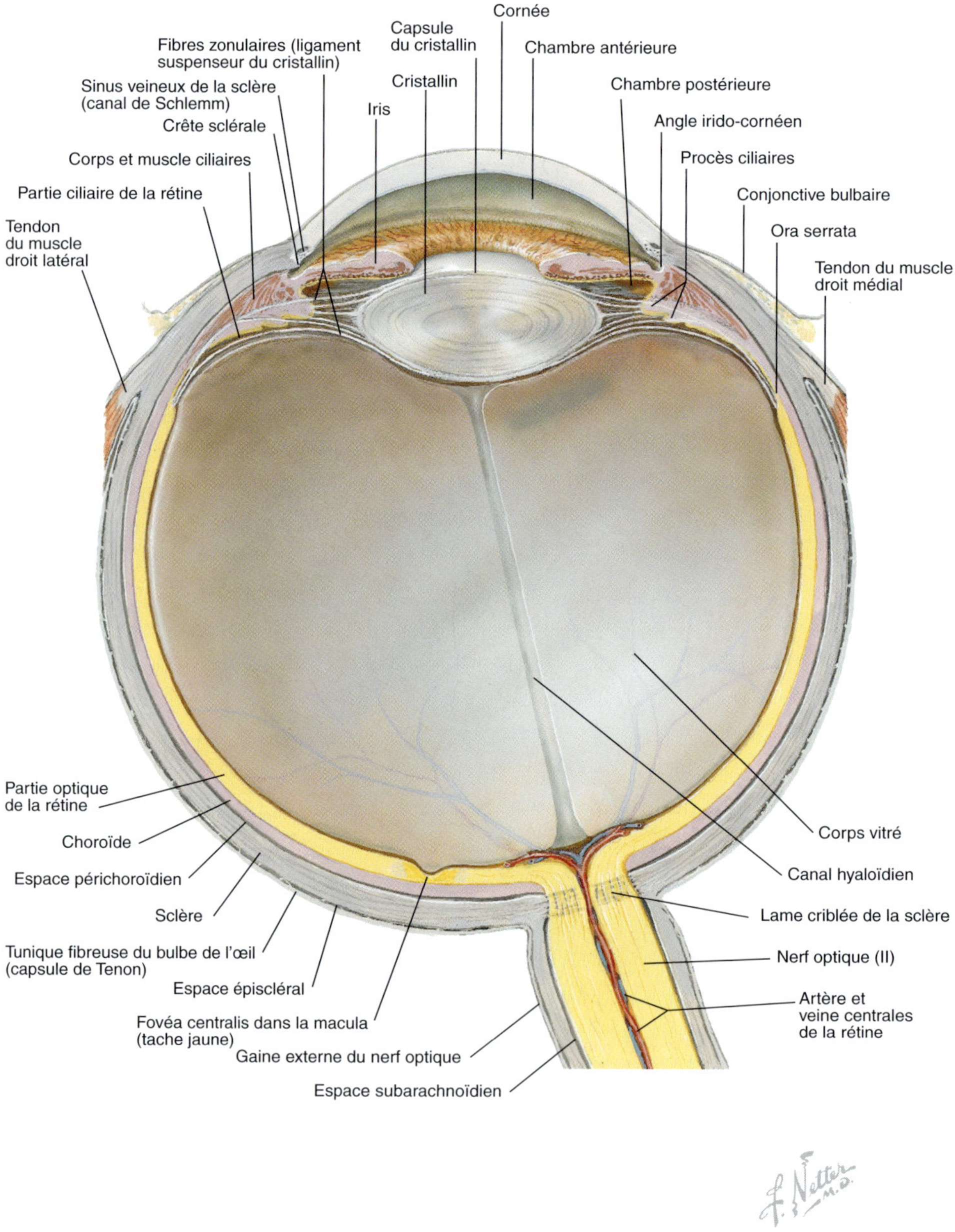

Oreille (coupe frontale)

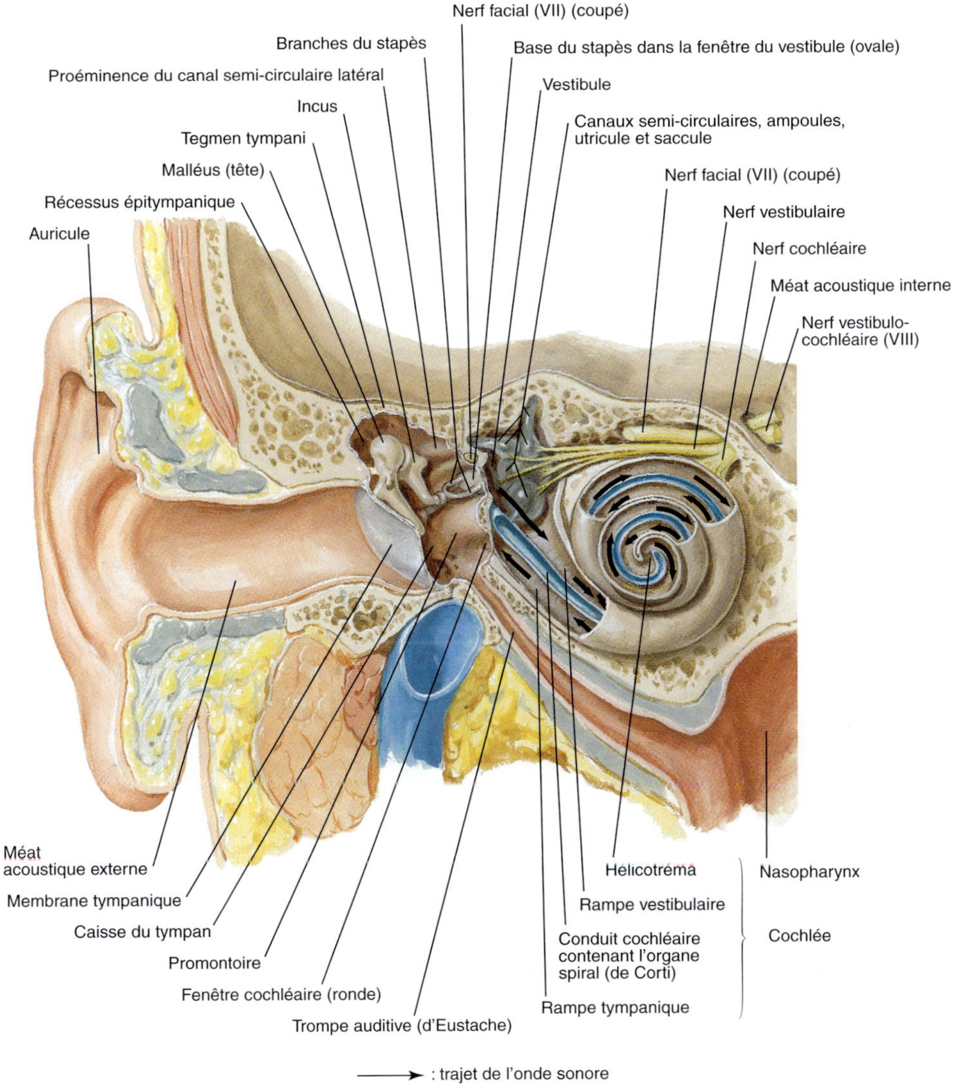

Muscles du cou : vue antérieure

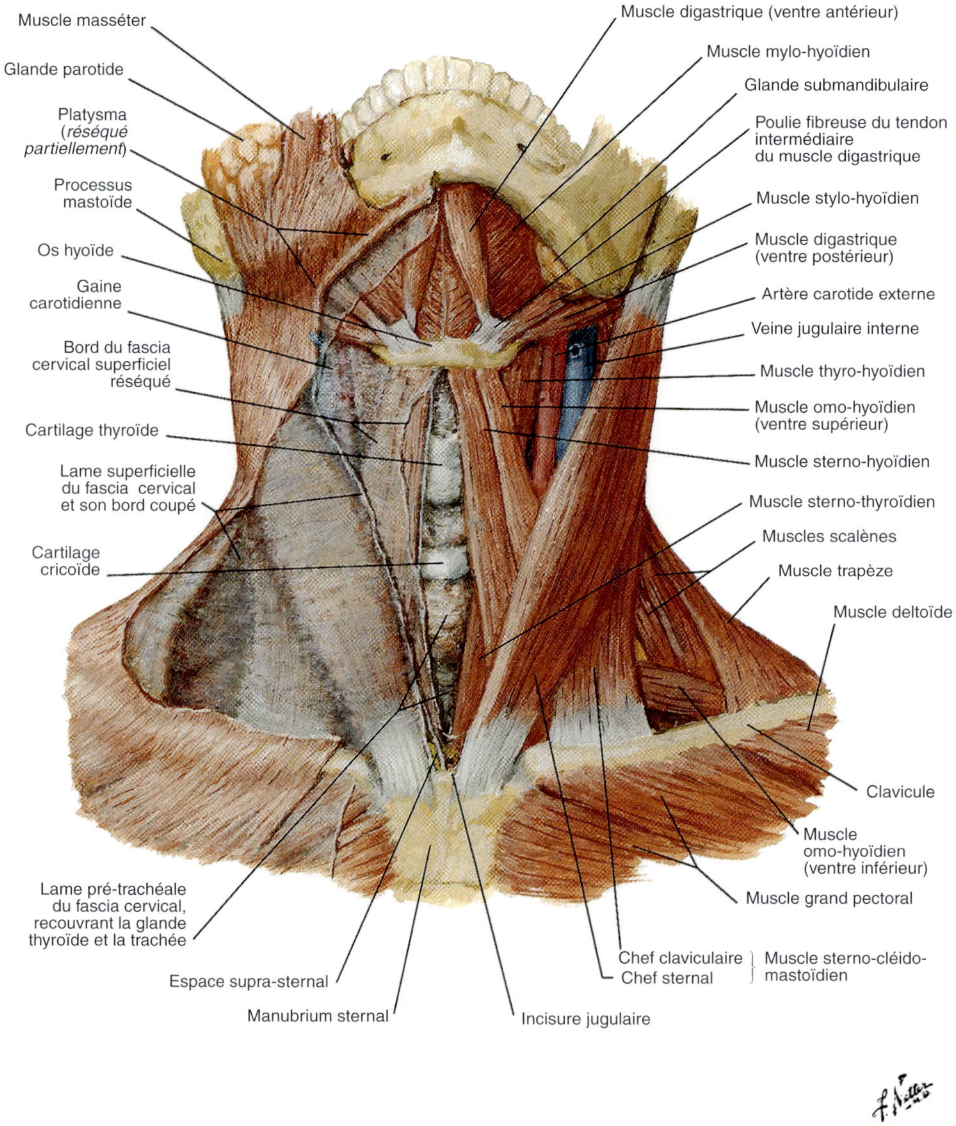

Muscles infra-hyoïdiens et supra-hyoïdiens

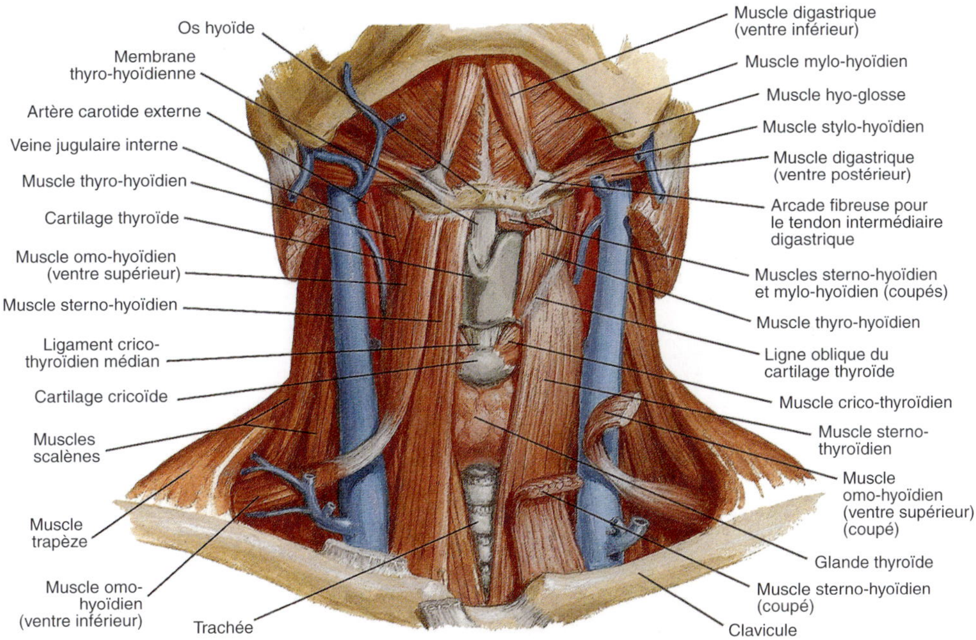

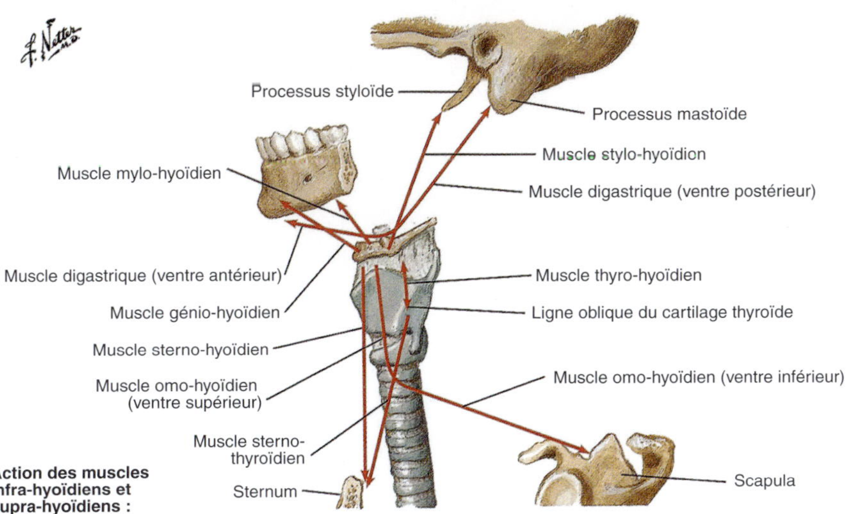

Action des muscles infra-hyoïdiens et supra-hyoïdiens : vue schématique

Muscles du cou : vue latérale

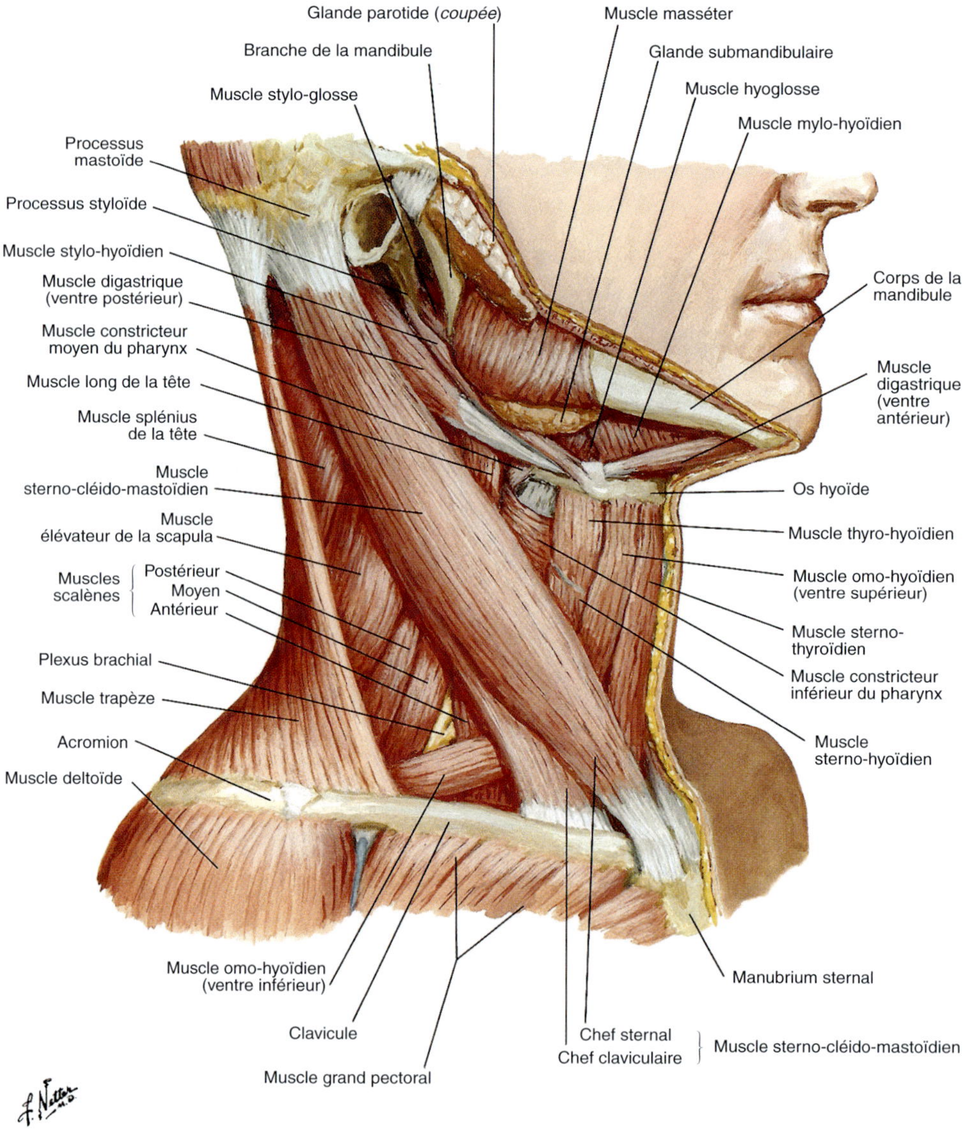

Muscles du dos : couches superficielles

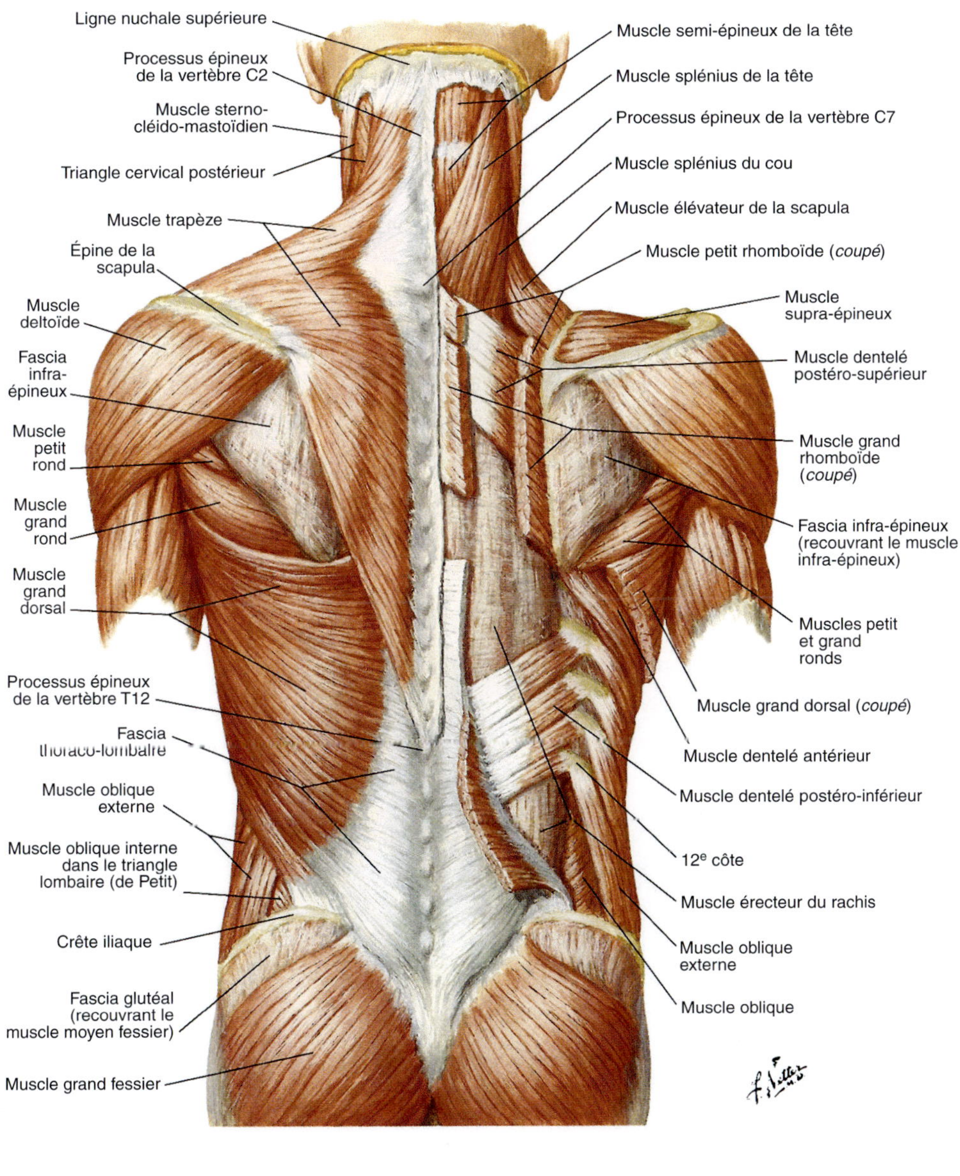

Muscles du dos : couches intermédiaires

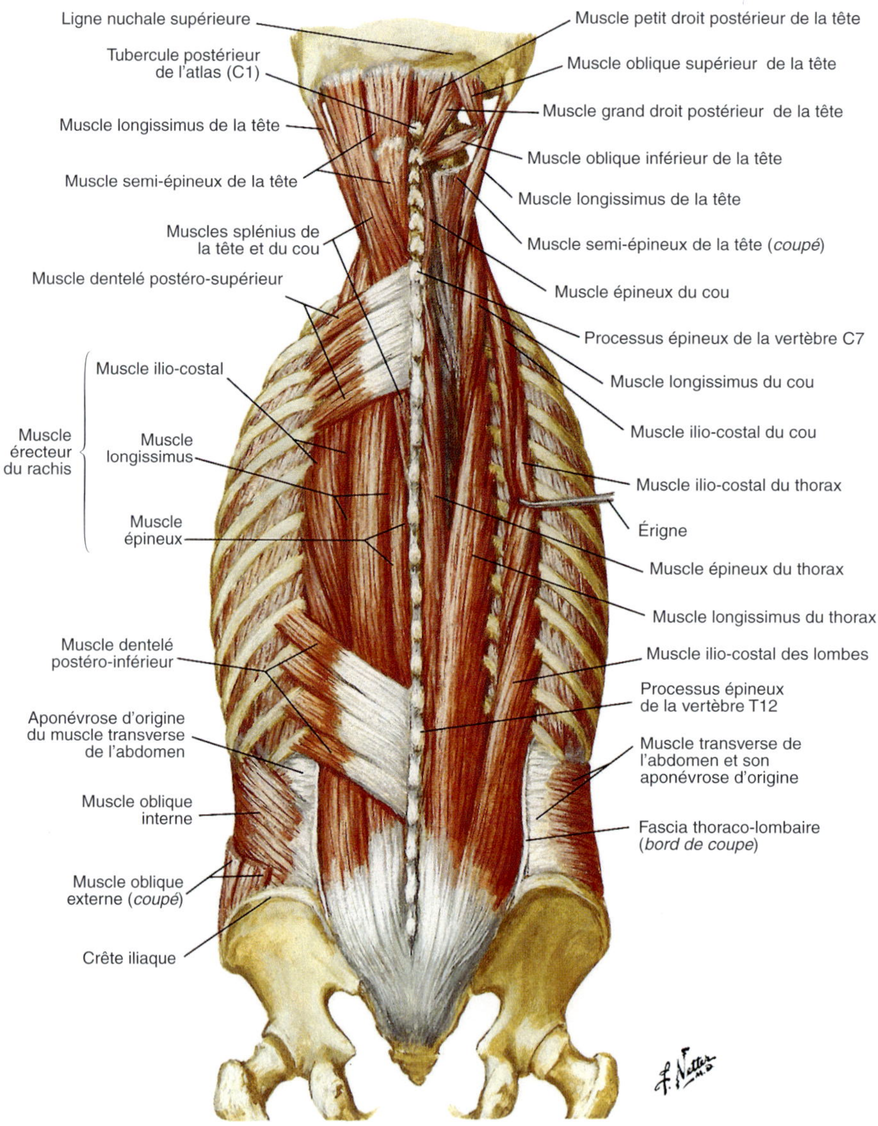

Muscles du dos : couches profondes

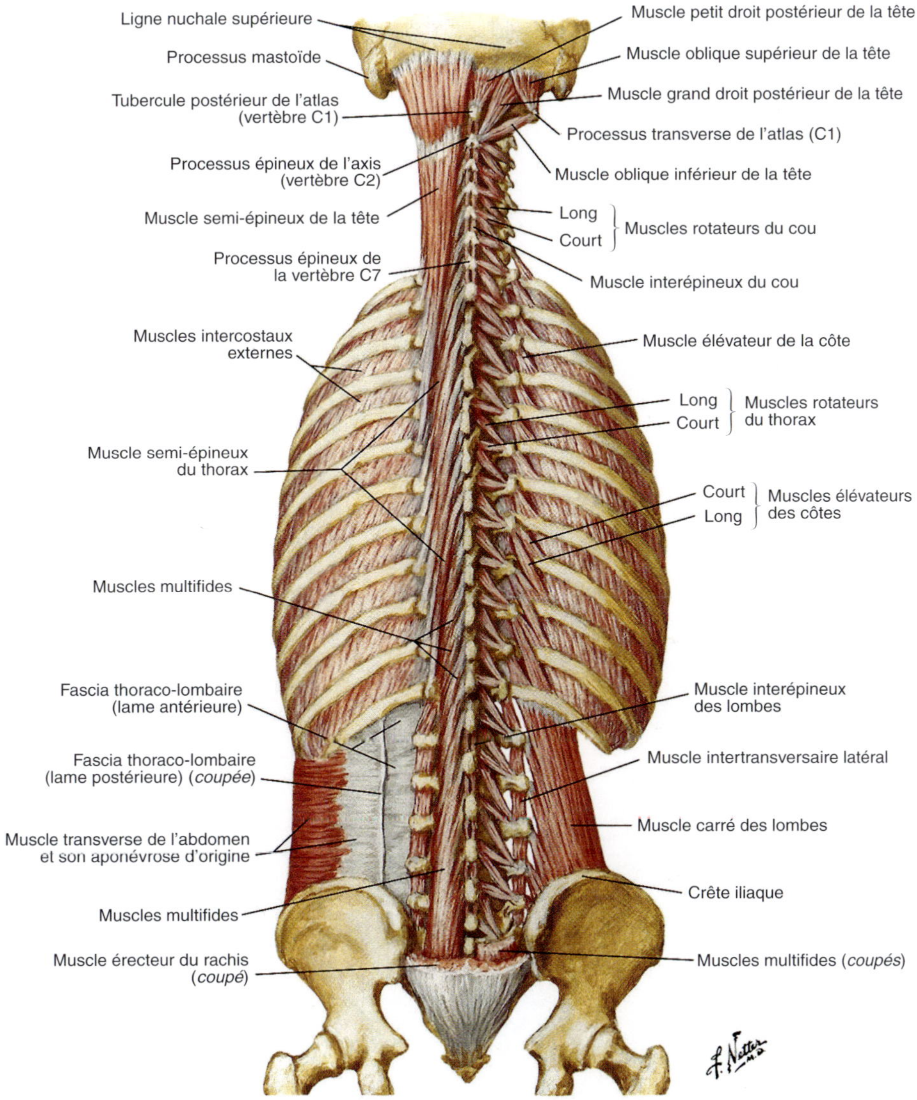

Paroi abdominale antérieure : dissection superficielle

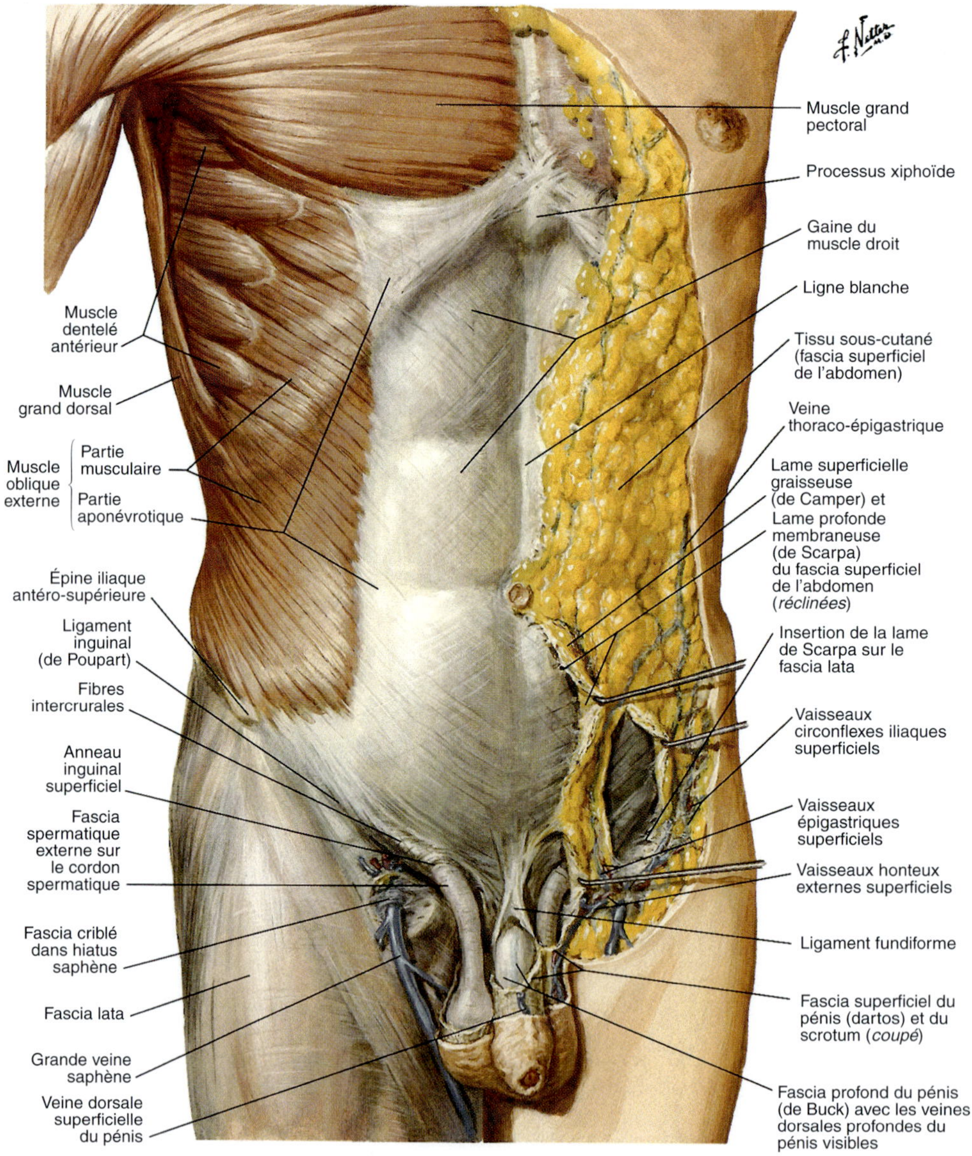

Paroi abdominale antérieure : dissection intermédiaire

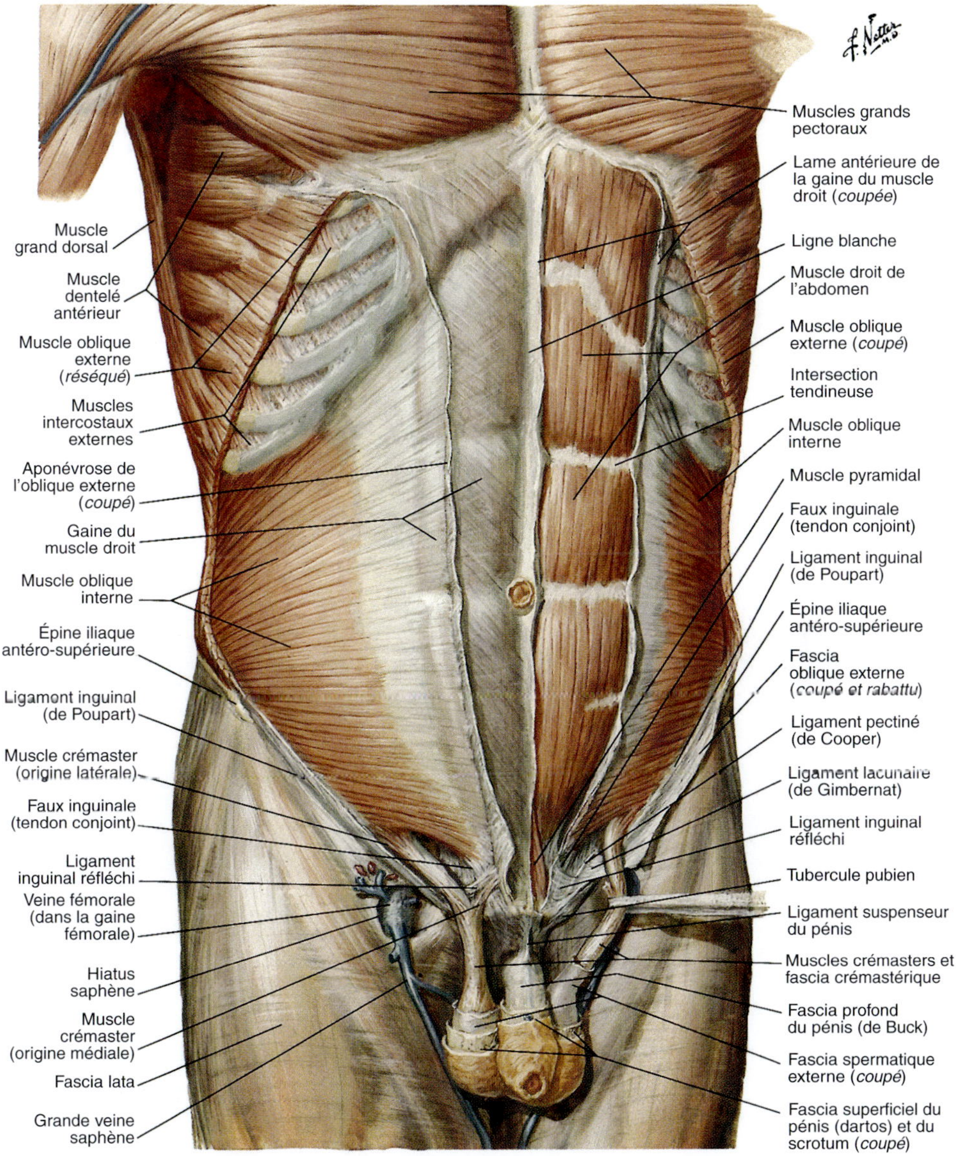

Cœur

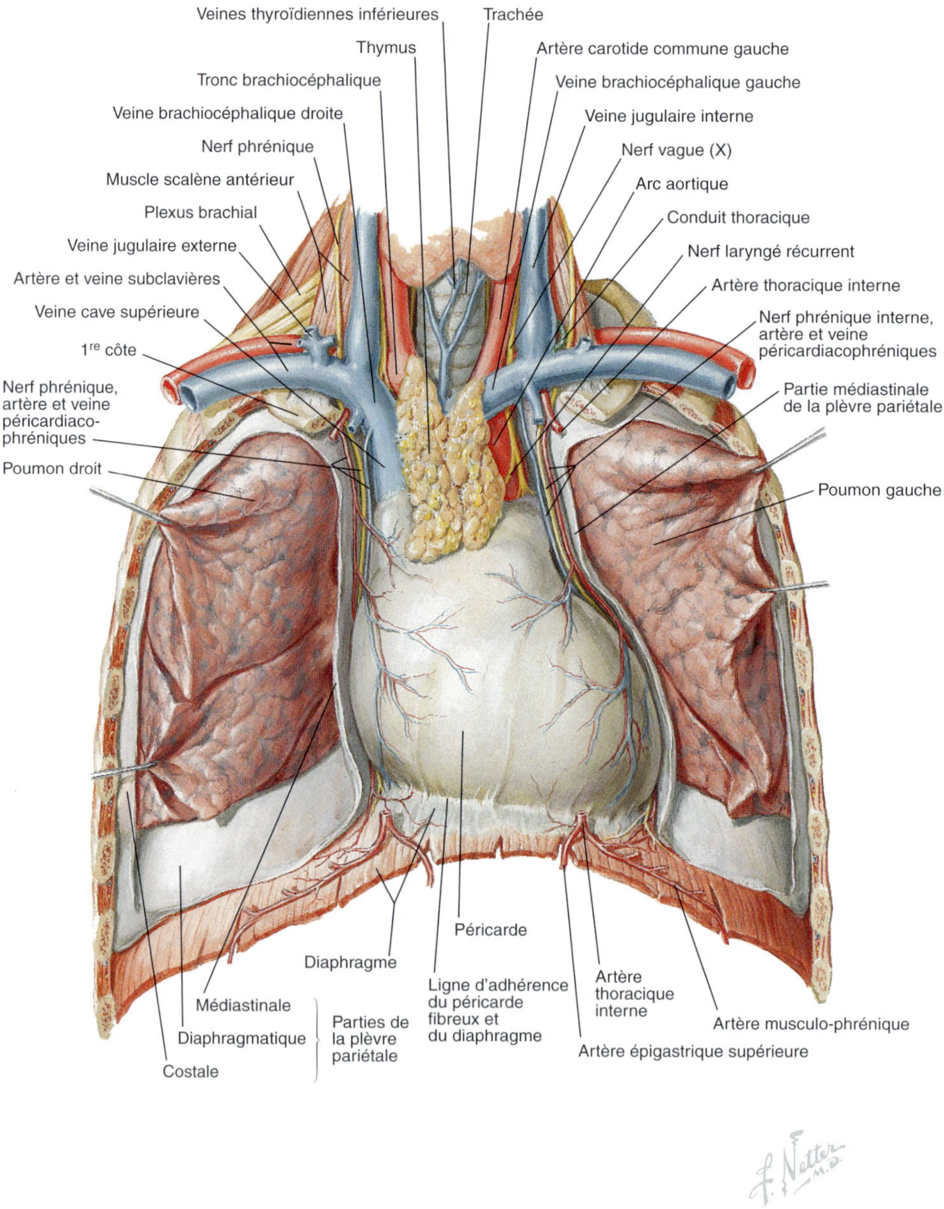
Veines thyroïdiennes inférieures
Trachée
Thymus
Artère carotide commune gauche
Tronc brachiocéphalique
Veine brachiocéphalique gauche
Veine brachiocéphalique droite
Veine jugulaire interne
Nerf phrénique
Nerf vague (X)
Muscle scalène antérieur
Arc aortique
Plexus brachial
Conduit thoracique
Veine jugulaire externe
Nerf laryngé récurrent
Artère et veine subclavières
Artère thoracique interne
Veine cave supérieure
Nerf phrénique interne, artère et veine péricardiacophréniques
1re côte
Partie médiastinale de la plèvre pariétale
Nerf phrénique, artère et veine péricardiaco-phréniques
Poumon droit
Poumon gauche
Péricarde
Diaphragme
Ligne d'adhérence du péricarde fibreux et du diaphragme
Artère thoracique interne
Artère musculo-phrénique
Artère épigastrique supérieure
Médiastinale
Diaphragmatique
Costale
Parties de la plèvre pariétale

Atriums, ventricules et septum interventriculaire

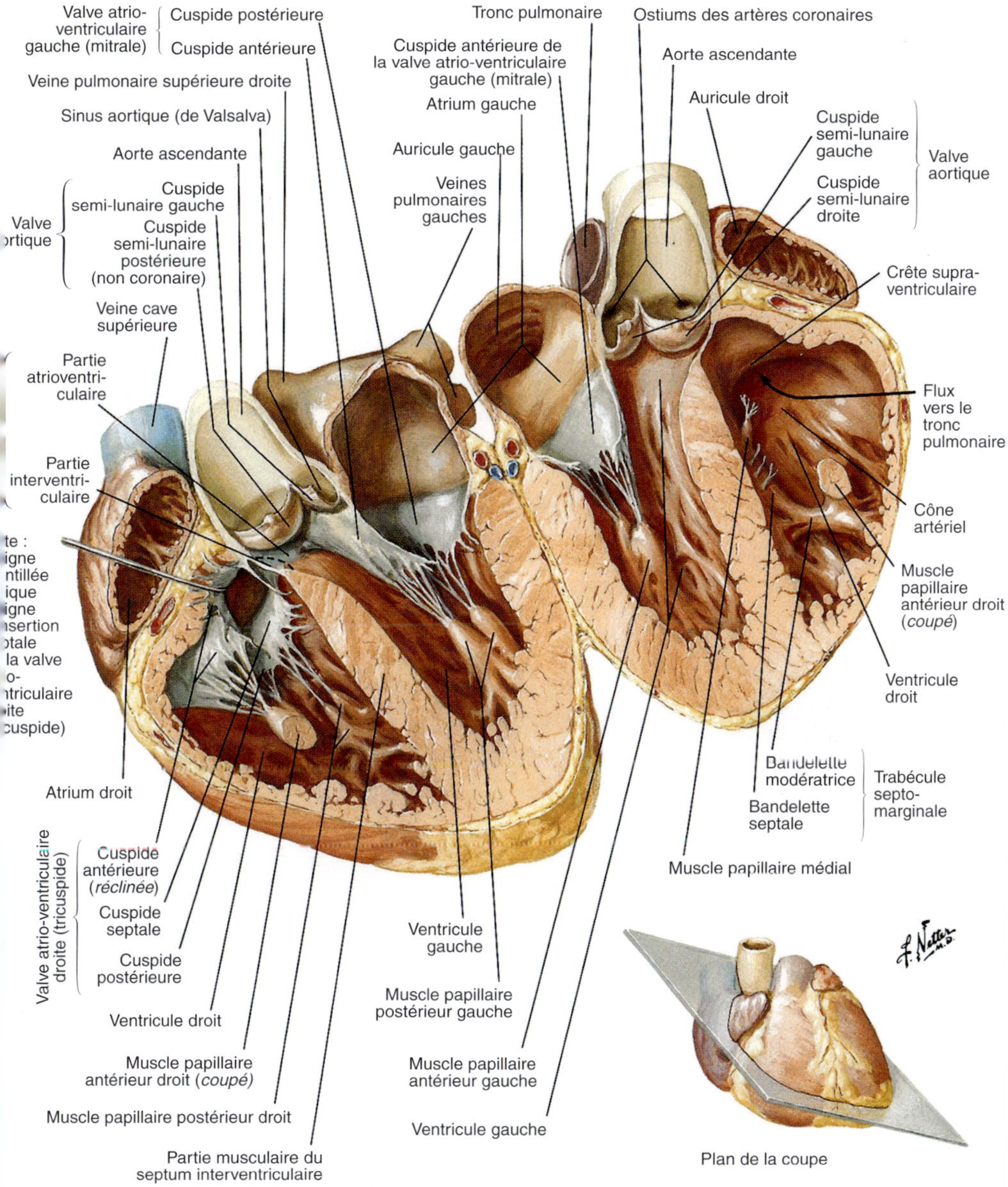

Artères coronaires : vues artériographiques

Artère coronaire droite : vue oblique antérieure gauche

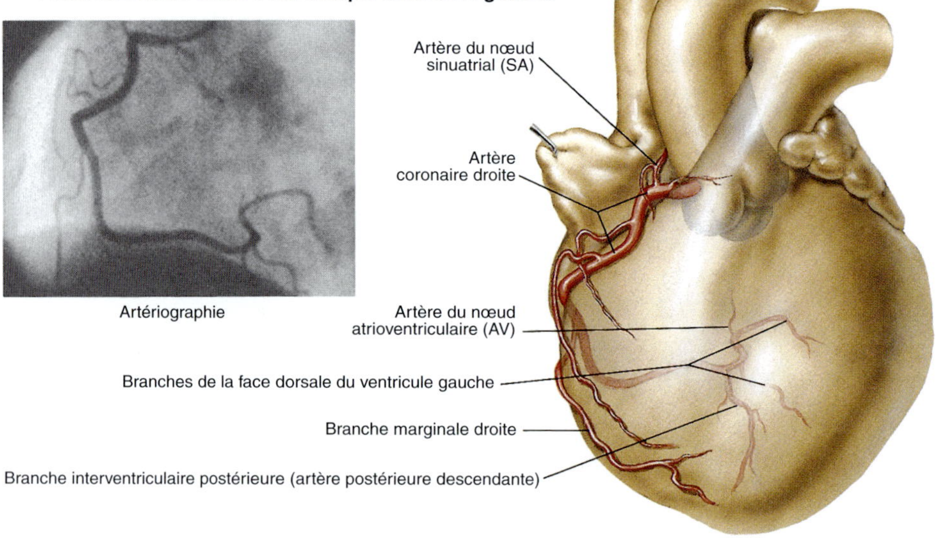

Artère coronaire droite : vue oblique antérieure droite

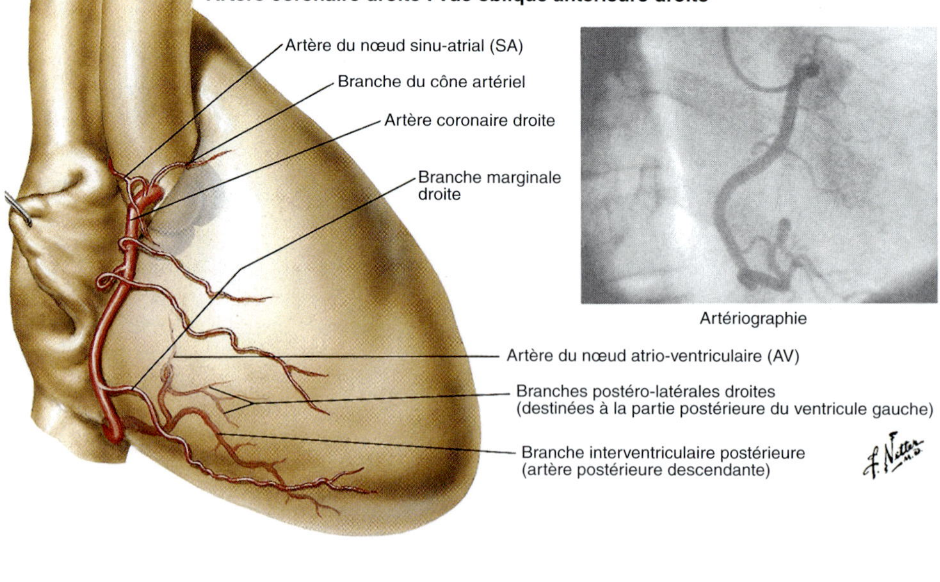

Artères coronaires : vues artériographiques (suite)

Artère coronaire gauche : vue oblique antérieure gauche

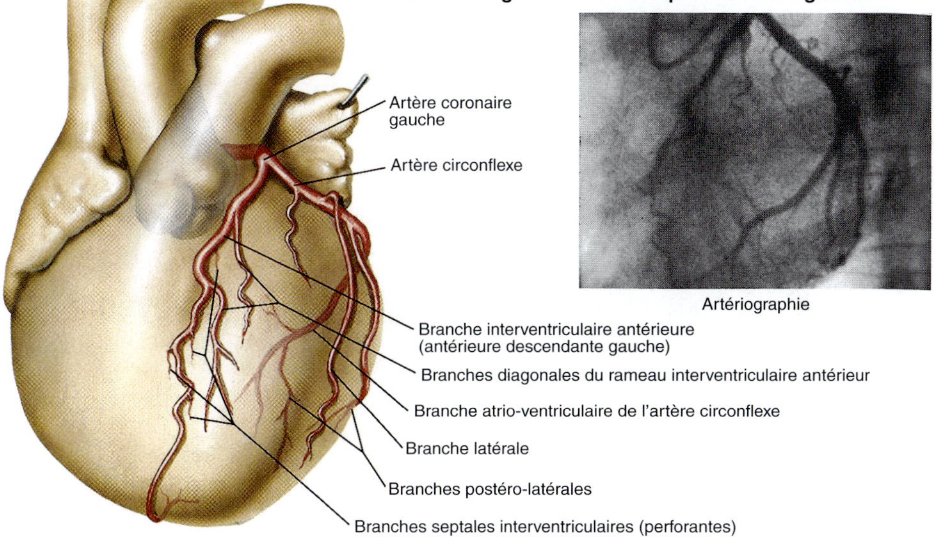

Artère coronaire gauche : vue oblique antérieure droite

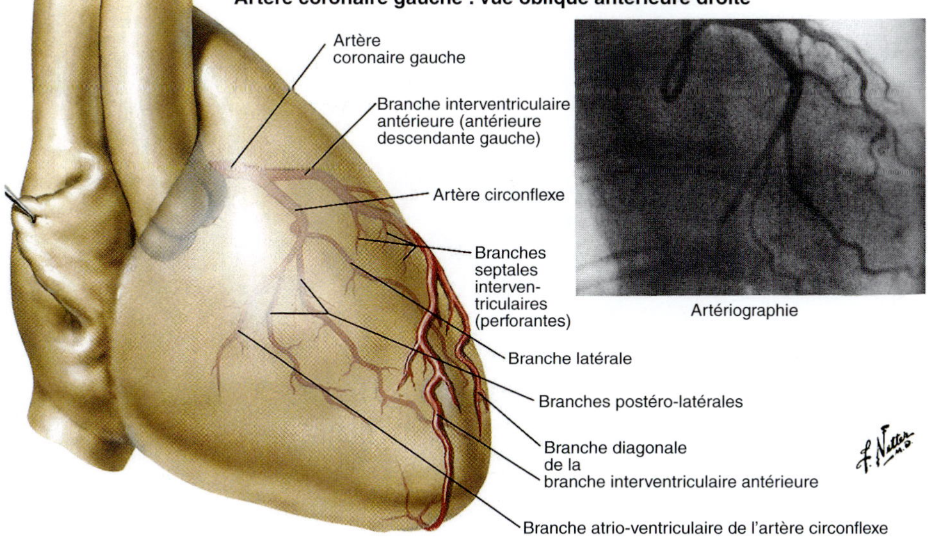

Atrium et ventricule droits

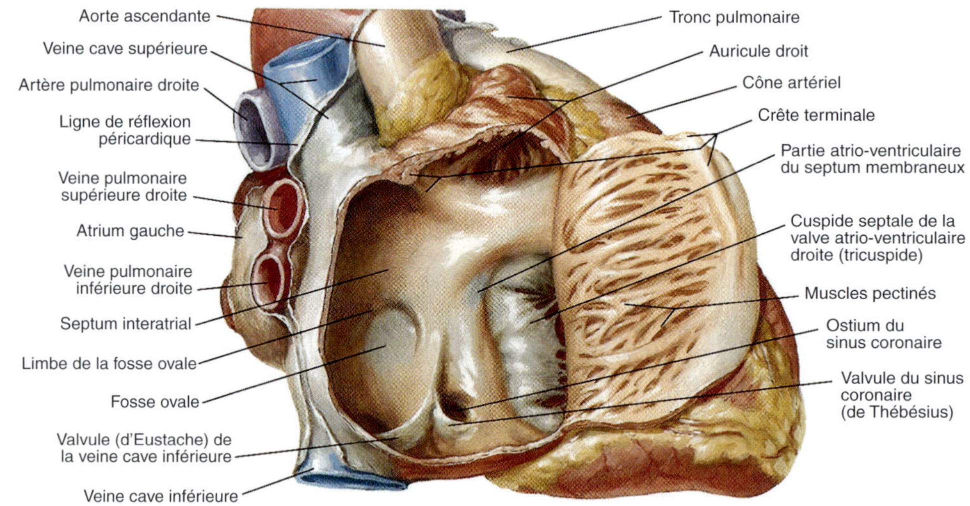

Atrium droit ouvert : vue latérale droite

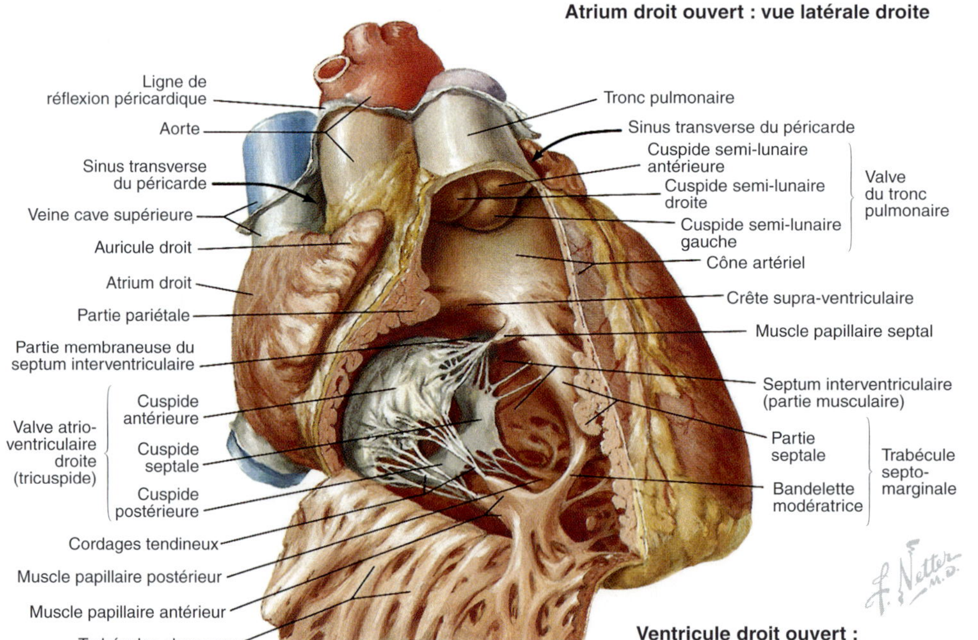

Ventricule droit ouvert : vue antérieure

Atrium et ventricule gauches

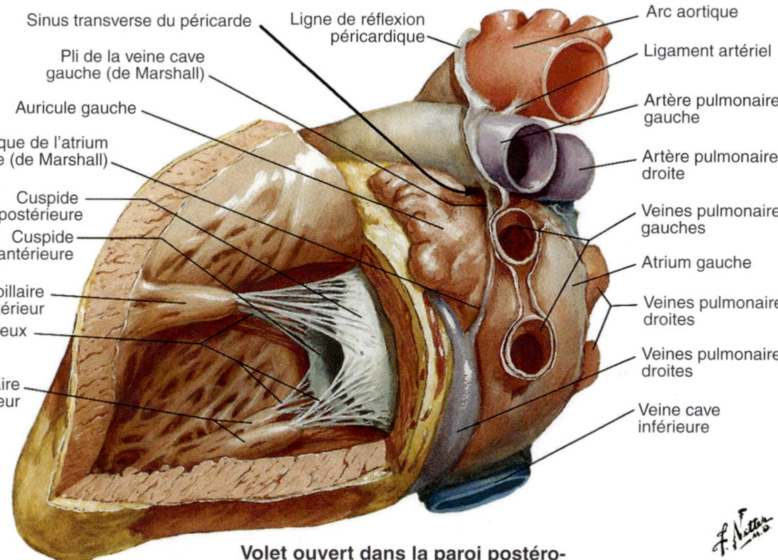

Volet ouvert dans la paroi postéro-latérale du ventricule gauche

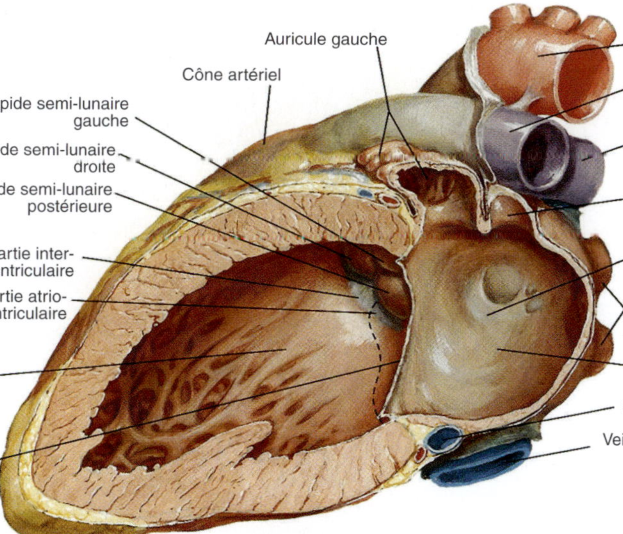

Coupe à travers l'atrium et le ventricule gauches avec la valve atrio-ventriculaire gauche (mitrale) réséquée

Note : le pointillé indique le niveau d'origine de la valve atrio-ventriculaire droite (tricuspide)

Gros vaisseaux du médiastin supérieur

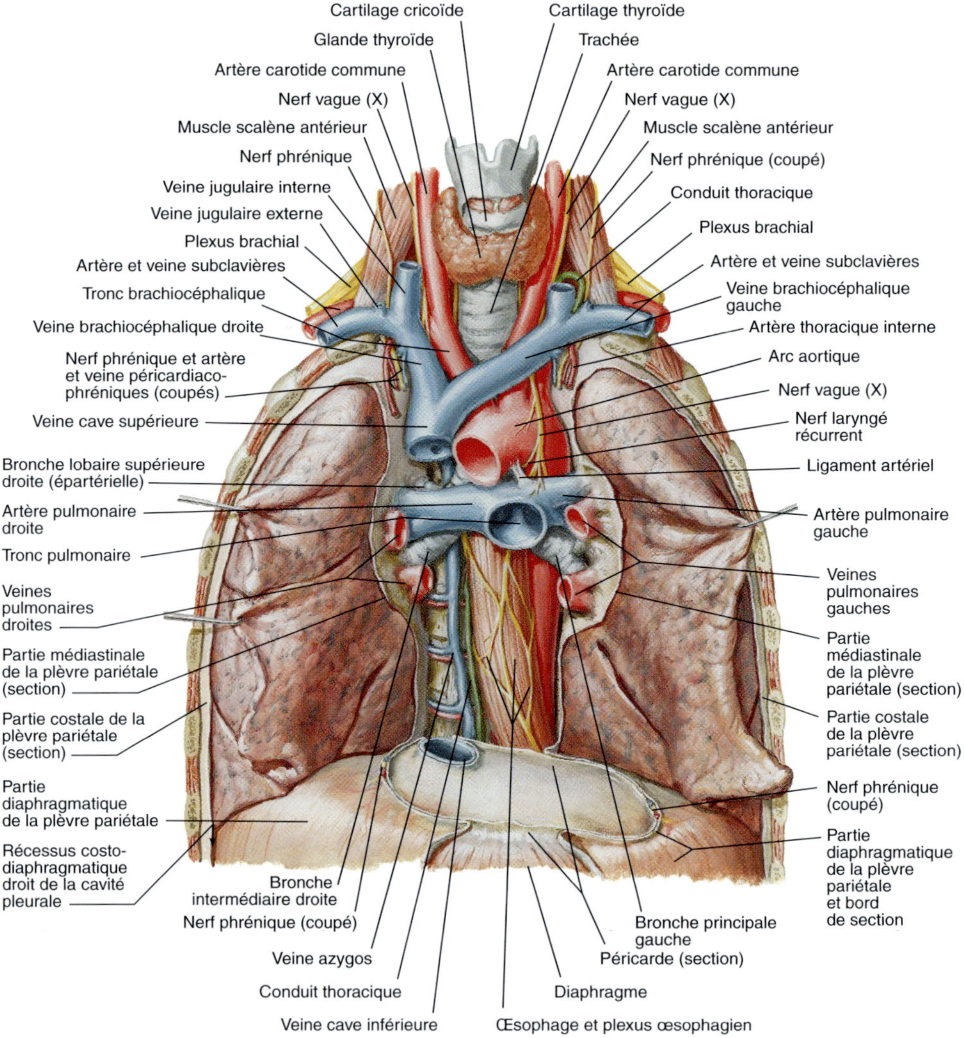

Nomenclature des bronches : schéma

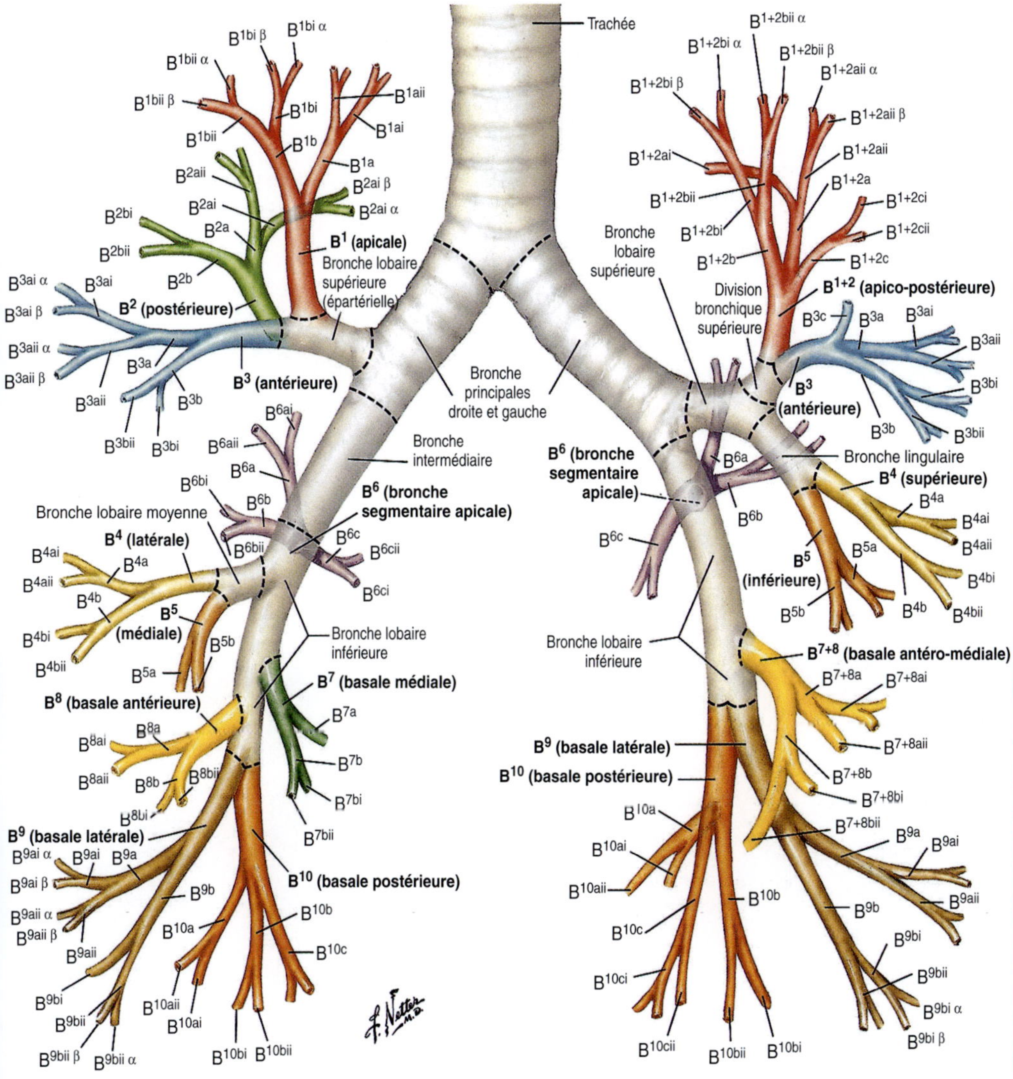

Segments broncho-pulmonaires

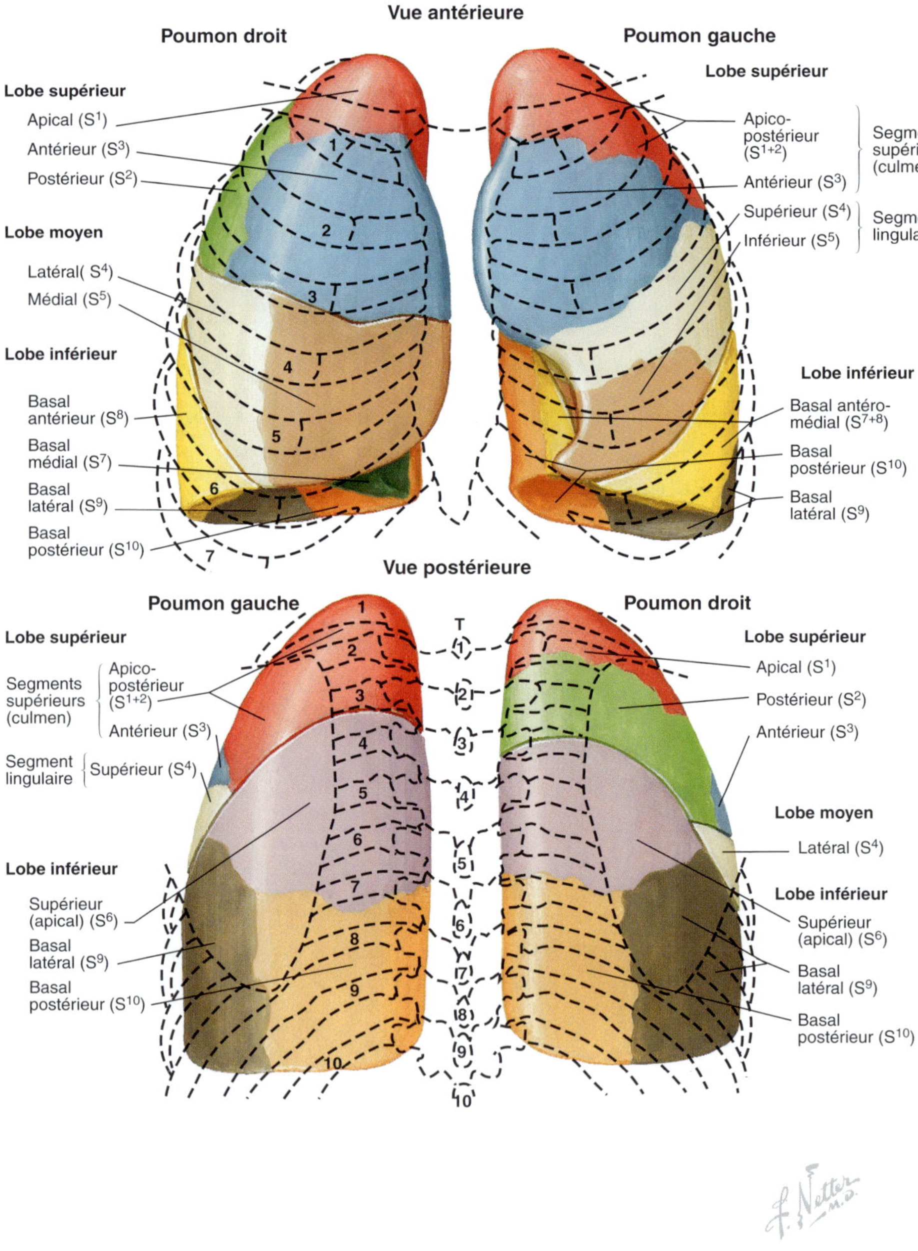

Segments broncho-pulmonaires (suite)

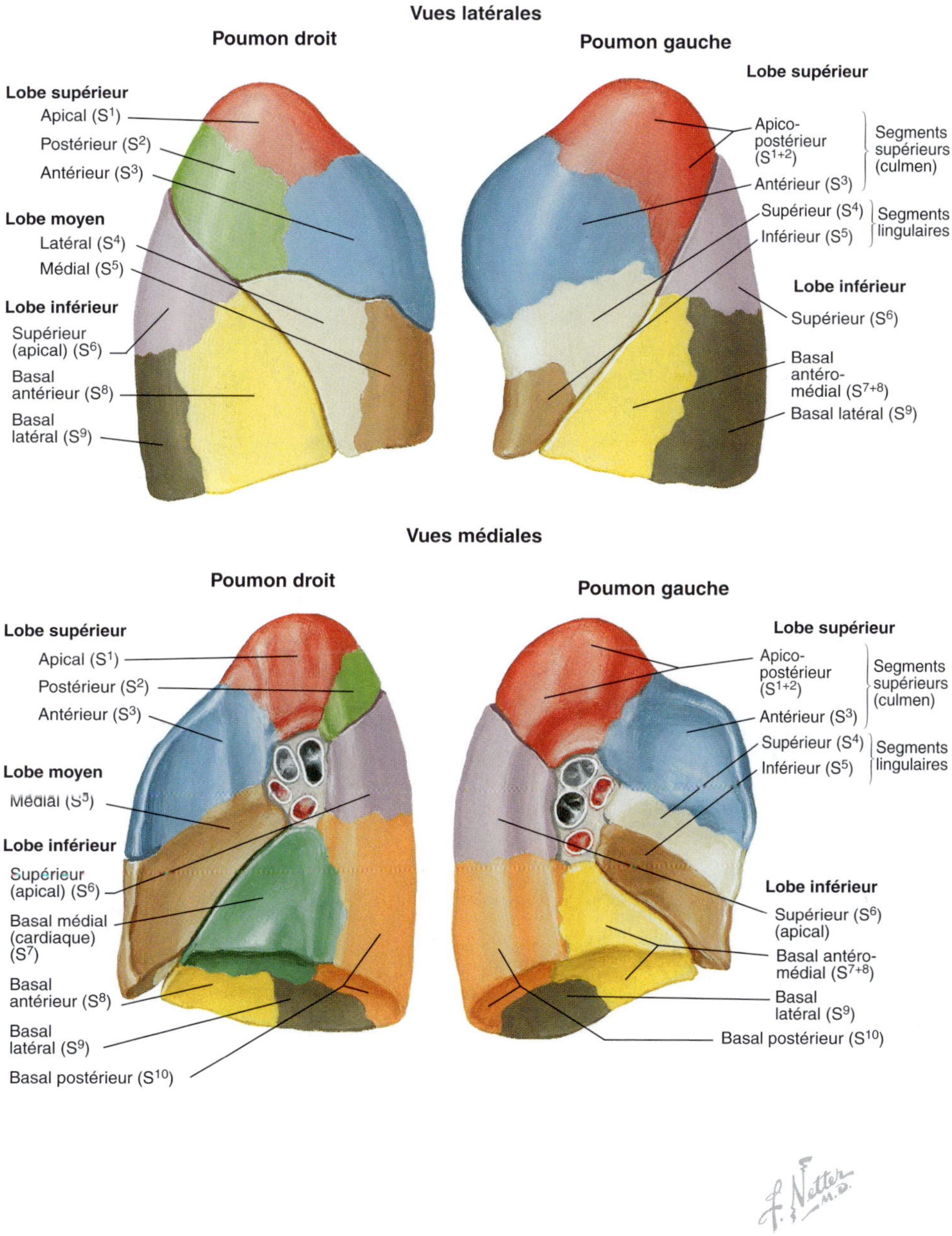

Artères de la paroi abdominale postérieure

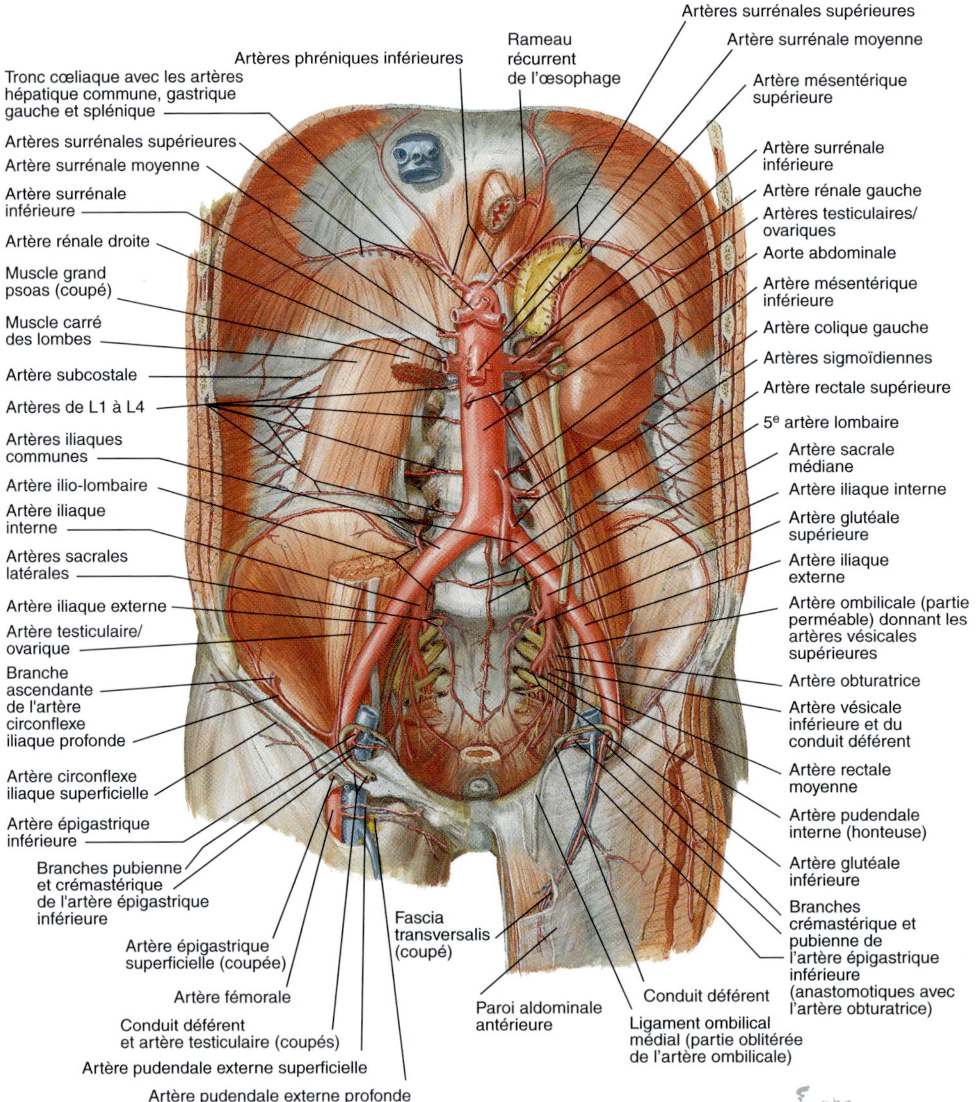

Veines de la paroi abdominale postérieure

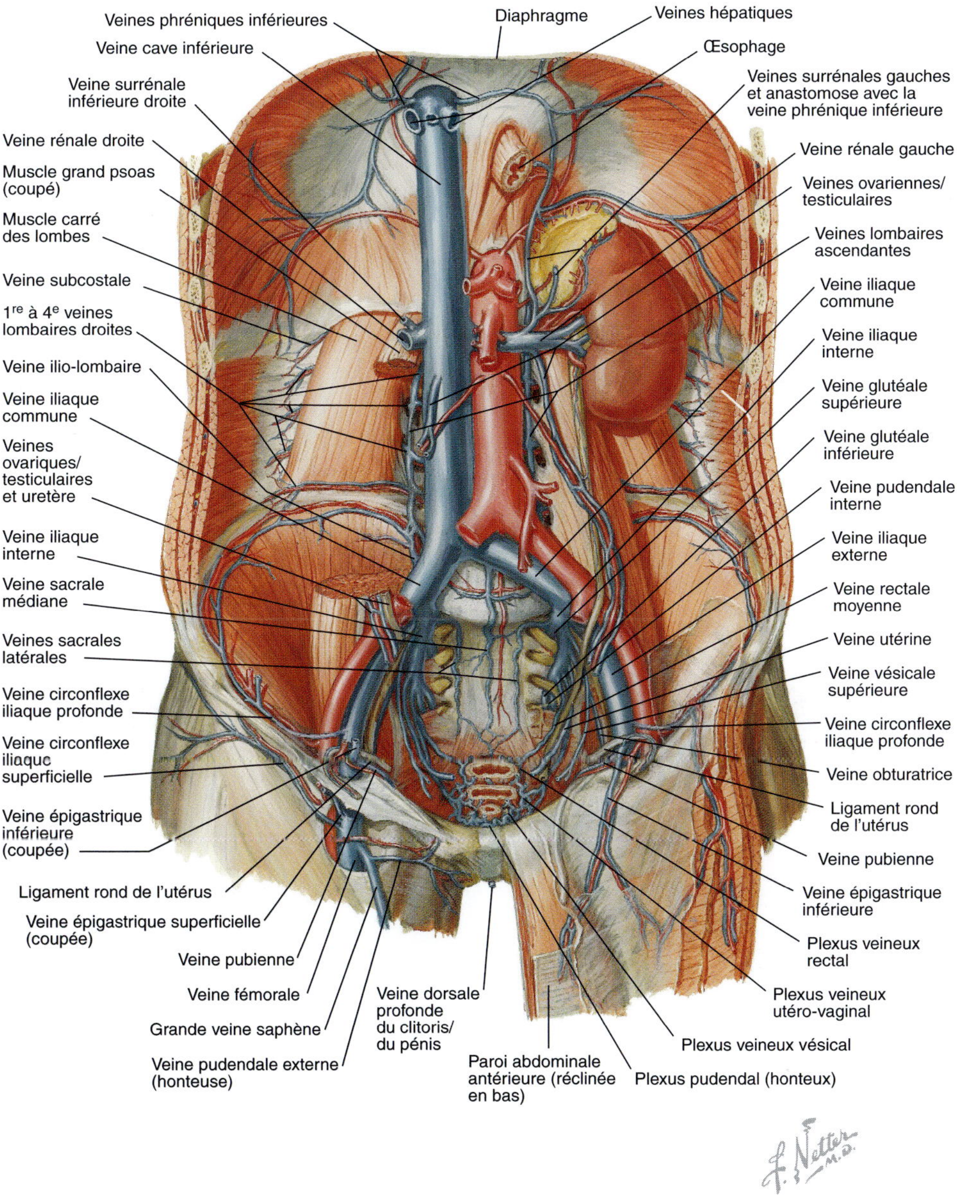

Reins

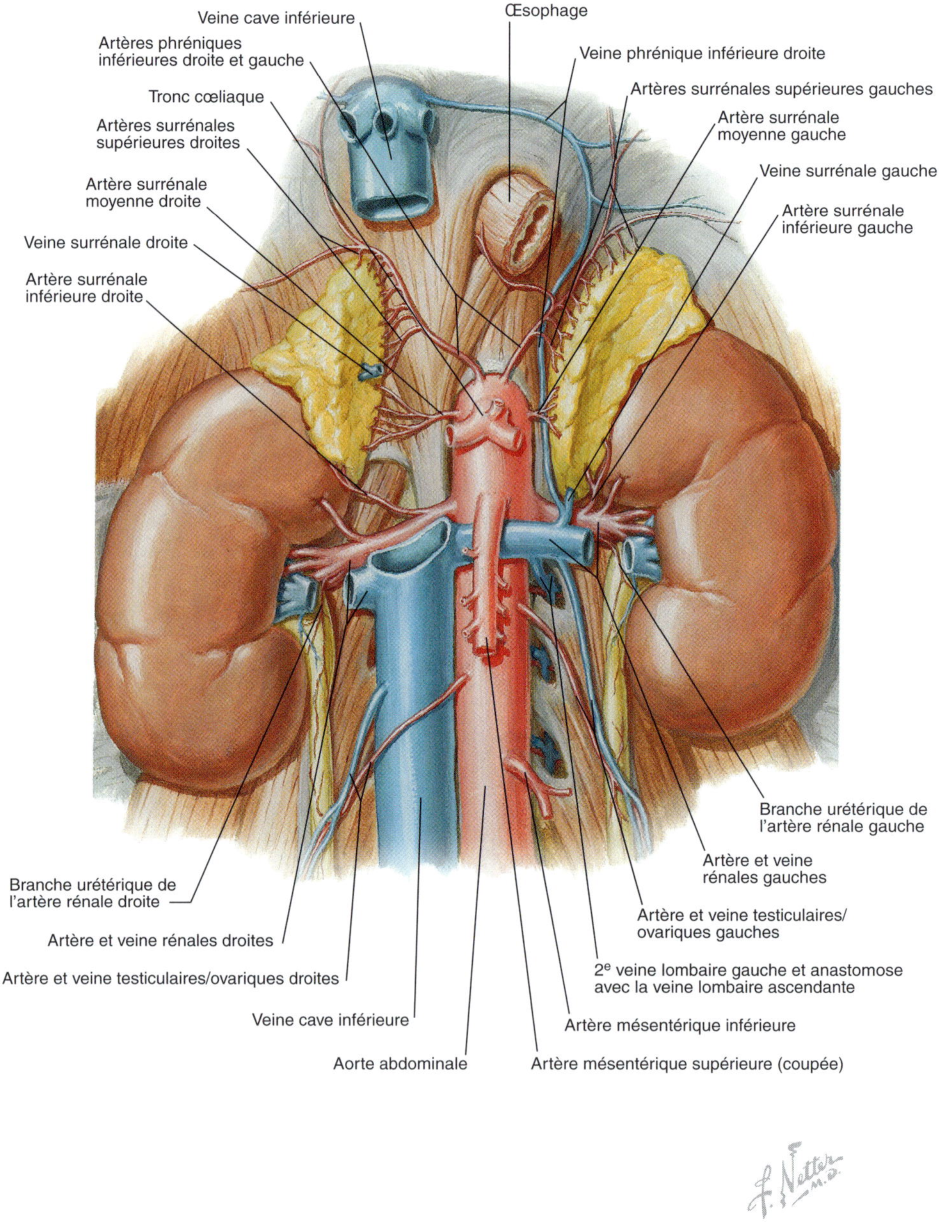
Veine cave inférieure
Artères phréniques inférieures droite et gauche
Tronc cœliaque
Artères surrénales supérieures droites
Artère surrénale moyenne droite
Veine surrénale droite
Artère surrénale inférieure droite
Œsophage
Veine phrénique inférieure droite
Artères surrénales supérieures gauches
Artère surrénale moyenne gauche
Veine surrénale gauche
Artère surrénale inférieure gauche
Branche urétérique de l'artère rénale gauche
Artère et veine rénales gauches
Artère et veine testiculaires/ovariques gauches
2e veine lombaire gauche et anastomose avec la veine lombaire ascendante
Artère mésentérique inférieure
Artère mésentérique supérieure (coupée)
Aorte abdominale
Veine cave inférieure
Artère et veine testiculaires/ovariques droites
Artère et veine rénales droites
Branche urétérique de l'artère rénale droite

Faces et loges du foie

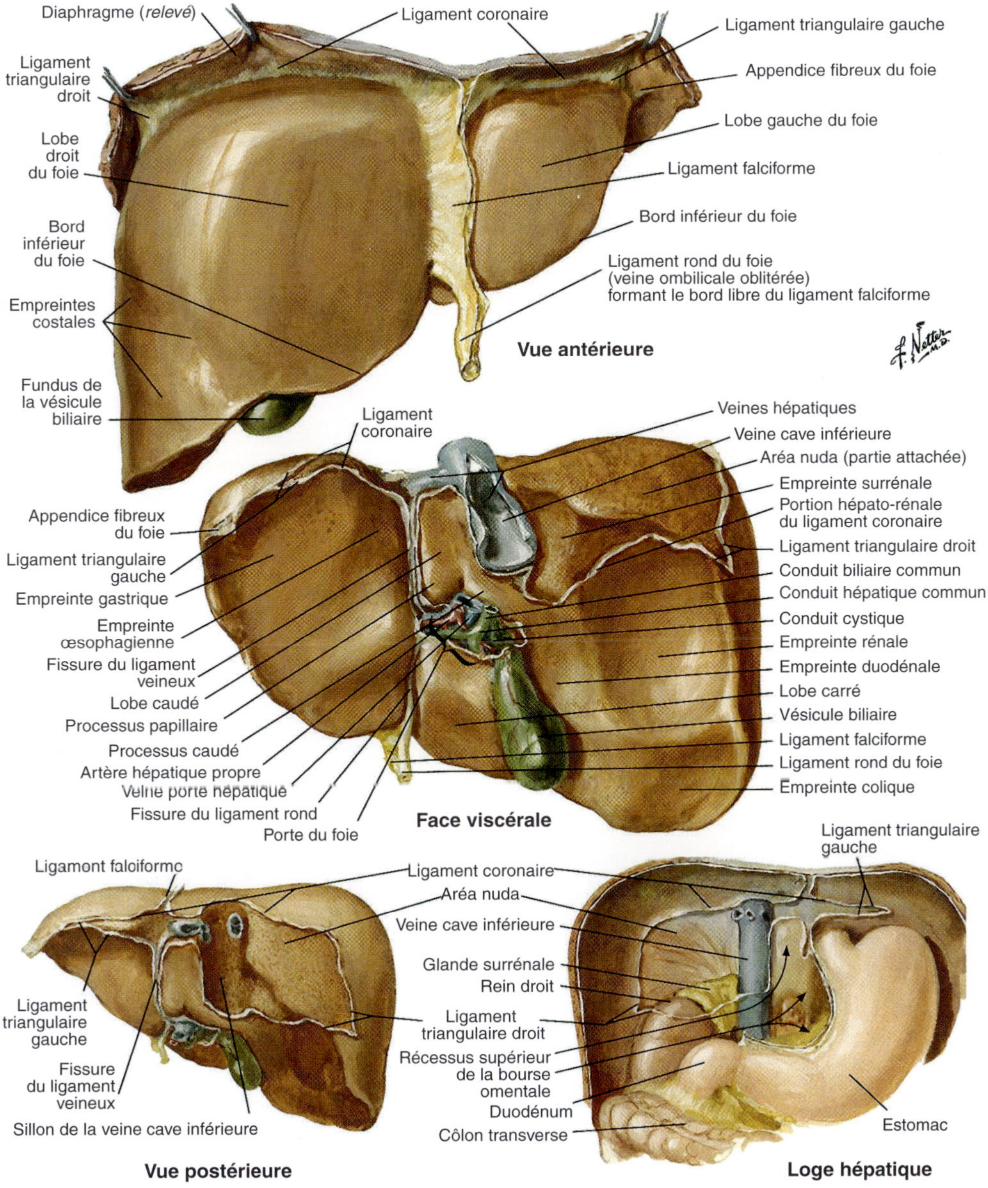

Estomac

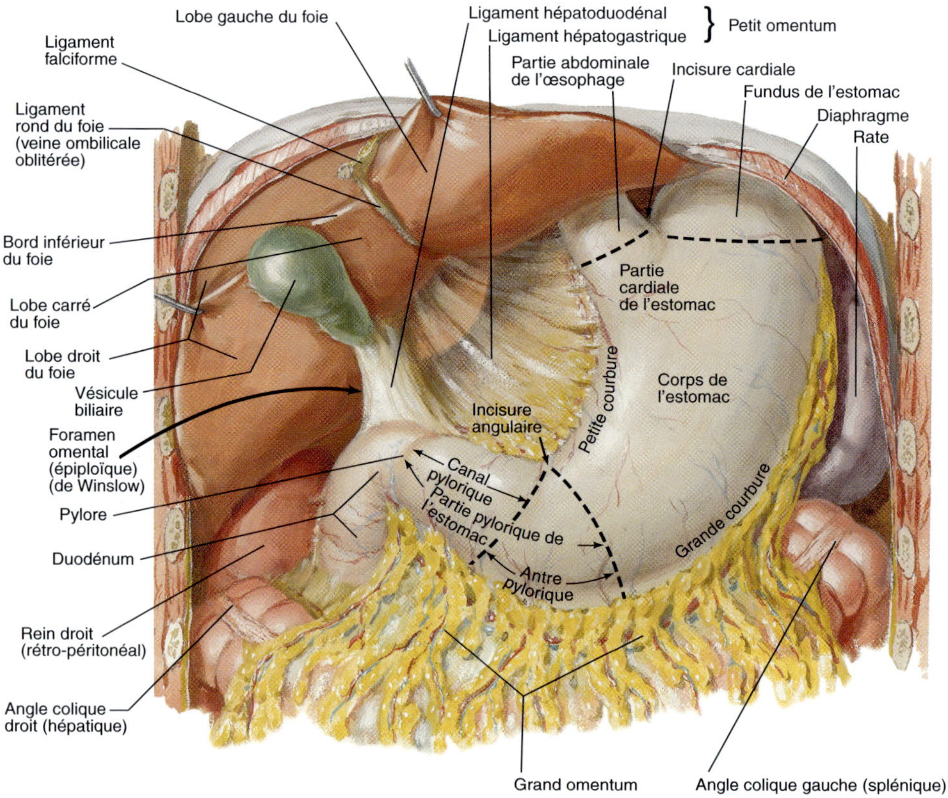

Variations de position et de configuration de l'estomac en rapport avec le type fonctionnel

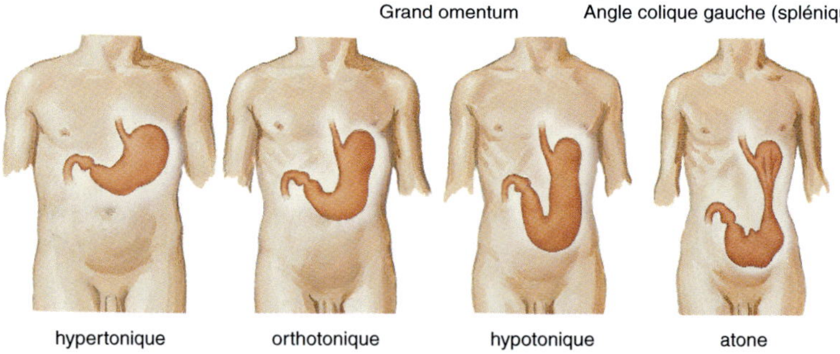

F. Netter M.D.

Veines du foie, de la rate et du système digestif

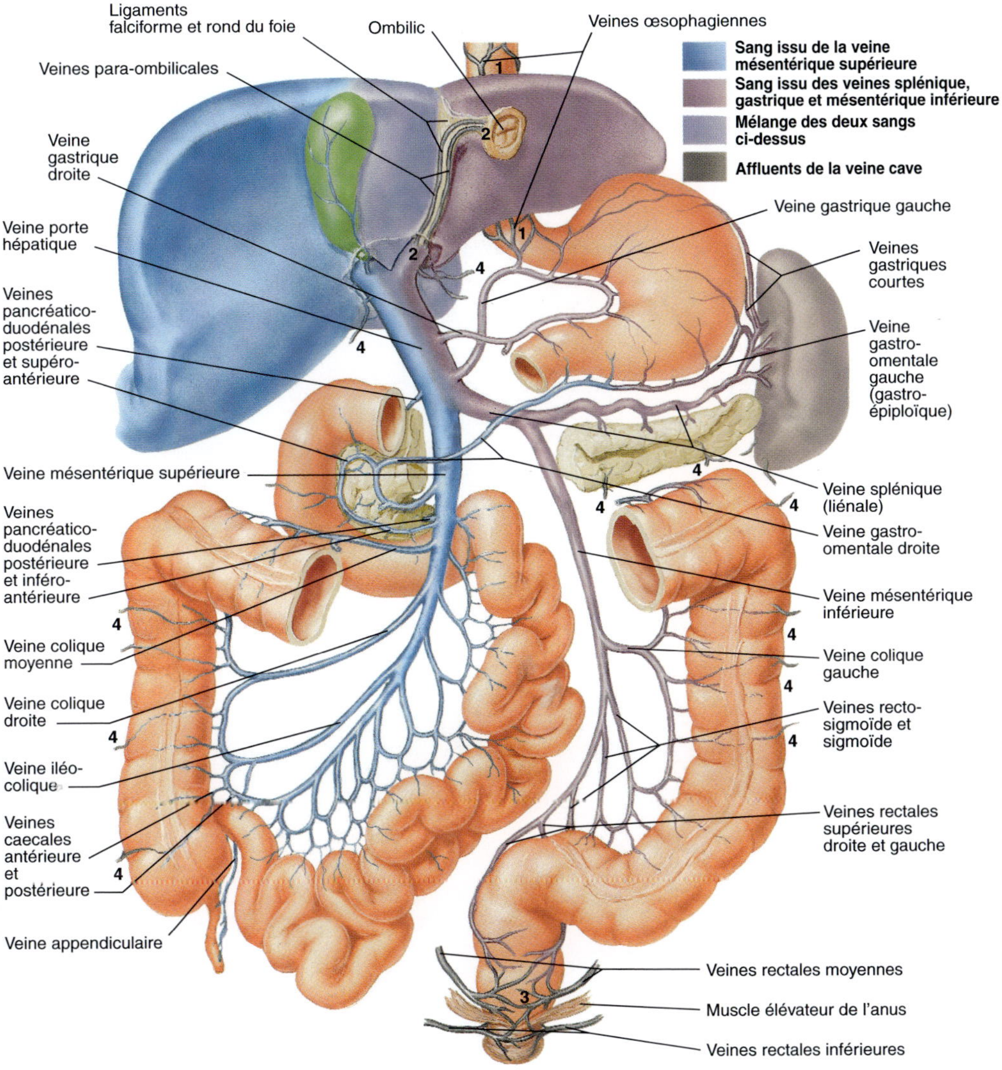

Anastomoses porto-caves

1 Œsophagiennes
2 Para-ombilicales
3 Rectales
4 Rétro-péritonéales

Artères du gros intestin

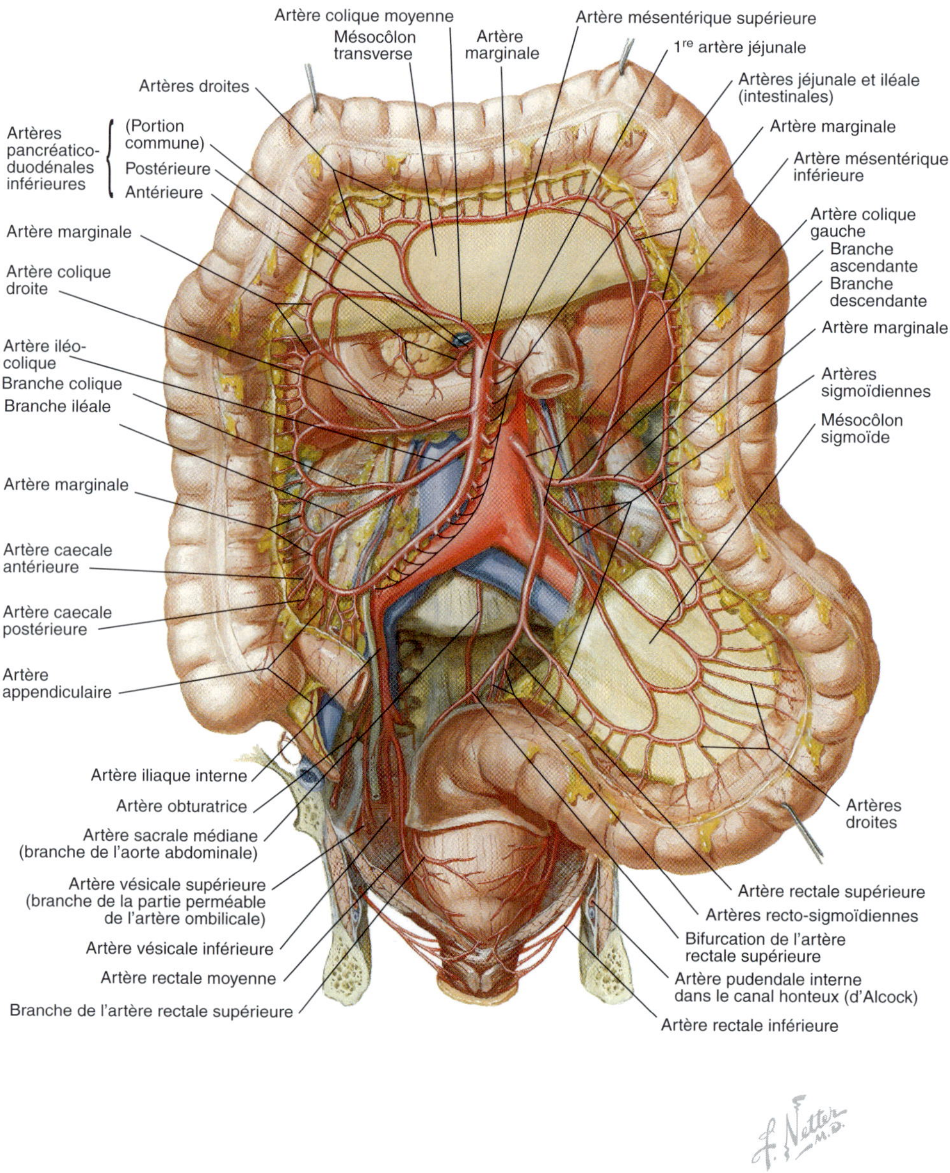

Artères de l'intestin grêle

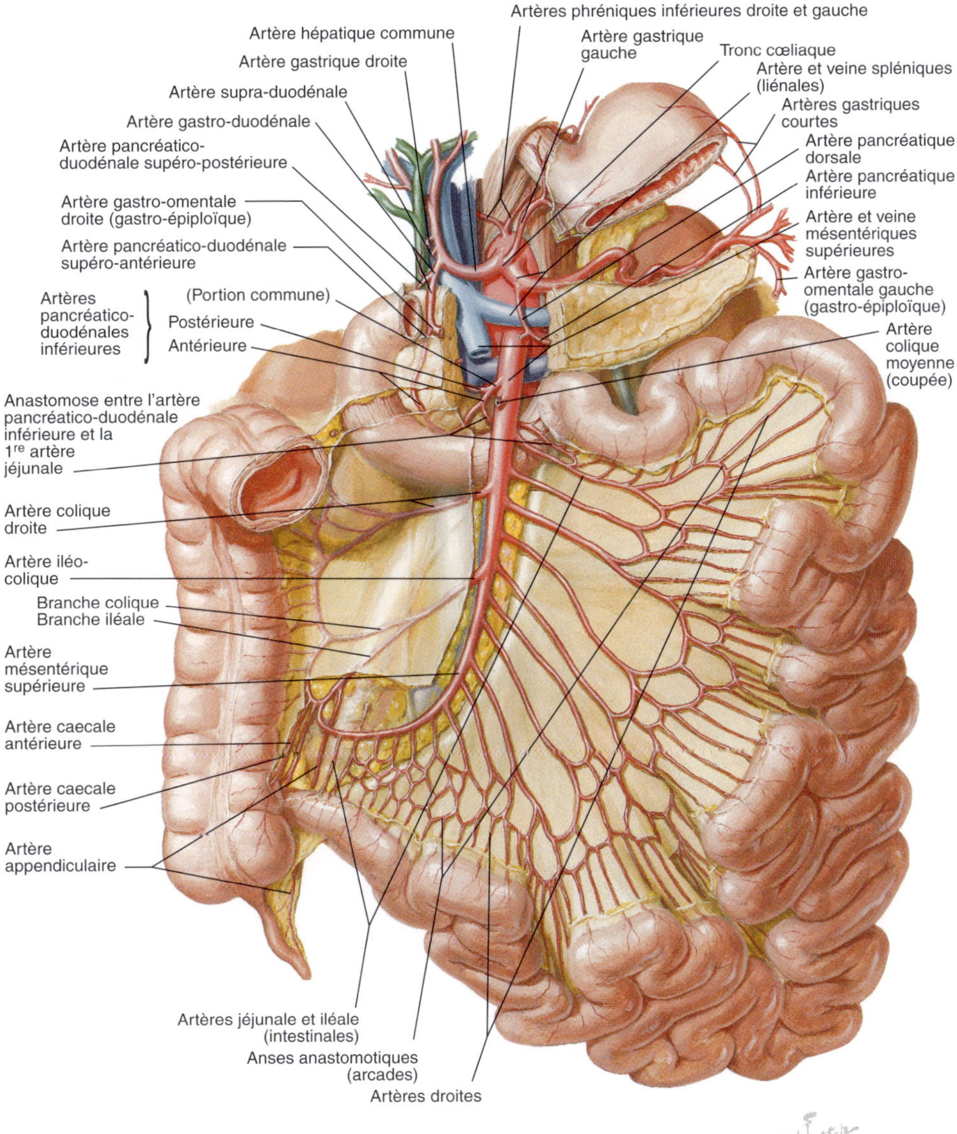

Pelvis et périnée masculins

Dissection paramédiane (sagittale)

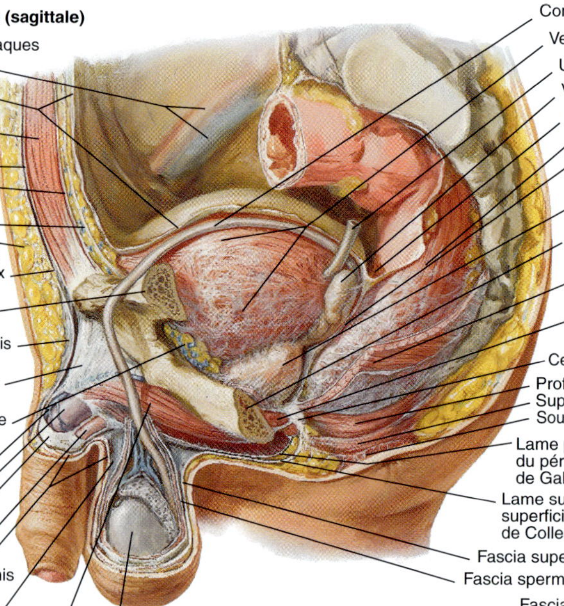

Coupe sagittale médiane

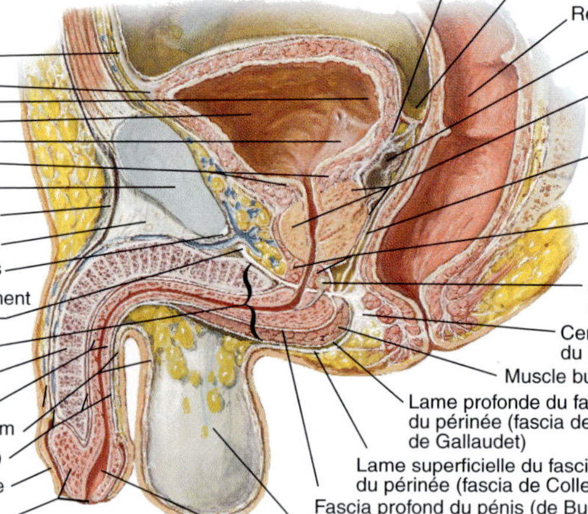

Utérus et annexes

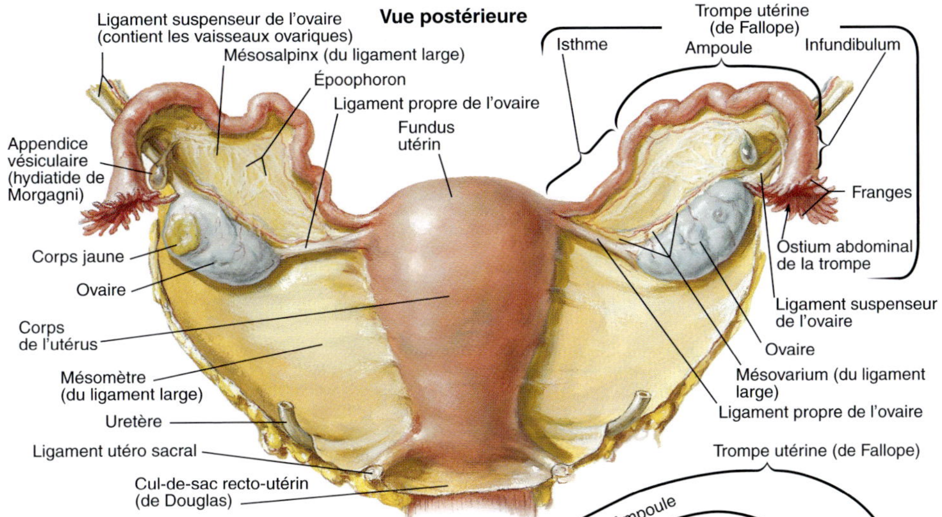

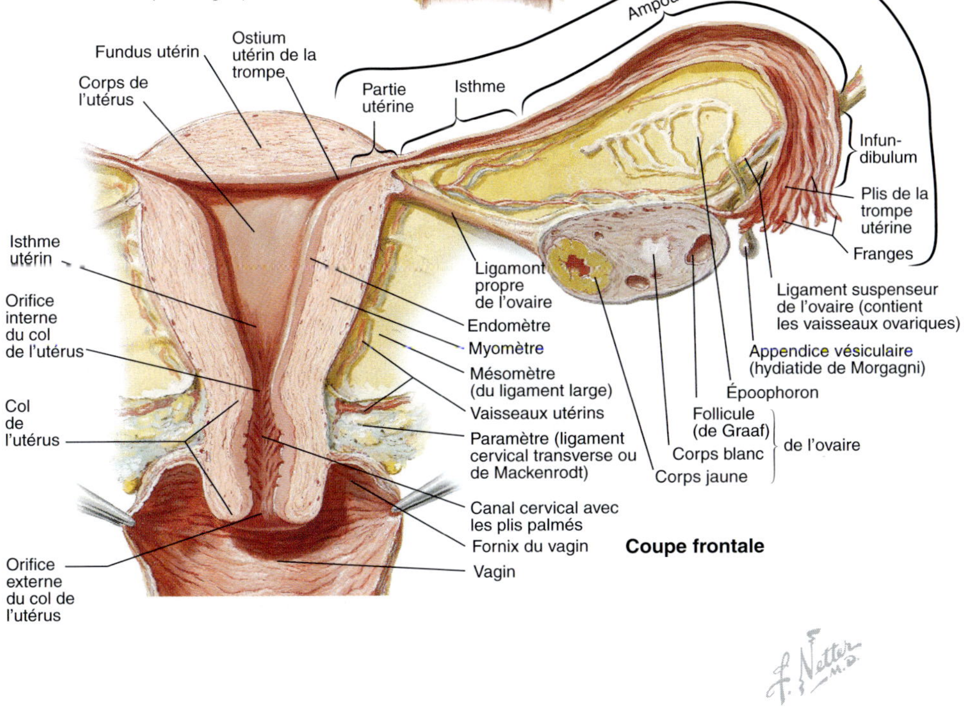

Tendons fléchisseurs et extenseurs des doigts

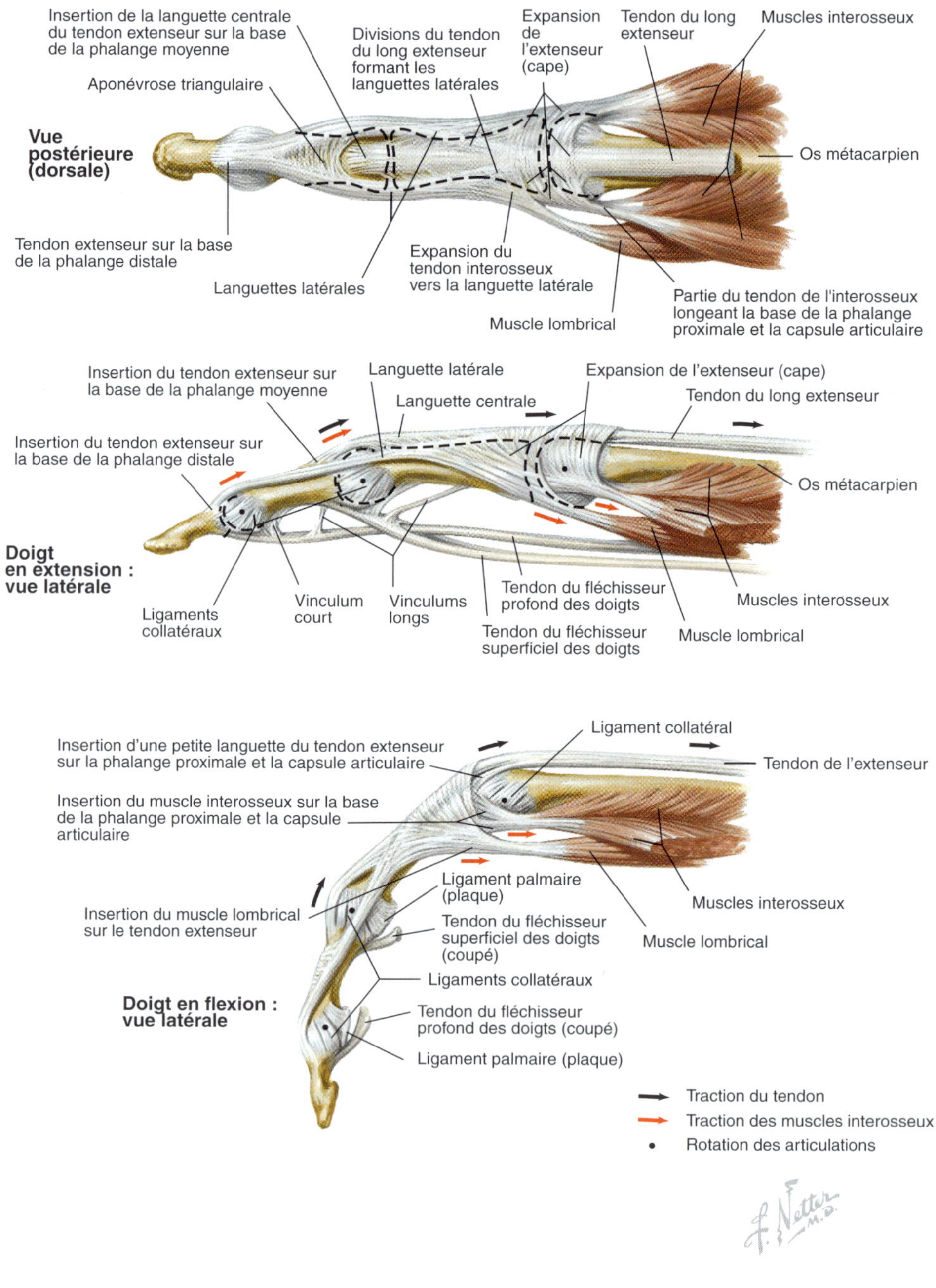

NOM | SITUATION ET CARACTÈRES GÉNÉRAUX | INSERTIONS | INNERVATION | ACTION

M. COURT FLÉCHISSEUR DES ORTEILS *(Musculus flexor digitorum brevis). (angl. short flexor muscle of toes).*

Dans la région plantaire moyenne ; court , aplati, quadrilatère.

En arrière, sur la tubérosité interne du calcanéus et le fascia plantaire ; en avant, au moyen de quatre tendons fins (perforés), sur l'extrémité postérieure de la deuxième phalange des quatre derniers orteils.

N. plantaire médial.

Fléchisseur des orteils.

M. COURT FLÉCHISSEUR DU POUCE *(Musculus flexor pollicis brevis). (angl. short flexor muscle of thumb).*

Dans la région palmaire externe (éminence thénar).

En haut, origine sur le rétinaculum des fléchisseurs, le trapèze et le capitatum ; en bas, au moyen de deux faisceaux, sur la partie externe et interne de l'extrémité supérieure de la première phalange du pouce.

N. médian et ulnaire.

Adducteur et accessoirement fléchisseur du pouce.

M. COURT PALMAIRE *(Musculus palmaris brevis). (angl. short palmar muscle).*

Dans la région palmaire interne (éminence hypothénar) ; sous-cutané, rudimentaire.

A l'extérieur, sur le bord interne de l'aponévrose palmaire ; en dedans, sur la peau de l'éminence hypothénar.

N. ulnaire.

Plisse la peau de l'éminence thénar.

M. COURT PÉRONIER *(Musculus peroneus brevis). (angl. short peroneal muscle).*

Dans la région externe de la jambe, sous le long péronier latéral.

En haut, origine sur le tiers médian de la face externe de la fibula et le bord antérieur de celui-ci ; en bas, au moyen d'un tendon, sur le tubercule du cinquième métatarsien.

N. fibulaire superficiel.

Adducteur et rotateur externe du pied.

M. CRÉMASTER *(Musculus cremaster). (angl. cremasteric muscle).*

Dans le pli de l'aine et les bourses testiculaires, dans lesquelles il forme la tunique musculeuse du scrotum.

En haut, prend son origine dans le ligament inguinal, la crête du pubis et la gaine du droit de l'abdomen ; en bas, sur les bourses testiculaires.

N. génitocrural.

Rétracteur du testicule.

NOM	SITUATION ET CARACTÈRES GÉNÉRAUX	INSERTIONS	INNERVATION	ACTION

M. CRICO-ARYTÉNOÏDIEN LATÉRAL *(Musculus cricoarytaenoideus lateralis). (angl. lateral crico-arythenoid muscle).*

Dans la région latérale du larynx ; pair, quadrilatère.

En avant, sur le bord postérieur du cricoïde ; en arrière, sur le processus musculaire de l'arythénoïde correspondant.

N. laryngé récurrent.

Dilatateur de la glotte.

M. CRICO-ARYTÉNOÏDIEN POSTÉRIEUR *(Musculus cricoarytaenoideus posterior). (angl. posterior crico-arythenoid muscle).*

Dans la région postérieure du larynx ; pair, triangulaire.

En avant, sur la face postérieure du cricoïde ; en arrière, sur le processus musculaire de l'arythénoïde.

N. laryngé récurrent.

Dilatateur de la glotte.

M. CRICO-THYROÏDIEN *(Musculus cricothyroideus). (angl. cricothyroid muscle).*

Dans le larynx ; pair, triangulaire, de sommet inférieur.

En bas, sur la face antérieure du cartilage cricoïde ; en haut, sur le bord inférieur et les faces antérieure et postérieure du cartilage thyroïde.

N. laryngé supérieur.

Tenseur des cordes vocales.

M. CUBITAL POSTÉRIEUR *(Musculus extensor carpi ulnaris). (angl. ulnar extensor muscle of wrist).*

Sur la couche superficielle de la région postérieure de l'avant-bras ; long, fusiforme.

En haut, origine sur l'épicondyle, la face et le bord postérieurs de l'ulna et l'aponévrose antibrachiale. En bas, par un tendon large, sur la partie inférieure de l'extrémité supérieure du cinquième métacarpien.

N. radial.

Extenseur et adducteur de la main.

M. DELTOÏDE *(Musculus deltoideus). (angl. deltoid muscle).*

Sur la face supérieure de l'épaule, sous la peau ; robuste, triangulaire, de sommet externe et inférieur.

En haut, origine sur la portion externe du bord antérieur de la clavicule, le bord externe de l'acromion et le bord postérieur de l'épine scapulaire ; en bas, sur la tubérosité deltoïdienne de l'humérus.

N. axillaire.

Abducteur du bras.

NOM | SITUATION ET CARACTÈRES GÉNÉRAUX | INSERTIONS | INNERVATION | ACTION

M. DENTELÉ ANTÉRIEUR *(Musculus serratus anterior). (angl. serratus anterior muscle).*

Dans la paroi latérale du thorax ; pair, large, de forme rayonnée, constitué de trois portions : *supérieure, moyenne* et *inférieure.*

Par une partie, sur la face antérieure des dix premières côtes ; par l'autre, sur l'angle supérieur et le bord épineux de la scapula.

N. du muscle grand dentelé.

Releveur du moignon de l'épaule ; releveur et abaisseur des côtes ; inspirateur.

M. DENTELÉ POSTÉRIEUR ET INFÉRIEUR *(Musculus serratus posterior inferior). (angl. serratus posterior inferior muscle).*

Dans la partie inférieure du dos ; pair, petit, mince et quadrilatère, uni avec le petit dentelé postérieur supérieur par l'aponévrose des dentelés.

En dedans, sur les processus épineux des deux dernières vertèbres thoraciques et des deux ou trois premières lombales par un tendon large ;
en dehors, sur le bord inférieur et la face externe des quatre dernières côtes au moyen de quatre digitations.

N. intercostaux.

Expirateur.

M. DENTELÉ POSTÉRIEUR ET SUPÉRIEUR *(Musculus serratus posterior superior). (angl. serratus posterior superior muscle).*

Dans la partie supérieure du dos, sous le rhomboïde ; pair, petit, mince, de forme quadrilatère.

En dedans, sur le ligament nuchal et les processus épineux de la vertèbre CVII et des trois premières vertèbres thoraciques par un tendon fin et large ; en dehors, sur le bord supérieur et la face externe des côtes II à V, par quatre digitations.

Branches des quatre premiers nerfs intercostaux.

Inspirateur.

M. DIGASTRIQUE *(Musculus digastricus). (angl. digastric muscle).*

Dans la région sus-hyoïdienne ; constitué de deux portions charnues ou *ventres*, antérieur et postérieur, et d'un tendon intermédiaire.

Le *ventre postérieur*, sur la rainure digastrique du processus mastoïde, le tendon intermédiaire et le corps de l'hyoïde ; le *ventre antérieur*, sur le tendon intermédiaire et la fosette digastrique de la mandibule.

N. facial pour le ventre postérieur ; n. mylohyoïdien pour le ventre antérieur.

Abaisseur de la mandibule et élévateur de l'hyoïde (ventre antérieur) ; élévateur de l'hyoïde et extenseur de la tête (ventre postérieur).

NOM	SITUATION ET CARACTÈRES GÉNÉRAUX	INSERTIONS	INNERVATION	ACTION
M. DILATATEUR DE LA NARINE *(Musculus dilatator naris). (angl. dilator naris muscle).*	Dans la partie moyenne de l'aile du nez ; lame musculaire mince, très atrophiée chez l'homme.	En arrière, origine sur le bord postérieur du cartilage du nez ; devant sur la peau du bord externe de la narine.	N. facial.	Dilatateur de l'orifice nasal.
M. DROIT ANTÉRIEUR DE LA TÊTE *(Musculus rectus capitis anterior). (angl. rectus capitis anterior muscle).*	Dans la région prévertébrale, entre l'occipital et l'atlas ; pair, petit, quadrilatère.	En haut, sur la face inférieure de l'apophyse basilaire ; en bas, sur la face antérieure des masses latérales de l'atlas.	Nerf cervical CI.	Fléchisseur de la tête et inclinaison de son côté.
M. DROIT LATÉRAL DE LA TÊTE *(Musculus rectus capitis lateralis). (angl. rectus capitis lateralis muscle).*	Dans la partie latérale de l'articulation occipito-atloïdienne ; court et aplati.	En haut, sur le processus jugulaire de l'occipital ; en bas, sur le processus transverse de l'atlas.	Branche antérieure du nerf cervical CI.	Celle des m. intertransversaires.
M. DROIT DE L'ABDOMEN *(Musculus rectus abdominis). (angl. rectus abdominis muscle).*	Immédiatement en dehors de la ligne médiane de l'abdomen ; pair, large, aplati, interrompu par trois ou quatre intersections aponévrotiques.	En bas, entre l'épine et l'angle du pubis ; en haut, par trois languettes, sur les bords inférieurs des cartilages costaux V à VII et à la face antérieure de processus xiphoïde.	Dans sa partie supérieure, par les six ou sept derniers nerfs intercostaux ; dans sa partie inférieure, par le n. ilio-hypogastrique et ilio-inguinal.	Expirateur et fléchisseur du tronc ; compresseur des viscères de l'abdomen.
M. DROITS DE L'ŒIL *(Musculus rectus superior, inferior, medialis et lateralis bulbi). (angl. extraocular muscles).*	Dans l'orbite ; petits et rubannés, au nombre de quatre : *supérieur, inférieur, médial* et *latéral.*	En arrière, au sommet de la cavité orbitaire par l'anneau tendineux commun ; en avant, sur la sclère à une distance de 5 à 8 mm de la cornée.	N. oculomoteur (pour les trois premiers) ; n. abducens pour le dernier.	Rotateurs de l'œil vers le haut, le bas, le dedans et le dehors, respectivement ; antagonistes mutuels.

NOM | SITUATION ET CARACTÈRES GÉNÉRAUX | INSERTIONS | INNERVATION | ACTION

M. ÉLEVATEUR DE L'ANUS *(Musculus levator ani). (angl. levator ani muscle).*

Dans le périnée postérieur ; pair, mince, plan, large constitué de deux portions sphinctérienne et élévatrice.

Sur les branches descendantes et horizontales du pubis, l'épine ischiatique et l'arcus tendineus d'une part ; sur le rectum, le ligament anococcygien, les bords du coccyx, et la peau de l'anus, d'autre part.

N. sacral III et IV.

En tant que diaphragme pelvien, soutient et comprime les viscères, releveur et constricteur de l'anus.

M. ÉLÉVATEUR DE LA SCAPULA *(Musculus levator scapulae). (angl. levator muscle of scapula).*

Allongé, aplati, en dehors du splénius, en arrière des scalènes.

En bas : angle supéromédial et partie supra-épineuse de la scapula.
En haut : processus transverses des 4 ou 5 premières vertèbres cervicales.

3e et 4e nerf cervical.

Élève l'épaule.

M. ÉLÉVATEURS DES CÔTES *(Musculi levatores costarum). (angl. levator muscles of ribs).*

Dans la région postérieure du thorax, derrière les articulations costo-vertébrales ; petits, triangulaires, au nombre de douze de chaque côté.

En haut, sur le sommet des processus transverses de CVII et des onze premières vertèbres thoraciques ; en bas, sur le bord supérieur de la côte correspondante.

Nerfs intercostaux.

Inspirateur.

M. ÉLÉVATEUR DU VOILE DU PALAIS *(Musculus levator veli palati). (angl. levator palati muscle).*

Sur la partie postérieure du voile du palais ; en forme de bandelette, étroite en haut et large en bas.

En haut, sur la face intérieure du rocher et la portion cartilagineuse de la trompe auditive ; en bas, sur l'aponévrose palatine et la ligne médiane du voile du palais.

N. vague.

Releveur du voile du palais et constricteur de la trompe auditive.

M. ÉPINEUX *(Musculus spinalis thoracis, cervicis et capitis). (angl. spinalis thoracis, capitis and cervicis muscle).*

De chaque côté de la ligne moyenne.

Se fixent sur les processus épineux depuis les premières lombaires jusqu'aux vertèbres cervicales inférieures.

Branches postérieures des nerfs rachidiens.

Extenseur de la colonne.

NOM | SITUATION ET CARACTÈRES GÉNÉRAUX | INSERTIONS | INNERVATION | ACTION

M. EXTENSEUR COMMUN DES DOIGTS *(Musculus extensor digitorum manus). (angl. extensor muscle of hand).*

Sur la couche superficielle de la région postérieure de l'avant-bras.

En haut, origine sur l'épicondyle et l'aponévrose antibrachiale ; en bas, par quatre tendons, sur l'extrémité supérieure de la face postérieure de la phalange distale des doigts II à V.

N. radial.

Extenseur des doigts et secondairement de la main et de l'avant-bras.

M. EXTENSEUR PROPRE DE L'INDEX *(Musculus extensor indicis). (angl. extensor muscle of index finger).*

Dans la couche profonde de la région postérieure de l'avant-bras.

En haut, origine sur la face postérieure de l'ulna et la membrane interosseuse ; en bas, son tendon se fusionne avec celui de l'extenseur commun des doigts qui lui correspond.

N. radial.

Extenseur de l'index.

M. EXTENSEUR PROPRE DU PETIT DOIGT *(Musculus extensor digiti minimi). (angl. extensor muscle of little finger).*

Dans la couche superficielle de la région postérieure de l'avant-bras.

En haut, origine sur l'épicondyle et l'aponévrose antibrachiale ; en bas, au moyen d'un tendon, sur les deux dernières phalanges du petit doigt.

N. radial.

Même action que l'extenseur commun.

M. FLÉCHISSEUR PROFOND DES DOIGTS *(Musculus flexor digitorum profundus). (angl. deep flexor muscle of fingers).*

Dans le troisième plan de la région antérieure de l'avant-bras ; aplati, large.

En haut, origine sur la partie supérieure des faces antérieure et interne de l'ulna, le fascia tendineux à la face interne de l'ulna, la membrane interosseuse, et la face antérieure du radius ; en bas par quatre tendons longs, perforants, sur la base de la troisième phalange des quatre derniers doigts.

N. ulnaire et interosseux antérieur.

Fléchisseur de la troisième phalange, et secondairement des phalanges sur la main et de celle-ci sur l'avant-bras.

M. FLÉCHISSEUR RADIAL DU CARPE *(Musculus flexor carpi radialis). (angl. radial flexor muscle of wrist).*

Dans le premier plan de la région antérieure de l'avant-bras ; aplati, oblique.

En haut, origine sur l'épicondyle médial et le fascia antibrachial ; en bas, par son tendon long, sur la face antérieure de la base du second métacarpien.

N. médian.

Fléchisseur de la main sur l'avant-bras pronateur et abducteur de la main.

NOM | SITUATION ET CARACTÈRES GÉNÉRAUX | INSERTIONS | INNERVATION | ACTION

M. FLÉCHISSEUR SUPERFICIEL DES DOIGTS *(Musculus flexor digitorum superficialis). (angl. superficial flexor muscle of fingers).*

Dans le second plan de la région antérieure de l'avant-bras, aplati, large.

En haut, par deux chefs, origine sur l'épicondyle médial, le bord interne du processus coronoïde et la partie moyenne du bord antérieur du radius ; en bas, par quatre tendons (perforés), chacun se divisant en deux languettes, sur les côtés externe et interne de l'extrémité supérieure de la deuxième phalange des quatre derniers doigts.

N. médian.

Fléchisseur des doigts sur la main et de celle-ci sur l'avant-bras.

M. FLÉCHISSEUR ULNAIRE DU CARPE *(Musculus flexor carpi ulnaris). (angl. ulnar flexor muscle of wrist).*

Dans la partie interne du premier plan de la région antérieure de l'avant-bras ; long, cylindrique.

En haut, par deux faisceaux ; sur l'épicondyle médial, sur l'olécrâne et le bord postérieur de l'ulna ; en bas, par un tendon résistant, sur le pisiforme.

N. ulnaire.

Fléchisseur et adducteur de la main.

M. FRONTAL *(Musculus frontalis). (angl. frontalis muscle).*

Portion musculaire antérieure du muscle occipito-frontal.

M. GASTROCNÉMIEN *(Musculus gastrocnemius). (angl. gastrocnemius muscle).*

Dans la région postérieure et superficielle de la jambe ; volumineux, ovale, aplati, avec deux chefs : *latéral* et *médial.*

Chef *médial*, en haut, sur le condyle interne du fémur, chef *latéral*, sur le condyle externe, les deux par un large tendon ; en bas, au moyen d'une aponévrose qui se rétrécit et forme avec le tendon du soléaire le tendon calcanéen, sur la face postérieure du calcanéus.

N. tibial.

Élévation du talon et extension du pied ; essentiel pour la marche.

M. GÉNIO-GLOSSE *(Musculus genioglossus). (angl. genioglossus muscle).*

Dans la langue ; pair, volumineux, triangulaire, de sommet antérieur.

En avant, sur l'épine mentonnière supérieure ; en arrière, sur le bord supérieur de l'hyoïde et la muqueuse supérieure de la langue.

N. hypoglosse.

Projection et abaissement de la langue.

NOM | SITUATION ET CARACTÈRES GÉNÉRAUX | INSERTIONS | INNERVATION | ACTION

M. GÉNIO-HYOÏDIEN *(Musculus geniohyoideus). (angl. geniohyoid muscle).*

Dans la région sus-hyoïdienne, au dessus du m. mylo-hyoïdien ; pair, petit, cylindroïde.

En avant sur l'épine mentonnière inférieure ; en arrière, sur la face antérieure de l'os hyoïde.

N. hypoglosse.

Elève l'hyoïde et abaisse la mandibule.

M. GLOSSO-PHARYNGIEN OU PHARYNGO-GLOSSE *(Musculus glossopharyngeus). (angl. glossopharyngeal muscle).*

Partie supérieure du m. constricteur supérieur du pharynx.

Sur les bords de la langue.

N. hypoglosse.

Dirige la langue vers le haut et l'arrière.

M. GRACILIS *(Musculus gracilis). (angl. gracilis muscle).*

Dans la face interne et superficielle de la cuisse, fin, en forme de bandelette.

En haut, sur le corps et la branche inférieure du pubis et sur la symphyse pubienne ; en bas, par un tendon long (patte d'oie), sur la partie supérieure de la face interne du tibia.

N. obturateur.

Fléchisseur et adducteur de la jambe.

M. GRAND DROIT POSTÉRIEUR DE LA TÊTE *(Musculus rectus capitis posterior major). (angl. rectus capitis posterior muscle).*

Dans la partie la plus profonde de la nuque ; pair, petit et triangulaire.

En bas, sur le processus épineux de l'axis ; en haut, sur une saillie en dessous de la ligne nuchale inférieure.

Branche postérieure du nerf cervical CI.

Extenseur, incline et fait tourner la tête.

M. GRAND FESSIER *(Musculus gluteus maximus). (angl. greater gluteal muscle).*

Dans la partie la plus superficielle de la région fessière ; épais, rhomboïde, oblique.

En haut et au dedans, origine sur la lèvre externe de la crête iliaque, la ligne fessière postérieure de l'os coxal, le ligament sacro-iliaque postérieur, le fascia lombal, la crête du sacrum, le coccyx, et le ligament sacro-tubéral ; en bas et au dehors, sur le fémur, sur une ligne qui va du grand trochanter à la branche externe de bifurcation de la ligne âpre.

N. glutéal inférieur.

Extenseur et rotateur externe du fémur ; élève et soutient le bassin.

NOM | SITUATION ET CARACTÈRES GÉNÉRAUX | INSERTIONS | INNERVATION | ACTION

M. GRAND OBLIQUE DE L'ABDOMEN *(Musculus obliquus externus abdominis). (angl. external oblique muscle of abdomen).*

Dans la partie antéro-latérale de l'abdomen ; large, irrégulièrement quadrilatère, constitué d'une portion charnue et d'une autre aponévrotique.

En haut, origine sur la face externe et le bord inférieur des sept ou huit dernières côtes, au moyen de digitations qui s'entrecroisent avec celles du grand dentelé, en bas, par son aponévrose, sur la crête iliaque, le bord antérieur de l'os coxal et du pubis et la ligne blanche.

N. intercostaux inférieurs.

Expirateur ; fléchisseur et rotateur du tronc ; comprime les viscères abdominaux.

M. GRAND PECTORAL *(Musculus pectoralis major). (angl. greater pectoral muscle).*

Dans la partie antérieure et supérieure du thorax ; pair, large, triangulaire, de sommet externe.

En dedans, origine sur le bord antérieur de la clavicule, la face antérieure du sternum, la gaine du grand droit et les cartilages des cinq ou six premières côtes ; en dehors, par un tendon large, sur la lèvre antérieure de la coulisse bicipitale de l'humérus.

N. pectoraux médial et latéral.

Adducteur et rotateur du bras ; inspirateur et élévateur.

M. GRAND ZYGOMATIQUE *(Musculus zygomaticus major). (angl. zygomaticus major muscle).*

Dans la joue ; oblique, petit en forme de rectangle.

Origine sur la face latérale de l'os zygomatique ; en bas, sur la commissure labiale.

N. facial.

Élévateur et abducteur de la commissure labiale.

M. GRAND, MOYEN, PETIT ADDUCTEURS *(Musculus adductor magnus, longus et brevis). (angl. great, long and short adductor).*

Dans la partie interne de la cuisse, au nombre de trois : le *moyen*, le *petit* et le *grand* ; aplatis, fins et triangulaires.

Le *moyen*, en haut entre la symphyse et l'épine du pubis ; en bas sur la portion moyenne de la ligne âpre. Le *petit* en haut sur la face antérieure et la branche descendante du pubis, en bas sur la ligne âpre et les branches externes de la bifurcation de celle-ci. Le *grand*, en haut sur la tubérosité ischiatique et la branche ischio-pubienne, en bas, sur la ligne âpre, la branche inférieure de la bifurcation et la partie supérieure du condyle interne.

N. obturateur pour les trois et n. sciatique pour le grand adducteur.

Adduction et rotation de la cuisse en dehors.

NOM	SITUATION ET CARACTÈRES GÉNÉRAUX	INSERTIONS	INNERVATION	ACTION

M. HYO-GLOSSE *(Musculus hyoglossus). (angl. hyoglossus muscle).*

Dans la langue ; pair, mince, aplati et quadrilatère, constitué de deux portions : m. cérato-glosse et basio-glosse.

En bas, sur le bord supérieur du corps de l'hyoïde et le côté externe de la grande corne ; en haut sur le septum lingual.

N. hypoglosse.

Abaisseur de la langue.

M. ILIOPSOAS *(Musculus iliopsoas). (angl. iliopsoas muscle).*

Dans la cavité abdominale et la partie antérieure de la cuisse ; constitué vers le haut de deux portions : *psoas* et *iliaque.*

Pour la *portion psoas,* en haut sur le corps de la vertèbre thoracique TXII et des quatre premières lombales et les disques qui les unissent et à la base des processus transverses correspondants ; pour la *portion iliaque,* en haut sur la lèvre interne de la crête iliaque, la base du sacrum, les épines iliaques antérieure, supérieure et inférieure ; en bas, les deux portions sur le petit trochanter.

Plexus lombaire et nerf crural.

Fléchisseur, adducteur et rotateur externe de la cuisse ; fléchisseur et rotateur du tronc.

M. ILIO-COSTAL OU SACRO-LOMBAL *(Musculus iliocostalis). (angl. iliocostal muscle).*

Dans les gouttières vertébrales ; constitue la portion superficielle et externe de la masse commune des muscles spinaux.

En bas, origine sur la crête iliaque, la tubérosité iliaque et l'aponévrose lombaire ; en haut, au moyen de douze tendons, sur les angles des douze côtes et au moyen de cinq autre tendons, sur les processus transverses des cinq dernières vertèbres cervicales.

Branches postérieures des nerfs rachidiens.

Soutient, étend, incline et fait tourner la colonne vertébrale.

M. INFRA-ÉPINEUX *(Musculus infraspinatus). (angl. subspinal muscle).*

Dans la région postérieure de l'épaule, occupe la fosse infra-épineuse de la scapula, aplati, triangulaire, de sommet externe.

Au dedans, origine sur les deux tiers internes de la fosse infra-épineuse ; au dehors, au moyen d'un tendon, sur le tubercule majeur de l'humérus.

N. infra-scapulaire.

Rotateur et abducteur de l'humérus ; renforce l'articulation scapulo-humérale.

M. INTERCOSTAUX EXTERNES *(Musculi intercostales externi). (angl. external intercostal muscles).*

Dans les espaces intercostaux, étendus jusqu'à l'articulation chondro-costale.

En haut sur la lèvre externe du bord inférieur de la côte supérieure ; en bas sur la lèvre externe du bord supérieur de la côte inférieure.

N. intercostaux.

Respiration.

NOM	SITUATION ET CARACTÈRES GÉNÉRAUX	INSERTIONS	INNERVATION	ACTION

M. INTERCOSTAUX INTERNES *(Musculi intercostales interni). (angl. internal intercostal muscles).*

Dans les espaces intercostaux, étendus du sternum à l'angle des côtes.

En haut sur les lèvres externe et interne du bord inférieur de la côte supérieure ; en bas, sur la lèvre interne du bord supérieur de la côte inférieure.

N. intercostaux.

Respiration.

M. INTERÉPINEUX *(Musculi interspinales). (angl. interspinal muscles).*

Entre les processus épineux ; petits, pairs, en forme de languettes charnues et tendineuses.

En haut, dans la gouttière du processus épineux supérieur ; en bas, sur le bord supérieur du processus épineux inférieur.

Branches postérieures des nerfs rachidiens.

Extenseurs de la colonne vertébrale.

M. INTEROSSEUX DORSAUX ET PALMAIRES DE LA MAIN *(Musculi interossei dorsales et palmares manus). (angl. dorsal and palmar interosseous muscles of hand).*

Dans les espaces intermétacarpiens ; au nombre de sept : quatre *dorsaux* et trois *palmaires.*

Les *palmaires,* en haut, sur la face du métacarpien qui regarde dans l'axe de la main ; en bas, sur le tendon extenseur ; les *dorsaux,* en haut, sur les deux faces des métacarpiens qui forment l'espace ; en bas, au moyen d'un tendon ayant deux parties, *courte* et *longue,* sur l'extrémité supérieure de la première phalange et sur le tendon extenseur correspondant.

N. ulnaire.

Fléchisseur de la première phalange et extenseur des deux autres ; si on se rapporte à l'axe de la main, les palmaires sont adducteurs et les dorsaux sont abducteurs.

M. INTEROSSEUX DORSAUX ET PLANTAIRES DU PIED *(Musculi interossei dorsales et plantares pedis). (angl. interosseous muscles of foot).*

Dans les espaces intermétatarsiens, au nombre de sept : trois *plantaires* et quatre *dorsaux.*

Les *plantaires,* en haut, sur la face latérale des métatarsiens III, IV et V ; en bas, sur la face interne de la première phalange correspondante ; les *dorsaux,* en haut, sur les deux faces des métatarsiens qui forment les espaces ; en bas, sur la face latérale de la première phalange des orteils II, III, et IV, sauf l'interosseux du premier espace qui s'insère sur la face interne de la phalange du second orteil.

N. plantaire latéral.

Fléchisseurs de la première phalange et extenseurs des deux autres ; adducteurs pour les plantaires et abducteurs pour les dorsaux.

NOM	SITUATION ET CARACTÈRES GÉNÉRAUX	INSERTIONS	INNERVATION	ACTION

M. INTERTRANSVERSAIRES *(Musculi intertransversarii). (angl. intertransverse muscles).*

Entre les processus transverses des vertèbres ; petits, quadrilatères, doubles de chaque côté, dans les régions cervicales et lombaires.

En haut, sur le bord inférieur du processus transverse supérieur ; en bas, sur le bord supérieur du processus transverse inférieur.

Branches dorsales des nerfs rachidiens.

Inclinent et fixent la colonne vertébrale.

M. ISCHIO-CAVERNEUX *(Musculus ischiocavernosus). (angl. ischiocarvernous muscle).*

Dans le périnée antérieur ; mince, long.

En arrière, sur la face de l'ischion et la branche ischio-pubienne ; en avant, sur l'albuginée du corps caverneux.

N. périnéal.

Erecteur du pénis ou du clitoris.

M. ISCHIO-COCCYGIEN *(Musculus coccygeus). (angl. coccygeal muscle).*

Dans le périnée postérieur ; pair, petit, plan, triangulaire, rudimentaire.

Vers l'extérieur, sur la face interne et les bords de l'épine ischiatique ; vers l'intérieur, sur le bord du coccyx et les deux dernières vertèbres sacrales.

N. coccygien.

Soutien aux organes intra-pelviens.

M. JUMEAU INFÉRIEUR ET JUMEAU SUPÉRIEUR *(Musculus gemellus inferior et superior). (angl. inferior and superior gemellus muscles).*

Dans la partie profonde de la région fessière ; petits, aplatis, au nombre de deux de chaque côté : *supérieur* et *inférieur.*

Le *supérieur*, en dedans, sur la face externe de l'épine ischiatique ; *l'inférieur*, sur la tubérosité de l'ischion ; à l'extérieur ils se confondent avec le tendon du muscle obturateur interne et s'insèrent sur la face interne du grand trochanter.

Le *supérieur* par une branche propre du plexus sacré ; *l'inférieur* par une autre branche de ce même nerf, commun avec le m. carré fémoral.

Rotateurs externes de la cuisse.

M. LATISSIMUS DORSI *(Musculus latissimus dorsi). (angl. latissimus dorsi muscle).*

Dans la partie postérieure et inférieure du tronc, sous le trapèze et la peau ; large, mince et triangulaire, de sommet supéro-externe.

En dedans, origine sur les processus épineux des six ou sept dernières vertèbres thoraciques et des cinq lombales, la crête du sacrum, la crête iliaque au moyen du fascia lombo-sacral et la face externe des trois ou quatre dernières côtes ; en dehors, au fond du sillon intertuberculaire.

N. thoracodorsal.

Adducteur et rotateur de l'humérus ; releveur, inspirateur.

NOM | SITUATION ET CARACTÈRES GÉNÉRAUX | INSERTIONS | INNERVATION | ACTION

M. LOMBRICAUX DE LA MAIN *(Musculi lumbricales manus). (angl. lumbrical muscles of hand).*

Dans la région palmaire moyenne, entre les tendons du fléchisseur profond ; petits, fusiformes, au nombre de quatre : I, II, III, et IV de dehors à dedans.

En haut sur les tendons du fléchisseur profond ; en bas, sur les tendons des extenseurs des doigts II, III, IV et V.

N. médian pour le I et le II ; n. ulnaire pour le III et le IV.

Fléchisseur de la première phalange et extenseur des deux autres.

M. LOMBRICAUX DU PIED *(Musculi lumbricales pedis). (angl. lumbrical muscles of foot).*

Dans la région plantaire médiale, entre les tendons du long fléchisseur, au nombre de quatre.

En haut, dans l'angle de la bifurcation des tendons fléchisseurs ; en bas, dans la partie interne de l'extrémité postérieure de la première phalange des quatre derniers orteils.

N. plantaire médial pour les deux lombricaux internes ; n. plantaire latéral pour les externes.

Fléchisseurs de la première phalange et extenseurs des deux autres.

M. LONG ABDUCTEUR DU POUCE *(Musculus abductor pollicis longus). (angl. long abductor muscle of thumb).*

Sur la couche profonde de la région postérieure de l'avant bras.

En haut, sur la face postérieure de l'ulna, la membrane interosseuse et le radius ; en bas, au moyen d'un tendon, sur le côté externe de l'extrémité postérieure du premier métacarpien.

Branche postérieure du n. radial.

Abducteur du pouce.

M. LONG EXTENSEUR DES ORTEILS *(Musculus extensor digitorum longus). (angl. long extensor muscle of toes).*

Dans la région antérieure de la jambe, en dehors du m. tibial antérieur ; long et aplati.

En haut, origine sur le condyle latéral du tibia, la face interne de la fibula et la membrane interosseuse ; en bas, par un tendon qui se divise en quatre et s'insère sur la face dorsale des phalanges des quatre derniers doigts.

N. fibulaire profond.

Extenseur des orteils et fléchisseur du pied.

M. LONG DE LA TÊTE *(Musculus longus capitis). (angl. long muscle of head).*

Dans la région prévertébrale ; pair, aplati, triangulaire.

En haut, origine sur la face inférieure de la partie basilaire de l'os occipital ; en bas, au moyen de quatre faisceaux, sur les tubercules antérieurs des vertèbres cervicales CIII à CVI.

Branches du plexus cervical profond.

Fléchisseur et rotateur de la tête.

NOM	SITUATION ET CARACTÈRES GÉNÉRAUX	INSERTIONS	INNERVATION	ACTION

M. LONG DU COU *(Musculus longus colli). (angl. long muscle of neck).*

Dans la région prévertébrale, sous le muscle droit antérieur de la tête ; pair, long et mince, constitué de trois portions, deux obliques *inféro-latéral* et *supéro-latéral* et une *longitudinale.*

Sur le tubercule antérieur de l'atlas et les tubercules antérieurs des vertèbres cervicales CIII à CVI *(oblique supéro-latéral)* ; sur les corps des vertèbres thoraciques TII et TIII, sur les tubercules antérieurs des vertèbres cervicales CIV à CV *(oblique inféro-latéral)* ; sur le corps des trois premières vertèbres thoraciques et des trois dernières cervicales, et sur la crête de l'axis et le tubercule antérieur de l'atlas *(longitudinal).*

Branches ventrales des quatre premiers nerfs cervicaux.

Fléchisseur de la colonne cervicale.

M. LONG DORSAL *(Musculus longissimus thoracis). (angl. longissimus thoracis muscle).*

Dans les gouttières vertébrales ; constitue une portion superficielle et interne de la masse commune des muscles épineux.

En bas, sur les apophyses épineuses lombaires et les apophyses transverses des vertèbres dorsales. En haut sur la face externe des côtes.

Branches postérieures des nerfs rachidiens.

Soutient, étend, incline et fait tourner la colonne vertébrale.

M. LONG EXTENSEUR DE L'HALLUX *(Musculus extensor hallucis longus). (angl. long extensor muscle of great toe).*

Dans la région antérieure et profonde de la jambe.

En haut, origine sur la face interne de la fibula et la membrane interosseuse ; en bas, par un tendon sur la première phalange et l'extrémité postérieure de la deuxième du gros orteil.

N. péronier profond.

Extenseur du gros orteil et fléchisseur du pied.

M. LONG EXTENSEUR RADIAL DU CARPE *(Musculus extensor carpi radialis longus). (angl. long radial extensor muscle of wrist).*

Dans la région externe de l'avant-bras.

En haut, origine sur le bord externe de l'humérus ; en bas par un tendon large et long, sur la base du deuxième métacarpien.

N. radial.

Extenseur et abducteur de la main.

M. LONG EXTENSEUR DU POUCE *(Musculus extensor pollicis longus). (angl. long extensor muscle of thumb).*

Dans la couche profonde de la région postérieure de l'avant-bras.

En haut, origine sur la face postérieure de l'ulna et la membrane interosseuse ; en bas, au moyen d'un tendon, sur la base de la deuxième phalange du pouce.

N. radial.

Extenseur du pouce.

NOM	SITUATION ET CARACTÈRES GÉNÉRAUX	INSERTIONS	INNERVATION	ACTION

M. LONG FLÉCHISSEUR COMMUN DES ORTEILS *(Musculus flexor digitorum longus). (angl. long flexor muscle of toes).*

Dans la couche profonde de la région postérieure de la jambe.

En haut, origine sur la lèvre inférieure de la ligne oblique et le tiers moyen de la face postérieure du tibia ; en bas, au moyen d'un tendon qui se divise en quatre (perforants), à la base de la troisième phalange des quatre derniers orteils.

N. tibial.

Fléchisseur des orteils et extenseur du pied.

M. LONG FLÉCHISSEUR DE L'HALLUX *(Musculus flexor hallucis longus). (angl. long flexor muscle of great toe).*

Dans la couche profonde de la région postérieure de la jambe.

En haut, origine sur les deux tiers inférieurs de la face postérieure de la fibula et la membrane interosseuse ; en bas, au moyen d'un long tendon qui envoie une branche de renforcement au long fléchisseur commun des orteils, à la base de la deuxième phalange du gros orteil.

N. tibial.

Fléchisseur du gros orteil et extenseur du pied.

M. LONG FLÉCHISSEUR PROPRE DU POUCE *(Musculus flexor pollicis longus). (angl. long flexor muscle of thumb).*

Dans le plan profond de la région antérieure de l'avant-bras.

En haut, origine sur la face antérieure du radius et la membrane interosseuse ; en bas, par un tendon, sur la base de la dernière phalange du pouce.

Branche interosseuse du n. médian.

Fléchisseur des phalanges du pouce.

M. LONG PALMAIRE *(Musculus palmaris longus). (angl. long palmar muscle).*

Au premier plan de la région antérieure de l'avant-bras ; petit, inconstant.

En haut, sur l'épicondyle médial et l'aponévrose antibrachiale ; en bas, par un tendon long qui se divise en deux faisceaux, sur l'aponévrose palmaire.

N. médian.

Fléchisseur de la main.

M. LONG PÉRONIER *(Musculus peroneus longus). (angl. long peroneal muscle).*

Dans la région externe et superficielle de la jambe.

En haut, origine sur la tête et le tiers supérieur de la fibula, sur le condyle latéral du tibia et sur la face profonde de l'aponévrose jambière ; en bas, au moyen d'un tendon long, sur le tubercule externe postérieur du premier métatarsien.

N. fibulaire superficiel.

Extenseur, abducteur et rotateur du pied vers l'extérieur.

NOM | SITUATION ET CARACTÈRES GÉNÉRAUX | INSERTIONS | INNERVATION | ACTION

M. LONGISSIMUS DE LA TÊTE *(Musculus longissimus capiti). (angl. longissimus capitis muscle).*

Dans la gouttière vertébrale ; constitue une portion superficielle et interne de la masse commune des muscles épineux.

Processus transverses des vertèbres cervicales CIII à CVII et de la première vertèbre thoracique ; processus mastoïde.

Branches postérieures des nerfs rachidiens.

Soutient, étend, incline et tourne la tête.

M. LONGISSIMUS DU COU *(Musculus longissimus cervicis). (angl. longissimus muscle of neck).*

Dans les gouttières vertébrales ; constitue une partie superficielle et interne de la masse commune des muscles épineux.

En haut, sur les processus transverses des cinq premières vertèbres thoraciques ; en bas, sur les tubercules postérieurs des processus transverses des cinq dernières vertèbres cervicales.

Branches postérieures des nerfs rachidiens.

Étend et incline la colonne cervicale.

M. LONGITUDINAL INFÉRIEUR *(Musculus lingualis longitudinalis inferior). (angl. inferior lingual muscle).*

Dans la face inférieure de la langue ; pair.

En arrière, sur les petites cornes de l'hyoïde ; en avant, sur la muqueuse de la pointe de la langue.

N. hypoglosse.

Abaisse et rétracte la pointe de la langue.

M. LONGITUDINAL SUPÉRIEUR *(Musculus lingualis longitudinalis superior). (angl. superior lingual muscle).*

Dans la langue, impair et central, constitué de deux portions : *centrale* et *latérale.*

En arrière, sur le repli glosso-épiglottique et les petites cornes de l'hyoïde ; en avant, sur la partie moyenne et la pointe de la langue.

N. hypoglosse.

Abaisse et raccourcit la langue.

M. MASSÉTER *(Musculus masseter). (angl. masseter muscle).*

Sur la face latérale de la branche mandibulaire ; court, quadrilatère, formé de trois faisceaux : profond, superficiel et moyen.

En haut, origine sur le bord inférieur de l'arcade zygomatique ; en bas, sur la portion inférieure de la face latérale de la branche mandibulaire.

Branche massetérique du n. mandibulaire.

Relève la mandibule ; masticateur.

NOM | SITUATION ET CARACTÈRES GÉNÉRAUX | INSERTIONS | INNERVATION | ACTION

M. MENTONNNIER *(Musculus mentalis). (angl. mentalis muscle).*

Sur le menton, entre la partie supérieure de la symphyse et l'éminence mentonnière ; pair, petit, conoïde.

En haut, sur la mandibule en dessous des gencives ; en bas sur la peau du menton.

N. facial.

Élévateur du menton et de la lèvre inférieure.

M. MOYEN FESSIER OU M. GLUTEUS MEDIUS *(Musculus gluteus medius). (angl. middle gluteal muscle).*

Dans la région fessière, sous le m. grand fessier, large et épais.

En haut, origine sur la lèvre externe de la crête iliaque, l'épine iliaque antérieure supérieure, la face glutéale de l'ilium et le fascia fessier ; en bas, sur la face externe du grand trochanter.

N. glutéal supérieur, branches du plexus sacré.

Abducteur et rotateur interne du fémur.

M. MYLO-HYOÏDIEN *(Musculus mylohyoideus). (angl. mylohyoid muscle).*

Dans la région sus-hyoïdienne ; pair, quadrilatère irrégulier ; contribue à former le plancher de la bouche.

En haut, origine sur la ligne mylo-hyoïdienne de la mandibule ; en bas, sur la face antérieure de l'hyoïde et sur le raphé médian mandibulo-hyoïdien.

N. mylohyoïdien.

Releveur de l'os hyoïde et abaisseur de la mandibule.

M. OBLIQUE INFÉRIEUR DE LA TÊTE *(Musculus obliquus capitis inferior). (angl. inferior oblique muscle of head).*

Allongé, épais, au dessous et en dehors du grand droit supérieur.

Du processus épineux de l'axis à la lame correspondante de l'atlas.

Branches dorsales des nerfs spinaux

Rotateur de la tête.

M. OBLIQUE INTERNE DE L'ABDOMEN *(Musculus obliquus internus abdominis). (angl. internal oblique muscle of abdomen).*

Dans la partie antéro-latérale de l'abdomen, sous l'oblique externe, aplati, constitué de faisceaux charnus et d'aponévrose.

En bas, origine sur le ligament inguinal, l'épine iliaque supérieure et au moyen d'une aponévrose, sur les processus épineux de la dernière vertèbre lombale et de la première sacrale ; en haut, sur le bord inférieur des trois ou quatre derniers cartilages costaux, et au moyen de l'aponévrose antérieure sur la ligne blanche.

N. intercostaux inférieurs.

Expirateur ; fléchisseur et rotateur du tronc ; comprime les viscères abdominaux.

NOM	SITUATION ET CARACTÈRES GÉNÉRAUX	INSERTIONS	INNERVATION	ACTION

M. OBLIQUE INFÉRIEUR DE L'ŒIL *(Musculus obliquus inferior bulbi). (angl. inferior oblique muscle of eyeball).*

Dans l'orbite, mince et rubanné.

En dedans, sur le plancher de l'orbite ; en dehors, sur la partie inféro-latérale de l'hémisphère postérieur de la sclérotique.

N. oculomoteur.

Dirige le globe oculaire vers l'extérieur et le haut.

M. OBLIQUE SUPÉRIEUR DE L'ŒIL *(Musculus obliquus superior bulbi). (angl. superior oblique muscle of eyeball).*

Dans l'orbite ; long, composé de deux portions : charnue ou *directe* et tendineuse ou *réflexe.*

En arrière, sur le périoste orbitaire ; en avant, sur la partie supéro-latérale de l'hémisphère postérieur du bulbe de l'œil après s'être réfléchi sur la poulie de réflexion insérée sur l'épine trochléaire du frontal.

N. trochléaire.

Dirige le globe oculaire vers l'extérieur et le bas.

M. OBLIQUE SUPÉRIEUR DE LA TÊTE *(Musculus obliquus capitis superior). (angl. superior oblique muscle of head).*

Dans la région profonde de la nuque, très petit, aplati, triangulaire.

En bas, sur le processus transverse de l'atlas ; en haut, sur l'occipital, sous la ligne nuchale inférieure.

Branche postérieure du premier nerf occipital.

Incline et étend la tête.

M. OBTURATEUR EXTERNE *(Musculus obturatorius externus). (angl. external obturator muscle).*

Dans la partie profonde de la région fessière ; aplati, rayonné.

En dedans, origine sur la bandelette sous-pubienne, la face antérieure du corps du pubis, les branches horizontale et descendante du pubis et la branche ascendante de l'ischion ; en dehors, sur la fosse trochantérienne.

N. obturateur.

Rotateur externe de la cuisse.

M. OBTURATEUR INTERNE *(Musculus obturatorius internus). (angl. internal obturator muscle).*

A l'intérieur et l'extérieur du bassin, devant la membrane obturatrice ; aplati.

En dedans, origine sur les faces internes de la membrane obturatrice, du corps et de la branche descendante du pubis, et sur celles du corps et de la branche ascendante de l'ischion ; en dehors, sur la face interne du grand trochanter.

Branche propre du plexus sacré.

Rotateur externe de la cuisse.

M. OCCIPITAL *(Musculus occipitalis). (angl. occipital muscle).*

Portion musculaire postérieure du m. occipito-frontal.

NOM	SITUATION ET CARACTÈRES GÉNÉRAUX	INSERTIONS	INNERVATION	ACTION

M. OCCIPITO-FRONTAL *(Musculus occipito-frontalis). (angl. occipitofrontal muscle).*

Sur le crâne, sous la peau, formé de deux portions musculaires, *frontale* et *occipitale*, unies par un tendon intermédiaire : la galéa.

En arrière, sur la ligne nuchale supérieure et l'apophyse mastoïde ; en avant, sur le rebord supérieur de l'orbite et la face profonde de la peau.

N. facial.

Moteur du cuir chevelu ; élève les sourcils et plisse le front.

M. OMO-HYOÏDIEN *(Musculus omohyoïdeus). (angl. omohyoid muscle).*

Sur les côtés du cou ; long et mince, avec un tendon intermédiaire et constitué de deux portions charnues, ou ventres, *inférieur* et *supérieur*.

Par son ventre *inférieur*, sur le bord supérieur de la scapula derrière l'échancrure coracoïdienne ; par son ventre *supérieur*, sur la portion externe du corps et de la grande corne de l'hyoïde.

Anse du n. hypoglosse.

Abaisse l'os hyoïde.

M. OPPOSANT DU PETIT DOIGT *(Musculus opponens digiti minimi). (angl. opposing muscle of little finger).*

Dans la région palmaire interne (éminence hypothénar).

En haut sur l'hamulus de l'os hamatum, et le rétinaculum des fléchisseurs ; en bas, sur toute la longueur du côté interne du Ve métacarpien.

N. ulnaire.

Oppose le petit doigt au pouce.

M. OPPOSANT DU PETIT ORTEIL *(Musculus opponens digiti quinti). (angl. opposing muscle of little toe).*

Dans la région plantaire externe, se confond de nombreuses fois avec le court fléchisseur du petit orteil.

Celles du court fléchisseur du petit orteil.

N. plantaire latéral.

Attire en dedans le 5e métatarsien.

M. OPPOSANT DU POUCE *(Musculus opponens pollicis). (angl. opposing muscle of thumb).*

Dans la région palmaire externe (éminence thénar) ; petit, triangulaire.

En dedans sur le rétinaculum des fléchisseurs et le trapèze ; en dehors, sur toute la longueur de la partie externe de la face antérieure du premier métacarpien.

N. médian.

Oppose le pouce aux autres doigts.

NOM	SITUATION ET CARACTÈRES GÉNÉRAUX	INSERTIONS	INNERVATION	ACTION

M. ORBICULAIRE DE LA BOUCHE *(Musculus orbicularis oris). (angl. orbicular muscle of mouth).*

Autour de l'orifice buccal ; en forme d'ellipse et constitué de deux portions : *demi-orbiculaire supérieur* et *demi-orbiculaire inférieur.*

Peau et muqueuse des lèvres, origine sur la sous-cloison et terminaison sur la commissure des lèvres.

Branches temporo-faciale et cervico-faciale du n. facial.

Sphincter de la bouche ; fronce les lèvres et les projette vers l'avant.

M. ORBICULAIRE DE L'ŒIL *(Musculus orbicularis oculi). (angl. orbicular muscle of eye).*

Sous la peau, devant l'orbite ; en forme d'anneau, large, aplati et mince, constitué de deux portions : *orbitaire* et *palpébrale.*

En dedans, origine sur le tendon de l'orbiculaire, qui à son tour s'insère sur les lèvres antérieure et postérieure du canal lacrymal, sur l'apophyse frontale du maxillaire et l'apophyse orbitaire interne du frontal, et en dehors, sur la face profonde de la peau.

N. facial.

Ferme l'orifice palpébral et favorise la progression des larmes.

M. PALATO-GLOSSE *(Musculus palatoglossus). (angl. palatoglossus muscle).*

Dans l'épaisseur du pilier antérieur du voile du palais.

En haut, sur la face inférieure du voile du palais ; en bas, sur le bord de la langue.

N. vague.

Dirige la langue vers le haut et l'arrière et rétrécit le gosier.

M. PALATO-PHARYNGIEN *(Musculus palatopharyngeus). (angl. palatopharyngeal muscle).*

Sur la face postérieure du voile du palais.

En haut, sur la face postérieure du voile du palais, l'aponévrose pharyngienne et l'apophyse ptérygoïde ; en bas, sur la paroi latérale du pharynx et le bord postérieur du cartilage thyroïde.

N. vague.

Releveur du pharynx et du larynx, constricteur de l'isthme nasopharyngien et dilatateur de la trompe auditive.

M. PECTINÉ *(Musculus pectineus). (angl. pectineal muscle).*

Dans la partie supérieure et interne de la cuisse ; aplati, quadrilatère.

En haut, origine sur l'épine du pubis, la crête pectinéale, le ligament pectinéal et la lèvre antérieure de la gouttière sous-pubienne ; en bas, sur la ligne rugueuse depuis la ligne âpre jusqu'au petit trochanter.

N. fémoral et obturateur.

Adducteur, fléchisseur et rotateur externe de la cuisse.

NOM	SITUATION ET CARACTÈRES GÉNÉRAUX	INSERTIONS	INNERVATION	ACTION

M. PÉDIEUX *(Musculus extensor digitorum brevis). (angl. short extensor muscle of toes).*

Dans la région dorsale du pied ; aplati, mince.

En arrière, origine dans la partie antéro-supérieure du calcanéus ; en avant, à la base de la 1re phalange de l'hallux et sur l'aponévrose dorsale des orteils II, III et IV.

N. fibulaire profond.

Extenseur des orteils.

M. PETIT DROIT POSTÉRIEUR DE LA TÊTE *(Musculus rectus capitis posterior minor). (angl. rectus capitis posterior minor muscle).*

Dans la région profonde de la nuque ; pair, petit, triangulaire.

En bas, sur le tubercule postérieur de l'atlas ; en haut, sur une saillie sous la ligne nuchale inférieure.

Branche postérieure du nerf CI.

Extenseur de la tête.

M. PETIT FESSIER OU M. GLUTEUS MINIMUS *(Musculus gluteus minimus). (angl. least gluteal muscle).*

Dans la région fessière, sous les autres m. fessiers ; triangulaire.

En haut, sur la face glutéale de l'ilium. En bas, sur le bord antérieur du grand trochanter.

N. glutéal supérieur.

Abducteur et rotateur de la cuisse.

M. PETIT PECTORAL *(Musculus pectoralis minor). (angl. smaller pectoral muscle).*

Dans la partie antérieure et latérale du thorax, sous le grand pectoral ; pair, aplati, mince.

En dedans, sur le bord supérieur et la face externe des côtes III, IV et V ; en dehors, sur la moitié antérieure du bord interne du processus coracoïde.

N. pectoraux médial et latéral.

Dépresseur du moignon de l'épaule ; inspirateur.

M. PETIT PSOAS *(Musculus psoas minor). (angl. psoas minor muscle).*

Dans la cavité abdominale, devant le m. psoas-iliaque ; pair, mince et long.

En haut sur les corps de la dernière vertèbre thoracique et de la première lombale ; en bas, sur l'éminence ilio-pectinée et le fascia iliaca.

Branches du plexus lombaire.

Flexion du bassin.

M. PETIT ZYGOMATIQUE *(Musculus zygomaticus minor). (angl. lesser zygomatic muscle).*

Dans la joue ; petit en forme de bandelette.

Son origine est sur la partie inférieure de la face latérale de l'os zygomatique ; en bas sur la peau de la lèvre supérieure.

N. facial.

Élévateur et abducteur de la portion moyenne de la lèvre supérieure.

NOM	SITUATION ET CARACTÈRES GÉNÉRAUX	INSERTIONS	INNERVATION	ACTION
M. PIRIFORME *(Musculus piriformis). (angl. piriform muscle).*	Dans la partie profonde de la région fessière ; aplati, triangulaire, de sommet externe.	En dedans, sur la face antérieure du sacrum et le ligament sacro-tubéral ; en dehors, sur le bord supérieur du grand trochanter.	Branche propre du plexus sacré.	Rotateur externe et abducteur du fémur.
M. PLANTAIRE *(Musculus plantaris). (angl. plantar muscle).*	Dans la région postérieure de la jambe, sous le ventre latéral du gastrocnémien ; petit, aplati et triangulaire.	En haut, sur le condyle externe du fémur et la coque condylienne ; en bas, par un tendon très fin, sur le tendon calcanéen ou sur le calcanéus, à côté de ce tendon.	N. tibial.	Auxilliaire du gastrocnémien et du soléaire.
M. PLATYSMA *(Musculus platysma). (angl. platysma muscle).*	Dans la région antéro-latérale du cou, immédiatement sous la peau ; large et très fin.	En bas, origine sur la face profonde de la peau des régions sous-claviculaires et acromiales ; en haut, dans la peau de la région mentonnière, la ligne oblique de la mandibule et la commissure labiale.	Branche cervico-faciale du n. facial.	Abaissement du menton et de la lèvre inférieure ; élévation de la peau du thorax.
M. POPLITÉ *(Musculus popliteus). (angl. popliteal muscle).*	Dans la partie postérieure du genou, sous le gastrocnémien ; court, aplati, triangulaire.	En haut, sur la partie postéro-externe du condyle externe du fémur ; en bas, sur la lèvre supérieure de la ligne oblique et la face postérieure du tibia.	N. tibial.	Fléchisseur et rotateur interne de la jambe.
M. PROCÉRUS *(Musculus procerus). (angl. procerus muscle).*	Sur le dos du nez et la région intersourcillière, en dessous du muscle frontal, séparé par une ligne aponévrotique du muscle du côté opposé.	En dessous, origine sur les cartilages latéraux et les bords inférieur et médial de l'os nasal ; en haut, sur la face profonde des téguments de la région intersourcillière.	N. facial.	Antagoniste du m. frontal.

NOM | SITUATION ET CARACTÈRES GÉNÉRAUX | INSERTIONS | INNERVATION | ACTION

M. PRONATOR TERES *(Musculus pronator teres). (angl. pronator teres muscle).*

Dans la partie externe du premier plan de la région antérieure de l'avant-bras ; aplati, oblique.

En haut, origine sur l'épicondyle médial et le processus coronoïde par deux faisceaux ; en bas, sur la partie moyenne de la face externe du radius.

N. médian.

Pronateur et fléchisseur de l'avant-bras.

M. PTÉRYGOÏDIREN LATÉRAL *(Musculus pterygoideus lateralis). (angl. lateral pterygoid muscle).*

Dans la région ptérygo-maxillaire ; court, de forme cônique, dont le sommet correspond à l'articulation temporo-mandibulaire.

En dedans, origine sur la grande aile du sphénoïde et le processus pyramidal de l'os palatin, et en dehors, sur la partie interne du condyle de la mandibule.

N. mandibulaire.

Masticateur : projection vers l'avant, et mouvements de latéralité de la mandibule.

M. PTÉRYGOÏDIEN MÉDIAL *(Musculus pterygoideus medialis). (angl. medial pterygoid muscle).*

À l'intérieur de la branche mandibulaire ; court et épais, de forme quadrilatère.

En haut, origine dans toute la fosse ptérygoïdienne, et en bas, sur la partie médiale de l'angle de la mandibule.

N. mandibulaire.

Masticateur : releveur de la mandibule.

M. PYRAMIDAL DE L'ABDOMEN *(Musculus pyramidalis). (angl. pyramidal muscle).*

Dans la partie antérieure et inférieure de l'abdomen, devant le grand droit de l'abdomen, aplati et allongé, triangulaire de sommet supérieur.

En bas, entre la symphyse et l'épine du pubis ; en haut, sur la ligne blanche, entre le pubis et l'ombilic.

N. intercostaux et ilio-hypogastrique.

Tenseur de la paroi abdominale.

M. QUADRICEPS CRURAL *(Musculus quadriceps femoris : rectus femoris, vastus medialis, lateralis et intermedius). (angl. quadriceps muscle of thigh).*

Dans le plan antérieur de la cuisse, constitué de quatre portions : le *droit de la cuisse*, le *vaste médial*, le *vaste latéral* et le *vaste intermédiaire*, distinctes au niveau de leur origine mais unies dans leur portion inférieure.

En haut, le *droit* de la cuisse sur l'épine iliaque antéro-supérieure, par le tendon direct, et dans la partie supérieure du bourrelet acétabulaire, par le tendon réfléchi ; le *vaste médial*, sur le grand trochanter, et la ligne âpre (lèvre externe) ; le *vaste latéral*, sur la ligne âpre (lèvre interne) ; le *vaste intermédiaire*, sur la ligne âpre (lèvre externe), et les faces antérieure et externe du fémur. En bas, par un tendon commun, à la base et sur les bords de la patella et la tubérosité antérieure du tibia.

N. crural.

Extenseur de la jambe ; fléchisseur de la cuisse sur le bassin et de ce dernier sur la cuisse.

NOM	SITUATION ET CARACTÈRES GÉNÉRAUX	INSERTIONS	INNERVATION	ACTION
M. RELEVEUR DE L'ANGLE DE LA BOUCHE *(Musculus levator anguli oris). (angl. levator muscle of angle of mouth).*	Aplati, quadrilatère, de la lèvre supérieure à la fosse canine.	En haut sur la fosse canine, en bas face profonde de la muqueuse labiale inférieure.	N. facial.	Relève l'angle de la bouche.
M. RELEVEUR DE LA LÈVRE SUPÉRIEURE *(Musculus labii superioris). (angl. levator muscle of upper lip).*	Petit, mince dans l'épaisseur de l'aile du nez.	En arrière, peau du sillon naso-lobial. En avant, bord inférieur de l'aile du nez.	N. facial.	Augmente le diamètre de la narine.
M. RELEVEUR DE LA PAUPIÈRE SUPÉRIEURE *(Musculus levator palpabrae superioris). (angl. levator muscle of upper eyelid).*	Dans l'orbite ; pair, triangulaire, de sommet postérieur.	En arrière, origine sur la périorbite ; devant, par deux tendons larges, sur la peau des paupières et sur le bord supérieur du tarse.	N. oculomoteur.	Porte la paupière supérieure en haut et en arrière.
M. RHOMBOÏDE *(Musculus rhomboideus). (angl. rhomboid muscle).*	Dans la partie inférieure de la nuque et supérieure du dos ; pair, large et aplati, de forme rhomboïde, constitué de deux portions : *petit* et *grand* rhomboïdes.	En haut et au dedans, sur le ligament nuchal, le processus épineux de la vertèbre cervicale CVII, et celles des quatre ou cinq premières vertèbres thoraciques ; en dehors et en bas, sur le bord spinal de la scapula.	N. scapulaire dorsal.	Adducteur de la scapula et abaisseur de l'épaule.
M. RISORIUS *(Musculus risorius). (angl. risorius muscle).*	Sur le côté de la face ; petit, mince, triangulaire, inconstant.	En arrière, origine sur le fascia massetérique ; en avant, sur la peau et la muqueuse de la commissure.	N. facial.	Rétracte la commissure labiale.

NOM | SITUATION ET CARACTÈRES GÉNÉRAUX | INSERTIONS | INNERVATION | ACTION

M. SARTORIUS *(Musculus sartorius). (angl. sartorius muscle).*

Dans la région antéro-externe de la cuisse ; aplati, long.

En haut, origine, sur l'épine iliaque antéro-supérieure ; en bas, au moyen d'un tendon (patte d'oie), sur la face interne de l'extrémité supérieure du tibia, devant le condyle médial.

N. fémoral.

Fléchisseur de la jambe sur la cuisse et de celle-ci sur le bassin ; abducteur et rotateur interne de la cuisse.

M. SCALÈNE ANTÉRIEUR *(Musculus scalenus anterior). (angl. anterior scalene muscle).*

Dans la partie latérale et profonde du cou ; de forme irrégulièrement triangulaire.

En haut, origine sur les tubercules antérieurs des vertèbres CIII-CVI ; en bas, sur le tubercule de la première côte.

Branches antérieures des nerfs cervicaux III à VI.

Inspirateur, incline la colonne cervicale.

M. SCALÈNE MOYEN *(Musculus scalenus medius). (angl. middle scalene muscle).*

Dans la partie latérale profonde du cou.

En haut, sur les apophyses transverses des vertèbres cervicales CII à CVII ; en bas, sur la première côte.

Branches antérieures des nerfs cervicaux II à VII.

Inspirateur, incline la colonne cervicale.

M. SCALÈNE POSTÉRIEUR *(Musculus scalenus posterior). (angl. posterior scalene muscle).*

Sur la face latérale et profonde du cou ; irrégulièrement triangulaire.

En haut, sur les tubercules postérieurs des apophyses transverses des vertèbres cervicales CIV à CVI ; en bas, par deux faisceaux, sur la deuxième côte.

Branches antérieures des nerfs cervicaux IV à VI.

Inspirateur, incline la colonne cervicale.

M. SEMI-ÉPINEUX DE LA TÊTE *(Musculus semispinalis capitis). (angl. semispinalis capitis muscle).*

Constitue un faisceau superficiel du m. transversaire épineux.

Sur les processus transverses des premières vertèbres thoraciques et les dernières vertèbres cervicales.

Branches dorsales des nerfs rachidiens.

Extension et inclinaison de la tête.

NOM | SITUATION ET CARACTÈRES GÉNÉRAUX | INSERTIONS | INNERVATION | ACTION

M. SEMI-MEMBRANEUX *(Musculus semimembranosus). (angl. semimembranous muscle).*

Dans la partie interne de la région postérieure de la cuisse ; constitué dans sa partie supérieure par une large membrane.

En haut, sur la partie inféro-externe de la tubérosité ischiatique ; en bas, au moyen d'un tendon qui se divise en trois faisceaux divergents, sur la partie postérieure du condyle médial du tibia, sur le condyle médial du fémur et sur la partie antéro-médiale du tibia.

N. tibial.

Fléchisseur et rotateur interne de la jambe, extenseur de la cuisse.

M. SEMI-TENDINEUX *(Musculus semitendinosus). (angl. semitendinous muscle).*

Dans la partie interne et superficielle de la région postérieure de la cuisse ; long.

En haut, sur la face postérieure de l'ischium ; en bas, au moyen d'un tendon (patte d'oie) sur la face interne de l'extrémité supérieure du tibia.

N. tibial.

Fléchisseur et rotateur interne de la jambe, extenseur de la cuisse.

M. SOLÉAIRE *(Musculus soleus). (angl. soleus muscle).*

Dans la région postérieure de la jambe, sous le gastrocnémien, large et épais.

En haut, origine sur la tête, le bord et la face postérieure de la fibula, sur la ligne oblique et le bord interne du tibia et sur l'arcade fibreuse du soléaire ; en bas, par une aponévrose qui se rétrécit et contribue avec celle du gastrocnémien, à former le tendon calcanéen, sur la face postérieure du calcanéus.

N. tibial.

Élévateur du talon et extenseur du pied ; essentiel à la marche.

M. SPHINCTER EXTERNE DE L'ANUS *(Musculus sphincter ani externus). (angl. external sphincter of anus).*

Dans la partie inférieure du rectum, dans le périnée postérieur ; en forme d'anneau aplati.

En arrière, sur le ligament ano-coccygien ; en avant, sur le centre tendineux du périnée.

N. honteux.

Constricteur de l'anus.

M. SPHINCTER DE L'URÈTRE *(Musculus sphincter uretrae). (angl. uretral sphincter).*

Autour de l'urètre membraneux et prostatique, chez l'homme, et de la portion libre, chez la femme, au dessus du sphincter lisse ou interne.

Sur les bords de la prostate ou sur les parois du vagin.

N. périnéal.

Comprime l'urètre membraneux.

NOM | SITUATION ET CARACTÈRES GÉNÉRAUX | INSERTIONS | INNERVATION | ACTION

M. SPLÉNIUS DE LA TÊTE ET DU COU *(Musculus splenius capitis et splenius cervicis). (angl. splenius muscle of head and neck).*

Dans la nuque et la partie postérieure du dos, sous le trapèze ; pair, large et mince, constitué de deux portions : interne, le m. *splenius de la tête* et externe, le *m. splenius du cou.*

En dedans, sur le ligament nuchal, le processus de la septième vertèbre cervicale et des quatre ou cinq premières vertèbres thoraciques, en dehors, sur la ligne nuchale supérieure et la face externe du processus mastoïde *(splénius de la tête)* et sur les processus transverses de l'atlas et de l'axis *(splénius du cou).*

Branches postérieures des nerfs cervicaux ; n. grand occipital.

Entenseur, incline et tourne la tête.

M. STAPÉDIEN *(Musculus stapedius). (angl. stapedius muscle).*

Dans la paroi postérieure de la cavité tympanique, dans le canal du muscle tenseur du tympan ; court, prismatique.

Dedans, au fond du canal de la pyramide ; dehors, sur le bord postérieur de la tête du stapes.

N. facial.

Relâche la membrane tympanique et diminue la pression intralabyrinthique.

M. STERNO-CLÉIDO-MASTOÏDIEN *(Musculus sternocleidomastoideus). (angl. sternocleidomastoid muscle).*

Dans la région antérolatérale du cou ; long, robuste, constitué à son origine thoracique de deux chefs : *sternal* et *claviculaire.*

En bas, origine sur la face antérieure du manubrium sternal et le quart interne de la clavicule ; en haut, sur la face externe du processus mastoïdien et la ligne nuchale inférieure.

N. accessoire, nerf cervical III.

Fléchisseur, incline et fait tourner la tête.

M. STERNO-HYOÏDIEN *(Musculus sternohyoïdeus). (angl. sternohyoid muscle).*

Mince, en avant des muscles sterno-thyroïdien et thyro-hyodien.

En bas sur la clavicule, le ligament sterno-claviculaire et le manubrium ; en haut, sur le bord inférieur de l'os hyoïde.

1er nerf cervical.

Attire l'os hyoïde en bas.

M. STERNO-THYROÏDIEN *(Musculus sternothyroideus). (angl. sternothyroid muscle).*

En avant du larynx et de la thyroïde, large, rubanné.

En bas, origine sur la face postérieure du manubrium sternal et le premier cartilage costal ; en haut, sur les tubercules de la face latérale du cartilage thyroïde.

Anse cervicale.

Abaisse le larynx.

NOM	SITUATION ET CARACTÈRES GÉNÉRAUX	INSERTIONS	INNERVATION	ACTION

M. STYLO-GLOSSE *(Musculus styloglossus). (angl. styloglossal muscle).*

Dans la langue ; pair, long et mince.

En haut, sur le processus styloïde ; en bas, au moyen de trois faisceaux, sur le septum lingual, les côtés et la pointe de la langue.

N. hypoglosse.

Dirige la langue vers le haut et l'arrière.

M. STYLO-HYOÏDIEN *(Musculus stylohyoideus). (angl. stylohyoid muscle).*

Dans la région supra-hyoïdienne ; pair, mince, fusiforme : forme une boutonnière pour le digastrique.

En haut et au dehors, origine sur le processus styloïde ; en bas, sur le corps de l'hyoïde.

Branche stylo-hyoïdienne du n. facial.

Elévation de l'os hyoïde.

M. STYLO-PHARYNGIEN *(Musculus stylopharyngeus). (angl. stylopharyngeal muscle).*

Dans la partie latérale du cou ; long et mince en haut, large en bas.

En haut, du côté interne de la base du processus styloïde ; en bas, sur l'aponévrose interpharyngienne, le bord externe de l'épiglotte et le bord postérieur du cricoïde.

N. glossopharyngien.

Elévation du pharynx.

M. SUB-CLAVIER *(Musculus subclavius). (angl. subclavius muscle).*

Sous la clavicule ; petit, transversal, cylindrique.

En dedans, sur le premier cartilage costal ; en dehors, dans une gouttière longitudinale de la face inférieure de la clavicule.

5e et 6e nerfs cervicaux.

Abaisse la clavicule ; inspirateur accessoire.

M. SUB-SCAPULAIRE *(Musculus subscapularis). (angl. subscapular muscle).*

Dans la région de l'épaule ; occupe la fosse sub-scapulaire ; large, épais, triangulaire.

En dedans, sur la lèvre antérieure du bord interne de la scapula, la fosse sub-scapulaire et le bord axillaire du même os ; en dehors, par un tendon large, sur le tubercule mineur.

N. sous-scapulaire.

Rotateur interne et adducteur de l'humérus.

M. SUPINATEUR *(Musculus supinator). (angl. short supinator muscle).*

Dans la partie supérieure de la région postéro-externe de l'avant-bras ; court, aplati, quadrilatère.

En arrière, sur le quart supérieur du bord externe de l'ulna et les ligaments annulaire et latéral des articulations radio-ulnaire et du coude ; en avant, sur la face externe et antérieure du radius.

N. radial.

Supinateur.

NOM | SITUATION ET CARACTÈRES GÉNÉRAUX | INSERTIONS | INNERVATION | ACTION

M. SUPRA-ÉPINEUX *(Musculus supraspinatus). (angl. supraspinal muscle).*

Dans la portion postéro-supérieure de l'épaule, sur la fosse supra-épineuse de la scapula ; triangulaire.

En dedans, origine sur les deux tiers internes de la fosse supra-épineuse ; en dehors, par un tendon, sur le tubercule majeur de l'humérus.

N. supra-scapulaire.

Élévateur du bras.

M. TEMPORAL *(Musculus temporalis). (angl. temporal muscle).*

Dans la fosse temporale, dont il a la forme et la taille.

En haut, origine sur la ligne temporale inférieure et toute la fosse temporale, sur la face profonde du fascia temporal et en bas, au moyen d'un tendon, sur le processus coronoïde de la mandibule.

N. mandibulaire.

Élévation de la mandibule ; masticateur.

M. TENSEUR DU FASCIA LATA *(Musculus tensor fasciae latae). (angl. tensor muscle of fascia lata).*

Dans la partie supérieure et externe de la cuisse, sous la peau ; aplati et mince.

En haut, sur la crête iliaque, l'épine iliaque antérieure et supérieure et le fascia glutéal ; en bas, par des faisceaux tendineux fusionnés avec le tractus ilio-tibial, sur le condyle latéral du tibia et le bord externe de la patella.

N. fessier supérieur.

Extenseur de la jambe, de la cuisse, abducteur de la cuisse ; incline le bassin et contribue à l'équilibre de la station sur un seul pied.

M. TENSEUR DU TYMPAN *(Musculus tensor tympani). (angl. tensor muscle of tympanic membrane).*

Dans la paroi médiale de la cavité tympanique dans son canal propre ; petit, fusiforme.

En dedans, dans la portion cartilagineuse de la trompe auditive et l'angle pétro-écailleux du temporal ; en dehors, après s'être réfléchi en angle droit sur le processus cochléariforme, sur la base du manche du malleus.

N. mandibulaire.

Tend la membrane tympanique et augmente la pression intralabyrinthique.

M. TENSEUR DU VOILE DU PALAIS *(Musculus tensor veli palati). (angl. tensor muscle of soft palate).*

Dans la paroi postérieure du voile du palais.

En haut, sur la partie postéro-interne de la base du processus ptérygoïde, la grande aile du sphénoïde et la trompe auditive ; en bas, par un tendon qui se refléchit sur le crochet du processus ptérygoïde et s'élargit après, sur la face inférieure de la lame fibreuse du voile du palais.

N. maxillaire inférieur.

Tenseur du voile du palais et dilatateur de la trompe auditive.

NOM	SITUATION ET CARACTÈRES GÉNÉRAUX	INSERTIONS	INNERVATION	ACTION

M. TERES MINOR *(Musculus teres minor). (angl. teres minor muscle).*

Dans la région postérieure de l'épaule ; petit, cylindrique.

En dedans, origine sur le bord axillaire de la scapula et sur l'aponévrose infra-épineuse ; en bas, au moyen d'un tendon, sur le tubercule majeur de l'humérus.

N. axillaire.

Rotateur externe et abducteur de l'humérus.

M. TERES MAJOR *(Musculus teres major). (angl. teres major muscle).*

Dans la région postérieure de l'épaule ; robuste, cylindrique.

En dedans, origine dans l'angle inférieur de la scapula, le bord axillaire de celle-ci et l'aponévrose infra-épineuse ; en dehors, au moyen d'un tendon, sur la lèvre interne du sillon intertuberculaire de l'humérus.

N. sous-scapulaire.

Rotateur et adducteur du bras, élévateur de la scapula.

M. THYRO-ARYTÉNOÏDIEN *(Musculus thyreoarytaenoideus). (angl. thyroarythenoid muscle).*

Dans la région latérale et profonde du larynx ; pair, quadrilatère, constitué de deux faisceaux, *supérieur* et *inférieur.*

En avant sur l'angle rentrant du cartilage thyroïde et la membrane crico-thyroïdienne ; en arrière, sur la base et le bord externe de l'aryténoïde.

N. laryngé récurrent.

Constricteur de la glotte.

M. THYRO-HYOÏDIEN *(Musculus thyrohyoideus). (angl. thyrohyoid muscle).*

Dans la région sous-hyoïdienne ; quadrilatère, continue le sterno-thyroïdien.

En bas, sur les tubercules du cartilage thyroïdien ; en haut, sur le bord inférieur du corps et la grande corne de l'hyoïde.

N. hypoglosse.

Abaisse l'hyoïde ; élève le larynx.

M. TIBIAL ANTÉRIEUR *(Musculus tibialis anterior). (angl. anterior tibial muscle).*

Dans la région antérieure de la jambe ; volumineux, prismatique, triangulaire.

En haut, origine sur les tubérosités antérieure et externe du tibia, la face externe de celui-ci et la membrane interosseuse ; en bas, par un tendon, sur le cunéiforme médial et sur l'extrémité inférieure et interne de la base du premier métatarsien.

N. fibulaire profond.

Fléchisseur, adducteur et rotateur du pied vers l'intérieur.

NOM | SITUATION ET CARACTÈRES GÉNÉRAUX | INSERTIONS | INNERVATION | ACTION

M. TIBIAL POSTÉRIEUR *(Musculus tibialis posterior). (angl. posterior tibial muscle).*

Dans la couche profonde de la région postérieure de la jambe.

En haut, origine sur la ligne oblique et la face postérieure du tibia, la face interne de la fibula et la membrane interosseuse ; en bas, au moyen d'un tendon long, sur la tubérosité de l'os naviculaire, les cunéiformes et les 2e, 3e et 4e métatarsiens.

N. tibial.

Extenseur et supinateur du pied.

M. TRANSVERSAIRE ÉPINEUX *(Musculus transversospinalis). (angl. transversospinal muscle).*

Dans les gouttières vertébrales ; constitue la portion profonde de la masse commune des muscles épineux. Formé par les m. semi-épineux du dos et de la nuque, le m. multifide et les m. rotateurs du dos.

M. TRANSVERSE DE L'ABDOMEN *(Musculus transversus abdominis). (angl. transverse muscle of abdomen).*

Dans la partie antérieure et latérale de l'abdomen, sous l'oblique interne ; pair, large, quadrilatère.

En arrière, origine sur la face interne des cartilages des six dernières côtes, la colonne lombale, la crête iliaque et le ligament inguinal ; en avant, au moyen d'une aponévrose, sur la ligne blanche.

N. intercostaux, ilio-hypogastrique et ilio-inguinal.

Expirateur, comprime les viscères abdominaux.

M. TRANSVERSE DE LA LANGUE *(Musculus transversus linguae). (angl. transverse muscle of tongue).*

Dans la langue ; pair, constitué d'une série de faisceaux transversaux.

En dedans, sur le septum lingual ; en dehors, sur les bords de la langue.

N. hypoglosse.

Diminue le diamètre transversal de la langue.

M. TRANSVERSE DU NEZ *(Musculus compressor naris).*

Portion cartilagineuse de l'aile du nez ; petit, de forme triangulaire.

Par sa base, sur le dos du nez ; le sommet, dirigé vers l'aile du nez, se divise en deux faisceaux, un qui se continue avec le muscle abaisseur du septum nasal et l'autre qui s'insère sur les téguments de la région.

N. facial.

Aplatit l'aile du nez.

M. TRANSVERSE DE LA NUQUE *(Musculus transversus nuchae). (angl. transverse muscle of neck).*

Situé entre les intersections du trapèze et du sterno-cléïdo-mastoïdien.

Naît sur la protubérance occipitale externe et s'insère sur le tendon du sterno-cléïdo-mastoïdien.

N. auriculaire postérieur.

Étend et incline la colonne cervicale.

NOM	SITUATION ET CARACTÈRES GÉNÉRAUX	INSERTIONS	INNERVATION	ACTION
M. TRANSVERSE PROFOND DU PÉRINÉE *(Musculus transversus perinei profundus). (angl. deep transverse muscle of perineum).*	Entre les feuillets de l'aponévrose périnéale moyenne ; pair, aplati, et mince.	En dehors, sur la lèvre postérieure de la branche ischio-pubienne ; en dedans, sur le centre tendineux du périnée et la portion membraneuse de l'urètre de l'urètre.	N. périnéal.	Soutien périnéal. Compresseur de l'urètre ; contribue à l'érection.
M. TRANSVERSE SUPERFICIEL DU PÉRINÉE *(Musculus transversus perinei superficialis). (angl. superficial transverse muscle of perineum).*	Dans le périnée antérieur ; triangulaire, de sommet externe.	Par le sommet, sur la face interne de la tubérosité ischiatique ; par la base, sur le centre tendineux du périnée.	N. périnéal.	Tenseur du raphé périnéal.
M. TRANSVERSE DU THORAX *(Musculus transversus thoracis). (angl. transverse muscle of thorax).*	Derrière le sternum et les six premiers cartilages costaux ; aplati, en forme d'éventail.	En dedans, sur les parties latérales de l'apophyse xiphoïde et du corps du sternum ; en dehors, au moyen de quatre ou cinq digitations, sur la face interne des cartilages costaux III à VI.	N. intercostaux.	Abaisse les cartilages costaux.
M. TRAPÈZE *(Musculus trapezius). (angl. trapezius muscle).*	Dans la région postérieure du cou et du tronc, sous la peau ; pair, large et triangulaire, constitué presque exclusivement de faisceaux charnus, que l'on différencie en *supérieurs, moyens* et *inférieurs*.	En dedans, origine sur la ligne nuchale supérieure, la protubérance occipitale externe, le ligament nuchal et le sommet des processus épineux de C7 à T10 ; en dehors, sur le tiers externe du bord postérieur de la clavicule, le bord postérieur de l'acromion et de l'épine de la scapula.	N. accessoire et plexus cervical.	Releveur et adducteur de l'épaule ; fait tourner et incline la tête.

NOM | SITUATION ET CARACTÈRES GÉNÉRAUX | INSERTIONS | INNERVATION | ACTION

M. TRICEPS BRACHIAL *(Musculus triceps brachii). (angl. triceps muscle of arm).*

Dans la région postérieure du bras ; constitué dans sa partie supérieure de trois portions : les chefs *long, latéral* et *médial.*

En haut, le *chef long* sur le tubercule infraglénoïdien de la scapula ; le *chef latéral,* sur la cloison intermusculaire et la face postérieure de l'humérus ; le *chef médial,* sur la cloison intermusculaire et la face postérieure de l'humérus ; en bas, par un tendon commun, sur la face postérieure et les bords de l'olécrâne.

N. radial.

Extenseur de l'avant-bras sur le bras.

M. TRICEPS SURAL *(Musculus triceps surae). (angl. sural triceps).*

Constitué par le gastrocnémien et le soléaire.

M. TROISIÈME PÉRONIER *(Musculus peroneus tertius). (angl. third peroneal muscle).*

Dans la région antérieure de la jambe ; aplati, mince.

En haut, origine sur la face antérieure de la fibula ; en bas, au moyen d'un tendon, sur la base du cinquième métatarsien.

N. fibulaire profond.

Fléchisseur, abducteur et rotateur du pied vers l'extérieur.

M. UVULAIRE *(Musculus uvulae). (angl. muscle of uvula).*

Sur la face postérieure du voile du palais ; pair, petit, cylindrique.

En avant, origine sur l'épine nasale postérieure ; en arrière, sur le sommet de la luette.

N. vague.

Relève et raccourcit le voile du palais.

Nerfs

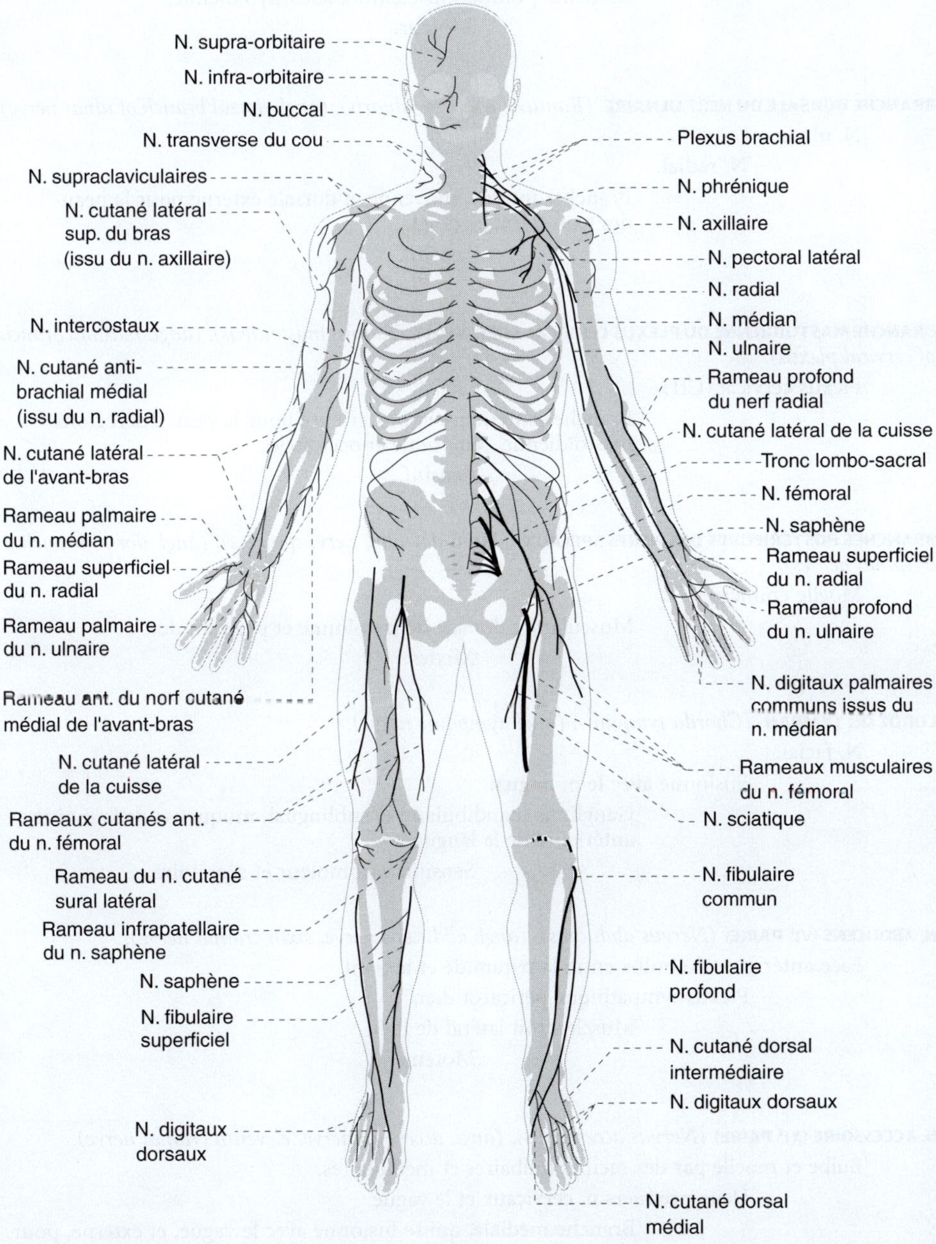
N. supra-orbitaire
N. infra-orbitaire
N. buccal
N. transverse du cou
N. supraclaviculaires
N. cutané latéral sup. du bras (issu du n. axillaire)
N. intercostaux
N. cutané anti-brachial médial (issu du n. radial)
N. cutané latéral de l'avant-bras
Rameau palmaire du n. médian
Rameau superficiel du n. radial
Rameau palmaire du n. ulnaire
Rameau ant. du norf cutané médial de l'avant-bras
N. cutané latéral de la cuisse
Rameaux cutanés ant. du n. fémoral
Rameau du n. cutané sural latéral
Rameau infrapatellaire du n. saphène
N. saphène
N. fibulaire superficiel
N. digitaux dorsaux
Plexus brachial
N. phrénique
N. axillaire
N. pectoral latéral
N. radial
N. médian
N. ulnaire
Rameau profond du nerf radial
N. cutané latéral de la cuisse
Tronc lombo-sacral
N. fémoral
N. saphène
Rameau superficiel du n. radial
Rameau profond du n. ulnaire
N. digitaux palmaires communs issus du n. médian
Rameaux musculaires du n. fémoral
N. sciatique
N. fibulaire commun
N. fibulaire profond
N. cutané dorsal intermédiaire
N. digitaux dorsaux
N. cutané dorsal médial

NERFS PRINCIPAUX (N. = NERF)

NOM	ORIGINE	ANASTOMOSES	BRANCHES ET DISTRIBUTION	FONCTION
ANSE CERVICALE *(angl. cervical loop).*	Plexus cervical (CI-III) et hypoglosse.		Branches pour la musculature sous-hyoïdienne.	Moteur.
BRANCHE DORSALE DU NERF ULNAIRE *(Ramus dorsalis n. ulnaris). (angl. dorsal branch of ulnar nerve).*	N. ulnaire.	N. radial.	Branches interne, moyenne et dorsale externe pour la peau des trois derniers doigts.	Sensitif.
BRANCHE MASTOÏDIENNE DU PLEXUS CERVICAL SUPERFICIEL *(Ramus mastoideus). (angl. mastoid branch of cervical plexus).*	Plexus cervical (CII).		Branches antérieure et postérieure pour la peau des régions mastoïdienne, temporale et occipitale.	Sensitif.
BRANCHES POSTÉRIEURES DES NERFS SPINAUX *(Rami dorsales, nervi spinales). (angl. dorsal branches of spinal nerves).*	Moelle épinière.		Musculature dorsale de la colonne et peau du dos.	Mixtes.
CORDE DU TYMPAN *(Chorda tympani). (angl. tympanic nerve).*	N. facial.	Fusionne avec le n. lingual.	Ganglions mandibulaire et sublingual, muqueuse de la moitié antérieure de la langue.	Sensitif, vasomoteur et sécrétoire.
N. ABDUCENS (VIe PAIRE) *(Nervus abducens). (angl. abducens nerve, sixth cranial nerve).*	Face antérieure du bulbe entre la pyramide et le pont.	Plexus sympathique péricarotidien.	Muscle droit latéral de l'œil.	Moteur.
N. ACCESSOIRE (XIe PAIRE) *(Nervus accessorius). (angl. accessory nerve, eleventh cranial nerve).*	Bulbe et moelle par des racines bulbaires et médullaires.	Deux premiers n. cervicaux et le vague.	Branche médiale, qui se fusionne avec le vague, et externe, pour le m. sterno-cléïdo-mastoïdien et le trapèze.	Moteur.

NOM	ORIGINE	ANASTOMOSES	BRANCHES ET DISTRIBUTION	FONCTION

N. ALVÉOLAIRES *(Nervi alveolares). (angl. alveolar nerves).*

Maxillaire (alvéolaire supérieur) et mandibulaire (alvéolaire inférieur).

Dents et gencives.

Sensitifs.

N. AURICULAIRE POSTÉRIEUR *(Nervus auricularis posterior). (angl. posterior auricular nerve).*

Facial.

Plexus cervical.

Branches pour les muscles auriculaires et occipital.

Moteur.

N. AURICULO-TEMPORAL *(Nervus auriculotemporalis). (angl. auriculotemporal nerve).*

N. mandibulaire.

N. alvéolaire inférieur, sus-orbitaire et facial.

Branches *collatérales* vasculaires pour la mandibule, et branches articulaires, parotidienne, auriculaires et *terminales*, pour la peau de la région temporale.

Sensitif.

N. AXILLAIRE *(Nervus axillaris). (angl. axillary nerve).*

Fascicule postérieur ; tronc commun avec le n. radial (racines cervicales V et VI).

Branches *collatérales*, articulaire pour le m. teres minor et le m. subscapulaire, cutanées pour la peau de l'épaule ; et *terminales* pour le m. deltoïde.

Mixte.

N. BUCCAL *(Nervus buccalis). (angl. buccal nerve).*

N. mandibulaire.

Branches *collatérales*, pour les m. ptérygoïdien latéral, et *terminales* : nerf temporal profond antérieur et nerf buccal pour la peau de la joue et la muqueuse buccale.

Mixte.

N. DU CANAL PTÉRYGOÏDIEN *(Nervus canalis pterygoidei). (angl. nerve of pterygoid canal).*

Union d'une branche sympathique (plexus sympathique péricarotidien) et du grand nerf pétreux profond.

Ganglion ptérygopalatin.

Mixte.

NOM	ORIGINE	ANASTOMOSES	BRANCHES ET DISTRIBUTION	FONCTION
N. CARDIAQUE CERVICAL SUPÉRIEUR *(Nervus cardiacus cervicalis superior). (angl. superior cardiac nerve).*	Ganglions cervicaux inférieur, moyen et supérieur du tronc sympathique.	N. vague et laryngé récurrent.	Plexus cardiaque.	Chronotrope positif.
N. CARDIAQUE THORACIQUE *(Nervus cardiacus thoracicus). (angl. thoracic cardiac nerve).*	N. laryngé récurrent.		Plexus cardiaque postérieur.	Chronotrope positif.
N. CERVICAUX, DE I À IV (BRANCHES ANTÉRIEURES) *(Nervi cervicales). (angl. I-IV anterior cervical nerves).*	Moelle épinière.	S'anastomosent entre eux pour former le plexus cervical (I et II forment l'anse de l'atlas, II et III forment l'anse de l'axis, III et IV forment la 3e anse cervicale) et aussi avec l'hypoglosse, le vague, le grand sympathique, le spinal et le facial.	Plexus cervical.	Mixtes.
N. CERVICAUX, DE III À VIII (BRANCHES POSTÉRIEURES) *(Nervi cervicales). (angl. III-VIII posterior cervical nerves).*	Moelle épinière.		Branches ascendantes, descendantes et communicantes pour les muscles semi-épineux de la tête et transversaire et le tissu cellulaire sous-cutané.	Moteurs.
N. CERVICAUX, DE V À VIII (BRANCHES ANTÉRIEURES) *(Nervi cervicales). (angl. V-VIII anterior cervical nerves).*	Moelle épinière.	Forment avec le n. thoracique I le plexus brachial.		Mixtes.
N. CILIAIRES LONGS ET COURTS *(Nervi ciliares longi et breves). (angl. long and short ciliary nerves).*	N. naso-ciliaire et ganglion ciliaire, respectivements.		Face externe du muscle ciliaire où ils forment un plexus d'où sortent des branches pour le muscle ciliaire, l'iris et la cornée.	Mixtes (sympathiques et sensoriels).

NOM | ORIGINE | ANASTOMOSES | BRANCHES ET DISTRIBUTION | FONCTION

N. COCCYGIEN *(Nervus coccygeus). (angl. coccygeal nerve).*

Moelle épinière.

S'anastomose avec les nerfs sacrés IV et V pour former le plexus coccygien.

Branches internes et externes pour le muscle ischio-coccygien et le m. grand fessier.

Mixte.

N. COLLATÉRAUX DORSAUX DU PIED *(Nervi digitales dorsales pedis). (angl. dorsal digital nerves of foot).*

Au nombre de dix. Nerf musculo-cutané de la jambe pour les sept premiers ; n. saphène externe pour les trois derniers.

S'anastomosent entre eux.

Peau correspondante des orteils.

Sensitifs.

N. COLLATÉRAUX PLANTAIRES *(Nervi digitales plantares proprii). (angl. digital branches of plantar nerves).*

Au nombre de dix. N. plantaire médial pour les sept premiers ; n. plantaire latéral pour les trois derniers.

S'anastomosent entre eux.

Peau correspondante des orteils.

Sensitifs.

N. CUTANÉ ANTIBRACHIAL MÉDIAL *(Nervus cutaneus antibrachii medialis). (angl. medial antibrachial cutaneous nerve).*

Fascicule médial (cervical VIII et thoracique I).

N. cutané de l'épaule.

Branches cutanées *collatérales* et *terminales,* postérieure et antérieure, pour la peau de l'avant-bras (moitié interne).

Sensitif.

N. CUTANÉ BRACHIAL MÉDIAL *(Nervus cutaneus brachii medialis). (angl. internal cutaneous nerve).*

Fascicule médial (cervical VIII et thoracique I).

N. cutané antibrachial médial.

Branches cutanées pour la face interne du bras et la base de l'aisselle.

Sensitif.

N. CUTANÉ LATÉRAL DE LA CUISSE *(Nervus cutaneus femoris lateralis). (angl. lateral femoral cutaneous nerve).*

Plexus lombaire (lombaire II).

Peau des fesses et de la région antéro-externe de la cuisse.

Sensitif.

NOM	ORIGINE	ANASTOMOSES	BRANCHES ET DISTRIBUTION	FONCTION

N. CUTANÉ POSTÉRIEUR DE LA CUISSE *(Nervus cutaneus femoralis posterior). (angl. posterior cutaneous femoral nerve).*

Plexus sacré (S1 à S3).

N. pudendal, cutané latéral de la cuisse, saphène externe.

Peau du périnée, partie dorsale de la cuisse et portion proximale de la jambe.

Sensitif.

N. CUTANÉ SURAL LATÉRAL *(Nervus cutaneus surae lateralis). (angl. lateral cutaneous nerve of calf).*

N. fibulaire commun.

Peau de la face externe de la jambe.

Sensitif.

N. DE LA CAROTIDE EXTERNE *(Nervi carotici externi). (angl. external carotid nerves).*

Ganglion cervical supérieur.

Plexus carotidien.

Sympathiques.

N. DIGITAUX DORSAUX *(Nervi digitales dorsales manus). (angl. dorsal digital nerves).*

Au nombre de dix. N. radial pour le pouce, l'index et le côté latéral du majeur ; n. ulnaire pour le côté ulnaire du majeur, l'annulaire et l'auriculaire.

S'anastomosent entre eux.

Peau de la face dorsale des doigts.

Sensitifs.

N. DIGITAUX PALMAIRES PROPRES *(Nervi digitales palmares). (angl. palmar digital nerves).*

Au nombre de dix. N. médian pour les sept premiers depuis le pouce ; n. ulnaire pour les trois derniers.

S'anastomosent entre eux.

Peau correspondante des doigts.

Sensitifs.

N. DORSAL DE LA SCAPULA *(Nervus dorsalis scapulae). (angl. dorsal nerve of scapula).*

Plexus brachial (CV).

Muscles angulaire et rhomboïde.

Moteur.

N. ETHMOÏDAL ANTÉRIEUR *(Nervus ethmoidalis anterior). (angl. anterior ethmoidal nerve).*

N. nasociliaire.

Rameau médial pour la partie antérieure de la cloison nasale ; rameau nasal pour la peau du lobule du nez.

Sensitif.

NOM	ORIGINE	ANASTOMOSES	BRANCHES ET DISTRIBUTION	FONCTION
N. FACIAL (VIIE PAIRE) *(Nervus facialis). (angl. facial nerve (seventh cranial nerve)).*	Fossette latérale du bulbe par deux racines, le nerf facial et le nerf intermédiaire.	N. vestibulo-cochléaire, glossopharyngien, trijumeau, vague et plexus cervical.	Branches *collatérales* : n. grand pétreux, du muscle stapédien, corde du tympan, auriculaire postérieur, n. digastrique, stylo-hyoïdien et lingual, et *terminales* : n. temporo-facial et cervico-facial.	Mixte, sécrétoire et vasomoteur.
N. FÉMORAL *(Nervus femoralis). (angl. femoral nerve).*	Plexus lombaire (lombaire II, III et IV).		Branches *collatérales*, pour le psoas iliaque, l'artère fémorale, et *terminales*, branches musculo-cutanées antérieures externe et interne, n. du quadriceps et n. saphène.	Mixte.
N. FIBULAIRE COMMUN *(Nervus fibularis communis). (angl. common fibular nerve).*	N. ischiatique.	N. saphène externe.	Branches *collatérales* : articulaires, cutané latéral de la jambe et cutané fibulaire, musculaires pour le m. tibial antérieur ; cutanée, n. saphène externe ; et *terminales* : n. fibulaire superficiel et fibulaire profond.	Mixte.
N. FIBULAIRE PROFOND *(Nervus fibularis profundus). (angl. deep fibular nerve).*	N. fibulaire commun.	N. fibulaire superficiel.	Branches *collatérales* pour les muscles tibial antérieur, extenseurs longs des orteils et de l'hallux et le 3e péronier, et *terminales*, interne et externe, pour les muscles et la peau du pied.	Mixte.
N. FIBULAIRE SUPERFICIEL *(Nervus fibularis superficialis). (angl. superficial fibular nerve).*	N. fibulaire commun.	N. fibulaire profond.	Branches *collatérales*, pour les m. court péronier latéral, long péronier latéral et troisième péronier ; *terminales* : branche interne et externe pour les muscles des orteils et les téguments de la face dorsale du pied.	Mixte.

NOM	ORIGINE	ANASTOMOSES	BRANCHES ET DISTRIBUTION	FONCTION
N. FRONTAL *(Nervus frontalis). (angl. frontal nerve).*	N. ophtalmique.	N. sous-trochléaire.	N. supra-orbitaire et supra-trochléaire.	Sensitif.
N. GÉNITO-FÉMORAL *(Nervus genitofemoralis). (angl. genitofemoral nerve).*	Plexus lombaire (lombaire II).		Branche génitale, pour la peau du scrotum ou des grandes lèvres, et fémorale pour la peau de la région antérosupérieure de la cuisse.	Sensitif.
N. GLOSSO-PHARYNGIEN (IXE PAIRE) *(Nervus glossopharyngeus). (angl. glossopharyngeal nerve (ninth cranial nerve)).*	Partie supérieure du sillon latéral du bulbe.	N. facial et tympanique.	Branches *collatérales* : tympanique, stylopharyngienne, stylo-glosse, carotidienne, pharyngée et tonsillaire, et *terminales* : pour la langue en arrière du V lingual.	Mixte et parasympathique.
N. GLUTÉAL INFÉRIEUR *(Nervus gluteus inferior). (angl. inferior gluteal nerve).*	Plexus sacré (LV-SII).		Branches pour le m. grand fessier, la peau du périnée et le scrotum, la région postérieure de la cuisse.	Mixte.
N. GLUTÉAL SUPÉRIEUR *(Nervus gluteus superior). (angl. superior gluteal nerve).*	Plexus sacré (Tronc lombo-sacral et 1re racine sacrale).		Branches supérieure et inférieure pour les muscles moyen et petit fessiers et le m. tenseur du fascia lata.	Moteur.
N. GRAND AURICULAIRE *(Nervus auricularis magnus). (angl. great auricular nerve).*	Plexus cervical (CII).	N. facial.	Branches collatérales, antérieure et postérieure pour la peau de l'oreille et de la région parotidienne.	Sensitif.
N. DU GRAND DORSAL *(Nervus thoracodorsalis). (angl. thoracodorsal nerve).*	Plexus brachial (CVII-CVIII).		Face profonde du muscle latissimus dorsi.	Moteur.

NOM	ORIGINE	ANASTOMOSES	BRANCHES ET DISTRIBUTION	FONCTION
N. GRAND OCCIPITAL *(Nervus occipitalis major). (angl. greater occipital nerve).*	Moelle épinière.		Branches musculaires pour le m. oblique supérieur, semi-épineux de la tête, longissimus et trapèze, splénius et cutanées pour la peau et les annexes de la région postérieure de la tête.	Mixte.
N. GRAND SPLANCHNIQUE *(Nervus splanchnicus major). (angl. greater splanchnic nerve).*	Ganglions thoraciques moyens du sympathique.		Ganglion cœliaque.	Vasomoteur.
N. HYPOGLOSSE (XIIE PAIRE) *(Nervus hypoglossus). (angl. hypoglossal nerve (twelth cranial nerve)).*	Sillon préolivaire du bulbe.	Ganglion cervical supérieur du sympathique, n. vague, lingual et les deux premiers n. cervicaux formant l'anse cervicale.	Branches *collatérales* : méningée, vasculaire pour la v. jugulaire, et musculaires : branches descendante : m. thyro-hyoïdien, hyoglosse, stylo-glosse et génio-hyoïdien et *terminales*, pour les muscles de la langue.	Moteur.
N. ILIO-HYPOGASTRIQUE *(Nervus iliohypogastricus). (angl. iliohypogastric nerve).*	Plexus lombaire (LI).	N. intercostal XII.	Branche abdominale, pour les muscles de l'abdomen, qui se termine par deux branches perforantes cutanées, et une branche génitale pour la peau du pubis, le scrotum ou les grandes lèvres.	Mixte.
N. ILIO-INGUINAL *(Nervus ilioinguinalis). (angl. ilioinguinal nerve).*	Plexus lombaire (LI).	N. intercostal XII.	*Collatérale* : rameau glutéal ; *terminales* : branche abdominale pour les muscles et la peau de l'abdomen, et génitale pour la peau du pubis et de la partie supéro-interne de la cuisse, du scrotum ou des grandes lèvres.	Mixte.
N. INFRA-ORBITAIRE *(Nervus infraorbitalis). (angl. infra-orbital nerve).*	N. maxillaire.		Branches palpébrales, labiales, nasales et alvéolaires.	Sensitif.

NOM	ORIGINE	ANASTOMOSES	BRANCHES ET DISTRIBUTION	FONCTION

N. INFRATROCHLÉAIRE *(Nervus infratrochlearis). (angl. infratrochlear nerve).*

N. nasociliaire.

Branche pour la peau de l'espace inter-sourcilier et de la racine du nez ; branches pour les voies lacrymales.

Sensitif.

N. INTERCOSTAUX *(Nervi intercostales). (angl. intercostal nerves).*

Branches antérieures des nerfs spinaux thoraciques.

Grand sympathique et entre eux. Le II et le III, avec le nerf cutané brachial médial et le XII avec le premier n. lombaire.

Branches musculaires, pour les muscles intercostaux, sub-costaux et élévateur des côtes ; sous-costales pour le périoste et la plèvre costale, et cutanées ou perforantes subdivisées en antérieures et latérales.

Mixtes.

N. INTERMÉDIAIRE *(Nervus intermedius). (angl. intermediate nerve).*

Racine externe de l'origine du n. facial.

Corde du tympan et grand nerf pétreux ; sécréteur pour les glandes salivaires et sensitif pour les 2/3 antérieur de la langue.

Sensitif.

N. INTEROSSEUX ANTÉRIEUR DE L'AVANT-BRAS *(Nervus interosseus antebrachii anterior). (angl. anterior interosseous nerve of forearm).*

Médian.

Branches pour les M. fléchisseurs du pouce, profond des doigts et carré pronateur et pour le poignet et le carpe.

Mixte.

N. INTEROSSEUX POSTÉRIEUR DE L'AVANT-BRAS *(Nervus interosseus antebrachii posterior). (angl. posterior interosseous nerve of forearm).*

Radial

Branches pour long abducteur du pouce, extenseur du pouce et de l'index, pour le poignet et le carpe.

Mixte.

N. ISCHIATIQUE *(Nervus ischiadicus). (angl. sciatic nerve).*

Branche terminale du plexus sacré.

N. fessier inférieur.

Branches *collatérales* : musculaires pour les chefs long et court du biceps fémoral, le semi-membraneux, le semi-tendineux, et le grand adducteur, et articulaires du genou, et *terminales* : tibial et fibulaire commun.

Mixte.

NOM	ORIGINE	ANASTOMOSES	BRANCHES ET DISTRIBUTION	FONCTION
N. LACRYMAL *(Nervus lacrymalis). (angl. lacrimal nerve).*	N. ophtalmique.	N. trochléaire et maxillaire.	Branches lacrymales, palpébrales.	Sensitif.
N. LARYNGÉ RÉCURRENT *(Nervus laryngeus recurrens). (angl. recurrent laryngeal nerve).*	N. vague.	N. laryngé supérieur.	Branches *collatérales* : cardiaque, œsophagienne, trachéale, et pharyngienne et, pour le m. constricteur inférieur du pharynx, et *terminales* : anastomotiques et musculaires, pour les muscles du larynx, excepté le m. crico-thyroïdien.	Mixte.
N. LARYNGÉ SUPÉRIEUR *(Nervus laryngeus superior). (angl. superior laryngeal nerve).*	Ganglion inférieur du n. vague.	Tronc sympathique, n. laryngé récurrent.	Branche inférieure, pour le muscle cricothyroïdien, la muqueuse du larynx et le m. constricteur inférieur du larynx, et branche supérieure pour l'épiglotte, les muqueuses laryngée et pharyngienne et les replis arythéno-épiglottiques.	Mixte.
N. LINGUAL *(Nervus lingualis). (angl. lingual nerve).*	N. mandibulaire.	N. alvéolaire inférieur et hypoglosse.	Branches pour la muqueuse linguale en avant du V lingual, le voile du palais et les glandes sub-mandibulaires et sublinguales.	Sensitif.
N. LOMBAIRES (BRANCHES ANTÉRIEURES) *(Nervus lumbales). (angl. lumbar nerve [anterior branches]).*	Moelle épinière.	S'anastomosent entre eux et constituent le plexus lombaire.	Plexus lombaire.	Mixtes.
N. LOMBAIRES (BRANCHES POSTÉRIEURES) *(Nervus lumbales). (angl. lumbar nerve [posterior branches]).*	Cinq paires. Moelle épinière.		Branches musculaires et cutanées pour la paroi abdominale postérieure et la région fessière.	Mixtes.

NOM | ORIGINE | ANASTOMOSES | BRANCHES ET DISTRIBUTION | FONCTION

N. MANDIBULAIRE *(Nervus mandibularis). (angl. mandibular nerve).*

N. trijumeau.

Branches *collatérales*, rameau méningé ; branches terminales antérieures et postérieures.

Mixte.

N. MASSÉTÉRIQUE *(Nervus massetericus). (angl. masseteric nerve).*

N. mandibulaire.

N. temporal profond moyen.

Branches pour l'articulation temporo-mandibulaire, le nerf temporal profond postérieur et la branche massétérique pour le muscle masseter.

Mixte.

N. MAXILLAIRE *(Nervus maxillaris). (angl. maxillary nerve).*

N. trijumeau.

Ganglion ptérygopalatin.

Branches *collatérales* : n. méningé moyen, orbitaire, ptérygo-palatin, alvéolaires ; branches *terminales* : infra-orbitaires.

Mixte.

N. MÉDIAN *(Nervus medianus). (angl. median nerve).*

Plexus brachial, fascicules médial et latéral (cervicaux VI, VII et VIII et thoracique I).

N. musculo-cutané, ulnaire et radial.

Branches *collatérales* : articulaires, nerf supérieur et inférieur du m. pronator teres, nerfs des muscles fléchisseur radial du carpe, long palmaire et fléchisseur superficiel des doigts, fléchisseur profond et carré pronateur, rameau palmaire ; branches *terminales* : cinq branches pour les muscles thénariens et les m. digitaux dorsaux et palmaires.

Mixte.

N. DU MUSCLE PTÉRYGOÏDIEN MÉDIAL *(Nervus pterygoideus medialis). (angl. internal pterygoid nerve).*

N. mandibulaire.

Ganglion otique.

Branches pour les muscles tenseurs du voile du palais et du tympan, et terminales pour le muscle dont il porte le nom.

Moteur.

N. MUSCULO-CUTANÉ *(Nervus musculocutaneus). (angl. musculocutaneous nerve).*

Plexus brachial (Cervicaux V et VI).

Avec les nerfs médian, radial et ulnaire.

Branches *collatérales* : pour l'humérus et les vaisseaux, pour le muscle coraco-brachial, le biceps, le brachial, et *terminales* : postérieure et antérieure, pour la peau de l'avant-bras (moitié externe).

Mixte.

NOM | ORIGINE | ANASTOMOSES | BRANCHES ET DISTRIBUTION | FONCTION

N. MUSCULO-CUTANÉ EXTERNE DE LA CUISSE *(Ramus cutaneus anterior lateralis sapheni). (angl. lateral musculocutaneous nerve of thigh).*

N. fémoral.

N. saphène.

Branches musculaires pour le m. sartorius, et cutanées ou perforantes supérieure et moyenne pour la région antérieure de la cuisse et la face interne du genou.

Mixte.

N. MUSCULO-CUTANÉ INTERNE DE LA CUISSE *(Ramus cutaneus anterior medialis sapheni). (angl. lateral musculocutaneous nerve of thigh).*

N. fémoral.

Branches musculaires pour le pectiné et le long adducteur, et cutanées pour la peau de la région interne et supérieure de la cuisse ; branche pour l'articulation coxale.

Mixte.

N. MYLO-HYOÏDIEN *(Nervus mylohyoideus). (angl. mylohyoid nerve).*

N. alvéolaire inférieur.

N. lingual.

Branches terminales pour les muscles digastriques et mylo-hyoïdien.

Moteur.

N. NASOCILIAIRE *(Nervus nasociliaris). (angl. nasocialiary nerve).*

N. ophtalmique.

Branches *collatérales* : pour le ganglion ciliaire, ciliaires longues et sphéno ethmoïdale, et *terminales* : ethmoïdale antérieure et infratrochléaire.

Sensitif.

N. OBTURATEUR *(Nervus obturatorius). (angl. obturator nerve).*

Plexus lombaire (Lombaires II, III, et IV).

Branches *collatérales* : pour le m. obturateur externe, et *terminales* : antérieure pour les m. petit et moyen adducteurs et gracilis ; et postérieure pour les m. grand adducteur, obturateur externe et les articulations de la hanche et du genou.

Mixte.

N. DE L'OBTURATEUR INTERNE *(Nervus obturatorius internus). (angl. internal obturator nerve).*

Plexus sacré (LV-SI-SII).

Muscles obturateur interne et jumeau supérieur.

Mixte.

NOM	ORIGINE	ANASTOMOSES	BRANCHES ET DISTRIBUTION	FONCTION
N. OCULOMOTEUR *(Nervus oculomotorius). (angl. oculomotor nerve, third cranial nerve).*	IIIe paire. Pédoncule cérébral.	N. ophtalmique et plexus sympathique péricarotidien.	Branches supérieures pour le m. droit supérieur, releveur de la lèvre supérieure et de l'aile du nez et inférieures pour les m. droit médial, droit inférieur et pour le sphincter de l'iris et le m. ciliaire.	Moteur.
N. OLFACTIF (I^{E} PAIRE) *(Nervus olfactorius). (angl. olfactory nerve, first cranial nerve).*	Bulbe olfactif.		Branches externes et internes, au nombre de 24 à 40, pour la muqueuse pituitaire.	Sensoriel.
N. OPHTALMIQUE *(Nervus ophtalmicus). (angl. ophtalmic nerve).*	N. trijumeau.	Plexus caverneux, nerfs moteurs de l'œil.	Nasociliaire, lacrymal, frontal et rameaux collatéraux méningés.	Sensitif.
N. OPTIQUE (IIE PAIRE) *(Nervus opticus). (angl. optic nerve, second cranial nerve).*	Chiasma optique.		Rétine.	Sensoriel.
N. PALATIN ANTÉRIEUR *(Nervus palatinus major). (angl. greater palatine nerve).*	N. ptérygopalatin.	Ganglion ptérygopalatin.	Branches pour la muqueuse du voile du palais, pour la voûte du palais et le cornet inférieur.	Sensitif.
N. PALATINS MOYEN ET POSTÉRIEUR *(Nervi palatini minores). (angl. lesser palatine nerves).*	N. ptérygopalatin.		Muqueuse du voile du palais.	Sensitifs.
N. PECTORAL LATÉRAL *(Nervus pectoralis lateralis). (angl. lateral pectoral nerve).*	N. cervicaux V à VII.		Branches superficielles pour le grand pectoral et profonde pour les m. grand pectoral et petit pectoral.	Moteur.

NOM	ORIGINE	ANASTOMOSES	BRANCHES ET DISTRIBUTION	FONCTION
N. PECTORAL MÉDIAL *(Nervus pectoralis medialis). (angl. medial pectoral nerve).*	N. cervical VIII et thoracique I.	N. petit pectoral.	M. grand pectoral et petit pectoral.	Moteur.
N. PETIT SPLANCHNIQUE *(Nervus splanchnicus minor). (angl. lesser splanchnic nerve).*	Ganglions thoraciques inférieurs du sympathique.	N. grand splanchnique.	Plexus cœliaque et plexus rénal.	Vasomoteur.
N. PÉTREUX PROFOND (GRAND) *(Nervus petrosus profundus). (angl. deep petrosal nerve).*	Plexus carotidien.	S'unit au grand n. pétreux superficiel pour former le nerf du canal ptérygoïdien.	Ganglion ptérygopalatin.	Sensoriel.
N. PÉTREUX SUPERFICIEL (GRAND) *(Nervus petrosus major). (angl. greater petrosal nerve).*	Ganglion du genou du facial.	N. glossopharyngien ; avec une branche du plexus carotidien, forme le nerf du canal ptérygoïdien.	Ganglion ptérygopalatin.	Parasympathique et sensoriel.
N. PÉTREUX SUPERFICIEL (PETIT) *(Nervus petrosus minor). (angl. lesser petrosal nerve).*	Plexus tympanique.	N. facial.	Ganglion otique.	Parasympathique.
N. PHRÉNIQUE *(Nervus phrenicus). (angl. phrenic nerve).*	Plexus cervical (principalement de CIV).	N. sub-clavier, grand sympathique, phrénique contro-latéral.	Branches *collatérales* pour la plèvre et le péricarde, et *terminales* supérieures pour le diaphragme et inférieures pour le péritoine, le diaphragme, les glandes suprarénales et le plexus solaire.	Mixte.

NOM | ORIGINE | ANASTOMOSES | BRANCHES ET DISTRIBUTION | FONCTION

N. PLANTAIRE LATÉRAL *(Nervus plantaris lateralis). (angl. lateral plantar nerve).*

N. tibial.

Branches *collatérales* pour l'abducteur du petit orteil et le carré plantaire et *terminales*, superficielle et profonde, pour la peau de l'orteil V, les articulations tarso-métatarsiennes, les m. lombricaux III et IV et interosseux.

Mixte.

N. PLANTAIRE MÉDIAL *(Nervus plantaris medialis). (angl. medial plantar nerve).*

N. tibial.

Branches *collatérales*, cutanées, articulaires et musculaires, pour la région plantaire interne, et *terminales*, interne au court fléchisseur de l'hallux, se terminant en formant le n. collatéral plantaire interne de l'hallux, et externe ; les nerfs digitaux des 1er, 2e et 3e espaces interosseux.

Mixte.

N. PNEUMOGASTRIQUE V. N. vague.

N. PTÉRYGO-PALATINS *(Nervi pterygopalatini). (angl. pterygopalatine nerves).*

N. maxillaire.

Rameaux orbitaires, n. nasal supérieur, naso-palatin, ptérygopalatins et palatins.

Sensitifs.

N. PUDENDAL *(Nervus pudendus). (angl. pudendal nerve).*

Plexus sacré (SII-SIV).

Branches *terminales* : inférieure, le nerf périnéal pour la peau du scrotum ou des grandes lèvres, le périnée antérieur, les muscles ischiocaverneux, bulbo-caverneux et transverse ; supérieure, nerf dorsal du pénis ou du clitoris, pour les corps caverneux et le gland ou le clitoris.

Mixte.

N. DU QUADRICEPS *(Nervus musculi quadrati femoris). (angl. quadricipital nerve).*

N. fémoral.

Branches pour chacune des portions du muscle quadriceps crural, et qui à leur tour donnent des petits rameaux osseux, périsotés et articulaires.

Mixte.

NOM ORIGINE ANASTOMOSES BRANCHES ET DISTRIBUTION FONCTION

N. RADIAL *(Nervus radialis). (angl. radial nerve).*

Fascicule postérieur, par un tronc commun avec le n. axillaire (Cervicales VI, VII et VIII et 1er n. thoracique).

Avec le musculo-cutané, le médian et l'ulnaire.

Branches *collatérales* : cutanées postérieure et latérale et musculaires, pour le triceps, l'anconé, le brachial, le brachio-radial et le long extenseur radial du carpe, et *terminales* : superficielle ou sensitive, et profonde pour tous les muscles de la région postérieure de l'avant-bras, sauf l'anconé.

Mixte.

N. RECTAL INFÉRIEUR *(Nervus rectalis inferior). (angl. inferior rectal nerve).*

Plexus sacré.

Sphincter anal et peau qui le recouvre.

Mixte.

N. SACRÉS (CINQ PAIRES, BRANCHES POSTÉRIEURES) *(Nervi sacrales). (angl. I-V posterior sacral nerves).*

Moelle épinière.

S'anastomosent entre eux.

Branches musculaires, pour la partie caudale des m. érecteurs du rachis et le m. grand fessier, et cutanées pour la peau de la région sacro-coccygienne.

Mixtes.

N. SACRÉS (PAIRES I, II, III ET IV, BRANCHES ANTÉRIEURES) *(Nervi sacrales). (angl. I-IV anterior sacral nerves).*

Moelle épinière.

Forment avec le n. lombaire V (branche antérieure) le plexus sacré.

Plexus sacré.

Mixtes.

N. SACRÉS (PAIRES IV ET V, BRANCHES ANTÉRIEURES) *(Nervi sacrales). (angl. IV-V anterior sacral nerves).*

Moelle épinière.

Forment avec le n. coccygien le plexus sacro-coccygien.

Branches antérieures pour le plexus hypogastrique, et postérieures pour la peau de la région du coccyx.

Mixtes.

NOM	ORIGINE	ANASTOMOSES	BRANCHES ET DISTRIBUTION	FONCTION

N. SAPHÈNE *(Nervus saphenus). (angl. sapheneous nerve).*
N. fémoral.
Petites branches *collatérales*, articulaires et cutanées et *terminales* : patellaire et perforante inférieure, pour la peau de la région patellaire et tibiale, pour la peau de la jambe et du pied (partie interne), et l'articulation tibiotarsienne.
Sensitif.

N. STAPÉDIEN *(Nervus stapedius). (angl. stapedius nerve).*
N. facial.
Muscle de l'étrier.
Moteur.

N. SUB-CLAVIER *(Nervus subclavius). (angl. subclavian nerve).*
Plexus brachial (Cervicaux V et VI).
N. phrénique.
Branche musculaire pour le m. sub-clavier.
Moteur.

N. SUB-OCCIPITAL (CI, BRANCHE POSTÉRIEURE) *(Nervus suboccipitalis). (angl. sub-occipital nerve).*
Moelle épinière.
N. cervical II, branche postérieure.
Branches musculaires : interne pour les m. petit et grand droits postérieurs de la tête ; externe, pour le m. oblique supérieur et inférieur de la tête, et pour le semi-épineux.
Mixte.

N. SUB-SCAPULAIRES, SUPÉRIEUR ET INFÉRIEUR *(Nervi subscapularis). (angl. subscapular nerves).*
Plexus brachial.
Respectivement, portion supérieure et moyenne du sub-scapulaire.
Moteurs.

N. SUPRA-CLAVICULAIRES *(Nervi supraclaviculares). (angl. supraclavicular branches of brachial plexus).*
Plexus cervical (CIV).
Branches cutanées pour la peau des régions supra et infraclaviculaires et le moignon de l'épaule.
Sensitif.

N. SUPRA-ORBITAIRE *(Nervus supraorbitalis). (angl. supraorbital nerve).*
N. frontal.
Branches frontales, palpébrales et osseuses pour les tissus du front et des paupières.
Sensitif.

NOM | ORIGINE | ANASTOMOSES | BRANCHES ET DISTRIBUTION | FONCTION

N. SUPRA-SCAPULAIRE *(Nervus suprascapularis). (angl. suprascapular nerve).*

Plexus brachial (Cervicaux V et VI).

Muscles supra-épineux et infra-épineux.

Moteur.

N. TEMPORO-FACIAL *(Rami temporales nervi facialis). (angl. temporal facial nerve).*

N. facial.

N. auriculo-temporal, n. trijumeau.

Branches temporales, frontales, palpébrales, nasales et buccales supérieures pour les muscles de la face.

Moteur.

N. TEMPORAL PROFOND ANTÉRIEUR *(Nervus temporalis profundus anterior). (angl. deep temporal nerve).*

N. mandibulaire.

Branche orbitaire des n. maxillaire, massétérin et buccal.

Muscle temporal.

Moteur.

N. THORACIQUE LONG *(Nervus thoracicus longus). (angl. long thoracic nerve).*

Plexus brachial (cervical V et VI).

Muscle dentelé antérieur.

Moteur.

N. TIBIAL *(Nervus tibialis). (angl. tibial nerve).*

N. ischiatique.

Branches *collatérales* : rameaux pour les m. gastrocnémien, soléaire, plantaire, poplité ; la membrane interosseuse et le genou ; le nerf sural inférieur ; rameaux pour les muscles tibial postérieur, fléchisseur commun, fléchisseur propre de l'hallux. Branches *terminales* : plantaire médial et plantaire latéral.

Mixte.

N. TRANSVERSE DU COU *(Nervus transversus colli). (angl. transverse nerve of neck).*

Plexus cervical (CI et CII).

N. cervicaux I et III (branches postérieures) et nerf facial.

Branches pour la v. jugulaire externe, et branches supérieures et inférieures pour la peau des régions hyoïdiennes et cervicales antérieures.

Mixte.

NOM	ORIGINE	ANASTOMOSES	BRANCHES ET DISTRIBUTION	FONCTION
N. TRIJUMEAU (V^{E} PAIRE) *(Nervus trigeminus). (angl. trigeminal nerve, fifth cranial nerve).*	Partie latérale de la protubérance, par deux racines, épaisses et courtes.	Sympathique.	N. ophtalmique, maxillaire et mandibulaire, et quelques collatérales pour la dure-mère.	Mixte.
N. TROCHLÉAIRE (IVE PAIRE) *(Nervus trochlearis). (angl. trochlear nerve, fourth cranial nerve).*	Isthme de l'encéphale.	N. ophtalmique et plexus sympathique péricarotidien.	Branches méningées et branches pour le m. oblique supérieur de l'œil.	Moteur.
N. TYMPANIQUE *(Nervus tympanicus). (angl. tympanic nerve).*	N. glossopharyngien.	Plexus sympathique ; ganglions ptérygopalatin et otique.	Branches postérieures, pour la muqueuse de la caisse du tympan, antérieures, pour la trompe auditive, et supérieure : grand n. pétreux profond et petit n. pétreux.	Sensitif et sécrétoire.
N. ULNAIRE *(Nervus ulnaris). (angl. ulnar nerve).*	Fascicule médial du plexus brachial (cervical VIII et thoracique I).	N. cutané médial de l'avant-bras, radial et médian.	Branches *collatérales* : articulaires, vasculaires, musculaires pour le fléchisseur ulnaire du carpe et le fléchisseur profond des doigts, et branche dorsale du nerf ulnaire ; *terminales* : superficielle et profonde (arcade nerveuse palmaire), pour la région hypothénar, les doigts et les muscles profonds de la main.	Mixte.
N. VAGUE (X^{E} PAIRE) *(Nervus vagus). (angl. vagus nerve, tenth cranial nerve).*	Sillon collatéral postérieur du bulbe.	N. vague du côté opposé, accessoire, glosso-pharyngien, facial, hypoglosse, tronc sympathique et les deux premiers n. spinaux.	Branches intra-crâniennes : méningée ; cervicales : pharyngée, cardiaques, n. laryngés supérieur et récurrent ; thoraciques : cardiaques, bronchiques et œsophagiennes ; abdominales : gastriques, hépatique, plexus cœliaque et ganglion cœliaque.	Sensitif et sensoriel, moteur.
N. VESTIBULO-COCHLÉAIRE (VIIIE PAIRE) *(Nervus vestibulocochlearis). (angl. vesticubulocochlear nerve).*	Bulbe par deux racines, vestibulaire et cochléaire.		Branche antérieure cochléaire pour la cochlée et postérieure vestibulaire pour le vestibule et les canaux semi-circulaires.	Sensoriel.

Os

Os (face)

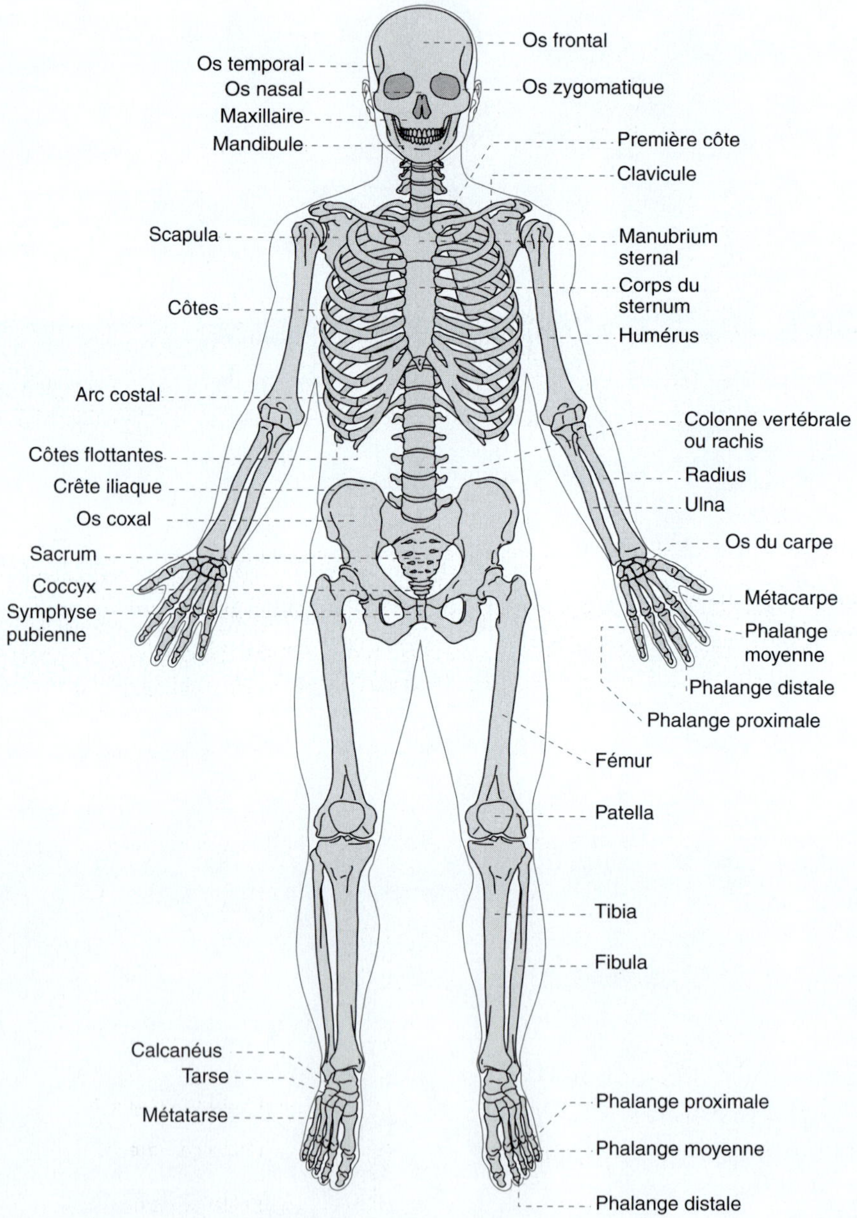
Os frontal
Os temporal
Os nasal
Os zygomatique
Maxillaire
Mandibule
Première côte
Clavicule
Scapula
Manubrium sternal
Corps du sternum
Côtes
Humérus
Arc costal
Colonne vertébrale ou rachis
Côtes flottantes
Radius
Crête iliaque
Ulna
Os coxal
Os du carpe
Sacrum
Coccyx
Métacarpe
Symphyse pubienne
Phalange moyenne
Phalange distale
Phalange proximale
Fémur
Patella
Tibia
Fibula
Calcanéus
Tarse
Phalange proximale
Métatarse
Phalange moyenne
Phalange distale

Os (dos)

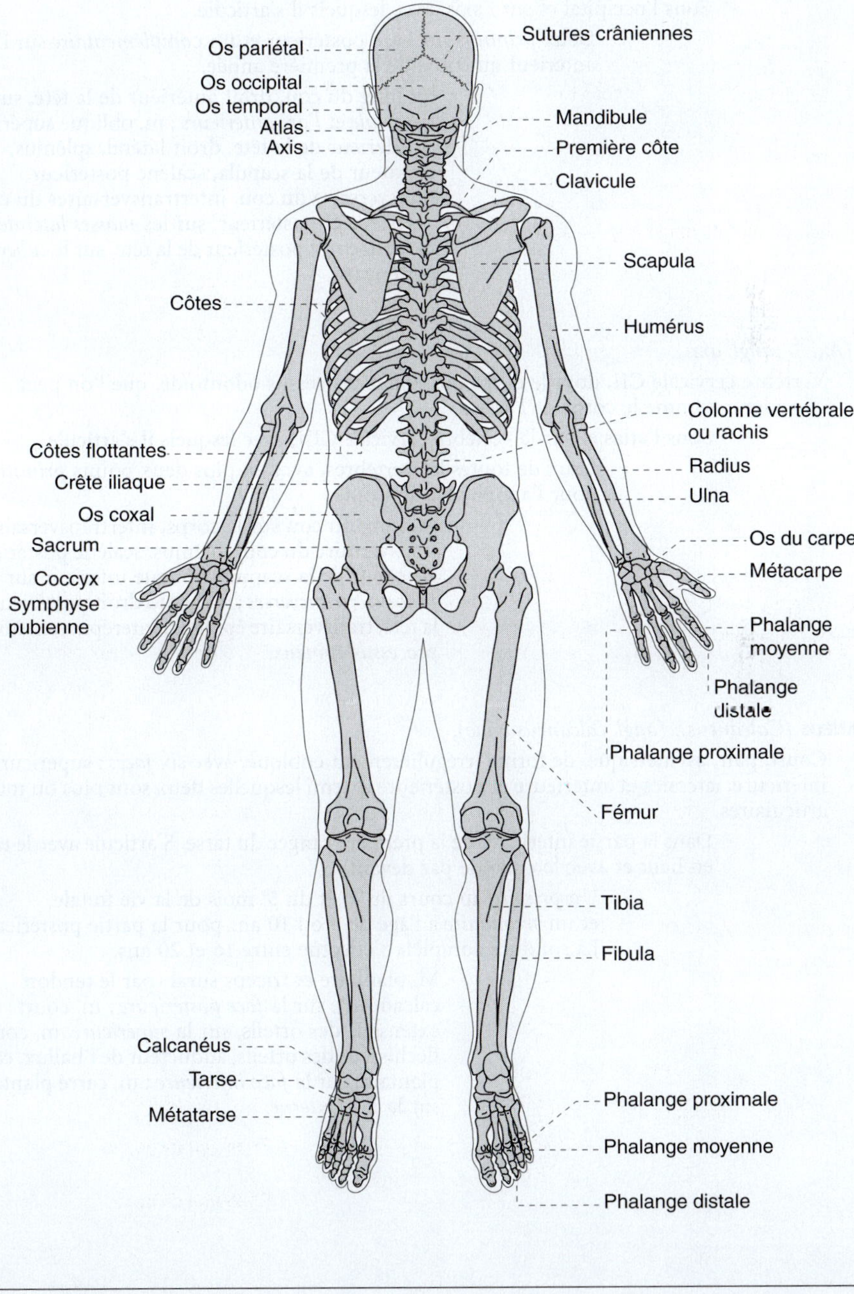
Sutures crâniennes
Os pariétal
Os occipital
Os temporal
Atlas
Axis
Mandibule
Première côte
Clavicule
Scapula
Côtes
Humérus
Colonne vertébrale ou rachis
Côtes flottantes
Crête iliaque
Os coxal
Sacrum
Coccyx
Symphyse pubienne
Radius
Ulna
Os du carpe
Métacarpe
Phalange moyenne
Phalange distale
Phalange proximale
Fémur
Tibia
Fibula
Calcanéus
Tarse
Métatarse
Phalange proximale
Phalange moyenne
Phalange distale

OS

NOM	CARACTÈRES	LOCALISATION ET RELATIONS	POINTS D'OSSIFICATION	INSERTIONS MUSCULAIRES
ATLAS *(Atlas). (angl. atlas).*	Vertèbre cervicale CI, constituée de deux masses latérales unies par deux arcs, *antérieur* et *postérieur* qui circonscrivent le foramen vertébral.	Sous l'occipital et sur l'axis, avec lesquels il s'articule.	Deux *primitifs* sur l'arc postérieur et un *complémentaire* sur l'arc antérieur au cours de la première année.	M. long du cou, droit antérieur de la tête, sur le *tubercule* et *l'arc antérieurs* ; m. oblique supérieur et inférieur de la tête, droit latéral, splénius, élévateur de la scapula, scalène postérieur, transversaire du cou, intertransversaires du cou antérieur et postérieur, sur les *masses latérales* ; m. petit droit postérieur de la tête, sur le *tubercule postérieur.*
AXIS *(Axis). (angl. axis).*	Vertèbre cervicale CII, dont le corps possède le processus odontoïde, que l'on peut considérer comme le corps de l'atlas.	Sous l'atlas et sur la vertèbre cervicale CIII, avec lesquels il s'articule.	Ceux de toutes les vertèbres, avec en plus deux points *primitifs* pour l'apophyse odontoïde.	M. long du cou sur le corps, intertransversaires, transversaire du cou, splénius, scalène postérieur, élévateur de la scapula, oblique inférieur sur les *processus transverses* ; m. grand droit postérieur de la tête, transversaire épineux, interépineux, sur les *processus épineux.*
CALCANÉUS *(Calcaneus). (angl. calcaneus bone).*	Court, pair, asymétrique, de forme irrégulièrement cubique, avec six *faces* : supérieure et inférieure, latérales et antérieure et postérieure, parmi lesquelles deux sont plus ou moins articulaires.	Dans la partie inférieure de la première rangée du tarse. S'articule avec le talus en haut et avec le cuboïde par devant.	Un *primitif* au cours du 4e et du 5e mois de la vie fœtale, et un *secondaire* à l'âge de 8 ou 10 ans pour la partie postérieure. La soudure complète s'effectue entre 16 et 20 ans.	M. plantaire et triceps sural (par le tendon calcanéen), sur la *face postérieure* ; m. court extenseur des orteils, sur la *supérieure,* m. court fléchisseur des orteils, adducteur de l'hallux, carré plantaire sur la *face inférieure* ; m. carré plantaire sur la *face interne.*

NOM | CARACTÈRES | LOCALISATION ET RELATIONS | POINTS D'OSSIFICATION | INSERTIONS MUSCULAIRES

CLAVICULE *(Clavicula). (angl. clavicle).*

Long, pair et asymétrique, en forme de S allongé avec deux *courbures*, interne et externe ; deux *faces*, supérieure et inférieure ; deux *bords* et deux *extrémités.*

Sur la partie supérieure du thorax et dans l'épaule, entre le sternum et la scapula avec lesquels elle s'articule.

Un *primitif* pour le corps et l'extrémité externe à la fin de la 4e semaine de vie embryonnaire et un *secondaire* vers 20 à 22 ans pour l'extrémité interne.

M. deltoïde, trapèze et sterno-cléïdo-mastoïdien, sub-clavier, grand pectoral et sterno-hyoïdien.

COCCYX *(Os coccygis). (angl. coccyx).*

Court, impair, central et symétrique, composé de quatre ou cinq pièces soudées (vertèbres coccygiennes) en forme de triangle, avec une *base*, un *sommet*, deux *faces* et deux *bords.*

Sous le sacrum avec lequel il s'articule et qu'il continue en formant la dernière pièce osseuse de la colonne vertébrale.

Cinq *primitifs* et dix *complémentaires*, somme globale qui correspond à ceux de chacune des pièces coccygiennes, dont la soudure se finit vers 20 à 25 ans.

M. grand fessier sur la *face postérieure* ; élévateur de l'anus et ischio-coccygien sur les *bords* ; sphincter de l'anus sur le *sommet.*

CORNET NASAL INFÉRIEUR *(Concha nasalis inferior). (angl. inferior nasal concha).*

Lame osseuse compacte avec deux *faces*, médiale et latérale, deux *bords* et deux *extrémités.*

Dans la portion inférieure des fosses nasales. S'articule avec l'ethmoïde et le maxillaire en haut, avec l'os lacrymal devant et avec l'os palatin derrière.

Un primitif vers le 4e ou le 5e mois après la naissance.

CÔTES *(Ossa costae). (angl. ribs).*

Plates ; au nombre de douze de chaque côté, 7 *vraies*, 3 *fausses* et 2 *flottantes*, en forme d'arc avec un *corps*, deux *faces*, médiale et latérale ; deux *bords*, supérieur et inférieur, et deux *extrémités* ; postérieure avec un tête, un col et un tubercule antérieur.

Avec la colonne vertébrale avec laquelle elles s'articulent et avec le sternum, auquel la majorité est unie, formant la cage thoracique ou thorax.

Un *primitif* et trois *complémentaires* pour chaque côte. Le premier vers le 40e jour de vie embryonnaire, et les trois autres, pour la tête et la tubérosité de l'âge de 8 ans à 14 ans, la soudure complète s'effectuant entre 16 et 25 ans.

M. scalènes, antérieur, moyen et postérieur, sub-clavier, dentelés antérieur et postérieur, élévateur des côtes et intercostaux externes et internes, ilio-costal, long dorsal, latissimus dorsi, grand et petit pectoraux, sub-costaux, triangulaire du sternum, droit, oblique et transverse de l'abdomen, carré des lombes et diaphragme.

NOM | CARACTÈRES | LOCALISATION ET RELATIONS | POINTS D'OSSIFICATION | INSERTIONS MUSCULAIRES

CUNÉIFORMES *(Os cuneiforme intermedium, laterale, mediale). (angl. cuneiform bones).*

Courts, au nombre de trois pour chaque pied, médial, intermédiaire et latéral de dedans au dehors ; offrent quatre *faces*, une *base* et un *sommet.*

Sur la seconde rangée du tarse ; s'articulent tous avec l'os naviculaire en arrière, entre eux latéralement, et par devant respectivement avec les métatarsiens I, II et III. En plus, le premier cunéiforme s'articule par l'extérieur avec le second métatarsien ; le troisième cunéiforme, intérieurement avec le second métatarsien et extérieurement avec le cuboïde.

Un *primitif* pour chacun, à un an pour le premier cunéiforme et entre 4 et 5 ans pour les deux autres.

M. tibial antérieur, tibial postérieur et interosseux dorsal sur le *cunéiforme médial* ; expansion tendineuse du tibial postérieur, sur le *cunéiforme intermédiaire* ; m. tibial postérieur, court fléchisseur de l'hallux et adducteur de celui-ci sur le *cunéiforme latéral.*

ETHMOÏDE *(Os ethmoidale). (angl. ethmoid bone).*

Court et compact, central, impair et symétrique, composé en particulier d'une *lame verticale*, d'une *lame horizontale* perpendiculaire à la première et de deux *labyrinthes ethmoïdaux.*

Dans l'échancrure ethmoïdale du frontal et devant le sphénoïde. S'articule avec eux et avec l'os palatin en arrière, avec l'os nasal en avant, avec les maxillaires et l'os lacrymal par dehors et avec le vomer par en bas.

Deux latéraux pour les masses au quatrième mois de la vie fœtale, et deux moyens pour les portions restantes à un an.

FÉMUR *(Femur). (angl. femur).*

Pair, long, asymétrique, formé d'un *corps* ou *diaphyse* prismatique triangulaire, avec trois *faces*, antérieure et latérales ; trois *bords*, postérieur, interne et externe, et deux *extrémités* articulaires.

Dans la cuisse, dont il forme le squelette. S'articule avec l'os coxal par l'extrémité supérieure, et avec la patella et le tibia par l'inférieure.

Un *primitif* pour le corps au 2e mois de la vie embryonnaire, et quatre *complémentaires*, trois pour l'extrémité supérieure (tête à 2 mois, grand trochanter à 3 ans et petit trochanter à 8 ans) et un pour l'extrémité inférieure ou intercondylienne, 15 jours avant la naissance.

M. petit et moyen fessiers, piriforme, jumeaux supérieur et inférieur, obturateurs interne et externe, carré fémoral, vaste médial, vaste intermédiaire et psoas iliaque sur l'*extrémité supérieure* ; m. quadriceps, grand fessier, adducteurs, pectiné, biceps, semi-membraneux, gastrocnémien et plantaire, sur le *corps* ; gastrocnémien, grand adducteur et poplité sur les *condyles.*

NOM | CARACTÈRES | LOCALISATION ET RELATIONS | POINTS D'OSSIFICATION | INSERTIONS MUSCULAIRES

FIBULA *(Fibula). (angl. fibula).*

Long, pair, asymétrique, formé d'un *corps* prismatique triangulaire, avec trois *faces*, externe, interne et postérieure, trois *bords*, antérieur et latéraux, et deux *extrémités*, supérieure ou tête et inférieure ou malléole latérale.

Dans la partie externe de la jambe. S'articule par dedans avec le tibia et par en bas avec le talus.

Un *primitif* pour le corps au 40e jour de la vie embryonnaire, et deux *complémentaires*, un pour chaque extrémité, le supérieur à 4 ans et l'inférieur à 10 ans. La soudure de l'épiphyse s'effectue entre 18 et 22 ans.

M. biceps fémoral, soléaire et long péronier sur *l'extrémité supérieure* ; m. long et court péronier, long extenseur des orteils, péronier antérieur, extenseur de l'hallux, tibial postérieur, soléaire et long fléchisseur de l'hallux, sur le *corps*.

FRONTAL *(Os frontale). (angl. frontal bone).*

Plat, impair, central et asymétrique, en forme de coquille, avec deux *faces*, exocrânienne et endocrânienne, séparées par un bord circonférentiel.

Devant les pariétaux et le sphénoïde et sur l'ethmoïde, les os nasaux, les zygomatiques, les os lacrymaux et les maxillaires avec lesquels il s'articule.

Deux *primitifs*, un pour chaque moitié, qui apparaissent au 40e ou au 50e jour de la vie embryonnaire, et 6 *secondaires*.

M. frontal (inconstant), corrugateur, orbiculaire de l'œil, élévateur commun de la lèvre supérieure et de l'aile du nez, et le temporal.

HUMÉRUS *(Humerus). (angl. humerus)*

Long, pair, asymétrique, avec un *corps* quasi rectiligne qui présente trois *faces*, externe, interne et postérieure ; trois *bords*, antérieur, interne et externe, et deux *extrémités*, supérieure ou tête et inférieure.

Dans le bras dont il forme le squelette ; s'articule avec la scapula en haut et avec l'ulna et le radius en bas.

Un *primitif* sur la diaphyse, qui apparaît au 45e jour de vie intra-utérine et sept *secondaires.* Parmi ceux-ci, trois pour l'extrémité supérieure, de l'âge de 4 mois à 2 ans, et quatre pour l'extrémité inférieure de 3 ans à 12 ans, sur lesquels apparaissent les épicondyles.

M. supra-épineux, infra-épineux, teres minor et sub-scapulaire, sur la *tête* ; m. latissimus dorsi, teres major, coraco-brachial, brachial, deltoïde, triceps brachial, grand pectoral, brachio-radial et long extenseur radial du carpe, sur le *corps* ; m. pronator teres, fléchisseur radial du carpe et long palmaire, fléchisseurs superficiels et profond, fléchisseur ulnaire du carpe, court extenseur radial du carpe et extenseur commun, supinateur et extenseur du petit doigt, extenseur ulnaire du carpe et anconé sur *l'extrémité inférieure.*

NOM	CARACTÈRES	LOCALISATION ET RELATIONS	POINTS D'OSSIFICATION	INSERTIONS MUSCULAIRES
MANDIBULE *(Mandibula). (angl. mandible).*	Plat, impair, central et symétrique, en forme de fer à cheval, constitué d'un *corps* avec deux *faces*, latérale et médiale ; deux *bords*, et deux *branches* montantes avec deux *faces*, latérale et médiale, et quatre *bords* chacune.	Dans la partie inférieure et antérieure du visage. S'articule avec les deux temporaux et entre en contact avec les maxillaires.	Six *primitifs* pour chaque moitié de l'os, visibles au 50e jour de la vie embryonnaire. La soudure moyenne s'effectue à l'âge de trois mois.	M. mentonnier, abaisseur de la lèvre inférieure sur la *face antérieure* ; génio-glosse, génio-hyoïdien, mylo-hyoïdien, constricteur supérieur du pharynx sur la *face postérieure* ; m. buccinateur sur le *bord supérieur* ; m. digastrique, peaucier du cou et risorius sur le *bord inférieur* ; m. masséter, ptérygoïdiens médial et latéral et temporal sur les *branches.*
MAXILLAIRE *(Maxilla). (angl. maxillary).*	Pair, court et compact, de forme irrégulièrement quadrilatère, avec deux *faces*, médiale et latérale, quatre *bords* et quatre *angles.* Le sinus maxillaire occupe les 2/3 supérieurs de l'épaisseur de l'os.	Au centre du visage, sous le frontal et l'ethmoïde. S'articule avec ces os et avec le maxillaire de l'autre côté, l'os zygomatique, l'os lacrymal, l'os nasal, le vomer et le cornet inférieur.	Cinq *primitifs*, molaire, orbitaire, nasal, palatin et incisif, vers la fin du 2e mois de la vie embryonnaire ; la soudure s'effectue au 6e mois de la vie fœtale.	M. oblique inférieur de l'œil sur la *portion orbitaire* ; m. orbiculaire de l'œil, élévateur commun de la lèvre supérieure et de l'aile du nez, élévateur propre de la lèvre supérieure, masséter, buccinateur, canin, transverse du nez, abaisseur du septum nasal et dilatateur de la narine, sur la *face externe* et *le processus ascendant.*

NOM	CARACTÈRES	LOCALISATION ET RELATIONS	POINTS D'OSSIFICATION	INSERTIONS MUSCULAIRES

MÉTACARPIENS *(Ossa metacarpi). (angl. metacarpal bones).*

Longs, au nombre de cinq, I, II, III, IV, V de dehors en dedans, avec des *corps* prismatico-triangulaires et deux extrémités : *supérieure* avec cinq faces parmi lesquelles trois sont articulaires (sauf le I qui n'en a qu'une, et le II et le V qui en ont deux), et *inférieure* ou *digitée* avec une face articulaire.

Dans la paume de la main dont ils forment le squelette. S'articulent par leur extrémité supérieure les uns avec les autres et avec les os de la seconde rangée du carpe ; le I avec le trapèze, le II avec le trapèze et le trapézoïde, le III avec le capitatum, le IV avec le capitatum et l'hamatum, et le V avec l'hamatum, et par l'extrémité inférieure avec les phalanges des doigts respectifs.

Un *primitif* pour le corps et l'extrémité supérieure au 3e mois de la vie intra-utérine et un *secondaire* pour l'extrémité inférieure entre 5 et 6 ans, pour le II, III, IV et V. Pour le I, un *primitif* au 4e mois de la vie fœtale pour le corps et l'extrémité inférieure et un *secondaire* pour l'extrémité carpienne à 7 ans.

M. long abducteur, court extenseur et opposant du pouce et l'interosseux I dorsal sur le *métacarpien I* ; m. long extenseur radial du carpe, fléchisseur radial du carpe, adducteur du pouce, premiers interosseux dorsal et palmaire sur le *métacarpien II* ; m. court extenseur radial du carpe, adducteur du pouce, interosseux dorsaux II et III sur le *métacarpien III ;* m. interosseux palmaire II et interosseux dorsaux IV et V sur le *métacarpien IV* ; m. extenseur ulnaire du carpe, interosseux palmaire III, opposant du petit doigt et interosseux dorsal IV sur le *métacarpien V.*

MÉTATARSIENS *(Ossa metatarsi). (angl. metatarsal bones).*

Longs, au nombre de cinq I, II, III, IV et V de dedans à dehors, formés d'un *corps* prismatico-triangulaire avec trois *faces*, dorsale et latérales et deux *extrémités* antérieure et postérieure, cette dernière ayant cinq faces parmi lesquelles trois sont articulaires (sauf sur le I et le V qui n'en ont que deux).

Dans le métatarse. S'articulent par leur extrémité postérieure les uns avec les autres et avec les os de la seconde rangée du tarse : le I avec le premier cunéiforme, le II avec les trois cunéiformes, le III avec le troisième cunéiforme et le IV et le V avec le cuboïde. Par l'extrémité antérieure, ils s'articulent avec les phalanges des orteils respectifs.

Un *primitif* pour le corps et l'extrémité postérieure au 3e mois de la vie intra-utérine et un *complémentaire* pour l'extrémité antérieure entre 2 et 4 ans. La soudure s'effectue entre 16 et 18 ans.

M. tibial antérieur, long péronier et interosseux dorsal I pour le *métatarsien I* ; m. tibial antérieur, adducteur de l'hallux, interosseux dorsaux I et II sur le *métatarsien II* ; m. tibial postérieur et adducteur de l'hallux, interosseux dorsaux I et II et interosseux plantaire I sur le *métatarsien III* ; m. tibial postérieur et adducteur de l'hallux, interosseux dorsaux III et IV et interosseux plantaire II sur le *métatarsien IV* ; m. court péronier et grand adducteur, court fléchisseur et opposant du cinquième orteil, interosseux dorsal IV et interosseux plantaire III sur le *métatarsien V.*

NOM | CARACTÈRES | LOCALISATION ET RELATIONS | POINTS D'OSSIFICATION | INSERTIONS MUSCULAIRES

OS CAPITATUM *(Os capitatum). (angl. capitate bone).*

Pair, court et spongieux, cuboïde, formé de trois portions : *tête*, *col* et *corps*, avec six *faces* parmi lesquelles quatre sont articulaires.

Troisième os de la seconde rangée du carpe. S'articule avec le scaphoïde, le lunatum, le trapézoïde, l'hamatum et les métacarpiens II, III et IV.

Un *primitif* entre 1 et 3 ans.

M. adducteur et court fléchisseur du pouce.

OS COXAL *(Os coxae : ilium, ischium, pubis). (angl. hip bone).*

Pair, plat, spongieux, en forme de quadrilatère irrégulier, composé de trois portions : l'*ilium*, le *pubis* et l'*ischium*. On distingue deux *faces*, externe et interne ; quatre *bords*, supérieur, inférieur, antérieur et postérieur, et quatre *angles*. L'os coxal présente une cavité articulaire, ou acétabulum, et un orifice, le foramen obturé.

Au niveau de la hanche, dont il forme le squelette. S'articule avec son homonyme opposé et avec le sacrum, pour former le bassin, et avec le fémur.

Trois *primitifs*, un pour chacune des parties, entre le 3e et le 5e mois de la vie fœtale, et neuf *complémentaires* presque constants pour les différentes parties de l'os de l'âge de 12 ans jusqu'à 18 ans.

M. iliocostal, longissimus et transversaire épineux, latissimus dorsi, carré lombaire, transverse de l'abdomen, obliques externe et interne et tenseur du fascia lata sur la *crête iliaque* ; m. grand, moyen et petit fessiers, sur la *face fessière* ; m. iliaque et obturateur interne sur la *fosse iliaque* ; m. sartorius, transverse de l'abdomen, obliques externe et interne et tenseur du fascia lata sur l'*épine iliaque antérieure et supérieure* ; m. droit fémoral et iliaque sur l'*épine iliaque antérieure et inférieure* ; m. pyramidal du bassin sur *l'incisure ischiatique majeure* ; m. jumeaux supérieur et inférieur, coccygien et releveur de l'anus sur *l'épine et l'incisure ischiatique mineure* ; m. semi-membraneux, semi-tendineux, biceps fémoral, carré fémoral, obturateur externe, adducteurs, transverse superficiel du périnée, obturateur interne, ischio-caverneux et transverse profond du périnée sur *l'ischium et la branche de l'ischium* ; m. iliopsoas, pectiné, droit de la cuisse, pyramidal du bassin, adducteurs, obturateurs interne et externe et releveur de l'anus sur le *corps et la branche inférieure du pubis.*

OS CUBOÏDE *(Os cuboideum). (angl. cuboid bone).*

Court, pair, de forme irrégulièrement cubique comme son nom l'indique, avec six *faces*, dorsale, plantaire, latérales, antérieure, postérieure, parmi lesquelles trois sont articulaires.

Dans la partie externe de la seconde rangée du tarse ; s'articule avec le calcanéus, avec le troisième cunéiforme et avec les métatarsiens IV et V.

Un *primitif* à un an.

M. tibial postérieur (expansion tendineuse), adducteur et court fléchisseur de l'hallux (faisceaux).

NOM	CARACTÈRES	LOCALISATION ET RELATIONS	POINTS D'OSSIFICATION	INSERTIONS MUSCULAIRES

OS HAMATUM *(Os hamatum). (angl. hamate bone).*

Pair, court, spongieux, de forme pyramidale, avec cinq faces parmi lesquelles trois sont articulaires.

IVe os de la seconde rangée du carpe. S'articule avec le triquetrum, le capitatum, le lunatum et les métacarpiens IV et V.

Un ou deux selon les auteurs, de 1 an à 3 ans.

M. court fléchisseur et opposant du petit doigt.

OS HYOÏDE *(Os hyoideum). (angl. hyoid bone).*

Court et compact, impair, central et symétrique, en forme d'epsilon, avec un *corps* à deux *faces*, deux *bords*, deux *extrémités* et quatre *prolongements latéraux* ou *cornes*, deux de chaque côté, *grande* et *petite*.

Dans la partie antérieure du cou, sur le larynx et sous la langue, dont il forme le squelette.

Six *primitifs*, deux pour le corps, deux pour les grandes cornes à la fin de la vie fœtale, et deux pour les petites cornes à la fin de l'adolescence.

M. sterno-hyoïdien sur le *corps* ; m. digastrique, stylo-hyoïdien, thyro-hyoïdien, constricteur moyen du pharynx, hyo-glosse, sur les *grandes cornes* ; m. génio-glosse, constricteur moyen et longitudinaux inférieur et supérieur, sur les *petites cornes*.

OS LACRYMAL *(Os lacrimale). (angl. lacrimal bone).*

Petite lame osseuse, compacte, quadrilatère, avec deux *faces*, latérale et médiale, et quatre *bords*.

Dans la partie antérieure de la face interne de l'orbite, entre le maxillaire, le frontal et l'ethmoïde. S'articule en plus avec le cornet inférieur.

Un au 3e mois de la vie embryonnaire.

Tendon réfléchi de l'orbiculaire de l'œil et sa partie lacrymale.

OS LUNATUM *(Os lunatum). (angl. lunate bone).*

Pair, court, spongieux de forme cuboïde, semi-lunaire avec six *faces* parmi lesquelles quatre sont articulaires.

Second os de la première rangée du carpe ; s'articule avec le radius, le scaphoïde, le triquetrum, l'hamatum et le capitatum.

Un *primitif* vers l'âge de 3 ou 4 ans.

OS NASAL *(Os nasale). (angl. nasal bone).*

Pair, court et compact, en forme de quadrilatère, avec deux *faces*, antérieure et postérieure, et quatre *bords*.

Entre le frontal et l'apophyse du maxillaire. S'articule avec ces derniers, avec l'ethmoïde et avec son homologue du côté opposé.

Un au 3e mois de la vie intra-utérine.

M. procérus et parfois fibres du m. élévateur commun de la lèvre supérieure et de l'aile du nez.

NOM	CARACTÈRES	LOCALISATION ET RELATIONS	POINTS D'OSSIFICATION	INSERTIONS MUSCULAIRES

OS NAVICULAIRE *(Os naviculare). (angl. navicular bone).*

Court, pair, asymétrique, comparé à une nacelle ; présente deux *faces*, antérieure et postérieure ; deux *bords*, supérieur et inférieur et deux *extrémités*, externe et interne.

Dans la partie interne de la seconde rangée du tarse. S'articule avec la tête du talus par derrière, avec les trois cunéiformes par devant et avec le cuboïde par dehors.

Un *primitif* entre 4 et 5 ans.

M. tibial postérieur.

OS OCCIPITAL *(Os occipitale). (angl. occipital bone).*

Plat, impair, central et symétrique ; de forme irrégulièrement rhomboidale, traversé dans sa partie inférieure par le foramen magnum ; formé de quatre parties : antérieure ou basilaire, deux latérales, une postérieure ou écaille occipitale.

Partie postérieure, inférieure et moyenne du crâne, derrière le sphénoïde et au dessus de l'atlas. S'articule en plus avec les pariétaux par en haut et avec les temporaux par les côtés.

Cinq *principaux* du 2e ou 5e mois de la vie intra-utérine, un respectivement pour l'apophyse basilaire et les régions condyliennes et deux pour la portion écailleuse, et divers *secondaires.*

M. occipito-frontal, trapèze, sterno-cléïdo-mastoïdien, splénius, semi-épineux de la tête, petit droit postérieur et grand droit postérieur de la tête, oblique supérieur de la tête, sur la *face exocrânienne* ; m. droit latéral sur le *processus jugulaire* ; m. droit antérieur et long de la tête et constricteur supérieur du pharynx sur le *clivus.*

OS PALATIN *(Os palatinum). (angl. palatine bone).*

Pair, court et compact, de forme complètement irrégulière ; composé essentiellement de deux portions ou lames : *horizontale* et *verticale*, les deux ayant deux *faces* et quatre *bords.*

Derrière le maxillaire ; s'articule avec celui-ci, avec l'os palatin du côté opposé, avec le sphénoïde, l'ethmoïde, le cornet inférieur et le vomer.

Deux *primitifs* qui apparaissent au 45e jour de la vie embryonnaire, un pour l'apophyse pyramidale et l'autre pour la partie restante de l'os et deux *secondaires* pour les apophyses sphénoïde et orbitaire.

Muscles uvulaires, tenseur du voile du palais et palato-pharyngien sur la *portion horizontale* ; m. constricteur supérieur du pharynx, ptérygoïdien médial et ptérygoïdien latéral, sur la *portion perpendiculaire.*

OS PISIFORME *(Os pisiforme). (angl. pisiform bone).*

Pair, court, spongieux, avec quatre *faces*, parmi lesquelles une est articulaire, et deux *extrémités*, supérieure et inférieure.

Quatrième os de la première rangée du carpe ; s'articule avec le triquetrum.

Un *primitif* entre 10 et 16 ans.

M. fléchisseur ulnaire du carpe et abducteur du petit doigt.

NOM	CARACTÈRES	LOCALISATION ET RELATIONS	POINTS D'OSSIFICATION	INSERTIONS MUSCULAIRES

OS SCAPHOÏDE *(Os scaphoideum). (angl. scaphoid).*

Pair, court, spongieux, de forme cuboïde, comparable à une petite nacelle, avec six *faces* parmi lesquelles trois sont articulaires.

Premier os externe de la première rangée du carpe ; s'articule avec le radius, le lunatum, le capitatum, le trapézoïde et le trapèze.

Un ou deux, selon les auteurs, entre 3 et 4 ans.

M. court abducteur du pouce.

OS TRAPÈZE *(Os trapezium). (angl. trapezium bone).*

Pair, court, spongieux, cuboïde, avec six *faces* parmi lesquelles trois sont articulaires.

Premier os de la seconde rangée du carpe ; s'articule avec le scaphoïde, le trapézoïde et les deux premiers métacarpiens.

Un *primitif* entre 4 et 5 ans.

M. opposant, court fléchisseur et court abducteur du pouce.

OS TRAPÉZOÏDE *(Os trapezoideum). (angl. trapezoid bone).*

Pair, court, spongieux, cuboïde, avec six *faces*, parmi lesquelles quatre sont articulaires.

Second os de la première rangée du carpe ; s'articule avec le scaphoïde, le métacarpien II, le trapèze et le capitatum.

Un *primitif* de 4 à 5 ans.

M. abducteur du pouce.

OS TRIQUETRUM *(Os triquetrum). (angl. triquetral bone).*

Pair, court, spongieux, en forme de pyramide avec six *faces* parmi lesquelles quatre sont articulaires.

Troisième os de la première rangée du carpe ; s'articule avec l'ulna, le pisiforme, le lunatum et l'hamatum.

Un *primitif* entre 3 et 4 ans.

M. fléchisseur ulnaire du carpe.

OS ZYGOMATIQUE *(Os zygomaticum). (angl. zygomatic bone).*

Pair, court et compact, en forme de quadrilatère avec deux *faces*, latérale et médiale ; quatre *bords* et quatre *angles*.

Sur les côtés de la face, sous le frontal, entre le maxillaire et les os qui forment la fosse temporale, avec lesquels il s'articule.

Un, deux ou trois selon les auteurs, à la fin du 2e mois, et totalement soudés au 5e mois de la vie intra-utérine.

M. grand et petit zygomatiques, élévateur propre de la lèvre supérieure sur la *face externe* ; m. temporal sur la *face interne* ; m. masséter sur le *bord postéro-inférieur*.

NOM	CARACTÈRES	LOCALISATION ET RELATIONS	POINTS D'OSSIFICATION	INSERTIONS MUSCULAIRES

PARIÉTAL *(Os parietale). (angl. parietal bone).*

Plat, de forme quadrilatère, avec deux *faces*, endocrânienne et exocrânienne, et quatre *bords* avec leurs *angles* respectifs.

Sur les côtés du crâne, derrière le frontal, devant l'occipital et au-dessus du temporal. S'articule en plus avec le pariétal du côté opposé et avec le sphénoïde.

Un *primitif* au 45e jour de la vie embryonnaire.

M. temporal.

PATELLA *(Patella). (angl. patella).*

Sésamoïdien, pair, court, spongieux, en forme de triangle sphérique avec deux *faces*, antérieure et postérieure, une *base*, un *sommet* et deux *bords* latéraux.

Dans la partie supérieure du genou. S'articule avec la surface patellaire du fémur.

Un *primitif* entre 2 et 5 ans. L'ossification est complète à 15 ans.

M. quadriceps fémoral.

PHALANGES DE LA MAIN *(Phalanges digitorum manus). (angl. phalangeal bones of hand).*

Longues, au nombre de trois pour chaque main à l'exception du pouce qui n'en a que deux ; phalanges proximales, moyennes et distales en allant du métacarpe vers l'extrémité des doigts. Elles sont composées d'un *corps* avec deux *faces*, antérieure et postérieure et de deux *extrémités*, supérieure et inférieure, les deux étant articulaires pour les phalanges proximales et moyennes, et seule la supérieure l'étant pour la phalange distale.

Dans les doigts dont elles forment le squelette. S'articulent, la proximale avec le métacarpien respectif et avec la moyenne ; la moyenne avec la proximale et la distale ; et la distale avec la moyenne.

Un *primitif* pour le corps et l'extrémité inférieure au 2e mois de la vie embryonnaire et un *complémentaire* pour l'extrémité supérieure à l'âge de 6 ans.

M. court abducteur, fléchisseur, adducteur et extenseur du pouce sur la *phalange proximale du pouce* ; m. interosseux dorsaux et palmaires, sur la *phalange proximale des autres doigts* ; m. court fléchisseur et abducteur du petit doigt sur la *phalange proximale de celui-ci* ; m. fléchisseur superficiel des doigts, extenseur des doigts et extenseur du petit doigt et de l'index sur la *phalange moyenne* ; m. longs extenseur et fléchisseur du pouce sur la *phalange du pouce* ; m. extenseur des doigts, interosseux palmaires et dorsaux, lombricaux et fléchisseur profond des doigts sur la *phalange distale des autres doigts.*

NOM | CARACTÈRES | LOCALISATION ET RELATIONS | POINTS D'OSSIFICATION | INSERTIONS MUSCULAIRES

PHALANGES DU PIED *(Phalanges digitorum pedis). (angl. phalangeal bones of foot).*

Au nombre de trois pour chaque orteil sauf le gros orteil qui n'en a que deux ; appelées *phalanges proximale, moyenne et distale*, respectivement ; elles sont composées d'un *corps* et de deux *extrémités*, antérieure et postérieure, les deux étant articulaires pour les phalanges proximales et moyennes, et seule la postérieure l'étant pour la phalange distale.

Dans les orteils dont elles forment le squelette. Les phalanges proximales s'articulent avec les métatarsiens respectifs ; les phalanges moyennes avec les proximales et les distales avec les moyennes.

Un *primitif* pour le corps et l'extrémité antérieure au 46e jour de la vie embryonnaire, et un *secondaire* pour l'extrémité postérieure entre 3 et 4 ans.

M. extenseur court des orteils, tendon commun de l'adducteur et du court fléchisseur de l'hallux, tendon commun de l'abducteur et du court fléchisseur de l'hallux sur la phalange proximale de l'hallux ; m. interosseux dorsaux, interosseux plantaires et lombricaux, sur la phalange proximale *des autres orteils* ; m. court fléchisseur et abducteur de petit orteil sur la phalange proximale *du petit orteil* ; tendons du long extenseur des orteils et du court fléchisseur des orteils, sur la phalange moyenne *des quatre derniers orteils* ; m. longs extenseur et fléchisseur propres de l'hallux sur la phalange moyenne de l'hallux ; m. longs extenseur et fléchisseur des orteils sur la phalange distale *des quatre derniers orteils.*

RADIUS *(Radius). (angl. radius).*

Long, pair, asymétrique, formé d'un *corps* prismatique triangulaire, avec trois *faces*, antérieure, postérieure et externe, trois *bords*, antérieur, postérieur et interne et deux *extrémités*, supérieure ou tête et inférieure en forme de pyramide à six faces.

Dans la partie externe de l'avant-bras. S'articule en haut avec l'humérus et l'ulna et en bas avec l'ulna, le scaphoïde et le lunatum.

Un *primitif* pour la diaphyse au 40e jour de la vie intra-utérine et deux *complémentaires*, ou *épiphysaires*, supérieur à 6 ans et inférieur à 5 ans. La soudure s'effectue entre l'âge de 16 et 25 ans pour l'épiphyse inférieure.

M. biceps brachial, supinateur, fléchisseur superficiel des doigts, long fléchisseur du pouce, carré pronateur, fléchisseur profond, long abducteur du pouce, court extenseur du pouce, pronator teres, sur le *corps* ; m. extenseurs radiaux du carpe sur le *processus styloïde.*

NOM | CARACTÈRES | LOCALISATION ET RELATIONS | POINTS D'OSSIFICATION | INSERTIONS MUSCULAIRES

SACRUM *(Os sacrum). (angl. sacrum).*

Court et plat, impair, central et symétrique, oblique, composé de cinq pièces soudées (vertèbres sacrales) en forme de pyramide quadrangulaire, avec une base, un sommet et quatre faces, antérieure, postérieure et latérales.

Sous la vertèbre LV et sur le coccyx et entre les os iliaques, avec lesquels il s'articule. Contribue à former la colonne vertébrale et le bassin.

Vingt-quatre *primitifs* et dix-neuf *secondaires*, l'ensemble étant réparti sur chacune des vertèbres qui le forme et dont la soudure est terminée à 25 ans.

M. iliaque sur la *base* ; m. piriforme, sur la *face antérieure*, m. coccygien sur les *tubercules latéraux et le sommet* ; m. long dorsal, latissimus dorsi, ilio-costal, transversaire épineux et grand fessier, sur la *face postérieure.*

SCAPULA *(Scapula). (angl. scapula).*

Pair, plat, mince et compact, de forme triangulaire, avec deux *faces*, antérieure et postérieure ; trois *bords*, supérieur, interne et externe, et trois *angles*, supérieur, externe et inférieur.

Dans la partie postérieure et supérieure du thorax ; forme avec la clavicule le squelette de l'épaule. S'articule avec cette dernière et l'humérus.

Un *primitif* au centre de l'os entre le 50e et le 55e jour de vie embryonnaire et sept *secondaires*, deux coracoïde, un acromial, un glénoïde supérieur et un sur la plaque glénoïdienne, un inférieur et un marginal, depuis l'âge de 18 mois jusqu'à 20 ans.

M. supra-épineux, infra-épineux, teres major et minor sur la *face postérieure* ; m. trapèze et deltoïde sur *l'acromion* et *l'épine* ; m. sub-scapulaire et dentelé sur la *face antérieure* ; m. omo-hyoïdien et triceps brachial sur les *bords supérieur* et *axillaire* ; m. court biceps, coraco-brachial, petit pectoral et sub-clavier, sur le processus *coracoïde* ; m. rhomboïde et latissimus dorsi, sur le *sommet.*

SPHÉNOÏDE *(Os sphenoidale). (angl. sphenoid bone).*

Impair, central et symétrique ; court, ayant la forme irrégulière d'une chauve-souris ; formé d'un *corps* cubique, avec deux *petites ailes* sur la face supérieure ; deux *grandes ailes* sur les faces latérales et deux *processus prérygoïdes* sur la face inférieure.

Dans la partie moyenne et inférieure du crâne, entre le frontal et l'ethmoïde par devant, et l'occipital en arrière. S'articule en plus par les côtés avec le pariétal et le temporal, avec les os zygomatiques par devant et dehors, avec l'os palatin et le vomer par dessous.

Se développe en deux parties ; sphénoïde antérieur et sphénoïde postérieur, avec *quatre* points pour la première et *huit* pour la seconde, entre le 3e et le 8e mois de la vie fœtale.

M. temporal, ptérygoïdien latéral sur les *grandes ailes* ; m. releveur de la paupière supérieure, oblique supérieur, droits supérieur, inférieur, médial et latéral sur les *petites ailes* ; m. ptérygoïdien médial, ptérygoïdien latéral, constricteur supérieur du pharynx et tenseur du voile du palais sur les *processus ptérygoïdes.*

NOM | CARACTÈRES | LOCALISATION ET RELATIONS | POINTS D'OSSIFICATION | INSERTIONS MUSCULAIRES

STERNUM *(Sternum). (angl. sternum).*

Plan, impair, central et symétrique, composé de diverses pièces soudées (sternèbres), le *manubrium*, le *corps* et *le processus xiphoïde*, avec deux *faces*, antérieure et postérieure, deux *bords* latéraux et deux *extrémités*, supérieure ou *base* et inférieure ou *sommet.*

Dans la partie moyenne et antérieure du thorax, entre les clavicules et les sept premières côtes de chaque côté.

Un *primitif* et deux *secondaires* pour le manubrium vers le 6e mois de la vie fœtale ; huit *primitifs* pour le corps du 7e au 8e mois et un pour l'apophyse xyphoïde entre 3 et 18 ans. La soudure totale du corps se s'effectue pas avant 25 ans.

M. sterno-cléido-mastoïdien, grand pectoral et droit de l'abdomen sur la *face antérieure* ; m. sterno-hyoïdien, sterno-thyroïdien, triangulaire du sternum et diaphragme sur la *face postérieure* ; aponévrose du transverse sur *l'apophyse xiphoïde.*

TALUS *(Talus). (angl. talus).*

Court, pair, irrégulier, composé de trois portions : le *corps*, la *tête* et le *col* ; de six faces : supérieure et inférieure, latérales et antérieure et postérieure, toutes étant plus ou moins articulaires.

Dans la partie supérieure de la première rangée du tarse. S'articule avec le tibia, la fibula, le calcanéeus et l'os naviculaire.

Un primitif du 6e au 9e mois de la vie fœtale.

TEMPORAL *(Os temporale). (angl. temporal bone).*

Pair, irrégulier, comprend trois portions : partie *squameuse*, os *tympanal* et partie *pétreuse.*

Sur les côtés du crâne ; s'articule en haut avec le pariétal, en arrière avec l'occipital, en avant avec le sphénoïde et le zygomatique, respectivement en dedans et en dehors, et en bas avec la mandibule.

Quatre *principaux* respectivement pour l'écaille, le rocher, le cercle tympanique et l'apophyse styloïde, avec de très nombreux *complémentaires.* La soudure des trois pièces ne s'effectue pas avant la moitié de la deuxième année.

M. temporal, sur *l'écaille* ; m. occipital, sterno-cléïdo-mastoïdien, splénius, longissimus et digastrique sur *le processus mastoïde* ; m. masséter, sur *le processus zygomatique* ; m. stylo-glosse, stylo-hyoïdien, et stylo-pharyngien sur *le processus styloïde* ; m. élévateur du voile du palais sur le *rocher.*

NOM	CARACTÈRES	LOCALISATION ET RELATIONS	POINTS D'OSSIFICATION	INSERTIONS MUSCULAIRES
TIBIA *(Tibia). (angl. tibia).*	Long, pair, asymétrique, en forme de S italique allongé et tordu ; présente un *corps* ou diaphyse prismatique triangulaire, avec trois *faces*, postérieure et latérales ; trois *bords*, antérieur, interne et externe, et deux *extrémités*.	Dans la partie antérieure et interne de la jambe ; s'articule avec le fémur en haut, avec le talus en bas et avec la fibula à l'extérieur.	Un *primitif* pour le corps au 40e jour de vie embryonnaire et trois *complémentaires*, un pour l'épiphyse supérieure à la naissance, un autre pour l'inférieure à la moitié de la seconde année et un autre pour la tubérosité antérieure entre 2 et 4 ans. La soudure des épiphyses s'effectue entre les âges de 16 et 24 ans.	M. biceps fémoral, long péronier, long extenseur des orteils, tibial antérieur, tendon rotulien du quadriceps, faisceaux des vastes médial et latéral, tenseur du fascia lata et semi-membraneux, à *l'extrémité supérieure* ; m. sartorius, semi-tendineux, gracilis, tibial antérieur, long extenseur du gros orteil, poplité, soléaire, tibial postérieur et long fléchisseur des orteils sur le *corps*.
ULNA *(Ulna). (angl. ulna).*	Long, pair, asymétrique, irrégulier, formé d'un *corps* prismatique triangulaire avec trois *faces*, antérieure, postérieure et interne ; trois *bords*, antérieur, postérieur et externe, et deux *extrémités*, supérieure et inférieure ou tête.	Dans la partie interne de l'avant-bras ; s'articule en haut avec l'humérus et le radius, et en bas avec le triquetrum et le radius.	Un *primitif* pour la diaphyse au deuxième mois de la vie embryonnaire, et deux *complémentaires* ou *épiphysaires*, supérieur ou olécranien, entre 14 et 18 ans, et inférieur, entre 6 et 9 ans.	M. brachial, fléchisseur superficiel des doigts, pronator teres, fléchisseur profond, long fléchisseur du pouce, sur le *processus coronoïde* ; m. triceps brachial, fléchisseur ulnaire du carpe et anconé, sur *l'olécrane* ; m. fléchisseur profond des doigts, carré pronateur, anconé, extenseur ulnaire du carpe, supinateur, long abducteur et long extenseur du pouce, extenseur de l'index, extenseur et fléchisseur ulnaire du carpe, sur le *corps*.

NOM | CARACTÈRES | LOCALISATION ET RELATIONS | POINTS D'OSSIFICATION | INSERTIONS MUSCULAIRES

VERTÈBRES *(Vertebrae). (angl. vertebrae).*

Au nombre de 7 cervicales, 12 thoraciques, 5 lombales, 3 sacrales et 4 à 6 coccygiennes ; présentent un corps, un *foramen vertébral* derrière celui-ci, un prolongement postérieur ou *processus épineux* ; six prolongements latéraux, deux transverses ou *processus transverses*, deux dirigés vers le haut et deux vers le bas, les *processus articulaires* ; deux portions planes ou *lames* et deux pédicules qui unissent le corps à la masse apophysaire.

Superposées les unes aux autres, elles forment avec le sacrum et le coccyx la colonne vertébrale. Les dorsales s'articulent avec les côtes.

Trois *primitifs*, un central pour le corps et deux latéraux pour les apophyses articulaires au 2e mois de la vie embryonnaire, et cinq *complémentaires* qui apparaissent entre 14 et 16 ans respectivement pour l'apophyse épineuse, les apophyses transverses et deux pour le corps.

En plus de ceux cités pour l'atlas et l'axis qui existent aussi sur les autres vertèbres, s'insèrent ensemble sur la colonne vertébrale : les m. scalènes antérieur, moyen et postérieur, trapèze, latissimus dorsi, rhomboïde, dentelés postérieurs supérieur et inférieur, long dorsal, ilio-costal, la masse commune des muscles du dos : semi-épineux, multifides, rotateurs, intertransversaires, interépineux et épineux ; les m. oblique interne et transverse de l'abdomen au moyen d'aponévroses ; les m. carré des lombes, psoas-iliaque et petit psoas ; les piliers du diaphragme.

VOMER *(Vomer). (angl. vomer bone).*

Lame quadrilatère compacte, impaire et centrale, avec deux *faces* et quatre *bords.*

Dans la partie postérieure des fosses nasales, dont il forme la cloison. S'articule avec le sphénoïde et l'ethmoïde en haut, avec les os palatins et maxillaires en bas.

Deux *primitifs* au 2e mois de la vie embryonnaire.

Veines

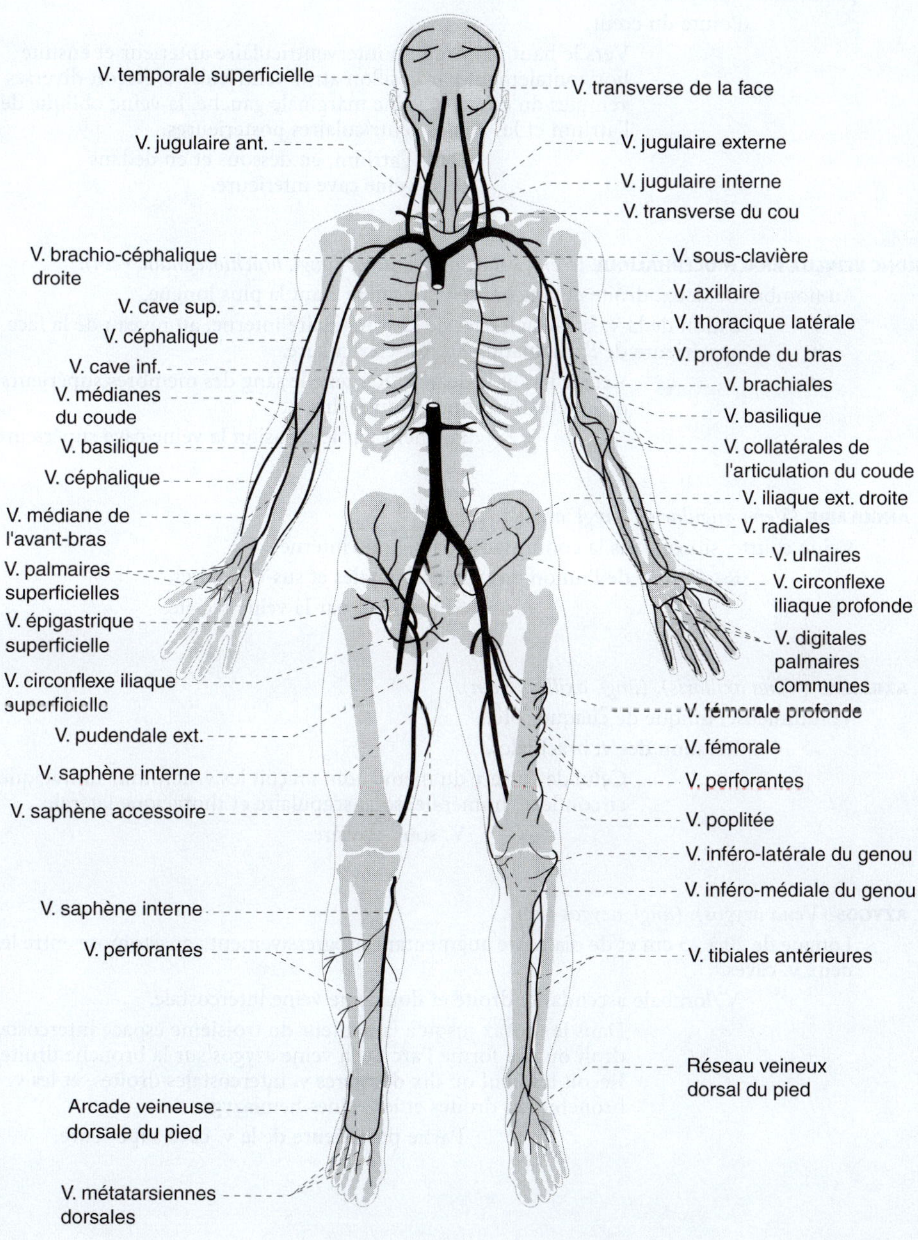
V. temporale superficielle
V. jugulaire ant.
V. brachio-céphalique droite
V. cave sup.
V. céphalique
V. cave inf.
V. médianes du coude
V. basilique
V. céphalique
V. médiane de l'avant-bras
V. palmaires superficielles
V. épigastrique superficielle
V. circonflexe iliaque superficielle
V. pudendale ext.
V. saphène interne
V. saphène accessoire
V. saphène interne
V. perforantes
Arcade veineuse dorsale du pied
V. métatarsiennes dorsales
V. transverse de la face
V. jugulaire externe
V. jugulaire interne
V. transverse du cou
V. sous-clavière
V. axillaire
V. thoracique latérale
V. profonde du bras
V. brachiales
V. basilique
V. collatérales de l'articulation du coude
V. iliaque ext. droite
V. radiales
V. ulnaires
V. circonflexe iliaque profonde
V. digitales palmaires communes
V. fémorale profonde
V. fémorale
V. perforantes
V. poplitée
V. inféro-latérale du genou
V. inféro-médiale du genou
V. tibiales antérieures
Réseau veineux dorsal du pied

VEINES (V. = VEINE)

NOM — CARACTÈRES — ORIGINE — TRAJET ET AFFLUENTS — TERMINAISONS

GRANDE VEINE DU CŒUR *(Vena cordis magna). (angl. great cardiac vein).*

Composée de deux portions, ascendante et transversale, cette dernière étant terminée par le sinus coronaire.

Pointe du cœur.

Vers le haut par le sillon interventriculaire antérieur et ensuite horizontalement par le sillon atrio-ventriculaire. Reçoit diverses veinules du cœur, la veine marginale gauche, la veine oblique de l'atrium et les veines ventriculaires postérieures.

Dans l'atrium, en dessous et en dedans de la veine cave inférieure.

TRONC VEINEUX BRACHIOCÉPHALIQUE *(Vena brachiocephalica). (angl. brachiocephalic vein).*

Au nombre de deux, droite et gauche, cette dernière étant la plus longue.

Union de la v. sub-clavière et de la v. jugulaire interne, au niveau de la face postérieure de l'articulation sterno-claviculaire.

Vers le bas et le dedans. Ramène le sang des membres supérieurs, de la tête, du thorax et du rachis.

Forment par leur fusion la veine cave supérieure.

V. ANGULAIRE *(Vena angularis). (angl. angular vein).*

Veine courte, située dans la commissure palpébrale interne.

Est formée de l'union des veines frontales et sus-orbitaires.

Se poursuit par la veine faciale.

V. AXILLAIRE *(Vena axillaris). (angl. axillary vein).*

Volumineuse, unique de chaque côté.

Réunion des v. brachiales.

Celui de l'artère du même nom : reçoit les v. acromio-thoracique, circonflexe, humérale, sous-scapulaire et thoracique latérale.

V. sous-clavière.

V. AZYGOS *(Vena azygos). (angl. azygos vein).*

Longue de 20 à 25 cm et de diamètre augmentant progressivement ; anastomose entre les deux v. caves.

V. lombale ascendante droite et douzième veine intercostale.

Dans le thorax jusqu'à la hauteur du troisième espace intercostal droit où elle forme l'arc de la veine azygos sur la bronche droite. Reçoit les neuf ou dix dernières v. intercostales droites, et les v. bronchiques droites et les veines hemiazygos.

Partie postérieure de la v. cave supérieure.

NOM	CARACTÈRES	ORIGINE	TRAJET ET AFFLUENTS	TERMINAISONS
V. BASILIQUE *(Vena basilica). (angl. basilic vein).*	Superficielle, sur le côté interne du bras.	Union de la veine médiane basilique et de la veine médiane du coude.	Vers le haut, parallèle au bord interne du biceps ; traverse l'aponévrose dans la partie moyenne du bras.	En une v. brachiale profonde ou en v. axillaire.
V. CARDIAQUE ANTÉRIEURE *(Vena cordis anteriores). (angl. anterior vein of right ventricle).*	Au nombre de trois ou quatre, petites, dont la plus importante est la veine du bord droit du cœur.	Paroi du ventricule droit.	Vers le haut, traversent perpendiculairement le sillon auriculo-ventriculaire.	Directement dans l'oreillette par les foramina correspondants.
V. CAVE INFÉRIEURE *(Vena cava inferior). (angl. inferior vena cava).*	Grosse, longue de 22 cm, tronc commun des veines de la portion sous-diaphragmatique du corps.	Réunion des veines iliaques communes au niveau du disque situé entre les vertèbres LIV et LV.	Vers le haut par le côté droit du rachis, traverse le diaphragme et se dirige obliquement vers le devant et le dedans. Reçoit les veines de l'abdomen et de l'appareil génital.	Portion postéro-inférieure de l'oreillette droite.
V. CAVE SUPÉRIEURE *(Vena cava superior). (angl. superior vena cava).*	Gros tronc veineux, de 6 à 8 cm de long et de 2 cm de diamètre, sur la partie supérieure droite du médiastin antérieur.	Union des deux veines brachiocéphaliques au niveau de la face postérieure de la première côte droite.	Vers le bas par le bord droit du sternum. Reçoit la veine azygos.	Partie supérieure et antérieure de l'atrium droit.
V. CÉPHALIQUE *(Vena cephalica). (angl. cephalic vein).*	Superficielle du côté externe du bras.	Union des veines médiane céphalique et céphalique accessoire.	Vers le haut, parallèle au bord externe du biceps et par l'interstice celluleux delto-pectoral.	Veine axillaire, près de la terminaison de celle-ci.

NOM	CARACTÈRES	ORIGINE	TRAJET ET AFFLUENTS	TERMINAISONS
V. CÉPHALIQUE DU POUCE. *(Vena cephalica pollici). (angl. cephalic vein of thumb).*	Superficielle du dos de la main.	Collatérales de l'index et du pouce.	Vers le haut.	Arcade veineuse dorsale et veine médiane de l'avant-bras.
V. CÉRÉBELLEUSES INFÉRIEURES *(Venae cerebelli inferiores). (angl. inferior cerebellar veins).*	Sur la face inférieure du cervelet.	Capillaires du cervelet.		Se dirigent vers les sinus occipital, latéral et pétreux inférieur.
V. CÉRÉBELLEUSES SUPÉRIEURES *(Venae cerebelli superiores). (angl. superior cerebellar veins).*	Sur la face supérieure du cervelet.	Capillaires du cervelet.		Se dirigent vers les sinus droits, latéral et pétreux supérieur.
V. CÉRÉBRALE MOYENNE PROFONDE *(Vena cerebri media profunda). (angl. deep cerebral vein).*	Veine satellite de l'artère cérébrale moyenne.			Débouche dans la veine basilaire.
V. CÉRÉBRALES MOYENNES SUPERFICIELLES *(Vena cerebri media superficialis). (angl. superficial middle cerebral vein).*	Grosses veines, au nombre de deux.		Veinules de la face cérébrale latérale. Passent par la scissure latérale et reçoivent comme affluents les veines anastomotiques supérieures et inférieures.	Se terminent dans le sinus caverneux.
V. CÉRÉBRALES *(Venae cerebri). (angl. cerebral veins).*	Situées dans l'espace sous-arachnoïdien.			Se dirigent vers les sinus de la dure-mère.
V. CÉRÉBRALES ANTÉRIEURES *(Venae cerebri anteriores). (angl. anterior cerebral veins).*	Veines satellites de l'artère cérébrale antérieure.			Se dirigent dans la veine basilaire où elles débouchent.

NOM	CARACTÈRES	ORIGINE	TRAJET ET AFFLUENTS	TERMINAISONS
V. CÉRÉBRALES SUPÉRIEURES *(Venae cerebri superiores). (angl. superior cerebral veins).*	Au nombre de 8 à 10 de chaque côté, proviennent des deux hémisphères cérébraux.		Se logent entre la pie-mère et l'arachnoïde.	Débouchent dans le sinus sagittal supérieur.
V. CÉRÉBRALES INFÉRIEURES *(Venae cerebri inferiores). (angl. inferior cerebral veins).*	Issues des portions inférieures et latérales du cerveau.			Se dirigent vers les sinus transverse, pétreux supérieur et caverneux.
V. CÉRÉBRALES INTERNES *(Venae cerebri internae). (angl. internal cerebral veins).*	Au nombre de deux.	Prennent leur origine dans le trou interventriculaire, par union des veines thalamo-striées et choroïdes.	Se dirigent vers l'arrière par l'intérieur de la toile choroïdienne du troisième ventricule.	Forment la grande veine cérébrale.
V. DORSALES DU PÉNIS *(Venae dorsales penis). (angl. dorsal veins of penis).*	Volumineuses, au nombre de deux, superficielle et profonde.	Tissus du pénis et corps caverneux.	Dos du pénis.	La superficielle dans la v. fémorale ; la profonde, dans le plexus veineux prostatique, entre le pubis et la prostate.
V. FACIALE *(Vena facialis). (angl. facial vein).*	Superficielle de la face ; appelée v. angulaire dans l'angle interne de l'œil et faciale dans le reste du visage.	Veines angulaire et ophtalmique supérieure.	Vers le bas, l'angle interne de l'œil, le sillon de l'aile du nez, le bord antérieur du masseter et le cou. Reçoit les veines frontales, nasales, labiales, alvéolaires, sous-orbitaires, palatines, etc.	V. jugulaire interne.
V. FÉMORALE *(Vena femoralis). (angl. femoral vein).*		V. poplitée	Suit le cours de l'artère fémorale et au niveau du ligament inguinal, se termine dans la veine iliaque externe.	Grande veine saphène, veine profonde de la cuisse, v. iliaque externe.

NOM	CARACTÈRES	ORIGINE	TRAJET ET AFFLUENTS	TERMINAISONS
V. GRANDE MÉSENTÉRIQUE *(Vena mesenterica superior). (angl. superior mesentric vein).*	Impaire, en forme d'arc.	Bord postérieur du mésentère.	Depuis la fin de l'intestin grèle jusqu'à la tête du pancréas. Reçoit les veines coliques droites et celles de l'intestin grèle, ainsi que la veine pancréatico-duodénale inférieure gauche.	Contribue à former le tronc de la veine porte.
V. GRANDE SAPHÈNE *(Vena saphena magna). (angl. greater saphenous vein).*	Longue, superficielle, pourvue de valvules.	Veines du dos du pied.	Devant la malléole interne, la face interne de la jambe, le genou, la face antéro-interne de la cuisse jusqu'à proximité du ligament inguinal, où elle forme une crosse qui perfore le fascia. Reçoit les veines sous-cutanées du membre inférieur, les veines pudendales externes et sous-cutanées abdominales.	Veine fémorale.
V. HÉMIAZYGOS *(Vena hemiazygos). (angl. hemiazygos vein).*	Moins volumineuse que son homonyme.	Lombaire ascendante gauche.	Vers le thorax par la partie latérale gauche de la colonne vertébrale. Reçoit les v. intercostales gauches inférieures et les v. bronchiales gauches.	Par une crosse, dans la v. azygos.
V. HÉPATIQUE DROITE *(Venae hepaticae dextrae). (angl. right hepatic vein).*		Veine issue du lobe hépatique droit.		Veine cave inférieure.
V. HÉPATIQUE GAUCHE *(Venae hepaticae sinistrae). (angl. left hepatic vein).*		Veine issue du lobe gauche du foie, le lobe carré et le lobe caudé.		Veine cave inférieure.
V. ILIAQUE COMMUNE *(Vena iliaca communis). (angl. common iliac vein).*	Au nombre de deux, droite et gauche.	Union des iliaques interne et externe au niveau de l'articulation sacro-iliaque.	Vers le haut et le dedans ; la v. iliaque gauche reçoit la v. sacrale médiane.	Par leur union elles forment la veine cave inférieure.

NOM	CARACTÈRES	ORIGINE	TRAJET ET AFFLUENTS	TERMINAISONS
V. ILIAQUE EXTERNE *(Vena iliaca externa). (angl. external iliac vein).*	Volumineuse, unique de chaque côté.	Veine fémorale dans l'anneau fémoral.	Vers le haut, l'arrière et le dedans par le détroit supérieur du bassin. Reçoit la veine circonflexe iliaque profonde et l'épigastrique inférieure.	S'unit avec la v. iliaque interne pour former la veine iliaque commune.
V. ILIAQUE INTERNE OU HYPOGASTRIQUE *(Vena iliaca interna). (angl. internal iliac vein).*	Courte et volumineuse, unique de chaque côté.	Réunion des veines pelviennes anastomosées en plexus et des veines du périnée dans la partie supérieure de la grande incisure sciatique.	Vers l'articulation sacro-iliaque. Reçoit toutes les veines du bassin.	Forme avec la veine iliaque externe la veine iliaque commune.
V. INTERCOSTALES *(Venae intercostales). (angl. intercostal veins).*	Au nombre de douze de chaque côté, correspondant aux artères du même nom.	Les supérieures de chaque côté forment les troncs communs, droit et gauche.	Espaces intercostaux. Les troncs communs vont vers le bas et en dedans.	Le tronc droit, dans les veines cave, sub-clavière ou brachiocéphalique ; le tronc gauche, dans la veine azygos ou hémiazygos ; les intercostales inférieures droites, dans la veine azygos ; les gauches dans l'hémiazygos.
V. JUGULAIRE ANTÉRIEURE *(Vena jugularis anterior). (angl. anterior jugular vein).*	Plus ou moins volumineuse, selon la taille de la veine jugulaire externe.	Veinules cutanées et musculaires de la région sus-hyoïdienne.	Vers le bas, jusqu'à la fourchette sternale où elle traverse les aponévroses et reçoit diverses veines de la région.	Veine sub-clavière.
V. JUGULAIRE EXTERNE *(Vena jugularis externa). (angl. external jugular vein).*	Superficielle au niveau des parties latérales du cou.	Union de la veine temporale superficielle et de la veine maxillaire au niveau du col du condyle de la mandibule.	Vers le bas jusqu'à la clavicule où elle perfore les aponévroses superficielle et cervicale moyenne. Reçoit les veines occipitale, auriculaire et scapulaire postérieures.	Veine sub-clavière.

NOM	CARACTÈRES	ORIGINE	TRAJET ET AFFLUENTS	TERMINAISONS
V. JUGULAIRE INTERNE *(Vena jugularis interna). (angl. internal jugular vein).*	Volumineuse, profonde, dans les parties latérales du cou ; possède des valvules au niveau de son embouchure.	Sinus de la dure-mère.	Commence au foramen jugulaire et descend vers le bas et l'avant jusqu'à l'articulation sterno-claviculaire. Reçoit le sinus pétreux inférieur, les veines linguales, faciale pharyngiennes et thyroïdiennes supérieure et moyenne.	S'unit à la veine sub-clavière pour former la veine brachiocéphalique.
V. LINGUALES *(Venae lingualis). (angl. lingual veins).*	Nombreuses, divisées en dorsales, profondes et veine comitans du nerf hypoglosse.	Réseaux capillaires de la langue.	Vers le bord postérieur du muscle hyoglosse où elles forment un tronc commun qui parfois reçoit la veine thyroïdienne supérieure.	V. jugulaire interne.
V. LOMBALES *(Venae lumbales). (angl. lumbar veins).*	Au nombre de trois ou quatre de chaque côté, analogues aux intercostales : anastomoses verticales constituant la v. lombale ascendante.	Muscles et téguments de la paroi abdominale.	Vers la colonne vertébrale. Reçoivent les veines dorso-spinales.	V. cave inférieure.
V. MAXILLAIRE INTERNE *(Vena maxillaris). (angl. maxillary vein).*	Volumineuse, parfois multiple et plexiforme ; plexus veineux ptérygoïdien et alvéolaire : veine sphéno-palatine.		Entoure le col du condyle de la mandibule.	S'unit à la veine temporale superficielle et à la veine rétromandibulaire pour former la veine jugulaire externe.
V. MÉDIALE DE L'AVANT-BRAS *(Vena mediana antebrachii). (angl. median vein of forearm).*	Superficielle sur la face antérieure de l'avant-bras.	V. céphalique du pouce et arcade dorsale de la main.	Bord externe du poignet, vers le coude par la face antérieure de l'avant-bras. Reçoit des affluents de la face palmaire de la main et antérieure de l'avant-bras.	En deux branches divergentes : *interne*, v. médiane basilique et *externe*, v. médiane céphalique.

NOM	CARACTÈRES	ORIGINE	TRAJET ET AFFLUENTS	TERMINAISONS
V. MOYENNE DU CŒUR *(Vena cardiaca media). (angl. middle cardiac vein).*		Pointe du cœur.	Sillon interventriculaire postérieur.	Sinus coronaire.
V. OBLIQUE DE L'OREILLETTE GAUCHE *(Vena obliqua atrii sinistri). (angl. oblique vein of left atrium).*	Vestige de la veine cave supérieure gauche de l'embryon.	Atrium gauche.	Vers le bas et l'intérieur.	Dans le sinus coronaire.
V. OMBILICALE *(Vena umbilicalis). (angl. umbilical vein).*	Veine importante chez le fœtus, qui s'oblitère après la naissance et se transforme ensuite en ligament rond du foie.	Racines veineuses de la face libre du placenta.	Par le cordon ombilical, elle pénétre dans l'abdomen du fœtus jusqu'à la face supérieure du foie.	Se divise en deux branches, une qui va à la veine porte et une autre à la veine cave inférieure.
V. OPHTALMIQUES *(Venae ophtalmica). (angl. ophtalmic veins).*	Au nombre de deux, supérieure et inférieure.	Veine angulaire pour la supérieure et plancher de l'orbite pour l'inférieure.	Vers la fissure orbitaire supérieure. Reçoivent les veines ethmoïdales, vorticineuses, lacrymales et musculaires.	Sinus caverneux.
V. PETITE MÉSENTÉRIQUE *(Vena mesenterica inferior). (angl. inferior mesentric vein).*	Impaire, en forme d'arc.	V. rectales.	Depuis le rectum jusqu'à la face postérieure de la tête du pancréas. Reçoit les veines coliques gauches.	Contribue à la formation de la veine porte, après avoir débouché dans la veine splénique.
V. PETITE SAPHÈNE *(Vena saphena parva). (angl. lesser saphenous vein).*	Superficielle et sous-aponévrotique, pourvue de valvules.	Veines du dos du pied.	En arrière de la malléole externe, le bord externe du tendon calcanéen, le sillon intergemellaire jusqu'au creux poplitée. Reçoit les veines des téguments postérieurs et externes de la jambe.	Veine poplitée.

NOM CARACTÈRES ORIGINE TRAJET ET AFFLUENTS TERMINAISONS

V. POPLITÉE *(Vena poplitea). (angl. popliteal vein).*

Formée par l'union des veines tibiales antérieure et du tronc tibio-fibulaire.

Veine fémorale.

V. PORTE *(Vena portae). (angl. portal vein).*

Système veineux particulier, constitué de branches d'origine, d'un tronc, et de branches terminales.

Union de la v. splénique, de la grande veine et de la petite veine mésentérique en arrière du col du pancréas.

De la tête du pancréas au hile du foie. Reçoit les veines de l'estomac et de la vésicule biliaire.

Dans le foie par deux branches, droite et gauche, qui se distribuent comme les artères.

V. PORTES ACCESSOIRES *(Venae portae accessoriae). (angl. accessory portal veins).*

Groupe de petites veines qui se ramifient à l'intérieur du foie.

Estomac, épiploon, vésicule biliaire, diaphragme, veine porte, paroi antérieure de l'abdomen.

Par les ligaments suspenseurs.

Foie.

V. PUDENDALES *(Venae pudendae). (angl. pudendal veins).*

Conduisent le sang veineux du périnée et des organes génitaux.

Plexus prostatique.

Celui des artères du même nom.

Reçoivent le sang des veines périnéales profondes et rectales inférieures. Forment avec la veine iliaque interne, la veine iliaque commune.

V. PULMONAIRES *(Venae pulmonales). (angl. pulmonary veins).*

Au nombre de quatre, deux de chaque côté supérieurs et inférieurs, volumineuses et courtes.

Réseaux capillaires des lobules pulmonaires et dernières ramifications bronchiques.

Depuis le hile du poumon, se dirigent transversalement de dehors en dedans.

Dans l'atrium gauche, portion supérieure.

NOM	CARACTÈRES	ORIGINE	TRAJET ET AFFLUENTS	TERMINAISONS
V. RECTALES *(Venae rectales). (angl. rectal veins).*	Nombreuses, en forme de plexus autour du rectum, divisées en trois groupes : supérieures, moyennes et inférieures.	Tissus du rectum et anastomoses avec les veines proches.	Forment un plexus autour du rectum.	Les supérieures dans la veine mésentérique inférieure, les moyennes dans la veine iliaque interne, les inférieures dans les veines pudendales internes.
V. RÉNALES *(Venae renis). (angl. renal veins).*	Au nombre de deux, une de chaque côté, courtes et volumineuses.	Union des 3 ou 4 branches veineuses sortant du rein.	Depuis le hile du rein vers le dedans et le haut, devant les artères homonymes. Reçoivent les veines suprarénales, uretériques et adipeuses. La veine rénale gauche reçoit également les veines testiculaires ou ovariques gauches.	V. cave inférieure.
V. SALVATELLE *(Vena salvatela). (angl. salvatella vein).*	Sur la surface du dos de la main.	Veine collatérale interne du petit doigt.	Vers le haut.	Arcade veineuse dorsale et veine basilique.
V. SPINALES *(Venae spinales). (angl. spinal veins).*	Longitudinales, divisées en antérieures et en postérieures ; sont plexiformes et elles s'unissent entre elles par des anastomoses transversales.	Moelle et méninges.	Depuis le trou occipital jusqu'à la base du coccyx.	Dans les veines vertèbrales intercostales, lombales et sacrales latérales.
V. SPLÉNIQUE *(Vena lienalis). (angl. splenic vein).*	Grosse, presque rectiligne, impaire.	Capillaires de la rate.	Depuis la face interne de la rate par le bord supérieur du pancréas. Reçoit des veines gastriques courtes, pancréatiques, la petite veine mésentérique et la gastro-omentale gauche.	Forme avec la grande veine mésentérique le tronc de la veine porte.

NOM	CARACTÈRES	ORIGINE	TRAJET ET AFFLUENTS	TERMINAISONS
V. SUB-CLAVIÈRE *(Vena subclavia). (angl. subclavian vein).*	Volumineuse, unique de chaque côté.	Suite de la veine axillaire.	Vers l'articulation sterno-claviculaire. Reçoit les intercostales supérieures, la v. jugulaire externe et la v. jugulaire antérieure.	Dans le tronc brachiocéphalique, qu'elle forme de par son union avec la v. jugulaire interne.
V. SUPRATROCHLÉAIRES *(Venae supratrochleares). (angl. supratrochlear veins).*		Sont issues de la partie médiale du front.	Se dirigent vers le bas et s'unissent aux veines supra-orbitaires au niveau de la racine nasale.	Forment les veines angulaires.
V. SUS-ORBITAIRE *(Vena supraorbitalis). (angl. supraorbital vein).*		Issues de la partie latérale du front.	Se dirige vers le bas et s'unit à la veine frontale.	Forme la veine angulaire.
V. TEMPORALE SUPERFICIELLE *(Vena temporalis superficialis). (angl. superficial temporal vein).*	Satellite de l'artère temporale superficielle.	Veines du cuir chevelu.	Vers le bas, vers col du condyle de la mandibule. Reçoit les veinules faciales, auriculaires, palpébrales, etc.	Se réunit avec la veine maxillaire pour former la veine jugulaire externe.
V. TESTICULAIRES *(Venae testicularis). (angl. testicular veins).*	Nombreuses ; on en distingue deux groupes, antérieur et postérieur.	Plexus veineux du testicule et épididyme.	Suivent le canal déférent jusqu'à l'intérieur de l'abdomen.	Celles du groupe postérieur, dans les veines épigastriques inférieures ; celles du groupe antérieur forment dans la fosse iliaque le plexus pampiniforme, d'où sortent deux veines testiculaires qui se terminent, pour la droite dans la veine cave inférieure et pour la gauche dans la veine rénale gauche.

NOM	CARACTÈRES	ORIGINE	TRAJET ET AFFLUENTS	TERMINAISONS

V. THYROÏDIENNES *(Venae thyroideae). (angl. thyroid veins).*

Nombreuses, disposées en trois groupes : supérieur, moyen et inférieur.

Réseaux capillaires de la thyroïde.

Les supérieures et les moyennes vers le haut, les inférieures vers le bas, forment un plexus devant la trachée, d'où partent deux troncs, droit et gauche.

Les supérieures et les moyennes dans la veine jugulaire externe ; les inférieures et le tronc droit dans la veine cave supérieure ; le tronc gauche dans le tronc brachiocéphalique correspondant.

V. UTÉRINES *(Venae uterinae). (angl. uterine veins).*

Au nombre de deux dont la veine utérine principale.

Utérus, trompes, ovaires, ligaments larges.

Montent depuis le ligament large, forment un plexus veineux utérin et se réunissent en deux troncs, droit et gauche.

La droite dans la veine cave inférieure ; la gauche dans la veine rénale.

V. VERTÉBRALE *(Vena vertebralis). (angl. vertebral vein).*

Voie d'écoulement des plexus vertébraux cervicaux.

Plexus veineux suboccipital.

Vers le bas, par les trous des apophyses transverses jusqu'à la vertèbre CVI ou CVII au niveau de laquelle elles se dirige vers l'avant. Elle reçoit des anastomoses des veines cervicales profondes.

Face postérieure de la veine brachiocéphalique.

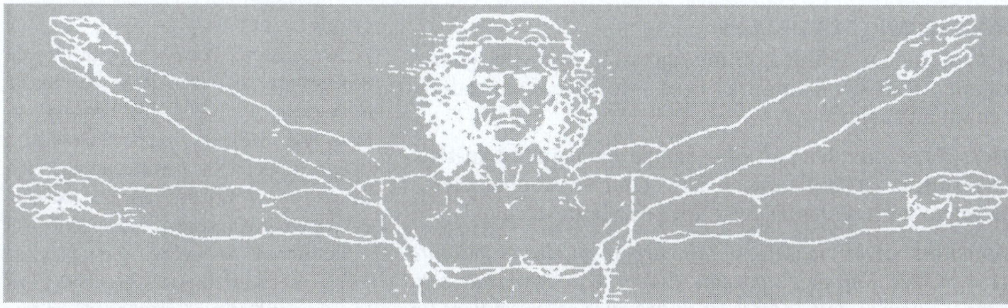

Formalités administratives et certificats médicaux

Il existe 2 sortes de certificats médicaux. Les certificats « obligatoires » répondent à l'exigence d'un texte de loi précis et ils ne sont pas couverts par le secret professionnel, car ce sont des dérogations légales à ce secret. Les certificats « facultatifs » sont établis pour faire valoir. Ils répondent à une disposition de la Sécurité sociale afin de pouvoir ouvrir un dossier et faciliter des procédures. Ils ne constituent pas une dérogation au secret professionnel.

ACCIDENT DE TRAVAIL

L'établissement d'un certificat médical après accident du travail est obligatoire. Ce certificat n'est pas couvert par le secret professionnel.

PIÈCES À FOURNIR. Un certificat (obligatoire) en double exemplaire indiquant l'état de la victime et les conséquences de l'accident ou les suites éventuelles.

PRÉCISIONS. *Les constatations médicales doivent être à la fois précises, succinctes et complètes. Il faut penser à indiquer l'évolution prévisible, avec ou sans séquelles. Les certificats de prolongation doivent indiquer la cause et la durée de la prolongation d'arrêt de travail. Lors du certificat final, en cas de séquelles ou de handicap, prévoir une incapacité permanente. L'identification du praticien est très importante ; elle doit comporter un cachet officiel et une signature manuscrite. Les chiffres correspondant à la date, en particulier mois et année, doivent être bien lisibles pour éviter toute contestation ultérieure.*

LE CERTIFICAT

Établi par la Sécurité sociale, il est préimprimé (cerfa n°60-3870).

ADMISSION EN SERVICE DE SOINS

Le terme « service de soins » désigne les maisons de repos, de convalescence, les centres de rééducation fonctionnelle, les centres de moyen et long séjours et les maisons d'enfants à caractère sanitaire.

PIÈCES À FOURNIR. Une demande d'accord préalable doit être établie à l'aide d'un formulaire prévu par la Sécurité sociale.

LE CERTIFICAT

Obligatoire, il se trouve à la fin du formulaire de la Sécurité sociale. Quatre lignes sont prévues pour les renseignements médicaux confidentiels justifiant la demande (état du malade, examens cliniques et complémentaires, traitement médical et chirurgical).

AGRESSIONS SEXUELLES

Le Code pénal définit comme agression sexuelle « toute atteinte sexuelle commise avec violence, contrainte, menace ou surprise ».

PIÈCES À FOURNIR. Un certificat rédigé sur papier à en-tête. Ce certificat facultatif est en fait établi en double exemplaire, un pour le demandeur, un pour le médecin.

PRÉCISIONS. *Si la victime est mineure et qu'elle se présente accompagnée d'un de ses parents, l'identité de ce dernier sera notée. L'examen doit se faire en sa présence et le certificat lui sera remis.*

LE CERTIFICAT

Je soussigné(e)..., Docteur en médecine du département de..., domicilié(e) à..., certifie avoir examiné ce jour à sa demande M, Mme, Mlle..., né(e) le..., à..., domicilié(e) à... Il (elle) m'a déclaré avoir subi une agression sexuelle avec viol ou des violences sexuelles, des attouchements sexuels, etc. le..., à (heure) ... À l'examen j'ai constaté... (description de toutes les traces suspectes éventuelles [en leur absence l'indiquer], mention, s'il y a lieu, de la présence de taches de sperme sur les sous-vêtements ou l'abdomen, précision sur l'état de l'hymen avec traces de défloration s'il s'agissait d'une vierge). Un prélèvement vaginal a été effectué avec remise des lames à la victime. Une prescription d'examens biologiques en urgence à la recherche d'une grossesse et d'une maladie sexuellement transmissible a été faite. Ces examens seront à pratiquer de nouveau ultérieurement. Ces lésions n'entraînent pas d'incapacité permanente partielle sauf complications.

Fait à..., le... *Signature*

► Certificat établi à la demande de l'intéressé(e), remis en mains propres pour valoir ce que de droit.

ALLOCATION D'ÉDUCATION SPÉCIALE

Cette allocation est versée à toute personne qui assume la charge d'un enfant handicapé (incapacité permanente au moins égale à 80%, ou au minimum de 50% en cas de fréquentation d'un établissement d'éducation spécialisé).

PIÈCES À FOURNIR. En plus d'une demande formulée par l'assuré, il faut obligatoirement un certificat médical.

PRÉCISIONS. *La rédaction des passages concernant les orientations thérapeutiques et éducatives, conseillées ou encore souhaitées par la famille, mérite beaucoup d'attention et de prudence.*

LE CERTIFICAT

Il s'agit d'un imprimé remis à l'allocataire par la Caisse d'allocations familiales. Il doit préciser la nature particulière de l'infirmité, le type de soins ou, le cas échéant, les mesures d'éducation nécessaires à l'enfant. Il doit éventuellement mentionner l'avis du médecin sur l'aide nécessaire pour l'accomplissement des actes ordinaires de la vie lorsqu'elle doit lui être apportée par une tierce personne.

ASSISTANCE MATERNELLE

Les assistantes maternelles ont pour rôle d'accueillir (au domicile contre rémunération) des enfants mineurs.

PIÈCES À FOURNIR. Un certificat médical, obligatoire, doit être adressé au médecin de PMI chargé de l'agrément dans la circonscription.

PRÉCISIONS. *Il n'y a pas lieu de recourir à un médecin agréé et le formulaire peut donc être rempli par le médecin choisi par la candidate.*

LE CERTIFICAT

Il s'agit d'un formulaire qui indique l'état des vaccinations, l'absence de maladie contagieuse et d'affection neuro-psychiatrique.

BONNE SANTÉ

Destiné à attester de l'intégrité physique et mentale d'un sujet, le certificat de bonne santé peut accompagner par exemple une candidature à un emploi ou une demande d'assurance vie.

PRÉCISIONS. *Bien indiquer dans quel cadre ce certificat est établi. En garder un exemplaire dans le dossier du demandeur.*

LE CERTIFICAT

Je soussigné(e)..., Docteur en médecine, certifie avoir examiné ce jour M, Mme, Mlle... né(e) le... Je n'ai constaté aucun signe clinique d'affection cliniquement décelable et M, Mme, Mlle... semble en bonne santé.

Fait à..., le... *Signature*

CEINTURE DE SÉCURITÉ

Le certificat de contre-indication de port de la ceinture de sécurité n'a aucune valeur s'il est établi par un médecin traitant, qu'il soit généraliste ou spécialiste. Seul est valable un certificat établi par la commission médicale départementale.

CONGÉ DE LONGUE MALADIE

L'obtention d'un congé de longue maladie (ou celle d'un congé de longue durée) nécessite, pour les fonctionnaires, des formalités particulières.

PRÉCISIONS. *À la suite de la présentation de ce certificat, il sera procédé à un examen par un médecin agréé désigné comme expert par le Comité médical départemental, lequel statuera ensuite, après avoir demandé éventuellement au médecin traitant un résumé de ses observations et les pièces justificatives.*

LE CERTIFICAT

Je soussigné(e)..., Docteur en médecine, certifie que M, Mme, Mlle..., né(e) le..., a une affection grave et invalidante justifiant une mise en congé longue maladie (ou de longue durée).

Fait à..., le... *Signature*

CONTRÔLE MÉDICAL

Une convocation à un contrôle médical demandé par la Sécurité sociale ne peut être ignorée. Seul un motif médical est susceptible de justifier une impossibilité de s'y rendre.

PIÈCES À FOURNIR. Certificat médical facultatif sur papier à en-tête.

PRÉCISIONS. *Le médecin doit garder un double de ce certificat dans le dossier du patient.*

LE CERTIFICAT

Je soussigné(e)..., Docteur en médecine, certifie que l'état de santé de M, Mme, Mlle..., né(e) le..., à..., domicilié(e) à... lui interdit de se déplacer. Cet état devrait durer... jours sauf complications.

Fait à..., le... *Signature*

COUPS ET BLESSURES

Pour obtenir une éventuelle réparation à la suite de coups et blessures, qu'ils aient été volontaires ou involontaires, le blessé doit justifier de son état à l'aide de documents médicaux.

PIÈCES À FOURNIR. Les certificats facultatifs, sur papier à en-tête, sont de 3 types : un certificat médical initial de première constatation, des certificats (éventuels) d'évolution des lésions, un certificat final de guérison ou de consolidation.

PRÉCISIONS. *Les circonstances sont à rapporter succinctement et au conditionnel. Les doléances doivent être synthétisées. Un état pathologique préexistant ou des lésions antérieures sont à mentionner s'ils peuvent être aggravés par le traumatisme récent ou en majorer les conséquences. L'incapacité temporaire totale de travail personnel (ITT) concerne la période pendant laquelle la victime ne pourra effectuer certains des actes usuels de la vie.*

CERTIFICAT INITIAL

Je soussigné(e)..., Docteur en médecine, certifie avoir examiné ce jour M, Mme, Mlle... né(e) le... à..., domicilié(e) à..., immatriculé(e) à la Sécurité sociale sous le numéro... M, Mme, Mlle... m'a dit avoir été victime de (accident, coups, agression)... le (jour, heure)... à... et m'a précisé (circonstances, signes immédiats, premiers soins éventuels, signes subjectifs actuels)... J'ai constaté ce qui suit (anomalies relevées à l'examen)... J'ai prescrit (examens complémentaires, médicaments)... associé à... jours d'arrêt de travail sauf complications. Il n'y a pas lieu de prévoir actuellement d'incapacité temporaire totale de travail personnel.

Fait à..., le... *Signature*

► Certificat établi à la demande de l'intéressé(e) et remis en mains propres, pour valoir ce que de droit.

CERTIFICAT D'ÉVOLUTION

Je soussigné(e)..., Docteur en médecine, certifie avoir examiné ce jour M, Mme, Mlle... né(e) le..., à..., domicilié(e) à..., immatriculé(e) à la Sécurité sociale sous le numéro... M, Mme, Mlle... qui a déclaré avoir été victime de (accidents, coups, agression)... le (jour, heure)... à... se plaint aujourd'hui de... J'ai constaté ce qui suit (examen clinique, résultats d'investigations complémentaires éventuelles)... J'ai prescrit (examens, consultation d'un spécialiste, médicaments)... associé à... jours de prolongation d'arrêt de travail.

Fait à…, le… *Signature*

► Certificat établi à la demande de l'intéressé(e) et remis en mains propres pour valoir ce que de droit.

CERTIFICAT FINAL

Je soussigné(e)..., Docteur en médecine, certifie avoir examiné ce jour M, Mme, Mlle... né(e) le..., à..., domicilié(e) à... immatriculé(e) à la Sécurité sociale sous le numéro..., victime selon ses dires de (accidents, coups, agression)... le (jour, heure)... à... Les lésions constatées initialement consistaient en... À ce jour, l'état est le suivant (signes subjectifs et objectifs éventuels). La date de consolidation avec (ou sans) séquelles (indiquer alors la nécessité de soins) peut être fixée au...

Fait à…, le… *Signature*

► Certificat établi à la demande de l'intéressé(e) et remis en mains propres pour valoir ce que de droit.

CURATELLE

Lorsqu'un incapable majeur, sans être hors d'état d'agir lui-même, a besoin d'être conseillé ou contrôlé dans les actes de la vie civile, il peut être placé sous un régime de curatelle.

PIÈCES À FOURNIR. Un certificat médical sur papier à en-tête établi par un médecin traitant libéral ou hospitalier, ou un médecin spécialisé.

PRÉCISIONS. *Le certificat peut comporter les observations complémentaires suivantes : ce patient a été placé (ou n'a pas) été placé sous sauvegarde de justice ; il peut (ou ne peut pas) être entendu par le juge des tutelles. La curatelle entraîne une incapacité civile partielle ainsi qu'une perte partielle des droits civils et politiques. Elle concerne surtout des sujets dont les facultés mentales sont altérées ou dont les facultés corporelles sont diminuées, empêchant l'expression de la volonté, mais pas à un degré tel qu'une mise sous tutelle soit nécessaire.*

LE CERTIFICAT

Je soussigné(e)..., Docteur en médecine certifie avoir examiné le..., M, Mme, Mlle..., né(e) le..., à..., domicilié(e) à... et avoir constaté l'altération de ses facultés mentales (ou corporelles). Ce malade me paraît avoir besoin d'être conseillé et contrôlé d'une manière continue dans les actes de la vie civile et, dans ces conditions, l'ouverture d'une curatelle serait justifiée.

Fait à…, le… *Signature*

DÉCÈS

En cas de mort naturelle, le décès doit être constaté par un médecin (souvent le médecin traitant).

PIÈCES À FOURNIR. Un certificat obligatoire destiné à la municipalité.

PRÉCISIONS. *Les nouveaux formulaires de décès, utilisés depuis le 1er janvier 1998, doivent être remplis très soigneusement. Concernant les contrats d'assurance vie, le plus souvent la mort par suicide ne donne pas droit à une indemnisation pour les ayants droits. Le médecin traitant pourra délivrer un certificat dit négatif attestant qu'il ne s'agit pas d'un suicide et que le sujet est décédé de mort naturelle ou encore de mort accidentelle. En cas de port de prothèse fonctionnant au moyen d'une pile, celle-ci doit être enlevée, avant l'inhumation ou la crémation, par un médecin ou un thanatopracteur.*

LE CERTIFICAT

Il s'agit d'un imprimé divisé en 2 parties. La première indique que la mort de la personne est « réelle et constante ». Elle mentionne en outre l'existence d'obstacles médico-légaux ou au don du corps, les obligations découlant de l'affection constatée pouvant justifier une mise en bière immédiate, la possibilité de prélèvement pour la recherche de la cause du décès et celle de prothèse fonctionnant avec pile. La seconde partie est consacrée aux maladies ou affections morbides ayant directement provoqué le décès ainsi qu'aux autres états morbides, facteurs ou états physiologiques (grossesse...) ayant pu y contribuer. Des informations complémentaires sont enfin demandées concernant l'éventualité d'une grossesse pendant l'année précédant le décès ou les modalités d'un éventuel accident responsable de la mort.

DÉCÈS LIÉ AU VIH

Dans le cadre de l'indemnisation des personnes contaminées par le VIH à l'occasion d'une transfusion et d'une demande de réparation par les ayants droit de la personne décédée, une attestation médicale doit être fournie au fonds d'indemnisation.

PIÈCES À FOURNIR. Un certificat médical sur papier à en-tête.

PRÉCISIONS. *La rédaction de ce certificat constitue une dérogation légale au secret professionnel.*

LE CERTIFICAT

Je soussigné(e)..., Docteur en médecine, atteste que M, Mme, Mlle... né(e) le..., est décédé(e) le..., à... On relève dans son histoire médicale qu'il (elle) avait été transfusé(e) le... à... Il (Elle) pourrait relever des dispositions de l'article 47 de la loi du 31 décembre 1991 relative à l'indemnisation des victimes de préjudices résultant de la contamination par le VIH à la suite de transfusions sanguines.

Fait à..., le... *Signature*

► Certificat fait à la demande de M, Mme, Mlle..., né(e) le..., (lien de parenté avec le défunt)... et remis en mains propres pour valoir ce que de droit auprès de l'organisme compétent.

DÉCÈS NÉONATAL

Ce certificat concerne tous les nouveau-nés décédés entre la naissance et le 27e jour révolu, si l'enfant avait un âge gestationnel d'au moins 22 semaines d'aménorrhée ou s'il pesait au moins 500 grammes à la naissance.

PIÈCES À FOURNIR. Un certificat destiné à la municipalité.

PRÉCISIONS. *Ce certificat ne concerne pas les enfants mort-nés. Utilisé depuis le 1er avril 1997, il a été institué pour contribuer à la lutte contre la mortalité en période néonatale.*

LE CERTIFICAT

Il s'agit d'un imprimé indiquant que la mort est « réelle et constante ». Il précise ensuite les caractéristiques de l'enfant à la naissance, les modalités de l'accouchement, et il fournit des renseignements sur les parents (principalement la mère). Enfin, il indique la cause (fœtale, néonatale, obstétricale ou maternelle) déterminante de la mort.

DÉPART À LA CAMPAGNE

Un assuré en arrêt de travail peut bénéficier d'un repos à la campagne, dans de meilleures conditions que celles de son cadre de vie habituel.

PIÈCES À FOURNIR. Certificat facultatif sur papier à en-tête dont le médecin garde un double.

LE CERTIFICAT

Je soussigné(e)..., Docteur en médecine, certifie que l'état de santé de M, Mme, Mlle... né(e) le..., demeurant à..., immatriculé(e) à la Sécurité sociale sous le numéro... nécessite un repos hors circonscription à (lieu, pays)... de... jours à dater du...

Fait à..., le... *Signature*

DISPENSE D'ACTIVITÉ PHYSIQUE

Un enfant pour lequel une inaptitude physique à la pratique d'activités d'éducation physique ou sportive est invoquée doit en justifier par un certificat médical indiquant le caractère total ou partiel de l'inaptitude.

PIÈCES À FOURNIR. Certificat facultatif sur papier à en-tête.

PRÉCISIONS. *La durée de la dispense ne peut excéder l'année en cours. Pour une durée supérieure à 3 mois, le certificat doit être adressé au médecin de santé scolaire. En cas d'inaptitude partielle, le certificat doit mentionner le(s) activité(s) concernée(s), par exemple la course de vitesse.*

LE CERTIFICAT

Je soussigné(e)..., Docteur en médecine, certifie avoir examiné ce jour l'enfant... né(e) le..., domicilié(e) à..., et que son état de santé ne lui permet pas de pratiquer des activités sportives scolaires pour une durée de..., à dater d'aujourd'hui.

Fait à..., le... *Signature*

EMPLOI DANS LA FONCTION PUBLIQUE

L'accès à la fonction publique nécessite de remplir des conditions d'aptitude physique.

PIÈCES À FOURNIR. Un certificat facultatif sur papier à en-tête, en double exemplaire.

PRÉCISIONS. *Le certificat médical est habituellement délivré par un médecin généraliste ou spécialiste. Parfois, il est demandé qu'il soit établi par un médecin agréé. Il doit alors attester que l'intéressé(e) n'est atteint(e) d'aucune maladie ou infirmité incompatible avec l'exercice des fonctions auxquelles il (elle) postule.*

LE CERTIFICAT

Je soussigné(e)..., Docteur en médecine, certifie avoir examiné le... M, Mme, Mlle... né(e) le..., demeurant à..., et qu'il n'existe aucune contre-indication médicale actuelle à un emploi dans la fonction publique.

Fait à..., le... *Signature*

EUTHANASIE

D'une manière générale, l'euthanasie correspond à l'usage de procédés qui permettent de hâter ou de provoquer la mort, afin de délivrer un malade incurable de souffrances extrêmes. On distigue une euthanasie active impliquant un geste volontaire d'un tiers pour entraîner la mort par administration d'une substance et une euthanasie passive avec abstention de soins ou renoncement délibéré à mettre en œuvre des moyens de réanimation. On peut aussi distinguer une euthanasie raisonnée demandée par un patient lucide à un tiers et une euthanasie par compassion pour un sujet n'étant pas capable d'exprimer ses volontés. L'euthanasie est réprimée sous plusieurs qualifications juridiques.

ÉVICTION SCOLAIRE

Un enfant atteint de maladie contagieuse doit cesser de fréquenter l'établissement tant qu'il présente une possibilité de contagion pour son entourage. Le retour dans l'établissement nécessite de fournir un certificat de non contagion.

PIÈCES À FOURNIR. Un certificat facultatif sur papier à en-tête.

LE CERTIFICAT

Je soussigné(e)..., Docteur en médecine, certifie avoir examiné ce jour l'enfant..., né le..., et avoir constaté l'absence de risque de contagion pour l'entourage.

Fait à..., le... *Signature*

► Certificat fait à la demande de M (ou Mme)... père (ou mère) de l'enfant, pour valoir auprès de l'établissement scolaire fréquenté.

EXONÉRATION DU TICKET MODÉRATEUR

Dans certains cas, un(e) assuré(e) peut être dispensé(e) de payer la fraction restant habituellement à sa charge.

PIÈCES À FOURNIR. Un certificat pour la Caisse primaire d'assurance maladie.

LE CERTIFICAT

Je soussigné(e)..., Docteur en médecine, certifie avoir examiné M, Mme, Mlle... domicilié(e) à... et que son état de santé entre dans le cadre d'une affection comportant un traitement prolongé et/ou une thérapeutique particulièrement coûteuse.

Fait à..., le... *Signature*

► Certificat établi à la demande de l'intéressé(e), remis en mains propres, pour justifier la demande d'exonération du ticket modérateur.

GARDE À VUE

La législation prévoit un certificat médical toutes les 24 heures précisant si l'état de santé du sujet est compatible avec le maintien dans les locaux de police ou de gendarmerie. En outre, le gardé à vue a le droit de demander à tout moment à rencontrer un médecin.

GROSSESSE

Une attestation de grossesse peut être demandée en début de grossesse dans le cadre de l'application des dispositions législatives et réglementaires concernant la protection de la femme enceinte ou bien en cours de grossesse pour une mesure de changement ou d'adaptation de poste.

PIÈCES À FOURNIR. Un certificat facultatif sur papier à en-tête.

LE CERTIFICAT

Je soussigné(e)..., Docteur en médecine, certifie que Mme (nom de jeune fille suivi éventuellement du nom d'épouse)... née le... est en état de grossesse depuis... semaines. La date présumée de l'accouchement est...

Fait à..., le... *Signature*

HOSPITALISATION

Quand un médecin traitant souhaite faire hospitaliser son malade par l'intermédiaire d'un service d'urgences hospitalier, il peut en faire la demande mais ce certificat est facultatif.

PIÈCES À FOURNIR. Un certificat facultatif de demande d'admission et une lettre pour le médecin des urgences décrivant la pathologie du malade.

LE CERTIFICAT

Je soussigné(e)..., Docteur en médecine, certifie que l'état de santé de M, Mme, Mlle... nécessite son admission en milieu hospitalier public.

Fait à..., le... *Signature*

HOSPITALISATION D'OFFICE

C'est une modalité d'hospitalisation d'un malade mental dont l'état particulièrement grave requiert une procédure simple à réaliser.

PIÈCES À FOURNIR. Un certificat médical circonstancié.

PRÉCISIONS. *Ce certificat est établi par un médecin n'exerçant pas comme psychiatre dans l'établissement susceptible d'accueillir le malade. L'hospitalisation d'office est prononcée par le Préfet (Préfet de police à Paris). Vingt-quatre heures après l'admission, le Préfet doit recevoir un autre certificat, établi par un psychiatre de l'établissement, confirmant le bien-fondé de l'hospitalisation d'office. Lorsqu'il s'agit d'une hospitalisation d'office avec arrêté provisoire du maire en raison de l'urgence liée à un danger imminent, l'article du Code de la santé publique est l'article L 3213-2.*

LE CERTIFICAT

Je soussigné(e)..., Docteur en médecine, inscrit(e) au tableau du Conseil de l'Ordre des médecins du département de..., domicilié(e) à..., certifie avoir examiné ce jour M, Mme, Mlle... né(e) le..., à..., domicilié(e) à... Les troubles présentés par ce(tte) patient(e) sont liés à une affection mentale dont les manifestations compromettent l'ordre public et/ou la sûreté des personnes. Son état impose des soins immédiats en même temps qu'une surveillance constante en milieu hospitalier. Il (elle) doit être hospitalisé(e) d'office dans un établissement régi par la loi du 27 juin 1990, conformément aux dispositions de l'article L. 3213-1 du Code de la santé publique.

Fait à..., le... *Signature*

HOSPITALISATION LIBRE

C'est l'une des trois modalités d'hospitalisation d'un malade mental. Elle se fait avec le consentement du patient et est comparable aux modalités d'hospitalisation dans tout service médical hospitalier.

PIÈCES À FOURNIR. Un certificat médical d'admission et une lettre descriptive confidentielle destinée au médecin hospitalier.

PRÉCISIONS. *Pour une hospitalisation en psychiatrie, le directeur de l'établissement (ou ses faisants fonction) doit en outre recueillir le consentement du patient, un examen médical en ayant constaté la recevabilité. Ce consentement n'a pas à être obligatoirement écrit.*

LE CERTIFICAT

Je soussigné(e)..., Docteur en médecine, inscrit(e) au tableau de l'Ordre des médecins du département de..., domicilié(e) à..., certifie avoir examiné ce jour M, Mme, Mlle..., né(e) le... à..., domicilié(e) à... et avoir constaté que son état de santé justifie son hospitalisation dans un service de psychiatrie.

Fait à..., le... *Signature*

HOSPITALISATION SUR DEMANDE D'UN TIERS

Cette modalité d'hospitalisation d'un malade mental se fait sans le consentement de ce malade, considéré comme incapable de le donner et dont l'état nécessite des soins immédiats avec surveillance constante en milieu hospitalier.

PIÈCES À FOURNIR. Une demande d'admission, obligatoirement manuscrite, « présentée soit par un membre de la famille du malade, soit par une personne susceptible d'agir dans l'intérêt de celui-ci, à l'exclusion des personnels soignants dès lors qu'ils exercent dans l'établissement d'accueil » et deux certificats médicaux, le premier établi obligatoirement par un médecin n'exerçant pas dans l'établissement accueillant le malade, le second identique au précédent et rédigé par un médecin appartenant ou non à l'établissement.

PRÉCISIONS. *Les certificats ne sont recevables que pendant 15 jours. Les médecins les établissant ne doivent pas nécessairement être qualifiés en psychiatrie. Le premier certificat doit être circonstancié, constatant l'état mental du malade et mentionnant les particularités de sa maladie. Le second certificat est rédigé après examen médical et en toute indépendance par rapport au premier. Pour que l'admission puisse se faire, il faut que les deux certificats parviennent aux mêmes conclusions.*

LE CERTIFICAT

Je soussigné(e)..., Docteur en médecine, inscrit(e) au tableau du Conseil de l'Ordre des médecins du département de..., domicilié(e) à..., certifie avoir examiné ce jour M, Mme, Mlle..., né(e) le... à..., domicilié(e) à... et avoir constaté les troubles suivants (description claire et précise)... Ces troubles nécessitent des soins immédiats. Mais le consentement de M, Mme, Mlle... n'étant pas possible, les soins doivent être assortis d'une surveillance constante dans un établissement hospitalier régi par la loi du 27 juin 1990, conformément à l'article L. 3212-1 du Code de la santé publique.

Fait à..., le... *Signature*

HOSPITALISATION SUR DEMANDE D'UN TIERS EN URGENCE

Ce mode d'hospitalisation se fait à titre exceptionnel en cas de péril imminent pour la santé du malade dûment constaté par un médecin.

PIÈCES À FOURNIR. Une demande d'admission obligatoirement manuscrite et un certificat médical, rédigé par un médecin appartenant ou non à l'établissement d'accueil.

PRÉCISIONS. *Le certificat doit être parfaitement explicite et clair sur cette notion de péril imminent.*

LE CERTIFICAT

Je soussigné(e)..., Docteur en médecine, inscrit(e) au tableau du Conseil de l'Ordre des médecins du département de..., domicilié(e) à..., certifie avoir examiné ce jour M, Mme, Mlle..., né(e) le... à..., domicilié(e) à... et avoir constaté les troubles suivants (description claire et précise)... Ces troubles nécessitent des soins immédiats. Mais le consentement de M, Mme, Mlle... n'étant pas possible, les soins doivent être assortis d'une surveillance constante dans un établissement hospitalier régi par la loi du 27 juin 1990. De plus, à titre exceptionnel, en raison de l'existence d'un péril imminent pour la santé de ce malade, cette hospitalisation pourra s'effectuer conformément aux dispositions de l'article L. 3212-3 du Code de la santé publique.

Fait à..., le... *Signature*

IMPOSSIBILITÉ DE SCOLARITÉ

Un enfant de plus de 16 ans, incapable de travailler du fait de son état de santé, peut bénéficier des prestations en nature de l'Assurance maladie jusqu'à son 20e anniversaire, y compris de l'exonération du ticket modérateur si celle-ci est justifiée.

PIÈCES À FOURNIR. Un certificat médical facultatif sur papier à en-tête en double exemplaire.

LE CERTIFICAT

Je soussigné(e)..., Docteur en médecine, certifie que l'enfant... né le..., demeurant..., à la charge de M... son père, Mme... sa mère, immatriculé à la Sécurité sociale sous le numéro..., est atteint d'une pathologie le plaçant dans l'incapacité permanente de poursuivre une scolarité normale ou d'effectuer un travail salarié.

Fait à..., le... *Signature*

► Certificat établi à la demande du père (de la mère) de l'intéressé(e) pour les organismes de Sécurité sociale. Remis à M, Mme... en mains propres.

INCAPABLES MAJEURS

Voir curatelle, sauvegarde de justice, tutelle.

INTERRUPTION NATURELLE DE GROSSESSE

Il s'agit d'une grossesse s'arrêtant avant la date de viabilité légale c'est-à-dire 6 mois et 10 jours (190 jours) après la conception.

PIÈCES À FOURNIR. Un certificat obligatoire sur papier à en-tête pour la Sécurité sociale ou les caisses d'allocations familiales en 2 exemplaires.

PRÉCISIONS. *En cas d'interruption après le 190e jour, c'est une déclaration d'enfant mort-né qu'il convient de faire.*

LE CERTIFICAT

Je soussigné(e)..., Docteur en médecine, certifie que la grossesse de Mme... domiciliée à... doit être considérée comme interrompue depuis le...

Fait à..., le... *Signature*

► Certificat établi à la demande de l'intéressée, remis en mains propres pour la Caisse d'allocations familiales ou pour la Caisse primaire d'assurance maladie.

INTERRUPTION VOLONTAIRE DE GROSSESSE

Elle se pratique avant la 12e semaine de grossesse chez une femme que, selon le Code de la santé publique, son état place dans une situation de détresse.

PIÈCES À FOURNIR. Un certificat médical sur papier à en-tête remis à la suite d'une 2e consultation ayant lieu 8 jours (délai de réflexion imposé par la loi) après une consultation initiale. Ce certificat obligatoire est établi en double exemplaire, un pour la patiente, l'autre pour le médecin.

LE CERTIFICAT

Je soussigné(e)..., Docteur en médecine, certifie avoir reçu en consultation le... et le..., Mlle, Mme..., née le..., domiciliée à... dans le cadre de sa grossesse. J'atteste par ailleurs m'être conformé aux dispositions des articles L 162-3 et L 162-5 du Code de la Santé publique se rapportant à son cas.

Fait à..., le... *Signature*

► Certificat établi à la demande de l'intéressée, remis en mains propres pour valoir ce que de droit.

JURÉ

Une personne nommée comme juré à une session d'une Cour d'assises peut être dans l'impossibilité d'assurer ses fonctions en raison de son état de santé.

PIÈCES À FOURNIR. Un certificat médical facultatif sur papier à en-tête.

PRÉCISIONS. *S'il s'agit d'un état permanent, le certificat mentionne que le sujet est dans l'impossibilité, de manière permanente en raison de son état de santé ou d'infirmité ou d'invalidité, de se présenter à la session.*

LE CERTIFICAT

Je soussigné(e)..., Docteur en médecine, certifie que M, Mme, Mlle... ne peut, en raison de son état de santé, déférer à la citation qui lui a été notifiée pour remplir les fonctions de juré à la session de (date)... de la Cour d'assises de (lieu)... L'incapacité de M, Mme, Mlle... se prolongera encore... jours sauf complications.

Fait à..., le... *Signature*

MALADIES À CARACTÈRE PROFESSIONNEL

Pour permettre la prévention et une meilleure connaissance des maladies professionnelles, il est indiqué dans le Code de la sécurité sociale (article L. 461-6) que la déclaration de tout symptôme d'imprégnation toxique et de toute maladie ayant un caractère professionnel et figurant sur une liste établie par arrêté ministériel est obligatoire pour tout docteur en médecine qui peut en connaître l'existence. Le médecin doit aussi déclarer tout symptôme et toute maladie non compris sans cette liste mais qui présentent, à son avis, un caractère professionnel.

PIÈCES À FOURNIR. Une déclaration obligatoire à envoyer au médecin inspecteur du Travail et de l'Emploi.

PRÉCISIONS. *Si la déclaration d'un symptôme ou d'une maladie à caractère professionnel est obligatoire, cette affection ne rentre pas dans le cadre des maladies professionnelles du point de vue des prestations sociales.*

LE CERTIFICAT

Il s'agit d'un imprimé mentionnant les symptômes observés, l'agent causal présumé, les conditions dans lesquelles la maladie a été contractée.

MALADIES À DÉCLARATION OBLIGATOIRE

Ces maladies se divisent en 2 groupes selon une circulaire de la Direction générale de la santé du 18 janvier 1998. Le premier groupe correspond à des maladies nécessitant une « intervention urgente locale, nationale ou internationale et devant être signalées sans délai à l'autorité sanitaire. » Il s'agit de : botulisme, brucellose, charbon, choléra, diphtérie, fièvres hémorragiques africaines, fièvre jaune, fièvres typhoïde et paratyphoïdes, infection invasive à méningocoque, légionellose, listériose, orthopoxviroses dont la variole, paludisme autochtone, paludisme d'importation dans les départements d'outre-mer, peste, poliomyélite, rage, suspicion de maladie de Creutzfeldt-Jakob et autres encéphalopathies subaiguës spongiformes transmissibles humaines, toxi-infections alimentaires collectives, tuberculose, tularémie, typhus exanthématique, saturnisme chez les enfants mineurs. Il est à noter que 3 maladies liées au bioterrorisme à savoir charbon, variole et tularémie ont été introduites en 2002. Le deuxième groupe correspond à des maladies justiciables de mesures à prendre à l'échelon local et exigeant une notification obligatoire à l'autorité sanitaire. Il comporte les mêmes maladies que pour le groupe 1 auxquelles il convient d'ajouter les infections aiguës symptomatiques par le virus de l'hépatite B, les infections par le virus de l'immunodéficience humaine quel que soit le stade, le tétanos.

PIÈCES À FOURNIR. Depuis le 6 mai 1999, la déclaration obligatoire des maladies repose sur 2 procédures distinctes : le signalement et la notification. Le signalement est une procédure d'urgence qui s'effectue sans délai par tout moyen approprié tel que téléphone, télécopie, et qui a pour objet de permettre au médecin inspecteur de santé publique de la DDASS de réagir rapidement, de mettre en route les investigations éventuelles pour identifier l'origine d'une contamination ainsi que des mesures de prévention si nécessaire. Le signalement concerne toutes les maladies à déclaration obligatoire à l'exception des infections au VIH, de l'hépatite B et du tétanos. La notification, prévue par l'article R 11-2 du Code de santé publique, a pour objet la surveillance épidémiologique et l'évaluation de la politique de santé publique pour les maladies concernées ; elle permet d'en suivre l'évolution au sein de la population. Elle se fait sur une fiche spécifique à chaque maladie, à transmettre au médecin inspecteur de santé publique de la DDASS du département d'exercice. La notification, qui concerne les 26 maladies inscrites sur la liste prévue à l'article D. 11-1 du Code de la santé publique, intervient après le signalement et en général après confirmation du diagnostic ; elle n'a pas le même caractère d'urgence que le signalement.

PRÉCISIONS. *Les maladies à déclaration facultatives n'existent plus. Pour ce qui concerne les maladies dites vénériennes, elles font l'objet de mesures particulières (Voir Maladies vénériennes). Quatre grands principes régissent la nouvelle déclaration obligatoire en application de la loi du 1er juillet 1998. Il s'agit de l'implication des biologistes devenus soumis à l'obligation de déclaration comme les médecins, de la protection de l'anonymat, du renforcement des règles de protection des données individuelles, de l'information individuelle des personnes sur la déclaration et sa finalité.*

MALADIES CONTAGIEUSES

Il s'agit des maladies contagieuses à déclaration (Voir Maladies à déclaration obligatoire).

MALADIES PROFESSIONNELLES

Pour leur reconnaissance, les maladies professionnelles obéissent à des critères précis. Leur délai de prise en charge peut être court, notamment pour certains syndromes toxiques ou allergiques. « La date de la première constatation médicale de la maladie est assimilée à la date de l'accident » (article L. 461-1 du titre VI du livre IV du Code de la sécurité sociale). Les caisses de Sécurité sociale ne prennent en charge les maladies figurant dans les tableaux de maladies professionnelles que pendant le délai fixé à chaque tableau.

PIÈCES À FOURNIR. Un certificat (établi en triple exemplaire) « indiquant la nature de la maladie, notamment les manifestations mentionnées aux tableaux et constatées ainsi que les suites probables » (article L. 461-5, 3e alinéa).

PRÉCISIONS. *Les tableaux des maladies professionnelles, mis à jour et complétés, paraissent régulièrement au Journal Officiel. Ils peuvent être obtenus auprès de la DDASS, du Conseil départemental de l'Ordre des médecins, de la Sécurité sociale.*

MALADIES VÉNÉRIENNES

D'après l'article L. 254 du Code de la santé publique, il s'agit de (circulaire du 31 octobre 1968) « la syphilis, la gonococcie, la chancrelle et la maladie de Nicolas-Favre ». Il y a obligation, non seulement de déclaration mais aussi de traitement, jusqu'à disparition de la contagiosité pour toute personne atteinte d'accidents vénériens contagieux et pour toute femme enceinte susceptible de transmettre la syphilis au fœtus.

PIÈCES À FOURNIR. Une déclaration simple, éventuellement une déclaration nominale si le malade se refuse à entreprendre ou poursuivre le traitement, à adresser à l'autorité sanitaire compétente (directeur départemental de la Santé, ou médecin inspecteur de la Santé ou docteur en médecine chargé d'un des services antivénériens du département).

PRÉCISIONS. *Dans le cas d'un individu « contre lequel existent des présomptions graves et concordantes d'avoir communiqué une maladie vénérienne (article L. 261), un certificat médical en triple exemplaire (autorité sanitaire, intéressé, médecin) doit être établi par le médecin traitant attestant qu'il est ou non atteint d'accidents vénériens présentant un danger de contagion ». De même, pour un nourrisson allaité par une autre personne que la mère de l'enfant, un certificat en double exemplaire (intéressé, médecin) doit être rédigé attestant qu'« il n'existe aucun danger de contamination pour le nourrisson ».*

LE CERTIFICAT

Il s'agit d'un imprimé provenant d'un carnet à souches et indiquant l'âge du malade, le sexe, le mode de contamination, avec un emplacement pour des renseignements complémentaires et observations, ainsi que, en cas de refus ou interruption de traitement ou de risques graves de transmission (déclaration nominale), l'identité du malade avec son adresse.

NAISSANCE

Il s'agit d'une déclaration de naissance qui doit être faite, dans les 3 jours suivant l'accouchement, à l'officier d'état civil. Elle est faite par le père ou « à défaut du père, par les docteurs en médecine ou en chirurgie, sages-femmes, officiers de santé ou autres personnes qui auront assisté à l'accouchement » (article 56 du Code civil).

PIÈCES À FOURNIR. Un certificat obligatoire sur papier à en-tête.

PRÉCISIONS. *Si le père ou la mère de l'enfant ne veulent pas faire inscrire leur nom, le médecin ne doit pas les mentionner. Si le père est décédé, il faut indiquer le lieu et la date du décès à la place de la profession ; si la mère est décédée, il faut indiquer « décédée ce jour lors de l'accouchement » à la place de la profession.*

LE CERTIFICAT

Je soussigné(e)..., Docteur en médecine, certifie que le..., à... (heures et minutes) est né à..., un enfant de sexe... prénommé(e)..., fils (fille) de... (père) né à..., le..., profession..., et de... (mère) née à..., le..., profession..., domiciliés à...

Fait à…, le… *Signature*

► Certificat établi à la demande de... pour valoir ce que de droit.

OCTROI D'UNE TIERCE PERSONNE

Lorsqu'un malade s'avère incapable d'effectuer certains gestes de la vie courante, l'assistance d'une tierce personne peut être nécessaire.

PIÈCES À FOURNIR. Une demande de la part du malade ou de sa famille et un certificat médical (facultatif) pour appuyer cette demande, établi en double exemplaire sur papier à en-tête.

LE CERTIFICAT

Je soussigné(e)..., Docteur en médecine, certifie que l'état de santé de M, Mme, Mlle..., domicilié(e) à... immatriculée à la Sécurité sociale sous le numéro... justifie le recours à l'assistance d'une tierce personne pour effectuer les actes ordinaires de la vie.

Fait à…, le… *Signature*

► Certificat établi à la demande de l'intéressé(e), remis en mains propres pour bénéficier de l'assistance d'une tierce personne.

PENSION MILITAIRE

Quand l'état de santé d'un pensionné militaire s'aggrave, une procédure de révision du taux d'invalidité peut être entreprise.

PIÈCES À FOURNIR. Une demande du pensionné et un certificat médical obligatoire établi en double exemplaire sur papier à en-tête.

LE CERTIFICAT

Je soussigné(e)..., Docteur en médecine, certifie avoir examiné le..., M..., né le..., demeurant... titulaire du carnet de soins gratuits n°... Il présente actuellement (description détaillée de la symptomatologie)... Son état de santé actuel s'est détérioré par rapport à celui décrit sur son carnet de soins. Cette aggravation semble en relation avec les affections prises en charge au titre de l'article 115 et elle justifie une révision de son taux d'invalidité et de pension.

Fait à..., le... *Signature*

► Certificat remis sur sa demande à l'intéressé en mains propres pour la commission de révision des pensions.

PERSONNE ADULTE HANDICAPÉE

Afin de reconnaître la qualité de travailleur handicapé, d'orienter et de reclasser la personne handicapée, d'attribuer une allocation pour adulte handicapé ainsi qu'une carte d'invalidité, une demande doit être faite auprès de la COTOREP (Commission technique d'orientation et de reclassement professionnel).

PIÈCES À FOURNIR. Un certificat médical obligatoire.

PRÉCISIONS. *Pour l'obtention d'une carte d'invalidité, une demande doit être faite à la mairie du lieu de résidence, accompagnée du même certificat médical que mentionné ci-dessus.*

LE CERTIFICAT

Il s'agit d'un formulaire intitulé « Certificat médical personne adulte handicapée » conçu sous forme d'une double feuille, indiquant, outre l'identification de la personne handicapée et du médecin (cachet et signature), le diagnostic motivant la demande et décrivant très précisément les déficiences intellectuelles, comportementales, sensorielles, motrices, esthétiques, etc., ainsi que leurs conséquences en matière d'autonomie, d'aptitude au poste de travail, de thérapeutique.

PREMIERS CERTIFICATS DE SANTÉ (POST-NATAUX)

Il s'agit de certificats établis dans les 8 jours suivant la naissance, aux 9e mois et 24e mois.

PIÈCES À FOURNIR. Trois certificats de couleur différente (bleu pour le premier, vert pour le deuxième, marron pour le troisième) établis par le médecin dans un délai de 8 jours. Ces certificats sont obligatoires.

PRÉCISIONS. *Les autres examens médicaux devant être effectués chez le jeune enfant (9 la première année, 3 la deuxième année, 2 par an les 4 années suivantes) ne donnent pas lieu à un certificat médical.*

LE CERTIFICAT

Il s'agit de formulaires. Le premier certificat indique les antécédents obstétricaux et de la fratrie, le déroulement de la grossesse, l'état de santé du nouveau-né, les affections éventuelles survenues pendant la première semaine, les anomalies congénitales, les informations concernant l'allaitement et les premières vaccinations, la possibilité d'une surveillance médicale accrue. Le deuxième renseigne sur les vaccinations, l'examen, les événements survenus depuis la naissance et les affections actuelles. Le troisième comporte les mêmes types de renseignements que le deuxième.

PRÉNUPTIAL

Selon l'alinéa 2 de l'article 63 du Code civil, un officier de l'état civil ne pourra procéder à la publication ou à la célébration du mariage qu'après la remise, par chacun des futurs époux, d'un certificat médical datant de moins de 2 mois attestant, à l'exclusion de toute autre indication, que l'intéressé(e) a été examiné(e) en vue du mariage.

PIÈCES À FOURNIR. Un certificat obligatoire délivré par la mairie aux futurs conjoints, valable 2 mois.

PRÉCISIONS. *Dans les cas graves, la communication des constatations et des résultats des examens doit être faite par écrit. Rien ne doit être barré sur ce formulaire prénuptial établi en un seul exemplaire.*

LE CERTIFICAT

Il s'agit d'un formulaire (cerfa n°10345-01) indiquant que le soussigné..., Docteur en médecine, certifie avoir procédé à un examen clinique de (nom, prénom)..., pris connaissance, s'il s'agit d'une femme de moins de 50 ans, des résultats des examens sérologiques respectifs de la rubéole et de la toxoplasmose, d'un examen de sang comportant la détermination des groupes sanguins A, B, O et Rhésus et, le cas échéant, la recherche d'anticorps irréguliers ; fait part de ses constatations par écrit ; proposé un test de dépistage du virus de l'immunodéficience humaine aux futurs conjoints ; commenté la brochure d'information remise aux conjoints.

RÉDACTION D'UNE ORDONNANCE

D'une manière générale, il n'existe pas de formulaire obligatoire d'ordonnances, laquelle peut être rédigée sur papier à en-tête, à la main ou imprimée. Elle doit apporter toutes les précisions nécessaires à ceux qui sont appelés à l'utiliser.

PRÉCISIONS. *Le médecin doit donner « une information simple, accessible et loyale à tous les patients » (circulaire ministérielle n°95-22 du 6 mai 1995). Aucun texte n'oblige à fournir des informations par écrit mais, pour certains médicaments à usage restreint, il est prévu que l'ordonnance atteste bien que les précautions réglementaires ont été prises. Le renouvellement d'ordonnance est habituellement autorisé pour 6 mois. Les seules exceptions concernent la contraception orale (1 an), les hypnotiques (4 semaines, sauf le triazolam : 2 semaines), les anxiolytiques (12 semaines) (arrêté du 7 octobre 1991). Le pharmacien ne peut délivrer que la quantité de médicaments nécessaire pour 1 mois, sauf les contraceptifs oraux (3 mois) et à titre exceptionnel pour une période plus longue (départ à l'étranger pour une durée supérieure à 1 mois).*

LE CERTIFICAT

L'ordonnance doit indiquer lisiblement les nom, prénoms, adresse professionnelle, numéro identifiant établi par le Conseil de l'Ordre et qualification du prescripteur. Elle doit aussi préciser (pas d'ordonnance anonyme) les nom, prénoms, sexe et âge du malade. La prescription concerne tous les médicaments soumis à la réglementation des substances vénéneuses (Listes I et II, stupéfiants et psychotropes). Elle doit être claire et explicite sans rature ni surcharge, mentionnant précisément la durée du traitement, la dose des médicaments, les libellés correspondant aux différentes nomenclatures. Lorsqu'il s'agit de prescriptions relevant de domaines différents (médicaments, examens complémentaires, rééducation...), des ordonnances distinctes doivent être rédigées.

REPRISE DU TRAVAIL

À la suite d'un arrêt de travail pour accident ou maladie, le travailleur peut ne pas être capable d'assurer toutes les tâches qu'il effectuait auparavant, du moins pendant un certain temps.

PIÈCES À FOURNIR. Un certificat médical (facultatif) établissant des réserves sur papier à en-tête.

PRÉCISIONS. *Ce certificat médical sera transmis au médecin du travail qui étudiera ces réserves lors des visites obligatoires de reprise de travail.*

LE CERTIFICAT

Je soussigné(e)..., Docteur en médecine, certifie que l'état de santé de M, Mme, Mlle... né(e) le..., (profession)... contre-indique (mention de l'activité)... pour une durée de...

Fait à..., le... *Signature*

REPRISE DE TRAVAIL À MI-TEMPS THÉRAPEUTIQUE

Une reprise partielle du travail est possible à temps partiel, notamment si cette reprise et le travail effectué sont reconnus comme étant de nature à favoriser l'amélioration de l'état de santé.

PIÈCES À FOURNIR. Un certificat médical (obligatoire) sur papier à en-tête pour la Caisse primaire d'assurance maladie.

LE CERTIFICAT

Je soussigné(e)..., Docteur en médecine, certifie que l'état de santé de M, Mme, Mlle..., lui permet de bénéficier de la reprise du travail à mi-temps thérapeutique.

Fait à..., le... *Signature*

SAUVEGARDE DE JUSTICE

Pour des patients dont la maladie est compatible avec une vie sociale quasiment normale mais susceptibles d'effectuer des actes contraires à leurs intérêts ou encore des malades dont l'altération des facultés mentales n'est que passagère, des malades examinés en urgence et pour lesquels une mesure de protection est nécessaire rapidement, des sujets pour lesquels il convient d'offrir une solution d'attente à une tutelle ou à une curatelle, la sauvegarde de justice constitue une mesure transitoire de protection qui devrait être utilisée plus souvent qu'elle ne l'est actuellement.

PIÈCES À FOURNIR. Pour un patient hospitalisé, un certificat médical établi par un médecin hospitalier et adressé au Procureur de la République ; pour un patient non hospitalisé, un certificat médical du médecin traitant et un certificat rédigé par un psychiatre (si le médecin traitant n'est pas spécialiste en psychiatrie) adressés au Procureur de la République.

PRÉCISIONS. *La sauvegarde de justice prend fin automatiquement au bout de 2 mois, en l'absence de demande de renouvellement.*

LE CERTIFICAT

Je soussigné(e)..., Docteur en médecine, certifie avoir examiné ce jour M, Mme, Mlle..., (situation familiale)..., né(e) le... à..., domicilié(e) à... Ce (cette) malade me paraît devoir être protégé(e) dans les actes de la vie civile et doit, en conséquence, être placé(e) sous sauvegarde de justice en application de l'article 327 du Code de la santé publique. À ma connaissance, l'intéressé(e) n'a pas constitué un mandataire afin d'administrer ses biens (ou a constitué un mandataire en la présence de M, Mme, Mlle...). Observations complémentaires (éventuellement).

Fait à..., le... *Signature*

SOINS PALLIATIFS

Ils ont pour objectif de supprimer ou d'atténuer les souffrances à la fois physiques et morales des patients pour lesquels l'issue fatale est inéluctable. Pratiqués en institution ou au domicile du patient, ils permettent un déroulement du processus naturel de la fin de vie dans des conditions favorables aussi bien pour le patient que pour son entourage. L'accompagnement des personnes en fin de vie et la lutte contre la douleur sont des composantes des soins palliatifs.

SUIVI POST-PROFESSIONNEL

Il s'agit d'un suivi en continuité avec celui effectué par le médecin du travail concernant des affections d'origine certainement professionnelle se développant alors que le travailleur n'exerce plus sa profession. Ce suivi est alors assuré par le médecin traitant.

TÉMOIN

Toute personne citée pour être entendue comme témoin est tenue de comparaître. La non-comparution doit être pleinement justifiée.

PIÈCES À FOURNIR. Un certificat médical facultatif sur papier à en-tête.

PRÉCISIONS. *La rédaction de ce certificat doit être très prudente, le médecin pouvant, en cas de déclaration erronée, être poursuivi pour faux en écriture ou même pour complicité.*

LE CERTIFICAT

Je soussigné(e)..., Docteur en médecine, certifie que M, Mme, Mlle..., né(e) le..., domicilié(e) à... cité(e) à comparaître devant (appareil judiciaire à préciser)... ne peut, en raison de son état de santé actuel, déférer à la citation qui lui a été notifiée par huissier de justice. L'incapacité de M, Mme, Mlle... se prolongera encore... jours sauf complications.

Fait au domicile du malade le... *Signature*

► Certificat délivré à la demande de M, Mme, Mlle..., remis en mains propres à l'intéressé(e) à son domicile le... pour produire en justice.

Signature du malade

TIERCE PERSONNE

Voir Octroi d'une tierce personne

TUTELLE

Elle est destinée à tout malade majeur, mineur anticipé ou mineur non anticipé dans la dernière année de sa minorité dont les facultés corporelles sont altérées au point de lui enlever sa lucidité et son aptitude à gérer ses biens, dont l'altération des facultés mentales empêche l'expression de sa volonté.

PIÈCES À FOURNIR. Un certificat médical établi par un médecin spécialiste sur une liste établie par le Procureur de la République, un procès verbal d'audition de la personne à protéger, un avis écrit du Procureur de la République.

PRÉCISIONS. *La tutelle entraîne une perte de la capacité civile ainsi qu'une perte des droits civiques et politiques. Elle est durable et constitue une décision de justice tant à son ouverture qu'à sa fermeture.*

LE CERTIFICAT

Je soussigné(e)..., Docteur en médecine, certifie avoir examiné ce jour M, Mme, Mlle... (situation familiale)..., né(e) le... à..., domicilié(e) à... et avoir constaté l'altération de ses facultés mentales (ou corporelles). Ce(tte) malade me paraît avoir besoin d'être représenté(e) d'une manière continue dans les actes de la vie civile. Pour cette raison, l'ouverture d'une tutelle paraît justifiée. Observations complémentaires (éventuellement)... Ce(tte) patient(e) a (ou n'a pas) été placé(e) sous sauvegarde de justice. Ce(tte) patient(e) peut (ou ne peut pas) être entendu(e) par le juge des tutelles.

Fait à..., le... *Signature*

USURE PRÉMATURÉE DE L'ORGANISME

Cette formule prend place dans une procédure d'invalidité puis de mise à la retraite.

PIÈCES À FOURNIR. Certificat médical obligatoire sur papier à en-tête établi en double exemplaire.

LE CERTIFICAT

Je soussigné(e)..., Docteur en médecine, certifie donner mes soins à M, Mme, Mlle..., né(e) le..., domicilié(e) à... enregistré(e) à la Sécurité sociale sous le numéro... M, Mme, Mlle... présente une usure prématurée de l'organisme justifiant sa mise en invalidité.

Fait à..., le... *Signature*

► Certificat établi pour les organismes sociaux.

VACCINATIONS

Toute vaccination obligatoire doit faire l'objet d'une déclaration de la part du médecin.

PIÈCES À FOURNIR. La mention de la vaccination est à porter sur le carnet de vaccination. Sinon elle peut être indiquée sur un certificat médical obligatoire sur papier à en-tête, établi en double exemplaire.

PRÉCISIONS. *Qu'il s'agisse du carnet de santé ou d'un certificat, les chiffres des jours, mois, années, doses doivent être écrits lisiblement. L'indication du numéro du lot est souhaitable.*

LE CERTIFICAT

Je soussigné(e)..., Docteur en médecine, certifie avoir pratiqué ce jour la vaccination ou la revaccination contre (nom de la vaccination)... sur la personne de (nom, prénom)... demeurant...

Fait à..., le... *Signature*

VACCINATIONS (CONTRE-INDICATION)

S'il existe une contre-indication réelle, temporaire ou permanente à la vaccination, le médecin est en droit de l'attester.

PIÈCES À FOURNIR. Un certificat médical facultatif sur papier à en-tête établi en double exemplaire.

LE CERTIFICAT

Je soussigné(e)..., Docteur en médecine, certifie avoir examiné l'enfant (nom, prénom)... né(e) le... en présence de (adulte majeur, parent ou tuteur)... demeurant... L'état de santé de l'enfant contre-indique, pour une durée de... (ou de façon définitive) la vaccination contre...

Fait à..., le... *Signature*

► Certificat remis à... à sa demande pour (motif de la demande)...

VIRGINITÉ

La demande d'un certificat de virginité peut émaner de l'intéressée, mais plus souvent, dans un contexte ethnique ou religieux, de sa mère.

PIÈCES À FOURNIR. Un certificat facultatif sur papier à en-tête établi en double exemplaire.

PRÉCISIONS. *L'examen doit se faire chaque fois que possible en présence d'une tierce personne. La formule « signe évident » offre le maximum de garanties en raison du qualificatif évident.*

LE CERTIFICAT

Je soussigné(e)..., Docteur en médecine, certifie avoir examiné ce jour à sa demande Mlle (nom, prénom)..., née le..., demeurant..., en présence de (identification d'une tierce personne éventuelle)... Je n'ai pas constaté de signe évident de défloration.

Fait à..., le... *Signature*

► Certificat établi à la demande de l'intéressée, remis en mains propres le...

Signature de l'intéressée

TABLEAUX DES MALADIES PROFESSIONNELLES
(prévus à l'art. R. 461-3)

A) Régime général

n° 1. Affections dues au plomb et à ses composés.

n° 2. Maladies professionnelles causées par le mercure et ses composés.

n° 3. Intoxication professionnelle par le tétrachloréthane.

n° 4. Hémopathies provoquées par le benzène et tous les produits en renfermant.

n° 4 bis. Affections gastro-intestinales provoquées par le benzène, le toluène, les xylènes et tous les produits en renfermant.

n° 5. Affections professionnelles liées au contact avec le phosphore et le sesquisulfure de phosphore.

n° 6. Affections provoquées par les rayonnements ionisants.

n° 7. Tétanos professionnel.

n° 8. Affections causées par les ciments (alumino-silicates de calcium).

n° 9. Affections provoquées par les dérivés halogénés des hydrocarbures aromatiques.

n° 10. Ulcérations et dermites provoquées par l'acide chromique, les chromates et bichromates alcalins, le chromate de zinc et le sulfate de chrome.

n° 10 bis. Affections respiratoires provoquées par l'acide chromique, les chromates et bichromates alcalins.

n° 10 ter. Affections cancéreuses causées par l'acide chromique et les chromates et bichromates alcalins ou alcalinoterreux ainsi que par le chromate de zinc.

n° 11. Intoxication professionnelle par le tétrachlorure de carbone.

n° 12. Affections professionnelles provoquées par certains dérivés halogénés des hydrocarbures aliphatiques.

n° 13. Intoxications professionnelles par les dérivés nitrés et chloronitrés des hydrocarbures benzéniques.

n° 14. Affections provoquées par les dérivés nitrés du phénol, par le pentachlorophénol, les pentachlorophénates et par les dérivés halogénés de l'hydroxybenzonitrile.

n° 15. Affections provoquées par les amines aromatiques, leurs sels et leurs dérivés, notamment hydroxylés, halogénés, nitrés, nitrosés et sulfonés.

n° 15 bis. Affections de mécanisme allergique provoquées par les amines aromatiques, leurs sels, leurs dérivés notamment hydroxylés, halogénés, nitrés, nitrosés, sulfonés et les produits qui en contiennent à l'état libre.

n° 15 ter. Lésions prolifératives de la vessie provoquées par les amines aromatiques et leurs sels et la N-nitroso-dibutylamine et ses sels.

n° 16. Affections cutanées ou affections des muqueuses provoquées par les goudrons de houille, les huiles de houille (comprenant les fractions de distillation dites phénoliques, naphtaléniques, acénaphténiques, anthracéniques et chryséniques), les brais de houille et les suies de combustion du charbon.

n° 16 bis. Affections cancéreuses provoquées par les goudrons de houille, les huiles de houille (comprenant les fractions de distillation dites phénoliques, naphtaléniques, acénaphténiques, anthracéniques et chryséniques), les brais de houille et les suies de combustion du charbon.

n° 17. Dermatoses causées par l'action du sesquisulfure de phosphore (Abrogé).

n° 18. Charbon.

n° 19. Spirochétoses (à l'exception des tréponématoses).

n° 20. Affections professionnelles provoquées par l'arsenic et ses composés minéraux.

n° 20 bis. Cancer bronchique primitif provoqué par l'inhalation de poussières ou de vapeurs arsenicales.

n° 20 ter. Cancer bronchique primitif provoqué par l'inhalation de poussières ou de vapeurs renfermant des arseno-pyrites aurifères.

n° 21. Intoxication professionnelle par l'hydrogène arsénié.

n° 22. Sulfocarbonisme professionnel.

n° 23. Nystagmus professionnel.

n° 24. Brucelloses professionnelles.

n° 25. Affections professionnelles consécutives à l'inhalation de poussières minérales renfermant de la silice.

n° 25 bis. Affections non pneumoconiotiques dues à l'inhalation de poussières minérales renfermant de la silice libre (Abrogé).

n° 26. Intoxication professionnelle par le bromure de méthyle.

n° 27. Intoxication professionnelle par le chlorure de méthyle.

n° 28. Ankylostomose professionnelle. Anémie engendrée par l'ankylostome duodénal.

n° 29. Lésions provoquées par des travaux effectués dans des milieux où la pression est supérieure à la pression atmosphérique.

n° 30. Affections professionnelles consécutives à l'inhalation de poussières d'amiante.

n° 30 bis. Cancer broncho-pulmonaire provoqué par l'inhalation de poussières d'amiante.

n° 31. Maladies professionnelles engendrées par les aminoglycosides, notamment par la streptomycine, la néomycine et leurs sels.

n° 32. Affections professionnelles provoquées par le fluor, l'acide fluorhydrique et ses sels minéraux.

n° 33. Maladies professionnelles dues au béryllium et à ses composés.

n° 34. Affections provoquées par les phosphates, pyrophosphates et thiophosphates d'alcoyle, d'aryle ou d'alcoylaryle et autres organophosphorés anticholinestérasiques ainsi que par les phosphoramides et carbamates hétérocycliques anticholinestérasiques.

n° 35. Affections ostéo-articulaires professionnelles provoquées par l'emploi des marteaux pneumatiques et engins similaires (Abrogé, *cf. tableau n° 69*).

n° 36. Affections provoquées par les huiles et graisses d'origine minérale ou de synthèse.

n° 36 bis. Affections cutanées cancéreuses provoquées par les dérivés suivants du pétrole : extraits aromatiques, huiles minérales utilisées à haute température dans les opérations d'usinage et de traitement des métaux, suies de combustion des produits pétroliers.

n° 37. Affections cutanées professionnelles causées par les oxydes et les sels de nickel.

n° 37 bis. Affections respiratoires causées par les oxydes et les sels de nickel.

n° 37 ter. Cancers provoqués par les opérations de grillage des mattes de nickel.

n° 38. Maladies professionnelles engendrées par la chlorpromazine.

n° 39. Maladies professionnelles engendrées par le bioxyde de manganèse.

n° 40. Maladies dues aux bacilles tuberculeux et à certaines mycobactéries atypiques : *Mycobacterium avium/intracellulare, Mycobacterium kansasii, Mycobacterium xenopi, Mycobacterium marinum Mycobacterium fortuitum.*

n° 41. Maladies engendrées par les pénicillines et leurs sels et les céphalosporines.

n° 42. Surdité provoquée par les bruits lésionnels.

n° 43. Affections provoquées par l'aldéhyde formique et ses polymères.

n° 44. Affections consécutives à l'inhalation de poussières ou de fumées d'oxyde de fer.

n° 44 bis. Affections cancéreuses consécutives à l'inhalation de poussières ou de fumées d'oxyde de fer.

n° 45. Infections d'origine professionnelle par les virus des hépatites A, B, C, D et E.

n° 46. Mycoses cutanées.

n° 47. Affections professionnelles provoquées par les bois.

n° 48. Troubles angioneurotiques professionnels provoqués par les vibrations d'outils manuels (Abrogé, *cf.* tableau n° 69).

n° 49. Affections provoquées par les amines aliphatiques et alicycliques.

n° 50. Affections provoquées par la phénylhydrazine.

n° 51. Maladies professionnelles provoquées par les résines époxydiques et leurs constituants.

n° 52. Affections provoquées par le chlorure de vinyle monomère.

n° 53. Affections dues aux rickettsies.

n° 54. Poliomyélites.

n° 55. Affections professionnelles dues aux amibes.

n° 56. Rage professionnelle.

n° 57. Affections périarticulaires provoquées par certains gestes et postures de travail.

n° 58. Affections professionnelles provoquées par le travail à haute température.

n° 59. Intoxications professionnelles par l'hexane.

n° 60. Intoxication professionnelle par le pentachlorophénol ou le pentachlorophénate de sodium (Abrogé).

n° 61. Maladies professionnelles provoquées par le cadmium et ses composés.

n° 62. Affections professionnelles provoquées par les isocyanates organiques.

n° 63. Affections provoquées par les enzymes.

n° 64. Intoxication professionnelle par l'oxyde de carbone.

n° 65. Lésions eczématiformes de mécanisme allergique.

n° 66. Affections respiratoires de mécanisme allergique.

n° 67. Lésions de la cloison nasale provoquées par les poussières de chlorure de potassium dans les mines de potasse et leurs dépendances.

n° 68. Tularémie.

n° 69. Affections provoquées par les vibrations et chocs transmis par certaines machines-outils, outils et objets et par les chocs itératifs du talon de la main sur des éléments fixes.

n° 70. Affections professionnelles provoquées par le cobalt et ses composés.

n° 70 bis. Affections respiratoires dues aux poussières de carbures métalliques frittés ou fondus contenant du cobalt.

n° 70 ter. Affections cancéreuses bronchopulmonaires primitives causées par l'inhalation de poussières de cobalt associées au carbure de tungstène avant frittage.

n° 71. Affections oculaires dues au rayonnement thermique.

n° 71 bis. Affections oculaires dues au rayonnement thermique associé aux poussières.

n° 72. Maladies résultant de l'exposition aux dérivés nitrés des glycols et du glycérol.

n° 73. Maladies professionnelles causées par l'antimoine et ses dérivés.

n° 74. Affections professionnelles provoquées par le furfural et l'alcool furfurylique.

n° 75. Affections professionnelles résultant de l'exposition au sélénium et à ses dérivés minéraux.

n° 76. Maladies liées à des agents infectieux ou parasitaires contractées en milieu d'hospitalisation et d'hospitalisation à domicile.

n° 77. Périonyxis et onyxis.

n° 78. Affections provoquées par le chlorure de sodium dans les mines de sel et leurs dépendances.

n° 79. Lésions chroniques du ménisque.

n° 80. Kératoconjonctivites virales.

n° 81. Affections malignes provoquées par le bis (chlorométhyle) éther.

n° 82. Affections provoquées par le méthacrylate de méthyle.

n° 83. Lésions provoquées par les travaux effectués dans un milieu où la pression est inférieure à la pression atmosphérique et soumise à variations.

n° 84. Affections engendrées par les solvants organiques liquides à usage professionnel (indiqués dans le tableau).

n° 85. Affections engendrées par l'un ou l'autre de ces produits :

N-méthyl N'nitro N-nitrosoguanidine ;

N-éthyl N'nitro N-nitrosoguanidine ;

N-méthyl N-nitrosourée ;

N-éthyl N-nitrosourée.

n° 86. Pasteurelloses.

n° 87. Ornithose-psittacose.

n° 88. Rouget du porc (Érysipéloide de Baker-Rosenbach).

n° 89. Affection provoquée par l'halothane.

n° 90. Affections respiratoires consécutives à l'inhalation de poussières textiles végétales.

n° 91. Bronchopneumopathie chronique obstructive du mineur de charbon.

n° 92. Infections professionnelles à *Streptococcus suis.*

n° 93. Lésions chroniques du segment antérieur de l'œil provoquées par l'exposition à des particules en circulation dans les puits de mine de charbon.

n° 94. Broncho-pneumopathie chronique obstructive du mineur de fer.

n° 95. Affections professionnelles de mécanisme allergique provoquées par les protéines du latex (ou caoutchouc naturel).

n° 96. Fièvres hémorragiques avec syndrome rénal dues aux agents infectieux du groupe hantavirus.

n° 97. Affections chroniques du rachis lombaire provoquées par des vibrations de basses et moyennes fréquences transmises au corps entier.

n° 98. Affections chroniques du rachis lombaire provoquées par la manutention manuelle de charges lourdes.

B) Régime agricole

n° 1. Tétanos professionnel.

n° 2. Ankylostomose professionnelle.

n° 3. Spirochétose ictéro-hémorragique professionnelle (abrogé par décret n° 64-858 du 8 août 1964).

n° 4. Charbon professionnel.

n° 5. Leptospiroses.

n° 5 bis. Maladie de Lyme.

n° 6. Brucelloses.

n° 7. Tularémie.

n° 8. Sulfocarbonisme professionnel.

n° 9. Intoxication professionnelle par le tétrachlorure de carbone.

n° 10. Affections provoquées par l'arsenic et ses composés minéraux.

n° 11. Affections provoquées par les phosphates, pyrophosphates et thiophosphates d'alcoyle, d'aryle ou d'alcoylaryle et autres organophosphores anticholinestérasiques, ainsi que par les phosphoramides anticholinestérasiques et les carbamates anticholinestérasiques.

n° 12. Maladies causées par le mercure et ses composés.

n° 13. Affections provoquées par les dérivés nitrés du phénol (dinitrophénols, dinitro-orthocrésol, dinosebe, dinoterbe, leurs homologues et leurs sels), par le pentachlorophénol et les pentachlorophénates, et par les dérivés halogénés de l'hydroxybenzonitrile (bromoxynil, ioxynil).

n° 13 bis. Affections provoquées par des préparations associant pentachlorophénol (ou pentachlorophénates), avec du lindane.

n° 14. Affections causées par les ciments.

n° 15. Mycoses cutanées, périonyxis et onyxis d'origine professionnelle.

n° 16. Maladies dues aux bacilles tuberculeux et à certaines mycobactéries atypiques.

n° 17. Maladies provoquées par l'inhalation de poussières de foin moisi ou de produits végétaux moisis (abrogé par décret n° 84-1299 du 31 décembre 1984).

n° 18. Maladies causées par le plomb et ses composés.

n° 19. Hémopathies provoquées par le benzène et tous les produits en renfermant.

n° 19 bis. Affections gastro-intestinales et neurologiques provoquées par le benzène, le toluène, les xylènes et tous les produits en renfermant.

n° 20. Affections provoquées par les rayonnements ionisants.

n° 21. Affections professionnelles provoquées par certains dérivés halogénés des hydrocarbures aliphatiques.

n° 22. Pneumoconioses consécutives à l'inhalation de poussières minérales renfermant de la silice libre.

n° 22 bis. Affections non pneumoconiotiques dues à l'inhalation de poussières minérales renfermant de la silice libre.

n° 23. Intoxication professionnelle par le bromure de méthyle.

n° 24. Maladies professionnelles engendrées par la streptomycine et ses sels (abrogé par décret n° 84-1299 du 31 décembre 1984).

n° 25. Affections provoquées par les huiles et graisses d'origine minérale ou de synthèse.

n° 25 bis. Affections cutanées cancéreuses provoquées par les suies de combustion des produits pétroliers.

n° 26. Maladies professionnelles engendrées par la chlorpromazine.

n° 27. Maladies professionnelles engendrées par les pénicillines et leurs sels et les céphalosporines (abrogé par décret n° 84-1299 du 31 décembre 1984).

n° 28. Affections provoquées par l'aldéhyde formique et ses polymères.

n° 29. Affections provoquées par les vibrations et chocs transmis par certaines machines-outils, outils et objets et par les chocs itératifs du talon de la main sur des éléments fixes.

n° 30. Rage professionnelle.

n° 31. Maladies engendrées par le pentachlorphénol, le pantachlorphénate de sodium et le laurylpentachlorphénate de sodium (abrogé par décret n° 86-978 du 8 août 1986).

n° 32. Maladie provoquée par l'inhalation de poussières aviaires (abrogé par décret n° 84-1299 du 31 décembre 1984).

n° 33. Infections d'origine professionnelle par les virus des hépatites A, B, C, D et E.

n° 34. Ulcérations et dermites provoquées par l'acide chromique, les chromates et bichromates alcalins, le chromate de zinc et le sulfate de chrome.

n° 35. Affections provoquées par les goudrons de houille, huiles de houille, brais de houille et suies de combustion du charbon.

n° 36. Affections professionnelles provoquées par les bois.

n° 37. Maladies professionnelles provoquées par les résines époxydiques et leurs constituants (abrogé par décret n° 84-1299 du 31 décembre 1984).

n° 38. Poliomyélite.

n° 39. Affections périarticulaires provoquées par certains gestes et postures de travail.

n° 40. Intoxication professionnelle par l'oxyde de carbone.

n° 41. Intoxications professionnelles par l'hexane.

n° 42. Maladies professionnelles provoquées par le cadmium et ses composés.

n° 43. Affections professionnelles provoquées par les isocyanates organiques.

n° 44. Affections cutanées et muqueuses professionnelles de mécanisme allergique.

n° 45. Affections respiratoires professionnelles de mécanisme allergique.

n° 46. Affections professionnelles provoquées par les bruits.

n° 47. Affections consécutives à l'inhalation de poussières d'amiante.

n° 47 bis. Cancer broncho-pulmonaire provoqué par l'inhalation de poussières d'amiante.

n° 48. Maladies engendrées par les solvants organiques liquides.

n° 49. Affections dues aux rickettsies.

n° 50. Pasteurelloses.

n° 51. Rouget du porc (Érysipéloïde de Baker-Rosenbach).

n° 52. Psittacose.

n° 53. Lésions chroniques du ménisque.

n° 54. Affections respiratoires consécutives à l'inhalation de poussières textiles végétales.

n° 55. Infections professionnelles à *Streptococcus suis.*

n° 56. Infections professionnelles à hantavirus.

n° 57. Affections chroniques du rachis lombaire provoquées par des vibrations de basses et moyennes fréquences transmises au corps entier.

n° 57 bis. Affections chroniques du rachis lombaire provoquées par la manutention manuelle habituelle de charges lourdes.

Les tableaux des maladies professionnelles (aussi bien pour le régime général que pour le régime agricole) paraissent régulièrement au *Journal Officiel* (décrets de création et/ou de mise à jour).

Ces tableaux peuvent se consulter plus facilement :

— auprès de la D.D.A.S.S. ;

— auprès du conseil départemental de l'Ordre des médecins de votre lieu d'exercice.

MALADIES À CARACTÈRE PROFESSIONNEL

A) Régime général

CHAPITRE 2. — DISPOSITIONS DIVERSES. DISPOSITIONS D'APPLICATION

Art. D. 482-1. Les modèles des documents nécessaires à l'application du présent livre sont fixés par des arrêtés du ministre chargé de la Sécurité sociale.

ANNEXE A L'ARTICLE D. 461-1

Liste des maladies ayant un caractère professionnel dont la déclaration est obligatoire pour tout docteur en médecine qui peut en avoir connaissance.

A. — Maladies susceptibles d'avoir une origine professionnelle et d'être imputées aux agents chimiques suivants(1).

NUMÉRO d'ordre	AGENTS CHIMIQUES
4	Glucinium (béryllium) et ses composés.
5	Boranes.
6	Composés du carbone suivants(2) : Oxyde de carbone ; Oxychlorure de carbone ; Sulfure de carbone ; Acide cyanhydrique ; Cyanures métalliques ; Composés du cyanogène ; Esters isocyaniques.
7	Composés de l'azote suivants : Ammoniaque ; Oxydes d'azote ; Acide nitrique.
8	Ozone.
9	Fluor et ses composés.
15	Phosphore et ses composés, notamment les esters phosphiriques, pyrophosphyriques, thiophosphoriques, ainsi que les autres composés organiques du phosphore.
16	Composés du soufre suivants : Hydrogène sulfuré ; Anhydride sulfureux ; Acide sulfurique ; Mercaptans et thioéthers, thiophène, thiophénol et homologues, ainsi que les dérivés halogénés de ces substances ; Esters des acides du soufre.
17	Chlore et ses composés minéraux.
23	Oxydes de vanadium.

(1) Les agents chimiques ont été classés dans l'ordre des numéros atomiques de l'élément le plus caractéristique.
(2) En raison de leur nombre considérable et de leur importance, les hydrocarbures.

NUMÉRO d'ordre	AGENTS CHIMIQUES
24	Chrome et ses composés.
25	Manganèse et ses composés.
28	Nickel et ses composés.
30	Oxyde de zinc.
33	Arsenic et ses composés.
35	Brome et ses composés minéraux.
48	Cadmium et ses composés.
53	Iode et ses composés minéraux.
80	Mercure et ses composés.
81	Thallium et ses composés.
82	Plomb et ses composés.
601	Hydrocarbures aliphatiques, saturés ou non, cycliques ou non : benzène, toluène, xylène et autres homologues du benzène ; Vinylbenzène, divinylbenzène, diphényle, tétraline ; Naphtalènes et homologues.
602	Dérivés halogénés des hydrocarbures aliphatiques ou aromatiques.
603	Alcools, polyalcools et leurs esters nitriques : Éthers, tétrahydrofurane, dioxane, oxyde de diphényle et autres oxydes organiques, ainsi que leurs dérivés halogénés.
604	Phénols et homologues, naphtols et homologues, ainsi que leurs dérivés halogénés.
605	Aldéhydes, furfural.
606	Cétones, benzoquinone.
607	Acides organiques, leurs anhydrides, leurs esters, ainsi que les dérivés halogénés de ces substances.
608	Nitriles.
609	Dérivés nitrés aliphatiques. Dérivés nitrés des hydrocarbures aromatiques et des phénols.
610	Dérivés halogénés des dérivés nitrés des hydrocarbures et des phénols.
611	Dérivés azoxiques et azoïques.
612	Amines aliphatiques et leurs dérivés halogénés. Amines et hydrazines aromatiques, ainsi que leurs dérivés halogénés, phénoliques, nitrosés, nitrés et sulfonés.
613	Pyridine et autres bases hétérocycliques. Alcaloïdes.
620	Substances hormonales.

B. — Maladies susceptibles d'avoir une origine professionnelle et d'être imputées aux agents physiques suivants :

1. Rayonnements ionisants.
2. Énergie radiante.
3. Bruit.
4. Milieux où la pression est supérieure à la pression atmosphérique.
5. Vibrations mécaniques.

C. — Maladies infectieuses ou parasitaires susceptibles d'avoir une origine professionnelle.

1. Maladies provoquées par les helminthes, l'ankylostome duodénal, l'anguillule de l'intestin.
2. Infection charbonneuse, tétanos, leptospiroses, brucelloses.
3. Autres maladies infectieuses ou parasitaires transmises à l'homme par des animaux ou débris d'animaux.
4. Maladies infectieuses du personnel s'occupant de prévention, soins, assistance à domicile, recherches.
5. Maladies tropicales, notamment : paludisme, amibiase, trypanosomiase, dengue, fièvre à pappataci, fièvre de Malte, fièvre récurrente, fièvre jaune, peste, leischmaniose, pian, lèpre, typhus exanthématique et autres rickettsioses.

D. — Maladies de la peau susceptibles d'avoir une origine professionnelle (autres que celles imputables à l'une des causes sus-énumérées).

1. Cancers cutanés et affections cutanées précancéreuses éventuellement imputables à certains produits tels que : brais, goudrons, bitumes, suies, huiles anthracéniques, huiles minérales et paraffines brutes.
2. Affections cutanées imputables aux alcalis caustiques, aux ciments, aux bois exotiques et autres produits irritants.
3. Affections cutanées imputables à toute autre cause en relation avec le milieu professionnel.

E. — Affections des voies respiratoires susceptibles d'avoir une origine professionnelle.

1. Pneumoconioses.
2. Affections broncho-pulmonaires imputables à des poussières ou fumées.
3. Asthme.

F. — Autres affections susceptibles d'avoir une origine professionnelle.

1. Maladies des bourses périarticulaires dues à des pressions, cellulites sous-cutanées.
2. Maladies consécutives au surmenage des gaines tendineuses, du tissu péritendineux, des insertions musculaires et tendineuses.
3. Lésions du ménisque.
4. Arrachements par surmenage des apophyses épineuses.
5. Paralysies des nerfs dues à la pression.
6. Crampes.
7. Nystagmus.
8. Scorbut.

B) Régime agricole

LISTE DES MALADIES AYANT UN CARACTÈRE PROFESSIONNEL DONT LA DÉCLARATION EST OBLIGATOIRE POUR TOUT DOCTEUR EN MÉDECINE QUI PEUT EN AVOIR CONNAISSANCE

A. — Agents chimiques utilisés en agriculture et pouvant être impliqués dans la genèse des maladies susceptibles d'avoir une origine professionnelle.

Borate de soude et autres sels de l'acide borique.
Composés du carbone suivants : oxyde de carbone, sulfure de carbone, acide cyanhydrique, cyanures métalliques et canamide calcique.
Composés de l'azote suivants : ammoniaque, oxyde d'azote et acide nitrique.
Fluor et ses composés minéraux et organiques.
Phosphore et ses composés minéraux et organiques (organo-phosphorés).
Composés du soufre suivants : hydrogène sulfuré, anhydride sulfureux et acide sulfurique.
Chlore et ses composés minéraux et organiques (organo-chlorés).
Chrome et ses composés.
Baryum et ses sels.
Manganèse et ses composés.
Arsenic et ses composés oxygénés et sulfurés.
Brome et ses composés minéraux et organiques dont le bromure de méthyle.
Mercure et ses composés organiques (organo-mercuriels).
Thallium et ses composés.
Zinc et ses composés.
Plomb et ses composés.
Hydrocarbures aliphatiques saturés ou non, cycliques ou non.
Benzène, toluène, xylène et autres homologues du benzène.
Vinylbenzène, divinylbenzène, diphényl et tétraline ;
Naphtalènes et homologues.
Dérivés halogénés des hydrocarbures aliphatiques ou aromatiques.
Phénols et homologues, naphtols et homologues ainsi que leurs dérivés halogénés (tributa-et pentachlorophénol)
Corps cétoniques et dérivés des quinones.
Acides organiques, leurs anhydriques, leurs esters et les dérivés halogénés de ces substances (xanthate, thiocarbanates et thiurame).
Dérivés nitrés aliphatiques.
Dérivés nitrés des hydrocarbures aromatiques et des phénols.
Aldéhyde formique et ses polymères.
Phythormones (dérivés des ariloxy-acides).
Insecticides organiques d'origine végétale : nicotine et pyrèthre.
Insecticides organiques d'origine minérale : huiles minérales (de pétrole et de houille).

B. — Agents physiques utilisés en agriculture pouvant être impliqués dans la genèse de maladies susceptibles d'avoir une origine professionnelle.

1. Vibrations mécaniques.
2. Bruits.
3. Rayonnements ionisants.

C. — Maladies infectieuses ou parasitaires susceptibles d'avoir une origine professionnelle.

1. Maladies provoquées par les helminthes dont l'ankylostome duodénal et l'anguillule de l'intestin ou dues au bacille tuberculeux du type bovin.
2. Infection charbonneuse, tétanos, brucelloses, leptospiroses et tularémie.
3. Dermatophyties d'origine animale.
4. Autres maladies infectieuses ou parasitaires transmises à l'homme par des animaux ou débris d'animaux : rouget du porc, fièvre aphteuse, ornithose, psittacose, arbovirose, rage, salmonellose, toxoplasmose, listériose et sporotrichose.
5. Maladies infectieuses du personnel s'occupant de prévention, soins, recherches.

D. — Maladies cutanées susceptibles d'avoir une origine professionnelle (autres que celles imputables à l'une des causes sus-énumérées).

1. Cancers cutanés et affections cutanées précancéreuses éventuellement imputables à certains produits habituellement considérés comme carcinogènes.
2. Affections cutanées imputables aux alcalis caustiques (chromatés, bichromates alcalins), aux ciments, bois exotiques ou autres et autres produits irritants.
3. Affections cutanées imputables à toute autre cause en relation avec le milieu professionnel : par exemple, maladie dite « des trayeurs », eczéma de l'index (ou de la main) contracté par les « videurs de poulets », affections allergiques cutanées telles que la « gale du chêne », la « gale du céleri », etc.

E. — Affections des voies respiratoires susceptibles d'avoir une origine professionnelle.

1. Sclérose bronchique et emphysème par travail continu au contact de poussières végétales ou minérales, de fumée.
2. Allergies respiratoires par contact avec agents allergiques, moisissures, etc.

F. — Autres affections susceptibles d'avoir une origine professionnelle.

1. Maladies des bourses périarticulaires dues à des pressions.
2. Maladies consécutives au surmenage des gaines tendineuses, des tissus péritendineux, des insertions musculaires et ligamentaires.
3. Lésions des ménisques, arrachements par surmenage des apophyses épineuses.

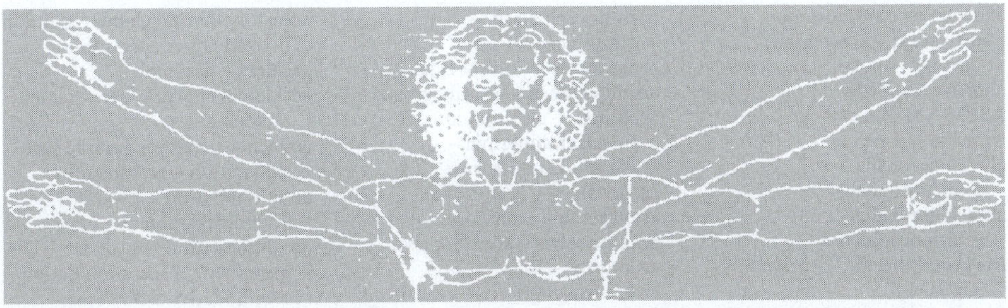

Lexique anglais-français

A

a- – a-, an-
A and V syndromes – A et V (syndromes)
A, B, C bile – bile A, B, C
A band – bande A, disque A
A-mode echography – échographie de mode A
Aaron's sign – Aaron (signe d')
Aarskog syndrome – Aarskog (syndrome d')
Aase's syndrome – Aase (syndrome d')
ab- – ab-
abacterial peritonitis – péritonite abactérienne
Abadie's signs – Abadie (signes d')
abandonment neurosis – névrose d'abandon
abarognosis – abarognosie
abarthrosis – abarthrose
abarticular – abarticulaire
abarticular gout – goutte abarticulaire
abasia – abasie
abaxial – abaxial
Abbe-Estlander's operation – Abbe-Estlander (opération d')
Abbe's operation – Abbe (opération d')
Abbott-Rawson's tube – Abbott-Rawson (tube d')
Abbott's plaster jacket – Abbott (corset ou plâtre d')
abciximab – abciximab
abdomen – abdomen
abdomidal aorta – aorte abdominale
abdomin(o)- – abdomino-
abdominal – abdominal
abdominal aneurysm – anévrysme abdominal
abdominal angina – angor abdominal
abdominal cavity – cavité abdominale
abdominal desmoid – fibromatose abdominale
abdominal fistula – fistule abdominale
abdominal hernia – hernie abdominale
abdominal hysteropexy – hystéropexie abdominale
abdominal hysterotomy – hystérotomie abdominale
abdominal lymph node – nœud lymphatique abdominal
abdominal nephrectomy – néphrectomie abdominale
abdominal orifice of uterine tube – orifice abdominal de la trompe utérine
abdominal pregnancy – grossesse abdominale
abdominal pulse – pouls abdominal
abdominal reflex – réflexe abdominal
abdominal respiration – respiration abdominale
abdominal stab – coup de poignard abdominal
abdominocardiac reflex – réflexe abdominocardiaque
abdominogenital – abdomino-génital
abdominothoracic – abdomino-thoracique
abdominovesical – abdomino-vésical
abducens – abducteur
abducens nerve – abducens (nerf)
abducent – abducteur
abduction – abduction
abductor muscle – muscle abducteur
aberrant – aberrant
aberrant ductules – ductules aberrants
aberrant goiter – goitre aberrant
aberrant intraventricular conduction – aberration ventriculaire
aberrant thyroid – thyroïde aberrante
aberration – aberration
abetalipoproteinemia – abêtalipoprotéinémie
ABH antigens – ABH (antigènes)
abiogenesis – abiogenèse
abiosis – abiose
abiotrophy – abiotrophie
abiuretic – abiurétique
ablactation – ablactation
ablation – ablation
ablation techniques – ablatives (méthodes)
ablephary – ablépharie
ablution – ablution
ablutomania – ablutiomanie
abnormal pelvis – pelvis vicié
abnormality – anomalie
ABO blood groups – ABO (système)
ABO blood typing – Beth-Vincent (épreuve de)
aboral – aboral
abortion – avortement

abortion by chromosome aberration – avortement chromosomique
abortive – abortif
ABPM – MAPA
abrachia – abrachie
abrachiocephalia – abrachiocéphalie
abrachiocephalus – abrachiocéphale
Abraham's needle – Abraham (aiguille d')
Abrahams' sign – Abrahams (signe d')
Abrams' reflex – Abrams (réflexe d')
Abrashanow's amputation – Abrashanow (amputation d')
abrasion – abrasion
abrasive – abrasif
abrasor – fraise
abreaction – abréaction
Abrikossoff's tumor – Abrikossoff (tumeur d')
abruptio placentae – apoplexie utéroplacentaire
abruption – abruption
abrupto placentae – hématome rétroplacentaire
abscess – abcès
abscessed – abcédé
absence – absence
absence of limb – amputation congénitale
absinthism – absinthisme
absolute accommodation – accommodation absolue
absolute glaucoma – glaucome absolu
absolute hemianopia – hémianopsie absolue
absolute scotoma – scotome absolu
absolute strabismus – strabisme absolu
absolute threshold – seuil absolu
absolute zero – absolu (zéro)
absorbable – résorbable
absorbed dose – dose absorbée
absorbent – absorbant
absorbent cotton – coton absorbant, coton hydrophile
absorption – absorption
absorption band – bande d'absorption
abstemious – abstème
abstergent – abstergent
abstinence – abstinence
abstraction – abstraction
abulia – aboulie
abuse – abus
acalculia – acalculie
acampsia – acampsie
acanthion – acanthion
Acanthocephala – *Acanthocéphales*
acanthocephaliasis – acanthocéphaliase
acanthocyte – acanthocyte
acanthocytosis – acanthocytose
acanthoid – acanthoïde
acanthokeratodermia – acanthokératodermie
acantholysis – acantholyse
acanthoma – acanthome
acanthopelvis – acanthopelvis
acanthosis – acanthose
acanthosis nigricans – acanthosis nigricans, dystrophie papillaire et pigmentaire
acapnia – acapnie
acarbose – acarbose
acardiac – acardiaque
acardius – acardiaque
acardy – acardie
acariasis – acariose
acaricide – acaricide
Acaridae – *Acariens*
acaroid – acaroïde
acarophobia – acarophobie
acarotoxic – acarotoxique
acarus – acare
acaryote – acaryote
acatalasia – acatalasie
acataphasia – acataphasie
acathexia – acathexie
acathisia – acathisie
acaudal – acaudé
acaudate – acaudé
accelerating pulse – pouls grimpant
acceleration – accélération
accelerator – accélérateur
accelerin – accélérine
acceptor – accepteur
accessory – accessoire
accessory cartilage – cartilage accessoire, cartilage sésamoïde
accessory cotyledon – cotylédon accessoire
accessory ligament – ligament accessoire
accessory mammary glands – glandes mammaires accessoires
accessory nerve – accessoire (nerf)
accessory palatine canals – canaux palatins accessoires
accessory pancreas – pancréas accessoire
accessory pancreatic canal – canal pancréatique accessoire
accessory parotid gland – parotide accessoire
accessory placenta – placenta accessoire
accessory sign – signe accessoire
accessory spleens – rates accessoires
accessory thymus – thymus accessoires
accessory thyroid – thyroïde accessoire
accessory thyroid glands – glandes thyroïdiennes accessoires
accident – accident
accidental abortion – avortement accidentel
accidental parasite – parasite égaré
acclimatation – acclimatation
accommodation – accommodation
accommodation phosphene – phosphène d'accommodation
accommodative asthenopia – asthénopie accommodative
accommodometer – accommodomètre
accomodation iridoplegia – iridoplégie d'accommodation
accomodation reflex – réflexe d'accommodation
accomodative cyclophoria – cyclophorie d'accommodation
accomodative strabismus – strabisme accommodatif
accrementition – accrémentition
accretion – accrétion
accute hemorrhagic conjunctivitis – Apollo (conjonctivite)
acellular – acellulaire
acenesthesia – acénesthésie
acephalia – acéphalie
acephalo – acéphalo-
acephalobrachia – acéphalobrachie
acephalocardia – acéphalocardie
acephalochiria – acéphalochirie
acephalocyst – acéphalocyste
acephalogastria – acéphalogastrie
acephalopodia – acéphalopodie
acephalostomia – acéphalostomie
acephalous – acéphale, acephalus
acephalus – acéphalien
acervulus – acervule
acetabular – acétabulaire
acetabular labrum – labrum acétabulaire
acetabuloplasty – acétabuloplastie
acetabulum – acétabulum, cavité cotyloïde, cotyle
acetabulum margin – limbus acétabulaire
acetal – acétal
acetal phosphatid – acétalphosphatide
acetaldehyde – acétaldéhyde
acetaminophen – acétaminophène
acetate – acétate
acetazolamide – acétazolamide
acetic – acétique
acetic acid – acétique (acide)
acetic acid, aqueous, alcoholic, ammoniacal, ether extract – extrait acétique, aqueux, alcoolique, ammoniacal, éthéré

acetic fermentation – fermentation acétique
acetification – acétification
acetimeter – acétimètre
acetolysis – acétolyse
acetone – acétone
acetonemia – acétonémie
acetonemic vomiting – vomissement acétonémique
acetonic halitus – haleine acétonique
acetous – acéteux
acetyl – acétyle
acetylaldehyde oxidase – acétaldéhyde-oxydase
acetylation – acétylation
acetylcholine – acétylcholine
acetylcholinesterase – acétylcholinestérase
acetylcoenzyme A – acétyl-coenzyme A
acetylcysteine – acétylcystéine
acetylphosphatase – acétylphosphatase
acetylsalicylic acid – acétylsalicylique (acide)
acetyltransferase – acétyltransférase
achalasia – achalasie
Achard-Thiers syndrome – Achard-Thiers (syndrome d')
acheilia – achéilie
acheiria – achirie, ectrocheirie
Achenbach's syndrome – Achenbach (syndrome d')
Achilles tendon reflex – réflexe achilléen
achillobursitis – achillobursite
achillodynia – achillodynie
achillorrhaphy – achillorraphie
achillotenotomy – achilloténotomie
achillous – achilléen
achlorhydria – achlorhydrie
achlorhydric anemia – anémie achlorhydrique
achloroblepsia – achloroblepsie
achloropsia – achloropsie
acholia – acholie
acholuria – acholurie
acholuric jaundice – ictère acholurique
achondrogenesis – achondrogenèse
achondroplasia – achondroplasie
achondroplastic dwarfism – nanisme achondroplasique
Achor-Smith syndrome – Achor-Smith (syndrome d')
achrestic anemia – anémie achrestique, Wilkinson (anémie de)
achromasia – achromasie
achromate – achromate
achromatic – achromatique
achromatic lens – lentille achromatique, objectif achromatique
achromatic spindle – fuseau achromatique
achromatic vision – vision achromatique
achromatism – achromatisme
achromatophil – achromatophile
achromatopsia – achromatopsie
achromaturia – achromaturie
achromia – achromie
achromic erythrocyte – érythrocyte dépigmenté
achromotrichia – achromotrichie
achylia – achylie
aciclovir – aciclovir
acicular – aciculaire
acid – acide
acid-base equilibrium – équilibre acidobasique
acid bath – bain acide
acid dyspepsia – dyspepsie acide
acid-fast – acido-alcoolo résistant, acidorésistant
acid phosphatase – phosphatase acide
acid radical – radical acide
acid stain – colorant acide
acidaminuria – acidaminurie
acidemia – acidémie
acidifiable – acidifiable
acidification – acidification
acidified milk – lait acidifié
acidimeter – acidimètre
acidimetry – acidimétrie
acidity – acidité
acidophilic adenoma – adénome acidophile
acidophilic cell – cellule acidophile
acidophobia – acérophobie
acidosis – acidose
aciduria – acidurie
aciduric – acidurique
acinar carcinoma – carcinome acineux
aciniform – aciniforme
acinitis – acinite
acinotubular – acinotubulaire
acinous – acineux
acinus – acinus
Ackerman's syndrome – Ackerman (syndrome d')
Ackermann's angle – Ackermann (angle d')
acladiosis – acladiose
acme – acmé, état (période d'), période d'état
acne – acné
acne cornea – kératose folliculaire acuminée
acnea aggregata – acné aggregata
acnea cornea – acné cornée
acnea necrotica – acné nécrotique
acnea rosacea – acné rosacée
acneiform syphilid – syphilide acnéiforme
acnemia – acnémie
acnitis – acnitis
aconite – aconit
aconitine – aconitine
acorea – acorée
acoria – acorie
acormus – acormien
acou- – acou-
acoumeter – acoumètre
acoumetry – acoumétrie
acoustic area – aire auditive
acoustic crest – crête ampullaire
acoustic impedance – impédance acoustique
acoustic radiation – radiation acoustique
acoustic reflex – réflexe acoustique
acoustic striae – barbes du calamus
acoustic vesicle – vésicule acoustique
acousticofacial ganglion – ganglion acousticofacial
acoustics – acoustique
ACP – CPA
acquired – acquis
acquired astigmatism – astigmatisme acquis
acquired character – caractère acquis
acquired generalized epilepsy – épilepsie généralisée secondaire
acquired hernia – hernie acquise
acquired immunity – immunité acquise
acquired immunodeficiency – immunodéficience acquise
acquired immunodeficiency syndrome, [AIDS] – syndrome d'immunodéficience acquise
acquired megacolon – mégacôlon acquis
acquired radioresistance – radiorésistance acquise
acquired reflex – réflexe conditionné
acral pustulosis – dermatitis repens
acrania – acrânie
acranius – acrânie
acremoniosis – acrémoniose
acrid – âcre
acridine – acridine
acriflavine – acriflavine
acrinia – acrinie
acritical – acritique
acro- – acro-
acroangiomatosis – acroangiomatose
acroasphyxia – acroasphyxie

acrobrachycephaly – acrobrachycéphalie
acrocentric – acrocentrique
acrocephalia – acrocéphalie, déformation toulousaine
acrocephalopolysyndactily – acrocéphalopolysyndactylie
acrocephalosyndactylia – acrocéphalosyndactylie
acrocinesis – acrocinésie
acrocontracture – acrocontracture
acrocyanosis – acrocyanose
acrodermatitis – acrodermatite
acrodermatitis atrophicans chronica – acrodermatite chronique atrophiante
acrodermatitis enteropathica – acrodermatite entéropathique
acrodolichomelia – acrodolichomélie
acrodynia – acrodynie
acrodysostosis – acrodysostose
acrodysplasia – acrodysplasie
acroerythrosis – acroérythrose
acroesthesia – acroesthésie
acrogeria – acrogérie
acrohyperhidrosis – acrohyperhidrose
acrohysterosalpingectomy – acrohystéro-salpingectomie
acrokeratosis verruciformis – acrokératose verruciforme
acrokinesia – acrokinésie
acrolein – acroléine
acromacria – acromacrie
acromastitis – acromastite
acromegalic – acromégale
acromegalic appearance – faciès acromégalique
acromegalic gigantism – gigantisme acromégalique
acromegalic lipping – bec acromégalique
acromegaloidism – acromégaloïdisme
acromegaly – acromégalie
acromelalgia – acromélalgie
acromelic – acromélique
acromesomelic dwarfism – nanisme acromésomélique
acromi(o)- – acromio-
acromial – acromial
acromial reflex – réflexe acromial
acromicria – acromicrie
acromiectomy – acromiectomie
acromioclavicular – acromio-claviculaire
acromiocoracoid – acromio-coracoïde
acromiohumeral – acromio-huméral
acromion – acromion
acromiothoracic – acromio-thoracique
acroosteolysis – acro-ostéolyse
acropachiderma – acropachydermie
acroparesthesia – acroparesthésie
acropathy – acropathie
acrophobia – acrophobie
acrorhigosis – acrorhigose
acroscleroderma – acrosclérodermie
acrosclerosis – acrosclérose
acrosome – acrosome
acrosyndactyly – acrosyndactylie
acrosyndrome – acrosyndrome
acrotic – acrotique
acrotism – acrotisme
acrylic – acrylique
acrylic resin – résine acrylique
ACTH – ACTH
actin – actine
actin(o)- – actin-, actino-
actinic – actinique
actinic cheilitis – chéilite actinique
actinic conjunctivitis – conjonctivite actinique
actinic dermatitis – actinite, dermatite actinique
actinic rays – rayons actiniques
actinic retinitis – rétinite actinique
actinide – actinide
actiniform – actiniforme
actinism – actinisme
actinium – actinium
actinobacillosis – actinobacillose
actinocancer – actinocancer
actinocongestin – actinocongestine
actinodermatitis – actinodermatose
actinology – actinologie
actinometer – actinomètre
Actinomycetales – *Actinomycétales*
actinomycin – actinomycine
actinomycosis – actinomycose
actinoscopy – actinoscopie
actinotherapy – actinothérapie
action – action
action current – courant d'action
action potential – potentiel d'action
action spectrum – spectre d'action
activated charcoal – charbon activé
activation – activation
activator – activateur
active – actif
active anaphylaxis – anaphylaxie active
active congestion – congestion active, hyperémie active
active electrode – électrode active
active exercise – exercice actif
active immunity – immunité active
active immunization – immunisation active
active movement – mouvement actif
active principle – principe actif
active sensitization – sensibilisation active
active transport – transport actif
activity – activité
actomyosin – actomyosine
actual cautery – cautère actuel
actual neurosis – névrose actuelle
acu- – acu-
acuity – acuité
acuminate – acuminé
acupuncture – acupuncture
acute – aigu
acute abdominal syndrome – abdomen aigu
acute abscess – abcès chaud
acute alcoholism – alcoolisme aigu
acute anemia – anémie aiguë
acute anterior poliomyelitis – myélite antérieure aiguë, poliomyélite antérieure aiguë
acute arthritis – arthrite aiguë
acute ascending spinal paralysis – paralysie ascendante aiguë
acute benign anemia of new-born – anémie aiguë curable du nouveau-né
acute benign anemia of the new born – Lelong-Joseph (anémie de)
acute benign pericarditis – péricardite aiguë bénigne
acute bronchitis – bronchite aiguë
acute catarrhal cystitis – cystite catarrhale aiguë
acute catarrhal laryngitis – laryngite aiguë catarrhale
acute catarrhal rhinitis – rhinite catarrhale aiguë
acute cholecystitis – cholécystite aiguë
acute cor pulmonale – cœur pulmonaire aigu
acute corrosive esophagitis – œsophagite corrosive aiguë
acute delirium – délire aigu
acute delusional disorder – psychose délirante aiguë ou subaiguë
acute disseminated encephalomyelitis – encéphalomyélite aiguë disséminée
acute gastric dilatation – dilatation aiguë de l'estomac
acute glaucoma – glaucome aigu
acute glomerulonephritis – glomérulonéphrite aiguë
acute goiter – goitre aigu ou épidémique

acute gout – goutte aiguë
acute hemorragic leukoencephalitis – leucoencéphalite aiguë hémorragique
acute hepatic insufficiency – insuffisance hépatique aiguë
acute hepatitis – Rokitansky-Frerichs (maladie de)
acute infectious lymphocytosis – lymphocytose infectieuse aiguë
acute intermittent porphyria – porphyrie aiguë intermittente
acute leukemia – leucémie aiguë
acute leukosis – leucose aiguë
acute lichenoid pityriasis – Mucha (parapsoriasis varioliforme de)
acute lymphocytic meningitis – méningite lymphocytaire aiguë
acute mastitis – mastite aiguë
acute miliary tuberculosis – tuberculose miliaire
acute myeloblastic leukemia – leucémie myéloblastique aiguë
acute myocarditis – myocardite aiguë
acute necrotizing enterocolitis – entérocolite nécrosante du nouveau-né
acute osteomyelitis – ostéomyélite aiguë
acute peritonitis – péritonite aiguë
acute pharyngitis – pharyngite aiguë
acute polyneuritis – polyradiculonévrite aiguë
acute post-surgical evisceration – éviscération aiguë postopératoire
acute postinfectious encephalitis – encéphalite aiguë post-infectieuse infantile
acute progressive myositis – myosite progressive aiguë
acute promyelocytic leukemia – leucémie promyélocytaire aiguë
acute pulmonary edema – œdème pulmonaire aigu
acute pulmonary tuberculosis – tuberculose pulmonaire aiguë
acute renal failure – insuffisance rénale aiguë
acute rheumatic fever – Bouillaud (maladie de)
acute rheumatic fever rheumatism – rhumatisme articulaire aigu
acute systemic lupus erythematosus – lupus érythémateux aigu disséminé
acute tonsillitis – tonsillite aiguë, catarrhale
acute tubulointerstitial nephritis – néphropathie tubulo-interstitielle aiguë
acute urticaria – urticaire aiguë
acute yellow atrophy – atrophie jaune aiguë du foie
acyanopsia – acyanopsie
acyclic – acyclique
acyl – acyle
acyl-CoA – acyl-CoA
acyl-CoA-cholestérol-acyl-transferase – acyl-CoA-cholestérol acyl-transférase
acyl-CoA-dehydrogenase – acyl-CoA-déshydrogénase
acylcoenzyme A – acyl-coenzyme A
acystia – acystie
ad, ad- – ad, ad-
adactylia – adactylie, ectrodactylie
adalimumab – adalimumab
Adam's apple – Adam (pomme d')
adamantine – adamantin
adamantine prisms – prismes de l'émail
adamantinoma – adamantinome
adamantoblast – adamantoblaste
Adamkiewicz's artery – Adamkiewicz (artère d')
Adams' ectropion operation – Adams (opération d')
Adams' operation for uterine retroversion – Adams (opération d')
Adams' procedure for nasal septum – Adams (opération d')
Adams-Stokes syndrome – Adams-Stokes (syndrome d')
Adamson's fringe – Adamson (frange mycélienne d')
adaptation – adaptation
adaptative hypertrophy – hypertrophie compensatrice
adaptive coloration – homochromie
adaptometer – adaptomètre
ADDC – CDDA
addiction – accoutumance, addiction, assuétude
addictology – addictologie
Addis' count – Addis (compte d')
Addison's disease – Addison (maladie d')
Addison's point – Addison (point d')
addisonian – addisonien
addisonian syndrome – syndrome addisonien
addisonism – addisonisme
additive – additif
adduction – adduction
adductor – adducteur
adductor muscle – muscle adducteur
adductor reflex of thigh – réflexe des adducteurs
adductor's duct – canal des adducteurs
Adelomycetes – *Adélomycètes*
adelphia – adelphie
aden- – aden-
adenase – adénase
adendric – adendritique
adendritic – adendritique
adenectomy – adénectomie
adenectopia – adénectopie
adeniform – adéniforme
adenine – adénine
adenitis – adénite
adeno-associated virus – virus adénosatellite
adenoacanthoma – adéno-acanthome
adenoblast – adénoblaste
adenocarcinoma – adénocarcinome
adenocarcinoma of renal tubes – néphroépithéliome
adenocellulitis – adénocellulite
adenochondrosarcoma – adénochondrosarcome
adenocyte – adénocyte
adenofibroma – adénofibrome
adenofibromyoma – adénofibromyome
adenofibrosis – adénofibrose
adenogenous – adénogène
adenohypophysal hormone – hormone antéhypophysaire
adenohypophyseal – antéhypophysaire
adenohypophysis – antéhypophyse
adenoid – adénoïde, adénoïdien
adenoid cytic carcinoma – carcinome adénoïde cystique
adenoid facies – faciès adénoïdien
adenoidectomy – adénoïdectomie
adenoidism – adénoïdisme
adenoiditis – adénoïdite
"adenoids" – végétations adénoïdes
adenolipoma – adénolipome
adenolymphocele – adénolymphocèle
adenolymphoma – cystadénolymphome
adenoma – adénome
adenoma sebaceum – adénome sébacé, Balzer (adénomes sébacés de)
adenomalacia – adénomalacie
adenomatosis – adénomatose
adenomatous – adénomateux
adenomatous goiter – goitre adénomateux
adenomatous polyp – polype adénomateux
adenomectomy – adénomectomie
adenomegaly – adénomégalie
adenomyoma – adénomyome

adenomyomatosis – adénomyomatose
adenomyosarcoma – adénomyosarcome
adenomyosis – adénomyose
adenomyxoma – adénomyxome
adenomyxosarcoma – adénomyxosarcome
adenopathy – adénopathie
adenopharyngitis – adénopharyngite
adenophlegmon – adénophlegmon
adenophtalmia – adénophtalmie
adenosarcoma – adénosarcome
adenosarcorhabdomyoma – adénosarcorhabdomyome
adenosclerosis – adénosclérose
adenosinase – adénosinase
adenosine – adénosine
adenosine deaminase – adénosine-désaminase
adenosine diphosphoric acid – adénosine diphosphorique (acide)
adenosine triphosphoric acid – adénosine triphosphorique (acide)
adenosinetrisphosphatase – adénosine triphosphatase
adenotome – adénotome
adenotomy – adénotomie
adenovirus – adénovirus, virus APC
adenylcyclase – adénylcyclase
adenylic – adénylique
adenylic acid – adénosine monophosphorique (acide), adénylique (acide)
adequate stimulus – stimulus adéquat
adermogenesis – adermogenèse
adherent leukoma – leucome adhérent
adherent placenta – placenta adhérent
adhesin – adhésine
adhesio interthalamica – adhérence interthalamique
adhesion – adhérence, symphyse
adhesive cataract – cataracte adhérente
adhesive otitis – otite adhésive
adhesive pericarditis – symphyse péricardique
adhesive tenosynovitis – synovite plastique
adiadochokinesis – adiadococinésie
adiaphoria – adiaphorie
adiastoly – adiastolie
Adie's syndrome – Adie (syndrome d')
adip-, adipo- – adip-
adipectomy – adipectomie
adipocele – adipocèle
adipocere – adipocire
adipocyte – adipocyte, cellule adipeuse
adipoid – adipoïde
adipolysis – adipolyse
adipomastia – adipomastie
adipometer – adipomètre
adiponecrosis – adiponécrose
adiposalgia – adiposalgie
adipose – adipeux
adipose body of cheek – corps adipeux buccal
adipose capsule of kidney – capsule adipeuse du rein
adipose degeneration – dégénérescence adipeuse
adipose infiltration – infiltration adipeuse
adipose tissue – tissu adipeux
adiposis – adipose
adiposis tuberosa simplex – adiposis tuberosa simplex
adiposity – adiposité
adiposogenital dystrophia – dystrophie adiposogénitale
adiposogenital dystrophy – adiposo-génital (syndrome)
adipous body of orbit – corps adipeux de l'orbite
adipous osteoporosis – ostéoporose adipeuse
adipsia – adipsie
aditus – aditus
aditus ad antrum tympanicum mastoideum – canal tympanomastoïdien
aditus ad aquaeductum cerebri – aditus de l'aqueduc de Sylvius
aditus of larynx – aditus laryngé
adjuvant – adjuvant
adjuvant chemotherapy – chimiothérapie adjuvante
Adler's theory – Adler (théorie d')
adnexa – annexes
adnexa uteri – annexes de l'utérus
adnexal – annexiel
adnexectomy – annexectomie
adnexitis – annexite
adolescence – adolescence
adoral – adoral
ADP – ADP
adren-, adreno- – adrén-, adréno-
adrenal – surrénalien
adrenal cachexia – Pende (syndrome de)
adrenal capsule – capsule surrénale
adrenal cortex – cortex de la glande suprarénale, corticosurrénale
adrenal cortical tumor – corticosurrénalome
adrenal gland glande suprarénale, surrénale
adrenal medulla – médullosurrénale
adrenal tumor – surrénalome
adrenal virilization – virilisme surrénal
adrenalectomy – adrénalectomie, surrénalectomie
adrenaline – adrénaline
adrenalinemia – adrénalinémie
adrenalinuria – adrénalinurie
adrenalitis – adrénalite, surrénalite
adrenalopathy – adrénalopathie
adrenalotropic – adrénalotropique
adrenarche – adrénarche
adrenergic – adrénergique
adrenergic fiber – fibre adrénergique
adrenergic nerve – nerf adrénergique
adrenergic receptor – récepteur adrénergique
adrenitis adrénalite
adrenocortical – corticosurrénal
adrenocortical hormone – hormone corticosurrénale
adrenocortical insufficiency – insuffisance surrénale
adrenocorticotropic – adrénocorticotrope
adrenocorticotropic hormone – hormone adrénocorticotrope
adrenogenital syndrome – Gallais (syndrome de), génitosurrénal (syndrome), syndrome génitosurrénal
adrenoleucodystrophy – adrénoleucodystrophie
adrenolytic – adrénolytique
adrenopathy – adrénopathie
adrenoprival – adrénoprive, surrénoprive
adrenosterone – adrénostérone
adrenotrophin – adrénotrophine
adrenotropic – adrénotropique
Adson's operation for hypertension – Adson (opération d')
Adson's test – Adson (manœuvre d')
adsorbent – adsorbant
adsorption – adsorption
adult – adulte
adult onset diabetes – diabète de l'adulte
adulteration – adultération
advancement – avancement
adventicectomia – adventicectomie
adventicial cell – cellule périthéliale
adventitial – adventiciel
adventitious – adventiciel
adynamia – adynamie

Aeby's plane – Aeby (plan d')
Aedes – *Aedes*
aer-, aero- – aér-
aerial conduction – conduction aérienne
aeriferous – aérifère
aero-urethroscopy – aéro-urétroscopie
aeroanareobic – aéro-anaérobie
aerobe – aérobie
aerobic – aérobie
aerobiology – aérobiologie
aerobioscope – aérobioscope
aerobiosis – aérobiose
aerocele – aérocèle
aerocolpos – aérocolpos
aerocystography – aérocystographie
aerocystoscopy – aérocystoscopie
aerodermectasia – aérodermectasie
aerodontalgia – aérodontalgie
aerogastria – aérogastrie
aerogel – aérogel
aerogenic tuberculosis – tuberculose aérogène
aerogenous – aérogène
aerogram – aérographie
aerometer – aéromètre
Aeromonas – *Aeromonas*
aeroneurosis – mal des aviateurs
aeropathy – aéropathie, aéropiésisme
aerophagia – aérophagie
aerophil – aérophile
aerophobia – aérophobie
aeroplethysmograph – aéropléthysmographe
aerosialophagia – aérosialophagie
aerosol – aérosol
aerosol therapy – aérosolthérapie
aerotaxis – aérotaxie
aerotherapy – aérothérapie
aerothermotherapy – aérothermothérapie
aerotonometer – aérotonomètre
aerotropism – aérotropisme
aerotympanal conduction – conduction aérotympanique
aesthesioneuroblastoma – esthioneuroblastome
afebrile – afébrile
affect – affect
affective deficiency – carence affective
affectivity – affectivité
afferent – afférent
afferent lymphatic vessel – lymphatique afférent
afferent nerve – nerf afférent, nerf centripète
afferent neuron – neurone afférent
afferent vessel – vaisseau afférent
affinity – affinité, électivité
affinity maturation – maturation d'affinité
afflux – afflux
affusion – affusion
afibrinogenemia – afibrinogénémie
Afipia felis – *Afipia felis*
aflatoxin – aflatoxine
African trypanosomiasis – trypanosomiase africaine
African tryponosomiasis – sommeil (maladie du)
after-image – post-image
after pains – tranchées utérines
aftercure – post-cure
afterimage – image consécutive
Ag – Ag
agalactia – agalactie
agammaglobulinemia – agammaglobulinémie
agamogenesis – agamie
agar – agar-agar, ichtyocolle végétale
agastria – agastrie
agastric anemia – anémie agastrique
age – âge
agency – instance
agenesis – agénésie
agenitalism – agénitalisme
agenosomia – agénosomie
agent – agent
ageusia – agueusie
agger – agger
agglutinable – agglutinable
agglutinant – agglutinant
agglutinating – agglutinatif
agglutination – agglutination
agglutination test – agglutination (réaction d')
agglutinin – agglutinine
agglutinogen – agglutinogène
aggregate – agrégat
aggregated – agminé
aggregated lymph nodes – nodules lymphatiques agrégés
aggregating – agrégant
aggregation – agrégation
aggression – agression
aggressivity – agressivité
aging – vieillissement
agitation – agitation
agitographia – agitographie
aglossia – aglossie
aglossostomia – aglossostomie
aglycon – aglycone
agnathia – agnathie
agnathus – agnathe
Agnew's incision – Agnew (opération d')
agnosia – agnosie
-agogue – -agogue
agomphiasis – agomphose
agonist – agoniste
agonist muscle – muscle agoniste
agony thrombus – thrombus agonique
agoraphobia – agoraphobie
agrammatism – agrammatisme, aphasie agrammatique
agranulocyte – agranulocyte
agranulocytosis – agranulocytose
agraphia – agraphie
agretope – agrétope
agromania – agromanie
agrypnotic – agrypnotique
agyria – agyrie
Ahlfeld's sign – Ahlfeld (signe d')
Ahumada-del Castillo syndrome – Ahumada-del Castillo (syndrome d')
ahylognosia – ahylognosie
Aicardi's syndrome – Aicardi (syndrome d')
AIDS – sida
AIDS patient – sidéen
ailing – maladif
ailurophilia – ailurophilie
ainhum – aïnhum
air – air
air bath – bain d'air
air cisternography – pneumocisternographie
air conditioning – climatisation
air embolism – aéroembolisme, embolie gazeuse
air sickness – aéronaupathie
airborne allergen – pneumallergène
ajmaline – ajmaline
akaryocyte – akaryocyte
akathisia – akathisie
akeratosis – akératose
Akerlund's deformity – Akerlund (signe d')
akinesia – acinésie, akinésie
akinetic – acinétique
akinetic epilepsy – épilepsie akinétique
akinetic mutism – mutisme akinétique
akinetic sizure – akinétique (crise)
akoasma – akoasma
Akureyri's disease – Akureyri (maladie d')
Al – Al
ala cerebelli – aile cérébelleuse
ala ilii – aile iliaque
ala of ilium – aile iliaque
alacrymia – alacrymie
Alagille's syndrome – Alagille (syndrome d')
Alajouanine's syndrome – Alajouanine (syndrome d')
alalia – alalie
alanine – alanine
alar lamina – lame alaire
alastrim – alastrim
albedo – albédo

Albee's hip operation – Albee (opérations d')
Albee's spinal fusion – Albee (opérations d')
Albers-Schönberg disease – Albers-Schönberg (maladie d')
Albert's operation – Albert (opération d')
Albert's position – Albert (position d')
albidus – albescent
Albini's nodules – Albini (nodosités d')
albinism – albinisme
Albinus' muscle – Albinus (muscle d')
Albl's ring – Albl (anneau d')
Albright-McCune-Sternberg syndrome – Albright-McCune-Sternberg (syndrome d')
Albright's hereditary osteodystrophy – ostéodystrophie héréditaire d'Albright
Albright's syndrome – Albright (syndrome d'), Fuller-Albright (maladie de)
albuginea – albuginée
albugineotomy – albuginéotomie
albugineous – albugineux
albuginitis – albuginite
albugo – albugo
albumen – albumen
albumin – albumine
albumin level of cerebrospinal fluid – albuminorachie
albuminimeter – (ou albuminomètre)
albuminimetry – albuminimétrie
albuminocytologic dissociation – dissociation albuminocytologique
albuminoid – albuminoïde
albuminoreaction – albuminoréaction
albuminous – albumineux
albuminous degeneration – dégénérescence albuminoïde (ou albumineuse)
albuminous periostitis – périostite albumineuse
albuminous water – eau albumineuse
albuminuria – albuminurie
albumose – albumose
albumosemia – albumosémie
albumosuria – albumosurie
alcalescence – alcalescence
alcaptone – alcaptone
alcaptonuria – alcaptonurie
Alcock's canal – Alcock (canal d')
alcohol – alcool
alcohol test – éthanol (test à), éthylomètre
alcoholate – alcoolat
alcoholature – alcoolature
alcoholemia – alcoolémie
alcoholic – éthylique
alcoholic amblyopia – amblyopie alcoolique
alcoholic cirrhosis – cirrhose alcoolique
alcoholic coma – coma alcoolique
alcoholic delirium – délire alcoolique
alcoholic encephalopathy – encéphalopathie alcoolique
alcoholic epilepsy – épilepsie alcoolique
alcoholic fermentation – fermentation alcoolique
alcoholic hepatitis – hépatite alcoolique
alcoholic hypertrophic cirrhosis – cirrhose hypertrophique alcoolique
alcoholic liver – foie alcoolique
alcoholic neuritis – névrite alcoolique
alcoholic psychosis – psychose alcoolique
alcoholic solution – solution alcoolique
alcoholic tincture – alcoolé, teinture alcoolique
alcoholism – alcoolisme, éthylisme, œnolisme
alcoholization – alcoolisation
alcohology – alcoologie
alcoholomania – alcoolomanie
alcoholometer – alcoolomètre
alcoholuria – alcoolurie
aldehyde – aldéhyde
Alder's anomaly – Alder (anomalie d')
aldohexose – aldohexose
aldolase – aldolase
aldolasemia – aldolasémie
aldopentose – aldopentose
aldose – aldose
aldosterone – aldostérone
aldosterone inhibitor – antialdostérone
aldosteronism – aldostéronisme
aldosteronuria – aldostéronurie
Aldrich-Mac-Clure test – épreuve d'Aldrich-Mac-Clure
alecithal – alécithe
alemtuzumab – alemtuzumab
alendronate – alendronate
aleukemia – aleucémie
aleukemic leukemia – leucémie aleucémique
aleukemic myelosis – myélose aleucémique
aleukia – aleucie
aleurone – aleurone
Alexander-Adams uterine suspension – Alexander-Adams (opération d')
Alexander's disease – Alexander (maladie d')
Alexander's incision – Alexander (incision d')
Alexander's operation – Alquié-Alexander (opération d')
alexandrism – alexandrisme
alexia – alexie
alexithymia – alexithymie
Alezzandrini's syndrome – Alezzandrini (syndrome d')
alg- – -algie
algedonic – algédonique
algesimeter – algésimètre
algesiogenic – algésiogène
algesthesia – algesthésie
algicide – algicide
algid – algide
algid stage – période algide
algid state – état algide
algidity – algidité
algin – algine
algo- – algo-
algogenesia – algogenèse
algolagnia – algolagnie
algology – algologie
algomenorrhea – algoménorrhée
algophila – algophilie
algophobia – algophobie
algor – algor
« Alice in wonderland » syndrome – « Alice au pays des merveilles » (syndrome d')
alienist – aliéniste
aliform – aliforme
alimentary bolus – bol alimentaire
alimentary obesity – obésité alimentaire
aliphatic – aliphatique
aliphatic hydrocarbon – hydrocarbure aliphatique
aliphatic series – série aliphatique
alisphenoid – alisphénoïde
alkali – alcali
alkaligenous – alcalifiant
alkalimeter – alcalimètre
alkalimetry – alcalimétrie
alkaline – alcalin
alkaline bath – bain alcalin
alkaline phosphatase – phosphatase alcaline
alkalitherapy – alcalinothérapie
alkaloid – alcaloïde, alcaloïdique
alkalometry – alcaloïmétrie
alkalosis – alcalose
alkane – alcane
alkanet – alcanna
alkyl – alkyle
alkylating agent – alkylant
alkylation – alcoylation
allachaesthesia – allachesthésie
allantochorion – allanto-chorion
allantogenesis – allantogenèse
allantoic – allantoïdien

allantoic circulation – circulation allantoïdienne
allantoic fluid – liquide allantoïdien
allantoic vesicle – vésicule allantoïdienne
allantoin – allantoïne
allantois – allantoïde
Allarton's operation – Allarton (opération d')
allele – allèle, allélomorphe (gène)
allelic gene – gène allélomorphique
allelism – allélisme
allelomorphism – allélomorphisme
Allemann's syndrome – Allemann (syndrome d')
allergen – allergène, réactogène
allergic – allergique
allergic arthritis – arthrite allergique
allergic conjunctivitis – conjonctivite allergique
allergic coryza – coryza allergique
allergic eczema – eczéma aigu érythémateux
allergic enteritis – entérite allergique
allergic reaction – réaction allergique
allergic rhinitis – rhinite spasmodique
allergid – allergide
allergization – allergisation
allergologist – allergologue
allergology – allergologie
allergometry – allergométrie
allergy – allergie
alliaceous – alliacé
Allingham's rectal excision – Allingham (opération d')
allo- – allo-
alloantigen – allo-antigène
allobiosis – allobiose
allocentric – allocentrique
allochiria – alloesthésie
allochroic – allochroïque
allochromasia – allochromasie
allocortex – allocortex
allodiploid – allodiploïde
allodynia – allodynie
alloerotism – alloérotisme
alloesthesia – alloesthésie
allogamy – allogamie
allogenic – allogénique
allogenic graft – transplantation allogénique
allograft – allogreffe
alloimmunization – allo-immunisation
allokinesia – allocinésie
allonomous – allonome
allopath – allopathe
allopathy – allopathie
allopolyploid – allopolyploïde
allopurinol – allopurinol
allorhythmia – allorythmie
allorhythmic arrhythmia – arythmie allorythmique
allorythmic pulse – pouls allorythmique
allotransplantation – allotransplantation, homotransplantion
allotriodontia – allotriodontie
allotriophagy – allotriophagie
allotriosmia – allotriosmie
allotrophic – allotrophique
allotropic – allotropique
allotropy – allotropie
allotype – allotype
allotypy – allotypie
alloxan – alloxane
alloxan diabetes – diabète alloxanique
alloy – alliage
allyl – allyle
allyl isothiocyanate – allyle (isothiocyanate d')
Almeida's disease – Almeida (maladie d')
almond – amande
aloe – aloès
alopecia – alopécie
alopecia aerata – alopécie en aires
alopecia neurotica – peladoïde
alopecia totalis – pelade décalvante
Alpers' disease – Alpers (maladie d')
alpha-1-antitrypsin – alpha-1-antitrypsine
alpha adrenergic – alpha-adrénergique
alpha-adrenergic stimulating agent – alpha-stimulant
alpha angle – angle alpha
alpha-blocker – alpha-bloquant
alpha-blocking agent – alpha-bloquant
alpha cell – cellule alpha
alpha-fetoprotein – alpha-fœtoprotéine
α heavy chain disease – chaînes lourdes α (maladie des)
alpha particle – particule alpha
alpha radiation – rayonnement alpha
alpha thalassemia – thalassémie alpha
alpha wave – rythme alpha
alphachymotrypsin – alphachymotrypsine
alphaglobulins – alpha-globulines (α-globulines)
αglucosidase inhibitor – inhibiteur de l'α-glucosidase
alphaherpesviridae – *Alphaherpesviridae*
alphalipoproteins – alpha-lipoprotéines (α-lipoprotéines)
alphamimetic – alpha-mimétique
alpharadiotherapy – alphathérapie
Alport's syndrome – Alport (syndrome d')
Alström-Hollgren syndrome – Alström (syndrome d')
Alstrom-Olsen disease – Alström-Olsen (maladie d')
alternate generation – génération alternante
alternate hemiplegia – hémiplégie alterne, syndrome alterne
alternate paralysis – paralysie alterne
alternating pulse – pouls alternant
alternating strabismus – strabisme alternant
alternation – alternance
alternative pathway – voie alterne
altitudinal or horizontal hemianopia – hémianopsie altitudinale
Altmann's fluid – Altmann (liquide d')
altruism – altruisme
alum – alun
alumina – alumine
aluminium – aluminium
aluminosis – aluminose pulmonaire
alveolar – alvéolaire
alveolar abscess – abcès alvéolaire
alveolar adenoma – adénome alvéolaire
alveolar arch of mandible and maxilla – arcade alvéolaire
alveolar bone – os alvéolaire
alveolar capillary diffusion – diffusion alvéolocapillaire
alveolar carcinoma – carcinome alvéolaire
alveolar cell – cellule alvéolaire
alveolar cell carcinoma – cancer alvéolaire
alveolar emphysema – emphysème alvéolaire
alveolar fistula – fistule alvéolaire
alveolar periosteum – périoste alvéolaire
alveolar ventilation – ventilation alvéolaire
alveolectomy – alvéolectomie
alveolingual sulcus – sillon alvéolo-lingual
alveolitis – alvéolite
alveolo-capillary barrier – barrière alvéolo-capillaire
alveolobronchiolitis – alvéolo-bronchiolite
alveolocapillary block – bloc alvéolocapillaire

alveolocapillary membrane – membrane alvéolocapillaire
alveoloclasia – alvéoloclasie
alveololabial – alvéolo-labial
alveolonasal – alvéolo-nasal
alveolotomy – alvéolotomie
alveolus – alvéole
alveolysis – alvéolyse
alvine – alvin
alvinolith – alvinolithe
Alzheimer's disease – Alzheimer (maladie d')
Alzheimer's neuro-fibrillary degeneration – dégénérescence neurofibrillaire
Alzheimer's neurofibrillary change – Alzheimer (lésion intracellulaire d')
amacrine cell – cellule amacrine
amalgam – amalgame
amanita – *Amanita*
amanitine – amanitine
amanitohemolysin – amanitahémolysine
amantadine – amantadine
amaril – amaril
amarine – amarine
amastia – amastie
amastigote – amastigote
amatophobia – amatophobie
amaurosis – amaurose
amaurosis fugax – amaurose fugace partielle, éclipse visuelle
amaurotic cat eye syndrome – œil de chat amaurotique
amaurotic familial idiocy – idiotie amaurotique familiale
amaxophobia – amaxophobie
Ambard's equations – Ambard (lois d')
Ambard's formula – Ambard (constante d')
Ambard's index – indice uréosécrétoire
ambenonium – ambénonium (chlorure d')
amber – ambre, ambre jaune
ambergris – ambre gris
ambi- – ambi-
ambidextrous – ambidextre
ambient cistern – citerne ambiante
ambiguous nucleus – noyau ambigu
ambiopia – ambiopie
ambivalence – ambivalence
ambiversion – ambiversion
ambly- – ambly-
amblychromasia – amblychromasie
amblyopia – amblyopie
amblyoscope – amblyoscope
amboceptor – ambocepteur
ambulance – ambulance
ambulatory – ambulatoire
ambulatory automatism – automatisme ambulatoire
ambulatory surgery – chirurgie ambulatoire
ameba – amibe
amebian abscess – abcès amibien
amebiasis – amibiase
amebicid – amoebicide
ameboid movement – mouvement amiboïde
ameboma – amoebome
amebula – amibule
ameiosis – améiose
amelia – amélie
ameloblast – améloblaste
ameloblastic odontoma – odontome améloblastique
ameloblastoma – améloblastome
amelogenesis – amélogenèse
amelogenesis imperfecta – amélogenèse imparfaite
amelogenis imperfecta – Bertrami (mélanodontie infantile de)
amelus – amèle
amenorrhoea – aménorrhée
american blastomycosis – dermatite blastomycosique
american leishmaniasis – pian-bois
American trypanosomiasis – trypanosomiase américaine
americium – américium
ameristic – améristique
ametria – amétrie
ametrometer – amétromètre
ametropia – amétropie
amianthosis – amiantose
amicrobic – amicrobien
amidase – amidase
amide – amide
amidogen – amidogène
amidopyrine – amidopyrine
amilorid – amiloride
amimia – amimie
amine – amine
amino – amino-
amino-acidoxidase – aminoacide-oxydase
amino diabetes – cystinurie - lysinurie familiale
aminoacid – acide aminé
aminoacidemia – aminoacidémie
aminoaciduria – aminoacidurie
aminocaproic acid – aminocaproïque (acide)
aminoglycosides – aminosides
aminooxidase – amine-oxydase
aminopeptidase – aminopeptidase
aminophylline – aminophylline
aminopterin – aminoptérine
aminopurine – aminopurine
aminopyrine – amidopyrine
aminosugar – sucre aminé
aminotransferase – aminotransférase
aminuria – aminurie
amiodarone – amiodarone
amitosis – amitose
amitriptyline – amitriptyline
Ammon blepharoplasty – Ammon (opération d')
Ammon canthoplasty – Ammon (opération d')
Ammon dacryocystomy – Ammon (opération d')
Ammon's horn – Ammon (corne d')
Ammon's operation – Ammon (opération d')
ammonemia – ammoniémie
ammonia – ammoniac, ammoniaque, gaz ammoniac
ammoniacal fermentation – fermentation ammoniacale
ammoniogenesis – ammoniogenèse
ammonium ion – ammonium
ammonium tincture – teinture ammoniacale
ammoniuria – ammoniurie
amnesia – amnésie, amnésie de fixation
amnesic – amnésique
amnesic amimia – amimie réceptive
amnesic aphasia – aphasie amnésique
amniocentesis – amniocentèse
amniocyte – amniocyte
amniogenesis – amniogenèse
amnion – amnios
amniorrhea – amniorrhée
amnioscope – amnioscope
amnioscopy – amnioscopie
amniote – amniote
amniotic – amniotique
amniotic amputation – amputation amniotique
amniotic bands – brides amniotiques
amniotic cavity – cavité amniotique
amniotic fluid – eaux, liquide amniotique
amniotic fluid embolism – embolie amniotique
amniotic sac – poche des eaux
amniotitis – amniotite
amniotome – amniotome
amobarbital – amobarbital
amodiaquine – amodiaquine
amœbic colitis – colite amibienne
amoebic dysentery – dysenterie amibienne
amoebic hepatitis – hépatite amibienne
amoebocyte – amibocyte
amoeboid – amiboïde

amoeboid cell – cellule amiboïde
amoeboidism – amiboïsme
amok – amok
amoral – amoral
amorphism – amorphisme
amorphosis – amorphose
amorphous – amorphe
amorphus – amorphus
Amoss' sign – Amoss (signe d')
amoxicillin – amoxicilline
AMP – AMP
ampelotherapy – ampélothérapie
amphetamine – amphétamine
amphetamine addiction – amphétaminomanie
amphi-, ampho- – amphi-
amphiarthrosis – amphiarthrose
amphiaster – amphiaster, diaster
amphibious – amphibie
amphiblastula – amphiblastule
amphibole stage – amphibole (stade)
amphibolic stage – stade amphibole
amphicarcinogenic – amphicarcinogénique
amphigastrula – amphigastrula
amphigony – amphigonie
amphikaryon – amphicaryon
amphimixis – amphimixie
amphinucleus – amphinucléus
amphistomiasis – amphistomiase
Amphistomum – Amphistoma
amphitrichous – amphitriche
ampho- – ampho-
amphocyte – amphocyte
amphogenic – amphogène
ampholyte – ampholyte
amphophilic – amphophile
amphoric – amphorique
amphoric murmur – souffle amphorique
amphoric respiration – respiration amphorique
amphoric voice – voix amphorique
amphoro-metallic syndrome – amphoro-métallique (syndrome)
amphorophony – amphoriloquie
amphoteric – amphotère
amphotericin – amphotéricine
amphotony – amphotonie
ampicillin – ampicilline
ampliation – ampliation
amplimer – amplimère
amplitude – amplitude
amplitude of accommodation – amplitude d'accommodation
amplitude of convergence – amplitude de convergence
ampulla – ampoule
ampulla lactiferae – ampoule galactophore
ampulla of bile duct – ampoule de Vater
ampulla of ductus deferens – ampoule du conduit déférent
ampulla of lacrimal duct – ampoule du conduit lacrymal
ampulla of uterine tube – ampoule de la trompe utérine
ampulla of Vater – ampoule de Vater
ampullar – ampullaire
ampullar pregnancy – grossesse ampullaire
ampullary aneurysm – anévrysme ampullaire
ampullitis – ampullite
amputation – amputation
amputation neuroma – névrome d'amputation
Amsler charts – Amsler (cartons d')
amusia – amusie, surdité musicale
Amussat's maneuver – Amussat (manœuvre d')
Amussat's sign – Amussat (signe d')
amydaloid nucleus – noyau amygdalien
amyelencephalia – amyélencéphalie
amyelia – amyélie
amyelinic – amyélinique
amyelinic fiber – fibre amyélinique
amyelotrophy – amyélotrophie
amyelus – amyèle
amygdalic acid – amygdalique (acide)
amygdalin – amygdaline
amygdaloglosseal muscle – amygdaloglosse (muscle)
amygdaloid body – corps amygdaloïde
amyl – amyle
amyl acetate – amyle (acétate d')
amyl alcohol – alcool amylique
amyl chloride – amyle (chlorure d')
amyl iodide – amyle (iodure d')
amyl nitrite – amyle (nitrite d'), éther amylnitreux, nitrite d'amyle
amyl solicylate – amyle (salicylate d')
amylaceous – amylacé
amylaceous, gelatinous, keratinous capsule – capsule amylacée, gélatineuse, kératinisée
amylase – amylase
amylasemia – amylasémie
amylasuria – amylasurie
amylene hydrate – amylène (hydrate d')
amylic – amylique
amylism – amylisme
amylodextrin – amylodextrine
amylodyspepsia – amylodyspepsie
amylogenesis – amylogenèse
amylogenic – amylogène
amylohydrolysis – amylohydrolyse
amyloid – amyloïde
amyloid degeneration – amyloïde (dégénérescence), dégénérescence amyloïde
amyloid kidney – rein amyloïde
amyloid liver – foie amyloïde
amyloid matter – amyloïde (substance)
amyloid neuropathy – neuropathie amyloïde
amyloid protein – amyloïde (protéine)
amyloid substance – substance amyloïde
amyloidosis – amyloïdose, amylose
amylolysis – amylolyse
amylopectin – amylopectine
amylorrhea – amylorrhée
amylosynthesis – amylosynthèse
amyluria – amylurie
amyoplasia – amyoplasie
amyoplasia congenita – amyoplasie multiple congénitale de Sheldon
amyotonia – amyotonie
amyotrophia – amyotrophie
amyotrophic – amyotrophique
amyotrophic lateral sclerosis – sclérose latérale amyotrophique
amyxia – amyxie
amyxorrhea – amyxorrhée
ana- – ana-
anabiosis – anabiose
anabiotic – anabiotique
anabolic – anabolisant
anabolic energy – énergie anabolique
anabolic steroid – anabolisant
anabolism – anabolisme
anacatadidymus – anacatadyme
anachlorhydric apepsia – apepsie achlorhydrique
anacidity – anacidité
anaclasis – anaclase
anaclisis – anaclitisme
anaclitic depression – dépression anaclitique
anacousia – anacousie
anacrotic pulse – pouls anacrote
anacrotic wave – onde anacrote
anacrotism – anacrotisme
anadenia – anadénie
anadidymus – anadidyme
anadipsia – anadipsie
anaerobe – anaérobie
anaerobic – anaérobie
anaerobiosis – anaérobiose

anagen – anagène
anagenesis – anagenèse
Anagnostakis' operation – Anagnostakis (opération d')
anakhre – anakhré
anakmesis – leucocytes (arrêt de développement des)
anakusis – anacousie
anal – anal
anal canal – canal anal
anal cleft – fissure anale, sillon interfessier
anal columns – colonnes anales
anal cryptitis – cryptite
anal erotism – érotisme anal
anal fistula – fistule anale
anal margin – marge de l'anus
anal membrane – membrane anale
anal prolapse – prolapsus anal
anal reflex – réflexe anal
anal sadism – sadisme anal
anal sinus – sinus anaux
anal stage – stade anal
anal valves – Morgagni (valvules de)
analbuminemia – analbuminémie
analeptic (drug) – analeptique
analgesia – analgésie
analgesic – analgésique, antalgique
analgesic nephropathy – néphropathie des analgésiques
analgesic posture – attitude antalgique
analgesic whitlow – panaris analgésique
analogue – analogue
analogy – analogie
analysis – analyse
analyst – analyste
analytic psychology – psychologie analytique
analytic psychotherapy – psychothérapie analytique
analytical chemistry – chimie analytique
analyzer – analyseur
Anamirta cocculus seed – Coque du levant
anamnesis – anamnèse
anamnestic – anamnestique
anamnestic reaction – réaction anamnestique
anamorphosis – anamorphose
anancastia – anancastie
anandria – anandrie
angangioplasia – anangioplasie
anapeiratic – anapeiratique
anaphase – anaphase
anaphoresis – anaphorèse
anaphoria – anaphorie
anaphrodisia – anaphrodisie
anaphrodisiac – anaphrodisiaque
anaphylactic – anaphylactique
anaphylactic reaction – réaction anaphylactique
anaphylactic rhinitis – rhinite anaphylactique
anaphylactic shock – choc anaphylactique
anaphylactogen – anaphylactogène
anaphylactoid – anaphylactoïde
anaphylactoid crisis – crise anaphylactoïde
anaphylactoid purpura – purpura anaphylactoïde
anaphylatoxin – anaphylatoxine
anaphylaxis – anaphylaxie
anaphylaxis crisis – crise colloïdoclasique
anaplasia – anaplasie
anaraxia – anaraxie
anarrhexis – anarrhexis
anarthria – anarthrie
anasarca – anasarque
anaspadias – anaspadias
anastigmatic – anastigmate
anastomatic aneurysm – anévrysme par anastomose ou anastomotique
anastomose – anastomoser
anastomosing fiber – fibre anastomotique
anastomosis – anastomose
anastomosis by convergence – anastomose par convergence
anastomotic ulcer – ulcère peptique
anatomic element – élément anatomique
anatomic wing of patella – aileron anatomique de la rotule
anatomical age – âge anatomique
anatomical dead space – espace mort anatomique
anatomical diagnosis – diagnostic anatomique
anatomical injection – injection anatomique
anatomical neck of humerus – col anatomique de l'humérus
anatomical snuff box – tabatière anatomique
anatomical tubercle – tubercule anatomique
anatomist – anatomiste
anatomoclinical confrontation – confrontation anatomoclinique
anatomy – anatomie
anatoxic – anatoxique
anatoxin – anatoxine
anatoxine therapy – anatoxithérapie
anatoxireaction – anatoxiréaction
anchorage – ancrage
anchovy sauce pus – pus chocolat
ancipital – ancipital
ancistroid – ancyroïde
anconeus muscle – anconé (muscle)
anconitis – anconite
ancylostome – ankylostome
ancylostomiasis – ankylostomiase
Ande's disease – maladie des Andes
Andersch's ganglion – Andersch (ganglion d')
Andersen's disease – Andersen (maladie d'), glycogénose de type IV
Andersen's syndrome – Andersen (syndrome d')
Anderson's disease – Anderson (maladie d')
Anderson's syndrome – Anderson (syndrome d')
Andes' disease – Andes (maladie des)
Andral's decubitus – Andral (décubitus d')
Andrews' disease – Andrews (maladie d')
Andrews' operation – Andrews (opération d')
andro- – andro-
androblastoma – androblastome
androgen – androgène
androgenesis – androgenèse
androgenic – androgène, androgénique
androgenous therapy – androgénothérapie
androgynism – androgynie
androgynoid – androgynoïde
androgynous – androgyne
androgyny – androgynie
android – androïde
android obesity – obésité androïde
android pelvis – pelvis androïde
andrology – andrologie
andromerogony – andromérogonie
andromimetic – andromimétique
andromorphous – andromorphe
andropathy – andropathie
androphobia – androphobie
androphonomania – androphobomanie
androstane – androstane
androstanediol – androstanediol
androstanedione – androstanedione
androstene – androstène
androstenediol – androstènediol
androstenedione – androstènedione
androsterone – androstérone
anechogenic – anéchogène
Anel's lacrymal dilatation – Anel (opération d')
Anel's probe – Anel (sonde d')
Anel's syringe – Anel (seringue d')

anelectrotonus – anélectrotonus
anemia – anémie
anemic – anémique, exsangue
anemic infarct – infarctus blanc
anemic murmur – souffle anémique
anemophobia – anémophobie
anemotropism – anémotropisme
anencephalomyelia – anencéphalomyélie
anencephaly – anencéphalie
anenterous – anentérémie
anepiploic – anépiploïque
anepithymia – anépithymie
anergic – anergique, anergisant
anergy – anergie
anerythroplasia – anérythroplasie
anerythropoiesis – anérythropoïèse
anerythropsia – anerythropsie
anesthesia – anesthésie
anesthesia dolorosa – anesthésie douloureuse
anesthesic ether – éther anesthésique
anesthesiologist – anesthésiologiste
anesthesiology – anesthésiologie
anesthesist – anesthésiste
anesthetic – anesthésique
anesthetization – insensibilisation
anethole – anéthol
anetoderma – anétodermie
aneuploid – aneuploïde
aneuploidy – aneuploïdie
aneurin – aneurine
aneurysm – anévrysme
aneurysmal – anévrysmal
aneurysmal thrill – frémissement artérioveineux
aneurysmectomy – anévrysmectomie
aneurysmoplasty – anévrysmoplastie
aneurysmorrhaphy – anévrysmorraphie
anevrysmal bone cyst – kyste anévrysmal des os
anfractuosity – anfractuosité
angeitis – angéite
Angelucci's syndrome – Angelucci (syndrome d')
Anghelescu's sign – Anghelescu (signe d')
angialgia – angialgie
angiectasia – angiectasie
angiectopia – angiectopie
angiitis – angiite
angina – angine, angor
angina necrotica – angine ulcéronécrotique, Henoch (angine ulcéronécrotique de)
angina pectoris – angine de poitrine, Heberden (maladie d'), syndrome angineux
anginal – angineux
anginophobia – anginophobie
angio- – angio-
angio-immunoblastic lymphadenopathy – lymphadénopathie angio-immunoblastique
angioblast – angioblaste
angioblastic meningioma – méningiome angioblastique
angioblastoma – angioblastome
angiocardiography – angiocardiographie
angiocardiokinetic – angiocardiocinétique
angiocardioneumography – angiocardiopneumographie
angiocardiopathy – angio-cardiopathie
angiocarditis – angio-cardite
angiocavernous – angiocaverneux
angiocheiloscope – angiochéiloscope
angiocholangiography – angiocholécystographie
angiocholecystitis – angiocholécystite
angiocrinosis – angiocrinose
angiodermatitis – angiodermite
angiodiascopy – angiodiascopie
angiodystrophy – angiodystrophie
angioedema – Quincke (maladie ou œdème de)
angioendothelioma – angioendothéliome
angiofibroma – angiofibrome
angiofibroma contagiosum tropicum – angiofibroma contagiosum tropicum
angiogenesis – angiogenèse
angiogenin – angiogénine
angioglioma – angiogliome
angiogliosis – angiogliose
angiography – angiographie
angiohyalinosis – angiohyalinose
angioid – angioïde
angioid streak – strie angioïde
angiokeratoma – angiokératome
angiokeratosis – angiokératose
angiolipoma – angiolipome
angiolith – angiolithe
angiology – angiologie
angiolupoid – angiolupoïde (de Brocq et Pautrier)
angiolymphoma – angiolymphome
angiolysis – angiolyse
angioma – angiome
angioma at nose's end – angiome de Cyrano
angioma serpiginosum – angiome serpigineux
angiomalacia – angiomalacie
angiomatosis – angiomatose
angiomatous – angiomateux
angiomegaly – angiomégalie
angiomyoma – angiomyome
angiomyosarcoma – angiomyosarcome
angionecrosis – angionécrose
angioneuralgia of the breast – angionévrose douloureuse du sein
angioneurectomy – angionévrectomie
angioneuromyoma – angioneuromyome
angioneurosis – angioneurose
angioparalysis – angioparalysie
angioparesis – angioparésie
angiopathic retinopathy – Purtscher (syndrome de)
angiopathic vertigo – vertige angiopathique
angiopathy – angiopathie
angiophakomatosis – angiophacomatose
angioplasty – angioplastie
angiopoiesis – angiopoïèse
angioreticuloma – angioréticulome
angiorrhea – angiorrhée
angiorrhexis – angiorrhexie
angiosarcoma – angiosarcome
angioscan – angioscanner
angiosclerosis – angiosclérose
angioscopy – angioscopie
angioscotoma – angioscotome
angioscotometry – angioscotométrie
angiospasm – angiospasme
angiospastic – angiospastique
angiostatin – angiostatine
angiostenosis – angiosténose
angiostrophe – angiostrophie
angiotelectasis – angiotélectasie
angiotensin – angiotensine, hypertensine
angiotensin converting enzyme [inhibitor of] – inhibiteur de l'enzyme de conversion
angiotensinase – angiotensinase, hypertensinase
angiotensinogen – angiotensinogène, hypertensinogène
angiotomy – angiotomie
angiotonin – angiotonine
angiotonus – angiotonie
angiotribe – angiotribe
angiotripsy – angiotripsie
angiotrophic – angiotrophique
angle – angle
angle-closure glaucoma – glaucome à angle fermé
angle of aberration – angle d'aberration
angle of convergence – angle de convergence

angle of declination – angle de déclinaison du col du fémur
angle of deviation – angle de déviation
angle of femoral torsion – angle de déclinaison du col du fémur
angle of incidence – angle d'incidence
angle of jaw – angle mandibulaire
angle of mandibule – angle mandibulaire
angle of reflexion – angle de réflexion, de réfraction
angle of refraction – angle de réflexion, de réfraction
Angle's classification – Angle (classification d')
Angström unit – angström
anguish – angoisse
angular cheilitis – perlèche
angular conjunctivitis – conjonctivite angulaire
angular kyphosis – cyphose angulaire
anhedonia – anhédonie
anhidnotic ectodermal dysplasia – polydysplasie ectodermique héréditaire
anhidrosis – anhidrose
anhidrotic – anhidrotique
anhidrotic ectodermal dysplasia – dysplasie ectodermique anidrotique, Siemens (syndrome de)
anhistic membrane – membrane anhiste
anhydrase – anhydrase
anhydremia – anhydrémie
anhydride – anhydride
anhydrous – anhydre
anianthinopsy – anianthinopsie
anicteric – anictérique
anideus – anide
aniline – aniline
anilinophile – anilinophile
anilism – anilisme
anima – anima
animal – animal
animal pole – pôle animal
animal psychology – psychologie animale
animal reservoir – réservoir de virus
animal toxin – toxine animale
animality – animalité
animism – animisme
animus – animus
anion – anion
aniridia – aniridie
anisakiasis – anisakiase
Anisakidae – *Anisakis*
aniso- – aniso-
anisoasthenia – anisosthénie
anisochromasia – anisochromasie
anisochromia – anisochromie
anisocoria – anisocorie
anisocytosis – anisocytose
anisodon – anisodonte
anisogamy – anisogamie
anisognathic – anisognathe
anisoleukocytosis – anisoleucocytose
anisomastia – anisomastie
anisomelia – anisomélie
anisometropia – anisométropie
anisometry – anisométrie
anisoperistaltic – anisopéristaltique
anisoperistaltic anastomosis – anastomose anisopéristaltique
anisophoria – anisophorie
anisopia – anisopie
anisosphygmia – anisosphygmie
anisotonia – anisotonie
anisotropic – anisotrope
anisotropy – anisotropie
ankle – cheville
ankle clonus – clonus du pied
ankle joint – articulation talocrurale
ankylo- – ankylo-
ankyloblepharon – ankyloblépharon
ankylocheilia – ankylochéilie
ankylocolpos – ankylocolpe
ankylodactyly – ankylodactylie
ankylodonty – ankylodontie
ankyloglossia – ankyloglosse
ankylopoietic – ankylopoïétique
ankylosing spondylitis – spondylarthrite ankylosante, spondylite ankylopoïétique
ankylosing spondylosis – spondylose chronique ankylopoïétique ou rhizomélique
ankylosis – ankylose
ankylostomiasis – tunnels (anémie des)
ankylotome – ankylotome
Annandale's operation – Annandale (opération d')
annular – annulaire
annular erythrocyte – annulocyte
annular ligament – ligament annulaire
annular pancreas – pancréas annulaire
annular plexus – plexus annulaire
annular scleritis – sclérite annulaire
annular scotoma – scotome annulaire
annular staphyloma – staphylome annulaire
annular synechia – synéchie annulaire
annuloplasty – annuloplastie
annulus ovalis – Vieussens (anneau de)
anochromasia – anochromasie
anociassociation – anocithésie
anococcygeal body – raphé anococcygien
anocutaneous line – ligne anocutanée
anodal – anodique
anodontia – anodontie
anoestrus – anoestrus
anogenital elephantiasis – Jersild (syndrome de)
anomalopia – anomalopie
anomaloscope – anomaloscope
anomaly – anomalie
anomia – anomie
anonychia – anonychie
anonymous – anonyme
anophele – anophèle
anophelicide – anophélicide
anophelism – anophélisme
anophoria – anophorie
anophthalmia – anophtalmie
anophthalmus – anophtalme
anopia – anopie
anoplasty – anoplastie
anopsia – anopsie
anorchia – anorchide, anorchie
anorchism – anorchidie
anorectal – ano-rectal
anorectic – anorexique
anorexia – anorexie
anorexia nervosa – anorexie mentale, cachexie psychogène
anorexiant – anorexigène
anorgasmy – anorgasmie
anorthography – anorthographie
anorthopia – anorthopie
anorthoscope – anorthoscope
anosmia – anosmie
anosodiaphoria – anosodiaphorie
anosognosia – anosognosie
anospinal center – centre anospinal
anosteoplasia – anostéoplasie
anostosia – anostose
anotia – anotie
anotropia – anotropie
anotus – anote
anovarism – anovarie
anovular – anovulatoire
anovular menstruation – menstruation anovulaire ou anovulatoire
anovulation – anovulation
anovulatory – anovulatoire
anoxemia – anoxémie
anoxia – anoxie
anoxic – anoxique
ansa – anse
ansa hypoglossi – anse de l'hypoglosse
ansa lenticularis – anse lenticulaire
ansa peduncularis – anse pédonculaire

ansiform – ansiforme
ant – fourmi
antacid – anti-acide
antagonism – antagonisme
antagonist – antagoniste
antagonist muscle – muscle antagoniste
antagonists – antagonistes
antalgic gait – démarche antalgique
antalgic position – position antalgique
ante- – anté-
antecubital – antébrachial
anteflexio – proclive
anteflexion – antéflexion
antenatal – anténatal
anteposition – antéposition
anteprandium – antéprandial
anterior and posterior arch of atlas – arc antérieur et postérieur de l'atlas
anterior asynclitism – asynclitisme pariétal antérieur
anterior cerebellar incisure – incisure cérébelleuse antérieure
anterior chamber of eye – chambre antérieure de l'œil
anterior choroiditis – choroïdite antérieure
anterior clinoid process – processus clinoïde antérieur
anterior commissure of cerebrum – commissure cérébrale antérieure
anterior ethmoidal canal – canal ethmoïdal antérieur, foramen ethmoïdal antérieur
anterior fontanelle – fontanelle antérieure
anterior funiculus of spinal cord – cordon antérieur de la moelle spinale
anterior gibbosity – gibbosité antérieure
anterior horn of spinal cord – corne antérieure de la moelle épinière
anterior horn syndrome – corne antérieure (syndrome de la)
anterior intercondylian area – aire intercondylaire du tibia
anterior internuclear ophthalmoplegia – ophtalmoplégie internucléaire antérieure
anterior limiting lamina – lame limitante antérieure
anterior margin of tibia – crête du tibia
anterior medullary velum – voile médullaire antérieur
anterior perforated substance – substance perforée antérieure
anterior pole of eyeball – pôle antérieur de l'œil
anterior pole of lens – pôle antérieur du cristallin
anterior, posterior lip of cervix of uterus – lèvre antérieure, postérieure
anterior, posterior synechia – synéchie antérieure, postérieure
anterior process of malleus – processus antérieur du malleus
anterior root of spinal nerve – racine rachidienne antérieure
anterior sacral foramen – foramen sacral antérieur
anterior scalene syndrome – scalène antérieur (syndrome du)
anterior scleritis – sclérite antérieure
anterior sclerochoroiditis – sclérochoroïdite antérieure
anterior sclerotomy – sclérotomie antérieure
anterior staphyloma – staphylome antérieur
anterior tubercle of atlas – tubercule antérieur de l'atlas
anterior tubercule of sixth cervical vertebre – tubercule antérieur de la vertèbre C6
anterior urethritis – urétrite (ou uréthrite) antérieure
anterior white line of neck – ligne blanche du cou
antero- – antéro-
antero and retrograde amnesia – amnésie hippocampique
antero lateral funiculus of spinal cord – cordon antérolatéral de la moelle spinale
anterograde – antérograde
anterograde amnesia – amnésie antérograde, ecmnésie
anterograde conduction – conduction antérograde
anterograde memory – mémoire antérograde
anterolateral sclerosis – sclérose antérolatérale
anteversion – antéversion
anthelminthic – anthelminthique
anthelmintic – antihelminthique
anthocyanin – anthocyanine
anthomyia canicularis – anthomyia canicularis
anthracemia – anthracémie
anthracene – anthracène
anthracoid – anthracoïde
anthraconecrosis – anthraconécrose
anthracosilicosis – anthracosilicose
anthracosis – anthracose
anthracosis linguae – anthracosis linguae
anthracotherapy – anthracothérapie
anthracyclines – anthracyclines
anthraquinone – anthraquinone
anthrax – charbon
anthrax fever – fièvre charbonneuse
anthropo- – anthropo-
anthropobiology – anthropobiologie
anthropocentric – anthropocentrique
anthropogeny – anthropogenèse
anthropogeography – anthropogéographie
anthropography – anthropographie
anthropoid – anthropoïde
anthropoid pelvis – pelvis anthropoïde
anthropology – anthropologie
anthropometric identification – bertillonnage
anthropometry – anthropométrie
anthropomorphic – anthropomorphe
anthropomorphism – anthropomorphisme
anthropomorphology – anthropomorphologie
anthroponomy – anthroponomie
anthropopathy – anthropopathie
anthropophagy – anthropophagie
anthropophilia – anthropophilie
anthroposcopy – anthroposcopie
anthropozoonosis – anthropozoonose
anti- – ant-
anti Cox 2 – anti-Cox 2
anti-infectious – anti-infectieux
anti-inflammatory – anti-inflammatoire
anti-Rh serum – sérum anti-Rh
anti Rhesus factor – agglutinine anti-Rh
anti-TNFα – anti-TNFα
anti Xa activity (measure) – anti-Xa (dosage de l'activité)
anti Xa factor – anti-Xa
antiagglutinin – anti-agglutinine
antialkaline – antialcalin
antiallergic – antiallergique
antiamarilic – antiamaril
antianaphylaxis – antianaphylaxie
antiandrogen – antiandrogène
antianemic – antianémique
antianginal – antiangineux
antiantibody – anti-anticorps
antiantitoxin – anti-antitoxine
antiarrhythmic – antiarythmique
antiasthmatic – antiasthmatique
antibacterial – antibactérien

antibacterial immunity – immunité antibactérienne
antibacteriolytic – antibactériolytique
antibiogram – antibiogramme
antibiosis – antibiose
antibiotherapy – antibiothérapie
antibiotic – antibiotique
antibody – anticorps
antibody binding site – site anticorps
antibody dependant cell-mediated cytotoxicity – cytotoxicité dépendante des anticorps
antibromic – antibromique
anticardiolipin – anticardiolipine
anticarious – anticarieux
anticatarrhal – anticatarrhal
anticathexis – contre-investissement
anticathode – anticathode
anticaustic – anticaustique
anticephalalgic – anticéphalalgique
anticholeroid – anticholérique
anticholinergic – anticholinergique
anticholinesterase – anticholinestérasique
anticipation – anticipation
anticoagulant – anticoagulant
anticodon – anticodon
anticomplementary – anticomplémentaire
anticomplementary serum – sérum anticomplémentaire
anticonvulsant – anticonvulsivant
anticonvulsivant – antiépileptique
anticyclic citrullinated peptide antibody – anticorps antipeptide cyclique citrulliné
antidepressant – antidépresseur, thymoanaleptique
antidiarrheal – antidiarrhéique
antidiuretic – antidiurétique
antidiuretic hormone – antidiurétique hormone, hormone antidiurétique
antidopaminergic – antidopaminergique
antidote – antidote
antidromic – antidromique
antidromic conduction – conduction antidromique
antiemetic – antiémétique
antienzyme – antienzyme
antifibrillatory – antifibrillant
antifibrinolytic – antifibrinolytique
antifolate – antifolique
antifungal – antifongique, antimycosique
antigalactic – antigalactique
antigen – antigène
antigen-antibody complex – complexe antigène-anticorps
antigen-antibody reaction – réaction antigène-anticorps
antigen presentation – présentation de l'antigène
antigen-presenting cell – cellule présentant l'antigène
antigenic – antigénique
antigenic determinant – déterminant antigénique
antigenic site – site antigénique
antigenicity – antigénicité
antigenotherapy – antigénothérapie
antiglobulin – antiglobuline
antigonadotrophic – antigonadotrope
antihelix – anthélix
antihemolytic – antihémolytique
antihemophilic factor A – facteur antihémophilique A
antihemophilic factor B – facteur antihémophilique B
antihemorrhagic – antihémorragique
antihepatitis antibody – anticorps antihépatite
antihistaminic – antihistaminique
antihormone – antihormone
antihypertensive – antihypertenseur
antihypnotic – antihypnotique
antiketogenic – anticétogène
antileprotic – antilépreux
antileukotriene – antileucotriène
antilymphocyte serum – sérum antilymphocytaire
antilymphocytic – antilymphocytaire
antimalarial – antipaludique
antimeningococcic – antiméningococcique
antimessenger – antimessager
antimetabolite – antimétabolite
antimetropia – anisométropie mixte
antimicrobial – antimicrobien
antimidriatic – antimydriatique
antimigrainous – antimigraineux
antimitochondria antibody anticorps antimitochondries
antimitotic – antimitotique, antitumoral
antimony – antimoine
antimony chloride – antimoine (chlorure d')
antimony sulfide – kermès minéral
antinarcotic – antinarcotique
antineoplastic – anticancéreux, antinéoplasique
antinuclear antibody – anticorps antinucléaire
antinuclear factor – facteur antinucléaire
antiodontalgic – antiodontalgique
antioncogene – antioncogène
antiopsonin – antiopsonine
antioxidant – antioxydant
antioxydant – antiradicalaire
antiparallel – antiparallèle
antiparasitic – antiparasitaire
antiparkinsonian – antiparkinsonien
antipedicular – antipédiculaire
antipellagra (vitamin) – antipellagreuse (vitamine)
antiperiodic – antipériodique
antiperistalsis – antipéristaltisme
antiperspirant – antisudoral
antiphagocytic – antiphagocytaire
antiphlogistic – antiphlogistique
antiphlogistic iridectomy – iridectomie antiphlogistique
antiphospholipid – antiphospholipide
antiphospholipid syndrome – Soulier et Boffa (syndrome de)
antiphtiriac – antiphtiriaque
antiplague – antipesteux
antiplatelet – antiplaquettaire
antipodagric – antigoutteux
antiprecipitin – antiprécipitine
antiprogesterone – antiprogestatif
antiprotease – antiprotéase
antiprothrombin – antiprothrombine
antiprothrombinase – antiprothrombinase
antipruritic – antiprurigineux
antipsychotic – antipsychotique
antipsychotic neuroleptic – neuroleptique incisif
antipyogenic – antipyogénique
antipyresis – antipyrèse
antipyretic – antipyrétique, fébrifuge
antipyretic bath – bain antipyrétique
antipyrine – antipyrine, phénazone
antipyrine acetylsalicylate – antipyrine (acétylsalicylate d')
antipyrine salicylate – antipyrine (salicylate d')
antirabic – antirabique
antirabies serum – sérum antirabique
antirachitic – antirachitique
antiretroviral – antirétroviral
antirheumatic – antirhumatismal
antiscorbutic – antiscorbutique
antiscurvy factor – facteur antiscorbutique
antisecretory – antisécrétoire
antisense – antisens
antisepsis – antisepsie
antiseptic – antiseptique

antiseptic surgery – chirurgie antiseptique
antiserum – antisérum
antisialic – antisialique
antisludge – antiagrégant
antisocial – antisocial
antispasmodic – antispasmodique, spasmolytique
antistreptokinase – antistreptokinase
antistreptolysin O – antistreptolysine O
antisyphilitic – antisyphilitique
antitetanic – antitétanique
antitetanic serum – sérum antitétanique
antithermic – antithermique
antithrombin – antithrombine
antithromboplastinogen – antithromboplastinogène
antithrombotic – antithrombotique
antithyroid – antithyroïdien
antitissue antibody – anticorps antitissus
antitonic – antitonique
antitoxic – antitoxique
antitoxic immunity – immunité antibactérienne
antitoxic serum – sérum antitoxique
antitoxic unit – unité antitoxique
antitoxin – antitoxine
antitragus – antitragus
antitrypsic – antitryptique
antitrypsin – antitrypsine
antituberculous – antituberculeux
antitussive – antitussif
antityphoid – antityphoïdique
antiulcerous – antiulcéreux
antiuratic – antiuratique
antivenereal – antivénérien
antivenom – antivenimeux
antivenomous serum – sérum antivenimeux
antiverminous – antivermineux
antivertiginous – antidinique
antiviral – antiviral
antiviral agent – antiviral
antiviral immunity – immunité antivirale
antivitamin – antivitamine
antivivisectionist – antivivisectionniste
antixenic – antixénique
antixerophtalmic – antixérophtalmique
Antley-Bixler syndrome – Antley-Bixler (syndrome d')
Anton's syndrome – Anton-Babinski (syndrome d')
antral – antral
antral vascular ectasia – ectasie vasculaire antrale
antrectomy – antrectomie
antritis – antrite
antroatticotomy – antro-atticotomie
antrocele – antrocèle
antroduodenostomy – antroduodénostomie
antrodynia – antrodynie
antromastoiditis – antromastoïdite
antropyloritis – antropylorite
antrostomy – antrotomie
antrotympanitis – antro-tympanite
antrum – antre
anuclear – anucléé
anuria – anurie
anuria of renal origin – anurie sécrétoire
anus – anus
anvil – incus
anxiety – angoisse, anxiété
anxiety hysteria – hystérie d'angoisse
anxiety neurosis – névrose d'angoisse
anxiogenic – anxiogène
anxious perplexity – perplexité anxieuse
anxious state – état anxieux
aorta – aorte
aortalgia – aortalgie
aortectasia – aortectasie
aortectomy – aortectomie
aortic – aortique
aortic aneurysm – anévrysme aortique
aortic arch – aorte (arc de l'), arc aortique ou artériel, arc de l'aorte
aortic bifurcation – carrefour aortique
aortic calcification – aortolithe
aortic cleft – hiatus aortique
aortic dissecting aneurysm – hématome disséquant de l'aorte
aortic dissection – dissection aortique
aortic facies – faciès aortique
aortic insufficiency – Corrigan (maladie de)
aortic isthmus – isthme aortique
aortic knob – bouton aortique
aortic murmur – souffle aortique
aortic regurgitation – insuffisance aortique
aortic sinus – sinus aortique
aortic sinus syndrome – sinu-aortique (syndrome)
aortic stenosis – rétrécissement aortique
aortic uncoiling – déroulement aortique
aortic valvular disease – maladie aortique
aorticorenal ganglion – ganglion aorticorénal
aortitis – aortite
aortography – aortographie
aortoiliac lymphadenomectomy – Chevassu (opération de)
aortopathy – aortopathie
aortoplasty – aortoplastie
aortopulmonary anastomosis – anastomose aorto-pulmonaire
aortopulmonary fenestration – fistule aortopulmonaire
aortorrhaphy – aortoraphie
aortosclerosis – aortosclérose
aortotomy – aortotomie
AP – TA
ap-, apo- – apo-
apallesthesia – apallesthésie
apancreatic – apancréatique
aparathyreosis – aparathyroïdie
aparthrosis – aparthrose
apathy – apathie
apepsia – apepsie
apeptic – apeptique
aperistalsis – apéristaltisme
Apert's syndrome – Apert (syndrome d')
aperture – ouverture
apex – apex
apex of the heart – apex du cœur
Apgar score – Apgar (indice d'), test apgar
aphagia – aphagie
aphakia – aphakie
aphakic – aphaque
aphalangia – aphalangie
aphasia – aphasie
aphasic – aphasique
aphasic agraphia – agraphie aphasique
aphemia – logoplégie
aphephobia – aphéphobie
aphonia – aphonie
aphonic pectoriloquy – pectoriloquie aphone
aphonogelia – aphonogélie
aphorism – aphorisme
aphosphatasia – aphosphatasie
aphrodisia – aphrodisie
aphrodisiac – aphrodisiaque
aphtha – aphte
aphthongia – aphtongie
aphthosis – aphtose
aphthous – aphteux
aphthous stomatitis – stomatite aphteuse
aphtoid – aphtoïde
aphtous gingivitis – gingivite aphteuse
aphylaxis – aphylaxie
apical – apexien, apical
apical abscess – abcès apical
apical granuloma – granulome apical
apical pleurisy – pleurésie apicale

apical pneumonia – pneumonie apicale
apical segment of the inferior lobe – Fowler (segment de), segment de Nelson
apicectomy – apicectomie
apicoectomy – apicotomie
apicolysis – apicolyse
apicostomy – apicostomie
apitherapy – apithérapie
apitoxin – apitoxine
aplacental – aplacentaire
aplanatic – aplanétique
aplanatism – aplanétisme
aplanetic lens – lentille aplanétique
aplasia – aplasie, aplasie médullaire
aplasmic – aplasmique
aplastic anemia – anémie aplasique, aplasie médullaire, panmyélophtisie
apnea – apnée
apneumatoic – apneumatique
apneumatosis – apneumatose
apneumia – apneumie
apneusis – apneusis
apochromatic – apochromatique
apochromatic lens – lentille apochromatique, objectif apochromatique
apocrine – apocrine
apocrine gland – glande apocrine
apodactylic – apodactylique
apodia – apodie
apoenzyme – apoenzyme
apoferritin – apoferritine
apogamy – apogamie
apogee – apogée
apolar – apolaire
apolar cell – cellule apolaire
apomorphine – apomorphine
aponeurectomy – aponévrectomie
aponeurology – aponévrologie
aponeurorrhaphy – aponévrorraphie
aponeurosis – aponévrose
aponeurositis – aponévrosite
aponeurotic – aponévrotique
aponeurotomy – aponévrotomie
apophysis – apophyse
apophysitis – apophysite
apoplectic coma – coma apoplectique
apoplectic retinitis – rétinite apoplectique
apoplectic stroke – attaque cérébrale
apoplectiform – apoplectiforme
apoplectoid – apoplectoïde
apoplexy – apoplexie
apoprotein – apoprotéine
apoptosis – apoptose
apostematous cheilitis – chéilite apostémateuse
aposthia – aposthie
apothecary – apothicaire
apparatus – appareil, tractus
apparent death – mort apparente
appendiceal colic – colique appendiculaire
appendicectomy – appendicectomie
appendices – appendices
appendices epiploicae – épiploon accessoire
appendicitis – appendicite
appendicocele – appendicocèle
appendicolithiasis – appendicolithiase
appendicular – appendiculaire
appendicular lithiasis – lithiase appendiculaire
appendicular point – point appendiculaire
appendix – appendice
appendix of ventricule of larynx – appendice du ventricule laryngé
apperception – aperception
appetency – appétence
appetite – appétit
applied anatomy – anatomie appliquée
apposition – apposition
apprehension – appréhension
apractognosia – apractognosie
apractophagia – apractophagie
apragmatism – apragmatisme
apraxia – apraxie
apraxic agraphia – agraphie apraxique
aproctia – aproctie
aprosexia – aprosexie
aprosody – aprosodie
aprosopia – aprosopie
apsithyria – aphonie hystérique
aptyalia – aptyalisme
APUD – APUD
APUD cell – cellule APUD
APUD cell system – système APUD
apudoma – apudome
apyknomorphous – apycnomorphe
apyogenous – apyogénique
apyretic – apyrétique
apyrexia – apyrexie
apyrogenic – apyrogène
aquapuncture – aquapuncture
aqueduct – aqueduc
aqueduct of cochlea – aqueduc cochléaire
aqueduct of Cotunnius – Cotunnius (aqueduc de)
aqueduct of mesencephalon – aqueduc mésencéphalique
aqueduct of Sylvius – Sylvius (aqueduc de)
aqueduct of the vestibule – aqueduc du vestibule
aqueous humor – humeur aqueuse
aqueous solution – solution aqueuse
aquiparous – aquipare
Ar – Ar
arabinose – arabinose
arabinosuria – arabinosurie
arachidonic acid – arachidonique (acide)
Arachnidia – *Arachnides*
arachnidism – arachnidisme, aranéisme
arachnodactyly – arachnodactylie
arachnoid – arachnoïde, méninge arachnoïde
arachnoid space – espace arachnoïdien
arachnoiditis – arachnoïdite
arachnolysine – arachnolysine
arachnophobia – arachnéphobie
Aran-Duchenne disease – Aran-Duchenne (amyotrophie d')
Aran's law – Aran (loi d')
Arantius' ventricle – Arantius (ventricule d')
arbor vitae cerebelli – arbre de vie du cervelet
arborization – arborisation
arbovirosis – arbovirose
arbovirus – Arbovirus
arcade – arcade
arch – arc, arcade
arch of aorta – aorte (arc de l'), aorte (crosse de l'), crosse de l'aorte
arch of the foot – voûte plantaire
archaeocerebellum – archéocérébellum
archencephalon – archencéphale
archenteron – archentéron
archetype – archétype
archicortex – archéocortex, archicortex
archigastrula – archigastrula
archigenesis – archigenèse
archimorula – archimorula
archinephron – archinéphron
archipallium – archipallium
archoplasmic vesicle – vésicule archoplasmique
arciform – arciforme
arctation – arctation
arcuate – arqué
arcuate eminence – éminence arquée
arcuate line of rectus abdominalis muscle – ligne arquée de la gaine du muscle droit de l'abdomen
arcuate nucleus of medulla oblongata – noyau arqué du bulbe

arcuation – arcuation
arcus juvenilis – embryotoxon antérieur
arcus senilis – arc sénile
area – aire, champ
area striata – aire calcarinienne
area vestibularis – aile blanche, externe et interne
areca – noix d'arec
areflexia – aréflexie, irréflectivité
aregenerative anemia – anémie arégénérative
arenavirus – arénavirus
areola – aréole
areola of mammary gland – aréole mammaire
areolar – aréolaire
areolar central choroiditis – choroïdite aréolaire centrale
areolar glands – glandes aréolaires, Montgomery (tubercules de)
areolitis – aréolite
areometry – aréométrie
argamblyopia – argamblyopie
argentaffin – argentaffine
argentaffin cell – cellule argentaffine
argentaffinoma – tumeur argentaffine
Argentine hemorrhagic fever virus – virus de la fièvre hémorragique d'Argentine
Argentinian hemorrhagic fever – Argentine (fièvre hémorragique d')
arginase – arginase
arginine – arginine
argininuria – argininurie
arginosuccinic aciduria – acidurie arginosuccinique
arginosuccinicacinuria – arginosuccinurie
argon – argon
Argonz-Del Castillo syndrome – Argonz-del Castillo (syndrome d')
Argyll-Robertson pupil sign – Argyll-Robertson (signe d')
argyremia – argyrémie
argyria – argyrie
argyrophile – argyrophile
arhinencephaly – arhinencéphalie
Arias-Stella cells – Arias-Stella (phénomène d')
ariboflavinosis – ariboflavinose
arithmomania – arithmomanie
arkyochrome cell – cellule arkyochrome
Arlt's operation – Arlt (opération d')
Arlt's recess – Arlt (sinus d')
Arlt's trachoma – Arlt (trachome d')
arm – bras
arm-lung or arm-tongue test – épreuve bras-poumon ou bras-langue
arm-to-lung circulation time – temps bras-poumons
arm-to-tongue circulation time – temps bras-langue
armadillo – tatou
Armanni-Ebstein cell – Armanni-Ebstein (cellule d')
Armanni-Ebstein lesion – Armanni-Ebstein (lésion d')
Armanni-Ehrlich degeneration – Armanni-Ehrlich (dégénérescence d')
armed tapeworm – *Taenia armé*
armpit – aisselle, creux axillaire
Arnaud's probe – Arnaud (sonde d')
Arndt's law – Arndt-Schulz (loi d')
Arndt-Schulz law – Arndt-Schulz (loi d')
Arneth index – Arneth (courbe d')
Arneth's formula – Arneth (formule d')
arnica – arnica
Arnold-Chiari malformation – Arnold-Chiari (malformation d')
Arnold's innominate canal – Arnold (trou innominé ou canal innominé d')
Arnold's nerve – Arnold (nerf récurrent d')
Arnott's dilator – Arnott (dilatateur d')
aromatherapy – aromathérapie
aromatic – aromatique
aromatic bath – bain aromatique
aromatic hydrocarbon – hydrocarbure aromatique
aromatic series – série aromatique
arrhenoblastoma – arrhénoblastome
arrhinia – arhinie
arrhythmia – arythmie
arrow root – arrow-root
Arroyo's sign – Arroyo (signe d')
arrythmogenic – arythmogène
arsenic – arsenic
arsenic keratosis – kératose arsenicale
arsenic poisoning – arsénicisme
arsenic trioxide – anhydride arsénieux, arsenic (trioxyde d')
arsenical – arsénical, arsénié
arsenious – arsénieux
artefact – artéfact
artemisia – *Artemisia*
arteria lusoria – arteria lusoria
arterial – artériel
arterial blood – sang artériel
arterial canal – Botal (canal de)
arterial circle of iris – cercle artériel de l'iris
arterial circle of Willis – cercle artériel du cerveau, polygone de Willis, Willis (cercle artériel de)
arterial cone – cône artériel
arterial embolization – embolisation artérielle
arterial fibrodysplasia – fibrodysplasie artérielle
arterial fibromuscular dysplasia – dysplasie fibromusculaire artérielle
arterial hypotension – hypotension artérielle
arterial murmur – souffle artériel
arterial pressure – pression artérielle
arterial systole – systole artérielle
arterial varix – varice artérielle
arterialization – artérialisation
arteriectasis – artériectasie
arteriectomy – artériectomie
arteriectopia – artériectopie
arteriofibrosis – artériofibrose
arteriogenesis – artériogenèse
arteriogram – artériogramme
arteriography – artériographie
arteriole – artériole
arteriolith – artériolithe
arteriology – artériologie
arteriomyomatosis – artériomyomatose
arterionecrosis – artérionécrose
arteriopathy – artériopathie
arteriorrhaphy – artériorraphie
arteriorrhexis – artériorrhexis
arteriosclerosis – artériosclérose
arteriosclerotic – artérioscléreux
arteriospasm – artériospasme
arteriotomy – artériotomie
arteriotrepsis – artériotrepsie
arteriovenous – artério-veineux
arteriovenous anastomosis – anastomose artério-veineuse
arteriovenous aneurysm – anévrysme artério-veineux
arteriovenous fistula – fistule artérioveineuse
arteritis – artérite
artery – artère
arthr-, arthro- – arthr-, arthro-
arthralgia – arthralgie
arthrectomy – arthrectomie
arthrifluent abscess – abcès arthrifluent
arthritic – arthritique
arthritic atrophy – atrophie arthritique
arthritis – arthrite
arthritis deformans – arthrite sèche, Heberden (rhumatisme de)
arthritism – arthritisme
arthrocele – arthrocèle

arthrocentesis – arthrocentèse
arthrochondritis – arthrochondrite
arthroclisis – arthrocléisis, arthroclyse
arthrodesis – arthrodèse
arthrodia – arthrodie
arthrodial articulation – articulation arthrodiale
arthrodynia – arthrodynie
arthrogenous – arthrogène
arthrography – arthrographie, méniscographie
arthrogryposis – arthrogrypose
arthrogryposis multiplex congenita – arthrogrypose congénitale multiple
arthrolith – arthrolithe
arthrolithiasis – arthrolithiase
arthrology – arthrologie
arthrolysis – arthrolyse
arthromalacia – arthromalacie
arthrometer – arthromètre
arthropathy – arthropathie
arthrophyte – arthrophyte
arthroplasty – arthroplastie
arthropneumography – arthropneumographie
Arthropodes – *Arthropodes*
arthrorisis – arthrorise
arthrosclerosis – arthrosclérose
arthroscope – arthroscope
arthroscopy – arthroscopie
arthrosic – arthrosique
arthrosis – arthrose
arthrosteitis – arthrostéite
arthrosynovitis – arthrosynovite
arthrotomy – arthrotomie
arthrotropic – arthrotropique
arthrotyphoid – arthrotyphus
arthroxesis – arthroxésis
Arthus reaction – Arthus (phénomène d')
article – article
articular – articulaire
articular blocking – blocage articulaire
articular calculus – calcul arthritique
articular capsule – capsule articulaire
articular cartilage – cartilage articulaire, cartilage de revêtement
articular cavity – cavité articulaire
articular crepitus – crépitation articulaire
articular disk – disque articulaire
articular fracture – fracture articulaire
articular hemorrhage – arthrorragie
articular labrum – bourrelet articulaire
articular ligament – ligament articulaire
articular process – processus articulaire
articulated – articulé
articulatio fibrosa – articulation immobile
articulation – articulation
articulator – articulateur
artificial ankylosis – ankylose artificielle
artificial colostomy – anus artificiel
artificial crown – couronne artificielle
artificial curare – curare de synthèse
artificial delivery – délivrance artificielle
artificial denture – denture artificielle
artificial diabetes – diabète artificiel
artificial diet – alimentation artificielle
artificial eye – œil artificiel, prothèse oculaire
artificial fertilization – fécondation artificielle
artificial fever – fièvre artificielle
artificial heart – cœur artificiel
artificial immunity – immunité artificielle
artificial insemination – insémination artificielle
artificial kidney – rein artificiel
artificial menopause – ménopause artificielle
artificial parthenogenesis – parthénogenèse artificielle
artificial pneumothorax – pneumothorax artificiel
artificial pupil – pupille artificielle
artificial radioactivity – radioactivité artificielle
artificial respiration – respiration artificielle, respiration assistée
artificial tooth – dent artificielle
artistic anatomy – anatomie artistique
aryepiglottic fold – pli ary-épiglottique
arylsulfatase – arylsulfatase
arytenoid – aryténoïde
arytenoid cartilage – cartilage aryténoïde
arytenoidectomy – aryténoïdectomie
arytenoiditis – aryténoïdite
arytenoidopexy – aryténoïdopexie
ASA – ASA
asacria – asacrie
ASAT – ASAT
asbestiform fiber – fibre amiantoïdes
asbestos – amiante, asbeste
asbestos like tinea – tinea asbestina
asbestosis – asbestose
ascaricide – ascaricide
ascarid – ascaride
ascaridiosis – ascaridiase
ascaris – *Ascaris*
ascending aorta – aorte ascendante
ascending colon – côlon ascendant
ascending degeneration – dégénérescence ascendante
ascending hemiplegia – hémiplégie ascendante
ascending myelitis – myélite ascendante
ascending parietal gyrus – aire pariétale ascendante
ascending pyelography – pyélographie ascendante
ascending pyelonephritis – néphrite ascendante, pyélonéphrite ascendante
Ascheim-Zondek test – Aschheim-Zondek (réaction d')
Ascher's syndrome – Ascher (syndrome d')
Aschner's reflex – Aschner (réflexe ou phénomène d')
Aschoff's cell – Aschoff (cellule d')
Aschoff's nodule – Aschoff (nodule d')
ascites – ascite
ascitic – ascitique
ascitic fluid – liquide d'ascite
ascitogenous – ascitogène
Ascomycetes – *Ascomycètes*
ascorbemia – ascorbinémie
ascorbic acid – ascorbique (acide)
ascorburia – ascorburie
-ase – -ase
asemia – asémie
asepsis – asepsie
aseptic – aseptique
aseptic fever – fièvre aseptique
aseptic meningitis – méningite aseptique
aseptic necrosis – nécrose aseptique
aseptic osteonecrosis – ostéonécrose aseptique
aseptic peritonitis – péritonite aseptique
aseptic surgery – chirurgie aseptique
asexual – asexué
asexual generation – génération asexuelle
asexual reproduction – reproduction asexuée
asexual, sexual cycle – cycle asexué, sexué

Asherman's syndrome – Asherman (syndrome d')
asialia – asialie
asiatic schistosomiasis – schistosomiase artérioveineuse
asiderosis – asidérose
asoma – asoma
asomatognosia – asomatognosie
asparaginase – asparaginase
asparagine – asparagine
aspartame – aspartame
aspartic acid – aspartique (acide)
aspecific – aspécifique
Asperger's syndrome – Asperger (syndrome d')
aspergilloma – aspergillome
aspergillosis – aspergillose
aspermatism – aspermatisme
aspermia – aspermie
asphygmia – asphygmie
asphyxia – asphyxie
asphyxia livida – asphyxie bleue
asphyxia neonatorum – asphyxie des nouveau-nés
asphyxia pallida – asphyxie blanche
aspiration – aspiration
aspiration biopsy – biopsie par aspiration
aspiration pneumonia – pneumonie par aspiration
aspirator – aspirateur
aspirin – aspirine
asplenia – asplénie
assay – épreuve, essai
Assezat's triangle – Assezat (triangle d')
assimilable – assimilable
assimilation – assimilation
assisted reproduction – procréation médicalement assistée
Assmann's infiltrate – Assmann (infiltrat d')
Assmann's tuberculous infiltrate – infiltrat d'Assmann
associated – associé
associated antagonists – antagonistes associés
associated migraine – migraine accompagnée
associated movement – mouvement associé
association area – aire associative
association fiber – fibre d'association
astasia – astasie
astasia-abasia – astasie-abasie
astatine – astate
asteatosis – astéatose
aster – aster
astereognosis – astéréognosie
asterion – astérion
asterixis – astérixis
asternia – asternie
asteroid hyalitis – hyalite astéroïde
asthenia – asthénie, langueur
asthenic – asthénique
asthenic type – type asthénique ou leptosomique
asthenobiosis – asthénobiose
asthenocoria – asthénocorie
asthenope – asthénope
asthenopia – asthénopie
asthenospermia – asthénospermie
asthma – asthme
asthmatic – asthmatique
asthmatiform bronchitis – bronchite asthmatiforme, spasmodique
astigmatic – astigmate
astigmatism – astigmatisme
astigmatism against the rule – astigmatisme contraire à la règle
astigmatism with the rule – astigmatisme conforme à la règle
astigmatometer – astigmatomètre
astigmatoscope – astigmatoscope
Astley-Cooper hernia – hernie d'Astley-Cooper
astomia – astomie
astragalectomy – astragalectomie
astringency – astringence
astringent – astringent
astringent bath – bain astringent
astro- – astro-
astroblast – astroblaste
astroblastoma – astroblastome
astrocyte – astrocyte
astrocytoma – astrocytome
astroglia – astroglie
astrokinetic – astrocinétique
astrosphere – astrosphère
astrostatic – astrostatique
asyllabia – asyllabie
asylum – asile
asymbolia – asymbolie
asymptomatic – asymptomatique
asynchronism – asynchronisme
asynclitic – asynclitique
asynclitism – asynclitisme
asynergia – asynergie
asystole – asystolie
At – At
ataractic – ataraxique
ataraxia – ataraxie
ataraxic – ataraxique
atavism – atavisme
ataxia – ataxie
ataxic – ataxique
ataxic gait – démarche ataxique
ataxoadynamia – ataxo-adynamie
ataxophobia – ataxophobie
atel-, atelo- – atel-, atélo-
atelectasis – atélectasie
atelia – atélie
ateliosis – atéléiose
atelocardia – atélocardie
atelocephalous – atélocéphale
atelocheilia – atélochéilie
atelocheiria – atélochéirie
ateloencephalia – atélencéphalie
ateloglossia – atéloglossie
atelomyelia – atélomyélie
atelopodia – atélopodie
ateloprosopia – atéloprosopie
atelorachidia – atélorachidie
atelostomia – atélostomie
athelia – athélie
atherogenic – athérogène
atheroma – athérome
atheromatosis – athéromatose
atheromatous – athéromateux
atheromatous ulcer – ulcère athéromateux
atherosclerosis – athérosclérose, macroangiopathie
atherosclerotic gangrene – gangrène angiosclérotique
athetoid – athétoïde
athetosic – athétosique
athetosis – athétose
athlete's foot – athlète pied d', pied d'athlète
athletic heart – athlète cœur d', cœur d'athlète
athletic type – type athlétique
athrepsia – athrepsie
athrocytosis – athrocytose
athymia – athymie
athyria – athyroïdie
athyroidemia – athyroïdémie
athyrosis – athyréose
atlantal – atloïdien
atlantodidymus – atlodyme
atlas – atlas
atlodidymus – atlodyme
atloid – atloïdien
atloido-occipital – atlanto-occipital
atmolysis – atmolyse
atmometer – atmomètre
atmotherapy – atmothérapie
atomic energy – énergie atomique
atomization – atomisation
atomizer – atomiseur, pulvérisateur
atonic – atone, atonique
atonic dyspepsia – dyspepsie atonique
atonic epilepsy – épilepsie atonique
atonic ulcer – ulcère atonique
atony – atonie
atopic dermatitis – eczéma atopique, eczéma constitutionnel
atopognosia – atopognosie
atopy – atopie
atorvastatin – atorvastatine
atoxic – atoxique
ATP – ATP

atransferrinemia – atransferrinémie
atresia – atrésie
atret(o)- – atret-, atréto-
atretic teratism – tératisme atrésique
atretocephalus – atrétocéphale
atretocormus – atrétocorme
atretocystia – atrétocystie
atretogastria – atrétogastrie
atretolemia – atrétolémie
atretometria – atrétométrie
atretorrhinia – atrétorrhinie
atretostomia – atrétostomie
atreturethria – atréturétrie
atrial – atrial
atrial auricula – auricule atriale
atrial complex – complexe atrial
atrial fibrillation – fibrillation atriale
atrial flutter – flutter atrial, tachysystolie atriale
atrial natriuretic factor – facteur atrial natriurétique
atrial natriuretic peptide – peptide atrial natriurétique
atrial septal defect – communication interatriale
atrial systole – systole atriale
atrial tachycardia – tachycardie atriale
atrichia – atrichie
atrichoxis – atrichose
atrio-ventricular rhythm – rythme atrioventriculaire
atriomegaly – atriomégalie
atrioseptopexy – atrioseptopexie
atriotome – atriotome
atriotomy – atriotomie
atrioventicular canal – canal atrioventriculaire
atrioventricular – atrioventriculaire
atrioventricular block – bloc atrioventriculaire
atrioventricular bundle – faisceau atrioventriculaire
atrioventricular dissociation – dissociation atrioventriculaire
atrioventricular gradient – gradient atrioventriculaire
atrioventricular groove – sillon atrioventriculaire
atrioventricular interval – intervalle atrioventriculaire
atrioventricular node – nœud atrioventriculaire
atrioventricular or nodal extrasystole – extrasystole atrioventriculaire ou nodale
atrioventricular orifice – orifice atrioventriculaire
atrioventricular tachycardia – tachycardie atrioventriculaire
atrioventricular valve – valve atrioventriculaire
atriplicism – atriplicisme
atrium – atrium
atrophic cirrhosis – cirrhose atrophique
atrophic excavation – excavation atrophique du nerf optique
atrophic gastritis – gastrite atrophique
atrophic glossitis – glossite atrophique
atrophic laryngitis – laryngite atrophique
atrophic, paralytic, dry beriberi – béribéri atrophique, paralytique, sec
atrophic rhinitis – rhinite atrophique
atrophoderma – atrophodermie
atrophoderma vermicularis – atrophodermie vermiculée
atrophodermatosis – atrophodermatose
atrophohypertrophic cirrhosis – cirrhose mixte
atrophy – atrophie
atropine – atropine
atropinism – atropinisme
atropinization – atropinisation
attack – attaque
attention – attention
attention deficit hyperactivity disorder – hyperactivité avec déficit de l'attention
attenuation – atténuation
attenuator – atténuateur
atticitis – atticite
atticoantrotomy – attico-antrotomie
atticotomy – atticotomie
attitude – attitude
attraction cone – cône d'attraction
attraction sphere – sphère attractive
attrition – attrition
attrition chamber – chambre d'attrition
atypia – atypie
atypical – atypique
atypical depression – dépression atypique
Au – Au
Aubert's phenomenon – Aubert (phénomène d')
audibility – audibilité
audibility limit – limite d'audibilité
audimutitas – audimutité
audiogram – audiogramme
audiology – audiologie
audiometer – audiomètre
audiometry – audiométrie
audiphone – audiophone
audition – audition
auditory – auditif
auditory area – aire auditive, centre auditif
auditory aura – aura auditive
auditory capsule – capsule auditive
auditory cell – cellule auditive
auditory field – champ auditif
auditory hallucination – hallucination auditive
auditory ossicles – osselets
auditory reflex – réflexe cochleopalpébral
auditory stria – strie acoustique
auditory threshold – minimum audible, seuil d'audibilité
auditory tube – Eustache (trompe d'), trompe auditive
Auenbrugger's sign – Auenbrugger (signe d')
Auer bodies – Auer (corps d')
Auerbach's ganglion – Auerbach (ganglion d')
Auerbach's plexus – Auerbach (plexus d')
Aufrecht's sign – Aufrecht (signe d')
augnathus – augnathe
Aujeszky's disease – Aujeszky (maladie d')
aura – aura
aura asthmatica – aura asthmatique
aura cursativa – aura cursativa
aura hysterica – aura hystérique
aural – aural
auramine – pyoctanine jaune
auric – aurique
auric fever – fièvre aurique
auricular – auriculaire
auricular arch – arc biauriculaire
auricular cartilage – cartilage auriculaire
auricular facet – facette auriculaire
auricular index – indice auriculaire
auricular point – point auriculaire
auricular tubercle – tubercule de l'auricule
auriculobregmatic line – ligne auriculobregmatique
auriculopalpebral – auriculopalpébral
auriculoparietal index – indice auriculopariétal
auriculotemporal – auriculotemporal
auriculotemporal syndrome – auriculotemporal (syndrome de l'), Frey (syndrome de)
auriculotherapy – auriculothérapie
aurid – auride

auriform – auriforme
auriphone – auriphone
aurochromoderma – aurochromodermie
auscultation – auscultation
auscultatory – auscultatoire
Australia antigen – antigène Australie
autism – autisme
autistic – autiste
auto- – auto-
auto-immune disease – maladie auto-immune
autoagglutination – auto-agglutination
autoagglutinin – auto-agglutinine
autoallergy – auto-allergie
autoanalysis – auto-analyse
autoantibody – auto-anticorps
autoantigen – auto-antigène
autoantisepsis – auto-antisepsie
autocatalysis – autocatalyse
autocinesis – autocinétisme
autoclasia – autoclasie
autoclasis – autoclasie
autoclave – autoclave
autocrine – autocrine
autocystoplasty – autocystoplastie
autocytotoxin – autocytotoxine
autodermic graft – greffe autodermique
autodigestion – autodigestion
autodrainage – autodrainage
autoecholalia – autoécholalie
autoeroticism – auto-érotisme
autoerythrophagocytosis – auto-érythrophagocytose
autogamy – autogamie
autogenesis – autogenèse
autogenous – autogène
autogenous graft – greffe autologue ou autoplastique
autogenous vaccine – vaccin autogène
autograft – autogreffe, autotransplant
autohemagglutination – autohémagglutination
autohemolysis – autohémolyse
autohemotherapy – autohémothérapie
autohypnosis – autohypnose
autoimmune hemolytic anemia – anémie hémolytique auto-immune
autoimmune hepatitis – hépatite auto-immune
autoimmune thyroiditis – thyroïdite auto-immune
autoimmunity – auto-immunité
autoimmunization – auto-immunisation
autoinfection – auto-infection
autoinoculation – auto-inoculation
autokinesis – autocinétisme
autoleukocytotherapy – autoleucocytothérapie
autologous – autologue
autologous graft – transplantation autologue
autolysate – autolysat
autolysin – autolysine
autolysis – autolyse
automatic bladder – vessie automatique
automatic implantable heart defibrillator – défibrillateur implantable
automatic movement – mouvement automatique
automatic speech – langage automatique
automatic writing – écriture automatique
automatical motor area – centre automatique
automatism – automatisme
automixis – automixie
automutilation – automutilation
autonomic – autonome
autonomic nervous system – système nerveux autonome
autonomotropic – autonomotrope
autonomous – autonome
autonomy – autonomie
autophagia – autophagie
autophobia – autophobie
autophony – autophonie
autoplasmatherapy – autoplasmathérapie
autoplasty – autoplastie
autoproteolysis – autoprotéolyse
autopsy – autopsie
autoradiography – autoradiographie
autoscopic hallucination – deutéroscopie
autoscopy – autoscopie, hallucination spéculaire
autosensitization – autosensibilisation
autosite – autosite
autositic monster – monstre autositaire
autosomal – autosomique
autosomal heredity – hérédité autosomique
autosome – autosome
autosomic chromosome – chromosome autosomique
autosuggestion – autosuggestion
autotherapy – autothérapie
autotopagnosia – autotopo-agnosie
autotoxemia – autotoxémie
autotoxin – autotoxine
autotransfusion – autotransfusion
autotransplant – autotransplant
autovaccination – autovaccination
autovaccine – autovaccin
autoxidation – auto-oxydation
autumn fever – fièvre automnale
auxanogram – auxanogramme
auxanography – auxanographie
auxanology – auxanologie
auxin – auxine
auxo- – auxo-
auxocyte – auxocyte
auxology – auxologie
auxometer – auxomètre
auxotrophic – auxotrophe
AV – AV
avalvular – avalvulaire
avalvulation – avalvulation
avascular – avasculaire
AVB – BAV
Avellis' paralysis – Avellis (syndrome d')
Avery's culture medium – Avery (milieu d')
avian – aviaire
avian plague – peste aviaire
avian tuberculosis – tuberculose aviaire
aviation medicine – médecine aéronautique
aviation otitis – otite des aviateurs
avidin – avidine
Aviragnet's sign – Aviragnet (signe d')
avirulent – avirulent
avitaminosis – avitaminose
avivement – avivement
avulsion – avulsion
Axenfeld's anomaly – Axenfeld (anomalie d')
Axenfeld's syndrome – Axenfeld-Schurenberg (syndrome d')
axi-, axio- – axio-
axial – axial, axile
axial ametropia – amétropie axile ou axiale
axial aneurysm – anévrysme axial
axial current – courant axial
axial filament – filament axile
axial hypermetropia – hypermétropie axile
axial myopia – myopie axile
axilemma – axolemme
axillary – axillaire
axillary fossa – fosse axillaire
axillary line – ligne axillaire
axillary lymph node – nœud lymphatique axillaire
axipetal – axipète
axis – axe, axis
axis pelvis – axe pelvien
axodendrite – axodendrite
axoid – axoïdien
axolysis – axolyse
axometer – axomètre
axon – cylindraxe

axon degeneration – dégénérescence axonale
axonal – axonal
axone – axone
axoneme – axonème
axoneuron – axoneurone
axonometer – axonomètre
axonotmesis – axonotmésis
axoplasm – axoplasme
axostyle – axostyle
Ayerza's disease – Ayerza (syndrome d'), cardiaque noir
azalide – azalide
azathioprine – azathioprine
azidothymidine – azidothymidine
azoospermia – azoospermie
azotemia – azotémie
azotemic – azotémique
azotometer – azotomètre
azoturia – azoturie
AZT – AZT
Aztec ear – Aztèque (oreille d')
azurophilic – azurophile
azygos – azygos
azygos lobe – azygos (lobe), lobe azygos
azygos vein – azygos (grande veine)
azymia – azymie
azymic – azyme

B

B cell – lymphocyte B
B lymphocyte – lymphocyte B
B-mode echography – échographie de mode B
Baastrup's disease – Baastrup (maladie de)
Babbitt metal – Babbitt (alliage de)
Babcock-Bacon operation – Babcock-Bacon (opération de)
Babcock's operation – Babcock (opération de)
Babès-Ernst bodies – Babès-Ernst (corpuscules ou granulations de)
Babès tubercle – Babès (tubercule de)
babesiosis – babésiose
Babinski-Fröhlich syndrome – Babinski-Fröhlich (syndrome de)
Babinski-Nageotte syndrome – Babinski-Nageotte (syndrome de)
Babinski platysma sign – peaucier du cou (signe du)
Babinski's sign – Babinski (signe de)
Babinski-Vaquez syndrome – Babinski-Vaquez (syndrome de)
Babinski-Weil test – Babinski-Weil (épreuve de la marche de)
baby scale – pèse-bébé
Baccelli's sign – Baccelli (signe de)
Bachmann's burdle – Bachmann (faisceau de)
bacillary – bacillaire
bacillary angiomatosis – angiomatose bacillaire
bacillary dysentery – dysenterie bacillaire
bacillemia – bacillémie
bacilliary infection – bacillose
bacilliform – bacilliforme
bacillogenic – bacillogène
bacillophobia – bacillophobie
bacilloscopy – bacilloscopie
bacilluria – bacillurie
bacillus – bacille
bacillus coma – virgule (bacille)
bacillus comma – bacille virgule
bacitracin – bacitracine
back – dos
back of the neck – nuque
Backhaus pliers – Backhaus (pince de)
bacon spleen – rate amyloïde
bacteremia – bactériémie
bacterial – bactérien
bacterial capsule – capsule bactérienne
bacterial cell membrane – paroi cellulaire bactérienne
bacterial colony – colonie bactérienne
bacterial conjugation – conjugaison bactérienne
bacterial dissociation – dissociation bactérienne ou microbienne
bacterial hemolysin – hémolysine bactérienne
bacterial, mycotic or infectious endocarditis – endocardite bactérienne, mycosique ou infectieuse
bacterial polysaccharide – polyoside capsulaire
bacterial toxin – toxine bactérienne
bacterial transformation – transformation bactérienne
bacterial vaccine – vaccin bactérien
bacterial variation – variation bactérienne
bactericidal – bactéricide
bacterid – bactéride
bacteriform – bactériforme
bacterioagglutinin – bactério-agglutinine
bacteriocin – bactériocine
bacteriologist – bactériologiste
bacteriology – bactériologie
bacteriolysin – bactériolysine
bacteriolysis – bactériolyse
bacteriolytic – bactériolytique
bacteriopexy – bactériopexie
bacteriophage – bactériophage
bacteriophagia – bactériophagie
bacteriophobia – bactériophobie
bacteriostasis – bactériostase
bacteriostatic – bactériostatique
bacteriotoxemia – bactériotoxémie
bacteriotoxin – bactériotoxine
bacteriotropic – bactériotrope
bacteriotropin – bactériotropine
bacterium – bactérie
bacteriuria – bactériurie
bacteroid – bactéroïde
Badal's operation – Badal (opération de)
Baelz's disease – Baelz (maladie de)
Baer's plane – Baer (plan de)
Baermann's method – Baermann (technique de)
bag – poire
bagassosis – bagassose
Baillarger bands – Baillarger (strie externe et interne de)
Baillarger's line – Baillarger (strie interne de)
Baillarger's sign – Baillarger (signe de)
Bainbridge's reflex – Bainbridge (réflexe de)
baked tongue – langue rôtie
Baker's cyst – Baker (kyste de)
Bakwin-Eiger syndrome – Bakwin-Eiger (syndrome de)
balan-, balano- – balan-, balano-
balance – bilan
balanic – balanique
balanitis – balanite
balanitis circinata – balanite circinée
balanitis xerotica obliterans – balanitis xerotica obliterans
balanocele – balanocèle
balanoplasty – balanoplastie
balanoposthitis – balanoposthite
balanopreputial – balanopréputial
balanorrhagia – balanorrhée
balantidial dysentery – dysenterie balantidienne
balantidiasis – balantidiase
Balbiani's body – Balbiani (corps de)
baldness – calvitie
Baldwin's operation – Baldwin (opération de)
Baldy's operation – Baldy-Dartigues (opération de)
Balint's syndrome – Balint (syndrome de)

Balkan nephritis – néphropathie endémique balkanique
Ball's colostomy – Ball (opération de)
Ballet's sign – Ballet (signe de)
ballismus – ballisme
ballistocardiography – balistocardiographie
ballooning – ballonnement
ballottement – ballottement
balneology – balnéologie, thermalisme
balneotherapy – balnéation, balnéothérapie
Baló's concentric encephalitis – Baló (encéphalite concentrique de)
balsam – baume
balsam of Peru – Pérou (baume du)
balsamic – balsamique
Balzer's disease – Balzer (adénomes sébacés de)
Bamberger-Marie disease – Bamberger-Marie (maladie de)
Bamberger's sign – Bamberger (signe de)
Bamberger's venous pulse – Bamberger (pouls bulbaire de)
bamboo backbone – colonne bambou
bamboo hair – cheveux en bambou
Bancroft's filarea – Bancroft (filaire de)
band – bague, bande, bandelette, bride, disque, strie
bandage – bandage
banded – rubané
bandicoot – péramèle
Bandl-Frommel sign – Bandl-Frommel (signe de)
Bandl's ring – Bandl (anneau de)
Bang's bacillus – Bang (bacille de)
bank – banque
Bankart's lesion – Bankart (lésion de)
Bankart's operation – Bankart (opération de)
Bannister's disease – Bannister (maladie de)
Bannwarth's syndrome – Bannwarth (syndrome de)
Banti's disease – Banti (maladie de)
Bar's incision – Bar (incision de)
Barakat's syndrome – Barakat (syndrome de)
baranesthesia – baranesthésie
Bárány's sign – Bárány (signe de)
barbaloin – barbaloïne
barbeiro – barbeiro
barbeiro fever – fièvre barbeiro
Barbeiro's test – Barberio (réaction de)
barbital – barbital
barbiturates – barbituriques
barbituric acid – barbiturique (acide), malonylurée
barbiturism – barbiturisme
barbula hirci – barbula hirci
Barcoo's disease – Barcoo (maladie de)
Barcroft's apparatus – Barcroft (appareil de)
Bard-Pic syndrome – Bard et Pic (syndrome de)
Bard's sign – Bard (signe de)
Bardenheuer's incision – Bardenheuer (incision de)
Bardet-Biedl syndrome – Bardet-Biedl (syndrome de)
baresthesia – baresthésie
baresthesiometer – baresthésiomètre
barium – baryum
barium contrast X-ray – transit baryté
barium enema – lavement baryté
barium hydroxide – baryte, baryum (peroxyde de)
barium sulfate – barytine, baryum (sulfate de)
Barkan's operation – Barkan (opération de)
Barker's operation – Barker (opération de)
barking cough – toux aboyante
Barlow's disease – Barlow (maladie de)
Barlow's syndrome – Barlow (syndrome de)
baro- – baro-
barognosis – barognosie
baroreceptor – barorécepteur
barotaxis – barotaxie
barotrauma – barotraumatisme
barotraumatic otitis – otite barotraumatique
barotropism – barotropisme
Barr's body – Barr (corpuscule de)
Barraquer's method – Barraquer (méthode de)
Barraquer's operation – Barraquer (opération de)
Barraquer-Simons disease – Barraquer-Simons (maladie de)
Barré-Guillain syndrome – Guillain-Barré (syndrome de)
Barre's signs – Barré (épreuves de)
barrel-shaped thorax – thorax en tonneau
Barrett's oesophagus – endobrachyœsophage
Barrett's syndrome – Barrett (syndrome de)
barrier – barrière
barrier contraception – contragestion
Bart's hemoglobin – Bart (hémoglobine)
Bartenwerfer's syndrome – Bartenwerfer (syndrome de)
Barth's hernia – Barth (hernie de)
Bartholin's gland – Bartholin (glande de)
bartholinitis – bartholinite
Barton's facture – Barton (fracture de)
Barton's fracture – Rhea-Barton (fracture de)
bartonellosis – bartonellose
Bartter's syndrome – Bartter (syndrome de)
barylalia – barylalie
baryphonia – baryphonie
barytosis – barytose
baryum contrast medium – produit de contraste baryté
baryum sulphate – baryte
basal – basal
basal anesthesia – anesthésie de base
basal cell – cellule basale
basal cell carcinoma – carcinome basocellulaire, épithélioma basocellulaire
basal choroidal lamina – lame basale de la choroïde
basal corpuscle – corpuscule basal
basal drainage – drainage basal
basal ganglion – ganglion basal
basal lamina – lame basale
basal lamina of ciliary body – lame basale du corps ciliaire
basal metabolic rate – métabolisme basal
basal nuclei – noyaux basaux
base – base, base de sustentation
base line – isoélectrique (ligne)
base of cranium – base du crâne
base of heart – base du cœur
basedowian – basedowien
basement membrane – membrane basale
basi-, basio-, baso- – basi-, basio-
basialveolar – basio-alvéolaire
basibregmatic axis – axe basi-bregmatique
basic – basique
basic stain – colorant basique
basicellular – basocellulaire
basichromatin – basichromatine
basicity – basicité
basicranial – basicrânien
basicranial axis – axe basi-crânien
basidigital – basidigital
Basidiomycetes – *Basidiomycètes*
basifacial – basifacial
basifacial axis – axe basifacial
basihyal – basihyal
basilar – basilaire

basilar artery migraine – migraine basilaire
basilar artery syndrome – tronc basilaire (syndrome du)
basilar cerebromalacia – ramollissement vertébrobasilaire
basilar impression – impression basilaire
basilar index – indice basilaire
basilar membrane of cochlear duct – membrane basilaire de la cochlée
basilar meningitis – méningite basilaire
basilar plexus – plexus basilaire
basilar process – partie basilaire de l'os occipital
basilar sulcus – sillon basilaire
basilary artey – tronc basilaire
basilemma – basilemme
basilic vein – basilique (veine)
basinasal – basinasal
basioccipital – basioccipital
basion – basion
basiotic bone – basiotique
basiotribe – basiotribe
basiotripsy – basiotripsie
basitemporal – basitemporal
basket cell – cellule à corbeilles
basocyte – basocyte
basophil – basophile
basophil degranulation – dégranulation des basophiles
basophilia – basophilie
basophilic – basophile
basophilic adenoma – adénome basophile
basophilic cell – cellule basophile
basophilic hyperpituitarism – hyperpituitarisme basophile
basophilic leukemia – leucémie à basophiles
basophilic leukocyte – leucocyte basophile
Bass' syndrome – Bass (syndrome de)
Bassen-Kornzweig syndrome – Bassen-Kornzweig (syndrome de)
Basset's operation – Basset (opération de)
Bassini's herniorrhaphy – Bassini (opération de)
bastard – bâtard
Bastian-Bruns law – Bastian-Bruns (signe de)
Bastian's syndrome – Bastian (syndrome de)
Bates operation for urethral stricture – Bates (opération de)
bath – bain
bathmotropic – bathmotrope
bathmotropism – bathmotropisme
bathyesthesia – bathyesthésie
batrachophobia – batracophobie
Batten or Batten-Mayou disease – Batten, ou Batten-Mayou (maladie de)
battered child syndrome – enfants battus (syndrome des), Silverman (syndrome de)
battery of tests – tests (batterie de)
Battle-Jalaguier-Kammerer incision – Battle-Jalaguier-Kammerer (incision de)
Baudelocque's diameter – Baudelocque (diamètre de)
bauxite pneumoconiosis – Shaver (maladie de)
Bayard's ecchymosis – Bayard (ecchymoses de)
Bayford-Autenrieth syndrome – Bayford-Autenrieth (syndrome de)
Bayle's disease – Bayle (maladie de)
Bayle's granulation – granulation grise
Bayle's granulations – Bayle (granulation de)
Bazin's disease – Bazin (herpétide maligne exfoliative de)
Bazy's syndrome – Bazy (maladie de)
BCG – BCG
BCG vaccine – vaccin BCG
beak – rostre
beaked osteophyte – bec-de-perroquet
Beals' syndrome – Beals (syndrome de)
bearing down pains – douleurs expulsives
beat – battement
Beau's lines – Beau (sillon unguéal de)
bechic – béchique
Beck's operation – Beck (opération de)
Beck's syndrome – Preobraschenski (syndrome de)
Beck's triad – Beck (triade de)
Becker's myotonia – Becker (myotonie de), myotonie de Becker
Becker's naevus – Becker (nævus de)
Beckwith's syndrome – Wiedeman et Beckwith (syndrome de)
Beckwith-Wiedemann syndrome – Beckwith-Wiedemann (syndrome de)
Béclard's amputation – Béclard (amputation de)
Béclard's hernia – Béclard (hernie de)
Béclard's nucleus – Béclard (noyau de)
becquerel – becquerel
bed cradle – cerceau
bedbug – punaise
Bednar's aphthae – Bednar (aphtes de), Valleix (aphtes de)
bee – abeille
beer – bière
beer drinkers' syndrome – bière (syndrome des buveurs de)
Beer's knife – Beer (bistouri de)
Beer's operation – Beer (opération de)
beet sugar – sucre de betterave
before seroconversion – présérologique
behavior – comportement
behavior therapy – thérapie comportementale
behavioral – comportemental
behaviorism – béhaviorisme
behaviour – conduite
behaviour psychotherapy – psychothérapie comportementale
Behçet's syndrome – Behçet (maladie ou syndrome de)
Behr's disease – Behr (maladie de)
Behr's syndrome – Behr (syndrome de)
Beigel's disease – Beigel (maladie de)
bejel – béjel
Bekhterev's disease – Bechterew (maladie de)
Bekhterev's layer – Bechterew (strie de)
bel – bel
belch (to) – éructer
belching – éructation
Bell-Magendie law – Bell-Magendie (loi de)
Bell's muscle – Bell (muscle de)
Bell's palsy – Bell (paralysie de Charles)
Bell's phenomenon – Bell (signe de), Bell (syndrome de Charles)
belladonna – belladone
belladonna tincture – teinture de belladone
belladonnine – belladonine
Bellocq's canula – Bellocq (sonde ou canule de)
bellows murmur – soufflet (bruit de)
belly – abdomen, ventre
belonephobia – bélonéphobie
belonoid – bélonoïde
Bence-Jones protein – Bence-Jones (albumose ou protéine de), protéine de Bence Jones
Bence-Jones proteinuria – Bence-Jones (albumosurie ou protéinurie de)

Bence-Jones reaction – Bence-Jones (réaction de)
Bender's visual motor test – Bender (test de)
benediction hand – main de prédicateur
Benedikt's syndrome – Benedikt (syndrome de)
benign – bénin
benign acute reticuloendotheliosis of children – réticulo-endothéliose aiguë bénigne de l'enfant
benign familial pemphigus – pemphigus bénin chronique familial
benign hypertension – hypertension bénigne
benign lymphogranuloma – lymphogranulome bénin
benign melanoma – mélanome bénin
benign monocloral gammapathy – gammapathie monoclonale bénigne
benign paroxysmal vertigo – vertige paroxystique bénin
benign tumor – tumeur bénigne
benigne neoplasm – néoplasme bénin
benignity – bénignité
Béniqué's sound – Béniqué (bougie de)
Bennett's disease – Bennett (maladie de)
Bennett's fracture – boxeurs (fracture des)
Bennett's operation – Bennett (opération de)
Benson's disease – Benson (maladie de)
benzalkonium – benzalkonium
benzene – benzène
benzene hexachloride – benzène (hexachlorure de)
benzidine – benzidine
benzine – benzine
benzoate – benzoate
benzocaine – benzocaïne
benzodiazepine – benzodiazépine
benzoic acid – benzoïque (acide)
benzolism – benzolisme
benzyl alcohol – alcool benzylique
bephenium – béphénium
Bérard's aneurysm – Bérard (anévrysme de)
Berardinelli's syndrome – Berardinelli (syndrome de)
Béraud's valve – Béraud (valvule de)
Berberis – *Berberis*
bereavement – deuil
Berger's amputation – Berger (amputation de)
Berger's disease – Berger (maladie de)
Berger's operation – Berger (opération de)
Berger's sign – Berger (signe de)
Bergeron's chorea – Bergeron (maladie de)
Bergmann's cells – Bergmann (cellules de)
Bergmann's incision – Bergmann (incision de)
Bergmann's operation – Bergmann (opération de von)
Bergonié-Tribondeau law – Bergonié-Tribondeau (loi de)
beriberi – béribéri
berkelium – berkélium
Berlin's edema – Berlin (œdème de)
Berlin's syndrome – Berlin (syndrome de)
Bernard's puncture – Bernard (ponction de Claude)
Bernard-Soulier syndrome – Bernard et Soulier (maladie de)
Bernheim's syndrome – Bernheim (syndrome de)
Bertillon system – Bertillon (système de)
Bertin's ligament – Bertin (ligament de)
Bertin's ossicles – Bertin (cornet ou osselet de)
berylliosis – bérylliose
beryllium – béryllium
Besnier's prurigo – Besnier (prurigo de)
Best's disease – Best (maladie de)
bestiality – bestialité
beta – bêta
beta-2-glycoprotein I – bêta-2-glycoprotéine I
beta-blocking agent – bêtabloquant
beta cell – cellule bêta
beta-hydroxybutyric acid – bêtahydroxybutyrique (acide)
beta-lactamase – bêtalactamase
beta-lactamines – bêtalactamines
beta-lipotropin – bêtalipotrope (hormone)
beta particle – particule bêta
beta radiation – rayonnement bêta
beta thalassemia – thalassémie bêta
beta wave – rythme bêta
β2-microglobulin – bêta-2-microglobuline
betaglobulins – bêtaglobulines
betaine – bétaïne
betalipoproteins – bêtalipoprotéines
betalysine – bétalysine
betamethasone – bétaméthasone
betamimetic – bêtamimétique
betaoxidation – oxydation (bêta)
betatherapy – bêtathérapie
betatron – bêtatron
betel – bétel
Bettendorf's test – Bettendorff (réaction de)
Betz's cell – Betz (cellule de)
Bevan's incision – Bevan (incision de)
Bevan's operation – Bevan (opération de)
bezoar – bézoard
Bezold's mastoiditis – Bezold (mastoïdite de)
Bezold's triad – Bezold (triade de)
Bi – Bi, bi-
bi-iliac line – ligne bi-iliaque
biarticular – biarticulaire
bias – biais
biastocytoma – blastocytome
biaural stethoscope – stéthoscope biauriculaire
biauricular – biauriculaire, diotique
biauricular axis – axe biauriculaire
biauricular line – ligne bi-auriculaire
Biber-Haab-Dimmer dystrophy – Biber-Haab-Dimmer (dégénérescence de)
biblock – bibloc
bicameral – bicaméral
bicameral or shirt-stud abscess – abcès biloculaire
bicapsular – bicapsulaire
bicarbonate – bicarbonate
bicaudal – bicaudé
bicellular – bicellulaire
bicephalus – bicéphale
biceps – biceps
biceps reflex – réflexe bicipital
Bichat's fissure – Bichat (fente cérébrale de)
Bichat's membrane – Bichat (membrane de)
bicipital – bicipital
Bickers-Adams syndrome – Bickers-Adams (syndrome de)
bicornuate – bicorne
bicuspid – bicuspide
bicuspidy – bicuspidie
bid – bid
Bidder's ganglion – ganglion de Bidder
bidentate – bidenté
Biemond's syndrome – Biemond (syndrome de)
Bier's amputation – Bier (amputation de)
Bier's anesthesia – Bier (anesthésie de)
biermerian – biermérien
Biett's collar – Biett (collerette de)

Bietti's corneal dystrophy – Bietti (dystrophie cornéenne de)
bifid – bifide
bifid tongue – langue bifide
bifid ureter – uretère bifide
biflagellate – biflagellé
bifocal – bifocal
bifocal Franklin's glasses – lunettes bifocales de Franklin
bifocal lens – lentille bifocale
biforate – biforis
bifurcation – bifurcation
Bigelow's operation – Bigelow (opération de)
bigeminal – bigéminé
bigeminal pulse – pouls bigéminé
bigeminism – bigéminisme
Biggs and Douglas thromboplastino formation test – Biggs et Douglas (test de)
biguanide – biguanide
bilaminar, trilaminar blastoderm – blastoderme bilaminaire, trilaminaire
bilateral – bilatéral
bile – bile
bile acid – acide biliaire
bile canal – canal cholédoque
bile canaliculus – canalicule biliaire
bile ducts – canaux biliaires, conduits biliaires
bile pigment – pigment biliaire
bile retention – rétention biliaire
bile salts – sels biliaires
bilharzial – bilharzien
bilharzial granuloma – granulome bilharzien
bilharziasis – Bilharzie, bilharziose
bili- – bili-
biliary – biliaire
biliary acids – biliaires (acides)
biliary calculus – calcul pigmentaire
biliary cirrhosis – cirrhose biliaire
biliary colic – cholécystalgie, colique biliaire, colique hépatique
biliary cyst – kyste biliaire
biliary dyskinesia – dyskinésie biliaire
biliary fistula – fistule biliaire
biliary peritonitis – péritonite biliaire
bilicyanin – bilicyanine
bilifuscin – bilifuscine
biligensis – biligenèse
bilious – bilieux
bilious septic fever – fièvre bilioseptique
bilirubin – bilirubine
bilirubinemia – bilirubinémie
bilirubinic – bilirubinique
bilirubinuria – bilirubinurie, cholurie
biliuria – biliurie
biliverdin – biliverdine
Billroth gastroenterostomy – Finsterer (opération de)
Billroth I gastrectomy – Billroth (opérations de), Péan (opération de)
Billroth II – Finsterer (opération de)
Billroth II gastrectomy – Billroth (opérations de)
bilobate – bilobé
bilobate placenta – placenta bilobé
bilobular – bilobulé
bilocular – biloculaire
bilogy – bilogie
bimalleolar – bimalléolaire
bimanual – bimanuel
bimanual palpation – palpation bimanuelle
bimastoid – bimastoïdien
binary – binaire
binary fusion – scissiparité
binasal hemianopia – hémianopsie binasale
binauricular – binauriculaire
Binet-Simon test – Binet-Simon (test de)
binocular – binoculaire
binocular fusion – fusion des images
binocular microscope – microscope binoculaire
binocular ophthalmoscope – ophtalmoscope binoculaire
binocular parallax – parallaxe binoculaire
binocular vision – vision binoculaire
binophthalmoscope – binophtalmoscope
Binswanger's dementia – Binswanger (encéphalopathie sous-corticale de)
binuclear – binucléé
binucleate – binucléé
binucleolate – binucléolé
bio- – bio-
bioassay – essai biologique
bioavailability – biodisponibilité
biocatalyst – biocatalyseur
biochemical – biochimique
biochemistry – biochimie
bioclimatology – bioclimatologie
biocolloid – biocolloïde
biocycle – cycle biologique
biodegradable – biodégradable
biodynamics – biodynamique
bioelectric potential – potentiel bioélectrique
bioelement – bioélément
bioenergetics – bioénergétique
bioenergy – bioénergie
bioethics – bioéthique
bioflavonoid – vitamine P
biogenesis – biogenèse, biogénie
biogenetic – biogène
biogenous – biogène
biokinetics – biocinétique
biological – biologique
biological chemistry – chimie biologique
biological diagnosis – diagnostic biologique
biological equilibrium – équilibre biologique
biological reaction – réaction biologique
biologist – biologiste
biology – biologie
bioluminescence – bioluminescence
biolysis – biolyse
biomass – biomasse
biomaterial – biomatériau
biomathematics – biomathématique
biomechanics – biomécanique
biometrics – biométrie
biometry unit – biomètre
biomicroscope – biomicroscope
biomicroscopy – biomicroscopie
biomutation – biomutation
bionecrosis – bionécrose
bionics – bionique
bionomics – bionomie
biophagy – biophagie
biophotometer – biophotomètre
biophylaxy – biophylaxie
biophysics – biophysique
bioplasm – bioplasme
bioplastic – bioplastique
bioprothesis – bioprothèse
biopsy – biopsie
biopsychology – biopsychologie
biorbital – biorbitaire
biorbital angle – angle biorbitaire
biorhythm – biorythme
bios – bios
bios I – bios I
bios II – bios II
biosmosis – biosmose
biospectroscopy – biospectroscopie
biosphere – biosphère
biostatics – biostatique
biosynthesis – biosynthèse
Biot's breathing – Biot et Savard (respiration de)
biota – biota
biotaxis – biotaxie
biotherapy – biothérapie
biotin – biotine
biotope – biotope
biotropism – biotropisme
biotype – biotype
biotypology – biotypologie
biovular – biovulaire
biparietal – bipariétal

biparous – bipare
bipartite – bipartite
biped – bipède
bipedicle flap – lambeau bipédiculé
biperiden – bipéridène
biphosphonate – biphosphonate
bipolar – bipolaire
bipolar cell – cellule bipolaire
bipolar disease – bipolaire
bipolar neuron – neurone bipolaire
bipolar staining – coloration bipolaire
bipolar version – version bipolaire, version par manœuvres mixtes
Bircher's operation – Bircher (opération de)
bird-breeders' disease – éleveurs d'oiseaux (maladie des)
bird shot retinochoroidopathy – choriorétinite vitiligineuse
birefringence – biréfringence
birefringent – biréfringent
Birkett's hernia – Birkett (hernie de)
birth canal – canal génital
birth rate – natalité
birthmark – angiome plan, envie
bis- – bis-
bisacculated femoral hernia – Astley-Cooper (hernie enkystée d')
bisacodyl – bisacodyl
bisalbuminemia – bisalbuminémie
Bischoff's operations – Bischoff (opérations de)
bissection – bissection
bisexual – bisexué, bisexuel
bisexuality – bisexualité
Bismarck brown – Bismarck (brun de)
bismuth – bismuth
bismuth containing – bismuthé
bismuthism – bismuthisme
Bissel's operation – Bissel (opération de)
bite – morsure, piqûre
bitemporal – bitemporal
bitemporal hemianopia – hémianopsie bitemporale
bitherapy – bithérapie
Bitot's disease – Bitot (syndrome de)
Bitot's spots – Bitot (taches de)
bitrochanteric – bitrochantérien
bitter – amer
bitter almond oil – amandes amères (huile d')
bituminosis – bituminose
biuret reaction – biuret (réaction du)
bivalent chromosome – chromosome bivalent, diade
bivalve – bivalve
bivitelline – bivitellin
bixin – bixine
Bjerrum's scotoma – Bjerrum (scotome de)
Bjerrum screen – Bjerrum (campimètre de)
Björnstad's syndrome – Björnstad (syndrome de)
Bk – Bk
BK virus – virus BK
black bile – atrabile
black cataract – cataracte noire
black catechu – cachou
black hairy tongue – langue noire villeuse
black matter – substance noire
black piedra – piedra noire, trichosporie noueuse
black tea – thé noir
black tongue – glossophytie, hyperkératose linguale, nigritie linguale
Blackfan-Diamond anemia – anémie de Blackfan-Diamond
Blackfan-Diamond syndrome – Blackfan-Diamond (anémie de)
blackwater fever – fièvre bilieuse hémoglobinurique
bladder – vessie
bladder distension – globe vésical
bladder ectopia – ectopie vésicale
bladder neck obstruction – Marion (maladie de)
bladder reflex – réflexe vésical
bladder's neck polyposis – Heitz-Boyer (maladie néoformante du col vésical de)
bladder stone – cystolithe
Blair-Brown graft – Blair-Brown (greffon de)
Blakemore's tube – Blakemore (sonde de)
Blalock-Hanlon operation – Blalock-Hanlon (opération de)
Blalock-Taussig operation – Blalock-Taussig (opération de)
Bland-White-Garland syndrome – Bland-White-Garland (syndrome de)
Blaskovics' operations – Blaskovicz (opérations de)
blast – blaste
blast cell – hémocytoblaste
blastema – blastème
blasto- – blasto-
blastocele – blastocèle
blastocyst – blastocyste
blastocyte – blastocyte
blastoderm – blastoderme
blastodermic layer – feuillet blastodermique
blastodermic vesicle – vésicule blastodermique
blastodisk – blastodisque
blastogenesis – blastogenèse
blastoma – blastome
blastomatosis – blastomatose
blastomatous – blastomateux
blastomere – blastomère
Blastomycetes – *Blastomycètes*
blastomycosis – blastomycose
blastoneuropore – blastoneuropore
blastopore – blastopore
blastospore – blastospore
blastula – blastula
bleaching – décolorant
bleb – bleb
bleeding – cruenté
bleeding time – temps de saignement
blenn-, blenno- – blenn-, blenno-
blennoid – blennoïde
blennorrhea – blennorrhée
blennorrheal conjonctivitis – blennophtalmie
bleomycin – bléomycine
blephar-, blepharo- – bléphar-, blépharo-
blepharadenitis – blépharadénite
blepharism – blépharisme
blepharitis – blépharite
blepharitis angularis – blépharite angulaire
blepharitis ciliaris – blépharite ciliaire
blepharitis squamosa – blépharite squameuse
blepharitis ulcerosa – blépharite ulcéreuse
blepharochalasis – blépharochalasis
blepharoclonus – blépharoclonus
blepharoconjunctivitis – blépharoconjonctivite
blepharodiastasis – blépharodiastasis
blepharon tic – blépharotic
blepharophimosis – blépharophimosis
blepharoplast – blépharoplaste
blepharoplasty – blépharoplastie
blepharoplegia – blépharoplégie
blepharoptosis – blépharoptose
blepharorrhaphy – blépharorraphie
blepharospasm – blépharospasme
blepharosphincterectomy – blépharosphinctérectomie
blepharostat – blépharostat
blepharostenosis – blépharocléisis
blepharosynechia – blépharosynéchie
blepharotomy – blépharotomie
Blessig's cysts – Blessig (kystes de)
blind – aveugle

blind fistula – fistule borgne
blindness – cécité
blister – ampoule
bloated – vultueux
Bloch-Sulzberger syndrome – Bloch-Sulzberger (syndrome ou mélanoblastose de)
block – bloc, blocage
blocked nose – enchifrènement
blocking antibody – anticorps bloquant
blockpnea – blocpnée
blood – sang
blood-brain barrier – barrière hémato-encéphalique
blood cell – élément figuré, globule sanguin
blood coagulation – coagulation sanguine, crase sanguine
blood count – numération globulaire
blood culture – hémoculture
blood cytopenia – hémocytopénie
blood, eye, sperm... bank – banque (du sang, des yeux, du sperme, etc.)
blood fibrin level – fibrinémie
blood fibrinogen – fibrinogénémie
blood fragility – fragilité globulaire
blood group – groupe sanguin
blood-group antigen – antigène érythrocytaire
blood-group system – système ABO
blood incompatibility – incompatibilité sanguine
blood-lacuna – lac sanguin
blood pressure – tension artérielle
blood serum – sérum sanguin
blood velocity – vitesse circulatoire
blood vessel – vaisseau sanguin
blood volume – volume sanguin
bloodletting – saignée
bloodtinged – sanguinolent
Bloom's syndrome – Bloom (syndrome de)
blotting – blotting, buvardage
Blount's disease – Blount (maladie de)
blue – bleu
blue asphyxia – asphyxie bleue
blue diaper syndrome – langes bleus (syndrome des)
blue-green – glauque
blue nevus – nævus bleu
blue pus – pus bleu
Blumberg's sign – Blumberg (signe de)
Blumenthal's disease – Blumenthal (maladie de)
blunt – contondant
BMI – IMC
board-like rigidity – ventre de bois
Boari's operation – Boari (opération de)
Bobb's operation – Bobb (opération de)
Bobroff's operation – Bobroff (opération de)
Bochdalek's duct – Bochdalek (tube de)
Bochdalek's ganglion – ganglion de Bochdalek
Bochdalek's valve – Bochdalek (valvule de)
Bockhart's impetigo – Bockhart (impétigo de), impétigo de Bockhart
Bodansky unit – Bodansky (unité)
body – corps
body image – schéma corporel
body mass index (BMI) – Quételet (règle de)
body mass index, [BMI] – indice de masse corporelle
body of hyoid bone – corps de l'os hyoïde
body of sternum – corps du sternum
Boeck's disease – Boeck (maladie de)
Boeck's sarcoid – sarcoïde cutané
Bogomoletz's serum – Bogomoletz (sérum de)
Bogros'space – espace de Bogros, espace rétro-inguinal
Bogue's operation – Bogue (opération de)
boldine – boldine
boldo – boldo
boldoglycine – boldoglucine
Bolivian hemorrhagic fever virus – virus de la fièvre hémorragique de Bolivie
Boll's cell – Boll (cellule de)
Bollinger's granules – Bollinger (granulations de)
bolus – bol, bolus
Bombay phenotype – phénotype Bombay
bombesin – bombésine
Bonain's solution – Bonain (liquide de)
bone – os, temporal, trapézoïde
bone absorptiometry – absorptiométrie
bone age – âge osseux
bone canaliculus – canalicule osseux
bone cell – cellule osseuse
bone cleft – fissure osseuse
bone conduction – conduction osseuse
bone densitometry – densitométrie osseuse
bone fatty degeneration – ramollissement graisseux des os
bone fluorosis – ostéopathie fluorée
bone graft – greffe osseuse
bone marrow – moelle osseuse
bone marrow aplasia – insuffisance médullaire
bone palate – palais osseux
bone remodeling – remodelage osseux
Bonnet-Dechaume-Blanc syndrome – Bonnet-Dechaume-Blanc (syndrome de)
Bonnet's law – Bonnet (loi de)
Bonnet's sign – Bonnet (signe de)
Bonnevie-Ulrich syndrome – Bonnevie-Ullrich (syndrome de)
Bonnier's syndrome – Bonnier (syndrome de)
Bonwill's triangle – Bonwill (triangle de)
bony – osseux
bony ankylosis – ankylose osseuse
bony crepitus – crépitation osseuse
bony labyrinth – labyrinthe osseux
bony palate – voûte palatine
bony spiral lamina – lame spirale osseuse de la cochlée
Bonzel's iridodialysis – Bonzel (opération de)
booster dose – dose de rappel, rappel (injection de)
boot – botte
borate – borate
borax – borax
borborygmus – borborygme
Borchard's syndrome – Borchard (syndrome de)
border – bord
border cell – cellule pariétale gastrique
border line psychosis – prépsychose
borderline personality – personnalité psychopathique
Bordet-Gengou bacillus – Bordet-Gengou (bacille de)
Bordet-Gengou culture medium – Bordet et Gengou (milieu de)
Bordet-Gengou reaction – Bordet-Gengou (réaction de)
Borell's blue – bleu borrell
boric acid – borique (acide)
boric acid solution – eau boriquée
boring pain – douleur térébrante
borism – borisme
Börjeson-Forssman-Lehmann syndrome – Börjeson-Forssman-Lehmann (syndrome de)

Borna's disease – Borna (maladie de)
borneol – bornéol
Bornholm's disease – Bornholm (maladie de)
boron – bore
borreliosis – borréliose
Borsieri's sign – Borsieri (signe de)
Borthen's operation – Borthen (opération de)
Bose's tracheotomy – Bose (opération de)
Bossi's dilatator – Bossi (dilatateur de)
Boston exanthema – Boston (exanthème de)
Bosworth's operation – Bosworth (opération de)
Botallo's foramen – Botal (trou de)
bothridium – bothridie
bothriocephaliasis – bothriocéphalose
bothriocephalus – bothriocéphale
botryoid – botryoïde
botryoid sarcoma – sarcome bothryoïde
botryomycoma – botryomycome
botryomycosis – botryomycose
Böttcher's cell – Boettcher (cellule de)
bottle feeding – allaitement artificiel
bottle operation – Andrews (opération d')
botuliform – botuliforme
botulinum toxin – toxine botulinique
botulism – botulisme
bouba – bouba
Bouchard's coefficient – Bouchard (indice de)
Bouchard's node – nodosité de Bouchard
Bouchard's nodes – Bouchard (nodosités de)
Bouchard's sign – Bouchard (ligne de)
Bouchet's disease – Bouchet (maladie de)
Bouchut's respiration – respiration expiratrice
Bouchut's tube – Bouchut (tube de)
bougie – bougie
bougienage – bougirage
Bouillaud's disease – polyarthrite aiguë fébrile
Bouillaud's law – Bouillaud (loi de)
Bouin's fluid – Bouin (liquide de)
bound water – eau liée
bounding pulse – pouls capricant
Bourguignon's law – Bourguignon (loi de)
Bourneville's tuberous sclerosis – Bourneville (sclérose tubéreuse de)
boutonneuse fever – fièvre boutonneuse méditerranéenne
Bouveret-Duguet ulcer – Bouveret-Duguet (ulcération de)
Bouveret's disease – tachycardie paroxystique essentielle
Bouveret's sign – Bouveret (signe de)
Bouveret's speculum – Bouveret (spéculum de)
Bouveret's syndrome – Bouveret (maladie de)
Bouveret's ulcer – Duguet (signe de)
bovine face – faciès bovin
bovine tuberculosis – tuberculose bovine
bow leg – jambe arquée
bow-legged – bancal
Bowen's disease – Bowen (maladie de)
bowenoid papulosis – papulose bowénoïde
bowleg – genu varum
Bowman's capsule – Bowman (capsule de)
Bowman's membrane – membrane de Bowman
Bowman's tube – Bowman (sonde de)
Boyden's meal – Boyden (repas de)
Boyer's bursa – Boyer (bourse séreuse de)
Boyer's cyst – Boyer (kyste de)
Bozeman's catheter – Bozeman (sonde, cathéter ou canule de)
Bozeman's speculum – Bozeman (spéculum de)
Bozzolo's sign – Bozzolo (signe de)
Br – Br
Brachet's mesolateral fold – Brachet (pli de)
brachi-, brachio- – brachi-, brachio-
brachial – brachial
brachial plexus – plexus brachial
brachialgia – brachialgie
brachicephalous – brachycéphale
brachiocephalic – brachiocéphalique
brachiocephalic artey – tronc artériel brachiocéphalique
brachiocephalic trunk – brachiocéphalique (tronc)
brachiotomy – brachiotomie
brachium of inferior colliculus – bras du colliculus inférieur
brachium of superior colliculus – bras du colliculus supérieur
Bracht-Wächter bodies – Bracht-Wächter (nodule de)
brachy- – brachy-
brachybasia – brachybasie
brachydactyly – brachydactylie
brachyesophagus – brachyœsophage
brachyfacial – brachyfacial
brachyglossal – brachyglosse
brachygnathia – brachygnathie
brachymorphic – bréviligne
brachyphalangia – brachyphalangie
brachypnoea – brachypnée
brachyskelous – brachyskèle
brachystaphyline – brachystaphylin
brachytypical – brachytypique
Bradbury and Eggleston's syndrome – Bradbury et Eggleston (syndrome de)
bradisphygmia – bradysphygmie
brady- – brady-
bradyacusia – bradyacusie
bradyarrhythmia – bradyarythmie
bradycardia – bradycardie
bradydiastoly – bradydiastolie
bradyesthesia – bradyesthésie
bradykinesia – bradykinésie
bradykinetic analysis – analyse bradycinétique
bradykinin – bradykinine
bradylalia – bradylalie
bradylexia – bradylexie
bradylogia – bradylogie
bradypepsia – bradypepsie
bradyphagia – bradyphagie
bradyphasia – bradyphasie
bradyphemia – bradyphémie
bradyphrenia – bradyphrénie
bradypnea – bradypnée
bradypragia – bradypraxie
bradypsychia – bradypsychie
bradyrhythmia – bradyrythmie
bradytocia – bradytocie
bradytrophia – bradytrophie
bradyuria – bradyurie
braidism – braidisme
Braille's language – langage haptographique
brain – encéphale
brain death – mort cérébrale
brain eclipse – éclipse cérébrale
brain mantle – manteau des hémisphères
Brain's reflex – Brain (réflexe de)
brain sand – sable cérébral
brain scintigraphy – gammaencéphalographie
brain stem – moelle allongée, tronc cérébral
bran bath – bain de son

branchial arch – arc branchiaux, branchie
branchial carcinoma – carcinome branchiogène
branchial cleft – fente branchiale
branchial cyst – kyste branchiogène
branchial fistula – fistule branchiale
branchiogenic adenomyoma – adénomyome branchiogénique
branchiogenous – branchiogène
branchioma – branchiome
branchiomere – branchiomère
Brand's test – Brand (réaction de)
Branham's sign – Branham (signe de)
Brauer's operation – Brauer (opération de)
Braun's anastomosis – Braun (anastomose de)
Braun's operation – Braun (opération de)
Bravais-Jacksonian epilepsy – épilepsie bravais-jacksonienne
Braxton-Hicks contractions – Braxton-Hicks (signe de)
Braxton-Hicks version – Braxton-Hicks (manœuvre de)
breakbone fever – fièvre tibialgique
breast – sein
breast cancer – cancer mammaire
breast feeding – allaitement maternel
breath – haleine
breath holding spell – spasme du sanglot
breathing – respiration
breech presentation – présentation du siège
bregma – bregma
bregma presentation – présentation du bregma
bregmatic fontanelle – fontanelle bregmatique
bregmatodymia – bregmatodymie
bregmocardiac reflex – réflexe bregmocardiaque
Breisky's disease – Breisky (maladie de)
Brenneman's syndrome – Brenneman (syndrome de)
Brenner's tumor – Brenner (tumeur de)
brephoplastic graft – greffe bréphoplastique
brephoplasty – bréphoplastie
brephotrophic – bréphotrophique
Breslow's index – indice de Breslow
Bret's syndrome – Janus (syndrome de)
Bretonneau's angina – Bretonneau (angine de)
bretylium – brétylium (tosylate de)
Breus' mole – Breus (môle de)
Brewer's infarct – Brewer (infarctus de)
Brewer's point – Brewer (point de)
brewer's yeast – bière (levure de), levure de bière
bricklayer's itch – gale du ciment
bridge – pont
brief episode – éclipse
brief psychotherapy – psychothérapie brève
brief reactive psychosis – psychose réactionnelle
Bright's disease – Bright (mal de)
brightism – brightisme
Brill-Symmers disease – Brill-Symmers (maladie de)
Brill-Zinsser disease – Brill-Zinsser (maladie de)
brillant green – vert brillant
bringing into apposition – affrontement
Brinkerhoff's speculum – Brinkerhoff (spéculum de)
Brinton's disease – Brinton (maladie de)
Briquet's syndrome – Briquet (syndrome de)
Brissaud's disease – Brissaud (maladie de)
Brissaud's infantilism – Brissaud (infantilisme de), infantilisme type Brissaud
Brissaud's reflex – Brissaud (réflexe de)
Brissaud-Sicard syndrome – Brissaud et Sicard (syndrome de), hémispasme facial alterne
broad bean – fève
Broadbent's sign – Broadbent (signe de)
Broadbent's syndrome – Broadbent (syndrome ou apoplexie de)
Broca's angle – Broca (angle auriculaire de)
Broca's aphasia – Broca (aphasie de)
Broca's center – centre du langage
Broca's convolution – Broca (circonvolution de)
Broca's motor speech area – Broca (centre moteur de)
Broca's point – Broca (point de)
Broca's region – Broca (région de)
Brock's dilator – Brock (bougie dilatatrice de)
Brock's operation – Brock (opération de)
Brocq-Pautrier syndrome – Brocq-Pautrier (syndrome de)
Brocq's disease – parakératose psoriasiforme
Brodie's abscess – abcès de Brodie, Brodie (abcès de)
Brodie's sign – Brodie (signe de)
Brodmann's area – aire cytoarchitectonique de Brodmann
bromate – bromate
bromhidrosis – bromhidrose
bromic – bromique
bromic acid – bromique (acide)
bromide – bromure
brominated – bromé
bromine – brome
bromism – bromisme
bromocriptine – bromocriptine
bromoderma – bromide, bromodermie
bromoform – bromoforme
bromomania – bromomanie
bromomenorrhea – bromoménorrhée
bromopnea – bromopnée
bromsulfophtalein – bromesulfonephtaléine
bronchial – bronchique
bronchial adenoma – Jackson (adénome de)
bronchial catarrh – catarrhe bronchique
bronchial cyst – kyste aérien du poumon
bronchial lymph node – nœud lymphatique bronchopulmonaire
bronchial murmur – souffle tubaire
bronchial respiration – respiration bronchique
bronchial stenosis – bronchosténose
bronchial tree – arbre bronchiolaire
bronchiectasic – bronchectasiant
bronchiectasis – bronchectasie
bronchiectatic – bronchectasique
bronchioalveolitis – bronchio-alvéolite
bronchiole – bronchiole
bronchiolectasis – bronchiolectasie
bronchiolitis – bronchiolite
bronchiolitis exudativa – bronchiolite exsudative
bronchiolitis fibrosa obliteraus – bronchiolite fibreuse oblitérante
bronchitic – bronchitique
bronchitis – bronchite
bronchoadenitis – bronchoadénite
bronchoalveolar lavage – lavage broncho-alvéolaire

bronchoaspergillosis – bronchoaspergillose
bronchocele – bronchocèle
bronchoconstriction – bronchoconstriction
bronchodilatation – bronchodilatation
bronchodilator – bronchodilatateur
bronchogenic – bronchogénique
bronchogenic carcinoma – cancer bronchopulmonaire
bronchogenic cyst – kyste bronchogénique
bronchogenous tuberculosis – tuberculose bronchogène
bronchogram – bronchogramme
bronchography – bronchographie
broncholith – broncholithe
broncholithiasis – broncholithiase, lithiase bronchique
broncholysis – bronchiolyse
bronchomycosis – bronchomycose
bronchopathy – bronchopathie
bronchophony – bronchophonie
bronchoplasty – bronchoplastie
bronchoplegia – bronchoplégie
bronchopleuropneumonia – bronchopleuropneumonie
bronchopneumonia – bronchopneumonie
bronchopneumopathy – bronchopneumopathie
bronchopulmonary – bronchopulmonaire
bronchopulmonary dysplasia – dysplasie bronchopulmonaire
bronchopulmonary spirochetosis – spirochétose bronchopulmonaire
bronchorrhagia – bronchorragie
bronchorrhaphy – bronchorraphie
bronchorrhea – bronchorrhée
bronchoscope – bronchoscope
bronchoscopic aspiration – bronchoaspiration
bronchoscopy – bronchoscopie
bronchospasm – bronchospasme
bronchospirochetosis – bronchospirochétose, Castellani (bronchite ou maladie de)
bronchospirometry – bronchospirométrie
bronchostomy – bronchostomie
bronchotome – bronchotome
bronchotomy – bronchotomie
bronchus – bronche
brontophobia – brontophobie
Brooke's tumor – Brooke (tumeur de)
broth – bouillon de culture
brow – front
brow presentation – présentation du front
brown adipose tissue – tissu adipeux brun
brown atrophy – atrophie brune
brown fat – graisse brune
brown induration – induration brune essentielle du poumon
Brown's syndrome – Brown (syndrome de)
Brown-Séquard syndrome – Brown-Séquard (syndrome de)
brownian movement – brownien (mouvement)
brucellosis – Bang (maladie de), brucellose, fièvre ondulante, Malte (fièvre de)
Bruch's membrane – Bruch (membrane de)
brucine – brucine
Bruck De Lange disease – Lange (maladies de Cornelia de)
Brücke's muscle – Brücke (muscle de)
Brudzinski's signs – Brudzinski (signes de)
Brugsch index – Brugsch (indice de)
bruit de moulin – moulin (bruit de)
Brunet-Lézine scale – Brunet et Lézine (échelle de)
Brunhilde virus – virus Brunhilde
Brunschwig's operation – Brunschwig (opération de)
Brushfield's spots – Brushfield (taches de)
Bruton's agammaglobulinemia – Bruton (agammaglobulinémie ou maladie de)
bruxism – bruxisme
Bryant's line – ligne de Bryant
Bryant's operation – Bryant (opération de)
brychomania – brycomanie
BSP – BSP
bubble bath – bain effervescent
bubo – bubon
bubonic – bubonique
bubonic plague – peste noire
bubonocele – bubonocèle
bubonulus – bubonule
bucardia – bucardie
buccal – buccal
buccal cavity – cavité buccale
buccal fat pad – Bichat (boule graisseuse de)
buccal vestibule – vestibule de la bouche
buccinator fascia – fascia buccopharyngien
buccinator muscle – buccinateur (muscle)
buccodental – buccodentaire
buccogingival – buccogingival
buccolabial – buccolabial
buccolingual – buccolingual
bucconasal – bucconasal
buccopharyngeal – buccopharyngien
buccopharyngeal membrane – membrane buccopharyngienne
Buck's extension – Buck (extension de)
Buck's operation – Buck (opération de)
Buckhardt's operation – Burckhardt (opération de)
buckthorn – bourdaine
Bucky's rays – Bucky (rayons de)
Bucky's waves – rayons infra-X
buckytherapy – buckythérapie
bud – bourgeon
Budd-Chiari syndrome – Budd-Chiari (syndrome de)
Budin's rule – Budin (règle de)
Budin's sign – Budin (signe de)
Buerger's disease – Buerger (maladie de)
buffer – tampon
buffer solution – solution tampon
buffer system – système tampon
buffering – tamponnage
bufotenin – bufoténine
Buhl's desquamative pneumonia – pneumonie desquamative de Buhl
Buie clamp – clamp hémorroïdaire
bulb – bulbe
bulb arteriosus – bulbe artériel
bulb of aorta – bulbe aortique
bulb of hair – bulbe pileux
bulb of penis – bulbe du pénis
bulb pipette – propipette
bulbar – bulbaire
bulbar apoplexy – hématobulbie
bulbar septum – septum bulbaire
bulbar syndrome – bulbaire (syndrome)
bulbiform – bulbiforme
bulbitis – bulbite
bulbocavernous reflex – réflexe bulbocaverneux
bulboid – bulboïde
bulbomimic reflex – réflexe bulbomimique, réflexe facial
bulbonuclear – bulbonucléaire
bulbopontine – bulbopontique
bulbopontine sulcus – sillon bulbopontin
bulbospongious muscle – bulbospongieux (muscle)
bulbourethral – bulbo-urétral
bulbourethral gland – glande bulbo-urétrale
bulbourethral glands – Cowper (glandes de)
bulbous – bulbeux

bulging – voussure
bulimia – boulimie
bull neck – cou proconsulaire
bulla – bulle
Bullis fever – Bullis (fièvre de)
bullous – bulleux
bullous myringitis – myringite bulleuse
bullous pemphigoid – pemphigoïde bulleuse
Bumke's pupil – Bumke (signe de)
bundle – faisceau
bundle branch block – bloc de branche
bungarotoxin – bongarotoxine
Büngner's bands – Büngner (bande de)
bunion – oignon
Bunnell's operation – Bunnell (opération de)
Bunyamwera virus – virus Bunyamwera
buphthalmia – buphtalmie
Burdach's tract – Burdach (faisceau de)
Bureau-Barrière disease – Bureau-Barrière (maladie de)
Bürger-Grütz syndrome – Bürger-Grütz (syndrome de)
Burger's sign – Burger (signe de)
Burkitt's lymphoma – Burkitt (lymphome ou tumeur de)
burn – brulûre
Burow's vein – Burow (veine de)
Burri's coloration – Burri (coloration de)
bursa – bourse
bursa of Frabicius – Fabricius (bourse de)
bursectomy – bursectomie
bursitis – bursite
bursography – bursographie
bursotomy – bursotomie
Buschke-Löwenstein tumor – Buschke-Löwenstein (tumeur de)
Buschke-Ollendorf syndrome – Buschke-Ollendorf (syndrome de)
Buschke's disease – Buschke (maladie de)
buspirone – buspirone
Busquet's disease – Busquet (maladie de)
butcher's febrile pemphigus – pemphigus aigu fébrile
butterfly fracture – fracture en ailes de papillon
butterfly rash – vespertilio
buttock – fesse
button – bouton
button hole finger – boutonnière (doigt en)
button hole incision – boutonnière
butyl alcohol – alcool butylique
butyl-paraaminobenzoate – butoforme
butyraceous – butyracé
butyric – butyrique
butyric acid – butyrique (acide)
butyric fermentation – fermentation butyrique
butyrin – butyrine
butyrometer – butyromètre
butyrophenone – butyrophénone
butyrous – butyreux
Buzzard's reflex – Buzzard (réflexe de)
by mouth – per os
by-pass – pontage
Byler's disease – Byler (maladie de)
bypass – court-circuit
Byrd-Dew method – Byrd (méthode de)
byssinosis – byssinose
Bywaters' syndrome – Bywaters (syndrome de)

C

C – C
C peptide – C-peptide, peptide C
C protein – protéine C
C-reactive protein – protéine C réactive
Ca – Ca
Cabot's ring bodies – Cabot (corps annulaires de)
cacao – cacao
cacao butter – beurre de cacao
cachectic – cachectique
cachectic fever – fièvre cachectique
cachectin – cachectine
cachet – cachet
cachexia – cachexie
cachexia exopthalmica – cachexie exophtalmique
cachexia hypophysiopriva – cachexie hypophysaire
caco- – caco-
CaCo2 – CaCO2
cacodemonomania – cacodémonomanie, démonolâtrie
cacogenesis – cacogenèse
cacogeusia – cacogueusie
cacomelia – cacomélie
cacosmia – cacosmie
cacostomia – cacostomie
cadaver – cadavre
cadaveric ecchymosis – ecchymoses cadavériques
cadaveric hypostasis – hypostase cadavérique
cadaveric rigidity – rigidité cadavérique
cadaveric spasm – spasme cadavérique
cadaverine – cadavérine, pentaméthylène-diamine
cade juniper – genévrier cade
cadherin – cadhérine
cadmium – cadmium
caduceus – caducée
caducous – caduc
caecum – cæcum
caeruloplasmine – caeruloplasmine
caesar section – opération césarienne
café au lait spot – tache café au lait
caffeine – caféine
caffeinism – caféisme
Caffey-Silvermann syndrome – Caffey-Silvermann (syndrome de)
Cain's syndrome – Caïn (complexe de)
Cajal's cell – Cajal (cellule de)
Calabar bean – fève de Calabar
Calabar edema – Calabar (œdème de)
calabarine – ésérine
calamus scriptorius – calamus scriptorius
calbindin – calbindine
calcaneal – calcanéen
calcaneal tendon – tendon calcanéen
calcaneitis – calcanéite
calcaneo-astragaloid – calcanéo-astragalien
calcaneoapophysitis – calcanéo-apophysite
calcaneodynia – calcanéodynie
calcaneonavicular – calcanéonaviculaire
calcaneus – calcanéum, calcanéus
calcar avis – calcar avis
calcareous cataract – cataracte calcaire, cataracte dure
calcareous degeneration – dégénérescence calcaire
calcareous incrustation – incrustation calcaire
calcareous infarct – infarctus calcifié
calcareous infiltration – infiltration calcaire
calcarine sulcus – sillon calcarin
calcemia – calcémie
calcibilia – calcibilie
calcic – calcique
calcic concretion – concrétion calcaire
calciferol – calciférol, ergocalciférol

calcification – calcification
calcimeter – calcimètre
calcinosis – calcinose
calcinosis circumscripta – calcinose circonscrite
calcinosis universalis – calcinose généralisée
calciorrhachia – calcirachie
calcipenia – calcipénie
calcipexy – calcipexie
calciphilia – calciphilie
calciphylaxis – calciphylaxie
calcitonin – calcitonine
calcitriol – calcitriol
calcium – calcium
calcium alginate – calcium (alginate de)
calcium ascorbate – calcium (ascorbate de)
calcium bromide – calcium (bromure de)
calcium carbonate – blanc d'Espagne, calcium (carbonate de)
calcium channel – canal calcique
calcium channel blocker – inhibiteur calcique
calcium chloride – calcium (chlorure de), chaux (chlorure de)
calcium fluoride – calcium (fluorure de)
calcium glubionate – calcium (glycérophosphate de)
calcium gluconate – calcium (gluconate de)
calcium infusion test – hypercalcémie provoquée
calcium lactate – calcium (lactate de)
calcium mandelic – calcium (mandélate de)
calcium oxalate – calcium (oxalate de)
calcium oxide – calcium (oxyde de)
calcium pantothenate – calcium (pantothénate de)
calcium phosphates – calcium (phosphates de)
calcium sulfide – calcium (sulfure de)
calcium sulfite – calcium (sulfite de), chaux (sulfure de)
calcium therapy – calcithérapie
calciuria – calciurie
calcospherite – calcosphérite
calculosis – calculose
calculous – calculeux
calculous pyelitis – pyélite calculeuse
calculus – calcul
Caldwell-Luc operation – Caldwell-Luc (opération de)
Caldwell-Moloy classification – Caldwell-Moloy (classification de)
calf – mollet
calicectasis – calicectasie
calicine – caliciforme
calicivirus – Calicivirus
California encephalitis – encéphalite de Californie
California encephalitis virus – virus California
californium – californium
calipers – compas
calix – calice
Call-Exner bodies – Call-Exner (corps de)
Callander's amputation – Callander (amputation de)
Callisen's operation – Callisen (opération de)
callosal syndrome – calleux (syndrome), dysconnexion calleuse (syndrome de), syndrome du corps calleux
callosity – callosité
callous – calleux
callous ulcer – ulcère calleux
callus – cal, callosité, durillon
Calmette-Guérin bacillus – Calmette et Guérin (bacille de)
calmodulin – calmoduline
caloric nystagmus – nystagmus calorique
caloric quotient – quotient calorique
caloric test – épreuve calorique
calorie – calorie
calorimeter – calorimètre
calorimetry – calorimétrie
caloripuncture – caloripuncture
caloriscope – caloriscope
Calot's triangle – Calot (triangle de)
calsequestrin – calséquestrine
calvaria – calvaria
Calvé's disease – Calvé (maladie de)
calx – calx
calyx – calice
Camargue fever – Camargue (fièvre de la)
Camerer's law – Camerer (loi de)
camomile – camomille
Camper's fascia – Camper (fascia de)
camphor – camphre
camphorated – camphré
camphorated alcohol – alcool camphré
camphorated oil – huile camphrée
camphoric acid – camphorique (acide)
campimeter – campimètre
campimetry – campimétrie
camptocorma – camptorachis
camptocormia – camptocormie
camptodactyly – camptodactylie
camptomelia – camptomélie
camptomelic syndrome – syndrome campomélique
camptospasm – camptospasme
Canada balsam – baume du Canada
canal of Cuvier – Cuvier (canal de)
canalicular – canaliculaire
canaliculate – canaliculé
canaliculitis – canaliculite
canaliculus – canalicule
canals of Rivinus – Rivinus (canaux de)
Canavan's disease – Canavan (maladie de)
cancer – cancer
cancer of the bladder – cancer vésical
cancer of the uterus – cancer utérin
cancericidal – cancéricide
cancericidal dose – dose cancéricide
canceriform – cancériforme
cancerogenic – cancérogène
cancerologist – cancérologue
cancerology – cancérologie
cancerophobia – cancérophobie
cancerous – cancéreux
cancerous cachexia – cachexie cancéreuse
cancerous degeneration – dégénérescence cancéreuse
candela – candela
candidate gene – gène candidat
candidiasis – candidose
candidin – candidine
candiru – candiru
cane dermatitis – cannisiers (maladie des)
cane sugar – sucre de canne
canine distemper – Carré (maladie de)
canine fossa – fosse canine
canine tooth – canine (dent)
canities – canitie
cannabinol – cannabine, cannabinol
cannabis – kif
cannabism – cannabisme
canned food – conserve
cannibalism – cannibalisme
Cannon's ring – Cannon (anneau de)
cannula – canule
canola oil – huile de colza
canthariasis – canthariase
cantharides – cantharide
cantharidin – cantharidine
cantharidism – cantharidisme
canthectomy – canthectomie
canthitis – canthite

canthoplasty – canthoplastie
canthorraphy – canthorraphie
canthotomy – canthotomie
canthus – canthus
Cantor tube – Cantor (sonde de)
capacity – capacité
capeline – capeline
capillarectasia – capillarectasie
capillariosis – capillariose
capillaritis – capillarite
capillaroscopy – capillaroscopie
capillary – capillaire
capillary bloodletting – saignée capillaire
capillary bronchitis – bronchite capillaire
capillary circulation – circulation capillaire
capillary drainage – drainage capillaire
capillary embolism – embolie capillaire
capillary endotheliosis – endothéliose capillaire
capillary fragility – fragilité capillaire
capillary fragility test – résistance (épreuve de la)
capillary hemorrhage – hémorragie capillaire
capillary lymphangioma – lymphangiome capillaire
capillary permeability – perméabilité capillaire
capillary pulse – pouls capillaire
capillary vessel – capillaire
capilliform – capilliforme
capitonnage – capitonnage
capitulum of humerus – capitulum de l'humérus
Caplan's syndrome – Caplan-Colinet (syndrome de)
capnogram – capnigramme
capnophilic – capnophile
capreolate – capréolaire
capric acid – caprique (acide)
capriloquism – capriloquie
caprin – caprine
caproic acid – caproïque (acide)
capsicin – capsicine
capsid – capside
capsomer – capsomère
capsular cataract – cataracte capsulaire
capsular decidua – caduque réfléchie
capsular hemiplegia – hémiplégie capsulaire
capsulation – capsulation
capsule – capsule, capsule médicamenteuse, gélule
capsulectomy – capsulectomie
capsulitis – capsulite
capsulolenticular – capsulolenticulaire
capsulolenticular cataract – cataracte capsulo-lenticulaire
capsuloplasty – capsuloplastie
capsulorrhaphy – capsulorraphie
capsulotome – capsulotome
capsulotomy – capsulotomie
captation – captation
captopril – captopril
capture – capture
caput medusae – cirsomphale, tête de méduse
Carabelli's tubercle – Carabelli (tubercule de)
caramel – caramel
carbamate – carbamate
carbamazepine – carbamazépine
carbamide – carbamide
carbamoyl acid – carbamique (acide)
carbide – carbure
carbidopa – carbidopa
carbimazole – carbimazole
carbohemia – carbohémie
carbohydrate – carbohydrate, glucide
carbohydrate antigen – antigène CA
carbohydrates – carbone (hydrates de)
carbon – carbone
carbon 13 – C13
carbon 14 – C14
carbon dioxide – anhydride carbonique, carbone (dioxyde de), dioxyde de carbone
carbon dioxide bath – bain d'anhydride carbonique
carbon monoxide – carbone (monoxyde ou oxyde de)
carbon monoxide poisoning – oxycarbonisme
carbon monoxyde – monoxyde de carbone
carbon tetrachloride – carbone (tétrachlorure de)
carbon trichloride – carbone (trichlorure de)
carbonate – carbonate
carbonated – carbonaté, carboné
carbondioxide therapy – carbogénothérapie
carbonemia – capnie
carbonic acid – carbonique (acide)
carbonic anhydrase – anhydrase carbonique
carbonometer – carbomètre
carbonometry – carbonométrie (ou carbométrie)
carbonyl sulfide poisoning – sulfocarbonisme
carboxyhemoglobin – carboxyhémoglobine
carboxyl – carboxyle
carboxylase – carboxylase
carboxypeptidase – carboxypolypeptidase
carbuncle – anthrax
carbutamide – carbutamide
carcinoembryogenic antigen – antigène carcinoembryonnaire
carcinogen – carcinogène
carcinogenesis – carcinogenèse
carcinoid cardiopathy – cardiopathie carcinoïde
carcinoid flush syndrome – Björk (syndrome de)
carcinoid syndrome – syndrome carcinoïde
carcinoid tumor – carcinoïde
carcinology – carcinologie
carcinolysis – carcinolyse
carcinoma – carcinome
carcinomatosis – carcinomatose
carcinomatous – carcinomateux
carcinomatous pericarditis – péricardite carcinomateuse
carcinophilia – carcinophilie
carcinophobia – carcinophobie
carcinosarcoma – carcinosarcome
carcinosis – carcinose
Cardarelli's sign – Cardarelli (signe de)
Carden's amputation – Carden (amputation ou opération de)
cardi-, cardio- – cardi-, cardio-
cardia – cardia, -cardie
cardiac – cardiaque
cardiac accelerator fiber – fibre cardioaccélératrice
cardiac after load – post-charge
cardiac aneurysm – anévrysme cardiaque
cardiac antrum – antre du cardia
cardiac arrest – arrêt cardiaque
cardiac asthma – asthme cardiaque
cardiac automatism – automatisme cardiaque
cardiac cirrhosis – cirrhose cardiaque
cardiac cycle – cycle cardiaque, révolution cardiaque
cardiac dyspnea – dyspnée cardiaque
cardiac edema – œdème cardiaque
cardiac facies – faciès cardiaque
cardiac ganglion – ganglion cardiaque
cardiac glucoside – glucoside cardiotonique
cardiac hyperkinesia – hypercinésie cardiaque
cardiac incisure [of left lung] – incisure cardiaque du poumon gauche
cardiac index – index cardiaque
cardiac lung – poumon cardiaque

cardiac massage – massage cardiaque
cardiac monitor – moniteur cardiaque
cardiac murmur – souffle cardiaque
cardiac neurosis – cœur irritable, névrose cardiaque
cardiac output – débit cardiaque, volume sanguin minute
cardiac pacing – électrosystolie
cardiac plexus – plexus cardiaque
cardiac radiokymography – radiokymographie cardiaque
cardiac symphysis – symphyse cardiaque
cardiac tamponade – tamponnade cardiaque
cardiac tube – tube cardiaque
cardial – cardial
cardiectasis – cardiectasie
cardiectomy – cardiectomie
cardinal – cardinal
cardinal vein – veine cardinale
cardio-sphygmograph – cardiosphygmographe
cardioaccelerating center – centre cardioaccélérateur
cardioaccelerator – cardioaccélérateur
cardioangiography – cardioangiographie
cardioarterial interval – intervalle cardio-artériel
cardiocentesis – cardiocentèse
cardioclasis – cardioclasie
cardiocyte – cardiocyte
cardiodilator – cardiodilatateur
cardiodynamics – cardiodynamique
cardiodynia – cardiodynie
cardiogenesis – cardiogenèse
cardiogenic – cardiogène, cardiogénique
cardiogenic shock – choc cardiogénique
cardiogram – cardiogramme
cardiograph – cardiographe
cardiography – cardiographie
cardiohepatic angle – angle cardio-hépatique
cardiohepatomegaly – cardio-hépatomégalie
cardioinhibitory – cardio-inhibiteur
cardioinhibitory center – centre cardio-inhibiteur
cardiokinetic – cardiocinétique
cardiolipid – cardiolipide
cardiologist – cardiologue
cardiology – cardiologie
cardiolysis – cardiolyse
cardiomegaly – cardiomégalie
cardiomyopathy – cardiomyopathie
cardiomyopexy – cardiomyopexie
cardiomyoplasty – cardiomyoplastie
cardionecrosis – cardionécrose
cardionector system – cardionecteur (système), centre cardionecteur, système cardionecteur
cardiopathy – cardiopathie
cardiophobia – cardiophobie
cardiophone – cardiophone
cardioplasty – cardioplastie
cardioplegia – cardioplégie
cardiopneumatic – cardiopneumatique
cardiopulmonary – cardiopulmonaire
cardiopulmonary by-pass – circulation extracorporelle
cardiopulmonary murmur – souffle cardiopulmonaire
cardiopyloric – cardiopylorique
cardiorenal – cardiorénal
cardiorespiratory – cardiorespiratoire
cardiorrhaphy – cardiorraphie
cardiorrhexy – cardiorrhexie
cardioscope – cardioscope
cardioselective – cardiosélectif
cardiospasm – cardiospasme
cardiothoracic index – indice cardiothoracique
cardiothyreosis – cœur basedowien
cardiothyreotoxicosis – cardiothyréose
cardiotocography – cardiotocographie
cardiotomy – cardiotomie
cardiotonic – cardiotonique, tonicardiaque
cardiotoxic – cardiotoxique
cardiovalvulitis – cardiovalvulite
cardiovascular – cardiovasculaire
cardioversion – cardioversion
carditis – cardite
carica – caricine
caries – carie
caries fungosa – carie fongueuse
carina – éperon trachéal
carina of trachea – carène
carinate – caréné
carinate forehead – front en carène
Carleton's spots – Carleton (taches de)
Carman meniscus sign – ménisque de Carman
Carman's sign – Carman (signe de)
carminative – carminatif
carmine – carmin
carminic acid – carminique (acide)
carminophil – carminophile
carnauba wax – carnauba
Carnett's sign – Carnett (signe de)
Carney's complex – Carney (complexe de)
Carney's syndrome – Carney (triade de)
carnification – carnification, carnisation
carnitine – carnitine
carnosine – carnosine
Caroli's disease – Caroli (maladie de)
carotene – carotène
carotenemia – caroténémie
carotenodermia – caroténodermie
carotenoid – caroténoïde
caroticotympanic – caroticotympanique
caroticotympanic canaliculus – canal caroticotympanique, canalicule caroticotympanique
carotid – carotide, carotidien
carotid canal – canal carotidien
carotid ganglion – ganglion carotidien (de Bock)
carotid glomus – glomus carotidien
carotid plexus – plexus carotidiens
carotid sinus – sinus carotidien
carotid sinus syndrome – Charcot-Weiss-Baker (syndrome de), sinucarotidien (syndrome)
carotid sulcus – sillon carotidien
carotid trigone – triangle carotidien
carpal – carpien
carpal tunnel – canal carpien
carpal tunnel syndrome – canal carpien (syndrome du)
carpectomy – carpectomie
Carpenter's syndrome – Carpenter (syndrome de)
Carpentier's ring – Carpentier (anneau de)
carpocarpal – carpocarpien
carpometacarpal – carpométacarpien
carpopedal spasm – spasme carpopédal
carpus – carpe
carragheenan – carragheen
carrier – porteur
Carrington's disease – Carrington (maladie de)
Carrion's disease – Carrion (maladie de)
Carter's operations – Carter (opérations de)
cartilage – cartilage
cartilage cell – cellule cartilagineuse

cartilage-hairs hypoplasia – hypoplasie des cartilages et des cheveux
cartilage lacuna – lacune de la matrice cartilagineuse
cartilaginoid – cartilaginoïde
cartilaginous – cartilagineux
cartilaginous tissue – tissu cartilagineux
cartography – cartographie
caruncle – caroncule
Carvallo's sign – Carvallo (signe de)
carvedilol – carvédilol
cascade stomach – estomac en cascade
cascara bark – cascara
case – cas
case history – anamnèse, antécédents
caseation – caséification
casein – caséine
casein fermentation – fermentation caséinique
caseinogen – caséinogène
caseous – caséeux
caseous abscess – abcès caséeux
caseous degeneration – dégénérescence caséeuse
caseous necrosis – nécrose caséeuse
caseous osteitis – ostéite caséeuse
caseous pneumonia – pneumonie caséeuse
caseum – caséum
Casoni's test – Casoni (épreuve de)
cassava – manioc
Casselberry's position – Casselberry (position de)
Castelman's lymphoma – Castelman (maladie ou tumeur de)
Castle's factor – Castle (facteur de), intrinsèque (facteur)
castor bean – ricin
castor oil – ricin (huile de)
castration – castration
castration anxiety – angoisse de castration
castration by twisting of cord – bistournage
castration complex – complexe de castration
Castroviejo's operation – Castroviejo (opération de)
casuistics – casuistique
CAT – CAT
cat's eye syndrome – œil de chat (syndrome de l')
cat scratch disease – Debré-Mollaret (syndrome de), lymphoréticulose bénigne d'inoculation, maladie des griffes du chat
cat scratch fever – griffes du chat (maladie des)
cata- – cata-
catabiosis – catabiose
catabolic – catabolique
catabolism – catabolisme
catabolite – catabolite
catacrotic pulse – pouls catacrote
catacrotic wave – onde catacrote
catacrotism – catacrotisme
catadicrotic pulse – pouls catadicrote
catadicrotism – catadicrotisme
catadidymus – catadidyme
catadioptric – catadioptrique
catagen – catagène
catalase – catalase
catalepsy – catalepsie
cataleptic – cataleptique
catalysis – catalyse
catalytic – catalytique
catalyzer – catalyseur
catamenial – cataménial
catamenogenic – cataménogène
catamnesis – catamnèse
cataphoresis – cataphorèse
cataphoria – cataphorie
cataphylaxis – cataphylaxie
cataplasia – cataplasie
cataplasm – cataplasme
cataplexy – cataplexie
cataract – cataracte
cataract needle – aiguille à cataracte
catarrh – catarrhe
catarrhal – catarrhal
catarrhal bronchitis – bronchite catarrhale
catarrhal conjunctivitis – conjonctivite catarrhale
catarrhal gastritis – gastrite catarrhale
catarrhal inflammation – inflammation catarrhale
catarrhal jaundice – ictère catarrhal
catarrhal pharyngitis – pharyngite catarrhale
catarrhal pneumonia – pneumonie catarrhale
catarrhal stomatitis – stomatite catarrhale
catastaltic – catastaltique
catastaltism – catastaltisme
catatonia – catatonie
catatricrotic pulse – pouls catatricrote
catatricrotism – catatricrotisme
catechol – catéchol
catecholamine – catécholamine
catelectrotonus – catélectrotonus
catenary – caténaire
catenoid – caténoïde
catgut – catgut
catharsis – catharsis
cathartic – cathartique
cathartic enema – lavement évacuateur
Cathelin's method – Cathelin (méthode de)
cathepsin – cathepsine
catheter – cathéter, sonde
catheterization – cathétérisme, sondage
cathexis – investissement
cathisophobia – cathisophobie
cathode rays – rayons cathodiques
cativi – cativi
catoptric examination – examen catoptrique
catoptroscope – catoptroscope
Catterall's classification – Catterall (classification de)
cattle plague – peste bovine
cauda equina – queue de cheval
cauda equina syndrome – queue de cheval (syndrome de la)
caudal – caudal
caudal portion of the vermis – vermis inférieur
caudate – caudé
caudate lobe – lobe caudé du foie
caudate lobe of liver – Spiegel (lobe de)
caudate nucleus – noyau caudé
caul – coiffe
caumesthesia – caumesthésie
causal embryology – embryologie expérimentale
causal therapeutics, specific therapeutics – thérapeutique ciblée
causalgia – causalgie
caustic – caustique
caustic carrier – porte-caustique
caustic medicated – bougie caustique
caustic soda – soude caustique
cauterization – cautérisation
cautery – cautère
cavalryman's osteoma – ostéome des cavaliers
caverniloquy – caverniloquie
cavernitis – cavernite
cavernostomy – cavernostomie
cavernous – caverneux
cavernous body of clitoris – corps caverneux du clitoris
cavernous body of penis – corps caverneux du pénis
cavernous hemangioma – angiome caverneux, hémangiome caverneux
cavernous lymphangioma – lymphangiome caverneux
cavernous plexus – plexus caverneux
cavernous sinus – sinus caverneux

cavernous sinus syndrome – sinus caverneux (syndrome du), syndrome du sinus caverneux
cavernous tissue – tissu caverneux
cavitary – cavitaire
cavitary murmur – souffle caverneux
cavitation – caverne, cavitation
cavity – cavité, cavum, creux, fosse
cavity, cutaneous, intestinal myiasis – myiase cavitaire, cutanée ou intestinale
cavity echography – échographie endocavitaire
cavity lavage – lavage cavitaire
cavity of septum lucidum – cavité septale
cavography – cavographie
CCK – CCK
CCP – CPC
Cd – Cd
cDNA – ADNc
Ce – Ce
cebocephalia – cébocéphalie
cecal – cæcal
cecocolitis – colotyphlite
cecocolostomy – cæcocolostomie
cecofixation – cæcofixation
cecopexy – cæcopexie
cecoplication – cæcoplicature
cecoptosis – cæcoptose
cecosigmoidostomy – cæcosigmoïdostomie
cecostomy – cæcostomie
cecotomy – cæcotomie
cedar – cèdre
cedar oil – huile de cèdre
Ceelen-Gellerstedt syndrome – hémosidérose pulmonaire idiopathique
CEI – IEC
-cele – -cèle
celiac – cœliaque
celiac artery – tronc cœliaque
celiac disease – maladie cœliaque
celiac ganglion – ganglion cœliaque
celiadelphus – cœliadelphe
celialgia – cœlialgie
celio- – cœli-, cœlio-
celiohysterotomy – cœliohystérotomie
celiomyositis – cœliomyosite
celioschisis – cœlioschisis
celioscope – cœlioscope
celioscopy – cœlioscopie
celiotomy – cœliotomie
cell – cellule
cell inclusion – inclusion cellulaire
cell-mediated immunity – immunité cellulaire
cell membrane – membrane cellulaire
cell of Gianuzzi – Gianuzzi (cellule de)
cell respiration – respiration cellulaire
cell-surface marker – marqueur de membrane ou de surface
cellicolous – cellicole
cellophane – cellophane
cellular – cellulaire
cellular cloning – clonage cellulaire
cellular dehydration – déshydratation intracellulaire
cellular hyperhydration syndrome – hyperhydratation cellulaire (syndrome d')
cellular physiology – physiologie cellulaire
cellular transformation – transformation cellulaire
cellulicidal – cellulicide
cellulifugal – cellulifuge
cellulitis – cellulite
cellulitoxic – cellulotoxique
cellulocutaneous – cellulocutané
cellulofibrous – cellulofibreux
cellulose – cellulose
celosomus – célosome
Celsius – Celsius
Celsius degree – Celsius (degré)
Celsius scale – Celsius (échelle)
Celsus – Celse
celulipetal – cellulipète
cement – cément
cementicle – cémenticule
cemento-periostitis – cémentopériostite
cementoblast cémentoblaste
cementoclasia – cémentoclasie
cementoma – cémentome
cenesthesis – cénesthésie
cenesthetic area – aire cénesthésique
cenesthopathy – cénestopathie
cenogenesis – cénogenèse
censor – censure
center – centre
centerencephalic epilepsy – épilepsie centrencéphalique
-centesis – -centèse
centimorgan – centimorgan
central amaurosis – amaurose centrale
central bradycardia – bradycardie centrale
central callus – cal primaire
central canal of spinal cord – canal de la moelle spinale
central choroiditis – choroïdite centrale
central deafness – surdité centrale
central european encephalitis – encéphalite centro-européenne
central fovea of retina – fovea centralis
central gelatinous substance – substance gélatineuse centrale
central grey matter – Rolando (substance gélatineuse de)
central markings – digitiformes (impressions)
central nervous system – névraxe, système nerveux central
central nervous system stimulant – neurostimulant
central neuron – neurone central
central pain – douleur centrale
central paralysis – paralysie centrale
central pontine myelinolysis – myélinolyse centropontique
central scotoma – scotome central
central serous retinitis – rétinite séreuse centrale
central sulcus of cerebrum – sillon central du cerveau
central tendon of diaphragm – centre phrénique
central vision – vision centrale
centrifugal – centrifuge
centrifugation – centrifugation
centrifuge – centrifugeuse
centriole – centriole
centripetal – centripète
centroascinar cell – cellule centro-acineuse
centrocapsular paralysis – paralysie capsulaire
centrodesmose – centrodesmose
centrofacial lentiginosis – lentiginose centrofaciale
centrolobular emphysema – emphysème centro-lobulaire
centromere – centromère
centronuclear myopathy – myopathie centronucléaire
centrophose – centrophose
centrosclerosis – centrosclérose
centrosome – centrosome
centrosphere – centrosphère
cenurosis – cénurose
cenurus – cénure
cephaelin – céphaéline
cephal-, cephalo- – céphal-, céphalo-
cephalalgia – céphalée
cephalhematoma – céphalhématome
cephalhydrocele – céphalhydrocèle
cephalic – céphalique
cephalic index – indice céphalique
cephalic pole – pôle céphalique
cephalic presentation – présentation céphalique
cephalic tetanus – tétanos céphalique, Worms (tétanos céphalique de)
cephalic version – version céphalique

cephalin – céphaline
cephalization – céphalisation
cephalo-orbital index – indice céphalo-orbitaire
cephalocele – céphalocèle
cephalochord – céphalocorde
cephalogaster – céphalogaster
cephalogenesis – céphalogenèse
cephalography – céphalographie
cephalogyric – céphalogyre
cephaloid – céphaloïde
cephalomelus – céphalomèle
cephalometry – céphalométrie
cephalopagus – céphalopage
cephalopelvic – céphalopelvien
cephalorachidian – céphalorachidien
cephalosporins – céphalosporines
cephalosporiosis – céphalosporiose
cephalostat – céphalostat
cephalothoracopagus – céphalothoracopage
cephalotomy – céphalotomie
ceramide – céramide
cerasin – cérasine
cerate – cérat
ceratoglossus muscle – cératoglosse (muscle)
ceratopharyngeus muscle – cératopharyngien (muscle)
Ceratopogonidae – *Cératopogonidés*
cercaria – cercaire
cerclage – cerclage
cerebellar – cérébelleux
cerebellar ataxia – ataxie cérébelleuse
cerebellar attitude – attitude cérébelleuse
cerebellar cortex – cortex cérébelleux
cerebellar gait – démarche cérébelleuse
cerebellar hemorrhage – hémorragie cérébelleuse
cerebellar herniation – engagement cérébelleux
cerebellar peduncle – pédoncule cérébelleux
cerebellar syndrome – cérébelleux (syndrome), syndrome cérébelleux
cerebellar vermis – vermis du cervelet
cerebellifugal – cérébellifuge
cerebellipetal – cérébellipète
cerebellitis – cérébellite
cerebello-pontile angle – angle latéral du cervelet
cerebellomedullary cistern – citerne cérébellomédullaire
cerebellum – cervelet
cerebral – cérébral
cerebral amyloid angiopathy – angiopathie amyloïde cérébrale
cerebral angiomatosis – angiomatose cérébrale
cerebral arteriography – artériographie cérébrale
cerebral arteriosclerosis – artériosclérose cérébrale
cerebral atrophy – atrophie cérébrale
cerebral concussion – commotion cérébrale
cerebral cortex – cortex cérébral
cerebral cortex center – centre cortical
cerebral decompression – décompression cérébrale
cerebral dysrhythmia – dysrythmie cérébrale
cerebral edema – œdème cérébral
cerebral embolism – embolie cérébrale
cerebral fossa – fosse cérébrale
cerebral gigantism – gigantisme cérébral, Sotos (syndrome de)
cerebral hemianesthesia – hémianesthésie centrale
cerebral hemorrhage – hémorragie cérébrale
cerebral herniation – engagement cérébral
cerebral lacunae – lacunes
cerebral lobe – lobe cérébral
cerebral localization – localisation cérébrale
cerebral, ocular dominance – dominance cérébrale, oculaire
cerebral pachymeningitis – pachyméningite cérébrale
cerebral palsy – infirmité motrice cérébrale
cerebral peduncle – pédoncule cérébral
cerebral porosis – porose cérébrale
cerebral softening – ramollissement cérébral
cerebral stroke – accident vasculaire cérébral
cerebral ventricles – ventricules cérébraux
cerebral vomiting – vomissement neurologique
cerebration – cérébration
cerebriform tongue – langue cérébriforme
cerebrifugal – cérébrifuge
cerebripetal – cérébripète
cerebrogalactoside – cérébrogalactoside
cerebroglucoside – cérébroglucoside
cerebroid – cérébriforme, cérébroïde
cerebromalacia – cérébromalacie
cerebropathy – cérébropathie
cerebrosclerosis – cérébrosclérose
cerebroside – cérébroside
cerebrosidosis – cérébrosidose
cerebrospinal – cérébrospinal
cerebrospinal fiber – fibre cérébrospinale
cerebrospinal fluid – liquide céphalorachidien
cerebrospinal fluid rhinorrhea – rhinorrhée cérébrospinale
cerebrospinal meningitis – méningite cérébrospinale
cerebrospinal rhinorrhea – rhinoliquorrhée
cerebrospinal tract – fibre pyramidale
cerebrostomy – cérébrostomie
cerebrotendinous xanthomatosis – xanthomatose cérébrotendineuse
cerebrovascular stroke – congestion cérébrale
cerebrum – cerveau
cerium – cérium
cerivastin – cérivastine
ceroplasty – céroplastique
ceruloplasmin – céruloplasmine
cerumen – cérumen
cerumen plug – bouchon de cérumen
ceruse – céruse
cervical – cervical
cervical and cerebral arterial dissection – dissection des artères cervicales et cérébrales
cervical arthrosis – cervicarthrose
cervical auricula – auricule cervicale
cervical erosion – érosion cervicale
cervical fascia – fascia cervical
cervical fistula – fistule cervicale
cervical ganglion – ganglion cervical sympathique
cervical ganglion of uterus – ganglion de Frankenhäuser, ganglion de Lee
cervical lymph node – nœud lymphatique cervical
cervical pleura – plèvre cervicale
cervical plexus – plexus cervical
cervical pregnancy – grossesse cervicale
cervical rib – côte cervicale
cervical rib syndrome – défilés cervico-axillaires (syndrome des)
cervicalgia – cervicalgie
cervicectomy – cervicectomie
cervicitis – cervicite
cervico-occipital – cervico-occipital
cervicoaxillary – cervicoaxillaire
cervicobrachial – cervicobrachial

cervicobrachial neuralgia – névralgie cervicobrachiale
cervicocapital – cervicocapital
cervicodiaphysal – cervicodiaphysaire
cervicodorsal – cervicodorsal
cervicodynia – cervicodynie
cervicofacial – cervicofacial
cervicolabial – cervicolabial
cervicolingual – cervicolingual
cervicopexy – cervicopexie
cervicoscapular – cervicoscapulaire
cervicothoracic – cervicothoracique
cervicotomy – cervicotomie
cervicovaginal – cervicovaginal
cervicovaginalis fistula – fistule cervicovaginale
cervicovaginitis – cervicovaginite
cervicovesical – cervicovésical
cervicovestibular – cervicovestibulaire
cervix – cervix, col
cesarean section – césarienne
cesium – césium
cesium 137 – césium 137
cesium bomb – bombe au césium, césium (bombe au)
cesiumtherapy – télécésiumthérapie
Cestoda – *Cestodes*
cestoid – cestoïde
Ceylan moss – mousse de Ceylan
Cf – Cf
CF lead – CF
CGS system – système CGS
Chaddock's reflex – Chaddock (signe ou réflexe de)
Chagas-Cruz disease – Cruz-Chagas (maladie de)
Chagas' disease – Chagas (maladie de), thyroïdite parasitaire
chagoma – chagome
chain – chaîne
chain ligature – ligature en chaîne
chain reaction – caténaire
chalarosis – chalarose
chalazodermia – chalazodermie
chalcosis – chalcose
chalicosis – chalicose
chalone – chalone
chamber – chambre
Chamberland filter – Chamberland (filtre de)
Chamberlen's forceps – Chamberlen (forceps de)
chancre – chancre
chancriform – chancriforme
chancroid – chancre mou, chancrelle, chancroïde
chancroidal – chancrelleux
chancroidal bubo – bubon chancrelleux
chancrous – chancreux
chanelling – canalisation
Chaoul's therapy – radiothérapie de contact
Chaoul's tube – Chaoul (tube de)
chap – crevasse
chaperonin – chaperonine
chappa – chappa
character – caractère
character neurosis – névrose de caractère
characterology – caractérologie
charcoal – charbon, charbon végétal
Charcot – Charcot
Charcot' joint – arthropathie tabétique
Charcot-Leyden crystals – Charcot-Leyden (cristaux de)
Charcot-Marie atrophy – Charcot-Marie (maladie de ou amyotrophie péronière de)
Charcot-Marie-Tooth atrophy – Charcot-Marie-Tooth (maladie de ou amyotrophie péronière de)
Charcot's diseases – Charcot (maladies de)
Charcot's foot – Charcot (pied de)
Charcot's pain – douleur de Charcot
Charcot's sign – Charcot (signe de)
Charcot's triad – Charcot (triade de)
Charcot's zone – Charcot (zone de)
Charlin's syndrome – Charlin (syndrome de)
Charmot's disease – Charmot (maladie de)
Charriere's scale – Charrière (filière de)
chart – courbe, graphique
Chauffard's point – Chauffard (point de)
Chauffard's syndrome – Chauffard-Still (syndrome de)
chaulmoogra – chaulmoogra
Chaussier's areola – Chaussier (aréole vésiculaire de)
Cheadle's disease – Cheadle (maladie de)
Cheatle's disease – Cheatle (maladie de)
check-up – bilan de santé
Chediak-Higashi anomaly – Chediak-Higashi (syndrome de)
cheek – joue
cheesy pus – pus caséeux
cheil-, cheilo- – chéil-, chéilo-
cheilectropion – chéilectropion
cheilitis – chéilite
cheiloalveoloschisis – chéilognathe
cheiloangioscopy – chéiloangioscopie
cheilognathopalatoschisis – chéilognatho-palatoschisis, chéilopalatognathe
cheilognathoschisis – chéilognathoschisis
cheilognathouranoschisis – chéilognatho-uranoschisis
cheilophagia – cheilophagie
cheiloplasty – chéiloplastie
cheilorrhaphy – chéilorraphie
cheiloschisis – chéiloschisis
cheilostomatoplasty – chéilostomatoplastie
cheilotomy – chéilotomie
cheiro- chir-, chiro-
cheiromegaly – chéiromégalie
cheiroplasty – cheiroplastie
cheiroscope – chéiroscope
cheirospasm – chéirospasme
chelating agent – chélateur
chelation – chélation
chemical affinity – affinité chimique
chemical antidote – antidote chimique
chemical equivalent – équivalent chimique
chemical luminescence – chimioluminescence
chemical pharmaceutics – pharmacie chimique
chemical stimulus – stimulus chimique
chemical sympathectomy – sympathectomie chimique
chemist – pharmacien
chemistry – chimie, chimisme
chemo- – chimio-
chemodectoma – chémodectome
chemoembolization – chimioembolisation
chemolysis – chimiolyse
chemonucleolysis – nucléolyse
chemoprophylaxis – chimioprophylaxie
chemoreceptor – chémorécepteur
chemoreflex – chémoréflexe
chemoresistance – chimiorésistance
chemosensitivity – chimiosensibilité
chemosis – chémosis
chemosynthesis – chimiosynthèse
chemotaxis – chimiotaxie
chemotherapy – chimiothérapie
chemotropism – chimiotropisme
Cheney's syndrome – acro-ostéolyse phalangienne
chenodeoxycholic acid – chénodésoxycholique (acide)
cherry angioma – tache rubis

cherry-laurel – laurier-cerise
cherry-laurel water – eau de laurier-cerise
cherubism – chérubinisme
Chester-Erdheim syndrome – Chester-Erdheim (syndrome de)
Cheyne-Stokes respiration – Cheyne-Stokes (dyspnée ou respiration de)
Chiari-Frommel syndrome – Chiari-Frommel (syndrome de)
chiasma – chiasma
chiasmal syndrome – chiasmatique (syndrome)
chiasmatic cistern – citerne chiasmatique
chiasmatypy – chiasmatypie
chiastometer – chiastomètre
Chicago disease – Chicago (maladie de)
chicken breast – thorax en carène
chickenpox – varicelle
chief complaint – symptôme d'appel
chigger – aoutât, pique, trombidion
chigger dermatitis – érythème automnal, trombiculose
chigger's dermatitis – thrombidiose
chikungunya – chikungunya
Chilaïditi's syndrome – Chilaïditi (syndrome de)
chilblain – érythème pernio
chilblains – engelures
child psychiatry – pédopsychiatrie, psychiatrie infantile
Child's score – Child (classification de)
childhood – enfance, grande enfance
childish language – langage infantile
children language – langage égocentrique
chilly – piment
chimera – chimère
chimerism – chimérisme
chimionucleolysis – chimionucléolyse
chimney-sweeps – cancer des ramoneurs
chin – menton
chinese restaurant syndrome – restaurant chinois (syndrome du)
chionophobia – chionophobie
chiralgia – chiralgie
chiropractic – chiropractie (ou chiropraxie)
chiropractor – chiropracteur
Chitral fever – Chitral (fièvre du)
chlamydiosis – chlamydiase (ou chlamydiose)
chlamydospore – chlamydospore
chloasma – chloasma
chloral – chloral
chloralism – chloralisme
chlorambucil – chlorambucil
chloramine T – chloramine T
chloramphenicol – chloramphénicol
chlorbutol – chlorbutanol
chlordiazepoxide – chlordiazépoxide
chloremia – chlorémie
chlorhydria – chlorhydrie
chloric – chlorique
chloride – chlorure
chlorinated – chloré, chloruré
chlorinated water – eau de javel
chlorination – chloration, chloruration, javellisation
chlorine – chlore
chlorine water – eau de chlore
chloroform – chloroforme
chloroform solution – eau chloroformée
chloroformism – chloroformisme
chloroformization – chloroformisation
chloroleukemia – chloroleucémie
chloroma – chlorome
chloromatous sarcoma – chlorosarcome
chloropenia – chloropénie
chloropercha – chloropercha
chloropexia – chloropexie
chlorophenol – chlorophénol
chlorophyll – chlorophylle
chloropia – chloropie
chloroprivic – chloroprive
chloroprocaine – chlorprocaïne
chloropsia – chloropsie
chloroquine – chloroquine
chlorosis – chlorose
chlorothiazide – chlorothiazide
chlorotic anemia – chloro-anémie
chlorpromazine – chlorpromazine
chlorpropamide – chlorpropamide
chlortetracycline – chlortétracycline
chloruremia – chlorurémie
chloruria – chlorurie
choanae – choanes
chol-, chole-, cholo- – chol-, cholé-, cholo-
cholagogue – cholagogue
cholangiectasis – cholangiectasie
cholangioenterostomy – cholangio-entérostomie
cholangiography – biligraphie, cholangiographie
cholangiole – cholangiole
cholangiolitis – cholangiolite
cholangioma – cholangiome
cholangiopathy – cholangiopathie
cholangiostomy – cholangiostomie
cholangiotomy – cholangiotomie
cholangitis – cholangite
cholanic acid – cholanique (acide)
cholanopoiesis – cholanopoïèse
cholate – cholate
cholecalciferol – cholécalciférol
cholecystatony – cholécystatonie
cholecystectasia – cholécystectasie
cholecystectomy – cholécystectomie
cholecystitis – cholécystite
cholecystocolostomy – cholécystocolostomie
cholecystoduodenostomy – cholécystoduodénostomie
cholecystoenterostomy – cholécysto-entérostomie
cholecystogastrostomy – cholécystogastrostomie
cholecystography – cholécystographie
cholecystoileostomy – cholécysto-iléostomie
cholecystojejunostomy – cholécystojéjunostomie
cholecystokinetic – cholécystocinétique
cholecystokinin – cholécystokinine
cholecystolithotripsy – cholécystolithotripsie
cholecystopathy – cholécystopathie
cholecystopexy – cholécystopexie
cholecystorrhaphy – cholécystorraphie
cholecystostomy – cholécystostomie
cholecystotomy – cholécystotomie
choledochal – cholédocien
choledochitis – angiocholite, cholédocite
choledochoduodenostomy – cholédocoduodénostomie
choledochoenterostomy – cholédoco-entérostomie
choledochography – cholédocographie
choledochohepatostomy – cholédoco-hépatostomie
choledocholithiasis – cholédocolithiase
choledocholithotomy – cholédocolithotomie
choledocholithotripsy – cholédocolithotripsie
choledochoplasty – cholédocoplastie
choledochorrhaphy – cholédocorraphie

choledochostomy – cholédocostomie
choledochotomy – cholédocotomie
choledoco-, choledocho- – cholédoco-, cholédocho-
choledocus duct – conduit cholédoque
cholelith – cholélithe
cholelithiasis – cholélithiase, lithiase biliaire
cholelithotomy – cholélithotomie
cholelithotripsy – cholélithotripsie
cholemesis – cholémèse
cholemia – cholalémie, cholémie
cholemimetry – cholémimétrie
cholepathia – cholépathie
choleperitoneum – cholépéritoine
cholepoiesis – cholépoïèse
cholera – choléra
cholera infantum – Lust et Nelis (syndrome de)
cholera nostras – choléra nostras
cholera vaccine – vaccin anticholérique
choleraic – cholérique
choleraic diarrhea – diarrhée cholériforme
choleresis – cholérèse
choleretic – cholérétique
choleriform – cholériforme
choleriform enteritis – entérite cholériforme
choleroid – choléroïde
cholerrhagia – cholerragie, cholorrhée
cholestanol – cholestanol
cholestasis – cholostase
cholestatic – cholestatique
cholestatic cirrhosis – cirrhose cholestatique
cholestatic hepatitis – hépatite cholestatique
cholestatic jaundice – ictère cholestatique
cholesteatoma – cholestéatome
cholesteatoma tympani – cholestéatome de l'oreille moyenne
cholesteatosis – cholestéatose
cholesterinosis – cholestérinose
cholesterol – cholestérol
cholesterol deposition – cholestéropexie
cholesterol embolism – embolie de cholestérol
cholesterolemia – cholestérolémie
cholesterolosis – cholestérolose
cholesterosis – cholestérose
choletherapy – choléthérapie
cholic acid – cholique (acide)
choline – choline
choline acetyltransferase – choline-acétylase
cholinergic – cholinergique
cholinergic fiber – fibre cholinergique
cholinergic receptor – récepteur cholinergique
cholinergic urticaria – urticaire cholinergique
cholinergy – cholinergie
cholinesterase – cholinestérase
cholongiocarcinoma – cholangiocarcinome
cholothorax – choléthorax
choluria – cholalurie
chondral – chondral
chondralgia – chondralgie
chondrectomy – chondrectomie
chondrification – chondrification
chondriome – chondriome
chondritis – chondrite
chondro- – chondr-, chondro-
chondroangioma – chondroangiome
chondroblast – chondroblaste
chondroblastoma – chondroblastome bénin
chondrocarcinoma – chondrocarcinome
chondrocostal – chondrocostal
chondrocranium – chondrocrâne
chondrocyte – chondrocyte, chondroplaste
chondrodynia – chondrodynie
chondrodysplasia – chondrodysplasie
chondrodystrophy – chondrodystrophie
chondroepiphyseal – chondroépiphysaire
chondroepiphysitis – chondroépiphysite
chondrofibroma – chondrofibrome
chondrogenesis – chondrogenèse
chondroglossus muscle – chondroglosse (muscle)
chondroid – chondroïde
chondroitin sulfate – chondroïtine sulfate
chondrology – chondrologie
chondrolysis – chondrolyse
chondrolysis of hip – chondrolyse de hanche
chondroma – chondrome
chondromalacia – chondromalacie
chondromalacia fetalis – chondromalacie fœtale
chondromatosis – chondromatose
chondromucoprotein – chondromucine
chondromyxoid fibroma – fibrome chondromyxoïde
chondromyxoma – chondromyxome
chondromyxosarcoma – chondromyxosarcome
chondropathy – chondropathie
chondropharyngeal muscle – chondropharyngien (muscle)
chondrophyte – chondrophyte
chondroporosis – chondroporose
chondroprotein – chondroprotéine
chondrosarcoma – chondrosarcome
chondrosarcomatosis – chondrosarcomatose
chondrosternal – chondrosternal
chondrotome – chondrotome
chondrotomy – chondrotomie
chondrus – mousse d'Irlande
chop amputation – amputation en section plane
Chopart – Chopart
Chopart's amputation – amputation médiotarsienne, Chopart (désarticulation de)
Chopart's joint – Chopart (articulation de)
chorda tympani – corde du tympan
chorditis – cordite
chorditis fibrinosa – cordite fibrineuse
chorditis tuberosa – cordite nodulaire
chordoma – chordome
chordotomy – cordotomie
chorea – chorée
choreic movement – mouvement choréique
choreiform – choréiforme
choreoathetosis – choréo-athétose
chorioadenoma destruens – chorioadénome
chorioallantoic graft – greffe chorio-allantoïdienne
choriocapillary layer – lame choroïdocapillaire
choriocarcinoma – chorio-épithéliome, choriocarcinome
chorioma – choriome
choriomeningitis – chorioméningite
chorion – chorion
chorionic – chorionique
chorionic gonadotropin – gonadotrophine chorionique
chorionic villi – villosités choriales
chorioplacental – chorioplacentaire
chorioretinitis – choriorétinite
chorista – chorista
choroid – choroïde
choroid glomus – glomus choroïdien
choroid plexus – plexus choroïdes
choroidal – choroïdien

choroiditis – choroïdite
choroiditis guttata – Hutchinson-Tay (choroïdite de)
choroidocyclitis – choroïdocyclite
choroidoiritis – choroïdo-iritis
Chotzen's syndrome – Chotzen (syndrome de)
Christ-Siemens-Touraine syndrome – Siemens (syndrome de)
Christian's syndrome – Christian (syndrome de)
Christmas's disease – Christmas (maladie de)
chromaffin – chromaffine
chromaffin cell – cellule chromaffine
chromaffin ganglion – organe chromaffine
chromaffin hormone – hormone chromaffine
chromaffin system – système chromaffine
chromaffin tissue – tissu chromaffine
chromaffinoma – chromaffinome
chromatic – chromatique
chromatic aberration – aberration chromatique
chromatic audition – audition colorée
chromatic threshold – seuil chromatique
chromatic vision – vision chromatique
chromatid – chromatide
chromatin – chromatine
chromatinolysis – chromatinolyse
chromatism – chromatisme
chromatocyte – chromatocyte
chromatodermatosis – chromatodermatose
chromatodysopia – chromatodysopsie
chromatography – chromatographie
chromatology – chromatologie
chromatolysis – chromatolyse, chromophillyse
chromatometer – chromatomètre
chromatopathy – chromatopathie
chromatophore – chromatophore
chromatophore cell – cellule chromatophore
chromatopseudopsis – chromatopseudopsie
chromatopsia – chromatopsie
chromatoptometer – chromoptomètre
chromatoptometry – chromoptométrie
chromatoscopy – chromatoscopie
chromatoskiameter – chromatoskiamètre
chromaturia – chromaturie
chromhidrosis – chromhidrose
chromic – chromé
chromic catgut – catgut chromé
chromium – chrome
chromium intoxication – chromisme
chromo- – chrom-, chromat-
chromoblastomycosis – chromoblastomycose
chromocrinia – chromocrinie
chromodiagnosis – chromodiagnostic
chromogenesis – chromogenèse
chromogenic – chromogène
chromogranin – chromogranine
chromolysis – chromolyse
chromomere – chromomère
chromometer – chromomètre
chromometry – chromométrie
chromonema – chromonéma
chromopexy – chromopexie
chromophil substance – substance chromophile
chromophilic – chromophile
chromophobe – chromophobe
chromophobe adenoma – adénome chromophobe
chromophobe cell – cellule chromophobe, cellule chromophore
chromophore – chromophore
chromoprotein – chromoprotéine
chromoradiometer – chromoradiomètre
chromoretinography – chromorétinographie
chromoscope – chromoscope
chromoscopy – chromoscopie
chromosomal – chromosomique
chromosomal instability syndrome – instabilité chromosomique (syndrome d')
chromosomal sex – sexe chromosomique
chromosome – chromosome
chromosome aberration – aberration chromosomique
chromosomic analysis – analyse chromosomique
chromosomic duplication – duplication chromosomique
chromotaxis – chromotaxie
chromotherapy – chromothérapie
chromotropism – chromotropisme
chronaximeter – chronaximètre
chronaxy – chronaxie
chronic – chronique
chronic acroasphyxia – Crocq-Cassirer (syndrome de)
chronic active hepatitis – hépatite chronique active
chronic alcoholism – alcoolisme chronique
chronic anterior poliomyelitis – poliomyélite antérieure chronique
chronic articular rheumatism – rhumatisme articulaire chronique
chronic atrophic polychondritis – Meyenburg (maladie de), polychondrite atrophiante chronique
chronic bronchitis – bronchite chronique obstructive
chronic carrier – porteur chronique
chronic catarrhal laryngitis – laryngite chronique, catarrhale chronique
chronic cholecystitis – cholécystite chronique
chronic cor pulmonale – cœur pulmonaire chronique
chronic cystic mastitis – mastopathie chronique kystique
chronic delusional state – délire chronique
chronic enteritis – entérite chronique
chronic ergotism – ergotisme chronique
chronic fatigue syndrome – fatigue chronique (syndrome de)
chronic fibrous thyroiditis – thyroïdite ligneuse chronique
chronic glomerulonephritis – glomérulonéphrite chronique
chronic glossitis – glossite disséquante
chronic granulocytic leukemia – leucémie granulocytaire chronique
chronic idiopathic jaundice – ictère chronique idiopathique
chronic lymphocytic leukemia – leucémie lymphatique chronique, leucémie lymphoïde chronique
chronic myelocytic leukemia – leucémie myéloïde chronique
chronic nodular chondrodermatitis – nodule douloureux de l'hélix
chronic osteomyelitis – ostéomyélite chronique
chronic peritonitis – péritonite chronique
chronic pharyngitis – pharyngite chronique
chronic phlebitis – phlébite chronique hypertrophique
chronic subinvolution of uterus – subinvolution de l'utérus

chronic tubular nephritis – néphropathie tubulaire chronique
chronic urticaria – urticaire chronique
chronobiology – chronobiologie
chronognosis – chronognosie
chronograph – chronographe
chronological age – âge chronologique (ou légal)
chronology – chronologie
chronometry – chronométrie
chronopharmacology – chronopharmacologie
chronophobia – chronophobie
chronotropism – chronotropisme
chrysiasis – chrysopexie
chryso- – chryso-
chrysoderma – chrysocyanose
chrysophanic acid – chrysophanique (acide)
chrysotherapy – chrysothérapie
Churg-Strauss syndrome – Churg et Strauss (angéite ou syndrome de)
Chvostek's sign – Chvostek (signe de)
chylangioma – chylangiome
chyle – chyle
chylemia – chylémie
chylifaction – chylification
chyliferous – chylifère
chyliferous vessel – vaisseau chylifère
chyliform – chyliforme
chyliform pleurisy – pleurésie chyliforme
chylocele – chylocèle
chylomediastinum – chylomédiastin
chylomicron – chylomicron
chylopericardium – chylopéricarde
chylopoiesis – chylopoïèse
chylorrhea – chylorrhée
chylothorax – chylothorax
chylous – chyleux
chylous ascites – ascite chyleuse, chylopéritoine
chylous channel – chylifère
chylous hydrocele – hydrocèle chyleuse
chylous urine – urine chyleuse
chyluria – chylurie
chyme – chyme
chymification – chymification
chymotrypsin – chymotrypsine
chymotrypsinogen – chymotrypsinogène
Ci – Ci
cicatricial – cicatriciel
cicatricial ectropion – ectropion cicatriciel
cicatricial tissue – tissu cicatriciel
cicatrizant – cicatrisant
ciguatera – ciguatera
ciliaroscope – ciliariscope
ciliary – ciliaire
ciliary body – corps ciliaire
ciliary crown – corona ciliaris
ciliary disk – orbiculus ciliaris
ciliary ganglion – ganglion ciliaire
ciliary process – processus ciliaires
ciliary reflex – réflexe ciliaire
ciliary staphyloma – staphylome ciliaire
ciliary zone – zone ciliaire de l'iris
ciliary zonule – zonule ciliaire
Ciliatae – *Ciliés*
ciliated – cilié
ciliated cell – cellule ciliée
ciliated epithelium – épithélium cilié
ciliectomy – ciliectomie
ciliospinal center – centre ciliospinal
ciliospinal reflex – réflexe ciliospinal
ciliospinal reflex center – centre dilatateur de la pupille
ciliotomy – ciliotomie
cilium – cil, cil
cillosis – cillose
cimetidine – cimétidine
CINCA syndrome – CINCA (syndrome)
cinchocaine – cinchocaïne
cinchona – quinquina
cinchonidine – cinchonidine
cinchonine – cinchonine
cinchonism – quininisme
cine – ciné-
cineangiography – cineangiographie
cinecardioangiography – cinécardioangiographie
cinematic or cineplastic amputation – amputation cinéplastique ou cinéprothétique
cinematoradiography – cinématographie aux rayons X
cineole – cinéol
cineplastic amputation procedure – cinéplastie
cingulectomy – cingulectomie
cinnamon – cannelle
circadian – circadien
circadian rhythm – rythme circadien
circinate – circiné
circinate retinitis – rétinite circinée
circle – cercle
circle of Haller – cercle artériel du nerf optique
circle of Willis – hexagone de Willis
circular amputation – amputation circulaire
circular anastomosis – entérorraphie circulaire
circular fold – pli circulaire de l'iléon
circular sulcus of insula – sillon circulaire de l'insula
circulating antibody – anticorps circulant
circulating anticoagulant – anticoagulant circulant
circulation – circulation
circulatory assistance – assistance circulatoire
circum- – circon-, circum-
circum vallate papilla – papille caliciforme
circumcision – circoncision
circumduction – circumduction
circumferential fibrocartilage – fibrocartilage marginal
circumflex – circonflexe
circumscribed amnesia – amnésie élective
circumscribed aneurysm – anévrysme circonscrit
circumscribed myxedema – myxœdème cutané circonscrit prétibial
circumscribed precancerous melanosis of Dubreuilh – mélanose circonscrite précancéreuse de Dubreuilh
circumstantiality – circonstancialité
circumvallate placenta – placenta circumvallata
cirrhosis – cirrhose
cirrhotic liver – foie cirrhotique
cirrhotic liver adenocarcinoma – adénocancer du foie sur cirrhose
cirsoid – cirsoïde
cirsoid aneurysm – anévrysme cirsoïde
cirsoid placenta – placenta cirsoïde
cirsotomy – cirsotomie
cistern – citerne, confluent
cistern magna – citerne (grande)
cisterna chyli – chyle (citerne du)
cisternal puncture – ponction sous-occipitale
cisternography – cisternographie
cisternotomy – cisternotomie
cistron – cistron
citidylic acid – cytidylique (acide)
citrate – citrate
citrated – citraté
citrates level in urine – citraturie
citric acid – citrique (acide)
citrin – citrin, citrine, limonème
citronella – citronnelle

citronella oil – citronnelle (essence de)
citrulline – citrulline
citrullinuria – citrullinurie
Civatte's poikiloderma – Civatte (maladie de)
Civiale's operations – Civiale (opérations de)
Cl – Cl
Clado's point – Clado (point de)
cladosporiosis – cladosporiose
clamp – clamp, pince
clamp (to) – clamper
clamping – clampage
clang tint – clangor
Clar's frontal mirror – Clar (miroir de)
Clark's operations – Clark (opérations de)
Clarke-Hadfield syndrome – Clarke-Hadfield (syndrome de)
Clarke's cell – Clarke (cellule de)
Clarke's column of spinal cord – Clarke (colonne de)
Clarke's tongue – Clarke (langue de)
clasmatosis – clasmatose
class – classe
classic pathway – voie classique
classical or pavlovian conditioning – conditionnement classique ou pavlovien
classification – classification
clastic – clastique
clastotrix – clastotrix
clathrin – clathrine
Claude's syndrome – Claude (syndrome de)
claudication – claudication
Claudius' cell – Claudius (cellule de)
claustrophilia – claustrophilie
claustrophobia – claustrophobie
claustrum – claustrum
clava – clava
clavicepsine – clavicepsine
clavicle – clavicule
clavicular – claviculaire
clavicular incisure [of sternum] – incisure claviculaire
clavulanic acid – clavulanique (acide)
claw hand – main en griffe
clay – argile
cleaning – détersion
clear cell – cellule claire
clearance – clairance
clearing of an obstruction – désobstruant
cleavage – clivage, segmentation
cleft – fente, fissure, hiatus
cleft palate – uranoschisis
cleidectomy – cléidectomie
cleido- – cléid-, cléido-
cleidocranial – cléidocrânien
cleidocranial dysplasia – dysostose cléidocrânienne, Marie-Sainton (syndrome de)
cleidotomy – cléidotomie
click – claquement, clic
climacteric – climatère
climatic bubo – bubon climatique
climatology – climatologie
climatopathology – climatopathologie
climatotherapy – climatothérapie
climax – climax
clindamycin – clindamycine
clinic – clinique
clinical – clinique
clinical diabetes – diabète clinique
clinical diagnosis – diagnostic clinique
clinical medicine – clinique, médecine clinique
clinical microscopy – microscopie clinique
clinical pathology – pathologie clinique
clinical psychology – psychologie clinique
clinician – clinicien
clinics – clinique
clinocephalism – clinocéphalie
clinodactyly – clinodactylie
clinoid – clinoïde, clinoïdien
clinomania – clinomanie
clinophilia – clinophilie
clinostatic – clinostatique
clinostatism – clinostatisme
clinotherapy – clinothérapie
clip – clip
clitoral – clitoridien
clitoric epispadias – épispadias féminin
clitoridean – clitoridien
clitoridectomy – clitoridectomie
clitoris – clitoris
clitorism – clitorisme
clivus – clivus
cloaca – cloaque
clomiphene – clomifène
clonal selection – sélection clonale
clone – clone
clonic – clonique
clonic contraction – contraction clonique
clonic spasm – spasme clonique
cloning – clonage
clonism – clonisme
clonorchiasis – clonorchiase
clonus – clonie, clonus
Cloquet's canal – Cloquet (canal de)
Cloquet's hernia – Cloquet (hernie de)
closed anesthesia – anesthésie en circuit fermé
closed chain – chaîne fermée
closed fracture – fracture fermée
closed pneumothorax – pneumothorax fermé
clot – caillot
clot removal – décaillotage
Clough-Richter syndrome – Clough-Richter (syndrome de)
Clouston's syndrome – Clouston (syndrome de)
clove – clou de girofle
clownism – clownisme
cloxacillin – cloxacilline
club foot – pied bot
club hand – main bote
clubbing finger – hippocratisme digital
cluster headache – névralgisme facial
clusters of differentiation [CD] – différenciation (classes d'antigènes de) CD
clyster – clystère
Cm – Cm, cm
cm2 – cm2
cm3 – cm3
CMV – CMV
cnemial index – indice cnémique
CO – CO, Co
CoA – CoA
coacervate – coacervat
coagglutination – agglutination de groupe, coagglutination
coagulability – coagulabilité
coagulable – coagulable
coagulant – coagulant
coagulase – coagulase
coagulation – coagulation
coagulation factor – facteur de coagulation
coagulation factors – coagulation (facteurs de la)
coagulation necrosis – nécrose de coagulation
coagulopathy – coagulopathie
coagulum – coagulum
coal tar – coaltar
coalescence – coalescence
coaption – coaption
coarctation – coarctation
coarctation of aorta – coarctation de l'aorte
coast erysipelas – érysipèle de la côte
Coats' retinitis – Coats (rétinite de)
cobalamin – cobalamine
cobalt – cobalt
cobalt 60 – cobalt 60
cobalt bomb – bombe au cobalt, cobalt (bombe au)
cobaltotherapy – cobaltothérapie
cobalttherapy – télécobaltothérapie
cobra – cobra
cobraism – cobraïsme

coca – coca
cocaine – cocaïne
cocaine addict – cocaïnomane
cocaine addiction – cocaïnomanie
cocaine habit – cocaïnisme
cocainization – cocaïnisation
cocarboxylase – cocarboxylase
cocci – cocci
Coccidia – *Coccidiés*
coccidioidal granuloma – granulome coccidioïdien
Coccidioides – *Coccidioidés*
coccidioidomycosis – coccidioïdomycose
coccidiomycosis – dermatite coccidioïdienne
coccidiosis – coccidiose
coccidium – Coccidie
coccigotomy – coccygotomie
coccobacillus – coccobacille
coccoid – coccoïde
cocculin – cocculine
coccus – coccus, coque
coccygeal – coccygien
coccygeal body – glomus coccygien
coccygeal fistula – fistule coccygienne
coccygeal horn – corne du coccyx
coccygectomy – coccygectomie
coccygodynia – coccygodynie
coccyx – coccyx
cochineal – cochenille
cochlea – cochlée
cochlear – cochléaire
cochlear area – aire cochléaire
cochlear canal – conduit cochléaire
cochlear cell – cellule cochléaire
cochlear deafness – surdité cochléaire
cochlear duct – canal cochléaire
cochlear nucleus – noyau cochléaire
cochlear spiral ganglion – ganglion spiral de la cochlée
cochleitis – cochléite
cochleopalpebral reflex – réflexe auriculopalpébral, réflexe cochléopalpébral
cochleopupillary reflex – réflexe cochléopupillaire
cochleovestibular – cochléovestibulaire
Cock's urethrotomy – Cock (opération de)
Cockayne's syndrome – Cockayne (syndrome de)
Cockett's syndrome – Cockett (syndrome de)
coconsciousness – conscience double
coconut oil – huile de coprah
cocothrix – coccothrix
code – code
code of ethics – déontologie
codehydrogenase – codéhydrogénase
codeine – codéine
codeine phosphate – codéine (phosphate de)
codex – codex
Codivilla's extension – Codivilla (extension de)
codliver oil – huile de foie de morue
Codman's sign – Codman (signe de)
codominance – codominance
codon – codon
coefficient – coefficient
coelenteron – cœlentéron
coeliac disease – cœliaque maladie
coeliac plexus – plexus cœliaque
cœliodyna – cœliodynie
coelom – cœlome
coenzyme – coenzyme
coeruleus – céruléen
coferment – coferment
Coffea arabica – *Coffea arabica*
coffee – café
Coffin's spring – Coffin (ressort de)
Coffin-Siris syndrome – Coffin et Siris (syndrome de)
Cogan's syndrome – apraxie oculomotrice, Bielschowsky-Lutz-Cogan (paralysie de), Cogan (syndrome de)
cognition – cognition
cognitivism – cognitivisme
cogwheel rigidity – roue dentée (signe ou phénomène de la)
Cohnheim's fields – Cohnheim (champs de)
cohort – cohorte
coiled position – chien de fusil (attitude en)
coiling of umbilical cord – circulaires du cordon
coitophobia – coïtophobie
coitus – coït
coitus interruptus – coït interrompu
cola nut – noix de cola
colature – colature
colchicine – colchicine
cold – rhume
cold abscess – abcès froid
cold agglutinin – anticorps froid, cryoagglutinine
cold bath – bain froid
cold cream – cold-cream
cold, hot, sweeting stage – période de froid, de chaleur, de sudation
cold nodule – nodule froid
cold urticaria – urticaire au froid
Cole's sign – Cole (signe de)
colectomy – colectomie
colestyramine – colestyramine
colibacillary – colibacillaire
colibacillemia – colibacillémie
colibacillosis – colibacillose
colibacilluria – colibacillurie
colic – colique
colic cord – corde colique
colic relief – bosselures coliques
colicin – colicine
coliform – coliforme
colimetry – colimétrie
colistin – colistine
colitis – colite
collagen – collagène
collagen disease – collagène (maladie du), collagénose
collagen fiber – fibre collagène
collagen fibrilla – fibrille collagène
collagenase – collagénase
collagenous – collagène
collapse – collapsus
collapse of lung – collapsus pulmonaire
collapse therapy – collapsothérapie
collapsed – collabé
collateral – collatéral
collateral branch – rameau collatéral
collateral circulation – circulation collatérale
collateral eminence – éminence collatérale du diventricule latéral
collateral immunization – immunisation collatérale
collateral inheritance – hérédité collatérale
collateral sulcus – sillon collatéral
collateral trigone – trigone collatéral
collecting behavior – collectionnisme
collecting duct – tube droit
collecting tubule – tube collecteur
collection – collection
collective unconscious – inconscient collectif
Colles' fracture – fracture de Pouteau-Colles, Pouteau-Colles (fracture de)
Collet-Sicard syndrome – Collet-Sicard (syndrome de)
colliculi – colliculi
colliculus – colliculus
collimation – collimation
collimator – collimateur
Collin's speculum – Collin (spéculum de)
Collip unit – Collip (unité)
colliquation – colliquation
colliquative necrosis – nécrose humide
collodion – collodion

collodion baby – desquamation collodionnée
colloid – colloïde
colloid adenocarcinoma – épithélioma colloïde
colloid bath – bain colloïdal
colloid chemistry – chimie colloïdale
colloid cyst – kyste colloïde
colloid degeneration – dégénérescence colloïde
colloid goiter – goitre colloïde
colloid milium – colloïdome miliaire, milium colloïde
colloid ovarian cystoma – cystome de l'ovaire
colloid particle – particule colloïdale
colloid solution – solution colloïdale
colloid substance – substance colloïde
colloid suspension – suspension colloïdale
colloid system – système colloïdal
colloidal – colloïdal
colloidal clay – argile colloïdale
colloidal metal – métal colloïdal
colloidal silver – argent colloïdal
colloidoclasia – colloïdoclasie
colloidopexy – colloïdopexie
collutory – collutoire
coloboma – colobome
coloboma of choroid – colobome de la choroïde
coloboma of iris – colobome de l'iris
coloboma of retina – colobome de la rétine
coloboma palpebrale – colobome palpébral
colocolic – colocolique
colocolostomy – colocolostomie
colorysis – colorlyse
colon – côlon
colonalgia – colonalgie
colonic diverticulum – diverticule du côlon
colonic fistula – fistule colique
Colonna's operation – Colonna (opération de)
colonopathy – colopathie
colonoscopy – coloscopie
colony – colonie
colony stimulating factor – facteur de croissance hématopoïétique
colopexy – colopexie
coloptosis – coloptose
color – couleur
color amblyopia – amblyopie chromatique
color-blind – daltonien
color sense – sens chromatique
colorblindness – daltonisme
colorectal cancer – cancer colorectal
colorectostomy – colorectostomie
colorimeter – colorimètre
colorimetric analysis – analyse colorimétrique
colorimetry – colorimétrie
colorrhaphy – colorraphie
colosigmoidostomy – colosigmoïdostomie
colostomised – colostomisé
colostomy – colostomie
colostrorrhea – colostrorrhée
colostrum – colostrum, lait colostral
colostrum corpuscle – corpuscule du colostrum
colotomy – colotomie
colp-, colpo- – colp-, colpo-
colpectasia – colpectasie
colpectomy – colpectomie
colpeurynter – colpeurynter
colpocele – colpocèle
colpoceliotomy – colpocœliotomie
colpocleisis – colpocléisis
colpocystitis – colpocystite
colpocystocele – colpocystocèle
colpocystopexy – colpocystopexie
colpocystoplasty – colpocystoplastie
colpocystotomy – colpocystotomie
colpocytology – colpocytologie
colpodynia – colpodynie
colpohysterectomy – colpohystérectomie
colpohysteropexy – colpohystéropexie
colpohysterorrhaphy – colpohystérorraphie
colpohysterotomy – colpohystérotomie
colpoperineoplasty – colpopérinéoplastie
colpoperineorrhaphy – colpopérinéorraphie
colpopexy – colpopexie
colpoplasty – colpoplastie
colpoptosis – colpoptose
colporectectomy – colpoproctectomie
colporrhagia – colporragie
colporrhaphy – colporraphie
colporrhexis – colporrhexis
colposcopy – colposcopie
colpospasm – colpospasme
colpostat – colpostat
colpostenosis – colposténose
colpostenotomy – colposténotomie
colpotomy – colpotomie
column – colonne
column of vagina – colonne du vagin
columnar cell – cellule cylindrique
columns of Bertin – Bertin (colonnes de)
coma – coma
combination chemotherapy – chimiothérapie combinée
combined chemotherapy – polychimiothérapie
combined feeding – allaitement mixte
Comby's sign – Comby (signe de)
comedo – comédon
comedocarcinoma – comédocarcinome
comma tract – faisceau en virgule
command mental automatism – automatisme mental
commensal – commensal
commensalism – commensalisme
comminuted – comminutif
comminuted fracture – fracas, fracture comminutive
comminution – comminution
commissura of cerebral hemispheres – commissures interhémisphériques
commissural cheilitis – chéilite commissurale
commissural fiber – fibre commissurale interhémisphérique
commissural myelotomy – myélotomie commissurale
commissural nucleus – Darkshevich (noyau de)
commissure – commissure
commissure of fornix – commissure du fornix
commissure of labia – commissure labiale
commissure of vulva – commissure de la vulve
commissurorrhaphy – commissuroplastie
commissurotomy – commissurotomie
commitment – internement
common bile duct – cholédoque
common cold – rhume de cerveau
common hepatic canal – canal hépatique
common hepatic duct – conduit hépatique commun
common meatus of nose – méat nasal commun
common mesentery – mésentérium commun
common migraine – migraine commune
common name – vernaculaire (nom)
common tendinous ring – anneau tendineux commun

communicating branch recurrent of superior laryngeal nerve with internal laryngeal nerve – connexion interlaryngée
communicating branches – rameaux communicants
communicating hydrocephalus – hydrocéphalie communiquante
compact osteoma – ostéome compact
compact tissue – tissu compact
comparative anatomy – anatomie comparée
comparative pathology – pathologie comparée
comparative physiology – physiologie comparée
comparative psychology – psychologie comparée
compartment – compartiment
compatibility – compatibilité
compatible – compatible
compensated acidosis – acidose compensée
compensated alkalosis – alcalose compensée
compensating emphysema – emphysème compensateur ou complémentaire
compensating eyepiece – oculaire compensateur
compensation – compensation
compensatory hypertrophy – hypertrophie complémentaire
compensatory pause – pause compensatrice, repos compensateur
complement – complément
complement fixation – fixation du complément
complement inactivation – inactivation du complément
complement inhibition – inhibition du complément
complementary – complémentaire
complementary color – couleur complémentaire
complete coma – coma carus
complete fracture – fracture complète
complete hanging – pendaison complète
complete hemianopia – hémianopsie complète
complex – complexe
complex ventricular arrhythmia – anarchie ventriculaire
complexion – complexion
compliance – compliance, observance
complicated cataract – cataracte compliquée
complicated fracture – fracture compliquée
complications – complications
composite papilla – papille composée
compound – composé
compound articulation – articulation composée
compound astigmatism – astigmatisme composé
compound fracture – fracture ouverte
compound monster – monstre composé
compound tincture – teinture composée
compress – compresse
compression – compression
compression bandage – bandage compressif
compressive – compressif
compressor – compresseur
compulsion – compulsion
compulsion neurosis – névrose compulsionnelle
compulsive idea – idée compulsive
computed tomography – tomographie axiale computérisée
computer science – informatique
computerize (to) – informatiser
computerized angiography – angiographie numérisée ou numérique
computerized tomography – tomodensitométrie
conation – conation
Conc A – Conc A
Concanavaline A – concanavaline A
concentrate – concentré
concentrated – concentré
concentration – concentration
concentric atrophy – atrophie concentrique
concentric hypertrophy – hypertrophie concentrique
concentric sclerosis – sclérose concentrique
concept – concept
conception – conception
concha – conque
conchotomy – conchotomie
conclination – conclinaison
concomitant – concomitant
concomitant strabismus – strabisme concomitant
concomitant symptom – symptôme concomitant
concretion – concrétion
concussed – commotionné
concussion – commotion
concussion of labyrinth – commotion labyrinthique
condensating – condensant
condensation – condensation
condensed or dry milk fever – fièvre de lait condensé ou de lait sec
condensing disseminated osteopathy – ostéopathie condensante disséminée
condensing osteitis – ostéite condensante
condition – état
conditional mutant – mutant conditionnel
conditioned reflex – réflexe conditionné
conditioning – conditionnement
condom – condom
condrolysis of the hip – ostéochondrite laminaire
conduct – conduite
conductance – conductibilité
conduction – conduction
conduction aphasia – aphasie de conduction
conduction deafness – surdité de transmission
conduction disturbances – conduction (troubles de la)
conductor – conducteur
conduplicato corporis – conduplicatio corporis
condylar articulation – articulation condylienne
condylar duct – canal condylaire
condylar fossa – fosse condylaire de l'os occipital
condylarthrosis – condylarthrose
condyle – condyle
condylectomy – condylectomie
condyloid – condyloïde
condyloid canal – trou condylien postérieur
condyloma – condylome
condyloma acuminata – condylome acuminé
condyloma acuminatum – crêtes de coq
condyloma latum – végétations vénériennes
condylomatosis – condylomatose
condylotomy – condylotomie
cone – cône
cone of light – Wilde (cône lumineux de)
confabulation – confabulation, fabulation
configuration – configuration
confined air – air confiné
confinement – alitement
conflict – conflit
confluence – confluent
confluence of cerebral sinuses – Hérophile (pressoir d')
confluence of sinuses – confluent des sinus
confusion – confusion

congenital – congénital, inné
congenital adrenal hyperplasia – hyperplasie surrénale congénitale
congenital alopecia – alopécie congénitale
congenital alymphocytosis – alymphocytose congénitale
congenital amaurosis – amaurose congénitale
congenital analgesia – analgésie congénitale
congenital astigmatism – astigmatisme congénital
congenital atelectasis – état fœtal du poumon
congenital blue cataract – cataracte bleue congénitale
congenital cataract – cataracte congénitale
congenital cyanosis – bleue (maladie), maladie bleue
congenital disease – maladie congénitale
congenital dislocation – luxation congénitale
congenital elephantiasis – éléphantiasis congénital
congenital elevation of the scapula – élévation congénitale de la scapula
congenital erythropoietic porphyria – porphyrie érythropoïétique congénitale
congenital fracture – fracture congénitale
congenital fructosemia – fructosémie congénitale
congenital glaucoma – glaucome congénital
congenital heart disease – cardiopathie congénitale
congenital hepatic fibrosis – fibrose hépatique congénitale
congenital hernia – hernie congénitale
congenital hydrocele – hydrocèle congénitale
congenital hydrocephalia – hydrocéphalie congénitale
congenital hydronephrosis – mégabassinet
congenital hydroxybutyric aciduria – acidurie hydroxybutyrique congénitale, urines à odeur de houblon (maladie des)
congenital ichthyosiform erythroderma – hyperépidermatrophie généralisée, hyperkératose ichtyosiforme généralisée
congenital ichthyosis – ichtyose congénitale
congenital ichtyosiform erythroderma – érythrodermie ichtyosiforme congénitale
congenital immunity – immunité congénitale
congenital immunodeficiency – immunodéficience congénitale
congenital, laryngeal stridor – stridor congénital ou laryngé
congenital megacolon – mégacôlon congénital, Ruysch (maladie de)
congenital methemoglobinemia – cyanose méthémoglobinémique héréditaire
congenital muscular hypoplasia – amyoplasie congénitale de Krabbe
congenital myxedema – myxœdème congénital
congenital paramyotonia – paramyotonie congénitale
congenital torticollis – torticolis congénital
congenital toxoplasmosis – toxoplasmose congénitale
congested facies – faciès vultueux
congestin – congestine
congestion – congestion, hyperémie
congestive – congestif
congestive dysmenorrhea – dysménorrhée congestive
congestive heart failure – insuffisance cardiaque
congestive inflammation – inflammation congestive
congestive splenomegaly – splénomégalie congestive
conglutination – conglutination
conglutinin – conglutinine
Congo red – Congo (rouge)
congress – congrés
congruence – congruence
conical cornea – cornée conique
conidiophore – conidiophore
conidium – conidie (ou conidiospore)
coniometer – coniomètre
coniosis – coniose
coniosporosis – coniosporiose
conization – conisation
conjugal sterility – stérilité conjugale
conjugate – conjugué
conjugate deviation of the eyes – déviation conjuguée des yeux
conjugate diameter – conjugata, diamètre conjugué
conjugate foramen – conjugaison (trou de)
conjugate ocular paralysis – latéralité (paralysie de la)
conjugated protein – hétéroprotéide
conjugation – conjugaison
conjunctiva – conjonctive
conjunctival fornix – cul-de-sac oculoconjonctival, fornix conjonctival
conjunctival reflex – réflexe conjonctival
conjunctival ring – anneau conjonctival
conjunctival sac – sac conjonctival
conjunctivitis – conjonctivite
conjunctivoma – conjonctivome
conjunctivoplasty – conjonctivoplastie
conjunctivorhinostomy – lacorhinostomie
Conn's syndrome – Conn (syndrome de)
connected ideas – association d'idées
connective – conjonctif, connectif
connective tissue – tissu conjonctif
connective tissue cell – cellule conjonctive
connective tissue disease – connectivite
connective tissue nevus – nævus elasticus
Connell's suture – Connell (suture de)
connexion – abouchement
conoid tubercle – tubercule conoïde
Conor and Bruch disease – Conor et Bruch (maladie de)
conquinine – conquinine
Conradi-Hünermann syndrome – Conradi-Hünermann (maladie de)
Conradi's line – ligne de Conradi
consanguinity – consanguinité
conscious – conscient
consciousness – conscience, conscient
consecutive extrasystoles – extrasystoles en salves
consecutive symptom – symptôme consécutif
consensual – consensuel
consensual reaction – réaction consensuelle (à la lumière)
consensual reflex – réflexe consensuel
consensus – consensus
conservative surgery – chirurgie conservatrice
conservative treatment traitement conservateur
conserve – conserve
consolidation – consolidation
consonating rale – consonant
constant – constante

constipated – constipé
constipation – constipation
constitution – constitution
constitutional type – type constitutionnel
constitutive – constitutif
constriction – constriction
constriction ring – anneau de contraction
constrictive – constrictif
constrictive pericarditis – péricardite constrictive
constrictor – constricteur
constructive apraxia – apraxie constructive
consultant – consultant
consultation – consultation
consulting physician – médecin consultant
consumption – consomption
consumption coagulopathy – coagulopathie de consommation
contact – contact
contact dermatitis – dermatite de contact
contact lens – lentille cornéenne, lentille de contact
contact surface – surface occlusale
contactology – contactologie
contagion – contagion
contagiosity – contagiosité
contagious disease – maladie contagieuse
contaminant – contaminateur
contamination – contamination
contiguity – contiguïté
continence – continence
continent – continent
continuity – continuité
continuous arrhythmia – arythmie complète
continuous extension – extension continue
continuous fever – fièvre continue
continuous murmur – souffle tunellaire
continuous variation – variation continue
contra- – contre-
contraception – contraception
contraceptive – anticonceptionnel, contraceptif
contraceptive device – diaphragme, préservatif
contraceptive jelly – gelée contraceptive
contracted pelvis – pelvis étroit
contractile – contractile
contractility – contractilité
contraction – contraction
contracture – contracture
contraindication – contre-indication
contralateral – controlatéral, hétérolatéral
contralateral associated movement – mouvement associé controlatéral
contrast – contraste
contrast medium – contraste (produit de, substance de, milieu de), milieu de contraste, produit de contraste
contrasuppression – contrasuppression
contrecoup – contre-coup
controlateral reflex – réflexe controlatéral
contused – contus
contusion – contusion
contusive – contondant
contusive wound – plaie contuse
convalescence – convalescence
convalescent carrier – porteur convalescent
convergence – convergence
convergent – convergent
convergent strabismus – strabisme convergent
converging lens – lentille convergente
conversative medication – médication conservatrice
conversion – conversion
conversion hysteria – hystérie de conversion
convertin – convertine
converting enzyme – enzyme de conversion
convex – convexe
convex foot – pied convexe
convexobasia – convexobasie
convexoconcave – convexoconcave
convolute – convoluté
convoluted – convoluté
convoluted tubule – tube contourné
convulsion – convulsion
convulsivant – convulsivant
convulsive – convulsif
Cooke's speculum – Cooke (spéculum de)
Cooley's disease – Cooley (maladie de)
Coolidge tube – Coolidge (tube de)
Coombs' test – Coombs (épreuve ou test de)
Cooper's irritable testicle – testicule irritable
Cooper's irritable testis – Cooper (testicule irritable de)
Coopernail's sign – Coopernail (signe de)
coordination – coordination
coordination center – centre de coordination
Cope's sign – Cope's (signe de)
cophosis – cophose
copper – cuivre
copper colic – colique de cuivre
copr- – copr-, copro-
copragogue – copragogue
coprine syndrome – coprinien (syndrome)
coprolagnia – coprolagnie
coprolalia – coprolalie
coprolith – calcul fécaloïde
coprology – coprologie
coprophagy – coprophagie
coprophilia – coprophilie
coproporphyria – coproporphyrie
coproporphyrin – coproporphyre
coprostanol – coprostérol
copulation – copulation
cor biloculare – cœur biloculaire
cor pendulum – cor pendulum
cor triloculare – cœur triloculaire
cor villosum – cor villosum
coracobrachial – coracobrachial
coracobrachial muscle – Casserius (muscle perforé de), coracobrachial (muscle)
coracoclavicular – coracoclaviculaire
coracoid – coracoïde, coracoïdien
coracoid process – processus coracoïde
coracoiditis – coracoïdite
coralliform – coralliforme
coralliform, coronary cataract – cataracte coralliforme, coronaire
cord – cordon, moelle
cordectomy – cordectomie
cordial – cordial
cordopexy – cordopexie
core- – core-, nucléocapside
core of boil – bourbillon
coreclisis – coréclisis
corectomy – corectomie
corectopia – corectopie
coredialysis – corédialyse
corediastasis – corédiastase
corelysis – corélysis
coremorphosis – corémorphose
coreometer – coréomètre
coreoplasty – coréoplastie
coreopraxy – corépraxie
corestenoma congenitum – corestenoma congenitum
coretomy – corétomie
Cori cycle – Cori (cycle de)
Cori's disease – Cori (maladie de)
corn – cor, durillon
cornea – cornée
cornea farinata – cornea farinata
cornea guttata – cornea guttata
corneal astigmatism – astigmatisme cornéen

corneal cell – cellule cornée
corneal dystrophy – François (maladies et syndromes de)
corneal microscope – microscope cornéen
corneal papilloma – papillome corné
corneal reflex – réflexe cornéen
corneal staphyloma – staphylome cornéen
corneal ulcer – ulcère marginal (de la cornée)
corneomandibular reflex – réflexe cornéomandibulaire
corneoscleral junction – limbe sclérocornéen
corneoscleral limbus – limbe sclérocornéen
corneoscleral trabecular meshwork – trabéculum cornéoscléral
Cornet's forceps – Cornet (pince de)
corniculate – corniculé
corniculate cartilage – cartilage corniculé
corniculate tubercle – tubercule corniculé
Corning's anesthesia – Corning (anesthésie de)
cornu – corne
cornual pregnancy – grossesse angulaire
corona – couronne
corona of glans penis – couronne du gland
corona radiata – corona radiata
coronal – coronaire
coronal point – point coronal
coronal suture – suture coronale
coronarography – coronarographie
coronary – coronaire, coronarien
coronary arteritis – coronarite
coronary artery – coronaire (artère)
coronary artery fistula – communication coronaroventriculaire
coronary circulation – circulation coronarienne
coronary insufficiency – insuffisance coronarienne
coronary occlusion – occlusion coronarienne
coronary plexus – plexus coronaire
coronary sinus – sinus coronaire
coronary sinus rhythm – rythme du sinus coronaire
coronary sulcus of penis – sillon coronaire du gland du prépuce
coronary thrombosis–thrombose coronaire
coronion – coronion
coronoid – coronoïde, coronoïdien
coronoid fossa of humerus – fossette coronoïde de l'humérus
coronoid process of ulna – processus coronoïde de l'ulna
coronoradicular – coronoradiculaire
corporeal – corporel
corporeal section – césarienne corporéale
corporic – corporéal
corpus – corps
corpus albicans – corpus albicans
corpus callosum – corps calleux
corpus luteum – corps jaune, hormone du corps jaune
corpus spongiosum penis – corps spongieux du pénis
corpus striatum – corps strié
corpuscle – corpuscule
corpuscular radiation – rayonnement corpusculaire
corpuscular volume – volume globulaire
correction – redressement
corrective – correctif
corrective lens – verre correcteur
correlation – corrélation
corresponding – identique
corresponding points – points correspondants
Corrigan's pulse – Corrigan (pouls de)
Corrigan's sign – Corrigan (signe de)
corrugation – corrugation
corset – corset
cortex – cortex
Corti's cell – Corti (cellule de)
Corti's tunnel – Corti (tunnel de)
cortical – cortical
cortical blindness – cécité corticale
cortical cataract – cataracte corticale
cortical deafness – surdité corticale
cortical epilepsy – épilepsie corticale
cortical hemiplegia – hémiplégie corticale
cortical labyrinth – labyrinthe du rein
cortical osteitis – ostéite corticale
corticodependent – corticodépendant
corticonuclear tract – faisceau corticonucléaire
corticopleuritis – corticopleurite
corticospinal – corticospinal
corticospinal tract – tractus corticospinal
corticosteroid – corticostéroïde
corticosteroid deficient – corticoprive
corticosterone – corticostérone
corticotherapy – corticothérapie
corticotrophic – corticotrope
corticotrophin (CRF) – corticostimuline
corticotrophin (CRF) releasing factor – corticostimuline (substance libératrice de la)
corticotrophine – corticotropine
corticotropin – corticotrophine
cortisol – cortisol
cortisone – cortisone
coryza – coryza
coryza virus – virus du rhume
cosmetic – cosmétique
cosmetology – cosmétologie
cosmopathology – cosmopathologie
costal – costal
costal angle – angle costal
costal arch – arc costal
costal cartilage – cartilage costal
costal fovea – fovea costalis
costal pleura – plèvre costale
costal respiration – respiration costale
costalgia – costalgie
costectomy – costectomie
Costen's syndrome – Costen (syndrome de)
costiform – costiforme
costo- – costo-
costoclavicular – costoclaviculaire
costoclavicular compression syndrome – syndrome costoclaviculaire
costodiaphragmatic – costodiaphragmatique
costodiaphragmatic recess – récessus costodiaphragmatique
costomediastinal sinus – récessus costomédiastinal
costophrenic – phrénocostal
costopleural – costopleural
costosternal – costosternal
costotome – costotome
costotomy – costotomie
costotransversectomy – costotransversectomie
costotranverse – costotransversaire
costovertebral – costovertébral
costovertebral point – costovertébral (point)
Cotard's syndrome – Cotard (syndrome de), délire de négation
cotransfection – cotransfection
Cotte's neurectomy – Cotte (opération de)
Cotting's operation – Cotting (opération de)
cotton – coton

cotyledon – cotylédon
cotyloid – cotyloïde, cotyloïdien
cough – toux
cough reflex – réflexe laryngé
cough syncope – ictus laryngé
coughing center – centre de la toux
coughing fit – quinte
coumarine anticoagulants – coumariniques
Councilman's hyaline bodies – Councilman (corps de)
count – numération
counter – compteur
counter suggestion – contre-suggestion
counterextension – contre-extension
counterincision – contre-incision
counteropening – contre-ouverture
counterpoison – contrepoison
countertraction – contretraction
countertransference – contretransfert
counting – comptage
coupling – couplé
Cournand's method – Cournand (technique de)
Courvoisier's law – Courvoisier et Terrier (loi de)
Courvoisier-Terrier syndrome – Courvoisier-Terrier (syndrome de)
Coutard's method – Coutard (radiothérapie à la)
couvade – couvade
coverslip – couvre-objet
cow-pox – vaccine
Cowden's disease – Cowden (maladie de)
Cowper's gland abscess – cowpérite
cowpox – cowpox
coxa – coxa
coxa plana – coxa plana
coxa valga – coxa valga
coxa vara – coxa vara
coxal – coxal
coxalgia – coxalgie
coxalgic pelvis – pelvis coxalgique
coxarthritis – coxarthrie
coxib – coxib
coxitis – coxite
coxitis fugax – coxite transitoire, rhume de hanche
coxofemoral – coxofémoral
coxometry – coxométrie
coxotomy – coxotomie
Coxsackie virus – *Coxsackie, virus Coxsackie*
CPK – CPK
Cr – Cr
CR lead – CR
crab louse – morpion, Phtirus inguinalis, pubis
crack – crack
cracked-pot resonance – bruit de pot fêlé
cracking – fissuration
Cramer's splint – Cramer (attelle de)
cramp – crampe
cranial – crânien
cranial capacity – capacité crânienne
cranial diameter – diamètre de la tête
cranial hollow – enfoncement crânien
cranial index – indice crânien
cranial nerves – nerfs crâniens
cranial portion of the vermis – vermis supérieur
cranial spongiosis – craniospongiose
craniectomy – craniectomie
craniocele – craniocèle
cranioclasis – cranioclasie
cranioclast – cranioclaste
craniocleidodysostosis – craniocléidodysostose
craniodiaphyseal dysplasia – dysplasie craniodiaphysaire
craniodidymus – craniodidyme
craniofacial dysostosis – dysostose cranio-faciale héréditaire
craniognomy – craniognomie
craniograph – craniographe
craniography – craniographie
craniology – craniologie
craniomalacia – craniomalacie
craniometer – craniomètre
craniometric point – point craniometrique
craniometry – craniométrie
craniopagus – craniopage
craniopharyngioma – craniopharyngiome
craniophore – craniophore
cranioplasty – cranioplastie
craniorachischisis – craniorachischisis
cranioschisis – cranioschisis
craniostenosis – craniosténose
craniosynostosis – craniosynostose
craniotabes – craniotabès
craniotome – craniotome
craniotomy – craniotomie
craniotopography – craniotopographie
crasis – crase
crataegin – cratægine
crateriform – cratériforme
craw-craw – craw-craw, Robles (maladie de)
cream – crème
cream of tartar – tartre (crème de)
creatine – créatine
creatine kinase – créatine kinase (ou phosphokinase)
creatine phosphokinase – créatine kinase (ou phosphokinase)
creatinine – créatinine
creatinine clearance – clairance de la créatinine
creatininuria – créatininurie
creatinuria – créatinurie
creatorrhea – créatorrhée
Credé's method – Crédé (méthode de), expression utérine
creeping eruption – larva migrans cutanée
creeping myiasis – myiase migratrice
cremaster muscle – crémaster
cremasteric reflex – réflexe crémastérien
cremasteric reflex center – centre crémastérien
cremation – crémation
crenated erythrocyte – échinocyte, érythrocyte crénelé
crenocyte – crénocyte
crenocytosis – crénocytose
crenology – crénologie
crenotherapy – crénothérapie
creophagism – créophagie
creosote – créosote
creosote bath – bain de créosote
crepitant – crépitant
crepitus – crépitation
crepitus redux – crépitation de retour
crepuscular – crépusculaire
cresol – crésol
crest – crête
crest of vestibule – crête du vestibule
CREST syndrome – CREST (syndrome)
cretinism – crétinisme
cretinoid – crétinoïde
Creutzfeldt-Jakob disease – Creutzfeldt-Jakob (maladie de)
CRF – CRF
CRH – CRH
cri du chat syndrome – cri du chat (syndrome du)
cribiform fascia – fascia criblé
cribiform lamina of ethmoid – lame criblée de l'ethmoïde
cribriform – cribriforme
cribriform spot – tache criblée
cricoarytenoid – crico-aryténoïdien
cricoarytenoid muscle – crico-aryténoïdien (muscle)
cricoid – cricoïde, cricoïdien
cricoid cartilage – cartilage cricoïde
cricoidectomy – cricoïdectomie

cricopharyngeal – cricopharyngien
cricothyreotomy – cricothyréotomie
cricothyroid – cricothyroïdien
cricotomy – cricotomie
Crigler-Najjar disease – Crigler-Najjar (maladie de)
Crigler-Najjar jaundice – ictère familial congénital
Crile clamp – Crile (clamp de)
Crile-Matas operation – Crile-Matas (opération de)
criminal dossier – fiche anthropométrique
criminal psychology – psychologie criminelle
criminology – criminologie
crippling arthritis – monoarthrite déformante
crisis – crise
crisscross inheritance – hérédité croisée
crista – crête
crista galli – crista galli
crista sacralis mediana – crête sacrale
crista transversa – crête transverse
Critchett's operation – Critchett (opération de)
crithidia – crithidia
critical – critique
crocodile tears syndrome – larmes de crocodile (syndrome des)
Crohn's disease – Crohn (maladie de)
Cronkhite-Canada syndrome – Cronkhite-Canada (syndrome de)
cross immunity – immunité croisée
Cross-McKusick-Breen-syndrome – Cross-McKusick-Breen (syndrome de)
crossed anesthesia – anesthésie croisée
crossed aphasia – aphasie croisée
crossed circulation – circulation croisée
crossed hemianesthesia – hémianesthésie croisée
crossed hemianopia – hémianopsie croisée
crossed hemiplegia – hémiplégie croisée
crossed, heteronymous diplopia – diplopie croisée, hétéronyme
crossed tolerance – tolérance croisée
crossing – croisement
crossing-over – enjambement des chromosomes
crotaphion – crotaphion
croton oil – crotonol, huile de croton
crotonism – crotonisme
croup – croup
croupous – croupal
croupous cystitis – cystite croupale
croupous pharyngitis – pharyngite croupeuse
Crouzon's disease – Crouzon (maladie de)
Crowe's sign – Crowe (signe de)
crowing – cornage
crown – coiffe, couronne
CRP – CRP
CRST syndrome – CRST (syndrome)
cruciate incision – incision cruciforme
crucible – creuset
cruciform – cruciforme
cruor – cruor
cruoric – cruorique
crural – crural
crural ring – anneau crural
cruralgia – cruralgie
cruropedal – cruropédieux
cruropelvimeter – cruropelvimètre
crurovesical-gluteal dystrophy – Achard-Foix-Mouzon (syndrome d')
crus – pilier
crush kidney – rein de choc
crush syndrome – écrasement (syndrome d')
crust – croûte
crusted – croûteux
crusted blepharitis – blépharite croûteuse
crutch – béquille
crutch palsy – béquillards (syndrome des)
Cruveilhier-Baumgarten cirrhosis – Cruveilhier-Baumgarten (cirrhose de)
Cruveilhier-Baumgarten syndrome – Cruveilhier-Baumgarten (syndrome de)
Cruveilhier's atrophy – Cruveilhier (maladies de)
Cruveilhier's plexus – Cruveilhier (plexus de)
Cruveilhier's ulcer – Cruveilhier (maladies de)
cryalgesia – cryalgésie
cryanesthesia – cryanesthésie
cryesthesia – cryesthésie
cryoagglutinin – agglutinine froide
cryobiology – cryobiologie
cryogen – cryogène
cryoglobulin – cryoglobuline
cryoglobulinemia – cryoglobulinémie
cryometer – cryomètre
cryopathy – cryopathie
cryopexy – cryopexie
cryophilia – cryophilie
cryophilic – cryophyle
cryoprecipitate – cryoprécipité
cryoscope – cryoscope
cryoscopy – cryoscopie
cryostat – cryostat
cryosurgery – cryochirurgie
cryothalamotomy – cryothalamotomie
cryotherapy – cryothérapie, frigothérapie
crypt – crypte
crypt-, crypto- – crypt-, crypto-
cryptic – cryptique
cryptocephalus – cryptocéphale
cryptococcosis – cryptococcose
cryptodidymus – cryptodidyme
cryptogam – cryptogame
cryptogenetic septicemia – septicémie cryptogénétique
cryptogenic – cryptogénique
cryptogenic infection – infection cryptogénique
cryptolith – cryptolithe
cryptomenorrhea – cryptoménorrhée
cryptomnesia – cryptomnésie
cryptophthalmia – cryptophtalmie
cryptopodia – cryptopodie
cryptoradiometer – cryptoradiomètre
cryptorchid – cryptorchide
cryptorchidism – cryptorchidie, cryptorchidisme
cryptosporidiose – cryptosporidiose
cryptotoxic – cryptotoxique
cryptozoite – cryptozoïte
cryptozygous – cryptozyge
crystal violet – violet cristallisé
crystalline capsule – capsule du cristallin
crystalline lens – cristallin
crystallization – cristallisation
crystalloid – cristalloïde
Cs – Cs
Cu – Cu
cubital claw – griffe cubitale
cubitus valgus – cubitus valgus
cubitus varus – cubitus varus
cuboid – cuboïde
cuboid cell – cellule cubique
cuboidal epithelium – épithélium cubique
cuboidodigital reflex – réflexe cuboïdodigital
cuff – brassard
cul-de-sac – cul-de-sac
culdoscopy – culdoscopie
culdotomy – culdotomie
Culicidae – *Culicidés*
Cullen's sign – Cullen (signe de)
culmen – culmen

culmen of cerebellum – culmen cerebelli
culmen of left lung – culmen pulmonis sinistri
culture – culture
culture medium – culture (milieu de)
cumulative action – action cumulative
cuneate – cunéiforme
cuneate fascicle of spinal cord – faisceau cunéiforme
cuneate nucleus – noyau cunéiforme
cuneiform – cunéiforme
cuneiform bone – cunéiforme (os)
cuneiform cartilage – cartilage cunéiforme
cuneiform osteotomy – ostéotomie cunéiforme
cuneus – cuneus
cunnilingus – cunnilingus
cupping glass – ventouse
cupremia – cuprémie
cuproprotein – cuproprotéine
cuprorachia – cuprorachie
cuprotherapy – cuprothérapie
cupruria – cuprurie
cupula – cupule
cupula of ampullary crest – cupule de la crête ampullaire
cupular caecum of cochlear duct – cæcum cupulaire du conduit cochléaire
curable – curable
curar form – curarisant
curare – curare
curarine – curarine
curarization – curarisation
curative dose – dose curative
curative treatment – traitement curatif
curative vaccination – vaccination curative
curcuma longa – curcuma longa
curdy pus – pus crémeux
cure – cure
curettage – curage, curetage (ou curettage)
curette – curette
curie – curie
curietherapy – curiethérapie, télécuriethérapie
curium – curium
Curling's ulcer – Curling (ulcère de), ulcère de Curling
curling up pose – chien de fusil (attitude en)
Currarino's syndrome – Currarino (syndrome de)
Currarino's triad – Currarino (triade de)
current – courant
Curschmann's spirals – Curschmann (spirales de)
curvature myopia – myopie de courbure
curve – courbe
Cusco's speculum – Cusco (spéculum de)
Cushing's disease – Cushing (maladie de)
Cushing's syndrome – Cushing (syndrome de)
cushingoid – cushingoïde
cusp – cuspide
cuspidate – cuspidé
cutaneous – cutané
cutaneous gangrene – escarre
cutaneous glomus – glomus cutané
cutaneous horn – corne cutanée
cutaneous isothermy – isothermie cutanée
cutaneous larva migrans – larva migrans cutanée
cutaneous leishmaniasis – leishmaniose cutanée
cutaneous lymphoma – hématodermie
cutaneous papillary reflex – réflexe cutanéopupillaire
cutaneous reflex – réflexe cutané
cutaneous respiration – respiration cutanée
cuterebra noxialis – Cuterebra noxialis
cuticle – cuticule
cuticle of root sheath – cuticule du poil
cuticular – cuticole
cutis anserina – réaction ansérine
cutis hyperelastica – cutis hyperelastica
cutis laxa – cutis laxa, dermatolysie
cutis marmorata vascularis – cutis marmorata vascularis
cutis pendula – cutis pendula
cutis unctuosa – cutis unctuosa
cutis verticis gyrata – cutis verticis gyrata, pachydermie verticellée
cutting edge – tranchant
cyanhemoglobin – cyanhémoglobine
cyanide – cyanure
cyanoderma – cyanodermie
cyanophil – cyanophile
cyanopsia – cyanopsie
cyanosed – cyanosé
cyanosis – cyanose
cyanotic – cyanotique
cyanotic heart disease – cardiopathie cyanogène
cyanuria – cyanurie
cyathiform – cyathiforme
cybernetics – cybernétique
cybernin – cybernine
cyclamate – cyclamate
cycle – cycle
cyclectomy – cyclectomie
cyclencephaly – cyclencéphalie
cyclic – cyclique
cyclic abulia – aboulie cyclique
cyclic albuminuria – albuminurie cyclique
cyclic AMP – AMPc
cyclic hydrocarbon – hydrocarbure cyclique
cyclitis – cyclite
cyclo- – cyclo-
cyclocephalus – cyclocéphalie
cyclochoroiditis – cyclochoroïdite
cyclodialysis – cyclodialyse
cyclodiathermy – cyclodiathermie
cycloduction – cycloduction
cyclogram – cyclogramme
cycloid personality – cycloïdie, personnalité cycloïde
cyclokeratitis – cyclokératite
cyclomastopathy – cyclomastopathie
cyclooxygenase – cyclo-oxygénase
cyclophoria – cyclophorie
cyclophorometer – cyclophoromètre
cyclophosphamide – cyclophosphamide
cyclophrenia – cyclophrénie
cyclopia – cyclopie
cycloplegia – cycloplégie
cyclops – cyclope
cycloscope – cycloscope
cycloserine – cyclosérine
cyclospasm – cyclospasme
cyclosporin – ciclosporine
cyclostat – cyclostat
cyclothiazide – cyclothiazide
cyclothymia – cyclothymie
cyclothymic type – type cyclothymique
cyclotia – cyclotie
cyclotome – cyclotome
cyclotomy – cyclotomie
cyclotron – cyclotron
cyclotropia – cyclotropie
cylindric bronchiectasis – bronchectasie cylindrique
cylindrical epithelium – épithélium cylindrique
cylindrical lens – lentille cylindrique
cylindroid aneurysm – anévrysme cylindrique
cylindroma – cylindrome
cylindruria – cylindrurie
cyllosoma – cyllosome
cyllosomus – cyllosome
cymba conchae auriculae – cymba de la conque de l'oreille externe
cymbiform – cymbiforme
cymbocephalia – cymbocéphalie
cynanthropy – cynanthropie

cynic – cynique (spasme)
cynic spasm – spasme cynique
cynocephalus – cynocéphale
cyproheptadine – cyproheptadine
cyproterone – cyprotérone (acétate de)
cyst – kyste
cystadenolymphoma – adénolymphome
cystadenoma – cystadénome
cystalgia – cystalgie, cystodynie
cystathioninuria – cystathioninurie
cystectasia – cystectasie
cystectomy – cystectomie, kystectomie
cysteine – cystéine
cystic – cystique, kysteux, kystique
cystic cystitis – cystite kystique, végétante
cystic degeneration – dégénérescence kystique
cystic disease of breast – maladie kystique du sein
cystic disease of the breast – kystique du sein (maladie)
cystic duct – canal cystique, conduit cystique
cystic lymphangioma – lymphangiome kystique
cystic mastitis – Reclus (maladie de)
cystic pachyvaginitis – pachyvaginite kystique
cysticercoid – cysticercoïde
cysticercosis – cysticercose, ladrerie
cysticercus – cysticerque
cysticotomy – cysticotomie
cystine – cystine
cystinemia – cystinémie
cystinosis – cystinose
cystinuria – cystinurie
cystitis – cystite
cystitis palliomatosa – cystite papillomateuse
cystitis papillomatosa – cystite kystique, végétante
cystitoma – kystitome
cystitomy – kystitomie
cysto- – cyst-, cysto-
cysto-anastomosis – kystoanastomose
cystocele – cystocèle
cystocolostomy – cystocolostomie
cystoelytroplasty – cysto-élytroplastie
cystoenterocele – cysto-entérocèle
cystogram – cystogramme
cystography – cystographie, kystographie
cystoid – cystoïde
cystolithiasis – cystolithiase
cystolithotomy – cystolithotomie
cystometer – cystomètre
cystometrography – cystomanométrie
cystometry – cystométrie
cystopexy – cystopexie
cystophotography – cystophotographie
cystoplasty – cystoplastie
cystoplegia – cystoplégie
cystoptosis – cystoptose
cystopyelography – cystopyélographie
cystorectostomy – cystorectostomie
cystorrhagia – cystorragie
cystorrhaphy – cystorraphie
cystosarcoma – cystosarcome
cystoschisis – cystoschisis
cystoscope – cystoscope
cystoscopy – cystoscopie
cystospasm – cystospasme
cystostomy – cystostomie
cystotome – cystotome
cystotomy – cystotomie
cystotrachelotomy – cystotrachélotomie
cystoureteritis – cysto-urétérite
cystoureteropyelitis – cysto-urétéropyélonéphrite
cystourethritis – cysto-urétrite
cystourethrography – cysto-urétrographie
cystourethroscope – cysto-urétroscope
cytapheresis – cytaphérèse
cytarabine – cytarabine
cythemolysis – cythémolyse
cytheromania – cythéromanie
cytidin – cytidine
cytisine – cytisine
cytisism – cytisisme
cytoarchitectonics – cytoarchitectonie
cytobiology – cytobiologie
cytobiotaxis – cytobiotaxie
cytochemistry – cytochimie
cytochrome – cytochrome
cytochrome oxidase – cytochrome-oxydase
cytoclesis – cytoclèse
cytodendrite – cytodendrite
cytodesma – cytodesme
cytodiagnosis – cytodiagnostic
cytogenetics – cytogénétique
cytoid – cytoïde
cytokine – cytokine
cytokinesis – cytocinèse
cytologic or cytohistologic diagnosis – diagnostic cytologique ou cyto-histologique
cytology – cytologie
cytolysin – cytolysine
cytolysis – cytolyse
cytolysosome – cytolysome
cytomegalic inclusion disease – inclusions cytomégaliques (maladie des)
cytomegalovirus – cytomégalovirus, virus cytomégalique
cytometer – cytomètre
cytometry – cytométrie
cytomorphosis – cytomorphose
cytomycosis – cytomycose réticulo-endothéliale
cytopathogenic – cytopathogène
cytopathology – cytopathologie
cytopenia – cytopénie
cytophagocytosis – cytophagocytose
cytophagy – cytophagie
cytophil – cytophile
cytophylaxis – cytophylaxie
cytoplasm – cytoplasme
cytoplasmic – cytoplasmique
cytoplasmic membrane – membrane cytoplasmique
cytopoiesis – cytopoïèse
cytosine – cytosine
cytosine arabinoside – cytosine arabinoside
cytoskeleton – cytosquelette
cytosome – cytosome
cytostatic – cytostatique
cytotaxis – cytotaxie
cytotherapy – cytothérapie
cytotoxic – cytotoxique
cytotoxic lymphocyte – lymphocyte cytotoxique
cytotoxicity – cytotoxicité
cytotoxin – cytotoxine
cytotrophoblast – cytotrophoblaste
cytotropic – cytotrope
cytotropism – cytotropisme
cytozoic – cytozoïque
cytozoon – cytozoaire
cytozyme – cytozyme
Czerny's anemia – Czerny (anémie de)
Czerny's disease – Czerny (maladie de)
Czerny's operation – Czerny (opération de)

D

d – d, D
D'Amato's sign – D'Amato (signe de)
D-dimer – D-dimère
Da Costa's syndrome – Da Costa (syndrome de)
daclizumab – daclizumab
dacry-, dacryo- – dacry-, dacryo-
dacryagogic – dacryagogue
dacryoadenitis – dacryoadénite

dacryocele – dacryocystocèle
dacryocystectasia – dacryocystectasie
dacryocystectomy – dacryocystectomie
dacryocystitis – dacryocystite
dacryocystoblennorrhea – dacryocystoblennorrhée
dacryocystoptosis – dacryocystoptose
dacryocystorhinostomy – dacryocysto-rhinostomie
dacryocystorhinotomy – dacryocystorhinotomie
dacryocystotomy – dacryocystotomie
dacryogenic – dacryogène
dacryohemorrhea – dacryohémorragie
dacryoid – dacryoïde
dacryolith – dacryolithe
dacryoma – dacryome
dacryon – dacryon
dacryops – dacryops
dacryopyorrhea – dacryopyorrhée
dacryopyosis – dacryopyose
dacryorhinocystotomy – lacodacryocystostomie
dacryorrhea – dacryorrhée
dacryosinusitis – dacryosinusite
dacryosolenitis – dacryosolénite
dacryostenosis – dacryosténose
dacryostostenosis – dacryocystosténose
dactiloscopy – dactyloscopie
dactinomycin – dactinomycine
dactylate – dactylé
dactylitis – dactylite
dactylo- – dactylo-
dactylogram – dactylogramme
dactylogryposis – dactylogrypose
dactylology – dactylologie
dactylolysis – dactylolyse spontanée
dactylomegaly – dactylomégalie
dactylophasia – dactylophasie
dahlin – dahline
daily dose – dose journalière
Dalibour's water – Dalibour (eau de)
dalmatian insect flower – pyrèthre de Dalmatie
Dalrymple's sign – Dalrymple (signe de)
dalton – dalton
Dammann-Muller operation – Dammann-Muller (opération de)
dammar – dammar
Damoiseau's curve – Damoiseau (courbe de)
Dana's rhizotomy – Dana (opération de)
dance – danse
dandruff – pellicules
Dandy's rhizotomy – Dandy (opération de)
Dandy-Walker syndrome – Dandy-Walker (syndrome de)
Dane particle – particule de Dane
Dane's particle – Dane (particule de)
dantrolene – dantrolène
dapsone – dapsone
Darier-Roussy sarcoid – Darier-Roussy (sarcoïdes hypodermiques de)
Darier's disease – Darier (maladie de)
Darier-White disease – Darier-White (maladie de)
Darkchewich's nucleus – noyau de Darkshewich
Darling's disease – Darling (maladie de)
darmous – darmous
Darrach's operation – Darrach (opération de)
Darrow's syndrome – Darrow-Eliel (syndrome de)
dartoic – dartoïque
dartoid – dartoïde
dartos muscle – dartos (muscle)
dartos reflex – réflexe dartoïque
dartre – dartre
Darwin's tubercule – Darwin (oreille de)
darwinian tubercle – Darwin (tubercule de)
darwinism – darwinisme
daturine – daturine
Daubenton's angle – Daubenton (angle de)
Daubenton's line – ligne de Daubenton
Daubenton's plane – Daubenton (plan de)
daughter cell – cellule fille
daughter hydatid cysts – hydatides-filles
daunorubicin – daunorubicine
Davenport's diagram – Davenport (diagramme de)
Davidsohn's sign – Davidsohn (signe de)
Davidson's syringe – Davidson (seringue de)
Daviel's operation for cataract extraction – Daviel (opération de)
Davis graft – Davis (greffe de)
Dawbarn's sign – Dawbarn (signe de)
day blindness – cécité diurne, nyctalopie
day hospital – hôpital de jour
day nursery – crèche
day's residues – restes diurnes
day vision – vision diurne
DDD – DDD
DDDR – DDDR
DDT – DDT
De Lange's syndrome – Lange (maladies de Cornelia de)
De Martel's clamp – De Martel (clamp de)
De Morgan's spot – De Morgan (tache de)
De Mussy's sign – De Mussy (signe de)
De Quervain's diseases – De Quervain (maladies de)
De Quervain's fracture – De Quervain (fracture de)
De Quervain thyroiditis – thyroïdite subaiguë de De Quervain
De Salle's line – ligne de De Salle
De Sanctis-Cacchione syndrome – De Sanctis-Cacchione (syndrome de)
De Seze's syndrome – De Sèze (syndrome de)
De Toni-Fanconi syndrome – De Toni-Debré-Fanconi (syndrome de)
deactivation – désactivation
dead hydatiform mole – môle morte
deadly nightshade – belladone
deaf – sourd
deaf-mutism – surdimutité
deafferentation pain – désafférentation (douleurs de)
deafness – surdité
dealcoholization – désalcoolisation
deamination – désamination
death – décès, exitus, mort
death instinct – instinct de mort, pulsion de mort
death struggle – agonie
Deaver incision – Battle-Jalaguier-Kammerer (incision de)
Deaver's incision – Deaver (incision de)
debilitating – débilitant
Debove's tube – Debove (tube de)
Debré-Fibiger syndrome – Debré-Fibiger (syndrome de)
Debré-Sémélaigne syndrome – Debré-Sémélaigne (syndrome de)
debridement – débridement
decalcification – décalcification
decalcifying – décalcifiant
decalvant – décalvant
decamethonium – décaméthonium
decannulation – décanulation
decanoic acid – décanoïque (acide)
decapitation – décapitation
decapsulation – décapsulation

decarboxylation – décarboxylation
decarboxyprothrombin – décarboxyprothrombine
decentered – décentré
decerebrate rigidity – rigidité de décérébration
decerebrated animal – animal décérébré
decerebration – décérébration
dechloruration – déchloruration
decibel – décibel
decidua – caduque, decidua
decidual – décidual
decidual cell – cellule déciduale
decidual hydrorrhea – hydrorrhée déciduale
decidual like endometritis – endométrite déciduiforme
deciduoma – déciduome
deciduous tooth – dent déciduale
decline – déclin
declive – déclive
declivous – déclive
decoction – décoction
decollation – décollation
decoloration – décoloration
decompensation – décompensation
decomposition – décomposition
decompression – décompression
decompression sickness – caissons (maladie des)
decongestive – décongestif
decontamination – décontamination
decorticate rigidity – rigidité de décortication
decortication – décortication
decortication of lung – décortication pulmonaire
decrement – décours
decrepitude – décrépitude
decubitus – décubitus
decubitus angina – angor de décubitus
decubitus paralysis – paralysie de décubitus
decussated – décussé
decussation – décussation
decussation of superior cerebellar peduncles – décussation des pédoncules cérébelleux
dedifferation – dédifférenciation
deep coma – carus
deep hypothermia – hibernation artificielle
deep inguinal ring – anneau inguinal profond
deep palmar arch – arcade palmaire profonde
deep reflex – réflexe interoceptif, réflexe profond
deep sensibility – sensibilité profonde
defecation – défécation, exonération
defecation center – centre de la défécation
defecography – défécographie
defect – communication, lacune, tare
defective virus – virus défectif
defense – défense
defense mechanism – mécanisme de défense
defense reflex – réflexe de défense
deferent duct – conduit déférent
deferentectomy – déférentectomie
deferential – déférentiel
deferential plexus – plexus déférentiel
deferentitis – déférentite
deferentography – déférentographie
deferoxamine – déféroxamine
defervescence – défervescence
defervescent stage – période de déclin ou de défervescence
defibrillation – défibrillation
defibrillator – défibrillateur
defibrination – défibrination
deficiency – carence, déficience, déficit
deficiency disease – maladie par carence
deficient – carentiel
deficit – déficit
definitive, primary host – hôte définitif, primaire
deflection – déflexion, déflexion
defloration – défloration
deflorescence – déflorescence
defluxion – défluxion
deformability – déformabilité
deformity – déformation
degenerated – dégénéré
degeneration – dégénération, dégénérescence
degenerative disk disease – discarthrose
degenerative lesion – lésion dégénérative
deglutition – déglutition
deglutition center – centre de la déglutition
deglutition pneumonia – pneumonie de déglutition
Degos' diseases – Degos (maladies de)
degradation – dégradation
degranulation – dégranulation
degree Fahrenheit – Fahrenheit (degré)
dehiscence – déhiscence
dehydration – déshydratation
dehydration cramp – crampe de déshydratation
dehydration fever – fièvre de soif
dehydroandrosterone – déhydroandrostérone
dehydrocholic acid – déhydrocholique (acide)
dehydrocorticosterone – déhydrocorticostérone
dehydroepiandrosterone – déhydroépiandrostérone
dehydrogenase – déshydrogénase
dehydrogenation – déshydrogénation
Deiters' cell – Deiters (cellule de)
Deiters' phalanges – Deiters (phalanges de)
Deiters' process – Deiters (prolongement de)
déjà-vu – déjà-vu, paramnésie de certitude
Déjerine-Klumpke syndrome – Déjerine-Klumpke (syndrome de)
Déjerine-Lichtheim phenomenon – Déjerine-Lichtheim (phénomène de)
Déjerine-Roussy syndrome – Déjerine-Roussy (syndrome de)
Déjerine's anterior bulbar syndrome – Déjerine (syndrome de)
Déjerine's neuropathy – Déjerine (pseudo-tabès périphérique de)
Déjerine-Sottas's disease – Déjerine-Sottas (maladie de)
Déjerine-Sottas syndrome – polyneuropathie hypertrophique progressive
Déjérine-Thomas syndrome – Déjérine-Thomas (syndrome de)
Del Castillo syndrome – Del Castillo (syndrome de)
Del Toro operation – Del Toro (opération de)
delayed cortical cerebellar atrophy – atrophie cérébelleuse tardive à prédominance corticale
delayed hypersensitivity – hypersensibilité différée ou retardée
delayed immunity – immunité retardée
delayed sensation – sensation retardée
deleterious – délétère
deletion – délétion
délire à deux – délire à deux
delirious – délirant
delirium tremens – delirium tremens
delitescence – délitescence
delivery – accouchement, délivrance

Delorme's operations – Delorme (opérations de)
delousing – épouillage
delta – delta
delta agent – agent delta, delta (virus)
delta mesoscapulae – delta mésoscapulaire
delta thalassemia – thalassémie delta
delta wave – delta (onde), rythme delta
deltacism – deltacisme
deltacortisone – deltacortisone
deltoid – deltoïde, deltoïdien
deltoid muscle – deltoïde
deltoid tuberosity of humerus – tubérosité deltoïdienne
delusion – délire
delusion of culpability – délire d'auto-accusation
delusion of filiation – délire de filiation
delusion of persecution – délire de persécution
delusion of touch – délire du toucher
delusional idea – idée délirante
delusional interpretation – interprétation délirante
demarcation – démarcation
demarcation current – courant de démarcation
demasculinization – dévirilisation
demented – dément
dementia – démence
dementia due to head trauma – démence traumatique
dementia praecox – démence précoce
demineralization – déminéralisation
demineralized water – eau déminéralisée
demodectic mange – gale démodectique
demography – démographie
demonomania – démonomanie
demonophobia – démonophobie
Demours' membrane – Demours (membrane de)
demyelinating encephalopathy – encéphalopathie démyélinisante
demyelination – démyélinisation
denaturation – dénaturation
dendrite – dendrite
dendritic – dendritique
dendritic epithelial tumor – épithélioma dendritique
dendritic keratitis – kératite dendritique
dendritic synovitis – synovite dendritique
dendroid – dendroïde
dendron – dendrone
dendrophagocytosis – dendrophagie
denervation – dénervation
dengue – dengue
dengue virus – virus de la dengue
denial – déni
Denman's spontaneous evolution – évolution spontanée
Denny-Brown neuropathy – Denny-Brown (neuropathie sensitive de)
Denny-Brown's syndrome – acropathie ulcéro-mutilante
Denonvilliers' operation – Denonvilliers (opération de)
densigraphy – densigraphie
densimetric analysis – analyse densimétrique
densitometer – densimètre
dental – dentaire, dentale
dental abrasion – abrasion dentaire, érosion dentaire
dental alveolus – alvéole dentaire
dental arch – arcade dentaire
dental articulation – articulé dentaire
dental caries – carie dentaire
dental cavity – cavum dentis
dental ceramics – céramique dentaire
dental crest – crête dentaire
dental crown – couronne de la dent
dental cuticle – cuticule dentaire
dental dislocation – luxation dentaire
dental excavator – excavateur dentaire
dental fistula – fistule dentaire
dental fluorosis – fluorose dentaire
dental follicle – follicule dentaire
dental forceps – davier
dental fovea – fovea dentis
dental germectomy – germectomie
dental index – indice dentaire
dental lamina – lame dentaire
dental occlusion – occlusion
dental papilla – papille dentaire
dental plaque – plaque dentaire
dental prosthesis – prothèse dentaire
dental pulp – pulpe dentaire
dental retention – rétention dentaire
dental surgery – chirurgie dentaire
dentate – denté
dentate nucleus – noyau dentelé, olive cérébelleuse
denti- – denti-, dento-
denticle – denticule
denticulate – denticulé
dentiform – dentiforme
dentigerous – dentigère
dentigerous cyst – kyste dentigère
dentimeter – dentimètre
dentin – dentine, ivoire
dentinal – dentinaire
dentinal canaliculus – canalicule dentaire
dentinification – dentinification
dentinogenesis imperfecta – Capdepont (maladie de), dentinogenesis imperfecta
dentinoid – dentinoïde
dentinoma – dentinome, dentome
dentiparous – dentipare
dentist – dentiste
dentistry – dentisterie
dentition – denture
dentoalveolar – dento-alvéolaire
dentoalveolar articulation – articulation alvéolodentaire
dentolingual – dentolingual
denudation – dénudation
Denver nomenclature – Denver (classification de)
deodorant – désodorisant
deorsum vergence – deorsum vergens
deorsumduction – déorsoduction
deorsumversion – déorsoversion
deoxycholic acid – désoxycholique (acide)
deoxygenation – désoxygénation
deoxyribonuclease – désoxyribonucléase
deoxyribonucleic acid – désoxyribonucléique (acide)
deoxyribose – désoxyribose
dependence – dépendance
depersonalization – dépersonnalisation
depigmentation – dépigmentation
depilation – dépilation, épilation
depilatory – dépilatoire, épilatoire
depletion – déplétion
depletive – déplétif
depolarisation – dépolarisation
deposit – dépôt
deposition – déposition
depravation – dépravation
depressed – déprimé
depression – accablement, dépression
depressive – dépresseur
depressive personality – personnalité dépressive
depressor – dépresseur
depth psychology – psychologie des profondeurs
depuration – dépuration
depurative – dépuratif
deradelphus – déradelphe
derangement – dérèglement
deratization – dératisation

Dercum's disease – adipose douloureuse, Dercum (maladie de)
dereism – déréisme
derencephalocele – dérencéphalocèle
derencephalus – dérencéphale
dermal graft – greffe dermique
dermal papilla – papille dermique
dermal ridges – crêtes papillaires
dermalgia – dermalgie
dermatalgia – dermatalgie
dermatitis – dermatite, dermite
dermatitis exfoliativa neonatorum – dermatite exfoliative des nouveau-nés
dermatitis herpetiformis – dermatite herpétiforme
dermatitis papillaria capillitii – dermatite papillaire du cuir chevelu
dermatitis solaris – héliodermite
dermatitis vegetans – dermatite végétante
dermatitis venenata – dermite vénéneuse
dermato- – derm-, dermo-, dermat-, dermato-
dermatocele – dermatocèle
dermatochalasis – chalastodermie, dermatochalasis
dermatodynia – dermatodynie
dermatofibroma – dermatofibrome
dermatofibrosis – dermatofibrose
dermatofibrosis lenticularis disseminata – dermatofibrose lenticulaire disseminée
dermatoglyphic – dermatoglyphique
dermatoglyphics – dermatoglyphe, dermatoglyphique
dermatograph – dermatographe
dermatography – dermatographie
dermatoheteroplasty – dermatohétéroplastie
dermatologist – dermatologiste
dermatology – dermatologie
dermatomalacia – dermatomalacie
dermatome – dermatome, rhizomère
dermatomycosis – dermatomycose
dermatomyositis – dermatomyosite
dermatopathic lymphadenopathy – lymphadénopathie dermatopathique, Pautrier-Woringer (maladie de)
dermatopathy – dermopathie
dermatophyte – dermaphyte, dermatophyte
dermatophytid – dermatophytide
dermatophytosis – dermatophytie, dermatophytose
dermatoplasty – dermatoplastie
dermatorrhagia – dermatorragie
dermatorrhexis – dermatorrhexie
dermatosclerosis – dermatosclérose
dermatoscopy – dermatoscopie
dermatosis – dermatose
dermatosyphiligraphy – dermatosyphiligraphie
dermatotherapy – dermatothérapie
dermatotomy – dermatotomie
dermatotrophy – dermatrophie
dermatozoon – dermatozoaire
dermatozoonosis – dermatozoonose
-dermia – -dermie
dermic – dermique
dermis – derme
dermobrasion – dermabrasion
dermocymus – dermocyme
dermographism – dermographie, dermographisme
dermoid – dermoïde
dermoid cyst – kyste dermoïde
dermolysis – dermolyse
dermomycosis – dermomycose
dermoplasty – dermoplastie
dermoreaction – dermoréaction
dermoskeleton – dermosquelette
dermosyphilopathy – dermosyphilopathie
dermotactile – dermotactile
dermotropic – dermotrope
dermotropism – dermotropisme
deromelus – déromèle
DES syndrome – DES (syndrome)
desaminase – désaminase
desaturation – désaturation
Descemet's membrane – Descemet (membrane de)
descemetitis – descémétite
descemetocele – descémétocèle
descending aorta – aorte thoracique descendante
descending colon – côlon descendant
Deschamps' needle – Deschamps (aiguille de)
descriptive anatomy – anatomie descriptive
desensitization – désallergisation, désensibilisation
desetope – désétope
desipramine – désipramine
Desjardins' pliers – Desjardins (pince de)
deslusion of control – idée d'influence
desmalgia – desmalgie
desmectasis – desmectasie
desmepithelium – desmépithélium
desmin – desmine
desminopathy – desminopathie
desmiognathus – desmiognathe
desmo- – desm-, desmo-
desmodynia – desmodynie
desmogenous – desmogène
desmogleins – desmogléines
desmography – desmographie
desmoid – desmoïde
desmoid tumor – Darier-Ferrand (fibrome de), desmoïde (tumeur), tumeur desmoïde
desmolase – desmolase
desmology – desmologie
desmopathy – desmopathie
desmoplasia – desmoplasie
desmoplastic – desmoplastique
desmopressin – desmopressine
desmorrhexis – desmorrhexie
desmosis – desmose
desmosome – desmosome
desmotomy – desmotomie
desoxycorticosterone – désoxycorticostérone
desquamation – desquamation
dessiccation – dessiccation
dessiccative – dessiccatif
detachement – décollement
detergent – détergent
determinant – déterminant
determination – détermination
determinism – déterminisme
detorsion – dérotation
detoxication – détoxication
detoxification – désintoxication
detritus – détritus
detrusor muscle – détrusor
detumescence – détumescence
deuteranomaly – deuteranomalie
deuteranopia – deutéranopie, Nagel (anomalie type)
deuterium – deutérium
deutero- – deutér-, deutéro-
deuteromycetes – *Deutéromycètes*
deuteron – deutéron
deuteroplasm – deutéroplasme
deuton – deuton
deutoneuron – deutoneurone
deutoplasm – deutoplasme
development – développement, formation
developmental psychology – psychologie évolutive
Devergie's disease – Devergie (maladie de)
deviation – déviation
deviation to the right, to the left – déviation à droite, à gauche
Devic's disease – Devic (neuromyélite optique aiguë de)
device – appareil
deviometer – déviomètre

devitalization – dévitalisation
dexamethasone – dexaméthasone
dexamethasone suppression test – dexaméthasone (test à la)
dexiocardia – dexiocardie
dextr-, dextro- – dextro-
dextrality – dextralité
dextran – dextran
dextrin – dextrine
dextrinosis – dextrinose
dextrinuria – dextrinurie
dextrocardia – dextrocardie
dextrocardiogram – dextrocardiogramme
dextroduction – dextroduction
dextrogyral – dextrogyre
dextromethorphan – dextrométhorphane
dextromoramide – dextromoramide
dextropositionned aorta – aorte à droite
dextrorotatory – dextrorotatoire
dextrose – dextrose
dextrosuria – dextrosurie
dextroversion – dextroversion
dg – dg
DHA – DHA
DHE – DHE
DHEA – DHEA
DHFR – DHFR
di- – di-
Di George's syndrome – Di George (syndrome de)
Di Guglielmo's disease – Di Guglielmo (maladie de)
dia- – dia-
diabetes – diabète
diabetes insipidus – diabète insipide
diabetes mellitus – diabète sucré
diabetic – diabétique
diabetic cataract – cataracte diabétique
diabetic coma – coma diabétique
diabetic diet – régime diabétique
diabetic gangrene – gangrène diabétique
diabetic, hysterical, uremic amaurosis – amaurose diabétique, hystérique, urémique
diabetic nephropathy – néphropathie diabétique
diabetic neuritis – névrite diabétique
diabetic neuropathy – neuropathie diabétique
diabetic retinopathy – rétinopathie diabétique
diabetic xanthoma – xanthome diabétique
diabetid – diabétide
diabetogenic – diabétogène
diabetology – diabétologie
diacetemia – diacétémie
diacetic acid – diacétique (acide)
diacetonuria – diacétonurie
diaceturia – diacéturie
diacetylmorphine – diacétylmorphine
diaclasis – diaclase
diactinic – diactinique
diadermic – diadermique
diadochokinesia – diadococinésie
diagnosis – diagnostic
diagnosis ex juvantibus – épreuve thérapeutique
diagnostic – diagnostique
diagraph – diagraphe
diakinesis – diacinèse
dialectic – dialectique
dialysate – dialysat
dialysed – dialysé
dialysis – dialyse
dialysis encephalopathy – encéphalopathie des dyalisés
dialytic medication – médication dialytique
dialyzable – dialysable
dialyzer – dialyseur
diameter – diamètre
diamine – diamine
diaminopimelic acid – diaminopimélique (acide)
Diamond-Blackfan syndrome – Diamond-Blackfan (maladie de)
diandric, diagynic heredity – hérédité diandrique, diagynique
dianoetic – dianoétique
diapedesis – diapédèse
diaper dermatitis – Jacquet (dermatite de)
diaphanometry – diaphanométrie
diaphanoscope – diaphanoscope
diaphanous – diaphane
diaphoresis – diaphorèse
diaphragm – diaphragme
diaphragm crura – diaphragme (piliers du)
diaphragm of sella turcica – diaphragme de la selle, tente de l'hypophyse
diaphragmalgia – diaphragmalgie
diaphragmatic – diaphragmatique
diaphragmatic hernia – hernie diaphragmatique
diaphragmatic incisional hernia – éventration diaphragmatique
diaphragmatic peritonitis – péritonite diaphragmatique
diaphragmatic pleura – plèvre diaphragmatique
diaphragmatic pleurisy – pleurésie diaphragmatique
diaphragmatic respiration – respiration diaphragmatique
diaphragmatitis – diaphragmatite
diaphragmodynia – diaphragmodynie
diaphysectomy – diaphysectomie
diaphysis – diaphyse
diaphysitis – diaphysite
diaplacental – diaplacentaire
diapophysis – diapophyse
diarrhea – diarrhée
diarrheal – diarrhéique
diarrheic – diarrhéique
diarthrodial articulation – articulation diarthrodiale
diarthrosis – diarthrose, jointure synoviale
diaschisis – diaschisis
diascope – diascope
diascopy – diascopie
diastase – diastase
diastasic – diastasique
diastasis – diastasis
diastema – diastème
diastematomyelia – diastématomyélie
diastole – diastole
diastolic – diastolique
diastolic murmur souffle diastolique
diastolic pressure – tension minima
diastolic rumble – roulement diastolique
diastrophic dwarfism – nanisme diastrophique
diathermy – diathermie
diathesis – diathèse, terrain
diazepam – diazépam
diazo- – diazo-
diazoreaction – diazoréaction
diazoxide – diazoxide
diblastula – diblastula
dibucaine – dibucaïne
dicephalus – dérodyme, dicéphale
dicephaly – dicéphalie
dichlorodiphenyltrichlorethane – dichloro-diphényl-trichloréthane
dichogeny – dichogenèse
dichotomy – dichotomie
dichroic – dichroïque
dichroism – dichroïsme
dichromasy – dichromasie
dichromatism – dichromatisme
dichromatopsia – dichromatopsie
dichromophil – dichromophile
dichromophilism – dichromophilie
Dick's test – Dick (réaction de)
Dick's toxin – Dick (toxine de)
diclofenac – diclofénac
diclony – diclonie
dicrocoeliasis – dicrocœliose
dicrotic – dicrote
dicrotic pulse – pouls dicrote
dicrotic wave – onde dicrotique
dicrotism – dicrotisme

dictyoma – dictyome
dictyosome – dictyosome
dicumarol – dicoumarol
dicumarol agent – dicoumarinique
didaoxyinosin – didanosine
Dide-Botcazo syndrome – Dide-Botcazo (syndrome de)
didelphic – didelphe
diduction – diduction
didymalgia – didymalgie
didymitis – didymite
Dieffenbach's operation – Dieffenbach (opération de)
Diego blood group – agglutinogène (système de Diego), Diego (système de)
dielectric – diélectrique
dielectrolysis – diélectrolyse
diencephalohypophyseal – diencéphalo-hypophysaire
diencephalon – diencéphale
Dientamoeba – *Dientamoeba*
dieresis – diérèse
diestrus – diœstrus
diet – alimentation, diète, régime
diet therapy – diétothérapie
dietary – diététique
dietary enema – lavement alimentaire
dietary fiber – fibre alimentaire
dietetics – bromatologie, diététique
diethylamine – diéthylamine
diethylcarbamazine – diéthylcarbamazine
diethylstilbestrol – diéthylstilbestrol
dietitian – diététicien
dietotoxic – diétotoxique
Dieulafoy's triad – Dieulafoy (triade de)
differential diagnosis – diagnostic différentiel
differential splicing – épissage différentiel
differential staining – coloration différentielle
differential stethoscope – stéthoscope différentiel
differential thermometer – thermomètre différentiel
differential threshold – seuil différentiel
differentiation – différenciation
difficulty – difficulté, embarras
diffluent – diffluent
diffraction – diffraction
diffuse – diffus
diffuse angeitis – angéite allergique
diffuse arteriosclerosis – artériosclérose diffuse
diffuse articular chondrocalcinosis – chondrocalcinose articulaire diffuse
diffuse cerebral sclerosis – sclérose cérébrale diffuse
diffuse cholangitis – cholangite diffuse
diffuse choroiditis – choroïdite diffuse
diffuse mastitis – panmastite
diffuse necrotizing panangiitis – panangéite diffuse nécrosante
diffuse peritonitis – péritonite diffuse
diffuse phlegmon – abcès phlegmoneux, phlegmon diffus
diffuse scleroderma – sclérodermie diffuse
diffused hydrocele – hydrocèle diffuse
diffusion – diffusion
digastric – digastrique
digastric fossa – fossette digastrique
digastric muscle – digastrique (muscle)
digenesis – digenèse
digestant – digestif
digestibility – digestibilité
digestible – digestible
digestion – digestion
digestive – digestif
digestive albuminuria – albuminurie alimentaire
digestive apparatus – tractus digestif
digestive glycosuria – glycosurie alimentaire ou digestive
digestive tract – tube digestif
digital – digital
digital compression – compression digitale
digital dilation – dilatation digitale
digital fossa of mastoid – fossette digitale
digital impressions – impressions digitales
digital pulp – pulpe des doigts
digitalic – digitalique
digitalin – digitaline
digitalis – digitale
digitalization – digitalisation
digitate – digité
digitation – digitation
digitiform – digitiforme
digitonin – digitonine
digitoxin – digitoxine
diglycerid – diglycéride
dignathus – dignathe
digoxin – digoxine
diheteroxenic parasite – parasite dihétéroxène
dihybrid – dihybride
dihydroergotamine – dihydroergotamine
dihydrofolate reductase – dihydrofolate réductase
dihydrotachysterol – dihydrotachystérol
dihydroxyphenylalanine – dihydroxyphénylalanine
diiodothyronine – diiodothyronine
diiodotyrosine – diiodotyrosine
dilaceration – dilacération
dilatation – dilatation
dilatation of the heart – dilatation cardiaque
dilatation of urethra – urétrocèle
dilating pains – douleurs préparantes
dilation – dilatation
dilation and curetage (D & C) – biopsie de l'endomètre
dilator – dilatateur
dilator muscle of pupil – dilatateur de la pupille (muscle)
diluent – diluant
dilution – dilution
dimer – dimère
dimercaprol – dimercaprol
dimerous – dimère
dimethisoquin – quinisocaïne
Dimmer's keratitis – Dimmer (kératite nummulaire de)
dimorphism – dimorphisme
dimorphobiotic – dimorphobiotique
dinitrofluorobenzene – dinitrofluorobenzène
dinitrophenol – dinitrophénol
Dinoflagellate – *Dinoflagellés*
dinucleotide – dinucléotide
Dioctophyma – *Dioctophyme*
diopter – dioptrie
dioptometry – dioptoscopie
dioptrics – dioptrique
diosmin – diosmine
dioxide – dioxyde
dip-plateau – dip-plateau
dipeptidase – dipeptidase
dipeptide – dipeptide
diphallia – diphallie
diphasic – diphasique
diphenhydramine – diphenhydramine
diphenylamine – diphénylamine
diphenylchlorarsine – diphénylaminechlorarsine
diphenylhydantoin – diphénylhydantoïne
diphonia – diphonie
diphteria anatoxin – vaccin antidiphtérique
diphteria antitoxic serum – sérum antidiphtérique
diphteria bacillus – Klebs-Löffler (bacille de)
diphteria toxin – toxine diphtérique

diphterial tonsillitis – angine diphtérique
diphteritic – diphtérique
diphteritic conjunctivitis – conjonctivite diphtérique
diphteritic laryngitis – laryngite diphtérique
diphteroid – diphtéroïde
diphtheria – diphtérie
diphyodont – diphyodonte
diplacusis – diplacousie
diplegia – diplégie
diplegic – diplégique
diplo- – diplo-
diplobacillus – diplobacille
diplocardia – diplocardie
diplocephalus – diplocéphale
diplococcemia – diplococcémie
diplococcoid – diplococcoïde
diplococcus – diplocoque
diplocoria – diplocorie
diploe – diploé
diplogenesis – diplogenèse
diploic canals – canaux veineux du diploé
diploic vein – veine du diploé
diploic veins – Breschet (veines de)
diploid – diploïde
diploid number – nombre diploïde
diploidy – diploïdie
diplomyelia – diplomyélie
diplopagus – diplopage
diplophonia – diplophonie, voix bitonale
diplopia – diplopie
diplopiometer – diplopiomètre
diploscope – diploscope
diplosome – diplosome
diplosomia – diplosomie
diplotene – diplotène
diploteratology – diplotératologie
diprosopus – diprosope
dipsogenic – dipsogénique
dipsomania – dipsomanie
dipsophobia – dipsophobie
dipsotherapy – dipsothérapie
Diptera – *Diptères*
dipteria-tetanus anatoxin – vaccin DT
dipygus – dipyge
dipyridamole – dipyridamole
direct antagonists – antagonistes directs
direct auscultation – auscultation immédiate
direct calorimetry – calorimétrie directe
direct embolism – embolie directe
direct fracture – fracture directe
direct image – image droite
direct, indirect ophthalmoscopy – ophtalmoscopie directe, indirecte
direct inguinal hernia – hernie inguinale directe
direct inheritance – hérédité directe
direct laryngoscopy – laryngoscopie directe
direct or immediate contact – contact direct (ou immédiat)
direct or immediate contagion – contagion directe
direct reflex – réflexe direct
direct transfusion – transfusion directe
disability – invalidité
disabled – infirme
disabled person – invalide
disaccharide – diholoside
disarticulation – désarticulation
discal – discal
discal protrusion – protrusion discale
discission – discision
disclination – disclinaison
discography – discographie
discoid – discoïde
discoid lupus erythematosus – lupus érythémateux discoïde
Discomycetes – *Discomyces*
discopathy – discopathie
discordance – discordance
discrete – discret
disease – affection, mal, maladie
disengagement – dégagement
dish-pan fracture – embarrure
disinfectant – désinfectant
disinfection – désinfection
disinfestation – désinfestation
disinhibition – désinhibition
disinsectization – désinsectisation
disinsertion – désinsertion
disintegration – désagrégation, désintégration
disjunction – disjonction
disk – disque
diskectomy – discectomie
diskitis – discite
diskoradiculography – discoradiculographie
dislocation – déboîtement, dislocation, luxation
dislocation of the lens – luxation du cristallin
disome – disome
disomy – disomie
disorder – trouble
disorganization – désorganisation
disorientation – désorientation
dispermy – dispermie
dispersate phase – phase dispersée
disperse phase – phase dispersante
displacement – déplacement
Disse's space – Disse (espace de), espace de Disse
dissecting aneurysm – anévrysme disséquant
dissection – dissection
dissection hook – érigne
dissection wound – piqûre anatomique
dissector – dissecteur
disseminated inflammation – inflammation disséminée
disseminated, insular or multiple sclerosis – sclérose disséminée, insulaire ou multiple
disseminated intravascular coagulation – coagulation intravasculaire disséminée
disseminated intravascular coagulation syndrome – hypercoagulation (syndrome d')
disseminated neuritis – multinévrite
dissemination – dissémination
dissimilation – désassimilation
dissimulation – dissimulation
dissociated anesthesia – anesthésie dissociée
dissociated jaundice – ictère dissocié
dissociation – dissociation
dissociation anesthesia – anesthésie dissociée
distal – distal
distal phalanx – phalange distale
distal tubule – tube distal
distance – distance
distention – distension
distention of the groin – distension de l'aine
distichiasis – distichiasis
distoclusion – distocclusion
distomatosis – distomatose
distomiasis – distomiase
distortion – distorsion
distractibility – distractivité
distraction – distraction, exognathie
distress – détresse
distribution – distribution
districhiasis – districhiase
disulfiram – disulfirame
Dittel's operation – Dittel (opération de)
Dittrich's plugs – Dittrich (bouchons de)
diuretic – diurétique
diuretic sulfonamide – sulfamide diurétique
DIVC – CIVD
divergence – divergence
divergent strabismus – strabisme divergent
diverging lens – lentille divergente
diverticular – diverticulaire

diverticular image – image diverticulaire
diverticulectomy – diverticulectomie
diverticulitis – diverticulite
diverticulosis – diverticulose
diverticulum – diverticule
divided dose – dose fractionnée
divisible – sécable
division – division
divulsion – divulsion
divulsor – divulseur
dizygotic – dizygote
dizygotic twin – jumeau dizygote
dizziness – étourdissement
DNA – ADN, DNA
DNA fingerprinting – empreinte génétique
DNA fingerprints – génétiques (empreintes)
DNA probe – sonde moléculaire
DNAse – DNAse
Dobie's layer – Dobie (ligne de)
dobutamine – dobutamine
DOCA – DOCA
dochmius duodenalis – dochmius duodenalis
docimology – docimologie
docosanoic acid – docosanoïque (acide)
dodecanoic acid – dodécanoïque (acide)
Döderlein's bacillus – Döderlein (bacille de)
Doege-Potter syndrome – Doege et Potter (syndrome de)
Döhle bodies – Döhle (corps de)
dol – dol
Doléris' operation – Beck-Doléris (opération de), Doléris (opération de)
dolicho- – dolicho-
dolichocephalic – dolichocéphale
dolichocephaly – dolichocéphalie
dolichocolon – dolichocôlon, dolichoentérie
dolichogastry – dolichogastrie
dolichomorphic – dolichomorphe
dolichopellic pelvis – pelvis dolichopellique
dolichoprosopic – dolichoprosope
dolichosigmoid – dolichosigmoïde
dolichostenomelia – dolichosténomélie
dolicomegaly – dolichomégalie
Dollinger's tendinous ring – Dollinger (anneau de)
domain – domaine
dome-like wave – dôme (onde en)
dome of pleura – dôme pleural
dome of the skull – voûte crânienne
dominance – dominance
dominant – dominant
dominant allele – allèle dominant
dominant character – caractère dominant
dominant gene – gène dominant
dominant hemisphere – hémisphère dominant
dominant inheritance – hérédité dominante
domism – domisme
Donath-Landsteiner test – Donath et Landsteiner (épreuve de)
Donders' ring – Donders (méthode subjective de)
Donnan's equilibrium – Donnan (équilibre de), équilibre de membrane
donor – donneur
donovanosis – donovanose
dopa – dopa
dopamine – dopamine
dopamine receptor – récepteur dopaminergique
dopaminergic – dopaminergique
dopaminergic system – système dopaminergique
dopaoxidase – dopa-oxydase
dope – dopant
doping – dopage
Doppler effect – Doppler (effet), effet Doppler
Doppler velocimetry – Doppler (examen ultrasonographie)
Dorendorf's sign – Dorendorf (signe de)
Dormia's basket – Dormia (sonde de)
dorsal – dorsal
dorsal aorta – aorte dorsale
dorsal arthrosis – dorsarthrose
dorsal carpal arch – arcade dorsale du carpe
dorsal common mesentery – mésentère dorsal commun
dorsal, lateral, ventral decubitus – décubitus dorsal, latéral ou ventral
dorsal nucleus of vagus nerve – noyau dorsal du vague
dorsal position – position dorsale
dorsal recumbent position – position gynécologique
dorsalgia – dorsalgie
dorsalization – dorsalisation
dorsiflexion – dorsiflexion
dorsolateral – dorsolatéral
dorsolateral sulcus of medulla oblongata – sillon dorsolatéral du bulbe
dorsolateral sulcus of spinal cord – sillon dorsolatéral de la moelle
dorsolateral tract – tractus dorsolatéral
dorsolumbar – dorsolombal
dorsosacral position – position dorso-sacrée
dorsoventral – dorsoventral
dorsum sellae – dos de la selle turcique
dosage – dosage, posologie
dose – dose
dosimeter – dosimètre
dosimetry – dosimétrie
dot-blot – buvardage en taches
double – double
double aortic arch – arc aortique double
double-blind test – double aveugle
double blind trial – essai en double insu
double consciousness – conscience double
double contour sign – double contour
double-current catheter – sonde à double voie
double-flap amputation – amputation à double lambeau
double fracture – fracture double
double lip – lèvre double
double monster – monstre double, polypage
double-outlet left ventricle – ventricule gauche à double issue
double-outlet right ventricle – ventricule droit à double issue
double pneumonia – pneumonie double
double quartan fever – fièvre double-quarte
double refraction – réfraction (double)
double refrigency – double réfraction
double staining – coloration double
double-stranded – bicaténaire
doublet sign – doublet (signe du)
Douglas' cry – Douglas (cri ou signe du)
Douglascele – Douglas (hernie du)
Dowell's hernia repair – Dowell (opération de)
Down's syndrome – Down (syndrome de), mongolisme
doxepin – doxépine
doxycycline – doxycycline
Doyen's clamp – Doyen (clamp de)
Doyen's needle – Doyen (aiguille de)
Doyen's operations – Doyen (opérations de)

Doyne's familial honeycombed choroiditis – Doyne (choroïdite de)
DPN – DPN
draconculosis – dracontiase
Dracunculus medinensis – Médine (filaire de)
dragee – dragée
dragon worm – dragonneau
Dragsted's operation – Dragsted (opération de)
drain – drain
drainage – drainage
dramatism – dramatisation
drastic – drastique
draw sheet – alèze
drawer test – tiroir (signes du)
dream – rêve
drepanocytic – drépanocytaire
Dresbach's syndrome – Dresbach (syndrome de)
dressing – pansement
dressing apraxia – apraxie de l'habillage
Dressler's syndrome – Dressler (syndrome de)
drill – foret, perforateur
drinking water – eau potable
drip feeding – goutte-à-goutte
drive – pulsion
dromograph – dromographe
dromomania – dromomanie
dromotherapy – dromothérapie
dromotropic – dromotrope
dromotropism – dromotropisme
drop attack – drop-attack
drop heart – cœur « en goutte »
droperidol – dropéridol
dropper – compte-gouttes, stilligoutte
drowning – submersion
drug – drogue, médicament
drug addict – drogué
drug addiction – dépendance, toxicomanie
drug dependence – pharmacodépendance
drug eruption – dermatite médicamenteuse, érythème pigmenté fixe, toxicodermie
drug-induced hepatitis – hépatite médicamenteuse
drug monitoring – pharmacovigilance
drug resistance – pharmacorésistance
drunkenness – ébriété
drusen – drusen
dry cough – toux sèche
dry gangrene – gangrène anémique, gangrène sèche
dry pericarditis – péricardite sèche
dry pleurisy – pleurésie sèche
dry synovitis – synovite sèche
DT – DT
DTP vaccine – vaccin DTC
dualism – dualisme
Duane's syndrome – Duane (syndrome de), Stilling-Türk-Duane (syndrome de)
Dubin-Johnson disease – Dubin-Johnson (maladie de)
Dubini's chorea – Dubini (chorée de)
Dubovitz's syndrome – Dubovitz (syndrome de)
Dubreuil-Chambardel syndrome – Dubreuil-Chambardel (syndrome de)
Duchenne's diseases – Duchenne (maladies de)
Duchenne's sign – Duchenne (signe de)
Duchenne's trocar – Duchenne (trocart de)
duck gait – démarche de canard
Ducrey's bacillus – Ducrey (bacille de)
duct – canal, conduit
duct of epididymidis – conduit épididymaire
duct of Santorini – Santorini (canal de)
duction – duction
ducts – conduits
ductus arteriosis – canal artériel
ductus arteriosus – conduit artériel
ductus pancreaticus accessorius – conduit pancréatique accessoire
ductus reuniens – ductus reuniens
ductus venosus – ductus venosus
Dudley-Klingenstein syndrome – Dudley-Klingenstein (syndrome de)
Duffy blood group – Duffy (système)
Dugas' sign – Dugas (signe de)
Dugbe virus – Dugbe (virus)
Duhring-Brocq disease – Duhring-Brocq (maladie de)
Dührsen's incision – Dührsen (incision de)
Dujarier's bandage – Dujarier (bandage de)
Duke's bleeding time – Duke (épreuve de)
Duke's classification – Dukes (classification de)
Dukes' disease – Dukes-Filatov (maladie de), quatrième maladie
dulcin – sucrol
dull pain – douleur sourde
dullness – matité
dumb rabies – rage muette
dumbness – mutité
dumdum fever – dum-dum (fièvre), fièvre dum-dum
duodenal – duodénal
duodenal cap – bulbe duodénal
duodenal flexure – angle duodénojéjunal
duodenal gland – glande duodénale
duodenal glands – Brunner (glandes de)
duodenal papilla – papille duodénale
duodenal recess – récessus duodénojéjunal
duodenectomy – duodénectomie
duodenitis – duodénite
duodenocholecystostomy – duodénocholécystostomie
duodenoenterostomy – duodéno-entérostomie
duodenogastrectomy – duodénogastrectomie
duodenoileostomy – duodéno-iléostomie
duodenojejunal hernia – hernie duodénojéjunale
duodenojejunostomy – duodénojéjunostomie
duodenopylorectomy – duodénopylorectomie
duodenoscopy – duodénoscopie
duodenostomy – duodénostomie
duodenotomy – duodénotomie
duodenum – duodénum
Duplay's operations – Duplay (opérations de)
duplication – duplication, duplicité
Dupré-Bonafé syndrome – cheveux incoiffables (syndrome des)
Dupuy-Dutemps blepharoplasty – Dupuy-Dutemps (opération de)
Dupuytren operation – Dupuytren (opération de)
Dupuytren's contracture – Dupuytren (maladie de), rétraction de l'aponévrose palmaire
Dupuytren's fractures – Dupuytren (fractures de)
Dupuytren's hydrocele – Dupuytren (hydrocèle de)
Dupuytren's sign – Dupuytren (signe de)
dura mater – dure-mère crânienne, spinale
dura mater sinus – dure-mère crânienne, spinale (sinus de la)
dural – dural
dural hematoma – hématome dural
Duran-Raynals' factor – Duran-Raynals (facteur de)

Durante's disease – Durante (maladie de)
Durham's tube – Durham (tube de)
During-Brocq disease – dermatite polymorphe douloureuse
Duroziez's disease – Duroziez (maladie de)
Duroziez's murmur – Duroziez (onomatopée de)
Duroziez's sign – Duroziez (signe de)
durting pain – douleur pongitive
dwarfism – nanisme
dye – colorant
dye-test – dye test
dynamic demography – démographie dynamique
dynamic equilibrium – équilibre dynamique
dynamic psychology – psychologie dynamique
dynamic refraction – réfraction dynamique
dynamo- – dynamo-
dynamograph – dynamographe
dynamometer – dynamomètre
dynorphin – dynorphine
dys- – dys-
dysacousia – dysacousie
dysallilognathia – dysallélognathie
dysarthria – dysarthrie
dysarthrosis – dysarthrose
dysauric nodule – nodule dysaurique
dysautonomia – dysautonomie
dysbasia – dysbasie
dysbasia lordotica progressiva – dysbasie lordotique progressive
dyscephaly – dyscéphalie
dyschesia – dyschésie
dyschondroplasia – dyschondroplasie
dyschondrosteosis – dyschondrostéose
dyschromatopsia – dyschromatopsie
dyschromia – dyschromie
dyschronometria – dyschronométrie
dyscinesia – dyscinésie
dyscoria – dyscorie
dyscrasia – dyscrasie
dysdipsia – dysdipsie
dysembryoplasia – dysembryoplasie
dysencephalia splanchnocystica – dysencéphalie splanchnokystique
dysendocrinia – dysendocrinie
dysendocrinosis – dysendocrinose
dysenteric diarrhea – diarrhée dysentérique
dysenteriform – dysentériforme
dysentery – dysenterie
dysergia – dysergie
dyserythropoiesis – dysérythropoïèse
dysesthesia – dysesthésie
dysfibrinogenemia – dysfibrinogénémie
dysfunction – dysfonction
dysgammaglobulinemia – dysgammaglobulinémie
dysgenesis – dysgénésie
dysgenic – dysgénésique
dysgerminoma – dysgerminome
dysgeusia – dysgueusie
dysglandular – dysglandulaire
dysglobulinemia – dysglobulinémie
dysgnosia – dysgnosie
dysgraphia – dysgraphie
dyshematopoiesis – dyshématopoïèse
dyshematosis – dyshématose
dyshidrosis – dyshidrose
dyshormonal – dyshormonal
dysimmunitary – dysimmunitaire
dyskaliemia – dyskaliémie
dyskeratosis – dyskératose
dyskinesia – dyskinésie
dyslalia – dyslalie
dyslexia – dyslexie
dyslexic – dyslexique
dyslipemia – dyslipémie
dyslipidosis – dyslipoïdose
dyslogia – dyslogie
dysmegacaryopoiesis – dysmégacaryopoïèse
dysmegalopsia – dysmégalopsie, dysmétropsie
dysmelia – dysmélie
dysmenorrhea – dysménorrhée
dysmetabolism – dysmétabolie
dysmetria – dysmétrie
dysmimia – dysmimie
dysmnesia – dysmnésie
dysmorphia – dysmorphie
dysmorphophobia – dysmorphophobie
dysmorphosis – dysmorphose
dysmyelopoiesis – dysmyélopoïèse
dysnomia – dysnomie
dysodontiasis – dysodontiase
dysontogenesis – dysontogenèse
dysopia – dysopie
dysorexia – dysorexie
dysorganoplasia – dysorganoplasie
dysoric nodule – dysorique (nodule)
dysosmia – dysosmie
dysosteogenesis – dysostéogenèse
dysostosis – dysostose
dysparathyroidism – dysparathyroïdisme
dyspareunia – dyspareunie
dyspepsia – dyspepsie
dysperistalsis – dyspéristaltisme
dysphagia – dysphagie
dysphagia lusoria – dysphagia lusoria
dysphasia – dysphasie
dysphonia – dysphonie
dysphoria – dysphorie
dysphrenia – dysphrénie
dysplasia – dysplasie
dysplasia epiphysealis hemimelica – dysplasie épiphysaire hémimélique
dysplastic type – type dysplastique
dyspnea – dyspnée
dyspneic – dyspnéique
dyspraxia – dyspraxie
dysprosium – dysprosium
dysprosodia – dysprosodie
dysproteinemia – dysprotéinémie
dysrhaphia – dysraphie
dysrhythmia – dysrythmie
dyssomnia – dyssomnie
dysspermia – dyspermatisme
dyssynergia – dyssynergie
dyssynergia cerebellaris – Ramsay-Hunt (syndromes de)
dyssynergia cerebellaris myoclonica – dyssynergie cérébelleuse myoclonique ou progressive
dystasia – dystasie
dysthymia – dysthymie
dysthyroidism – dysthyroïdisme
dystocia – accouchement dystocique, dystocie
dystocial – dystocique
dystonia – dystonie, spasme de torsion
dystonia musculorum deformans – dystonie musculaire déformante
dystopia – dystopie
dystrophia – dystrophie
dystrophic calcification – calcification dystrophique
dystrophin – dystrophine
dysuria – dysurie
dyszoospermia – dyszoospermie

E

Eagle's syndrome – Eagle (syndrome d')
Eales' disease – Eales (syndrome d')
ear – oreille
ear lobule – lobe de l'oreille
ear-nose-throat, [ENT] – ORL
early delivery – accouchement prématuré
early immunity – immunité précoce

early infantile autism – autisme infantile précoce
earth bath – bain de terre
earthy – terreux
Eastern, Western and Venezuela equine encephalomyelitis virus – virus de l'encéphalite équine (de l'Est, de l'Ouest et du Venezuela)
Eaton's agent and Eaton's pneumonia – Eaton (agent et maladie de)
EB virus – virus EB
Eberth's line – ligne d'Eberth
eberthian – éberthien
Ebola virus – virus Ebola
Ebola virus disease – Ebola (maladie à virus)
ebriety – ivresse
Ebstein's angle – Ebstein (angle d'), Ebstein (signe d')
Ebstein's anomaly – Ebstein (maladie d')
eburnation – éburnation
EBV – EBV
ecbolic – ecbolique
eccentric – excentrique
eccentric atrophy – atrophie excentrique
eccentric hypertrophy – hypertrophie excentrique
eccentrochondrodysplasia – eccentrochondrodysplasie
ecchondroma – ecchondrome
ecchymosis – ecchymose
ecchymotic mask – masque ecchymotique
eccrine – eccrine
eccrine gland – glande eccrine
eccrine poroma – porome eccrine
ecdemic – ecdémique
ECG – ECG
ecgonine – ecgonine
echinococcosis – échinococcose
Echinococcus – échinocoque
echinococcus cyst – kyste échinococcique
echo – écho
echo diplacusis – diplacousie échotique
echo planar imaging – échoplanar
echoacousia – échoacousie
echocardiography – échocardiographie
echoencephalography – échoencéphalographie
echographia – échographie
echolalia – écholalie
echomatism – échomatisme
echomimia – échomimie
echopraxis – échopraxie
Echovirus – echovirus
Eck's fistula – Eck (fistule d')
Ecklin's disease – Ecklin (maladie d')
eclampsia – éclampsie
eclampsism – éclampsisme
eclamptic – éclamptique
ecmnesia – ecmnésie
economy – économie
ecosystem – écosystème
ecstasy – ecstasy, extase
ectasia – ectasie
ecthyma – ecthyma
ecthyma gangrenosum – ecthyma gangreneux ou térébrant
ecthymiform – ecthymogène
ecto- – ecto-
ectoblast – ectoblaste
ectocardia – ectocardie
ectoderm – ectoderme
ectoenzyme – ectoenzyme
ectoglia – ectoglie
ectolysis – ectolyse
ectomere – ectomère
-ectomy – -ectomie
ectopagus – ectopage
ectoparasite – ectoparasite
ectophyte – ectophyte
ectopia – ectopie, hétérotopie
ectopia cordis – ectopie cardiaque
ectopic – hétérotope
ectopic beat – battement ectopique
ectopic pregnancy – grossesse ectopique
ectopic teratism – tératisme ectopique
ectopic testis – testicule ectopique
ectoplacenta – ectoplacenta
ectoplasm – ectoplasme
ectoplasmic – ectoplasmique
ectoskeleton – ectosquelette
ectothrix – ectothrix
ectotoxin – ectotoxine
ectozoic parasite – parasite épizoïque
ectozoon – ectozoaire
ectrodactylia – ectrodactylie
ectrogeny – ectrogénie
ectromelia – ectromélie
ectromelus – ectromèle
ectropion – ectropion
ectropion uveae – ectropion de l'uvée
ectrosyndactyly – ectrosyndactylie
eczema – eczéma
eczema crusta – eczéma croûteux
eczema herpeticum – pustulose vacciniforme
eczema intertrigo – eczéma intertrigo
eczematid – eczématide
eczematization – eczématisation
eczematoid – eczématoïde
eczematous – eczémateux
eczemeatogenic – eczématogène
Eddowes' syndrome – Eddowes (syndrome d')
Edebohls' operation – Edebohls (opération d')
Edebohls' position – Edebohls (position d')
edema – œdème
edematized – œdématié
edematous – œdémateux
edeocephalus – édocéphale
edetic acid – édétique (acide)
edge – lèvre
Edinger-Westphall nucleus – Edinger-Westphall (noyau d')
edrophonium chloride – édrophonium (chlorure d')
EDTA – EDTA
Edwards' syndrome – Edwards (syndrome d')
EEG – EEG
eelworm – *Ascaris lumbricoides*
efalizumab – éfalizumab
effect – effet
effective dose – dose efficace
effector – effecteur
efferent – efférent
efferent ducts – canaux efférents, conduits efférents
efferent nerve – nerf centrifuge, nerf efférent
efferent neuron – neurone efférent
efferent vessel – vaisseau efférent
effervescence – effervescence
effervescent magnesia – magnésie effervescente
effleurage – effleurage
efflorescence – efflorescence
effluvium – effluvium
effort angina – angor d'effort
effusion – effusion, épanchement
egesta – egesta
egg – œuf
ego – moi
ego ideal – idéal du moi
ego instinct – pulsion du moi
ego libido – libido narcissique
egocentricity – égocentrisme
egophony – bronchoégophonie, égophonie
Egyptian conjunctivitis – conjonctivite égyptienne
Egyptian ophthalmia – ophtalmie égyptienne
Ehlers-Danlos syndrome – Ehlers-Danlos (syndrome d')
Ehrlich-Heinz granules – Ehrlich-Heinz (corps d')
Ehrlich's diazo reaction – Ehrlich (diazoréaction d')
Ehrlich's reagent – Ehrlich (réactif d')
Ehrlichia – *Ehrlichia*
Ehrlichiosis – ehrlichiose
Eichhorst's atrophy – Eichhorst (myopathie d')

Eichstedt's disease – Eichstedt (maladie d')
eicosanoic acid – eicosanoïque (acide)
eicosatetraeneoic acid – eicosatétraèneoïque (acide)
eidetic imagery – eidétisme
eidoptometry – eidoptométrie
eikonometer – eiconomètre
einstenium – einsteinium
Einthoven's triangle – Einthoven (triangle d')
Eisenmenger's complex – Eisenmenger (complexe d')
Eisenmenger's syndrome – Eisenmenger (syndrome d')
ejaculation – éjaculation
ejaculation center – centre de l'éjaculation
ejaculatory – éjaculateur
ejaculatory duct – canal éjaculateur, conduit éjaculateur
ejection murmur – souffle d'éjection
ekiri – ekiri
elaboration – élaboration
elaidic acid – élaïdique (acide)
Elapidae – *Elapidés*
elastance – élastance
elastase – élastase
elastic (yellow) cartilage – cartilage élastique
elastic cone – cône élastique du larynx
elastic fiber – fibre élastique
elastic tissue – tissu élastique
elastin – élastine
elastoma – élastome
elastometer – élastomètre
elastomucin – élastomucine
elastopathy – élastopathie
elastorrhexis – élastorrhexie
elastosis – élastose
elbow – coude
Electra's complex – Électre (complexe d')
electric anesthesia – électroanalgésie
electric cataract – cataracte électrique
electric coagulation – coagulation électrique
electric current – électricité dynamique
electric feeding pump – nutripompe
electric heart activation – activation électrique du cœur
electric knife – bistouri électrique
electric ophthalmoscope – ophtalmoscope électrique
electric shock – choc électrique
electric stimulus – stimulus électrique
electric syringe – seringue électrique
electrical alternance – alternance électrique du cœur
electrical axis of heart – axe électrique du cœur
electrical wave – courant de lésion
electricity – électricité
electro- – électro-
electro-oculography – électro-oculographie
electroacoustic hearing aid – prothèse électro-acoustique
electrobiology – électrobiologie
electrocardiogram – électrocardiogramme
electrocardiograph – électrocardiographe
electrocardiography – électrocardiographie
electrocardioscopy – électrocardioscopie
electrocardiovectogram – électrocardiovectogramme
electrocautery – bistouri électrique, électrocautère
electrocoagulation – électrocoagulation
electrocochleography – électrocochléographie
electrocontractility – électrocontractilité
electrocorticography – électrocorticographie
electrocution – électrocution
electrode – électrode
electrodermogram – électrodermogramme
electrodesiccation – électrodessiccation
electrodiagnosis – électrodiagnostic
electroencephalogram – électroencéphalogramme
electroencephalography – électroencéphalographie
electrogenesis – électrogenèse
electrogram – électrogramme
electrogustometry – électrogustométrie
electrohemostasis – électrohémostase
electrohysterography – électrohystérographie
electrology – électrologie
electrolysis – électrolyse
electrolyte – électrolyte
electromagnetic wave – onde électromagnétique
electromyogram – électromyogramme
electromyography – électromyographie
electron – électron
electron microscope – microscope électronique
electron microscopy – microscopie électronique
electronarcosis – électronarcose
electronics – électronique
electronvolt – électronvolt
electronystagmography – électronystagmographie
electropathology – électropathologie
electrophoresis – électrophorèse
electrophysiology – électrophysiologie
electropuncture – électropuncture
electroradiology – électroradiologie
electroretinogram – électrorétinogramme
electroretinography – électrorétinographie
electroshock – électrochoc
electrosurgery – électrochirurgie
electrosyneresis – électrosynérèse
electrotherapeutist – électrothérapeute
electrotherapy – électrothérapie
electrothermia – électrothermie
electrotonic current – courant électrotonique
electrotonus – électrotonus
electrotropism – électrotropisme
electuary – électuaire
eledoisin – élédoïsine
eleidin – éléidine
element – élément
elemental analysis – analyse élémentaire
eleoconiosis – élaïoconiose
eleopten – éléoptène
elephantiasis – éléphantiasis, lymphangite endémique tropicale, pachydermie
elephantiasis nostras – éléphantiasis nostras
elevation – élévation
elevation angle – angle d'élévation
elevator – élévateur
ELISA assay – ELISA (méthode)
elixir – élixir
Elliot's operation – Elliot (opération d')
Elliot's position – Elliot (position d')
ellipsoidal joint – articulation ellipsoïde
elliptic amputation – amputation elliptique
elliptical recess of vestibule – récessus elliptique du vestibule
elliptocyte – elliptocyte
elliptocytosis – elliptocytose
Ellis line – ligne d'Ellis
Ellis' sign – Ellis (signe d')

Ellis-Van Creveld syndrome – Ellis-Van Creveld (maladie d')
elongation – élongation
eluate – éluat
elution – élution
Ely's operation – Ely (opération d')
Ely's sign – Ely (signe d')
elytro- – élytro-
elytrocele – élytrocèle
emaciation – émaciation
emanation – émanation
emanotherapy – émanothérapie
emasculation – émasculation
embalming – embaumement
Embden-Meyerhof pathway – Embden-Meyerhof (voie d')
embolalia – embololalie
embolectomy – embolectomie
embolic aneurysm – anévrysme embolique
embolic infarct – infarctus embolique
emboliform nucleus – noyau emboliforme
embolism – embolie
embolization – embolisation
embolophrasia – embolophasie
embolus – embole, migration de caillots
embrocation – embrocation
embryectomy – embryectomie
embryo – embryon
embryo formation – développement embryonnaire
embryocardia – embryocardie
embryogenesis – embryogenèse
embryogeny – embryogénie
embryoid – embryoïde
embryologist – embryologiste
embryology – embryologie
embryoma – embryome, tumeur embryoïde
embryomorphous – embryomorphe
embryonal – embryonnaire
embryonal carcinoma – carcinome embryonnaire
embryonate – embryonné
embryonate egg culture – ovoculture
embryonic, extra-embryonic blastoderm – blastoderme embryonnaire, extra-embryonnaire
embryoniform – embryoniforme
embryopathology – embryopathologie
embryopathy – embryopathie
embryoplastic – embryoplastique
embryoplastic odontoma – odontome odontoplastique
embryoscopy – embryoscopie
embryotoxon – embryotoxon
embryotrophy – embryotrophie
emergency – émergence
emergency medicine – oxylogie
emergency surgery – chirurgie d'urgence
emerin – émérine
Emery-Dreifuss muscular dystrophy – Emery-Dreifuss (maladie d')
emetic – émétique, émétisant
emetine – émétine, ipécine
emetine intoxication – émétisme
emetocathartic – émétocathartique
EMG – EMG
eminence – éminence
eminence cruciformis – éminence cruciforme
eminence fossae triangularis – éminence de la fosse triangulaire de l'oreille
eminentia teres – éminence médiale du quatrième ventricule
emissary vein – veine émissaire
emission – émission
emmenagogue – emménagogue
Emmet's needle – Emmet (aiguille d')
Emmet's operation – Emmet (opération d')
emmetrope – emmétrope
emmetropia – emmétropie
emollient – émollient
emollient bath – bain émollient
emotion – émotion
emotional instability – labilité émotionnelle
emotivity – émotivité
empathy – empathie
emperipolesis – empéripolèse
emphysema – emphysème
emphysematous bulla – bulle pulmonaire
emphysematous phlegmon phlegmon emphysémateux
emphysematous vaginitis – vaginite emphysémateuse
emporiatrics – emporiatrie
emprosthotonos – emprosthotonos
empty sella turcica – selle turcique vide
empyematic scoliosis – scoliose empyématique
empyesis – empyème, empyèse
empyesis necessitatis – empyème de nécessité
empyocele – empyocèle
empyreuma – empyreume
emulgent – émulsifiant
emulsion – émulsion
emunctory – émonctoire
enadelphia – énadelphie
enalapril – énalapril
enamel – émail
enamel organ – organe de l'émail
enanthema – énanthème
enantiobiosis – énantiobiose
enantiomer – énantiomère
enantiomorph – énantiomorphe
enarthritis – énarthrite
enarthrosis – énarthrose
encanthis – encanthis
encapsulated – encapsulé
encephalalgia – encéphalalgie
encephalitis – encéphalite
encephalitis periaxialis diffusa – encéphalite périaxiale diffuse
encephalization – encéphalisation
encephalo- – encéphalo-
encephalocele – encéphalocèle
encephalocystocele – encéphalocystocèle
encephalography – encéphalographie
encephaloid – encéphaloïde
encephaloid sarcoma – sarcome encéphaloïde, sarcome globocellulaire
encephalolith – encéphalolithe
encephaloma – encéphalome
encephalomalacia – encéphalomalacie
encephalomeningocele – encéphaloméningocèle
encephalomere – encéphalomère
encephalometer – encéphalomètre
encephalomyelitis – encéphalomyélite
encephalomyelopathy – encéphalomyélopathie
encephalomyeloradiculitis – encéphalomyéloradiculite
encéphalomyocarditis – encéphalomyocardite
encephalon – encéphale
encephalopathy – encéphalopathie
encephaloscopy – encéphaloscopie
encephalotomy – encéphalotomie
enchondroma – enchondrome
enchondromatosis – enchondromatose
enchondrosarcoma – enchondrosarcome
enclave – enclave
enclavement – enclavement
encopresis – encoprésie
encysted abscess – abcès enkysté
encysted calculus – calcul enkysté
encysted hydrocele – hydrocèle enkystée
encysted peritonitis – péritonite enkystée
encysted pleurisy – pleurésie enkystée
encystment – enkystement
end bulb – bulbe terminal

end-to-end – terminoterminal
end-to-end anastomosis – anastomose termino-terminale
end-to-side – terminolatéral
end-to-side anastomosis – anastomose termino-latérale, entérorraphie terminolatérale
endarterectomy – endartériectomie
endarteritis – endartérite
endarterium – endartère
endemia – endémie
endemic – endémique
endemic disease – maladie endémique
endemic funiculitis – funiculite endémique
endemic goiter – goitre endémique
endemic osteoarthritis – ostéoarthrite déformante endémique
endemicity – endémicité
endemo-epidemic – endémo-épidémique
endo- – endo-
endoanevrysmorrhaphy – endoanévrysmorraphie
endoappendicitis – endoappendicite
endobacillary – endobacillaire
endobiosis – endobiose
endobiotic – endobiotique
endoblast – endoblaste
endoblastic – endoblastique
endocardial fibroelastosis – fibro-élastose endocardique
endocarditis – endocardite
endocardium – endocarde
endoceliac – endocœliaque
endocellular – endocellulaire
endocervical – endocervical
endocervical endometritis – endométrite cervicale
endocervicitis – endocervicite
endochondral endochondral
endochorion – endochorion
endocolitis – endocolite
endocorpuscular – endocorpusculaire
endocranium – endocrâne
endocrine – endocrine
endocrine gland – glande endocrine
endocrine obesity – obésité endocrinienne
endocrine system – système endocrine
endocrinium – endocrinie
endocrinologist – endocrinologiste
endocrinology – endocrinologie
endocrinopathy – endocrinopathie
endocrinotherapy – endocrinothérapie
endocyma – endocyme
endocystitis – endocystite
endocyte – endocyte
endocytosis – endocytose
endoderm – endoderme
endodiascopy – endodiascopie
endodontics – endodontie
endoectothrix – endo-ectothrix
endoenzyme – endoenzyme
endoepidermic carcinoma – carcinome endo-épidermique
endogamy – endogamie
endogastric – endogastrique
endogastritis – endogastrite
endogenic – endogène
endogenous – endogène
endogenous cycle – cycle endogène
endogenous depression – dépression endogène
endogenous generation – génération endogène
endogenous intoxication – intoxication endogène
endogenous metabolism – métabolisme endogène
endogenous obesity – obésité endogène
endogenous opioid – endomorphine
endogenous sporulation – sporulation endogène
endogeny – endogenèse
endognathon – endognathie
endointoxication – endo-intoxication
endolabyrinthitis – endolabyrinthite
endolaryngeal – endolaryngé
endolymph – endolymphe
endolymphatic duct – canal endolymphatique, conduit endolymphatique
endolysin – endolysine
endometrioid – endométrioïde
endometrioma – endométriome, solénome
endometriosis – endométriose
endometritis – endométrite
endometrium – endomètre
endomitosis – endomitose
endomyocarditis – endomyocardite
endomysium – endomysium
endonasal – endonasal
endoneural – endoneural
endoneural anesthesia – anesthésie endoneurale
endoneurium – endonèvre
endonuclease – endonucléase
endoparasite – endoparasite
endopelvic – endopelvien
endopericarditis – endopéricardite
endophlebitis – endophlébite
endophthalmitis – endophtalmie
endophyte – endophyte
endoplasm – endoplasme
endoplasmic reticulum – réticulum endoplasmique
endoradiotherapy – endoradiothérapie
endorphin – endorphine
endosalpingosis – endosalpingiose
endoscope – endoscope
endoscopic biopsy – biopsie endoscopique
endoscopy – endoscopie
endosecretory – endosécrétoire
endoskeleton – endosquelette
endosmosis – endosmose
endosperm – endosperme
endospore – endospore
endosteitis – endostéite
endostitis – endostose
endothelial – endothélial
endothelial cell – cellule endothéliale
endothelin – endothéline
endothelioblastoma – endothélioblastome
endothelioid – endothélioïde
endotheliolysin – endothéliolysine
endothelioma – endothéliome
endothelium – endothélium
endothermal – endothermique
endothermy – endothermie
endothoracic fascia – fascia endothoracique
endothrix – Endothrix
endotoxicosis – endotoxicose
endotoxin – endotoxine
endotoxoid – endoanatoxine
endovenitis – endoveinite
endovenous filter – filtre intraveineux cave (filtre parapluie)
endplate – plaque neuromusculaire
enema – lavement, proctoclyse
energetics – énergétique
energid – énergide
energy – énergie
energy balance – bilan énergétique
enervation – énervation
engagement – engagement
Engel-Recklinghausen disease – Engel-Recklinghausen (maladie de)
Engelmann's disease – Engelmann (maladie de)
Engelmann's splint – Engelmann (attelle de)

English position – position anglaise
englobolin lysis test – Kaulla (test de von)
engorgement – engorgement
engram – engramme
enkephalins – enképhalines
enolase – énolase
enomania – œnomanie
enophtalmos – énophtalmie
enostosis – énostose
ensiform – ensiforme
ensomphalus – ensomphale
enteralgia – entéralgie
enterectasis – entérectasie
enterectomy – entérectomie
enteric – entérique
enteric cyst – entérokystome
entericoid – entéritique
enteritis – entérite
enteritis cystica chronica – entérite folliculaire
enteritis necroticans – entérite aiguë nécrosante, Hambourg (maladie de)
entero- – entér-, entéro-
enteroanastomosis – entéro-anastomose
enterocele – entérocèle
enterocentesis – entérocentèse
enteroclysis – entéroclyse
enterococcus – Entérocoque
enterocolitis – entérocolite
enterocolostomy – entérocolostomie
enterocutaneous fistula – fistule entérocutanée
enterocystocele – entérocystocèle
enterocyte – entérocyte
enteroenterostomy – entéro-entérostomie
enteroepiplocele – entéro-épiplocèle
enterogastrocele – entérogastrocèle
enterogastrone – entérogastrone
enterogenous – entérogène
enteroglucagon – entéroglucagon
enterohepatic circulation – cycle entéro-hépatique
enterohepatitis – entérohépatite
enterohepatocele – entérohépatocèle
enterohydrocele – entérohydrocèle
enterokinase – entérokinase
enterokinesis – entérokinésie
enterolith – entérolithe
enterolithiasis – entérolithiase, lithiase intestinale
enterology – entérologie
enteromegaly – entéromégalie
enteromere – entéromère
enteromerocele – entéromérocèle
enteromycosis – entéromycose
enteropathogenic – enteropathogène
enteropathy – entéropathie
enteropexy – entéropexie
enteroplasty – entéroplastie
enteroptosis – entéroptose
enterorectostomy – entérorectostomie
enterorrhagia – entérorragie
enterorrhaphy – entérorraphie
enterorrhexis – entérorrhexie
enteroscopy – entéroscopie
enterospasm – entérospasme
enterostasis – entérostase
enterostenosis – entérosténose
enterostomy – entérostomie
enterotome – entérotome, entérotribe
enterotomy – entérotomie
enterotoxin – entérotoxine
enterotropic – entérotrope
enterovaccine – entérovaccin
enterovaginal – entérovaginal
enterovaginal fistula – fistule entérovaginale
enterovesical fistula – fistule entérovésicale
enteruria – entérurie
enthesis – enthèse
enthesitis – enthésite
enthesopathy – enthésopathie
entoblast – entoblaste
entochondrostosis – entochondrostose
entochoroidea – entochoroïde
entocornea – entocornée
entomology – entomologie
entophtalmia – entophtalmie
entopic – entopique
entopic vision – vision entoptique
entoptic – entoptique
entoptoscopy – entoptoscopie
entoscopy – entoscopie
entotic – entotique
entozoon – entozoaire
entrapement neuropathy – canalaire (syndrome), neuropathie canalaire, syndrome canalaire
entropion – entropion
enucleation – énucléation
enuresis – énurésie
env – env
env gene – gène env
envelopped virus – virus enveloppé
envenomization – envenimation
environment – environnement
enzooty – enzootie
enzyme – enzyme
enzyme-linked immunosorbent assay [ELISA] – immuno-enzymatique (méthode)
enzyme unit – unité enzymatique
enzymology – enzymologie
enzymolysis – enzymolyse
enzymopathy – enzymopathie
enzymopenic hemolytic anemia – anémie hémolytique par enzymopathie
enzymuria – enzymurie
eonism – éonisme
eosin – éosine
eosinocyte – éosinocyte
eosinopenia – éosinopénie
eosinophil – éosinophile
eosinophilia – acidophilie, éosinophilie
eosinophilic adenoma – adénome éosinophile
eosinophilic fasciitis – fasciite à éosinophiles
eosinophilic fascitis – Shulman (syndrome de)
eosinophilic granuloma of bone – granulome éosinophile des os
eosinophilic hyperpituitarism – hyperpituitarisme éosinophile
eosinophilic leukemia – leucémie à éosinophiles
eosinophilic leukocyte – leucocyte éosinophile
epactal – épactal (os)
ependyma – épendyme
ependymal cell – cellule épendymaire
ependymitis – épendymite
ependymoblast – épendymoblaste
ependymocyte – épendymocyte
ependymoma – épendymome
ephedrine – éphédrine
ephelis – éphélide
epi- – épi-
epiblast – épiblaste
epiblepharon – épiblépharon
epibulbar – épibulbaire
epicanthus – épicanthus
epicardectomy – épicardiectomie
epicardia – épicardia
epicarditis – épicardite
epicardium – épicarde
epichorion – épichorion
epicomus – épicéphale, épicome
epicondylalgia – épicondylalgie
epicondylar – épicondylaire
epicondyle – épicondyle
epicondylitis – épicondylite
epicranial aponeurosis – aponévrose épicrânienne
epicrisis – épicrise
epicritic – épicritique
epicritic sensibility – sensibilité épicritique
epicutaneous – épicutané
epidemic – épidémie
epidemic cerebrospinal meningitis – méningite cérébrospinale épidémique

epidemic conjunctivitis – conjonctivite épidémique
epidemic disease – maladie épidémique
epidemic encephalitis – encéphalite épidémique
epidemic gangrene – gangrène épidémique
epidemic hiccup – hoquet épidémique
epidemic keratoconjunctivitis – kératoconjonctivite épidémique
epidemic pleurodynia – myosite épidémique, pleurodynie épidémique
epidemic tropical acute polyarthritis – polyarthrite aiguë épidémique tropicale
epidemic typhus – typhus épidémique
epidemic vertigo – vertige épidémique
epidemicity – épidémicité
epidemiologist – épidémiologiste
epidemiology – épidémiologie
epiderm – épiderme
epidermal – épidermique
epidermal nevus – nævus plan
epidermicula – épidermicule
epidermization – épidermisation
epidermodysplasia – épidermodysplasie
epidermodysplasia verruciformis – épidermodysplasie verruciforme
epidermoid – épidermoïde
epidermolysis – épidermolyse
epidermolysis bullosa hereditaria – épidermolyse bulleuse héréditaire
epidermomycosis – épidermomycose
epidermophytosis – épidermophytie, épidermophytose
epidermosis – épidermose
epidermotropic – épidermotrope
epididymal – épididymaire
epididymectomy – épididymectomie
epididymis – épididyme
epididymitis – épididymite
epididymo-orchitis – épididymo-orchite
epididymotomy – épididymotomie
epididymovasectomy – épididymodéférentectomie, épididymovasectomie
epididymovasostomy – épididymovasostomie
epidural – épidural
epidural abscess – abcès épidural
epidural anesthesia – anesthésie épidurale
epidural block – anesthésie péridurale
epidural cavity – cavité épidurale
epidural hematoma – hématome extradural
epidural space – espace épidural
epidurography – épidurographie
epigastralgia – épigastralgie
epigastric aura – aura épigastrique
epigastric hernia – hernie de la ligne blanche, hernie épigastrique
epigastric presistaltic wave – ondulation épigastrique
epigastric reflex – réflexe épigastrique
epigastric reflex center – centre abdominal
epigastrium – épigastre
epigastrius – épigastrius
epigastrocele – épigastrocèle
epigastrorrhaphy – épigastrorraphie
epigenesis – épigenèse
epiglotidectomy – épiglottectomie
epiglotititis – épiglottite
epiglottic cartilage – cartilage épiglottique
epiglottis – épiglotte
epignathus – épignathe
epihyoid – épihyoïdien
epilating, erythema dose – dose d'épilation, d'érythème
epilepsy – comitialité, épilepsie
epileptia partialis continua – épilepsie partielle continue
epileptic – comitial, épileptique
epileptic coma – coma épileptique
epileptic like agitation – agitation épileptiforme
epileptic myoclonus – myoclonie épileptique
epileptic seizure – crise épileptique
epileptic vertigo – vertige épileptique
epileptiform – épileptiforme
epileptogenic zone – zone épileptogène
epileptogenous – épileptogène
epileptoid – épileptoïde, pseudocomitial
epimastigote – épimastigote
epimere – épimère
epimerization – épimérisation
epimorphosis – épimorphose
epimysium – épimysium
epinephrine – épinéphrine
epineurium – épinèvre
epipharynx – épipharynx
epiphenomenon – épiphénomène
epiphora – épiphora, larmoiement
epiphrenic diverticulum – diverticule épiphrénique
epiphyseal dysgenesis – dysgénésie épiphysaire
epiphyseal fracture – fracture épiphysaire
epiphyseal line – ligne épiphysaire
epiphyseal separation – décollement épiphysaire, disjonction épiphysaire
epiphysial – épiphysaire
epiphysial cartilage – cartilage de conjugaison
epiphysiodesis – épiphysiodèse
epiphysiolysis – épiphysiolyse
epiphysis – épiphyse
epiphysitis – épiphysite
epiplocele – épiplocèle
epiploenterocele – épiplo-entérocèle
epiploic appendices – appendices épiploïques
epiploic appendix – appendice omental
epiploitis – épiploïte
epiplomerocele – épiplomérocèle
epiplomphalocele – épiplomphalocèle
epiplorraphy – épiplorraphie
epipygus – épipyge
episclera – épisclérotique
episcleral node – bouton d'épisclérite
episcleral space – espace épiscléral
episcleral tissue – tissu épiscléral
episcleritis – périsclérite
episclerotitis – épisclérite
episio- – épisio-
episioelytrorrhaphy – épisio-élytrorraphie
episioperineorrhaphy – épisiopérinéorraphie
episioplasty – épisioplastie
episiorrhaphy – épisiorraphie
episiostenosis – épisiosténose
episiotomy – épisiotomie
episome – épisome
epispadias – épispadias
epispinal space – espace épispinal
episplenitis – épisplénite
epistasis – épistase, épistasie
epistaxis – épistaxis, rhinorragie
epistemology – épistémologie
epistropheus – épistrophée
epitarsus – épitarse
epitendon – épitendon
epithalamus – épithalamus
epithalaxia – épithalaxie
epithelial cyst – kyste épithélial
epithelial odontoma – kystique de la mâchoire (maladie)
epithelial pearl – globe corné
epithelial tumor – épithélioma
epithelialization – épithélisation
epitheliitis – épithéliite

epithelioid – épithélioïde
epithelioid cell – cellule épithélioïde
epitheliolysin – épithéliolysine
epitheliolysis – épithéliolyse
epitheliomatosis – épithéliomatose
epitheliosis desquamativa conjunctivae – épithéliose desquamante de la conjonctive
epithelium – épithélium
epithem – épithème
epitope – épitope
epitrichium – épitrichium
epitympanic – épitympanique
epitympanic recess – récessus épitympanique
epivertebral – épivertébral
epizoicide – épizoïcide
EPO – EPO
eponychium – éponychium
eponym – éponyme
epoophorectomy – époophorectomie
epoophoron – époophore
Epsom's salt – Epsom (sel d')
Epstein-Barr virus – Epstein-Barr (virus d')
Epstein's nephrosis – Epstein (maladie d')
Epstein's pearls – Epstein (perles d')
epulis – épulis
epuloid – épuloïde
equation – équation
equator – équateur
equator of crystalline lens – équateur du cristallin
equator of eyeball – équateur du globe oculaire
equatorial plate – couronne équatoriale, plaque équatoriale
equatorial staphyloma – staphylome équatorial
equilibration – équilibration
equilibrium – équilibre
equilin – équilénine, équiline
equimolar – équimolécularité
equine – équin
equine encephalitis – encéphalite équine americaine
equine plague – peste équine
equinus – équinisme
equivalent – équivalent
equivocal symptom – symptôme équivoque
Er – Er
eradication – éradication
Erb-Duchenne syndrome – Duchenne-Erb (syndrome de)
Erb-Goldflam disease – Erb-Goldflam (maladie d')
Erb's atrophy – Erb (atrophie d')
Erb's myopathy – Erb (myopathie d')
Erb's sign – Erb (signe d')
Erben's reflex – Erben (réflexe d')
erbium – erbium
Erdheim's syndrome – Erdheim (syndrome d')
erectile – érectile
erectile dysfunction – impuissance
erectile tissue – organe érectile, tissu érectile
erection – érection
erection center – centre de l'érection
erector – érecteur
erector spinae reflex – réflexe dorsal
eremophobia – érémophobie
erepsin – érepsine
erethism – éréthisme
ereutophobia – éreutophobie
ergatoplasm – ergastoplasme
ergo- – erg-, ergo-
ergocristine – ergocristine
ergogram – ergogramme
ergograph – ergographe
ergometer – ergomètre
ergometric bicycle – bicyclette ergométrique
ergometrine – ergométrine
ergonometry – ergonomie
ergonovine – ergonovine
ergosterol – ergostérol
ergostetrine – ergostétrine
ergot – ergot de seigle
ergotamine – ergotamine
ergotherapy – ergothérapie
ergotism – ergotisme
ergotocine – ergotocine
ergotoxine – ergotoxine
Erichsen's sign – Erichsen (signe d')
erisiphake – érisiphaque
Erlenmeyer flask – Erlenmeyer (ballon d')
erogenous – érogène
erogenous zone – zone érogène
erosio interdigitalis blastomycetica – erosio interdigitalis blastomycetica
erosion – érosion
erosive balanoposthitis – balanoposthite érosive circinée
erosive gastritis – gastrite ulcéreuse
erotisation – libidinisation
erotism – érotisme
erotomania – érotomanie
erotomaniac – érotomane
erotophobia – érotophobie
erratic – erratique
erratic erysipelas – érysipèle erratique
erratic fever – fièvre erratique
erubescence – érubescence
erucic acid – érucique (acide)
eruption – éruption
eruptive – éruptif
eruptive fever – fièvre éruptive
eruptive stage – période d'éruption ou d'efflorescence
eruptive xanthoma – xanthome tubéreux multiple
erysipelas – érysipèle
erysipeloid – érysipéloïde, Rosenbach (maladie de)
erysipelothria infection – rouget du porc
erythema – érythème
erythema annulare centrifugum – érythème annulaire centrifuge
erythema annulare rheumaticum – Besnier (érythème marginé discoïde de), érythème annulaire rhumatismal
erythema chronicum migrans – érythème chronique migrateur
erythema induratum – érythème induré de Bazin
erythema infectiosum [fifth disease] – érythème infectieux aigu (cinquième maladie)
erythema multiforme – érythème polymorphe
erythema nodosum – dermatite contusiforme, érythème noueux
erythema palmaris hereditarum – érythème palmopalmaire symétrique héréditaire
erythema pernio – érythème pernio
erythema punctatum – érythème scarlatiniforme
erythema toxicum neonatorum – érythème allergique des nouveau-nés
erythematopultaceous stomatitis – stomatite érythématopultacée
erythematous – érythémateux
erythematous syphilid – syphilide érythémateuse
erythemogenic – érythémogène
erythralgia – érythralgie
erythrasma – érythrasma
erythremia – érythrémie
erythremic myelosis – myélose érythrémique
erythremoid – érythémoïde
erythrism – érythrisme
erythrityl tetranitrate – nitroérythrite
erythro- – érythro-
erythroblast – érythroblaste
erythroblastaemia – érythroblastémie
erythroblastic – érythroblastique
erythroblastoma – érythroblastome
erythroblastopenia – érythroblastopénie

erythroblastosis – érythroblastose
erythroblastosis fetalis – érythroblastose fœtale
erythrochromia – érythrochromie
erythroclasis – érythroclasie
erythrocyanosis – érythrocyanose, érythrocyanose susmalléolaire
erythrocyte – érythrocyte, globule rouge, hématie
erythrocyte fragility test – résistance globulaire (épreuve de la)
erythrocyte sedimentation – sédimentation globulaire
erythrocyte sedimentation rate – vitesse de sédimentation (globulaire)
erythrocythemia – érythrocytémie
erythrocytic – érythrocytaire
erythrocytoblast – érythrocytoblaste
erythrocytolysin – érythrocytolysine
erythrocytolysis – érythrocytolyse
erythrocytometer – érythrocytomètre
erythrocytopenia – érythrocytopénie
erythrocytopoiesis – érythrocytopoïèse
erythrocytorrhexis – érythrocytorrhexis
erythrocytosis – érythrocytose
erythroderma – érythrodermie
erythrodextrin – érythrodextrine
erythrodontia – érythrodontie
erythrogenesis – érythrogenèse
erythrogenic toxin – toxine érythrogène
erythrogenous – érythrogène
erythrokeratoderma variabilis – érythrokératodermie variable
erythroleukemia – érythroleucémie
erythroleukoblastosis – érythroleucoblastose
erythrolysin – érythrolysine
erythrolysis – érythrolyse
erythromania – érythrose
erythromelalgia – érythromélalgie
erythromelia – Pick (érythromélie de)
erythrometer – érythromètre
erythromycin – érythromycine
erythron – érythron
erythropenia – érythropénie
erythrophagia – érythrophagie
erythrophil – érythrophile
erythrophobia – érythrophobie
erythrophore – érythrophore
erythroplasia – érythroplasie
erythropoiesis – érythropoïèse
erythropoietic protoporphyria – protoporphyrie érythropoïétique
erythropoietin – érythropoïétine
erythroprosopalgia – érythroprosopalgie
erythropsia – érythrophose, érythropsie
erythropsin – érythropsine
erythrose – érythrose
erythrosin – érythrosine
erythrosis – érythrose
erythrotoxin – érythrotoxine
erythruria – érythrurie
Escamilla-Lisser syndrome – Escamilla-Lisser (syndrome d')
escape – échappement
escharotic – escarrotique
escharrification – escarrification
Escherich's sign – Escherich (signe d')
Escherichia coli – colibacille
esculin – esculine
Esmarch's operation – Esmarch (opération d')
Esmarch's tourniquet – Esmarch (bande d')
Esmarch's tube – Esmarch (tube d')
esocardiogram – œsocardiogramme
esophageal cancer – cancer œsophagien
esophageal diverticulum – diverticule de l'œsophage
esophageal electrocardiogram – électrocardiogramme œsophagien
esophageal hemorrhage – œsophagorragie
esophageal hiatus – hiatus œsophagien
esophageal pHmetry – pH-métrie œsophagienne
esophageal plexus – plexus œsophagien
esophagectomy – œsophagectomie
esophagism – œsophagisme
esophagitis – œsophagite
esophagocardiomyotomy – œsophagocardiomyotomie
esophagocutaneous fistula – fistule œsophagocutanée
esophagoduodenostomy – œsophagoduodénostomie
esophagoenterostomy – œsophagoentérostomie
esophagogastrostomy – œsophagogastrostomie
esophagojejunogastrostomy – œsophagojéjunogastrostomie
esophagomalacia – œsophagomalacie
esophagoplasty – œsophagoplastie
esophagorrhaphy – œsophagorraphie
esophagosalivary reflex – réflexe œsophagosalivaire
esophagoscopy – œsophagoscopie
esophagostomy – œsophagostomie
esophagotomy – œsophagotomie
esophagus – œsophage
esophoria – ésophorie
esotropia – ésotropie
Espildora-Luque syndrome – Espildora-Luque (syndrome d')
espundia – espundia
essence – essence
essence of anise – essence d'anis
essence of bitter almond – essence d'amandes amères
essential – essentiel
essential albuminuria – albuminurie essentielle
essential aminoacid – acide aminé essentiel ou indispensable
essential bradycardia – bradycardie essentielle
essential epilepsy – épilepsie essentielle
essential fatty acid – acide gras essentiel
essential fatty acids – vitamine F
essential fructosuria – fructosurie essentielle
essential hypercalciuria – hypercalciurie idiopathique
essential hypertension – hypertension essentielle
essential oil – huile essentielle
essential pentosuria – pentosurie essentielle
essential thrombocytopenia – thrombocytopénie aiguë idiopathique
essential varix – varice essentielle
ester – ester
esterase – estérase
esterification – estérification
Estes' operation – Estes (opération d')
esthesia – esthésie
esthesiogenic – esthésiogène
esthesiology – esthésiologie
esthesiometer – esthésiomètre
estivation – estivation
estivoautomnal – estivo-automnal
Estlander's operation – Estlander (opération d')
estradiol – estradiol
estrane – estrane
estriol – estriol
estrogen – estrogène
estrogen therapy – estrogénothérapie
estrogenic hormone – hormone folliculaire
estrone – estrone, folliculine
estroprogestative – estroprogestatif

estrous cycle – estral (cycle)
estrus – œstrus
et plantaris – acropustulose
etacrynic acid – étacrynique (acide)
ethanol – alcool éthylique
ether – éther
ether addict – éthéromane
ethereal – éthéré, éthérolé
ethereal tincture – teinture éthérée
etherification – éthérification
etherism – éthérisme
etherization – éthérisation
etheromania – éthéromanie
ethics – éthique
ethmocephalus – ethmocéphale
ethmoid bone – ethmoïde (os)
ethmoid bulla – bulle ethmoïdale
ethmoid crest – crête ethmoïdale
ethmoid foramen – foramen ethmoïdal
ethmoid fossa – fosse ethmoïdale
ethmoidal – ethmoïdal
ethmoidal cell – cellule ethmoïdale
ethmoidal incisure – incisure ethmoïdale
ethmoidal infundibulum – infundibulum ethmoïdal
ethmoidal labyrinth – labyrinthe ethmoïdal
ethmoidal process of inferior nasal concha – processus ethmoïdal du cornet inférieur
ethmoidal sinus – sinus ethmoïdal
ethmoidectomy – ethmoïdectomie
ethmoiditis – ethmoïdite
ethmoidofrontal – ethmoïdofrontal
ethmoidolacrymal suture – suture ethmoïdolacrymale
ethmoidomaxillary suture – suture ethmoïdomaxillaire
ethmoturbinal – ethmoturbinal
ethnic – ethnique
ethnography – ethnographie
ethnology – ethnologie
ethology – éthologie
ethosuximide – éthosuximide
ethyl – éthyle
ethyl acetate – éther acétique, éthyle (acétate d')
ethyl aminobenzoate – éthyle (aminobenzoate d')
ethyl chloride – éther chlorhydrique, éthyle (chlorure d')
ethyl ether – éther éthylique
ethyl salicylate – éthyle (salicylate d')
ethyl valerianate – éthyle (valérianate d')
ethylene – éthylène
ethylene dichloride – éthylène (chlorure d')
ethylenediaminetetraacetic acid – éthylène-diaminotétraacétique (acide)
ethylic – éthylique
ethynylestradiol – éthinylestradiol
etiologic – étiologique
etiologic diagnosis – diagnostic étiologique
etiology – étiologie
eu- – eu-, Eu
eucaine – eucaïne
eucalyptol – eucalyptol
eucalyptus – eucalyptus
eucapnia – eucapnie
euchlorhydria – euchlorhydrie
eucholia – eucholie
euchromatin – euchromatine
euchromatopsy – euchromatopsie
eucinetic labor – accouchement eukinétique
eugenesia – eugénésie
eugenicist – eugéniste
eugenics – eugénisme
eugenol – eugénol
euglobulin – euglobuline
eukaryote – eucaryote
eumenorrhea – euménorrhée
Eumycetes – *Eumycètes*
eunuch – eunuque
eunuchism – eunuchisme, eunuchoïdisme
eunuchoid – eunuchoïde
eunuchoid gigantism – gigantisme eunuchoïde
eunuchoid voice – voix eunuchoïde
euosmia – euosmie
euparenia – eupareunie
eupepsia – eupepsie
eupeptic – eupeptique
euphoria – euphorie
euploid – euploïde
eupnea – eupnée
eupraxia – eupraxie
eupraxic center – centre eupraxique
eurhytmia – eurythmie
European blastomycosis – blastomycose européenne
europium – europium
eurycephalus – eurycéphalie
eurygnathic – eurygnathe
euryon – euryon
euryopia – euryopie
eusomphalus – eusomphalien
euthanasia – euthanasie
euthymia – euthymie
euthyroidism – euthyroïdie
eutocia – eutocie
eutocic – eutocique
eutopic – eutopique
eutrophia – eutrophie
evacuation – évacuation
evagination – désinvagination, évagination
Evans' syndrome – Evans (syndrome d')
Eversbusch's operation – Eversbusch (opération d')
eversion – éversion
eviration – éviration
evisceration – éviscération
evocator – évocateur
evoked potential – potentiel évoqué
evolution – évolution
evolutionism – évolutionnisme
Ewald's law – Ewald (loi d')
Ewart's sign – Ewart (signe d')
Ewing's sarcoma – endothéliome osseux, Ewing (sarcome d'), sarcome d'Ewing
Ewing's sign – Ewing (signe d')
ex- – ex-, exo-
ex vivo – ex vivo
exa- exa-
exacerbation – exacerbation
exaggeration – exagération
exaltation – exaltation
examination – examen
exania – exanie
exanthem – exanthème
exanthema subitum – exanthème subit ou critique
exanthematous fever – fièvre exanthématique
exanthematous typhus – typhus exanthématique
exanthemogenic – exanthémogène
exanthrope – exanthrope
excavation – excavation
excavation of optic disk – excavation physiologique de la papille du nerf optique
excavator – excavateur
excerebration – excérébration
excessive osmotic pressure syndrome – hypertonie osmotique plasmatique (syndrome d')
exchange transfusion – exsanguino-transfusion, transfusion totale
excipient – excipient
excision – curage, excision, exérèse
excisional biopsy – biopsie-exérèse
excitability – excitabilité
excitation – excitation
excitosecretory – excitosécrétoire
exclusion – exclusion
excoriation – excoriation
excrement – déjection
excrescence – excroissance
excreta – excreta
excretion – excrétion

excyclophoria – excyclophorie
exemia – exémie
exencephalus – exencéphale
exenteration – exentération
exercise – exercice
exercise test – effort (épreuve d'), épreuve d'effort
exertional dyspnea – dyspnée d'effort
exflagellation – exflagellation
exfoliation – exfoliation
exfoliative cheilitis – chéilite exfoliatrice
exfoliative cystitis – cystite exfoliatrice
exfoliative cytology – cytologie exfoliative
exfoliative dermatitis – Wilson-Brocq (dermatite exfoliative de)
exhalation – exhalation
exhaustion – abattement, accablement, épuisement, exténuation
exhibitionism – exhibitionnisme
exhumation – exhumation
Exner's plexus – Exner (plexus tangentiel d')
exo- – exo-
exocardia – exocardie
exocardial – exocardiaque
exocervical – exocervical
exocervitis – exocervicite
exocervix – exocol
exochorion – exochorion
exocoelom – exocœlome
exocrine – exocrine
exocrine gland – glande exocrine
exocrine system – système exocrine
exocytosis – exocytose
exodontia – exodontie
exoenzyme – exo-enzyme
exoerythrocytic stage – Hépatozoïte
exogamy – exogamie
exogeneous aneurysm – anévrysme exogène
exogenous – exogène
exogenous cycle – cycle exogène
exogenous hemochromatosis – hémochromatose secondaire
exogenous intoxication – intoxication exogène
exogenous metabolism – métabolisme exogène
exogenous obesity – obésité exogène
exogenous ochronosis – ochronose exogène
exogenous pigment – pigment exogène
exogenous sporulation – sporulation exogène
exomphalos – exomphale
exon – exon
exonuclease – exonucléase
exophoria – exophorie
exophtalmometer – exophtalmomètre
exoplasm – exoplasme
exorbitism – exorbitisme
exoserosis – exosérose
exoskeleton – exosquelette
exosmosis – exosmose
exosporium – exospore
exostosis – exostose
exostosis bursata – exostosis bursata (de Volkmann)
exostosis cartilaginea – exostose cartilagineuse
exotoxin – exotoxine
expansion – expansion
expectant – expectante
expectation – expectation
expectorant – expectorant
expectoration – expectoration, sputation
experiment – expérience, expérimentation
experimental – expérimental
experimental pathology – pathologie expérimentale
experimental psychology – psychologie expérimentale
expiration – expiration
expiratory – expiratoire
expiratory, inspiratory dyspnea – dyspnée expiratoire, inspiratoire
expiratory reserve volume – air de réserve expiratoire, volume de réserve expiratoire
exploration – exploration
exploratory puncture – ponction exploratrice
explorer – explorateur
explosive speech – langage explosif
expressing – expression
expressivity – expression, expressivité
expulsion – expulsion
exstrophy – exstrophie
exsudative pleurisy – pleurésie exsudative
exsufflation – exsufflation
ext. – ext.
extemporaneous – extemporané
extensibility – extensibilité
extension – déflexion, extension
extensor – extenseur
exteriorization – extériorisation
external – externe
external acoustic meatus – canal auriculaire, méat acoustique externe
external capsule – capsule externe
external ear – oreille externe
external esophagotomy – œsophagotomie externe
external fistula – fistule externe
external fixator – fixateur externe
external frontal crest – crête latérale du frontal
external genital organs – organes génitaux externes
external hemorrhage – hémorragie externe
external hydrorachis – hydrorachis externe
external, internal white wing – aile blanche, externe et interne
external occipital crest – crête occipitale externe
external occipital protuberance – protubérance occipitale externe
external ophthalmopathy – ophtalmopathie externe
external pachymeningitis – épidurite
external pelvimetry – pelvimétrie externe
external piles – hémorroïde externe
external respiration – respiration externe
external secretion – sécrétion externe
external strabismus – strabisme externe
external urethrotomy – urétrotomie externe
external version – version par manœuvres externes
exteroceptive reflex – réflexe extéroceptif
exteroceptive sensibility – sensibilité extéroceptive
exteroceptor – extérocepteur
extirpation – extirpation
extorsion – extorsion
extra- – extra-
extra-articular – extra-articulaire
extra-uterine pregnancy – grossesse extra-utérine
extrabronchial – extrabronchique
extrabulbar – extrabulbaire
extracapillary glomerulonephritis – glomérulonéphrite extracapillaire
extracapsular – extracapsulaire
extracapsular ankylosis – ankylose extracapsulaire
extracapsular fracture – fracture extracapsulaire
extracardiac murmur – souffle extracardiaque
extracardial – extracardiaque
extracellular – extracellulaire
extracellular cholesterosis – cholestérose extracellulaire
extracellular dehydration – déshydratation extracellulaire

extracellular hyperhydratation syndrome – hyperhydratation extracellulaire (syndrome d')
extracellular toxin – toxine extracellulaire
extracorporeal – extracorporel
extracorporeal shock wave lithotripsy – lithotritie extracorporelle
extracranial – extracrânien
extract – extrait
extraction – extraction
extractive – extractif
extractor – extracteur
extracystic – extracystique
extradural – extradural
extradural abscess – abcès extradural
extraembryonic – extraembryonnaire
extraembryonic coelom – cœlome extra-embryonnaire
extragenital syphilis – syphilis extragénitale
extrahepatic – extrahépatique
extralobular – extralobaire
extrapelvic – extrapelvien
extraperitoneal – extrapéritonéal
extraplacental – extraplacentaire
extrapleural – extrapleural
extrapleural pneumothorax – pneumothorax extrapleural
extrapulmonary – extrapulmonaire
extrapyramidal – extrapyramidal
extrapyramidal system – système extrapyramidal
extrarenal azotemia – azotémie extrarénale
extrasomatic – extrasomatique
extrasphincteral fistula – fistule extrasphinctérienne
extrasystole – extrasystole, extrasystolie
extrasystolic arrhythmia – arythmie extrasystolique
extratubal – extratubaire
extratympanic – extratympanique
extrauterine – extra-utérin
extravaginal – extravaginal
extravaginal coitus – parapareunie
extravasation – extravasation
extravascular – extravasculaire
extravascular hemolysis – hémolyse extravasculaire
extraventricular – extraventriculaire
extrinsic – extrinsèque
extrinsic deflection – déflexion extrinsèque
extrinsic factor – facteur extrinsèque
extropia – exotropie
extroversion – extroversion
extroverted – extraverti
extroverted type – type extraverti
extubation – extubation
exuberant – exubérant
exudate – exsudat
exudation – exsudation
exudative arthritis – arthrite exsudative
exudative choroiditis – choroïdite exsudative
exudative inflammation – inflammation exsudative
exudative retinitis – rétinite exsudative
exulceration – exulcération
exulceration simplex – exulceratio simplex
exuviation – exuviation
eye – œil
eye dioptrics – dioptrique de l'œil
eye drops – collyre
eye-lid eversion – éversion palpébrale
eye rubbing-phenomenon – Franceschetti (signe de)
eyeball – globe oculaire
eyeball evisceration – éviscération oculaire
eyebrow – sourcil
eyelash – cil
eyelid – paupière
eyepiece – oculaire
eyes of different colours – vairons (yeux)

F

F – F
F factor – facteur F
F1, F2 – f1, f2
Fab – Fab
Fab fragment – fragment Fab
fabella – fabella
fabism – fabisme
Fabry's disease – Fabry (maladie de)
face – face
face lifting – lifting
face presentation – présentation de la face
facelifting – ridectomie
facet – facette
facial – facial
facial angle – angle facial
facial canal – canal du facial
facial cleft – fente labiopalatine
facial colliculus – colliculus facial
facial diplegia – diplégie faciale
facial granuloma – granulome facial éosinophile
facial index – indice facial
facial line – ligne faciale
facial nerve – facial (nerf), septième paire crânienne
facial paralysis – paralysie faciale
facial trophoneurosis – trophonévrose faciale
facies – faciès
facies abdominalis – faciès abdominal
facies hepatica – faciès hépatique
facies hippocratica – faciès hippocratique
facies inferior cerebri – face inférieure du cerveau
facilitation – facilitation
factitial dermatitis – dermatite factice
factitious urticaria – urticaire factice
factor – facteur
factor analysis – analyse factorielle
factor VII deficiency – hypoconvertinémie
facultative aerobe – aérobie facultatif
facultative anaerobe – anaérobie facultatif
facultative parasite – parasite facultatif
faculty – faculté
FAD – FAD
fagopyrism – fagopyrisme
Fahr's disease – Fahr (maladie de)
Fahrenheit scale – Fahrenheit (échelle)
failure – défaillance, insuffisance
fainting – évanouissement
Fairbank's disease – dysplasie polyépiphysaire
falciform – falciforme
Falk-Shukuris operation – Falk-Shukuris (opération de)
falling asleep – endormissement
false aneurysm – anévrysme (faux), hématome pulsatile
false glottis – glotte fausse
false image – image (fausse)
false imputation – fausse imputation
false neuroma – pseudonévrome d'attrition
false passage – fausse route
false pregnancy – grossesse nerveuse
false recognition – fausse reconnaissance
false rib – côte (fausse), côte asternale
false vertebra – vertèbre (fausse)
falx – faux
falx of cerebellum – faux du cervelet
falx of cerebrum – faux du cerveau

familial benign hypercalcemia – hypercalcémie familiale bénigne
familial cholaemia – Meulengracht (syndrome de)
familial dysautonomia – dysautonomie familiale
familial epilepsy – épilepsie familiale ou héréditaire
familial glycinuria – glycinurie familiale
familial immunity – immunité familiale
familial lipochrome histiocytosis – histiocytose lipochromique familiale
familial mediterranean fever – maladie périodique, périodique (maladie)
familial neutropenia – Gänsslen (neutropénie familiale de)
familial paroxysmal choreoathetosis – choréo-athétose familiale paroxystique
familial periodic paralysis – paralysie périodique familiale
familial reticulocytosis with hepatosplenomegaly – réticulose familiale avec hépatosplénomégalie
familial reticuloendotheliosis with eosinophilia – réticulo-endothéliose familiale à éosinophiles
familial spastic paraplegia – Strümpell-Lorrain (paraplégie spasmodique familiale de)
family – famille
family physician – médecin traitant
family planning – planification familiale
family psychotherapy – psychothérapie familiale
fan sign – éventail (signe de l')
Fanconi-Hegglin syndrome – Fanconi-Hegglin (syndrome de)
Fanconi's anemia – Fanconi (anémie ou maladie de)
Fanconi's syndrome – Fanconi (syndrome de)
Fanconi-Schlesinger syndrome – Fanconi-Schlesinger (syndrome de)
fantastical image – image fantasmatique
fantasy – fantasme
FAO – FAO
far and near suture – Blair-Donati (point de)
far-away feeling – étrangeté (sentiment d')
far point – punctum remotum
Farabeuf's amputation – Farabeuf (amputation de)
Farabeuf's saw – Farabeuf (scie de)
Farabeuf's triangle – Farabeuf (triangle de)
faradization – faradisation
Farber's disease – Farber (maladie de)
farcy – farcin, morve
farmer's lung – poumon de fermier
Farre's white line – ligne de Farre
fascia – fascia
fascia iliopectinea – arc iliopectiné, bandelette iliopectinée
fascia lata – fascia lata
fascia pelvis – gaine hypogastrique
fasciagraphy – fasciagraphie
fascicle – faisceau
fascicular – fasciculaire
fascicular block – bloc fasciculaire
fasciculated – fasciculé
fasciculated bladder – vessie à colonnes
fasciculated sarcoma – sarcome fasciculé
fasciculation – fasciculation
fasciculi proprii – faisceau fondamental
fasciculus mamillothalamicus – faisceau mamillothalamique
fasciculus retroflexus – faisceau rétroréflexe
fasciectomy – fasciectomie
fasciitis – fasciite
fasciodesis – fasciodèse
fasciola – *Fasciola*
fasciola cinerea – fasciola cinerea
fascioliasis – fasciolase
Fascioloides – *Fasciolidés*
fasciolopsiasis – fasciolopsiase
fasciorrhaphy – fasciorraphie
fasciotomy – fasciotomie
fast – limothérapie
fast test – épreuve de jeûne
fasting – jeûne
fat – graisse
fat embolism – embolie graisseuse
fat necrosis – cytostéatonécrose
fat-splitting enzyme – enzyme lipolytique
fatal – mortifère
fatal familial insomnia – insomnie familiale fatale
fatigue – fatigue
fatigue toxin – toxine de fatigue
fatique fracture – fracture de fatigue
fatty acid – acide gras
fatty degeneration – dégénérescence graisseuse
fauces – gosier
Faucher's tube – Faucher (tube de)
faucial isthmus – isthme du gosier
favic – favique
favism – favisme
Favre-Racouchot nodular clastosis – Favre et Racouchot (maladie de)
favus – favus
favus scutulum – godet favique
Fazio-Londe disease – Fazio-Londe (maladie de)
Fc – Fc
Fc fragment – fragment Fc
Fe – Fe
febrile – fébricitant, fébrile
febrile delirium – délire fébrile
febrile state – état fébrile
fecal – fécal
fecal abscess – abcès fécal
fecal appendicitis – appendicite stercorale
fecal fistula – fistule fécale, fistule intestinale
fecal peritonitis – péritonite fécale
fecal vomiting – vomissement fécaloïde
fecalith – coprolithe, fécalome
fecaloid – fécaloïde
fecaluria – fécalurie
feces – excréments, fèces, selles
fecula – fécule
fecundation – imprégnation
fecundity – fécondité
Fede's disease – Fede (maladie de)
feeble health – valétudinaire
feebleness – débilité
feed-back – rétrocontrôle
feeding – alimentation
feeling – sentiment
Feer's disease – Feer (maladie de)
Fehling's method – Fehling (réaction de)
Fehling's solution – Fehling (liqueur de)
Feiss' line – ligne de Feiss
Felix reaction – Félix (sérodiagnostic de)
Fell-O'Dwyer apparatus – Fell-O'Dwyer (appareil de)
fellatio – fellation
felon – panaris
Felty's syndrome – Felty (syndrome de)
female – femelle
female infantilism – hypogynisme
female pseudohermaphrodism – pseudo-hermaphrodisme féminin
female sterility – stérilité féminine
feminine contraceptive device – préservatif féminin
feminism – féminisme
feminity – féminité
feminization – féminisation

feminizing – féminisant
femoral – fémoral
femoral bifurcation – trépied fémoral
femoral canal – canal fémoral
femoral hernia – hernie crurale
femoral reflex – réflexe fémoral, Remak (réflexe de)
femoral ring – anneau fémoral
femoral septum – septum fémoral
femoral trigone – trigone fémoral
femto- – femto-
femur – fémur
fenestra of cochlea – fossette de la fenêtre ronde
fenestrated – fenêtré
fenestrated placenta – placenta fenêtré
fenestration – fenestration
fentanyl – fentanyl
fenugreek – fenugrec
Ferguson-Smith epithelioma – Ferguson-Smith (maladie de)
Fergusson's excision of maxilla – Fergusson (opération de)
Fergusson's incision – Fergusson (incision de)
Fergusson's speculum – Fergusson (spéculum de)
ferment – ferment
fermentation – fermentation
fermentation dyspepsia – dyspepsie de fermentation
fermentation technology – zymotechnie
fermium – fermium
Fernandez reaction – Fernandez (réaction de)
Ferrata's cell – Ferrata (cellule de)
ferric – ferrique
ferritin – ferritine
ferropexy – ferropexie
ferroprotein – ferroprotéine
ferrous – ferreux
ferruginous – martial
ferruginous bath – bain ferrugineux
ferruginous water – eau ferrugineuse
fertile – fécond, fertile
fertilization – fécondation
festination – festination
fetal – fœtal
fetal adnexa – annexes fœtales
fetal circulation – circulation fœtale
fetal death – mort fœtale
fetal death rate – mortinatalité
fetal distress – souffrance fœtale
fetal dystocia – dystocie fœtale
fetal inclusion – inclusion fœtale
fetal placenta – placenta fœtal
fetal respiration – respiration fœtale
fetal rhythm – rythme fœtal
fetal rickets – rachitisme fœtal
fetal uterus – utérus fœtal
feticide – fœticide
fetishism – fétichisme
feto-maternal monitoring – monitorage fœto-maternel
fetography – fœtographie
fetometry – fœtométrie
fetoplacental – fœtoplacentaire
fetor hepaticus – fœtor hepaticus
fetus – fœtus
fetus in fetu – fœtus in fœtu
fetus papyraceus – fœtus papyraceus
Feulgen's stain – Feulgen (réaction de)
fever – fièvre
fever related epilepsy – épilepsie fébrile
fiber – fibre, filet
fiberoptic bronchoscopy – bronchofibroscopie
fiberoptic endoscope – fibroscope
fiberscope esophagoscopy – œsofibroscopie
fibrate – fibrate
fibriform – fibriforme
fibril – fibrille
fibrilla – fibrille
fibrillary contraction – contraction fibrillaire
fibrillary glomerulonephritis – glomérulonéphrite fibrillaire
fibrillary Saint Vitus dance – chorée fibrillaire
fibrillation – fibrillation
fibrilline – fibrilline
fibrillolysis – fibrillolyse
fibrin – fibrine
fibrin degradation products – fibrine (produits de dégradation de la) (PDF)
fibrin formation – fibrinoformation
fibrin thrombus – thrombus fibrineux
fibrinocelullar – fibrinocellulaire
fibrinogen – fibrinogène
fibrinogenopenia – fibrinogénopénie
fibrinoid – fibrinoïde
fibrinolysin – fibrinolysine
fibrinolysis – fibrinolyse
fibrinolytic – fibrinolytique
fibrinoplastic – fibrinoplastique
fibrinoscopy – fibrinoscopie
fibrinous gastritis – gastrite fibrineuse
fibrinous inflammation – inflammation fibrineuse
fibrinous pneumonia – pneumonie fibrineuse
fibrinous sialodochitis – sialodochite fibrineuse
fibrinuria – fibrinurie
fibro- – fibro-
fibroadenoma – fibroadénome
fibroangioma – fibroangiome
fibroblast – fibroblaste
fibrocartilage – fibrocartilage
fibrochondritis – fibrochondrite
fibrochondroma – fibrochondrome
fibrocystoma – fibrokystome
fibrocyte – fibrocyte
fibroelastic – fibro-élastique
fibroelastic coat of the spleen – capsule fibreuse de la rate
fibroelastosis – fibro-élastose
fibroenchondroma – fibroenchondrome
fibroglia – fibroglie
fibroglioma – fibrogliome
fibroid – fibroïde
fibroid degeneration – dégénérescence fibrinoïde
fibrolipoma – fibrolipome
fibroma – fibrome
fibromatosis – fibromatose
fibromatous – fibromateux
fibromuscular – fibromusculaire
fibromyoma – fibrome utérin, fibromyome
fibromyomectomy – fibromyomectomie
fibromyositis – fibromyosite
fibromyxoma – fibromyxome
fibromyxosarcoma – fibromyxosarcome
fibronectin – fibronectine
fibroosteoma – fibro-ostéome
fibropapilloma – fibropapillome
fibroplasia – fibroplasie
fibropsammoma – fibropsammome
fibrosarcoma – fibrosarcome
fibroserous – fibroséreux
fibrosis – fibrose
fibrositis – fibrosite
fibrotest and actitest – Fibrotest et Actitest
fibrothorax – fibrothorax
fibrous adhesion – bride
fibrous ankylosis – ankylose fibreuse
fibrous degeneration – dégénérescence fibreuse
fibrous dysplasia of bone – dysplasie fibreuse des os, Jaffe-Lichtenstein (maladie de)
fibrous goiter – goitre fibreux
fibrous pericarditis – péricardite fibreuse
fibrous perivascular capsule – capsule fibreuse périvasculaire
fibrous ring of the heart – anneau fibreux du cœur
fibrous tissue – tissu fibreux
fibrous tuberculosis – tuberculose fibreuse

fibrous tunic of eyeball – tunique fibreuse de l'œil
fibroxanthoma – fibroxanthome
fibula – fibula
fibular – fibulaire
Fick's principle – Fick (principe de)
Fiedler's disease – Fiedler (maladie de)
field – champ
field of fixation – champ de fixation
fifth cranial nerve – cinquième paire crânienne
fifth disease – cinquième maladie
FIGLU test – FIGLU (test au)
Figuera's syndrome – Figuera (syndrome de)
figurative – figuré
filament – filament
Filaria – filaire
filarial itch – gale filarienne
filariasis – filariose
filaricidal – filaricide
filariform – filariforme
Filarioidea – *Filariidés*
Filatov-Dukes disease – Filatov-Dukes (maladie de)
Filatov's operation – Filatov (opération de)
Filatov's sign – Filatov (signe de)
Fildes enrichment – Fildes (milieu de)
filiation – filiation
filiform – filiforme
filiform medicated – bougie filiforme
filiform papilla – papille filiforme
filling – plombage
filling defect – image lacunaire
filopodium – filopode
filter – filtre
filtrate – filtrat
filtration – filtration
filum – filum
filum coronarium – filum coronarium
fimbria – frange
fimbria hippocampi – fimbria de l'hippocampe
fimbriae – fimbriae
fimbriodentate sulcus – sillon fimbriogodronné
Finckh's proverbs test – Finckh (test de)
finger – doigt
finger-to-nose test – doigt-nez (épreuve), épreuve doigt-nez
fingerprint – empreinte digitale
fingertip numbness – onglée
Finney's operation – Finney (pyloroplastie de)
Finochietto rib spreader – Finochietto (écarteur de)
Finochietto stirrup – Finochietto (étrier de)
Finsen's apparatus – Finsen (appareil de)
Finsen's lamp – Finsen (lampe de)
Finsen's rays – Finsen (rayons de)
Finsterer's operation – Finsterer (opération de)
fire sterilization – flambage
first and second ventricles of cerebrum – ventricule (premier et deuxième)
first cranial nerve – première paire crânienne
Fischer's sign – Fischer (souffle de)
fish-tank granuloma – aquariums (maladie des)
Fisher's syndrome – Fisher (syndrome de)
fission – fission
fissural – fissuraire
fissural angioma – angiome fissuraire
fissure – fente, fissure, gerçure, scissure
fistula – fistule
fistula colli congenita – fistule congénitale cervicale
fistula corneae – fistule cornéenne
fistulectomy – fistulectomie
fistulization – fistulisation
fistulography – fistulographie
fistulotomy – fistulotomie
fit – accès
Fitz-Hugh-Curtis syndrome – Fitz-Hugh et Curtis (syndrome de)
Fitz' syndrome – Fitz (syndrome de)
five day fever – fièvre de cinq jours
fixation – fixation
fixation abscess – abcès de fixation
fixation nystagmus – nystagmus de fatigue
fixator – fixateur
fixed idea – idée fixe
flaccid – flasque
flaccid paralysis – paralysie flasque
flaccidity – flaccidité
flagellar antigen – antigène flagellaire
Flagellata – *Flagellés*
flagellate – flagellé
flagellate dysentery – dysenterie à flagellés
flagellation – flagellation
flagellum – flagelle
flail chest – volet costal
flail joint – membre de polichinelle
flank – flanc
flap – lambeau
flap amputation – amputation à lambeaux
flat bone – os plat
flat condyloma – condylome plat, syphilide végétante
flat foot – pied plat, tarsoptose
flat splint – palette
Flatau's law – Flatau (loi de)
Flatau's sign – Flatau (signe de)
flatulence – flatulence
flatulent colic – colique flatulente
flatulent dyspepsia – dyspepsie flatulente
flatus – flatuosité
flaval ligament – ligament jaune
flavescent – flavescent
flavicin – flavicine
flavin – flavine
flavone – flavone
flavonoids – flavonoïdes
flavoprotein – flavoprotéine
flea – puce
flea bite – pulicaire
flea weed – herbe-aux-puces
fleecy – floconneux
Flegel's disease – Flegel (maladie de)
Fleischner's lines – Fleischner (syndrome de)
Flemming's solution – Flemming (solution de)
flesh – chair
flesh creeps – dermatospasme
fleshy – charnu
fleshy appearance – carniforme
flessum – flessum
flexible collodion – collodion riciné
flexile – flexueux
fleximeter – fleximètre
flexion – flexion
flexion crease – pli de flexion
Flexner's bacillus – Flexner (bacille de)
Flexner's dysentery – Flexner (dysenterie de)
flexor – fléchisseur
flexor tendon decussation – chiasma tendinum digitorum
flight of ideas – fuite des idées, tachypsychie
flint glass – flint-glass
Flint's murmur – Flint (roulement de), roulement de Flint
floaters – mouches volantes
floating kidney – rein flottant
floating rib – côte flottante
floccilation – carphologie
flocculation – floculation
flocculus – flocculus
floculation reaction – floculation (réaction de)

flood fever – fièvre des inondations
floor of the 4e ventricle – fosse rhomboïde
flopping rustle sound – bruit de drapeau
flora – flore
Florence's reaction – Florence (réaction de)
florid – astacoïde, floride
flow – flux
flow cytometry – cytométrie de flux
Flower's dental index – Flower (indice de)
flowing – fluent
flowmeter – débitmètre
fluctuation – fluctuation
fluctuation test – fluctuation (épreuve de)
flucytosine – flucytosine
fludrocortisone – fludrocortisone
Flügge's droplets – gouttelettes de Flügge
fluid – liquide
fluid thrill – flot ascitique (signe du)
fluke – douve
fluocinolone – fluocinolone
fluorescein – fluorescéine
fluorescein angiography – angiofluoroscopie
fluorescein angiography of eye – angiofluorographie rétinienne
fluorescein test – Amsler et Huber (test d')
fluorescence – fluorescence
fluorescence microscope – microscope à fluorescence
fluorescent screen – écran fluorescent
fluoride – fluoré, fluorure
fluorination – fluoration
fluorine – fluor
fluorometer – fluoromètre
fluoroscope – fluoroscope
fluoroscopy – radioscopie
fluorosis – fluorose
fluorosis of bone – Velu-Speder (maladie de)
fluorouracil – fluoro-uracile
fluphenazine – fluphénazine
fluroxene – fluroxène
flush – bouffée de chaleur
flutter – flutter
flux – flux
fluxion – fluxion
fly – mouche
foam – spume
foam bath – bain de mousse
foam cell – cellule spumeuse
foamy – spumeux
focal – focal
focal block – bloc focal
focal dermal hypoplasia – hypoplasie dermique en aires
focal distance – distance focale
focal epilepsy – focale (crise)
focal glomerulonephritis – glomérulonéphrite focale
focal infection – infection focale
focal lesion – lésion focale
focimeter – focomètre
focus – foyer, siège
foetomaternal blood group incompatibility – incompatibilité fœtomaternelle
Fogarty's catheter – Fogarty (sonde de)
Foix-Alajouanine syndrome – Foix-Alajouanine (syndrome de)
Foix-Julien Marie syndrome – Foix-Julien Marie (syndrome de)
Foix's syndrome – Chiray-Foix-Nicolesco (syndrome controlatéral de)
Foix syndrome – Foix (syndrome de)
folate – folate
fold – frange, pli, repli
foliaceous – foliacé
foliate papilla – papille foliée
folic acid – folique (acide), vitamine B9
« folie à deux » – folie à deux
« folie raisonnante » – folie raisonnante
folinic acid – folinique (acide)
folium of vermis – folium
folk medicine – médecine traditionnelle
follicle – follicule
follicle stimulating hormone – hormone folliculostimulante
folliclis – acné cachecticorum, folliclis
follicular – folliculaire
follicular conjunctivitis – conjonctivite folliculaire
follicular gastritis – gastrite folliculaire
follicular mucinosis – mucinose folliculaire, Pinkus (alopécie mucineuse de)
follicular pharyngitis – pharyngite folliculaire
follicular stigma – stigma folliculaire
follicular stomatitis – stomatite folliculaire
follicular syphilid – syphilide folliculaire
follicular tonsillitis – angine folliculaire
follicular vulvitis – vulvite folliculaire
folliculinaria – folliculinurie
folliculitis – folliculite
folliculitis decalvans – folliculite dépilante ou décalvante, Quinquaud (folliculite épilante de)
folliculoma – folliculome
folliculosis – folliculose
Fölling's disease – Fölling (maladie ou syndrome de)
Foltz's valve – Foltz (valvule de)
fomentation – fomentation
Fontana's markings – Fontana-Tribondeau (coloration de)
fontanel – fontanelle
fontanelle – fontanelle
food – aliment
food intoxication – intoxication alimentaire
food poisoning – toxicose alimentaire
food ration – ration alimentaire
food specific dynamic action – action dynamique spécifique des aliments
foot – pied
foot and mouth disease fever – fièvre aphteuse
footless – apode
forage – forage
foramen – foramen, trou
foramen caecum medullae oblongatae – foramen cæcum postérieur
foramen caecum of frontal bone – foramen cæcum de l'os frontal
foramen caecum of tongue – trou borgne de la langue
foramen cecum – Vicq d'Azyr (trou borgne de)
foramen lacerum – trou déchiré antérieur
foramen magnum – foramen magnum, trou occipital
foramen obturatum – foramen obturé
foramen of Winslow – Winslow (hiatus de)
foramen ovale – foramen ovale
foramen rotundum – foramen rond
foramen singulare – foramen singulaire
foramen spinosum – foramen spinosum
foramen venosum – foramen veineux
foramina palatina minora – foramina petit palatin
Forbes-Albright syndrome – Forbes-Albright (syndrome de)
Forbes' amputation – Forbes (amputation de)
Forbes' disease – Forbes (maladie de), glycogénose de type III

forced alimentation – alimentation forcée
forced expiratory volume – volume expiratoire maximal par seconde
forced foot – Pauzat (maladie de), pied forcé
forceps – forceps, pince
forceps of corpus callosum – forceps du corps calleux
forcipressure – forcipressure
forclosure – forclusion
Fordyce's disease – Fordyce (maladie de)
forearm – antébrachium, avant-bras
forehead – front
foreign – étranger
foreign body – corps étranger
Forel's fields – Forel (champs de)
forensic – médicolégal
forensic chemistry – chimie médicolégale
forensic medecine specialist – médecin légiste
forensic medicine – médecine légale
forensic medicine specialist – légiste (médecin)
forensic psychiatry – psychiatrie médicolégale
forest yaws – pian-bois
Forestier and Rotès-Quérol syndrome – mélorhéostose vertébrale
Forestier's disease – Forestier-Rotès-Querol (syndrome de)
form – forme
formaldehyde – formaldéhyde
formaldehyde solution – formol
formiate – formiate
formic acid – formique (acide)
formication – formication
formol-gel test – formol-gélification
formula – formule
formyl – formyle
Forney's syndrome – Forney (syndrome de)
fornix – fornix
fornix of cerebrum – fornix cérébral, trigone cérébral
fornix of vagina – fornix du vagin
Forssell's sinus – Forssell (sinus de)
Forssman's antigen – Forssman (antigène de)
Förster-Penfield operation – Förster-Penfield (opération de)
Förster 's operation – Förster (opération de)
Förster's syndrome – Förster (maladie de)
fossa – fosse, fossette
fossa hypophysialis – fosse pituitaire
fossa of gall bladder – fossette cystique
fossa of lacrymal gland – fosse lacrymale
fossa of male urethra – fossette de l'urètre
Foster Kennedy's syndrome – Kennedy (syndrome de Foster)
Fothergill's neuralgia – Fothergill (névralgie de)
Fothergill's operation – Fothergill (opération de)
Fourmentin's thoracic index – indice thoracique (de Fourmentin)
Fournier's gangrene – Fournier (maladie de)
Fournier's tests – Fournier (manœuvres de)
fourth cranial nerve – quatrième paire crânienne
fourth disease – quatrième maladie, rubéole scarlatiniforme
fourth venereal disease – quatrième maladie vénérienne
fourth ventricle of cerebrum – ventricule (quatrième)
fovea – fovea
fovea of head of femur – fovea capitis femoris
fovea of radius – cupule du radius, fovea de la tête radiale
foveola – foveola
Foville's syndrome – Foville (syndrome de)
fowl plague – grippe aviaire
Fowler's incision – Fowler (incision de)
Fowler's operation – Fowler (opération de)
Fowler's solution – Fowler (liqueur ou solution de)
Fox-Fordyce disease – Fox-Fordyce (maladie de)
foxglove – digitale, digitalis purpurea
Fraccaro's syndrome – Fraccaro (syndrome de)
fractional ultrafiltration – ultrafiltration fractionnée
fractional uptake coefficient – ductance
fracture – fracture
fracture by contrecoup – fracture par contre-coup
fracture displacement – déplacement
fracture reduction – réduction d'une fracture
fractures in the shape of letters V, T, or Y – fracture en V, en T ou en Y
fragile chromosome syndrome – chromosome X fragile (syndrome du)
fragility – fragilité
fragment – fragment
frambesioma-like syphilid – syphilide framboesiforme
framework – charpente
framycetin – framycétine
Franceschetti's dystrophy of cornea – Franceschetti (dystrophie cornéenne de)
Franceschetti's syndrome – Franceschetti (syndrome de)
Francis' disease – Francis (maladie de)
francium – francium
Franco's operation – Franco (opération de)
François' dyscephalic syndrome – François (maladies et syndromes de)
Frank's gastrostomy – Frank (opération de)
Fränkel's sign – Fränkel (signe de)
Frankfort horizontal plane – Frankfort (plan de)
Franklin's disease – Franklin (maladie de)
franklinization – franklinisation
Fraser's syndrome – Fraser (syndrome de)
Frazier's needle – Frazier (aiguille de)
Frazier-Spiller operation – Frazier-Spiller (opération de)
freckle – éphélide
Frédet-Rammstedt operation – Frédet-Rammstedt (opération de), Rammstedt (opération de)
free-floating anxiety – angoisse flottante
free ideas – association libre
free radical – radical libre
free water – eau libre
Freeman-Sheldon syndrome – Freeman-Sheldon (syndrome de)
freemartin – free-martin
freezing point depression – delta cryoscopique
Frei's antigen – Frei (antigène de)
Frei's disease – Frei (maladie de)
Frei's test – Frei (réaction de)
Freiberg's infraction – Freiberg (maladie de)
Freidreich's signs – Friedreich (signes de)
fremitus – frémissement
French - American - British classification – FAB (classification)
French paradox – paradoxe français

Frenkel's syndrome – Frenkel (syndrome de)
Frenkel's treatment – Frenkel (traitement de)
frenulum – frein
frenulum of clitoris – frein du clitoris
frenulum of ileocaecal valve – frein de la valvule iléocæcale
frenulum of lip – frein de la lèvre
frenulum of prepuce of penis – frein du prépuce du pénis
frenulum of tongue – frein de la langue
frenum – frein
frenzy – frénésie
frequency – fréquence
Freud's theory – Freud (théorie de)
freudian – freudien
freudism – freudisme
Freund's adjuvant – Freund (adjuvant de)
Freund's anomaly – Freund (anomalie de)
Freund's operation – Freund (opération de)
Freyer's operation – Freyer (opération de)
friability – friabilité
friably – friable
Fricke's operation – Fricke (opération de)
friction – friction
Friedländer's bacillus – Friedländer (bacille de)
Friedländer's disease – Friedländer (maladie de)
Friedländer's pneumonia – Friedländer (pneumonie de)
Friedmann's disease – Friedmann (maladie de)
Friedreich's ataxia – Friedreich (maladie de)
frigidity – frigidité
Frisch bacillus – Frisch (bacille de)
frog belly – ventre de batracien
Fröhlich's syndrome – Fröhlich (syndrome de), syndrome adiposogénital
Froin's syndrome – Froin (syndrome de)
Froment's paper sign – Froment (signe de)
Frommel-Chiari syndrome – Frommel (maladie de)
frontal – frontal
frontal arch – arc naso-bregmatique
frontal ataxia – ataxie frontale
frontal crest – crête frontale
frontal fossa – fosse frontale
frontal mirror – miroir frontal
frontal notch – foramen frontal
frontal plane – plan frontal
frontal pole – pôle frontal
frontal process of maxilla – processus frontal du maxillaire
frontal process of zygomatic bone – processus frontal de l'os zygomatique
frontal section – coupe frontale
frontal sinus – sinus frontal
frontal syndrome – frontal (syndrome)
fronto-occipital – fronto-occipital
frontoethmoidal suture – suture fronto-ethmoïdale
frontolacrimal suture – suture frontolacrymale
frontomaxillar suture – suture frontomaxillaire
frontonasal – frontonasal
frontonasal suture – suture frontonasale
frontoparietal – frontopariétal
frontoparietal operculum – opercule frontopariétal
frontotemporal – frontotemporal
frontozygomatic suture – suture frontozygomatique
frost-bite – gelures
Frostberg's sign – Frostberg (signe de)
frosted liver – foie glacé
frotteurism – frotteurisme
frozen section – extemporanée (biopsie)
frozen shoulder – capsulite rétractile, épaule gelée
fructose – fructose, sucre de fruit
fructosuria – fructosurie, lévulosurie
frustrated – frustré
frustration – frustration
Fuchs' coloboma – Fuchs (colobome de)
Fuchs' dystrophy – Fuchs (dystrophie endo-épithéliale de)
Fuchs' keratitis – Fuchs (kératite de)
Fuchs' syndromes – Fuchs (syndromes de)
fuchsin – fuchsine
fuchsinophil – fuchsinophile
fucose – fucose
-fuge – -fuge
fugue – fugue
fulfillment of wish – désir (réalisation du)
fulgurant – fulgurant
fulguration – fulguration
fuliginous tongue – langue fuligineuse
Fülleborn's method – Fülleborn (méthode de)
Fuller's operation – Fuller (opération de)
fulminant – fulminant
fulminant hepatitis – hépatite fulminante
fulminating appendicitis – appendicite fulminante
fumarase – fumarase
fumaric acid – fumarique (acide)
fumigation – fumigation
function – fonction
functional – fonctionnel
functional albuminuria – albuminurie fonctionnelle
functional anatomy – anatomie fonctionnelle
functional congestion – congestion fonctionnelle
functional food – alicament
functional lesion – lésion fonctionnelle
functional murmur – souffle anorganique, souffle fonctionnel
functional position – position de fonction
functional residual capacity of lung – capacité résiduelle fonctionnelle
functional valvular insufficiency – insuffisance valvulaire fonctionnelle
fundic – fundique
fundic hysterectomy – hystérectomie fundique
fundus – fond
fundus of urinary bladder – fond de la vessie
fungal – fongique
fungicide – fongicide
fungiform – fongiforme
fungiform papilla – papille fongiforme
fungistatic – fongistatique
fungoid – fongoïde
fungosity – fongosité
fungous – fongueux
fungous gingivitis – gingivite fongueuse
fungous synovitis – synovite fongueuse
fungus – champignon
fungus testis – fongus du testicule
funiculagia – funiculagie
funicular – cordonal, funiculaire
funicular cell – cellule cordonale
funicular hematocele – hématocèle funiculaire
funicular hernia – hernie funiculaire
funicular hydrocele – hydrocèle enkystée funiculaire
funicular murmur – souffle funiculaire
funiculi of the spinal cord – cordons de la moelle épinière
funiculitis – funiculite

funiculopexy – funiculopexie
funiculus – funiculus
funnel – entonnoir
funnel chest – thorax en entonnoir
funnel shaped pelvis – pelvis en entonnoir
Fürbringer's sign – Fürbringer (signe de)
furcula – furcula
furfur – furfur
furfuraceous – furfuracé
furfural – furfural
furious rabies – rage furieuse
furosemide – furosémide
furuncle – furoncle
furuncular – furonculeux
furunculoid – furonculoïde
furunculosis – furonculose
fury – fureur
fury epilepticus – fureur épileptique
fuscin – fuscine
fused pelvic kidney – rein sigmoïde
fusidic acid – fusidique (acide)
fusiform – fusiforme
fusiform aneurysm – anévrysme fusiforme
fusiform cell – cellule fusiforme
fusiform sarcoma – sarcome fusocellulaire
fusion – fusion
fusion complex – complexe de fusion
Fusobacterium – *Fusiformis*
fusocellular – fusocellulaire
fusospirillosis – fusospirillose
fusospirochetosis – fusospirochétose

G

g – g
G-CSF – G-CSF
G protein – protéine G
G-strophantin – strophantoside G
Ga – Ga
GABA – GABA
GABA-ergic system – système gabaminergique
gadinin – gadinine
gadoleic acid – gadoléique (acide)
gadolinium – gadolinium
gaduin – gaduine
gag – ouvre-bouche
Gaisböck's disease – Gaisböck (maladie de)
gait – démarche
gait apraxia – apraxie de la marche
galact-, galacto- – galact-, galacto-
galactagogue – galactagogue
galactase – galactase
galactocele – galactocèle
galactogenous – galactogène
galactography – galactographie
galactokinase – galactokinase
galactometer – galactomètre
galactophagous – galactophage
galactophoric abscess – abcès canaliculaire
galactophoritis – galactophorite
galactophorous – galactophore
galactophorus duct – lactifère
galactopoiesis – galactopoïèse
galactorrhea – galactorrhée
galactoscope – galactoscope
galactose – galactose
galactosemia – galactosémie
galactosidase – galactosidase
galactoside – galactoside
galactostasis – galactostase
galactosuria – galactosurie
galactotherapy – galactothérapie
galacturia – galacturie
galea – galéa aponévrotique
Galeazzi's fracture – Galeazzi (fracture de)
Galen's cerate – Galien (cérat de)
galenic – galénique
galenic pharmaceutics – pharmacie galénique
galeropsia – galéropie
gallamine – gallamine
gallate – gallate
Gallavardin's phenomenon – Gallavardin (syndrome de)
gallbladder – vésicule biliaire
gallein – galléine
gallic acid – gallique (acide)
gallicin – gallicine
gallium – gallium
gallop rhythm – bruit de galop, galop (rythme ou bruit de)
gallstone – calcul biliaire
gallstone ileus – iléus biliaire
Galton's law – Galton (loi de)
Galton's whistle – Galton (sifflet de)
galvanic contraction – contraction galvanique
galvanic current – électricité galvanique
galvanism – galvanisme
galvanization – galvanisation
galvano- – galvano-
galvanocauterization – galvanocautérisation
galvanocautery – galvanocautère
galvanofaradization – galvanofaradisation
galvanopalpation – galvanopalpation
galvanopuncture – galvanopuncture
galvanotherapy – galvanothérapie
galvanotonus – galvanotonus
gamete – gamète, gonosome
gametocide – gaméticide
gametocyte – gamétocyte
gametogenesis – gamétogenèse
gametogony – gamétogonie
gamma – gamma
gamma-aminobutyric acid – gamma-aminobutyrique (acide)
gamma-angiocardiography – gamma-angiocardiographie
gamma angle – angle gamma
gamma fiber – fibre gamma
gamma heavy chain disease – chaînes lourdes γ (maladie des)
gamma-OH – gammahydroxybutyrate de sodium
gamma'therapy – télégammathérapie
gammacardiography – gammacardiographie
gammacism – gammacisme
gammaglobulin – gammaglobuline
gammaglutamyl transpeptidase – gammaglutamyl transférase (gamma GT)
gammagraphy – gammagraphie
gammapathy – gammapathie
gammatherapy – gammathérapie
Gamna's disease – Gamna (maladie de)
gamo- – gamo-
gamogenesis – gamogenèse
gamont – gamonte
gampsodactylia – gampsodactylie
Gamstorp's disease – adynamie épisodique héréditaire, Gamstorp (maladie de)
ganciclovir – ganciclovir
Gandy-Gamna nodules – Gandy-Gamna (nodules de)
Gandy's disease – Gandy (maladie de)
ganglial – ganglionné
gangliectomy – gangliectomie
ganglioblast – ganglioblaste
gangliocyte – gangliocyte
gangliocytoma – gangliocytome
ganglioform – gangliforme
ganglioid – ganglioïde
ganglioma – gangliome
ganglion – ganglion, ganglion nerveux
ganglion cell – cellule ganglionnaire
ganglion impar – ganglion coccygien
ganglion superius nervi vagi – ganglion plexiforme
ganglioneuroblastoma – ganglioneuroblastome
ganglioneuroma – ganglioneurome

ganglionitis – ganglioradiculite
ganglioplegic – ganglioplégique
ganglioside – ganglioside
gangliosidosis – gangliosidose, Norman-Landing (maladie de)
gangosa – gangosa
gangrene – gangrène
gangrenous angina – angine gangreneuse
gangrenous balanitis – balanite gangreneuse
gangrenous cholecystitis – cholécystite gangreneuse
gangrenous erysipelas – érysipèle bronzé, érysipèle gangreneux
gangrenous periproctitis – périproctite septique diffuse
gangrenous pharyngitis – pharyngite gangreneuse
gangrenous purpura – purpura gangreneux
gangrenous stomatitis – stomatite gangreneuse
Ganser's syndrome – Ganser (syndrome de)
Gant's clamp – Gant (clamp de)
gap 1 – phase G1
gap 2 – phase G2
Garcin's syndrome – Garcin (syndrome de)
Gardner-Diamond syndrome – Gardner et Diamond (maladie de)
Gardner's syndrome – Gardner (syndrome de)
Gardnerella vaginalis – Gardnerella vaginalis
Garel's sign – Garel-Burger (signe de)
gargle – gargarisme
gargoylism – gargoylisme
Garland's triangle – Garland (triangle paravertébral de)
Garlock's operation – Garlock (opération de)
Garré's disease – Garré (ostéomyélite de)
Gartner's bacillus – Gärtner (bacille de)
Gartner's duct – Gartner (canal de)
Gartner's phenomenon – Gärtner (phénomène de)
gas – gaz
gas gangrene – gangrène gazeuse
gas mask – masque à gaz
gaseous alkalosis – alcalose respiratoire ou gazeuse
gasometry – gazométrie
Gasser's ganglion – Gasser (ganglion de)
Gasser's syndrome – Gasser (syndrome de)
gastr-, gastro- – gastr-, gastro-
gastrectasia – gastrectasie
gastrectomy – gastrectomie
gastric – gastrique
gastric achylia – achylie gastrique
gastric adenocarcinoma – cancer gastrique
gastric amyxorrhea – amyxorrhée gastrique
gastric calculus – calcul gastrique
gastric chromoscopy – chromoscopie gastrique
gastric colic – colique gastrique
gastric curvature – courbure de l'estomac
gastric digestion – digestion peptique
gastric dilatation – dilatation de l'estomac
gastric fistula – fistule gastrique
gastric fundus – fond de l'estomac
gastric hemorragic erosion – érosion hémorragique (de l'estomac)
gastric, intestinal polyposis – polypose gastrique, intestinale
gastric juice – suc gastrique
gastrin – gastrine
gastrinemia – gastrinémie
gastrinoma – gastrinome
gastritis – gastrite
gastroanastomosis – gastrogastrostomie
gastrocele – gastrocèle
gastrocolic omentum – omentum (grand)
gastrocolic reflex – réflexe gastrocolique
gastrocolitis – gastrocolite
gastrocolonic fistula – fistule gastrocolique
gastrocoloptosis – gastrocoloptose
gastrocolostomy – gastrocolostomie
gastrodidymus – gastrodidyme
gastroduodenal – gastroduodénal
gastroduodenal contrast X-ray – transit gastroduodénal
gastroduodenectomy – gastroduodénectomie
gastroduodenitis – gastroduodénite
gastroduodenoscopy – gastroduodénoscopie
gastroduodenostomy – gastroduodénostomie
gastroenteralgia – gastro-entéralgie
gastroenteritis – gastro-entérite
gastroenteroanastomosis – gastro-entéroanastomose
gastroenterocolitis – gastro-entérocolite
gastroenterologist – gastro-entérologue
gastroenterology – gastro-entérologie
gastroenteropathy – gastro-entéropathie
gastroenteroplasty – gastro-entéroplastie
gastroenteroptosis – gastro-entéroptose
gastroenterostomy – gastro-entérostomie
gastroesophageal – gastro-œsophagien
gastroesophageal reflux – reflux gastro-œsophagien
gastroesophagostomy – gastro-œsophagostomie
gastrogenic – gastrogène
gastrograph – gastrographe
gastrohepatic – gastro-hépatique
gastrohepatic omentum – épiploon gastrohépatique
gastroileal reflex – réflexe gastro-iléal
gastrointestinal – gastro-intestinal
gastrointestinal fistula – fistule gastro-intestinale
gastrojejunocolonic fistula – fistule gastrojéjunocolique
gastrojejunoesophagostomy – gastrojéjuno-œsophagostomie
gastrojejunostomy – gastrojéjunostomie
gastrolith – gastrolithe
gastrology – gastrologie
gastrolysis – gastrolyse
gastromalacia – gastromalacie
gastromegaly – gastromégalie
gastromelus – gastromélie
gastromyotomy – gastromyotomie
gastromyxorrhea – gastromyxorrhée
gastroomental – gastro-omental
gastroomental lymph node – nœud lymphatique gastro-omental
gastropancreatitis – gastro-pancréatite
gastroparesis – gastroplégie
gastropathy – gastropathie
gastropexy – gastropexie
gastrophotography – gastrophotographie
gastrophrenic – gastrophrénique
gastroplasty – gastroplastie
gastroplegia – gastroparésie
gastroplication – gastroplicature
gastroptosis – gastroptose
gastropylorectomy – gastropylorectomie
gastrorrhagia – gastrorragie
gastrorrhaphy – gastrorraphie
gastrorrhea – gastrorrhée
gastrorrhexis – gastrorrhexis

gastroschisis – gastroschisis, laparoschisis
gastroscope – gastroscope
gastroscopy – gastroscopie
gastrospasm – gastrospasme
gastrosplenic – gastrosplénique
gastrosplenic ligament – épiploon gastrosplénique
gastrostenosis – gastrosténose
gastrostomy – gastrostomie
gastrosuccorrhea – gastrosuccorrhée
gastrotomy – gastrotomie
gastrotonometry – gastrotonométrie
gastrotropic – gastrotrope
gastrula – gastrula
gastrulation – gastrulation
gatism – gâtisme
Gaucher's cell – Gaucher (cellule de)
Gaucher's disease – Gaucher (maladie de)
gauze – compresse, gaze
gavage – gavage
gazometric analysis – analyse gazométrique
Gd – Gd
Ge – Ge
Gee's disease – Gee (maladie de)
Gegenbaur's cell – Gegenbaur (cellule de)
Geigel's reflex – Geigel (réflexe de), réflexe inguinal
Geiger-Müller counter – Geiger (compteur)
gel – gel
gelasmus – gélasmus
gelatin – gélatine
gelatin peptone – gélatine peptone
gelatinase – gélatinase
gelatiniform degeneration – dégénérescence gélatiniforme
gelatinization – gélatinisation
gelatinoid – gélatinoïde
gelatinolytic – gélatinolytique
gelatinous – gélatiniforme
gelatinous ascites – gélatineuse du péritoine (maladie), péritoine (maladie gélatineuse du)
gelatinous goiter – adénome gélatineux
gelatinous tissue – tissu gélatineux
gelation – gélification
Gelineau's syndrome – Gélineau (syndrome de)
Gellé's test – Gellé (épreuve de)
gelose – gélose
Gély's suture – Gély (suture de)
gemellary – gémellaire
gemellary pregnancy – grossesse gémellaire
gemellipara – gémellipare
gemination – gémination
gemmation – gemmation, gemmiparité
-gen – -gène
Gendrin's sign – Gendrin (signe de)
gene – gène
gene material integration – intégration génétique
gene mutation – mutation génétique
gene targeting – ciblage génétique
gene therapy – thérapie génique
general anatomy – anatomie générale
general anesthesia – anesthésie générale
general paralysis – paralysie générale progressive
general pathology – pathologie générale
general physiology – physiologie générale
general practitioner – médecin généraliste, omnipraticien
general symptom – signe général
generalization – généralisation
generalized anxiety – anxiété généralisée
generalized continuous muscular activity syndrome – activité musculaire continue généralisée (syndrome d')
generalized epilepsy – épilepsie généralisée
generalized hypertrichosis – hypertrichose généralisée
generation – génération
generic drug – médicament générique
genesic – génésique
genesis – genèse, -genèse
genetic – génétique
genetic code – code génétique
genetic conversion – conversion génique
genetic counseling – génétique (conseil)
genetic engineering – génétique (génie), manipulation génétique
genetic information – information génétique
genetic marker – marqueur génétique
genetic polymorphism – polymorphisme génétique
genetic restriction – restriction génétique
genetic translation – traduction génétique
geneticist – généticien
genetics – génétique
genian – génien
genic – génique
geniculate – géniculé
geniculate body – corps géniculé
geniculate neuralgia – névralgie géniculée, Ramsay-Hunt (névralgie de)
geniculum – geniculum
geniculum of facial nerve – geniculum du nerf facial
genioglossus – génioglosse
genion – génion
genioplasty – génioplastie
genital – génital
genital center – centre génital ou génitospinal
genital corpuscle – corpuscule génital
genital duct – canal pelvigénital
genital fold – pli génital
genital love – amour génital
genital stage – stade génital
genital tubercle – tubercule génital
genital tuberculosis – tuberculose génitale
genitalia – génitaux (organes)
genitofemoral – génitofémoral
genitofemoral nerve – génitofémoral (nerf)
genitourinary fistula – fistule génito-urinaire
Gennari's line – Gennari (strie de)
genodermatosis – génodermatose
genome – génome
genomic imprinting – empreinte parentale
genoplasty – génoplastie
genotherapy – génothérapie
genotype – génotype
gentamicin – gentamycine
gentian violet – pyoctanine bleue, violet de gentiane
gentisic acid – gentisique (acide)
genu – genu
genu flexum – genu flexum
genu of corpus callosum – genou du corps calleux
genu of facial nerve – genou du nerf facial
genu recurvatum – genu recurvatum
genu valgum – genu valgum
genu varum – genu varum
genus – genre
geographic tongue – glossite exfoliatrice marginée, langue géographique
geographical pathology – pathologie géographique
geophagia – géophagie
geotrichosis – géotrichose
geotropism – géotropisme
GER – RGO
Gérard-Marchant fracture – Gérard-Marchant (fracture de)
Gerdy's fontanelle – Gerdy (fontanelle de)

Gerdy's tubercule – Gerdy (tubercule de)
Gerhardt's disease – Gerhardt (maladie de)
Gerhardt's sign – Gerhardt (signe de)
Gerhardt's syndrome – Gerhardt (syndrome de)
geriatrics – gériatrie
Gerlach's valve – Gerlach (valvule de)
Gerlier's disease – Gerlier (maladie de)
germ – germe
germ carrier – porteur de germes
germ-free – axénique
german – germen
germanium – germanium
germicidal – germicide
germinal – germinal
germinal aplasia – Castillo, Trobucco et de la Bolze (syndrome de Del)
germinal cell – cellule germinale
germinal center – centre germinatif
germinal disk – disque germinatif
germinal epithelium – épithélium germinatif
germinal membrane – membrane germinative
germinative layer – stratum germinativum
germinoma – germinone
geroderma – gérodermie, gérodermie génitodystrophique, géromorphisme
geroderma osteodysplastica – gérodermie osteodysplasique héréditaire
gerontology – gérontologie
gerontophilia – gérontophilie
gerontoxon – gérontoxon
Gerstmann's syndrome – Gerstmann (syndrome de)
Gersuny's operation – Gersuny (opération de)
Gestalt psychotherapy – Gestalt-thérapie
Gestalt theory – Gestalt-théorie
gestalt-therapie – psychologie de la forme
gestation – gestation
gestational age – âge gestationel
gestational toxicosis – toxémie gravidique
gestosis – gestose
gestual language – langage manuel
gestural language – langage gestuel
ghreline – ghreline
Gianotti-Crosti syndrome – Gianotti-Crosti (syndrome de)
giant cell – cellule géante, plasmode, polycaryocyte
giant cell tumor of bone – tumeur à cellules géantes des os
giant urticaria – urticaire géante
giardiasis – giardiase
gid – tournis
Giemsa's stain – Giemsa (coloration de)
Gierke's cell – Gierke (cellule de)
Gifford's operation – Gifford (opération de)
Gifford's sign – Gifford (signe de)
giga- – giga-
gigantism – gigantisme
gigantoblast – gigantoblaste
gigantocyte – gigantocyte
Gigli's pubiotomy – Gigli (opération de)
Gigli's wire saw – Gigli (scie de)
Gil Vernet's operation – Gil Vernet (opération de)
Gilbert's disease – cholémie familiale
Gilbert's syndrome – Gilbert (maladie de), Gilbert (syndrome de)
Gilchrist's disease – Gilchrist (maladie de)
Gilford's progeria – Gilford (progeria de)
Gillepsie's wrist excision – Gillespie (opération de)
Gilles de la Tourette's disease – Gilles de la Tourette (maladie de)
Gilliam's uterine suspension – Gilliam (opération de)
Gilmer's splint – Gilmer (attelle de)
gingival fibromatosis – fibromatose gingivale
gingival line – ligne gingivale
gingival margin – marge gingivale
gingivectomy – gingivectomie
gingivitis – gingivite
gingivoglossitis – gingivoglossite
gingivolabial – gingivolabial
gingivorrhagia – gingivorragie
gingivostomatitis – gingivostomatite
ginglymus – ginglyme
Giraud and Cazal collar – Giraud et Cazal (collier de)
girdle – ceinture
girdle pain – douleur en ceinture
Girdlestone's operation – Girdlestone (opération de)
gitalin – gitaline
Gitelman's syndrome – Gitelman (syndrome de)
githagism – githagisme
gitter cell – corps granulograisseux
giving away – dérobement
glabella – antinion, glabelle
glabellar fontanelle – fontanelle glabellaire ou nasofrontale
glabrous – glabre
glacial acetic acid – glacial (acide acétique)
gladiate – gladié
glairin – barégine, glairine
gland – glande
glanders – morve
glands – glandes
glandular – glandulaire
glandular cell – cellule glandulaire
glandular cheilitis – chéilite glandulaire
glandular epithelium – épithélium glandulaire
glandular fever – fièvre ganglionnaire
glandular tissue – tissu glandulaire
glandulous – glanduleux
glans – gland
Glanzmann's thrombasthenia – Glanzmann (thrombasthénie de)
glare – éblouissement
glargin insulin – insuline glargine
Glasgow coma scale – Glasgow (échelle de)
glass – verre
glass blowers' mouth – pneumatocèle parotidienne
glasses – lunettes
Glatzel's mirror – Glatzel (miroir de)
Glauber's salt – Glauber (sel de)
glaucoma – glaucome
glaucomatous cataract – cataracte glaucomateuse
glaucomatous excavation – excavation glaucomateuse
glaucomatous halo – halo glaucomateux
Gleason's score – Gleason (grade ou score de)
glenohumeral – gléno-huméral
glenoid cavity – cavité glénoïde, glénoïde (cavité)
glenoid point – point glénoïdien
glenoidal labrum – labrum glénoïdal
gliadin – gliadine
glial – glial
glial cell – cellule gliale
glinide – glinide
glioblastoma – glioblastome
glioblastoma multiforme – glioblastome multiforme
gliocyte – gliocyte
glioma – gliome
glioma endophytum – gliome endophyte
glioma exophytum – gliome exophyte

glioma retinae – gliome de la rétine (ou rétinien)
gliomatosis cerebri – gliomatose cérébrale diffuse
glioneuroma – glioneurome
gliosis – gliose
gliosome – gliosome
Glisson's capsule – Glisson (capsule de)
glitazone – glitazone
global adrenal insufficiency – acorticisme
global heart failure – insuffisance cardiaque globale
globe – globe
globin – globine
globose nucleus – noyau globuleux
globular – globulaire
globular sediment – culot globulaire
globular spaces of Czermak – Czermak (espaces interglobulaires de)
globule – globule
globulinaemia – globulinémie
globulins – globulines
globulinuria – globulinurie
globus hystericus – boule hystérique, globe hystérique
globus pallidus – globus pallidus
glomerular capsule – capsule glomérulaire
glomerular filtrate – filtrat glomérulaire
glomerular nephropathy – néphropathie glomérulaire
glomerular proteinuria – protéinurie glomérulaire
glomerulitis – glomérulite
glomerulonephritis – glomérulonéphrite
glomerulopathy – glomérulopathie
glomerulosclerosis – glomérulosclérose
glomerulus – glomérule
glomic – glomique
glomus – glomus
glomus caroticum – corpuscule carotidien, paraganglion carotidien
glomus coccygeum – ganglion de Luschka
glomus tumor – glomangiome, glomique (tumeur), tumeur glomique
gloss-, glosso- – gloss-, glosso-
glossectomy – glossectomie
glossette – glossette
glossitis – glossite
glossodynanometer glossodynamomètre
glossodynia – glossalgie, glossodynie
glossoepiglottic – glosso-épiglottique
glossoepiglottic fold – pli glosso-épiglottique
glossoid – glossoïde
glossokinesthetic center – centre glossokinesthésique
glossolabial paralysis – paralysie labioglossopharyngée
glossolalia – glossolalie
glossomania – glossomanie
glossopalatinal – glossopalatin
glossopathy – glossopathie
glossopharyngeal – glossopharyngien
glossopharyngeal nerve – glossopharyngien (nerf), neuvième paire crânienne
glossopharyngeal neuralgia – névralgie du glossopharyngien
glossophytia – glossophytie
glossoplasty – glossoplastie
glossoplegia – glossoplégie
glossoptosis – glossoptose
glossopyrosis – glossopyrosis
glossorrhaphy – glossorraphie
glossoscopy – glossoscopie
glossotomy – glossotomie
glottis – glotte
glottis spasm – spasme de la glotte (ou glottique)
glottitis – glottite
GLP-1 (Glucagon Like Peptide) – incrétine
gluc-, gluco- – gluc-, gluco-
glucagon – glucagon
glucocorticoid – glucocorticoïde
glucogonoma – glucagonome
glucokinase – glucokinase
glucokinin – glucokinine
gluconic acid – gluconique (acide)
glucose – glucose
glucose tolerance test – hyperglycémie provoquée
glucosed – glucosé
glucoside – glucoside
glucuroconjugation – glucuroconjugaison
glucuronic acid – glucuronique (acide)
glucuronidase – glucuronidase
glucuronide – glucuronide
Gluge's corpuscule – Glüge (corpuscule de)
glutamate – glutamate
glutamic acid – glutamique (acide)
glutamic oxalo-acetic transaminase – transaminase glutamo-oxaloacétique
glutamic-pyruvic transaminase – transaminase glutamopyruvique
glutaminase – glutaminase
glutamine – glutamine
glutamyl – glutamyle
glutathione – glutathion
gluteal – glutéal
gluteal facies – surface glutéale
gluteal line – ligne glutéale
gluteal plica – pli fessier
gluteal reflex – réflexe glutéal
gluteal tuberosity – tubérosité glutéale
gluten – gluten
glycemia – glycémie
glyceride – glycéride
glycerin – glycérine
glycerin bath – bain de glycérine
glycerinated – glycériné
glycerinated gelatin – gélatine glycérinée
glycerite – glycérolat
glyceroextract – glycéro-extrait
glycerol – glycérol
glycerol phosphate – glycérophosphate
glycerophospholipid – glycérophospholipide
glyceryl – glycéryle
glyceryl trinitrate – glycéryle (trinitrate de)
glycine – gélatine (sucre de), glycine
glycocalyx – glycocalyx
glycocholate – glycocholate
glycocholic acid – glycocholique (acide)
glycocoll – glycocolle
glycogen – glycogène
glycogen storage disease – Pompe (maladie de)
glycogenesis – glycogenèse, glycogénogenèse
glycogenic – glycogénique
glycogenic center – centre glycogénique
glycogenic degeneration – dégénérescence glycogénique
glycogenic hepatonephromegaly – hépatonéphromégalie glycogénique
glycogenic infiltration – infiltration glycogénique
glycogenolysis – glycogénolyse
glycogenopexy – glycogénopexie
glycogenosis – glycogénose
glycol – glycol
glycolysis – glycolyse
glycolytic enzyme – enzyme glucolytique
glyconeogenesis – glyconéogenèse
glycopenia – glycopénie
glycoprotein – glycoprotéine
glycoregulation – glycorégulation
glycoronidase – glycuronidase
glycorrhachia – glycorachie
glycoside – glycoside
glycosuria – glycosurie

glycosylate – glycosylé
glycosylated – glyqué
glycosylated hemoglobin – hémoglobine glycosylée
glycosylation – glycosylation
glycuronic acid – glycuronique (acide)
glycuronide – glycuronide
glycuronuria – glycuronurie
glycyrrhizin – glycyrrhizine
GM-CSF – GM-CSF
gnath-, gnatho- – gnath-, gnatho-
gnathalgia – gnathalgie
gnathic index – indice gnathique
gnathion – gnathion
gnathocephalus – gnathocéphale
gnathodynamometer – gnathodynamomètre
gnathodynia – gnathodynie
gnathology – gnathologie
gnathoplasty – gnathoplastie
gnathoschisis – gnathoschisis
gnathostomiasis – gnathostomiase
gnosia – gnosie
gnotobiology – gnotobiologie
gnotobiotic – gnotoxénique
goblet cell – cellule caliciforme
Goebell-Stoeckel operation – Goebell-Stoeckel (opération de)
goiter – goitre
goitrogenic – goitrigène
goitrous – goitreux
gold – or
gold therapy – aurothérapie
Goldblatt's clamp – Goldblatt (clamp de)
Goldblatt's hypertension – Goldblatt (syndrome de)
Goldenhar's syndrome – Goldenhar (syndrome de)
Goldflam's disease – Goldflam (maladie de)
Goldmann's perimeter – Goldmann (périmètre de)
Goldstein's sign – Goldstein (signe de)
Golgi-Mazzoni corpuscles – Golgi-Mazzoni (corpuscules de)
Golgi's apparatus – Golgi (appareil de)
Golgi's bodies – Golgi (corpuscules de)
Golgi's neurons – Golgi (cellules de)
Goltz's syndrome – Goltz (syndrome de)
Goltz's theory – Goltz (théorie de)
Gombault-Philippe triangle – Gombault-Philippe (triangle de)
gomphosis – gomphose
gonad – gonade
gonadal dysgenesis – dysgénésie gonadique
gonadal sex – sexe gonadique
gonadobastoma – gonadoblastome
gonadotherapy – gonadothérapie
gonadotrophin releasing factor [Gn-RH, Gn-RF] – gonadolibérine
gonadotropic – gonadotrope
gonadotropic hormone – hormone gonadotrope
gonadotropin – gonadostimuline, gonadotrophine
gonalgia – gonalgie
gonarthritis – gonarthrite
gonarthrosis – gonarthrose
gonarthrotomy – gonarthrotomie
Gonda's reflex – Gonda (réflexe de)
gonia – gonie
gonial angle – angle goniaque
Gonin's operation – Gonin (opération de)
gonio- – gonio-
goniocraniometry – goniocraniométrie
goniometer – goniomètre
gonion – gonion
gonioscope – gonioscope
goniotome – goniotome
goniotomy – goniotomie
gono- – gono-
gonoblenorrhea – gonoblennorrhée
gonoccocal conjunctivitis – conjonctivite gonococcique
gonococcal perihepatitis – périhépatite gonococcique
gonococceal arthritis – arthrite blennorragique
gonococceal vulvitis – vulvite gonococcique
gonococcemia – gonococcémie
gonococcia – gonococcie
gonococcus – gonocoque
gonocyte – gonocyte
gonorrhea – blennorragie, gonorrhée
gonorrheal rheumatism – rhumatisme blenorragique
gonorrheal urethritis – urétrite (ou uréthrite) gonococcique
gonorrhoeica folliculitis – folliculite gonococcique
gonotome – gonotome
Goodell's sign – Goodell (signe de)
Goodpasture's syndrome – Goodpasture (syndrome de)
goose-flesh – ansérine (peau), chair de poule, cutis anserina
Gopalan's syndrome – Gopalan (syndrome de)
Gordan-Overstreet syndrome – Gordan-Overstreet (syndrome de)
Gordon's reflex – Gordon (réflexe de)
Gordon's syndrome – Gordon (syndrome de)
Gorham's disease – Gorham (maladie de)
Gorlin-Goltz syndrome – Gorlin-Goltz (syndrome de)
Gorlin's formula – Gorlin (formule de)
Gosselin's fracture – Gosselin (fracture de)
Gosselin's sign – Gosselin (signe de)
Gosset's retractor – Gosset (écarteur de)
gossypol – gossypol
Gottinger's line – ligne de Gottinger
Gottschalk's operation – Gottschalk (opération de)
Gottstein's basal process – Gottstein (prolongement basal de)
gouge – gouge
gouge forceps – pince gouge
Gougerot-Blum syndrome – Gougerot-Blum (syndrome de)
Gougerot-Carteaud disease – Gougerot-Carteaud (maladie de)
Gougerot's triad – Gougerot (maladie trisymptomatique de)
Gougerot's trisymptomatic disease – trisymptome de Gougerot
Goulard's lotion – Goulard (eau de)
Goulard's water – eau blanche
Gouley's catheter – Gouley (sonde de)
goundou – goundou
gout – goutte
gouty arthritis – arthrite goutteuse
gouty diathesis – diathèse goutteuse
gouty phlebitis – phlébite goutteuse
gouty rheumatism – rhumatisme goutteux
Gowers' contraction sign – Gowers (contraction de)
Gowers' myopathy – Gowers (myopathie de)
Gowers' pupillar sign – Gowers (signe de)
Gowers' vaso-vagal attack – Gowers (syndrome de)
Goyrand's fracture – Goyrand (fracture de)

Goyrand's hernia – Goyrand (hernie de)
GP IIb IIIa – GP IIb IIIa
Graafian follicle – De Graaf (follicule de)
gracile – gracile
gracile fasciculus – faisceau gracile
Gradenigo's syndrome – Gradenigo (syndrome de)
gradient – gradient
graduated – gradué
Graefe's diseases – Graefe (maladies de von)
Graefe's operation – Graefe (opération de von)
Graefe's sign – Graefe (signe de von)
graft – greffe, greffon, transplantation
Graham-Steel murmur – Graham-Steell (souffle de)
grain – grain
grain itch – gale des céréales
gram – gramme
gram-equivalent – équivalent chimique, équivalent-gramme
gram-ion – ion-gramme
Gram's stain – Gram (coloration de)
gramicidin – gramicidine
Grancher's disease – Grancher (maladie de)
Grancher's sign – Grancher (signe de)
grand mal epilepsy – grand mal
grand mal seizure – crise tonicoclonique
grandiose delusion – délire de grandeur
Granger's line – Granger (ligne de)
Granger's sign – Granger (signe de)
Grant's operation – Grant (opération de)
granular conjunctivitis – conjonctivite granuleuse
granular keratitis – kératite granuleuse
granular layer – stratum granulosum
granular layer of cerebellum – stratum granulosum cerebelli
granular layer of cerebral cortex, external – lame granulaire externe du cortex cérébral
granular trachoma – trachome folliculaire
granulation – granulation
granulation tissue – tissu de granulation
granulations of arachnoid – granulations arachnoïdiennes
granule – granulé, granule
granulitis – granulie
granulocyte – granulocyte, polynucléaire
granulocytopenia – granulocytopénie, granulopénie, hypogranulocytose
granulocytopoiesis – granulocytopoïèse
granulofatty – granulograisseux
granuloma – granulome
granuloma annulare – granulome annulaire
granuloma gluteale infantum – granulome glutéal infantile
granuloma inguinale – granulome ulcéreux des organes génitaux
granuloma telangiectaticum – granulome pédiculé
granulomatosis – granulomatose
granulomatous arteritis – angéite granulomateuse
granulomatous inflammation – inflammation granulomateuse
granulopexy – granulopexie
granulopoiesis – granulopoïèse
granulosa – granulosa
granulosa cell carcinoma – carcinome des cellules de la granulosa
granulosis rubra nasi – granulosis rubra nasi
granulous vaginitis – vaginite granuleuse
graph – courbe
grapheme – graphème
graphemic paragraphia – paragraphie graphémique
graphesthesia – graphesthésie
graphic language – langage graphique
graphitosis – graphitose
grapho- – graph-, grapho-
graphology – graphologie
graphomania – graphomanie
graphomotor – graphocinétique, graphomoteur
graphorrhea – graphorrhée
-graphy – -graphie
grasp reflex – réflexe de préhension
Grasset-Gaussel phenomenon – Grasset-Gaussel (phénomène de)
gravel – gravelle
Graves' disease – Basedow (maladie de), goitre exophtalmique
gravid – gravide
gravid albuminuria – albuminurie gravidique
gravidic – gravidique
gravidity – gravidité
gravidocardiac – gravidocardiaque
gravidocardiac complications – accident gravidocardiaque
gravimetric analysis – analyse gravimétrique
Grawitz's granule – Grawitz (granulation de)
Grawitz's tumor – Grawitz (tumeur de)
gray – gray
gray atrophy – atrophie grise
gray degeneration – dégénérescence grise
gray fiber – fibre grise
gray infiltration – infiltration grise
gray matter – substance grise
gray syndrome – gris (syndrome)
greater gastric curvature – courbure de l'estomac (grande)
greater lip of pudendum – lèvre (grande)
greater occipital nerve – Arnold (nerf d')
greater omentum – épiploon (grand), épiploon gastrocolique
greater palatine foramen – foramen palatin (grand)
greater tubercle of humerus – tubercule majeur de l'humérus
green – vert
green-stick fracture – fracture en bois vert
green tea – thé vert
Gregg's syndrome – Gregg (syndrome de)
Greig's syndrome – Greig (syndrome de)
grey commissure of spinal cord – commissure de la substance grise
grey platelet syndrome – plaquettes grises (syndromes des)
grey quinquina – quinquina gris
grid – diaphragme
gridiron incision – Mac Burney (incision de)
Griesinger's sign – Griesinger (signe de)
Griscelli's syndrome – Griscelli (syndrome de)
Grisel's disease – Grisel (maladie de)
griseofulvin – griséofulvine
Gritti's amputation – Gritti (amputation de)
Grocco-Rauchfuss triangle – Grocco-Rauchfuss (triangle de)
Grocco's method – Grocco-Frugoni (signe de)
Groenouw's corneal dystrophy – Groenouw (syndrome de)
groin – aine, région inguinale

Grönblad-Strandberg syndrome – Grönblad-Strandberg (syndrome de)
groove – coulisse, gouttière, sillon
gross anatomy – anatomie macroscopique
gross hematuria – hématurie macroscopique
Grossmann's operation – Grossmann (opération de)
ground itch – mineurs (maladie des)
group – groupe
group agglutinin – coagglutinine
group psychotherapy – psychothérapie de groupe
growth – croissance
growth cartilage – cartilage de croissance, cartilage diaphyso-épiphysaire
growth exostosis – exostose de croissance
growth hormone – croissance (hormone de), hormone de croissance, hormone somatotrope, somathormone
Gruber's speculum – Gruber (spéculum de)
Grünfelder's reflex – Grünfelder (réflexe de)
grutum – acné miliaire récidivante
Grynfeltt's hernia – Grynfeltt (hernie de)
Grynfeltt's triangle – Grynfeltt (triangle de)
gryposis – grypose ou gryphose
Guam's syndrome – Guam (syndrome de)
guanethidine – guanéthidine
guanidase – guanidase
guanidine – guanidine
guanine – guanine
guanosine – guanosine
guanylic acid – guanylique (acide)
Guarnieri's corpuscules – Guarnieri (corpuscules de)
gubernaculum – gubernaculum
gubernaculum testis – gubernaculum testis
Gubler's tumor – Gubler (tumeur de)
Gudden's law – Gudden (loi de)
Guerin's fracture – Guérin (fracture de)
Guerin's sinus – Guérin (sinus de)
Guerin's valve – Guérin (valvule de)
Guillain-Alajouanine syndrome – Guillain-Alajouanine (syndrome de)
Guillain's reaction – benjoin colloïdal (réaction du)
guillotine amputation – amputation en section plane
guilty feeling – sentiment de faute, de culpabilité
Guinea worm – Guinée (ver de), ver de Guinée
gullet – gosier
gulose – gulose
gum – gencive, gomme
gum boil – parulie (ou parulis)
gumboil – fluxion dentaire
gumma – gomme
gumma syphilid – syphilide gommeuse
gummatous osteitis – ostéite gommeuse tertiaire
Gunn's crossing sign – croisement (signe du)
Gunn's phenomenon – Gunn (phénomène de)
Gunn's sign – Gunn (signe de)
Günther's disease – Günther (maladie de)
gurgling – gargouillement
Gussenbauer's clamp – Gussenbauer (clamp de)
Gussenbauer's operation – Gussenbauer (opération de)
gustation – gustation
gustatory area – centre gustatoire
gustatory audition – audition gustative
gustatory bud – gemma gustotoria
gustatory hallucination – hallucination gustative
gustolacrymal reflex – réflexe gustolacrymal
gustometry – gustométrie
gut – intestin
Guthrie-Emery syndrome – Guthrie-Emery (syndrome de)
Guthrie's test – Guthrie (test de)
gutta-percha – gutta-percha
guttate morphea – morphée en gouttes
guttate parapsoriasis – parapsoriasis en gouttes
guttural – guttural
gutturophony – gutturophonie
Guyon's amputation – Guyon (amputation de)
Guyon's sign – Guyon (signe de)
Guyon's test – Guyon (épreuve des trois verres de)
gycosylated ferritin – ferritine glycolysée
gymnastics – gymnastique
gymno- – gymno-
gymnoplast – gymnoplaste
gymnospore – gymnospore
gyn-, gyno-, gyneco – gyn-, gyno-, gynéco-
gynandria – gynandrie
gynandromorphism – gynandromorphisme
gynanthropia – gynanthropie
gynatresia – gynatrésie
gynecoid pelvis – pelvis gynécoïde, pelvis rond
gynecologist – gynécologue
gynecology – gynécologie
gynecomasty – gynécomastie
gynecopathy – gynécopathie
gynephobia – gynéphobie
gynogenesis – gynogenèse
gynoid – gynoïde
gynoïd obesity – obésité gynoïde
gyrase – gyrase
gyration – giration
gyrencephalic – gyrencéphale
gyrus – circonvolution, gyrus
gyrus cinguli – cingulum (gyrus du)
gyrus fornicatus – gyrus fornicatus

H

H – H
H agglutination – agglutination H
H antigen – antigène H
H band – bande H
H substance – substance H
H+ – H+
H+ K+ ATPase enzyme inhibitor – inhibiteur de la pompe à protons
Haab's reflex – Haab (réflexe de)
habenula – habenula
habenulae perforatae – foramina nervosa
habenular trigonium – habenula (trigone de l')
habenulointerpedoncular tract – tractus habenulo-interpédonculaire
habitat – habitat
habitual abortion – avortement habituel
habituation – accoutumance, habituation
habitus – habitus
habronemiasis – habronémose
HACEK group – HACEK (groupe)
Hacker's operation – Hacker (opération de von)
Hadju-Cheney syndrome – Hadju et Cheney (syndrome de)
Haeckel's law – Haeckel (loi de)
haemoglobin concentration – concentration de l'hémoglobine
Haenel's sign – Haenel (signe de)
Haff disease – Haff (maladie du)
hafnium – hafnium
Hagedorn needle – Hagedorn (aiguille de)

Hageman's disease – Hageman (maladie de)
Hageman's factor – Hageman (facteur)
Haglund's disease – Haglund (syndrome de)
Hagner hemostatic bag – Hagner (ballon de)
Hagner's operation – Hagner (opération de)
Hahn's cannula – Hahn (canule de)
Hahn's operation – Hahn (opération de)
Hahn's sign – Hahn (signe de)
hahnemannism – hahnemannisme
Hailey-Hailey disease – Hailey-Hailey (maladie de)
hair – cheveu, poil
hair-bearing – pilifère
hair care – capilliculture
hair follicle – follicule pileux
hair matrix – matrice du poil
hair root – racine pileuse
hairy – pileux
hairy cell – tricholeucocyte
hairy cell leukemia – leucémie à tricholeucocytes, réticulo-endothéliose leucémique
hairy ears syndrome – oreilles velues (syndrome des)
hairy oral leukoplakia – leucoplasie orale chevelue
Hakim's syndrome – Hakim (syndrome de)
Halban's syndrome – Halban (syndrome de)
Haldane's chamber – Haldane (chambre de)
half-life – demi-vie
half life period – période radioactive
halisteresis – halistérèse
halitosis – halitose
Hall's sign – Hall (signe de)
Hallé's point – Hallé (point de)
Haller's ansa – Haller (anse de)
Haller's isthmus – Haller (isthme de)
Hallermann-Streiff-François syndrome – Hallermann-Streiff-François (syndrome de)
Hallervorden-Spatz disease – Hallervorden-Spatz (maladie de)
hallomegaly – hallomégalie
Hallopeau's acrodermatitis – acrodermatite continue de Hallopeau, Hallopeau (maladie de)
hallucination – hallucination
hallucinogenic drug – hallucinogène
hallucinosis – hallucination consciente, hallucinose
hallux – hallux
hallux flexus – hallux flexus
hallux rigidus – hallux rigidus
hallux valgus – hallux valgus
hallux varus – hallux varus
halo nevus – nævus de Sutton, Sutton (maladie de)
halodermia – halogénide
halogen – halogène
halogenous acne – acné halogénique
haloid – haloïde
haloperidol – halopéridol
halophile – halophile
halothane – halothane
Halpin's operation – Halpin (opération de)
Halsted's operations – Halsted (opérations de)
Halsted's pliers – Halsted (pince de)
Halsted's suture – Halsted (point de)
halzoun – halzoun
Ham's test – Ham-Dacie (test de)
hamartoma – hamartome
Hamburger's interchanges – Hamburger (phénomènes de)
Hamman-Rich disease – Hamman-Rich (maladie de)
Hamman's sign – Hamman (signe de)
hammer toe – hallux malleus, orteil en marteau
hamster – hamster
Hancock's amputation – Hancock (amputation de)
Hancock's valvular prothesis – Hancock (valvule de)
hand – main
Hand's syndrome – Hand-Rowland (maladie de)
Hand-Schüller-Christian disease – Hand-Schüller-Christian (maladie de)
hand-shoulder syndrome – épaule-main (syndrome)
Handley's method – Handley (méthode de)
Handley's operation – Handley (opération de)
hanging – pendaison
Hannover's canal – Hannover (canal de)
Hanot-Chauffard syndrome – Hanot-Chauffard (syndrome de)
Hansen's bacillus – Hansen (bacille de)
Hansen's disease – Hansen (maladie de)
haplobacteria – haplobactérie
haplodont – haplodonte
haploid – haploïde, haplonte
haploid number – nombre haploïde
haplophase – haplophase
haplopia – haplopie
haploscope – haploscope
haplotype – haplotype
hapten – haptène, partigène
hapto- – hapt-, hapto-
haptoglobin – haptoglobine
haptometer – haptomètre
harara – harara
hard – dur
hard chancre – chancre induré
hard palate – palais dur
hard ray – rayonnement dur
hard water – eau dure
hardness – dureté
hare lip – bec-de-lièvre
Hare's syndrome – Hare (syndrome de)
harlequin fetus – fœtus arlequin, ichtyose intra-utérine
harmless – anodin
Harris' syndrome – Harris (syndrome de)
Harrison's groove – coup de hache sous-mammaire
Hartley-Krause operation – Hartley-Krause (opération de)
Hartmann's incision – Hartmann (incision de)
Hartmann's pouch – Hartmann (poche de)
Hartmann's procedure – Hartmann (opération de)
Hartmann's reversal – rétablissement de continuité après opération de Hartmann
Hartnup's syndrome – Hartnup (maladie de)
harvest tick – aoûtât
Harzer' sign – Harzer (signe de)
Hashimoto's disease – Hashimoto (maladie de)
Hashimoto's thyroiditis – thyroïdite chronique de Hashimoto
hashish – hachisch, haschisch
hashish addiction – hachischisme
Hassal's corpuscules – Hassall (corpuscules de)
Haudek's niche – Haudek (niche de), niche de Haudek
haustrations – haustrations
Haverhill fever – Haverhill (fièvre de)
haversian canals – Havers (canaux de)
having no cellular structure – anhiste
hawthorn – aubépine
hay fever – catarrhe estival, coryza spasmodique saisonnier, fièvre des foins, rhume des foins

Hayem's solution – Hayem (liquide de)
Haygarth's nodes – Haygarth (nodosités de)
Haynes' operation – Haynes (opération de)
Hb – Hb
HbA1c – HbA1c
HBsAg – antigène de surface du virus de l'hépatite B
HDL – HDL
He – He
head – tête
head of a muscle – chef (d'un muscle)
head of femur – tête du fémur
head of fibula – apex de la fibula
Head's zone – Head (zone de)
headache – céphalalgie, céphalée
healing – guérison
healing with scarring – cicatrisation
health – santé
health center – dispensaire
health services – services de santé
healthy carrier – porteur sain
hearing – ouïe
hearing aid – prothèse acoustique
hearing prosthetist – audioprothésiste
heart – cœur
heart apex – pointe du cœur
heart apical beat – choc apexien
heart axial deviation – déviation axiale du cœur
heart block – bloc cardiaque
heart catheterization – cathétérisme cardiaque
heart depolarisation – dépolarisation cardiaque
heart disease – cardiopathie
heart fibrous skeleton – squelette fibreux du cœur
heart rate – fréquence cardiaque
heart shaped – cordiforme
heart sounds – bruits du cœur
heartburn – aigreur d'estomac
heat stroke – coup de chaleur
Heath's operation – Heath (opération de)
heavy – gravative
heavy chain – chaîne lourde
heavy pain – douleur gravative
hebephrenia – hébéphrénie
hebephrenic – héboïde
Heberden's node – nodosité d'Heberden
Heberden's nodes – Heberden (nodosités d')
hebetude – hébétude
Hebra-Kaposi disease – Hebra-Kaposi (maladie de)
Hebra's disease – hydroa vésiculeux de Bazin
Hebra's papulous purpura – Hebra (purpura papuleux de)
Hebra's prurigo – Hebra (prurigo de)
Hebra's pytiriasis – Hebra (maladie de)
Hecht's reaction – Hecht (réaction de)
hectic – hectique
hectic fever – fièvre hectique
hecticity – hecticité
Hedblom's syndrome – Hedblom (syndrome de)
hedonism – hédonisme
hedrocele – hédrocèle
heel – talon
heel-knee test – épreuve talon-genou
heel spur – épine calcanéenne
heel-to-knee test – talon-genou (épreuve)
Heerfordt's syndrome – Heerfordt (syndrome de)
Hefke-Turner sign – Hefke-Turner (signe de)
Hegar's dilator – Hegar (bougies de)
Hegar's perineorrhaphy – Hegar (opération de)
Hegar's sign – Hegar (signe de)
Heidenhain's law – Heidenhain (loi de)
Heidenhain's rods – Heidenhain (bâtonnets de)
Heidenhain's syndrome – Heidenhain (syndrome de)
Heim-Kreysig sign – Heim et Kreysig (signe de)
Heimlich maneuver – Heimlich (manœuvre de)
Heine-Medin disease – Heine-Medin (maladie de)
Heine's operation – Heine (opération de)
Heineke colon resection – Heineke (opération de)
Heineke-Mikulicz pyloroplasty – Heineke-Mikulicz (opération de)
Heinz's bodies – Heinz (corps de)
Heisrath's operation – Heisrath (opération de)
Helbing's sign – Helbing (signe de)
helcology – helcologie
helianthin – hélianthine
helicine – hélicine
helicine artery – artère hélicine
helicoid – hélicoïdal
helicopod gait – démarche en fauchant
helicotrema – helicotrème
helio- – hélio-
heliopathy – héliopathie
heliophobia – héliophobie
heliotaxis – héliotaxie
heliotherapy – héliothérapie
heliotropism – héliotropisme
helium – hélium
helix – hélix
Hellat's sign – Hellat (signe de)
Heller-Döhle disease – Heller-Döhle (maladie de)
Heller esophagocardiomyotomy – Heller (opération de)
helmet crest image – cimier de casque (image en)
helmet headache – céphalée en casque
Helmholtz's resonator – Helmholtz (résonateur de)
Helmholtz's theory – Helmholtz (théorie de)
helminth – helminthe
helminthemesis – helminthémèse
helminthiasis – helminthiase
helminthism – helminthisme
helminthoid – helminthoïde
helminthology – helminthologie
helosis – hélodermie
helper cell – lymphocyte helper
helvellic acid – helvellique (acide)
hemacytometer – hématimètre
hemacytometry – hématimétrie
hemagglutination – hémagglutination, hémo-agglutination
hemagglutinin – hémagglutinine
hemagglutinogen – agglutinogène A et B, hémagglutinogène
hemagogue – hémagogue
hemal arch – arc hémal
hemangiectasis – hémangiectasie
hemangioblastoma – hémangioblastome
hemangioendothelioblastoma – hémangioendothélioblastome
hemangioendothelioma – hémangioendothéliome
hemangioma – hémangiome
hemangiomatosis – hémangiomatose
hemangiopericytoma – hémangiopéricytome
hemangiosarcoma – hémangiosarcome
hemaphein – hémaphéine
hemapheism – hémaphéisme
hemapheresis – hémaphérèse
hemarthrosis – hémarthrose
hematein – hématéine
hematemesis – hématémèse
hematic – hématique
hematic cyst – kyste hématique
hematidrosis – hématidrose
hematin – ferroporphyrine, hématine
hematinemia – hématinémie
hematoblast – hématoblaste
hematocele – hématocèle

hematocephalus – hématocéphale
hematochyluria – hématochylurie
hematocolpos – hématocolpos
hematocrit – hématocrite
hematocyst – hématocyste
hematogenesis – hématogenèse
hematogenous – hématogène
hematogenous pigment – pigment hématogène
hematogenous pyelitis – pyélite hématogène
hematogenous siderosis – sidérose hématogène
hematogone – hématogonie
hematoid – hématoïde
hematoidine – hématoïdine
hematolith – hématolithe
hematologist – hématologue
hematology – hématologie
hematolymphangioma – hématolymphangiome
hematolysis – hématolyse
hematoma – hématome
hematometer – hématomètre
hematometra – hématomètre, hématométrie
hematomole – hématome-môle
hematomphalocele – hématomphalocèle
hematomyela – hématorrachis
hematomyelia – hématomyélie
hematomyelitis – hématomyélite
hematophagia – hématophagie
hematophagous – hématophage
hematophobia – hématophobie
hematopoiesis – hématopoïèse, hémoformateur
hematopoietic – hématopoïétique
hematopoietic system – système hématopoïétique
hematoporphyrin – hématoporphyrine
hematoporphyrinuria – hématoporphyrinurie
hematorrhea – hématorrhée
hematosalpinx – hématosalpinx
hematosarcoma – hématosarcome
hematosin – hématosine
hematosis – hématose
hematospectrophotometry – hématospectrophotomètre
hematospermia – hématospermie
hematotherapy – hématothérapie
hematoxylin – hématoxyline
hematozoic parasite – parasite hématozoaire
hematozoon – hématozoaire
hematuria – hématocyturie, hématurie
heme – hème
hemeralope – héméralope
hemi- hémi-
hemiacardius – hémiacardien
hemiacephalus – hémiacéphale
hemiachromatopsia – hémiachromatopsie
hemiagenesia – hémiagénesie
hemiageusia – hémiagueusie
hemiagnosia – hémiagnosie
hemialgia – hémialgie
hemiamblyopia – hémiamblyopie
hemianalgesia – hémianalgésie
hemianesthesia – hémianesthésie
hemianopia – hémianopsie, hémiopie
hemianosmia – hémianosmie
hemiarthrosis – hémiarthrose
hemiasomatognosia – hémiasomatognosie
hemiasynergia – hémiasynergie
hemiataxia – hémiataxie
hemiathetosis – hémiathétose
hemiatrophy – hémiatrophie
hemiballism – hémiballisme
hemiblock – hémibloc
hemic calculus – calcul hématique
hemicephalia – hémicéphalie
hemichorea – hémichorée
hemichromosome – hémichromosome
hemicolectomy – hémicolectomie
hemicrania – hémicranie
hemicraniosis – hémicraniose
hemidiaphragm – hémidiaphragme
hemidrosis – hémidrose
hemidysesthesia – hémidysesthésie
hemidystrophy – hémidystrophie
hemiencephalus – hémiencéphalie
hemifacial – hémifacial
hemigastrectomy – hémigastrectomie
hemiglossitis – hémiglossite
hemihyperesthesia – hémihyperesthésie
hemihypertonia – hémihypertonie
hemihypertrophy – hémihypertrophie
hemihypoesthesia – hémihypoesthésie
hemihypotonia – hémihypotonie
hemilaminectomy – hémilaminectomie
hemilaryngectomy – hémilaryngectomie
hemilateral – hémilatéral
hemimelia – hémimélie
hemimelus – hémimèle
hemin – hémine
hemipagus – hémipage
hemiparacusia – hémiparacousie
hemiparesis – hémiparésie
hemiparesthesia – hémiparesthésie
hemiparkinsonism – hémiparkinson
hemiplegia – hémiplégie
hemiplegia-hemiconvulsion-epilepsy syndrome – hémiplégie-hémiconvulsion-épilepsie (syndrome d')
hemiplegic rigidity – rigidité hémiplégique
Hemiptera – *Hémiptères*
hemisacralization – hémisacralisation
hemisection – hémisection
hemispasm – hémispasme
hemisphere – hémisphère
hemispherectomy – hémisphérectomie
hemispheric ataxia – ataxie hémisphérique
hemisporosis – hémisporose
hemisyndrome – hémisyndrome
hemiterata – hémitérie
hemitetany – hémitétanie
hemithermoanesthesia – hémithermoanesthésie
hemithorax – hémithorax
hemithyroidectomy – hémithyroïdectomie
hemivertebra – hémivertèbre
hemizygosity – hémizygotie
hemizygous – hémizygote
hemming – hemmage
hemo- – hém-, hémo-
hemobilia – hémobilie
hemocholecyst – hémocholécyste
hemochromatosis – cirrhose bronzée, cirrhose pigmentaire, hémochromatose
hemochromatosis diabetes – diabète bronzé
hemochrome – hémochromogène
hemochromoprotein – hémochromoprotéine
hemoconcentration – hémoconcentration
hemoconia – hémoconie
hemoconiosis – hémoconiose
hemocrinia – hémocrinie
hemocytolysis – hémocytolyse
hemocytometer – hémocytomètre
hemocytopoiesis – hémocytopoïèse
hemocytozoa – hémocytozoaire
hemodiagnosis – hémodiagnostic
hemodialysis – hémodialyse
hemodilution – hémodilution
hemodyalisis – épuration extrarénale
hemodynamics – hémodynamique
hemodynamometer – hémodynamomètre
hemoendothelium – hémoendothéliome
hemoflagellate – hémoflagellé
hemofuscin – hémofuchsine
hemoglobin – hémoglobine

hemoglobin A – hémoglobine A
hemoglobin A2 – hémoglobine A2
hemoglobin C – hémoglobine C
hemoglobin D – hémoglobine D
hemoglobin disease – hémoglobinose
hemoglobin/erythrocyte ratio – valeur globulaire
hemoglobin F – hémoglobine F
hemoglobin Lepore – hémoglobine Lepore
hemoglobin level – index de saturation en hémoglobine
hemoglobin S – hémoglobine S
hemoglobin SC – hémoglobine SC
hemoglobin SD – hémoglobine SD
hemoglobinemia – hémoglobinémie
hemoglobinocholia – hémoglobinobilie
hemoglobinolysis – hémoglobinolyse
hemoglobinometer – chromocytomètre, hémoglobinomètre
hemoglobinometry – chromocytométrie, hémométrie
hemoglobinopathy – hémoglobinopathie
hemoglobinuria – hémoglobinurie
hemogram – hémogramme
hemohistioblast – hémohistioblaste
hemolith – hémolithe
hemolymphangioma – hémolymphangiome
hemolysin – hémolysine
hemolysis – hémolyse
hemolytic – hémolytique
hemolytic anemia – anémie hémolytique
hemolytic crisis – crise hémolytique
hemolytic disease of newborn – maladie hémolytique des nouveau-nés
hemolytic jaundice – ictère hémolytique
hemolytic malaria – paludisme hémolytique
hemolytic toxic – toxique hémolytique
hemolytic unit – unité hémolytique
hemopathy – hémopathie
hemopericardium – hémopéricarde
hemoperitoneum – hémopéritoine
hemophagocytosis – hémophagocytose
hemophil – hémophile
hemophilia – hémophilie
Hemophilus – *Hémophilus*
hemophilus influenzae conjugate vaccine – vaccin antihaemophilus
hemophobia – hémophobie
hemophthalmia – hémophtalmie
hemoplastic – hémoplastique
hemopneumothorax – hémopneumothorax
hemopoiesis – hémopoïèse
hemopoietic – hémopoïétique
hemopoietin – hémopoïétine
hemoptoic – hémoptoïque
hemoptoic sputum – crachat sanglant
hemoptysic – hémoptysique
hemoptysis – hémoptysie
hemopyelectasis – hémopyélectasie
hemorragic diathesis – diathèse hémorragique
hemorragic infarct – infarctus hémorragique
hemorragic pemphigus – pemphigus hémorragique
hemorragic smallpox – variole hémorragique
hemorrhage – hémorragie
hemorrhagic – hémorragique
hemorrhagic ascites – ascite hémorragique
hemorrhagic bronchitis – bronchite hémorragique
hemorrhagic dengue – dengue hémorragique
hemorrhagic encephalitis – encéphalite hémorragique
hemorrhagic fever – fièvre hémorragique
hemorrhagic nephritis – néphrite hématurique
hemorrhagic pericarditis – péricardite hémorragique
hemorrhagic retinopathy – rétinopathie hémorragique
hemorrhagic scarlatina – scarlatine hémorragique
hemorrhagic softening – ramollissement hémorragique
hemorrhagic thrombocythemia – thrombocythémie hémorragique essentielle
hemorrhagiparous – hémorragipare
hemorrhea – hémorrhée
hemorrheology – hémorréologie
hemorrhoid – hémorroïde
hemorrhoidectomy – hémorroïdectomie
hemosiderin – hémosidérine
hemosiderinuria – hémosidérinurie
hemosiderosis – hémosidérose
hemospermia – hémospermie
Hemosporidia – *Hémosporidies*
hemosporidiosis – hémosporidiose
hemostasis – hémostase
hemostatic – hémostatique
hemostatic forceps – pince hémostatique
hemotherapy – hémothérapie
hemothorax – hémothorax
hemotoxic – hématotoxique, hémotoxique
hemotoxin – hémotoxine
hemotrope – hémotrope
hemotympanum – hémotympan
hemozoin – hémozoïne
hemp – chanvre
henbane – jusquiame
Hench-Rosenberg syndrome – Hench-Rosenberg (syndrome de)
Henderson-Hasselbalch equation – Henderson-Hasselbalch (équation de)
Henderson-Jones disease – Henderson-Jones (maladie de)
Henke's triangle – Henke (triangle de)
Henkin's syndrome – Henkin (syndrome de)
Henle's crest – Henle (crête de)
Henle's fissures – Henle (fentes de)
Henle's layer – Henle (couche de)
Henle's membrane – Henle (lame basale de), membrane de Henle
Henle's sheath – Henle (gaine de)
Henle's spine – épine de Henlé
Henoch-Bergeron chorea – Henoch-Bergeron (chorée de)
Henoch's purpura – Henoch (purpura fulminans de)
Henoch-Schönlein purpura – purpura rhumatoïde
Hensen's cell – Hensen (cellule de)
Hensen's node – Hensen (nœud ou bouton de)
heparin – héparine
heparin calcium – calcium (héparinate de)
heparinemia – héparinémie
heparinization – héparinisation
heparinized blood – sang hépariné
hepat- – hépat-, hépato-
hepatalgia – hépatalgie
hepatectomy – hépatectomie
hepatic – hépatique
hepatic calculus – calcul hépatique, lithiase hépatique
hepatic cell – cellule hépatique

hepatic coma – coma hépatique
hepatic diverticulum – diverticule hépatique
hepatic encephalopathy – encéphalopathie hépatique
hepatic flapping tremor – flapping tremor hépatique
hepatic flexure of colon – angle droit du côlon
hepatic function tests – fonctions hépatiques (tests des)
hepatic lobe – lobe hépatique
hepatic peliosis – péliose hépatique
hepatic pulse – pouls hépatique
hepatic siderosis – sidérose hépatique
hepaticoduodenostomy – hépaticoduodénostomie
hepaticogastrostomy – hépaticogastrostomie
hepaticoliasis – hépaticoliase
hepaticostomy – hépaticostomie
hepaticotomy – hépaticotomie
hepatism – hépatisme
hepatitis – hépatite
hepatitis A – hépatite A (HA)
hepatitis A vaccine – vaccin anti-hépatite A
hepatitis B – hépatite B (HB)
hepatitis B vaccine – vaccin anti-hépatite B
hepatitis C – hépatite C (HC)
hepatitis D – hépatite D (HD), delta
hepatitis E – hépatite E (HE)
hepatitis G – hépatite G
hepatitis virus – virus de l'hépatite
hepatization – hépatisation
hepatobiliary – hépatobiliaire
hepatoblastoma – hépatoblastome
hepatocele – hépatocèle
hepatocellular – hépatocellulaire
hepatocellular carcinoma – cancer hépatocellulaire
hepatocholangiocarcinoma – hépatocholangiome
hepatocholangiocystoduodenostomy – hépatocholangio-cystoduodénostomie
hepatocholangioenterostomy – hépatocholangio-entérostomie
hepatocirrhosis – hépatocirrhose
hepatocolic – hépatocolique
hepatocolic ligament – épiploon hépatocolique
hepatocystic – hépatocystique
hepatocyte – hépatocyte
hepatoenteric – hépato-entérique
hepatofugal – hépatofuge
hepatogenous – hépatogène
hepatogram – hépatogramme
hepatography – hépatographie
hepatoid – hépatoïde
hepatojugular reflux – reflux hépatojugulaire
hepatolenticular – hépatolenticulaire
hepatolenticular degeneration – dégénérescence hépatolenticulaire
hepatolith – hépatolithe
hepatology – hépatologie
hepatolysis – hépatolyse
hepatoma – hépatome
hepatomalacia – hépatomalacie
hepatomegaly – hépatomégalie
hepatomegaly of polycoria – hépatomégalie polycorique
hepatonephritis – hépatonéphrite
hepatopancreatic ampulla – ampoule hépatopancréatique
hepatopathy – hépatopathie
hepatopetal – hépatopète
hepatopexy – hépatopexie
hepatoptosis – hépatoptose
hepatorenal – hépatorénal
hepatorenal syndrome – hépatorénal (syndrome)
hepatorrhagia – hépatorragie
hepatorrhaphy – hépatorraphie
hepatorrhea – hépatorrhée
hepatorrhexis – hépatorrhexie
hepatoscopy – hépatoscopie
hepatosplenic – hépatosplénique
hepatosplenography – hépatosplénographie
hepatosplenomegaly – hépatosplénomégalie
hepatostomy – hépatostomie
hepatotherapy – hépatothérapie
hepatotomy – hépatotomie
hepatotoxicity – hépatotoxicité
hepatotoxin – hépatotoxine
hepatotropic – hépatotrope
hepcidin – hepcidine
hepta- – hepta-
heptane – heptane
heptose – heptose
heptosuria – heptosurie
herb trade – herboristerie
Herbert's operation – Herbert (opération de)
herborist – herboriste
herd immunity – immunité raciale
herd instinct – instinct grégaire
hereditary – héréditaire
hereditary angioneurotonic edema – œdème angioneurotique héréditaire
hereditary areflexic dystasia – dystasie aréflexique héréditaire
hereditary cerebellar ataxia – ataxie spinocérébelleuse, Marie (hérédo-ataxie cérébelleuse de Pierre)
hereditary chronic relapsing pancreatitis – pancréatite chronique héréditaire
hereditary degeneration of choroid – choroïdérémie
hereditary disease – génopathie, maladie héréditaire
hereditary dysplasy – génodysplasie
hereditary dystrophy – génodystrophie
hereditary fructose intolerance – Froesch-Prader (syndrome de)
hereditary hemorrhagic telangiectasia – Rendu-Osler (maladie de)
hereditary multicentric osteolysis – ostéolyse à localisations multiples
hereditary sensitive neuropathy – neuropathie sensitive héréditaire
hereditary spherocytosis – anémie à sphérocytes, splénomégalie hémolytique familiale
hereditary thrombasthenia – thrombasthénie héréditaire
hereditary trophedema – trophœdème
heredity – hérédité
heredoataxia – hérédo-ataxie
heredodegeneration – hérédodégénérescence
heredofamilial – hérédofamilial
heredoinfection – hérédo-infection
heredopathia – hérédopathie
Hering-Breuer reflex – Hering-Breuer (réflexe de)
Hering's nerve – Hering (nerf de)
Hering's phenomenon – Hering (phénomène de)
Hermansky-Pudlak syndrome – Hermansky-Pudlak (syndrome de)
hermaphrodism – hermaphrodisme
hermaphrodite – hermaphrodite
hernia – hernie
hernia of Nuck's diverticulum – hernie du canal de Nuck
hernia of the bladder – hernie vésicale
hernial – herniaire
hernial aneurysm – anévrysme herniaire
hernial sac – sac herniaire
herniated – hernié
hernioenterotomy – hernio-entérotomie
hernioplasty – hernioplastie
herniorrhaphy – herniorraphie
herniotome – herniotome
herniotomy – herniotomie

heroin – diamorphine, héroïne
heroin addiction – héroïnomanie
herpangina – herpangine
herpes – herpès
herpes corneae – herpès de la cornée
herpes encephalitis – encéphalite herpétique
herpes gestationis – herpès gestationis
herpes simplex virus – virus de l'herpès simplex
herpes zoster – zona
herpetic – herpétique
herpetic angina – angine herpétique
herpetic keratitis – kératite herpétique
herpetic keratoconjunctivitis – herpès conjonctival
herpetic stomatitis – stomatite herpétique
herpetiform – herpétiforme
Herrick's sickle cell anemia – Herrick (maladie de)
Herring's bodies – Herring (corps de)
Hers' disease – glycogénose de type VI, Hers (maladie de)
Herter-Heubner disease – Heubner-Herter (syndrome de)
Herter's disease – Herter (maladie de)
Hertoghe's sign – Hertoghe (signe de)
Hertoghe's syndrome – Hertoghe (syndrome de)
Hertwig-Magendie phenomenon – Hertwig-Magendie (phénomène de)
hertz – hertz
hertzian waves – ondes hertziennes
Herxheimer's reaction – Herxheimer (réaction de)
Heryng's sign – Heryng (signe de)
Heschl's gyrus – Heschl (circonvolution de)
hesperidin – hespéridine
Hess' operation – Hess (opération de)
Hesselbach's hernia – Hesselbach (hernie de)
Hesselbach's triangle – Hesselbach (triangle de)
heteradelphus – hétéradelphie
heteralius – hétéralien
hetero- – hétéro-
heteroantibody – hétéroanticorps
heteroantigen – hétéroantigène
heterocellular – hétérocellulaire
heterocephalus – hétérocéphale
heterochromatin – hétérochromatine
heterochrome – hétérochrome
heterochromia – hétérochromie
heterochromosome – hétérochromosome
heterochronia – hétérochronie
heterocyclic – hétérocyclique
heterocytolysin – hétérocytolysine
heterodimer – hétérodimere
heterodont – hétérodonte
heterodymus – hétérodyme
heterogametic – hétérogamétique
heterogamy – hétérogamie
heterogenicity – hétérogénéité
heterogenous – hétérogène
heterogeusia – hétérogueusie
heterogony – hétérogonie
heterograft – greffe zooplastique
heterohemoagglutin – hétérohémagglutinine
heterohemoagglutinin – hétéroagglutinine
heteroimmune – hétéro-immun
heterokinesia – hétérocinésie
heterologous – hétérologue
heterologous insemination – insémination hétérologue
heterologous or heteroplastic graft – greffe hétérologue ou hétéroplastique
heterologous serum – sérum hétérologue
heterologous stimulus – stimulus hétérologue
heterologous tissue – tissu hétérologue
heterologus anaphylaxis – anaphylaxie hétérologue
heterolysin – hétérolysine
heterolysis – hétérolyse
heteromeric – hétéromère
heterometaplasia – hétérométaplasie
heterometropia – hétérométropie
heteromorphosis – hétéromorphose
heteronomia – hétéronomie
heteronomous – hétéronome
heteronymous – hétéronyme
heteronymous hemianopia – hémianopsie hétéronyme
heteropagus – hétéropage
heterophil antigen – antigène hétérogénétique (ou hétérophile)
heterophoria – hétérophorie
heterophthalmia – hétérophtalmie
heteroplasia – hétéroplasie
heteroplastic osteoma – ostéome hétéroplastique
heteroplasty – hétéroplastie
heteroploid – hétéroploïde
heteroploidy – hétéroploïdie
heteropsia – hétéropsie
heteroscope – hétéroscope
heteroscopy – hétéroscopie
heterosexual – hétérosexuel
heterosexuality – hétérosexualité
heterosis – hétérosis
heterosmia – hétérosmie
heterospecific – hétérospécifique
heterosuggestion – hétérosuggestion
heterotaxy – hétérotaxie
heterotherapy – hétérothérapie
heterotherm – hétérotherme
heterotopic graft – greffe hétérotope
heterotrichosis – hétérotrichie
heterotroph – hétérotrophe
heterotrophia – hétérotrophie
heterotropia – hétérotropie
heterotropic stimulus – stimulus hétérotope
heterotype – hétérotype
heterovaccine – hétérovaccin
heteroxenous – hétéroxène
heterozygosis – hétérozygose
heterozygosity – hétérozygotisme
heterozygote – hétérozygote
heterozygoty – hétérozygotie
Heurteaux's phlegmon – Heurteaux (phlegmon de)
hexa- – hexa-
hexacanth – hexacanthe
hexachlorophene – hexachlorophène
hexadactylia – hexadactylie
hexadactyly – sexdigitisme
hexadecanoic acid – hexadécanoïque (acide)
hexadecenoic acid – hexadécénoïque (acide)
hexamethonium – hexaméthonium
hexamethyl pararosaniline chloride – méthylrosanilinium (chlorure de)
hexamethylenamine – hexaméthylènamine
hexestrol – hexoestrol
hexosamine – hexosamine
hexose – hexose
hexose-phosphate – hexose-phosphate
hexuronic acid – hexuronique (acide)
hexylcaine – hexylcaïne
Hey's amputation – Hey (amputation de)
Hg – Hg
HHV8 – HHV8
hiatal – hiatal
hiatus – hiatus
hiatus hernia – hernie hiatale
hiatus pluroperitonealis – Bochdalek (foramen de)
Hibbs' operation – Hibbs (opération de)
hibernal – hiémal

hibernating myocardium – myocarde hibernant
hibernoma – hibernome
hiccup – hoquet, myoclonie phrénoglottique
hidradenitis – hidradénite
hidradenoma – hidradénome
hidradenoma eruptivum – hidradénome éruptif de Darier et Jacquet
hidro- – hidr-, hidro-
hidrocystoma – hidrocystome
hidroid – hidroïde
hidrorrhea – hidrorrhée
hidrosadenitis – hidrosadénite, Velpeau (abcès tubéreux de)
hidrosis – hidrose
hiemal – hiémal
high blood pressure – hypertension artérielle
high intracellular potassium – hyperkalicystie
hilar – hilaire
Hill's sign – Hill et Flack (signe de)
Hilton's law – Hilton (loi de)
hilum – hile
hilum of the kidney – rein (hile du)
hilus – hile
hilus dance – danse hilaire
Hines-Brown test – Hines et Brown (épreuve de)
hinge – charnière
hip – hanche
hip bone – coxal (os)
hip-joint – hanche (articulation de la)
hip pain – coxodynie
hippanthropia – hippanthropie
Hippel's disease – Hippel (maladie de von)
hippocampus – hippocampe
hippocratic finger – doigt hippocratique
Hippocratic maneuver – Hippocrate (banc d')
hippocratic nail – ongle hippocratique
Hippocratic oath – Hippocrate (serment d'), serment d'Hippocrate
hippocratic succussion – succussion hippocratique
hippocratism – hippocratisme
hippuria – hippurie
hippuric acid – hippurique (acide)
hippuricase – hippuricase
hippus – hippus
hircismus – hircisme
Hirschfeld's canals – Hirschfeld (canaux de)
Hirschprung's disease – Mya (maladie de)
Hirschsprung's disease – Hirschsprung (maladie de)
Hirst's tests – Hirst (réactions de)
hirsutism – hirsutisme
hirudin – hirudine
hirudiniasis – hirudiniase
hirudinization – hirudination
His bundle electrocardiogram – électrocardiogramme hissien
hisian – hissien
hissing chuintement
histaminase – histaminase
histamine – histamine
histamine receptor – récepteur histaminique
histamine shock – choc histaminique
histaminemia – histaminémie
histaminergy – histaminergique
histidiase – histidase
histidinaemia – histidinémie
histidine – histidine
histio-, histo- – histio-, histo-
histioblast – histioblaste
histiocyte – histiocyte
histiocytoma – histiocytome
histiocytosis – histiocytose
histiocytosis X – histiocytose X, réticulose X
histoautoradiography – autohistoradiographie
histochemistry – histochimie
histocompatibility – histocompatibilité
histocompatibility gene – gène d'histocompatibilité
histocytic medullary reticulosis – réticulose hémophagocytaire
histodiagnosis – histodiagnostic
histogenesis – histogenèse
histography – histographie
histoincompatibility – histo-incompatibilité
histologist – histologiste
histology – histologie
histolysis – histolyse
histomorphology – histomorphologie
histone – histone
histonuria – histonurie
histopathology – histopathologie
histophysiology – histophysiologie
histoplasmosis – histoplasmose
histopoiesis – histopoïèse
historadiography – historadiographie
histotherapy – histothérapie
histotomy – histotomie
histotrophic – histotrophique
histotropic – histotrope
histrionism – histrionisme
HIV – VIH
HLA antigen – antigène HLA (human leucocytes antigen)
HLA antigen system – système HLA
Ho – Ho
hoarse – rauque
hoarseness – enrouement, raucité
Hochenegg's operation – Hochenegg (opération de von)
Hodara's disease – Hodara (maladie de)
Hodge's planes – Hodge (plans de)
Hodgkin's disease – Hodgkin (maladie de), Paltauf-Sternberg (maladie de)
Hodgkin's granuloma – granulome de Hodgkin
Hodgson's disease – Hodgson (maladie de)
hodoneuromere – hodoneuromère
Hoehne's sign – Hoehne (signe de)
Hofbauer's cell – Hofbauer (cellule de)
Hoffa's disease – Hoffa (maladie de)
Hoffbrand's pernicious anaemia – Hoffbrand (anémie pernicieuse juvénile de)
Hoffman-Habermann disease – Hoffmann et Habermann (melanodermatite toxique lichénoïde et bulleuse de)
Hoffman's reflex – réflexe digital
Hoffmann's atrophy – Hoffmann (atrophie de)
Hoffmann's sign – Hoffmann (signe de)
Hoffmann's syndrome – Hoffmann (syndrome de)
holandric – holandrique
holandric gene – gène holandrique
holandric, hologynic inheritance – hérédité holandrique, hologynique
hole – trou
Holger Nielsen method – Holger Nielsen (méthode de)
Holmes-Adie syndrome – Holmes-Adie (syndrome de)
Holmes' degeneration – Holmes (maladie de)
Holmgren's skeins – Holmgren (écheveaux de)
holmium – holmium
holo- – holo-
holoblastic cleavage – segmentation holoblastique
holocardius – holoacardius
holocephalic – holocéphale
holocrine – holocrine
holocrine gland – glande holocrine
holodiastolic – holodiastolique

hologamy – hologamie
hologynic – hologynique
holoside – holoside
holosystolic – holosystolique
holotopy – holotopie
holotrichous – holotriche
Holt-Oram syndrome – Holt-Oram (syndrome de)
Holter's recording – Holter (méthode de)
Holtermüller-Wiedmann syndrome – Holtermüller-Wiedemann (syndrome de)
Holth's operation – Holth (opération de)
Holthouse's hernia – Holthouse (hernie de)
Holzknecht space – Holzknecht (espace de)
homalocephalus – homalocéphale
homalography – homalographie
Homans' sign – Homans (signe de)
homatropine – homatropine
homeo- – homéo-
homeobox – homéoboîte
homeodomain – homéodomaine
homeogene – homéoprotéine
homeomorphous – homéomorphe
homeopath – homéopathe
homeopathy – homéopathie
homeoplasia – homéoplastie
homeostasis – homéostasie
homeothermal – homéotherme
homicide – homicide
homo- – homo-
homocentric – homocentrique
homochronous – homochrone
homocinchonidine – homocinchonidine
homocystinuria – homocystinurie
homodont – homodonte
homogametic – homogamétique
homogeneization – homogénéisation
homogeneous immersion – immersion homogène
homogenesis – homogenèse
homogentisic acid – homogentisique (acide)
homogentisuria – homogentisinurie
homograft – greffe homologue, homogreffe
homolateral – dimidié, homolatéral
homolateral hemiplegia – hémiplégie homolatérale
homologous – homologue
homologous insemination – insémination homologue
homologous serum – sérum homologue
homologous stimulus – stimulus homologue
homologous tissue – tissu homologue
homology – homologie
homonomous – homonome
homonymous – homonyme
homonymous, direct diplopia – diplopie homonyme
homonymous hemianopia – hémianopsie homonyme
homoplastic osteoma – ostéome homoplastique
homoplasty – homoplastie
homosexual – homosexuel, inverti
homosexuality – homosexualité
homostimulant – homostimulant
homothermic – homothermal
homotype – homotypie
homozygosis – homozygose
homozygosity – homozygotisme
homozygoty – homozygotie
homozygous – homozygote
homunculus – homuncule
honey – miel
honeycomb lung – poumon en rayon de miel
Hooft's syndrome – Hooft (syndrome de)
hook – crochet
hook worm – strongyloïde (larve)
Hoover's sign – Hoover (signe de)
Hope's sign – Hope (signe de)
Hopmann's polyp – Hopmann (papillome de)
hordeolum – orgelet
horizontal hemianopia – hémianopsie horizontale
horizontal plane – plan horizontal
hormion – hormion
hormogenesis – hormonogenèse
hormone – hormone
hormonology – hormonologie
hormonopoiesis – hormonopoïèse
hormonotherapy – hormonothérapie
horn – corne
horn of hyoid bone – corne de l'os hyoïde
horn of lateral ventricule – corne du ventricule latéral
horn of thyroid cartilage – corne du cartilage thyroïde
Horn's degeneration – Horn (dégénérescence de)
horn-shaped stomach – estomac en corne de taureau
Horner's muscle – Horner (muscle de)
Horner's oculopupillary syndrome – Claude Bernard-Horner (syndrome de)
Horner's syndrome – Horner (syndrome de), syndrome oculaire sympathique
Horner's teeth – Horner (dents de)
horny – corné
horny layer of epidermis – stratum corné de l'épiderme
horopter – horoptère
horripilation – horripilation
horse shoe kidney – rein en fer à cheval
horsefly – taon
Horsley's bone wax – Horsley (cire de)
Horsley's operation – Horsley (opération de)
Hortega cells – Hortega (cellules de)
Horton's headache – céphalée vasculaire de Horton
Horton's syndrome – Horton (maladie de)
hospital – hôpital
hospitalism – hospitalisme
hospitalization – hospitalisation
host – hôte
host specificity – spécificité parasitaire
hot air bath – bain d'étuve sèche
hot bath – bain chaud
hot nodule – nodule chaud
Hotchkiss' operation – Hotchkiss (opération de)
Hottentote bustle – tablier des Hottentotes
hourglass stomach – estomac biloculaire
hourglass vertebra – vertèbre en diabolo
Houssay's animal – Houssay (animal de)
Houssay's phenomenon – Houssay (phénomène de)
Houston's muscle – Houston (muscle de)
Hovius' plexus – Hovius (plexus de)
Howell-Evans syndrome – Howell-Evans (syndrome de)
Howell-Jolly bodies – Howell-Jolly (corps de)
Howell's test – Howell (temps de)
HPV – HPV
HSV – HSV
Huchard's sign – Huchard (signe de)
Hueter's maneuver – Hueter (manœuvre de)
Hufnagel's operation – Hufnagel (opération de)
Huguier's sinus – Huguier (sinus de)
Huhner's test – Huhner (test de)

human immuno-deficiency virus – virus de l'immunodéficience humaine
human physiology – physiologie humaine
human tail – appendice caudal
humanized – maternisé
humeral head – tête de l'humérus
humeroradial – huméroradial
humeroscapular – huméroscapulaire
humeroulnar – huméro-ulnaire
humor – humeur
humor vitreus – humeur vitrée
humoral immunity – immunité humorale
humpback – gibbosité
hunger – faim
hunger pain – faim douloureuse
hunger, war osteopathy – ostéopathie de famine ou de guerre
Hunner's ulcer – Hunner (ulcère de)
Hunt's atrophy – Hunt (atrophie de)
Hunter's glossitis – Hunter (glossite de)
Hunter's line – ligne de Hunter
Hunter's operation – Hunter (opération de)
Hunter's syndrome – Hunter (syndrome de)
hunterian chancre – Hunter (chancre de)
Huntington's chorea – Huntington (chorée de)
Huntington's Saint Vitus dance – chorée de Huntington
Hurler's disease – polydystrophie cérébrale infantile
Hurler syndrome – Hurler (maladie de)
Hürthle cells – Hürthle (cellules de)
Hutchinson-Gilford syndrome – Hutchinson-Gilford (syndrome de)
Hutchinson's diseases – Hutchinson (maladies de)
Hutchinson's mask – Hutchinson (faciès de)
Hutchinson's pupil sign – Hutchinson (pupille de)
Hutchinson's spirometer – Hutchinson (spiromètre de)
Hutchinson's summer prurigo – Hutchinson (prurigo estival de)
Hutchinson's tooth – Hutchinson (dent de)
Hutchinson's triad – Hutchinson (triade de)
hyalin – hyaline
hyaline – hyalin
hyaline cartilage – cartilage hyalin
hyaline degeneration – dégénérescence hyaline
hyaline membrane disease – membranes hyalines (maladie des)
hyalinosis – hyalinose
hyalitis – hyalite
hyalo- – hyal-, hyalo-
hyaloid – hyaloïde
hyaloid canal – canal hyaloïdien
hyaloid membrane – membrane hyaloïde
hyaloidotapetoretinal degeneration – Goldmann et Favre (maladie de)
hyaloma – hyalome
hyalomere – hyalomère
hyalonyxis – hyalonyxis
hyaloplasm – hyaloplasme
hyaloserositis – hyalosérosité
hyalumucoid – hyalomucoïde
hyaluronic acid – hyaluronique (acide)
hyaluronidase – hyaluronidase
hybrid – hybride
hybridism – hybridisme
hybridization – hybridation
hybridoma – hybridome
hydantoin – hydantoïne
hydarthrosis – hydarthrose
hydatic – hydatique
hydatic cyst – hydatique (kyste)
hydatid – hydatide
hydatid cyst – kyste hydatique
hydatid mole – môle hydatiforme
hydatid thrill – frémissement hydatique
hydatidocele – hydatidocèle
hydatidogenous – hydatidogène
hydatidosis – hydatidose
hydatiduria – hydaturie
hydatiform – hydatiforme
hydatiform mole – môle
hydatism – hydatisme
hydatoid – hydatoïde
Hyde's syndrome – Hyde (maladie de)
hydracid – hydracide
hydragogue – hydragogue
hydragyrism – hydrargyrisme
hydralazine – hydralazine
hydramine – hydramine
hydramnios – hydramnios
hydranencephaly – hydrancéphalie
hydrargyrum – hydrargyre
hydrate – hydrate
hydration – hydratation
hydrazine – hydrazine
hydrazone – hydrazone
hydremia – hydrémie
hydrencephalocele – hydrencéphalocèle
hydrencephalus – hydrencéphalie
hydric – hydrique
hydro- – hydr-, hydro-
hydro-galvanic bath – bain faradique
hydroa – hydroa
hydroaeric image – hydro-aérique (image)
hydroblepharon – hydroblépharon
hydrocarbon – hydrocarbure
hydrocarbonism – hydrocarburisme
hydrocele – hydrocèle
hydrocephalocele – hydrocéphalocèle
hydrocephaloid – hydrocéphaloïde
hydrocephalus – hydrocéphalie
hydrochloric acid – chlorhydrique (acide)
hydrochlorothiazide – hydrochlorothiazide
hydrocholecystis – hydrocholécyste
hydrocolloid – hydrocolloïde
hydrocolpos – hydrocolpos
hydrocortisone – hydrocortisone
hydrocyst – hydrocyste
hydroergotinine – hydroergotinine
hydrogel – hydrogel
hydrogen – hydrogène
hydrogen acceptor – hydrogène (accepteur d')
hydrogen carrier – transporteur d'hydrogène
hydrogen cyanide – cyanhydrique (acide)
hydrogen iodide – iodhydrique (acide)
hydrogen peroxide – eau oxygénée
hydrogen peroxyde – hydrogène (peroxyde d')
hydrogen sulfide – hydrogène sulfuré, sulfhydrique (acide)
hydrogen sulfide poisoning – sulfhydrisme
hydrogenase – hydrogénase
hydrogenation – hydrogénation
hydrohematocele – hydrohématocèle
hydrolabile – hydrolabile
hydrolase – hydrolase
hydrology – hydrologie
hydrolysate – hydrolé
hydrolysis – hydrolyse
hydrolyte – hydrolyte
hydromeningocele – hydroméningocèle
hydrometra – hydrométrie
hydromineral – hydrominéral
hydromphalus – hydromphale
hydromyelia – hydromyélie
hydromyelocele – hydromyélocèle
hydromyoma – hydromyome

hydronephrosis – hydronéphrose
hydropenia – hydropénie
hydropericarditis – hydropéricardite
hydropericardium – hydropéricarde
hydropexia – hydropexie
hydrophil – hydrophile
hydrophilic colloid – colloïde hydrophile
hydrophilous – hygrophile
hydrophobia – hydrophobie
hydrophobic – hydrophobe
hydrophobic colloid – colloïde hydrophobe
hydrophtalmos – hydrophtalmie
hydropic – hydropique
hydropigenous – hydropigène
hydropneumatocele – hydropneumatocèle
hydropneumatosis – hydropneumatose
hydropneumopericardium – hydropneumopéricarde
hydropneumoperitoneum – hydropneumopéritoine
hydropneumothorax – hydropneumothorax
hydrops – hydropisie
hydrops fetalis – anasarque fœto-placentaire
hydropyonephritis – hydropyonéphrose
hydroquinidine – hydroquinidine
hydrorachis – hydrorachis
hydrorrhea – hydrorrhée
hydrorrhea gravidarum – hydrorrhée amniotique
hydrosalpinx – hydrosalpinx
hydrosol – hydrosol
hydrosphygmograph – hydrosphygmographe
hydrotherapy – hydrothérapie
hydrothermotherapy – hydrothermothérapie
hydrothorax – hydrothorax
hydrotimetry – hydrotimétrie
hydrotympanum – hydrotympan
hydroureter – hydro-uretère, urétéro-hydrose
hydroxocobalamin – hydroxocobalamine
hydroxy-3-glutaryl-coenzyme A reductase – hydroxy-3-méthyl-glutaryl-coenzyme A réductase
hydroxyapatite – hydroxyapatite
hydroxybenzene – hydroxybenzène
hydroxyl – hydroxyde, hydroxyle
hydroxylase – hydroxylase
hydroxyproline – hydroxyproline
hydroxyzine – hydroxyzine
hydruria – hydrurie
hyenanchin – hyénanchine
hygiene – hygiène
hygiene therapeutics – thérapeutique hygiénique
hygienic – hygiénique
hygienist – hygiéniste
hygro- – hygro-
hygroma – hygroma
hymen – hymen
hymen(o)- – hymén-, hyméno-
hymeneal caruncle – caroncule hyménéale
hymenitis – hyménite
hymenolepiasis – hyménolépiase
hymenorraphy – hyménorraphie
hymenotomy – hyménotomie
hyoepiglottic – hyo-épiglottique
hyoglossal – glosso-hyoïdien, hyoglosse
hyoid apparatus – appareil hyoïdien
hyoid arch – arc hyoïdien
hyoid bone – hyoïde (os)
hyoidian – hyoïdien
hyopharyngeal – hyopharyngien
hyothyroid – hyothyroïdien
hyper- – hyper-
hyperacidity – hyperacidité
hyperacidoaminuria – hyperacidoaminurie
hyperactivity – hyperactivité
hyperacusis – hyperacousie
hyperacute – suraigu
hyperadrenocorticism – hyperadrénocorticisme
hyperalbuminosis – hyperalbuminose
hyperaldosteronism – hyperaldostéronisme
hyperaldosteronuria – hyperaldostéronurie
hyperalfaglobulinemia – hyperalphaglobulinémie
hyperalgesia – hyperalgésie
hyperalkalinity – hyperalcalinité
hyperaminoacidemia – hyperaminoacidémie
hyperammonemia – hyperammoniémie
hyperamylasemia – hyperamylasémie
hyperandrogenism – hyperandrogénie
hyperaphrodisia – hyperaphrodisie
hyperazotemia – hyperazotémie
hyperazoturia – hyperazoturie
hyperbaric – hyperbare
hyperbaric chamber – caisson hyperbare
hyperbaric oxygenation – oxygénothérapie hyperbare
hyperbetaglobulinemia – hyperbêtaglobulinémie
hyperbilirubinemia – hyperbilirubinémie
hyperbrachycephalic – hyperbrachycéphalie
hypercalcemia – hypercalcémie
hypercalcic – hypercalcémiant
hypercalcitoninemia – hypercalcitoninémie
hypercalciuria – hypercalciurie
hypercanthosis – hyperacanthose
hypercapnia – hypercapnie
hypercarotenemia – hypercaroténémie
hypercementosis – hypercémentose
hyperchloremia – hyperchlorémie
hyperchlorhydria – hyperchlorhydrie
hyperchloruration – hyperchloruration
hyperchloruria – hyperchlorurie
hypercholemia – hypercholémie
hypercholesteremia – hypercholestérolémie
hypercholia – hypercholie
hyperchondroplasia – hyperchondroplasie
hyperchromatic cell – cellule hyperchromatique
hyperchromemia – hyperchromémie
hyperchromia – hyperchromie
hyperchylomicronemia – hyperchylomicronémie
hypercinetic labor – accouchement hyperkinétique
hypercoagulability – hypercoagulabilité
hypercomplementemia – hypercomplémentémie
hypercorticism – hypercorticisme
hypercortisolic dwarfism – nanisme corticosurrénal
hypercortisolism – hypercortisolisme
hypercreatinemia – hypercréatinémie
hypercupremia – hypercuprémie
hypercupruria – hypercuprurie
hypercythemia – hypercytémie
hypercytosis – hypercytose
hyperdactylia – hyperdactylie
hyperemesis – hyperémèse
hyperemia – hyperhémie
hyperemotivity – hyperémotivité
hyperencephalus – hyperencéphale
hypereosinophilia – hyperéosinophilie
hypereosinophilic – hyperéosinophilique
hypereosinophilic syndrome – hyperéosinophilique (syndrome), syndrome hyperéosinophilique
hyperergia – hyperergie
hyperesophoria – hyperésophorie

hyperesthesia – hyperesthésie
hyperestrogenism – hyperestrogénie
hyperexophoria – hyperexophorie
hyperextension – hyperextension
hyperfibrinogenemia – hyperfibrinogénémie
hyperflexion – hyperflexion
hyperfolliculinism – hyperfolliculinie
hyperfunctionning – hyperfonctionnement
hypergalactia – hypergalactie
hypergammaglobulinemia – hypergammaglobulinémie
hypergenesis – hypergenèse
hypergenitalism – hypergénitalisme
hypergeusia – hypergueusie
hypergigantosomia – hypergigantosomie
hyperglobulinemia – hyperglobulinémie
hyperglobulinic purpura – purpura hyperglobulinémique
hyperglycemia – hyperglycémie
hyperglycemic – hyperglycémiant
hyperglycemic glycosuria – glycosurie hyperglycémique
hyperglycemic syndrome – hyperglycémique (syndrome)
hyperglycinemia – glycinose, hyperglycinémie
hyperglycinuria – hyperglycinurie
hyperglycistia – hyperglycistie
hyperglycosuria – hyperglycosurie
hyperhemoglobinemia – hyperhémoglobinémie
hyperhemolysis – hyperhémolyse
hyperhemosideronemia – hypersidérémie
hyperhidrosis – éphidrose, hyperhidrose
hyperhydropexis – hyperhydropexie
hyperhydrosis – hyperidrose
hyperimmune serum – sérum hyperimmun
hyperimmunity – hyperimmunité
hyperimmunization – hyperimmunisation
hyperinsulinism – hyperinsulinie, hyperinsulinisme
hyperinvolution – hyperinvolution
hyperkaliemia – hyperkaliémie
hyperkeratosis – hyperkératose
hyperkinesia – hypercinésie
hyperlactacidemia – hyperlactacidémie
hyperlactatemia – hyperlactatémie
hyperleucinemia – hyperleucinémie
hyperleukocytosis – hyperleucocytose
hyperlipemia – hyperlipémie
hyperlipidemia – hyperlipidémie
hyperlipoproteinemia – hyperlipoprotéinémie
hyperlordosis – hyperlordose lombaire
hyperluteinization – hyperlutéinie
hyperlysinemia – hyperlysinémie
hypermagnesemia – hypermagnésémie
hypermastia – hypermastie
hypermature – hypermature
hypermature cataract – cataracte hypermûre
hypermenorrhea – hyperménorrhée
hypermethioninemia – hyperméthioninémie
hypermetria – hypermétrie
hypermetrope – hypermétrope
hypermetropia – hypermétropie
hypermetropic astigmatism – astigmatisme hypermétropique
hypermimia – hypermimie
hypermnesia – hypermnésie
hypermotility – hypermotilité
hypernatremia – hypernatrémie
hypernephroma – hypernéphrome
hyperoestrogenia – hyperœstrogénie
hyperonychia – hyperonychose
hyperorchidism – hyperorchidie
hyperorexia – hyperorexie
hyperosmia – hyperosmie
hyperosmolality – hyperosmolalité
hyperosmolar nonketotic coma – coma hyperosmolaire
hyperosmolarity – hyperosmolarité
hyperosteolysis – hyperostéolyse
hyperostosis – hyperostose
hyperostosis corticalis deformans juvenilis – hyperostose corticale déformante juvenile
hyperostosis corticalis generalisata – hyperostose corticale généralisée
hyperostosis frontalis interna – hyperostose frontale interne
hyperovaria – hyperovarie
hyperoxalaria – hyperoxalurie
hyperoxalemia – hyperoxalémie
hyperoxemia – hyperoxémie
hyperoxia – hyperoxygénation
hyperparasite – hyperparasite, parasite auxiliaire
hyperparasitism – hyperparasitisme
hyperparathyroidism – hyperparathyroïdie
hyperparotidism – hyperparotidie
hyperpathia – hyperpathie
hyperpepsia – hyperpepsie
hyperperistaltism – hyperpéristaltisme
hyperpexia – hyperpexie
hyperphagia – hyperphagie
hyperphalangia – hyperphalangie
hyperphonia – hyperphonie
hyperphoria – hyperphorie, hypertropie
hyperphosphataemia – hyperphosphatémie
hyperphosphatasemia – hyperphosphatasémie
hyperphosphaturia – hyperphosphaturie
hyperphrenia – hyperphrénie
hyperpigmentation – hyperpigmentation
hyperpilosity – hyperpilosité
hyperpipecolatemia – hyperpipécolatémie
hyperpituitarism – hyperpituitarisme
hyperplasia – hyperplasie
hyperplastic inflammation – inflammation hyperplastique
hyperploidy – hyperploïdie
hyperpnea – hyperpnée, polypnée
hyperpresbyopia – hyperpresbyopie
hyperprolactinemia – hyperprolactinémie
hyperprolinemia – hyperprolinémie
hyperprosexia – hyperprosexie
hyperprotidemia – hyperprotidémie
hyperpyrexia – hyperpyrexie
hyperreflexia – hyperréflectivité
hyperreticulocytis – hyperréticulocytose
hyperripe cataract – cataracte laiteuse
hypersarcosinaemia – hypersarcosinémie
hypersecreting nodule – nodule actif
hypersecretion – hypercrinie, hypersécrétion
hypersensibilization – hypersensibilisation
hypersensitivity – hypersensibilité
hypersensivity pneumonitis – pneumopathie immunologique
hyperserotoninemia – hypersérotoninémie
hypersomia – hypersomie
hypersomnia – hypersomnie
hypersplenia – hypersplénie
hypersplenism – hypersplénisme
hypersthenia – hypersthénie
hypersthenuria – hypersthénurie
hypersympathicotonus – hypersympathicotonie

hypertelorism – hypertélorisme
hypertension – hypertension, hypertension artérielle, maladie hypertensive
hypertensive encephalopathy – encéphalopathie hypertensive
hypertensive retinopathy – rétinopathie hypertensive
hypertensive ulcer – angiodermite nécrotique
hyperthelia – hyperthélie
hyperthermia – hyperthermie
hyperthermic – hyperthermique
hyperthrombocytemia – hyperthrombocytémie
hyperthymia – hyperthymie
hyperthyroidism – hyperthyroïdie
hyperthyroxinemia – hyperthyroxinémie
hypertonia – hypertonie
hypertonic solution – solution hypertonique
hypertonicity – hypertonie
hypertrichosis – hypertrichose
hypertrichosis lanuginosa – hypertrichose fœtale
hypertriglyceridemia – hypertriglycéridémie
hypertrophic callus – cal exubérant
hypertrophic cardiomyopathy – cardiomégalie familiale
hypertrophic cervical pachymeningitis – pachyméningite cervicale hypertrophique
hypertrophic gastritis – gastrite hypertrophique
hypertrophic pneumic ostcoarthropathy – ostéite hyperplasique secondaire
hypertrophic pulmonary osteoarthropathy – ostéoarthropathie hypertrophiante pneumique de Pierre Marie
hypertrophic pyloric stenosis – sténose pylorique du nourrisson
hypertrophic rhinitis – rhinite hypertrophique
hypertrophy – hypertrophie
hyperuricaciduria – hyperuricurie
hyperuricemia – hyperuricémie
hypervascular – hypervascularisé
hyperventilation – hyperventilation
hypervitaminosis – hypervitaminose
hypervolemia – hypervolémie
hypha – hyphe
hyphema – hyphéma
Hyphomycetes – Hyphomycètes
hypnagogic – hypnagogique
hypnagogic image – image hypnagogique
hypnagogic imagery – hallucination hypnagogique
hypnalgia – hypnalgie
hypno- – hypno-
hypnoanalysis – hypnoanalyse
hypnogenic – hypnogène
hypnogram – hypnogramme
hypnoid state – état hypnotique
hypnology – hypnologie
hypnonarcosis – hypnonarcose
hypnopompic – hypnopompique
hypnopompic imagery – hallucination hypnopompique
hypnosis – hypnose
hypnotherapy – hypnothérapie
hypnotic – hypnotique, somnifère
hypnotic suggestion – suggestion hypnotique
hypnotism – hypnotisme
hypo- – hypo-
hypo-osmolarity – hypo-osmolarité
hypo-ovarianism – hypo-ovarie
hypoacidity – hypoacidité
hypoacusis – hypoacousie
hypoadrenalism – hyposurrénalisme
hypoalbuminemia – hypoalbuminémie
hypoalgesia – hypoalgésie
hypoallergenic – hypoallergénique
hypoandrogenism – hypoandrogénie
hypoazoturia – hypoazoturie
hypobaropathy – hypobaropathie
hypocalcemia – hypocalcémie
hypocalcemic – hypocalcémiant
hypocalcipexy – hypocalcipexie
hypocalciuria – hypocalciurie
hypocapnia – hypocapnie
hypochloremia – hypochlorémie
hypochlorhydria – hypochlorhydrie
hypochlorous acid – hypochloreux (acide)
hypochloruria – hypochlorurie
hypocholemia – hypocholémie
hypocholesterolemia – hypocholestérolémie
hypocholesterolemic – hypocholestérolémiant
hypocholia – hypocholie
hypocholuria – hypocholurie
hypochondrial reflex – réflexe hypocondrique
hypochondriasis – hypocondrie
hypochondrium – hypocondre
hypochondroplasia – hypochondroplasie
hypochromasia – hypochromasie
hypochromatic – hypochromatique
hypochromia – hypochromémie, hypochromie
hypochromic – hypochrome
hypochromic anemia – anémie hypochrome
hypocinetic labor – accouchement hypokinétique
hypocoagulability – hypocoagulabilité
hypocomplementemia – hypocomplémentémie
hypocorticism – hypocorticisme
hypocrinia – hypocrinie
hypocupremia – hypocuprémie
hypodactylia – hypodactylie
hypodermic – hypodermique
hypodermic injection – injection hypodermique
hypodermic needle – aiguille hypodermique
hypodermic syringe – seringue hypodermique
hypodermis – hypoderme
hypodermoclysis – hypodermoclyse
hypodiploidy – hypodiploïdie
hypodipsia – hypodipsie
hypodontia – hypodontie
hypoelectrolytemia – hypoélectrolytémie
hypoergy – hypoergie
hypoesophoria – hypoésophorie
hypoesthesia – hypoesthésie
hypoestrogenemia – hypo-œstrogénie
hypoexophoria – hypoexophorie
hypofibrinogenemia – hypofibrinogénémie
hypofolliculinemia – hypofolliculinie
hypogalactia – hypogalactie
hypogammaglobulinemia – hypogammaglobulinémie
hypogastric fossa – fosse hypogastrique
hypogastric plexus – plexus hypogastrique
hypogastric reflex – réflexe hypogastrique
hypogastrium – hypogastre
hypogastropagus – hypogastropage
hypogenesis – hypogenèse
hypogenitalism – hypogénitalisme
hypogeusia – hypogueusie
hypoglobulinemia – hypoglobulinémie
hypoglossal canal – canal hypoglosse
hypoglossal duct – canal de l'hypoglosse
hypoglossal nerve – douzième paire crânienne, hypoglosse (nerf)

hypoglossia-hypodactyly syndrome – aglossie-adactylie (syndrome)
hypoglossitis – hypoglossite
hypoglycemia – hypoglycémie
hypoglycemic – hypoglycémiant
hypoglycemic coma – coma hypoglycémique
hypoglycemic sulfonamide – sulfamide antidiabétique
hypognanthus – hypognathe
hypogonadism – hypogonadisme
hypohidrosis – hypohidrose
hypoinsulinemia – hypo-insulinisme
hypokaliemia – hypokaliémie
hypokinesia – hypokinésie
hypoleukocytosis – hypoleucocytose
hypoleydigism – hypoleydigisme
hypolipemia – hypolipémie
hypolipidemia – hypolipidémie
hypolipidemic – hypolipidémiant
hypolipoproteinemia – hypolipoprotéinémie
hypoluteinemia – hypolutéinémie
hypomagnesemia – hypomagnésie
hypomagnesuria – hypomagnésurie
hypomania – hypomanie
hypomastia – hypomastie
hypomenorrhea – hypoménorrhée
hypomimia – hypomimie
hypomyxia – hypomyxie
hyponatremia – hyponatrémie
hyponatruria – hyponatriurie
hyponoia – hyponoïa
hyponychium – hyponychium
hyponychon – hyponychon
hypooestrogenism – hypoestrogénie
hypoorchidia – hypo-orchidie
hypoparathyroidism – hypoparathyroïdisme
hypopepsia – hypopepsie
hypoperistalsis – hypopéristaltisme
hypophalangism – hypophalangie
hypopharyngoscopy – hypopharyngoscopie
hypopharynx – hypopharynx
hypophaturia – hypophosphaturie
hypophobia – hypophobie
hypophonia – hypophonie
hypophoria – hypophorie
hypophosphatasia – hypophosphatasie
hypophosphatemia – hypophosphatémie
hypophosphite – hypophosphate, hypophosphite
hypophrenia – hypophrénie
hypophyseal – hypophysaire
hypophyseal dwarfism – nanisme hypophysaire
hypophyseal fossa – fosse hypophysaire
hypophyseal infantilism – infantilisme hypophysaire
hypophyseal infundibulum – infundibulum de l'hypophyse
hypophysectomy – hypophysectomie
hypophysioprivic – hypophysoprive
hypophysiotropic hormone – hormone hypothalamique
hypophysis – hypophyse
hypophysis cerebri – hypophyse cérébrale
hypophysitis – hypophysite
hypopinealism – hypopinéalisme
hypopituitarism – hypopituitarisme
hypoplasia – hypoplasie
hypoplastic anemia – Josephs-Blackfan-Diamond (anémie aplastique du type)
hypoplastic aorta – micro-aortie
hypoplastic obesity – obésité paradoxale
hypoplasty – hypoplastie
hypoproteinemia – hypoprotidémie
hypoprothrombinemia – hypoprothrombinémie
hypopyon – hypopion
hyporeflexia – hyporéflectivité
hyposmia – hyposmie
hyposomnia – hyposomnie
hypospadias – hypospadias
hypostasis – hypostase
hypostatic congestion – congestion hypostatique
hyposteatolysis – hypostéatolyse
hypostenia – hyposthénie
hyposthenuria – hyposthénurie
hyposulfite – hyposulfite
hyposystoly – hyposystolie
hypotelorism – hypotélorisme
hypotension – hypotension
hypotensive – hypotenseur
hypotensor – hypotenseur
hypothalamic factor – facteur hypothalamique
hypothalamic syndrome – syndrome hypothalamique
hypothalamus – hypothalamus
hypothenar – hypothénar
hypothenar eminence – éminence hypothénar
hypothermia – hypothermie
hypothrepsia – hypothrepsie
hypothymia – hypothymie
hypothyreosis – hypothyréose
hypothyroïd dwarfism – nanisme myxœdémateux
hypothyroidism – hypothyroïdie
hypothyroxinemia – hypothyroxinémie
hypotonia – hypotonie
hypotonic – hypotonique
hypotonic duodenography – duodénographie hypotonique
hypotonic solution – solution hypotonique
hypotonicity – hypotonie
hypotoxicity – hypotoxicité
hypotrichosis – hypotrichose
hypotrophy – hypotrophie
hypotropia – hypotropie
hypovascular – hypovascularisé
hypoventilation – hypoventilation
hypovitaminosis – hypovitaminose
hypovolemia – hypovolémie
hypovolemic shock – choc hypovolémique
hypoxemia – hypoxémie
hypoxia – hypoxie
hypsarrythmia – dysrythmie majeure
hypsarrythmia major – hypsarythmie
hypsi- – hypsi-, hypso-
hypsicephaly – hypsicéphalie
hypsiloid – hypsiloïde
hypsotherapy – hypsothérapie
Hyrtl's spincter – Hyrtl (sphincter de)
hyster-, hystero- – hystér-, hystéro-
hysteralgia – hystéralgie
hysteratresia – hystératrésie
hysterectomy – hystérectomie
hysteria – hystérie
hysteric – hystérique
hysteric coma – coma hystérique
hysteric contracture – contracture fonctionnelle ou hystérique
hysteric personality – personnalité hystérique
hysteric torticollis – torticolis psychogène
hysterical asthenopia – asthénopie nerveuse
hysterical attitude – attitude passionnelle
hysterical dysphagia – dysphagie hystérique
hysterical fever – fièvre hystérique
hysterical Saint Vitus dance – chorée hystérique
hysteriform – hystériforme
hystero-cystopexy – cysto-hystéropexie
hysterocatalepsia – hystérocatalepsie
hysterocele – hystérocèle
hysterocervicotomy – hystérocervicotomie
hysterocleisis – hystérocléisis

hysterocolpectomy – hystérocolpectomie
hysterocystocele – hystérocystocèle
hysterocystopexy – hystérocystopexie
hysterodynamometer – hystérodynamomètre
hysterodynia – hystérodynie
hysteroepilepsy – hystéroépilepsie
hysterogenic – hystérogène
hysterography – hystérographie
hysteroid – hystéroïde
hysterolaparotomy – hystérolaparotomie
hysterolith – hystérolithe
hysterolymphangitis – hystérolymphangite
hysteromalacia – hystéromalacie
hysterometer – hystéromètre
hysterometry – hystérométrie
hysteromyoma – hystéromyome
hysteroovariectomy – hystéro-ovariectomie
hysteropathy – hystéropathie
hysteropexy – hystéropexie
hysteroptosis – hystéroptose
hysterorrhagia – hystérorragie
hysterorrhaphy – hystérorraphie
hysterosalpingography – hystérosalpingographie
hysterosalpingostomy – hystérosalpingostomie
hysteroscope – hystéroscope
hysteroscopy – hystéroscopie
hysterostomatotomy – utérostomatotomie
hysterotomy – hystérotomie
hysterotrachelectomy – hystérotrachélectomie
hysterotrachelorrhaphy – hystérotrachélorraphie
hysterotrachelotomy – hystérotrachélotomie
hysterovaginoenterocele – hystérovagino-entérocèle

I

I band – bande I, disque I
IAC – CIA
iatr- – iatr-, iatro-
iatraliptic – iatraliptique
iatro- – iatr-, iatro-
iatrogenic – iatrogène
iatrogenic disease – maladie iatrogénique (ou iatrogène)
ibritumomab tiuxetan – ibritumomab tiuxétan
ibuprofen – ibuprofène
ICAM – ICAM
ichthammol – ichtammol, ichtyol
ichthyism – ichtyosisme
ichthyocolla – ichtyocolle
ichthyoform – ichtyoforme
ichthyoid – ichtyoïde
ichthyolammonium – ichtyolammonium
ichthyosarcotoxism – ichtyosarcotoxisme
ichthyosis – ichtyose
ichthyosis congenita – kératome malin diffus congénital
ichthyosis hystrix – nævus verruqueux
ichthyotoxin – ichtyotoxine
icosanoid – icosanoïde
icteric – ictérique
ictero-ascitic syndrome – ictéro-ascitique (syndrome)
icterogenic – ictérigène
icterohematuric – ictéro-hématurique
icterohemoglobinuric – ictéro-hémoglobinurique
icteroid – ictéroïde
icterus – ictère
icterus index – icterus index
ictus – ictus
id – ça, -ide
IDDM : Insulin-Dependent Diabetes Mellitus – DID
idea – idée
ideal ego – moi (idéal du)
idealization – idéalisation
ideation – idéation
ideational apraxia – apraxie idéatoire
identical – identique
identical points – points correspondants
identification – identification, personnification
ideomotor apraxia – apraxie idéomotrice
ideomotor center – centre idéomoteur
idi[o]- – idio-
idiochromosome – idiochromosome
idiocy – idiotie
idiogram – idiogramme
idiolysin – idiolysine
idiomere – idiomère
idiomuscular – idiomusculaire
idiomuscular contractility – contractilité idiomusculaire
idiomuscular contraction – contraction idiomusculaire
idiopathic – idiopathique
idiopathic diffuse polyalgic syndrome – polyalgique idiopathique diffus (syndrome)
idiopathic dwarfism – nanisme essentiel
idiopathic generalized epilepsy – épilepsie généralisée primaire
idiopathic hemochromatosis – hémochromatose primitive
idiopathic hemoglobinuria – hémoglobinurie paralytique
idiopathic hypercalcemia – hypercalcémie chronique idiopathique avec ostéosclérose
idiopathic hypercholesterolemic xanthomatosis – xanthomatose hypercholestérolémique familiale
idiopathic hypersomnia – hypersomnie idiopathique
idiopathic myelofibrosis – splénomégalie myéloïde
idiopathic nephrotic syndrome – syndrome néphrotique idiopathique
idiopathic pulmonary hemosiderosis – Ceelen-Gellerstedt (syndrome de)
idiopathic stammering – balbisme
idiopathic steatorrhea – stéatorrhée idiopathique
idiopathic thrombocytopenic purpura – purpura thrombopénique idiopathique
idiopathy – maladie idiopathique
idioplasm – idioplasme
idiospasm – idiospasme
idiosyncrasy – idiosyncrasie
idiot – idiot
idiotope – idiotope
idiotype – idiotype
idioventricular – idioventriculaire
idioventricular rhythm – rythme idioventriculaire
IDL – IDL
idose – idose
idoxuridine – idoxuridine
ignipuncture – ignipuncture
ikota – ikota
IL – IL
ileitis – iléite
ileo- – iléo-
ileocaecal recess – récessus iléocæcal
ileocaecal valve inflammation – bauhinite
ileocecal – iléocæcal
ileocecal angle – angle iléocæcal
ileocecal fold – pli iléocæcal
ileocecal intussusception – invagination iléocæcale
ileocecal valve – valve iléocæcale
ileocecostomy – iléocæcostomie
ileocolitis – iléocolite
ileocolonic – iléocolique
ileocolonic fistula – fistule iléocolique
ileocolorectoplasty – iléocolorectoplastie
ileocolostomy – iléocolostomie

ileoileostomy – iléo-iléostomie
ileosigmoidostomy – iléosigmoïdostomie
ileostomy – iléostomie
ileotransversostomy – iléotransversostomie
ileum – iléon
ileus – iléus
ili[o]- – ilio-
iliac – iliaque
iliac colon – côlon iliaque, S iliaque
iliac crest – crête iliaque
iliac fascia – fascia iliaque
iliac fossa – fosse iliaque
iliac spine – épine iliaque
iliac tuberosity – tubérosité iliaque
iliadelphus – iliadelphe
ilioabdominal – ilio-abdominal
ilioabdominal disarticulation – désarticulation interilio-abdominale
iliocapsular – iliocapsulaire
iliococcygeal – iliococcygien
iliocostal – iliocostal
iliofemoral – iliofémoral
iliofemoral triangle – Bryant (triangle de)
iliohypogastric – ilio-hypogastrique
ilioinguinal – ilio-inguinal
iliolumbar – iliolombaire
iliopagus – iliopage
iliopectineal – iliopectiné
iliopectineal line – ligne iliopectinéale
iliopelvic – iliopelvien
iliopsoas muscle – iliopsoas (muscle)
iliopubic – iliopubien
iliopubic eminence – éminence iliopubique
iliosciatic – iliosciatique
iliospinal – iliospinal
iliothoracopagus – iliothoracopage
iliotibial – iliotibial
iliotibial tract – tractus iliotibial
iliotrochanteric – iliotrochantérien
ilioxiphopagus – ilioxyphopage
ilium – ilium
ill treatment – sévices
illuminism – illuminisme
illusion – illusion
image – image
imaginary – imaginaire
imagination – imagination
imago – imago
imatinib – imatinib
imbecile – imbécile
imbecillity – imbécillité
Imerslund-Najman-Gräsbeck syndrome – Imerslund-Najman-Gräsbeck (maladie de)
imidazole – imidazole
imide – imide
imido- – imido-, imino-
imipramine – imipramine
Imlach's fat plug – Imlach (bouchon d')
immature – immature
immature cataract – cataracte débutante, cataracte molle
immediate – immédiat
immediate hypersensitivity – hypersensibilité immédiate
immediate percussion – percussion immédiate
immediate transfusion – transfusion immédiate
immersion – immersion
immersion foot – pied d'immersion
immersion lens – objectif à immersion
immersion syncope – hydrocution
immobilisin – immobilisine
immobilization – immobilisation
immortalization – immortalisation
immotile cilia syndrome – cils immobiles (syndrome des)
immune – immun, immunitaire
immune agglutinin – agglutinine immune
immune antibody – anticorps immun
immune complex – complexe immun, immun-complexe
immune hemolysin – hémolysine immune
immune opsonin – opsonine spécifique
immune response modulator – immunomodulateur
immune serum – immun-sérum, sérum immun
immune system – immunitaire (système)
immunity – immunité
immunization – immunisation
immunizing – immunisant
immunoadherence – immuno-adhérence
immunoadsorption – immuno-adsorption
immunoblast – immunoblaste
immunoblastic lymphadenopathy – adénopathie angio-immunoblastique
immunoblastic lymphoma – immunoblastosarcome
immunoblot – immunotransfert
immunochemistry – immunochimie
immunocompetence – immunitaire (compétence)
immunocompetent cell – cellule immunocompétente
immunocyte – immunocyte
immunocytoadherence – immunocytoadhérence
immunocytochemistry – immunocytochimie
immunodeficiency – déficit immunitaire, immunodéficience
immunodeficiency syndrome – syndrome d'immunodéficience
immunodiffusion test – immunodiffusion (épreuve d')
immunoelectrophoresis – immuno-électrophorèse
immunofluorescence – immunofluorescence
immunogen – immunogène
immunogenetics – immunogénétique
immunogenic – immunogène
immunogenicity – immunogénicité
immunoglobulin – immunoglobuline
immunohematology – immunohématologie
immunohemolysis – immunohémolyse
immunohemolytic anemia – anémie hémolytique immunologique
immunologic memory – mémoire immunologique
immunologic valence – valence biologique
immunological enhancement – facilitation immunitaire
immunological tolerance – tolérance immunitaire
immunology – immunologie
immunoparasitology – immunoparasitologie
immunopathology – immunopathologie
immunoprecipitation – immunoprécipitation
immunoproliferative syndromes – immunoprolifératifs (syndromes)
immunoprophylaxis – immunoprévention
immunoreaction – immunoréaction
immunoscintigraphy – immunoscintigraphie
immunostimulation – immunostimulation
immunosuppressant – immunosuppresseur
immunosuppression – immunosuppression

immunotherapy – immunothérapie
immunotoxin – immunotoxine
impacted fracture – fracture engrénée
impaction – engrènement, impaction
impaired glucose tolerance – intolérance au glucose
impalpable – impalpable
impaludation – impaludation
impedance – impédance
imperative idea – idée obsédante
imperfect fungi – fungi imperfecti
imperforation – imperforation
impetiginization – impétiginisation
impetiginous syphilid – syphilide impétigineuse
impetigo – impétigo
impetigo herpetiformis – impétigo herpétiforme (de Hebra-Kaposi)
impetigo neonatorum – croûte de lait
implant – implant
implantable drug delivery system – chambre perfusion (de)
implantable drug pump – pompe implantable
implantation – implantation
implantology – implantologie
impression – empreinte, empreinte, impression
impuberal – impubère
impulsion – impulsion
impulsive – impulsif
impure flutter – fibrillo-flutter
IMViC – IMViC
IMVIC test – test IMVIC
in- – in-
in situ hybridization – hybridation in situ
in vitro fertilization – fécondation in vitro
in vitro fertilization and embryo transfer, [IVFET] – fécondation in vitro et transfert d'embryons
inactivated serum – sérum inactivé
inactivation – inactivation
inactive – inactif
inanimate – inanimé
inanition – inanition
inapparent infection – infection infraclinique
inappetance – inappétence
inappropriate ADH syndrome – antidiurétique (syndrome de sécrétion inappropriée d'hormone)
incapacity – incapacité
incarcerated placenta – placenta incarcéré
incarceration – incarcération
incarceration of uterus – enclavement de l'utérus
inch – pouce
incidence – incidence
incident – incident
incidentally discovered tumor – incidentalome
incineration – incinération
incipient – incipiens
incisal – incisif
incision – incision
incisional hernia – éventration
incisive canal – canal incisif
incisive foramen – foramen incisif
incisive fossa of maxilla – fosse myrtiforme ou incisive
incisive suture – suture incisive
incisor teeth – incisives
incisure – incisure
incisure of acetabulum – incisure acétabulaire
incisure of Lanterman-Schmidt – incisure de Schmidt et Lanterman
incisure of ligamentum teres – incisure du ligament rond du foie
incisure of mandibule – incisure de la mandibule
incisure of scapula – incisure scapulaire
incisure of the ear – incisure auriculaire
incisure of ulna – cavité sigmoïde du cubitus
inclination – inclinaison
inclusion – inclusion
inclusion conjunctivitis – conjonctivite à inclusions
inclusion urethritis – urétrite (ou uréthrite) à inclusions
incompatibility – incompatibilité
incompetence – incompétence
incompetency – incompétence
incompetent cervix – béance du col utérin
incomplete antibody – anticorps incomplet
incomplete fracture – fracture incomplète
incomplete hanging – pendaison incomplète
inconsistency – incohérence
incontinence – incontinence
incontinentia pigmenti – incontinentia pigmenti
incoordination – incoordination
incorporation – incorporation
increment – incrément
incremental line – ligne incrémentale
incremental lines – Retzius (stries de)
incretine – incrétine
incretion – incrétion
incubation – incubation
incubation period carrier – porteur en incubation
incubative stage – période d'incubation
incubator – couveuse, étuve d'incubation ou de culture, incubateur
incus – incus
indentation – indentation
indeterminate leprosy – lèpre indéterminée
index – index, indice
Indian hemp – chanvre indien
indican – indican
indicanemia – indicanémie
indicanhidrosis – indicanhidrose
indicanuria – glaucurie, indicanurie
indication – indication
indicator – indicateur
indicator culture medium – milieu de culture à indicateur coloré
indicator dilution curve – dilution (courbe de)
indifferent conductance – conductibilité indifférente
indifferent gonad – gonade indifférenciée
indigestion – indigestion
indigo – indigo
indigo carmine – carmin d'indigo
indigotin – indigotine
indirect calorimetry – calorimétrie indirecte
indirect fracture – fracture indirecte
indirect inguinal hernia – hernie oblique externe
indirect laryngoscopy – laryngoscopie indirecte
indirect or mediate contact – contact indirect (ou médiat)
indirect or mediate contagion – contagion indirecte
indirect transfusion – transfusion indirecte
indirubin – indirubine
indisposition – indisposition
indium – indium
individual – individu
individual psychology – psychologie individuelle
individuality – individualité
indole – indole
indole test – épreuve de l'indole
indolent – indolent, indolore
indoluria – indolurie
indomethacin – indométacine
indophenol – indophénol
indophenolase – indophénolase
indophenoloxidase – indophénol-oxydase
indoxyl – indoxyle

indoxylemia – indoxylémie
indoxyluria – indoxylurie
induced abortion – avortement provoqué
induced current – électricité faradique
induced hypotension – hypotension contrôlée
induced hypothermia – hypothermie provoquée
induced labor – accouchement dirigé, accouchement provoqué
induced psychotic disorder – folie à deux
inducer – inducteur
induction – induction
induration – induration
indusium griseum – indusium griseum
inertia – inertie
inexcitability – inexcitabilité
infant – nourrisson
infant mortality rate – mortalité infantile
infanticide – infanticide
infantile – infantile
infantile beriberi – béribéri infantile
infantile cortical hyperostosis – Caffey-Smyth (syndrome de)
infantile diarrhea – diarrhée infantile
infantile eczema – dermatite atopique infantile, eczéma infantile
infantile encephalopathy – encéphalopathie infantile
infantile epilepsy – épilepsie infantile
infantile genetic agranulocytosis – Kostmann (syndrome de)
infantile hemiplegia – hémiplégie cérébrale infantile
infantile kala-azar – kala-azar infantile
infantile paralysis – paralysie infantile
infantile psychosis – psychose infantile
infantile scurvy – rachitisme hémorragique, scorbut infantile
infantile sexuality – sexualité infantile
infantile spasm – spasme en flexion (syndrome du)
infantile spinal paralysis – paralysie spinale infantile
infantile uterus – utérus infantile
infantile visceral leishmaniasis – pseudoleucémie infantile infectieuse
infantilism – infantilisme
infarcectomy – infarcectomie
infarct – infarctus
infarcted – infarci
infected – infecté
infecting – infectant
infection – infection
infectious – infectieux
infectious arthritis – rhumatisme infectieux
infectious disease notification – déclaration d'une maladie
infectious gastroenteritis – gastro-entérite infectieuse
infectious mononucleosis – monocyte (angine à), mononucléose infectieuse, Pfeiffer (maladie de)
infective embolism – embolie bactérienne (ou microbienne), embolie septique
infective thrombus – thrombus infectieux
infectivity – infectiosité, infectivité
inferior carotid ganglion – ganglion de Schmiedel
inferior cartilage of nose – cartilage inférieur de l'aile du nez
inferior cerebellar peduncle – corps restiforme
inferior colliculus – colliculus inférieur
inferior duodenal recess – récessus duodénal inférieur
inferior fovea – fovea inferior
inferior frontal gyrus – gyrus frontal inférieur
inferior frontal sulcus – sillon frontal inférieur
inferior ganglion of glossopharyngeal nerve – ganglion inférieur du nerf glossopharyngien
inferior longitudinal fasciculus of cerebrum – faisceau longitudinal inférieur
inferior mediastinum – médiastin inférieur
inferior nasal concha – cornet nasal inférieur
inferior orbital fissure – fissure orbitale inférieure
inferior petrous sinus – sinus pétreux inférieur
inferior sagittal sinus – sinus sagittal inférieur
inferior, superior aperture of the minor pelvis – ouverture inférieure, supérieure du pelvis
inferior temporal gyrus – gyrus temporal inférieur
inferior tracheotomy – trachéotomie basse
inferiority complex – infériorité (complexe d'), sentiment d'infériorité
infertility – infécondité, infertilité
infestation – infestation
infibulation – infibulation
infiltrate – infiltrat
infiltration – infiltration
infinite distance – distance infinie
infirmary – infirmerie
inflammation – inflammation, phlegmasie
inflammatory – inflammatoire
inflammatory anemia – anémie inflammatoire
inflammatory dysmenorrhea – dysménorrhée inflammatoire
inflammatory edema – œdème inflammatoire
inflammatory infiltration – infiltration inflammatoire
inflection – inflexion
infliximab – infliximab
influence delusion ideas – délire d'influence
influenza – grippe
influenza virus – virus de l'influenza, virus de la grippe
influenza virus vaccine – vaccin antigrippal
information – information
infra- – infra-
infraclavicular fossa – fossette infraclaviculaire
infraclusion – infraclusion
infracostal line – ligne infracostale
infradian – infradien
infraduodenal recess – fossette infraduodénale, récessus infraduodénal
infraorbital canal – canal infra-orbitaire
infraorbital foramen – foramen infra-orbitaire
infrared – infrarouge
infrared ray – rayonnement infrarouge
infrascapular line – ligne infrascapulaire
infrasonic vibration – infrason
infraspinatus reflex – réflexe infra-épineux
infraspinous – infra-épineux
infratemporal crest – crête infratemporale
infratemporal fossa – fosse infratemporale
infundibular – infundibulaire
infundibular stenosis – sténose infundibulaire
infundibulectomy – infundibulectomie
infundibuliform – infundibuliforme
infundibuloplasty – infundibuloplastie
infundibulum – infundibulum

infundibulum of Scarpa – entonnoir membraneux de Scarpa
infundibulum of uterine tube – infundibulum de la trompe utérine
infusion – infusion
infusodecoction – infusodécoction
infusoria – infusoires
ingesta – ingesta
ingestion – ingestion
ingredient – ingrédient
ingrown nail – ongle incarné, onychie latérale
inguinal – inguinal
inguinal canal – canal inguinal
inguinal falx – faux inguinale
inguinal hernia – hernie inguinale
inguinal ligament – arcade crurale
inguinal lymph node – nœud lymphatique inguinal
inguinal trigone – trigone inguinal
inguinoabdominal – inguino-abdominal
inguinocrural – inguinocrural
inguinolabial – inguinolabial
inguinoscrotal – inguinoscrotal
inhalation – inhalation
inhalation anesthesia – anesthésie par inhalation
inhalation urticaria – urticaire par inhalation
inhaler – inhalateur
inhaling – humage
inherent immunity – immunité inhérente
inhibin – inhibine
inhibition – inhibition
inhibitor – inhibiteur
inhibitory center – centre inhibiteur
iniencephalus – iniencéphalie
inion – inion
iniopagus – iniopage
iniops – iniope
initial – initial
initial stage of coma – précoma
injectable – injectable
injected – injecté
injection – injection
injured – traumatisé
inlay graft – greffe encastrée
INN – DCI
innate – inné
innate immunity – immunité inhérente
inner hamstring – patte d'oie
inner limiting membrane – limitante interne
inner nuclear layer – couche granuleuse interne
inner plexiform layer – couche plexiforme interne
inner table of skull – table interne
innervation – innervation
innocuous – innocuité
innominate – innominé
innominate vein – veine innominée
ino- – ino-
inoculable – inoculable
inoculation – inoculation
inoculum – inoculum
inoperable – inopérable
inorganic – anorganique, inorganique
inorganic chemistry – chimie inorganique
inoscopy – inoscopie
inosculation – inosculation
inosine – inosine
inositol – inositol
inosituria – inositurie
inotropic – inotrope
insane – aliéné
insanity – aliénation mentale
insecticide – insecticide
insectifuge – insectifuge
insects – *Insectes*
insemination – insémination
insensible – insensible
inserted – inséré
insertion – insertion
insidious – insidieux
insidious appendicitis – appendicite larvée
insipid – insipide
insolation – insolation
insoluble – insoluble
insomnia – insomnie
inspiration – inspiration
inspirator – inspirateur
inspiratory capacity of lung – capacité inspiratoire
inspiratory muscle – muscle inspiratoire
inspiratory reserve volume – air complémentaire, volume de réserve inspiratoire
inspirometer – inspiromètre
instillation – instillation
instillator – instillateur
instinct – instinct
instrumental compression – compression instrumentale
instrumental pelvimetry – pelvimétrie instrumentale
insufficiency – insuffisance
insufflation – insufflation
insufflation anesthesia – anesthésie par insufflation
insufflation of the Fallopian tubes – insufflation tubaire
insular – insulaire
insular lobe – insula
insulin – insuline
insulin dependent diabetes – diabète insulinodépendant
insulin lipoatrophy – lipodystrophie insulinique
insulin receptor – récepteur insulinique
insulin shock – choc insulinique, insulinothérapie
insulindependant – insulinodépendant
insulinemia – insulinémie
insulinization – insulinothérapie
insulinoma – insulinome
insulinopenic – insulinoprive
insulinresistance – insulinorésistance
insulitis – insulite
integration – intégration
integrin – intégrine
integument – tégument
integumental – tégumentaire
intellect – intellect
intellectual – intellectuel
intellectual deficiency – débilité intellectuelle
intellectualization – intellectualisation
intelligence – intelligence
intelligence quotient – quotient intellectuel
intemperance – intempérance
intensifying screen – amplificateur de luminance, écran renforçateur
intensive care – réanimation
intensive care physician – réanimateur
intensive care unit – unité de soins intensifs
intention – intention
intention tremor – tremblement intentionnel
inter- – inter-
interacinar – interacineux
interaction – interaction
interalveolar – interalvéolaire
interalveolar septum – septum interalvéolaire
interannular – interannulaire
interapophyseal – interapophysaire
interarticular – interarticulaire
interarticular fibrocartilage – fibrocartilage interarticulaire
interarythenoid – interarythénoïdien
interatrial – interatrial
interatrial septum – septum interatrial
intercalary neuron – neurone intercalaire
intercalated nucleus – noyau intercalé
intercalating – intercalant
intercanalicular – intercanaliculaire
intercapillary – intercapillaire

intercarotic – intercarotidien
intercarpal – intercarpien
intercartilaginous glottis – glotte intercartilagineuse
intercavernous sinus – sinus intercaverneux
intercellular – intercellulaire
intercellular cement – cément intercellulaire
intercilium – interciliaire
interclavicular – interclaviculaire
interclinoid – interclinoïdien
intercoccygeal – intercoccygien
intercolumnar – intercolumnaire
intercondylar – intercondylien
intercondylar eminence – éminence intercondylienne
intercondylar fossa of femur – fosse intercondylaire du fémur
intercondylar line – ligne intercondylienne
intercostal – intercostal
intercostal space – espace intercostal
intercricothyrotomy – intercricothyrotomie
intercuneal – intercunéen
intercurrent – intercurrent
intercurrent fever – fièvre intercurrente
interdental – interdentaire
interdental papilla – papille interdentaire
interdigital – interdigital
interdigital corn – œil de perdrix
interdisciplinary – interdisciplinaire
interepithelial – interépithélial
interfascicular – interfasciculaire
interference – interférence
interferon – interféron
interfibrillar – interfibrillaire
interfibrus – interfibreux
interganglionic – interganglionnaire
intergluteal – interfessier
interhemispherical structure – formation interhémisphérique
interkinesis – intercinèse
interlabial – interlabial
interlamellar space – espace interlamellaire
interleukine – interleukine
interlobar – interlobaire
interlobar pleuritis – scissurite
interlobar sulcus – sillon interlobaire
interlobitis – interlobite
interlobular – interlobulaire
interlobular bile duct – conduit biliaire
interlobular emphysema – emphysème interlobulaire
interlobular pleurisy – pleurésie interlobaire
intermalleolar – intermalléolaire
intermammary – intermammaire
intermaxillary suture – suture intermaxillaire
intermediale, secondary host – hôte intermédiaire, secondaire
intermediate ganglia – ganglions intercalaires
intermediate nerve – intermédiaire (nerf)
intermedin – intermédine
intermediolateral column – colonne intermédiolatérale
intermeningeal – interméningé
intermenstrual – intermenstruel
intermetacarpal – intermétacarpien
intermetatarsal – intermétatarsien
intermission – intermission
intermittence – intermittence
intermittent – intermittent
intermittent claudication – claudication intermittente ischémique
intermittent exophthalmos – exophtalmie intermittente
intermittent fever – fièvre intermittente
intermittent hydronephrosis – hydronéphrose intermittente
intermittent pulse – pouls déficitaire
intermittent strabismus – strabisme intermittent
intermural – intermural
intermuscular – intermusculaire
intern – interne
internal – interne
internal acoustic meatus – méat acoustique interne
internal auditory meatus syndrome – conduit auditif interne (syndrome du)
internal capsule – capsule interne
internal ear – oreille interne
internal esophagotomy – œsophagotomie interne
internal fistula – fistule interne
internal hemorrhage – hémorragie interne
internal hernia – hernie interne
internal hydrorachis – hydrorachis interne
internal language – langage intérieur
internal medicine – médecine interne
internal occipital crest – crête occipitale interne
internal occipital protuberance – protubérance occipitale interne
internal ophthalmopathy – ophtalmopathie interne
internal ophthalmoplegia – ophtalmoplégie interne
internal pachymeningitis – pachyméningite hémorragique interne
internal pathology – pathologie interne
internal respiration – respiration interne
internal secretion – sécrétion interne
internal urethrotomy – urétrotomie interne
internal version – version par manœuvres internes
internalization – internalisation
internasal – internasal
internasal suture – suture internasale
international nonproprietary name (INN) – dénomination commune internationale
international system of units – système international d'unités
international unit – unité internationale
interneuron – interneurone
internist – interniste
internuclear – internucléaire
interoceptive sensibility – sensibilité intéroceptive
interoceptor – intérocepteur
interolivary – interolivaire
interorbital – interorbitaire
interosseous – interosseux
interosseous membrane – membrane interosseuse
interosseous ridge of fibula – crête interosseuse de la fibula
interosseous space – espace interosseux
interpalpebral – interpalpébral
interpapillary – interpapillaire
interparietal – interpariétal
interparietal bone – os épactal, os interpariétal
interparietal sulcus – sillon interpariétal
interpedoncular fossa – fosse interpédonculaire
interpeduncular – interpédonculaire
interpeduncular fossa – espace interpédonculaire
interpeduncular nucleus – noyau interpédonculaire
interphalangeal – interphalangien
interphase – interphase
interpolated extrasystole – extrasystole interpolée
interpolation – interpolation
interposition – interposition
interpretation – interprétation
interpretative delusion – délire d'interprétation
interpupillary – interpupillaire
interrupted – entrecoupé

interscapular – interscapulaire
intersection – entrecroisement, intersection
intersegmental – intersegmentaire
intersexual – intersexué
intersexuality – intersexualité
interspinous – interépineux
interstice – interstice
interstitial cell of testis – cellule interstitielle du testicule
interstitial cell-stimulating hormone – hormone stimulante des cellules interstitielles
interstitial desquamative pneumonia – pneumonie interstitielle desquamante
interstitial fluid – liquide interstitiel
interstitial gastritis – gastrite interstitielle
interstitial hernia – hernie inguinosuperficielle, hernie interstitielle
interstitial inflammation – inflammation interstitielle
interstitial irradiation – curiepuncture
interstitial keratitis – kératite interstitielle
interstitial lamella – lamelle interstitielle
interstitial mastitis – mastite phlegmoneuse
interstitial myositis – myosite interstitielle
interstitial nephritis – néphrite interstitielle
interstitial nucleus of Cajal – Cajal (noyau interstitiel de)
interstitial pregnancy – grossesse interstitielle
interstitial tissue – tissu interstitiel
intertarsal – intertarsien
intertitial – interstitiel
intertrigo – intertrigo
intertrochanteric – intertrochantérien
intertrochanteric line – crête intertrochantérienne, ligne intertrochantérique
intertrochanteric osteotomy – ostéotomie inter-trochantérienne
intertubercular plane – plan intertuberculaire
intertubercular sulcus – sillon intertuberculaire
interureteral – interurétéral
interureteric fold – bourrelet interurétéral
interureteric ridge – pli interurétérique
interval – intervalle
intervascular – intervasculaire
interventional radiology – radiologie interventionnelle
interventricular – interventriculaire
interventricular foramen – foramen interventriculaire
interventricular septum – septum interventriculaire
interventricular sulcus of heart – sillon interventriculaire
intervertebral – intervertébral
intervertebral disk – disque intervertébral
intervertebral disk herniation – hernie discale, du disque intervertébral
intervertebral foramen – foramen intervertébral
intervertebral synostosis – bloc vertébral
intervillous – intervilleux
intervillous lacuna – chambre intervilleuse
intestinal amebiasis – amibiase intestinale
intestinal angina – angor intestinal
intestinal butyric fermentation – fermentation saccharobutyrique
intestinal colic – colique intestinale
intestinal crypts – Lieberkühn (glandes de)
intestinal distomatosis – distomatose intestinale
intestinal dyspepsia – dyspepsie intestinale
intestinal fistula – fistule intestinale
intestinal gas cyst – kyste gazeux de l'intestin
intestinal gland – glande intestinale
intestinal hormone – hormone intestinale
intestinal infantilism – infantilisme intestinal
intestinal juice – suc intestinal
intestinal lipodystrophy lipodystrophie intestinale
intestinal loop – anse intestinale
intestinal obstruction – iléus, occlusion intestinale
intestinal pneumatosis – pneumatose intestinale
intestinal schistosomiasis – schistosomiase intestinale
intestinal stasis – stase intestinale
intestinal villi – villosités intestinales
intestine – intestin
intima – intima
intolerance – intolérance
intorsion – incyclophorie
intoxication – intoxication
intra-, intro- – intra-, intro-
intra-articular fracture – fracture intra-articulaire
intraabdominal – intra-abdominal
intraarterial – intra-artériel
intraarticular – intra-articulaire
intraatrial – intra-atrial
intraauricular – intra-auriculaire
intrabronchial – intrabronchique
intrabuccal – intrabuccal
intracapsular – intracapsulaire
intracapsular ankylosis – ankylose intracapsulaire
intracapsular fracture – fracture intracapsulaire
intracardiac – intracardiaque
intracardiac injection – injection intracardiaque
intracardiac lead – dérivation endocavitaire
intracavitary – endocavitaire, intracavitaire
intracavitary radiotherapy – radiothérapie intracavitaire
intracellular – intracellulaire
intracellular potassium – kalicytie
intracellular toxin – toxine intracellulaire
intracerebral – intracérébral
intracerebral hematoma – hématome intracérébral
intracervical – intracervical
intracorpuscular – intracorpusculaire
intracranial – intracrânien
intracranial hypertension – hypertension intracrânienne
intracranial hypotension – hypotension intracrânienne
intracutaneous – intracutané
intradermal – intradermique
intradermal injection – injection intradermique
intradermal nevus – nævus intradermique
intradermal test – intradermoréaction
intradural – intradural
intragastric – intragastrique
intraglandular – intraglandulaire
intrahepatic – intrahépatique
intraintestinal – intra-intestinal
intrajugular process of temporal bone – épine jugulaire du temporal
intralobular – intralobulaire
intraluminal – endoluminal
intramedullar transfusion – transfusion intramédullaire
intramedullary – intramédullaire
intramural – intramural

intramuscular – intramusculaire
intramuscular injection – injection intramusculaire
intramuscular needle – aiguille intramusculaire
intranuclear – intranucléaire
intraocular – intraoculaire
intraocular pressure – ophtalmotonus, pression intraoculaire, tension intraoculaire
intraorbital – intraorbitaire
intraovarian – intraovarien
intraparenchymatous – intraparenchymateux
intrapartum hemorrhage – hémorragie puerpérale
intrapelvic – intrapelvien
intrapelvic protrusion – protrusion acétabulaire
intraperiosteal fracture – fracture intrapériostée
intraperitoneal – intrapéritonéal
intraplacental – intraplacentaire
intrapleural – intrapleural
intrapsychic – intrapsychique
intrarachidian – intrarachidien
intrarectal – intrarectal
intrascrotal – intrascrotal
intrasellar – intrasellaire
intraspinal – intrarachidien
intrasynovial – intrasynovial
intrathecal – intrathécal
intrathoracic – intrathoracique
intrathoracic goiter – goitre plongeant
intratubal – intratubaire
intrauterine – intra-utérin
intrauterine contraceptive device – stérilet
intrauterine device – dispositif intra-utérin
intrauterine fracture – fracture intra-utérine
intrauterine transfusion – transfusion intra-utérine
intravascular – intravasculaire
intravenous – endoveineux, intraveineux
intravenous anesthesia – anesthésie intraveineuse
intravenous needle – aiguille intraveineuse
intravenous pyelography – pyélographie descendante
intravenous urography – urographie intraveineuse
intraventicular hemorrhage – inondation ventriculaire
intraventricular – intraventriculaire
intravesical – intravésical
intrinsic – intrinsèque
intrinsic deflection – déflexion intrinsèque
intrinsic factor – facteur intrinsèque
intrinsic muscle – muscle intrinsèque
intrinsicoid deflection – déflexion intrinsécoïde
introjection – introjection
intron – intron
introspection – introspection
introversion – introversion
introvert – introverti
introverted type – type introverti
intubation – intubation, tubage
intumescence – intumescence
intumescent cataract – cataracte intumescente
intussusception – intussusception, invagination
inulase – inulase
inulin – inuline
invagination – invagination
invasion – invasion
invasive – effractif
invasive stage – période d'invasion
inversion – inversion
inversion of uterus – inversion utérine
invertase – invertase
inverted testis – testicule inversé
invertin – invertine
invisible edema – préœdème
involucrum – involucre
involuntary – involontaire
involuntary micturition – miction par regorgement
involuntary muscle – muscle involontaire
involution – catagenèse, involution
involution cyst – kyste d'involution
involutional depression – dépression involutive
involutional melancholia – mélancolie involutive
iodate – iodate
iodemia – iodémie
iodic acid – iodique (acide)
iodid acne – acné iodique
iodide – iodure
iodide bath – bain iodé
iodine – iode
iodine catgut – catgut iodé
iodine contrast medium – produit de contraste iodé
iodine solution – eau iodée
iodine tincture – iode (teinture d')
iodinophil – iodophile
iodism – iodisme
iodized – iodé, ioduré
iodo-iodide – iodo-ioduré
iododerma – iodide
iodoform – iodoforme
iodometry – iodométrie
iodophil granulation – granulation iodophile
iodophilia – iodophilie
iodopsin – iodopsine
iodotherapy – iodothérapie
iodothyrosine – iodothyrosine
ioduria – iodurie
ion – ion
ion count – ionogramme
ion exchange resin – échangeur d'ions, résine échangeuse d'ions
ion therapy – ionothérapie
ioniazid – isoniazide
ionic channel – canal ionique
ionic dissociation – dissociation électrolytique
ionic medication – médication ionique
ionization – ionisation
ionize – ioniser
ionizing radiation – rayonnement ionisant
Ionnesco's fold – Ionnesco (pli de)
iono- – iono-
ionometer – ionomètre
ionophoresis – ionophorèse
iontophoresis – iontophorèse
iotacism – iotacisme
ipecac – ipéca
ipecacuanha – ipécacuanha
ipecacuanhin – ipécacuanhine
iproniazid – iproniazide
ipsilateral – ipsilatéral
IQ – QI
irid-, irido- – irid-, irido-
iridal angle – angle iridocornéen
iridalgia – iridalgie
iridectome – iridectome
iridectomesodialysis – iridectomédialyse
iridectomy – iridectomie
iridemia – iridémie
iridencleisis – iridencléisis
iridescent – iridescent
iridic – iridien
iridium – iridium
iridocele – iridocèle
iridochoroiditis – iridochoroïdite
iridocoloboma – iridocolobome
iridoconstrictor – iridoconstricteur
iridocorneosclerectomy – iridocornéosclérectomie
iridocyclectomy – iridocyclectomie
iridocyclitis – iridocyclite
iridocyclochoroiditis – iridocyclochoroïdite
iridodiagnosis – iridodiagnostic
iridodialysis – iridodialyse
iridodiastasis – iridodiastase
iridodilator – iridodilatateur

iridodonesis – iridodonésis
iridokeratitis – iridokératite
iridokinesis – iridokinèse
iridology – iridologie
iridomalacia – iridomalacie
iridomotor – iridomoteur
iridoperiphakitis – iridopériphakite
iridoplegia – iridoplégie
iridopsia – iridopsie
iridoptosis – iridoptose
iridopupillary – iridopupillaire
iridorhexis – iridorrhexis
iridoschisis – iridoschisis
iridosclerotomy – iridosclérotomie
iridoscope – iridoscope
iridotasis – iridotasis
iridotomy – iridotomie
iris – iris
iris bombé – iris en tomate
iris granuloma – granulome de l'iris
irisation – irisation
Irish moss – mousse d'Irlande
irisin – irisine
irisopsia – irisopsie
iritis – iritis
iritomy – iritomie
iron – fer
iron deficiency anemia – anémie ferriprive
iron lung – poumon d'acier
irradiated – irradié
irradiation – irradiation
irreducible hernia – hernie irréductible
irreductible – irréductible
irregular – irrégulier
irregular agglutinin – agglutinine irrégulière
irregular astigmatism – astigmatisme irrégulier
irregular pulse – pouls irrégulier
irresponsibility – irresponsabilité
irreversible – irréversible
irreversible colloid – colloïde irréversible
irreversible coma – coma dépassé, coma irréversible
irrigation – irrigation
irrigator – irrigateur
irritability – irritabilité
irritable – irritable
irritable colon – côlon irritable
irritation – irritation
irritative diarrhea – diarrhée irritative
isadelphus – isadelphe
Isambert's disease – Isambert (maladie d')
isch- – isch-
ischemia – ischémie
ischemia-lesion – ischémie -lésion
ischemic cardiopathy – cardiopathie ischémique
ischemic colitis – colite ischémique
ischemic contracture – contracture ischémique de Volkmann
ischi-, ischi[o]- – ischi-, ischio-
ischiadelphus – ischiadelphe
ischial incisure – incisure ischiatique
ischialgia – ischialgie
ischiatic – ischiatique
ischiatic hernia – hernie ischiatique
ischiatic tuberosity – tubérosité ischiatique
ischioanal fossa – fosse ischiorectale
ischiobulbar – ischiobulbaire
ischiocavernous – ischiocaverneux
ischiocele – ischiocèle
ischiococcygeal – ischiococcygien
ischiodidymus – ischiodidyme
ischiopagus – ischiopage
ischioperineal – ischiopérinéal
ischioprostatic – ischioprostatique
ischiopubiotomy – ischiopubiotomie
ischiorectal – ischiorectal
ischiorectal hernia – hernie ischiorectale
ischiotrochanteric – ischiotrochantérien
ischium – ischium
iseiconia – iséiconie
Ishihara's test – Ishihara (test d')
isinglass – colle de poisson
island flap – lambeau insulaire
iso- – iso-
isoagglutination – isoagglutination
isoagglutinin – isoagglutinine
isoagglutinogen – isoagglutinogène
isoamyl alcohol – alcool isoamylique
isoantibody – isoanticorps
isoantigen – isoantigène
isobaric – isobare
isocellular – isocellulaire
isochromatic – isochromatique
isochronism – isochronisme
isochronous – isochrone
isocoagulability – isocoagulabilité
isocoria – isocorie
isocortex – isocortex
isocytosis – isocytose
isodactylism – isodactylie
isodontic – isodonte
isodynamism – isodynamie
isoelectric focusing – isoélectrofocalisation
isoelectric level – niveau isoélectrique
isoelectric period – période isoélectrique
isoenzyme – isoenzyme
isogamy – isogamie
isogenesis – isogenèse
isogenic – isogénique
isograft – isogreffe
isohemagglutinin – isohémagglutinine
isohemolysin – isohémolysine
isoiconia – iso-iconie
isoimmunization – iso-immunisation
isolate – isolat
isolated – isolé
isolation – isolation, isolement
isoleucine – isoleucine
isologous – isologue
isologous graft – transplantation isologue
isolysin – isolysine
isolysis – isolyse
isomerase – isomérase
isomeric – isomère
isomerism – isomérie
isometric – isométrique
isometric contraction – contraction isométrique
isometropia – isométropie
isoosmotic – iso-osmotique
isopathy – isopathie
isoperistaltic – isopéristaltique
isoperistaltic anastomosis – anastomose isopéristaltique
isophoria – isophorie
isoplasty – isoplastie
isoprecipitin – isoprécipitine
isoprenalin – isoprénaline
isopter – isoptère
isoscope – isoscope
isosexual – isosexuel
isospora – isospore
isosporiasis – isosporose
isosthenuria – isosthénurie
isotherapy – isothérapie
isothermic – isotherme
isothermognosia – isothermognosie
isothermy – isothermie
isotonia – isotonie
isotonic – isotonique
isotonic contraction – contraction isotonique
isotonic solution – sérum physiologique, solution isotonique
isotonicity – isotonicité
isotope – isotope
isotopic dacryocystography – dacryocystographie isotopique
isotopic nephrogram – néphrogramme isotopique
isotoxin – isotoxine

isotransplantation – isotransplantation
isotropic – isotrope
isotropy – isotropie
isotype – isotype
isotypical commutation – commutation isotypique
isotypy – isotypie
isovaleric acid – isovalérique (acide)
isovaleric acidemia – isovaléricémie
isovolumic – isovolumétrique
isthmectomy – isthmectomie
isthmoid – isthmoïde
isthmus – isthme
isthmus of auditory tube – isthme de la trompe auditive
isthmus of thyroid gland – isthme du corps thyroïde
isthmus of uterine tube – isthme de la trompe utérine
isthmus of uterus – isthme de l'utérus
isuria – isurie
Italian flap – greffe à l'italienne, lambeau italien
Itard-Cholewa sign – Itard-Cholewa (signe d')
Itard's probe – Itard (sonde d')
itch mite – sarcopte
iteration – itération
-itis – -ite
Ito nevus – Ito (naevus d')
IU – UI
IUD (intrauterine device) – DIU
Ivemark's syndrome – Ivemark (syndrome d')
IVF – FIV
IVFET – FIVETE
ivory vertebra – vertèbre d'ivoire
Ivy's bleeding time test – Ivy (méthode d')
Iwanoff's cyst – Iwanoff (œdème d')
Ixodides – *Ixodidés*
ixodin – ixodine
ixodism – ixodisme

J

J – J
jaborandi – jaborandi
jaborandin – jaborandine
Jaboulay-Murphy button – bouton à anastomose
Jaboulay's button – Jaboulay-Lumière (bouton de)
Jaboulay's operation – Jaboulay (opération de)
Jackson's law – Jackson (loi de)
Jackson's membrane – membrane de Jackson
Jackson's signs – Jackson (signes de)
Jackson's syndrome – Jackson (syndrome de)
jacksonian – jacksonien
Jacksonian epilepsy – bravais-jacksonienne (crise), épilepsie jacksonienne
jacksonnian epilepsy – BJ (épilepsie)
Jacob's membrane – membrane de Jacob
Jacob's ulcer – Jacob (ulcère de)
Jacobaeus' operation – Jacobaeus (opération de)
Jacobson's canal – Jacobson (canal de)
Jacobson's cartilage – Jacobson (cartilage de)
Jacobson's nerve – Jacobson (nerf de)
Jacobson's organ – Jacobson (organe de)
Jacobson's reflex – Jacobson (réflexe de)
Jacobson's retinitis – Jacobson (rétinopathie de)
Jacod's syndrome – carrefour pétro-sphénoïdal (syndrome du)
Jacquemier's maneuver – Jacquemier (manœuvre de)
Jacquemier's sign – Jacquemier (signe de)
jactatio capitis nocturna – jactation nocturne de la tête
jactation – jactation
Jadassohn-Lewandowski syndrome – Jadassohn-Lewandowsky (syndrome de)
Jadassohn's anetoderma – Jadassohn (anétodermie érythémateuse de)
Jadassohn-Tieche blue nevus – Jadassohn-Tieche (nævus bleu de)
Jaesche's operation – Jaesche (opération de)
Jahnke's syndrome – Jahnke (syndrome de)
jalap – jalap (teinture composée de)
Janeway's spots – Janeway (taches de)
janiceps – janiceps
Jansen's sign – Jansen (signe de)
Jansky-Bielschowski disease – Jansky-Bielschowski (idiotie amaurotique de)
Japanese encephalitis – encéphalite japonaise
Japanese flood fever – Japon (fièvre fluviale du), Kedani (maladie de)
Japanese river fever – fièvre fluviale du Japon
Jarcho-Levin syndrome – Jarcho-Levin (syndrome de)
jargonaphasia – jargonaphasie
Jarisch-Herxheimer reaction – Jarisch-Herxheimer (réaction de)
Jarvis' operation – turbinectomie moyenne
jaundice – ictère, jaunisse
jaundice of the newborn – ictère des nouveau-nés
Jaworski's sign – Jaworski (signe de)
JC virus – JC (virus), virus JC
Jefferson's fracture – Jefferson (fracture de)
jejunal – jéjunal
jejunectomy – jéjunectomie
jejunitis – jéjunite
jejunocecostomy – jéjunocæcostomie
jejunoileitis – jéjuno-iléite
jejunoileostomy – jéjuno-iléostomie
jejunostomy – jéjunostomie
jejunotomy – jéjunotomie
jejunum – jéjunum
Jelks' operation – Jelks (opération de)
Jellineck's sign – Jellineck (signe de)
jelly – gelée
Jendrassik's maneuver – Jendrassik (manœuvre de)
jennerian – jennérien
Jensen's disease – Jensen (choriorétinite de)
Jervell and Lange-Nielsen syndrome – Jervell et Lange-Nielsen (syndrome de)
jet-lesion – jet (lésion de)
Job's syndrome – Job (syndrome de)
Jobert de Lamballe operation – Jobert (opération de)
Jocasta complex – Jocaste (complexe de)
Jodhpur thighs – culotte de cheval
Joffroy's reflex – Joffroy (réflexe de)
Johne's bacillus – Johne (bacille de)
Johnson-Blizzard syndrome – Johnson-Blizzard (syndrome de)
Johnson's syndrome – Johnson (syndrome de)
joint – articulation
joint mouse – souris articulaire
joint space narrowing – pincement articulaire
joint stop – butée
Jolly's bodies – Jolly (corps de)

Jorissenne's sign – Jorissenne (signe de)
Josserand's sign – Josserand (signe de)
Joubert's syndrome – Joubert (syndrome de)
joule – joule
Juberg-Hayward syndrome – Juberg-Hayward (syndrome de)
Judd's operations – Judd (opérations de)
jugal – jugal
jugal point – point jugal
jugomaxillary – jugomaxillaire
jugomaxillary point – point zygomaxillaire
jugular – jugulaire
jugular foramen – foramen jugulaire
jugular foramen syndrome – Vernet (syndrome de)
jugular fossa of temporal bone – fosse jugulaire
jugular glomus – glomus jugulaire
jugular incisure – incisure jugulaire
jugular point – point jugulaire
jugular process – processus jugulaire
jugular pulse – pouls jugulaire
juice – suc
jujube fruit – jujube
julep – julep
junctional arrhythmia – arythmie nodale
junctional nevus – nævus jonctionnel
junctionnal – jonctionnel
Jung's muscle – Jung (muscle de)
Jung's theory – Jung (théorie de)
Jüngling disease – ostéite tuberculoïde multiple cystoïde
Junin virus – virus Junin
juniper – genévrier
Juniper tar – cade (huile de)
Jutte's tube – Jutte (tube de)
juvenile cataract – cataracte infantile
juvenile elastoma – élastome juvénile
juvenile melanoma – mélanome juvénile
juvenile metachromatic leucodystrophy – Scholz-Greenfield (maladie de)
juvenile onset diabetes – diabète juvénile
juvenile xanthogranuloma – xanthome juvénile
juxtaarticular – juxta-articulaire
juxtaepiphyseal – juxtaépiphysaire
juxtaglomemular apparatus – appareil juxta-glomérulaire
juxtaliminal – juxtaliminaire
juxtapyloric – juxtapylorique

K

K – K
K cell – lymphocyte K
kabure – kaburé
Kader operation – Kader (opération de)
Kaiserling's fixative – Kaiserling (solution de)
Kakkar's method – Kakkar (méthode de)
kala-azar – kala-azar
kaliemia – kaliémie
kaliopenia – kaliopénie
kaliuresis – kaliurèse
kaliuria – kaliurie
kallak – kallak
kallicrein – kallicréine
kallidin – kallidine
kallikreinogen – kallicréinogène
Kallmann's syndrome – Kallmann (syndrome de)
kanamycin – kanamycine
Kanavel's sign – Kanavel (signe de)
Kanner's syndrome – Kanner (syndrome de)
Kanter's sign – Kanter (signe de)
kaolin – kaolin
kaolinosis – kaolinose
Kaplan's syndrome – Kaplan (syndrome de)
Kaposi's sarcoma – Kaposi (maladie de, sarcome de)
Kaposi's varicelliform eruption – Kaposi-Juliusberg (maladie de)
karioklastic – caryoclasique
Karman's method – Karman (méthode de)
Kartagener's syndrome – Kartagener (syndrome de)
karyo- – caryo-
karyochrome cell – cellule caryochrome
karyocyte – caryocyte
karyogamy – caryogamie
karyogenesis – caryogenèse
karyokinesis – caryocinèse
karyolymph – caryolymphe
karyolysis – caryolyse
karyolytic – caryolytique
karyomere – caryomère
karyomicrosome – caryomicrosome
karyophage – caryophage
karyoplasm – caryoplasme
karyoplast – caryoplaste
karyorrhexis – caryorrhexis
karyosome – caryosome
karyostasis – caryostase
karyotype – caryotype
karyozoic – caryozoaire
Kasabach-Merritt syndrome – Kasabach-Merritt (syndrome de)
Kashin-Beck disease – Kashin-Beck (maladie de)
Kast's syndrome – Kast (syndrome de)
Katayama's fever – Katayama (maladie de)
kath – kath
Katz's index – Katz (indice de)
Kaufman's syndrome – Kaufman (syndrome de)
kawa-kawa – kawa-kawa
Kawasaki's disease – Kawasaki (syndrome de)
Kayser-Fleischer ring – cercle de Kayser-Fleischer, Kayser-Fleischer (anneau de)
Kaznelson's syndrome – Kaznelson (syndrome de)
Kearns-Sayre syndrome – Kearns et Sayre (syndrome de)
Keegan's operation – Keegan (opération de)
Keen's operation – Keen (opération de)
Keen's sign – Keen (signe de)
Kehr's incision – Kehr (incision de)
Kehr's operation – Kehr (opération de)
Kehrer's operation – Kehrer (opération de)
Kehrer's reflex – Kehrer (réflexe de)
Keidel's tube – Keidel (tube de)
Keipert's syndrome – Keipert (syndrome de)
Kell blood group – Kell (système)
Keller's operation – Keller (opération de)
Kelly's operations – Kelly (opérations de)
Kelly's speculum – Kelly (spéculum de)
Kelly's tube – Kelly (tube de)
keloid – chéloïde
keloid acne – acné chéloïdienne
keloid scar – chéloïde cicatricielle
keloidosis – chéloïdose
kelotomy – kélotomie
kelvin – kelvin
Kennedy's syndrome – Foster Kennedy (syndrome de), Kennedy (syndrome de)
Kenny-Caffey syndrome – Kenny-Caffey (syndrome de)
Kent's bundle – Kent (faisceau de)
kephyr – képhyr
Kérandel's sign – Kérandel (signe de)
kerat-, kerato- – kérat-, kérato-

keratalgia – kératalgie
keratectasia – kératectasie
keratectomy – kératectomie
keratin – kératine
keratinization – kératinisation
keratinocyte – kératinocyte
keratitis – kératite
keratitis sicca – kératite sèche
keratoacanthoma – kératoacanthome
keratocele – kératocèle
keratocentesis – kératocentèse
keratoconjunctivitis – kératoconjonctivite
keratoconus – kératocône
keratoderma – kératodermie
keratoderma climactericum – kératodermie palmoplantaire climatérique
keratogenesis – kératogène
keratoglobus – kératoglobe
keratohyalin granule – kératohyaline
keratoid – kératoïde
keratoiridocyclitis – kérato-iridocyclite
keratoiritis – kérato-iritis
keratolysis – kératolyse
keratoma – kératome
keratomalacia – kératomalacie
keratometer – kératomètre
keratomileusis – kératomileusis
keratomycosis – kératomycose
keratonyxis – kératonyxis
keratopathy – kératopathie
keratoplasty – greffe cornéenne, kératoplastie
keratoprotein – kératoprotéine
keratoprothesis – kératoprothèse
keratorhexis – kératorrhexis
keratoscope – kératoscope
keratoscopy – kératoscopie
keratosis – kératose
keratosis blennorrhagica – kératose blennorragique
keratosis obturans – kératose obturante
keratosis palmaris et plantaris – Thost-Unna (maladie de)
keratosis piliaris – kératose pilaire rouge, kératose pilaire simple
keratosis senilis – kératose sénile
keratotic cone – cône kératosique
keratotome – kératotome
keratotomy – kératotomie
keraunophobia – kéraunophobie
Kerckring's folds – Kerckring (valvules de)
Kergaradec's sign – Kergaradec (signe de)
kerion – Celse (kérion de), kérion
kerion celsi – teigne suppurative
Kerkring's center – Kerkring (point de)
Kerl-Urbach disease – Kerl-Urbach (maladie de)
Kerley's lines – Kerley (lignes de)
kermes – kermès
Kernig's sign – Kernig (signe de)
Kerr's sign – Kerr (signe de)
Keshan's disease – myocardiopathie de Keshan
ketanserin – kétansérine
ketoacidosis – cétoacidose
ketogenesis – cétogenèse
ketogenic – cétogène
ketogenic diet – régime cétogène
ketolysis – cétolyse
ketolytic – cétolytique
ketone – cétone
ketone bodies – cétoniques (corps)
ketone body – corps cétonique
ketonemia – cétonémie
ketonic – cétonique
ketonuria – acétonurie, cétonurie
ketose – cétose
ketosis – cétose
ketosteroid – cétostéroïde
ketosuria – cétosurie
Key-Retzius connective tissue sheath – Key et Retzius (gaine de)
khellin – khelline
kidney – rein
Kienböck disease – ostéochondrite du lunatum
Kienböck's atrophy – Kienböck (atrophie de)
Kienböck's disease – Kienböck (maladie de), ostéonécrose du lunatum
Kienböck's phenomenon – Kienböck (phénomène de)
Kiernan's space – Kiernan (espace de)
killer cell – lymphocyte K
Killian's operation – Killian (opération de)
Killian's speculum – Killian (spéculum de)
Killian's tube – Killian (tube de)
kilo- – kilo-
kilobase – kilobase
kilocalorie – kilocalorie
Kiloh-Neoin syndrome – Kiloh-Neoin (syndrome de)
Kimmelstiel-Wilson syndrome – Kimmelstiel-Wilson (syndrome de)
kimo – ki-mo
Kimpton-Brown tube – Kimpton-Brown (tube de)
Kimura's disease – Kimura (maladie de)
kinase – kinase
kine- – kiné-
kinematics – cinématique
kinesia – cinésie
kinesimeter – kinésimètre
kinesiology – cinésiologie
kinesiotherapy – cinésithérapie
kinesitherapist – kinésithérapeute
kinesitherapy – kinésithérapie
kinesthesic sense – sens kinesthésique
kinesthesiometer – kinesthésiomètre
kinesthetic aura – aura cinesthésique
kinesthetic hallucination – hallucination cénesthésique
kinesthetic memory – mémoire kinesthésique
kinetic – cinétique
kinetic apraxia – apraxie mélokinétique
kinetic center – centre kinétique
kinetic radiotherapy – cycloradiothérapie, radiothérapie cinétique
kinetic tremor – tremblement cinétique
kinetics – cinétique
kinetochore – cinétochore
king's evil – écrouelles
King's operation – King (opération de)
King unit – King (unité)
Kingella – Kingella
kinin – kinine
kinked aorta – aorte plicaturée
kinky hair disease – Menkes (syndromes de)
Kirk's amputation – Kirk (amputation de)
Kirmisson's operation – Kirmisson (opération de)
Kirschner's wire – Kirschner (broche de)
Kirstein's method – Kirstein (méthode de)
Kisselbach's area – Kiesselbach (aire de)
kissing spine – Baastrup (maladie de)
Kitahara's syndrome – Kitahara (syndrome de)
Kitasato's filter – Kitasato (filtre de)
Kjeldahl's method – Kjeldahl (méthode de)
Kjelland's forceps – Kjelland (forceps de)
Klapp's creeping treatment – Klapp (traitement de)
Kleihauer's test – Kleihauer (test de)
Klein's theory – Klein (théorie de)
Kleine-Levin syndrome – Kleine-Levin (syndrome de)
kleptolagny – cleptolagnie
kleptomania – cleptomanie
kleptomaniac – kleptomane

kleptophobia – cleptophobie, kleptophobie
Klinefelter's syndrome – Klinefelter (syndrome de)
Klippel-Feil syndrome – Klippel-Feil (syndrome de)
Klippel's disease – Klippel (maladie de)
Klippel-Trenaunay syndrome – Klippel-Trenaunay (syndrome de)
Klippel-Weil sign – pouce (signe du)
klismaphilia – klysmaphilie
Klüver-Bucy syndrome – Klüver-Bucy (syndrome de)
Knapp's forceps – Knapp (pince de)
Knapp's operations – Knapp (opérations de)
Knapp's streaks – Knapp (strie de)
knee – genou
knee bandage – genouillère
knee-chest – genu-pectorale
knee-chest position – position genupectorale
knee-elbow – genu-cubitale
knife needle – aiguille lancéolée
knock knee – genou cagneux, genu valgum
knock kneed – cagneux
knot – nœud
Kobelt's tubules – Kobelt (tube de)
Köbner's disease – Köbner (maladie de)
Köbner's phenomenon – Köbner (phénomène de)
Koch's bacillus – Koch (bacille de)
Koch's phenomenon – Koch (phénomène de)
Koch's postulate – Koch (loi de)
Koch-Weeks bacillus – Koch-Weeks (bacille de)
Kocher's forceps – Kocher (pince de), Kocher (pince de)
Kocher's incisions – Kocher (incisions de)
Kocher's maneuver – Kocher (manœuvre de)
Kocher's maneuvers – Kocher (méthodes de)
Kocher's operations – Kocher (opérations de)
Kocher's reflex – Kocher (réflexe de)
Kocher's sign – Kocher (signe de)
kocherization – Kocher (manœuvre de)
Kock's operation – Kock (opération de)
Koeberlé's operation – Koeberlé (opération de)
Koenig's syndrome – Koenig (syndrome de)
Koeppe's nodules – Koeppe (nodules de)
Köhler-Mouchet disease – Köhler-Mouchet (maladie de)
Köhler-Pellegrini-Stieda disease – Köhler-Stieda (maladie de)
Köhler's bone disease – Köhler-Freiberg (maladie de)
Köhler's disease – Köhler (maladie de)
koilonychia – cœlonychie, koïlonychie
Kojewnikow's epilepsy – Kojewnikow (épilepsie partielle de)
Koller's test – Koller (test de)
Kolmer's test – Kolmer (réaction de)
Kondoleon's operation – Kondoleon (opération de)
Koplik's sign – Koplik (signe de)
koro – koro
Korotkow's sounds – Korotkow (bruits de)
Korsakoff's psychosis – Korsakoff (psychose de)
Kortzeborn's operation – Kortzeborn (opération de)
Kr – Kr
Krabbe's disease – Krabbe (maladie de)
Kraepelin's classification – Kraepelin (classification de)
Kraske's approach – Kraske (voie d'abord de)
Kraske's operation – Kraske (opération de)
Kraske's position – Kraske (position de)
kraurosis – kraurosis
Krause's bulb – Krause (bulbe de)
Krause's corpuscule – Krause (corpuscule de)
Krause's membrane – Krause (membrane de)
Krause's valve – Krause (valvule de)
Krause-Wolfe graft – Krause-Wolfe (greffe de)
Krebs' cycle – cycle citrique, Krebs (cycle de)
kringle – kringle
Kromayer's lamp – Kromayer (lampe de)
Kronecker's center – Kronecker (centre de)
Krönlein's hernia – Krönlein (hernie de)
Krönlein's operation – Krönlein (opération de)
Krönlein's point – Krönlein (point de)
Krukenberg's tumor – Krukenberg (tumeur de)
krypton – krypton
kubisagari – kubisagari
Kufs' disease – Kufs (maladie de)
Kugelberg-Welander disease – Kugelberg-Welander (maladie de)
Kühne's muscular phenomenon – Kühne (phénomène de)
Kühne's stain – Kühne (coloration de)
Kuhnt-Szymanowsky operation – Kuhnt-Szymanowsky (opération de)
Kulchitsky's cell – Kulchitsky (cellule de)
Kulenkampff's anesthesia – Kulenkampff (anesthésie de)
Kümmel-Verneuil disease – Kümmel-Verneuil (syndrome de)
Kundrat's lymphosarcoma – lymphosarcome de Kundrat
Kundrat's lymphosarcomatosis – Kundrat (lymphosarcomatose de)
Kunitz's inhibitor – Kunitz (inhibiteur de)
Kuntcher's nail – Kuntscher (clou de)
Kupffer's cells – Kupffer (cellule de)
Kupressoff's center – Kupressoff (centre de)
kuru – kuru
Küss' chancre – Küss (chancre d'inoculation de)
Kussmaul's disease – Kussmaul (maladie de)
Kussmaul's respiration – Kussmaul (respiration de)
Kussmaul's sign – Kussmaul (signe de)
Küster's hernia – Küster (hernie de)
Küstner's incision – Küstner (incision de)
Kveim's test – Kveim (réaction de)
kwashiorkor – kwashiorkor
Kyasanur forest disease – Kyasanur (maladie de la forêt de)
kymograph – kymographe
kymoscopy – kymoscopie
kyphoscoliosis – cyphoscoliose
kyphosis – cyphose
kyphotic – cyphotique
kyphotic pelvis – pelvis cyphotique
Kyrle's disease – Kyrle (maladie de)

L

L form – forme L
L form of bacteria – L (forme L des bactéries)
Labarraque's solution – Labarraque (liqueur de)
Labbé's operation – Labbé (opération de)
Labbé's triangle – Labbé (triangle de)
labferment – lab
labial – labial
labial arteriole circle – cercle artériel péribuccal
labial tooth – dent labiale
labiate – labié
labile – labile
labile hypertension – hypertension artérielle labile
labile pulse – pouls instable
lability – labilité
labioalveolar – labio-alvéolaire
labiomental – labiomentonnier
labionasal – labionasal
labiopalatine – labiopalatin
labor – accouchement, travail
labor pains – douleurs
laboratory animal – animal de laboratoire
laboratory contamination rabies – rage de laboratoire
Laborde's forceps – Laborde (pince de)
Laborit's method – Laborit (technique de)
labrocyte – labrocyte
labrum – bourrelet marginal, labrum
labrum glenoidale – bourrelet glénoïdien
labryrinthine nystagmus – nystagmus labyrinthique
labyrinth – labyrinthe
labyrinthectomy – labyrinthectomie
labyrinthic – labyrinthique
labyrinthic ataxia – ataxie vestibulaire
labyrinthine vertigo – vertige labyrinthique
labyrinthitis – labyrinthite
lac – laque
Lacan's theory – Lacan (théorie de)
laceration – lacération
lacrimal – lacrymal
lacrimal caruncula – caroncule lacrymale
lacrimal duct – canalicule lacrymal
lacrimal fistula – fistule lacrymale
lacrimal gland – glande lacrymale
lacrimal incisure [of maxilla] – incisure lacrymale
lacrimal papilla – papille lacrymale
lacrimal point – point lacrymal
lacrimal sac – sac lacrymal
lacrimal sulcus – sillon du sac lacrymal, sillon lacrymal
lacrimatory – lacrymogène
lacrimo- – lacrymo-
lacrimoconchal suture – suture lacrymoconchale
lacrimolobial – lacrymolabial
lacrimomaxillary suture – suture lacrymomaxillaire
lacrimonasal – lacrymonasal
lacrimotome – lacrymotome
lacrimotomy – lacrymotomie
lacrymal abscess – abcès lacrymal
lacrymal apparatus – appareil lacrymal
lacrymal duct – conduit lacrymal
lacrymal fold – pli lacrymal
lacrymal of inferior concha – processus lacrymal du cornet inférieur
lacrymal probe – sonde lacrymale
lact- – lact-, lacto-
lactacidemia – lacticémie
lactaciduria – lactacidurie
lactalbumin – lactalbumine
lactam – lactame
lactarium – lactarium
lactase – lactase
lactase deficiency – alactasie
lactate – lactate
lactate deshydrogenase, [LDH] – lactate-déshydrogénase
lactatemia – lactatémie
lactation – allaitement, lactation
lactation-amenorrhoea syndrome – aménorrhée-galactorrhée (syndrome)
lacteal – lacté
lactescent – lacté, lactescent
lactic – lactique
lactic acid – lactique (acide)
lactic acid fermentation – fermentation lactique
lactic acidosis – acidose lactique
lacticacidemia – lactacidémie
lactiferous – lactifère
lactiferous canal – canal galactophore
lactiferous duct – conduit lactifère
lactigenous – lactigène
lactivorous – lactivore
lactocrit – lactobutyromètre
lactogenic – lactogène
lactogenic hormone – hormone lactogène
lactoglobulin – lactoglobuline
lactometer – lactomètre
lactone – lactone
lactoprotein – lactoprotéine
lactoscope – lactoscope
lactose – lactose
lactose intolerance – intolérance au lactose, lactose (intolérance au)
lactosemia – lactosémie
lactosuria – lactosurie
lacuna – lacune
lacuna of muscle – lacune musculaire
lacuna of urethra – lacune de l'urètre
lacunar – lacunaire
lacunar amnesia – amnésie lacunaire
lacus lacrymalis – lac lacrymal
Ladd's syndrome – Ladd (syndrome de)
Laennec's cirrhosis – cirrhose de Laennec, Laennec (cirrhose de)
Laennec's hemoptoic infarct – Laennec (infarctus hémoptoïque de)
Laennec's pearl – crachat perlé
Laennec's sign – Laennec (signe de)
Lafora's myoclonus epilepsy – Lafora (maladie de)
lagena – lagœna
lageniform – lagéniforme
lagophtalmos – œil de lièvre
lagophthalmic keratitis – kératite lagophtalmique
lagophthalmos – lagophtalmie
Lagrange's operation – Lagrange (opération de)
Laimer-Haeckerman area – Laimer-Haeckerman (aire de)
lake – lac
laked blood – sang laqué
laliatry – laliatrie
lallation – lallation
lalopathy – lalopathie
lalophobia – lalophobie
laloplegia – laloplégie
Lamarck's theory – Lamarck (théorie de)
lambda – lambda
lambdacism – lambdacisme
lambdoid – lambdoïde
lambdoid suture – suture lambdoïde
Lambert-Eaton syndrome – Lambert-Eaton (syndrome de)
Lambert's cosine law – Lambert (loi de)
Lambl excrescences – Lambl (excroissances de)
lambliasis – lambliase
lamella – lamelle
lamellar – lamellaire
lamellar tissue – tissu lamelleux
lamelliform – lamélliforme
lamina – lame

lamina cribrosa – lame criblée de la sclère
lamina of vertebral arch – lame vertébrale
laminagraphy – laminagraphie
laminated – laminé
laminated epithelium – épithélium laminaire
laminectomy – laminectomie
laminotomy – laminotomie
lamp – lampe
lanatoside – lanatoside
Lancaster's test – Lancaster (épreuve de)
Lance-Adams syndrome – Lance et Adams (syndrome de)
Lancefield's classification – Lancefield (groupes de)
lanceolate – lancéolé
Lancereaux-Mathieu syndrome – Lancereaux-Mathieu (maladie de)
lancet – lancette
Lancisi's nerves – Lancisi (nerf de)
Landolt's operation – Landolt (opération de)
Landouzy-Déjerine dystrophy – Landouzy-Déjerine (dystrophie de)
Landry's paralysis – Landry (syndrome de)
Lane-Lannelongue operation – Lane-Lannelongue (opération de)
Lane's disease – Lane (maladies de)
Lane's operation – Lane (opération de)
Langdon-Down disease – Langdon-Down (maladie de)
Langenbeck's amputation – Langenbeck (amputation de)
Langenbeck's incision – Langenbeck (incision de)
Langer's axillary arch – Langer (arc axillaire de)
Langer's lines – Langer (lignes de)
Langerhans' cell – Langerhans (cellule de)
Langerhans' islet – îlot de Langerhans
Langerhans' islets – Langerhans (îlots de)
Langhans' cells – Langhans (cellules de)
Langhans' layer – Langhans (couche de)
language – langage
laniary – laniaire
Lannelongue operation – Lannelongue (opération de)
Lannois-Gradenigo syndrome – Lannois-Gradenigo (syndrome de)
lanolin – lanoline
Lansing virus – virus Lansing
lanthanum – lanthane
lanugo – lanugo
Lanz' operation – Lanz (opération de)
Lanz' point – Lanz (point de)
lapar-, laparo- – lapar-, laparo-
laparocele – laparocèle
laparocholecystotomy – laparocholécystotomie
laparocolostomy – laparocolostomie
laparocolpohysterotomy – laparocolpohystérotomie
laparocystectomy – laparocystectomie
laparocystotomy – laparocystotomie
laparoenterostomy – laparoentérostomie
laparoenterotomy – laparoentérotomie
laparogastrostomy – laparogastrostomie
laparohysteropexia – laparohystéropexie
laparohysterotomy – laparohystérotomie
laparoileotomy – laparo-iléotomie
laparoplasty – laparoplastie
laparorrhaphy – laparorraphie
laparosalpingectomy – laparosalpingectomie
laparoscope – cœlioscope, laparoscope
laparoscopic surgery – chirurgie cœlioscopique
laparoscopy – cœlioscopie, laparoscopie
laparosplenectomy – laparosplénectomie
laparostat – laparostat
laparosurgery – cœliochirurgie
laparotomy – laparotomie
Lapicque's law – Lapicque (loi de)
Laplace forceps – Laplace (pince de)
lapsus – lapsus
lardaceous – lardacé
lardaceous kidney – rein lardacé
lardaceous spleen – rate lardacée
lardaceous tissue – tissu lardacé
large granular lymphocyte – lymphocyte granuleux (grand)
large intestine – intestin (gros)
Laroyenne's operation – Laroyenne (opération de)
Larrey's amputation – Larrey (amputation de)
Larrey's operation – Larrey (opération de)
Larsen-Johansson's disease – Larsen-Johansson (maladie de)
Larsen's syndrome – Larsen (syndrome de)
larvate – larvé
larvicide – larvicide
laryng-, laryngo- – laryng-, laryngo-
laryngalgia – laryngalgie
laryngeal – laryngé
laryngeal diphtheria – diphtérie laryngée
laryngeal puncture – laryngopuncture
laryngeal syncope – syncope laryngée
laryngectomy – laryngectomie
laryngismus stridulus – laryngisme striduleux, laryngite striduleuse
laryngitis – laryngite
laryngitis sicca – laryngite sèche
laryngocele – laryngocèle
laryngofissure – laryngofissure
laryngography – laryngographie
laryngologist – laryngologue
laryngology – laryngologie
laryngomalacia – laryngomalacie
laryngonecrosis – laryngonécrose
laryngopathy – laryngopathie
laryngopharyngitis – laryngopharyngite
laryngopharynx – laryngopharynx
laryngophony – laryngophonie
laryngoplasty – laryngoplastie
laryngoplegia – laryngoplégie
laryngoptosis – laryngoptose
laryngoscleroma – laryngosclérome
laryngoscope – laryngoscope
laryngoscopy – laryngoscopie
laryngospasm – laryngospasme
laryngostenosis – laryngosténose
laryngostomy – laryngostomie
laryngostroboscope – laryngostroboscope
laryngotome – laryngotome
laryngotomy – laryngotomie
laryngotracheal – laryngotrachéal
laryngotracheitis – laryngotrachéite
laryngotracheobronchoscopy – laryngotrachéobronchoscopie
laryngotracheotomy – laryngotrachéotomie
larynx – larynx
Lasègue's sign – Lasègue (signe de)
LASIK – LASIK
Lassa fever – fièvre de Lassa, Lassa (fièvre de)
Lassar's paste – Lassar (pâte de)
latah – latah
late rickets – rachitisme tardif
latency – latence
latent – latent
latent allergy – allergie latente

latent diabetes – diabète latent
latent gout – goutte latente
latent hypermetropia – hypermétropie latente
latent infection – infection latente
latent jaundice – ictère latent
latent, manifest content – contenu latent, manifeste
latent period – latence (période de), période de latence
latent strabismus – strabisme latent
latent tetany – tétanie latente
latent tuberculosis – tuberculose fermée
lateral – latéral
lateral aneurysm – anévrysme latéral
lateral angle of eye – angle externe de l'œil
lateral aperture of fourth ventricle – Luschka (trou de), Magendie (trou de), ouverture latérale du 4e ventricule
lateral cartilage of nose – cartilage latéral du nez
lateral condyle condyle of tibia – condyle latéral du tibia
lateral epicondyle of femur – épicondyle latéral du fémur
lateral funiculus of spinal cord – cordon latéral de la moelle spinale
lateral horn of spinal cord – corne latérale de la moelle épinière
lateral inflection – inflexion latérale
lateral inguinal fossa – fosse inguinale latérale
lateral lacuna – lacune veineuse
lateral lacunae – espace parasinoïdal
lateral lemniscus – lemniscus latéral
lateral meniscus – ménisque latéral
lateral nystagmus – nystagmus latéral
lateral occipito-temporal gyrus – gyrus occipito-temporal latéral
lateral process of talus – processus latéral du talus
lateral prolapse of the umbilical cord – latérocidence
lateral recess of the fourth ventricle – récessus latéral du quatrième ventricule
lateral sulcus – sillon latéral
lateral thrombus – thrombus latéral
lateral ventricle of cerebrum – ventricule cérébral latéral
lateral vestibular nucleus – Deiters (noyau de), noyau vestibulaire latéral
lateral wing of sacrum – aileron du sacrum
lateral wing of the broad ligament – aileron du ligament large, pli du ligament large
lateroabdominal – latéroabdominal
laterocele – latérocèle
laterodeviation – latérodéviation
lateroflexion – latéroflexion
lateroposition – latéroposition
lateropulsion – latéropulsion
laterotorsion – latérotorsion
lateroversion – latéroversion
latex – latex
lathyrism – lathyrisme
latrodectism – latrodectisme
lattice dystrophy of cornea – dégénérescence réticulaire de la cornée, Haab-Dimmer (dystrophie cornéenne de)
Lauber's disease – Lauber (maladie de)
laudable pus – pus louable
laudanum – laudanum, Sydenham (laudanum de)
laugh – rire
laughing gas – gaz hilarant
Laugier's fracture – Laugier (fracture de)
Laugier's hernia – Laugier (hernie de)
Laugier's signs – Laugier (signes de)
Laurence-Moon syndrome – Laurence-Moon-Bardet-Biedl (syndrome de)
Lauth's violet – Lauth (violet de)
lavage – lavage
law – loi
law of facilitation – loi de facilitation
law of specific energy – loi de l'irritabilité spécifique
Lawford's syndrome – Lawford (syndrome de)
lawrencium – lawrencium
laxative – laxatif
laxative disease – laxatifs (maladie des)
laxity – laxité
layer – couche, feuillet
layer of ganglion cells – stratum ganglionnaire rétinien
layer of rods and cones – stratum neuroépithélial rétinien
lazaretto – lazaret
LBBB – BBG
LD50 – DL50
LDL receptor – récepteur des LDL
LE cell – cellule LE, Hargraves (cellule de)
LE cell phenomenon – Haserick (test de)
Le Dentu's suture – Le Dentu (suture de)
Le Fort's amputation – Le Fort (amputation de)
Le Fort's fracture – Le Fort (fracture de)
Le Fort's operation – Le Fort (opération de)
Le Fort's suture – Le Fort (suture de)
Le Veen's valve – Le Veen (valve de)
lead – dérivation, plomb
lead colic – colique de plomb
lead I, II and III – DI, DII, DIII
lead line – Burton (liseré de), liseré de Burton
lead-pipe rigidity – rigidité extrapyramidale
leaden – plombé
leanness – maigreur
leather bottle stomach – estomac en sacoche
Leber's congenital amaurosis – Leber (amaurose congénitale de)
Leber's disease – Leber (maladie de)
Leboyer's technique – Leboyer (méthode de)
lecithin – lécithine
lecithinase – lécithinase
lecithinemia – lécithinémie
lectin – lectine
Lederer's anemia – Lederer-Brill (maladie de)
leech – sangsue
left atrioventricular valve – valve atrioventriculaire gauche
left-handed – gaucher
left-handed person – gaucher
left handeness – gaucherie
left heart – cœur gauche
left heart failure – insuffisance cardiaque gauche
left heart hypoplasia – hypoplasie du cœur gauche
left-sided appendicitis – appendicite gauche
left to right shunt – shunt gauche-droit
leg – jambe
legal – légal
Legal's test – Legal (réaction de)
legally incapacitated person – incapable majeur
Legg-Calvé-Perthes disease – Legg-Calvé-Perthes (maladie de), ostéochondrite déformante juvénile de la hanche
legionellosis – légionellose
legionnaire's disease – légionnaires (maladie des)
Legionnellaceae – *Légionellacées*
legumin – légumine

leiasthenia – léiasthénie, liasthénie
Leigh's disease – Leigh (maladie de)
Leiner's disease – érythrodermie desquamative des nourrissons, Leiner-Moussous (maladie de)
leio- – léio-
leiodermia – léiodermie
leiomymoma cutis – dermatomyome
leiomyoma – léiomyome
leiomyoma cutis – léiomyome cutané
leiomyosarcoma – liomyosarcome
Leishman nodules – Leishman (nodules de)
leishmania – leishmania (forme)
leishmaniasis – leishmaniose
Leitner's syndrome – Leitner (syndrome de)
Lembert's suture – Lembert (point de), matelassier (point du)
lemmoblast – lemmoblaste
lemmocyte – lemmocyte
lemniscus – lemniscus
lemon – citron
Lenègre's disease – Lenègre (maladie de)
lenitive – lénitif
Lennander's operation – Lennander (opération de)
Lennox-Gastaut syndrome – Lennox-Gastaut (syndrome de)
lens – lentille, objectif
lens capsule – capsule du cristallin, cristalloïde
lens vesicle – vésicule cristallinienne
lensectomy – lensectomie
lensometer – frontofocomètre
lenticonus – lenticône
lenticular – cristallinien, lenticulaire
lenticular astigmatism – astigmatisme cristallinien
lenticular fascicle – fascicule lenticulaire
lenticular glasses – lunettes lenticulaires
lenticular process of incus – processus lenticulaire
lenticulo-optic – lenticulo-optique
lenticulostriate – lenticulostrié
lenticulothalamic – lenticulothalamique
lentiform – lentiforme
lentiform nucleus – noyau lenticulaire
lentiginosis – lentiginose
lentigo – lentigo
lentigo maligna – lentigo malin
lentigo senilis – lentigo sénile
Lenz' syndrome – Lenz (syndrome de)
Leon virus – virus Leon
leonine facies – faciès léonin
leontiasis – léontiasis
leontiasis ossea – léontiasis ossea
LEOPARD syndrome – LEOPARD (syndrome)
lepothrix – lépothrix
lepra cell – cellule lépreuse
leprechaunism – lepréchaunisme
leprid – lépride
leprologist – léprologue
leprology – léprologie
leproma – léprome
lepromatous leprosy – lèpre lépromateuse
lepromin – lépromine
leprosarium – léproserie, maladrerie
leprosy – ladrerie, lèpre
leprous – lépreux
leptin – leptine
lepto- – lepto-
leptocephalus – leptocéphale
leptocyte – leptocyte
leptodactyly – leptodactylie
leptodontous – leptodonte
leptomeninges – leptoméninges
leptomeningioma – leptoméningiome
leptomeningitis – leptoméningite
leptomonas – leptomonas (forme)
leptoprosopia – leptoprosopie
leptosome – leptosome
leptospira icterohemorragica fever – fièvre ictéro-hémorragique
leptospirosis – leptospirose
leptospirosis ictero hemorrhagica – Larrey-Weil (maladie de)
leptospirosis icterohemorrhagica – leptospirose ictéro-hémorragique
leptotrichosis – leptotrichose
Léri's disease – Léri (maladie de)
Léri's sign – Léri (signe de)
Leriche's operations – Leriche (opérations de)
Leriche's syndrome – Leriche (syndrome de)
Lermoyez's syndrome – Lermoyez (syndrome de)
lesbian – lesbienne
lesbianism – lesbianisme
Lesch-Nyhan syndrome – Lesch-Nyhan (syndrome de)
Leschke's syndrome – Leschke (syndrome de)
Leser-Trelat sign – Leser-Trelat (signe de)
lesion – lésion
lesional – lésionnel
lesser gastric curvature – courbure de l'estomac (petite)
lesser lip of pudendum – lèvre (petite)
lesser omentum – épiploon (petit), omentum (petit)
lesser trochanter – trochantin
lesser tubercle of humerus – tubercule mineur de l'humérus
lethal – létal
lethal dose – dose létale
lethal gene – gène létal
lethality – létalité
lethargic encephalitis – encéphalite léthargique
lethargy – léthargie
lethologic – léthologique
Létievant's operation – Létievant (opération de)
Letterer-Siwe disease – Letterer-Siwe (maladie de)
leucine – leucine
leucine aminopeptidase – leucine-aminopeptidase
leucinosis – leucinose, Menkes (syndromes de)
leucinuria – leucinurie
leucoagglutinin – leucoagglutinine
leucoaraiosis – leuco-araïose
leucocyte – globule blanc
leucocyte antibody – anticorps antileucocytaire
leucocyte migration inhibition test – leucocytes (test de migration)
leucoplasia – ichtyose buccale
leucotriene – leucotriène
leuk-, leuko- – leuc-, leuco-
leukapheresis – leucaphérèse
leukemia – leucémie
leukemic – leucémique
leukemic myelosis – myélose leucémique
leukemic retinitis – rétinite leucocythémique
leukemid – leucémide
leukoblast – leucoblaste
leukoblastic – leucoblastique
leukoblastosis – leucoblastose
leukocidin – leucocidine
leukoconcentration – leucoconcentration
leukocoria – leucocorie
leukocyte – leucocyte
leukocyte alcaline phosphatase – phosphatase alcaline leucocytaire
leukocyte or histocompatibility antigens – groupe leucocytaire ou tissulaire
leukocythemia – leucocytémie
leukocytogenesis – leucocytogenèse

leukocytolysin – leucocytolysine
leukocytolysis – leucocytolyse
leukocytopenia – leucocytopénie
leukocytopoiesis – leucocytopoïèse
leukocytosis – leucocytose
leukocytotherapy – leucocytothérapie
leukocyturia – leucocyturie
leukoderma – leucodermie
leukodystrophy – leucodystrophie
leukoencephalitis – leucoencéphalite
leukoerythroblastosis – leuco-érythroblastose
leukogenous – leucogène
leukolysis – leucolyse
leukoma – leucome, taie
leukomaine – leucomaïne
leukomelanoderma – leucomélanodermie
leukomyelitis – leucomyélite
leukonychia – leuconychie
leukopedesis – leucopédèse
leukopenia – leucopénie
leukoplakia – leucoplasie
leukoplakic vulvitis – vulvite leucoplasique
leukopoiesis – leucopoïèse
leukorragia – leucorragie
leukorrhea – leucorrhée, pertes blanches
leukosarcoma – leucosarcome
leukosarcomatosis – leucosarcomatose
leukosis – leucose
leukostasis – leucostase
leukotaxin – leucotaxine
leukotaxis – leucotaxis
leukotome – leucotome
leukotomy – leucotomie
leukotoxin – leucotoxine
leukotrichia – leucotrichie
level of creatine in blood – créatinémie, créatininémie
lever – levier
levigation – lévigation
Levin's tube – Levin (sonde ou tube de)
levo- – lévo-
levocardia – lévocardie
levocardiogram – lévocardiogramme
levodopa – lévodopa
levoduction – lévoduction
levorotatory – lévogyre
Levret's forceps – Levret (forceps de)
levulose – lévulose
levulosemia – lévulosémie
levurides – lévurides
Lewis' factor – Lewis (facteur)
Lewis' test – Lewis (épreuve de)
lewisite – léwisite
Lewy's bodies – Lewy (corps de)
Lewy's body dementia – démence à corps de Lewy
Leyden-Moebius dystrophy – Leyden-Moebius (dystrophie de)
Leydig-cell tumor – Leydig (tumeur des cellules de)
Leydig's cell – Leydig (cellule de)
Leydig's cylinder – Leydig (cylindre de)
LH – LH
Lhermitte's sign – Lhermitte (signe de)
Lian's point – Lian (point de)
Lian's sign – Lian (signe de)
Lian-Siguier-Welti syndrome – Lian-Siguier-Welti (syndrome de)
libidinal stage – stade libidinal
libido – libido
Libman-Sacks endocarditis – Libman-Sacks (syndrome de, endocardite de)
lichen – lichen
lichen acuminatus – lichen æcuminatus
lichen amyloidosus – lichen amyloïde
lichen atrophicus et sclerosus – lichen atrophique et scléreux
lichen-manna – manne-lichen
lichen myxoedematosus – lichen myxœdemateux
lichen nitidus – lichen nitidus, Pinkus (maladie de)
lichen obtusus – lichen obtusus
lichen pilaris – lichen pilaire
lichen planus – lichen plan
lichen planus annularis – lichen annularis
lichen sclerosus – lichen scléreux pigmenté en placards
lichen scrofulosorum – lichen scrophulosorum
lichen spinulosus – lichen spinulosus
lichen striatus – lichen linéaire, lichen striatus
lichen tropicus – lichen tropicus
lichen variegatus – parapsoriasis lichénoïde
lichen verrucosus – lichen verruqueux
lichenification – lichénification
lichenoid – lichénoïde
Lichtheim's plaques – Lichtheim (plaques de)
Liddle's syndrome – Liddle (syndrome de)
lidocaine – lidocaïne
Liebermeister's rule – Liebermeister (règle de)
lien-, lieno- – lién-, liéno-
lienal – liénal
lienitis – liénite
lienteric diarrhea – diarrhée lientérique
lientery – lientérie
life – vie
life expectancy – espérance de vie
life instinct – instinct de vie, pulsion de vie
ligament – ligament
ligamentopexy – ligamentopexie
ligamentoplasty – ligamentoplastie
ligamentum patellae – tendon rotulien
ligand – ligand
ligase – ligase
ligation – ligature
ligation needle – aiguille à ligature
ligature – ligature
light bath – bain de lumière, bain de soleil
light chain – chaîne légère
light coma – coma vigil
light eruption – lucite
light sense – sens lumineux
light threshold – seuil lumineux
lightning pain – douleur fulgurante
Lightwood's syndrome – Lightwood (syndrome de)
Lignac-Fanconi syndrome – Lignac (syndrome de)
ligneous phlegmon – phlegmon ligneux
ligroin – ligroïne
lilliputian hallucination – hallucination lilliputienne
limb – membre
limbic – limbique
limbic lobe – limbique (système)
limbs homology – homologie des membres
limbus – limbe
limbus of cornea – limbe cornéen
limbus of nail – limbe unguéal
limbus of oval fossa – limbe de la fosse ovale
lime – chaux
lime water – eau de chaux
limen of insula – limen de l'insula
liminal – liminaire
liminal stimulus – stimulus liminal
limiting membrane – limitante, membrane limitante
limnology – limnologie
limo- – limo-
limonene – limonème
limonine – limonine
limping – boiterie
linalol – linalol
lincomycin – lincomycine
linctus – looch
Lindau's disease – Lindau (maladie de)

Lindaun's disease – angiomatose rétinienne
Lindbergh's pump – Lindbergh (pompe de)
linden – tilleul
line – ligne, lignée
line of fixation – ligne de fixation
line of Owen – ligne d'Owen
linear atrophy – vergeture
linear or longitudinal fracture – fracture linéaire ou longitudinale
lingual – lingual
lingual goiter – goitre lingual
lingual gyrus – gyrus lingual
lingual papilla – papille linguale
lingual pityriasis – pityriasis lingual
lingual plica – pli frangé de la langue
lingual septum – septum lingual
lingual thyroid – thyroïde linguale
lingual tonsil – tonsille linguale
linguatuliasis – linguatulose
lingula of cerebellum – lingula
lingula of left lung – lingula
linguodental – linguodentaire
liniment – liniment
linitis – linite
linitis plastica – linite plastique
linkage – liaison génétique
linkage desequilibrium – déséquilibre de liaison
linolein – linoléine
linseed oil – lin (huile de)
Linton operation – Linton (opération de)
Linton's tube – Linton (sonde de)
lip – lèvre
lip-, lipo- – lip-, lipo-
lip eversion – éversion des lèvres
liparocele – liparocèle
lipase – lipase
lipasemia – lipasémie
lipasuria – lipasurie
lipectomy – lipectomie
lipedema – lipœdème
lipid – lipide
lipid lowering drug – normolipémiant
lipid proteinosis – lipoïdoprotéinose, protéinose lipoïdique
lipidemia – lipidémie
lipidogram – lipidogramme
lipiduria – lipidurie
lipoarthritis – lipo-arthrite
lipoatrophic diabetes – diabète lipoatrophique, Lawrence (syndrome de)
lipoatrophy – lipoatrophie
lipoblastoma – lipoblastome
lipocaic hormone – lipocaïne
lipocele – lipocèle
lipochondrodystrophy – lipochondrodystrophie
lipochrome – lipochrome
lipocyte – lipocyte
lipodystrophy – lipodystrophie
lipofibroma – lipofibrome
lipofuscin – lipofuscine
lipogenesis – adipogenèse, lipogenèse
lipogenic – adipogène
lipogranuloma – lipogranulome
lipogranulomatosis – lipogranulomatose
lipoic acid – lipoïque (acide)
lipoid – lipoïde, lipoïdique
lipoid granulomatosis – granulomatose lipoïdique
lipoid nephrosis – néphrose lipoïdique, néphrotique (syndrome)
lipoidal degeneration – dégénérescence lipoïdique
lipoidosis – lipoïdose
lipolysis – lipolyse
lipolytic – lipolytique
lipoma – lipome
lipoma annulare colli – lipome annulaire du cou
lipoma arborescens – lipome arborescent
lipoma fibrosum – lipome fibreux
lipoma myxomatodes – lipome myxomateux
lipomatosis – lipomatose
lipomicron – lipomicron
lipomyxoma – lipomyxome
liponeogenesis – liponéogenèse
lipopexia – adipopexie, lipopexie
lipophagia – lipophagie
lipophagic granuloma – granulome lipophagique
lipophanerosis – lipophanérose
lipophilia – lipophilie
lipopolysaccharide – lipopolysaccharide
lipoprotein – lipoprotéine
lipoprotein-lipase – lipoprotéine-lipase
lipoprotein(a) – lipoprotéine Lp(a)
liposarcoma – liposarcome
liposoluble – liposoluble
liposome – liposome
liposuction – liposuccion
lipothymia – lipothymie
lipotrophic – lipotrope
lipotrophy – lipotrophie
lipovaccine – lipovaccin
lipoxanthine – lipoxanthine
lipoxidase – lipoxydase
Lipschütz bodies – Lipschütz (corps de)
Lipschütz's disease – Lipschütz (maladie de)
Lipschütz's ulcer – ulcère aigu de la vulve
lipuria – lipurie
liquefacient – liquéfacient
liquefaction necrosis – nécrose de liquéfaction
liquid – liquidien
liquid compartment – compartiment liquidien
liquid diet – diète hydrique
liquid paraffin – paraffine (huile de)
liquor – liqueur
liquor seminis – liquide séminal
liquorice – réglisse
Lisfranc's amputation – Lisfranc (désarticulation ou opération de)
Lisfranc's fracture – Lisfranc (fracture de)
lisping – zézaiement
Lissauer tract – Lissauer (zone marginale de)
lissencephalia – lissencéphalie
listeriosis – listériose
Listing's law – Listing (loi de)
Listing's plane – Listing (plan de)
Liston's forceps – Liston (pince de)
Liston's knife – Liston (bistouri de)
Liston's operation – Liston (opération de)
lith-, litho- – lith-, litho-
lithagogue – lithagogue
lithectasy – lithectasie
lithectomy – lithectomie
lithemia – lithémie
lithiasis – lithiase
lithiasis conjunctivae – lithiase conjonctivale
lithic – lithique
lithin – lithine
lithium – lithium
lithoclast – lithoclaste
lithogenesis – lithogenèse
lithogenous – lithogène
litholabe – litholabe
litholapaxy – litholapaxie
lithology – lithologie
lithometer – lithomètre
lithopedion – lithopédion
lithotomy – lithotomie
lithotresis – lithotrésie
lithotripsy – lithotritie
lithotriptor – lithotriteur
litigious paranoia – délire de revendication
litmus paper – papier de tournesol
litteral paragraphia – paragraphie littérale
litteral paraphasia – paraphasie littérale
little finger – auriculaire

Little's disease – Little (maladie de), paralysie spastique infantile, paraplégie cérébrale infantile
Little's syndrome – Lassueur-Graham Little (syndrome de)
Littre's hernia – Littre (hernie de)
Littre's operation – Littre (opération de)
littritis – littrite
Litzmann's obliquity – Litzmann (obliquité de)
livedo – livedo
livedoid – livedoïde
liver – foie
liver distomatosis – distomatose hépatique
liver extract – extrait de foie
liver function test – épreuve fonctionnelle hépatique
livid – livide
lividity – lividité
livor mortis – lividités cadavériques
lixiviation – lixiviation
Lizar's operation – Lizar (opération de)
Lloyd's sign – Lloyd (signe de)
Lloyd's syndrome – Lloyd (syndrome de)
LMWH – HBPM
lobar pneumonia – pneumonie franche
lobe – lobe
lobectomy – lobectomie
lobeline – lobéline
lobengulism – lobengulisme
lobitis – lobite
Lobo's disease – Lobo (maladie de)
lobotomy – lobotomie
Lobstein's disease – Lobstein (maladie de)
lobular glomerulonephritis – glomérulonéphrite lobulaire
lobule – lobule
lobule of epididymis – lobule épididymaire
lobulitis – lobulite
lobulization – lobulisation
local anesthesia – anesthésie locale
local asphyxia – asphyxie locale
local flap – lambeau local
local, general action – action locale, générale
local immunity – immunité locale
local ischiemia – syncope locale
local symptom – signe local
localization – localisation
localized epilepsy – épilepsie focale
localized pericarditis – péricardite localisée
localized peritonitis – péritonite localisée
localized tetanus – tétanos localisé
localizer – localisateur
lochia – lochies
lochiometra – lochiométrie
Locke's solution – Locke (solution de)
locked-in syndrome – verrouillage (syndrome de)
Lockhart-Mummery operation – Lockhart-Mummery (opération de)
locus – locus
locus coerulus – locus cœruleus
Löffler's coagulated serum medium – Löffler (milieu de)
Löffler's endocarditis – Löffler (endocardite de)
Löffler's methylene blue stain – Löffler (bleu de)
Löffler's syndrome – Löffler (syndrome de)
Löfgren's syndrome – Löfgren (syndrome de)
logagnosia – logagnosie
logetron – logétron
logoclonia – logoclonie
logoplegia – logoplégie
logorrhea – logorrhée
loiasis – loase
loins – lombes
long – long
long action – rémanence
long bone – os long
longilineal – longiligne
longitudinal – longitudinal
longitudinal presentation – présentation longitudinale
longitudinal wave – onde longitudinale
Longmire's operation – Longmire (opération de)
Longuet's operation – Longuet (opération de)
loop – anse, boucle
loop of Henle – anse du néphron
loop of hypoglossal nerve – anse cervicale
loose – lâche
loosening – continuité (solution de)
Looser-Milkman syndrome – Debray-Milkman-Looser (syndrome de), Looser-Milkman (syndrome de)
Looser's transformation zone – Looser (zone de)
lophodont – lophodonte
lophotrichous – lophotriche
loquacity – loquacité
Lorain-Lévi dwarfism – Lorain-Lévi (syndrome de)
Lorain's infantilism – infantilisme type Lorain
lordosis – lordose
lordotic albuminuria – albuminurie lordotique
Lorenz's operation – Lorenz (opération de)
Lossen's rule – Lossen (loi de)
lotion – lotion
Louis-Bar's syndrome – ataxie-télangiectasie (de Louis-Bar)
louping ill virus – virus du louping-ill
louse – pou
low molecular weight heparin – héparine de bas poids moléculaire
low-output syndrome – bas débit (syndrome de)
low red cell count – hypoglobulie
low salt diet – régime hyposodé
low-sodium – hyposodé
low vertical section – césarienne segmentaire
Löwe's ring – Löwe (anneau de)
Lowe's syndrome – Lowe (syndrome de)
Löwenstein culture medium – Löwenstein (milieu de)
lower brachial plexus paralysis – Aran-Duchenne (syndrome d')
lower digestive tract hemorrhage – hémorragie digestive basse
lower limb – membre inférieur
lower part of the greater omentum – tablier omental
Lower's tubercule – Lower (tubercule de)
Lown-Ganong-Levine syndrome – Lown-Ganong-Levine (syndrome de)
Lowsley's operation – Lowsley (opération de)
LP – PL
Lu – Lu
Lubarsch-Pick syndrome – Lubarsch-Pick (maladie de)
Luc's forceps – Luc (pince de)
Luc's operation – Luc (opération de)
lucanthone – lucanthone
Lucatello's sign – Lucatello (signe de)
Luciani's triad – Luciani (triade de)
Luciani-Wenckebach phenomenon – Luciani-Wenckebach (phénomène de)
lucid – lucide
lucid interval – intervalle libre, intervalle lucide
lucifugal – lucifuge
Lucio's phenomenon – Lucio (phénomène de)
Ludloff's osteotomy – Ludloff (opération de)
Ludloff's sign – Ludloff (signe de)

Ludwig's angina – Ludwig (angine de)
Ludwig's ganglion – ganglion de Ludwig
Ludwig's labyrinth – labyrinthe de Ludwig
Luer's syringe – Lüer (seringue de)
lues – luès
Lugol's solution – Lugol (solution de)
lumbago – lombalgie, lumbago
lumbar – lombaire, lombal
lumbar ganglion – ganglion lombaire
lumbar laminectomy – lombotomie
lumbar nephrectomy – néphrectomie lombaire
lumbar plexus – plexus lombaire
lumbar puncture – ponction lombaire, rachicentèse
lumbar region – région lombaire
lumbar spondylosis – lombarthrose
lumbar triangle – triangle lombaire
lumbarization – lombarisation
lumbodorsal fascia – fascia lombodorsal
lumbosacral – lombosacral
lumbosacralis trunk – tronc lombosacral
lumbrical – lombrical
lumbricoid – lombricoïde
lumbricosis – lombricose
lumen – lumen, lumière
lumisterol – lumistérol
lump – plastron
Lumsden's center – Lumsden (centre de)
lunar caustic – caustique lunaire
lunate bone – lunatum (os), semi-lunaire (os)
lung – poumon
lung distomatosis – distomatose pulmonaire
lung function test – épreuve fonctionnelle respiratoire
lung gray hepatization – hépatisation grise du poumon
lung red hepatization – hépatisation rouge du poumon
lung yellow hepatization – hépatisation jaune du poumon
lunula of aortic valve – lunule de la cupside semi-lunaire
lunula of nail – lunule
lupanin – lupanine
lupic – lupique
lupine – lupin
lupoid – lupoïde
lupoid hepatitis – hépatite lupoïde
lupoid sycosis – Brocq (sycosis lupoïde de), sycosis lupoïde
lupoma – lupome
lupus – lupus
lupus erythematosus – lupus érythémateux chronique
lupus-like syndrome – syndrome lupoïde
lupus pernio – lupus pernio
lupus vulgaris – lupus vulgaire
Lust's sign – Lust (signe de)
luteal – lutéal
lutein – lutéine
lutein cyst – kyste lutéinique
luteinic – lutéinique
luteinization – lutéinisation
luteinizing hormone – hormone lutéinisante LH
luteinizing hormone-releasing factor [LH-RF or LH-RH] – gonadolibérine
luteinoma – lutéinome
Lutembacher's syndrome – Lutembacher (syndrome de)
luteotrophic hormone – lutéotrophine
lutetium – lutétium
Lutz-Splendore-Almeida disease – Lutz-Splendore-Almeida (maladie de)
luxation – luxation
Luys' body – Luys (corps de)
Luys' body syndrome – Luys (syndrome du corps de)
lyase – lyase
lycaconitin – lycaconitine
lycanthropy – lycanthropie
lycine – lycine
lycopene – lycopène
lycopenemia – lycopénémie
Lycosa tarentula – lycose
lycotonin – lycoctonine
Lyme's disease – Lyme (maladie de)
Lymnea – *Lymnaea*
lymph – lymphe
lymph capillary – vaisseau lymphocapillaire
lymph circulation – circulation lymphatique
lymph embolism – embolie lymphatique
lymph follicle of stomach – follicule lymphatique de l'estomac
lymph node – nœud lymphatique
lymph space – espace lymphatique
lymphadenectomy – lymphadénectomie
lymphadenia – lymphadénie
lymphadenitis – adénolymphite, lymphadénite
lymphadenoid – lymphadénoïde
lymphadenoma – lymphadénome
lymphadenopathy – lymphadénopathie
lymphagogue – lymphagogue
lymphangiectasis – lymphangiectasie
lymphangiectatic elephantiasis – pachydermie lymphangiectasique
lymphangiectomy – lymphangiectomie
lymphangioendothelioma – lymphangio-endothéliome
lymphangiofibroma – lymphangiofibrome
lymphangiography – lymphangiographie
lymphangiology – lymphangiologie
lymphangioma – lymphangiome
lymphangiophlebitis – lymphangiophlébite
lymphangioplasty – lymphangioplastie
lymphangiosarcoma – lymphangiosarcome
lymphangitis – lymphangite
lymphatic – lymphatique
lymphatic capillary vessel – capillaire lymphatique
lymphatic edema – œdème lymphatique
lymphatic follicle – follicule lymphatique
lymphatic follicle of Peyer – nodule lymphatique agrégé de l'iléum
lymphatic node of small intestine – tonsille intestinale
lymphatic system – système lymphatique
lymphatic trunk – tronc lymphatique
lymphatic vessel – lymphatique, vaisseau lymphatique
lymphatism – lymphatisme
lymphedema – lymphœdème
lymphoblast – lymphoblaste
lymphoblastic leukemia – leucémie lymphoblastique aiguë
lymphoblastoma – lymphoblastome
lymphoblastomatosis – lymphoblastomatose
lymphoblastosarcoma – lymphoblastosarcome
lymphoblastosis – lymphoblastose
lymphocele – lymphocèle
lymphocyte – lymphocyte
lymphocyte activating factor – facteur d'activation des lymphocytes

lymphocyte mitogenic factor – facteur de transformation lymphocytaire
lymphocythemia – lymphocytémie
lymphocytic choriomeningitis – Armstrong (maladie d'), chorioméningite lymphocytaire
lymphocytic choriomeningitis virus – virus de la chorioméningite lymphocytaire
lymphocytoma – lymphocytome
lymphocytoma cutis – lymphocytome cutané bénin, Spiegler (tumeurs de)
lymphocytomatosis – lymphocytomatose
lymphocytopenia – hypolymphémie, lymphocytopénie
lymphocytopoiesis – lymphocytopoïèse
lymphocytosis – lymphocytose
lymphocytotoxin – lymphocytotoxine
lymphoepithelioma – lymphoépithéliome
lymphogenesis – lymphogenèse
lymphogenic – lymphogène
lymphogranuloma venereum – Nicolas-Favre (maladie de)
lymphogranulomatosis – lymphogranulomatose
lymphography – lymphographie
lymphoid – lymphoïde
lymphoid cell – cellule lymphoïde
lymphoid tissue – tissu lymphoïde
lymphokine – lymphokine
lymphology – lymphologie
lymphoma – lymphome
lymphomatoid granulomatosis – granulomatose lymphoïde
lymphomatoid papulosis – papulose lymphomatoïde
lymphomatosis – lymphomatose
lymphopathy – lymphopathie
lymphopenia – lymphopénie
lymphophilic – lymphophile
lymphopoiesis – lymphopoïèse
lymphoproliferative – lymphoprolifératif
lymphoreticulosarcoma – lymphoréticulosarcome
lymphoreticulosis – lymphoréticulose
lymphorrhagia – lymphorragie
lymphorrhea – lymphorrhée
lymphosarcoma – lymphosarcome
lymphosarcomatosis – lymphosarcomatose
lymphostasis – lymphostase
lymphotoxin – lymphotoxine
lymphuria – lymphurie
Lynch's syndrome – Lynch (syndrome de)
lyonisation – lyonisation
lyophil – lyophilie
lyophilization – lyophilisation
lyophobia – lyophobie
lyophobic colloid – colloïde lyophobe
lyotropic – lyotrope
lysate – lysat
lysate vaccine – lysat-vaccin
lysergic acid – lysergique (acide)
lysidin – lysidine
lysine – lysine
lysis – lyse, -lyse, lysis
lysogen – lysogène
lysogenic – lysinogène
lysogenization – lysogénisation
lysogeny – lysogénie
lysosomal storage disease – maladie lysosomiale
lysosome – lysosome
lysozyme – lysozyme
lytic – lytique
lytic cocktail – cocktail lytique

M

M band – bande M
M-mode echography – échographie de mode M ou TM (temps-mouvement)
M, N agglutinogen – agglutinogène M et N
Mac Ardle's syndrome – Mac Ardle (syndrome de)
Mac Arthur's incision – Mac Arthur (incision de)
Mac Arthur's operation – Mac Arthur (opération de)
Mac Burney's incision – Mac Burney (incision de)
Mac Burney's operation – Mac Burney (opération de)
Mac Burney's point – Mac Burney (point de)
Mac Burney's sign – Mac Burney (signe de)
Mac Carthy's reflex – Mac Carthy (réflexe de)
Mac Conkey's agar – Mac Conkey (milieu de)
Mac Conkey's broth – Mac Conkey (bouillon de)
Mac Duffie syndrome – Mac Duffie (syndrome de)
Mac Ewen's operations – Mac Ewen (opérations de)
Mac Ewen's sign – Mac Ewen (signe de)
Mac Ewen's triangle – Mac Ewen (triangle de)
Mac Farland fracture – Mac Farland (fracture de)
Mac Gill's operation – Mac Gill (opération de)
Mac Murray's sign – Mac Murray (manœuvre de)
Mac Vay's opération – Mac Vay (opération de)
maceration – macération
Mach's syndrome – Mach (syndrome de)
Machado-Joseph disease – Machado-Joseph (maladie de)
Machupo virus – virus Machupo
Mackenrodt's incision – Mackenrodt (incision de)
Mackenrodt's operation – Mackenrodt (opération de)
Mackenzie's amputation – Mackenzie (amputation de)
macro- – macro-
macroamylase – macroamylase
macrobiotics – macrobiotique
macroblast – macroblaste
macrobrachia – macrobrachie
macrocardius – macrocardius
macrocephaly – macrocéphalie
macrocheilia – macrochéilie
macrocheiria – macrochirie
macrocnemia – macrocnémie
macrocolon – macrocôlon
macrocornea – macrocornée
macrocyte – macrocyte
macrocytic – macrocytaire
macrocytic, microcytic anemia – anémie macrocytaire, microcytaire
macrocytosis – macrocytose
macrodactylia – macrodactylie
macrodontia – macrodontie
macroesthesia – macroesthésie
macrogamete – macrogamète
macrogametocyte – macrogamétocyte
macrogenitosomia praecox – Pellizi (syndrome de)
macrogenitosomia precox – macrogénitosomie précoce
macroglia – macroglie
macroglobulin – macroglobuline
macroglobulinemia – macroglobulinémie
macroglossia – macroglossie
macrognathe – macrognathe
macrography – macrographie
macrolide – macrolide
macrolymphocyte – macrolymphocyte
macrolymphocytosis – macrolymphocytomatose
macromastia – macromastie
macromelia – macromélie
macromere – macromère
macromolecule – macromolécule
macronucleus – macronucléus

macronychia – macronychie
macrophage – macrophage
macrophagic myofasciitis – myofasciite à macrophages
macrophthalmia – macrophtalmie
macroplasia – macroplasie
macropodia – macropodie
macroprosopia – macroprosopie
macropsia – macropsie
macrorhinia – macrorhinie
macroscelia – macroskélie
macroscopic, microscopic agglutination – agglutination macroscopique, microscopique
macroscopic, microscopic lesion – lésion macroscopique, microscopique
macroscopy – macroscopie
macrosomia – macrosomie
macrosomia adiposa congenita – macrosomie adiposogénitale
macrosplanchnic – macrosplanchnique
macrostereognosia – macrostéréognosie
macrostomia – macrostomie
macrothrombocyte – macrothrombocyte
macrotia – macrotie
macula – macula, macule
macula densa – macula densa
macula lutea – macula lutea
macula utriculi, macula sacculi – macule de l'utricule et du saccule
macular degeneration – dégénérescence maculaire
maculopapule – maculopapule
mad cow disease – vache folle (maladie de la)
madarosis – madarosis
Maddock's syndrome – Maddock (syndrome de)
Maddox's prism – Maddox (prisme de)
Maddox's rod – Maddox (baguette de)
Maddrey's index – indice de Maddrey
Madelung disease – Launois-Bensaude (maladie de)
Madelung's deformity – carpocyphose, Madelung (difformité de)
Madelung's disease – adénolipomatose symétrique à prédominance cervicale
Madelung's neck – Madelung (cou de)
Madlener's sterilization – Madlener (opération de)
madness – folie
Madura's foot – Madura (pied de)
maduromycosis – maduromycose
Maffucci's syndrome – Maffucci (syndrome de)
magenta tongue – langue magenta
magistral – magistral
magistral preparation – préparation magistrale
Magnan's movement – mouvement de trombone de Magnan
Magnan's sign – Magnan (signe de)
magnesia – magnésie
magnesia alba – magnésie blanche
magnesia calcinata – magnésie calcinée
magnesite – magnésite
magnesium – magnésium
magnesuria – magnésiurie
magnetic resonance imaging, [MRI] – imagerie par résonance magnétique
magnetotherapy – magnétothérapie
magnifying glass – loupe
Magrassi-Leonardi syndrome – Magrassi-Leonardi (syndrome de)
Mahler's sign – Mahler (signe de), pouls grimpant
mahometan prayer sign – prière mahométane (signe de la)
Maier's sinus – Maier (sinus de)
main en crochet – main en crochet
maintenance dose – dose d'entretien
Maisonneuve's apparatus – Maisonneuve (gouttière de)
Maisonneuve's fracture – Maisonneuve (fracture de)
Maisonneuve's sign – Maisonneuve (signe de)
Maisonneuve's uretrotome – Maisonneuve (urétrotome de)
Majocchi's disease – Majocchi (maladie de)
major dysrhythmia – dysrythmie majeure
major histocompatibility complex – complexe majeur d'histocompatibilité
major tranquillizer – tranquillisant majeur
major vestibular gland – glande vestibulaire majeure
major wing of sphenoid – aile temporale du sphénoïde
Makka's operation – Makka (opération de)
mal – mal
mal de caderas – mal de caderas
malabsorption – malabsorption
malabsorption syndrome – malabsorption (syndrome de)
Malacarne's pyramid – Malacarne (pyramide de)
malacia – malacia, malacie, ramollissement
malacic – malacique
malaco- – malaco-
malacoplakia – malacoplasie
malaise – malaise
malar – malaire
malaria – paludisme
malaria infected – impaludé
malarial – paludéen, palustre
malarial cachexia – cachexie paludéenne
malarial cirrhosis – cirrhose paludéenne
malarial periodicity – périodicité paludique
malarial pigment – pigment paludéen
malarian – malarien
malariatherapy – paludothérapie
malariologist – paludologue
malariology – paludologie
Malassez's rests – Malassez (vestiges épithéliaux de)
malate – malate
male – mâle, viril
male climateric – andropause
male fern extract – fougère mâle (extrait de)
male infantilism – hypoandrie
male « mid-wife » – maïeuticien
male pelvis – pelvis masculin
male pseudohermaphrodism – pseudo-hermaphrodisme masculin
male sterility – stérilité masculine
Malecot's catheter – Malécot (sonde de)
malformation – malformation
Malgaigne's amputation – Malgaigne (opération de)
Malgaigne's fracture – Malgaigne (fracture de)
Malgaigne's hook – Malgaigne (crochet de)
Malgaigne's triangle – Malgaigne (triangle de)
Malherbe's calcifying epithelioma – Malherbe (épithélioma calcifié de)
malic acid – malique (acide)
malignancy – malignité
malignancy index – indice de malignité
malignant – malin
malignant (or subacute) glomerulonephritis – glomérulonéphrite maligne
malignant anthrax – pustule maligne
malignant atrophic papulosis – papulose atrophiante maligne

malignant cerebral lymphoma – lymphome cérébral malin
malignant diphtheria – diphtérie maligne
malignant edema – œdème malin
malignant exophthalmos – exophtalmie maligne
malignant glaucoma – glaucome malin
malignant granuloma – granulome malin
malignant granulomatosis – granulomatose maligne
malignant histiocytosis – histiocytose maligne, réticulo-endothéliose aiguë
malignant hydatiform mole – môle maligne
malignant hypertension – hypertension artérielle maligne
malignant hyperthermia – hyperthermie maligne
malignant jaundice – ictère grave
malignant melanoma – nævocarcinome
malignant neoplasm – néoplasme malin
malignant nephroangiosclerosis – néphroangiosclérose maligne
malignant neutropenia – neutropénie maligne
malignant scarlatina – scarlatine maligne
malignant tertian fever – fièvre tierce maligne
malignant tumor – tumeur maligne
malingerer – simulateur
malingering – simulation, sinistrose
mallear – malléaire
mallear fold – pli malléaire
malleatory Saint Vitus dance – chorée malléatoire
mallein – malléine
malleolar – malléolaire
malleolus – malléole
malleotomy – malléotomie
mallet finger – doigt en marteau
Mallet-Guy sign – Mallet-Guy (signe de)
malleus – malleus
malonic acid – malonique (acide)
malonyl – malonyle
malpighian layer – Malpighi (couche de)
malposition – malposition
malt – malt
Malta fever – Malte (fièvre de)
maltase – maltase
malthusianism – malthusianisme
maltose – maltose
maltoside – maltoside
maltosuria – maltosurie
malunion of fracture – cal vicieux
mamillary body – corps mammillaire
mamillary tubercle – tubercule mamillaire
mamilliplasty – mamilloplastie
mammalgia – mammalgie
mammary – mammaire
mammary fistula – fistule mammaire
mammary gland – glande mammaire
mammary gland scirrhous carcinoma – squirrhe mammaire
mammary line – ligne mammaire
mammectomy – mammectomie
mammilary line – ligne mamillaire
mammography – mammographie
mammoplasty – mammoplastie
man – homme
Manchester's colporrhaphy – Manchester (opération de)
Manchester's operation – Manchester (opération de)
mandelic acid – mandélique (acide)
mandible – mandibule, maxillaire inférieur
mandibular – mandibulaire
mandibular arch – arc mandibulaire
mandibular canal – canal dentaire inférieur, canal mandibulaire
mandibular coronoid process – processus coronoïde de la mandibule
mandibular fossa jugularis ossis temporalis – fosse mandibulaire
mandibular symphysis – symphyse mentonnière
mandibular torus – torus mandibulaire
mandibulofacial dysostosis – dysostose mandibulofaciale
mandragorin – mandragorine
mandrin – mandrin
manducation – manducation
maneuver – manœuvre
manganese – manganèse
manganism – manganisme
-mania – -manie, manie
maniac – maniaque
maniac-depressive psychosis – folie périodique, psychose maniacodépressive
manic-depressive – maniacodépressif
manifest hypermetropia – hypermétropie manifeste
manifest strabismus – strabisme manifeste
manipulation – manipulation
Mann-Bollman fistula – Mann-Bollman (fistule de)
Mann's sign – Mann (signe de)
manna – manne
mannerism – maniérisme
mannite – mannite
mannitol – mannitol
Mannkopf's sign – Mannkopf (signe de)
mannose – mannose
mannosidosis – mannosidose
manometer – manomètre
manometry – manométrie
Manson's pyosis – Manson (pyose de)
Manson's schistosomiasis – Manson (maladie de)
Manson's solution – Manson (solution de)
mantle – manteau
Mantoux test – Mantoux (réaction de)
manual – manuel
manual pelvimetry – pelvimétrie interne
manual sinistrality – sinistralité manuelle
manubrium – manubrium
manubrium of malleus – manubrium du malleus
manubrium of sternum – manubrium sternal
MAOI – IMAO
maple syrup urine disease – urines à odeur de sirop d'érable (maladie des)
mappinq – cartographie
marasmic – marastique
marasmus – marasme
marble bone disease – os de marbre
Marburg's hemorrhagic fever – Marburg (maladie à virus de)
march hemoglobinuria – hémoglobinurie de marche
Marchesani's disease – Marchesani (syndrome de)
Marchi's balls – Marchi (globule de)
Marchi's reaction – Marchi (méthode de)
Marchiafava-Bignami disease – Marchiafava-Bignami (syndrome de)
Marchiafava-Micheli syndrome – Marchiafava-Micheli (syndrome de)
Marechal's test – Maréchal (réaction de)
Marey's laws – Marey (lois de)
Marfan's malignant syndrome – Marfan (syndrome malin de)
Marfan's method – Marfan (méthode de)
Marfan's syndrome – Marfan (maladie de)
margin – bord, marge

marginal abscess – abcès marginal
marginal gingivitis – gingivite marginale
marginal keratitis – kératite marginale
marginal process of zygomatic bone – processus marginal de l'os zygomatique
margination – margination
margo anterior tibiae – marge antérieure du tibia
Mariano's operation – Mariano (opération de)
Marie-Bamberger disease – Marie et Bamberger (maladie de Pierre)
Marie-Foix maneuver – Marie et Foix (manœuvre de Pierre)
Marie-Léri syndrome – Marie-Léri (syndrome de)
Marie-Robinson syndrome – lévulosurique (syndrome)
Marie's diseases – Marie (maladies de Pierre)
Marie's sign – Charcot-Marie (signe de)
Marie-Strümpell syndrome – Marie et Strümpell (maladie de Pierre)
marihuana – marijuana
marijuana – marijuana
Marin Amat's phenomenon – Marin Amat (syndrome de)
Marinesco's succulent hand – main succulente
Marinesco-Sjögren syndrome – Marinesco-Sjögren (syndrome de)
Mariotte's blind spot – tache aveugle
Mariotte's experiment – Mariotte (expérience de)
Mariotte's spot – Mariotte (tache de)
Marjolin's ulcer – Marjolin (ulcère de)
marjoram – marjolaine
marker – marqueur
marmoreal – marmoréen
Maroteaux-Lamy syndrome – Maroteaux-Lamy (syndrome de)
marrow – moelle
marrow cell – cellule médullaire
marrow culture – médulloculture
marsupialization – marsupialisation
Martin's operations – Martin (opérations de)
Martin's speculum – Martin (spéculum de)
Martinotti cells – Martinotti (cellules de)
Martorell's syndrome – Martorell (syndrome de), Martorell et Fabré-Tersol (syndrome de)
Marwedel gastrostomy – Marwedel (opération de)
Marwedel operation – Marwedel (opération de)
masculine – viril
masculinity – masculinité, virilité
mask – masque
mask of pregnancy – masque gravidique
masked depression – dépression masquée
masochism – masochisme
mass – masse
mass reflex – automatisme médullaire (réflexe d'), réflexe en masse
mass spectrograph – spectrographe de masse
massage – massage
Masselon's spectacles – lunettes de Masselon
masseter muscle – masséter
masseter reflex – réflexe massétérin
masseteric – massétérin
massive pneumonia – pneumonie massive
massotherapy – massothérapie
mast-, masto- – mast-, masto-
mast cell – mastocyte
mastalgia – mastalgie
Master's two-step exercise test – Master (épreuve de)
Masters-Allen syndrome – Masters et Allen (syndrome de)
mastic – mastic
mastication – mastication
mastication center – centre de la mastication
masticatory – masticateur, masticatoire
masticatory nucleus – noyau masticateur
mastigont – mastigophore
mastitis – mammite, mastite
mastocyte – mastocyte
mastocytosis – mastocytose
mastodynia – mastodynie
mastography – mastographie
mastoid – mastoïde
mastoid air cell – cellule mastoïdienne
mastoid antrum – antre mastoïdien, cavités mastoïdiennes
mastoid canaliculus – canal mastoïdien, canalicule mastoïdien
mastoid fontanelle – fontanelle mastoïdienne
mastoid fossa jugularis ossis temporalis – fosse mastoïdienne
mastoid incisure of temporal bone – incisure mastoïdienne
mastoid point – point mastoïdien
mastoid process – processus mastoïde
mastoidal – mastoïdien
mastoidectomy – mastoïdectomie
mastoiditis – mastoïdite
mastoidotomy – mastoïdotomie
mastology – sénologie
mastopathy – mastopathie
mastopexy – mastopexie
mastoplasty – mastoplastie
mastoptosis – mastoptose
mastorrhagia – mastorragie
mastosis – mastose
mastotomy – mastotomie
masturbation – masturbation
Matas' operation – Matas (opération de)
maté – maté
materia medica – matière médicale
maternal dystocia – dystocie maternelle
maternal fixation – fixation maternelle
maternal placenta – placenta maternel
maternity – maternité
matrass – matras
matrix – matrice
Mattei's method – Mattei (méthode de)
maturation – maturation
mature – mature
mature cataract – cataracte mûre
maturity – maturité
Maurer's dots – Maurer (taches de)
Mauriac's syndrome – Mauriac (syndrome de)
Mauriceau's maneuver – Mauriceau (manœuvre de)
Mauthner's membrane – Mauthner (gaine de)
maxilla – maxillaire
maxillar sinus – sinus maxillaire
maxillary – maxillaire
maxillary process of inferior nasal concha – processus maxillaire du cornet inférieur
maxillitis – maxillite
maxilloalveolar index – indice maxillo-alvéolaire
maxillodental – maxillodentaire
maxillofacial prosthesis – prothèse maxillofaciale
maxillolabial – maxillolabial
maxillopalatine – maxillopalatin
maximal breathing capacity – capacité respiratoire maximale

maximal tubular excretion capacity – capacité maximale d'excrétion tubulaire
maximal tubular resorption capacity – capacité maximale de réabsorption tubulaire
maximum dose – dose maximale
maximum permissible dose – dose maximale admissible
maximum ventilatory capacity – ventilation maximale
May-Grünwald-Giemsa stain – May-Grünwald-Giemsa (coloration de)
May-Hegglin syndrome – May-Hegglin (syndrome de)
May's sign – May (signe de)
Maydl's operations – Maydl (opérations de)
Mayer's speculum – Mayer (spéculum de)
Mayo's operations – Mayo (opérations de)
Mayo's scissors – Mayo (ciseaux de)
Mc Ardle's disease – glycogénose de type V
MCCH – CCMH
MCH – teneur corpusculaire moyenne en hémoglobine, TGMH
MCHC – CGMH
MDR – MDR
mead – hydromel
meadow dermatitis – dermatite des prés, Oppenheim (maladie d')
meadow saffron – colchique
meadow sweet – reine des prés
meal – repas
mean corpuscular hemoglobin – index colorimétrique, teneur corpusculaire moyenne en hémoglobine
mean corpuscular hemoglobin (MCH) – hémoglobine corpusculaire moyenne
mean corpuscular hemoglobin [MCH] – concentration corpusculaire moyenne en hémoglobine
mean corpuscular volume – volume globulaire moyen
mean lifetime – vie moyenne
measles – rougeole
measles vaccine – vaccin antimorbilleux
measles virus – virus de la rougeole
measuring glass – verre gradué
meatoscopy – méatoscopie
meatotomy – méatotomie
meatus – conduit, méat
mecanic antidote – antidote mécanique
mecanical ileus – iléus mécanique
mechanical asphyxia – asphyxie mécanique
mechanical dysmenorrhea – dysménorrhée mécanique
mechanical strabismus – strabisme mécanique
mechanical ventilation – ventilation artificielle
mechanism – mécanisme
mechanogram – mécanogramme
mechanotherapy – mécanothérapie
mechlorethamine – méchloréthamine
Meckel's cartilage – Meckel (cartilage de)
Meckel's diverticulum – Meckel (diverticule de)
Meckel's plane – Meckel (plan de)
Meckel's syndrome – Gruber (syndrome de)
meconate – méconate
meconic acid – méconique (acide)
meconidin – méconidine
meconism – méconisme
meconium – méconium
meconium ileus – iléus méconial
meconium peritonitis – péritonite méconiale
media – média
medial – interne, médial
medial condyle condyle of tibia – condyle médial du tibia
medial epicondyle of femur – épicondyle médial du fémur
medial epicondyle of humerus – épicondyle médial de l'humérus
medial frontal gyrus – gyrus frontal moyen
medial inguinal fossa – fosse inguinale médiale
medial lemniscus – lemniscus médian
medial meniscus – ménisque médial
medial necrosis – médianécrose
medial occipito-temporal gyrus – gyrus occipito-temporal médial
medial section – coupe longitudinale
median – médian
median aperture of fourth ventricle – ouverture médiane du 4e ventricule
median lethal dose [abr. LD50] – dose létale 50
median nerve – médian (nerf)
median palatine suture – suture palatine médiane
median rhinoscopy – rhinoscopie médiane
median rhomboid glossitis – glossite losangique médiane
mediastinal emphysema – emphysème médiastinal
mediastinal hematoma – hémomédiastin
mediastinal pleura – plèvre médiastinale
mediastinal pleurisy – pleurésie médiastinale
mediastinal swing – balancement respiratoire du médiastin
mediastinal syndrome – syndrome médiastinal
mediastinitis – médiastinite
mediastinoscopy – médiastinoscopie
mediastinotomy – médiastinotomie
mediastinum – médiastin
mediastinum testis – mediastinum testis
mediate – médiat
mediate auscultation – auscultation médiate
mediate percussion – percussion médiate
mediate transfusion – transfusion médiate
medical – médical
medical appraisal – expertise médicale
medical bacteriology – bactériologie médicale, pathologique
medical chemistry – chimie médicale
medical confidentiality – secret médical
medical diathermy – diathermie médicale
medical ethics – éthique médicale
medical gymnastics – gymnastique médicale
medical hydrology – hydrologie médicale
medical imaging – imagerie médicale
medical optics – optique médicale
medical pathology – pathologie médicale
medical pencil – crayon médicamenteux
medical physics – physique médicale
medical record – fiche médicale
medical treatment – acte médical
medicated – bougie
medication – médication
medicinal – médicinal
medicinal oil – huile médicinale
medicine – médecine
medio- – médio-
medioplantar reflex – réflexe médioplantaire
mediopubic reflex – réflexe mediopubien

mediotarsal amputation – amputation médiotarsienne
mediterranean lymphoma – lymphome méditerranéen
medium – milieu
MEDLINE – MEDLINE
medroxyprogesterone acetate – médroxyprogestérone (acétate de)
medulla – moelle, moelle épinière
medulla spinalis – corde spinale
medullar – médullaire
medullar cavity – canal médullaire, cavité médullaire
medullary – médullaire
medullary cone – cône médullaire
medullary sponge kidney – Cacchi et Ricci (maladie de), rein en éponge
medullary stria of fourth ventricule – strie médullaire du 4e ventricule
medullary stria of thalamus – strie médullaire du thalamus
medullization – médullisation
medulloblast – médulloblaste
medulloblastoma – médulloblastome
medusa – méduse
Mees' lines – Mees (stries de)
mega- – méga-
mega-, megal-, megalo- – méga-, mégal-, mégalo-
megacalicosis – mégacalicose
megacaryocytosis – mégacaryocytose
megacolon – mégacôlon
megacurie – mégacurie
megaesophagus – méga-œsophage
megakaryoblast – mégacaryoblaste
megakaryocyte – mégacaryocyte
megalencephaly – mégalencéphalie
megaloblast – mégaloblaste
megaloblastic anemia – anémie mégaloblastique
megalocephalia – mégalocéphalie
megalocephaly – mégacéphale
megalocheiria – mégalochirie
megalocornea – cornée globuleuse, mégalocornée
megalocyte – mégalocyte
megalocytosis – mégalocytose
megalodactylia – mégalodactylie
megalogastria – mégagastrie
megalomania – délire mégalomaniaque, mégalomanie
megalomaniac – mégalomane
megalomelia – mégalomélie
megalophtalmos – mégalophtalmie
megaloplanchnia – mégalosplanchnie
megalopodia – mégalopodie
megaloprosopous – mégaprosopie
megalopsia – mégalopsie
megalosplenia – mégalosplénie
megalosyndactyly – mégalosyndactylie
megaloureter – méga-uretère
megaseme – mégasème
megasigmoid – mégasigmoïde
meibomitis – meibomite
Meige's syndrome – Meige (syndrome de)
Meigs' syndrome – Demons-Meigs (syndrome de), Meigs (syndrome de)
meiosis – méiose
Meissner's corpuscles – Meissner (corpuscule de)
Meissner's ganglion – ganglion de Meissner
melalgia – mélalgie
melan-, melano- – mélan-, mélano-
melancholia – mélancolie
melanemia – mélanémie
melanic – mélanique
melanidrosis – mélanidrose
melaniferous – mélanifère
melanin – mélanine
melanism – mélanisme
melanoblast – mélanoblaste
melanocyte – mélanocyte
melanocyte-stimulating hormone – hormone mélanostimulante
melanocytic stimulating hormone – hormone stimulante des mélanocytes
melanoderma – mélanodermie
melanodermatitis – mélanodermite
melanogen – mélanogène
melanogenesis – mélanogenèse
melanogenic disease – mélanopathie
melanoglossia – mélanoglossie
melanoid – mélanoïde
melanoma – mélanome, mélanome malin
melanomatosis – mélanomatose
melanonychia – mélanonychie
melanophorous – mélanophore
melanoplakia – mélanoplakie
melanosarcoma – mélanosarcome
melanosarcomatosis – mélanosarcomatose
melanosis – mélanose
melanotic pigment – pigment mélanique
melanotic sarcoma – sarcome mélanique
melanotic whitlow – panaris mélanique
melanotrichia – mélanotrichie
melanotrichia linguae – mélanotrichie linguale
melanotropin – mélanotropine
melanuria – mélanurie
melarsoprol – mélarsoprol
melasma – mélasmes
melatonin – mélatonine
-mele, -melia – -mèle, -mélie
Meleda's disease – Meleda (maladie de)
melena – mélæna
meli- – méli-
melibiose – mélibiose
melicera – méliceris
meliceric – mélicérique
melioidosis – mélioïdose
melissa – mélisse
melitin – mélitine
melitose – mélitose
melitum – mellite
melituria – méliturie
Melkersson-Rosenthal syndrome – Melkersson-Rosenthal (syndrome de)
Meller's operation – Meller (opération de)
Melnick-Needles syndrome – Melnick-Needles (syndrome de)
melomelus – mélomèle
meloplasty – méloplastie
melorheostosis – mélorhéostose
melphalan – melphalan
Meltzer's anesthesia – anesthésie par insufflation, Meltzer (anesthésie de)
Meltzer's sign – Meltzer (signe de)
membrana granulosa – membrane granuleuse
membrane – membrane
membrane attack mechanism – complexe d'attaque membranaire
membrane potential – potentiel de membrane
membrane stabilizing substance – stabilisateur de membrane
membranoproliferative glomerul onephritis – glomérulonéphrite membranoproliférative
membranous cataract – cataracte membraneuse
membranous conjunctivitis – conjonctivite membraneuse
membranous diarrhea – diarrhée membraneuse
membranous dysmenorrhea – dysménorrhée membraneuse
membranous glomerulonephritis – glomérulonéphrite extramembraneuse
membranous labyrinth – labyrinthe membraneux

membranous pericolitis – péricolite membraneuse (de Jackson)
membranous pharyngitis – pharyngite membraneuse
membranous skull – Apert (crâne à rebord d')
memory – mémoire
MEN – NEM
menadiol – ménadiol
menadione – ménadione
menarche – ménarche
Mende's syndrome – Mende (syndrome de)
Mendel-Bechterew reflex – Mendel-Bechterew (réflexe de)
Mendel-Bekhterev's reflex – Bechterew-Mendel (réflexe de)
Mendel's laws – Mendel (lois de)
mendelevium – mendélévium
mendelian heredity – hérédité mendélienne
Mendelson's syndrome – Mendelson (syndrome de)
Mendes Da Costa syndrome – Mendes da Costa (syndrome de)
Ménétrier's disease – Ménétrier (maladie de), polyadénome gastrique diffus
Ménétrier's syndrome – Ménétrier (syndrome de)
Menge's operation – Menge (opération de)
Menge's pessary – Menge (pessaire de)
Ménière's disease – Ménière (maladie de), surdité apoplectiforme
mening-, meningo- – méning-, méningo-
meningeal syndrome – syndrome méningé
meninges – méninge
meningioma – méningiome
meningiomatosis – méningiomatose
meningism – méningisme
meningitis – méningite
meningitis of the pia mater – piemérite
meningoblastoma – méningoblastome
meningocele – méningocèle
meningococcal polysaccharide vaccine – vaccin antiméningococcique
meningococcemia – méningococcémie
meningococcus – méningocoque
meningocortical – méningocortical
meningoencephalitis – méningo-encéphalite
meningoencephalocele – méningo-encéphalocèle
meningoencephalomyelitis – méningo-encéphalomyélite
meningomyelitis – méningomyélite
meningomyelocele – méningomyélocèle
meningopathy – méningopathie
meningoradiculitis – méningoradiculite
meniscal – méniscal
meniscitis – méniscite
meniscocalcinosis – méniscocalcinose
meniscopexia – méniscopexie
meniscus – ménisque
menisectomy – méniscectomie
meno- – méno-
menometrorrhagia – ménométrorragie
menopause – ménopause
menorrhagia – ménorragie
menorrhea – ménorrhée
menses – menstrues, règles
menstrual – menstruel
menstrual colic – colique menstruelle
menstrual cycle – cycle menstruel
menstrual epilepsy – épilepsie cataméniale
menstrual erysipelas – érysipèle cataménial
menstrual flow – flux cataménial
menstrual period – période menstruelle
menstruation – menstruation
mensuration – mensuration
mental age – âge mental
mental anesthesia – anesthésie psychique
mental assimilation – assimilation mentale
mental confusion – confusion mentale
mental contagion – contagion mentale
mental deficiency – débilité mentale, déficience mentale
mental disorder – maladie mentale
mental dissociation – dissociation mentale
mental foramen – foramen mentonnier
mental hygiene – hygiène mentale
mental image – image mentale
mental medicine – médecine mentale
mental retardation – arriération mentale, oligophrénie, retard mental
mental spine – épine mentonnière
mentality – mentalité
mentally unbalanced person – déséquilibré
menthol – menthol
mentism – mentisme
mentolabial – mentolabial
mentolabial sulcus – sillon mentolabial
meperidine hydrochloride – mépéridine
mephitic – méphitique
mepivacain – mépivacaïne
meprobamate – méprobamate
meralgia – méralgie
meralgia paresthetica – méralgie paresthésique
mercaptan – mercaptan
mercapto- – mercapto-
Mercier's catheter – Mercier (sonde de)
Mercier's operation – Mercier (opération de)
Mercier's prostatectomy – Mercier (opération de)
mercurial – mercuriel
mercurial stomatitis – stomatite mercurielle
mercuric – mercurique
Mercurochrome – Mercurochrome
mercurous – mercureux
mercury – mercure
mercury bichloride – mercure (bichlorure de)
mercury chloride – mercure (chlorure de)
-mere – -mere
meridian – méridien
meridian of cornea – méridien cornéen
meristic – méristique
meristic variation – variation méristique
Merkel's corpuscle – Merkel (corpuscule de)
mero- – méro-
meroblastic – méroblastique
meroblastic cleavage – segmentation méroblastique
merocell – mérocyte
merocrine – mérocrine
merocrine gland – glande mérocrine
merodiastolic – mérodiastolique
merogony – mérogonie
merosystolic – mérosystolique
merotomy – mérotomie
merozoite – mérozoïte
MERRF syndrome – MERRF (syndrome)
merycism – mérycisme
Merzbacher-Pelizaeus disease – Merzbacher-Pelizaeus (maladie de)
mesangial – mésangial

mesangioproliferative glomerulonephritis – glomérulonéphrite mésangioproliférative
mesangium – mésangium
mesarteritis – mésartérite
mesaticephalic – mésaticéphale
mesatipellic – mésatipellique
mescal – mescal
mescaline – mescaline
mesencephalic tegmentum – tegmentum mesencephalicum
mesencephalitis – mésencéphalite
mesencephalon – mésencéphale
mesenchyma – mésenchyme
mesenchymal epithelium – épithélium mésenchymateux
mesenchymal tissue – tissu mésenchymateux
mesenchymoma – mésenchymome
mesenterectomy – mésentérectomie
mesenteric hernia – hernie mésentérique
mesenteric lymph node – nœud mésentérique
mesenteric lymphadenitis – adénite mésentérique aiguë, lymphadénite mésentérique
mesenteric plexus – plexus mésentérique
mesenteric root – mésentère (racine du)
mesenteritis – mésentérite
mesentery – mésentère, méso
mesentoderm – mésentoderme
mesial – mésial
mesial angle – angle mésial
mesio- – mésio-
mesioclusion – mésiocclusion
meso- – méso-
mesoappendix – mésoappendice
mesoblastic nephroma – néphrome mésoblastique
mesoblastic segment – segment mésoblastique
mesocardia – mésocardie congénitale
mesocardium – mésocarde
mesocarpal – mésocarpien
mesocecum – mésocæcum
mesochondrium – mésochondre
mesocolon – mésocôlon
mesocolopexy – mésocolopexie
mesocyst – mésocyste
mesoderm – mésoderme
mesodermal disease – mésodermopathie
mesodiastolic – mésodiastolique
mesoduodenum – mésoduodénum
mesoectoblast – mésectoblaste
mesoectoderm – mésectoderme
mesoepididymis – mésoépididyme
mesogastrium – mésogastre
mesognathic – mésognathe
mesoinositol – méso-inositol
mesomelic – mésomélique
mesomelic dwarfism – nanisme mésomélique
mesomere – mésomère
mesometrium – mésométrium
mesomorphic – mésomorphe
mesonephros – mésonéphros
mesoneuritis – mésoneurite
mesophilic – mésophile
mesopic – mésopique
mesoprosopic – mésoprosope
mesorchium – mésorchium
mesorectum – mésorectum
mesorhine – mésorhinien
mesosalpinx – mésosalpinx
mesoseme – mésosème
mesosigmoid – mésosigmoïde
mesosternum – mésosternum
mesosystolic – mésosystolique
mesotendineum – mésotendon
mesothelioma – mésothéliome
mesothelium – mésothélium
mesotherapy – mésothérapie
mesothorax – mésothorax
mesotipellic – mésopellique
mesouranic – méso-uranien
mesovarium – mésovarium
messenger – messager
mestranol – mestranol
meta- – méta-
meta-analysis – méta-analyse
metabiosis – métabiose
metabolic acidosis – acidose métabolique
metabolic alkalosis – alcalose métabolique
metabolic delirium – délire de transformation
metabolic epilepsy – épilepsie métabolique
metabolic neuropathy – neuropathie métabolique
metabolic water – eau de combustion
metabolimeter – métabolimètre
metabolism – métabolisme
metabolite – métabolite
metacarpal – métacarpien
metacarpophalangeal – métacarpophalangien
metacarpus – métacarpe
metacercaria – métacercaire
metachromasia – métachromasie
metachromatic – métachromatique
metachromatism – métachromatisme
metacresol – métacrésol
metafacial angle – angle craniofacial, angle métafacial
metagenesis – alternance des générations, métagenèse
metahemoglobin reductase – méthémoglobine-réductase
metaiodobenzylguanidine – méta-iodobenzylguanidine
metal – métal
metalloprotein – métalloprotéine
metallotherapy – métallothérapie
metamere – métamère
metameric – métamérique
metamerism – métamérie
metamorphopsia – métamorphopsie
metamphetamine – métamphétamine
metamyelocyte – métamyélocyte
metanephrine – métanéphrine
metanephros – métanéphros
metaphase – métaphase
metaphyseal – métaphysaire
metaphyseal chondrodysplasia – chondrodysplasie métaphysaire
metaphysis – métaphyse
metaplasia – métaplasie
metaplasm – métaplasma
metaplastic ossification – ossification métaplasique
metapneumonic – métapneumonique
metapneumonic empyesis – empyème métapneumonique
metapneumonic pleurisy – pleurésie métapneumonique
metapophysis – métapophyse
metapsychology – métapsychologie
metaraminol – métaraminol
metarteriole – métartériole, précapillaire
metastasis – métastase
metastatic – métastatique
metastatic abscess – abcès métastatique
metastatic calcification – calcification métastatique
metastatic choroiditis – choroïdite métastatique
metastatic meningitis – méningite métastatique
metastatic ophthalmia – ophtalmie métastatique
metastatic pneumonia – pneumonie métastatique
metastatic retinopathy – rétinopathie métastatique
metastatic septicopyemia – septicopyohémie métastatique
metatarsal – métatarsien
metatarsalgia – métatarsalgie
metatarsectomy – métatarsectomie
metatarsophalangeal – métatarsophalangien
metatarsus – métatarse
metathalamus – méthathalamus
metatrophic – métatrophique

metatypical – métatypique
metaxenic – métaxène
metazoon – métazoaire
metencephalon – métencéphale
meteorism – météorisme
meteorization – météorisation
meteoropathy – météoropathie
meteorosensitive – météorolabile
meteorotropic – météorotrope
metformin – metformine
methadone – méthadone
methane – méthane
methanol – alcool méthylique, méthyle (alcool de)
methemalbumin – méthémalbumine
methemoglobin – méthémoglobine
methemoglobinemia – méthémoglobinémie
methenamine – méthénamine
methenamine sulfosalicylate – méthénamine (sulfosalicylate de)
methionine – méthionine
methocarbamol – méthocarbamol
method – méthode
methodology – méthodologie
methohemoglobinuria – méthémoglobinurie
methotrexate – méthotrexate
methoxsalen – méthoxsalène
methyl – méthyle, méthylique
methyl chloride – méthyle (chlorure de)
methyl green – méthyle (vert de), vert de méthyle
methyl red – méthyle (rouge de)
methyl salicylate – méthyle (salicylate de)
methyl violet – méthyle (violet de), violet de méthyle
methyldopa – méthyldopa
methylene – méthylène
methylene bichloride – méthylène (chlorure de)
methylene biiodide – méthylène (bi-iodure de)
methylene blue – bleu de méthylène
methylergonovine – méthylergométrine
methylguanidine – méthylguanidine
methylhydantoin – méthylhydantoïne
methylindol – méthylindole
methylmercaptan – méthylmercaptan
methylprednisolone – méthylprednisolone
methylsergide – méthysergide
methyltheobromine – méthylthéobromine
methylthionine chloride – méthylthionine (chlorure de)
meticillin – méticilline
metonymy – métonymie
metopagus – métopage
metopic point – point métopique
metopion – métopion
metr- – métr-
metradynia – métrodynie
metralgia – métralgie
metreurynter – métreurynter
metric ophthalmoscope – ophtalmoscope à réfraction
metritis – métrite
metrocele – métrocèle
metronidazole – métronidazole
metronoscope – métronoscope
metropathy – métropathie
metroperitonitis – métropéritonite
metroptosis – métroptose
metrorrhagia – métrorragie
metrorrhea – métrorrhée
metrorrhexis – métrorrhexie
metrosalpingitis – métrosalpingite
metrosalpingography – métrosalpingographie
metrotomy – métrotomie
metylmorphine – méthylmorphine
Metzenbaum's scissors – Metzenbaum (ciseaux de)
Mexican typhus – typhus mexicain
Meyer-Betz disease – Meyer-Betz (maladie de)
Meyer's test – Meyer (réaction de)
Meyerhof's pathway – Meyerhof (voie de)
Meynert's bunde – Meynert (faisceau de)
Meynert's cell – Meynert (cellule de)
Meynert's commissure – Meynert (commissure de)
Meynet's node – nodosité de Meynet
Meynet's nodes – Meynet (nodosités de)
MHC – CMH
miasma – miasmes
Mibelli's porokeratosis – Mibelli (porokératose de)
micella – micelle
Michaelis' rhomboid – Michaelis (losange de)
Michel's forceps – Michel (pince de)
Mickulicz aphthae – Mikulicz (aphtes de)
miconazole – miconazole
micro- – micro-
μ heavy chain disease – chaînes lourdes μ (maladie des)
micro-orchidism – microrchidie
microadenopathy – microadénopathie
microaerophilic – microaérophile
microalbuminuria – microalbuminurie
microanalysis – microanalyse
microangiopathic hemolytic anemia – anémie hémolytique microangiopathique
microangiopathy – microangiopathie
microangioscopy – microangioscopie
microbacterium – microbactérie
microbe – microbe
microbial – microbien
microbial infection – microbisme latent
microbiocidal – microbicide
microbiology – microbiologie
microblast – microblaste
microblepharia – microblépharie
microbranchia – microbrachie
microcardia – microcardie
microcatheterization – microcathétérisme
microcaulia – microcaulie
microcephalic idiocy – idiotie microcéphalique familiale
microcephalous – microcéphale
microcephaly – microcéphalie, microencéphalie
microcheiria – microchirie
microchelia – microchéilie
microchemical analysis – analyse microchimique
microcinematography – microcinématographie
microcirculation – microcirculation
microclimatology – microclimatologie
micrococcus – microcoque
microcolon – microcôlon
microcoria – microcorie
microcornea – microcornée
microcurie – microcurie
microcyte – microcyte
microcythemia – microcytémie
microcytosis – microcytose
microdactyly – microdactylie
microdissection – microdissection
microdontia – microdontisme
microdose – microdose
microfilaria – microfilaire
microfilaria diurna – microfilaire diurne
microfilaria nocturna – microfilaire nocturne
microflora – microflore
microgamete – microgamète
microgametocyte – microgamétocyte
microgamy – microgamie

microgastria – microgastrie
microgenia – microgénie
microgenitalism – microgénitalisme
microglia – microglie
microglobulin – microglobuline
microglossia – microglossie
micrognathia – micrognathie
microgonioscope – microgonioscope
microgram – microgramme
micrograph – micrographe
micrography – micrographie
microgyria – microgyrie
microliter – microlitre
microlithiasis – microlithiase
micromastia – micromastie
micromelia – brachymélie, micromélie
micromere – micromère
micrometer – micromètre
micromethod – microméthode
micrometry – micrométrie
micromole – micromole
micromyelia – micromyélie
micron – micron
micronodular – micronodulaire
micronychia – micronychie
microorchidism – micro-orchidie
microorganism – micro-organisme
micropathology – micropathologie
microphage – microphage
microphakia – microphakie
microphotograph – microphotographie
microphtalmia – microphtalmie
micropia – micropie
micropipet – micropipette
micropodia – micropodie
micropolyadenopathy – micropolyadénopathie
microprosopus – microprosope
micropsia – micropsie
microradiography – microradiographie
microrefractometer – microréfractomètre
microrhinia – microrhinie
microscope – microscope
microscopic anatomy – anatomie microscopique
microscopic hematuria – hématurie microscopique, microhématurie
microscopic lesion – lésion histologique
microscopy – microscopie
microsmatic – microsmatique
microsome – microsome
microsomia – microsomie
microspectroscope – microspectroscope
microspherocyte – microsphérocyte
microspherocytosis – microsphérocytose
microsphygmia – microsphygmie
microsporia – microsporie
microsporidia – microsporidie
microsporidiosis – microsporidiose
microstomy – microstomie
microsurgery – microchirurgie
microthelia – microthélie
microtia – microtie
microtome – microtome
microtomy – microtomisation
microtonometer – microtonomètre
microtrauma – microtraumatisme
microtubule – microtubule
microvillus – microvillosité
microviscosimeter – microviscosimètre
microzoon – microzoaire
micturition – miction
micturition center – centre de la miction
mid-wife – matrone
middle and superior cervical ganglion – ganglion cervical inférieur et supérieur
middle clinoid process – processus clinoïde moyen
middle ear – oreille moyenne
middle finger – majeur, médius
middle lobe syndrome – Brock (syndrome de), lobe moyen (syndrome du)
middle nasal concha – cornet nasal moyen
middle phalanx – phalange moyenne
middle temporal gyrus – gyrus temporal moyen
middle vestibular nucleus – noyau vestibulaire moyen
midline granuloma – granulome malin centrofacial
midsagittal plane – plan médiosagittal
midstream urine specimen – examen cytobactériologique des urines
midwife – sage-femme
Miescher's tube – Miescher (tube de)
MIF – MIF
mifepristone – mifépristone
migraine – migraine
migrating neuritis – névrite migratoire
migration – migration
migration of ovum – migration de l'ovule
migration of testis – migration du testicule
migratory cell – cellule migratrice
migratory ophthalmia – ophtalmie migratrice
migratory pneumonia – pneumonie migratoire
Mikulicz cells – Mikulicz (cellule de)
Mikulicz clamp – Mikulicz-Radecki (clamp de)
Mikulicz drainage – Mikulicz (drainage de)
Mikulicz operation – Mikulicz (opération de)
Mikulicz syndrome – Mikulicz (syndrome de)
Miles' operation – Miles (opération de)
miliaria – gale bédouine, miliaire, miliaire
miliary – miliaire
miliary abscess – abcès miliaire
miliary aneurysm – anévrysme miliaire
miliary carcinosis – carcinose miliaire
miliary fever – fièvre miliaire, suette miliaire
miliary syphilid – syphilide miliaire
miliary tubercle – tubercule miliaire
military medicine – médecine militaire
milium – milium
milk – lait
milk alkali syndrome – Burnett (syndrome de), lait (syndrome des buveurs de)
milk diet – diète lactée
milk duct – galactophore
milk fever – fièvre de lait
milk like – galactoïde
milk like sweat – galacthidrose
milker's nodule – nodule des trayeurs
milkers' nodules – tubercules des trayeurs
Milkman's syndrome – Milkman (syndrome de)
milkpox – variole blanche
milkwort – polygale
milky – lacté
milky diet – lactothérapie
mill-pox – alastrim
Millard-Gubler syndrome – Millard-Gubler (syndrome de)
Miller-Abott's tube – Miller-Abott (tube ou sonde de)
Miller's syndrome – Miller (syndrome de)
Milles' syndrome – Milles (syndrome de)
milli- – milli-

Millian's white atrophy – atrophie blanche de Millian
millicurie – millicurie
milliequivalent – milliéquivalent
Millikan-Siekert syndrome – Millikan-Siekert (syndrome de)
milliliter – millilitre
millimole – millimole
Millin's operation – Millin (opération de)
milliosmole – milliosmole
Mills' disease – Mills (maladie de)
Milroy's disease – Milroy (maladie de)
mimesis – mimétisme
mimic – mimique
Minamata's disease – Minamata (maladie de)
miner's nystagmus – nystagmus des mineurs
mineral analysis – analyse minérale
mineral chemistry – chimie minérale
mineral oil – paraffine (huile de)
mineral water – eau minérale
mineralization – minéralisation
mineralocorticoid – minéralocorticoïde
minerva jacket – minerve
Mingazzini's maneuver – Mingazzini (manœuvre de)
minimal cerebral dysfunction – dysfonction cérébrale mineure (syndrome de)
minimum dose – dose minimale
Minkowski-Chauffard syndrome – Minkowski-Chauffard (maladie de)
minocycline – minocycline
minor amputation – amputation mineure
minor epilepsy – petit mal
minor fever – fébricule
minor sublingual duct – conduits sublinguaux accessoires
minor tranquillizer – tranquillisant mineur
minor variola – variole mineure
minor wing of sphenoid – aile orbitaire
minor wing of sphenoid bone – petite aile du sphénoïde
Minot's disease – Minot (maladie de)
minoxidil – minoxidil
mint – menthe
minute ventilation – ventilation - minute
miopragia – miopragie
miotic – myotique
miracidium – miracidium
miror speech – langage en miroir
mirror – miroir
mirror phase – stade du miroir
mirror writing – écriture en miroir, miroir (écriture en)
mis-, miso- – miso-
misanthropia – apanthropie, misanthropie
miscarriage – fausse couche
mismatch – mésappariement
misogamy – misogamie
misogyny – misogynie
misoneism – misonéisme
Mitchell's disease – Mitchell (maladie de), Weir-Mitchell (maladie de)
mithridatism – mithridatisme
mitigated caustic – caustique mitigé
mito- – mito-
mitochondrial cytopathies – mitochondriales (maladies)
mitochondrial matrix – matrice mitochondriale
mitochondrial myopathy – myopathie mitochondriale
mitochondrion – chondrioconte, chondriomite, chondriosome, mitochondrie
mitogen – mitogène
mitosis – mitose, phase M
mitotane – OP'DDD
mitotic – mitotique
mitotic cycle – cycle cellulaire
mitral – mitral
mitral cell – cellule mitrale
mitral facies – faciès mitral
mitral incompetence – insuffisance mitrale
mitral index – index mitral
mitral murmur – souffle mitral
mitral stenosis – rétrécissement mitral
mitral valve prolapse – prolapsus mitral
mitral valve prolapse syndrome – ballonisation de la valve mitrale
mitral valvular disease – maladie mitrale
mitral valvular inflammation – mitralite
mitroaortic murmur – souffle en écharpe
Mitsuda's test – Mitsuda (réaction de)
mixed – mixte
mixed astigmatism – astigmatisme mixte
mixed chancre – chancre mixte
mixed connective tissue disease – connectivite mixte, Sharp (syndrome de)
mixed extract – extrait composé
mixed infection – association microbienne
mixed nerve – nerf mixte
mixture – mixture
MMS – MMS
mnemic – mnémonique
mnemonic – mnémotechnique, mnésique
mobilization – mobilisation
Mobitz's blocks – Mobitz (blocs de)
Möbius' sign – Moebius (signe de)
Möbius syndromes – Moebius (syndromes de)
moderator – frénateur
modified milk – lait maternisé
modifier – modificateur
modiolus – columelle cochléaire, modiolus
modulation – modulation
Moeller-Barlow disease – Moeller-Barlow (maladie de)
mogigraphia – mogigraphie
mogilalia – mogilalie
mogiphasia – mogiphasie
mogiphonia – mogiphonie
Mohrenheim's fossa – Mohrenheim (fossette de)
moist gangrene – gangrène humide
molality – molalité
molar – molaire, molaire, molaire
molar concentration – concentration molaire
molar pregnancy – grossesse molaire
molar solution – solution molaire
molarity – molarité
mold – moisissure
mole – mole
molecular chaperone – chaperon
molecular chimerism – chimérisme moléculaire
molecular cloning – clonage moléculaire
molecular formula – formule moléculaire
molecular genetics – génétique moléculaire
molecular hybridization – hybridation moléculaire
molecular layer of cerebellem – stratum moleculare cerebelli
molecular targeted therapeutic – thérapeutique moléculaire ciblée
molecule – molécule
molecule-gram – molécule-gramme
molignant myopia – myopie maligne
Mollaret's meningitis – Mollaret (méningite de)
Mollaret's recurrent meningitis – méningite endothélioleucocytaire récurrente
molluscum – molluscum

molluscum contagiosum virus – virus du molluscum contagiosum
molybdenum – molybdène
Monadidetes – *Monadidés*
Monakoff's nucleus – Monakoff (noyau de von)
Monakow's syndrome – Monakoff (syndrome de von)
monarthritis – monoarthrite
monaural – monaural
Mönckeberg's arteriosclerosis – Mönckeberg (sclérose de)
Mondonesi's reflex – Mondonesi (réflexe de)
Mondor's disease – Mondor (maladie de)
Monge's disease – Monge (maladie de)
mongolian facies – faciès mongolien
mongolian spot – tache bleue sacrée
mongoloid – mongolique, mongoloïde
monilethrix – aplasie moniliforme, monilethrix
moniliform – moniliforme
monitor – moniteur
monitoring – monitorage
monkey hand – main de singe
Monneret's pulse – Monneret (pouls de)
mono- – mono-
monoacid – monoacide
monoallelic – monoallélique
monoallelism – monoallélisme
monoamine – monoamine
monoamine oxidase – monoamine-oxydase
monoamine oxidase inhibitor – monoamine-oxydase (inhibiteur de la)
monoamine oxidase inhibitor, [MAOI] – inhibiteur de la monoamine oxydase
monoamniotic – monoamniotique
monoaxial – monoaxial
monobasic – monobasique
monoblast – monoblaste
monoblepsia – monoblepsie
monocephalus – monocéphalien
monochorea – monochorée
monochorionic – monochorionique
monochromasy – monochromasie
monochromatic – monochromatique
monoclonal – monoclonal
monoclonal antibody – anticorps monoclonal
monoclonal immunoglobulin – immunoglobuline monoclonale
monococcus – monocoque
monocular – monoculaire
monocular diplopia – diplopie monoculaire
monocular strabismus – strabisme monoculaire
monocyte – monocyte
monocytic – monocytaire
monocytic leukemia – leucémie monocytaire
monocytopenia – monocytopénie
monocytosis – leucocytose mononucléaire, monocytose
monodactilia – monodactylie
monogastric – monogastrique
monogenesis – monogenèse
monogenic – monogénique
monohybrid – monohybride
monoideism – monoïdéisme
monomania – monomanie
monomelic – monomélique
monomeric – monomérique
monomeric inheritance – hérédité monomérique, monomérique (hérédité)
monomorphous – monomorphe
monomphalus – monomphale
mononeuritis – mononévrite
mononuclear – mononucléaire
mononuclear leukocyte – leucocyte mononucléaire
mononucleoside – mononucléoside
mononucleosis – mononucléose
mononucleosis syndromes – mononucléosiques (syndromes)
mononucleotide – mononucléotide
monoparesis – monoparésie
monoparesthesia – monoparesthésie
monophagia – monophagie
monophasic – monophasique
monophthalmia – monophtalmie
monophthalmus – monophtalme
monophyodont – monophiodonte
monoplegia – monoplégie
monopodia – monopodie
monopsia – monopsie
monorchidism – monorchidie
monorhinic – monorhinique
monosaccharide – monosaccharide
monosome – monosome
monosomian – monosomien
monosomic – monosomique
monosomy – monosomie
monosymptomatic – monosymptomatique
monosynaptic – monosynaptique
monosynaptic reflex – réflexe monosynaptique
monotherapy – monothérapie
monotrichous – monotriche
monovalent – monovalent
monovalent serum – sérum monovalent
monoxenous – monoxène
monoxyde – monoxyde
monozygotic – monozygote
monozygotic twin – jumeau homozygote
monozygous – monozygote
Monro-Richter line – ligne de Monro-Richter
Monro's line – ligne spino-ombilicale
mons pubis – mont du pubis
monster – monstre
monstruosity – monstruosité
Monteggia's dislocation – Monteggia (luxation de)
Monteggia's fracture – Monteggia (fracture de)
Montgomery's syndrome – xanthomatose cutanéomuqueuse avec diabète insipide
monticulus cerebelli – monticule cerebelleux
mood – thymie
moon facies – faciès lunaire
Moon's molar – Moon (dent de)
Moore's fracture – Moore (fracture de)
Moore's prosthesis – Moore (prothèse de)
Moorehead's retractor – Moorehead (rétracteur de)
Mooren's ulcer – Mooren (ulcère de)
MOPP – MOPP
moral imbecile – imbécile moral
moral sense – conscience morale
Morand's spur – hippocampe (petit), Morand (ergot de)
Morax-Axenfeld diplococcus – Morax-Axenfeld (bacille ou diplobacille de)
morbid – morbide
morbid entity – entité morbide
morbid locus – locus morbide
morbid physiology – physiologie pathologique
morbidity – morbidité
morbific – morbifique
morbilliform – morbilleux, morbilliforme
morbilliform erythema – érythème morbilliforme
mordant – mordant
Morestin's operation – Morestin (opération de)

Morgagni-Adams-Stokes syndrome – Morgagni-Stokes-Adams (syndrome de)
Morgagni's cartilage – Morgagni (cartilage de)
Morgagni's globules – globules de Morgagni
Morgagni's syndrome – craniopathie métabolique, Morgagni-Morel (syndrome de)
morgan – morgan
Morganian cataract – Morgagni (cataracte de)
morgue – morgue
moria – moria
Moro's embrace reflex – Moro (réflexe de)
Moro's reflex – réflexe de Moro
Moro's test – Moro (réaction de)
morphea – sclérodermie en plaques
morphine – morphine
morphinism – morphinisme
morphinomania – morphinomanie
morpho- – morpho-
morphogenesis – morphogenèse
morphogenic – morphogène
morphognosia – morphognosie
morphological sex – sexe anatomique
morphology – morphologie
morphometry – morphométrie
morphoplasm – morphoplasme
morphopsychology – morphopsychologie
morphosis – morphose
morphotype – morphotype
Morquio's diseases – Morquio (maladies de)
Morquio's syndrome – Brailsford-Morquio (maladie de)
morrhuate – morruate
Morris' syndrome – Morris (syndrome de), testicule féminisant (syndrome du)
mortality – mortalité
mortar – mortier
mortification – mortification
mortigenous – létifère
Morton's cough – Morton (toux de), toux émétisante
Morton's disease – Morton (maladie de)
mortuary – morgue
morula – morula
morulation – morulation
Morvan's chorea – Morvan (chorée de)
Morvan's disease – Morvan (panaris de)
mosaic – mosaïque
mosaicism – mosaïcisme
Moschcowitz's operations – Moschcowitz (opérations de)
mosquito – moustique
moss – mousse
moss fiber – fibre moussue
Moszhcowicz's sign – Moszhcowicz (signe de)
Motais' operation – Motais (opération de)
mother tincture – teinture mère
motile scotoma – scotome mobile
motilin – motiline
motility – motilité
motion – motilité
motion sickness – cinépathie, cinétose, transports (mal des)
motoneuron – motoneurone
motor – moteur
motor amimia – amimie motrice
motor aphasia – aphasie motrice, aphémie
motor area – aire motrice, centre moteur
motor cell – cellule motrice
motor decussation – entrecroisement moteur
motor end plate – plaque motrice
motor fiber – fibre motrice
motor inhibition – inhibition motrice
motor nerve – nerf moteur
motor neuron – neurone moteur
motor nucleus – noyau moteur
motor nucleus of trigeminal nerve – noyau masticateur
motor reflex – réflexe moteur
motor root of spinal nerve – racine rachidienne motrice
motor unit – unité motrice
motricity – motricité
Mott's cell – Mott (cellule de)
mould – moisissure
moulting – mue
Mounier-Kuhn syndrome – Mounier-Kuhn (syndrome de)
mountain sickness – mal des montagnes
mourning – deuil
mouse – souris
mouth – bouche, cavum oris
mouth-to-mouth resuscitation – bouche-à-bouche
mouth-to-nose resuscitation – bouche-à-nez
Mouzon's syndrome – Mouzon (syndrome de)
movement – cinèse, mouvement
moxa – moxa
moxa cautery – cautérisation lente
MRI – IRM
mRNA – ARNm
MSH – MSH
muavin – muavine
Much's bacillus – Much (granulations de)
Mucha-Haberman disease – parapsoriasis varioliformis
mucicarmine – mucicarmin
muciform – muciforme
mucilage – mucilage
mucilaginous – mucilagineux
mucin – mucine
mucinase – mucinase
mucinoid – mucinoïde
mucinosis – mucinose
mucinous carcinoma – carcinome muqueux
mucinous cystadenoma – cystadénome mucineux de l'ovaire
mucinuria – mucinurie
muciparous – mucipare
Mückle-Wells syndrome – Mückle et Wells (syndrome de)
muco-epidermoid carcinoma – carcinome muco-épidermoïde
mucocartilage – mucocartilage
mucocele – mucocèle
mucocellular carcinoma – carcinome mucocellulaire
mucoclasis – mucoclasie
mucocutaneous – mucocutané
mucocutaneous leishmaniasis – leishmaniose cutanéomuqueuse
mucography – mucographie
mucoid – mucoïde
mucoid degeneration – dégénérescence mucoïde
mucoid softening – ramollissement mucoïde
mucolipidosis – lipomucopolysaccharidose, mucolipidose
mucolysine – mucolysine
mucolytic – mucolytique
mucolytic enzyme – enzyme mucolytique
mucomembranous – mucomembraneux
mucomembranous enterocolitis – entérocolite mucomembraneuse
mucoperiosteal – mucopérioste
mucopolysaccharidase – mucase
mucopolysaccharide – mucopolysaccharide
mucopolysaccharidosis – mucopolysaccharidose
mucoprotein – mucoprotéine
mucopurulent – mucopurulent
mucopurulent conjunctivitis – conjonctivite mucopurulente
mucopus – mucopus
mucormycosis – mucormycose
mucosa membrane – membrane muqueuse
mucosal hernia – hernie muqueuse
mucosity – mucosité

mucosulfuric acid – mucoïtine-sulfurique (acide)
mucous – muqueux
mucous cell – cellule muqueuse
mucous colitis – colite mucomembraneuse
mucous cyst – kyste mucoïde
mucous diarrhea – diarrhée muqueuse
mucous gland – glande muqueuse
mucous membrane – muqueuse
mucous plaque – plaque muqueuse
mucous plug – bouchon muqueux
mucous tissue – tissu muqueux
mucovicidosis – mucoviscidose
mucoviscidosis – fibrose kystique du pancréas, Landsteiner-Fanconi-Andersen (syndrome de)
mucus – glaire, mucoïde, mucus
mud – boue
mud bath – bain de boue
mud fever – fièvre des boues
Muir-Torre syndrome – Muir-Torre (syndrome de)
mulberry calculus – calcul mûriforme
Mulder's angle – Mulder (angle syncipital de)
Mules' operation – Mules (opération de)
Mulibrey dwarfism – Mulibrey (nanisme ou syndrome)
Müller's cesarean section – Müller (opérations de)
Müller's corpuscle – Müller (corpuscule de)
Müller's fluid – Müller (liquide de)
Müller's maneuver – Müller (épreuve de)
Müller's muscle – Müller (muscle de)
Müller's sclerectomy – Müller (opérations de)
Müller's vaginal hysterectomy – Müller (opérations de)
mullerian – mullérien
mullerian duct – Müller (canal de)
multi- – multi-
multiallelic – polyallélique
multiallelism – polyallélisme
multicellular – multicellulaire
multicuspid – multicuspidé
multidentate – multidenté
multifocal – multifocal
multiganglionic – multiganglionnaire
multigravida – multigeste
multilobate placenta – placenta multilobé
multilobular – multilobaire
multilocular – multiloculaire
multilocular cyst – kyste multiloculaire
multilocular pleurisy – pleurésie aréolaire
multinodular – multinodulaire
multinodular goiter – goitre multinodulaire
multiparity – multiparité
multiparous – multipare
multiple – multiple
multiple arthralgias – polyarthralgies
multiple endocrine neoplasia – néoplasie endocrinienne multiple
multiple exostoses – exostoses multiples (maladie des)
multiple mononeuritis – mononévrite multiple
multiple myeloma – Kahler (maladie de), myélome multiple
multiple neuritis – névrite multiple
multiple organ failure syndrome – défaillance multiviscérale
multiple personality disorder – dédoublement de la personnalité, personnalité multiple
multiple pregnancy – grossesse multiple
multiple progressive angiomas – angiomes multiples progressifs de Darier
multiple schwannoma – schwannomatose
multiple sclerosis – sclérose en plaques
multiple system atrophy – atrophie multisystématisée
multiplet – multiplet
multipolar – multipolaire
multipolar cell – cellule multipolaire
multipolar neuron – neurone multipolaire
multisensorial hallucination – hallucination mutisensorielle
multivalent – multivalent
mumbling – bredouillement
mummification – momification
mummy – momie
mumps – oreillons
mumps orchitis – orchite ourlienne
mumps vaccine – vaccin antiourlien
mumps virus – virus des oreillons, virus ourlien
Münchhausen's syndrome – Münchhausen (syndrome de)
Münchhausen's syndrome by proxy – Meadow (syndrome de)
munching – mâchonnement
Munchmeyer's disease – Munchmeyer (maladie de)
Munro's micro abscess – Munro (abcès de)
Munro's point – Munro (point de)
mural thrombus – thrombus mural
muramic acid – muramique (acide)
mureine – peptidoglycane
murine typhus – typhus murin
murmur – roulement, souffle
muromonab CD3 – muromonab CD3
Murphy's sign – Murphy (signe de)
muscae volitantes – mouches volantes
muscarine – muscarine
muscarinic – muscarinique
muscarinic receptor – récepteur muscarinique
Muscidae – *Muscidés*
Muscioïdae – *Muscioïdés*
musclar tissue – tissu musculaire
muscle – muscle
muscle fiber – fibre musculaire
muscle relaxant – myorelaxant, myorésolutif
muscle sense – sens musculaire
muscular – musculaire, musculeux
muscular asthenopia – asthénopie musculaire
muscular atrophy – atrophie musculaire
muscular defense – défense musculaire
muscular electricity électricité animale
muscular evaluation – bilan musculaire
muscular funnel – entonnoir musculaire
muscular hernia – hernie musculaire
muscular hypertonia – hypertonie musculaire
muscular hypertrophy – hypertrophie musculaire
muscular reflex – réflexe idiomusculaire
muscular strabismus – strabisme musculaire
muscular tonus – tonus musculaire
muscular trigone – triangle musculaire
muscular tunic – tunique musculeuse

muscular weakness – asthénie musculaire
muscularis – musculeuse
muscularis mucosae – muscularis mucosae
musculature – musculature
musculocutaneous – musculocutané
musculocutaneous flap – lambeau musculocutané
musculocutaneous nerve – musculocutané (nerf)
musculomembranous – musculomembraneux
musculotendinous – musculotendineux
musculotubal canal – canal musculotubaire
musculus cucullaris – cucullaire (muscle)
musculus gastrocnemius – gastrocnémien (muscle)
musculus hyoglossus – hyoglosse (muscle)
mushroom-workers lung – champignonnistes (maladie des)
music blindness – cécité musicale
musicotherapy – musicothérapie
musk – musc
Musset's sign – Musset (signe de)
mussitation – mussitation
mustard – moutarde
mustard bath – bain de moutarde
mustard gas – gaz moutarde
mustard plaster – sinapisme
Mustard's operations – Mustard (opérations de)
mutagenesis – mutagenèse
mutagenic – mutagène
mutant – mutant
mutation – mutation
mutilation – mutilation
mutism – mutisme
muton – muton
my-, myo- – my-, myo-
myalgia – myalgie
myasthenia gravis – myasthénie
myasthenic reaction – réaction myasthénique
myatonia – myatonie
myatonia congenita – myatonie congénitale
myatrophy – myatrophie
mycelial – mycélien
mycelium – mycélium
mycetes – mycète
myceto- – mycéto-
mycetoma – mycétome
myco- – myco-
mycobacteria – mycobactérie
mycobacterial infection – mycobactériose
mycodermotherapy – mycodermothérapie
mycology – mycologie
mycosis – mycose
mycosis fungoides – granulome fungoïde, mycosis fongoïde
mycostatic – mycostatique
mycotic – mycosique
mycotic aneurysm – anévrysme mycotique, mycotique (anévrysme)
mycotic keratitis – kératite mycosique
mycotic meningitis – méningite mycotique
mycotoxicosis – mycotoxicose
mycotoxin – mycotoxine
mydaleine – mydaléine
mydriasis – mydriase
mydriatic – mydriatique
myectomy – myectomie
myectopia – myectopie
myelencephalitis – myélencéphalite
myelencephalon – myélencéphale
myelin – myéline
myelin sheath – gaine de myéline
myelinated fiber – fibre myélinique
myelinization – myélinisation
myelinogenesis – myélinogenèse
myelinolysis – myélinolyse
myelitis – myélite
myelo- – myél-, myélo-
myeloblast – myéloblaste, myélogonie
myeloblastemia – myéloblastémie
myeloblastoma – myélocytome
myeloblastosis – myéloblastose
myelocele – myélocèle
myelocyst – myélokyste
myelocystocele – myélocystocèle
myelocystomeningocele – myélocystoméningocèle
myelocyte – myélocyte
myelocythemia – myélocytémie
myelocytic – myélocytaire
myelocytic crisis – crise myélocytaire
myelocytosis – myélémie, myélocytose
myelodysplasia – myélodysplasie
myelofibrosis – myélofibrose
myelogenesis – myélogenèse
myelogenic – myélogène
myelogenous – myélogène
myelogram – myélogramme
myelography – myélographie
myeloid – myéloïde
myeloid cell – cellule myéloïde
myeloid series – granulocytaire (lignée)
myeloid tissue – tissu myéloïde
myelolipona – myélolipome
myelolysis – myélolyse
myeloma – myélome
myelomalacia – myélomalacie, ramollissement médullaire
myelomatosis – myélomatose
myelomeningocele – myéloméningocèle
myelopathic polycythemia – polycythémie myélopathique
myelopathy – myélopathie
myeloplax – myéloplaxe
myeloplaxoma – myéloplaxome
myelopoiesis – myélopoïèse
myeloproliferative disorder – myéloprolifératif (syndrome)
myeloproliferative syndrome – syndrome myéloprolifératif
myeloradiculitis – myéloradiculite
myelosarcoma – myélosarcome
myelosclerosis – myélosclérose
myelosis – myélose
myelotome – myélotome
myelotomy – myélotomie
myelotoxic – myélotoxique
myenteric plexus – plexus myentérique
myenteric reflex – réflexe myentérique
myiasis – myiase
myiodesopsia – myiodésopsie
mylacephalus – mylacéphale
mylohyoid line – ligne mylo-hyoïdienne
mylohyoid sulcus – sillon mylo-hyoïdien
mylopharyngeal muscle – mylopharyngien (muscle)
myoblast – myoblaste
myocardia – myocardie
myocardial infarct – infarctus du myocarde
myocardial lesion – lésion myocardique
myocardial necrosis – nécrose du myocarde
myocardial scintigraphy – scintigraphie myocardique
myocardiopathy – myocardiopathie
myocarditis – myocardite
myocardium – myocarde
myocele – myocèle
myoclonus – myoclonie
myocyte – myocyte
myodesopsia – myodésopsie, myodopsie
myodiastasis – myodiastasis
myodynamics – myodynamie
myodynamometer – myodynamomètre
myodynia – myodynie
myodystonia – myodystonie
myoedema – myoœdème
myoelectric – myoélectrique
myoendocarditis – myo-endocardite

myoepithelial – myoépithélial
myoepithelial cell – cellule myo-épithéliale
myofibril – fibrille musculaire, myofibrille
myofibroma – myofibrome
myofibrosis – myofibrose
myofilament – myofilament
myogenesis – myogenèse
myogenic – myogène
myoglobin – myoglobine
myoglobinuria – myoglobinurie
myognathus – myognathe
myogram – myogramme
myograph – myographe
myography – myographie
myohemoglobia – myohémoglobine
myoid – myoïde
myokinase – myokinase
myokymia – myokimie
myolemnia – myolemme
myolipoma – myolipome
myology – myologie
myolysis – myolyse
myolysis cardiotoxica – myolyse cardiotoxique
myoma – myome
myoma striocellulare – myome striocellulaire
myomalacia – myomalacie
myomatosis – myomatose
myomectomy – myomectomie
myomere – myomère
myometer – myomètre
myometritis – myométrite
myometrium – myomètre
myonecrosis – myonécrose
myonephropexy – myonéphropexie
myopathic – myopathique
myopathic scoliosis – scoliose myopathique
myopathy – myopathie
myope – myope
myopericarditis – myopéricardite
myophone – myophone
myopia – myopie
myopic astigmatism – astigmatisme myopique
myopic choroiditis – choroïdite myopique
myoplasty – myoplastie
myopsis – myopsie
myorrhaphy – myorraphie
myorrhexis – myorrhexie
myosalpingitis – myosalpingite
myosarcoma – myosarcome
myosclerosis – myosclérose
myoseism – myosismie
myosin – myosine
myosinuria – myosinurie
myosis – myosis
myositis – myosite
myositis fibrosa – myosite fibreuse
myositis ossificans circumscripta – myosite ossifiante localisée
myositis ossificans progressiva – myosite ossifiante progressive
myositis purulenta – myosite purulente tropicale
myosteoma – myostéome
myotatic contraction – contraction myotatique
myotenositis – myoténosite
myotenotomy – myoténotomie
myothermic – myothermique
myotome – myotome
myotomy – myotomie
myotonia – myotonie
myotonia acquisita – myotonie acquise
myotonia atrophica – myotonie atrophique
myotonia congenita – myotonie congénitale, Thomsen (maladie de)
myotonic – myotonique
myotonic dystrophia – dystrophie myotonique
myotonic pupil – pupille myotonique
myotonic reaction – réaction myotonique
myotonometer – myotonomètre
myotonus – myotonus
myotrophy – myotrophie
myotropic – myotropique
myotubular myopathy – myopathie myotubulaire
myring-, myringo- – myring-, myringo-
myringectomy – myringectomie
myringitis – myringite
myringodermatitis – myringodermatite
myringomycosis – myringomycose
myringoplasty – myringoplastie
myringoscope – myringoscope
myringotome – myringotome
myringotomy – myringotomie
myrtiform caruncle – caroncule myrtiforme
mystic delusion – délire mystique
mytacism – mytacisme
mythomania – mythomanie
mythomaniac – mythomane
mytilotoxin – mytilotoxine
mytilotoxism – mytilisme
myx-, myxo- – myx-, myxo-
myxadenitis – myxadénite
myxchondroma – myxochondrome
myxedema – myxœdème
myxedematous facies – faciès myxœdémateux
myxoblastoma – myxoblastome
myxocystoma – myxocystome, myxome kystique
myxoedematous infantilism – infantilisme myxœdémateux
myxofibroma – fibrome myxomateux, myxofibrome, myxome fibreux
myxofibrosarcoma – myxofibrosarcome
myxolipoma – myxolipome
myxoma – myxome
myxomatous – myxomateux
myxomatous degeneration – dégénérescence myxomateuse
myxomycetes – *Myxomycètes*
myxomyoma – myxomyome
myxopoiesis – myxopoïèse
myxorrhea – myxorrhée
myxorrhea intestinalis – entéro-myxorrhée, myxorrhée intestinale
myxosarcoma – myxosarcome

N

N – N, n, n
n-propyl alcohol – alcool propylique
NA – NA, Na
Naboth's cysts – Naboth (kystes de)
Nadler-Wolfer-Elliot syndrome – Nadler-Wolfer-Elliot (syndrome de)
Naegele's obliquity – Naegele (obliquité de)
Naegele's pelvis – Naegele (bassin de)
Naegeli's syndrome – Naegeli (syndrome de)
naevoxanthoendothelioma – nævo-xantho-endothéliome
naevus flammaeus – tache de vin
naevus flammeus – angiome plan
Naffziger's operation – Naffziger (opération de)
Naffziger's syndrome – Naffziger (syndrome de)
Nageotte's cell – Nageotte (cellule de)
nail – clou, ongle
nail matrix – matrice de l'ongle
nail root – ongle (racine de l')
naive – naïf
naked virus – virus nu
nalidixic acid – nalidixique (acide)
nalorphine – nalorphine
naloxone – naloxone
naltrexone – naltrexone
nano- – nano-
nanocephalia – nanocéphalie
nanocormia – nanocormie

nanogram – nanogramme
nanomelia – nanomélie
nanometer – nanomètre
nape – nuque
naphazoline – naphazoline
naphthalene – naphtalène
naphthol – naphtol
naproxen – naproxène
Narath's omentopexy – Narath (opération de)
Narath's operation – Narath (opération de)
narceine – narcéine
narcissism – narcissisme
narco- – narco-
narcoanalysis – narco-analyse, subnarcose
narcohypnosis – narcohypnose
narcolepsy – narcolepsie
narcomania – narcomanie
narcosis – narcose
narcotherapy – narcothérapie
narcotic – narcotique, stupéfiant
narrow lumbar canal – canal lombaire étroit
nasal – nasal
nasal cartilage – cartilage nasal
nasal cavity – cavités nasales, cavum nasi
nasal concha – cornet
nasal crest – crête nasale
nasal dilatation – dilatation nasale
nasal diphtheria – diphtérie nasale
nasal fossa – fosses nasales
nasal hydrorrhea – hydrorrhée nasale
nasal incisure – incisure nasale
nasal index – indice nasal
nasal intonation – nasillement
nasal intubation – intubation nasale
nasal meatus – méat nasal
nasal point – point sous-nasal
nasal polyposis – polypose nasale
nasal reflex – réflexe nasal
nasal spine – épine nasale
nasal vestibule – vestibule des cavités nasales
nasioalveolar line – ligne naso-alvéolaire
nasiobasilar line – ligne nasiobasilaire
nasion – nasion
naso- – naso-
nasofrontal – nasofrontal
nasolabial – nasolabial
nasolabial sulcus – sillon nasolabial
nasolacrimal canal – canal lacrymonasal
nasolacrymal – nasolacrymal
nasomaxillary suture – suture nasomaxillaire
nasooral – nasobuccal
nasopalatine – nasopalatin
nasopalpebral reflex – réflexe nasopalpébral
nasopharyngeal fibroma – fibrome nasopharyngien
nasopharynx – nasopharynx
natality – natalité
natiform – natiforme
natiform skull – crâne natiforme, naticéphalie
native – indigène
natremia – natrémie
natriuresis – natriurie
natriuretic – natriurétique
natural agglutinin – agglutinine naturelle
natural antibody – anticorps naturel
natural cortin – cortine naturelle
natural death – mort naturelle
natural immunity – immunité naturelle
natural killer cell – lymphocyte NK
natural medicine – médecine douce
natural penicillin – pénicilline naturelle
nausea – nausée
nauseous – nauséeux
navel – ombilic
navicular – naviculaire
navicular bone – naviculaire (os)
navicular fold – fosse naviculaire
near point – punctum proximum
nearthrosis – néarthrose
nebula – néphélion
nebulization – nébulisation
nebulizer – nébuliseur
necatoriasis – nécatoriose
neck – col, cou
neck of penis – sillon balanopréputial
neck of rib – col de la côte
neck of scapula – col de la scapula
neck of talus – col du talus
neck of tooth – collet de la dent
neck of urinary bladder – col de la vessie
necklace of Venus – collier de Vénus
necro- – nécro-
necrobiosis – nécrobiose
necrobiosis lipoidica diabeticorum – nécrobiose lipoïdique des diabétiques
necrocytosis – nécrocytose
necrocytotoxin – nécrocytotoxine
necrogenous – nécrogène
necrology – nécrologie
necrolysis – nécrolyse
necromania – nécromanie
necromimesis – nécromimésie
necrophagous – nécrophage
necrophilia – nécrophilie
necrophilous – nécrophile
necrophobia – nécrophobie
necropsy – nécropsie
necrosis – nécrose
necrotic – nécrotique
necrotizing angeitis – angéite nécrosante
necrotizing fasciitis – fasciite nécrosante, gangrène nosocomiale
necrotoxin – nécrotoxine
need – besoin
needle – aiguille
needle aspiration biopsy – cytoponction
needle biopsy – ponction-biopsie
needle holder – porte-aiguille
neencephalon – néencéphale
negation – dénégation
negative accommodation – accommodation négative
negative, positive convergence – convergence négative, positive
negative scotoma – scotome négatif
negative therapeutic reaction – réaction thérapeutique négative
negativism – négativisme
Negri bodies – Negri (corps de)
Negro's phenomenon – Negro (signe de)
Neisser-Wechsberg phenomenon – Neisser-Wechsberg (phénomène de)
neisserial – neissérien
Nélaton's catheter – Nélaton (cathéter ou sonde de)
Nélaton's line – ligne de Nélaton
Nélaton's operations – Nélaton (opérations de)
Nélaton's sphincter – Nélaton (sphincter de)
Nélaton's tumor – Nélaton (tumeur de)
Nelson's syndrome – Nelson (syndrome de)
Nelson's test – Nelson (test de)
nemaline myopathy – myopathie à bâtonnets, myopathie némaline
Nemathelminthes – *Némathelminthes*
nematoblast – nématoblaste
nematocide – nématocide
Nematoda – *Nématodes*
nematospermia – nématospermie
Nementocera – *Nématocères*
neo- – néo-
neoadjuvant – néoadjuvant
néoadjuvant chemotherapy – chimiothérapie néoadjuvante
neoarthrosis – néoarthrose
neoblastic – néoblastique
neocerebellum – néocérébellum
neocortex – néocortex

neodymium – néodyme
neofetus – néofœtus
neoformation – néoformation
neoformative – néoformateur
neoformed – néoformé
neogenesis – néogenèse
neoglycogenesis – néoglycogenèse
neohippocratrism – néohippocratisme
neologism – néologisme
neomalthusianism – néomalthusianisme
neomembrane – néomembrane
neomycin – néomycine
neon – néon
neonatal – néonatal
neonatal mortality rate – mortalité néonatale
neonatal tetanus – tétanos des nouveau-nés
neonatology – néonatologie
neoplasia – néoplasie
neoplasic fibrosis – fibrose néoplasique
neoplasm – néoplasme
neoplastic – néoplasique
neoplasty – néoplastie
neostigmine bromide – néostigmine (bromure de)
neostomy – néostomie
neostriatum – néostriatum
neoteny – néoténie
neothalamus – néothalamus
nephalism – néphalisme
nephalist association – néphaliste (association)
nephel-, nephelo- – néphél-, néphélo-
nephelometer – néphélomètre
nephelometry – néphélométrie
nephelopia – néphélopie
nephr-, nephro- – néphr-, néphro-
nephralgia – néphralgie
nephrectasia – néphrectasie
nephrectomy – néphrectomie
nephric – néphrétique
nephritic – néphritique
nephritic retinopathy – rétinopathie néphritique
nephritis – néphrite
nephroangiosclerosis – néphroangiosclérose
nephroblastoma – néphroblastome
nephrocalcinosis – néphrocalcinose
nephrocele – néphrocèle
nephrocolopexy – néphrocolopexie
nephrocoloptosis – néphrocoloptose
nephrocystoanastomosis – néphrocystoanastomose
nephrogenic diabetes insipidus – diabète néphrogénique
nephrogenous – néphrogène
nephrogram – néphrogramme, néphrographie
nephrolith – néphrolithe
nephrolithiasis – néphrolithiase
nephrolithotomy – néphrolithotomie
nephrologist – néphrologue
nephrology – néphrologie
nephrolysine – néphrolysine
nephrolysis – néphrolyse
nephroma – néphrome
nephromalacia – néphromalacie
nephromegaly – néphromégalie
nephromere – néphromère
nephron – néphron
nephroomentopexy – néphro-omentopexie
nephropathy – néphropathie
nephropexy – néphropexie
nephrophthisis – néphrophtisie
nephroptosis – néphroptose
nephropyelolithotomy – néphropyélolithotomie
nephropyeloplasty – néphropyéloplastie
nephropyosis – néphropyose
nephrorrhagia – néphrorragie
nephrorrhaphy – néphrorraphie
nephrosis – néphrose
nephrostoma – néphrostome
nephrostomy – néphrostomie
nephrotic syndrome – syndrome néphrotique
nephrotome – néphrotome
nephrotomography – néphrotomographie
nephrotomy – néphrotomie
nephrotoxic – néphrotoxique
nephroureterectomy – néphro-urétérectomie
neptunium – neptunium
Nernst's potential – Nernst (théorie de)
neroli – néroli (essence de)
nerve – nerf
nerve center – centre nerveux supérieur
nerve crushing – neuroclasie
nerve deafness – surdité rétrocochléaire
nerve fiber – fibre nerveuse
nerve fiber layer – couche des fibres du nerf optique
nerve impulsion – impulsion nerveuse
nerve root – racine rachidienne
nerve tissue – tissu nerveux
nervous – nerveux, nervin
nervous breakdown – épuisement nerveux
nervous dysmenorrhea – dysménorrhée nerveuse
nervous implantation – implantation nerveuse
nervous system – système nerveux
nesidioblastoma – nésidioblastome
Netherton's syndrome – Netherton (syndrome de)
Nettleship's disease – Nettleship (maladie de)
network – réseau
Neufeld's reaction – Neufeld (réaction de)
Neumann's sheath – Neumann (gaine de)
neur-, neuro- neur-, neuro-
neural – neural
neural canal – canal neural
neural crest – crête neurale
neural plate – plaque médullaire
neural spine – épine neurale
neural tube – tube neural
neuralgia – névralgie
neuraminidase – neuraminidase
neurapraxia – neurapraxie
neurasthenia – neurasthénie
neuraxis – axe cérébro-spinal
neuraxitis – névraxite
neuraxon – neuraxone
neurectomy – neurectomie
neurenteric canal – canal neurentérique, neurentérique (canal)
neurilemma – neurilemme, Schwann (gaine de)
neurilemmoma – neurilemmome
neurilysin – neurolysine
neurine – neurine
neurinoma – neurinome
neuritis – névrite
neuro-anemic syndrome – neuroanémique (syndrome)
neuro-ophthalmology – neuro-ophtalmologie
neuroanastomosis – neuroanastomose
neurobiology – neurobiologie
neuroblast – neuroblaste
neuroblastoma – neuroblastome
neurocardiac – neurocardiaque
neurochemical mediator – médiateur chimique
neurochemistry – neurochimie
neurocranium – neurocrâne
neurocrinia – neurocrinie
neurocristopathy – neurocristopathie
neurocutaneous melanosis – mélanoblastose neurocutanée
neurocytoma – neurocytome
neurodendrite – neurodendrite
neurodermatitis – névrodermite, prurigo vulgaire
neuroectoderm – neuroectoderme

neuroendocrine – neuroendocrinien
neuroepithelial – neuroépithélial
neuroepithelium – neuroépithélium
neurofibril – neurofibrille
neurofibroma – nævus neurofibromateux, neurofibrome
neurofibromatosis – neurofibromatose
neurofibrosarcoma – neurofibrosarcome
neurogenesis – neurogenèse
neurogenic – neurogène
neurogenic arthropathy – arthropathie neurogène
neurogenic ulcer – ulcère neurotrophique
neuroglia – névroglie
neuroglial – névroglique
neuroglioma – neurogliome
neuroglioma ganglionare – neurogliome ganglionnaire
neurogliomatosis – neurogliomatose
neurogliosis – neurogliose
neurohistology – neurohistologie
neurohormone – neurohormone
neurohypophyseal – post-hypophysaire
neurohypophysis – post-hypophyse
neuroid – neuroïde
neurokeratin – neurokératine
neurokinin – neurokinine
neurolemma – neurolemme
neuroleptic – neuroleptique
neuroleptics malignant syndrome – neuroleptiques (syndrome malin des)
neuroleptoanalgesia – neuroleptanalgésie
neurolinguistics – neurolinguistique
neurolipromatosis dolorosa – neurolipomatose symétrique douloureuse
neurolobyrinthitis – neurolabyrinthite
neurologic amyotrophy – Parsonage-Turner (syndrome de)
neurologist – neurologue
neurology – neurologie
neurolysis – neurolyse
neurolytic – neurolytique
neuroma – névrome
neuromalacia – neuromalacie
neuromatosis – neuromatose
neuromediator – neuromédiateur
neuromere – neuromère
neuromimesis – neuromimèse
neuromodulator – neuromodulateur
neuromuscular – neuromusculaire
neuromuscular block – bloc neuromusculaire
neuromuscular cell – cellule neuromusculaire
neuromuscular contractility – contractilité neuromusculaire
neuromuscular spindle – fuseau neuromusculaire
neuromyelitis – neuromyélite
neuromyelitis optica – Devic (neuromyélite optique aiguë de), neuromyélite optique aiguë
neuromyopathy – neuromyopathie
neuromyositis – neuromyosite
neuron – cellule nerveuse, neurone
neuronophage – neuronophage
neuronophagia – neuronophagie
neuronophagy – neuronolyse
neurootology – neuro-otologie
neuropapillitis – neuropapillite
neuroparalytic congestion – congestion neuroparalytique
neuroparalytic keratitis – kératite neuroparalytique
neuropathic constitution – constitution névropathique
neuropathic gangrene – gangrène neuropathique
neuropathy – neuropathie, névropathie
neuropeptide – neuropeptide
neurophilic – neurophile
neurophysin – neurophysine
neurophysiology – neurophysiologie
neuropil – neuropile
neuroplasm – neuroplasme
neuroplasty – neuroplastie
neuroplegia – neuroplégie
neuropore – neuropore
neuroprobasia – neuroprobasie
neuropsychiatrist – neuropsychiatre
neuropsychiatry – neuropsychiatrie
neuropsychology – neuropsychologie
neuropsychopharmacology – neuropsychopharmacologie
neuroradiology – neuroradiologie
neuroraphy – neuroraphie
neuroreceptor – neurorécepteur
neuroretinitis – neurorétinite
neurorrhaphy – neurorraphie
neuroscience – neurosciences
neurosecretion – neurosécrétion
neurosis – névrose
neurosome – neurosome
neurospongioma – neurospongiome
neurosurgeon – neurochirurgien
neurosurgery – neurochirurgie
neurosyphilis – neurosyphilis
neurotabes – neurotabès
neurotensin – neurotensine
neurotic – névrosé, névrotique
neurotic depression – dépression secondaire
neurotic spasm – spasme essentiel
neurotization – neurotisation
neurotmesis – neurotmésis
neurotome – neurotome
neurotomy – neurotomie
neurotonic congestion – congestion neurotonique
neurotony – neurotonie
neurotoxic – neurotoxique
neurotoxin – neurotoxine
neurotransmission – neurotransmission
neurotransmitter – neurotransmetteur
neurotripsy – neurotripsie
neurotrophy – neurotrophie
neurotropic – neurotrope
neurotropism – neurotropisme
neurovascular – neurovasculaire
neurovegetative – neurovégétatif
neurovegetative dystonia – dystonie neurovégétative
neurula – neurula
neutrality – neutralité
neutralization – neutralisation
neutralizing antibody – anticorps neutralisant
neutrocyte – neutrocyte
neutropenia – neutropénie
neutrophil – neutrophile
neutrophilia – neutrophilie
neutrophilic leukocyte – leucocyte neutrophile
neutrotaxis – neutrotaxie
nevic – nævique
nevocellular nevus – nævus nævocellulaire
nevoid – nævoïde
nevolipoma – nævolipome
nevus – nævus
nevus anemicus – nævus anémique
nevus comedonicus – nævus comédonien
new mother – accouchée
newborn – nouveau-né
Newcastle's disease – Newcastle (maladie de)
Nezelof's syndrome – Nézelof (syndrome de)
niacin – vitamine B3
niacinamide – niacinamide
niche – niche
nickel – nickel
nickel-chromium – nickel-chrome
niclosamide – niclosamide

Nicol's prism – Nicol (prisme de)
nicotinamide – nicotinamide
nicotinamide-adenine-dinucleotide – nicotinamide-adénine-dinucléotide
nicotinamide-adenine-dinucleotide phosphate – nicotinamide-adénine-dinucléotidephosphate
nicotine – nicotine
nicotinic – nicotinique
nicotinic acid – nicotinique (acide)
nicotinic receptor – récepteur nicotinique
nicotinism – nicotinisme
nictitating – nictitant
nictitating membrane – membrane nictitante
nictitation – nictation
nidation – implantation, nidation
NIDDM – DNID
nidus – nidus
Nielsen's syndrome – Nielsen (syndrome de)
Niemann-Pick cell – Niemann-Pick (cellule de)
Niemann-Pick disease – Niemann-Pick (maladie de)
Nievergelt's syndrome – Nievergelt (syndrome de)
night blindness – cécité crépusculaire, cécité nocturne
night hospital – hôpital de nuit
night terrors – hypnodrasie, terreurs nocturnes
night vision – vision nocturne
nightshade – morelle
nigrities – nigritie
nigrosin – nigrosine
Nikolsky's sign – Nikolsky (signe de)
ninth cranial nerve – neuvième paire crânienne
niobium – niobium
nipiology – nipiologie
nipple – mamelon
niridazole – niridazole
Nisbet's chancre – Nisbet (chancre de)
Nishimoto's disease – Nishimoto (maladie de)
Nissl body – corpuscule chromophile
Nissl's bodies – Nissl (corps de)
Nissl's degeneration – Nissl (dégénérescence de)
nitr-, nitro- – nitr-, nitro-
nitrate – nitrate
nitrazepam – nitrazépam
nitre – nitre
nitric acid – nitrique (acide)
nitric oxide – NO
nitrite – nitrite
nitrobenzene – mirbane (essence de), nitrobenzène
nitroblue tetrazolium dye test – nitrobleu de tétrazolium (épreuve au)
nitrocellulose – nitrocellulose
nitrofurantoin – nitrofurantoïne
nitrofurazone – nitrofural
nitrogen – azote, nitrogène
nitrogen mustard – moutarde azotée
nitrogen oxide – azote (monoxyde d'), oxyde nitrique
nitrogenous – azoté
nitroglycerin – nitroglycérine
nitromersol – nitromersol
nitrosamine – nitrosamine
nitrosourea – nitroso-urée
nitrous – nitreux
nitrous acid – nitreux (acide)
nitrous oxide – protoxyde d'azote
NK cell – lymphocyte NK
NNN medium – NNN (milieu)
nobelium – nobélium
Noble's operation – Noble (opération de)
Noble's position – Noble (position de)
nocardiosis – nocardiose
nocebo effect – nocebo (effet)
nociceptive – nociceptif
nociceptor – nocicepteur
nocturnal enuresis – énurésie nocturne
nocturnal epilepsy – épilepsie morphéique
nodal – nodal
nodal bradycardia – bradycardie nodale
nodal escape – échappement nodal
nodal rhythm – rythme nodal
nodal tachycardia – tachycardie nodale
nodal tissue – tissu nodal
nodding spasm – West (syndrome de)
node – nœud
nodose rheumatism – rhumatisme noueux
nodosity – nodosité
nodular – nodulaire
nodular cutaneous elastidosis – élastéidose cutanée nodulaire
nodular fibromyositis – fibromyosite nodulaire
nodular inflammation – inflammation nodulaire
nodular lipomatosis – lipomatose nodulaire
nodular myolysis – myolyse nodulaire
nodular prurigo – prurigo nodulaire (de Hyde)
nodular sub-epidermal fibrosis – fibrose nodulaire sous-épidermique
nodular syphilid – syphilide tuberculeuse
nodule – nodule, nouure
nodule of vermis – nodule du vermis
noetic – noétique
noetic consciousness – conscience noétique
Noguchi's reagent – Noguchi (milieu de)
noma – noma
nomenclature – nomenclature
non chromaffin paraganglioma – paragangliome non chromaffine
non concomitant strabismus – strabisme non concomitant
non disjunction – non-disjonction
non exudative inflammation – inflammation sèche
non-Hodgkin lymphoma – lymphome non Hodgkinien
non insulin-dependent diabetes – diabète non insulinodépendant
non leukemic myelosis – myélose non leucémique
non occlusion – non-occlusion
non-protein nitrogen – azote non protéique
non specific urethritis – urétrite (ou uréthrite) non spécifique
nonA-nonB hepatitis – hépatite non A-non B
nonan fever – fièvre nonane
nonfilling gallbladder – vésicule exclue
Nonne-Apelt reaction – Nonne-Apelt (réaction de)
Nonne-Milroy-Meige syndrome – Nonne-Milroy-Meige (syndrome de)
nonossifying fibroma – fibrome non ostéogénique de l'os
nonself – non-soi
nonsense – non-sens
nonviable – non-viable
nooanaleptic – noo-analeptique
Noonan's syndrome – Noonan (syndrome de), Turner masculin (syndrome de)
nootropic – nootrope
noradrenergic – noradrénergique
noratropine – noratropine
norepinephrine – noradrénaline
norethindrone – noréthistérone
norgestrel – norgestrel
normal – normal
normal bereavement – deuil normal
normal gigantism – gigantisme constitutionnel

normal hearing – orthacousie
normal pressure hydrocephalus – hydrocéphalie à pression normale
normal solution – solution normale
normal temperature – température normale
normality – normalité
normalization – normalisation
normoblast – normoblaste
normocapnia – normocapnie
normochromia – normochromie
normochromic – normochrome
normocrinic – normocrine
normocyte – normocyte
normocytic anemia – anémie normocytaire
normocytosis – normocytose
normodronic – normodrome
normoglycemic – normoglycémique
normoglycemic glycosuria – glycosurie normoglycémique
normolipidemia – normolipémie
normospermia – normospermie
normosthenuria – normosthénurie
normotensive – normotendu
normothermia – normothermie
normotopia – normotopie
normotopic – normotope
normovolemia – normovolémie
norovirus – norovirus
North American blastomycosis – blastomycose nord-américaine
northern blot – northern blot, transfert northern
nortriptyline – nortriptyline
Norvegian scabies – gale norvégienne
Norwalk virus – Norwalk (virus de)
noscapine – noscapine
nose – nez
nosema – nosema
nosencephalus – nosencéphale
noso- – noso-
nosocomial – nosocomial
nosocomial infection – infection nosocomiale
nosoconiasis – nosoconiose
nosogeny – nosogenèse
nosogeography – nosogéographie
nosography – nosographie
nosology – nosologie
nosometry – nosométrie
nosophobia – nosophobie
nosotaxy nosotaxie
nosotoxicosis – nosotoxicose
nosotoxin – nosotoxine
nostras – nostras
nostril – narine
not-, noto- – not-, noto-
notancephalia – notencéphalie
notch – incisure
notch of ulna – incisure de l'ulna, incisure trochléaire
notencephalocele – notencéphalocèle
Nothnagel's sign – Nothnagel (signe de)
Nothnagel's syndromes – Nothnagel (syndromes de)
notochord – corde dorsale, notochorde
notomelus – notomèle
novobiocin – novobiocine
NPH – NPH (insuline)
NSE – NSE
nubile – nubile
nuchal – nucal
nuchal line – ligne nuchale
Nück's canal – Nück (canal de)
nuclear – nucléaire
nuclear cataract – cataracte nucléaire
nuclear energy – énergie nucléaire
nuclear fission – fission nucléaire
nuclear jaundice of the newborn – ictère nucléaire du nouveau-né
nuclear magnetic resonance – résonance magnétique nucléaire
nuclear medicine – médecine nucléaire
nuclear membrane – membrane nucléaire
nuclear ophthalmoplegia – ophtalmoplégie nucléaire
nuclear paralysis – paralysie nucléaire
nuclear sex – sexe chromatinien
nuclease – nucléase
nucleated – nucléé
nucleated cell – cellule nucléée
nucleated erythrocyte – érythrocyte nucléé, hématie nucléée
nucleic acid – nucléique (acide)
nucleic acids – acides nucléiques
nucleic bases complementarity – complémentarité des bases nucléotidiques
nucleiform – nucléiforme
nucleo-cytoplasmic rate – relation nucléocytoplasmatique
nucleocapsid – nucléocapside
nucleoid – nucléoïde
nucleolar – nucléolaire
nucleolus – nucléole
nucleophagocytosis – nucléophagocytose
nucleoplasm – nucléoplasme
nucleoproteid – nucléoprotéide
nucleoprotein – nucléoprotéine
nucleosidase – nucléosidase
nucleoside – nucléoside
nucleosome nucléosome
nucleotidase – nucléotidase
nucleotide – nucléotide
nucleus – noyau
nucleus cuneatus – Burdach (noyau de)
nucleus gracilis – noyau gracile
nucleus gracilus – Goll (noyau de)
nucleus lentiformis – lenticulaire (noyau)
nucleus of habenula – noyau de l'habenula
nucleus of origin – noyau d'origine
nucleus of vestibular nerve – Bechterew (noyau de)
nucleus pulposus – nucleus pulposus
nucleus raphae medullae oblongatae – noyau du raphé
Nuel's space – espace de Nuel
nullipara – nullipare
number – nombre
numbness – engourdissement
nummular – nummulaire
nummular eczema – eczéma nummulaire
nummular sputum – crachat nummulaire
nurse – infirmier(ère)
nutation – nutation
nutmeg liver – foie muscade
nutrient artery – artère nourricière
nutrient canal of bone – canal nourricier de l'os
nutrient foramen – foramen nourricier
nutriment – nutriment
nutrition – nutrition
nutritional anemia – anémie alimentaire, anémie par carence (ou carentielle)
nutritional edema – œdème de famine
nutritionist – nutritionniste
nutritious – nutritif
nux vomica – noix vomique
nyctalgia – nyctalgie
nyctalope – nyctalope
nyctalopia – héméralopie
nyctaphonia – nyctaphonie
nyctohemera – nyctémère
nyctophobia – nyctophobie
nycturia – nycturie
Nygaard's disease – Nygaard (maladie de)
nympha – nymphe
nymphectomy – nymphectomie
nymphitis – nymphite
nymphocaruncular sulcus – sillon nympho-hyménéal
nymphomania – nymphomanie
nymphotomy – nymphotomie
nystagmiform – nystagmiforme
nystagmograph – nystagmographe

nystagmography – nystagmographie
nystagmus – nystagmus
nystatin – nystatine
Nysten's law – Nysten (loi de)

O

O agglutination – agglutination O
O antigen – antigène O
O'Beirne's tube – O'Beirne (tube d')
obelion – obélion
Ober's operation – Ober (opération d')
obese – obèse
obesity – obésité
obex – obex
object – objet
object choice – choix d'objet
object libido – libido objectale
object relation – relation d'objet
objective audiometry – audiométrie objective
objective symptom – symptôme objectif
obligate – obligatoire
obligate aerobe – aérobie obligatoire
obligate anaerobe – anaérobie strict
obligatory parasite – parasite obligé ou obligatoire
oblique – oblique
oblique amputation – amputation oblique
oblique fracture – fracture en bec de flûte, fracture oblique
oblique muscle – oblique (muscle)
obliquity – obliquité
obliquity of uterus – obliquité utérine
obliterating phlebitis – phlébite oblitérante
obliteration – oblitération, obturation
obnubilation – obnubilation
Obrinsky's syndrome – Obrinsky (syndrome d')
obsession – obsession
obsessional personnality – constitution obsessionnelle
obsessive-compulsive disorder neurosis – névrose obsessionnelle
obsessive-compulsive personality disorder – personnalité obsessivo-compulsive
obsessive rumination – rumination mentale
obsidional – obsidional
obstetric auscultation – auscultation obstétricale
obstetric paralysis – paralysie obstétricale
obstetric strait – stéthoscope d'accoucheur
obstetrical – obstétrical
obstetrician – accoucheur
obstetrician hand – main d'accoucheur
obstetrics – obstétrique
obstipum abdomen – abdomen obstipum
obstruction – engouement, obstruction
obstructive – obstructif
obstructive appendicitis – appendicite oblitérante
obstructive arteriosclerosis – artériosclérose oblitérante
obstructive arteritis – artérite oblitérante
obstructive dysmenorrhea – dysménorrhée obstructive
obstructive hydrocephalus – hydrocéphalie obstructive
obstructive jaundice – ictère obstructif
obstructive thrombus – thrombus occlusif
obturator – obturateur
obturator canal – canal obturateur
obturator hernia – hernie obturatrice
obturator membrane – membrane obturatrice
obtusion – obtusion
occasional parasite – parasite accidentel
occipital – occipital
occipital angle – angle occipital
occipital crest – crête occipitale
occipital fossa – fosse occipitale
occipital horn of lateral ventricle – cavité ancyroïde, corne occipitale du ventricule latéral
occipital pole – pôle occipital
occipital sinus – sinus occipital
occipital squama – écaille de l'occipital
occipitalization of atlas – occipitalisation de l'atlas
occipito-atloid – occipito-atloïdien
occipitobasilar – occipitobasilaire
occipitobregmatic – occipitobregmatique
occipitocervical – occipitocervical
occipitofrontal – occipitofrontal
occipitomastoid – occipitomastoïdien
occipitomastoid suture – suture occipitomastoïdienne
occipitomental – occipitomentonnier
occipitoparietal – occipitopariétal
occipitotemporal – occipitotemporal
occiput – occiput
occlusal – occlusal
occlusion – occlusion
occlusive – occlusif
occult hemorrhage – hémorragie occulte
occupation neurosis – dyskinésie professionnelle
occupational dermatitis – dermatite professionnelle
occupational dermatosis – dermatose professionnelle
occupational disease – maladie professionnelle
occupational medicine – médecine du travail
occupational therapy – ergothérapie, thérapie occupationnelle
ochre – ocre
ochrometer – ochromètre
ochronosis – ochronose
octan fever – fièvre octane, octane (fièvre)
octopus – octopus
octreotide – octréotide
ocul-, oculo- – ocul-, oculo-
ocular – oculaire
ocular cone – cône oculaire (ou visuel)
ocular fundus – fond d'œil
ocular gymnastics – gymnastique oculaire
ocular hypertelorism – hypertélorisme oculaire
ocular pemphigus – pemphigus oculaire
ocular refraction – réfraction oculaire
ocularist – oculariste
oculocardiac reflex – oculocardiaque (réflexe), réflexe oculocardiaque
oculocephalogyric – oculocéphalogyre
oculodentodigital dysplasia – Meyer-Schwickerath (syndrome de)
oculofacial – oculofacial
oculogyric – oculogyre
oculogyric crisis – crise oculogyre
oculogyric mechanism – mécanisme oculogyre
oculometroscope – oculométroscope
oculomotor – oculomoteur
oculomycosis – oculomycose
oculonasal – oculonasal
oculopalpebral – oculopalpébral

oculopharyngeal reflex – réflexe oculopharyngé
Oddi's dyskinesia – dyskinésie oddienne
Oddi's sphincter – Oddi (sphincter d')
odont-, odonto- – odont-, odonto-
odontalgia – odontalgie
odontitis – odontite
odontoblast – odontoblaste
odontocia – odontocie
odontoclast – odontoclaste
odontogenesis – odontogénie
odontogenic fibroma – fibrome odontogène
odontogenous – odontogène
odontogram – odontogramme
odontoid – odontoïde, odontoïdien
odontoid process – processus odontoïde
odontolith – odontolithe
odontologist – odontologiste
odontology – médecine dentaire, odontologie
odontoma – odontome
odontopathy – odontopathie
odontophobia – odontophobie
odontorrhagia – odontorragie
odontoscope – odontoscope
odontotechny – odontotechnie
odoriferous – odoriférant
odorless – inodore
odynophagia – odynophagie
oedematous laryngitis – laryngite œdémateuse
oedipism – œdipisme
Oedipus' complex – Œdipe (complexe d')
oesophagus dilatation – dilatation de l'œsophage
Oestridae – *Oestridés*
officinal – officinal
officinal charcoal – charbon officinal
officinal preparation – préparation officinale
Ogilvie's syndrome – Ogilvie (syndrome d')
Ogino-Knaus method – Ogino-Knaus (méthode d')
Ogston's operations – Ogston (opérations d')
Oguchi's disease – Oguchi (maladie d')
Ohara's disease – Ohara (maladie d')
oil – huile
oil enema – lavement huileux
oil granuloma – oléome
oil of male fern – huile de fougère mâle
oil of turpentine – térébenthine (essence de)
ointment – onguent
old age – vieillesse
Oldfield's syndrome – Oldfield (maladie d')
ole-, oleo- – olé-, oléo-
oleaginous – oléagineux
oleandomycin – oléandomycine
oleate – oléate
olecranon – olécrâne
olecranon fossa – fosse olécrânienne
oleic acid – oléique (acide)
olein – oléine
oleoma – éléidome, vaselinome
oleoresin – oléorésine
oleovitamin – oléovitamine
olfaction – olfaction
olfactometer – olfactomètre
olfactometry – olfactométrie
olfactory – olfactif
olfactory area – aire olfactive
olfactory bulb – bulbe olfactif
olfactory cell – cellule olfactive
olfactory foramen – trou olfactif
olfactory genital dysplasia – dysplasie olfactogénitale
olfactory glomerulus – glomérule olfactif
olfactory groove – tente du bulbe olfactif
olfactory lobe – lobe olfactif
olfactory membrane – muqueuse olfactive, pituitaire
olfactory nerve – olfactif (nerf), première paire crânienne
olfactory stria – strie olfactive
olfactory sulcus – sillon olfactif
olfactory tract – tractus olfactif
olfactory trigone – trigone olfactif
olfactory vesicle – vésicule olfactive
oligo- – oligo-
oligoanuria – oligoanurie
oligoarthritis – oligoarthrite
oligoasthenospermia – oligoasthénospermie
oligocythemia – oligocythémie
oligodactyly – oligodactylie
oligodendroblastoma – oligodendroblastome
oligodendrocyte – oligodendrocyte
oligodendrocytoma – oligodendrocytome
oligodendroglia – oligodendroglie
oligodendroglioma – oligodendrogliome
oligodipsia – oligodipsie
oligodynamic – oligodynamique
oligogalactia – oligogalactie
oligohydramnios – oligoamnios
oligomeganephronic renal hypoplasia – hypoplasie rénale oligomacronéphronique
oligomenorrhea – oligoménorrhée
oligometallic – oligométallique
oligomorphic – oligomorphe
oligonucleotide – oligonucléotide
oligophrenia – oligophrénie
oligopnea – oligopnée
oligosaccharide – oligosaccharide
oligosaccharidosis – oligosaccharidose
oligosideremia – oligosidérémie
oligospermia – oligospermie
oligotrichia – oligotrichie
oligotrophia – oligotrophie
oliguria – oligurie
olivary – olivaire
olivary body – olive bulbaire
olive – olive
olive oil – huile d'olive
olive-tipped medicated – bougie olivaire
olivopontocerebellar atrophy – atrophie olivo-ponto-cérébelleuse
olivospinal tract – tractus olivospinal
Ollier's disease – Ollier (maladie d')
Ollier's raspatory – Ollier (rugine d')
Ollier-Thiersch graft – Ollier-Thiersch (greffe d')
Olmer's disease – Olmer (maladie d')
Olshausen's operations – Olshausen (opérations d')
Olshevsky's tube – Olshevsky (tube d')
olympian forehead – olympien (front)
olympic brow – front olympien
omacephalus – omacéphale
omalgia – omalgie
omarthritis – omarthrite, omarthrose
Ombrédanne's operation – Ombrédanne (opération d')
Ombrédanne's syndrome – Ombrédanne (syndrome d'), syndrome pâleur-hyperthermie du nourrisson
Ombrédanne syndrome – pâleur-hyperthermie du nourrisson (syndrome de)
omega – oméga
omental – omental
omental bursa – bourse omentale
omental foramen – foramen omental
omental hernia – hernie omentale
omentectomy – omentectomie
omentitis – omentite
omentofixation – omentofixation
omentopexy – omentopexie
omentoplasty – omentoplastie

omentorrhaphy – omentorraphie
omentoscheocele – omentoschéocèle
omentosplenopexy – omentosplénopexie
omentotomy – omentotomie
omentum – épiploon, omentum
omnivorous – omnivore
omo- – omo-
omohyoid muscle – omohyoïdien (muscle)
omophagia – omophagie
omphal-, omphalo- – omphal-, omphalo-
omphalectomy – omphalectomie
omphalitis – omphalite
omphalocele – exomphalocèle, omphalocèle
omphalodidymus – omphalodidyme
omphaloma – omphalome
omphalomesenteric – omphalomésentérique
omphalomesenteric canal – canal omphalomésentérique
omphalopagus – omphalopage
omphalophlebitis – omphalophlébite
omphalorrhagia – omphalorragie
omphalorrhea – omphalorrhée
omphalorrhexis – omphalorrhexis
omphalosite – omphalosite
omphalotomy – omphalotomie
omphalotribe – omphalotribe
omphalotripsy – omphalotripsie
onanism – onanisme
onchocerciasis – onchocercose
onco- – onco-
oncocyte – oncocyte
oncocytoma – oncocytome
oncogene – oncogène
oncogenesis – oncogenèse
oncogenic – oncogène
oncogenic virus – virus oncogène
oncological – oncologique
oncologist – oncologiste
oncology – oncologie
oncolysis – oncolyse
oncometry – oncométrie
oncoprotein – oncoprotéine
oncosphere – oncosphère
oncostatic – oncostatique
oncotic pressure – pression oncotique
oncotropic – oncotrope
oncovirus – oncovirus
Ondine's curse – Ondine (syndrome ou malédiction d')
one-eyed – borgne
oneiric – onirique
oneirism – délire onirique, hallucination onirique, onirisme
oneiroanalysis – oniro-analyse
oneirology – onirologie
oneiroscopy – oniroscopie
onomatology – onomatologie
onomatomania – onomatomanie
onomatophobia – onomatophobie
onomatopoiesis – onomatopoïèse
ontogenic – ontogénétique
ontogeny – ontogenèse
onyalai – onyalai
onych-, onycho- – onych-, onycho-
onychatrophia – onychatrophie
onychauxis – onychauxis
onychia – onychie
onychoclasis – onychoclasie
onychogenic – onychogène
onychograph – onychographe
onychogryphosis – onychogryphose
onychoid – onychoïde
onycholysis – onycholyse
onychomadesis – onychomadésis
onychomalacia – onychomalacie
onychomycosis – onychomycose
onychopathy – onychopathie
onychophagy – onychophagie
onychoptosis – onychoptose
onychorrhexis – onychorrhexis
onychoschizia – onychoschisis
onychosis – onychose
onychotitillomania – onychotitillomanie
onychotomy – onychotomie
onychotrophy – onychotrophie
onyxis – onyxis
oo- – oo-
oocyst – oocyste
oocyte – oocyte, ovocyte
oogamy – oogamie
oogenesis – oogenèse
oogonium – oogonie, ovogonie
ookinete – oocinète
Oomycetes – *Oomycètes*
oophoralgia – ovarialgie
oophorectomy – oophorectomie
oophoritis – oophorite
oophorohysterectomy – oophorohystérectomie
oophoroma – oophorome
oophoropexy – ovariopexie
oophororrhaphy – oophororraphie
oophorosalpingectomy – oophorosalpingectomie
oophorosalpingitis – oophorosalpingite
oophorostomy – oophorostomie
oosperm – oosperme
oospore – oospore
oosporosis – oosporose
opacification – opacification
opacity – opacité
opal – opale
opalescent dentin – dentine opalescente
opaque – opaque
open-angle glaucoma – glaucome à angle ouvert
open chain – chaîne ouverte
open fracture – fracture ouverte
open heart surgery – chirurgie à cœur ouvert
open pneumothorax – pneumothorax ouvert
open tuberculosis – tuberculose ouverte
operable – opérable
operant – opérant
operant conditioning – conditionnement opérant
operating theater – bloc opératoire
operation – opération
operative cardiology – cardiologie interventionnelle
operative field – champ opératoire
operator – opérateur
opercular – operculaire
operculum – opercule
operon – opéron
ophiasis – ophiase, pelade ophiasique
Ophidia – *Ophidiens*
ophidism – ophidisme
ophiotoxemia – ophiotoxémie
ophiotoxin – ophiotoxine
ophryon – ophryon
ophtalmia neonatorum – conjonctivite purulente
ophthalm-, ophthalmo- – ophtalm-, ophtalmo-
ophthalmalgia – ophtalmalgie
ophthalmia – ophtalmie
ophthalmia nodosa – ophtalmie noueuse
ophthalmic – ophtalmique
ophthalmic artery pressure – pression artérielle rétinienne
ophthalmic migraine – migraine ophtalmique
ophthalmoblennorrhea – ophtalmoblennorrhée
ophthalmocopia – ophtalmocopie
ophthalmodesmitis – ophtalmodesmite
ophthalmodiagnosis – ophtalmodiagnostic
ophthalmodiaphanoscope – ophtalmodiaphanoscope
ophthalmodiastimeter – ophtalmodiastimètre
ophthalmodonesis – ophtalmodonésis
ophthalmodynamometer – ophtalmodynamomètre
ophthalmodynamometry – ophtalmodynamométrie

ophthalmodynia – ophtalmodynie
ophthalmography – ophtalmographie
ophthalmoleukoscope – ophtalmoleucoscope
ophthalmologic – ophtalmologique
ophthalmologist – oculiste, ophtalmologiste
ophthalmology – ophtalmologie
ophthalmomalacia – ophtalmomalacie
ophthalmometer – ophtalmomètre
ophthalmometroscope – ophtalmométroscope
ophthalmometry – ophtalmométrie
ophthalmomycosis – ophtalmomycose
ophthalmomyiasis – ophtalmomyiase
ophthalmomyitis – ophtalmomyosite
ophthalmomyotomy – ophtalmomyotomie
ophthalmopathy – ophtalmopathie
ophthalmophacometer – ophtalmophacomètre
ophthalmophantom – ophtalmofantôme
ophthalmoplasty – ophtalmoplastie
ophthalmoplegia – ophtalmoplégie
ophthalmoplegic migraine – migraine ophtalmoplégique
ophthalmorrhagia – ophtalmorragie
ophthalmorrhexis – ophtalmorrhexis
ophthalmoscope – ophtalmoscope
ophthalmoscopy – ophtalmoscopie
ophthalmostat – ophtalmostat
ophthalmotomy – ophtalmotomie
ophthalmotonometry – ophtalmotonométrie
ophthalmotoxin – ophtalmotoxine
ophthalmotrope – ophtalmotrope
ophthalmotropometer – ophtalmotropomètre
ophthalmotropometry – ophtalmotropométrie
ophthalmoxerosis – ophtalmoxérose
ophyrospinal angle – angle ophryospinal
opiate – opiacé
opiate receptor – récepteur morphinique
opioid – opioïde
opiomania – opiomanie
opiomaniac – opiomane
opiophagis – opiophagie
opisthion – opisthion
opisthogenia – opisthogénie
opisthognathism – opisthognathisme
opisthotonos – opisthotonos
opium – opium
opiumism – opiumisme
opocephalus – opocéphale
opodidymus – opodidyme
opotherapy – opothérapie
Oppenheim's disease – Oppenheim-Urbach (maladie d')
Oppenheim's sign – Oppenheim (signe d')
opportunistic – opportuniste
opportunistic infection – infection opportuniste
opportunistic microorganism – micro-organisme opportuniste
opposition – opposition
oppression – oppression
opsiuria – opsiurie
opsoclonia – opsoclonie
opsonic immunity – immunité opsonique
opsonic index – indice opsonique
opsonin – opsonine
opsonization – opsonisation
opsonophilia – opsonophilie
opt-, opto- – opt-, opto-
optic – optique
optic angle – angle visuel
optic axis – axe optique
optic canal – canal optique
optic center – centre optique
optic chiasma – chiasma optique
optic disk – disque optique
optic fiber endoscopy – fibroscopie
optic iridectomy – iridectomie optique
optic nerve – optique (nerf)
optic neuritis – névrite optique
optic neuro-encephalomyelopathy – neuro-encéphalomyélopathie optique
optic neuropathy – neuropathie optique
optic papilla – papille optique
optic radiation – radiation optique
optic recess – récessus optique
optic tract – tractus optique
optic vesicle – vésicule optique
optical activity – activité optique
optical ataxia – ataxie optique
optical coherent tomography (OCT) – tomographie en cohérence
optical lens – verre
optician – opticien
opticofacial reflex – réflexe opticopalpébral
optics – optique
optimal – dose optimale
optional – facultatif
optoelectronics – optique électronique
optogram – optogramme
optokinetic nystagmus – nystagmus optocinétique
optometer – optomètre
optometrist – opticien-optométriste
optometry – optométrie
optomyometer – optomyomètre
optophone – optophone
optotype – optotype
ora serrata – ora serrata
oral – oral
oral anticoagulant – antivitamine K
oral antidiabetic – antidiabétique oral
oral cavity – cavité orale
oral cleft – fissure buccale
oral erotism – érotisme oral
oral language – langage oral
oral point – point oral
oral sadism – sadisme oral
oral stage – oral (stade), stade oral
orange flower oil – néroli (essence de)
orange flower water – eau de fleur d'oranger
orange peel skin – peau d'orange
orange tree – oranger
Orbeli's phenomenon – Orbeli (effet d')
orbicular – orbiculaire
orbicular muscle – orbiculaire des paupières (muscle)
orbicular muscle of eye – sphincter des paupières (muscle)
orbicular zone – zone orbiculaire
orbiculus cilaris – pars plana
orbit – orbite
orbital apex syndrome – apex orbitaire (syndrome de l'), Rochon-Duvigneand (syndrome de)
orbital arch of frontal bone – arcade orbitaire
orbital cavity – cavité orbitaire
orbital cellulitis – cellulite orbitaire
orbital crest – crête orbitaire
orbital facies of frontal bone – face orbitaire de l'os frontal
orbital fascia – fascia orbitaire

orbital floor syndrome – Dejean (syndrome de)
orbital gyrus – gyrus orbitaire
orbital index – indice orbitaire
orbital lamina of ethmoid – lame orbitale de l'ethmoïde
orbital plane – plan orbitaire
orbitary point – point orbitaire
orbitonasal – orbitonasal
orbitopagus – orbitopage
orbitostat – orbitostat
orbitotemporal – orbitotemporal
orbitotomy – orbitotomie
orcein – orcéine
orchi-, orchido- – orchi-, orchido-
orchialgia – orchialgie
orchidectomy – orchidectomie
orchidoepididymectomy – orchido-épididymectomie
orchidopexy – orchidopexie
orchidoplasty – orchidoplastie
orchidoptosis – orchidoptose
orchidotherapy – orchidothérapie
orchidotomy – orchidotomie
orchiectomy – orchiectomie
orchiepididymitis – orchi-épididymite
orchiocele – orchiocèle
orchiodynia – orchiodynie
orchiopexy – orchidorraphie, orchiopexie
orchioplasty – orchioplastie
orchiotomy – orchiotomie
orchitis – orchite
orcin – orcine
order – ordre
orexigenic – orexigène
orf – orf
organ – organe
organ of Corti – Corti (organe de)
organelle – organite
organic – organique
organic analysis – analyse organique
organic calculus – calcul organique
organic chemistry – chimie organique
organic deafness – surdité périphérique
organic epilepsy – épilepsie organique
organic murmur – souffle organique
organicism – organicisme
organism – organisme
organization – organisation
organized – organisé
organized thrombus – thrombus organisé
organizer – organisateur
organogenesis – organogenèse
organogenetic – organogénétique
organography – organographie
organoid – organoïde
organoleptic – organoleptique
organology – organologie
organometallic – organométallique
organopathy – organopathie
organopexy – organopexie
organophilic – organophile
organosol – organosol
organotaxis – organotaxie
organotherapy – organothérapie
organotropic – organotrope
organotropy – organotropisme
orgasm – orgasme
orgasmic impotence – anérotisme
Oriental sore – Alep (bouton d'), Biskra (bouton ou clou de), bouton d'Alep, de Biskra
orientation disorders – orientation (troubles de l')
orifice – orifice
Ormond's disease – Ormond (maladie d')
ornithine – ornithine
ornithine carbamyl transferase – ornithine carbamyl-transférase
ornithosis – ornithose
oro- – oro-
orofacial apraxia – apraxie buccolinguofaciale
orofacial dyskinesias – dyskinésies orofaciales
orolingual – orolingual
oropharynx – oropharynx
orosomucoid – orosomucoïde
orotic ocid – orotique (acide)
oroticaciduria – orotacidurie
Oroya fever – Oroya (fièvre de)
orphan drug – médicament orphelin
orphan virus – virus orphelin
ortho- – ortho-
orthobiosis – orthobiose
orthocephalic – orthocéphale
orthochromatic – orthochromatique
orthochromia – orthochromie
orthochromophil – orthochromophile
orthodiascopy – orthodiascopie
orthodontics – orthodontie, orthopédie dentofaciale
orthodontist – orthodontiste
orthogenesis – orthogenèse
orthogenic evolution – évolution orthogénique
orthognanthic – orthognathe
orthognathism – orthognathisme
orthopedic amputation – amputation orthopédique
orthopedic lumbar corset – lombostat
orthopedic surgeon – orthopédiste
orthopedic surgery – chirurgie orthopédique
orthopedics – orthopédie
orthopercussion – orthopercussion
orthophony – logopédie, orthophonie
orthophoria – orthophorie
orthopia – orthopie
orthopnea – dyspnée de décubitus, orthopnée
orthoptic – orthoptique
orthoptics – orthoptie, orthoptique
orthoptist – orthoptiste
orthoptoscope – orthoptoscope
orthorythmic pacing – stimulation cardiaque orthorythmique
orthoscopy – orthoscopie
orthosis – orthèse
orthostatic – orthostatique
orthostatic albuminuria – albuminurie orthostatique
orthostatic hypotension – hypotension orthostatique
orthostatic proteinuria – protéinurie orthostatique
orthostatic tachycardia – tachycardie orthostatique
orthostatism – orthostatisme
orthosympathetic – orthosympathique
orthotonos – orthotonos
Ortner's syndrome – Ortner (syndrome d')
Ortolani's click – ressaut (signe du)
Ortolani's sign – Ortolani (signe d')
os capitatum – capitatum
os hamatum – hamatum (oε)
os scaphoideum – scaphoïde
osamine – osamine
osazone – osazone
oscheitis – oschéite
oscheo- – oschéo-
oscheocele – oschéocèle
oscheolith – oschéolithe
oscheoma – oschéome
oscheoplasty – oschéoplastie
oscillatory fever – fièvre oscillante
oscillogram – oscillogramme
oscillograph – oscillographe
oscillometer – oscillomètre
oscillometric index – indice oscillométrique
oscillometry – oscillométrie
oscillopsia – oscillopsie
ose – ose
Osgood-Schlatter disease – Osgood-Schlatter (maladie d')
oside – oside
Osler's disease – Osler (maladie d')
Osler's node – Osler (panaris d')

Osler's phenomenon – Osler (phénomène d')
Osler-Weber-Rendu disease – télangiectasie hémorragique héréditaire
osmesthesia – osmesthésie
osmic acid – osmique (acide)
osmium – osmium
osmo – osmo-
osmolagnia – osmolagnie
osmolality – osmolalité
osmolarity – osmolarité
osmole – osmole
osmology – osmologie
osmometer – osmomètre
osmophobia – osmophobie
osmoreceptor – osmorécepteur
osmosis – osmose
osmotaxis – osmotaxie
osmotic – osmotique
osmotic diuresis – diurèse osmotique
osmotic diuretic – diurétique osmotique
osmotic nephrosis – néphrose osmotique
osmotic pressure – pression osmotique
osphresio- – osphrésio-
osphresiolagnia – osphrésiolagnie
ossein – osséine
osseomucin – osséomucine
osseous – osseux
osseous lamella – lamelle osseuse
osseous tissue – tissu osseux
ossiculectomy – ossiculectomie
ossiculotomy – ossiculotomie
ossification – ossification
ossification center – centre d'ossification
ossification centers – ossification (points d')
ossified – ossifié
ossifluent – ossifluent
ossifluent abscess – abcès ossifluent
ossiform – ossiforme
ossifying fibroma – fibrome ossifiant
ostalgia – ostéalgie
oste-, osteo- – ostè-, ostéo-
osteal – ostéique
ostectomy – ostectomie
ostein – ostéine
osteitis – ostéite
osteitis condensans ilii – ostéose condensante iliaque bénigne
osteitis deformans – ostéite déformante hypertrophique
osteitis fibrosa cystica – ostéite fibrokystique
osteo-onychodysplasy – onycho-ostéodysplasie héréditaire
osteoarthritis – ostéoarthrite
osteoarthritis of the hip – coxarthrose
osteoarthropathy – ostéoarthropathie
osteoarthrosis – ostéoarthrose
osteoarticular – ostéoarticulaire
osteoarticular tuberculosis – tuberculose ostéo-articulaire
osteoblast – ostéoblaste
osteoblastoma – ostéoblastome
osteocalcin – ostéocalcine
osteocampsia – ostéocampsie
osteocele – ostéocèle
osteochondral – ostéocartilagineux
osteochondritis – ostéochondrite
osteochondritis dissecans – König (maladie de), ostéochondrite disséquante
osteochondrodysplasia – ostéochondrodysplasie
osteochondrodystrophy – ostéochondrodystrophie
osteochondrolysis – ostéochondrolyse
osteochondroma – ostéochondrome
osteochondromatosis – ostéochondromatose
osteochondrophyte – ostéochondrophyte
osteochondrosarcoma – ostéochondrosarcome
osteochondrosis – ostéochondrose
osteoclasia – ostéoclasie
osteoclasis – ostéoclasie
osteoclast – ostéoclaste
osteoclastoma – ostéoclastome
osteocopic – ostéocope
osteocopic pain – douleur ostéocope
osteocranium – ostéocranium
osteocyte – ostéocyte
osteodensimetry – ostéodensitométrie
osteodentin – ostéodentine
osteodesmosis – ostéodesmose
osteodynia – ostéodynie
osteodysplastica – gérodermie génitodystrophique
osteodystrophia deformans – ostéodystrophie déformante
osteodystrophia fibrosa – ostéodystrophie fibreuse généralisée
osteodystrophy – ostéodysplasie, ostéodystrophie
osteoectasia – ostéo-ectasie
osteofibroma – ostéofibrome
osteogenesis – ostéogenèse
osteogenesis imperfecta – osteogenesis imperfecta, Porak-Durante (maladie de)
osteogenetic – ostéogénique
osteogenic – ostéogénique
osteogenic exostosis – exostose ostéogénique
osteogenic tissue – tissu ostéogène
osteogenis imperfecta – dysplasie périostale
osteoid – ostéoïde
osteoid aneurysm – anévrysme ostéoïde
osteoid osteoma – ostéome ostéoïde
osteoid tissue – tissu ostéoïde
osteolipochondroma – ostéolipochondrome
osteolipoma – ostéolipome
osteology – ostéologie
osteolysis – ostéolyse
osteolytic – ostéolytique
osteoma – ostéome
osteoma eburneum – ostéome éburné
osteoma medullare – ostéome médullaire
osteomalacia – ostéomalacie
osteomalacic pelvis – pelvis ostéomalacique
osteomatosis – ostéomatose
osteometry – ostéométrie
osteomyelitis – ostéomyélite
osteon – ostéon
osteonecrosis – ostéonécrose
osteoneuralgia – osteonévralgie
osteoonychodysostosis – ostéo-onychodysostose
osteopath – ostéopathe
osteopathic scoliosis – scoliose ostéopathique
osteopathy – ostéopathie
osteopedion – ostéopédion
osteopenia – ostéopénie
osteoperiostitis – ostéopériostite
osteopetrosis – ostéopétrose
osteopetrosis with renal tubular acidosis – ostéopétrose avec acidose rénale tubulaire
osteophyma – ostéophyma
osteophyte – ostéophyte
osteophytosis – ostéophytose
osteoplasia – ostéoplasie
osteoplast – ostéoplaste
osteoplastic – ostéoplastique
osteoplastic amputation – amputation ostéoplastique
osteoplasty – ostéoplastie
osteopoikilosis – osteopœcilie
osteopolikilosis – ostéosclérose disséminée familiale
osteoporosis – ostéoporose
osteopsathyrosis – ostéopsathyrose
osteoradionecrosis – ostéoradionécrose
osteorrhagia – ostéorragie
osteosarcoma – ostéosarcome
osteosclerosis – ostéosclérose

osteosis – ostéose
osteosteatoma – ostéostéatome
osteosynthesis – ostéosynthèse
osteotectomy – ostectomie
osteotoma – ostéotome
osteotomy – ostéotomie
osteotribe – ostéotribe
ostial – ostial
ostium – ostium
ostium commune – ostium commune
ostium introitus – ostium introitus
ostium primum – ostium primum
ostraceous – ostracé
ostreaceous psoriasis – psoriasis ostréacé
ot-, oto- – ot-, oto-
Ota's nevus – Ota (nævus d')
otalgia – otalgie
othematoma – othématome
otherness – altérité
othoptic graft – greffe orthoptique
otic – otique
otic ganglion – ganglion otique
otic vesicle – vésicule otique
otitic – otitique
otitis – otite
otitis externa – otite externe
otitis interna – otite interne
otitis media – otite moyenne
otoantritis – oto-antrite
otocephalus – otocéphale
otocephaly – otocéphalie
otocyst – otocyste
otodynia – otodynie
otogenic – otogène
otolith – otolithe
otologist – otologiste
otology – otologie
otomastoiditis – otomastoïdite
otomycosis – otomycose
otopathy – otopathie
otopharyngeal – otopharyngé
otophone – otophone
otoplasty – otoplastie
otorhinolaryngologist – oto-rhino-laryngologiste
otorhinolaryngology – oto-rhino-laryngologie
otorrhagia – otorragie
otorrhea – otorrhée
otosclerosis – otosclérose
otoscope – otoscope
otoscopy – otoscopie
otospongiosis – otospongiose
ototoxicity – ototoxicité
Otto's disease – Otto (maladie d')
Otto's pelvis – Otto (bassin d')
ouabain – ouabaïne
outburst – explosion
outer limiting membrane – limitante externe
outer nuclear layer – couche granuleuse externe
outer pigmented layer of retina – couche pigmentaire
outer plexiform layer – couche plexiforme externe
outer table of skull – table externe
outflow tract (right or left) – chambre de chasse du ventricule
output – débit
oval fossa of heart – fosse ovale du cœur
oval window – fenêtre ovale
ovalar flap – lambeau ovale
ovalbumin – ovalbumine
ovale foramen – foramen ovale du cœur
ovalocyte – ovalocyte
ovalocytosis – ovalocytose
ovalocytosis anemia – anémie elliptocytaire
ovarian – ovarien
ovarian calculus – calcul ovarien
ovarian cancer – cancer ovarien
ovarian cycle – cycle ovarien
ovarian cyst – kyste de l'ovaire
ovarian enterocystoma – kyste prolifère
ovarian follicle – follicule ovarien
ovarian follicular cyst – kyste folliculaire de l'ovaire
ovarian fossa – fosse ovarienne
ovarian plexus – plexus ovarien
ovarian pregnancy – grossesse ovarienne
ovarian varicocele – varicocèle tubo-ovarienne
ovariectomy – ovariectomie
ovariocele – ovariocèle
ovariocentesis – ovariocentèse
ovariohysterectomy – ovario-hystérectomie
ovarioprival – ovarioprive
ovariosalpingectomy – ovariosalpingectomie
ovariostomy – ovariostomie
ovariotherapy – ovariothérapie
ovariotomy – ovariotomie
ovaritis – ovarite
ovary – ovaire
overdamping – suramortissement
overdetermination – surdétermination
overdetermined idea – idée prévalente
overdosage – surdosage
overfeeding – suralimentation
overflow – regorgement
overloading – surcharge
overnutrition – surnutrition
overoxygenation – suroxygénation
overriding – chevauchement
overriding aorta – dextroposition de l'aorte
overrriding aorta – aorte à cheval
overshoot – sous-amortissement
overstrain – surmenage
ovisac – ovisac
ovoflavin – ovoflavine
ovogenesis – ovogenèse
ovoglobulin – ovoglobuline
ovoimplantation – ovo-implantation
ovomucin – ovomucine
ovotestis – ovotestis
ovovitellin – ovovitelline
ovular – ovulaire
ovulation – déhiscence de l'ovule, ovulation
ovulatory – ovulatoire
ovulogenous – ovuligène
ovum – œuf, ovule
Owren's disease – Owren (maladie d')
Owren's method – Owren (test d')
Owren's thrombotest – thrombotest
oxacillin – oxacilline
oxalate – oxalate
oxalated – oxalaté
oxalemia – oxalémie
oxalic acid – oxalique (acide)
oxalism – oxalisme
oxalosis – oxalose
oxaluria – oxalurie
oxazepam – oxazépam
oxazolidine – oxazolidine
Oxford unit – Oxford (unité)
oxidant – oxydant
oxidase – oxydase
oxidase test – oxydase (épreuve ou test de l')
oxidation – oxydation
oxidation-fermentation test – oxydation-fermentation (épreuve ou test d')
oxidation-reduction – oxydoréduction
oxide – oxyde
oxidized – oxydé
oxidized hemoglobin – hémoglobine oxygénée
oxonium – hydronium
oxprenolol – oxprénolol
oxy- – oxy-
oxycarboxyhemia – oxycarbonémie
oxycephalia – oxycéphalie
oxychromatic – oxychromatique
oxychromatin – oxychromatine
oxygen – oxygène
oxygen blood saturation – saturation du sang en oxygène
oxygen tent – tente à oxygène
oxygen therapy – oxygénothérapie
oxygenase – oxygénase

oxygenated – oxygéné
oxygenation – oxygénation
oxyhemoglobin – oxyhémoglobine
oxyhemoglobinometer – oxyhémoglobinomètre
oxymetry – oxymétrie
oxyphil cell – cellule oxyphile
oxyphilic – oxyphile
oxyquinoline – oxyquinoléine
oxyrhine – oxyrhine
oxytocic – ocytocique, oxytocique
oxytocin – oxytocine
oxyuriasis – oxyurose
ozena – ozène
ozone – ozone
ozonization – ozonisation
ozonized – ozonisé
ozonizer – ozoniseur
ozonometer – ozonomètre
ozonoscope – ozonoscope

P

P – P, p-
p-aminohippurate clearance – clairance de l'acide para-amino-hippurique
P blood group system – système P
p.o. – p.o.
P-Q interval – intervalle P-Q
P-R interval – intervalle P-R
P wave – onde P
P24 antigen – antigène P24
Paas' disease – Paas (syndrome de)
pacchionian foramen – Pacchioni (foramen ovale de)
pacemaker – stimulateur cardiaque
pachy- – pachy-
pachyacria – pachyacrie
pachyblepharon – pachyblépharose
pachycephalia – pachycéphalie
pachycheilia – pachychéilie
pachychoroiditis – pachychoroïdite
pachydactylia – pachydactylie
pachyderma – pachydermie
pachyderma circumscripta laryngis – pachydermie blanche laryngée
pachydermatocele – pachydermocèle
pachydermoperiostis plicata – pachydermie plicaturée
pachydermoperiostosis – pachydermopériostose
pachyglossia – pachyglossie
pachygnathous – pachygnathe
pachygyry – pachygyrie
pachymeningitis – pachyméningite
pachymeninx – pachyméninge
pachyonychia – pachyonychie
pachyonychia congenita – pachyonychie congénitale
pachypericarditis – pachypéricardite
pachyperiostitis – pachypériostite
pachyperiostosis – pachypériostose
pachypleuritis – pachypleurite
pachysalpingitis – pachysalpingite
pachytene – pachytène
pachyvaginalitis – pachyvaginalite
pachyvaginitis – pachyvaginite
Paci-Lorenz operation – Paci-Lorenz (opération de)
Pacini's corpuscles – Pacini (corpuscules de)
pack – enveloppement
pack-year – paquet-année
packaging – conditionnement
packing – tamponnement
pad – bourrelet, compresse, tampon
Padgett's dermatome – Padgett (dermatome de)
Pagenstecher's operation – Pagenstecher (opération de)
Paget's disease of bone – Paget (maladie osseuse de)
Paget's disease of the nipple – Paget (maladie cutanée de)
Paget's skin disease – dermatite papillaire maligne
Paget-Schroetter syndrome – Paget-von Schroetter syndrome de
pagetoid – pagétoïde
pagetoid carcinoma – épithélioma pagétoïde
pagophagia – pagophagie
-pagus – -didyme
Pahvant valley plague – peste de la vallée Pahvant
pain – algie, barre, douleur, endolorissement
painful – algogène, endolori
painful coitus – algopareunie
painful paraesthesia – algoparesthésies
painful shoulder – périarthrite scapulo-humérale
painless child birth – accouchement sans douleur
painting – badigeonnage
paired – géminé
Pajot's law – Pajot (loi de)
palat-, palato- – palat-, palato-
palatable – sapide
palatal – palatal
palatal index – indice palatomaxillaire
palatal myoclonus – myoclonie vélopalatine
palatal reflex – réflexe palatin
palate – palais
palatine – palatin
palatine bone – palatin (os)
palatine cell – cellule palatine
palatine membrane – muqueuse palatine
palatine papilla – papille incisive
palatine process of maxilla – processus palatin du maxillaire supérieur
palatine reflex – réflexe vélopalatin
palatine spine – épine palatine
palatine tonsil – tonsille palatine
palatine torus – torus palatin
palatine uvula – luette, uvule
palatodental – palatodental
palatoethmoidal suture – suture palato-ethmoïdale
palatoglossal – glossostaphylin, palatoglosse
palatoglossus muscle – palatoglosse (muscle)
palatography – palatographie
palatomaxillary canal – canal palatomaxillaire
palatomaxillary suture – suture palatomaxillaire
palatopharyngitis – palatopharyngite
palatoplasty – palatoplastie
palatoplegia – palatoplégie
palatorrhaphy – palatorraphie
palatoschisis – palatoschisis
palatostaphyline – palatostaphylin
paleness – pâleur
paleo- – paléo-
paleoanthropology – paléoanthropologie
paleocerebellum – paléocérébellum
paleocortex – paléocortex
paleoencephalon – paléoencéphale
paleogenesis – paléogenèse
paleontology – paléontologie
paleopathology – paléopathologie
paleostriatum – paléostriatum
paleothalamus – paléothalamus
pali-, palin- – pali-, palin-
palikinesia – palicinésie
palilalia – palilalie
palindromic – palindromique
palindromic rheumatism – rhumatisme palindromique
palingenetic – palingénétique
palingnostic delirium – délire palingnostique
palingraphia – paligraphie
palinopsia – palinopsie
palinphrasia – palinphrasie

palladium – palladium
pallanesthesia – pallanesthésie
pallesthesia – pallesthésie
pallesthetic sensibility – sensibilité pallesthésique
palliative – palliatif
palliative treatment – traitement palliatif
pallidal – pallidal
pallium – pallium
palm – paume
palm-chin reflex – réflexe palmomentonnier
palmar – palmaire
palmar aponeurosis – aponévrose palmaire, plantaire
palmar hereditary erythema – Lane (maladies de)
palmar space – espace palmaire
palmate folds – plis palmés
palmature – palmure
palmitic acid – palmitique (acide)
palmitin – palmitine
palmitoleic acid – palmitoléique (acide)
palpable – palpable
palpation – palpation
palpatory percussion – percussion palpatoire
palpebral – palpébral
palpebral cyst – chalazion
palpebral fissure – fente palpébrale
palpebral limbus – limbe palpébral
palpitation – palpitation
palsy – paralysie
pamaquine – pamaquine
pampiniform – pampiniforme
pampiniform plexus – plexus pampiniforme
pan- – pan-
Panacea – panacée, panacée
panagglutinin – panagglutinine
panangiitis – panangéite
panaortitis – panaortite
panarteritis – panartérite
panarthritis – panarthrite
Panas' operations – Panas (opérations de)
pancarditis – endomyopéricardite, pancardite
Pancoast's operation – Pancoast (opération de)
Pancoast's syndrome – Pancoast-Tobias (syndrome de)
Pancoast's tumor – Pancoast (tumeur de)
pancreas – pancréas
pancreatalgia – pancréatalgie
pancreatectomy – pancréatectomie
pancreatic amylase – amylase pancréatique
pancreatic calculus – calcul pancréatique
pancreatic cancer – cancer pancréatique
pancreatic colic – colique pancréatique
pancreatic diabetes – diabète pancréatique
pancreatic duct – canal pancréatique, conduit pancréatique
pancreatic hormone – hormone pancréatique
pancreatic incisure – incisure pancréatique
pancreatic juice – suc pancréatique
pancreatic lithiasis – lithiase pancréatique
pancreatic pseudocyst – pseudokyste pancréatique
pancreaticoduodenal – pancréaticoduodénal
pancreaticoduodenectomy – duodénopancréatectomie
pancreaticoduodenostomy – pancréaticoduodénostomie
pancreaticoenterostomy – pancréaticoentérostomie
pancreaticojejunostomy – pancréaticojéjunostomie
pancreaticosplenic omentum – omentum pancréaticosplénique
pancreatin – pancréatine
pancreatitis – pancréatite
pancreatocholangiography – pancréatocholangiographie
pancreatoduodenectomy – duodénopancréatectomie
pancreatogenic – pancréatogène
pancreatogenous fatty diarrhea – diarrhée pancréatique
pancreatography – pancréatographie, wirsungographie
pancreatolith – pancréatolithe
pancreatolithectomy – pancréatolithectomie
pancreatolysis – pancréatolyse
pancreatopathy – pancréatopathie
pancreatoprivic – pancréatoprive
pancreatosplenic lymph node – nœud lymphatique pancréaticosplénique
pancreatostomy – pancréaticostomie
pancreatotomy – pancréaticotomie, pancréatotomie
pancreatotropic – pancréatotrope
pancrelipase – pancrélipase
pancuronium bromide – pancuronium (bromure de)
pancytopenia – pancytopénie
pandemia – pandémie
pandemic disease – maladie pandémique
pandiculation – pandiculation
panencephalitis – panencéphalite
Paneth's cells – Paneth (cellules de)
panhypercorticism – panhypercorticisme
panhypopituitarism – panhypopituitarisme
panhysterosalpingo-oophorectomy – panhystérosalpingo-oophorectomie
panic attack – panique (attaque de)
Panizza's plexus – Panizza (plexus de)
panmyelopathy – panmyélopathie
panmyelophtisis – aleucie hémorragique
Panner's diseases – Panner (maladies de)
panniculalgia – panniculalgie
panniculitis – hypodermite, panniculite
panniculus adiposus – pannicule adipeux
pannous – panneux
pannus – pannus
pannus trachomatosus – pannus de la cornée
panophthalmitis – panophtalmie
panoptic – panoptique
panosteitis – panostéite
pansinusitis – pansinusite
panting – halètement
panto- – panto-
pantomorphic – pantomorphe
pantophobia – pantophobie
pantoscopic spectacles – lunettes panoptiques
pantothenic acid – pantothénique (acide), vitamine B5
pantropic – pantrope
panuveitis – panuvéite
papain – papaïne
Papanicolaou's stain – Papanicolaou (coloration de)
papaverine – papavérine
papaw – papaye
papayotin – papayotine
papilla – papille
papillar edema – œdème papillaire
papillary – papillaire
papillary carcinoma – carcinome papillaire
papillary muscle – colonne charnue
papillary muscles of heart – piliers du cœur
papillary stasis – stase papillaire
papillary tumor – tumeur papillaire

papillectomy – papillectomie
papilliferous – papillifère
papilliform – papilliforme
papillitis – papillite
papilloma – papillome
papillomatosis – papillomatose
papillomatous – papillomateux
Papillon-Lefèvre syndrome – Papillon-Lefèvre (syndrome de)
papilloretinitis – papillorétinite
papillotomy – papillotomie
Papovaviridae – *Papovaviridae*
papovavirus – papovavirus
pappataci – pappataci
pappataci fever – fièvre à pappataci
papular – papuleux
papulation – papulation
papule – papule
papuloerythematous – papuloérythémateux
papulopustular – papulopustuleux
papulosis – papulose
papulosquamous – papulosquameux
papulous eczema – eczéma papuleux
papulovesicular – papulovésiculeux
papyraceous – papyracé
para- – para-
para-aminobenzoic acid – para-aminobenzoïque (acide)
para-aminohippuric acid – para-aminohippurique (acide)
para-aminosalicylic acid – para-aminosalicylique (acide)
paraaortic bodies – corps para-aortique
parabion – parabionte
parabiosis – parabiose
parablepsia – paropsie
parabulia – paraboulie
paracardiac – paracardiaque
paracentesis – paracentèse
paracentesis needle – aiguille à paracentèse
paracentral – paracentral
paracentral scotoma – scotome paracentral
paracephalus – paracéphale
paracetamol – paracétamol
paracholera – paracholéra
parachordal cartilage – cartilage paracordal
paracinesia – paracinésie
paraclinical – paraclinique
paracoccidioidomycosis – paracoccidioïdomycose
paracolitis – paracolite
paracolpitis – paracolpite
paracone – paracône
paracoxalgia – paracoxalgie
paracresol – paracrésol
paracrine – paracrine
paracusis – paracousie
paracusis of Willis – paracousie de Willis
paracystitis – paracystite
paradenitis – paradénite
paradental – paradentaire
paradiabetes – paradiabète
paradidymis – paradidyme
paradox – paradoxe
paradoxical diarrhea – diarrhée paradoxale
paradoxical embolism – embolie paradoxale
paradoxical kinesia – cinésie paradoxale, kinésie paradoxale
paradoxical percussion – percussion paradoxale
paradoxical pulse – pouls paradoxal
paradoxical pupillary reflex – réflexe pupillaire paradoxal
paradoxical reflex – réflexe paradoxal
paradoxical respiration – respiration paradoxale
paradoxical sleep – sommeil paradoxal
parafango – parafango
paraffin – paraffine
paraffinoma – paraffinome
paraformaldehyde – paraformaldéhyde
parafuscin – parafuscine
paraganglioma – paragangliome
paraganglion – paraganglion
parageusia – paragueusie
paragglutination – paragglutination
paragnathus – paragnathe
paragnosia – paragnosie
paragonimiasis – paragonimose
paragrammatism – paragrammatisme
paragranuloma – paragranulome
paragraphia – paragraphie
parahemophilia – parahémophilie
parahepatic – parahépatique
parahepatitis – parahépatite
parahippocampal gyrus – gyrus para-hippocampal
parahormone – parahormone
parahypnosis – parahypnose
parainfection – para-infection
parainfectious – para-infectieux
parainfluenza – para-influenza
parainfluenza virus – virus parainfluenza
parakeratosis – parakératose
parakeratosis scutularis of Unna – Unna (parakératosis scutularis d')
parakeratosis variegata – parakératose variegata
parakinesia – parakinésie
paralalia – paralalie
paralexia – paralexie
parallax – parallaxe
parallelokinesia – parallélokinésie
parallergia – parallergie
parallergin – parallergine
paralogia – paralogie
paralysis – paralysie
paralytic – paralytique
paralytic adynamic ileus – iléus paralytique adynamique
paralytic ectropion – ectropion paralytique
paralytic mydriasis – mydriase paralytique
paralytic myosis – myosis paralytique
paralytic rabies – rage muette
paralytic Saint Vitus dance – chorée molle
paralytic secretion – sécrétion paralytique
paralytic strabismus – strabisme paralytique
paralytic vertigo – vertige paralysant
paralyzing – paralysant
paramastitis – paramastite
paramastoid process – processus paramastoïdien
paramastoid suture – suture pariétomastoïdienne
paramastoiditis – paramastoïdite
paramedian – paramédian
paramedian incision – incision paramédiane
paramedian lobe – lobe paramédian du cervelet
paramedical – paramédical
paramesonephric duct – conduit paramésonéphrique
paramesonephrotic duct – canal paramésonéphrotique
paramethadione – paraméthadione
paramethasone – paraméthasone
parametritis – paramétrite
parametrium – paramètre
paramimia – paramimie
paramnesia – paramnésie
paramolar – paramolaire
paramusia – paramusie
paramyoclonus – paramyoclonie
paramyoclonus multiplex – paramyoclonus multiplex
paramyotonia congenita – Eulenburg (maladie d')
paranasal sinus – sinus paranasal
paraneoplasic – paranéoplasique
paraneoplastic acrokeratosis – Bazex (syndrome de)
paraneoplastic neuropathy – neuropathie paranéoplasique

paraneoplastic syndrome – syndrome paranéoplasique
paranephritis – paranéphrite
paranoia – paranoïa
paranoiac – paranoïaque
paranoic aphonia – aphonie paranoïaque
paranoic delusion – délire paranoïaque
paranoid – paranoïde
paranoid delusion – délire paranoïde
paranoid personality disorder – personnalité paranoïaque
paranomia – paranomia
paraodontolysis – périodontoclasie
paraomphalic – paraombilical
paraosteoarthropathy – para-ostéo-arthropathie
paraovarian – paraovarien
paraparesis – paraparésie
paraperitoneal – parapéritonéal
paraphasia – paraphasie
paraphemia – paraphémie
paraphenylenediamine – paraphénylènediamine
paraphilia – paraphilie
paraphimosis – paraphimosis
paraphonia – paraphonie
paraphrasia – paraphrasie
paraphrenia – paraphrénie
paraphrenic delusion – délire paraphrénique
paraphrenitis – paraphrénitis
paraplasm – paraplasme
paraplegia – paraplégie
paraplegic – paraplégique
parapraxia – parapraxie
parapraxis – acte manqué
paraproctitis – paraproctite
paraprotein – paraprotéine
paraproteinemia – paraprotéinémie
parapsoriasis – parapsoriasis
parapsychology – parapsychologie
pararectal – pararectal
parareflexia – pararéflexie
pararenal – pararénal
parasacral – parasacré
parasacral, paraverteral anesthesia – anesthésie parasacrée, paravertébrale
parasagittal – parasagittal
parasalpingitis – parasalpingite
parasite – parasite
parasitemia – parasitémie
parasitic – parasitaire
parasitic fetus – fœtus parasite
parasitic monster – monstre parasitaire
parasitic thrombus – thrombus parasitaire
parasiticide – parasiticide
parasitiferous – parasitifère
parasitism – parasitisme
parasitologist – parasitologue
parasitology – parasitologie
parasitophobia – parasitophobie
parasitosis – parasitose
parasitotropic – parasitotrope
parasomnia – parasomnie
paraspadias – paraspadias
paraspecific – paraspécifique
parasplenic – parasplénique
parasternal – parasternal
parastruma – parastrume
parasympathetic – parasympathique
parasympathetic nervous system – système nerveux parasympathique
parasympathicotonia – parasympathotonie
parasympatholytic – parasympathicolytique
parasympathomimetic – parasympathicomimétique
parasynovitis – parasynovite
parasystole – parasystolie
parasystolia – parasystole
parathion – parathion
parathormone – parathormone
parathymia – parathymie
parathyroid gland – glande parathyroïde
parathyroid hormone – hormone parathyroïdienne
parathyroid osteosis – ostéose parathyroïdienne
parathyroidal – parathyroïdien
parathyroidectomy – parathyroïdectomie
parathyroidoma – parathyroïdome
parathyroprival – parathyréoprive
parathyroprival tetany – tétanie parathyréoprive
parathyrotropic – parathyréotrope
paratonia – paratonie
paratope – paratope
paratrigeminal syndrome – Raeder (syndrome de)
paratyphlitis – paratyphlite
paratyphoid – paratyphique, paratyphoïde
paratyphoid fever – fièvre paratyphoïde
paraumbilical vein – veine paraombilicale
paraumbilical veins – Sappey (veines de)
paraurethritis – para-urétrite
paraurethral glands – glandes para-urétrales
parauterine – para-utérin
paravaginal – paravaginal
paravaginitis – paravaginite
paravenous – paraveineux
paravertebral – paravertébral
paravertebral block – bloc paravertébral
paraxial – paraxial
Pardee's T wave – onde de Pardee
Pardee wave – Pardee (onde de)
parectasia – parectasie
parectropia – parectropie
paregoric – parégorique
paregoric elixir – élixir parégorique
parencephalia – parencéphalie
parenchyma – parenchyme
parenchyma mastitis – mastite parenchymateuse
parenchymatous – parenchymateux
parenchymatous degeneration – dégénérescence parenchymateuse
parenchymatous goiter – goitre parenchymateux
parenchymatous inflammation – inflammation parenchymateuse
parenchymatous myositis – myosite dégénérative
parenchymatous tissue – tissu parenchymateux
parenteral – parentéral
parenteral medication – médication parentérale
parenteral nutrition – nutrition parentérale
paresis – parésie
paresis of four limbs – quadriparésie
paresthesia – paresthésie
paretic – parétique
paretic gait – démarche à petits pas
parietal – pariétal
parietal arch – arc bregmatico-lambdoïde
parietal area – lobe pariétal
parietal bone – pariétal
parietal cell – cellule bordante
parietal decidua – caduque pariétale
parietal endocarditis – endocardite pariétale
parietal face – face interne de l'os pariétal
parietal fistula – fistule pariétale
parietal foramen – foramen pariétal
parietal fossa – fosse pariétale
parietal layer – feuillet pariétal
parietal lobe syndrome – pariétal (syndrome)
parietal syndrome – syndrome pariétal
parietal thrombus – thrombus pariétal
parietitis – pariétite

parieto-occipital sulcus – sillon pariéto-occipital
parietofrontal – pariétofrontal
parietography – pariétographie
parietooccipital – pariéto-occipital
parietotemporal – pariétotemporal
Parinaud's oculoglandular syndrome – Parinaud (conjonctivite de)
Parinaud's syndrome – Parinaud (syndrome de)
Paris green – vert de Paris
Paris violet – violet de Paris
Park's aneurysm – Park (anévrysme de)
Parker's incision – Parker (incision de)
Parkinson's disease – Parkinson (maladie de)
parkinsonian – parkinsonien
parkinsonian gait – démarche parkinsonienne
parkinsonian syndrome – parkinsonien (syndrome)
parkinsonism – parkinsonisme
parodontitis – parodontite
parodontolysis – gingivite expulsive
paromomycin – paromomycine
paromphalocele – paromphalocèle
paronychia – paronychie
paroophoron – paroophore
paropsis – paropsie
parorchidium – parorchidie
parorexia – parorexie
parosmia – parosmie
parosteitis – parostéite
parosteosis – parostéose
parotid duct – canal parotidien, conduit parotidien
parotid duct plexus – Sténon (plexus de)
parotid gland – glande parotide, parotide
parotid pneumatocele – pneumatocèle parotidienne
parotidectomy – parotidectomie
parotidian plexus – plexus parotidien
parotiditis – parotidite
parotiditis phlegmonosa – parotidite phlegmoneuse
parovarian cyst – kyste para-ovarien
parovariotomy – parovariotomie
parovaritis – parovarite
parovarium – parovaire
paroxysm – paroxysme
paroxysmal – paroxysmal, paroxystique
paroxysmal cold hemoglobinuria – Harley (maladie de), hémoglobinurie paroxystique a frigore
paroxysmal kinesigenic choreoathetosis – choréo-athétose paroxystique kinésigénique
paroxysmal myoglobinuria – hémoglobinurie paralytique
paroxysmal nocturnal hemoglobinuria – hémoglobinurie paroxystique nocturne
paroxysmal tachycardia – tachycardie paroxystique
paroxystic aphasia – aphasie paroxystique
parricide – parricide
Parrot's atrophy – Parrot (maladie de)
Parrot's node – Parrot (nodosité de)
Parrot's pseudoparalysis – Parrot (pseudo-paralysie de)
parrot's tongue – langue de perroquet
pars flaccida of tympanic membrane – pars flaccida de la membrane tympanique
Parsonage-Turner syndrome – névralgie amyotrophiante de l'épaule
parthenogenesis – parthénogenèse
parthenology – parthénologie
partial albinism – albinisme partiel
partial amputation – amputation partielle
partial antigen – partigène
partial dislocation – luxation incomplète
partial lipodystrophy – lipodystrophie paradoxale progressive
partial ophthalmoplegia – ophtalmoplégie partielle
partial pressure – pression partielle
partial thromboplastin time – céphaline (temps de)
partial tutelage – curatelle
particle – particule
particular physiology – physiologie spéciale
parturient – parturiente
parturition – parturition
partus – partus
parulis – parulie (ou parulis)
parvicellular – parvocellulaire
parvobacteria – parvobactérie
PAS – PAS
Paschen's bodies – Paschen (corpuscules de)
Paschen's corpuscules – Paschen (corpuscules de)
Pasini-Pierni syndrome – Pasini-Pierini (syndrome de)
Pasini's syndrome – Pasini (syndrome de)
Pasqualini's syndrome – Pasqualini (syndrome de)
passage à l'acte – passage à l'acte
passional delusion – délire passionnel
passive – passif
passive agglutination – agglutination passive
passive-aggressive personality disorder – personnalité passive-agressive
passive anaphylaxis – anaphylaxie passive
passive congestion – congestion passive, hyperémie passive
passive exercise – exercice passif
passive hemagglutination – hémagglutination passive
passive immunity – immunité passive
passive immunization – immunisation passive
passive mobilization – mobilisation passive
passive movement – mouvement passif
passive sensitization – sensibilisation passive
passive smoking – tabagisme passif
Passow's syndrome – Passow (syndrome de)
paste – pâte
Pasteur's effect – Pasteur (effet)
Pasteur's method – Pasteur (méthode de)
pasteurellosis – pasteurellose
pasteurization – pasteurisation
Pastia's lines – Pastia (signe de)
pastille – pastille
pastiness – empâtement
patch – timbre
patella impact – choc rotulien
patellar – patellaire
patellar chondropathy – Sinding Larsen-Johansson (maladie de)
patellar clonus – clonus de la patella
patellar reflex – réflexe patellaire
patellar tendon – tendon patellaire
patellectomy – patellectomie
patellitis – patellite
patellofemoral – fémoro-patellaire
patelloplasty – patelloplastie
patented drug – spécialité pharmaceutique
paternal fixation – fixation paternelle

paternity testing – paternité (recherche de)
path – trajet
pathergy – pathergie
patho- – patho-
pathogenesis – pathogénie (ou pathogenèse)
pathogenic – pathogène, pathogénique
pathogenicity – pathogène (pouvoir)
pathognomonic – pathognomonique
pathognomonic symptom – symptôme pathognomonique
pathognomony – pathognomonie
pathological – pathologique
pathological amputation – amputation pathologique
pathological anatomy – anatomopathologie
pathological bacteriology – bactériologie médicale, pathologique
pathological bereavement – deuil pathologique
pathological fracture – fracture pathologique
pathologist – anatomopathologiste, pathologiste
pathology – pathologie
pathomimesis – pathomimie
pathomorphism – pathomorphisme
pathonomy – pathonomie
pathophobia – pathophobie
pathophysiology – physiopathologie
pathopoiesis – pathopoïèse
pathopsychology – pathopsychologie
pathotropism – pathotropisme
pathway – voie
patient – patient
patricide – parricide
patulin – patuline
Pauchet's needles – Pauchet (aiguilles de)
paucibacillary – paucibacillaire
paucisymptomatic – paucisymptomatique
Paul-Bunnell-Davidsohn test – Paul-Bunnell-Davidsohn (réaction de)
Paul-Mixer tube – Paul-Mixer (tube de)
pause – pause
pavement cell – cellule pavimenteuse
pavement epithelium – épithélium pavimenteux simple
Pavlov's method – Pavlov (expérience de)
Pavlov's pouch – Pavlov (estomac de)
pavlovian – pavlovien
Pavlovian conditioning – Pavlov (réflexe de)
Pawlik's triangle – Pawlik (triangle de)
Payr's clamp – Payr (clamp de)
Payr's disease – Payr (maladie de)
Payr's sign – Payr (signe de)
Pb – Pb
Pd – Pd
peak flowmeter – débitmètre de pointe
Péan's clamp – Péan (pince de)
Péan's incision – Péan (incision de)
Pearson's syndrome – Pearson (syndrome de)
pectic – pectique
pectic acid – pectique (acide)
pectin – pectine
pectinate – pectiné
pectineal hernia – hernie pectinéale
pectinization – pectisation
pectoral – pectoral
pectoral muscles – pectoral (grand et petit)
pectoral reflex – réflexe pectoral
pectoriloquy – pectoriloquie
ped-, pedi-, pedio-, pedo- – ped-, pédi-, pédio-, pédo-
pedal – pédal, pédieux
pederasty – pédérastie
pediatric nurse – puéricultrice
pediatrician – pédiatre
pediatrics – pédiatrie
pedicle – pédicule
pedicle clamp – clamp à pédicule
pedicle flap – lambeau pédiculé
pedicle of lung – pédicule pulmonaire
pedicle of vertebral arch – pédicule vertébral
pedicled – pédiculé
pedicular – pédiculaire
pediculation – pédiculisation
pediculicide – pédiculicide
Pediculidae – *Pédiculinés*
pediculosis – pédiculose
pedicure – pédicure
pediluvium – pédiluve
pediometry – pédiométrie
pedodontics – pédodontie, pédontologie
pedology – pédologie
pedometer – pédiomètre
pedomorphism – pédomorphisme
pedophilia – pédophilie
pedophobia – pédophobie
peduncle – pédoncule
peduncle of thalamus – radiation thalamique
peduncular – pédonculaire
peduncular hallucinosis – hallucinose pédonculaire
peeling – desquamation
pegylated – pégylé
Pel-Ebstein fever – Pel-Ebstein (fièvre de)
Pel's crisis – Pel (crise de)
pelade – pelade
Pelger-Huët nuclear anomaly – Pelger-Huët (anomalie de)
Pelger's nuclear anomaly – Pelger (cellule de)
Pelizaeus-Merzbacher disease – Pelizaeus-Merzbacher (maladie de)
pellagra – pellagre
pellagra-like – pellagroïde
pellagragenic – pellagrogène
Pellegrini-Stieda disease – Pellegrini-Stieda (maladie de)
pellet – pellet
pellicle – pellicule
Pellizzi's syndrome – Franckl-Hochwart-Pellizzi-Marburg (syndrome de)
pellucid – pellucide
pellucid zone – zone pellucide
peloid – péloïde
pelotherapy – pélothérapie
pelvi- – pelvi-
pelvi-rectal achalasia – achalasie pelvi-rectale
pelvic – pelvien, pélycogène
pelvic appendicitis – appendicite pelvienne
pelvic cavity – cavité pelvienne
pelvic cellulitis – cellulite pelvienne
pelvic colon – côlon iliopelvien, côlon pelvien
pelvic diameter – diamètre du pelvis
pelvic diaphragm – diaphragme pelvien
pelvic ganglion – ganglion pelvien
pelvic girdle – ceinture pelvienne
pelvic hematocele – hématocèle pelvienne
pelvic hematoma – hématopelvis
pelvic inclination – inclinaison pelvienne
pelvic index – indice pelvien
pelvic kidney – rein pelvien
pelvic peritonitis – péritonite pelvienne
pelvic space – espace pelvirectal
pelvicellulitis – pelvicellulite
pelvicephalography – pelvicéphalographie
pelvicephalometry – pelvicéphalométrie
pelvigraphy – pelvigraphie
pelvimeter – pelvimètre
pelvimetry – pelvimétrie

pelviperitonitis – pelvipéritonite
pelvis – bassin, excavation pelvienne, pelvis
pelviureteric junction obstruction – jonction pyélo-urétérale (syndrome de la)
pelyco- – pélyco-
pemphigoid – pemphigoïde, pemphigoïdes
pemphigus – pemphigus
pemphigus foliaceous – pemphigus foliacé
pemphigus vegetans – pemphigus végétant
pemphigus vulgaris – pemphigus vulgaire
Pendred's syndrome – Pendred (syndrome de)
pendular movement – mouvement pendulaire
pendulous abdomen – ventre en besace
pendulum rhythm – rythme pendulaire
penetrance – expression, pénétrance
penetrating – pénétrant
penetrating radiotherapy – radiothérapie pénétrante
penetrometer – pénétromètre
penicillamine – D-pénicillamine
penicilliary – pénicillé
penicillic acid – pénicillique (acide)
penicillin – pénicilline
penicillinase – pénicillinase
penicillinotherapy – pénicillinothérapie
penicilliosis – pénicilliose
penile – pénien
penis – pénis, verge
penischisis – pénischisis
penitis – pénitis
penniform – penniforme
Penrose drain – Penrose (drain de)
pent-, penta- – pent-, penta-
pentachromic – pentachromique
pentalogy – pentalogie
pentalogy of Fallot – Fallot (pentalogie de)
pentamidine – pentamidine
pentane – pentane
pentasomy – pentasomie
pentastome – pentastome
pentazocine – pentazocine
pentobarbital – pentobarbital
pentose – pentose
pentosuria – pentosurie
peonin – péonine
peotillomania – péotillomanie
peotomy – péotomie
peplos – peplos
Pepper's syndrome – Pepper (syndrome de)
pepsin – pepsine
pepsinogen – pepsinogène
pepsinuria – pepsinurie
peptic – pepsique, peptique
peptic ulcer – ulcère gastroduodénal
peptidase – peptidase
peptide – peptide, peptidique
peptidoglycan – peptidoglycane
peptidolytic – peptidolytique
peptization – peptisation
peptogenic – peptogène
peptolysis – peptonolyse
peptolytic – peptolytique
peptone – peptone
peptonemia – peptonémie
peptonic – peptonique
peptonization – peptonisation
peptonuria – peptonurie
per- – per-
peracephalus – péracéphale
perborate – perborate
perception – perception
perceptive deafness – surdité de perception
perceptivity – perceptivité
perchlorate – perchlorate
perchloride – perchlorure
percolation – percolation
percolator – percolateur
percussion – percussion
percussor – percuteur
percutaneous – percutané
Percy's retractor – Percy (rétracteur de)
perfectionism – perfectionnisme
perforans – perforant
perforated appendicitis – appendicite perforante
perforating – perforatif
perforating elastosis – élastome perforant verruciforme
perforation – perforation
perfusion – perfusion
peri- – péri-
periadenitis – périadénite
periadenoiditis – périadénoïdite
periadventitia – périadventice
perianal – périanal
periangiitis – périangéite
periangiocholitis – périangiocholite
periaortic – périaortique
periaortitis – périaortite
periapical – périapical
periapical granuloma – granulome dentaire
periappendicitis – périappendicite
periappendicitis decidualis – périappendicite déciduale
periappendicular – périappendiculaire
periarterial – périartériel
periarterial sympathectomy – sympathectomie périartérielle
periarteritis – périartérite
periarteritis nodosa – périartérite noueuse, polyartérite noueuse
periarthritis – périarthrite
periarthritis of shoulder – périarthrite scapulo-humérale
periarticular – périarticulaire
peribronchial – péribronchique
peribronchitis – péribronchite
pericardial cavity – cavité péricardique
pericardial rub – bruit de cuir neuf
pericardial sound – vibrance péricardique
pericardiectomy – péricardectomie
pericardiocentesis – péricardiocentèse
pericardiolysis – péricardiolyse
pericardiorrhaphy – péricardiorraphie
pericardiostomy – péricardiostomie
pericardiotomy – péricardiotomie
pericarditis – péricardite
pericardium – péricarde
pericellular – péricellulaire
pericementitis – péricémentite
pericementum – péricément
pericholangitis – péricholangite
pericholecystitis – péricholécystite
perichondritis – périchondrite
perichondrium – périchondre
perichondroma – périchondrome
pericolic – péricolique
pericolitis – péricolite
pericolpitis – péricolpite
pericorneal – péricornéen
pericoronitis – péricoronarite
pericowperitis – péricowpérite
pericoxitis – péricoxite
pericystitis – péricystite, périkystite
pericyte – péricyte
perididymis – pérididyme
perididymitis – pérididymite
peridiverticulitis – péridiverticulite
periduodenitis – périduodénite
peridural – péridural
periencephalitis – périencéphalite
perienteritis – périentérite
periependymal – périépendymaire
periesophageal – périœsophagien
periesophagitis – périœsophagite
perifocal – périfocal
perifollicular – périfolliculaire
perifolliculitis – périfolliculite pilaire
periganglionic – périganglionnaire
perigastric – périgastrique
perigastritis – périgastrite

periglandular – périglandulaire
perihepatic – périhépatique
perihepatitis – périhépatite
perihepatitis chronica hyperplastica – périhépatite chronique hyperplasique
perihernial – périherniaire
perijejunitis – périjéjunite
perikaryon – péricaryon
perikeratic – périkératique
perilabyrinthitis – périlabyrinthite
perilobar – périlobaire
perilobulitis – périlobulite
perilymph – périlymphe
perilymphadenitis – périlymphadénite
perilymphangitis – périlymphangite
perilymphatic – périlymphatique
perimastitis – périmastite
perimaxillitis – périmaxillite
perimeter – périmètre
perimetritis – périmétrite
perimetrium – périmétrium
perimetrosalpingitis – périmétrosalpingite
perimetry – périmétrie
perimyositis – périmyosite
perimysium – périmysium
perinatal – périnatal
perinatal mortality rate – mortalité périnatale
perinatal period – périnatalité
perinatology – périnatologie
perineal – périnéal
perineal fascia – fascia périnéal
perineal hernia – hernie périnéale
perineal hidradenitis – Verneuil (maladie de)
perineal membrane – aponévrose périnéale, Colles (fascia de)
perineal vaginismus – vaginisme inférieur
perineoanal – périnéo-anal
perineoplasty – périnéoplastie
perineorrhaphy – périnéorraphie
perineoscrotal – périnéoscrotal
perineostomy – périnéostomie
perineotomy – périnéotomie
perineovaginal – périnéovaginal
perineovaginorectal – périnéovaginorectal
perineovulvar – périnéovulvaire
perinephric – périnéphrétique
perinephritis – périnéphrite
perineum – périnée
perineural – périneural
perineuritis – périnévrite
perineurium – périnèvre
perinuclear – périnucléaire
perinuclear cataract – cataracte périnucléaire
periocular – périoculaire
period – période
periodic – périodique
periodic inexcitability – inexcitabilité périodique
periodic neutropenia – neutropénie périodique chronique
periodic strabismus – strabisme périodique
periodicity – périodicité
periodontal ligament – desmodonte
periodontal membrane – membrane périodontale
periodontitis – desmodontite, périodontite
periodontium – parodonte, périodonte
periodontoclasia – parodontolyse
periodontolysis – parodontolyse
periodontosis – parodontose
perionychium – périonychium
perionyxis – périonyxis
perioophoritis – périoophorite
perioophorosalpingitis – périoophorosalpingite
periothecitis – périothécite
periophthalmitis – périophtalmite
perioptometry – périoptométrie
perioral – périoral
periorchitis – périorchite
periorificial – périorificiel
periorificial lentiginosis – lentiginose péri-orificielle avec polypose viscérale
periostal lamella – lamelle osseuse périostique
periosteal – périostal ou périostéal
periosteal chondroma – chondrome externe
periosteal flap – lambeau périosté
periosteal osteoplasty – ostéoplastie périostique
periosteogenesis – périostéogenèse
periosteoma – périostéome
periosteophyte – périostéophyte
periosteum – périoste
periostitis – périostite
periostitis deformans – Soriano (syndrome de)
periostitis hyperplastica – périostite hyperplastique
periostosis – périostose
periotic – périotique
periovaritis – périovarite
peripancreatic – péripancréatique
peripancreatitis – péripancréatite
peripapillary – péripapillaire
peripartum – péripartum
periphacitis – périphacite
peripharyngeal – péripharyngé
peripheral glioma – gliome périphérique
peripheral iridectomy – iridectomie périphérique
peripheral nerve – nerf périphérique
peripheral nervous system – système nerveux périphérique
peripheral neurolymphomatosis – neurolymphomatose périphérique
peripheral neuropathy – neuropathie périphérique
peripheral paralysis – paralysie périphérique
peripheral polyneuropathy – polyneuropathie périphérique
peripheral resistance – résistance vasculaire
peripheral scotoma – scotome périphérique
peripheral vision – vision périphérique
periphery – périphérie
periphlebitis – périphlébite
periphrenitis – périphrénite
peripleural – pleural
peripleuritis – péripleurite
periplocin – périplocine
periportal cirrhosis – cirrhose annulaire périportale
periproctitis – périproctite
periprostatic – périprostatique
periprostatitis – périprostatite
peripylephlebitis – péripyléphlébite
peripyloric – péripylorique
periradicular – périradiculaire
perirectal – périrectal
perirectitis – périrectite
perirenal – périrénal
perisalpingitis – périsalpingite
periscopic lens – verre périscopique
periscopic spectacles – lunettes périscopiques
perisigmoiditis – périsigmoïdite
perisinusoidal space – espace de Disse
perisplenic – périsplénique
perisplenitis – périsplénite
perispondylitis – périspondylite
peristalsis – péristaltisme
peristaltic – péristaltique
peristaltin – péristaltine
peristaphyline – péristaphylin
peristaphylitis – péristaphylite
peristasis – péristase
perisynovial – périsynovial
perisynovitis – périsynovite
peritectomy – péritectomie
peritendinitis – péritendinite
perithecium – périthèce
perithelioma – périthéliome
perithelium – périthélium
perithoracic – périthoracique
perithyreoiditis – périthyroïdite
peritomist – péritomiste
peritomy – péritomie

peritoneal – péritonéal
peritoneal cavity – cavité péritonéale
peritoneal dialysis – dialyse péritonéale
peritoneal encapsulation – péritonite encapsulante
peritoneal fold – méso
peritonealgia – péritonéalgie
peritoneocentesis – péritonéocentèse
peritoneoclysis – péritonéoclyse
peritoneography – péritonéographie
peritoneorrhagia – péritonéorragie
peritoneoscopy – péritonéoscopie
peritoneum – péritoine
peritonism – péritonisme
peritonitis – péritonite
peritonization – péritonisation
peritonsillar – péritonsillaire
peritonsillar abscess – abcès péritonsillaire
peritonsillitis – péritonsillite phlegmoneuse
peritrichous – péritriche
peritrochanteric – péritrochantérien
perityphlitis – pérityphlite
periumbilical – périombilical
periungual – périunguéal
periureteritis – périurétérite
periurethritis – périurétrite
periuterine – périutérin
perivaginal – périvaginal
perivaginitis – périvaginite
perivascular – périvasculaire
perivascular space – espace de His
perivasculitis – périvascularite
perivenous – périveineux
perivertebral – périvertébral
perivesical – paravésical, périvésical
perivesiculitis – périvésiculite
perivisceral – périviscéral
periviscerítis – périviscérite
perlèche – perlèche
perlingual – perlingual
Perls' test – Perls (coloration de)
permanent bradycardia – pouls lent permanent
permanent idiopathic hypotension – hypotension artérielle permanente idiopathique
permanent tooth – dent permanente
permanganate – permanganate
permeability – perméabilité
permeable – perméable
permeation – perméation
permissivity – permissivité
pernicious – pernicieux
pernicious anemia – anémie pernicieuse, Biermer (anémie ou maladie de)
pernicious vomiting – vomissement incoercible
pernio – pernion
perniosis – perniose
pero- – péro-
perobrachius – pérobrachius
perocephalus – pérocéphale
perochirus – pérochirus
perodactyly – pérodactylie
peromelus – péromèle
peronarthrosis – péronarthrose
peroperative – peropératoire
peroral – peroral
perosomus – pérosomie
peroxidase – peroxydase
peroxide – peroxyde
peroxisome – péroxysome
perpendicular lamina of ethmoid bone – lame perpendiculaire de l'ethmoïde
Perrin-Ferraton disease – Perrin-Ferraton (maladie de)
Perroncito's sign – Perroncito (signe de)
persecutive and depressive anxiety – anxiété persécutive et dépressive
perseveration – persévération
persisting hepatitis – hépatite persistante
personal equation – équation personnelle
personality – constitution, personnalité
personality disintegration – désagrégation psychique
personality disorders – personnalité (troubles de la)
perspiration – perspiration
persulfate – persulfate
Perthes' disease – Perthes (maladie de)
Perthes' incision – Perthes (incision de)
Perthes-Jungling disease – Jüngling (maladie de), Perthes-Jüngling (maladie de)
Perthes' test – Perthes (épreuve de)
Pertik's diverticulum – Pertik (diverticule de)
pertussis vaccine – vaccin anticoquelucheux
Peruvian balsam – baume du Pérou
perverse – pervers
perversion – perversion
perversity – perversité
pes planovalgus – pied plat valgus statique
pes talus – pied talus
pessary – hystérophore, pessaire
pesticide – pesticide
pestilential – pestilentiel
pestivirus – pestivirus
PET – PET
PET Scan – tomographie par émission de positons
petechia – pétéchie
petechial – pétéchial
Petersen's bag – Petersen (ballon de)
Petersen's lithotomy – Petersen (opération de)
pethidine – péthidine
pethidine hydrochloride – mépéridine
petit mal – petit mal
Petit's hernia – Petit (hernie de)
Petri dish – Petri (boîte de)
petrifying conjunctivitis – conjonctivite pétrifiante
petroleum jelly – gélatine minérale
petrolization – pétrolisation
petrooccipital – pétro-occipital
petrosal fossa – fossette pétreuse
petrositis – apexite, pétrosite
petrotympanic fissure – fissure pétrotympanique
petrous – pétreux
petrous part of temporal bone – rocher
petrous pyramid – pyramide pétreuse
Pette-Döring panencephalitis – panencéphalite de Pette-Döring
Pettenkofer's test – Pettenkofer (réaction de)
Peutz-Jeghers syndrome – Peutz-Jeghers (syndrome de)
pexia – pexie
pexis – pexie
pexy – -pexie
Peyer's patches – Peyer (plaques de)
Peyer's plaque – plaque de Peyer
peyote – peyotl
Peyronie's disease – La Peyronie (maladie de)
Peyrot's thorax – Peyrot (thorax de)
Pezzer's catheter – Pezzer (sonde de)
Pfannenstiel incision – Pfannenstiel (incision de)
Pfannenstiel's syndrome – ictère grave familial du nouveau-né
Pfeiffer's bacillus – Pfeiffer (bacille de)
Pfeiffer's phenomenon – Pfeiffer (phénomène de)
Pfuhl's sign – Pfuhl (signe de)
pH – pH
pH determination – pH-métrie
PHA – PHA
phaco- – phaco-

phacoanaphylatic endophthalmitis – endophtalmie phako-anaphylactique
phacocele – phacocèle
phacocystectomy – phacocystectomie
phacocystitis – phacocystite
phacoemulsification – phacoémulsification
phacoerysis – phacoérisis
phacoid – phacoïde
phacolysin – phacolysine
phacolysis – phacolyse
phacomalacia – phacomalacie
phacometer – phacomètre
phacoplanesis – phacodonésis
phacosclerosis – phacosclérose
phacoscope – phacoscope
phaeohyphomycosis – phaeo-hyphomycose
phage – phage
phagedenic – phagédénique
phagedenic chancre – chancre phagédénique
phagedenic ulcer – ulcère phagédénique
phagedenism – phagédénisme
phago- – phago-
phagocyte – phagocyte
phagocytic – phagocytaire
phagocytic index – indice phagocytaire
phagocytolysis – phagocytolyse
phagocytosis – phagocytose
phagomania – phagomanie
phagosome – phagosome
phakoma – phacome
phakomatosis – phacomatose
phalangectomy – phalangectomie
phalangization – phalangisation
phalangophalangeal – phalangophalangien
phalangosis – phalangose
phalanx – phalange
phallic – phallique
phallic stage – stade phallique
phalliform – phalloïde
phallin – phalline
phalloplasty – phalloplastie
phallus – phallus
phanerosis – phanérose
phantom limb – membre fantôme
phantom limb pain – douleur fantôme
phantom pain – douleur fantôme
pharingolith – pharyngolithe
pharmaceutic – pharmaceutique
pharmaceutical chemistry – chimie pharmaceutique
pharmacist – pharmacien
pharmaco- – pharmaco-
pharmacochemistry – pharmacochimie
pharmacodiagnosis – pharmacodiagnostic
pharmacodynamics – pharmacodynamie
pharmacogenetics – pharmacogénétique
pharmacognosy – pharmacognosie
pharmacokinetics – pharmacocinétique
pharmacologist – pharmacologiste
pharmacology – pharmacologie
pharmacomania – pharmacomanie
pharmacopeia – pharmacopée
pharmacophobia – pharmacophobie
pharmacoradiography – pharmacoriadiographie
pharmacotherapy – pharmacothérapie
pharmacy – officine, pharmacie
pharyngalgia – pharyngalgie
pharyngeal – pharyngé
pharyngeal aponeurosis – aponévrose pharygobasilaire
pharyngeal bursa – bourse pharyngienne
pharyngeal crisis – crise pharyngée
pharyngeal hypophysis – hypophyse pharyngée
pharyngeal plexus of vagus nerve – plexus pharyngien
pharyngeal portion of nasal cavity – arrière-cavité des fosses nasales
pharyngeal recess – récessus pharyngien
pharyngeal reflex – réflexe pharyngé
pharyngeal tonsil – tonsille pharyngienne
pharyngeal tubercle – tubercule pharyngien
pharyngectasia – pharyngectasie
pharyngectomy – pharyngectomie
pharyngitis – angine, pharyngite
pharyngitis herpetica – pharyngite herpétique
pharyngitis keratosa – pharyngite kératosique
pharyngitis sicca – pharyngite sèche
pharyngitis ulcerosa – pharyngite ulcéreuse
pharyngo- – pharyngo-
pharyngo-oral – pharyngo-oral
pharyngocele – pharyngocèle
pharyngodynia – pharyngodynie
pharyngoepiglottic – pharyngo-épiglottique
pharyngoesophageal – pharyngo-œsophagien
pharyngokeratosis – pharyngokératose
pharyngolaryngeal – pharyngolaryngien
pharyngolaryngitis – pharyngolaryngite
pharyngomycosis – pharyngomycose
pharyngonasal – pharyngonasal
pharyngonasal isthmus – isthme pharyngonasal
pharyngoparalysis – pharyngoparalysie
pharyngoplasty – pharyngoplastie
pharyngoplegia – pharyngoplégie
pharyngorrhagia – pharyngorragie
pharyngosalpingitis – pharyngosalpingite
pharyngoscleroma – pharyngosclérome
pharyngoscopy – pharyngoscopie
pharyngospasm – pharyngisme, pharyngospasme
pharyngostenosis – pharyngosténose
pharyngostomy – pharyngostomie
pharyngotome – pharyngotome
pharyngotomy – pharyngotomie
pharyngotonsillitis – pharyngotonsillite
pharyngoxerosis – pharyngoxérose
pharynx – pharynx
phase – phase, stade
phase-contrast microscope – microscope à contraste de phase
phaseolin – phaséoline
Phelps' method – Phelps (méthode de)
Phemister's operation – Phemister (opération de)
phen-, pheno- – phén-, phéno-
phenacaine – phénacaïne
phenacetin – phénacétine
phenanthrene – phénanthrène
phenate – phénate
phencyclidine – phencyclidine
phenethicillin – phénéticilline
phenobarbital – phénobarbital
phenocopy – phénocopie
phenodianisyl – phénodianisyl
phenol – phénol
phenol solution – eau phéniquée
phenolase – phénolase
phenolated – phénolé
phenolemia – phénolémie
phenology – phénologie
phenolphthalein – phénolphtaléine
phenolsteroids – phénolstéroïdes
phenolsulfonphthalein – phénolsulfonephtaléine
phenomenon – phénomène
phenothiazine – phénothiazine

phenotype – phénotype
phentolamine – phentolamine
phenyl – phényle
phenylalanine – phénylalanine
phenylalaninemia – phénylalaninémie
phenylamine – phénylamine
phenylbutazone – phénylbutazone
phenylephrine – phényléphrine
phenylethylbarbituric acid – phényléthylbarbiturique (acide)
phenylethylmalonylurea – phényléthylmalonylurée
phenylglucosazone – phénylglucosazone
phenylhydrazine – phénylhydrazine
phenylketonuria – phénylcétonurie
phenylpropanolamine – phénylpropanolamine
phenylpyruvic acid – phénylpyruvique (acide)
phenylpyruvic mental retardation – oligophrénie phénylpyruvique
phenylpyruvic oligophrenia – idiotie phénylpyruvique
phenytoin – phénytoïne
pheochrome cell – cellule phéochrome
pheochromoblast – phéochromoblaste
pheochromocyte – phéochromocyte
pheochromocytoma – médullosurrénalome, phéochromocytome
pherormone – phérormone
phial – ampoule
Philadelphia chromosome – chromosome Philadelphie
Phillips' catheter – Phillips (sonde de)
philtrum – philtrum
phimosis – phimosis
phleb-, phlebo- – phléb-, phlébo-
phlebalgia – phlébalgie
phlebanesthesia – phléboanesthésie
phlebangioma – phlébangiome
phlebarteriectasia – phlébartériectasie
phlebectasia – phlébectasie
phlebectomy – phlébectomie
phlebitic septicemia – septicémie veineuse
phlebitis – phlébite
phlebogenous – phlébogène
phlebogram – phlébogramme
phlebography – phlébographie
phlebolith – phlébolithe
phlebolithiasis – phlébolithiase
phlebology – phlébologie
phlebonarcosis – phlébonarcose
phlebopiezometry – phlébopiézométrie
phleboplasty – phléboplastie
phleborrhagia – phléborragie
phleborrhaphy – phléborraphie
phleborrhexis – phléborrhexis
phlebosclerosis – phlébosclérose
phlebostasis – phlébostase
phlebostenosis – phlébosténose
phlebothrombosis – phlébothrombose
Phlebotomus – *Phlebotomus*
phlebotomus fever – fièvre à phlébotomes
phlebotomy – phlébotomie
phlebotonic – phlébotonique, veinotonique
phlegmasia alba dolens – phlegmatia alba dolens
phlegmasia caerulea dolens – phlegmatia caerulea dolens
phlegmon – phlegmon
phlegmonous angina – angine phlegmoneuse
phlegmonous enteritis – entérite phlegmoneuse
phlegmonous esophagitis – œsophagite phlegmoneuse
phlegmonous gastritis – gastrite phlegmoneuse
phlegmonous glossitis – glossite phlegmoneuse
phlegmonous pharyngitis – pharyngite phlegmoneuse
phlogistic inflammation – phlogistique
phlogogen – phlogogène
phlogogenic – phlogogène
phlorhizin – phlorhizine
phloroglucine – phloroglucine
phlyctena – phlyctène
phlyctenoid – phlycténoïde
phlyctenula – phlycténule
phlyctenular conjunctivitis – conjonctivite phlycténulaire
phlyctenular keratitis – kératite phlycténulaire
phlyctenular keratoconjunctivitis – kératoconjonctivite phlycténulaire
phlyctenular ophthalmia – ophtalmie phlycténulaire
phobia – phobie
phobic disorder – névrose phobique
phobic personality disorder – personnalité phobique
phobophobia – phobophobie
phocomelia – phocomélie
phocomelus – phocomèle
pholcodine – pholcodine
phon – phone
phon-, phono- – phon-, phono-
phonasthenia – phonasthénie
phonation – phonation
phoneme – phonème
phonendoscope – phonendoscope
phonetics – phonétique
phoniatrics – phoniatrie
phonism – phonisme
phonocardiogram – phonocardiogramme
phonocardiography – phonocardiographie
phonogram – phonogramme
phonology – phonologie
phonometer – phonomètre
phonophobia – phonophobie
phonopsia – phonopsie
phoria – phorie
phorometer – phoromètre
phorometry – phorométrie
phose – phose
phosgene – phosgène
phosphagene – phosphagène
phosphatase – phosphatase
phosphatasemia – phosphatasémie
phosphate – phosphate
phosphatemia – phosphatémie, phosphorémie
phosphatic calculus – calcul phosphatique
phosphatide – phosphatide
phosphatidic acid – phosphatidique (acide)
phosphatidylcholine – phosphatidylcholine
phosphaturia – phosphaturie
phosphene – phosphène
phosphide – phosphure
phosphite – phosphite
phosphocreatine – phosphocréatine
phosphodiesterase – phosphodiestérase
phosphoglucomutase – glucophosphomutase
phosphoglyceric acid – glycérophosphorique (acide)
phosphohexoisomerase – phosphohexose-isomérase
phospholipase – phospholipase
phospholipid – phospholipide
phosphonecrosis – phosphonécrose
phosphopenia – phosphopénie
phosphoprotein – phosphoprotéine
phosphorated – phosphoré
phosphoric acid – phosphorique (acide)
phosphorolysis – phosphorolyse
phosphorous acid – phosphoreux (acide)
phosphorus – phosphore
phosphorus 32 – phosphore 32

phosphorus necrosis – mal chimique
phosphorus poisoning – phosphorisme
phosphorylase – phosphorylase
phosphorylation – phosphorylation
phosphotungstic acid – phosphotungstique (acide)
phot – phot
photism – photisme
photo- – photo-
photobacterium – photobactérie
photobiology – photobiologie
photocatalysis – photocatalyse
photochemistry – photochimie
photochemotherapy – photochimiothérapie
photocoagulation – photocoagulation
photodermatosis – photodermatose
photodynamics – photodynamique
photoelectric effect – effet photoélectrique
photofluorography – photofluorographie
photogastroscope – photogastroscope
photolysis – photolyse
photometer – photomètre
photometry – photométrie
photomicrography – photomicrographie
photomicroscopy – photomicroscopie
photomorphosis – photomorphose
photopathy – photopathie
photoperiodism – photopériodisme
photopheresis – photophérèse
photophilic – photophile
photophobia – photophobie
photophthalmia – photophtalmie
photopia – photopie
photopic vision – vision photopique
photopsia – photopsie
photoptometer – photoptomètre
photoptometry – photoptométrie
photoreaction – photoréaction
photoreceptor – photorécepteur
photorefractive keratectomy – kératectomie photoréfractrice
photosensitivity – photo-allergie
photosensitization – photosensibilisation
photostethoscope – photostéthoscope
phototaxis – phototaxie
phototherapy – photothérapie
phren-, phreno- – phrén-, phréno-
phrenalgia – phrénalgie
phrenic – phrénique
phrenic ampulla – ampoule épiphrénique
phrenic ganglion – ganglion phrénique
phrenic nerve – phrénique
phrenic plexus – plexus phrénique
phrenicectomy – phrénicectomie
phrenicotomy – phrénicotomie
phrenicotripsy – phrénicoclasie
phrenitis – phrénite
phrenocardia – phrénocardie
phrenoclonus – phrénoclonie
phrenodynia – phrénodynie
phrenoglottic – phrénoglottique
phrenograph – phrénographe
phrenology – phrénologie
phrenoplegia – phrénoplégie
phrenoptosis – phrénoptose
phrenosin – phrénosine
phrenospasm – phrénospasme
phrenosplenic – phrénosplénique
phrenotomy – phrénotomie
phrynoderma – phrynodermie
phrynolysin – phrynolysine
phthalein – phtaléine
phthalic acid – phtalique (acide)
phthiriasis – phtiriase
phthisiologist – phtisiologue
phthisiology – phtisiologie
phthisis – phtisie
Phycomycetes – *Phycomycètes*
phycomycosis – phycomycose
phylaxis – phylaxie
phyllode – phyllode
phylloquinone – phylloquinone
phylogenesis – phylogenèse
phylogeny – phylogenèse
physaliphore – physaliphore
physical – physique, physique
physical chemistry – chimie physique
physical defect – vice
physical disability – infirmité
physical drug addiction – dépendance physique
physician – médecin
Physick's operation – Physick (opération de)
physicotherapeutics – physicothérapie
physics – physique
physio- – physio-
physiogenesis – physiogenèse
physiognomy – physiognomonie, physionomie
physiologic albuminuria – albuminurie physiologique
physiologic congestion – congestion physiologique
physiologic jaundice – ictère physiologique
physiologic scotoma – scotome physiologique
physiologic tremor – tremblement physiologique
physiologic venous pulse – pouls veineux physiologique
physiological antidote – antidote physiologique
physiological chemistry – chimie physiologique
physiological glucose solution – solution physiologique sucrée
physiological hemolysis – hémolyse physiologique
physiological salt solution – solution physiologique salée
physiological serum – sérum artificiel
physiological solution – soluté physiologique
physiological tetanus – tétanos physiologique
physiologist – physiologiste
physiology – physiologie
physiometry – physométrie
physiopsychic – physiopsychique
physiotherapy – physiothérapie
physocele – physocèle
physopyosalpinx – physopyosalpinx
physostigmine – physostigmine
phytalbumin – phytoalbumine
phytate – phytate
phytic acid – phytique (acide)
phyto- – phyto-
phytobezoar – phytobézoard
phytohemagglutinin – phytohémagglutinine
phytol – phytol
phytoparasite – phytoparasite
phytopathology – phytopathologie
phytophotodermatitis – phytophotodermatite
phytosterol – phytostérol
phytotherapy – phytothérapie
phytotoxin – phytotoxine
pia mater – pie-mère
pian – pian
piblokto – piblokto
pica – pica
Pick's disease – Pick (maladie de)
Pick's pseudo-cirrhosis – Pick (pseudo-cirrhose de)
Pick's pseudocirrhosis – Hutinel-Pick (maladie de)
Pick's vision – Pick (vision de)
Pickwickian syndrome – Pickwick (syndrome de)
pico- – pico-
picogram – picogramme
picometer – picomètre
picr-, picro- – picr-, picro-
picrate – picrate
picric acid – picrique (acide)

picrotoxin – picrotoxine
piebaldism – piébaldisme
piedra – piedra
Pierre Marie maneuver – Marie (épreuve des trois papiers de Pierre)
Pierre Robin's syndrome – Robin (syndrome de Pierre)
piezogram – piézogramme
piezography – piézographie
piezometer – piézomètre
pigment – pigment
pigmental degeneration – dégénérescence pigmentaire
pigmental peribuccal erythrosis of Brocq – érythrose pigmentée péribuccale
pigmentary – pigmentaire
pigmentary atrophy – atrophie pigmentaire
pigmentary dermatosis – chromodermatose
pigmentation – pigmentation
pigmented nevus – nævus pigmentaire
pigmented purpuric dermatitis – dermite ocre
pigmentolysis – pigmentolyse
pigmentophage – chromophage, pigmentophage
pigmentophore – pigmentophore
pigmentory infiltration – infiltration pigmentaire
Pignets' formule – Pignet (indice de)
pilar – pilaire
pilar of abdominal rings – pilier de l'anneau inguinal superficiel
Pilcher's hemostatic bag – Pilcher (ballon de)
piles – hémorroïde
pili – pili
piliform – piliforme
pilimiction – pilimiction
pill – pilule
pill box – pilulier
pillar – pilier
pillars of Corti – Corti (piliers de)
pillars of fornix – fornix (piliers du)
pillars of Uskow – Uskow (piliers d')
pilocarpine – pilocarpine
pilomotor – pilomoteur
pilomotor reflex – réflexe pilomoteur
pilonidal – pilonidal
pilonidal cyst – kyste pilonidal
pilonidal sinus – sinus pilonidal
pilonidal sinus fistula – fistule sacrococcygienne
pilosebaceous – pilosébacé
pilosity – pilosité
Piltz's reflex – Piltz (réflexe de)
pilular – pilulaire
pimple – bouton
pin – broche
pin hole – sténopéique
pinacyanol chloride – pinacyanol (chlorure de)
Pinard's maneuver – palper mensurateur
pince-ciseaux – pince-ciseaux
pine – pin
pineal – épiphysaire, pinéal
pineal body – corps pinéal, glande pinéale
pineal peduncle – pédoncule du corps pinéal
pinealectomy – pinéalectomie
pinealoblastoma – pinéaloblastome
pinealocytoma – pinéalocytome
pinealoma – pinéalome
pinguecula – pinguécula
pinna – auricule
pinning – embrochage, enclouage intramédullaire
pinocyte – pinocyte
pinocytosis – pinocytose
pinta – pinta
pintid – pintide
pinworm – oxyure
piperazine – pipérazine
piperidine – pipéridine
piperine – pipérine
piperocaine – pipérocaïne
pipette – pipette
piriform – piriforme
piriform recess – récessus piriforme
piriform thorax – thorax piriforme
Pirogoff's amputation – Pirogoff (amputation de)
piroplasmosis – piroplasmose
pisiform bone – pisiforme (os)
Piskacek's sign – Piskacek (signe de)
pithiatic – pithiatique
pithiatism – pithiatisme
Pitres' sign – Pitres (signe de)
pitting – godet
Pitts' operation – Pitts (opération de)
pituicyte – pituicyte
pituitary – pituitaire
pituitary adamantinoma – adamantinome hypophysaire
pituitary gland – glande pituitaire, hypophyse
pituitary gonadotropin – gonadotrophine hypophysaire
pituitary lobe – lobe de l'hypophyse
pituitary membrane – muqueuse pituitaire
pituitary stalk – tige pituitaire
pituitary vesicle – vésicule pituitaire
pityriasis – pityriasis
pityriasis alba – pityriasis alba
pityriasis capitis – pityriasis capitis
pityriasis circinata et marginata – pityriasis circiné et marginé
pityriasis rosea – pityriasis rosé de Gibert
pityriasis rubra – pityriasis rubra
pityriasis rubra pilaris – pityriasis rubra pilaire
pityriasis steatoides – eczéma séborrhéique
pivot joint – trochoïde
pKa – pK
placebo – placebo
placebo effect – effet placebo
placenta – placenta
placenta accreta – placenta accreta
placenta encystement – enkystement du placenta
placenta membranacea – placenta membraneux
placenta praevia – placenta praevia
placental circulation – circulation placentaire
placental cotyledon – cotylédon placentaire
placental decidua – caduque basale
placental extract – extrait placentaire
placental hormone – hormone placentaire
placental incarceration – incarcération du placenta
placentation – placentation
placentitis – placentite
placentography – placentographie
placentoid – placentiforme
placentoma – placentome malin
placentotherapy – placentothérapie
Placido's disk – Placido (disque de)
placode – placode
plagiocephaly – plagiocéphalie
plague – peste
plague-stricken – pestiféré
planar xanthoma – xanthome plan
plane – plan
plane articulation – plane (articulation)
plane joint – articulation plane
plane sign – rabot (signe du)
plane suture – suture à surfaces planes
planoconcave – plan-concave
planoconvex – plan-convexe
planotopokinesia – planotopocinésie
plant toxin – toxine végétale
plantain – plantain

plantalgia – plantalgie
plantar – plantaire
plantar aponeurosis – aponévrose palmaire, plantaire
plantar arterial arch – arcade plantaire
plantar fibromatis – Ledderhose (maladie de)
plantar reflex – réflexe plantaire
plantar space – espace plantaire
plantar ulcer – mal perforant plantaire
plantar wart – verrue plantaire
plaque – plaque
plaque parapsoriasis – parapsoriasis en plaques
plasma – plasma
plasma cell – cellule plasmocytaire, plasmocyte
plasma cell balanitis – balanite de Zoon, Zoon (balanite de)
plasma cortisol rate – cortisolémie
plasma membrane – membrane plasmatique, plasmalemme
plasma prothrombin level – prothrombinémie
plasma renin activity – activité rénine plasmatique, réninémie
plasma substitute – plasma (succédané du)
plasma volume – volume plasmatique
plasmagene – plasmagène
plasmapheresis – plasmaphérèse
plasmarrhexis – plasmarrhexis
plasmatherapy – plasmathérapie
plasmatic – plasmatique
plasmatorrhexis – plasmorrhexis
plasmid – plasmide
plasmin – plasmine
plasmin inhibitor – antiplasmine
plasminogen – plasminogène
plasmoblast – plasmoblaste
plasmocyte – plasmocyte
plasmocytoma – plasmocytome
plasmocytosis – plasmocytose
plasmodicide – plasmodicide
Plasmodidae – *Plasmodidés*
plasmoditrophoblast – plasmoditrophoblaste
plasmodium – plasmodie
plasmogamy – plasmogamie
plasmolysis – plasmolyse
plasmoma – plasmome
plasmoschisis – plasmoschisis
plasmotomy – plasmotomie
plaster – emplâtre, plâtre
plaster bandage – bandage plâtré
plaster cast – plâtre
plastic – plastique
plastic achillotenotomy – achilloténotomie plastique
plastic cyclitis – cyclite plastique
plastic iritis – iritis plastique
plastic peritonitis – péritonite plastique
plastic pleurisy – pleurésie plastique
plastic surgery – chirurgie esthétique, chirurgie plastique, opération plastique
plastic vaginalitis – vaginalite plastique
plasticity – plasticité
plate – plaque
platelet – plaquette
platelet activating factor – facteur d'activation des plaquettes
platelet adhesion – adhésion plaquettaire
platelet aggregation – agrégation plaquettaire
platelet factor – facteur plaquettaire
platinosis – platinose
platinum – platine
platy- – platy-
platybasia – platybasie
platycephalia – platycéphalie
platycnemia – platycnémie
Platyhelmintes – *Plathelminthes*
platyhieric – platyhiérique
platymeria – platymérie
platyonychia – platonychie
platypellic – platypellique
platypelvic pelvis – pelvis plat
platypodia – platypodie
platyrrhine – platyrrhinien
platyspondylia – platyspondylie
platystencephalia – platystencéphalie
play therapy – ludothérapie
pleasure principle – principe de plaisir
pledget – bourdonnet
pleiochloruria – pléiochlorurie
pleiochromia – pléiochromie
pleiocytosis – pléiocytose
pleiotropia – pléiotropie
pleo- – pléo-
pleomastia – pléomastie
pleomorphic tumor – tumeur mixte
pleomorphism – pléomorphisme
pleonexia – pléonexie
pleonosteosis – pléonostéose
pleoptics – pléoptique
plerocercoid – plérocercoïde
plesiomorphism – plésiomorphisme
plessesthesia – auscultation plessimétrique
plessimetry – plessimétrie
plethora – pléthore
plethoric – pléthorique
plethysmogram – pléthysmogramme
plethysmograph – pléthysmographe
plethysmography – pléthysmographie
plethysmometry – pléthysmométrie
pleura – plèvre
pleural – pleural
pleural adhesion – symphyse pleurale
pleural cavity – cavité pleurale
pleural cupula – cupule pleurale
pleural effusion – pleurésie hémorragique
pleural endoscopy – endoscopie pleurale
pleural murmur – souffle pleurétique
pleural recess – cul-de-sac pleural, récessus pleural
pleuralgia – pleuralgie
pleuralization – pleuralisation
pleurectomy – pleurectomie
pleurisy – pleurésie
pleuritic – pleurétique
pleuritis – pleurite
pleurocele – pleurocèle
pleurocentesis – pleurocentèse
pleurodesis – pleurodèse
pleurodynia – pleurodynie
pleurogenous – pleurogène
pleurography – pleurographie
pleurolith – pleurolithe
pleurolysis – pleurolyse
pleuromelus – pleuromèle
pleuroparietopexy – pleuropariétopexie
pleuropathy – pleuropathie
pleuropericardial – pleuropéricardique
pleuropericarditis – pleuropéricardite
pleuroperitoneal – pleuropéritonéal
pleuroperitoneal hiatus – hiatus pleuropéritonéal
pleuropneumonectomy – pleuropneumonectomie
pleuropneumonia – péripneumonie, pleuropneumonie
pleuropneumonolysis – pleuropneumolyse
pleuropulmonary – pleuropulmonaire
pleuroscope – pleuroscope
pleuroscopy – pleuroscopie
pleurosomus – pleurosome
pleurothotonos – pleurothotonos
pleurotomy – pleurotomie
plexalgia – plexalgie
plexiform – plexiforme
pleximeter – plessimètre
plexitis – plexite
plexus – plexus
plexus aorticus – plexus aortique

plexus submucosus – Remak (plexus de)
plica – pli, plica
plica polonica – plique
plicae palmatae cervicis – arbre de vie de la cavité du col de l'utérus
plicated tongue – langue plicaturée
plication – plicature
plug – bouchon
plumbic – saturnin
Plummer's syndrome – Plummer (syndrome de)
Plummer-Vinson syndrome – Plummer-Vinson (syndrome de)
pluri- – pluri-
pluricellular – pluricellulaire
pluriglandular – pluriglandulaire
plurigravida – plurifétation
plurilobular – plurilobé
plurilocular – pluriloculaire
pluriradicular – pluriradiculé
plutonium – plutonium
Pm – Pm
pneum-, pneumo- – pneum-, pneumo-
pneumarthrography – pneumarthrographie
pneumarthrosis – pneumarthrose
pneumat-, pneumato- – pneumat-, pneumato-
pneumatic – pneumatique
pneumatics – pneumatique
pneumatization – pneumatisation
pneumatocele – pneumatocèle, pneumatocèle pulmonaire
pneumatocele cranii – pneumatocèle crânienne
pneumatogram – pneumatogramme
pneumatology – pneumatologie
pneumatosis – pneumatose
pneumatosis cystoides intestinalis – pneumatose kystique de l'intestin
pneumaturia – pneumaturie
pneumectomy – pneumectomie
pneumoallergology – pneumoallergologie
pneumoalveolography – pneumoalvéolographie
pneumoarthrography – pneumoarthrographie
pneumobacillus – pneumobacille
pneumobilia – aérobilie
pneumobulbar – pneumobulbaire
pneumocele – pneumocèle
pneumocentesis – pneumocentèse
pneumocephalus – pneumoencéphale
pneumocholecystis – pneumocholécystie
pneumococcal polysaccharide vaccine – vaccin antipneumococcique
pneumococcemia – pneumococcémie
pneumococcic – pneumococcique
pneumococcosis – pneumococcie
pneumococcus – pneumocoque
pneumoconiosis – pneumoconiose
pneumocrania – pneumocrâne
Pneumocystis carinii pneumonia – pneumonie interstitielle à Pneumocystis carinii
pneumocystography – pneumocystographie
pneumocystosis – pneumocystose
pneumocyte – pneumocyte
pneumoempyema – pneumoempyème
pneumoencephalogram – pneumoencéphalogramme
pneumoencephalography – pneumoencéphalographie
pneumoencephalomyelography – pneumoencéphalomyélographie
pneumogalactocele – pneumogalactocèle
pneumogastrography – pneumogastrographie
pneumogram – pneumogramme
pneumograph – pneumographe
pneumography – pneumographie
pneumohemopericardium – hémopneumopéricarde, pneumohémopéricarde
pneumohemothorax – pneumohémothorax
pneumohydrometra – pneumohydromètre
pneumohydropericardium – pneumohydropéricarde
pneumohydrothorax – pneumohydrothorax
pneumolith – pneumolithe
pneumolithiasis – pneumolithiase
pneumologist – pneumologue
pneumology – pneumologie
pneumolysis – pneumolyse
pneumomediastinum – pneumomédiastin
pneumomelanosis – pneumomélanose
pneumometer – pneumomètre
pneumometry – pneumométrie
pneumon-, pneumono- – pneumon-, pneumono-
pneumonectomy – pneumonectomie
pneumonia – pneumonie
pneumonia dissecans – pneumonie disséquante
pneumonic – pneumonique
pneumonocele – pneumonocèle
pneumopathy – pneumopathie
pneumopericardium – pneumopéricarde
pneumoperitoneum – pneumopéritoine
pneumopexy – pneumopexie
pneumophtisiology – pneumophtisiologie
pneumopleuroparietopexy – pneumopleuropariétopexie
pneumopyelography – pneumopyélographie
pneumorachis – pneumorachie
pneumoradiography – pneumoradiographie
pneumoretroperitoneum – pneumorétropéritoine
pneumorrhagia – pneumorragie
pneumoserosa – pneumoséreuse
pneumotachygraph – pneumotachographe
pneumotaxic – pneumotaxique
pneumotaxic center – centre pneumotaxique
pneumothorax – pneumothorax
pneumotomy – pneumotomie
pneumotropic – pneumotrope
pneumotympanum – pneumotympan
Po – Po
PO2 – PO2
pocular – poculiforme
pod-, podo- – pod-, podo-
podagra – podagre
podalgia – podalgie
podalic – podalique
podalic version – version podalique
podarthritis – podarthrite
podencephalus – podencéphale
podiatrist – podologue
podocyte – podocyte
pododynamometer – pododynamomètre
pododynia – pododynie
podogram – podogramme
podography – podographie
podology – podologie
podophyllin – podophylline
podophyllotoxin – podophyllotoxine
podoscope – podoscope
Poems syndrome – Crow-Fukase (syndrome de), POEMS (syndrome)
pogonion – pogonion
poikilo- – poïkilo-
poikiloblast – poïkiloblaste
poikilocyte – poïkilocyte
poikilocytosis – poïkilocytose
poikiloderma – poïkilodermie
poikiloderma atrophicans vasculare – poïkilodermie atrophique vasculaire

poikiloderma congenitale – Rothmund-Thomson (syndrome de)
poikiloderma vasculare atrophicans – Petges-Cléjat (maladie de)
poikilodermatomyositis – poïkilodermatomyosite
poikilothermia – poïkilothermie
poikilothrombocyte – poïkilothrombocyte
point – point
point mutation – mutation ponctuelle
point of divergence – point de divergence
point of fixation – point de fixation
pointillage – pointillage
Poirier's line – ligne de Poirier
poised attention – attention flottante
poison – poison
poison gas – gaz asphyxiant
poisoning – empoisonnement, toxicose
pol – pol
Poland's syndrome – Poland (syndrome de)
polar – polaire
polar body – globule polaire
polar cataract – cataracte polaire, antérieure et postérieure
polar presentation – présentation polaire
polarity – polarité
polarization – polarisation
pole – pôle
policlinic – policlinique
polio – polio, polio-
polioencephalitis – polioencéphalite
poliomyelitis – poliomyélite
poliomyelitis vaccine – vaccin antipoliomyélitique
poliomyelitis virus – virus de la poliomyélite
poliosis – poliose
Politzer's bag – Politzer (poire de)
pollaki- – pollaki-
pollakiuria – pollakiurie
pollicization – pollicisation
pollinosis – pollinose
Pollock's amputation – Pollock (opération de)
pollution – pollution
polonium – polonium
poly- – poly-
Polya's operation – Polya (opération de)
polyadenitis – polyadénite
polyadenoma – polyadénome
polyadenomatosis – polyadénomatose
polyadenopathy – polyadénopathie
polyadenylation – polyadénylation
polyalcohol – polyalcool
polyalgesia – polyalgies
polyandry – polyandrie
polyangitis – polyangéite
polyarterial – polyartériel
polyarteritis – polyartérite
polyarteritis nodosa – panartérite noueuse
polyarthritis – polyarthrite
polyarthrosis – polyarthrose
polyarticular – polyarticulaire
polyauxotrophic – polyauxotrophe
polyavitaminosis – polyavitaminose
polyblennia – polyblennie
polycheiria – polychéirie
polycholia – polycholie
polychondritis – polychondrite
polychromatic – polychromatique
polychromatic cell – cellule polychromatophile
polychromatic erythrocyte – érythrocyte polychromatophile
polychromatocyte – polychromatocyte
polychromatophil – polychromatophile
polychromatophilia – polychromatophilie
polychromatosis – polychromatose
polychromia – polychromie
polychromophilia – polychromophilie
polyclinic – polyclinique
polyclonal – polyclonal
polyclonal essential cryoglobulinemia – cryoglobulinémie mixte essentielle
polyclonia – polyclonie
polycoria – polycorie
polycoria vera – polycorie vraie
polycoric – polycorique
polycrotism – polycrotisme
polycyclic – polycyclique
polycystic – polykystique
polycystic disease – polykystose
polycystic kidney – kystique des reins (maladie)
polycystic kidney disease – polykystome rénal
polycystic liver – kystique du foie (maladie)
polycystic ovarian disease – ovaires polykystiques (maladie des)
polycystic ovaritis – ovarite sclérokystique
polycytemia – polyglobulie
polycytemia vera – polyglobulie essentielle
polycythemia – polycythémie
polycytic kidney – rein polykystique
polydactylia – polydactylie
polydactylism – polydactylisme
polydipsia – polydipsie
polydysplasia – polydysplasie
polydyspondyly – polydyspondylie
polydystrophic dwarfism – nanisme polydystrophique
polydystrophy – polydystrophie
polyembryony – polyembryonie
polyergic – polyergique
polyesthesia – polyesthésie
polyethylene – polyéthylène
polyethylene glycol – polyéthylène glycol
polygalactia – polygalactie
polygalin – polygaline
polygamy – polygamie
polyganglionic – polyganglionnaire
polygenic – polygénique
polyglandular – polyglandulaire
polyglandular syndrome – polyendocrinopathie
polyglobulia – hyperglobulie
polygnathus – polygnathe, polygnathien
polygram – polygramme
polygraph – polygraphe
polygyny – polygynie
polygyria – polygyrie
polyhidrosis – polyhidrose
polyhybrid – polyhybride
polyhydramnios – polyhydramnios
polyhypermenorrhea – polyhyperménorrhée
polyinfection – polyinfection
polyinsaturated fatty acid – acide gras polyinsaturé
polymastia – polymastie
polymelia – polymélie
polymelus – polymélien
polymenorrhea – polyménorrhée
polymer – polymère
polymerase chain reaction [PCR] – amplification génique
polymeria – polymérie, polymérisme
polymeric inheritance – hérédité polymérique
polymerization – polymérisation
polymorphism – polymorphisme
polymorphocellular – polymorphocellulaire
polymorphous – polymorphe
polymorphous delusion – délire polymorphe
polymyalgia – polymyalgie

polymyalgia rheumatica – pseudopolyarthrite rhizomélique
polymyositis – polymyosite
polymyxin – polymyxine
polymyxin B – polymyxine B
polymyxin E – polymyxine E
polynesia – polynésie
polyneuritis – polynévrite, polyradiculonévrite
polyneuropathy – polyneuropathie
polynuclear – polynucléé (ou polynucléaire)
polynucleated – polynucléé (ou polynucléaire)
polynucleosis – polynucléose
polynucleotidase – polynucléotidase
polynucleotide – polynucléotide
polyoma – polyome
polyonychia – polyonychie
polyopia – polyopie
polyopia monophtalmica – polyopie monoculaire
polyorchidism – polyorchidisme
polyosteochondritis – polyostéochondrite
polyp – polype
polypapilloma tropicum – polypapillome tropical
polypathia – polypathie
polypectomy – polypectomie
polypeptidase – polypeptidase
polypeptide – polypeptide
polypeptidemia – polypeptidémie
polyphagia – polyphagie
polyphalangia – polyphalangisme
polypharmacy – polypharmacie
polyphrasia – polyphrasie
polyphyodont – polyphyodonte
polyploid – polyploïde
polyploidy – polyploïdie
polypodia – polypodie
polypoid – polypoïde
polyposis – polypose
polyposis coli – polyadénome du gros intestin
polypotome – polypotome
polyradiculitis – polyradiculite
polyradiotherapy – polyradiothérapie
polysaccharide – polyoside
polyscelia – polyscélie
polyscelus – polyscèle
polyserositis – polysérite
polysialia – polysialie
polysome polyribosome
polysomnography – polysomnographie
polysomy – polysomie
polyspermia – polyspermie
polysplenia – polysplénie
polystichia – polystichiasis
polysynovitis – polysynovite
polytendinitis – polytendinite
polythelia – polythélie
polythiazide – polythiazide
polytrichia – polytrichie
polytrophy – polytrophie
polyuria – polyurie
polyvalent – polyvalent
polyvalent vaccine – vaccin mixte, vaccin polyvalent
polyvinylpyrrolidone – polyvinylpyrrolidone
Pomeroy's operation – Pomeroy (opération de)
pommade – pommade
Pompe's disease – cardiomégalie glycogénique, glycogénose de type II, Pompe (maladie de)
pompholyx – pompholyx
Poncet's disease – Poncet (maladie de)
Poncet's operations – Poncet (opérations de)
pondostatural – pondérostatural, staturopondéral
pono- – pono-
ponos – ponos
pons – pont, protubérance annulaire
pontic – pontin
ponticulus – avant-pont, ponticule
pontine syndrome – syndrome pontin
pontine tegmentum – tegmentum pontis
pontive cistern – citerne pontique
pontocerebellar – pontocérébelleux
pontocerebellar angle – angle pontocérébelleux
pontocerebellar angle syndrome – angle pontocérébelleux (syndrome de l')
pontopeduncular sulcus – sillon ponto-pédonculaire
Pool's phenomenon – Pool (phénomène de)
popliteal – poplité
popliteal cyst – kyste poplité
popliteal fossa – fosse poplitée, jarret
poppy – pavot
poppy oil – huile de pavot
poradenitis – poradénie
poradenitis venerea – chancre poradénique
poradenolymphitis – poradénolymphite
porcelain gallbladder – vésicule porcelaine
porcine influenza – grippe porcine
pore – pore
porencephaly – porencéphalie
pores of Vieussens – Vieussens (pores de)
porin – porine
porion – porion
porocephaliasis – porocéphalose
porokeratosis – porokératose
porotic osteomalacia – ostéoporomalacie
porous – poreux
porphin – porphine
porphyria – hématoporphyrie, porphyrie
porphyria cutanea tarda – porphyrie cutanée tardive
porphyria variegata – porphyrie variegata, mixte
porphyrin – porphyrine
porphyrinemia – porphyrinémie
porphyrinuria – porphyrinurie
porphyrization – porphyrisation
porphyry spleen – rate porphyroïde
porraceous – porracé
porrigo – porrigo
Porro's cesarean section – Porro (opération de)
portal – portal
portal canal – espace de Kiernan
portal circulation – circulation porte
portal hypertension – hypertension portale
portal system – système porte
portal vein – porte (veine)
porte-ligature – porte-ligature
portocaval – portocave
portocaval anastomosis – anastomose porto-cave
portography – portographie
portomanometry – portomanométrie
poscentral gyrus – gyrus postcentral
position – position
positional vertigo – vertige de position
positive accommodation – accommodation positive
positive scotoma scotome positif
positron – positon
Posner-Schlossmann syndrome – Posner-Schlossmann (syndrome de)
posologic – posologique
posology – posologie
post- – post-
post critical – métacritique
post-ganglionic neuron – neurone post-ganglionnaire
post hepatitic cirrhosis – cirrhose post-hépatitique
post synaptic – post-synaptique
post-term pregnancy – grossesse prolongée

post traumatic epilepsy – épilepsie post-traumatique
post-traumatic osteoporosis – ostéoporose algique post-traumatique
post-traumatic spondylitis – spondylite traumatique
post-traumatic spondylomalacia – spondylomalacie traumatique
post-traumatic spondylopathy – spondylopathie traumatique
post-traumatic syndrome – Secrétan (maladie de)
postcecal abscess – abcès rétrocæcal
postcentral sulcus – sillon post-central
postcoital test – post-coïtal (test)
postcommissurotomy syndrome – syndrome post-commissurotomie
postconcussion – post-commotionnel, post-traumatique
postcritical – post-critique
postembryonic – post-embryonnaire
posterior – postérieur
posterior asynclitism – asynclitisme pariétal postérieur
posterior cerebellar incisure – incisure cérébelleuse postérieure
posterior chamber of eye – chambre postérieure de l'œil
posterior commissure of cerebrum – commissure cérébrale postérieure
posterior commissure of the labia – commissure postérieure des lèvres
posterior cord syndrome – radiculocordonal postérieur (syndrome)
posterior embryotoxon – embryotoxon postérieur
posterior ethmoidal canal – canal ethmoïdal postérieur, foramen ethmoïdal postérieur
posterior fontanelle – fontanelle postérieure
posterior funiculus of spinal cord – cordon postérieur de la moelle spinale
posterior horn of spinal cord – corne postérieure de la moelle épinière
posterior internuclear ophthalmoplegia – ophtalmoplégie internucléaire postérieure
posterior labial hernia – hernie vaginolabiale
posterior lacrimal crest – crête lacrymale postérieure
posterior limiting lamina – lame limitante postérieure
posterior medullary velum – voile médullaire postérieur
posterior perforated substance – substance perforée postérieure
posterior pituitary hormone – pituitrine
posterior pole of eyeball – pôle postérieur de l'œil
posterior pole of lens – pôle postérieur du cristallin
posterior rachischisis – rachischisis postérieur
posterior root of spinal nerve – racine rachidienne postérieure
posterior sacral foramen – foramen sacral postérieur
posterior scleritis – sclérite postérieure
posterior sclerochoroiditis – sclérochoroïdite postérieure
posterior sclerotomy – sclérotomie postérieure
posterior staphyloma – staphylome postérieur
posterior urethritis – urétrite (ou uréthrite) postérieure
posterior vaginal hernia – Douglas (hernie du)
posterior vaginismus – vaginisme supérieur
postero- – postéro-
postexcitation syndrome – syndrome post-excitation
postganglionic – post-ganglionnaire
postganglionic, preganglionic fiber – fibre post-ganglionnaire, pré-ganglionnaire
posthetomy – posthectomie
posthioplasty – posthioplastie
posthitis – acroposthite, posthite
postholith – postholithe
postholithic calculus – calcul préputial
posthumous – posthume
postmaturity – post-maturité
postmaxillary – post-maxillaire
postmenopausal – post-ménopausique
postmenopausal osteoporosis – ostéoporose post-ménopausique
postmenstrual – post-menstruel
postmortem lividity – sugillation cadavérique
postnatal – postnatal
postoperative – postopératoire
postoperative peritonitis – péritonite postopératoire
postpartum – post-partum
postpartum hemorrhage – hémorragie de la délivrance, hémorragie du postpartum
postphlebitic varix – varice postphlébitique
postpneumonic – post-pneumonique
postprandial – post-prandial
postprandial cough – toux postprandiale
postrenal albuminuria – albuminurie post-rénale
postsphenoid – post-sphénoïde
posttraumatic neurosis – névrose post-traumatique
postulate – postulat
postural – postural
postural albuminuria – albuminurie hypostatique
postural drainage – drainage postural
postural tremor – tremblement d'attitude
posture – attitude
posture sense – sens des attitudes
posturography – posturographie
postvoiding – post-mictionnel
Potain's sign – Potain (signe de)
potash – potasse
potassium – potassium
potassium- losing nephritis – néphrite chronique avec perte de potassium
potassium acetate – potassium (acétate de)
potassium bicarbonate – potassium (bicarbonate de)
potassium bichromate – potassium (bichromate de)
potassium bitartrate – potassium (bitartrate de)
potassium bromide – potassium (bromure de)
potassium carbonate – potassium (carbonate de)
potassium channel – canal potassique
potassium chloride – potassium (chlorure de)
potassium citrate – potassium (citrate de)
potassium cyanide – potassium (cyanure de)
potassium ferricyanide – potassium (ferrocyanure de)
potassium glycerophosphate – potassium (glycérophosphate de)
potassium hydroxide – potasse, potassium (hydroxyde de)
potassium iodate – potassium (iodate de)
potassium iodide – potassium (iodure de)

potassium nitrate – potassium (nitrate de)
potassium permanganate – potassium (permanganate de)
potassium sulfate – potassium (sulfate de)
potassium tartrate – potassium (tartrate neutre de)
potential – potentiel
potential cautery – cautère potentiel
potential diabetes – diabète potentiel
potentiated anesthesia – anesthésie potentialisée (de Laborit)
potentiation – potentialisation
potion – potion
Pott's disease – Pott (mal de)
Pott's fracture – Pott (fracture de)
Pottenger's sign – Pottenger (signe de)
Potter's syndrome – Potter (syndrome de)
Potts anastomosis – Potts (opération de)
pouch of Douglas – cul-de-sac recto-utérin
poultice – cataplasme sinapisé
pounding – martelage
Pourfour du Petit syndrome – Pourfour du Petit (syndrome de)
powder – poudre
power – pouvoir
Power's operation – Power (opération de)
pox virus – virus de la variole
poxvirus – poxvirus
Pozzi's operation – Pozzi (opération de)
PP factor – facteur PP
Pr – Pr
Pr-P – Pr-P
practice – pratique
practitioner – praticien
Prader-Gurtner syndrome – Prader-Gurtner (syndrome de)
Prader-Willi syndrome – Prader-Labhart-Willi (syndrome de)
pragmatic – pragmatique
pragmatoagnosia – pragmatoagnosie
pralidoxime – pralidoxime
prandial – prandial
praseodymium – praséodyme
Prausnitz-Küstner test – Prausnitz-Küstner (réaction de)
praxiology – praxologie
praxis – praxie, praxis
pre- – pré-
prealbumin – préalbumine
preanesthesia – pré-anesthésie, prémédication
preanesthetic – pré-anesthésique
prebetalipoprotein – prébêtalipoprotéine
precancer – précancérose
precancerous – précancéreux
precapillary anastomosis – anastomose précapillaire
precartilage – précartilage
precentral area – aire précentrale
precentral gyrus – gyrus précentral
precentral sulcus – sillon précentral
precipitant – précipitant
precipitate – précipité
precipitated sulfur – soufre précipité
precipitation – précipitation
precipitin – anticorps précipitant, précipitine
precipitin reaction – séroprécipitation
precipitinogen – précipitinogène
preclinical – préclinique
preconscious – préconscient
precordial – précordial
precordial pain – cardialgie
precordialgia – précordialgie
precordium – précordium, région précordiale
precritical – précritique
precuneus – précuneus
precursor – précurseur
precursory symptom – symptôme précurseur
predentin – prédentine
prediabetes – prédiabète
prediastole – prédiastole
prediastolic murmur – souffle protodiastolique
predigestion – prédigestion
predisposition – prédisposition
prednisolone – prednisolone
prednisone – prednisone
preeclampsia – pré-éclampsie
preeruptive – prééruptif
preexcitation – préexcitation
prefrontal – préfrontal
preganglionic – préganglionnaire
preganglionic neuron – neurone préganglionnaire
pregenital – prégénital
pregenital stage – stade prégénital
pregnancy – grossesse
pregnane – prégnane
pregnanediol – prégnandiol
pregnanolone – prégnanolone
pregnant – enceinte
pregnene – pregnène
pregnenolone – prégnénolone
prehallux – préhallux
prehensile – préhenseur
prehension – préhension
Prehn's sign – Prehn (signe de)
prehypophysis – préhypophyse
prelacrymal abscess – abcès prélacrymal
preleukemic – préleucémique
preliminary iridectomy – iridectomie préliminaire
preload – précharge
premammary abscess – abcès prémammaire
premature – prématuré
prematurity – prématurité
premaxillary – prémaxillaire
premedication – prémédication
premenopause – préménopause
premenstrual – prémenstruel
premenstrual sialorrhea – Racine (syndrome de)
premenstrual syndrome – syndrome prémenstruel
premolar – prémolaire
premonitory – prémonitoire
premunition – prémunition
premycotic – prémycosique
prenarcosis – prénarcose
prenatal – prénatal
preoperative – préopératoire
preparation – préparation
preparatory injection – injection préparante
prepatellar – prépatellaire
preperitoneal – prépéritonéal
preprandial – préprandial
prepsychotic – prépsychotique
prepubertal – prépubertaire
prepuce – prépuce
prepuce of clitoris – capuchon du clitoris, prépuce clitoridien
preputial – préputial
preputium clitoridis – clitoris (prépuce du)
prepyloric – prépylorique
prepyloric sphincter – sphincter pylorique
prerectal – prérectal
prerenal – prérénal
presby- – presby-
presbyacusis – presbyacousie
presbyope – presbyte
presbyopia – presbytie
prescription – ordonnance, prescription
presellar – présellaire
presenile – présénile
presenile dementia – démence présénile
presenility – présénilité
presentation – présentation
pressoreceptor – pressorécepteur
pressure – pression, tension
pressure paralysis – paralysie par compression
pressure-therapy – barothérapie, pressothérapie
pressure urticaria – urticaire par compression
presylvian – présylvien

presynaptic – présynaptique
presystole – présystole
presystolic murmur – souffle protosystolique
pretendinous synovial sheath – gaine séreuse péritendineuse
prethyroideal – préthyroïdien
pretibial – prétibial
pretracheal – prétrachéal
prevalence – prévalence
prevention – prévention
preventive – préventif
preventive medicine – médecine préventive
preventive treatment – traitement pré-saisonnier, traitement préventif
preventorium – préventorium
prevertebral – prévertébral
prevesical – prévésical
Prevost's sign – Prévost (signe de)
prezone phenomenon – prézone (phénomène)
priapism – priapisme
Price-Jones curve – Price-Jones (courbe de)
pricking – mordicant
prickle-cell layer – stratum spinosum
prilocaine – prilocaïne
primal fantasy – fantasme originaire
primaquine – primaquine
primary – primaire
primary abscess – abcès primaire
primary amputation – amputation primitive
primary atypical pneumonia – pneumonie atypique primitive
primary biliary cirrhosis – cirrhose biliaire primitive, Hanot (maladie de), Hanot-MacMahon-Tanhauser (syndrome de)
primary brain vesicle – vésicule cérébrale
primary bubo – bubon d'emblée
primary cardiac amylosis – Königstein-Lubasch (maladie de)
primary color – couleur primaire ou fondamentale
primary dentin – dentine primaire
primary deviation – déviation oculaire primaire
primary dysmenorrhea – dysménorrhée fonctionnelle
primary gain from illness – bénéfice primaire de la maladie
primary gangrene – gangrène primitive
primary glaucoma – glaucome primitif
primary gout – goutte primitive
primary hyperaldosteronism – hyperaldostéronisme primitif
primary hyperparathyroidism – hyperparathyroïdie primaire
primary hyperprolactinemia – hyperprolactinémie primaire
primary hypoparathyroidism – hypoparathyroïdisme primaire
primary hypothyroidism – hypothyroïdie primitive
primary identification – identification primaire
primary infection – primo-infection
primary integration – intégration primaire
primary lesion – lésion primaire
primary lymphoid tissue – tissu lymphoïde primaire
primary masochism – masochisme primaire
primary non obstructive biliary cirrhosis – Hanot-Rössle (maladie de)
primary peripartum cardiomyopathy – Meadows (syndrome de)
primary polycythemia erythrocytosis – érythrocytose mégalosplénique
primary process – processus primaire
primary ray – rayonnement primaire
primary response – réponse primaire
primary sclerosing cholangitis – cholangite diffuse sclérosante primitive
primary, secondary sex character – caractère sexuel primaire, sexuel secondaire
primary, secondary, tertiary alcohol – alcool primaire, secondaire, tertiaire
primary, secondary, tertiary stages of syphilis – accident primaire, secondaire, tertiaire
primary somatomotor area – centre psychomoteur
primary spermatocyte – spermatocyte de premier ordre
primary splenic neutropenia – neutropénie splénique primitive
primary state adenopathy – adénopathie primaire
primary sterility – stérilité primaire
primary syphilis – syphilis primaire
primary tuberculosis – tuberculose primaire
primer – amorce
primigravida – primigeste
primipara – primipare
primiparity – primiparité
primitive – primitif
primitive acute infectious endocarditis – Senhouse-Kirkes (maladie de)
primitive aorta – aorte primitive
primitive line – ligne primitive
primitive mesocyst – mésocyste primitif
primitive neurectodermal tumor – neuroépithéliome
primordial follicle – follicule primordial
primordial germ cell – cellule primordiale
primordium – primordium
primrose dermatitis – dermatite primulaire
primum septum – septum primum
principle – principe
Pringle's disease – Pringle (maladie de)
Prinzmetal's angina – angor type Prinzmetal, Prinzmetal (syndrome de)
prion – prion
prism – prisme
prism diopter – dioptrie prismatique
prismatic spectacles – lunettes prismatiques
prismoptometry – prisme-dioptrie
prison psychosis – psychose carcérale
pristinamycin – pristinamycine
pro- – pro-
proaccelerin – proaccélérine
proatlas – proatlas
proband – propositus
probe – sonde
probenecid – probénécide
procainamide – procaïnamide
procaine – procaïne
procarbazine – procarbazine
procedure – procédé
process – expansion, processus
procidentia – procidence
proconvertin – proconvertine
proct-, procto- – proct-, procto-
proctalgia – proctalgie
proctectomy – proctectomie
proctitis – anite, proctite
proctocele – proctocèle
proctoclysis – proctoclyse continue
proctococcypexy – proctococcypexie
proctocolpoplasty – proctocolpoplastie
proctocystoplasty – proctocystoplastie

proctocystotomy – proctocystotomie
proctodeum – proctodéum
proctodynia – proctodynie
proctoelytroplasty – proctoélytroplastie
proctologist – proctologue
proctology – proctologie
proctoperineoplasty – proctopérinéoplastie
proctoperineorrhaphy – proctopérinéorraphie
proctopexy – proctopexie
proctoplasty – proctoplastie
proctoptosis – proctoptose
proctorrhagia – rectorragie
proctorrhaphy – proctorraphie
proctorrhea – proctorrhée
proctoscope – anuscope
proctoscopy – proctoscopie
proctosigmoidectomy – proctosigmoïdectomie
proctosigmoiditis – proctosigmoïdite, rectosigmoïdite
proctosigmoidoscopy – rectosigmoïdoscopie
proctostomy – proctostomie
proctotomy – proctotomie
prodrome – prodrome
prodrug – prodrogue
product – produit
productive – productif
productive bronchitis – bronchite productive
productive cough – toux grasse
proencephalus – proencéphale
proenzyme – proenzyme
proerythroblast – proérythroblaste
proerythrocyte – proérythrocyte
proestrus – préœstrus
Proetz's treatment – Proetz (méthode de déplacement de)
professional accident – accident du travail
professional cramp – crampe professionnelle
professional psychology – psychologie industrielle
profibrinolysin – profibrinolysine
Profichet's syndrome – Profichet (syndrome de)
proflavine – proflavine
profuse – profus
progamous – progamique
progatism – progénie
progeny – progéniture
progeria – nanisme sénile, progérie (ou progeria)
progestational – progestatif
progesterone – progestérone
progestin – progestatif, progestine
progestogen – progestogène
progestomimetic – progestomimétique
proglottid – cucurbitain, proglottis
prognathism – prognathisme
prognosis – prognose, pronostic
prognostic – pronostique
progonoma – progonome
progranulocyte – progranulocyte
progressive – évolutif
progressive cardiomyopathic lentiginosis – lentiginose profuse avec cardiomyopathie
progressive cataract – cataracte progressive
progressive external ophthalmoplegia – ophtalmoplégie externe progressive
progressive familial myoclonic epilepsy – épilepsie myoclonique familiale progressive
progressive hypertrophic neuropathy – névrite hypertrophique familiale
progressive multifocal leukoencephalitis – leucoencéphalite multifocale progressive
progressive muscular atrophy – atrophie musculaire progressive
progressive muscular dystrophia – dystrophie musculaire progressive
progressive muscular dystrophy – myopathie primitive progressive
progressive myopia – myopie progressive
progressive pigmentary dermatosis – dermatose pigmentaire progressive
progressive septic granulomatosis – granulomatose septique progressive
progressive spinal muscular atrophies – amyotrophies spinales progressives
prohormone – prohormone
proinsulin – pro-insuline
projection – projection
projection area – aire de projection
projection neuron – neurone de projection
projective identification – identification projective
projective test – test projectif
prokaryote – procaryote
prolactin – prolactine
prolactinemia – prolactinémie
prolactinoma – prolactinome
prolans – prolans
prolanuria – prolanurie
prolapse – procidence, prolapsus
prolapse of the iris – prolapsus de l'iris
prolapse of the umbilical cord – procidence du cordon, procubitus
prolapse of uterus – prolapsus génital
prolapsed – prolabé
proliferation – prolifération
proliferative – prolifératif
proliferative retinopathy – rétinopathie proliférante
prolific – prolifique
proligerous – proligère
proligerous disk – disque proligère
proline – proline
proline dipeptidase – proline-dipeptidase
prolyldipeptidase – prolyldipeptidase
promastigote – promastigote (forme)
promegaloblast – promégaloblaste
promethazine – prométhazine
promethium – prométhium
prominent vertebra – vertèbre proéminente
promonocyte – promonocyte
promontory – promontoire
promontory of tympanic cavity – promontoire de la cavité tympanique
promoter – promoteur
promyelocyte – promyélocyte
pronation – pronation
pronation sign – phénomène de la pronation (de von Strümpell)
pronator – pronateur
pronephric duct – canal primitif
pronephros – pronéphros
pronograde – pronograde
pronormoblast – pronormoblaste
pronucleus – pronucléus
proopiomelanocortin – pro-opiomélanocortine
propagated thrombus – thrombus prolongé
propagation – propagation
propanidid – propanidide
propanocain – propanocaïne
propantheline – propanthéline
properdin – properdine
properdin system – système properdine
properitoneal – propéritonéal
properitoneal hernia – hernie propéritonéale
prophage – prophage
prophase – prophase

prophylactic – diaphylactique, prophylactique
prophylactic treatment – traitement prophylactique
prophylaxis – prophylaxie
propinonic fermentation – fermentation propionique
propiolactone – propiolactone
proplasmocyte – proplasmocyte
proportional hemiplegia – hémiplégie proportionnelle
propositus – propositus
propoxyphene – propoxyphène
propranolol – propranolol
proprioception – proprioception
proprioceptive – proprioceptif
proprioceptive reflex – réflexe proprioceptif
proprioceptive sensibility – sensibilité proprioceptive
proprioceptor – propriocepteur
propulsion – propulsion
propylthiouracil – propylthio-uracile
prorenin – prorénine
proscolex – proscolex
prosecretin – prosécrétine
prosector – prosecteur
prosencephalon – prosencéphale
prosop-, prosopo- – prosop-, prosopo-
prosopagnosia – prosopagnosie
prosopalgia – prosopalgie
prosoplasia – prosoplasie
prosoposchisis – prosoposchisis
prosoposternodymus – prosoposternodidyme
prostacyclin – prostacycline
prostaglandin – prostaglandine
prostatalgia – prostatalgie
prostate – prostate
prostate specific antigen (PSA) – antigène prostatique spécifique
prostatectomy – prostatectomie
prostatic – prostatique
prostatic calculus – calcul prostatique
prostatic cancer – cancer prostatique
prostatic diverticulosis – Heitz-Boyer (maladie diverticulaire de la prostate de)
prostatic ganglion – ganglion prostatique
prostatic massage – massage prostatique
prostatic plexus – plexus prostatique
prostatic utricle – utricule prostatique
prostatism – prostatisme
prostatitis – prostatite
prostatocystitis – prostatocystite
prostatocystotomy – prostatocystotomie
prostatodynia – prostatodynie
prostatography – prostatographie
prostatolith – prostatolithe
prostatomegaly – prostatomégalie
prostatorrhea – prostatorrhée
prostatotomy – prostatotomie
prostatovesiculitis – prostatovésiculite
prosthesis – prothèse
prosthetic – prosthétique, prothétique
prosthetist – prothésiste
prosthion – prosthion
prosthodontics – prothèse dentaire
prostration – abattement, prostration
protactinium – protactinium
protamine – protamine
protanomalia – protanomalie
protanope – protanope
protanopia – protanopie
protatitis – adénomite
protean – protéiforme
protease – protéase
protective spectacles – lunettes de protection
proteid – protéide
protein – protéine
protein denaturation – dénaturation des protéines
protein-loosing enteropathy – Waldman (maladie de)
protein-losing enteropathy – entéropathie exsudative
protein-sparing diet – diète protéique
protein tau – tau (protéine)
proteinase – protéinase
proteinemia – protéinémie
proteinic – proteique, protidique
proteinogenous – protéinogène
proteinogram – protidogramme
proteinosis – protéinose
proteinotherapy – protéinothérapie
proteinuria – protéinurie
proteoglycan – protéoglycane
proteolysate – protéolysat
proteolysis – protéolyse
proteolytic – protéolytique
proteolytic enzyme – enzyme protéolytique
proteomics – protéomique
proteopexy – protéopexie
proteose – protéose
proterior clinoid process – processus clinoïde postérieur
prothrombin – prothrombine
prothrombin time – Quick (temps de)
prothrombinase – prothrombinase
protide – protide
protidemia – protidémie
protirelin – protiréline
protista – protiste
protium – protium
proto- – proto-
proto-oncogene – proto-oncogène
protodiastolic – protodiastolique
protomastigote – protomastigote
Protomonadina – *Protomonadinés*
proton – proton
proton pump – pompe à protons
proton radiation therapy – protonthérapie
protonephros – protonéphros
protoneuron – protoneurone
protopathic – protopathique
protopathic sensibility – sensibilité protopathique
protophyte – protophyte
protoplasm – protoplasme
protoplast – protoplaste
protoporphyrin – protoporphyrine
protopsis – exophtalmie
protosystolic – protosystolique
prototrophic – prototrophe
prototype – prototype
protovertebra – protovertèbre
protovirus – protovirus
Protozoa – *Protozoaires*
protozoan blood infection – hémoprotozoose
protozoology – protozoologie
protozoophage – protozoophage
protozoosis – protozoose
protraction – protraction
protrusion – protrusion
protuberance – protubérance
provirus – provirus
provitamin – provitamine
provitamin A – provitamine A
provitamin D2 – provitamine D2
Prowazek's bodies – Prowazek (corps de)
proximal – proximal
proximal phalanx – phalange proximale
proximal tubule – tube proximal
prune-belly syndrome – Parker (syndrome de)
prune juice sputum – crachat jus de pruneau
pruriginous – prurigène, prurigineux
prurigo – prurigo
prurigo of Hebra – prurigo de Hebra
pruritus – prurit
Prussak's space – récessus supérieur de la membrane tympanique
Prussian blue – bleu de Prusse
PSA [prostatic specific antigen] – APS
psalterium – psaltérium

psammocarcinoma – psammocarcinome
psammoma – psammome, sarcome angiolithique
psellism – psellisme
pseud-, pseudo- – pseud-, pseudo-
pseudacousis – pseudacousie
pseudarthrosis – pseudarthrose
pseudencephalus – pseudencéphale
pseudesthesia – pseudesthésie
pseudo-anaphylaxis – phénomène anaphylactoïde
pseudo-hermaphrodite – pseudo-hermaphrodite
pseudoactinomycosis – pseudo-actinomycose
pseudoalbuminuria – pseudo-albuminurie
pseudoanaphylaxis – pseudo-anaphylaxie
pseudoanemia – pseudo-anémie
pseudoankylosis – pseudo-ankylose
pseudoasthma – asthme symptomatique, pseudo-asthme
pseudoathetosis – pseudo-athétose
pseudobulbar – pseudobulbaire
pseudobulbar paralysis – paralysie pseudo-bulbaire
pseudocartilage – pseudocartilage
pseudochorea – pseudochorée
pseudochromesthesia – pseudochromesthésie
pseudochromhidrosis – pseudochromhidrose
pseudochylous ascites – ascite pseudo-chyleuse
pseudocoarctation of aorta – aorte plicaturée
pseudocoarctation of the aorta – pseudocoarctation de l'aorte
pseudocolloid – pseudocolloïde
pseudocoxalgia – pseudocoxalgie
pseudocroup – pseudocroup
pseudocyst – pseudokyste
pseudodiphtheria – pseudodiphtérie
pseudoenarthrosis – pseudo-énarthrose
pseudoexophoria – pseudoexophorie
pseudogene – pseudogène
pseudogeusia – pseudogueusie
pseudoglioma – pseudogliome
pseudoglobulin – pseudoglobuline
pseudographia – pseudographie
pseudohallucination – pseudo-hallucination
pseudohemagglutination – pseudo-hémagglutination
pseudohemophilia – pseudo-hémophilie
pseudohemoptysis – pseudo-hémoptysie
pseudohermaphrodism – pseudo-hermaphrodisme
pseudohydronephrosis – pseudo-hydronéphrose
pseudohyperaldosteronism – pseudo-hyperaldéronisme
pseudohyperkaliemia – pseudo-iémie
pseudohypertrophy – pseudo-hypertrophie
pseudoicterus – pseudo-ictère
pseudoisochromatic – pseudo-isochromatique
pseudolipoma – pseudolipome
pseudomania – pseudomanie
pseudomelanosis – pseudomélanose
pseudomembrane – pseudomembrane
pseudomembranous angina – angine pseudo-membraneuse
pseudomembranous colitis – colite pseudomembraneuse
pseudomembranous gastritis – gastrite pseudo-membraneuse
pseudomembranous rhinitis – rhinite pseudomembraneuse
pseudomembranous stomatitis – stomatite pseudomembraneuse
pseudomeningitis – pseudoméningite
pseudomiscinous cystadenoma – cystadénome pseudomucineux de l'ovaire
pseudomyotonia – pseudomyotonie
pseudomyxoma peritonei – pseudomyxome péritonéal
pseudonystagmus – pseudonystagmus
pseudoophthalmoplegia – Roth-Bielschowsky-Lutz-Cogan (syndrome de)
pseudoparalysis – pseudoparalysie
pseudoparasitism – pseudoparasitisme
pseudopelade – pseudopelade (de Brocq)
pseudoperitonitis – pseudopéritonite
pseudophakia – pseudophakie
pseudopod – pseudopode
pseudoporencephaly – pseudoporencéphalie
pseudopsia – pseudopsie
pseudopterygium – pseudoptérygion de la conjonctive tarsienne
pseudoptosis – pseudoptosis
pseudorabies – pseudorage
pseudoreaction – pseudoréaction
pseudorheumatism – pseudorhumatisme infectieux
pseudorickets – pseudorachitisme
pseudorubella – pseudorubéole
pseudoscarlatina – pseudoscarlatine
pseudosclerema – pseudosclérème
pseudoscleroma – adiponécrose sous-cutanée des nourrissons
pseudoscopic vision – vision pseudoscopique
pseudotabes – fibres longues (syndrome des), pseudotabès
pseudotabetic polynevritis – névrite pseudotabétique
pseudotetanus – pseudotétanos
pseudotuberculosis – pseudotuberculose
pseudovariola – pseudovariole
pseudovertigo – pseudo-Ménière
pseudoxanthoma elasticum – élastorrhexie systématisée, pseudoxanthome élastique
psilosis – psilose
psittacism – psittacisme
psittacosis – psittacose
psoas – psoas
psoas-iliac muscle – psoas-iliaque (muscle)
psodymus – psodyme
psoitis – psoïtis
psoralens – psoralènes
psorenteritis – psorentérie
psoriasiform – psoriasiforme
psoriasis – psoriasis
psoriatic arthritis – rhumatisme psoriasique
psych-, psycho- – psych-, psycho-
psychalgia – algies psychogènes, psychalgie
psychanopsia – psychanopsie
psychasthenia – psychasthénie
psyche – psychisme
psychedelic – psychédélique
psychiatrist – psychiatre
psychiatry – psychiatrie
psychic – psychique
psychic blindness – cécité psychique
psychic determinism – déterminisme psychique
psychic equivalent – équivalent épileptique
psychic trauma – traumatisme psychique
psychical apparatus – appareil psychique
psychical conflict – conflit psychique
psychical working out – élaboration psychique
psychoanalysis – psychanalyse
psychoanalyst – psychanalyste
psychobiology – psychobiologie

psychocardiac reflex – réflexe psychocardiaque
psychodiagnosis – psychodiagnostic
Psychodidae – *Psychodidés*
psychodrama – psychodrame
psychodynamics – psychodynamique
psychodysleptic – psychodysleptique
psychogalvanic reflex – réflexe psychogalvanique
psychogalvanometer – psychogalvanomètre
psychogenesis – psychogenèse
psychogenic – psychogène
psychogenic amnesia – amnésie d'identité
psychogenic polydipsia – potomanie
psychogeriatrics – psychogériatrie
psychogram – psychogramme
psycholepsy – psycholepsie
psychological drug addiction – dépendance psychique
psychological sex – sexe psychologique
psychologist – psychologue
psychology – psychologie
psychometry – psychométrie
psychomotor – psychomoteur
psychomotricity – psychomotricité
psychoneurosis – psychonévrose
psychonosology – psychonosologie
psychopathic personnality – constitution psychopathique
psychopathology – psychopathologie
psychopharmacological drug – psychopharmacologique (agent)
psychopharmacology – psychopharmacologie
psychophysics – psychophysique
psychophysiology – psychophysiologie
psychoplegia – psychoplégie
psychoprophylaxis – psychoprophylaxie
psychosensorial – psychosensoriel
psychosexual – psychosexuel
psychosis – psychose
psychosocial development – développement psychique
psychosomatic – psychosomatique
psychosomatic disease – maladie psychosomatique
psychosomatic medicine – médecine psychosomatique
psychostimulant – psychoanaleptique, psychotonique
psychosurgery – psychochirurgie
psychotechnics – psychotechnique
psychotherapy – psychothérapie
psychotic – psychotique
psychotropic – psychotrope
psychro- – psychro-
psychrophilic – psychrophile
psychrotherapy – psychrothérapie
psyllium – psyllium
PT – Quick (temps de), TP
pterion – ptérion
pternalgia – pternalgie
pteroic acid – ptéroïque (acide)
pteroylglutamic acid – ptéroylglutamique (acide)
pterygium – ptérygion
pterygoid – ptérygoïde, ptérygoïdien
pterygoid canal – canal ptérygoïdien
pterygoid fossa of sphenoid bone – fosse ptérygoïdienne du sphénoïde
pterygoid incisure – incisure ptérygoïde
pterygoid process of sphenoid bone – processus ptérygoïde du sphénoïde
pterygomandibular – ptérygomandibulaire
pterygomaxillary – ptérygomaxillaire
pterygopalatine – ptérygopalatin
pterygopalatine fossa – fosse ptérygopalatine
pterygopalatine ganglion – ganglion ptérygopalatin
ptilosis – ptilose
ptomaine – ptomaïne
ptomainemia – ptomaïnémie
ptomainuria – ptomaïnurie
ptomatropine – ptomatropine
ptosis – ptose, ptosis
ptosis sympathetica – ptosis sympathique
ptyal-, ptyalo- – ptyal-, ptyalo-
ptyalin – amylase salivaire, ptyaline
ptyalism – hypersialie, ptyalisme
ptyalocele – ptyalocèle
ptyalolith – ptyalolithe
ptyalolithiasis – ptyalolithiase
ptyalorrhea – ptyalorrhée
Pu – Pu
pubalgia – pubalgie
pubarche – pubarche
pubertal – pubère, pubertaire
puberty – puberté
pubescence – pubescence
pubescent – pubescent
pubic – pubien
pubic arch – arcade pubienne
pubic symphysis – symphyse pubienne
pubiotomy – pubiotomie
pubis – pubis
public health bacteriology – bactériologie hygiénique, sanitaire
public hygiene – hygiène publique
pubococcygeal – pubococcygien
pubofemoral – pubofémoral
pudendal – pudendal
pudendal canal – canal pudendal
pudendal fissure – fente pudendale
pudendal plexus – plexus pudendal
puerile – puéril
puerile respiration – respiration puérile
puerilism – puérilisme
puerperal – puerpéral
puerperal period – état puerpéral
puerperal phlebitis – phlébite puerpérale
puerperal psychosis – psychose puerpérale
puerperal scarlatina – scarlatine puerpérale
puerperal septicemia – septicémie puerpérale
puerperal thrombosis – thrombose puerpérale
puerperium – puerpéralité, puerpérium, suites de couches
puffiness – bouffissure
Pulicidae – *Pulicidés*
pulled elbow – pronation douloureuse de l'enfant
pulley therapy – pouliethérapie
pullulation – pullulation
pulmonary – pulmonaire
pulmonary alveolar microlithiasis – microlithiase alvéolaire pulmonaire
pulmonary alveolar proteinosis – protéinose pulmonaire alvéolaire
pulmonary alveolus – alvéole pulmonaire
pulmonary angiography – angiopneumographie
pulmonary arch – arc pulmonaire
pulmonary aspergillosis – aspergillose pulmonaire
pulmonary bulla – bulle pulmonaire
pulmonary capillary wedge pressure – pression capillaire pulmonaire
pulmonary circulation – circulation (petite), circulation pulmonaire
pulmonary embolism – embolie pulmonaire
pulmonary emphysema – emphysème pulmonaire

pulmonary fibrosis – fibrose pulmonaire
pulmonary fistula – fistule pulmonaire
pulmonary gangrene – gangrène pulmonaire
pulmonary hypertension – hypertension pulmonaire
pulmonary hypostasis – hypostase pulmonaire
pulmonary infarct – infarctus pulmonaire
pulmonary insufficiency – insuffisance pulmonaire
pulmonary interstitial emphysema – emphysème pulmonaire interstitiel
pulmonary scintigraphy – scintigraphie pulmonaire
pulmonary sequestration – séquestration pulmonaire
pulmonary siderosis – sidérose pulmonaire
pulmonary stenosis – rétrécissement pulmonaire
pulmonary suture – pneumorraphie
pulp – pulpe
pulp cavity – cavité pulpaire
pulp chamber – chambre pulpaire
pulp of spleen – pulpe splénique
pulpectomy – pulpectomie
pulpitis – pulpite
pulpy – pulpeux
pulpy nucleus – noyau pulpeux
pulsatile – pulsatile, pulsatoire
pulsating exophthalmos – exophtalmie pulsatile
pulsating pleurisy – pleurésie pulsatile
pulsation – pulsation
pulse – pouls
pulse Doppler method – Doppler pulsé
pulse pressure – tension artérielle différentielle
pulsion diverticulum – diverticule de pulsion
pultaceous – pultacé
pultaceous angina – angine pultacée
pulverization – pulvérisation
pulverulent – pulvérulent
pulvinar – pulvinar
pump – pompe
punch – emporte-pièce
punch-out lesion – géode
punctal eversion – éversion du point lacrymal
punctate keratitis – kératite ponctuée
punctiform – punctiforme
punctuate cataract – cataracte punctiforme
punctuate hyalitis – hyalite ponctuée
puncture – piqûre, ponction
pupil – pupille
pupillar margin of iris – marge pupillaire de l'iris
pupillary athetosis – hippus pupillaire, hippus respiratoire
pupillary axis – axe pupillaire
pupillary block – blocage pupillaire
pupillary membrane – membrane pupillaire
pupillary occlusion – séclusion pupillaire
pupillary reflex – réflexe pupillaire
pupillary rigidity – rigidité pupillaire
pupillary zone – zone pupillaire de l'iris
pupillometer – pupillomètre
pupillometry – pupillométrie
pupillomotor – pupillomoteur
pupilloplegia – pupilloplégie
pupilloscopy – pupilloscopie
pupillostatometer – pupillostatomètre
pupillotonia – pupillotonie
pure alcohol – alcool absolu
pure cyclitis – cyclite pure
pure tone audiometry – audiométrie tonale
purgation – purgation
purgative – purgatif
purgative enema – lavement purgatif
purge – purge
puric – purique
purification – épuration
puriform – puriforme
purine – purine
purine base – base purique
purinometer – purinomètre
Purkinje's cells – Purkinje (cellules de)
Purkinje's fibers – Purkinje (fibres de)
Purkinje's phenomenon – Purkinje (phénomène de)
Purkinje-Sanson mirror images – Purkinje-Sanson (images de)
purpura – purpura
purpura annularis telangiectodes – purpura annulaire télangiectasique
purpura fulminans – purpura fulminans
purpura senilis – Bateman (purpura sénile de), purpura sénile de Bateman
purpuric – purpurique
purpurinuria – purpurinurie
purring – cataire
purring thrill – frémissement cataire
puru – purru
purulence – purulence
purulent – purulent
purulent cholecystitis – pyocholécystite
purulent conjunctivitis – conjonctivite purulente
purulent cyclitis – cyclite purulente
purulent encephalitis – encéphalite purulente
purulent infiltration – infiltration purulente
purulent iritis – iritis purulente
purulent meningitis – méningite purulente
purulent ophthalmia – ophtalmie purulente
purulent ovaritis – ovarite purulente
purulent pericarditis – péricardite purulente
purulent peritonitis – péritonite purulente
purulent pleurisy – pleurésie purulente
purulent pneumonia – pneumonie purulente
purulent rhinitis – rhinite purulente
pus – pus
pustular – pustuleux
pustulation – pustulation
pustule – pustule
pustuliform – pustuliforme
pustulosis – pustulose
pustulosis palmaris – acropustulose
pustulous acne – acné pustuleuse
putamen – putamen
putrefaction – putréfaction
putrescent – putrescible
putrid – putride
putrid bronchitis – bronchite fétide
putrid pleurisy – pleurésie putride
putty kidney – rein mastic
PUVA therapy – PUVAthérapie
pyarthrosis – pyarthrite
pycn-, pycno- – pycn-, pycno-
pycnic habitus – habitus pycnique
pyel-, pyelo- – pyél-, pyélo-
pyelectasis – pyélectasie
pyelic – pyélique
pyelitis – pyélite
pyelocaliceal – pyélocaliciel
pyelocystitis – pyélocystite
pyelogram – pyélogramme
pyelography – pyélographie
pyelolithotomy – pyélolithotomie
pyelonephritis – pyélonéphrite
pyelonephritis of pregnancy – pyélonéphrite gravidique

pyelonephrosis – pyélonéphrose
pyeloplasty – pyéloplastie
pyeloscopy – pyéloscopie
pyelostomy – pyélostomie
pyelotomy – pyélotomie
pyemia – pyémie, pyohémie
Pyemotes ventricosus – *Pediculoides ventricosus*
pygomelus – pygomèle
pygopagus – pygopage
pyknic – pycnique
pyknic type – type pycnique
pyknomorphic – pycnomorphe
pyknomorphous – pycnoïde
pyknosis – pycnose
Pyle's disease – Pyle (maladie de)
pylephlebitis – pyléphlébite
pylethrombophlebitis – pyléthrombophlébite
pylethrombosis – pyléthrombose
pyloralgia – pyloralgie
pylorectomy – pylorectomie
pyloric – pylorique
pyloric antrum – antre pylorique
pyloric insufficiency – insuffisance pylorique
pyloric orifice – valvule pylorique
pyloritis – pylorite
pyloroduodenitis – pyloroduodénite
pylorogastrectomy – pylorogastrectomie
pyloromyotomy – pyloromyotomie extramuqueuse
pyloroplasty – pyloroplastie
pylorospasm – pylorospasme
pylorostenosis – pylorosténose
pylorostomy – pylorostomie
pylorotomy – pylorotomie
pylorus – pylore
pyo- – pyo-
pyocephalus – pyocéphalie
pyocin – pyocine
pyococcus – pyocoque
pyocolpos – pyocolpos
pyoculture – pyoculture
pyocyanic – pyocyanique (bacille)
pyocyanin – pyocyanine
pyocyst – pyocyste
pyocyte – pyocyte
pyoderma – pyodermite
pyoderma gangrenosum – idiophagédénisme
pyoderma vegetans – pyodermite végétante
pyodermatosis – pyodermatose
pyogenic – pyogène
pyogenic granuloma – granulome pyogénique
pyohemothorax – pyo-hémothorax
pyoid – pyoïde
pyolabyrinthitis – pyolabyrinthite
pyometra – pyomètre
pyometritis – pyométrite
pyomyositis – pyomyosite
pyonephritis – pyonéphrite
pyonephrolithiasis – pyonéphrolithiase
pyonephrosis – pyonéphrose
pyopericarditis – pyopéricardite
pyopericardium – pyopéricarde
pyoperitoneum – pyopéritoine
pyoperitonitis – pyopéritonite
pyophagia – pyophagie
pyophylactic – pyophylactique
pyophysometra – pyophysomètre
pyopneumocholecystitis – pyopneumocholécystite
pyopneumohydatid – pyopneumohydatide
pyopneumopericardium – pyopneumopéricarde
pyopneumoperihepatitis – pyopneumopérihépatite
pyopneumoperitoneum – pyopneumopéritoine
pyopneumoperitonitis – pyopneumopéritonite
pyopneumothorax – pyopneumothorax
pyopoiesis – pyopoïèse
pyorrhea – pyorrhée
pyorrhea alveolaris – périodontite expulsive, pyorrhée alvéolodentaire
pyosalpingitis – pyosalpingite
pyosalpingo-oophoritis – pyosalpingo-oophorite
pyosalpinx – pyosalpinx
pyosclerosis – pyosclérose
pyosepticemia – pyosepticémie
pyospermia – pyospermie
pyothorax – pyothorax
pyoureter – pyo-uretère
pyramid – pyramide
pyramid lobe of thyroid gland – lobe pyramidal de la thyroïde
pyramid of medulla oblongata – pyramide antérieure du bulbe
pyramid of tympanum – caisse du tympan (pyramide de la), éminence pyramidale
pyramidal – pyramidal
pyramidal [motor] area – aire motrice pyramidale
pyramidal cataract – cataracte pyramidale
pyramidal cell – cellule pyramidale
pyramidal decussation – décussation des pyramides
pyramidal eminence – éminence pyramidale
pyramidal epithelium – épithélium pyramidal
pyramidal process of palatine bone – processus pyramidal du palatin
pyramidal rigidity – contracture pyramidale, rigidité pyramidale
pyramidal system – système pyramidal
pyramidal tract – voie pyramidale
pyramidal tract syndrome – pyramidal (syndrome)
pyramis – pyramis
pyran – pyrane
pyranose – pyranose
pyrazol – pyrazol
pyrazolone – pyrazolone
pyrenolysis – pyrénolyse
pyret-, pyreto- – pyrét-, pyréto-
pyrethin – pyréthrine
pyrethrum – pyrèthre
pyretic – pyrétique
pyretology – pyrétologie
pyretotherapy – pyrétothérapie
pyrexia – pyrexie
pyridine – pyridine
pyridoxine – pyridoxine
pyrimethamine – pyriméthamine
pyrimidine – pyrimidine
pyrimidine base – base pyrimidique
pyro- – pyro-
pyrocatechol – pyrocatéchol
pyrogallol – pyrogallol
pyrogenic – pyrogène
pyrolysis – pyrolyse
pyromania – érostratisme, pyromanie
pyromaniac – pyromane
pyronin – pyronine
pyrophobia – pyrophobie
pyrophosphoric acid – pyrophosphorique (acide)
pyrosis – pyrosis
pyroxylin – pyroxyline
pyrrole – pyrrole
pyrrolidine – pyrrolidine
pyruvate – pyruvate
pyruvate decarboxylase – pyruvate-décarboxylase
pyruvemia – pyruvicémie
pyruvic acid – pyruvique (acide)
pyrvinium pamoate – pyrvinium (pamoate de)
pyuria – pyurie

Q

Q band – disque Q
Q fever – fièvre Q, Mossman (fièvre de), Q (fièvre)
Q-T interval – intervalle Q-T
QRST electric complex – complexe QRST
quadrangular lobe of cerebellum – lobe quadrangulaire du cervelet
quadrant – quadrant
quadrantanopia – quadranopsie

quadrantectomy – quadrantectomie
quadrate line – ligne carrée
quadrate lobe – lobe carré
quadrate muscle – carré des lombes (muscle)
quadrate muscle of sole – chair carrée de Sylvius
quadratus muscle of sole – carré plantaire (muscle)
quadri-, quadru- – quadri-, quadru-
quadriceps muscle – quadriceps
quadricuspid – quadricuspide
quadrigemellary – quadrigémellaire
quadrigeminal – quadrijumeaux
quadrigeminal bodies – quadrijumeaux (tubercules), tubercules quadrijumeaux
quadrigeminal pulse – pouls quadrigéminé
quadrilateral of Celsus – Celse (quadrilatère de)
quadrilobate – quadrilobé
quadrilocular – quadriloculaire
quadripara – quadripare
quadriplegia – quadriplégie, tétraplégie
quadripolar – quadripolaire
quadroon – quarteron
quadruplets – quadruplés
Quaglino's operation – Quaglino (opération de)
qualitative analysis – analyse qualitative
Quant's sign – Quant (signe de)
quantitative analysis – analyse quantitative
quarantinable disease – quarantenaire (maladie)
quarantine – quarantaine
quarelsomeness – quérulence
quartan fever – fièvre quarte, quarte (fièvre)
quartz – quartz
quartz lamp – lampe à quartz
Quatrefages' parietal angle – Quatrefages (angle pariétal de)
quavering – chevrotement
quebrachine – québrachine
Queckenstedt's test – Queckenstedt (épreuve de)
quer – laque
Quervain's diseases – Quervain (maladies de De)
Queyrat's erythroplasia – Queyrat (maladie de)
Quick's method – Quick (méthode de)
quinacrine – quinacrine
Quincke's edema – Quincke (maladie ou œdème de)
Quincke's method – Quincke (méthode de)
Quincke's œdema – angioneurose cutanée
Quincke's pulse – Quincke (signe de)
quinic – quinique
quinidine – conchinine, quinidine
quinidinemia – quinidinémie
quinine – quinine
quininization – quininisation
quinoline – quinoléine
quinolone – quinolone
quinovin – quinovine
quinquina – quinquina
quintan – quintane
quintan fever – fièvre quintane
quintuplets – quintuplés
quintus varus – quintus varus
quotient – quotient

R

R – R
R colony – colonie R
R factor – facteur R
R plasmid – plasmide R
Ra – Ra
RA cell – ragocyte
Raab's syndrome – Raab (syndrome de)
rabic – rabique
rabies – rage
rabies vaccine – vaccin antirabique
rabies virus – virus de la rage
Rabson-Mendenhall syndrome – Rabson-Mendenhall (syndrome de)
race – race
racemic – racémique
racemiform – racémiforme
racemization – racémisation
racemose – racémeux
rachidial – rachidien
rachidian – rachidien
rachiodynia – rachialgie, rachiodynie
rachiotomy – rachitomie
rachipagus – rachipage
rachischisis – rachischisis
rachitic – rachitique
rachitic pelvis – pelvis épineux, pelvis rachitique
rachitic rosary – chapelet rachitique
rachitogenic – rachitigène
rachitome – rachitome
rachitomy – rachitomie
racket amputation – amputation en raquette
rad – rad
radding – enclouage intramédullaire
radial – radial
radial club hand – manus vara
radial fossa of humerus – fossette radiale de l'humérus
radial incisure of ulna – incisure radiale
radial keratotomy – kératotomie radiaire
radial pulse – pouls radial
radial reflex – réflexe radiopronateur, réflexe styloradial
radial sulcus – sillon du nerf radial
radial tuberosity – tubérosité radiale
radiate – radié
radiate pain – douleur irradiée
radiate part of kidney cortex – Ferrein (pyramide de)
radiation – radiation, rayonnement
radiation-induced – radique
radiation induced ileitis – iléite radique
radiation injury – rayons (mal des)
radiation sickness – mal des rayons, maladie des rayons
radical – radical
radical cure – cure radicale
radical surgery – opération radicale
radiculalgia – radiculalgie
radicular – radiculaire
radicular cyst – kyste radiculaire
radicular nerve syndrome – radiculaire (syndrome)
radicular neuritis – névrite radiculaire
radicular paralysis – paralysie radiculaire
radiculectomy – radiculectomie
radiculitis – radiculite
radiculography – radiculographie
radiculopathy – radiculopathie
radio- – radio-
radio-induced leukemia – radioleucémie
radioactinium – radioactinium
radioactive – radioactif
radioactive equilibrium – équilibre radioactif
radioactive tracer – indicateur radioactif
radioactive vitamine B12 uptake test – transit de la vitamine B12 marquée
radioactivity – radioactivité
radioautography – radioautographie
radiobicipital – radiobicipital
radiobiology – radiobiologie
radiocalcium – radiocalcium
radiocarbon – radiocarbone

radiocardiography – radiocardiographie
radiocarpal – radiocarpien
radiochemistry – radiochimie
radiocinematography – radiocinématographie
radiodermatitis – radiodermite
radiodermitits – radiumdermite
radiodiagnosis – radiodiagnostic
radiodosimetry – radiodosimétrie
radioelement – radioélément
radioepidermitis – radioépidermite
radiofibrosis of the lung – poumon radiothérapique
radiogenic – radiogène
radiogram – radiogramme
radiography – radiographie
radioimmunoassay – radio-immunoanalyse
radioimmunochemistry – radio-immunochimie
radioisotope – isotope radioactif, radio-isotope
radiokymography – radiokymographie
radiolabile – radiolabile
radiolesion – radiolésion
radiologist – radiologue
radiology – radiologie
radioluminescence – radioluminescence
radiomanometry – radiomanométrie
radiometer – radiomètre
radiomicrometer – radiomicromètre
radiomimetic – radiomimétique
radionecrosis – radionécrose
radionuclide – radionucléide
radiopalmar – radiopalmaire
radiopaque – radio-opaque
radiopathology – radiopathologie
radiopelvimetry – radiopelvimétrie
radiophosphorus – radiophosphore
radiophotography – radiophotographie
radioprotector – radioprotecteur
radioresistance – radiorésistance
radiosensitive – radiosensible
radiosensitivity – radiosensibilité
radiotellurium – radiotellurium
radiotherapist – radiothérapeute
radiotherapy – radiothérapie
radiothorium – radiothorium
radioulnar – radio-ulnaire
radioulnar synostosis – synostose radio-ulnaire
radium – radium
radium containing – radifère
radium therapy – radiumthérapie
radius – radius
radius curvus – radius curvus
radon – radon
raffinase – raffinase
raffinose – raffinose
ragocyte – ragocyte
Raimiste's sign – Raimiste (signe de)
rale – râle
ramisection – ramisection
Rammstedt's operation – Rammstedt (opération de)
ramp – rampe
ramus of mandible – maxillaire (branche du)
rancid – rancissement
Randall's syndrome – Randall (syndrome de)
randomization – randomisation
range – gamme
ranitidine – ranitidine
Ranke's angle – Ranke (angle de)
Ranke's complex – Ranke (« primärkomplex » de)
Ranke's stages – Ranke (cycle de)
Rankin's forceps – Rankin (clamp de)
Rankin's operation – Rankin (opération de)
Ransohoff's operation – Ransohoff (opération de)
ranula – ranula
Ranvier's node – Ranvier (étranglement de)
Ranvier's segment – Ranvier (segment de)
rape – viol
raphe – raphé
raphe of medulla oblongata – raphé du bulbe
raphe of pharynx – raphé pharyngien
raphnia – raphanie
raptus – raptus
rare elements – terres rares
rarefying osteitis – ostéite raréfiante
Rashkind-Miller procedure – Rashkind-Miller (technique de)
Rasmussen's aneurysm – Rasmussen (anévrysme de)
rasping murmur – râpe (bruit de)
Rastelli's operation – Rastelli (opération de)
rat-bite fever – fièvre par morsure de rat
rat extermination – dératisation
Rathke's cyst – Rathke (kyste de la poche de)
Rathke's pouch – Rathke (poche de)
raticide – raticide
rationalization – rationalisation
rattling sound – bruit de grelot
ray – rayonnement
Raymond-Cestan syndrome – Raymond et Cestan (syndrome de)
Raynaud's disease – Raynaud (maladie de)
Raynaud's phenomenon – Raynaud (syndrome de)
Rb – Rb
RBBB – BBD
Re – Re, re-, ré-
reaction – réaction
reaction of degeneration – dégénérescence (réaction de), réaction de dégénérescence
reaction time – temps de réaction
reactional – réactionnel
reactional inflammation – inflammation réactionnelle
reactivation – réactivation
reactivation of serum – réactivation d'un sérum
reactive arthritis – arthrite réactionnelle
reactive depression – dépression névrotique ou réactionnelle
reactivity – réactivité
reading frame – cadre de lecture
reagent – réactif
reagin – réagine
real image – image réelle
reality principle – principe de réalité
rebound – rebond
recalcification – recalcification
Récamier's operation – Récamier (opération de)
receding gums – déchaussement dentaire
receptor – récepteur
recess – recessus
recess of omental bursa – récessus de la bourse omentale
recessive – récessif
recessive allele – allèle récessif
recessive character – caractère récessif
recessive gene – gène récessif
recessive inheritance – hérédité récessive
recessivity – récessivité
recessus – récessus
recessus ellipticus vestibuli – fossette semi-ovoïde
recipient – receveur
reciprocal innervation – innervation réciproque
reciprocal rhythm – rythme réciproque
Recklinghausen's canal – Recklinghausen (canal de von)
Recklinghausen's disease – Recklinghausen (maladie de von)

Recklinghausen's disease of bone – Recklinghausen (maladie osseuse de von)
recollection – défoulement
recombinant – recombinant
recombination – recombinaison
recompression – recompression
recon – recon
reconstructive surgery – chirurgie réparatrice
recovery – guérison
recrudescence – recrudescence
recrudescent typhus – typhus récurrent
recruitment – recrutement
rect-, recto- – rect-, recto-
rectal – rectal
rectal alimentation – alimentation rectale
rectal ampulla – ampoule rectale
rectal anesthesia – anesthésie rectale
rectal plexus – plexus rectal
rectal prolapse – prolapsus rectal
rectalgia – rectalgie
rectitis – rectite
rectocele – rectocèle
rectococcygeal – rectococcygien
rectococcypexy – rectococcypexie
rectocolitis – rectocolite
rectocystotomy – rectocystotomie
rectoperineorrhaphy – rectopérinéorraphie
rectopexy – rectopexie
rectoplasty – rectoplastie
rectorrhaphy – rectorraphie
rectoscopy – rectoscopie
rectosigmoid – rectosigmoïde, rectosigmoïdien
rectostomy – proctostomie
rectotomy – proctotomie, rectotomie
rectourethral – recto-urétral
rectouterine – recto-utérin
rectouterine excavation – Douglas (cul-de-sac de), excavation recto-utérine
rectouterine fold – Douglas (repli de), pli recto-utérin
rectovaginal – rectovaginal
rectovaginal, rectovesical, rectovulvar fistula – fistule rectovaginale, rectovésicale, rectovulvaire
rectovesical – rectovésical
rectovesical center – centre rectovésical
rectum – rectum
rectus sheath – gaine du muscle droit
recurrence – récidive, récurrence
recurrence rate – récidivité
recurrent – récurrent
recurrent aural vertigo – Ménière (vertige de)
recurrent erysipelas – érysipèle récurrent
recurrent menstrual herpes – herpès menstruel
recurring phlebitis – phlébite récidivante
recurvatum – recurvatum
red – rouge
red blood cell – érythrocyte, hématie
red cells aggregation – agrégation des hématies
red cinchona – quinquina rouge
red degeneration – dégénérescence rouge
red fever – fièvre rouge
red indoxyl – indigo rouge
red infarct – infarctus rouge
red nucleus – noyau rouge
red thrombus – thrombus rouge
reddish – érythroïde
redia – rédie
redox enzyme – enzyme réductrice
reduced eye – œil réduit
reduced hemoglobin – hémoglobine réduite
reducible – réductible
reducible hernia – hernie réductible
reductase – réductase
reduction – réduction
reduction of chromosomes – réduction des chromosomes
Reduviidae – *Réduvidés*
redux chancre – chancre redux
Reed-Hodgking's disease – Reed-Hodgkin (maladie de)
Reed's operation – Reed (opération de)
Reed-Sternberg cell – Reed (cellule de)
reentry – ré-entrée
Reese dermatome – Reese (dermatome de)
reference electrode – électrode de référence
referential delusion – délire égocentrique
referred pain – douleur projetée, synalgie
reffered sensation – sensation réflexe ou référée
reflected – réfléchi
reflector – réflecteur
reflex – réflexe
reflex action – action réflexe
reflex amaurosis – amaurose réflexe
reflex amblyopia – amblyopie réflexe
reflex arch – arc réflexe
reflex center – centre réflexe
reflex dyspepsia – dyspepsie réflexe
reflex epilepsy – épilepsie réflexe
reflex iridoplegia – iridoplégie réflexe
reflex movement – mouvement réflexe
reflex neuralgia – névralgie réflexe
reflex otalgia – otalgie réflexe
reflex sensation – sensation réflexe ou référée
reflex tachycardia – tachycardie réflexe
reflex timing – réflexogramme
reflexogenic – réflexogène
reflexograph – réflexographe
reflexology – réflexologie
reflexotherapy – réflexothérapie
reflux – reflux
refracted – réfracté
refraction – réfraction
refractive surgery – réfractive (chirurgie)
refractometry – réfractométrie
refractory – réfractaire
refractory anemia – anémie réfractaire
refractory period – période réfractaire
refrangible – réfrangible
refrigeration – réfrigération
refrigeration anesthesia – anesthésie par réfrigération
refringent – réfringent
Refsum's disease – Refsum (maladie de)
regeneration – régénération
regenerative anemia – anémie régénérative
regimen – régime
region – région
regional anatomy – anatomie régionale
regional anesthesia – anesthésie de conduction, anesthésie régionale
regression – régression
regressive – régressif
regressive identification – identification régressive
regular – régulier
regular astigmatism – astigmatisme régulier
regulation – régulation
regulator – régulateur
regulator gene – gène régulateur (ou de régulation)
regurgitation – régurgitation
regurgitation jaundice – ictère à bilirubine conjuguée
rehabilitation – réadaptation, rééducation
Rehfuss' tube – Rehfuss (sonde de)
Rehn-Delorme operation – Rehn-Delorme (opération de)
rehydration – réhydratation

Reichert's cartilage – Reichert (cartilage de)
Reichert's syndrome – Reichert (syndrome de)
Reichmann's syndrome – Reichmann (syndrome de)
Reid's base line – ligne basale de Reid, ligne de Reid
Reifenstein's syndrome – Reifenstein (syndrome de)
Reilly's phenomenon – Reilly (syndrome de)
reimplantation – réimplantation
reinfection – réinfection
reinoculation – réinoculation
reinsertion – réinsertion
Reisseisen's muscles – Reisseisen (muscle de)
Reiter's disease – conjonctivo-uréthro-synovial (syndrome)
Reiter's syndrome – Fiessinger-Leroy-Reiter (syndrome de), Reiter (syndrome de)
rejection – rejet
relapse – rechute
relapsing fever – fièvre récurrente, récurrente (fièvre)
related to urination – mictionnel
relation – relation
relative accommodation – accommodation relative
relative immunity – immunité relative
relative polycytemia – polyglobulie relative
relative scotoma – scotome relatif
relative strabismus – strabisme relatif
relaxant – décontracturant
relaxation – décontraction, relâchement, relaxation
relaxin – relaxine
relaxing – relaxant
releasing hormone – facteur déclenchant des sécrétions hypophysaires
releasing injection – injection déchaînante
Remak's ganglion – ganglion de Remak
Remak's paralysis – Remak (syndrome de)
Remak's symptom – Remak (réaction de)
remedy – remède
remineralization – reminéralisation
remission – rémission
remittence – rémittence
remittent – rémittent
remittent fever – fièvre rémittente
remnography – remnographie
remodeling – remaniement, remodelage
remote – excentrique
ren-, reno- – ren-, reno-
renal – rénal
renal acidosis – acidose rénale
renal adenocarcinoma – néphrocarcinome
renal arteriolar sclerosis – sclérose rénale
renal blood flow – flux sanguin rénal
renal calculus – calcul néphritique
renal cell carcinoma – cancer rénal
renal clearance coefficient – coefficient d'épuration rénale
renal colic – colique néphrétique, colique rénale
renal columns – colonnes rénales
renal corpuscle – corpuscule rénal
renal cortical necrosis – Juhel-Renoy (syndrome de), nécrose corticale des reins
renal decortication – décortication rénale
renal dwarfism – nanisme rénal
renal dyslipoidosis – lipoïdose rénale
renal edema – œdème rénal
renal fascia – fascia rénal
renal ganglion – ganglion rénal
renal glomerule – Malpighi (corpuscule de)
renal glomerulus – glomérule rénal
renal glycosuria – diabète rénal, glycosurie rénale
renal hypertension – hypertension rénale
renal infantilism – infantilisme rénal
renal ostedystrophy – ostéodystrophie rénale
renal papilla – papille rénale
renal papillary necrosis – nécrose papillaire rénale
renal pelvis – bassinet du rein, pelvis du rein
renal permeability – perméabilité rénale
renal plasma flow – flux plasmatique rénal
renal pyramid – pyramide rénale
renal sinus – rein (sinus du)
renal threshold – seuil rénal
renal tuberculosis – tuberculose rénale
renal tubular acidosis – acidose rénale hyperchlorémique, acidose tubulaire rénale
renal tubule – Bellini (tube de), tubule rénal
renaturation – réassociation, renaturation
Rendu-Osler disease – Rendu-Osler (maladie de)
Rendu-Osler-Weber disease – hémangiomatose familiale
reniform – réniforme
renin – rénine
renin-angiotensin system – système rénine-angiotensine
renitence – rénitence
renorenal reflex – réflexe rénorénal
renovascular – rénovasculaire
reparation – réparation
repeat amputation – reprise d'amputation
repellent – répulsif
repellent apraxia – apraxie répulsive
repetition compulsion – compulsion de répétition
repletion – réplétion
replication – réplication
replicon – réplicon
repolarization – repolarisation
reposition – reposition
representation – représentation
repression – refoulement, répression
repressor – répresseur
reproduction – reproduction
reproductive – reproducteur
request – demande
resectable – résécable
resection – résection
resection of a sinus – sinusectomie
resectoscope – résecteur
reserpine – réserpine
reservoir – réservoir
reservoir of infection – réservoir d'infection
resident – interne
residual – résiduel
residual abscess – abcès résiduel
residual albuminuria – albuminurie résiduelle
residual delusion – délire résiduel
residual plague – peste endogée
residual urine – urine résiduelle
residual volume – air résiduel, volume résiduel
resin – résine
resistance – résistance
resistent to steroid therapy – corticorésistance
resolution – résolution
resolving – résolutif
resolving power – pouvoir de résolution
resonance – résonance
resorcin – résorcine
resorcinol – résorcinol
resorcinolphthalein – résorcinolphtaléine
resorption – résorption
respirable – respirable
respiration – respiration

respirator – insufflateur, respirateur
respiratory acidosis – acidose respiratoire
respiratory center – centre respiratoire
respiratory cycle – fréquence respiratoire
respiratory distress syndrome of newborns – membranes hyalines (maladie des)
respiratory encephalopathy – encéphalopathie respiratoire
respiratory failure – insuffisance respiratoire
respiratory pigment – pigment respiratoire
respiratory pulse – pouls respiratoire
respiratory quotient – quotient respiratoire
respiratory sinus arrhythmia – arythmie respiratoire
respiratory surface – surface respiratoire
respiratory syncitial virus – virus respiratoire syncytial
respiratory, terminal bronchiole – bronchiole respiratoire, terminale
respirometer – respiromètre
response – réponse
ressembling rubella – rubéoliforme
rest dyspnea – dyspnée de repos
rest nitrogen – azote résiduel
restenosis – resténose
restiform – restiforme
resting potential – potentiel de repos
resting tremor – tremblement de repos
restless legs – impatiences
restless legs syndrome – jambes sans repos (syndrome des)
restriction – restriction
restriction endonuclease – restriction (enzyme de)
restriction enzyme – enzyme de restriction
restriction map – carte de restriction
restriction polymorphism – polymorphisme de restriction
restriction site – restriction (site de)
resumption of menses – retour de couches
resuscitation – ressuscitation
rete mirabile – réseau admirable
rete testis – réseau testiculaire
retention – rétention
retention cyst – kyste rétentionnel
retention of placenta – rétention placentaire
reticular – réticulaire
reticular cell – cellule réticulaire
reticular fiber – fibre réticulée
reticular formation – réticulé (système)
reticular layer of skin – stratum reticulare dermidis
reticular membrane – membrane réticulée
reticular pigmented dermatosis – dermatose pigmentaire réticulée
reticular substance – substance réticulée
reticular system – formation réticulée, système réticulé
reticular tissue – tissu réticulaire
reticulated – réticulé
reticulin – réticuline
reticulitis – réticulite
reticulocyte – hématie granuleuse, réticulocyte
reticulocytopenia – réticulocytopénie
reticulocytosis – réticulocytose
reticulocytosis crisis – crise réticulocytaire
reticuloendothelial – réticulo-endothélial
reticuloendothelial system – système réticulo-endothélial
reticuloendothelioma – réticulo-endothéliome
reticuloendotheliosis – réticulo-endothéliose
reticulopathy – réticulopathie
reticuloplasmocytoma – réticuloplasmocytome
reticulosis – réticulose
reticulum – réticulum
reticulum cell sarcoma – réticulosarcome, sarcome réticulaire
retiform – rétiforme
retina – rétine
retinaculum – retinaculum
retinal – rétinien
retinal break – déhiscence rétinienne
retinal cone cell – cône rétinien (ou de la rétine)
retinal detachement – décollement de la rétine
retinal embolism – embolie rétinienne
retinal epithelitis – épithélite rétinienne
retinal miliary aneurysm – Leber (angiomatose miliaire de)
retinal photocoagulation – photocoagulation rétinienne
retinal rods – bâtonnets
retineal concussion – commotion de la rétine
retineal image – image rétinienne
retinene – rétinène
retinitis – rétinite
retinitis albuminurica – rétinite albuminurique
retinitis pigmentosa – rétinite pigmentaire, rétinopathie pigmentaire
retinitis punctata albescens – rétinite ponctuée albescente
retinoblastoma – rétinoblastome
retinochoroiditis – rétinochoroïdite
retinochoroiditis juxtapapillaris – rétinochoroïdite juxtapapillaire
retinocytoma – rétinocytome
retinodialysis – rétinodialyse
retinography – rétinographie
retinoic acid – rétinoïque (acide)
retinoids – rétinoïdes
retinol – rétinol
retinopapillitis – rétinopapillite
retinopathy – rétinopathie
retinoschisis – rétinoschisis
retort – cornue
retothelium – rétothélium
retractile – rétractile
retractile mesenteritis – mésentérite rétractile
retractile pachypleuritis – pachypleurite rétractile
retractility – rétractilité
retraction – rétraction
retraction ring – anneau de rétraction
retractor – écarteur, rétracteur
retro- – rétro-
retro-umbilical – rétro-ombilical
retroanterograde amnesia – amnésie rétro-antérograde
retroauricular – rétro-auriculaire
retrobuccal – rétrobuccal
retrobulbar – rétrobulbaire
retrocardiac – rétrocardiaque
retrocardiac space – espace rétrocardiaque
retrocatheterism – rétrocathétérisme
retrocecal – rétrocæcal
retrocecal abscess – abcès rétrocæcal
retrocecal hernia – hernie rétrocæcale
retrocedent gout – goutte métastatique
retrocervical – rétrocervical
retrocession – rétrocession
retroclavicular – rétroclaviculaire
retrocolic – rétrocolique
retrocollis – rétrocolis
retrocondylar – rétrocondylien
retrodeviation – rétrodéviation, rétroposition
retroesophageal – rétro-œsophagien
retroflexed – rétrofléchi

retroflexion – rétroflexion
retrogasserian – rétrogassérien
retrogasserian neurotomy – neurotomie rétrogassérienne
retrognathism – rétrognathisme
retrograde – rétrograde
retrograde amnesia – amnésie rétrograde
retrograde conduction – conduction rétrograde
retrograde extrasystole – extrasystole rétrograde
retrograde hernia – hernie en W, hernie rétrograde
retrograde memory – mémoire rétrograde
retrograde ureteropyelography – urétéropyélographie rétrograde
retroinguinal space – espace rétro-inguinal
retroiridian – rétro-irien
retrolental fibroplasia – fibroplasie rétrolentale
retrolingual – rétrolingual
retromalleolar – rétromalléolaire
retromammary – rétromammaire
retromammary abscess – abcès rétromammaire
retromandibular – rétromandibulaire
retromandibular fossa – fosse rétromandibulaire
retromastoid – rétromastoïdien
retromaxillary – rétromaxillaire
retronasal – rétronasal
retroocular – rétro-oculaire
retroperitoneal – rétropéritonéal
retroperitoneal fibrosis – fibrose rétropéritonéale
retroperitoneal hernia – hernie rétropéritonéale
retroperitoneal insufflation – rétropneumopéritoine
retroperitoneal space – espace rétropéritonéal
retroperitonitis – rétropéritonite calleuse
retropharyngeal – rétropharyngien
retropharyngeal space – espace rétropharyngien
retropharyngitis – rétropharyngite
retropubic – rétropubien
retropubic space – espace rétropubien, espace rétropubien
retropulsion – rétropulsion
retrorectal – rétrorectal
retrosellar – rétrosellaire
retrospondylolisthesis – rétrolisthésis, rétrospondylolisthésis
retrosternal – rétrosternal
retrosymphysial – rétrosymphysien
retrotranscription – rétrotranscription
retrouterine – rétro-utérin
retroversion – rétroversion
retroverted – rétroversé
retrovesical – septum rétrovésical
retrovirus – rétrovirus
Rett's syndrome – Rett (syndrome de)
Retzius' bodies – Retzius (corps de)
Retzius' cavity – Retzius (cavité de)
Retzius' fibers – Retzius (fibres de)
Retzius' veins – Retzius (veines de)
revaccination – revaccination
revascularization – revascularisation
Reverdin's graft – Reverdin (greffon de)
Reverdin's needle – Reverdin (aiguille de)
reverse genetics – génétique inverse
reverse peristalsis – péristaltisme contraire
reverse transcriptase – transcriptase inverse, transcriptase reverse
reversible colloid – colloïde réversible
reversion – réversion
Revilliod's sign – Revilliod (signe de)
reviviscence – reviviscence
revulsion – révulsion
revulsive – révulsif
Reye's syndrome – Reye (syndrome de)
RFT – EFR
Rh – Rh
Rh factor – facteur Rh
Rh sensitization – sensibilisation Rh
Rhabditoidea – *Rhabditidés*
rhabdo- – rhabdo-
rhabdoid – rhabdoïde
rhabdomyolysis – rhabdomyolyse
rhabdomyoma – rhabdomyome
rhabdomyosarcoma – rhabdomyosarcome
rhabdovirus – rhabdovirus
rhagades – rhagade
rhagadiform – rhagadiforme
rhamnose – rhamnose
rhamnoxanthin – rhamnoxanthine
rhegmatogenous – rhegmatogène
rhenium – rhénium
rheo- – rhéo-
rheobase – rhéobase
rheology – rhéologie
rheotachygraphy – rhéotachygraphie
Rhesus – Rhésus
Rhesus system – groupe Rhésus
rheum – chassie
rheumatalgia – rhumatalgie
rheumatic – rhumatismal
rheumatic fever – fièvre rhumatismale
rheumatic heart disease – rhumatisme cardiaque
rheumatism – rhumatisme
rheumatoid – rhumatoïde
rheumatoid arthritis – polyarthrite rhumatoïde
rheumatoid factor – facteur rhumatoïde
rheumatoid rosette – rosette rhumatoïde
rheumatoid spondylitis – polyarthrite ankylosante
rheumatoid xanthomatosis – polyarthrose xanthomateuse
rheumatologist – rhumatologue
rheumatology – rhumatologie
rhin-, rhino- – rhin-, rhino-
rhinalgia – rhinalgie
rhinedema – rhinœdème
rhinencephalon – rhinencéphale
rhinion – rhinion
rhinism – voix nasale
rhinitis – rhinite
rhinitis sicca – rhinite sèche
rhinoantritis – rhino-antrite
rhinobronchitis – rhinobronchite
rhinocephalia – rhinocéphalie
rhinocephalus – rhinocéphale
rhinocheiloplasty – rhinochéiloplastie
rhinodynia – rhinodynie
rhinogenous – rhinogène
rhinolalia – rhinolalie
rhinolalia aperta – rhinolalie ouverte
rhinolalia clausa – rhinolalie fermée
rhinolaryngitis – rhinolaryngite
rhinolaryngology – rhinolaryngologie
rhinolith – rhinolithe
rhinology – rhinologie
rhinomanometer – rhinomanomètre
rhinometer – rhinomètre
rhinomycosis – rhinomycose
rhinonecrosis – rhinonécrose
rhinopharyngitis – rhinopharyngite
rhinopharyngitis mutilans – rhinopharyngite mutilante
rhinopharyngocele – rhinopharyngocèle
rhinopharynx – rhinopharynx
rhinophonia – rhinophonie

rhinophyma – rhinophyma
rhinoplasty – rhinoplastie
rhinorrhea – rhinorrhée
rhinosalpingitis – rhinosalpingite
rhinoscleroma – rhinosclérome
rhinoscope – rhinoscope
rhinoscopy – rhinoscopie
rhinosporidiosis – rhinosporidiose
rhinostenosis – rhinosténose
rhinotomy – rhinotomie
rhinotracheitis – rhinotrachéite
rhinovaccination – rhinovaccination
rhiz-, rhizo- – rhiz-, rhizo-
rhizoid – rhizoïde
rhizomelic – rhizomélique
rhizomelic micromelia – micromélie rhizomélique
Rhizopodas – *Rhizopodes*
rhizotomy – rhizotomie
rhod-, rhodo- – rhodo-
rhodium – rhodium
rhodogenesis – rhodogenèse
rhodopsin – rhodopsine
rhombencephalitis – rhombencéphalite
rhombencephalon – rhombencéphale
rhonchus – ronchus
rhotacism – rhotacisme
rhubarb – rhubarbe
rhumatoid rosette test – test des rosettes rhumatoïdes
rhythm – rythme
rhythmic nystagmus – nystagmus rythmique
rhythmotherapy – rythmothérapie
rhytidosis – rhytidosis
rib – côte
ribboned – rubané
Ribes' ganglion – ganglion de Ribes
riboflavin – lactoflavine, riboflavine
ribonuclease – ribonucléase
ribonucleic acid, [RNA] – ribonucléique (acide), ARN
ribonucleoprotein – ribonucléoprotéine
ribonucleotide – ribonucléotide
ribose – ribose
ribosomal – ribosomal
ribosome – ribosome
ribotyping – ribotypage
ribozyme – ribozyme
rice – riz
Richner-Hanhart syndrome – Richner-Hanhart (syndrome de)
Richter's hernia – Richter (hernie de)
Richter's syndrome – Richter (syndrome de)
ricin – ricine
rickets – rachitisme
ricketsialpox – rickettsiose varicelliforme
Rickettsiacae – *Rickettsiaceae*
Rickettsiales – Rickettsiales
rickettsiosis – rickettsiose
Riddoch's mass reflex – Riddoch (réflexe de)
Ridley's sinus – Ridley (sinus de)
Riedel's lobe – lobe de Riedel
Riedel's thyroiditis – Riedel (maladie ligneuse de)
Rieder's cell – Rieder (cellule de)
Riegel's pulse – Riegel (pouls de)
Rieger's syndrome – Rieger (syndrome de)
Riehl's melanosis – mélanose de Riehl, Riehl (mélanose de)
Riesman's sign – Riesman (signe de)
Rieux's hernia – Rieux (hernie de)
rifampicin – rifampicine
rifamycin – rifamycine
Rift valley fever – fièvre de la vallée du Rift
Riga-Fede disease – Cardarelli (maladie de), Riga (maladie de)
Riga's disease – subglossite diphtéroïde
Rigaud's operation – Rigaud (opération de)
Riggs' disease – Riggs (maladie de)
right aortic arch – aorte à droite
right atrioventricular valve – valve atrioventriculaire droite
right-handed – droitier
right-handed person – droitier
right heart – cœur droit
right heart failure – insuffisance cardiaque droite
right-to-left shunt – shunt droit-gauche
right ventricular dysplasia – dysplasie du ventricule droit
rigidity – rigidité
Riley-Day syndrome – Riley-Day (syndrome de)
rimula – rimula
ring – anneau
ring abscess – abcès annulaire
ring chromosome – chromosome en anneau
ring finger – annulaire
ring injury – dégantage
Ringer's solution – Ringer (solution de)
Rinne's test – Rinne (épreuve de)
Rio-Branco incisions – Rio-Branco (incisions de)
Riolan's arch – Riolan (arcade de)
Riolan's muscle – Riolan (muscle de)
Riolan's nosegay – Riolan (bouquet de)
Riolan's ossicles – Riolan (osselets de)
Riopelle's tumor – Riopelle (tumeur de)
risorius muscle – risorius
ristocetin – ristocétine
risus – rictus
Ritter's disease – Ritter von Rittershain (maladie de)
river blindness – cécité des rivières
Rivière's potion – Rivière (potion de)
riziform – hordéiforme, riziforme
Rn – Rn
RNA – ARN, RNA
RNA probe – ribosonde
Roberts' syndrome – Roberts (syndrome de)
robertsonian translocation – translocation robertsonnienne
Robin's space – espace de Robin
Robinson, Power and Kepler test – Robinson, Power et Kepler (test de)
Robles' disease – pseudolèpre (de Robles), Robles (maladie de)
Robson's point – Robson (point de)
Rocher's sign – Rocher (signe de)
Rocky Mountain spotted fever – fièvre pourprée des Montagnes Rocheuses, Texas (fièvre du)
Rocky Mountain spotted fever vaccine – Spencer-Parker (vaccin de)
rod and cone layer – couche des cônes et des bâtonnets
rodent ulcer – ulcus rodens
rodenticide – rodenticide
roentgen – röntgen, röntgen-
roentgen rays – Röntgen (rayons de)
roentgenology – röntgenologie
roentgenoscopy – röntgenoscopie
roentgenotherapy – röntgenthérapie
Roger's disease – Roger (maladie de)
Roger's murmur – Roger (souffle de)
Roger's reflex – Roger (réflexe de)
Rokitansky-Küster-Hauser syndrome – Rokitansky-Küster (syndrome de)
Rokitansky's diverticulum – Rokitansky (diverticule de)
Rokitansky's hernia – Rokitansky (hernie de)
Rokitansky's sinus – Rokitansky-Aschoff (sinus de)
rolandic – rolandique
rolandic area – aire rolandique

Rolando's angle – Rolando (points de)
Rolando's fracture – Rolando (fracture de)
roll – bourrelet
Roller's nucleus – Roller (noyau de)
Rollet's syndrome – Rollet (syndrome de)
roman bath – bain romain
Romaña's sign – Romaña (signe de)
Romano-Ward syndrome – Romano-Ward (syndrome de)
Romanowsky's stain – Romanowsky (coloration de)
Romberg's disease – Romberg (maladie de)
Romberg's sign – Romberg (signe de)
Romberg's test – Romberg (épreuve de)
roof nucleus – noyau du faîte
roof of tympanum – tegmen tympani
root – racine
root arthrosis – rhizarthrose
root canal – canal radiculaire
root of helix – hélix (racine de l')
root of penis – verge (racine de la)
root resorption – rhizalyse
Rorschach's test – Rorschach (test de)
rosacea – rosacée
Rosai and Dorfman syndrome – Rosai et Dorfman (syndrome de)
rose – rose
rose oil – rose (essence de)
Rose's operation – Rose (opération de)
Rose's position – Rose (position de)
Rose's tetanus – Rose (tétanos de)
Rosenmüller's organ – Rosenmüller (organe de)
Rosenthal's syndrome – Rosenthal (maladie de)
roseola – roséole
roseola infantum – roséole infantile
Roser-Braun sign – Roser-Braun (signe de)
rosette – rosette
Rosewater syndrome – Rosewater (syndrome de)
Ross' black spores – Ross (spore noire de)
Rossolimo's reflex – Rossolimo (réflexe de)
rostellum – rostellum
rostral – rostral
rostriform – rostriforme
rostrum – rostre
rostrum of corpus callosum – rostrum du corps calleux
rotating – rotateur
rotating power – pouvoir rotatoire
rotation – rotation
rotator cuff – coiffe des rotateurs
rotatory epilepsy – épilepsie versive
rotatory nystagmus – nystagmus rotatoire
rotatory vertigo – vertige rotatoire
Roth's spetic retinitis – Roth (taches de)
Rothia – Rothia
Rothmann-Makaï syndrome – Rothmann-Makaï (syndrome de)
Rothmund-Thomson syndrome – Rothmund-Thomson (syndrome de)
Rotor's syndrome – Rotor-Manahan-Florentin (syndrome de)
rottlerin – rottlérine
Rouge's operation – Rouge (opération de)
Rouget's cells – Rouget (cellules de)
Rouget's muscle – Rouget (muscle de)
rough line of femur – ligne âpre du fémur
round all sarcoma – sarcome à cellules rondes
round window – fenêtre ronde
roundworm – *Ascaris lumbricoides, lombric*
Rous' sarcoma – Rous (sarcome de)
Roux' operations – Roux (opérations de)
Roux' spatula – Roux (spatule de)
Rovsing's operation – Rovsing (opération de)
Rovsing's sign – Rovsing (signe de)
RS3PE syndrome – RS3PE (syndrome)
Ru – Ru
rubbing – frottement
rubefacient – rubéfiant
rubefaction – rubéfaction
rubella – rubéole
rubella embryopathy – embryopathie rubéolique (ou rubéoleuse)
rubella vaccine – vaccin antirubéoleux
rubella virus – virus de la rubéole
rubeosis – rubéose
rubeosis iridis – rubéose de l'iris
rubidium – rubidium
Rubin's test – Rubin (épreuve de)
Rubinstein-Taybi syndrome – Rubinstein et Taybi (syndrome de)
rubric – rubrique
rubrocerebellar – cérébellorubrique
rubrospinal – rubrospinal
Rud's syndrome – Rud (syndrome de)
Ruffini's corpuscule – Ruffini (corpuscule de)
ruga – ride
Ruggeri's reflex – Ruggeri (réflexe de)
rugination – rugination
rugine – rugine
rugine-costotome – rugine-costotome
rugose – rugueux
rugosity – rugosité
Rukavina's syndrome – Rukavina (maladie de)
rule – règle
rumination – rumination
Rumpel-Leede phenomenon – Rumpel-Leede (phénomène de)
Rumpel-Leede sign – signe du lacet
Rumple-Leede phenomenon – lacet (signe du)
runaround – tourniole
runaround whitlow – panaris périunguéal
Rundles-Falls syndrome – Rundles et Falls (syndrome de)
running or continuous suture – surjet
rupia – rupia
rupioid – rupioïde
rupture – rupture
rupture of aorta – aortoclasie
Russell's bodies – Russell (corps de)
Russell-Silver dwarfism – Russell-Silver (syndrome de)
russian bath – bain russe
Rust's syndrome – Rust (syndrome de)
rusty sputum – crachat ferrugineux, crachat rouillé
ruthenium – ruthénium
rutherford – rutherford
rutilant – rutilant
rutin – rutine
Ruysch's membrane – Ruysch (membrane de)
Ryle's tube – Ryle (tube de)
rythmology – rythmologie

S

S colony – colonie S
S protein – protéine S
S1 – B1
S2 – B2

S3 – B3
S4 – B4
Sabanejeff's amputation – Sabanejeff (amputation de)
saber-shaped tibia – Lannelongue (tibia de), tibia en lame de sabre
saber tibia – Lannelongue (tibia de)
Sabin-Feldman dye-test – Sabin-Feldman (dye-test de)
Sabin's vaccine – Sabin (vaccin de)
Sabouraud-Langeron agar – Sabouraud-Langeron (milieu de)
Sabouraud's dextrose agar – Sabouraud (milieu de)
sabural tongue – langue saburrale
saburral – saburrale
sac – sac
sacchar-, saccharo- – sacchar-, saccharo-
saccharase – saccharase
saccharate – saccharate, saccharolé
saccharic acid – saccharique (acide)
saccharide – saccharide
saccharification – saccharification
saccharin – saccharine
saccharolytic – saccharolytique
saccharosuria – saccharosurie
sacciform – sacciforme
saccular – sacculaire
saccular aneurysm – anévrysme sacciforme
sacculated bronchiectasis – bronchectasie ampullaire
sacculiform – sacculiforme
sacculus – saccule
sacral canal – canal sacral
sacral ganglion – ganglion sacré
sacral horn – corne du sacrum
sacral index – indice sacral
sacral plexus – plexus sacral
sacralgia – sacralgie
sacralization – sacralisation
sacrectomy – sacrectomie
sacrococcygeal – sacrococcygien
sacrocoxalgia – sacrocoxalgie
sacrocoxitis – sacrocoxalgie
sacrodynia – sacrodynie
sacroiliac – sacro-iliaque
sacroiliitis – sacrocoxite
sacrolisthesis – sacrolisthésis
sacrolumbalis muscle – masse sacrolombaire
sacrolumbar – sacrolombaire
sacroperineal – sacropérinéal
sacrosciatic – sacrosciatique
sacrovertebral – sacrovertébral
sacrovertebral angle – angle sacro-vertébral antérieur
sacrum – sacrum
saddle back – ensellure lombaire
saddle bloc anesthesia – anesthésie en selle
saddle nose – nez en lorgnette
sadism – sadisme
sadomasochism – sadomasochisme
Saenger's operation – Saenger (opération de)
saffron – safran
safranina – safranine
sagital suture – suture sagittale
sagittal – sagittal
sagittal fontanelle – fontanelle métopique, fontanelle sagittale
sagittal plane – plan sagittal
sagittal section – coupe sagittale
sagittal sulcus – sillon du sinus sagittal
sago – sagou
sago liver – foie sagou
sailors' skin – peau de marin
Saint-Louis encephalitis – encéphalite américaine de Saint-Louis
Saint's triad – Saint (triade de)
Saint Vitus dance – chorée, danse de Saint-Guy, Saint-Guy (danse de)
Sakati-Nyhan syndrome – Sakati (syndrome de)
Sakel's method – Sakel (cure de)
salamanderin – salamandrine
salbutamol – salbutamol
Saldino-Noonan syndrom – Saldino-Noonan (syndrome de)
salep – salep
salicin – salicine
salicylamide – salicylamide
salicylate – salicylate
salicylazosulfapyridine – salazosulfapyridine
salicylic acid – salicylique (acide)
salicylic acid collodion – collodion salicylé
salicylic alcoohol – saligénol
salicylism – salicylisme
salicyltherapy – salicylothérapie
saline – salin
saliva – salive
salivant – salivant
salivary – salivaire
salivary calculus – calcul salivaire, lithiase salivaire
salivary center – centre salivaire
salivary colic – colique salivaire
salivary digestion – digestion salivaire
salivary fistula – fistule salivaire
salivation – salivation
Salk's vaccine – Salk (vaccin de)
Salla's disease – Salla (maladie de)
salmin – salmine
Salmonella typhi – Eberth (bacille d')
salmonellosis – salmonellose
salol – salol
salping-, salpingo- – salping-, salpingo-
salpingectomy – salpingectomie
salpingitis – salpingite
salpingo-oophorectomy – salpingo-oophorectomie
salpingo-oophoritis – salpingo-oophorite
salpingo-oophorocele – salpingo-oophorocèle
salpingo-ovariectomy – salpingo-ovariectomie
salpingo-ovariopexy – salpingo-ovariopexie
salpingography – salpingographie
salpingolysis – salpingolyse
salpingopalatine fold – pli salpingopalatin
salpingopexy – salpingopexie
salpingopharyngeal – salpingopharyngien
salpingopharyngeal muscle – salpingopharyngien (muscle)
salpingoplasty – salpingoplastie
salpingorrhaphy – salpingorraphie
salpingoscope – salpingoscope
salpingostomy – salpingostomie
salpingotomy – salpingotomie
salt – sel
salt free diet – régime déchloruré
salt loosing syndrome – déplétion sodique (syndrome de)
salt losing syndrome – Thorn (syndrome de)
salt retention – rétention chlorurée
saltatory – saltatoire
saltatory Saint Vitus dance – chorée saltatoire
saluretic – salidiurétique
salvatella vein – salvatelle (veine)
Salzmann's nodular corneal dystrophy – Salzmann (dystrophie cornéenne de)
samarium – samarium
Sämisch's operation – Sämisch (opération de)
sample – échantillon, prélèvement
sampling – échantillonnage
San Joaquin fever – San Joaquin (fièvre de la vallée de)
sanatorium – sanatorium
sand bath – bain de sable
sand fly – *Phlebotomus*
Sander's disease – Sanders (maladie de)
sandfly – pappataci
Sandhoff's disease – Sandhoff (maladie de)

Sandifer's syndrome – Sandifer (syndrome de)
Sandwith's bald tongue – Sandwith (langue chauve de)
Sanfilippo's syndrome – oligophrénie polydystrophique, Sanfilippo (maladie de)
sanguicolous – sanguicole
sanguifacient – sanguiformateur
sanguine – sanguin
sanies – sanie
sanious – sanieux
sanious pus – pus sanieux
sanitary – sanitaire
sanitary cordon – cordon sanitaire
santonica – semen-contra
Santorini's cartilage – Santorini (cartilage de)
Santorini's fissure – Santorini (incisure de)
São Paulo typhus – São Paulo (typhus de)
saphena – saphène
saphenectomy – saphénectomie
saphenous crossectomy – crossectomie
saponifiable – saponifiable
saponification – saponification
saponin – saponine
Sappey's fibers – Sappey (fibres de)
sapphism – saphisme
sapr-, sapro- – sapr-, sapro-
saprogenic – saprogène
saprophagous – saprophage
saprophilous – saprophile
saprophyte – saprophyte
saprozoic – saprozoïte
saprozoite – saprozoïte
saralasin – saralasine
sarco- – sarco-
sarcoadenoma – sarcoadénome
sarcoblast – sarcoblaste
sarcocele – sarcocèle
sarcocyst – sarcocyste
sarcocystin – sarcocystine
sarcoepiplocele – sarco-épiplocèle
sarcohydrocele – sarco-hydrocèle
sarcoid – sarcoïde
sarcoidosis – Besnier-Boeck-Schaumann (maladie de), sarcoïdose
sarcolemma – sarcolemme
sarcolysine – sarcolysine
sarcoma – sarcome
sarcomatosis – sarcomatose
sarcomatous – sarcomateux
sarcomere – sarcomère
sarcoplasm – sarcoplasme
sarcopsyllosis – sarcopsyllose
sarcosine – sarcosine
Sarcosporidia – *Sarcosporidies*
sarcosporidiosis – sarcosporidiose
sardonic grin – rire sardonique, sardonique (rire)
sarmentocymarin – sarmentocymarine
sartorius muscle – couturier, sartorius (muscle)
satellite – satellite
satellite lymph node – adénopathie satellite
satellite vein – veine satellite
Sattler's layer – Sattler (couche de)
saturated hydrocarbon – hydrocarbure saturé
saturation – saturation
Saturday night paralysis – paralysie des amoureux
saturnine gout – goutte saturnine
saturnism – saturnisme
satyriasis – satyriasis
Sauerbruch's prosthesis – Sauerbruch (prothèse de)
sauna – sauna
sauna bath – bain de sauna
sauriasis – sauriasis
Sawyer-James syndrome – Macleod (syndrome de)
Sb – Sb
Sc – Sc
scabetic – scabieux
scabicide – antiscabieux, scabicide
scabies – gale, sarcopte, scabies
scalariform – scalariforme
scalded skin syndrome – enfants ébouillantés (syndrome des)
scale – échelle, filière
scalene biopsy – Daniels (biopsie selon)
scalenotomy – scalénotomie
scalenus – scalène
scaling – détartrage
scalp – cuir chevelu, scalp
scalpel – bistouri
scandium – scandium
scanner – scanner
scanning – scansion, tomodensitométrie
scanning microscope – microscope à balayage
scanograph – scanographe
scanography – scanographie
Scanzoni's maneuver – Scanzoni (manœuvre de)
scaphocephaly – scaphocéphalie
scaphoid – scaphoïde
scaphoid abdomen – ventre en bateau
scaphoid fossa of sphenoid bone – fosse scaphoïde du sphénoïde
scaphoiditis – scaphoïdite
scapula – omoplate
scapulalgia – scapulalgie
scapular – scapulaire
scapular center – centre scapulaire
scapular girdle – ceinture scapulaire
scapular index – indice scapulaire
scapular line – ligne scapulaire
scapular reflex – réflexe interscapulaire
scapulectomy – scapulectomie
scapuloclavicular – scapuloclaviculaire
scapulodynia – scapulodynie
scapulohumeral – scapulo-huméral
scapulohumeral reflex – réflexe scapulo-huméral
scapulopexy – scapulopexie
scapulosternal – scapulosternal
scapulothoracic – scapulothoracique
scapulothoracic disarticulation – désarticulation interscapulothoracique
scar – cicatrice
scarification – scarification
scarificator – scarificateur
scarlatina – scarlatine
scarlatinal facies – faciès souffleté de Trousseau
scarlatiniform – scarlatiniforme
scarlatinoid – scarlatinoïde
scarlet fever – scarlatine
Scarpa's operations – Scarpa (opérations de)
Scarpa's staphyloma – Scarpa (staphylome de)
scato- – scato-
scatol – scatole
scatology – scatologie
scatoma – scatome
scatophagy – scatophagie
scatophilia – scatophilie
Schafer's method – Schafer (méthode de)
Schafer's syndrome – Schäfer (syndrome de)
Schaffer's reflex – Schaffer (signe de)
Schamberg's dermatosis – Schamberg (maladie de)
Schanz's disease – Schanz (maladie de)
Schatzki's ring – Schatzki (anneau de)
Schaudinn's bacillus – Schaudinn (bacille de)
Schaumann's disease – Schaumann (maladie de)
Schauta's operation – Schauta (opération de)
Schede's operation – Schede (opérations de)
Schede's thoracoplasty – Schede (opérations de)
Scheie's syndrome – Scheie (maladie de)
schema – schéma

Scheuermann's disease – épiphysite vertébrale douloureuse de l'adolescence, Scheuermann (maladie de)
Schick's test – Schick (réaction de)
Schiff's biliary cycle – Schiff (cycle biliaire de)
Schilder's disease – sclérose cérébrale centrolobaire
Schilder's encephalitis – Schilder (maladie de)
Schiller's test – Schiller (test de)
Schilling's test – Schilling (test de)
Schimmelbusch's disease – Schimmelbusch (maladie de)
schindylesis – schindylèse
Schinzel's syndromes – Schinzel (syndromes de)
Schiötz's tonometer – Schiötz (tonomètre de)
Schirmer's test – Schirmer (test de)
schisto- – schisto-
schistocyte – schistocyte
schistomelia – schistomélie
schistoprosopia – schistoprosopie
schistosis – schistose
schistosoma – schistosome
schistosomia – schistosomie
schistosomiasis – schistosomiase
schizamnion – schizamnios
schizo- – schizo-
schizocephalus – schizocéphale
schizocyte – schizocyte
schizogenic cycle – cycle schizogonique
schizogony – schizogonie
schizogyria – schizogyrie
schizoid – schizoïde
schizoid personality disorder – personnalité schizoïde
schizoid type – type schizothymique
schizoidia – schizoïdie
schizoidism – schizothymie
schizomania – schizomanie
schizomelia – schizomélie
Schizomycetes – *Schizomycètes*
schizonaia – schizonoïa
schizont – schizonte
schizonticide – schizonticide
schizophrenia – schizophrénie
schizoprosopia – schizoprosopie
schizosis – schizose
schizothorax – schizothorax
schizotrichia – schizotrichie
schizotrypanosomiasis – schizotrypanosomiase
schizozoite – schizozoïte
Schlatter-Osgood disease – Lannelongue (maladie de)
Schlatter's disease – Schlatter (maladie de)
Schlatter 's operation – Schlatter (opération de)
Schlemm's canal – Schlemm (canal de)
Schmalz's operation – Schmalz (opération de)
Schmidt's syndromes – Schmidt (syndromes de)
Schmincke's tumor – Schmincke (tumeur de)
Schmorl's nodule – Schmorl (nodule de)
Schnitzler's syndrome – Schnitzler (syndrome de)
Schoemaker's line – ligne de Schoemaker
Schönlein-Henoch purpura – Schönlein-Henoch (syndrome ou maladie de)
school exclusion – éviction scolaire
Schottmüller's disease – Schottmüller (maladie de)
Schreger's bands – Schreger (stries de)
Schridde's disease – Schridde (maladie de)
Schröder's disease – Schröder (syndrome de)
Schröder's operation – Schröder (opération de)
Schroeder van der Kolk's law – Schroeder van der Kolk (loi de)
Schuchardt's operation – Schuchardt (opération de)
Schüffner's granules – Schüffner (granulations de)
Schüller-Christian disease – Schüller-Christian (maladie de)
Schuller's arthritis – Schüller (arthrite de)
Schüller's disease – Schüller (maladie de)
Schuller's projection – Schüller (incidence de)
Schultz-Charton reaction – Schultz-Charlton (réaction de)
Schultz's disease – Schultz (maladie de)
Schultze's sign – Schultze (signe de)
Schwabach's test – Schwabach (épreuve de)
Schwann's cell – Schwann (cellule de)
Schwann's sheath – Schwann (gaine de)
schwannoma – schwannome
Schwartz-Jampel syndrome – Schwartz-Jampel (syndrome de)
Schwartz's test – épreuve de Schwartz
Schwartz' test – flot (signe du)
Schwediauer's syndrome – Schwediauer (maladie de)
Schweigger-Seidel sheath – Schweigger-Seidel (gaine de)
Schweninger-Buzzi anetoderma – Schweninger et Buzzi (anétodermie de)
scialyscope – scialyscope
sciatic – sciatique
sciatic hernia – hernie sciatique
sciatic nerve – sciatique
sciatica – lombosciatique, sciatalgie, sciatique
scillain – scillaïne
scillin – scilline
scintigram – scintigramme
scintigraphy – scintigraphie
scintillating scotoma – scotome scintillant
scintillation – scintillation
scintillation counter – compteur à scintillation
scintillation counter spectrometry – spectromètre à scintillation
scirrhous – squirrheux
scirrhous carcinoma – carcinome squirrheux, squirrhe
scissiparity – fissiparité
scler-, sclero- – sclér-, scléro-
sclera – sclérotique
scleradenitis – scléradénite
scleral – scléral
scleral staphyloma – staphylome scléral
sclerectasia – sclérectasie
sclerectomy – sclérecto-iridectomie, sclérectomie
scleredema – sclérème des adultes, sclérœdème
scleredema neonatorum – sclérème des nouveau-nés
sclerema – sclérème, sclérémie
scleriasis – sclériase
scleritis – sclérite
scleroblastema – scléroblastème
sclerochoroiditis – sclérochoroïdite
scleroconjunctival – scléroconjonctival
scleroconjunctivitis – scléroconjonctivite
sclerocornea – sclérocornée
sclerocorneal – sclérocornéen
sclerodactyly – sclérodactylie
scleroderma – sclérodermie
scleroderma with dermatomyositis – sclérodermatomyosite
sclerodermic – sclérodermiforme
sclerogenic – sclérogène
scleroiritis – scléro-iritis
sclerokeratitis – sclérokératite
sclerolipomatosis – sclérolipomatose
scleroma – sclérome

scleromalacia perforans – scléromalacie perforante
scleromere – scléromère
scleronychia – scléronychie
sclerophthalmia – sclérophtalmie
scleroplasty – scléroplastie
scleroprotein – scléroprotéine
sclerosant – sclérosant
sclerosing injection – injection sclérosante
sclerosing keratitis – kératite sclérosante
sclerosing osteitis – ostéite sclérosante
sclerosis – sclérose
sclerostomy – sclérostomie
sclerotendinitis – sclérotendinite
sclerotherapy – sclérothérapie
sclerotic – scléreux
scleroticectomy – scléroticectomie
sclerotome – sclérotome
sclerotomy – sclérotomie
sclerous – scléreux
sclerous tissue – tissu scléreux
scolex – scolex
scoliosis – scoliose
scoliosometer – scoliosomètre
scoliosometry – scoliosométrie
scoliotic pelvis – pelvis scoliotique
scolopendra – scolopendre
scombrine – scombrine
scombroid poisoning – scombroidose
scopolamine – scopolamine
scopophilia – scopophilie
scopulariopsis – scopulariopsidose
scorbutic – scorbutique
scorbutic gingivitis – gingivite scorbutique
scored tablet – comprimé sécable
scorpion – scorpion
scotoma – scotome
scotometer – scotomètre
scotomization – scotomisation
scotophobia – scotophobie
scotopia – scotopsie
scotopic – scotopique
scotopic vision – vision scotopique
scrapie – scrapie, tremblante
screen – écran
screening – dépistage
screw-tap – taraud
screwed plate – plaque vissée
scribomania – scribomanie
scrofula – écrouelles, scrofule
Scrofularia – scrofulaire
scrofuloderma – scrofuloderme
scrotal – scrotal
scrotal hernia – hernie scrotale
scrotal raphe – raphé du scrotum
scrotal reflex – réflexe scrotal
scrotal tongue – langue scrotale
scrotum – scrotum
scurvy – scorbut
scutiform – scutiforme
scutular ichthyosis – ichtyose scutulaire
scybala – scybales
Se – Se
sea-blue histiocyte syndrome – histiocytes bleu de mer (syndrome des)
sea sickness – mal de mer, pélagisme
Seabright-Bantam syndromes – Seabright-Bantam (syndromes de)
seasickness – naupathie
seasonal hay fever – pollen (maladie du)
sebaceous – sébacé
sebaceous coat – enduit sébacé
sebaceous cyst – kyste sébacé, loupe
sebaceous gland – glande sébacée
sebaceous glands of conjunctivae – glandes sébacées conjonctivales
sebaceous nevus – nævus sébacé
sebiferous – sébifère
sebocystomatosis – sébocystomatose
sebolith – sébolithe
seborrhea – séborrhée
seborrhea capitis – seborrhea capitis
seborrheic – séborrhéique
seborrheic dermatitis – dermatite séborrhéique
seborrheic keratosis – kératose séborrhéique
seborrheid – séborrhéide
sebum – sébum
Seckel's bird-headed dwarf syndrome – Seckel (nanisme de)
secobarbital – sécobarbital
second cranial nerve – deuxième paire crânienne
second degree hyperparasite – hyperparasite au second degré
secondary – œil sympathisé, secondaire
secondary amputation – amputation secondaire
secondary anemia – anémie secondaire
secondary bronchitis – bronchite secondaire
secondary calculus – calcul secondaire
secondary cataract – cataracte secondaire
secondary degeneration – dégénérescence secondaire
secondary dentin – dentine secondaire
secondary deviation – déviation oculaire secondaire
secondary gain from illness – bénéfice secondaire de la maladie
secondary gangrene – gangrène secondaire
secondary glaucoma – glaucome secondaire
secondary gout – goutte secondaire
secondary hyperaldosteronism – hyperaldostéronisme secondaire
secondary hyperparathyroidism – hyperparathyroïdie secondaire
secondary hyperprolactinemia – hyperprolactinémie secondaire
secondary hypothyroidism – hypothyroïdie secondaire
secondary identification – identification secondaire
secondary infection – infection secondaire
secondary integration – intégration secondaire
secondary keratitis – kératite secondaire
secondary lesion – lésion secondaire
secondary masochism – masochisme secondaire
secondary polycytemia – polyglobulie secondaire
secondary process – processus secondaire
secondary ray – rayonnement secondaire
secondary response – réponse secondaire
secondary spermatocyte – spermatocyte de deuxième ordre
secondary sprue – sprue secondaire
secondary sterility – stérilité secondaire
secondary syphilis – syphilis secondaire
secreta – secreta
secretatogue – sécrétagogue
secrete language – langage secret
secretin – sécrétine
secretion – sécrétion
secretomotor – sécrétomoteur
secretor – sécréteur
secretor factor – facteur sécréteur
secretory – sécrétoire
secretory component – composant sécrétoire
secretory immunoglobulin – immunoglobuline sécrétoire
secretory piece – pièce sécrétoire
section coupe, section

sectorial amnesia – amnésie sectorielle
secundines – délivre
secundipara – secondipare
sedation – sédation
sedative – calmant, sédatif
Sédillot's operations – Sédillot (opérations de)
sediment – culot, sédiment
sedimentation – sédimentation
seeding – ensemencement
Seeligmüller's sign – Seeligmüller (signe de)
Seessel's pouch – Seessel (poche de)
segment – segment
segmental renal hypoplasia – hypoplasie rénale segmentaire
segmentation – segmentation
segmentation cavity – cavité de segmentation
segmentectomy – segmentectomie
segregation – ségrégation
Seidlitz's powder – Seidlitz (sel de)
Seidlmayer's syndrome – purpura de Seidlmayer
Seidlmeyer's syndrome – Seidlmeyer (purpura de)
Seitelberger's disease – Seitelberger (maladie de)
Seitz's sign – Seitz (signe de)
seizure – ictus
Seldinger's technique – Seldinger (méthode de)
selectin – sélectine
selective arteriography – artériographie sélective
selective culture medium – milieu de culture sélectif
selenium – sélénium
self – soi
self-accusation – autoaccusation
self-intoxication – auto-intoxication
self-medication – automédication
self potential – potentiel autonome
self-punishment – autopunition
sella turcica – selle turcique
sellar – sellaire
sellar articulation – articulation en selle
Selye's syndrome – Selye (syndrome de)
Semb's operation – Semb (opération de)
semen – sperme
semen analysis – spermogramme
semi- – semi-
semi-lunar glasses – lunettes demi-lunes
semi-synthetic penicillin – pénicilline semi-synthétique
semiapochromatic lens – objectif semi-apochromatique
semicircular canal – canal semi-circulaire
semicircular canals – semi-circulaires (canaux)
semilunar fibrocartilage – fibrocartilage semilunaire
semilunar line – ligne semi-lunaire de Spieghel
semilunar space – espace semi-lunaire de Traube
seminal – séminal
seminal colliculus – colliculus séminal
seminal cyst – kyste séminal
seminal vesicle – vésicule séminale
seminal vesiculitis – spermatocystite
seminiferous – séminifère
seminiferous tubule – tubule séminifère
seminiferous tubules – canalicules séminifères
seminoma – séminome
semiology – sémiologie
semiotic – sémiologique, sémiotique
semioval center (greater) – centre semi-ovale
semipermeable – semi-perméable
semipermeable membrane – membrane semi-perméable
semitendinous muscle – semi-tendineux (muscle)
Semon's sign – Semon (signe de)
Senear-Usher syndrome – Senear-Usher (maladie de)
senile – sénile
senile cataract – cataracte sénile
senile coxitis – coxite sénile
senile degeneration – dégénérescence sénile
senile delirium – délire sénile
senile dementia – démence sénile
senile ectropion – ectropion sénile
senile gangrene – gangrène sénile
senile hemangioma – angiome sénile
senile involution – involution sénile
senile keratoma – kératome sénile
senile nuclear sclerotic cataract – cataracte grise
senile pruritus – prurit sénile
senile psychosis – psychose sénile
senile vaginitis – vaginite sénile
senilism – sénilisme
senility – sénilité
senna – séné
sennoside – sennoside
sensation – sensation
sense – sens
sense of guilt – culpabilité (sentiment de)
sense of smell – odorat
sense organs – organes des sens (ou sensoriels)
sensibility – sensibilité
sensible – sensible
sensitive – sensitif
sensitive cell – cellule sensitive
sensitive delusion of reference – délire de relation des sensitifs
sensitive extinction – extinction sensitive
sensitization – sensibilisation
sensitized – sensibilisé
sensitized vaccine – vaccin sensibilisé
sensitizing, reacting dose – dose déclenchante, sensibilisante
sensoria decussatio – décussation sensitive
sensorial – sensoriel
sensorimotor – sensorimoteur
sensorineural deafness – surdité mixte
sensory aphasia – aphasie sensorielle
sensory cell – cellule sensorielle
sensory nerve – nerf sensitif, nerf sensoriel
sensory neuron – neurone sensitif, neurone sensoriel
sensory organs – organes des sens (ou sensoriels)
sensory root of spinal nerve – racine rachidienne sensitive
separator – séparateur
sepsis – sepsie
septal – septal
septal cartilage of nose – cartilage du septum nasal
septan fever – fièvre septane
septenary – septénaire
septic – septique
septic fever – fièvre septique
septic peritonitis – péritonite septique
septic phlebitis – phlébite septique
septic shock – choc septique
septicemia – septicémie
septicity – septicité
septicopyemia – septicopyohémie
septiferous – septifère
septorhinoplasty – rhinoseptoplastie
septostomy – septostomie
septotomy – septoplastie
septum – cloison, septum, septum rétrovésical
septum cordis – septum cordis
septum lucidum – septum lucidum
septum secundum – septum secundum

sequela – séquelle
sequence – séquence
sequence polymorphism – polymorphisme de séquence
sequestrectomy – séquestrectomie
sequestrum – séquestre
Sergent-Bernard syndrome – Sergent-Bernard (syndrome de)
Sergent's white adrenal line – Sergent (ligne blanche surrénale de)
series – série
serine – sérine
seriograph – sériographe
seriography – sériographie
seroanaphylaxis – séro-anaphylaxie
seroconversion – séroconversion
seroculture – séroculture
serodiagnosis – sérodiagnostic
serofibrinous – sérofibrineux
serofibrinous pericarditis – péricardite sérofibrineuse
serofibrinous pleural effusion – pleurésie sérofibrineuse
seroflocculation – séro-agglutination
serologic – sérologique
serology – sérologie
seromucoid – séromucoïde
seromucous – séromuqueux
seronegative – séronégatif
seropositive – séropositif
seroprevention – séroprévention
seroprophylaxis – séroprophylaxie
seropurulent – séropurulent
seroreaction – séroréaction
serosanguineous – sérosanguin
serosity – sérosité
serotherapy – sérothérapie
serotonin – sérotonine
serotonin receptor – récepteur de la sérotonine
serotoninergic – sérotoninergique
serotype – sérotype
serous – séreux, sérique
serous cavity – cavité séreuse
serous cell – cellule à ferment, cellule séreuse
serous cyclitis – cyclite séreuse
serous cyst – kyste séreux
serous effusion – épanchement séreux
serous inflammation – inflammation séreuse
serous iritis – iritis séreuse
serous membrane – séreuse
serous meningitis – méningite séreuse
serous peritonitis – péritonite séreuse
serous pleurisy – pleurésie séreuse
serous pus – pus séreux
serous synovitis – synovite séreuse
serovaccination – séro-anatoxithérapie, sérovaccination
serpiginous – serpigineux
serpiginous erysipelas – érysipèle serpigineux
serpiginous keratitis – kératite serpigineuse
serpiginous ulcer – ulcère serpigineux
serrated – dentelé
serrated suture – suture dentée
serre nœud – serre-nœud
Serres' angle – angle cranio-facial, angle métafacial
Sertoli's cell – Sertoli (cellule de)
serum – sérum
serum albumin – sérum-albumine
serum albumin level – albuminémie
serum diagnosis – diagnostic sérologique
serum globulin – sérum-globuline
serum magnesium level – magnésiémie
serum or plasma level of citrates – citratémie
serum sickness – maladie sérique
serum therapy – sérumthérapie
sesame – sésame
sesamoid – sésamoïde
sesamoid bone – os sésamoïde, sésamoïde
sesamoid cartilage – cartilage sésamoïde
sesamoiditis – sésamoïdite
sesqui- – sesqui-
sessile – sessile
set of false teeth – dentier
seton – séton
setting – contention
seven day fever – fièvre des sept jours
seven day Japanese fever – fièvre japonaise des sept jours
Sever's disease – apophysite calcanéenne, Sever (maladie de)
Sever's operation – Sever (opération de)
sex – sexe
sex-, sext- – sex-, sext-
sex chromatin – chromatine sexuelle
sex chromosome – chromosome sexuel
sex chromosome heredity – hérédité gonosomique
sex hygiene – hygiène sexuelle
sex linked character – caractère lié au sexe
sex-linked gene – gène lié au sexe
sex-linked heredity – hérédité gynéphore, hérédité liée au sexe
sexdigitate – sexdigité
sexed – sexué
sexology – sexologie
sextan fever – fièvre sextane
sextipara – sextipare
sextuplets – sextuplés
sexual – sexuel
sexual cell – cellule sexuelle
sexual dimorphism – dimorphisme sexuel
sexual generation – génération sexuelle
sexual impotence – impuissance
sexual infantilism – infantilisme génital
sexual instinct – instinct sexuel, pulsion sexuelle
sexual inversion – inversion sexuelle
sexual precocity – puberté précoce
sexual reproduction – reproduction sexuée
sexuality – sexualité
sexually transmitted disease – maladie sexuellement transmissible
sexuate – sexué
Sézary's erythroderma – érythrodermie prémycosique
Sézary's syndrome – Sézary (syndrome de)
SGH – GHB
SGOT – SGOT, TGO
SGPT – SGPT, TGP
shaken baby syndrome – enfants secoués (syndrome des)
shaking palsy – paralysie agitante
sham feeding – repas fictif
Shapiro's syndrome – Shapiro (syndrome de)
shared delusion – délire à deux
sharp pain – douleur exquise
Sharp's syndrome – Sharp (syndrome de)
Sharpey's fibers – Sharpey (fibres de)
sheath – gaine
sheath of eye-ball – gaine du bulbe de l'œil
Sheehan's syndromes – Sheehan (syndromes de)
Shelley's test – Shelley (test de)
Shenton's lines – Ménard (ligne de)
Shepherd's fracture – Shepherd (fracture de)
Sherrington's law – Sherrington (loi de)
shigellosis – shigellose
shirt-stud abscess – abcès en bouton de chemise
shiver – frisson

shock – choc, shock
shock lung – poumon de choc
Shone's syndrome – Shone (syndrome de)
shooting pain – élancement
short bone – os court
short rib polydactyly syndrome – chondrodysplasie létale avec brièveté des côtes
shortness of breath – anhélation
shoulder – épaule, moignon de l'épaule
shoulder presentation – présentation de l'épaule
Shouldice's procedure – Shouldice (opération de)
Shrapnell's membrane – Shrapnell (membrane flaccide de)
shunt – dérivation
Shwachman-Diamond syndrome – Shwachman-Diamond (syndrome de)
Shy-Drager syndrome – Shy-Drager (syndrome de)
Si – Si
SI unit – unité SI
sial-, sialo- – sial-, sialo-
sialectasia – sialectasie
sialemesis – sialémèse
sialidosis – sialidose
sialism – sialisme
sialitis – sialite
sialoadenectomy – sialoadénectomie
sialoadenitis – sialadénite
sialocèle – sialocèle
sialodochitis – sialodochite
sialogenous – sialogène
sialogogue – sialagogue
sialography – sialographie
sialolith – sialolithe
sialolithiasis – sialolithiase
sialolithotomy – sialolithotomie
sialoma – sialome
sialophagia – sialophagie
sialorrhea – sialorrhée
siamese twins – siamois (frères)
sibilant rale – sibilance
sibilant ronchus – sibilant
sibship – fratrie
Sibson's notch – Sibson (encoche de)
Sicard's syndrome – Sicard (syndrome de)
siccative – siccatif
sick cell anemia – drépanocytémie
sick sinus disease – sinus (maladie du)
sickle cell – cellule falciforme, drépanocyte, hématie falciforme, sickle-cell
sickle-cell anemia – anémie drépanocytaire, drépanocytose
sickness – mal, maladie
side effect – effet secondaire
side stitch – point de côté
side-to-end anastomosis – anastomose latéro-terminale
side-to-side anastomosis – anastomose latéro-latérale, entérorraphie latérolatérale
sider-, sidero- – sidér-, sidéro-
sideration – sidération
sideremia – sidérémie
siderinuria – sidérurie
sideroblast – sidéroblaste
sideroblastic anemia – anémie sidéroblastique ou sidéro-achrestique
siderocyte – sidérocyte
sideroderma – sidérodermie
siderofibrosis – sidérofibrose
sideropenia – hyposidérémie, sidéropénie
sideropenic – ferriprive
sideropenic dysphagia – dysphagie sidéropénique
sideropexy – sidéropexie
siderophage – sidérophage
siderophil – sidérophile
siderophilin – sidérophiline
siderosilicosis – sidérosilicose
siderosis – sidérose
siderosis bulbi – sidérose bulbaire
siderosis conjunctivae – sidérose conjonctivale
Siebold's pubiotomy – Siebold (opération de)
Siegle's otoscope – Siegle (otoscope de)
sievert – sievert
sighing – suspirieux
sight – vue
sigmatism – sigmatisme
sigmoid – sigmoïde
sigmoid cavity of radius – cavité sigmoïde du radius
sigmoid colon – côlon sigmoïde, sigmoïde
sigmoid sinus – sinus sigmoïde
sigmoid valves – cupsides semi-lunaires (des valves aortiques et du tronc pulmonaire)
sigmoidectomy – sigmoïdectomie
sigmoiditis – sigmoïdite
sigmoidopexy – sigmoïdopexie
sigmoidoscopy – sigmoïdoscopie
sigmoidostomy – sigmoïdostomie
sigmoidovesical fistula – fistule sigmoïdovésicale
sign – phénomène, signe, symptôme
signal anxiety – angoisse signal
signet-ring carcinoma – épithélioma à cellules en bague à châton
silent area – aire silencieuse
silent ischemia – ischémie myocardique silencieuse
Silferskiöld's syndrome – Silfverskiöld (maladie de)
silicate – silicate
silicatosis – silicatose
silicon – silicium
silicone – silicone
silicosiderosis – silicosidérose
silicosis – silicose
silicotic – silicotique
silicotuberculosis – silicotuberculose
silk – soie
silver – argent
silver derivatives – argentique
silver, lea white carbonate – blanc d'argent, de plomb
silver nitrate – argent (nitrate d'), pierre infernale
silver poisoning – argyrisme
Silver-Russell syndrome – Silver-Russell (syndrome de)
silver stain – argentation
silverfork deformity – déformation en dos de fourchette, dos de fourchette
silverized catgut – catgut argenté
Silvester's method – Silvester (méthode de)
Silvestrini-Corda syndrome – Silvestrini-Corda (syndrome de)
Silvestroni-Bianco disease – Silvestroni-Bianco (maladie de)
simian – simien
simian virus – virus SV du singe
simillimum – simillimum
Simmond's disease – Simmonds (maladie de)
Simon's operation – Simon (opérations de)
Simon's perineorrhaphy – Simon (opérations de)
Simon's signs – Simon (signes de)
Simonin's method – Simonin (épreuve de)
Simons' disease – Simons (maladie de)
simple angioma – angiome simple
simple fracture – fracture fermée
simple glaucoma – glaucome simple
simple goiter – goitre simple
simple joint – articulation simple
simple papilla – papille simple
simple pneumothorax – pneumothorax idiopathique bénin
simple protein – holoprotéine
Sims' position – Sims (position de)
Sims' speculum – Sims (spéculum de)
simulation – simulation
simultagnosia – simultagnosie
sinapized – sinapisé

sincipital – sincipital
sinciput – sinciput
singer's node – nodule vocal
single blind trial – essai en simple insu
single monster – monstre unitaire
single stranded – monocaténaire
single ventricle – ventricule unique
sinigrin – sinigrine
sinistr-, sinistro- – sinistr-, sinistro-
sinistrality – sinistralité
sinistrocardia – sinistrocardie
sinoatrial – sino-atrial
sinoatrial block – bloc sino-atrial
sinoatrial ganglion – ganglion de Remak
sinoatrial node – atrionecteur, nœud sinuatrial
sinovialoma – synovialome
sinuous – sinueux
sinus – sinus
sinus arrhythmia – arythmie sinusale, arythmie vagale
sinus bradycardia – bradycardie sinusale
sinus of dura mater – sinus de la dure-mère
sinus pause – pause cardiaque
sinus rhythm – rythme sinusal
sinus tachycardia – tachycardie sinusale
sinus venosus – sinus venosus
sinusal – sinusal
sinusitis – sinusite
sinusoid – sinusoïde
sinusotomy – sinusotomie
siphon – siphon
Siphonaptera – *Siphonaptères*
Sipple's syndrome – Sipple (syndrome de)
sirenomelia – sirénomélie
sirenomelus – sirénomèle
sismotherapy – convulsivothérapie, sismothérapie
Sister Joseph's nodule – nodule de sœur Joseph
site – site
sitologia – sitologie
sitomania – sitomanie
sitophobia – sitophobie
sitotherapy – sitothérapie
sitotropism – sitotropisme
sixth – sixième
sixth disease – sixième maladie
size – taille
Sjögren-Larsson syndrome – Sjögren-Larsson (syndrome de)
Sjögren's syndrome – Gougerot-Sjögren (syndrome de)
skelalgia – skélalgie paresthésique
skeletal – squelettique
skeletal muscle – muscle squelettique
skeleton – squelette
skeleton hand – main de squelette
skenitis – skénite
skiagraphy – skiagraphie
skiascopy – skiascopie
Skillern's fracture – Skillern (fracture de)
skin – cutis, peau
skin cancer – cancer cutané
skin graft – greffe épidermique
skin metamerism – métamérie cutanée
skin plasty – plastie cutanée
skin spot – tache cutanée
skin transpiration – transpiration insensible
Sklowsky's symptom – Sklowsky (signe de)
Skoda's sign – Skoda (signe de)
skodiac resonance – skodisme
skodiac resonnance – bruit skodique
skull – crâne
skull cap – calotte crânienne
sleep – sommeil
sleep apnea syndrome – apnées du sommeil (syndrome d')
sleep terror disorder – pavor nocturnus
sleep therapy – sommeil (cure de)
sliding flap – lambeau par glissement
sliding hernia – hernie par glissement
slight dullness – submatité
sling – écharpe, fronde
slipping rib syndrome – Cyriax (syndrome de)
slipping syndrome – glissement (syndrome de)
slit lamp – lampe à fente
slow pulse – pouls lent
slow virus – virus lent
slow wave sleep – sommeil lent
Sluder-Ballenger tonsillectomy – Sluder-Ballenger (opération de)
Sluder's guillotine – Sluder-Ballenger (guillotine de)
Sluder's method – Sluder (méthode de)
Sluder's neuralgia – Sluder (névralgie de)
sludge – fango
small intestine – intestin grêle
smallpox – variole
smallpox vaccine – vaccin antivariolique
smear – frottis
smegma – smegma
smegmalith – smegmalithe
Smellie's scissors – Smellie (couteau de)
Smith-Lemli-Opitz syndrome – Smith, Lemli et Opitz (syndrome de)
Smith-Petersen operation – Smith-Petersen (opération de)
Smith's fracture – Smith (fracture de)
Smith's operation – Smith (opération de)
Smith's pessary – Smith (pessaire de)
Smith's sign – Smith (signe de)
Smith-Strang disease – Smith et Strang (maladie de)
Smithwick operation – Smithwick (opération de)
smoker's tongue – langue des fumeurs
smooth muscle – muscle lisse
smooth muscle cell – cellule musculaire lisse
smooth muscle fiber – fibre lisse
Sn – Sn
snapping hip – hanche à ressort
Sneddon's syndrome – Sneddon (syndrome de)
Sneddon-Wilkinson disease – Sneddon-Wilkinson (syndrome ou pustulose sous-cornée de)
Sneddon-Wilkinson syndrome – pustulose sous-cornée
sneeze – éternuement
Snellen's operation – Snellen (opération de)
Snellen's sign – Snellen (signe de)
Snellen's test type – Snellen (lettres de)
snoring – ronchopathie
snow blindness – ophtalmie des neiges
snuffles – jetage
soap – savon
sob – sanglot
social assimilation – assimilation sociale
social hygiene – hygiène sociale
social medicine – médecine sociale
social phobia – phobie sociale
social psychology – psychologie sociale
social worker – assistante sociale
Socin's operation – Socin (opération de)
sociogenesis – sociogenèse
soda – soude
sodic – sodé, sodique
sodium – sodium
sodium acetate – sodium (acétate de)
sodium ascorbate – sodium (ascorbate de)
sodium barbital – barbital sodique

sodium benzoate – sodium (benzoate de)
sodium bicarbonate – sodium (bicarbonate de), Vichy (sel de)
sodium borate – sodium (borate de)
sodium bromide – sodium (bromure de)
sodium channel – canal sodique
sodium chlorate – sodium (chlorate de)
sodium chloride – sodium (chlorure de)
sodium citrate – sodium (citrate de)
sodium deficiency – natropénie
sodium dehydrocholate – sodium (déhydrocholate de)
sodium deprived – déchloruré, désodé
sodium glycocholate – sodium (glycocholate de)
sodium hydroxide – sodium (hydroxyde de)
sodium iodide – sodium (iodure de)
sodium nitrate – sodium (nitrate de)
sodium nitrite – sodium (nitrite de)
sodium phosphate – sodium (phosphate de)
sodium pump – pompe à sodium
sodium salicylate – sodium (salicylate de)
sodium silicate – sodium (silicate de)
sodium sulfate – sodium (sulfate de)
sodium sulfosalicylate – sodium (sulfosalicylate de)
sodium taurocholate – sodium (taurocholate de)
sodium thiosulfate – sodium (thiosulfate de)
sodoku – sodoku
sodomy – sodomie
soft – mou
soft palate – palais mou, voile du palais
soft ray – rayonnement mou
soft water – eau douce
softening – ramollissement
Sohval-Soffer syndrome – Sohval-Soffer (syndrome de)
Sokolow-Lyon index – Sokolow et Lyon (indice de)
sokosho – sokosho
sol – sol
solandrine – solandrine
solanidine – solanidine
solanine – solanine
solar – solaire
solar erythema – érythème solaire
solar retinitis – rétinite solaire
solar syndrome – syndrome solaire
solar urticaria – urticaire solaire
solarium – solarium
sole of the foot – plante du pied
soleus muscle – soléaire
solid culture medium – milieu de culture solide
solid vision – vision stéréoscopique
solitary bundle – tractus solitaire
solute – soluté
solution – solution
solution of contiguity – solution de contiguïté
solution of continuity – solution de continuité
solvent – solvant
soma – soma
soma-, somat-, somato- – soma-, somat-, somato-
somatalgia – somatalgie
somatic – somatique
somatic cell – cellule somatique
somatic mutation – mutation somatique
somatization – somatisation
somatoblast – somatoblaste
somatogenesis – somatogenèse
somatogenic – somatogène
somatognosis – somatognosis, somesthésie
somatome – somatome
somatomedin – somatomédine
somatometry – somatométrie
somatopagus – somatopage
somatoplasm – somatoplasme
somatopleure – somatopleure
somatopsychic – somatopsychique
somatoschisis – somatoschisis
somatosensory area – aire somesthésique
somatosplanchnic angle – angle somato-splanchnique
somatostatin – somatostatine
somatostatinoma – somatostatinome
somatotrophin – somatotrophine
somatotropic – somatotrope
somatotype – somatotype
somite – somite
somnambulism – somnambulisme
somniloquism – somniloquie
somnolence – somnolence
somnolent – somnolent
Somogyi unit – Somogyi (unité)
Sonne's dysentery – Sonne (dysenterie de)
sonograph – sonographe
sophrology – sophrologie
soporific – somnifère, soporifique
soporous – soporeux
sorbitol – sorbitol
sorbitol dehydrogenase – sorbitol-déshydrogénase
sordes – fuliginosité
sore – plaie
Soresi's cannula – Soresi (canule de)
Soret's band – Soret (bande de)
sorethroat – angine, angine rouge
soroche – soroche
Sorsby's syndrome – Sorsby (dégénerescence maculaire de)
sotalol – sotalol
Sotos' syndrome – Sotos (syndrome de)
souffle – souffle
sound – bruit, son, sonde
Souque's phenomenon – phénomène des doigts
Souques' phenomenon – doigts (phénomène des), Souques (phénomène de)
Souques' sign – Souques (signe de)
Souques' triad – Souques (triade de)
Sourdille's operation – Sourdille (opération de)
South American blastomycosis – blastomycose sud-américaine
Southern blot – Southern blot
soy bean – soja
space – espace, loge
space medicine – médecine spatiale
space of iridocorneal angle – espace de l'angle iridocornéen
space sense – sens de l'espace
spade hand – main bêche
spagyric medicine – médecine spargirique
Spalding's sign – Spalding (signe de)
span – empan
Spanish fly – mouche d'Espagne
sparadrap – sparadrap
sparganosis – sparganose
sparkling water – eau gazeuse
sparteine – spartéine
spasm – spasme
spasmodic – spasmodique
spasmodic croup – croup spasmodique
spasmodic dysmenorrhea – dysménorrhée spasmodique
spasmodic laughing and crying – rire et pleurer spasmodiques
spasmodic mydriasis – mydriase spastique
spasmodic sciatica – sciatique spasmodique
spasmodic strabismus – strabisme spasmodique
spasmodic torticollis – torticolis spasmodique
spasmodism – spasmodicité

spasmogenic – spasmogène
spasmophilia – spasmophilie
spasmophilic laryngospasm – laryngospasmophilie
spastic – spastique
spastic aphonia – aphonie spastique
spastic-ataxic gait – cérébellospasmodique (démarche)
spastic constipation – constipation spasmodique
spastic diplegia – diplégie cérébrale infantile
spastic dysphonia – dysphonie spastique
spastic dysuria – dysurie spastique
spastic gait – démarche spastique
spastic hemiplegia – hémiplégie spasmodique
spastic ileus – iléus spasmodique
spastic or irritative myosis – myosis spastique ou irritatif
spastic paralysis – paralysie spastique ou spasmodique
spastic paraplegia – paralysie spinale spasmodique
spasticity – spasticité
spatial agnosia – agnosie spatiale
spatula – spatule
specialist – spécialiste
specialty – spécialité
species – espèce
specific – spécifique
specific immunity – immunité spécifique
specific inflammation – inflammation spécifique
specific phobia – phobie spécifique
specific treatment – traitement spécifique
specific urethritis – urétrite (ou uréthrite) spécifique
specificity – spécificité
specimen – spécimen
SPECT – SPECT
spectacles – lunettes
spectinomycin – spectinomycine
spectrin – spectrine
spectrocolorimeter – spectrocolorimètre
spectrograph – spectrographe
spectrography – spectrographie
spectrometer – spectromètre
spectrometry – spectrométrie
spectrophotometry – spectrophotométrie
spectropolarimeter – spectropolarimètre
spectroscope – spectroscope
spectroscopic analysis – analyse spectroscopique
spectroscopy – spectroscopie
spectrum – spectre
specular – spéculaire
speculum – spéculum
Spee's curvature – Spee (courbe de)
speech – langage, scansion
speech audiometry – audiométrie vocale
speech therapist – orthophoniste
spermaceti – baleine (blanc de), cétine, spermaceti
spermagglutinin – spermagglutinine
spermatic – spermatique
spermatic calculus – calcul spermatique
spermatic colic – colique spermatique
spermatic cord – cordon spermatique
spermaticide – spermatocide, spermicide
spermatid – spermatide
spermatitis – spermatite
spermatocele – spermatocèle
spermatocystectomy – spermatocystectomie
spermatocyte – spermatocyte
spermatocytic seminoma – séminome spermatocytaire
spermatocytogenesis – spermatocytogenèse
spermatogenesis – spermatogenèse
spermatogenic – spermatogène
spermatogonia – spermatogonie
spermatolysis – spermatolyse
spermatopathy – spermatopathie
spermatorrhea – spermatorrhée
spermatotoxin – spermatotoxine
spermatozoon – spermatozoïde
spermaturia – spermaturie
spermicide – spermicide
spermidine – spermidine
spermiduct – spermiducte
spermine – spermine
spermiogenesis – spermiogenèse
spermoculture – spermoculture
spermolith – spermolithe
spermolysin – spermolysine
spermotoxin – spermotoxine
sphacelus – sphacèle
sphenion – sphénion
spheno- – sphéno-
spheno-occipital synchondrosis – synchondrose sphéno-occipitale
spheno-orbital – sphéno-orbitaire
spheno-orbital suture – suture sphéno-orbitaire
sphenocephalus – sphénocéphale
sphenoethmoidal suture – suture sphéno-ethmoïdale
sphenofrontal suture – suture sphénofrontale
sphenoid articulation – articulation sphénoïde
sphenoid cell – cellule sphénoïdale
sphenoid process of palatine bone – processus sphénoïdal du palatin
sphenoidal – sphénoïdal
sphenoidal angle – angle sphénoïdal
sphenoidal bone – sphénoïde
sphenoidal concha – cornet sphénoïdal
sphenoidal crest – crête sphénoïdale
sphenoidal fissure syndrome – fente sphénoïdale (syndrome de la), syndrome de la fente sphénoïdale
sphenoidal fontanelle – fontanelle sphénoïdale
sphenoidal rostrum – rostrum du sphénoïde
sphenoidal sinus – sinus sphénoïdal
sphenoiditis – sphénoïdite
sphenomalar – sphénozygomatique
sphenomaxillary – sphénomaxillaire
sphenomaxillary suture – suture sphénomaxillaire
sphenopalatine – sphénopalatin
sphenopalatine foramen – foramen sphénopalatin
sphenopalatine incisure – incisure sphénopalatine
sphenoparietal – sphénopariétal
sphenoparietal sinus – sinus sphénopariétal
sphenoparietal suture – suture sphénopariétale
sphenopetrosal – sphénopétreux
sphenosquamous suture – suture sphénosquameuse
sphenotemporal – sphénotemporal
sphenovomerine suture – suture sphénovomérienne
sphenozygomatic suture – suture sphénozygomatique
spherical aberration – aberration sphérique
spherical lens – lentille sphérique
spherical recess of vestibule – récessus du vestibule cochléaire
spherocyte – sphérocyte
spherocytosis – sphérocytose
spheroid – sphéroïde
spherometer – sphéromètre
spherophakia – sphérophakie
sphincter – sphincter
sphincter vesicae – sphincter vésical

sphincteral achalasia – achalasie sphinctérienne
sphincteralgia – sphinctéralgie
sphincterectomy – sphinctérectomie
sphincteric – sphinctérien
sphincterometry – sphinctérométrie
sphincteroplasty – sphinctéroplastie
sphincteroscope – sphinctéroscope
sphincterospasm – sphinctérospasme
sphincterotomy – sphinctérotomie
sphingolipid – sphingolipide
sphingolipidosis – sphingolipidose
sphingomyelin – sphingomyéline
sphingosine – sphingosine
sphygmic – sphygmique
sphygmo- – sphygmo-
sphygmocardiograph – sphygmocardiographe
sphygmocardiography – sphygmocardiographie
sphygmodynamometer – sphygmodynamomètre
sphygmogram – sphygmogramme
sphygmograph – sphygmographe
sphygmography – sphygmographie
sphygmology – sphygmologie
sphygmomanometer – sphygmomanomètre
sphygmomanometry – sphygmomanométrie
sphygmophone – sphygmophone
sphygmoplethysmograph – sphygmopléthysmographe
sphygmoscope – sphygmoscope
spica – spica
spicule – spicule
spider – araignée
spider angioma – angiome stellaire, étoile vasculaire
Spieghel's hernia – Spieghel (hernie de)
Spiegler-Fendt sarcoid – Spiegler-Fendt (sarcoïde de)
Spielmeyer-Vogt disease – Spielmeyer-Vogt (maladie de)
spike – pointe
spike and wave – pointe onde
spina bifida – spina bifida
spina ventosa – spina ventosa
spinal – rachidien, spinal
spinal analgesia – rachianalgésie
spinal anesthesia – anesthésie rachidienne, rachianesthésie
spinal animal – animal spinal
spinal arthrodesis – Hibbs (opération de)
spinal ataxia – ataxie spinale
spinal block – blocage méningé
spinal bulb – bulbe rachidien
spinal caries – carie vertébrale
spinal column – colonne rachidienne
spinal concussion – commotion médullaire
spinal cord – moelle épinière
spinal cord compression – compression médullaire
spinal embolism – embolie spinale
spinal ganglion – ganglion spinal
spinal hemianesthesia – hémianesthésie spinale
spinal hemiplegia – hémiplégie spinale
spinal line – ligne épineuse
spinal meningitis – méningite spinale
spinal mydriasis – mydriase spinale
spinal nerves – nerfs rachidiens
spinal point – point spinal
spinal process – crête épineuse, processus spinal
spinal radicular cell – cellule radiculaire
spinal reflex – réflexe spinal
spinalgia – spinalgie
spindle – fuseau
spindle poison – poison fusorial
spine – épine
spine of helix – épine de l'hélix
spine of ischium – épine ischiatique
spine of scapula – épine scapulaire
spine of sphenoid bone – épine du sphénoïde
Spinelli's operation – Spinelli (opération de)
spinifugal – médullofuge
spinipetal – médullopète
spinocellular – spinocellulaire
spinocerebellar – spinocérébelleux
spinocerebellar heredodegenerative syndrome – hérédodégénérescence spinocérébelleuse
spinothalamic tract – tractus spinothalamique
spinous – spiniforme
spinous foramen – foramen épineux
spinous process – processus épineux
spintherism – spinthéropie
spiradenoma – spiradénome
spiral canalis of modiolus – canal spiral du modiolus
spiral computerized tomography – scanner hélicoïdal ou spiralé
spiral fracture – fracture spiroïde (ou en spirale)
spiral ganglion – ganglion spiral
spiral organ – organe spiral
spiramycin – spiramycine
spireme – spirème
spirilla – spirille
spirillicide – spirillicide
spirillosis – spirillose
spirochete – spirochète
spirocheticidal – spirochétocide
spirochetogenous – spirochétogène
spirochetosis – spirochétose
spirogram – spirogramme
spirography – spirographie
spirolactone – spirolactones
spirometer – spiromètre
spirometry – spirométrie
spironolactone – spironolactone
spiroscope – spiroscope
Spiruroides – *Spiruridés*
Spitz's nevus – Spitz (mélanome de)
Spivack's cystostomy – Spivack (opérations de)
Spivack's gastrostomy – Spivack (opérations de)
splanchnesthetic sensibility – sensibilité somesthésique
splanchnic – splanchnique
splanchnic anesthesia – anesthésie splanchnique
splanchnic cavity – cavité splanchnique
splanchnic ganglion – ganglion splanchnique
splanchnic nerve – splanchnique (nerf)
splanchnicectomy – splanchnicectomie
splanchnicotomy – splanchnicotomie
splanchno- – splanchno-
splanchnocele – splanchnocèle
splanchnoderm – splanchnoderme
splanchnodynia – splanchnodynie
splanchnography – splanchnographie
splanchnology – splanchnologie
splanchnomegaly – splanchnomégalie
splanchnomicria – splanchnomicrie
splanchnopathy – splanchnopathie
splanchnopleura – splanchnopleure
splanchnoptosis – splanchnoptose
splanchnoscopy – splanchnoscopie
splanchnotomy – splanchnotomie
spleen – rate, spleen
splen-, spleno- – splén-, spléno-
splenalgia – splénalgie
splenatrophy – splénatrophie

splenectomy – splénectomie
splenectopia – splénectopie
splenic – splénique
splenic contraction – splénocontraction
splenic flexure of colon – angle gauche du côlon
splenic pancytopenia – Doan et Wright (pancytopénie de), pancytopénie splénique
splenic plexus – plexus splénique
splenic tarbeculae – trabécules spléniques
splenic trabeculae – Billroth (cordons de)
splenification – splénification
spleniform – spléniforme
splenitis – splénite
splenium of corpus callosum – splénium du corps calleux
splenization – splénisation
splenocele – splénocèle
splenocolic – splénocolique
splenocyte – splénocyte
splenodynia – splénodynie
splenogenous – splénogène
splenogram – splénogramme
splenogranulomatosis siderotica – splénogranulomatose sidérosique
splenohepatomegaly – spléno-hépatomégalie
splenoid – splénoïde
splenology – splénologie
splenolysis – splénolyse
splenoma – splénome
splenomalacia – splénomalacie
splenomanometry – splénomanométrie
splenomedullary splénomédullaire
splenomegalic polycythemia – polycythémie splénomégalique
splenomegaly splénomégalie
splenonephroptosis – splénonéphroptose
splenopancreatic – splénopancréatique
splenopathy – splénopathie
splenopexy – splénopexie
splenophrenic – splénophrénique
splenopneumonia – splénopneumonie
splenoportography – splénoportographie
splenosis – splénose
splenotomy – splénotomie
splicing – épissage
splint – attelle, gouttière
splinter – esquille
split dose – fractionnement de la dose
split personality – clivage de la personnalité
split personnality – dédoublement de la personnalité
spodogenous – spodogène
spodogenous splenitis – splénite spodogène
spondylalgia – spondylalgie
spondylarthritis – spondylarthrite
spondylarthropathy – spondylarthropathie
spondylarthrosis – spondylarthrose
spondylitis – spondylite
spondylitis deformans – spondylite déformante
spondylizema – spondylizème
spondylodesis – spondylodèse
spondylodidymia – spondylodidymie
spondylodidymus – spondylodidyme
spondylodiscitis – spondylodiscite
spondylodynia – spondylodynie
spondyloepiphyseal dysplasia – dysplasie spondylo-épiphysaire
spondylolisthesis – spondylolisthésis
spondylolysis – spondylolyse
spondylomalacia – spondylomalacie
spondylopathy – spondylopathie
spondyloptosis – spondyloptose
spondyloschisis – spondyloschisis
spondylosis – spondylose
spondylotherapy – spondylothérapie, vertébrothérapie
spondylotomy – spondylotomie
sponge – éponge
spongioblast – spongioblaste
spongioblastoma – spongioblastome
spongiocyte – spongiocyte
spongioid – spongoïde (ou spongioïde)
spongioid tissue – tissu spongioïde
spongiosis – spongiose
spongy – spongieux
spongy bone – tissu spongieux
spongy osteoma – ostéome spongieux
spontaneous abortion – avortement spontané
spontaneous amputation – amputation spontanée, trophonévrose autocopique
spontaneous fracture – fracture spontanée
spontaneous generation – génération spontanée
spontaneous version – version spontanée
spoon – cuillère (ou cuiller)
spoon nail – ongle en cuiller
spoonfull – cuillerée
sporacid disease – maladie sporadique
sporadic – sporadique
spore – spore
sporicide – sporicide
sporidiosis – sporidiose
sporidium – sporidie
sporocyst – sporocyste
sporocyte – sporocyte
sporogenesis – sporogenèse
sporogenic cycle – cycle sporogonique
sporogenous – sporogène
sporogony – sporogonie
sporotheca – sporothèque
sporotrichois chancre – chancre sporotrichosique
sporotrichosis – sporotrichose
Sporozoa – *Sporozoaires*
sporozoite – sporozoïte
sporozoosis – sporozoose
sports medicine – médecine du sport
sporulated – sporulé
sporulation – sporulation
sporule – sporule
spot – tache
sprain – entorse, foulure
spreading erysipelas – érysipèle ambulant
Sprengel's deformity – Sprengel (maladie de)
springing pupil – hippus pupillaire
sprue – sprue
spur – éperon
spured rye – ergot de seigle
Spurway's syndrome – Spurway-Eddowes (syndrome de)
sputum – crachat, expectoration, pituite
squama – écaille, squame
squamous – squameux
squamous carcinoma – carcinome épidermoïde
squamous cell carcinoma – épithélioma spinocellulaire
squamous epithelium – épithélium pavimenteux stratifié, épithélium squameux
squamous metaplasia – cutisation
squamous suture – suture écailleuse, suture squameuse
squill – scille
Squire's sign – Squire (signe de)
Sr – Sr
SS culture medium – milieu SS
St Anthony's fire – mal des ardents
St Ignatus bean – fève des jésuites (ou de Saint-Ignace)
ST segment – segment RS-T
stabbing – pongitif
stable isotope – isotope stable

Stader's splint – Stader (attelle de)
stage – période, platine, stade
staghorn – coralliforme
staghorn calculus – calcul coralliforme
stagnation – stagnation
Stahl's ear – Stahl (oreille de)
stain – colorant
staining – coloration
staircase phenomenon – phénomène de l'escalier
stalagmometer – stalagmomètre
Stamm's gastrostomy – Stamm (opération de)
stammering – balbutiement
standard – standard
standard bicarbonate – bicarbonate standard
stannosis – stannose
stapedectomy – stapédectomie
stapedial – stapédien
stapes – stapes
staphyl-, staphylo- – staphyl-, staphylo-
staphylhematoma – staphylhématome
staphylion – staphylion
staphylitis – staphylite
staphylocoagulase – staphylocoagulase
staphylococcal – staphylococcique
staphylococcal infection – staphylococcie
staphylococcemia – staphylococcémie
staphylococcus – staphylocoque
staphyloderma – staphylodermie
staphylolysin – staphylolysine
staphyloma – staphylome
staphylopharyngorrhaphy – staphylopharyngorraphie
staphyloplasty – staphyloplastie
staphyloptosis – staphyloptose
staphylorrhaphy – staphylorraphie
staphyloschisis – staphyloschisis
staphylotomy – staphylotomie
staphylotoxin – staphylotoxine
staple – agrafe
starch – amidon
starch bath – bain d'amidon
starch feeding – amylophagie
starchy – féculent
Stargardt's macular degeneration – Stargardt (maladie de)
Starling's law – Starling (loi de)
Starr-Edwards valve – Starr-Edwards (valve de)
startling – sursaut nocturne
stasis – stase
stasis dermatitis – dermatite de stase
state – état, état
static – statique
static arthropathy – arthropathie statique
static demography – démographie statique
static gangrene – gangrène de stase
static refraction – réfraction statique
static scoliosis – scoliose statique
static sense – sens statique
statics – statique
statin – statine
stationary – stationnaire
statistics – statistique
statoconium – statoconie
statolith – statolithe
statometer – statomètre
stature – stature, taille
status – status
status anginosus – état de mal angineux
status asthmaticus – état de mal asthmatique
status dysraphicus – status dysraphicus
status epilepticus – état de mal épileptique
status lymphaticus – état lymphatique
status marmoratus – état marbré
Stauffer's syndrome – Stauffer (syndrome de)
STD – MST
stearate – stéarate
stearic acid – stéarique (acide)
stearin – stéarine
steato- – stéato-
steatocele – stéatocèle
steatocytoma multiplex – stéatocytome multiple
steatocytome – stéatocytome
steatolysis – stéatolyse
steatoma – stéatome
steatomery – stéatomérie
steatonecrosis – stéatonécrose
steatopygia – stéatopygie
steatorrhea – stéatorrhée
steatosis – stéatose
steatotrochanteria – stéatotrochantérie
Steele-Richardson-Olszewski syndrome – Steele-Richardson-Olszewski (maladie de)
Stein-Leventhal syndrome – Stein-Leventhal (syndrome de)
Steinbrocker's syndrome – Steinbrocker (syndrome de)
Steindler's operation – Steindler (opération de)
Steiner's tumor – Steiner (tumeur de)
Steinert's disease – Steinert (maladie de)
Steinmann's nail extension – Steinmann (extension de)
stellate fracture – fracture en étoile, fracture stellaire
stellate ganglion – ganglion stellaire, stellaire (ganglion)
stellate vein of kidney – veine étoilée
stellectomy – stellectomie
Stellwag's sign – Stellwag (signe de)
stem – mère
stem cell – cellule souche
stenion – sténion
steno- – sténo-
stenocardia – sténocardie
stenocephaly – sténocéphalie
stenocrotaphia – sténocrotaphie
stenopeic spectacles – lunettes sténopéiques
stenosis – rétrécissement, sténose
stenothermal – sténotherme
stenothorax – sténothorax
stent – endoprothèse
stephanion – stéphanion
stephanocyte – stéphanocyte
steppage gait – démarche en steppant, steppage
stercobilin – stercobiline
stercobilinogen – stercobilinogène
stercolith – stercolithe
stercoraceous – stercoraire
stercoral – stercoral
stercoral abscess – abcès stercoral
stercoral appendicitis – appendicite stercorale
stercoral fistula – fistule stercorale
stercoral peritonitis – péritonite stercorale
stercoral ulcer – ulcère stercoral
stercoroma – coprome, stercorome
stereo- – stéréo-
stereo-ophthalmoscope – stéréo-ophtalmoscope
stereoagnosis – stéréoagnosie
stereocampimetry – stéréocampimétrie
stereochemistry – stéréochimie
stereocilium – stéréocil
stereognosis – stéréognosie
stereognostic sense – sens stéréognostique
stereopsis – stéréopsie
stereoradiography – stéréoradiographie
stereoscope – stéréoscope
stereoscopic sense – sens du relief
stereotactic technique – stéréotaxie
stereotype attitude – attitude stéréotypée
stereotyped – stéréotypé
stereotypy – stéréotypie
sterid – stéride
sterile – stérile

sterile abscess – abcès stérile
sterility – stérilité
sterilization – stérilisation
sterilizer – étuve de désinfection
sternal – sternal
sternal angle – angle sternal
sternal biopsy – biopsie sternale
sternal indentation – fourchette sternale
sternal puncture – ponction sternale
sternal rib – côte sternale
sternalgia – sternalgie
Sternberg cell – Hodgkin (cellule de)
Sternberg's disease – Sternberg (maladie de)
Sternberg's giant cell – cellule de Sternberg, Sternberg (cellule de)
Sternberg's sign – Sternberg (signe de)
sternebral rib – côte sternébrale
sternoclavicular – sternoclaviculaire
sternocleidomastoid muscle – sternocléidomastoïdien (muscle)
sternocostal – sternocostal
sternodymus – sternodyme
sternodynia – sternodynie
sternohyoid – sterno-hyoïdien
sternomastoid – sternomastoïdien
sternopagia – sternopagie
sternopagus – sternopage
sternoscapular – sternoscapulaire
sternoschisis – sternoschisis
sternothyroid – sternothyroïdien
sternotomy – sternotomie
sternum – sternum
sternutation – sternutation
sternutatory – sternutatoire
steroid – stéroïde
steroid diabetes – diabète stéroïde
steroidal – stéroïdien
steroidogenesis – stéroïdogenèse
sterol – stérol
stertor – stertor
stertorous respiration – respiration stertoreuse
stethacoustic – stéthacoustique
stetho- – stétho-
stethograph – stéthographe
stethometer – stéthomètre
stethophonometer – stéthophonomètre
stethoscope – stéthoscope
stethoscopy – stéthoscopie
Stevens-Johnson syndrome – Baader (syndrome de), ectodermose érosive pluri-orificielle, Stevens-Johnson (syndrome de)
Stewart-Holmes sign – Stewart-Holmes (épreuve de)
Stewart-Morel syndrome – Stewart-Morel (syndrome de)
Stewart-Treves syndrome – Stewart-Treves (syndrome de)
STH – STH
sthenia – sthénie
sthenic – sthénique
stibic – stibié
stibophen – stibophène
stickle-cell anemia – anémie à hematies falciformes
Stickler's syndrome – Stickler (syndrome de)
Stieda's disease – Stieda (maladie de)
Stieda's fracture – Stieda (fracture de)
Stierlin's sign – Stierlin (signe de)
stiff man syndrome – homme raide (syndrome de l')
stiffeness – courbature
stigma – stigmate
stigmasterol – stigmastérol
stigmata – stigmates de dégénérescence
stigmatic – stigmatique
stigmatism – stigmatisme
stilbestrol – stilbestrol
still – alambic
Still's disease – Still (maladie de)
stillborn – mort-né
Stiller's rib – Stiller (signe de)
Stilling's canal – Stilling (canal de)
Stilling-Turk-Duane syndrome – Türk-Stilling (syndrome de)
stimulant – stimulant
stimulation – stimulation
stimulon – stimulon
stimulus – stimulus
sting – piqûre
stippled epiphysis disease – chondrodysplasie ponctuée
stochastic – stochastique
Stockholm syndrome – Stockholm (syndrome de)
Stokes-Adams attack – Stokes-Adams (maladie ou syndrome de)
Stokes' amputation – Stokes (opération de)
Stokvis-Talma syndrome – Stokvis-Talma (syndrome de)
stoma – anus artificiel, stomie
stomach – estomac
stomach-ache – gastralgie
stomach lavage – lavage d'estomac
stomachal – stomacal
stomachic – stomachique
stomat-, stomato- – stomat-, stomato-
stomatalgia – stomatodynie
stomatitis – stomatite
stomatitis scorbutica – stomatite scorbutique
stomatoagnosia – aschématie
stomatolalia – stomatolalie
stomatologist – stomatologiste
stomatology – stomatologie
stomatoplasty – stomatoplastie
stomatorrhagia – stomatorragie
stomatoscope – stomatoscope
stomized – stomisé
stomocephalus – stomocéphale
stomodeum – stomodéum
stomy – stomie
Stookey's reflex – Stookey (réflexe de)
stool culture – coproculture
stool guaiac test – Weber (réaction de)
stools – fèces, selles
stop – stop
storage disease – thésaurismose
Storm van Leeuwen's chamber – Storm van Leeuwen (chambre de)
stoutness – embonpoint
stove – étuve
strabismic – strabique
strabismic amblyopia – amblyopie par défaut d'usage
strabismic deviation – déviation oculaire
strabismus – strabisme
strabismus deorsum vergens – strabisme déorsumvergent
strabismus sursum vergens – strabisme sursumvergent
strabometer – strabomètre
strabotome – strabotome
strabotomy – strabotomie
Strachan's syndrome – Strachan (syndrome de)
straight sinus – sinus droit
strain – claquage, souche
strained heart – cœur forcé
strait – détroit
strait jacket – camisole de force
stramonium – stramoine
strangles – gourme
strangulated hernia – hernie étranglée
strangulated piles – hémorroïde étranglée
strangulation – étranglement, strangulation
strangury – strangurie
stratification – stratification
stratigraphy – stratigraphie
stratum – stratum
stratum germinativum – couche germinative
stratum lucidum – stratum lucidum
stratum malpighii – corps muqueux
stratum zonale – stratum zonale

Straus' sign – Straus (signe de)
Strauss' needle – Strauss (aiguille de)
strawberry gallbladder – cholestérose vésiculaire, vésicule fraise
strawberry mark – angiome tubéreux
strawberry tongue – langue framboisée
strep-test – strep-test
streptobacillus – streptobacille
streptococcal – streptococcique
streptococcal impetigo – Fox (impétigo de)
streptococcemia – streptococcémie
streptococcosis – streptococcie
streptococcus – *Streptococcus, streptocoque*
streptoderma – streptodermie
streptodornase – streptodornase
streptokinase – streptokinase
streptolysin – streptolysine
streptomycete – streptomycète
streptomycin – streptomycine
streptomycosis – streptomycose
streptothricin – streptothricine
stress fracture – fracture de fatigue
stressfull – stressant
stretcher – brancard, civière
stria – strie
striae atrophicae – vergeture
striare ciliares – vallées ciliaires
striated fiber – fibre striée
striated muscle – muscle strié
striation – striation
striation of Fromann – ligne de Frommann
striatum – striatum
stricture – rétrécissement, striction, stricture
stricturoplasty – stricturoplastie
stricturotomy – stricturotomie
strident – striduleux
stridor – stridor
strobile – strobile
stroboscope – stroboscope
stroke – apoplexie, attaque, ictus
stroke output – débit systolique
stroke volume – volume systolique
stroma – stroma
stromatolysis – stromatolyse
strongyliasis – anguillulose
strongylid thread worm – *Anguillula*
Strongyloidea – *Strongyloides*
Strongyloides – *Strongyloïdés*
strongyloidiasis – strongyloïdiose
strongyloidosis – strongyloïdose
strongylosis – eustrongylose
strongylus gigas – strongle géant
strontium – strontium
strophocephalus – strophocéphale
strophulus – strophulus
structural – structurel
structural gene – gène de structure
structuralism – structuralisme
structure – formation, structure
struma – struma
strumectomy – strumectomie
strumiprivous – strumiprive
strumitis – strumite
Strümpell-Leichtenstern encephalitis – Strümpell-Leichtenstern (encéphalite de)
Strümpell-Marie disease – Strümpell-Marie (maladie de)
Strümpell's disease – paraplégie spasmodique familale de Strümpell-Lorrain
Strümpell's reflex – Strümpell (réflexe de)
Strümpell's sign – Strümpell (signe de von)
Strunsky's sign – Strunsky (signe de)
strychnine – strychnine
strychninism – strychnisme
Stryker-Halbeisen syndrome – Stryker-Halbeisen (syndrome de)
study of cranial topography – céphalologie
Stühmer's disease – Stühmer (maladie de)
stump – moignon
stump neuralgia – névralgie du moignon
stunned myocardium – myocarde sidéré
stunning – sidérant
stupor – stupeur
stuporous – stuporeux
Sturge-Weber-Krabbe disease – Sturge-Weber-Krabbe (maladie de)
Sturmdorf's operation of cervix – Sturmdorf (opération de)
stuttering – bégaiement, palisyllabie
Stüve-Wiedemann syndrome – Stüve-Wiedemann (syndrome de)
sty – orgelet
styliform – styliforme
stylo-radial – styloradial
styloglossal – styloglosse
styloglossal muscle – styloglosse (muscle)
stylohyoid – stylohyoïdien
stylohyoid muscle – stylohyoïdien (muscle)
styloid – styloïde, styloïdien
styloid dysphagia – stylalgie
styloid process of fibula – processus styloïde de la fibula
styloid process of radius – processus styloïde du radius
styloid process of temporal bone – processus styloïde du temporal
styloid process of ulna – processus styloïde de l'ulna
styloiditis – styloïdite
stylomandibular – stylomandibulaire
stylomastoid – stylomastoïdien
stylomastoid foramen – foramen stylomastoïdien
stylopharyngeal – stylopharyngien
stylopharyngeal muscle – stylopharyngien (muscle)
stypic cotton – coton styptique
styptic – styptique
styrax – *Styrax liquide*
sub- – sub-
subacromial – sous-acromial
subacute – subaigu
subacute and chronic polyneuritis – polyradiculonévrite subaiguë et chronique
subacute atrophy of liver – atrophie jaune subaiguë du foie
subacute combined degeneration of spinal cord – sclérose combinée de la moelle
subacute disease – maladie subaiguë
subacute edematous polyarthritis of the ederly – polyarthrite œdémateuse bénigne du sujet âgé
subacute infectious endocarditis – endocardite maligne lente
subacute medullary amyotrophia – poliomyélite antérieure subaiguë
subacute paraneoplasic encephalomyelitis – encéphalomyélite subaiguë paranéoplasique
subacute rheumatism – rhumatisme articulaire subaigu curable
subacute sclerosing leukoencephalitis – leucoencéphalite sclérosante subaiguë
subacute spongiform encephalopathy – encéphalopathie spongiforme subaiguë
subarachnoid – sous-arachnoïdien
subarachnoid space – espace subarachnoïdien
subarachnoidal block – blocage méningé
subarachnoidal hemorrhage – hémorragie méningée
subareolar – sous-aréolaire

subbrachycephalic – subbrachycéphale
subcallosa area – aire septale
subcapital – sous-capital
subcapsular cataract – cataracte sous-capsulaire
subcapsular epithelium – épithélium sous-capsulaire
subcervical glands of Albarran – Albarran (glandes sous-cervicales d')
subchondral – sous-chondral
subclavian artery – subclavière (artère)
subclavian steal syndrome – vol de la subclavière (syndrome de)
subclavian trunk – tronc subclavier
subclaviar ansa – anse subclavière
subclinical – infraclinique, subclinique
subclinical diabetes – diabète asymptomatique
subconscious – infraconscient, subconscient
subconsciousness – subconscient
subcoracoid – subcoracoïdien
subcorneal pustular dermatosis – dermatose pustuleuse sous-cornée, Sneddon-Wilkinson (syndrome ou pustulose sous-cornée de)
subcortical – subcortical
subcortical aphasia – aphasie sous-corticale
subcostal – subcostal
subcostal plane – plan sous-costal
subcrepitant rale – sous-crépitant (râle)
subcutaneous – subcutané
subcutaneous emphysema – emphysème sous-cutané
subcutaneous injection – injection sous-cutanée
subcutaneous sarcoid – sarcoïde hypodermique
subcutaneous tissue – tissu sous-cutané
subdelirium – subdélire
subdiaphragmatic – subdiaphragmatique
subduction – infraduction
subdural – subdural
subdural hematoma – hématome sous-dural
subdural space – espace subdural
subendocardial – subendocardique
subendocardial terminal network – Purkinje (réseau de)
subependymoma – subenpendymome
subepicardial – subépicardique
subepidermal – subépidermique
suberosis – subérose
subfebrile – subfébrile
subgerminal cavity – cavité sous-germinale
subglottic laryngitis – laryngite sous-glottique
subhepatic – subhépatique
subhyoid pharyngotomy – pharyngotomie sous-hyoïdienne
subicteric – subictérique
subicterus – subictère
subiculum – subiculum
subintrant – subintrant
subinvolution – subinvolution
subject – sujet
subjective – subjectif
subjective symptom – symptôme subjectif
sublethal – sublétal
sublimation – sublimation
sublimed sulfur – soufre sublimé
subliminal – subliminal
subliminal stimulus – stimulus subliminal
sublingual – sublingual
sublingual caruncle – caroncule sublinguale
sublingual fossa – fosse sublinguale
sublingual medication – médication sublinguale
sublinguitis – sublinguite
subluxation – subluxation
submammary – submammaire
submammary mastitis – inframastite
submammillary – submamelonnaire
submandibular – submandibulaire
submandibular duct – canal sublingual principal, conduit submandibulaire
submandibular ganglion – ganglion submandibulaire
submandibular gland – submandibulaire (glande)
submaxillaritis – sous-maxillite
submaxillary – submaxillaire
submental – submentonnier
submental fistula – fistule sous-mentonnière
submucosa – sous-muqueuse
submucosal – sous-muqueux
submucosal anesthesia – anesthésie sous-muqueuse
submucosal plexus – Meissner (plexus de)
submucous membrane of larynx – membrane élastique du larynx
subnormal – subnormal
suboccipital – suboccipital
suborbital – suborbitaire
subperiosteal – subpériosté
subperiosteal amputation – amputation sous-périostée
subperiosteal resection – résection sous-périostée
subperitoneal – subpéritonéal
subperitoneal abscess – abcès sous-péritonéal
subphrenic – sous-phrénique
subphrenic abscess – abcès sous-phrénique
subphrenic pyopneumothorax – pyopneumothorax sous-phrénique
subpubic – subpubien
subpubic angle – angle sous-pubien
subpyramidal fossa – fosse subpyramidale
subscapular – subscapulaire
subscapular aponeurosis – aponévrose du subscapulaire
subscapular fossa – fosse subscapulaire
subscapular muscle – subscapulaire (muscle)
substance – substance
substantia nigra – locus niger de Söemmering
substernal – substernal
substernal goiter – goitre rétrosternal
substitute – substitutif
substitutive medication – médication substitutive
substrate – substrat, substratum
subsynovial cyst – kyste synovial
subtalar disarticulation – désarticulation sous-talaire
subtentorial – subtentoriel
subthalamic nucleus – noyau sous-thalamique
subthalamus – subthalamus
subtotal – subtotal
subtotal, supravaginal hysterectomy – hystérectomie subtotale ou supravaginale
subtrochanteric – subtrochantérien
subtrochanteric osteotomy – ostéotomie sous-trochantérienne
subumbilical – subombilical
subungual – subunguéal
succedaneum – succédané
succinic acid – succinique (acide)
succinylcholine – succinylcholine
succubus – succube
succulent – succulent
succussion – succussion
succussion sound – bruit de succussion
sucrase – sucrase
sucrose – saccharose
suction – succion

suction drain – Redon (drain de)
sudamina – sudamina
sudan – soudan
sudanophil – soudanophile
sudation – sudation
sudden infant death – mort subite du nourrisson
Sudeck's atrophy – Sudeck (atrophie osseuse ou maladie de)
Sudeck's point – Sudeck (point de)
sudoral – sudoral
sudoriferous – sudorifère
sudoriferous gland – glande sudoripare
sudorific – sudorification, sudorifique
sudorific center – centre sudoral
sudoriparous – sudoripare
suffocating – suffocant
suffocating gas – gaz suffocant
suffocation – étouffement, suffocation
suffocative catarrh – catarrhe suffocant
suffusion – suffusion
sugar – sucre
sugar-coated pill – dragée
suggestibility – suggestibilité
suggestion – suggestion
suggilation – sugillation
suicide – suicide
suitable – compatible
Suker's sign – Suker (signe de)
sulciform – sulciforme
sulcus – gouttière, scissure, sillon, sulcus
sulcus of cingulum – sillon du cingulum
sulcus of sigmoid sinus – sillon du sinus sigmoïde
sulcus of umbilical vein – sillon de la veine ombilicale
sulcus of vertebral artery of atlas – sillon de l'artère vertébrale
sulf-, sulfo- – sulf-, sulfo-
sulfacetamide – sulfacétamide
sulfadiazine – sulfadiazine
sulfaguanidine – sulfaguanidine
sulfamethizole – sulfaméthizol
sulfamethoxazole – sulfaméthoxazole
sulfanilamide – sulfanilamide
sulfapyrimidine – sulfapyrimidine
sulfate – sulfate
sulfated – sulfaté
sulfatide – sulfatide
sulfhydrate – sulfhydrate
sulfide – sulfure
sulfite – sulfite
sulfmethemoglobin – sulfhémoglobine, sulfméthémoglobine
sulfoconjugation – sulfoconjugaison
sulfonamide – sulfamide
sulfonamidemia – sulfamidémie
sulfonamidotherapy – sulfamidothérapie
sulfonamiduria – sulfamidurie
sulfone – sulfone
sulfonylurea – sulfonylurée
sulfur – soufre
sulfurated – sulfuré
sulfuric acid – huile de vitriol, sulfurique (acide)
sulfurous acid – sulfureux (acide)
sulfurous bath – bain sulfureux
sulfuryl – sulfuryle
Sulzberger-Garbe syndrome – Sulzberger-Garbe (syndrome de)
sumac – sumac
sumatriptan – sumatriptan
summation – sommation
sun bath – bain de soleil
sunburn – coup de soleil
super- – super-
superactivity – suractivité
supercilary arch – arcade sourcilière
superciliary – sourcilier
superego – surmoi
superexcitation – surexcitation
superfamily – superfamille
superfecundation – superfécondation
superfemale – superfemelle
superfetation – superfétation
superficial abdominal reflex – réflexe cutané abdominal
superficial fascia – fascia superficiel
superficial inguinal ring – anneau inguinal superficiel
superficial palmar arch – arcade palmaire superficielle
superficial punctata keratitis – kératite ponctuée superficielle
superficial pustular perifolliculitis – périfolliculite pustuleuse superficielle
superficial reflex – réflexe superficiel
superimpregnation – superimprégnation
superinfection – superinfection, surinfection
superinvolution – superinvolution de l'utérus
superior cerebellar artery syndrome – syndrome de l'artère cérébelleuse supérieure
superior colliculus – colliculus supérieur
superior dental plexus – plexus dentaire supérieur
superior duodenal recess – récessus duodénal supérieur
superior frontal gyrus – gyrus frontal supérieur
superior frontal sulcus – sillon frontal supérieur
superior ganglion of glossopharyngeal nerve – ganglion supérieur du nerf glossopharyngien
superior ganglion of vagus nerve – ganglion supérieur du nerf vague
superior hemorragic polioencephalitis – polioencéphalite hémorragique supérieure de Wernicke
superior longitudinal fasciculus – faisceau longitudinal supérieur
superior mediastinum – médiastin supérieur
superior nasal concha – cornet nasal supérieur
superior orbital fissure – fissure orbitale supérieure
superior pelvic strait index – indice du détroit supérieur du bassin
superior petrous sinus – sinus pétreux supérieur
superior sagittal sinus – sinus sagittal supérieur
superior temporal gyrus – gyrus temporal supérieur
superior tracheotomy – trachéotomie haute
superior vestibular nucleus – noyau vestibulaire supérieur
supernumerary kidney – rein +surnuméraire
superovulation – superovulation
superoxide dismutase – superoxyde dismutase
supination – supination
supinator – supinateur
supportive psychotherapy – psychothérapie d'accompagnement
suppository – suppositoire
suppressor – suppresseur
suppressor cell – lymphocyte suppresseur
suppurant – suppurant
suppuration – pyogénie, suppuration
suppurative – suppuratif, suppuré
suppurative arthritis – arthrite suppurée
suppurative hyalitis – hyalite purulente
supra- – supra-
supra-apical – sus-apexien
supraclavicular lymph node – nœud lymphatique supraclaviculaire

supraclusion – supraclusion
supracondylar – supracondylien
supracondylar amputation – amputation sus-condylienne du fémur
supracondylar fracture – fracture supracondylienne, transcondylienne
supraduction – supraduction
supralaryngeal – épilaryngien
supraliminal – supraliminaire
supramastoid crest – crête supramastoïdienne
suprameatal spine – épine supra-méatique
supranuclear paralysis – paralysie supra-nucléaire
supraoptic commissure – commissure supra-optique
supraorbital arch – bord supra-orbitaire
supraorbital incisure – incisure supra-orbitaire
supraorbital line – ligne supra-orbitaire
supraorbital reflex – réflexe sus-orbitaire
suprapatellar reflex – réflexe suprapatellaire
suprapleural membrane – membrane suprapleurale
suprapubic – suprapubien
suprapubic puncture – ponction sus-pubienne
suprapubic space – espace sus-pubien
suprarenal – suprarénal, surrénalien
suprarenal ganglion – ganglion suprarénal
suprasellar – suprasellaire
supraspinal muscle – supra-épineux (muscle)
supraspinatus aponeurosis – aponévrose du supraépineux
suprasternal – suprasternal
supraventricular – supraventriculaire
supraventricular crest – crête supraventriculaire
supraventricular tachycardia – tachycardie supraventriculaire
supreme nasal – Santorini (cornet de)
sural – sural
suramin sodium – suramine sodique
surface active agent – agent tensioactif
surface anesthesia – anesthésie de contact
surface radiotherapy – radiothérapie superficielle
surfactant – surfactant pulmonaire
surgeon – chirurgien
surgery – chirurgie
surgery for deafness – cophochirurgie
surgical – chirurgical
surgical approach – voie d'abord
surgical colpostenosis – colpostricture
surgical diathermy – diathermie chirurgicale
surgical knot – nœud chirurgical
surgical loop – lacs
surgical neck of humerus – col chirurgical de l'humérus
surgical or traumatic erysipelas – érysipèle chirurgical ou traumatique
surgical pathology – pathologie externe
surgical shock – choc opératoire
surgical treatment – traitement chirurgical
surgical tuberculosis – tuberculose chirurgicale
surocclusion – surocclusion
sursumvergence – sursumvergence
susceptibility – réceptivité, susceptibilité
suspended attention – attention flottante
suspension – suspension
suspensory – suspensoir
suspirious breathing – respiration suspirieuse
sustentaculum – sustentaculum
sustentaculum tali – sustentaculum tali
sustentation – sustentation
Sutton's disease – Sutton (maladie de)
sutura sagittalis – suture bipariétale
sutural cataract – cataracte des sutures
suture – suture
Svedberg unit – Svedberg (unité)
swab – compresse, écouvillon
swallowing – déglutition
Swan-Ganz catheter – Swan-Ganz (sonde)
Swan's syndrome – Swan (syndrome de)
sweat – sueur
sweat gland carcinoma – épithélioma sudoripare
sweat pore – pore sudoripare
sweat test – sueur (épreuve de la)
Swediaur's disease – Swediaur (talalgie de)
Swedish gymnastics – gymnastique suédoise
sweet almond oil – amandes douces (huile d')
sweet bay – laurier
Sweet's syndrome – Sweet (syndrome de)
sweetener – édulcorant
Swenson's operation – Swenson (opération de)
swimming-pool granuloma – granulome des piscines
swine plague – peste porcine
swineherd's disease – porchers (maladie des)
swing gait – démarche pendulaire
Swiss type agammaglobulinemia – agammaglobulinémie de type suisse
sycephalus – sycéphalien
sycosiform – sycosiforme
sycosis – impétigo sycosiforme, mentagre, sycosis
Sydenham's chorea – Sydenham (chorée de)
Sydenham's Saint Vitus dance – chorée rhumatismale
sylvatic rabies – rage sylvatique
sylvian – sylvien
sylvian fissure – Sylvius (scissure de)
sylvian line – ligne sylvienne
sylvian syndrome – syndrome sylvien
symbiosis – symbiose
symbiote – symbiote
symbiotic – symbiotique
symblepharon – symblépharon
symbol – symbole
symbolia – symbolie
symbolism – symbolisme
symbolization – symbolisation
symbrachydactylia – symbrachydactylie
Syme's amputation – Syme (amputation de), Syme (opérations de)
Syme's uretrotomy – Syme (opérations de)
symmelia – symélie
symmelus – symèle
symmetrical gangrene – gangrène symétrique des extrémités
symmetrical lipomatosis – lipomatose symétrique circonscrite
symmetrical segmental micromelia – micromélie segmentaire symétrique
symmetry – symétrie
sympathectomy – sympathectomie
sympathetic – sympathique, sympathique
sympathetic algodystrophy – algodystrophie sympathique
sympathetic amaurosis – amaurose sympathique

sympathetic atrophy – atrophie sympathique
sympathetic iritis – iritis sympathique
sympathetic nervous system – sympathique, système nerveux sympathique
sympathetic ophthalmia – ophtalmie sympathique
sympathetic retinitis – rétinite sympathique
sympathetic saliva – salive sympathique
sympatheticalgia – sympathalgie
sympatheticotonic type – type sympathicotonique
sympathicoblastoma – sympathoblastome
sympathicogonioma – sympathogoniome
sympathicolytic – sympathicolytique
sympathicomimetic – sympathicomimétique
sympathicopathy – sympathicopathie
sympathicotonia – sympathicotonie
sympathicotripsy – sympathicotripsie
sympathicotrope – sympathicotrope
sympathizing eye – œil sympathisant, œil sympathisé
sympatholytic – sympatholytique
sympathomimetic – sympathomimétique
sympexion – sympexion
symphalangia – symphalangie
symphyseorhaphy – symphyséorraphie
symphysiotomy – symphyséotomie
symphysis – symphyse
symplasm – symplaste
symplastic tissue – tissu symplastique
sympodia – sympodie
symptom – signe, symptôme
symptomatic – symptomatique
symptomatic epilepsy – épilepsie symptomatique
symptomatic treatment – traitement symptomatique
symptomatology – symptomatologie
sympus – sympus
syn-, sym- – syn-, sym-
synadelphus – synadelphe
synapse – synapse
synapsis – synapsis
synaptic – synaptique
synaptic conduction – conduction synaptique
synarthrodial – synarthrodial
synarthroidal articulation – articulation synarthrodiale
synarthrosis – synarthrose
syncanthus – syncanthus
synchesis – synchysis
synchesis scintillans – synchysis scintillant
synchilia – syncheilie
synchondrosis – synchondrose
synchondrosis spheno-occipitalis – suture basilaire
synchronism – synchronisme
synchronous – synchrone
synchysis – synchysis
syncitial – syncytial
synclitism – synclitisme
syncopal – syncopal
syncope – syncope
syncytioma – syncytiome
syncytiotrophoblast – syncytiotrophoblaste
syncytium – syncytium
syndactylia – syndactylie
syndactyly – ankylodactylie
syndectomy – syndectomie
syndesis – syndésis
syndesmectomy – syndesmectomie
syndesmitis – syndesmite
syndesmo- – syndesmo-
syndesmography – syndesmographie
syndesmology – syndesmologie
syndesmopexy – syndesmopexie
syndesmophyte – syndesmophyte
syndesmoplasty – syndesmoplastie
syndesmorrhaphy – syndesmorraphie
syndesmosis – syndesmose
syndesmotome – syndesmotome
syndesmotomy – syndesmotomie
syndrome – syndrome
syndrome of inappropriate antidiuretic hormone secretion, [SIADH] – Schwartz-Bartter (syndrome de)
synechia – synéchie
synechotomy – synéchotomie
synencephalocele – synencéphalocèle
syneresis – synérèse
synergist – synergiste
synergy – synergie
synesthesia – synesthésie
synfibrosis – synfibrose
syngamiasis – syngamose
syngamy – syngamie
syngenic – syngénique
synkaryon – syncaryon
synkinesis – syncinésie
synkinetic movement – mouvement syncinétique
synophthalmia – synophtalmie
synophyris – synophyris
synopsy – synopsie
synoptophore – synoptophore
synoptoscope – synoptoscope
synorchidism – synorchidie
synosteology – synostéologie
synostosis – synostose
synotia – synotie
synotus – synote
synovectomy – synovectomie
synovial – synovial
synovial bursa – bourse synoviale
synovial crypts – cryptes synoviales
synovial fluid – liquide synovial, synovie
synovial fold – frange synoviale
synovial hernia – hernie synoviale
synovial membrane – synoviale
synovial osteochondromatosis – ostéochondromatose synoviale
synovial sheath – gaine synoviale
synovial villi – villosités synoviales
synovial xanthoma – xanthome synovial
synovioma – synoviome
synoviorthesis – synoviorthèse
synovitis – synovite
syntactic paraphasia – paraphasie syntaxique
synthesis – phase S, synthèse
synthetase – synthétase
synthetic – synthétique
synthetic camphor – camphre artificiel
syntonia – syntonie
syntrophy – syntrophie
syntropic – syntropique
syntropy – syntropie
syphilic myositis – myosite syphilitique
syphilid – syphilide
syphilis – mal napolitain, syphilis
syphilis d'emblée – syphilis d'emblée
syphilitic – syphilitique
syphilitic bubo – bubon satellite
syphilitic chancre – chancre syphilitique
syphilitic impetigo – impétigo syphilitique
syphilitic plaque – muqueuse (plaque)
syphilitic roseola – roséole syphilitique
syphilization – syphilisation
syphiloid – syphiloïde
syphilology – syphilographie
syphiloma – syphilome
syphilomania – syphilomanie
syphilophobia – syphilophobie
syphilotherapy – syphilothérapie
syphilotropic – syphilotrope
syring-, syringo- – syring-, syringo-
syringe – seringue

syringectomy – syringectomie
syringoadenoma – syringoadénome
syringobulbia – syringobulbie
syringocele – syringocèle
syringocystadenoma – syringocystadénome
syringoma – syringome
syringomyelia – syringomyélie
syringomyelic – syringomyélique
syringomyelic dissociation – dissociation syringomyélique et thermo-algésique
syringomyelocele – syringomyélocèle
syringotomy – syringotomie
syrup – sirop
sysomus – sysomien
syssarcosis – sysarcose
systaltic – systaltique
system – système
systematic – systématique
systematic bacteriology – bactériologie systématique
systematized delusion – délire systématisé
systemic – systémique
systemic circulation – circulation générale
systemic disease – maladie systémique (ou de système)
systemic mastocytosis – réticulose à mastocytes
systemic scleroderma – sclérodermie généralisée
systemic venous hypertension – hypertension veineuse
systole – systole
systolic – systolique
systolic click – triolet (bruit de)
systolic depression – dépression systolique
systolic index – index systolique
systolic murmur – souffle systolique
systolic pressure – tension artérielle maxima
systolic retraction – rétraction systolique
systolic shock – choc de pointe

T

T – T
T cell – cellule T, lymphocyte T
T lymphocyte – lymphocyte T
T lymphoma – lymphome T
T suppressor cell – lymphocyte T suppresseur
T-tube – Kehr (drain de)
Ta – Ta
TAB – TAB (vaccin)
tabacosis – tabacosis
tabagism – tabagisme
Tabanidae – *Tabanidés*
tabes – tabès
tabetic – tabétique
tabetic crisis – crise tabétique
tabetic foot – pied tabétique
tabetiform – tabétiforme
table – table
tablet – comprimé, tablette
taboo – tabou
tachistoscope – tachistoscope
tachogram – tachogramme
tachography – tachographie
tachy- – tachy-
tachyarrhythmia – tachyarythmie
tachycardia – tachycardie
tachygenesis – tachygenèse
tachykinesia – tachycinésie
tachykinin – tachykinine
tachylalia – tachylalie
tachyphagia – tachyphagie
tachyphemia – tachyphémie
tachyphylaxis – Besredka (méthode de), tachyphylaxie
tachypnea – tachypnée
tachysystoly – tachysystolie
tactile – tactile
tactile agnosia – agnosie tactile, amorphognosie
tactile anesthesia – anesthésie tactile
tactile corpuscle – corpuscule tactile
tactile fremitus – vibrations vocales
tactile hallucination – hallucination tactile
tactile meniscus – ménisque tactile
tactile sensibility – sensibilité tactile
taenia – ver solitaire
taenia of fourth ventricule – taenia du quatrième ventricule
taeniasis – taeniase
taenifuge – taenifuge
tail – queue
tail of epididymis – queue de l'épididyme
tail of helix – queue de l'hélix
tail of pancreas – queue du pancréas
Taillefer's valve – Taillefer (valvule de)
Takahara's disease – Takahara (maladie de)
Takayashu's arteritis – Takayashu (maladie de)
Tako-Tsubo syndrome – Tako-Tsubo (syndrome de)
tal-, talo- – tal-, talo-
talalgia – talalgie
talc – talc
talc pleurodesis – talcage
talcosis – talcome, talcose
talipes – pied bot
talipes cavus – pied creux
Talma's disease – Talma (maladie de)
talocalcaneal – talocalcanéen
talocalcanean – astragalocalcanéen
talofibular – astragalofibulaire
talonavicular – astragalonaviculaire
talotibial – astragalotibial
talus – talus
tamarind – tamarin
Tangier's disease – Tangier (maladie de)
tannase – tannase
tannate – tannate
tanner's disease – choléra des doigts, rossignol des tanneurs
tannic acid – tannique (acide)
tannin – tannin
Tansini's breast amputation – Tansini (opération de)
tantalum – tantale
tapeinocephaly – tapéinocéphalie
tapetoretinal – tapétorétinien
tapetoretinal degeneration – dégénérescence tapétorétinienne
tapetum – tapetum
tapeworm – *Taenia*
taphephobia – taphophobie
Tapia's syndrome – Tapia (syndrome de)
tapir mouth – lèvre de tapir
tar acne – acné picealis
tarantism – tarentisme
tarantula – tarentule
Tardieu's spots – Tardieu (taches de)
tardive dyskinesia – dyskinésie tardive
target cell – cellule cible
Tarin's valve – Tarin (valvule de)
Tarnier's dilator – Tarnier (dilatateur de)
Tarnier's forceps – Tarnier (forceps de)
tarsadenitis – canaliculite tarsienne
tarsal – tarsal, tarsien
tarsal cartilage – cartilage tarse
tarsal glands – Meibomius (glandes de)
tarsal plate – tarse palpébral
tarsal scaphoiditis – scaphoïdite tarsienne
tarsal sinus – canal tarsien, sinus du tarse
tarsal tunnel syndrome – canal tarsien (syndrome du)
tarsalgia – tarsalgie
tarsectomy – tarsectomie
tarsitis – tarsite
tarsoclasis – tarsoclasie

tarsomegaly – tarsomégalie
tarsometatarsal – tarsométatarsien
Tarsonemideae – *Tarsonémidés*
tarsophalangeal reflex – réflexe tarsophalangien
tarsoplasty – tarsoplastie
tarsorrhaphy – tarsorraphie
tarsotomy – tarsotomie
tarsus – tarse
tartar – tartre
tartrate – tartrate
Tarui's disease – glycogénose de type VII, Tarui (maladie de)
taste – saveur
taste bud – bourgeon du goût
taste bulb – bulbe gustatif
taste cell – cellule gustative
taste corpuscle – corpuscule du goût
TATA box – TATA (boîte)
tattooing – tatouage
taurine – taurine
taurocholic acid – taurocholique (acide)
taurodontism – taurodontisme
Taussig-Bing syndrome – Taussig-Bing (syndrome de)
tautomeral cell – cellule tautomère
taxis – taxie, taxis
taxonomy – taxinomie
Tay's choroiditis – Tay (choroïdite de)
Tay's spot – Tay (tache de)
Tay-Sachs disease – Tay-Sachs (maladie de)
Taylor's apparatus – Taylor (appareil de)
Taylor's disease – Taylor (maladie de)
Tb – Tb
Tc – Tc
TCT – TCT
Te – Te
tea – thé
Teale's amputation – Teale (amputation de)
tear – larme
tear gas – gaz lacrymogène
technetium – technétium
technique – technique
tectal layer of mesencephalon – tectum mesencephali
tectology – tectologie
tectorial – tectiforme
tectorial membrane – membrane tectoriale
tectorial membrane of cochlear duct – membrane tectoriale de la cochlée
tectospinal – tectospinal
tectospinal tract – tractus tectospinal
teenage – adolescence
teenage acne – acné vulgaire
teething – dentition, éruption dentaire
tegmentum – tegmentum
tegmentum mesencephalicum – calotte pédonculaire
Teichmann's crystals test – Teichmann (réaction de)
teichopsia – teichopsie
tel-, tele- – tél-, télé-
telangiectasia – télangiectasie
telangiectasia lymphatica – télangiectasie lymphatique
telangiectatic – télangiectasique
telangiectatic fibroma – fibrome télangiectasique
telangiectatic glioma – gliome télangiectasique
telangiectatic warts – angiokératome de Mibelli
teleangiectatic lipoma – lipome télangiectasique
teleangiectatic myoma – myome télangiectasique
teleangiectatic myxoma – myxome télangiectasique
telecanthus – télécanthus
telecardiogram – télécardiogramme
telecardiograph – télécardiographe
telecardiography – télécardiographie
telecardiophone – télécardiophone
teleceptor – télérécepteur
telediagnosis – télédiagnostic
telediastolic – télédiastolique
telefluoroscopy – téléradioscopie
telegony – télégonie
teleirradiation – téléirradiation
telencephalon – télencéphale
teleopsia – téléopsie
teleradiography – téléradiographie
teleradioscopy – radioscopie télévisée
teleroentgentherapy – téléradiothérapie
telestethoscope – téléstéthophone
telesystolic – télésystolique
teletherapy – téléthérapie
telluric – tellurique
tellurism – tellurisme
tellurium – tellure
telogen – télogène
telomerase – télomérase
telomere – télomère
telophase – télophase
Telosporidia – *Télosporidies*
temperament – tempérament
temperate bacteriophage – phage tempéré
temperature curve – courbe thermique, ménothermique (courbe)
temple – tempe
temporal – temporal
temporal arteritis – artérite temporale
temporal line – crête temporale
temporal line of frontal bone – ligne temporale
temporal lobe epilepsy – épilepsie temporale
temporal operculum – opercule temporal
temporal process of zygomatic bone – processus temporal de l'os zygomatique
temporal squama – écaille du temporal
temporoauricular – temporo-auriculaire
temporofacial – temporofacial
temporofrontal – temporofrontal
temporomandibular – temporomandibulaire
temporomaxillary – temporomaxillaire
temporooccipital – temporo-occipital
temporoparietal – temporopariétal
temporopontile – temporopontin
temporospatial – temporospatial
temporozygomatic – temporozygomatique
temporozygomatic suture – suture temporozygomatique
ten-, teno- – tén-, téno-
tenaculum – tenaculum
tenalgia – ténalgie
tendinitis – tendinite
tendinous – tendineux
tendinous intersection – intersection tendineuse
tendinous synovitis – synovite tendineuse
tendolysis – ténolyse
tendon – tendon
tendon of deep flexor muscle of finger – tendon perforant
tendon of long flexor muscle of toes – tendon perforant
tendon of superficial flexor muscle of fingers – tendon perforé
tendon reflex – réflexe ostéotendineux, réflexe périosté, réflexe tendineux
tenectomy – ténectomie
tenericutes – ténéricutes
tenesmus – épreintes, ténesme
teniacidal – taenicide
tennis elbow – coude du joueur de tennis, épicondylite
tenodesis – ténodèse

tenodynia – ténodynie
tenomyoplasty – ténomyoplastie
tenomyotomy – ténomyotomie
Tenon's capsule – Tenon (capsule de)
Tenon's fascia – Tenon (aponévrose de)
tenonitis – ténonite
tenontology – ténologie
tenopathy – ténopathie
tenopexy – ténopexie
tenophyte – ténophyte
tenoplasty – ténoplastie
tenorrhaphy – ténorraphie
tenositis – ténosite
tenosynovectomy – ténosynovectomie
tenosynovitis – ténosynovite
tenosynovitis crepitans – aï crépitant, synovite crépitante, ténosynovite crépitante
tenosynovitis granulosa – ténosynovite granuleuse
tenosynovitis stenosans – ténosynovite sténosante
tenotome – ténotome
tenotomy – ténotomie
tenovaginitis – ténovaginite
tensioactive – tensioactif
tensiometer – tensiomètre
tension – tension
tension headache – céphalée de tension
tensional – tensionnel
tensiophone – tensiophone
tensor – tenseur
tenth cranial nerve – dixième paire crânienne
tentorial – tentoriel
tentorium cerebelli – cervelet (tente du)
tentorium of cerebellum – tente du cervelet
tephromalacia téphromalacie
tephromyelitis – téphromyélite
tepid bath – bain tempéré
ter- – ter-
tera- – téra-
terat-, terato- – térat-, térato-
teratism – tératisme
teratoblastoma – tératoblastome
teratogen – tératogène
teratogenesis – tératogenèse
teratoid – tératoïde
teratology – tératologie
teratoma – dysembryome, tératome
teratopagus – tératopage
teratospermia – tératospermie
terbium – terbium
terbutaline – terbutaline
terebrant – térébrant
terebrating – térébrant
term – terme
terminal – terminal
terminal artery – artère terminale
terminal cone – cône terminal
terminal cone syndrome – cône médullaire (syndrome du)
terminal enteritis – entérite régionale
terminal filament – filum terminal
terminal lamina – lame terminale
terminal ligature – ligature terminale
terminal plate – plaque terminale
terminal, regional ileitis – iléite terminale, régionale
terminal ventricle of spinal cord – ventricule terminal de la moelle
terminal ventricle of the spinal cord – Krause (ventricule terminal de)
terminology – terminologie
terpene – terpène
terpenic – terpénique
terpenism – terpénisme
terpin – terpine
terpinol – terpinol
Terrien's corneal dystrophy – Terrien (maladie de)
Terrier's operation – Terrier (opération de)
Terry's syndrome – Terry (syndrome de)
Terson's syndrome – Terson (syndrome de)
tertian fever – fièvre double-tierce, fièvre tierce, tierce (fièvre)
tertiary – tertiaire
tertiary amputation – amputation tertiaire
tertiary or late syphilis – syphilis tertiaire
tertiary syphilid – syphilide tertiaire
test – épreuve, essai, expérience, réaction
test meal – repas d'épreuve
test-object – objet-test
test tube – éprouvette, tube à essai
testicle – testicule
testicular – testiculaire
testicular appendage – appendice du testicule, hydatide sessile de Morgagni
testicular cancer – cancer testiculaire
testicular colic – colique testiculaire
testicular ectopia – ectopie testiculaire
testicular feminization syndrome – Goldberg-Maxwell-Morris (syndrome de), testicule féminisant (syndrome du)
testicular hormone – hormone testiculaire
testicular inversion – inversion testiculaire
testicular torsion – torsion testiculaire
testis – testicule
testosterone – testostérone
tetanic – tétanique
tetanic contraction – contraction tétanique
tetanization – tétanisation
tetanoid – tétanoïde
tetanospasmin – tétanospasmine
tetanus – tétanos
tetanus anatoxin – vaccin antitétanique
tetanus toxin – toxine tétanique
tetany – tétanie
tetartanopia – tétartanopie
tetra- – tétra-
tetrablastic – tétrablastique
tetrabrachius – tetrabrachius
tetrabromophenol blue – tétrabromophénolsulfonephtaléine
tetracaine – tétracaïne
tetrachirus – tétrachirus
tetrachlormethane – tétrachlorméthane
tetrachloroethylene – tétrachloréthylène
tetracycline – tétracycline
tetrad – tétrade
tetradactylous – tétradactyle
tetraethylammonium chloride – tétraéthylammonium (chlorure de)
tetrahydroaldosterone – tétrahydroaldostérone
tetrahydrocannabinol tétrahydrocannabinol
tetrahydrocorticosterone – tétrahydrocorticostérone
tetrahydrocortisol – tétrahydrocortisol
tetrahydrocortisone – tétrahydrocortisone
tetraiodothyronine – tétraiodothyronine
tetralogy – tétralogie
tetralogy of Fallot – Fallot (tétralogie de)
tetranopsia – tétranopsie
tetraploid – tétraploïde
tetraploidy – tétraploïdie
tetrasomic – tétrasomique
tetrasomy – tétrasomie
tetraster – tétraster
tetrastichiasis – tétrastichiasis
tetrazepam – tétrazépam
tetrelle – bout-de-sein
tetrophthalmos – tétrophtalme
tetryl – tétryl
Th – Th
Thal's operation – Thal (opération de)

thalamencephalon – thalamencéphale
thalamic – thalamique
thalamic animal – animal thalamique
thalamic hand – main thalamique
thalamic syndrome – syndrome thalamique
thalamocortical – thalamocortical
thalamocortical fiber – radiation thalamique
thalamotomy – thalamotomie
thalamus – thalamus
thalassemia – anémie méditerranéenne, Cooley (maladie de), thalassémie
thalassemia minor – Rietti-Greppi-Micheli (syndrome de)
thalassotherapy – thalassothérapie
thalidomide – thalidomide
thallium – thallium
thallotoxicosis – thallotoxicose
thanato- – thanato-
thanatologic entomology – entomologie thanatologique
thanatology – thanatologie
thanatophobia – thanatophobie
thanatophoric dwarfism – nanisme thanatophore
thanatopraxy – thanatopraxie
theaism – théisme
thebaic – thébaïque
thebaic extract – extrait thébaïque
thebaine – thébaïne
thebaism – thébaïsme
thebesian valve – Thebesius (valvule de)
theca – thèque
thecal – thécal
thecoma – thécome
theine – théine
thelalgia – thélalgie
thelarche – thélarche
thelitis – thélite
thelium – thélion
thelorrhagia – thélorragie
thelotism – thélotisme
thenar – thénarien
thenar eminence – éminence thénar, thénar (éminence)
theobromine – théobromine
theophylline – théophylline
theoretical – théorique
therapeutic – thérapeutique
therapeutic abortion – avortement thérapeutique
therapeutic hyperinsulinism – hyperinsulinisme thérapeutique
therapeutic incompatibility – incompatibilité pharmacologique
therapeutic index – indice thérapeutique
therapeutic insufflation – insufflation thérapeutique
therapeutical escape – échappement thérapeutique
therapeutics – thérapeutique
therapist – thérapeute
therapy – thérapie
therm-, thermo- – therm-, thermo-
thermal – thermal, thermique
thermal anesthesia – anesthésie thermique
thermal baths – thermes
thermal water – eau thermale
thermalgesia – thermalgésie
thermatology – thermalisme
thermesthesia – thermesthésie
thermesthesiometer – thermesthésiomètre
thermic – thermique
thermic inversion – inversion thermique
thermic sensibility – sensibilité thermique
thermoanesthesia – thermo-analgésie, thermo-anesthésie
thermocauterization – thermocautérisation
thermocautery – thermocautère
thermocoagulation – thermocoagulation
thermodilution – thermodilution
thermoesthesia – thermoesthésie
thermogenesis – thermogenèse
thermogenic – thermogène
thermogenic action – action thermogénique
thermogram – thermogramme
thermograph – thermographe
thermography – thermographie
thermolabile – thermolabile
thermolaryngoscope – thermolaryngoscope
thermolysis – thermolyse
thermomassage – thermomassage
thermometer – thermomètre
thermometric – thermométrique
thermometry – thermométrie
thermopalpation – thermopalpation
thermophilic – thermophile
thermophobia – thermophobie
thermoregulation – thermorégulation
thermoregulator – thermorégulateur
thermoresistant – thermorésistant
thermoscope – thermoscope
thermosensitive – thermosensible
thermostability – thermostabilité
thermostable – thermostable
thermosystaltism – thermosystaltisme
thermotaxis – thermotaxie
thermotherapy – thermothérapie
thermotropism – thermotropisme
theta wave – rythme thêta
Thevenard's syndrome – Thévenard (maladie de)
thi-, thio-, thia- – thi-, thio-, thion-
thiabendazole – tiabendazole
thiamine – thiamine
thiazide diuretic – thiazidique (diurétique)
Thibierge-Weissenbach syndrome – Thibierge-Weissenbach (syndrome de)
thick blood smear – goutte épaisse
Thiemann's disease – Thiemann (maladie de)
thiemia – thiémie
Thiersch's operations – Thiersch (opérations de)
thigh – cuisse
thigmesthesia – thigmesthésie
thioacid – thioacide
thioalcohol – thioalcool
thiol – thiol
thioneine – thionéine
thiopental – thiopental
thiopexy – thiopexie
thiophilic – thiophile
thioridazine – thioridazine
thiotepa – thiotépa
thiouracil – thio-uracile
thioxanthene – thioxanthène
third ventricle of cerebrum – ventricule (troisième)
thlipsencephalus – thlipsencéphale
Thomas' sign – Thomas (signe de)
Thomas' splint – Thomas (attelle de)
Thomson's disease – Thomson (maladie de)
thoracalgia – thoracalgie
thoracectomy – thoracectomie
thoracentesis – thoracentèse
thoracic – thoracique
thoracic aorta – aorte thoracique, aorte thoracique descendante
thoracic canal – canal thoracique
thoracic cavity – cage thoracique, cavité thoracique
thoracic duct – conduit thoracique
thoracic ganglion – ganglion thoracique
thoracic respiration – respiration thoracique
thoracoabdominal – thoraco-abdominal
thoracoceloschisis – thoracocœloschisis
thoracocentesis – thoracocentèse
thoracodelphus – thoracodelphe
thoracodidymus – thoracodidyme
thoracodynia – thoracodynie

thoracogastrodidymus – thoracogastrodidyme
thoracogastropagus – gastrothoracopage
thoracogastroschisis – thoracogastroschisis
thoracograph – thoracographe
thoracolaparotomy – thoracolaparotomie, thoracophréno-laparotomie
thoracolumbar – thoracolombaire
thoracolumbar fascia – fascia thoracolombal
thoracolysis – thoracolyse
thoracomelus – thoracomèle
thoracometer – thoracomètre
thoracometry – thoracométrie
thoracomyodynia – thoracomyodynie
thoracopagus – thoracopage
thoracopagus parasiticus – thoracopage parasitaire
thoracoparacephalus – thoracoparacéphale
thoracopathy – thoracopathie
thoracophrenotomy – thoracophrénotomie
thoracoplasty – thoracoplastie
thoracopneumograph – thoracopneumographe
thoracopneumoplasty – thoracopneumoplastie
thoracoschisis – thoracoschisis
thoracoscope – thoracoscope
thoracoscopy – thoracoscopie
thoracostomy – thoracostomie
thoracotomy – thoracotomie
thoradelphus – thoracodelphe
thorax – thorax
thorium – thorium
Thorn's syndrome – Thorn (syndrome de)
Thorn's test – Thorn (épreuve de)
Thornton's sign – Thornton (signe de)
thoron – thoron
thorotrast – thorotrast
thought – pensée
thought blocking – barrage, blocage de la pensée
thought disintegration – pensée (désagrégation de la)
thought echoing – écho de la pensée
thought withdrawal – pensée (vol de la)
thready pulse – pouls filiforme
three-day fever – trois jours (maladie des)
threeday fever – fièvre des trois jours
threonine – thréonine
threshold – seuil
thrill – frémissement
throat – gorge
throbbing pain – douleur pulsatile
thromb-, thrombo- – thromb-, thrombo-
thrombangeitis – thrombangéite
thrombase – thrombase
thrombasthenia – thrombasthénie
thrombectomy – thrombectomie
thrombin – thrombine
thrombin-formation – thrombinoformation
thrombinogen – thrombinogène
thromboagglutination – thrombo-agglutination
thromboagglutinin – thrombo-agglutinine
thromboangiitis – thromboangéite
thromboangiitis obliterans – thromboangéite oblitérante
thromboarteritis – thromboartérite
thromboclasis – thromboclasie
thrombocythemia – thrombocytémie, thrombocythémie
thrombocytic – thrombocytaire
thrombocytocrit – thrombocytocrite
thrombocytolysis – thrombocytolyse
thrombocytopathy – thrombocytopathie
thrombocytopenia – thrombocytopénie
thrombocytopenic purpura – purpura thrombopénique
thrombocytopoiesis – thrombocytopoïèse
thrombocytosis – hyperplaquettose, thrombocytose
thromboelastogram – thromboélastogramme
thromboelastograph – thromboélastographe
thromboelastography – thromboélastographie
thromboembolism – thromboembolie
thrombogenesis – thrombogenèse
thrombogenic – thrombogène
thromboid – thromboïde
thrombokinase – thrombokinase
thrombolymphangitis – thrombolymphangite
thrombolysis – thrombolyse
thrombolytic – thrombolytique
thrombopathy – thrombopathie
thrombopenia – thrombopénie
thrombophilia – thrombophilie
thrombophlebitis – thrombophlébite
thromboplastic – thromboplastique
thromboplastin – thromboplastine
thromboplastin-formation – thromboplastinoformation
thromboplastinogen – thromboplastinogène
thrombopoietin – thrombopoiëtine
thrombosis – thrombose
thrombospondin – thrombospondine
thrombostasis – thrombostase
thrombosthenin – thrombosthénine
thrombotic – thrombotique
thrombotic gangrene – gangrène spontanée
thrombotic microangiopathy – microangiopathie thrombotique, Moschcowitz (maladie de)
thrombotic thrombocytopenic purpura – purpura thrombocytopénique thrombotique
thromboxane – thromboxane
thrombus – thrombus
thrush – muguet
thulium – thulium
thumb – pouce
thyme – thym
thyme oil – thym (essence de)
thymectomy – thymectomie
thymia – thymie
thymic – thymique
thymine – thymine
thymitis – thymite
thymocyte – thymocyte
thymol – thymol
thymoleptic – thymoleptique
thymolysis – thymolyse
thymoma – thymome
thymopathy – thymopathie
thymoprivic – thymoprive
thymoprivous – thymoprive
thymotoxic – thymotoxique
thymus – thymus
thymus dependent – thymodépendant
thyreo-, thyro- – thyréo-, thyro-
thyreoglobulin – thyréoglobuline
thyroarytenoid – thyro-aryténoïdien
thyrocalcitonin – thyrocalcitonine
thyrocalcitonin excess syndrome – hyperthyrocalcitoninémie
thyroepiglottic – thyro-épiglottique
thyrogenic – thyréogène
thyrogenous – thyrogène
thyroglobulin – thyroglobuline
thyroglossal – thyréoglosse
thyroglossal duct – canal thyréoglosse, conduit thyréoglosse

thyrohyoid – thyrohyoïdien
thyrohyoid membrane – membrane thyro-hyoïdienne
thyroid – thyroïde, thyroïdien
thyroid cancer – cancer thyroïdien
thyroid cartilage – cartilage thyroïde, thyroïde (cartilage)
thyroid cell – thyrocyte
thyroid crisis – basedowisme aigu
thyroid gland – corps thyroïde, glande thyroïde
thyroid hormone – hormone thyroïdienne
thyroid insufficiency – insuffisance thyroïdienne
thyroid stimulating hormone – hormone thyréotrope, thyréostimuline
thyroidectomy – thyroïdectomie
thyroidism – thyroïdisme
thyroiditis – thyroïdite, thyroïdite parasitaire
thyroidotherapy – thyrothérapie
thyroidotomy – thyroïdotomie
thyroparathyroidectomy – thyroparathyroïdectomie
thyropathy – thyréopathie
thyroperoxydase – thyroperoxydase
thyroprival – thyréoprive
thyroptosis – thyréoptose
thyrotome – thyrotome
thyrotomy – thyrotomie
thyrotoxic – thyréotoxique
thyrotoxic crisis – crise thyréotoxique
thyrotoxicosis – thyréotoxicose
thyrotoxicosis factitia – thyréotoxicose factice
thyrotrophin – thyrotrophine
thyrotropic – thyréotrope
thyrotropin – thyrotropine
thyrotropin releasing hormone – thyréolibérine
thyrotropin releasing hormone stimulation test – thyréostimuline (test à la)
thyroxine – thyroxine
thyroxinemia – thyroxinémie
thyroxinic – thyroxinien
Ti – Ti
tibia – tibia
tibial – jambier, tibial
tibial puncture – ponction tibiale
tibial spine – épine du tibia
tibialgia – tibialgie
tibiocalcanean – tibiocalcanéen
tibiofemoral – tibiofémoral
tibiofemoral index – indice tibiofémoral
tibiofibular – tibiofibulaire
tibionavicular – tibionaviculaire
tibiotarsal – tibiotarsien
tic – tic
tick – tique
tick-bite fever – fièvre par morsures de tiques
tick borne encephalitis – encéphalite à tiques
tick-borne rickettsiosis – *Rickettsia à tiques*
tick fever – fièvre à tiques
tick paralysis – paralysie à tiques
tidal volume – air courant, volume courant
Tiedemann's nerve – Tiedemann (nerf de)
Tietze's syndrome – Tietze (syndrome de)
tigroid – tigroïde
tigroid body – corps tigroïdes
tigrolysis – tigrolyse
Tilbury-Fox impetigo – Tilbury-Fox (impétigo de)
Tile's classification – Tile (classification de)
Tillaux's disease – Tillaux et Phocas (maladie de)
Tillaux's manoeuver – Tillaux (manœuvre de)
tilted sacrum – sacrum basculé
time – temps
Timofeew's apparatus – Timofeew (appareil de)
tin – étain
tincture – teinture
tincture of arnica – teinture d'arnica
tinea – teigne, tinea
tinea albigena – tinea albigena
tinea amiantacea – teigne amiantacée (d'Alibert)
tinea capitis – teigne tondante
tinea circinata – herpès circiné
tinea cruris – eczéma marginé (de Hébra)
tinea favosa – teigne favique
tinea imbricata – tinea imbricata
tinea nigra – tinea nigra
tinea pedis – tinea pedis
tinea tonsurans – trichophytie du cuir chevelu
tinea versicolor – pityriasis versicolor, tinea flava
Tinel's signs – Tinel (signes de)
tingling – mordicant
tinnitus – acouphène, bourdonnement d'oreille, tinnitus
tisane – tisane
Tiselius' apparatus – Tiselius (appareil de)
tissue – tissu
tissue antigen – antigène tissulaire
tissue plasminogen activator – activateur tissulaire du plasminogène
tissular – tissulaire
titanium – titane
titillomania – titillomanie
Tl – Tl
Tm – Tm
TNM classification – classification des tumeurs
TNM system – TNM (classification)
to-and-fro murmur – va-et-vient (bruit de)
tobacco – tabac
tobramycin – tobramycine
toco- – toco-
tococardiograph – tococardiographe
tocodynamometer – tocodynamomètre
tocograph – tocographe
tocography – tocographie
tocolysis – tocolyse
tocolytic – tocolytique
tocometer – tocomètre
tocopherol – tocophérol
Todd's palsy – Todd (paralysie de)
toe – orteil
toe sign – orteils (phénomène des)
togavirus – togavirus
tokelau – tokélau
tolbutamide – tolbutamide
tolerance – tolérance
tolerogenic – tolérogène
tolnaftate – tolnaftate
Tolosa-Hunt syndrome – Tolosa-Hunt (syndrome de)
Tolu balsam – Tolu (baume de)
toluene – toluène
toluidine – toluidine
toluidine blue – bleu de toluidine, toluidine (bleu de)
tomaculous neuropathy – neuropathie tomaculaire
Tombu fly maggot – Cayor (ver du)
tomentous – tomenteux
tomentum – tomentum
tomentum cerebri – tomentum cérébral
Tomes' fiber – Tomes (fibre de)
Tomes' layer – Tomes (couche granuleuse de)
Tommaselli's disease – Tommaselli (maladie de)
tomogram – tomogramme
tomograph – tomographe
tomography – radiotomie, tomographie
tongue – langue
tongue depressor – abaisse-langue
tongue traction – traction rythmée de la langue
tonic – tonique
tonic spasm – spasme tonique
tonicity – tonicité
tonicoclonic – tonicoclonique

tonofibril – tonofibrille
tonofilament – tonofilament
tonograph – tonographe
tonography – tonographie
tonometer – tonomètre
tonometry – tonométrie
tonoplast – tonoplaste
tonoscopy – tonoscopie
tonsil – tonsille
tonsilla of cerebellum – tonsille cérébelleuse
tonsilla tubaria – tonsille tubaire
tonsillar – tonsillaire
tonsillar abscess – abcès tonsillaire
tonsillar calculus – calcul tonsillaire
tonsillar crypts – cryptes tonsillaires
tonsillar fossa – fosse tonsillaire
tonsillar pulse – pouls amygdalien
tonsillectomy – tonsillectomie
tonsillitis – tonsillite
tonsilloid – tonsilloïde
tonsillotome – tonsillotome
tonsillotomy – tonsillotomie
tooth – dent
tooth extractor – langue de carpe
tooth germ – germe dentaire
toothache – dentalgie, odontalgie
toothless – édenté
topectomy – topectomie
tophaceous – tophacé
tophaceous gout – goutte tophacée
tophic concretion – concrétion tophacée
topholipoma – topholipome
tophus – tophus
topical – topique
topical corticosteroid – dermocorticoïde
Topinard's angle – Topinard (angle facial de)
Topinard's line – ligne de Topinard
topoalgia – topo-algie
topoesthesia – topo-esthésie
topograhic anatomy – anatomie topographique
topography – topographie
topoisomerase – topo-isomérase
TORCH syndrome – TORCH (syndrome)
torcular – torcular
Torek's operation – Torek (opération de)
Torkildsen's operation – Torkildsen (opération de)
tormina – tranchées
Tornwaldt's disease – Tornwaldt (angine de)
torpid – torpide
torpor – torpeur
torpor retinae – torpeur rétinienne
torsade de pointe – torsade de pointe
torsion – torsion
torsion of spermatic cord – torsion du cordon spermatique
torsive leg – jambe torse
torsiversion – torsiversion
torticollis – torticolis
tortuous – tortueux
torulopsidosis – torulopsidose
torulosis – torulose
total aphasia – aphasie complète, aphasie totale
total blood volume – volémie
total cataract – cataracte totale
total dehydration – déshydratation globale
total disinfectant – désinfectant complet
total hyperhydratation syndrome – hyperhydratation globale (syndrome d')
total hysterectomy – hystérectomie totale
total lipodystrophy – lipodystrophie généralisée
total lung capacity – capacité pulmonaire totale
total ophthalmoplegia – ophtalmoplégie double
total plasma CO2 – réserve alcaline
total retinal photocoagulation – photocoagulation panrétinienne
Toti's operation – Toti (opération de)
totipotent – totipotent
totipotential cell – cellule totipotente
touch – tact, toucher
Toupet's operation – Toupet (opération de)
Touraine-Solente-Golé syndrome – Touraine-Solente-Golé (syndrome de)
Tournay's sign – Tournay (phénomène d'abduction de)
tourniquet – garrot, tourniquet
Touroff's operation – Touroff (opération de)
Touton's giant cells – Touton (cellules de)
town gas – gaz d'éclairage
tox-, toxi-, toxico-, toxo- – tox-, toxi-, toxico-, toxo-
toxemia – toxémie
toxic – toxique
toxic amaurosis – amaurose toxique
toxic amblyopia – amblyopie toxique
toxic appendicitis – appendicite toxique de Dieulafoy
toxic atrophy – atrophie toxique
toxic cataract – cataracte toxique
toxic cirrhosis – cirrhose toxique
toxic delirium – délire toxique
toxic dose – dose toxique
toxic epidermal necrolysis – érythrodermie bulleuse avec épidermolyse, nécrolyse épidermique toxique
toxic epidermal necrosis – Lyell (syndrome de)
toxic equivalent – équivalent toxique
toxic goiter – adénome toxique, goitre toxique
toxic hemoglobinuria – hémoglobinurie toxique
toxic megacolon – colectasie
toxic myocarditis – myocardite toxique
toxic roseola – roséole toxique
toxic shock syndrome – syndrome toxique cholériforme
toxic unit – unité toxique
toxic vertigo – vertige toxique
toxicity – toxicité
toxicodendron – toxicodendron
toxicogenic – toxicogène
toxicologist – toxicologue
toxicology – toxicologie
toxicomaniac – toxicomane
toxicopathy – toxicopathie
toxicophobia – toxicophobie
toxicosis – toxicose
toxidermia – toxidermie
toxie – toxie
toxiferous – toxicophore
toxigenic – toxigène
toxin – toxine
toxinic – toxinique
toxinic shock – choc toxique
toxisterol – toxistérol
toxocariasis – toxocarose
toxoglobulin – toxoglobuline
toxoid – toxoïde
toxolysis – toxolyse
toxone – toxone
toxophilic – toxophile
toxophorous – toxophore
toxoplasmosis – toxoplasmose
Toynbee's test – Toynbee (épreuve de)
trabecula – trabécule
trabecular – trabéculaire
trabeculation – trabéculation
trabeculectomy – trabéculectomie
trabeculotomy – trabéculotomie
trace – trace
trace element – oligoélément
tracer – indicateur, marqueur, traceur
trachea – trachée
tracheal – trachéal

tracheal cartilage – cartilage de la trachée
tracheal dilator – dilatateur à trois branches
trachealgia – trachéalgie
tracheitis – trachéite
trachel-, trachelo- – trachél-, trachélo-
trachelectomy – trachélectomie
trachelematoma – trachelhématome
trachelism – trachélisme
trachelopexy – trachélopexie
tracheloplasty – trachéloplastie
trachelorrhaphy – trachélorraphie
trachelotomy – trachélotomie
tracheoaerocele – trachéoaérocèle
tracheobronchial – trachéobronchique
tracheobronchitis – trachéobronchite
tracheobronchoscopy – trachéobronchoscopie
tracheocele – trachéocèle
tracheoesophageal fistula – fistule trachéo-œsophagienne
tracheofistulization – trachéofistulisation
tracheolaryngotomy – trachéolaryngotomie
tracheomalacia – trachéomalacie
tracheopathia osteoplastica – trachéobronchopathie ostéoplastique
tracheophony – trachéophonie
tracheoplasty – trachéoplastie
tracheorrhagia – trachéorragie
tracheorrhaphy – trachéorraphie
tracheoschisis – trachéoschisis
tracheoscopy – trachéoscopie
tracheostenosis – trachéosténose
tracheostomy – trachéostomie
tracheotomy – trachéotomie
trachoma – trachome
tracing – tracé
tracoma bodies – Prowazek (corps de)
tract – faisceau, tractus, voie
traction aneurysm – anévrysme par traction
traction diverticulum – diverticule de traction
tractotomy – tractotomie
tractus opticus – lemniscus optique
tragacanth – adragante, tragacanthe
tragal – tragien
tragophony – tragophonie
tragus – tragus
trait – trait
trance – transe
tranquilizer – anxiolytique
tranquillizer – tranquillisant
trans- – trans-
transaminase – transaminase
transamination – transamination
transcobalamin – transcobalamine
transcondylar fracture – fracture supracondylienne, transcondylienne
transcortical aphasia – aphasie transcorticale
transcortin – transcortine
transcranial Doppler ultrasonography – Doppler transcrânien
transcript – transcrit
transcriptase – transcriptase
transcription – transcription
transduction – transduction, transfert génétique
transfection – transfection
transfer factor – facteur de transfert
transferase – transférase
transference – transfert
transference neurosis – névrose de transfert
transferrin – transferrine
transfixing – transfixiant
transfixion – transfixion
transfixion suture – suture par transfixion
transformation – transformation
transformism – transformisme
transfuser – transfuseur
transfusion – transfusion
transfusional – transfusionnel
transgenic – transgénique
transient delusional disorder – bouffée délirante
transient global amnesia – ictus amnésique
transient ischemic attack – accident ischémique transitoire
transient monocular blindness – cécité monoculaire transitoire
transient spinal claudication – claudication intermittente médullaire
transillumination – diaphanoscopie, transillumination
transit – transit
transition – transition
transition zone – zone transitionnelle
transitional object – objet transitionnel
transitivism – transitivisme
transketolase – transcétolase
translocation – translocation
transmesocolic – transmésocolique
transmethylation – transméthylation
transmissible – transmissible
transmission – transmission
transmural – transmural
transocular – transoculaire
transorbital – transorbitaire
transperitoneal – transpéritonéal
transpiration – transpiration
transplacental – transplacentaire
transplant – transplant
transplantation – transplantation
transpleural – transpleural
transport – transport
transposition – inversion, transposition
transposition of great vessels – transposition artérielle
transposon – transposon
transpyloric plane – plan transpylorique
transsexualism – transsexualisme
transsonance – transsonnance
transsynaptic – transsynaptique
transthoracic hepatotomy – hépatotomie transthoracique
transthyretin – transthyrétine
transudate – transsudat
transudation – transsudation
transurethral – transurétral
transurethral prostatic resection – résection de prostate transurétrale
transvaginal – transvaginal
transversal fascia – fascia transversalis
transversal suture – suture transversale
transverse – transversal, transverse
transverse cerebral fissure – fissure cérébrale transverse
transverse colon – côlon transverse
transverse facial fracture – disjonction craniofaciale
transverse fold of rectum – pli transverse du rectum
transverse folds of rectum – Kohlrausch (valvule de)
transverse foramen – foramen transversaire
transverse fracture – fracture transverse
transverse line – ligne transverse
transverse myelitis – myélite transverse
transverse occipital sulcus – sillon occipital transverse
transverse palatine suture – suture palatine transverse
transverse process of vertebra – processus transverse
transverse section – coupe transversale
transverse sinus of dura mater – sinus transverse de la dure-mère

transverse sinus of pericardum – sinus transverse du péricarde
transverse tarsal joint – articulation transverse du tarse
transverse temporal gyrus – gyrus temporal transverse
transverse wave – onde transversale
transversectomy – transversectomie
transversion – transversion
transversocostal – transversocostal
transversotomy – transversotomie
transvesical – transvésical
transvestism – transvestisme
Trantas dots – Horner-Trantas (taches de)
tranverse presentation – présentation transverse
trapezalgia – trapézalgie
trapeziform – trapéziforme
trapezium bone – trapèze
trapezius muscle – trapèze
trapezoid – trapézoïde
trapezoid body – corps trapézoïde
trapping – trappage
trastuzumab – trastuzumab
Traube's semilunar space – espace semi-lunaire de Traube
Traube's sign – Traube (double ton de)
trauma – trauma
traumatic – traumatique
traumatic abscess – abcès traumatique
traumatic amnesia – amnésie traumatique
traumatic amputation – amputation traumatique
traumatic asphyxia – asphyxie traumatique
traumatic cataract – cataracte traumatique
traumatic delirium – délire traumatique
traumatic neurosis – syndrome subjectif des traumatisés crâniens
traumatic peritonitis – péritonite traumatique
traumatic pneumonia – pneumonie traumatique
traumatic shock – choc traumatique
traumatic thrombus – thrombus traumatique
traumatism – traumatisme
traumatogenic – traumatogène
traumatologist – traumatologue
traumatology – traumatologie
traumatophilia – traumatophilie
traumatopnea – traumatopnée
Treacher-Collins syndrome – Treacher-Collins (syndrome de)
treatment – traitement
tree – arbre
Treitz flexure – Treitz (angle de)
Treitz's arch – Treitz (arc vasculaire de)
Treitz's hernia – Treitz (hernie de)
Treitz's muscle – Treitz (muscle de)
Trematoda – *Trématodes*
tremor – tremblement, tremblements
tremulous – trémulant
tremulous iris – iris trémulant
tremulousness – trémulation
trench fever – fièvre des tranchées, Meuse (fièvre de la), tranchées (fièvre des), Ukraine (fièvre d'), Volhynie (fièvre de)
trench foot – pied des tranchées
Trendelenburg's cannula – Trendelenburg (canule de)
Trendelenburg's operations – Trendelenburg (opérations de)
Trendelenburg's position – Trendelenburg (position de)
Trendelenburg's signs – Trendelenburg (signes de)
Trendelenburg's tests – Trendelenburg (signes de)
trepanation – trépanation
trephination – trépanation
trephine – trépan, tréphine
trepidation – trépidation
treponema – tréponème
Treponema pallidum immobilization test – test d'immobilisation des tréponèmes
treponematosis – tréponématose
treponemicide – tréponémicide
tretinoin – trétinoïne
Treves' operation – Treves (opération de)
tri- – tri-
triad – triade
triamcinolone – triamcinolone
triamine – triamine
triamterene – triamtérène
triangle – triangle, trigone
triangular bone of tarsus – os trigone
triangular fossa of auricle – fosse triangulaire
triangular pelvis – pelvis triangulaire
trianope – trianope
triatomic – triatomique
tribade – tribade
tribadism – tribadisme
tribasic – tribasique
tribe – tribu
tribology – tribologie
tribrachius – tribrachius
tributyrin – tributyrine
tricephalus – tricéphale
triceps muscle – triceps (muscle)
triceps reflex – réflexe tricipital
trich-, tricho- – trich-, tricho-
trichauxis – trichauxis
trichesthesia – trichesthésie
trichiasis – trichiasis
trichina – trichine
trichiniferous – trichiné
trichinization – trichinisation
trichinosis – trichinose
trichinous – trichineux
trichinous myositis – myosite trichineuse
trichlormethane – trichlorométhane
trichloroethane – trichloroéthane
trichloroethylene – trichloroéthylène
trichobacteria – trichobactérie
trichobezoar – trichobézoard
trichocephaliasis – trichocéphalose
trichocephalus – trichocéphale
trichoepitelioma papillosum multiplex – trichoépithéliome papuleux multiple
trichoesthesia – trichoesthésie
trichofolliculoma – trichofolliculome
trichogenous – trichogène
trichoglossia – trichoglossie
trichogram – trichogramme
trichoid – trichoïde
tricholith – tricholithe
trichology – trichologie
trichoma – trichoma
trichomatosis – trichomatose
trichomonacidal – trichomonacide
trichomoniasis – trichomonase
trichomycosis – trichomycose
trichomycosis axillaris – trichomycose axillaire
trichonocardiasis – trichonocardiose
trichonodosis – trichonodosis
trichopathy – trichopathie
trichophagy – trichophagie
trichophobia – trichophobie
trichophytid – trichophytide
trichophytin – trichophytine
trichophytobezoar – trichophytobézoard
Trichophyton – *Endodermophyton*
trichophytosis – trichophytie
trichopoliosis – trichopoliose
trichoptilosis – trichoptilose
trichorrhexis nodosa – trichorrhexis nodosa
trichorrhexomania – trichorrhexomanie

trichoschisis – trichoschisis
trichoscopy – trichoscopie
trichosis – trichose, trichosis
trichosis carunculae – trichosis caronculaire
trichosporosis – trichosporose
trichossexis nodosa – trichoclasie
Trichostrongylidae – *Trichostrongylidés*
trichostrongylosis – trichostrongylose
trichothiodystrophy – trichothiodystrophie
trichotillomania – trichotillomanie
trichotrophy – trichotrophie
trichromat – trichromate
trichromatism – trichromatisme
Trichuroidea – *Trichinellidés*
tricipital – tricipital
trickling filter – filtre percolateur
tricrotic – tricrote
tricrotic pulse – pouls tricrote
tricuspid – tricuspide, tricuspidien
tricuspid murmur – souffle tricuspidien
tricuspid regurgitation – insuffisance tricuspidienne
tricuspid stenosis – rétrécissement tricuspidien
tricuspoid valve atresia – atrésie tricuspidienne
trident hand – main en trident
tridentate – tridenté
tridermic – tridermique
tridermoma – tridermome
trifid – trifide
trifid stomach – estomac trifide
trifluoperazine – trifluopérazine
triflupromazine – triflupromazine
trifocal lens – lentille trifocale
trigeminal – trigéminal, trigéminé
trigeminal cavity – cavité trigéminale
trigeminal ganglion – ganglion géniculé, ganglion trigéminal
trigeminal nerve – trijumeau (nerf)
trigeminal neuralgia – névralgie faciale
trigeminal pulse – pouls trigéminé
trigeminal tubercle – tubercule trigéminal
trigger finger – doigt à ressort
trigger zone – zone gâchette
triglyceride – triglycéride
triglyceridemia – triglycéridémie
trigone – triangle, trigone
trigone of vagus nerve – trigone du vague
trigonitis – trigonite
trigonocephalus – trigonocéphale
trihybrid – trihybride
triiniodymus – tri-iniodyme
triiodide – tri-iodure
triiodomethane – tri-iodométhane
triiodothyronine – tri-iodothyronine
trilaurin – trilaurine
trilinolein – trilinoléine
trilobate – trilobé
trilobate placenta – placenta trilobé
trilobed – trilobé
trilocular – triloculaire
trilogy – trilogie
trilogy of Fallot – Fallot (trilogie de), trilogie de Fallot
trimethadione – triméthadione
trimethaphan camsylate – triméthaphan (camsilate de)
trimethoprim – triméthoprime
trimethylethylene – triméthyléthylène
trimethylxanthine – triméthylxanthine
trimipramine – trimipramine
trinitrin – trinitrine
trinitrocellulose – trinitrocellulose
trinitroglycerol – trinitroglycérine
trinitrophenol – trinitrophénol
trinitrotoluene – trinitrotoluène
triocephalus – triocéphale
triolein – trioléine
triorchid – triorchide
triose – triose
trioxypurine – trioxypurine
tripalmitine – tripalmitine
tripara – tripare
tripeptide – tripeptide
triphalangia – triphalangie
triphasic – triphasique
Tripier's amputation – Tripier (amputation de)
triplegia – triplégie
triplet – triplet
triplet monster – monstre triple
triplets – triplés
triplo-X syndrome – triplo-X (syndrome)
triploblastic – triploblastique
triploid – triploïde
triploidy – triploïdie
triplokoria – triplocorie
triplopia – triplopie
triprosopus – triprosope
triquetrum – triquetrum
triradius – triradius
trisaccharide – triholoside
trismic – trismique
trismus – trismus
trisomic – trisomique
trisomy – trisomie
trisomy 13 syndrome – Patau (syndrome de)
trisomy 21 – mongolisme
tristearin – tristéarine
tristichiasis – tristichiasis
tritanopia – tritanopie
tritiated – tritié
triticeal cartilage – cartilage triticé
triticin – triticine
tritium – tritium
trituration – trituration
trocar – trocart
trochanter – trochanter
trochanterian – trochantérien
trochanteric – trochantérien
trochanteritis – trochantérite
trochantinian – trochantinien
troche – perle
trochlea – trochlée
trochlea of humerus – trochlée humérale
trochlear – trochléaire
trochlear fossa – fosse trochléaire
trochlear nerve – pathétique (nerf), quatrième paire crânienne
trochlear spine – épine trochléaire
trochleariform – trochléiforme
trochocephaly – trochocéphalie
trochoidal articulation – articulation trochoïde
Troell-Junet syndrome – Troell-Junet (syndrome de)
Troisier's node – Troisier (ganglion de)
Trolard's vein – Trolard (veine de)
troph-, tropho- – troph-, tropho-
trophallergen – trophallergène
trophic – trophique
trophic center – centre trophique
trophic hormones – stimulines
trophic lesion – lésion trophique
trophicity – trophicité
trophism – trophisme
trophoblast – trophoblaste
trophoblastoma – trophoblastome
trophodermatoneurosis – trophodermatoneurose
trophology – trophologie
trophoneurosis – trophonévrose
trophopathy – trophopathie
trophotaxis – trophotaxie
trophotropism – trophotropisme
trophozoite – trophozoïte
tropical eosinophilia – éosinophilie tropicale, Frimodt-Müller (syndrome de)
tropical medicine – médecine tropicale
tropical phagedenic ulcer – ulcère phagédénique des pays chauds
tropical sprue – sprue tropicale
tropical ulcer – Gabon (ulcère du), Malabar (ulcère du), ulcère annamite
tropism – tropisme
tropocollagen – tropocollagène

tropometer – tropomètre
tropomyosin – tropomyosine
troponin – troponine
Trother's triad – Trother (syndrome de)
trouble – embarras
Trousseau's diseases – Trousseau (maladies de)
Trousseau's point – Trousseau (point apophysaire de)
Trousseau's sign – Trousseau (signe de)
Trousseau's syndrome – Trousseau (syndrome de)
true aneurysm – anévrysme vrai
true chancre – chancre vrai
true glottis – glotte vraie
true pemphigus – pemphigus vrai
true rib – côte vraie
Trueta's method – Trueta (méthode de)
truncal – tronculaire
truncus aorticus – tronc aortique
truncus arteriosus – tronc artériel commun, tronc artériel primitif
trunk – tronc
truss – bandage herniaire
truth serum – vérité (sérum de)
trypan blue – bleu trypan
trypan red – rouge trypan
trypanocide – trypanocide
trypanolysis – trypanolyse
Trypanosomatidae – *Trypanosomidés*
trypanosomatosis – trypanosomatose
trypanosome – trypanosome
trypanosomiasis – trypanosomiase
trypanosomicide – trypanosomicide
trypanosomid – trypanide
tryparsamide – tryparsamide
trypomastigote – trypomastigote
trypsin – trypsine
trypsinogen – trypsinogène
tryptamine – tryptamine
tryptic – trypsique
tryptophan – tryptophane
tryptophane – tryptophane
tse-tse – tsé-tsé
tsetse fly – mouche tsé-tsé
tsutsugamushi – tsutsugamushi
Tu – Tu
tub-, tubo- – tub-, tubo-
tubal – tubaire
tubal abortion – avortement tubo-abdominal
tubal colic – colique salpingienne, colique tubaire
tubal fold of uterine tube – frange de la trompe utérine
tubal pregnancy – grossesse tubaire
tubal respiration – respiration tubaire
tube – trompe, tube
tube flap – lambeau tubulaire
tuber – tuber
tuber cinereum – tuber cinereum
tubercle – follicule tuberculeux, tubercule
tubercle of anterior scalene – Lisfranc (tubercule de), tubercule du scalène antérieur
tubercular meningitis – méningite tuberculeuse, tuberculose méningée
tubercular pleuritis – tuberculose pleurale
tuberculid – tuberculide
tuberculin – tuberculine
tuberculization – tuberculisation
tuberculoid – tuberculoïde
tuberculoid leprosy – lèpre tuberculoïde
tuberculoma – tuberculome
tuberculoma en plaque – tuberculome en plaque
tuberculosis – tuberculose
tuberculosis cutis – tuberculose cutanée
tuberculosis of intestines – tuberculose intestinale
tuberculosis of larynx – tuberculose laryngée
tuberculosis of lungs – tuberculose pulmonaire
tuberculosis vaccine – vaccin antituberculeux
tuberculostatic – tuberculostatique
tuberculous – tuberculeux
tuberculous arthritis – arthrite fongueuse, arthrite tuberculeuse
tuberculous chancre – chancre tuberculeux
tuberculous infiltration – infiltration tuberculeuse
tuberculous laryngitis – laryngite tuberculeuse
tuberculous lymphadenitis – lymphadénite tuberculeuse
tuberculous nodule – nodule tuberculeux
tuberculous pericarditis – péricardite tuberculeuse
tuberculous peritonitis – ascite essentielle des jeunes filles, péritonite tuberculeuse
tuberculous pneumonia – pneumonie tuberculeuse
tuberculous rheumatism – rhumatisme tuberculeux
tuberculous salpingitis – salpingite tuberculeuse
tuberculous spondylitis – spondylite tuberculeuse
tuberian – tubérien
tuberosity – tubérosité
tuberosity of fifth metatarsal bone – tubérosité du cinquième métatarsien
tuberosity of first metatarsal bone – tubérosité du premier métatarsien
tuberosity of tibia – tubérosité tibiale
tuberous – tubérositaire
tuberous angioma – angiome tubéreux
tuberous sclerosis – épiloïa, sclérose tubéreuse (de Bourneville)
tubo-abdominal pregnancy – grossesse tubo-abdominale
tuboabdominal – tubo-abdominal
tubocurarine – tubocurarine
tuboovarian – tubo-ovarien
tuboovaritis – tubo-ovarite
tuboperitoneal – tubopéritonéal
tubotympanal – tubotympanique
tubotympanic canal – canal tubotympanique
tubouterine – tubo-utérin
tubular – tubulaire, tubulé, tubuleux
tubular adenoma – adénome tubuleux
tubular aneurysm – anévrysme tubulaire
tubular defect – tubulopathie
tubular proteinuria – protéinurie tubulaire
tubule – tubule
tubulin – tubuline
tubulization – tubulisation des nerfs
tubulointerstitial nephritis – tubulonéphrite
tubulorrhexis – tubulorhexis
tuftsin – tuftsine
tularemia – tularémie
tularine – tularine
tumefaction – tuméfaction
tumescence – tumescence
tumescent – tumescent
tumor – tumeur
tumor albus – tumeur blanche
tumoral calcinosis – calcinose tumorale
tumorectomy – tumorectomie
tumorigenic – tumorigène
tumour markers – marqueurs tumoraux
tumour necrosis factor – facteur de nécrose des tumeurs
tungsten – tungstène
tunic – tunique
tunica – tunique
tunica adventitia – tunique adventicielle

tunica adventitia vasorum – adventice
tunica albuginea – tunique albuginée
tunica vaginalis – vaginale
tunica vaginalis testis – tunique vaginale
tuning fork – diapason
tunneling – tunnelisation
turbinal – turbiné
turbinate – turbinal
turbinectomy – turbinectomie
turgescence – turgescence
turgescent – turgescent
turista – diarrhée des voyageurs, turista
Türk's cell – Türk (cellule de)
turkish bath – bain turc
Turner's sign – Turner (signe de)
Turner's syndrome – Turner (syndrome de)
turricephaly – turricéphalie
tussigenic – tussigène
tussive – tussipare
twelth cranial nerve – douzième paire crânienne
twin – jumeau
twin pregnancy – grossesse double
twins delivery – accouchement gémellaire
twisted hair – pili torti
two dimensional echography – échographie bidimensionnelle
two-toned – bitonal
Twort-d'Herelle phenomenon – Hérelle (phénomène de d')
tyloma – tyloma
tylosis – tylosis
tympanectomy – tympanectomie
tympanic – tympanique
tympanic antrum – antre mastoïdien
tympanic canal of cochlea – canal tympanique, rampe tympanique
tympanic cavity – caisse du tympan, cavité tympanique, tympan, tympan
tympanic lip of limb of spiral lamina – lèvre tympanique du sillon spiral interne
tympanic membrane – membrane tympanique, muqueuse tympanique, tympan, tympan
tympanic notch – incisure tympanique
tympanic plexus – plexus tympanique
tympanic ring – anneau tympanique
tympanic sinus – sinus tympani
tympanic sulcus of temporal bone – sillon tympanique
tympanicity – tympanisme
tympanitic resonnance – son tympanique
tympanitis – tympanite
tympanogram – tympanogramme
tympanolabyrinthopexy – tympano-labyrinthopexie
tympanomalleal – tympano-malléolaire
tympanomastoid fissure – fissure tympanomastoïdienne
tympanoplasty – tympanoplastie
tympanosclerosis – tympanosclérose
tympanotomy – tympanotomie
tympanum paracentesis – paracentèse du tympan
Tyndall's phenomenon – Tyndall (phénomène de)
tyndallization – tyndallisation
type – type
typhic – typhique
typhl-, typhlo- – typhl-, typhlo-
typhlectasis – typhlectasie
typhlitis – typhlite
typhlocolitis – typhlocolite
typhlology – typhlologie
typhlomegaly – typhlomégalie
typhlopexy – typhlopexie
typhlorrhaphy – typhlorraphie
typhlostenosis – typhlosténose
typhlostomy – typhlostomie
typhlotomy – typhlotomie
typhloureterostomy – typhlo-urétérostomie
typhobacillosis – typhobacillose
typhoid – typhoïde
typhoid facies – faciès typhique
typhoid fever – fièvre typhoïde
typhoid roseola – tache rosée lenticulaire
typhoid state – tuphos
typhoidal – typhoïdique
typhoparathyphoid vaccine – vaccin antityphoparatyphoïdique
typhoparatyphoid vaccine – vaccin TAB
typhus – typhus
typical – typique
typing – groupage, typage
typology – typologie
typoscope – typoscope
tyramine – tyramine
tyrocidine – tyrocidine
tyrosinase – tyrosinase
tyrosine – tyrosine
tyrosinemia – tyrosinémie
tyrosinosis – tyrosinose congénitale
tyrosinuria – tyrosinurie
tyrothricin – tyrothricine
tyrotoxicosis – tyrotoxicose

U

U – U, U
ubiquinone – ubiquinone
ubiquitin – ubiquitine
ubiquitous – ubiquiste
Uhl's anomaly – Uhl (maladie d')
UHT sterilization – upérisation
ulatrophy – ulatrophie
ulcer – ulcère
ulceration – ulcération
ulcerative – ulcératif
ulcerative colitis – colite ulcéreuse, rectocolite ulcéro-hémorragique
ulcerative gingivitis – gingivite ulcéreuse
ulcerative keratitis – kératite ulcéreuse
ulcerative stomatitis – stomatite ulcéromembraneuse
ulcerative vegetative endocarditis – endocardite ulcérovégétante
ulceromembranous – ulcéromembraneux
ulcerous – ulcéreux
ulcus – ulcus
ulectomy – ulectomie
ulerythema – ulérythème
ulerythrema ophryogenes – Unna (ulérythrème ophryogène d')
Ullrich-Feichtiger syndrome – Ullrich-Feichtiger (syndrome de)
Ullrich's syndrome – Ullrich (syndrome d')
ulna – cubitus, ulna
ulnar – cubital, ulnaire
ulnar club hand – manus valga
ulnar hand – main ulnaire
ulnar incisure of radius – incisure ulnaire du radius
ulnar reflex – réflexe ulnaire
ulnoradial – cubitoradial, ulnoradial
ulo- – ulo-
ulotomy – ulotomie
ultra- – ultra-
ultracentrifugation – ultracentrifugation
ultradian – ultradien
ultrafiltration – ultrafiltration
ultramicroscope – ultramicroscope
ultramicroscopic – ultramicroscopique
ultrasonic dissector – bistouri à ultrasons
ultrasonoechography – échographie
ultrasonography – ultrasonographie

ultrasonotherapy – ultrasonothérapie
ultrasound – ultrason
ultrastructure – ultrastructure
ultraviolet – ultraviolet
ultraviolet microscope – microscope à ultraviolets
ultraviolet ray – rayonnement ultraviolet
ultravirus – ultravirus
ululation – ululation
umbilical – ombilical
umbilical adenoma – adénome diverticulaire, tumeur adénoïde diverticulaire
umbilical areola – aréole ombilicale
umbilical cord – cordon ombilical
umbilical cyst – kyste ombilical
umbilical duct – canal ombilical
umbilical fistula – fistule ombilicale
umbilical hernia – hernie ombilicale
umbilical plane – plan ombilical
umbilical ring – anneau ombilical
umbilical tape – lacs
umbilicate – ombiliqué
umbilication – ombilication
umbilicus – ombilic
umbrella filter – filtre intraveineux cave (filtre parapluie), ombrelle
unarmed – inerme
unarmed tapeworm – *Taenia inerme*
uncarthrosis – uncarthrose
unciform – unciforme
uncinate – crochu
uncinate bone – crochu (os), hamatum (os)
uncinate epilepsy – unciforme (crise)
uncinate fasciculus – faisceau unciforme
uncinate process of ethmoid bone – processus unciforme de l'ethmoïde
uncinate process of hamatum – processus unciforme de l'hamatum
uncinate process of pancreas – processus unciné du pancréas
uncodiscarthrosis – uncodiscarthrose
uncompensated acidosis – acidose décompensée
uncompensated alkalosis – alcalose décompensée
unconscious – inconscient
unconsciousness – inconscience
uncontrollable – incoercible
unction – onction
uncurable – incurable
uncus – uncus
uncusectomy – uncusectomie
undecylenate – undécylénate
undecylenic acid – undécylénique (acide)
underfeeding – sous-alimentation
undernutrition – dénutrition
undoing – annulation rétroactive
undulating membrane – membrane ondulante
undulation – ondulation
undulatory – ondulatoire
unequal – inégal
unerupted tooth – dent incluse
ungual – unguéal
uni- – uni-
unicellular – unicellulaire
unicornous – unicorne
unicuspidate – unicuspidé
unilateral – unilatéral
unilateral hemianopia – hémianopsie monoculaire
unilateral spatial agnosia – agnosie spatiale unilatérale
unilateral strabismus – strabisme unilatéral
unilobar – unilobé
unilocular – uniloculaire
unilocular cyst – kyste uniloculaire
uniovular – uniovulaire
uniparous – unipare
unipolar cell – cellule unipolaire
unipolar neuron – neurone unipolaire
unipotential – unipotent
unisexual – unisexué
unit – unité
univalent – univalent
universal – universel
universal donor – donneur universel
universal recipient – receveur universel
univitelline – univitellin
unmyelinated fibers – Remak (fibres de)
Unna's boot – Unna (botte d')
Unna's cell – ballonisation
unsaturated hydrocarbon – hydrocarbure non saturé
unstable hemoglobin – hémoglobine instable
Unverricht's disease – Unverricht-Lundborg (maladie de)
upper digestive tract hemorrhage – hémorragie digestive haute
upper or thoracic limb – membre supérieur
urachal fistula – fistule de l'ouraque
urachus – ouraque
uraniscolalia – uraniscolalie
uranism – uranisme
uranist – uraniste
uranium – uranium
urano- – urano-
uranorrhaphy – uranorraphie
uranostaphyloplasty – uranostaphyloplastie
uranostaphylorrhaphy – uranostaphylorraphie
uranostaphyloschisis – uranostaphyloschisis
urate – urate
urate infiltration – infiltration uratique
uratemia – uratémie
uratic – uratique
uratolysis – uratolyse
uratolytic – uratolytique
uraturia – uraturie
Urbach-Wiethe disease – Urbach-Wiethe (maladie d')
urea – urée, uréique
urea nitrogen – azote uréique
urease – uréase
uremia – urémie
uremic – azotémique, urémique
uremic coma – coma urémique
uremic syndrome – azotémique (syndrome)
uremigenic – urémigène
ureogenesis – uréogenèse
ureogenic – uréogénique
ureter – uretère
ureteral – urétéral (ou urétérique)
ureteral calculus – lithiase urétérique
ureteralgia – urétéralgie
ureterectasia – urétérectasie
ureterectomy – urétérectomie
ureteric duplication – duplicité urétérale
ureteritis – urétérite
uretero – urétéro-
uretero-uterine – urétéro-utérin
ureterocaecostomy – urétérocæcostomie
ureterocele – urétérocèle
ureterocervical – urétérocervical
ureterocolostomy – urétérocolostomie
ureterocystanastomosis – urétérocystoanastomose
ureterocystoneostomy – urétérocystonéostomie
ureterocystoscope – urétérocystoscope
ureterocystotomy – urétérocystostomie
ureteroenterostomy – urétéro-entérostomie
ureterography – urétérographie
ureterohydronephrosis – urétéro-hydronéphrose
ureterolith – urétérolithe
ureterolithiasis – urétérolithiase
ureterolithotomy – urétérolithotomie

ureterolysis – urétérolyse
ureteronephrectomy – urétéronéphrectomie
ureteroplasty – urétéroplastie
ureteroproctostomy – urétéroproctostomie
ureteropyelitis – urétéropyélite
ureteropyeloneostomy – urétéropyélonéostomie
ureteropyelonephritis – urétéropyélonéphrite
ureteropyeloplasty – urétéropyéloplastie
ureteropyelostomy – urétéropyélostomie
ureterorectostomy – urétérorectostomie
ureterorrhagia – urétérorragie
ureterorrhaphy – urétérorraphie
ureterosigmoidostomy – Coffey (opération de), urétérosigmoïdostomie
ureterostenosis – urétérosténose
ureterostomy – urétérostomie
ureterotomy – urétérotomie
ureterotrigonosigmoidostomy – urétérotrigonosigmoïdostomie
ureteroureterostomy – urétéro-urétérostomie
ureterovaginal – urétérovaginal
ureterovesical – urétérovésical
ureterovesicostomy – urétérovésicostomie
urethane – uréthane
urethra – urètre
urethral – urétral
urethral crest – crête urétrale
urethral fistula – fistule urétrale
urethral gland – glande urétrale
urethral glands – Littre (glandes de)
urethral groove – gouttière urogénitale
urethral lithiasis – lithiase urétrale
urethral papilla – papille urétrale
urethralgia – urétralgie
urethratresia – urétratrésie
urethrectomy – urétrectomie
urethritis – urétrite (ou uréthrite)
urethroblennorrhea – urétroblennorrhée
urethrobulbar – urétrobulbaire
urethrocystitis – urétrocystite
urethrocystogram – urétrocystogramme
urethrocystography – urétrocystographie
urethrodynia – urétrodynie
urethrography – urétrographie
urethrometer – urétromètre
urethropenile – urétropénien
urethroperineal – urétropérinéal
urethroplasty – urétroplastie
urethrorrhagia – urétrorragie
urethrorrhaphy – urétrorraphie
urethrorrhea – urétrorrhée
urethroscope – urétroscope
urethroscopy – urétroscopie
urethroscrotal – urétroscrotal
urethrospasm – urétrospasme
urethrostenosis – urétrosténose
urethrostomy – urétrostomie
urethrotome – urétrotome
urethrotomy – urétrotomie
urethrovaginal – urétrovaginal
urethrovaginal fistula – fistule urétrovaginale
urethrovesical – urétrovésical
uric acid – urique (acide)
uricolysis – uricolyse
uricopexy – uricopexie
uricopoiesis – uricopoïèse
uricosuria – uricurie
uricosuric – uricosurique
uridinic acid – uridinique (acide)
urinal – urinal
urinary – urinaire
urinary abscess – abcès urineux
urinary calculus – calcul urinaire, lithiase urinaire
urinary casts – cylindres urinaires
urinary fistula – fistule urinaire
urinary free cortisol rate – cortisolurie
urinary meatus – méat urinaire
urinary output – débit urinaire
urinary retention – anurie excrétoire, rétention urinaire
urinary schistosomiasis – Égypte (hématurie d'), schistosomiase urinaire
urinary sediment – culot urinaire
urinary titratable acidity – acidité titrable urinaire
urine – urine
urine culture – ECBU, uroculture
urine output – diurèse
uriniferous – urinifère
urinoma – urinome
urinometer – urinomètre
urinous infiltration – infiltration urineuse
uro- – uro-
uro-genital system – tractus urogénital
urobilin – urobiline
urobilinemia – urobilinémie
urobilinogen – urobilinogène
urobilinogenemia – urobilinogénémie
urobilinogenuria – urobilinogénurie
urobilinuria – urobilinurie
urocele – urocèle
urochrome – urochrome
urocosuric – uricoéliminateur
urocytogram – urocytogramme
urodynamics – urodynamique (étude)
urodynia – urodynie
urogastrone – urogastrone
urogenital – génito-urinaire, urogénital
urogenital diaphragm – diaphragme urogénital
urogenital sinus – sinus urogénital
urogenital trigone – triangle urogénital
urogenous – urogène
urogenous pyelitis – pyélite urogène
urogram – urogramme
urography – urographie
urohematonephrosis – urohématonéphrose
urokinase – urokinase
urolith – urolithe
urolithiasis – urolithiase
urologist – urologue
urology – urologie
uromelus – uromèle
urometer – uromètre
uromucoid – uromucoïde
uronephrosis – uronéphrose
uropathy – uropathie
uropoiesis – uropoïèse
uropoietic – uropoïétique
uroporphyrin – uroporphyrine
uroporphyrinuria – uroporphyrinurie
uropyonephrosis – uropyonéphrose
urorrhagia – urorragie
urostalagmometry – urostalagmométrie
urostealith – urostéalithe
urothelium – urothélium
urticant – urticant
urticaria – urticaire
urticaria pigmentosa – urticaire pigmentaire
urticarial – urticarien
urtication – urtication
Usher's syndrome – Usher (syndrome d')
ustilaginism – ustilaginisme
uta – uta
uteralgia – utéralgie
uterine – utérin
uterine colic – colique utérine
uterine fundus – fond utérin
uterine horn – corne utérine
uterine inertia – inertie utérine
uterine involution – involution utérine
uterine milk – lait utérin
uterine mucocele – mucomètre
uterine neck – col de l'utérus (ou utérin)
uterine orifice of uterine tube – ostium de la trompe utérine
uterine retraction – rétraction utérine
uterine souffle – souffle utérin

uterine tube – trompe utérine
utero-ovarian – utéro-ovarien
uteroabdominal – utéro-abdominal
uterodynia – utérodynie
uterometry – utérométrie
uteroplacental – utéroplacentaire
uteroplacental apoplexy – décollement prématuré du placenta
uterosalpingography – utérosalpingographie
uteroscopy – utéroscopie
uterotomy – utérotomie
uterotubal – utérotubaire
uterovaginal – utérovaginal
uterovaginal plexus – plexus utérovaginal
uterus – matrice, utérus
uterus acollis – utérus acollis
uterus arcuatus – utérus arqué
uterus bicornis – utérus bicorne
uterus biforis – utérus biloculaire cervical
uterus bilocularis – utérus biloculaire
uterus cordiformis – utérus cordiforme
uterus didelphys – utérus didelphe
uterus duplex – utérus double ou duplex
uterus masculinus – utérus mâle
uterus parvicollis – utérus parvicollis
uterus septus – utérus septus
uterus unicornis – utérus unicornis
utricle – utricule
utricular – utriculaire
utriculitis – utriculite
utriculosaccular – utriculosacculaire
uveal – uvéal
uveal staphyloma – staphylome uvéal
uveal tract – tractus uvéal, uvée
uveitis – uvéite
uveomeningitis – uvéoméningite
uveoparotid fever – uvéoparotidite
uveoplasty – uvéoplastie
uveoscleritis – uvéosclérite
uvula – uvule
uvula of bladder – uvule vésicale
uvular – staphylin, uvulaire
uvulectomy – uvulectomie
uvulitis – uvulite
uvuloptosis – uvuloptose
uvulotomy – uvulotomie

V

V – V
vaccinable – vaccinable
vaccination – vaccination
vaccination prophylaxis – vaccinoprophylaxie
vaccine – vaccin
vaccinia – vaccine
vacciniform – vacciniforme
vaccinogen – vaccinifère
vaccinogenous – vaccinogène
vaccinoid – vaccinoïde
vaccinostyle – vaccinostyle
vaccinotherapy – vaccinothérapie
VACTERL – VACTEL, VACTER
vacuolar degeneration – dégénérescence vacuolaire
vacuolation – vacuolisation
vacuole – vacuole
vacuum curettage – curetage (ou curettage) par aspiration
vacuum extractor – vacuum extractor
vagal – vagal
vagal bradycardia – bradycardie vagale
vagal crisis – crise vagale
vagina – vagin
vaginal – vaginal
vaginal columnization – columnisation du vagin
vaginal hernia – hernie vaginale
vaginal hydrocele – hydrocèle vaginale
vaginal hysteropexy – hystéropexie vaginale
vaginal ostium – ostium vaginal
vaginal process of sphenoid bone – processus vaginal
vaginal section – césarienne vaginale
vaginal suppository – ovule
vaginal vestibule – vestibule du vagin
vaginale hysterotomy – hystérotomie vaginale
vaginalitis – vaginalite
vaginate – vaginé
vaginectomy – vaginectomie
vaginismus – vaginisme, vaginodynie
vaginitis – vaginite
vaginocele – vaginocèle
vaginofixation – vaginofixation de l'utérus
vaginoperineorrhaphy – vaginopérinéorraphie
vaginoperineotomy – vaginopérinéotomie
vaginopexy – vaginopexie
vaginoplasty – vaginoplastie
vaginoscope – vaginoscope
vaginosis – vaginose
vaginotomy – vaginotomie
vaginovesical – vaginovésical
vaginovulvar – vaginovulvaire
vagitus – vagissements, vagitus
vagolytic – vagolytique
vagomimetic – vagomimétique
vagosplanchnic – vagosplanchnique
vagosympathetic – vagosympathique
vagotomy – vagotomie
vagotonia – vagotonie
vagotonic – vagotonique
vagotonic type – type vagotonique
vagotropic – vagotrope
vagotropism – vagotropisme
vagus nerve – dixième paire crânienne, vague (nerf)
Valentin's ganglion – ganglion de Valentin
Valentine's position – Valentine (position de)
valerate – valérate
valerian – valériane
valeric acid – valérique (acide)
valgus – valgus
valine – valine
vallate papillae – V lingual
Valleix's points – Valleix (points de)
valproic acid – valproïque (acide)
Valsalva's maneuver – Valsalva (épreuve ou manœuvre de)
valve – valve
valve of coronary sinus – valvule du sinus coronaire
valve of inferior vena cava – Eustache (valvule d'), valvule de la veine cave inférieure
valviform – valviforme
valvula – valvule
valvula spiralis – Amussat (valvule d')
valvular – valvulaire
valvular disease – valvulopathie
valvular endocarditis – endocardite valvulaire
valvular insufficiency – insuffisance valvulaire
valvular pneumothorax – pneumothorax suffoquant, à soupape
valvulectomy – valvulectomie
valvulitis – valvulite
valvuloplasty – valvuloplastie
valvulotomy – valvulotomie
vampire – vampire
vampirism – vampirisme
van Bogaert-Nyssen syndrome – van Bogaert et Nyssen (maladie de)
van Bogaert's sclerosing leukoencephalitis – van Bogaert (leucoencéphalopathie sclérosante subaiguë de)
van Buren's disease – van Buren (maladie de)
van Buren's operation – van Buren (opération de)

van der Hoeve's syndrome – van der Hoeve (syndrome de)
van der Woude's syndrome – van der Woude (syndrome de)
Van Neck-Odelberg syndrome – van Neck-Odelberg (maladie de)
Van Slyke and Cullen method – van Slyke (épreuve de)
vanadium – vanadium
vancomycin – vancomycine
vanillin – vanilline
vanillism – vanillisme
vanishing lung – poumon évanescent
vanylmandelic acid (VMA) – vanylmandélique (acide)
vapor bath – bain de vapeur
Vaquez's disease – Vaquez (maladie de)
varec – varech
variable – inconstant, variant
variation – variation
varicectomy – varicectomie
varicella – varicelle
varicella gangrenosa – varicelle gangreneuse
varicella vaccine – vaccin antivaricelleux
varicella-zoster virus – virus varicelle-zona
varicelliform – varicelliforme
varicelliform syphilid – syphilide varicelliforme
varicocele – cirsocèle, varicocèle
varicose – variqueux
varicose aneurysm – anévrysme variqueux
varicose eczema – eczéma variqueux
varicose ulcer – ulcère variqueux
variety – variété
variety of turkish bath – bain indien
variola – variole
variola major – variole majeure
variolic – variolique
varioliform – varioliforme
varioloid – variole atténuée
variolous – varioleux
varisation – varisation
varix – varice
varus – varus
vas – vas
vas aberrans of Haller – Haller (vas aberrans de)
vas deferens – déférent
vasa – vasa
vasa aberrantis hepatis – vasa aberrantia du foie
vasa nervorum – vasa nervorum
vasa vasorum – vasa vasorum
vascular – vasculaire
vascular clamp – clamp vasculaire
vascular dementia – démence vasculaire
vascular dysplasia – angiodysplasie
vascular endoprosthesis – endoprothèse
vascular murmur – souffle vasculaire
vascular polyp – polype vasculaire
vascular spider – nævus araneus
vascular system – système vasculaire
vascular thrombectomy – désobstruction
vascularization – vascularisation
vascularized – vascularisé
vasculitis – vascularite
vasculonervous – vasculonerveux
vasculopathy – vasculopathie
vasectomy – vasectomie
vaseline – vaseline
vaso-orchidostomy – vaso-orchidostomie
vasoactive – vasoactif
vasoactive intestinal peptide – peptide vasoactif intestinal
vasoconstriction – vasoconstriction
vasoconstrictor – vasoconstricteur
vasodilatation – vasodilatation
vasodilation – vasodilatation
vasodilator – vasodilatateur
vasoepididymostomy – vaso-épididymostomie
vasoinhibitor – vaso-inhibiteur
vasomotor – vasomoteur
vasomotor center – centre vasomoteur
vasomotor fiber – fibre vasoconstrictrice
vasomotor nerve – nerf vasomoteur
vasomotor paralysis – vasoplégie
vasomotoricity – vasomotricité
vasoparesis – angioparésie
vasopressin – vasopressine
vasopressor – vasopresseur
vasopuncture – vasopuncture
vasorrhaphy – vasorraphie
vasospasm – vasospasme
vasostimulant – vasostimulant
vasotomy – vasotomie
vasotonia – vasotonie
vasotonic – vasotonique
vasotrophic – vasotrophique
vasovagal syncope – syncope vasovagale
vasovagal syndrome – vasovagal (syndrome)
vasovasostomy – vasovasostomie
vasovesiculectomy – vasovésiculectomie
Vaughan-Williams classification – Vaughan-Williams (classification de)
vault – voûte
VC – CV
vector – vecteur
vectorcardiogram – vectocardiogramme
vectorial – vectoriel
Vedder's sign – Vedder (signe de)
vegan – végétalien
veganism – végétalisme
vegetal casein – caséine végétale
vegetarian – végétarien
vegetarianism – végétarisme
vegetative – végétant, végétatif
vegetative endocarditis – endocardite végétante
vegetative life – vie végétative
vegetative nervous system – système nerveux végétatif
vegetative pole – pôle végétatif
vehicle – véhicule
veil – voile
Veillon's tube – Veillon (tube de)
vein – veine
vein to vein anastomosis – veinoveinostomie
velamentous – vélamenteux
velamentous insertion of placenta – insertion vélamenteuse du cordon
velar – velaire
velocimetry – vélocimétrie
velopalatine – vélopalatin
Velpeau's bandage – Velpeau (bande de)
Velpeau's hernia – Velpeau (hernie de)
velum – voile
vena caval foramen – trou carré du diaphragme
vena cerebri magna – Galien (grande veine de)
vena jugularis – jugulaire
veneniferous – vénénifère
venenific – vénénifique
venenosity – vénénosité
venenous – vénéneux
venereal – vénérien
venereal disease – maladie vénérienne
venereal lymphogranuloma – lymphogranulome vénérien
venereal ulcer – ulcère vénérien adénogène
venereology – vénéréologie
veneroid ulcer – ulcère vénéroïde (de Welander)
venography – veinographie
venom – venin
venosity – veinosité
venosus sinus of sclera – sinus veineux de la sclère
venotomy – veinotomie

venous angle – angle veineux
venous blood – sang veineux
venous congestion – congestion veineuse
venous cut-down – dénudation veineuse
venous foramen – foramen de la veine cave
venous insufficiency – insuffisance veineuse
venous murmur – souffle veineux
venous pain – phlébodynie
venous pressure – pression veineuse, tension veineuse
venous pulse – pouls veineux
venous ring of Haller – Haller (cercle veineux de)
venous sinus – sinus veineux
venous stripping – éveinage
ventilation – ventilation
ventilatory output – débit ventilatoire
ventral – ventral
ventral decubitus – procubitus
ventricle – ventricule
ventricle of heart – ventricule du cœur
ventricle of larynx – ventricule laryngé
ventricular – ventriculaire
ventricular aneurysm – anévrysme ventriculaire
ventricular capture – capture ventriculaire
ventricular collapse – collapsus ventriculaire
ventricular compliance – compliance ventriculaire
ventricular escape – échappement ventriculaire
ventricular extrasystole – extrasystole ventriculaire
ventricular fibrillation – fibrillation ventriculaire
ventricular flutter – flutter ventriculaire
ventricular function – fonction ventriculaire
ventricular ganglion – ganglion de Bidder
ventricular gradient – gradient ventriculaire
ventricular hypertrophy – hypertrophie ventriculaire
ventricular obstruction – blocage ventriculaire
ventricular performance – performance ventriculaire
ventricular preponderance – prépondérance ventriculaire
ventricular puncture – ponction ventriculaire
ventricular septal defect – communication interventriculaire
ventricular systole – systole ventriculaire
ventricular tachycardia – tachycardie ventriculaire
ventricular venous pulse – pouls veineux ventriculaire
ventricular wave – onde ventriculaire
ventriculo-atrial shunt – ventriculo-atriostomie
ventriculocisternostomy – ventriculocisternostomie
ventriculocisternostomy and ventriculoatriostomy – dérivation ventriculocisternale et ventriculoatriale
ventriculocordectomy – ventriculocordectomie
ventriculogram – ventriculogramme
ventriculography – ventriculographie
ventriculonector center – ventriculonecteur (centre)
ventriculoplasty – ventriculoplastie
ventrocystorrhaphy – ventrocystorraphie
ventrohysteropexy – ventrofixation de l'utérus, ventrohystéropexie
ventrolateral sulcus of medulla oblongata – sillon ventrolatéral du bulbe
ventrolateral sulcus of spinal cord – sillon ventrolatéral de la moelle
venule – veinule
Venus' necklace – Vénus (collier de)
ver macaque – ver macaque
verapamil – vérapamil
veratridine – vératridine
veratrine – vératrine
veratroidine – vératroïdine
verbal amnesia – amnésie logophonique
verbal paragraphia – paragraphie verbale
verbal paraphasia – paraphasie verbale
verbigeration – cataphasie, verbigération
Veress' needle – Veres (aiguille de)
Verga's ventricle – ventricule du trigone, Verga (ventricule de)
vergence – vergence
Verhoeff's operation – Verhoeff (opération de)
vermian – vermien
vermicidal – vermicide
vermicular – vermiculaire
vermiform – vermiforme
vermiform appendix – appendice vermiculaire
vermifuge – vermifuge
vermilion tongue – langue cinabre
vermination – verminose
verminous – vermineux
verminous diarrhea – diarrhée vermineuse
verminous ileus – iléus vermineux
vermis – uvule
vernal – vernal
vernal conjunctivitis – conjonctivite printanière
Verner-Morrison syndrome – Verner-Morrison (syndrome de)
vernix caseosa – vernix caseosa
Verocay's bodies – Verocay (nodules de)
verruca – verrue, verrue vulgaire
verruca plana juvenilis – verrue plane juvénile
verruca seborrheica – verrue séborrhéique
verruciform – verruciforme
verrucose – verruqueux
verrucosis – verrucose, verrucosité
verrucous endocarditis – endocardite verruqueuse
verruga peruviana – Amboine (bouton d'), verruga du Pérou
version – version
vertebra – vertèbre
vertebra plana – vertebra plana
vertebral arch – arc vertébral
vertebral body – corps vertébral
vertebral canal – canal vertébral
vertebral column – colonne vertébrale, rachis
vertebral foramen – foramen vertébral
vertebral incisure – incisure vertébrale
vertebral plexus – plexus vertébral
vertebrate – vertébré
vertebrectomy – vertébrectomie
vertebrobasilar insufficiency – insuffisance vertébrobasilaire
vertex – vertex
vertex presentation – présentation du sommet
vertical diplopia – diplopie verticale
vertical nystagmus – nystagmus vertical
vertical strabismus – strabisme vertical
vertiginous – vertigineux
vertiginous aura – aura vertigineuse
vertigo – vertige
verumontanum – veru montanum
vesalian bone – vésalien (os)

vesania – vésanie
vesical – vésical
vesical center – centre vésicospinal
vesical diverticulum – diverticule vésical
vesical fistula – fistule vésicale
vesical prostatism – col vésical (maladie du), prostatisme vésical
vesical trigone – trigone vésical
vesicant – vésicant
vesicating gas – gaz vésicant
vesication – vésication
vesicatory – vésicatoire
vesicatory plaster – emplâtre vésicatoire
vesicle – vésicule, vésicule cutanée
vesicocervical – vésicocervical
vesicocervical fistula – fistule vésicocervicale
vesicocolonic fistula – fistule colovésicale
vesicofixation – vésicofixation
vesicoperineal – vésicopérinéal
vesicoprostatic – vésicoprostatique
vesicoprostatic plexus – plexus vésicoprostatique
vesicorectal – vésicorectal
vesicorectal excavation – excavation vésicorectale
vesicotomy – vésicotomie
vesicoureteral – vésico-urétéral
vesicoureteric reflux – reflux vésico-urétéral
vesicourethral – vésico-urétral
vesicouterine – vésico-utérin
vesicovaginal – vésicovaginal
vesicular – vésiculaire
vesicular appendices – appendices vésiculeux de l'époophore
vesicular breath – bruit respiratoire
vesicular hydatiform mole – môle vésiculaire
vesicular keratitis – kératite vésiculaire
vesicular murmur – murmure respiratoire
vesicular stomatitis – stomatite vésiculeuse
vesiculated – vésiculeux
vesiculation – vésiculation
vesiculectomy – vésiculectomie
vesiculiform – vésiculiforme
vesiculitis – vésiculite
vesiculodeferentography – vésiculodéférentographie
vesiculogram – vésiculogramme
vesiculography – vésiculographie
vesiculotomy – vésiculotomie
vesiculous eczema – eczéma vésiculeux
vesiculous erysipelas – érysipèle vésiculeux
vesiculovirus – vésiculovirus
vesperal – vespéral
vessel – vaisseau
vestibular – vestibulaire
vestibular area – aire vestibulaire
vestibular caecum of vestibular duct – cæcum vestibulaire du conduit cochléaire
vestibular fold – pli ventriculaire
vestibular fossa of vagina – fosse vestibulaire du vagin
vestibular ganglion – ganglion vestibulaire
vestibular lip of limb of spiral lamina – lèvre vestibulaire du sillon spiral interne
vestibular nucleus – noyau vestibulaire
vestibular nystagmus – nystagmus vestibulaire
vestibular syndrome – vestibulaire (syndrome)
vestibule – vestibule
vestibule of ear – vestibule du labyrinthe osseux
vestibule of larynx – vestibule du larynx
vestibulocclusion – vestibulocclusion
vestibulotomy – vestibulotomie
vestibulovaginal bulb – bulbe vestibulaire
vestige – vestige
veterinary medicine – médecine vétérinaire
Vi antigen – antigène Vi
viability – viabilité
viable – viable
viable fetus – fœtus viable
vibices – vibices
vibratile – vibratile
vibrating – vibrant
vibration – vibration
vibration disease – machines vibratoires (maladie des)
vibratory – vibratoire
vibratory massage – massage vibratoire
vibratory sensibility – sensibilité vibratoire
vibrio – vibrion
vibrissae – vibrisses
vicarious – vicariant
vicarious menstruation – menstruation vicariante, règles vicariantes
vicious scar – cicatrice vicieuse
Vicq d'Azyr's band – Vicq d'Azyr (faisceau de)
Vicq d'Azyr's operation – Vicq d'Azyr (opération de)
Vicq d'Azyr's stripe – Vicq d'Azyr (strie de)
Vidal's operation – Vidal (opération de)
videosurgery – vidéochirurgie
vidian – vidien
view box – négatoscope
vigil – vigile
vigilambulism – vigilambulisme
vigilance – vigilance
Villard's button – Villard (bouton de)
Villard's button operation – Villard (opération de)
Villaret's syndrome – Villaret (syndrome de)
villi – villosités
villiferous – villifère
villin – villine
villonodular synovitis – synovite villeuse
villosity – villosités
villous – villeux
villous carcinoma – carcinome villeux
villous tumor – tumeur villeuse
villus – villosité
Vim-Silverman needle – Vim-Silverman (aiguille de)
vimentin – vimentine
vinblastine – vinblastine
Vincent's angina – Vincent (angine de)
Vincent's sign – Vincent (signe de)
Vincent's test – Beth-Vincent (épreuve de)
vincristine – vincristine
Vineberg's operation – Vineberg (opération de)
vinegar – vinaigre médicinal
violent death – mort violente
violet – violet
viomycin – viomycine
viraginity – virago
viral – viral
viral body inclusion – corps d'inclusion
viral encephalitis – encéphalite virale
viral hepatitis – hépatite virale
viral hepatitis antigen – antigène des hépatites virales
viral hepatitis marker – marqueur de l'hépatite virale
viral load – charge virale
viral meningitis – méningite virale
viral pneumonia – pneumopathie atypique
Virchow-Robin space – Virchow-Robin (espace de)
Virchow's angle – Virchow (angle facial de)
Virchow's cell – Virchow (cellule de)
Virchow's crystal – Virchow (cristal de)

Virchow's disease – Virchow (maladie de)
Virchow's line – ligne de Virchow
viremia – virémie
virginal – vierge
virginity – virginité
viricide – virocide
virility – virilité
virilization – virilisation, virilisme
virilizing – virilisant
virion – virion
viroid – viroïde
virology – virologie
viropexis – viropexie
viroplasm – viroplasme
virtual focus – foyer virtuel
virtual image – image virtuelle
virucide – virucide
virulence – virulence
viruria – virurie
virus – virus
virus disease – virose
virustatic – virostatique
visceral – viscéral
visceral angeitis – angéite viscérale
visceral gout – goutte viscérale
visceral larva migrans – larva migrans viscérale
visceral layer – feuillet viscéral
visceral nerve – nerf viscéral
visceral rheumatism – rhumatisme viscéral
visceral transposition – inversion viscérale
visceralgia – viscéralgie
visceroceptor – viscérocepteur
viscerocranium – splanchnocrâne
visceroinhibitory – viscéro-inhibiteur
visceromotor – viscéromoteur
visceroptosis – visceroptose
viscerosensory – viscérosensitif
viscerotropic – viscérotrope
viscus – viscère
vision – vision, vue
visionnary – illuminé
Visscher's incision – Visscher (incision de)
visual – visuel
visual agnosia – agnosie visuelle
visual angle – angle visuel
visual area – aire visuelle, centre visuel
visual axis – axe anatomique de l'œil, ligne de visée
visual cell – cellule visuelle
visual cone – cône oculaire (ou visuel)
visual field – champ visuel
visual hallucination – hallucination visuelle
visualization – visualisation
vital – vital
vital capacity of lung – capacité vitale
vital cycle – cycle vital
vital indication – indication vitale
vital instinct – instinct vital
vitallium – vitallium
vitamin – vitamine
vitamin A – vitamine A
vitamin B1 – vitamine B1
vitamin B12 – cyanocobalamine, vitamine B12
vitamin B2 – vitamine B2
vitamin B6 – vitamine B6
vitamin C – vitamine C
vitamin D – vitamine D
vitamin E – vitamine E
vitamin K – vitamine K
vitaminogenic – vitaminogène
vitaminoid – vitaminoïde
vitaminology – vitaminologie
vitaminotherapy – vitaminothérapie
vitellin – vitelline
vitelline – vitellin
vitelline membrane – membrane vitelline
vitellive duct – canal vitellin
vitellus – vitellus
vitiligo – vitiligo
vitiligoid – vitiligoïde
vitrectomy – vitrectomie
vitreous – vitréen
vitreous body – corps vitré
vitreous chamber – chambre vitrée
vitreous membrane – membrane vitrée
vitriol – vitriol
vitriol attack – vitriolage
vitronectin – vitronectine
vitropression – vitropression
vitrous floaters – corps flottants
viviparous generation – génération vivipare
vivisection – vivisection
VL – VL
Vladimiroff-Mikulicz amputation – Vladimiroff-Mikulicz (amputation de)
vocal – vocal
vocal cord – pli vocal
vocal cords – cordes vocales
vocal nodule – nodule vocal
vocal process – processus vocal
Vogt-Koyanagi syndrome – Vogt-Koyanagi (syndrome de)
Vogt's angle – Vogt (angle de)
Vogt's point – Vogt (point de)
Vogt's syndrome – Vogt (syndrome de)
Vogt-Spielmeyer syndrome – Vogt-Spielmeyer (maladie de)
Vohwinkel's syndrome – Vohwinkel (syndrome de)
voice – voix
voiding cystography – cystographie mictionnelle
Voillemier's fracture – Voillemier (fracture de)
Voillemier's point – Voillemier (point de)
volatile oil – huile volatile
volition – volition
volitional – volitif
volitional tremor – dyskinésie volitionnelle d'attitude
Volkmann's canal – Volkmann (canal de)
Volkmann's deformity – Volkmann (déformation de)
Volkmann's ischemic contracture – Volkmann (syndrome de)
Volkmann's splint Volkmann (attelle de)
Vollmer's patch test – Vollmer (test de)
volume – volume
volume receptor – volorécepteur
volumetric – volumétrique
volumetric analysis – analyse volumétrique
volumetry – volumétrie
voluntary muscle – muscle volontaire
volvulosis – volvulose
volvulus – volvulus
vomer bone – vomer
vomerine – vomérien
vomerium cartilage of Huschke – Huschke (cartilages épactiles de)
vomeronasal – voméronasal
vomeronasal cartilage – cartilage voméronasal
vomeronasal organ – organe voméronasal
vomiting – vomissement
vomiting center – centre du vomissement
vomitive – vomitif
vomito negro – vomito negro
vomiturition – vomiturition
von Economo's encephalitis – von Economo (maladie de)
von Gierke's disease – glycogénose de type I, hépatomégalie glycogénique, van Creveld-von Gierke (maladie de)
von Graefe's sign – von Graefe (signe de)
von Hippel-Lindau disease – Hippel-Lindau (maladie de von)
von Jaksch's anemia – anémie infantile pseudo-leucémique, Hayem-von Jaksch-Luzet (maladie de), Luzet (anémie de)
Von Pirquet's test – cutiréaction
von Wahl's sign – Wahl (signe de von)

von Willebrand's disease – Willebrand (maladie de von)
von Willebrand's factor – Willebrand (facteur de von)
vorticose vein – veine vortiqueuse
Vossius' ring – Vossius (anneau de)
voxel – voxel
voyeurism – voyeurisme
vulnerary – vulnéraire
Vulpian's atrophy – Vulpian-Bernard (atrophie de)
vulva – vulve
vulvar – vulvaire
vulvectomy – vulvectomie
vulvitis – vulvite
vulvoperineal – vulvopérinéal
vulvovaginal – vulvovaginal
vulvovaginitis – vulvovaginite
vusal axis – axe visuel

W

W – W
Waaler-Rose's test – Waaler-Rose (réaction de)
Waardenburg-Jonkers disease – Waardenburg-Jonkers (syndrome de)
Waardenburg's syndromes – Waardenburg (syndromes de)
Wada's test – Wada (épreuve de)
Wagner's disease – Wagner-Unverricht (maladie de)
Wagner's hyaloideoretinal dystrophy – Wagner (maladie de)
Wagner's operation – Wagner (opération de)
Wagstaffe's fracture – Wagstaffe (fracture de)
Waldenström's hyperglobulinemic purpura – Waldenström (purpura hyperglobulinémique de)
Waldenström's macroglobulinemia – Waldenström (maladie de)
Waldeyer's fluid – Waldeyer (liquide de)
Waldeyer's tonsillar ring – Waldeyer (anneau ou anneau lymphatique de)
wall – paroi
Wallenberg's syndrome – Wallenberg (syndrome de)
Waller's law – Waller (loi de)
wallerian degeneration – dégénérescence wallérienne, névrite axonale
Walthard's rests – Walthard (kystes de)
wandering pain – douleur erratique
Wangensteen's drainage – Wangensteen (drainage de)
Wangensteen's operations – Wangensteen (opérations de)
Wangensteen's tube – Wangensteen (tube de)
war gas – gaz de combat
Warburg's ferment – ferment respiratoire
Warburg's or Walker-Warburg syndrome – Warburg (syndrome de)
warm agglutinin – agglutinine chaude
warm antibody – anticorps chaud
Warren's incision – Warren (incision de)
Warren's operations – Warren (opérations de)
wart – verrue
Wartenberg's signs – Wartenberg (signes de)
Wartenberg's symptom – Wartenberg (phénomène de)
Warthin's tumor – Warthin (tumeur de)
warty – verruqueux
warty erysipelas – érysipèle verruqueux
wasp – guêpe
Wassermann's reaction – Bordet-Wassermann (réaction de)
water – eau
water bed – matelas à eau
water diuresis – diurèse aqueuse
water intoxication – intoxication hydrique
Waterhouse-Friderichsen syndrome – Waterhouse-Friderichsen (syndrome de)
Waterston's anastomosis – Waterston (anastomose de)
Watsonius watsoni – Watsonius watsoni
wave – onde, rythme
wax – cire
waxy – cireux
waxy flexibility – flexibilité cireuse
weak – chétif
weakliness – chétivisme
weaning – sevrage
webbed penis – verge palmée
Weber-Christian panniculitis – Weber-Christian (maladie de)
Weber-Fechner law – Weber-Fechner (loi de)
Weber's syndrome – Weber (syndrome de)
Weber's test – Weber (épreuve de)
Weber's triangle – Weber (compas de)
Webster's operation – Webster (opération de)
Wechsler-Bellevue test – Wechsler-Bellevue (test de)
Wedensky's phenomenon – Wedensky (phénomène de)
Weeks' bacillus – Weeks (bacille de)
Wegener's granulomatosis – granulomatose de Wegener, Wegener (granulomatose de)
Weigert's stain – Weigert (coloration de)
Weil-Félix test – Weil-Félix (réaction de)
Weil's disease – Mathieu-Weil (maladie de), Weil (maladie de)
Weil's disease serodiagnostic – Martin et Petit (sérodiagnostic de)
Weill-Marchesani syndrome – Weill-Marchesani (syndrome de)
Weill-Marchesoni syndrome – brachymorphie avec sphérophakie (syndrome de)
Weill-Reys' syndrome – Weill-Reys (syndrome de)
Weill's disease – Weill (maladie de)
Weill's sign – Weill (signe de)
Weinberg's test – Weinberg (réaction de)
Weingarten's syndrome – Weingarten (syndrome de)
Weisbach's angle – Weisbach (angle facial de)
Weismann-Netter syndrome – Weismann-Netter (maladie de)
Weiss' reflex – Weiss (signe de)
Weitbrecht's foramen – Weitbrecht (foramen ovale de)
Welander's distal myopathy – Welander (myopathie de)
Welch's Bacillus – Welch (bacille de)
well-baby care – puériculture
Wenckebach's phenomenon – Wenckebach (phénomène de)
Werdnig-Hoffmann disease – Werdnig-Hoffmann (maladie de)
Werlhof's disease – Werlhof (maladie de)
Werner-His' disease – Werner-His (maladie de)
Werner's syndrome – Werner (syndrome de)
Werner's test – Werner (épreuve de)
Wernicke-Mann hemiplegia – Wernicke-Mann (attitude de)
Wernicke's aphasia – aphasie de Wernicke, Wernicke (aphasie de)

Wernicke's area – Wernicke (centre de)
Wernicke's disease – Gayet-Wernicke (encéphalopathie de)
Wernicke's hemiopic pupillary reaction – Wernicke (réaction hémiopique de)
Wertheim's clamp – Wertheim (pince de)
Wertheim's operation – Wertheim (opération de)
Wertheim-Schauta operation – Wertheim-Schauta (opération de)
West Nile fever – fièvre du Nil
Westergren's method – Westergren (méthode de)
Westermark's sign – Westermark (signe de)
Westphal-Plitz reflex – Westphal-Piltz (réflexe de)
Westphal's disease – Westphal (maladie de)
Westphal's sign – Westphal (signe de)
Westphal-Strümpell pseudosclerosis – Westphal-Strümpell (pseudo-sclérose de)
wet beriberi – béribéri humide, hydropique
wet dream – pollution nocturne
Wharton's jelly – gelée de Wharton
whartonitis – whartonite
Wheelhouse's operation – Wheelhouse (opération de)
wheg – lactosérum
whiplash injury – coup du lapin
Whipple's disease – Whipple (maladie de)
Whipple's operation – Whipple (opération de)
Whipple's pancreaticoduodenectomy – Whipple (opération de)
Whipple's triad – Whipple (triade de)
whistling language – langage sifflé
Whitaker's syndrome – Whitaker (syndrome de)
white – blanc
white asphyxia – asphyxie blanche
white bile – bile blanche
white blood count – formule leucocytaire
white cell counter – leucocytomètre
white commissure of spinal cord – commissure blanche de la moelle spinale
white diarrhea – diarrhée blanche
white fiber – fibre blanche
white gangrene – gangrène blanche
white infarct – infarctus blanc
white line – ligne blanche
white matter – substance blanche
white piedra – piedra blanche
white plug – clou hémostatique, clou plaquettaire
White's operation – White (opération de)
White's syndrome – White (syndrome de)
white spot disease – morphée en gouttes
white thrombus – thrombus blanc
Whitehead's operations – Whitehead (opérations de)
whitlow – panaris
Whitman's operation – Whitman (opération de)
Whitmore's bacillus – Whitmore (bacille de)
Whitmore's fever – Whitmore (maladie de)
WHO – OMS
whole blood – sang total
whole blood clotting – temps de coagulation
whole saliva – salive mixte
whooping cough – coqueluche
whooping-cough like – coqueluchoïde
wick – mèche
Wickham's striae – Wickham (stries de)
Widal's reaction – Widal (réaction de)
Widal's syndrome – Widal (syndrome de)
wide upper mediastinum – image en cheminée
Widmark's conjunctivitis – Widmark (conjonctivite de)
Widowitz's sign – Widowitz (signe de)
Wigand's maneuver – Wigand (méthode de)
wild oats – folle avoine
Wilde's incision – Wilde (incision de)
Wildermuth's ear – Wildermuth (oreille de)
Wilkin's disease – Wilkins (maladie de)
Willet's forceps – Willett (forceps de)
Willett's clamp – Willett (clamp de)
Williams' signs – Williams (signes de)
Williams' syndrome – Williams-Beuren (syndrome de)
Willis' cords – Willis (cordes de)
Willis' paracusis – Willis (paracousie de)
willow – saule
Wills' anemia – anémie tropicale
Wilms' operation – Wilms (opération de)
Wilms' tumor – Wilms (tumeur de)
Wilson-Mikity syndrome – Wilson et Mikity (syndrome de)
Wilson's disease – Wilson (maladie de)
Wilson's muscle – Wilson (muscle de)
Winckel's disease – hémoglobinurie épidémique, Winckel (maladie de von)
window – fenêtre
window effect – trou électrique
wing – aile, aileron
wing of nose – aile du nez
wing of sphenoid bone – aile du sphénoïde
wing of vomer – aile du vomer
winged scapula – scapula alata
Winiwarter's cholecystoenterostomy – Winiwarter (opération de)
winking – clignement
Winterbottom's sign – Winterbottom (signe de)
wintergreen – wintergreen (essence)
Wintrobe's hematocrit – Wintrobe (tube de)
wiring – cerclage
Wirsung's duct – Wirsung (canal de)
wirsungojejunostomy – wirsungojéjunostomie
wiry pulse – pouls « fil de fer »
wisdom tooth inclusion – inclusion de la dent de sagesse
Wiskott-Aldrich syndrome – Wiskott-Aldrich (syndrome de)
Wissler-Fanconi's syndrome – Wissler-Fanconi (syndrome de)
withdrawal from drugs – désaccoutumance
withdrawal status – état de manque
withdrawal syndrome – abstinence (syndrome d')
witigo – windigo
Woakes' polyposis – Woakes (ethmoïdite de)
Wolff-Parkinson-White syndrome – Wolff-Parkinson-White (syndrome de)
wolffian – wolffien
wolffian cyst – kyste wolffien
wolffian duct – Wolff (canal de)
Wölfler's adenoma – Wölfler (adénome de)
Wölfler's gastroenterostomy – Wölfler (opération de)
Wölfler's suture – Wölfler (suture de)

wolfram – wolfram
Wolfram's syndrome – Wolfram (syndrome de)
Wolman's disease – Wolman (maladie de)
womb stone calculus – calcul utérin
Wood's light – Wood (lumière de)
Wood's light filter – Wood (filtre de)
Wood's operations – Wood (opérations de)
wooden shoe heart – cœur en sabot
word-blindness – alexie, cécité littérale, cécité verbale
word deafness – surdité verbale
word salad – schizophasie
Woringer-Kolopp disease – Woringer-Kolopp (maladie de)
work of bereavement – deuil (travail de)
World Health Organization – organisation mondiale de la santé
worm – ver
wormian bone – os wormien
wormian bones – wormiens (os)
wormwood – absinthe officinale
wound – plaie
wound care – parage
WPW syndrome – WPW (syndrome)
Wreden's sign – Wreden (signe de)
Wright's operations – Wright (opérations de)
wrinkle – ride
Wrisberg's cartilage – Wrisberg (cartilage de)
wrist – poignet
wrist clonus – clonus de la main
writer's cramp – spasme fonctionnel
writers' cramp – crampe des écrivains, mogigraphie
writing – écriture
written language – langage écrit
Wuetzer's operation – Wuetzer (opération de)
Wunderlich's triad – Wunderlich (syndrome de)
Wyburn-Mason syndrome – Wyburn-Mason (syndrome de)
Wylie's operation – Wylie (opération de)

X

X chromosome – X (chromosome)
X-linked hypophosphatemic rickets – rachitisme hypophosphatémique familial
X-ray carcinoma – radioépithélioma
X-ray microscope – microscope à rayons x
X-rays – rayons X, X (rayons)
Xa factor – facteur Xa
xanthelasma – xanthélasma
xanthemia – xanthémie
xanthic – xanthique
xanthine – xanthine
xanthinuria – xanthinurie
xantho- xantho-
xanthochromatic – xanthochrome
xanthochromia – xanthochromie
xanthocyanopsia – xanthocyanopsie
xanthodermal – xanthoderme
xanthodermia – xanthodermie
xanthodontous – xanthodonte
xanthoerythroderma perstans – xantho-érythrodermia perstans
xanthofibroma – xanthofibrome
xanthogranuloma – xanthogranulome
xanthogranulomatosis – xanthogranulomatose
xanthogranulomatous pyelonephritis – pyélonéphrite xanthogranulomateuse
xanthoma – xanthome
xanthomatosis – xanthomatose
xanthomatous – xanthomateux
xanthonychia – ongles jaunes (syndrome des), xanthonychie
xanthophose – xanthophose
xanthopsia – xanthopsie
xanthosis – xanthosis
Xe – Xe
xeno- – xéno-
xeno antibody – xéno-anticorps
xeno antigen – xéno-antigène
xenobiotic – xénobiotique
xenodiagnosis – xénodiagnostic
xenogenic – xénogénique
xenogenous – xénogène
xenograft – hétérogreffe, transplantation hétérologue, xénogreffe
xenon – xénon
xenoparasitism – xénoparasitisme
xenophobia – xénophobie
xenophonia – xénophonie
xenophthalmia – xénophtalmie
xero- – xéro-
xeroderma – xérodermie
xeroderma pigmentosum – xeroderma pigmentosum
xerodermic idiocy – idiotie xérodermique
xerogenic transplantation – hétérotransplantation
xerography – xérographie
xeromammography – xéromammographie
xerophthalmia – xérophtalmie
xeroradiography – xéroradiographie
xerosis – xérosis
xerostomia – xérostomie
xerotic eczema – eczéma craquelé
xiphisternal – xiphoïdien
xiphisternum – xiphisternum
xiphodidymus – xiphodidyme
xiphodynia – xiphodynie
xiphoid – xiphoïde
xiphopagus – xiphopage
XX man syndrome – La Chapelle (syndrome de De)
xyl- xylo- – xyl-, xylo-
xyloketose – xylocétose
xylose – xylose
xylulose – xylulose
xyphoid angle – angle xiphoïdien
xyphoid process – processus xiphoïdien
xyster – râpe

Y

Y – Y
Y-cartilage – cartilage en Y
Yankauer's operation – Yankauer (opération de)
yaw-like – pianiforme
yaws – frambœsiome, parangi, pian
Yb – Yb
yeast – levure
yeast-like – lévuriforme
yellow enzyme – Warburg (enzyme respiratoire de)
yellow fever – amarillose, fièvre jaune, typhus amaril, typhus ictérode ou ictéroïde
yellow fever vaccine – vaccin antiamaril
yellow fever virus – virus amaril
yellow ligament – ligament élastique
yellow mercuric oxide – mercure (oxyde jaune de)
yellow quinquina – quinquina jaune
Yersin's serum – Yersin (sérum de)
yersiniosis – yersiniose
yoghurt – yogourt
yohimbine – yohimbine
yolk – vitellus
yolk sac – vésicule ombilicale
Young's operation – Young (opération de)
Young's syndrome – Hoet-Abaza (syndrome de), Young (syndrome de)
yperite – ypérite
ytterbium – ytterbium
yttrium – yttrium

Z

Z band – bande Z
Zander's apparatus – Zander (appareil de)
Zaufal's sign – Zaufal (signe de)
Zeek's hypersensitivity angeitis – angéite d'hypersensibilité de Zeek
zein – zéine
zeism – zéisme
Zellweger's syndrome – Zellweger (syndrome de)
Zenker's degeneration – Zenker (dégénérescence de)
Zenker's diverticulum – diverticule de Zenker, Zenker (diverticule de)
zidovudine – zidovudine
Ziegler's iridectomy – Ziegler (opération de)
Ziehen-Oppenheim disease – Ziehen-Oppenheim (maladie de)
Ziehl-Neelsen method – Ziehl-Neelsen (coloration de)
Ziehl-Neelsen stain – Ziehl (colorant de)
Zimmerlin's atrophy – Zimmerlin (maladie de)
Zimmermann's reaction – Zimmermann (réaction de)
zinc – zinc
zinc deficiency – zincopénie
zinc fume fever – fièvre des fondeurs
zinc undecylenate – undécylénate de zinc
Zinn's artery – Zinn (cercle artériel de)
Zinsser-Cole-Engman syndrome – Zinsser-Engman-Cole (syndrome de)
zirconium – zirconium
Zn – Zn
zoanthropy – zoanthropie
Zollinger-Ellison syndrome – Zollinger-Ellison (syndrome de)
zona of facial nerve – Ramsay-Hunt (syndromes de)
zona ophtalmica – zona ophtalmique
zona pellucida – membrane pellucide
zone – zone
zonular – zonulaire
zonular cataract – cataracte zonulaire
zonular spaces – espaces zonulaires
zonulitis – zonulite
zonulolysis – zonulolyse
zoo- – zoo-
zoomania – zoomanie
zoomylus – zoomyle
Zoon's erythroplasia – balanite de Zoon
zoonosis – zoonose
zooparasite – zooparasite
zoophilism – zoophilie
zoophobia – zoophobie
zooplasty – zooplastie
zooprophylaxis – zooprophylaxie
zoopsia – zoopsie
zoospore – zoospore
zootomy – zootomie
zootoxin – zootoxine
zoster – zostérien
zosteroid – zostériforme
Zr – Zr
Zuckerkandl's dehiscences – Zuckerkandl (déhiscences de)
Zumbusch's psoriasis – Zumbusch (syndrome de)
zygapophysis – zygapophyse
zygion – zygion
zygoma – zygoma
zygomatic – zygomatique
zygomatic arch – arcade zygomatique
zygomatic crest of greater wing of sphenoidal bone – crête zygomatique de la grande aile du sphénoïde
zygomatical process of temporal bone – processus zygomatique
zygomaticoauricular index – indice zygomatico-auriculaire
zygomaticofacial foramen – foramen zygomaticofacial
zygomaticomaxillary suture – suture zygomatomaxillaire
zygomaticotemporal foramen – canal malaire, foramen zygomaticotemporal
zygosis – zygose
zygospore – zygospore
zygote – zygote
zymase – zymase
zymogen – zymogène
zymogram – zymogramme
zymology – zymologie
zymolysis – zymolyse
zymotic – zymotique